DICTIONNAIRE
FRANÇAIS-ANGLAIS
DES TERMES DE MÉDECINE

ENGLISH-FRENCH
DICTIONARY
OF MEDICAL TERMS

Du même auteur chez le même éditeur :

Dictionnaire « Maloine » de l'infirmière, 3e édition, 2002.

Dictionnaire abrégé des termes de médecine, 4e édition, 2e tirage 2002.

Dictionnaire des termes de médecine, 27e édition, 3e tirage 2003.

Lexique français-anglais et anglais-français des termes de médecine, 2e édition, 2003.

Lexique pharmaceutique, 2003.

Décision en cardiologie, 2e édition, 1997.

ISBN : 2-224-02802-4 – Dépôt légal : août 2003
Imprimé en France par Mame Imprimeurs

JEAN DELAMARE et THÉRÈSE DELAMARE-RICHE
Ancien interne des Hôpitaux de Paris
Ancienne externe des Hôpitaux de Paris

DICTIONNAIRE FRANÇAIS-ANGLAIS DES TERMES DE MÉDECINE

ENGLISH-FRENCH DICTIONARY OF MEDICAL TERMS

Cinquième édition revue et augmentée par

JACQUES DELAMARE
Ancien interne des Hôpitaux de Paris

MALOINE
27, RUE DE L'ÉCOLE-DE-MÉDECINE - 75006 PARIS
2003

À la mémoire
d'André RICHE
Médecin de l'Hospice de Bicêtre
et de Valery DELAMARE
Ancien interne des Hôpitaux de Paris

AVANT-PROPOS — FOREWORD

La mise à jour de la 5e édition de ce dictionnaire est contemporaine de celle de la 28e édition du *Dictionnaire des Termes de Médecine* de Garnier-Delamare (Maloine Éd.).

On y trouvera donc des termes *nouveaux*, apparus depuis la quatrième et précédente édition parue en 2000.

On notera qu'en *anglais britannique* et en *anglais américain*, certains mots s'orthographient différemment. Il s'agit surtout de mots dérivés du grec. En voici les principaux :

anglais américain	**anglais britannique**
…emia	…aemia
…emic	…aemic
…esthes…	aesthes…
estiv…	aestiv…
etiology	aetiology
ameba	amoeba
anemia	anaemia
cec…	caec…
cel…	cael…
fec…	faec…
fiber	fibre
goiter	goitre
gray	grey
gyneco…	gynaeco…
hem…	haem…
heme	haem
homeo…	homoeo…
humor	humour
labor	labour
levo…	laevo…
leuko…	leuco…
leukemia	leukaemia
nevus	naevus
edema	oedema
esophagus	oesophagus
estro…	oestro…
ped…	paed…
pheo…	phaeo…
…rrhea	…rrhoea
sulfur	sulphur
tumor	tumour

Dans cet ouvrage, l'orthographe britannique a été choisie en utilisant des renvois généraux pour les termes américains.

DICTIONNAIRE
FRANÇAIS-ANGLAIS
DES TERMES DE MÉDECINE

ABRÉVIATIONS
employées dans le dictionnaire

adj. :	adjectif
amér. :	américain
angl. :	anglais
pl. :	pluriel
s.f. :	substantif féminin
s.m. :	substantif masculin
v. :	verbe
→ :	voir

A

A. Symbol for ampere.

Å. Symbol for angström.

a. Symbol for atto.

A (agglutinogène ou antigène). A agglutinogen.

A (compound ou composé). Kendall's compound A. → *11-déhydrocorticostérone.*

AA. AA (Amyloid A protein).

A et V (syndromes). A and V patterns of squint.

$\overline{aa}$. aa, ana, part, aeq., equal parts.

AAI. AAI.

A-ALPHA-LIPOPROTÉINÉMIE, *s.f.* A-alphalipoproteinaemia. → *Tangier (maladie de).*

AALSMEER (test d'). Aalsmeer's test.

AAIR. AAIR.

AARSKOG (syndrome d'). Aarskog's syndrome, faciogenital dysplasia or syndrome.

AASE (syndrome d'). Aase's syndrome.

AAT. AAT.

ABACTÉRIEN, ENNE, *adj.* Abacterial.

ABADIE (signe d'). Abadie's sign or Abadie's symptom.

ABAISSE-LANGUE, *s.m.* Tongue-depressor, tongue-spatula.

ABAROGNOSIE, *s.f.* Abarognosis.

ABARTHROSE, *s.f.* Abarthrosis, diarthrosis.

ABARTICULAIRE, *adj.* Abarticular.

ABASIE, *s.f.* Abasia.

ABASIQUE, *adj.* Abasic, abatic.

ABATTEMENT, *s.m.* Exhaustion, faintness, low state.

ABBOT (corset ou plâtre d'). Abbot's plaster.

ABCÉDÉ, DÉE, *adj.* Abscessed.

ABCÈS, *s.m.* Abscess, abscessus.

ABCÈS AMIBIEN. Amœbic abscess, dysenteric abscess.

ABCÈS DE L'AMYGDALE. Suppurative tonsillitis. → *angine phlegmoneuse.*

ABCÈS ANNULAIRE DE LA CORNÉE. Peripheral annular infiltration of the cornea, ring abscess of the cornea.

ABCÈS ARTHRIFLUENT. Arthrifluent abscess.

ABCÈS EN BOUTON DE CHEMISE. Bicameral abscess, collar-button abscess, shirt-stud abscess, collar-stud abscess.

ABCÈS CASÉEUX. Caseous abscess, cheesy abscess.

ABCÈS DU CERVEAU. Cerebral abscess, encephalopyosis.

ABCÈS CHAUD. Acute abscess.

ABCÈS PAR CONGESTION. Ossifluent abscess.

ABCÈS DE DÉRIVATION OU DE FIXATION. Fixation abscess, Fochier's abscess.

ABCÈS FROID. Cold abscess, chronic abscess.

ABCÈS INTRADURAL. Intradural abscess, pachymeningitis intralamellaris.

ABCÈS MÉTASTATIQUE. Metastatic abscess.

ABCÈS OSSIFLUENT. Ossifluent abscess.

ABCÈS DU REIN. Suppurative nephritis.

ABCÈS RÉTROMAMMAIRE. Retromammary abscess, retromammary mastitis, submammary abscess, submammary mastitis.

ABCÈS RÉTROPHARYNGIEN. Retropharyngeal abscess, angina hippocratic.

ABCÈS DU SEIN. Suppurative mastitis.

ABCÈS SOUS-PÉRIOSTIQUE. Acute suppurative osteomyelitis. → *ostéomyélite infectieuse aiguë.*

ABCÈS TUBÉREUX. Hidradenitis. → *hidrosadénite.*

ABCÈS URINEUX. Urinary abscess, urinous abscess, periurethral abscess.

ABCIXIMAB. Abciximab.

ABDERHALDEN (réaction d'). Abderhalden's test.

ABDOMEN, *s.m.* Abdomen. → *ventre.*

ABDOMEN AIGU. Acute abdomen.

ABDOMEN OBSTIPUM. Abdomen obstipum.

ABDOMINAL, ALE, *adj.* Abdominal.

ABDOMINO-THORACIQUE, *adj.* Abdominothoracic.

ABDUCTEUR, TRICE, *adj.* Abductens, abductor.

ABDUCTION, *s.f.* Abduction.

ABERRANT, ANTE, *adj.* Aberrant.

ABERRATION, *s.f.* Aberration.

ABERRATION CHROMOSOMIQUE. Chromosome aberration.

ABERRATION GONOSOMIQUE. Sex chromosome imbalance. → *polygonosomie.*

ABERRATION VENTRICULAIRE. Ventricular aberration. → *conduction aberrante.*

A-BÊTA-LIPOPROTÉINÉMIE, *s.f.* Abetalipoproteinaemia, Bassen-Kornzweig syndrome.

ABH (système). ABH system.

ABIOGENÈSE, *s.f.* Abiogenesis, archeobiosis, spontaneous generation.

ABIOGÉNÉTIQUE, *adj.* Abiogenetic, abiogenous.

ABIOREXIE, *s.f.* Anorexia nervosa. → *anorexie mentale.*

ABIOTIQUE, *adj.* Abiotic.

ABIOTROPHIE, *s.f.* Abiotrophy, abiotrophia, abionergy.

ABLACTATION, *s.f.* Ablactation.

ABLATION, *s.f.* Ablation, ablatio.

ABLÉPHARIE, *s.f.* Ablephary, ablepharia, ablepharon.

ABLUTION, *s.f.* Ablution.

ABO (groupe sanguin ou système). ABO blood group or system.

ABORTIF, IVE, *adj.* Abortifacient, abortient, abortive.

ABOULIE, *s.f.* Abulia, aboulia, abulomania, aboulomania.

ABOU-MOUKMOUK, *s.m.* Alastrim.

ABRACHIE, *s.f.* Abrachia.

ABRACHIOCÉPHALIE, *s.f.* Abrachocephalia.

ABRAHAMS (signe d'). Abrahams's sign.

ABRAMS (réflexes d'). 1° *pulmonaire.* Abrams's reflex, pulmonary reflex. – 2° *cardiaque.* Abrams's heart reflex, cardiac reflex, heart reflex.

ABRASION, *s.f.* Abrasion.

ABRÉACTION, *s.f.* Abreaction.

ABRIKOSSOF (tumeur d'). Granular cell myoblastoma, Abrikossoff's tumour, myoblastomyoma, embryonal rhabdomyoblastoma, myoblastic myoma, myoblastoma granulare, epulis of the newborn.

ABRUPTION, *s.f.* Abruption, abruption.

ABSCISION ou ABSCISSION, *s.f.* Abscission. → *excision.*

ABSENCE, *s.f.* Absence, absentia.

ABSENCE ATONIQUE. Atonic epilepsy.

ABSENCE ATYPIQUE. Atypical absence.

ABSENCE ÉPILEPTIQUE. Absentia epileptica.

ABSENCE (état d'). Petit mal status.

ABSENCE PETIT MAL. Typical absence.

ABSENCE PETIT MAL (variante d'). Atypical absence.

ABSENCE TYPIQUE. Typical absence.

ABSINTHISME, *s.m.* Absinthism.

ABSORBANT, *adj.* et *s.m.* Absorbent, absorptive.

ABSORPTIOMÉTRIE OSSEUSE. Bone absorptiometry.

ABSORPTION, *s.f.* Absorption.

ABSTÈME, *adj.* Abstemious.

ABSTERGENT, *adj.* et *s.m.* Abstergent.

ABSTERSION, *s.f.* Abstersion.

ABT-LETTERER-SIWE (maladie d'). Letterer-Siwe disease, Abt-Letterer-Siwe syndrome. Letterer's reticulosis, non lipid histiocytosis, non lipid reticuloendotheliosis, non lipid granulomatosis, acute (or subacute) disseminated histiocytosis X et → *histiocytose X.*

ABUS, *s.m.* Abuse.

AC. Abbreviation for « anticorps »: antibody.

ACALASIE, *s.f.* Achalasia.

ACALCULIE, *s.f.* Acalculia.

ACAMPSIE, *s.f.* Acampsia.

ACANTHION, *s.m.* Acanthion.

ACANTHRAMŒBA, *s.f.* Acanthamoeba.

ACANTHOCÉPHALES, *s.m. pl.* Acanthocephala.

ACANTHOCÉPHALIASE, *s.f.* Acanthocephaliasis.

ACANTHOCHEILONEMA PERSTANS. *Acanthocheilonema perstans, Dipetalonema perstans, Filaria perstans, Filaria sanguinis hominis.*

ACANTHOCYTOSE, *s.f.* Acanthocytosis.

ACANTHOCYTE, *s.m.* Acanthocyte.

ACANTHOLYSE, *s.f.* Acantholysis.

ACANTHOME, *s.m.* Acanthoma, paracanthoma.

ACANTHOPELVIS, *s.m.* Acanthopelvis, acanthopelyx, pelvis spinosa, Hauder's pelvis.

ACANTHOSE, *s.f.* Acanthosis, paracanthosis.

ACANTHOSIS NIGRICANS. Acanthosis nigricans, keratosis nigricans, papillary and pigmentary dystrophy.

ACANTHOSIS NIGRICANS BÉNIN. Benign acanthosis nigricans.

ACAPNIE, *s.f.* Acapnia.

ACAPNIQUE, *adj.* Acapnical.

ACARBOSE, *s.m.* Acarbose.

ACARDIAQUE, *adj.* Acardiac. – *s.m.* Acardius, acardiac monster.

ACARE, *s.m.* Acarus.

ACARICIDE, *s.m. adj.* Acaricide, *s.* et *adj.*

ACARIEN, *s.m.* Mite.

ACARIOSE, *s.f.* Acariasis.

ACAROPHOBIE, *s.f.* Acarophobia.

ACARYOTE, *adj.* Acaryote.

ACATALASÉMIE, *s.f.* Acatalasaemia.

ACATALASIE, *s.f.* Acatalasaemia, acatalasia, anenzymia catalasea, Takahara's syndrome.

ACATAPHASIE, *s.f.* Acataphasia.

ACATHECTIQUE, *adj.* Acathectic.

ACATHÉSIE, ACATHISIE OU AKATHISIE, *s.f.* Akathisia, acathisia, kathisophobia.

ACATHEXIE, *s.f.* Acathexia.

ACB (test). ACB test.

ACCABLEMENT, *s.m.* Depression, dejection of spirits.

ACCALMIE TRAÎTRESSE. Deceptive intermission.

ACCÉLÉRATEUR DE PARTICULES. Accelerator of charged particules.

ACCÉLÉRINE, *s.f.* Accelerin, Ac globulin, serum accelerator globulin, factor VI.

ACCÉLÉRINÉMIE, *s.f.* Accelerinaemia.

ACCEPTEUR, *s.m.* Acceptor.

ACCEPTEUR D'HYDROGÈNE. Hydrogen acceptor.

ACCÈS, *s.m.* Crisis, fit, access, bout, attack.

ACCÈS DE FIÈVRE. Febrile crisis.

ACCÈS DE FUREUR. Frenzy attack.

ACCÈS DE GOUTTE. Attack of gout.

ACCÈS PALUSTRE. Attack of malaria, ague.

ACCÈS PERNICIEUX. Pernicious malaria.

ACCÈS PYCNOLEPTIQUE. Pyknolepsy. → *mal (petit).*

ACCÈS DE TOUX. Attack of cough, paroxysm of cough.

ACCIDENT, *s.m.* Casualty.

ACCIDENT DE TRAVAIL. Professional accident.

ACCIDENT VASCULAIRE CÉRÉBRAL. Stroke.

ACCLIMATATION, *s.f.* Acclimatization, acclimatation, acclimation.

ACCLIMATER, *v.* To acclimatize, to acclimate.

ACCOMMODATION, *s.f.* Accommodation.

ACCOUCHEMENT, *s.m.* Delivery, accouchement, confinement, childbirth, labour (anglais), labor (américain).

ACCOUCHEMENT ACCÉLÉRÉ. Precipitate labour.

ACCOUCHEMENT PAR CÉSARIENNE. Caesarean operation. → *césarienne (operation).*

ACCOUCHEMENT (déclenchement artificiel de l'). Induction of labour.

ACCOUCHEMENT DIRIGÉ. Forcible delivery.

ACCOUCHEMENT (douleurs de l'). Labour pains.

ACCOUCHEMENT (étapes de l'). Stages of labour.

ACCOUCHEMENT AUX FERS. Instrumental labour, forceps delivery.

ACCOUCHEMENT GÉMELLAIRE. Twin labour.

ACCOUCHEMENT PAR LES PIEDS. Delivery in footling presentation.

ACCOUCHEMENT PRÉMATURÉ. Premature labour, immature labour, premature delivery.

ACCOUCHEMENT PROLONGÉ. Tedious labour, prolonged labour, protracted labour.

ACCOUCHEMENT PROLONGÉ PAR INERTIE UTÉRINE. Atonic labour.

ACCOUCHEMENT PROVOQUÉ. Induced labour, artificial labour.

ACCOUCHEMENT RALENTI. Tedious labour. → *accouchement prolongé.*

ACCOUCHEMENT RETARDÉ APRÈS LE TERME. Postponed labour, delayed labour, postmature labour.

ACCOUCHEMENT PAR LE SIÈGE. Breech delivery.

ACCOUCHEMENT À TERME. Delivery at term.

ACCOUCHER, *v. transitif.* To deliver. *v. intransitif.* To be confined.

ACCOUCHEUR, *s.m.* Obstetrician, accoucheur.

ACCOUCHEUSE, *s.f.* Midwife, accoucheuse.

ACCOUPLEMENT, *s.m.* Mating, pairing, coupling.

ACCOUTUMANCE, *s.f.* Acquired tolerance, acquired toleration, habituation, addiction.

ACCOUTUMANCE TOXICOMANIAQUE. Drug tolerance → *pharmaco-dépendance psychique.*

ACCRÉDITATION, *s.f.* Accreditation.

ACCRÉTION, *s.f.* Accretion.

ACCROISSEMENT DES VOLUMES (loi d'). Cope's law.

ACCROUPISSEMENT, *s.m.* Squatting.

ACELLULAIRE, *adj.* Acellular.

ACENTRIQUE, *adj.* Acentric.

ACÉPHALIE, *s.f.* Acephalia.

ACÉPHALIEN, *s.m.* Acephalus.

ACÉPHALOCYSTE, *s.m.* Acephalocyst, acephalocystis.

ACERVULE, *s.m.* Acervulus, acervulus cerebri.

ACÉTABULUM, *s.m.* Acetabulum.

ACÉTAZOLAMIDE, *s.f.* Acetazolamide.

ACÉTONÉMIE, *s.f.* Acetonaemia.

ACÉTONÉMIQUE, *adj.* Acetonaemic.

ACÉTONIQUES (corps). Acetone bodies. → *cétoniques (corps).*

ACÉTONURIE, *s.f.* Acetonuria. → *cétonurie.*

ACÉTYLATION, *s.f.* Acetylation.

ACÉTYLCHOLINE, *s.f.* Acetylcholine.

ACÉTYLCHOLINOMIMÉTIQUE, *adj.* Acetylcholine-like.

ACG. Angiocardiography.

AC-GLOBULINE, *s.f.* Ac globulin. → *accélérine.*

ACHALASIE, *s.f.* Achalasia.

ACHALME (bacille d'). *Clostridium perfringens.*

ACHARD, FOIX ET MOUZON (syndrome d'). Crurovesical-gluteal dystrophy.

ACHARD-THIERS (syndrome d'). Achard-Thiers syndrome. → *diabète des femmes à barbe.*

AC HBc. AC HBc. → *anticorps HBc.*

AC HBe. AC HBe. → *anticorps HBe.*

AC HBs. AC HBs. → *anticorps HBs.*

ACHEILIE, ACHÉLIE, ACHILIE, *s.f.* Acheilia.

ACHEIRIE, *s.f.* Acheiria.

ACHEIROPODIE, *s.f.* Acheiropodia.

ACHENBACH (syndrome d'). Achenbach's syndrome.

ACHILLE (tendon d'). Achilles's tendon.

ACHILLODYNIE, *s.f.* Achillobursitis, achillodynia, Achilles's bursitis, retrocalcaneal bursitis.

ACHLORHYDRIE, *s.f.* Achlorhydria.

ACHLORHYDROPEPSIE, *s.f.* Achylia.

ACHLOROBLEPSIE, ACHLOROPSIE, *s.f.* Achloropsia, achloroblepsia, deuteranopia, deuteranopsia.

ACHOASME, *s.m.* Acoasma.

ACHOLIE, *s.f.* Acholia.

ACHOLIE PIGMENTAIRE. Pigmentary acholia.

ACHOLURIQUE, *adj.* Acholuric.

ACHONDROGENÈSE, *s.f.* Achondrogenesis.

ACHONDROPLASE. 1° *adj.* Achondroplastic. – 2° *s.m.* Achondroplastic dwarf, chondrodystrophic dwarf.

ACHONDROPLASIE, *s.f.* Achondroplasia, achondroplasty, fetal rickets, osteosclerosis congenita, chondrodystrophia foetalis, osteochondrodystrophia foetalis, osteosclerosis congenita, Kaufmann's disease, Kaufmann-Parrot disease, Parrot's disease.

ACHOR-SMITH (syndrome d'). Achor-Smith syndrome.

ACHORION, *s.m.* Achorion.

ACHRESTIQUE, *adj.* Achrestic.

ACHROMASIE, *s.f.* Achromatopsia. → *achromatopsie.*

ACHROMATE, *adj.* Achromate.

ACHROMATOCYTE, *s.m.* Achromacyte, achromatocyte.

ACHROMATOPSIE, *s.f.* Achromatopsia, colour-blindness, achromatic vision.

ACHROMIE, *s.f.* Achromasia, achroma, achromia.

ACHROMIE PARASITAIRE DE LA FACE ET DU COU À RECRUDESCENCE ESTIVALE. Achromia squamosa. → *tinea flava.*

***ACHROMOBACTER*,** *s.m. Achromobacter.*

ACHROMODERMIE, *s.f.* Achromodermia.

ACHYLIE, *s.f.* Achylia.

ACICLOVIR, *s.m.* Aciclovir.

ACIDE, *s.m.* Acid.

ACIDE ACÉTYL-SALICYLIQUE. Acetylsalicylic acid. → *aspirine.*

ACIDE AMINÉ. Amino acid.

ACIDE ASPARTIQUE. Aspartic acid.

ACIDE BILIAIRE. Bile acid.

ACIDE CHÉNODÉSOXYCHOLIQUE. Chenodeoxycholic acid.

ACIDE CHOLIQUE. Cholic acid.

ACID DÉSOXYCHOLIQUE. Deoxycholic acid.

ACIDE GLUTAMIQUE. Glutamic acid.

ACIDE GRAS. Fatty acid.

ACIDE LACTIQUE. Lactic acid.

ACIDE LITHOCHOLIQUE. Lithocholic acid.

ACIDE NUCLÉIQUE. Nucleic acid.

ACIDE OROTIQUE. Orotic acid.

ACIDE RÉTINOÏQUE. Retinoic acid.

ACIDÉMIE, *s.f.* Acidaemia. → *amino-acidémie.*

ACIDOCÉTOSE, *s.f.* Ketosis, ketoacidosis.

ACIDOGENÈSE, *s.f.* Acidogenesis.

ACIDOPHILE. 1° *adj.* Acidophilic, acidophilous, acidophil, acidophile. – 2° *s.m.* Acidophil, acidophile.

ACIDORÉSISTANT, ANTE, *adj.* Acid-fast, acido-resistant, acid-proof, acid-resistant.

ACIDOSE, *s.f.* Acidosis, acid intoxication, oxidosis.

ACIDOSE COMPENSÉE. Acidosis, compensated acidosis.

ACIDOSE DÉCOMPENSÉE. Uncompensated acidosis.

ACIDOSE FIXE. Metabolic acidosis.

ACIDOSE GAZEUSE. Carbon-dioxid acidosis, CO_2 acidosis, gaseous acidosis, respiratory acidosis.

ACIDOSE LACTIQUE. Lactic acidosis.

ACIDOSE MÉTABOLIQUE. Metabolic acidosis.

ACIDOSE NON GAZEUSE. Metabolic acidosis.

ACIDOSE RÉNALE. Renal acidosis.

ACIDOSE RÉNALE HYPERCHLORÉMIQUE. Renal tubular acidosis, primary renal tubular acidosis, renal hyperchloraemic acidosis, nephrocalcinosis with hyperchloraemic acidosis, Butler-Albright syndrome of tubular nephropathy, hyperchloraemic acidosis with nephrocalcinosis, renal tubular osteomalacia.

ACIDOSE RÉNALE IDIOPATHIQUE OU HYPERCHLORÉMIQUE IDIOPATHIQUE TRANSITOIRE. Transitory renal tubular acidosis in infants. → *Lightwood (syndrome de).*

ACIDOSE RESPIRATOIRE. Respiratory acidosis. → *acidose gazeuse.*

ACIDOSE TUBULAIRE CHRONIQUE D'ALBRIGHT. Butler-Albright syndrome of tubular nephropathy. → *acidose rénale hyperchlorémique.*

ACIDOSE TUBULAIRE CHRONIQUE IDIOPATHIQUE AVEC HYPERCALCIURIE ET HYPOCITRATURIE. Renal tubular acidosis. → *acidose rénale hyperchlorémique.*

ACIDURIE, *s.f.* Aciduria.

ACIDURIE ARGINO-SUCCINIQUE. Argininosuccinic aciduria, arginosuccinic aciduria.

ACIDURIE HYDROXYBUTYRIQUE CONGÉNITALE. Congenital hydroxybutyric aciduria. → *urines à odeur de houblon (maladie des).*

ACINÈSE, *s.f.* Akinesia.

ACINÉSIE, *s.f.* Akinesia, akinesis, acinesia.

ACINÉTIQUE (crise). Akinetic epilepsia.

ACINÉTIQUE (division). Amitosis.

ACINETOBACTER, *s.m. Acinetobacter.*

ACINUS, *s.m. (invariable).* Acinus, (*pl.* acini).

ACINEUX, EUSE, *adj.* Acinous.

ACKERMAN (syndrome d'). Ackerman's syndrome.

ACLASIE TARSO-ÉPIPHYSAIRE. Tarsoepiphyseal aclasis. → *dysplasie épiphysaire hémimélique.*

ACMÉ, *s.f.* Acme, stadium acmes, climax.

ACMÉ D'UNE ÉRUPTION. Stadium floritionis or fluorescentiæ.

ACNÉ, *s.f.* Acne, acne vulgaris, adolescent acne, acne varis, acne disseminata.

ACNÉ BOUTONNEUSE. Acne.

ACNE CACHECTICORUM. Acne cachecticorum. → *folliclis.*

ACNÉ CHÉLOÏDIENNE. Folliculitis keloidalis, folliculitis cheloidalis, folliculitis nuchae scleroticans, acne keloid, dermatitis papillaris capilliti of Kaposi, sycosis nuchae necroticans, sycosis framboesioides, sycosis framboesia, sycosis framboesiformis of Hebra.

ACNE CONGLOBATA. Acne conglobata.

ACNÉ CORNÉE. Acne keratosa. → *kératose folliculaire acuminée.*

ACNÉ DÉCALVANTE. Acne decalvans. → *folliculite décalvante.*

ACNÉ ÉLÉPHANTIASIQUE. Acne hypertrophica. → *rhinophyma.*

ACNÉ ÉRYTHÉMATEUSE. Acne rosacea. → *couperose.*

ACNÉ FRONTALIS. Acne frontalis. → *acné nécrotique.*

ACNÉ GOUDRONNEUSE. Tar acne. → *brai (maladie du).*

ACNÉ DES HALOGÈNES. Acne coagminata, halogen acne, acne medicamentosa, acne iodine, acne bromine, acne chlorine.

ACNÉ HYPERTROPHIQUE. Acne hypertrophica. → *rhinophyma.*

ACNÉ INFLAMMATOIRE. Acne.

ACNÉ JUVÉNILE. Acne.

ACNÉ KÉRATIQUE. Acne keratosa. → *kératose folliculaire acuminée.*

ACNÉ MEIBOMIENNE. Acne tarsi. → *canaliculite tarsienne.*

ACNÉ MILIAIRE. Acne miliaris. → *grutum.*

ACNÉ NÉCROTIQUE. Acne varioliformis, acne necrotica, acne frontalis, acne atrophica, acne rodens, lupoid acne.

ACNÉ PILAIRE. Acne necrotica. → *acné nécrotique.*

ACNÉ POLYMORPHE. Acne.

ACNÉ PONCTUÉE. Acne punctata. → *comédon.*

ACNÉ RODENS. Acne rodens. → *acné nécrotique.*

ACNÉ ROSACÉE OU ROSÉE. Acne rosacea. → *couperose.*

ACNÉ SÉBACÉE CONCRÈTE. Senile keratosis, keratoma senilis.

ACNÉ SÉBACÉE CONCRÈTE AVEC HYPERTROPHIE. Keratosis follicularis. → *psorospermose folliculaire végétante.*

ACNÉ SÉBACÉE CORNÉE HYPERTROPHIQUE. Keratosis follicularis. → *psorospermose folliculaire végétante.*

ACNÉ VARIOLIFORME: 1° *de Bazin.* Molluscum contagiosum. – 2° *de Hébra.* Acné nécrotique.

ACNÉ VERMOULANTE. Atrophodermia vermicularis. → *atrophodermie vermiculée.*

ACNÉ VULGAIRE. Acne.

ACNITIS, *s.f.* Folliclis.

ACOPROSE, *s.f.* Acoprosis.

ACORÉE, *s.f.* Acorea.

ACORIE, *s.f.* 1° Acoria. – 2° Acorea.

ACORMIEN, IENNE, *adj.* Acormus.

ACORTICISME, *s.m.* Total adrenocortical insufficiency.

ACOUMÈTRE, *s.m.* Acoumeter, acouometer, acoutometer.

ACOUMÉTRIE, *s.f.* Acoumetry.

ACOUPHÈNE, *s.m.* Tinnitus.

ACOUSMATAGNOSIE, *s.f.* Acousmatognosis.

ACQUIS, ISE, *adj.* Acquired.

ACRANIEN, ENNE, *adj.* Acranial.

ACRO-ANGIOMATOSE, *s.f.* Angiomatosis of the extremities.

ACRO-ASPHYXIE, *s.f.* Acroasphyxia.

ACROBRACHYCÉPHALIE, *s.f.* Acrobrachycephaly.

ACROCENTRIQUE, *adj.* Acrocentric.

ACROCÉPHALE, *adj.* et *s.m.* Acrocephalous.

ACROCÉPHALIE, *s.f.* Acrocephalia, hypsicephaly, hypsocephaly.

ACROCÉPHALOPOLYSYNDACTYLIE, *s.f.* Acrocephalopolysyndactyly. – *a. type I.* Noack's syndrome. – *a. type II.* Carpenter's syndrome. – *a. type III.* Sakati's syndrome.

ACROCÉPHALOSYNDACTYLIE, *s.f.* Acrocephalosyndactylia, acrocephalosyndactylism, acrocephalosyndactyly, acrosphenosyndactylia. – *a. type I.* Apert's syndrome. – *a. type II.* Apert-Crouzon disease. → *dyscéphalo-syndactylie.* – *a. type III.* Chotzen's syndrome. – *a. type IV.* Waardenburg's syndrome. – *a. type V.* Pfeiffer's syndrome.

ACROCHORDON, *s.m.* Acrochordon.

ACROCONTRACTURE, *s.f.* Acrocontracture.

ACROCYANOSE, *s.f.* Acrocyanosis, chronic acroasphyxia.

ACRODERMATIE, *s.f.* Acrodermatitis.

ACRODERMATITE CHRONIQUE ATROPHIANTE. Acrodermatitis atrophicans chronica. → *dermatite chronique atrophiante ou atrophique.*

ACRODERMATITE CONTINUE D'HALLOPEAU. Acrodermatitis continua, continuous acrodermatitis, acrodermatitis perstans, Hallopeau's acrodermatitis or disease, dermatitis repens.

ACRODERMATITE ENTÉROPATHIQUE. Acrodermatitis enteropathica, Danbolt-Closs syndrome, Brandt's syndrome.

ACRODERMATITE ÉRYTHÉMATO-PAPULEUSE DE GIANOTTI ET CROSTI. Gianotti-Crosti syndrome.

ACRODERMATITE PAPULEUSE INFANTILE. Gianotti-Crosti syndrome.

ACRODERMATITIS ENTEROPATHICA. Acrodermatitis enteropathica. → *acrodermatite entéropathique.*

ACRODYNIE, *s.f.* Acrodynia, acrodiny, erythroedema polyneuropathy, pink disease, Swift's disease, Feer's disease, epidemic erythema, pedionalgia epidemica, trophodermatoneurosis, dermatopolyneuritis, Selter's disease, erythema epidemicum, erythroedema polyneuritis.

ACRODYSOSTOSE, *s.f.* Acrodysostosis.

ACRODYSPLASIE, *s.f.* Acrodysplasia.

ACRO-ÉRYTHROSE, *s.f.* Erythrosis of the extremities.

ACROGÉRIA, *s.f.* Acrogeria.

ACROKÉRATOME, *s.m.* Acrokeratosis.

ACROKÉRATOSE PARANÉOPLASTIQUE. Acrokeratosis paraneoplastica.

ACROMACRIE, *s.f.* Acromacria. → *arachnodactylie.*

ACROMÉGALE, *adj.* et *s.m.* Acromegalic.

ACROMÉGALIE, *s.f.* Acromegaly, acromegalia, Marie's disease or syndrome.

ACROMÉGALIQUE, *adj.* Acromegalic.

ACROMÉGALO-GIGANTISME, *s.m.* Acromegalogigantism.

ACROMÉLALGIE, *s.f.* Acromelalgia.

ACROMÉLIQUE, *adj.* Acromelic.

ACROMÉSOMÉLIQUE, *adj.* Acromesomelic.

ACROMÉTAGENÈSE, *s.f.* Acrometagenesis.

ACROMICRIE, *s.f.* Acromicria.

ACROMION, *s.m.* Acromion.

ACRONEUROSE, *s.f.* Acroneurosis.

ACRONYME, *s.m.* Acronym.

ACRO-OSTÉOLYSE, *s.f.* Acro-osteolysis.

ACRO-OSTÉOLYSE CARPO-TARSIENNE AVEC OU SANS NÉPHROPATHIE. Tarsocarpal acroosteolysis with or without nephropathy, idiopathic hereditary – or non familial – osteolysis with – or without – nephropathy.

ACRO-OSTÉOLYSE, FORME PHALANGIENNE HÉRÉDITAIRE. Familial acroosteolysis phalangeal type, Cheney's syndrome.

ACRO-OSTÉOLYSE, FORME PHALANGIENNE NON HÉRÉDITAIRE. Cranioskeletal dysplasia with acro-osteolysis.

ACROPARALYSIE, *s.f.* Acroparalysis.

ACROPARESTHÉSIE, *s.f.* Acroparaesthesia, night palsy, Nothnagel's disease or syndrome, Schultze's paraesthesia; → *scalène antérieur (syndrome du).*

ACROPATHIE, *s.f.* Acropathy.

ACROPATHIE ULCÉRO-MUTILANTE. Hereditary sensory radicular neuropathy, sensory radicular neuropathy, ulceromutilating acropathia, familial acropathia ulceromutilans, familial neurovascular dystrophy, familial perforating ulcers of the foot, Hick's syndrome, Denny-Brown's syndrome, Thévenard's syndrome.

ACROPATHOLOGIE, *s.f.* Acropathology.

ACROPHOBIE, *s.f.* Acrophobia.

ACROPOÏKILOTHERMIE, *s.f.* Acropoikilothermy.

ACROPOLYARTHRITE, *s.f.* Polyarthritis of the extremities.

ACROPUSTULOSE, *s.f.* Pustulosis palmaris and plantaris, pustulosis palmoplantaris, acropustulosis.

ACRORHIGOSE, *s.f.* Acropoikilothermy.

ACROSARCOMATOSE DE KAPOSI. Kaposi's sarcoma. → *sarcomatose multiple hémorragique de Kaposi.*

ACROPOSTHITE, *s.f.* Acroposthitis.

ACROSCLÉROSE, *s.f.* Acrosclerosis. → *sclérodactylie.*

ACROSOME, *s.m.* Acrosome.

ACROSTÉALGIE, *s.f.* Acrostealgia.

ACROSYNDACTYLIE, *s.f.* Acrosyndactyly.

ACROTISME, *s.m.* Acrotism.

ACROTROPHONÉVROSE, *s.f.* Acrotrophoneurosis.

ACTE MANQUÉ. Faulty act.

ACTH. ACTH. → *corticotrope.*

ACTINE, *s.f.* Actin.

ACTINIQUE, *adj.* Actinic.

ACTINISME, *s.m.* Actinism.

ACTINITE, *s.f.* Actinic dermatitis. → *actinodermatose.*

ACTINOBACILLOSE LINGUALE (du bétail). Wooden tongue.

ACTINOBACILLUS, *s.m. Actinobacillus.*

ACTINOBACTÉRIOSE, *s.f.* Actinomycosis. → *actinomycose.*

ACTINODERMATOSE, *s.f.* Dermatitis actinia, actinic dermatitis, actinodermatitis.

ACTINOGRAPHIE, *s.f.* Actinography.

ACTINOLOGIE, *s.f.* Actinology.

ACTINOMYCES. *Actinomyces*, ray-fungus.

ACTINOMYCES BOVIS. *Actinomyces bovis.*

ACTINOMYCES ISRAELI. *Actinomyces israeli.*

ACTINOMYCÉTACÉES, *s.f. pl.* Actinomycetaceae.

ACTINOMYCÉTALES, *s.f. pl.* Actinomycetales.

ACTINOMYCÈTES, *s.m. pl.* Actinomycetales.

ACTINOMYCÉTOME, *s.m.* Actinomycetoma.

ACTINOMYCINE, *s.f.* Actinomycin.

ACTINOMYCOSE, *s.f.* Actinomycosis, lumpy-jaw, clams, clyers, hold fast.

ACTINOSCOPIE, *s.f.* Diascopy. → *transillumination.*

ACTINOTHÉRAPIE, *s.f.* Actinotherapy.

ACTION DYNAMIQUE SPÉCIFIQUE DES ALIMENTS. Specific dynamic action of food.

ACTION PROLONGÉE (à). Long acting.

ACTIVATEUR, *s.m.* Activator.

ACTIVATEUR TISSULAIRE DU PLASMINOGÈNE, tPA. Tissue plasminogen activator, tPA.

ACTIVATION, *s.f.* Activation.

ACTIVINE, *s.f.* Activin.

ACTIVITÉ, *s.f.* Activity.

ACTOGRAPHE, *s.m.* Actograph.

ACTOMYOSINE, *s.f.* Actomyosin.

ACTP. ACTP.

ACTUAIRE, *s.m.* Actuary.

ACTUARIEL, ELLE, *adj.* Actuarial.

ACUITÉ, *s.f.* Acuteness.

ACUITÉ AUDITIVE. Auditory acuteness.

ACUITÉ VISUELLE. Visual acuteness.

ACUMINÉ, ÉE, *adj.* Acuminate.

ACUPUNCTEUR, TRICE, *s.m., f.* Acupuncturist.

ACUPUNCTURE, *s.f.* Acupuncture.

ACYANOBLEPSIE, *s.f.* ou **ACYANOPSIE,** *s.f.* Acyanoblepsia, acyanopsia, acyoblepsia. → *tritanopie.*

ACYCLOVIR, *s.m.* Acyclovir.

ACYLATION, *s.f.* Acylation.

ADACTYLIE, *s.f.* Adactylia, adactyly.

ADAIR-DIGHTON (maladie d'). Osteopsathyrosis, Adair Dighton's syndrome. → *ostéopsathyrose.*

ADAM (complexe). ADAM complex.

ADAMANTIADES (syndrome d'). Behçet's syndrome.

ADAMANTINOME, *s.m.* Adamantinoma, adamantoma, adamantoblastoma, ameloblastoma, cystadenoma adamantinum, enameloblastoma et → *craniopharyngiome.*

ADAMANTINOME KYSTIQUE. Adamantinoma polycysticum. → *kystique de la mâchoire (maladie).*

ADAMANTOBLASTE, *s.m.* Adamantoblast.

ADAMKIEWICZ (artère d'). Artery of Adamkiewicz.

ADAMS (spondylothérapie d'). Adams's spondylotherapy.

ADAMS-OLIVER (syndrome d'). Adams-Oliver syndrome.

ADAMS-STOKES (maladie ou syndrome d'). Adams's disease, Adams-Stokes syndrome or disease, Stokes-Adams disease, Spens's syndrome.

ADAPTATION, *s.f.* Adaptation.

ADAPTATION (maladie de l'). Adaptation disease.

ADAPTATION RÉTINIENNE. Retinal adaptation.

ADAPTATION (syndrome d'). Adaptation syndrome.

ADAPTOMÉTRIE, *s.f.* Adaptometry.

ADDC (phénomène). ADCC phenomenon. → *cytotoxicité à médiation cellulaire dépendant des anticorps.*

ADDICTION, *s.f.* Addiction. → *pharmacodépendance.*

ADDIS (compte ou épreuve d'). Addis's count or method.

ADDISON (maladie d'). Addison's disease, melasma addisonii, melasma suprarenale, dermatomelasma suprarenale, hypocorticalism, bronzed skin or disease, morbus addisonii, asthenia pigmentosa, melanoma suprarenale, adrenal cortical hypofunction.

ADDISON OU ADDISON-BIERMER (maladie d'). Addison's anaemia. → *anémie de Biermer.*

ADDISONIEN, ENNE, *adj.* Addisonian.

ADDISONISME, *s.m.* Addisonism.

ADDITION LATENTE. Sommation.

ADDUCINE, *s.f.* Adducin.

ADDUCTEUR, TRICE, *adj.* Adducent.

ADDUCTION, *s.f.* Adduction.

ADDUCTION ASSOCIÉE (signe de l'). Controlateral associated movement.

ADÉNECTOMIE, *s.f.* Adenectomy.

ADÉNECTOPIE, *s.f.* Adenectopia.

ADÉNIE, *s.f.* Adenia.

ADÉNIE ÉOSINOPHILIQUE PRURIGÈNE. Hodgkin's disease.

ADÉNINE, *s.f.* Adenine.

ADÉNINE-PHOSPHORIBOXYL-TRANSFÉRASE, *s.f.* Adenine-phosphoriboxyltransferase.

ADÉNITE, *s.f.* Lymphadenitis.

ADÉNITE DYSIMMUNITAIRE. Immunoblastic lymphadenopathy. → *adénopathie angio-immunoblastique.*

ADÉNITE MÉSENTÉRIQUE AIGUË OU SUBAIGUË. Mesenteritic lymphadenitis.

ADÉNITE SINUSALE CYTOPHAGIQUE. Rosai-Dorfman syndrome.

ADÉNITE SUDORIPARE. Hidradenitis. → *hidrosadénite.*

ADÉNITE TUBERCULEUSE. Lymphoid tuberculosis. → *tuberculose ganglionnaire.*

ADÉNO-ACANTHOME, *s.m.* Adenoacanthoma.

ADÉNOCANCER DU FOIE. Hepatocarcinoma. → *hépatome malin.*

ADÉNOCARCINOME, *s.m.* Adenocarcinoma, proligerous cyst.

ADÉNOCARCINOME DU FOIE. Hepatocarcinoma. → *hépatome malin.*

ADÉNOCHONDROME, *s.m.* Adenochondroma.

ADÉNO-CUTANÉO-MUQUEUX (syndrome). Mucocutaneous lymphe node syndrome. → *Kawasaki (syndrome de).*

ADÉNOCYSTOME, *s.m.* Adenocystoma. → *cystadénome.*

ADÉNOCYSTOME DIFFUS DES SEINS. Reclus's discase. → *kystique de la mamelle (maladie).*

ADÉNOCYTE, *s.m.* Adenocyte.

ADÉNOFIBROME, *s.m.* Adenofibroma, fibroadenoma, cystadenofibroma, fibroadenoma xanthomatodes, fibropapilloma, fetal fibroadenoma, myxo-fibroadenoma, pleomorphic fibroadenoma.

ADÉNOFIBROMYOME, *s.m.* Adenofibromyoma.

ADÉNOHYPOPHYSE, *s.f.* Adenohypophysis.

ADÉNOÏDE, *adj.* Adenoid.

ADÉNOÏDECTOMIE, *s.f.* Adenoidectomy.

ADÉNOÏDIEN, ENNE, *adj.* Adenoid.

ADÉNOÏDISME, *s.m.* Adenoidism.

ADÉNOÏDITE, *s.f.* Adenoiditis.

ADÉNOKYSTE OU ADÉNOKYSTOME, *s.m.* Adenocystoma. → *cystadénome.*

ADÉNOLIPOMATOSE, *s.f.* Adenolipomatosis.

ADÉNOLIPOMATOSE SYMÉTRIQUE À PRÉDOMINANCE CERVICALE. Diffuse symmetrical lipomatosis of the neck, Madelung's neck or disease, lipoma annulare colli.

ADÉNOLIPOME, *s.m.* Adenolipoma.

ADÉNOLYMPHANGIOME, *s.m.* Lymphangioma with multiple mass of lymphoid cells.

ADÉNOLYMPHITE, *s.f.* Adenolymphitis.

ADÉNOLYMPHOCÈLE, *s.f.* Adenolymphocele.

ADÉNOLYMPHOÏDITE AIGUË BÉNIGNE. Infectious mononucleosis. → *mononucléose infectieuse.*

ADÉNOLYMPHOME, *s.m.* Adenolymphoma. → *cystadénolymphome.*

ADÉNOLYMPHOME PAPILLAIRE. Adenolymphoma. → *cystadénolymphome.*

ADÉNOMATEUX, EUSE, *adj.* Adenomatous.

ADÉNOMATOSE, *s.f.* Adenomatosis.

ADÉNOMATOSE ALVÉOLAIRE. Alveolar cell carcinoma. → *cancer alvéolaire du poumon.*

ADÉNOMATOSE ESSENTIELLE DU GROS INTESTIN. Multiple familial polyposis. → *polyadénome du gros intestin.*

ADÉNOMATOSE PLURI- (ou poly-) ENDOCRINIENNE. Multiple endocrine adenomatosis, pluriglandular adenomatosis, pluriendocrine adenomatosis, Lloyd's syndrome.

ADÉNOMATOSE PULMONAIRE. Alveolar cell carcinoma. → *cancer alvéolaire du poumon.*

ADÉNOME, *s.m.* Adenoma.

ADÉNOME BASOPHILE HYPOPHYSAIRE. Basophilic adenoma. → *Cushing (maladie de).*

ADÉNOME BRONCHIQUE. Bronchial adenoma. → *épistome bronchique.*

ADÉNOME DIVERTICULAIRE. Adenoma umbilical.

ADÉNOME KYSTIQUE. Adenolymphoma. → *cystadénolymphome.*

ADÉNOME LYMPHOMATEUX. Lymphadenoma. → *lymphome.*

ADÉNOME MULTIGLANDULAIRE. Polyadenoma.

ADÉNOME PÉRIURÉTRAL. Adenoma of the prostate, prostatic hypertrophy.

ADÉNOMECTOMIE, *s.m.* Adenomectomy.

ADÉNOMECTOMIE TRANSVÉSICALE. Suprapubic prostatectomy. → *Freyer (opération de).*

ADÉNOMÉGALIE, *s.f.* Adenomegaly.

ADÉNOMES SÉBACÉS SYMÉTRIQUES DE LA FACE. Adenoma sebaceum, trichoepithelioma, trichoepithelioma papulosum multiplex, epithelioma adenoides cysticum, Brooke's tumour or disease or epithelioma or syndrome, Brooke-Fordyce disease, benign cystic multiple adenoma or epithelioma, cystic adenoid epithelioma, disseminated embryonic lichenoid eruption, naevi epitheliomatosi cystici, naevus trichoepitheliomatosus, adenoides cysticum, pilosebaceous hamartoma, multiple bening cystic epithelioma, acanthoma adenoides cysticum et → *Balzer (adénome sébacé de type)* et *Pringle (adénome sébacé de type).*

ADÉNOME SOLITAIRE DU FOIE. Benign hepatoma.

ADÉNOME THYROÏDIEN. Struma nodosa, adenoma of the thyroid.

ADÉNOME THYROÏDIEN TOXIQUE OU THYROTOXIQUE. Nodular toxic goitre, toxic adenoma of the thyroid gland, toxic goitre toxic adenomatous goitre, thyrotoxic nodular goitre, Plummer's disease.

ADÉNOMYOMATOSE, *s.f.* Adenomyomatosis.

ADÉNOMYOME, *s.m.* Adenomyoma.

ADÉNOMYOSE UTÉRINE. Adenomyosis. → *endométriose intra-utérine.*

ADÉNOMYXOME, *s.m.* Adenomyxoma.

ADÉNOPATHIE, *s.f.* Adenopathy, lymphadenopathy.

ADÉNOPATHIE ANGIO-IMMUNOBLASTIQUE. Immunoblastic lymphadenopathy, angiommunoblastic lymphadenopathy with dysproteinaemia.

ADÉNOPATHIE ILÉO-MÉSENTÉRIQUE PRIMITIVE. Mesenteritic lymphadenitis.

ADÉNOPATHIE RÉGIONALE SUBAIGUË. Sterile regional lymphadenitis. → *griffes de chat (maladie des).*

ADÉNOPATHIE TUBERCULEUSE. Lymphoid tuberculosis. → *tuberculose ganglionnaire.*

ADÉNOPATHIES CHRONIQUES DISSÉMINÉES. Generalized persistent lymphadenopathy.

ADÉNOPHLEGMON, *s.m.* Adenophlegmon.

ADÉNOSARCOME, *s.m.* Adenosarcoma.

ADÉNOSE, *s.f.* Adenosis.

ADÉNOSINE, *s.f.* Adenosine.

ADÉNOSINE DIPHOSPHORIQUE (acide) (ADP). Adenosine diphosphate (ADP), adenosine-5-diphosphate, adenosine diphosphoric acid.

ADÉNOSINE MONOPHOSPHORIQUE (acide) (AMP). Adenylic acid, adenine nucleotide, adenosine-monophosphate, AMP.

ADÉNOSINE TRIPHOSPHATASE Na^+K^+. Triphosphatase (sodium-potassium) adenosine, Na^+K^+ ATPase.

ADÉNOSINE TRIPHOSPHORIQUE (acide) (ATP). Adenosine triphosphate (ATP), adenosine triphosphoric acid, adenylpyphosphoric acid, adenyl-pyrophosphate.

ADÉNOTOMIE, *s.f.* Adenotomy.

ADÉNOTONSILLECTOMIE, *s.f.* Adenotonsillectomy.

ADÉNOTRICHIE, *s.f.* Folliculitis.

ADÉNOVIROSE, *s.f.* Adenovirosis.

ADENOVIRIDÆ, *s.f. pl.* ou **ADÉNOVIRIDÉS,** *s.m. pl.* Adenoviridae.

ADÉNOVIRUS, *s.m.* Adenovirus, adenoidal-pharyngeal-conjunctival virus, APC virus.

ADÉNYLATE-CYCLASE, ADÉNYL-cyclase OU ADÉNYLYL-CYCLASE, *s.f.* Adenylylcyclase.

ADÉNYLIQUE (acide). Adenylic acid. → *adénosine monophosphorique (acide).*

ADERMINE, *s.f.* Adermin. → *vitamine* B_6.

ADH. Anti diuretic hormone (ADH). → *vasopressine.*

ADHALINE, *s.f.* Adhalin.

ADHD. THADA.

ADHÉRENCE, *s.f.* Adhesion.

ADHÉRENCE IMMUNE. Immune adherence.

ADHÉRENCE INFLAMMATOIRE. Adhesive inflammation.

ADHÉRENCES PÉRICARDIQUES. Adhesive pericarditis. → *symphyse cardiaque.*

ADHÉSINE, *s.f.* Adhesin.

ADHÉSION, *s.f.* Adhesion.

ADHÉSION CELLULAIRE (molécules d'). Cell adhesion molecules.

ADHÉSION DES PLAQUETTES. Platelet adhesion.

ADIADOCOCINÉSIE, *s.f.* Adiadochokinesis, adiadokocinesis, adiadokokinesis, adiadokocinesia, adiadokokinesia.

ADIAPHORÈSE, *s.f.* Adiaphoresis.

ADIASTÉMATIE, *s.f.* Insufficiency of the interstitial cells of the testicle.

ADIASTOLIE, *s.f.* Adiastole.

ADIE (maladie ou syndrome d'). Adie's or Holmes-Adie syndrome, pupillotonic pseudotabes.

ADIPEUX, EUSE, *adj.* Adipic.

ADIPOCIRE, *s.f.* Adipocere, grave-wax.

ADIPOCYANOSE SUS-MALLÉOLLAIRE. Erythrocyanosis supramalleolaris. → *érythrocyanose des jambes.*

ADIPOCYTE, *s.m.* Adipocyte, lipocyte, fat cell.

ADIPOGÉNIE, *s.f.* Adipogenesis.

ADIPOGENÈSE, *s.f.* Adipogenesis.

ADIPOLYSE, *s.f.* Adipolysis.

ADIPONÉCROSE SOUS-CUTANÉE DES NOUVEAU-NÉS. Adiponecrosis subcutanea neonatorum, subcutaneous fat necrosis of the newborn, pseudosclerema. → *sclérème œdémateux des nouveau-nés.*

ADIPOPEXIQUE, *adj.* Adipopectic, adipopexic.

ADIPOSALGIE, *s.f.* Adiposalgia, pannicolalgia.

ADIPOSE, ADIPOSITÉ, *s.f.* Adiposis, adipositas, adiposity.

ADIPOSE DOULOUREUSE. Adiposis dolorosa. → *Dercum (maladie de).*

ADIPOSO-GÉNITAL (syndrome), ADIPOSO-GÉNITALE (dystrophie). Adiposogenital syndrome. → *Babinski-Fröhlich (syndrome de).*

ADIPOSO-HYPERGÉNITAL (syndrome). Macrogenitosomia praecox with obesity.

ADIPSIE, *s.f.* Adipsia, adipsy.

ADITUS AD ANTRUM. Aditus and antrum.

ADIURÉTINE, *s.f.* Adiuretin. → *vasopressine.*

ADJUVANT, *adj.* et *s.m.* Adjuvant.

ADN. DNA. → *désoxyribonucléique (acide).*

ADN BICATÉNAIRE. Double stranded DNA. → *désoxyribonucléique (acide) natif.*

ADNc. (Abréviation d'acide désoxyribonucléique complémentaire). cDNA.

ADN NATIF. Native DNA. → *désoxyribonucléique (acide) natif.*

ADN-POLYMÉRASE ARN-DÉPENDANTE. Reverse transcriptase. → *polymérase H.*

ADOLESCENCE, *s.f.* Adolescence.

ADP. ADP. → *adénosine-diphosphorique (acide)*

ADRÉNALINE, *s.f.* Epinephrine, adrenaline, adrenalin, chromaffin hormone.

ADRÉNALINÉMIE, *s.f.* Epinephrinaemia, adrenalinaemia.

ADRÉNALINOGÈNE, *adj.* Adrenalinogen.

ADRÉNALINOLYTIQUE, *adj.* Adrenolytic.

ADRÉNARCHE, *s.f.* Adrenarche.

ADRÉNERGIE, *s.f.* Adrenergy.

ADRÉNERGIQUE, *s.f.* Adrenergic.

ADRÉNOCORTICOTROPE, *adj.* Adrenotrophic. → *corticostimuline.*

ADRÉNOCORTICOTROPHINE, *s.f.* Adrenotrophic hormone. → *corticostimuline.*

ADRÉNO-GÉNITAL (syndrome). Adrenogenital syndrome. → *génito-surrénal (syndrome).*

ADRÉNO-LEUCODYSTROPHIE, *s.f.* Adrenoleukodystrophy.

ADRÉNOLYTIQUE, *adj.* Adrenolytic.

ADRÉNOMÉDULLINE, *s.f.* Adrenomedullin.

ADRÉNO-MYÉLONEUROPATHIE, *s.f.* Adrenomyeloneuropathy.

ADRÉNOPAUSE, *s.f.* Adrenopause.

ADRÉNOPRIVE, *adj.* Adrenoprival.

ADRÉNOSTÉRONE, *s.f.* Adrenosterone, Reichstein's G compound.

ADRÉNOTROPHINE, *s.f.* Adrenotrophic hormone. → *corticostimuline.*

ADRIAMYCINE, *s.f.* Adriamycin.

ADS. *(action dynamique spécifique des aliments).* Specific dynamic action of food.

ADSON (manœuvre d'). Adson's maneuver.

ADSON (opération d'). Adson's operation.

ADSORPTION, *s.f.* Adsorption.

ADVENTICE, *s.f.* Tunica adventitia vasorum.

ADYNAMIE, *s.f.* Adynamia, adynamy.

ADYNAMIE ÉPISODIQUE HÉRÉDITAIRE. Adynamia episodic hereditaria. Gamstorp's disease, hyperkaliaemic periodic paralysis.

AEDES, *s.m. Aedes.*

ÆQUIFACE OU ÆQUIVULTE, *adj.* Mesoprosopic.

AÉRÉMIE, *s.f.* Aeraemia.

AÉROASTHÉNIE DE L'AVIATEUR. Aeroasthenia. → *aviateurs (mal des).*

AEROBACTER, *s.m. Aerobacter.* → *Entérobacter.*

AÉROBIE, *adj.* Aerobic, aerobian, aerobiotic.

AÉROBIOLOGIE, *s.f.* Aerobiology.

AÉROBIOSE, *s.f.* Aerobiosis.

AEROCOCCUS, *s.m. Aerococcus.*

AÉROCOLIE, *s.f.* Aerocolia, aerocoly.

AÉRODONTALGIE, *s.f.* Aerodontalgia. → *barodontalgie.*

AÉROEMBOLISME, *s.m.* Aeroembolism, decompression sickness, aero emphysema, tissue emphysema.

AÉROGASTRIE, *s.f.* Aerogastria.

AÉROGÈNE, *adj.* Aerogen.

AÉRO-ILÉIE, *s.f.* Presence of gas in the ileum.

AEROMONAS, *s.m. Aeromonas.*

AÉRONÉVROSE, *s.f.* Aeroneurosis. → *aviateurs (mal des).*

AÉROPHAGIE, *s.f.* Aerophagia, aerophagy.

AÉROPHOBIE, *s.f.* Aerophobia.

AÉROPIÉSIE, AÉROPIÉSOTHÉRAPIE, *s.f.* Aeropiesotherapy.

AÉROPLÉTHYSMOGRAPHE, *s.m.* Aeroplethysmograph.

AÉROSOL, *s.m.* Aerosol.

AÉROSOLTHÉRAPIE, *s.f.* Aerosol therapy.

AÉROSTIERS (mal des). Aeroasthenia. → *aviateurs (mal des).*

AÉROTHÉRAPIE, *s.f.* Aerotherapeutics, aerotherapy.

AÉROTHERMOTHÉRAPIE, *s.f.* Aerothermotherapy.

AÉROTONOMÈTRE, *s.m.* Aerotonometer.

AÉROTROPISME, *s.m.* Aerotropism.

AERTRYCKE (bacille d'). *Salmonella typhi murium.*

ÆSTHÉSIOGÈNE, *adj.* Aesthesiogenic.

ÆSTHÉSIOGÉNIE, *s.f.* Aesthesiogeny.

ÆSTHÉSIOMETRE, *s.m.* Aesthesiometer.

ÆTIOCHOLANONE, *s.f.* Aetiocholanone.

AFFECT, *s.m.* Affect.

AFFECTION, *s.f.* Affection.

AFFEKT-ÉPILEPSIE, *s.f.* Affektepilepsie.

AFFÉRENT, RENTE, *adj.* Afferent.

AFFUSION, *s.f.* Affusion.

AFIBRINÉMIE, *s.f.* Afibrinogenaemia.

AFIBRINOGÉNÉMIE, *s.f.* Afibrinogenaemia.

AFIBRINOGÉNÉMIE TOTALE CONGÉNITALE. Congenital afibrinogenaemia.

AFIPIA FELIS. *Afipia felis.*

AFP. Alphafetoprotein.

AFZELIUS (syndrome d'). Afzelius's syndrome. → *cils immobiles (syndrome des).*

AG. Ag (antigène).

AGALACTIE OU AGALAXIE, *s.f.* Agalactia, agalaxia, agalaxy.

AGAMMAGLOBULINÉMIE, *s.f.* Agammaglobulinaemia.

AGAMMAGLOBULINÉMIE CONGÉNITALE TYPE BRUTON. Bruton's type of congenital agammaglobulinaemia.

AGAMMAGLOBULINÉMIE CONGÉNITALE TYPE SUISSE OU TYPE GLANZMANN. Swiss type of agammaglobulinaemia, essential lymphocytophthisis, congenital hypogammaglobulinaemia, Glanzmann-Riniker syndrome.

AGAMONTE, *s.m.* Agamont, schizont.

AGANGLIONOSE, *s.f.* Aganglionosis.

AGAR OU AGAR-AGAR, *s.f.* Agar, agar-agar.

AGASTRIE, *s.f.* Agastria.

AG D. Delta agent.

AG E. eAg (E antigen).

ÂGE. *s.m.* Age.

ÂGE CRITIQUE. Period of menopause.

ÂGE GESTATIONNEL. Gestational age.

ÂGE MENTAL. Mental age, Binet age.

ÂGE OSSEUX. Bone age.

AGÉNÉSIE, *s.f.* Agenesia, agenesis.

AGÉNITALISME, *s.m.* Agenitalism.

AGÉNOSOME, *s.m.* Agenosomus.

AGENT DELTA (δ). Delta agent, HBV-associated delta agent.

AGENT PHYSIQUE MÉDICAL. Medical physical agent.

AGGLUTINATION, *s.f.* Agglutination.

AGGLUTINATION (réaction d'). Agglutination reaction. → *séro-diagnostic.*

AGGLUTINATION CROISÉE. Cross agglutination.

AGGLUTINATION DE GROUPE. Group agglutination, coagglutination.

AGGLUTINATION PASSIVE. Passive agglutination, indirect agglutination.

AGGLUTININE, *s.f.* Agglutinin, paralysin.

AGGLUTININE ANTI-GALLUS. Anti-Gallus agglutinin.

AGGLUTININE ANTI-RH. Anti-Rh agglutinin.

AGGLUTININE CHAUDE. Warm agglutinin.

AGGLUTININE COMPLÈTE. Complete agglutinin, first order agglutinin. → *anticorps complet.*

AGGLUTININE CROISÉE. Cross agglutinin.

AGGLUTININE FLAGELLAIRE. H agglutinin, flagellar agglutinin.

AGGLUTININE FROIDE. Cold agglutinin, cold haemagglutinin.

AGGLUTININES FROIDES (maladie des). Cold agglutinin disease, cold-haemagglutinin disease, syndrome of high titre cold haemagglutination.

AGGLUTININE DE GROUPE. Group agglutinin, minor agglutinin, partial agglutinin, coagglutinin, para-agglutinin.

AGGLUTININE H. H agglutinin, flagellar agglutinin.

AGGLUTININE IMMUNE. Immune agglutinin.

AGGLUTININE INCOMPLÈTE. Incomplete agglutinin, agglutinoid, glutinin. → *anticorps incomplet.*

AGGLUTININE IRRÉGULIÈRE. Antibody of immune type, immune agglutinin.

AGGLUTININE NATURELLE. Normal agglutinin.

AGGLUTININE O. O agglutinin, somatic agglutinin.

AGGLUTININE RÉGULIÈRE. Normal agglutinin.

AGGLUTININE SOMATIQUE. Somatic agglutinin.

AGGLUTININE SPÉCIFIQUE. Chief agglutinin, major agglutinin.

AGGLUTINOGÈNE, *s.m.* Agglutinogen.

AGGRAVATION, *s.f.* Worsening, worsened health condition.

Ag HBc. Ag HBc (hepatitis B core antigen).

Ag HBe. Ag HBe.

Ag HBs. Ag HBs (Australia antigen).

Ag HD. Ag HD (Delta agent).

AGLOBULIE, *s.f.* Aglobulia, aglobuliosis, aglobulism.

AGLOSSIE, *s.f.* Aglossia.

AGLOSSIE-ADACTYLIE (syndrome). Aglossia-adactylia syndrome.

AGLYCONE, *s.m.* Aglycone.

AGMINÉ, ÉE, *adj.* Agminate, agminated.

AGNATHIE, *s.f.* Agnathia, agnathy.

AGNOSCIE, AGNOSIE, *s.f.* Agnosia, agnea, agnoea, tactile aphasia.

AGNOSIE AUDITIVE, AGNOSIE AUDITIVE VERBALE CONGÉNITALE. Auditory agnosia.

AGNOSIE DIGITALE. Finger agnosia.

AGNOSIE D'EXTENSITÉ. Amorphagnosia.

AGNOSIE D'INTENSITÉ. Ahylognosia.

AGNOSIE OPTIQUE. Visual agnosia.

AGNOSIE SPATIALE. Spatial agnosia.

AGNOSIE TACTILE. Tactile agnosia.

AGNOSIE VISUELLE. Visual agnosia.

AGNOSO-APRAXIE. Agnosia-apraxia.

AGONIE, *s.f.* Agony.

AGONISTE, *adj.* et *s.m.* Agonist.

AGORAPHOBIE, *s.f.* Agoraphobia.

AGRAFE, *s.f.* Clip.

AGRAMMATISME, *s.m.* Agrammatism, agrammaphasia, syntactical aphasia, syntactial aphasia.

AGRANULOCYTOSE, *s.f.* Agranulocytosis, angina agranulocytica, agranulocytic angina, neutropenic angina, Schultz's angina, hypoleukocytic angina, sepsis agranulocytica, granulopenia, granulophthisis, granulocytopenia, essential granulopenia, malignant leukopenia, pernicious leukopenia, malignant neutropenia, idiopathic neutropenia, mucositis necroticans agranulocytia.

AGRANULOCYTOSE GÉNÉTIQUE INFANTILE. Infantile genetic agranulocytosis.

AGRANULOCYTOSE INFANTILE HÉRÉDITAIRE DE KOSTMANN. Infantile genetic agranulocytosis, Kostmann's disease.

AGRAPHIE, *s.f.* Agraphia, logagraphia, graphomotor aphasia.

AGRAPHIE AVEC IMPOSSIBILITÉ DE CONSTRUIRE LES PHRASES. Amnemonic agraphia.

AGRAPHIE MOTRICE. Motor agraphia.

AGRAPHIE MUSICALE. Musical agraphia.

AGRAPHIE NOMINALE. Verbal agraphia.

AGRAPHIE TOTALE. Absolute agraphia, atactic agraphia, literal agraphia.

AGRAVITÉ, *s.f.* Weigthlessness, zerogravity.

AGRÉGAT, *s.m.* Aggregate, sludge.

AGRÉGATION DES HÉMATIES. Red cell aggregation, sludging of the red cells.

AGRÉGATION LEUCOCYTAIRE (test d'). Leukocyte aggregation test.

AGRÉGATION DES PLAQUETTES. Platelet aggregation, aggregation of the platelets.

AGRÉGER, *v.* To aggregate.

AGRESSINE, *s.f.* Agressin.

AGRYPNIE, *s.f.* Agrypnia, insomnia.

AGRYPNODE, *adj.* Agrypnotic, agrypnode.

AGUEUSIE, *s.f.* Ageusia, agestia, gustatory anaesthesia.

AGYRIE, *s.f.* Agyria.

AH (espace). AH interval.

AHRENS (maladie d'). Familial hyperlipoproteinaemia type IV.

AHYLOGNOSIE, *s.f.* Ahylognosia.

AÏ CRÉPITANT OU DOULOUREUX. Tenosynovitis crepitans.

AICARDI (syndrome d'). Aicardi's syndrome.

AICARDI ET GOUTIÈRES (syndrome d'). Aicardi-Goutières syndrome.

AICHMOPHOBIE, *s.f.* Aichmophobia.

AIDE FONCTIONNELLE. Functional aid.

AIDE À LA MARCHE. Walking aid.

AIDE SENSORIELLE. Sensorial aid.

AIDE-SOIGNANT, TE, *s.m.* ou *f.* Nursing auxiliary.

AIGINGER (training compensé d'). Ainginger's method.

AIGU, AIGUË, *adj.* Acute.

AILOUROPHOBIE, *s.f.* Ailurophobia.

AIMANT, *s.m.* Magnet.

AINE, *s.f.* Groin, inguen.

AÏNHUM, *s.m.* Ainhum, dactylolysis.

AINS. NSAI. Nonsteroid anti-inflammatory (anti-inflammatoire non stéroïdien).

AIR ALVÉOLAIRE. Alveolar gas, alveolar air.

AIR COMPLÉMENTAIRE. Inspiratory reserve volume.

AIR COURANT. Tidal volume.

AIR (mal de l'). Air sickness, aerial sickness, airplane sickness, aviation sickness, balloon sickness, flying sickness.

AIR DE RÉSERVE. Expiratory reserve volume.

AIR RÉSIDUEL. Residual volume.

AIR RÉSIDUEL FONCTIONNEL. Functional residual capacity.

AIRAIN (bruit d'). Bell sound, bruit d'airain, coin percussion, coin sound, coin test, bell tympany, anvil sound, bellmetal resonance.

AIS. Steroid anti-inflammatory (anti-inflammatoire stéroïdien).

AISSELLE, *s.f.* Axilla, armpit.

AJMALINE, *s.f.* Ajmaline.

AJURIAGUERRA (méthode de De). Ajuriaguerra's method.

AKATHISIE, *s.f.* Akathisia.

AKIDOPEIRASTIQUE, *s.f.* Akidopeirastics.

AKINESIA ALGERA. Akinesia algera, Möbius's syndrome.

AKINÉSIE, *s.f.* Akinesia.

AKINÉTIQUE (crise). Akinetic epilepsy.

AKOASME, *s.f.* Acoasma, akoasma.

AKUREYRI (maladie d'). Epidemic neuromyasthenia, benign or epidemic myalgic encephalomyelitis, Akureyri disease, Iceland disease.

AL. AL. (Amyloid light chain protein).

ALACTASIE, *s.f.* Lactase deficiency. → *lactose (intolérance au).*

ALAGILLE (syndrome d'). Alagille's syndrome.

ALAISE, *s.f.* Aleze.

ALAJOUANINE (syndrome d'). Alajouanine's syndrome.

ALALIE, *s.f.* Aphemia.

ALALIE CONGÉNITALE OU IDIOPATHIQUE. Congenital alalia.

ALANINE, *s.f.* Alanine.

ALARME (réaction d'). Alarm reaction.

ALARME (zone d'). Zone of alarm.

ALASTRIM, *s.m.* Alastrim, amaas, Cuban itch, glass pox, Kaffir pox, mild smallpox, mikpox, paravariola, Philippine itch, pseudo smallpox, pseudo variola, Samoa pox, Sanaga pox, variola-alastrim, variola minor or mitigata, white pox, white pocks, cotton pox.

ALBARRAN (épreuve de la polyurie expérimentale d'). Albarran's test, polyuria test.

ALBARRAN (loi d'). Albarran's law.

ALBEE (méthodes ou opérations d'). Albee's operations.

ALBERS-SCHÖNBERG (maladie d'). Albers-Schönberg disease. → *ostéopétrose.*

ALBERT (opération d'). Albert's operation. → *arthrodèse.*

ALBINI (nodosités d'). Albini's nodules. → *Cruveilhier (nocosités de).*

ALBINIE, *s.f.* ou **ALBINISME,** *s.m.* Albinism, albinismus, albinoism.

ALBINOS, *s.m.* Albino.

ALBRIGHT (acidose tubulaire chronique d'). Renal tubular acidosis. → *acidose rénale hyperchlorémique.*

ALBRIGHT (dystrophie ou ostéodystrophie héréditaire d'). Pseudohypoparathyroidism.

ALBRIGHT (maladie ou syndromes d'). 1° *ostéite fibreuse:* Albright's syndrome, Albright-Mac Cune-Sternberg syndrome, Fuller-Albright syndrome. → *dysplasie fibreuse des os.* – 2° pseudohypoparathyroidism. – 3° renal tubular acidosis. – 4° Klinefelter's syndrome.

ALBRIGHT (types). Pseudohypoparathyroidism.

ALBRIGHT-BUTLER-BLOOMBERG (syndrome d'). Albright-Butler-Bloomberg syndrome. → *rachitisme hypophosphatémique familial.*

ALBUGINÉE, *s.f.* Tunica albuginae.

ALBUGINITE, *s.f.* Albuginitis.

ALBUGO, *s.m.* Albugo. → leucome.

ALBUMINE, *s.f.* Albumin.

ALBUMINÉMIE, *s.f.* Albuminaemia.

ALBUMINIMÈTRE, *s.m.* Albuminimeter, albuminometer.

ALBUMINOCHOLIE, *s.f.* Albuminocholia.

ALBUMINOÏDE, *adj.* Albuminoid.

ALBUMINO-RÉACTION, *s.f.* Albuminoreaction.

ALBUMINÉMIE, *s.f.* Albuminaemia.

ALBUMINURIE, *s.f.* Albuminuria.

ALBUMINURIE CICATRICIELLE. Residual albuminuria, cicatricial albuminuria.

ALBUMINURIE CLINOSTATIQUE. Hypostatic albuminuria.

ALBUMINURIE CYCLIQUE INTERMITTENTE. Cyclic albuminuria, physiologic albuminuria, simple albuminuria, functional albuminuria, intermittent albuminuria, transient albuminuria, recurrent albuminuria, Pavy's disease, albuminuria of adolescence, paroxysmal albuminuria.

ALBUMINURIE ORTHOSTATIQUE. Orthostatic albuminuria, orthotic albuminuria, postural albuminuria.

ALBUMINURIE DE POSTURE. Postural albuminuria.

ALBUMINURIE RÉSIDUALE. Residual albuminuria.

ALBUMINURIE VRAIE. True albuminuria, intrinsic albuminuria.

ALBUMOPTYSIE, *s.f.* Albuminoptysis.

ALBUMOSE, *s.f.* Albumose, propeptone.

ALBUMOSE DE BENCE JONES. Bence Jones's protein.

ALBUMOSURIE, *s.f.* Albumosuria, propeptonuria.

ALBUMOSURIE DE BENCE JONES. Bence Jones's albumosuria or proteinuria, Bradshaw's albumosuria or proteinuria, myelopathic albuminuria or proteinuria.

ALCALIGENES, *s.m. Alcaligenes.*

ALCALINIMÉTRIE, *s.f.* Alkalimetry.

ALCALINOTHÉRAPIE, *s.f.* Alkalitherapy, alkalotherapy.

ALCALOÏDE, *s.m.* Alkaloid.

ALCALOSE, *s.f.* Alkalosis, alkaline intoxication.

ALCALOSE COMPENSÉE. Compensated alkalosis.

ALCALOSE DÉCOMPENSÉE. Alkalaemia, uncompensated alkalosis.

ALCALOSE GAZEUSE. Acapnial alkalosis, CO_2 alkalosis, gaseous alkalosis, respiratory alkalosis.

ALCALOSE FIXE. Metabolic alkalosis.

ALCALOSE MÉTABOLIQUE. Metabolic alkalosis.

ALCALOSE NON GAZEUSE. Metabolic alkalosis.

ALCALOSE RESPIRATOIRE. Gaseous alkalosis.

ALCANE, *s.m.* Paraffin.

ALCAPTONURIE, *s.f.* Alkaptonuria, alcaptonuria.

ALCOCK (syndrome du canal d'). Alcock's canal syndrome.

ALCOOL, *s.m.* Alcohol.

ALCOOL ÉTHYLIQUE. Ethanol.

ALCOOLAT, *s.m.* Alcoholate.

ALCOOLATURE, *s.f.* Alcoholature.

ALCOOLÉ, *s.m.* Alcoholic tincture.

ALCOOLÉMIE, *s.f.* Alcoholaemia.

ALCOOLÉPILEPSIE, *s.f.* Epilepsy produced by alcohol.

ALCOOLISATION, *s.f.* Alcoholization.

ALCOOLISATION DES NERFS. Intranervous alcohol injection.

ALCOOLISATION DU TRIJUMEAU. Schlösser's injection or treatment.

ALCOOLISME, *s.m.* Alcoholism, ethylism.

ALCOOLISME FŒTAL. Fetal alcoholic syndrome.

ALCOOLMANIE, *s.f.* Alcoholomania.

ALCOOLO-RÉSISTANT, TE, *adj.* Alcohol-fast.

ALCOOLOTHÉRAPIE, *s.f.* Treatment by alcohol.

ALCOYLANT, *adj.* et *s.m.* Alkylating, alkylating agent.

ALCOYLE, *s.m.* Alkyl.

ALCOYLATION, *s.f.* Alkylation.

ALCOYLÉ, ÉE, *adj.* Alkyl.

ALDER (anomalie d'). Alder's anomaly, Alder's constitutional granulation anomaly.

ALDÉHYDE, *s.m.* Aldehyde.

ALDOLASE, *s.f.* Aldolase.

ALDOLASÉMIE, *s.f.* Aldolasaemia.

ALDOSTÉRONE, *s.f.* Aldosterone, electrocortin.

ALDOSTÉRONÉMIE, *s.f.* Aldosteronaemia.

ALDOSTÉRONISME, *s.m.* Hyperaldosteronism.

ALDOSTÉRONISME PRIMAIRE. Primary aldosteronism. → *Conn (syndrome de).*

ALDOSTÉRONISME SECONDAIRE. Secondary aldosteronism.

ALDOSTÉRONURIE, *s.f.* Aldosteronuria.

ALDRICH (syndrome d'). Wiskott-Aldrich syndrome.

ALDRICH ET MAC CLURE (épreuve d'). Mac Clure-Aldrich test.

ALEP (bouton d'). Aleppo sore. → *bouton d'Orient.*

ALÈSE, *s.f.* Aleze.

ALEUCÉMIQUE, *adj.* Aleukaemic.

ALEUCIE, *s.f.* Aleukia.

ALEUCIE CONGÉNITALE. Reticular dysgenesia.

ALEUCIE HÉMORRAGIQUE. Aleukia haemorrhagica. → *panmyélophtisie.*

ALEXANDER (maladie d'). Alexander's disease.

ALEXANDER (méthode de Gerda). Alexander's method.

ALEXANDER (opération d'). Alquié-Alexander operation.

ALEXANDER (syndrome ou pseudo-hémophilie d'). Von Willebrand's disease.

ALEXIE, *s.f.* Alexia. → *cécité verbale.*

ALEXIE MUSICALE. Musical alexia, music blindness.

ALEXINE, *s.f.* Alexin. → *complément.*

ALEXIPHARMAQUE, *adj.* et *s.m.* Alexipharmac.

ALEXITHYMIE, *s.f.* Alexithymia.

ALEZZANDRINI (syndrome d'). Alezzandrini's syndrome.

ALÈZE, *s.f.* Aleze, draw sheet.

ALGALIE, *s.f.* Vesical catheter.

ALGÉSIMÈTRE, *s.m.* Algesimeter.

ALGÉSIOGÈNE, *adj.* Algesiogenic.

ALGIDE, *adj.* Algid.

ALGIDITÉ, *s.f.* Algidity.

ALGIDITÉ PROGRESSIVE DES NOUVEAU-NÉS. Athrepsia. → *athrepsie.*

ALGIE. 1° *s.f.* Pain. – 2° *suffixe...* **ALGIE.** – algia.

ALGIE DIFFUSANTE POST-TRAUMATIQUE. Traumatic osteoporosis. → *ostéoporose algique post-traumatique.*

ALGIE SYMPATHIQUE. Sympatheticalgia.

ALGIE SYMPATHIQUE DE LA FACE. Sympatheticalgia of the face.

ALGIQUE, *adj.* Algetic.

ALGODYSTROPHIE SYMPATHIQUE. Sympathetic algodystrophy. → *ostéoporose algique post-traumatique.*

ALGOGÈNE, *adj.* Algogenic.

ALGOHALLUCINOSE, *s.f.* Phantom limb.→ *amputés (illusion des).*

ALGOLAGNIE, *s.f.* Algolagnia.

ALGOLAGNIE ACTIVE. Sadism.

ALGOLAGNIE PASSIVE. Masochism.

ALGOMANIE, *s.f.* Manic research of pain.

ALGÔMÉNORRHÉE, *s.f.* Algomenorrhoea.

ALGOMÉRASTHÉNIE, *s.f.* Restless legs. → *jambes sans repos (syndrome des).*

ALGOMÉTRIE, *s.f.* Algometry.

ALGONEURODYSTROPHIE, *s.f.* Sympathetic algodystrophy.

ALGOPARALYSIE, *s.f.* Painful paralysis.

ALGOPARÉSIE, *s.f.* Painful paresis.

ALGOPARESTHÉSIE, *s.f.* Painful paraesthesia.

ALGOPAREUNIE, *s.f.* Dyspareunia.

ALGOPHILIE, *s.f.* Algophilia, algophily, pain joy.

ALGOPHOBIE, *s.f.* Algophobia.

ALGORITHME, *s.m.* Algorism, algorithm.

ALIBERT (maladie d'). Alibert's disease. → *mycosis fongoïde.*

ALIBILE, *adj.* Alible.

ALICAMENT, *s.m.* Functional food.

ALICE AU PAYS DES MERVEILLES (syndrome d'). Alice in Wonderland syndrome.

ALIÉNATION, *s.f.* ou **ALIÉNATION MENTALE.** Insanity, alienation, abalienation, abalienatio mentis, lunacy, St Dymphna's disease, St Mathurin's disease.

ALIÉNÉ, NÉE, *adj.* et *s.* Insane, abalienated, lunatic.

ALIÉNISTE, *s.m.* Alienist. → *psychiatre.*

ALIMENT, *s.m.* Aliment, food, foodstuff, nutriment.

ALIMENT ANTIDÉPERDITEUR, ALIMENT DYNAMOPHORE, ALIMENT D'ÉPARGNE. Dynamophore, spare foodstuff, sparing foodstuff.

ALIMENT DE LEST. Bulky food.

ALIMENTATION, *s.f.* Feeding.

ALIPHATIQUE, *adj.* Aliphatic.

ALKYLANT, *adj.* Alkylating. – *s.m.* Alkylating agent.

ALKYLATION, *s.f.* Alkylation.

ALLACHESTHÉSIE, *s.f.* Allachaesthesia, allaesthesia, allochaesthesia, alloaesthesia.

ALLAITEMENT, *s.m.* Feeding.

ALLAITEMENT AU BIBERON. Bottle feeding.

ALLAITEMENT AU SEIN. Breast feeding, suckling.

ALLANTIASIS, *s.f.* Allantiasis. → *botulisme.*

ALLANTOÏDE, *s.f.* Allantois.

ALLANTOÏDIEN, ENNE, *adj.* Allantoic.

ALLASSOTHÉRAPIE, *s.f.* Allassotherapy.

ALLÈLE, *s.m.* Allele, allelomorph, allelic gene.

ALLÉLOMORPHE, *s.m.* Allelomorph.

ALLÉLOMORPHIQUE, *adj.* Allelomorphic. – *gène a.* Allele.

ALLEMANN (syndrome d'). Allemann's syndrome.

ALLEN (épreuve ou test d'). Allen's test.

ALLEN (méthode d'). Refrigeration, refrigeration anaesthesia, crymo-anaesthesia.

ALLEN (triade d'). Allen's triad.

ALLEN ET DOISY (test d'). Allen-Doisy test.

ALLEN ET MASTERS (syndrome d'). Allen-Masters syndrome, Masters-Allen syndrome, universal joint cervix.

ALLERGÈNE, *s.m.* Allergen, allergin, sensitimogen, sensibilisinogen, anaphylactogen, sensibiligen.

ALLERGÉNIQUE, *adj.* Allergenic.

ALLERGIDE, *s.f.* Allergid.

ALLERGIDES CUTANÉES NODULAIRES DE GOUGEROT. Allergic vasculitis. → *trisymptomatique (maladie).*

ALLERGIDES NODULAIRES DERMIQUES DE GOUGEROT. Allergic vasculitis. → *trisymptomatique (maladie).*

ALLERGIE, *s.f.* Allergy, allergia. → *hypersensibilité* et *immunité.*

ALLERGIE ATOPIQUE. Atopy.

ALLERGIE CELLULAIRE. Cellular hypersensitivity. → *hypersensibilité type 4.*

ALLERGIE DE CONTACT. Contact hypersensitivity (hypersensitivity type IV) et → *eczéma aigu.*

ALLERGIE DIFFÉRÉE. Hypersensitivity. → *hypersensibilité type 4.*

ALLERGIE HUMORALE. Hypersensitivity type 1.

ALLERGIE IMMÉDIATE. Hypersensitivity type 1.

ALLERGIE RETARDÉE. Delayed hypersensitivity. → *hypersensibilité type 4.*

ALLERGIQUE, *adj.* Allergic.

ALLERGOGRAPHIE, *s.f.* Allergometry.

ALLERGOLOGIE, *s.f.* Allergology.

ALLERGOLOGUE, *s.m.* ou *f.* Allergist, allergologist.

ALLESCHERIA, *s.f. Allescheria.*

ALLESCHERIASE, *s.f.* Allescheriasis.

ALLGROVE (syndrome d'). Allgrove's syndrome.

ALLIESTHÉSIE, *s.f.* Alliaesthesia.

ALLIS (signe d'). Allis's sign.

ALLO-ANTICORPS. Isoantibody.

ALLO-ANTIGÈNE. Isoantigen.

ALLO-ANTISÉRUM, *s.m.* Alloantiserum.

ALLOCHIRIE, *s.f.* Allochiria. → *alloesthésie.*

ALLOCINÉSIE, *s.f.* Allocinesia, heterocinesia.

ALLOCORTEX, *s.m.* Allocortex.

ALLODIPLOÏDE, *adj.* Allodiploid.

ALLODROMIE, *s.f.* Allodromy.

ALLODYNIE, *s.f.* Allodynia.

ALLOESTHÉSIE, *s.f.* Allochiria, dyschiria, synchiria.

ALLOGÉNIQUE, *adj.* Allogenic.

ALLOGREFFE, *s.f.* Allograft. → *homogreffe.*

ALLO-IMMUNISATION, *s.f.* Isoimmunization.

ALLOPATHIE, *s.f.* Allopathy.

ALLOPHTALMIE, *s.f.* Allophthalmia. → *hétérophtalmie.*

ALLOPOLYPLOÏDIE, *s.f.* Allopolyploidy.

ALLOPSYCHOSE, *s.f.* Allopsychosis.

ALLOPURINOL, *s.m.* Allopurinol.

ALLORYTHMIE, *s.f.* Allorhythmia.

ALLOSOME, *s.m.* Allosome. → *hétérochromosome.*

ALLOSTÉRIE, *s.f.* Allosterism.

ALLOTÉTRAPLOÏDE, *adj.* Allotetraploid.

ALLOTRIODONTIE, *s.f.* Allotriodontia.

ALLOTRIOPHAGIE, *s.f.* Allotriophagia. → *pica.*

ALLOTRIOSMIE, *s.f.* Heterosmia, allotriosmia.

ALLOTYPE, *s.m.* Allotype.

ALLOTYPIE, *s.f.* Allotypy.

ALLOXANE, *s.m.* Alloxan.

ALMEIDA (maladie d'). Almeida's disease. → *blastomycose brésilienne.*

ALOGIE, *s.f.* Alogia.

ALOPÉCIE, *s.f.* Alopecia, psilosis, morbus vulpis, porrigo.

ALOPÉCIE EN AIRE. Alopecia aerata. → *pelade.*

ALOPÉCIE PAR GRATTAGE. Trichotillomania.

ALOPÉCIE MUCINEUSE DE PINKUS. Mucinous alopecia. → *mucinose folliculaire.*

ALOPÉCIE SÉBORRHÉIQUE. Alopecia seborrhoeica, alopecia furfuracea, alopecia pityroides capillitii.

ALPERS (maladies ou syndromes d'). 1° Poliodystrophia cerebri progressiva infantalis, Alpers'disease, Christensen-Krabbe disease, progressive cerebral poliodystrophy, poliodystrophy cerebri. – 2° Imperviousness.

ALPHA-ADRÉNERGIQUE ou α-ADRÉNERGIQUE, *adj.* Alpha-adrenergic, α-adrenergic.

ALPHA-1-ANTITRYPSINE, *s.f.* Alpha-1 antitrypsin.

ALPHABLOQUANT ou α-BLOQUANT, ANTE, *adj.* Alphablocking, α-blocking. – *s.m.* Alpha-(ou α-) adrenergic blocking agent.

ALPHACHYMOTRYPSINE ou α-CHYMOTRYPSINE, *s.f.* Alpha- (ou α) chymotrypsin.

ALPHAFŒTOPROTÉINE, *s.f.* **(AFP).** Alpha-fetoprotein, alpha-fetoglobulin, fetal alpha-1-globulin, fetuin.

ALPHAGLOBULINE ou α-GLOBULINE, *s.f.* Alphaglobulin.

ALPHAGLOBULINE EMBRYOSPÉCIFIQUE. Alphafetoprotein. → *alphafœtoprotéine.*

ALPHAHERPESVIRINÆ, *s.f. pl.* Alphaherpesvirinae.

ALPHA-INHIBITEUR, *adj.* et *s.m.* Alphablocking. → *alphabloquant.*

ALPHALIPOPROTÉINE, *s.f.* Alpha-lipoprotein.

ALPHALYTIQUE, *adj.* Alphablocking. → *alphabloquant.*

ALPHAMIMÉTIQUE, *adj.* Alphamimetic.

ALPHASTIMULANT, *s.m.* Alpha-adrenergic stimulating agent.

ALPHAVIRUS, *s.m.* Alphavirus.

ALPHOS, *s.m.* Alphos. → *psoriasis.*

ALPORT (syndrome d'). Alport's syndrome. Dickinson's syndrome, congenital hereditary haematuria (or nephritis) with nerve deafness, haematuric familial nephropathy, hereditary familial congenital haemorragic nephritis, hereditary haematuria-nephropathy deafness syndrome, hereditary nephritis with deafness, hereditary or congenital hereditary and familial haematuria, hereditary nephropathy with haematuria, familial haematuric nephritis, familial hereditary nephropathy.

ALQUIÉ-ALEXANDER (opération d'). Alquié's operation, Alquié-Alexander operation, Alexander's operation, Alexander-Adam operation.

ALSTRÖM (syndrome d'). Alström-Hollgren syndrome.

ALSTRÖM-OLSON (syndrome d'). Alström-Olson syndrome.

ALTÉRATION, *s.f.* Impairment.

ALTÉRATION FONCTIONNELLE. Functional lesion.

ALTERNANCE ÉLECTRIQUE. Electrical alternans.

ALTERNANCE MÉCANIQUE DU CŒUR. Mechanical alternation of the heart.

ALTERNANCE MORBIDE. Alternans of two or several different diseases.

ALTERNARIOSE, *s.f.* Alternariosis.

ALTITUDE (mal d'). Altitude sickness, altitude anoxia, moutain sickness, moutain climber's syndrome, d'Acosta's syndrome or disease, hypobaropathy.

ALUMINIUM, *s.m.* Aluminium.

ALUMINOSE, *s.f.* Aluminosis.

ALVAREZ (maladie d'). Alvarez's disease.

ALVÉOLAIRE, *adj.* Alveolar.

ALVÉOLE, *s.f.* ou *m.* Alveolus, *pl.* alveoli.

ALVÉOLITE, *s.f.* Alveolitis.

ALVÉOLOPLASTIE, *s.f.* Alveoloplasty.

ALVÉOLYSE, *s.f.* Alveolysis.

ALVIN, INE, *adj.* Alvine.

ALYMPHOCYTOSE, *s.f.* Alymphocytosis.

ALYMPHOCYTOSE PURE. Nézelof's syndrome.

ALYMPHOPLASIE, *s.f.* Alymphoplasia.

ALYMPHOPLASIE THYMIQUE. Thymic alymphoplasia, hereditary thymic aplasia.

ALZHEIMER (maladie d'). Alzheimer's disease or sclerosis, presenile sclerosis.

AMACRINE, *adj.* Amacrine.

AMAIGRISSEMENT, *s.m.* Emaciation.

AMALRIC (syndrome d'). Amalric's syndrome.

AMANITE, *s.f.* Amanita.

AMANTADINE, *s.f.* Amantadine.

AMARIL, ILE, *adj.* Amaril.

AMASS, *s.m.* Amass. → *alastrim.*

AMASTIE, *s.f.* Amastia.

AMASTIGOTE, *adj.* Amastigote.

AMAUROSE, *s.f.* Amaurosis.

AMAUROSE CONGÉNITALE DE LEBER. Amaurosis congenita of Leber.

AMAUROSE AVEC EXCAVATION. Graefe's disease.

AMAUROSE TAPÉTO-RÉTINIENNE DE LEBER. Amaurosis congenita of Leber.

AMAUROSE TEMPORAIRE. Temporary amaurosis, optic anaesthesia.

AMAUROTIQUE, *adj.* Amaurotic.

AMAXOPHOBIE, *s.f.* Amaxophobia.

AMAZIE, *s.f.* Amastia, amazia.

AMBARD (constante uréo-sécrétoire d'). Ambard's formula, Ambard's constant or coefficient, urea index secretory index.

AMBARD (lois d'). Ambard's laws.

AMBIGU, GUË, *adj.* Ambiguous.

AMBIDEXTRE, *adj.* Ambidextrous.

AMBIVALENCE, *s.f.* Ambivalence.

AMBLYOPIE, *s.f.* Amblyopia.

AMBLYOPIE, AMBLYOPIE CRÉPUSCULAIRE. Nyctalopia. → *héméralopie.*

AMBLYOPIE EN PLEINE LUMIÈRE. Hemeralopia, day blindness.

AMBLYOSCOPE, *s.m.* Amblyoscope.

AMBOCEPTEUR, *s.m.* Amboceptor, intermediary body, desmon, preparative, preparator.

AMBOINE (bouton d'). Verruca peruana. → *verruga du Pérou.*

AMBOSEXUEL, ELLE, *adj.* Ambisexual, ambosexual.

AMBULANCE, *s.f.* Ambulance.

AMBULANT, ANTE ; AMBULATOIRE, *adj.* Ambulant, ambulating, ambulatory.

AMBULATEUR, *s.m.* Walking frame device.

AMBULATION, *s.f.* Ambulation.

AMÉGACARYOCYTOSE, *s.f.* Amegakaryocytosis.

AMÈLE, *s.m.* Amelus.

AMÉLIE, *s.f.* Amelia.

AMÉLIORATION, *s.f.* Improvement.

AMÉLOBLASTE, *s.m.* Ameloblast.

AMÉLOBLASTOME, *s.m.* Ameloblastoma. → *adamantinome.*

AMÉLOGÈNE, *adj.* Amelogenic.

AMÉLOGENÈSE, *s.f.* Amelogenesis.

AMÉLOGENÈSE IMPARFAITE. Amelogenesis imperfecta.

AMÉLOME, *s.m.* Enameloma.

AMÉNORRHÉE, *s.f.* Amenorrhoea, amenia.

AMÉNORRHÉE-GALACTORRHÉE, (syndrome). Lactation-amenorrhoea syndrome. → *hyperprolactinémie, Argonz-del Castillo (syndrome d')* et *Chiari-Frommel (syndrome de).*

AMÉNORRHÉE PRIMAIRE. Primary amenorrhoea, radical amenorrhoea, primitive amenorrhoea.

AMÉNORRHÉE SECONDAIRE. Secondary amenorrhoea.

AMES (test d'). Ames's test.

AMÉTROPIE, *s.f.* Ametropia.

AMÉTROPIE AXILE. Axial ametropia.

AMÉTROPIE DE COURBURE. Curvature ametropia.

AMIBE, *s.f.* Amoeba (*pl.* amoebae ou amoebas).

AMIBIASE, *s.f.* Amoebiasis, amoebiosis, amœbism.

AMIBIASE CUTANÉE. Amoebiasis cutis.

AMIBIASE INTESTINALE. Intestinal amoebiasis.

AMIBIEN, ENNE, *adj.* Amoebic.

AMIBOCYTE, *s.m.* Amœbocyte.

AMIBOÏDE, *adj.* Amoeboid.

AMIBOÏDES (mouvements). Amoeboidism.

AMIBOÏSME, *s.m.* Amoeboidism, amoebism.

AMIDE, *s.m.* Amide.

AMIKACINE, *s.f.* Amikacin.

AMIMIE, *s.f.* Amimia.

AMIMIE RÉCEPTIVE. Amnesic amimia.

AMIMIE MOTRICE. Ataxie amimia.

AMINÉMIE, *s.f.* Aminaemia.

AMINE, *s.f.* Amine.

AMINÉ (acide). Amino acid.

AMINO-ACIDE, *s.m.* Amino acid.

AMINO-ACIDÉMIE, *s.f.* Aminoacidaemia.

AMINO-ACIDOPATHIE, *s.f.* Aminoacidopathy.

AMINO-ACIDURIE, *s.f.* Aminoaciduria.

AMINOGLUCOSIDE, *s.m.* Aminoglycoside.

AMINOPÉNICILLINE, *s.f.* Aminopenicillin.

AMINOPHÉRASE, *s.m.* Aminopherase. → *transaminase.*

AMINOPOLYPEPTIDASE, *s.f.* Aminopolypeptidase.

AMINOPTÉRINE, *s.f.* Aminopterin.

AMINOSIDE, *s.m.* Aminoglycoside.

AMIODARONE, *s.f.* Amiodarone.

AMITOSE, *s.f.*, **AMITOSIQUE (division).** Amitosis.

AMMONIÉMIE, *s.f.* Ammonaemia, ammoniaemia.

AMMONIOGENÈSE, *s.f.* Ammoniogenesis.

AMMONIURIE, *s.f.* Ammoniuria.

AMNÉSIE, *s.f.* Amnesia.

AMNÉSIE ANTÉROGRADE. Anterograde amnesia, ecmnesia.

AMNÉSIE ANTÉRO-RÉTROGRADE. Antero-retrograde amnesia.

AMNÉSIE DE FIXATION. Anterograde amnesia.

AMNÉSIE GÉNÉRALE. Total amnesia.

AMNÉSIE GRAPHOCINÉTIQUE. Agraphia. → *agraphie.*

AMNÉSIE IMMUNOLOGIQUE. Immunologic amnesia.

AMNÉSIE LACUNAIRE. Lacunar amnesia, patchy amnesia, localized amnesia.

AMNÉSIE LOCALISÉE. Lacunar amnesia.

AMNÉSIE LOGOPHONIQUE. Verbal amnesia. → *surdité verbale.*

AMNÉSIE LOGOSÉMIOTIQUE. Alexia. → *cécité verbale.*

AMNÉSIE MIMOCINÉTIQUE. Amimia.

AMNÉSIE PARCELLAIRE. Lacunar amnesia.

AMNÉSIE PHONOCINÉTIQUE. Motor aphasia. → *aphasie motrice.*

AMNÉSIE RÉTRO-ANTÉROGRADE. Retro-anterograde amnesia.

AMNÉSIE RÉTROGRADE. Retrograde amnesia, retroactive amnesia.

AMNÉSIE TROPICALE. Tropic amnesia, tropical amnesia, coast memory.

AMNÉSIQUE, *adj.* Amnesic.

AMNESTIQUE, *adj.* Amnestic.

AMNIOCENTÈSE, *s.f.* Amniocentesis.

AMNIOFŒTOGRAPHIE, *s.f.* Amniofetography.

AMNIOGRAPHIE, *s.f.* Amniography.

AMNIOSCOPE, *s.m.* Amnioscope.

AMNIOSCOPIE, *s.f.* Amnioscopy.

AMNION NODOSUM. Amnion nodosum.

AMNIOTIQUE, *adj.* Amniotic.

AMNIOTITE, *s.f.* Amniotitis, amnitis.

AMNIOS, *s.m.* Amnion.

AMŒBICIDE, *adj.* Amoebicidal.

AMŒBISME, *s.m.* Amoeboidism.

AMŒBOME, *s.m.* Amoeboma, amoebic granuloma.

AMOK, *s.m.* Amok.

AMORPHISME, *s.m.* Amorphism.

AMORPHOGNOSIE, *s.f.* Amorphognosia.

AMP. Adenosine monophosphate.

AMP C, AMP CYCLIQUE. Cyclic AMP, cAMP.

AMPÈRE, *s.m.* Ampere.

AMPHÉTAMINE, *s.f.* Amphetamine.

AMPHÉTAMINIQUE (choc). Amphetaminic shock.

AMPHIARTHROSE, *s.f.* Amphiarthrosis.

AMPHIBOLE (stade). Amphibolia, stadium amphiboles, amphibolic stage or period.

AMPHIDIPLOÏDE, *adj.* Allotetraploid.

AMPHIMIXIE, *s.f.* Amphimixis.

AMPHOLYTE, *adj.* et *s.m.* Ampholyte.

AMPHOPHILE, *adj.* Amphophil, amphophilic, amphophilous.

AMPHORIQUE, *adj.* Amphoric.

AMPHORISME, *s.m.* Amphoric breathing, amphoricity.

AMPHORO-MÉTALLIQUE, *adj.* Amphorometallic.

AMPHOTÈRE, *adj.* Amphoteric.

AMPHOTONIE, *s.f.* Amphotony.

AMPHOTRICHE, *s.m.* Amphitrichous, amphitrichate.

AMPICILLINE, *s.f.* Ampicillin.

AMPLEXION, AMPLEXATION, *s.f.* Amplexation.

AMPLIATION, *s.f.* Ampliation.

AMPLIFICATEUR, *s.m.* Enhancer.

AMPLIFICATEUR DE BRILLANCE OU **DE LUMINANCE.** Intensifier screen, brilliancy amplifier.

AMPLIFICATION GÉNIQUE. Polymerase chain reaction.

AMPOULE, *s.f.* 1° (dermatologie) Blister, bleb. – 2° (pharmacie) Ampoule, ampole.

AMPOULE DE VATER. Ampulla of Vater.

AMPULLOME VATÉRIEN. Tumour of the ampulla of Vater.

AMPUTATION, *s.f.* Amputation, dismemberment.

AMPUTATION CINÉMATIQUE. Cinematic amputation.

AMPUTATION CONGÉNITALE. Congenital amputation, amniotic amputation, intra-uterine amputation.

AMPUTATION ORTHOPÉDIQUE. Cineplastic amputation, kineplastic amputation, kineplastics, kineplasty.

AMPUTATION SPONTANÉE. Spontaneous amputation.

AMPUTÉ, *s.m.* Amputee.

AMPUTÉS (illusion des). Phantom limb, phantom pain, phantom leg, stump hallucination.

AMSLER (épreuve d'). Amsler's test.

AMSLER ET HUBER (épreuve d'). Amsler-Huber test.

AMSTELODAMENSIS (typus ou **typus degenerativus).** Typus amstelodamensis, typus degenerativus amstelodamensis, de Lange's syndrome, Cornelia de Lange's syndrome, de Lange's Amsterdam dwarfism, Brachmann-de Lange syndrome, Amsterdam dwarf or type.

AMUSIE, *s.f.* Amusia.

AMUSIE MOTRICE. Motor amusia.

AMUSIE RÉCEPTIVE ou **SENSORIELLE.** Musical deafness. → *surdité musicale.*

AMUSSAT (opération d'). Amussat's operation. → *colostomie lombaire.*

AMYÉLIE, *s.f.* Amyelia.

AMYGDALE, *s.f.* Tonsil.

AMYGDALECTOMIE, *s.f.* Amygdalectomy, tonsillectomy.

AMYGDALITE, *s.f.* Tonsillitis, amygdalitis, lacunar angina.

AMYGDALITE CHANCRIFORME. Vincent's angina. → *angine de Vincent.*

AMYGDALITE CHRONIQUE HYPERTROPHIQUE. Chronic catarrhal tonsillitis.

AMYGDALITE LINGUALE. Lingual tonsillitis, preglottic tonsillitis.

AMYGDALOTOME, *s.m.* Amygdalotome, tonsillotome, tonsillectome.

AMYGDALOTOMIE, *s.f.* Amygdalotomy, tonsillotomy.

AMYGDALOTRIPSIE, *s.f.* Amygdalotripsis.

AMYLACÉ, CÉE, *adj.* Amylaceous.

AMYLASE, *s.f.* Amylase, amylolytic ferment.

AMYLASÉMIE, *s.f.* Amylasaemia, serum amylase.

AMYLASURIE, *s.f.* Amylasuria.

AMYLOGÈNE, *adj.* Amylogenic, producing amylosis.

AMYLOÏDE, *adj.* Amyloid.

AMYLOÏDE (dégénérescence, infiltration ou **maladie).** Amyloid degeneration, amylosis, amyloidosis, waxy degeneration, lardaceous degeneration, bacony degeneration, glassy swelling, Abercrombie's degeneration, cellulose degeneration, chitinous degeneration, hyaloid degeneration, Virchow's degeneration, amyloid infiltration, waxy infiltration.

AMYLOÏDE (substance). Amyloid.

AMYLOÏDISME, *s.m.* Amylosis. → *amyloïde (dégénérescence).*

AMYLOÏDOSE, *s.f.* Amylosis. → *amyloïde (dégénérescence).*

AMYLOÏDOSE CUTANÉE TYPE GUTMANN-FREUDENTHAL. Lichen amyloidosus, amyloidosis cutis nodularis et disseminata.

AMYLOÏDOSE SYSTÉMATISÉE PRIMITIVE. Primary systemic amyloidosis, systematized amyloidosis. Lubarsch's syndrome, Lubarsch-Pick syndrome.

AMYLOÏDOSE TYPE LUBARSCH-PICK. Lubarsch-Pick syndrome. → *amyloïdose systématisée primitive.*

AMYLOLYTIQUE (ferment). Amylase.

AMYLOPECTINOSE. Amylopectinosis, glycogen storage disease IV.

AMYLOSE, *s.f.* Amylosis. → *amyloïde (dégénérescence).*

AMYLOSE RÉNALE. Amyloid kidney. → *rein amyloïde.*

AMYLOTIQUE, *adj.* Amylotic.

AMYODYSPLASIE, *s.f.* Amyodysplasia.

AMYOPLASIE CONGÉNITALE. Amyoplasia congenita.

AMYOPLASIE CONGÉNITALE DE KRABBE. Krabbe's syndrome, congenital generalized muscular hypoplasia.

AMYOPLASIE CONGÉNITALE DE SHELDON. Amyoplasia congenita. → *arthrogrypose multiple congénitale.*

AMYOSTHÉNIE, *s.f.* Amyosthenia.

AMYOTAXIE, *s.f.* Amyotaxia, amyotaxy.

AMYOTONIE, *s.f.* Amyotonia. → *myatonie.*

AMYOTONIE CONGÉNITALE. Amyotonia congenita. → *myatonie congénitale.*

AMYOTONIE GÉNÉRALISÉE. Förster's syndrome.

AMYOTONIE D'OPPENHEIM. Oppenheim's disease. → *myatonie congénitale.*

AMYOTROPHIE, *s.f.* Amyotrophia, amyotrophy, myatrophy.

AMYOTROPHIE D'ARAN-DUCHENNE. Aran-Duchenne disease. → *atrophie musculaire progressive.*

AMYOTROPHIE DE CHARCOT-MARIE. Charcot-Marie-Tooth disease. → *Charcot-Marie ou Charcot-Marie-Tooth (amyotrophie de).*

AMYOTROPHIE NEUROGÈNE FAMILIALE PSEUDOMYOPATHIQUE DE LA SECONDE ENFANCE. Kugelberg-Welander disease. → *Kugelberg-Welander (syndrome de).*

AMYOTROPHIE NEUROGÈNE JUVÉNILE PRÉCOCE PSEUDOMYOPATHIQUE. Kugelberg-Welander disease. → *Kugelberg-Welander (syndrome de).*

AMYOTROPHIE PÉRONIÈRE. Charcot-Marie-Tooth disease. → *Charcot-Marie ou Charcot-Marie-Tooth (amyotrophie ou syndrome de).*

AMYOTROPHIE PRIMITIVE PROGRESSIVE. Aran-Duchenne disease. → *atrophie musculaire progressive.*

AMYOTROPHIE DE WERDNIG-HOFFMANN. Werdnig-Hoffman disease. → *Werdnig-Hoffmann (amyotrophie de).*

AMYOTROPHIE DE ZIMMERLIN. Zimmerlin's type of progressive muscular dystrophy.

AMYXIE, *s.f.* Amyxia.

AMYXORRHÉE, *s.f.* Amyxorrhoea.

ANA. Ana. → *aa.*

ANABIOSE, *s.f.* Anabiosis.

ANABOLISANT, ANTE, *adj.* Anabolic.

ANABOLISME, *s.m.* Anabolism, constructive metabolism, substance metabolism.

ANABOLITE, *s.m.* Anabolite.

ANACHLORHYDRIE, *s.f.* Achlorhydria, anachlorhydria.

ANACHLORHYDROPEPSIE, *s.f.* Achylia.

ANACINÉSIE, *s.f.* Motor rehabilitation.

ANACLITIQUE, *adj.* Anaclitic.

ANACORÈSE, *s.f.* Anachoresis.

ANACOUSIE, *s.f.* Anacousia, anacusis, auditory rehabilitation.

ANACROASIA, ANACROASIE, *s.f.* Anacroasia.

ANACROTE (onde). Anacrotic wave, anadicrotic wave.

ANACROTISME, *s.m.* Anacrotism, anadicrotism.

ANAÉROBIE, *adj.* Anaerobic. – *s.m.* Anaerobe, anaerobion, *pl.* anaerobia.

ANAÉROBIOSE, *s.f.* Anaerobiosis.

ANAGÈNE, *adj.* Anagen.

ANAGOTOXIQUE, *adj.* Anagotoxic.

ANAKHRÉ, *s.m.* Anakhre. → *goundou.*

ANAL (stade), ANAL SADIQUE (stade). Anal stade or stage, anal stadistic stage.

ANALBUMINÉMIE, *s.f.* Analbuminaemia.

ANALEPSIE, *s.f.* Analepsia, analepsis.

ANALEPTIQUE, *adj.* et *s.m.* Analeptic.

ANALGÉSIE, *s.f.* Analgesia.

ANALGÉSIQUE, *adj.* Analgesic. – *s.m.* Analgesics.

ANALGÉSIQUE NARCOTIQUE. Narcotic analgesics.

ANALGIE, *s.f.* Analgia.

ANALLERGIE, *s.f.* Anergy.

ANALYSE, *s.f.* Analysis.

ANALYSEUR, *s.m.* Analyser.

ANAMNÈSE, *s.f.* ou **ANAMNESTIQUES,** *s.m. pl.* Anamnesia, anamnesis.

ANAMORPHOSE, *s.f.* Anamorphosis.

ANANABASIE, ANANASTASIE, *s.f.* Ananabasia, ananastasia.

ANANCASTIQUE, *adj.* Anancastic.

ANANGIOPLASIE, *s.f.* Anangioplasia.

ANAPEIRATIQUE, *adj.* Anapeiratic.

ANAPHASE, *s.f.* Anaphase.

ANAPHRODISIAQUE, *adj.* Anaphrodisiac.

ANAPHRODISIE, *s.f.* Anaphrodisia.

ANAPHYLACTIQUE, *adj.* Anaphylactic.

ANAPHYLACTOÏDES (états). Anaphylactoid.

ANAPHYLATOXINE, *s.f.* Anaphylatoxin, anaphylotoxin.

ANAPHYLAXIE, *s.f.* Anaphylaxis, hypersensitivity, hypersensitiveness, Theobald Smith's phenomenon, hypersusceptibility, protein sensitization.

ANAPHYLAXIE ACQUISE. Acquired anaphylaxis.

ANAPHYLAXIE PASSIVE. Passive anaphylaxis, antiserum anaphylaxis, reverse passive anaphylaxis, reverse anaphylaxis.

ANAPHYLAXIE PASSIVE (épreuve d'). Prausnitz-Küstner test.

ANAPHYLOTOXINE, *s.f.* Anaphylotoxin.

ANAPLASIE, *s.f.* Anaplasia, reversionary atrophy.

ANAPLASMOSE, *s.f.* Anaplasmosis.

ANAPLASTIE, *s.f.* Anaplasty.

ANAPLASIQUE, *adj.* Anaplastic.

ANAPNOGRAPHE, *s.m.* Anapnograph.

ANARAXIE, *adj.* Anaraxia.

ANARCHIE VENTRICULAIRE. Ventricular prefibrillation.

ANARRHÉNIE, *s.f.* Hypogonadism in the male.

ANARTHRIE, *s.f.* Anarthria, jumbled speech.

ANASARQUE, *s.f.* Anasarca, general dropsy.

ANASARQUE FŒTO-PLACENTAIRE. Schridde's disease, fetal hydrops, hydrops fetalis, congenital generalized dropsy, fetoplacental anasarca.

ANASCITIQUE, *adj.* Anascitic.

ANASPADIAS, *s.m.* Anaspadia, anaspadias.

ANASTAPHYLOTOXINE, *s.f.* Staphylococcus toxoid.

ANASTOMOSE, *s.f.* Anastomosis.

ANASTOMOSE LATÉRO-LATÉRALE. Latero-lateral anastomosis, side to side anastomosis.

ANASTOMOSE LATÉRO-TERMINALE. Latero-terminal anastomosis, side to end anatomosis.

ANASTOMOSE TERMINO-LATÉRALE. Termino-lateral anastomosis, end to side anastomosis.

ANASTOMOSE TERMINO-TERMINALE. Termino-terminal anastomosis, end to end anastomosis.

ANASTOMOTIQUE, *adj.* Anastomotic.

ANATOMIE, *s.f.* Anatomy.

ANATOMIE MICROSCOPIQUE. Microscopic anatomy. → *histologie.*

ANATOMIE PATHOLOGIQUE. Anatomopathology, pathological anatomy, morbid anatomy.

ANATOMIE ET PHYSIOLOGIE PATHOLOGIQUE. Pathology.

ANATOMIQUE, *adj.* Anatomic, anatomical.

ANATOMO-CLINIQUE, *adj.* Anatomico-clinical.

ANATOMO- et PHYSIOPATHOLOGISTE, *s.m.* ou *f.* Pathologist.

ANATOXINE, *s.f.* Toxoid, anatoxin.

ANATOXINO-SÉROTHÉRAPIE, *s.f.* Combined use of toxoid and immune serum.

ANATOXIQUE, *adj.* Anatoxic.

ANATOXIRÉACTION, *s.f.* Anatoxireaction, Maloney's test.

ANAUDIE, *s.f.* Aphemia. → *aphémie.*

ANAUTOGÈNE, *adj.* Anautogenous.

ANAVENIN, *s.m.* Anavenin.

ANAZOTURIE, *s.f.* Anazoturia.

ANCHILOPS, *s.m.* Anchilops, anchylops.

ANCHIPODE, *s.m.* Anchipodia.

ANCILLAIRE (étude). Ancillary trial.

ANCONÉ, *adj.* Anconeal.

ANCYLOSTOMA DUODENALE. *Ancylostoma duodenale.*

ANDERMANN (syndrome d'). Andermann's syndrome.

ANDERSEN (maladie d'). Glycogenosis IV, amylopectinosis, brancher enzyme deficiency amylopectinosis, Andersen's disease.

ANDERSON (maladie d'). Anderson's disease.

ANDERSON (syndrome d'). Anderson's syndrome.

ANDOGSKY (syndrome d'). Andogsky's syndrome, cataracta dermatogenes.

ANDRADE (maladie de Corino). Corino Andrade's disease.

ANDROBLASTOME, *s.m.* Androblastoma, Sertoli's cell tumour.

ANDROGAMONE, *s.f.* Androgamone.

ANDROGÈNE. 1° *adj.* Androgenic, androgenous. – 2° *s.m.* (ou *hormone* a.). Androgen, androgenic hormone, male hormone.

ANDROGENÈSE, *s.f.* Androgenesis.

ANDROGÉNICITÉ, *s.f.* Androgenicity.

ANDROGÉNIE, *s.f.* Androgenicity.

ANDROGÉNIQUE, *s.f.* Androgenic, androgenous.

ANDROGÉNIQUE (insuffisance). Hypoandrogenism.

ANDROGÉNIQUE (syndrome). Virilism.

ANDROGÉNOPROTÉIQUE (hormone). Androgen.

ANDROGÉNOTHÉRAPIE, *s.f.* Therapeutic use of androgen.

ANDROGYNE. 1° *adj.* Androgynous. – 2° *s.m.* Androgynoid.

ANDROGYNOÏDE, *s.m.* Androgynoid, androgyne, androgynus, androgyna.

ANDROÏDE, *adj.* Android, androidal.

ANDROLOGIE, *s.f.* Andrology.

ANDROMASTIE, *s.f.* Mammal atrophy in the female.

ANDROMÉROGONIE, *s.f.* Andromerogony.

ANDROPAUSE, *s.f.* Male climacteric.

ANDROPHORE, *adj.* Diandric.

ANDROSTANE, *s.m.* Androstane.

ANDROSTANEDIOL, *s.m.* Androstanediol.

ANDROSTÈNE, *s.m.* Androstene.

ANDROSTÈNEDIONE, *s.f.* Androstenedione.

ANDROSTÉRONE, *s.f.* Androsterone.

ANDROTERMONE, *s.f.* Androtermone.

ANECTASINE, *s.f.* Anectasin.

ANÉLECTROTONUS, *s.m.* Anelectrotonus.

ANÉMIE, *s.f.* Anaemia (anglais) ; anemia (américain).

ANÉMIE ACHRESTIQUE. Achrestic anaemia.

ANÉMIE ACHYLIQUE. Anaemia achylica. → *anémie hypochrome essentielle de l'adulte.*

ANÉMIE D'ADDISON. Addison's anaemia. → *anémie de Biermer.*

ANÉMIE AGASTRIQUE. Agastric anaemia.

ANÉMIE AIGUË CURABLE DU NOUVEAU-NÉ. Acute benign anaemia of the newborn.

ANÉMIE AIGUË FÉBRILE. Acute febrile anaemia. → *Lederer-Brill (anémie de).*

ANÉMIE APLASTIQUE. Aplastic anaemia, aregenerative anaemia.

ANÉMIE ARÉGÉNÉRATIVE. Aregenerative anaemia.

ANÉMIE ARÉGÉNÉRATIVE CHRONIQUE ET CONGÉNITALE. Blackfan-Diamond anaemia. → *anémie de Blackfan-Diamond.*

ANÉMIE DE BIERMER. Pernicious anaemia, Addison's anaemia, Biermer's anaemia, Biermer-Ehrlich anaemia, Addison-Biermer anaemia, essential anaemia, idiopathic anaemia, primary anaemia, addisonian anaemia, malignant anaemia, hyperchromatic macrocythemia, microcytic hyper-chromatism, macrocytic achylic anaemia.

ANÉMIE DE BLACKFAN-DIAMOND. Blackfan-Diamond anaemia, congenital hypoplastic anaemia, chronic congenital aregenerative anaemia, erythrogenesis imperfecta, pure red cell anaemia.

ANÉMIE DE BRILL. Acute febrile anaemia. → *Lederer-Brill (anémie de).*

ANÉMIE DES BRIQUETIERS. Brickmaker's anaemia. → *ankylostomasie.*

ANÉMIE CARENTIELLE. Deficiency anaemia. → *anémie nutritionnelle.*

ANÉMIE À CELLULES CIBLES. Target cell anaemia.

ANÉMIE, MALADIE OU SYNDROME DE COOLEY. Cooley's anaemia or disease, thalassaemia major, Mediterranean anaemia or disease, familial erythroblastic anaemia, primary erythroblastic anaemia, familial hypochromic anaemia, familial microcytic anaemia, leptocystosis, erythroblastic anaemia of childhood.

ANÉMIE CRYPTOGÉNIQUE. Cryptogenic anaemia.

ANÉMIE DRÉPANOCYTAIRE. Sickle-cell anaemia. → *anémie à hématies falciformes.*

ANÉMIE DYSÉRYTHROPOÏÉTIQUE CONGÉNITALE. Congenital dyserythropoietic anaemia.

ANÉMIE À ELLIPTOCYTES OU ELLIPTOCYTIQUE. Elliptocytary anaemia, elliptocytotic anaemia, elliptocytosis, ovalocytary anaemia, ovalocytosis, cameloid anaemia, Dresbach's syndrome.

ANÉMIE ENZYMOPRIVE OU PAR ENZYMOPATHIE. Enzyme deficiency anaemia. → *anémie hémolytique enzymoprive ou par enzymopathie.*

ANÉMIE ÉRYTHROBLASTIQUE. Erythroblastic anaemia.

ANÉMIE ÉRYTHRODYSGÉNÉSIQUE. Blackfan-Diamond anaemia. → *anémie de Blackfan-Diamond.*

ANÉMIE ESSENTIELLE DES JEUNES FILLES. Chlorosis. → *chlorose.*

ANÉMIE FAMILIALE PERNICIOSIFORME. Fanconi's disease. → *Fanconi (maladie de).*

ANÉMIE DE FAMINE. Nutritional macrocytic anaemia. → *anémie de Lucy Wills.*

ANÉMIE DE FANCONI. Fanconi's disease. → *Fanconi (maladie de).*

ANÉMIE FERRIPRIVE. Asiderotic anaemia, iron deficiency anaemia, hypoferric anaemia, hypochromic microcytic anaemia, nutritional hypochromic anaemia, hypochromic anaemia of infancy, of childhood or of pregnancy.

ANÉMIE GÉNÉRALE. General anaemia.

ANÉMIE GLOBULAIRE. Globular anaemia.

ANÉMIE GRAISSEUSE. Hypoplasmic obesity.

ANÉMIE GRAVE ÉRYTHROBLASTIQUE DU NOUVEAU-NÉ. Erythroblastic anaemia neonatorum, Ecklin's anaemia or syndrome.

ANÉMIE DE HAYEM-FABER. Faber's syndrome. → *anémie hypochrome essentielle de l'adulte.*

ANÉMIE À HÉMATIES FALCIFORMES. Sickle-cell anaemia, drepanocytic anaemia, drepanocytaemia, drepanocytosis, African anaemia, Dresbach's anaemia, Herrick's anaemia, meniscocytosis, sicklaemia, sicklanaemia, crescent-cell anaemia.

ANÉMIE HÉMOGLOBINIQUE. Hypochromic anaemia. → *anémie hypochrome.*

ANÉMIE HÉMOLYTIQUE. Haemolytic anaemia, erythronoclastic anaemia.

ANÉMIE HÉMOLYTIQUE AIGUË. Acute haemolytic anaemia. → *Lederer-Brill (anémie de).*

ANÉMIE HÉMOLYTIQUE À AUTO-ANTICORPS OU AUTO-IMMUNE. Autoimmune haemolytic anaemia, autoallergic haemolytic anaemia.

ANÉMIE HÉMOLYTIQUE ENZYMOPRIVE OU PAR ENZYMOPATHIE. Enzymopenic haemolytic anaemia, haemolytic anaemia induced by erythrocyte enzyme deficiency, enzyme deficiency in erythrocytes, enzyme deficiency anaemia, erythrocytes enzyme deficiency.

ANÉMIE HÉMOLYTIQUE HÉRÉDITAIRE NON SPHÉROCYTAIRE. Congenital non spherocytic haemolytic anaemia. → *Thompson (maladie de).*

ANÉMIE HÉMOLYTIQUE IMMUNOLOGIQUE. Immunohaemolytic anaemia.

ANÉMIE HÉMOLYTIQUE MICRO-ANGIOPATHIQUE. Microangiopathic haemolytic anaemia.

ANÉMIE HÉMOLYTIQUE PÉRINATALE. Perinatal haemolytic anaemia.

ANÉMIE HÉMOPHTISIQUE. Haemolytic anaemia.

ANÉMIE HYPERCHROME. Hyperchromic anaemia.

ANÉMIE HYPERCHROME MÉGALOCYTIQUE. Biermer's anaemia.

ANÉMIE HYPOCHROME OU HYPOCHROMIQUE. Hypochromic anaemia, chloro-anaemia, chloranaemia, chloritic anaemia, chlorotic anaemia.

ANÉMIE HYPOCHROME ESSENTIELLE DE L'ADULTE. Idiopathic hypochromic anaemia, chronic hypochromic anaemia, achlorhydric anaemia, achylic chlorosis, late chlorosis, Faber's syndrome, Faber's anaemia, achylanaemia, anaemia achylica.

ANÉMIE HYPOCHROME HYPERSIDÉRÉMIQUE. Hypochromic anaemia with increase of serum iron.

ANÉMIE HYPOCHROME HYPOSIDÉRÉMIQUE OU SIDÉROPÉNIQUE. Asiderotic anaemia. → *anémie ferriprive.*

ANÉMIE HYPOCHROME DES PRÉMATURÉS. Hypochromic anaemia of prematurity.

ANÉMIE HYPOPLASTIQUE CONGÉNITALE, IDIOPATHIQUE OU PERMANENTE. Congenital hypoplastic anaemia. → *anémie de Blackfan-Diamond.*

ANÉMIE HYPOPLASTIQUE DU PETIT ENFANT. Congenital hypoplastic anaemia. → *anémie de Blackfan-Diamond.*

ANÉMIE HYPOPLASTIQUE AVEC POUCES ANORMAUX (syndrome de l'). Hypoplastic anaemia-triphalangeal thumb syndrome, congenital anaemia and triphalangeal thumbs syndrome, triphalangeal thumbs and congenital erythroid hypoplasia.

ANÉMIE HYPOSIDÉRÉMIQUE. Hyposideraemic anaemia.

ANÉMIE IDIOPATHIQUE. Essential anaemia. → *anémie de Biermer.*

ANÉMIE D'IMERSLUND-NAJMAN-GRÄSBECK. Imerslund-Najman-Gräsbeck syndrome. → *Imerslund-Najman-Gräsbeck (anémie ou maladie de).*

ANÉMIE INFANTILE PSEUDO-LEUCÉMIQUE. Anaemia infantum pseudoleukaemica, infantile pseudoleukaemic anaemia, von Jaksch's anaemia or disease, splenic anaemia of infants, infantile splenomegaly, Larzels' anaemia, erythroblastic anaemia of childhood, Luzet's anaemia.

ANÉMIE INFANTILE SPLÉNIQUE. Infantile splenomegaly. → *anémie infantile pseudo-leucémique.*

ANÉMIE INFLAMMATOIRE. Inflammatory anaemia.

ANÉMIE ISOCHROME. Isochromic anaemia, normochromic anaemia.

ANÉMIE DE LEDERER. Lederer's anaemia. → *Lederer-Brill (anémie de).*

ANÉMIE LEUCO-ÉRYTHROBLASTIQUE. Myeloblastic anaemia. → *splénomégalie myéloïde.*

ANÉMIE LÉVURO-CURABLE. Nutritional macrocytic anaemia. → *anémie de Lucy Wills.*

ANÉMIE LOCALE. Local anaemia.

ANÉMIE DE LUCY WILLS. Nutritional macrocytic anaemia, tropical macrocytic anaemia, epidemic dropsy, acute anaemic dropsy.

ANÉMIE MACROCYTAIRE OU MACROCYTIQUE. Macrocytic anaemia. → *anémie mégalocytaire ou mégalocytique.*

ANÉMIE MACROCYTAIRE DE NUTRITION. Nutritional macrocytic anaemia. → *anémie de Lucy Wills.*

ANÉMIE MALIGNE INTERMÉDIAIRE. Variety of pernicious anaemia.

ANÉMIE MÉDITERRANÉENNE. Mediterranean anaemia. → *anémie, maladie ou syndrome de Cooley.*

ANÉMIE MÉGALOBLASTIQUE. Megaloblastic anaemia.

ANÉMIE MÉGALOBLASTIQUE PAR MALABSORPTION SÉLECTIVE DE LA VITAMINE B_{12}. Imerslund-Najman-Gräsbeck syndrome. → *Imerslund-Njman-Gräsbeck (anémie ou maladie de).*

ANÉMIE MÉGALOCYTAIRE OU MÉGALOCYTIQUE. Megalocytic anaemia, macrocytic anaemia et → *anémie de Biermer.*

ANÉMIE MICROCYTAIRE OU MICROCYTIQUE. Microcytic anaemia.

ANÉMIE MICROCYTIQUE DRÉPANOCYTAIRE (ou microcytémie) DE SILVESTRONI ET BIANCO. Microdrepanocytic anaemia or disease, microdrepanocytosis, Silvestroni-Bianco syndrome, sickle cell-thalassaemia disease, thalassaemia-sickle cell disease, haemoglobin S-thalassaemia.

ANÉMIE MICRODRÉPANOCYTAIRE. Microdrepanocytosis. → *anémie microcytique drépanocytaire de Silvestroni et Bianco.*

ANÉMIE DES MINEURS. Miner's anaemia. → *ankylostomasie.*

ANÉMIE DE LA MOELLE ÉPINIÈRE. Spinal anaemia.

ANÉMIE AVEC MYÉLÉMIE ET SPLÉNOMÉGALIE. Myeloblastic anaemia. → *splénomégalie myéloïde.*

ANÉMIE MYÉLOPHTISIQUE. Myelopathic anaemia, myelophthisic anaemia, anhaemopoietic anaemia, atrophic aplastic anaemia.

ANÉMIE NORMOCHROME. Normochromic anaemia. → *anémie isochrome.*

ANÉMIE NORMOCYTAIRE. Normocytic anæmia.

ANÉMIE DU NOUVEAU-NÉ, TYPE LELONG-JOSEPH. Acute benign anaemia of the newborn.

ANÉMIE NUTRITIONNELLE. Nutritional anaemia, deficiency anaemia, alimentary anaemia, anaemia by nutritional deficiency, anaemia by defective diet.

ANÉMIE ORTHOCHROME. Isochromic anaemia.

ANÉMIE OSTÉOSCLÉROTIQUE OU OSTÉOSCLÉREUSE. Ostéosclerotic anaemia.

ANÉMIE DES OUVRIERS DU ST-GOTHARD. St Gothard disease. → *ankylostomasie.*

ANÉMIE OVALOCYTIQUE OU À OVALOCYTES. Ovalocytary anaemia. → *anémie elliptocytique.*

ANÉMIE PARABIERMÉRIENNE. Pernicious-like anaemia with identified etiology.

ANÉMIE PERNICIEUSE. Pernicious anaemia. → *anémie de Biermer.*

ANÉMIE PERNICIEUSE GRAVIDIQUE. Pernicious anaemia of pregnancy, hyperchromic anaemia of pregnancy, haemolytic anaemia of pregnancy, megalocytic anaemia of pregnancy.

ANÉMIE PERNICIEUSE JUVÉNILE. Juvenile pernicious anaemia.

ANÉMIE PHAGOCYTAIRE. Malin's syndrome, phagocytic anaemia, auto-erythro-phagocytosis.

ANÉMIE PLASMATIQUE. Serous anaemia.

ANÉMIE PLASTIQUE. Plastic anaemia.

ANÉMIE PRÉLEUCOBLASTIQUE. Anaemia preceding acute leukaemia.

ANÉMIE PROTÉIPRIVE. Anaemia resulting from hypoproteinaemia.

ANÉMIE DUE AUX RADIATIONS IONISANTES. Radiation anaemia, roentgen-ray anaemia.

ANÉMIE RÉFRACTAIRE. Refractory anaemia.

ANÉMIE SÉREUSE. Serous anaemia.

ANÉMIE SIDÉRO-ACHRESTIQUE OU SIDÉROBLASTIQUE ACQUISE IDIOPATHIQUE. Idiopathic refractory sideroblastic anaemia, acquierd sideroachrestic anaemia, refractory sideroblastic anaemia, anaemia refractoria sideroblastica.

ANÉMIE SIDÉRO-ACHRESTIQUE OU **SIDÉROBLASTIQUE HÉRÉDITAIRE.** Anaemia hypochromica sideroaschrestica hereditaria, hereditary (or familial) sideroblastic (or sideroachrestic) anaemia.

ANÉMIE SIDÉROPÉNIQUE. Asiderotic anaemia. → *anémie ferriprive.*

ANÉMIE SPHÉROCYTAIRE. Spherocytic anaemia. → *ictère hémolytique congénital type Minkowski-Chauffard et microsphérocytose.*

ANÉMIE SPLÉNIQUE. Splenic anaemia, anaemia splenitica, cachexia splenica, splenic cachexia.

ANÉMIE SPLÉNIQUE ÉRYTHROMYÉLOÏDE. Idiopathic hydrofibrosis. → *splénomégalie myeloïde.*

ANÉMIE SPLÉNIQUE HÉMOLYTIQUE. Immunohaemolytic anaemia.

ANÉMIE SPLÉNIQUE INFECTIEUSE OU **PSEUDOLEUCÉMIQUE.** Infantile kala-azar. → *kala-azar infantile.*

ANÉMIE SPLÉNIQUE MYÉLOÏDE. Idiopathic myelofibrosis. → *splénomégalie myéloïde.*

ANÉMIE TROPICALE. Tropical macrocytic anaemia. → *anémie de Lucy Wills.*

ANENCÉPHALIE, *s.f.* Anencephalia, anencephaly.

ANENCÉPHALOMYÉLIE, *s.f.* Amyelencephalia.

ANÉPHRIQUE, *adj.* Anephric.

ANERGIE, *s.f.* Anergy, anergia.

ANÉRYTHROBLEPSIE, *s.f.* Anerythroblepsia. → *anérythropsie.*

ANÉRYTHROPLASIE, *s.f.* Anerythroplasia.

ANÉRYTHROPOÏÈSE, *s.f.* Anerythropoiesis.

ANÉRYTHROPSIE, *s.f.* Anerythropsia, anerythroblepsia, protanopia.

ANESTHÉSIE, *s.f.* Anaesthesia (anglais); anesthesia (américain).

ANESTHÉSIE DE BASE. Basal anaesthesia, basis anaesthesia, basal narcosis, basis narcosis.

ANESTHÉSIE CAUDALE. Caudal anaesthesia, caudal analgesia, extradural sacral anaesthesia, sacral anaesthesia, sacral block, caudal block, transsacral block.

ANESTHÉSIE EN CEINTURE. Girdle anaethesia.

ANESTHÉSIE EN CIRCUIT FERMÉ. Closed anaesthesia, closed-circuit anaesthesia.

ANESTHÉSIE DE CONTACT. Surface anaesthesia, topical anaesthesia, surface analgesia, permeation analgesia, permeation anaesthesia.

ANESTHÉSIE CROISÉE. Crossed anaesthesia.

ANESTHÉSIE DOULOUREUSE. Anaesthesia dolorosa, analgesia algera, analgesia dolorosa.

ANESTHÉSIE ÉPIDURALE. Peridural anaesthesia, epidural anaesthesia, extradural anaesthesia, epidural block.

ANESTHÉSIE GÉNÉRALE. General anaesthesia.

ANESTHÉSIE GÉNÉRALE (stades de l'). Stages of general anaesthesia.

ANESTHÉSIE LOCALE. Local anaesthesia, infiltration anaesthesia, infiltration analgesia.

ANESTHÉSIE LOCALE PAR RÉFRIGÉRATION. Refrigeration anaesthesia, cryanaesthesia, crymo-anaesthesia.

ANESTHÉSIE PARASACRÉE. Parasacral anaesthesia, presacral block.

ANESTHÉSIE PARAVERTÉBRALE. Paravertebral anaesthesia, paravertebral block.

ANESTHÉSIE RACHIDIENNE. Spinal anaesthesia. → *rachianesthésie.*

ANESTHÉSIE RÉGIONALE. Regional anaesthesia.

ANESTHÉSIE EN SELLE. Saddle block, sacral saddle anaesthesia.

ANESTHÉSIE TRONCULAIRE. Block anaesthesia, conduction anaesthesia, nerve block anaesthesia, paraneural anaesthesia or infiltration, nerve or nerve-blocking anaesthesia, neural anaesthesia.

ANESTHÉSIE PAR VOIE RECTALE. Rectal anaesthesia.

ANESTHÉSIÉ, SIÉE, *adj.* Anaesthetized.

ANESTHÉSIOLOGIE, *s.f.* Anaesthesiology.

ANESTHÉSIQUE, *adj.* et *s.m.* Anaesthetic.

ANESTHÉSISTE, *s.m. ou f.* Anaesthetist, anaesthesiologist.

ANESTHÉSIOLOGISTE, *s.m.* ou *f.* Anaesthesiologist.

ANÉTODERMIE ÉRYTHÉMATEUSE. Anetoderma, anectodermia, atropia maculosa cutis, macular atrophy primary idiopathic macular atrophy.

ANEUPLOÏDE, *adj.* Aneuploid.

ANEUPLOÏDIE, *s.f.* Aneuploidy.

ANEURINE, *s.f.* Aneurin. → *vitamine B_1.*

ANEUSOMIE, *s.f.* Aneusomy.

ANEUTROPHILIE, *s.f.* Malignant neutropenia. → *agranulocytose.*

ANÉVRISMAL, ALE, *adj.* Aneurysmal, aneurysmatic.

ANÉVRISMATIQUE, *adj.* Aneurysmatic.

ANÉVRISME, ANÉVRYSME, *s.m.* Aneurism, aneurysm, arteriectasis, arteriectasia.

ANÉVRISME PAR ANASTOMOSE. Cirsoid aneurysm. → *anévrisme cirsoïde.*

ANÉVRISME ARTÉRIEL CIRCONSCRIT OU **VRAI.** Circonscribed or true aneurysm.

ANÉVRISME ARTÉRIOVEINEUX. Arteriovenous aneurysm, phlebarteriodialysis, varicose aneurysm, aneurysmal varix, Pott's aneurysm, arteriovenous fistula.

ANÉVRISME ARTÉRIOVEINEUX PULMONAIRE. Pulmonary arteriovenous fistula, congenital arteriovenous aneurysm (or varix) of the lung.

ANÉVRISME BACTÉRIEN. Bacterial aneurysm. → *anévrisme mycotique.*

ANÉVRISME CARDIAQUE. Cardiac aneurysm, mural aneurysm.

ANÉVRISME CIRSOÏDE. Cirsoid aneurysm, anastomotic aneurysm, aneurysm anastomotica or by anastomosis, racemose aneurysm, branching aneurysm, plexiform angiomata, arterial angioma, arterial varix, cirsoid varix, diffuse arterial ectasia.

ANÉVRISME DIFFUS. False aneurysm, diffuse or diffused aneurysm, consecutive aneurysm, aneurysmal haematoma, spurious aneurysm.

ANÉVRISME DISSÉQUANT. Dissecting aneurysm, intramural aneurysm, dissecting haematoma, Shekelton's aneurysm.

ANÉVRISME DISSÉQUANT DE L'AORTE. Dissecting aneuvrism of the aorta. → *dissection aortique.*

ANÉVRISME (faux). False aneurysm. → *anévrisme diffus.*

ANÉVRISME FUSIFORME. Fusiform aneurysm, cylindric, cylindrical or cylindroid aneurysm, tubular aneurysm, Richet's aneurysm.

ANÉVRISME MILIAIRE. Miliary aneurysm.

ANÉVRISME MYCOTIQUE. Mycotic aneurysm, bacterial aneurysm.

ANÉVRISME MYCOTIQUE PRIMAIRE. Primary mycotic aneurysm.

ANÉVRISME DE RASMUSSEN. Rasmussen's aneurysm.

ANÉVRISME SACCIFORME. Saccular aneurysm, sacculated aneurysm, ampullary aneurysm.

ANÉVRISME PAR TRANSFUSION. Arteriovenous aneurysm. → *anévrisme artério-veineux.*

ANÉVRISME TRAUMATIQUE. Traumatic aneurysm, exogenous aneurysm.

ANÉVRISME VARIQUEUX. Varicose aneurysm. → *anévrisme artério-veineux.*

ANÉVRISMECTOMIE, *s.f.* Aneurysmectomy.

ANÉVRISMOPLASTIE, *s.f.* Aneurysmoplasty.

ANÉVRISMORRAPHIE, *s.f.* Aneurysmorrhaphy, endoaneurymorrhaphy, Matas's operation.

ANÉVRISMORRAPHIE OBLITÉRATIVE OU OBLITÉRANTE. Obliterative endo-aneurysmorrhaphy.

ANÉVRISMORRAPHIE RECONSTRUCTIVE. Reconstructive endo-aneurysmorrhaphy.

ANÉVRISMORRAPHIE RESTAURATIVE OU RESTAURATRICE. Restorative endo-aneurysmorrhaphy.

ANÉVRISMOTOMIE, *s.f.* Aneurysmotomy.

ANGÉIOLOGIE, *s.f.* Angiology.

ANGÉITE, ANGIITE, *s.f.* Angeitis, angitis, vasculitis.

ANGÉITE ALLERGIQUE. Hypersensitivity angeitis (or angitis).

ANGÉITE ALLERGIQUE CUTANÉE. Allergic cutaneous angitis or vasculitis, nodular vasculitis.

ANGÉITE FAMILIALE. Haemorragic family angiomatosis. → *angiomatose hémorragique familiale.*

ANGÉITE GRANULOMATEUSE ALLERGIQUE. Churg and Strauss syndrome, angeitis granulomatosa allergica. → *angéite allergique.*

ANGÉITE NÉCROSANTE. Necrotizing angeitis or angiitis, necrotizing vasculitis, necrosing arteritis.

ANGELMAN (syndrome d'). Angelman's syndrome, puppet child.

ANGIALGIE, *s.f.* Angialgia.

ANGIECTASIE, *s.f.* Angiectasia, angiectasis.

ANGIECTOPIE, *s.f.* Angiectopia.

ANGINE, *s.f.* Angina, sorethroat.

ANGINE COUENNEUSE. Fibrinous angina. → *angine pseudomembraneuse.*

ANGINE CRYPTIQUE. Lacunar tonsillitis, caseous tonsillitis, follicular tonsillitis.

ANGINE DE DÉCUBITUS. Angina decubitus.

ANGINE DIPHTÉRIQUE. Angina diphtherica, faucial diphtheria, diphtherial tonsillitis, suffocative angina.

ANGINE HERPÉTIQUE. Herpetic angina, benign croupous angina, herpetic tonsillitis.

ANGINE INSTABLE. Unstable angina. → *état de mal angineux.*

ANGINE LARYNGÉE OEDÉMATEUSE. Laryngeal oedema.

ANGINE DE LUDWIG. Ludwig's angina, angina ludovici, angina ludwigii, Gensoul's disease.

ANGINE MONOCYTAIRE OU À MONOCYTES. Monocytic angina. → *mononucléose infectieuse.*

ANGINE MYCOTIQUE. Mycotic tonsillitis.

ANGINE PHARYNGIENNE. Pharyngitis.

ANGINE PHLEGMONEUSE. Phlegmonous angina, angina phlegmonosa, acute parenchymatous tonsillitis, suppurative tonsillitis, quinsy, angina tonsillaris, angina vera.

ANGINE DE POITRINE. Angina pectoris, angina cordis, angor pectoris, angor cardiac angina, sternalgia, sternodia, breast pang, Heberden's asthma, Rougnon-Heberden's disease, Elsner's asthma, stenocardia.

ANGINE DE POITRINE CORONARIENNE D'EFFORT. Ischaemia cordis intermittens.

ANGINE DE POITRINE (fausse). False angina, pseudo-angina, angina nervosa.

ANGINE DE POITRINE VASOMOTRICE. Vasomotor angina, vasomotoria angina pectoris, angina notha, mock angina, angin spuria, spurious angina.

ANGINE PSEUDO-MEMBRANEUSE. Pseudo-membranous angina, fibrinous angina, angina membranacea.

ANGINE PULTACÉE. Pultaceous angina.

ANGINE PUSTULEUSE. Herpangina.

ANGINE ROUGE. Acute catarrhal tonsillitis, erythematous tonsillitis.

ANGINE SCROFULEUSE. Isambert's disease.

ANGINE STYLOÏDIENNE DE GAREL. Styloid dysphagia.

ANGINE TONSILLAIRE. Tonsillitis.

ANGINE DE TORNWALDT. Tornwaldt's disease. → *Tornwaldt (angine de).*

ANGINE ULCÉREUSE. Angina ulcerosa, angina nosocomii, pharyngitis ulcerosa, ulcerative pharyngitis.

ANGINE ULCÉRO-MEMBRANEUSE. Ulcero-membranous angina. → *angine de Vincent.*

ANGINE ULCÉRO-NÉCROTIQUE DE HÉNOCH. Angina necrotica, angina grangrenosa, gangrenous angina, angina maligna, malignant angina.

ANGINE DE VINCENT. Vincent's angina, Vincent's stomatitis, Vincent's tonsillitis, Plaut's angina, Plaut's ulcer, Plaut-Vincent disease, trench mouth, ulcero membranous angina, stomatitis or gingivitis, angina fuso spirochetal, Vincent's infection.

ANGIOALGIE, *s.f.* Angialgia.

ANGIOBLASTE, *s.m.* Angioblast.

ANGIOBLASTOME, *s.m.* Angioblastoma, angioreticuloma, haemangioblastoma.

ANGIOCARDIOGRAMME, *s.m.* Angiocardiogram.

ANGIOCARDIOGRAPHIE, *s.f.* Angiocardiography.

ANGIOCARDIOGRAPHIE SÉLECTIVE. Selective angiocardiography, selective cardioangiography.

ANGIOCARDIOPNEUMOGRAPHIE, *s.f.* Angiocardiopneumography.

ANGIOCARDIOSCLÉROSE, *s.f.* Cardioangioclerosis.

ANGIOCARDIOSCOPIE, *s.f.* Angiocardioscopy.

ANGIOCARDITE, *s.f.* Angiocarditis.

ANGIOCHOLÉCYSTITE, *s.f.* Angiocholecystitis.

ANGIOCHOLÉCYSTOGRAPHIE, *s.f.* Cholangiography.

ANGIOCHOLÉGRAPHIE, *s.f.* Cholangiography.

ANGIOCHOLITE, *s.f.* Angiocholitis.

ANGIOCONVERTASE, *s.f.* Converting enzyme.

ANGIODERMITE NÉCROTIQUE ATHÉROMATEUSE. Necrotic angiodermatitis.

ANGIODERMITE PURPURIQUE ET PIGMENTÉE. Purpuric pigmented dermatitis of Favre and Chaix, purpura pigmentosa chronica.

ANGIODYSPLASIE, *s.f.* Vascular dysplasia.

ANGIODYSPLASIE OSTÉO-DYSTROPHIQUE. Haemangiectasia hypertrophica. → *Klippel-Trenaunay (syndrome de).*

ANGIO-ENCÉPHALOGRAPHIE, *s.f.* Intracranial angiography, cerebral angiography.

ANGIO-ENDOTHÉLIOME, *s.m.* Angioendothelioma.

ANGIOENDOTHÉLIOSE MALIGNE. Malignant angioendotheliomatosis.

ANGIOFIBROME, *s.m.* Angiofibroma, telangiectatic fibroma.

ANGIOFLUOROGRAPHIE, *s.f.* Angiofluorography.

ANGIOFLUOROSCOPIE, *s.f.* Fluorescein string test.

ANGIOGENÈSE, *s.f.* Angiogenesis.

ANGIOGLIOMATOSE, *s.f.* Angiogliomatosis.

ANGIOGLIOME, *s.m.* Angioglioma.

ANGIOGRAPHIE, *s.f.* Angiography.

ANGIOGRAPHIE CÉRÉBRALE. Cerebral angiography.

ANGIOGRAPHIE DIGITALE OU NUMÉRIQUE OU NUMÉRISÉE. Digital angiography, digital substraction angiography.

ANGIOGRAPHIE PAR RÉSONANCE MAGNÉTIQUE. Magnetic resonance angiography.

ANGIOHÉMOPHILIE, *s.f.* Angiohaemophilia. → *Willebrand (maladie de von).*

ANGIOHYPOTONIE, *s.f.* Angiohypotonia.

ANGIOHYPOTONIE CONSTITUTIONNELLE. Primary hypotension.

ANGIOKERATOMA CORPORIS DIFFUSUM DE FABRY. Angiokeratoma corporis diffusum. Fabry's syndrome or disease, angioma corporis diffusum universale, diffuse angiokeratosis, glycolipid lipidosis, hereditary dystrophic lipoidosis, thesaurismosis lipoidica, ceramide trihexosidosis.

ANGIOKÉRATOME, *s.m.* Angiokeratoma, telangiectasia verrucosa, telangiectatic wart.

ANGIOKÉRATOMES DE MIBELLI. Angiokeratoma Mibelli.

ANGIOKÉRATOSE DE FABRY. Fabry's syndrome. → *angiokeratoma corporis diffusum de Fabry.*

ANGIOLATHYRISME, *s.m.* Angiolathyrism.

ANGIOLEUCITE, *s.f.* Lymphangitis, angioleucitis. → *lymphangite.*

ANGIOLIPOME, *s.m.* Angiolipoma, lipoma cavernosum, telangiectatic lipoma, lipoma telangiectodes.

ANGIOLITHE, *s.m.* Angiolith.

ANGIOLITHIQUE (sarcome). Angiolithic sarcoma. → *méningiome.*

ANGIOLUPOÏDE, *s.m.* Angiolupoid, angiolupoid of Brocq and Pautrier.

ANGIOMA SERPIGINOSUM HUTCHINSON-CROCKER. Angioma serpiginosum, serpiginosum angioma. Hutchinson's disease.

ANGIOMALACIE, *s.f.* Angiomalacia.

ANGIOMATOSE, *s.f.* Angiomatosis.

ANGIOMATOSE BACILLAIRE. Bacillary angiomatosis.

ANGIOMATOSE CÉRÉBRALE OU ENCÉPHALIQUE. Cerebral angiomatosis.

ANGIOMATOSE ENCÉPHALOTRIGÉMINÉE. Encephalotrigeminal angiomatosis.

ANGIOMATOSE HÉMORRAGIQUE FAMILIALE OU A. HÉRÉDITAIRE HÉMORRAGIQUE. Haemorrhagic family angiomatosis, hereditary haemorrhagic angioma.

Osler's or Rendu-Osler-Weber disease, hereditary multiple telangiectasis, Goldstein's disease, hereditary haemorrhagic telangiectasia.

ANGIOMATOSE HÉPATIQUE. Peliosis of the liver.

ANGIOMATOSE NEUROCUTANÉE. Krabbe's disease. → *Sturge-Weber-Krabbe (maladie de).*

ANGIOMATOSE NEURO-RÉTINIENNE. Neuroretino-angiomatosis. → *Bonnet, Dechaume et Blanc (syndrome de).*

ANGIOMATOSE OPTICO-RÉTINO-MÉSENCÉPHALIQUE. Neuroretinoangiomatosis. → *Bonnet, Dechaume et Blanc (syndrome de).*

ANGIOMATOSE DE LA RÉTINE. Angiomatosis retinae. → *Hippel (maladie de von).*

ANGIOMATOSE RÉTINO-CÉRÉBELLEUSE. Von Hippel-Lindau disease, retinocerebral angiomatosis.

ANGIOME, *s.m.* Angioma, spongy aneurysm.

ANGIOME ARANÉEN. Naevus araneosus. → *angiome stellaire.*

ANGIOME CAPILLAIRE. Capillary haemangioma, capillary angioma.

ANGIOME CAVERNEUX. Cavernous angioma, angioma cavernosum, angiocavernoma, erectile tumour, naevus cavernosus, naevus vascularis fungosus, fungus haematodes, medullary sarcoma, cavernoma.

ANGIOME CUTANÉ. Angioma cutis.

ANGIOME CUTANÉ CAVERNEUX. Tuberose angioma. → *angiome tubéreux.*

ANGIOME DIFFUS SOUS-CUTANÉ. Naevus angiomatodes.

ANGIOME LIPOGÈNE. Cavernous angioma produced in the fatty tissue.

ANGIOME NODULAIRE. Papillary varix. → *tache rubis.*

ANGIOGRAPHIE DIGITALE OU NUMÉRIQUE OU NUMÉRISÉE. Digital angiography, digital substraction angiography.

ANGIOGRAPHIE INTRAVEINEUSE DIGITALISÉE. Digitised intravenous angiography, DIVA.

ANGIOME PHLÉBOGÈNE. Cavernous angioma of the venous vasa vasorum.

ANGIOME PLAN. Naevus flammeus, naevus vinosus, port-wine mask naevus or stain, wine spot, birthmark, capillary haemangiomata, capillary naevus, Unna's naevus.

ANGIOME PLAN DE LA FACE CHEZ LE NOUVEAU-NÉ. Capillary flames, stork bites.

ANGIOME DU POUMON. Cavernous haemangioma of the lung.

ANGIOME RAMEUX. Cirsoid aneurysm. → *anévrisme cirsoïde.*

ANGIOME SÉNILE. Papillary varix. → *tache rubis.*

ANGIOME SIMPLE. Simple angioma.

ANGIOME SIMPLE CUTANÉ. Naevus flammeus. → *angiome plan.*

ANGIOME STELLAIRE. Naevus araneosus, naevus araneus, naevus arachnoideus, spider naevus, arterial naevus, stellar naevus, vascular spider, spider angioma, spider telangiectasis, spider cancer.

ANGIOME TUBÉREUX. Haemangioma congenitale, naevus sanguineus, strawberry naevus, tuberose angioma, tuberous angioma, raspberry mark, strawberry mark.

ANGIOMÉGALIE, *s.f.* Angiomegaly.

ANGIOMYOLIPOME, *s.m.* Angiomyolipoma.

ANGIOMYOME, *s.m.* Angiomyoma, myoma telangiectodes.

ANGIO-MYO-NEUROME ARTÉRIEL. Angioneuromyoma. → *tumeur glomique.*

ANGIONÉCROSE, *s.f.* Angionecrosis.

ANGIONÉPHROGRAPHIE, *s.f.* Angionephrography.

ANGIONEURECTOMIE, *s.f.* Angioneurectomy.

ANGIONEUROSE CUTANÉE OU MUQUEUSE. Quincke's disease. → *Quincke (maladie de).*

ANGIONEUROTIQUE (œdème aigu). Quincke's disease. → *Quincke (maladie de).*

ANGIONÉVRECTOMIE, *s.f.* Angioneurectomy.

ANGIONÉVROSE, *s.f.* Angioneurosis.

ANGIOPANCRÉATITE, *s.f.* Angiopancreatitis.

ANGIOPARALYTIQUE, *adj.* Angioparalytic.

ANGIOPATHIE, *s.f.* Angiopathy, angiosis.

ANGIOPATHIE AMYLOÏDE CÉRÉBRALE. Cerebral amyloid angiopathy, dysoric angiopathy, congophilic angiopathy.

ANGIOPATHIE CONGOPHILE. Congophilic angiopathy. → *angiopathie amyloïde cérébrale.*

ANGIOPATHIE DYSORIQUE. Dysoric angiopathy. → *angiopathie amyloïde cérébrale.*

ANGIOPATHIE TRAUMATIQUE DE LA RÉTINE. Purtscher's disease.

ANGIOPLASTIE, *s.f.* Angioplasty.

ANGIOPLASTIE TRANSLUMINALE PERCUTANÉE. Percutaneous transluminal angioplasty.

ANGIOPNEUMOGRAPHIE, *s.f.* Angiopneumography.

ANGIORÉTICULITE, *s.f.* Angitis of the reticulo-endothelial system.

ANGIORÉTICULOME, *s.m.* Angioreticuloma. → *angioblastome.*

ANGIORRHAPHIE, *s.f.* Angiorrhaphy.

ANGIOSARCOMATOSE DE KAPOSI. Kaposi's sarcoma. → *sarcomatose multiple hémorragique de Kaposi.*

ANGIOSARCOME, *s.m.* Angiosarcoma.

ANGIOSCANNER, *s.m.* Angioscan.

ANGIOSCANOGRAPHIE, *s.f.* Angioscan.

ANGIOSCINTIGRAPHIE, *s.f.* Radionuclide angiography. → *gamma-angiographie.*

ANGIOSCLÉROSE, *s.f.* Angiosclerosis.

ANGIOSCOPE, *s.m.* Angioscope.

ANGIOSCOPIE, *s.f.* Angioscopy.

ANGIOSCOTOME, *s.m.* Angioscotoma.

ANGIOSPASME, *s.m.* Angiospasm.

ANGIOSPASMODIQUE (syndrome). Angiospastic syndrome.

ANGIOSPASTIQUE, *adj.* Angiospastic.

ANGIOSTÉNOSE, *s.f.* Angiosténose.

ANGIOSTRONGYLOSE, *s.f.* Angiostrongyliasis, eosinophilic meningitis.

ANGIOSTRONGYLUS, *s.m. Angiostrongylus.*

ANGIOTENSINASE, *s.f.* Angiotonase.

ANGIOTENSINE, *s.f.* Angiotensin, angiotonin, hypertensin.

ANGIOTENSINE (test à l'). Angiotensin infusion test.

ANGIOTENSINÉMIE, *s.f.* Angiotensinaemia.

ANGIOTENSINOGÈNE, *s.m.* Angiotensinogen, hypertensinogen.

ANGIOTOMOGRAPHIE, *s.f.* Angiography with tomography.

ANGIOTONINE, *s.f.* Angiotensin. → *angiotensine.*

ANGIOTONOMÈTRE, *s.m.* Angiotonometer.

ANGIOTRIBE, *s.m.* Angiotribe, vasotribe.

ANGIOTRIPSIE, *s.f.* Angiotripsy, vasotripsy.

ANGLE (classification d'). Angle's classification.

ANGLE ALPHA (α). Angle.

ANGLE D'ANOMALIE. Angle of anomaly.

ANGLE FACIAL. Ophryo-spinal angle, Jacquart's angle.

ANGLE GAMMA (γ). Gamma angle.

ANGLE D'IMPÉDANCE. Impedance angle.

ANGLE D'INSUFFISANCE CIRCULATOIRE. Angle of circulatory efficiency.

ANGLE KAPPA (κ). Kappa angle.

ANGLE DE LOUIS. Louis's angle. → *angle sternal.*

ANGLE PARIÉTAL. Parietal angle, Quatrefages's angle.

ANGLE PONTO-CÉRÉBELLEUX (syndrome de l'). Cerebellopontine-angle tumour syndrome, Cushing's syndrome, pontine angle tumour syndrome.

ANGLE SPHÉNOÏDAL. Sphenoid angle, sphenoidal angle, angulus sphenoidalis.

ANGLE STERNAL. Sternal angle, Louis's angle, angulus Ludovici, Ludwig's angle.

ANGLE STRABIQUE. Squint angle, squint deviation.

ANGLE SUBJECTIF. Subjective squint angle.

ANGOISSE, *s.f.* Anguish, pang, angor, angst. – *a. extrême.* Agonia, agony.

ANGOISSE DE CASTRATION. Castration anxiety.

ANGOPHRASIE, *s.f.* Angophrasia.

ANGOR, *s.m.* 1° Anguish. – 2° (cardiologie) Angina pectoris.

ANGOR ABDOMINAL ou **ABDOMINALIS.** Angina abdominis.

ANGOR DE DÉCUBITUS. Angina pectoris decubitus, angina decubitus.

ANGOR D'EFFORT. Angina of effort.

ANGOR INDOLORE. Gairdner's disease.

ANGOR INSTABLE. Unstable angina. → *état de mal angineux.*

ANGOR INTESTINAL. Intestinal angina.

ANGOR NÉVROSIQUE. False angina.

ANGOR PECTORIS. Angor pectoris.

ANGOR SÉVÈRE ÉVOLUTIF. Unstable angina. → *état de mal angineux.*

ANGOR TYPE PRINZMETAL. Angina inversa (Prinzmetal), Prinzmetal's variant angina pectoris.

ANGSTRÖM, *s.m.* Angström.

ANGUILLULE DE L'INTESTIN. Anguillula intestinalis or stercoralis, Strongyloides stercoralis.

ANGUILLULOSE, *s.f.* Strongyloidiasis, strongyloidosis, anguilluliasis, anguillulosis.

ANGUSTIE, *s.f.* Angusty.

ANHÉDONIE, *s.f.* Anhedonia.

ANHÉLATION, *s.f.* Anhelation.

ANHÉLIE, *s.f.* Lack of sunlight.

ANHÉMATOPOÏÈSE, *s.f.* Anhaematopoiesis, anhaematosis.

ANHÉPATIE, *s.f.* Anhepatia.

ANHIDROSE ou **ANIDROSE,** *s.f.* Anhidrosis, anidrosis.

ANHIDROSE AVEC HYPOTRICHOSE ET ANODONTIE. Hereditary anhidrotic ectodermal dysplasia, Siemens's syndrome, hereditary anhidrosis, anhidrotic ectodermal dysplasia, Christ-Siemens syndrome, Christ-Siemens-Touraine syndrome, Weech's syndrome.

ANHIDROTIQUE, *adj.* et *s.m.* Anhidrotic.

ANHISTE, *adj.* Anhistic, anhistous.

ANHYDRASE, *s.f.* Anhydrase.

ANHYDRASE CARBONIQUE. Carbonic anhydrase.

ANHYDRÉMIE, *s.f.* Anhydraemia.

ANHYLOGNOSIE, *s.f.* Ahylognosia.

ANICOTINOSE, *s.f.* Pellagra. → *pellagre.*

ANICTÉRIQUE, *adj.* Anicteric.

ANIDE, *s.m.* Anideus.

ANIDÉATION, *s.f.* Anideation.

ANIDROSE, *s.f.* Anidrosis.

ANILINOPHILE, *adj.* Anilinophil.

ANILISME, *s.m.* Anilism.

ANION, *s.m.* Anion.

ANIRIDIE, *s.f.* Aniridia.

ANISAKIASE, *s.f.* Anisakiasis.

ANISEICONIE, *s.f.* Aniseikonia.

ANISERGIE CIRCULATOIRE. Anisergy.

ANISME, *s.m.* Anism.

ANISOCHROMÉMIE OU **ANISOCHROMIE,** *s.f.* Anisochromia.

ANISOCORIE, *s.f.* Anisocoria.

ANISOCYTOSE, *s.f.* Anisocytosis.

ANISOMÉNORRHÉE, *s.f.* Irregular menstruation.

ANISOMÉTRIE, *s.f.* Anisocytosis.

ANISOMÉTROPIE, *s.f.* Anisometropia.

ANISOPHORIE, *s.f.* Anisophoria.

ANISOSPHYGMIE, *s.f.* Anisophygmia.

ANISOSTHÉNIE, *s.f.* Anisosthenia.

ANISOTROPE, *adj.* et *s.m.*, Anisotropal, anisotropic.

ANISTREPLASE, *s.f.* Anistreplase.

ANISURIE, *s.f.* Anisuria.

ANITE, *s.f.* Architis, proctitis.

ANKYLOBLÉPHARON, *s.m.* Ankyloblepharon.

ANKYLOCHEILIE, *s.f.* Ankylochilia.

ANKYLOGLOSSE, *s.m.* Ankyloglossia, ankyloglossum, tongue-tie, lingua frenata.

ANKYLORRHINIE, *s.f.* Ankylorrhinia.

ANKYLOSE, *s.f.* Ankylosis.

ANKYLOSTOMASIE, ANKYLOSTOMIASE, ANKYLOSTOMOSE, *s.f.* Ancylostomiasis, ankylostomiasis, Saint-Gothard disease, uncinariasis, uncinariosis, dochmiasis, dochmiosis, hookworm disease or anaemia, miners' anaemia or cachexia, tunnel anaemia or disease, Egyptian chlorosis or anaemia, ankylostomoanaemia, aquosa cachexia, tropical chlorosis, brickmaker's anaemia, ground itch anaemia, intertropical anaemia, African cachexia, Negro cachexia, Griesinger's disease.

ANKYRINE, *s.f.* Ankyrin.

ANNEAU DE VIEUSSENS. Vieussens's annulus.

ANNEAU CORNÉEN DE COATS. Coats's ring.

ANNEXES, *s.f. pl.* Adnexa, appendages.

ANNEXITE, *s.f.* Annexitis. → *salpingo-ovarite.*

ANNULOCYTE, *s.m.* Annulocyte.

ANNULO-ECTASIANTE DE L'AORTE (maladie). Annulo-aortic ectasia.

ANNULOPLASTIE, *s.f.* Annuloplasty.

ANNULOPLASTIE DE WOOLER. Wooler's annuloplasty.

ANOBLEPSIE, *s.f.* Oculogyric crisis.

ANOCIE-ASSOCIATION, *s.f.* Anoci-association, anocithesia, anociation.

ANODE, *s.f.* Anode.

ANODIN, INE, *adj.* et *s.m.* Anodyne, harmless.

ANODONTIE, *s.f.* Anodontia.

ANODYNIE, *s.f.* Anodynia.

ANŒSTRUS, *s.m.* Anœstrus, anœstrum.

ANOMALOSCOPE, *s.m.* Anomaloscope.

ANOMIE, *s.f.* Anomia.

ANONYCHIE, *s.f.* Anonychia.

ANOOPSIE, *s.f.* Anoopsia. → *strabisme sursumvergent.*

ANOPHELES, *s.m. Anopheles.*

ANOPHÉLISME, *s.m.* Anophelism.

ANOPHÉLISME RÉSIDUEL. Residual anophelism.

ANOPHTALMIE, *s.f.* Anophtalmos, anophtalmia, anophtalmus.

ANOPSIE, *s.f.* Anopsia.

ANORCHIDIE, *s.f.* Anorchia, anorchidism, anorchism.

ANORCHIE, *s.f.* Anorchia.

ANORECTIQUE, *adj.* Anorectic.

ANO-RECTO-GÉNITAL (syndrome). Anogenital elephantiasis. → *Jersild (syndrome de).*

ANOREXIANT, ANTE, *adj.* Anorectic.

ANOREXIE, *s.f.* Anorexia.

ANOREXIE ÉLECTIVE POUR LA VIANDE. Creatic nausea.

ANOREXIE HYSTÉRIQUE. Hysteric apepsia. → *anorexie mentale.*

ANOREXIE MENTALE OU **PSYCHOGÈNE.** Anorexia nervosa, hysteric apepsia, apepsia nervosa.

ANOREXIGÈNE, *adj.* et *s.m.* Anorexiant.

ANORGANIQUE, *adj.* Inorganic, anorganic.

ANORTHOGRAPHIE, *s.f.* Anorthography.

ANOSMIE, *s.f.* Anosmia, olfactory anaesthesia.

ANOSODIAPHORIE, *s.f.* Anosodiaphoria.

ANOSOGNOSIE, *s.f.* Anosognosia.

ANOSTÉOGENÈSE, *s.f.* Anosteogenesis.

ANOVARIE, *s.f.* Anovaria, anovarism.

ANOVULATION, *s.f.* Anovulation.

ANOVULATOIRE, *adj.* Anovulatory.

ANOXÉMIE, ANOXHÉMIE, *s.f.* Anoxaemia, anoxhaemia, anoxyaemia.

ANOXÉMIE (épreuve d'). Anoxaemia test, anoxia test, hypoxaemia test.

ANOXIE, *s.f.* Anoxia.

ANOXIE PAR ABAISSEMENT DE Po_2. Anoxic anoxia.

ANOXIE PAR EMPOISONNEMENT CELLULAIRE. Histotoxic anoxia.

ANOXIE PAR MANQUE D'HÉMOGLOBINE. Anaemic anoxia.

ANOXIE PAR STASE. Stagnant anoxia.

ANSÉRIN, INE, *adj.* Anserine.

ANSÉRINE (réaction). Cutis anserina. → *chair de poule.*

ANTAGONISTE, *adj.* et *s.m.* Antagonist.

ANTALGIQUE, *adj.* et *s.m.* Antalgesic, antalgic.

ANTÉCÉDENTS, *s.m. pl.* Antecedents, previous history.

ANTÉDÉVIATION DE L'UTÉRUS. Antedisplacement of the uterus.

ANTÉFLEXION, *s.f.* Anteflexion.

ANTÉFLEXION DE L'UTÉRUS. Anteflexio uteri, anteflexion of the uterus.

ANTÉHYPOPHYSAIRE (Insuffisance). Antehypophyseal insufficiency. → *hypopituitarisme antérieur.*

ANTÉNATAL, ALE, *adj.* Antenatal.

ANTE PARTUM. Ante partum.

ANTÉPHYLACTIQUE, *adj.* Prophylactic.

ANTÉPOSITION DE L'UTÉRUS. Anteposition of the uterus.

ANTÉPULSION, *s.f.* Propulsion.

ANTÉROGRADE, *adj.* Anterograde.

ANTÉRACTION, *s.f.* Stooping attitude.

ANTÉROCOLIS, *s.m.* Anterocollis.

ANTÉVERSION, *s.f.* Anteversion.

ANTÉVERSION DE L'UTÉRUS. Anteversion of uterus.

ANTHÉLIX, *s.m.* Anthelix.

ANTHELMINTIQUE, *adj.* Anthelmintic. → *vermifuge.*

ANTHORMONE, *s.f.* Anthormon. → *chalone.*

ANTHRACOÏDE, *adj.* Anthracoid.

ANTHRACOSE, *s.f.* ou **ANTHRACOSIS,** *s.m.* Anthracosis, miner's phthisis or lung, miners' asthma, coal miners' disease or lung, coal miners' phthisis, black phthisis or lung, colliers' disease or phthisis or lung, anthracotic tuberculosis.

ANTHRACOSILICOSE, *s.f.* Anthracosilicosis.

ANTHRACOTHÉRAPIE, *s.f.* Anthracotherapy.

ANTHRACYCLINE, *s.f.* Anthracyclin.

ANTHRAX, *s.m.* Carbuncle.

ANTHROPOGÉOGRAPHIE, *s.f.* Human geography.

ANTHROPOLOGIE, *s.f.* Anthropology.

ANTHROPOMÉTRIE, *s.f.* Anthropometry.

ANTHROPOMORPHISME, *s.m.* Anthropomorphism.

ANTHROPOPHILIE, *s.f.* Anthropophilia.

ANTHROPOPHILIE (indice d'). Human blood ratio, anthropophilic index.

ANTHROPOPHOBIE, *s.f.* Anthropophobia.

ANTHROPOZOONOSE, *s.f.* Anthropozoonosis.

ANTIACIDE, *adj.* Antiacid.

ANTI-AGRÉGANT, ANTE, *adj.* Antiaggregating, antisludge.

ANTIAGRESSINE, *s.f.* Antiagressin.

ANTIALDOSTÉRONE, *adj.* et *s.m.* Aldosterone inhibitor.

ANTI-ALLERGIQUE, *adj.* Antiallergic.

ANTIAMARIL, ILE, *adj.* Antiamarillic.

ANTIANAPHYLAXIE, *s.f.* Antianaphylaxis, ananaphylaxis.

ANTIANDROGÈNE, *adj.* et *s.m.* Antiandrogen.

ANTIANÉMIQUE, *adj.* Antianaemic. → *facteur antianémique.*

ANTIANGINEUX, EUSE, *adj.* Antianginal.

ANTI-ANTICORPS, *s.m.* Antiantibody.

ANTI-ARYTHMIQUE, *adj.* et *s.m.* Antiarrhythmic, antidysrrhythmic.

ANTI-ASTHMATIQUE, *adj.* Antiasthmatic.

ANTI-ATHÉROGÈNE, *adj.* Antiatherogenic.

ANTIBACTÉRIEN, ENNE, *adj.* Antibacterial.

ANTIBIOGRAMME, *s.m.* Antibiogram.

ANTIBIOTHÉRAPIE, *s.f.* Therapy by antibiotics.

ANTIBIOTIQUE, *adj.* et *s.m.* Antibiotic.

ANTIBLASTIQUE, *adj.* Antiblastic.

ANTIBRACHIAL, ALE, *adj.* Anticubital.

ANTICALCIQUE, *s.m.* Calcium antagonist.

ANTICANCÉREUX, EUSE, *adj.* Anticarcinogenic. V. *anticarcinogénétique.*

ANTI-CARCINOGÉNÉTIQUE ou **ANTI-CARCINOGÉNIQUE,** *adj.* Anticarcinogenic. – *s.m.* Anticarcinogen.

ANTICARDIOLIPINE, *s.f.* Anticardiolipin.

ANTICATAPHYLAXIE, *s.f.* Anticataphylaxis.

ANTICÉTOGÈNE, *adj.* Antiketogenic, antiketogenetic.

ANTICÉPHALINE, *s.f.* Anticephalin.

ANTICHOLINERGIQUE, *adj.* Anticholinergic.

ANTICHOLINESTÉRASIQUE, *adj.* Anticholinesterase.

ANTICIPATION-ANTÉPOSITION (loi d'). Mott's law of anticipation.

ANTICLASIE, *s.f.* Anticolloidoclasia.

ANTICOAGULANT, ANTE, *adj.* et *s.m.* Anticoagulant.

ANTICOAGULANT CIRCULANT. Circulating anticoagulant.

ANTICOAGULANT LUPIQUE. Lupus anticoagulant.

ANTICODON, *s.m.* Anticodon.

ANTICOLLOÏDOCLASIE, *s.f.* Anticolloidoclasia.

ANTICOMPLÉMENTAIRE, *adj.* Anticomplementary.

ANTICONCEPTION, *s.f.* Contraception.

ANTICONCEPTIONNEL, ELLE, *adj.* Contraceptive.

ANTICONVULSIVANT, ANTE, *adj.* Anticonvulsant. V. *antiépileptique.*

ANTICORPS, *s.m.* Antibody.

ANTICORPS (site). Antibody site.

ANTICORPS ANTI-ACIDE DÉSOXYRIBONUCLÉIQUE. Anti-DNA antibody.

ANTICORPS ANTI-ADN. Anti-DNA antibody.

ANTICORPS ANTI-AGENT DELTA. Anti-delta agent antibody.

ANTICORPS ANTI-AU OU ANTI-AUSTRALIA. Anti-Australia antibody.

ANTICORPS ANTI-DNP. Anti-DNP antibody.

ANTICORPS ANTI-E. Anti-E antibody.

ANTICORPS ANTI-ENDOTOXINE. Human monoclonal antibody against endotoxin.

ANTICORPS ANTI-HA. Anti-HA antibody.

ANTICORPS ANTI-HA-1A. Human monoclonal antibody against endotoxin.

ANTICORPS ANTI-HBc. Anti-HBc antibody.

ANTICORPS ANTI-HBe. Anti-HBe antibody.

ANTICORPS ANTI-HBs. Anti-HBs antibody.

ANTICORPS ANTI-HC. Anti-HC antibody.

ANTICORPS ANTILEUCOCYTAIRE. Leuko-antibody.

ANTICORPS ANTI-LYMPHOCYTES. Antilymphocytic antibody.

ANTICORPS ANTI-MITOCHONDRIES. Antimitochondria antibody.

ANTICORPS ANTI-NOYAUX OU ANTI-NUCLÉAIRE. Antinuclear antibody, antinuclear factor, ANF.

ANTICORPS ANTI-NUCLÉOPROTÉINE. Anti-DNP antibody.

ANTICORPS ANTIPLAQUETTAIRE. Antiplatelet antibody.

ANTICORPS ANTI-THYROÏDE. Antithyroid antibody.

ANTICORPS ANTI-THYROPEROXYDASE. Antithyroperoxidase antibody.

ANTICORPS ANTI-TISSUS. Antitissue antibody.

ANTICORPS BIVALENT. Bivalent antibody.

ANTICORPS BLOQUANT. Blocking antibody, inhibiting antibody.

ANTICORPS CELLULAIRE. Cellular antibody, cell bound antibody.

ANTICORPS CHAUD. Warm antibody.

ANTICORPS CIRCULANT. Circulating antibody, humoral antibody.

ANTICORPS COMPLET. Complete antibody, first, order antibody.

ANTICORPS F OU FORSSMAN. Forssman's antibody.

ANTICORPS FACILITANT. Enhancing antibody.

ANTICORPS FROID. Cold agglutinin.

ANTICORPS DE GROUPE. Cross-matching antibody.

ANTICORPS HÉMOLYTIQUE HÉTÉROPHILE. Heterophil haemolysin.

ANTICORPS HÉMOLYTIQUE SÉRIQUE ACQUIS. Immune haemolysin.

ANTICORPS HÉMOLYTIQUE SÉRIQUE NATUREL. Natural haemolysin.

ANTICORPS HÉMOLYTIQUE SPÉCIFIQUE. Specific haemolysin.

ANTICORPS HÉTÉROPHILE. Heterophile antibody.

ANTICORPS HUMORAL. Humoral antibody. → *anticorps circulant.*

ANTICORPS IMMUN. Immune antibody, antibody of immune type.

ANTICORPS INHIBANT. Inhibing antibody. → *anticorps bloquant.*

ANTICORPS INCOMPLET. Incomplete antibody, second-order antibody.

ANTICORPS IRRÉGULIER. Immune antibody. → *anticorps immun.*

ANTICORPS MONOCLONAL. Monoclonal antibody.

ANTICORPS MONOVALENT. Univalent antibody.

ANTICORPS NATUREL. Natural antibody, normal antibody.

ANTICORPS NEUTRALISANT. Neutralizing antibody.

ANTICORPS PRÉCIPITANT. Precipitin.

ANTICORPS RÉAGINIQUE. Reagin.

ANTICORPS RÉGULIER. Natural antibody.

ANTICORPS SÉRIQUE. Humoral antibody.

ANTI-COX, *s.m.* COX inhibitor.

ANTICYTOKINE, *s.f.* Anticytokine.

ANTIDÉPRESSEUR, *adj.* Antidepressant.

ANTIDIABÉTIQUE, *adj.* Antidiabetic.

ANTIDIARRHÉIQUE, *adj.* Antidiarrhoeal.

ANTIDIURÉTIQUE (hormone). Vasopressin. → *Vasopressine.*

ANTIDIURÉTIQUE (syndrome de sécrétion inappropriée d'hormone). Syndrome of inppropriate secretion of antidiuretic hormone, inappropriate ADH syndrome. → *Schwartz-Bartter (syndrome de).*

ANTIDIPHTÉRIQUE, *adj.* Antidiphtheritic.

ANTIDIURÈSE, *s.f.* Antidiuresis.

ANTIDOPAMINERGIQUE, *adj.* Antidopaminergic.

ANTIDOTE, *s.m.* Antidote.

ANTIDROMIQUE, *adj.* Antidromic.

ANTIÉMÉTIQUE, *adj.* Antiemetic.

ANTI-ENDOGÈNE, *s.m.* Autoantibody.

ANTI-ENZYME, *s.f.* Antienzyme.

ANTIÉPILEPTIQUE, *adj.* Antiepileptic, anticonvulsive, anticonvulsant.

ANTIESTROGÈNE, *adj.* Antiestrogen (américain), antiœstrogen (anglais).

ANTIFERMENT, *s.m.* Antienzyme.

ANTIFIBRILLANT, ANTE, *adj.* Antifibrillatory.

ANTIFIBRILLATOIRE, *adj.* Antifibrillatory.

ANTIFIBRINOLYSINE, *s.f.* Antifibrinolysin, antiplasmin.

ANTIFIBRINOLYTIQUE, *adj.* Antifibrinolytic.

ANTIFOLIQUE, *adj.* antifolic.

ANTIFONGIQUE, ANTIFUNGIQUE, *adj.* Antifungal, antimycotic.

ANTIGÈNE, *s.m.* (Ag). Antigen, Ag, immunogen.

ANTIGÈNE CA 15.3. CA 15.3 antigen.

ANTIGÈNE CA 19.9. CA 19.9 antigen.

ANTIGÈNE CA 50. CA 50 antigen.

ANTIGÈNE CA 72.4. CA 72.4 antigen.

ANTIGÈNE CA 125. CA 125 antigen.

ANTIGÈNES (compétition des). Antigenic competition.

ANTIGÈNE (réaction de l'). Antigen reaction of Debré and Paraf.

ANTIGÈNE AU OU AU/SH. Au antigène. → *antigène Australia.*

ANTIGÈNE AUSTRALIA OU AUSTRALIE. Australia antigen, Au antigen, Australia-SH antigen, Au/HB antigen, Au/SH antigen, hepatitis B surface antigen, HBs antigen, HBs Ag, hepatitis-associated antigen (or HAA).

ANTIGÈNE B. Hepatitis B virus. → *virus de l'hépatite B.*

ANTIGÈNE CA. Carbohydrate antigen.

ANTIGÈNES CARCINO-EMBRYONNAIRES. V. *antigènes fœtaux.*

ANTIGÈNES CARCINO-FŒTAUX. Fetal antigens. → *antigènes fœtaux.*

ANTIGÈNE CILIÉ. Flagellar antigen. → *antigène H.*

ANTIGÈNE COMMUN. Common antigen, shared antigen.

ANTIGÈNE D. Factor D. → *facteur D.*

ANTIGÈNE DELTA (d). Delta agent.

ANTIGÈNE « E », E antigen, e Ag.

ANTIGÈNE EMBRYONIQUE. Fetuin. → *alpha-fœtoprotéine.*

ANTIGÈNES EMBRYONNAIRES. Fetal antigens. → *antigènes fœtaux.*

ANTIGÈNE ENDOGÈNE. Autoantigen.

ANTIGÈNE ÉRYTHROCYTAIRE. Blood-group antigen.

ANTIGÈNES ÉRYTHROCYTAIRES (groupe d') PRÉSENTS CHEZ 1% DES INDIVIDUS. Low frequency blood groups, private antigens.

ANTIGÈNES ÉRYTHROCYTAIRES (groupe d') PRÉSENTS CHEZ 99% DES INDIVIDUS. Higt frequency blood groups, public antigens.

ANTIGÈNE EXTERNE. Antigen. → *antigène H.*

ANTIGÈNE F OU FORSSMAN. Forssman's antigen.

ANTIGÈNE FLAGELLAIRE. Flagellar antigen. → *antigène H.*

ANTIGÈNES FŒTAUX. Fetal antigens, carcinoembryonic antigens, oncofetal antigens.

ANTIGÈNES FŒTO-SPÉCIFIQUES. Alpha-fetoprotein.

ANTIGÈNE DE GREFFE. Tissue antigen. → *antigène tissulaire.*

ANTIGÈNE H. H antigen, flagellar antigen.

ANTIGÈNE HA. HA antigen.

ANTIGÈNE HAPTOGLOBINE. Haptoglobin antigen, Hp antigen.

ANTIGÈNE HBc. Hepatitis B core antigen, HBc antigen, HBc Ag.

ANTIGÈNE HBe. E antigen. → *antigène « e ».*

ANTIGÈNE HBs. HBs antigen. → *antigène Australia.*

ANTIGÈNE HC. HC antigen.

ANTIGÈNE HÉTÉROPHILE. Heterophil antigen, heterogenetic antigen.

ANTIGÈNE D'HISTOCOMPATIBILITÉ. Histocompatibility antigen. → *antigène tissulaire.*

ANTIGÈNE HLA. HL-A antigen. → *antigène tissulaire.*

ANTIGÈNE Hp. Haptoglobin antigen. → *antigène haptoglobine.*

ANTIGÈNE HY. HY antigen.

ANTIGÈNE Ia. Ia antigen.

ANTIGÈNE LEUCOCYTAIRE. Leukocyte antigen. → *antigène tissulaire.*

ANTIGÈNE Le OU LEWIS. Lewis's factor.

ANTIGÈNE DE NÈGRE. Nègre's antigen.

ANTIGÈNE O. O antigen, somatic antigen.

ANTIGÈNE P24. P24 antigen.

ANTIGÈNE PARTIEL. Partial antigen. → *partigène* et *haptène.*

ANTIGÈNE PRIVÉ. Private antigen.

ANTIGÈNE PUBLIC. Public antigen.

ANTIGÈNE PLAQUETTAIRE. Platelet antigen. → *antigène tissulaire.*

ANTIGÈNE RHÉSUS OU RH. Rhesus factor. → *Rhésus (antigène ou facteur).*

ANTIGÈNE SH. SH virus. → *virus de l'hépatite B.*

ANTIGÈNE SOMATIQUE. Somatic antigen. → *somatic antigen.*

ANTIGÈNE DE SURFACE. Surface antigen.

ANTIGÈNE SUTTER. Sutter-blood group antigen.

ANTIGÈNE TISSULAIRE. Tissue antigen, transplantation antigen, tissue transplantation compatibility antigen, histocompatibility antigen.

ANTIGÈNE DE TRANSPLANTATION. Transplantation antigen. → *antigène tissulaire.*

ANTIGÈNE TUMORAL. Tumour antigen.

ANTIGÈNE VI. V antigen, Vi antigen.

ANTIGÉNÉMIE, *s.f.* Antigenaemia.

ANTIGÉNÉTIQUE (pouvoir). Bacteriostatic action.

ANTIGÉNICITÉ, *s.f.* Antigenicity.

ANTIGÉNIE, *s.f.* Antigenicity.

ANTIGÉNIQUE, *adj.* Antigenic.

ANTIGÈNE HBe. E antigen. → *antigène « e ».*

ANTIGÉNOTHÉRAPIE, *s.f.* Antigenotherapy.

ANTIGLOBULINE, *s.f.* Antiglobulin.

ANTIGLOBULINE (test à l'). Antiglobulin test. → *Coombs (test de).*

ANTIGONADOTROPE, *adj.* Antigonadotropic.

ANTI GP IIb/IIIa. Anti GPIIb/IIIa.

ANTIHELMINTIQUE, *adj.* et *s.m.* Antihelminthic. → *vermifuge.*

ANTIHÉMOPHILIQUE, *adj.* Antihaemophilic.

ANTHÉMORRAGIQUE, *adj.* Antihaemorrhagic.

ANTIHISTAMINIQUE, *s.m.* Antihistamine.

ANTIHISTAMINIQUE, *adj.* Antihistaminic.

ANTIHISTAMINOTHÉRAPIE, *s.f.* Antihistaminetherapy.

ANTIHORMONE, *s.f.* Antihormone.

ANTIHYPERTENSEUR, *adj.* Antihypertensive.

ANTI-INFECTIEUX, EUSE, *adj.* Anti-infectious, anti-infective.

ANTI-INFLAMMATOIRE, *adj.* Anti-inflammatory.

ANTI-INFLAMMATOIRE NON STÉROÏDIEN (AINS). Non-steroid anti-inflammatory.

ANTI-INFLAMMATOIRE STÉROÏDIEN (AIS). Steroid anti-inflammatory.

ANTILEUCÉMIQUE, *adj.* Antileukaemic.

ANTILÉPREUX, EUSE, *adj.* Antileprotic.

ANTILIPOTROPIQUE (substance). Antilipotropic factor.

ANTILYMPHOCYTAIRE OU ANTILYMPHOCYTE, *adj.* Antilymphocytic.

ANTILUÉTIQUE, *adj.* Antiluetic. → *antisyphilitique.*

ANTILYSINE, *s.f.* Antilysin.

ANTIMALARIQUE, *adj.* Antimalarial. → *antipaludéen.*

ANTIMÉTABOLITE, *s.m.* Antimetabolite, metabolic antagonist, enzyme antagonist, competitive antagonist.

ANTIMICROBIEN, ENNE, *adj.* Antimicrobial.

ANTIMIGRAINEUX, EUSE, *adj.* Antimigraine, anti-migrainous.

ANTIMITOTIQUE, *adj.* Antimitotic.

ANTIMOUSSANT, *adj.* Antifoam.

ANTIMULLÉRIEN, IENNE, *adj.* Antimullerian.

ANTIMYCOTIQUE, *adj.* Antimycotic. → *antifongique.*

ANTINAUSÉEUX, EUSE, *adj.* Antinauseant.

ANTINÉOPLASIQUE, *adj.* Antineoplastic.

ANTINÉVROTIQUE, *adj.* Tranquilizer.

ANTINIDATOIRE, *adj.* Preventing the nidation.

ANTIŒSTROGÈNE, *adj.* Antiœstrogen (anglais), antiestrogen (américain).

ANTIONCOGÈNE, *s.m.* Antioncogen.

ANTIOXYDANT, *adj.* Antioxidant.

ANTIOXYGÈNE, *adj.* Antioxidant.

ANTIPALUDÉEN, ÉENNE, *adj.* Antimalarial, antipaludian.

ANTIPARALLÈLE, *adj.* Antiparallel.

ANTIPARASITAIRE, *adj.* Antiparasitic.

ANTIPARKINSONIEN, IENNE, *adj.* Antiparkinsonian.

ANTIPELLAGREUX, EUSE, *adj.* Antipellagra.

ANTIPÉRISTALTIQUE, *adj.* Antiperistaltic.

ANTIPERNICIEUX, EUSE, *adj.* Antipernicious.

ANTIPHAGINE, *s.f.* Antiphagin.

ANTIPHLOGISTIQUE, *adj.* Antiphlogistic.

ANTIPHONE, *s.m.* Antiphone.

ANTIPHOSPHOLIPIDE, *s.m.* Antiphospholipid.

ANTIPLAQUETTAIRE, *adj.* Antiplatelet.

ANTIPLASMINE, *s.f.* Antiplasmin. → *antifibrinolysine.*

ANTIPROGESTATIF, *s.m.* Antiprogesterone compound.

ANTIPROGESTÉRONE, *s.m.* Antiprogesterone, antiprogestin, progesterone antagonist.

ANTIPROGESTÉRONE, *adj.* Antiprogesterone.

ANTIPROTÉASE, *s.f.* Antiprotease.

ANTIPROTHROMBINASE, *s.f.* Antiprothrombinase.

ANTIPRURIGINEUX, EUSE, *adj.* Antipruritic.

ANTIPSORIQUE, *adj.* Acaricide.

ANTIPSYCHIATRIE, *s.f.* Antipsychiatry.

ANTIPSYCHOTIQUE, *adj.* Antipsychotic.

ANTIPURINE, *s.f.* Purine antagonist.

ANTIPYRIMIDINE, *s.f.* Pyrimidic antagonist.

ANTIPYRÉTIQUE, *adj.* Antipyretic.

ANTIRABIQUE, *adj.* Antirabic.

ANTIRACHITIQUE, *adj.* Antirachitic.

ANTIRÉNINE, *s.f.* Antirenin.

ANTIRÉTROVIRAL, ALE, *adj.* Antiretroviral.

ANTIRHUMATISMAL, ALE, *adj.* Antirheumatic.

ANTISCABIEUX, EUSE, *adj.* Acaricide.

ANTISCORBUTIQUE, *adj.* Antiscorbutic.

ANTISÉBORRHÉIQUE, *adj.* Antiseborrhoeic.

ANTISENS, *s.m.* Antisense.

ANTISEPSIE, *s.f.* Antisepsis.

ANTISEPTIQUE, *adj.* Antiseptic.

ANTISÉRUM, *s.m.* Antiserum.

ANTISLUDGE, *adj.* Antisludge. → *anti-agrégant.*

ANTISPASMODIQUE, *adj.* Antispasmodic, antispastic.

ANTISTREPTOKINASE (ASK), *s.f.* Antistreptokinase.

ANTISTREPTOLYSINE O. Antistreptolysin O.

ANTISUDORAL, ALE, *adj.* Antisudoral, antisudorific.

ANTISULFAMIDE, *adj.* Substance inhibiting the action of sulfonamides.

ANTISYPHILITIQUE, *adj.* Antisyphilitic, antiluetic.

ANTITABAC, *adj.* Antismoking.

ANTITÉTANIQUE, *adj.* Antitetanic.

ANTITHERMIQUE, *adj.* Antithermic.

ANTITHROMBINE, *s.f.* Antithrombin.

ANTITHROMBOPLASTINOGÈNE, *s.m.* Antithromboplastinogen.

ANTITHROMBOTIQUE, *adj.* Antithrombotic.

ANTITHYROÏDIEN, IENNE, *adj.* Antithyroid.

ANTITOXINE, *s.f.* Antitoxin.

ANTITOXIQUE, *adj.* Antitoxic.

ANTITRAGUS, *s.m.* Antitragus.

α1-ANTITRYPSINE, *s.f.* α1-antitrypsin.

ANTITRYPTIQUE, *adj.* Antitryptic, antitrypsic.

ANTITUBERCULEUX, EUSE, *adj.* Antituberculotic, antituberculous.

ANTITUSSIF, SSIVE, *adj.* Antitussive.

ANTITYPHOÏDIQUE, *adj.* Antityphoid.

ANTIVIRAL, ALE, *adj.* Antiviral.

ANTIVIRUS, *s.m.* Antivirus.

ANTIVITAMINE, *s.f.* Antivitamin.

ANTI Xa, *adj.* Anti-Xa.

ANTIXÉNIQUE, *adj.* Antixenic.

ANTIXÉROPHTALMIQUE, *adj.* Antixerophtalmic.

ANTLEY-BIXLER (syndrome d'). Antley-Bixler syndrome.

ANTON-BABINSKI (syndrome d'). Anton's syndrome, hemiasomatognosia.

ANTONYME, *s.m.* Antonym.

ANTRAL, ALE, *adj.* Antral.

ANTRE, *s.m.* Antrum.

ANTRECTOMIE, *s.f.* Antrectomy.

ANTRITE, *s.f.* Antritis.

ANTRO-ATTICOTOMIE, *s.f.* Antro-atticotomy.

ANTRODUODÉNOSTOMIE, *s.f.* Antroduodenostomy.

ANTROMASTOÏDITE, *s.f.* Antromastoiditis.

ANTROPYLORECTOMIE, *s.f.* Antropylorectomy.

ANTROPYLORITE, *s.f.* Antropyloritis.

ANTROSALPINGITE, *s.f.* Otitis sclerotica.

ANTROSTOMIE, *s.f.* Antrostomy.

ANTROTOMIE, *s.f.* Antrotomy.

ANTYLLUS (méthode d'). Antyllus's method or operation.

ANUCLÉE, ÉE, *adj.* Anuclear.

ANURIE, *s.f.* Anuria.

ANURIE EXCRÉTOIRE. Excretory anuria.

ANURIE (fausse). Excretory anuria.

ANURIE SÉCRÉTOIRE. Secretory anuria.

ANURIE VRAIE. Secretory anuria.

ANUS, *s.m.* Anus.

ANUS ARTIFICIEL. Artificial anus, enteroproctia.

ANUS CONTRE NATURE. Preternatural anus.

ANUSCOPE, *s.m.* Procoscope.

ANXIÉTÉ, *s.f.* Anxiety.

ANXIÉTÉ PAROXYSTIQUE. Anxiety attack.

ANXIEUX, EUSE, *adj.* Anxious.

ANXIOGÈNE, *adj.* Producing anxiety.

ANXIOLYTIQUE, *adj.* Anxiolytic.

AOO. AOO.

AORTE, *s.f.* Aorta.

AORTE À CHEVAL, AORTE BIVENTRICULAIRE. Overriding aorta, dextroposition of the aorta.

AORTE À DROITE. Right aortic arch.

AORTE (maladie annulo-ectasiante de l'). Annulo-aortic ectasia.

AORTE PLICATURÉE. Pseudocoarctation, buckled aorta, kinked aorta.

AORTECTOMIE, *s.f.* Aortectomy.

AORTIQUE, *adj.* Aortic.

AORTITE, *s.f.* Aortitis.

AORTITE INFECTIEUSE. Mycotic aortitis, bacterial aortitis.

AORTITE SYPHILITIQUE. Syphilitic aortitis, syphilitic mesaortitis. Döhle-Heller aortitis, Welch's aortitis.

AORTO-ARTÉRIOGRAPHIE, *s.f.* Aorto-arteriography.

AORTO-ARTÉRITE NON SPÉCIFIQUE. Takayashu's disease. → *Takayashu (maladie de).*

AORTOGRAPHIE, *s.f.* Aortography.

AORTOMYOCARDITE, *s.f.* Aortomyocarditis.

AORTOMYOPLASTIE, *s.f.* Aortomyoplasty.

AORTOPLASTIE, *s.f.* Aortoplasty.

AORTOTOMIE, *s.f.* Aortotomy.

AOUTAT, *s.m.* Chigger.

APACHE. APACHE (Acute Physiology And Chronic Health Evaluation).

APALLIQUE (syndrome). Decorticate rigidity.

APAREUNIE, *s.f.* Apareunia.

APATHIE, *s.f.* Apathy.

APATITE, *s.f.* Apatite.

APÉIDOSE, *s.f.* Apeidosis.

APEPSIE, *s.f.* Apepsia.

APÉRISTALTISME, *s.m.* Aperistalsis.

APERT (maladie d'). Apert's syndrome, acrocephalosyndactyly type I.

APERT-CROUZON (syndrome d'). Apert-Crouzon disease. → *dyscéphalosyndactylie.*

APERT ET GALLAIS (syndrome d'). Apert-Gallais syndrome. → *génito-surrénal (syndrome).*

APESANTEUR, *s.f.* Zerogravity.

APEX, *s.m.* Apex.

APEX ORBITAIRE (syndrome de l'). Orbital apex syndrome orbital apex sphenoidal syndrome, Rollet's syndrome. → *fente sphénoïdale (syndrome de la).*

APEXCARDIOGRAMME, *s.m.* Apexcardiogram.

APEXIEN, IENNE, *adj.* Apical.

APEXITE, *s.f.* Apicitis.

APEXOCARDIOGRAMME, *s.m.* OU **APEXOGRAMME,** *s.m.* Apexocardiogram, apexcardiogram.

APGAR (Indice d'). Apgar's score.

APHAGIE, *s.f.* Aphagia.

APHAGOPREXIE, *s.f.* Apractophagia.

APHAKIE, *s.f.* Aphakia, aphacia.

APHALGÉSIE, *s.f.* Aphalgesia.

APHAQUE, *adj.* Aphakic, aphacic, aphakial.

APHASIE, *s.f.* Aphasia.

APHASIE AMNÉSIQUE. Amnesic aphasia, amnestic aphasia.

APHASIE DE BROCA. Broca's aphasia.

APHASIE DE CONDUCTIBILITÉ. Wernicke's aphasia. → *aphasie de Wernicke.*

APHASIE DE CONDUCTION. Conduction aphasia.

APHASIE CONGÉNITALE. Auditory agnosia.

APHASIE D'ÉVOLUTION. Auditory agnosia.

APHASIE D'EXPRESSION. Broca's aphasia.

APHASIE D'INTÉGRATION. Auditory agnosia.

APHASIE LÉTHOLOGIQUE. Amnemonic aphasia, aphasia lethica.

APHASIE MOTRICE. Motor aphasia, ataxic aphasia, fronto-cortical aphasia, expressive aphasia. → *aphasie de Broca.*

APHASIE MOTRICE GRAPHIQUE. Agraphia. → *agraphie.*

APHASIE MOTRICE IDIOPATHIQUE. Congenital alalia.

APHASIE MOTRICE SOUS-CORTICALE. Anarthria.

APHASIE MOTRICE VOCALE. Aphemia.

APHASIE NOMINALE. Nominal aphasia, anomia, dysnomia, anomic aphasia.

APHASIE OPTIQUE. Optic aphasia.

APHASIE DE RÉCEPTION. Auditory agnosia.

APHASIE PROGRESSIVE PRIMAIRE. Mesulam's syndrome.

APHASIE SÉMANTIQUE. Semantic aphasia.

APHASIE SENSORIELLE. Sensory aphasia, receptive aphasia, impressive aphasia, psychosensory aphasia, logamnesia. → *aphasie de Wernicke.*

APHASIE SOUS-CORTICALE. Subcortical aphasia, Lichtheim's disease.

APHASIE SYNTACTIQUE. Syntactial aphasia. → *agrammatisme.*

APHASIE TOTALE. Total aphasia, global aphasia, cortical aphasia, expressive-receptive aphasia, mixed aphasia.

APHASIE TRANSCORTICALE. Transcortical aphasia.

APHASIE VERBALE. Verbal aphasia.

APHASIE DE WERNICKE. Wernicke's aphasia, temporoparietal aphasia.

APHELKIA, *s.f.* Aphelkia.

APHÉMESTHÉSIE, *s.f.* Aphemaesthesia.

APHÉMIE, *s.f.* Aphemia, alalia, logaphasia, aphtenxia, laloplegia, logoplegia, aphrasia.

APHÉRÈSE, *s.f.* Apheresis. → *hémaphérèse.*

APHLEGMASIQUE, *adj.* Non inflammatory.

APHONIE, *s.f.* Aphonia.

APHONIE PARALYTIQUE. Aphonia paralytica, paralytic aphonia, phonetic paralysis.

APHONIE SPASMODIQUE. Spastic aphonia, dysphonia spastica.

APHRASIE, *s.f.* Aphrasia.

APHRODISIAQUE, *adj.* et *s.m.* Aphrodisiac.

APHRODISIE, *s.f.* Aphrodisia.

APHTE, *s.m.* Aphtha; *pl.* aphtae.

APHTE DE BEDNAR. Bednar's aphta.

APHTES NÉCROSANTS ET MUTILANTS. Periadenitis mucosa necrotica recurrens, Mikulicz's aphthae, Sutton's disease.

APHTE DU PALAIS. Bednar's aphta.

APHTENXIE, *s.f.* Aphemia. → *aphémie.*

APHTEUX, EUSE, *adj.* Aphthous.

APHTHONGIE, *s.f.* Aphthongia.

APHTOVIRUS, *s.m. Aphtovirus.*

APHTONGIE, *s.f.* Aphthongia.

APHTOSE, *s.f.* Aphthosis, chronic intermittent recurrent aphthae resistentiae.

APHTOSE (grande). Behçet's syndrome. → *Behçet (maladie, syndrome ou trisyndrome de).*

APHYLAXIE, *s.f.* Aphylaxis.

APICAL, ALE, *adj.* Apical.

APICO-COSTO-VERTÉBRAL DOULOUREUX (syndrome). Apicocostovertebral syndrome. → *Pancoast et Tobias (syndrome de).*

APICOLYSE, *s.f.* Apicolysis, Tuffier's operation.

APICOLYSE EXTRA-FASCIALE. Extrafacial apicolysis. → *Semb (opération de).*

APINÉALISME, *s.m.* Apinealism.

APITHÉRAPIE, *s.f.* Apitherapy.

APITUITARISME, *s.m.* Apituitarism.

APLAQUETTOSE, *s.f.* Absence of blood platelets.

APLASIE, *s.f.* Aplasie

APLASIE GERMINALE. Germinal aplasia. → *Castillo. Trabucco et H. de la Balze (syndrome de Del).*

APLASIE MÉDULLAIRE. Bone marrow aplasia, bone marrow depression, bone marrow suppression.

APLASIE MONILIFORME. Aplasia pilorum intermittens.

APLASIE NORMO-PLASMOCYTAIRE ET NORMO-GLOBULINÉMIQUE. Nézelof's syndrome.

APLASIE THYMIQUE HÉRÉDITAIRE. Thymic alymphoplasia.

APLASIE THYMOLYMPHOCYTAIRE. Thymic alymphoplasia.

APLASIQUE, APLASTIQUE, *adj.* Aplastic.

APNÉE, *s.f.* Apnoea.

APNÉES DU SOMMEIL (syndrome des). Sleep apnoea syndrome.

APNEUMATOSE, APNEUMATOSIS, *s.f.* Apneumatosis. → *atélectasie.*

APNEUSIS, *s.f.* Apneusis. → *respiration apneustique.*

APNEUSTIQUE (centre). Apneustic center.

APOCOPE, *s.f.* Apocope.

APOCRINE, *adj.* Apocrine.

APODIE, *s.f.* Apodia.

APO-ENZYME, *s.f.* Apo-enzyme.

APOFERRITINE, *s.f.* Apoferritin.

APOGAMIE, *s.f.* Apogamy, apogamia, apomixia.

APO-INDUCTEUR, *s.m.* Apoinducer.

APOLIPOPROTÉINE, *s.f.* Apolipoprotein.

APOMIXIE, *s.f.* Apomixia. → *apogamie.*

APOMORPHINE, *s.f.* Apomorphine.

APONÉVRECTOMIE, *s.f.* Aponeurectomy.

APONÉVROSE, *s.f.* Aponeurosis.

APONÉVROSE ÉPICRÂNIENNE. Epicranium.

APONÉVROSITE, *s.f.* Aponeurositis.

APONÉVROSITE PLANTAIRE. Plantar fibromatosis. → *Ledderhose (maladie de).*

APONÉVROTOMIE, *s.f.* Aponeurotomy.

APOPHYLAXIE, *s.f.* Apophylaxis.

APOPHYSE, *s.f.* Apophysis.

APOPHYSITE, *s.f.* Apophysitis.

APOPHYSITE DE CROISSANCE. Schlatter-Osgood disease. → *apophysite tibiale antérieure.*

APOPHYSITE TIBIALE ANTÉRIEURE. Schlatter's or Schlatter-Osgood disease, Osgood-Schlatter disease, Lannelongue-Osgood-Schlatter disease or syndrome, periostitis tuberositas tibiae, apophysitis tibialis adolescentium, osteochondrosis of the tuberosity of the tibia, rugby knee.

APOPHYSOSE, *s.f.* Apophysitis.

APOPHYSOSE CALCANÉENNE POSTÉRIEURE. Epiphysitis of the calcaneus. → *Server (maladie de).*

APOPLECTIFORME, *adj.* Apoplectiform, apoplectoid.

APOPLECTIQUE, *adj.* Apoplectic.

APOPLEXIE, *s.f.* Apoplexy.

APOPLEXIE BLANCHE. Leukaemic apoplexy.

APOPLEXIE BULBAIRE. Bulbar apoplexy, pontile apoplexy.

APOPLEXIE CÉRÉBELLEUSE. Cerebellar apoplexy.

APOPLEXIE CÉRÉBRALE. Cerebral apoplexy, apoplexy, apoplectic attack, apoplectic seizure, apoplectic stroke, apoplectic shock, ictus sanguinis, cerebral crisis.

APOPLEXIE EMBOLIQUE. Embolic apoplexy.

APOPLEXIE FOUDROYANTE. Fulminant apoplexy, fulminating apoplexy.

APOPLEXIE HYSTÉRIQUE. Nervous apoplexy, functional apoplexy.

APOPLEXIE MÉDULLAIRE. Spinal apoplexy.

APOPLEXIE PLACENTAIRE. Placental apoplexy.

APOPLEXIE PROGRESSIVE. Ingravescent apoplexy, progressive apoplexy.

APOPLEXIE PULMONAIRE. Pulmonary apoplexy.

APOPLEXIE RÉNALE. Renal apoplexy.

APOPLEXIE DE LA RÉTINE. Retinal apoplexy.

APOPLEXIE SANGUINE. Sanguineous apoplexy.

APOPLEXIE SPINALE. Spinal apoplexy.

APOPLEXIE SPLÉNIQUE. Splenic apoplexy.

APOPLEXIE PAR THROMBOSE. Thrombotic apoplexy.

APOPLEXIE UTÉRO-PLACENTAIRE. Uterine apoplexy, utero-placental apoplexy, Couvelaire's syndrome or uterus, abruptio placentae, ablatio placentae, accidental haemorrhage.

APOPROTÉINE, *s.f.* Apoprotein, apolipoprotein.

APOPTOSE, *s.f.* Apoptosis.

APOSTÈME, APOSTUME, *s.m.* Apostem, apostema.

APOTOXINE, *s.f.* Apotoxin.

APOZÈME, *s.m.* Apozem, apozema, apozeme.

APPAREIL, *s.m.* Device.

APPAREIL DE MARCHE. Walking splint, ambulatory splint.

APPAREIL JUXTA-GLOMÉRULAIRE. Juxtaglomerular apparatus.

APPAREIL ORTHOPÉDIQUE. Brace.

APPAREIL PLÂTRÉ. Plaster splint.

APPAREIL DE TRACTION pour fracture. Traction splint.

APPAREILLAGE, *s.m.* Fitting.

APPENDICALGIE, *s.f.* Appendalgia, appendicealgia.

APPENDICE, *s.m.* Appendix.

APPENDICECTOMIE, *s.f.* Appendectomy, appendicectomy.

APPENDICÉMIE, *s.f.* Appendicular toxaemia.

APPENDICISME, *s.m.* Appendicism.

APPENDICITE, *s.f.* Appendicitis.

APPENDICOCÈLE, *s.f.* Appendicocele.

APPENDICOSTOMIE, *s.f.* Appendicostomy. Weir's operation.

APPENDICULAIRE, *adj.* Appendicular.

APPÉTIT, *s.m.* Appetite.

APPÉTITION (loi d'). Appetition law.

APPOSITION, *s.f.* Onlay.

APRACTO-AGNOSIE, *s.f.* Apractognosia, apraxia with agnosia.

APRACTOPHAGIE, *s.f.* Apractophagia.

APRAGMATISME, *s.m.* Apragmatism.

APRAXIE, *s.f.* Apraxia.

APRAXIE D'AIMANTATION. Magnetic apraxia.

APRAXIE CONSTRUCTIVE OU GÉOMÉTRIQUE. Constructional apraxia.

APRAXIE CORTICALE. Motor apraxia. → *apraxie motrice.*

APRAXIE IDÉATOIRE. Ideational apraxia.

APRAXIE IDÉOMOTRICE. Ideomotor apraxia, ideokinetic apraxia, limb-kinetic apraxia.

APRAXIE D'INNERVATION. Innervation apraxia. → *apraxie motrice.*

APRAXIE À LA MARCHE. Liepmann's apraxia.

APRAXIE MOTRICE. Motor apraxia, cortical apraxia, innervation apraxia, kinetic apraxia.

APRAXIE OCULOMOTRICE CONGÉNITALE. Congenital oculomotor apraxia syndrome.

APRAXIE RÉPULSIVE. Repellent apraxia.

APRAXIE TRANSCORTICALE. Ideomotor apraxia. → *apraxie idéomotrice.*

APROCTIE, *s.f.* Aproctia.

APRONITINE, *s.f.* Apronitin.

APROSEXIE, *s.f.* Aprosexia.

APROSOPIE, *s.f.* Aprosopia.

APRT. Adenine phosphoriboxyl transferase.

APS. PSA.

APSITHYRIE, *s.f.* Apsithyria.

APT (test d'). Apt's test.

APTYALISME, *s.m.* Aptyalia, aptyalism, xerostomia.

APUD. APUD.

APUDAMYLOÏDE, *s.m.* Apudamyloid.

APUDOMATOSE, *s.f.* Apudomatosis.

APUDOME, *s.m.* Apudoma, APUD tumour.

APURINIQUE, *adj.* Without purine.

APYRÉTIQUE, *adj.* Apyretic.

APYRÉTOGÈNE, *adj.* Apyrogenic.

APYREXIE, *s.f.* Apyrexia.

APYROGÈNE, *adj.* Apyrogenic.

ÂQRS. ÂQRS.

ÂQRST. ÂQRST.

AQUAJOGGING, *s.m.* Aquajogging.

AQUAPORINE, *s.f.* Aquaporin.

AQUEDUC, *s.m.* Aqueduct.

AQUEDUC DE SYLVIUS (syndrome de l'). Koerber-Salus-Elsching syndrome, Sylvian aqueduct syndrome.

AQUO-CAPSULITE, *s.f.* Keratitis punctata. → *kératite ponctuée.*

ARACHIDONIQUE, *adj.* Arachidonic.

ARACHNIDES, *s.m. pl.* Arachnida.

ARACHNIDISME, *s.m.* Arachnidism.

ARACHNITIS, *s.f.* Arachnitis. → *arachnoïdite.*

ARACHNODACTYLIE, *s.f.* Arachnodactyly, arachnodactylia, acromacria, spider finger.

ARACHNOÏDE, *s.f.* Arachnoidea.

ARACHNOÏDOCÈLE, *s.f.* Arachnoidocele.

ARACHNOÏDITE, *s.f.* Arachnoiditis, arachnitis.

ARACHNOÏDITE ADHÉSIVE. Adhesive arachnoiditis, obstructive arachnoiditis.

ARACHNOÏDITE KYSTIQUE. Neural cyst. → *méningite séreuse externe circonscrite.*

ARACHNOÏDITE SÉREUSE. Neural cyst. → *méningite séreuse externe circonscrite.*

ARACHNOÏDO-PIEMÉRITE SÉREUSE CÉRÉBRALE. Arachnoiditis.

ARAN (cancer vert d'). Aran's green cancer. → *chlorome.*

ARAN (loi d'). Aran's law.

ARAN-DUCHENNE (amyotrophie d'ou atrophie musculaire progressive spinale type). Aran-Duchenne disease. → *atrophie musculaire progressive.*

ARAN-DUCHENNE (syndrome d'). Lower brachial plexus paralysis.

ARANÉISME, *s.m.* Araneism.

ARANTIUS (canal d'). Duct of Arantius.

ARBOR (virus). Arbovirus.

ARBOVIROSE, *s.f.* Arbovirosis.

ARBOVIRUS, *s.m.* Arbovirus.

ARBRE DE DÉCISION. Algorithm.

ARBUTHNOT LANE (maladie d'). Lane's disease.

ARC (sérum). ACS. → *sérum anti-réticulaire cytotoxique.*

ARC (syndrome du premier). First arch syndrome.

ARC AORTIQUE DOUBLE. Double aortic arch.

ARC AORTIQUE (syndrome de l'). Aortic arch syndrome.

ARC HÉMAL. Haemal arch.

ARC JUVÉNILE. Arcus juvenilis, anterior embryotoxon.

ARC LIPOÏDIQUE. Arcus lipoides, arcus adiposus, lipoidosis corneae.

ARC NEURAL. Neural arch.

ARC SÉNILE. Arcus senilis, gerontoxon, gerontotoxon.

ARCHÆA, *s.f. pl.* Archaea.

ARCHE AORTIQUE. Aortic arch.

ARCHÉBACTÉRIES OU ARCHÉOBACTÉRIES, *s.f. pl.* Archaebacteria, Archaea.

ARCHÉBIOSE, *s.f.* Abiogenesis.

ARCHÉOCÉRÉBELLUM, *s.m.* Archaeocerebellum.

ARCHÉOCORTEX, *s.m.* Archicortex.

ARCHÉOPALLIUM, *s.m.* Archicortex.

ARCHICORTEX, *s.m.* Archicortex.

ARCHIPALLIUM, *s.m.* Archicortex.

ARCS BRANCHIAUX. Branchial arches.

ARCTILIGNE, *adj.* Dolichomorphic.

ARDOISIERS (maladie des). Schistosis.

AREA CELSI. Alopecia celsi. → *pelade.*

AREA JONSTONI. Jonston's alopecia. → *pelade.*

ARÉFLECTIVITÉ, ARÉFLEXIE, *s.f.* Areflexia.

ARÉGÉNÉRATIF, IVE, *adj.* Aregenerative.

ARÉNATION, *s.f.* Arenation, ammotherapy.

ARENAVIRIDÆ, *s.f. pl.* Arenaviridés, *s.m. pl.* Arenaviridae.

ARÉNAVIRUS, *s.m.* Arenavirus.

ARÉOLE, *s.f.* Areola.

ARÉTÉE (type d'). Phthinoid type.

ARGENTAFFINE, *adj.* Argentaffin, argentaffine, argyrophil, argentophil, argentophile.

ARGENTAFFINOME, *s.m.* Argentaffine tumour. → *carcinoïde (tumeur).*

ARGININE, *s.f.* Arginine.

ARGININE-VASOPRESSINE, *s.f.* Arginine-vasopressin.

ARGONZ-DEL CASTILLO (syndrome d'). Ahumada-del Castillo syndrome, Argonz-del Castillo syndrome, Forbes-Albright syndrome.

ARGYLL-ROBERTSON (signe d'). Argyll-Robertson's pupil, Vincent's sign, stiff pupil.

ARGYRIE, *s.f.* Argyria, argyriasis, argyrosis, argyrism.

ARGYRISME, *s.m.* Silver poisoning.

ARGYROPHILE, *adj.* Argentaffin.

ARGYROSE, *s.f.* Argyrosis.

ARHINENCÉPHALIE, *s.f.* Arrhinencephaly.

ARIBOFLAVINOSE, *s.f.* Ariboflavinosis.

ARITHMOMANIE, *s.f.* Arithmomania.

ARKLESS ET GRAHAM (syndrome d'). Acrodysotosis.

ARLEQUIN (syndrome d'). Harlequin color change.

ARLOING (phénomène de s.). Arloing's phenomenon.

ARLT (ligne d'). Arlt's line.

ARM. MRA.

ARMANNI (lésion d'). Armanni-Ehrlich degeneration.

ARMATURE (sans). Stentless.

ARMÉNIENS (maladie des). Periodic disease. → *maladie périodique.*

ARMOISE, *s.f.* Artemisia.

ARMSTRONG (maladie d'). Lymphocytic choriomeningitis.

ARN. RNA. → *ribonucléique (acide).*

ARNc. Acide ribonucléique complémentaire, cRNA.

ARN MESSAGER, ARN m. mRNA, messenger RNA. → *ribonucléique messager (acide).*

ARN POLYMÉRASE. RNA polymerase.

ARN RIBOSOMAL. Ribosomal RNA. → *ribonucléique ribosomal (acide).*

ARN DE TRANSFERT, ARN t. tRNA, transfer RNA. → *ribonucléique de transfert (acide).*

ARN-VIH. RNA-HIV.

ARNETH (image d'). Arneth's classification or count or formula or index.

ARNICA MONTANA. *Arnica montana.*

ARNOLD-CHIARI (syndrome d'). Arnold-Chiari deformity or malformation or syndrome, cerebromedullary malformation syndrome.

ARNOLD (névralgie d'). Arnold's neuralgia.

AROMATHÉRAPIE, *s.f.* Aromatherapy.

AROMATISME, *s.m.* Aromatic essence poisoning.

AROMATIQUE, *adj.* Aromatic.

ARRÊT (réaction d'). Arrest reaction.

ARRÊT AURICULAIRE. Atrial or auricular standstill.

ARRÊT CARDIAQUE. Cardiac arrest, heart arrest, cardiac standstill.

ARRÊT RESPIRATOIRE. Respiratory standstill.

ARRÊT SINUSAL. Sinus arrest, sinus standstill.

ARRÊT VENTRICULAIRE. Ventricular standstill.

ARRHÉNOBLASTOME, *s.m.* Arrhenoblastoma, arrhenoma, arrhenonoma, adenoma rete ovarii, adenoma testiculi ovotestes, adenoma tubulare ovarii testiculaire, tubular testicular adenoma of ovary, Wolffian adenoma.

ARRIÉRATION AFFECTIVE (syndrome d'). Anaclitic depression, emotional immatury, hospitalism.

ARRIÉRATION DYSMÉTABOLIQUE. Mental deficiency produced by an inborn error of metabolism.

ARRIÉRATION INTELLECTUELLE OU MENTALE. Mental deficiency or retardation.

ARRIÉRATION PROFONDE. Idiocy.

ARRIÈRE-FAIX, *s.m.* Secundines, secundinae, afterbirth.

ARSENIC, *s.m.* Arsenic.

ARSENICISME, *s.m.* Arseniasis, arsenicalism, arsenism.

ARSÉNICOPHAGIE, *s.m.* Arsenicophagy, arsenophagy.

ARSÉNOTHÉRAPIE, *s.f.* Arsenotherapy.

ARSONVALISATION (d'). Arsonvalism. → *darsonvalisation.*

ARTEFACT, *s.m.* Artefact.

ARTÉMISINE, *s.f.* Artemisin.

ARTÈRE, *s.f.* Artery.

ARTÈRE EN TUYAU DE PIPE. Pipe stem artery.

ARTÈRE MÉSENTÉRIQUE SUPÉRIEURE (syndrome de l'). Superior mesenteric artery syndrome.

ARTÈRE POPLITÉE PIÉGÉE. Popliteal artery entrapment.

ARTÈRE PULMONAIRE. Pulmonary artery.

ARTERIA LUSORIA. Arteria lusoria.

ARTÉRIALISATION, *s.f.* Arterialization.

ARTÉRIECTASIE, *s.f.* Aneurysm. → *anévrisme.*

ARTÉRIECTOMIE, *s.f.* Arteriectomy, arterectomy.

ARTÉRIECTOPIE, *s.f.* Arteriectopia.

ARTÉRIEL, ELLE, *adj.* Arterial.

ARTÉRIOGRAMME, *s.m.* Arteriogram.

ARTÉRIOGRAPHIE, *s.f.* Arteriography.

ARTÉRIOGRAPHIE CÉRÉBRALE. Cerebral arteriography.

ARTÉRIOLE, *s.f.* Arteriole.

ARTÉRIOLITE, *s.f.* Arteriolitis.

ARTÉRIOLITHE, *s.m.* Arteriolith.

ARTÉRIOLOSCLÉROSE, *s.f.* Arteriolosclerosis, arteriolar sclerosis.

ARTÉRIOPATHIE, *s.f.* Arteriopathy.

ARTHÉRIOPATHIE HÉMODYNAMIQUE. Haemodynamic arteriopathy.

ARTÉRIOPHLÉBITE, *s.f.* Arteritis with phlebitis.

ARTÉRIO-PHLÉBOGRAPHIE, *s.f.* Arteriophlebography.

ARTÉRIO-PIÉZOGRAMME, *s.m.* Arterial piezogram.

ARTÉRIORRAPHIE, *s.f.* Arteriorrhaphy.

ARTÉRIOSCLÉREUX, EUSE, *adj.* Arteriosclerotic.

ARTÉRIOSCLÉROSE, *s.f.* Arteriosclerosis, arterial sclerosis, vascular sclerosis.

ARTÉRIOSCLÉROSE HYPERPLASTIQUE. Hyperplastic arteriosclerosis.

ARTÉRIOSCLÉROSE DE MÖNCKEBERG. Mönckeberg's arterioclerosis. → *médiacalcinose, médiacalcose.*

ARTÉRIOSCLÉROSE PULMONAIRE PRIMITIVE. Primary pulmonary hypertension. → *hypertension artérielle pulmonaire primitive.*

ARTÉRIOSCLÉROSE SÉNILE. Senile arteriosclerosis, decrescent arteriosclerosis.

ARTÉRIOSPASME, *s.m.* Arteriospasm.

ARTÉRIOTOMIE, *s.f.* Arteriotomy.

ARTÉRIOXÉROSE, *s.f.* Senile arteritis.

ARTÉRITE, *s.f.* Arteritis.

ARTÉRITE GIGANTO-CELLULAIRE. Temporal arteritis. → *artérite temporale.*

ARTÉRITE NOUEUSE. Periarteritis nodosa. → *périartérite noueuse.*

ARTÉRITE TEMPORALE. Temporal arteritis, Horton's disease, giant cell arteritis, cranial arteritis, granulomatous arteritis.

ARTHRALGIE, *s.f.* Arthralgia.

ARTHRECTOMIE, *s.f.* Arthrectomy.

ARTHRIFLUENT, ENTE, *adj.* Arthrifluent.

ARTHRITE, *s.f.* Arthritis.

ARTHRITE ALLERGIQUE. Allergic arthritis.

ARTHRITE CHRONIQUE JUVÉNILE. Juvenile chronic polyarthritis. → *polyarthrite chronique de l'enfant.*

ARTHRITE DÉFORMANTE OU SÈCHE. Arthritis deformans, arthrosis deformans, morbus senilis, osseous rheumatism, arthrocace, deforming arthropathy.

ARTHRITE DÉFORMANTE JUVÉNILE. Osteochondritis deformans juvenilis. → *ostéochondrite déformante juvénile de la hanche.*

ARTHRITE HIVERNALE. Arthritis hiemalis.

ARTHRITE INFECTIEUSE. Infectional arthritis, infectious arthritis.

ARTHRITE DE LYME. Lyme arthritis.

ARTHRITE RÉACTIONNELLE. Reactive arthritis.

ARTHRITE RHUMATOÏDE. Rhumatoid arthritis. → *polyarthrite rhumatoïde.*

ARTHRITE SÈCHE. Arthritis deformans. → *arthrite déformante.*

ARTHRITE SÉNILE DE LA HANCHE. Senile coxitis. → *coxarthrite.*

ARTHRITE VILLEUSE. Chronic villous arthritis.

ARTHRITIDE, *s.f.* Arthritide.

ARTHRITIDE BULLEUSE. Dermatitis herpetiformis. → *dermatite herpétiforme.*

ARTHRITIDE PALMAIRE. Psoriasiform palmar syphilids.

ARTHRITIQUE, *adj.* Arthritic.

ARTHRITISME, *s.m.* Arthritism, gouty diathesis, status arthriticus, uric acid or uratic diathesis.

ARTHROCACE SÉNILE. Arthrosis deformans. → *arthrite déformante ou sèche.*

ARTHROCENTÈSE, *s.f.* Arthrocentesis.

ARTHROCHONDRITE, *s.f.* Arthrochondritis.

ARTHROCINÉTIQUE, *adj.* Pertaining to articular movement.

ARTHRODÈSE, *s.f.* Arthrodesia, arthrodesis, Albert's operation.

ARTHRODIE, *s.f.* Arthrodia.

ARTHRODYNIE, *s.f.* Arthrodynia, rhumatoid arthritis. → *polyarthrite rhumatoïde.*

ARTHROGRAMME, *s.m.* Arthrogram.

ARTHROGRAPHIE, *s.f.* Arthrography.

ARTHROGRYPOSE MULTIPLE CONGÉNITALE. Arthrogryposis multiplex congenita, amyoplasia congenita, myodystrophia fetalis.

ARTHROLOGIE, *s.f.* Arthrology.

ARTHROLYSE, ARTHROLYSIE, *s.f.* Arthrolysis.

ARTHROMALACIE, *s.f.* Softening of the joints.

ARTHROMYODYSPLASIQUE CONGÉNITAL (syndrome). Amyoplasia congenita. → *arthrogrypose multiple congénitale.*

ARTHRO-OCULO-SALIVAIRE (syndrome). Sjögren's disease. → *Gougerot-Houwer-Sjögren (syndrome de).*

ARTHRO-ONYCHODYSPLASIE, *s.f.* Osteoonychodysplasia. → *onycho-ostéodysplasie héréditaire.*

ARTHRO-OPHTALMOPATHIE HÉRÉDITAIRE PROGRESSIVE. Hereditary progressive arthro-ophthalmopathy, Stickler's syndrome.

ARTHROPATHIE, *s.f.* Arthropathy.

ARTHROPATHIE NERVEUSE. Neurogenic arthropathy, Charcot's disease, Charcot's arthropathy or joint, neurotrophic arthritis, neuropathic arthritis.

ARTHROPATHIE TABÉTIQUE. Tabetic arthropathy, Charcot's arthritis.

ARTHROPHYTE, *s.m.* Arthrophyte, arthrolith, jointmouse, articular loose body, joint body.

ARTHROPLASIE, ARTHROPLASTIE, *s.f.* Arthroplasty.

ARTHROPNEUMOGRAPHIE, *s.f.* Arthropneumography, arthropneumoroentgenography.

ARTHROPODES, *s.m. pl.* Arthropoda.

ARTHRORISE, *s.f.* Arthroereisis, arthrorisis.

ARTHROSCANNER, *s.m.* Arthroscan.

ARTHROSCINTIGRAPHE, *s.f.* Scintiphotography of a joint.

ARTHROSCOPE, *s.m.* Arthroscope.

ARTHROSCOPIE, *s.f.* Arthroscopy.

ARTHROSE, *s.f.* Osteo-arthritis, osteo-arthrosis, arthrosis, degenerative arthritis, hypertrophic arthritis, senescent arthritis, degenerative joint disease.

ARTHROSE INTERÉPINEUSE. Kissing spines. → *Baastrup (maladie de).*

ARTHROSES (maladie des). Primary generalized osteoarthritis.

ARTHROSE UNCO-VERTÉBRALE. Uncarthrosis.

ARTHROSTOMIE, *s.f.* Arthrostomy.

ARTHROSYNOVITE, *s.f.* Arthrosynovitis.

ARTHROSYNOVITE CHRONIQUE. Chronic arthrosynovitis, Besnier's rheumatism.

ARTHROSYPHILIS, *s.f.* Syphilitic arthritis.

ARTHROTOMIE, *s.f.* Arthrotomy.

ARTHROTYPHUS, *s.m.* Arthrotyphoid.

ARTHUS (phénomène d'). Arthus's phenomenon or reaction.

ARTICLE, *s.m.* Articulation.

ARTICULATION, *s.f.* Joint.

ARTICULÉ DENTAIRE. Articulation, occlusion (of the teeth), dental articulation.

ARTIFICIEL, ELLE, *adj.* (dû à un artefact). Artifactitious.

ARTIOPLOÏDE, *adj.* Artioploid.

ARYLSULFATASE, *s.f.* Arylsulphatase.

ARYTÉNOÏDE, *adj.* Arytenoid.

ARYTÉNOÏDITE, *s.f.* Arytenoiditis.

ARYTHMIE COMPLÈTE. Continuous ou perpetual arrhythmia, delirium cordis, ataxia cordis. → *fibrillation auriculaire.*

ARYTHMIE EXTRASYSTOLIQUE. Extrasystolic arrhythmia.

ARYTHMIE PÉRIODIQUE. Allorythmia.

ARYTHMIE RESPIRATOIRE. Respiratory arrhythmia, phasic sinus arrhythmia.

ARYTHMIE RYTHMÉE. Allorythmia.

ARYTHMIE SINUSALE. Sinus arrhythmia.

ARYTHMIE SINUSALE VENTRICULOPHASIQUE. Ventriculophasic sinus arrhythmia.

ARYTHMIE VENTRICULOPHASIQUE. Ventriculophasic sinus arrhythmia.

ARYTHMOGÈNE, *adj.* Arrhythmogenic.

ASBESTOSE, *s.f.* Asbestosis, steam-fitter's asthma.

ASBOE-HANSEN (maladie de). Asboe-Hansen disease or incontinenti pigmenti.

ASCARICIDE, *adj.* Ascaricidal.

ASCARIDES, *s.m. pl.* Ascaridae.

ASCARIDIASE, ASCARIDIOSE, *s.f.* Ascariasis, ascaridiasis, ascaridiosis, ascariosis.

ASCARIS LUMBRICOÏDES. Ascaris lumbricoid, *Ascaris lumbricoides.*

ASCHÉMATIE, *s.f.* Somatoagnosia.

ASCHER (syndrome d'). Ascher's syndrome.

ASCHHEIM-ZONDEK (méthode ou réaction d'). Aschheim-Zondek test.

ASCHNER (signe d'). Aschner's reflex. → *réflexe oculo-cardiaque.*

ASCHOFF (module d'). Aschoff's body, Aschoff's nodule, rheumatic granuloma.

ASCHOFF-TAWARA (nœud d'). Atrioventricular node.

ASHWORTH (échelle d'). Ashworth's scale.

ASCITE, *s.f.* Ascites, hydroperitoneum, hydroperitonia, abdominal dropsy, dropsy of belly, hydrops abdominis, peritoneal dropsy.

ASCITE CHYLEUSE. Ascites chylosus, chylous ascites, chyloperitoneum.

ASCITE CHYLIFORME. Chyliform ascites, pseudochylous ascites.

ASCITE ENKYSTÉE. Ascites saccatus.

ASCITE ESSENTIELLE DES JEUNES FILLES. Tuberculous exudative peritonitis, wet form of tuberculous peritonitis.

ASCITE GÉLATINEUSE. Gelatinous ascites.

ASCITE HÉMORRAGIQUE. Haemorrhagic ascites, bloody ascites.

ASCITE LAITEUSE. Fatty ascites, milky ascites, ascites adiposus.

ASCITIQUE, *adj.* Ascitic.

ASCOLI (réaction d'). Ascoli's test.

ASCOMYCÈTES, *s.m. pl.* Ascomycetae, Ascomycetes.

ASCORBIQUE, *adj.* Ascorbic.

ASCORBURIE, *s.f.* Ascorburia.

ASÉMIE, *s.f.* Asemia, asemasia.

ASEPSIE, *s.f.* Asepsis.

ASEPTIQUE, *adj.* Aseptic.

ASEXUÉ, UÉE, *adj.* Asexual.

ASHERMAN (syndrome de). Asherman's syndrome.

ASHMAN (phénomène d'). Ashman's phenomenon.

ASHMAN (unité). Ashman unit.

ASIALIE, *s.f.* Asialia.

ASILE OU ASILE D'ALIÉNÉS. Insane asylum. → *hôpital psychiatrique.*

ASK. Antistreptokinase.

ASKANASY (syndrome d'). Polychondropathy. → *polychondrite atrophiante chronique.*

ASL O. Antistreptolysin O.

ASODÉ, ÉE, *adj.* Sodium restricted.

ASOMATOGNOSIE, *s.f.* Somatagnosia.

ASPALOSOME, *s.m.* Aspalosoma.

ASPARAGINE, *s.f.* Asparagine.

ASPARTAME, *s.m.* Aspartame.

ASPARTIQUE (acide). Aspartic acid.

ASPARTYLGLUCOSAMINURIE, *s.f.* Aspartylglycosaminuria.

ASPERGER (syndrome d'). Asperger's syndrome.

ASPERGILLINE, *s.f.* Aspergillin.

ASPERGILLOME, *s.m.* Aspergilloma, pseudo-tumoral aspergillosis, fungus ball.

ASPERGILLOSE, *s.f.* Aspergillosis, aspergillomycosis.

ASPERGILLOSE PULMONAIRE. Pulmonary aspergillosis.

ASPERMATISME, *s.m.* Aspermatism.

ASPERMIE, *s.f.* Aspermia.

ASPHYGMIE, *s.f.* Asphygmia.

ASPHYXIE, *s.f.* Asphyxia.

ASPHYXIE BLANCHE DU NOUVEAU-NÉ. Asphyxia pallida, white asphyxia.

ASPHYXIE BLEUE DU NOUVEAU-NÉ. Asphyxia livida, blue asphyxia.

ASPHYXIE PAR COMPRESSION TRAUMATIQUE DU THORAX. Traumatic asphyxia, traumatic apnoea, asphyxia cyanotica, cyanotica asphyxia.

ASPHYXIE LOCALE DES EXTRÉMITÉS. Acroasphyxia, local asphyxia.

ASPHYXIE DES NOUVEAU-NÉS. Asphyxia neonatorum.

ASPHYXIE IN UTERO. Fetal asphyxia, intra-uterine asphyxia.

ASPIRINE, *s.f.* Aspirin, acetylsalicylic acid.

ASPIRIN-LIKE (syndrome). Aspirin-like syndrome.

ASPLÉNIE, *s.f.* Asplenia.

ASSÉCUROSE, *s.f.* Indemnity neurosis. → *sinistrose.*

ASSIMILATION, *s.f.* Assimilation.

ASSIMILATION (mauvaise). Malnutrition.

ASSISTANCE CIRCULATOIRE OU CARDIO-CIRCULATOIRE. Circulatory assistance, mechanical circulatory assistance, assisted circulation.

ASSISTANT(E) SOCIAL(E). Social worker.

ASSISTANCE CIRCULATOIRE PAR CONTREPULSION DIASTOLIQUE INTRA-AORTIQUE. Intraaortic balloon counterpulsation.

ASSMANN (infiltrat d'). Assmann's focus.

ASSUÉTUDE, *s.f.* Drug tolerance, addiction, dependence.

ASTACOÏDE, *adj.* Red as a boiled lobster.

ASTASIE, *s.f.* Astasia.

ASTASIE-ABASIE, *s.f.* Astasia-abasia, hysteric ataxia, hysterical alaxia, Broca's ataxia, Blocq's disease.

ASTÉATOSE, *s.f.* Asteatosis, asteatodes.

ASTER, *s.m.* Aster.

ASTÉRÉOGNOSIE, *s.f.* Astereognosis, astereognosy, astereocognosy, stereo-agnosis, tactile amnesia, stereoanaesthesia.

ASTÉRION, *s.m.* Asterion.

ASTÉRIXIS, *s.m.* Asterixis, flapping tremor, liver flap.

ASTHÉNIE, *s.f.* Asthenia.

ASTHÉNIE BULBO-SPINALE. Myasthenia gravis. → *myasthénie.*

ASTHÉNIE NEURO-CIRCULATOIRE. Neurocirculatory asthenia. → *cœur irritable.*

ASTHÉNIE PSYCHIQUE. Anideation.

ASTHÉNIQUE, *adj.* Asthenic.

ASTHÉNOBIOSE, *s.f.* Asthenobiosis.

ASTHÉNOMANIE, *s.f.* Asthenomania.

ASTHÉNOPIE, *s.f.* Asthenopia, copiopia, copiopsia, kopiopia.

ASTHÉNOPIE ACCOMMODATIVE. Accommodative asthenopia.

ASTHÉNOPIE MUSCULAIRE. Muscular asthenopia.

ASTHÉNOSPERMIE, *s.f.* Asthenospermia.

ASTHMATIFORME, *adj.* Asthmatiform.

ASTHMATIQUE, *adj.* Asthmatic.

ASTHME, *s.m.* Asthma.

ASTHME ALLERGIQUE. Allergic asthma, atopic asthma.

ASTHME PAR ALLERGIE AUX ALIMENTS. Food asthma.

ASTHME PAR ALLERGIE AUX CHEVAUX. Horse asthma.

ASTHME PAR ALLERGIE À LA POUSSIÈRE. Dust asthma.

ASTHME ATOPIQUE. Atopic asthma.

ASTHME ESSENTIEL. True asthma, essential asthma, bronchial asthma, nervous asthma, spasmodic asthma, thymic angina, asthma convulsivum.

ASTHME DES FOINS. Hay fever. → *coryza spasmodique périodique.*

ASTHME HUMIDE. Humid asthma.

ASTHME INTRIGUÉ. Mild chronic asthma.

ASTHME DE KOPP. Laryngospasm. → *laryngospasme.*

ASTHME DE MILLAR. Spasmodic laryngitis. → *laryngite striduleuse.*

ASTHME POLLINIQUE. Pollen asthma.

ASTHME PUR. True asthma. → *asthme essentiel.*

ASTHME RÉAGINIQUE. Allergic asthma.

ASTHME SYMPTOMATIQUE. Pseudo-asthma.

ASTHME THYMIQUE. Laryngospasm.

ASTHME VIEILLI. Mild chronic asthma.

ASTHME VRAI. True asthma.

ASTHMOGÈNE, *adj.* Asthmogenic.

ASTIGMATISME, *s.m.* Astigmatism, astigmia.

ASTLEY COOPER (hernie de). Femoral hernia en bis sac.

ASTLEY COOPER (testicule irritable d'). Cooper's irritable testicle.

ASTOMIE, *s.f.* Astomia.

ASTRAGALE, *s.m.* Astragalus. → *talus.*

ASTRAGALECTOMIE, *s.f.* Astragalectomy.

ASTRAGALIEN, ENNE, *adj.* Astragalar.

ASTRAND (formule d'). Astrand's formula.

ASTRAND ET RYHMING (test d'). Astrand-Ryhming test.

ASTROBLASTRO-ASTROCYTOME, *s.m.* Astroblasto-astrocytoma.

ASTRAPHOBIE, *s.f.* Astrophobia, astrapophobia.

ASTRINGENT, ENTE, *adj.* Astringent.

ASTROBLASTO-ASTROCYTOME, *s.m.* Astroblasto-astrocytoma.

ASTROBLASTOME, *s.m.* Astroblastoma.

ASTROCYTE, *s.m.* Astrocyte.

ASTROCYTOME, *s.m.* Astrocytoma, astroglioma, astroma, astrocytic glioma.

ASTROCYTOME FIBRILLAIRE. Fibrillary astrocytoma, pilocytic astrocytoma.

ASTROCYTOME GÉMISTOCYTIQUE. Gemistocytic astrocytoma. → *astrocytome protoplasmique.*

ASTROCYTOME PILOCYTIQUE. Pilocytic astrocytoma. → *astrocytome fibrillaire.*

ASTROCYTOME PROTOPLASMIQUE. Protoplasmic astrocytoma, gemistocytic astrocytoma.

ASTROGLIE, *s.f.* Astroglia.

ASTROVIRIDÆ, *s.f. pl.* Astroviridæ.

ASTROVIRUS, *s.m. Astrovirus.*

ASYLLABIE, *s.f.* Asyllabia.

ASYMBOLIE, *s.f.* Asymbolia.

ASYMBOLIE À LA DOULEUR. Pain asymbolia.

ASYMPTOMATIQUE, *adj.* Asymptomatic.

ASYNCLITISME, *s.m.* Asynclitism.

ASYNCLITISME ANTÉRIEUR. Nägele's obliquity, anterior asynclitism.

ASYNCLITISME POSTÉRIEUR. Litzmann's obliquity, posterior asynclitism.

ASYNERGIE, *s.f.* Asynergia, asynergy, dyssynergy.

ASYNERGIE DES MEMBRES. Appendicular asynergy.

ASYNERGIE DU TRONC. Axial asynergy, trunkal asynergy.

ASYNERGIE DU TRONC ET DES MEMBRES. Axio-appendicular asynergy.

ASYSTOLE, *s.f.* Asystole, asystolia, Beau's syndrome.

AT. AT. → *antithrombine.*

ÂT. ÂT. → *axe électrique moyen de T.*

ATARACTIQUE, *adj.* Ataractic.

ATARAXIQUE, *adj.* Ataractic, ataraxic.

ATARAXIE, *s.f.* Ataraxia, ataraxy.

ATAVISME, *s.m.* Atavism, reversion.

ATAXIE, *s.f.* Ataxia, ataxy.

ATAXIE AIGUË. Acute ataxia, Leyden's ataxia, Leyden-Westphal ataxia, Westphal-Leyden ataxia or syndrome.

ATAXIE AIGUË TABÉTIQUE. Acute tabetic ataxia.

ATAXIE BILATÉRALE. Diataxia.

ATAXIE CÉRÉBELLEUSE. Cerebellar ataxia or ataxy.

ATAXIE CÉRÉBELLEUSE HÉRÉDITAIRE. Hereditary cerebellar ataxia. → *hérédo-ataxie cérébelleuse.*

ATAXIE CINÉTIQUE. Motor ataxia, kinetic ataxia.

ATAXIE PAR DÉFAUT DE COORDINATION AUTOMATIQUE. Astasia-abasia.

ATAXIE DYNAMIQUE. Motor ataxia.

ATAXIE FRONTALE. Frontal ataxia, Brun's ataxia.

ATAXIE HÉRÉDITAIRE. Hereditary ataxia. → *Friedreich (maladie de).*

ATAXIE HÉRÉDITAIRE CÉRÉBELLEUSE. Hereditary cerebellar ataxia. → *hérédo-ataxie cérébelleuse.*

ATAXIE INFANTILE BILATÉRALE. Infantile cerebral diataxia, infantile cerebral ataxic paralysis.

ATAXIE LABYRINTHIQUE. Labyrinthic ataxia, vestibular ataxia.

ATAXIE LOCOMOTRICE PROGRESSIVE. Tabes dorsalis. → *tabes dorsalis.*

ATAXIE PSYCHOMOTRICE. General paresis. → *paralysie générale progressive.*

ATAXIE STATIQUE, Static ataxia.

ATAXIE TABÉTIQUE. Tabetic ataxia.

ATAXIE-TÉLANGIECTASIES, *s.f. singulier,* Ataxia-telangiectasia, Louis-Bar's syndrome.

ATAXIQUE, *adj.* Ataxic.

ATAXO-ADYNAMIE, *s.f.* Ataxo-adynamia, ataxiadynamia.

ATAXOPARAPLÉGIE, *s.f.* ou **ATAXOPARÉTIQUE (syndrome).** Ataxic paraplegia.

ATÉLECTASIE, *s.f.* Atelectasis, apneumatosis, drowned lung.

ATÉLECTASIE PAR COMPRESSION. Compression atelectasis.

ATÉLECTASIE LOBULAIRE. Lobular atelectasis, patchy atelectasis.

ATÉLECTASIE DU NOUVEAU-NÉ. Atelectasis of the newborn, congenital atelectasis.

ATÉLECTASIE PAR OBSTRUCTION. Obstructive atelectasis.

ATÉLECTASIE PRIMAIRE. Primary atelectasis, anectasis.

ATÉLECTASIE SECONDAIRE. Secondary atelectasis.

ATÉLÉIOSE, ATÉLIOSE, *s.f.* Ateleiosis, ateliosis.

ATÉLENCÉPHALIE, *s.f.* Atelo-encephalia, atelencephalia.

ATÉLÉPROSOPIE, *s.f.* Ateloprosopia.

ATÉLOSTÉOGENÈSE, *s.f.* Atelosteogenesis.

ATHALAMIE DES APHAQUES. Aphakic flat anterior chamber.

ATHÉLIE, *s.f.* Athelia.

ATHÉRECTOMIE, *s.f.* Atherectomy.

ATHÉROGÈNE, *adj.* Atherogenous.

ATHÉROGENÈSE, *s.f.* Atherogenesis.

ATHÉROMASIE, ATHÉROMATOSE, *s.f.* Atheromasia, atheromatosis.

ATHÉROME, *s.m.* Atheroma, atheromatous degeneration.

ATHÉROME ARTÉRIEL. Atheroma, atherosis.

ATHÉROMECTOMIE, *s.f.* Atherectomy.

ATHÉROSCLÉROSE, *s.f.* Atherosclerosis, arteral lipoidosis.

ATHÉROTOME, *s.m.* Atherotome.

ATHÉSIE, *s.f.* Athetosis.

ATHÉTOÏDE, *adj.* Athetoid.

ATHÉTOSE, *s.f.* Athetosis, Hammond's disease.

ATHÉTOSE DOUBLE. Double athetosis.

ATHÉTOSE PUPILLAIRE. Pupillary athetosis. → *hippus.*

ATHÉTOSIQUE, *adj.* Athetosic, athetotic.

ATHLÈTE (cœur d'). Athletic heart.

ATHREPSIE, *s.f.* Athrepsia, Parrot's atrophy of the newborn, infantile atrophy, marasmus infantilis, marasmus lactantium, pedatrophy.

ATHROCYTOSE, *s.f.* Athrocytosis.

ATHROMBIE, *s.f.* Idiopathic thrombogenia. → *purpura thrombopénique idiopathique.*

ATHYMIE, *s.f.* 1° (psychiatrie). Athymia. – 2° (absence de thymus). Athymia, athymism, athymismus.

ATHYMOLYMPHOPLASIE, *s.f.* Thymic alymphoplasia.

ATHYRÉOSE ou **ATHYROÏDIE,** *s.f.* Athyroidation, athyroidism, athyroidosis, athyrosis, athyreosis.

ATLAS, *s.m.* Atlas.

ATLODYME, *s.m.* Atlodymus.

ATMOKAUSIS, *s.f.* Atmocausis, atmokausis.

ATOME, *s.m.* Atom.

ATONIE, *s.f.* Atonia, atony.

ATONIE-ASTASIE, *s.f.* Förster's syndrome.

ATONIE GASTRIQUE. Gastric insufficiency, gastromotor insufficiency.

ATONIE UTÉRINE. Uterine insufficiency.

ATOPÈNE, *s.m.* Atopen.

ATOPIE, *s.f.* Atopy.

ATOPOGNOSIE, *s.f.* Atopognosia, atopognosis.

ATP. ATP. → *adénosine-triphosphorique (acide).*

ATPASE MEMBRANAIRE Na-K DÉPENDANTE. Triphosphatase (sodium, potassium) adenosine ATPase. → *Adénosine triphosphate* Na^+K^+.

ATPS (condition ou système). ATPS system.

ATRABILAIRE, *adj.* Atrabiliary.

ATRABILE, *s.f.* Blackbile.

ATRANSFERRINÉMIE, *s.f.* Atransferrinaemia.

ATRÉMIE, *s.f.* Atremia.

ATRÉSIE, *s.f.* Atresia.

ATRIAL, ALE, *adj.* Atrial.

ATRICHIE, *s.f.* Atrichia, atrichosis.

ATRIOMÉGALIE, *s.f.* Atriomegaly.

ATRIOPEPTINE, *s.f.* Atriopeptin. → *facteur natriurétique auriculaire.*

ATRIOSEPTOPEXIE, *s.f.* Atrioseptopexy.

ATRIOSEPTOSTOMIE, *s.f.* Atrioseptostomy.

ATRIOTOMIE, *s.f.* Auriculotomy.

ATRIOTOMIE TRANSSEPTALE DE RASHKIND. Balloon septostomy.

ATRIOVENTRICULAIRE, *adj.* Atrioventricular.

ATRIOVERTEUR, *s.m.* Atrial defibrillator.

ATRIPLICISME, *s.m.* Atriplicism.

ATRIUM DU CŒUR. Atrium cordis.

ATROPHIE, *s.f.* Atrophy, atrophia.

ATROPHIE CÉRÉBELLEUSE. Cerebellar atrophy.

ATROPHIE CÉRÉBELLEUSE DES ALCOOLIQUES. Cerebellar cortical degeneration occurring in alcoholic patients.

ATROPHIE CÉRÉBELLEUSE CORTICALE. Cortical cerebellar degeneration.

ATROPHIE CÉRÉBELLEUSE CORTICALE TARDIVE DE PIERRE MARIE, FOIX ET ALAJOUANINE. Delayed cortical cerebellar atrophy, delayed cerebellar ataxic syndrome, presenile cerebellar ataxic syndrome.

ATROPHIE CÉRÉBELLEUSE DENTO-RUBRIQUE. Cerebellar dyssynergia.

ATROPHIE CÉRÉBELLEUSE PARANÉOPLASIQUE. Paraneoplastic cerebellar atrophy.

ATROPHIE CÉRÉBELLO-OLIVAIRE FAMILIALE DE HOLMES. Holmes's degeneration or disease, primary progressive cerebellar degeneration, olivocerebellar atrophy, familial cerebello-olivary degeneration.

ATROPHIE DE CHARCOT-MARIE. Marie-Tooth disease. → *Charcot-Marie ou Charcot-Marie-Tooth (amyotrophie, atrophie ou syndrome de).*

ATROPHIE CONGÉNITALE DE LA COUCHE DES GRAINS. Primary degeneration of granular layer of cerebellum.

ATROPHIE CORTICALE POSTÉRIEURE. Cortical posterior atrophy.

ATROPHIE DENTO-RUBRIQUE. Dentorubral atrophy, → *dyssynergie cérébelleuse myoclonique.*

ATROPHIE JAUNE AIGUË DU FOIE. Acute yellow atrophy of the liver, acute hepatic necrosis.

ATROPHIE JAUNE SUBAIGUË OU SUBCHRONIQUE DU FOIE. Postnecrotic cirrhosis. → *cirrhose post-nécrotique.*

ATROPHIE MUSCULAIRE IDIOPATHIQUE. Idiopathic muscular atrophy.

ATROPHIE MUSCULAIRE JUVÉNILE HÉRÉDOFAMILIALE SIMULANT UNE DYSTROPHIE MUSCULAIRE. Kugelberg-Welander syndrome.

ATROPHIE MUSCULAIRE D'ORIGINE NERVEUSE. Neural atrophy, neuropathic atrophy, neurotic atrophy, neurotrophic atrophy.

ATROPHIE MUSCULAIRE PROGRESSIVE DE L'ENFANCE. Landouzy-Dejerine atrophy.

ATROPHIE MUSCULAIRE PROGRESSIVE SPINALE TYPE ARAN-DUCHENNE. Progressive spinal muscular atrophy, spinal (or chronic spinal) muscular atrophy, progressive muscular atrophy, myelopathic muscular atrophy, Aran-Duchenne or Duchenne-Aran disease or muscular atrophy, wating palsy or paralysis, chronic anterior poliomyelitis, Cruveilhier's disease or atrophy or paralysis, Hunt's atrophy, amyotrophia spinalis progressiva, Duchenne's disease.

ATROPHIE MUSCULAIRE PROGRESSIVE SPINALE TYPE VULPIAN. Vulpian's atrophy.

ATROPHIE NUMÉRIQUE. Numeric atrophy.

ATROPHIE OLIVO-PONTO-CÉRÉBELLEUSE. Olivo-ponto-cerebellar atrophy or ataxia or degeneration, Dejerine-Thomas syndrome, or atrophy.

ATROPHIE OLIVO-PONTO-CÉRÉBELLEUSE TYPE MENZEL. Menzel's disease.

ATROPHIE OLIVO-RUBRO-CÉRÉBELLEUSE. Dentorubral atrophy. → *cérébelleuse myoclonique.*

ATROPHIE RÉTINIENNE INFANTILE. Best's disease, congenital macular degeneration.

ATROPHIE DE SÜDECK. Südeck's atrophy. → *ostéoporose algique post-traumatique.*

ATROPHIQUE, *adj.* Atrophic.

ATROPHODERMA PIGMENTOSUM. Atrophoderma pigmentosum. → *xeroderma pigmentosum.*

ATROPHODERMIE, *s.f.* Atrophoderma, atrophia cutis, atrophia cutis idiopathica.

ATROPHODERMIE VERMICULÉE. Folliculitis ulerythematosa reticulata, acne vermoulante, atrophoderma vermicularis, atrophoderma reticulatum symmetricum faciiei.

ATROPINE, *s.f.* Atropine.

ATROPISME, *s.m.* Atropinism, atropism.

ATTAQUE, *s.f.* Attack, stroke, fit, crisis.

ATTAQUE D'APOPLEXIE. Apoplectic attack.

ATTAQUE OU CRISE STATIQUE DE RAMSAY HUNT. Akinetic epilepsy.

ATTAQUE D'ÉPILEPSIE. Epileptic seizure.

ATTAQUE DE GOUTTE. Attack of gout, attack of acute arthritis.

ATTAQUE DU GYRUS UNCINATUS. Uncinate fit.

ATTAQUE DE PARALYSIE. Paralytic stroke.

ATTELLE, *s.f.* Splint.

ATTELLE DE DUPUYTREN. Dupuytren's splint.

ATTELLE DE THOMAS. Thomas's splint.

ATTICITE, *s.f.* Atticitis.

ATTICO-ANTROTOMIE, *s.f.* Attico-antrotomy, antro-atticotomy.

ATTICOTOMIE, *s.f.* Atticotomy.

ATTIQUE, *s.m.* Attic.

ATTITUDE, *s.f.* Attitude.

ATTRITION, *s.f.* Attrition.

ATYPIQUE, *adj.* Atypical.

AUBERGER (système sanguin d'). Auberger's blood group system.

AUDIBILITÉ, *s.f.* Audibility.

AUDIBILITÉ (seuil d'). Auditory threshold.

AUDIMUTITÉ, *s.f.* Audimutism, audimutitas, congenital word deafness.

AUDIMUTITÉ DE COMPRÉHENSION. Auditory agnosia.

AUDIMUTITÉ D'EXPRESSION. Congenital alalia.

AUDIOGRAMME, *s.m.* Audiogram.

AUDIOGRAPHIE, *s.f.* Audiography.

AUDIOLOGIE, *s.f.* Audiology.

AUDIOMÈTRE, *s.m.* Audiometer.

AUDIOMÉTRIE, *s.f.* Audiometry.

AUDIO-VISO-CARDIOGRAPHE. *s.m.* Audio-viso-cardiograph.

AUDIPHONE, *s.m.* Audiphone.

AUDIT, *s.m.* Audit.

AUDITIF, IVE, *adj.* Auditory.

AUDITION, *s.f.* Audition, hearing.

AUDITION COLORÉE. Chromatic audition, colour hearing.

AUDITION DOULOUREUSE. Dysacousia, dysacousis, dysacousma, auditory dysaesthesia.

AUENBRUGGER (signe d'). Auenbrugger's sign.

AUER (corps d'). Auer's bodies.

AUGNATHE, *s.m.* Augnathus.

AUJESZKY (maladie d'). Aujeszky's disease or itch, infectious bulbar paralysis, peste de cocar, pseudo-hydrophobia, pseudorabies, scratching pest, mad itch.

AURA. *s.f.* Aura.

AURICULAIRE, *adj.* Auricular.

AURICULE, *s.f.* Auricle.

AURICULECTOMIE, *s.f.* Auriculectomy.

AURICULES (juxtaposition des). Juxtaposition of atrial appendages.

AURICULO-TEMPORAL (syndrome de l'). Auriculo-temporal syndrome, Frey's syndrome.

AURICULOTOMIE, *s.f.* Auriculotomy, atriotomy.

AURICULOTOMIE TRANSSEPTALE DE RASHKIND. Balloon septostomy, balloon atrioseptostomy.

AURICULO-VENTRICULAIRE, *adj.* Auriculo-ventricular, atrioventricular. → *nodal.*

AURIDE, *s.f.* Auride.

AURISCOPE, *s.m.* Auriscope. → *otoscope.*

AURISTE, *s.m. ou f.* Aurist, otologist.

AUROTHÉRAPIE, *s.f.* Chrysotherapy.

AUSCULTATION, *s.f.* Auscultation.

AUSCULTATION IMMÉDIATE. Direct auscultation, immediate auscultation.

AUSCULTATION MÉDIATE. Mediate auscultation.

AUSPITZ (signe d'). Auspitz's sign.

AUSTIN (maladie ou syndrome d'). Austin's syndrome.

AUTACOÏDE, *s.m.* Autacoid.

AUTHÉMOGRAPHIQUE (tracé). Haemautograph.

AUTISME, *s.m.* Autism.

AUTISTE, *adj.* Autistic.

AUTO-ACCUSATEUR, *s.m.* Auto-persecutor.

AUTO-ACCUSATION, *s.f.* Auto-accusation.

AUTO-AGGLUTINATION, *s.f.* Auto-agglutination.

AUTO-AGGLUTININE, *s.f.* Auto-agglutinin, autohæmagglutinin.

AUTO-AGRESSION, *s.f.* Autoimmunity. → *auto-immunité.*

AUTO-AGRESSION (maladie par). Autoimmune disease.

AUTO-ALLERGIE, *s.f.* Autoallergy. → *auto-immunité.*

AUTO-ANALYSEUR, *s.m.* Autoanalyzer.

AUTO-ANAPHYLAXIE SÉRIQUE. Auto-anaphylaxis.

AUTO-ANTICORPS, *s.m.* Autoantibody.

AUTO-ANTICORPS FROID. Cold autoantibody.

AUTO-ANTICORPS FROID AGGLUTINANT LES HÉMATIES. Haemagglutinating cold autoantibody.

AUTO-ANTIGÈNE, *s.m.* Autoantigen.

AUTO-ANTISEPSIE. Physiologic or physiological antisepsis, auto-antisepsis.

AUTOCASTRATION, *s.f.* Autoemasculation.

AUTOCATALYSE, *s.f.* Autocatalysis.

AUTOCHTONE, *adj.* Autochtonous.

AUTOCINÉTISME, *s.m.* Conditioned reflex.

AUTOCLAVE, *s.m.* Autoclave.

AUTOCOPIQUE (trophonévrose). Spontaneous amputation.

AUTOCRITIQUE, *s.f.* Self criticism.

AUTOCYTOTOXINE, *s.f.* Autocytotoxin.

AUTODÉNONCIATION, *s.f.* Autoaccusation.

AUTODIGESTION, *s.f.* Autodigestion.

AUTO-ENTRETENUE (maladie). Autoimmune disease.

AUTOFÉCONDATION, *s.f.* Autogamy.

AUTOGAMIE, *s.f.* Autogamy.

AUTOGAMMAGRAPHIE, *s.f.* Scintigraphy.

AUTOGÈNE, *adj.* Autogenetic, autogenous.

AUTOGENÈSE, *s.f.* Autogenesis.

AUTOGRAPHISME, *s.m.* Dermographia. → *dermographie.*

AUTOGREFFE, *s.f.* 1° Autograft, autoplasty, autoplast, autogenous or autologous graft, autoplastic graft, autotransplant. – 2° Autografting.

AUTOGREFFE CUTANÉE. Autodermic graft.

AUTO-HÉMAGGLUTININE, *s.f.* Auto-agglutinin.

AUTO-HÉMATOTHÉRAPIE, AUTO-HÉMOTHÉRAPIE, *s.f.* Autohaemotherapy, autohaemotransfusion.

AUTO-HÉMOLYSE, *s.f.* Autohaemolysis.

AUTO-HÉMOLYSINE, *s.f.* Autohaemolysin.

AUTO-HISTOTHÉRAPIE, *s.f.* Autohistotherapy.

AUTO-IMMUNE (maladie). Auto-immune disease.

AUTO-IMMUNISATION, *s.f.* Auto-immunization.

AUTO-IMMUNISATION (maladie par). Auto-immune disease.

AUTO-IMMUNITÉ, *s.f.* Autoimmunity, autoallergy, autosensitization, autoallergization.

AUTO-INFECTION, *s.f.* Autoinfection, self-infection.

AUTO-INFESTATION, *s.f.* Autoinfestation.

AUTO-INTOXICATION, *s.f.* Autointoxication, nosotoxicosis.

AUTOKINÉTISME, *s.m.* Conditional reflex. → *réflexe conditionnel.*

AUTOLEUCOCYTOTHÉRAPIE, *s.f.* Autoleukocytotherapy.

AUTOLOGUE, *adj.* Autologus.

AUTOLYSAT, *s.m.* Autolysate.

AUTOLYSE, *s.f.* 1° Suicide. – 2° Autolysis, autoproteolysis.

AUTOLYSINE, *s.f.* Autolysin.

AUTOMATISME, *s.m.* Automatism.

AUTOMATISME AMBULATOIRE. Ambulatory automatism.

AUTOMATISME CARDIAQUE. Cardiac automatism.

AUTOMATISME COMITIAL AMBULATOIRE OU AUTOMATISME ÉPILEPTIQUE. Paroxysmal automatism, epileptic automatism, ictal automatism.

AUTOMATISME MÉDULLAIRE. Spinal automatism.

AUTOMATISME MENTAL (syndrome d'). Clérambault-Kandinsky complex, mental automatism, passivity phenomeon.

AUTOMATISME POST-COMITIAL. Postictal automatism.

AUTOMÉDICATION, *s.f.* Self-treatment.

AUTOMIXIE, *s.f.* Automixis.

AUTOMUTILATION, *s.f.* Automutilation.

AUTONOME, *adj.* Autonomic.

AUTO-OBSERVATION, *s.f.* Autoobservation.

AUTOPASSIVE (mobilisation). Autopassive mobilization.

AUTOPHAGIE, *s.f.* Autophagia, autophagy.

AUTOPHAGOCYTOSE, *s.f.* Autophagocytosis.

AUTOPHILIE, *s.f.* Autophilia.

AUTOPHONIE, *s.f.* Autophonia, autophony.

AUTOPLASMOTHÉRAPIE, *s.f.* Autoplasmotherapy.

AUTOPLASTIE, *s.f.* Autograft, autoplasty. → *autogreffe.*

AUTOPLASTIE PÉRITONÉALE. Peritonization.

AUTOPLASTIQUE, *adj.* Autoplastic.

AUTOPOLYPLOÏDIE, *s.f.* Autopolyploidy.

AUTOPROTÉOLYSE, *s.f.* Autoproteolysis.

AUTOPSIE, *s.f.* Autopsy, autopsia, necropsy, necroscopy.

AUTOPUNITION, *s.f.* Self punishment.

AUTORADIOGRAPHIE, *s.f.* Autoradiography, radioautography.

AUTORADIOGRAPHIE VISCÉRALE. Scintigraphy.

AUTOREPRÉSENTATION, *s.f.* Autoscopy.

AUTOSCOPIE, *s.f.* Autoscopy.

AUTOSENSIBILISATION, *s.f.* Autoimmunity.

AUTOSÉROTHÉRAPIE, *s.f.* Autoserotherapy, autoserum therapy.

AUTOSITAIRE, *adj.* Autositic.

AUTOSITE, *s.m.* Autosite.

AUTOSOMAL, ALE, *adj.* Autosomal.

AUTOSOME, *s.m.* Autosome, euchromosome.

AUTOSOMIQUE, *adj.* Autosomal.

AUTOSTÉRILISATION, *s.f.* Autosterilization.

AUTOSUGGESTION, *s.f.* Autosuggestion, self-suggestion.

AUTOTÉTRAPLOÏDE, *adj.* Autotetraploid.

AUTOTOMIE, *s.f.* Autotomy.

AUTOTOPOAGNOSIE, *s.f.* Autotopagnosia, body-image agnosia.

AUTOTOXINE, *s.f.* Autotoxin.

AUTOTRANSFUSION, *s.f.* 1° *Injection intraveineuse, à un malade, de son propre sang perdu ou soustrait :* autotransfusion, refusion, autoreinfusion. – 2° *Compression des quatre membres de leur extrémité à leur racine après grave hémorragie :* autotransfusion, autoinfusion.

AUTOTRANSPLANTATION, *s.f.* Autotransplantation, autoplastic transplantation.

AUTOTROPHE, *adj.* Autotrophic.

AUTOVACCIN, *s.m.* Autovaccine, autogenous vaccine, homologous vaccine.

AUTOVACCINATION, *s.f.* Autovaccination.

AUTOVACCINOTHÉRAPIE, *s.f.* Autovaccinotherapy.

AUXILIAIRE, *s.m.* Helper.

AUXILYSINE, *s.f.* Auxilysin.

AUXIMONE, *s.f.* Auximone.

AUXINE, *s.f.* Auxin, phytohormone.

AUXOCYTE, *s.m.* Auxocyte.

AUXOLOGIE, *s.f.* Auxology.

AUXOTONIQUE, *adj.* Auxotonic.

AUXOTROPHE, *adj.* Auxotrophic.

AVANCEMENT, *s.m.* Advancement.

AVANT-BRAS, *s.m.* Fore arm.

AVANT-MUR, *s.m.* Claustrum.

AVANT-PIED, *s.m.* Metatarsus.

AVASCULAIRE, *adj.* Avascular.

AVC. Initiales de → *accident vasculaire cérébral.* Stroke.

AVELLIS (syndrome d'). Avellis's paralysis or syndrome, ambiguospinothalamic paralysis.

AVEUGLE, *adj.* Blind.

AVF. aVF.

AVI. Air velocity index.

AVIAIRE, *adj.* Avian.

AVIATEURS (mal des, fatigue des). Aeroneurosis, aeroasthenia, aviators' sickness.

AVITAMINOSE, *s.f.* Avitaminosis.

AVITAMINOSE RELATIVE. Hypovitaminosis.

AVIVEMENT, *s.m.* Avivement, revivification.

AVL. aVL.

AVOGADRO (nombre d'). Avogadro's number.

AVORTEMENT, *s.m.* Abortion.

AVORTEMENT ACCIDENTEL. Accidental abortion.

AVORTEMENT CHROMOSOMIQUE. Abortion due to chromosomal anomalies.

AVORTEMENT CRIMINEL. Criminal abortion.

AVORTEMENT (menace d'). Threatened abortion.

AVORTEMENT PROVOQUÉ. Artificial abortion, induced abortion, abactio.

AVORTEMENT (survenu après un). Postabortal, *adj.*

AVORTEMENT THÉRAPEUTIQUE. Therapeutic abortion, justifiable abortion.

AVORTEMENT ENTRE 3 ET 6 MOIS. Immature delivery.

AVORTEMENT TUBAIRE. Tubal abortion, aborted ectopic pregnancy.

AVORTER, *v.* To abort.

AVORTONS (maladie des). Wasting disease. → *maladie homologue.*

AVP. AVP, arginine-vasopressin.

AVR. aVR.

AVULSION, *s.f.* Avulsion.

AXE ÉLECTRIQUE DU CŒUR. Electrical or electric axis of the heart.

AXE ÉLECTRIQUE INSTANTANÉ DU CŒUR. Instantaneous electric axis of the heart.

AXE ÉLECTRIQUE MOYEN DE QRS. Mean electric axis of QRS, ÂQRS.

AXE ÉLECTRIQUE MOYEN DE QRST. Mean electric axis of QRST, ÂQRST.

AXE ÉLECTRIQUE MOYEN DE T. Mean electric axis of T, ÂT.

AXE DE FIXATION. Fixation axis.

AXE OPTIQUE. Optical axis.

AXE PUPILLAIRE. Pupillary axis.

AXE DE ROTATION. Rotation axis.

AXE VISUEL. Visual axis.

AXENFELD (anomalie d'). Axenfeld's anomaly.

AXENFELD (conjonctivite d'). Axenfeld's conjunctivitis.

AXENFELD (syndrome d'). Axenfeld's syndrome.

AXÉNIQUE, *adj.* Axenic, germ-free.

AXÉROPHTOL, *s.m.* Axerophtol. → *vitamine A.*

AXILLAIRE, *adj.* Axillary.

AXIPHOÏDIE, *s.f.* Absence of xiphoid process.

AXIS, *s.m.* Axis.

AXOLEMME, *s.m.* Axolemma.

AXONE, *s.m.* Axon, axis cylinder, cylindraxide, neuraxis, neuraxon, neurite, axonal process, Deiter's process.

AXONÈME, *s.m.* Axoneme.

AXONGE, *s.f.* Axungia.

AXONOTMÉSIS, *s.f.* Axonotmesis.

AXOPLASME, *s.m.* Axoplasm.

AYERZA (syndrome d'). Ayerza's syndrome.

AZALIDE, *s.m.* Azalid.

AZIDOTHYMIDINE, *s.f.* Azidothymidine.

AZOAMYLIE, *s.f.* Azoamyly.

AZOOSPERMIE, *s.f.* Azoospermia.

AZOTE, *s.m.* Nitrogen.

AZOTE (dioxyde d'). Nitrogen dioxide.

AZOTE, (monoxyde d'). Nitric oxide.

AZOTE (protoxyde d'). Nitrous oxide.

AZOTÉMIE, *s.f.* Azotaemia.

AZOTÉMIE PAR CHLOROPÉNIE. Chloropenic azotaemia, hypochloraemic azotaemia.

AZOTÉMIQUE, *adj.* Azotaemic.

AZOTÉMIQUE (syndrome). Uraemic syndrome.

AZOTORRHÉE, *s.f.* Azotorrhaea.

AZOTURIE, *s.f.* Azoturia.

AZT. AZT.

AZUROPHILE, *adj.* Azurophil, azurophile, azurophilic.

AZYGOGRAPHIE, *s.f.* Azygography.

AZYGOS, *adj.* Azygos.

AZYGOS (débit ou flot). Azygos flow.

AZYGOS (lobe). Azygos lobe.

AZYME, *adj.* Azymic.

B

b. Symbol for bar.

B₁. S_1. → *bruit du cœur (premier).*

B₂. S_2. → *bruit du cœur (deuxième).*

B₃. S_3. → *bruit du cœur (troisième).*

B₄. S_4. → *bruit du cœur (quatrième).*

B (agglutinogène). B agglutinogen.

B (composé). Kendall's coumpound B. → *corticostérone.*

BAADER (syndrome de). Dermatostomatitis. → *ectodermose érosive pluri-orificielle.*

BAASTRUP (maladie de). Kissing spines, Baastrup's disease or syndrome.

BABCOCK (opération de). Babcock's operation.

BABÉSIELLOSE, BABÉSIOSE, *s.f.* Babesiasis. → *piroplasmose.*

BABEURRE, *s.m.* Buttermilk.

BABINSKI (épreuve de). Combined flexion phenomenon, hip flexion phenomenon, Babinski's sign or reflex or phenomenon.

BABINSKI (signe de). Babinski's toe sign, Babinski's sign or reflex or phenomenon, toe sign, resistance reflex.

BABINSKI-FRÔHLICH (syndrome de). Adiposogenital dystrophy or syndrome, Babinski-Fröhlich syndrome, Fröhlich's syndrome, dystrophia adiposo-genitalis, neuropituitary syndrome, adiposis orchica, Launois-Cleret syndrome, hypophyseothalamic syndrome.

BABINSKI-FROMENT (syndrome de). Traumatic osteoporosis. → *ostéoporose algique post-traumatique.*

BABINSKI-NAGEOTTE (syndrome de). Babinski-Nageotte syndrome, hemibulbar syndrome, dorsolateral oblongata syndrome.

BABINSKI-VAQUEZ (syndrome de). Babinski's syndrome, Babinski-Vaquez syndrome.

BABINSKI-WEILL (épreuve de). Babinski-Weill test. → *déviation angulaire (épreuve de la);*

BACELLI (signe de). Baccelli's sign. → *pectoriloquie aphone.*

BACHMANN (faisceau de). Bachmann's bundle.

BACILLACÉES, *s.f. pl.* Bacillaceae.

BACILLAIRE. 1° *adj.* Bacillar, bacillary. – 2° *s.* Tuberculotic.

BACILLE, *s.m.* Bacillus.

BACILLE DU CHARBON. *Bacillus anthracis.*

BACILLE DE DAVAINE. *Bacillus anthracis.*

BACILLE DE LA DIPHTÉRIE. *Corynebacterium diphtheriae.*

BACILLE DIPHTÉROÏDE. Diphteroid. → *bacille pseudo-diphtérique.*

BACILLE ENCAPSULÉ DE FRIEDLANDER. *Klebsiella pneumoniae.*

BACILLE DE KLEBS OU DE KLEBS-LÖFFLER. *Corynebacterium diphtheriae.*

BACILLE DE KOCH. *Mycobacterium tuberculosis hominis.*

BACILLE DE LA LÈPRE. *Mycobacterium leprae.*

BACILLE DE LÖFFLER. *Corynebacterium diphtheriae.*

BACILLE PARATYPHIQUE. *Salmonella paratyphi.*

BACILLE PESTEUX. *Yersinia pestis.*

BACILLE PSEUDO-DIPHTÉRIQUE. Diphteroid, bacillus pseudodiphtheriae.

BACILLE PYOCYANIQUE. *Pseudomonas aeruginosa.*

BACILLE DU TÉTANOS. *Clostridium tetani.*

BACILLE DE LA TUBERCULOSE HUMAINE. *Mycobacterium tuberculosis hominis.*

BACILLE TYPHIQUE. *Salmonella typhi.*

BACILLE VIRGULE. *Vibrio cholerae.*

BACILLE DE WHITMORE. *Pseudomonas pseudomallei.*

BACILLÉMIE, *s.f.* Bacillaemia.

BACILLOSCOPIE, *s.f.* Bacilloscopy, bacterioscopy.

BACILLOSE, *s.f.* Bacillosis – Sometimes syn. of tuberculosis.

BACILLOTHÉRAPIE, *s.f.* Bacillotherapy. → *bactériothérapie.*

BACILLURIE, *s.f.* Bacilluria.

BACILLUS, *s.m.* Bacillus.

BACILLUS ABORTUS. *Brucella abortus bovis.*

BACILLUS AEROGENES CAPSULATUS. *Clostridium perfringens.*

BACILLUS ANTHRACIS. *Bacillus anthracis,* anthrax bacillus, Davaine's body or bacillus, bacillus of splenic fever.

BACILLUS BOTULINUS. *Clostridium botulinum.*

BACILLUS COLI COMMUNIS. *Escherichia coli.*

BACILLUS COMMA. *Vibrio cholerae.*

BACILLUS DIPHTHERIAE. *Corynebacterium diphtheriae.*

BACILLUS ENTERITIDIS. *Salmonella enteritidis.*

BACILLUS ERYSIPELATUS SUIS. *Erysipelothrix rhusiopathiae.*

BACILLUS FUNDULIFORMIS. *Fusobacterium necrophorum.*

BACILLUS INFLUENZAE. *Haemophilus influenzae.*

BACILLUS LACUNATUS. *Moraxella lacunata.*

BACILLUS LEPRAE. *Mycobacterium leprae.*

BACILLUS PERFRINGENS. *Clostridium perfringens.*

BACILLUS PERTUSSIS. *Bordetella pertussis.*

BACILLUS PHLEGMONIS EMPHYSEMATOSAE. *Clostridium perfringens.*

BACILLUS PRODIGIOSUS. *Erythrobacillus prodigiosus.*

BACILLUS PYOCYANEUS. *Pseudomonas aeruginosa.*

BACILLUS RHUSIOPATHIAE SUIS. *Erysipelothrix rhusiopathiae.*

BACILLUS THETOIDES. *Fusobacterium necrophorum.*

BACILLUS TUBERCULOSIS HOMINIS. *Mycobacterium tuberculosis hominis.*

BACILLUS TYPHOSUS. *Salmonella typhi.*

BACILLUS WELCHII. *Clostridium perfringens.*

BACITRACINE, *s.f.* Bacitracin.

BACTERIA, *s.f. pl.* Eubacteria.

BACTÉRIACÉES, *s.f.* Bacteriaceae.

BACTÉRICIDE. 1° *adj.* Bactericidal, bactericide. – 2° *s.* Bactericide.

BACTÉRIDE, *s.f.* Bacterid.

BACTÉRIDE PUSTULEUSE D'ANDREWS. Pustular bacterid of Andrews.

BACTÉRIDIE, *s.f.* Bacteridium.

BACTÉRIDIE CHARBONNEUSE. Bacillus anthracis.

BACTÉRIE, *s.f.* Bacterium (*pl.* bacteria).

BACTÉRIE LYSOGÈNE. Lysogenic bacterium.

BACTÉRIE OPPORTUNISTE. Opportunistic bacterium.

BACTÉRIE OVOÏDE. Coccobacillus.

BACTÉRIÉMIE, *s.f.* Bacteraemia, bacteriaemia.

BACTÉRIEN, ENNE, *adj.* Bacterial.

BACTÉRIO-AGGLUTININE, *s.f.* Bacterio-agglutinin.

BACTÉRIOCINE, *s.f.* Bacteriocin.

BACTÉRIOLOGIE, *s.f.* Bacteriology.

BACTÉRIOLOGIQUE, *adj.* Bacteriological.

BACTÉRIOLOGISTE, *s.m.* ou *f.* Bacteriologist.

BACTÉRIOLYSE, *s.f.* Bacteriolysis.

BACTÉRIOLYSINE, *s.f.* Bacteriolysin.

BACTÉRIOLYTE, *s.m.* Bacteriolysant.

BACTÉRIOLYTIQUE, *adj.* Bacteriolytic.

BACTÉRIOPEXIE, *s.f.* Bacteriopexia, bacteriopexy.

BACTÉRIOPEXIQUE, *adj.* Bacteriopexie.

BACTÉRIOPHAGE, *s.m.* Bacteriophage, phage, lysogenic factor, protobios bacteriophagus, bacterial virus.

BACTÉRIOPHAGE DÉFECTIF. Defective bacteriophage, defective phage.

BACTÉRIOPHAGE TEMPÉRÉ. Temperate bacteriophage.

BACTÉRIOPHAGE VIRULENT. Virulent bacteriophage.

BACTÉRIOPHAGIE, *s.f.* Bacteriophagia, bacteriophagy.

BACTÉRIOSCOPIE, *s.f.* Bacterioscopy. → *bacilloscopie.*

BACTÉRIOSE, *s.f.* Bacteriosis.

BACTÉRIOSTASE, *s.f.* Bacteriostasis.

BACTÉRIOSTATIQUE, *adj.* Bacteriostatic.

BACTÉRIOTHÉRAPIE, *s.f.* Bacteriotherapy, bacillotherapy.

BACTÉRIOTOXÉMIE, *s.f.* Bacteriotoxaemia.

BACTÉRIOTOXINE, *s.f.* Bacteriotoxin.

BACTÉRIOTROPE, *adj.* Bacteriotropic.

BACTÉRIOTROPINE, *s.f.* Bacteriotropin.

BACTERIUM AERUGINOSUM. *Pseudomonas aeruginosa.*

BACTERIUM COLI COMMUNE. *Escherichia coli.*

BACTERIUM INFLUENZAE. *Haemophilus influenzae.*

BACTERIUM TULARENSE. *Francisella tularensis.*

BACTÉRIURIE, *s.f.* Bacteriuria, bacteruria.

BACTEROIDACÉES, *s.f. pl.* Bacteroidaceae.

BACTÉROÏDES, *s.m.* Bacteroides.

BAER (loi de von). Baer's law.

BAERMANN (technique de). Baermann's method.

BAGASSOSE, *s.f.* Bagascosis, bagascosis, bagasse disease.

BAGOLINI (verres striés de). Bagolini's lens.

BAIL (phénomène de). Bail's phenomenon.

BAILLARGER (signe de). Baillarger's sign.

BAILLEMENT, *s.m.* Yawning.

BAIN, *s.m.* Bath.

BAIN HYDROGALVANIQUE. Hydrogalvanic bath.

BAINBRIDGE (réflexe de). Bainbridge's reflex, cardiovascular reflex, right heart reflex.

BAKER (kyste de). Baker's cyst, popliteal bursitis.

BAKWIN-EIGER (syndrome de). Bakwin-Eiger syndrome.

BAL. British-Anti-Lewisite, BAL.

BALANCEMENT RESPIRATOIRE DU MÉDIASTIN. Mediastinal flutter.

BALANIQUE, *adj.* Balanic.

BALANITE, *s.f.* Balanitis.

BALANITIS XEROTICA OBLITERANS. Kraurosis penis.

BALANOPOSTHITE, *s.f.* Balanoposthitis.

BALANO-PRÉPUTIAL, *adj.* Balanopreputial.

BALANTIDIASE, BALANTIDIOSE, *s.f.* Balantidiasis, balantidiosis, balantidial colitis.

BALBISME, *s.m.* Idiopathic stammering.

BALBUTIEMENT, *s.m.* Stammering, stuttering.

BALKANS (syndrome des). Balkan syndrome.

BALDWIN (opération de). Baldwin's operation.

BALDWIN-GARDNER-WILLIS (phénomène de). Baldwin-Gardner-Willis phenomenon.

BALDY (opération de). Baldy's operation, Baldy-Webster operation.

BALFOUR (méthode de). Balfour's operation.

BALINT (syndrome de). Balint's syndrome, paralysis of visual fixation.

BALLANTYNE-RUNGE (syndrome de). Ballantyne-Runge syndrome.

BALLER-GEROLD (syndrome de). Baller-Gerold syndrome.

BALLET (signe de). Ballet's sign.

BALLISTOCARDIOGRAMME, *s.m.* Ballistocardiogram.

BALLISTOCARDIOGRAPHE, *s.m.* Ballistocardiograph.

BALLISTOGRAMME, *s.m.* Ballistocardiogram.

BALLISTOGRAPHE, *s.m.* Ballistocardiograph.

BALLONNEMENT, *s.m.* Meteorism.

BALLONNEMENT (ou ballonnisation) DE LA VALVE MITRALE. Balloon mitral valve, mitral valve prolapse (or prolapse click) syndrome, floppy valve (or floppy mitral valve) syndrome, billowing posterior mitral leaflet syndrome, ballooning of the mitral valve leaflets, systolic click syndrome, systolic click-late systolic murmur syndrome, syndrome of midsystolic click and late systolic murmur, blue valve syndrome, Barlow's syndrome, electrocardiographic-auscultatory syndrome. → *prolapsus mitral.*

BALLOTTEMENT, *s.m.* Ballottement, repercussion.

BALLOTTEMENT FŒTAL. Ballottement.

BALLOTTEMENT FŒTAL PERÇU AU PALPER DE L'ABDOMEN. Abdominal ballottement, cephalic ballottement, external ballottement, indirect ballottement.

BALLOTTEMENT FŒTAL PERÇU AU TOUCHER VAGINAL. Vaginal ballottement, direct ballottement, internal ballottement.

BALLOTTEMENT RÉNAL. Renal ballottement.

BALNÉATION, *s.f.* Balneation.

BALNÉOTHÉRAPIE, *s.f.* Balneotherapy.

BALÓ (encéphalite concentrique de). Baló's disease. → *encéphalite concentrique de Baló.*

BALSAMIQUE, *adj.* Balsamic.

BALZER (adénome sébacé de type). Adenoma sebaceum of Balzer's type.

BAMATTER (syndrome de). Bamatter's syndrome. → *gérodermie ostéodysplasique héréditaire.*

BAMBERGER (pouls bulbaire de). Bamberger's bulbar pulse.

BAMBERGER (signe de). Bamberger's sign.

BANCROFTOSE, *s.f.* Bancroftosis.

BANDAGE, *s.m.* Bandage. → *pansement.*

BANDAGE HERNIAIRE. Truss.

BANDAGE EN SPIRALE. Spiral bandage.

BANDAGE EN SPIRALE AVEC RENVERSÉS. Spiral reversed bandage.

BANDE, *s.f.* Band.

BANDELETTE, *s.f.* Band.

BANDL (anneau de). Bandl's ring.

BANG (bacille de). *Brucella abortus bovis.*

BANG (maladie de). Bang's disease.

BANGERTER (méthode de). Bangerter's method.

BANKART (opération de). Bankart's operation.

BANKART (procédé de). Bankart's procedure.

BANNAYAN-ZONANA (syndrome de). Bannayan-Zonana syndrome.

BANNWARTH (syndrome de). Bannwarth's syndrome.

BANTI (maladie ou syndrome de). Banti's disease or syndrome.

BANTIEN, ENNE, *adj.* Pertaining to Banti's disease.

BAR, *s.m.* Bar, b.

BARAKAT (syndrome de). Barakat's syndrome.

BÁRÁNY (épreuve ou signe de). Bárány's sign or symptom or test, Bárány's caloric test, caloric test, nystagmus test, caloric nystagmus.

BARB WIRE. Barb wire.

BARBITURIQUE, *s.m.* Barbiturate.

BARBITURISME, *s.m.* Barbiturism, barbitalism, barbituism.

BARD ET PIC (loi de). Courvoisier's law.

BARD-PIC (syndrome de). Bard-Pic syndrome, Courvoisier-Terrier syndrome.

BARDET-BIEDL (syndrome de). Laurence-Biedl syndrome.

BARESTHÉSIE, *s.f.* Baraesthesia, baryaesthesia.

BARKAN (opération de). Barkan's operation. → *trabéculectomie.*

BARKER (procédé de). Barker's method.

BARKER ET WIDENHAM MAUNSELL (opération de). Barker and Widenham Maunsell operation.

BARLOW (maladie de). Barlow's disease. → *scorbut infantile.*

BARLOW (syndrome). Barlow's syndrome. → *ballonnement de la valve mitrale.*

BARODONTALGIE, *s.f.* Aerodontalgia, barodontalgia.

BAROGNOSIE, *s.f.* Baragnosis.

BAROGRAMME, *s.m.* Barogram.

BARNARD ET SCHOLZ (syndrome de). Barnard-Scholz syndrome.

BARONARCOSE, *s.f.* Insufflation anaesthesia, insufflation narcosis.

BARORÉCEPTEUR, *s.m.* Baroreceptor, baroceptor, pressoreceptor, pressure receptor.

BAROSENSIBLE, *adj.* Pressoreceptive, pressosensitive.

BAROTHÉRAPIE, *s.f.* Pressure-therapy.

BAROTRAUMATISME, *s.m.* Barotrauma.

BAROTROPISME, *s.m.* Barotaxis, barotropism.

BARR (corpuscule de). Barr's body, Barr's chromatin body, sex chromatin.

BARR (test de). Chromatin test.

BARRAGE, *s.m.* (psychiatrie). Blocking.

BARRAQUER (opération de). Barraquer's operation. → *phacoérisis.*

BARRAQUER-SIMONS (maladie de). Barraquer's disease. → *lipodystrophie progressive.*

BARRÉ (épreuve, manœuvre ou **signe de).** Barré's sign, Barré's pyramidal sign.

BARRÉ ET LIÉOU (syndrome de). Barré-Liéou syndrome. → *sympathique cervical postérieur (syndrome de).*

BARRES PARALLÈLES. Parallel bars.

BARRETT (syndrome de). Barrett's syndrome.

BARSONY-POLGAR (maladie de). Osteitis condensans ilii.

BARSONY-TESCHENDORFF (syndrome de). Barsony-Polgar syndrome, Barsony-Teschendorff syndrome, corkscrew œsophagus.

BART (syndrome de). Bart's syndrome.

BARTENWERFER (syndrome de). Bartenwerfer's syndrome.

BARTHEL (indice de). Barthel's index.

BARTHOLIN (glande de). Bartholin's gland.

BARTHOLINITE, *s.f.* Bartholinitis.

BARTONELLA, *s.f. Bartonella.*

BARTONELLOSE, Bartonellosis.

BÄRTSCHI-ROCHAIX (syndrome de). Bärtschi-Rochaix syndrome, cervical migraine, cervical artery compression syndrome.

BARTTER (pseudosyndrome de). Pseudo-Bartter syndrome.

BARTTER (syndrome de). Bartter's syndrome, juxtaglomerular cell hyperplasia.

BARYTE, *s.f.* Barium sulphate.

BARYTOSE, *s.f.* Baritosis, barytosis.

BASAL, ALE, *adj.* Basal.

BASCULE (épreuve de). Tilt test.

BASE, *s.f.* (génétique). Base.

BASES (excès de). Base excess.

BASE XANTHIQUE. Xanthine base.

BASEDOW (maladie de). Graves's disease, Basedow's disease, Parry's disease, Marsh's disease, Stokes's disease, Flajani's disease, Begbre's disease, exophthalmic goiter.

BASEDOW (maladie de) À EXOPHTALMIE PRÉDOMINANTE. Hyperophthalmopathic Graves's disease, exophthalmic ophthalmoplegia.

BASEDOWIEN, IENNE. 1° *adj.* Pertaining to Basedow's disease. – 2° *s.* Basedowian.

BASEDOWIFORME, *adj.* Basedowiform.

BASEDOWISME AIGU. Thyroid crisis, thyroid storm.

BASEDOWOÏDE, *adj.* Basedowiform.

BASIDIOBOLOMYCOSE, *s.f.* Basidiobolomycosis.

BASIDIOMYCÈTE, *s.m.* Basidiomycete.

BASILAIRE, *adj.* Basilar.

BASILIQUE, *adj.* Basilic.

BASILO-VERTÉBRAL (syndrome). Basilar insufficiency. → *insuffisance vertébro-basilaire.*

BASION, *s.m.* Basion.

BASIOTRIBE, *s.m.* Basiotribe.

BASIOTRIPSIE, *s.f.* Basiotripsy.

BASO-AMINÉMIE, *s.f.* Aminaemia.

BASOPHILE, 1° *adj.* Basophilic, basophilous. – 2° *adj.* et *s.m.* Basophil, basophile.

BASOPHILIE, *s.f.* Basophilia.

BASOPHILISME HYPOPHYSAIRE OU PITUITAIRE. Cushing's disease. → *Cushing (maladie de).*

BASOPHOBIE, *s.f.* Basophobia.

BASSEN-KORNZWEIG (syndrome de). Bassen-Kornzweig syndrome. → *a-bêta-lipo-protéinémie.*

BASSIN, *s.m.* 1° (hygiène). Bedpan. – 2° (anatomie). Pelvis.

BASSIN APLATI (obstétrique). Chrobak's pelvis. → *protrusion acétabulaire.*

BASSIN DE CHROBAK (obstétrique). Chrobak's pelvis. → *protrusion acétabulaire.*

BASSIN COUVERT (obstétrique). Pelvis obtecta.

BASSIN COXALGIQUE (obstétrique). Coxalgic pelvis.

BASSIN CYPHOTIQUE (obstétrique). Kyphotic pelvis.

BASSIN EN ENTONNOIR (obstétrique). Funnel pelvis, funnel-shaped pelvis.

BASSIN ÉPINEUX (obstétrique). Acanthopelvis.

BASSIN EN ÉTEIGNOIR (obstétrique). Lordotic pelvis.

BASSIN (grand) (anatomie). False pelvis, pelvis major, large pelvis.

BASSIN JUSTO-MINOR (obstétrique). Pelvis aequabiliter justo minor, pelvis justo minor, generally contracted pelvis, contracted pelvis.

BASSIN LORDOTIQUE (obstétrique). Lordotic pelvis.

BASSIN DE NÄGELÉ (obstétrique). Nägelé's pelvis. → *bassin oblique ovalaire.*

BASSIN OBLIQUE OVALAIRE (obstétrique). Nägelé's pelvis, oblique pelvis.

BASSIN OBLIQUE OVALAIRE DOUBLE (obstétrique). Robert's pelvis.

BASSIN OSTÉOMALACIQUE (obstétrique). Osteomalacic pelvis, caoutchouc pelvis, rubber pelvis, india rubber pelvis, beaked pelvis, rostrate pelvis, elastic pelvis, halisteretic pelvis, Kilian's pelvis, triradiate pelvis.

BASSIN OVALE (obstétrique). Anthropoid pelvis, dolichopellic pelvis.

BASSIN D'OTTO (obstétrique). Otto's pelvis. → *protrusion acétabulaire.*

BASSIN (petit) (anatomie). True pelvis, pelvis minor.

BASSIN PLAT (obstétrique). Flat pelvis, pelvis plana, platypelloid pelvis, platypellic pelvis.

BASSIN RACHITIQUE (obstétrique). Rachitic pelvis, malacosteon pelvis.

BASSIN RÉTRÉCI (obstétrique). Pelvis angusta.

BASSIN DE ROBERT (obstétrique). Robert's pelvis. → *bassin oblique ovalaire double.*

BASSIN ROND (obstétrique). Mesatipellic pelvis, round pelvis.

BASSIN SCOLIOTIQUE. Scoliotic pelvis.

BASSIN TRIANGULAIRE (obstétrique). Android pelvis, triangular pelvis.

BASSIN VICIÉ (obstétrique). Abnormal pelvis.

BASSINET RÉNAL. Renal pelvis, pelvis renalis, pelvis, pelvis of ureter.

BASSINI (opération ou procédé de). Bassini's operation.

BASTIAN-BRUNS (signe de). Bastian-Bruns law.

BATEMAN (purpura sénile de). Purpura senilis.

BATHMOTROPE, *adj.* Bathmotropic.

BATHROCÉPHALIE, *s.f.* Bathrocephaly.

BATHYCARDIE, *s.f.* Bathycardia.

BATISTA (opération de). Batista's operation.

BATRACHOPLASTIE, BATRACHOSIOPLASTIE, *s.f.* Batrachoplasty.

BATTEMENT, *s.m.* Beat, throbb ; (massage). Beating.

BATTEMENT ARTÉRIEL. Arterial systole.

BATTEN-MAYOU (maladie de). Batten-Mayou disease. → *Spielmeyer-Vogt (maladie de).*

BATTEURS EN GRANGES (maladie des). Farmer's lung. → *poumon de fermier.*

BATTEY (méthode de). Battey's operation.

BAUME, *s.m.* Balsam.

BAUMÈS (loi de). Baumès's law, Colles's law, Colles-Baumès law.

BAUMGARTEN (loi de). Baumgarten's law.

BAV. Abbreviation for « bloc auriculo-ventriculaire », Atrio-venticular heart block.

BAVC. CAVB.

BAYES (théorème de). Bayes's theorem.

BAYLE (maladie de). Bayle's disease. → *paralysie générale progressive.*

BAZETT (formule de). Bazett's index or formula.

BAZEX (syndrome de). Acrokeratosis paraneoplastica.

BAZY (maladie de P.). Congenital intermittent hydronephrosis.

BBB. Abbreviation for « bloc de branche bilatéral », BBB, Bilateral bundle branch block.

BBB (syndrome). BBB syndrome.

BBS. Abbreviation for « Besnier-Boeck-Schaumann (maladie de) ». Sarcoidosis.

BCG. BCG, BCG vaccine.

BCG ITE. BCG infection.

BCG-TEST. BCG-test.

BCG-THÉRAPIE. BCG-therapy.

BDNF. BDNF (Brain Derived Neurotrophic Factor).

BÉAL ET MORAX (conjonctivite de). Béal's conjunctivitis or syndrome.

BEALS (syndrome de). Beals's syndrome.

BEAN (syndrome de). Blue rubber-bleb naevus syndrome.

BEAR (méthode de). Bear's method.

BEARD (maladie de). Beard's disease. → *neurasthénie.*

BEARN-KUNKEL-SLATER (syndrome de). Lupoid hepatitis.

BEAU (lignes de). Beau's lines.

BEAUVIEUX (malade ou syndrome de). Beauvieux's disease.

BÉBÉ BRONZÉ (syndrome du). Bronze baby syndrome.

BÉBÉ COLLODION. Congenital ichthyosiform erythroderma. → *hyperkératose ichtyosiforme.*

BEC-DE-LIÈVRE, *s.m.* Harelip, cleft lip, cheiloschisis, cheilognathus. – *b. de l. simple:* simple harelip. – *b. de l. double:* double harelip.

BEC-DE-PERROQUET, *s.m.* Rachidian osteophyte, lipping.

BÉCÉGITE, *s.f.* BCG infection or tuberculosis or histiocytosis.

BÉCHIQUE, *adj.* Bechic.

BECHTEREW (maladie de). Bechterew's disease. → *pelvispondylite rhumatismale.*

BECHTEREW (signes de). Bechterew's signs.

BECHTEREW-MENDEL (réflexe de). Bechterew-Mendel reflex. → *réflexe cuboïdien.*

BECK (méthode de). Beck's method.

BECK (triades de Claude). Beck's triads.

BECK ET VON ACKER (procédé de). Beck's operation.

BECK-DOLÉRIS (opération de). Doléris's operation.

BECKER (myopathie pseudo-hypertrophique de). Becker's dystrophy, Becker's muscular dystrophy.

BECKER (nævus de). Becker's naevus.

BECKWITH ET WIEDEMANN (syndrome de). Beckwith-Wiedemann syndrome. → *Wiedemann et Beckwith (syndrome de).*

BÉCLARD (hernie de). Béclard's hernia.

BÉCLARD (point de). Béclard's nucleus, point of Béclard.

BECQUEREL, *s.m.* Becquerel, Bq.

BEDNAR (aphtes de). Bednar's aphthae.

BEDSONIA. *Bedsonia.* → *Chlamydia.*

BEER (méthode de). Beer's operation.

BÉGAIEMENT, *s.m.* Stammering, stuttering, battarism, battarismus, dysarthria, dysarthria syllabaris.

BÉGAIEMENT URINAIRE. Stammering bladder, urinary stammering, urinary stuttering.

BEHAVIORISME, *s.m.* Behaviorism.

BEHÇET (syndrome ou trisyndrome de). Behçet's syndrome, triple symptom complex of Behçet, Behçet's aphthae or disease, Adamantiades-Behçet syndrome, cutaneomucouveal syndrome, Touraine's aphthosis, generalized aphthosis.

BEHR (maladie de). Behr's disease.

BEHR (signe de). Behr's sign.

BEHR (syndrome de). Behr's syndrome, infantile optic atrophy of Behr, optic atrophy-ataxia syndrome.

BEIGEL (maladie de). Beigel's disease. → *piédra.*

BÉJEL, *s.m.* Bejel, non venereal syphilis, endemic syphilis.

BEKTEREW. → *Bechterew.*

BEL, *s.m.* Bel.

BELL (paralysie de). Bell's palsy. → *paralysie faciale de type périphérique.*

BELL (signe de). Bell's phenomenon.

BELLINI (tubes de). Bellini's tubules.

BELL-MAGENDIE (loi de). Bell-Magendie law, Bell's law.

BELLADONE, *s.f.* Belladonna.

BÉLONÉPHOBIE, *s.f.* Belonephobia.

BENCE JONES (albumosurie ou protéinurie de). Bence Jones's proteinuria. → *albumosurie de Bence Jones.*

BENCE JONES (protéine de). Bence Jones's protein or albumin or albumose.

BENCE JONES (réaction de). Bence Jones's reaction or protein test.

BENKISER (anomalie de). Velamentous insertion. → *vélamenteuse du cordon (insertion).*

BENKISER (hémorragie de). Benkiser's haemorrhage.

BENEDIKT (syndrome de). Benedikt's syndrome, tegmental mesencephalic paralysis.

BÉNIN, NIGNE, *adj.* Mild, benign, benignant, bland.

BÉNIGNITÉ, *s.f.* Mildness.

BÉNIQUÉ (bougie de). Béniqué's sound.

BENJOIN COLLOÏDAL (réaction au). Colloidal benzoin test, Guillain's reaction.

BENNETT (fracture de). Bennett's fracture.

BENNETT (maladie de). Bennett's disease or syndrome.

BENNHOLD (épreuve de). Bennhold's test. → *rouge Congo (épreuve du).*

BENSON (maladie de). Asteroid hyalosis, Benson's disease.

BENSON (syndrome de). Benson's syndrome.

BENTALL (opération de). Bentall's operation.

BENZÉNISME, BENZOLISME, *s.m.* Benzolism.

BENZODIAZÉPINE, *s.f.* Benzodiazepine.

BENZODIOXANE (test au). Benzodioxane test.

BÉQUILLARD, ARDE, *s.m.* ou *f.* Person walking with crutches.

BÉQUILLARDS (paralysie des). Crutch palsy.

BÉQUILLARDS (syndrome des). Crutch paralysis.

BÉQUILLE, *s.f.* Crutch.

BÉQUILLON, *s.m.* Crutch-handled walking stick.

BERARDINELLI (maladie de). Berardinelli's disease.

BERGADA (syndrome de). Bergada's syndrome, syndrome of rudimentary testes.

BERGER (maladie de J.). Berger's disease. → *glomérulonéphrite.*

BERGER (rythme de). Berger's rhythm. → *rythme alpha.*

BERGERON (chorée ou maladie de). Bergeron's chorea, Bergeron's disease, electrolepsy, Henoch's chorea, spasmodic tic.

BERGEY (classification de). Bergey's classification.

BERGONIÉ ET TRIBONDEAU (loi de). Bergonié-Tribondeau law.

BÉRIBÉRI, *s.m.* Beriberi, dietetic neuritis, endermic multiple neuritis, neuritis multiplex endemica, polyneuritis endemica, panneuritis epidemica, athiaminosis, kakke, kakke disease, asjike, hydrops asthmaticus.

BÉRIBÉRI ATROPHIQUE. Atrophic beriberi. → *béribéri sec.*

BÉRIBÉRI HYDROPIQUE OU HUMIDE. Wet beriberi, wet dropsy.

BÉRIBÉRI INFANTILE. Infantile beriberi.

BÉRIBÉRI PARALYTIQUE. Paralytic beriberi. → *béribéri sec.*

BÉRIBÉRI (Shoshin). Shoshin beriberi.

BÉRIBÉRI SEC. Atrophic beriberi, dry beriberi, paralytic beriberi.

BERLIN (maladie de). Concussion of the retina, Berlin's disease or oedema.

BERLIN (syndrome de). Berlin's syndrome.

BERNARD (Claude) - HORNER (syndrome de). Horner's syndrome. → *Claude Bernard-Horner (syndrome de).*

BERNARD (Jean) ET SOULIER (J.P.) (maladie de). Bernard-Soulier syndrome. → *dystrophie thrombocytaire hémorragipare.*

BERNHARDT (maladie de). Meralgic paraesthetica. → *méralgie paresthésique.*

BERNHEIM (syndrome de). Bernheim's syndrome.

BERNSTEIN (épreuve de). Bernstein's test.

BERNSTEIN (loi de). Bernstein's theory or hypothesis.

BERTILLON (procédé de), BERTILLONNAGE, *s.m.* Bertillon's system, bertillonage.

BERTIN (colonne de). Column of Bertin.

BÉRYLLIOSE, *s.f.* Berylliosis.

BESNIER (type). Keratosis palmaris et plantaris. → *kératose palmo-plantaire congénitale ponctuée.*

BESNIER-BŒCK-SCHAUMANN (maladie de) (BBS). Sarcoidosis, Besnier-Bœck-Schaumann disease, Schaumann's sarcoid, lymphogranuloma benigna, Schaumann's benign lymphogranuloma, benign lymphogranulomatosis, Hutchinson-Bœck disease.

BESSEL HAGEN (loi de). Bessel Hagen's law.

BEST (maladie de). Best's disease.

BESTIALITÉ, *s.f.* Bestiality.

BÊTA (onde). Beta wave.

BÊTA (rythme). Beta rhythm.

BÊTA-ADRÉNERGIQUE, *adj.* Betastimulant.

BÊTABLOQUANT, *adj.* Betablocker. – *s.m.* Betablocking drug, beta-adrenergic blocking drug, betareceptor blocking drug.

BÊTAGLOBULINE, *s.f.* (ou **ß-globuline**). Betaglobulin.

BETAHERPESVIRINÆ, *s.f. pl.* Betaherpsevirinae.

BÉTAÏNE, *s.f.* Betaine.

BÊTA-INHIBITEUR, *adj.* et *s.m.* Betablocker.

BÊTALACTAMASE, *s.f.* Betalactamase.

BÊTALACTAMINE, *s.f.* Betalactam antibiotic.

BÊTA-LIPOPROTÉINE, *s.f.* Betalipoprotein.

BÊTA-LIPOPROTÉINE LÉGÈRE. Very low density protein. → *lipoprotéine de très basse densité.*

BÊTALYTIQUE, *adj.* et *s.m.* Betablocker.

BÊTAMIMÉTIQUE, *adj.* Betamimetic.

BÊTA-SITOSTÉROLÉMIE, *s.f.* Betasitosterolaemia.

BÊTASTIMULANT, ANTE, *adj.* Betastimulant.

BÊTATRON, *s.m.* Betatron.

BÊTATHÉRAPIE, *s.f.* Betatherapy.

BETH VINCENT (épreuve de). Vincent's test.

BETHESDA (système de). Bethesda system.

BETZ (cellule de). Betz's cell.

BEUREN (syndrome). 1° Incomplete transposition of the great vessels with origin of the aorta from right ventricle and biventricular origin of the pulmonary trunk. – 2° Beuren's syndrome. → *Williams et Beuren (syndrome de).*

BEURMANN ET GOUGEROT (maladie de). Sporotrichosis. → *sporotrichose.*

BÉZOARD, *s.m.* Bezoar.

BEZOLD (mastoïdite de). Bezold's mastoiditis.

BEZOLD-BRÜCKE (phénomène de). Bezold-Brücke phenomenon.

BG OU BG. Abbreviation for ballistocardiograph of for ballistocardiogram.

BGN. GNB.

BIBALLISME, *s.m.* Ballism, ballismus.

BIBLOC, *s.m.* Bilateral bundle branch block.

BICHAT (boule graisseuse de). Bichat's fat pad.

BICKEL (syndrome de). Panhypopituitarism. → *hypopituitarisme antérieur.*

BICKERS-ADAMS (syndrome de). Bickers-Adams syndrome.

BICARBONATE, *s.m.* Bicarbonate.

BICATÉNAIRE, *adj.* Double-stranded.

BICEPS, *adj.* Biceps.

BICKERSTAFF (encéphalite de). Bickerstaff's encephalitis.

BICORNIS (uterus). Uterus bicornis.

BICUSPIDE, *adj.* Bicuspid.

BICUSPIDIE, *s.f.* Bicuspid valvular anormaly.

BICYCLETTE ERGOMÉTRIQUE. Ergometric bicycle.

BIELSCHOWSKY (idiotie amaurotique de type). Bielschowsky-Jansky disease, Bielschowsky's disease, Dollinger-Bielschowsky syndrome, early juvenile amaurotic familial idiocy, early juvenile ganglioside lipidosis, late infantile amaurotic familial idiocy, late infantile ganglioside lipidosis.

BIELSCHOWSKY-LUTZ-COGAN (syndrome de). Bielschowsky-Lutz-Cogan syndrome, internuclearis ophtalmoplegia.

BIEMOND (myopathia distalis juvenilis hereditaria de). Juvenile distal hereditary myopathy.

BIEMOND (syndrome de). Biemond's syndrome.

BIÈRE (syndrome des buveurs de). Beer drunkers' syndrome.

BIERMER (anémie ou maladie de). Biermer's anaemia. → *anémie de Biermer.*

BIERMER (signe de). Biermer's sign.

BIERMÉRIEN, IENNE, *adj.* Pertaining to Biermer's anaemia.

BIERNACKI (signe de). Biernacki's sign.

BIETT (collerette de). Biett's collar.

BIETTI (dystrophie cornéenne de). Bietti's dystrophy of the cornea.

BIFIDITÉ URÉTÉRALE. Bifid ureter.

BIFOCAL, ALE, *adj.* Bifocal.

BIFIDOBACTERIUM, *s.m. Bifidobacterium.*

BIFORIS (uterus). Uterus biforis.

BIGELOW ou BIGELOW-CLELAND (myotomie ou opération de). Bigelow's or Bigelow-Cleland operation, ventriculo-myotomy.

BIGÉMINÉ, NÉE, *adj.* Bigeminal.

BIGÉMINIE, *s.f.*, **BIGÉMINISME,** *s.m.* Bigeminy, coupled rhythm, coupled beat, coupling of the beats.

BIGGS ET DOUGLAS (test de). Biggs and Douglas thromboplastinoformation test.

BIGLIERI (syndrome de). Congenital adrenal hyperplasia with 17-hydroxylase deficiency.

BIGUANIDE, *s.m.* Biguanide.

BILAN ARTICULAIRE. Articular check-up.

BILAN MUSCULAIRE. Muscular check-up.

BILATÉRAL, ALE, *adj.* Bilateral.

BILE, *s.f.* Bile, gall.

BILHARZIA. *Bilharzia, Schistosoma.*

BILHARZIA HÆMATOBIA. *Schistosoma haematobium.*

BILHARZIOSE, *s.f.* Bilharziosis. → *schistosomiase.*

BILHARZIOSE ARTÉRIOSO-VEINEUSE. Schistosomiasis japonica.

BILHARZIOSE INTESTINALE. Intestinal schistosomiasis, Manson's schistosomiasis.

BILHARZIOSE SINO-JAPONAISE. Schistosomiasis japonica.

BILHARZIOSE VÉSICALE. Urinary schistosomiasis, vesical schistosomiasis, endemic haematuria, bilharziosis of the bladder.

BILIAIRE, *adj.* Biliary.

BILIEUX, EUSE, *adj.* Bilious.

BILIGENÈSE, BILIGÉNIE, BILIGÉNIQUE (fonction). Biligenesis.

BILIGÉNIQUE, *adj.* Biligenetic, biligenic.

BILIGRAPHIE, *s.f.* Cholangiography.

BILIRUBIMÉTRIE, *s.f.* Dosage of bilirubin.

BILIRUBINE, *s.f.* Bilirubin.

BILIRUBINE DIRECTE. Direct bilirubin, direct reacting bilirubin, conjugated bilirubin, one-minute bilirubin.

BILIRUBINE GLYCURO-CONJUGUÉE. Direct bilirubin. → *bilirubine directe.*

BILIRUBINE INDIRECTE. Indirect-reacting bilirubin, non conjugated bilirubin, unconjugated bilirubin, free bilirubin.

BILIRUBINE LIBRE. Free bilirubin. → *bilirubine indirecte.*

BILIRUBINE VRAIE. Free bilirubin. → *bilirubine indirecte.*

BILIRUBINÉMIE, *s.f.* Bilirubinaemia.

BILIRUBINÉMIE DE TYPE DIRECT. Bilirubinaemia of direct type.

BILIRUBINÉMIE DE TYPE INDIRECT. Bilirubinaemia of indirect type.

BILIRUBINOGENÈSE, *s.f.* Production of bilirubin.

BILIRUBINURIE, *s.f.* Bilirubinuria.

BILIVERDINE, *s.f.* Biliverdin.

BILLROTH (cordon de). Red pulp cord.

BILLROTH (opérations de). Billroth's operations.

BILOBÉ, ÉE, *adj.* Bilobate.

BILOCULAIRE, *adj.* Bilocular, biloculate.

BIMASTOÏDIEN, ENNE, *adj.* Bimastoid.

BINDEGEWEBSMASSAGE, *s.m.* (allemand). Bindegewebsmassage.

BINDEGEWEBSTHERAPIE, *s.f.* (allemand). Bindegewebstherapie.

BINDER (syndrome de). Binder's syndrome.

BINET-SIMON (test de). Binet's test, Binet-Simon test.

BING (syndrome de). Horton's headache. → *céphalée vasculaire de Horton.*

BING ET NEEL (syndrome de). Bing- Neel syndrome, neuropsychiatric-macroglobulinaemic syndrome.

BINOCULAIRE, *adj.* Binocular.

BINSWANGER (syndrome, démence ou **encéphalopathie de).** Encephalitis subcorticalis chronica, Binswanger's dementia, Binswanger's encephalitis.

BIOARTIFICIEL, ELLE, *adj.* Bioartificial.

BIOCHIMIE, *s.f.* Biochemics, biochemistry.

BIOCHIMIQUE, *adj.* Biochemical.

BIODENSIGRAMME, *s.m.* Densogram.

BIODISPONIBILITÉ, *s.f.* Bioavailability.

BIOÉNERGÉTIQUE, *s.f.* Bioenergetics.

BIOÉTHIQUE, *s.f.* Bioethics.

BIOFILM, *s.m.* Biofilm.

BIOGENÈSE, *s.f.* Biogenesis, biogeny.

BIOGÉNÉTIQUE, *adj.* Biogenetic.

BIOGÉNÉTIQUE (loi). Biogenetic law, Müller's law.

BIOGÉOGRAPHIE, *s.f.* Biogeography.

BIOLOGIE, *s.f.* Biology, biotics.

BIOLOGIE MÉDICALE. Medical biology.

BIOLOGIQUE (dosage). Bioassay, *s.*

BIOLOGIE MOLÉCULAIRE. Molecular biology.

BIOLOGISTE, *s.m.* ou *s.f.* Biologist.

BIOMATÉRIAU, *s.m.* Biomaterial.

BIOMÉCANIQUE, *s.f.* Biomechanics.

BIOMÉDICAL, *adj.* Biomedical.

BIOMÉTÉOROLOGIE, *s.f.* Biometeorology.

BIOMÉTRIE, *s.f.* Biometry.

BIOMICROSCOPE, *s.m.* Biomicroscope.

BIOMICROSCOPIE, *s.f.* Biomicroscopy.

BIONIQUE, *s.f.* Bionics.

BIONOSE, *s.f.* Bionosis.

BIOPHARMACEUTIQUE, *s.f.* Biopharmaceutics.

BIOPHYLAXIE, *s.f.* Biophylaxis.

BIOPHYSIQUE, *s.f.* Biophysics.

BIOPLASTIQUE, *adj.* Bioplastic.

BIOPROTHÈSE, *s.f.* Bioprosthesis, xenograft valve.

BIOPSIE, *s.f.* Biopsy.

BIOPSIE PAR FORAGE. Drill biopsy, drill puncture.

BIOPTOME, *s.m.* Bioptome.

BIORÉACTIF, *s.m.* Bioreagent.

BIOS I. Bios I. → *méso-inositol.*

BIOS II. Bios-II. → *Biotine.*

BIOSMOSE, *s.f.* Biosmosis.

BIOSTATISTIQUE, *s.f.* Biostatistics.

BIOSTIMULINE, *s.f.* Biostimulin.

BIOSYNTHÈSE, *s.f.* Biosynthesis.

BIOTAXIE, *s.f.* Biotaxis, biotaxy, taxology, taxonomy.

BIOTHÉRAPIE, *s.f.* Biotherapy.

BIOTINE, *s.f.* Biotin, vitamin H, coenzyme R, bios II, skin factor, anti-egg-white-injury factor, factor W, factor X.

BIOTIQUE, *s.f.* Biotics.

BIOTRANSFORMATION, *s.f.* Biotransformation.

BIOTROPISME, *s.m.* Biotropism.

BIOTROPISME DIRECT. Direct biotropism.

BIOTROPISME INDIRECT. Indirect biotropism.

BIOTYPE, *s.m.* Biotype.

BIOTYPOLOGIE, *s.f.* Biotypology.

BI-OVULAIRE, *adj.* Dizygotic. → *dizygote.*

BIPARIÉTAL, ALE, *adj.* Biparietal.

BIPHOSPHONATE, *s.m.* Biphosphonate.

BIPOLAIRE, *adj.* Bipolar.

BIRCH-HIRSCHFELD (tumeur de). Birch-Hirschfeld tumour. → *Wilms (tumeur de).*

BIRCHER (opération de). Bircher's operation.

BIRD (maladie de). Bird's disease, oxalic diathesis, oxalic gout.

« BIRDSHOT » (choriorétinopathie type). Birdshot retinochoroidopathy.

BIRÉFRINGENCE, *s.f.* Double refringency.

BIRNAVIRUS, *s.m. Birnavirus.*

BISACROMIAL, ALE, *adj.* Bisacromial.

BISALBUMINÉMIE, *s.f.* Bisalbuminaemia.

BISEXUALITÉ, *s.f.* Bisexuality.

BISILIAQUE, *adj.* Bisiliac.

BISKRA (bouton de). Biskra sore. → *bouton d'Orient.*

BISMUTH, *s.m.* Bismuth.

BISMUTHÉMIE, *s.f.* Bismuthaemia.

BISMUTHISME, *s.m.* Bismuthosis, bismuthism.

BISMUTHOMANIE, *s.f.* Morbid use of bismuth.

BISMUTHOTHÉRAPIE, *s.f.* Bismuth-therapy.

BISTOURI, *s.m.* Knife, bistoury.

BISTOURI ÉLECTRIQUE OU À HAUTE FRÉQUENCE. Radio knife, electric knife, endotherm knife.

BITACHYCARDIE, *s.f.* Double tachycardia, simultaneous tachycardia.

BITEMPORAL, ALE, *adj.* Bitemporal.

BITHÉRAPIE, *s.f.* Bitherapy.

BITOT (signe de). Bitot's spot.

BITOT (tache de). Bitot's spot, Bitot's patch.

BITROCHANTÉRIEN, IENNE, *adj.* Bitrochanteric.

BIURET (réaction du). Biuret reaction, biuret test.

BIVITELLIN, INE, *adj.* Bivitelline. → *dizygote.*

BJ. Sigle for Bravais-Jackson.

BJERRUM (scotome de). Bjerrum's sign or scotoma.

BJÖRK-SHILEY (valve de). Björk-Shiley prosthesis.

BJÖRK (syndrome de). Flush syndrome, paroxysmal flushing in carcinoid.

BJÖRNSTAD (syndrome de). Björnstad's syndrome.

BK. Abbreviation for « bacille de Koch »: Mycobacterium tuberculosis.

BLACKFAN-DIAMOND (anémie type). Blackfan-Diamond anaemia.

BLAKEMORE (méthode de). Blakemore's method.

BLAKEMORE (sonde de). Blakemore's tube.

BLALOCK (opérations de). Blalock's operations.

BLALOCK-CLAGETT (opération de). Blalock-Clagett operation.

BLALOCK-HANLON (opération de). Blalock-Hanlon operation.

BLALOCK-TAUSSIG (opération de). Blalock-Taussig operation.

BLANC, BLANCHE, *adj.* (sans résultat). Blank, resultless.

BLANC (vaccin de). Blanc's vaccine.

BLANCHET, *s.m.* Thrush. → *muguet.*

BLAND, WHITE ET GARLAND (syndrome de). Bland, White and Garland syndrome.

BLASCHKO (lignes de). Blaschko's lines.

...BLASTE, *suffixe.* – blast.

BLASTE, *s.m.* Immature cell.

BLASTÈME, *s.m.* Blastema.

BLASTIQUE, *adj.* Blastic.

BLASTOCÈLE, *s.f.* Blastocele.

BLASTOCYSTE, *s.m.* Blastocyst.

BLASTOCYTOME, *s.m.* Blastoma.

BLASTODERME, *s.m.* Blastoderm.

BLASTOME, *s.m.* Blastoma.

BLASTOMÈRE, *s.m.* Blastomere.

BLASTOMYCÈTE, *s.m.* Blastomyces, *pl.* Blastomycetes.

BLASTOMYCOSE, *s.f.* Blastomycosis.

BLASTOMYCOSE BRÉSILIENNE, South American blastomycosis, Brazilian blastomycosis, paracoccidioidal granuloma, Almeida's disease, Lutz-Splendore-Almeida disease, paracoccidioidomycosis.

BLASTOMYCOSE CHÉLOÏDIENNE. Lobomycosis. → *lobomycose.*

BLASTOMYCOSE CUTANÉE. Blastomycotic dermatomycosis.

BLASTOMYCOSE EUROPÉENNE. European blastomycosis. → *cryptococcose.*

BLASTOMYCOSE NORD-AMÉRICAINE. North American blastomycosis, Gilchrist's disease or mycosis.

BLASTOMYCOSE SUD-AMÉRICAINE. South American blastomycosis.

BLASTOPHTORIE, *s.f.* Blastophtoria.

BLASTOPORE, *s.m.* Blastopore.

BLASTULA, *s.f.* Blastula.

BLEGVARD-HAXTHAUSEN (syndrome de). Blegvad-Haxthausen syndrome.

BLENNORRAGIE, *s.f.* Blennorrhagia, gonorrhoea, clap.

BLENNORRAGIE CHRONIQUE. Chronic blennorrhagia, gleet.

BLENNORRHÉE, *s.f.* Blennorrhoea.

BLÉOMYCINE, *s.f.* Bleomycin.

BLÉPHARADÉNITE, *s.f.* Adenophthalmia.

BLÉPHARITE, *s.f.* Blepharitis.

BLÉPHARITE MARGINALE. Marginal blepharitis, blear eye.

BLÉPHAROCHALASIS, *s.f.* Blepharochalasis, dermatolysis palpebrarum.

BLÉPHAROCONJONCTIVITE, *s.f.* Blepharoconjunctivitis.

BLÉPHAROPHIMOSIS, *s.m.* Blepharophimosis.

BLÉPHAROPHTALMIE, *s.f.* Blepharophtalmia.

BLÉPHAROPLASTIE, *s.f.* Blepharoplasty.

BLÉPHAROPOÏÈSE, *s.f.* Blepharoplasty.

BLÉPHAROPTOSE, *s.f.* Blepharoptosis.

BLÉPHARORRAPHIE, *s.f.* Blepharorrhaphy.

BLÉPHAROSPASME, *s.m.* Blepharospasm.

BLÉPHAROSTAT, *s.m.* Blepharostat.

BLÉPHAROTIC, *s.m.* Clonic blepharospasm.

BLÉSITÉ, *s.f.* Lisping.

BLESSIG OU BLESSIG-IWANOFF (kystes de). Blessig's cysts or lacunae or spaces, Iwanoff's cysts.

BLESSURE, *s.f.* Wound, injury, lesion.

BLEU DE CHICAGO (épreuve du). Evans's blue method.

BLEU DE MÉTHYLÈNE. Methylene blue.

BLEU DE MÉTHYLÈNE (épreuve de). Methylene blue test, Achard-Castaigne method.

BLOC, *s.m.* Block.

BLOC ALVÉOLO-CAPILLAIRE. Alveolar capillary block.

BLOC D'ARBORISATIONS. Parietal heart block, arborization block. → *bloc pariétal.*

BLOC ATRIO- OU AURICULO-VENTRICULAIRE. Atrioventricular heart block, auriculo-ventricular heart block, atrio- or auriculoventricular block, A-V block.

BLOC AVANCÉ. Hight grade heart block. → *bloc de haut degré.*

BLOC BIDIRECTIONNEL. Bidirectional block.

BLOC BIFASCICULAIRE. Bifascicular block.

BLOC BINODAL. Binodal block.

BLOC DE BLUMBERGER. Blumberger's block.

BLOC DE BRANCHE. Bundle-branch block, bundle-branch heart block.

BLOC DE BRANCHE BILATÉRAL. Bilateral bundle branch block.

BLOC DE BRANCHE DROIT (BBD). Right bundle branch block.

BLOC DE BRANCHE GAUCHE (BBG). Left bundle branch block.

BLOC CARDIAQUE. Heart block.

BLOC CARDIAQUE DE HAUT DEGRÉ. High grade heart block.

BLOC COMPLET. Complete heart block, third degree heart block.

BLOC DU DEUXIÈME DEGRÉ. Second degree heart block. → *bloc de Mobitz.*

BLOC DU DEUXIÈME DEGRÉ AVANCÉ OU DE HAUT DEGRÉ. Second degree advanced block.

BLOC DISTAL. Infra-His bundle branch block.

BLOC D'ENTRÉE. Entrance block.

BLOC FASCICULAIRE. Fascicular block.

BLOC FOCAL. Intraventricular heart block.

BLOC DE HAUT DEGRÉ. High-grade heart block.

BLOC INCOMPLET. Incomplete heart block, partial heart block.

BLOC INFRA-HISSIEN. Infra-His bundle block.

BLOC INTRA-AURICULAIRE. Intraatrial heart block.

BLOC INTRA-HISSIEN. Intra-His bundle block.

BLOC INTRAVENTRICULAIRE. Intraventricular heart block. → *bloc pariétal.*

BLOC DE MOBITZ. Mobitz's block.

BLOC MONOFASCICULAIRE. Monofascicular block.

BLOC OPÉRATOIRE. Operating theatre.

BLOC PARIÉTAL. Intraventricular heart block, parietal heart block, focal heart block, arborization block, myofibrillar block, intramural conduction disturbance.

BLOC PARTIEL. Incomplete heart block.

BLOC PÉRI-INFARCTUS OU POST-INFARCTUS. Peri-infarction block, post-infarction block, incomplete heart block.

BLOC DU PREMIER DEGRÉ. First degree heart block.

BLOC DE PROTECTION. Protective heart block, entrance heart block, entrance block.

BLOC RÉTROGRADE. Retrograde heart block, ventriculo-atrial block.

BLOC SINO-AURICULAIRE. Sinus or sino-atrial or sino-auricular heart block, turtle heart.

BLOC DE SORTIE. Exit block.

BLOC TOTAL. Complete heart block.

BLOC TRIFASCICULAIRE. Trifascicular block.

BLOC DU TROISIÈME DEGRÉ. Complete heart block.

BLOC TRONCULAIRE. Intra-His bundle block.

BLOC UNIDIRECTIONNEL. Unidirectional block.

BLOC VERTÉBRAL. Intervertebral synostosis.

BLOC DE WENCKEBACH. Wenckebach's block. → *Wenckebach ou Luciani-Wenckebach (bloc, période ou phénomène de).*

BLOCAGE ARTICULAIRE. Blocking of joint.

BLOCAGE DU CŒUR. Heart block.

BLOCAGE DU GANGLION ÉTOILÉ. Stellate block.

BLOCAGE GANGLIONNAIRE. Ganglionic blockade.

BLOCAGE MÉNINGÉ. Subarachnoidal space block, spinal block.

BLOCAGE VENTRICULAIRE. Ventricular block.

BLOCH-MIESCHER (syndrome de). Miescher's syndrome.

BLOCH-SIEMENS (syndrome de). Bloch-Siemens syndrome, melanosis corii degenerativa.

BLOCH-SULZBERGER (maladie ou syndrome de). Bloch-Sulzberger disease. → *incontinentia pigmenti.*

BLOCQ (maladie de). Astasia-abasia. → *astasie-abasie.*

BLONDEAU-HELLER (indice de). Blondeau-Heller index.

BLOOM (syndrome de David). Bloom's syndrome, Bloom-German syndrome, Bloom-Torre syndrome.

BLOQUANT (test). Blocking test, Rh blocking test.

BLOQUÉ, ÉE, *adj.* Locked.

BLOT (northern). Northern blot.

BLOT (Southern). Southern blot.

BLOT (western). Western blot, immunoblot.

BLOUNT (maladie de). Blount's disease. → *tibia vara.*

BLUMBERG (signe de). Blumberg's sign.

BLUMBERGER (bloc de). Blumberger's block.

BLUMENTHAL (maladie de). Blumenthal's disease.

BOBATH (ballon de). Bobath's balloon.

BOBATH (méthode des). Bobath's method.

BOBBING OCULAIRE. Ocular bobbing.

BOCHDALEK (hernie de). Bochdalek's hernia.

BOCKHART (impétigo de). Bockhart's impetigo. → *impétigo de Bockhart.*

BODANSKY (unité). Bodansky unit.

BOERHAAVE (syndrome de). Boerhaave's syndrome.

BOGOMOLETZ (sérum de). Bogomoletz's serum.

BOGORAD (syndrome de). Bogorad's syndrome. → *larmoiement paroxystique.*

BÖHLER (angle de). Böhler's angle.

BÖHLER (méthode de). Böhler's method.

BOHR (effet). Bohr effect.

BOITERIE, *s.f.* Claudication.

BOL, *s.m.* Bolus.

BOL ALIMENTAIRE. Alimentary bolus.

BOLANDE (tumeur de). Bolande's tumour.

BOLEN (test de). Bolen's test.

BOLUS, *s.m.* Bolus.

BOMBAY (phénotype). Bombay phenotype.

BOMBÉSINE, *s.f.* Bombesin.

BÔME, *s.f.* Boom.

BONFILS (maladie de). Adenia.

BONNAIRE (manœuvre de). Bonnaire's method.

BONNET (signe de). Bonnet's sign.

BONNET (syndrome de Charles). Bonnet's syndrome, Charles Bonnet's syndrome.

BONNET, DECHAUME ET BLANC (syndrome de). Wyburn-Mason syndrome, Bonnet-Dechaume-Blanc syndrome, Bonnet's syndrome, neuroretinoangiomatosis.

BONNEVIE-ULRICH (syndrome de). Bonnevie-Ullrich syndrome.

BONNIER (syndrome de). Bonnier's syndrome, Deiter's nucleus syndrome.

BÖÖK (syndrome de). Böök's syndrome, PHC syndrome.

BOPPE (attelle de). Boppe's splint.

BOR (syndrome). BOR syndrome.

BORBORYGME, *s.m.* Borborygmus.

BORD, *s.m.* Margin, verge.

BORDET ET GENGOU (bacille de). *Bordetella pertussis.* → *Bordetella pertussis.*

BORDET ET GENGOU (réaction de). Bordet and Gengou phenomenon or reaction.

BORDET-WASSERMANN (réaction de). Wassermann's reaction.

BORDETELLA, *s.f. Bordetella.*

BORDETELLA PERTUSSIS, *Bordetella pertussis, Haemophilus pertussis, Bacillus pertussis,* Bacillus tussis convulsivae, Bordet's bacillus, Bordet-Gengou bacillus.

BÖRGESON (syndrome de). Börgeson's syndrome, Börgeson-Forssman-Lehmann syndrome.

BORGNE, *adj.* One-eyed.

BORISME, *s.m.* Borism.

BORNA (maladie de). Borna disease.

BORNE CENTRALE. Wilson central terminal.

BORNHOLM (maladie de). Bornholm's disease. → *myalgie épidémique.*

BORNSTEIN (principe de). Bornstein's principle.

BORRELIA DUTTONII. *Borrelia duttonii, Spirochaeta duttonii.*

BORRELIA HISPANICA. *Borrelia hispanica, Spirochaeta hispanica.*

BORRELIA OBERMEIERI. *Borrelia recurrentis.*

BORRELIA RECURRENTIS, *Borrelia recurrentis, Borrelia obermeieri, Spirochaeta recurrentis, Spirochaeta obermeieri,* Obermeiter's spirillum.

BORRELIA TURRICATÆ. *Borrelia turricatae. Spirochaeta turricatae.*

BORRELIA VINCENTI. *Borrelia vincentii, Spirochaeta vincentii.*

BORRÉLIOSE OU BORRÉLIOSE RÉCURRENTE. Recurrent fever. → *fièvre récurrente.*

BORSIERI (signe de). Borsieri's line.

BORST (régime de). Borst's diet.

BORTNER (épreuve de). Bortner's test.

BOSSE DE BISON. Buffalo neck.

BOSSE SÉRO-SANGUINE. Caput succedaneum, cephalhaematoma.

BOSTOCK (maladie de). Bostock's catarrh. → *coryza spasmodique périodique.*

BOSTON (bras de). Boston brace system.

BOSWORTH (fracture de). Bosworth's fracture.

BOTAL (trou de). Botallo's foramen, foramen ovale.

BOTHRIOCÉPHALE, *s.m.* Bothriocephalus.

BOTRYOMYCOME, *s.m.* Botryomycoma, granuloma pyogenicum, septic granuloma, granuloma telangiectaticum.

BOTRYOMYCOSE, *s.f.* Botryomycosis.

BOTTE, *s.f.* Boot.

BOTULISME, *s.m.* Botulism, allantiasis, sausage poisoning, loin disease, midland disease, duck sickness, limber neck.

BOUBAS OU BUBA. Bouba. → *pian.*

BOUCHARD (nodosité de). Bouchard's node, nodule or nodosity, Legendre's node.

BOUCHARD (rapport de). Bouchard's index.

BOUCHARD (signe de). Bouchard's sign.

BOUCHE, *s.f.* Mouth.

BOUCHE À BOUCHE (méthode du). Mouth-to-mouth respiration.

BOUCHERS (maladie des). Butcher's febrile pemphigus. → *pemphigus aigu fébrile grave de Nodet.*

BOUCHET (maladie de). Bouchet's disease. → *pseudo-typho-méningite des porchers.*

BOUDIN (loi de). Boudin's law.

BOUE CALCIQUE RÉNALE (syndrome de la). Milk of calcium renal disease, milk of calcium renal stone.

BOUE THERMALE. Fango.

BOUFFÉES DE VASODILATATION PAROXYSTIQUE. Flush syndrome.

BOUFFÉES DE CHALEUR. Hot flush.

BOUFFÉE CONGESTIVE. Flush.

BOUGAINVILLE (rhumatisme de). Bougainville rheumatism. → *polyarthrite aiguë épidémique tropicale.*

BOUGIE, *s.f.* 1° Bougie. – 2° (unité d'intensité lumineuse) Candle.

BOUGIRAGE, *s.m.* Bougienage, bouginage.

BOUILLAUD (lois de). Bouillaud's laws of coincidence.

BOUILLAUD (maladie de). Rheumatic fever, Bouillaud's disease, acute rheumatic fever, acute articular rheumatism, inflammatory rheumatism, acute rheumatic arthritis, rheumatic arthritis, polyarthritis rheumatica acuta.

BOUILLON DE CULTURE. Culture medium.

BOUILLY (opération de). Bouilly's operation.

BOUILLY-VOLKMANN (opération de). Bouilly-Volkmann operation.

BOULE HYSTÉRIQUE. Globus hystericus, dysphagia globosa.

BOULE D'ŒDÈME. Oedematous papule.

BOULEY-CHARCOT (syndrome de). Charcot's syndrome. → *claudication intermittente ischémique.*

BOULIMIE, *s.f.* Bulimia, boulimia cynorexia, hyperorexia.

BOURASSA ET JUDKINS (technique de). Bourassa and Judkins technique.

BOURBILLON, *s.m.* The core of boil.

BOURBOUILLE, *s.f.* Miliaria rubra. → *lichen tropicus.*

BOURDONNET, *s.m.* Bolster.

BOURGEONNEMENT (d'une plaie). Exuberant granulation, fungous granulation, proud flesh.

BOURGUIGNON (loi de). Bourguignon's law.

BOURNEVILLE (phacomatose) OU (sclérose tubéreuse de). Bourneville's disease. → *sclérose tubéreuse du cerveau.*

BOURNEVILLE ET BRISSAUD (maladie de). Bourneville's disease. → *sclérose tubéreuse du cerveau.*

BOURSE, *s.f.* Bursa.

BOUSSAROLE, *s.f.* Boussarole. → *pinta.*

BOUTON, *s.m.* Pimple.

BOUTON D'ALEP. Aleppo sore. → *bouton d'Orient.*

BOUTON D'AMBOINE. Verruga. → *verruga.*

BOUTON D'UN AN. Oriental sore. → *bouton d'Orient.*

BOUTON DE BAHIA. Bahia ulcer. → *leishmaniose américaine.*

BOUTON DE BISKRA. Biskra boil. → *bouton d'Orient.*

BOUTON DE CHEMISE (abcès en). Bicameral abcess. → *abcès en bouton de chemise.*

BOUTON DE DELHI. Delhi boil. → *bouton d'Orient.*

BOUTON DIAPHRAGMATIQUE (de Guéneau de Mussy). Mussy's or de Mussy's button or point, bouton diaphragmatique de Guéneau de Mussy, Guéneau de Mussy's point.

BOUTON DE GAFSA. Gafsa boil. → *bouton d'Orient.*

BOUTON DE MURPHY. Murphy's button.

BOUTON DU NIL. Oriental sore. → *bouton d'Orient.*

BOUTON D'ORIENT. Oriental sore, Aleppo sore or evil, Bagdad sore, Cochin China sore, Delasoa sore. Delhi sore, Kandahar sore, Lahore sore, Madagascar sore, Moultan sore, Penjdeh sore, tropical sore, Aleppo boil, Bagdad boil, Biskra boil, Delhi boil, Gafsa boil, godovnik boil, Jericho boil, Natal boil, oriental boil. Penjdeh boil, rain boil, Scinde boil, tropical boil, Aleppo button, Bagdad button, Biskra button, oriental button, furunculus orientalis, Tashkend ulcer, Jeddah ulcer, Turkestan ulcer, sartian disease.

BOUTON DES PAYS CHAUDS. Oriental sore. → *bouton d'Orient.*

BOUTON DES ZIBAN. Oriental sore. → *bouton d'Orient.*

BOUTONNIÈRE (doigt en). Buttonhole finger.

BOUVERET (maladie de). Bouveret's disease, supraventricular paroxysmal tachycardia.

BOUVERET (signes de). Bouveret's signs.

BOUVERET (syndrome de). Bouveret's syndrome.

BOWDITCH (effet). Bowditch effect.

BOWDITCH (loi de). Bowditch's law. → *tout ou rien (loi de).*

BOWEN (maladie de). Bowen's disease or epithelioma, precancerous dermatitis, intraepidermal carcinoma.

BOWEN DES MUQUEUSES (maladie de). Erythroplasia.

BOWMAN (théorie de). Bowman's theory.

BOXEURS (fracture des). Boxer's fracture.

BOYD ET STEARNS (syndrome de). Boyd-Stearns syndrome.

BOYDEN (épreuve ou repas de). Boyden's meal.

BOZZOLO (maladie de). Kahler's disease. → *Kahler (maladie de).*

BOZZOLO (signe de). Bozzolo's sign.

BQ. Symbol for becquerel.

BRACHIAL, ALE, *adj.* Brachial.

BRACHIALGIE, BRACHIONALGIE, *s.f.* Brachialgia.

BRACHIOTOMIE, BRACHIONOTOMIE, *s.f.* Brachiotomy.

BRACHT-WÄCHTER (nodules de). Bracht-Wächter bodies.

BRACHYCARDIE, *s.f.* Brachycardia.

BRACHYCÉPHALIE, *s.f.* Brachycephalia, brachycephaly, brachycephalism.

BRACHYCLINODACTYLIE, *s.f.* Brachyclinodactyly.

BRACHYDACTYLIE, *s.f.* Brachydactylia.

BRACHYGNATHIE, *s.f.* Brachygnathia.

BRACHYMÉLIE, *s.f.* Micromelia.

BRACHYMÉTACARPIE, *s.f.* Brachymetacarpia, brachymetacarpalism.

BRACHYMÉTAPODIE, *s.f.* Brachymetapody.

BRACHYMÉTATARSIE, *s.f.* Brachymetatarsia.

BRACHYMÉTROPIE, *s.f.* Brachymetropia.

BRACHYMORPHE, *adj.* Brachymorphic.

BRACHYMORPHIE AVEC SPHÉROPHAKIE. Weill-Marchesani syndrome. → *Weill-Marchesani (syndrome de).*

BRACHYONYCHIE, *s.f.* Brachyonychia.

BRACHYPHALANGIE, *s.f.* Brachyphalangia.

BRACHYPNÉE, *s.f.* Brachypnea.

BRACHYSKÉLIE, *s.f.* Brachyskelia.

BRACHYSOME, *adj.* Brevilineal.

BRACHYTHÉRAPIE, *s.f.* Brachytherapy.

BRACHYTYPIQUE, *adj.* Brachymorphic.

BRADYARTHRIE, *s.f.* Bradyarthria, bradylalia.

BRADYARYTHMIE, *s.f.* Bradyarrhythmia.

BRADYCARDIE, *s.f.* Bradycardia, brachycardia, bradyrrhythmia.

BRADYCARDIE DE DÉCUBITUS. Clinostatic bradycardia.

BRADYCARDIE NERVEUSE. Central bradycardia.

BRADYCARDIE NODALE. Nodal bradycardia.

BRADYCARDIE SINUSALE. Sinus bradycardia.

BRADYCARDIE-TACHYCARDIE (syndrome). Bradycardia-tachycardia syndrome. → *maladie rythmique auriculaire.*

BRADYCINÉSIE, *s.f.* Bradycinesia, bradykinesia.

BRADYDIASTOLIE, *s.f.* Bradydiastole, bradydiastolia.

BRADYESTHÉSIE, *s.f.* Bradyaesthesia.

BRADYKINÉSIE, *s.f.* Bradykinesia.

BRADYKININE, *s.f.* Bradykinin.

BRADYKININOGÈNE, *s.m.* Bradykininogen.

BRADYLALIE, *s.f.* Bradylalia.

BRADYLOGIE, *s.f.* Bradylogia.

BRADYPEPSIE, *s.f.* Bradypepsia.

BRADYPHAGIE, *s.f.* Bradyphagia.

BRADYPHASIE, *s.f.* Bradyphasia.

BRADYPHÉMIE, *s.f.* Bradyphemia.

BRADYPHRÉNIE, *s.f.* Bradyphrenia.

BRADYPNÉE, *s.f.* Bradypnea (américain) bradypnoea (anglais).

BRADYPSYCHIE, *s.f.* Bradypsychia.

BRADYRYTHMIE, *s.f.* Bradyrrhythmia. → *bradycardie.*

BRADYSINUSIE, *s.f.* Sinus bradycardia.

BRADYSPHYGMIE, *s.f.* Bradysphygmia.

BRADYTROPHIE, *s.f.* Bradytrophia.

BRAI (maladie du). Tar acne, tar disease, tar itch, acne picealis.

BRAIDISME, *s.m.* Braidism hypnotism.

BRAILLE, *s.m.* Braille.

BRAILSFORD (maladie de). Morquio-Ullrich syndrome.

BRAILSFORD (ostéose condensante iliaque bénigne de). Osteitis condensans ilii.

BRANCARD, *s.m.* Stretcher.

BRANCHE, *s.f.* Ramus.

BRANCHIOME, *s.m.* Branchioma, branchial or branchiogenic carcinoma, branchiogenous cancer, grill cleft carcinoma.

BRANCHIO-OTO-RÉNAL. Branchio-oto-renal syndrome.

BRAND (méthode de). Brand's treatment, Brand's bath.

BRANHAM (phénomène de). Branham's bradycardia or sign.

BRANHAM (signe de). Branham's sign.

BRANHAMELLA, *s.f. Branhamella.*

BRAS, *s.m.* Arm.

BRAS TENDUS (épreuve des). Arm deviation test.

BRASDOR (méthode de). Brasdor's method.

BRAUER (opération de). Brauer's operation.

BRAUER (type). Keratosis palmaris et plantaris punctata.

BRAVAISIENNE, BRAVAIS-JACKSONIENNE (épilepsie). Jacksonian epilepsy. → *épilepsie bravaisienne ou bravais-jacksonienne.*

BRAXTON-HICKS (méthode ou manœuvre de). Braxton-Hicks's version.

BRAYER, *s.m.* Truss.

BREDOUILLEMENT, *s.m.* Stammering, bredouillement.

BREGMA, *s.m.* Bregma.

BREISKY (maladie de). Kraurosis vulvae. → *kraurosis vulvae.*

BREMER (signe ou réaction de). Bremer's reaction or test.

BRENNER (tumeur de). Brenner's tumour. → *oophorome.*

BRÉPHOPLASTIE, *s.f.*, **BRÉPHOPLASTIQUE (greffe).** Brephoplastic graft. → *greffe bréphoplastique.*

BRÉVILIGNE, *adj.* Brevilineal.

BRICKER (opération de). Bricker's operation.

BRICOLE ANGLAISE. English breast-harness.

BRIDE, *s.f.* Adhesion.

BRIDE AMNIOTIQUE. Amniotic adhesion.

BRIDGE, *s.m.* Bridge.

BRIDGES ET GOOD (syndrome de). Progressive septic granulomatosis. → *granulomatose septique progressive ou familiale.*

BRIDOU, *s.m.* Perleche.

BRIGHT (mal de), BRIGHTISME, *s.m.* Bright's disease.

BRILL (anémie de). Lederer's anaemia. → *Lederer-Brill (anémie de).*

BRILL (maladie de). Brill's disease. → *Brill-Zinsser (maladie de).*

BRILL-SYMMERS OU BRILL-PFISTER-SYMMERS (maladie de). Brill-Symmers disease, giant follicular lymphadenopathy, giant follicular lymphoblastoma, giant cellular lymphoma, follicular or giant follicular lymphoma, benign lymphoma, nodular lymphoma.

BRILL-ZINSSER (maladie de). Brill's disease. Brill-Zinsser disease, mild typhus, recrudescent typhus.

BRILLANCE, *s.f.* 1° Brightness. – 2° Luminance.

BRIN, *s.m.* Strand.

BRINTON (maladie de). Brinton's disease. → *linite plastique.*

BRIQUET (gangrène de). Briquet's gangrene of lung in bronchiectasis.

BRIQUET (syndrome de). Briquet's syndrome.

BRISSAUD (névralgie de). Sympatheticalgia of the face.

BRISSAUD-MARIE (syndrome de). Familial facial diplegia.

BRISSAUD ET SICARD (syndrome de). Brissaud's syndrome, Brissaud-Sicard syndrome.

BROADBENT (signe de). Broadbent's sign.

BROCA (aphasie de). Broca's aphasia.

BROCA (formule de). Broca's formula.

BROCHE, *s.f.* Pin.

BROCHE DE KIRSCHNER. Kirschner's wire.

BROCHE DE STEINMANN. Steinman's pin.

BROCK (opération de). Transventricular closed pulmonary valvulotomy, Brock's operation.

BROCK (syndrome de). Brock's syndrome. → *lobe moyen (syndrome du).*

BROCKENBROUGH (phénomène de). Brockenbrough's phenomenon.

BROCK (maladie de). Patchy parapsoriasis.

BRODIE (abcès de). Brodie's abscess.

BRODIE (maladies de). 1° Brodie's joint. → *coxalgie hystérique.* – 2° Brodie's disease. → *cystosarcome phyllode.*

BRODIE-TRENDELENBURG (épreuve de). Trendelenburg's test.

BRODY (syndrome de). Brody's syndrome.

BROMATOLOGIE, *s.f.* Bromatology.

BROME, *s.m.* Bromine.

BROMESULFONEPHTALÉINE (BSP) (test de la). Bromesulphalein test.

BROMHIDROSE, BROMIDROSE, *s.f.* Bromhidrosis, bromidrosis, osmidrosis, fetid sweat.

BROMIDE, *s.f.* Bromoderma.

BROMIDES VÉGÉTANTES DU NOURRISSON. Granuloma gluteale infantum.

BROMISME, *s.m.* Brominism, bromism.

BROMOCRIPTINE, *s.f.* Bromocriptine.

BROMODERMIE, *s.f.* Bromoderma.

BROMURE, *s.m.* Bromide.

BRONCHE, *s.f.* Bronchus.

BRONCHECTASIE, BRONCHIECTASIE, *s.f.* Bronchiectasia, bronchiectasis.

BRONCHECTASIQUE, *adj.* Bronchiectasic, bronchiectatic.

BRONCHIECTASIE, *s.f.* Bronchiectasis.

BRONCHIECTASIE AVEC MALFORMATIONS ŒSOPHAGOTRACHÉALE ET VERTÉBRO-COSTALE (syndrome de). Turpin's syndrome.

BRONCHIO-ALVÉOLITE, *s.f.* Vesicular bronchiolitis.

BRONCHIOLE, *s.f.* Bronchiole, bronchiolus.

BRONCHIOLITE, *s.f.* Bronchiolitis.

BRONCHIOLITE OBLITÉRANTE. Bronchiolitis obliterans, bronchiolitis fibrosa obliterans.

BRONCHIOME POLYMORPHE. Bronchial adenoma. → *épistome bronchique.*

BRONCHIQUE, *adj.* Bronchial.

BRONCHITE, *s.f.* Bronchitis.

BRONCHITE CAPILLAIRE. Capillary bronchitis, suffocative bronchitis, acute suppurative bronchitis, suffocative catarrh.

BRONCHITE CHRONIQUE OBSTRUCTIVE. Chronic obliterative bronchitis.

BRONCHITE FIBRINEUSE. Fibrinous bronchitis. → *bronchite pseudo-membraneuse.*

BRONCHITE PSEUDO-MEMBRANEUSE. Croupous bronchitis, fibrinous bronchitis, plastis bronchitis, exudative bronchitis, membranous bronchitis, polypoid bronchitis, pseudo-membranous bronchitis, Lucas-Championnière disease.

BRONCHITE SANGLANTE. Haemorrhagic bronchitis. → *spirochétose broncho-pulmonaire.*

BRONCHITE TUBERCULEUSE. Phthinoid or phthisoid bronchitis.

BRONCHOBIOPSIE, *s.f.* Biopsy of bronchial mucosa.

BRONCHOCÈLE, *s.f.* Bronchocele.

BRONCHOCONSTRICTEUR, TRICE; BRONCHOCONSTRICTIF, IVE, *adj.* Bronchoconstrictor.

BRONCHOCONSTRICTION, *s.f.* Bronchoconstriction.

BRONCHODILATATEUR, *s.m.* Bronchodilator.

BRONCHODILATATION, *s.f.* Bronchodilatation.

BRONCHO-EMPHYSÈME, *s.m.* Bronchoemphysema.

BRONCHOGÈNE OU **BRONCHOGÉNIQUE,** *adj.* Bronchogenic.

BRONCHOGRAMME, *s.m.* Bronchogram.

BRONCHOGRAPHIE, *s.f.* Bronchography.

BRONCHOLITHE, *s.m.* Broncholith.

BRONCHOLITHIASE, BRONCHOLITHIE, *s.f.* Broncholithiasis.

BRONCHOMYCOSE, *s.f.* Bronchomycosis.

BRONCHOPATHIE, *s.f.* Bronchopathy.

BRONCHOPHONIE, *s.f.* Bronchophony.

BRONCHOPHONIE APHONE. Whispered bronchophony, d'Espine's sign.

BRONCHOPLÉGIE, *s.f.* Bronchoplegia.

BRONCHOPNEUMONIE, *s.f.* Bronchopneumonia, catarrhal pneumonia, lobular pneumonia, bronchial pneumonia, bronchopneumonitis.

BRONCHOPNEUMONIE MÉTASTATIQUE OU **SECONDAIRE.** Metastatic pneumonia.

BRONCHOPNEUMONIE TUBERCULEUSE. Galloping phthisis. → *phtisie galopante.*

BRONCHOPNEUMOPATHIE, *s.f.* Bronchopneumopathy.

BRONCHOPNEUMOPATHIE OBSTRUCTIVE. Obstructive bronchopneumopathy, chronic obstructive lung disease, obstructive pneumonia.

BRONCHOPNEUMOPATHIE DE TYPE VIRAL. Virus pneumonia, atypical pneumonia, virus or atypical bronchopneumonia, influenzal pneumonia, influenza virus pneumonia, acute interstitial pneumonia or pneumonitis.

BRONCHOPULMONAIRE, *adj.* Bronchopulmonary.

BRONCHORRAGIE, *s.f.* Bronchorrhagia.

BRONCHORRAPHIE, *s.f.* Bronchorrhaphy.

BRONCHORRHÉE, *s.f.* Bronchorrhoea.

BRONCHOSCOPE, *s.m.* Bronchoscope.

BRONCHOSCOPIE, *s.f.* Bronchoscopy.

BRONCHOSPASME, *s.m.* Bronchospasm, bronchial spasm, bronchiospasm, bronchismus.

BRONCHOSPIROCHÉTOSE, *s.f.* Bronchospirochetosis. → *spirochétose bronchopulmonaire.*

BRONCHOSPIROGRAPHIE, *s.f.* Bronchospirography.

BRONCHOSPIROMÈTRE, *s.m.* Bronchospirometer.

BRONCHOSPIROMÉTRIE, *s.f.* Bronchospirometry.

BRONCHOSTÉNOSE, *s.f.* Bronchostenosis, bronchial stenosis.

BRONCHOTOMIE, *s.f.* Bronchotomy.

BRONCHOTYPHUS, *s.m.* Bronchotyphoid.

BRONZÉE (maladie). Bronzed disease. → *Addison (maladie d').*

BRONZÉE HÉMATURIQUE DES NOUVEAU-NÉS (maladie). Winckel's disease. → *tubulhématie.*

BROOKE (tumeurs de). Brooke's tumours.

BROOKS (syndrome de). Brooks's syndrome.

BROPHY (méthode de). Brophy's operation.

BROUHA-HINGLAIS-SIMONNET (réaction de). Brouha's test.

BROUSSAISISME, *s.m.* Broussaisism.

BROWN (syndrome de H.W.). Brown's syndrome, superior oblique tendon sheath syndrome.

BROWNE (appareil de). Browne's device.

BROWNE (attelle de). Browne's splint.

BROWNIEN (mouvement). Brownian movement, brunonian movement, Brownian-Zsigmondy movement.

BROWNISME, *s.m.* Brunonianism, brownism.

BROWN-PEARCE (épithélioma de). Brown-Pearce tumour.

BROWN-SÉQUARD (méthode de). Brown-Séquard's treatment. → *organothérapie.*

BROWN-SÉQUARD (syndrome de). Brown-Séquard's disease, paralysis or syndrome, hemiparaplegic syndrome.

BRUCE (protocole de). Bruce's protocol.

BRUCELLA, *s.f. Brucella.*

BRUCELLA ABORTUS BOVIS. *Brucella abortus, bacillus abortus*, Bang's abortion bacillus.

BRUCELLA ABORTUS SUIS. *Brucella suis.*

BRUCELLA MELITENSIS. *Brucella melitensis, Bacterium melitense, Micrococcus melitensis, Alcaligenes melitensis, Alkaligenes melitensis.*

BRUCELLA TULARENSIS. *Francisella tularensis.*

BRUCELLOSE, *s.f.* Brucellosis, brucelliosis, melitococcosis, undulant fever, Malta or Maltese fever, Mediterranean fever or phthisis, continued fever, Cyprus fever, goat fever, goat milk fever, Gibraltar fever, mountain fever, Neapolitan fever, Rock fever, slow fever, febris melitensis, febris undulans, febris sudoralis, brucellenia, dust fever, Rio Grande fever, Bruce's septicaemia, melitensis septicaemia, abortus fever.

BRUCH (membrane de). Bruch's membrane.

BRUCK-DE LANGE (maladie de). Bruck-de Lange disease.

BRUDZINSKI (signes de). Brudzinski's signs: 1° *réflexe controlatéral.* Contralateral reflex, contralateral leg sign. – 2° *signe de la nuque.* Neck sign.

BRUGADA (syndrome des). Brugada's syndrome.

BRUGIA MALAYI. *Brugia malayi, Wuchereria malayi, Filaria malayi.*

BRUGIOSE, *s.f.* Malayan filariosis.

BRUGSCH (maladie de). Acromicria.

BRUIT, *s.m.* Sound, bruit, murmur.

BRUIT D'AIRAIN. Bell sound. → *airain (bruit de).*

BRUIT AURICULAIRE. Atrial sound. → *bruit du cœur (quatrième).*

BRUIT DU CŒUR. Heart sound.

BRUIT DU CŒUR (deuxième). Second heart sound, second cardiac sound, S_2.

BRUIT DU CŒUR (premier). First heart sound, first cardiac sound, S_1.

BRUIT DU CŒUR (quatrième). Fourth heart sound, fourth cardiac sound, atrial sound, S_4.

BRUIT DU CŒUR (troisième). Third heart sound, third cardiac sound, S_3.

BRUIT DU CUIR NEUF. Friction rub. → *frottement.*

BRUIT DE DIABLE. Venous hum, bruit de diable, humming-top murmur, venous murmur, whiffing murmur, whisting murmur, nun's murmur.

BRUIT DE DRAPEAU. Bruit de drapeau.

BRUIT D'ÉJECTION. Ejection clic.

BRUIT DE GALOP. Gallop rhythm.

BRUIT DE GARGOUILLEMENT. Mill-wheel murmur.

BRUIT DE LIME. Filling sound.

BRUIT MÉTALLIQUE. Metallic sound.

BRUIT DE MOULIN. Mill-wheel murmur.

BRUIT DE PALETTE. Mill-wheel murmur.

BRUIT DE PARCHEMIN. Bruit de parchemin.

BRUIT DE PISTOLET. Pistol shot.

BRUIT DE POT FÊLÉ. Crack pot sound.

BRUIT DE RÂPE. Rasping murmur.

BRUIT DE REMPLISSAGE VENTRICULAIRE RAPIDE. Third heart sound.

BRUIT DE ROUE HYDRAULIQUE. Mill-wheel murmur.

BRUIT DE ROUET. Mill-wheel murmur.

BRUIT DE SCIE. Sawing sound.

BRUIT SKODIQUE. Skoda's resonance.

BRUIT DE SOMMATION. Summation sound.

BRUIT DE SOUFFLE. Murmur.

BRUIT DE SOUFFLET. Murmur.

BRUIT DE TRIOLET. Pleuropericardial systolic click.

BRUIT DE TUNNEL. Machinery murmur.

BRUIT DE VA-ET-VIENT. Friction sound.

BRÛLURE, *s.f.* Burn.

BRÜNAUER-FUHS (type). Brünauer's syndrome.

BRUNNER (glandes de). Brunner's glands.

BRUNNSTRÖM (méthode de). Brunnström's method.

BRUNS (ataxie frontale de). Bruns's ataxia. → *ataxie frontale.*

BRUNS (syndrome de). Bruns's syndrome.

BRUSHFIELD (taches de). Brushfield's spots.

BRUTON (maladie de). Bruton's type of congenital agammaglobulinaemia.

BRUXISME, *s.m.* Bruxism. → *brycomanie.*

BRUXOMANIE, *s.f.* Brycomania.

BRYANT (triangle de). Bryant's triangle.

BRYCOMANIE, *s.f.* Bryocomania, bruxomania.

BRYSON (signe de). Bryson's sign.

BSP (test de la). Bromsulphalein test.

BTPS (condition ou système). BTPS system.

BUBA, *s.f.* Buba. → *pian.*

BUBON, *s.m.* Bubo.

BUBON CLIMATIQUE OU CLIMATÉRIQUE. Nicolas-Favre disease. → *Nicolas et Favre (maladie de).*

BUBON PESTEUX. Malignant bubo, pestilential bubo.

BUBON PORADÉNIQUE. Nicolas-Favre disease. → *Nicolas et Favre (maladie de).*

BUBONOCÈLE, *s.f.* Bubonocele.

BUCAILLE (méthode ou opération de). Bucaille's operation.

BUCCAL, ALE, *adj.* Buccal.

BUCCINATEUR, TRICE, *adj.* Buccinator.

BUCCOPHARYNGÉ, ÉE, *adj.* Buccopharyngeal.

BUCCOPHARYNGIEN, ENNE, *adj.* Buccopharyngeal.

BUCKLEY (syndrome de). Job's syndrome.

BUCKYTHÉRAPIE, *s.f.* Bucky's rays therapy.

BUDD-CHIARI (syndrome de). Budd-Chiari syndrome, Chiari's disease or syndrome, Budd's syndrome, Rokitansky's disease.

BUERGER (maladie de Léo). Buerger's disease. → *thrombo-angéite oblitérante.*

BUERGER-MÜLLER (épreuve ou manœuvre de). Müller's experiment.

BUFOTHÉRAPIE, *s.f.* Bufotherapy.

BUGNET-VAN DER VOORT (méthode de). Bugnet-van der Voort's method.

BUHL (loi de). Buhl-Dittrich law.

BUHL (maladie de). Buhl's disease.

BÜLAU (procédé de). Bülau's treatment.

BULBAIRE ANTÉRIEUR (syndrome). Dejerine's bulbar syndrome, Dejerine's anterior bulbar syndrome, anterior bulbar syndrome, alternating hypoglossal hemiplegia syndrome, pyramid-hypoglossal syndrome.

BULBE, *s.m.* Bulb.

BULBITE, *s.f.* Bulbitis.

BULLE, *s.f.* Bulla, epidermal cyst.

BULLOSE, *s.f.* Bullosis.

BULLEUX, EUSE, *adj.* Bullous.

BUMKE (pupille ou signe de). Bumke's pupil.

BUNNELL (attelle de). Bunnell's splint.

BUNNEL-LITTLE (épreuve de). Bunnel-Little test.

BUNYAVIRIDÉS, *s.m. pl.* Bunyaviridae.

BUNYAVIRUS, *s.m. Bunyavirus.*

BUPHTALMIE, *s.f.* Buphtalmia, buphtalmos, buphthalmus.

BÜRGER ET GRÜTZ (maladie de). Bürger-Grütz syndrome. → *hyperlipémie essentielle ou idiopathique.*

BURKHALDERIA CEPACIA. *Burkhalderia cepacia.*

BURKHALDERIA PSEUDOMALLEI. *Burkhalderia pseudomallei.*

BURKITT (lymphome ou tumeur de). Burkitt's lymphoma or tumour, African lymphoma.

BURNET (intradermo-réaction de). Brucella skin test. → *intradermo-réaction à la mélitine.*

BURNETT (syndrome de). Burnett's syndrome. → *lait et des alcalins (syndrome de).*

BURSECTOMIE, *s.f.* Bursectomy.

BURSITE, *s.f.* Bursitis, bursal synovitis.

BURSODÉPENDANT, ANTE, *adj.* Bursa-equivalent, bursa-derived.

BURSOGRAPHIE, *s.f.* Bursography.

BURSOPATHIE, *s.f.* Bursopathy.

BURSTEIN (technique ou test de). Burstein's method.

BURTON (liséré de). Burton's line, lead line, blue line, halo saturninus.

BURULI (ulcère de). Buruli ulcer.

BURWELL (syndrome pickwickien type). Cardiorespiratory type of pickwickian syndrome.

BUSACCA (maladie de). Busacca's nodule or flocule.

BUSCHKE-FISCHER (type). Keratosis palmaris et plantaris punctata.

BUSCHKE-LOWENSTEIN (tumeur de). Condyloma acuminatum. → *condylome acuminé.*

BUSCHKE-OLLENDORFF (syndrome de). Buschke-Ollendorff syndrome.

BUSSE-BUSCHKE (maladie de). Busse-Buschke disease. → *cryptococcose.*

BUTÉE OSSEUSE. Bolt.

BUTLER-ALBRIGHT (syndrome de). Butler-Albright syndrome. → *acidose rénale hyperchlorémique.*

BUTYROMÈTRE, *s.m.* Butyrometer.

BUVARDAGE, *s.m.* Blot.

BUVEURS DE LAIT (syndrome des). Milk-drinker's syndrome. → *lait et des alcalins (syndrome du).*

BYLER (maladie de). Byler's disease.

BYRD (méthode de). Byrd-Dew method.

BYSSINOSE, *s.f.*, **BYSSINOSIS,** *s.m.* Byssinosis, cotton-dust asthma, cotton-mill fever, brown lung.

BYWATERS (syndrome de). Bywaters's syndrome crush injury, crush syndrome, crush kidney. → *néphropathie tubulo-interstitielle aiguë.*

BW. Wassermann's reaction.

BZD. BZD, Benzodiazepine.

C

C. 1° Chemical symbol for carbon. – 2° Symbol for coulomb. – 3° Symbol of gas concentration in the blood.

°C. Symbol for Celsius degree.

c. Symbol for centi.

C, C1, C9. Abbreviations for the complement (C) and its components (C1… C9).

C (syndrome). C syndrome.

Ca. Chemical symbol for calcium.

CA 125. CA 125.

ÇÀ, *s.m.* (psychanalyse). Id.

Cabot (corps annulaire de). Cabot's ring body, ring body.

Cabrera (signe de). Cabrera's sign.

CACAO, *s.m.* Cacao, cocoa.

Cacchi et Ricci (maladie de). Cacchi-Ricci disease. → *rein en éponge.*

CACHET, *s.m.* Cachet.

CACHECTINE, *s.f.* Cachectin, TNF α, tumour necrosis factor α.

CACHECTIQUE, *adj.* Cachectic.

CACHEXIE, *s.f.* Cachexia, cachexy.

CACHEXIE DIENCÉPHALIQUE DE RUSSELL. Diencephalic syndrome of emaciation, Russell's syndrome.

CACHEXIE FLUORIQUE. Fluoric cachexia. → *fluorose.*

CACHEXIE HYPOPHYSAIRE. Pituitary cachexia. → *Simmonds (maladie de).*

CACHEXIE MYXŒDÉMATEUSE. Myxœdematous cachexia, pachydermic cachexia.

CACHEXIE PACHYDERMIQUE. Pachydermic cachexia. → *cachexie myxœdémateuse.*

CACHEXIE PALUDÉENNE OU PALUSTRE. Malarial cachexia, paludal cachexia.

CACHEXIE PSYCHOGÈNE OU PSYCHO-ENDOCRINIENNE. Anorexia nervosa. → *anorexie mentale.*

CACHEXIE SÉREUSE. Cachexia with anaemia and oedema.

CACHEXIE STRUMIPRIVE. Cachexia strumiprive.

CACHEXIE SURRÉNALE. Cachexia suprarenalis.

CACHEXIE THYRÉOPRIVE OU THYROÏPRIVE. Cachexia thyreopriva. → *strumiprive (cachexie).*

CACHEXIE THYROÏDIENNE. Thyroid cachexia.

CACHOU, *s.m.* Catechu.

$CaCO_2$. $CACO_2$.

CACOCHYMIE, *s.f.* Cacochymia.

CACOGUEUSIE, *s.f.* Cacogeusia.

CACOLALIE, *s.f.* Jargonaphasia.

CACOPHASIE, *s.f.* Jargonaphasia.

CACOSMIE, *s.f.* Cacosmia.

CACOSTOMIE, *s.f.* Cacostomia.

CADASIL, *s.m.* CADASIL.

CADAVRE, *s.m.* Corpse.

CADAVÉRIQUE, *adj.* Cadaveric.

CADHÉRINE, *s.f.* Cadherin.

CADUCÉE, *s.m* Caduceus.

CADUQUE, *s.f.* Caduca, decidua.

CADUQUE BASALE. Decidua.

CÆCO-COLOSTOMIE, *s.f.* Caecocolostomy.

CÆCOCYSTOPLASTIE, *s.f.* Caecocystoplasty.

CÆCOFIXATION, *s.f.* Typhlopexia. → *typhlopexie.*

CÆCOPEXIE, *s.f.* Typhlopexia. → *typhlopexie.*

CÆCOPLICATURE, *s.f.* Caecoplication, typhlorrhaphy.

CÆCOSIGMOÏDOSTOMIE, *s.f.* Caecosigmoidostomy.

CÆCOSTOMIE, *s.f.* Caecostomy. → *typhlostomie.*

CÆCOTOMIE, *s.f.* Caecotomy.

CÆCUM, *s.m.* Caecum.

CÆRULOPLASMINE, *s.f.* Caeruloplasmin.

CAFÉINE, *s.f.* Caffeine.

CAFÉISME, *s.m.* Caffeinism.

CAFFEY-SMYTH (maladie ou **syndrome de).** Infantile cortical hyperostosis, Caffey's syndrome or disease, Caffey-Silverman syndrome, Caffey-Smyth disease.

CAGOT, *s.m.* Cagot.

CAILLAUD (syndrome de). Corvisart's syndrome, Corvisart-Fallot syndrome.

CAILLOT, *s.m.* Clot, coagulum. → *thrombus.*

CAILLOT (rétraction du). Clot retraction.

CAILLOT ANTE MORTEM. Ante mortem clot.

CAILLOT DE BATTAGE. White clot. → *thrombus blanc.*

CAILLOT BLANC. White clot. → *thrombus blanc.*

CAILLOT CRUORIQUE. Red clot. → *thrombus rouge.*

CAILLOT FEUILLETÉ. Laminated thrombus. → *thrombus feuilleté.*

CAILLOT DE FIBRINE. Red clot. → *thrombus rouge.*

CAILLOT GÉLATINEUX. Currant jelly thrombus. → *thrombus gélatineux.*

CAILLOT EN GRELOT. Ball thrombus. → *thrombus en grelot.*

CAILLOT OBLITÉRANT. Obstructive thrombus. → *thrombus oblitérant.*

CAILLOT PARIÉTAL. Lateral thrombus. → *thrombus pariétal.*

CAILLOT PLAQUETTAIRE. White clot. → *thrombus blanc.*

CAILLOT POST-MORTEM. Post-mortem clot. → *thrombus post-mortem.*

CAILLOT PRIMITIF. White clot. → *thrombus blanc.*

CAILLOT ROUGE. Red clot. → *thrombus rouge.*

CAILLOT SECONDAIRE. Red clot. → *thrombus rouge.*

CAILLOT DE STASE. Red clot. → *thrombus rouge.*

CAILLOT STRATIFIÉ. Laminated clot. → *thrombus feuilleté.*

CAILLOT EN Y. Saddle thrombus. → *thrombus en Y.*

CAILLOUTE, *s.f.* Chalicosis. → *chalicose.*

CAÏN (complexe de). Cain complex, brother complex.

CAIRNS (syndrome de). Cairns's syndrome.

CAISSONS (maladie des). Caisson disease, compressed air illness or sickness, diver's palsy or paralysis or neurosis, screws, tunnel disease, bends.

CAL, *s.m.* Callus.

CAL CENTRAL. Internal callus, central callus, inner callus, medullary callus, myelogenic callus.

CAL ENGAINANT. Ensheathing callus, external callus.

CAL MÉDULLAIRE. Medullary callus. → *cal central.*

CAL PÉRIOSTÉ. External callus.

CAL VICIEUX. Malunion.

CALABAR (œdème de). Calabar swelling, Calabar oedema.

CALCANÉEN, ENNE, *adj.* Calcaneal.

CALCANÉITE, *s.f.* Calcaneitis.

CALCANÉUM, CALCANÉUS, *s.m.* Calcaneus.

CALCARINE, *adj.* Calcarin.

CALCARINE (scissure). Calcarine sulcus.

CALCÉMIE, *s.f.* Calcaemia.

CALCIDIOL, *s.m.* Calcidiol.

CALCIFÉROL, *s.m.* Calciferol. → *vitamine D.*

CALCIFÉROLIQUE, *adj.* Pertaining to calciferol.

CALCIFIANT, ANTE, *adj.* Calcific.

CALCIFICATION, *s.f.* Calcification, calcareous metastasis, calcareous degeneration, earthy degeneration, calcareous infart or infarction, calcareous infiltration, calcium infiltration.

CALCIFICATIONS CUTANÉES. Osteosis cutis, osteoma cutis.

CALCIFIÉ, ÉE, *adj.* Calcific, calcified.

CALCINOSE, *s.f.* Calcinosis, calcium gout, calcareous infaret.

CALCINOSE FŒTALE ÉPIPHYSAIRE CHONDRODYSTROPHIANTE. Chondrodysplasia punctata. → *chondrodysplasie ponctuée.*

CALCINOSE GÉNÉRALISÉE. Diffuse calcinosis, calcinosis universalis.

CALCINOSE LOCALISÉE. Calcinosis circumscripta, Profichet's disease.

CALCINOSE TUMORALE. Tumoral calcinosis, lipocalcinogranulomatosis, Teutschländer's disease.

CALCIOSTAT, *s.m.* Calciostat.

CALCIPEXIE, *s.f.* Calcipexis, calcipexy.

CALCIPHYLAXIE, *s.f.* Calciphylaxis.

CALCIPRIVE, *adj.* Calciprivic.

CALCIRACHIE, *s.f.* Calcirachia.

CALCITHÉRAPIE, *s.f.* Calcitherapy.

CALCITONINE, *s.f.* Calcitonin, thyrocalcitonin.

CALCITONINÉMIE, *s.f.* Calcitoninaemia.

CALCITRIOL, *s.m.* Calcitriol.

CALCIUM, *s.m.* Calcium.

CALCIURIE, *s.f.* Calciuria.

CALCOSPHÉRITE, *s.f.* Calcospherite.

CALCUL, *s.m.* Calculus (*pl.* calculi).

CALCULEUX, EUSE *adj.* Calculous.

CALCUL BILIAIRE. Biliary calculus, gallstone, calculus felleus.

CALCUL CORALLIFORME. Coral calculus, dendritic calculus.

CALCUL ENKYSTÉ. Encysted calculus, pocketed calculus, incarcerated calculus.

CALCUL MÛRIFORME. Mulberry calculus.

CALCUL RAMIFIÉ DU BASSINET. Staghorn calculus (en corne de cerf).

CALCUL RÉNAL. Renal calculus, nephritic calculus, kidney stone.

CALCUL SALIVAIRE. Salivary calculus.

CALCUL URINAIRE. Urolite, urolith, urinary calculus, urinary stone.

CALDWELL-LUC (opération de). Caldwell-Luc operation.

CALEBASSE (image en). Flask-shaped heart.

CALENTURE, *s.f.* Calentura, calenture.

CALICECTASIE, *s.f.* Calicectasis, caliectasis, calyectasis, pyelocalicectasis.

CALICE RÉNAL. Calyx, *pl.* calyces.

***CALICIVIRUS*,** *s.m. Calicivirus.*

CALIRRAPHIE, *s.f.* Calirrhaphy.

CALLANDER (opération de). Callander's amputation.

CALLEUX (syndrome). Corpus callosum syndrome.

CALLOSITÉ, *s.f.* Callositas, callosity, callus.

CALMODULINE, *s.f.* Calmodulin.

CALORIE, *s.f.* Calorie, calory. – *grande c.* Large calorie, kilocalorie. – *petite c.* Small calorie, gram calorie, standard calorie.

CALORIMÉTRIE, *s.f.* Calorimetry.

CALORIQUE (épreuve). Caloric test. → *Bárány (épreuve* ou signe de).

CALOT (méthode de). Calot's method.

CALOTTE (syndromes de la). V. *calotte pédonculaire (syndromes de la).*

CALOTTE MÉSENCÉPHALIQUE (syndromes de la). Tegmental syndromes. → *calotte pédonculaire (syndrome de la).*

CALOTTE PÉDONCULAIRE (syndromes de la). Tegmental syndromes or paralysis. → *commissure de Wernekink (syndrome de la), ophtalmoplégies nucléaire et internucléaire, Parinaud (syndrome de), nystagmus retractorius.*

CALOTTE PROTUBÉRANTIELLE (syndromes de la). Pontine tegmentum syndromes. → *Foville protubérantiels, Grenet, Gasperini, Gellé, Raymond-Cestan (syndromes de) et hémiplégie cérébelleuse.*

CALPAÏNE, *s.f.* Calpaine.

CALVARIA, *s.f.* Calvaria.

CALVÉ (maladies de). 1° Legg's disease. → *ostéochondrite déformante juvénille de la hanche.* – 2° Calvé's disease. → *vertebra plana.*

CALVITIE, *s.f.* Baldness, calvities, calvitium.

***CALYMMATOBACTERIUM*,** *s.m. Calymmatobacterium.*

CALYRRHAPHIE, *s.f.* Calirrhaphy.

CAMEY (technique de). Camey's procedure.

CAMISOLE DE FORCE. Strit jacket, camisole.

CAMMIDGE (réaction de). Cammidge's reaction.

CAMPBELL (signe de). Campbell's sign.

CAMPHRE, *s.m.* Camphor.

CAMPIMÈTRE, *s.m.* Campimeter.

CAMPIMÉTRIE, *s.f.* Campimetry, perimetry.

CAMPOMÉLIQUE (syndrome). Campomelic dwarfism or syndrome.

CAMPTOCORMIE, *s.f.* Camptocormia, camptocormy, bent back.

CAMPTODACTYLIE, *s.f.* Camptodactylia, camptodactylism, camptodactyly.

CAMPTORACHIS, *s.m.* Camptocormia.

***CAMPYLOBACTER*,** *s.m. Campylobacter.*

CAMURATI OU **CAMURATI-ENGELMANN (maladie de).** Camurati-Engelmann disease. → *Engelmann (maladie d').*

CANAL, *s.m.* Duct, ductus.

CANAL ARTÉRIEL (persistance du). Patent ductus arteriosus.

CANAL ARTÉRIEL SYSTÉMIQUE OU **à SHUNT INVERSÉ.** Reversed ductus arteriosus.

CANAL ATRIO- OU **AURICULO-VENTRICULAIRE COMMUN (persistance du) (CAV).** Persistent ostium atrioventriculaire commune, persistent common atrio-ventricular ostium or canal, common atrioventricular canal persistent, endocardial cushion defect, complete atrioventricular canal defect.

CANAL CALCIQUE. Calcic channel.

CANAL CARPIEN (syndrome du). Carpal tunnel syndrome, tardy median palsy.

CANAL CERVICAL ÉTROIT. Narrowing of the cervical vertebral canal.

CANAL DE GUYON (syndrome du). Ulnar canal syndrome.

CANAL ÉJACULATEUR. Ejaculatory duct.

CANAL IONIQUE. Ion channel.

CANAL-LOMBAIRE ÉTROIT OU **RÉTRÉCI.** Narrowing of the lumbar vertebral canal.

CANAL SODIQUE. Sodium channel.

CANAL SYSTÉMIQUE. Reverse ductus arterious.

CANAL TARSIEN (syndrome du). Tarsal tunnel syndrome.

CANAL THORACIQUE. Thoracic duct.

CANALICULE, *s.m.* Canaliculus.

CANALICULITE TARSIENNE. Acne tarsi, meibomian sty or stye, hordeolum internum.

CANAVAN (maladie de). Canavan's disease or sclerosis, Van Bogaert-Bertrand syndrome, encephalopathia spongiotica, spongiform leukodystrophy, familial idiocy with spongy degeneration of the neuraxis, familial spongy degeneration, infantile spongy degeneration, spongy degeneration of central nervous system, spongy degeneration of white matter.

CANCER, *s.m.* Cancer.

CANCER ALVÉOLAIRE DU POUMON. Alveolar cancer of the lung.

CANCER BRONCHIQUE. Bronchogenic cancer.

CANCER COLORECTAL. Colorectal cancer.

CANCER CUTANÉ. Skin cancer.

CANCER DE L'ESTOMAC. Gastric cancer.

CANCER DE L'ŒSOPHAGE. Œsophageal cancer.

CANCER DE L'OVAIRE. Ovarian cancer.

CANCER DE L'UTÉRUS. Cancer of the uterus.

CANCER DE LA PROSTATE. Prostate cancer.

CANCER DE LA THYROÏDE. Cancer of the thyroid.

CANCER DE LA VESSIE. Cancer of the bladder.

CANCER DES FILEURS DE COTON. Mule spinner's cancer.

CANCER DES FUMEURS. Smoker's cancer, claypipe cancer.

CANCER DES OS. Bone cancer.

CANCER DES RADIOLOGUES OU DES RADIATIONS. Radiation cancer or carcinoma, radiologist's cancer or carcinoma, roentgenologist's cancer or carcinoma.

CANCER DES RAMONEURS. Chimney-sweeps' cancer or carcinoma, soot cancer.

CANCER DU FOIE. Hepatic cancer.

CANCER DU GOUDRON. Tar cancer, tar carcinoma, pitch-workers' cancer.

CANCER DU PANCRÉAS. Pancreatic cancer.

CANCER DU POUMON. Carcinoma of the lung, cancer of the lung, bronchogenic carcinoma, bronchial or bronchiogenic carcinoma.

CANCER DU POUMON (alvéolaire). Alveolar cell carcinoma.

CANCER DU RECTUM. Rectal cancer.

CANCER DU REIN. Renal cell carcinoma.

CANCER DU SEIN. Breast cancer.

CANCER DU SYSTÈME NERVEUX. Nervous system cancer.

CANCER DU TESTICULE. Testicular cancer.

CANCER EN CUIRASSE. Cancer en cuirasse, jacket-cancer, corset-cancer.

CANCER ENCÉPHALOÏDE. Encephaloid cancer, encephaloid carcinoma, encephaloma, cephaloma.

CANCER IN SITU. Carcinoma in situ, cancer in situ, preinvasive cancer.

CANCER INTRAÉPITHÉTIAL. Cancer in situ.

CANCER MÉLANIQUE. Melanoblastoma. → *nævo-cancer.*

CANCER TÉRÉBRANT. Boring cancer.

CANCER VERT D'ARAN. Aran's green cancer.

CANCÉREUX, EUSE, *adj.* Carcinous.

CANCÉRIGÈNE, *adj.* Cancerogenic, cancerigenic, carcinogen, carcinogenic.

CANCÉRISATION, *s.f.* Canceration.

CANCÉROGÈNE, *adj.* Cancerogenic.

CANCÉROLOGIE, *s.f.* Cancerology. → *carcinologie.*

CANCÉROPHOBIE, *s.f.* Cancerophobia, cancerphobia.

CANCROÏDE. 1° *s.m.* Cancroid. – 2° *adj.* Cancroid, cancriform.

CANDELA, *s.f.* **(cd).** Candela.

***CANDIDA*,** *s.f. Candida, Monilia.*

***CANDIDA ALBICANS*.** *Candida albicans, Monilia albicans.*

CANDIDINE, *s.f.* Candidin.

CANDIDOSE, *s.f.* Candidiasis, endomycosis, moniliasis, moniliosis, oidiomycosis.

CANDIDURIE, *s.f.* Candiduria.

CANINE, *s.f.* Canine tooth.

CANITIE, *s.f.* Canities.

CANNABINOÏDE, *s.m.* Cannabinoid.

CANNABISME, *s.m.* Cannabism, hashishism, canabis indica poisoning, indian hemp poisoning.

CANNE. *s.f.* Walking stick.

CANNES DE PROVENCE (maladies des). Cane dermatitis.

CANNISIERS (maladies des). Cane dermatitis.

CANON (bruit de). Cannon sound, bruit de canon.

CANRÉNONE, *s.f.* Canrenone.

CANTHARIDE, *s.f.* Cantharides.

CANTHOPEXIE, *s.f.* Canthopexy.

CANTHOPLASTIE, *s.f.* Canthoplasty.

CANTHOTOMIE, *s.f.* Canthotomy.

CANTHUS, *s.m.* Canthus.

CANULE, *s.f.* Cannula.

CaO_2. CAO_2.

CAPACITANCE, *s.f.* Capacitance.

CAPACITATION, *s.f.* Capacitation.

CAPACITÉ, COEFFICIENT OU CONSTANTE DE DIFFUSION PULMONAIRE (D_L). Pulmonary diffusing capacity, D_L.

CAPACITÉ DE FIXATION EN FER DU SÉRUM. Iron-binding capacity of the serum.

CAPACITÉ INSPIRATOIRE. Inspiratory capacity.

CAPACITÉ PULMONAIRE, CAPACITÉ PULMONAIRE FONCTIONNELLE AU REPOS. Functional residual capacity.

CAPACITÉ PULMONAIRE TOTALE (CPT). Total lung capacity, TLC.

CAPACITÉ PULMONAIRE UTILISABLE À L'EFFORT. Forced expiratory volume.

CAPACITÉ PULMONAIRE VITALE. Vital capacity.

CAPACITÉ RÉSIDUELLE FONCTIONNELLE (CRF). Functional residual capacity, functional residual air.

CAPACITÉ DU SANG EN GAZ CARBONIQUE. Plasma carbon dioxide combing power.

CAPACITÉ DU SANG EN OXYGÈNE. Oxygen capacity.

CAPACITÉ TOTAL (CT). Total lung capacity.

CAPACITÉ DE TRANSFERT PULMONAIRE. Pulmonary diffusing capacity.

CAPACITÉ TUBULAIRE MAXIMUM D'EXCRÉTION OU **DE RÉABSORPTION (TM).** Tubular maximum (Tm), transport maximum (Tm), maximal tubular (or tubular maximum) excretory capacity.

CAPACITÉ VITALE (CV). Vital capacity, respiratory capacity.

CAPDEPONT (dysplasie ou **maladie de).** Dentinogenesis imperfecta.

CAPELINE, *s.f.* Capeline, capeline bandage. Hippocrates's bandage.

CAPILLAIRE, *adj.* et *s.m.* Capillary.

CAPILLARIOSE, *s.f.* Capillariasis.

CAPILLARITE, *s.f.* Capillaritis.

CAPILLAROPATHIE, *s.f.* Capillaropathy.

CAPILLAROSCOPIE, *s.f.* Capillarioscopy, capillaroscopy, microangioscopy.

CAPITATION, *s.f.* Capitation.

CAPITATUM, *s.m.* Os capitatum.

CAPITONNAGE, *s.m.* Capitonnage.

CAPLAN OU **CAPLAN-COLINET (syndrome de).** Caplan's syndrome, Caplan-Colinet syndrome, rheumatoid pneumoconiosis, silicoarthritis.

CAPNIGRAMME, *s.m.* Capnogram.

CAPNIMÉTRIE, *s.f.* Capnimetry.

CAPNOCYTOPHAGA SPUTIGENA. *Capnocythophaga sputigena.*

CAPOTE ANGLAISE. Condom, French letter, French rubber.

CAPSIDE, *s.f.* Capsid.

CAPSOMÈRE, *s.m.* Capsomer.

CAPSULE, *s.f.* Capsule.

CAPSULÉ, *adj.* Encapsuled.

CAPSULE EXTERNE. External capsule.

CAPSULE EXTRÊME. Capsula extrema.

CAPSULE INTERNE. Internal capsule.

CAPSULE INTERNE (syndrome de la). Capsular thrombosis syndrome, capsular hemiplegia.

CAPSULE PROLIGÈRE. Broad capsule, hydatid sand.

CAPSULE SURRÉNALE. Adrenal gland, adrenal, adrenal capsule, suprarenal gland, suprarenal, suprarenal capsule.

CAPSULECTOMIE, *s.f.* Capsulectomy.

CAPSULITE, *s.f.* Capsulitis, elytronitis.

CAPSULITE PÉRIHÉPATIQUE. Hepatic capsulitis.

CAPSULORRAPHIE, *s.f.* Capsulorrhaphy.

CAPSULORRHEXIS, *s.f.* Capsulorrhexis.

CAPSULOTOMIE, *s.f.* Capsulotomy.

CAPTOPRIL, *s.m.* Captopril.

CAPTOPRIL (épreuve au). *s.f.* Captopril test.

CAPTURE AURICULAIRE. Atrial capture.

CAPTURE VENTRICULAIRE. Ventricular capture.

CAPUT DISTORTUM. Caput distortum. → *torticolis.*

CAPUT MEMBRANACEUM. Caput membranaceum.

CAPUT OBSTIPUM. Caput obstipum. → *torticolis.*

CAPUT PLANUM. Caput planum. → *coxa plana.*

CARABELLI (tubercule de). Carabelli cusp or tubercle.

CARACTÈRE, *s.m.* Character, trait.

CARACTÈRE ACQUIS. Acquired character.

CARACTÈRE ASOCIAL. Dissocial personality.

CARACTÈRE DOMINANT. Dominant trait.

CARACTÈRE HÉRÉDITAIRE. Inherited character, mendelian character, unit character.

CARACTÈRE HÉRÉDITAIRE LIÉ À PLUSIEURS GÈNES. Compound character.

CARACTÈRE HÉRÉDITAIRE LIÉ AU SEXE. Sex-linked character.

CARACTÈRE IRASCIBLE. Explosive personality.

CARACTÈRE OBSESSIONNEL. Obsessive-compulsive personality, anankastic personality.

CARACTÈRE RÉCESSIF. Recessive trait.

CARACTÈRE SEXUEL PRIMAIRE. Primary sex character.

CARACTÈRE SEXUEL SECONDAIRE. Secondary sex character.

CARACTÉRIEL, IELLE, *adj.* Characterial. – *s.* Patient disturbed by character neurosis.

CARACTÉROLOGIE, *s.f.* Characterology.

CARATÉ, *s.f.* Carate. → *pinta.*

CARBOGÉNOTHÉRAPIE, *s.f.* Inhalation of carbogen.

CARBOHYDRATE, *s.m.* Carbohydrate.

CARBOMYCINE, *s.f.* Carbomycin.

CARBONARCOSE, *s.f.* CO_2 narcosis.

CARBONE, *s.m.* Carbon.

CARBONE (hydrate de), Carbohydrate, *s.*

CARBOTHÉRAPIE, *s.f.* Carbonic therapy.

CARBOXYANGIOGRAPHIE, *s.f.* Carbon dioxide angiography.

CARBOXYHÉMOGLOBINE, *s.f.* **(HbCO),** Carboxyhaemoglobin (HbCO), carbon monoxide haemoglobin.

CARBOXYLASE, *s.f.* Carboxylase.

CARBOXYPOLYPEPTIDASE, *s.f.* Carboxypeptidase, carboxypolypeptidase.

CARCINOGÈNE, *adj.* Carcinogenic. → *cancérigène.*

CARCINOGENÈSE, *s.f.* Carcinogenesis.

CARCINOÏDOSE, *s.f.* Carcinoid syndrome.

CARCINOLOGIE, *s.f.* Cancerology, carcinology, cancrology.

CARCINOLYTIQUE, *adj.* Carcinolytic.

CARCINOMATEUX, EUSE, *adj.* Carcinomatous.

CARCINOMATOSE BASOCELLULAIRE. Basal naevus syndrome. → *Gorlin-Goltz (syndrome de).*

CARCINOME, *s.m.* Carcinoma.

CARCINOME ÉRECTILE OU HÉMATODE. Erectile, or haematoid carcinoma, haematoid cancer, fungous cancer, telangiectatic carcinoma, carcinoma telangiectaticum, carcinoma telangiectodes.

CARCINOME HÉPATO-CELLULAIRE. Malignant hepatoma. → *hépatome malin.*

CARCINOME MÉDULLAIRE. Carcinoma medullare, carcinoma molle, carcinoma spongium.

CARCINOME MÉLANIQUE. Malignant melanoma. → *nœvocancer ou nœvocarcinome.*

CARCINOME RÉNAL. Hypernephroma. → *néphrocarcinome.*

CARCINOSARCOME, *s.m.* Carcinosarcoma.

CARCINOSE, *s.f.* Carcinosis, carcinomatosis.

CARCINOSE MILIAIRE. Miliary carcinosis.

CARDARELLI (maladie de). Cardarelli's aphthae. → *subglossite diphtéroïde.*

CARDARELLI (signe de). Cardarelli's sign or symptom. → *trachée (signe de la).*

CARDIA, *s.m.* Cardia.

CARDIAL, ALE, *adj.* (concernant le cardia). Cardial, cardiac.

CARDIALGIE, *s.f.* Cardiodynia, cardialgia.

CARDIAQUE, *adj.* (concernant le cœur ou le cardia). Cardiac. – *s.m.* ou *f.* (sujet atteint d'affection cardiaque). Cardiac.

CARDIAQUE NOIR. Black cardiac.

CARDIAQUES NOIRS (syndrome des). Ayerza's disease or syndrome.

CARDIATOMIE, *s.f.* Cardiatomy.

CARDIECTASIE, *s.f.* Cardiectasis.

CARDIECTOMIE, *s.f.* Cardiectomy.

CARDINAL, ALE *adj.* Cardinal.

CARDIO-ANGIOGRAPHIE, *s.f.* Cardio-angiography.

CARDIO-ANGIOGRAPHIE SÉLECTIVE. Selective angiocardiography.

CARDIO-ANGIOSCLÉROSE, *s.f.* Cardio-angiosclerosis.

CARDIO-AUDITIF (syndrome). Surdo-cardia syndrome. → *Jervel et Lange-Nielsen (syndrome de).*

CARDIOBACTERIUM HOMINIS. *Cardiobacterium hominis.*

CARDIOCYTE, *s.f.* Cardiocyte.

CARDIOGRAMME, *s.m.* Rheocardiogram.

CARDIODIAGRAPHIE, *s.f.* Rheocardiography.

CARDIODILATINE, *s.f.* Cardiodilatin.

CARDIOFACIAL (syndrome). Cardiofacial syndrome, Cayler's syndrome.

CARDIOGÉNIQUE, *adj.* Cardiogenic.

CARDIOGRAMME, *s.m.* Cardiogram.

CARDIOGRAMME APEXIEN. Apexocardiogram.

CARDIOGRAPHE, *s.m.* Cardiograph.

CARDIOGRAPHIE, *s.f.* Cardiography.

γ-CARDIOGRAPHIE, *s.f.* Radiocardiography.

CARDIO-HÉPATOMÉGALIE. Cardiohepatomegaly.

CARDIO-INHIBITEUR, TRICE, *adj.* Cardioinhibitory. – *s.m.* Cardioinhibitor.

CARDIOLIPINE, *s.f.* Cardiolipin.

CARDIOLOGIE, *s.f.* Cardiology.

CARDIOLOGUE, *s.m. ou f.* Cardiologist.

CARDIOLYSE, *s.f.* Cardiolysis, thoracolysis praecordiaca.

CARDIOMÉGALIE, *s.f.* Cardiomegalia, cardiomegaly.

CARDIOMÉGALIE DES BUVEURS DE BIÈRE. Beer heart, beerdrinker's cardiomyopathy, Tübingen heart.

CARDIOMÉGALIE FAMILIALE. Familial cardiomegaly, familial myocardiopathy.

CARDIOMÉGALIE GLYCOGÉNIQUE. Glycogen cardiomegaly. → *Pompe (maladie ou syndrome de).*

CARDIOMÉLIQUE (syndrome). Cardiac-limb syndrome. → *Holt-Oram (syndrome de).*

CARDIOMYOPATHIE, *s.f.* Cardiomyopathy. → *myocardiopathie.*

CARDIOMYOPATHIE ALCOOLIQUE. Alcoholic cardiomyopathy. → *myocardiopathie alcoolique.*

CARDIOMYOPATHIE DILATÉE. Dilated cardiomyopathy.

CARDIOMYOPATHIE FAMILIALE. Familial cardiomyopathy. → *cardiomégalie familiale.*

CARDIOMYOPATHIE NON OBSTRUCTIVE. Congestive myocardiopathy. → *myocardiopathie non obstructive.*

CARDIOMYOPATHIE OBSTRUCTIVE (CMO). Hypertrophic obstructive cardiomyopathy. → *myocardiopathie obstructive.*

CARDIOMYOPATHIE PRIMITIVE. Primary cardiomyopathy. → *myocardiopathie primitive.*

CARDIOMYOPATHIE SECONDAIRE. Secondary cardiomyopathy. → *myocardiopathie secondaire.*

CARDIOMYOPEXIE, *s.f.* Cardiomyopexy.

CARDIOMYOPLASTIE, *s.f.* Cardiomyoplasty.

CARDIONATRINE, *s.f.* Atrial natriuretic factor. → *facteur natriurétique auriculaire.*

CARDIO-NECTEUR, *adj.* Cardionector.

CARDIONÉPHRITE, *s.f.* Cardionephritis.

CARDIO-OMENTOPEXIE, *s.f.* Cardio-omentopexy, cardiomentopexy, O'Shaughnessy's operation.

CARDIOPATHIE, *s.f.* Cardiopathy.

CARDIOPATHIE CARCINOÏDE. Carcinoid heart disease.

CARDIOPATHIE ISCHÉMIQUE. Ischaemic heart disease.

CARDIOPATHIE NOIRE. Ayerza's disease.

CARDIOPATHIE RADIQUE. Radiation-induced heart disease; cardiac radiation injury.

CARDIOPÉRICARDIOMYOPEXIE, *s.f.* Cardiopericardiomyopexy.

CARDIOPÉRICARDOPEXIE, *s.f.* Cardiopericardiopexy.

CARDIOPLASTIE, *s.f.* Cardioplasty.

CARDIOPLÉGIE, *s.f.* Cardioplegia.

CARDIOPNEUMOPEXIE, *s.f.* Cardiopneumopexy.

CARDIOPUNCTURE, *s.f.* Cardiopuncture.

CARDIORÉNAL, ALE, *adj.* Cardiorenal.

CARDIORÉNAL (syndrome). Cardiac kidney.

CARDIORRAPHIE, *s.f.* Cardiorrhaphy.

CARDIORRHEXIE, *s.f.* Cardiorrhexis.

CARDIOSCLÉROSE, *s.f.* Cardiosclerosis.

CARDIOSCOPE, *s.m.* Cardioscope.

CARDIOSÉLECTIF, IVE *adj.* Cardioselective.

CARDIOSPASME, *s.m.* Cardiospasm, achalasia of the oesophagus, phrenospam.

CARDIOSTIMULATEUR, *s.m.* Pacemaker. → *stimulateur.*

CARDIOTACHYMÈTRE, *s.m.* Cardiotachometer.

CARDIOTHORACIQUE, *adj.* Cardiothoracic.

CARDIOTHYRÉOSE, *s.f.* Cardiothyreotoxicosis, thyroid heart, goiter heart.

CARDIOTHYRÉOTOXICOSE, *s.f.* Cardiothyreotoxicosis.

CARDIOTOCOGRAPHIE, *s.f.* Cardiotocography.

CARDIOTOMIE, *s.f.* Cardiotomy.

CARDIOTOMIE EXTRAMUQUEUSE. Cardiomyotomy. → *Heller (opération de).*

CARDIOTONIQUE, *s.f.* et *s.m.* Cardiotonic, cardiac tonic.

CARDIOTOPOMÉTRIE, *s.f.* Cardiotopometry.

CARDIOVALVULITE, *s.f.* Valvular endocarditis.

CARDIOVALVULOTOME, *s.m.* Cardiovalvulotome.

CARDIOVASCULAIRE, *adj.* Cardiovascular.

CARDIOVECTOGRAPHIE, *s.f.* Vectocardiography.

CARDIOVERSION, *s.f.* Cardioversion, electroversion.

CARDIOVERTEUR, *s.m.* Cardioverter.

CARDIOVIRUS, *s.m. Cardiovirus.*

CARDIOVOLUMÉTRIE, *s.f.* Cardiovolumetry.

CARDITE, *s.f.* Carditis.

CARDITE RHUMATISMALE. Rheumatic carditis.

CARDIVALVULITE, *s.f.* Cardiovalvulitis, valvular endocarditis.

CARDUCCI (maladie de). Button fever. → *fièvre boutonneuse méditerranéenne.*

CARENCE, *s.f.* Deficiency.

CARENCE (maladie par). Deficiency disease, deprivation disease.

CARENCE AFFECTIVE. Lack of maternal nursing. → *arriération affective.*

CARENCE HORMONALE. Hormone hunger.

CARENCE OU **DÉFICIT IMMUNITAIRE.** Immune or immunity or immunologic or immunological deficiency, immunodeficiency, antibody deficiency, immunodeficiency syndrome.

CARENCE IMMUNITAIRE COMBINÉE. Combined immune deficiency, combined immunodeficiency.

CARENCE IMMUNITAIRE T ÉPIDÉMIQUE (CITE). Acquired immunodeficency syndrome (AIDS).

CARÈNE, *s.f.* Carina.

CARÉNÉ, NÉE, *adj.* Carinate.

CARÈNE (front en). Carinate forchead.

CARÈNE (thorax en). Chicken breast. → *thorax en bréchet ou en carène.*

CARENTIEL, TIELLE, *adj.* Pertaining to deficiency.

CARIE, *s.f.* Caries.

CARIÉ, RIÉE, *adj.* Carious.

CARIE DENTAIRE. Dental caries, odontonecrosis.

CARIE SÈCHE DE VOLKMANN. Caries sicca, dry caries.

CARIES CARNOSA. Caries fungosa.

CARIES SICCA. Dry caries.

CARL SMITH (maladie de). Carl Smith's disease. → *lymphocytose infectieuse aiguë.*

CARLENS (sonde de). Carlens's tube.

CARMINATIF, IVE, *adj.* Carminative.

CARNEY (triade de). Carney's triad.

CARNEY (complexe de). Carney's complex.

CARNIFICATION, CARNISATION, *s.f.* Carnification.

CARNITINE, *s.f.* Carnitine.

CARONCULE, *s.f.* Caruncle.

CARPENTIER-EDWARDS (valve de). Carpentier-Edwards prosthesis.

CAROLI (maladie de). Caroli's disease.

CAROTÈNE, *s.m.* **CAROTINE,** *s.f.* Carotene, carotin.

CAROTÉNÉMIE, CAROTINÉMIE, *s.f.* Carotenaemia, carotinaemia.

CAROTÉNODERMIE, CAROTINODERMIE, *s.f.* Carotinosis cutis, aurantiasis cutis, carotinoid pigmentation.

CAROTÉNOÏDE, CAROTINOÏDE, *adj.* Carotenoïd.

CAROTIDE, *adj.* Carotid.

CAROTIDIEN, IENNE, *adj.* Carotid.

CAROTIDOGRAMME, *s.m.* Carotidogram, indirect carotid pulse tracing.

CARPE, *s.m.* Carpus.

CARPECTOMIE, *s.f.* Carpectomy.

CARPENTER (syndrome de). Carpenter's syndrome, acrocephalopolysyndactyly type II.

CARPENTIER (anneau de). Carpentier's ring.

CARPHOLOGIE, *s.f.* Carphology, carphologia, crocidismus, floccilation, floccilegium.

CARPITE, *s.f.* Carpitis.

CARPOCYPHOSE, *s.f.* Carpus curvus, radius curvus, Madelung's deformity or disease.

CARPOPÉDAL, ALE, *adj.* Carpopedal.

CARPUS CURVUS. Carpus curvus. → *carpocyphose.*

CARRÉ (maladie de). Carré's disease, canine distemper.

CARREAU, *s.m.* Tabes mesenterica, tabes mesaraica, carreau, atrophia infantum, atrophia mesenterica.

CARREFOUR CONDYLO-DÉCHIRÉ POSTÉRIEUR (syndrome du). Collet's syndrome. → *Collet (syndrome de).*

CARREFOUR HYPOTHALAMIQUE (syndrome du). Cerebellothalamic syndrome.

CARREFOUR PÉTRO-SPHÉNOÏDAL (syndrome du). Jacod's syndrome or triad, Negri-Jacod syndrome. Silvio Negri's syndrome, petrosphenoidal space syndrome.

CARREL (méthode de). Carrel's method, Carrel's treatment.

CARRINGTON (maladie de). Carrington's disease.

CARRION (maladie de). Oroya fever, verruca peruana.

CARTE, *s.f.* Map.

CARTE GÉNÉTIQUE. Genetic map.

CARTER et ROBINS (test de). Carter-Robin's test.

CARTERON, ONE, *s.* Quadroon.

CARTILAGE, *s.m.* Cartilage.

CARTILAGE MOBILE ARTICULAIRE. Arthrophyte. → *arthrophyte.*

CARTILAGE TARSE. Tarsal cartilage.

CARTOGRAPHIE, *s.f.* Mapping. → *scintigraphie.*

CARUS, *s.m.* Complete coma, very deep coma.

CARVALLO (signe de Rivero). Rivero Carvallo's sign.

CARYOÇINÈSE, *s.f.* Mitosis. → *mitose.*

CARYOCLASIQUE, *adj.* Karyoklastic.

CARYOLYSE, *s.f.* Karyolysis.

CARYOLYTIQUE, *adj.* Karyolytic.

CARYOREXIE, CARYORRHEXIE, *s.f.* Karyorrhexis.

CARYOTYPE, *s.m.* Karyotype.

CAS, *s.m.* Case.

CAS LIMITE. Bordeline case.

CASAL (collier de). Casal's necklace.

CASÉUM, *s.m.* Caseum.

CASÉEUSE (dégénérescence). Caseous degeneration. → *caséification.*

CASÉEUX, EUSE, *adj.* Caseous.

CASÉIFICATION, *s.f.* Caseation, caseification, caseous (or cheesy) degeneration or necrosis.

CASÉIFORME, *adj.* Caseous.

CASÉINE, *s.f.* Casein.

CASONI (épreuve de). Casoni's reaction.

CASPASE, *s.f.* Caspase.

CASQUE NEURASTHÉNIQUE. Headache in neurasthenia.

CASSAVISME, *s.m.* Cassava intoxication.

CASTELLANI (maladie de). Castellani's bronchitis. → *spirochétose broncho-pulmonaire.*

CASTELMAN (lymphome ou tumeur de). Castelman's lymphoma or tumour.

CASTELMAN (maladie de). Castelman's disease.

CASTILLO, TRABUCCO ET H. DE LA BALZE (syndrome de Del). Del Castillo, Trabucco and H. de la Balze syndrome, germinal aplasia, Sertoli-cell-only syndrome, testicular dysgenesis syndrome.

CASTLE (méthode de). Castle's method.

CASTLE (théorie de). Castle's theory.

CASTLEMAN (maladie de). Castleman's disease.

CASTRAT, *s.m.* Castrate.

CASTRATION, *s.f.* Castration.

CASTRATION (angoisse de). Castration anxiety.

CASTRATION (complexe de). Castration complex.

CASTRER, *v.* To castrate, to desexualise.

CATABOLISME, *s.m.* Catabolism, destructive metabolism, energy metabolism.

CATABOLITE, *s.m.* Catabolite.

CATACROTE (incisure). Dicrotic notch, aortic notch.

CATACROTE (onde ou soulèvement). Catacrotic wave, catadicrotic wave.

CATACROTISME, *s.m.* Catacrotism.

CATAGÈNE, *adj.* Catagen.

CATAIRE, *adj.* Purring.

CATALASE, *s.f.* Catalase.

CATALEPSIE, *s.f.* Catalepsy, stupor vigilans, waxen pliability.

CATALEPTIFORME, *adj.* Cataleptiform.

CATALEPTIQUE, *adj.* Cataleptic.

CATALYSE, *s.f.* Catalysis.

CATALYSEUR, *s.m.* Catalyzer.

CATALYTIQUE, *adj.* Catalytic.

CATAMÉNIAL, IALE, *adj.* Catamenial.

CATAMNÈSE, *s.f.* Catamnesis.

CATAPHASIE, *s.f.* Cataphasia.

CATAPHORA, CATAPHORE, *s.m.* Cataphora.

CATAPHORÈSE, *s.f.* Cataphoresis.

CATAPHYLAXIE, *s.f.* Cataphylaxis.

CATAPLASIE, *s.f.* Cataplasia.

CATAPLASME, *s.m.* Cataplasm.

CATAPLEXIE, *s.f.* Cataplexis, cataplexy.

CATARACTE, *s.f.* Cataract, cataracta.

CATARACTE (fausse). Membranous cataract.

CATARACTE CALCIFIÉE. Cataracta ossea, bony cataract.

CATARACTE CAPSULAIRE. Capsular cataract.

CATARACTE CAPSULO-LENTICULAIRE. Capsulo-lenticular cataract.

CATARACTE CENTRALE. Central cataract, nuclear cataract, axial cataract.

CATARACTE CONGÉNITALE. Congenital cataract.

CATARACTE CORTICALE. Cortical cataract, peripheral cataract.

CATARACTE CYSTIQUE. Fluid cataract. → *cataracte liquide.*

CATARACTE DÉBUTANTE. Incipient cataract.

CATARACTE DIABÉTIQUE. Diabetic cataract.

CATARACTE DURE. Hard cataract.

CATARACTE FLORIFORME DE KOBY. Floriform cataract.

CATARACTE FUSIFORME. Fusiform cataract, spondle cataract.

CATARACTE PAR HYPOCALCÉMIE. Tetanic cataract.

CATARACTE IMMATURE. Immature cataract, unripe cataract, intumescent cataract.

CATARACTE JUVÉNILE. Juvenile cataract.

CATARACTE LAITEUSE. Milky cataract. → *cataracte liquide.*

CATARACTE LAMELLAIRE. Lamellar cataract. → *cataracte zonulaire.*

CATARACTE LENTICULAIRE. Lenticular cataract, true cataract.

CATARACTE LIQUÉFIÉE. Hypermature cataract. → *cataracte de Morgagni.*

CATARACTE LIQUIDE. Fluid cataract, milky cataract, cystie cataract.

CATARACTE MOLLE. Soft cataract.

CATARACTE DE MORGAGNI OU MORGAGNIENNE. Morgagni's cataract, morgagnian cataract, sedimentary cataract, hypermature cataract.

CATARACTE MÛRE. Mature cataract, ripe cataract.

CATARACTE NÉO-MEMBRANEUSE. Membranous cataract.

CATARACTE POINTILLÉE. Punctate cataract.

CATARACTE DUE AUX RADIATIONS IONISANTES. Irradiation cataract, atomic cataract, cyclotron cataract, radiation cataract.

CATARACTE SÉNILE. Senile cataract.

CATARACTE DES SOUFFLEURS DE VERRE. Glassblower's cataract, glassworker's cataract, bottlemaker's cataract, heat-ray cataract.

CATARACTE STRATIFIÉE. Lamellar cataract. → *cataracte zonulaire.*

CATARACTE STRIÉE. Spindle cataract.

CATARACTE À TACHES DISSÉMINÉES. Snowflake cataract, snowstorm cataract.

CATARACTE TRAUMATIQUE. Traumatic cataract.

CATARACTE TROP MÛRE. Hypermature cataract. → *cataracte de Morgagni.*

CATARACTE ZONULAIRE. Lamellar cataract, zonular cataract.

CATARRHE, *s.m.* Catarrh, catarrhal inflammation.

CATARRHE SUFFOCANT. Suffocative bronchitis. → *bronchite capillaire.*

CATATHYMIE, *s.f.* Catathymia.

CATATONIE, *s.f.* Catatonia, catatony, Kahlbaum's disease.

CATATONIQUE, *adj.* Catatonic, catatoniac.

CATAXIE, *s.f.* Cataxia.

CATÉCHOLAMINE, *s.f.* Catecholamine.

CATECHU, *s.m.* Catechu.

CATEL-HEMPEL (syndrome de). Catel-Hempel syndrome.

CATEL-MANZKE (syndrome de). Catel-Manzke syndrome.

CATÉLECTROTONUS, *s.m.* Catelectrotonus.

CATÉNAIRE, *adj.* Catenary.

CATES ET GARROD (test de). Cates-Garrod test.

CATGUT, *s.m.* Catgut.

CATHARSIS, *s.f.* Catharsis.

CATHARTIQUE, *adj.* Cathartic.

CATHÉLECTROTONUS, *s.m.* Catelectrotonus.

CATHEPSINE, *s.f.* Cathepsin.

CATHÉRÉTIQUE, *adj.* Catheretic.

CATHÉTER, *s.m.* Catheter.

CATHÉTÉRISME, *s.m.* Catheterization.

CATHION, *s.m.* Cation.

CATHODE, *s.f.* Cathode.

CATHYPNOSE, *s.f.* Sleeping sickness. → *sommeil (maladie du).*

CATION, *s.m.* Cation.

CAUCASIEN, ENNE, *adj.* Caucasian.

CAUCHOIS-EPPING ET FRUGONI (syndrome de). Frugoni's syndrome.

CAUDAL, ALE, *adj.* Caudal.

CAUSALGIE, *s.f.* Causalgia, thermalgia.

CAUSALGIE FACIALE. Sympatheticalgia of the face.

CAUSALGIQUE (syndrome). Causalgia.

CAUSTIQUE, *adj.* Caustic.

CAUTÈRE, *s.m.* Cautery, cauterant.

CAUTÉRISATION, *s.f.* Cauterization, cautery.

CAV. Common atrioventricular canal defect. → *canal atrio- ou auriculo-ventriculaire commun (persistance du).*

CAVE INFÉRIEUR (syndrome). Inferior vena cava syndrome.

CAVE SUPÉRIEUR (syndrome). Superior vena cava syndrome.

CAVERNE, *s.f.* Cavern, excavation, cavity.

CAVERNEUX, NEUSE, *adj.* Cavernous.

CAVERNITE, *s.f.* Cavernitis.

CAVERNOME, *s.m.* Cavernoma. → *angiome caverneux.*

CAVERNOSCOPIE, *s.f.* Cavernoscopy.

CAVIN (syndrome de). Cavin's syndrome.

CAVITAIRE, *adj.* Cavitary.

CAVOGRAPHIE, *s.f.* Phlebography of the vena cava.

CAVOMANOMÉTRIE, *s.f.* Manometry of the vena cava.

CAVOPULMONAIRE (anastomose). Glenn's operation.

CAVUM, *s.m.* Cavum.

CAYLER (syndrome de). Cayler's syndrome. → *cardiofacial (syndrome).*

CAZENAVE (maladies de). 1° Cazenave's lupus. → *lupus erythémateux chronique.* – 2° Cazenave's disease. → *pemphigus foliacé.*

CAZENAVE (lupus de). Cazenave's lupus. → *lupus érythémateux chronique.*

CCK. CCK, cholecystokinine.

CCMH. MCHC, mean corpuscular haemoglobin concentration.

CD. (Abréviation de facteur de différenciation). CD, cluster of differenciation.

Cd. Abréviation: candela.

CÉBOCÉPHALE, *s.m.* Cebocephalus.

CEC. Extracorporeal circulation.

CÉCILE ET OSCAR VOGT (syndrome de). Vogt's syndrome. → *Vogt (syndrome de Cécile et Oscar).*

CÉCITÉ, *s.f.* Blindness.

CÉCITÉ CORTICALE. Cortical blindness.

CÉCITÉ LITTÉRALE. Letter blindness.

CÉCITÉ MUSICALE. Musical alexia.

CÉCITÉ DES NEIGES. Snow blindness. → *ophtalmie des neiges.*

CÉCITÉ NOCTURNE. Nyctalopia. → *héméralopie.*

CÉCITÉ PSYCHIQUE. Psychic blindness, mind blindness, cerebral blindness, soul blindness.

CÉCITÉ DES RIVIÈRES. River blindness. → *onchocercose.*

CÉCITÉ VERBALE. Alexia, visual aphasia, word blindness, visual amnesia.

CEELEN (maladie de). Ceelen-Gellerstedt syndrome. → *hémosidérose pulmonaire idiopathique.*

CEINTURE, *s.f.* (anatomie). Girdle.

CEINTURE SCAPULAIRE (névrite ou syndrome de la). Shoulder-girdle syndrome. → *Parsonage et Turner (syndrome de).*

CEJKA (signe de). Cejka's sign.

...CÈLE, *suffixe.* - cele.

CELLANO (facteur). Cellano factor.

CELLULALGIE, *s.f.* Pain due to cellulitis.

CELLULE, *s.f.* Cell.

CELLULE ANILINOPHILE. Anilinophile cell.

CELLULE APUD. APUD cell.

CELLULE B. B cell. → *lymphocyte B.*

CELLULE BLASTIQUE. Blast cell.

CELLULE BLASTIQUE LYMPHOÏDE. Immunoblast.

CELLULE BURSODÉPENDANTE. B lymphocyte. → *lymphocyte B.*

CELLULE CALICIFORME. Goblet cell.

CELLULE CIBLE. 1° (hématologie). Target cell, « Mexican-hat » cell ou erythrocyte. – 2° Receptor or effector cell, target cell.

CELLULES CIRCULANTES (syndrome des petites). Small-cell variant of the Sézary's syndrome.

CELLULE DE CROOKE. Crooke's cell.

CELLULE EMBRYONNAIRE. Embryonic cell. → *cellule souche.*

CELLULE FILLE. Daughter cell.

CELLULE GÉANTE. Giant cell. Langhans's giant cell.

CELLULE GÉANTE DE LA MŒLLE DES OS. 1° Myeloplax. → *myéloplaxe.* – 2° Megakaryocyte. → *mégacaryocyte.*

CELLULE DE HARGRAVES. LE cell. V. *Hargraves (cellule de).*

CELLULE IMMUNO-COMPÉTENTE OU IMMUNO-EFFECTRICE OU IMMUNOLOGIQUEMENT COMPÉTENTE. Immuno competent cell, immunologically competent cell, immunocyte, antibody-producing cell.

CELLULES À INCLUSIONS (maladie des). Mucolipidosis II. → *mucolipidose, type II.*

CELLULE INDIFFÉRENCIÉE. Stem cell. → *cellule souche.*

CELLULE D'IRRITATION. Türk's cell.

CELLULE K. K cell. → *lymphocyte K.*

CELLULE DE KUPFFER. Kupffer's cell.

CELLULE LE. LE cell.

CELLULE M. M cell.

CELLULE À MÉMOIRE IMMUNOLOGIQUE. Memory cell. → *lymphocyte à vie longue.*

CELLULE MÈRE. Mother cell, brood cell, parent cell, metrocyte.

CELLULE-MÉMOIRE, *s.f.* Memory cell.

CELLULE MIGRATRICE. Migratory cell, wandering cell.

CELLULE MULTIPOTENTE. Pluripotent cell.

CELLULE MÛRIFORME DE MOTT. Mott's cell. → *Mott (cellule mûriforme de).*

CELLULE NK. NK cell. → *cellule tueuse naturelle.*

CELLULE « NULLE ». Null cell.

CELLULE PHAGOCYTAIRE. Phagocyte. → *phagocyte.*

CELLULE PLURIPOTENTE. Pluripotent cell.

CELLULE PRIMORDIALE. Primary cell. → *cellule souche.*

CELLULE DE RIEDER. Rieder's cell.

CELLULE DE SÉZARY. Sézary's cell.

CELLULE SOUCHE. Stem cell, embryonic cell, primordial cell, primary cell, elementary cell, formative cell.

CELLULE DE STERNBERG. Sternberg's cell. → *Sternberg (cellule de).*

CELLULE SUPPRESSIVE. Suppressive cell, suppressive lymphocyte, suppressive T cell.

CELLULE T. T lymphocyte. → *lymphocyte T.*

CELLULE T AUXILIAIRE. Helper T-cell.

CELLULE T-CD 4. Helper T cell.

CELLULE T-CD 8. Suppressive T cell. → *cellule T suppressive.*

CELLULE T EFFECTRICE. Suppressive cell. → *cellule suppressive.*

CELLULE T « HELPER ». Helper T-cell.

CELLULE DE TART. Tart's cell.

CELLULE THYMO-DÉPENDANTE. T lymphocyte. → *lymphocyte T.*

CELLULE TOTIPOTENTE. Totipotential cell.

CELLULE TUEUSE NATURELLE. Natural killer cell, NK cell.

CELLULE DE TURK. Turk's cell.

CELLULE UNIPOTENTE. Unipotent cell.

CELLULIFUGE, *adj.* Cellulifugal.

CELLULIPÈTE, *adj.* Cellulipetal.

CELLULITE, *s.f.* Cellulitis, cellulitic phlegmasia, phlegmasia cellularis.

CELLULITE À ÉOSINOPHILES. Eosinophilic cellulitis.

CELLULITE DIFFUSE. Diffuse phlegmon. → *phlegmon diffus.*

CELLULITE NÉCROSANTE SYNERGISTIQUE. Synergistic necrotizing cellulitis.

CELLULITE PELVIENNE DIFFUSE. Gangrenous periproctitis.

CELLULONÉVRITE, *s.f.* Celluloneuritis.

CELLULO-RADICULO-NÉVRITE, *s.f.* Polyradiculoneuritis. → *polyradiculo-névrite.*

CELLULOSE, *s.f.* Cellulose.

CÉLORRAPHIE, *s.f.* Orchidopexy. → *orchidopexie.*

CÉLOSOME, *s.m.* Celosomus, celosomian monster.

CELSE (kérion de). Kerion celsi.

CÉMENT, *s.m.* Cementum.

CÉMENTOBLASTE, *s.m.* Cementoblast.

CÉMENTOBLASTOME, *s.m.* Cementoblastoma.

CÉMENTOCYTE, *s.m.* Cementocyte.

CÉMENTOME, *s.m.* Cementoma.

CÉNAPSE LIPIDOPROTÉINIQUE, LIPOPROTÉIQUE ou **PROTÉOLIPIDIQUE.** Lipoprotein.

CÉNESTHÉSIE, *s.f.* Cenaesthesia, caenaesthesia.

CÉNESTHÉSIOPATHIE, *s.f.* Cenaesthesiopathy.

CÉNESTOPATHIE, *s.f.* Cenaesthopathia.

CÉNOTOXINE, *s.f.* Kenotoxin, cenotoxin.

CENTIMORGAN, *s.m.* Centimorgan.

CENTRE HOSPITALIER. General hospital.

CENTRE HOSPITALIER RÉGIONAL (CHR). Regional hospital.

CENTRE HOSPITALIER UNIVERSITAIRE (CHU). University hospital.

CENTRE MÉDICO-CHIRURGICAL, CENTRE DE DIAGNOSTIC. Group medecine.

CENTRE RÉGULATEUR DU RYTHME. Pacemaker.

CENTRE RÉGULATEUR DU RYTHME CARDIAQUE. Cardiac pacemaker, pacemaker of the heart.

CENTRIFUGEUR, *s.m.* Centrifuge, centrifugal machine.

CENTRIOLE, *s.m.* Centriole.

CENTRIPÈTE, *adj.* Centripetal.

CENTROFOLLICULOSE GÉANTE. Giant follicular lymphadenopathy. → *Brill-Symmers (maladie de).*

CENTROLOBULAIRE, *adj.* Centrolobular.

CENTROMÈRE, *s.m.* Centromere.

CENTROSOME, *s.m.* Centrosome.

CÉNUROSE, *s.f.* Coenurosis.

CÉPHALALGIE, *s.f.* Cephalalgia, cephalalgy, cephalgia, cephalea, headache.

CÉPHALÉE, *s.f.* Cephalalgia. → *céphalalgie.*

CÉPHALÉE EN CASQUE. Helmet headache.

CÉPHALÉE DURALE. Dural headache.

CÉPHALÉE HISTAMINIQUE. Histamine cephalalgia. → *céphalée vasculaire de Horton.*

CÉPHALÉE PAR HYPERHÉMIE. Vasomotor headache. → *céphalée vasculaire de Horton.*

CÉPHALÉE VASCULAIRE DE HORTON. Histamine cephalalgia, histamine headache, Horton's headache, cluster headache, vasomotor headache, migrainous neuralgia, Horton's syndrome, Harris's migrainous neuralgia, Harris's migraine, periodic migrainous neuralgia.

CÉPHALHÉMATOME, *s.m.* Cephalhaematoma, thrombus neonatorum.

CÉPHALHYDROCÈLE, *s.f.* Cephalhydrocele.

CÉPHALINE, *s.f.* Cephalin.

CÉPHALINE (temps de). Partial thromboplastin time, PTT.

CÉPHALINE (temps de – activé). Activated partial thromboplastin time, APTT.

CÉPHALINE (test à la). Cephalin-cholesterol floculation test. → *Hanger (réaction de).*

CÉPHALIQUE, *adj.* Cephalic.

CÉPHALOCÈLE, *s.f.* Cephalocele.

CÉPHALOGYRE, *adj.* Cephalogyric.

CÉPHALOME, *s.m.* Cephaloma. → *cancer encéphaloïde.*

CÉPHALOMÈLE, *s.m.* Cephalomelus.

CÉPHALOMÉTRIE, *s.f.* Cephalometry.

CÉPHALOPAGE, *s.m.* Cephalopagus.

CÉPHALORACHIDIEN, ENNE, *adj.* Cephalorachidian, spinal.

CÉPHALOSPORINE, *s.f.* Cephalosporin.

CÉPHALOSPORIOSE, *s.f.* Cephalosporiosis.

CÉPHALOTHLASIE, *s.f.* Cephalotripsy.

CÉPHALOTHORACOPAGE, *s.m.* Cephalothoracopagus.

CÉPHALOTOMIE, *s.f.* Cephalotomy.

CÉPHALOTRIBE, *s.m.* Cephalotribe.

CÉPHALOTRIPSIE, *s.f.* Cephalotripsy.

CÉPHÈME, *s.m.* Cephem.

CÉRAMIDE, *s.m.* Ceramide.

CERCAIRE, *s.f.* Cercaria.

CERCEAU DE LIT. Cradle.

CERCLAGE, *s.m.* Cerclage, banding.

CERCLAGE DE L'ARTÈRE PULMONAIRE. Pulmonary artery banding. → *Dammann-Muller (opération de).*

CERCLE DE KAYSER-FLEISCHER. Kayser-Fleischer ring.

CERCLE PÉRICORNÉAL, CERCLE PÉRIKÉRATIQUE. Perikeratic circle, pericorneal circle.

CERCLE VICIEUX. Vicious circle.

CÉRÉBELLEUSE POSTÉRO-INFÉRIEURE (syndrome de l'artère). Wallenberg's syndrome. → *Wallenberg (syndrome de).*

CÉRÉBELLEUSE SUPÉRIEURE (syndrome de l'artère). Cerebellar superior artery syndrome.

CÉRÉBELLEUX, EUSE, *adj.* Cerebellar.

CÉRÉBELLEUX (hémisyndrome). Cerebellar hemiplegia.

CÉRÉBELLITE, *s.f.* Cerebellitis.

CÉRÉBELLO-STRIÉ (syndrome). Westphal's pseudosclerosis. → *Westphal-Strümpell (syndrome de).*

CÉRÉBRAL, ALE, *adj.* Cerebral.

CÉRÉBRASTHÉNIE, *s.f.* Cerebrasthenia, cerebral neurasthenia, neurasthenic neurosis.

CÉRÉBRO-ANGIOSCLÉROSE, *s.f.* Cerebral atherosclerosis.

CÉRÉBRO-ARTHRO-DIGITAL (syndrome). Cerebroarthrodigital syndrome.

CÉRÉBRO-COSTO-MANDIBULAIRE (syndrome). Cerebrocostomandibular syndrome, rib-gap defects with micrognathia.

CÉRÉBROMALACIE, *s.f.* Cerebromalacia. → *ramollissement cérébral.*

CÉRÉBROME, *s.m.* Cerebroma.

CÉRÉBRO-OCULO-FACIO-SQUELETTIQUE (syndrome). Cerebrooculofacioskeletal syndrome.

CÉRÉBROSCLÉROSE, *s.f.* Cerebrosclerosis.

CÉRÉBROSIDOSE, *s.f.* Cerebrosidosis.

CÉRÉBROSPINAL, ALE, *adj.* Cerebrospinal.

CERLETTI ET BINI (méthode de). Electroshock. → *électrochoc.*

CÉROÏDO-LIPOFUCHSINOSE, *s.f.* Ceroidolipofuchsinosis.

CERTIFICAT MÉDICAL. Medical certificate.

CERTIFICAT PRÉNUPTIAL. Premarital certificate.

CÉRULOPLASMINE, *s.f.* Ceruloplasmin (américain), caeruloplasmin.

CÉRUMEN, *s.m.* Cerumen, earwax.

CERVEAU, *s.m.* Cerebrum.

CERVELET, *s.m.* Cerebellum.

CERVICAL, CALE, *adj.* Cervical.

CERVICALGIE, *s.f.* Cervicodynia.

CERVICARTHROSE, *s.f.* Arthrosis of the cervical rachis.

CERVICITE, *s.f.* 1° *du col utérin.* Cervicitis, trachelitis. – 2° *du col vésical.* Cystitis colli.

CERVICO-BRACHIAL, ALE, *adj.* Cervicobrachial.

CERVICO-BRACHIAL (syndrome douloureux). Scalenus syndrome. → *scalène antérieur (syndrome du).*

CERVICO-BRACHIALGIE, CERVICO-BRACHIALITE, *s.f.* Brachial plexus neuralgia, cervicobrachial neuralgia.

CERVICO-CYSTOPEXIE, *s.f.* Cervicocystopexy.

CERVICO-OCULO-ACOUSTIQUE (syndrome). Cervico-oculo-coustic syndrome, cervico-oculo-facial dysmorphia or syndrome, Wildervanck's syndrome.

CERVICOPEXIE, *s.f.* Cervicopexy.

CERVICOTOMIE, *s.f.* Cervicotomy.

CERVICOVAGINITE, *s.f.* Cervico-vaginitis.

CÉSARIENNE, *s.f.* ou **CÉSARIENNE (opération).** Caesarean section, caesarean operation, caesarotomy, hysterotomotokia, hysterotokotomy, laparohysterotomy, abdominal delivery, delivery by caesarean section.

CESTAN-CHENAIS (syndrome de). Cestan's or Cestan-Chenais paralysis or syndrome.

CESTAN ET LEJONNE (type). Fibrous type of primary muscular dystrophy.

CESTODE, CESTOÏDE, *s.m.* Cestode, cestoid.

CÉTAVLON (nom déposé) (réaction ou test au). Cetavlon test.

CÉTO-ACIDOSE, *s.f.* Kétoacidosis.

CÉTO-ACIDURIE À CHAÎNES RAMIFIÉES. Leucinosis. → *leucinose.*

CÉTOGÈNE, *adj.* Ketogenic.

CÉTOGENÈSE, *s.f.* Ketogenesis.

CÉTOLYSE, *s.f.* Ketolysis.

CÉTOLYTIQUE, *adj.* Ketolytic.

CÉTONÉMIE, *s.f.* Ketonaemia.

CÉTONIQUE, *adj.* Ketonic.

CÉTONIQUES (corps). Acetone bodies, ketone bodies.

CÉTONURIE, *s.f.* Ketonuria, acetonuria.

CÉTOSE, *s.f.* Ketosis.

17-CÉTOSTÉROÏDES, (17-CS). 17-ketosteroids.

CF. (variété de dérivation précordiale) (électrocardiographie). CF (chest foot).

CFMH. MCHC. Mean corpuscular haemoglobin concentration.

CHAGAS (maladie de). Chagas's or Chagas-Cruz disease, thyroiditis parasitaria, Brazilian trypanosomiasis, American trypanosomiasis, South American trypanosomiasis, careotrypanosis, barbero fever.

CHAGOME, *s.m.* Chagoma.

CHAÎNES LÉGÈRES (maladie des). Light chain deposition disease.

CHAÎNES LOURDES (maladie des). Heavy chain disease.

CHAÎNES LOURDES ALPHA (maladie des). Alpha heavy-chain disease.

CHAÎNES LOURDES GAMMA (maladie des). Gamma heavy-chain disease.

CHAÎNES LOURDES MU (maladie des). Mu heavy-chain disease.

CHAÎNE RESPIRATOIRE. Respiratory chain.

CHAIR DE POULE. Cutis anserina, anserina skin, gooseflesh.

CHALAROSE, *s.f.* Chalarosis.

CHALASIE, *s.f.* Chalasia.

CHALAZION, *s.m.* Chalazion, meibomian cyst, tarsal cyst.

CHALAZODERMIE, *s.f.* Chalazodermia. → *dermatolysie.*

CHALCOSE, *s.f.* Chalcosis.

CHALICOSE, *s.f.* Chalicosis, stone cutters phthisis, stone cutter's lung, pneumoconiosis of the stone cutters, mason's lung, flint disease, calcicosis, marble cutters' disease.

CHALICOTHÉRAPIE, *s.f.* Calcitherapy.

CHALODERMIE, *s.f.* Dermatolysis. → *dermatolysie.*

CHALONE, *s.f.* Colyone, chalone, anthormon.

CHAMAEPROSOPE, *adj.* Chamaeprosopic, chameprosopic.

CHAMBERLAIN (ligne de). Chamberlain's line.

CHAMBRE DE PERFUSION. Implantable drug delivery system.

CHAMP OPÉRATOIRE. Operation area.

CHAMP VISUEL. Field of vision.

CHAMPIGNON, *s.m.* Fungus, *pl.* fungi.

CHAMPIGNONNISTES (maladie ou poumon des). Mushroom-picker's (ou -worker's) disease.

CHANCRE, *s.m.* Chancre.

CHANCRE BLENNORRAGIQUE. Gonorrhoeal chancre.

CHANCRE HUNTÉRIEN. Syphilitic chancre.

CHANCRE INDURÉ. Indurated chancre. → *chancre syphilitique.*

CHANCRE INFECTANT. Infecting chancre. → *chancre syphilitique.*

CHANCRE D'INOCULATION. Primary lesion or chancre, initial lesion or chancre.

CHANCRE LÉPREUX. Primary lesion of the leprosy.

CHANCRE MIXTE. Mixed chancre, Rollet's chancre.

CHANCRE MOU. Chancroid, simple chancre, soft chancre, non infecting chancre, soft sore, soft ulcer, ulcus molle, chancroidal ulcer, ulcus simplex.

CHANCRE MOU FONGOÏDE. Fungating chancre.

CHANCRE MOU SUPERFICIEL. Ulcus ambustiforme.

CHANCRE PHTISIOGÈNE. Primary tuberculous focus.

CHANCRE REDUX. Chancre redux.

CHANCRE DU SAHARA. Oriental sore. → *bouton d'Orient.*

CHANCRE DU SILLON. Sulcus chancre.

CHANCRE SIMPLE. Simple chancre. → *chancre mou.*

CHANCRE SYPHILITIQUE. Hard chancre, primary syphilitic chancre, hunterian chancre, Hunter's chancre, indurated chancre, true chancre, infecting chancre, hard sore, syphilitic chancre, primary syphilitic sore, Ricord's chancre, hard ulcer, ulcus durum, ulcus induratum, dry papule.

CHANCRE VÉNÉRIEN. Veneral ulcer.

CHANCRELLE, *s.f.* Chancroid. → *chancre mou.*

CHANCROÏDE, *s.m.* Chancroid. → *chancre mou.*

CHANDLER (opération de). Chandler's operation.

CHANT DU COQ (dans la coqueluche). Whoop.

CHANTEMESSE (signe de). Chantemesse's reaction.

CHANTEMESSE ET WIDAL (bacille de). *Shigella dysenteriae.*

CHAOS (syndrome). CHAOS syndrome, X syndrome.

CHAOUL (méthode de). Chaoul therapy, contact therapy, contact radiation therapy.

CHAPELET COSTAL, CHAPELET RACHITIQUE. Rachitic rosary, rachitic beads.

CHAPELET SCORBUTIQUE. Chondrocostal rosary in scurvy.

CHAPERON, *s.m.* Chaperone.

CHAPERONINE, *s.f.* Chaperonine.

CHAPPLE (syndrome de). Chapple's syndrome.

CHAPUT (gants de). Chaput's gloves.

CHARBON, *s.m.* Anthrax, charbon, splenic fever, ragpicker's disease, ragsorter's disease, tanners' disease, milzbrand, Siberian cattle plague, Siberian pest.

CHARBON ACTIVÉ. Activated charcoal.

CHARBON À FORME CUTANÉE. Malignant anthrax.

CHARBON À FORME INTESTINALE. Intestinal anthrax, mycosis intestinalis.

CHARBON À FORME PULMONAIRE. Pulmonary anthrax. → *trieurs de laine (maladie des).*

CHARCOT (maladie de). Charcot's disease. → *sclérose latérale amyotrophique* et *polyarthrite rhumatoïde.*

CHARCOT (pied de). Charcot's foot. → *pied tabétique.*

CHARCOT (triade de). Charcot's triad.

CHARCOT-LEYDEN (cristaux de). Charcot-Leyden crystals.

CHARCOT-MARIE (signe de). Marie's sign.

CHARCOT-MARIE ou CHARCOT-MARIE-TOOTH (amyotrophie de, amyotrophie péronière de, atrophie de ou syndrome de). Charcot-Marie-Tooth disease or atrophy, Marie-Tooth disease, peroneal muscular atrophy, progressive neuropthic (peroneal) muscular atrophy, progressive neural muscular atrophy, progressive neuromuscular atrophy, neuritic muscular atrophy.

CHARCOT-MŒBIUS (syndrome de). Ophthalmoplegic migraine.

CHARCOT-WEISS-BARBER (syndrome de). Charcot-Weiss-Barber syndrome. → *sinucarotidien (syndrome).*

CHARGE (épreuve de). Saturation test, Harris and Ray test.

CHARGE (syndrome). CHARGE syndrome.

CHARGE VIRALE PLASMATIQUE. Quantity of virus in plasma.

CHARLATAN, *s.m.* Quack, charlatan.

CHARLATANISME, *s.m.* Quackery, quack medicine, charlatanry.

CHARLEVOIX-SAGUENAY (syndrome ou ataxie de). Charlevoix-Saguenay ataxia.

CHARLIN (syndrome de). Charlin's syndrome.

CHARLTON-SCHULTZ (signe de). Schultz-Charlton test.

CHARRIÈRE (filière). French scale.

CHARRIÈRE-ROY (méthode de). Charrière-Roy method.

CHASSE (syndrome de). Dumping syndrome, dumping stomach.

CHATTERJEE (syndrome de). Chatterjee's syndrome.

CHAUD, CHAUDE, *adj.* Hot, warm.

CHAUDEPISSE, *s.f.* Gonorrhoea. → *blennorragie.*

CHAUFFARD OU CHAUFFARD-STILL (maladie ou syndrome de). Chauffard's or Chauffard-Still syndrome, Still-Chauffard syndrome. → *polyarthrite chronique de l'enfant.*

CHAUSSIER (aréole vésiculaire de). Chaussier's areola.

CHAUSSIER (signe de). Chaussier's sign.

CHAUSSURE ORTHOPÉDIQUE. Orthopaedic shoe.

CHEADLE-MŒLLER-BARLOW (maladie de). Barlow's disease. → *scorbut infantile.*

CHEDIAK-STEINBRINCK-HIGASHI (maladie de). Chediak's anomaly of leukocytes, Chediak-Higashi disease, Chediak-Higashi syndrome.

CHELAÏDITI (exercice de). Chelaiditi's exercise.

CHEILITE, *s.f.* Cheilitis.

CHEILITE EXFOLIATIVE. Cheilitis exfoliativa.

CHEILITE GLANDULAIRE. Cheilitis glandularis, Puente's disease, myxadentis labialis.

CHEILITE GLANDULAIRE APOSTÉMATEUSE. Cheilitis glandularis apostematosa, apostematous cheilitis.

CHEILITE GRANULOMATEUSE DE MIESCHER. Cheilitis granulomatosa.

CHEILITE DU ROUGE. Lipstick cheilitis.

CHEILITE TOXIQUE. Cheilitis venenata.

CHEILOCHALASIS, *s.f.* Dermatochalasis of the lips.

CHEILOGNATHOPALATOSCHISIS, *s.f.* Cheilognathopalatoschisis, chilognathopalatoschisis, cheilognathoouranoschisis, chilognathoouranoschisis. → *bec de lièvre.*

CHEILOPALTODYSRAPHIE, *s.f.* Cheilognathopalatoschisis. → *cheilognathopalatoschisis.*

CHEILOPHAGIE, CHEILOPHAGIE, *s.f.* Cheilophagia.

CHEILOPLASTIE, CHILOPLASTIE, *s.f.* Cheiloplasty.

CHEILOLORRAPHIE, *s.f.* Cheilorrhaphy.

CHEILOSCOPIE, *s.f.* Cheiloscopy.

CHEIROMÉGALIE, *s.f.* Chiromegaly.

CHEIROPLASTIE, *s.f.* Cheiroplasty, chiroplasty.

CHEIROPODAL, DALE, *adj.* Pertaining to the hand and the foot.

CHEIROPOMPHOLYX, *s.m.* Cheiropompholyx, Hutchinson's disease.

CHÉLATE, *s.m.* Chelate.

CHÉLATEUR, *s.m.* Chelating agent.

CHÉLATION, *s.f.* Chelation.

CHÉLOÏDE, *s.f.* Keloid, cheloid, cheloma.

CHÉLOÏDE (fausse). False keloid.

CHÉLOÏDE SECONDAIRE. Cicatrical keloid, false keloid, Alibert's keloid, Hawkin's keloid.

CHÉMODECTOME, *s.m.* Chemodectoma, inactive parganglioma, non chromaffin paraganglioma.

CHÉMODECTOME DE LA CROSSE AORTIQUE. Aortic body tumour.

CHÉMOKINE, *s.f.* Chimiokine.

CHÉMONUCLÉOLYSE, *s.f.* Chemonucleolysis.

CHÉMORÉCEPTEUR, *s.m.* Chemoreceptor, chemoceptor.

CHÉMOSENSIBLE, *adj.* Chemosensitive.

CHÉMOSIS, *s.m.* Chemosis.

CHÉMOTACTIQUE, *adj.* Chemotactic.

CHÉMOTIQUE, *adj.* Chemotic.

CHERCHEWSKI (maladie de). Cherchewski's or Cherchewski's disease.

CHÉRUBINISME OU CHÉRUBISME, *s.m.* Cherubism.

CHESTER-ERDHEIM (syndrome de). Chester-Erdheim syndrome.

CHÉTIVISME, *s.m.* Hypophyseal infantilism.

CHEVAUCHEMENT, *s.m.* Overriding.

CHEVAUCHEMENT AORTIQUE. Overriding aorta.

CHEVELU, UE, *adj.* Hairy.

CHEVEU, *s.m.* Hair.

CHEVEUX INCOIFFABLES, OU EN VERRE FILÉ. Spunglass hair, uncombable hair syndrome.

CHEVILLE, *s.f.* Ankle.

CHEVILLÈRE, *s.f.* Ankle support.

CHEVROTEMENT, *s.m.* Quaver, quavering.

CHEYNE-STOKES (respiration de). Cheyne-Stokes breathing or respiration, periodic respiration, uraemic respiration, tidal respiration.

CHIARI (maladie ou syndrome de). Budd-Chiari syndrome. → *Budd-Chiari (syndrome de);* Arnold-Chiari syndrome. → *Arnold-Chiari (syndrome de).*

CHIARI (réseau de). Chiari's reticulum, net or network.

CHIARI-FROMMEL (syndrome de). Chiari-Frommel syndrome, Frommel's disease.

CHIASMA OPTIQUE. Optic chiasm.

CHIASMATIQUE (syndrome de). Chiasma syndrome, chiasmatic syndrome.

CHICAGO (maladie de). Chicago disease.

CHICAGO (opération de). Spinal anaesthesia. → *rachianesthésie.*

CHIEN (maladie de). Dog's fever. → *fièvre à pappataci.*

CHIEN DE FUSIL (attitude ou **position en).** Coiled position.

CHILAÏDITI (syndrome de). Chilaiditi's syndrome.

CHILD (classification de). Child's classification.

CHILD (syndrome). CHILD syndrome.

CHILOPHAGIE, *s.f.* Cheilophagia.

CHILOPLASTIE, *s.f.* Cheiloplasty.

CHIMÈRE, *s.f.* Chimera, chimaera.

CHIMÉRISME, *s.m.* Chimerism.

CHIMIATRIE, *s.f.* Iatrochemistry, chemiatry.

CHIMINOSE, *s.f.* Cheminosis.

CHIMIO-EMBOLISATION, *s.f.* Chemoembolization.

CHIMIOKINE, *s.f.* Chimiokine.

CHIMIOPALLIDECTOMIE, *s.f.* Chemopallidectomy.

CHIMIOPRÉVENTION, *s.f.* Chemoprophylaxis.

CHIMIOPROPHYLAXIE, *s.f.* Chemoprophylaxia.

CHIMIORÉSISTANCE, *s.f.* Drug-resistance.

CHIMIOTACTIQUE, *adj.* Chemotactic.

CHIMIOTACTISME, *s.m.* ou **CHIMIOTAXIE,** *s.f.* Chemotaxis, chemiotaxis.

CHIMIOTACTISME DES LEUCOCYTES. Leukocytes chemotaxis.

CHIMIOTAXINOMIE, CHIMIOTAXONOMIE, *s.f.* Chemotaxonomy.

CHIMIOTACTISME NÉGATIF. Negative chemotaxis.

CHIMIOTACTISME POSITIF. Positive chemotaxis.

CHIMIOTHALAMECTOMIE, *s.f.* Chemothalamectomy.

CHIMIOTHÉRAPIE, *s.f.* Chemotherapy, chemiotherapy.

CHIMIOTHÉRAPIE ADJUVANTE. Adjuvant chemotherapy.

CHIMIOTHÉRAPIE NÉOADJUVANTE. Neoadjuvant chemotherapy.

CHIMIOTROPISME, *s.m.* Chemotropism.

CHIMISME STOMACAL. Gastric chemistry.

CHIQUE, *s.f.* Tunga penetrans, chigo, chigoe, jigger-flea.

CHIRAGRE, *s.f.* Chiragra, cheiragra.

CHIRALGIE PARESTHÉSIQUE. Chiralgia paraesthetic, Wartenberg's disease.

CHIRALITÉ, *s.f.* Chirality.

CHIRAY, FOIX ET NICOLESCO (syndrome de). Foix's syndrome. → *noyau rouge (syndrome controlatéral du).*

CHIRAY ET PAVEL (maladie de). Cholecystatony.

CHIROBRACHIALGIE PARESTHÉSIQUE NOCTURNE. Acroparaesthesy. → *acroparesthésie.*

CHIROMÉGALIE, *s.f.* Chiromegaly, megalocheiry.

CHIROPODAL, ALE, *adj.* Pertaining to the hand and the foot.

CHIROPRAXIE, *s.f.* Chiropractic, cheiropractic, cheiropraxis.

CHIRURGIE, *s.f.* Surgery.

CHIRURGIEN, *s.m.* Surgeon.

CHITONEUROMATOSE, *s.f.* Phacomatosis.

CHITONEUROME, *s.m.* Neurinoma. → *neurinome.*

CHLAMYDIA, *s.f. Chlamydia, Bedsonia, Chlamydozoon, Miyagawanella,* PLT group (psittacosis-lymphogranuloma venereum-trachoma).

CHLAMYDIALES, *s.f.pl.* Chlamydiales.

CHLAMYDIOSE, *s.f.* Chlamydiosis, Chlamydia induced disease.

CHLAMYDOZOON, *s.m. Chlamydia.*

CHLAMYDOSPORE, *s.f.* Chlamydospore.

CHLOASMA, *s.m.* Chloasma, chloasma hepaticum, pannus hepaticus.

CHLOASMA GRAVIDIQUE. Chloasma uterinum, chloasma gravidarum, pityriasis gravidarum, pityriasis uterinum, mask of pregnancy, melasma gravidarum.

CHLORALISME, *s.f.* Chloralism, chloralization.

CHLORALOMANIE, *s.f.* Chloralomania.

CHLORAMPHÉNICOL, *s.m.* Chloramphenicol.

CHLORATION, *s.f.* Chlorination.

CHLORE, *s.m.* (Cl). Chlorine.

CHLORÉMIE, *s.f.* Chloraemia.

CHLORHYDRIE, *s.f.* Chlorhydria.

CHLORO-ANÉMIE, *s.f.* Hypochromic anaemia. → *anémie hypochrome.*

CHLORO-ANÉMIE ACHYLIQUE. Idiopathic hypochromic anaemia. → *anémie hypochrome essentielle de l'adulte.*

CHLORO-ANÉMIE DES JEUNES ENFANTS. Oligo-sideraemia, hypochromic anaemia of infancy.

CHLOROFORMISATION, *s.f.* Chloroformization.

CHLOROLEUCÉMIE, *s.f.* Chloroleukaemia.

CHLOROLYMPHOME, *s.m.* Chlorolymphoma.

CHLOROLYMPHOSARCOME, *s.m.* Chlorolymphosarcoma, chlorosarcolymphadeny.

CHLOROME, *s.m.*, **CHLOROMATOSE,** *s.f.* Chloroma, chlorosarcoma, chloromatous sarcoma, chloromyeloma, green cancer, Aran's green cancer, chloroleukaemia, Balfour's disease, chlorolymphosarcoma, granulocytic sarcoma.

CHLOROMYÉLOME, *s.m.*, **CHLOROMYÉLOSE,** *s.f.* Chloroma. → *chlorome.*

CHLOROPALUDISME, *s.m.* Malarial anaemia.

CHLOROPÉNIE, *s.f.* Chloropenia.

CHLOROPEXIE, *s.f.* Chloropexia.

CHLOROPRIVE, *adj.* Chloroprivic.

CHLOROPSIE, *s.f.* Chloropsia.

CHLOROSE, *s.f.* Chlorosis, morbus virgineus, green sickness, chloraemia.

CHLOROSE D'ÉGYPTE. Egyptian chlorosis. → *ankylostomasie.*

CHLOROSE TARDIVE DE HAYEM. Idiopathic hypochromia. → *anémie hypochromic essentielle de l'adulte.*

CHLOROSE TROPICALE. Idiopathic hypochromic anaemia. → *ankylostomasie.*

CHLOROTIQUE, *adj.* Chlorotic.

CHLOROPROMAZINE, *s.f.* Chloropromazine.

CHLORTÉTRACYCLINE, *s.f.* Chlortetracycline.

CHLORURE DE SODIUM. Sodium chloride.

CHLORURÉMIE, *s.f.* Chloruraemia, chloridaemia.

CHLORURIE, *s.f.* Chloruria.

CHOANES, *s.f. pl.* Choanae.

CHOC, *s.m.* Shock.

CHOC AÉRIEN. Aerial shock.

CHOC ALLERGÉNIQUE. Allergenic shock.

CHOC AMPHÉTAMINIQUE. Amphetaminic schock.

CHOC ANAPHYLACTIQUE. Anaphylactic shock or intoxication, allergic shock.

CHOC ANAPHYLACTOÏDE. Anaphylactoid shock.

CHOC ANAPHYLATOXINIQUE. Anaphylatoxinic shock.

CHOC APEXIEN. Apex beat.

CHOC BACTÉRIÉMIQUE. Bacteriaemic shock, septic shock.

CHOC DES BRÛLÉS. Burn shock.

CHOC CARDIOGÉNIQUE. Cardiac shock.

CHOC COLLOÏDOCLASIQUE. Protein shock.

CHOC COMPENSÉ. Compensated shock.

CHOC EN DÔME. Choc en dome.

CHOC ÉLECTRIQUE. 1° (cardiologie). Counter-shock. → *cardioversion.* – 2° (neuro-psychiatrie). Electroshock.

CHOC ENDOTOXINIQUE. Endotoxic shock, endotoxin shock.

CHOC HÉMOCLASIQUE. Haemoclastic shock. → *crise hémoclasique.*

CHOC HÉMORRAGIQUE. Haematogenic shock.

CHOC HISTAMINIQUE. Histamine shock.

CHOC HYPOVOLÉMIQUE. Hypovolaemic shock, oligaemic shock.

CHOC IMMÉDIAT. Primary shock.

CHOC INFECTIEUX. Septic shock.

CHOC INSULINIQUE. Insulin shock, hypoglycaemic shock.

CHOC IRRÉVERSIBLE. Irreversible shock.

CHOC OPÉRATOIRE. Surgical shock, operative shock, post-operative shock.

CHOC D'ORIGINE VASCULAIRE. Vasogenic shock. → *collapsus d'origine vasculaire.*

CHOC (poumon de). Shock lung. → *poumon de choc.*

CHOC RETARDÉ. Deferred shock, delayed shock, secondary shock.

CHOC EN RETOUR. Back stroke, choc en retour.

CHOC RÉVERSIBLE. Reversible shock.

CHOC ROTULIEN. Patellar tap, ballottement of patella.

CHOC SEPTIQUE. Septic shock.

CHOC SÉRIQUE. Serum shock.

CHOC SPINAL. Spinal shock.

CHOC SYSTOLIQUE DE LA POINTE DU CŒUR. Cardiac impulse.

CHOC TOXIQUE. Endotoxic shock.

CHOC TOXIQUE STAPHYLOCOCCIQUE. Endotoxic shock, toxic shock syndrome.

CHOC TRAUMATIQUE. Traumatic shock.

CHOLAGOGUE, *adj.* Cholagogue, cholagog.

CHOLANGIOCARCINOME, *s.m.* Cholangioscopy.

CHOLANGIO-CHOLÉCYSTOGRAPHIE, *s.f.* Cholangiography.

CHOLANGIO-CYSTOSTOMIE, *s.f.* Cholangio-cystostomy.

CHOLANGIO-ENTÉROSTOMIE, *s.f.* Cholangio-enterostomy.

CHOLANGIOGRAPHIE, *s.f.* Cholangiography.

CHOLANGIO-HAMARTOME, *s.m.* Bile duct hamartoma.

CHOLANGIO-JÉJUNOSTOMIE, *s.f.* Cholangio-jejunostomy.

CHOLANGIO-RM. Magnetic resonance chlolangiography.

CHOLANGIOLITE, *s.f.* Cholangiolitis.

CHOLANGIOME, *s.m.* Cholangioma.

CHOLANGIOMÉTRIE, *s.f.* Peroperative cholangiography.

CHOLANGIOSCOPIE, *s.f.* Cholangioscopy.

CHOLANGIOSTOMIE, *s.f.* Cholangiostomy.

CHOLANGIOTOMIE, *s.f.* Cholangiotomy.

CHOLANGITE, *s.f.* Cholangitis.

CHOLANGITE DESTRUCTIVE CHRONIQUE NON SUPPURATIVE. Primary biliary cirrhosis. → *cirrhose biliaire primitive.*

CHOLANGITE DIFFUSE NON OBLITÉRANTE DE RÖSSLE. Hanot-Rössle syndrome.

CHOLANGITE AVEC PÉRICHOLANGITE DE HANOT-MAC MAHON. Hanot-Mac Mahon syndrome. → *cirrhose biliaire primitive.*

CHOLANGITE SCLÉROSANTE PRIMITIVE. Primary sclerosing cholangitis.

CHOLÉCALCIFÉROL, *s.m.* Cholecalciferol.

CHOLÉCYSTALGIE, *s.f.* Cholecystalgia.

CHOLÉCYSTATONIE, *s.f.* Cholecystatony.

CHOLÉCYSTECTASIE, *s.f.* Cholecystectasia.

CHOLÉCYSTECTOMIE, *s.f.* Cholecystectomy, cystectomy.

CHOLÉCYSTENTÉROSTOMIE, *s.f.* Cholecystenterostomy, cholecystentero-anastomosis, cholecystoenterostomy, Winiwarter's operation.

CHOLÉCYSTITE, *s.f.* Cholecystitis.

CHOLÉCYSTOCINÉTIQUE, *adj.* Cholecystokinetic.

CHOLÉCYSTO-COLOSTOMIE, *s.f.* Cholecystocolostomy.

CHOLÉCYSTO-DUODÉNOSTOMIE, *s.f.* Cholecystoduodenostomy.

CHOLÉCYSTO-ENTÉROSTOMIE, *s.f.* Cholecystenterostomy. → *cholécystentérostomie.*

CHOLÉCYSTO-GASTROTOMIE, *s.f.* Cholecysto-gastrostomy.

CHOLÉCYSTOGRAPHIE, *s.f.* Cholecystography.

CHOLÉCYSTOGRAPHIE PER-OPÉRATOIRE. Operative cholecystography.

CHOLÉCYSTO-JÉJUNOSTOMIE, *s.f.* Cholecysto-jejunostomy.

CHOLÉCYSTOKININE (CCK), *s.f.* Cholecystokinin.

CHOLÉCYSTO-LITHOTRIPSIE, *s.f.* Cholecystolithotripsy.

CHOLÉCYSTOPATHIE, *s.f.* Cholecystopathy.

CHOLÉCYSTOPEXIE, *s.f.* Cholecystopexy.

CHOLÉCYSTORRAPHIE, *s.f.* Cholecystorrhaphy.

CHOLÉCYSTOSE, *s.f.* Cholecystosis.

CHOLÉCYSTOSTOMIE, *s.f.* Cholecystostomy.

CHOLÉCYSTOTOMIE, *s.f.* Cholecystotomy, cystifellotomy. – *ch. idéale.* Cholecystotomy sutured without drainage.

CHOLÉDOCHO-DUODÉNOSTOMIE, *s.f.* Choledochoduodenostomy.

CHOLÉDOCHO-DUODÉNOTOMIE INTERNE. Duodenocholedochotomy, transduodenal choledochotomy.

CHOLÉDOCHO-ENTÉROSTOMIE, *s.f.* Choledochoenterostomy.

CHOLÉDOCHO-ENTÉROSTOMIE LATÉRALE. Lateral choledocho-enterostomy.

CHOLÉDOCHO-FIBROSCOPIE, *s.f.* Fibroscopie endoscopy of the ductus choledochus.

CHOLÉDOCHO-GASTROSTOMIE, *s.f.* Choledocho-gastrostomy.

CHOLÉDOCHOGRAPHIE, *s.f.* Choledochography.

CHOLÉDOCHOLITHIASE, *s.f.* Choledocholithiasis.

CHOLÉDOCHO-LITHOTRIPSIE, *s.f.* Choledocholithotripsy.

CHOLÉDOCHOPLASTIE, *s.f.* Choledochoplasty.

CHOLÉDOCHOSTOMIE, *s.f.* Choledochostomy.

CHOLÉDOCHOTOMIE, *s.f.* Choledochotomy.

CHOLÉDOCHOTOMIE TRANSDUODÉNALE. Duodenocholedochotomy.

CHOLÉDOCITE, *s.f.* Inflammation of the choledochus.

CHOLÉDOQUE (conduit ou canal). Bile duct.

CHOLÉGRAPHIE, *s.f.* Cholangiography.

CHOLÉLITHE, *s.m.* Cholelith.

CHOLÉLITHIASE, *s.f.* Cholelithiasis.

CHOLÉLITHOLYTIQUE, *adj.* Cholelitholytic.

CHOLÉLITHOTRIPSIE, *s.f.*, **CHOLÉLITHOTRITIE,** *s.f.* Cholelithiotripsy, cholelithotrity.

CHOLÉMÈSE, *s.f.* Cholemesis.

CHOLÉMIE, *s.f.* Cholemia (américain) ; cholaemia, cholehaemia.

CHOLÉMIE FAMILIALE. Familial cholaemia, Gilbert's cholaemia. Gilbert's disease, familial non haemolytic jaundice, Hebra's disease, benign familial icterus.

CHOLÉMIE PIGMENTAIRE. Bilirubinaemia.

CHOLÉMIMÉTRIE, *s.f.* Cholemimetry.

CHOLÉPATHIE, *s.f.* Cholepathia.

CHOLÉPÉRITOINE, *s.m.* Choleperitoneum, choleperitonitis, bile peritonitis, biliary peritonitis.

CHOLÉPOÈSE, CHOLÉPOÏÈSE, *s.f.* Choleresis.

CHOLÉPOÉTIQUE, CHOLÉPOÏÉTIQUE, *adj.* Choleretic.

CHOLÉRA, *s.m.* Cholera, algid cholera, Asiatic *c.*, asphyctic, *c.*, Indian *c.*, cholera indica, epidemic *c.*, malignant *c.*, pandemic *c.*, pestilential *c.*, spasmodic *c.*

CHOLÉRA ANGLAIS. English cholera. → *choléra nostras.*

CHOLÉRA ASIATIQUE. Asiatic cholera. → *choléra.*

CHOLÉRA DES DOIGTS. Tanner's disease. → *rossignol des tanneurs.*

CHOLÉRA ENDOCRINE. Verner-Morrison syndrome. → *Verner et Morrison (syndrome de).*

CHOLÉRA EUROPÉEN. European cholera. → *choléra nostras.*

CHOLÉRA INDIEN. Indian cholera. → *choléra.*

CHOLÉRA INFANTILE. Cholera infantum.

CHOLÉRA MORBUS. Cholera morbus. → *choléra nostras.*

CHOLÉRA NOSTRAS. Cholera nostras, cholera morbus, simple cholera, bilious *c.*, English *c.*, European *c.*, sporadic *c.*, summer *c.*

CHOLÉRA DU PORC. Hog cholera, swine fever, swine plaque.

CHOLÉRA SEC. Cholera sicca, cholera fulminans, cholera sideans, dry cholera.

CHOLÉRÈSE, *s.f.* Choleresis, cholepoiesis.

CHOLÉRÉTIQUE, *adj.* Choleretic, cholepoetic, cholepoietic.

CHOLÉRIFORME, *adj.* Choleriform, choleroid.

CHOLÉRINE, *s.f.* Cholerine.

CHOLÉRIQUE, *adj.* Choleraic.

CHOLÉROÏDE, *adj.* Choleriform.

CHOLÉRRAGIE, *s.f.* Cholerrhagia.

CHOLESTASE, *s.f.* Cholestasis.

CHOLESTASE FAMILIALE INTRAHÉPATIQUE PROGRESSIVE OU **CIRRHOGÈNE.** Byler's disease.

CHOLESTASE INTRA-HÉPATIQUE RÉCIDIVANTE BÉNIGNE. Benign recurrent cholestasis. → *cholostase récurrente bénigne.*

CHOLESTASE RÉCURRENTE BÉNIGNE. Benign recurrent cholestasis. → *cholestase récurrente bénigne.*

CHOLESTATIQUE, *adj.* Cholestatic.

CHOLESTÉATOME, *s.m.* Cholestetoma, pearl tumour, pearly tumour.

CHOLESTÉRINE, *s.f.* Cholesterol.

CHOLESTÉRINOSE CÉRÉBRO-TENDINEUSE. Cerebrotendinous xanthomatosis.

CHOLESTÉROL, *s.m.* Cholesterol, cholesterin. – *HDL cholestérol.* HDL cholesterol.

CHOLESTÉROLÉMIE, *s.f.* Cholesterolaemia, cholesteraemia, cholesterinaemia.

CHOLESTÉROL-ESTÉRASE, *s.f.* Cholesterol-esterase.

CHOLESTÉROLOSE, *s.f.* Cholesterolosis.

CHOLESTÉROLOSE HÉPATIQUE. Cholesteryl ester storage disease, CESD.

CHOLESTÉROLOSE VÉSICULAIRE. Cholesterolosis of the gallbladder.

CHOLESTÉROLYSE, *s.f.* Dissolution of the cholesterol.

CHOLESTÉROPEXIE, *s.f.* Cholesteropexy.

CHOLESTÉROSE DE LA VÉSICULE. Strawberry gallbladder.

CHOLÉTHORAX, *s.m.* Cholethorax.

CHOLINE, *s.f.* Choline.

CHOLINERGIE, *s.f.* Cholinergy.

CHOLINERGIQUE, *adj.* Cholinergic, colinergic.

CHOLINESTÉRASE, *s.f.* Cholinesterase.

CHOLINOMIMÉTIQUE, *adj.* Cholinomimetic.

CHOLORRHÉE, *s.f.* Cholorrhoea.

CHOLOSTASE, *s.f.* Cholestasis.

CHOLOSTASE RÉCURRENTE BÉNIGNE. Benign recurrent cholestasis, benign recurrent intrahepatic obstructive jaundice, intermittent possibly familial intrahepatic cholestatic jaundice, recurrent cholestatic jaundice, Summerskill's disease.

CHOLOSTATIQUE, *adj.* Cholestatic.

CHOLURIE, *s.f.* Choluria, choleuria.

CHONDRAL, ALE, *adj.* Chondral.

CHONDRALLOPLASIE, *s.f.* Chondralloplasia. → *enchondromatose.*

CHONDRECTOMIE, *s.f.* Chondrectomy.

CHONDRIOCONTE, *s.m.* Chondrioconte, chondiokonte.

CHONDRIOLYSE, *s.f.* Destruction of the chondriome.

CHONDRIOME, *s.m.* Chondriome.

CHONDRIOMITE, *s.m.* Chondriomite.

CHONDRITE, *s.f.* Chondritis.

CHONDROBLASTE, *s.m.* Chondroblast.

CHONDROBLASTOME BÉNIN. Chondroblastoma, calcifying giant-cell tumour, epiphyseal chondromatous giant-cell tumour, Codman's tumour.

CHONDROCALCINOSE, *s.f.* Chondrocalcinosis.

CHONDROCALCINOSE ARTICULAIRE. Articular chondrocalcinosis.

CHONDROCYTE, *s.m.* Chondrocyte.

CHONDRODYSPLASIE LÉTHALE AVEC BRIÈVETÉ DES CÔTES. Short rib-polydactyly syndrome.

CHONDRODYSPLASIE, *s.f.* Chondrodysplasia. → *chondrodystrophie.*

CHONDRODYSPLASIE CALCIFIANTE CONGÉNITALE. Chondrodysplasia punctata. → *chondrodysplasie ponctuée.*

CHONDRODYSPLASIE DÉFORMANTE HÉRÉDITAIRE. Multiple cartilaginous exostoses. → *exostosante (maladie).*

CHONDRODYSPLASIE MÉTAPHYSAIRE. Metaphyseal chondrodysplasia, metaphyseal dysostosis.

CHONDRODYSPLASIE MÉTAPHYSAIRE TYPE JANSEN. Jansen's metaphyseal chondrodysplasia, Jansen's metaphyseal dysostosis, Jansen's disease, metaphyseal dysostosis congenita.

CHONDRODYSPLASIE MÉTAPHYSAIRE TYPE MAC KUSICK. Mac Kusick's metaphyseal chondrodysplasia, cartilage hair hypoplasia syndrome.

CHONDRODYSPLASIE MÉTAPHYSAIRE TYPE SCHMID. Schmid's metaphyseal chondrodysplasia.

CHONDRODYSPLASIE PONCTUÉE. Chondrodysplasia punctata, congenital stippled epiphyses, chondrodysplasia calcifians congenita, chondrodysplasia or dysplasia epiphysialis punctata, chondrodystrophia punctata, chondrodystrophia calcifians congenita, chondrodystrophia fetalis calcarea or hypoplastica, calcareous chondrodystrophy, chondroangiopathia calcarea seu punctata, Conradi's or Conradi-Hünermann syndrome, Hünermann's syndrome.

CHONDRODYSPLASIE SPONDYLO-ÉPIPHYSAIRE CONGÉNITALE. Dysplasia congenita.

CHONDRODYSPLASIE UNILATÉRALE. Enchondromatosis. → *enchondromatose.*

CHONDRODYSTROPHIE, *s.f.* Chondrodystrophia, chondrodystrophy, chondrodysplasia.

CHONDRODYSTROPHIE DÉFORMANTE HÉRÉDITAIRE. Multiple cartilaginous exostoses. → *maladie exostosante.*

CHONDRODYSTROPHIE FŒTALE. Chondrodystrophia fetalis (achondroplasia).

CHONDRODYSTROPHIE GÉNOTYPIQUE. Genotypic chondrodystrophy.

CHONDRODYSTROPHIE SPONDYLO-ÉPIPHYSAIRE. Dysplasia congenita.

CHONDRO-ÉPIPHYSOSE, *s.f.* Osteochondritis.

CHONDROFIBROME, *s.m.* Fibrochondroma. → *fibrochondrome.*

CHONDROGENÈSE, *s.m.* Chondrogenesis.

CHONDROÏDE, *adj.* Chondroid.

CHONDROÏTINE SULFATE. Chondrotin sulphate.

CHONDROLYSE, *s.f.* Chondrolysis.

CHONDROMALACIE, *s.f.* Chondromalacia.

CHONDROMALACIE GÉNÉRALISÉE OU SYSTÉMATISÉE. Chronic atrophic polychondritis. → *polychondrite atrophiante chronique.*

CHONDROMATOSE, *s.f.* Chondromatosis, multiple chondroma or chondromata.

CHONDROMATOSE ARTICULAIRE OU SYNOVIALE. Synovial osteochondromatosis.

CHONDROMATOSE ENCHONDRALE MULTIPLE. Inchondromatosis. → *enchondromatose.*

CHONDROME, *s.m.* Chondroma.

CHONDROME EXTERNE. Perichondroma.

CHONDROME INTERNE. Enchondroma.

CHONDROME OSSIFIANT OU OSTÉOGÉNIQUE. Osteochondroma, osteoenchondroma.

CHONDROMYXOME, *s.m.* Myxochondroma.

CHONDROPATHIE, *s.f.* Chondropathy.

CHONDROPHYTE, *s.m.* Chondrophyte.

CHONDROPOLYDYSTROPHIE, *s.f.* Chondrodystrophy.

CHONDROSARCOME, *s.m.* Chondrosarcoma, chondroma sarcomatosum.

CHONDROTOMIE, *s.f.* Chondrotomy.

CHOPART (amputation ou opération de). Chopart's amputation.

CHOPART (articulation de). Chopart's articulation.

CHOPART-STOKES (loi de). Stokes's law.

CHORDE, *s.f.* Notochord.

CHORDITE, *s.f.* Chorditis.

CHORDITE TUBÉREUSE. Chorditis tuberosa. → *nodules vocaux.*

CHORDOME, *s.m.* Chordoma, acrochordoma, chordocarcinoma, chordoepithelioma, chordoid tumour, ecchondrosis physaliphora, ecchondrosis physaliformis.

CHORDOPEXIE, *s.f.* Chordopexy, cordopexy.

CHORDOTOMIE, *s.f.* Chordotomy, cordotomy, spinal tractotomy.

CHOREA MAJOR. Hysterical chorea.

CHOREA MINOR. Chorea minor. → *chorée.*

CHORÉE, *s.f.* Chorea, rheumatic chorea, ordinary chorea, juvenile chorea, chorea minor, Sydenham's chorea, Saint Anthony's dance, Saint Guy's dance or disease, Saint John's dance, Saint Modestus' disease, Saint Vitu's disease, St-With's dance, morbus saltatorius, infectious myoclonia, paralysis vacillans.

CHORÉE DE BERGERON. Bergeron's chorea.

CHORÉE DE DUBINI. Dubini's chorea.

CHORÉE ÉLECTRIQUE. Electric chorea.

CHORÉE ÉLECTRIQUE DE HENOCH-BERGERON. Bergeron's chorea.

CHORÉE FIBRILLAIRE. Fibrillary chorea. Morvan's chorea.

CHORÉE (grande). Hysterical chorea.

CHORÉE HÉRÉDITAIRE. Huntington's chorea. → *Huntington (chorée de).*

CHORÉE DE HUNTINGTON. Huntington's chorea. → *Huntington (chorée de).*

CHORÉE HYSTÉRIQUE. Hysterical chorea, chorea major.

CHORÉE MALLÉATOIRE. Malleatory chorea.

CHORÉE MENTALE. Mental instability.

CHORÉE MOLLE. Chorea mollis.

CHORÉE DE MORVAN. Morvan's chorea. → *chorée fibrillaire.*

CHORÉE PARALYTIQUE. Chorea mollis.

CHORÉE PROCURSIVE. Procursive chorea, chorea festinans, dancing chorea.

CHORÉE RHUMATISMALE. Rheumatic chorea. → *chorée.*

CHORÉE ROTATOIRE. Rotatory chorea, chorea rotatoria.

CHORÉE RYTHMÉE. Rhythmic chorea, methodic chorea.

CHORÉE SALTATOIRE. Saltatory chorea, dancing chorea, jerky incoordination, dancing spasm, saltatory spasm, saltatory tic, palmus, dysbasia neurasthenica intermittens; Gower's disease, Bamberger's disease.

CHORÉE DE SYDENHAM. Sydenham's chorea. → *chorée.*

CHORÉE VARIABLE DES DÉGÉNÉRÉS. Brissaud's disease, chorea variabilis.

CHORÉIFORME, *adj.* Choreiform, choreoid.

CHORÉIQUE, *adj.* Choreal, choreic, choreatic.

CHORÉO-ATHÉTOSE FAMILIALE PAROXYSTIQUE. Familial paroxysmal choreoathetosis.

CHORÉO-ATHÉTOSIQUE, *adj.* Choreo-athetoid.

CHORÉO-ATHÉTOSE PAROXYSTIQUE KINÉSOGÈNE. Paroxysmal kinesogenic choreoathetosis.

CHORÉOÏDE, *s.f.* Choreoid.

CHORÉOPHRASIE, *s.f.* Choreophrasia.

CHORIOADÉNOME DESTRUENS. Chorioadenoma destruens.

CHORIO-ANGIOME, *s.m.* Chorioangiome.

CHORIO-CARCINOME, *s.m.*, **CHORIO-ÉPITHÉLIOME,** *s.m.* Chorioma, chorio-carcinoma, chorio-epithelioma, chorio-adenoma destruens, chorioma malignum, malignant mole, invasive mole, metastasizing mole, placentoma, deciduoma malignum, syncytioma malignum, chorionic epithelioma, chorionic carcinoma, deciduocellular sarcoma, sarcoma deciduocellulare, syncytial carcinoma, trophoblastoma, epithelioma chorio-epidermale.

CHORIOGONADOTROPHINE HUMAINE. Human chorionic gonadotrophin, hCG.

CHORIOMÉNINGITE LYMPHOCYTAIRE. Lymphocytic choriomeningitis. → *Amstrong (maladie d').*

CHORIONITIS, *s.f.* Scleroderma. → *sclérodermie.*

CHORION, *s.m.* Chorion.

CHORIOPLAXE, *s.m.* Chorioplaque.

CHORIORÉTINITE, *s.f.* Chorioretinitis.

CHORIORÉTINITE SÉREUSE CENTRALE. Masuda-Kitahara disease, Kitahara's disease, serous central chorioretinitis, central angiospastic retinopathy or retinitis, retinitis centralis serosa, central serous retinopathy.

CHORIORÉTINITE VITILIGINEUSE. Birdshot chorioretinopathy.

CHORIORÉTINOPATHIE, *s.f.* Chorioretinopathy.

CHORIORÉTINOPATHIE TYPE BIRDSHOT. Birdshot chorioretinopathy.

CHORISTOBLASTOME, *s.m.* Choristoblastoma.

CHORISTOME, *s.m.* Choristoma.

CHOROÏDE, *s.f.* Choroid.

CHOROÏDÉRÉMIE, *s.f.* Choroideraemia.

CHOROÏDIEN, IENNE, *adj.* Choroid, choroidal.

CHOROÏDIENNE ANTÉRIEURE (syndrome de l'artère). Anterior choroidal artery syndrome.

CHOROÏDITE, *s.f.* Choroiditis.

CHOROÏDITE DE HUTCHINSON-TAY. Hutchinson's disease. → *Hutchinson-Tay (choroïdite de).*

CHOROÏDITE SÉREUSE CENTRALE. Central serous retinopathy. → *choriorétinite séreuse centrale.*

CHOROÏDITIS GUTTATA. Hutchinson's disease. → *Hutchinson-Tay (choroïdite de).*

CHOROÏDOSE, *s.f.* Choroidopathy, choroidosis.

CHOTZEN (syndrome de). Chotzen's syndrome, dyscephaly Saethre-Chotzen type, pseudo Crouzon familial craniostenosis, acrocephalosyndactyly type III.

CHOU-FLEUR, *s.m.* Cauliflower excrescence. → *condylome acuminé.*

CHR. Regional hospital.

CHRIST-SIEMENS (syndrome de). Christ-Siemens syndrome. → *anhidrose avec hypotrichose et anodontie.*

CHRISTIAN (syndrome de). Christian's syndrome. → *Schüller-Christian(maladie de).*

CHRISTIAN-ANDREWS-CONNEALLY-MULLER (syndrome de). Christian-Andrews-Conneally-Muller syndrome.

CHRISTIANSEN (syndrome de). Macrosomia adiposa congenita.

CHRISTMAS (facteur). Christmas factor. → *facteur antihémophilique B.*

CHRISTMAS (maladie de). Christmas's disease. → *hémophilie B.*

CHROBAK (bassin de). Chrobak's pelvis. → *protusion acétabulaire.*

CHROMAFFINE, *adj.* Chromaffin, chromaphil.

CHROMAFFINOME, *s.m.* Chromaffinoma. → *phéochromocytome.*

CHROMAGOGUE, *adj.* Chromagogue.

CHROMATIDE, *s.f.* Chromatid.

CHROMATINE, *s.m.* Chromatin.

CHROMATINE NÉGATIVE OU POSITIVE. Negative or positive result of chromatin test.

CHROMATO-ÉLECTROPHORÈSE, *s.f.* Colorimetric electrophoresis.

CHROMATOGRAMME, *s.m.* Chromatogram.

CHROMATOGRAPHIE, *s.f.* Chromatography.

CHROMATOGRAPHIE BIDIMENSIONNELLE. Two-dimensional chromatography.

CHROMATOGRAPHIE DE PARTAGE. Partition chromatography.

CHROMATOLYSE, *s.f.* Chromatolysis, chromatinolysis, chromolysis.

CHROMATOMÈTRE, *s.m.* Chromatometer. → *chromoptomètre.*

CHROMATOPHORE, *s.m.* Chromatophore. → *mélanocyte.*

CHROMATOPHOROME, *s.m.* 1° Melanosarcoma. – 2° Blue naevus.

CHROMATOPSIE, *s.f.* Chromatopsia.

CHROME, *s.m.* Chromium.

CHROMHIDROSE, *s.f.* **CHROMIDROSE,** *s.f.* Chromhidrosis, chromidrosis.

CHROMOBLASTOMYCOSE, *s.f.* Chromoblastomycosis, chromomycosis, dermatitis verrucosa.

CHROMOCYSTOSCOPIE, *s.f.* Chromocystoscopy.

CHROMODIAGNOSTIC, *s.m.* Chromodiagnosis.

CHROMOGÈNE, *adj.* Chromogen.

CHROMOGRANINE, *s.f.* Chromagranin.

CHROMOHÉMODROMOGRAPHIE, *s.f.* Chromohaemodromography.

CHROMOLYSE, *s.f.* Chromolysis.

CHROMOMÈRE, *s.m.* Chromomere.

CHROMOMÈTRE, *s.m.* Chromometer.

CHROMOMÉTRIE, *s.f.* Chromatometry, chromometry.

CHROMOMÉTRIE DU SANG. Haemochromometry.

CHROMOMYCOSE, *s.f.* Chromomycosis. → *chromoblastomycose.*

CHROMONE, *s.f.* Disodium cromoglycate.

CHROMOPHILE, *adj.* Chromophil.

CHROMOPHILYSE, *s.f.* Chromatolysis.

CHROMOPHOBE, *adj.* Chromophobe, chromophobic.

CHROMOPHORE, *s.m.* Chromophore.

CHROMOPROTÉINE, *s.f.* Chromoprotein.

CHROMOPTOMÈTRE, *s.m.* Chromatometer, chromatoptometer, chromoptometer.

CHROMOSCOPIE, *s.f.* Chromoscopy.

CHROMOSCOPIE GASTRIQUE. Gastric chromoscopy.

CHROMOSOME, *s.m.* Chromosome.

CHROMOSOME EN ANNEAU. Ring chromosome.

CHROMOSOME 9 EN ANNEAU. Ring chromosome 9. → *délétion du bras court du chromosome 9.*

CHROMOSOME ACROCENTRIQUE. Acrocentric chromosome.

CHROMOSOME AUTOSOMIQUE. Autosome.

CHROMOSOME À DEUX CENTROMÈRES. Dicentric chromosome.

CHROMOSOME GONOSOMIQUE. Sex chromosome.

CHROMOSOME ISOLÉ. Accessory chromosome, monosome, unpaired chromosome, unpaired allosome, heterotropic chromosome, add chromosome.

CHROMOSOME PHILADELPHIE 1, ou Ph_1. Philadelphia chromosome, Ph^1 chromosome.

CHROMOSOME SEXUEL. Sex chromosome, idiochromosome, heterosome, gonosome.

CHROMOSOME SOMATIQUE. Autosome.

CHROMOSOME X. X chromosome.

CHROMOSOME X FRAGILE (syndrome du). Fragile X chromosome syndrome.

CHROMOSOME Y. Y chromosome.

CHROMOSOMIQUE, *adj.* Chromosomal.

CHROMOTHÉRAPIE, *s.f.* Chromotherapy.

CHROMOTROPISME, *s.m.* Chromotropism.

CHRONAXIE, *s.f.* Chronaxia, chronaxie, chronaxy.

CHRONAXIMÉTRIE, *s.f.* Chronaximetry.

CHRONICITÉ, *s.f.* Chronicity.

CHRONIQUE, *adj.* Chronic.

CHRONOBIOLOGIE, *s.f.* Chronobiology.

CHRONOGRAPHE, *s.m.* Chronograph.

CHRONOPATHOLOGIE, *s.f.* Chronopathology.

CHRONOPHARMACOLOGIE, *s.f.* Chronopharmacology.

CHRONOTHÉRAPEUTIQUE, *s.f.* ou **CHRONOTHÉRAPIE,** *s.f.* Chronotherapy.

CHRONOTROPE, *adj.* Chronotropic.

CHRYSÉOSE, *s.f.* Auriosis, chrysiasis.

CHRYSOCYANOSE, *s.f.* Chrysocyanosis, chrysoderma.

CHRYSOPEXIE, *s.f.* Chrysiasis, chrysosis.

CHRYSOTHÉRAPIE, *s.f.* Chrysotherapy, gold therapy, aurotherapy.

CHU. University hospital.

CHURCHILL (opération de). Total pericardiectomy.

CHURG ET STRAUSS (maladie ou syndrome de). Churg and Strauss syndrome. → *angéite granulomateuse allergique.*

CHVOSTEK (signe de). Chvostek's or Chvostek-Weiss signe or symptom, facial sign.

CHYLANGIOME, *s.m.* Chylangioma.

CHYLE, *s.m.* Chyle.

CHYLEUX, EUSE, *adj.* Chylous.

CHYLIFORME, *adj.* Chyliform.

CHYLOMICRON, *s.m.* Chylomicron.

CHYLOMICRON SECONDAIRE. Very low density lipoprotein. → *lipoprotéine de très basse densité.*

CHYLOPÉRICARDE, *s.m.* Chylopericardium.

CHYLOPÉRITOINE, *s.m.* Chyloperitoneum. → *ascite chyleuse.*

CHYLORÉE, *s.f.* Chylorrhoea.

CHYLOTHORAX, *s.m.* Chylothorax, chylous pleurisy.

CHYLURIE, *s.f.* Chyluria.

CHYME, *s.m.* Chyme.

CHYMOTRYPSINE, *s.f.* Chymotrypsin.

α-CHYMOTRYPSINE, *s.f.* Alphachymotrypsin.

CHYMOTRYPSINOGÈNE, *s.m.* Chymotrypsinogen.

Ci. Symbol for curie.

CI. Inspiratory capacity.

CIA. Atrial septal defect.

CIAV. (communication inter-auriculo-ventriculaire). Common atrioventricular canal persistent. → *canal atrio- ou auriculo-ventriculaire commun (persistance du).*

CICATRICE, *s.f.* Scar, cicatrix.

CICATRICIEL, CIELLE, *adj.* Cicatricial.

CICATRICULE, *s.f.* Cicatricula.

CICATRISANT, SANTE, *adj.* Healing, cicatrizant.

CICATRISATION, *s.f.* Healing, cicatrization, regeneration.

CICATRISATION IMMÉDIATE OU PAR PREMIÈRE INTENTION. Healing by first intention, per primam, primary union, primary adhesion.

CICATRISATION IMMÉDIATE PAR SECONDE INTENTION. Healing by second intention or by union of granulation, secondary adhesion.

CICATRISATION MÉDIATE PAR 2e OU PAR 3e INTENTION. Healing by third intention, healing by granulation.

CICATRISATION PAR PREMIÈRE INTENTION. Healing by first intention. → *cicatrisation immédiate ou par première intention.*

CICATRISATION SECONDAIRE. Healing by second intention. → *cicatrisation médiate par 2e* ou par 3e intention.

CICATRISATION PAR SECONDE INTENTION. Healing by second intention. → *cicatrisation médiate par 2e* ou par 3e intention.

CICATRISATION SOUS-CRUSTACÉE. Cicatrization under a crust.

CICÉRISME, *s.m.* Cicerism.

CIGUATERA, *s.f.* Ciguatera.

CIL, *s.m.* Eyelash.

CILIAIRE, *adj.* Ciliary.

CILIAIROTOMIE, *s.f.* Ciliarotomy.

CILLOPASTEURELLA, *s.f. Yersinia.*

CILLOPASTEURELLA PSEUDOTUBERCULOSIS RODENTIUM. *Yersinia pseudotuberculosis.*

CILS IMMOBILES (syndrome des). Immobile cilia syndrome.

CIM. ICD (International Classification of Diseases).

CIMETERRE (syndrome du). Scimitar syndrome.

CIMEX LECTULARIUS. *Cimex lectularius.*

CINCA (syndrome). CINCA syndrome (Chronic Inflammatory, Neurological, Cutaneous and Articular syndrome).

CINÉ-ANGIOCARDIOGRAPHIE, *s.f.* Cineangiocardiography.

CINÉ-ANGIOGRAPHIE, *s.f.* Cine-angiography.

CINÉ-ANGIOGRAPHIE ISOTOPIQUE. Radionuclide cineangiography.

CINÉ-ANGIOSCINTIGRAPHIE, *s.f.* Radionuclide cineangiography, radioisotope cineangiography.

CINÉCARDIO-ANGIOGRAPHIE, *s.f.* Cineangiocardiography.

CINÉCORONAROGRAPHIE, *s.f.* Cinecoronary arteriography.

CINÉDENSIGRAPHIE, *s.f.* Electrokymography.

CINÉMATIQUE, *s.f.* Kinematics, cinematics.

CINÉMATIQUE, *s.f.* Kinematics.

CINÉMATISATION DES MOIGNONS. Cineplastic amputation. → *amputation orthopédique.*

CINÉMYÉLOGRAPHIE, *s.f.* Cinemyelography.

CINÉ-ŒSOPHAGO-GASTRO-SCINTIGRAPHIE, *s.f.* Cineoesophagogastroscintigraphy.

CINÉPATHIE, *s.f.* Motion sickness. → *mal des transports.*

CINÉPLASTIE, *s.f.* Cineplastic amputation. → *amputation orthopédique.*

CINÉRADIOGRAPHIE, *s.f.* Radiocinematography. → *radiocinématographie.*

CINÈSE, *s.f.* Mitosis. → *mitose.*

CINÉSIALGIE, *s.f.* Kinesalgia, kinesialgia, cinesalgia.

CINÉSIE, *s.f.* Kinesis.

CINÉSIE PARADOXALE. Kinesis paradoxa, Souques' sign.

CINÉSIOLOGIE, *s.f.* Kinesiology.

CINÉSITHÉRAPIE, *s.f.* Kinesitherapy, kinesiotherapy, kinetotherapy, kinesiatrics, movement cure.

CINÉTIQUE, *adj.* Kinetic.

CINÉTIQUE, *s.f.* Kinetics.

CINÉTOSE, *s.f.* Motion sickness. → *mal des transports.*

CINGULOTOMIE, *s.f.* Cingulotomy.

CINGULUM, *s.m.* Cingulum.

CINISELLI (méthode de). Ciniselli's method.

CINQUIÈME MALADIE ÉRUPTIVE. Fifth disease. → *mégalérythème épidémique.*

CIONITE, *s.f.* Cionitis.

CIONOTOME, *s.m.* Cionotome.

CIRCADIEN, ENNE, *adj.* Circadian.

CIRCANIEN OU **CIRCANNUEL, ELLE,** *adj.* Circannual.

CIRCASEPTIDIEN, ENNE, *adj.* Circaseptan.

CIRCINÉ, ÉE, *adj.* Circinate.

CIRCONCISION, *s.f.* Circumcision, posthectomy, peritomy.

CIRCONFLEXE, *adj.* Circumflex.

CIRCULAIRES DU CORDON. Expression of the umbilical cord.

CIRCULATION, *s.f.* Circulation.

CIRCULATION (grande). Systemic circulation.

CIRCULATION ASSISTÉE. Circulatory assistance.

CIRCULATION EXTRA-CORPORELLE. Extra-corporeal circulation.

CIRCULATOIRE, *adj.* Circulatory.

CIRCULUS VICIOSUS. Vicious circle.

CIRCUMDUCTION, *s.f.* Circumduction.

CIRCUMPILAIRE, *adj.* Surrounding a pilus.

CIRCUMVALLATION, *s.f.* Morechi's operation.

CIREUX, EUSE, *adj.* Waxy.

CIRRHOGÈNE, *adj.* Cirrhogenous.

CIRRHOSE, *s.f.* Cirrhosis, fibroid induration, granular induration.

CIRRHOSE AIGUË. Postnecrotic cirrhosis. → *cirrhose post-nécrotique.*

CIRRHOSE ALCOOLIQUE. Alcoholic cirrhosis.

CIRRHOSE ALCOOLO-TUBERCULEUSE D'HUTINEL-SABOURIN. Fatty cirrhosis.

CIRRHOSE ATROPHIQUE. Atrophic cirrhosis, multilobular cirrhosis.

CIRRHOSE ATROPHIQUE ALCOOLIQUE. Laennec's cirrhosis.

CIRRHOSE ATROPHIQUE SUBAIGUË. Postnecrotic cirrhosis. → *cirrhose post-nécrotique.*

CIRRHOSE BILIAIRE. Biliary cirrhosis. → *cirrhose cholestatique ou cholostatique.*

CIRRHOSE BILIAIRE PRIMITIVE. Primary biliary cirrhosis, primary hypertrophic cirrhosis, cholangiolitic cirrhosis, cholangiolitic biliary cirrhosis, pericholangiolitic biliary cirrhosis, chronic non suppurative obstructive cholangitis, Hanot's cirrhosis or disease, Hanot-Mac Mahon syndrome, biliary diabetes.

CIRRHOSE BILIAIRE XANTHOMATEUSE. Xanthomatous biliary cirrhosis.

CIRRHOSE BRONZÉE. Pigmentary cirrhosis.

CIRRHOSE CALCULEUSE. Calculus cirrhosis.

CIRRHOSE CARDIAQUE. Cardiac or congestive or central or stasis cirrhosis.

CIRRHOSE CARDIOTUBERCULEUSE. Cardiotuberculous cirrhosis.

CIRRHOSE CARENTIELLE. Nutritional deficiency cirrhosis.

CIRRHOSE CHOLESTATIQUE OU **CHOLOSTATIQUE.** Biliary cirrhosis, obstructive biliary cirrhosis, cholostatic cirrhosis.

CIRRHOSE CICATRICIELLE AIGUË. Postnecrotic cirrhosis. → *cirrhose post-nécrotique.*

CIRRHOSE DE CRUVEILHIER-BAUMGARTEN. Cruveilhier-Baumgarten cirrhosis.

CIRRHOSE DE LA FEMME JEUNE. Chronic active hepatitis. → *hépatite chronique active.*

CIRRHOSE DU FOIE. Cirrhosis of the liver.

CIRRHOSE DE HANOT. Hanot's cirrhosis. → *cirrhose biliaire primitive.*

CIRRHOSE HÉPATIQUE. Cirrhosis of the liver, chronic interstitial hepatitis.

CIRRHOSE HYPERTROPHIQUE BILIAIRE. Hypertrophic biliary cirrhosis.

CIRRHOSE HYPERTROPHIQUE BILIAIRE AVEC SPLÉNOMÉGALIE. Primary biliary cirrhosis. → *cirrhose biliaire primitive.*

CIRRHOSE HYPERTROPHIQUE DIFFUSE. Hypertrophic cirrhosis, Charcot's cirrhosis, Todd's cirrhosis.

CIRRHOSE HYPERTROPHIQUE GRAISSEUSE. Fatty cirrhosis.

CIRRHOSE HYPERTROPHIQUE AVEC ICTÈRE CHRONIQUE. Primary biliary cirrhosis. → *cirrhose biliaire primitive.*

CIRRHOSE HYPERTROPHIQUE PIGMENTAIRE DANS LE DIABÈTE SUCRÉ. Bronzed diabetes. → *diabète bronzé.*

CIRRHOSE HYPERTROPHIQUE SPLÉNOGÈNE. Hypertrophic cirrhosis of splenic origin.

CIRRHOSE HYPERTROPHIQUE VEINEUSE. Portal's hypertrophic cirrhosis.

CIRRHOSE ICTÉRO-PIGMENTAIRE SIDÉRO-LIPIDIQUE. Pigmentary and xanthomatous cirrhosis.

CIRRHOSE ICTÉRO-XANTHOMATEUSE. Xanthomatous biliary cirrhosis. → *cirrhose xanthomateuse.*

CIRRHOSE DES INDES. Indian childhood cirrhosis.

CIRRHOSE DE LAENNEC. Laennec's cirrhosis, diffuse nodular cirrhosis.

CIRRHOSE LINGUALE. Clarke's tongue. → *Clarke (langue de).*

CIRRHOSE LUPOÏDE. Lupoid hepatitis.

CIRRHOSE MÉTA-ICTÉRIQUE. Postnecrotic cirrhosis. → *cirrhose post-nécrotique.*

CIRRHOSE DE MOSSÉ-MARCHAND-MALLORY. Postnecrotic cirrhosis. → *cirrhose post-nécrotique.*

CIRRHOSE PALUDÉENNE. Malarial cirrhosis.

CIRRHOSE PÉRIHÉPATOGÈNE. Capsular cirrhosis, capsular pseudo-cirrhosis, Glisson's cirrhosis, lymphatic cirrhosis.

CIRRHOSE PÉRIPORTALE. Periportal cirrhosis, portal cirrhosis.

CIRRHOSE PIGMENTAIRE. Pigmentary cirrhosis.

CIRRHOSE PIGMENTAIRE DIABÉTIQUE. Bronzed diabetes.

CIRRHOSE POST-HÉPATITIQUE. Postnecrotic cirrhosis. → *cirrhosis post-nécrotique.*

CIRRHOSE POST-NÉCROTIQUE. Postnecrotic cirrhosis, toxic or toxic nodular cirrhosis, coarse nodular cirrhosis, subacute hepatic necrosis, healed or subacute yellow atrophy of the liver, post hepatitic cirrhosis.

CIRRHOSE SUBAIGUË FÉBRILE. Postnecrotic cirrhosis. → *cirrhose post-nécrotique.*

CIRRHOSE TUBERCULEUSE. Tuberculous cirrhosis.

CIRRHOSE XANTHOMATEUSE. Xanthomatous biliary cirrhosis, biliary hypercholesterolaemic xanthomatosis, Thannhauser-Magendantz syndrome.

CIRRHOTIQUE, *adj.* Cirrhotic.

CIRSOCÈLE, *s.f.* Cirsocele.

CIRSOÏDE, *adj.* Cirsoid.

CIRSOTOMIE, *s.f.* Cirsotomy.

CISPLATINE, *s.m.* Cisplatinum.

CISTERNAL, ALE, *adj.* Cisternal.

CISTERNOGRAPHIE, *s.f.* Cisternography.

CISTERNOTOMIE, *s.f.* Cisternotomy.

CISTRON, *s.m.* Cistron.

CITE. AIDS.

CITERNE, *s.f.* Cistern.

CITRATÉMIE, *s.f.* Presence of citrate in the blood.

CITRÉMIE, *s.f.* Presence of citric acid in the blood.

CITRINE, *s.f.* Citrin. → *vitamine P.*

CITROBACTER, *s.m. Citrobacter.*

CITRULLINÉMIE, *s.f.* Citrullinaemia.

CITTOSIS, *s.f.* Cittosis. → *pica.*

Cl. Chemical symbol for chlorine.

CIV. Ventricular septal defect.

CIVATTE (maladie de). Civatte's disease, poikiloderma of Civatte, reticulated pigmented poikiloderma.

CK. Symbol for creatine kinase.

CK-MB. Symbol for creatine kinase MB.

CL. Abbreviation for: lung compliance.

CL (variété de dérivation précordiale) (électro-cardiographie). CL (chest left).

CLADO (point de). Clado's point.

CLADOSPORIOSE, *s.f.* Cladosporiosis.

CLADOTHRIX, *s.m. Cladothrix.*

CLAGETT (opération de). Blalock-Clagett operation.

CLAIRANCE, *s.f.* Clearance.

CLAIRANCE MAXIMA. Maximal clearance.

CLAIRANCE STANDARD. Standard clearance.

CLAMP, *s.m.* Clamp.

CLAMPAGE, *s.m.* Clamping.

CLANGOR, *s.m.* Timbre métallique, Potain's sign, loud ball-like second aortic sound.

CLAPOTAGE, *s.m.* Clapotage, clapotement, bruit de clapotement.

CLAQUADE, *s.f.* Clapping.

CLAQUAGE MUSCULAIRE. Strain of a muscle.

CLAQUEMENT, *s.m.* Clapping.

CLAQUEMENT, *s.m.* 1° (cardiologie). Snap, click, clapping sound, clicking sound, snapping sound, click, bruit de claquement, flapping sound. – 2° (kinésithérapie). Clapping.

CLAQUEMENT ARTÉRIEL PROTOSYSTOLIQUE. Ejection click, ejection sound.

CLAQUEMENT DE FERMETURE DE LA MITRALE. Snapping first sound.

CLAQUEMENT D'OUVERTURE DE LA MITRALE. Mitral opening snap, mitral click, openin snap, OS.

CLAQUEMENT PÉRICARDIQUE. Pericardial knock.

CLAQUEMENT PLEURO-PÉRICARDIQUE. Pleuropericardial systolic click.

CLAQUEMENT VALVULAIRE. Click. → *claquement.*

CLAR (miroir de). Frontal mirror, head mirror.

CLARA (cellule de). Clara's cell.

CLARKE (langue de). Clarke's tongue, hobnail tongue.

CLARKE-HADFIELD (syndrome de). Clarke-Hadfield syndrome, pancreatic infantilism.

CLARKSON (syndrome de). Clarkson's syndrome.

CLASMATOCYTE, *s.m.* Histiocyte. → *histiocyte.*

CLASMATOSE, *s.f.* Clasmatosis.

CLASSE, *s.f.* Class, cluster.

CLASSE ÉCONOMIQUE (syndrome de la). Economy class syndrome.

CLASTOGÈNE, *adj.* Clastogenic.

CLATHRINE, *s.f.* Clarthrin.

CLAUDE (syndrome de). 1° Schizomania. – 2° Claude's syndrome, rubrospinal cerebellar peduncle syndrome.

CLAUDE BERNARD (syndrome de), CLAUDE BERNARD-HORNER (syndrome de). Horner's syndrome,

Horner's oculopupillary syndrome, Horner's ptosis, Bernard's syndrome, Bernard-Horner syndrome, Claude Bernard-Horner syndrome, Horner-Bernard syndrome, irritative cervical sympathetic paralysis, ptosis sympathica.

CLAUDICATION, *s.f.* Claudication.

CLAUDICATION INTERMITTENTE ISCHÉMIQUE. Intermittent claudication, angina cruris, dysbasia intermittens angioclerotica, Charcot's syndrome or sign, dysbasia angiosclerotica, dysbasia angiospastica.

CLAUDICATION INTERMITTENTE MÉDULLAIRE. Intermittent spinal claudication.

CLAUDICATION INTERMITTENTE DE ROTH. Meralgia paraesthetica. → *méralgie paresthésique.*

CLAUDICATION VEINEUSE INTERMITTENTE DE LÖHR. Paget-Schrötter syndrome. → *Paget-von Schrötter (syndrome de).*

CLAUSTROPHOBIE, *s.f.* Claustrophobia, cleisiophobia, cleithrophobia.

CLAUSTRUM, *s.m.* Claustrum.

CLAVELÉE, *s.f.* Ovinia, sheep pox, ovine smallpox.

CLAVELISATION, *s.f.* Clavelization, ovination.

CLAVICEPS PURPUREA. *Claviceps purpurea,* ergot.

CLAVICULE, *s.f.* Clavicle.

CLEF (signe de la). Kerandel's sign.

CLÉIDECTOMIE, *s.f.* Cleidectomy.

CLÉIDORRHEXIE, *s.f.* Cleidorrhexis.

CLÉIDOTOMIE, *s.f.* Cleidotomy.

CLÉMENT (maladie de). Polyosteochondritis. → *polyostéochondrite.*

CLÉMENTS (test de). Cléments's test.

CLEPTOMANIE, *s.f.* Kleptomania.

CLEPTOPHOBIE, *s.f.* Kleptophobia.

CLÉRAMBAULT (syndrome de De). Mental automatism. → *automatisme mental (syndrome d').*

CLERC, ROBERT-LÉVY ET CRISTESCO (syndrome de). Lown, Ganong and Levine syndrome, Clerc-Lévy-Cristesco syndrome.

CLIC, *s.m.* Click.

CLIC D'ÉJECTION. Ejection sound.

CLIC MÉSOSYSTOLIQUE (syndrome de). Balloon mitral valve. → *ballonnement (ou ballonnisation) de la valve mitrale.*

CLIC ET SOUFFLE MÉSO-TÉLÉSYSTOLIQUE (syndrome). Balloon mitral valve. → *ballonnement (ou ballonnisation) de la valve mitrale.*

CLICHEMENT, *s.m.* A variety of mispronunciation.

CLIFFORD (syndrome de). Clifford's syndrome.

CLIGNEMENT, *s.m.* Blinking, winking.

CLIMAT, *s.m.* Climate.

CLIMATÈRE, *s.m.* Climacteric, climacterium.

CLIMATÉRIQUE, *adj.* Climacteric.

CLIMATIQUE, *adj.* Climatic.

CLIMATISATION, *s.f.* Air conditioning.

CLIMATISEURS (maladie des). Hypersensitivity pneumonitis due to air conditioning.

CLIMATOLOGIE, *s.f.* Climatology.

CLIMATOPHATHOLOGIE, *s.f.* Climatopathology.

CLIMATOTHÉRAPIE, *s.f.* Climatotherapy, climatotherapeutics.

CLINDAMYCINE, *s.f.* Clindamycin.

CLINICIEN, ENNE, *s.m.* ou *f.* Clinician.

CLINIQUE, *adj.* Clinical, bedside.

CLINIQUE (examen). Clinical examination.

CLINOCÉPHALIE, *s.f.* Clinocephalism, clinocephaly, saddle head.

CLINODACTYLIE, *s.f.* Clinodactylism, clinodactyly.

CLINOÏDE, *adj.* Clinoid.

CLINOMANIE, *s.f.* Clinomania.

CLINOPHILIE, *s.f.* Clinomania.

CLINOPROPHYLAXIE, *s.f.* Clinical prophylaxis.

CLINOSTATIQUE, *adj.* Clinostatic.

CLINOSTATISME, *s.m.* Clinostatism.

CLINOTHÉRAPIE, *s.f.* Clinotherapy.

CLIP, *s.m.* Clip.

CLITORIDECTOMIE, *s.f.* Clitoridectomy.

CLITORIDIEN, ENNE, *adj.* Clitoridean.

CLITORIS, *s.m.* Clitoris.

CLIVAGE, *s.m.* Cleavage.

CLIVUS, *s.m.* Clivus.

CLOAQUE, *s.m.* Cloaca.

CLONAGE, *s.m.* Clonage.

CLONAL, ALE, *adj.* Clonal.

CLONE, *s.m.* Clone.

CLONIE, *s.f.* **CLONISME,** *s.m.* **CLONIQUE (convulsion ou spasme).** Clonism, clonismus, clonic spasm, clonic convulsion.

CLONIQUE, *adj.* Clonic.

CLONOGÉNIQUE, *adj.* Clonogenic.

CLONORCHIASE, *s.f.* Clonorchiasis.

CLONUS, *s.m.* Clonus, epileptoid tremor.

CLONUS DE LA MAIN. Wrist clonus.

CLONUS DU PIED. Ankle clonus, foot clonus, foot phenomenon, foot reflex, ankle reflex, ankle clonus reflex.

CLONUS DE LA ROTULE. Patellar clonus.

CLOPÉMANIE, *s.f.* Kleptomania.

CLOQUET (hernie de). Cloquet's hernia. → *hernie de Cloquet.*

CLOSTRIDIUM, *s.m. Clostridium.*

CLOSTRIDIUM BOTULINUM. *Clostridium botulinum, Bacillus botulinus*, bacillus of allantiasis, Van Ermengen's bacillus.

CLOSTRIDIUM DIFFICILE. *Clostridium difficile.*

CLOSTRIDIUM PERFRINGENS. *Clostridium perfringens, Clostridium aerogenes capsulatum, Clostridium welchii, Bacillus perfringens*, Achalme's bacillus, *Bacillus aerogenes capsulatus, Bacillus enteritidis sporogenes, Bacillus phlegmonis emphysematosae, Bacillus saccharobutyricus immobilis, Bacillus welchii*, Welch's bacillus, gas bacillus, Veillon-Zuber bacillus.

CLOSTRIDIUM SEPTICUM. *Clostridium septicum*, Pasteur's vibrio, Ghon-Sachs bacillus, *Vibrio septicus*, vibrion septique.

CLOSTRIDIUM TETANI. *Clostridium tetani, Bacillus tetani*, Nicolaïer's bacillus.

CLOSTRIDIUM WELCHII. *Clostridium perfringens.*

CLOU, *s.m.* Boil. → *furoncle.*

CLOU (chirurgie). Nail, fracture nail, pin. – *c. de Smith-Petersen.* Smith-Petersen nail. – *c. de Kuntscher.* Kuntscher's nail.

CLOU HÉMOSTATIQUE. Haemostatic white thrombus.

CLOU HYSTÉRIQUE. Clavus hystericus.

CLOU PLAQUETTAIRE. Blood plate thrombus. → *thrombus blanc.*

CLOUGH-RICHTER (syndrome de). Clough and Richter syndrome.

CLOUSTON (syndrome de). Clouston's syndrome.

CLOWNISME, *s.m.* Clownism.

CM. Maximal concentration.

CMH. HLA system. → *complexe majeur d'histocompatibilité.*

CMO. Initial of « Cardio-Myopathie Obstructive ». Hypertrophic obstructive cardiomyopathy. → *myocardiopathie obstructive.*

CMV. Abbreviation for Cytomegalovirus.

CNP. CNP (C type natriuretic peptide).

CO. OS, (mitral) opening snap.

CO_2. Carbon dioxide. CO_2.

CoA. CoA; coenzyme A.

COAGGLUTINATION, *s.f.* Coagglutination. → *agglutination de groupe.*

COAGGLUTININE, *s.f.* Coagglutinin.

COAGULABILITÉ, *s.f.* Coagulability.

COAGULANT, *s.m.* Coagulant.

COAGULASE, *s.f.* Coagulase.

COAGULATION, *s.f.* Coagulation.

COAGULATION (épreuve ou test de). Clotting test.

COAGULATION INTRAVASCULAIRE DISSÉMINÉE (syndrome de). Disseminated intravascular coagulation syndrome, defibrination syndrome, consumption coagulopathy.

COAGULATION (temps de). Clotting time, coagulation time.

COAGULOGRAPHIE, *s.f.* Coagulography.

COAGULOPATHIE, *s.f.* Coagulopathy.

COAGULOPATHIE DE CONSOMMATION. Consumption coagulopathy. → *coagulation intravasculaire disséminée (syndrome de).*

COAGULUM, *s.m.* Clot, coagulum.

COALESCENCE, *s.f.* Coalescence.

COALLERGIE, *s.f.* Parallergy.

COAPTATION, *s.f.* Coaptation.

COARCTATION, *s.f.* Coarctation.

COARCTATION AORTIQUE. Coarctation of the aorta.

COARCTOTOMIE, *s.f.* Coarctotomy.

COATS (anneau cornéen de). Coats's ring.

COATS (maladie ou rétinite de). Exudative retinitis, retinitis exudativa, Coats's disease or retinitis, retinitis haemorrhagica externa.

COBALAMINE, *s.f.* Cobalamine.

COBALT, *s.m.* Cobalt.

COBAYE, *s.m.* Guinea pig.

COBB (syndrome de). Cobb's syndrome.

COCAÏNE, *s.f.* Cocaïne.

COCAÏNISATION, *s.f.* Cocainization.

COCAÏNISME, *s.m.* Cocainism.

COCAÏNOMANIE, *s.f.* Cocainomania.

COCARBOXYLASE, *s.f.* Cocarboxylase.

COCCACÉES, *s.f.pl.* Coccaceae.

COCCIDIE, *s.f.* Coccidium.

COCCIDIOÏDINE, *s.f.* Coccidioidin.

COCCIDIOÏDOMYCOSE, *s.f.* Coccidioidomycosis, coccidioidosis, Posadas's mycosis, Posadas-Wernicke disease, San Joaquin valley fever, desert fever, valley fever.

COCCIDIOSE, *s.f.* Coccidiosis.

COCCOBACILLE, *s.m.* Coccobacillus.

COCCUS, *s.m.* Coccus, micrococcus.

COCCYCÉPHALE, *s.m.* Coccycephalus.

COCCYDYNIE, COCCYGODYNIE, *s.f.* Coccydynia, coccygodynia, coccyodynia.

COCCYGOTOMIE, *s.f.* Coccygotomy.

COCCY-PUBIEN, ENNE, *adj.* Coccygeopubic.

COCCYX, *s.m.* Coccyx.

COCHIN (pied de). Madura foot.

COCHLÉAIRE, *adj.* Cochlear.

COCHLÉE, *s.f.* Cochlea.

COCHLÉO-VESTIBULAIRE, *adj.* Cochleovestibular.

COCKAYNE (syndrome de). Cockayne's syndrome, progerialike syndrome.

COCKETT (syndrome de). Cockett's syndrome, iliac venous compression syndrome.

COCKROFT (formule de). Cockroft's formula.

COCONSCIENT, *adj.* Coconscious. – *s.m.* Coconscious, coconsciousness.

CODE GÉNÉTIQUE. Genetic code.

CODÉINE, *s.f.* Codeine.

CODMAN (tumeur de). Codman's tumour.

CODÉNOMANIE, *s.f.* Codeinomania.

CODÉSHYDRASE, CODÉSHYDROGÉNASE, *s.f.* Codehydrase, codehydrogenase.

CODEX, *s.m.* Pharmacopeia, pharmacopoeia, codex.

CODOMINANCE, *s.f.* Codominance.

CODON, *s.m.* Codon.

CODON INITIATEUR. Initiator codon.

CODON NON-SENS, CODON DE TERMINAISON. Chain termining codon, nonsense codon.

CODOUNIS (maladie de). Hereditary methaemoglobinic cyanosis.

COEFFICIENT D'ASSIMILATION HYDROCARBONÉE. Assimilation limit for glucids.

COEFFICIENT DE DIFFUSION PULMONAIRE. Pulmonary diffusing capacity.

COEFFICIENT D'ÉPURATION. Clearance.

COEFFICIENT D'ÉPURATION URÉIQUE. Blood area clearance test.

COEFFICIENT D'IMPERFECTION URÉOGÉNIQUE. Maillard's coefficient.

COEFFICIENT DE ROBUSTICITÉ. Pignet's formula.

COEFFICIENT THÉRAPEUTIQUE. Curative ratio, therapeutic ratio.

COEFFICIENT URÉO-SÉCRÉTOIRE. Urea index. → *Ambard (constante uréo-sécrétoire d').*

COEFFICIENT UROTOXIQUE DE BOUCHARD. Urotoxic coefficient.

COEFFICIENT DE VAN SLYKE. Van Slyke's formula.

COEFFICIENT DE VENTILATION PULMONAIRE. Coefficient of pulmonary ventilation.

CŒLIAKIE, *s.f.* Cœliac disease. → *Gee (maladie de).*

CŒLIALGIE, *s.f.* Cœlialgia.

CŒLIAQUE, *adj.* Celiac (américain), cœliac.

CŒLIAQUE (maladie). Cœliac disease. → *Gee (maladie de).*

CŒLIOCHIRURGIE, *s.f.* Cœliosurgery.

CŒLIOSCOPIE, *s.f.* Cœlioscopy, peritoneoscopy, laparoscopy.

CŒLIOSCOPIE TRANSVAGINALE. Culdoscopy, pelycoscopy.

CŒLIOTOMIE, *s.f.* Cœliotomy, laparotomy.

CŒLOME, *s.m.* Coelom, cœloma.

CŒLOMIQUE, *adj.* Coelomic. → *cœlome.*

CŒLONYCHIE, *s.f.* Koilonychia, coilonychia, cœlonychia, spoon nail.

CŒLOSOMIE, *s.f.* Coelosomy.

CŒLOTHÉLIOME, *s.m.* Coeliothelioma, mesothelioma.

CŒNESTHÉSIE, *s.f.* Cœnaesthesia.

CŒNUROSE, *s.f.* Coenurosis.

COENZYME, *s.f.* Coenzyme, coferment.

COENZYME I. Coenzyme I.

COENZYME II. Coenzyme II.

COENZYME A (CoA). Coenzyme A. CoA.

COENZYME R. Coenzyme R. → *biotine.*

CŒUR, *s.m.* Heart.

CŒUR ARACHNODACTYLIQUE. Arachnodactyly heart.

CŒUR BASEDOWIEN. Thyroid heart. → *cardiothyréose.*

CŒUR DE BATRACIEN. Batracian heart, frog heart.

CŒUR BILOCULAIRE. Bilocular heart, biloculate heart, cor biloculare.

CŒUR DE BŒUF. Bovine heart. → *cor bovinum.*

CŒUR (bruits du). Heart sound.

CŒUR D'ATHLÈTE. Athletic heart.

CŒUR CROISÉ. Criss cross heart, supero-inferior ventricles.

CŒUR DROIT. Right heart.

CŒUR FORCÉ. Strained heart.

CŒUR GAUCHE. Left heart.

CŒUR DES GIBBEUX. Kyphotic heart.

CŒUR IRRITABLE. Neurocirculatory asthenia, cardiac neurasthenia, cardiac neurosis, irritable heart, Da Costa's syndrome, soldier's heart, disordered action of the heart effort syndrome, military heart, nervous heart, cardioneurosis.

CŒUR (loi du). Starling's law.

CŒUR ET DE LA MAIN (syndrome du). Cardiac-limb syndrome. → *Holt-Oram (syndrome de).*

COFFIN-LOWRY (syndrome de). Coffin-Lowry syndrome.

CŒUR MYXŒDÉMATEUX. Myxoedema heart.

CŒUR PÉRIPHÉRIQUE. Peripheral heart.

CŒUR-POUMON ARTIFICIEL. Artificial heart-lung apparatus, mechanical heart-lung apparatus, heart-lung machine.

CŒUR PSEUDO-BILOCULAIRE. Pseudobilocular heart, cor pseudobiloculare.

CŒUR PSEUDO-TRILOCULAIRE BI-AURICULAIRE. Pseudotrilocular heart, cor pseudotriloculare.

CŒUR PULMONAIRE. Pulmonary heart, cor pulmonale.

CŒUR PULMONAIRE AIGU. Acute pulmonary heart.

CŒUR PULMONAIRE CHRONIQUE. Chronic pulmonary heart.

CŒUR RHUMATISMAL (grand). Rheumatic pancarditis. → *rhumatisme cardiaque évolutif.*

CŒUR EN SABOT. Wooden shoe heart, sabot heart, boot-shaped heart, cœur en sabot.

CŒUR SÉNILE. Cardio-angiosclerosis.

CŒUR DES SPORTIFS. Athletic heart.

CŒUR SYSTÉMIQUE. Systemic heart.

CŒUR DE TRAUBE. Traube's heart.

CŒUR TRIATRIAL. Triatrial heart, cor triatriatum.

CŒUR TRILOCULAIRE BIAURICULAIRE. Cor triloculare biatriatum, single ventricle.

CŒUR TRILOCULAIRE BIVENTRICULAIRE. Cor triloculare biventriculare.

CŒUR VERTICAL. Hanging heart, pendulous heart, drop heart, cor pendulum, suspended heart.

COFACTEUR. *s.m.* Cofactor.

COFACTEUR DE LA RISTOCÉTINE. Van Willebrand's factor.

COFERMENT, *s.m.* Coferment, coenzyme.

COFFEY (technique de). Coffey's operation.

COFFIN-LOWRY (syndrome de). Coffin-Lowry syndrome.

COFFIN ET SIRIS (syndrome de). Coffin-Siris syndrome.

COGAN (syndrome de). 1° Cogan's syndrome, non syphilitic interstitial keratitis. – 2° Cogan's syndrome, ocular motor apraxia, congenital oculomotor apraxia syndrome.

COGNITION, *s.f.* Cognition.

COHEN (syndrome de). Cohen's syndrome.

COHÉRENT, ENTE, *adj.* Cohesive.

COHNHEIM (théorie de). Embryonal theory, fetal rest-cell theory.

COHORTE, *s.f.* Cohort.

COIFFE, *s.f.* (obstétrique). Caul.

COIFFE DES ROTATEURS DE L'ÉPAULE. Musculotendinous *or* rotator cuff.

COIFFÉ (né), *adj.* Galeatus.

COÏLONYCHIE, *s.f.* Koilonychie. → *cœlonychie.*

COÏNCIDENCE (lois de). Bouillaud's laws of coincidence.

CO-INFECTION, *s.f.* Coinfection.

COÏT, *s.m.* Coitus, coition, pareunia.

COL, *s.m.* Neck, cervix.

COL DE CYGNE. Swan neck.

COL EN JOINT UNIVERSEL (syndrome du). Universal joint cervix. → *Allen et Masters (syndrome d').*

COL VÉSICAL (maladie du). Vesical prostatism, prostatism sans prostate, bladder neck contracture.

COL VÉSICAL (maladie néoformante du – chez la femme). Polyposis of the neck of the bladder.

COL VÉSICAL (néoformation inflammatoire du). Polyposis of the neck of the bladder.

COLCHICINE, *s.f.* Colchicine.

COLD-CREAM, *s.m.* Cold cream.

COLE, RAUSCHKOLB ET TOOMEY (syndrome de). Cole's syndrome. → *Zinsser, Engman et Cole (syndrome de).*

COLECTASIE, *s.f.* Colectasia, colauxe.

COLECTOMIE, *s.f.* Colectomy.

COLÉOCÈLE, *s.f.* Coleocele, colpocele.

COLÉOPTOSE, *s.f.* Colpoptosis, coleoptosis.

COLÉORRHEXIE, *s.f.* Colporrhexis, elytrociasia.

COLIBACILLE, *s.m.* Colibacillus. → *Escherichia coli.*

COLIBACILLÉMIE, *s.f.* Colibacillaemia.

COLIBACILLOSE, *s.f.* Colibacillosis.

COLIBACILLURIE, *s.f.* Colibacilluria, Albarran's disease.

COLICINE, *s.f.* Colicin.

COLIFORME, *adj.* Coliform.

COLIPYURIE, *s.f.* Colipyuria.

COLIQUE, *s.f.* Colic, colica, grip, St Erasmus's disease.

COLIQUE APPENDICULAIRE. Appendicular colic, vermicular colic.

COLIQUE HÉPATIQUE. Biliary colic, hepatic colic, gallstone colic.

COLIQUE INTESTINALE. Intestinal colic.

COLIQUE MENSTRUELLE. Menstrual colic.

COLIQUE NÉPHRÉTIQUE. Nephretic colic, renal colic, ureteral colic.

COLIQUE OVARIENNE. Ovarian colic.

COLIQUE PANCRÉATIQUE. Pancreatic colic.

COLIQUE DE PLOMB. Lead colic. → *colique saturnine.*

COLIQUE SALIVAIRE. Salivary colic.

COLIQUE SALPINGIENNE. Tubal colic, colica scortorum.

COLIQUE SATURNINE. Saturnine colic, lead colic, Devonshire colic, painter's colic, Poitou colic, colica pictonum.

COLIQUE SÈCHE. Saturnine colic with constipation, dry grip.

COLIQUE SPERMATIQUE. Pain in the spermatic cord.

COLIQUE TESTICULAIRE. Pain due to the strangulation of an ectopic testicle.

COLIQUE TORMINEUSE. Griping or torminal pain.

COLIQUE UTÉRINE. Uterine colic, uterismus.

COLIQUE VERMINEUSE. Verminous colic, worm colic.

COLIQUE VÉSICULAIRE. Hepatic colic.

COLISTINE, *s.f.* Colistin, polymixin E.

COLITE, *s.f.* Colitis.

COLITE AMIBIENNE. Amaebic colitis. → *dysenterie amibienne.*

COLITE CRYPTOGÉNÉTIQUE. Ulcerative colitis. → *rectocolite hémorragique.*

COLITE MUCOMEMBRANEUSE OU **PSEUDO-MEMBRANEUSE.** Mucous enteritis. → *entérocolite mucomembraneuse.*

COLITE SUPPURANTE. Ulcerative colitis. → *rectocolite hémorragique.*

COLITE ULCÉREUSE. Ulcerative colitis. → *rectocolite hémorragique.*

COLLABER. To collapse, to sag.

COLLAGÉNASE, *s.f.* Collagenase, kappa toxin.

COLLAGÈNE, *s.m.* Collagen.

COLLAGÈNE (maladie du), COLLAGÉNOSE, *s.f.* Collagen disease, collagenosis, connective tissue disease.

COLLAGÉNOLYTIQUE, *adj.* Collagenolytic.

COLLAGÉNOME, *s.m.* Collagenoma.

COLLAPSOTHÉRAPIE, *s.f.* Collapsotherapy, collapse therapy.

COLLAPSUS, *s.m.* Collapse.

COLLAPSUS ALGIDE. Cardiac shock with hypothermia.

COLLAPSUS CARDIAQUE. Cardiac shock, cardiogenic shock, heart shock.

COLLAPSUS CARDIOVASCULAIRE PÉRIPHÉRIQUE D'ORIGINE NERVEUSE. Neurogenic shock.

COLLAPSUS CHOLÉRIQUE. Status choleraicus.

COLLAPSUS CIRCULATOIRE. Circulatory collapse.

COLLAPSUS CIRCULATOIRE ORTHOSTATIQUE. Gravitation shock.

COLLAPSUS D'ORIGINE VASCULAIRE. Circulatory collapse, vasogenic shock.

COLLAPSUS-FLUSH (syndrome). Collapsus-flush syndrome.

COLLAPSUS PULMONAIRE. Collapsus of the lung, pulmonary collapse.

COLLAPSUS VENTRICULAIRE. Collapse of the ventricles of the brain.

COLLATÉRAL, ALE, *adj.* Collateral.

COLLATÉRALITÉ, *s.f.* Collateral inheritance.

COLLE BIOLOGIQUE. Biological glue.

COLLECTIONNISME, *s.m.* Magnetic apraxia.

COLLÉMIE, *s.f.* Collaemia.

COLLES (fracture de). Colles's fracture.

COLLES (loi de). Colles's law.

COLLET (syndrome de). Collet's syndrome, Collet-Sicard syndrome, Sicard's syndrome, glossolaryngoscapulo-pharyngeal hemiplegia, posterior laterocondylar space syndrome.

COLLIER, *s. m.* Collar.

COLLIER DE CASAL. Casal's necklace.

COLLIER DE PERLES (artère en). Bead string artery, corrugated artery, arterial stationary waves, accordion-like arterial shadows, arterial waves.

COLLIER DE VÉNUS. Venus's collar, venereal collar, melanoneukoderma coli.

COLLINS (opération de). Transduodenal cholelithotomy.

COLLINS (syndrome de Treacher). Treacher Collins's syndrome. → *Franceschetti (syndrome de).*

COLLIP (unité). Collip unit.

COLLIQUATIF, IVE, *adj.* Colliquative.

COLLODION, *s.m.* Collodion.

COLLODION (réaction au). Collodion floculation test.

COLLOÏD MILIUM. Colloid milium.

COLLOÏDAL, ALE, *adj.* Colloidal.

COLLOÏDAL (état). Colloid, colloid state, colloid suspension.

COLLOÏDALE (solution). Emulsion colloid.

COLLOÏDALE (substance). Colloid.

COLLOÏDE, *adj.* ou *s.m.* Colloid.

COLLOÏDE (substance). Colloid.

COLLOÏDOCLASIE, *s.f.* Colloidoclasia, colloidoclasis.

COLLOÏDOCLASIQUE, *adj.* Colloidoclastic.

COLLOÏDOME MILIAIRE. Colloid milium.

COLLOÏDOPEXIE, *s.f.* Colloidopexy.

COLLUTOIRE, *s.m.* Collutory, collutorium.

COLLYRE, *s.m.* Collyrium, eye wash.

COLOBOMA, COLOBOME, *s.m.* Coloboma.

COLO-COLOSTOMIE, *s.f.* Colocolostomy.

COLOCYSTOPLASTIE, *s.f.* Colocystoplasty.

COLODYSTONIE, *s.f.* Dystonia of the colon.

COLOFIBROSCOPE, *s.m.* Fibrocolonoscope.

COLOFIBROSCOPIE, *s.f.* Fibrocolonoscopy.

COLOLYSE, *s.f.* Cololysis.

COLOMNISATION, *s.f.* Columnization.

COLON, *s.m.* Colon.

COLOPATHIE, *s.f.* Colopathy, colonopathy.

COLOPEXIE, *s.f.* Colopexia, colopexy.

COLOPEXOTOMIE, *s.f.* Colopexotomy.

COLOPLICATION, *s.f.* Coloplication.

COLOPTOSE, *s.f.* Coloptosis.

COLORANT, *s.m.* Dye, stain.

COLO-RECTAL, ALE, *adj.* Colorectal.

COLORECTORRAPHIE, *s.f.* Colorectorrhaphy.

COLORECTOSTOMIE, *s.f.* Colorectostomy, coloproctostomy.

COLORER, *v.* To stain, to dye.

COLORIMÈTRE, *s.m.* Colorimeter.

COLORIMÉTRIE, *s.f.* Colorimetry.

COLORRAPHIE, *s.f.* Colorrhaphy.

COLOSCOPE, *s.m.* Coloscope, fibrocolonoscope.

COLOSCOPIE, *s.f.* Fibrocolonoscopy.

COLO-SIGMOÏDSTOMIE, *s.f.* Colosigmoidostomy.

COLOSTOMIE, *s.f.* Colostomy, coloproctia.

COLOSTOMIE ILIAQUE. Inguinal colotomy, Littre's colostomy.

COLOSTOMIE LOMBAIRE. Lumbar colostomy, Amussat's operation.

COLOSTRUM, *s.m.* Colostrum.

COLOSUCCORRHÉE, *s.f.* Hypersecretion of the colon.

COLOTOMIE, *s.f.* Colotomy.

COLOTUBERCULOSE, *s.f.* Tuberculosis of the colon.

COLOTYPHLITE, *s.f.* Typhocolitis.

COLOTHYPHOÏDE, *s.f.* **COLOTYPHUS,** *s.m.* Colotyphoid.

COLPECTOMIE, *s.f.* Colpectomy.

COLPEURYNTER, *s.m.* Colpeurynter.

COLPOCÈLE, *s.f.* Coleocele, colpocele.

COLPOCÈLE ANTÉRIEURE. Anterior colpocele.

COLPOCÈLE POSTÉRIEURE. Rectocele.

COLPOCLÉISIS, *s.m.* Colpocleisis, elytrocleisis, elytroclisia.

COLPOCŒLIOTOMIE, *s.f.* Colpoceliotomy.

COLPOCYSTOSTOMIE, *s.f.* Colpocystotomy.

COLPOCYTOLOGIE, *s.f.* Vaginal smear.

COLPODESMORRAPHIE, *s.f.* Colpodesmorrhaphia.

COLPOHYPERPLASIE KYSTIQUE. Cystic pachyvaginitis. → *pachyvaginalite kystique.*

COLPOHYSTÉRECTOMIE, *s.f.* Colpohysterectomy.

COLPOHYSTÉROPEXIE, *s.f.* Colpohysteropexy. → *hystéropexie vaginale.*

COLPOHYSTÉROSTOMIE, COLPOHYSTÉROTOMIE, *s.f.* Colpohysterotomy.

COLPOKÉRATOSE, *s.f.* Colpokeratosis.

COLPOPÉRINÉOPLASTIE, *s.f.* Colpoperineoplasty.

COLPOPÉRINÉORRAPHIE, *s.f.* Colpoperineorrhaphy.

COLPOPEXIE, *s.f.* Colpopexy, vaginapexy.

COLPOPLASTIE, *s.f.* Colpoplasty, elytroplasty.

COLPOPROCTECTOMIE, *s.f.* Vaginal protectomy.

COLPOPTOSE, *s.f.* Colpoptosis, coleoptosis, elytroptosis.

COLPORRAPHIE, *s.f.* Colporrhaphy, elytrorrhaphy.

COLPOSCOPIE, *s.f.* Colposcopy.

COLPOSTÉNOSE, *s.f.* Colpostenosis.

COLPOSTRICTURE, *s.f.* Colpodesmorrhaphia.

COLPOTOMIE, *s.f.* Colpotomy, elytrotomy.

COLSON (banc de). Colson's bench.

COLTIVIRUS, *s.m. Coltivirus.*

COLUMNISATION DU VAGIN. Columnization of the vagina.

COM. OS. → *claquement d'ouverture de la mitrale.*

COMA, *s.m.* Coma.

COMA ACIDOCÉTOSIQUE. Diabetic coma.

COMA AGRYPNODE. Coma vigil.

COMA APOPLECTIQUE. Apoplectic coma.

COMA AZOTÉMIQUE. Uraemic coma.

COMA CARUS. Complete coma.

COMA DÉPASSÉ. Irreversible coma, brain death syndrome.

COMA DIABÉTIQUE. Diabetic coma, Kussmaul's coma.

COMA DIABÉTIQUE HYPEROSMOLAIRE. Hyperosmolar non acidotic diabetic coma, hyperosmolar nonketotic coma.

COMA HÉPATIQUE. Hepatic coma, coma hepaticum.

COMA HYPEROSMOLAIRE OU PAR HYPEROSMOLARITÉ. Hyperosmolar coma.

COMA HYPOCHLORÉMIQUE. Coma hypochloracmicum, hypochloraemic coma.

COMA HYPOGLYCÉMIQUE. Hypoglycaemic coma.

COMA HYPOPITUITAIRE OU HYPOPITUITARIEN. Coma in hypopituitarism.

COMA MYXŒDÉMATEUX. Myxoedema coma.

COMA URÉMIQUE. Uraemic coma.

COMA VIGIL. Coma vigil, light coma, agrypnocoma, agrypnodal coma.

COMATOGÈNE, *adj.* Producing coma.

COMBY (signe de). Comby's sign.

COMÉDOCARCINOME, *s.m.* Comedocarcinoma.

COMÉDON, *s.m.* Comedo, acne punctata.

COMITIAL, ALE, *adj.* Epileptic.

COMITIAL (mal). Essential epilepsy.

COMITIALITÉ, *s.f.* Essential epilepsy.

COMMANDE INSTABLE. Wandering pacemaker.

COMMENSAL, ALE, *adj.* Commensal.

COMMINUTIF, IVE, *adj.* Comminuted.

COMMINUTION, *s.f.* Comminution.

COMMISSURE, *s.f.* Commissura.

COMMISSUROPLASTIE, *s.f.* Commissuroplasty.

COMMISSUROTOMIE, *s.f.* Commissurotomy.

COMMOTION, *s.f.* Concussion, commotio.

COMMOTION CÉRÉBRALE. Brain concussion, commotio cerebri.

COMMOTION MÉDULLAIRE. Concussion myelitis or myelopathy, commotio spinalis.

COMMUNAUTAIRE, *adj.* Community acquired.

COMMUNICATION INTERAORTO-PULMONAIRE. Aortic septal defect. → *fistule aorto-pulmonaire.*

COMMUNICATION INTERAURICULAIRE (CIA). Interatrial septal defect, interauricular septal defect, intertrial communication, atrial septal defect, defect of atrial septum.

COMMUNICATION INTERAURICULO-VENTRICULAIRE (CIAV). Persistent common atrioventricular ostium. → *canal atrio- ou auriculo-ventriculaire commun (persistance du).*

COMMUNICATION INTERVENTRICULAIRE (CIV). Ventricular septal defect, interventricular septal defect, interventricular communication, defect of the ventricular septum.

COMPARTIMENT, *s.m.* Compartment.

COMPARTIMENTAL (syndrome). Compartmental syndrome, compartment syndrome.

COMPATIBILITÉ DE GREFFE. Histocompatibility.

COMPATIBILITÉ SANGUINE. Blood compatibility.

COMPATIBILITÉ SANGUINE (épreuve de). Matching of blood.

COMPATIBILITÉ SANGUINE CROISÉE (épreuve de). Cross matching.

COMPATIBILITÉ TISSULAIRE OU DE TRANSPLANTATION. Histocompatibility.

COMPENSATEUR, TRICE, *adj.* Compensatory.

COMPENSATION, *s.f.* Compensation.

COMPENSÉ, ÉE, *adj.* Compensated.

COMPÉTENCE IMMUNITAIRE. Immunologic or immunological competence, immunocompetence.

COMPLÉMENT, *s.m.* Complement.

COMPLÉMENT (composants du) C1 À C9. Components of the complement C1 to C9.

COMPLÉMENT (déviation ou fixation du). Deviation of the complement, complement deflection, complement deviation, fixation of the complement, complement fixation, Neisser-Wechsberg phenomenon.

COMPLÉMENT (réaction de fixation du). Complement fixation test.

COMPLÉMENT (voie alterne d'activation du). Alternative pathway of complement activation.

COMPLÉMENT (voie classique d'activation du). Classical pathway of complement activation.

COMPLÉMENTAIRE, *adj.* Complementary, complemental.

COMPLEXE, *s.m.* Complex.

COMPLEXE ANTIGÈNE-ANTICORPS, OU ANTIGÈNE-ANTICORPS-COMPLÉMENT. Immune complex.

COMPLEXE DE CAÏN. Cain complex.

COMPLEXE DE CASTRATION. V. *castration (complexe de).*

COMPLEXE HL-A. HLA locus. → *complexe majeur d'histocompatibilité.*

COMPLEXE IMMUN. Immune complex.

COMPLEXE D'INFÉRIORITÉ. Inferiority complex.

COMPLEXE D'INTRUSION. Cain complex.

COMPLEXE LIPOPROTÉIQUE, LIPOPROTÉINIQUE OU LIPOPROTIDIQUE. Lipoprotein.

COMPLEXE MAJEUR D'HISTOCOMPATIBILITÉ (CMH). Major histocompatibility complex of gene loci, major chromosomal locus of histocompatibility, HL-A locus.

COMPLEXE D'ŒDIPE. Oedipus complex.

COMPLEXE VENTRICULAIRE. Ventricular complex.

COMPLEXON, *s.m.* Chelating agent.

COMPLIANCE, *adj.* Compliance.

COMPLIANCE PULMONAIRE. Pulmonary compliance, lung compliance, CL.

COMPLIANCE PULMONAIRE SPÉCIFIQUE. Specific compliance of the lung.

COMPLIANCE VENTRICULAIRE. Ventricular compliance.

COMPLICATION, *s.f.* Complication.

COMPORTEMENT (type de). Behaviour pattern.

COMPORTEMENT DE PRÉHENSION MANUELLE OU D'UTILISATION. Magnetic apraxia.

COMPOSÉ, *s.m.* Compound.

COMPOSÉ E DE KENDALL. Kendall's compound E. → *cortisone.*

COMPOSÉ F DE KENDALL. Kendall's compound F. → *cortisol.*

COMPOSÉ G DE REICHSTEIN. Reichstein's compound G. → *adrénostérone.*

COMPOSÉ H DE REICHSTEIN. Reichstein's compound H. → *corticostérone.*

COMPOSÉ Q DE REICHSTEIN. Reichstein's compound Q. → *désoxycorticostérone.*

COMPOSÉ S DE REICHSTEIN. Reichstein's compound S. → *Reichstein.*

COMPRESSE, *s.f.* Compress, pad.

COMPRESSION DES LOGES MUSCULAIRES (syndrome de). Compartment syndrome.

COMPRESSION MÉDULLAIRE. Pressure myelitis, compression myelitis or myelopathy.

COMPRIMÉ, *s.m.* Tablet.

COMPRIMÉ OSMOTIQUE. Gastrointestinal therapeutic system.

COMPTEUR DE GEIGER-MÜLLER. Geiger-Müller counter.

COMPTEUR DE PARTICULES. Counter of ionizing particles.

COMPTEUR À SCINTILLATIONS. Scintillation counter.

COMPULSION OBSESSIONNELLE. Obsessive compulsive reaction.

CONATION, *s.f.* Conation.

CONC-A. Concanavalin.

CONCANAVALINE, *s.f.* Concanavalin.

CONCATO (maladie de). Concato's disease. → *polysérite.*

CONCENTRATION CORPUSCULAIRE OU GLOBULAIRE MOYENNE EN HÉMOGLOBINE. Mean corpuscular haemoglobin concentration.

CONCENTRATION GALACTOSURIQUE PROVOQUÉE (épreuve de la). Galactose tolerance test.

CONCENTRATION IONIQUE DU PLASMA. Ionic concentration of the plasma.

CONCENTRATION MAXIMA. Maximal concentration.

CONCENTRATION MINIMALE INHIBITRICE. Minimum inhibitory concentration.

CONCENTRATION DU SANG EN GAZ CARBONIQUE. Plasma carbon dioxide content.

CONCENTRATION DU SANG EN OXYGÈNE. Blood oxygen content.

CONCEPTION, *s.f.* Conception.

CONCEPTUS, *s.m.* Conceptus.

CONCHOTOMIE, CONCHECTOMIE, *s.f.* Turbinectomy.

CONCOMITANCE, *s.f.* Concomitance.

CONCRÉTION, *s.f.* Concretion, concrement.

CONCRÉTION TOPHACÉE. Tophic concretion, tophus.

CONDENSATION, *s.f.* Condensation.

CONDITIONNÉ, ÉE, *adj.* Conditioned.

CONDITIONNEMENT, *s.m.* Conditioning.

CONDOM, *s.m.* Condom, French letter, French rubber.

CONDORELLI (encéphalite de). Condorelli's syndrome, Condorelli's encephalitis.

CONDUCTANCE, *s.f.* Conductance.

CONDUCTEUR, TRICE, *adj.* et *s.m.* ou *f.* Conductor, carrier.

CONDUCTION (degré de). Gap in conduction.

CONDUCTION (trouble de la). Conduction disturbance.

CONDUCTION ABERRANTE. Aberrant conduction.

CONDUCTION ANTÉROGRADE. Anterograd or orthograd conduction.

CONDUCTION CACHÉE. Concealed conduction.

CONDUCTION INTRA-AURICULAIRE (trouble de). Intraatrial conduction delay.

CONDUCTION RÉTROGRADE. Retrograd conduction.

CONDUCTION SUPERNORMALE OU SUPRANORMALE. Supernormal conduction.

CONDUCTRICE, *s.f.* Female carrier.

CONDUCTRICE D'HÉMOPHILIE. Haemophiliac carrier.

CONDUCTIBILITÉ, *s.f.* Conductivity, conductibility.

CONDUIT, *s.m.* Duct.

CONDUIT AÉRIEN. Airway.

CONDUIT AUDITIF INTERNE (syndrome du). Internal auditory meatus syndrome.

CONDUIT DÉFÉRENT. Ductus deferens.

CONDUIT THORACIQUE. Thoracic duct.

CONDYLO-DÉCHIRÉ POSTÉRIEUR DE SICARD (syndrome). Sicard's syndrome. → *Collet (syndrome de).*

CONDYLE, *s.m.* Condyle.

CONDYLOME, *s.m.* Condyloma.

CONDYLOME ACUMINÉ. Condyloma acuminatum, verruca acuminata, cauliflower excrescence, verruca mollusciformis, papilloma venereum, papilloma acuminatum, pointed condyloma, figwart, moistwart, pointed wart, venereal wart, venereal verruca, filiform wart.

CONDYLOME PLAT OU SYPHILITIQUE. Condyloma latum, flat condyloma, syphilitic condyloma, mucous or moist papule.

CÔNE, *s.m.* Cone, conus.

CÔNE ARTÉRIEL. Conus arteriosus.

CÔNE TERMINAL (syndrome du). Conus medullaris or terminal cone syndrome.

CONFABULATION, *s.f.* Confabulation.

CONFUSION MENTALE. Confusion, confusional insanity, low delirium.

CONGÉNITAL, ALE, *adj.* Congenital, inborn, innate.

CONGESTION, *s.f.* Congestion.

CONGESTION ACTIVE. Active congestion, fluctionary congestion.

CONGESTION CÉRÉBRALE. Brain congestion, encephalaemia.

CONGESTION HYPOSTATIQUE. Hypostatic congestion.

CONGESTION PASSIVE. Passive congestion, venous congestion.

CONGESTION PLEURO-PULMONAIRE. Pleuropulmonary congestion. → *Woillez (maladie de).*

CONGESTION PULMONAIRE. Pneumonitis.

CONGLUTINATION, *s.f.* Conglutination.

CONGLUTINATION (test de). Conglutination test.

CONGLUTININE, *s.f.* Conglutinin.

CONGOPHILE, *adj.* Congophilic.

CONIOSE, *s.f.* Coniosis.

CONIDIOBOLOMYCOSE, *s.f.* Conidiobolomycosis.

CONIOSPORIOSE, *s.f.* Coniosporiosis.

CONIOTOMIE, *s.f.* Coniotomy.

CONISATION, *s.f.* Conization.

CONJONCTIF, IVE, *adj.* Connective.

CONJONCTIF (tissu). Bindweb, *s.*

CONJONCTIVE, *s.f.* Conjunctiva.

CONJONCTIVITE, *s.f.* Conjunctivitis.

CONJONCTIVITE ACTINIQUE. Actinic conjunctivitis, actinic ray ophthalmia, electric ophthalmia, flash ophthalmia, ultraviolet ray ophthalmia, arc-flash conjunctivitis, Klieg's conjunctivitis, snow conjunctivitis.

CONJONCTIVITE AIGUË CONTAGIEUSE. Acute contagious or epidemic conjunctivitis, pink-eye, Koch-Weeks conjunctivitis.

CONJONCTIVITE ALLERGIQUE. Allergic conjunctivitis, anaphylactic conjunctivitis, atopic conjunctivitis.

CONJONCTIVITE DE BÉAL ET MORAX. Béal's conjonctivitis.

CONJONCTIVITE CALCULEUSE. Conjonctivitis petrificans, calcareous conjunctivitis, lithiasic conjunctivitis.

CONJONCTIVITE DIPHTÉRIQUE. Diphtheric conjunctivitis, membranous conjunctivitis, plastic conjunctivitis, pseudomembranous conjunctivitis.

CONJONCTIVITE GRANULEUSE. Trachoma. → *trachome.*

CONJONCTIVITE IMPÉTIGINEUSE. Phlyctenular kerato-conjunctivitis. → *kérato-conjonctivite phlycténulaire.*

CONJONCTIVITE À INCLUSIONS. Inclusion conjunctivitis, inclusion blenorrhoea.

CONJONCTIVITE DE MORAX. Morax-Axenfeld conjunctivitis, diplobacillary conjunctivitis, angular conjunctivitis.

CONJONCTIVITE DE PARINAUD. Parinaud's conjunctivitis, Parinaud's oculoglandular syndrome, leptothricosis conjunctivitis.

CONJONCTIVITE PHLYCTÉNULAIRE. Phlyctenular kerato-conjunctivitis. → *kérato-conjonctivite phlycténulaire.*

CONJONCTIVITE PRINTANIÈRE. Vernal conjunctivitis, spring conjunctivitis, spring catarrh, Fruehjahr's catarrh.

CONJONCTIVITE SIMPLE. Catarrhal ophthalmia.

CONJONCTIVITE SUBAIGUË. Morax-Axenfeld conjunctivitis. → *conjonctivite de Morax.*

CONJONCTIVITE TULARÉMIQUE. Conjunctivitis tularensis, squirrel plague conjunctivitis.

CONJONCTIVOME, *s.m.* Conjunctivoma.

CONJONCTIVOPATHIE, *s.f.* → *collagène (maladies du).*

CONJONCTIVO-URÉTRO-SYNOVIAL (syndrome). Reiter's syndrome. → *Fiessinger et Leroy (syndrome de).*

CONJUGAISON BACTÉRIENNE. Bacterial conjugation.

CONJUNCTIVITIS SICCA. Sjogren's disease. → *Gougerot-Houwer-Sjögren (syndrome de).*

CONN (syndrome de). Conn's syndrome, primary aldosteronism.

CONNÉ, ÉE, *adj.* Connatal, connate.

CONNECTIF, IVE, *adj.* Connective.

CONNECTIVITE, *s.f.* Collagen disease. → *collagène (maladie du).*

CONNECTIVITE MIXTE. Sharp's syndrome. → *Sharp (syndrome de).*

CONNEL MAYO (suture de). Connell's suture.

CONOR ET BRUCH (maladie de). Conor and Bruch disease. → *fièvre boutonneuse méditerranéenne.*

CONORÉNAL (syndrome). Conorenal syndrome.

CONQUE DE L'AURICULE. Concha auriculae.

CONRADI-HÜNERMANN (maladie de). Conradi-Hünermann syndrome. → *chondrodysplasie ponctuée.*

CONSANGUIN, INE, *adj.* Consanguineous.

CONSANGUINITÉ, *s.f.* Consanguinity.

CONSCIENCE, *s.f.* Consciousness.

CONSENSUEL, ELLE, *adj.* Consensual.

CONSENSUS, *s.m.* Consensus.

CONSENTEMENT ÉCLAIRÉ. Informed consent.

CONSERVE, *s.f.* 1° (pharmacie). Conserve. – 2° (alimentation). Preserve, canned food.

CONSERVÉ, ÉE, *adj.* (génétique). Preserved.

CONSERVES (maladie des). Tin sickness.

CONSOLIDATION, *s.f.* Healing.

CONSOMMATION DE LUXE. Luxus consumption.

CONSOMPTION, *s.f.* Consumption.

CONSONANT, ANTE, *adj.* Consonating, consonant.

CONSTANTE DE DIFFUSION PULMONAIRE. Pulmonary diffusion capacity.

CONSTANTE URÉO-SÉCRÉTOIRE. Ambard's formula. → *Ambard (constante uréo-sécrétoire d').*

CONSTIPATION, *s.f.* Constipation.

CONSTITUTION, *s.f.* Constitution, personality.

CONSTITUTION ASTHÉNIQUE. Leptosomatic habit.

CONSTITUTION ATHLÉTOÏDE. Athletic type.

CONSTITUTION CYCLOTHYMIQUE. Cyclothymic personality. → *cyclothymie.*

CONSTITUTION ÉMOTIVE DE DUPRÉ. Inadequate personality, emotional instability.

CONSTITUTION HYPERÉMOTIVE. Neuromuscular hypertension, anxiety tension state (ATS).

CONSTITUTION HYSTÉRIQUE. Histrionic or hysterical personality.

CONSTITUTION LEPTOÏDE OU **LEPTOSOME.** Leptosomic habit.

CONSTITUTION MYTHOMANIAQUE. Mythomania.

CONSTITUTION PARANOÏAQUE. Paranoïd personality.

CONSITUTION PSYCHOPATHIQUE. Psychopathic personality or constitution.

CONSTITUTION PYCNIQUE OU **PYCNOÏDE.** Pyknic habit, pyknic type.

CONSTITUTION SCHIZOÏDE. Schizoid personality. → *schizoïdie.*

CONSULTANT, *s.m.* Out-patient, consultant.

CONSULTANT EXTERNE. Out-patient.

CONSULTATION, *s.f.* 1° Visit. – 2° Out-patient department. – 3° Consultation.

CONTACTHÉRAPIE, CONTACTOTHÉRAPIE, *s.f.* Contact therapy. → *Chaoul (méthode de).*

CONTACTOLOGISTE, *s.m.* ou *f.* Contactologist.

CONTAGE, *s.m.* Contagium.

CONTAGIEUX, EUSE, *adj.* Contagious.

CONTAGION, *s.f.* Contagion.

CONTAGIOSITÉ, *s.f.* Contagiosity.

CONTAMINATION, *s.f.* 1° Contamination. – 2° Hospitalism.

CONTENANCE DU SANG EN GAZ CARBONIQUE. Plasma carbon dioxide content.

CONTENANCE DU SANG EN OXYGÈNE. Blood oxygen content.

CONTENTION, *s.f.* Retention, restraint.

CONTINENCE, *s.f.* Continence; competence.

CONTINUATION AZYGOS. Azygos continuation of the inferior vena cava.

CONTONDANT, ANTE, *adj.* Contunding.

CONTRACEPTIF, IVE, *adj.* Contraceptive, anticonceptive.

CONTRACEPTIF (matériel). Contraceptive device.

CONTRACEPTION, *s.f.* Contraception.

CONTRACTILITÉ, *s.f.* Contractility.

CONTRACTION, *s.f.* Contraction.

CONTRACTION FIBRILLAIRE. Fibrillary contraction.

CONTRACTION ISOMÉTRIQUE. Isometric contraction, isovolumic contraction, isovolumetric contraction, presphygmic contraction or period.

CONTRACTION ISOTONIQUE. Isotonic contraction.

CONTRACTION ISOVOLUMÉTRIQUE. Isovolumetric contraction. → *contraction isométrique.*

CONTRACTION MYOCLONIQUE. Myclonus.

CONTRACTION PARADOXALE DE WESTPHAL. Westphal's contraction. → *réflexe de posture locale.*

CONTRACTION RÉFLEXE. Jerk.

CONTRACTION VERMICULAIRE. Vermiculation, vermicular contraction.

CONTRACTURE, *s.f.* Contracture, rigidity.

CONTRACTURE EXTRAPYRAMIDALE. Extrapyramidal rigidity.

CONTRACTURE ISCHÉMIQUE DE VOLKMANN. Volkmann's contracture. → *Volkmann (maladie, syndrome, contracture ou rétraction ischémique de).*

CONTRACTURE PYRAMIDALE. Pyramidal rigidity.

CONTRACTURES RÉFLEXES. Reflex sympathetic dystrophy. → *ostéoporose algique post-traumatique.*

CONTRA-INSULINE (hormone). Anti-insulin factor. → *hormone diabétogène.*

CONTRALATÉRAL, ALE, *adj.* Contralateral.

CONTRASTE ÉCHOGRAPHIQUE SPONTANÉ. Spontaneous echocardiographic contrast.

CONTRECOUP, *s.m.* Contrecoup, counterblow, counterstroke.

CONTRE-EXTENSION, *s.f.* Counterextension, contraextension.

CONTRE-IMMUNO-ÉLECTROPHORÈSE, *s.f.* Electrosyneresis. → *électrosynérèse.*

CONTRE-INCISION, *s.f.* Counterincision, counteropening.

CONTRE-INDICATION, *s.f.* Contraindication, counterindication.

CONTRE-IRRITATION, *s.f.* Counterirritation.

CONTRE-OUVERTURE, *s.f.* Contra-aperture, counterincision, counteropening.

CONTREPULSION INTRA-AORTIQUE. Counterpulsation, intraaortic balloon counterpulsation, intraaortic balloon pumping.

CONTRERÉGULATION, *s.f.* Feedback.

CONTRESTIMULISME, *s.m.* Rasorianism.

CONTRETRANSFERT, *s.m.* Countertransference.

CONTROLATÉRAL, ALE, *adj.* Controlateral.

CONTUSION, *s.f.* Contusion, bruise.

CONUS ARTERIOSUS. Conus arteriosus.

CONUS MYOPIQUE. Myopie crescent, myopic conus.

CONVALESCENCE, *s.f.* Convalescence, stadium annihilationis.

CONVERSION, *s.f.* Conversion.

CONVERSION LYSOGÉNIQUE. Lysogeny.

CONVERTINE, *s.f.* Convertin.

CONVERTINÉMIE, *s.f.* Convertinaemia.

CONVEXOBASIE, *s.f.* Convexobasia.

CONVULSION, *s.f.* Convulsion.

CONVULSION CLONIQUE. Clonic convulsion. → *clonic, clonisme, clonique (convulsion).*

CONVULSION TONIQUE. Tonic convulsion.

CONVULSIONS INFANTILES. Infantile convulsions, infantile eclampsia.

CONVULSIONS PUERPÉRALES. Puerperal convulsions. → *éclampsie puerpérale.*

CONVULSIVANT, ANTE, *adj.* Convulsivant.

CONVULSIVOTHÉRAPIE, *s.f.* Shock therapy.

COOLEY (anémie, maladie ou syndrome de). Cooley's anaemia. → *anémie de Cooley.*

COOLEY (opérations de). Cooley's operations.

COOMBS (test de). Coombs's test. Race-Coombs test, antiglobulin test, anti-human globulin test.

COOMBS (test direct de). Direct Coombs's test.

COOMBS (test indirect de). Indirect Coombs's test.

COONS (méthode de). Fluorescent antibody test.

COOPER (hernie de). Femoral hernia en bis sac.

COOPER (test de). Cooper's test.

COOPER (testicule irritable de). Cooper's irritable testicle.

COOPERNAIL (signe de). Coopernail's sign.

COORDINATION, *s.f.* Coordination.

COPE (loi de). Cope's law.

COPHÉMIE, *s.f.* Verbal amnesia. → *surdité verbale.*

COPHOCHIRURGIE, *s.f.* Surgical treatment of deafness by otospongiosis.

COPHOSE, *s.f.* Total deafness.

COPPEZ ET DANIS (dégénérescence maculaire de). Disciform degeneration of the macula lutea, disciform macular degeneration, Kuhnt-Junius disease.

COPRÉMIE, *s.f.* Copraemia, stercoraemia.

COPROCULTURE, *s.f.* A bacteriological culture of the feces.

COPROLALIE, *s.f.* Coprolalia, eschrolalia, aeschrolalia.

COPROLITHE, *s.m.* Coprolith, stercolith, stercolith, fecalith.

COPROLOGIE, *s.f.* Coprology.

COPROMANIE, *s.f.* Copromania.

COPROME, *s.m.* Coproma. → *scatome.*

COPROPHAGIE, *s.f.* Coprophagy, scatophagy.

COPROPHILIE, *s.f.* Coprophilia, scatophilia.

COPROPORPHYRIE HÉRÉDITAIRE. Hereditary coproporphyria, coproporphyrinuria.

COPROPORPHYRINE, *s.f.* Coproporphyrin, stercoporphyrin.

COPROPORPHYRINOGÈNE, *s.m.* Coproporphyrinogen.

COPROPORPHYRINURIE, *s.f.* Coproporphyrinuria.

COPROSTASE, COPROSTASIE, *s.f.* Coprostasis.

COPULATION, *s.f.* Copulation, pareunia.

COQUE, *s.m.* (bactériologie). Coccus.

COQUELUCHE, *s.f.* Whooping cough, pertussis, morbus cucullaris, bronchitis convulsiva, chin cough.

COQUELUCHOÏDE, *adj.* Pertussoid.

COQUILLE, *s.f.* Shell.

COR, *s.m.* Clavus, hard clavus, corn, tylosis.

COR BOVINUM. Cor bovinum, bovine heart, cor, taurinum.

CORACOÏDE, *adj.* Coracoïd.

CORACOÏDITE, *s.f.* Coracoiditis.

CORDAGES TENDINEUX. Tendinous cords.

CORDE DU TYMPAN. Chorda tympani.

CORDEAU (signe du). Pitres's sign for pleurisy.

CORDE VOCALE. True vocal cord.

CORDOCENTÈSE, *s.f.* Cordocentesis.

CORDON, *s.m.* 1° Funiculus. – 2° Cord.

CORDON SANITAIRE. Sanitary cordon.

CORDONAL, ALE, *adj.* Funicular.

CORDONAL POSTÉRIEUR (syndrome). Posterior cord syndrome.

CORDOPEXIE, *s.f.* Chordopexy, cordopexy.

CORDOTOMIE, *s.f.* Cordotomy. → *chordotomie.*

CORECTOPIE, *s.f.* Corectopia.

CORÉLYSIS, *s.m.* Corelysis.

CORÉOPLASTIE, *s.f.* Coreoplasty.

CORÉPRAXIE, *s.f.* Coreopraxy.

CORESCOPE, *s.m.* Iridoscope.

CORI (classification des). Cori's classification.

CORI (maladie de). Cori's disease. → *Forbes (maladie de).*

CORINO ANDRADE (maladie de). Familial amyloid neuropathy. → *polyneuropathie amyloïde primitive.*

CORNAGE, *s.m.* Cornage, roaring.

CORNE ANTÉRIEURE (syndrome de la). Anterior cornual syndrome.

CORNE CUTANÉE. Cornu cutaneum, cornu humanum, cutaneous born, keratoderma.

CORNEA FARINATA. Cornea farinata.

CORNEA GUTTATA. Cornea guttata, dystrophia endothelialis corneae.

CORNEA PLANA. Cornea plana.

CORNEA VERTICILLATA. Cornea verticillata.

CORNÉE, *s.f.* Cornea.

CORNÉE CONIQUE. Conical cornea. → *kératocone.*

CORNÉE GLOBULEUSE. Cornea globosa. → *kératoglobe.*

CORNELIA DE LANGE (maladies ou syndromes de). 1° Typus amstelodamensis. – 2° Bruck – de Lange disease.

CORNELIA PASTEURI. Pasteur's vibrio. → *Clostridium septicum.*

CORNING (méthode de). Corning's spinal anaesthesia. → *rachianesthésie.*

CORONA RADIATA. Corona radiata.

CORONA SEBORRHOÏCA. Corona seborrhoeica.

CORONA VENERIS. Corona Veneris.

CORONAIRE, *adj.* Coronal, coronary.

CORONAL, ALE, *adj.* Coronal.

CORONARIEN, IENNE, *adj.* Coronary.

CORONARIENNE DE PARDEE (onde). Coronary T wave, Pardee's T wave, cove-plane T.

CORONARITE, *s.f.* Coronaritis.

CORONAROGRAPHIE, *s.f.* Coronarography.

CORONAROPATHIE, *s.f.* Coronaropathy.

CORONAVIRIDÉS, *s.m. pl.* Coronaviridae.

CORONAVIRUS, *s.m.* Coronavirus.

CORPS, *s.m.* Body.

CORPS ACÉTONIQUES. Acetone bodies.

CORPS CALLEUX. Corpus callosum.

CORPS CALLEUX (nécrose du). Corpus callosum degeneration. → *Marchiafava-Bignami (maladie ou syndrome de).*

CORPS CALLEUX (syndrome du). Corpus callosum syndrome.

CORPS CALLEUX (syndrome de tumeur du). Corpus callosum tumour syndrome, Bristowe's syndrome.

CORPS CÉTONIQUES. Acetone bodies.

CORPS ÉTRANGER. Foreign body.

CORPS ÉTRANGER ARTICULAIRE ORGANIQUE. Arthrophyte. → *arthrophyte.*

CORPS FLOTTANTS. Vitreous floaters.

CORPS FLOTTANT ARTICULAIRE. Arthrophyte. → *arthrophyte.*

CORPS HÉMATOXYLIQUES. Haematoxylin bodies.

CORPS IMMUNISANT. Antibody. → *anticorps.*

CORPS JAUNE. Yellow body, corpus luteum.

CORPS DE LUYS (syndrome du). Hemiballism.

CORPS MAMILLAIRES. Mamillary bodies.

CORPS MOBILE ARTICULAIRE. Arthrophyte. → *arthrophyte.*

CORPS EN ROSACE. Malarial rosette.

CORPS STRIÉ (syndrome du). Striatal syndrome.

CORPS VITRÉ. Vitreous body.

CORPUSCULE CAROTIDIEN. Glomus caroticum. → *glomus carotidien.*

CORRECTIF, *adj.* et *s.m.* Correctant, corrective, corrigent.

CORRESPONDANCE RÉTINIENNE. Retinal correspondance.

CORRIGAN (maladie de). Corrigan's disease.

CORRIGAN (pouls de). Corrigan's pulse, cannon ball pulse, collapsing pulse, jerky pulse, locomotive pulse, pistol-shot pulse, trip-hammer pulse, water-hammer pulse, sharp pulse.

CORRUGATION, *s.f.* Corrugation.

CORSET, *s.m.* Corset, jacket.

CORSET PLÂTRÉ. Plaster jacket, plaster of Paris jacket.

CORTECTOMIE, *s.f.* Cortectomy.

CORTEX, *s.m.* Cortex.

CORTI (organe de). Organ of Corti.

CORTICAL, ALE, *adj.* Cortical.

CORTICODÉPENDANT, ANTE, *adj.* Corticodependent.

CORTICOGRAPHIE, *s.f.* Electrocorticography.

CORTICOÏDE, *adj.* et *s.m.* Corticoid, corticosteroid.

CORTICOLIBÉRINE, *s.f.* Corticotropin releasing factor. → *facteur déclenchant la sécretion de la corticotrophine.*

CORTICOMIMÉTIQUE, *adj.* et *s.m.* Cortisone-like, adreno-corticomimetic.

CORTICO-MINÉRALOTROPE (hormone), CORTICO-MINÉRALE (hormone). Mineralocorticoids.

CORTICOPLEURITE, *s.f.* Splenopneumonia. → *spléno-pneumonie.*

CORTICOPRIVE, *adj.* Corticoprival.

CORTICORÉSISTANCE, *s.f.* Resistance to adrenocortical hormones.

CORTICOSPINAL, ALE, *adj.* Corticospinal.

CORTISOLURIE, *s.f.* Cortisoluria.

CORTICOSTÉROÏDE, *adj.* et *s.m.* Corticosteroid, corticoid.

11-CORTICOSTÉROÏDES. Glucocorticoids.

CORTICOSTÉRONE, *s.f.* Corticosterone, Kendall's compound B, Reichstein's compound H.

CORTICOSTIMULINE, *s.f.* Adrenocorticotropic hormone, adrenocorticotrophic hormone, adrenocorticotropin, adrenotropic hormone, adrenotrophic hormone, corticotropin, corticotrophic hormone, ACTH, adrenotropin.

CORTICOSTIMULINE (épreuves à la). Thorn's test.

CORTICOSTIMULINE (substance libératrice de la). Corticotropin releasing factor. → *facteur déclenchant la sécrétion de la corticostimuline.*

CORTICOSURRÉNAL, ALE, *adj.* Adrenocortical.

CORTICOSURRÉNALE (hormone). Adrenocortical hormone, cortical hormone.

CORTICOSURRÉNALOME, *s.m.* Corticosuprarenoma, corticosuprarenaloma.

CORTICOTHÉRAPIE, *s.f.* Corticotherapy.

CORTICOTROPE, *adj.* Corticotrophic, corticotropic.

CORTICOTROPE (hormone). Adrenocorticotropic hormone. → *corticostimuline.*

CORTICOTROPHINE, *s.f.* Adrenocorticotropic hormone. → *corticostimuline.*

CORTINE, *s.f.* Cortin.

CORTISOL, *s.m.* Cortisol, hydrocortisone, 17-hydroxy-corticosterone, Kendall's compound F, Reichstein's substance M.

CORTISOLÉMIE, *s.f.* Cortiosolaemia.

CORTISONE, *s.f.* Cortisone, 17-hydroxy-11 dehydrocorticosterone, Kendall's compound E, Wintersteiner's compound F, Reichstein's substance Fa.

CORTISONE-GLUCOSE (épreuve de). Cortisone-glucose test.

CORTISONOTHÉRAPIE, *s.f.* Cortisonotherapy.

CORTISONURIE, *s.f.* Cortisonuria.

CORVISART (maladie de). Corvisart's disease.

CORVISART ou CORVISART-FALLOT (syndrome de). Corvisart's syndrome.

CORYMBIFORME, *adj.* Corymbiform.

CORYNEBACTERIUM, *s.m. Corynebacterium.*

CORYNEBACTERIUM DIPHTHERIÆ. *Corynebacterium diphtheriae*, Klebs-Löffler bacillus, Löffler's bacillus.

CORYNEBACTERIUM PSEUDODIPHTHERICUM. *Corynebacterium pseudodiphthericum*, Hoffman's bacillus.

CORYZA, *s.m.* Coryza, common cold.

CORYZA SPASMODIQUE PÉRIODIQUE. Hay fever, allergic coryza, hay asthma, autumnal catarrh, Bostock's catarrh, periodic rhinitis, pollen coryza, june cold.

COSMÉTOLOGIE, *s.f.* Cosmetology.

COSMIDE, *s.m.* Cosmid.

COSMOBIOLOGIE, *s.f.* Cosmobiology.

COSMOPATHOLOGIE, *s.f.* Cosmopathology.

COS-SITE, *s.m.* Cos-site.

COSTECTOMIE, *s.f.* Costectomy.

COSTELLO-DENT (syndrome de). Costello-Dent syndrome.

COSTEN (syndrome de). Temporomandibular syndrome. Costen's syndrome.

COSTO-MUSCULAIRE (point). Costomuscular point.

COSTO-TRANSVERSECTOMIE, *s.f.* Costotransversectomy.

COSTO-VERTÉBRAL, ALE, *adj.* Costovertebral.

COT (méthode de). Cot's method.

COTARD (syndrome de). Cotard's syndrome. → *délire de négation.*

COTATION MUSCULAIRE. Muscular quotation.

CÔTE, *s.f.* Rib.

CÔTE CERVICALE. Cervical rib.

CÔTE CERVICALE (syndrome de la). Cervical rib's syndrome. → *scalène antérieur (syndrome du).*

CÔTES GLISSANTES (syndrome de). V. *Cyriax (syndrome de).*

COTHROMBOPLASTINE, *s.f.* Proconvertin. → *proconvertine.*

COTON, *s.m.* Cotton.

COTREL (plâtre de). Cotrel's plaster.

COTREL ET DUBOUSSET (technique de). Cotrel-Dubousset procedure.

COTTE (opération de). Cotte's operation.

COTYLE, *s.m.* Acetabulum.

COTYLÉDON, *s.m.* Cotyledon.

COU-DE-PIED, *s.m.* Instep.

COU, *s.m.* Neck.

COU PROCONSULAIRE. Bull neck, bull neck diphtheria.

COUCHE, *s.f.* 1° (linge). Long clothes, swadding clothes, diaper. – 2° (anatomie, histologie). Layer, stratum.

COUCHE OPTIQUE. Thalamus.

COUCHES, *s.f. pl.* Childbed, lying in, confinement.

COUCHES (retour de). Postpartum return of menses.

COUDE, *s.m.* Elbow joint.

COUÉ (méthode). Coueism.

COUENNE, *s.f.* Crusta phlogistica, buffy coat.

COUENNEUX, EUSE, *adj.* Pseudomembranous.

COUMARINE, *s.f.* Coumarin.

COUNCILMAN (corps de). Councilman's body.

COUP DE CHALEUR. Heat stroke, heat apoplexy.

COUP DE FOUET. Coup de fouet.

COUP DE FROID. Cold stroke.

COUP DE HACHE SOUS-MAMMAIRE. Harrison's sulcus, Harrison's groove.

COUP DU LAPIN. Whiplash injury.

COUP LÉGER. Tap.

COUP DE POIGNARD ABDOMINAL. Abdominal stabling pain.

COUP DE SOLEIL. Sunburn.

COUPEROSE, *s.f.* Acne rosacea, rosacea, acne erythematosa, gutta rosacea, brandy face, brandy nose, rosy drop, whelk, telangiectasis faciei, whisky nose, congestive acne.

COUPLAGE EXCITATION-CONTRACTION. Excitation-contraction coupling.

COUPLAGE (intervalle de). Coupling interval.

COURANT D'ACTION. Action current.

COURANT DE LÉSION. Injury potential, injury current, demarcation potential, demarcation current, current of injury.

COURANT ÉLECTRIQUE. Electric current.

COURBATURE, *s.f.* Stiffness.

COURBATURE FÉBRILE. Fatigue fever.

COURBE, *s.f.* Curve.

COURONNE DENTAIRE. Anatomical crown.

COURONNE SÉBORRHÉIQUE. Corona seborrhoica.

COURONNE DE VÉNUS. Corona Veneris.

COURROIE DE RAPPEL. Strap, *n.*

COURS, *s.m.* Evolution, general course.

COURSE, *s.f.* Running, racing.

COURVOISIER ET TERRIER (loi de). Courvoisier's law.

COUSSINETS ENDOCARDIQUES (maladie des). Persistent common atrioventricular canal. → *canal atrio- (ou auriculo-) ventriculaire commun (persistance du).*

COUVELAIRE (syndrome de). Couvelaire's syndrome. → *apoplexie utéro-placentaire.*

COUVEUSE, *s.f.* Incubator.

COVALENCE, *s.f.* Covalence.

COVESDEM (syndrome). COVESDEM syndrome (COstoVErtebral Segmentation DEfect with Mesomelia).

COWDEN (maladie de). Cowden's disease, multiple harmatoma syndrome.

COWPER (glande de). Cowper's gland.

COWPÉRITE. *s.f.* Cowperitis.

COX. COX.

COX (vaccin de). Cox's vaccine.

COXA-ADDUCTA, COXA-FLEXA, *s.f.* Coxa adducta. → *coxa-vara.*

COXA ANTETORSA. Coxa antetorsa.

COXAL (os). Coxa.

COXALGIE, *s.f.* Coxalgia, coxalgy, hip joint disease, morbus coxae, morbus coxarius, coxotuberculosis.

COXALGIE (fausse). Paracoxalgia.

COXALGIE HYSTÉRIQUE. Arthralgia hysterica coxae, hysterical hip joint disease, Brodie's joint.

COXA PLANA. Coxa plana, caput planum, caput deformatum.

COXA RETRORSA. Coxa vara. → *coxa vara.*

COXARTHRIE, COXARTHROSE, *s.f.* Senile coxitis, morbus coxae senilis.

COXA VALGA, *s.f.* Coxa valga, collum valgum.

COXA VARA, *s.f.* Coxa vara, coxa adducta, coxa flexa, bent hip.

COXIB, *s.m.* Coxib.

***COXIELLA*,** *s.f. Coxiella.*

COXITE, *s.f.* Coxitis, coxarthria, coxarthritis.

COXITE LAMINAIRE. Chondrolysis of the hip.

COXITE TRANSITOIRE. Observation hip syndrome, synovitis of hip in children, transient synovitis of hip, phantom hip, non specific synovitis of hip, transient epiphysitis of hip, intermittent hydarthrosis of hip, irritable hip, coxitis fugax, coxitis serosa seu simplex.

COXOPATHIE, *s.f.* Coxopathy.

COXO-TUBERCULOSE, *s.f.* Coxalgia. → *coxalgie.*

COXSACKIE (virus). Coxsackie virus.

COZYMASE, *s.f.* Cozymase.

CPA. Acute cor pulmonale. → *cœur pulmonaire aigu.*

CPC. Chronic pulmonary heart. → *cœur pulmonaire chronique.*

CPK. Symbol for « créatine-phospho-kinase »; Creatine kinase.

CPT. Total lung capacity.

CPUE. (capacité pulmonaire utilisable à l'effort). Timed vital capacity. → *volume expiratoire maximum seconde.*

CR. (électrocardiographie). CR (chest right).

Cr. Chemical symbol for chromium.

CRACHAT, *s.m.* Sputum.

CRACHAT AMYGDALOÏDE OU **BURSIFORME.** Globular sputum.

CRACHAT JUS DE PRUNEAU. Prune juice sputum.

CRACHAT NUMMULAIRE. Nummular sputum.

CRACHAT PERLÉ DE LAENNEC. Laennec's pearl.

CRACHAT ROUILLÉ. Rusty sputum.

CRACHAT SANGLANT. Bloody sputum, sputum cruentum.

CRACK, *s.m.* Crack.

CRAFOORD (opération de C.). Crafoord's operation.

CRAIB (théorie de). Dipolar theory.

CRAMPE, *s.f.* Cramp.

CRAMPE DES ÉCRIVAINS. Writer's cramp or spasm or paralysis, scriveners' palsy, chorea scriptorum, mogigraphia.

CRAMPES FONCTIONNELLES OU **PROFESSIONNELLES.** Functional spasmus. → *spasmes fonctionnels.*

CRAMPE DES MAINS. Cheirospasm, chirospasm.

CRAMPE MUSCULAIRE DU DÉBUT DU SOMMEIL. Starting pains.

CRAMPE PASSAGÈRE DU DIAPHRAGME. Epileptic transient diaphagmatic spasm. → *myalgie épidémique.*

CRANDALL (syndrome de). Crandall's syndrome.

CRÂNE, *s.m.* Cranium.

CRÂNE (syndrome subjectif des blessés ou **des traumatisés du).** Traumatic neurasthenia (post concussion of the brain), Friedmann's vasomotor syndrome, Friedmann's vasomotor symptom complex.

CRÂNE EN BESACE. Cymbocephaly.

CRÂNE NATIFORME. Natiform skull, hot cross bun skull, hot cross bun hed, caput natiforme, Parrot's sign.

CRÂNE OLYMPIEN. Olympian brow.

CRÂNE PAGÉTIQUE. Swelled head.

CRÂNE EN PAIN DE SUCRE. Oxycephalia. → *oxycéphalie.*

CRÂNE PLATYBASIQUE. Platybasia, basilar impression, basilar invagination.

CRÂNE À LA THERSITE. Oxycephalia. → *oxycéphalie.*

CRÂNE EN TOUR. Turrecephaly. → *pyrgocéphalie.*

CRANIECTOMIE, *s.f.* Craniectomy.

CRÂNIEN, ENNE, *adj.* Cranial.

CRANIOCLASIE, *s.f.* Cranioclasis, cranioclasty.

CRANIOCLASTE, *s.m.* Cranioclast.

CRANIOGRAPHIE, *s.f.* Craniography.

CRANIO-HYDRORRHÉE, *s.f.* Cerebrospinal rhinorrhoea.

CRANIOLOGIE, *s.f.* 1° Phrenology. – 2° Craniology.

CRANIOMALACIE, *s.f.* Craniomalacia, craniotabes.

CRANIOMÉTRIE, *s.f.* Craniometry.

CRANIOPAGE, *s.m.* Craniopagus.

CRANIOPATHIE MÉTABOLIQUE. Morel's syndrome. → *Morgagni ou Morgagni-Morel (syndrome de).*

CRANIOPHARYNGIOME, *s.m.* Craniopharyngioma, cranial cyst, supracellar cyst, hypophyseal cyst, Rathke's tumour, Rathke's pouch tumour or cyst, craniopharyngeal duct tumour or pouch tumour, hypophyseal duct tumour, Erdheim's tumour, pituitary adamantinoma.

CRANIOPLASTIE, *s.f.* Cranioplasty.

CRANIORRHÉE, *s.f.* Cerebrospinal rhinorrhoea.

CRANIOSCHISIS, *s.m.* Cranioschisis, openroofed skull.

CRANIOSCOPIE, *s.f.* Cranioscopy.

CRANIOSTÉNOSE, *s.f.* Craniostenosis. → *craniosynostose.*

CRANIOSYNOSTOSE, *s.f.* Craniosynostosis, craniostenosis, craniostosis.

CRANIOTABES, *s.m.* Craniotabes, craniomalacia.

CRANIOTOMIE, *s.f.* Craniotomy.

CRAQUEMENT, *s.m.* Crunching sound.

CRAQUEMENT PULMONAIRE. Cliking rale.

CRASE, *s.f.* Crasis.

CRASSE DES VIEILLARDS. Senile keratosis. → *kératose sénile.*

CRATÆGUS OXYACANTHA. *Crataegus oxyacantha.*

CRATÉRIFORME, *adj.* Crateriform.

CRAW-CRAW, *s.m.* Craw-craw. → *gale filarienne.*

CRÉATINE, *s.f.* Creatine.

CRÉATINE-KINASE (CK), *s.f.* Creatine-kinase, CK, creatine phosphokinase, CPK.

CRÉATINE-KINASE MB. Creatine kinase, MB form.

CRÉATINE PHOSPHORIQUE (acide). Phosphagen.

CRÉATINÉMIE, *s.f.* Creatinaemia.

CRÉATINE-PHOSPHO-KINASE (CPK), *s.f.* Creatine phosphokinase.

CRÉATININE, *s.f.* Creatinine.

CRÉATININE (épreuve à la). Creatinine clearance test.

CRÉATININÉMIE, *s.f.* Creatininaemia.

CRÉATININURIE, *s.f.* Creatininuria.

CRÉATORRHÉE, *s.f.* Creatorrhoea.

CRÈCHE, *s.f.* Day nursery.

CRÉDÉ (méthode de). Crédé's methods.

CRÉMASTER (muscle). Cremaster muscle.

CRÉMATION, *s.f.* Cremation.

CRÉMATORIUM, *s.m.* Crematorium.

CRÈME, *s.f.* Cream.

CREMNOPHOBIE, *s.f.* Cremnophobia.

CRÉMOMÈTRE, *s.m.* Creamometer.

CRÉNEAU (signe du). Crenated outline.

CRÉNOLOGIE, *s.f.* Crenology.

CRÉNOTHÉRAPIE, *s.f.* Crenotherapy, crounotherapy.

CRÉPITATION, *s.f.* Crepitus, crepitatio, crepitation.

CRÉPITATION ARTICULAIRE. Articular crepitus, joint crepitus, false crepitus.

CRÉPITATION OSSEUSE. Bony crepitus.

CRÉPITATION PULMONAIRE. Crepitant rale. → *râle crépitant.*

CRÉPITATION SOYEUSE. Silken crepitus.

CRÉPITATIONS SOUS-PLEURALES. Pleural crackles.

CRÉPUSCULAIRE, *adj.* Crepuscular.

CREST (syndrome). CREST syndrome. → *Thibierge et Weissenbach (syndrome de).*

CRÊTE AMPULLAIRE. Ampullary crest.

CRÊTES DE COQ. Papilloma venereum in balanopreputial line.

CRÊTES DE COQ ULCÉRÉES. Cockscomb ulcer.

CRÊTE NEURALE. Neural crest, ganglionic crest, ganglion ridge.

CRÉTIFICATION, *s.f.* Calcification. → *calcification.*

CRÉTIN, *s.m.* Crétin. – *adj.* Cretinous.

CRÉTINISME, *s.m.* Cretinism, cretinoid idiocy.

CRÉTINISME HYPOPARATHYROÏDIEN. Albright's hereditary osteodystrophy.

CRÉTINO-GOITREUSE (endémie). Cretinism with endemic goiter.

CRÉTINOÏDE, *adj.* Cretinoid.

CREUTZFELDT-JAKOB (maladie de). Jakob-Creutzfeldt disease, Jakob's disease, spastic pseudosclerosis, pseudosclerosis spastica, Creutzfeldt-Jakob disease.

CREVASSE, *s.f.* Chap, crack, fissure.

CREYX ET LÉVY (syndrome de). Creyx-Lévy syndrome. → *ophtalmo-rhino-stomato-hygrose.*

CRF. Fonctional residual capacity.

CRF, CRH. CRF, CRH. → *facteur déclenchant la sécrétion de la corticostimuline.*

CRI D'OIE. Honk.

CRI DU CHAT (maladie du). Cat cry syndrome, « cri du chat » syndrome, Lejeune's syndrome.

CRIBLAGE, *s.m.* Screening.

CRICOÏDE, *adj.* Cricoid.

CRIGLER ET NAJJAR (maladie de). Crigler-Najjar syndrome. → *ictère familial congénital de Crigler et Najjar.*

CRILE (méthode de). Anoci-association → *anocie-association.*

CRIMINALISTIQUE, *s.f.* Criminalistics.

CRIMINOGÈNE, *adj.* Inciting to crime, criminogenic.

CRIMINOLOGIE, *s.f.* Criminology.

CRISE, *s.f.* Crisis, fit, attack.

CRISE AKINÉTIQUE. Akinetic epilepsy.

CRISE D'APPENDICITE. Attack of appendicitis.

CRISE D'ASTHME. Attack of asthma, asthmatic crisis, asthmatic paroxysm.

CRISE BILIEUSE. Biliousness.

CRISE COLLOÏDOCLASIQUE. Colloidoclastic crisis. → *crise hémoclasique.*

CRISE DE DÉGLOBULISATION. Deglobulization crisis.

CRISE D'ÉPILEPSIE. Epileptic seizure, seizure, epileptic fit or crisis or attack, ictus epilepticus.

CRISE D'ÉPILEPSIE CENTRENCÉPHALIQUE. Highest level seizure.

CRISE ÉRYTHROBLASTIQUE. Blood crisis.

CRISE FOCALE. Focal cerebral seizure or fit.

CRISE GASTRIQUE. Gastric crisis.

CRISE HÉMATIQUE OU HÉMATOBLASTIQUE. Haematic crisis, haemic crisis.

CRISE HÉMOCLASIQUE. Anaphylactoid shock or crisis, colloidoclastic shock or crisis, haemoclastic shock or crisis, peptone shock, protein shock.

CRISE HYSTÉRIQUE. Hysterics.

CRISE INTERMENSTRUELLE. Intermenstrual crisis.

CRISE INTESTINALE. Intestinal crisis.

CRISE LARYNGÉE. Laryngeal crisis.

CRISE MYOCLONIQUE. Myoclonic petit mal or epilepsy.

CRISE NITRITOÏDE. Nitritoid crisis or reaction or shock or syndrome.

CRISE DE NIVEAU SUPÉRIEUR (épilepsie). Highest level seizure.

CRISE OCULOGYRE. Oculogyric crisis.

CRISE DE PLAFONNEMENT. Oculogyric crisis.

CRISE POSTÉRIEURE. Cerebellar fit, tonic fit, tetanoid epilepsy, tonic epilepsy, tonic postural epilepsy, brain-stem epilepsy, cerebellar epilepsy, decerebrate epilepsy, opisthotonic epilepsy.

CRISE PSYCHOMOTRICE. Temporal fit. → *épilepsie temporale.*

CRISE DU REJET. Rejection crisis.

CRISE RÉNALE. Renal crisis.

CRISE STATIQUE. Akinetic epilepsy.

CRISE STATIQUE DE RAMSAY HUNT. Akinetic epilepsy.

CRISE TABÉTIQUE. Tabetic crisis.

CRISE TEMPORALE. Temporal fit.

CRISE THYROTOXIQUE. Thyroid crisis.

CRISE TONIQUE. Tonic epilepsy. → *crise postérieure.*

CRISE DU TRANSPLANT. Rejection crisis.

CRISE UNCIFORME OU **UNCINÉE.** Uncinate fit.

CRISE URÉTÉRALE. Nephralgic crisis.

CRISE VÉSICALE. Vesical crisis.

CRISE VISCÉRALE. Visceral crisis.

CRISTA GALLI. Crista galli.

CRISTALLIN, *s.m.* Lens.

CRISTALLOÏDE, *s.f.* Lens capsule.

CRISTALLOPHOBIE, *s.f.* Crystallophobia.

CRISTAUX ASTHMATIQUES. Charcot-Leyden crystals.

CRISTAUX DE CHARCOT-LEYDEN. Charcot-Leyden crystals.

CRITCHETT (opération de). Critchett's operation.

CRITHIDIA, *s.f. Crithidia.*

CRITIQUE, *adj.* ictal.

CROCHET OU **CROCHET-PINCE,** *s.m.* Grip.

CROCIDISME, *s.m.* Crocidismus. → *carphologie.*

CROCQ ET CASSIRER (syndrome de). Acrocyanosis.

CROHN (maladie de). Crohn's disease. → *iléite régionale ou terminale.*

CROISEMENT, *s.m.* Crossing.

CROISEMENT (signe du). Gunn's crossing sign.

CRONKHITE-CANADA (syndrome de). Cronkhite-Canada syndrome.

CROOKE (cellule de). Crooke's cell, cell with Crooke's hyaline change or degeneration.

CROSBY (test de). Crosby's test, thrombin test.

CROSS-MCKUSICK-BREEN (syndrome de). Cross-Breen- McKusick syndrome.

CROSSE AORTIQUE (syndrome de la). Aortic arch syndrome et → *Takayashu (syndrome de).*

CROSSECTOMIE, *s.f.* Crossectomy.

CROUP, *s.m.* Laryngeal diphteria, diphtheritic croup, membranous croup, true croup, pseudomembranous croup, croupous laryngitis, diphtheritic laryngitis, morbus strangulatorius.

CROUP (faux). Laryngitis stridula. → *laryngite striduleuse.*

CROUP INTESTINAL. Mucous enteritis. → *entérocolite muco-membraneuse.*

CROUPAL, ALE, *adj.* Croupous, croupy.

CROÛTES DE LAIT. Crusta lactea, milk crust.

CROUZON (maladie de). Crouzon's disease. → *dysostose craniofaciale héréditaire.*

CROWE (signe de). Crowe's sign.

CROW-FUKASE (syndrome de). Syndrome de Crow-Fukase, syndrome POEMS.

CRP. C-reactive protein.

CRST (syndrome). CRST syndrome. → *Thibierge-Weissenbach (syndrome de).*

CRUCHET (maladie de). Cruchet's disease. → *encéphalite épidémique d'Economo-Cruchet ou léthargique.*

CRUENTÉ, TÉE, *adj.* Bleeding.

CRUOR, *s.m.* Cruor.

CRURAL, ALE, *adj.* Crural.

CRUVEILHIER (atrophie, maladie ou **paralysie de).** Aran-Duchenne disease. → *atrophie musculaire progressive spinale type Aran-Duchenne.*

CRUVEILHIER (maladie de). Cruveilhier's disease. → *ulcère simple de l'estomac.*

CRUVEILHIER (nodosités de). Albini's nodules, Cruveilhier's nodules.

CRUVEILHIER-BAUMGARTEN (cirrhose de). Cruveilhier-Baumgarten cirrhosis.

CRYANESTHÉSIE, *s.f.* Cryanaesthesia.

CRYESTHÉSIE, *s.f.* Cryaesthesia.

CRYMOTHÉRAPIE, *s.f.* Crymotherapy, crymotherapeutics, frigotherapy.

CRYO-AGGLUTININE, *s.f.* Cold agglutinin.

CRYOBIOLOGIE, *s.f.* Cryobiology.

CRYOCAUTÉRISATION, *s.f.* Cold cautery, cryocautery.

CRYOCHIRURGIE, *s.f.* Cryosurgery.

CRYODESSICATION, *s.f.* Lyophilization.

CRYOFIBRINOGÈNE, *s.m.* Cryofibrinogen.

CRYOGLOBULINE, *s.f.* Cryoglobulin, cryoprotein.

CRYOGLOBULINÉMIE, *s.f.* Cryoglobulinaemia, cryoproteinaemia.

CRYOMASSAGE, *s.m.* Cryomassage.

CRYOPATHIE, *s.f.* Cryopathy.

CRYOPHILE, *adj.* Cryophilic.

CRYOPRÉCIPITABILITÉ, *s.f.* Cryoprecipitability.

CRYOPRÉCIPITATION, *s.f.* Cryoprecipitation.

CRYOPRÉCIPITÉ, *s.m.* Cryoprecipitate.

CRYOPRÉSERVATION, *s.f.* Cryopreservation.

CRYOPROTECTEUR, TRICE, *adj.* Cryoprotective. – *s.m.* Cryoprotectant.

CRYOPROTÉINE, *s.f.* Cryoglobulin, cryoprotein.

CRYOPROTÉINÉMIE, *s.f.* Cryoglobulinaemia, cryoproteinaemia.

CRYORÉTINOPEXIE, *s.f.* Cryoretinopexy.

CRYOSCOPIE, *s.f.* Cryoscopy.

CRYOTHALAMECTOMIE, *s.f.* Cryothalamectomy.

CRYOTHÉRAPIE, *s.f.* Cryotherapy, psychotherapy.

CRYPTAGGLUTINOÏDE, *s.m.* Cryptagglutinoid, third-order antibody.

CRYPTE, *s.f.* Crypt.

CRYPTITE, *s.f.* Cryptitis.

CRYPTOCÉPHALE, *s.m.* Cryptocephalus.

CRYPTOCOCCOSE, *s.f.* Cryptococcosis, European blastomycosis, torulosis, Busse-Buschke disease.

CRYPTOCOCCOSE ÉPIDERMIQUE. Blastomycosis epidermica.

CRYPTOGÉNÉTIQUE, CRYPTOGÉNIQUE, *adj.* Cryptogenetic, cryptogenic.

CRYPTOLEUCÉMIE, CRYPTOLEUCOSE, *s.f.* Cryptoleukaemia.

CRYPTOMÉNORRHÉE, *s.f.* Cryptomenorrhoea.

CRYPTOPHTALMIE, *s.f.* Cryptophtalmia, cryptophthalmus.

CRYPTOPHTALMIE-SYNDACTYLIE (syndrome). Fraser's syndrome.

CRYPTOPODIE, *s.f.* Cryptopodia.

CRYPTOPSYCHISME, *s.m.* Cryptopsychism.

CRYPTORCHIDIE, *s.f.* Cryptorchism, cryptorchidism, cryptorchidy, enorchia.

CRYPTOSPORIDIOSE, *s.f.* Cryptosporidiosis.

CRYPTOSPORIDIUM, *s.m. Cryptosporidium.*

CRYPTOTÉTANIE, *s.f.* Latent tetany. → *spasmophilie.*

CRYPTOTHYRÉOSE, *s.f.* Hidden hyperthyroidism.

CRYPTOTOXINES, *s.f.* **CRYPTOXIQUES (substances).** Cryptotoxins.

CRYPTO-TUBERCULOSE, *s.f.* Cryptotuberculosis.

CRYPTOZOÏTE, *s.m.* Cryptozoite.

CRYPTOZYGE, *adj.* Cryptozygous.

Cs. Chemical symbol for cesium.

17-CS. 17-Ketosteroids.

CsA. CsA (cyclosporine A).

CT. Abbreviation for « capacité totale ». Total lung capacity.

CUBITAL, ALE, *adj.* Ulnar.

CUBITUS VALGUS, *s.m.* Cubitus valgus.

CUBITUS VARUS, *s.m.* Cubitus varus.

CUBOÏDE, *adj.* Cuboid.

CUBOMANIE, *s.f.* Abnormal impulse for gambling.

CUCURBITIN, *s.m.* Tapeworm joint, proglottis, proglottid.

CUIGNET (méthode de). Cuignet's method. → *skiascopie.*

CUILLER OU CUILLÈRE DU FORCEPS. Blades of obstetrical forceps.

CUIR CHEVELU. Scalp, *s.*

CUIR NEUF (bruit de). Friction sound. → *frottement.*

CUISSARD, *s.m.* Socket.

CUISSE, *s.f.* Thigh.

CUIVRE, *s.m.* Copper.

CULDOCENTÈSE, *s.f.* Culdocentesis.

CULDOSCOPIE, *s.f.* Culdoscopy, polycoscopy.

CULEX, *s.m.* Culex.

CULICIDÉS, *s.m. pl.* Culicidae.

CULICIDISME, *s.m.* Anophelism.

CULLEN OU CULLEN-HELLENDALL (signe de). Cullen's sign, Hellendall's sign, blue navel, hematomphalus.

CULMEN, *s.m.* Culmen.

CULOT URINAIRE. Urinary sediment.

CULOTTE DE CHEVAL (aspect en). Steatomery. → *stéatomérie.*

CULPABILITÉ (sentiment de). Unjustified consciousness of guiltiness.

CUNÉIFORME, *adj.* Cuneiform.

CUNÉO-HYSTÉRECTOMIE, *s.f.* Cuneilhysterectomy, cuneohysterectomy.

CÜPPERS (méthodes de). Cüppers's methods.

CUPRÉMIE, *s.f.* Cupraemia.

CUPROPROTÉINE, *s.f.* Cuproprotein.

CUPRORRACHIE, *s.f.* Cuprorrhachia.

CUPROTHÉRAPIE, *s.f.* Cuprotherapy.

CUPRURIE, *s.f.* Cupruria.

CUPULE, *s.f.* Cupula of the ampullary crest.

CUPULOGRAMME, *s.m.* Cupulogram.

CUPULOMÉTRIE, *s.f.* Cupulometry.

CURAGE, *s.m.* Curage.

CURARE, *s.m.* Curare.

CURARE (test au). Curare test.

CURARISANT, ANTE, *adj.* Curarizing.

CURARISATION, *s.f.* Curarization.

CURE, *s.f.* Cure.

CURE BULGARE. Bulgarian treatment.

CURE DE JEÛNE. Hunger cure, hunger therapy, starvation cure, peinotherapy, limotherapy.

CURE DE MONTAGNE. Mountain cure.

CURE DE PETIT LAIT. Whey cure, orotherapy.

CURE RADICALE. Radical cure.

CURE DE SOIF. Thirst cure.

CURE DE TERRAIN. Terrain cure, Œrtel's treatment.

CURE UVALE. Grape cure.

CURETAGE, CURETTAGE, *s.m.* Curettage, curettement.

CURETAGE DE L'UTÉRUS. Uterine curettage, curettage of the uterus, Récamier's operation.

CURIE, *s.m.* Curie, Ci.

CURIEPUNCTURE, *s.f.* Interstitial irradation.

CURIETHÉRAPIE, *s.f.* Brachytherapy, curietherapy, curie therapy, radium therapy.

CURLING (ulcère de). Curling's ulcer.

CUROVACCINATION, *s.f.* Curative vaccination.

CURRARINO (syndrome de). Currarino's syndrome.

CURRARINO (triade de). Currarino's triad.

CURSCHMANN (spirales de). Curschmann's spirals.

CURTIUS (syndrome de). Curtius's syndrome.

CURTIUS-KRUGER (syndrome de). Curtius-Kruger syndrome.

CUSHING (maladie de). Cushing's disease. Cushing's basophilism, pituitary basophilism, basophil adenoma, basophilic adenoma.

CUSHING (suture ou sujet de). Cushing's suture.

CUSHING (syndrome de). Cushing's syndrome.

CUSHING (ulcères de). Rokstansky-Cushing ulcers.

CUSHINGOÏDE, *adj.* Cushing-like.

CUSHNY (théorie de). Cushny's theory.

CUSPIDE, *s.f.* Cusp.

CUTANÉO-INTESTINAL MORTEL (syndrome). Malignant atrophic papulosis. → *papulose atrophiante maligne.*

CUTIRÉACTION, *s.f.* Cutireaction, scratch test.

CUTIS HYPERELASTICA. Cutis hyperelastica, cutis elastica, elastic skin, dermatorrhexis, India rubber skin.

CUTIS LAXA. Cutis laxa. → *dermatolysie.*

CUTIS MARMORATA TELANGIECTICA CONGENITA. Cutis marmorata telangiectica congenita.

CUTIS VERTICIS GYRATA. Cutis verticis gyrata, bulldog scalp.

CUTIS VERTICIS PLANA. Cutis verticis plana.

CUTISATION, *s.f.* Cutization.

CUTITE, *s.f.* Cutitis.

CUTLER (épreuve de). Cutler-Porver-Wilder test.

CUTLER (signe de). Cutler's sign.

CV. 1° *capacité vitale* (Vital capacity). – 2° *champ visuel* (Field of vision).

C_VCO_2. Symbol for the concentration of carbon dioxyde in the mixed venous blood.

C_VO_2. Symbol for the concentration of oxygen in the mixed venous blood.

CYANOCOBALAMINE, *s.f.* Cyanocobalamin. → *vitamine B_{12}*

CYANODERMIE, *s.f.* Cyanosis.

CYANOGÈNE, *adj.* Producing cyanosis.

CYANOPATHIE, *s.f.* Cyanopathy.

CYANOPHILIE, *s.f.* Cyanophilia.

CYANOPSIE, *s.f.* Cyanopsia.

CYANOSE, *s.f.* Cyanosis, cyanoderma, cyanopathy.

CYANOSE CONGÉNITALE. Congenital cyanosis. → *bleue (maladie).*

CYANOSE ENTÉROGÈNE. Enterogenous cyanosis.

CYANOSÉ, SÉE, *adj.* Cyanosed, cyanotic.

CYANURIE, *s.f.* Cyanuria.

CYBERNÉTIQUE, *s.f.* Cybernetics.

CYBERNINE, *s.f.* Cybernin.

CYCLE DE L'ACIDE CITRIQUE. Citric acid cycle. → *Krebs (cycle de).*

CYCLE CELLULAIRE. Cell cycle.

CYCLE DE KREBS. Krebs's cycle. → *Krebs (cycle de).*

CYCLE DE KREBS-HENSELEIT. Ornithine cycle. → *Krebs-Henseleit (cycle de).*

CYCLE MÉTABOLIQUE. Turnover.

CYCLERGOMÈTRE, *s.m.* Ergonomic bicycle.

CYCLE DE L'ORNITHINE. Ornithine cycle. → *Krebs-Henseleit (cycle de).*

CYCLE TRICARBOXYLIQUE. Krebs's cycle. → *Krebs (cycle de).*

CYCLE DE L'URÉOGENÈSE. Ornithine cycle. → *Krebs-Henseleit (cycle de).*

CYCLINE, *s.f.* Cyclin.

CYCLIQUE, *adj.* Cyclic.

CYCLITE, *s.f.* Cyclitis.

CYCLOCÉPHALE, *s.m.* Cyclocephalus.

CYCLOCÉPHALIEN, *s.m.* Cyclocephalic monster.

CYCLODIALYSE, *s.f.* Cyclodialysis.

CYCLODIATHERMIE, *s.f.* Cyclodiathermy.

CYCLODUCTION, *s.f.* Cycloduction.

CYCLO-ERGOMÈTRE, *s.m.* Ergonomic bicycle.

CYCLOÏDIE, *s.f.* Cyclothymia. → *cyclothymie.*

CYCLOMASTOPATHIE, *s.f.* Cyclomastopathy.

CYCLO-OXYGÉNASE, *s.f.* Cyclooxygenase.

CYCLOPEXIE, *s.f.* Cyclopexy.

CYCLOPHORIE, *s.f.* Cyclophoria.

CYCLOPHOSPHAMIDE, *s.f.* Cyclophosphamide.

CYCLOPHRÉNIE, *s.f.* Cyclothymia.

CYCLOPIE, *s.f.* Cyclopia, monopia.

CYCLOPLÉGIE, *s.f.* Cycloplegia.

CYCLOPS, *s.m. Cyclops.*

CYCLOPHRÉNIE, *s.f.* Cyclothymia.

CYCLOPIE, *s.f.* Cyclopia, monopia.

CYCLOPLÉGIE, *s.f.* Cycloplegia.

CYCLORADIOTHÉRAPIE, *s.f.* Rotation therapy.

CYCLOSÉRINE, *s.f.* Cycloserine.

CYCLOSPASME, *s.m.* Cyclospasm.

CYCLOSPORINE, *s.f.* Cyclosporin.

CYCLOSTHÉNIE, *s.f.* Slight cyclothymia.

CYCLOTHÉRAPIE, *s.f.* Rotation therapy.

CYCLOTHYMIE, *s.f.* Cyclothymia, cyclophrenia, cycloid or cyclothymic personality, affective personality.

CYCLOTHYMIQUE, *s.m.* ou *f.* Cyclothymiac, cyclothymic. – *adj.* Cyclothymic.

CYCLOTOCÉPHALE, *s.m.* Cyclotocephalus.

CYCLOTRON, *s.m.* Cyclotron.

CYCLOTROPIE, *s.f.* Cyclotropia.

CYLINDRAXE, *s.m.* Axon. → *axone.*

CYLINDRE CIREUX ou **COLLOÏDAL.** Waxy cast.

CYLINDRE ÉPITHÉLIAL. Epithelial cast.

CYLINDRE GRAISSEUX. Fatty cast, lipid-rich cast.

CYLINDRE GRANULEUX. Granular cast.

CYLINDRE HÉMATIQUE. Blood cast.

CYLINDRE HYALIN. Hyaline cast.

CYLINDRE MUQUEUX. Mucous cast.

CYLINDRE URINAIRE. Urinary cast, urinary cylinder, renal cast, tube cast.

CYLINDROCÉPHALIE, *s.f.* Turricephaly. → *pyrgocéphalie.*

CYLINDROÏDE, *s.m.* Cylindroid, spurious cast, spurious tube cast.

CYLINDROME, *s.m.* Cylindroma, siphonoma, syphonoma, naevus epitheliomato-cylindromatosus, turban tumur, sarcoma capitis, endothelioma capitis.

CYLINDRURIE, *s.f.* Cylindruria.

CYLLOSOME, *s.m.* Cyllosomus.

CYMBOCÉPHALIE, *s.f.* Cymbocephaly.

CYNANTHROPIE, *s.f.* Cynanthropy.

CYNIQUE, *adj.* Cynic.

CYNIQUE (rire ou **spasme).** Cynic spasm. → *sardonique (rire).*

CYNOPHOBIE, *s.f.* Cynophobia.

CYNOREXIE, *s.f.* Cynorexia.

CYPHOSCOLIOSE, *s.f.* Kyphoscoliosis, scoliokyphosis.

CYPHOSE, *s.f.* Kyphosis, cyphosis, humpback, hunchback, cyrtosis.

CYPHOSE DOULOUREUSE DES ADOLESCENTS. Vertebral epiphysitis. → *épiphysite vertébrale douloureuse de l'adolescence.*

CYPRIDOLOGIE, *s.f.* Cypridology. → *vénéréologie.*

CYPRIDOPATHIE, *s.f.* Cypridopathy.

CYPRIDOPHOBIE, *s.f.* Cypridophobia, cypriphobia.

CYRIAX (massage de). Cyriax's massage.

CYRIAX (syndrome de). Cyriax's syndrome.

CYRTOMÈTRE, *s.m.* Cyrtometer.

CYSTADÉNOCARCINOME, *s.m.* Cystadenocarcinoma.

CYSTADÉNOFIBROME, *s.m.* Cystadenofibroma.

CYSTADÉNOLYMPHOME, *s.m.* Papillary cystadenoma lymphomatosum, adenolymphoma, Warthin's tumour.

CYSTADÉNOME, *s.m.* Cystadenoma, adenocystoma, adenocele, intracanalicular fibroma.

CYSTADÉNOME PAPILLAIRE. Adenolymphoma. → *cystadénolymphome.*

CYSTADÉNOSARCOME, *s.m.* Cystadenosarcoma.

CYSTALGIE, *s.f.* Cystalgia, cystodynia.

CYSTATHIONINURIE, *s.f.* Cystathioninuria.

CYSTECTASIE, *s.f.* Cystectasia, cystectasy, cystauxe.

CYSTECTOMIE, *s.f.* Cystectomy.

CYSTÉINE, *s.f.* Cysteine.

CYSTICERCOÏDE, *adj.* et *s.m.* Cysticercoid.

CYSTICERCOSE, *s.f.* Cysticercosis, cysticercal disease.

CYSTICERQUE, *s.m.* Cysticercus.

CYSTICOTOMIE, *s.f.* Cysticotomy.

CYSTINE, *s.f.* Cystine.

CYSTINÉPHROSE, *s.f.* Cystinephrosis. → *rein sacciforme.*

CYSTINOSE, *s.f.* Cystinosis, cystine storage disease, Lignac's disease or syndrome, Lignac-Fanconi syndrome, Abderhalden-Fanconi syndrome, Abderhalden-Kaufmann-Lignac syndrome, Fanconi's syndrome, cystine diathesis or disease.

CYSTINURIE, *s.f.* Cystinuria.

CYSTINURIE-LYSINURIE FAMILIALE. Amino diabetes renal amino acid diabetes, cystinuria lysinuria.

CYSTIQUE, *adj.* Cystic.

CYSTIRRAGIE, *s.f.* Cystirrhagia, cystorrhagia.

CYSTITE, *s.f.* Cystitis.

CYSTITE DISSÉQUANTE. Localizated gangrenous cystitis.

CYSTITE FRAMBOISÉE. Granulomatous cystitis.

CYSTITE INCRUSTÉE. Incrusted cystitis.

CYSTITE INTERSTITIELLE. Interstitial cystitis.

CYSTITE KYSTIQUE. Cystic cystitis, cysitis cystica.

CYSTITE EN PLAQUE. Malakoplakia vesicale.

CYSTOCÈLE, *s.f.* Cystocele, hernia of the bladder, vesical hernia, cystic hernia.

CYSTOCHONDROME, *s.m.* Cystic myxochondroma.

CYSTODYNIE, *s.f.* Cystalgia, cystodynia.

CYSTO-ÉPITHÉLIOME, *s.m.* Cysto-epithelioma.

CYSTO-ÉPITHÉLIOME DE L'OVAIRE. Multilocular cystadenoma of the ovary, ovarian cysto-epithelioma, myxoid cystoma of the ovary.

CYSTOFIBROME, *s.m.* Cystofibroma.

CYSTOGRAPHIE, *s.f.* Cystography, cystoradiography.

CYSTO-HYSTÉROPEXIE, *s.f.* Cysto-hysteropexy.

CYSTOÏDE, *adj.* Cystoid.

CYSTOLITHOTOMIE, *s.f.* Cystolithotomy.

CYSTOME, *s.m.* Cystoma.

CYSTOME DE L'OVAIRE. Cystome of the ovary. → *cystoépithéliome de l'ovaire.*

CYSTOMÉTRIE, *s.f.* Cystometry.

CYSTOMÉTROGRAMME, *s.m.* Cystometrogram.

CYSTOPEXIE, *s.f.* Cystopexy.

CYSTOPLASTIE, *s.f.* Cystoplasty.

CYSTOPLÉGIE, *s.f.* Cystoplegia.

CYSTORADIOGRAPHIE, *s.f.* Cystoradiography, cystography.

CYSTORRAGIE, *s.f.* Cystorrhagia, cystirrhagia.

CYSTORRAPHIE, *s.f.* Cystorrhaphy.

CYSTOSARCOME, *s.m.* Cystosarcoma.

CYSTOSARCOME PHYLLODE. Cystosarcoma phyllodes or phylloides, adenocystosarcoma, adenoma pseudo-sarcomatodes, Brodie's serocystic disease of breast, Brodie's tumour or disease, cystadenosarcoma, cystofibroma papillare, cystosarcoma artaresceus, polyposum cystosarcoma intracanaliculare, cystosarcoma papillare, cystosarcoma proliferum, cystosarcoma simplex, gelatinous cystosarcoma, telangiectatic cystosarcoma, giant fibroadenoma of breast, fibromyxosarcoma of breast, fibrosarcoma of breast, giant intracanalicular fibroadenomyxoma, giant mammary myxoma, intracanalicular myxoma, myxosarcoma of breast, pseudosarcoma of breast, intracanalicular sarcoma, sarcoma phylloides, serocystic sarcoma, periductal sarcoma, mixed tumour of breast, tuberous cystic tumour of breast.

CYSTOSCOPE, *s.m.* Cystoscope.

CYSTOSCOPIE, *s.f.* Cystoscopy.

CYSTOSTOMIE, *s.f.* Cystostomy.

CYSTOTOMIE, *s.f.* Cystotomy.

CYSTO-URÉTROSCOPIE, *s.f.* Cystourethroscopy.

CYT. Cyt (cytosine).

CYTAPHÉRÈSE, *s.f.* Cytapheresis.

CYTASE, *s.f.* Cytase.

CYTÉMIE, *s.f.* Cytaemia.

CYTHÉMOLYSE, *s.f.* Cythaemolysis. → *hémolyse.*

CYTHÉMOLYTIQUE, *adj.* Cythaemolytic. → *hémolytique.*

CYTO-ADHÉRENCE, *s.f.* Cytoadherence.

CYTO-ARCHITECTONIE, *s.f.* Cyto-architecture.

CYTOCHIMIE, *s.f.* Cytochemistry.

CYTOCHROME, *s.m.* Cytochrome, myohaematin, histohaematin.

CYTOCHROME OXYDASE. Cytochrome oxidase. → *ferment respiratoire.*

CYTOCINÈSE, *s.f.* ou **CYTOKINÈSE,** *s.f.* Cytocinesis, cytokinesis.

CYTODIAGNOSTIC, *s.m.* Cytodiagnosis.

CYTODYSTROPHIE RÉNALE FAMILIALE. Familial renal cytodystrophy.

CYTOFLUOROMÉTRIE, *s.f.* Flow cytometry.

CYTOGÉNÉTIQUE, *s.f.* Cytogenetics.

CYTO-HORMONAL (examen). Vaginal smear. → *vaginal (frottis).*

CYTOKÉRATINE, *s.f.* Cytokeratine.

CYTOKINE, *s.f.* Cytokine.

CYTOLOGIE, *s.f.* Cytology.

CYTOLYSE, *s.f.* Cytolysis.

CYTOLYSINE, *s.f.* Cytolysin.

CYTOLYTIQUE, *adj.* Cytolytic.

CYTOMÉGALOVIRUS, *s.m.* Cytomegalovirus, cytomegalic inclusion disease virus, salivary gland virus.

CYTOMÉTRIE, *s.f.* Cytometry.

CYTONOCIVITÉ, *s.f.* Cytotoxicity.

CYTOPATHIE, *s.f.* Cytopathy.

CYTOPATHOGÈNE, *adj.* Cytopathogenic.

CYTOPATHOLOGIE, *s.f.* Cytopathology.

CYTOPÉNIE, *s.f.* Cytopenia.

CYTOPEXIQUE, *adj.* Fixing cells.

CYTOPHÉRÈSE, *s.f.* Cytapheresis.

CYTOPHYLAXIE, *s.f.* Cytophylaxis.

CYTOPLASIQUE (processus). Cytopoiesis.

CYTOPLASME, *s.m.* Cytoplasm. → *protoplasma.*

CYTOSCOPIE, *s.f.* Cytoscopy.

CYTOSIDÉROSE, *s.f.* 1° Cytosiderosis. – 2° Haemochromatosis.

CYTOSINE, *s.f.* Cytosine.

CYTOSOL, *s.m.* Cytosol.

CYTOSQUELETTE, *s.m.* Cytoskeleton.

CYTOSTATIQUE, *adj.* Cytostatic.

CYTOSTÉATONÉCROSE, *s.f.* Steatonecrosis. → *stéatonécrose.*

CYTOTACTIQUE, *adj.* Cytotactic.

CYTOTAXIE, *s.f.* Cytotaxis.

CYTOTAXIGÈNE, *s.m.* Cytotaxigen.

CYTOTAXINE, *s.f.* Cytotaxin.

CYTOTHÉRAPIE, *s.f.* Cytotherapy.

CYTOTOXICITÉ, *s.f.* Cytotoxicity.

CYTOTOXICITÉ À MÉDIATION CELLULAIRE DÉPENDANTE DES ANTICORPS. Antibody dependent cell-mediated cytotoxicity, AD CC phenomenon.

CYTOTOXINE, *s.f.* Cytotoxin.

CYTOTOXIQUE, *adj.* Cytotoxic.

CYTOTROPE, *adj.* Cytotropic.

CYTOTROPHOBLASTE, *s.m.* Cytotrophoblast.

CYTOTROPISME, *s.m.* Cytotropism.

CYTOZYME, *s.f.* Cytozym. → *thromboplastine.*

CZERMAK (manœuvre de). Czermak's vagus pressure.

CZERNY (opération de). Cholecystopexy.

D

D. (symbol for diffusing capacity).

d. Symbol for 1° déci. – 2° dalton.

D_1, D_2, D_3. Abbreviations for Lead 1, Lead 2, Lead 3 of the electrocardiogram.

D (facteur). D Factor.

da. Symbol for deca.

DABNEY (grippe de). Epidemic pleurodynia. → *myalgie épidémique.*

DACNOMANIE, *s.f.* Dacnomania.

DA COSTA (érythrokératodermie variable de Mendes). Da Costa's syndrome. → *érythrokératodermie variable de Mendes Da Costa.*

DA COSTA (syndrome de). Da Costa's syndrome. → *cœur irritable.*

DACRYADÉNITE, DACRO-ADÉNITE, *s.f.* Dacryoadenitis, dacryadenitis.

DACRYOCYSTECTOMIE, *s.f.* Dacryocystectomy.

DACRYOCYSTITE, *s.f.* Dacryocystitis, dacrocystitis, dacrycystitis.

DACRYOCYSTORHINOSTOMIE, *s.f.* Dacryocystorhinostomy.

DACRYOGÈNE, *adj.* Dacryogenic.

DACRYOLITHE, *s.m.* Dacryolite, dacryolith.

DACRYON, *s.m.* Dacryon.

DACRYOPS, *s.m.* Dacryops.

DACRYO-RHINOSTOMIE PLASTIQUE. Dacryocystorhinostomy.

DACRYSTIQUE, *adj.* Lacrimal.

DACTYLE (bruit de). Splitting of the second heart sound.

DACTYLITE, *s.f.* Dactylitis.

DACTYLITE SYPHILITIQUE. Dactylitis syphilitica.

DACTYLITE TUBERCULEUSE. Dactylitis tuberculosa, tuberculous dactylisis, dactylisis strumosa.

DACTYLODIASTROPHIE, *s.f.* Hereditary hyperlaxity of the finger joint.

DACTYLOGRAMME, *s.m.* Dactylogram.

DACTYLOMÉGALIE, *s.f.* Dactylomegaly.

DACTYLOPHASIE, *s.f.* Dactylophasia, dactylogy.

DACTYLOSCOPIE, *s.f.* Dactyloscopy.

DACTYLOSIS SPONTANEA. Dactylosis.

DAENTL (syndrome de). Daentl's syndrome.

DAKIN (soluté ou liqueur de). Dakin's fluid or solution.

DALIBOUR (eau de). Dalibour's water.

DALRYMPLE (signe de). Dalrymple's sign.

DALTON (anomalie de). Anerythropsia, daltonism.

DALTON, *s.m.* Dalton.

DALTONIEN, ENNE, *adj.* Affected with daltonism.

DALTONISME, *s.m.* Daltonism, partial colour-blindness.

DAMMANN-MULLER (opération de). Pulmonary artery banding.

DAMNOMANIE, *s.f.* Damnation delirium.

DAMOISEAU (courbe de). Damoiseau's curve or sign, Ellis's line, curve of Ellis and Garland.

DANBOLT ET CLOSS (syndrome de). Danbolt-Closs syndrome. → *acrodermatite entéropathique.*

DANCE (signe de). Dance's sign.

DANDY (opérations de). Dandy's operations.

DANDY-WALKER (syndrome de). Dandy-Walker syndrome.

DANE (particule de). Dane's particle.

DANIELOPOLU (opération de). Danielopolu's operation.

DANLOS (syndrome de). Danlos's disease or syndrome, Ehlers-Danlos syndrome, fibrodysplasia elastica.

DANON (maladie de). Danon's disease.

DANSE DES HILES. Hilar dance.

DANSE DE SAINT-GUY. Chorea. → *chorée.*

DARIER (maladie de). Darier's disease. → *psorospermose folliculaire végétante.*

DARIER-FERRAND (dermatofibrome progressif et récidivant de). Darier-Ferrand dermatofibroma. → *fibrosarcome de la peau.*

DARLING (maladie de). Darling's disease. → *histoplasmose.*

DARMOUS, *s.m.* Darmous.

DARROW ou DARROW-ELIEL (syndrome de). Darrow's syndrome.

DARSONVALISATION, *s.f.* Arsonvalism, arsonvalization, d'arsonvalism, d'arsonvalization, darsonvalization.

DARTIGUES (technique de). Dartigues's operation.

DARTOS, *s.m.* Dartos muscle.

DARTRE FURFURACÉE ou VOLANTE. Pityriasis alba. → *pityriasis simplex circonscrit.*

DARWIN (lois de). Darwin's laws.

DARWINISME, *s.m.* Darwinism.

DATTES (mal des). Oriental sore. → *bouton d'Orient.*

DAVAINE (bacille de). *Bacillus anthracis.*

DAVIER, *s.m.* Dental forceps.

DAVENPORT (diagramme de). Davenport's diagram.

DAVIDENKOW (syndrome de). Davidenkow's syndrome.

DAVIES (thorax de). Davies's chest.

DAWSON (encéphalite à inclusions de). Dawson's encephalitis. → *leucoencéphalite sclérosante subaiguë.*

DDD. DDD.

DDDR. DDDR.

DDI. DDI.

D-DIMÈRE, *s.m.* D-dimer.

DDT. DDT.

DÉAMBULATEUR, *s.m.* Walking frame device.

DÉAMBULATION, *s.f.* Ambulation, deambulation.

DEAVER (méthode de). Deaver's method.

DE BARSY (syndrome de). De Barsy's syndrome.

DÉBILE, *adj.* Affected with debility.

DÉBILE INTELLECTUEL ou MENTAL. Moron, feebleminded.

DÉBILITÉ, *s.f.* Debility.

DÉBILITÉ INTELLECTUELLE ou MENTALE. Moronity, moronism, morosis, feeblemindedness.

DÉBILITÉ MOTRICE. Debility.

DÉBIT, *s.m.* Discharge, flow, outflow, output.

DÉBIT CARDIAQUE. Cardiac output, heart output, circulation rate.

DÉBIT EXPIRATOIRE MAXIMUM SECONDE. Timed vital capacity. → *volume expiratoire maximum seconde.*

DÉBIT DU GAZ CARBONIQUE ÉLIMINÉ. Carbon dioxide elimination. → *gaz carbonique éliminé (débit du).*

DÉBIT DE POINTE. Peak flow.

DÉBIT D'OXYGÈNE. Oxygen uptake.

DÉBIT PULMONAIRE. Pulmonary blood flow.

DÉBIT (syndrome de bas). Low out put syndrome.

DÉBIT SYSTOLIQUE. Stroke output, stroke volume, systolic discharge.

DÉBIT URINAIRE. Urinary output.

DÉBIT VENTILATOIRE MAXIMUM MINUTE. Maximum breathing capacity. → *ventilation maxima.*

DÉBIT VENTRICULAIRE. Ventricular output.

DEBOVE (maladie de). Debove's disease.

DEBOVE (tube de). Debove's tube.

DEBRÉ-FIBIGER (syndrome de). Debré-Fibiger syndrome, Fibiger-Debré-von Gierke syndrome, Pirie's syndrome, congenital adrenal hyperplasia with loss of sodium, congenital adrenal androgenic hyperplasia type C_{21} block.

DEBRÉ-MARIE (syndrome de). Debré-Marie syndrome.

DEBRÉ-MOLLARET (maladie de). Cat scratch disease. → *griffes de chat (maladie des).*

DEBRÉ-SEMELAIGNE (syndrome de). Debré-Semelaigne syndrome, Kocher-Debré-Semelaigne syndrome, hypothyroid myopathy, infantile myxoedema-muscular hypertrophy syndrome.

DÉBRIDEMENT, *s.m.* Debridement.

DÉCA, *préfixe.* Deca.

DÉCALCIFICATION, *s.f.* Decalcification.

DÉCALVANT, ANTE, *adj.* Decalvant.

DÉCALVATION, *s.f.* Decalvation.

DÉCANULATION, *s.f.* Decannulation.

DÉCAPSULATION, *s.f.* Decapsulation.

DÉCAPSULATION TOTALE DU REIN. Renal decapsulation. → *Edebohls (opération d').*

DÉCARBOXYLATION, *s.f.* Decarboxylation, decarboxylization.

DÉCARBOXYPROTHROMBINE, *s.f.* Decarboxyprothrombin.

DÉCÉRÉBRATION, *s.f.* Decerebration.

DÉCÈS, *s.m.* Death.

DÉCHAÎNANT, ANTE, *adj.* Reacting, releasing.

DÉCHARGE, *s.f.* Discharge.

DÉCHARGE ÉPILEPTIQUE. Epileptic discharge.

DÉCHARGE NEURONIQUE. Neuronal discharge, nervous discharge, neural discharge.

DÉCHÉANCE PHYSIQUE ou MENTALE. Degeneracy.

DÉCHLORURATION, *s.f.* Dechloridation.

DÉCHLORURÉ, RÉE, *adj.* Without chloride.

DÉCHOLINE (épreuve à la). Dehydrocholate test.

DÉCHOQUAGE, *s.m.* Treatment of the shock.

DÉCI, *préfixe.* Deci.

DÉCIBEL, *s.m.* Decibel.

DÉCIDUAL, ALE, *adj.* Decidual.

DÉCIDUOME MALIN. Chorioma. → *chorio-épithéliome.*

DÉCLAMPAGE, *s.m.* Removal of a clamp.

DÉCLIVE, *adj.* Declive.

DÉCOCTÉ, *s.m.* Decoction.

DÉCOCTION, *s.f.* Decoction.

DÉCOLLATION, *s.f.* Decollation.

DÉCOLLEMENT ÉPIPHYSAIRE. Separation of epiphysis.

DÉCOLLEMENT DES OMOPLATES. Scapulae alatae.

DÉCOLLEMENT DE LA RÉTINE. Detachment of the retina, retinal detachment.

DÉCOMPENSATION, *s.f.* Decompensation, broken compensation.

DÉCOMPENSÉ, SÉE, *adj.* Decompensated.

DÉCOMPLÉMENTATION, *s.f.* Inactivation of the complement.

DÉCOMPLÉMENTÉ, TÉE, *adj.* Decomplementized.

DÉCONDITIONNÉ, NÉE, *adj.* Deconditioned.

DÉCONDITIONNEMENT, *s.m.* Suppression of a conditioned reflex.

DÉCONNEXION INTERHÉMISPHÉRIQUE (syndrome de). Hemisphere or callosal disconnection.

DÉCONTRACTION, *s.f.* Relaxation of a muscle.

DÉCORTICATION, *s.f.* Decortication.

DÉCORTICATION DU CŒUR. Decortication of the heart. → *péricardectomie.*

DÉCORTICATION PLEURO-PULMONAIRE. Decortication of lung, Fowler's operation, Delorme's operation.

DÉCORTICATION RÉNALE. Renal decortication. → *Edebohls (opération d').*

DÉCOURS, *s.m.* Decrement.

DÉCRÉMENT, *s.m.* Decrement.

DÉCRÉMENTIEL, ELLE, *adj.* Decremental.

DÉCUBITUS, *s.m.* Decubitus.

DÉCUBITUS AIGU, ACUTUS OU **OMINOSUS.** Decubitus acutus, acute decubitus.

DÉCUBITUS DORSAL. Dorsal decubitus, dorsal position, supine position, decubitus position.

DÉCUBITUS LATÉRAL. Unilateral position.

DÉCUBITUS LATÉRAL DROIT. Right lateral decubitus.

DÉCUBITUS LATÉRAL GAUCHE. Left lateral decubitus.

DÉCUBITUS VENTRAL. Ventral decubitus, prone position.

DÉCUSSATION, *s.f.* Decussation.

DÉDIFFÉRENCIATION, *s.f.* Dedifferentiation.

DÉDOLER, *v.* To dedolate.

DÉDOUBLEMENT DES BRUITS CARDIAQUES. Reduplication of heart sounds, reduplication murmur.

DÉEFFÉRENTIATION MOTRICE (syndrome de). Locked-in syndrome.

DF2. DF2.

DÉFAILLANCE, *s.f.* Failure.

DÉFAILLANCE CARDIAQUE. Heart failure, cardiac failure, cardiac insufficiency, myocardial insufficiency.

DÉFAILLANCE CARDIAQUE À BAS DÉBIT. Low output failure.

DÉFAILLANCE CARDIAQUE AVEC CHUTE DE DÉBIT ARTÉRIEL EN AVAL. Forward failure, forward heart failure.

DÉFAILLANCE CARDIAQUE À DÉBIT NORMAL OU **ÉLEVÉ.** High output failure.

DÉFAILLANCE CARDIAQUE DROITE. Right heart failure.

DÉFAILLANCE CARDIAQUE GAUCHE. Left heart failure.

DÉFAILLANCE CARDIAQUE ŒDÉMATEUSE OU **CONGESTIVE.** Congestive heart failure.

DÉFAILLANCE CARDIAQUE AVEC STASE VEINEUSE EN AMONT. Backward failure, backward heart failure.

DÉFAILLANCE CIRCULATOIRE. Circulatory failure.

DÉFAILLANCE CIRCULATOIRE PÉRIPHÉRIQUE. Peripheral circulatory failure.

DÉFAILLANCE MULTIVISCÉRALE (syndrome de). Multiple (systems) organ failure syndrome.

DÉFÉCATION, *s.f.* 1° (physiologie). Defecation, cacation. – 2° (chimie). Chemical defecation.

DÉFÉMINISATION, *s.f.* Defemination, defeminization.

DÉFÉRENTITE, *s.f.* Deferentitis.

DÉFÉRENTOGRAPHIE, *s.f.* Deferentography.

DÉFÉRENTO-URÉTROSTOMIE, *s.f.* Deferento-urethrostomy.

DÉFÉROXAMINE, *s.f.* Deferoxamine.

DÉFERVESCENCE, *s.f.* Defervescence, stadium decrementi, stadium defervescentiae, defervescent stage.

DÉFIBRILLATEUR, *s.m.* Defibrillator, cardioverter.

DÉFIBRILLATION, *s.f.* Defibrillation.

DÉFIBRINATION, *s.f.* Defibrination.

DÉFIBRINATION (syndrome de). Defibrination syndrome. → *coagulation intravasculaire disséminée (syndrome de).*

DÉFICIENCE, *s.f.* Deficiency.

DÉFICIT ENZYMATIQUE CORTICOSURRÉNAL. Congenital hyperadrenalism. → *hyperplasie surrénale congénitale.*

DÉFICIT IMMUNITAIRE ACQUIS (syndrome de). Acquired immunodeficency syndrome.

DÉFILÉ COSTO-CLAVICULAIRE (syndrome du) OU DÉFILÉ DES SCALÈNES (syndrome du). Scalenus syndrome. → *scalène antérieur (syndrome du).*

DÉFLEXION, *s.f.* 1° (obstétrique). Extension. – 2° (électrocardiographie). Deflection.

DÉFLEXION INTRINSÉCOÏDE. Intrinsicoid deflection, intrinsic-like down stroke.

DÉFLEXION EXTRINSÈQUE. Extrinsic deflection, extrinsic wave.

DÉFLORATION, *s.f.* Defloration.

DÉFORMATION, *s.f.* Deformity, deformation.

DÉFOULEMENT, *s.m.* Removal of repression.

DÉFRÉNATION, *s.f.* Section of depressor nerve.

DÉGAGEMENT, *s.m.* Disengagement.

DÉGAGEMENT DES MEMBRES. Extraction of the limbs.

DÉGAMMA-CARBOXY-PROTHROMBINE, *s.f.* Degamma-carboxy-prothrombine.

DÉGÉNÉRATION, *s.f.* Degeneration.

DÉGÉNÉRATION GRISE DES CORDONS POSTÉRIEURS. Tabes dorsalis. → *tabes dorsalis.*

DÉGÉNÉRÉ, RÉE, *adj.* Degenerate.

DÉGÉNÉRESCENCE, *s.f.* Degeneration.

DÉGÉNÉRESCENCE AMYLOÏDE. Amyloid degeneration. → *amyloïde (dégénérescence).*

DÉGÉNÉRESCENCE CALCAIRE. Calcareous degeneration. → *calcification.*

DÉGÉNÉRESCENCE CASÉEUSE. Caseous degeneration. → *caséification.*

DÉGÉNÉRESCENCE CHONDROÏDE. Amyloid degeneration. → *amyloïde (dégénérescence).*

DÉGÉNÉRESCENCE CIREUSE. Amyloid degeneration. → *amyloïde (dégénérescence)* et → *dégénérescence zenkérienne.*

DÉGÉNÉRESCENCE COLLOÏDE. Colloid degeneration, gelatiniform degeneration.

DÉGÉNÉRESCENCE COMBINÉE SUBAIGUË DE LA MOELLE. Combined sclerosis. → *scléroses combinées.*

DÉGÉNÉRESCENCE CYSTIQUE DE LA MACULA RÉTINIENNE. Cystic maculopathy.

DÉGÉNÉRESCENCE FIBRINOÏDE. Coagulation necrosis. → *nécrose de coagulation.*

DÉGÉNÉRESCENCE GRAISSEUSE. Fatty degeneration, adipose degeneration.

DÉGÉNÉRESCENCE GRISE DES CORDONS POSTÉRIEURS. Tabès. → *tabes.*

DÉGÉNÉRESCENCE HÉPATO-LENTICULAIRE. Hepatolenticular degeneration.

DÉGÉNÉRESCENCE KYSTIQUE. Degeneration cyst, cystic degeneration.

DÉGÉNÉRESCENCE LARDACÉE. Amyloid degeneration. → *amyloïde (dégénérescence).*

DÉGÉNÉRESCENCE LENTICULAIRE PROGRESSIVE. Lenticular degeneration. → *hépatite familiale juvénile avec dégénérescence du corps strié.*

DÉGÉNÉRESCENCE MACULAIRE DE COPPEZ ET DANIS. Disciform degeneration of the macula lutea. → *Coppez et Danis (dégénérescence maculaire de).*

DÉGÉNÉRESCENCE MACULAIRE DE DOYNE. Doyne's honeycomb choroidopathy.

DÉGÉNÉRESCENCE MACULAIRE HÉRÉDITAIRE. Heredomacular degeneration.

DÉGÉNÉRESCENCE MACULAIRE PSEUDO-INFLAMMATOIRE DE SORSBY. Sorsby's macular degeneration. → *Sorsby (dégénérescence maculaire pseudo-inflammatoire de).*

DÉGÉNÉRESCENCE MENTALE. Mental degeneration.

DÉGÉNÉRESCENCE MUSCULAIRE HYALINE. Hyaline necrosis.

DÉGÉNÉRESCENCE MYXOMATEUSE. Mucous softening, myxomatous degeneration, mucoid or myxoid degeneration.

DÉGÉNÉRESCENCE NERVEUSE DESCENDANTE. Secondary degeneration. → *dégénérescence wallérienne.*

DÉGÉNÉRESCENCE PROGRESSIVE PYRAMIDO-PALLIDALE. Lhermitte-Cornil-Quesnel syndrome, progressive pyramidopallidal degeneration.

DÉGÉNÉRESCENCE (réaction de). Reaction of degeneration.

DÉGÉNÉRESCENCE RÉTICULÉE DE L'ÉPITHÉLIUM CORNÉEN. Reticular degeneration, Biber-Haab-Dimmer degeneration.

DÉGÉNÉRESCENCE SEGMENTAIRE PÉRIAXILE. Segmental neuropathy. → *névrite segmentaire périaxile.*

DÉGÉNÉRESCENCE TAPÉTO-RÉTINIENNE. Tapetoretinal degeneration.

DÉGÉNÉRESCENCE TUBULAIRE PROGRESSIVE FAMILIALE. Familial juvenile nephronophtisis. → *néphronophtise héréditaire de l'enfant.*

DÉGÉNÉRESCENCE VITREUSE. Coagulation necrosis. → *nécrose de coagulation.*

DÉGÉNÉRESCENCE WALLÉRIENNE. Wallerian degeneration, secondary degeneration, orthograd degeneration.

DÉGÉNÉRESCENCE ZENKÉRIENNE. Zenker's degeneration or necrosis, hyaline necrosis.

DÉGLABRATION, *s.f.* Decalvation.

DÉGLOBULISATION, *s.f.* Loss of erythrocytes.

DÉGLUTITION, *s.f.* Swallowing.

DEGOS (syndrome de). Degos's disease. → *papulose atrophiante maligne.*

DÉGRANULATION, *s.f.* Degranulation.

DÉGRANULATION DES BAROPHILES. Basophil degranulation.

DEGRÉ CELSIUS, °C. Celsius degree.

DEGRÉ FAHRENHEIT, °F. Fahrenheit degree.

DEHIO (épreuve de). Dehio's test.

DÉHYDRASE, *s.f.* Dehydrase. → *deshydrase.*

DÉHYDROANDROSTÉRONE, *s.f.* Dehydroandrosterone.

DÉHYDROCHOLATE DE SODIUM (épreuve au). Sodium dehydrocholate method, dehydrocholate test.

11-DÉHYDROCORTICOSTÉRONE, *s.f.* Dehydrocorticosterone, Kendall's compound A.

Δ-1-DÉHYDROCORTISONE, *s.f.* Prednisone. → *deltacortisone.*

DÉHYDROGÉNASE, *s.f.* Dehydrogenase. → *déshydrase.*

DÉHYDRO-ISOANDROSTÉRONE, *s.f.* Dehydroisoandrosterone.

DÉHYDRORÉTINOL, *s.m.* Dehydroretinol, vitamin A_2.

DEITERS (syndrome du noyau de). Deiter's nucleus syndrome. → *Bonnier (syndrome de).*

DÉJÀ VÉCU OU DÉJÀ VU. Déjà vécu *or* déjà vu.

DEJEAN (syndrome de). Dejean's syndrome, orbital floor syndrome.

DEJERINE (syndrome des fibres radiculaires longues des cordons postérieurs de). Dejerine's syndrome. → *fibres longues (syndrome des).*

DEJERINE (syndrome interolivaire de). Dejerine's bulbar syndrome. → *bulbaire antérieur (syndrome).*

DEJERINE (syndrome sensitif cortical de). Dejerine's cortical sensory syndrome, Dejerine's parietal lobe syndrome.

DEJERINE-KLUMPKE (syndrome de). Klumpke's paralysis or palsy, Dejerine-Klumpke's paralysis.

DEJERINE-ROUSSY (syndrome de). Dejerine-Roussy syndrome, thalamic hyperaesthetic anesthaesia, posterior thalamic syndrome, retrolenticular syndrome.

DEJERINE-SOTTAS (type). *s.f.* Dejerine-Sottas disease or syndrome or neuropathy or type of trophy, Gombault's degeneration or neuritis.

DE LA CHAPELLE (syndrome de). De la Chapelle's syndrome.

DELBET (appareils de). Delbet's splints.

DELBET (appareil de marche de). Delbet's device.

DELBET (méthodes de Pierre). Delbet's methods for limbs fractures.

DELBET ET MOCQUOT (épreuve de). Perthes's test.

DEL CASTILLO, TRABUCCO ET H. DE LA BALZE (syndrome de). Germinal aplasia. → *Castillo, Trabucco et H. de la Balze (syndrome de Del).*

DÉLÉTÈRE, *adj.* Deleterious.

DÉLÉTION, *s.f.* Deletion, deletion of chromosomes.

DÉLÉTION DU BRAS COURT DU CHROMOSOME 4 (4 p –) (syndrome de la). Wolf's syndrome, Wolf-Hirschhorn syndrome, 4 p – syndrome, chromosome number 4 short arm deletion syndrome.

DÉLÉTION DU BRAS COURT DU CHROMOSOME 9 (9 p –). Partial deletion of a number 9 chromosome, 9 p – syndrome, ring chromosome 9.

DÉLEUCOCYTATION, *s.f.* Leucodepletion.

DELHI (bouton de). Delhi sore. → *bouton d'Orient.*

DÉLIRE, *s.m.* Delirium, delusion.

DÉLIRE AIGU. Acute delirium, specific febrile delirium, Bell's delirium, grave delirium.

DÉLIRE CHRONIQUE À ÉVOLUTION SYSTÉMATIQUE. Mania of persecution. → *psychose hallucinatoire chronique.*

DÉLIRE COHÉRENT. Systematized delusion.

DÉLIRE DES DÉGÉNÉRÉS. Mania of persecution. → *psychose hallucinatoire chronique.*

DÉLIRE ECMNÉSIQUE. Anterograde amnesia.

DÉLIRE ÉGOCENTRIQUE. Delusion of reference.

DÉLIRE À FORMES ALTERNES. Alternating insanity.

DÉLIRE DES GRANDEURS. Delirium grandiosum, delusion of grandeur.

DÉLIRE HALLUCINATOIRE. Hallucinosis. → *hallucinose.*

DÉLIRE AVEC MACROPIE. Macromaniacal delirium, macroptic delirium.

DÉLIRE MARMOTTANT. Delirium mussitans.

DÉLIRE MÉTABOLIQUE OU DE TRANSFORMATION. Metabolic delirium.

DÉLIRE AVEC MICROPIE. Micromaniacal or microptic delirium.

DÉLIRE DE NÉGATION. Cotard's syndrome, delusion of negation, nihilistic delusion.

DÉLIRE NON SYSTÉMATISÉ. Unsystematized delusion.

DÉLIRE ONIRIQUE. Onirism.

DÉLIRE PALINGNOSTIQUE. Palingnostic delirium.

DÉLIRE PARANOÏAQUE. Paranoiac delusion.

DÉLIRE PARANOÏDE. Paranoid delusion.

DÉLIRE PARTIEL. Monomania.

DÉLIRE DE PERSÉCUTION. Delusion of persecution.

DÉLIRE RÉTROSPECTIF. Retrospective delirium.

DÉLIRE SCHIZOPHRÉNIQUE. Delirium schizophrenoides.

DÉLIRE SÉNILE. Senile delirium.

DÉLIRE SYSTÉMATISÉ. Systematized delusion.

DÉLIRE SYSTÉMATISÉ PROGRESSIF. Delusion of persecution.

DÉLIRE TOXIQUE. Toxic delirium.

DÉLIRE TRANQUILLE. Quiet delirium, delirium mite.

DÉLIRE DE TRANSFORMATION. Metabolic delirium.

DÉLIRE TRAUMATIQUE. Traumatic delirium.

DELIRIUM CORDIS. Continuous arrhythmia.

DELIRIUM TREMENS. Delirium tremens, delirium alcoholicum, alcoholic delirium, delirium ebriositatis, mania a potu, potomania (pro parte), enomania, œnomania, oinomania, tromomania.

DÉLIROGÈNE, *adj.* et *s.m.* Delirifacient.

DÉLITESCENCE, *s.f.* Delitescence.

DÉLIVRANCE, *s.f.* Placental stage, third stage of the labour.

DÉLIVRE, *s.m.* Secundines.

DELMAS (procédé de Paul). Delmas's method.

DELORME (opérations de). Delorme's operations.

DELORME ET WATKINS (méthode de). Delorme-Watkins method.

DELPECH (loi de). Wolff's law.

DELTA (agent, antigène, infection, virus). Delta agent.

DELTA (onde). Delta wave.

DELTACORTISONE, *s.f.* Prednisone, metacortandracin.

DELTA-1-DÉHYDROCORTISONE, *s.f.* Prednisone.

DELTA-1-DÉHYDRO-HYDROCORTISONE, *s.f.* Prednisolone.

DELTAVIRUS, *s.m. Deltavirus.*

DELTA-HYDROCORTISONE, *s.f.* Prednisolone, metacortandralone.

DELTA-1-4-PRÉGNADIÈNE 11 β-17 α-21-TRIOL 3-20 DIONE, *s.f.* Prednisolone.

DELTOÏDE, *adj.* Deltoid.

DÉMANGEAISON, *s.f.* Itching.

DÉMARCHE, *s.f.* Gait.

DÉMARCHE ATAXIQUE. Ataxic gait, hypotonic gait, tabetic gait, unsteady gait, stamping gait.

DÉMARCHE DE CANARD. Waddling gait, duck gait, myopathic gait.

DÉMARCHE CÉRÉBELLEUSE. Cerebellar gait, swaying gait.

DÉMARCHE CÉRÉBELLO-SPASMODIQUE. Cerebello-spastic gait.

DÉMARCHE EN CISEAUX, 1° (des paraplégiques). Scissor gait. – 2° (au cours des affections des hanches). Scissor legs, cross legs.

DÉMARCHE EN DRAGUANT. Paralytic gait.

DÉMARCHE ÉBRIEUSE. Reeling gait, staggering gait.

DÉMARCHE EN FAUCHANT. Helicopod gait, circumduction of the leg, hemiplegic gait.

DÉMARCHE DE GALLINACÉ. Spastic gait.

DÉMARCHE HELCOPODE. Paralytic gait.

DÉMARCHE HÉLICOPODE. Helicopod gait.

DÉMARCHE MYOPATHIQUE. Myopathic gait.

DÉMARCHE PENDULAIRE. Pendular gait.

DÉMARCHE À PETITS PAS. Paretic gait.

DÉMARCHE PROCURSIVE. Propulsive gait.

DÉMARCHE SPASMODIQUE OU SPASTIQUE. Spastic gait.

DÉMARCHE EN STEPPANT. Steppage gait.

DÉMARCHE TABÉTIQUE. Tabetic gait. → *démarche ataxique.*

DÉMARCHE TABÉTO-CÉRÉBELLEUSE. Charcot's gait.

DÉMARCHE TABÉTO-SPASMODIQUE. Tabeto-spasmodic gait.

DÉMARCHE DE TODD. Paralytic gait.

DÉMARCHE TRAÎNANTE. Shuffing gait.

DEMARQUAY-RICHET (syndrome). Demarquay's syndrome, Richet's syndrome.

DÉMASCULINISATION, *s.f.* Demasculinization.

DÉMENCE, *s.f.* Dementia.

DÉMENCE ALCOOLIQUE. Alcoholic dementia.

DÉMENCE ARTÉRIOPATHIQUE. Vascular dementia.

DÉMENCE AVEC CORPS DE LEWY. Dementia with Lewy's bodies.

DÉMENCE DÉGÉNÉRATIVE. Degenerative dementia.

DÉMENCE FRONTO-TEMPORALE. Frontotemporal dementia.

DÉMENCE APOPLECTIQUE. Apoplectic dementia.

DÉMENCE ARTÉRIOPATHIQUE. Multidefect dementia.

DÉMENCE DE HELLER. Heller's dementia. → *Heller (démence de).*

DÉMENCE JUVÉNILE. Dementia praecox. → *démence précoce.*

DÉMENCE PARALYTIQUE. General paralysis of the insane. → *paralysie générale progressive.*

DÉMENCE PARANOÏDE. Dementia paranoides.

DÉMENCE PRÉCOCE. Dementia praecox, adolescent insanity, pubescent insanity. Kraepelin-Morel disease; et → *schizophrénie.*

DÉMENCE PRÉCOCE À FORME PARANOÏDE. Heboid paranoia.

DÉMENCE PRÉSÉNILE. Presenile dementia.

DÉMENCE SÉNILE. Senile dementia.

DÉMENCE VÉSANIQUE. Dementia.

DEMENTIA PUGILISTICA. Punch drunk.

DÉMÉTHYLATION, *s.f.* Demethylation.

DEMI-VIE, *s.f.* Half-life, half life period.

DÉMINÉRALISATION, *s.f.* Demineralization.

DÉMODÉCIE, *s.f.* Demodicidosis.

DEMODEX FOLLICULORUM. *Demodex folliculorum.*

DÉMOGRAPHIE, *s.f.* Demography.

DÉMONOLÂTRIE, *s.f.* Demonolatry.

DÉMONOMANIE, *s.f.* Demonomania.

DÉMONOPATHIE, *s.f.* Demonopathy, diabolepsy.

DEMONS-MEIGS (syndrome de). Meigs's syndrome. → *Meigs (syndrome de).*

DÉMORPHINISATION, *s.f.* Demorphinization.

DEMS (débit expiratoire maximum seconde). Timed vital capacity.

DÉMYÉLINISANT, ANTE, *adj.* Demyelinating.

DÉMYÉLINISATION, *s.f.* Demyelination, demyelinization.

DÉNATURATION, *s.f.* Denaturation.

DENDRITE, *s.m.* Dendrite.

DENDRONE, *s.m.* Dendron.

DÉNERVATION, *s.f.* Denervation.

DÉNERVATION (troubles de la). Transient senile contracture.

DENGUE, *s.f.* Dengue, breakbone fever, dandy fever, sun fever, solar fever, red fever, Aden fever, febris endemica roseola, bouquet fever, polka fever.

DENGUE MÉDITERRANÉENNE OU **DE L'OUEST.** Mediterranean dengue. → *fièvre à pappataci.*

DENGUE DES TOMMIERS. Leptospiral meningitis. → *pseudo-typhoméningite des porchers.*

DENKER (opération de). Denker's operation.

DENNIE-MORGAN (signe de). Dennie's sign, Morgan's fold. Morgan's line.

DENNY-BROWN (syndrome de). Denny-Brown's syndrome.

DENS IN DENTE. Dens in dente.

DENSIGRAMME, *s.m.* Densogram.

DENSIGRAPHIE, *s.f.* Densography.

DENSIMÉTRIE, *s.f.* Densimetry, hydrometry.

DENSITÉ PARASITAIRE. Parasite density.

DENSITOMÉTRIE, *s.f.* Densitometry.

DENT, *s.f.* Tooth, *pl.* teeth.

DENTAIRE, *adj.* Dental.

DENTINAIRE, *adj.* Dentinal.

DENTINE, *s.f.* Dentin.

DENTINOBLASTE, *s.m.* Dentinoblast, odontoblast.

DENTINOGENÈSE, *s.f.* Dentinogenesis.

DENTINOGENESIS IMPERFECTA. Dentinogenesis imperfecta.

DENTINOME, *s.m.* Dentinoma.

DENTISTE, *s.m.* ou *f.* Dentist.

DENTITION, *s.f.* Teething.

DENTURE, *s.f.* Dentition.

DÉNUDATION, *s.f.* Denudation.

DENTOME, *s.m.* Dentoma, odontoma, odontome.

DÉNUTRITION, *s.f.* Undernutrition, malnutrition, denutrition.

DENVER (classification de), *s.f.* Denver nomenclature.

DÉONTOLOGIE, *s.f.* Deontology.

DÉORSUMVERGENCE, *s.f.* Deorsumvergence.

DÉPARTEMENT, *s.m.* Department.

DÉPENDANCE, *s.f.* Dependence, dependency.

DÉPENDANCE PSYCHIQUE OU **PSYCHOLOGIQUE À UN TOXIQUE.** Drug tolerance. → *pharmacodépendance psychique.*

DÉPENDANCE PHYSIQUE OU **PHYSIOLOGIQUE À UN TOXIQUE.** Physical dependence on a drug.

DÉPENDANCE TOTALE (psychique et physique) À UN TOXIQUE. Drug dependence. → *pharmacodépendance.*

DÉPERSONNALISATION, *s.f.* Depersonalization.

DÉPIGMENTATION, *s.f.* Depigmentation.

DÉPILATION, *s.f.* Depilation.

DÉPISTAGE, *s.m.* Detection, screening.

DÉPISTAGE (examen de). Screening test.

DÉPLACEMENT, *s.m.* Displacement.

DÉPLÉTIF, IVE, *adj.* Producing depletion.

DÉPLÉTION, *s.f.* Depletion.

DÉPLÉTION SODIQUE (syndrome de). Low salt syndrome, salt depletion syndrome, low sodium syndrome, salt loosing syndrome.

DÉPOLARISATION, *s.f.* Depolarization.

DÉPRAVATION, *s.f.* Depravation.

DÉPRESSION, *s.f.* Depression.

DÉPRESSION ANACLITIQUE. Anaclitic depression. → *arriération affective (syndrome d').*

DÉPRESSION NERVEUSE. Depressive delusion.

DÉPRESSOTHÉRAPIE, *s.f.* Depressotherapy.

DÉPURATIF, *s.m.* Depurant, depurator.

DÉPURATION, *s.f.* Depuration.

DÉRADELPHE, *s.m.* Deradelphus.

DÉRATISATION, *s.f.* Deratization.

DERCUM (maladie de). Adiposis dolorosa, lipomatosis dolorosa. Dercum's disease, neurolipomatosis dolorosa, paratrophy.

DÉRÈGLEMENT, *s.m.* Malformation, dysfonction.

DÉRENCÉPHALE, *s.m.* Derencephalus.

DÉRÉPRESSION, *s.f.* Derepression.

DÉRIVATION, *s.f.* Derivation. → aussi *pontage et shunt* ; – (ECG). Lead.

DÉRIVATION ENDOCAVITAIRE (ECG). Intracardiac lead.

DÉRIVATION ŒSOPHAGIENNE (ECG). Œsophageal lead.

DÉRIVATION DE PESCADOR (ECG). Pescador lead.

DÉRIVATION PRÉCORDIALE (ECG). Chest lead, precordial lead, Wilson's lead.

DÉRIVATION STANDARD (ECG). Standard limb lead.

DÉRIVATION THORACIQUE (ECG). Chest lead.

DÉRIVATION UNIPOLAIRE DES MEMBRES (ECG). Unipolar limb lead.

DÉRIVATION VENTRICULO-ATRIALE (neurologie). Ventriculoatriostomy.

DÉRIVATION VENTRICULO-PÉRITONÉALE (neurologie). Ventriculoperitoneal shunt.

DERMABRASION, *s.f.* Dermabrasion.

DERMACENTOR, *s.m. Dermacentor.*

DERMALGIE, DERMATALGIE, *s.f.* Dermalgia, dermatalgia.

DERMALGIE EN AIRES. Spot pains.

DERMATITE, *s.f.* Dermatitis, dermitis.

DERMATITE ATOPIQUE. Atopic dermatitis. → *eczéma atopique.*

DERMATITE ATROPHIANTE LIPOÏDIQUE. Dermatitis atrophicans lipoides diabetica, necrobiosis lipoidica diabeticorum, Oppenheim-Urbach disease. Oppenheim's dermatitis.

DERMATITE ATROPHIANTE MACULEUSE. Anetodermia. → *anétodermie érythémateuse.*

DERMATITE BLASTOMYCOSIQUE CHÉLOÏDIENNE. Lobomycosis.

DERMATITE CHRONIQUE ATROPHIANTE OU ATROPHIQUE. Acrodermatitis atrophicans chronica, dermatitis atrophicans, Pick's disease, Herxheimer's disease. Taylor's disease, erythromelia.

DERMATITE COLLODIONNÉE. Collodion baby. → *desquamation collodionnée ou lamelleuse du nouveau-né.*

DERMATITE CONTUSIFORME. Erythema nodosum. → *érythème noueux.*

DERMATITE EXFOLIATIVE GÉNÉRALISÉE SUBAIGUË OU CHRONIQUE. Dermatitis exfoliativa, Wilson's disease.

DERMATITE EXFOLIATRICE DES NOUVEAU-NÉS. Dermatitis exfoliativa neonatorum, Ritter's disease, keratolysis neonatorum.

DERMATITE EXSUDATIVE DISCOÏDE ET LICHÉNOÏDE CHRONIQUE DE SULZBERGER ET GARBE. Exudative discoid and lichenoid dermatitis, Sulzberger-Garbe disease.

DERMATITE HERPÉTIFORME. Dermatitis herpetiformis, dermatitis multiformis, Duhring's disease, pemphigus arthriticus, herpes phlyctaenodes, herpes circinatus bullosus, hydroa herpetiformis.

DERMATITE LICHÉNOÏDE PURPURIQUE ET PIGMENTAIRE DE GOUGEROT-BLUM. Pigmented purpuric lichenoid dermatitis, Gougerot-Blum disease.

DERMATITE POLYMORPHE DOULOUREUSE RÉCIDIVANTE DE LA GROSSESSE. Herpes gestationis.

DERMATITE DES PRÉS. Meadow dermatitis.

DERMATITE PRIMULAIRE. Primrose or primula dermatitis.

DERMATITE PROFESSIONNELLE. Occupational dermatitis.

DERMATITE PUSTULEUSE CHRONIQUE CENTRIFUGE D'HALLOPEAU. Hallopeau's disease. → *pyodermite végétante généralisée.*

DERMATITE PUSTULEUSE CONTAGIEUSE OVINE. Contagious ecthyma, ecthyma contagiosum.

DERMATITE DES RAYONS X. Radiodermatitis. → *radiodermite.*

DERMATITE SÉBORRHOÏDE DU NOURRISSON. Dermatitis seborroeica neonatorum.

DERMATITE SERPIGINEUSE. Dermatitis repens, dermatitis continuée.

DERMATITE VERMINEUSE RAMPANTE. Larva migrans.

DERMATITIS EXFOLIATIVA. Dermatitis exfoliativa, Wilson's disease.

DERMATITIS LINEARIS MIGRANS. Larva migrans.

DERMATITIS REPENS. Dermatitis repens.

DERMATO-ARTHRITE LIPOÏDE. Lipoid dermatoarthritis. → *réticulo-histiocytose multicentrique.*

DERMATOCHALASIS, *s.f.* Dermatochalasis.

DERMATOFIBROME, *s.m.* Dermatofibroma, dermatofibroma lenticulare, fibroma durum, fibroma simplex, fibrome en pastille, nodular subepidermal fibrosis, noduli cutanei, sclerosing haemangioma, hard fibroma.

DERMATOFIBROME PROGRESSIF ET RÉCIDIVANT DE DARIER-FERRAND. Darier-Ferrand dermatofibroma. → *fibrosarcome de la peau.*

DERMATOFIBROSE LENTICULAIRE DISSÉMINÉE. Dermatofibrosis lenticularis disseminata.

DERMATOGLYPHE, *s.m.* Dermal pattern, dermatoglyph, dermatoglyphics.

DERMATOLOGIE, *s.f.* Dermatology.

DERMATOLOGISTE, *s.m. ou f.* Dermatologist, dermopath.

DERMATOLYSE, *s.f.* Dermatolysis.

DERMATOLYSIE, *s.f.* Dermatolysis, chalazodermia, cutis pendula or pensilis, cutis laxa, fibroma pendulum, lax skin, loose skin, pachydermatocele.

DERMATOME, *s.m.* Dermatome.

DERMATOMYCOSE, *s.f.* Dermatomycosis, dermatophytosis, cutaneous mycosis, ringworm, tinea.

DERMATOMYOME, *s.m.* Dermatomyoma.

DERMATOMYOSITE, *s.f.* Dermatomyositis, multiple myositis, primary multiple myositis, acute disseminated myositis, acute progressive myositis, pseudotrichinosis, pseudotrichiniasis.

DERMATONEUROSE, *s.f.* Dermatoneurosis.

DERMATOPATHOLOGIE, *s.f.* Dermatology.

DERMATOPHILUS PENETRANS. *Tunga penetrans.* → *chique.*

DERMATOPHOBIE, *s.f.* Dermatophobia.

DERMATOPHYTIE, DERMATOPHYTOSE, *s.f.* Dermatomycosis. → *dermatomycose.*

DERMATO-POLYNEURITIS, *s.f.* Acrodynia. → *acrodynie.*

DERMATORRAGIE, *s.f.* Dermatorrhagia.

DERMATOSCLÉROSE, *s.f.* Sclerodermia. → *sclérodermie.*

DERMATOSCOPIE, *s.f.* Dermatoscopy.

DERMATOSE, *s.f.* Dermatosis, dermatopathia, dermatopathy, dermatonosis, dermopathy.

DERMATOSE AIGUË FÉBRILE NEUTROPHILIQUE. Acute febrile neutrophilic dermatosis, Sweet's syndrome.

DERMATOSE BULLEUSE, Bullous dermatosis.

DERMATOSE-ÉPIDERMITE, *s.f.* Dermatitis with epidermitis.

DERMATOSE FIGURÉE MÉDIOTHORACIQUE. Seborrhoea corporis, pityriasis steatoides, flannel rash.

DERMATOSE PIGMENTAIRE EN ÉCLABOUSSURES. Incontinentia pigmenti.

DERMATOSE PIGMENTAIRE PROGRESSIVE. Progressive pigmentary dermatosis. → *Schamberg (maladie de).*

DERMATOSE PIGMENTAIRE RÉTICULÉE. Reticular pigmented dermatosis, Naegeli's syndrome, Franceschetti-Jadassohn syndrome.

DERMATOSE PROFESSIONNELLE. Occupational dermatosis, industrial dermatosis.

DERMATOSE PROFESSIONNELLE DES BOULANGERS. Bakers' itch.

DERMATOSE PROFESSIONNELLE DES TEINTURIERS. Alkali itch.

DERMATOSE À SCHISTOSOMES. Schistosome dermatitis, collectors' itch, cowlot itch, sedge, pool itch, swamp itch, swimmers' itch, water itch, dew itch, cercarial dermatitis, clam diggers' itch.

DERMATOSE STÉRÉOGRAPHIQUE. Dermographia. → *dermographie.*

DERMATOSTOMATITE, *s.f.* Dermatostomatitis. → *ectodermose érosive pluriorificielle.*

DERMATOTHÉRAPIE, *s.f.* Dermotherapy.

DERMATOZOONOSE, *s.f.* Dermatozoonosis, dermatozoiasis, dermatozoonosus.

DERME, *s.m.* Dermis, corium.

DERMITE, *s.f.* Dermitis, dermatitis.

DERMITE ARTIFICIELLE. Contact dermatitis.

DERMITE ATOPIQUE. Atopic dermatitis. → *eczéma atopique.*

DERMITE LICHÉNOÏDE PURPURIQUE ET PIGMENTÉE. Pigmented purpuric lichenoid dermatitis.

DERMITE LIVÉDOÏDE ET GANGRÉNEUSE DE LA FESSE. Nicolau's syndrome.

DERMITE OCRE. Stasis dermatitis, dermatitis hypostatica, dermatitis haemostatica.

DERMITE DES RAYONS X. Radiodermatitis. → *radiodermite.*

DERMOCORTICOÏDE, *s.m.* Topical corticosteroid.

DERMOCYME, *s.m.* Dermocyma, dermocymus.

DERMO-ÉPIDERMITE, *s.f.* Dermatitis with epidermitis.

DERMOGRAPHIE, *s.f.* ou **DERMOGRAPHISME,** *s.m.* Dermographia, dermographism, dermography, urticaria factitia, factitious urticaria, autographism.

DERMOGRAPHISME DOULOUREUX. Painful dermographism.

DERMOÏDE, *adj.* Dermoid.

DERMOLIPECTOMIE, *s.f.* Dermolipectomy.

DERMOPATHIE, *s.f.* Dermopathia. → *dermatose.*

DERMOPHYLAXIE, *s.f.* Dermophylaxis.

DERMOTROPE, *adj.* Dermotropic.

DERMOTROPISME, *s.m.* Dermotropism.

DERMOVACCIN, *s.m.* Dermovaccine, dermovirus.

DÉRODYME, *s.m.* Derodidymus, derodymus.

DÉROTATION, *s.f.* Derotation.

DÉROTOMIE, *s.f.* Decollation.

DÉROULEMENT AORTIQUE. Enlargement of the arch of the aorta.

DERRICK-BURNET (maladie de). Q fever. → *fièvre Q.*

DERRY (maladie or syndrome de). Derry's syndrome.

DERSZY (maladie de). Derszy's disease.

DÉSADAPTATION CARDIOVASCULAIRE À L'EFFORT (syndrome de). Loss of cardiovascular exercice adaptability.

DÉSAFFÉRENTATION, *s.f.* Deafferentation.

DÉSAFFÉRENTATION (douleur de). Deafferentation pain.

DÉSAGRÉGATION SUS-POLYGONALE. Disinhibition.

DÉSAMINASE, *s.f.* Deaminase, desaminase.

DE SANCTIS (syndrome de). Xerodermic idiocy. → *idiotie xérodermique.*

DÉSARTHRODÈSE, *s.f.* De-arthrodesis.

DÉSARTICULATION, *s.f.* Disarticulation, exarticulation.

DÉSASSIMILATION, *s.f.* Disassimilation.

DESAULT (appareil de). Desault's bandage.

DESBUQUOIS (syndrome de). Desbuquois's syndrome.

DESCEMET (membrane de). Descemet's membrane.

DESCEMÉTITE, *s.f.* Keratitis punctata. → *kératite ponctuée.*

DESCEMÉTOCÈLE, *s.f.* Descemetocele.

DÉSEFFÉRENTATION, *s.f.* Deefferentation.

DÉSENSIBILISATION, *s.f.* Desensitization, desensitisation.

DÉSÉPIPHYSIODÈSE, *s.f.* De-epiphysiodesis.

DÉSÉQUILIBRATION, *s.f.* Disequilibration.

DÉSÉQUILIBRE, *s.m.* Disequilibrium.

DÉSÉQUILIBRE ALIMENTAIRE. Food imbalance.

DESFERRIOXAMINE, *s.f.* Deferoxamine.

DÉSHYDRASE, *s.f.* Dehydrogenase, dehydrase, deshydrogenase.

DÉSHYDRASE LACTIQUE. Lactic dehydrogenase.

DÉSHYDRASE MALIQUE. Malic dehydrogenase.

DÉSHYDRASE (sorbitol). Sorbitol dehydrogenase.

DÉSHYDRATATION, *s.f.* Dehydration.

DÉSHYDRATATION CELLULAIRE (syndrome de). Syndrome of cellular dehydration.

DÉSHYDRATATION EXTRACELLULAIRE (syndrome de). Syndrome of extracellular dehydration.

DÉSHYDRATATION EXTRACELLULAIRE AVEC HYPERHYDRATATION CELLULAIRE (syndrome de). Syndrome of cellular dehydration with cellular hyperhydration.

DÉSHYDRATATION GLOBALE (syndrome de). Syndrome of total dehydration.

DÉSHYDRATATION INTRACELLULAIRE (syndrome de). Syndrome of cellular dehydration.

DÉSHYDROGÉNASE, *s.f.* Dehydrogenase. → *déshydrase.*

DÉSHYDROGÉNASE LACTIQUE (LDH). Lactic or lactate dehydrogenase, LDH.

DÉSHYDROGÉNASE MALIQUE. Malic or malate dehydrogenase.

DÉSHYDROGÉNASE (sorbitol). Sorbitol dehydrogenase.

DÉSHYDROGÉNATION, *s.f.* Dehydrogenation.

DESILET-HOFFMANN (aiguille de). Desilet-Hoffman needle.

DÉSINFECTANT, ANTE, *adj.* Disinfectant.

DÉSINFECTION, *s.f.* Disinfection.

DÉSINHIBITION, *s.f.* Disinhibition.

DÉSINSECTISATION, *s.f.* Depulization.

DÉSINSERTION, *s.f.* Disinsertion.

DÉSINTOXICATION, *s.f.* Disintoxication.

DÉSINVAGINATION, *s.f.* Disinvagination.

DESJARDINS (point pancréatique de). Desjardins's point.

DESMINE, *s.f.* Desmin.

DESMIOGNATHE, *s.m.* Desmiognathus.

DESMODONTE, *s.m.* Periodontial ligament.

DESMODONTOSE, *s.f.* Periodontosis.

DESMOÏDE-RÉACTION, *s.f.* Desmoid reaction.

DESMOLASE, *s.f.* Desmolase.

DESMOME, *s.m.* Desmoma.

DESMON, *s.m.* Amboceptor. → *ambocepteur.*

DESMOPATHIE, *s.f.* Desmopathy.

DESMOPLASTIQUE, *adj.* Desmoplastic.

DESMOPRESSINE, *s.f.* Desmopressin.

DESMORRHEXIE, *s.f.* Desmorrhexis.

DESMOSOME, *s.m.* Desmosome.

DÉSOBLITÉRATION, DÉSOBSTRUCTION ARTÉRIELLE. Arterial thrombectomy.

DÉSODÉ, DÉE, *adj.* Sodium restricted, sodium free.

DÉSORIENTATION, *s.f.* Disorientation.

DÉSORPTION, *s.f.* Desorption.

DÉSOXYCORTICOSTÉRONE, *s.f.* Desoxycorticosterone, desoxycortone, Reichstein's compound Q.

11-DÉSOXYCORTISOL, *s.m.* 11 Deoxycortisol. → *S (composé de Reichstein).*

DÉSOXYGÉNATION, *s.f.* Deoxygenation.

DÉSOXYHÉMOGLOBINE, *s.f.* Deoxyhaemoglobin. → *hémoglobine réduite.*

DÉSOXYMYOGLOBINE, *s.f.* Deoxymyoglobin.

DÉSOXYRIBONUCLÉIQUE (acide) (ADN). Deoxyribonucleic acid, DNA.

DÉSOXYRIBONUCLÉIQUE (acide), ADN NATIF OU BICATÉNAIRE. Native DNA, double stranded DNA.

DÉSOXYRIBONUCLÉOPROTÉINE, *s.f.*, **(DNP).** Deoxyribonucleoprotein, DNP.

DÉSOXYRIBOSE, *s.m.* Deoxyribose.

DESPICIENS, *adj.* Downward oculogyric.

DESQUAMATION, *s.f.* Desquamation, peeling.

DESQUAMATION COLLODIONNÉE DU NOUVEAU-NÉ. Lamellar exfoliation of the newborn, ichthyosis congenita or fetalis, lamellar ichthyosis of the newborn, lamellar desquamation of the newborn, collodion baby.

DESQUAMATION ÉPITHÉLIALE DE LA LANGUE. Geographic tongue. → *glossite exfoliatrice marginée.*

DESQUAMATION LAMELLEUSE DU NOUVEAU-NÉ. Collodion baby. → *desquamation collodionnée du nouveau-né.*

DESQUAMATION MARGINÉE ABERRANTE DE LA LANGUE. Geographic tongue. → *glossite exfoliatrice marginée.*

DÉSTERNALISATION COSTALE. Desternalization.

DESTOMBES, ROSAI ET DORFMAN (syndrome de). Rosai and Dorfman syndrome.

DESTOT (appareils de). Destot's splints.

DÉTECTION, *s.f.* Detection.

DÉTERGER, *v.* To deterge.

DÉTÉRIORATION MENTALE. Dementia, *s.*

DÉTERMINANT, *s.m.* Determinant.

DÉTERMINANT ANTIGÉNIQUE. Antigenic determinant.

DÉTERMINANT HY. Y antigen.

DÉTERMINISME, *s.m.* Determinism.

DÉTERSIF, *adj.* et *s.m.* Detergent.

DE TONI-DEBRÉ-FANCONI (syndrome de). Fanconi's syndrome, De Toni-Fanconi syndrome, Debré-De Toni-Fanconi syndrome.

DÉTOXICATION, *s.f.* Detoxication, detoxification.

DÉTRANSPOSITION, *s.f.* Switch.

DÉTOXIFICATION, *s.f.* Detoxication, detoxification.

DÉTRESSE INSPIRATOIRE (ou respiratoire) DU NOUVEAU-NÉ. Neonatal respiratory distress syndrome, idiopathic respiratory distress of the newborn, respiratory distress syndrome of the newborn, congenital aspiration pneumonia.

DÉTRESSE NÉONATALE. Neonatal distress syndrome.

DÉTRESSE RESPIRATOIRE DE L'ADULTE (syndrome de). Adult respiratory distress syndrome.

DÉTRESSE RESPIRATOIRE TRANSITOIRE DU NOUVEAU-NÉ. Transient tachypnoea of newborn.

DÉTROIT, *s.m.* (obstétrique). Strait.

DÉTROIT INFÉRIEUR. Inferior strait of the pelvis, outlet of the pelvis.

DÉTROIT SUPÉRIEUR. Superior strait of the pelvis, inlet of the pelvis.

DÉTROIT SUPÉRIEUR (bord du). Brim (of the pelvis).

DÉTRONCATION, *s.f.* Decollation.

DÉTRUSOR, *s.m.* Detrusor.

DETTE D'OXYGÈNE. Oxygen debt.

DÉTUBAGE, *s.m.* Extubation.

DÉTUMESCENCE, *s.f.* Detumescence.

DEUTÉRANOMALIE, *s.f.* Deuteranomaly, deuteranomalopia, Rayleigh's anomaly.

DEUTÉRANOPE, *adj.* Deuteranope.

DEUTÉRANOPIE, *s.f.* Deuteranopia. → *achloroblepsie.*

DEUTÉROPATHIE, *s.f.* Deuteropathy.

DEUTÉROPORPHYRINE, *s.f.* Deuteroporphyrin.

DEUTSCHLANDER (maladie de). Deutschlander's disease. → *pied forcé.*

DÉVIATION ANGULAIRE (épreuve de la). Compass gait, Babinski-Weil test.

DÉVIATION DES BRAS TENDUS. Arm deviation test.

DÉVIATION DE C1q. C1q deviation test.

DÉVIATION DU COMPLÉMENT. Deviation of the complement.

DÉVIATION CONJUGUÉE DES YEUX. Conjugate deviation of the eyes.

DEVIC (maladie de). Devic's disease. → *neuromyélite optique aiguë.*

DEVIC (signe de). Pins's sign. → *Pins (signe de).*

DEVIC (ulcération de). Devic's ulceration.

DÉVIRILISATION, *s.f.* Demasculinization.

DEXAMÉTHASONE (épreuve ou test de la). Dexamethasone test, dexamethasone suppression test.

DEXTRAN, *s.m.* Dextran.

DEXTRO-ANGIOCARDIOGRAMME, *s.m.* Dextro-angiocardiogram.

DEXTRO-ANGIOCARDIOGRAPHIE, *s.f.* Dextro-angiocardiography.

DEXTROCARDIE, *s.f.* Dextrocardia, dexiocardia.

DEXTROCARDIE ACQUISE. Secondary dextrocardia. → *dextroposition du cœur.*

DEXTROCARDIE CONGÉNITALE ISOLÉE. Corrected dextrocardia.

DEXTROCARDIE AVEC SITUS INVERSUS DES SEULES CAVITÉS CARDIAQUES. Isolated dextrocardia, dextrocardia type 2.

DEXTROCARDIE AVEC SITUS INVERSUS TOTAL. Dextrocardia with situs inversus, dextrocardia type 1.

DEXTROCARDIOGRAMME, *s.m.* Dextrocardiogram, dextrogram.

DEXTROGRAMME, *s.m.* Dextrogram, dextrocardiogram.

DEXTROGYRE, *adj.* Dextrogyral, dextrogyre, dextrogyrate, dextrorotary.

DEXTROPOSITION DE L'AORTE. Overriding aorta.

DEXTROPOSITION DU CŒUR. Dextroposition of the heart, secondary dextrocardia, dextrocardia type 4.

DEXTROROTATION DU CŒUR. Corrected dextrocardia, false dextrocardia, dextrocardia type 3, dextroversion of the heart.

DEXTROSE, *s.f.* Dextrose.

DEXTROVERSION, *s.f.* Dextroversion.

DEXTROVERSION DU CŒUR. Dextroposition of the heart.

DF2. DF2.

DI. Abbreviation for « détroit inférieur »: inferior strait of the pelvis.

DIABÈTE, *s.m.* Diabetes.

DIABÈTE AVEC ACIDOSE OU ACIDOCÉTOSE. Insulin-dependent diabetes. → *diabète insulino-dépendant.*

DIABÈTE ALLOXANIQUE. Alloxan diabetes.

DIABÈTE AMINÉ. Amino diabetes. → *cystinurie-lysinurie familiale.*

DIABÈTE AZOTURIQUE. Azotic diabetes, azoturic diabetes.

DIABÈTE BRONZÉ. Bronze diabetes, bronzed diabetes.

DIABÈTE CALCIQUE. Idiopathic hypercalciuria.

DIABÈTE CONSOMPTIF. Insulin-dependent diabetes.

DIABÈTE CORTISONIQUE. Steroid diabetes.

DIABÈTE EXPÉRIMENTAL. Experimental diabetes, artificial diabetes, puncture diabetes.

DIABÈTE DES FEMMES À BARBE. Achard-Thiers syndrome, diabetes in bearded women.

DIABÈTE GALACTOSIQUE. Congenital galactosaemia.

DIABÈTE GRAS. Maturity onset diabetes. → *diabète non insulino-dépendant.*

DIABÈTE HYDRURIQUE. Diabetes insipidus.

DIABÈTE HYPOPHYSAIRE. Pituitary glycosuria.

DIABÈTE INSIPIDE. Diabetes insipidus, hydruric diabetes.

DIABÈTE INSIPIDE NÉPHROGÈNE HÉRÉDITAIRE. Nephrogenic diabetes insipidus, pitressin resistant diabetes insipidus, vasopressin-resistant diabetes insipidus.

DIABÈTE INSTABLE. Brittle diabetes.

DIABÈTE INSULINO-DÉPENDANT OU INSULINOPRIVE. Juvenile diabetes, juvenile onset diabetes, growth onset diabetes, insulin-deficient diabetes, insulin-dependent diabetes, ketosis-prone diabetes, Lancereaux's diabetes.

DIABÈTE INTERMITTENT. Diabetes intermittens.

DIABÈTE JUVÉNILE. Juvenile diabetes. → *diabète insulino-dépendant.*

DIABÈTE LIPO-ATROPHIQUE. Lipoatrophic diabetes. → *Lawrence (syndrome de).*

DIABÈTE MAIGRE. Insulin dependent diabetes. → *diabète insulino-dépendant.*

DIABÈTE MASON. MODY syndrome, Mason diabetes.

DIABÈTE NERVEUX. Neurogenous diabetes, nervous glycosuria.

DIABÈTE NON INSULINO-DÉPENDANT OU NON-INSULINOPRIVE. Maturity onset diabetes, adult onset diabetes, ketosis-resistant diabetes, lipoplethoric diabetes, fat diabetes.

DIABÈTE PHOSPHATÉ FAMILIAL CHRONIQUE. Hypophosphataemic familial rickets. → *rachitisme hypophosphatémique familial.*

DIABÈTE PHOSPHO-GLUCO-AMINÉ. Fanconi's syndrome. → *De Toni-Debré-Fanconi (syndrome de).*

DIABÈTE PITRESSO-SENSIBLE. Diabetes insipidus.

DIABÈTE RÉNAL. Renal glycosuria, benign glycosuria, renal diabetes, non diabetic glycosuria, non hyperglycaemic glycosuria, normoglycaemic glycosuria, orthoglycaemic glycosuria.

DIABÈTE RÉNAL GLUCO-PHOSPHO-AMINÉ. Fanconi's syndrome. → *De Toni-Debré-Fanconi (syndrome de).*

DIABÈTE RÉNAL PHOSPHOGLUCIDIQUE. Osteoporosis with phosphatic and renal diabetes.

DIABÈTE STÉROÏDE. Steroid diabetes.

DIABÈTE SUCRÉ. Diabetes mellitus. Willis's disease.

DIABÈTE TOXIQUE. Toxic diabetes.

DIABÈTE DE TYPE J. Jamaican diabetes mellitus.

DIABÉTIDE, *s.f.* Diabetid.

DIABÉTIQUE, *adj.* Diabetic.

DIABÈTOGÈNE, *adj.* Diabetogenic.

DIABÉTOLOGIE, *s.f.* Diabetology.

DIACÉTÉMIE, *s.f.* Diacetaemia.

DIACÉTURIE, *s.f.* Diaceturia, diacetonuria.

DIACÉTYLMORPHINE, *s.f.* Diacetylmorphine.

DIACINÈSE, *s.f.* Diakinesis.

DIACOLPOPROCTECTOMIE, *s.f.* Vaginal proctectomy.

DIACONDYLIEN, IENNE, *adj.* Transcondylar.

DIACRITIQUE, *adj.* Diacritical. → *pathognomonique.*

DIADOCOCINÉSIE, *s.f.* Diadochokinesia, diadochokinesis, diadokokinesia, diadokokinesis.

DIAFILTRATION, *s.f.* Diafiltration.

DIAGNOSE, *s.f.* Diagnosis.

DIAGNOSTIC, *s.m.* Diagnosis.

DIAGNOSTIC ANTÉNAL OU PRÉNATAL. Prenatal diagnosis.

DIAGNOSTIC DIFFÉRENTIEL. Differential diagnosis.

DIAGNOSTIC ÉTIOLOGIQUE. Etiologic diagnosis.

DIAGNOSTIQUE, *adj.* Diagnostic.

DIAGNOSTIQUER, *v.* To diagnose.

DIAGRAPHIE, *s.f.* Diagraphy.

DIAGYNIQUE, *adj.* Diagynic.

DIAKINÈSE, *s.f.* Diakinesis.

DIALYSE, *s.f.* Dialysis.

DIALYSE À DOMICILE. Home dialysis.

DIALYSE INTESTINALE. Intestinal dialysis.

DIALYSE PÉRITONÉALE. Peritoneal dialysis, peritoneal lavage.

DIAMÉATIQUE, *adj.* Through a meatus.

DIAMÈTRE, *s.m.* Diameter.

DIAMNIOTIQUE, *adj.* Diamniotic.

DIANDRIE, *s.f.* Diandry.

DIANDRIQUE, *adj.* Diandric.

DIAPÉDÈSE, *s.f.* Diapedesis, diapiresis.

DIAPHANOSCOPIE, *s.f.* Diaphanoscopy. → *transillumination.*

DIAPHORÈSE, *s.f.* Diaphoresis.

DIAPHORÉTIQUE, *adj.* Sudorific.

DIAPHRAGME, *s.m.* Diaphragm.

DIAPHRAGMATITE, *s.f.* Diaphragmatitis, diaphragmitis, phrenitis.

DIAPHRAGMATOCÈLE, *s.f.* Diaphragmatocele, diaphragmatic hernia.

DIAPHYSAIRE, *adj.* Diaphyseal.

DIAPHYSE, *s.f.* Diaphysis.

DIAPHYSECTOMIE, *s.f.* Diaphysectomy.

DIAPLÉGIE, *s.f.* Polyplegia.

DIAPNOÏQUE, *adj.* Diapnoic.

DIARRHÉE, *s.f.* Diarrhoea.

DIARRHÉE CHOLÉRIFORME. Choleraic diarrhoea.

DIARRHÉE DE COCHINCHINE. Cochinchina diarrhoea. → *sprue ou sprue tropicale.*

DIARRHÉE COLLIQUATIVE. Colliquative diarrhoea.

DIARRHÉE ÉPIDÉMIQUE DES NOUVEAU-NÉS. Epidemic diarrhoea of newborn, neonatal diarrhoea.

DIARRHÉE DE FERMENTATION. Fermentative diarrhoea.

DIARRHÉE GLUTINEUSE. Mucous enteritis. → *entérocolite muco-membraneuse.*

DIARRHÉE GRAISSEUSE D'ORIGINE PANCRÉATIQUE. Pancreatogenous fatty diarrhoea.

DIARRHÉE INFANTILE ESTIVALE. Suer diarrhoea.

DIARRHÉE PRANDIALE. Prandial diarrhoea.

DIARRHÉE DE PUTRÉFACTION. Putrefactive diarrhoea.

DIARRHÉE SANGLANTE. Bloody flux.

DIARRHÉE SÉREUSE. Serous diarrhoea, watery diarrhoea.

DIARRHÉE DU SEVRAGE. Diarrhoea ablactatorum.

DIARRHÉE DES TRANCHÉES. Trench diarrhoea.

DIARRHÉE TROPICALE. Tropical diarrhoea. → *sprue ou sprue tropicale.*

DIARRHÉE DU VOYAGEUR. Traveller's diarrhoea, turista.

DIARTHROSE, *s.f.* Diathrosis, abarthrosis, abarticulation.

DIASCHISIS, *s.m.* Diaschisis.

DIASCOPIE, *s.f.* Diascopy. → *transillumination.*

DIASTASE, *s.f.* Diastase, diastatic ferment.

DIASTASIGÈNE, *adj.* Producing a diastase.

DIASTASIS, *s.m.* Diastasis.

DIASTÉMATIQUE, *adj.* Pertaining to interstitial cells of the testicle.

DIASTÉMATIQUE (glande). Interstitial gland of the testis.

DIASTÉMATOMYÉLIE, *s.f.* Diastematomyelia, diplomyelia.

DIASTÈME, *s.m.* Diastema.

DIASTOLE, *s.f.* Diastole.

DIASTOLIQUE, *adj.* Diastolic.

DIATHERMIE, *s.f.* Diathermy, thermopenetration, transthermia, diathermic therapy.

DIATHERMO-COAGULATION, *s.f.* Diathermocoagulation.

DIATHÈSE, *s.f.* Diathesis.

DIATHÈSE ARTHRITIQUE. Arthritism.

DIATHÈSE BILIAIRE. Bilious diathesis.

DIATHÈSE BRADYTROPHIQUE. Bradytrophia.

DIATHÈSE DYSTROPHIQUE. Arthritism.

DIATHÈSE EXSUDATIVE. Exsudative diathesis, Czerny's diathesis.

DIATHÈSE GOUTTEUSE. Gouty diathesis, goutiness.

DIATHÈSE HÉMORRAGIQUE. Haemorrhagic diathesis.

DIATHÈSE LYMPHOGÈNE. Lymphadenia.

DIATHÈSE OXALIQUE. Oxalic diathesis.

DIATHÈSE PRÉCIPITANTE. Arthritism.

DIATHÈSE SPASMOPHILE, DIATHÈSE SPASMOGÈNE. Spasmophilia. → *spasmophilie.*

DIATOMÉE, *s.f.* Diatom.

DIAZO-RÉACTIONS, *s.f. pl.* 1° Ehrlich's diazareaction. – 2° *d.-réactions d'Hymans Van den Bergh.* Direct and indirect Van den Bergh's reactions.

DIBALLISME, *s.m.* Ballism, ballismus.

DIBENZOTHIAZINE, *s.f.* Dibenzothiazine.

DICÉPHALIE, *s.f.* Dicephalism, dicephaly.

DICENTRIQUE, *adj.* Dicentric.

DICHLORODIPHÉNYLTRICHLORÉTHANE. DDT. Dichlorodiphényltrichlorethane.

DICHORIONIQUE, *adj.* Dichorionic, dichorial.

DICHOTOMIE, *s.f.* Dichotomy.

DICHROÏQUE, *adj.* Dichroic.

DICHROÏSME, *s.m.* Dichroism.

DICHROMASIE, *s.f.* Dichromatopsia, dichromatism, dichromasia, dichromasy.

DICHROMATE, *adj.* Dichromat.

DICK (réaction des). Dick's test.

DICKE (méthode de). Dicke's method.

DICKSON-O'DELL (opération de). Dickson-O'Dell operation.

DICOUMARINE, *s.f.*, **DICOUMAROL,** *s.m.* Dicoumarin, dicoumarol, dicumarol.

DICROCŒLIOSE, *s.f.* Dicroceliasis, dicrocoeliasis.

DICROTE, *adj.* Dicrotic.

DICROTE (onde). Dicrotic wave, recoil wave.

DICROTISME, *s.m.* Dicrotism.

DICTYOTÈNE, *adj.* Dictyotene.

DICTYOSOME, *s.m.* Dictyosome.

DIDE ET BOTCAZO (syndrome de). Dide-Botcazo syndrome.

DIDELPHE (utérus), DIDUCTUS (uterus). Didelphic uterus, uterus didelphys, uterus duplex.

DIDÉOXYCYTIDINE, *s.f.* Dideoxycytidin.

DIDÉOXYINOSINE, *s.f.* Dideoxyinosin.

DIDUCTION, *s.f.* Diduction.

DIEGO (système de groupe sanguin). Diego blood group system.

DIÉLECTOGRAPHIE, *s.f.* Rheocardiography.

DIÉLECTROLYSE, *s.f.* Dielectrolysis.

DIENCÉPHALE, *s.m.* Diencephalon.

DIENCÉPHALITE, *s.f.* Diencephalitis.

DIENCÉPHALOPATHIE, *s.f.* Diencephalopathy.

DIENCÉPHALO-HYPOPHYSAIRE, *adj.* Diencephalo-hypophyseal.

DIENŒSTROL, *s.m.* Dienestrol.

DIÉRÈSE, *s.f.* Dieresis.

DIÈTE, *s.f.* 1° *régime*: diet. – 2° *diète absolue*: fasting, absolute diet.

DIÈTE HYDRIQUE. Liquid diet, spoon diet.

DIÈTE LACTÉE. Milk diet.

DIÉTÉTICIEN, ENNE, *s.m.* ou *f.* Dietician.

DIÉTÉTIQUE. 1° *adj.* Dietetic. – 2° *s.f.* Dietetics.

DIÉTHYLSTILBŒSTROL, *s.m.* Diethylstilbestrol.

DIÉTOTHÉRAPIE, *s.f.* Dietotherapy.

DIÉTOTOXICITÉ, *s.f.* Dietotoxicity.

DIÉTOTOXIQUE, *adj.* Dietotoxic.

DIEUAIDE (schéma ou table de). Dieuaide's schema.

DIEULAFOY (maladie de). Dieulafoy's disease.

DIEULAFOY (syndrome de). Pathomimesis. → *pathomimie.*

DIFFÉRENCE ARTÉRIOVEINEUSE EN OXYGÈNE. Arterio-venous oxygen difference. → *oxygène (différence artérioveineuse en).*

DIFFÉRENCIATION, *s.f.* Differentiation.

DIFFÉRENCIATION (classes d'antigènes de). Cluster of differentiation.

DIFFLUENT, ENTE, *adj.* Diffluent.

DIFFUSION (capacité, coefficient ou constante de). Pulmonary diffusing capacity.

DIFFUSION (facteur de). Spreading factor, diffusion factor, permeability factor, Reynal's factor, Duran-Reynals factor, Duran-Reynals permeability or spreading factor, mucinase, invasin.

DIFFUSION ALVÉOLO-CAPILLAIRE. Alveolar capillary diffusion.

DIGASTRIQUE, *adj.* Digastric.

DIGENÈSE, *s.f.* Digenesis. → *génération alternante.*

DI GEORGE (syndrome de). Di George's syndrome, third and fourth pharyngeal pouch syndrome, thymic and prathyroid aplasia.

DIGESTIF, IVE, *adj.* Digestive.

DIGESTION, *s.f.* Digestion.

DIGHTON (maladie d'Adair). Adair Dighton's syndrome. → *ostéopsathyrose.*

DIGITAL, ALE, *adj.* Digital.

DIGITALE, *s.f.* Digitalis, foxglove.

DIGITALISATION, *s.f.* 1° Digitalization. – 2° Digital computerization.

DIGITALINE, *s.f.* Digitoxin.

DIGITIFORMES (impressions ou empreintes). Digital impressions.

DIGITOXINE, *s.f.* Digitoxin.

DIGLYCÉRIDE, *s.m.* Dicylglycerol, diglyceride.

DIGOXINE, *s.f.* Digoxin.

DIGYNIE, *s.f.* Digyny.

DIHYDROERGOTAMINE, *s.f.* Dihydroergotamine.

DIHYDROFOLLICULINE, *s.f.* Œstradiol.

DIHYDROSTEPTOMYCINE, *s.f.* Dihydrostreptomycin.

DIHYDROXYPHÉNÉTHYLAMINE, *s.f.* Didydroxyphénéthylamine.

DIIODO-3,3'THYRONINE. 3,3-diiodothyronine.

DIIODOTYROSINE, *s.f.* Diiodotyrosine.

DIKÉMANIE, *s.f.* Dikemania.

DIKÉPHOBIE, *s.f.* Dikephobia.

DIKTYOME, *s.m.* Diktyoma.

DILACÉRATION, *s.f.* Dilaceration.

DILATATION, *s.f.* Dilatation.

DILATATION AIGUË DE L'ESTOMAC. Angiomesenteric ileus, arteriomesenteric ileus, gastromesenteric ileus.

DILATATION DES BRONCHES. Bronchiectasis.

DILATATION DU CŒUR. Dilatation of the heart.

DILATATION DE L'ESTOMAC. Dilatation of the stomach, gastrectasia, gastrectasia, gastrectosis.

DILATATION DE L'ŒSOPHAGE. Oesophagectasia, oesophagectasis.

DILATATION THÉRAPEUTIQUE. Dilatation.

DILUTION (courbe de). Indicator dilution curve. – *courbe de dilution de colorant.* Dye dilution curve.

DIMÈRE, *s.m.* Dimer.

D-DIMÈRE, *s.m.* D-dimer.

DIMÉRIE, *s.f.* Bifactorial inheritance.

DIMIDIÉ, DIÉE, *adj.* Pertaining to half of the body only.

DIMMER (dystrophie cornéenne de). Haab's degeneration.

DIMMER (kératite nummulaire de). Dimmer's keratitis, keratitis nummularis, keratitis disciformis, disciform keratitis.

DIMORPHISME, *s.m.* Dimorphism.

DINITROCHLOROBENZÈNE (test de). Dinitrochlorobenzene test.

DIOCTOPHYMA RENALE. *Dioctophyma renale.*

DIODRAST, *s.m.* Diodrast.

DIŒSTRUS, *s.m.* Anœstrus. → *interœstrus.*

DIOPTRIE, *s.f.* Diopter, dioptre, dioptric, dioptry.

DIOPTRIQUE, *s.f.* Dioptrics.

DIOXYDE DE CARBONE. Carbon dioxide.

DIP, *s.m.* Dip.

DIPEPTIDE, *s.m.* Dipeptid.

DIPEPTIDASE, *s.f.* Dipeptidase.

DIPETALONEMA PERSTANS. *Dipetalonema perstans.* → *Acanthocheilonema perstans.*

DIPHASIQUE, *adj.* Diphastic.

DIPHÉNYLHYDANTOÏNE, *s.f.* Phenytoin, diphenylhydantoin.

DIPHOSPHONATE, *s.m.* Biphosphonate.

DIPHTÉRIE, *s.f.* Diphtheria, diphtheritis, Bretonneau's angina or disease or diphtheria.

DIPHTÉRIE ASSOCIÉE. Septic diphtheria.

DIPHTÉRIE CUTANÉE. Cutaneous diphtheria.

DIPHTÉRIE LARYNGÉE. Laryngeal. → *croup.*

DIPHTÉRIE MALIGNE. Malignant diphtheria, diphtheria gravis.

DIPHTÉRIE, DIPHTÉRITE OU DIPHTÉROÏDE DES PLAIES. Nosocomial gangrene. → *pourriture d'hôpital.*

DIPHTÉRINO-RÉACTION, *s.f.* Schick's test.

DIPHTÉRIQUE, *adj.* Diphteritic, diphteric, diphtherial.

DIPHTONGUIE, *s.f.* Diphthoagia, diplophonia.

DIPLACOUSIE, *s.f.* Diplacusis, paracusis duplicata, double disharmonic hering.

DIPLACOUSIE DYSHARMONIQUE. Diplacusis binauralis dysharmonica.

DIPLACOUSIE EN ÉCHO. Diplacusis binauralis echoica.

DIPLÉGIE, *s.f.* Diplegia.

DIPLÉGIE CÉRÉBRALE INFANTILE. Cerebral diplegia. → *Little (maladie ou syndrome de).*

DIPLÉGIE CRURALE. Cerebral diplegia. → *Little (maladie ou syndrome de).*

DIPLÉGIE FACIALE CONGÉNITALE. Congenital facial diplegia. → *Mœbius (syndromes de), 2°.*

DIPLÉGIE FACIALE FAMILIALE. Familial facial diplegia.

DIPLÉGIE FLASQUE. Atonic-astatic diplegia.

DIPLO, *adj.* Diploid.

DIPLO X. Diplo X.

DIPLOBACILLE, *s.m.* Diplobacillus.

DIPLOCÉPHALIE, *s.f.* Diplocephaly.

DIPLOCOCCUS INTRACELLULARIS MENINGITIDIS. *Neisseria meningitidis.*

DIPLOCOCCUS PNEUMONIÆ. *Streptococcus pneumoniae.*

DIPLOCOQUE, *s.m.* Diplococcus.

DIPLOCORIE, *s.f.* Diplocoria.

DIPLOE, *s.m.* Diploe.

DIPLOGENÈSE, *s.f.* Diplogenesis.

DIPLOÏDE, *adj.* Diploid.

DIPLOÏDIE, *s.f.* Diploidy.

DIPLOÏQUE, *adj.* Diploic, diploetic.

DIPLOMYÉLIE, *s.f.* Diplomyelia.

DIPLOPHONIE, *s.f.* Diphthongia, diplophonia.

DIPLOPIE, *s.f.* Diplopia, double vision.

DIPLOPIE BINOCULAIRE. Binocular diplopia.

DIPLOPIE CROISÉE. Crossed diplopia, heteronymous diplopia, heteronomous diplopia.

DIPLOPIE DIRECTE. Direct diplopia, homonymous diplopia, homonomous diplopia, simple diplopia.

DIPLOPIE MONOCULAIRE. Monocular diplopia.

DIPLOSOME, *s.m.* Diplosome.

DIPLOSOMIE, *s.f.* Diplosomia.

DIPLOTÈNE, *adj.* Diplotene.

DIPOLES (théorie des). Dipoles theory.

DIPROSOPE, *s.m.* Diprosopus.

DIPSOGÈNE, *adj.* Dipsogen.

DIPSOMANIE, *s.f.* Dipsomania, Saint Martin's disease or evil.

DIPYGE, *s.m.* Dipygus.

DIPYRIDAMOLE, *s.m.* Dipyridamole.

DIROFILARIOSE, *s.f.* Dirofilariasis.

DISACCHARIDE, *s.m.* Disaccharide.

DISCAL, ALE, *adj.* Discal.

DISCARTHROSE, *s.f.* Intervertebral degenerative arthritis.

DISCECTOMIE, *s.f.* Diskectomy.

DISCISSION, *s.f.* Discission.

DISCITE, *s.f.* Diskitis, discitis.

DISCOGRAPHIE, *s.f.* Diskography, discography.

DISCOMYCOSE, *s.f.* Discomycosis.

DISCOPATHIE, *s.f.* Discopathy, nucleopathy.

DISCO-RADICULOGRAPHIE, *s.f.* Diskoradiculography, disks and roots radiography.

DISCORDANCE, *s.f.* Dissociation.

DISCORDANCE VENTRICULO-ARTÉRIELLE. Transposition of the great vessels.

DISCRIMINATIF (système). Gnostic sensibility, neosensibility.

DISJONCTION, *s.f.* Disjunction.

DISJONCTION CRANIO-FACIALE. Craniofacial disjunction fracture, Le Fort's III fracture, transverse facial fracture.

DISJONCTION ÉPIPHYSAIRE. Separation of epiphysis.

DISLOCATION VERTICALE DE L'ESTOMAC. Complete ptosis of the stomach.

DISOMIE, *s.f.* Diplosomatia, diplosomia.

DISPENSAIRE, *s.m.* Dispensary.

DISPERMIE, *s.f.* Dispermy.

DISPONIBILITÉ BIOLOGIQUE. Bioavailability.

DISPOSITIF INTRA-UTÉRIN. Intrauterine contraception device.

DISQUE A. A disk, A band.

DISQUE I. I band, I disk.

DISSE (espace de). Disse's space.

DISSECTION, *s.f.* Dissection.

DISSECTION AORTIQUE. Aortic dissection, dissecting aneurism of the aorta, medionecrosis aortae idiopathica cystica, medial necrosis of the aorta, Erdheim's cystic medial necrosis. Laennec's disease, Shekelton's aneurysm.

DISSOCIATION, *s.f.* (psychiatrie). Dissociation.

DISSOCIATION ALBUMINO-CYTOLOGIQUE DU LIQUIDE CÉPHALORACHIDIEN. Albumino-cytologic dissociation (of the spinal fluid).

DISSOCIATION AURICULAIRE. Atrial dissociation.

DISSOCIATION AURICULO-VENTRICULAIRE. Atrio- or auriculo-ventricular dissociation.

DISSOCIATION ÉLECTROMÉCANIQUE (cardiologie). Dissociation between electrical and mechanical activities of the heart.

DISSOCIATION PAR INTERFÉRENCE. Dissociation by interference, interference dissociation.

DISSOCIATION ISORYTHMIQUE. Isorrhythmic dissociation.

DISSOCIATION (maladie de). Permanently slow pulse. → *pouls lent permanent.*

DISSOCIATION NEURONALE. Disinhibition.

DISSOCIATION SYRINGOMYÉLIQUE. Syringomyelic dissociation.

DISSOCIATION TABÉTIQUE. Tabetic dissociation.

DISSOCIATION THERMO-ALGÉSIQUE. Syringomyelic dissociation.

DISTAL, ALE, *adj.* Distal.

DISTENSION DE L'AINE. Association of a femoral and of an inguinal hernia.

DISTICHIASE *s.f.,* **DISTICHIASIS,** *s.m.* Distichia, distichiasis.

DISTOMA HÆMATOBIUM. *Schistosoma haematobium.*

DISTOMA HEPATICUM. *Fasciola hepatica.*

DISTOMATOSE, *s.f.* Distomatosis, distomiasis.

DISTOMATOSE PULMONAIRE. Paragonimiasis. → *paragonimiase.*

DISTOME, *s.m.* Distoma, fluke.

DISTOMIASE, *s.f.* Distomatosis.

DISTOMUM. *Distoma.*

DISTORSION, *s.f.* Distorsion.

DISTRICHIASE, *s.f.* Districhiasis.

DISULFIRAME, *s.m.* Disulfiram.

DIT. Abbreviation for diiodotyrosine.

DITTRICH (bouchons de). Dittrich's plugs.

DIU. Abbreviation for « dispositif intra utérin », intra uterine device.

DIURÈSE, *s.f.* Diuresis.

DIURÈSE OSMOTIQUE. Osmotic diuresis.

DIURÈSE PROVOQUÉE. Forced diuresis.

DIURÉTIQUE, *adj.* Diuretic, emictory.

DIURÉTIQUE DE L'ANSE DE HENLÉ. Aldosterone inhibitory diuretic.

DIURÉTIQUE DE L'ANSE DE HENLÉ. Loop diuretic.

DIURÉTIQUE ANTIALDOSTÉRONIQUE. Aldosterone inhibitory diuretic.

DIURÉTIQUE INHIBITEUR DE L'ANHYDRASE CARBONIQUE. Carbonic anhydrase inhibitory diuretic.

DIURÉTIQUE MERCURIEL. Mercurial diuretic.

DIURÉTIQUE N'ÉLIMINANT PAS LE POTASSIUM. Potassium-sparing diuretic.

DIURÉTIQUE OSMOTIQUE. Osmotic diuretic.

DIURÉTIQUE THIAZIDIQUE. Thiazic or thiazide diuretic.

DIVERTICULE, *s.m.* Diverticulum.

DIVERTICULE DU CÔLON. Colic diverticulum.

DIVERTICULE ÉPIPHRÉNIQUE. Supradiaphragmatic diverticulum.

DIVERTICULE DE MECKEL. Diverticulum ilei verum, Meckel's diverticulum.

DIVERTICULE DE L'ŒSOPHAGE. Oesophageal diverticulum.

DIVERTICULE DE PULSION. Pressure or pulsion diverticulum, Zenker's diverticulum.

DIVERTICULE DE TRACTION. Traction diverticulum, Rokitansky's diverticulum.

DIVERTICULECTOMIE, *s.f.* Diverticulectomy.

DIVERTICULITE, *s.f.* Diverticulitis.

DIVERTICULOPEXIE, *s.f.* Diverticulopexy.

DIVERTICULOSE, *s.f.* Diverticulosis.

DIVERTICULOSE SIGMOÏDIENNE. Ganser's diverticulum.

DIVISION CINÉTIQUE. Mitosis.

DIVISION RÉDUCTRICE (génétique). Meiosis.

DIVRY ET VAN BOGAERT (syndrome de). Van Bogaert-Divry syndrome.

DIVULSION, *s.f.* Divulsion.

DIZYGOTE, *adj.* Dizygotic, biovular, bivitelline.

DL 50. Letal dose median, LD 50.

DLM. LDM. → *dose léthale minima.*

DNID. NIDDM.

DOBRIN (syndrome de). Dobrin's syndrome.

DOBUTAMINE, *s.f.* Dobutamine.

DOCA. Desoxycorticosterone acetate.

DOCIMASIE, *s.f.* Docimasia.

DOCIMASIE AURICULAIRE. Auricular docimasia, Wreden's sign.

DOCIMASTIQUE, *adj.* Docimastic.

DOCIMOLOGIE, *s.f.* The study of examination, or test.

DÖDERLEIN (bacille de). Döderlein's bacillus.

DOEGE ET POTTER (syndrome de). Doege-Potter syndrome.

DOGMATISME, *s.m.* Dogmatism.

DOIGT, *s.m.* Finger.

DOIGT EN BAGUETTE DE TAMBOUR, EN BATTANT DE CLOCHE. Clubbed finger. → *hippocratique (doigt).*

DOIGT EN COL DE CYGNE. Swan-neck finger.

DOIGT HIPPOCRATIQUE. Clubbed finger. → *hippocratique (doigt).*

DOIGT EN MAILLET. Mallet finger.

DOIGT EN MARTEAU. Mallet finger, hammer finger, drop finger, digitus malleus.

DOIGT MORT. Dead finger, digitus mortuus, waxy finger, white finger.

DOIGT SUR LE NEZ (épreuve du). Finger-nose test.

DOIGT À RESSORT. Trigger finger, snap or snapping finger, jerky finger, stuck finger, lock finger, digitus recellens.

DOIGT DE TELFORD-SMITH. Telford-Smith's finger.

DOIGT DE ZINC. Zinc finger.

DOIGTS EN COUP DE VENT. Seal fin deformity.

DOIGTS (phénomène des). Souques's phenomenon, Gordon's sign, finger phenomenon.

DOMAINE, *s.m.* Domain.

DOIGTIER, *s.m.* Finger cot, finger stall.

DOLÉRIS (opération de). Doléris's operation.

DOLICHO-ARTÈRE, *s.f.* Megadolichoartery.

DOLICHOCÉPHALIE, *s.f.* Dolichocephalia, dolichocephaly, mecocephalia.

DOLICHOCOLIE, *s.f.*, **DOLICHOCÔLON,** *s.m.* Dolichocolon.

DOLICHOGNATHIE, *s.f.* Dolichognathia.

DOLICHO- ET MÉGA-ARTÈRE, *s.f.* Megadolichoartery.

DOLICHOMÉGALIE, *s.f.* Dolichomegaly.

DOLICHOMÉGA-ŒSOPHAGE, *s.m.* Megadolichoœsophagus.

DOLICHO- ET MÉGAVEINE, *s.f.* Abnormally long and dilated vein.

DOLICHOMORPHE, *adj.* Dolichomorphic.

DOLICHOPROSOPE, *adj.* Dolichofacial.

DOLICHOSIGMOÏDE, *s.m.* Dolichosigmoid.

DOLICHOSTÉNOMÉLIE, *s.f.* Dolichostenomelia.

DOLLINGER-BIELSCHOWSKY (idiotie amaurotique de type). Bielschowsky's disease. → *Bielschowsky (idiotie amaurotique de type).*

DOMAGK (phénomène de). Domagk's phenomenon.

DOMAINE, *s.m.* Domain.

DOMINANCE, *s.f.* Dominance.

DOMINANCE (loi de). Dominance Mendel's law.

DOMINANT, ANTE, *adj.* Dominant.

DOMMAGE CORPOREL. Bodily damage.

DONATEUR D'HYDROGÈNE. Hydrogen donator.

DONATH ET LANDSTEINER (épreuve de). Donath-Landsteiner test.

DONOHUE (syndrome de). Donohue's syndrome.

DONNAN (équilibre de). Donnan's equilibrium.

DONNEUR DANGEREUX. Dangerous donor.

DONNEUR UNIVERSEL. General donor, universal donor.

DONOVANOSE, *s.f.* Granulome ingunale. → *granulome ulcéreux des parties génitales.*

DOO. DOO.

DOOR (syndrome). DOOR syndrome.

DOPA, *s.f.* Dopa.

DOPAGE, *s.m.* Doping.

DOPAMINE, *s.f.* Dopamine.

DOPAMINERGIQUE, *adj.* Dopaminergic.

DOPA-RÉACTION, *s.f.* Dopa reaction.

DOPPLER ou DOPPLER-FIZEAU (effet). Doppler effect.

DOPPLER (examen). Doppler ultrasound method, echo-Doppler velocimetry, Doppler flowmetry.

DOPPLER ÉNERGIE. Power doppler sonography.

DOPPLER DE PUISSANCE. Power doppler sonography.

DOPPLER PULSÉ. Pulsed Doppler flowmetry, pulsed ultrasonic Doppler blood flowmetry.

DOPPLER TRANSCRANIEN. Transcranial doppler ultrasonography.

DORSAL, ALE, *adj.* Dorsal.

DORSALGIE, *s.f.* Dorsalgia.

DORSARTHROSE, *s.f.* Rachidian arthrosis.

DORSIFLEXION, *s.f.* Dorsiflexion.

DORSOLOMBAIRE, *adj.* Dorsolumbar.

DOS, *s.m.* Back.

DOS DROIT (syndrome du). Straight back syndrome.

DOS DE FOURCHETTE (déformation en). Silver-fork deformity, dinner fork deformity, Velpeau's deformity.

DOSAGE, *s.m.* Assay.

DOSE, *s.f.* Dose.

DOSE ABSORBÉE (radiologie). Absorbed dose, radiation absorbed dose.

DOSE D'ENTRETIEN. Maintenance dose.

DOSES FILÉES ou FRACTIONNÉES (par). Partvic (abréviation de *partibus vicibus*: in divided doses).

DOSE INTÉGRALE (radiologie). Integral dose, volume dose, integral absorbed dose.

DOSE LÉTHALE MINIMA. Letal dose minimum.

DOSE LÉTALE 50, DL 50. LD 50, letal dose median.

DOSE MAXIMUM ADMISSIBLE (radiologie). 1° Maximal permissible dose, MPD. – 2° Tolerance dose, maximum permissible dose.

DOSE DE RAPPEL. Booster dose.

DOSE TUMORALE ou DOSE VOLUME (radiothérapie). Tumour dose.

DOTTE (méthode de) Dotte's method.

DOTHIÉNENTÉRIE, DOTHIÉNENTÉRITE, *s.f.* Typhoid fever.

DOUBLE ANONYMAT ou AVEUGLE (épreuve en). Double-blind test.

DOUBLE CONTOUR (image en ou signe du). Double contour sign.

DOUBLE INSU (épreuve du). Double blind test.

DOUBLE QUARTE. Double quartan fever.

DOUBLE QUOTIDIENNE. Double quotidian fever.

DOUBLE SOUFFLE INTERMITTENT CRURAL DE DUROZIEZ. Duroziez's murmur or sign.

DOUBLE TIERCE. Double tertian fever.

DOUBLE TON DE TRAUBE. Traube's sign.

DOUBLET, *s.m.* Doublet.

DOUBLETS, *s.m. pl.* Bigeminy. → *bigéminisme.*

DOUBLETS (théorie des). Dipoles theory.

DOUCHE, *s.f.* Shower.

DOUGLAS (cri ou signe du). Douglas's cry, Douglas's sign.

DOUGLAS (cul-de-sac de). Douglas's pouch, retro-uterine cul-de-sac.

DOUGLASSITE, *s.f.* Douglasitis.

DOULEUR, *s.f.* Ache.

DOULEUR ABDOMINALE. Abdominalgia.

DOULEUR EN CEINTURE. Girdle pain.

DOULEUR CENTRALE. Central pain.

DOULEURS DE CROISSANCE. Growing pains.

DOULEURS DE LA DÉLIVRANCE. After pains.

DOULEUR ERRATIQUE. Wandering pain.

DOULEUR EXPULSIVE ou EXPULTRICE. Expulsive pain.

DOULEUR EXQUISE. Exquisite pain.

DOULEUR FULGURANTE. Fulgurant or shooting or lightning pain.

DOULEUR GRAVATIVE. Heavy pain.

DOULEURS INTERMENSTRUELLES. Intermenstrual pain, midpain, middlepain.

DOULEUR IRRADIÉE. Referred pain, heterotopic pain.

DOULEUR LANCINANTE. Lancinating pain.

DOULEUR MORALE. Mind pain, imperative pain.

DOULEUR OSTÉOCOPE. Osteocope, osteocopic pain, osteodynia.

DOULEUR PONGITIVE. Boring pain.

DOULEURS PRÉMONITOIRES. Premonitory pain.

DOULEURS PRÉPARANTES. Dilating pains.

DOULEUR PULSATIVE. Throbbing pain.

DOULEUR RADICULAIRE. Root pain.

DOULEUR TÉRÉBRANTE. Terebrant or terebrating pain.

DOULEUR TORMINEUSE. Griping pain, torminal pain.

DOULOUREUX, EUSE, *adj.* Painful, tender, sore.

DOURINE, *s.f.* Dourine.

DOUVE, *s.f.* Distoma.

DOUVE (grande). Fasciola hepatica.

DOWLING-DEGOS (syndrome de). Dowling-Degos syndrome.

DOWN (maladie ou syndrome de). Down's disease. → *mongolisme.*

DOXYCYCLINE, *s.f.* Doxycycline.

DOYEN (procédé de). Doyen's operation.

DOYNE (dégénérescence maculaire de). Doyne's honeycomb choroidopathy.

DRACONTIASE, *s.f.* Dracontiasis.

DRACUNCULOSE, *s.f.* Dracunculiasis, dracunculosis, dracontiasis.

DRACUNCULUS LOA. *Filaria loa.*

DRACUNCULUS MEDINENSIS. *Dracunculus medinensis.*

DRAGÉE, *s.f.* Sugar-coated tablet.

DRAGONNEAU, *s.m. Dracunculus medinensis.*

DRAGSTEDT (opération de). Dragstedt's operation.

DRAIN, *s.m.* Drain.

DRAINAGE, *s.m.* Drainage.

DRAINAGE D'ATTITUDE. Postural drainage.

DRAINAGE ENDOCAVITAIRE. Monaldi's drainage.

DRAINAGE DE MIKULICZ. Mikulicz's drain.

DRAINAGE PARIÉTAL. Monaldi's drainage.

DRAINAGE POSTURAL OU DE POSTURE. Postural drainage.

DRAP MOUILLÉ. Drip sheet.

DRAPÉ (signe du). Incisure defect.

DRASH (syndrome de). Drash's syndrome.

DRASTIQUE, *s.m.* ou *adj.* Drastic.

DREANO (méthode de). Dreano's method.

DRÉPANOCYTE, *s.m.* Sickle cell, drepanocyte.

DRÉPANOCYTOSE, *s.f.* Drepanocytic anaemia. → *anémie à hématies falciformes.*

DRESBACH (anémie, maladie ou syndrome de). Ovalocytosis.

DRESS (syndrome). DRESS syndrome.

DRESSLER (syndrome de). Postmyocardial infarction syndrome, Dressler's syndrome.

DREW (méthode de). Drew's technique.

DRINKWATER (syndrome de). Symphalangia.

DROGUE, *s.f.* Drug.

DROMOMANIE, *s.f.* Dromomania, drapetomania.

DROMOPHOBIE, *s.f.* Dromophobia.

DROMOTHÉRAPIE, *s.f.* Dromotherapy.

DROMOTROPE, *adj.* Dromotropic.

DROP-ATTACK. Drop attack.

DROSOPHILE, *s.f.* Drosophila.

DRUMSTICK, *s.m.* Drumstick.

DRUSEN, *s.f. pl.* Drusen.

DS. Abbreviation for « détroit supérieur », superior strait of the pelvis.

DUANE (syndrome de). Duane's syndrome. → *Türk-Stilling-Duane syndrome.*

DUBIN-JOHNSON (Ictère, maladie ou syndrome de). Dubin-Johnson disease or syndrome, Dubin-Sprinz disease, maverohepatic icterus.

DUBINI (chorée de). Dubini's chorea or disease.

DU BOIS-REYMOND (loi de). Du Bois-Reymond's law.

DUBOS ET MIDDLEBROOK (réaction de). Dubos and Middlebrook reaction.

DUBOWITZ (syndrome de). Dubowitz's syndrome.

DUBREUIL-CHAMBARDEL (syndrome de). Dubreuil-Chambardel's syndrome.

DUBREUILH (mélanose de). Malignant lentigo. → *mélanose circonscrite précancéreuse de Dubreuilh.*

DUCCI (réaction ou test de). Red colloidal test.

DUCHENNE OU DUCHENNE DE BOULOGNE (maladies de). Duchenne's diseases.

DUCHENNE (syndrome de). Duchenne's disease. → *paralysie labio-glosso-laryngée.*

DUCHENNE (type pseudo-hypertophique de). Duchenne's disease. → *paralysie pseudo-hypertrophique.*

DUCHENNE-ERB (syndrome ou paralysie type). Erb-Duchenne paralysis or syndrome, Erb's palsy, Duchenne-Erb syndrome or paralysis, upper brachial plexus paralysis, or palsy.

DUCREY (bacille de). *Haemophilus ducreyi.*

DUCTANCE, *s.f.* Fractional uptake coefficient.

DUCTION, *s.f.* Duction.

DUDLEY MORTON (maladie ou syndrome de). Morton's syndrome.

DUFFY (facteur). Duffy factor.

DUFFY (système de groupe sanguin). Duffy blood group system.

DUFOURMENTEL (ostéotomie curviligne de). Arthroplasty of the mandibular joint.

DUGUET (signe de). Bouveret's ulcer, ulceration of Duguet.

DÜHRING ou DÜHRING-BROCQ (maladie de). Dühring's disease, → *dermatite herpétiforme.*

DUKE (épreuve de). Duke's test.

DUKES-FILATOW (maladie de). Fourth disease, exanthema subitum, Dukes's disease, parascarlatina, Filatow-Dukes disease, Filatow's disease, scarlatinoid, scarlatinella.

DUNCAN (syndrome de). Duncan's syndrome.

DUNGERN-HIRSZFELD (épreuve de von). Von Dungern's test.

DUNNIGAN (syndrome de). Köbberling-Dunnigan syndrome.

DUNGERN ET HIRSZFELD (loi de von). Von Dungern-Hirszfeld law.

DUODÉNECTOMIE, *s.f.* Duodenectomy.

DUODÉNITE, *s.f.* Duodenitis, dodecadactylitis.

DUODÉNO-CHOLÉDOCHOTOMIE, *s.f.* Duodeno-choledochotomy.

DUODÉNO-GASTRECTOMIE, *s.f.* Gastroduodenoctomy.

DUODÉNO-JÉJUNOSTOMIE, *s.f.* Duodenojejunostomy.

DUODÉNO-PANCRÉATECTOMIE, *s.f.* Duodeno-pancreatectomy, pancreatoduodenectomy.

DUODÉNOPLASTIE, *s.f.* Duodenoplasty.

DUODÉNO-PYLORECTOMIE ANTÉRIEURE, DUODÉNO-SPHINCTÉRECTOMIE ANTÉRIEURE. Anterior duodeno-pylorectomy or sphincterectomy.

DUODÉNOSCOPIE, *s.f.* Duodenofibrescopy, fibreduodenoscopy.

DUODÉNOSTOMIE, *s.f.* Duodenostomy.

DUODÉNOTOMIE, *s.f.* Duodenotomy.

DUODÉNUM, *s.m.* Duodenum.

DUPLAY (maladie de). Scapulohumeral periarthritis, Duplay's disease. → *périarthrite scapulo-humérale.*

DUPLAY ou DUPLAY-MARION (opération de). Duplay's operation.

DUPLICATION, *s.f.* Duplication.

DUPLICITÉ, *s.f.* Duplication.

DUPRÉ (syndrome de). Meningism.

DUPUY-DUTEMPS (opération de). Dacryocystorhinostomy.

DUPUY-DUTEMPS ET CESTAN (signe de). Dutemps-Cestan sign.

DUPUYTREN (attelle de). Dupuytren's splint.

DUPUYTREN (éperon de). Spur (in artificial anus).

DUPUYTREN (fracture de). 1° *membre inférieur.* Pott's fracture, Dupuytren's fracture. – 2° *membre supérieur.* Galeazzi's fracture, Dupuytren's fracture.

DUPUYTREN (maladie de). Dupuytren's contracture or contraction, palmar fibromatosis.

DUPUYTREN (sac de). Mikulicz's drain.

DUPUYTREN (signe de). Dupuytren's sign.

DURAFFOURD (index de). Duraffourd's index.

DURAL, ALE, *adj.* Dural, duramatral.

DURAN (technique de). Duran's technique.

DURAN-REYNALS (facteur de). Duran-Reynals factor. → *diffusion (facteur de).*

DURAND ET GIROUD (vaccin de). Castañeda's vaccine.

DURANTE (maladie de). Durante's disease. → *dysplasie périostale.*

DURANTE (méthode de). Durante's treatment.

DURE-MÈRE, *s.f.* Dura, dura mater.

DURE-MÉRIEN, IENNE, *adj.* Dural, duramatral.

DURILLON, *s.m.* Callosity.

DUROZIEZ (double souffle de). Duroziez's murmur or sign.

DUROZIEZ (maladie de). Duroziez's disease.

DUROZIEZ (signe de). Duroziez's murmur or sign.

DURUPT (test de). Exercise metabolic test.

DUVERNAY (opération de). Tunnel-shaped osteotomy.

DU VERNEY (fracture de). Du Verney's fracture.

DVI. DVI.

DWYER (opération de). Dwyer's operation.

D-XYLOSE (test de). Xylose test.

DYCHOLIUM (épreuve au). Dehydrocholate test.

DYE-TEST DE SABIN ET FELDMAN. Sabin-Feldman dye test.

DYGGVE (syndrome de). Mucopolysaccharidosis VII.

DYKE-YOUNG (syndrome de). Dyke-Young anaemia or syndrome.

DYNAMOGÈNE, *adj.* Dynamogenic.

DYNAMOGÉNIE, *s.f.* Dynamogeny, dynamogenesis.

DYNAMOGRAPHE, *s.m.* Dynamograph.

DYNAMOMÈTRE, *s.m.* Dynamometer.

DYNAMOPHORE, *adj.* Dynamophore.

DYNAMOSCOPIE, *s.f.* Dynamoscopy.

DYNE, *s.f.* Dyne.

DYNORPHINE, *s.f.* Dynorphin.

DYSALLÉLOGNATHIE, *s.f.* Dysallilognathia.

DYSANKIE, *s.f.* Difficulty in extending the elbow.

DYSANTIGRAPHIE, *s.f.* Dysantigraphia.

DYSARAXIE, *s.f.* Irregular dental articulation.

DYSARTHRIE, *s.f.* Dysarthria, dysarthrosis.

DYSARTHROSE, *s.f.* Dysarthrosis.

DYSARTHROSE CRANIOFACIALE. Craniofacial dysostosis.

DYSAUTONOMIE, *s.f.* Dysautonomia, pandysautonomia.

DYSAUTONOMIE FAMILIALE. Riley-Day syndrome.

DYSBASIE, *s.f.* Dysbasia.

DYSBASIE LORDOTIQUE PROGRESSIVE. Progressive torsion spasm. → *Ziehen-Oppenheim (maladie de).*

DYSBÉTALIPOPROTÉINÉMIE, *s.f.* Dysbetalipoproteinaemia.

DYSBOULIE, *s.f.* Dysboulia, dysbulia.

DYSCALCÉMIE, *s.f.* Disorder of the calcaemia.

DYSCALCIE, *s.f.* Discorder in calcic metabolism.

DYSCATAPOSIE, *s.f.* Difficulty to swallow.

DYSCÉPHALIE, *s.f.* Dyscephaly.

DYSCÉPHALIE DE FRANÇOIS. Oculomandibulofacial syndrome. → *François (syndrome dyscéphalique de).*

DYSCÉPHALIE SPLANCHNOCYSTIQUE. Dysencephalia sphanchnocystica. → *Gruber (syndrome de).*

DYSCÉPHALIE À TÊTE D'OISEAU OU DYSCÉPHALIQUE À TÊTE D'OISEAU (syndrome). Oculomandibulofacial syndrome. → *François (syndrome dyscéphalique de).*

DYSCÉPHALO-SYNDACTYLIE, *s.f.* Vogt's cephalodactyly, Apert-Crouzon disease, acrocephalosyndactyly type II.

DYSCHÉSIE, DYSCHÉZIE, *s.f.* Dyschesia, dyschezia.

DYSCHONDROPLASIE, *s.f.* Enchondromatosis. → *enchondromatose.*

DYSCHONDROPLASIE DE L'ÉPIPHYSE RADIALE INFÉRIEURE. Carpus curvus. → *carpocyphose.*

DYSCHONDROSTÉOSE, *s.f.* Dyschondrosteosis, Léri-Weill syndrome, mesomelic dwarfism of Léri and Weill, Madelung's deformity with short forearms.

DYSCHROMATOPSIE, *s.f.* Dyschromatopsia, dyschromasia.

DYSCHROMIE, *s.f.* Dyschromia, dyschromasia.

DYSCINÉSIE, *s.f.* Dyskinesia, dyscinesia.

DYSCINÉSIE BILIAIRE. Biliary dyskinesia.

DYSCINÉSIE ODDIENNE. Biliary dyskinesia.

DYSCINÉSIE PROFESSIONNELLE. Occupation neurosis. → *spasmes fonctionnels.*

DYSCORTICISME, *s.m.* Alteration of cortico-adrenal secretion.

DYSCRASIE, *s.f.* Dyscrasia.

DYSDIPSIE, *s.f.* Dysdipsia.

DYSÉCÉE, *s.f.* Dysecoia.

DYSECTASIE DU COL DE LA VESSIE. Dysectasia of bladder.

DYSÉLASTOSE, *s.f.* Elastosis.

DYSEMBRYOME, *s.m.* Dysembryoma.

DYSEMBRYOME TÉRATOÏDE. Embryoma. → *embryome.*

DYSEMBRYOPLASIE, *s.f.* Dysembryoplasia.

DYSEMBRYOPLASMOME, *s.m.* Dysembryoplasic tumour.

DYSENCÉPHALIE SPLANCHNOKYSTIQUE. Dysencephalia splanchnokystica. → *Gruber (syndrome de).*

DYSENDOCRINIE, *s.f.* Dysendocrinism, dysendocrinia, dysendocriniasis, dysendocrisiasis.

DYSENTERIE, *s.f.* Dysentery, tormina Celsi, tormina intestinorum.

DYSENTERIE AMIBIENNE. Amoebic colitis, amoebic dysentery.

DYSENTERIE BACILLAIRE. Bacillary dysentery, Japanese dysentery, Flexner dysentery.

DYSENTÉRIFORME, *adj.* Dysenteriform.

DYSENTÉRIQUE, *adj.* Dysenteric.

DYSÉPINÉPHRIE, *s.f.* Dysadrenia.

DYSERGIE, *s.f.* Dysergia.

DYSÉRYTHROPOÏÈSE ACQUISE. Refractory anaemia.

DYSESTHÉSIE, *s.f.* Dysaesthesia.

DYSFIBRINOGÉNÉMIE, *s.f.* Dysfibrinogenaemia.

DYSFONCTION, *s.f.* Dysfunction.

DYSFONCTION PLACENTAIRE (syndrome de). Placental dysfunction syndrome.

DYSFONCTIONNEMENT, *s.m.* Malfunction.

DYSGAMMAGLOBULINÉMIE, *s.f.* Dysgammaglobulinaemia.

DYSGÉNÉSIE, *s.f.* Dysgenesia.

DYSGÉNÉSIE CÉRÉBRALE. Mental degeneration.

DYSGÉNÉSIE ÉPIPHYSAIRE. Epiphyseal dysgenesis.

DYSGRANULOPOÏÈSE, *s.f.* Dysgranulopoiesis.

DYSGÉNÉSIE GONADIQUE. Gonadal dysgenesis.

DYSGÉNÉSIE GONADOSOMATIQUE XXXXY. XXXXY sex chromosome abnormality or anomaly.

DYSGÉNÉSIE RÉTICULAIRE. Reticular dysgenesia.

DYSGÉNÉSIE DES TUBES SÉMINIFÈRES. Klinefelter's syndrome. → *Klinefelter (syndrome de).*

DYSGERMINOME, *s.m.* Dysgerminoma.

DYSGLOBULINÉMIE, *s.f.* Dysglobulinaemia, gammopathy.

DYSGLOBULINÉMIE BICLONALE. Biclonal hypergammaglobulinaemia, biclonal gammopathy or gammapathy.

DYSGLOBULINÉMIE MONOCLONALE. Monoclonal hypergammaglobulinaemia, monoclonal gammopathy or gammapathy.

DYSGLOBULINÉMIE MONOCLONALE ASYMPTOMATIQUE. Benign monoclonal gammapathy.

DYSGLOBULINÉMIE POLYCLONALE. Polyclonal hypergammaglobulinaemia, polyclonal gammopathy or gammapathy.

DYSGNOSIE, *s.f.* Dysgnosia.

DYSGENIC FERMENTER TYPE II. Dysgenic Fermenter type II. DF2.

DYSGONOSOMIE, *s.f.* Gonadal dysgenesis.

DYSGRANULOPOÏÈSE, *s.f.* Dysgranulopoiesis.

DYSGRAPHIE, *s.f.* Dysgraphia.

DYSGUEUSIE, *s.f.* Dysgeusia.

DYSHARMONIE VESTIBULAIRE. Dysharmonic variety of vestibular syndrome.

DYSHÉMATOPOÏÈSE, *s.f.* Dyshaemopoiesis.

DYSHÉMATOSE, *s.f.* Cyanosis.

DYSHÉMOGLOBINOSE, *s.f.* Haemoglobinopathy.

DYSHÉMOPOÏÈSE, *s.f.* Dyshaematopoiesis.

DYSHÉPATIE, *s.f.* Dyshepatia.

DYSHÉPATIE LIPIDOGÈNE. Woringer's syndrome.

DYSHIDROSE, DYSIDROSE, *s.f.* Dyshidrosis, dyshidria, dysidrosis.

DYSIMMUNITAIRE ACQUIS (syndrome). Acquired immunodeficiency syndrome.

DYSIMMUNITÉ, *s.f.* Dysimmunity.

DYSIMMUNOPATHIE, *s.f.* Immunologic disease.

DYSINSULINISME, *s.m.* Dysinsulinism.

DYSKALIÉMIE, *s.f.* Dyskaliaemia.

DYSKÉRATOSE, *s.f.* Dyskeratosis.

DYSKÉRATOSE CONGÉNITALE AVEC DYSTROPHIE UNGUÉALE ET LEUCOPLASIE BUCCALE. Cole's syndrome. → *Zinsser-Engman-Cole (syndrome de).*

DYSKÉRATOSE FOLLICULAIRE. Keratosis follicularis. → *psorospermose folliculaire végétante.*

DYSKINÉSIE, *s.f.* Dyskinesia.

DYSKINÉSIE TARDIVE. Tardy dyskinesia.

DYSLALIE, *s.f.* Dyslalia.

DYSLEXIE, *s.f.* Dyslexia.

DYSLIPÉMIE OU DYSLIPIDÉMIE, *s.f.* Dyslipaemia.

DYSLIPIDOSE, DYSLIPOÏDOSE, *s.f.* Dislipidosis, dislipoidosis.

DYSLIPOPROTÉINÉMIE, *s.f.* Dyslipoproteinaemia.

DYSLOGIE, *s.f.* Dyslogia, logopathy, logoneurosis.

DYSMATURE, *adj.* Dysmature.

DYSMÉGACARYOCYTOPOÏÈSE, *s.f.* Dysgranulopoiesis.

DYSMÉGALOPSIE, *s.f.* Dysmegalopsia.

DYSMÉLIE, *s.f.* Dysmelia.

DYSMÉNORRHÉE, *s.f.* Dysmenorrhoea.

DYSMÉNORRHÉE MEMBRANEUSE. Membranous dysmenorrhoea, fibrinorrhoea plastica.

DYSMÉTABOLIE, *s.f.* Metabolic disease.

DYSMÉTABOLIQUE, *adj.* Pertaining to metabolic disorder.

DYSMÉTABOLISME, *s.m.* Abnormal metabolism.

DYSMÉTRIE, *s.f.* Dysmetria.

DYSMÉTROPSIE, *s.f.* Dysmetropsia.

DYSMIMIE, *s.f.* Dysmimia.

DYSMNÉSIE, *s.f.* Dysmnesia.

DYSMORPHIE, DYSMORPHOSE, *s.f.* Dysmorphosis, dysmorphia.

DYSMORPHIE DES FREINS BUCCAUX. Orofaciodigital syndrome. → *dysmorphie orodactyle.*

DYSMORPHIE JAMBIÈRE DE WEISMANN-NETTER ET STUHL. Weismann-Netter's syndrome. → *toxopachy-ostéose diaphysaire tibiopéronière.*

DYSMORPHIE MANDIBULO-FACIALE, TYPE FRANÇOIS. Oculomandibulofacial dysmorphia. → *François (syndrome de).*

DYSMORPHIE ORODACTYLE. Orofaciodigital syndrome, ODS syndrome, orodigitofacial syndrome, dysplasia linguofacialis.

DYSMORPHOGENÈSE, *s.f.* Dysmorphogenesis.

DYSMORPHOPHOBIE, *s.f.* Dysmorphophobia.

DYSMORPHOSE, *s.f.* Dysmorphosis.

DYSMYÉLOPOÏÈSE ACQUISE IDIOPATHIQUE. Refractory anaemia.

DYSNERVÉ, VÉE, *adj.* Which innervation is perturbed.

DYSOCCLUSION, *s.f.* Malocclusion.

DYSONTOGENÈSE, *s.f.* Dysontogenesis.

DYSONTOGÉNÉTIQUE, *adj.* Dysontogenetic.

DYSORCHIDIE, *s.f.* Impairment of orchidic function.

DYSOREXIE, *s.f.* Dysorexia.

DYSORIQUE, *adj.* Dysoric.

DYSORTHOGRAPHIE, *s.f.* Dysorthography.

DYSOSMIE, *s.f.* Dysosmia.

DYSOSTOSE, *s.f.* Dysostosis, dysostogenesis.

DYSOSTOSE ACROFACIALE DE NAGER ET DE REYNIER. Nager's acrofacial dysostosis, Nager's syndrome.

DYSOSTOSE ACROFACIALE POSTAXIALE DE MILLER, FINEMAN ET SMITH. Postaxial acrofacial dysostosis.

DYSOSTOSE CLÉIDO-CRANIENNE HÉRÉDITAIRE. Cleido-cranial dysostosis, Marie-Sainton disease, Scheuthauer-Marie or Marie-Sainton syndrome, Hultkrantz's syndrome, dysostosis cleido cranio-pelvina, hereditary cleidocranial dysostosis; cleidocranial dysplasia.

DYSOSTOSE CRANIOFACIALE. Craniofacial dysostosis.

DYSOSTOSE CRANIOFACIALE HÉRÉDITAIRE. Craniofacial dysostosis, dysostosis craniofacialis hereditaria, dysostosis cranio-orbitofacialis, Crouzon's disease, Crouzon's craniofacial dysostosis.

DYSOSTOSE CRANIO-HYPOPHYSAIRE. Hand's disease. → *Schüller-Christian (maladie de).*

DYSOSTOSE CRANIO-MÉTAPHYSAIRE. Craniometaphyseal dysostosis.

DYSOSTOSE AVEC ÉLIMINATION EXCLUSIVE DE CHONDROÏTINE-SULFATE B. Polydystrophic dwarfism. → *nanisme polydystrophique.*

DYSOSTOSE ENCHONDRALE HÉRÉDITAIRE. Dysostosis enchondralis. → *polyostéochondrite.*

DYSOSTOSE MANDIBULAIRE AVEC PÉROMÉLIE. Hanbart's syndrome. → *Hanhart (syndrome d').*

DYSOSTOSE MANDIBULO-FACIALE. Franceschetti's syndrome. → *Franceschetti (syndrome de).*

DYSOSTOSE MAXILLO-NASALE. Maxillonasal dysostosis.

DYSOSTOSE MÉTAPHYSAIRE. Metaphyseal chondrodysplasia.

DYSOSTOSE OTO-MANDIBULAIRE. Otomandibular dysostosis. → *François et Haustrate (syndrome de).*

DYSOSTOSE SPONDYLO-COSTALE. Jarcho-Levin syndrome. → *Jarcho-Levin (syndrome de).*

DYSOSTOSIS ENCHONDRALIS, DYSOSTOSIS EPIPHYSARIA. Dysostosis enchondralis. → *polyostéochondrite.*

DYSOSTOSIS ENCHONDRALIS META-EPIPHYSARIA. Morquio Ullrich syndrome. → *Morquio ou Morquio-Ullrich (maladie de).*

DYSOSTOSIS MULTIPLEX. Hurler's disease. → *Hurler (maladie, polydystrophie ou syndrome de).*

DYSOVARIE, *s.f.* Dysovarism.

DYSPAREUNIE, *s.f.* Dyspareunia.

DYSPEPSIE, *s.f.* Dyspepsia.

DYSPEPSIE ACIDE. Acid dyspepsia.

DYSPEPSIE FLATULENTE. Flatulent dyspepsia, gaseous dyspepsia.

DYSPÉRISTALTISME, *s.m.* Dysperistalsis.

DYSPERMATISME, *s.m.* Dyspermia, dyspermatism, dysspermia, dysspermatism.

DYSPHAGIA LUSORIA. Dysphagia lusoria.

DYSPHAGIE, *s.f.* Dysphagia, dysphagy.

DYSPHASIE, *s.f.* Dysphasia.

DYSPHÉMIE, *s.f.* Dysphemia.

DYSPHONIE, *s.f.* Dysphonia.

DYSPHORIE, *s.f.* Dysphoria.

DYSPHRASIE, *s.f.* Dysphrasia.

DYSPHRÉNIE, *s.f.* Dysphrenia.

DYSPHYLAXIE, *s.f.* Dysphylaxia.

DYSPITUITARISME, *s.m.* Dyspituitarism.

DYSPLASIA EPIPHYSIALIS MULTIPLEX. Dysotosis enchondralis. → *polyostéochondrite.*

DYSPLASIA EPIPHYSIALIS PUNCTATA. Chondrodysplasia punctata. → *chondrodysplasie punctata.*

DYSPLASIE, *s.f.* Dysplasia.

DYSPLASIE ACROMÉSOMÉLIQUE. Acromesomelic dwarfism. → *nanisme acromésomélique.*

DYSPLASIE (arythmogène) DU VENTRICULE DROIT. (Arrythmogenic) right ventricular dysplasia.

DYSPLASIE ATRIO-DIGITALE. Holt-Oram syndrome. → *Holt-Oran (syndrome de).*

DYSPLASIE CHONDRO-ECTODERMIQUE. Chondroectodermal dysplasia. → *Ellis-Van Creveld (syndrome de).*

DYSPLASIE BRONCHOPULMONAIRE. Bronchopulmonary dysplasia.

DYSPLASIE CLEIDO-CRÂNIENNE. Cleidocranial dysostosis. → *dysostose cleido-crânienne héréditaire.*

DYSPLASIE CRANIO-CARPO-TARSIENNE. Freeman-Sheldon syndrome. → *Freeman-Sheldon (syndrome de).*

DYSPLASIE CRANIO-DIAPHYSAIRE. Craniodiaphyseal dysplasia or dysostosis.

DYSPLASIE CRANIO-MÉTAPHYSAIRE. Craniometaphyseal dysplasia or dysostosis.

DYSPLASIE DIAPHYSAIRE PROGRESSIVE. Progressive diaphyseal dysplasia. → *Engelmann (maladie de).*

DYSPLASIE DIASTROPHIQUE. Diastrophic dysplasia.

DYSPLASIE ECTODERMIQUE ANIDROTIQUE. Siemens's syndrome. → *anhidrose avec hypotrichose et anodontie.*

DYSPLASIE ENCÉPHALO-OPHTALMIQUE. Krause's syndrome. → *Krause (syndrome d'Arlington).*

DYSPLASIE DE L'ENDOCARDE. Endocardial fibrosis. → *fibro-élastose endocardique.*

DYSPLASIE ÉPIPHYSAIRE HÉMIMÉLIQUE. Dysplasia epiphysealis hemimelica, tarsoepiphyseal aclasis, Trevor's disease, Fairbank's disease.

DYSPLASIE ÉPIPHYSAIRE MULTIPLE. Dysplasia epiphysialis multiplex. → *polyostéochondrite.*

DYSPLASIE ÉPIPHYSAIRE PONCTUÉE. Chondrodysplasia punctata. → *chondrodysplasie ponctuée.*

DYSPLASIE ÉPIPHYSO-MÉTAPHYSAIRE. Chondrodystrophia. → *chondrodystrophie.*

DYSPLASIE EXOSTOSIQUE. Osteochondromatosis. → *exostosante (maladie).*

DYSPLASIE FIBREUSE DES OS. Fibrous dysplasia of bone, osteitis fibrosa disseminata.

DYSPLASIE FIBRO-MUSCULAIRE ARTÉRIELLE. Arterial fibromuscular dysplasia.

DYSPLASIE FRONTO-MÉTAPHYSAIRE. Frontometaphyseal dysplasia.

DYSPLASIA MÉDULLAIRE. Refractory anaemia.

DYSPLASIE MÉSOMÉLIQUE. Mesomelic dysplasia.

DYSPLASIE MÉTA-ÉPIPHYSAIRE. Chondrodystrophy. → *chondrodystrophie.*

DYSPLASIE MÉTAPHYSAIRE FAMILIALE. Pyle's disease. → *Pyle (maladie de).*

DYSPLASIE MÉTAPHYSO-ÉPIPHYSAIRE. Chondrodystrophy. → *chondrodystrophie.*

DYSPLASIE MÉTATROPIQUE. Metatropic dysplasia. → *nanisme métatropique.*

DYSPLASIE NEURO-ECTODERMIQUE CONGÉNITALE. Phacomatosis. → *phacomatose.*

DYSPLASIE OCCIPITO-FACIO-CERVICO-ABDOMINO-DIGITALE. Spondylothoracic dysplasia.

DYSPLASIE OCULO-AURICULO VERTÉBRALE. Goldenhar's syndrome. → *Goldenhar (syndrome de).*

DYSPLASIE OCULO-DENTO-DIGITALE ou **OCULO-DENTO-OSSEUSE.** Oculodentoosseous dysplasia. → *Meyer-Schwickerath (syndrome de).*

DYSPLASIE OCULO-VERTÉBRALE. Weyers-Thier syndrome. → *Weyers et Thier (syndrome de).*

DYSPLASIE OLFACTO-GÉNITALE. Olfactogenital dysplasia, olfactoethmoidohypothalamic dysraphia or dysplasia, de Morsier's syndrome, de Morsier-Gauthier syndrome.

DYSPLASIE OPHTALMO-MANDIBULOMÉLIQUE. Ophthalmomandibulomelic dysplasia.

DYSPLASIE PÉRIOSTALE. Osteogenesis imperfecta congenita, osteogenesis imperfecta gravis or lethalis, Durante's disease, Porak-Durante syndrome.

DYSPLASIE PIGMENTAIRE NEURO-ECTODERMIQUE. Neurocutaneous melanosis.

DYSPLASIE POLYÉPIPHYSAIRE DOMINANTE. Dysplasia epiphysialis multiplex. → *polyostéochondrite.*

DYSPLASIE PSEUDO-ACHONDROPLASIQUE. Pseudoachondroplasic dysplasia, pseudo-achondroplasia, Lamy's disease.

DYSPLASIE RÉTINIENNE DE REESE-BLODI. Retinal dysplasia syndrome. → *Reese-Blodi (dysplasie rétinienne de).*

DYSPLASIE SEPTO-OPTIQUE. Septo-optic dysplasia.

DYSPLASIE SPONDYLO-ÉPIPHYSAIRE TARDIVE. Spondylo-epiphyseal dysplasia tarda.

DYSPLASIE SPONDYLO-ÉPIPHYSAIRE GÉNOTYPIQUE. Spondylo-epiphyseal dysplasia, dysplasia congenita.

DYSPLASIE SPONDYLO-MÉTAPHYSAIRE. Spondylometaphyseal dysplasia.

DYSPLASIE SPONDYLO-THORACIQUE. Spondylothoracic dysplasia.

DYSPLASIE THORACIQUE ASPHYXIANTE. Thoracic asphyxiant dystrophy. → *dystrophie thoracique asphyxiante.*

DYSPLASIE DU VENTRICULE DROIT. Right ventricule dysplasia.

DYSPLASIE VERRUCIFORME DE LUTZ-LEWANDOWSKI. Lewandowski-Lutz syndrome. → *Lutz-Lewandowski (dysplasie verruciforme de).*

DYSPNÉE, *s.f.* Dyspnea (américain) ; dyspnoea.

DYSPORIE ENTÉRO-BRONCHO-PANCRÉATIQUE. Mucoviscidosis. → *mucoviscidose.*

DYSPRAXIE, *s.f.* Dyspraxia.

DYSPROSODIE, *s.f.* Dysprosody.

DYSPROTÉINÉMIE, *s.f.* Dysproteinaemia.

DYSPROTIDÉMIE, *s.f.* Dysproteinaemia.

DYSPUBÉRISME, *s.m.* Anomaly of the puberty.

DYSPRYRIDOXINOSE CÉRÉBRALE. Pyridoxynodependancy.

DYSRAPHIE, *s.f.* Dysraphia, dysrhaphia, dysraphism, status dysraphicus.

DYSRÉFLEXIE, *s.f.* Impairment of reflexes.

DYSRYTHMIE, *s.f.* Dysrhythmia.

DYSRYTHMIE MAJEURE. Hypsarythmia.

DYSSÉMIE, *s.f.* Dyssymbolia, dyssymboly.

DYSSOMNIE, *s.f.* Dyssomnia.

DYSSPERMATISME, *s.m.* Dysspermatism.

DYSSYNERGIE, *s.f.* Asynergia, dyssynergy.

DYSSYNERGIE CÉRÉBELLEUSE MYOCLONIQUE. Dyssynergia cerebellaris myoclonica, Hunt's disease or syndrome, myoclonic cerebellar dyssynergia, dentate cerebellar ataxia, dentorubral atrophy.

DYSSYNERGIE CÉRÉBELLEUSE PROGRESSIVE. Dyssynergia cerebellaris progressiva, cerebellofugal degeneration, progressive cerebellar asynergy or dyssynergy, Hunt's disease or syndrome.

DYSSYNERGIE RECTO-SPHINCTÉRIENNE. Anism, *s.*

DYSTASIE, *s.f.* Dysstasia, dystasia.

DYSTASIE ARÉFLEXIQUE HÉRÉDITAIRE. Roussy-Levy disease, Levy-Roussy syndrome.

DYSTHÉNIE ABDOMINALE DIGESTIVE. Mucous enteritis. → *entérocolite muco-membraneuse.*

DYSTHYMIE, *s.f.* Dysthymia.

DYSTHYROÏDIE, *s.f.*, **DYSTHYROÏDISME,** *s.m.* Dysthyreosis, dysthyroidea, dysthyroidism.

DYSTOCIE, *s.f.* Dystocia, parodynia.

DYSTOMIE, *s.f.* Lisping.

DYSTONIE, *s.f.* Dystonia.

DYSTONIE D'ATTITUDE. Dystasia.

DYSTONIE BILIAIRE. Biliary dyskinesia.

DYSTONIE LORDOTIQUE PROGRESSIVE ou **DYSTONIE MUSCULAIRE DÉFORMANTE.** Dystonia lenticularis. → *Ziehen-Oppenheim (maladie de).*

DYSTONIE NEURO-VÉGÉTATIVE. Neurotonia, neurovegetative dystonia, autonomic ataxia.

DYSTOPIE, *s.f.* Dystopia, dystopy.

DYSTROPHIE, *s.f.* Dystrophia, dystrophy.

DYSTROPHIE ADIPOSO-GÉNITALE. Adiposogenital dystrophy. → *Babinski-Fröhlich (syndrome de).*

DYSTROPHIE CHONDROCALCINOSIQUE ECTODERMIQUE. Chondrodysplasia punctata. → *chondrodysplaste ponctuée.*

DYSTROPHIE CORNÉENNE DE FEHR. Fehr's dystrophy. → *Fehr (dystrophie cornéenne de).*

DYSTROPHIE CORNÉENNE DE HAAB-DIMMER. Haab-Dimmer syndrome. → *Haab-Dimmer (dystrophie cornéenne de).*

DYSTROPHIE CORNÉENNE DE REIS-BÜCKLERS. Reis-Bücklers disease. → *Reis-Bücklers (maladie de).*

DYSTROPHIE CORNÉENNE DE WAARDENBURG-JONKERS. Waardenburg-Jonkers disease.

DYSTROPHIE CRANIO-CARPO-TARSIENNE. Freeman-Sheldon syndrome. → *Freeman-Sheldon (syndrome de).*

DYSTROPHIE CRISTALLINE DE LA CORNÉE DE SCHNYDER. Schnyder's dystrophy.

DYSTROPHIE CRURO-VÉSICO-FESSIÈRE. Crurovesicalgluteal dystrophy.

DYSTROPHIE DERMO-CHONDRO-CORNÉENNE FAMILIALE. François's syndrome n° 2. → *François et Détroit (maladie de).*

DYSTROPHIE DE FLEISCHER. Fehr's dystrophy. → *Fehr (dystrophie cornéenne de).*

DYSTROPHIE GRANULEUSE DE GROENOUW, TYPE I. Groenouw's dystrophy 1. → *Groenouw (dystrophie granuleuse de –, type I).*

DYSTROPHIE DE GROENOUW, TYPE II. Fehr's dystrophy. → *Fehr (dystrophie cornéenne de).*

DYSTROPHIE DE HURLER-ELLIS. Hurler's disease. → *Hurler (maladie, polydystrophie* ou syndrome de).

DYSTROPHIE MÉTAPHYSO-ÉPIPHYSAIRE. Dysplasia epiphysialis multiplex. → *polyostéochondrite.*

DYSTROPHIE MUSCULAIRE. Muscular dystrophy, myodystrophia, myodystrophy.

DYSTROPHIE MUSCULAIRE CONGÉNITALE PROGRESSIVE TYPE FUKUYAMA. Fukuyama type congenital muscular dystrophy.

DYSTROPHIE MUSCULAIRE HYPERTHYROÏDIENNE. Chronic thyrotoxic myopathy.

DYSTROPHIE MUSCULAIRE PROGRESSIVE. Progressive muscular dystrophy. → *myopathie primitive progressive.*

DYSTROPHIE MUSCULAIRE TUNISIENNE. Tunisian muscular dystrophy.

DYSTROPHIE MYOPATHIQUE MYOTONIQUE DE STEINERT. Myotonia atrophica. → *myotonie atrophique.*

DYSTROPHIE MYOTONIQUE. Myotonica atrophica. → *myotonie atrophique.*

DYSTROPHIE NEURO-AXONALE INFANTILE DE SEITELBERGER. Seitelberger's disease.

DYSTROPHIE ŒDÉMATEUSE. Trophoedema. → *trophœdème.*

DYSTROPHIE OSTÉOCHONDRALE POLYÉPIPHYSAIRE. Dysplasia epiphysialis multiplex. → *polyostéochondrite.*

DYSTROPHIE OSTÉO-CHONDRO-MUSCULAIRE. Schwartz-Jampel syndrome.

DYSTROPHIE PAPILLAIRE ET PIGMENTAIRE. Acanthosis nigricans. → *acanthosis nigricans.*

DYSTROPHIE POLYANÉVRISMALE. Ectasic medial dystrophy.

DYSTROPHIE PULMONAIRE PROGRESSIVE. Vanishing lung. → *poumon évanescent.*

DYSTROPHIE THORACIQUE ASPHYXIANTE. Thoracic asphyxiant dystrophy, asphyxiating thoracic dystrophy or dysplasia or chondrodystrophy, Jeune's disease.

DYSTROPHIE THROMBOCYTAIRE HÉMORRAGIPARE. Hereditary giant platelet syndrome, macrothrombocytic thrombopathia, congenital thrombocytopenia with great platelets, Bernard-Soulier syndrome.

DYSTROPHINE, *s.f.* Dystrophin.

DYSURIE, *s.f.* Dysuria, dysury.

E

E (composé) DE KENDALL. Cortisone. → *cortisone.*

EALES (syndrome d'). Eales's disease.

EATON (agent d'). Eaton's agent, Mycoplasma pneumoniae.

EATON (maladie d'). Eaton's pneumonia, Eaton's agent pneumonia, mycoplasmal pneumonia, primary atypical pneumonia, pleuropneumonia-like organism pneumonia, cold agglutinin pneumonia, acute interstitial pneumonitis.

EATON-LAMBERT (syndrome d'). Lambert-Eaton syndrome.

EAU (test à l') OU (test de surcharge en). Water-loading test.

EAU (syndrome d'intoxication par l'). Water intoxication.

EAU DISTILLÉE (réaction ou test à l'). Dilution turbidity test.

EAU DE JAVEL. Javel water.

EAU LIBRE. Free water.

EAU LIÉE. Bound water.

EAUX MINÉRALES. Mineral waters.

EAU OXYGÉNÉE. Hydrogen peroxide.

EAUX THERMALES. Thermal waters.

EAUX VANNES. Sewage, sullage.

EBERTH (bacille de). *Salmonella typhi.*

ÉBERTHIEN, IENNE, *adj.* Eberthian.

ÉBERTHITE, *s.f.* Eberthaemia.

EBOLA (maladie à virus). Ebola virus infection.

ÉBRANLEMENT, *s.m.* Shaking.

EBSTEIN (maladie d'). Ebstein's anomaly.

ÉBURNATION, *s.f.* Eburnation. → *ostéosclérose.*

ÉCARTEUR, *s.m.* Retractor.

ECBOLIQUE, *adj.* Ecbolic.

ECCHONDROME, *s.m.* **ECCHONDROSE,** *s.f.* Ecchondroma, ecchondrosis.

ECCHYMOSE, *s.f.* Ecchymosis.

ECCHYMOTIQUE, *adj.* Ecchymotic.

ECCOPROTIQUE, *adj.* Eccoprotic.

ECCRINE, *adj.* Eccrine.

ECG. Electrocardiogram, ECG, EKG.

ÉCHANCRURE, *s.f.* Notch.

ÉCHANGE PLASMATIQUE. Plasmapheresis. → *plasmaphérèse.*

ÉCHANGEUR THERMIQUE. Heat exchanger.

ÉCHANTILLON, *s.m.* Specimen.

ÉCHAPPÉE, *s.f.* Escape.

ÉCHAPPEMENT JONCTIONNEL OU NODAL. Nodal escape, escaped nodal beat or contraction.

ÉCHAPPEMENT THÉRAPEUTIQUE. Tachyphylaxis.

ÉCHAPPEMENT VENTRICULAIRE. Ventricular escape, idioventricular beat, escaped ventricular beat or contraction.

ÉCHARPE, *s.f.* Sling.

ÉCHAUFFEMENT, *s.m.* Gonorrhoea. → *blennorragie.*

ÉCHINOCOCCOSE, *s.f.* Echinococciasis, echinococcosis.

ÉCHINOCOCCOSE ALVÉOLAIRE. Echinococcosis alveolaris or multilocularis.

ÉCHINOCOQUE, *s.m.* Echinococcus.

ÉCHINOCYTE, *s.m.* Echokinesis.

ÉCHO (phénomène de l'). Echo, return extrasystole.

ECHO (virus) OU ECHOVIRUS. ECHO virus.

ECHO 10. Reovirus.

ÉCHO 2D. Ultrasound B scanning. → *échographie bidimensionnelle.*

ÉCHOCARDIOGRAPHIE, *s.f.* Echocardiography, ultrasonic cardiography, UCG, ultrasound cardiography, cardiac ultrasonography.

ÉCHOCARDIOGRAPHIE DE CONTRASTE. Contrast echocardiography.

ÉCHOCARDIOGRAPHIE À DOPPLER PULSÉ. Doppler echocardiography, pulsed Doppler echocardiography.

ÉCHOCARDIOGRAPHIE TRANSŒSOPHAGIENNE. Transoesophageal echocardiography.

ÉCHOCINÉSIE, ÉCHOKINÉSIE, *s.f.* Echokinesis, echopraxia, echopraxis.

ÉCHOENCÉPHALOGRAPHIE, *s.f.* Ultrasonic encephalography, echoencephalography.

ÉCHOGÈNE, *adj.* Echogenic.

ÉCHOGRAMME, *s.m.* Echogram, sonogram.

ÉCHOGRAPHIE, *s.f.* 1° (neurologie). Echographia. – 2° (physique). Echography, ultrasonography.

ÉCHOGRAPHIE BIDIMENSIONNELLE. Two dimensional echography, cross sectional echography, ultrasonic tomography, ultrasound B-scanning.

ÉCHOGRAPHIE BIDIMENSIONNELLE DE TYPE MULTISCAN. Multiscan echography.

ÉCHOGRAPHIE BIDIMENSIONNELLE DE TYPE SECTORSCAN. Sectorscan echography.

ÉCHOGRAPHIE MONODIMENSIONNELLE. Monodimensional echography.

ÉCHOGRAPHIE MULTIDIMENSIONNELLE. Multidimensional echography.

ÉCHOGRAPHIE DE TYPE A. Echography of A type, ultrasound A-scanning.

ÉCHOGRAPHIE DE TYPE B. Ultrasound B scanning. → *échographie bidimensionnelle.*

ÉCHOGRAPHIE DE TYPE M OU **TM.** Echography of M or TM type.

ÉCHOTOMOGRAPHE, *s.f.* Ultrasonic tomography. → *échographie bidimensionnelle.*

ÉCHOKINÉSIE, *s.f.* Echokinesis.

ÉCHOLALIE, *s.f.* Echolalia, echophrasia.

ÉCHOMATISME, *s.m.* Echomatism, echomotism.

ÉCHOMIMIE, *s.f.* Echomimia.

ÉCHOPLANAR, *s.m.* Echo planar imaging.

ÉCHOPRAXIE, *s.f.* Echopraxis. → *échocinésie.*

ECK (opération ou **fistule d').** Eck's fistula, portocaval anastomosis.

ECKLIN (anémie ou **maladie d').** Ecklin's syndrome. → *anémie grave érythroblastique du nouveau-né.*

ÉCLAIREMENT, *s.m.* Illuminance.

ÉCLAMPSIE, *s.f.* Eclampsia.

ÉCLAMPSIE INFANTILE. Infantile eclampsia.

ÉCLAMPSIE GRAVIDIQUE OU **PUERPÉRALE.** Puerperal eclampsia, eclampsia of pregnancy, puerperal convulsions, eclamptic toxaemia, eclamptogenic toxaemia.

ÉCLAMPTIQUE, *adj.* Eclamptic.

ÉCLAMPTIQUES (accès). Eclampsia.

ÉCLAT, *s.m.* Luminance.

ÉCLAT DU DEUXIÈME BRUIT CARDIAQUE. Bruit de choc.

ÉCLISSE, *s.f.* Splint.

ÉCMNÉSIE, *s.f.* Anterograde amnesia, ecmnesia.

ÉCMNÉSIQUE, ECMNÉTIQUE, *adj.* Ecmnesic.

ÉCOLOGIE, *s.f.* Ecology (américain), oecology, bionomics.

ECONOMO (maladie de von). Encephalitis lethargica. → *encéphalite épidémique d'Economo-Cruchet ou léthargique.*

ÉCORCEURS DE TRONCS D'ÉRABLE (maladie des). Maple bark disease.

ÉCOTAXIS, *s.f.* Homing phenomenon.

ÉCOULEMENT, *s.m.* Flow, outflow, discharge.

ÉCOUTE CROISÉE. Cross-talk.

ÉCOUVILLONNAGE, *s.m.* Ecouvillonnage.

ECP (syndrome). ECP Syndrome.

ECPHYLAXIE, *s.f.* Ecphylaxis.

ÉCRASEMENT, *s.m.* Crushing.

ÉCRASEMENT (syndrome d'). Bywaters's syndrome.

ÉCRASEMENT LINÉAIRE. Histotripsy, sarcotripsy.

ÉCRITURE EN MIROIR OU **SPÉCULAIRE.** Mirror writing, specular writing, sinistrad writing.

ÉCROUELLES, *s.f. pl.* Scrofula, king's evil.

ECTASIE, *s.f.* Ectasia, ectasis, ectasy.

ECTASIE CANALICULAIRE PRÉCALICIELLE DIFFUSE. Sponge kidney. → *rein en éponge.*

ECTASIE PARADOXALE (signe de l'). Jaworski's test.

ECTASIES PRÉCALICIELLES DES TUBES RÉNAUX. Sponge kidney. → *rein en éponge.*

ECTASIES TUBULAIRES PRÉCALICIELLES. Sponge kidney. → *rein en éponge.*

ECTASIE VASCULAIRE ANTRALE. Gastric antral vascular ectasia.

ECTASINE, *s.f.* Ectasin.

ECTHYMA, *s.m.* Ecthyma.

ECTHYMA CONTAGIEUX OU **INFECTIEUX DU MOUTON.** Contagious ecthyma.

ECTOANTIGÈNE, *s.m.* Ectoantigen.

ECTOBLASTE, *s.m.* Ectoblast.

ECTOCARDIE, *s.f.* Ectocardia, exocardia.

ECTOCARDIE PRÉTHORACIQUE. Ectopia cordis.

ECTODERME, *s.m.* Ectoderm.

ECTODERMOSE, *s.f.* Ectodermosis, ectodermatosis.

ECTODERMOSE ÉROSIVE PLURI-ORIFICIELLE. Ectodermosis erosiva pluriorificialis, Stevens Johnson's syndrome, dermatostomatitis.

ECTOENZYME, *s.f.* Ectoenzyme.

... ECTOMIE, *suffixe.* – ectomy.

ECTOPAGE, *s.m.* Ectopagus.

ECTOPARASITE, *s.m.* Ectoparasite.

ECTOPARASITOSE, *s.f.* Ectoparasitosis.

ECTOPIE, *s.f.* Ectopia.

ECTOPIE DU CŒUR. Ectopia cordis.

ECTOPIQUE, *adj.* Ectopic.

ECTOPLACENTA, *s.m.* Ectoplacenta.

ECTOPLASMIQUE, *adj.* Ectoplasmic, ectoplasmatic, ectoplastic.

ECTOTHRIX, *adj.* Ectothrix.

ECTOZOAIRE, *s.m.* Ectozoon, epizoon.

ECTRODACTYLIE, *s.f.* Ectrodactylia, ectrodactylism.

ECTROGÉNIE, *s.f.* Ectrogeny.

ECTROMÈLE, *s.m.* Ectromelus.

ECTROMÉLIE, *s.f.* Ectromelia, ectromely.

ECTROMÉLIE INFECTIEUSE. Infectious ectromelia, mousepox.

ECTROPION, *s.m.* Ectropion, ectropium.

ECTROPODIE, *s.f.* Ectropodism.

ECTROURIE, *s.f.* Ectrouria.

ECZÉMA, *s.m.* Eczema.

ECZÉMA ACNÉIQUE. Seborrhoea corporis.

ECZÉMA AIGU. Contact dermatitis.

ECZÉMA AIGU DISSÉMINÉ. Lichen tropicus. → *lichen tropicus.*

ECZÉMA EN AIRES DE LA LANGUE. Geographic tongue. → *eczéma atopique.*

ECZÉMA-ASTHME, *s.m.* Atopic eczema. → *eczéma atopique.*

ECZÉMA ATOPIQUE. Atopic dermatitis, atopic eczema, allergie eczema, infantile eczema, Besnier's prurigo, diathetic prurigo.

ECZÉMA DES BLANCHISSEUSES. Washerwomen's itch.

ECZÉMA BULLEUX. Bullous eczema.

ECZÉMA CHRONIQUE. Chronic eczema.

ECZÉMA CIRCINÉ. Seborrhoeic eczema. → *eczématide.*

ECZÉMA CONSTITUTIONNEL. Atopic dermatitis. → *eczéma atopique.*

ECZÉMA CORNÉ DE WILSON. Hyperkeratotic eczema, eczema tyloticum.

ECZÉMA CRAQUELÉ. Eczema fissum, crackled eczema, eczéma craquelé, eczéma rhagadiforme, eczema rimosum.

ECZÉMA CROÛTEUX, Eczema crustosum.

ECZÉMA DIATHÉSIQUE. Eczematosis.

ECZÉMA DYSHIDROSIQUE. Dyshidrosis.

ECZÉMA ÉRYTHÉMATEUX. Eczema erythematosum.

ECZÉMA ÉRYTHRODERMIQUE. Eczema rubrum, eczema madidans.

ECZÉMA EXSUDATIF. Atonic dermatitis. → *eczéma atopique.*

ECZÉMA FIGURÉ. Seborrhoeic eczema. → *eczématide.*

ECZÉMA FLANELLAIRE. Seborrhoea corporis. → *dermatose figurée médio-thoracique.*

ECZÉMA HERPÉTIFORME. Eczema herpeticum. → *pustulose vacciniforme.*

ECZÉMA KÉRATOSIQUE. Hyperkeratotic eczema.

ECZÉMA MARGINÉ DESQUAMATIF DE LA LANGUE. Geographic tongue. → *glossite exfoliatrice marginée.*

ECZÉMA MARGINÉ DE HÉBRA. Tinea cruris, eczema marginatum, tinea inguinalis, crotch itch, jock itch, epidermophytosis cruris, tinea trichophytina cruris, tinea circinata cruris, trichophytosis cruris, jockey-strap itch, red flap, dermatitis rimosa.

ECZÉMA NEUROPATHIQUE. Atopic eczema. → *eczéma atopique.*

ECZÉMA PEMPHIGOÏDE. Bullous eczema.

ECZÉMA PRURIGO, *s.m.* Atopic eczema. → *eczéma atopique.*

ECZÉMA DE RAYER-DEVERGIE. Chronic eczema.

ECZÉMA RÉCIDIVANT DE LA LÈVRE SUPÉRIEURE. Sycosis. → *sycosis.*

ECZÉMA DES ROSEAUX. Cane dermatitis.

ECZÉMA SÉBORRHÉIQUE. Seborrhoeic eczema.

ECZÉMA SEC. Dry eczema, eczema siccum.

ECZÉMA SQUAMEUX. Eczema squamosum.

ECZÉMA SUINTANT. Exudative eczema, moist eczema, weeping eczema, eczema humidum.

ECZÉMA TYLOSIQUE. Hyperkeratotic eczema.

ECZÉMA VARIQUEUX. Varicose eczema.

ECZÉMA VULGAIRE. Chronic eczema.

ECZÉMA DE WILLAN. Contact dermatitis.

ECZÉMATIDE, *s.f.* Seborrhoeic eczema, Unna's disease, Unna's dermatosis, eczema seborrhoeicum, dermatitis seborrhoeica.

ECZÉMATIDE FIGURÉE STÉATOÏDE. Seborrhoea corporis.

ECZÉMATIDE PSORIASIFORME. Parakeratosis psoriasiformis, Brocq's disease.

ECZÉMATIFORME, *adj.* Eczematiform.

ECZÉMATISATION, *s.f.* Eczematization.

ECZÉMATOSE, *s.f.* Eczematosis.

EDDOWES (syndrome d'). Osteopsathyrosis. → *ostéopsathyrose.*

EDEBOHLS (opération d'). Edebohls's operation, renal decortication, renal decapsulation.

EDF (plâtre). Cotrel's plaster.

EDHF. EDHF (endothelium derived hyperpolarizing factor).

ÉDOCÉPHALE, *s.m.* Edocephalus.

ÉDOVACCIN, *s.m.* Vaccine administrated by mouth.

ÉDULCORATION, *s.f.* Edulcoration.

EDWARDS (syndrome d'). Trisomy 18, 18 trisomy, Edwards's syndrome, trisomy 17-18, E trisomy.

EDWIN BEER (signe d'). Edwin Beer's sign.

EEC (syndrome). EEC syndrome, clefting syndrome.

EEG. Electroencephalogram, EEG.

EFFACEMENT, *s.m.* Repercussion.

EFFECTEUR, *s.m.* Effector.

EFFECTEUR ALLOSTÉRIQUE. Allosteric effector.

EFFÉRENT, ENTE, *adj.* Efferent.

EFFET BLOUSE BLANCHE. White coat effect.

EFFLEURAGE, *s.m.* Effleurage.

EFFLORESCENCE DE LA PEAU. Efflorescence of the skin.

EFFLUVIUM, *s.m.* Effluvium.

EFFORT, *s.m.* Effort.

EFFORT (épreuve d'). Exercice test, exercice tolerance test.

EFFRACTIF, TIVE, *adj.* Invasive.

ÉGAGROPILE, *s.m.* Trichobezoar. → *trichobézoard.*

EGESTA, *s.m. pl.* Egesta, excreta.

ÉGILOPS, *s.m.* Egilops.

ÉGOPHONIE, *s.f.* Egophony.

EHLERS-DANLOS (maladie d'). Ehlers-Danlos syndrome. → *Danlos (syndrome de).*

EHRLICH (réaction d'). Ehrlich's diazoreaction.

EHRLICH (théorie d'). Ehrlich's side-chain theory.

EHRLICHIA, *s.f. Ehrlichia.*

EHRLICHIOSE, *s.f.* Ehrlichiosis.

EIAS. ASIS.

EICHLORST (myopathie ou type d'). Eichlorst type.

EICONOMÈTRE, *s.m.* Eiconometer.

EICOSANOÏDES, *s.m. pl.* Eicosanoids.

EIDÉTISME, *s.m.* Eidetism.

EIKENELLA CORRODENS. *Eikenella corrodens.*

EINHORN (sonde d'). Duodenal tube.

EINTHOVEN (équation ou règle d'). Einthoven's formula or law.

EINTHOVEN (triangle d'). Einthoven's triangle.

EISENMENGER (complexe d'). Eisenmenger's complex.

EISENMENGER (syndrome d'). Eisenmenger's syndrome.

ÉJACULAT, *s.m.* Ejaculum.

ÉJACULATEUR, TRICE, *adj.* Ejaculatory.

ÉJACULATION, *s.f.* Ejaculation.

ÉJACULORITE, *s.f.* Inflammation of ejaculatory duct.

ÉJECTION, *s.f.* Ejection.

ÉJECTION (temps ou période d'). Ejection period, sphygmic period.

ÉJECTION VENTRICULAIRE (fraction d'). Ventricular ejection fraction.

ÉJECTION VENTRICULAIRE GAUCHE (temps d'). Left ventricular ejection time.

EKBOM (syndrome d'). Restless legs. → *jambes sans repos (syndrome des).*

EKIRI, *s.m.* Ekiri.

EKTACYTOMÈTRE, *s.m.* Ektacytometer.

EL. Pulmonary elastance, EL.

ÉLAÏOCONIOSE, *s.f.* Folliculitis due to oil and dust.

ÉLASTANCE, *s.f.* Elastance.

ÉLASTANCE PULMONAIRE. Pulmonary elastance. EL.

ÉLASTÉIDOSE CUTANÉE NODULAIRE À KYSTES ET À COMÉDONS. Nodular cutaneous elastidosis, elasteidosis cutanea nodularis, elasteidosis cutis cystic et comedonica, Favre-Racouchot disease.

ÉLASTINE, *s.f.* Elastin.

ÉLASTOME, *s.m.* Elastoma.

ÉLASTOME DIFFUS. Diffuse elastoma.

ÉLASTOME INTRAPAPILLAIRE PERFORANT VERRUCIFORME DE MIESCHER. Perforating elastosis. → *élastome perforant verruciforme.*

ÉLASTOME JUVÉNILE. Juvenile elastoma.

ÉLASTOME PERFORANT VERRUCIFORME. Elastosis perforans serpiginosa, perforating elastosis, reactive perforating elastosis, elastosis intrapapillary, Miescher's elastoma.

ÉLASTOPATHIE, *s.f.* Elastopathy.

ÉLASTORRHEXIE, *s.f.* Elastorrhexis.

ÉLASTORRHEXIE SYSTÉMATISÉE. Systemic elastorrhexia, elastica disease, elastosis dystrophica, systemic elastodystrophy, Touraine's syndrome.

ÉLASTORRHEXIS, *s.f.* Elastorrhexis.

ÉLASTOSE, *s.f.* Elastosis, elastoid degeneration.

ÉLASTOSE ENDOCARDIQUE. Endocardial fibroelastosis. → *fibro-élastose endocardique.*

ÉLASTOSE SÉNILE. Elastosis senilis.

ÉLASTOSE SOLAIRE. Actinic elastosis, solar elastosis.

ÉLECTIVE (propriété) OU ÉLECTIVITÉ, *s.f.* Elective affinity.

ELECTRE (complexe d'). Electra complex, father complex.

ÉLECTRICITÉ, *s.f.* Electricity.

ÉLECTRISATION, *s.f.* Electrical injury electrification.

ÉLECTRO-ACUPUNCTURE, *s.f.* Electroacupuncture.

ÉLECTRO-ANALGÉSIE, *s.f.* Electroanalgesia.

ÉLECTRO-ANESTHÉSIE, *s.f.* Electroanaesthesia.

ÉLECTROBIOLOGIE, *s.f.* Electrobiology.

ÉLECTROCARDIOGRAMME, *s.m.* Electrocardiogram, ECG, EKG.

ÉLECTROCARDIOGRAMME HISSIEN OU **DU FAISCEAU DE HIS.** His's bundle electrocardiogram.

ÉLECTROCARDIOGRAPHE, *s.m.* Electrocardiograph.

ÉLECTROCARDIOGRAPHIE, *s.f.* Electrocardiography.

ÉLECTROCARDIOGRAPHIE ENDOCAVITAIRE. Intracardiac electrocardiography.

ÉLECTROCARDIOKYMOGRAPHIE, *s.f.* Electrokymography.

ÉLECTROCARDIOLOGIE, *s.f.* Electrocardiology.

ÉLECTROCARDIOSCOPE, *s.m.* Electrocardioscope.

ÉLECTROCARDIOSCOPIE, *s.f.* Electrocardioscopy.

ÉLECTROCHIRURGIE, *s.f.* Electrosurgery.

ÉLECTROCHOC, *s.m.* Electroshock, electrocoma, electroshock therapy, electric shock therapy, electroconvulsive therapy.

ÉLECTROCOAGULATION, *s.f.* Electrocoagulation.

ÉLECTROCOCHLÉOGRAMME, *s.m.* Electrocochleogram.

ÉLECTROCONVULSION, *s.f.* Electroshock. → *électrochoc.*

ÉLECTROCORTICAL, ALE, *adj.* Electrocortical.

ÉLECTROCORTICOGRAMME, Electrocorticogram.

ÉLECTROCORTICOGRAPHIE, *s.f.* Electrocorticography.

ÉLECTROCORTINE, *s.f.* Aldosterone.

ÉLECTROCUTION, *s.f.* Electrocution.

ÉLECTRODE, *s.f.* Electrode.

ÉLECTRODIAGNOSTIC, *s.m.* Electrodiagnosis.

ÉLECTROENCÉPHALOGRAMME, *s.m.* Electroencephalogram, EEG.

ÉLECTROENCÉPHALOGRAPHIE, *s.f.* Electroencephalography.

ÉLECTROGASTROGRAPHIE, *s.f.* Electrogastrography.

ÉLECTROGASTROMÉTRIE, *s.f.* Electrogastometry.

ÉLECTROGENÈSE, ÉLECTROGÉNIE, *s.f.* Electrogenesis.

ÉLECTROGONIOMÈTRE, *s.m.* Electrogoniometer.

ÉLECTROGRAMME, *s.m.* Electrogram.

ÉLECTROGRAMME CARDIAQUE. Cardiac electrogram, CEG.

ÉLECTRO-IMMUNODIFFUSION, *s.f.* Electroimmunodiffusion.

ÉLECTROKYMOGRAPHIE, *s.f.* Electrokymography.

ÉLECTROLEPSIE, *s.f.* Electrolepsy. → *Bergeron (chorée* ou maladie de).

ÉLECTROLOGIE, *s.f.* Electrology.

ÉLECTROLYSE, *s.f.* Electrolysis.

ÉLECTROLYTE, *s.m.* Electrolyte.

ÉLECTROMÉCANIQUE, *adj.* Electromechanical.

ÉLECTROMYOGRAMME, *s.m.* Electromyogram, EMG.

ÉLECTROMYOGRAPHIE, *s.f.* Electromyography.

ÉLECTRON, *s.m.* Electron.

ÉLECTRON POSITIF. Positon.

ÉLECTRON-VOLT, *s.m.* Electron-volt, eV.

ÉLECTRONARCOSE, *s.f.* Electronarcosis.

ÉLECTRONEUROGRAPHIE, *s.f.* Electroneurography.

ÉLECTRONYSTAGMOGRAMME, *s.m.* Electronystagmogram, ENG.

ÉLECTRONYSTAGMOGRAPHIE, *s.f.* Electronystagmography.

ÉLECTROOCULOGRAMME, *s.m.* Electrooculogram.

ÉLECTROOCULOGRAPHIE, *s.f.* Electrooculography.

ÉLECTROPHORÉGRAMME, *s.m.* Electrophoretogram, electropherogram, electrophoregram.

ÉLECTROPHORÈSE, *s.f.* Electrophoresis, cataphoresis.

ÉLECTROPHORÈSE LIBRE OU **DE FRONTIÈRE.** Moving-boundary electrophoresis, Tiselius's method.

ÉLECTROPHORÈSE SUR PAPIER. Paper electrophoresis, zone electrophoresis.

ÉLECTROPHORÈSE DE ZONE. Zone electrophoresis.

ÉLECTROPHYSIOLOGIE, *s.f.* Electrophysiology.

ÉLECTROPROTÉINOGRAMME, *s.m.* (sérique). Serum protein electrophoretogram.

ÉLECTROPUNCTURE, *s.f.* Electropuncture. → *galvano-puncture.*

ÉLECTROPYREXIE, *s.f.* Electropyrexia.

ÉLECTRORADIOLOGIE, *s.f.* Electroradiology.

ÉLECTRORÉTINO-ENCÉPHALOGRAPHIE, *s.f.* Electroretino-encephalography.

ÉLECTRORÉTINOGRAMME, *s.m.* Electroretinogram, ERG.

ÉLECTRORÉTINOGRAPHIE, *s.f.* Electroretinography.

ÉLECTROSTIMULUS, *s.m.* Spike.

ÉLECTROSTIMULATION, *s.f.* Electrostimulation.

ÉLECTROSYNÉRÈSE, *s.f.* Immunofiltration, electrosyneresis, counterimmunoelectrophoresis, counterelectrophoresis.

ÉLECTROSYSTOLIE, *s.f.* Cardiac pacing. → *stimulation cardiaque.*

ÉLECTROTHÉRAPIE, *s.f.* Electrotherapeutics, electrotherapy.

ÉLECTROTHERMIE, *s.f.* Electrothermy.

ÉLECTROTONUS, *s.m.* Electrotonus.

ÉLECTROTROPISME, *s.m.* Electrotropism.

ÉLECTUAIRE, *s.m.* Electuary, linctus, lincture.

ÉLÉIDOME, *s.m.* Eleoma, elaioma.

ÉLÉPHANTIASIS, *s.m.* Elephantiasis, morbus herculeus, morbus elephas, phlegmasia malabarica, mal de Cayenne, Malabar leprosy.

ÉLÉPHANTIASIS DES ARABES OU DES PAYS CHAUDS. Elephantiasis arabum.

ÉLÉPHANTIASIS CONGÉNITAL. Congenital elephantiasis.

ÉLÉPHANTIASIS FAMILIAL DE MILROY. Milroy's oedema. → *trophœdème.*

ÉLÉPHANTIASIS FILARIEN. Elephantiasis filariensis.

ÉLÉPHANTIASIS GÉNITO-ANO-RECTAL. Anogenital elephantiasis.

ÉLÉPHANTIASIS DES GRECS. Leprosy. → *lèpre.*

ÉLÉPHANTIASIS DE LA JAMBE. Elephantiasis of the leg, pes febricitans, Barbados leg, elephant leg.

ELEPHANTIASIS NOSTRAS. Elephantiasis nostras.

ÉLÉVATION CONGÉNITALE DE L'OMOPLATE. Congenital elevation of the scapula, Sprengel's deformity, elevated scapula.

ÉLEVEURS D'OISEAUX OU ÉLEVEURS DE PIGEONS (maladie, poumon ou pneumopathie des). Bird breeder's lung. → *poumon des éleveurs d'oiseaux ou des éleveurs de pigeons.*

ÉLIMINATION, *s.f.* Elimination.

ELISA. ELISA.

ÉLIXIR, *s.m.* Elixir.

ÉLIXIR PARÉGORIQUE. Paregoric.

ELLIPTOCYTE, *s.m.* Elliptocyte, ovalocyte.

ELLIPTOCYTOSE, *s.f.* Elliptocytosis.

ELLIS-VAN CREVELD (syndrome de). Chondroectodermal dysplasia, Ellis-Van Creveld syndrome, chondrodysplasia ectodermica or tridermica, mesoectodermal dysplasia.

ELLSWORTH-HOWARD (épreuve de). Ellsworth-Howard test.

ÉLONGATION, *s.f.* Elongation.

ÉLONGATION DES NERFS. Neurectasia, neurectasis, neurectasy, neurotony.

ELPÉNOR (syndrome d'). Elpenor's syndrome, post alcoholic behaviour syndrome.

ÉLUAT, *s.m.* Eluate.

ÉLUTION, *s.f.* Elution.

ÉLYTROCÈLE, *s.f.* Elytrocele, posterior vaginal hernia, posterior labial hernia, vaginolabial hernia.

ÉLYTROPLASTIE, *s.f.* Colpoplasty elytroplasty.

ÉLYTROPTOSE, *s.f.* Colpoptosis, elytroptosis.

ÉLYTRORRAGIE, *s.f.* Colporrhagia.

ÉLYTRORRAPHIE, *s.f.* Colporrhaphy, elytrorrhaphy.

ÉLYTROTOMIE, *s.f.* Colpotomy, elytrotomy.

ÉMACIATION, *s.f.* Emaciation.

ÉMAIL DENTAIRE. Enamel.

ÉMANATION, *s.f.* Emanation.

ÉMANOTHÉRAPIE, *s.f.* Emanation therapy, emanotherapy.

ÉMASCULATION, *s.f.* Emasculation.

EMBARRAS GASTRIQUE. Acute gastric attack.

EMBARRURE, *s.f.* Depressed fracture of the skull, ping-pong fracture, derby-hat fracture, dish-pan fracture.

EMBARRURE CIRCULAIRE. Pond fracture.

EMBDEN-MEYERHOF (voie d'). Meyerhof's cycle or pathway or scheme.

EMBOÎTAGE, *s.m.* Casing.

EMBOÎTURE, *s.f.* Socket.

EMBOLE, *s.m.* Embolus, bolus.

EMBOLECTOMIE, *s.f.* Embolectomy.

EMBOLIE, *s.f.* 1° Embolism. – 2° (embryologie). Embole, emboly.

EMBOLIE AMNIOTIQUE. Amniotic fluid embolism, amniotic pulmonary embolism.

EMBOLIE ASEPTIQUE. Bland embolism.

EMBOLIE CROISÉE. Crossed embolism, paradoxical embolism.

EMBOLIE GAZEUSE. Air embolism, gas embolism.

EMBOLIE GRAISSEUSE. Fat embolism.

EMBOLIE PARADOXALE. Paradoxical embolism, crossed embolism.

EMBOLIE PULMONAIRE. Pulmonary embolism.

EMBOLIE SEPTIQUE. Infective embolism, pyaemic embolism.

EMBOLIGÈNE, *adj.* Producing embolism.

EMBOLISATION, *s.f.* Embolization.

EMBOLOLALIE, EMBOLOPHASIE, *s.f.* Embololalia, embololia.

EMBRANCHEMENT, *s.m.* Phylum, sub-kingdom.

EMBRASSE, *s.f.* Embracing.

EMBROCATION, *s.f.* Embrocation.

EMBROCHAGE, *s.m.* Pinning.

EMBRYOCARDIE, *s.f.* Embryocardia, fetal rhythm.

EMBRYOCARDIE DISSOCIÉE. Pendulum rhythm.

EMBRYOGENÈSE OU EMBRYOGÉNIE, *s.f.* Embryogenesis, embryogeny.

EMBRYOGÉNIE, *s.f.* Embryogeny.

EMBRYOGÉNIQUE, *adj.* Embryogenic.

EMBRYOÏDE, *adj.* Embryoid.

EMBRYOLOGIE, *s.f.* Embryology.

EMBRYOME, *s.m.* Embryoma, embryonal carcinoma, embryonic carcinoma, embryonal sarcoma, embryonal carcinosarcoma, embryonal or embryonic tumour.

EMBRYOME KYSTIQUE. Dermoid cyst. → *kyste dermoïde.*

EMBRYON, *s.m.* Embryo.

EMBRYONNAIRE, *adj.* Embryonal, embryonary.

EMBRYONNÉ, NÉE, *adj.* Embryonate.

EMBRYOPATHIE, *s.f.* Embryopathia, embryopathy.

EMBRYOPATHIE RUBÉOLEUSE. Gregg's syndrome. → *Gregg (syndrome de).*

EMBRYOPHORE, *s.m.* Embryophore.

EMBRYOPLASTIQUE, *adj.* Embryoplastic.

EMBRYOPLASTIQUE (tumeur). Sarcoma.

EMBRYOSCOPIE, *s.f.* Embryoscopy.

EMBRYOSPÉCIFIQUE, *adj.* Specific for the embryo.

EMBRYOTOMIE, *s.f.* Embryotomy.

EMBRYOTOMIE RACHIDIENNE. Rachitomy.

EMBRYOTOXON ANTÉRIEUR DE LA CORNÉE. Arcus juvenilis.

EMBRYOTOXON POSTÉRIEUR DE LA CORNÉE. Posterior embryotoxon.

EMBRYOTROPHE, *s.m.* Embryotrophe. – *adj.* Embryotrophic.

ÉMÉIOCYTOSE, *s.f.* Emiocytosis, emeiocytosis.

ÉMÉTINE, *s.f.* Emetine.

ÉMÉTIQUE, *adj.* Emetic.

ÉMÉTISANT, ANTE, *adj.* Emetic.

ÉMÉTO-CATHARTIQUE, *adj.* Emetocathartic.

EMG. Electromyogram, EMG.

ÉMIETTEMENT (mouvement d') DES PARKINSONIENS. Pill-rolling tremor, bread-crumbing tremor.

ÉMINENCE, *s.f.* Eminence.

ÉMISSION, *s.f.* Emission.

EMMÉNAGOGUE, *s.m.* Emmenagogue. – *adj.* Emmenagogic.

EMMET (opération de). Trachelorraphy, Emmer's operation.

EMMÉTROPIE, *s.f.* Emmetropia.

ÉMOLLIENT, *adj.* et *s.m.* Emollient.

ÉMONCTOIRE, *s.m.* Emunctory.

ÉMOTIF, IVE, *adj.* Emotive.

ÉMOTIVITÉ, *s.f.* Emotivity.

EMPÂTÉ, TÉE, *adj.* Choked.

EMPATHIE, *s.f.* Empathy.

EMPÉRIPOLÉSIS, *s.f.* Emperipolesis.

EMPHYSÉMATEUX, EUSE, *adj.* Emphysematous.

EMPHYSÈME, *s.m.* Emphysema.

EMPHYSÈME PULMONAIRE. Pulmonary emphysema, pneumatosis pulmonum.

EMPHYSÈME PULMONAIRE ALVÉOLAIRE. Alveolar emphysema, vesicular emphysema, alveolar ectasia.

EMPHYSÈME PULMONAIRE CENTRO-ACINAIRE ou **CENTRO-LOBULAIRE.** Centrilobular or centriacinar emphysema.

EMPHYSÈME PULMONAIRE CHRONIQUE. Chronic pulmonary emphysema, hypertrophic emphysema, essential *e.*, substantial *e.*, inspiratory *e.*, expiratory *e.*, functional *e.*, structural *e.*, irreversible *e.*, large-lunged *e.*, hypoxic *e.*, atrophic *e.*, substantive *e.*

EMPHYSÈME PULMONAIRE COMPENSATEUR. Compensating emphysema, compensatory *e.*, complementary *e.*, ectatic *e.*, paracicatricial *e.*

EMPHYSÈME PULMONAIRE INTERLOBULAIRE ou **INTERSTITIEL.** Interstitial emphysema, interlobular emphysema.

EMPHYSÈME PULMONAIRE OBSTRUCTIF. Obstructive emphysema.

EMPHYSÈME PULMONAIRE PANACINAIRE ou **PANLOBULAIRE.** Panacinar emphysema.

EMPHYSÈME PULMONAIRE PARACICATRICIEL ou **PARALÉSIONNEL.** Compensating emphysema.

EMPHYSÈME PULMONAIRE PSEUDO-KYSTIQUE BILATÉRAL DU PRÉMATURÉ. Wilson-Mikity syndrome.

EMPHYSÈME PULMONAIRE SÉNILE. Senile emphysema, atrophic *e.*, Jenner's *e.*, small-lunged *e.*

EMPHYSÈME SOUS-CUTANÉ. Subcutaneous emphysema, cutaneous emphysema, gaseous œdema.

EMPHYSÈME PULMONAIRE VÉSICULAIRE. Alveolar emphysema.

EMPIRISME, *s.m.* Empiricism.

EMPIS (maladie d'). Granulitis. → *granulie.*

EMPLÂTRE, *s.m.* Emplastrum.

EMPOISONNEMENT, *s.m.* Poisoning. → *intoxication.*

EMPORIATRIE, *s.f.* Emporiatrics.

EMPROSTHOTONOS, *s.m.* Emprosthotonos.

EMPYÈME, *s.m.* Empyema.

EMPYÈME DE NÉCESSITÉ. Empyema necessitatis, empyema of necessity.

EMPYÈME PULSATILE. Pulsating empyema.

EMPYREUMATIQUE, *adj.* Empyreumatic.

ÉMULSION, *s.f.* Emulsion.

ÉMULSOÏDE, *s.m.* Emulsoid.

ÉNANTHÈME, *s.m.* Enanthema, enanthem.

ÉNANTIOMÈRE, *s.m.* Enantiomer.

ÉNARTHROSE, *s.f.* Enarthrosis.

ENCANTHIS, *s.f.* Encanthis.

ENCAPSULÉ, LÉE, *adj.* Encapsuled.

ENCEINTE, *adj. f.* Pregnant, gravid, cyophoric.

ENCÉPHALALGIE, *s.f.* Encephalalgia.

ENCÉPHALE, *s.f.* Encephalon, brain.

ENCÉPHALITE, *s.f.* Encephalitis.

ENCÉPHALITE AIGUË POST-INFECTIEUSE. Post-infection encephalitis, acute disseminated encephalitis.

ENCÉPHALITE AIGUË NON SUPPURÉE. Encephalitis hyperplastica, Hayem's type of encephalitis.

ENCÉPHALITE AMÉRICAINE DE ST LOUIS. St Louis encephalitis, encephalitis C.

ENCÉPHALITE DE BICKERSTAFF. Bickerstaff's encephalitis.

ENCÉPHALITE BOVINE SPONGIFORME. Spongiform bovine encephalitis.

ENCÉPHALITE DE CALIFORNIE. California encephalitis.

ENCÉPHALITE CENTRO-EUROPÉENNE. Russian endemic encephalitis, Russian spring-summer encephalitis (western subtype), Russian forest spring encephalitis, forest spring encephalitis, Central European encephalitis, tick-borne encephalitis (western subtype).

ENCÉPHALITE CHRONIQUE. Cerebrosclerosis.

ENCÉPHALITE CHRONIQUE INFANTILE. Chronic infantile encephalitis.

ENCÉPHALITE CHRONIQUE INTERSTITIELLE DIFFUSE. General paralysis of the insane. → *paralysie générale progressive.*

ENCÉPHALITE CONCENTRIQUE DE BALÓ. Baló's disease, periaxial concentric encephalitis, leukoencephalitis periaxialis concentric.

ENCÉPHALITE ÉCOSSAISE. Louping ill.

ENCÉPHALITE ÉPIDÉMIQUE. Epidemic encephalitis, encephalitis epidemica.

ENCÉPHALITE ÉPIDÉMIQUE D'ECONOMO-CRUCHET OU LÉTHARGIQUE. Encephalitis lethargica, lethargic encephalitis, sleeping sickness, von Economo's disease, Cruchet's disease, Vienna encephalitis, type A encephalitis.

ENCÉPHALITE ÉQUINE AMÉRICAINE. Equine encephalomyelitis, equine encephalitis.

ENCÉPHALITE ÉQUINE DE TYPE EST. Eastern equine encephalomyelitis or encephalitis, EEE.

ENCÉPHALITE ÉQUINE DE TYPE OUEST. Western equine encephalomyelitis or encephalitis, WEE.

ENCÉPHALITE ÉQUINE VÉNÉZUÉLIENNE. Venezuelan equine encephalomyelitis or encephalitis, VEE.

ENCÉPHALITE DE L'EUROPE CENTRALE. Central European encephalitis. → *encéphalite centro-européenne.*

ENCÉPHALITE HÉMORRAGIQUE. Haemorrhagic encephalitis.

ENCÉPHALITE HÉMORRAGIQUE AIGUË PRIMITIVE. Acute primary haemorrhagic encephalitis, Strümpell-Leichtenstern encephalitis.

ENCÉPHALITE HERPÉTIQUE. Herpes or herpetic encephalitis, acute necrotizing encephalitis.

ENCÉPHALITE À INCLUSIONS DE DAWSON OU À CORPS D'INCLUSIONS DE DAWSON. Subacute sclerosing leucoencephalopathy. → *leuco-encéphalite sclérosante subaiguë.*

ENCÉPHALITE JAPONAISE. Japanese B encephalitis, encephalitis japonica, Russian autumn encephalitis.

ENCÉPHALITE LÉTHARGIQUE. Encephalitis lethargica. → *encéphalite épidémique d'Economo-Cruchet* ou léthargique.

ENCÉPHALITE MORBILLEUSE. Post measles encephalitis.

ENCÉPHALITE MYOCLONIQUE. Nodding spasm. → *spasmes en flexion (syndrome des).*

ENCÉPHALITE NÉCROSANTE AIGUË. Acute necrotizing encephalitis. → *encéphalite herpétique.*

ENCÉPHALITE NODULAIRE DE PETTE-DÖRING. Pette-Döring encephalitis.

ENCÉPHALITE PÉRIAXIALE DIFFUSE. Schilder's disease. → *sclérose cérébrale de Schilder.*

ENCÉPHALITE POST-VACCINALE. Postvaccinal encephalitis, vaccinal encephalitis.

ENCÉPHALITE DE LA ROUGEOLE. Post measles encephalitis.

ENCÉPHALITE RUSSE. Tick-borne encephalitis (Eastern subtype), Far East Russian encephalitis, Russian spring-summer encephalitis (Eastern subtype), Russian tick-borne, encephalitis, vernal encephalitis, wood cutter's encephalitis.

ENCÉPHALITE DE SAINT-LOUIS. St Louis encephalitis.

ENCÉPHALITE SATURNINE. Lead encephalitis.

ENCÉPHALITE DE LA SIBÉRIE EXTRÊME-ORIENTALE. Vernal encephalitis. → *encéphalite russe.*

ENCÉPHALITE SUPPURÉE. Suppurative encephalitis, purulent encephalitis, pyogenic encephalitis.

ENCÉPHALITE DE LA TAÏGA OU DE LA TOUNDRA. Vernal encephalitis. → *encéphalite russe.*

ENCÉPHALITE À TIQUES. Tick-borne encephalitis.

ENCÉPHALITE TRAUMATIQUE. Punch drunk, dementia, pugilistica.

ENCÉPHALITE VACCINALE. Postvaccinal encephalitis.

ENCÉPHALITE DE LA VALLÉE DE MURRAY. Murray valley encephalitis, Australian X encephalitis, Australian X disease.

ENCÉPHALITE DE VAN BOGAERT. Van Bogaert's encephalitis. → *leuco-encéphalite sclérosante subaiguë.*

ENCÉPHALITE VERNO-ESTIVALE. Vernal encephalitis. → *encéphalite russe.*

ENCÉPHALITE VIRALE. Viral encephalitis.

ENCÉPHALITE VIRALE PRIMITIVE. Primary viral encephalitis.

ENCÉPHALITE À VIRUS WEST-NILE. West-Nile encephalitis.

ENCEPHALITOZOON, *s.f. Encephalitozoon.*

ENCÉPHALOCÈLE, *s.f.* Encephalocele.

ENCÉPHALO-ARAPHIE, *s.f.* Anencephaly, anencephalia.

ENCÉPHALO-CYSTOCÈLE, *s.f.* Encephalocystocele, hydrencephalocele, hydrocephalocele, hydroencephalocele.

ENCÉPHALO-CYSTO-MÉNINGOCÈLE, *s.f.* Encephalocele associated with meningocele.

ENCÉPHALOGRAPHIE, *s.f.* Encephalography.

ENCÉPHALOGRAPHIE ARTÉRIELLE. Cerebral arteriography.

ENCÉPHALOGRAPHIE GAZEUSE. Pneumoencephalography, cranial insufflation.

γ-ENCÉPHALOGRAPHIE, *s.f.* Gammagraphy of the brain.

ENCÉPHALOÏDE, *adj.* Encephaloid.

ENCÉPHALOMALACIE, *s.f.* Encephalomalacia. → *ramollissement cérébral.*

ENCÉPHALOME, *s.m.* Encephaloma.

ENCÉPHALOMÉGALIE, *s.f.* Megalencephalon.

ENCÉPHALOMÉTRIE ISOTOPIQUE. Gammagraphy of the brain.

ENCÉPHALOMYÉLITE, *s.f.* Encephalomyelitis.

ENCÉPHALOMYÉLITE AIGUË DISSÉMINÉE. Acute disseminated encephalomyelitis, perivenous encephalomyelitis, post infectious encephalomyelitis.

ENCÉPHALOMYÉLITE DU CHEVAL OU E. ÉQUINE. Equine encephalomyelitis.

ENCÉPHALOMYÉLITE DIFFUSE. Encephalitis lethargica. → *encéphalite épidémique d'Economo-Cruchet* ou léthargique.

ENCÉPHALOMYÉLITE ENZOOTIQUE DES PORCS. Teschen's disease. → *Teschen (maladie de).*

ENCÉPHALOMYÉLITE PÉRIVEINEUSE, ENCÉPHALOMYÉLITE POST-INFECTIEUSE. Acute disseminated encephalomyelitis. → *encéphalomyélite aiguë disséminée.*

ENCÉPHALOMYÉLODYSRAPHIE, *s.f.* Encephalomyelodysraphia.

ENCÉPHALOMYOCARDITE, *s.f.* Encephalomyocarditis.

ENCÉPHALOPATHIE, *s.f.* Encephalopathy.

ENCÉPHALOPATHIE ALCOOLIQUE. Encephalopathia alcoholica, alcoholic encephalopathy.

ENCÉPHALOPATHIE ATROPHIQUE DE L'ENFANCE. Chronic infantile encephalitis.

ENCÉPHALOPATHIE BILIRUBINÉMIQUE. Bilirubin encephalopathy.

ENCÉPHALOPATHIE BISMUTHIQUE. Bismuth encephalopathy.

ENCÉPHALOPATHIE ÉPILEPTIQUE DE L'ENFANT AVEC POINTES-ONDES LENTES DIFFUSES. Lennox-Gastaut syndrome.

ENCÉPHALOPATHIE ÉTHYLIQUE. Alcoholic encephalopathy.

ENCÉPHALOPATHIE DE GAYET-WERNICKE. Gayet-Wernicke disease. → *Gayet-Wernicke (encephalopathie ou maladie de).*

ENCÉPHALOPATHIE DES HÉMODIALYSÉS. Dialysis encephalopathy, dialysis dementia.

ENCÉPHALOPATHIE HÉPATIQUE. Hepatic encephalopathy, portal systemic encephalopathy.

ENCÉPHALOPATHIE HYPERTENSIVE. Hypertensive encephalopathy.

ENCÉPHALOPATHIE HYPERURICÉMIQUE. Lesch-Nyhan syndrome.

ENCÉPHALOPATHIE INFANTILE. Infantile encephalopathy.

ENCÉPHALOPATHIE MYOCLONIQUE INFANTILE AVEC HYPSARYTHMIE. Nodding spasm. → *spasmes en flexion (syndrome des).*

ENCÉPHALOPATHIE NÉCROSANTE SUBAIGUË. Leigh's disease. → *Leigh (syndrome de).*

ENCÉPHALOPATHIE PORTO-CAVE. Portal systemic encephalopathy. → *encéphalopathie hépatique.*

ENCÉPHALOPATHIE AVEC PROLINÉMIE (ou prolinurie). Hyperprolinaemia.

ENCÉPHALOPATHIE DE REYE. Reye's syndrome. → *Reye ou Reye-Johnson (syndrome de).*

ENCÉPHALOPATHIE SATURNINE. Lead or saturnine encephalopthy or encephalitis.

ENCÉPHALOPATHIE SPONGIFORME SUBAIGUË À VIRUS. Subacute spongiform encephalopathy, status spongiosus.

ENCÉPHALOPATHIE SUBAIGUË TRANSMISSIBLE. Subacute transmissible encephalopathy.

ENCÉPHALORRAGIE, *s.f.* Encephalorrhagia.

ENCÉPHALOSE, *s.f.* Encephalosis.

ENCÉPHALO-VENTRICULOGRAPHIE, *s.f.* Radiography of the brain ventricles.

ENCHATONNEMENT DU PLACENTA. Incarcerated placenta.

ENCHEVILLEMENT, *s.m.* Pegging, bolting.

ENCHONDRAL, ALE, *adj.* Enchondral, endochondral.

ENCHONDROMATOSE, *s.f.* Enchondromatosis, multiple enchondromatosis, skeletal enchondromatosis, multiple enchondromata, dyschondrosplasia, multiple congenital enchondroma, unilteral chondrodysplasia, chondralloplasia, Ollier's disease.

ENCHONDROMATOSE AVEC HÉMANGIOME. Maffucci's syndrome. → *Maffucci (syndrome de).*

ENCHONDROME, *s.m.* Enchondroma, central enchondroma.

ENCLAVEMENT, *s.m.* Impaction, incarceration.

ENCLAVOME, *s.m.* Branchioma. → *branchiome.*

ENCLOUAGE, *s.m.* Pegging.

ENCLUME, *s.f.* Incus.

ENCOPRÉSIE, *s.f.* Encopresis.

ENDAPEXIEN, IENNE, *adj.* Within the apex of heart.

ENDARTÉRECTOMIE, *s.f.* Endarterectomy.

ENDARTÈRE, *s.f.* Endarterium.

ENDARTÉRIECTOMIE, *s.f.*, **E. DÉSOBLITÉRANTE.** Endarteriectomy, endarterectomy, thrombo-endarterectomy.

ENDARTÉRIOSE, *s.f.* Thromboangitis obliterans, Buerger's disease.

ENDARTÉRITE, ENDARTÉRIOLITE, *s.f.* Endarteritis.

ENDARTÉRITE OBLITÉRANTE. Endarteritis obliterans, Friedlaender's disease.

ENDARTÉRITE OBLITÉRANTE PRIMITIVE DE L'ARTÈRE PULMONAIRE. Obliterative pulmonary arteriosclerosis. → *hypertension artérielle pulmonaire primitive.*

ENDAZOLINE, *s.f.* Endazoline.

ENDÉMICITÉ, *s.f.* Endemicity.

ENDÉMIE, *s.f.* Endemia, endemy.

ENDÉMIQUE, *adj.* Endemic.

ENDER (enclouage fasciculé d'). Ender's procedure.

ENDÉMO-ÉPIDÉMIQUE, *adj.* Endemoepidemic.

ENDERMIQUE, *adj.* Endermic.

ENDO-ANÉVRISMORRAPHIE, *s.f.* Endoaneurysmorrhaphy. → *anévrismorraphie.*

ENDO-ANTIGÈNE, *s.m.* Autoantigen.

ENDO-APPENDICITE, *s.f.* Endoappendicitis.

ENDOBLASTE, *s.m.* Endoblast.

ENDOBRACHYOESOPHAGE, *s.m.* Barrett's oesophagus.

ENDOBRONCHIQUE, *adj.* Endobronchial.

ENDOCARDE, *s.m.* Endocardium.

ENDOCARDECTOMIE, *s.f.* Endocardectomy.

ENDOCARDIAQUE, *adj.* Endocardiac, endocardial.

ENDOCARDIQUE, *adj.* Endocardiac, endocardial.

ENDOCARDITE, *s.f.* Endocarditis.

ENDOCARDITE ABACTÉRIENNE. Abacterial endocarditis.

ENDOCARDITE BÉNIGNE. Endocarditis benigna.

ENDOCARDITE CACHECTIQUE. Marastic endocarditis. → *endocardite marastique.*

ENDOCARDITE DU CŒUR DROIT. Right side endocarditis.

ENDOCARDITE FIBROPLASTIQUE. Endocardial fibroelastosis. → *fibro-élastose endocardique.*

ENDOCARDITE FŒTALE. Endocardial fibroelastosis. → *fibro-élastose endocardique.*

ENDOCARDITE INFECTANTE OU INFECTIEUSE. Infective or infectious endocarditis, bacterial endocarditis.

ENDOCARDITE INFECTIEUSE AIGUË. Acute bacterial endocarditis.

ENDOCARDITE INFECTIEUSE MALIGNE À ÉVOLUTION LENTE. Subacute bacterial endocarditis.

ENDOCARDITE DE LÖFFLER. Löffler's endocarditis. → *Löffler (endocardite de).*

ENDOCARDITE MALIGNE. Malignant endocarditis, septic endocarditis.

ENDOCARDITE MARASTIQUE. Marastic endocarditis, terminal endocarditis, endocarditis simplex, non bacterial thrombotic endocarditis, thromboendocarditis.

ENDOCARDITE PARANÉOPLASIQUE. Marastic endocarditis. → *endocardite marastique.*

ENDOCARDITE PARIÉTALE. Mural endocarditis.

ENDOCARDITE PARIÉTALE FIBROPLASTIQUE AVEC ÉOSINOPHILE SANGUINE. Löffler's endocarditis. → *Löffler (endocardite de).*

ENDOCARDITE PLASTIQUE. Plastic endocarditis.

ENDOCARDITE RHUMATISMALE. Rheumatic endocarditis.

ENDOCARDITE TERMINALE. Terminal endocarditis. → *endocardite marastique.*

ENDOCARDITE THROMBOSANTE NON BACTÉRIENNE. Marastic endocarditis. → *endocardite marastique.*

ENDOCARDITE ULCÉREUSE. Ulcerative endocarditis.

ENDOCARDITE VALVULAIRE. Valvular endocarditis. → *cardivalvulite.*

ENDOCARDITE VÉGÉTANTE. Vegetative endocarditis.

ENDOCARDITE VERRUQUEUSE. Verrucous endocarditis.

ENDOCERVICAL, ALE, *adj.* Endocervical.

ENDOCERVICITE, *s.f.* Endocervicitis.

ENDOCHONDRAL, DRALE, *adj.* Enchondral, endochondral.

ENDOCRANIOSE HYPEROSTOSIQUE. Morgagni's hyperostosis. → *Morgagni ou Morgagni-Morel (syndrome de).*

ENDOCRINE, *adj.* Endocrine.

ENDOCRINIDE, *s.f.* Endocrinid.

ENDOCRINIE, *s.f.* Internal secretion.

ENDOCRINIEN, NIENNE, *adj.* Endocrinous.

ENDOCRINOLOGIE, *s.f.* Endocrinology, incretology.

ENDOCRINO-MUSCULAIRE (syndrome). Muscular dystrophy with hypothyroidism.

ENDOCRINO-NÉVROSE HYPOTENSIVE. Primary hypotension.

ENDOCRINOPATHIE, *s.f.* Endocrinopathy.

ENDOCRINOSE, *s.f.* Endocrinosis.

ENDOCRINOTHÉRAPHIE, *s.f.* Endocrinotherapy, endocrine therapy.

ENDOCYME, *s.m.* Endocyma.

ENDOCYTOSE, *s.f.* Endocytosis.

ENDODERME, *s.m.* Endoderm, entoderm.

ENDODIASCOPIE, *s.f.* Endodiascopy.

ENDODONTE, *s.m.* Endodentium.

ENDOENZYME, *s.f.* Endoenzyme.

ENDOFIBROSE ARTÉRIELLE. Arterial endofibrosis.

ENDOGAMIE, *s.f.* Endogamy.

ENDOGASTRIQUE, *adj.* Endogastric.

ENDOGÉE, *adj.* Soil-dwelling.

ENDOGÈNE, *adj.* Endogenous, endogenic. – *s.m.* Autoantigen.

ENDOGNATHIE, *s.f.* (orthodontie). Contraction.

ENDOLIMAX, *s.f. Endolimax.*

ENDOLYMPHE, *s.f.* Endolymph.

ENDOMÈTRE, *s.m.* Endometrium.

ENDOMÉTRIAL, ALE, *adj.* Endometrial.

ENDOMÉTRIOÏDE, *adj.* Endometrioid. – *s.m.* Endometrioma.

ENDOMÉTRIOME, *s.m.* Endometrioma, solenoma.

ENDOMÉTRIOSE, *s.f.* Endometriosis.

ENDOMÉTRIOSE EXTRA-UTÉRINE. Endometriosis externa, adenomyosis externa.

ENDOMÉTRIOSE INTRA-UTÉRINE. Adenomyosis, adenomyosis uteri, adenomyosis of the uterus, adenomyometritis, endometriosis interna, endometriosis uterina.

ENDOMÉTRITE, *s.f.* Endometritis.

ENDOMITOSE, *s.f.* Endomitosis, endopolyploidy.

ENDOMYCES ALBICANS. *Candida albicans.*

ENDOMYCOSE, *s.f.* Candidiasis.

ENDOMYOCARDIOPATHIE, *s.f.* Endomyocardiopathy.

ENDOMYOCARDITE, *s.f.* Endomyocarditis.

ENDOMYOCARDITE FIBREUSE DU NOURRISSON. Endocardial fibrosis. → *fibro-élastose endocardique.*

ENDOMYOPÉRICARDITE, *s.f.* Pancarditis.

ENDOMYSIUM, *s.m.* Endomysium.

ENDONÈVRE, *s.m.* Endoneurium.

ENDONUCLÉASE, *s.f.* Endonuclease.

ENDOPARASITE, *s.m.* Endoparasite.

ENDOPARASITOSE, *s.f.* Endoparasitosis.

ENDOPEPTIDASE, *s.f.* Endopeptidase.

ENDOPÉLYCOSCOPIE, *s.f.* Pelycoscopy.

ENDOPÉRICARDITE, *s.f.* Endopericarditis.

ENDOPEROXYDE, *s.m.* Endoperoxide.

ENDOPHASIE, *s.f.* Endophasia.

ENDOPHLÉBITE, *s.f.* Endophlebitis, endovenitis.

ENDOPHTALMIE, *s.m.* Endophthalmitis.

ENDOPHTALMIE PHAKO-ANAPHYLACTIQUE. Endophtalmitis phaco-allergica or phaco-anaphylactica or phacogenetica.

ENDOPHYTIQUE DU PIED (maladie). Madura foot. → *Madura (pied de).*

ENDOPLASMIQUE, *adj.* Endoplasmic.

ENDOPROTÉINE, *s.f.* Endoprotein.

ENDOPROTHÈSE, *s.f.* Endoprosthesis.

ENDOPROTHÈSE ACTIVE. Drug eluding stent.

ENDOPROTHÈSE COUVERTE. Stent graft.

ENDORADIOTHÉRAPIE, *s.f.* Endoradiotherapy.

ENDOREDUPLICATION, *s.f.* Endoreduplication.

ENDORÖNTGENTHÉRAPIE, *s.f.* Endoradiotherapy.

ENDORPHINE, *s.f.* Endorphin.

ENDOSALPINGIOSE, *s.f.* Endosalpingiosis, endosalpingiosis.

ENDOSCOPE, *s.m.* Endoscope.

ENDOSCOPIE, *s.f.* Endoscopy.

ENDOSMOSE, *s.f.* Endosmosis, endosmose.

ENDOSTÉTHOSCOPE, *s.m.* Endostethoscope.

ENDOSTOSE, *s.f.* Enostosis.

ENDOTHÉLITE, *s.f.* Endothelitis.

ENDOTHÉLINE, *s.f.* Endothelin.

ENDOTHÉLIOME, *s.m.* Endothelioma.

ENDOTHÉLIOME INTRAVASCULAIRE. Haemangioendothelioma.

ENDOTHÉLIOME MÉNINGÉ. Meningioma. → *méningiome.*

ENDOTHÉLIOME OSSEUX. Ewing's sarcome. → *Ewing (sarcome d').*

ENDOTHÉLIOME PLEURAL. Pleuroma.

ENDOTHÉLIUM, *s.m.* Endothelium.

ENDOTHRIX, *adj.* Endothrix.

ENDOTOXINE, *s.f.* Endotoxin.

ENDO-URÉTRAL, ALE, *adj.* Endo-urethral, transurethral.

ENDO-UROLOGIE, *s.f.* Endourology.

ENDOVEINEUX, EUSE, *adj.* Intravenous, endovenous.

ENDOVEINITE, *s.f.* Endophlebitis.

ENDOVIRUS, *s.m.* Endovirus.

ENDURANCE, *s.f.* Endurance.

ÉNERGIE, *s.f.* Energy.

ÉNERVATION, *s.f.* Enervation.

ENFANCE, *s.f.* Childhood.

ENFANCE (état d'). Senile dementia.

ENFANT HERCULE. Macrogenitosomia praecox. → *macrogénitosomie précoce.*

ENFANT MORT-NÉ. Stillborn infant.

ENFANT NÉ À TERME. Term infant, mature infant.

ENFANT NÉ APRÈS TERME. Post-term infant, postmature infant.

ENFANT NÉ AVANT TERME. Preterm infant.

ENFANT NÉ VIVANT. Liveborn infant.

ENFANTS BATTUS (syndrome des). Battered-child syndrome. → *Silverman (syndrome de).*

ENFANTS ÉBOUILLANTÉS (syndrome des). Scalded skin syndrome.

ENFANTS SECOUÉS (syndrome des). Shaken-baby syndrome.

ENFLURE, *s.f.* Swelling.

ENG. Electronystagmogram, ENG.

ENGAGEMENT, *s.m.* 1° (obstétrique). Engagement. – 2° (neurologie). Herniation.

ENGAGEMENT AMYGDALIEN. Tonsillar herniation. → *engagement cérébelleux.*

ENGAGEMENT CÉRÉBELLEUX (dans le foramen magnum ou trou ovale). Tonsillar herniation, cerebellar herniation, foraminal herniation, tonsillar hernia, cerebellar pressure cone, cerebellar-foramen magnum pressure cone.

ENGAGEMENT CÉRÉBRAL. Cerebral herniation.

ENGAGEMENT CÉRÉBRAL SOUS LA FAUX DU CERVEAU. Subfacial herniation.

ENGAGEMENT TEMPORAL. Temporal herniation.

ENGEL (syndrome d'). Privet cough, Engel's syndrome, laurel fever.

ENGELMANN (maladie d'). Engelmann's disease, progressive diaphyseal – or diaphysial – dysplasia, Camurati-Engelmann disease or syndrome, osteopathia hyperostotica scleroticans multiplex infantilis.

ENGELURE, *s.f.* Chilblain, erythema pernio, pernio.

ENGORGEMENT, *s.m.* Engorgement.

ENGORGEMENT MAMMAIRE. Stagnation mastitis, milk engorgement, lactation mastitis, caked breast, caked chest.

ENGOUEMENT, *s.m.* Obstruction.

ENGOUEMENT HERNIAIRE. Obstruction of a hernia.

ENGRAMME, *s.m.* Engram.

ENGRÈNEMENT, *s.m.* (d'une fracture). Impaction, rabbetting.

ENGSTRÖM (appareil d'). Engström's respirator.

ENJAMBEMENT, *s.m.* (génétique). Crossing over.

ENKÉPHALINE, *s.f.* Enkephalin.

ENKYSTEMENT, *s.m.* Encystment.

ÉNOLASE NEUROSPÉCIFIQUE. Neuron specific enolase.

ÉNOPHTALMIE, *s.f.* Enophtalmos, enophtalmus.

ÉNOSTOSE, *s.f.* Enostosis, entostosis.

ENROTH (signe d'). Enroth's sign.

ENSELLURE LOMBAIRE. Curvature of the lumbar spine.

ENSLIN (triade ou syndrome d'). Enslin's triad or syndrome.

ENTAMOEBA, *s.f. Entamoeba.*

ENTÉRALGIE, *s.f.* Enteralgia, enterodynia.

ENTÉRAMINE, *s.f.* Enteramine. → *sérotonine.*

ENTÉRECTOMIE, *s.f.* Enterectomy.

ENTÉRITE, *s.f.* Enteritis, enteronitis.

ENTÉRITE AIGUË NÉCROSANTE. Enteritis necroticans.

ENTÉRITE CHLOLÉRIFORME. Cholera infantum.

ENTÉRITE COUENNEUSE. Mucous enteritis. → *entérocolite muco-membraneuse.*

ENTÉRITE FOLLICULAIRE. Follicular enteritis, enteritis nodularis.

ENTÉRITE FOLLICULAIRE ET SEGMENTAIRE. Regional ileitis. → *iléite régionale ou terminale.*

ENTÉRITE GLAIREUSE. Mucous enteritis. → *entérocolite muco-membraneuse.*

ENTÉRITE INTERSTITIELLE CHRONIQUE. Regional ileitis. → *iléite régionale ou terminale.*

ENTÉRITE MUCO-MEMBRANEUSE. Mucous enteritis. → *entérocolite muco-membraneuse.*

ENTÉRITE PHLEGMONEUSE. Regional ileitis. → *iléite régionale ou terminale.*

ENTÉRITE PSEUDO-MEMBRANEUSE. Mucous enteritis. → *entérocolite muco-membraneuse.*

ENTÉRITE RÉGIONALE. Regional ileitis. → *iléite régionale ou terminale.*

ENTÉRITE ULCÉREUSE. Regional ileitis. → *iléite régionale ou terminale.*

ENTÉRO-ANASTOMOSE, *s.f.* Entero-anastomosis.

ENTEROBACTER, *s.m. Enterobacter.*

ENTEROBACTERIACÉES, *s.f. pl.* Enterobacteriaceae.

ENTÉROBIASE, *s.f.* Enterobiasis. → *oxyurose.*

ENTEROBIUS VERMICULARIS. *Enterobius vermicularis.* → *oxyure.*

ENTÉROCÈLE, *s.f.* Enterocele.

ENTÉROCÈLE VAGINALE. Elytrocele. → *élytrocèle.*

ENTÉROCLYSE, *s.f.* Enteroclysis, enteroclysm.

ENTÉROCOCCIE, *s.f.* Infection by Enterococcus.

ENTEROCOCCUS, *s.m. Enterococcus.*

ENTÉROCOLITE, *s.f.* Enterocolitis.

ENTÉROCOLITE MUCO-MEMBRANEUSE. Mucous or muco-membranous enteritis, membranous or pseudomembranous enteritis, mucous colic, pseudo-membranous colic, colica mucosa, diphtheric enteritis, enteritis membranecea, pellicular enteritis, acute fibrinous enteritis, mucous or muco-membranous colitis, mucocolitis, colic or intestinal myxoneurosis, tubular diarrhoea, chronic exsudative enteritis, croupous colitis, desquamative colitis, diphtheric colitis, follicular colitis.

ENTÉROCOLITE NÉCROSANTE DU NOUVEAU-NÉ. Necrotizing enterocolitis of the newborn.

ENTÉROCOLITE SURAIGUË STAPHYLOCOCCIQUE. Necrotizing or pseudomembranous enterocolitis.

ENTÉROCOQUE, *s.m. Enterococcus, Streptococcus faecalis.*

ENTÉROCYSTOCÈLE, *s.f.* Enterocystocele.

ENTÉROCYSTOPLASTIE, *s.f.* Enterocystoplasty.

ENTÉROCYTE, *s.m.* Enterocyte.

ENTÉRO-ÉPIPLOCÈLE, *s.f.* Enteroepiplocele.

ENTÉROGASTRONE, *s.f.* Enterogastrone.

ENTÉROGLUCAGON, *s.m.* Enteroglucagon.

ENTÉRO-HÉPATOCÈLE, *s.f.* Enterohepatocele.

ENTÉRO-HYDROCÈLE, *s.f.* Enterohydrocele.

ENTÉROKINASE, *s.f.* Enterokinase.

ENTÉROKYSTOME, *s.m.* Enterocystoma.

ENTÉROLITHE, *s.m.* Enterolith.

ENTÉROMUCOSE, *s.f.* Mucous enteritis. → *entérocolite muco-membraneuse.*

ENTÉROMYXORRHÉE, *s.f.* Myxorrhoea intestinalis.

ENTÉRONÉVRITE, *s.f.* Enteroneuritis.

ENTÉRONÉVROSE MUCO-MEMBRANEUSE. Mucous enteritis. → *entérocolite muco-membraneuse.*

ENTÉROPATHIE, *s.f.* Enteropathy.

ENTÉROPATHIE EXSUDATIVE. Protein-loosing enteropathy.

ENTÉROPATHIE MUCO-MEMBRANEUSE. Mucous enteritis. → *entérocolite muco-membraneuse.*

ENTÉROPATHOGÈNE, *adj.* Enteropathogenic.

ENTÉROPEXIE, *s.f.* Enteropexy.

ENTÉROPLASTIE, *s.f.* Enteroplasty.

ENTÉROPTOSE, *s.f.* Enteroptosis, enteroptosia.

ENTÉRORRAGIE, *s.f.* Enterorrhagia.

ENTÉRORRAPHIE, *s.f.* Enterorrhaphy.

ENTÉROSCOPIE, *s.f.* Small intestinal endoscopy, small bowel enteroscopy.

ENTÉROSPASME, *s.m.* Enterospasm.

ENTÉROSTÉNOSE, *s.f.* Enterostenosis.

ENTÉROSTOMIE, *s.f.* Enterostomy.

ENTÉROTÉRATOME, *s.m.* Adenoma umbilical.

ENTÉROTOME, *s.m.* Enterotome.

ENTÉROTOME DE DUPUYTREN. Dupuytren's enterotome.

ENTÉROTOME, *s.f.* Enterotomy.

ENTÉROTOXINE, *s.f.* Enterotoxin.

ENTÉROTOXINOGÈNE, *adj.* Enterotoxinogenic.

ENTÉROTROPE, *adj.* Enterotropic.

ENTÉROVIRUS, *s.m.* Enterovirus.

ENTHÈSE, *s.f.* Enthesitis, enthesopathy.

ENTHÉSITE, *s.f.* Enthesitis, enthesopathy.

ENTHÉSOPTHIE, *s.f.* Enthesitis, enthesopathy.

ENTOBLASTE, *s.m.* Entoblaste.

ENTODERME, *s.m.* Endoderm.

ENTOMOPHTOROMYCOSE, *s.f.* Entomophtoromycosis.

ENTOPARASITE, *s.m.* Endoparasite.

ENTOPTIQUE, *adj.* Entoptic.

ENTORSE, *s.f.* Sprain, luxatio imperfecta.

ENTORSE AVEC ARRACHEMENT OSSEUX. Sprain-fracture.

ENTOSCOPIE, *s.f.* Autofundoscopy.

ENTOTIQUE, *adj.* Entotic.

ENTOZOAIRE, *s.m.* Entozoon.

ENTRAÎNEMENT, *s.m.* Training, pacing.

ENTRECROISEMENT, *s.m.* (génétique). Crossing over.

ENTROPION, *s.m.* Entropion, entropium.

ÉNUCLÉATION, *s.f.* Enucleation.

ÉNURÈSE, ÉNURÉSIE, *s.f.* Enuresis.

ENVAHISSANT, ANTE, *adj.* Invasive, invading.

ENVELOPPEMENT HUMIDE. Drip sheet.

ENVENIMATION, *s.f.*, **ENVENIMEMENT**, *s.m.* Envenomization.

ENVIE, *s.f.* Wine spot. → *angiome plan.*

ENZOOTIQUE, *adj.* Enzootic.

ENZYMATIQUE (unité internationale). International enzyme unit.

ENZYME, *s.f.* Enzyme, soluble ferment, unorganised ferment, chemical ferment.

ENZYME BRANCHANTE. Brancher or branching enzyme: amylo-(1-4 1-6) transglucosidase.

ENZYME DE CONVERSION, ENZYME DE CONVERSION DE L'ANGIOTENSINE. Converting enzyme, angiotensine-converting enzyme, kininase II, ACE.

ENZYME DÉBRANCHANTE. Debrancher or debranching enzyme: amylo- 1-6-glucosidase.

ENZYME PLAQUETTAIRE. Thromboplastinogenase.

ENZYMOLOGIE, *s.f.* Enzymology.

ENZYMOPATHIE, *s.f.* Enzymopathy, inborn error of metabolism, genetotrophic disease, enzyme deficiency.

ENZYMOPRIVE, *adj.* Enzymoprival.

ENZYMOTHÉRAPIE, *s.f.* Enzymotherapy.

ENZYMURIE, *s.f.* Enzymuria.

ÉNONISME, *s.m.* Eonism.

ÉOSINE, *s.f.* Eosin.

ÉOSINOCYTE, *s.m.* Eosinocyte.

ÉOSINOPÉNIE, *s.f.* Eosinopenia.

ÉOSINOPHILE, *adj.* Eosinophil, eosinophile, eosinophilic, eosinophilous.

ÉOSINOPHILIE, *s.m.* Eosinophil, eosinophile.

ÉOSINOPHILIE-MYALGIE (syndrome). Eosinophilia-myalgia syndrome.

ÉOSINOPHILÉMIE, *s.f.* Eosinophilaemia.

ÉOSINOPHILE, *s.f.* Eosinophilia.

ÉOSINOPHILIE TROPICALE. Tropical eosinophilia, Weingarten's syndrome, eosinophilic lung, tropical pulmonary eosinophilia, Frimodt-Möller and Barton disease, Meyers-Kouwenaar syndrome.

ÉPANALEPSIE MÉDITERRANÉENNE. Periodic disease. → *maladie périodique.*

ÉPANCHEMENT, *s.m.* Effusion.

ÉPANCHEMENT ENKYSTÉ. Extravasation cyst.

ÉPARGNE (aliments d'). Dynamophore. → *aliment anti-déperditeur.*

ÉPAULE, *s.f.* Shoulder.

ÉPAULE BALLANTE, É. FLOTTANTE. Loose shoulder.

ÉPAULE BLOQUÉE. Frozen shoulder. → *périarthrite scapulo-humérale.*

ÉPAULE GELÉE. Frozen shoulder. → *périarthrite scapulo-humérale.*

ÉPAULE-MAIN (syndrome). Hand-shoulder syndrome.

ÉPAULEMENT, *s.m.* Bulge.

ÉPAULIÈRE, *s.f.* Shoulder strap.

ÉPENDYMAIRE, *adj.* Ependymal.

ÉPENDYME, *s.m.* Ependyma.

ÉPENDYMITE, *s.f.* Ependymitis.

ÉPENDYMOBLASTE, *s.m.* Ependymoblast.

ÉPENDYMOBLASTOME, *s.m.* Ependymoblastoma.

ÉPENDYMOCYTE, *s.m.* Ependymocyte.

ÉPENDYMOCYTOME, *s.m.* Ependymocytoma.

ÉPENDYMO-ÉPITHÉLIOME, *s.m.* Ependymo-epithelioma.

ÉPENDYMOGLIOME, *s.m.* Ependymoglioma.

ÉPENDYMOME, *s.m.* Ependymoma.

ÉPERON, *s.m.* Spur.

ÉPHAPSE, *s.f.* Ephapsis.

ÉPHÉDRINE, *s.f.* Ephedrine.

ÉPHÉLIDE, *s.f.* Ephelis, freckle, macula solaris, sun spot.

ÉPHÉLIDE MÉLANIQUE. Malignant lentigo. → *mélanose circonscrite précancéreuse de Dubreuilh.*

ÉPHIDROSE, *s.f.* Ephidrosis.

ÉPHIDROSE PAROTIDIENNE. Auriculotemporal syndrome.

ÉPIBLASTE, *s.m.* Epiblast.

ÉPIBLÉPHARON, *s.m.* Epiblepharon.

ÉPICANTIS, ÉPICANTHUS, *s.m.* Epicanthus.

ÉPICARDE, *s.m.* Epicardium.

ÉPICARDIQUE, *adj.* Epicardial.

ÉPICARDITE, *s.f.* Epicarditis.

ÉPICARDO-PÉRICARDITE, *s.f.* Epicardo-pericarditis.

ÉPICARDO-PÉRICARDITE TUBERCULEUSE À ÉVOLUTION CONSTRUCTIVE SUBAIGUË. Subacute and constrictive tuberculous pericarditis.

ÉPICHORION, *s.m.* Epichorion.

ÉPICOME, *s.m.* Epicondylalgia.

ÉPICONDYLALGIE, *s.f.* Epicondylalgia.

ÉPICONDYLE, *s.m.* Epicondyle.

ÉPICONDYLITE, *s.f.* Epicondylitis.

ÉPICONDYLITE HUMÉRALE. Radiohumeral epicondylitis, radiohumeral bursitis, olecranon bursitis, tennis arm, tennis elbow.

ÉPICONDYLOSE, *s.f.* Epicondylitis.

ÉPICRÂNE, *s.m.* Galea aponevrotica.

ÉPICRÂNIEN, ENNE, *adj.* Epicranial.

ÉPICRISE, *s.f.* Epicrisis.

ÉPICRITIQUE, *adj.* Epicritic.

ÉPICUTANÉ, NÉE, *adj.* Epicutaneous.

ÉPIDÉMICITÉ, *s.f.* Epidemicity.

ÉPIDÉMIE, *s.f.* Epidemic, epidemia.

ÉPIDÉMIOLOGIE, *s.f.* Epidemiology.

ÉPIDÉMIQUE, *adj.* Epidemic.

ÉPIDERME, *s.m.* Epidermis.

ÉPIDERMIQUE, *adj.* Epidermic, epidermal, epidermatic, epidermatous.

ÉPIDERMODYSPLASIE VERRUCIFORME. Epidermodysplasia. → *Lutz-Lewandowski (dysplasie verruciforme de).*

ÉPIDERMOÏDE, *adj.* Epidermoid.

ÉPIDERMOLYSE BULLEUSE HÉRÉDITAIRE. Epidermolysis bullosa hereditaria, acantholysis bullosa, Köbner's disease, Fox's disease, acanthosis bullosa, bullous recurrent eruption, dermatitis bullosa hereditaria, dystrophia bullosa congenita, epidermolysis dystrophica, epidermolysis hereditaria tarda, keratolysis bullosa hereditaria.

ÉPIDERMOLYSE BULLEUSE HÉRÉDITAIRE, FORME DYSTROPHIQUE DOMINANTE. Hyperplastic epidermolysis bullosa, dominantly inherited form of epidermolysis bullosa dystrophica.

ÉPIDERMOLYSE BULLEUSE HÉRÉDITAIRE, FORME DYSTROPHIQUE RÉCESSIVE. Polydysplastic epidermolysis bullosa, dysplastic epidermolysis bullosa, epidermolysis bullosa letalis, recessively inherited form of epidermolysis bullosa dystrophica, Hallopeau-Siemens syndrome, Goldscheider's disease, Herlitz's syndrome.

ÉPIDERMOLYSE BULLEUSE HÉRÉDITAIRE, FORME HYPERPLASIQUE. Hyperplastic epidermolysis bullosa. → *épidermolyse bulleuse héréditaire, forme dystrophique dominante.*

ÉPIDERMOLYSE BULLEUSE HÉRÉDITAIRE, FORME POLYDYSPLASTIQUE. Polydysplastic epidermolysis bullosa. → *épidermolyse bulleuse héréditaire, forme dystrophique récessive.*

ÉPIDERMOLYSE BULLEUSE HÉRÉDITAIRE, FORME SIMPLE. Epidermolysis bullosa simplex, Weber-Cockayne syndrome.

ÉPIDERMOLYSE BULLEUSE LÉTALE. Sterlitz's syndrome. → *épidermolyse bulleuse héréditaire.*

ÉPIDERMOLYSE NÉCROSANTE SURAIGUË. Lyell's disease. → *érythrodermie bulleuse avec épidermolyse.*

ÉPIDERMOMYCOSE, *s.f.* Epidermomycosis.

ÉPIDERMOPHYTIE, ÉPIDERMOPHYTOSE, *s.f.* Epidermophytosis.

ÉPIDERMOPHYTE INGUINALE. Tinea cruris. → *eczéma marginé de Hebra.*

ÉPIDERMOPHYTIE INTERDIGITALE. Epidermophytosis interdigitale, mycosis interdigitalis.

ÉPIDERMOPHYTIE PLANTAIRE. Athletic foot. → *pied d'athlète.*

ÉPIDERMORÉACTION, *s.f.* Epidermoreaction.

ÉPIDIDYME, *s.m.* Epididymis.

ÉPIDIDYMECTOMIE, *s.f.* Epididymectomy.

ÉPIDIDYMITE, *s.f.* Epididymitis.

ÉPIDIDYMOGRAPHIE, *s.f.* Epididymography.

ÉPIDIDYMOTOMIE, *s.f.* Epididymotomy.

ÉPIDURAL, ALE, *adj.* Epidural.

ÉPIDUROGRAPHIE, *s.f.* Epidurography, peridurography.

ÉPIGASTRALGIE, *s.f.* Epigastralgia.

ÉPIGASTRE, *s.f.* Epigastrium.

ÉPIGASTROCÈLE, *s.f.* Epigastrocele.

ÉPIGENÈSE, *s.f.* Epigenesis.

ÉPIGLOTTE, *s.f.* Epiglottis.

ÉPIGLOTTITE, *s.f.* Epiglottitis, epiglottiditis.

ÉPIGNATHE, *s.m.* Epignathus.

ÉPIKERATOMILEUSIS, *s.m.* Epikeratomileusis.

ÉPIKÉRATOPHAKIE, *s.f.* Epikeratophaky.

ÉPIKÉRATOPLASTIE, *s.f.* Epikeratoplasty.

ÉPILEPSIE, *s.f.* Epilepsy, epilepsia, morbus caducens or caducus, morbus comitialis, morbus divinus, morbus herculeus, morbus magnus, morbus major, morbus sacer, falling sickness.

ÉPILEPSIE ADVERSIVE. Adversive epilepsy.

ÉPILEPSIE AFFECTIVE. Affect or affective epilepsy.

ÉPILEPSIE AKINÉTIQUE. Akinetic epilepsy.

ÉPILEPSIE AMBULATOIRE. Procursive epilepsy. → *épilepsie procursive.*

ÉPILEPSIE ATONIQUE. Atonic epilepsy, atonic drop epilepsy.

ÉPILEPSIE AUTOMATIQUE. Temporal fit. → *épilepsie temporale.*

ÉPILEPSIE BRAVAISIENNE, É. BRAVAIS-JACKSONIENNE. Jacksonian epilepsy, Bravais-Jacksonian epilepsy, rolandic epilepsy.

ÉPILEPSIE CARDIAQUE. Cardiac epilepsy.

ÉPILEPSIE CATAMÉNIALE. Menstrual epilepsy.

ÉPILEPSIE CENTRALE. Central epilepsy, centrencephalic epilepsy.

ÉPILEPSIE CIRCULATOIRE. Circulatory epilepsy.

ÉPILEPSIE CONSCIENTE. Minor epilepsy. → *mal (petit).*

ÉPILEPSIE CORTICALE. Focal epilepsy. → *épilepsie partielle.*

ÉPILEPSIE ESSENTIELLE. Crytogenetic epilepsy, essential epilepsy, idiopathic epilepsy.

ÉPILEPSIE FAMILIALE. Familial epilepsy.

ÉPILEPSIE EN FLEXION GÉNÉRALISÉE. Nodding spasm. → *spasmes en flexion (syndrome des).*

ÉPILEPSIE FOCALE. Focal epilepsy. → *épilepsie partielle.*

ÉPILEPSIE GÉNÉRALISÉE. Generalized epilepsy, grand mal epilepsy, major epilepsy, haut mal epilepsy, grand mal, haut mal, mal comitial, epilepsia major, epilepsia gravior, Saint Avertin's disease, Saint Valentine's disease.

ÉPILEPSIE GYRATOIRE. Epilepsia rotatoria.

ÉPILEPSIE HYSTÉRIQUE. Hysterical epilepsy.

ÉPILEPSIE IATROGÈNE. Activated epilepsy.

ÉPILEPSIE IDIOPATHIQUE. Essential epilepsy. → *épilepsie essentielle.*

ÉPILEPSIE INFANTILE. Infantile convulsions.

ÉPILEPSIE INTERMITTENTE MYOCLONIQUE DE RABOT. Myoclonic spasms between epileptic seizures.

ÉPILEPSIE JACKSONIENNE. Jacksonian epilepsy.

ÉPILEPSIE LARVÉE. Larval epilepsy, latent epilepsy.

ÉPILEPSIE MARMOTTANTE. Epilepsia marmotante, garrulous epilepsy.

ÉPILEPSIE MNÉSIQUE. Minor epilepsy. → *mal (petit).*

ÉPILEPSIE-MYOCLONIE PROGRESSIVE. Myoclonus epilepsy. → *Unverricht-Lundborg (maladie ou syndrome d').*

ÉPILEPSIE MYOCLONIQUE. Myoclonus epilepsy.

ÉPILEPSIE MYOKINÉTIQUE GRAVE DE LA PREMIÈRE ENFANCE AVEC POINTES ONDES LENTES. Lennox-Gastaut syndrome. → *Lennox (syndrome de).*

ÉPILEPSIE ORGANIQUE. Organic epilepsy. → *épilepsie symptomatique.*

ÉPILEPSIE PARTIELLE. Focal epilepsy, cortical epilepsy, partial epilepsy.

ÉPILEPSIE PARTIELLE CONTINUE. Continuous epilepsy, epilepsia partialis continua, partial constant epilepsy, Kojewnikoff's epilepsy.

ÉPILEPSIE PLEURALE. Pleural epilepsy.

ÉPILEPSIE PROCURSIVE. Procursive epilepsy, cursive epilepsy, epilepsia cursiva, epilepsia procursiva, accelerative epilepsy, running fit.

ÉPILEPSIE PSYCHOMOTRICE. Psychomotor epilepsy. → *épilepsie temporale.*

ÉPILEPSIE RÉFLEXE. Reflex epilepsy.

ÉPILEPSIE À RÉPÉTITION. Serial epilepsy.

ÉPILEPSIE SENSORIELLE. Sensorial epilepsy.

ÉPILEPSIE SOUS-CORTICALE. Striate epilepsy, subcortical epilepsy.

ÉPILEPSIE SPINALE. Brown-Séquard's epilepsy, spinal epilepsy.

ÉPILEPSIE SYMPTOMATIQUE. Symptomatic epilepsy, organic epilepsy.

ÉPILEPSIE TARDIVE. Epilepsia tarda, delayed epilepsy, tardy epilepsy.

ÉPILEPSIE TEMPORALE. Temporal lobe epilepsy, psychomotor epilepsy, automatic epilepsy, psychomotor fit, temporal fit.

ÉPILEPSIE TOXIQUE. Toxaemic epilepsy.

ÉPILEPSIE VERSIVE. Epilepsia rotatoria.

ÉPILEPTIFORME, *adj.* Epileptiform.

ÉPILEPTIQUE, *adj.* Epileptic.

ÉPILEPTOGÈNE, *adj.* Epileptogenic, epileptogenous.

ÉPILEPTOÏDE, *adj.* Epileptoid.

ÉPILOÏA, *s.f.* Tuberous sclerosis. → *sclérose tubéreuse du cerveau.*

ÉPIMASTIGOTE, *adj.* Epimastigote.

ÉPIMÈRE, *s.m.* Epimer.

ÉPYMISIUM, *s.m.* Epimysium.

ÉPINE, *s.f.* Spine.

ÉPINE CALCANÉENNE. Calcaneal spur.

ÉPINE ILIAQUE ANTÉRO-SUPÉRIEURE. Iliac spine, anterior superior.

ÉPINE ILIAQUE POSTÉRO-SUPÉRIEURE. Iliac spine, posterior superior.

ÉPINÉPHRECTOMIE, *s.f.* Aldenalectomy. → *surrénalectomie.*

ÉPINÉPHRINE, *s.f.* Epinephrine. → *adrénaline.*

ÉPINÉPHROME, *s.m.* Epinephroma. → *surrénalome.*

ÉPIONYOCHIUM, *s.m.* Eponychium.

ÉPIPHÉNOMÈNE, *s.m.* Epiphenomenon.

ÉPIPHORA, *s.m.* Epiphora, illacrimation.

ÉPIPHYLAXIE, *s.f.* Epiphylaxis.

ÉPIPHYSAIRE, *adj.* Epiphyseal, epiphysial.

ÉPIPHYSE, *s.f.* 1° (ostéologie). Epiphysis. – 2° Pineal gland.

ÉPIPHYSECTOMIE, *s.f.* Pinealectomy.

ÉPIPHYSÉOLYSE, *s.f.* Epiphysiolysis.

ÉPIPHYSES POINTILLÉES OU PONCTUÉES (maladie des). Chondrodysplasia punctata. → *chondrodysplasie ponctuée.*

ÉPIPHYSIODÈSE, *s.f.* Epiphysiodesis.

ÉPIPHYSIOLYSE, *s.f.* Epiphysiolysis.

ÉPIPHYSITE, *s.f.* Epiphysitis.

ÉPIPHYSITE AIGUË DE LA HANCHE. Observation hip syndrome. → *coxite transitoire.*

ÉPIPHYSITE DU CALCANÉUM. Epiphysitis of the calcaneus. → *Sever (maladie de).*

ÉPIPHYSITE FÉMORALE SUPÉRIEURE. Perthes's disease. → *ostéochondrite déformante juvénile de la hanche.*

ÉPIPHYSITE MÉTATARSIENNE DE KÖHLER. Juvenile deforming metatarsophalangeal osteochondritis, Köhler's bone disease, Freiberg's disease, Freiberg's infraction of metatarsal head, osteochondrosis of the head of the second metatarsal bone.

ÉPIPHYSITE VERTÉBRALE DOULOUREUSE DE L'ADOLESCENCE. Vertebral epiphysitis, Scheuermann's disease, juvenile kyphosis, kyphosis dorsalis juvenis, kyphosis dorsalis juvenilis, spinal epiphysitis, spinal osteochondritis, vertebral osteochondritis.

ÉPIPHYSO-MÉTAPHYSAIRE (syndrome). Epiphyso-metaphyseal syndrome.

ÉPIPHYTE, *s.m.* Epiphyte.

ÉPIPHYTIQUE, *adj.* Epiphytic.

ÉPIPLOCÈLE, *s.f.* Epiplocele.

ÉPIPLOÏTE, *s.f.* Epiploitis.

ÉPIPLOON, *s.m.* Omentum.

ÉPIPLOOPEXIE, *s.f.* Omentopexy.

ÉPIPLOOPLASTIE, *s.f.* Epiploplasty.

ÉPIPLOPEXIE, *s.f.* Omentopexy.

ÉPIPLOPLASTIE, *s.f.* Epiploplasty.

ÉPISCLÉRITE, *s.f.* Episcleritis, episclerotitis.

ÉPISIORRAPHIE, *s.f.* Episiorrhaphy.

ÉPISIOTOMIE, *s.f.* Episiotomy.

ÉPISOME, *s.m.* Episome.

ÉPISPADIAS, *s.m.* Epispadias, epispadia.

ÉPISPASTIQUE, *adj.* Epispastic.

ÉPISSAGE, *s.m.* Splicing.

ÉPISTASIE, *s.f.* Epistasis, epistasy.

ÉPISTASIS, *s.m.* Epistasis.

ÉPISTAXIS, *s.f.* Epistaxis.

ÉPISTAXIS ESSENTIELLE DES JEUNES GARÇONS. Haemophiloid.

ÉPISTOME BRONCHIQUE. Adenoma of bronchus, bronchial adenoma, adenocystic carcinoma of bronchus, adenoid basal celle carcinoma of bronchus, vascular adenoma of bronchus, mixed tumour of bronchus, mucoepidermoid tumour of bronchus, reserve cell tumour of bronchus, benign glandular (bronchiogenic) tumour.

ÉPISTHOTONOS, *s.m.* Episthotonos.

ÉPITHALAMUS, *s.m.* Epithalamus.

ÉPITHALAXIE, *s.f.* Epithalaxia.

ÉPITHÉLIAL, ALE, *adj.* Epithelial.

ÉPITHÉLIALISATION, *s.f.* Epithelialization.

ÉPITHÉLIITE, *s.f.* Epithelitis.

ÉPITHÉLIOÏDE, *adj.* Epithelioid.

ÉPITHÉLIOMA, *s.m.* Epithelioma, epidermoid carcinoma, epithelial carcinoma, epicytoma.

ÉPITHÉLIOMA ACNÉIFORME. Senile keratoma. → *kératome sénile.*

ÉPITHÉLIOMA ADAMANTIN. Epithelioma adamantinum.

ÉPITHÉLIOMA ADÉNOÏDE CYSTIQUE. Adenoma sebaceum. → *adénomes sébacés symétriques de la face.*

ÉPITHÉLIOMA BASOCELLULAIRE. Basal cell carcinoma, basal cell carcinoma, carcinoma basocellulare, basal cell epithelioma, hair-matrix carcinoma, epithelioma baso-cellulare.

ÉPITHÉLIOMA BÉNIN SYPHILOÏDE. Erythroplasia.

ÉPITHÉLIOMA BRANCHIAL. Branchioma. → *branchiome.*

ÉPITHÉLIOMA CALCIFIÉ DE MALHERBE. Pilomatricoma. → *Malherbe (épithélioma calcifié ou momifié de).*

EPITHELIOMA CONTAGIOSUM. Molluscum contagiosum. → *molluscum contagiosum.*

ÉPITHÉLIOMA À CORPS OVIFORME. Cylindroma. → *cylindrome.*

ÉPITHÉLIOMA CYLINDRIQUE. Cylindrical or cylindrical cell carcinoma, columnar or cylindrical epithelioma.

ÉPITHÉLIOMA DENDRITIQUE. Duct or ductal cancer, duct or ductal carcinoma, ductal tumour, milk-duct carcinoma, tubular cancer.

ÉPITHÉLIOMA GLANDULAIRE. Glandular epithelioma, adenomatous carcinoma.

ÉPITHÉLIOMA MÉLANIQUE. Nævocarcinoma. → *nævocancer ou nævocarcinome.*

ÉPITHÉLIOMA MIXTE (baso- et spino-cellulaire). Intermediate-cell carcinoma, intermediary carcinoma, basosquamous carcinoma, mixed basosquamous carcinoma, mixed carcinoma, basal squamous carcinoma, prickle cell carcinoma.

ÉPITHÉLIOME MOMIFIÉ DE MALHERBE. Pilamatricoma. → *Malherbe (épithélioma calcifié ou momifié de).*

ÉPITHÉLIOMA MUCOÏDE DE L'OVAIRE. Ovarian cysto-epithélioma. → *cysto-épithéliome de l'ovaire.*

ÉPITHÉLIOMA MULTIPLE BÉNIN CYSTIQUE. Adenoma sebaceum. → *adénomes sébacés symétriques de la face.*

ÉPITHÉLIOMA PAPILLAIRE. Erythroplasia.

ÉPITHÉLIOMA PAVIMENTEUX PERLÉ. Cholesteatoma. → *cholestéatome.*

ÉPITHÉLIOMA DU REIN À CELLULES CLAIRES. Renal cell carcinoma. → *néphrocarcinome.*

ÉPITHÉLIOMA SPINOCELLULAIRE. Squamous cell carcinoma, squamous carcinoma, spino-cellulare carcinoma, squamous cell epithelioma.

ÉPITHÉLIOMA TYPIQUE. Typic or typical epithelioma.

ÉPITHÉLIOMATOSE, *s.f.* Epitheliomatosis.

ÉPITHÉLIOMATOSE ALVÉOLAIRE. Alveolar cell cancer. → *alvéolaire du poumon (cancer).*

ÉPITHÉLIOME, *s.m.* Epithelioma. → *épithélioma.*

ÉPITHÉLIOME ADÉNOÏDE CYSTIQUE. Adenoma sebaceum. → *adénomes sébacés symétriques de la face.*

ÉPITHÉLIOSE, *s.f.* Epitheliosis.

ÉPITHÉLIUM, *s.m.* Epithelium.

ÉPITHÈME, *s.m.* Epithem.

ÉPITHÈSE, *s.f.* Epithesis.

ÉPITOPE, *s.m.* Epitope, antigenic determinant or site.

ÉPITROCHLÉE, *s.f.* Epithrochlea.

ÉPITROCHLÉITE, *s.f.* Epitrochleitis.

ÉPITUBERCULOSE, *s.f.* Epituberculosis, epituberculous infiltration.

ÉPIZOAIRE, *s.m.* Ectozoon, epizoon.

ÉPIZOOTIE, *s.f.* Epizootic.

ÉPIZOOTIQUE, *adj.* Epizootic.

ÉPLUCHAGE, *s.m.* Wound excision.

ÉPONYCHIUM, *s.m.* Eponychium.

ÉPONYME, *s.m.* Eponym.

ÉPREINTES, *s.f.pl.* Gripes.

ÉPREUVE, *s.f.* Test.

ÉPREUVE DE BOYDEN. Boyden's meal.

ÉPREUVE CALORIQUE. Caloric test. → *Bárány (épreuve ou signe de).*

ÉPREUVE D'EFFORT. Exercise test. → *effort (épreuve d').*

ÉPREUVE THÉRAPEUTIQUE, ÉPREUVE (traitement d'). Diagnosis ex juvantibus.

ÉPREUVES FONCTIONNELLES HÉPATIQUES. Hepatic function test.

ÉPSILON-AMINOCAPROÏQUE (acide). Epsilon aminocaproic acid.

EPSTEIN (maladie d'). Epstein's nephrosis.

EPSTEIN-BARR (virus). Epstein-Bar virus, EBV.

ÉPUISEMENT NERVEUX. Neurasthenia. → *neurasthénie.*

ÉPUISEMENT (réaction d'). Myasthenic reaction. → *myasthénique (réaction).*

ÉPUISEMENT (stade d'). Exhaustion stage.

ÉPULIDE, ÉPULIE, ÉPULIS, *s.f.* Epulis.

ÉPURATION EXTRA-RÉNALE. Term involving haemodialysis, peritoneal dialysis and exchange transfusion.

ÉPURATION URÉIQUE (épreuve de l'). Blood urea clearance test. → *Van Slyke (coefficient de).*

EQ. Equivalent, Eq.

ÉQUILÉNINE, ÉQUILINE, *s.f.* Equilenin, equilin.

ÉQUILIBRATION, *s.f.* Equilibration.

ÉQUILIBRE ACIDO-BASIQUE. Acid-base balance.

ÉQUIMOLÉCULAIRE, *adj.* Equimolecular.

ÉQUIN, QUINE, *adj.* Equinus.

ÉQUINISME, *s.m.* Equinism.

ÉQUITATION THÉRAPEUTIQUE. Therapeutic equitation.

ÉQUIVALENT, *s.m.* Equivalent.

ÉQUIVALENT ÉPILEPTIQUE. Epileptic equivalent.

ÉQUIVALENT-GRAMME, *s.m.* Equivalent.

ÉQUIVALENT RESPIRATOIRE POUR L'OXYGÈNE. Ventilatory equivalent.

ÉQUIVALENT TOXIQUE. Toxic equivalent.

ÉQUIVALENT VENTILATOIRE POUR L'OXYGÈNE. Ventilatory equivalent.

ÉRABLE (maladie du sirop d') ou (maladie des urines à odeur de sirop d'). Maple sugar disease. → *leucinose.*

ÉRADICATION, *s.f.* Eradication.

ERASMUS (syndrome d'). Erasmus's syndrome.

ERB (myopathie d'). Erb's dystrophy. → *Erb (type scapulo-huméral ou forme juvénile d').*

ERB (paraplégie d'). Erb's spastic spinal paraplegia. Erb's palsy, Erb's paralysis.

ERB (signes d'). Erb's signs.

ERB (syndrome d') ou ERB-GOLDFLAM (syndrome d'). Erb's syndrome. → *myasthénie.*

ERB (type scapulo-huméral ou forme juvénile d'). Erb's dystrophy or atrophy, Erb's juvenile type, juvenile progressive muscular dystrophy.

ERB-GOLDFLAM (syndrome d'). Erb's syndrome. → *myasthénie.*

ERDHEIM (syndrome d'). Erdheim's syndrome, Scaglietti-Dagnini syndrome, acromegalic macrospondylitis, costovertebral syndrome.

ÉRECTEUR, TRICE, *adj.* Erector.

ÉRECTILE, *adj.* Erectile.

ÉRECTION, *s.f.* Erection.

ÉREPSINE, *s.f.* Erepsin, ereptase.

ÉRÉSIPÈLE, *s.m.* Erysipelas.

ÉRÉTHISME, *s.m.* Erethism.

ÉREUTHOPHOBIE, *s.f.* Erythrophobia.

ERG. Abbreviation for electroretinogram.

ERG, *s.m.* Erg.

ERGASTOPLASME, *s.m.* Ergastoplasm.

-ERGIQUE, *suffixe.* -ergic.

ERGOCALCIFÉROL, *s.m.* Ergocalciferol.

ERGOGRAPHE, *s.m.* Ergograph.

ERGONOMIE, *s.f.* Ergonomics.

ERGOMÈTRE, *s.m.* Ergometer.

ERGOSTÉROL, *s.m.* Ergosterol, ergosterin.

ERGOT DE SEIGLE. Ergot.

ERGOTAMINE, *s.f.* Ergotamine.

ERGOTHÉRAPEUTE, *s.m.* ou *f.* Ergotherapist.

ERGOTHÉRAPIE, *s.f.* Ergotherapy.

ERGOTISME, *s.m.* Ergotism, St Anthony's fire, epidemic gangrene, ignis sacer.

ERGOTISME GANGRÉNEUX. Necrosis ustilaginea.

ERICHSEN (signe d'). Erichsen's sign or test.

ÉRISIPHAQUE, *s.m.* Erysiphake, erisiphake.

ERO_2. Ventilatory equivalent.

ÉROSION, *s.f.* Erosion.

ÉROTISATION, *s.f.* Erotization.

ÉROTISME, *s.m.* Eroticism, erotism.

ÉROTOMANIE, *s.f.* Erotomania, eroticomania.

ERRANCE DU REGARD (syndrome d'). Balint's syndrome. → *Balint (syndrome de).*

ERRATIQUE, *adj.* Erratic.

ERREUR INNÉE DU MÉTABOLISME. Inborn error of metabolism. → *enzymopathie.*

ÉRUCTATION, *s.f.* Eructation, belching.

ÉRUPTION, *s.f.* Eruption.

ÉRUPTION BULLEUSE. Bullous eruption.

ÉRUPTION CROÛTEUSE. Crustaceous eruption.

ÉRUPTION CUTANÉE. Rash.

ÉRUPTION DENTAIRE. Teething, cutting of the teeth, dentition.

ÉRUPTION DENTAIRE PRÉCOCE. Accelerated eruption.

ÉRUPTION DENTAIRE TARDIVE. Delayed eruption.

ÉRUPTION MACULEUSE. Macular eruption.

ÉRUPTION MÉDICAMENTEUSE. Drug rash, medicinal rash, drug eruption, medicinal eruption, dermatitis medicamentosa.

ÉRUPTION PAPULEUSE. Papular eruption.

ÉRUPTION SÉRIQUE. Serum rash, serum eruption, antitoxin rash.

ÉRUPTION SQUAMEUSE. Scaly or squamous eruption.

ERWINIA, *s.f. Erwinia.*

ERYSIPELAS PERSTANS FACIEI. Erysipelas perstans. → *erythema perstans.*

ÉRYSIPÉLATEUX, TEUSE, *adj.* Erysipelatous.

ÉRYSIPÈLE OU ÉRÉSIPÈLE, *s.m.* Erysipelas, St Francis's fire, St Anthony's fire, ignis sacer.

ÉRYSIPÈLE AMBULANT. Wandering erysipelas.

ÉRYSIPÈLE BLANC. White erysipelas.

ÉRYSIPÈLE BRONZÉ. Gas gangrena. → *gangrène gazeuse.*

ÉRYSIPÈLE CHIRURGICAL. Surgical erysipelas.

ÉRYSIPÈLE DIFFUS. Erysipelas diffusum.

ÉRYSIPÈLE ERRATIQUE. Wandering ambulant or migrant erysipelas.

ÉRYSIPÈLE DU LITTORAL OU DE LA CÔTE. Coast erysipelas.

ÉRYSIPÈLE OBSTÉTRICAL. Erysipelas grave internum.

ÉRYSIPÈLE PHLEGMONEUX. Phlegmonous erysipelas.

ÉRYSIPÈLE PUSTULEUX. Erysipelas pustulosum.

ÉRYSIPÈLE À RECHUTES. Recurrent erysipelas.

ÉRYSIPÈLE RÉCIDIVANT. Relapsing erysipelas.

ÉRYSIPÈLE DE RETOUR. Recurrent erysipelas.

ÉRYSIPÈLE SERPIGINEUX. Serpiginous erysipelas.

ÉRYSIPÈLE TRAUMATIQUE. Traumatic erysipelas.

ÉRYSIPÉLOÏDE, *s.f.* Erysipeloid, A.J.F. Rosenbach's disease, zoonotic erysipelas, pseudoerysipelas.

ÉRYSIPÉLOÏDE À FORME DIFFUSE ET SEPTICÉMIQUE. Klauder's disease.

ERYSIPELOTHRIX RHUSIOPATHIÆ. *Erysipelothrix rhusiopathiae, Erysipelothrix porci, Bacillus erysipelatus suis, Bacillus rhusiopathiæ suis, Bacillus murisepticus, Bacillus minimus,* Bacillus of swine plague.

ERYTHEMA ARTHRITICUM. Haverhill fever. → *fièvre de Haverhill.*

ERYTHEMA ELEVATUM DIUTINUM. Erythema elevatum diutinum.

ERYTHEMA GYRATUM REPENS. Erythema gyratum repens.

ERYTHEMA PERSTANS. Erythema perstans, erysipelas perstans.

ÉRYTHÉMATEUX, TEUSE, *adj.* Erythematous.

ÉRYTHÉMOGÈNE, *adj.* Erythemogenic.

ÉRYTHÈME, *s.m.* Erythema.

ÉRYTHÈME ANNULAIRE. Erythema annulare.

ÉRYTHÈME ANNULAIRE CENTRIFUGE. Erythema annulare centrifugum.

ÉRYTHÈME ANNULAIRE RHUMATISMAL. Erythema annulare rheumaticum.

ÉRYTHÈME CENTRIFUGE SYMÉTRIQUE OU DE BIETT. Biett's disease.

ÉRYTHÈME CHRONIQUE MIGRATEUR. Erythema chronicum migrans.

ÉRYTHÈME CIRCINÉ. Erythema circinatum, erythema gyratum.

ÉRYTHÈME EXSUDATIF MULTIFORME. Erythema multiforme exudativum or bullosum.

ÉRYTHÈME INDURÉ DE BAZIN. Erythema induratum, tuberculosis cutis indurativa, Bazin's disease.

ÉRYTHÈME INFECTIEUX AIGU. Megalerythema. → *mégalérythème épidémique.*

ÉRYTHÈME INTERTRIGO. Erythema intertrigo, intertrigo.

ÉRYTHÈME LENTICULAIRE. Gluteal erythema. → *syphiloïde postérosive.*

ÉRYTHÈME DE LIPSCHÜTZ. Erythema chronicum migrans.

ÉRYTHÈME MARGINÉ. Erythema marginatum.

ÉRYTHÈME MARGINÉ DISCOÏDE DE BESNIER. Erythema annulare rheumaticum.

ÉRYTHÈME DU 9e JOUR. Millan's erythema or syndrome, ninth-day erythema.

ÉRYTHÈME NÉCROSANT MIGRATEUR. Glucagonoma.

ÉRYTHÈME NOUEUX. Erythema nodosum, dermatitis contusiformis, nodal fever, nodular fever.

ÉRYTHÈME NOUEUX SYPHILITIQUE. Erythema nodosum syphiliticum, Mauriac's disease.

ÉRYTHÈME DU NOUVEAU-NÉ. Erythema neonatorum.

ÉRYTHÈME PALMAIRE. Palmar erythema.

ÉRYTHÈME PALMAIRE HÉRÉDITAIRE OU **PALMOPLANTAIRE SYMÉTRIQUE HÉRÉDITAIRE.** Red palms. → *Lane (maladie de John).*

ÉRYTHÈME PAPULEUX POST-ÉROSIF. Gluteal erythema. → *syphiloïde post-érosive.*

ÉRYTHÈME PERNIO. Erythema pernio. → *engelure.*

ÉRYTHÈME POLYMORPHE. Erythema multiforme, erythema polymorphe, Hebra's disease.

ÉRYTHÈME PUDIQUE. Erythema pudicitae.

ÉRYTHÈME RHUMATISMAL. Erythema annulare rheumaticum.

ÉRYTHÈME SCARLATINIFORME. Erythema scarlatiniforme or scarlatinoides, erythema punctatum, scarlatinoid erythema, roseola scarlatiniforme.

ÉRYTHÈME SOLAIRE. Erythema solare.

ÉRYTHÈME VACCINIFORME SYPHILOÏDE. Gluteal erythema. → *syphiloïde post-érosive.*

ÉRYTHÉMOGÈNE, *adj.* Erythemogenic.

ÉRYTHERMALGIE, *s.f.* Erythermalgia.

ÉRYTHRASMA, *s.m.* Erythrasma.

ÉRYTHRAPHÉRÈSE, *s.f.* Erythrapheresis.

ÉRYTHRÉMIE, *s.f.* Polycythaemia vera, polycythaemia primary, polycythaemia rubra, splenomegalic polycythaemia, myelopathic polycythaemia, chronic splenomegalic polycythaemia, erythraemia, erythrocythaemia, erythrocytosis megalosplenica, Osler's disease, Vaquez's disease, Osler-Vaquez disease, Vaquez-Osler disease.

ÉRYTHRÉMIE AIGUË. Acute erythraemia. → *myélose érythrémique aiguë.*

ÉRYTHRÉMIE SUBLEUCÉMIQUE. Polycythaemia with hyperleukocytosis and myelaemia.

ÉRYTHRISME, *s.m.* Erythrism.

ÉRYTHROBLASTE, *s.m.* Erythroblast.

ÉRYTHROBLASTÉMIE, *s.f.* Erythroblastaemia.

ÉRYTHROBLASTIQUE, *adj.* Erythroblastic.

ÉRYTHROBLASTIQUE DE L'ADULTE (maladie). Myeloblastic anaemia. → *splénomégalie myéloïde.*

ÉRYTHROBLASTOLYSE, *s.f.* Erythroblastolysis.

ÉRYTHROBLASTOME, *s.m.* Erythroblastoma.

ÉRYTHROBLASTOPÉNIE, *s.f.* Erythroblastopenia.

ÉRYTHROBLASTOPÉNIE CHRONIQUE DE L'ENFANT. Erythrogenesis imperfecta. → *anémie de Blackfan-Diamond.*

ÉRYTHROBLASTOPHTISIE, *s.f.* Erythroblastopenia.

ÉRYTHROBLASTOSE, *s.f.* Erythroblastosis.

ÉRYTHROBLASTOSE AIGUË. Acute erythraemia. → *myélose érythrémique aiguë.*

ÉRYTHROBLASTOSE CHRONIQUE DE L'ADULTE. Myeloblastic anaemia. → *splénomégalie myéloïde.*

ÉRYTHROBLASTOSE DU FŒTUS OU **DU NOUVEAU-NÉ.** Erythroblastosis fetalis or neonatorum, haemolytic disease of the newborn.

ÉRYTHROCYANOSE DES JAMBES. Erythrocyanosis crurum puellaris, erythrocyanosis frigida crurum puellarum, erythrocyanosis, supramalleolaris.

ÉRYTHROCYTAIRE, *adj.* Erythrocytic.

ÉRYTHROCYTE, *s.m.* Erythrocyte. → *hématie.*

ÉRYTHROCYTOSE, *s.f.* Erythrocytosis.

ÉRYTHRODERMIE, *s.f.* Erythroderma, erythrodermia, erythrodermatitis.

ÉRYTHRODERMIE BULLEUSE AVEC ÉPIDERMOLYSE. Toxic epidermal necrolysis, scalded skin syndrome, Lyell's disease or syndrome.

ÉRYTHRODERMIE DESQUAMATIVE DES NOURRISSONS. Erythroderma desquamativa, Leiner's disease.

ÉRYTHRODERMIE EXFOLIANTE. Exfoliative erythroderma.

ÉRYTHRODERMIE ICHTYOSIFORME. Congenital ichtyosiform erythroderma. → *hyperkératose ichtyosiforme.*

ÉRYTHRODERMIE PITYRIASIQUE EN PLAQUES DISSÉMINÉES. Patchy parapsoriasis. → *parapsoriasis en plaques.*

ÉRYTHRODERMIE VÉSICULO-ŒDÉMATEUSE. Vesiculo-oedematous erythroderma.

ÉRYTHRODIAPÉDÈSE, *s.f.* Diapedesis of erythrocytes.

ÉRYTHRODONTIE, *s.f.* Erythrodontia.

ÉRYTHRŒDÈME ÉPIDÉMIQUE. Acrodynia. → *acrodynie.*

ÉRYTHRŒDÈME MYASTHÉNIQUE DE MILIAN. Dermatomyositis. → *dermatomyosite.*

ÉRYTHROENZYMOPATHIE, *s.f.* Enzyme deficiency anaemia. → *anémie hémolytique enzymoprive ou par enzymopathie.*

ÉRYTHROGÈNE, *adj.* Erythrogenic.

ERYTHROGENESIS IMPERFECTA. Erythrogenesis imperfecta. → *anémie de Blackfan-Diamond.*

ÉRYTHROGÉNINE, *s.f.* Erythrogenin, renal erythropoietic factor, REF.

ÉRYTHROKÉRATODERMIE, *s.f.* Erythrokeratoderma, erythrokeratodermia.

ÉRYTHROKÉRATODERMIE VARIABLE DE MENDES-DA COSTA. Erythrokeratodermia figurata variabilis, erythrokeratodermia variabilis, keratoerythrodermia variabilis, keratosis rubra figurata, Da Costa's syndrome, Mendes Da Costa's syndrome.

ÉRYTHRO-LEUCÉMIE, ÉRYTHRO-LEUCOSE, ÉRYTHRO-LEUCO-MYÉLOSE, *s.f.* Erythroleukaemia, erythroleukosis, leukaemic erythrocytosis.

ÉRYTHRO-LEUCÉMIE CHRONIQUE, ÉRYTHRO-LEUCOSE CHRONIQUE, ÉRYTHRO-LEUCO-MYÉLOSE CHRONIQUE. Chronic erythroleukaemia.

ÉRYTHROLYSE, *s.f.* Haemolysis. → *hémolyse.*

ÉRYTHROMATOSE, *s.f.* Erythrosis.

ÉRYTHROMÉLALGIE, *s.f.* Erythromelalgia, erythralgia, red neuralgia, Weir Mitchell's disease, erythermalgia, Mitchell's disease, burning pain, Gerhardt's disease, erythermalgia.

ÉRYTHROMÉLALGIE CÉPHALIQUE. Histamine cephalalgia. → *céphalée vasculaire de Horton.*

ÉRYTHROMÉLIE, *s.f.* Dermatitis trophicans. → *dermatite chronique atrophiante ou atrophique.*

ÉRYTHROMYCINE, *s.f.* Erythromycin.

ÉRYTHROMYÉLOSE AIGUË. Acute erythraemia. → *myélose érythrémique aiguë.*

ÉRYTHRON, *s.f.* Erythron.

ÉRYTHROPATHIE, *s.f.* Erythropathy.

ÉRYTHROPÉNIE, *s.f.* Erythropenia.

ÉRYTHROPHAGIE, *s.f.* ou **ÉRYTHROPHAGOCYTOSE,** *s.f.* Erythrocytophagy, erythrophagia.

ÉRYTHROPHOBIE, *s.f.* Erythrophobia, ereuthophobia.

ÉRYTHROPHTISIE, *s.f.* Erythrogenesis imperfecta. → *anémie de Blackfan-Diamond.*

ÉRYTHROPLASIE, *s.f.* Erythroplasia, Queyrat's erythroplasia.

ÉRYTHROPOÏÈSE, *s.f.* Erythropoiesis.

ÉRYTHROPOÏÉTINE, *s.f.* Erythropoietin, erythropoietic stimulating factor, erythropoiesis stimulating factor, ESF, haemopoietin, haematopoietin.

ÉRYTHROPROSOPALGIE, *s.f.* Erythroprosopalgia.

ÉRYTHROPSIE, *s.f.* Erythropsia, erythropia.

ÉRYTHROPSINE, *s.f.* Erythropsin, opsin, rhodopsin, retinene.

ÉRYTHRORHEXIS, *s.f.* Erythrocytorrhexis, erythrorrhexis.

ÉRYTHROSE, *s.f.* 1° Erythrosis. – 2° Erythromania.

ÉRYTHROSE DE DÉCLIVITÉ, *s.f.* Erythrosis of declivity.

ÉRYTHRURIE, *s.f.* Erythruria.

ESCALIER (signe de l'). Stairs sign.

ESCAMILLA-LISSER-SHEPARDSON (syndrome d'). Escamilla-Lisser-Shepardson syndrome.

ESCARRE, *s.f.* Slough, eschar, sphacelus.

ESCARRE DE DÉCUBITUS. Bedsore, decubital ulcer, decubitus ulcer, decubital necrosis, pressure sore, pressure necrosis, pressure gangrene, decubital gangrene, decubitus.

ESCARRIFICATION, *s.f.* Production of an eschar.

ESCARROTIQUE, *adj.* Escharotic.

ESCHARRE, *s.f.* Bedsore. → *escarre.*

ESCHERICH (signes d'). Escherich's signs.

ESCHERICHIA COLI. *Escherichia coli, Bacillus coli,* colibacillus, colon bacillus, *Bacterium coli commune.*

ESCHÉRICHIOSE, *s.f.* Colibacillosis.

ESCUDERO (test d'). Escudero's test.

ÉSÉRINE, *s.f.* Eserine.

ESMARCH (bande ou appareil d'). Esmarch's bandage.

ÉSOPHORIE, *s.f.* Esophoria.

ÉSOTROPIE, *s.f.* Esotropia strabismus. → *strasbisme convergent.*

ESPACE, *s.m.* Space, interval.

ESPACE MORT RESPIRATOIRE. Respiratory dead space.

ESPÈCE, *s.f.* Species.

ESPÉRAL®, *s.m.* Antabuse®.

ESPÉRANCE DE VIE. Expectation of life.

ESPILDORA-LUQUE (syndrome d'). Espildora-Luque syndrome, amaurosis-hemiplegia syndrome, ophthalmic sylvian syndrome.

ESPINE (signe d'). D'Espine's sign.

ESPUNDIA, *s.f.* Espundia.

ESQUILLE, *s.f.* Splinter of bone.

ESQUILLECTOMIE, *s.f.* Esquillectomy.

ESQUILLEUX, EUSE, *adj.* Splintery, splintered.

ESQUINANCIE, *s.f.* Sorethreat. → *angine.*

ESSENCE, *s.f.* Essence.

ESSENCISME, *s.m.* Poisoning by toxic volatil oil.

ESSENTIEL, IELLE, *adj.* Essential.

ESTER, *s.m.* Ester.

ESTÉRASE, *s.f.* Esterase.

ESTHÉSIE, *s.f.* Aesthesia.

ESTHÉSIOGÈNE, *adj.* Aesthesiogenic, aesthesiogen. – *s.m.* Aesthesiogen.

ESTHÉSIOGÉNIE, *s.f.* Aesthesiogeny.

ESTHÉSIOMÈTRE, *s.m.* Aesthesiometer.

ESTHÉSIO-NEUROBLASTOME, *s.m.* Aesthesioneuroblastoma.

ESTHÉSIO-NEUROCYTOME, *s.m.* Aesthesioneurocytoma.

ESTHÉSIO-NEURO-ÉPITHÉLIOME OLFACTIF. Olfactory aesthesioneuro-epithelioma.

ESTHIOMÈNE DE LA VULVE. Esthiomene, esthiomenus.

ESTLANDER-LÉTIÉVANT (opération d'). Estlander's operation.

ESTOMAC, *s.m.* Stomach.

ESTOMAC EN BESACE. Wallet stomach.

ESTOMAC BILOCULAIRE. Bilocular stomach, hourglass stomach.

ESTOMAC EN CASCADE. Cascade stomach, cup and spill stomach, waterfall stomach.

ESTOMAC EN J. J stomach, fishhook stomach.

ESTOMAC PASTÈQUE. Watermelon stomach.

ESTOMAC (petit e. de Pavlov). Pavlov's stomach. → *Pavlov (petit estomac de).*

ESTOMAC EN SABLIER. Hourglass stomach. → *estomac biloculaire.*

ESTRA..., ESTRO... (américain). → *œstra..., œstro...*

ESTREN-DAMESHEK (anémie aplastique de). Estren-Dameshek syndrome.

ET. Symbol for total thoracic elastance.

ET COLL. (Abréviation de « et collaborateurs ») et al. pour « et alii » en latin, littéralement: et les autres.

ÉTAT, *s.m.* Status, state.

ÉTAT (période d'). Acme. → *acmé.*

ÉTAT D'ABSENCE. Petit mal status.

ÉTAT ACTUEL D'UN MALADE. Status praesens.

ÉTAT ANXIEUX. Anxiety state, anxious state.

ÉTAT CATALEPTIFORME OU CATALEPTOÏDE. Cataleptoid state.

ÉTAT CRÉPUSCULAIRE. Twilight state.

ÉTAT CRIBLÉ DU CERVEAU. Status cribalis or cribrosus.

ÉTAT DÉPRESSIF. Depressive state.

ÉTAT D'ÉQUILIBRE VITAL. Steady state, equilibrium state, correlated state.

ÉTAT FŒTAL DU POUMON. Atelectasis. → *atelectasie.*

ÉTAT HYPNAGOGIQUE. Hypnagogic state.

ÉTAT HYPNOPOMPIQUE. Hypnopompic state.

ÉTAT HYPNOTIQUE. Hypnoidal state, hypnoidic state.

ÉTAT LACUNAIRE. Status lacunaris, status lacunatus, status lacunosus, état lacunaire, mesh-like condition.

ÉTAT DE MAL. Subintrant crisis.

ÉTAT DE MAL ANGINEUX. Preinfarction angina, premonitory pain of myocardial infarction, unstable angina, unstable angina pectoris, acute coronary insufficiency, coronary failure, intermediate coronary syndrome, impending myocardial infarction, status anginosus, intractable angina.

ÉTAT DE MAL ASTHMATIQUE. Status asthmaticus.

ÉTAT DE MAL CHORÉIQUE. Status choreicus.

ÉTAT DE MAL CONVULSIF. Status convulsivus, convulsive state.

ÉTAT DE MAL ÉPILEPTIQUE. Status epilepticus, epileptic state.

ÉTAT DE MAL MIGRAINEUX. Status hemicranicus.

ÉTAT DE MANQUE, ÉTAT DE PRIVATION. Withdrawal syndrome.

ÉTAT DE PETIT MAL. Petit mal status.

ÉTAT PRÉ-ICTÉRIQUE. Latent jaundice, occult jaundice.

ÉTAT RÉFRACTAIRE. Refractory state.

ÉTAT DE RÊVE. Dreamy state.

ÉTAT THYMOLYMPHATIQUE. Status thymolymphaticus. → *thymolymphatique (état).*

ÉTAT TYPHOÏDE. Typhoïd state.

ÉTAT VERTIGINEUX. Status vertiginosus.

ÉTERNUEMENT, *s.m.* Sneeze.

ÉTHAMBUTOL, *s.m.* Ethambutol.

ÉTHANOL (test à l'). Ethanol gelation time.

ÉTHER, *s.m.* Ether.

ÉTHÉRISATION, *s.f.* Etherization.

ÉTHÉRISME, *s.m.* Etherism.

ÉTHÉROMANIE, *s.f.* Etheromania.

ÉTHINYL-ŒSTRADIOL, *s.m.* Ethinylœstradiol.

ÉTHINYLTESTOSTÉRONE, Pregneninolone.

ÉTHIQUE, *s.f.* Ethics.

ÉTHMOCÉPHALE, *s.m.* Ethmocephalus.

ETHMOÏDE, *adj.* Ethmoïd.

ETHMOÏDITE, *s.f.* Ethmoiditis.

ETHMOÏDO-SPHÉNOÏDOTOMIE, *s.f.* Ethmoidosphenoidotomy.

ETHNIQUE, *adj.* Ethnic.

ETHNOGRAPHIE, *s.f.* Ethnography.

ETHNOLOGIE, *s.f.* Ethnology, ethnics.

ÉTHOLOGIE, *s.f.* Ethology.

ÉTHYLISME, *s.m.* Alcoholism, ethylism.

ÉTINCELAGE, *s.m.* Fulguration, etincelage.

ÉTIOLOGIE, *s.f.* Aetiology (anglais); etiology (américain).

ÉTIOPROPHYLAXIE, *s.f.* True causal (or causative) prophylaxis.

ÉTIREMENT, *s.m.* Stretching.

ÉTRANGLEMENT D'UN ORGANE. Stricture.

ÉTRANGLEMENT HERNIAIRE. Hernial stricture.

ÉTRIER, *s.m.* Stirrup, tapes.

ÉTUVE, *s.f.* Drying stove.

ÉTUVE À INCUBATION. Incubator.

EUBACTÉRIES, *s.f.pl.* Eubacteria, Bacteria.

EUBACTERIUM, *s.m. Eubacterium.*

EUCARYOTE, *adj.* et *s.m.* Eukaryote, eucaryote.

EUCARYOTES, *s.m.pl.* Eucaryotes, Eukaryotes, Eukarya.

EUCHROMATINE, *s.f.* Euchromatin.

EUCHROMOSOME, *s.m.* Euchromosome, autosome.

EUCORTICISME, *s.m.* Eucortism, eucorticalism.

EUCRASIE, *s.f.* Eucrasia.

EUGÉNÉSIE, *s.f.* Eugenesia.

EUGÉNIE, EUGÉNIQUE, *s.f.* OU **EUGÉNISME,** *s.m.* Eugenics, eugenetics, eugenism, orthogenics.

EUGLOBULINE, *s.f.* Euglobulin.

EUGLOBULINES (mesure du temps de lyse des). Euglobulin lysis test.

EUKARIA, *s.f.pl.* Eukaria.

EULENBURG (maladie d'). Eulenburg's disease. → *paramyotomie congénitale.*

EUMYCÉTOME, *s.m.* Eumycetoma.

EUNUCHISME MASCULIN. Eunuchism.

EUNUCHOÏDE, *adj.* Eunuchoid.

EUNUCHOÏDISME FÉMININ. Female eunuchoidism.

EUNUCHOÏDISME MASCULIN. Eunuchoidism.

EUNUQUE, *s.m.* Eunuch.

EUPAREUNIE, *s.f.* Eupareunia.

EUPEPSIE, *s.f.* Eupepsia, eupepsy.

EUPEPTIQUE, *adj.* Eupeptic.

EUPHORIE, *s.f.* Euphoria.

EUPLOÏDE, *adj.* Euploid.

EUPLOÏDIE, *s.f.* Euploidy.

EUPNÉE, *s.f.* Eupnoea, eupnosa.

EUPRAXIE, *s.f.* Eupraxia.

EURYCÉPHALE, *adj.* Eurycephalic, eurycephalous.

EURYGNATHE, *adj.* Eurygnathic, eurygnathous.

EURYGNATHISME, *s.m.* Eurygnathism.

EURYTHMIE, *s.f.* Eurythmia.

EUSOMPHALIEN, *s.m.* Eusomphalus monster.

EUSTRONGYLOSE, *s.f.* Strongylosis, strongyliasis.

EUSTRONGYLUS GIGAS. *Eustrongylus gigas.* → *Strongle géant.*

EUSYSTOLIE, *s.f.* 1° Eusystole. – 2° Compensated cardiopathy.

EUTHANASIE, *s.f.* Euthanasia.

EUTHYMIE, *s.f.* Euthymism.

EUTHYRÉOSE, EUTHYROÏDIE, *s.f.* OU **EUTHYROÏDISME,** *s.m.* Euthyroidism.

EUTHYSCOPE, *s.m.* Euthyscope.

EUTHYSCOPIE, *s.f.* Euthyscopia.

EUTOCIE, *s.f.* Eutocia.

EUTONIE, *s.f.* Eutonia.

EUTROPHIE, *s.f.* Eutrophia.

eV. Electron-volt, eV.

ÉVACUATION, *s.f.* Evacuation, discharge.

ÉVAGINATION, *s.f.* Evagination.

ÉVALUATION, *s.f.* Testing.

ÉVANOUISSEMENT PULMONAIRE (syndrome d'). Vanishing lung. → *poumon évanescent.*

EVANS (syndrome d'). Evans's syndrome.

EVANS (test d'). Evans's test.

EVE (methode d'). Eve's method.

ÉVEIL (réaction d'). Arousal.

ÉVEINAGE, *s.m.* Stripping.

ÉVENTAIL (signe de l'). Fan sign.

ÉVENTRATION, *s.f.* Eventration.

ÉVERSION, *s.f.* Eversion.

ÉVIDEMENT PÉTRO-MASTOÏDIEN. Mastoidectomy.

ÉVICTION, *s.f.* Eviction.

ÉVISCÉRATION, *s.f.* Evisceration, exenteration.

ÉVOCATEUR, *s.m.* (embryologie). Evocator.

ÉVOLUTIF, IVE, *adj.* Evolutive.

ÉVOLUTION, *s.f.* Evolution, general course.

ÉVOLUTION ABERRANTE. Aberrant evolution.

ÉVOLUTION BIOLOGIQUE. Organic evolution.

ÉVOLUTION D'UNE MALADIE. Development or general course of a disease.

ÉVOLUTION SPONTANÉE. Spontaneous evolution.

ÉVOLUTIONNISME, *s.m.* Evolutionism.

EW. Symbol for the thoracic wall elastance.

EWALD (repas d'). Ewald's meal test.

EWART (signe d'). Ewart's sign.

EWING (sarcome d'). Ewing's sarcoma or tumour, angioendothelioma of bone, haemendothelioma of bone, endothelial myeloma.

EWINGELLA, *s.f. Ewingella.*

EX VIVO. Ex vivo.

EXACERBATION, *s.f.* Exacerbation.

EXAMEN DE CORPS. External examination.

EXANIE, *s.f.* Rectal prolapsus, exania. → *prolapsus rectal.*

EXANTHÈME, *s.m.* Exanthem, exanthema, rash.

EXANTHÈME DE BOSTON. Boston exanthema.

EXANTHÈME SUBIT, EXANTHÈME CRITIQUE. Exanthema subitum. → *sixième maladie.*

EXANTHÈME DU TYPHUS. Typhoid roseola.

EXARTICULATION, *s.f.* Exarticulation. → *désarticulation.*

EXARTHROSE, *s.f.* Luxation. → *luxation.*

EXASCOSE, *s.f.* Blastomycosis.

EXCAVATION, *s.f.* Excavation.

EXCAVATION PELVIENNE. Pelvis minor, true pelvis.

EXCIMÈRE, *s.m.* Excimer.

EXCIPIENT, *s.m.* Excipient.

EXCISION, *s.f.* Excision, abscission.

EXCISION D'UNE PLAIE. Wound excision.

EXCITABILITÉ, *s.f.* Excitability.

EXCITATION, *s.f.* Excitation, incitation.

EXCITATION MANIAQUE. Expansive delusion.

EXCITO-MOTEURS (centres). Excitomotor centers.

EXCLUSION, *s.f.* Exclusion.

EXCLUSION D'UN SEGMENT DU TUBE DIGESTIF. Exclusion of a portion of the digestive tract.

EXCORIATION, *s.f.* Excoriation.

EXCRÉMENTIEL, IELLE ; EXCRÉMENTITIEL, IELLE, *adj.* Excrementitious.

EXCRETA, *s.m.pl.* Excreta, egesta.

EXCRÉTION, *s.f.* Excretion.

EXCROISSANCE, *s.f.* Excrescence.

EXENCÉPHALE, *s.m.* Exencephalus.

EXENTÉRATION, *s.f.* Evisceration, exenteration.

EXERCICE, *s.m.* Exercise.

EXERCISEUR, *s.m.* Exerciser.

EXÉRÈSE, *s.f.* Exeresis.

EXFOLIATION, *s.f.* Exfoliation, peeling.

EXFOLIATION EN AIRE DE LA LANGUE. Geographic tongue. → *glossite exfoliatrice marginée.*

EXFOLIATION LAMELLEUSE DU NOUVEAU-NÉ. Collodion baby. → *desquamation collodionnée du nouveau-né.*

EXHÉMIE, *s.f.* Exsiccosis, plasma lost.

EXHIBITIONNISME, *s.m.* Exhibitionism.

EXITUS, *s.m.* Exitus.

EXOANTIGÈNE, *s.m.* Ectoantigen.

EXOCARDIE, *s.f.* Exocardia.

EXOCERVICAL, ALE, *adj.* Exocervical.

EXOCERVICITE, *s.f.* Exocervicitis.

EXOCRINE, *adj.* Exocrin, exocrine.

EXOCRINOPATHIE, *s.f.* Disease of the exocrine glands.

EXOCYTOSE, *s.f.* Exocytosis.

EXODONTIE, *s.f.* Exodontia, exodontics.

EXOGAMIE, *s.f.* Exogamy.

EXOGÈNE, *adj.* Exogen, exogenic, exogenous.

EXOGNATHIE, *s.f.* Exognathia.

EXO-HÉMOPHYLAXIE, *s.f.* Exohaemophylaxis.

EXOMPHALE, EXOMPHALOCÈLE, *s.f.* Exomphalos.

EXON, *s.m.* Exon.

EXONÉRATION, *s.f.* Exoneration.

EXONUCLÉASE, *s.f.* Exonuclease.

EXOPHORIE, *s.f.* Exophoria.

EXOPHTALMIE, *s.f.* Exophtalmos, exophthalmus, proptosis.

EXOPHTALMIE PULSATILE. Pulsating exophthalmos.

EXOPHTALMIQUE, *adj.* Exophtalmic.

EXOPHTALMOMÉTRIE, *s.f.* Exophtalmometry.

EXOPHTALMOS MALIN. Malignant exophthalmos, thyrotropic exophtalmos.

EXOPHTALMOS PULSATILE. Pulsating exophthalmos.

EXORBITIS, *s.f.* ou **EXORBITISME,** *s.m.* Exorbitism.

EXOSÉROSE, *s.f.* Exoserosis.

EXOSMOSE, *s.f.* Exosmose, exosmosis.

EXOSPLÉNOPEXIE, *s.f.* Exosplenopexy.

EXOSQUELETTE, *s.m.* Exoskeleton.

EXOSTOSANTE (maladie). Multiple cartilaginous exostoses, multiple osteogenic exostoses, multiple hereditary exostoses, multiple hereditary dyschondroplasia, multiple deforming chondrodysplasia, multiple osteochondromatosis, osteochondromatosis, diaphyseal aclasis, multiple congenital osteochondroma.

EXOSTOSE, *s.f.* Exostosis.

EXOSTOSE OSTÉOGÉNIQUE SOLITAIRE. Solitary exostosis.

EXOSTOSES MULTIPLES (maladie des). Multiple cartilaginous exostoses. → *exostosante (maladie).*

EXOSTOSIQUE (maladie). Multiple cartilaginous exostoses. → *exostosante (maladie).*

EXOTHYMOPEXIE, *s.f.* Exothymopexy.

EXOTHYROPEXIE, *s.f.* Exothyropexy, exothyropexia, exothyroidopexy.

EXOTOXINE, *s.f.* Exotoxin.

EXOTROPIE, *s.f.* Divergent strabismus. → *strabisme divergent.*

EXOVIRUS, *s.m.* Exovirus.

EXPANSIF, IVE *adj.* Expansive.

EXPECTANT, ANTE, *adj.* Expectant.

EXPECTATION, *s.f.* Expectation.

EXPECTORANT, *adj.* et *s.m.* Expectorant.

EXPECTORATION, *s.f.* Expectoration.

EXPÉRIENCE, *s.f.* 1° Experiment. – 2° Experience, practice.

EXPÉRIENCE CRUCIALE. Check or crucial experimental.

EXPÉRIMENTAL, ALE, *adj.* Experimental.

EXPÉRIMENTATION, *s.f.* Experiment.

EXPERT, *s.m.* Expert.

EXPERTISE, *s.f.* Expert's opinion, expert's valuation.

EXPERTISE MÉDICALE. Medical appraisal.

EXPIRATION, *s.f.* Expiration.

EXPLANT, *s.m.* Explant.

EXPLORATEUR, *s.m.* Urethral sound, exploring bougie.

EXPLORATEUR À BOULE. Bulbous bougie, bougie à boule, bellied bougie, olive-tipped bougie.

EXPLORATEUR MÉTALLIQUE. Metal catheter.

EXPLOSION, *s.f.* Mutation, saltation.

EXPRESSION, *s.f.* Expression.

EXPRESSION PLACENTAIRE (méthode d'). Crédé's method.

EXPRESSIVITÉ, *s.f.* (génétique). Expressivity (of a gene).

EXPUITION, *s.f.* Ejection of material from the mouth.

EXPULSIVE, EXPULTRICE, *adj.* Expulsive.

EXQUIS, ISE, *adj.* Exquisite.

EXSANGUE, *adj.* Bloodless, exsanguinate.

EXSANGUINATION, *s.f.* Exsanguination.

EXSANGUINO-TRANSFUSION, *s.f.* Exchange transfusion, replacement transfusion, exsanguination transfusion, substitution transfusion, exsanguinotransfusion.

EXSICCOSE, *s.f.* Exsiccosis.

EXSORPTION, *s.f.* Exsorption.

EXSTROPHIE, *s.f.* Exstrophy, ecstrophy, extroversion.

EXSTROPHIE VÉSICALE. Exstrophy of the bladder, ectopia vesicae, vesical ectopia.

EXSUDAT, *s.m.* Exudate.

EXSUDAT SPIROÏDE. Curschmann's spirals.

EXSUDATIF, *adj.* Exsudative.

EXSUDATION, *s.f.* Exsudation.

EXSUFFLATION, *s.f.* Exsufflation.

EXTASE, *s.f.* Ecstasy, status raptus.

EXTEMPORANÉ, NÉE, *adj.* Extemporaneous.

EXTENSEUR, *s.m.* Exerciser.

EXTENSION, *s.f.* Extension.

EXTENSION CONTINUE. Continuous extension.

EXTENSION CONTINUE PAR BROCHE. Nail extension.

EXTENSITÉ, *s.f.* Localization of a sensation.

EXTENSO-PROGRESSIF (syndrome). Traumatic osteoporosis. → *ostéoporose algique post-traumatique.*

EXTÉRIORISATION, *s.f.* Exteriorization.

EXTÉRIORISATION DE L'UTÉRUS. Porte's operation.

EXTERNE, *adj.* Lateral.

EXTÉROCEPTEUR, *s.m.* Exteroceptor.

EXTÉROCEPTIF, TIVE, *adj.* Exteroceptive.

EXTINCTION, *s.f.* Extinction.

EXTIRPATION, *s.f.* Extirpation.

EXTON (épreuve d'). Exton and Rose glucose tolerance test.

EXTORSION, *s.f.* Extorsion.

EXTRACARDIAQUE, *adj.* Extracardial.

EXTRACORPOREL, ELLE, *adj.* Extracorporeal.

EXTRACYSTITE, *s.f.* Paracystitis.

EXTRAIT, *s.m.* Extract.

EXTRAMÉLIQUE, *adj.* Extrinsic to a limb.

EXTRAPYRAMIDAL, ALE, *adj.* Extrapyramidal.

EXTRASYSTOLE, *s.f.* Premature impulse, premature beat, ectopic beat, premature contraction, extrasystole.

EXTRASYSTOLES (salve d'). Run of extrasystoles, consecutive extrasystoles.

EXTRASYSTOLE ATRIO- ou **AURICULOVENTRICULAIRE.** Nodal extrasystole. → *extrasystole nodale.*

EXTRASYSTOLE AURICULAIRE. Atrial or auricular extrasystole, atrial or auricular premature beat, atrial or auricular premature contraction.

EXTRASYSTOLE INTERPOLÉE. Interpolated extrasystole, interpolated beat or premature beat.

EXTRASYSTOLE JONCTIONNELLE. Junctional extrasystole. → *extrasystole nodale.*

EXTRASYSTOLE NODALE. Nodal or atrioventricular or auriculo-ventricular or junctional extrasystole, nodal or atrioventricular or auriculo-ventricular or junctional premature beat, nodal or atrioventricular or auriculo-ventricular or junctional premature contraction.

EXTRASYSTOLE RÉCIPROQUE (par ré-entrée). Return extrasystole.

EXTRASYSTOLE RÉTROGRADE. Retrograde extrasystole.

EXTRASYSTOLE SUPRAVENTRICULAIRE. Supraventricular extrasystole, supraventricular premature beat or contraction.

EXTRASYSTOLE VENTRICULAIRE. Ventricular extrasystole, infranodal extrasystole, ventricular premature beat or contraction.

EXTRA-UTÉRIN, INE, *adj.* Extra-uterine.

EXTRAVERSION, *s.f.* 1° Exstrophy. – 2° Extraversion, extroversion.

EXTRAVERTI, IE, *adj.* Extravert.

EXULCERATIO SIMPLEX. Exulceratio simplex, Dieulafoy's ulcer.

EXULCÉRATION, *s.f.* Exulceration.

EXUTOIRE, *s.m.* Exutory.

F

F. Symbol for farad.

F (pneumologie). Symbol for fractional concentration in a mixed gas.

°F. Symbol for Fahrenheit degree.

F (pneumologie). Symbol for respiratory frequency per minute.

F. Symbol for femto.

F (composé – de Kendall). Cortisol. → *cortisol.*

FAB. Fab fragment.

FABER (syndromse de). Faber's syndrome. → *anémie hypochrome essentielle de l'adulte.*

FABELLA, *s.f.* Fabella.

FABISME, *s.m.* Favism.

FABRY (angiokératose de). Fabry's syndrome. → *angiokeratoma corporis diffusum de Fabry.*

FABULATION, *s.f.* Fabulation.

FACE, *s.f.* Face.

FACIAL, ALE, *adj.* Facial.

FACIAL (signe du). Chvostek's sign.

FACIÈS, *s.m.* Facies, face.

FACIÈS ACROMÉGALIQUE. Acromegalic facies.

FACIÈS ADÉNOÏDIEN. Adenoid face or facies.

FACIÈS ANTONIN. Facies antonina.

FACIÈS AORTIQUE. Aortic facies.

FACIÈS DE CORVISART. Corvisart's facies.

FACIÈS D'ELFE. Elfin facies.

FACIÈS GRIPPÉ. Facies abdominalis, pinched face, face grippée.

FACIÈS HIPPOCRATIQUE. Facies hippocratica, hippocratic face.

FACIÈS D'HUTCHINSON. Hutchinson's facies.

FACIÈS HYDROCÉPHALIQUE. Marshall Hall's facies.

FACIÈS LÉONIN. Facies leontina.

FACIÈS LUNAIRE. Moon face, moon-shaped face.

FACIÈS MITRAL. Mitral facies.

FACIÈS MONGOLIQUE. Mongolian facies.

FACIÈS MYASTHÉNIQUE. Myopathic facies, facies myopathica.

FACIÈS MYOPATHIQUE. Myopathic facies, facies myopathica.

FACIÈS OVARIEN. Facies ovarica, facies ovarina, Wells's facies.

FACIÈS PARKINSONIEN. Parkinson's facies or mask, mask face.

FACIÈS PÉRITONÉAL. Facies abdominalis.

FACIÈS DE SPENCER WELLS. Facies ovaria.

FACILITATION, *s.f.* Facilitation.

FACILITATION IMMUNITAIRE OU IMMUNOLOGIQUE. Immunological facilitation or enhancement.

FACIO-DIGITO-GÉNITAL (syndrome). Faciogenital dysplasia. → *Aarskog (syndrome d').*

FACIO-SCAPULO-HUMÉRAL (type) (myopathie). Landouzy-Dejerine dystrophy. → *Landouzy-Dejerine (type).*

FACTEUR, *s.m.* Factor.

FACTEUR I. Fibrinogen, factor I.

FACTEUR II. Factor II. → *prothrombine.*

FACTEUR IIa. Thrombine.

FACTEUR III. Factor III. → *thromboplastinogénase.*

FACTEUR IV. Factor IV, calcium ions (dans la coagulation du sang).

FACTEUR V. Factor V. → *pro-accélérine.*

FACTEUR VI. Factor VI. → *accélérine.*

FACTEUR VII. Factor VII. → *proconvertine.*

FACTEUR VII BIS. Stuart factor. → *facteur Stuart.*

FACTEUR VIII. Factor VIII. → *thromboplastinogène.*

FACTEUR IX. Factor IX. → *facteur antihémophilique B.*

FACTEUR X. Factor X. → *facteur Stuart.*

FACTEUR XI. Plasma thromboplastin antecedent (PTA), factor XI, anti haemophilic factor C.

FACTEUR XII. Factor XII. → *facteur Hageman.*

FACTEUR XIII. Fibrin stabilizing factor, FSF, factor XIII, Laki-Lorand factor, L-L factor.

FACTEUR A LABILE. Factor V. → *pro-accélérine.*

FACTEUR D'ACTIVATION DES LYMPHOCYTES. Lymphocyte activating factor. → *interleukine 1 (IL1).*

FACTEUR D'ACTIVATION DE MACROPHAGES. Macrophage activating factor, MAF.

FACTEUR D'ACTIVATION DES PLAQUETTES. Platelet activating factor, PAF.

FACTEUR ANTIANÉMIQUE. Antianaemia or antianaemic factor, antianaemia principle, erythrocytaematurating factor, erythrocyte maturation factor, antipernicious anaemia factor, maturation factor of liver.

FACTEUR ANTIHÉMOPHILIQUE A. Antihaemophilic factor A. → *thromboplastinogène.*

FACTEUR ANTIHÉMOPHILIQUE B. Plasma thromboplastin component, PTC, factor IX, plasma thromboplastin factor B, PTFB, Christmas factor, autoprothrombin II, beta prothromboplastin, antihaemophilic globulin (or factor) B.

FACTEUR ANTINUCLÉAIRE. Antinuclear factor. → *anticorps anti-noyaux ou antinucléaire.*

FACTEUR ANTIPERNICIEUX. Antipernicious anaemia factor. → *facteur antianémique.*

FACTEUR ATRIAL NATRIURÉTIQUE. Atrial natriuretic factor.

FACTEUR B (dans l'activation du complément). Factor B, properdin factor B.

FACTEUR C. 1° Plasma thromboplastin antecedent. → *facteur XI.* – 2° (un des antigènes Rhésus). C factor.

FACTEUR C_2. Vitamin P. → *vitamine P.*

FACTEUR CELLANO. Cellano factor.

FACTEUR CHRISTMAS. Christmas factor. → *facteur antihémophilique B.*

FACTEUR CLARIFIANT. Clearing factor, clarifying factor, lipoprotein lipase.

FACTEUR DE COAGULATION. Clotting factor, coagulation factor.

FACTEUR DE CONTACT. Contact factor, glass factor.

FACTEUR DE CROISSANCE. Growth factor (suffixe – GF).

FACTEUR DE CROISSANCE DES PLAQUETTES SANGUINES. Platelet derived growth factor, PDGF.

FACTEUR CYTOTOXIQUE. Lymphotoxin.

FACTEUR D. 1° (dans l'activation du complément). Factor D, properdin factor D. – 2° (groupe sanguin). Rhesus antigen.

FACTEUR DÉCLENCHANT LA SÉCRÉTION DE L'HORMONE CORTICOTROPE. Corticotropin releasing factor or hormone, CRF, CRH, adrenocorticotropic hormone releasing factor or hormone, ACTH-RF, ACTH-RH.

FACTEUR DÉCLENCHANT LA SÉCRÉTION DE LA FOLLICULOSTIMULINE. Follicle (or folliculin-) stimulating hormone releasing factor or hormone, FSH-RF, FSH-RH.

FACTEUR DÉCLENCHANT LA SÉCRÉTION DE GONADOSTIMULINE. Gonadotropin-releasing factor. → *gonadolibérine.*

FACTEUR DÉCLENCHANT LA SÉCRÉTION D'HORMONE LUTÉINISANTE (ou gonadotrophine B). Luteinizing-hormone releasing factor or hormone, LH-releasing hormone, LRF, LH-RF, LH-RH.

FACTEUR DÉCLENCHANT LA SÉCRÉTION D'HORMONE MÉLANOTROPE. Melanocyte stimulating hormone-releasing factor, MSH-RF.

FACTEUR DÉCLENCHANT LA SÉCRÉTION DE L'HORMONE SOMATOTROPE. Somatoliberin, somatotropin releasing factor or hormone, SRF, SRH, growth hormone-releasing factor, GHRF, growth hormone-releasing hormone, GHRH.

FACTEUR DÉCLENCHANT LA SÉCRÉTION DE PROLACTINE. Prolactin releasing factor, PRF.

FACTEUR DÉCLENCHANT LA SÉCRÉTION DE LA THYRÉOSTIMULINE. Thyreo- (or thyro-) tropin-releasing factor or hormone, TRF, TSH-RF, protirelin.

FACTEUR DE DÉCLENCHEMENT. Releasing factor, RF, releasing hormone, RH, hypothalamic releasing factor.

FACTEUR DE DÉCLENCHEMENT DE LA SÉCRÉTION HYPOPHYSAIRE. Hypophysiotropic (or-trophic) hormone.

FACTEUR DIEGO. Diego factor.

FACTEUR DE DIFFUSION. Spreading factor. → *diffusion (facteur de).*

FACTEUR DUFFY. Duffy factor.

FACTEUR DE DURAN-REYNALS. Duran-Reynals's factor. → *diffusion (facteur de).*

FACTEUR E (un des antigènes Rhésus). Factor E.

FACTEUR D'ÉCLAIRCISSEMENT. Clearing factor.

FACTEUR ENDOTHÉLIAL DE CROISSANCE VASCULAIRE. Vascular endothelial growth factor.

FACTEUR EXTRINSÈQUE. Extrinsic factor. → *vitamine B_{12}.*

FACTEUR F. F agent, F factor, fertility gent or factor, sex factor.

FACTEUR FF, FACTEUR DE FILTRAT, FACTEUR FILTRANT. Filtrate factor. → *vitamine B_5.*

FACTEUR FITZGERALD. Fitzgerald trait.

FACTEUR FLETCHER. Fletcher factor.

FACTEUR GALACTAGOGUE. Galactagogue factor.

FACTEUR HAGEMAN. Hageman factor (HF), activation factor, factor XII.

FACTEUR H_r, FACTEUR H_r'. H_r, H_r' factors, Rh factors.

FACTEUR IDIOCINÉTIQUE. Idiokinetic factor.

FACTEUR INHIBANT LA SÉCRÉTION ANTÉ-HYPOPHYSAIRE. Hypothalamic inhibitory factor.

FACTEUR INHIBANT LA SÉCRÉTION D'HORMONE MÉLANOTROPE. Melanocyte stimulating hormone inhibiting factor, MSH-IF.

FACTEUR INHIBANT LA SÉCRÉTION D'HORMONE SOMATOTROPE. Somatostatin. → *somatostatine.*

FACTEUR INHIBANT LA SÉCRÉTION DE LA PROLACTINE. Prolactin inhibiting factor, PIF.

FACTEUR INHIBANT LA SYNTHÈSE DE L'ADN. Inhibitor of DNA synthesis, IDS.

FACTEUR INHIBITEUR DE MIGRATION DES LEUCOCYTES. Migration inhibitory factor, MIF, inhibition factor.

FACTEUR INTRINSÈQUE. Intrinsic factor, Castle intrinsic factor.

FACTEUR KELL. Kell factor.

FACTEUR KIDD. Kidd factor.

FACTEUR LE. LE factor.

FACTEUR LE. Lewis factor. → *facteur Lewis.*

FACTEUR LÉTAL OU LÉTHAL. Lethal gene, lethal factor.

FACTEUR LEWIS. Lewis factor, Le factor, Lewis antigen, Le antigen.

FACTEUR LIPOTROPE. Lipotropic substance.

FACTEUR LUPIQUE. Antinuclear antibody.

FACTEUR LUTHERAN. Lutheran factor.

FACTEUR MITOGÈNE. Blastogenic factor, mitogenic factor, recruitment factor.

FACTEUR NATRIURÉTIQUE AURICULAIRE. Atrial natriuretic factor.

FACTEUR NATRIURÉTIQUE OUABAÏNOMIMÉTIQUE ENDOGÈNE. Digitalis-like compoud, humoral ouabain-like factor.

FACTEUR DE NÉCROSE TUMORALE. Tumoral necrosis factor.

FACTEUR P. Vitamin P. → *vitamine P* et *P (substance).*

FACTEUR DE PERMÉABILITÉ. Lymph node permeability factor, LNPF.

FACTEUR PF/DIL. Permeability factor dilute.

FACTEUR PLAQUETTAIRE. Thromboplastinogenase.

FACTEURS PLAQUETTAIRES 2, 3 et 4. Platelet factors 2, 3 and 4.

FACTEUR PLASMATIQUE D'HASERICK. Thromboplastinogen.

FACTEUR PROPERDINE. LE factor.

FACTEUR PROTHROMBOPLASTIQUE C. Properdine system. → *facteur XI.*

FACTEUR PROWER. Antihaemophilic factor. → *facteur Stuart.*

FACTEUR R. R or resistant factor, resistance plasmid, R plasmid, resistance-transfer factor, RTF, resistance-transfer episome.

FACTEUR DE RELAXATION. Marsh's factor, Marsh-Bendall factor, relaxing factor, relaxation factor.

FACTEUR RÉNAL DE L'ÉRYTHROPOÏÈSE. Renal erythropoietic factor. → *érythrogénine.*

FACTEUR DE RÉSISTANCE. Resistant factor. → *facteur R.*

FACTEUR RH OU RHÉSUS. Rhesus antigen. → *Rhésus ou Rh (antigène, facteur ou système).*

FACTEUR RHO. Rhesus antigen. → *Rhesus ou Rh (antigène, facteur ou système), Rho.*

FACTEUR RHUMATOÏDE. Rheumatoid factor.

FACTEUR DE RISQUE. Risk factor.

FACTEUR SE OU SÉCRÉTEUR. Secretor factor.

FACTEUR SEMILÉTAL (ou léthal). Semilethal gene.

FACTEUR SEXUEL DES BACTÉRIES. Factor F. → *facteur F.*

FACTEUR STEEL. Steel factor, mast cell growth factor, stem cell factor, kit ligand.

FACTEUR STIMULANT DE L'ÉRYTHROPOÏÈSE. Erythropoietin. → *érythropoiétine.*

FACTEUR STUART OU STUART-PROWER. Stuart factor, Stuart-Prower factor, factor X, Prower factor, autoprothrombin C.

FACTEUR DE SULFATATION. Sulfatation factor. → *somatomédine.*

FACTEUR SUTTER. Sutter factor.

FACTEUR THROMBOPOÏÉTIQUE. Thrombopoietin.

FACTEUR THYMIDINE. Somatomedin. → *somatomédine.*

FACTEUR DE TRANSFERT. Transfer factor, TF.

FACTEUR TRANSFORMATION LYMPHOCYTAIRE. Lymphocyte transforming factor, LTF.

FACTEUR Xa. Factor Xa.

FACTEUR Xg_a. Factor Xg_a.

FACTICE, *adj.* Facticious.

FACTORIEL, ELLE, *adj.* Factorial.

FAGET (signe de). Faget's sign.

FAHR (maladie de). Fahr's disease.

FAIM, *s.f.* Hunger.

FAIM DOULOUREUSE. Hunger pain, gastralgokenosis.

FAIRBANK (maladie de). Fairbank's disease. → *polyostéochondrite.*

FAISCEAU, *s.m.* Bundle, band.

FAISCEAU DE HIS. His's bundle.

FAISCEAU DE KENT (syndrome du). Wolff-Parkinson-White syndrome.

FAISCEAU PYRAMIDAL. Cerebrospinal tract.

FALCIFORME, *adj.* Falciform.

FALK (méthode de). Falk's method.

FALLOT (tétralogie ou **tétrade de).** Tetralogy of Fallot.

FALLOT (trilogie ou **triade de).** Trilogy of Fallot.

FALTA (syndrome de). Falta's syndrome.

FAMILIAL, ALE, *adj.* Familial.

FAMILLE, *s.f.* Family.

FAN. Abbreviation for « facteur antinucléaire ». Antinuclear factor, ANF.

FANCONI (anémie ou **maladie de).** Fanconi's disease, Fanconi's pancytopenia, Fanconi's panmyelopathy, Fanconi's refractory anaemia, Fanconi's hypoplastic anaemia, congenital pancytopenia, congenital aplastic anaemia, aplastic anaemia with congenital anomalies, aplastic infantile funicule myelitis, familial aplastic anaemia with multiple congenital defects, familial constitutional panmyelopathy, pancytopenia-dysmelia syndrome.

FANCONI (néphronophtise ou **néphrophtisie de).** Familial juvenile nephronophthisis.

FANCONI (rachitisme vitamino-résistant familial hypophosphatémique de). Hypophosphataemic familial rickets.

FANCONI (syndrome de). Fanconi's syndrome. → *De Toni-Debré-Fanconi (syndrome de).*

FANCONI-HEGGLIN (syndrome de). Fanconi-Hegglin syndrome.

FANCONI-SCHLESINGER (syndrome de). Fanconi-Schlesinger syndrome.

FANGO, *s.m.* Fango.

FANGOTHÉRAPIE, *s.f.* Fangotherapy.

FANTASME, *s.m.* Phantasm.

FAPA. FAPA (periodic Fever, Adenopathies, Pharyngitis, Aphtous stomatitis).

FARABEUF (opération de). Farabeuf's operation, ischio-pubiotomy.

FARABEUF (signe de). Farabeuf's sign.

FARAD, *s.m.* Farad.

FARADIQUE, *adj.* Faradic.

FARADISATION, *s.f.* Faradization.

FARBER (maladie de). Disseminated lipogranulomatosis, Farber's disease, Farber's lipogranulomatosis.

FARCIN, *s.m.* Farcy.

FARCIN DU BŒUF. Cattle or bovine farcy, farcin du bœuf.

FARCINOSE MUTILANTE. Chronic farcy of the face.

FARNSWORTH (test de). Farnsworth's test.

FARQUHAR (maladie de). Familial haemophagocytic reticulosis. → *lymphohistiocytose familiale.*

FARR (test de). Farr's assay.

FASCIA, *s.m. ; pl.* **FASCIAS.** Fascia, *pl.* fasciæ.

FASCIA LATA. Fascia lata femoris.

FASCIATHÉRAPIE, *s.f.* Fasciatherapy.

FASCICULATION, *s.f.* Fasciculation.

FASCICULE, *s.m.* Fascicule.

FASCICULÉ, LÉE, *adj.* Fasciculated.

FASCIITE, *s.f.* Fasciitis.

FASCIITE DIFFUSE AVEC ÉOSINOPHILIE, FASCIITE À ÉOSINOPHILES. Eosinophilic fasciitis. → *Shulman (syndrome de).*

FASCIITE NODULAIRE. Nodular fasciitis.

FASCIITE NÉCROSANTE. Necrotizing fasciitis.

FASCIOLA HEPATICA. *Fasciola hepatica, Distoma hepaticum.*

FASCIOLASE, *s.f.* Fascioliasis.

FASTIGIUM, *s.m.* Fastigium.

FATIGUE, *s.f.* Fatigue.

FATIGUE CHRONIQUE (syndrome de). Chronic fatigue syndrome.

FAUCHARD (maladie de). Fauchard's disease. → *pyorrhée alvéolodentaire.*

FAUX, *s.f.* (anatomie). Falx.

FAVALORO (opération de). Aortocoronany bypass, Favaloro's operation.

FAVEUX, EUSE, *adj.* Pertaining to favus.

FAVISME, *s.m.* Favism, fabism.

FAVRE ET RACOUCHOT (maladie de). Favre-Racouchot disease. → *élastéidose cutanée nodulaire à kystes et à comédons.*

FAVUS, *s.m.* Favus, mycosis favosa, crusted ringworm, honeycomb ringworm, tine favosa, tinea ficosa, tinea lupinosa, tinca maligna, tinea vera, trichomycosis favosa, porrigo favosa, porrigo lupinosa.

FAVUS SQUARREUX OU **EN GALETTE.** Crusted favus.

FAY (méthode de). Fay's method.

FAZIO-LONDE (syndrome de). Infantile progressive bulbar palsy, Fazio-Londe syndrome.

FC. Fc fragment.

FEARNLEY (test de). Fearnley's test.

FÉBRICULE, *s.f.* Febricula.

FÉBRIFUGE, *adj.* et *s.m.* Febrifuge.

FÉBRILE, *adj.* Febrile, pyretic.

FEBRIS UVEO-PAROTIDEA SUBCHRONICA. Heerfordt's disease. → *Heerfordt (syndrome de).*

FÉCAL, ALE, *adj.* Fecal, coprotic.

FÉCALOÏDE, *adj.* Fecaloid.

FÉCALOME, *s.m.* Fecaloma. → *scatome.*

FÉCALURIE, *s.f.* Fecaluria.

FÈCES, *s.f. pl.* Stools, feces.

FECHNER (loi de). Fechner's law.

FÉCONDATION, *s.f.* Fecundation, fertilization, impregnation.

FÉCONDATION IN VITRO (FIV). In vitro fertilization, IVF.

FÉCONDATION IN VITRO ET TRANSFERT D'EMBRYON (FIVETE). In vitro fertilization and embryo transfer, IVFET.

FÉCONDITÉ, *s.f.* Fecundity.

FÉCONDITÉ (période de). Childbearing period.

FEDE OU FEDE-RIGA (maladie de). Fede-Riga disease. → *subglossite diphtéroïde.*

FEER (maladies de). 1° Acrodynia. → *acrodynie.* – 2° Haemorrhagic pachymeningitis of the newborn.

FEHR (dystrophie cornéenne de). Grœnouw's dystrophy II, Fehr's dystrophy, local corneal mucopolysaecharidosis, macular corneal dystrophy, spotted corneal dystrophy.

FELDENKRAIS (méthode de). Feldenkrais's method.

FÉLIX (opération de). Phrenicectomy. → *phrénicectomie.*

FELS (réaction de). Brouha's test.

FELTY (syndrome de). Felty's syndrome.

FÊLURE OSSEUSE. Capillary fracture, pilation.

FÉMINISATION, *s.f.* Feminization.

FÉMINISATION TESTICULAIRE (syndrome de). Testicular feminization syndrome. → *testicule féminisant (syndrome de).*

FÉMINISME, *s.m.* Feminism, feminilism.

FEMMES SANS POULS (maladie des). Pulseless disease. → *Takayashu (maladie de).*

FÉMORAL, ALE, *adj.* Femoral.

FÉMORO-FACIAL (syndrome). Femorofacial syndrome.

FÉMORO-PATELLAIRE (syndrome). Patellofemoral syndrome.

FÉMUR, *s.m.* Femur.

FENESTRATION, *s.f.* Fenestration, tympanolabyrinthopexy, Sourdille's operation, Lempert's operation.

FENESTRATION THORACIQUE. Thoracic fenestration.

FENÊTRÉ, TRÉE, *adj.* Fenestrated.

FENÊTRE (signe de la). Aortic window.

FENTE, *s.f.* Groove, cleft.

FENTE BRANCHIALE. Visceral cleft, branchial cleft.

FENTE SPHÉNOÏDALE (syndrome de la). Sphenoidal fissure syndrome.

FENTON (syndrome de). Fenton's syndrome.

FER, *s.m.* Iron.

FERGUSON SMITH (maladie de). Ferguson Smith's epithelioma or keratoacanthoma.

FERGUSSON-BRAQUEHAYE (procédé de). Braquehaye's operation.

FÉRINE (toux). Barking cough.

FERMENT, *s.m.* Ferment.

FERMENT DE DÉFENSE. Protective ferment, defensive ferment.

FERMENT FIGURÉ. Organized ferment, living ferment.

FERMENT JAUNE DE WARBURG. Yellow enzyme.

FERMENT LACTIQUE. Lactic ferment.

FERMENT LIPOLYTIQUE. Lipase.

FERMENT PROTÉOLYTIQUE. Trypsin.

FERMENT RESPIRATOIRE. Warburg's respiratory enzyme or factor, Warburg's ferment, cytochrome oxidase, indophenol oxidase.

FERMENT SOLUBLE. Enzyme.

FERMENT TRANSPORTEUR D'OXYGÈNE. Warburg's ferment. → *ferment respiratoire.*

FERMENTATION, *s.f.* Fermentation.

FERMETURE, *s.f.* Closing.

FERNANDEZ (réaction de). Fernandez's reaction, lepromin test.

FERNET-BOULLAND (syndrome de). Pleuroperitoneal tuberculosis.

FERRATA (cellule de). Haemohistioblast.

FERRATON (maladie de). Snapping hip. → *Perrin-Ferraton (maladie de).*

FERRIPORPHYRINE, *s.f.* Haematin.

FERRIPRIVE, *adj.* Sideropenic.

FERRITINE, *s.f.* Ferritin.

FERTILITÉ, *s.f.* Fertility.

FESSE, *s.f.* Buttock.

FESSES (mode des). Extended breech presentation.

FESSIER, ÈRE, *adj.* Gluteal.

FESTINATION, *s.f.* Festination, festinating gate.

FÉTICHISME, *s.m.* Fetishism.

FÉTIDITÉ, *s.f.* Malodor.

FÉTIDITÉ DE L'HALEINE. Halitosis, fetor ex ore, fetor oris.

FÉTUINE, *s.f.* Fetuin. → *alpha-fœtoprotéine.*

FEU SACRÉ, FEU DE SAINT-ANTOINE. 1° Ergotism. – 2° Zona.

FEUILLÉES, *s.f. pl.* Latrines.

FEUILLET, *s.m.* Lamina, leaflet.

FÈVRE-LANGUEPIN (syndrome de). Fèvre-Languepin syndrome.

FÈVRE (opération de). Fèvre's procedure (for slipping patella).

FG (syndrome). FG syndrome.

FIBRATE, *s.m.* Fibrate.

FIBRE, *s.f.* Fibre (angl.); fiber (amér).

FIBRES ALIMENTAIRES. Dietary fibres.

FIBRES LONGUES (syndrome des). Dejerine's syndrome (pseudotabes), pseudotabetic variety of the neuroanaemic syndrome.

FIBRES RADICULAIRES LONGUES DES CORDONS POSTÉRIEURS DE DEJERINE (syndrome des). Dejerine's syndrome. → *fibres longues (syndrome des).*

FIBREUX, EUSE, *adj.* Fibrous.

FIBREUX (corps), FIBREUSES (tumeurs). Fibroma.

FIBRILLATION, *s.f.* Fibrillation, fibrillary myoclonia, fascicular tremor, fibrillary tremor.

FIBRILLATION ATRIALE OU AURICULAIRE. Atrial or auricular fibrillation.

FIBRILLATION VENTRICULAIRE. Ventricular fibrillation.

FIBRILLE, *s.f.* Fibril.

FIBRILLO-FLUTTER, *s.m.* Impure flutter; flutter-fibrillation.

FIBRILLINE, *s.f.* Fibrillin.

FIBRIN-FERMENT. Thrombin. → *thrombine.*

FIBRINASE, *s.f.* Fibrin stabilizing factor. → *facteur XIII.*

FIBRINE, *s.f.* Fibrin.

FIBRINE (produits de dégradation de la) (PDF). Fibrin degradation or split products.

FIBRINE-POLYMÉRASE, *s.f.* Fibrin stabilizing factor. → *facteur XIII.*

FIBRINE MUSCULAIRE. Myosin.

FIBRINÉMIE, *s.f.* Fibraemia, fibrinaemia.

FIBRINOFORMATION, *s.f.* Fibrin formation.

FIBRINOGÈNE, *s.m.* Fibrinogen, factor I.

FIBRINOGÈNE MARQUÉ (test au). ^{125}I fibrinogen test, ^{125}I fibrinogen count scanning.

FIBRINOGÈNE (produits de dégradation du). Fibrinogen degradation – or split – products.

FIBRINOGÉNÉRATEUR, TRICE, *adj.* Producing fibrin and clot formation.

FIBRINOGÉNÉMIE, *s.f.* Fibrinogenaemia.

FIBRINOGÉNOLYSE, *s.f.* Fibrinogenolysis.

FIBRINOGÉNOPÉNIE, *s.f.* Fibrinogenopenia.

FIBRINOGLOBULINE, *s.f.* Fibrinoglobulin, fibringlobulin.

FIBRINOKINASE, *s.f.* Fibrinokinase.

FIBRINOLYSE, *s.f.* Fibrinolysis.

FIBRINOLYSINE, *s.f.* Plasmin, fibrinolysin, plasma tryptase.

FIBRINOLYTIQUE, *adj.* Fibrinolytic.

FIBRINOPÉNIE, *s.f.* Fibrinopenia. → *hypofibrinogénémie.*

FIBRINOPLASTIQUE, *adj.* Fibrinoplastic.

FIBRINURIE, *s.f.* Fibrinuria.

FIBRO-ADÉNIE, *s.f.* Fibroadenia.

FIBRO-ADÉNOMATOSE KYSTIQUE DES SEINS. Cystic disease of the breast. → *kystique de la mamelle (maladie).*

FIBRO-ADÉNOME, *s.f.* Fibrioadenoma, adenofibroma.

FIBROBLASTE, *s.m.* Fibroblast, fibrocyte, desmocyte.

FIBROBLASTES (test d'Inhibition des colonies de). Colony inhibition test.

FIBROBLASTOME, *s.m.* Fibroblastoma.

FIBROBLASTOSE MÉDULLAIRE. Fibrous dysplasia of the bow. → *dysplasie fibreuse des os.*

FIBROCARTILAGE, *s.m.* Fibrocartilago.

FIBROCHONDROGENÈSE, *s.f.* Fibrochondrogenesis.

FIBROCHONDROME, *s.m.* Fibrochondroma, chondrofibroma, inochondroma.

FIBROCOLOSCOPE, *s.m.* Fibrecolonoscope.

FIBROCOLOSCOPIE, *s.f.* Fibrecolonoscopy.

FIBROCYTE, *s.m.* Fibrocyte.

FIBRODUODÉNOSCOPIE, *s.f.* Fibreduodenoscopy.

FIBRODYSPLASIE ARTÉRIELLE. Arterial fibromuscular dysplasia.

FIBRO-ÉLASTOME, *s.m.* Fibroelastoma.

FIBRO-ÉLASTOME PAPILLAIRE. Papillary fibroelastoma.

FIBRO-ÉLASTOSE, *s.f.* Fibroelastosis.

FIBRO-ÉLASTOSE ENDOCARDIQUE. Endocardial or endomyocardial fibroelastosis, fetal endocarditis, endocardial fibrosis, endocardial or subendocardial sclerosis, prenatal fibroelastosis.

FIBROGASTROSCOPE, *s.m.* Gastrofibrescope.

FIBROGASTROSCOPIE, *s.f.* Gastrofibrescopy.

FIBROGLIOME, *s.m.* Fibroglioma.

FIBROGRANULOXANTHOME, *s.m.* Fibrous xanthogranuloma.

FIBROKYSTIQUE, *adj.* Fibrocystic.

FIBROKYSTIQUE DU PANCRÉAS (maladie). Cystic fibrosis of the pancreas. → *mucoviscidose.*

FIBROLIPOME, *s.m.* Fibrolipoma.

FIBROMATOSE, *s.f.* Fibromatosis.

FIBROMATOSE CUTANÉE. Fibroma cutis.

FIBROMATOSE JUVÉNILE. Juvenile fibromatosis.

FIBROMATOSE DIFFUSE. Diffuse fibromatosis.

FIBROME, *s.m.* Fibroma.

FIBROME APONÉVROTIQUE CALCIFIANT JUVÉNILE. Calcifying aponevrotic fibroma.

FIBROME CHONDROMYXOÏDE. Chondromyxoid fibroma.

FIBROME MOLLUSCUM. Molluscum fibrosum, fibroma molluscum.

FIBROME MOU. Soft fibroma, fibroma molle.

FIBROME NON OSTÉOGÉNIQUE. Nonossifying fibroma.

FIBROME DE L'UTÉRUS. Uterine fibromyoma, uterine myoma, hysteromyoma, hysteroma.

FIBROMYALGIE, *s.f.* Fibromyalgia.

FIBROMYOME, *s.m.* Fibromyoma.

FIBROMYOME DE L'UTÉRUS. Uterine fibromyoma. → *fibrome de l'utérus.*

FIBROMYOPATHIE OSSIFIANTE NEUROGÈNE. Paraosteo-arthropathy. → *para-ostéo-arthropathie.*

FIBROMYXOME, *s.m.* Fibromyxoma, fibroma myxomatodes, myxofibroma, myxoma fibrosum.

FIBRONECTINE, *s.f.* Fibronectin.

FIBROPLASIE, *s.f.* Fibroplasia.

FIBROPLASIE RÉTRO-CRISTALLINIENNE ou **RÉTROLENTALE.** Retrolental fibroplasia, RLF, Terry's syndrome.

FIBROPLASTIQUE (tumeur). Sarcoma.

FIBRORÉTICULOSE, *s.f.* Reticulosis with sclerosis.

FIBROSARCOME, *s.m.* Fibrosarcoma, fibroma sarcomatosum.

FIBROSARCOME DE LA PEAU. Dermatofibrosarcoma protuberans, progressive recurrent dermatofibroma, Darier-Ferrand dermatofibrosarcoma, Darier-Ferrand dermatofibroma.

FIBROSCOPE, *s.m.* Fibrescope.

FIBROSCOPIE, *s.f.* Fibrescopy, fibroptic endoscopy.

FIBROSE, *s.f.* Fibrosis, fibrous degeneration.

FIBROSE CARDIAQUE DU NOURRISSON. Fetal endocarditis. → *fibroélastose endocardique.*

FIBROSE HÉPATIQUE CONGÉNITALE. Congenital hepatic fibrosis.

FIBROSE KYSTIQUE DU PANCRÉAS. Mucoviscidosis. → *mucoviscidose.*

FIBROSE PULMONAIRE. Pulmonary fibrosis, fibroid disease of the lung, grey induration of the lung.

FIBROSE PULMONAIRE AVEC ANTHRACOSE. Black induration of the lung.

FIBROSE PULMONAIRE AVEC CONGESTION PASSIVE. Red induration of the lung.

FIBROSE PULMONAIRE AVEC PIGMENTATION. Brown induration of the lung.

FIBROSE PULMONAIRE INTERSTITIELLE DIFFUSE. Diffuse interstitial fibrosis of the lung, diffuse interstitial pulmonary fibrosis.

FIBROSE RÉTROPÉRITONÉALE IDIOPATHIQUE. Idiopathic retroperitoneal fibrosis. → *Ormond (maladie d').*

FIBROSITE, *s.f.* Fibrositis, inositis.

FIBROTHORAX, *s.m.* Fibrothorax.

FIBROTUBERCULOME, *s.m.* Fibrotuberculoma.

FIBROXANTHOME, *s.m.* Xanthofibroma. → *xanthofibrome.*

FIBULA, *s.f.* Fibula.

FICK (principe ou **théorie de).** Fick's principle or method.

FIEDLER (myocardite de). Fiedler's myocarditis. → *myocardite de Fiedler.*

FIESSINGER ET LEROY ou **FISSINGER-LEROY-REITER (syndrome de N.).** Reiter's disease or syndrome, conjunctivourethrosynovial syndrome, oculourethroarticular syndrome.

FIESSINGER-RENDU (syndrome de). Dermatostomatitis. → *ectodermose érosive pluri-orificielle.*

FIÈVRE, *s.f.* Fever, febris.

FIÈVRE AMARILE. Yellow fever. → *fièvre jaune.*

FIÈVRE APHTEUSE. Foot and mouth disease, aphthous fever, epidemic stomatitis, epizootic stomatitis, epizootic aphthae, contagious aphthae, aphthosa, aphthae epizooticae, aftosa, aphthobullous stomatitis, hoof-and-mouth disease.

FIÈVRE ASEPTIQUE. Aseptic fever.

FIÈVRE D'AUCKLAND. Auckland fever.

FIÈVRE AUTOMNALE. Autumn fever. → *fièvre de sept jours.*

FIÈVRE BILIAIRE INTERMITTENTE. Hepatic fever, bilious fever.

FIÈVRE BILIEUSE HÉMOGLOBINURIQUE. Black water fever, haemoglobinuric or melanuric fever, malarial haematinuria or haemoglobinuria, haemolytic malaria. West African fever.

FIÈVRE BILIOSEPTIQUE. Hepatic fever, bilious fever.

FIÈVRE DES BOUES. Mud fever, swamp fever, slime fever, marsh fever, water fever, field fever, harvest fever, rice-field fever.

FIÈVRE BOUTONNEUSE D'ISRAËL. Israeli spotted fever.

FIÈVRE BOUTONNEUSE MÉDITERRANÉENNE ou **F. BOUTONNEUSE ARTHROMYALGIQUE.** Boutonneuse fever, Conor and Brüch disease, Marseilles fever, exanthematic fever of Marseilles, button fever, eruptive Mediterranean fever, Mediterranean exanthematous fever.

FIÈVRE DE BULLIS. Bullis fever, Lone Star fever, Texas tick fever.

FIÈVRE DE LA CANNE À SUCRE. Canefield fever, Mosman fever.

FIÈVRE DE CARÉLIE. Sindbis virus fever.

FIÈVRE DES CHAMPS. Mossman fever. → *fièvre des boues.*

FIÈVRE CHARBONNEUSE. Mud fever. → *charbon.*

FIÈVRE DE CHITRAL. Chitral fever. → *fièvre à pappataci.*

FIÈVRE DE CINQ JOURS. Five-day fever. → *fièvre des tranchées.*

FIÈVRE CLIMATIQUE. Pappataci fever. → *fièvre à pappataci.*

FIÈVRE DU CONGO. Congo fever.

FIÈVRE CONTINUE. Continued fever.

FIÈVRE DE CORÉE. Korean fever, Far East haemorrhagic fever, haemorrhagic nephroso-nephritis, Manchurian haemorrhagic fever, Songo fever.

FIÈVRE DE CROISSANCE. Febrile growing pains.

FIÈVRE DE DALMATIE. Pappataci fever. → *fièvre à pappataci.*

FIÈVRE DE DÉSHYDRATATION. Dehydration fever, thirst fever, exsiccation fever, inanition fever.

FIÈVRE DE DIX JOURS DE PRÉTORIA. Tick-bite fever. → *fièvre exanthématique sud-africaine, à tiques.*

FIÈVRE DOUBLE QUARTE. Double quartan fever, double quartan.

FIÈVRE DOUBLE QUOTIDIENNE. Double quotidian fever, double quotidian.

FIÈVRE DOUBLE TIERCE. Double tertian fever, double tertian, biduotertian fever.

FIÈVRE DOUM-DOUM. Kala-azar. → *kala-azar.*

FIÈVRE DES EAUX. Mud fever. → *fièvre des boues.*

FIÈVRE ENTÉRIQUE. Typhoid fever, enteric fever. → *fièvre typhoïde.*

FIÈVRE ENTÉRO-MÉNORRAGIQUE. Menstrual intoxication.

FIÈVRE ENTÉRO-MÉSENTÉRIQUE. Typhoid fever. → *fièvre typhoïde.*

FIÈVRE ÉPHÉMÈRE. Ephemeral fever.

FIÈVRE ÉPIDÉMIQUE D'ASSAM. Kala-azar. → *kala-azar.*

FIÈVRE ÉRUPTIVE. Eruptive fever.

FIÈVRE ESCARRO-NODULAIRE. Button fever. → *fièvre boutonneuse méditerranéenne.*

FIÈVRE ESSENTIELLE. Essential fever.

FIÈVRE ESTIVALE DE TROIS JOURS. Pappataci fever. → *fièvre à pappataci.*

FIÈVRE ESTIVO-AUTOMNALE. Estivo-autumnal fever.

FIÈVRE D'ÉTÉ. Pappataci fever. → *fièvre à pappataci.*

FIÈVRE EXANTHÉMATIQUE. Exanthematous fever.

FIÈVRE EXANTHÉMATIQUE DU LITTORAL MÉDITERRANÉEN. Button fever. → *fièvre boutonneuse méditerranéenne.*

FIÈVRE EXANTHÉMATIQUE SUD-AFRICAINE, À TIQUES. South-African tick-bite fever, tick-bite fever, Pretoria fever.

FIÈVRE FLUVIALE DU JAPON. Tsutsugamushi disease, Japanese river fever, Japanese flood fever, flood fever, scrub typhus, mite typhus or fever, mite-borne typhus, island fever, Kedani disease of fever, akamushi disease, shimamushi disease, yochubio, shashitsu, rural typhus, KT typhus, Malayan or Malayan scrub typhus, Sumatran mite typhus, Queensland coastal fever, tropical typhus, inundation fever.

FIÈVRE FOLLE. Brucellosis. → *brucellose.*

FIÈVRE DES FONDEURS. Foundryman's fever, brass-founder's ague or fever, metal fume fever, Galvo, zinc poisoning tremors, zinc fume fever, zine chill, brass'or brazer's chill, spelter's fever or chill.

FIÈVRE DE LA FORÊT DE KYASANUR. Kyasanur forest disease. → *Kyasanur (maladie de la forêt du).*

FIÈVRE DE FORT BRAGG. Pretibial fever, Fort Bragg fever, Bushy Creek fever.

FIÈVRE GANGLIONNAIRE OU GLANDULAIRE. 1° Ganglionic fever. – 2° Infectious mononucleosis. → *mononucléose infectieuse.*

FIÈVRE DE GIBRALTAR. Gibraltar fever.

FIÈVRE DE GUAÏTARA. Carrion's disease. → *fièvre de la Oroya.*

FIÈVRE DE HAVERHILL. Haverhill fever, erythema arthriticum epidemicum, epidemic arthritic erythema.

FIÈVRE HECTIQUE. Hectic fever.

FIÈVRE HÉMORRAGIQUE AFRICAINE. African haemorrhagic fever.

FIÈVRE HÉMORRAGIQUE D'ARGENTINE. Argentinian haemorrhagic fever, Junin fever, mal de rostrojos.

FIÈVRE HÉMORRAGIQUE DE L'ASIE DU SUD-EST. Haemorrhagic dengue, Thai haemorrhagic fever, Philippine haemorrhagic fever, Bangkok haemorrhagic fever.

FIÈVRE HÉMORRAGIQUE DE BOLIVIE. Bolivian haemorrhagic fever.

FIÈVRE HÉMORRAGIQUE DE CRIMÉE. Crimean haemorrhagic fever.

FIÈVRE HÉMORRAGIQUE ÉPIDÉMIQUE. Epidemic haemorrhagic fever.

FIÈVRE HÉMORRAGIQUE D'OMSK. Korean fever. → *fièvre de Corée.*

FIÈVRE HÉMORRAGIQUE VÉNÉZUÉLIENNE. Venezuelan haemorrhagic fever.

FIÈVRE HÉMORRAGIQUE VIRALE. Epidemic haemorrhagic.

FIÈVRE HÉPATALGIQUE. Intermittent hepatic fever, Charcot's fever, Charcot's syndrome.

FIÈVRE HÉPATIQUE. Hepatic fever.

FIÈVRE D'IKOWA. Trench fever. → *fièvre des tranchées.*

FIÈVRE D'INHALATION. Inhalation fever.

FIÈVRE D'INONDATION. Mud fever. → *fièvre jaune des boues.*

FIÈVRE INTERMENSTRUELLE. Intermenstrual fever.

FIÈVRE INTERMITTENTE. Intermittent fever.

FIÈVRE INTERMITTENTE BILIAIRE. Bilious fever.

FIÈVRE JAUNE. Yellow fever, amarillic typhus, typhus icteroides, vomito negro, black vomit, Kendal's fever, febris flava.

FIÈVRE JAUNE DE BROUSSE. Jungle yellow fever. → *fièvre jaune endémique.*

FIÈVRE JAUNE ENDÉMIQUE. Jungle yellow fever, sylvan yellow fever, rural yellow fever, sylvatic yellow fever.

FIÈVRE JAUNE ÉPIDÉMIQUE. Urban yellow fever.

FIÈVRE JAUNE NOSTRAS. Malignant jaundice.

FIÈVRE JAUNE URBAINE. Jungle yellow fever. → *fièvre jaune épidémique.*

FIÈVRE DE LAIT. Milk fever.

FIÈVRE DU LAIT SEC. Dry milk fever.

FIÈVRE LARVÉE. Larvate fever.

FIÈVRE DE LASSA. Lassa fever.

FIÈVRE LIMNÉMIQUE. Malaria. → *paludisme.*

FIÈVRE DU LUNDI. Monday fever.

FIÈVRE MACULEUSE BRÉSILIENNE. Brazilian fever, Brazilian spotted fever, São Paulo typhus or fever.

FIÈVRE DE MALTE. Brucellosis. → *brucellose.*

FIÈVRE DES MARAIS. 1° Malaria. → *paludisme.* – 2° Mud fever. → *fièvre des boues.*

FIÈVRE MAREMMATIQUE. Malaria. → *paludisme.*

FIÈVRE DE MARSEILLE. Button fever. → *fièvre boutonneuse méditerranéenne.*

FIÈVRE MÉDITERRANÉENNE. Brucellosis. → *brucellose.*

FIÈVRE MÉDITERRANÉENNE FAMILIALE. Periodical disease. → *maladie périodique.*

FIÈVRE MÉNORRAGIQUE. Menstrual intoxication.

FIÈVRE DE MEUSE. Trench fever. → *fièvre des tranchées.*

FIÈVRE MENSTRUELLE. Menstrual intoxication.

FIÈVRE MILIAIRE. Miliary fever, sweating sickness, sweat fever.

FIÈVRE DES MOISSONS. Mud fever. → *fièvre des boues.*

FIÈVRE PAR MORSURE DE TIQUE. Tick fever, tick bite fever, tick-borne typhus, tick typhus.

FIÈVRE DE MOSSMAN. Mossman fever, canefield fever.

FIÈVRE DE NATAL. Pretoria fever. → *fièvre exanthématique sud-africaine, à tiques.*

FIÈVRE DU NIL OCCIDENTAL. West Nile fever.

FIÈVRE NONANE. Nonan fever.

FIÈVRE OCTANE. Octan fever.

FIÈVRE ONDULANTE. Brucellosis. → *brucellose.*

FIÈVRE O'NYONG-NYONG. O'Nyong-Nyong fever.

FIÈVRE DE LA OROYA. Carrion's disease, Oroya fever, Bartonella bacilliformis anaemia.

FIÈVRE ORTIÉE. Urticarial fever.

FIÈVRE OURLIENNE. Mumps.

FIÈVRE OVARIENNE. Menstrual intoxication.

FIÈVRE PALUDÉENNE, PALUDIQUE OU PALUSTRE. Malaria. → *paludisme.*

FIÈVRE À PAPPATACI. Pappataci fever, threeday fever, phlebotomus fever, sandfly fever, Chitral fever, dog's fever, Pym's fever, Mediterranean dengue, river fever of Japan, summer influenza of Italy.

FIÈVRE PARATYPHOÏDE. Paratyphoid fever.

FIÈVRE PÉRIODIQUE DE PEL-EBSTEIN. Pel-Ebstein fever or pyrexia, Murchison-Pel-Ebstein fever.

FIÈVRE PERNICIEUSE. Algid malaria, pernicious malaria, cold malaria, algid pernicious fever.

FIÈVRE PÉTÉCHIALE DES MONTAGNES ROCHEUSES. Rocky Mountains spotted fever. → *fièvre pourprée des Montagnes Rocheuses.*

FIÈVRE À PHLÉBOTOME. Pappataci fever. → *fièvre à pappataci.*

FIÈVRE DE PICK. Pappataci fever. → *fièvre à pappataci.*

FIÈVRE PNEUMOTYPHOÏDE. Pneumotyphus.

FIÈVRE DE PONTIAC. Pontiac fever.

FIÈVRE PORCINE. Porcine fever.

FIÈVRE POURPRÉE DES MONTAGNES ROCHEUSES. Rocky Mountains spotted fever, American mountain fever, tick typhus, Rocky Mountains tick typhus, Colombian tick fever, tickborne typhus, tick fever, spotted fever, spotted fever of Eastern type, Choix fever, pinta fever, Tobia fever, blue disease or fever, black fever, mountains fever.

FIÈVRE PRÉMENSTRUELLE. Menstrual intoxication.

FIÈVRE PRÉTIBIALE. Pretibial fever. → *fièvre de Fort-Bragg.*

FIÈVRE PUERPÉRALE. Puerperal fever, childbed fever, puerperal sepsis.

FIÈVRE DE PYM. Pappataci fever. → *fièvre à pappataci.*

FIÈVRE Q. Q fever, Quensland fever, nine mile fever. Australian Q fever, Balkan grippe hibernovernal broncho-pneumonia.

FIÈVRE QUARTE. Quartan fever, quartan, quartan malaria.

FIÈVRE QUARTE DOUBLÉE OU TRIPLÉE. Doubled or tripled quartan fever.

FIÈVRE DU QUEENSLAND. Q fever. → *fièvre Q.*

FIÈVRE QUINIQUE. Tomaselli's disease.

FIÈVRE À QUINQUINA. Malaria. → *paludisme.*

FIÈVRE QUINTANE. Quintan, quintan fever.

FIÈVRE QUOTIDIENNE. Quotidian fever, quotidian.

FIÈVRE QUOTIDIENNE DOUBLE. Double quotidian fever, double quotidian.

FIÈVRE RÉCURRENTE. Relapsing fever, recurrent fever, spirillum fever, famine fever (pro parte), remittent fever (pro parte), typhus recurrens, febris recurrens, polyleptic fever.

FIÈVRE RÉCURRENTE D'AMÉRIQUE DU SUD. South America relapsing fever.

FIÈVRE RÉCURRENTE ASIATIQUE. Asiatic relapsing fever, Carter's fever.

FIÈVRE RÉCURRENTE COSMOPOLITE. European relapsing fever, louse-borne relapsing fever.

FIÈVRE RÉCURRENTE ESPAGNOLE ou **HISPANO-AFRICAINE.** Spanish relapsing fever.

FIÈVRE RÉCURRENTE DE PERSE. Asiatic relapsing fever.

FIÈVRE RÉCURRENTE À POUX. European relapsing fever. → *fièvre récurrente cosmopolite.*

FIÈVRE RÉCURRENTE SPORADIQUE ou **FIÈVRE RÉCURRENTE À TIQUES.** Endemic relapsing fever, tick-borne relapsing fever, Central African tick fever, Spanish relapsing fever, Californian tick fever.

FIÈVRE RÉCURRENTE SPORADIQUE DES ÉTATS-UNIS. Californian tick fever.

FIÈVRE RÉCURRENTE DU TEXAS. Californian tick fever.

FIÈVRE RÉCURRENTE À TIQUES AFRICAINE. African tick-borne relapsing fever.

FIÈVRE RÉMITTENTE. Remittent fever.

FIÈVRE RHUMATISMALE. Rheumatic fever. → *Bouillaud (maladie de).*

FIÈVRE ROUGE. Dengue. → *dengue.*

FIÈVRE DE SAFARI. Safari fever.

FIÈVRE DE SAN JOAQUIN. San Joaquin valley fever. → *coccidioïdomycose.*

FIÈVRE DE SEL. Salt fever.

FIÈVRE DE SEPT JOURS. Seven-day fever, autumn fever, nanukayami, hasamiyami, akiyami, Kyoto fever, sakushu fever.

FIÈVRE SEPTANE. Septan fever.

FIÈVRE SEXTANE. Sextan fever.

FIÈVRE SIMULÉE. Fraudulent fever.

FIÈVRE DE SOIF. Dehydratation fever. → *fièvre de déshydratation.*

FIÈVRE SONGO. Songo fever. → *fièvre de Corée.*

FIÈVRE SUDORALE ou **SUDORO-ALGIQUE.** Brucellosis. → *brucellose.*

FIÈVRE TACHETÉE. Spotted fever, spotted fever group.

FIÈVRE TACHETÉE DES MONTAGNES ROCHEUSES. Rocky Mountains spotted fever. → *fièvre pourprée des Montagnes Rocheuses.*

FIÈVRE TELLURIQUE. Malaria. → *paludisme.*

FIÈVRE DU TEXAS. Rocky Mountains spotted fever. → *fièvre pourprée des Montagnes Rocheuses.*

FIÈVRE TIBIALE DE VOLHYNIE. Trench fever. → *fièvre des tranchées.*

FIÈVRE TIERCE. Tertian fever, febris tritaea.

FIÈVRE À TIQUE. Tick fever. → *fièvre par morsure de tique.*

FIÈVRE À TIQUES AFRICAINES. 1° Tick bite fever of Africa, tick-borne typhus fever of Africa, African tick fever, Kenya fever or typhus fever, Nigerian typhus, Indian tick typhus. – 2° Central African relapsing fever, African tick-borne relapsing fever, Dutton's relapsing fever.

FIÈVRE À TIQUES AUSTRALIENNE. Australian tick typhus. → *fièvre à tiques du Queensland.*

FIÈVRE À TIQUES DU COLORADO. Colorado tick fever.

FIÈVRE À TIQUES DU QUEENSLAND. North Queensland tick typhus, Australian tick typhus.

FIÈVRE À TIQUES SIBÉRIENNE. Siberian tick typhus.

FIÈVRE DES TRANCHÉES. Trench fever, quintan, fiveday fever, Meuse fever, shin-bone fever, His-Werner disease, Werner-His disease, Volhynia fever, fabris quintana, febris Volhynica, Ikwa fever, Salonica fever, tibialgic fever, Van der Scheer's fever.

FIÈVRE TRAUMATIQUE. Traumatic fever, wound fever.

FIÈVRE TRIPLE QUOTIDIENNE. Triple quotidian fever.

FIÈVRE DE TROIS JOURS. Pappataci fever. → *fièvre à pappataci.*

FIÈVRE DE TROIS JOURS DES JEUNES ENFANTS, FIÈVRE DE TROIS JOURS AVEC EXANTHÈME CRITIQUE. Exanthema subitum. → *sixième maladie.*

FIÈVRE TYPHOÏDE. Typhoid fever; et, inusités: enteric fever, abdominal typhus, typhus abdominalis, dothienenteria, dothienenteritis, cesspool fever, lent fever, low fever, mightsoil fever, pythogenic fever.

FIÈVRE TYPHOÏDE AMBULATOIRE. Ambulatory typhoid fever, walking typhoid fever.

FIÈVRE TYPHO-MALARIENNE. Typhomalarial fever.

FIÈVRE D'UKRAINE. Trench fever. → *fièvre des tranchées.*

FIÈVRE URINEUSE. Urethral or urinary fever.

FIÈVRE DE LA VALLÉE DU RIFT. Rift valley fever.

FIÈVRE DE LA VALLÉE DE SAN JOAQUIN. San Joaquin valley fever. → *coccidioïdomycose.*

FIÈVRE DE VASE. Mud fever. → *fièvre des boues.*

FIÈVRE VÉSICULEUSE. Rickettsial pox.

FIÈVRE À VIRUS DE LA FORÊT SEMLIKI. Semliki forest virus fever.

FIÈVRE À VIRUS DE LASSA. Lassa fever.

FIÈVRE À VIRUS DE MARBURG. Marburg virus disease.

FIÈVRE À VIRUS MAYARO. Mayaro virus fever.

FIÈVRE À VIRUS SINDBIS. Sindbis virus fever.

FIÈVRE À VIRUS TAHYNA. Tahyna virus fever.

FIÈVRE À VIRUS WEST-NILE. West-Nile fever.

FIÈVRE DE VOLHYNIE. Trench fever. → *fièvre des tranchées.*

FIG (fosse illiaque gauche). Abbreviation for left iliae fossa, LIF.

FIL (épreuve du). 1° Garrod's test. – 2° String-test.

FILAIRE, *s.f.* Filaria.

FILAIRE DE BANCROFT. *Wuchereria bancrofti.*

FILAIRE DE MALAISIE. *Wuchereria malayi.*

FILAIRE DE MÉDINE. *Dracunculus medinensis*, Filaria medinensis, Guinea worm, dragon-worm, Medina worm, serpent worm.

FILARIA BANCROFTI. *Wuchereria bancrofti.*

FILARIA LOA. Loa-loa, *Filaria loa, Strongylus loa, Filaria oculi humani, Dracunculus loa.*

FILARIA MALAYI. *Wuchereria malayi.*

FILARIA MEDINENSIS. *Dracunculus medinensis.*

FILARIA NOCTURNA. *Wuchereria bancrofti.*

FILARIA OCULI HUMANI. *Filaria loa.*

FILARIA OZZARDI. *Mansonella ozzardi.*

FILARIA PERSTANS. *Acanthocheilonema perstans.*

FILARIA SANGUINIS HOMINIS. *Acanthocheilonema perstans.*

FILARIA VOLVULUS. *Onchocerca volvulus.*

FILARIOSE, *s.f.* Filariasis, filariosis, elephantoid fever, wuchereriasis.

FILATOW (maladie de). Fourth disease. → *Dukes-Filatow (maladie de).*

FILATOW (méthode de). Filatow's method histotherapy, tissue therapy of Filatow.

FILATOW (signe de). Filatow's sign.

FIGLU (test au). FIGLU test.

FILIÈRE, *s.f.* Scale.

FILIPOWICZ (signe de). Filipowitch's sign, palmoplantar sign.

FILIPPI (syndrome de). Fillippi's syndrome.

FILOVIRIDÉS, *s.m.pl.* Filoviridae.

FILTRAT GLOMÉRULAIRE. Glomerular filtrate.

FILTRATION-RÉABSORPTION (théorie de la). Ludwig's filtration or theory.

FILTRE ENDOVEINEUX OU **INTRAVEINEUX.** Endovenous filter.

FIMBRIAE, *s.f. pl.* Pili, fimbriae.

FINALITÉ, *s.f.* Finality.

FINKELSTEIN (épreuve de). Finkelstein's test.

FINSEN (méthode de) OU **FINSENTHÉRAPIE.** Therapeutic use of Finsen light.

FINSTERER (opération de). Hofmeister-Finsterer's operation.

FISCHGOLD (ligne digastrique de). Digastric line of Fischgold.

FIRMICUTES, *s.m.pl.* Firmicutes.

FISHER (syndrome de). Fisher's syndrome.

FISHER-EVANS (syndrome de). Evans's syndrome.

FISSIPARITÉ, *s.f.* Scissiparity.

FISSURAIRE, *adj.* Fissural.

FISSURE, *s.f.* Fissura, fissure, cleft.

FISSURE ANALE. Anal fissure, fissure in ano, Allingham's ulcer.

FISSURE FACIALE. Facial cleft.

FISSURE OSSEUSE. Fissure or fissured fracture, linear fracture.

FISSURE PALATINE. Cleft palate, palatoschisis.

FISSURE SPINALE OU **RACHIDIENNE.** Spina bifida. → *spina bifida.*

FISTULE, *s.f.* Fistula.

FISTULE ANALE. Anal fistula, fistula in ano.

FISTULE AORTO-PULMONAIRE. Aortic septal defect, aorto-pulmonary fenestration, aortic pulmonary window.

FISTULE ARTÉRIO-VEINEUSE. Aneurismal varix.

FISTULE BORGNE. Blind fistula, incomplete fistula.

FISTULE BORGNE EXTERNE. External blind fistula.

FISTULE BORGNE INTERNE. Internal blind fistula.

FISTULE BRANCHIALE. Branchial fistula, cervical fistula, fistula colli congenita.

FISTULE COLIQUE. Colonic fistula.

FISTULE CONGÉNITALE DU COU. Cervicae fistula. → *fistule branchiale.*

FISTULE D'ECK. Eck's fistula.

FISTULE EXTRA-SPHINCTÉRIENNE. Extrasphincteric fistula.

FISTULE GASTRIQUE. Gastric fistula.

FISTULE GASTRO-JÉJUNO-COLIQUE. Gastrojejunocolic fistula.

FISTULE INTRA-SPHINCTÉRIENNE. Intrasphincteric fistula.

FISTULE LACRYMALE. Lacrimal fistula, fistula lacrimalis, dacryosyrinx.

FISTULE PILONIDALE. Pilonidal fistula. → *sinus pilonidal.*

FISTULE SACRO-COCCYGIENNE. Pilonidal fistula. → *sinus pilonidal.*

FISTULE SOUS-MUQUEUSE. Intrasphincteric fistula.

FISTULE STERCORALE. Stercoral fistula, fecal fistula, intestinal fistula.

FISTULE TRANS-SPHINCTÉRIENNE. Transsphincteric fistula.

FISTULO-DUODÉNOSTOMIE, *s.f.* Fistulo-duodenostomy.

FISTULO-GASTROSTOMIE, *s.f.* Fistulo-gastrostomy.

FISTULOGRAPHIE, *s.f.* Fistulography.

FISTULOTOMIE, *s.f.* Fistulotomy.

FITZ-HUGH ET CURTIS (syndrome de). Fitz-Hugh Curtis syndrome, gonococcal perihepatitis.

FITZGERALD (facteur). Fitzgerald's trait.

FITZGERALD (méthode de). Fitzgerald's method.

FIV. Abréviation de fertilisation in vitro ; IVF : in vitro fertilization.

FIXATEUR EXTERNE. External fixation.

FIXATION, *s.f.* Fixation. – (psychanalyse). Freudian fixation.

FIXATION (réaction de). Bordet-Gengou phenomenon.

FIXATION DU COMPLÉMENT. Complement fixation.

FIXATION D'IODE RADIOACTIF (épreuve de). Radioactive iodine test.

FLACCIDITÉ, *s.f.* Flaccidity.

FLACHERIE, *s.f.* Flacherie.

FLACK (test de). Flack's test, endurance test, 40 mm Hg apnee test.

FLAGELLATION, *s.f.* Flagellation.

FLAGELLE, *s.m.* Flagellum.

FLAGELLÉS, *s.m.pl.* Flagellata, Flagellidia.

FLAJANI-BASEDOW (maladie de). Graves's disease. → *Basedow (maladie de).*

FLAPPING TREMOR. Flapping tremor. → *astérixis.*

FLASCO-SPASMODIQUE, *adj.* Flaccido-spastic.

FLASQUE, *adj.* Flaccid.

FLATULENCE, *s.f.* Flatulence.

FLATULENT, ENTE, *adj.* Flatulent.

FLATUOSITÉ, *s.f.* Flatus.

FLAVIVIRIDÆ, *s.f. pl.* Flaviviridæ.

FLAVIVIRUS, *s.m. Flavivirus.*

FLEGEL (maladie de). Flegel's disease.

FLEIG ET LISBONNE (réaction de). Precipitin reaction.

FLEISCHER (dystrophie de). Fehr's dystrophy. → *Fehr (dystrophie cornéenne de).*

FLEISCHNER (lignes de). Fleischner's lines.

FLETCHER (facteur). Fletcher's factor.

FLEURS BLANCHES. Leucorrhoea.

FLEXIBILITIS CEREA. Flexibilitas cerea, waxy rigidity, waxen pliability.

FLEXION, *s.f.* Flexion.

FLEXION COMBINÉE DE LA CUISSE ET DU TRONC (épreuve de la). Babinski's phenomenon. → *Babinski (épreuve de).*

FLEXNER (bacille de). *Shigella flexneri.*

FLINT (roulement ou signe de). Flint's murmur or sign, Austin Flint's murmur.

FLOATING HARBOR (syndrome de). Floating Harbor syndrome.

FLOCCULUS, *s.m.* Flocculus.

FLOCULATION, *s.f.* Flocculation.

FLOCULATION (réaction de). Flocculation test or reaction.

FLORE, *s.f.* Flora.

FLORENCE (réaction de). Florence's reaction.

FLOSDORF (test de). Flosdorf's test.

FLOT (bruit de). Succussion sound, splashing sound.

FLOT (phénomène du). Schwartz's test.

FLOT (sensation de). Fluid thrill.

FLOT (signe du) (varices). Schwartz's test.

FLOT (signe du) (ascitique). Fluid wave.

FLOT TRANSTHORACIQUE. Transthoracic hydatid thrill.

FLUCTUATION, *s.f.* Fluctuation.

FLUER, *v.* To flow.

FLUEURS BLANCHES. Leucorrhoea.

FLÜGGE (gouttelettes de). Flügge's droplets.

FLUOR, *s.m.* Fluorine.

FLUORESCÉINE (épreuve à la). Fluorescein string test.

FLUORESCENCE, *s.f.* Fluorescence.

FLUORIDE VÉGÉTANTE DE CONTACT. Granulome gluteale infantum.

FLUORIMÉTRIE, *s.f.* Fluorometry, fluorimetry.

FLUOROCARBONE, *s.m.* Fluorocarbon.

FLUOROCHROME, *s.m.* Fluorochrome.

FLUOROPHOTOMÉTRIE, *s.f.* Fluorophotometry.

FLUOROQUINOLONE, *s.f.* Fluoroquinolone.

FLUOROSCOPIE ARTÉRIELLE. Fluoroscein string test.

FLUOROSE, *s.f.* Fluoric cachexia.

FLUTTER, *s.m.* Flutter.

FLUTTER AURICULAIRE. Auricular flutter, atrial flutter, jugular embryocardia.

FLUTTER VENTRICULAIRE. Ventricular flutter.

FLUTTERING, *s.m.* Fluttering.

FLUX, *s.m.* Flow.

FLUX BILIEUX. Biliousness.

FLUX CATAMÉNIAL. Menses. → *règles.*

FLUX GLOMÉRULAIRE. Glomerular filtrate.

FLUX HÉMORROÏDAL. Haemorrhoidal flux.

FLUX LUMINEUX. Luminous flux.

FLUX MENSTRUEL. Menses. → *règles.*

FLUXMÈTRE, *s.m.* Flowmeter.

FLUX PLASMATIQUE RÉNAL. Renal plasma flow, RPF.

FLUX SALIVAIRE. Ptyalism. → *ptyalisme.*

FLUX SANGUIN RÉNAL. Renal blood flow, RBF.

FLUXION, *s.f.* Active congestion.

FLUXION DENTAIRE. Gumboil.

FLUXION DE POITRINE. Pleuropulmonary and chest wall congestion.

FLUXMÈTRE, *s.m.* Flowmeter.

FO. Abbreviation for « fond d'œil »: eye-ground.

FOCHIER (méthode de). Fochier's abcess. → *abcès de dérivation ou de fixation.*

FODÉRÉ (signe de). Fodéré's sign.

FŒRSTER (maladies ou syndrome de). 1° Förster's syndrome. – 2° Rigidity in atherosclerosis.

FŒTAL, ALE, *adj.* Fetal.

FŒTAL (état – du poumon). Atelectasis.

FŒTICIDE, *s.m.* Feticide, aborticide.

FŒTICULTURE, *s.f.* Feticulture.

FŒTOGRAPHIE, *s.f.* Fetography.

FŒTOLOGIE, *s.f.* Fetology.

FŒTOPATHIE, *s.f.* Fetopathy.

FŒTOPATHIE ALCOOLIQUE. Fetal alcoholic syndrome.

FŒTOR EX ORE. Fetor ex ore.

FŒTOR HEPATICUS. Fetor hepaticus.

FŒTOSCOPIE, *s.f.* Fetoscopy.

FŒTUS, *s.m.* Fetus.

FŒTUS ARLEQUIN. Harlequin fetus. → *kératome malin diffus congénital.*

FŒTUS MACÉRÉ. Fetus sanguinolentis.

FŒTUS MOMIFIÉ. Mummufied fetus.

FŒTUS PAIN D'ÉPICE. Fetus papyraceus. → *fœtus papyraceus.*

FŒTUS PAPYRACEUS. Paper-doll fetus, papyraceous fetus, fetus, papyraceus, fetus compressus.

FŒTUS PARASITE. Parasitic fetus.

FOGARTY (sonde à ballonnet de). Fogarty's balloon catheter.

FÖHN (maladie du). Föhn ill.

FOIE, *s.m.* Liver.

FOIE ALCOOLIQUE. Alcoholic liver.

FOIE AMYLOÏDE. Amyloid liver, albuminoid liver, lardaceous liver, waxy liver.

FOIE CARDIAQUE. Cardiac liver.

FOIE CLOUTÉ. Abnail liver.

FOIE FICELÉ. Packet liver.

FOIE GLACÉ. Icing liver, frosted liver, sugar icing liver, perihepatitis chronica hyperplastica.

FOIE GRAS. Fatty liver.

FOIE MOBILE. Wandering liver, floating liver.

FOIE MUSCADE. Nutmeg liver.

FOIE POLYLOBÉ. Degraded liver.

FOIE SAGOU. Sago liver.

FOIE DE STASE. Stasis liver.

FOIE SYSTOLIQUE. Hepatic pulse, pulsting liver.

FOINS (asthme, fièvre ou rhume des). Hay fever. → *coryza spasmodique périodique.*

FOIX (syndrome de). Foix's syndrome. → *sinus caverneux (syndrome de la paroi externe du).*

FOIX (syndrome paramédian de). Dejerine's bulbar syndrome. → *bulbaire antérieur (syndrome).*

FOLATE, *s.m.* Folate.

FOLIE, *s.f.* Madness. → *psychose.*

FOLIE ALTERNE. Alternating insanity, bipolar psychosis.

FOLIE CIRCULAIRE. Circular insanity, cyclic insanity, circular psychosis, circular dementia.

FOLIE DU CŒUR. Continuous arythmia.

FOLIE COMMUNIQUÉE. Communicated insanity, induced insanity.

FOLIE À DEUX. Folie à deux, double insanity.

FOLIE À DOUBLE PHASE. Manic expressive psychosis. → *folie périodique.*

FOLIE DU DOUTE. Doubting insanity, doubting mania, folie du doute.

FOLIE À FORMES ALTERNES. Alternating insanity.

FOLIE INTERMITTENTE. Manic depressive psychosis. → *folie périodique.*

FOLIE MANIACO-DÉPRESSIVE. Manic depressive psychosis. → *folie périodique.*

FOLIE PÉRIODIQUE. Manic depressive psychosis, manic depressive insanity, manic depressive reaction, periodic insanity, periodic psychosis, intermittent insanity, recurrent insanity, periodical mania, affective psychosis, affective reaction psychosis, affective insanity, emotional insanity.

FOLIE PUERPÉRALE. Puerperal insanity, puerperal mania.

FOLIE SIMULTANÉE. Simultaneous insanity.

FOLIE SYMPATHIQUE. Consecutive insanity, deuteropathic insanity.

FOLIQUE (acide). Folic acid. → *vitamine* B_9.

FOLLICLIS, *s.m.* Papulo-necrotic tuberculid, tuberculosis papulo-necrotica, acneiform tuberculid, rosacea-like tuberculid, acnitis, folliclis, acne agminata, acne cachecticorum, acne scrofulosorum, hidrosadenitis or hidradenitis destruens suppurativa, disseminated follicular lupus, Pollitzer's disease.

FOLLICULAIRE, *adj.* Follicular.

FOLLICULE, *s.m.* Follicle.

FOLLICULE TUBERCULEUX. Tubercle.

FOLLICULINE, *s.f.* Œstrone. → *œstrone.*

FOLLICULINÉMIE, *s.f.* Folliculinaemia.

FOLLICULINIQUE (phase). Œstrin phase. → *préœstrus.*

FOLLICULINURIE, *s.f.* Folliculinuria.

FOLLICULITE, *s.f.* Folliculitis, follicular inflammation.

FOLLICULITE DÉCALVANTE. Quinquaud's disease, folliculitis decalvans, acne decalvans, purulent folliculitis.

FOLLICULITES DISSÉMINÉES, F. DISSÉMINÉES SYMÉTRIQUES DES PARTIES GLABRES À TENDANCES CICATRICIELLES. Folliclis. → *folliclis.*

FOLLICULITES MILIAIRES. Folliclis. → *folliclis.*

FOLLICULITE URÉTRALE. Folliculitis gonorrhoeica.

FOLLICULO-LUTÉINIQUE (phase). Premenstrual stage. → *postœstrus.*

FOLLICULOME, *s.m.* Folliculoma, oestrogenic tumour, feminizing adenoma, feminizing tumour of ovary, feminizing mesenchymoma of ovary, granulosa tumour, granulosa cell tumour or carcinoma.

FOLLICULO-STIMULANTE (hormone) OU **FOLLICULOSTIMULANTE (hormone)** OU **FOLLICULO-STIMULINE.** Follicle stimulating hormone. → *gonadostimuline A.*

FÖLLING (maladie de). Phenylpyruvic oligophrenia. → *oligophrénie phénylpyruvique.*

FOLLMANN (balanite de). Syphilitic balanitis.

FOMENTATION, *s.f.* Fomentation.

FONCTION VENTRICULAIRE. Ventricular function.

FONCTIONNEL, NELLE, *adj.* Functional.

FOND D'ŒIL. Eyeground, fundus of the eye, fundus oculi, optic fundus.

FOND D'ŒIL (examen du). Ophthalmoscopy, funduscopy, funduscopic examination.

FONG (syndrome de). Turner-Fong syndrome. → *onycho-ostéo-dysplasie héréditaire.*

FONGICIDE, *adj.* Fungicidal. – *s.m.* Fungicide.

FONGIFORME, *adj.* Fungiform.

FONGIQUE, *adj.* Fungal.

FONGISTATIQUE, *adj.* Fungistatic. – *s.m.* Fungistat.

FONGOÏDE, *adj.* Fungoid.

FONGOSITÉ, *s.f.* Fungosity.

FONGUEUX, GUEUSE, *adj.* Fungous.

FONGUS, *s.m.* Fungus, fungating tumour.

FONGUS HÉMATODE. Cavernous angioma. → *angiome caverneux.*

FONGUS OMBILICAL DES NOUVEAU-NÉS. Umbilical fungus.

FONGUS DU PIED. Fungus foot. → *Madura (pied de).*

FONGUS DU TESTICULE. Fungus testis.

FONTAN (opération de). Fontan's procedure.

FONTANA-TRIBONDEAU (coloration de). Fontana's stain.

FONTANELLE, *s.f.* Fontanel, fontanelle.

FORAGE-BIOPSIE, *s.m.* Drill-biopsy.

FORAMEN, *s.m.* Foramen.

FORAMEN OBTURÉ. Obturator foramen.

FORAMEN OVALE. Foramen ovale. → *Botal (trou de).*

FORAMEN OVALE (persistance du). Patent foramen ovale.

FORBES (maladie de). Cori's disease, Forbes's disease, glycogenosis III, limit dextrinosis, debrancher deficiency limit dextrinosis.

FORBES-ALBRIGHT (syndrome de). Forbes-Albright syndrome. → *Argonz-del Castillo (syndrome d').*

FORCEPS, *s.m.* Obstetrical forceps.

FORCIPRESSURE, *s.f.* Forcipressure.

FORDYCE (maladie de). Fordyce's disease.

FORESTIER ET CERTONCINY (syndrome de). Forestier-Certonciny syndrome. → *pseudo-polyarthrite rhizomélique.*

FORESTIER ET ROTÈS-QUÉROL (syndrome de). Forestier and Rotès-Quérol syndrome. → *mélorhéostose vertébrale.*

FORLANINI (méthode de). Artificial pneumothorax. → *pneumothorax artificiel.*

FORMALDÉHYDE, *s.m.* Formaldehyde.

FORMATION, *s.f.* Formation.

FORMICATION, *s.f.* Formication.

FORMOL, *s.m.* Formaldehyde.

FORMOL-GÉLIFICATION, FORMOL-LEUCOGEL-RÉACTION, *s.f.* Formol-gel test. → *Gaté et Papacostas (réaction de).*

FORMULAIRE, *s.m.* Formulary.

FORMULE CELLULAIRE OU **CYTOLOGIQUE.** Cytologic count of a fluid.

FORMULE CHROMOSOMIQUE. Karyotype.

FORMULE LEUCOCYTAIRE. Differential blood count, leukogram, differential white count, haemogram.

FORMULE SANGUINE. Haemogram.

FORNEY ou FORNEY-ROBINSON-PASCOE (syndrome de). Forney-Robinson-Pascoe syndrome.

FORNIX, *s.m.* Fornix.

FORSIUS-ERIKSSON (syndrome de). Forsius-Eriksson syndrome.

FORSSMAN (phénomène de). Forssman's phenomenon.

FÖRSTER (maladies ou syndromes de). 1° Förster's syndrome. – 2° Rigidity in atherosclerosis.

FÖRSTER (opération de). Förster's operation. → *rhizotomie postérieure.*

FÖRSTER-DANDY (opération de). Anterior rhizotomy.

FORSTER KENNEDY (syndrome de). Forster Kennedy's syndrome.

FOSSE, *s.f.* Fossa.

FOSSE OVALE. Oval fossa of heart.

FOTHERGILL (maladie de). Fothergill's neuralgia. → *névralgie faciale.*

FOU, *s.m.* Insane. → *aliéné.*

FOUETTEMENT, *s.m.* Flagellation.

FOULAGE, *s.m.* Crushing.

FOULURE, *s.f.* Sprain.

FOURMILLEMENT, *s.m.* Formication.

FOURNIER (exercice à la). Fournier's test.

FOURNIER (syndrome de). Fournier's disease, Fournier's gangrene.

FOVEA, *s.f.* Fovea.

FOVILLE (syndrome inférieur de). Foville's syndrome. → *Foville (syndrome protubérantiel inférieur de).*

FOVILLE (syndrome protubérantiel inférieur de). Foville's syndrome, hemiplegia abducentofacialis alternans, hemiplegia alternans inferior pontina, inferior protuberance syndrome.

FOWLER (phénomène de). Fowler's phenomenon recruitement.

FOWLER (position de). Fowler's position.

FOX ET FORDYCE (maladie de). Fox-Fordyce disease, apocrine miliaria.

FOYER, *s.m.* Focus.

FOYER DE COMMANDE DU RYTHME CARDIAQUE. Pacemaker, cardiac pacemaker.

FOYERS LACUNAIRES DE DÉSINTÉGRATION CÉRÉBRALE. Cerebral lacunal.

FRACAS, *s.m.* Comminuted, complicated and compound fracture.

FRACCARO (syndrome de). 1. Achondrogenesis. – 2. XXXXY syndrome.

FRACTURE, *s.f.* Fracture.

FRACTURE PAR ARRACHEMENT. Avulsion fracture.

FRACTURE PAR ARRACHEMENT LIGAMENTAIRE. Sprain fracture, strain fracture.

FRACTURE PAR ARRACHEMENT MUSCULAIRE. Stress fracture.

FRACTURE ARTICULAIRE. Articular fracture, intra-articular fracture, joint fracture.

FRACTURE DE BENNETT. Bennett's fracture.

FRACTURE EN BOIS VERT. Greenstick fracture, hickory fracture, incomplete fracture, interperiosteal fracture, willow fracture, bent fracture.

FRACTURE DES BOXEURS. Boxer's fracture.

FRACTURE COMMINUTIVE. Comminuted fracture, splintered fracture.

FRACTURE COMPLIQUÉE. Complicated fracture.

FRACTURE PAR CONTRECOUP. Fracture by contrecoup.

FRACTURE DU CRÂNE AVEC ÉCARTEMENT DES FRAGMENTS. Diastatic skull fracture, diastatic fracture of the skull.

FRACTURE EN DOS DE FOURCHETTE. Silver fork fracture.

FRACTURE DE DUPUYTREN. Dupuytren's fracture.

FRACTURE DE DU VERNEY. Du Verney's fracture.

FRACTURE PAR ÉCLATEMENT. Bursting or tuft fracture.

FRACTURE ENGRÉNÉE. Impacted fracture.

FRACTURE ESQUILLEUSE. Comminuted fracture.

FRACTURE ÉTOILÉE. Stellate fracture.

FRACTURE EXPOSÉE. Open fracture.

FRACTURE DE FATIGUE. Fatigue fracture.

FRACTURE FERMÉE. Closed or simple fracture.

FRACTURE PAR FLEXION. Bending fracture.

FRACTURE DE A. GUÉRIN. Guérin's fracture.

FRACTURE HÉLICOÏDALE. Spiral fracture.

FRACTURE HÉLICOÏDALE DE GOSSELIN. Gosselin's fracture.

FRACTURE INTRACAPSULAIRE. Intracapsular fracture.

FRACTURE PAR IRRADIATION. Indirect fracture.

FRACTURE DE LE FORT. 1° Wagstaffe's fracture. – 2° Le Fort's fracture.

FRACTURE DE MALGAIGNE. Malgaigne's fracture.

FRACTURE DU MAXILLAIRE, HAUTE. Craniofacial disjunction fracture.

FRACTURE DU MAXILLAIRE, MOYENNE. Le Fort's fracture.

FRACTURES MULTIPLES. Multiple fracture, composite fracture.

FRACTURE NON CONSOLIDÉE. Ununited fracture.

FRACTURE OUVERTE. Open fracture, compound fracture.

FRACTURE PATHOLOGIQUE. Pathogical fracture.

FRACTURE DE POUTEAU OU DE POUTEAU-COLLES. Colles's fracture.

FRACTURE PAR PROJECTILE. Gunshot fracture.

FRACTURE DE RHEA BARTON. Barton's fracture.

FRACTURE DE SEGOND. Segond's fracture.

FRACTURE DE SHEPHERD. Shepherd's fracture.

FRACTURE SOUS-CAPITALE (du col du fémur). Subcapital fracture.

FRACTURE SOUS-PÉRIOSTÉE. Intraperiosteal fracture, subperiosteal fracture.

FRACTURE SPIROÏDE. Spiral fracture, torsion fracture.

FRACTURE SPIROÏDE DE GERDY. Gosselin's fracture.

FRACTURE SPONTANÉE. Spontaneous fracture.

FRACTURE SUS-CONDYLIENNE. Supracondylar fracture.

FRACTURE PAR TASSEMENT. Compression fracture.

FRACTURE TRANSCERVICALE. Transcervical fracture.

FRACTURE TRANSCONDYLIENNE. Transcondylar fracture.

FRACTURE TRANSTROCHANTÉRIENNE. Pertrochanteric fracture.

FRACTURE EN V. Gosselin's fracture.

FRACTURE DE WAGSTAFFE. Wagstaffe's fracture.

FRAGILITÉ DES CHEVEUX. Fragilitas crinum.

FRAGILITÉ GLOBULAIRE. Erythrocyte fragility, erythrocytic fragility, fragilitas sanguins, fragility of the blood.

FRAGILITÉ OSSEUSE HÉRÉDITAIRE. Osteogenesis imperfecta, fragilitas ossium hereditaria, hereditary fragility of bone, brittle bones, osteitis fragilitans, myeloplastic malacia.

FRAGILITÉ OSSEUSE HÉRÉDITAIRE CONGÉNITALE. Osteogenesis imperfecta congenita. → *dysplasie périostale.*

FRAGILITÉ OSSEUSE HÉRÉDITAIRE TARDIVE. Osteopsathyrosis. → *ostéopsathyrose.*

FRAGMENT FAB. Fab (abbreviation for Antigen Binding Fragment), Fab fragment.

FRAGMENT FC. Fc (abbreviation for Crystallizable Fragment), Fc fragment.

FRAGMENT FD. Fd, Fd fragment.

FRALEY (syndrome de). Fraley's syndrome.

FRAMBŒSIA, *s.f.* Yaws. → *pian.*

FRAMBŒSIDE, *s.f.*, **FRAMBŒSIME,** *s.m.* Frambesioma.

FRAMYCÉTINE, *s.f.* Framycetin.

FRANCESCHETTI (dystrophie cornéenne de). Franceschetti's dystrophy of the cornea.

FRANCESCHETTI (syndrome de). Franceschetti's syndrome, Franceschetti-Zwahlen syndrome, Franceschetti-Zwahlen-Klein syndrome, Berry's syndrome, Berry-Treacher Collins syndrome, Treacher Collins's syndrome, Zwahlen's syndrome, bilateral facial agenesis, mandibulofacial dysostosis, mandibulofacial syndrome.

FRANCESCHETTI-JADASSOHN (syndrome de). Franceschetti-Jadassohn syndrome. → *dermatose pigmentaire réticulée.*

FRANCISELLA TULARENSIS. *Francisella tularensis, Pasteurella tularensis, Brucella tularensis.*

FRANCIS (maladie de). Francis's disease. → *tularémie.*

FRANÇOIS (syndrome dyscéphalique de). Hallermann-Streiff syndrome, François's syndrome n° 1, oculomandibulofacial syndrome, mandibulooculofacial dyscephaly or syndrome, oculomandibulodyscephaly with hypotrichosis, dyscephalia mandibulooculofacialis, Fremery-Dohna's syndrome, Ullrich and Fremerey-Dohna syndrome.

FRANÇOIS ET DÉTROIT (maladie de). François's syndrome n° 2, dystrophia dermochondrocornealis familiaris, dermochondrocorneal dystrophy of François.

FRANÇOIS ET HAUSTRATE (syndrome de). Otomandibular dysostosis, unilateral mandibulofacial dysostosis, hemifacial microsomia syndrome, unilateral facial agenesis, unilateral intraauterine facial necrosis, François-Haustrate syndrome.

FRANK (signe de). Ear crease sign; (diagonal) ear lobe crease; Frank's sign.

FRANK-STARLING (loi de). Frank-Starling low, Starling's law.

FRANKE (opération de). Franke's operation.

FRÄNKEL (signe de). Fränkel's test.

FRANKLIN (maladie de). Gamma heavy chain disease.

FRANKLINISATION, *s.f.*, **FRANKLINISME,** *s.m.* Franklinization, franklinism.

FRASER (syndrome de). Fraser's syndrome.

FRATRIE, *s.f.* Sibship.

FRAZIER (opération de). Frazier's operation. → *névrotomie rétro-gassérienne.*

FREDERICKSON (classification de). Frederickson's classification.

FREDET (opération de). Fredet-Ramstedt's operation. → *pylorotomie.*

FREEMAN (botte de). Freeman's device.

FREEMAN (plateau de). Freeman's plate.

FREEMAN-SHELDON (syndrome de). Craniocarpotarsal dystrophy or dysplasia, Freeman-Sheldon syndrome, whistling face syndrome, whisting face-windmill vane hand syndrome.

FREE-MARTIN, *s.m.* Freemartin.

FREIBERG (maladie de). Freiberg's disease. → *épiphysite métatarsienne de Köhler.*

FREIN, *s.m.* Frenum.

FRÉMISSEMENT, *s.m.* Fremitus, thrill, vibratile tremor.

FRÉMISSEMENT CATAIRE. Purring thrill, purring tremor.

FRÉMISSEMENT DIASTOLIQUE. Diastolic thrill.

FRÉMISSEMENT HYDATIQUE. Hydatid thrill, hydatid fremitus, echinococcus, fremitus, Rovighi's sign.

FRÉMISSEMENT HYDATIQUE (bruit de). Hydatid resonance, Santini's booming sound.

FRÉMISSEMENT PRÉSYSTOLIQUE. Presystolic thrill.

FRÉMISSEMENT SYSTOLIQUE. Systolic thrill.

FRÉMISSEMENT VIBRATOIRE. Thrill.

FRÉNÉSIE, *s.f.* Frenzy, phrenesis.

FRENKEL (méthode de). Frenkel's method.

FRENKEL (syndrome de). Frenkel's syndrome.

FRÉQUENCE, *s.f.* Frequency.

FRÉQUENCE CARDIAQUE. Heart rate.

FRÉQUENCE DES CAS NOUVEAUX. Incidence.

FRÉQUENCE CRITIQUE DE FUSION. Flicker fusion threshold.

FRÉQUENCE GLOBALE. Prevalence.

FRÉQUENCE RESPIRATOIRE. Respiratory rate.

FRÈRES SIAMOIS. Conjoined twins, Siamese twins.

FREUDIEN, *adj.* Freudian.

FREUND (adjuvant de). Freund's adjuvant.

FREUND (opération de). Freund's operation.

FREY (syndrome de Lucie). Frey's syndrome. → *auriculo-temporal (syndrome de l').*

FREYER (opération de). Freyer's operation, suprapubic prostatectomy.

FRICTION, *s.f.* Friction.

FRIEDEWALD (formule de). Friedwald's formula.

FRIEDLAENDER (bacille de). *Klebsiella pneumoniae.*

FRIEDMAN-BROUHA (réaction de). Friedman's test, Friedman-Lapham test.

FRIEDREICH (maladie de). Friedreich's ataxia or disease or tabes, family ataxia, hereditary ataxia, hereditary spinal ataxia, hereditary tabes.

FRIEDREICH (pied bot de). Friedreich's foot.

FRIEDRICH (opération de). Pleuropneumolysis, Friedrich's operation, Friedrich-Brauer operation.

FRIEDRICH-ERB-ARNOLD (syndrome de). Friedrich-Erb-Arnold syndrome. → *pachydermie plicaturée avec pachypériostose de la face et des extrémités.*

FRIGIDITÉ, *s.f.* Frigidity.

FRIGOTHÉRAPIE, *s.f.* Frigotherapy, crymotherapy.

FRIMODT-MÖLLER (syndrome de). Frimodt-Möller and Barton. → *éosinophilie tropicale.*

FRISCH (bacille de). Frisch's bacillus.

FRISSON, *s.m.* Chill.

FRISSON PÉRIODIQUE. Recurrent chill, ague.

FRITZ (indice de). Fritz's sign.

FRÖHLICH (syndrome de). Babinski-Fröhlich syndrome. → *Babinski-Fröhlich (syndrome de).*

FROID (épreuve au). Cold pressor or pressure test. Hines and Brown test.

FROIDURE, *s.f.* Frigorism, cold injury.

FROIN (syndrome de). Froin's syndrome, loculation syndrome.

FROMAGE (maladie du). Cheese syndrome.

FROMENT (signe de). Froment's sign.

FRONDE, *s.f.* Four-tailed bandage for chin or nose.

FRONT, *s.m.* Forehead.

FRONT EN CARÈNE. Carinate forehead.

FRONT OLYMPIEN. Olympian forehead.

FRONTAL, ALE, *adj.* Frontal.

FRONTOFOCOMÈTRE, *s.m.* Lensometer.

FROTTEMENT, *s.m.* Friction sound or murmur, to and fro sound or murmur, friction rub or fremitus, seesaw murmur, creaking sound or noise, new leather sound, bruit de cuir neuf, bruit de craquement ou de frottement ou de frôlement.

FROTTEMENT PÉRICARDIQUE. Pericardial friction sound, pericardial murmur, pericardial fremitus. Bright's murmur or sound, attrition murmur.

FROTTEMENT PLEURAL. Pleural friction sound, pleural fremitus or rale.

FROTTEMENT PLEURO-PÉRICARDIQUE. Pleuropericardial sound or murmur.

FROTTEMENT-RÂLE. Pleural crackle.

FROTTEURISME, *s.m.* Frotteurism.

FROTTIS, *s.m.* Smear.

FROTTIS DE MOELLE OSSEUSE. Bone-marrow smear.

FROTTIS URÉTRAL. Urethral smear.

FROTTIS VAGINAL. Vaginal smear.

FRUCTOSE, *s.m.* Fructose, levulose.

FRUCTOSE (idiosyncrasie ou **intolérance héréditaire au).** Hereditary fructose intolerance.

FRUCTOSÉMIE, *s.f.* Fructosaemia, levulosaemia.

FRUCTOSÉMIE CONGÉNITALE. Hereditary fructosa.

FRUCTOSURIE, *s.f.* Fructosuria, levulosuria.

FRUCTOSURIE ESSENTIELLE OU **HÉRÉDITAIRE BÉNIGNE.** Essential fructosuria.

FRUGONI (syndrome de). Frugoni's syndrome.

FRUITIÈRES (maladie des). Leptospiral meningitis. → *pseudo-typho-méningite des porchers.*

FRYNS (syndrome de). Fryns's syndrome.

FSA. Fsa.

FSH. FSH. → *gonadostimuline A.*

FSH-RF ou **RH** (initiales de: « folliculin stimulating hormone-releasing factor or hormone »). FSH-RF. → *facteur déclenchant la sécrétion de la folliculostimuline.*

FTA-ABS. TEST. Fluorescent treponemal antibody absorption test, FTA-ABS test.

FUCHS (dystrophie de). Fuchs's dystrophy or syndrome, dystrophia epithelialis cornease, Fuchs-Kraupa syndrome, Kraupa's syndrome, endothelial-epithelial corneal dystrophy.

FUCHS (syndrome de). 1° Heterochromic cyclitis of Fuchs, Fuchs's heterochromia. – 2° Barré-Liéou syndrome. → *sympathique cervical postérieur (syndrome),* – 3° Fuchs's syndrome. → *muco-cutanéo-oculaire (syndrome).* – 4° Fuchs's dystrophy. → *Fuchs (dystrophie de).*

FUCHS (tache de). Fuchs's spot.

FUCHSINE, *s.f.* Fuchsine.

FUCOSIDOSE, *s.f.* Fucosidosis.

FUGUE, *s.f.* Fugue, wandering impulsion, poriomania.

FUITE AORTIQUE (syndrome de). Aortic regurgitation syndrome.

FUITE CAPILLAIRE IDIOPATHIQUE (syndrome de). Clarkson's syndrome.

FUKALA (opération de). Fukala's operation.

FUKUHARA (syndrome de). MERRF syndrome.

FUKUYAMA (dystrophie musculaire progressive congénitale type). Fukayama type congenital muscular dystrophy.

FULGURANT, ANTE, *adj.* Fulgurant, fulgurating.

FULGURATION, *s.f.* 1° (par la foudre) Lightning stroke. – 2° (thérapeutique) Fulguration, etincelage.

FULGURATION ENDOCAVITAIRE DU FAISCEAU DE KENT. Non-surgical Kent's bundle ablation.

FULIGINEUX, EUSE, *adj.* Fuliginous.

FULIGINOSITÉ, *s.f.* Sordes.

FUMIGATION, *s.f.* Fumigation.

FUNDOPLICATION, *s.f.* Fundoplication.

FUNDOPLICATURE, *s.f.* Fundoplication.

FUNDUS ALBIPUNCTATUS. Fundus albipunctatus, Lauber's disease.

FUNDUS FLAVIMACULATUS. Fundus flavimaculatus.

FUNDUSECTOMIE, *s.f.* Fundusectomy.

FUNDUS DE L'ESTOMAC. Fundus of stomach.

FUNDUS OCULI. Eyeground.

FUNÉRARIUM, *s.m.* Funerarium.

FUNICULAIRE, *adj.* Funicular.

FUNICULALGIE, *s.f.* Funiculalgia.

FUNICULITE, *s.f.* Funiculitis.

FUNICULITE ENDÉMIQUE. Endemic funiculitis.

FUNICULITE SPERMATIQUE. Funiculitis, corditis.

FUNICULITE VERTÉBRALE. Funiculitis.

FÜRBRINGER (signe de). Fürbringer's sign.

FURFUR, *s.m.* Furfur (*pl.* furfures).

FURFURACÉ, CÉE, *adj.* Furfuraceous.

FURONCLE, *s.m.* Boil, furuncle, furunculus.

FURONCLE ABORTIF. Blind boil.

FURONCLE DU CONDUIT AUDITIF. Furuncular otitis.

FURONCULOSE, *s.f.* Furunculosis.

FUSARIOSE, *s.f.* Fusariosis.

FUSEAU MITOTIQUE. Mitotic spindle.

FUSION, *s.f.* Fusion.

FUSION (complexe ou onde de). Fusion beat or complex.

FUSOBACTERIUM NECROPHORUM. *Fusobacterium necrophorum, Sphaerophorus necrophorus, Sphaerophorus funduliformis, Bacillus funduliformis, Bacteroides funduliformis, Actinomyces necrophorus.*

FUSOCELLULAIRE, *adj.* Fusocellular.

FUSO-SPIROCHÉTOSE, *s.f.* Fusospirochetosis.

G

G. Symbol for giga.

$\hat{G}$ ou $\vec{G}$. $\hat{G}$, ventricular gradient.

G. Symbol for gramme.

G (corps) DE REICHSTEIN. Adrenosterone. → *adrénostérone.*

G (syndrome). G syndrome.

GABA, *s.f.* GABA. Abbreviation for gamma – amino – butyric acid.

GABON (ulcère du). Gabon ulcer. → *ulcère phagédénique des pays chauds.*

GADOLINIUM, *s.m.* Gadolinium.

GAFSA (bouton de). Gafsa boil. → *bouton d'Orient.*

GAINE, *s.f.* Sheath.

GAINE DU GRAND OBLIQUE (syndrome de la). Brown's syndrome. → *Brown (syndrome de H.W).*

GAINE SYNOVIALE. Synovial sheath.

GAISBÖCK (maladie de). Polycythaemia hypertonica, Gaisböck's disease, hypertonia polycythaemica, stress polycythaemia, stress erythrocytosis.

GAL. ALG, antilymphocyte globulin.

GALACTAGOGUE, *adj.* Galactagogue, galactogogue.

GALACTOCÈLE, *s.f.* Galactocele, lactocele, lacteal cyst, milk cyst.

GALACTOGÈNE, *s.m.* Lactogen, *s.* – *adj.* Lactogenic, galactogenous.

GALACTOGENÈSE, *s.f.* Galactopoiesis.

GALACTOMÈTRE, *s.m.* Galactometer.

GALACTOPEXIE, *s.f.* Galactopexy.

GALACTOPHORE, *adj.* Galactophore.

GALACTOPHORITE, *s.f.* Galactophoritis.

GALACTOPHOROMASTITE, *s.f.* Galactophoritis with mastitis.

GALACTOPOÏÈSE, *s.f.* Galactopoiesis.

GALACTORRHÉE, *s.f.* Galactorrhea, galactorrhoea.

GALACTOSE, *s.m.* Galactose.

GALACTOSE (maladie du). Congenital galactosaemia. → *galactosémie congénitale.*

GALACTOSÉMIE, *s.f.* Galactosaemia.

GALACTOSÉMIE CONGÉNITALE. Congenital galactosaemia, galactose diabetes, familial galactosuria, galactose intolerance.

GALACTOSÉMIE DU NOURRISSON. Congenital galactosaemia. → *galactosémie congénitale.*

GALACTOSURIE, *s.f.* Galactosuria.

GALACTOSURIE FRACTIONNÉE (épreuve de la). Galactose tolerance test. → *galactosurique provoquée (épreuve de la concentration).*

GALACTOSURIE DU NOURRISSON. Congenital galactosaemia. → *galactosémie congénitale.*

GALACTOSURIQUE PROVOQUÉE (épreuve de la concentration). Galactose tolerance test, Bauer's test.

GALACTURIE, *s.f.* Galacturia.

GALASSI (réflexe de). Westphal's pupillary reflex, Westphal-Plitz reflex, Gifford's or Gifford-Galassi reflex.

GALE, *s.f.* Scabies, itch, seven year itch, psora, Saint Main's itch.

GALE DES ANIMAUX. Mange.

GALE BÉDOUINE. Bedouin itch. → *lichen tropicus.*

GALE DU CIMENT. Bricklayers' itch.

GALE DU COPRAH. Copra itch.

GALE DES ÉPICIERS. Grocers' itch.

GALE FILARIENNE. Filarial itch, dermatitis nodosa, craw-craw, coast erysipelas.

GALE NORVÉGIENNE. Scabies curstosa, Boeck's scabies, Norwegian itch or scabies, Norway itch, Moeller's itch or scabies.

GALÉA, *s.f.* Galea.

GALÉA APONÉVROTIQUE. Galea aponevrotica.

GALÉANTHROPIE, *s.f.* Galeanthropy.

GALEAZZI (fracture de). Galeazzi's fracture.

GALÉNIQUE, *adj.* Galenic.

GALÉNIQUES (remèdes). Galenicals, galenics.

GALÉNISME, *s.m.* Galenism, galenic medicine.

GALLI-MAÏNINI (réaction de). Galli-Maïnini's test.

GALLINACÉ (démarche de). Spastic gait.

GALLOWAY (syndrome de). Galloway's syndrome.

GALOP (bruit ou rythme de). Gallop rhythm.

GALOP AURICULAIRE (bruit de). Atrial gallop. → *galop présystolique (bruit de).*

GALOP AURICULO-VENTRICULAIRE (bruit de). Summation gallop. → *galop mésodiastolique (bruit de).*

GALOP MÉSODIASTOLIQUE (bruit de galop). Mesodiastolic gallop rhythm, summation gallop.

GALOP POST-SYSTOLIQUE (bruit de). Pericardial mesosystolic sound.

GALOP PRÉSYSTOLIQUE (bruit de). Presystolic gallop rhythm, atrial gallop.

GALOP PROTODIASTOLIQUE (bruit de). Protodiastolic gallop rhythm, ventricular gallop, S_3 gallop, filling gallop.

GALOP DE SOMMATION (bruit de). Summation gallop. → *galop mésodiastolique (bruit de).*

GALOP VENTRICULAIRE (bruit de). Ventricular gallop. → *galop protodiastolique (bruit de).*

GALTON (sifflet de). Galton's whistle.

GALVANIQUE, *adj.* Galvanic.

GALVANIQUE (épreuve). Voltaic test.

GALVANISATION, *s.f.* Galvanization.

GALVANISME, *s.m.* Galvanism.

GALVANOCAUTÈRE, *s.m.* Galvanocautery.

GALVANO-CAUTÉRISATION, *s.f.* Electric cautery, galvanic cautery, galvanocautery, electrocautery.

GALVANO-FARADISATION, *s.f.* Galvanofaradization.

GALVANOPUNCTURE, *s.f.* Galvanopuncture, electropuncture, electropuncturation.

GALVANOTHÉRAPIE, *s.f.* Galvanotherapy.

GALVANOTONIQUE (réaction) OU GALVANOTONUS, *s.m.* Galvanotonus.

GALVANOTROPISME, *s.m.* Galvanotropism.

GAMÈTE, *s.m.* Gamete.

GAMÉTICIDE, *adj.* Gametocide.

GAMÉTOCYTE, *s.m.* Gamont, gametocyte.

GAMMA A GLOBULINE, *s.f.* Immunoglobulin A.

GAMMA-AMINO-BUTYRIQUE (acide). Gamma-aminobutyric acid, GABA.

GAMMA-ANGIOCARDIOGRAPHIE, *s.f.* Radioisotope angiocardiography.

GAMMA-ANGIO-ENCÉPHALOGRAPHIE, *s.f.* Radioisotope cerebral angiography.

GAMMA-ANGIOGRAPHIE, *s.f.* Radioisotope angiography, radionuclide angiography.

GAMMA-CARDIOGRAMME, *s.m.* Radiocardiogram.

GAMMA-CARDIOGRAPHIE, *s.f.* Radiocardiography.

GAMMA-CINÉ-ANGIOCARDIOGRAPHIE, *s.f.* Radioisotope cineangiocardiography.

GAMMA-CINÉ-ANGIOGRAPHIE, *s.f.* Radioisotope cineangiography.

GAMMACISME, *s.m.* Gammacism.

GAMMA D GLOBULINE, *s.f.* Immunoglobulin D.

GAMMA E GLOBULINE, *s.f.* Immunoglobulin E.

GAMMA-ENCÉPHALOGRAPHIE, *s.f.* Gammagraphy of the brain.

GAMMA-FŒTOPROTÉINE, *s.f.* Gammafetoprotein.

GAMMA G GLOBULINE, *s.f.*, **γ-GLOBULINE,** *s.f.* Immunoglobulin G.

GAMMAGLOBULINE, *s.f.* Gamma globulin.

GAMMAGLOBULINE ANTI D OU ANTI-Rh Rho (or D) immuno-human globulin, Rh (D antigen) immune globuline.

GAMMAGLOBULINO-PROPHYLAXIE, *s.f.* Prophylactic therapy by the gammoglobulin.

GAMMA-GLUTAMYL-TRANSPEPTIDASE, *s.f.*, OU **GAMMA GT γ OU γ GT.** Gammaglutamyltranspeptidase, γ GT.

GAMMAGRAPHIE, *s.f.* Gammagraphy.

GAMMAGRAPHIE CARDIAQUE. Radiocardiography.

GAMMAGRAPHIE CÉRÉBRALE. Gammagraphy of the brain.

GAMMAGRAPHIE HÉPATIQUE. Radioisotope scanning of the liver.

GAMMAGRAPHIE RÉNALE. Radioisotope scanning of the kidney.

GAMMAHERPESVIRINÆ, *s.f. pl.* Gammaherpesvirinae.

GAMMA GT. Gammaglutamyltranspeptidase.

GAMMA M GLOBULINE, *s.f.* Immunoglobulin M.

GAMMAPATHIE, *s.f.* Gammopathy, gammapathy, gammaglobulinopathy.

GAMMAPATHIE BICLONALE. Biclonal gammapathy.

GAMMAPATHIE MONOCLONALE BÉNIGNE. Benign monoclonal gammapathy, benign essential monoclonal hyperglobulinaemia or gammapathy.

GAMMAPATHIE POLYCLONALE. Polyclonal gammapathy.

GAMMA-PHLÉBOGRAPHIE. Gammavenography.

GAMMATHÉRAPIE, *s.f.* Therapeutic use of gamma rays.

GAMMEL (syndrome de). Erythema gyratum repens.

GAMOMANIE, *s.f.* Gamomania.

GAMONE, *s.f.* Gamone, chemotactic sexual hormone.

GAMONTE, *s.m.* Gamont, gametocyte.

GAMOPHOBIE, *s.f.* Gamophobia.

GAMPSODACTYLIE, *s.f.* Gampsodactylia.

GAMSTORP (adynamie épisodique héréditaire de ou **maladie de I.).** Gamstorp's disease. → *adynamie épisodique héréditaire d'Ingrid Gamstorp.*

GANCICLOVIR, *s.m.* Ganciclovir.

GANDY (infantilisme type). Tardy infantilism.

GANDY-GAMNA (maladie de). Gandy-Gamna disease.

GANDY-GAMNA (nodule de). Gandy-Gamna nodule.

GANGLIECTOMIE, *s.f.* Gangliectomy.

GANLIOGLIOME, GANGLIOGLIONEUROME, GANGLIOME, *s.m.* Ganglioneuroma. → *ganglioneurome.*

GANGLION, *s.m.* 1° (nerveux) Ganglion. – 2° (lymphatique) Lymphatic node.

GANGLION CILIAIRE. Ciliary ganglion.

GANGLION GÉNICULÉ (névralgie du). Geniculate neuralgia. → *névralgie du ganglion géniculé.*

GANGLION SPHÉNOPALATIN (névralgie ou **syndrome du).** Sluder's syndrome. → *Sluder (syndrome de).*

GANGLION SYNOVIAL. Synovial cyst. → *kyste synovial.*

GANGLIONEUROBLASTOME, *s.m.* Ganglioneuroblastoma.

GANGLIONEUROME, *s.m.* Ganglioneuroma, ganglionar neuroma, ganglionated neuroma, ganglionic neuroma, neuroma gangliocellulare, gangliocytoneuroma, ganglioma, neuroglioma, neurofibroma ganglionare, neuroganglioma, sympathicocytoma, gangliocytoma, ganglioglioma, glioneuroma, neuroastrocytoma.

GANGLIONITE, *s.f.* Ganglionitis, ganglitis.

GANGLIONNAIRE, *adj.* Ganglionic.

GANGLIOPLÉGIQUE, *adj.* Ganglioblocking.

GANGLIOSIDOSE, *s.f.* Gangliosidosis, ganglioside lipidosis.

GANGLIOSIDOSE GÉNÉRALISÉE. Generalized gangliosidosis, familial neurovisceral lipidosis, GM_1 gangliosidosis, Landing-Norman disease, Caffey's pseudo-Hurler's syndrome.

GANGLIOSIDOSE À GM_2 TYPE$_1$. Tay-Sachs disease. → *Tay-Sachs (maladie de).*

GANGLIOSIDOSE À GM_2 TYPE$_2$. Sandhoff's disease.

GANGOLPHE (signe de). Gangolphe's sign.

GANGOSA, *s.f.* Gangosa.

GANGRÈNE, *s.f.* Gangrene, necrotic inflammation.

GANGRÈNE BLANCHE. White gangrene.

GANGRÈNE CURABLE DU POUMON. Benign bronchial gangrene.

GANGRÈNE DIABÉTIQUE. Diabetic gangrene, glycaemic gangrene, glykaemic gangrene.

GANGRÈNE DUE À L'ERGOT DU SEIGLE. Necrosis ustilaginea.

GANGRÈNE DES EXTRÉMITÉS BRONCHIQUES DILATÉES. Briquet's gangrene.

GANGRÈNE FOUDROYANTE. Gas gangrene. → *gangrène gazeuse.*

GANGRÈNE GAZEUSE. Gas gangrene, gaseous gangrene, mephitic gangrene, emphysematous gangrene, acute spreading gangrene, fulminating gangrene, malignant oedema, Pirogoff's oedema, false emphysema, gangrenous emphysema, progressive emphysematous necrosis, emphysematous phlegmon, bronze phlegmon, gas phlegmon, gangrene erysipelas.

GANGRÈNE HUMIDE. Moist gangrene or necrosis, humid gangrene, wet gangrene, septic necrosis.

GANGRÈNE INFLAMMATOIRE. Hot gangrene, inflammatory gangrene.

GANGRÈNE NOSOCOMIALE. Hospital gangrene. → *pourriture d'hôpital.*

GANGRÈNE EN PLAQUES SUPERFICIELLES. Necrotic angiodermatitis.

GANGRÈNE PULMONAIRE. Gangrene of the lung, gangrenous pneumonia.

GANGRÈNE SÈCHE. Dry gangrene, dry necrosis, mummufication necrosis.

GANGRÈNE SÉNILE. Senile gangrene, Pott's gangrene.

GANGRÈNE SYMÉTRIQUE. Symmetric or symmetrical gangrene.

GANGRÈNE SYMÉTRIQUE DES EXTRÉMITÉS. Raynaud's disease. → *Raynaud (maladie de).*

GANGRÈNE SYMÉTRIQUE FAMILIALE AVEC ARTHROPATHIES. Ulceromutilating acropathia. → *acropathie ulcéromutilante.*

GANGRÈNE PAR THROMBOSE ARTÉRIELLE. Thrombotic gangrene.

GANSER (syndrome de). Ganser's syndrome, Ganser's symptom, acute hallucinatory mania, nonsense syndrome.

GÄNSSLEN (syndrome de). Gänsslen's syndrome.

GAPO (syndrome). GAPO syndrome (Growth retardation, Alopecia, Pseudo-anodontia, progressive Optic atrophy).

GARCIN (syndrome de). Garcin's syndrome, Garcin-Guillain syndrome, Bertolotti-Garcin syndrome, Schmincke's tumour-unilateral cranial paralysis syndrome, half-base syndrome, hemipolyneuropathy cranial paralysis syndrome, unilateral global involvement of cranial nerve, unilateral palsy of all the cranial nerves.

GARDNER ET DIAMOND (maladie de). Gardner-Diamond syndrome.

GARDNER ou **GARDNER ET RICHARDS (maladie de).** Gardner's syndrome, Gardner-Bosch syndrome, hereditary adenomatosis, hereditary polyposis and osteomatosis.

GARDNERELLA VAGINALIS. *Gardnerella vaginalis.*

GARGARISME, *s.m.* 1° (action de se gargariser) Gargarism. – 2° (médicament) Gargle.

GARGOUILLEMENT, *s.m.* Gurgle, gurgling.

GARGOUILLEMENT DE L'INTESTIN. Rumble, rumbling.

GARGOYLISME, *s.m.* Hurler's disease. → *Hurler (maladie, polydystrophie* ou syndrome de).

GARIN-BUJADOUX (syndrome de). Bannwarth's syndrome.

GARLAND (angle de). Garland's triangle.

GARROD (épreuve du fil de). Garrod's test for uric acid in the blood.

GARROT, *s.m.* Garrot.

GÄRTNER (bacille de). *Salmonella enteritidis.*

GASP, *s.m.* Gasp.

GASSER (ganglion de). Trigeminal ganglion.

GASSER (syndrome de). Gasser's syndrome. → *néphroanémiques (syndromes).*

GASSÉRECTOMIE, *s.f.* Gasserectomy.

GASTRALGIE, *s.f.* Gastralgia, gastrodynia.

GASTRECTASIE, *s.f.* Gastrectasia. → *dilatation de l'estomac.*

GASTRECTOMIE, *s.f.* Gastrectomy.

GASTRECTOMIE PARTIELLE. Partial gastrectomy, subtotal gastrectomy.

GASTRECTOMIE TOTALE. Total gastrectomy.

GASTRIDE, GASTRIE, *s.f.* Allergic gastritis.

GASTRINE, *s.f.* Gastrin.

GASTRINÉMIE, *s.f.* Gastrinaemia.

GASTRINOME, *s.m.* Gastrinoma, carcinoid islet tumour.

GASTRINOSE, *s.f.* Gastrinosis.

GASTRIQUE, *adj.* Gastric, stomachal, stomachic.

GASTRITE, *s.f.* Gastritis.

GASTRITE HYPERPEPTIQUE. Hyperpepsia.

GASTRITE HYPERTROPHIQUE. Hypertrophic gastritis.

GASTRITE HYPERTROPHIQUE GÉANTE. Ménétrier's disease. → *polyadénome gastrique diffus.*

GASTRITE PHLEGMONEUSE. Phegmonous gastritis.

GASTROBIOPSIE, *s.f.* Gastric biopsy.

GASTROCÈLE, *s.f.* Gastrocele.

GASTROCHRONORRHÉE, GASTROHYPERCHRONORRHÉE, *s.f.* Gastrosuccorrhoea. → *gastrosucorrhée.*

GASTROCOLITE, *s.f.* Gastrocolitis.

GASTROCOLOPTOSE, *s.f.* Gastrocoloptosis.

GASTRODIAPHANIE, GASTRODIAPHANOSCOPIE, *s.f.* Gastrodiaphany, gastrodiaphanoscopy.

GASTRO-DUODÉNECTOMIE, *s.f.* Gastroduodenectomy, duodenogastrectomy.

GASTRODUODÉNITE, *s.f.* Gastroduodenitis.

GASTRODUODÉNOSTOMIE, *s.f.* Gastroduodenostomy.

GASTRODYNIE, *s.f.* Gastralgia.

GASTRO-ÉLYTROTOMIE, *s.f.* Laparocolpotomy. → *laparoélytrotomie.*

GASTRO-ENTÉRITE, *s.f.* Gastroenteritis.

GASTRO-ENTÉRITE INFECTIEUSE AIGUË. Acute infectious gastroenteritis, polytropous enteronitis, Spencer's disease.

GASTRO-ENTÉRO-ANASTOMOSE, *s.f.* Gastroenteroanastomosis.

GASTRO-ENTÉROLOGIE, *s.f.* Gastroenterology.

GASTRO-ENTÉROSTOMIE, *s.f.* Gastroenterostomy.

GASTRO-GASTROSTOMIE, *s.f.* Gastrogastrostomy.

GASTROFIBROSCOPE, *s.m.* Gastrofibroscope, fibrogastroscope.

GASTROFIBROSCOPIE, *s.f.* Gastrofibroscopy, fibrogastroscopy.

GASTRO-HYSTÉROPEXIE, *s.f.* Abdominal hysteropexy. → *hystéropexie abdominale.*

GASTRO-HYSTÉRORRAPHIE, *s.f.* Abdominal hysteropexy. → *hystéropexie abdominale.*

GASTRO-HYSTÉROSYNAPHIE, *s.f.* Abdominal hysteropexy. → *hystéropexie abdominale.*

GASTRO-HYSTÉROTOMIE, *s.f.* Cesarean operation. → *césarienne (opération).*

GASTRO-ILÉOSTOMIE, *s.f.* Gastroileostomy.

GASTRO-INTESTINAL, ALE, *adj.* Gastrointestinal.

GASTRO-JÉJUNOSTOMIE, *s.f.* Gastrojejunostomy.

GASTROLYSE, GASTROLYSIS, *s.f.* Gastrolysis.

GASTROMÈLE, *s.m.* Gastromelus.

GASTROMYXORRHÉE, *s.f.* Gastromyxorrhoea, gastrosuccorrhoea mucosa.

GASTRO-ŒSOPHAGECTOMIE, *s.f.* Gastro-oesophagectomy.

GASTROPARÉSIE, *s.f.* Gastroparesis.

GASTROPATHIE, *s.f.* Gastropathy.

GASTROPEXIE, *s.f.* Gastropexy.

GASTROPHOTOGRAPHIE, *s.f.* Gastrophotography.

GASTROPLASTIE, *s.f.* Gastroplasty.

GASTROPLÉGIE, *s.f.* Gastroplegia.

GASTROPLICATION, *s.f.* Gastroplication, gastrorrhaphy, gastroptyxis, gastroptyxys, stomach reefing.

GASTROPTOSE, *s.f.* Gastroptosis, gastroptosia, gastrokateixia.

GASTRO-PYLORECTOMIE, *s.f.* Gastropylorectomy, pyloro-gastrectomy.

GASTROPYLOROSPASME, *s.m.* Pyloric spasm of the newborn.

GASTRORRAGIE, *s.f.* Gastrorrhagia.

GASTRORRAPHIE, *s.f.* Gastrorrhaphy. → *gastroplication.*

GASTRORRHÉE, *s.f.* Gastrorrhoea.

GASTROSCOPIE, *s.f.* Gastroscopy.

GASTROSPASME, *s.m.* Gastrospasm.

GASTROSTOMIE, *s.f.* Gastrostomy.

GASTROSUCCORRHÉE, *s.f.* Reichmann's disease, gastrosuccorrhoea, gastrorrhoea continua chronica, gastrochronorrhoea.

GASTROSUCCORRHÉE MUQUEUSE. Gastromyxorrhoea.

GASTROTOMIE, *s.f.* Gastrotomy.

GASTROTONOMÉTRIE, *s.f.* Gastrotonometry.

GASTROVOLUMÉTRIE, *s.f.* Gastrovolumetry.

GASTROXIE, GASTROXYNSIS, *s.f.* Gastroxia, gastroxynsis, Rossbach's disease, hyperacid vomiting.

GASTRULA, *s.f.* Gastrula.

GASTRULATION, *s.f.* Gastrulation.

GATÉ ET PAPACOSTAS (réaction de). Formol-gel test, formalin test, formaldehyde test, Gaté and Papacostas test.

GATELLIER (opération de). Sus-sternal mediastinotomy.

GÂTEUX, EUSE, *adj.* Suffering from gatism.

GÂTISME, *s.m.* Gatism.

GAUCHER, ÈRE, *adj.* Left-handed.

GAUCHER (maladie de). Gaucher's disease, Gaucher's splenomegaly, familial splenic anaemia, cerebroside lipoidosis, cerebroside lipoidosis or lipoidosis, cerebrosidosis, kerasin thesaurismosis, Gaucher-Schlagenhaufer syndrome.

GAUSS, *s.m.* Gauss.

GAVEURS DE PIGEONS (maladie des). Pulmonary aspergillosis.

GAYET-WERNICKE (encéphalopathie ou **maladie de).** Wernicke's encephalitis or disease or syndrome, polio-encephalitis acuta haemorrhagica, polioencephalitis haemorrhagica superior, superior haemorrhagic polioencephalitis, Gayet's disease, Wernicke's encephalopathy, encephalitis haemorrhagica superior, Gayet-Wernicke disease, pseudoencephalitis haemorrhagic superior.

GAZ CARBONIQUE (capacité du sang en). Plasma carbon dioxide combining power, CO_2 combining power.

GAZ CARBONIQUE (concentration, contenance ou **teneur du sang en).** Plasma carbon dioxide content.

GAZ CARBONIQUE (pression partielle en). Partial pressure in carbon dioxide, partial CO_2 tension, pCO_2.

GAZ CARBONIQUE ÉLIMINÉ (débit du) (VCO_2). Carbon dioxide elimination (VCO_2) : et → *QCO_2*.

GB IIb/IIIa. GB IIb/IIIa.

GB (virus). GB virus.

GAZOMÉTRIE, *s.f.* Gasometry.

GD. Abbreviation for : disialo-ganglioside.

GDP. GDP, guanosine diphosphate.

GÉANTISME, *s.m.* Gigantism.

GEE (maladie de). Coeliac disease, Gee's disease, Gee-Herter disease, Gee-Herter-Heubner disease, Gee-Taysen disease, Herter-Heubner disease, Herter's disease or infantilism coeliac infantilism, intestinal infantilism, toxaemic infantilism, morbus coeliacus, coeliac disease or syndrome, diarrhoea chylosa or alba, white diarrhoea, white flux, non tropical sprue, gluten-induced enteropathy.

GEIGER-MÜLLER (compteur de). Geiger's counter, Geiger-Müller counter.

GEL, *s.m.* Gel.

GÉLATINEUSE DU PÉRITOINE (maladie). Gelatinous ascites. → *péritoine (maladie gélatineuse du).*

GÉLATINISATION, *s.f.* Gelatification.

GÉLIFICATION, *s.f.* Gelation.

GÉLINEAU (maladie de). Gélineau's or Gélineau-Redlich syndrome (or disease).

GELL ET COOMBS (classification de). Gell and Coombs classification.

GELLÉ (épreuve de). Gellé's test.

GÉLOSE, *s.f.* Gelose.

GELSOLINE, *s.f.* Gelsoline.

GÉLULE, *s.f.* Capsule.

GELURE, *s.f.* Frostbite, frost gangrene.

GÉLY (surjet ou **suture de).** Gély's suture.

GÉMELLAIRE, *adj.* Gemellary.

GÉMELLIPARE, *adj.* Gemellipara.

GÉMINÉ, NÉE, *adj.* Germinate, germinous.

GEMMATION (reproduction par). Gemmation.

GEMMIPARITÉ, *s.f.* Gemmation.

GENCIVE, *s.f.* Gingiva, gum.

... GÈNE, *suffixe.* – gene.

GÈNE, *s.m.* Gene.

GÈNE ALLÉLOMORPHIQUE. Allelic gene. → *allèle.*

GÈNE AUTOSOMIQUE. Autosomal gene.

GÈNE CANDIDAT. Candidate gene.

GÈNE DOMINANT. Dominant gene.

GÈNE HFE. HFE gene.

GÈNE HISTOCOMPATIBILITÉ. Histocompatibility gene.

GÈNE HLA. HLA gene.

GÈNE HOMÉOTIQUE. Homoeotic gene.

GÈNE I_r. I_r gene.

GÈNE LÉTAL OU LÉTHAL. Lethal gene, lethal factor.

GÈNE MUTANT. Mutant gene.

GÈNE OPÉRATEUR. Operator gene, operator.

GÈNE PORTÉ PAR UN CHROMOSOME SEXUEL. Sex-linked gene. – *porté par le chromosome Y.* Y-linked gene, holandric gene. – *porté par le chromosome X.* X-linked gene.

GÈNE RÉCESSIF. Recessive gene.

GÈNE RÉGULATEUR. Regulator gene, control gene.

GÈNE DE RÉPONSE IMMUNITAIRE. I_r gene.

GÈNE Se. Se gene, secretor.

GÈNE SEMI-LÉTHAL. Semilethal (or sublethal) gene or factor.

GÈNE DE STRUCTURE. Structural gene.

GÈNE SUICIDE. Suicide gene.

GENÉE-WIEDEMANN (syndrome de). Genée-Wiedemann syndrome.

GÉNÉRALISTE, *s.m.* ou *f.* General practitioner.

GÉNÉRATION, *s.f.* Generation.

GÉNÉRATION ALTERNANTE. Alternation of generation, alternate generation digenesis.

GÉNÉRATION ASEXUÉE. Asexual generation, non sexual generation, direct generation, monogenesis.

GÉNÉRATION DIRECTE. Direct generation, monogenesis.

GÉNÉRATION PREMIÈRE. First filial generation.

GÉNÉRATION (seconde). Second filial generation.

GÉNÉRATION SEXUÉE. Sexual generation.

GÉNÉRATION SPONTANÉE. Abiogenesis. → *Abiogenèse.*

GÉNÉRIQUE, *adj.* Generic.

GENÈSE, *s.f.* Genesis.

... GENÈSE, *suffixe.* Genesis.

GÉNÉTIQUE. 1° *adj.* Genetic. – 2° *s.f.* Genetics.

GÉNÉTIQUE BIOCHIMIQUE. Biochemical genetics.

GÉNÉTIQUE (conseil). Genetic counseling.

GÉNÉTIQUE INVERSE. Reverse genetics.

GÉNÉTIQUE MOLÉCULAIRE. Molecular genetics.

GÉNICULÉ, ÉE, *adj.* Geniculate.

GÉNIE GÉNÉTIQUE. Genetic engineering.

GÉNIEN, IENNE, *adj.* Genial.

GÉNIOPLASTIE, *s.f.* Genioplasty.

GÉNIQUE, *adj.* Genic.

GÉNITOGRAPHIE, *s.f.* Genitography.

GÉNITO-SURRÉNAL (syndrome). Adrenogenital syndrome, hyperinterrenalism, suprarenal genital syndrome, genitosurenal syndrome, suprarenal pseudohermaphroditism-virilism-hirsutism syndrome, Apert-Gallais syndrome, Cooke-Apert-Gallais syndrome, Apert's hirsutism.

GENNES (classification de J.-L. de) (pour les hyperlipidémies). J.-L. de Gennes's classification.

GÉNODERMATOLOGIE, *s.f.* Genodermatology.

GÉNODERMATOSE, *s.f.* Genodermatosis.

GÉNODERMATOSE EN COCARDES. Degos's disease.

GÉNODERMATOSE SCLÉROSE-ATROPHIANTE ET KÉRATODERMIQUE DES EXTRÉMITÉS. Genodermatosis with scleroatrophy and keratosis of the extremities.

GÉNODYSPLASIE, *s.f.* Hereditary dysplasia.

GÉNODYSTROPHIE, *s.f.* Hereditary dystrophy.

GÉNO-ECTODERMOSE, *s.f.* Genoneurodermatosis.

GÉNOME, *s.m.* Genome.

GÉNOMIQUE, *s.f.* Genomics.

GÉNO-NEURO-DERMATOSE, *s.f.* Genoneurodermatosis.

GÉNOPATHIE, *s.f.* Genetic disease.

GÉNOPLASTIE, *s.f.* Genoplasty.

GÉNOTHÉRAPIE, *s.f.* Genotherapy.

GÉNOTOXIQUE, *adj.* Genotoxic.

GÉNOTYPE, *s.m.* Genotype.

GÉNOTYPIQUE, *adj.* Genotypic.

GENOU, *s.m.* Knee.

GENOU ANGULAIRE COMPLEXE. Volkmann's subluxation.

GENOU BLOQUÉ. Locked knee.

GENOU CAGNEUX. Genu valgum.

GENOU À RESSORT. Snapping knee.

GENOUILLÈRE, *s.f.* Knee support, kneecap.

GENRE, *s.m.* Genus.

GENSOUL (maladie de). Gensoul's disease. → *angine de Ludwig.*

GENTAMYCINE, *s.f.* Gentamycin.

GENU-CUBITAL, ALE, *adj.* Genucubital.

GENU-PECTORAL, ALE, *adj.* Genupectoral.

GENU RECURVATUM. Genu recurvatum, back knee.

GENU VALGUM. Genu valgum, genu introrsum, in knee, knock-knee, baker-leg.

GENU VARUM. Genu varum, genu extrorsum, out knee, bow leg, bandy leg.

GÉOCANCÉROLOGIE, *s.f.* Geocarcinology, geooncology.

GÉOCARCINOLOGIE, *s.f.* Geocarcinology.

GÉODE, *s.f.* Geode.

GÉOPHAGIE, *s.f.*, **GÉOPHAGISME,** *s.m.* Geophagia, geophagism, geophagy, African cachexia, Negro cachexia.

GÉOTAXIE, *s.f.*, **GÉOTACTIQUES (propriétés), GÉOTACTISME,** *s.m.* Geotaxis, geotropism.

GÉOTRICHOSE, *s.f.* Geotrichosis.

GÉOTROPISME, *s.m.* Geotropism.

GÉRARD-MARCHANT (zone décollable de). Zone of the extradural haemorrhage.

GERÇURE, *s.f.* Chap, crak, fissure.

GERDY (fracture spiroïde). Gosselin's fracture, V-shaped fracture.

GERDY-TRENDELENBURG (opération de). Synchondrosectomy, Trendelenburg's operation.

GERHARDT (réaction de). Gerhardt's test or reaction.

GERHARDT (signes de). Gerhardt's signs.

GERHARDT (syndrome de). Gerhardt's syndrome.

GÉRIATRIE, *s.f.* Geriatrics, geriatric medicine.

GERLIER (maladie de). Gerlier's disease. → *vertige paralysant.*

GERMAIN, *s.m.* et *adj.* Sib, sibling.

GERME, *s.m.* Germ.

GERME OPPORTUNISTE. Opportunistic bacterium.

GERMEN, *s.m.* Germ cells.

GERMINAL, ALE, *adj.* Germinal.

GERMINATIF, IVE, *adj.* Germinal.

GERMINOME, *s.m.* Germinoma, spermatocytoma.

GÉRODERME, *s.f.* Geroderma, gerodermia.

GÉRODERMIE GÉNITO-DYSTROPHIQUE. Geoderma, gerodermia.

GÉRODERMIE OSTÉODYSPLASIQUE HÉRÉDITAIRE. Geroderma osteodysplastica hereditaria, Bamatter's syndrome.

GÉROMORPHISME, *s.m.* Geromorphism.

GÉROMORPHISME CUTANÉ. Cutaneous geromorphism, Souques-Charcot gerodermia, infantile gerodermia, geroderma infantilis.

GÉRONTISME, *s.m.* Gerontism, senilism.

GÉRONTOLOGIE, *s.f.* Gerontology, gercology, geratology.

GÉRONTOPHILIE, *s.f.* Gerontophilia.

GÉRONTOPSYCHIATRIE, *s.f.* Geropsychiatry.

GÉRONTOXON, GÉRONTOTOXON, *s.m.* Gerontoxon. → *arc sénile.*

GERSTMANN (syndrome de). Gerstmann's syndrome.

GERSTMANN-STRAÜSSLER-SCHEINKER (syndrome de). Gerstmann-Straüssler-Scheinker syndrome.

GERSUNY (procédés de). Borelius-like operation.

GERSUNY (signe de). Gersuny's symptom.

GESELL (test d'Arnold). Gesell's developmental schedule.

GESHWIND (syndrome de). Geschwind's syndrome.

GESTAGÈNE, *adj.* Gestagenic.

GESTALTISME, *s.m.* Gestaltism.

GESTATION, *s.f.* Pregnancy, gestation.

... GESTE, *suffixe.* Gravida (p. ex. : primigeste: gravida I or primigravida).

GEU. Extra-uterine pregnancy.

GHON (nodule de). Ghon's focus, primary lesion or tubercle.

GS. GH. → *somatotrope (hormone).*

GH-RF, GH-RH. GH-RF, GH-RH.

GIANOTTI ET CROSTI (syndrome de). Gianotti-Crosti syndrome, acrodermatitis papulosa infantum, infantile lichenoid acrodermatitis, infantile papular acrodermatitis.

GIARDIASE, *s.f.* Lambliasis, giardiasis.

GIBBOSITÉ, *s.f.* Gibbosity.

GIBERT (pityriasis rosé de). Gibert's disease. → *pityriasis rosé de Gibert.*

GIBSON (signe de). Gibson's murmur. → *souffle tunnellaire.*

GIERKE (maladie de von). Von Gierke's disease or syndrome, hepatonephromegalia glycogenica, hepatomegalia glycogenica, glycogenic hepatomegaly, von Gierke-Van Creveld syndrome, glycogenosis I, hepatorenal glycogenosis, liver glycogen disease.

GIFFORD (signe de). Gifford's sign.

GIFT. GIFT.

GIGANTISME, *s.m.* Gigantism, giantism.

GIGANTISME CÉRÉBRAL. Cerebral gigantism, Sotos's syndrome.

GIGANTISME HYPOPHYSAIRE. Hyperpituitary or pituitary gigantism, Launois's syndrome.

GIGANTOBLASTE, *s.m.* Gigantoblast.

GIGLI (opération de). Gigli's operation. → *pubiotomie.*

GILBERT (iritis de). Gilbert's or Gilbert-Behçet syndrome, recurrent iridocyclitis with hypopion, iridocyclitis recidivans purulenta, iritis septica, genitooral aphthosis with uveitis and hypopyon.

GILBERT (maladie de). Gilbert's cholaemia. → *cholémie familiale.*

GILBERT-DREYFUS, SEBAOUN ET BELAISCH (syndrome de). Gilbert-Dreyfus's syndrome.

GILCHRIST (maladie de). Gilchrist's disease. → *blastomycose nord-américaine.*

GILFORD (progeria ou **syndrome de).** Gilford's disease. → *progeria.*

GILLES DE LA TOURETTE (maladie de). Gilles de la Tourette's disease. → *tics (maladie des).*

GINDLER (méthode de). Gindler's method.

GINGIVAL, ALE, *adj.* Gingival.

GINGIVECTOMIE, *s.f.* Gingivectomy, ulectomy.

GINGIVITE, *s.f.* Gingivitis, ulitis.

GINGIVITE EXPULSIVE. Gingivitis expulsiva. → *pyorrhée alvéolo-dentaire.*

GINGIVOPLASTIE, *s.f.* Gingivoplasty.

GINGIVORRAGIE, *s.f.* Ulorrhagia.

GINGIVOSTOMATITE, *s.f.* Gingivostomatitis.

GINGKO BILOBA. *Gingko biloba.*

GINSENG, *s.m.* Ginseng.

GIOCOMINI (maladie de). Familial microcephaly.

GIP. GIP, gastric inhibitory peptide.

GIRATOIRE, *adj.* Rotatory.

GITELMAN (syndrome de). Gitelman's syndrome.

GITLIN (syndrome de). Thymic alymphoplasia.

GLABELLE, *s.f.* Glabella, glabellum.

GLAESSNER-WITTGENSTEIN (épreuve de). Gastric chromoscopy.

GLAIRE, *s.f.* Glairy mucus.

GLAND, *s.m.* Glans.

GLANDE, *s.f.* Gland.

GLANZMANN (maladie de). 1° Glanzmann's disease. → *thrombasthénie héréditaire.* – 2° *m. de G.* ou *de G.-Riniker.* Glanzmann-Riniker syndrome. → *agammaglobulinémie congénitale type suisse ou type Glanzmann.*

GLASGOW (échelle de). Glasgow coma scale.

GLAUCOME, *s.m.* Glaucoma.

GLAUCOME AIGU. Acute congestive glaucoma. → *glaucome à angle fermé.*

GLAUCOME À ANGLE FERMÉ. Narrow-angle glaucoma, angle-closure glaucoma, closed-angle glaucoma, acute congestive glaucoma, congestive glaucoma, obstructive glaucoma.

GLAUCOME À ANGLE OUVERT. Open-angle glaucoma, wide angle glaucoma, simple glaucoma, chronic simplex glaucoma, glaucoma simplex, Donder's glaucoma, non congestive glaucoma.

GLAUCOME CHRONIQUE SIMPLE. Simple glaucoma. → *glaucoma à angle ouvert.*

GLAUCOME CONGÉNITAL. Congenital or infantile glaucoma.

GLAUCOME JUVÉNILE. Juvenile glaucoma.

GLAUCOME MALIN. Malignant glaucoma.

GLAUCOME SANS TENSION OCULAIRE. Graefe's disease.

GLAUCOME SIMPLE. Simple glaucoma. → *glaucome à angle ouvert.*

GLEASON (grade et score de). Gleason's score.

GLÉNOÏDAL OU GLÉNOÏDE, *adj.* Glenoid.

GLÉNOÏDITE, *s.f.* Osteitis of the glenoid cavity.

GLÈNE, *s.f.* Glenoid cavity.

GLIE, *s.f.* Neuroglia.

GLINIDE, *s.m.* Glinide.

GLIOBLASTOME, *s.m.* Glioblastoma.

GLIOBLASTOME HÉTÉROMORPHE. Glioblastoma multiforme.

GLIOBLASTOME ISOMORPHE. Neurospongioma. → *neurospongiome.*

GLIOBLASTOME MULTIFORME. Glioblastoma multiforme, spongioblastoma multiforme.

GLIOBLASTOSE CÉRÉBRALE DIFFUSE. Glioblastosis cerebri, astrocytosis cerebri.

GLIOÉPITHÉLIOME, *s.m.* Ependymoma.

GLIOFIBROMATOSE, *s.f.* Neurofibromatosis. → *Recklinghausen (maladie ou neurofibromatose de).*

GLIOMATOSE, *s.f.* Gliomatosis.

GLIOMATOSE CÉRÉBRALE DIFFUSE. Gliomatosis cerebri.

GLIOMATOSE MÉDULLAIRE. Syringomyelia.

GLIOME, *s.m.* Glioma.

GLIOME PÉRIPHÉRIQUE. Neurinoma. → *neurinome.*

GLIOME TÉLANGIECTASIQUE. Telangiectatic glioma.

GLIOSARCOME, *s.m.* Gliosarcoma, gliosarcomatosum.

GLIOSE, *s.f.* Gliosis.

GLISCHROÏDIE, *s.f.* Bradypsychia.

GLISSÉ, *s.m.* Glide.

GLISSON (capsule de). Glisson's capsule.

GLISSON (maladie de). Rickets. → *rachitisme.*

GLOBE CORNÉ. Epithelial pearl.

GLOBE HYSTÉRIQUE. Globus hystericus. → *boule hystérique.*

GLOBE OCULAIRE. Eyeball.

GLOBE VÉSICAL. Bladder distension.

GLOBINE, *s.f.* Globin.

GLOBOCELLULAIRE, *adj.* Globocellular.

GLOBULE POLAIRE. Polar body.

GLOBULIN, *s.m.* Platelet. → *plaquette.*

GLOBULINE, *s.f.* Globulin.

GLOBULINE (alpha ou α). Alpha globulin.

GLOBULINE ANTILYMPHOCYTE. Antilymphocyte globulin, ALG.

GLOBULINE (bêta ou β). Betaglobulin.

GLOBULINE (gamma ou γ). Gammaglobulin.

GLOBULINE IMMUNE. Immunoglobulin.

GLOBULINE DU SYSTÈME γ. Immunoglobulin.

GLOBULINÉMIE, *s.f.* Globulinaemia.

GLOBULINE-SUBSTANCE, *s.f.* Thromboplastinogen. → *thromboplastinogène.*

GLOBULINURIE, *s.f.* Globulinuria.

GLOBULOLYSE, *s.f.* Haemolysis. → *hémolyse.*

GLOBUS PALLIDUS. Globus pallidus.

GLOMECTOMIE, *s.f.* Glomectomy.

GLOMÉRULE, *s.m.* Glomerulus.

GLOMÉRULITE, *s.f.* Glomerulitis.

GLOMÉRULITE LOBULAIRE. Lobular glomerulonephritis. → *glomérulonéphrite lobulaire.*

GLOMÉRULITE SEGMENTAIRE NÉCROSANTE. Goodpasture's syndrome.

GLOMÉRULOHYALINOSE, *s.f.* Diabetes glomerulosclerosis. → *Kimmelstiel et Wilson (syndrome de).*

GLOMÉRULONÉPHRITE, *s.f.* Glomerulonephritis, glomerular nephritis.

GLOMÉRULONÉPHRITE AIGUË. Acute glomerulonephritis, Ellis type I glomerulonephritis.

GLOMÉRULONÉPHRITE AIGUË DE GUERRE. War nephritis, trench nephritis.

GLOMÉRULONÉPHRITE CHRONIQUE. Chronic glomerulonephritis.

GLOMÉRULONÉPHRITE EXTRAMEMBRANEUSE. Membranous glomerulonephritis, immune complex nephritis, membranous nephropathy.

GLOMÉRULONÉPHRITE EXTRACAPILLAIRE. Extracapillary glomerulonephritis.

GLOMÉRULONÉPHRITE FIBRILLAIRE. Fibrillary glomerulopathy.

GLOMÉRULONÉPHRITE FOCALE. Focal glomerulonephritis, segmental glomerulonephritis.

GLOMÉRULONÉPHRITE IMMUNOTACTOÏDE. Immunotactoid glomerulopathy.

GLOMÉRULONÉPHRITE LOBULAIRE OU **LOBULO-NODULAIRE.** Lobular glomerulonephritis, lobulonodular glomerulonephritis, nodular glomerulonephritis.

GLOMÉRULONÉPHRITE DE LA MALADIE DU SÉRUM. Serum nephritis.

GLOMÉRULONÉPHRITE MALIGNE. Rapidly progressive glomerulonephritis.

GLOMÉRULONÉPHRITE MEMBRANO-PROLIFÉRATIVE. Membrano-proliferative glomerulonephritis, chronic hypocomplementaemic glomerulonephritis.

GLOMÉRULONÉPHRITE MÉSANGIALE. Mesangio-proliferative glomerulonephritis. IgA nephropathy, IgA mesangial nephropathy, IgA-IgG nephropathy, primary IgA glomerulonephritis, Berger's disease.

GLOMÉRULONÉPHRITE NODULAIRE. Lobular glomerulonephritis. → *glomérulonéphrite lobulaire.*

GLOMÉRULONÉPHRITE PROLIFÉRATIVE. Proliferative glomerulonephritis.

GLOMÉRULONÉPHRITE SEGMENTAIRE. Segmental glomerulonephritis. → *glomérulonéphrite focale.*

GLOMÉRULOPATHIE, *s.f.* Glomerulopathy.

GLOMÉRULOPATHIE PROLIFÉRATIVE. Proliferative glomerulopathy.

GLOMÉRULOSCLÉROSE, *s.f.* Glomerulosclerosis.

GLOMÉRULOSCLÉROSE INTERCAPILLAIRE. Diabetes glomerulosclerosis. → *Kimmelstiel et Wilson (syndrome de).*

GLOMUS, *s.m.* Glomus.

GLOMUS CAROTIDIEN. Glomus caroticum, glomus carotideum, carotid glomus, carotid body.

GLOMUS JUGULAIRE. Glomus jugulare.

GLOMUS NEUROVASCULAIRE. Glomus body, cutaneous glomus, digital glomus, neuro-myoarterial glomus, Suquet-Hoyer anastomosis.

GLOSSALGIE, *s.f.* Glossalgia, glossodynia, glossopyrosis.

GLOSSETTE, *s.f.* Glossette.

***GLOSSINA*,** *s.f. Glossina.*

GLOSSITE, *s.f.* Glossitis.

GLOSSITE EXFOLIATRICE MARGINÉE. Geographic or geographical tongue, benign migratory glossitis, lingua geographica or dissecta, glossitis areata exfoliativa, erythema migrans linguae, pityriasis linguae, wandering rash, exfoliatio areata linguae, mappy tongue.

GLOSSITE MÉDIANE LOSANGIQUE. Glossitis rhomboidea mediana.

GLOSSITE PHLEGMONEUSE. Phlegmonous glossitis.

GLOSSITE SCLÉREUSE PROFONDE. Clarke's tongue.

GLOSSOCÈLE, *s.f.* Glossocele.

GLOSSODYNIE, *s.f.* Glossalgia, glossodynia.

GLOSSODYNIE AVEC DESQUAMATION EN AIRES DE LA LANGUE. Glossodynia exfoliativa, chronic superficial glossitis, Mœller's tongue, chronic lingual papillitis, glassy tongue, glazed tongue, glossy tongue, slick tongue.

GLOSSOLALIE, *s.f.* Glossolalia.

GLOSSOMANIE, *s.f.* Glossomania.

GLOSSOPHYTIE, *s.f.* Black tongue, black hairy tongue, melanoglossia, anthracosis linguae, glossophytia, hyperkeratosis linguae, keratomycosis linguae, lingua nigra, lingua villosa nigra, melanotrichia linguae, nigrities linguae, parasitic glossitis, glossitis parasitica.

GLOSSOPTOSE, *s.f.* Glossoptosis.

GLOSSOTOMIE, *s.f.* Glossotomy.

GLOSSY-SKIN. Glossy skin, Weir-Mitchell's skin, atrophoderma neuriticum.

GLOTTE, *s.f.* Glottis.

GLOU-GLOU (bruit de). Splashing sound.

GLUCAGON, *s.m.* Glucagon, hyperglycaemic factor, hyperglycaemic-glycogenolytic factor, HG factor, glycogenolytic hormone, pancreatic hypoglycaemic hormone.

GLUCAGONOME, *s.m.* Glucagonoma.

GLUCIDE, *s.m.* Glucide.

GLUCIDOGRAMME, *s.m.* Glucoproteinogram.

GLUCIDOPROTIDIQUE (hormone). Glucocorticoids. → *H-oxycorticostéroïdes.*

GLUCOCORTICOÏDES ou **GLUCOCORTICOSTÉROÏDES,** *s.m. pl.* Glucocorticoids. → *H-oxycorticostéroïdes.*

GLUCOFORMATEUR, TRICE, *adj.* Glycogenic.

GLUCOGENÈSE, *s.f.* Glucogenesis.

GLUCOKINASE, *s.f.* Glucokinase.

GLUCONÉOGENÈSE, *s.f.* Neoglucogenesis. → *néoglucogenèse.*

GLUCOPROTÉINE, *s.f.* Glycoprotein, glucoprotein.

GLUCOPROTÉINOGRAMME, *s.m.* Glucoproteinogram.

GLUCOSÉ, ÉE, *adj.* Glucosed.

GLUCOSE-6-PHOSPHATE DÉSHYDROGÉNASE, *s.f.* Glucose-6-phosphate dehydrogenase.

α-GLUCOSIDASE, *s.f.* α-glucosidase.

GLUCOSIDE, *s.m.* Glucoside. → *hétéroside.*

GLUGE (corpuscule de). Gluge's corpuscule.

GLUTATHIÉMIE, *s.f.* Glutathionaemia.

GLUTAMINE, *s.f.* Glutamine.

GLUTAMIQUE (acide). Glutamic acid.

GLUTATHION, *s.m.* Glutathione.

GLUTATHIONÉMIE, *s.f.* Glutathionaemia.

GLUTÉAL, ALE, *adj.* Gluteal.

GLUTINEUX, EUSE, *adj.* Glutinous.

GLYCÉMIE, *s.f.* Glycaemia, blood sugar, blood sugar level.

GLYCÉMIE À JEUN. Fasting blood sugar level.

GLYCÉRALDÉHYDE-3-PHOSPHATE, *s.m.* Glyceraldehyde-3-phosphate.

GLYCÉRÉ, GLYCÉROLÉ, *s.m.* Glycerite.

GLYCÉRIDE, *s.m.* Glyceride.

GLYCÉRINE, *s.f.* Glycerine.

GLYCÉROL, *s.m.* Glycerine.

GLYCINE, *s.f.* Glycine.

GLYCINOSE, *s.f.* Idiopathic hyperglycinaemia. → *hyperglycinurie héréditaire.*

GLYCINURIE, *s.f.* Glycinuria.

GLYCINURIE HÉRÉDITAIRE. Familial glycinuria.

GLYCOCALYX, *s.m.* Glycocalyx.

GLYCOCOLLE, *s.m.* Glycine.

GLYCOCORTICOÏDE, GLYCO-CORTICOSTÉROÏDE, *s.m.* Glucocorticoids. → *H-oxycorticostéroïdes.*

GLYCOGÉNASE, *s.f.* Glycogenase.

GLYCOGÈNE, *s.m.* Glycogen, zoamylin.

GLYCOGENÈSE, *s.f.* Glycogenesis.

GLYCOGENÉSIE, *s.f.* Glycogenesis.

GLYCOGÉNIE, *s.f.* 1° Glycogenolysis. – 2° Glycogenesis.

GLYCOGÉNIQUE, *adj.* Glycogenic.

GLYCOGÉNIQUE (maladie). Glycogenosis, glycogen disease, glycogen accumulation, glycogen storage disease, glycogen thesaurismosis, thesaurismosis glycogenica.

GLYCOGÉNOLYSE, *s.f.* Glycogenolysis.

GLYCOGÉNOLYTIQUE, *adj.* Glycogenolytic.

GLYCOGÉNOPEXIE, *s.f.* Glycogenopexy.

GLYCOGÉNOSE, *s.f.* Glycogenosis. → *glycogénique (maladie).*

GLYCOGÉNOSE TYPE I. Von Gierke's disease. → *Gierke (maladie de von).*

GLYCOGÉNOSE TYPE II. Pompe's disease. → *Pompe (maladie de).*

GLYCOGÉNOSE TYPE III. Forbes's disease. → *Forbes (maladie de).*

GLYCOGÉNOSE TYPE IV. Andersen's disease. → *Andersen (maladie d').*

GLYCOGÉNOSE TYPE V. Mac Ardle's syndrome. → *Mac Ardle-Schmid-Pearson (maladie de).*

GLYCOGÉNOSE TYPE VI. Hers's disease. → *Hers (maladie de).*

GLYCOLIPIDE, *s.m.* Glycolipid, glucolipid.

GLYCOLYSE, *s.f.* Glycolysis.

GLYCONÉOGENÈSE, *s.f.* Neoglycogenesis. → *néoglucogenèse.*

GLYCOPÉNIE, *s.f.* Glycopenia.

GLYCOPEPTIDE, *s.m.* Glycopeptide.

GLYCOPEXIE, *s.f.* Glycopexis.

GLYCOPROTÉINE, *s.f.* Glycoprotein, glucoprotein.

GLYCORACHIE, *s.f.* Glycorrhachia.

GLYCORÉGULATION, *s.f.* Glycoregulation.

GLYCOSAMINOGLYCANE, *s.m.* Glycosaminoglycan.

GLYCOSIDE, *s.m.* Glycoside.

GLYCOSTASE, *s.f.* Glycostasis.

GLYCOSURIE, *s.f.* Glycosuria.

GLYCOSURIE ADRÉNALINIQUE. Epinephrine glycosuria.

GLYCOSURIE PHLORIDZIQUE. Phloridzin glycosuria, phlorhizin glycosuria or diabetes.

GLYCOTROPE, *adj.* Glycotropic.

GLYCOSYLÉ, ÉE, *adj.* Glycosylated.

GLYCURONIQUE (acide). Glycuronic acid.

GLYCURONURIE, *s.f.* Glycuronuria.

GLYQUÉ, ÉE, *adj.* Glycosylated.

GM (facteur ou gène). Factor Gm.

GMELIN (réaction de). Gmelin's test.

GMP. GMP.

GNATHION, *s.m.* Gnathion.

GNATHOLOGIE, *s.f.* Gnathology.

GNATHOSTOMOSE, *s.f.* Gnathostomiasis.

GNOSIE, *s.f.* Gnosia, gnosis.

GNOTOBIOTIQUE, *adj.* Gnotobiotic; *s.m.* gnotobiotics.

GODELIER (loi de). Godelier's law.

GODET (formation de) (œdème). Pitting.

GODET FAVIQUE. Favus cup, scutulum.

GODFREY (signe de). Godfrey's sign.

GODTFREDSEN (syndrome de). Godtfredsen's syndrome, cavernous sinus-naso-pharyngeal tumour syndrome, cavernous sinus-neuralgia syndrome.

GŒTSCH (épreuve de). Gœtsch's test.

GŒTZE (opération de). Phrenicectomy.

GOITRE, *s.m.* Goiter (américain), goitre, struma.

GOITRE ABERRANT. Struma aberranta, aberrant goitre.

GOITRE ADÉNOMATEUX. Adenomatous goitre.

GOITRE AIGU. Acute goitre.

GOITRE BASEDOWIFIANT ou BASEDOWIFIÉ. Basedowified goitre, struma basedowificata.

GOITRE BÉNIN MÉTASTATIQUE. Benign metastasizing goitre, malignant adenoma of the thyroid.

GOITRE CALCIFIÉ et ATROPHIÉ. Struma calculosa.

GOITRE CANCÉREUX. Cancerous goitre, carcinomatous goitre, struma maligna.

GOITRE COLLOÏDE. Strume colloides, struma gelatinosa, colloid goitre, struma mollis.

GOITRE DIFFUS. Diffuse goitre.

GOITRE ENDÉMIQUE. Endemic goitre.

GOITRE ENDOTHORACIQUE. Struma endothoracia, intrathoracic goitre, thoracic goitre, mediastinal goitre, substernal goitre, struma retrosternal, struma substernal.

GOITRE ÉPIDÉMIQUE. Acute goitre.

GOITRE EXOPHTALMIQUE. Graves's disease. → *Basedow (maladie de).*

GOITRE FAMILIAL. Familial goitre.

GOITRE FIBREUX. Struma fibrosa, fibrous goitre, struma hyperplastica, struma petrosa.

GOITRE INFLAMMATOIRE. Thyroiditis.

GOITRE KYSTIQUE. Cystic goitre.

GOITRE LYMPHOMATEUX DE HASHIMOTO. Hashimoto's disease. → *Hashimoto (goitre lymphomateux de).*

GOITRE MULTINODULAIRE. Multinodular goitre.

GOITRE MYXŒDÉMATEUX. Goitre with hypothyroidism.

GOITRE NODULAIRE. Nodular goitre.

GOITRE PARENCHYMATEUX. Struma parenchymatosa, struma follicularis, parenchymatous goitre, follicular goitre, Derbyshire neck, Nithsdale neck, hyperplastic goitre.

GOITRE PENDULAIRE ou EN SONNAILLE. Pendulous goitre.

GOITRE PLONGEANT. Diver or diving or plunging goitre, wandering goitre.

GOITRE SUFFOCANT. Suffocating goitre.

GOITRE TOXIQUE. Toxic goitre. → *adénome thyroïdien toxique.*

GOITREUX, EUSE, *adj.* Goitrous.

GOITRIGÈNE, *adj.* Goitrogenic, goitrogenous.

GOLABI-ROSEN (syndrome de). Golabi-Rosen syndrome.

GOLDBLATT (hypertension artérielle de type ou syndrome de). Goldblatt's hypertension. → *hypertension rénovasculaire.*

GOLDBLATT (méthode de). Goldblatt's method.

GOLDBLOOM (syndrome de). Goldbloom's syndrome.

GOLDENHAR (syndrome de). Goldenhar's syndrome, oculoauriculovertebral dysplasia or syndrome, OAV syndrome, mandibulofacial dysostosis with epibulbar dermoids.

GOLDMANN ET FAVRE (maladie de). Goldmann-Favre disease.

GOLFE (syndrome de la guerre du). Gulf war syndrome.

GOLGI (appareil de). Golgi's complex, Golgi's apparutus.

GOLGI (corps de). Golgi's body.

GOLTZ (réflexe de). Goltz's experiment.

GOLTZ ou GOLTZ-GORLIN (syndrome de). Goltz's syndrome, Goltz-Gorlin syndrome, focal dermal hypoplasia syndrome.

GOMBAULT-DEJERINE (type). Dejerine-Sottas disease. → *Dejerine-Sottas (type).*

GOMME, *s.f.* Gumma.

GOMME SYPHILITIQUE. Syphilitic gumma, gummatous syphilid, nodular syphilid, tubercular syphilid, syphiloma.

GOMME TUBERCULEUSE. Tuberculous gumma.

GOMPHOSE, *s.f.* Gomphosis.

GONADE, *s.f.* Gonad.

GONADOBLASTOME, *s.m.* Gonadoblastoma.

GONADOCRININE, *s.f.* Gonadocrinin.

GONADOLIBÉRINE, *s.f.* Gonadotropin-releasing hormone or factor, Gn-RH, Gn-RF, luliberin, gonadorelin.

GONADOSTIMULINE, *s.f.* Gonadotrophin, gonadotrophic hormone, gonadotropin.

GONADOSTIMULINE A. Follicle stimulating hormone, FSH, alpha factor, gametokinetic hormone.

GONADOSTIMULINE B. Luteinizing hormone, LH, interstitial cell-stimulating hormone, ICSH.

GONADOSTIMULINE CHORIONIQUE. Chorionic gonadotropin or gonadotrophin, chorionic gonadotropic (or-trophic) hormone, prolan, anterior pituitarylike hormone or APL hormone, Aschheim-Zondek hormone.

GONADOSTIMULINE CHORIONIQUE D'ORIGINE ÉQUINE. Equine gonadotrophin, pregnant mare secrum gonadotrophin, PMSG.

GONADOSTIMULINE CHORIONIQUE D'ORIGINE HUMAINE. Human chorionic gonadotrophin, hCG.

GONADOSTIMULINE HYPOPHYSAIRE. Anterior pituitary gonadotropin or gonadotrophin, pituitary gonadotropic hormone.

GONADOTHÉRAPIE, *s.f.* Gonadotherapy.

GONADOTROPE, *adj.* Gonadotrope, gonadotropic.

GONADOTROPHINE, *s.f.* Gonadotrophin. → *gonadostimuline.*

GONALGIE, *s.f.* Gonalgia.

GONARTHRIE, *s.f.* Gonarthrosis.

GONARTHRITE, *s.f.* Gonarthritis.

GONDA (signe de). Gonda's reflex.

GONGYLONÉMIASE, GONGYLONÉMIOSE, *s.f.* Gongylonemiasis.

GONIOME, *s.m.* Gonioma.

GONIOMÈTRE, *s.m.* Goniometer.

GONION, *s.m.* Gonion.

GONIOSCOPIE, *s.f.* Gonioscopy.

GONIOSYNÉCHIE, *s.f.* Goniosynechia.

GONIOTOMIE, *s.f.* Goniotomy.

GONOCYTOME, *s.m.* Seminoma, spermatocytoma.

GONOCOCCÉMIE, *s.f.* Gonococcaemia.

GONOCOCCIE, *s.f.* Disease produced by gonococci.

GONOCOQUE, *s.m.* Neisseria gonorrhoeae.

GONORÉACTION, *s.f.* Gonoreaction.

GONORRHÉE, *s.f.* Gonorrhoea. → *blennorragie.*

GONOSOME, *s.m.* Sex chromosome. → *chromosome sexuel.*

GOODPASTURE (syndrome de). Goodpasture's syndrome, haemorrhagic pulmonary-renal syndrome, glomerulonephritis with pulmonary haemorrhage, lung purpura with nephritis.

GOPALAN (syndrome de). Gopalan's syndrome, burning feet syndrome, electric fat syndrome, painful fat syndrome.

GORDAN-OVERSTREET (syndrome de). Gordan-Overstreet syndrome.

GORDON (épreuve de). Gordon's biological test.

GORDON (signe de). Gordon's reflex, paradoxical or paradoxic flexor reflex.

GORDON (syndrome de). Gordon's syndrome.

GORHAM (maladie de). Gorham's disease, massive idiopathic osteolysis, cryptogenetic progressive osteolysis, phantom bone, disappearing bone disease.

GORLIN (formule de). Gorlin's formula.

GORLIN (syndrome de). 1° Orofaciodigital syndrome. → *dysmorphie orodactyle.* – 2° Gorlin's syndrome. → *Gorlin-Goltz (syndrome de).* – 3° LEOPARD syndrome. → *LEOPARD (syndrome).*

GORLIN, CHAUDHRY ET MOSS (syndrome de). Gorlin-Chaudhry-Moss syndrome.

GORLIN-GOLTZ (syndrome de). Gorlin's syndrome, Gorlin-Goltz syndrome, basal cell naevus syndrome, naevoid basal cell carcinoma syndrome, naevoid basalioma, syndrome, hereditary cutaneomandibulary polyoncosis.

GORNALL ET MAC DONALD (méthode de). Gornall and Mac Donald method.

GOSIER, *s.m.* Fauces.

GOSSELIN (fracture hélicoïdale de). Gosselin's fracture.

GOSSYPOL, *s.m.* Gossypol.

GOT. GOT. → *transaminase glutamique-oxalacétique.*

GÖTHLIN (test de). Göthlin's capillary resistance test.

GOUGE, *s.f.* Gouge.

GOUGEROT (trisymptôme de). Gougerot's trisymptomatic disease. → *trisymptôme de Gougerot.*

GOUGEROT ET CARTEAUD (papillomatose confluente et réticulée de). Gougerot-Carteaud syndrome. → *papillomatose confluente et réticulée de Gougerot et Carteaud.*

GOUGEROT-HOUWER-SJÖGREN (syndrome de), GOUGEROT-SJÖGREN (syndrome de). Sjögren's disease or syndrome, sicca syndrome, Sjögren-Mikulicz syndrome, Gougerot-Sjögren syndrome, Gougerot-Nuloch-Houwer syndrome, Gougerot-Houwer-Sjögren syndrome, dry mouth, dacryosialocheilopathy, keratoconjunctivitis sicca, mucoserous dyssecretosis, secretoinhibitor syndrome.

GOUNDOU, *s.m.* Goundou, gundo anakhre, henpue, henpuye.

GOURME, *s.f.* 1° *chez l'homme.* Popular term for impetigo and other crusty dermatosis of the face in infants. – 2° *chez le cheval.* Strangles.

GOURME DES MINEURS. Ground itch.

GOUTTE, *s.f.* 1° (pathologie). Gout, arthritis nodosa. 2° (physique). Drop.

GOUTTE ABARTICULAIRE. Abarticular gout. → *goutte viscérale.*

GOUTTE AIGUË. Acute gout, gouty inflammation.

GOUTTE ARTICULAIRE. Articular gout.

GOUTTE ASTHÉNIQUE PRIMITIVE. Rheumatoid arthritis. → *polyarthrite rhumatoïde.*

GOUTTE CHRONIQUE. Tophaceous gout.

GOUTTE ÉPAISSE. Thick blood smear.

GOUTTE LARVÉE. Latent or masked gout.

GOUTTE MÉTASTATIQUE. Retrocedent gout.

GOUTTE MILITAIRE. Chronic blennorrhagia.

GOUTTE OXALIQUE. Oxalic gout.

GOUTTE REMONTÉE ou **RÉTROCÉDÉE.** Arthritis retrograde, misplaced gout, retrocedent gout.

GOUTTE SATURNINE. Lead gout, saturnine gout.

GOUTTE STHÉNIQUE. Articular acute gout, regular gout.

GOUTTE TOPHACÉE. Tophaceous gout, chalky gout.

GOUTTE VISCÉRALE. Abarticular gout, irregular gout, visceral gout, arthritis interna.

GOUTTE-À-GOUTTE. Drip.

GOUTTE-À-GOUTTE ALIMENTAIRE. Drip feeding.

GOUTTE-À-GOUTTE INTRAVEINEUX. Intravenous drip, phleboclysis drip.

GOUTTE-À-GOUTTE RECTAL. Murphys method, Murphys' drip.

GOUTTE-À-GOUTTE SOUS-CUTANÉ. Continuous hypodermoclysis, subcutaneous drip.

GOUTTIÈRE, *s.f.* Groove, cradle-like splint.

GOWERS (myopathie distale ou **type de).** Distal myopathy of Gowers, distal hereditary myopathy, Gowers's type muscular dystrophy, distal muscular dystrophy, Gowers's disease.

GOWERS (signe de). Gowers's sign.

GOYRAND (fracture de). Reverse Colles's fracture, Smith's fracture.

GOYRAND (hernie de). Goyrand's hernia.

GP IIb/IIIa. GP IIb/IIIa.

GPT. GPT. → *transaminase glutamique-pyruvique.*

GRABATAIRE, *adj.* Bedridden, bedfast.

GRACILLICUTES, *s.m.pl.* Gracillicutes.

GRADENIGO (syndrome de). Gradenigo's syndrome, apex of the petrous bone syndrome, Lannois-Gradenigo syndrome, temporal syndrome.

GRADIENT DE PRESSION. Pressure gradient.

GRADIENT VENTRICULAIRE. Ventricular gradient, $\hat{G}$, $\hat{g}$.

GRAEFE (maladie de von). Graefe's disease.

GRAEFE (signe de von). Graefe's sign.

GRAEFE-SJÖGREN (syndrome de von). Graefe-Sjögren syndrome. → *Hallgren (syndrome d').*

GRAFFIN (plâtre de). Graffin's plaster.

GRAHAM ET GRAHAM-COLE (épreuve de). Cholecystography. → *cholécystographie.*

GRAHAM (méthode de). Graham's operation.

GRAHAM LITTLE-LASSUEUR (syndrome de). Little's syndrome. → *Lassueur et Graham Little (syndrome de).*

GRAIN DE BEAUTÉ. Lentigo.

GRAIN HORDÉIFORME. Rice body.

GRAINS JAUNES. Sulfur granules.

GRAIN RIZIFORME. Melon seed body, rice body, oryzoid body.

GRAISSE, *s.f.*, Adeps, fat.

GRAISSE BRUNE. Brown fat.

GRAM (méthode de). Gram's method.

GRAMICIDINE, *s.f.* Gramicidin.

GRAMME, *s.m.* Gram.

GRANCHER (maladie de). Splenopneumonia. → *splénopneumonie.*

GRANCHER (schéma de). Grancher's triad.

GRANCHER (signes de). Grancher's signs.

GRANDIDIER (loi de). Nasse's law.

GRANULATION GRISE ou **TUBERCULEUSE** ou **MILIAIRE,** ou **EXSUDATIVE.** Miliary or grey tubercle, phthisis nodosa, Köster's nodule, Bayle's granulation.

GRANULE, *s.m.* Granule.

GRANULÉ, *s.m.* Granule.

GRANULIE, *s.f.* Acute miliary tuberculosis, acute disseminated tuberculosis, granulitis, acute generalized tuberculosis.

GRANULOBLASTOME, *s.m.* Neurospongioma. → *spongiome.*

GRANULEUSE (série). Granulocytic series, myelocytic series.

GRANULOCYTAIRE (lignée ou **série).** Granulocytic series, myelocytic series.

GRANULOCYTE, *s.m.* Granulocyte.

GRANULOCYTOPÉNIE, *s.f.* Granulocytopenia.

GRANULOCYTOPÉNIE MALIGNE. Agranulocytosis. → *agranulocytose.*

GRANULOCYTOPOÏÈSE, *s.f.* Granulocytopoiesis, granulopoiesis.

GRANULOMATEUSE CHRONIQUE ou **SEPTIQUE DE L'ENFANT (maladie).** Progressive septic granulomatosis. → *granulomatose septique progressive.*

GRANULOMATOSE, *s.f.* Granulomatosis.

GRANULOMATOSE À CELLULES DE LANGERHANS. Histiocytosis, Langerhans's cell granulomatosis.

GRANULOMATOSE CHRONIQUE FAMILIALE. Progressive septic granulomatosis. → *granulomatose septique progressive ou familiale.*

GRANULOMATOSE LIPOÏDIQUE. Lipoid or lipid granulomatosis.

GRANULOMATOSE LIPOÏDIQUE DES OS. Christian's syndrome. → *Schüller-Christian (maladie de).*

GRANULOMATOSE LYMPHOMATOÏDE. Lymphomatoid granulomatosis.

GRANULOMATOSE MALIGNE. Hodgkin's disease. → *Hodgkin (maladie de).*

GRANULOMATOSE SEPTIQUE PROGRESSIVE OU FAMILIALE. Progressive septic granulomatosis, familial chronic granulomatosis, fatal granulomatous disease, chronic granulomatous disease.

GRANULOMATOSE DE WEGENER. Wegener's granuloma. → *Wegener (granulomatose* ou syndrome de).

GRANULOME, *s.m.* Granuloma, granulomatous inflammation.

GRANULOME ANNULAIRE. Granuloma annulare, lichen annularis, heloderma simplex et annularis.

GRANULOME APICAL. Apical or dental granuloma.

GRANULOME DENTAIRE. Dental granuloma, chronic periapical periodontitis, apical granuloma.

GRANULOME ÉOSINOPHILIQUE DES OS. Eosinophilic granuloma, Mignon's eosinophilic granuloma, eosinophilic xanthomatous granuloma, solitary granuloma.

GRANULOME GLUTÉAL INFANTILE. Granuloma gluteale infantum.

GRANULOME HISTIOCYTAIRE. Histiocytosis. → *histiocytose X.*

GRANULOME DE HODGKIN. Hodgkin's granuloma.

GRANULOME INGUINAL. Granulome inguinale. → *granulome ulcéreux des parties génitales.*

GRANULOME LIPOÏDIQUE. Lipoid granuloma.

GRANULOME LIPOÏDIQUE DES OS. Christian's disease. → *Schüller-Christian (maladie de).*

GRANULOME LIPOPHAGIQUE. Steatonecrosis. → *stéatonécrose.*

GRANULOME MALIN CENTROFACIAL. Malignant granuloma of the face, lethal midline granuloma, malignant midline granuloma, granuloma gangrenescens.

GRANULOME DES PISCINES. Swimming pool granuloma.

GRANULOME PYOGÉNIQUE. Botryomycoma. → *botryomycome.*

GRANULOME RHINOGÈNE. Wegener's granuloma. → *Wegener (granulomatose ou syndrome de).*

GRANULOME RHUMATISMAL. Aschoff's body. → *Aschoff (nodule d').*

GRANULOME SOLITAIRE DE L'OS. Eosinophilic granuloma. → *granulome éosinophilique des os.*

GRANULOME TÉLANGIECTASIQUE. Botryomycoma. → *botryomycome.*

GRANULOME ULCÉREUX DES PARTIES GÉNITALES. Granuloma inguinale, granuloma venereum, granuloma pudendi, pudendal ulcer, ulcerating granuloma of the pudenda, fourth venereal disease, specific ulcerative and gangrenous balanoposthitis, venereal granuloma, venereal adenitis, donovanosis.

GRANULOME VÉNÉRIEN. Granuloma inguinale. → *granulome ulcéreux des parties génitales.*

GRANULOPÉNIE, *s.f.* Granulopenia.

GRANULOPEXIQUE, *adj.* Granulopectic.

GRANULOPOÏÈSE, *s.f.* Granulocytopoiesis.

GRANULOSA, *s.f.* Granulosa, granular layer of the follicle of the ovary.

GRANULOSIS RUBRA NASI. Granulosis rubra nasi, dermatitis micropapulosa erythematosa hyperidrotica nasi.

GRANULOTHÉRAPIE, *s.f.* Granulotherapy.

GRAPHOMANIE, *s.f.* Graphomania, graphorrhoea, scribomania.

GRAPHOPHOBIE, *s.f.* Graphophobia.

GRAPHORRHÉE, *s.f.* Graphomania.

GRAS, *s.m.* Fat.

GRAS DE CADAVRE. Grave-wax, adipocere.

GRASSMAN (méthode de). Paper electrophoresis.

GRAUPNER (épreuve de). Graupner's test.

GRAVELLE, *s.f.* Gravel.

GRAVES (maladie de). Graves's disease. → *Basedow (maladie de).*

GRAVICEPTEUR, TRICE, *adj.* Baroreceptor.

GRAVIDE, *adj.* Pregnant, gravid.

GRAVIDINE, *s.f.* Gravidin.

GRAVIDIQUE, *adj.* Gravidic.

GRAVIDISME, *s.m.* Gravidism.

GRAVIDITÉ, *s.f.* Pregnancy.

GRAVIDOCARDIAQUE, *adj.* Gravidocardiac.

GRAVIDOPUERPÉRAL, ALE, *adj.* Gravidopuerperal.

GRAWITZ (tumeur de). Grawitz's tumour. → *néphrocarcinome.*

GRAY, *s.m.* Gray, Gy.

GREBE (syndrome de). Grebe's syndrome.

GREENFIELD (maladie de). Greenfield's disease. → *Scholz-Greenfield (maladie de).*

GREFFE, *s.f.* 1° Graft. – 2° Grafting, implantation.

GREFFE APPOSÉE. Onlay graft.

GREFFE ALLOGÉNIQUE. Homograft. → *homogreffe.*

GREFFE AUTOLOGUE OU **AUTOPLASTIQUE.** Autograft. → *autogreffe.*

GREFFE BRÉPHOPLASTIQUE. Brephoplastic graft or transplantation.

GREFFE CORNÉENNE. Keratoplasty.

GREFFE CUTANÉE. Skin graft, dermatoplasty.

GREFFE ENCASTRÉE. Inlay graft.

GREFFE ÉPIDERMIQUE. Epidermic graft.

GREFFE HÉTÉROLOGUE. Heterograft. → *hétérogreffe.*

GREFFE HÉTÉROPLASTIQUE. Heterograft. → *hétérogreffe.*

GREFFE HÉTÉROSPÉCIFIQUE. Heterograft. → *hétérogreffe.*

GREFFE HÉTÉROTOPIQUE. Heterotopic graft.

GREFFE HINDOUE OU **INDIENNE.** Jump graft, autoplastic skin transplantation by jump pedicle flap.

GREFFE HOMŒSOPLASTIQUE. Homograft. → *homogreffe.*

GREFFE HOMOLOGUE. Homograft. → *homogreffe.*

GREFFE HOMOPLASTIQUE. Homograft. → *homogreffe.*

GREFFE EN INLAY. Inlay graft.

GREFFE ISOGÉNIQUE OU **ISOLOGUE.** Isograft. → *isogreffe.*

GREFFE À L'ITALIENNE. Distant flap, Italian flap.

GREFFE NERVEUSE. Nerve graft.

GREFFE EN ONLAY. Onlay graft.

GREFFE ORTHOTOPIQUE. Orthotopic graft, homotopic graft.

GREFFE OSSEUSE. Bone transplantation.

GREFFE DE REVERDIN. Reverdin's method or operation.

GREFFE SIAMOISE. Parabiosis.

GREFFE SYNGÉNIQUE. Isograft. → *isogreffe.*

GREFFE DE THIERSCH. Ollier-Thiersch or Thiersch's graft or method. Ollier's graft or method, dermoepidermic.

GREFFE EN TIMBRES-POSTE. Postage stamp graft, chessboard graft.

GREFFE XÉNOGÉNIQUE. Heterograft. → *hétérogreffe.*

GREFFER, *v.* To graft.

GREFFON, *s.m.* Graft.

GREFFON CONTRE L'HÔTE (réaction du). Graft-versus-host reaction. → *maladie homologue.*

GREFFON CUTANÉ. Skin graft, split graft.

GREFFON CUTANÉ ÉPAIS. Thick-split skin graft.

GREFFON CUTANÉ MINCE. Thin-split skin graft, thin-split graft.

GREFFON CUTANÉ SEMI-ÉPAIS. Split-skin graft, split-thickness skin graft, Blair-Brow graft.

GREFFON CUTANÉ TRÈS ÉPAIS. Full-thickness skin graft, Krause's or Krause-Wolfe graft. Wolfe's or Wolfe-Krause graft, Braun's graft.

GREFFON ÉPIDERMIQUE. Epidermic graft, Tiersch's graft.

GREFFON ÉPIPLOÏQUE. Omental graft.

GREFFON À L'ITALIENNE. Heterotopic graft.

GREFFON LIBRE. Free graft.

GREFFON OSSEUX. Bone graft, bony graft, osseous graft.

GREFFON PÉDICULÉ. Pedicle or gauntlet graft.

GREFFON TUBULAIRE. Rope or tube or double end or tunnel graft, Gilles's graft.

GREGG (syndrome de). Gregg's syndrome, embryopathia rubeolaris, embryopathia rubeolosa, postrubella syndrome.

GREIG (syndrome de). Hypertelorism. → *hypertélorisme.*

GREITHER (maladie ou **type).** Greither's syndrome.

GRENET (syndrome de). Grenet's syndrome.

GRENOUILLETTE, *s.f.* Ranula, sublingual cyst, ranine tumour.

GRIESINGER-KUSSMAUL (signe de). Paradoxical pulse. → *pouls paradoxal.*

GREY-TURNER (signe de). Turner's sign.

GRIFFES OU **GRIFFURES DE CHAT (maladie des).** Cat scratch disease, cat scratch fever, benign lymphoreticulosis of inoculation, benign inoculation reticulosis, sterile (or non bacterial) regional lymphadenitis.

GRIFFE CUBITALE. Ulnar hand.

GRIFFON, *s.m.* Origin of a mineral spring.

GRIMALDI (réaction de). Grimaldi's test.

GRIMSON (opération de). Grimson's operation.

GRINCEMENT DE DENTS. Stridor dentium, dental fremitus, bruxism.

GRIPPAL, ALE, *adj.* Influenzal, grippal.

GRIPPE, *s.f.* Influenza, grip, grippe, Russian catarrh, catarrhal fever, epidemic catarrhal fever, feveret, flu (populaire), epidermic rheum.

GRIPPE ASIATIQUE. Asian influenza.

GRIPPE DU DIABLE. Devil's grip. → *myalgie épidémique.*

GRIPPE ÉPIDÉMIQUE. Epidemic influenza.

GRIPPE ESPAGNOLE. Spanish influenza.

GRIPPE D'ÉTÉ. Epidermic myalgia. → *myalgie épidémique.*

GRIPPE GASTRO-INTESTINALE (mauvaise dénomination). Abdominal influenza, intestinal influenza.

GRIPPE DE HONG-KONG. Hong-Kong influenza.

GRIPPE DES LAITERIES. Bouchet's disease. → *pseudo-typhoméningite des porchers.*

GRIPPE PORCINE. Swine influenza, hog flu.

GRIPPE RUSSE. Russian influenza.

GRIPPE SAISONNIÈRE. Endemic influenza, influenza nostras, acule catharrhal fever, winter grip.

GRIPPE À VIRUS A. Influenza A.

GRIPPE À VIRUS B. Influenza B.

GRIPPE À VIRUS C. Influenza C.

GRIS (syndrome). Grey syndrome.

GRIPPÉ, ÉE, *adj.* Suffering from influenza.

GRISCELLI (syndrome de). Griscelli's syndrome.

GRISEL (maladie de). Grisel's disease, nasopharyngeal torticollis, torticollis atlanto-epistrophealis.

GRISÉOFULVINE, *s.f.* Griseofulvin, Curling's factor.

GRITTI (opération de). Gritti's amputation.

GROCCO (triangle de). Grocco's sign or triangle, Rauchfuss's triangle.

GROCCO-FRUGONI (signe de). Tourniquet test. → *lacet (signe de).*

GROENOUW (dystrophie granuleuse de G, type I). Groenouw's dystrophy I, familial granular dystrophy of the cornea, granular dystrophy of the cornea, nodular corneal dystrophy, noduly corneae.

GROENOUW, TYPE II (dystrophie de). Fehr's dystrophy. → *Fehr (dystrophy cornéenne de).*

GRÖNBLAD-STRANDBERG (syndrome de). Grönblad-Strandberg syndrome, angioid streak-pseudoxanthoma elasticum syndrome.

GROS (réaction de). Gros's test.

GROSS (opération de). Gross's operation.

GROSSE PULMONAIRE-PETITE AORTE. Enlargement of the pulmonary artery with hypoplasia of the aorta.

GROSSESSE, *s.f.* Pregnancy, cyesis, cyophoria, gestation, gravidity, fetation.

GROSSESSE (fausse). False pregnancy. → *grossesse nerveuse.*

GROSSESSE (Interruption volontaire de la). Voluntary induced abortion, elective abortion.

GROSSESSE ABDOMINALE. Abdominal pregnancy, intraperitoneal pregnancy, abdominocyesis.

GROSSESSE AMPULLAIRE. Ampular pregnancy.

GROSSESSE CERVICALE. Cervical pregnancy.

GROSSESSE ECTOPIQUE. Ectopic or extra-uterine pregnancy, eccyesis.

GROSSESSE EXTRA-UTÉRINE, GEU. Extra-uterine pregnancy.

GROSSESSE GÉMELLAIRE. Twin pregnancy, bigeminal pregnancy, gemellary pregnancy.

GROSSESSE HÉTÉRO-SPÉCIFIQUE. Heterospecific pregnancy.

GROSSESSE IGNORÉE. Unconscious pregnancy.

GROSSESSE INFUNDIBULAIRE. Tubo-abdominal pregnancy.

GROSSESSE INTERSTITIELLE. Intramural or mural pregnancy, parietal pregnancy, cornual pregnancy, interstitial pregnancy, angular pregnancy, tubouterine pregnancy.

GROSSESSE ISTHMIQUE. Isthmian pregnancy.

GROSSESSE MÔLAIRE. Molar pregnancy, hydatid pregnancy, sarco-hysteric pregnancy.

GROSSESSE MULTIPLE. Multiple pregnancy, plurial pregnancy, polycyesis.

GROSSESSE NERVEUSE. False pregnancy, afetal pregnancy, hysteric or nervous or phantom pregnancy, spurious pregnancy, pseudocyesis.

GROSSESSE OVARIENNE. Ovarian pregnancy, ovariocyesis.

GROSSESSE À RISQUE ÉLEVÉ. High risk pregnancy.

GROSSESSE TUBAIRE. Tubal pregnancy, fallopian pregnancy, oviducal pregnancy.

GROSSESSE TUBAIRE. Tubal pregnancy, fallopian pregnancy, oviducal pregnancy.

GROSSESSE TUBO-ABDOMINALE. Tubo-abdominal pregnancy.

GROSSESSE (diagnostic biologique de la). Pregnancy test.

GROSSI (méthode de). Grossi's method.

GROSSICH (procédé de). Grossich's method.

GROUPAGE LEUCOCYTAIRE. Leukocyte typing, leukocyte grouping tissue typing.

GROUPAGE SANGUIN. Blood grouping, grouping of blood, blood typing, typing of blood.

GROUPAGE TISSULAIRE. Tissue type. → *groupage leucocytaire.*

GROUPE, *s.m.* Cluster.

GROUPE LEUCOCYTAIRE. Leukocyte type, leukocyte group, tissue type.

GROUPE SANGUIN. Blood group, blood type.

GROUPE TISSULAIRE. Tissue type. → *groupe leucocytaire.*

GRUBER (maladie de). Patella bipartita.

GRUBER (syndrome de). Dysencephalia splanchnocystica, Gruber's syndrome. Meckel's syndrome.

GRUBY-SABOURAUD (maladie de ou teigne tondante à petites spores de). Gruby's disease. → *teigne tondante à petites spores de Gruby-Sabouraud.*

GRUTUM, *s.m.* Milium, grutum, acne miliaris, acne albida.

GRYPOSE, *s.f.* Gryposis.

GTP. GTP. → *guanosine-triphosphate.*

GUA. Gua (guanine).

GUAM (syndrome de). Guam syndrome.

GUANIDINE, *s.f.* Guanidine.

GUANIDINÉMIE, *s.f.* Guanidinaemia.

GUANIDINURIE, *s.f.* Guanidinuria.

GUANINE, *s.f.* Guanine.

GUANOSINE, *s.f.* Guanosine.

GUANOSINE-DIPHOSPHATE, *s.m.* Guanosine-5-diphosphate, GDP.

GUANOSINE-TRIPHOSPHATE, *s.m.* Guanosine-5-triphosphate, GTP.

GUARNIERI (corpuscule de). Guarnieri's body.

GUBLER (réaction de). Gubler's reaction.

GUBLER (tumeur de). Gubler's tumour.

GUELPA (cure de). Guelpa's diet or treatment.

GUÉRIN (fracture de A). Guérin's fracture, Le Fort's fracture.

GUÉRISON, *s.f.* Healing recovery, cure.

GUEULE DE LOUP. Double harelip.

GUERRE DU GOLFE (syndrome de la). Gulf war syndrome.

GUGLIELMO (maladie de Di). Acute erythraemia. → *myélose érythrémique aiguë.*

GUILLAIN (réflexe de). Nasopalpebral reflex.

GUILLAIN ET BARRÉ (syndrome de). Guillain-Barré syndrome. → *polyradiculonévrite.*

GUILLAIN, GUY LAROCHE ET LÉCHELLE (réaction de). Guillain's reaction. → *benjoin colloïdal (réaction de).*

GUILLAIN-THAON (syndrome de). Guillain-Thaon syndrome.

GUMBORO (maladie de). Gumboro disease.

GUNN (phénomène de M.). Gunn's syndrome, jaw winking.

GUNN (signe de). Gunn's crossing sign.

GUNN (signe pupillaire de Marcus). Marcus Gunn's pupillary phenomenon.

GÜNTHER (maladie de). Günther's disease. → *porphyrie érythropoïétique congénitale.*

GUSTATION, *s.f.* Gustation.

GUSTOMÉTRIE, *s.f.* Gustometry.

GUTERMAN (réaction de). Guterman's test.

GUTHRIE (test de). Guthrie's test.

GUTHRIE ET EMERY (syndrome de). Macrogenitosomia with hirsutism due to an adrenal tumour.

GUYON (épreuve des trois verres de). Three glass test.

GUYON (procédé de). Guyon's sign.

GUYON ET ALBARRAN (loi de). Albarran's law.

GVH. GVH (Graft Versus Host).

GVHD. GVHD (Graft Versus Host Disease).

GY. Symbol for gray.

GYMNASTIQUE, *s.f.* Gymnastics.

GYMNIQUE, *adj.* Gymnic.

GYNANDRE, *s.f.* Gynander.

GYNANDRIE, *s.f.* Gynandria, gynandrism, gynandry, gynanthropia, gynanthropism, female pseudohermaphroditism, female intersex.

GYNANDROÏDE, *adj.* Gynandroid.

GYNANDROMORPHISME, *s.m.* Gynandromorphism.

GYNANTHROPIE, *s.f.* Gynandria. → *gynandrie.*

GYNATRÉSIE, *s.f.* Gynatresia.

GYNÉCOGRAPHIE, *s.f.* Gynecography.

GYNÉCOLOGIE, *s.f.* Gynecology, gyniatrics, gyniatry.

GYNÉCOMASTIE, *s.f.* Gynecomastia.

GYNÉPHOBIE, GYNÉCOPHOBIE, *s.f.* Gynephobia.

GYNOGAMONE, *s.f.* Gynogamon.

GYNOGENÈSE, *s.f.* Gynogenesis.

GYNOÏDE, *adj.* Gynoid.

GYNOTERMONE, *s.f.* Gynotermon.

GYPSOTOMIE, *s.f.* Cutting off a plaster splint.

GYRASE, *s.f.* Gyrase.

GYRUS, *s.m.* Gyrus.

GYRUS UNCINATUS (attaque du). Uncinate fit. → *unciforme ou uncinée (crise).*

H

H. 1° Chemical symbol for hydrogen. – 2° Symbol for Henry.

H (composé) DE REICHSTEIN. Corticosterone. → *corticostérone.*

H (onde) (cardiologie). H deflection.

H (substance). H substance.

H. 1° Symbol for hour. – 2° Symbol for hecto.

HAAB (réflexe de). Haab's reflex, cerebral cortex reflex, attention reflex of pupil.

HAAB-DIMMER (dytrophie cornéenne de). Haab's or Haab-Dimmer degeneration or syndrome, lattice degeneration of the cornea, lattice corneal dystrophy, Biber-Haab-Dimmer degeneration, dystrophia corneae reticulata.

HABENULA. *s.f.* Habenula.

HABER (syndrome de). Haber's syndrome.

HABITUS, *s.m.* Habitus, habit, type.

HABRONÉMOSE, *s.f.* Habronemiasis.

HACHEMENT, *s.m.* Hacking.

HACHISCHISME, *s.m.* Cannabism. → *cannabisme.*

HACHURE, *s.f.* Hachement, hacking.

HACKER ET BECK (opération de von). Hacker's operation.

HAD. ADH, vasopressin.

HÆCKEL (loi de). Haeckel's law.

HACKETAL (technique de). Hacketal's method.

HÆMOPHILUS, *s.m. Haemophilus.*

HÆMOPHILUS ÆGYPTIUS. *Haemophilus conjunctivitidis.*

HÆMOPHILUS APHROPHILUS, *s.m. Haemophilus aphrophilus.*

HÆMOPHILUS CONJUNCTIVITIDIS. *Haemophilus ægyptius, Haemophilus conjunctivitidis,* Haemophilus of Koch-Weeks, Koch-Weeks bacillus, Weeks' bacillus.

HÆMOPHILUS DUCREYI. *Haemophilus ducreyi,* Ducrey's bacillus.

HÆMOPHILUS INFLUENZÆ. *Haemophilus influenzae,* Pfeiffer's bacillus, Bacillus influenzae.

HÆMOPHILUS PERTUSSIS. *Bordetella pertussis.*

HAFF (maladie du). Haff disease.

HAFNIA, *s.f. Hafnia.*

HAGEMAN (facteur). Hageman factor.

HAGLUND (syndrome de). Haglund's disease.

HAHN-HUNTINGTON (opération de). Huntington's operation, Hahn-Huntington procedure.

HAHNEMANN (doctrine ou **méthode de).** Homoeopathy. → *homœopathie.*

HAIDINGER (houppes de). Haidinger's brushes.

HAILEY-HAILEY (maladie de). Benign chronic familial pemphigus. → *pemphigus chronique bénin familial.*

HAIRAN (syndrome). HAIRAN syndrome.

HAJDU-CHENEY (syndrome de). Hajdu-Cheney syndrome.

HAKIM (syndrome de). Hakim's syndrome.

HALASZ (syndrome de). Scimitar syndrome.

HALBAN (opération d'). Halban's operation.

HALBAN (syndrome d'). Halban's disease.

HALDANE (effet). Haldane's effect.

HALEINE, *s.f.* Breath.

HALISTÉRÈSE, *s.f.* Halisteresis, halisteretic atrophy.

HALISTÉRIQUE, *adj.* Halisteretic.

HALITOSE, *s.f.* Halitosis.

HALITUEUX, TUEUSE, *adj.* Halituous.

HALL (signe de). Hall's sign.

HALLERMANN-STREIFF (syndrome de). Hallermann-Streiff syndrome. → *François (syndrome de).*

HALLERVORDEN-SPATZ (maladie d'). Hallervorden-Spatz syndrome, status dysmyelinatus, status dysmyelinisatus of Vogt, status dysmyelinicus.

HALLGREN (syndrome de). Graefe-Sjögren syndrome, Hallgren's syndrome, Sjögren's syndrome.

HALLOMÉGALIE, *s.f.* Hypertrophy of the toes.

HALLOPEAU (acrodermatite continue d'). Acrodermatitis continua. → *acrodermatite continue d'Hallopeau.*

HALLOPEAU (maladie d'). Hallopeau's disease. → *pyodermite végétante généralisée.*

HALLUCINATION, *s.f.* Hallucination.

HALLUCINATION AUDITIVE. Auditory hallucination.

HALLUCINATION AUTOSCOPIQUE. Autoscopy.

HALLUCINATION DOULOUREUSE. Hallucinatory neuralgia.

HALLUCINATION DU GOÛT. Gustatory hallucination.

HALLUCINATION HAPTIQUE. Haptic hallucination. → *hallucination tactile.*

HALLUCINATION HYPNAGOGIQUE. Hypnagogic hallucination.

HALLUCINATION OLFACTIVE. Olfactory hallucination.

HALLUCINATION RÉFLEXE. Reflex hallucination.

HALLUCINATION SPÉCULAIRE. Autoscopy.

HALLUCINATION TACTILE. Tactile hallucination, haptic hallucination.

HALLUCINATION VISUELLE. Visual hallucination.

HALLUCINOGÈNE, *s.m.* Hallucinogen. – *adj.* Hallucinogenic.

HALLUCINOSE, *s.f.* 1° Hallucinosis, delusional insanity, perceptional insanity. – 2° Visual hallucinosis.

HALLUCINOSE PÉDONCULAIRE. Peduncular hallucination.

HALLUS OU **HALLUX ABDUCTUS.** Hallux valgus.

HALLUS OU **HALLUX FLEXUS.** Hallux flexus.

HALLUS OU **HALLUX RIGIDUS.** Hallux rigidus.

HALLUS OU **HALLUX VALGUS.** Hallux valgus.

HALLUS OU **HALLUX VARUS.** Hallux varus.

HALO GLAUCOMATEUX. Halo glaucomatosus.

HALOGÉNIDE, *s.f.* Haloderma, halodermia.

HALOGÉNIDE VÉGÉTANTE INFANTILE. Granuloma gluteale infantum.

HALOPHILE, *adj.* Halophile.

HALSTED (opération d') (pour cancer du sein). Halsted's operation.

HALSTED (procédé d') (pour hernie inguinale). Halsted's operation.

HALSTED (suture ou points d'). Halsted's suture.

HALTÈRE, *s.f.* Dumb-bell.

HALZOUM, HALZOUN, *s.m.* Halzoum, halzoun.

HAM et DACIE (test de). Ham's test, acid haemolysis test.

HAMARTOBLASTOME, *s.m.* Hamartoblastoma.

HAMARTOCHONDROME, *s.m.* Hamartochondroma.

HAMARTOME, *s.m.* Hamartoma.

HAMARTOME BILIAIRE. Bile duct hamartoma.

HAMARTOMES MULTIPLES (syndrome des). Multiple hamartoma disease. → *Cowden (maladie de).*

HAMARTOME RÉNAL FŒTAL. Mesoblastic nephroma.

HAMATUM, *s.m.* Os hamatum.

HAMBOURG (maladie de). Enteritis necroticans.

HAMBURGER (effet ou **phénomène de H.J.).** Hamburger's interchange, Hamburger's phenomenon, secondary buffering.

HAMMAN (signe de). Hamman's sign.

HAMMAN ET RICH (syndrome d'). Hamman-Rich syndrome, acute diffuse interstitial fibrosis of the lung.

HAMMOND (maladie de). Athetosis, Hammond's disease.

HAMSTER IRRADIÉ (test du). Irradiated hamster test.

HANCHE, *s.f.* Hip.

HANCHE BOTE. Coxa vara. → *coxa vara.*

HANCHE IRRITABLE. Observation hip syndrome. → *coxite transitoire.*

HANCHE À RESSAUT OU **À RESSORT.** Perrin-Ferraton disease, shapping hip.

HANCOCK (valve de). Hancock's prosthesis.

HANHART (syndrome d'). Hanhart's syndrome, peromelia with micrognathia, mandibular dystosis with peromelia.

HAND-SCHÜLLER-CHRISTIAN (maladie ou **syndrome de).** Christian's disease. → *Schüller-Christian (maladie de).*

HANDICAP, *s.m.* Handicap.

HANDICAPÉ, ÉE, *adj.* Handicapped.

HANDICAPÉ, ÉE, *s.m.* ou *s.f.* Handicapped person.

HANDLEY (méthode de). Handley's method.

HANGER (réaction de). Hanger's test, cephalin-cholesterol floculation test.

HANLON-BLALOCK (opération de). Blalock-Hanlon operation.

HANOT (cirrhose, maladie ou **syndrome de).** Hanot's cirrhosis. → *cirrhose biliaire primitive.*

HANOT-KIENER (maladie de). Hanot-Kiener syndrome. → *Kiener (maladie de).*

HANOT-MAC MAHON (maladie ou **syndrome de).** Hanot's cirrhosis. → *cirrhose biliaire primitive.*

HANOT-RÖSSLE (maladie de). Hanot-Rössle syndrome.

HANSEN (bacille de). Mycobacterium leprae.

HANSEN (maladie de). V. *lèpre.*

HANSEN (méthode de). Unilateral pulmonary artery occlusion test.

HANSÉNIASE, *s.f.* Leprosy. → *lèpre.*

HANTAVIRUS, *s.m. Hantavirus.*

HAPHALGÉSIE, *s.f.* Haphalgesia, aphalgesia.

HAPLO, *adj.* Haploid.

HAPLO X. Haplo X.

HAPLOÏDE, *adj.* Haploid.

HAPLOÏDIE, *s.f.* Haploidy.

HAPLOTYPE, *s.m.* Haplotype.

HAPTÈNE, *s.m.* ou **HAPTINE,** *s.f.* Hapten, haptene, haptin, partial antigen, incomplete antigen, residue antigen.

HAPTOGLOBINE, *s.f.* Haptoglobin.

HAPTOGLOBINÉMIE, *s.f.* Haptoglobinaemia.

HAPTOPHORE, *adj.* Haptophorous, – *s.m.* Haptophore.

HARADA (maladie de). Harada's disease or syndrome, uveoencephalitis, uveomeningitis syndrome.

HARARA, *s.m.* Harara.

HARGRAVES (cellule de). Lupus erythematous cell, LE cell.

HARGRAVES (phénomène de). Hargraves's phenomenon.

HARICOCÈLE, *s.f.* Atrophic testis.

HARLEY (maladie de). Harley's disease. → *hémoglobinurie paroxystique essentielle ou a frigore.*

HARMOZONE, *s.f.* Harmozone.

HARNAIS, *s.m.* Harness.

HARRINGTON (tiges de). Harrington's device.

HARRIS (syndrome de). Harris's syndrome.

HARRIS ET RAY (épreuve de). Harris and Ray test, saturation test.

HARRISON (réflexe de). Harrison's reflex.

HARROP (régime de). Harrop's diet.

HARROP ET CUTLER (épreuve de). Cutler-Power-Wilder test.

HART (anomalie de). Protanomaly.

HARTNUP (maladie de). Hartnup's disease.

HASARD, *s.m.* Random.

HASCHICH, *s.m.* Hashish.

HASCHICHISME, *s.m.* Cannabism.

HASERICK (facteur plasmatique de). LE factor.

HASERICK (rosette de). Rosette of leukocytes.

HASERICK (test ou plasma-test de). Lupus erythematosus test, LE test, LE cell phenomenon.

HASHIMOTO (goitre lymphomateux, thyroïdite ou thyroïdose chronique de). Hashimoto's disease, Hashimoto's struma or thyroiditis, struma lymphomatosa, lymphadenoid goiter, chronic lymphadenoid or lymphocytic thyroiditis, lymphocytic or lymphoid thyroiditis.

HAUDEK (niche de). Haudek's niche.

HAUSTRAL, ALE, *adj.* Haustral.

HAUSTRATION, *s.f.* Haustration.

HAV. Abbreviation for : hepatic A virus.

HAVERHILL (fièvre de). Haverhill fever. → *fièvre de Haverhill.*

HAVERS (canal de). Haversian canal.

HAWES-PALLISTER-LANDON (syndrome de). Hawes-Pallister-Landon syndrome. → *Strachan-Scott syndrome.*

HAWKINS (test de). Hawkins's test.

HAY (réaction de). Hay's test.

HAYEM (chlorose tardive de), HAYEM-FABER (anémie de). Faber's syndrome. → *anémie hypochrome essentielle de l'adulte.*

HAYEM-VON JAKSCH-LUZET (maladie de). Von Jaksch's anaemia. → *anémie infantile pseudo-leucémique.*

HAYES (signe de). Hayes's maneuver.

HB. Hepatitis B.

Hb. Haemoglobin.

HbCO. Abbreviation for carboxyhaemoglobin.

HbO. Abbreviation for oxyhaemoglobin.

HC. Abbreviation for: C hepatitis.

hCG. Human chorionic gonadotrophin.

hCS. Symbol for human chorionic somatotropin.

HDL. Abbreviation for: High Density Lipoprotein.

HEAD (zones de). Head's lines, Head's zones, tender zones.

HÉAUTOSCOPIE, *s.f.* Autoscopy.

HÉBÉFRÉNIE, HÉBÉPHRÉNIE, *s.f.* Hebephrenia, hebephrenic schizophrenia.

HÉBÉPHRÉNO-CATATONIE, *s.f.* Hebephreno-catatonia.

HEBERDEN (maladie d'). Angina pectoris. → *angine de poitrine.*

HEBERDEN (nodosités d'). Heberden's nodes, Rosenbach's nodes.

HEBERDEN (rhumatisme d'). Heberden's disease, Heberden's rheumatism, Heberden's arthritis, Rosenbach's disease, interphalangeal osteoarthritis.

HÉBÉTUDE, *s.f.* Hebetude.

HÉBOIDOPHRÉNIE, *s.f.* Heboidophrenia.

HÉBOSTÉOTOMIE, HÉBOTOMIE, *s.f.* Pubiotomy.

HEBRA (érythème exsudatif multiforme de). Erythema multiforme, Hebra's disease.

HEBRA (prurigo de). Hebra's prurigo.

HECHT (réaction de). Hecht's test.

HECK (maladie de). Heck's disease.

HECTICITÉ, *s.f.* Febrile cachexia.

HECTIQUE, *adj.* Hectic.

HEDBLOM (syndrome de). Hedblom's syndrome.

HÉDONISME, *s.m.* Hedonism.

HÉDROCÈLE, *s.f.* Hedrocele.

HEERFORDT (syndrome de). Heerfordt's disease or syndrome, uveoparotid fever, febris uveoparotidea, uveoparotitic polyneuritis, neurouveoparotitis syndrome.

HEGAR (bougie de). Hegar's dilator, Hegar's bougie.

HEGAR (signe de). Hegar's sign.

HEGGLIN (syndromes de). 1° Fanconi-Hegglin syndrome. – 2° Hegglin's syndrome, energetic-dynamic heart insufficiency.

HEIDENHAIN (syndrome d'). Heidenhain's syndrome, presenile dementia-cortical blindness syndrome.

HEIM ET KREYSIG (signe de). Heim-Kreysig sign, Kreysig's sign.

HEIM ET SANDERS (signe de). Sanders's sign.

HEIMLICH (manœuvre ou **méthode d').** Heimlich's maneuver.

HEINE-MEDIN (maladie de). Heine-Medin disease. → *poliomyélite antérieure aiguë.*

HEINEKE-MIKULICZ (opération de). Heineke-Mikulicz operation. → *pyloroplastie.*

HEINZ (corps de). Heinz's or Heinz-Ehrlich bodies.

HEITZ-BOYER (maladies d'). 1° Polyposis of the neck of the bladder. – 2° Infected diverticula of the prostate.

HEITZ-BOYER (syndrome d'). Urinary infection due to intestinal infection.

HEITZ-BOYER-HOVELACQUE (opération de). Surgical treatment of ectopia vesicae.

HÉLICASE, *s.f.* Helicase.

HÉLICE, *s.f.* Helix.

HELICOBACTER PYLORI. *Helicobacter pylori.*

HÉLIODERMITE, *s.f.* Dermatitis solaris.

HÉLIOPATHIE, *s.f.* Heliopathia.

HÉLIOPHOBIE, *s.f.* Heliophobia.

HÉLIOPROPHYLAXIE, *s.f.* Preventive heliotherapy.

HÉLIOTHÉRAPIE, *s.f.* Heliotherapy, solar therapy.

HÉLIOTROPISME, *s.m.* Heliotropism.

HÉLIX, *s.m.* Helix.

HELLER (démence de). Heller's dementia or syndrome, Heller-Zappert syndrome, dementia infantilla.

HELLER (opération de). Oesophagomyotomy, Heller's operation, cardiomyotomy, oesophagogastromyotomy, extramucous oesophagocardioplasty.

HELLER ET ZIMMERMAN (cellule B de). LE cell-like.

HELLP (syndrome). HELLP syndrome.

HELMINTHE, *s.m.* Helminth.

HELMINTHIASE, *s.f.* Helminthiasis, helminthism.

HELMINTHOLOGIE, *s.f.* Helminthology.

HÉLODERMIE, *s.f.* Helosis.

HÉMAGGLUTINATION, *s.f.* Haemagglutination, haemoagglutination.

HÉMAGGLUTINATION (réaction d'inhibition de l'). Haemagglutination inhibition test.

HÉMAGGLUTINATION DE MIDDLEBROOK ET DUBOS. Middlebrook-Dubos haemogglutination test.

HÉMAGGLUTINATION PASSIVE. Passive haemagglutination.

HÉMAGGLUTININE, *s.f.* Haemagglutinin, haemoagglutinin.

HÉMAGGLUTINOGÈNE, *s.m.* Haemagglutinogen, haemoagglutinogen.

HÉMAGOGUE, *s.m.* Haemagogue.

HÉMAL, *adj.* Haemal.

HÉMANGIECTASIE, *s.f.* Haemangiectasia, haemangiectasis.

HÉMANGIECTASIE HYPERTROPHIQUE. Klippel-Trenaunay syndrome. → *Klippel-Trenaunay (syndrome de).*

HÉMANGIOBLASTOME, *s.m.* Angioblastoma. → *angioblastome.*

HÉMANGIOBLASTOME MULTIPLE. Lindau's disease.

HÉMANGIO-ENDOTHÉLIOME, *s.m.* Haemangioendothelioma, haemangioendothelioblastoma, haemendothelioma.

HÉMANGIOFIBROSARCOME, *s.m.* Haemangiofibrosarcoma.

HÉMANGIOMATOSE FAMILIALE. Rendu-Osler-Weber disease. → *angiomatose hémorragique familiale.*

HÉMANGIOME, *s.m.* Haemangioma.

HÉMANGIOMES CUTANÉS ET DIGESTIFS. Blue rubber-bleb naevus.

HÉMANGIOME DU POUMON. Cavernous haemangioma of the lung.

HÉMANGIOPÉRICYTOME, *s.m.* Haemangiopericytoma.

HÉMANGIOSARCOME, *s.m.* Haemangiosarcoma.

HÉMAPHÉIQUE, *adj.* Haemapheic.

HÉMAPHÉRÈSE, *s.f.* Haemapheresis.

HÉMARTHROSE, *s.f.* Haemarthrosis.

HÉMATANGIO-SARCOME, *s.m.* Haemangiosarcoma.

HÉMATÉMÈSE, *s.f.* Haematemesis.

HÉMATÉMÈSE DE SANG NOIR. Coffee-ground vomit.

HÉMATHIDROSE, HÉMATIDROSE, *s.f.* Haematidrosis, haemathidrosis, bloody sweat.

HÉMATIE, *s.f.* Erythrocyte, red blood corpuscule, red blood cell, haematid.

HÉMATIE CRÉNELÉE. Crenated erythrocyte.

HÉMATIE FALCIFORME, HÉMATIE EN FAUCILLE. Sickle cell, drepanocyte.

HÉMATIE GRANULEUSE OU **GRANULO-RÉTICULO-FILAMENTEUSE.** Reticulocyte, reticulated erythrocyte, proerythrocyte, pronormocyte.

HÉMATIE NUCLÉÉE. Immature erythrocyte, nucleated erythrocyte.

HÉMATIE PONCTUÉE. Stippled erythrocyte, stippled red cell.

HÉMATIE PRIMORDIALE. Pronormoblast, pro-erythroblast.

HÉMATIMÈTRE, *s.m.* Haemacytometer, haematimeter, haemocytometer, haematocytometer, haematometer.

HÉMATIMÉTRIE, *s.f.* Blood count. → *numération globulaire.*

HÉMATINE, *s.f.* Haematin, haematosin.

HÉMATIQUE, *adj.* Haematic.

HÉMATO-ASPIRATION, *s.f.* Blood aspiration.

HÉMATOBLASTE, *s.m.* Haemocytoblast. → *hémocytoblaste.*

HÉMATOBULBIE, *s.f.* Bulbar apoplexy.

HÉMATOCATHARSIE, *s.f.* Haematocatharsis.

HÉMATOCÈLE, *s.f.* Haematocele.

HÉMATOCÈLE PELVIENNE, PÉRI- OU **RÉTRO-UTÉRINE.** Parametric haematocele, pelvic haematocele, retro-uterine haematocele, pelvic haematoma.

HÉMATOCÈLE SCROTALE. Scrotal haematocele.

HÉMATOCÈLE VAGINALE. Pachyvaginalitis. → *pachyvaginalite.*

HÉMATOCHROMATOSE, *s.f.* Haemochromatosis.

HÉMATO-CHROMOMÉTRIE, *s.f.* Haemochromometry.

HÉMATOCHYLURIE, *s.f.* Haematochyluria.

HÉMATOCOLPOS, *s.m.* Haematocolpos.

HÉMATOCONIE, *s.f.* Haemoconia.

HÉMATOCRITE, *s.m.* 1° *(l'instrument, et le résultat de l'examen).* Haematocrite, haematocrit. – 2° *(le résultat de l'examen).* Packed-cell volume, PCV, packed red-cell volume.

HÉMATODERMIE. Cutaneous lymphoma.

HÉMATODONTIE, *s.f.* Pink teeth.

HÉMATOGÈNE, *adj.* Haematogenous, haematogenic.

HÉMATOGONIE, *s.f.* Haemocytoblast. → *hémocytoblaste.*

HÉMATOGRAMME, *s.m.* Haemogram. → *hémogramme.*

HÉMATOÏDINE, *s.f.* Haematoidin.

HÉMATOLOGIE, *s.f.* Haematology.

HÉMATOLOGIE GÉOGRAPHIQUE. Geographic haematology.

HÉMATOLYSE, *s.f.* Haemolysis. → *hémolyse.*

HÉMATOME, *s.m.* Haematoma.

HÉMATOME ANÉVRISMAL DIFFUS. False aneurysm, aneurysmal haematoma, pulsatile haematoma.

HÉMATOME DISSÉQUANT DE L'AORTE. Aortic dissection. → *dissection aortique.*

HÉMATOME DURAL OU **DUREMÉRIEN.** Dural haematoma, durematoma.

HÉMATOME ENKYSTÉ. Blood cyst, haemorrhagic cyst.

HÉMATOME EXTRA-DURAL. Extra-dural haematoma, extradural haemorrhage, epidural haematoma.

HÉMATOME INTRACRANIEN TRAUMATIQUE TARDIF. Delayed apoplexy, traumatic late apoplexy.

HÉMATOME PÉRIRÉNAL. Perirenal haematoma, perirenal apoplexy, Wunderlich's syndrome.

HÉMATOME PRIMITIF DE LA PAROI AORTIQUE. Aortic dissection. → *dissection aortique.*

HÉMATOME PULSATILE. False aneurysm. → *hématome anévrismal diffus.*

HÉMATOME RÉTRO-PLACENTAIRE. Uterine apoplexy. → *apoplexie utéro-placentaire.*

HÉMATOME SOUS-CHORIAL. Subchorional haematoma, tuberous subchorial haematoma, Breus's mole, haematomole, tuberous mole, ovum tuberculosum.

HÉMATOME SOUS-DURAL. Subdural haematoma, subdural haemorrhage.

HÉMATOME SOUS-DUREMÉRIEN. Subdural haematoma. → *hématome sous-dural.*

HÉMATOME SUS-DUREMÉRIEN. Extradural haematoma. → *hématome extra-dural.*

HÉMATOME VULVAIRE. Pudendal haematocele.

HÉMATOMÈTRE, *s.m.* OU **HÉMATOMÉTRIE,** *s.f.* Haematometra, haemometra.

HÉMATOMYÉLIE, *s.f.* Haematomyelia.

HÉMATONÉPHROSE, *s.f.* Haematonephrosis, haemonephrosis.

HÉMATOPELVIS, *s.m.* Pelvic haematocele. → *hématocèle pelvienne.*

HÉMATOPHAGIE, *s.f.* Haematophagia, haematophagy.

HÉMATOPHOBIE, *s.f.* Haematophobia, haemophobia.

HÉMATOPOÏÈSE, *s.f.* Haematopoiesis, haemopoiesis.

HÉMATOPOÏÉTINE, *s.f.* Erythropoietin. → *érythropoïétine.*

HÉMATOPOÏÉTIQUE, *adj.* Haematopoietic, haemopoietic, haemopoiesic.

HÉMATOPORPHYRINE, *s.f.* Haematoporphyrin.

HÉMATOPORPHYRINURIE, *s.f.* Haematoporphyrinuria.

HÉMATORRACHIS, *s.m.* Haematorrhachis, haemorrhachis.

HÉMATOSALPINX, *s.f.* Haematosalpinx, haemosalpinx.

HÉMATOSARCOME, *s.m.* Malignant lymphoma.

HÉMATOSCOPE, *s.m.* Haematoscope.

HÉMATOSE, *s.f.* Haematosis.

HÉMATOSPECTROSCOPIE, *s.f.* Haematospectroscopy.

HÉMATOSPERMIE, *s.f.* Haemospermia, haematospermia.

HÉMATOTHÉRAPIE, *s.f.* Haematotherapy.

HÉMATOTYMPAN, *s.m.* Haematotympanum, haematympanum.

HÉMATOXYLINE, *s.f.* Haematoxylin.

HÉMATOZOAIRE, *s.m.* Haematozoon, haemozoon.

HÉMATURIE, *s.f.* Haematuria, renal haemorrhage.

HÉMATURIE BILHARZIENNE. Endemic haematuria. → *bilharziose vésicale.*

HÉMATURIE DU CAP. Endemic haematuria. → *bilharziose vésicale.*

HÉMATURIE D'ÉGYPTE. Endemic haematuria. → *bilharziose vésicale.*

HÉMATURIE FAMILIALE BÉNIGNE. Familial benign haematuria.

HÉMATURIE RÉNALE ESSENTIELLE DE L'ADULTE. Gull's renal epistaxis, essential renal haematuria, angioneurotic haematuria, renal haemophilia.

HÉMAUTOGRAPHIE, *s.f.* Haemautography.

HÉMAUTOGRAPHIQUE (tracé). Haemautograph.

HÈME, *s.m.* Haem, ferrohaeme, ferroprotoporphyrin 9, heme (américain).

HÉMÉRALOPIE, *s.f.* Nyctalopia, night blindness, nocturnal amblyopia, hesperanopia (c'est le contraire du terme anglais « hemeralopia »).

HÉMIACÉPHALE, *s.m.* Hemiacephalus.

HÉMIACHROMATOPSIE, *s.f.* Hemiachromatopsia.

HÉMIAGÉNÉSIE, *s.f.* Hemiagenesis.

HÉMIAGNOSIE, *s.f.* Hemiagnosia.

HÉMIAGUEUSIE, *s.f.* Hemiagueusia, hemiagueustia.

HÉMIALBUMOSE, *s.f.* Hemialbumose. → *albumose.*

HÉMIALBUMOSURIE, *s.f.* Hemialbumosuria. → *albumosurie.*

HÉMIALGIE, *s.f.* Hemialgia.

HÉMIANESTHÉSIE, *s.f.* Hemianaesthesia.

HÉMIANESTHÉSIE ALTERNE OU CROISÉE. Alternate hemianaesthesia, crossed hemianaesthesia, hemianaesthesia cruciata.

HÉMIANOPIE, HÉMIANOPSIE, *s.f.* Hemianopia, hemianopsia, half vision, hemiablepsia.

HÉMIANOPSIE ALTITUDINALE. Altitudinal hemianopsia.

HÉMIANOPSIE BINASALE. Binasal hemianopsia.

HÉMIANOPSIE BINOCULAIRE. Bilateral hemianopsia.

HÉMIANOPSIE BITEMPORALE. Bitemporal hemianopsia.

HÉMIANOPSIE CONGRUENTE. Congruous hemianopsia.

HÉMIANOPSIE DOUBLE. True hemianopsia, bilateral or binocular hemianopsia.

HÉMIANOPSIE HÉTÉRONYME. Heteronymous hemianopsia, heteronomous hemianopsia, crossed hemianopsia.

HÉMIANOPSIE HOMONYME. Homonymous hemianopsia, equilateral or homonomous hemianopsia.

HÉMIANOPSIE INCONGRUENTE. Incongruous hemianopsia.

HÉMIANOPSIE LATÉRALE. Lateral hemianopsia.

HÉMIANOPSIE MONOCULAIRE. Unilateral or uniocular hemianopsia.

HÉMIANOPSIE NASALE. Nasal hemianopsia, binasal hemianopsia.

HÉMIANOPSIE EN QUADRANT. Quadrant or quadrantic hemianopsia.

HÉMIANOPSIE TEMPORALE. Temporal hemianopsia, bitemporal hemianopsia.

HÉMIANOPSIE TOTALE. Absolute hemianopsia.

HÉMIANOPSIQUE, *adj.* Hemianoptic, hemianopic, hemiopic.

HÉMIANOSMIE, *s.f.* Hemianosmia.

HÉMIASYNERGIE, *s.f.* Hemiasynergia.

HÉMIATAXIE, *s.f.* Hemiataxia.

HÉMIATHÉTOSE, *s.f.* Hemiathetosis.

HÉMIATROPHIE, *s.f.* Hemiatrophy.

HÉMIATROPHIE FACIALE PROGRESSIVE. Facial hemiatrophy. → *Romberg (maladie de).*

HÉMIATROPHIE PROGRESSIVE DE LA LANGUE. Progressive lingual hemiatrophy.

HÉMIBALLISME, *s.m.* Hemiballism, hemiballismus.

HÉMIBLOC, *s.m.* Hemiblock.

HÉMIBLOC GAUCHE ANTÉRIEUR. Left anterior hemiblock, left anterior fascicular block.

HÉMIBLOC GAUCHE POSTÉRIEUR. Left posterior hemiblock, left posterior fascicular block.

HÉMIBULBE (syndrome de l'). Hemibulbar syndrome. → *Babinski-Nageotte (syndrome de).*

HÉMICARDIE, *s.f.* Hemicardia.

HÉMICERCLAGE DE LA ROTULE. Hemicerclage of the patella.

HÉMICHONDRODYSPLASIE, *s.f.* **HÉMICHONDRODYSTROPHIE TYPE OLLIER.** Enchondromatosis. → *enchondromatose.*

HÉMICHORÉE, *s.f.* Hemichorea, chorea dimidiata, hemilateral chorea, one-sided chorea.

HÉMICOLECTOMIE, *s.f.* Hemicolectomy.

HÉMICORPORECTOMIE, *s.f.* Hemicorporectomy.

HÉMICRANIE, *s.f.* Hemicrania.

HÉMICRANIOSE, *s.f.* Hemicraniosis.

HÉMICYSTECTOMIE, *s.f.* Hemicystectomy.

HÉMIDIAPHORÈSE, *s.f.* Hemidiaphoresis. → *hémidrose.*

HÉMIDROSE, *s.f.* Hemihidrosis, hemihyperidrosis, hemidiaphoresis.

HÉMIDYSESTHÉSIE, *s.f.* Hemidysaesthesia.

HÉMIENCÉPHALE, *s.m.* Hemiencephalus.

HÉMI-ÉPILEPSIE, *s.f.* Hemiepilepsy.

HÉMIGLOSSITE, *s.f.* Hemiglossitis.

HÉMILAMINECTOMIE, *s.f.* Hemilaminectomy.

HÉMILARYNGECTOMIE, *s.f.* Hemilaryngectomy.

HÉMIMÈLE, *s.m.* Hemimelus.

HÉMIMÉLIE, *s.f.* Hemimelia.

HÉMINE, *s.f.* Haemin.

HÉMINEURASTHÉNIE, *s.f.* Hemineurasthenia.

HÉMIOPIQUE (réaction ou **réaction pupillaire)** Wernicke's sign. → *Wernicke (réaction hémiopique de).*

HÉMIPAGE, *s.m.* Hemipagus.

HÉMIPARACOUSIE, *s.f.* Hemiparacusia, hemiparacusis.

HÉMIPARAPLÉGIE SPINALE. Hemiparaplegic syndrome. → *Brown-Séquard (syndrome de).*

HÉMIPARÉSIE, *s.f.* Hemiparesis.

HÉMIPARESTHÉSIE, *s.f.* Hemiparaesthesia.

HÉMIPAREUNIE, *s.f.* Hemipareunia.

HÉMIPARKINSONIEN, IENNE, *adj.* Hemiparkinsonian.

HÉMIPLÉGIE, *s.f.* Hemiplegia.

HÉMIPLÉGIE ALTERNE. Alternate or alternating hemiplegia, crossed hemiplegia, alternate or alternating paralysis, crossed paralysis, cruciate paralysis, hemiplegia crussiata or cruciata, transverse palsy.

HÉMIPLÉGIE ALTERNE SUPÉRIEURE. Weber's syndrome. → *Weber (syndrome de).*

HÉMIPLÉGIE CAPSULAIRE. Capsular hemiplegia. → *capsule interne (syndrome de la).*

HÉMIPLÉGIE CÉRÉBELLEUSE. Cerebellar hemiplegia.

HÉMIPLÉGIE CÉRÉBRALE INFANTILE. Infantile hemiplegia.

HÉMIPLÉGIE COLLATÉRALE. Hemiplegia on the side of the spinal lesion.

HÉMIPLÉGIE CONTROLATÉRALE. Controlateral hemiplegia.

HÉMIPLÉGIE CORTICALE. Cortical hemiplegia.

HÉMIPLÉGIE FLASQUE. Flaccid hemiplegia.

HÉMIPLÉGIE HOMOLATÉRALE. Hemiplegia on the side of the spinal lesion.

HÉMIPLÉGIE PÉDONCULAIRE. Pedoncular hemiplegia.

HÉMIPLÉGIE PÉDONCULO-PROTUBÉRANTIELLE. Weber's syndrome. → *Weber (syndrome de).*

HÉMIPLÉGIE PROPORTIONNELLE. Proportional hemiplegia.

HÉMIPLÉGIE PROTUBÉRANTIELLE. Pontine hemiplegia. → *protubérantiels (syndromes).*

HÉMIPLÉGIE SPASMODIQUE. Spastic hemiplegia.

HÉMIPLÉGIE SPASMODIQUE INFANTILE. Infantile hemiplegia.

HÉMIPLÉGIE SPINALE. Spinal hemiplegia.

HÉMIPTÈRES, *s.f. pl.* Hemiptera.

HÉMISOMATECTOMIE, *s.f.* Hemicorporectomy.

HÉMISPASME, *s.m.* Hemispasm.

HÉMISPASME FACIAL. Facial hemispasm, peripheral facial spasm, convulsive tic, convulsive facial tic, Bell's spasm, mimic spasm, mimic tic, histrionic spasm, facial spasm, facial tic, facial convulsion, mimetic or mimic convulsion.

HÉMISPASME FACIAL ALTERNE. Brissaud-Sicard syndrome.

HÉMISPASME GLOSSOLABIÉ. Brissaud-Marie syndrome.

HÉMISPHÈRE, *s.m.* Hemisphere.

HÉMISPHÈRE CÉRÉBELLEUX. Cerebellar hemisphere.

HÉMISPHÈRE CÉRÉBRAL. Cerebral hemisphere.

HÉMISPHÉRECTOMIE, *s.f.* Hemispherectomy.

HÉMISPONDYLIE, *s.f.* Hemivertebra.

HÉMISPOROSE, *s.f.* Hemisporosis.

HÉMISYNTHÈSE, *s.f.* Hemisynthesis.

HÉMISYSTOLIE, *s.f.* Hemisystole.

HÉMITÉRIQUES, *s.m. pl.* Hemiterata.

HÉMITÉTANIE, *s.f.* Hemitetany.

HÉMITHYROÏDECTOMIE, *s.f.* Hemithyroidectomy.

HÉMITRUNCUS, *s.m.* Hemitruncus.

HÉMIVERTÈBRE, *s.f.* Hemivertebra.

HÉMIZYGOTE, *adj.* Hemizygous. – *s.m.* Hemizygote.

HEMMAGE, *s.m.* Hemming.

HÉMO-AGGLUTINATION, *s.f.* 1° Haemagglutination. – 2° Haemodiagnosis.

HÉMO-AGGLUTININE, *s.f.* Haemagglutinin.

HÉMO-AGGLUTINOGÈNE, *s.m.* Haemagglutinogen.

HÉMO-ASPIRATION, *s.f.* Blood aspiration.

HÉMOBILIE, *s.f.* Haematobilia, haemobilia.

HÉMOCATHÉRÈSE, *s.f.* Haemocatheresis.

HÉMOCHOLÉCYSTE, *s.m.* Haemocholecystitis.

HÉMOCHROMATOMÈTRE DE HAYEM. Haemochromometer.

HÉMOCHROMATOSE PRIMITIVE FAMILIALE ou **IDIOPATHIQUE.** Idiopathic haemochromatosis, iron storage disease. Recklinghausen-Applebaum disease.

HÉMOCHROMATOSE SECONDAIRE POST-TRANSFUSIONNELLE. Exogenous haemochromatosis.

HÉMOCHROMOGÈNE, *adj.* Haemochromogen.

HÉMOCHRONOMÈTRE DE MALASSEZ. Haemochronometer.

HÉMOCLASIE, *s.f.* Haemolysis. → *hémolyse.*

HÉMOCOMPATIBILITÉ, *s.f.* Haemocompatibility.

HÉMOCONCENTRATION, *s.f.* Haemoconcentration.

HÉMOCONIE, HÉMATOCONIE, *s.f.* Haemoconia, haemokonia.

HÉMOCRINIE, *s.f.* Haemocrinia.

HÉMOCRINOTHÉRAPIE, *s.f.* Haemocrinotherapy.

HÉMOCULTURE, *s.f.* Haemoculture, blood culture.

HÉMOCYTOBLASTE, *s.m.* Haemocytoblast, lymphoidocyte, haematogone, haematogonia.

HÉMOCYTOBLASTOMATOSE, HÉMOCYTOBLASTOSE, *s.f.* Acute leukaemia. → *leucémie aiguë.*

HÉMOCYTOPÉNIE, *s.f.* Blood cytopenia.

HÉMOCYTOPHTISIE, *s.f.* Myelophtisis. → *myélose aplasique.*

HÉMODÉTOURNEMENT, *s.m.* Diversion of the blood stream.

HÉMODÉTOURNEMENT DANS LES ARTÈRES DU COU À DESTINATION CÉRÉBRALE. Subclavian steal syndrome. → *sous-clavière voleuse (syndrome de la).*

HÉMODIAFILTRATION, *s.f.* Haemodiafiltration.

HÉMODIAGNOSTIC, *s.m.* Haemodiagnosis.

HÉMODIALYSE, *s.f.* Haemodialysis, vividiffusion.

HÉMODIALYSE À DOMICILE. Home haemodialysis.

HÉMODIALYSE PÉRIODIQUE. Periodic haemodialysis.

HÉMODILUTION, *s.f.* Haemodilution.

HÉMODROMIQUE, *adj.* Haemodromic.

HÉMODROMOMÈTRE, *s.m.* Haemodromometer.

HÉMODIALYSEUR, *s.m.* Haemodialyzer, artificial kidney.

HÉMODYNAMIQUE. 1° *adj.* Haemodynamic. – 2° *s.f.* Haemodynamics.

HÉMODYNAMOMÈTRE, *s.m.* Haemodynamometer.

HÉMOFILTRATION, *s.f.* Haemofiltration, haemodiafiltration.

HÉMOFUCHSINE, *s.f.* Haemofuscin.

HÉMOGÉNASE, *s.f.* Intrinsic factor.

HÉMOGÈNE, *s.m.* Extrinsic factor. → *vitamine* B_{12}.

HÉMOGÉNIE, *s.f.* Haemogenia. → *purpura thrombopénique idiopathique.*

HÉMOGLOBINE, *s.f.* Haemoglobin.

HÉMOGLOBINE A, C, D, E, F, etc. Haemoglobin A, C, D, E, F et cetera.

HÉMOGLOBINE (concentration corpusculaire ou **globulaire moyenne en) (CCMH** ou **CGMH).** Mean corpuscular haemoglobin concentration, MCHC.

HÉMOGLOBINE (teneur corpusculaire ou **globulaire moyenne en).** Mean corpuscular haemoglobin, MCH.

HÉMOGLOBINE GLYCOSYLÉE. Glycosylated haemoglobin, haemoglobin A_{1C}.

HÉMOGLOBINE INSTABLE. Unstable haemoglobin.

HÉMOGLOBINE OXYCARBONÉE. Carboxyhaemoglobin.

HÉMOGLOBINE RÉDUITE. Reduced haemoglobin, deoxygenated haemoglobin, deoxyhaemoglobin.

HÉMOGLOBINÉMIE, *s.f.* Haemoglobinaemia.

HÉMOGLOBINIMÈTRE, *s.m.* Haemoglobinometer.

HÉMOGLOBINIQUE, *adj.* Haemoglobinated, haemoglobinous.

HÉMOGLOBINOBILIE, *s.f.* Haemoglobinocholia.

HÉMOGLOBINOGÈNE, *adj.* Haemoglobinogenous.

HÉMOGLOBINOMÈTRE, *s.m.* Haemoglobinometer.

HÉMOGLOBINOMÉTRIE, *s.f.* Haemoglobinometry.

HÉMOGLOBINOPATHIE, HÉMOGLOBINOSE, *s.f.* Haemoglobinopathy, haemoglobin disease.

HÉMOGLOBINOSE C, D ou **E, etc.** Haemoglobin C, D or E (etc.) disease.

HÉMOGLOBINOSE S. Sickle-cell anaemia. → *anémie à hématies falciformes.*

HÉMOGLOBINURIE, *s.f.* Haemoglobinuria.

HÉMOGLOBINURIE ET ACROCYANOSE PAROXYSTIQUES AVEC AGGLUTININES FROIDES À UN TITRE ÉLEVÉ. Cold agglutinin disease. → *agglutinines froides (maladie des).*

HÉMOGLOBINURIE INTERMITTENTE. Dressler's disease.

HÉMOGLOBINURIE NOCTURNE PAROXYSTIQUE. Paroxysmal nocturnal haemoglobinuria. → *Marchiafava-Micheli (maladie de).*

HÉMOGLOBINURIE PAROXYSTIQUE ESSENTIELLE ou **À FRIGORE.** Paroxysmal cold haemoglobinuria, intermittent haemoglobinuria, Dressler's disease, Harley's disease.

HÉMOGLOBINURIQUE, *adj.* Haemoglobinuric.

HÉMOGRAMME, *s.m.* Complete blood count.

HÉMOHISTIOBLASTE, *s.m.* Haemohistioblast.

HÉMOHISTIOBLASTOSE, *s.f.* Reticulosis. → *réticuloendothéliose.*

HÉMO-HYDARTHROSE, *s.f.* Bloody hydarthrosis.

HÉMOLEUCOCYTAIRE, *adj.* Haemoleucocytic.

HÉMOLYMPHANGIOME, *s.m.* Haematolymphangioma, haemolymphangioma, naevus lymphaticus, lymphatic naevus, naevus lymphangiectodes.

HÉMOLYSE, *s.f.* Haemolysis, haematolysis, haemocytolysis, erythrocytolysis, erythrolysis, globulolysis, haemoclasis.

HÉMOLYSE (réaction d'). Complement deviation. → *complément (déviation du).*

HÉMOLYSE (technique des plaques d'). Haemolytic plaque test.

HÉMOLYSE À L'ACIDE (test d'). Ham's test, acid haemolysis test.

HÉMOLYSE PAR ANTICORPS SPÉCIFIQUES. Immune haemolysis, conditioned haemolysis.

HÉMOLYSE AU SUCROSE (épreuve d'). Sucrose haemolysis test.

HÉMOLYSE DUE À UN VENIN. Venom haemolysis.

HÉMOLYSINE, *s.f.* Haemolysin.

HÉMOLYSINE BACTÉRIENNE. Bacterial haemolysin.

HÉMOLYSINE BIPHASIQUE. Warm-cold haemolysin, hot-cold haemolysin.

HÉMOLYSINE BITHERMIQUE. Warm-cold haemolysin.

HÉMOLYSINE CHAUDE. Hot haemolysin.

HÉMOLYSINE COMPLÈTE. Complete haemolysin.

HÉMOLYSINE INCOMPLÈTE. Incomplete haemolysin.

HÉMOLYSINE FORSSMANN. Forssmann haemolysin.

HÉMOLYSINE FROIDE. Cold haemolysin.

HÉMOLYSINE O. Streptolysin O.

HÉMOLYTIQUE, *adj.* Haemolytic, haematolytic, globulicidal, cythaemolytic.

HÉMOLYTIQUE (maladie). Haemolytic jaundice. → *ictère hémolytique.*

HÉMOMÉDIASTIN, *s.m.* Haematomediastinum, haemomediastinum.

HÉMOPATHIE, *s.f.* Haemopathy.

HÉMOPERFUSION, *s.f.* Haemoperfusion.

HÉMOPÉRICARDE, *s.m.* Haemopericardium.

HÉMOPÉRITOINE, *s.m.* Haemoperitoneum.

HÉMOPEXINE, *s.f.* Haemopexin.

HÉMOPHAGOCYTAIRE (syndrome). Haemophagocytic.

HÉMOPHAGOCYTOSE, *s.f.* Erythrophagocytosis.

HÉMOPHILE, *s.m.* ou *f.* Haemophiliac.

HÉMOPHILIE A. Haemophilia A, classical haemophilia.

HÉMOPHILIE B. Haemophilia B, Christmas's disease, PTC deficiency.

HÉMOPHILIE C. Haemophilia C, Rosenthal's syndrome.

HÉMOPHILIE FAMILIALE. Hereditary haemophilia.

HÉMOPHILIE SPORADIQUE. Sporadic haemophilia.

HÉMOPHILIE VASCULAIRE. Vascular haemophilia. → *Willebrand (maladie de von).*

HÉMOPHILINE, *s.f.* Haemopexin.

HÉMOPHILIQUE, *adj.* Haemophilic.

HÉMOPHILOÏDE, *s.m.*, **CONSTITUTION HÉMOPHILOÏDE.** Haemophiloid.

HEMOPHILUS. *Haemophilus.*

HÉMOPHOBIE, *s.f.* Haemophobia.

HÉMOPHTALMIE, *s.f.* Haemophthalmia, haemophthalmos, haemophthalmus.

HÉMOPIÉSIQUE, *adj.* Haemopiesic.

HÉMOPNEUMOPÉRICARDE, *s.m.* Haemopneumopericardium.

HÉMOPNEUMOTHORAX, *s.m.* Haemopneumothorax.

HÉMOPOÏÉTINE, *s.f.* Erythropoietin.

HÉMOPRÉVENTION, *s.f.* Blood prophylaxis.

HÉMOPOMPE, *s.f.* Haemopump.

HÉMOPROPHYLAXIE, *s.f.* Blood prophylaxis.

HÉMOPROTOZOOSE, *s.f.* Protozoan blood infection.

HÉMOPTOÏQUE, *adj.* Haemoptic, haemoptoic, haemoptysic.

HÉMOPTYSIE, *s.f.* Haemoptysis.

HÉMOPTYSIE DES PAYS CHAUDS. Paragonimiasis. → *paragonimiase.*

HÉMOPTYSIE VICARIANTE. Vicarious haemoptysis.

HÉMORRAGIE, *s.f.* Haemorrhage, haemorrhagia, bleeding.

HÉMORRAGIE CÉRÉBRALE. Cerebral haemorrhage, intracerebral haemorrhage.

HÉMORRAGIE DE LA DÉLIVRANCE. Postpartum haemorrhage.

HÉMORRAGIE IMMÉDIATE. Primary haemorrhage.

HÉMORRAGIE INTERNE. Internal haemorrhage, concealed haemorrhage.

HÉMORRAGIE INTRACRANIENNE. Intracranial haemorrhage.

HÉMORRAGIE MÉNINGÉE. Subarachnoid haemorrhage, meningeal haemorrhage, meningeal apoplexy.

HÉMORRAGIE OCCULTE. Occult bleeding.

HÉMORRAGIE PROTUBÉRANTIELLE. Pontine haemorrhage.

HÉMORRAGIE RÉCIDIVANTE. Recurring haemorrhage, intermediary or intermediate haemorrhage.

HÉMORRAGIE SPONTANÉE. Spontaneous haemorrhage, autogenous haemorrhage.

HÉMORRAGIE TARDIVE. Secondary or consecutive haemorrhage.

HÉMORRAGIE DU TRONC CÉRÉBRAL. Brainstem haemorrhage.

HÉMORRAGIE VICARIANTE. Vicarious haemorrhage.

HÉMORRAGINE, *s.f.* Haemorrhagin.

HÉMORRAGIOSE CONSTITUTIONNELLE ANHÉMOPATHIQUE. Haemophiloid, haemophiloid.

HÉMORRAGIPARE, *adj.* Haemorrhagiparous.

HÉMORRAGIQUE, *adj.* Haemorrhagic.

HÉMORRÉOLOGIE, *s.f.* Haemorrheology.

HÉMORROÏDAL, ALE, *adj.* Haemorrhoïdal.

HÉMORROÏDE, *s.f.* Haemorrhoid, St. Fiacre's disease.

HÉMORROÏDE EXTERNE. External haemorrhoid.

HÉMORROÏDE INTERNE. Internal haemorrhoid.

HÉMORROÏDECTOMIE, *s.f.* Haemorrhoidectomy.

HÉMOSIALÉMÈSE, *s.f.* Haemosialemesis.

HÉMOSIDÉRINE, *s.f.* Haemosiderin.

HÉMOSIDÉRINURIE, *s.f.* Haemosiderinuria.

HÉMOSIDÉROSE, *s.f.* Haemosiderosis.

HÉMOSIDÉROSE PULMONAIRE. Pulmonary haemosiderosis.

HÉMOSIDÉROSE PULMONAIRE AVEC GLOMÉRULONÉPHRITE SEGMENTAIRE NÉCROSANTE. Goodpasture's syndrome. → *Goodpasture (syndrome de).*

HÉMOSIDÉROSE PULMONAIRE IDIOPATHIQUE. Idiopathic or essential pulmonary haemosiderosis, Ceelen-Gellerstedt syndrome.

HÉMOSPERMIE, *s.f.* Haematospermia.

HÉMOSPORIDIE, *s.f.* Haemosporidia.

HÉMOSPORIE, *s.f.* Blood dissemination.

HÉMOSTASE, HÉMOSTASIE, *s.f.* Haemostasis, haemostasia.

HÉMOSTATIQUE. 1° *adj.* Haemostatic, haemostyptic. – 2° *s.m.* Haemostat.

HÉMOTHÉRAPIE, *s.f.* Haemotherapy, haematotherapy, haemotherapeutics.

HÉMOTHORAX, *s.m.* Haematothorax, haemothorax.

HÉMOTOXINE, *s.f.* Haemotoxin.

HÉMOTROPE, *adj.* Haematotropic, haemotropic.

HÉMOTRYPSIE HÉMORRAGIPARE. Haemotrypsia.

HÉMOTYPE, *s.m.* Haemotype.

HÉMOTYMPAN, *s.m.* Haematotympanum.

HÉMOZOÏNE, *s.f.* Haemozoin.

HENDERSON-HASSELBALCH (équation d'). Henderson-Hasselbalch equation.

HENDERSON-JONES (maladie de). Henderson-Jones disease. → *ostéochondromatose.*

HENKIN (syndrome de). Henkin's syndrome.

HENLE (gaine de). Henle's layer.

HENLEY (opération de). Henley's operation.

HENNEBERT (syndrome de). Hennebert's sign, pneumatic sign or test.

HENNEQUIN (appareils de). Hennequin's splints.

HENNEQUIN (gouttière d'). Hennequin's splint.

HENOCH (angine de). Angina necrotica. → *angine ulcéro-nécrotique de Henoch.*

HENOCH-BERGERON (chorée électrique de). Bergeron's chorea. → *Bergeron (chorée ou maladie de).*

HENRY (réaction de). Henry's test. → *sérofloculation palustre.*

HENRY, *s.m.* Henry.

HEPACAVIRUS, *s.m. Hepacavirus.*

HÉPADNAVIRIDÉS, *s.m.pl.* Hepadnaviridae.

HÉPARINE, *s.f.* Heparin.

HÉPARINE DE BAS POIDS MOLÉCULAIRE (HBPM). Low molecular weight heparin.

HÉPARINE (test à l'), HÉPARINE-TOLÉRANCE (test d'). Waugh-Ruddick test (in vitro); de Takats's test (in vitro).

HÉPARINÉMIE, *s.f.* Heparinaemia.

HÉPARINISATION, *s.f.* Heparinization.

HÉPARINOCYTE, *s.m.* Mast cell. → *mastocyte.*

HÉPARINOÏDE, *s.m.* Heparinoid.

HÉPARINOTHÉRAPIE, *s.f.* Heparinotherapy.

HEPARNAVIRUS. *s.m. Heparnavirus.*

HÉPATALGIE, *s.f.* Hepatalgia.

HÉPATARGIE, *s.f.* Hepatargia, hepatargy.

HÉPATECTOMIE, *s.f.* Hepatectomy.

HÉPATICO-DUODÉNOSTOMIE, *s.f.* Hepaticoduodenostomy.

HÉPATICO-GASTROSTOMIE, *s.f.* Hepaticogastrostomy.

HÉPATICO-JÉJUNOSTOMIE, *s.f.* Hepaticojejunostomy.

HÉPATICOLIASE, *s.f.* Hepaticoliasis.

HÉPATICOLITHOTRIPSIE, *s.f.* Hepaticolithotripsy.

HÉPATICOSTOMIE, *s.f.* Hepaticostomy.

HÉPATICOTOMIE, *s.f.* Hepaticotomy.

HÉPATIQUE, *adj.* Hepatic.

HÉPATISATION, *s.f.* Hepatization.

HÉPATISATION GRISE. Grey hepatization.

HÉPATISATION JAUNE. Yellow hepatization.

HÉPATISATION ROUGE. Red hepatization.

HÉPATISME, *s.m.* Hepatism.

HÉPATITE, *s.f.* Hepatitis.

HÉPATITE A. Virus A hepatitis, infectious or infective hepatitis, virus IH hepatitis, hepatitis A, short incubation period hepatitis, epidemic hepatitis, epidemic jaundice.

HÉPATITE AIGUË. Acute parenchymatous hepatitis.

HÉPATITE ALCOOLIQUE. Alcoholic hepatitis.

HÉPATITE AMIBIENNE. Amoebic hepatitis.

HÉPATITE AUTO-IMMUNE. Auto-immune hepatitis, auto-allergic hepatitis.

HÉPATITE B. Virus B hepatitis, hepatitis B, homologous serum hepatitis or jaundice, serum hepatitis, SH hepatitis, transfusion or post-transfusion hepatitis or jaundice, inoculation or post-inoculation hepatitis or jaundice, long inoculation period hepatitis, syringe jaundice, syringal hepatitis.

HÉPATITE C. Hepatitis C.

HÉPATITE CARENTIELLE. Trophopathic hepatitis.

HÉPATITE CHOLESTATIQUE OU **CHOLOSTATIQUE.** Cholestatic hepatitis.

HÉPATITE CHRONIQUE ACTIVE. Chronic active hepatitis, active hepatitis, chronic active liver disease, subacute hepatitis, active juvenile hepatitis, Waldenström's hepatitis.

HÉPATITE CHRONIQUE AGRESSIVE. Chronic aggressive hepatitis.

HÉPATITE CHRONIQUE PERSISTANTE. Chronic persisting hepatitis.

HÉPATITE CIRRHOGÈNE. Cirrhogenous hepatitis.

HÉPATITE D. Viral hepatitis type D, delta hepatitis.

HÉPATITE E. Hepatitis E.

HÉPATITE ENZOOTIQUE. Rift valley fever.

HÉPATITE ÉPIDÉMIQUE. Epidemic hepatitis. → *hépatite A.*

HÉPATITE FAMILIALE JUVÉNILE AVEC DÉGÉNÉRESCENCE DU CORPS STRIÉ. Progressive lenticular degeneration, lenticular degeneration, familial hepatitis, tetanoid chorea, Wilson's disease or syndrome, Wilson's degeneration.

HÉPATITE FULMINANTE. Fulminant hepatitis.

HÉPATITE G. G hepatitis.

HÉPATITE À INCUBATION COURTE. Epidemic hepatitis. → *hépatite A.*

HÉPATITE À INCUBATION LONGUE. Hepatitis B. → *hépatite B.*

HÉPATITE INFECTIEUSE. Infectious hepatitis. → *hépatite A.*

HÉPATITE D'INOCULATION. Hepatitis B. → *hépatite B.*

HÉPATITE LUPOÏDE. Lupoïd hepatitis.

HÉPATITE MALIGNE CIRRHOGÈNE. Postnecrotic cirrhosis. → *cirrhose post-nécrotique.*

HÉPATITE MÉSENCHYMATEUSE DIFFUSE AVEC LYMPHOMATOSE NODULAIRE. Hanot-Kiener syndrome. → *Kiener (maladie de).*

HÉPATITE « NON A-NON B ». Non A-non B hepatitis.

HÉPATITE POST-TRANSFUSIONNELLE. Hepatitis B. → *hépatite B.*

HÉPATITE SÉRIQUE HOMOLOGUE. Hepatitis B. → *hépatite B.*

HÉPATITE STÉATOSIQUE NON ALCOOLIQUE. Non-alcoholic steato-hepatitis.

HÉPATITE TOXIQUE. Toxic hepatitis, toxipathic hepatitis.

HÉPATITE TROPICALE INFANTILE D'INDOCHINE. Kwashiorkor. → *kwashiorkor.*

HÉPATITE VIRALE, HÉPATITE À VIRUS. Viral hepatitis.

HÉPATOBLASTOME, *s.m.* Hepatoblastoma.

HÉPATOCARCINOME, *s.m.* Malignant hepatoma. → *hépatome malin.*

HÉPATOCÈLE, *s.f.* Hepatocele.

HÉPATOCELLULAIRE, *adj.* Hepatocellular.

HÉPATO-CÉRÉBRO-RÉNAL (syndrome). Cerebro-hepatorenal syndrome. → *Zellweger (syndrome de).*

HÉPATO-CHOLANGIO-CYSTODUODÉNOSTOMIE OU **GASTROSTOMIE,** *s.f.* Hepatocholangio-cysto-duodenostomy or gastrostomy.

HÉPATO-CHOLANGIO-ENTÉROSTOMIE, *s.f.* Hepato-cholangio-enterostomy.

HÉPATOCYSTOSTOMIE, *adj.* et *s.m.* Cholangiocystostomie.

HÉPATOCYTE, *s.m.* Hepatocyte.

HÉPATO-DUODÉNOSTOMIE TRANSVÉSICULAIRE. Hepato-duodenostomy through the gallbladder.

HÉPATOGÈNE, *adj.* Hepatogenous, hepatogenic.

HÉPATOGRAMME, *s.m.* Hepatogram.

HÉPATOGRAMME ISOTOPIQUE. Radioisotope scanning of the liver.

HÉPATOGRAPHIE, *s.f.* Hepatography.

HÉPATOGRAPHIE ISOTOPIQUE. Radioisotope scanning of the liver.

HÉPATO-JÉJUNOSTOMIE, *s.f.* Longmire's operation.

HÉPATOLENTICULAIRE, *adj.* Hepatolenticular.

HÉPATOLOBECTOMIE, *s.f.* Hepatolobectomy.

HÉPATOLOGIE, *s.f.* Hepatology.

HÉPATOME, *s.m.* Hepatoma.

HÉPATOME BÉNIN. Benign tumour of the liver.

HÉPATOME MALIN. Malignant hepatoma, hepatocellular carcinoma, hepatocarcinoma, liver cell carcinoma.

HÉPATOMÉGALIE, *s.f.* Hepatomegalia, hepatomegaly; megalohepatia.

HÉPATOMÉGALIE POLYCORIQUE. Hepatomegaly of polycoria.

HÉPATOMPHALE, *s.m.* Hepatomphalos.

HÉPATONÉPHRITE, *s.f.* Hepatonephritis, Heyd's syndrome.

HÉPATONÉPHROMÉGALIE GLYCOGÉNIQUE. Von Gierke's disease. → *Gierke (maladie de von).*

HÉPATOPATHIE, *s.f.* Hepatopathy.

HÉPATOPEXIE, *s.f.* Hepatopexy.

HÉPATOPTOSE, *s.f.* Hepatoptosis.

HÉPATO-PULMONAIRE (syndrome). Hepatopulmonary syndrome.

HÉPATORÉNAL (syndrome). Hepatorenal syndrome, hepaticorenal syndrome, hepatourologic syndrome, urohepatic syndrome.

HÉPATORRAPHIE, *s.f.* Hepatorrhaphy.

HÉPATOSE, *s.f.* Hepatosis.

HÉPATOSIDÉROSE, *s.m.* Hepatic siderosis.

HÉPATOSPLÉNITE, *s.m.* Splenohepatitis.

HÉPATOSPLÉNOGRAPHIE, *s.f.* Hepatosplenography, hepatolienography.

HÉPATOSPLÉNOMÉGALIE, *s.f.* Hepatosplenomegaly, hepatolienomegaly, splenohepatomegaly, splenohepatomegalia.

HÉPATOSTOMIE, *s.f.* Hepatostomy.

HÉPATOSTRIÉ (syndrome). Hepatolenticular degeneration.

HÉPATOTHÉRAPIE, *s.f.* Hepatotherapy.

HÉPATOTOMIE, *s.f.* Hepatotomy.

HÉPATOTOXÉMIE, *s.f.* Hepatotoxaemia.

HÉPATOTOXICITÉ, *s.f.* Hepatotoxicity.

HÉPATOTOXINE, *s.f.* Hepatotoxin.

HÉPATOTROPE, *adj.* Hepatotropic.

HEPATOVIRUS, *s.m. Hepatovirus.*

HEPCIDINE, *s.f.* Hepcidin.

HERBERT (rosettes d'). Herbert's pits.

HÉRÉDITAIRE, *adj.* Hereditary.

HÉRÉDITÉ, *s.f.* Heredity, inheritance.

HÉRÉDITÉ ANCESTRALE. Atavism.

HÉRÉDITÉ ANDROPHORE. Diandric inheritance.

HÉRÉDITÉ AUTOSOMIQUE. Autosomal heredity.

HÉRÉDITÉ BIFACTORIELLE OU **BIGÉNIQUE.** Bifactorial inheritance, digenic inheritance, dimery.

HÉRÉDITÉ CHROMOSOMIQUE. Chromosomal inheritance.

HÉRÉDITÉ COLLATÉRALE. Collateral inheritance.

HÉRÉDITÉ CONVERGENTE. Amphigonous inheritance, biparental inheritance, blending or duplex inheritance.

HÉRÉDITÉ CROISÉE. Crisscross inheritance.

HÉRÉDITÉ CYTOPLASMIQUE. Cytoplasmic inheritance, extranuclear inheritance, extrachromosomal inheritance.

HÉRÉDITÉ DIAGYNIQUE. Diagynic inheritance.

HÉRÉDITÉ DIMÉRIQUE. Dimery. → *hérédité bifactorielle.*

HÉRÉDITÉ DOMINANTE. Dominant inheritance.

HÉRÉDITÉ EXTRACHROMOSOMIQUE. Cytoplasmic inheritance. → *hérédité cytoplasmique.*

HÉRÉDITÉ GONOSOMIQUE. Sex-linked heredity. → *hérédité liée au sexe.*

HÉRÉDITÉ HOLANDRIQUE. Holandric inheritance.

HÉRÉDITÉ HOLOGYNIQUE. Hologynic inheritance.

HÉRÉDITÉ HOMOCHRONE. Homochronous inheritance.

HÉRÉDITÉ D'INFLUENCE. Telegony.

HÉRÉDITÉ LIÉE AU SEXE. Sex-linked heredity, X-linked heredity.

HÉRÉDITÉ MATERNELLE OU **MATROCLINE.** Maternal inheritance.

HÉRÉDITÉ MENDÉLIENNE. Mendelian inheritance, chromosomal inheritance.

HÉRÉDITÉ MONOFACTORIELLE. Monofactorial inheritance.

HÉRÉDITÉ MONOGÉNIQUE. Monofactorial inheritance.

HÉRÉDITÉ MONOMÉRIQUE. Monofactorial inheritance.

HÉRÉDITÉ MORBIDE PROGRESSIVE. Cumulative heridity.

HÉRÉDITÉ MULTIFACTORIELLE. Polygenic inheritance, quantitative inheritance, multigenic inheritance, polymery.

HÉRÉDITÉ NON-CHROMOSOMIQUE. Cytoplasmic inheritance.

HÉRÉDITÉ NON-MENDÉLIENNE. Non-mendelian inheritance.

HÉRÉDITÉ POLYFACTORIELLE OU **POLYGÉNIQUE.** Polygenic inheritance. → *hérédité multifactorielle.*

HÉRÉDITÉ POLYMÉRIQUE. Polymery. → *hérédité multifactorielle.*

HÉRÉDITÉ RÉCESSIVE. Recessive inheritance.

HÉRÉDITÉ EN RETOUR. Atavism.

HÉRÉDITÉ UNIFACTORIELLE. Monofactorial inheritance, monogenic inheritance.

HÉRÉDO-ATAXIE CÉRÉBELLEUSE. Hereditary cerebellar ataxia, hereditary cerebellar sclerosis, Marie's ataxia, Marie delayed cortical cerebellar atrophy, Marie's sclerosis, cerebellar ataxia of Marie, Nonne-Marie syndrome.

HÉRÉDO-DÉGÉNÉRATION NEURO-RADICULAIRE. Degenerative radicular neuropathy.

HÉRÉDO-DÉGÉNÉRATION (ou hérédo-dégénérescence) SPINO-CÉRÉBELLEUSE. Spino-cerebellar heredo-degenerative syndrome.

HÉRÉDO-DÉGÉNÉRESCENCE, *s.f.* Heredodegeneration.

HÉRÉDO-DÉGÉNÉRESCENCE CHORIO-RÉTINIENNE. Heredo-degeneration of the choroid and of the retina.

HÉRÉDOPATHIE, *s.f.* Hereditary disease.

HÉRÉDOPATHIE ATAXIQUE POLYNÉVRITIQUE. Refsum's disease. → *Refsum (maladie de).*

HÉRÉDO-SYPHILIS, *s.f.* Heredosyphilis.

HÉRELLE (phénomène de D'). D'Hérelle's or Twort-d'Hérelle phenomenon, Twort's phenomenon.

HERING ET BREUER (réflexe d'). Hering-Breuer reflex.

HÉRITAGE, *s.m.* Inheritance.

HERLITZ (syndrome de). Herlitz's syndrome.

HERMAN-PERUTZ (réaction d'). Herman-Perutz reaction or Perutz's reaction.

HERMANSKY-PUDLAK (syndrome d'). Hermansky-Pudlak syndrome.

HERMAPHRODISME, *s.m.* Hermaphroditism, hermaphrodism, hermaphroditismus.

HERMAPHRODISME VRAI. True hermaphroditism, hermaphroditismus verus, true intersex.

HERMAPHRODITE, *s.m.* Hermaphrodite.

HERMÉTIQUE, *adj.* Hermetic.

HERNIAIRE, *adj.* Hernial, herniary.

HERNIE, *s.f.* Hernia, herniation.

HERNIE ACQUISE. Acquired hernia.

HERNIE D'ASTLEY-COOPER. Femoral hernia en bissac.

HERNIE DE BÉCLARD. Béclard's hernia.

HERNIE EN BISSAC. Femoral hernia en bissac.

HERNIE CÆCALE. Caecal hernia.

HERNIE CÉRÉBRALE. Hernia of the brain, cerebral hernia, hernia cerebri.

HERNIE CÉRÉBRALE ULCÉRÉE. Fungus of the brain, fungus cerebri.

HERNIE DE CLOQUET. Pectineal hernia, Cloquet's hernia.

HERNIE CONGÉNITALE. Congenital hernia.

HERNIE DE COOPER. Femoral hernia en bissac.

HERNIE CRURALE. Femoral hernia, crural hernia, merocele.

HERNIE DIAPHRAGMATIQUE. Diaphragmatic hernia.

HERNIE DISCALE OU DU DISQUE INTERVERTÉBRAL. Herniated disk, hernia of intervertebral disk, hernia of nucleus pulposus.

HERNIE ENKYSTÉE DE A. COOPER. Encysted hernia, Heye's hernia.

HERNIE ÉPIGASTRIQUE. Epigastric hernia.

HERNIE ÉPIPLOÏQUE. Omental hernia.

HERNIE ÉTRANGLÉE. Strangulated hernia.

HERNIE EXTRASACCULAIRE. Extrasaccular hernia, sliding hernia, slip hernia, slipped hernia, sacless hernia, parasaccular hernia, hernia par glissement.

HERNIE FUNICULAIRE. Funicular congenital hernia.

HERNIE PAR GLISSEMENT. Slipped hernia. → *hernie extrasacculaire.*

HERNIE DE GOYRAND. Goyrand's hernia.

HERNIE DE HESSELBACH. Hesselbach's hernia.

HERNIE HIATALE OU DE L'HIATUS ŒSOPHAGIEN DU DIAPHRAGME. Hiatal hernia, hiatus hernia.

HERNIE HIATALE PAR GLISSEMENT. Sliding hiatal hernia.

HERNIE INGUINALE. Inguinal hernia.

HERNIE INGUINALE DIRECTE. Direct inguinal hernia.

HERNIE INGUINALE OBLIQUE EXTERNE. External oblique inguinal hernia.

HERNIE INGUINALE OBLIQUE INTERNE. Internal oblique inguinal hernia.

HERNIE INGUINO-CRURALE. Holthouse's hernia, inguino-crural hernia.

HERNIE INGUINO-LABIALE. Inguinolabial hernia.

HERNIE INGUINO-PROPÉRITONÉALE. Inguino-properitoneal hernia. → *Krönlein (hernie de).*

HERNIE INGUINO-PUBIENNE. Bubonocèle.

HERNIE INGUINO-SCROTALE. Inguinoscrotal hernia.

HERNIE INGUINO-SUPERFICIELLE. Inguinosuperficial hernia. → *Küster (hernie de).*

HERNIE INTERNE. Internal hernia, entocele.

HERNIE INTRA-SOMATIQUE. Schmorl's nodule.

HERNIE IRRÉDUCTIBLE. Irreductible hernia.

HERNIE ISCHIATIQUE. Sciatic hernia, gluteal hernia, ischiatic hernia, ischiocele, enterischiocele.

HERNIE DE KRÖNLEIN. Krönlein's hernia. → *Krönlein (hernie de).*

HERNIE DE KÜSTER. Küster's hernia. → *Küster (hernie de).*

HERNIE LATENTE. Concealed hernia.

HERNIE DE LAUGIER. Laugier's hernia.

HERNIE DE LA LIGNE SEMI-LUNAIRE DE SPIEGEL. Spiegel's hernia. → *hernie de Spiegel.*

HERNIE DE LITTRE. Littre's hernia. → *Littre (hernie de).*

HERNIE LOMBAIRE. Lumbar hernia.

HERNIE MÉNISCALE. Hernia of the intervertebral disk.

HERNIE MÉSENTÉRIQUE. Mesenteric hernia.

HERNIE MUQUEUSE. Mucosal hernia, tunicary hernia, Rokitansky's hernia.

HERNIE MUSCULAIRE. Muscular hernia, myocele.

HERNIE OBTURATRICE. Obturator hernia, subpubic hernia, thyroidal hernia.

HERNIE OMBILICALE. Umbilical hernia, annular hernia.

HERNIE PECTINÉALE. Pectineal hernia. → *hernie de Cloquet.*

HERNIE PÉRINÉALE. Perineal hernia. → *périnéocèle.*

HERNIE DE J.-L. PETIT. Petit's hernia.

HERNIE RÉDUCTIBLE. Reductible hernia.

HERNIE RÉTRO-COSTO-XIPHOÏDIENNE. Coelomic hernia, parasternal hernia, retrosternal hernia.

HERNIE RÉTROPÉRITONÉALE. Retroperitoneal hernia, Cooper's hernia.

HERNIE DE RIEUX. Rieux's hernia.

HERNIE SCROTALE. Scrotal hernia. → *oschéocèle.*

HERNIE DE SPIEGHEL. Spigelian hernia, lateral ventral hernia.

HERNIE SYNOVIALE. Synovial hernia, Birkett's hernia.

HERNIE DE TREITZ. Treitz's hernia.

HERNIE TUNICAIRE. Mucosal hernia.

HERNIE VENTRALE. Ventral hernia, laparocele.

HERNIE VÉSICALE. Hernia of the bladder. → *cystocèle.*

HERNIE VULVAIRE. Pudendal hernia, elevator hernia.

HERNIE EN W. Retrograde hernia, W hernia, Maydl's hernia, double loop hernia.

HERNIOGRAPHIE, *s.f.* Herniography.

HERNIOPLASTIE, *s.f.* Hernioplasty.

HERNIORRAPHIE, *s.f.* Herniorrhaphy.

HÉROÏNOMANIE, *s.f.* Heroinomania.

HERPANGINE, *s.f.* Herpangina, vesicular or aphthous pharyngitis.

HERPÈS, *s.m.* Herpes, herpes catarrhalis, herpes simplex, hydroa febrile, herpes febrilis, serpigo.

HERPÈS CATAMÉNIAL. Herpes menstrualis.

HERPÈS CIRCINÉ. Tinea circinata, herpes circinatus, ringworm of the glabrous skin, ringworm of the body, tinea corporis, tinea glabrosa, trichophytosis corporis.

HERPÈS DE LA CORNÉE. Herpetic keratitis.

HERPÈS CRÉTACÉ. Lupus erythematosus with severe hyperkeratosis.

HERPÈS GÉNITAL. Herpes genitalis.

HERPES GESTATIONIS. Herpes gestationis, hydroagestationis, hydroa gravidarum.

HERPES IRIS. Herpes iris, erythema iris, hydroavesiculosum.

HERPÈS LABIAL. Herpes labialis, coldsore, fever blister.

HERPÈS DU NIL. Oriental sore. → *bouton d'Orient.*

HERPÈS PARASITAIRE. Tinea circinate. → *herpès circiné.*

HERPÈS RÉCIDIVANT. Herpes reccurens.

HERPÈS SIMPLEX VIRUS. Herpes simplex virus, HSV, herpesvirus hominis.

HERPES ZOSTER. Herpes zoster. → *zona.*

HERPESVIRIDÉS, *s.m.pl.* Herpesviridae.

HERPESVIRUS, *s.m. Herpesvirus.*

HERPESVIRUS HOMINIS. *Herpesvirus hominis.*

HERPÉTIDE, *s.f.* Dermatosis of herpetism.

HERPÉTIDES EXFOLIATRICES. Erythroderma. → *érythrodermie.*

HERPÉTIFORME, *adj.* Herpetiform.

HERPÉTIQUE, *adj.* Herpetic.

HERPÉTISME, *s.m.* Herpetism, herpetic diathesis.

HERPÉTOVIRUS. Herpesvirus.

HERRICK (maladie de). Sickle-cell anaemia. → *anémie à hématies falciformes.*

HERS (maladie de). Hers's disease, glycogenosis VI, hepatophosphorylase deficiency glycogenosis.

HERTER (maladie de). Coeliac disease. → *Gee (maladie de).*

HERTOGHE (syndrome de). Chronic and benignant hypothyroidism.

HERTWIG (phénomène d'). Hertwig's phenomenon.

HERTWIG-MAGENDIE (phénomène d'). Skew deviation, Hertwig-Magendie phenomenon.

HERTWIG-WEYERS (syndrome d'). Hertwig-Weyers syndrome.

HERTZ, *s.m.* Hertz.

HERXHEIMER (réaction de). Jarisch-Herxheimer reaction, Herxheimer's reaction.

HERYNG (signe de). Heryng's sign.

HERZ (procédé de Max). Herz's test.

HESPÉRANOPIE, *s.f.* Nyctalopia. → *héméralopie.*

HESSELBACH (hernie de). Hesselbach's hernia.

HÉTÉRADELPHE, *s.m.* Heteradelphus.

HÉTÉRALIEN, *s.m.* Heteralius.

HÉTÉRESTHÉSIE, *s.f.* Heteraesthesia.

HÉTÉRO-AGGLUTINATION, *s.f.* Heterohaemagglutination, heteroagglutination.

HÉTÉRO-AGGLUTININE, *s.f.* Heterohaemagglutinin, heteroagglutinin.

HÉTÉRO-ALLERGIE, *s.f.* Heteroallergy.

HÉTÉRO-ANTICORPS, *s.m.* Heteroantibody.

HÉTÉRO-ANTIGÈNE, *s.m.* Heteroantigen.

HÉTÉROCARYON, *s.m.* Heterocaryon.

HÉTÉROCARYOSE, *s.f.* Heterokaryosis.

HÉTÉROCARYOTE, *adj.* Heterokaryotic.

HÉTÉROCHIRIE, *s.f.* Allochiria.

HÉTÉROCHROMATINE, *s.f.* Heterochromatin.

HÉTÉROCHROMIE, *s.f.* Heterochromia, heterochromatosis.

HÉTÉROCHROMIE DE FUCHS. Heterochromic cyclitis of Fuchs.

HÉTÉROCHROMOSOME, *s.m.* Allosome, heterotypical chromosome.

HÉTÉROCHRONIE, *s.f.* Heterochronia.

HÉTÉROCHRONISME, *s.m.* Heterochronia.

HÉTÉROCINÉSIE, *s.f.* Allocinesia, heterocinesia.

HÉTÉROCYTOTROPE, *adj.* Heterocytotropic.

HÉTÉRODIMÈRE, *s.m.* Heterodimer.

HÉTÉRODROME, *adj.* Heterodromous.

HÉTÉRODUPLEX, *s.m.* Heteroduplex.

HÉTÉRODYME, *s.m.* Heterodymus.

HÉTÉROGAMÉTIQUE, *adj.* Heterogametic, digametic.

HÉTÉROGÈNE, *adj.* Heterogenic, heterogenous, heterogeneous.

HÉTÉROGÉNÉITÉ, *s.f.* Heterogeneity, heterogenecity.

HÉTÉROGENÈSE, HÉTÉROGÉNIE, *s.f.* Mutation.

HÉTÉROGREFFE, *s.f.* Heterograft, heterologous graft, heteroplastic graft, heterospecific graft, interspecific graft, xenograft, heteroplasty.

HÉTÉROGREFFE CUTANÉE. Heterodermic graft.

HÉTÉROGREFFE VALVULAIRE. Valvular bioprothesis xenograft valve.

HÉTÉROGROUPE, *s.m.* Heterogroup.

HÉTÉROGUEUSIE, *s.f.* Heterogeusia.

HÉTÉRO-HÉMOLYSINE, *s.f.* Heterohaemolysin.

HÉTÉRO-HÉMOTHÉRAPIE, *s.f.* Heterohaemotherapy.

HÉTÉRO-IMMUNISATION, *s.f.* Heteroimmunization.

HÉTÉRO-INFECTION, *s.f.* Heteroinfection.

HÉTÉRO-INFESTATION, *s.f.* Heteroinfestation.

HÉTÉRO-LEUCOCYTOTHÉRAPIE, *s.f.* Heteroleukocytotherapy.

HÉTÉROLOGUE, *adj.* Heterologous, heteromorphous.

HÉTÉROLYSINE, *s.f.* Heterolysin.

HÉTÉROMÉTRIE, *s.f.* Heterometry.

HÉTÉROMORPHE, *adj.* Heterologous, heteromorphous.

HÉTÉRONYME, *adj.* Heteronymous.

HÉTÉRO-OSMIE, *s.f.* Heterosmia.

HÉTÉROPAGE, *s.m.* Heteropagus.

HÉTÉROPHILE, *adj.* Heterophilic.

HÉTÉROPHORIE, *s.f.* Heterophoria.

HÉTÉROPHRASIE, *s.f.* Heterophasia, heterophasis, heterophemia.

HÉTÉROPHTALMIE, *s.f.* Heterophthalmia, heterophthalmos, allophthalmia.

HÉTÉROPLASIE, *s.f.* Heteroplasia.

HÉTÉROPLASME, *s.m.* Heteroplasm.

HÉTÉROPLASTIE, *s.f.* 1° Heteroplasia. – 2° Heterograft.

HÉTÉROPLASTIQUE, *adj.* Heteroplastic.

HÉTÉROPLOÏDE, *adj.* Heteroploid.

HÉTÉROPROTÉINE, *s.f.* Conjugated protein.

HÉTÉROPHYASE, *s.f.* Heterophyasis.

HÉTÉROSÉROTHÉRAPIE, *s.f.* Heteroserotherapy.

HÉTÉROSEXUEL, ELLE, *adj.* Heterosexual.

HÉTÉROSIDE, *s.m.* Glucoside, glycoside, heteroside.

HÉTÉROSIS, *s.f.* Heterosis.

HÉTÉROSMIE, *s.f.* Heterosmia.

HÉTÉROSOME, *s.m.* Allosome.

HÉTÉROSPÉCIFIQUE, *adj.* Heterospecific.

HÉTÉROTAXIE, *s.f.* Situs inversus, heterotaxis. → *situs inversus.*

HÉTÉROTHÉRAPIE, *s.f.* Heterotherapy.

HÉTÉROTOPE, *adj.* Heterotopic.

HÉTÉROTOPIE, *s.f.* Heterotopia, heterotopy.

HÉTÉROTOPIQUE, *adj.* Heterotopic.

HÉTÉROTRANSPLANT, *s.m.* Heterotransplant.

HÉTÉROTRANSPLANTATION, *s.f.* Heterotransplantation, heteroplastic transplantation.

HÉTÉROTROPHE, *adj.* Heterotrophe.

HÉTÉROTROPIE, *s.f.* Heterotropia. → *strabisme.*

HÉTÉROTYPIEN, *s.m.* Heterotypus.

HÉTÉROTYPIQUE, *adj.* Heterotypic, heterotypical.

HÉTÉROXÈNE, *adj.* Heteroxenous.

HÉTÉROZYGOTE, *adj.* Heterozygote.

HÉTÉROZYGOTISME, *s.m.* Heterozygosity.

HEUBNER-SCHILDER (type). Schilder's disease. → *sclérose cérébrale de Schilder.*

HEXACANTHE, *adj.* Hexacanth.

HEXADACTYLIE, *s.f.* Hexadactylism. → *sexdigitisme.*

HEXŒSTROL, *s.m.* Hexoestrol.

HEXOKINASE, *s.f.* Hexokinase.

HEXOSE, *s.m.* Hexose.

HEYDE (syndrome de). Heyde's syndrome.

HEYROVSKI (opération de). Oesophagogastrostomy.

HG. Chemical symbol for mercury.

HGH. Initials of human Growth Hormone.

HIATAL, ALE, *adj.* Hiatal.

HIATUS, *s.m.* Hiatus.

HIBBS (opération de). Hibbs's operation.

HIBERNATION, *s.f.* Hibernation.

HIBERNATION ARTIFICIELLE. Artificial hibernation.

HIBERNOME, *s.m.* Hibernoma.

HICKEY-HARE (épreuve de). Hickey-Hare test.

HICKS (syndrome de). Hicks's syndrome.

HIDRADÉNITE, *s.f.* Hidradenitis. → *hidrosadénite.*

HIDRADÉNITE SUPPURÉE. Hidradenitis suppurative.

HIDRADÉNOME, *s.m.* Syringocystadenoma, hydradenoma, hidroadenoma, syringoma, syringocystoma, adenoma hidradenoides.

HIDRADÉNOME ÉRUPTIF. Hidradenoma eruptivum.

HIDRADÉNOME NODULAIRE. Nodular hidradenoma, mixed tumour of the skin.

HIDRADÉNOME PAPILLAIRE BÉNIN. Papillary hidradenoma, hidradenoma papilliferum.

HIDRADÉNOME VERRUQUEUX FISTULO-VÉGÉTANT. Naevus syringocystadenomatosus papilliferus, syringoma papilliferum, superficial hidradenoma, papillary syringadenoma.

HIDROCYSTOME, *s.m.* Hidrocystoma, hidrocystadenoma.

HIDRORRHÉE, *s.f.* Hidrorrhoea.

HIDROSADÉNITE, *s.f.* Hidradenitis, hidrosadenitis, axillary abscess.

HIDROSADÉNOME, *s.m.* Hidradenoma.

HIDROSE, *s.f.* Hidrosis.

HIÉROLISTHÉSIS, *s.m.* Sacrolisthesis. → *sacrum basculé.*

HIGHMORE (corps de). Body of Highmore.

HILAIRE, *adj.* Hilar.

HILE, *s.m.* Hilus.

HILE (maladie du). Middle-lobe syndrome. → *lobe moyen (syndrome du).*

HILL ET FLACK (phénomène de). Hill's sign.

HINSON OU HINSON-PEPYS (maladie de). Hinson-Pepys disease.

HINTON ET LORD (opération de). Hinton and Lord operation.

HIPPANTHROPIE, *s.f.* Hippanthropia.

HIPPEL (maladie de von). Angiomatosis of the retina, angiomatosis retinae, Hippel's disease.

HIPPEL-LINDAU (maladie de von). Von Hippel-Lindau disease. → *angiomatose rétino-cérébelleuse.*

HIPPOCAMPE, *s.m.* Hippocampus.

HIPPOCRATE (serment d'). Hippocratic oath.

HIPPOCRATIQUE, *adj.* Hippocratic.

HIPPOCRATISME, *s.m.* 1° (doctrine d'Hippocrate). Hippocratism. – 2° *h. digital.* Clubbed finger. → *doigt hippocratique.*

HIPPOCRATISME DIGITAL. Clubbed finger. → *doigt hippocratique.*

HIPPOTHÉRAPIE, *s.f.* Therapeutic equitation.

HIPPURICURIE OU HIPPURIE, *s.f.* Hippuria.

HIPPURICURIE PROVOQUÉE. Hippuric acid test. → *Quick (épreuve de J. A.).*

HIPPURIQUE (épreuve de l'acide). Hippuric acid test. → *Quick (épreuve de J. A.).*

HIPPUS, *s.m.* Hippus, pupillary athetosis.

HIPPUS CIRCULATOIRE. Bounding pupil.

HIRATA (maladie de). Hirata's disease.

HIRSCHSPRUNG (maladie de). Hirschsprung's disease. → *mégacôlon congénital.*

HIRST (réaction de). Hirst's test, Hirst and Hare's test.

HIRSUTISME, *s.m.* Hirsutism, prosopopilary virilism.

HIRUDINE, *s.f.* Hirudin.

HIRUDINASE, *s.f.* Hirudinasis.

HIRUDINATION, HIRUDINISATION, *s.f.* Hirudinization.

HIS (enregistrement de l'activité électrique du faisceau de). His bundle recording.

HIS (faisceau de). Atrioventricular bundle, bundle of His, auriculoventricular bundle, Gaskell's bridge, ventriculo-nector.

HISSIEN, IENNE, *adj.* Pertaining to the bundle of His, hisian.

HISTAMINASE, *s.f.* Histaminase.

HISTAMINASÉMIE, *s.m.* Histaminasaemia.

HISTAMINE, *s.f.* Histamine.

HISTAMINE (épreuve à l'). Histamine test.

HISTAMINÉMIE, *s.f.* Histaminaemia.

HISTAMINERGIQUE, *adj.* Histaminergic.

HISTAMINOCYTE, *s.m.* Mastocyte. → *mastocyte.*

HISTAMINOLYTIQUE, *adj.* Histaminolytic.

HISTAMINOPEXIE, *s.f.* Histaminopexy.

HISTAMINURIE, *s.f.* Histaminuria.

HISTIDINE, *s.f.* Histidine.

HISTIDINÉMIE, *s.f.* Histidinaemia.

HISTIDINURIE, *s.f.* Histidinuria.

HISTIOBLASTE, *s.m.* Histioblast.

HISTIOBLASTOME, *s.m.* Histioblastoma.

HISTIOCYTE, *s.m.* Histiocyte, clasmatocyte, phagocytic reticular cell, macrophage.

HISTIOCYTES BLEU DE MER (syndrome des). Sea-blue histiocyte syndrome, sea-blue histiocytosis.

HISTIOCYTE DU NODULE D'ASCHOFF. Myocardial reticulocyte, Anitschkow's monocyte, cardiac histocyte.

HISTIOCYTOMATOSE, *s.f.* Reticulosis. → *réticulo-endothéliose.*

HISTIOCYTOME, *s.m.* Histiocytoma.

HISTIOCYTOME ÉOSINOPHILIQUE. Eosinophilic granuloma. → *granulome éosinophilique des os.*

HISTIOCYTOSARCOME, *s.m.* Histiocytosarcoma.

HISTIOCYTOSE, *s.f.* Reticulosis. → *réticulo-endothéliose.*

HISTIOCYTOSE CENTROFOLLICULAIRE. Brill-Symmers disease. → *Brill-Symmers (maladie de).*

HISTIOCYTOSE DISSÉMINÉE (ou diffuse) AIGUË. Letterer's reticulosis. → *Abt-Letterer-Siwe (maladie d').*

HISTIOCYTOSE FOLLICULAIRE. Tuberculid. → *tuberculide.*

HISTIOCYTOSE LANGERHANSIENNE. Histiocytosis. → *histiocytose X.*

HISTIOCYTOSE LIPOCHROMIQUE FAMILIALE. Lipochromic histocytosis, familial lipochrome infiltration of histocytes.

HISTIOCYTOSE LIPOÏDIQUE ESSENTIELLE. Niemann-Pick disease. → *Niemann-Pick (maladie de).*

HISTIOCYTOSE MALIGNE. Malignant histiocytosis, histocytic medullary reticulosis, aleukaemic reticulosis, histiocytic or histiomonocytis reticulosis, leukaemic reticulo-histiocytosis, malignant reticulo-histiocytosis, malignant reticulo-endotheliosis, malignant reticulosis, reticuloblastomatosis, reticulum-cell leukaemia, prohistiocytic medullary reticulosis, reticulum-cell medullary reticulosis, non lipid reticulosis.

HISTIOCYTOSE NON LIPOÏDIQUE. Malignant histiocytosis. → *histiocytose maligne.*

HISTIOCYTOSE SINUSALE ADÉNOMÉGALIQUE PSEUDO-TUMORALE, OU **HISTIOCYTOSE SINUSALE CYTOPHAGIQUE,** OU **HISTIOCYTOSE SINUSALE HÉMOPHAGOCYTAIRE.** Rosai and Dorfman syndrome. → *Rosai et Dorfman (maladie ou syndrome de).*

HISTIOCYTOSE X. Histiocytosis, Langerhans's cell (eosinophilic) granulomatosis.

HISTIOÏDE, *adj.* Histioid, histoid.

HISTIOLYMPHOCYTOSE MÉDULLAIRE ET SPLÉNIQUE. Hairy cell leukaemia. → *leucémie à tricholeucocytes.*

HISTIOSARCOME, *s.m.* Histiocytosarcoma.

HISTO-AUTORADIOGRAPHIE, *s.f.* Histo-autoradiography.

HISTOCHIMIE, *s.f.* Histochemistry.

HISTOCOMPATIBILITÉ, *s.f.* Histocompatibility.

HISTOGENÈSE, *s.f.* Histogenesis.

HISTOGÉNÉTIQUE, *adj.* Histogenetic.

HISTOHÉMATINE, *s.f.* Histohaematin. → *cytochrome.*

HISTO-INCOMPATIBILITÉ, *s.f.* Histoincompatibility.

HISTOIRE NATURELLE (d'une maladie). Natural story.

HISTOLOGIE, *s.f.* Histology, microscopic anatomy, minute anatomy.

HISTOLYSE, *s.f.* Histolysis.

HISTONE, *s.f.* Histone.

HISTOPATHOLOGIE, *s.f.* Histopathology.

HISTOPLASMOSE, *s.f.* Histoplasmosis, reticulo-endothelial cytomycosis, Darling's disease or histoplasmosis.

HISTOPOÏÈSE, *s.f.* Morphologic synthesis.

HISTORADIOGRAMME, *s.m.* Historadiogram.

HISTORADIOGRAPHIE, *s.f.* Historadiography.

HISTOTHÉRAPIE, *s.f.* Tissue therapy. → *Filatow (méthode de).*

HISTOTOXIQUE, *adj.* Histotoxic.

HISTOTRIPSIE, *s.f.* Histotripsy.

HISTRIONISME, *s.m.* Histrionism.

HLA. HLA. → *antigène HLA* et *système HLA.*

HLM. Abbreviation for: hématies-leucocytes-minute. Addis'count.

HNPCC (syndrome). HNPCC syndrome.

HOCHENEGG (signe d'). Hochenegg's symptom.

HOCHSINGER (signe d'). Hoschsinger's sign or phenomenon.

HODGKIN (granulome, paragranulome et sarcome de). Hodgkin's granuloma, paragranuloma, sarcoma.

HODGKIN (maladie de). Hodgkin's disease, lymphogranuloma, lymphogranulomatosis maligna, multiple lymphadenoma, Paltauf-Sternberg's disease, Sternberg's disease, malignant granulomatosis, granulomatosis maligna, malignant granuloma, granulomatous lymphoma, lymphomatosis granulomatosa, lymphadenomatosis, lymphatic anaemia, anaemia lymphatica, simple adenia. Bonfils'disease, Peb Ebstein disease.

HODGSON (maladie de). Hodgson's disease.

HODI-POTSY, *s.m.* Hodi-potsy. → *tinea flava.*

HODOLOGIE, *s.f.* Hodology.

HOET-ABAZA (syndrome de). Hoet-Abaza syndrome. → *Young (syndrome de).*

HOFFA (fracture de). Hoffa's fracture.

HOFFA (maladie de). Hoffa's disease.

HOFFBRAND (anémie pernicieuse juvénile de). Juvenile pernicious.

HOFFMANN (bacille d'). *Corynebacterium pseudodiphthericum.*

HOFFMANN (réflexes d'). Hoffmann's signs.

HOFFMANN (signes de). Hoffmann's signs.

HOFFMANN-ZURHELLE (syndrome de). Hoffmann-Zurhelle syndrome.

HOFMEISTER (opération de). Hofmeister-Finsterer operation.

HOGBEN (réaction de). Xenopus test, Hogben's test.

HOG-CHOLERA, *s.m.* Hog cholera. → *choléra du porc.*

HOIGNÉ (syndrome de). Hoigné's syndrome.

HOLANDRIQUE, *adj.* Holandric.

HOLISME, *s.m.* Holism.

HOLLANDER (test d'). Hollander's test.

HOLLENHORST (plaque d'). Hollenhorst's plaque.

HOLMES (atrophie cérébello-olivaire familiale d'). Holmes'disease. → *atrophie cérébello-olivaire familiale.*

HOLOCRINE, *adj.* Holocrine.

HOLODIASTOLIQUE, *adj.* Holodiastolic.

HOLOGENÈSE, *s.f.* Hologenesis.

HOLOGYNIQUE, *adj.* Hologynic.

HOLOPROSENCÉPHALIE, *s.f.* Holoprosencephaly.

HOLOPROTÉINE, *s.f.* Simple protein.

HOLOSIDE, *s.m.* Holoside.

HOLOSYSTOLIQUE, *adj.* Holosystolic.

HOLOTHYMIQUE, *adj.* Pertaining to mood.

HOLT-ORAM (syndrome de). Holt-Oram syndrome, atrio-digital dysplasia, upper limb-cardiovascular syndrome, atrio-extremital dysplasia, cardiac-limb syndrome, cardiomelic syndrome.

HOLTER (syndrome). Holter electrocardiography, Holter recording.

HOLTERMÜLLER-WIEDEMANN (syndrome de). Holtermüller-Wiedemann syndrome, cloverleaf skull syndrome, trefoil skull syndrome.

HOLTH (méthode de). Kinescopy.

HOLZKNECHT-JACOBSON (phénomène d'). Mediastinal flutter.

HOMANS (signe d'). Homans's sign.

HOMÉO... → *homœo...*

HOMÉOBOX, *s.m.* Homoebox.

HOMÉOTIQUE, *adj.* Homoetic; *américain* homeotic.

« HOMING » (phénomène du). Homing phenomenon.

HOMME RAIDE OU RIGIDE (syndrome de l'). Stiff man syndrome.

HOMMES DE VERRE (maladie des). Osteopsatyrosis. → *ostéopsathyrose.*

HOMOCARYOSE, *s.f.* Homokaryosis.

HOMOCHROME, *adj.* Procryptic.

HOMOCHROMIE, *s.f.* Procrypsis, metachrosis.

HOMOCHRONE, *adj.* Homochronous.

HOMOCYSTINURIE, *s.f.* Homocystinuria.

HOMOCYTOTROPE, *adj.* Homocytotropic.

HOMODYNAME, *adj.* Homodynamic.

HOMODIMÈRE, *s.m.* Homodimer.

HOMŒOGREFFE, *s.f.* Homograft. → *homogreffe*

HOMŒOMORPHE, *adj.* Homeomorphous.

HOMŒOPATHIE, *s.f.* Homoeopathy, hahnemannism.

HOMŒOPLASIE, *s.f.* Homoeoplasia.

HOMŒOPLASTIQUE, *adj.* Homoplastic.

HOMŒOSTASE, *s.f.* OU **HOMŒOSTASIE,** *s.f.* Homoeostasis, homoiostasis.

HOMŒOTHÉRAPIE, *s.f.* Homoeotherapy.

HOMŒOTHERME. 1° *adj.* Homoeothermal, homothermal, homoiothermic, homoiothermal. – 2° *s.m.* Homoitherm, homoeotherm.

HOMOGAMÉTIQUE, *adj.* Homogametic.

HOMOGÉNÉISATION, *s.f.* Homogeneization.

HOMOGÉNÉSIE, HOMOGÉNIE, *s.f.* Homogenesis, homogeny.

HOMOGÉNÉSIE AGÉNÉSIQUE. Agenesia, agenesis.

HOMOGÉNÉSIE DYSGÉNÉSIQUE. Dysgenesia.

HOMOGÉNÉSIE EUGÉNIQUE. Eugenesia.

HOMOGÉNÉSIE PARAGÉNÉSIQUE. Paragenesis.

HOMOGREFFE, *s.f.* Homograft, homologous graft, homogenous graft, homoplastic graft, allograft, allogenic graft, homoplasty.

HOMOHÉMOTHÉRAPIE, *s.f.* Homohaemotherapy.

HOMOLATÉRAL, ALE, *adj.* Ipsilateral, ipsolateral, homolateral.

HOMOLOGIE, *s.f.* Homology.

HOMOLOGUE, 1° *s.m.* Homologue. – 2° *adj.* (anatomie). Homologous. – 3° *adj.* (immunologie). Homologous, allogenic.

HOMONYME, *adj.* Homonymous.

HOMOPLASTIE, *s.f.* Homoplasty.

HOMOSEXUALITÉ, *s.f.* Homosexuality, uranism, urnism, urningism, sexual inversion, homoerotism, homoeroticism.

HOMOSEXUEL, ELLE, *adj.* et *s.m.* ou *f.* Homosexual, homoerotic. – *s.m.* ou *f.* Invert, uranist.

HOMOSEXUELS (maladie des). AIDS. → *immunodéficitaire acquis (syndrome) (SIDA).*

HOMOTRANSPLANT, *s.m.* Homotransplant, homoeotransplant.

HOMOTRANSPLANTATION, *s.f.* Homotransplantation, homoeotransplantation, homoplastic or allogenic or syngenesioplastic transplantation.

HOMOTYPIQUE, *adj.* Homoeotypical.

HOMOZYGOTE, *adj.* Homozygote.

HOMOZYGOTISME, *s.m.* Homozygosity.

HOMUNCULUS, *s.m.* Homonculus.

HONORAIRES, *s.m.pl.* Honorarium.

HOOFT (syndrome de). Hooft's syndrome, familial hypolipidaemia, hypolipidaemia S.

HOOVER (épreuve de). Hoover's test.

HOOVER (signe de). Hoover's sign.

HÔPITAL, *s.m.* Hospital.

HÔPITAL PSYCHIATRIQUE. Mental or psychiatric hospital, insane asylum, bedlam.

HOQUET, *s.m.* Hiccup, hiccough, pseudoglottic myoclonia.

HORMONAL, ALE, *adj.* Hormonal.

HORMONE, *s.f.* Hormone.

HORMONE ADRÉNOCORTICOTROPE. ACTH. → *cortico-stimuline.*

HORMONE ANDROGÈNE. Androgenic hormone.

HORMONE ANDROGÉNOPROTÉIQUE. Androgen.

HORMONE ANTIDIURÉTIQUE, H. ANTIPOLYURIQUE. Vasopressin. → *vasopressine.*

HORMONES AZOTÉES. Androgen.

HORMONE CONTRA-INSULINE. Antiinsulin factor. → *hormone diabétogène.*

HORMONE CORTICOTROPE. ACTH. → *corticostimuline.*

HORMONE CORTICOSURRÉNALE. Adrenocortical hormone.

HORMONE DE CROISSANCE. Somatotropic hormone. → *somatotrope (hormone).*

HORMONE DIABÉTOGÈNE. Diabetogenic hormone, diabetogenic factor, glycostatic hormone, glycotrophic hormone, anti-insulin factor, insulinantagonizing factor, glycotropic or glycotrophic factor, ketogenic factor, orophysin.

HORMONE DILATATRICE DES MÉLANOPHORES. Melanocyte stimulating hormone. → *hormone mélanotrope.*

HORMONE ENDOCRINOTROPE. Trophic hormone.

HORMONE GALACTOGÈNE. Prolactin. → *prolactine.*

HORMONE GLUCIDO-PROTIDIQUE. Glucocorticoid. → *II-oxycorticostéroïdes.*

HORMONE GLYCOGÉNOLYTIQUE, GLYCORÉGULATRICE, GLYCOSTATIQUE OU GLYCOTROPE. Glycotrophic hormone. → *hormone diabétogène.*

HORMONE HYPERGLYCÉMIANTE. Glycotrophic hormone. → *hormone diabétogène.*

HORMONE HYPOTHALAMIQUE. Releasing factor. → *facteur de déclenchement.*

HORMONE INHIBITRICE. Inhibitory hormone.

HORMONE-KININE, *s.f.* Kinin.

HORMONE LANGERHANSIENNE. Langerhansian hormone.

HORMONE LIPOCAÏQUE. Lipocaic hormone.

HORMONE LUTÉNISANTE. Luteinizing hormone. → *gonadostimuline B.*

HORMONE LUTÉOTROPHIQUE. Prolactin. → *prolactine.*

HORMONE MÂLE. Androgen.

HORMONE MÉDULLOSURRÉNALE. Adrenomedullary hormone.

HORMONE MÉLANOPHORODILATATRICE. Melanocyte stimulating hormone. → *hormone mélanotrope.*

HORMONE MÉLANOSTIMULANTE. Melanocyte stimulating hormone. → *hormone mélanotrope.*

HORMONE MÉLANOTROPE. Chromatophorotrophic or chromatophorotropic hormone, melanocyte stimulating hormone, MSH, melanophore expanding principle, intermedin.

HORMONES N. Androgen.

HORMONE ŒSTROGÈNE. Oestrogenic hormone.

HORMONE OLIGURIQUE. Vasopressin. → *vasopressine.*

HORMONE OVARIENNE. Ovarian hormone.

HORMONE PARATHYROÏDIENNE. Parathormone. → *parathormone.*

HORMONE PLACENTAIRE. Placental hormone.

HORMONE PLACENTAIRE GALACTOGÈNE. Human placental lactogen, HPL.

HORMONE PLACENTAIRE GALACTOGÈNE ET SOMATOTROPE. Chorionic « growth hormone-prolactin ».

HORMONE PLACENTAIRE SOMATOTROPE. Placental growth hormone.

HORMONE POST-HYPOPHYSAIRE. Posterior pituitary hormone.

HORMONE PROGESTINOGÈNE. Progesterone. → *progestérone.*

HORMONE PROTÉINO- OU PROTIDOGLUCIDIQUE. Glucocorticoïd. → *II-oxycorticostéroïdes.*

HORMONE SEXUELLE. Sex hormone.

HORMONE SOMATOTROPE. Growth hormone. → *somatotrope (hormone).*

HORMONES STÉROÏDES. Steroid hormones.

HORMONE TESTICULAIRE. Orchidic hormone, testicular hormone.

HORMONES THYMIQUES. Thymic hormones.

HORMONE THYRÉOTROPE. Thyreotropic hormone. → *thyréotrope (hormone).*

HORMONOGÈNE, *adj.* Hormonopoietic, hormopoietic, hormonogenic.

HORMONOGENÈSE, *s.f.* Hormonopoiesis, hormopoiesis, hormonogenesis.

HORMONOLOGIE, *s.f.* Hormonology.

HORMONOSYNTHÈSE, *s.f.* Hormonopoiesis. → *hormonogénèse.*

HORMONOTHÉRAPIE, *s.f.* Hormone therapy, hormonotherapy.

HORMONOTHÉRAPIE DE SUBSTITUTION OU **DE REMPLACEMENT.** Remplacement therapy.

HORNER (signe d'). Horner's sign.

HORNER (syndrome de). Horner's syndrome. → *Claude Bernard (syndrome de).*

HORNIKER (syndrome d'). Horniker's syndrome.

HORRIPILATION, *s.f.* Pilo-erection, horripilation.

HORTON (céphalée vasculaire de). Horton's headache. → *céphalée vasculaire de Horton.*

HORTON (maladie de). Horton's disease. → *artérite temporale.*

HOSPICE, *s.m.* Old people's home.

HOSPITALISME, *s.m.* 1° Hospitalism. – 2° Contamination.

HÔTE, *s.m.* Host.

HÔTE CONTRE GREFFON (réaction). Host-versus-graft reaction.

HOUBLON (maladie du). Congenital hydroxybutyric aciduric.

HOUSSAY (phénomène de). Houssay's phenomenon.

HOWARD (épreuve de). Howard's test.

HOWEL-EVANS (syndrome d'). Howel-Evans's syndrome.

HOWELL (temps de). Howell's test.

HOWSHIP (lacunes de). Howship's lacunae or lacunas.

HP. Abbreviation for: haptoglobin.

HQ (espace). HQ interval.

HSV. HSV, herpes simplex virus.

HT. Symbol for hematocrit.

5-HT. 5 hydroxytryptamine. → *sérotonine.*

HTA. Highblood pressure. → *hypertension artérielle.*

HTLV. Abbreviation for: Human T-cell Lymphoma Virus.

HTAP. Pulmonary hypertension.

HU-1. HLA system.

HUDSON-STÄHLI (ligne de). Hudson's or Hudson-Stähli line, Stähli's line.

HUGHES-STOVIN (syndrome de). Hughes-Stovin syndrome.

HUGHSTON (épreuve d'). Hughston's test.

HUHNER (test de). Huhner's test.

HUILE TOXIQUE ESPAGNOLE (syndrome de l'). Spanish toxic oil syndrome.

HUILOME, *s.m.* Oleoma.

HUMAGE, *s.m.* Inhaling.

HUMANITAIRE, *adj.* Compassional.

HUMÉRAL, ALE, *adj.* Humeral.

HUMÉRUS, *s.m.* Humerus.

HUMEUR, *s.f.* 1° Humour. – 2° Mood, temper.

HUMORIQUE (timbre). Tympanic and metallic sound.

HUMORISME, *s.m.* Humoralism, humorism.

HUNNER (ulcère vésical de). Hunner's ulcer.

HUNT (attaque ou **crise de Ramsay).** Akinetic epilepsy.

HUNT (maladie ou **syndromes de Ramsay).** 1° Zona facialis. – 2° Hunt's disease.

HUNT (névralgie de Ramsay). Hunt's nevralgia. → *névralgie du ganglion géniculé.*

HUNTER (langue de). Hunter's glossitis.

HUNTER (maladie de). Hunter's disease, Hunter-Hurler syndrome, mucopolysaccharidosis II.

HUNTER (méthode de). Anel-Hunter's operation.

HUNTÉRIEN (chancre). Hunter's chancre. → *chancre syphilitique.*

HUNTINGTON (chorée de). Huntington's chorea, Huntington's disease, hereditary chorea, chronic chorea, chronic hereditary progressive chorea, degenerative chorea, choreic insanity.

HURLER (maladie, polydystrophie ou **syndrome de), HURLER-ELLIS, HURLER-PFAUNDLER (dystrophie, maladie** ou **syndrome de).** Hurler's disease or syndrome, Hurler-Pfaundler syndrome, gargoylism, lipochondrodystrophy, mucopolysaccharidosis I ou IH, dysostosis multiplex.

HURLER (pseudo) OU **(pseudo-dystrophie de).** Pseudo-Hurler syndrome. → *mucolipidose type III.*

HURLER (pseudo-polydystrophie de). Pseudo-Hurler syndrome. → *mucolipidose type III.*

HURLER (variant de). Pseudo-Hurler syndrome. → *mucolipidose type III.*

HURLÉRIEN, ENNE, *adj.* Hurloïd.

HURST (leuco-encéphalite de). Acute haemorrhagic leucoencephalitis.

HÜRTHLE (tumeur à cellules de). Hürthle's cell tumour.

HUTCHINSON (dents de). Hutchinson's teeth.

HUTCHINSON (faciès de). Hutchinson's facies.

HUTCHINSON (kératite de). Parenchymatous keratitis.

HUTCHINSON (syndrome de). 1° Horner's syndrome. → *Claude Bernard (syndrome de).* – 2° Hutchinson's syndrome.

HUTCHINSON (triade de). Hutchinson's triad or sign.

HUTCHINSON (tumeur de). Hutchinson's syndrome.

HUTCHINSON-GILFORD (syndrome d'). Hutchinson-Gilford syndrome. → *progeria.*

HUTCHINSON-TAY (choroïdite de). Senile guttate choroidopathy, Tay's central guttate choroiditis, Hutchinson's disease, Tay's disease.

HUTINEL (syndrome d'). Hutinel's disease cardio-tuberculous cirrhosis.

HUTINEL-SABOURIN (cirrhose alcoolo-tuberculeuse de). Fatty cirrhosis.

HV (espace). HV interval.

HVD. RVH, right ventricular hypertrophy.

HVG. LVH, left ventricular hypertrophy.

HYALIN, INE, *adj.* Hyaline.

HYALINE, *s.f.* Hyalin.

HYALINOSE, *s.f.* Hyalinosis.

HYALINOSE CUTANÉO-MUQUEUSE. Hyalinosis cutis et mucosae. → *lipoïdo-protéinose de la peau et des muqueuses.*

HYALITE, HYALITIS, *s.f.* Hyalitis.

HYALITE ÉTOILÉE. Asteroid hyalosis, Benson's disease.

HYALOÏDE, *s.f.* Hyloid.

HYALOME, *s.m.* Colloid millium.

HYALOMÈRE, *s.m.* Hyalomere.

HYALOPLASMA, *s.m.* Hyaloplasm, paraplasm, cytolymph, enchylema, paramitome.

HYALURONIDASE, *s.f.* Hyaluronidase.

HYBRIDATION, *s.f.* Hybridization.

HYBRIDE, *adj.* et *s.m.* Hybrid.

HYBRIDITÉ, *s.f.* Hybridism, hybridity.

HYBRIDITÉ COLLATÉRALE. Paragenesis.

HYBRIDITÉ DIRECTE. Eugenesia.

HYBRIDOME, *s.m.* Hybridoma.

HYDARTHRODIAL, ALE, *adj.* Hydrarthrodial.

HYDARTHROSE, *s.f.* Hydrarthrosis, hydrarthrus, articular dropsy, hydrops articuli.

HYDARTHROSE INTERMITTENTE OU PÉRIODIQUE. Intermittent hydrarthrosis.

HYDARTHROSE TUBERCULEUSE. Tuberculous hydrarthrosis.

HYDATIDE, *s.f.* Hydatid.

HYDATIDÉMÈSE, *s.f.* Vomiting of hydatid.

HYDATIDOCÈLE, *s.f.* Hydatidocele.

HYDATIDOLOGIE, *s.f.* The study of hydatidosis.

HYDATIDOSE, *s.f.* Hydatidosis, hydatid disease.

HYDATIDOTHORAX, *s.m.* Pleural hydatid.

HYDATIFORME, *adj.* Hydatidiform.

HYDATIQUE, *adj.* Hydatic.

HYDATURIE, *s.f.* Hydatiduria.

HYDE (prurigo nodulaire de). Lichen obtusus corneus.

HYDRADÉNOME, *s.m.* Hydradenoma. → *hidradénome.*

HYDRAGOGUE, *adj.* et *s.m.* Hydragogue.

HYDRAMNIOS, *s.m.* Hydramnion, hydramnios, polyhydramnion, polyhydramnios, dropsy of amnion, hydrops amnii.

HYDRANENCÉPHALIE, *s.f.* Hydranencephaly.

HYDRARGYRIE, HYDRARGYROSE, *s.f.* Mercurial rash.

HYDRARGYRISME, *s.m.* Mercurialism, hydragyrism, hydrargyria, hydrargyriasis, hydragyrosis, mercurial poisoning.

HYDRARGYROSTOMATITE, *s.f.* Mercurial stomatitis.

HYDRARGYROTHÉRAPIE, *s.f.* Treatment by the mercury.

HYDRATATION, *s.f.* Hydration.

HYDRÉMÈSE, *s.f.* Aqueous vomiting.

HYDRÉMIE, HYDROHÉMIE, *s.f.* Hydraemia.

HYDRENCÉPHALIE, *s.f.* Hydrocephalus. → *hydrocéphalie.*

HYDRENCÉPHALIQUE, *adj.* Hydrocephalic.

HYDRENCÉPHALOCÈLE, *s.f.* Hydrencephalocele. → *encéphalocystocèle.*

HYDRENCÉPHALOCRINIE, *s.f.* Hydrencephalocrinia.

HYDRIATRIE, *s.f.* Hydrotherapy. → *hydrothérapie.*

HYDROA, *s.m.* Hydroa.

HYDROA PUERORUM. Hydroa puerorum.

HYDROA VACCINIFORME. Hydroa vacciniforme, hydroa aestivale. Hutchinson's disease.

HYDROA VÉSICULEUX. Hydroa vesiculosum. → *herpes iris.*

HYDROCARBURISME, *s.m.* Hydrocarbonism, hydrocarbarism.

HYDROCÈLE, *s.f.* Hydrocele.

HYDROCÈLE BILOCULAIRE. Bilocular hydrocele, Dupuytren's hydrocele.

HYDROCÈLE CHYLEUSE. Chylous hydrocele.

HYDROCÈLE CONGÉNITALE. Congenital hydrocele.

HYDROCÈLE DU COU. Cervical hydrocele, hydrocele colli, Maunoir's hydrocele, hydrocele of the neck.

HYDROCÈLE ENKYSTÉE DU CORDON. Encysted hydrocele of the cord.

HYDROCÈLE DE LA FEMME. Hydrocele feminae, muliebris or Nuck's hydrocele.

HYDROCÈLE VAGINALE. Hydrocele of the tunica vaginalis.

HYDROCÉPHALIE, *s.f.* Hydrocephalus, hydrocephaly, hydrencephalus, dropsy of brain, dropsy of head.

HYDROCÉPHALIE EXTERNE. External hydrocephalus, serous internal pachymeningitis.

HYDROCÉPHALIE HÉRÉDITAIRE. Cleidocranial dysostosis. → *dysostose cléidocrânienne héréditaire.*

HYDROCÉPHALIE INTERNE. Internal hydrocephalus.

HYDROCÉPHALIE INTERNE COMMUNICANTE. Communicating hydrocephalus.

HYDROCÉPHALIE INTERNE OCCLUSIVE. Obstructive hydrocephalus, noncommunicating hydrocephalus.

HYDROCÉPHALIE INTERNE OCCLUSIVE PAR MÉNINGITE TUBERCULEUSE. Whytt's disease.

HYDROCÉPHALIE VENTRICULAIRE. Internal hydrocephalus.

HYDROCÉPHALOCÈLE, *s.f.* Hydrocephalocele. → *encéphalocystocèle.*

HYDROCHOLÉCYSTE, *s.m.* Hydrocholecystis.

HYDROCINÉSITHÉRAPIE, *s.f.* Hydrokinesitherapy.

HYDROCIRSOCÈLE, *s.f.* Hydrocirsocele.

HYDROCOLPOS, *s.m.* Hydrocolpos.

HYDROCORTISONE, *s.f.* Hydrocortisone. → *cortisol.*

HYDROCUTION, *s.f.* Syncope occuring during a cold bath.

HYDROCYSTOME, *s.m.* Hydrocystoma.

HYDRO-ÉLECTROLYTIQUE, *adj.* Hydroelectrolytic.

HYDRO-ENCÉPHALOCÈLE, *s.f.* Hydrocephalocele. → *encéphalocystocèle.*

HYDROGASTRIE, *s.f.* Gastric stasis with dilatation.

HYDROGÉNATION, *s.f.* Hydrogenation.

HYDROGÈNE, *s.m.* Hydrogen.

HYDRO-HÉMARTHROSE, *s.f.* Hydrohaemarthrosis.

HYDRO-HÉMATOCÈLE, *s.f.* Hydrohaematocele.

HYDROHÉMIE, *s.f.* Hydraemia.

HYDROKINÉBALNÉOTHÉRAPIE, *s.f.* Hydrokinesibalneotherapy.

HYDROKINÉSITHÉRAPIE, *s.f.* Hydrokinesitherapy.

HYDROLASE, *s.f.* Hydrolase.

HYDROLAT, *s.m.* Aromatic medicated distilled water.

HYDROLÉ, *s.m.* Water with medicine.

HYDROLIPOPEXIE, *s.f.* Hypoplasmic obesity.

HYDROLOGIE, *s.f.* Hydrology.

HYDROLYSE, *s.f.* Hydrolysis.

HYDROMANIE, *s.f.* Hydromania.

HYDROMASSAGE, *s.m.* Hydromassage.

HYDROMÉNINGOCÈLE, *s.f.* Meningocele, hydromeningocele.

HYDROMÈTRE, *s.m.* ou **HYDROMÉTRIE,** *s.f.* Hydrometra, uterine dropsy.

HYDROMINÉRAL, ALE, *adj.* Pertaining to mineral water.

HYDROMPHALE, *s.f.* Hydromphalus.

HYDROMYÉLIE, *s.f.* Hydromyelia.

HYDROMYÉLOCÈLE, *s.f.* Myelocystocele.

HYDRONATRÉ, TRÉE, *adj.* Pertaining to both water and sodium.

HYDRONÉPHROSE, *s.f.* Hydronephrosis, uronephrosis, renal dropsy, nephrœdema.

HYDRONÉPHROSE CONGÉNITALE INTERMITTENTE. Congenital intermittent hydronephrosis. → *Bazy (maladie de P.).*

HYDRONÉPHROSE EXTERNE. Hydroperinephrosis.

HYDRONÉPHROSE INTERMITTENTE. Intermittent hydronephrosis.

HYDRONÉPHROSE PÉRIRÉNALE. Hydroperinephrosis.

HYDRONÉPHROSE SOUS-CAPSULAIRE. Hydroperinephrosis.

HYDROPANCRÉATOSE, *s.f.* Hydropancreatosis.

HYDROPÉNIE, *s.f.* Hydropenia.

HYDROPÉRICARDE, *s.m.* Hydropericardium, dropsy of the pericardium, hydrops pericardii.

HYDROPÉRITOINE, *s.m.* Hydroperitoneum. → *ascite.*

HYDROPEXIE, *s.f.* Hydropexis, hydropexia.

HYDROPHILIE, *s.f.* Hydrophilia, hydrophilism.

HYDROPHILIE CUTANÉE (épreuve d'). Mac Clure-Aldrich test.

HYDROPHOBIE, *s.f.* Hydrophobia.

HYDROPHTALMIE, *s.f.* Hydrophthalmia, hydrophthalmos, hydrophthalmus.

HYDROPIGÈNE, *adj.* Hydropigenous.

HYDROPIQUE, *adj.* Hydropic.

HYDROPISIE, *s.f.* Dropsy, hydrops.

HYDROPISIE DE L'AMNIOS. Dropsy of amnion. → *hydramnios.*

HYDROPISIE MÉNINGÉE. Serous meningitis. → *méningite séreuse.*

HYDROPNEUMOPÉRICARDE, *s.m.* Hydropneumopericardium.

HYDROPNEUMOTHORAX, *s.m.* Hydropneumothorax.

HYDROPS ARTICULORUM INTERMITTENS. Intermittent hydarthrosis.

HYDROPS ENDOLABYRINTHIQUE. Hydrodrolabyrinth, hydrops labyrinthi, labyrinthine hydrops.

HYDROPS TUBÆ PROFLUENS. Intermittent hydrosalpinx, hydrops tubae profluens.

HYDROPS TUBERCULOSUS. Tuberculous hydarthrosis.

HYDROPS UNIVERSUS CONGENITALIS. Fetal hydrops. → *anasarque fœto-placentaire de Schridde.*

HYDRORACHIS, *s.m.* Hydrorachis. → *spina bifida.*

HYDRORACHIS EXTERNE PRÉMÉDULLAIRE. Myelocele. → *myéloméningocèle.*

HYDRORACHIS EXTERNE RÉTROMÉDULLAIRE. Meningocele. → *méningocèle.*

HYDRORACHIS INTERNE INTRAMÉDULLAIRE. Myelocystocele. → *myélocystocèle.*

HYDRORRHÉE, *s.f.* Hydrorrhea (américain), hydrorrhoea.

HYDRORRHÉE CÉRÉBROSPINALE. Cerebrospinal rhinorrhoea.

HYDRORRHÉE NASALE. Nasal hydrorrhoea, rhinorrhoea.

HYDROSADÉNITE, *s.f.* Hidradenitis. → *hidrosadénite.*

HYDROSALPINX, *s.m.* Hydrosalpinx, hydrops tubae, tubal dropsy.

HYDROSODIQUE, *adj.* Hydrosodic.

HYDROSOL, *s.m.* Hydrosol.

HYDROSOLUBLE, *adj.* Hydrosoluble.

HYDROTHÉRAPIE, *s.f.* Hydrotherapy, hydriatrics, hydrotherapeutics.

HYDROTHORAX, *s.m.* Hydrothorax, serothorax, dropsy of chest.

HYDROTIMÉTRIE, *s.f.* Hydrotimetry.

HYDROTOMIE, *s.f.* Hydrotomy.

HYDROTROPIE, *s.f.* Hydrotropy.

HYDROXOCOBALAMINE, *s.f.* Vitamin B_{12b}, hydroxocobalamin.

HYDROXYAPATITE, *s.f.* Hydroxyapatite.

HYDROXYAPATITE (arthropathie à). Apatite associated destructive arthritis.

17-HYDROXYCORTICOSTÉROÏDES. 17-OH-corticoids, 17-OH-corticosteroids.

17-HYDROXYCORTICOSTÉRONE, *s.f.* Cortisol. → *cortisol.*

17-HYDROXY-11-DÉHYDROCORTICOSTÉRONE, *s.f.* Cortisone. → *cortisone.*

HYDROXYLASE, *s.f.* Hydroxylase.

HYDROXYPROLINURIE, *s.f.* Hydroxyprolinuria.

5-HYDROXYTRYPTAMINE, *s.f.* Serotonin. → *sérotonine.*

HYDRURETÈRE, *s.f.* Hydro-ureter, hydro-ureterosis.

HYDRURIE, *s.f.* Hydro-uria.

HYGIÈNE, *s.f.* Hygiène.

HYGROMA, *s.m.* Hygroma.

HYGROMA DU COUDE. Hygroma of the elbow, capped elbow, shoe boil.

HYGROMA ENKYSTÉ. Bursal cyst.

HYGROMA PRÉROTULIEN. Housemaid knee, hygroma praepatellare.

HYGROMA DU REIN. Hydroperinephrosis.

HYLOGNOSIE, *s.f.* Hylognosia.

HYMANS VAN DEN BERGH (méthode d'). Van den Bergh's reactions. → *diazo-réaction d'Hymans Van den Bergh.*

HYMEN, *s.m.* Hymen.

HYMENOLEPIS NANA. *Hymenolepis nana.*

HYOÏDE, *adj.* Hyoid.

HYPÉMIE, *s.f.* Hypaemia, hyphaemia.

HYPERACANTHOSE, *s.f.* Hyperacanthosis.

HYPERACOUSIE, HYPERACUSIE, HYPERCOUSIE, *s.f.* Hyperacusis, hyperakusis, hyperacusia, hyperacousia, paracusia or paracusis acris.

HYPERACTIVITÉ AVEC TROUBLES DE L'ATTENTION DE L'ENFANT. Attention deficit hyperactivity disorder.

HYPERALBUMINÉMIE, *s.f.* Hyperalbuminaemia.

HYPERALBUMINOSE, *s.f.* Hyperalbuminosis.

HYPERALDOLASÉMIE, *s.f.* Hyperaldolasaemia.

HYPERALDOSTÉRONISME, *s.m.* Hyperaldosteronism, aldosteronism.

HYPERALDOSTÉRONISME PRIMAIRE. Primary aldosteronism. → *Conn (syndrome de).*

HYPERALDOSTÉRONISME SECONDAIRE. Secondary hyperaldosteronism, secondary aldosteronism.

HYPERALDOSTÉRONURIE, *s.f.* Hyperaldosteronuria.

HYPERALGIE, HYPERALGÉSIE, *s.f.* Hyperalgesia, hyperalgia.

HYPERALLERGIE, *s.f.* Hyperegia, hyperergy.

HYPERALPHAGLOBULINÉMIE, *s.f.* Hyperalphaglobulinaemia.

HYPERAMINOACIDÉMIE, *s.f.* Hyperaminoacidaemia.

HYPERAMINOACIDURIE, *s.f.* Hyperaminoaciduria.

HYPERAMMONIÉMIE, *s.f.* Hyperammonaemia, hyperammoniaemia.

HYPERAMYLASÉMIE, *s.f.* Hyperamylasaemia.

HYPERANDROGÉNIE, *s.f.* **HYPERANDROGÉNISME,** *s.m.* Hyperandrogenism.

HYPERANGIOTENSINÉMIE, *s.f.* Hyperangiotensinaemia.

HYPERAZOTÉMIE, *s.f.* Hyperazotaemia.

HYPERAZOTURIE, *s.f.* Hyperazoturia.

HYPERBARE, *adj.* Hyperbaric.

HYPERBARIE, *s.f.* Hyperbarism.

HYPERBARIQUE, *adj.* Hyperbaric.

HYPERBARISME, *s.m.* Hyperbarism.

HYPERBASOPHILIE, *s.f.* Hyperbasophilia.

HYPERBÊTAGLOBULINÉMIE, *s.f.* Hyperbetaglobulinaemia.

HYPERBÊTAGLOBULINÉMIE FAMILIALE. Familial hyperbetalipoproteinaemia.

HYPERBILIRUBINÉMIE, *s.f.* Hyperbilirubinaemia.

HYPERCALCÉMIANT, ANTE, *adj.* Producing hypercalcaemia.

HYPERCALCÉMIE, *s.f.* Hypercalcaemia, hypercalcinaemia.

HYPERCALCÉMIE CHRONIQUE IDIOPATHIQUE AVEC OSTÉOSCLÉROSE. Fanconi-Schlesinger syndrome.

HYPERCALCÉMIE FAMILIALE BÉNIGNE. Familial benign hypercalcaemia, familial hypocalciuric hypercalcaemia.

HYPERCALCÉMIE HYPOCALCIURIQUE FAMILIALE. Familial hypocalciuric hypercalcaemia. → *hypercalcémie familiale bénigne.*

HYPERCALCÉMIE IDIOPATHIQUE. Idiopathic hypercalcaemia, idiopathic hypercalcaemia of infants, infantile hypercalcaemia-mental retardation syndrome.

HYPERCALCÉMIE PROVOQUÉE (épreuve d'). Calcium infusion test.

HYPERCALCITONINÉMIE (syndrome d'). Thyrocalcitonia excess syndrome.

HYPERCALCIURIE, *s.f.* Hypercalcinuria, hypercalcuria, hypercalciuria.

HYPERCALCIURIE IDIOPATHIQUE. Essential hypercalciuria, idiopathic hypercalciuria.

HYPERCAPNIE, *s.f.* Hypercapnia, hypercarbia.

HYPERCÉMENTOSE, *s.f.* Hypercementosis.

HYPERCHLORÉMIE, *s.f.* Hyperchloraemia.

HYPERCHLORHYDRIE, *s.f.* Hyperchlorhydria.

HYPERCHLORHYDROPEPSIE, *s.f.* Hyperchlorhydria with hyperpepsia.

HYPERCHLORURATION, *s.f.* Hyperchloruration.

HYPERCHLORURIE, *s.f.* Hyperchloruria.

HYPERCHOLÉMIE, *s.f.* Hypercholaemia.

HYPERCHOLESTÉROLÉMIE, *s.f.* Hypercholesterolaemia, hypercholesterinaemia, hypercholesteraemia.

HYPERCHOLESTÉROLÉMIE ESSENTIELLE OU FAMILIALE. Familial hypercholesterolaemia.

HYPERCHOLESTÉRORACHIE, *s.f.* Hypercholestérorrhachia.

HYPERCHOLIE, *s.f.* Hypercholia.

HYPERCHONDROPLASIE, *s.f.* Hyperchondroplasia.

HYPERCHROMIE, *s.f.* Hyperchromatism, hypoerchromatosis, hyperchromia, hyperchromasia.

HYPERCHYLOMICRONÉMIE, *s.f.* Hyperchylomicronaemia.

HYPERCINÈSE, *s.f.* Hyperkinesia, hypercinesia.

HYPERCLARTÉ PULMONAIRE UNILATÉRALE. Vanishing lung. → *poumon évanescent.*

HYPERCOAGULABILITÉ, *s.f.* Hypercoagulability.

HYPERCOAGULANT, ANTE, *adj.* Increasing coagulability.

HYPERCOAGULATION, *s.f.* Excessive coagulation.

HYPERCOMPLÉMENTÉMIE, *s.f.* Hypercomplementaemia.

HYPERCORTICISME, *s.m.* Hyperadrenocorticism, hypercoticalism, hypercorticism.

HYPERCORTICISME ANDROGÉNIQUE. Adrenogenital syndrome. → *génito-surrénal (syndrome).*

HYPERCORTICISME GLYCOCORTICOÏDE OU **MÉTABOLIQUE.** Cushing's syndrome.

HYPERCORTICISME MINÉRALOTROPE. Aldosteronism. → *hyperaldostéronisme.*

HYPERCORTINÉMIE, *s.f.* Hypercorticism.

HYPERCORTISOLISME, *s.m.* Hypercortisolism.

HYPERCRÉATINÉMIE, *s.f.* Hypercreatinaemia.

HYPERCRINÉMIE, *s.f.* Hypercrinaemia.

HYPERCRINIE, *s.f.* Hypercrinia, hypercrinism, hypercrisia.

HYPERCUPRÉMIE, *s.f.* Hypercupraemia.

HYPERCUPRURIE, *s.f.* Hypercupriuria.

HYPERCYPHOSE, *s.f.* Hyperkyphosis.

HYPERCYTOSE, *s.f.* Hypercytosis. → *pléocytose.*

HYPERDIADOCOCINÉSIE, *s.f.* Hyperdiadochokinesia.

HYPERDIASTÉMATIQUE (syndrome). Hyperorchidism.

HYPERDIPLOÏDE, *adj.* Hyperdiploid. → *polyploïde.*

HYPERDIPLOÏDIE, *s.f.* Hyperdiploidy. → *polyploïdie.*

HYPERECTODERMOSE CONGÉNITALE. Schäffer's syndrome. → *Schäffer (syndrome de).*

HYPEREKPLEXIE, *s.f.* Hyperekplexia, startle disease.

HYPERÉLECTROLYTÉMIE, *s.f.* Hyperelectrolytaemia.

HYPERÉMÈSE, *s.f.* Hyperemesis.

HYPERÉMIE, HYPERHÉMIE, *s.f.* Hyperaemia.

HYPERÉMOTIVITÉ, *s.f.* Hyperemotivity.

HYPERENCÉPHALE, *s.m.* Hyperencephalus.

HYPERENDÉMICITÉ, *s.f.* Hyperendemicity.

HYPERENDOPHASIE, *s.f.* Excessive endophasia.

HYPERÉOSINOPHILIE, *s.f.* Hypereosinophilia.

HYPERÉOSINOPHILIQUE (syndrome). Hypereosinophilic syndrome.

HYPERÉOSINOPHILISME HYPOPHYSAIRE. Acromegaly.

HYPERÉPHIDROSE, *s.f.* Hyperhidrosis. → *hyperhidrose.*

HYPERÉPIDERMOTROPHIE GÉNÉRALISÉE. Congenital ichtyosiform erythroderma. → *hyperkératose ichtyosiforme.*

HYPERÉPINÉPHRIE, *s.f.* Hyperadrenalism, hypersuprarenalism.

HYPERERGIE, *s.f.* Hyperergia, hyperergy.

HYPERESTHÉSIE, *s.f.* Hyperaesthesia.

HYPERFIBRINOGÉNÉMIE, *s.f.* Hyperfibrinogenaemia.

HYPERFIBRINOLYSE, *s.f.* Hyperfibrinolysis.

HYPERFOLLICULINÉMIE, *s.f.* Hyperfolliculinaemia, hyperestrogenaemia.

HYPERFOLLICULINIE, *s.f.* Hyperfolliculinism. → *hyperfolliculinisme.*

HYPERFOLLICULINISME, *s.m.* Hyperfolliculinism, hyperestrogenism, hyperestrism, hyperestrogenosis.

HYPERFONCTIONNEMENT, *s.m.* Hyperfunction.

HYPERGAMMAGLOBULINÉMIE, *s.f.* Hypergammaglobulinaemia.

HYPERGASTRINÉMIE, *s.f.* Hypergastrinaemia.

HYPERGENÈSE, *s.f.* Hypergenesis.

HYPERGÉNITALISME, *s.m.* Hypergonadism, hypergenitalism.

HYPERGLOBULIE, *s.f.* Hyperglobulia, hyperglobulism.

HYPERGLOBULINÉMIE, *s.f.* Hyperglobulinaemia.

HYPERGLYCÉMIANT, ANTE, *adj.* Producing hyperglycaemia. – *s.m.* Hyperglycaemic.

HYPERGLYCÉMIE, *s.f.* Hyperglycaemia, hyperglykaemia.

HYPERGLYCÉMIE PROVOQUÉE (épreuve de l'). Glucose tolerance test.

HYPERGLYCÉMIQUE, *adj.* Hyperglycaemic.

HYPERGLYCÉRIDÉMIE, *s.f.* Hyperglyceridaemia.

HYPERGLYCINÉMIE, *s.f.* Hyperglycinaemia.

HYPERGLYCINURIE, *s.f.* Hyperglycinuria.

HYPERGLYCINURIE HÉRÉDITAIRE. Hyperglycinuria with hyperglycinaemia, idiopathic hyperglycinaemia.

HYPERGLYCISTIE, *s.f.* Hyperglycistia, hyperglycystia.

HYPERGLYCORACHIE, *s.f.* Hyperglycorrhachia.

HYPERGONADISME, *s.m.* Hypergonadism. → *hypergénitalisme.*

HYPERGUEUSIE, *s.f.* Hypergeusaesthesia, hypergeusia, gustatory hyperaesthesia.

HYPERHÉMIE, *s.f.* Hyperaemia.

HYPERHÉMOLYSE, *s.f.* Hyperhaemolysis.

HYPERHÉPARINÉMIE, *s.f.* Hyperheparinaemia.

HYPERHÉPATIE, *s.f.* Hyperhepatia.

HYPERHIDROSE, *s.f.* Hyperhidrosis, hyperidrosis, polyhidrosis, polydrosis, hyperephidrosis.

HYPERHIDROSE LOCALISÉE. Ephidrosis.

HYPERHYDRATATION, *s.f.* Hyperhydration, overhydration.

HYPERHYDRATATION CELLULAIRE. Cloudy swelling albuminous swelling, albuminous degeneration, flocular degeneration, granular degeneration, parenchymatous degeneration.

HYPERHYDRATATION CELLULAIRE (syndrome d'). Cellular hyperhydration syndrome.

HYPERHYDRATATION EXTRA-CELLULAIRE (syndrome d'). Extracellular hyperhydration syndrome.

HYPERHYDRATATION GLOBALE (syndrome d'). Total hyperhydration syndrome.

HYPERHYDRÉMIE, *s.f.* Hydraemia.

HYPERHYDROPEXIE, *s.f.* Hyperhydropexia, hyperhydropexis, hyperhydropexy.

HYPERIDROSE, *s.f.* Hyperhidrosis.

HYPERIMMUNISATION, *s.f.* Hyperimmunization.

HYPERIMMUNOGLOBULINÉMIE D AVEC FIÈVRE PÉRIODIQUE (syndrome d'). Hyperimmunoglobulinaemia with periodic fever.

HYPERINDOXYLÉMIE, *s.f.* Hyperindoxylaemia.

HYPERINOSE, *s.f.* Hyperinosis.

HYPERINSULINÉMIE, *s.f.* Hyperinsulinaemia.

HYPERINSULINIE, *s.f.* Hyperinsulinism.

HYPERINSULINISME, *s.m.* Hyperinsulinism.

HYPERKALIÉMIE, *s.f.* Hyperkalaemia, hyperkaliaemia, hyperpotassaemia.

HYPERKÉRATOSE, *s.f.* Hyperkeratosis.

HYPERKÉRATOSE FIGURÉE CENTRIFUGE ATROPHIANTE. Porokeratosis of Mibelli. → *porokératose.*

HYPERKÉRATOSE ICHTYOSIFORME. Congenital ichthyosiform erythroderma, erythroderma ichthyosiforme congenitum, collodion baby.

HYPERKINÉSIE, *s.f.* Hyperkinaesia.

HYPERKINÉSIE RÉFLEXE. Claude's hyperkinesis sign.

HYPERLACTACIDÉMIE, *s.f.* Hyperlactacidaemia.

HYPERLACTATÉMIE, *s.f.* Hyperlactataemia.

HYPERLAXITÉ LIGAMENTAIRE. Arthrochalasis.

HYPERLEUCOCYTOSE, *s.f.* Hyperleukocytosis.

HYPERLIPÉMIE, *s.f.* Hyperlipaemia, lipaemia.

HYPERLIPÉMIE ESSENTIELLE, IDIOPATHIQUE OU PRIMITIVE. Essential or idiopathic hyperlipaemia, familial hyperlipoproteinaemia type I, Bürger-Grütz syndrome, familial fat induced hyperlipaemia, familial hyperchylo-micronaemia.

HYPERLIPIDÉMIE, *s.f.* Hyperlipidaemia, hyperlipoidaemia, lipidaemia.

HYPERLIPIDÉMIE TYPE 1. Essential hyperlipaemia.

HYPERLIPIDÉMIE TYPE 2. Familial hyperlipoproteinaemia type II, familial hyperbetalipoproteinaemia, familial hypercholesterolaemia.

HYPERLIPIDÉMIE TYPE 3. Familial hyperlipoproteinaemia type III, familial hyperbetalipoproteinaemia and hyperprebetalipoproteinaemia, familial hypercholesterolaemia with hyperlipaemia, carbohydrate-induced hyperlipaemia, broad-beta disease, familial dysbetalipoproteinaemia.

HYPERLIPIDÉMIE TYPE 4. Familial hyperlipoproteinaemia type IV, familial hyperprebetalipoproteinaemia, carbohydrate-induced hyperipaemia.

HYPERLIPIDÉMIE TYPE 5. Familial hyperlipoproteinaemia type V, familial hyperchylomicronaemia with hyperprebetalipoproteinaemia, mixed hyperlipaemia, combined fat-and carbohydrate-induced hyperlipaemia.

HYPERLIPOMICRONÉMIE, *s.f.* Familial hyperlipoproteinaemia type IV. → *hyperlipidémie type 4.*

HYPERLIPOPROTÉINÉMIE, *s.f.* Hyperlipidaemia.

HYPERLORDOSE, *s.f.* Hyperlordosis.

HYPERLUTÉINÉMIE, *s.f.* Hyperlutaemia.

HYPERLUTÉINISATION, *s.f.* Hyperluteinization.

HYPERLYSINÉMIE, *s.f.* Hyperlysinaemia.

HYPERMACROSKÈLE, *s.m.* Giant with excessive macroscelia.

HYPERMAGNÉSÉMIE, HYPERMAGNÉSIÉMIE, *s.f.* Hypermagnesaemia.

HYPERMASTIE, *s.f.* Hypermastia.

HYPERMÉNORRHÉE, *s.f.* Hypermenorrhoea.

HYPERMÉTAMORPHOSE, *s.f.* Hypermetamorphosis.

HYPERMÉTHIONINÉMIE, *s.f.* Hypermethioninaemia.

HYPERMÉTRIE, *s.f.* Hypermetria.

HYPERMÉTROPIE, *s.f.* Hyperopia, hypermetropia.

HYPERMIMIE, *s.f.* Hypermimia.

HYPERMINÉRALOCORTICISME, *s.m.* Aldosteronism. → *hyperaldostéronisme.*

HYPERMNÉSIE, *s.f.* Hypermnesia.

HYPERNATRÉMIE, *s.f.* Hypernatraemia, hypernatronaemia.

HYPERNATRIURÈSE, *s.f.* Hypernatriuria.

HYPERNÉPHROME, *s.m.* 1° Adrenal tumour. → *surrénalome.* – 2° *Renal adenocarcinoma.* → *néphrocarcinome.*

HYPERNÉPHROME MÉDULLAIRE. Phaeochromocytoma. → *phéochromocytome.*

HYPERNÉPHROME VRAI. Renal oncocytoma.

HYPERŒSTROGÉNÉMIE, *s.f.* Hyperfolliculinaemia.

HYPERŒSTROGÉNIE, *s.f.* Hyperfolliculinism. → *hyperfolliculinisme.*

HYPERORCHIDIE, *s.f.* Hyperorchidism.

HYPEROREXIE, *s.f.* Boulimia. → *boulimie.*

HYPEROSMIE, *s.f.* Hyperosmia, hyperosphresia.

HYPEROSMOLALITÉ, *s.f.* Hyperosmolality.

HYPEROSMOLARITÉ, *s.f.* Hyperosmolarity.

HYPEROSTÉOCLASTOSE, *s.f.* Hyperosteoclastosis.

HYPEROSTÉOGENÈSE, *s.f.* Hyperosteogeny.

HYPEROSTÉOÏDOSE, *s.f.* Excess of osteoid in the bones.

HYPEROSTÉOLYSE, *s.f.* Hyperosteolysis.

HYPEROSTOSE, *s.f.* Hyperostosis.

HYPEROSTOSE ANKYLOSANTE VERTÉBRALE SÉNILE. Ankylosing vertebra hyperostosis. → *mélorhéostose vertébrale.*

HYPEROSTOSE CORTICALE GÉNÉRALISÉE. Endostal hyperostosis. → *hyperostose endostale généralisée.*

HYPEROSTOSE CORTICALE INFANTILE DE CAFFEY-SILVERMAN. Infantile cortical hyperostosis. → *Caffey-Smyth (syndrome de).*

HYPEROSTOSE ENDOSTALE GÉNÉRALISÉE. Endostal hyperostosis, hyperostosis corticalis generalisata familiaris, Van Buchem's syndrome, hyperphosphatasaemia tarda.

HYPEROSTOSE ENDOSTALE, TYPE WORTH. Endostal hyperostosis type Worth, hyperostosis corticalis generalisata type Worth.

HYPEROSTOSE FRONTALE INTERNE. Intracranial exostosis. → *Morgagni ou Morgagni-Morel (syndrome de).*

HYPEROSTOSE GÉNÉRALISÉE AVEC PACHYDERMIE. Pachydermoperiostosis. → *pachydermie plicaturée avec pachypériostose de la face et des extrémités.*

HYPEROSTOSE OSTÉOGÉNIQUE. Multiple osteogenic exostoses. → *exostosante (maladie).*

HYPEROSTOSE STERNO-COSTO-CLAVICULAIRE. Sternocostoclavicular hyperostosis.

HYPEROSTOSE VERTÉBRALE ENGAINANTE. Ankylosing vertebral hyperostosis. → *mélorhéostose vertébrale.*

HYPEROVARIE, *s.f.* Hyperovaria, hyperovarianism, hyperovarism.

HYPEROXALÉMIE, *s.f.* Hyperoxalaemia.

HYPEROXALURIE, *s.f.* Hyperoxaluria.

HYPEROXIE, *s.f.* Hyperoxia.

HYPERPARATHYROÏDIE, *s.f.*, **HYPERPARATHYROÏDISME,** *s.m.* Hyperparathyroidism.

HYPERPAROTIDIE, *s.f.* Hyperparotidism.

HYPERPATHIE, *s.f.* Hyperpathia.

HYPERPEPSIE, *s.f.* Hyperpepsia, hyperpeptic gastritis.

HYPERPÉRISTALTISME, *s.m.* Hyperperistalsis.

HYPERPHAGIE, *s.f.* Hyperphagia.

HYPERPHALANGIE, *s.f.* Hyperphalangia.

HYPERPHORIE, *s.f.* Hyperphoria.

HYPERPHOSPHATASÉMIE, *s.f.* Hyperphosphatasaemia.

HYPERPHOSPHATASIE CHRONIQUE IDIOPATHIQUE. Familial hyperphosphatasaemia. → *ostéo-ectasie avec hypoerphosphatasie.*

HYPERPHOSPHATÉMIE, *s.f.* Hyperphosphataemia.

HYPERPHOSPHATURIE, *s.f.* Hyperphosphaturia.

HYPERPHOSPHORÉMIE, *s.f.* Hyperphosphoraemia.

HYPERPHRASIE, *s.f.* Hyperphasia.

HYPERPILOSITÉ, *s.f.* Hyperpilosity.

HYPERPITUITARISME, *s.m.* Hyperpituitarism.

HYPERPITUITARISME BASOPHILE. Basophilic hyperpituitarism.

HYPERPITUITARISME ÉOSINOPHILE. Eosinophilic hyperpituitarism.

HYPERPLAQUETTOSE, *s.f.* Thrombocytosis.

HYPERPLASIE, HYPERPLASTIE, *s.f.* Hyperplasia.

HYPERPLASIE LIPOÏDE DES SURRÉNALES. Prader and Gurtner syndrome. → *Prader et Gurtner (syndrome de).*

HYPERPLASIE PSEUDO-ÉPITHÉLIOMATEUSE DU DOS DES MAINS. Poth's tumour-like keratosis.

HYPERPLASIE SURRÉNALE CONGÉNITALE. Congenital adrenal hyperplasia, congenital virilizing adrenal hyperplasia, congenital hyperadrenalism.

HYPERPNÉE, *s.f.* Hyperpnoea.

HYPERPNÉE (épreuve de l'). Rosett's test, hypernoea test.

HYPERPNEUMATOSE, *s.f.* Hyperpneumatosis.

HYPERPNEUMOCOLIE, *s.f.* Excessive aerocoly.

HYPERPOLYPEPTIDÉMIE, *s.f.* Hyperpolyptidaemia.

HYPERPOTASSÉMIE, *s.f.* Hyperkaliaemia.

HYPERPROLACTINÉMIE, *s.f.* Hyperprolactinaemia.

HYPERPROLINÉMIE, *s.f.* Hyperprolinaemia, Joseph's syndrome.

HYPERPROLINURIE, *s.f.* Hyperprolinuria.

HYPERPROSEXIE, *s.f.* Hyperprosexia.

HYPERPROTÉINÉMIE, *s.f.* Hyperproteinaemia.

HYPERPROTHROMBINÉMIE, *s.f.* Hyperprothrombinaemia.

HYPERPROTIDÉMIE, *s.f.* Hyperproteinaemia.

HYPERPYREXIE, *s.f.* Hyperpyrexia.

HYPERPYRUVICÉMIE, *s.f.* Excessive pyruvaemia.

HYPER-RADIOTRANSPARENCE, *s.f.* Hyperlucency.

HYPERRÉFLECTIVITÉ, HYPERRÉFLEXIE, *s.f.* Hyperreflexia.

HYPERRÉFLECTIVITÉ AUTONOME (syndrome d'). Hyperactive autonomic syndrome.

HYPERRÉNINÉMIE, *s.f.* Hyperreninaemia.

HYPERRÉTICULOCYTOSE, *s.f.* Increased reticulocytosis.

HYPERSARCOSINÉMIE, *s.f.* Hypersarcosinaemia.

HYPERSÉCRÉTION, *s.f.* Hypersecretion.

HYPERSÉMIE, *s.f.* Hypermimia.

HYPERSENSIBILITÉ, *s.f.* 1° (neurologie). Hypersensibility. – 2° (immunologie). Hypersensitivity.

HYPERSENSIBILITÉ ANAPHYLACTIQUE. Hypersensibility type I. → *hypersensibilité type I.*

HYPERSENSIBILITÉ AVEC ANTICORPS CIRCULANTS. Hypersensitivity type I. → *hypersensibilité type I.*

HYPERSENSIBILITÉ CELLULAIRE. Hypersensitivity type IV. → *hypersensibilité type 4.*

HYPERSENSIBILITÉ CYTOTOXIQUE. Hypersensitivity type II.

HYPERSENSIBILITÉ DIFFÉRÉE. Hypersensitivity type IV. → *hypersensibilité type 4.*

HYPERSENSIBILITÉ IMMÉDIATE. Hypersensitivity type I. → *hypersensibilité type I.*

HYPERSENSIBILITÉ À MÉDIATION CELLULAIRE. Hypersensitivity type IV. → *hypersensibilité type 4.*

HYPERSENSIBILITÉ RETARDÉE. Hypersensitivity type IV. → *hypersensibilité type 4.*

HYPERSENSIBILITÉ SEMI-TARDIVE. Hypersensitivity type III.

HYPERSENSIBILITÉ TYPE 1. Hypersensitivity type 1, immediate hypersensitivity or allergy, primary antibody response, active anaphylaxis.

HYPERSENSIBILITÉ TYPE 2. Hypersensitivity type II.

HYPERSENSIBILITÉ TYPE 3. Hypersensitivity type III.

HYPERSENSIBILITÉ TYPE 4. Hypersensitivity type IV, delayed hypersensitivity or allergy, delayed cellular reaction, cellular hypersensitivity.

HYPERSÉROTONINÉMIE, *s.f.* Hyperserotoninaemia.

HYPERSIALIE, *s.f.* Ptyalism. → *ptyalisme.*

HYPERSIDÉRÉMIE, *s.f.* Hypersideremia.

HYPERSIDÉROSE, *s.f.* Haemosiderosis.

HYPERSODIQUE, *adj.* Pertaining to an excessive amount of sodium.

HYPERSOMATOTROPISME, *s.m.* Hypersomatotropism.

HYPERSOMNIE, *s.f.* Hypersomnia.

HYPERSPASMODIQUE, HYPERSPASTIQUE, *adj.* Hyperspastic.

HYPERSPLÉNIE, *s.f.* 1° Hypersplenia. → *hypersplénisme.* 2° Splenomegaly → *splénomégalie.*

HYPERSPLÉNISME, *s.m.* Hypersplenia, hypersplenism splenosis.

HYPERSPLÉNOMÉGALIE, *s.f.* Excessive splenomegaly.

HYPERSTHÉNIE, *s.f.* Hypersthenia.

HYPERSTHÉNIE INTESTINALE. Mucous enteritis. → *entérocolite muco-membraneuse.*

HYPERSURRÉNALISME, *s.m.* Hyperadrenalism.

HYPERSYMPATHICOTONIE, *s.f.* Hypersympathicotonus.

HYPERTÉLORISME, *s.m.* Ocular hypertelorism, Greig's disease or hypertelorism, primary embryonic hypertelorism hereditary ocular hypertelorism, orbital hypertelorism.

HYPERTÉLORISME, HYPOSPADIAS (syndrome). BBE syndrome.

HYPERTENSIF, IVE, *adj.* Hypertensive.

HYPERTENSINASE, *s.f.* Hypertensinase.

HYPERTENSINE, *s.f.* Angiotensin.

HYPERTENSINOGÈNE, *s.m.* Angiotensinogen.

HYPERTENSION, *s.f.* Hypertension.

HYPERTENSION PAR ADÉNOME CORTICO-SURRÉNAL. Adrenal hypertension.

HYPERTENSION ARTÉRIELLE. Arterial hypertension, high blood pressure, vascular hypertension.

HYPERTENSION ARTÉRIELLE PULMONAIRE. Pulmonary hypertension.

HYPERTENSION ARTÉRIELLE PULMONAIRE POST-CAPILLAIRE. Postcapillary pulmonary hypertension.

HYPERTENSION ARTÉRIELLE PULMONAIRE PRÉCAPILLAIRE. Precapillary pulmonary hypertension.

HYPERTENSION ARTÉRIELLE PULMONAIRE PRIMITIVE. Primary or essential pulmonary hypertension, primary pulmonary vascular sclerosis, primary proliferative pulmonary arteriolar sclerosis, obliterative pulmonary arteriosclerosis.

HYPERTENSION BÉNIGNE. Benign hypertension, red hypertension.

HYPERTENSION DÉCOMPENSÉE. Hypertension with complications.

HYPERTENSION ESSENTIELLE. Essential hypertension, primitive or idiopathic hypertension.

HYPERTENSION DE TYPE GOLDBLATT. Goldblatt's hypertension. → *hypertension réno-vasculaire.*

HYPERTENSION GRAVIDIQUE. Toxaemia of pregnancy. → *toxémie gravidique.*

HYPERTENSION INTRACRANIENNE. Intracranial hypertension, increased intracranial pressure.

HYPERTENSION PAR ISCHÉMIE RÉNALE. Renovascular hypertension. → *hypertension réno-vasculaire.*

HYPERTENSION LABILE. Borderline hypertension, labile hypertension.

HYPERTENSION MALIGNE. Malignant hypertension.

HYPERTENSION PAROXYSTIQUE. Paroxysmal hypertension.

HYPERTENSION PAROXYSTIQUE ESSENTIELLE. Essential paroxysmal hypertension.

HYPERTENSION PORTALE. Portal hypertension.

HYPERTENSION RÉNOVASCULAIRE. Renovascular hypertension, Goldblatt's hypertension.

HYPERTENSION SOLITAIRE. Essential hypertension.

HYPERTENSION VEINEUSE SYSTÉMIQUE. Systemic venous hypertension.

HYPERTENSIVE (maladie). Essential hypertension.

HYPERTESTOSTÉRONIE, *s.f.* Hyperorchidism.

HYPERTHERMIE, *s.f.* Hyperthermia, hyperthermy.

HYPERTHERMIE MALIGNE D'EFFORT. Exertion malignant hyperthermia.

HYPERTHERMIE MALIGNE PER-ANESTHÉSIQUE, *s.m.* Malignant hyperthermia or hyperpyrexia, hyperthermia of anaesthesia, fulminant hyperthermia.

HYPERTHIÉMIE, *s.f.* Increase of thiaemia.

HYPERTHYMIE, *s.f.* 1° Hyperthymism. – 2° Hyperthymia.

HYPERTHYMIQUE (syndrome), HYPERTHYMISME, *s.m.* Hyperthymism.

HYPERTHYMISATION, *s.f.* Hyperthymization.

HYPERTHYRÉOSE, *s.f.* Hyperthyroidism. → *hyperthyroïdie.*

HYPERTHYRÉOSTIMULINE, *s.f.* Hyperthyrotropinism.

HYPERTHYROCALCITONINÉMIE (syndrome d'). Thyrocalcitonin excess syndrome.

HYPERTHYROÏDATION, *s.f.*, **HYPERTHYROÏDISATION,** *s.f.* Hyperthyroidization.

HYPERTHYROÏDIE, *s.f.*, **HYPERTHYROÏDISME,** *s.m.* Hyperthyroidism, hyperthyroidosis, hyperthyreosis.

HYPERTHYROÏDISME AIGU. Thyroid crisis.

HYPERTHYROXINÉMIE, *s.f.* Hyperthyroxinaemia.

HYPERTONIE, *s.f.* Hypertonia, hypertonus.

HYPERTONIQUE, *adj.* Hypertonic.

HYPERTRANSAMINASÉMIE, *s.f.* Hypertransaminasaemia.

HYPERTRÉPHOCYTOSE, *s.f.* Hypertréphocytosis.

HYPERTRICHOSE, *s.f.* Hypertrichosis, hypertrichiasis, polytrichia, polytrichosis, trichauxe, trichauxis.

HYPERTRICHOSE GÉNÉRALISÉE. Hypertrichosis universalis.

HYPERTRICHOSE LOCALISÉE. Hypertrichosis partialis.

HYPERTRICHOSE DU PAVILLON DE L'OREILLE. Hypertrichosis pinnae auris.

HYPERTRIGLYCÉRIDÉMIE, *s.f.* Hypertriglyceridaemia.

HYPERTRIGLYCÉRIDÉMIE ENDOGÈNE. Endogenous hypertriglyceridaemia.

HYPERTRIGLYCÉRIDÉMIE EXOGÈNE. Exogenous hypertriglyceridaemia.

HYPERTROPHIANTE SINGULIÈRE (maladie). Pachydermoperiostosis. → *pachydermie plicaturée avec périostose de la face et des extrémités.*

HYPERTROPHIE, *s.f.* Hypertrophia, hypertrophy.

HYPERTROPHIE BIVENTRICULAIRE. Biventricular hypertrophy.

HYPERTROPHIE CARDIAQUE IDIOPATHIQUE. Congestive myocardiopathy. → *myocardiopathie non obstructive.*

HYPERTROPHIE COMPENSATRICE. Functional hypertrophy, compensatory or adaptive hypertrophy.

HYPERTROPHIE STATURALE AVEC MACROGLOSSIE ET OMPHALOCÈLE. EMG syndrome. → *Wiedemann et Beckwith (syndrome de).*

HYPERTROPHIE STÉNOSANTE VENTRICULAIRE GAUCHE. Muscular subaortic stenosis. → *myocardiopathie obstructive.*

HYPERTROPHIE DE SUPPLÉANCE. Complementary hypertrophy.

HYPERTROPHIE VENTRICULAIRE. Ventricular hypertrophy.

HYPERTROPHIE VENTRICULAIRE PAR ADAPTATION. Adaptive ventricular hypertrophy.

HYPERTROPHIE VENTRICULAIRE DE BARRAGE. Systolic loading, concentric ventricular hypertrophy.

HYPERTROPHIE VENTRICULAIRE DROITE. Right ventricular hypertrophy (RVH).

HYPERTROPHIE VENTRICULAIRE GAUCHE. Left ventricular hypertrophy (LVH).

HYPERTROPHIE VENTRICULAIRE DE SURCHARGE OU **DE REFLUX.** Diastolic loading, eccentric ventricular hypertrophy.

HYPERTROPHIE VICARIANTE. Vicarious hypertrophy.

HYPERTROPIE, *s.f.* Sursumvergent strabismus. → *strabisme sursumvergent.*

HYPERURICÉMIE, *s.f.* Hyperuricaemia, hyperuricacidaemia.

HYPERURICÉMIE CONGÉNITALE. Lesch-Nyhan syndrome.

HYPERURICOSURIE, *s.f.* Hyperuricuria, hyperuricaciduria.

HYPERVALINÉMIE, *s.f.* Hypervalinaemia.

HYPERVASCULAIRE, *adj.* Hypervascular.

HYPERVASCULARISÉ, SÉE, *adj.* Hypervascular.

HYPERVENTILATION PULMONAIRE. Pulmonary hyperventilation.

HYPERVITAMINÉMIE A PROVOQUÉE (épreuve de l'). Vitamin A tolerance test.

HYPERVITAMINOSE, *s.f.* Hypervitaminosis.

HYPERVOLÉMIE, HYPERVOLHÉMIE, *s.f.* Hypervolaemia.

HYPESTHÉSIE, *s.f.* Hypoaesthesia.

HYPHE, *s.m.* Hypha, *pl.* hyphae.

HYPHÉMA, *s.m.* Hyphaema.

HYPHOMYCÉTOME, *s.m.* Maduromycosis.

HYPINOSE, *s.f.* Hypofibrinogenaemia.

HYPNAGOGIQUE, *adj.* Hypnagogic.

HYPNALGIE, *s.f.* Hypnalgia.

HYPNOANALYSE, *s.f.* Hypnoanalysis.

HYPNOANESTHÉSIE, *s.f.* Hypnoanaesthesia.

HYPNOGÈNE, *adj.* Hypnotic.

HYPNOGRAMME, *s.m.* Hypnogram.

HYPNOLOGIE, *s.f.* Hypnology.

HYPNOPATHIE, *s.f.* Sleeping sickness. → *sommeil (maladie du).*

HYPNOPOMPIQUE, *adj.* Hypnopompic.

HYPNOSE, *s.f.* Hypnosis.

HYPNOSERIE, *s.f.* Sleeping sickness asylum.

HYPNOSIE, *s.f.* Sleeping sickness. → *sommeil (maladie du).*

HYPNOTIQUE, *adj.* et *s.m.* Hypnotic.

HYPNOTISME, *s.m.* Hypnotism, braidism.

HYPNOZOÏTE, *s.m.* Hypnozoite.

HYPNURIE, *s.f.* Micturition breaking the sleep.

HYPO-ACCÉLÉRINÉMIE, *s.f.* Hypoaccelerinaemia.

HYPO-ACCÉLÉRINÉMIE CONGÉNITALE OU **CONSTITUTIONNELLE.** Owren's disease. → *parahémophilie.*

HYPO-ACOUSIE, *s.f.* Hypacusis, hypacusia, hypoacusia.

HYPO-ADAPTATION RÉTINIENNE. Nyctalopia. → *héméralopie.*

HYPOALBUMINÉMIE, *s.f.* Hypoalbuminaemia.

HYPO-ALGÉSIE, *s.f.* Hypalgesia, hypoalgesia, hypalgia.

HYPO-ALLERGÉNIQUE, *adj.* Hypoallergenic.

HYPO-AMINOACIDÉMIE, *s.f.* Hypoaminoacidaemia.

HYPO-AMPHOTONIE, *s.f.* Hypotonia of both sympathetic and vagal systems.

HYPO-ANDRIE OU **HYPO-ANDRISME,** *s.m.* Male infantilism.

HYPO-ANDROGÉNIE, *s.f.* Hypoandrogenism.

HYPO-ARRHÉNIE, *s.f.* Regressive infantilism by hypo-orchidia.

HYPO-AZOTURIE, *s.f.* Hypoazoturia.

HYPOBARE, *adj.* Hypobaric.

HYPO-BÊTALIPOPROTÉINÉMIE, *s.f.* Hypobetalipoproteinaemia.

HYPOCALCÉMIANT, ANTE, *adj.* Producing hypocalcaemia.

HYPOCALCÉMIE, *s.f.* Hypocalcaemia.

HYPOCALCIE, *s.f.* Hypocalcia.

HYPOCALCIURIE, *s.f.* Hypocalciuria.

HYPOCAPNIE, *s.f.* Hypocapnia.

HYPOCHLORÉMIE, *s.f.* Hypochloraemia.

HYPOCHLORHYDRIE, *s.f.* Hypochlorhydria.

HYPOCHLORURATION, *s.f.* Hypochloridation.

HYPOCHLORURIE, *s.f.* Hypochloruria.

HYPOCHOLÉMIE, *s.f.* Hypocholaemia.

HYPOCHOLESTÉROLÉMIANT, ANTE, *adj.* Cholesterol-lowering. – *s.m.* Hypocholesterolaemic agent.

HYPOCHOLESTÉROLÉMIANT, ANTE, *adj.* Hypocholesterolaemic.

HYPOCHOLESTÉROLÉMIE, *s.f.* Hypocholesterolaemia, hypocholesteraemia, hypocholesterinaemia.

HYPOCHOLIE, *s.f.* Oligocholia, hypocholia.

HYPOCHOLURIE, *s.f.* Hypocholuria.

HYPOCHONDRIE, *s.f.* Hypochondria.

HYPOCHONDROGENÈSE, *s.f.* Hypochondrogenesis.

HYPOCHONDROPLASIE, *s.f.* Hypochondroplasia.

HYPOCHROMIE, *s.f.* Hypochromia, hypochromasia, oligochromasia, hypochromatism.

HYPOCINÉTIQUE, *adj.* Hypokinetic.

HYPOCOAGULABILITÉ, *s.f.* Hypocoagulability.

HYPOCOMPLÉMENTÉMIE, *s.f.* Hypocomplementaemia.

HYPOCONDRE, *s.m.* Hypochondrium.

HYPOCONDRIE, *s.f.* Hypochrondriasis, hypochondria, hypochondrial neurosis.

HYPOCONVERTINÉMIE, *s.f.* Hypoconvertinaemia.

HYPOCONVERTINÉMIE CONGÉNITALE HÉMORRAGIPARE. Haemorrhagic disease of the newborn, morbus haemorrhagicus neonatorum.

HYPOCORTICISME, *s.m.* Hypocorticism. → *insuffisance surrénale ou corticosurrénale.*

HYPOCRINIE, *s.f.* Hypocrinism, hypocrinia.

HYPOCUPRÉMIE, *s.f.* Hypocupraemia.

HYPODERME, *s.m.* Hypodermis.

HYPODERMIQUE, *adj.* Hypodermic, hypodermatic, subcutaneous.

HYPODERMITE, *s.f.* Hypodermic inflammation.

HYPODERMITE RHUMATISMALE. Nodular nonsuppurative panniculitis. → *panniculite fébrile nodulaire récidivante non suppurée.*

HYPODERMOCLYSE, *s.f.* Hypodermoclysis, hypodermatoclysis.

HYPODERMOSE, *s.f.* Hypodermasis.

HYPODIPLOÏDE, *adj.* Hypodiploid.

HYPODIPLOÏDIE, *s.f.* Hypodiploidy.

HYPODONTIE, *s.f.* Hypodontia.

HYPO-ÉLECTROLYTÉMIE, *s.f.* Hypoelectrolytaemia.

HYPO-ERGIE, *s.f.* Hypoergia, hypoergy, hypergia.

HYPO-ESTHÉSIE, *s.f.* Hypoaesthesia, hypaesthesia.

HYPOFIBRINÉMIE, *s.f.* Fibrinopenia.

HYPOFIBRINOGÉNÉMIE, *s.f.* Hypofibrinogenaemia, fibrinopenia, hypinosis, fibrinogenopenia.

HYPOFOLLICULINÉMIE, *s.f.* Hypofolliculinaemia, hypoœstrogenaemia, hypoœstrinaemia.

HYPOFOLLICULINIE *s.f.* OU **HYPOFOLLICULINISME,** *s.m.* Hypofolliculinism.

HYPOFONCTIONNEMENT, *s.m.* Hypoergasia, hypergasia, hypoergia, hypergia.

HYPOGALACTIE, *s.f.* Hypogalactia.

HYPOGAMMAGLOBULINÉMIE, *s.f.* Hypogammaglobulinaemia.

HYPOGASTRE, *s.m.* Hypogastrium.

HYPOGASTROPAGE, *s.f.* Hypogastropagus.

HYPOGÉNÉSIE, *s.f.* Hypogenesis.

HYPOGÉNITALISME, *s.m.* Hypogonadism, hypogenitalism.

HYPOGÉNITALISME PRIMITIF OU **HYPERGONADOTROPHIQUE.** Primary hypogonadism.

HYPOGÉNITALISME SECONDAIRE OU **HYPOGONADOTROPHIQUE.** Hypogonadotropic or secondary hypogonadism.

HYPOGLANDULAIRE, *adj.* Hypoglandular.

HYPOGLOBULIE, *s.f.* Hypoglobulia.

HYPOGLOBULINÉMIE, *s.f.* Hypoglobulinaemia.

HYPOGLOSSITE, *s.f.* Hypoglossitis, paraglossia, paraglossitis.

HYPOGLYCÉMIANT, ANTE. *adj.* Hypoglycaemic.

HYPOGLYCÉMIE, *s.f.* Hypoglycaemia.

HYPOGLYCÉMIE PROVOQUÉE (épreuve de l'). Study of glycaemia after intravenous injection of insulin.

HYPOGLYCÉMIQUE, *adj.* Hypoglycaemic.

HYPOGLYCÉRIDÉMIE, *s.f.* Hypolipaemia.

HYPOGLYCORACHIE, *s.f.* Hypoglycorrhachia.

HYPOGNATHE, *s.m.* Hypognathus.

HYPOGONADISME, *s.m.* Hypogonadism hypogenitalism.

HYPOGONADISME MASCULIN HÉRÉDITAIRE AVEC HYPOSPADIAS ET GYNÉCOMASTIE. Hereditary familial hypogonadism. → *Reifenstein (syndrome de).*

HYPOGONADOTROPHIQUE, *adj.* Hypogonadotropic.

HYPOGRANULOCYTOSE, *s.f.* Hypogranulocytosis.

HYPOGUEUSTIE, HYPOGUEUSIE, *s.f.* Hypogeusaesthesia, hypogeusia.

HYPOGYNISME, *s.m.* Female eunuchoidism.

HYPOHÉMA, *s.m.* Hyphaema, hyphaemia.

HYPOHÉMIE INTERTROPICALE. Ancylostomiasis. → *ankylostomasie.*

HYPOHÉMOGLOBINIE, *s.f.* Oligochromaemia.

HYPOHÉPATIE, *s.f.* Hepatic insufficiency.

HYPOHIDROSE, *s.f.* Hypohidrosis.

HYPOHYDRÉMIE, *s.f.* Hypohydraemia.

HYPO-HYPERPARATHYROÏDISME, *s.m.* Costello-Dent syndrome.

HYPOHYPOPHYSIE, *s.f.* Hypopituitarism.

HYPO-INSULINISME, *s.f.* Hypoinsulinism.

HYPOKALIÉMIE, *s.f.* Hypokalaemia, hypokaliaemia, hypopotassaemia.

HYPOKINÉSIE, *s.f.* Hypokinaesia.

HYPOLARYNGITE, *s.f.* Subglottic laryngitis.

HYPOLEUCIE, HYPOLEUCOCYTOSE, *s.f.* Leukopenia.

HYPOLEUCIE HÉMORRAGIQUE. Panmyelophthisis. → *panmyélophtisie.*

HYPOLEYDIGISME, *s.m.* Hypoleydigism.

HYPOLIPÉMIE, *s.f.* Hypolipaemia.

HYPOLIPIDÉMIANT, ANTE, *adj.* Hypolipidaemic. – *s.m.* Hypolipidaemic agent.

HYPOLIPIDÉMIE, *s.f.* Hypolipidaemia, hypolipoidaemia.

HYPOLIPIDÉMIE FAMILIALE. Familial hypolipidaemia. → *Hooft (syndrome de).*

HYPOLIPIDÉMIE S. Hypolipidaemia S. → *Hooft (syndrome de).*

HYPOLIPOPROTÉINÉMIE, *s.f.* Hypolipoproteinaemia.

HYPOLOGIE, *s.f.* Hypologia.

HYPOLUTÉINÉMIE, *s.f.* Hypolutaemia.

HYPOMAGNÉSÉMIE, HYPOMAGNÉSIÉMIE, *s.f.* Hypomagnesaemia.

HYPOMANIE, *s.f.* Hypomania, expansive delusion.

HYPOMASTIE, *s.f.* Hypomastia, hypomazia.

HYPOMÉLANOSE, *s.f.* Hypomelanosis.

HYPOMÉNORRHÉE, *s.f.* Hypomenorrhoea.

HYPOMIMIE, *s.f.* Hypomimia.

HYPONATRÉMIE, *s.f.* Hyponatraemia.

HYPONATRIURÈSE, *s.f.*, **HYPONATRIURIE,** *s.f.*, **HYPONATRURIE,** *s.f.* Hyponatruria.

HYPONYCHIUM, *s.m.* Hyponychium.

HYPO-ŒSTROGÉNÉMIE, *s.f.* Hypofolliculinism.

HYPO-ORCHIDIE, *s.f.* Hypoorchidia, hypoorchidism.

HYPO-OSMIE, *s.f.* Hyposmia.

HYPO-OSMOLALITÉ, *s.f.* Hypoosmolality.

HYPO-OSMOLARITÉ, *s.f.* Hyposmolarity.

HYPO-OVARIE, *s.f.* Hypoovarianism, hypovaria.

HYPOPANCRÉATIE, *s.f.* Hypopancreatism.

HYPOPARATHYROÏDIE, *s.f.*, **HYPOPARATHYROÏDISME,** *s.m.* Hypoparathyreosis.

HYPOPEPSIE, *s.f.* Hypopepsia.

HYPOPHALANGIE, *s.f.* Hypophalangism.

HYPOPHAMINE, *s.f.* Hypophamine.

HYPOPHAMINE α. Oxytocin, alpha hypophamine.

HYPOPHAMINE β. Vasopressin, beta hypophamine.

HYPOPHARYNX, *s.m.* Hypopharynx, laryngopharynx.

HYPOPHOBIE, *s.f.* Hypophobia.

HYPOPHORIE, *s.f.* Hypophoria.

HYPOPHOSPHATASIE, *s.f.* Hypophosphatasia, congenital hypophosphatasia, Rathbun's disease or syndrome, osteodysmetamorphosis foetalis.

HYPOPHOSPHATÉMIANT, ANTE, *adj.* Producing hypophosphataemia.

HYPOPHOSPHATÉMIE, *s.f.* Hypophosphataemia.

HYPOPHOSPHATÉMIE FAMILIALE. Familial hypophosphataemia, renal hypophosphataemia, phosphate diabetes.

HYPOPHOSPHATURIE, *s.f.* Hypophosphaturia.

HYPOPHOSPHORÉMIE, *s.f.* Hypophosphoraemia.

HYPOPHRASIE, *s.f.* Hypophrasia.

HYPOPHYSAIRE, *adj.* Hypophyseal, hypophysial.

HYPOPHYSAIRE ADIPOSO-GÉNITAL (syndrome). Adiposogenital syndrome. → *Babinski-Fröhlich (syndrome de).*

HYPOPHYSE, *s.f.* Pituitary gland.

HYPOPHYSECTOMIE, *s.f.* Hypophysectomy, hypophysiectomy, pituitectomy.

HYPOPHYSÉOPRIVE, *adj.* Hypophysioprivic.

HYPOPHYSITE, *s.f.* Hypophysitis.

HYPOPHYSIOTROPE, *adj.* Hypophyseotropic, hypophysiotropic.

HYPOPHYSOPRIVE, *adj.* Hypophysioprivic, hypophysoprivic, hypophyseoprivic.

HYPOPHYSO-TUBÉRIENS (syndromes). Hypothalamic syndrome. → *hypothalamiques (syndromes).*

HYPOPINÉALISME, *s.f.* Hypopinealism.

HYPOPION, *s.m.* Hypopyon.

HYPOPITUITARISME, *s.m.* Hypopituitarism, hypohypophysism.

HYPOPITUITARISME ANTÉRIEUR. Antehypohyseal insufficiency, panhypopituitarism.

HYPOPLAQUETTOSE, *s.f.* Lessened amount of platelets in the blood.

HYPOPLASIE, *s.f.* Hypoplasia, hypoplasty, hypoplasy.

HYPOPLASIE DES CARTILAGES ET DES CHEVEUX. Cartilage hair hypoplasia syndrome. → *chondrodysplasie métaphysaire type Mac-Kusick.*

HYPOPLASIE DU CŒUR GAUCHE. Hypoplasia of the left ventricle.

HYPOPLASIE DERMIQUE EN AIRES. Focal dermal hypoplasia syndrome. → *Goltz ou Goltz-Gorlin (syndrome de).*

HYPOPLASIE ÉRYTHROCYTAIRE CHRONIQUE. Hypoplastic anaemia. → *anémie de Blackfan-Diamond.*

HYPOPLASIE MUSCULAIRE GÉNÉRALISÉE. Krabbe's syndrome. → *amyoplasie congénitale de Krabbe.*

HYPOPLASIE OLIGOMACRONÉPHRONIQUE. Oligomeganephronia. → *hypoplasie rénale bilatérale avec oligonéphronie.*

HYPOPLASIE RÉNALE BILATÉRALE AVEC OLIGONÉPHRONIE. Oligomeganephronia, oligomeganephronic renal hypoplasia.

HYPOPLASIE RÉNALE SEGMENTAIRE AGLOMÉRULAIRE. Segmental renal hypoplasia.

HYPOPLASTIE, *s.f.* Hypoplasia. → *hypoplasie.*

HYPOPNÉE, *s.f.* Hypopnoea.

HYPOPNEUMATOSE, *s.f.* Incomplete atelectasis.

HYPOPOTASSÉMIE, *s.f.* Hypokaliaemia.

HYPOPRAXIE, *s.f.* Hypopraxia.

HYPOPROSEXIE, *s.f.* Hypoprosexia.

HYPOPROTÉINÉMIE, *s.f.* Hypoproteinaemia.

HYPOPROTHROMBINÉMIE, *s.f.* Hypoprothrombinaemia, prothrombinopenia.

HYPOPROTIDÉMIE, *s.f.* Hypoproteinaemia.

HYPOPYON, *s.m.* Hypopyon.

HYPOPYON À RECHUTES. Recurrent hypopyon iritis recidivans staphylococco-allergica.

HYPORÉFLECTIVITÉ, HYPORÉFLEXIE, *s.f.* Hyporeflexia.

HYPORÉNINÉMIE, *s.f.* Hyporeninaemia.

HYPOSALIVATION, *s.f.* Hyposalivation. → *hyposialie.*

HYPOSIALIE, *s.f.* Hypoptyalism, hyposalivation.

HYPOSIDÉRÉMIE, *s.f.* Hypoferraemia.

HYPOSMIE, *s.f.* Hyposmia.

HYPOSOMNIE, *s.f.* Hyposomnia.

HYPOSPADIAS, *s.m.* Hypospadias, hypospadia.

HYPOSPADIAS BALANIQUE. Balanic or balanitic hypospadias, glandular hypospadias.

HYPOSPADIAS PÉNIEN. Penile hypospadias.

HYPOSPADIAS PÉNOSCROTAL. Penoscrotal hypospadias.

HYPOSPADIAS VULVIFORME. Pseudovaginal hypospadias.

HYPOSPHYXIE, *s.f.* Hyposphyxia.

HYPOSPLÉNIE, *s.f.* Hyposplenism.

HYPOSTASE, *s.f.* Hypostasis.

HYPOSTÉATOLYSE, *s.f.* Hyposteatolysis.

HYPOSTHÉNIE, *s.f.* Hyposthenia.

HYPOSTHÉNURIE, *s.f.* Hyposthenuria.

HYPOTÉLORISME, *s.m.* Hypotelorism.

HYPOTENSEUR, IVE, *adj.* Hypotensive.

HYPOTENSION, *s.f.* Hypotension, hypotonia, hypotonus, hypotony.

HYPOTENSION ARTÉRIELLE. Arterial hypotension, low blood pressure.

HYPOTENSION ARTÉRIELLE PERMANENTE. Primary hypotension, hypopiesia, hypopiesis.

HYPOTENSION CONTRÔLÉE (per opératoire). Controlled hypotension, induced hypotension.

HYPOTENSION INTRACRÂNIENNE. Intracranial hypotension.

HYPOTENSION ORTHOSTATIQUE IDIOPATHIQUE. Idiopathic orthostatic hypotension, chronic idiopathic or chronic idiopathic orthostatic hypotension, postural hypotension.

HYPOTESTOSTÉRONIE, *s.f.* Hypoorchitism.

HYPOTHALAMECTOMIE, *s.f.* Hypothalamectomy.

HYPOTHALAMIQUE (syndrome). Hypothalamic syndrome, infundibulo-hypophyscal syndrome.

HYPOTHALAMO-HYPOPHYSAIRES (syndromes). Infundibulo-hypophyseal syndromes.

HYPOTHALAMUS, *s.m.* Hypothalamus.

HYPOTHÉNAR, *adj.* Hypothenar.

HYPOTHERMIE, *s.f.* Hypothermia, hypothermy.

HYPOTHERMIE PROFONDE. Deep hypothermia, profound hypothermia.

HYPOTHERMIE PROVOQUÉE. Induced hypothermia.

HYPOTHERMIE PROVOQUÉE PAR CIRCULATION EXTRA-CORPORELLE. Hypothermia by extracorporeal methods.

HYPOTHERMIE PROVOQUÉE PAR LE REFROIDISSEMENT DE LA SURFACE DU CORPS. Hypothermia by surface cooling.

HYPOTHREPSIE, *s.f.* Hypothrepsia.

HYPOTHYMIE, *s.f.* 1° (thymus). Hypothymism. 2° (psychiatrie). Hypothymia.

HYPOTHYRÉOSE, *s.f.* Hypothyroidism. → *hypothyroïdie.*

HYPOTHYROÏDATION, HYPOTHYROÏDISATION, *s.f.* Hypothyroidation.

HYPOTHYROÏDIE, *s.f.*, **HYPOTHYROÏDISME,** *s.m.* Hypothyroidism, hypothyreosis, hypothyroidea, hypothyrosis, hypothyrea, thyroid insufficiency.

HYPOTHYROXINÉMIE, *s.f.* Hypothyroxinaemia.

HYPOTONIE, *s.f.* 1° (neurologie). Hypotonia, hypotonus, hypotony. – 2° (biochimie). Hypotonicity.

HYPOTONIE OSMOTIQUE. Hypotonicity.

HYPOTONIQUE, *adj.* Hypotonic.

HYPOTRICHOSE, *s.f.* Hypotrichosis.

HYPOTRIGLYCÉRIDÉMIE, *s.f.* Hypotriglyceridaemia.

HYPOTROPHIE, *s.f.* Hypotrophy.

HYPOTROPIE, *s.f.* Hypotropia.

HYPO-URICÉMIE, *s.f.* Hypouricaemia.

HYPOVASCULARISÉ, SÉE, *adj.* Marked by a deficient vascularization.

HYPOVASOPRESSINISME, *s.m.* Insufficient secretion of vasopressin.

HYPOVENTILATION ALVÉOLAIRE PRIMITIVE D'ORIGINE CENTRALE. Primary alveolar hypoventilation syndrome. → *Ondine (malédiction d').*

HYPOVENTILATION PULMONAIRE. Pulmonary hypoventilation, ventilatory failure or insufficiency.

HYPOVITAMINOSE, *s.f.* Hypovitaminosis, subvitaminosis.

HYPOVOLÉMIE, HYPOVOLHÉMIE, *s.f.* Hypovolaemia.

HYPOXANTHINE, *s.f.* Hypoxanthine.

HYPOXÉMIE, HYPOXHÉMIE, *s.f.* Hypoxaemia.

HYPOXIE, *s.f.* Hypoxia.

HYPSARYTHMIE, *s.f.* Hypsarhythmia, hypsarrhythmia.

HYPOCÉPHALIE, *s.f.* Acrocephalia. → *acrocéphalie.*

HYPURGIE, *s.f.* Hypurgia.

HYPURICÉMIE, *s.f.* Hypouricacidaemia, hypouricaemia.

HYSTÉRALGIE, *s.f.* Metralgia. → *métralgie.*

HYSTÉRECTOMIE, *s.f.* Hysterectomy, uterectomy, metrectomy.

HYSTÉRECTOMIE ABDOMINALE. Abdominal hysterectomy, laparohysterectomy.

HYSTÉRECTOMIE ÉLARGIE. Radical hysterectomy. → *Wertheim (opération de).*

HYSTÉRECTOMIE FONDIQUE. Defundation, defundectomy.

HYSTÉRECTOMIE SUBTOTALE. Subtotal or partial hysterectomy, supracervical or supravaginal hysterectomy.

HYSTÉRECTOMIE TOTALE. Total hysterectomy, complete hysterectomy, panhysterectomy.

HYSTÉRECTOMIE VAGINALE OU **PAR VOIE BASSE.** Vaginal hysterectomy.

HYSTÉRECTOMIE PAR VOIE HAUTE. Abdominal hysterectomy.

HYSTÉRÉSIS, *s.m.* Hysteresis.

HYSTÉRIE, *s.f.* Hysteria, hysterism, mythoplasty, hysterical neurosis.

HYSTÉRIE (grande). Hysteria major.

HYSTÉRIE D'ANGOISSE. Anxiety hysteria, phobic neurosis.

HYSTÉRIE DE CONVERSION. Conversion hysteria, conversion neurosis.

HYSTÉRIQUE, 1° *adj.* Hysteric, hysterical. – 2° *s.m.* ou *f.* Hysteriac.

HYSTÉROCÈLE, *s.f.* Hysterocele, metrocele, uterocele.

HYSTÉROCLEISIS, *s.m.* Hysterocleisis.

HYSTÉROCOLPECTOMIE, *s.f.* Hysterocolpectomy.

HYSTÉROCYSTOCÈLE, *s.f.* Hysterocystocele.

HYSTÉRO-ÉPILEPSIE, *s.f.* Hysteroepilepsy.

HYSTÉROGÈNE, *adj.* Hysterogenic, hysterogenous.

HYSTÉROGRAPHIE, *s.f.* Hysterography, metrography, uterography.

HYSTÉROMALACIE, *s.f.* Hysteromalacia.

HYSTÉROME, *s.m.* Hysteroma. → *fibrome de l'utérus.*

HYSTÉROMÈTRE, *s.m.* Hysterometer.

HYSTÉROMÉTRIE, *s.f.* Hysterometry, uterometry.

HYSTÉRO-NEURASTHÉNIE, *s.f.* Hysteroneurasthenia.

HYSTÉROPEXIE, *s.f.* Hysteropexy, hysteropexia, uteropexia, uteropexy, uterofixation.

HYSTÉROPEXIE ABDOMINALE. Abdominal hysteropexy, ventrohysteropexy, gastrohysteropexy, gastrohysterorrhaphy.

HYSTÉROPEXIE VAGINALE. Vaginal hysteropexy, colpohysteropexy, vaginofixation.

HYSTÉROPHORE, *s.m.* Hysterophore.

HYSTÉROPLASTIE, *s.f.* Hysteroplasty, uteroplasty.

HYSTÉROPTOSE, *s.f.* Uterine prolapse.

HYSTÉROSALPINGOGRAPHIE, *s.f.* Hysterosalpingography, uterosalpingography, uterotubography, hysterotubography, metrosalpingography, metrotubography.

HYSTÉROSCOPE, *s.m.* Hysteroscope.

HYSTÉROSCOPIE, *s.f.* Hysteroscopy.

HYSTÉROSTOMATOCLEISIS, *s.m.* Hysterostomatocleisis.

HYSTÉROTOMIE, *s.f.* Hysterotomy, metrotomy, uterotomy.

HYSTÉROTOMIE ABDOMINALE. Caesarean operation.

HYSTÉROTOMOTOKIE, *s.f.* Caesarean operation.

HYSTÉROTRAUMATISME, *s.m.* Hysterotraumatism.

HYSTRICISME, *s.m.* Ichthyosis hystrix. → *ichtyose hystrix.*

Hz. Symbol for hertz.

I

I. Chemical symbol for iodin.

IA. Aortic insufficiency.

IATROCHIMIE, *s.f.* Iatrochemistry.

IATROGÈNE, *adj.* OU **IATROGÉNIQUE,** *adj.* Iatrogenic.

IATROLEPTIQUE, *adj.* Iatroleptic.

IATROMÉCANIQUE, *adj.* Iatrophysical, iatromathematical, iatromechanical.

IATROMÉCANISME, *s.m.* Iatrophysics.

IATROPHYSIQUE, *s.f.* Iatrophysics.

IBIDS (syndrome). IBIDS syndrome.

ICHOR, *s.m.* Ichor.

ICHOREUX, EUSE, *adj.* Ichorous.

ICHTYOSARCOTOXISME, *s.f.* Ichthyosarcotoxism.

ICHTHYOSE, ICHTYOSE, *s.f.* Ichthyosis, fish skin, ichtyosis simplex, ichthyosis vulgaris.

ICHTYOSE ANSÉRINE. Keratosis pilaris. → *kératose pilaire.*

ICHTYOSE CONGÉNITALE. Ichtyosis congenita, hyperkeratosis universalis congenita, ichthyosis intra-uterina, keratoma diffusum, ichthyosiform dermatosis.

ICHTYOSE CORNÉE. Ichthyosis cornea.

ICHTYOSE FŒTALE. Harlequin fetus. → *kératome malin diffus congénital.*

ICHTYOSE FOLLICULAIRE. Keratosis follicularis. → *psorospermose folliculaire végétante.*

ICHTYOSE HYSTRIX. Ichthyosis hystrix, ichtyosis spinosa, naevus corneum, hystriciasis, hystricism.

ICHTYOSE INTRA-UTÉRINE. Harlequin fetus. → *kératome malin diffus congénital.*

ICHTYOSE LINGUALE. Ichthyosis linguae. → *leucoplasie linguale.*

ICHTYOSE SÉBACÉE. Keratosis follicularis. → *psorospermose folliculaire végétante.*

ICHTYOSE SERPENTINE. Ichthyosis scutulata.

ICHTYOSE SCUTULAIRE. Ichthyosis scutulata.

ICHTYOSIFORMES CONGÉNITAUX (états). Ichtyosis congenita. → *ichtyose congénitale.*

ICHTYOSISME, *s.m.* Ichthyotoxism, ichthyism, ichthyismus, ichthyoxismus.

ICOSANOÏDE, *s.m.* Eicosanoïd.

ICRON, *s.m.* Icron.

ICTAL, ALE, *adj.* Ictal.

ICTÈRE, *s.m.* Jaundice, icterus, morbus regius, morbus arcuatus.

ICTÈRE ACHOLURIQUE. Acholuric jaundice.

ICTÈRES ADDITIONNÉS. Haemato-hepatogenous jaundice.

ICTÈRE BÉNIN PRÉCOCE. Icterus praecox.

ICTÈRE À BILIRUBINE CONJUGUÉE. Regurgitation jaundice, resorptive jaundice.

ICTÈRE À BILIRUBINE LIBRE OU **NON CONJUGUÉE.** Retention jaundice, acholuric jaundice.

ICTÈRE CATARRHAL. Catarrhal jaundice, icterus simplex, icterus catarrhalis.

ICTÈRE CHOLESTATIQUE OU **CHOLOSTATIQUE.** Cholestatic jaundice.

ICTÈRE CHOLESTATIQUE CHRONIQUE PAR CHOLANGIOLITE ET PÉRICHOLANGIOLITE. Primary biliary cirrhosis. → *cirrhose biliaire primitive.*

ICTÈRE CHOLESTATIQUE RÉCIDIVANT. Benign recurrent cholostasis. → *cholostase récurrente bénigne.*

ICTÈRE CHOLURIQUE. Regurgitation jaundice.

ICTÈRE CHRONIQUE IDIOPATHIQUE. Chronic idiopathic jaundice, familial chronic idiopathic jaundice.

ICTÈRE CHRONIQUE SPLÉNOMÉGALIQUE DE HAYEM. Hayem's icterus. → *ictère hémolytique congénital type Minkowski-Chauffard.*

ICTÈRE CIRRHOGÈNE. Postnecrotic cirrhosis. → *cirrhose post-nécrotique.*

ICTÈRE CONGÉNITAL NON HÉMOLYTIQUE AVEC ICTÈRE NUCLÉAIRE DE CRIGLER ET NAJJAR. Crigler-Najjar syndrome. → *ictère familial congénital de Crigler et Najjar.*

ICTÈRE DISSOCIÉ. Dissociated or dissociation jaundice, hepatic dissociation jaundice.

ICTÈRE DE DUBIN-JOHNSON. Dubin-Johnson disease. → *Dubin-Johnson (ictère, maladie ou syndrome de).*

ICTÈRE FAMILIAL CONGÉNITAL DE CRIGLER ET NAJJAR. Crigler-Najjar syndrome, congenital (or congenital familial) non haemolytic jaundice with kernicterus.

ICTÈRE FÉBRILE À RECHUTE. Leptospiral jaundice. → *leptospirose ictérigène ou ictéro-hémorragique.*

ICTÈRE GRAVE, MALIN OU **TYPHOÏDE.** Malignant jaundice, icterus gravis, icterus typhoides.

ICTÈRE GRAVE FAMILIAL DES NOUVEAU-NÉS. Familial icterus gravis neonatorum, Pfannenstiel's syndrome.

ICTÈRE GRAVE PROLONGÉ CIRRHOGÈNE. Post-necrotic cirrhosis. → *cirrhose post-nécrotique.*

ICTÈRE HÉMOLYSINIQUE. Haemolysinic jaundice.

ICTÈRE HÉMOLYTIQUE. Haemolytic jaundice, icterus cythaemolytic, haemolytic icterus, icterus haemolyticus haematogenous jaundice.

ICTÈRE HÉMOLYTIQUE ACQUIS. Acquired haemolytic jaundice or icterus, Hayem-Widal syndrome or disease, Widal-Abrami disease, Abrami's disease.

ICTÈRE HÉMOLYTIQUE CONGÉNITAL TYPE MINKOWSKI-CHAUFFARD. Hereditary spherocytosis, spherocytic anaemia or jaundice, congenital or familial haemolytic jaundice or anaemia or icterus, chronic hereditary haemolytic jaundice, congenital family icterus, familial or chronic acholuric jaundice, Minkowski-Chauffard syndrome, haemolytic splenomegaly, acholuric haemolytic icterus with splenomegaly, anaemia ictero-haemolytica, Hayem's icterus or jaundice, chronic familial icterus, constitutional haemolytic anaemia or jaundice, icterohaemolytic globe-cell anaemia.

ICTÈRE HÉPATIQUE. Hepatogenic or hepatogenous jaundice.

ICTÈRE HÉPATOLYTIQUE. Hepatocellular jaundice, intralobular or parenchymatous jaundice.

ICTÈRE PAR HYPERHÉMOLYSE. Hyperhaemolytic jaundice.

ICTÈRE INDOLORE. Painless jaundice.

ICTÈRE INFECTIEUX. Infectious or infective jaundice, icterus infectiosus, acute febrile jaundice, acute infectious jaundice, febrile icterus, icterus febrilis.

ICTÈRE INFECTIEUX CHRONIQUE SPLÉNOMÉGALIQUE DE HAYEM. Hayem's icterus. → *ictère hémolytique congénital type Minkowski-Chauffard.*

ICTÈRE INFECTIEUX DES NOUVEAU-NÉS. Melanicterus. → *tubulhématie.*

ICTÈRE INFECTIEUX À RECRUDESCENCE FÉBRILE. Leptospiral jaundice. → *leptospirose ictérigène ou ictérohémorragique.*

ICTÈRE D'INOCULATION. Hepatitis B. → *hépatite B.*

ICTÈRE MALIN. Malignant jaundice.

ICTÈRE NÉO-NATAL OU **DU NOUVEAU-NÉ.** Icterus neonatorum. → *ictère simple du nouveau-né.*

ICTÈRE NOIR DES NOUVEAU-NÉS. Melanicterus. → *tubulhématie.*

ICTÈRE NU. Jaundice without other symptom.

ICTÈRE NUCLÉAIRE DU NOUVEAU-NÉ. Kernicterus, nuclear icterus or jaundice, Schmorl's jaundice.

ICTÈRE PAR OBSTRUCTION. Obstructive jaundice, mechanical jaundice.

ICTÈRE PHYSIOLOGIQUE. Icterus neonatorum. → *ictère simple du nouveau-né.*

ICTÈRE PLÉIOCHROMIQUE. Pleiochromic or polychromic jaundice.

ICTÈRE POLYCHOLIQUE. Jaundice due to polycholia.

ICTÈRE POST-HÉPATIQUE. Cholestatic jaundice.

ICTÈRE PAR RÉGURGITATION. Regurgitation jaundice.

ICTÈRE SIMPLE DES NOUVEAU-NÉS. Icterus neonatorum, jaundice of the newborn, physiologic jaundice, pedicterus, Liouville's icterus.

ICTÈRE TOXIQUE. Toxaemic or toxic jaundice.

ICTÈRE TYPHOÏDE. Icterus typhoides. → *ictère grave.*

ICTÈRE UROBILINURIQUE. Urobilin jaundice, urobilin icterus.

ICTÈRIGÈNE, *adj.* Icterogenic, icterogenous.

ICTÉRIQUE, *adj.* Icteric.

ICTERUS INDEX. Icteric or icterus index.

ICTUS, *s.m.* Ictus.

ICTUS AMNÉSIQUE. Transient global amnesia.

ICTUS APOPLECTIQUE. Cerebral apoplexy. → *apoplexie cérébrale.*

ICTUS LARYNGÉ. Tussive syncope. → *vertige laryngé.*

ICTUS MÉDULLAIRE. Spinal apoplexy.

ICTUS PARALYTIQUE. Ictus paralyticus.

IDÉO-MOTEUR, TRICE, *adj.* Ideomotor.

IDÉO-MOTEURS (phénomènes). Ideomotor movements.

IDIOCHROMOSOME, *s.m.* Sexchromosome. → *chromosome sexuel.*

IDIOCINÈSE, *s.f.* Mutation, saltation.

IDIOCINÉTIQUE, *adj.* Idiokinetic.

IDIOGLOSSIE, *s.f.* Idioglossia.

IDIOPATHIE, *s.f.*, **IDIOPATHIQUE (maladie).** Idiopathy.

IDIOPATHIQUE, *adj.* Idiopathic, idiopathetic.

IDIOPHAGÉDÉNISME, *s.m.* Phagedena geometrica, pyoderma gangrenosum.

IDIOSYNCRASIE, *s.f.* Idiosyncrasy, idiocrasy.

IDIOT, *s.m.* Idiot.

IDIOT, OTE, *adj.* idiot.

IDIOT AGITÉ. Erethistic idiot.

IDIOT APATHIQUE. Torpid idiot.

IDIOT COMPLET. Profound idiot.

IDIOT DU DEUXIÈME DEGRÉ. Superficial idiot, imbecile.

IDIOT MONGOLIEN. Mongolian idiot.

IDIOT DU PREMIER DEGRÉ. Profound idiot.

IDIOTIE, *s.f.* Idiocy, idiotism, amentia.

IDIOTIE AVEC AGITATION. Erethistic idiocy.

IDIOTIE AMAUROTIQUE FAMILIALE. Cerebral sphingolipidosis, cerebral lipidosis, amaurotic familial or family idiocy, cerebromacular degeneration, cerebroretinal degeneration or dystrophy.

IDIOTIE AMAUROTIQUE DE TYPE BIELSCHOWSKY. Bielchowsky's disease. → *Bielchowsky (idiotie amaurotique de type).*

IDIOTIE CONGÉNITALE. Genetous idiocy.

IDIOTIE ÉDUCABLE. Intrasocial idiocy.

IDIOTIE MICROCÉPHALIQUE. Microcephalic idiocy, aztec idiocy.

IDIOTIE MONGOLIENNE. Mongolian idiocy. → *mongolisme.*

IDIOTIE MYXŒDÉMATEUSE. Congenital myxoedema.

IDIOTIE PHÉNYLPYRUVIQUE. Phenylpyruvic oligophrenia. → *oligophrénie phénylpyruvique.*

IDIOTIE SPASTIQUE AMAUROTIQUE AXONALE. Seitelberger's disease.

IDIOTIE TOTALE. Absolute idiocy.

IDIOTIE XÉRODERMIQUE. De Sanctis-Cacchione syndrome, xerodermic idiocy.

IDIOTOPE, *s.m.* Idiotope.

IDIOTYPE, *s.m.* Idiotype.

IDIOTYPIE, *s.f.* Idiotypy.

IDIOVENTRICULAIRE, *adj.* Idioventricular.

IDL. Abbreviation for Intermediate Density Lipoprotein, IDL.

IEC. Abbreviation for Inhibiteur d'Enzyme de Conversion (de l'angiotensine) : CEI, (angiotensin) converting enzyme inhibitor.

Ig. Abbreviation for immunoglobulin.

IgA, IgD, IgE, IgM. Abbreviations for : immunoglobulines A, D, E, G, M.

Ig OU **IgA SÉCRÉTOIRE** OU **EXOCRINE.** Secretory immunoglobulin.

IGNIPUNCTURE, *s.f.* Ignipuncture.

IL_1, IL_2. Interleukines 1, 2.

ILÉADELPHE, *s.m.* Iliopagus, ileadelphus, iliadelphus.

ILÉAL, ALE, *adj.* Ileal.

ILÉITE, *s.f.* Ileitis.

ILÉITE FOLLICULAIRE ET SEGMENTAIRE. Regional ileitis. → *iléite régionale ou terminale.*

ILÉITE LYMPHOÏDE TERMINALE. Mesenteric lymphadenitis.

ILÉITE RÉGIONALE, ILÉITE TERMINALE. Regional ileitis, distal or terminal ileitis, Crohn's disease, chronic cicatrizing enteritis, regional or segmental enteritis.

ILÉOCÆCAL, ALE, *adj.* Ileocæcal.

ILÉOCÆCOSTOMIE, *s.f.* Ileocæcostomy.

ILÉOCOLIQUE, *adj.* Ileocolic.

ILÉO-COLO-RECTOPLASTIE, ILÉO-COLO-RECTOSTOMIE, *s.f.* Ileo-colo-rectoplasty, ileo-colorectostomy.

ILÉOCOLOSTOMIE, *s.f.* Ileocolostomy.

ILÉOCYSTOPLASTIE, *s.f.* Ileocystoplasty.

ILÉO-ILÉOSTOMIE, *s.f.* Ileo-ileostomy.

ILÉON, *s.m.* Ileum.

ILÉOPATHIE, *s.f.* Ileopathy.

ILÉORECTOSTOMIE, *s.f.* Ileorectostomy, ileoproctostomy.

ILÉO-SIGMOÏDOSTOMIE, *s.f.* Ileosigmoidostomy.

ILÉOSTOMIE, *s.f.* Ileostomy.

ILÉO-TRANSVERSOSTOMIE, *s.f.* Ileotransversostomy.

ILÉUM, *s.m.* Ileum.

ILÉUS, *s.m.* Ileus, intestinal obstruction.

ILÉUS BILIAIRE. Ileus by impacted gall-stone.

ILÉUS DYNAMIQUE. Dynamic, hyperdynamic or spastic ileus.

ILÉUS MÉCANIQUE. Mechanical or occlusive ileus.

ILÉUS MÉCONIAL. Meconium ileus.

ILÉUS PAR OBTURATION. Obturation ileus.

ILÉUS PARALYTIQUE. Adynamic ileus, paralytic ileus, ileus paralyticus, inhibitory ileus, reflex ileus, reflex inhibition ileus.

ILÉUS PAR STRANGULATION. Strangulation ileus.

ILIAQUE, *adj.* 1° Iliac. – 2° Pertaining to the flank.

ILIAQUE (muscle) Iliacus muscle.

ILIITE, *s.f.* Inflammation of the sacroiliac joint.

ILION, *s.m.* Os ilium.

ILIOPSOÏTE, *s.f.* Psoitis.

ILIUM, *s.m.* Os ilium.

ILLUMINISME, *s.m.* Illuminism.

ILLUSION, *s.f.* Illusion.

ILLUSION DES AMPUTÉS. Phantom limb. → *amputés (illusion des).*

ILLUSION DE FAUSSE RECONNAISSANCE. Paramnesia.

ILLUSION INTERNE OU **CÉNESTHÉSIQUE.** Somatic delusion.

ILLUSION DES « SOSIES ». Capgras's syndrome, illusion of doubles, illusion of negative doubles, non recognition-misidentification syndrome, phantom double syndrome.

ILÔTS DE LANGERHANS. Langerhans's islets.

IM. 1° Mitral insufficiency. – 2° Intramuscular.

IMAGE EN CALEBASSE. Flask-shaped heart.

IMAGE ENTOPTIQUE. Entoptic image.

IMAGE EN HUIT DE CHIFFRE. « Figure 8 » pattern, figure 8-contour, figure-of-eight contour.

IMAGE LACUNAIRE. Filling defect.

IMAGERIE MÉDICALE. Medical imaging.

IMAGERIE PAR RÉSONANCE MAGNÉTIQUE NUCLÉAIRE. Nuclear magnetic resonance imaging.

IMAO. Abbreviation for « Inhibiteur de la Mono-Amine Oxydase » : monoamine oxidase inhibitor, MAOI.

IMBÉCILE, *s.m.* Superficial idiot, imbecile.

IMBÉCILLITÉ, *s.f.* Imbecility.

IMBÉCILLITÉ MONGOLIENNE. Mongolism. → *mongolisme.*

IMBÉCILLITÉ PHÉNYLPYRUVIQUE. Phenylpyruvic oligophrenia. → *oligophrénie phénylpyruvique.*

IMERSLUND-NAJMAN-GRÄSBECK (anémie ou **maladie de).** Familial vitamin B_{12} malabsorption, familial selective malabsorption of vitamin B_{12}, selective vitamin B_{12} malabsorption and proteinuria, selective deficiency in absorption of vitamin B_{12}, Imerslund-Najman-Gräsbeck syndrome.

IMIDAZOLE, *s.m.* Imidazole.

IMIDAZOLINE, *s.f.* Imidazoline.

IMIDE, *s.m.* Imide.

IMMATURE, *adj.* Immature.

IMMATURITÉ, *s.f.* Immaturity.

IMMÉDIAT, ATE, *adj.* Immediate.

IMMERSION, *s.f.* Immersio.

IMMOBILISINE, *s.f.* Immobilizin.

IMMOBILISATION, *s.f.* Immobilization.

IMMUN, UNE, *adj.* Immune.

IMMUN-ANTICORPS, *s.m.* Immune antibody.

IMMUN-COMPLEXE, *s.m.* Immune complex.

IMMUN-SÉRUM, *s.m.* Immune serum.

IMMUNE-ADHÉRENCE, *s.f.* Immunoadherence.

IMMUNIR, *v.* To immunize.

IMMUNISATION, *s.f.* Immunization, immunization therapy.

IMMUNISATION ACTIVE. Active or isopathic immunization.

IMMUNISATION OCCULTE. Occult immunization.

IMMUNISATION PASSIVE. Passive immunization.

IMMUNISER, *v.* To immunize.

IMMUNISINE, *s.f.* Antibody.

IMMUNITAIRE, *adj.* Pertaining to immunity.

IMMUNITÉ, *s.f.* Immunity.

IMMUNITÉ ACQUISE. Acquired immunity.

IMMUNITÉ ACTIVE. Active immunity, actual immunity.

IMMUNITÉ ADOPTIVE. Adoptive immunity.

IMMUNITÉ ANTIBACTÉRIENNE. Antibacterial immunity, antimicrobic or bacteriolytic immunity.

IMMUNITÉ ANTITOXIQUE. Antitoxic immunity.

IMMUNITÉ ANTIVIRALE. Antiviral immunity.

IMMUNITÉ BURSO-DÉPENDANTE. Tumoral immunity.

IMMUNITÉ CELLULAIRE. Cell immunity.

IMMUNITÉ CONGÉNITALE. Congenital immunity, intra-uterine or placental immunity.

IMMUNITÉ CROISÉE. Crossed immunity.

IMMUNITÉ FAMILIALE. Familial immunity.

IMMUNITÉ GÉNÉTIQUE. Genetic immunity. → *immunité héréditaire.*

IMMUNITÉ DE GROUPE. Herd immunity, group immunity.

IMMUNITÉ HÉRÉDITAIRE. Innate immunity, genetic immunity, inherent immunity, inherited immunity, native immunity, familial immunity.

IMMUNITÉ HUMORALE. Humoral immunity.

IMMUNITÉ D'INFECTION. Premunition.

IMMUNITÉ MATERNELLE. Maternal immunity.

IMMUNITÉ À MÉDIATION CELLULAIRE. Cell mediated immunity, cell immunity.

IMMUNITÉ À MÉDIATION HUMORALE. Humoral immunity.

IMMUNITÉ NATURELLE. Natural immunity.

IMMUNITÉ NON SPÉCIFIQUE. Non specific immunity.

IMMUNITÉ NON STÉRILISANTE. Premunition.

IMMUNITÉ PARTIELLE. Premunition.

IMMUNITÉ PASSIVE. Passive immunity.

IMMUNITÉ PRÉCOCE. Humoral immunity.

IMMUNITÉ PROVOQUÉE. Provocated immunity, artificial immunity.

IMMUNITÉ PROVOQUÉE ACTIVE (vaccination). Artificial active immunity.

IMMUNITÉ PROVOQUÉE PASSIVE (sérothérapie). Artificial passive immunity.

IMMUNITÉ DE RÉINFECTION. Residual immunity.

IMMUNITÉ RELATIVE. Premunition.

IMMUNITÉ RETARDÉE. Cell immunity.

IMMUNITÉ SPÉCIFIQUE. Specific immunity.

IMMUNITÉ SPONTANÉE. Residual immunity.

IMMUNITÉ STÉRILISANTE. Residual immunity.

IMMUNITÉ DE SURINFECTION. Premunition.

IMMUNITÉ THYMO-DÉPENDANTE. Cell immunity.

IMMUNITÉ TISSULAIRE. Local or tissue immunity.

IMMUNITÉ-TOLÉRANCE. Premunition.

IMMUNITÉ VRAIE. Residual immunity.

IMMUNITION, *s.f.* Residual immunity ; sterile immunity.

IMMUNO-ADHÉRENCE, *s.f.* Immune adherence phenomenon, immunoadherence.

IMMUNO-ADSORBANT, ANTE, *adj.* Immunoadsorbent.

IMMUNO-ADSORPTION, *s.f.* Immunoadsorption.

IMMUNO-ALLERGIE, *s.f.* Immunity.

IMMUNO-AUTORADIOGRAPHIE (méthode d'). Radioimmunolabelling technique.

IMMUNOBIOLOGIE, *s.f.* Immunobiology.

IMMUNOBLASTOSARCOME, *s.m.* Immunoblastic lymphosarcoma, immunoblastic lymphoma, immunoblastic sarcoma.

IMMUNOBLOT, *s.m.* Immunoblot, western blot.

IMMUNOCHIMIE. Immunochemistry.

IMMUNOCHIMIQUE, *adj.* Immunochemical.

IMMUNOCHIMIOTHÉRAPIE, *s.f.* Immunochemotherapy.

IMMUNOCONGLUTININE, *s.f.* Immunoconglutinin.

IMMUNOCOMPÉTENCE, *s.f.* Immunocompétence.

IMMUNOCYTE, *s.m.* Immunocyte. → *cellule immunocompétente.*

IMMUNOCYTO-ADHÉRENCE, *s.f.* Immune cytoadherence, immunocytoadherence.

IMMUNOCYTOCHIMIE, *s.f.* Immunocytochemistry.

IMMUNOCYTOME, *s.m.* Immunocytoma.

IMMUNODÉFICIENCE, *s.f.* Immunodeficiency.

IMMUNODÉFICITAIRE ACQUIS (syndrome) (SIDA). Acquired immunodeficiency syndrome, AIDS, gay syndrome, gay plague.

IMMUNODÉPRESSEUR, SSIVE, *adj.* Immunosuppressive, immunodepressive, immunosuppressant.

IMMUNODÉPRESSION, *s.f.* Immunosuppression, immunodepression.

IMMUNODÉPRESSION T ÉPIDÉMIQUE (syndrome d'). AIDS. → *immunodéficitaire acquis (syndrome).*

IMMUNODIFFUSION, *s.f.* Immunodiffusion, gel diffusion.

IMMUNODIFFUSION (technique d'). Gel diffusion precipitin test.

IMMUNODIFFUSION RADIALE. Radial immunodiffusion.

IMMUNO-EFFECTEUR, TRICE, *adj.* Immunogenic.

IMMUNO-ÉLECTRO-DIFFUSION. Immunofiltration. → *électrosynérèse.*

IMMUNO-ÉLECTROPHORÈSE, *s.f.* Immunoelectrophoresis.

IMMUNO-ENZYMATIQUE ou **IMMUNO-ENZYMOLOGIQUE (méthode).** Enzyme-linked immunosorbent assay, ELISA, immunoenzymatic method.

IMMUNOFIXATION, *s.f.* Immunofixation.

IMMUNOFLUORESCENCE EN TEMPS RÉSOLU. Time-resolved fluoroimmunoassay.

IMMUNOFLUORESCENCE (méthode de l'). Fluorescent antibody test, immunofluorescence procedure, FIA, fluoroimmunoassay.

IMMUNOGÈNE, *adj.* Immunogenic. – *s.m.* Immunogen.

IMMUNOGÉNÉTIQUE, *s.f.* Immunogenetics.

IMMUNOGÉNICITÉ, *s.f.* Immunogenicity.

IMMUNOGLOBULINE, *s.f.* Immunoglobulin, immune protein, immunoprotein, immunprotein.

IMMUNOGLOBULINE A, ou **IGA,** ou **γ A.** Immunoglobulin A, IgA, α A, gamma A globulin.

IMMUNOGLOBULINE ANTI-D ou **ANTI-RHO.** Rh immune globulin. → *gamma-globuline anti-D ou anti-Rho.*

IMMUNOGLOBULINE D ou **IGD** ou **γ D.** Immunoglobulin D, IgD, α D, gamma D globulin.

IMMUNOGLOBULINE E ou **IGE** ou **γ E.** Immunoglobulin E, IgE, α E, gamma E globulin.

IMMUNOGLOBULINE EXOCRINE. Exocrine immunoglobulin. → *immunoglobuline sécrétoire.*

IMMUNOGLOBULINE G, ou **IGG** ou **γ G.** Immunoglobulin G, IgG, α G, gamma G globulin.

IMMUNOGLOBULINE M, ou **IGM** ou **γ M.** Immunoglobulin M, IgM, γ M, gamma M globulin.

IMMUNOGLOBULINE DE MEMBRANE. Surface immunoglobulin.

IMMUNOGLOBULINE MONOCLONALE. Monoclonal immunoglobulin, paraprotein, M component.

IMMUNOGLOBULINE SÉCRÉTOIRE. Secretory immunoglobulin, exocrine immunoglobulin.

IMMUNOGLOBULINE DE SURFACE. Surface immunoglobulin.

IMMUNOGLOBULINOPATHIE, *s.f.* Immunoglobulinopathy.

IMMUNO-HÉMATOLOGIE, *s.f.* Immunohaematology.

IMMUNO-HISTOCHIMIE, *s.f.* Immunocytochemistry.

IMMUNO-INHIBITEUR, TRICE, *adj.* Immunosuppressive.

IMMUNO-INHIBITION, *s.f.* Immunosuppression.

IMMUNOLOGIE, *s.f.* Immunology.

IMMUNOLOGIQUE, *adj.* Immunologic.

IMMUNOLOGISTE, *s.m.* ou *f.* Immunologist.

IMMUNOMIMÉTIQUE, *adj.* Simulating immunity.

IMMUNOMIMÉTIQUE (technique de dosage). Immunoradiomimetic assay, IRMA.

IMMUNOMODULATEUR, *adj.* et *s.m.* Modulating the immune response.

IMMUNOMODULATION, *s.f.* Immunomodulation.

IMMUNOPARASITOLOGIE, *s.f.* Immunoparasitology.

IMMUNOPATHOLOGIE, *s.f.* Immunopathology.

IMMUNOPRÉCIPITATION, *s.f.* Immunoprecipitation.

IMMUNOPRÉVENTION, *s.f.* Immunoprophylaxis.

IMMUNOPROLIFÉRATIF, TIVE, *adj.* Immunoproliferative.

IMMUNO RADIOMETRIC ASSAY. IRMA, Immunoradiometric assay.

IMMUNORÉGULATION, *s.f.* Immunoregulation.

IMMUNORÉPRESSIF, IVE, *adj.* Immunosuppressive.

IMMUNORÉPRESSION, *s.f.* Immunosuppression.

IMMUNOSCINTIGRAPHIE, *s.f.* Immunoscintigraphy.

IMMUNOSÉLECTION, *s.f.* Immunoselection.

IMMUNOSÉROLOGIQUE (méthode). Immunoassay, serological or immunological method.

IMMUNOSÉRUM, *s.m.* Immune serum.

IMMUNOSTIMULATEUR, TRICE, *adj.* Immunopotentiator, immunostimulant.

IMMUNOSTIMULATION, *s.f.* Immunopotentiation, immunostimulation, immunoenhancement.

IMMUNOSUPPRESSEUR, SSIVE, *adj.* Immunosuppressive.

IMMUNOSUPPRESSION, *s.f.* Immunosuppression.

IMMUNOTHÉRAPIE, *s.f.* Immunotherapy.

IMMUNOTHÉRAPIE ACTIVE. Active immunotherapy.

IMMUNOTHÉRAPIE ACTIVE NON SPÉCIFIQUE. Active non specific immunotherapy.

IMMUNOTHÉRAPIE ADOPTIVE. Adoptive immunotherapy.

IMMUNOTHÉRAPIE PASSIVE. Passive immunotherapy.

IMMUNOTOLÉRANCE, *s.f.* Immunological tolerance.

IMMUNOTOXINE, *s.f.* Immunotoxin.

IMMUNOTRANSFUSION, *s.f.* Immunotransfusion, phylactotransfusion, vaccinating-transfusion.

IMMUN-SÉRUM, *s.m.* Immune serum.

IMPALUDATION, *s.f.* Impaludation.

IMPALUDATION THÉRAPEUTIQUE. Malariotherapy. → *malariathérapie.*

IMPALUDISME, *s.m.* Malaria. → *paludisme.*

IMPATIENCES, *s.f. pl.* Restless legs. → *jambes sans repos (syndrome des).*

IMPÉDANCE, *s.f.* Impedance.

IMPERFORATION, *s.f.* Imperforation.

IMPÉTIGINÉ, NÉE, *adj.* Impetiginized.

IMPÉTIGINISATION, *s.f.* Impetiginization.

IMPÉTIGO, *s.m.* Impetigo.

IMPÉTIGO DE BOCKHART. Impetigo circumpilaris, impetigo follicularis, Bockhart's impetigo, superficial pustular perifolliculitis.

IMPÉTIGO BULLEUX. Impetigo bullosa, bullous impetigo.

IMPÉTIGO CIRCINÉ. Impetigo circinata.

IMPÉTIGO CIRCUMPILAIRE. Impetigo circumpilaris. → *impétigo de Bockhart.*

IMPÉTIGO HERPÉTIFORME. Impetigo herpetiformis.

IMPÉTIGO MILIAIRE. Lichen tropicus. → *lichen tropicus.*

IMPÉTIGO RODENS. Acne necrotica. → *acné nécrotique.*

IMPÉTIGO SEC. Impetigo pityroides. → *pityriasis simplex circonscrit.*

IMPÉTIGO STAPHYLOCOCCIQUE. Impetigo simplex, impetigo staphylogenes.

IMPÉTIGO SYCOSIFORME DE LA LÈVRE SUPÉRIEURE. Sycosis. → *sycosis.*

IMPÉTIGO DE TILBURY FOX. Impetigo, impetigo contagiosa, impetigo vulgaris, impetigo of Tilbury Fox, Fox's impetigo, Corlett's pyosis.

IMPÉTIGO VRAI. Impetigo. → *impétigo de Tilbury Fox.*

IMPLANT, *s.m.* Implant.

IMPLANTATION, *s.f.* Implantation.

IMPLANTOLOGIE, *s.f.* Implantology.

IMPORTÉ, TÉE, *adj.* Imported.

IMPRÉGNATION, *s.f.* 1° Impregnation. – 2° Telegony.

IMPRESSION BASILAIRE. Basilar impression.

IMPRESSIONS DIGITALES. Digital impressions.

IMPUBÈRE, *adj.* Impuberal.

IMPUISSANCE, *s.f.* Impotence, impotency, impotentia.

IMPULSIF, IVE, *adj.* Impulsive.

IMPULSIF (acte). Compulsion, compulsive act, impulsive act.

IMPULSION, *s.f.* Impulsion, impulse, morbid impulse, compulsion.

IMPULSION CARDIAQUE PAR RÉ-ENTRÉE. Reciprocal or reentrant impulse.

IMPULSION PALILALIQUE. Compulsive palilalia.

IMPULSION PRÉMATURÉE (cardiologie). Premature impulse.

IMPUTABILITÉ, *s.f.* Imputability.

INACCESSIBILITÉ, *s.f.* Impreviousness.

INACTIVATEUR, *s.m.* Inactivator.

INACTIVATION, *s.f.* Inactivation.

INADAPTATION, *s.f.* Social misfitness.

INANISATION, *s.f.* Incomplete inanition.

INANITION, *s.f.* Inanition.

INAPPÉTENCE, *s.f.* Inappetence.

INCAPACITÉ, *s.f.* Incapacity.

INCAPACITÉ PERMANENTE PARTIELLE (IPP) DE TRAVAIL. Permanent-partial disability.

INCAPACITÉ PERMANENTE TOTALE (IPT) DE TRAVAIL. Permanent-total disability.

INCAPACITÉ PULMONAIRE. Disability by respiratory insufficiency.

INCAPACITÉ TEMPORAIRE PARTIELLE (ITP) DE TRAVAIL. Temporary partial disability.

INCAPACITÉ TEMPORAIRE TOTALE (ITT) DE TRAVAIL. Temporary total disability.

INCAPACITÉ DE TRAVAIL. Disability.

INCARCÉRATION, *s.f.* Incarceration.

INCARCÉRATION HERNIAIRE. Incarcerated hernia.

INCIDENCE, *s.f.* (épidémiologie). Incidence.

INCIDENTALOME, *s.m.* Incidentally discovered tumour.

INCIPIENS, *adj.* Incipient.

INCISION, *s.f.* Incision.

INCISION CRUCIALE. Crucial incision.

INCISIVE, *s.f.* Incisive tooth.

INCITABILITÉ, *s.f.* Irritability.

INCITATION, *s.f.* Excitation, incitation.

INCLINAISON (test d'). Tilt test.

INCLUSION, *s.f.* 1° (technique histologique). Embedding. – 2° Inclusion, impaction.

INCLUSION DENTAIRE. Dental inclusion or impaction.

INCLUSION DE LA DENT DE SAGESSE. Impaction of the wisdom tooth.

INCLUSION FŒTALE. Fetal inclusion.

INCLUSIONS CYTOMÉGALIQUES (maladie des). Cytomegalic inclusion disease, generalized cytomegalic inclusion disease, cytçomegalovirus infection or syndrome or inclusion disease, CID, salivary gland disease, salivary gland virus syndrome.

INCOMITANCE, *s.f.* Incomitance.

INCOMPATIBILITÉ, *s.f.* Incompatibility, mismatch.

INCOMPATIBILITÉ FŒTO-MATERNELLE. Fetomaternal blood group incompatibility.

INCOMPATIBILITÉ DE GREFFE. Histoincompatibility.

INCOMPATIBILITÉ SANGUINE. Blood incompatibility.

INCOMPATIBILITÉ TISSULAIRE OU DE TRANSPLANTATION. Histoincompatibility.

INCONSCIENCE, *s.f.* Unconsciousness.

INCONSCIENT, *s.m.* Unconsciousness.

INCONTINENCE, *s.f.* Incontinence, incontinentia.

INCONTINENCE D'URINE. Incontinence of urine, incontinentia urinae, uroclepsia.

INCONTINENTIA PIGMENTI. Incontinentia pigmenti, Bloch-Sulzberger disease or syndrome.

INCOORDINATION, *s.f.* Incoordination.

INCRÉMENT, *s.m.* Increment.

INCRÉTION, *s.f.* Incretion.

INCUBATEUR, *s.m.* Incubator.

INCUBATION, *s.f.* Incubation.

INCUBATION PARASITAIRE. Prepatent period.

INCURABLE, *adj.* Incurable.

INCUS, *s.m.* Incus.

INACTIVATEUR, *s.m.* Inactivator.

INDENTATION, *s.f.* Indentation.

INDEX, *s.m.* 1° (anatomie : 2ᵉ doigt de la main). Index, forefinger, indicator. – 2° (quotient ou rapport). Index.

INDEX (épreuve de l'). Bárány's pointing test.

INDEX (épreuve de l'opposition de l'). Finger-finger test.

INDEX CARDIAQUE. Cardiac index.

INDEX CARDIOTHORACIQUE. Cardiothoracic index or ratio.

INDEX DE CONCENTRATION. Concentration ratio.

INDEX DURAFFOURD. Duraffourd's index.

INDEX ENDÉMIQUE. Endemic index.

INDEX HÉMOLYTIQUE. Haemolytic index.

INDEX ICTÉRIQUE. Icteric or icterus index.

INDEX ILIAQUE. Iliac index.

INDEX DE MORBIDITÉ. Morbidity rate or ratio, case rate, sickness rate.

INDEX DE MORTALITÉ. Death rate, mortality rate.

INDEX DE RAPIDITÉ DE L'AIR. Air velocity index, AVI.

INDEX SYSTOLIQUE. Stroke index.

INDICAN, *s.m.* Indican.

INDICANÉMIE, *s.f.* Indicanaemia.

INDICANURIE, *s.f.* Indicanuria.

INDICATEUR COLORÉ. Indicator.

INDICATION (épreuve de l'). Bárány's pointing test.

INDICE, *s.m.* Index.

INDICE D'ANTHROPOPHILIE. Anthropophilic index.

INDICE BACTÉRIOTROPIQUE. Tropin test.

INDICE CÉPHALIQUE. Cephalic index, cranial index.

INDICE CÉPHALO-ORBITAIRE. Cephalo-orbital index.

INDICE CÉPHALOSPINAL. Cephalo-spinal index, cephalo-rachidian index.

INDICE DE DÉVIATION AXIALE. White-Bock index.

INDICE ENDÉMIQUE. Endemic index.

INDICE DE GRAVITÉ. Severity index.

INDICE D'INFECTION. Infectivity rate.

INDICE D'INFECTION SPÉCIFIQUE. Species infection rate.

INDICE D'INFECTION VRAIE. True infection rate.

INDICE DE KNAUS. Severity index.

INDICE DE MACDONALD. Macdonald's index.

INDICE OOCYSTIQUE. Oocyst rate.

INDICE OPSONIQUE. Opsonic index.

INDICE ORBITAIRE. Orbital index.

INDICE PARASITAIRE. Parasite rate, parasite index.

INDICE PIGNET. Pignet's index or formula.

INDICE PLASMODIQUE. Parasite index.

INDICE DE ROBUSTICITÉ. Pignet's index.

INDICE SPLÉNIQUE. Spleen rate or index.

INDICE SPLÉNOMÉTRIQUE OU **SPLÉNOMÉGALIQUE.** Splenometric index.

INDICE SPOROZOÏTIQUE. Sporozoite rate.

INDICE THÉRAPEUTIQUE. Therapeutic ratio.

INDICE DE WHITE-BOCK. White-Bock index.

INDIGÈNE, *adj.* Indigenous.

INDISPOSITION, *s.f.* Ailment.

INDOLENT, ENTE, *adj.* Indolent.

INDOPHÉNOL OXYDASE. Cytochrome oxidase. → *ferment respiratoire.*

INDOXYLÉMIE, *s.f.* Indoxylaemia.

INDOXYLURIE, *s.f.* Indoxyluria.

INDUCTANCE, *s.f.* Inductance.

INDUCTEUR, *s.m.* 1° Inducer. – 2° *(embryologie).* Inductor, activator. – 3° *(génétique).* Inducer. – 4° *(anesthésiologie).* Starter.

INDUCTION, *s.f.* Induction.

INDURATION, *s.f.* Induration.

INEFFICACITÉ CARDIAQUE OU **VENTRICULAIRE.** Cardiac or ventricular inefficacity.

INFANTICIDE, *s.m.* Infanticide.

INFANTICULTURE, *s.f.* Infanticulture, puericulture.

INFANTILISME, *s.m.* Infantilism.

INFANTILISME DYSCRASIQUE. Cachectic infantilism.

INFANTILISME DYSTHYROÏDIEN. Infantile myxoedema. → *infantilisme type Brissaud.*

INFANTILISME GÉNITAL. Sex or sexual infantilism.

INFANTILISME HYPOPHYSAIRE. Hypophyseal or pituitary infantilism, pituitary dwarfism, Levi-Lorain infantilism or dwarfism, Lorain's infantilism, Paltauf's dwarfism, pituitaria, chetivism, universal infantilism, idiopathic infantilism, proportional infantilism, hypophyseal dwarfism.

INFANTILISME INTESTINAL. Coeliac infantilism. → *Gee (maladie de).*

INFANTILISME MYXŒDÉMATEUX. Infantile myxoedema. → *infantilisme type Brissaud.*

INFANTILISME PANCRÉATIQUE. Pancreatic infantilism.

INFANTILISME RÉGRESSIF. Tardy infantilism. → *infantilisme type Gandy.*

INFANTILISME RÉNAL. Renal dwarfism. → *nanisme rénal.*

INFANTILISME RÉVERSIF. Tardy infantilism. → *infantilisme type Gandy.*

INFANTILISME TARDIF. Tardy infantilism. → *infantilisme type Gandy.*

INFANTILISME TYPE BRISSAUD. Myxoedematous infantilism, Brissaud's infantilism, dysthyroidal infantilism, infantile myxoedema.

INFANTILISME TYPE GANDY. Regressive or reversive infantilism, tardy infantilism.

INFANTILISME TYPE LORAIN. Hypophyseal infantilism. → *infantilisme hypophysaire.*

INFANTILISME THYROÏDIEN. Infantile myxoedema. → *infantilisme type Brissaud.*

INFANTILO-GIGANTISME, *s.m.* Gigantism with symptoms of infantilism.

INFANTILO-NANISME, *s.m.* Infantilism with dwarfism.

INFARCI, CIE, *adj.* Infarcted.

INFARCISSEMENT, *s.m.* Infarction.

INFARCTECTOMIE, *s.f.* Infarctectomy.

INFARCTOGÈNE, *adj.* Causing infarct or infarction.

INFARCTUS, *s.m.* Infarct, infarction.

INFARCTUS ASEPTIQUE. Bland infarct.

INFARCTUS BLANC. White infarct, anaemic or pale infarct.

INFARCTUS CICATRISÉ. Healed infarct, cicatrised infarct.

INFARCTUS DIFFUS FESTONNÉ. Pulmonary infarction by small embolisms.

INFARCTUS ENKYSTÉ. Cystic infarct.

INFARCTUS ENTÉRO-MÉSENTÉRIQUE OU **DE L'INTESTIN.** Intestinal infarction, mesenteric infarction.

INFARCTUS HÉMOPTOÏQUE. Pulmonary infarction with haemoptysis.

INFARCTUS INFECTÉ. Infected infarct.

INFARCTUS DE L'INTESTIN. Mesenteric infarction.

INFARCTUS DU MYOCARDE. Myocardial or cardiac infarction, myocardial infarct.

INFARCTUS DU MYOCARDE MUET. Silent myocardial infarction.

INFARCTUS DU MYOCARDE SOUS-ENDOCARDIQUE. Subendocardial myocardial infarction.

INFARCTUS DU MYOCARDE TRANSMURAL. Transmural myocardial infarction, through-and-through myocardial infarction.

INFARCTUS PULMONAIRE. Pulmonary infarction.

INFARCTUS ROUGE. Haemorrhagic infarct, red infarct.

INFARCTUS PAR THROMBOSE. Thrombotic infarct.

INFÉCONDITÉ, *s.f.* Infertility.

INFECTANT, ANTE, *adj.* Infecting.

INFECTIEUX, IEUSE, *adj.* Infectious, infective.

INFECTION, *s.f.* Infection.

INFECTION (moyenne d'). Mean parasite-count.

INFECTION AÉROGÈNE. Aerial infection, airborne or droplet infection.

INFECTION ASCENDANTE. Retrograde infection.

INFECTION AUTOCHTONE. Autochthonous infection.

INFECTION PAR CONTACT DIRECT. Direct infection, contact infection.

INFECTION CROISÉE. Cross infection.

INFECTION ENDOGÈNE. Endogenous infection.

INFECTION EXOGÈNE. Exogenous infection, ectogenous infection.

INFECTION FOCALE. Focal infection.

INFECTION GÉNÉRALE. Systemic infection.

INFECTION À GERMES MULTIPLES. Mixed infection, concurrent infection, complex or multiple infection.

INFECTION HÉMATOGÈNE. Blood-borne infection.

INFECTION INAPPARENTE. Subclinical infection, inapparent or silent infection.

INFECTION LATENTE. Latent infection.

INFECTION LATENTE PROCRITIQUE. Incubation.

INFECTION MASSIVE. Mass infection.

INFECTION PAR MICRO-ORGANISME VÉGÉTAL. Phytogenic infection.

INFECTION OPPORTUNISTE. Opportunistic infection.

INFECTION DES PARASITES (moyenne d'). Mean positive parasite-count.

INFECTION PROVOQUÉE PAR L'EAU. Waterborne infection.

INFECTION PROVOQUÉE PAR LES GOUTTELETTES DE FLUGGE. Droplet infection.

INFECTION PROVOQUÉE PAR LES INSECTES. Insect-borne infection.

INFECTION PROVOQUÉE PAR LE LAIT. Milkborne infection.

INFECTION PROVOQUÉE PAR LES MAINS. Handborne infection.

INFECTION PROVOQUÉE PAR LES POUSSIÈRES. Dust infection.

INFECTION PROVOQUÉE PAR LES RATS. Ratborne infection.

INFECTION PROVOQUÉE PAR LE SANG. Bloodborne infection.

INFECTION PURULENTE. Pyohaemia. → *pyohémie.*

INFECTION SANS PORTE D'ENTRÉE APPARENTE. Cryptogenic infection.

INFECTION À PYOGÈNE. Pyogenic infection.

INFECTION SECONDAIRE. Secondary infection.

INFECTION TRANSPLACENTAIRE. Diaplacental infection.

INFECTIOSITÉ, *s.f.* Infectiousness, infectivity.

INFÉRIORITÉ (complexe d'). Inferiority complex.

INFERTILITÉ, *s.f.* Infertility.

INFESTATION, *s.f.* Infestation, parasitization, zoogenetic infection.

INFIBULATION, *s.f.* Infibulation.

INFILTRAT, *s.m.* Infiltrate.

INFILTRAT D'ASSMANN. Assmann's focus, Assmann's tuberculous infiltrate.

INFILTRAT LABILE DU POUMON. Transient infiltration of the lung.

INFILTRAT PRÉCOCE. Assmann's focus.

INFILTRATION, *s.f.* Infiltration.

INFILTRATION AMYLOÏDE. Amyloid degeneration. → *amyloïde (dégénérescence).*

INFILTRATION CALCAIRE. Calcium infiltration. → *calcification.*

INFILTRATION CELLULAIRE. Cellular infiltration.

INFILTRATION GANGLIONNAIRE (anesthésique). Ganglionic block.

INFILTRATION GLYCOGÉNIQUE. Glycogenic infiltration.

INFILTRATION GRAISSEUSE. Fatty infiltration, adipose infiltration.

INFILTRATION GRISE. Grey infiltration, gelatinous infiltration.

INFILTRATION INFLAMMATOIRE. Inflammatory infiltration.

INFILTRATION SANGUINE. Sanguineous infiltration.

INFILTRATION DE SELS. Saline infiltration.

INFILTRATION DE SÉROSITÉ. Serous infiltration.

INFILTRATION TUBERCULEUSE. Tuberculous infiltration.

INFILTRATION D'URINE OU **URINEUSE.** Gangrenous phlegmon of the perineum.

INFIRME, *adj.* ou *s.m.* ou *f.* Disabled.

INFIRMIER, *s.m.* Male nurse, hospital attendant.

INFIRMIÈRE, *s.f.* Nurse.

INFIRMITÉ MOTRICE CÉRÉBRALE. Cerebral palsy.

INFLAMMATION, *s.f.* Inflammation.

INFLAMMATION AIGUË. Acute inflammation.

INFLAMMATION ALLERGIQUE. Allergic inflammation, hyperergic inflammation.

INFLAMMATION CHRONIQUE. Chronic inflammation.

INFLAMMATION EXSUDATIVE. Exudative inflammation, serous inflammation.

INFLAMMATION EXSUDATIVE ET HYPERPLASTIQUE. Seroplastic inflammation.

INFLAMMATION À FAUSSE MEMBRANE. Croupous inflammation.

INFLAMMATION FIBRINEUSE. Fibrinous inflammation.

INFLAMMATION FOCALE. Focal inflammation.

INFLAMMATION À FOYERS MULTIPLES. Disseminated inflammation.

INFLAMMATION HYPERPLASTIQUE. Hyperplastic inflammation, plastic inflammation, productive or proliferous inflammation, inflammatory hyperplasia.

INFLAMMATION D'UN PARENCHYME. Parenchymatous inflammation, alterative inflammation.

INFLAMMATION RÉACTIONNELLE. Reactive inflammation.

INFLAMMATION RHUMATISMALE. Rheumatic inflammation.

INFLAMMATION SCLÉROSANTE. Atrophic inflammation, fibroid inflammation, sclerosing or cirrhotic inflammation.

INFLAMMATION TORPIDE ET MUTILANTE. Unhealthy inflammation.

INFLAMMATION TRAUMATIQUE. Traumatic inflammation.

INFLAMMATOIRE, *adj.* Inflammatory, phlogotic.

INFLAMMATOIRE GÉNÉRALISÉE (syndrome de réaction). Systemic inflammatory response syndrome.

INFLUENCE, *s.f.* Influence.

INFLUENZA, *s.f.* Influenza.

INFLUENZAVIRUS, *s.m. Influenzavirus.*

INFLUX NERVEUX. Nerve impulse, nervous or neural impulse.

INFRACLINIQUE, *adj.* Subclinical.

INFRACLUSION, *s.f.* Infraclusion.

INFRADIATHERMIE, *s.f.* Hertzian waves therapy.

INFRADIEN, *adj.* Infradian.

INFRADUCTION, *s.f.* Infraduction.

INFRA-HISSIEN, ENNE, *adj.* Infra-Hisian.

INFRAMASTITE, *s.f.* Retromammary abcess. → *abcès rétromammaire.*

INFRAROUGE, *adj.* Infrared.

INFRASON, *s.m.* Infrasonic vibration.

INFRASONOTHÉRAPIE, *s.f.* Infrasonic therapy.

INFRATHERMOTHÉRAPIE, *s.f.* Infrared rays therapy.

INFUNDILULAIRE, *adj.* Infundilular.

INFUNDIBULAIRE (syndrome). Hypothalamic syndrome.

INFUNDIBULECTOMIE, *s.f.* Infundibulectomy.

INFUNDIBULO-HYPOPHYSAIRE (syndrome). Hypothalamic syndrome.

INFUNDIBULOPLASTIE, *s.f.* Plastic surgery on an infundibulum.

INFUNDIBULOTOMIE, *s.f.* Surgical section of the conus arteriosus.

INFUNDIBULO-TUBÉRIEN (syndrome). Hypothalamic syndrome.

INFUNDIBULUM, *s.m.* Infundibulum.

INFUSION, *s.f.* Infusion.

INFUSOIRES, *s.m.pl.* Infusoria.

INGÉNIÉRIE BIOMÉDICALE. Biomedical engineering.

INGÉNIÉRIE MÉDICALE. Medical engineering.

INGESTA, *s.m. pl.* Ingesta.

INGUINAL, ALE, *adj.* Inguinal.

INH. Isoniazid.

INHALATION, *s.f.* Inhalation.

INHIBINE, *s.f.* Inhibin.

INHIBITEUR, TRICE, *adj.* Inhibitory, inhibitive.

INHIBITEUR, *s.m.* Inhibitor.

INHIBITEUR CALCIQUE. Calcium antagonist.

INHIBITEUR DE L'α-GLUCOSIDASE. α-glucosidase inhibitor.

INHIBITEUR DE LA MONO-AMINE OXYDASE, (IMAO). Monoamine oxidase inhibitor, MAOI.

INHIBITION, *s.f.* Inhibition.

INHIBITION DES COLONIES CELLULAIRES OU **DES FIBROBLASTES (test de l').** Colony inhibition test.

INHIBITION CONCURRENTIELLE. Competitive inhibition, selective inhibition.

INHIBITION D'UNE ENZYME. Enzyme inhibition.

INHIBITION GLOBALE, (de l'ensemble enzyme-substrat). Uncompetitive inhibition.

INHIBITION NON CONCURRENTIELLE. Noncompetitive inhibition.

INHIBITION PAR RÉTROACTION. Endproduct inhibition, feedback inhibition.

INHIBITION DE WODENSKY. Wodensky's inhibition.

INIENCÉPHALE, *s.m.* Iniencephalus.

INIODYME, *s.m.* Iniodymus, iniopagus.

INION, *s.m.* Inion.

INIOPE, *s.m.* Iniops.

INJECTABLE, *adj.* Injectable.

INJECTION, *s.f.* Injection.

INJECTION ANATOMIQUE. Anatomical injection.

INJECTION DÉCHAÎNANTE. Reacting or releasing injection.

INJECTION ÉPIDURALE. Epidural injection.

INJECTION GAZEUSE. Gaseous injection.

INJECTION GOUTTE-À-GOUTTE. Continuous drip.

INJECTION HYPODERMIQUE. Subcutaneous injection.

INJECTION INTRACARDIAQUE. Intracardiac injection.

INJECTION INTRADERMIQUE. Intradermic injection, intracutaneous injection, intradermal or endermic injection.

INJECTION INTRAMUSCULAIRE. Intramuscular injection.

INJECTION INTRA-UTÉRINE. Intra-uterine douche.

INJECTION INTRAVASCULAIRE. Intravascular injection.

INJECTION INTRAVEINEUSE. Intravenous injection.

INJECTION OPACIFIANTE. Opacifying injection.

INJECTION PRÉPARANTE. Sensitizing or exciting or preparatory injection.

INJECTION DE RAPPEL. Booster injection.

INJECTION RETARD. Dépôt injection.

INJECTION SCLÉROSANTE. Sclerosing injection.

INJECTION SENSIBILISANTE. Sensitizing injection.

INJECTION SOUS-ARACHNOÏDIENNE. Intrathecal injection.

INJECTION SOUS-CUTANÉE. Hypodermatic or hypodermic injection, subcutaneous injection.

INJECTION URÉTRALE. Intra-urethral irrigation.

INJECTION VAGINALE. Vaginal douche.

INNÉ, NNÉE, *adj.* Congenital, innate.

INNÉITÉ, *s.f.* Innateness.

INNERVATION, *s.f.* Innervation.

INNERVATION RÉCIPROQUE. Reciprocal innervation.

INNOCUITÉ, *s.f.* Innocuousness.

INOCULATION, *s.f.* Inoculation.

INOCULATION (point d'). Infection atrium.

INOCULUM, *s.m.* Inoculum.

INODULAIRE (tissu). Fibrous cicatrix.

INONDATION VENTRICULAIRE. Broadbent's apoplexy, intraventricular haemorrhage.

INOPÉRABLE, *adj.* Inoperable.

INOPEXIE, *s.f.* Inopexia.

INORGANIQUE, *adj.* Anorganic, inorganic.

INOSCOPIE, *s.f.* Inoscopy, fibrinoscopy.

INOSCULATION, *s.f.* Inosculation.

INOSITOL, *s.m.* Inositol, antialopecia factor.

INOTROPE, *adj.* Inotropic.

INOTROPE NÉGATIF. Negatively inotropic.

INOTROPE POSITIF. Positively inotropic.

INSECTES, *s.m. pl.* Insecta.

INSÉMINATION, *s.f.* Insemination.

INSÉMINATION ARTIFICIELLE. Artificial insemination.

INSENSIBILISATION, *s.f.* 1° Anaesthetization. – 2° Temporary desensitization.

INSERTION, *s.f.* Insertion.

INSERTIONS (mal des). Enthesitis, enthesopathy.

INSOLATION, *s.f.* Sunstroke, insolation, ictus solis, thermic fever, heliosis.

INSOMNIE, *s.f.* Insomnia, sleeplessness.

INSOMNIE FAMILIALE FATALE. Fatal familial insomnia.

INSORPTION, *s.f.* Insorption.

INSPECTION, *s.f.* Inspection.

INSPIRATION, *s.f.* Inspiration.

INSTABILITÉ CARDIAQUE. Irritable heart. → *cœur irritable.*

INSTABILITÉ CHROMOSOMIQUE. Chromosomal instability.

INSTABILITÉ VASOMOTRICE. Vasomotor ataxia.

INSTILLATION, *s.f.* Instillation.

INSUFFISANCE, *s.f.* Insufficiency ; incompetence, incompetency or inadequacy failure, impairment.

INSUFFISANCE ANDROGÉNIQUE. Hypoandrogenism.

INSUFFISANCE ANTÉHYPOPHYSAIRE. Antehypophyseal insufficiency.

INSUFFISANCE AORTIQUE. Aortic regurgitation or insufficiency or incompetence.

INSUFFISANCE BASILAIRE. Basilar artery insufficiency syndrome. → *insuffisance vertébrobasilaire.*

INSUFFISANCE CARDIAQUE. Heart failure. → *défaillance cardiaque.*

INSUFFISANCE CARDIAQUE PRIMITIVE. Congestive cardiomyopathy. → *myocardiopathie non obstructive.*

INSUFFISANCE CHRONOTROPE AURICULAIRE. Atrial chronotropic failure.

INSUFFISANCE CORONAIRE. Coronary insufficiency.

INSUFFISANCE CORONAIRE AIGUË. Acute coronary insufficiency. → *état de mal angineux.*

INSUFFISANCE CORONARIENNE. Coronary insufficiency.

INSUFFISANCE CORTICOSURRÉNALE. Adrenal insufficiency. → *insuffisance surrénale.*

INSUFFISANCE HÉPATIQUE. Hepatic insufficiency, hypohepatia.

INSUFFISANCE MÉDULLAIRE PRIMITIVE À MOELLE RICHE, INSUFFISANCE MÉDULLAIRE QUALITATIVE PRIMITIVE OU **IDIOPATHIQUE.** Refractory anaemia.

INSUFFISANCE MITRALE. Mitral regurgitation or insufficiency or incompetence.

INSUFFISANCE MUSCULAIRE. Muscular insufficiency.

INSUFFISANCE PARATHYROÏDIENNE. Hypoparathyreosis.

INSUFFISANCE PULMONAIRE. 1° *cardiologie.* Pulmonary (or pulmonic) regurgitation or insufficiency or incompetence. – 2° *pneumologie.* Respiratory insufficiency.

INSUFFISANCE PYLORIQUE. Pyloric insufficiency or incompetence.

INSUFFISANCE RÉNALE. Renal insufficiency, renal failure.

INSUFFISANCE RÉNALE AIGUË. Acute renal failure.

INSUFFISANCE RÉNALE CHRONIQUE. Chronic renal failure.

INSUFFISANCE RESPIRATOIRE. Respiratory insufficiency, respiratory failure.

INSUFFISANCE SURRÉNALE OU **CORTICOSURRÉNALE.** Hypoadrenalism, hypoadrenocorticism, adrenocortical insufficiency, capsular insufficiency, adrenal insufficiency, hypoadrenia, hyposuprarenalism, hypocorticalism, hypocorticism.

INSUFFISANCE THYROÏDIENNE. Thyroïd insufficiency. → *hypothyroïdie.*

INSUFFISANCE TRICUSPIDE OU TRICUSPIDIENNE. Tricuspid regurgitation or insufficiency or incompetence.

INSUFFISANCE VALVULAIRE. Valvular insufficiency, insufficiency of the valves, valvular incompetence, incompetence of the valves.

INSUFFISANCE DE LA VALVULE ILÉO-CAECALE. Ileocecal incompetence.

INSUFFISANCE VENTILATOIRE. Ventilatory insufficiency.

INSUFFISANCE VENTRICULAIRE DROITE. Right ventricular heart-failure, right sided heart-failure.

INSUFFISANCE VENTRICULAIRE GAUCHE. Left ventricular heart-failure, left sided heart-failure.

INSUFFISANCE VERTÉBRALE. Insufficientia vertebrae.

INSUFFISANCE VERTÉBRO-BASILAIRE. Basilar artery insufficiency syndrome, vertebral-basilar artery insufficiency syndrome, basilar insufficiency.

INSUFFISANCE VERTÉBRO-BRACHIALE. Brachial-basilar insufficiency. → *sous-clavière voleuse (syndrome de la).*

INSUFFLATION, *s.f.* Insufflation.

INSUFFLATION DES POUMONS. Insufflation of the lungs.

INSUFFLATION TUBAIRE. Tubal insufflation.

INSULAIRE, *adj.* Insular.

INSULINE, *s.f.* Insulin.

INSULINE (test d'intolérance à l'). Insulin tolerance-test.

INSULIN AUTOIMMUNE SYNDROME. Syndrome insulinique auto-immun.

INSULINE-GLUCOSE (test). Insulin-glucose test.

INSULINE PROTAMINE-ZINC. Protamine zinc insulin.

INSULINE RETARD. Delayed insulin.

INSULINÉMIE, *s.f.* Insulinaemia.

INSULINO-DÉPENDANCE, *s.f.* Insulin-dependence.

INSULINOME, *s.m.* Insulinoma, nesidioblastoma, insuloma, islet-cell tumour, islet-cell adenoma, islet-cell carcinoma, langerhansian adenoma.

INSULINOPRIVE, *adj.* Insulinopenic.

INSULINORÉSISTANCE, *s.f.* Insulin-resistance.

INSULINOSÉCRÉTION, *s.f.* Secretion of insulin.

INSULINOTHÉRAPIE, *s.f.* Insulinization.

INSULITE, *s.f.* Insulitis.

INTÉGRINE, *s.f.* Integrin.

INTELLIGENCE, *s.f.* Intelligence.

INTENTION, *s.f.* Intention.

INTERCALANT, ANTE, *adj.* Intercalating.

INTERCOSTAL, ALE, *adj.* Intercostal.

INTERCURRENT, ENTE, *adj.* Intercurrent.

INTERFÉRENCE, *s.f.* Interference.

INTERFÉRENCE VIRALE. Interference phenomenon, preemptive immunity.

INTERFÉROMÉTRIE, *s.f.* Interferometry.

INTERFÉRON, *s.m.* Interferon.

INTÉRIORISATION (syndrome d'). Schizosis.

INTERLEUKINE, *s.f.* Interleukin.

INTERLEUKINE 1 (IL 1). Interleukin 1, lymphocyte activating factor, LAF.

INTERLEUKINE 2 (IL 2). Interleukin 2, T-cell growth factor, TCGF, thymocyte stimulating factor, TSF.

INTERLOBITE, *s.f.* Interlobitis.

INTERMÉDINE, *s.f.* Intermedin. → *hormone mélanotrope.*

INTERMENSTRUEL, ELLE, *adj.* Intermenstrual.

INTERMISSION, INTERMITTENCE, *s.f.* Intermission.

INTERMITTENCE DU CŒUR. Intermission of the heart, intermittent heart, dropped beat.

INTERMITTENCE DU POULS. Intermission of the pulse, dropped beat.

INTERMITTENT, ENTE, *adj.* Intermittent.

INTERNALISATION, *s.f.* Internalization.

INTERNE (dans un hôpital), *s.m.* ou *f.* House physician.

INTERNE, *adj.* Medial.

INTERNISTE, *s.m.* ou *f.* Internist.

INTÉROCEPTEUR, *s.m.* Interoceptor.

INTERŒSTRUS, *s.m.* Anestrus, anœstrus, anestrum, anœstrum, diestrum, diœstrum, diestrus, dioestrus, rest stage.

INTEROLIVAIRE DE DEJERINE (syndrome). Anterior bulbar syndrome. → *bulbaire antérieur (syndrome).*

INTEROSSEUX, EUSE, *adj.* Interosseous.

INTEROSSEUX (phénomène des). Finger phenomenon. → *doigts (phénomène des).*

INTERPHASE, *s.f.* Interphase.

INTERSEXUALITÉ, *s.f.* Intersexuality, intersex.

INTERSEXUÉ, 1° *adj.* Intersexual. – 2° *s.m.* Intersex.

INTERSTITIEL, ELLE, *adj.* Interstitial.

INTERSYSTOLE, *s.f.* Intersystole.

INTERTRIGINEUX, EUSE, *adj.* Intertriginous.

INTERTRIGO, *s.m.* Intertrigo, erythema intertrigo.

INTERVALLE, *s.m.* Interval, space.

INTERVALLE LIBRE OU LUCIDE. Lucid interval.

INTERVALLES DE TEMPS SYSTOLIQUES. Systolic time intervals.

INTERVENTRICULAIRE, *adj.* Interventricular.

INTERVERTÉBRAL, ALE, *adj.* Intervertebral.

INTOLÉRANCE, *s.f.* Intolerance.

INTESTIN, *s.m.* Intestine.

INTESTIN IRRITABLE (syndrome de l'). Irritable bowel syndrome.

INTESTINAL, ALE, *adj.* Intestinal.

INTIMA, *s.f.* Tunica intima vasorum.

INTOLÉRANCE AU GLUCOSE. Impaired glucose tolerance.

INTORSION, *s.f.* Intorsion.

INTOXICATION, *s.f.* Poisoning, intoxication, toxicosis, toxinosis.

INTOXICATION ALIMENTAIRE. Food poisoning, meat poisoning, alimentary toxicosis.

INTOXICATION PAR LES CHAMPIGNONS. Mushroom poisoning.

INTOXICATION PAR LES CONSERVES. Can poisoning.

INTOXICATION PAR LES COQUILLAGES ET CRUSTACÉS. Shellfish poisoning.

INTOXICATION DIGITALIQUE. Digitalis or foxglove poisoning.

INTOXICATION PAR L'EAU. Water intoxication.

INTOXICATION ENDOGÈNE. Endegenic toxicosis.

INTOXICATION EXOGÈNE. Exogenic toxicosis or poisoning.

INTOXICATION PAR LE GENÊT À BALAI. Broom poisoning.

INTOXICATION INAPPARENTE. Inapparent or subclinical intoxication.

INTOXICATION INTESTINALE. Intestinal intoxication, intestinal auto-intoxication, alimentary toxaemia, sitotoxism.

INTOXICATION PAR LES MOULES. Mussel poisoning, mytilotoxism.

INTOXICATION PAR LA NIELLE. Githagism, corn cockle poisoning.

INTOXICATION OXYCARBONÉE. Carbon monoxyde poisoning.

INTOXICATION PALUSTRE. Malaria. → *paludisme.*

INTOXICATION PHALLOÏDIENNE. Phalloidin poisoning.

INTOXICATION PAR LE SÉLÉNIUM. Selenium poisoning.

INTOXICATION PAR LE SULFURE DE CARBONE. Carbon disulfide poisoning.

INTOXICATION PAR LE TÉTRACHLORURE DE CARBONE. Carbon tetrachloride poisoning.

INTRA-ARTÉRIEL, ELLE, *adj.* Intra-arterial.

INTRACAPSULAIRE, *adj.* Intracapsular.

INTRACARDIAQUE, *adj.* Intracardiac.

INTRACRÂNIEN, ENNE, *adj.* Intracranial.

INTRACYTOPLASMIQUE, *adj.* Intracytoplasmic.

INTRADERMIQUE, *adj.* Intradermal, intradermic.

INTRADERMO-RÉACTION, *s.f.* Intradermal reaction, intradermoreaction.

INTRADERMO-RÉACTION À LA MÉLITINE. Brucellin test, melitin test, Brucella skin test.

INTRADUROGRAPHIE, *s.f.* Radiculography.

INTRAHÉPATIQUE, *adj.* Intrahepatic.

INTRAMÉDULLAIRE, *adj.* Intramedullary.

INTRAMURAL, ALE, *adj.* Intramural.

INTRAMUSCULAIRE, *adj.* Intramuscular, IM.

INTRARACHIDIEN, ENNE, *adj.* Intraspinal, intrarachidian, intravertebral.

INTRASACCULAIRE, *adj.* Within a saccus or a sacculus.

INTRASCLÉRAL, ALE, *adj.* Intrascleral.

INTRASELLAIRE, *adj.* Intrasellar.

INTRATHÉCAL, ALE, *adj.* Intrathecal.

INTRAVASCULAIRE, *adj.* Intravascular.

INTRAVEINEUX, EUSE, *adj.* Intravenous, endovenous, IV.

INTRAVENTRICULAIRE, *adj.* Intraventricular.

INTRAVERTÉBRAL, ALE, *adj.* Intravertebral.

INTRINSÈQUE, *adj.* Intrinisic.

INTROJECTION, *s.f.* Introjection.

INTRON, *s.m.* Intron.

INTROVERSION, *s.f.* Introversion.

INTROVERTI, IE, *adj.* Introvert.

INTRUSION (complexe d'). Cain complex.

INTUBATEUR, *s.m.* Intubator, introducer.

INTUBATION, *s.f.* Intubation.

INTUBATION ENDOTRACHÉALE. Endotracheal intubation.

INTUMESCENCE, *s.f.* Intumescence.

INTUSSUSCEPTION, *s.f.* Intussusception, intrussusception.

INSULINE (épreuve à l'). Insuline clearance test.

INULINE, *s.f.* Inulin.

INUNCTION, *s.f.* Inunction.

INV (facteur ou **gène).** Inv factor.

INVAGINATION, *s.f.* Invagination.

INVAGINATION BASILAIRE. Basilar impression.

INVALIDE, *adj.* ou *s.m. f.* Invalid.

INVALIDITÉ, *s.f.* Disability.

INVASION, *s.f.* Invasion.

INVERSION, *s.f.* Inversion.

INVERSION CHROMOSOMIQUE. Chromosomic inversion.

INVERSION DU SENS GÉNITAL. Sexual inversion. → *homosexualité.*

INVERSION THERMIQUE. Thermic inversion.

INVERSION DE L'UTÉRUS. Inversion of the uterus.

INVERSION VISCÉRALE. Visceral inversion. → *situs inversus.*

INVERTASE, *s.f.* Invertase, invertin.

INVERTI, *s.m.* Invert. → *homosexuel.*

INVERTINE, *s.f.* Invertase, invertin.

INVESTIGATEUR, *s.m.* Investigator.

INVOLUTION, *s.f.* Involution.

INVOLUTION SÉNILE. Senile involution.

INVOLUTION UTÉRINE. Involution of the uterus.

IOD-BASEDOW. Iod-Basedow.

IODE, *s.f.* Iodin.

IODE (teinture d'). Iodine tincture.

IODE EXTRACTIBLE PAR LE BUTANOL. Butanol extractable iodine.

IODE HORMONAL. Butanol extractable iodine, BEI.

IODE PROTÉIQUE. Protein bound iodine, PBI.

IODE RADIO-ACTIF (test à l' ou **test de fixation de l').** Radioactive iodine test, radioactive iodine uptake test.

IODÉMIE, *s.f.* Iodaemia.

IODIDE, *s.f.* Iodine eruption, iododerma.

IODISME, *s.m.* Iodism.

IODOPHILIE, *s.f.* Iodophilia.

IODOTHYRINE, *s.f.* Iodothyrine.

IODOTYROSINE, *s.f.* Iodotyrosine.

IODURIE, *s.f.* Ioduria.

ION, *s.m.* Ion.

IONISATION, *s.f.* 1° (thérapeutique). Iontophoresis, iontherapy, galvano-ionization, medical ionization, ionic medication. – 2° (physique). Ionization.

IONOTHÉRAPIE, *s.f.* Ionotherapy.

IONOPHORÈSE, *s.f.* Iontophoresis, ionic medication, endermic medication.

IOPHOBIE, *s.f.* Iophobia.

IOTACISME, *s.m.* Iotacism.

IOWA (neuropathie de l'). Iowa neuropathy.

IPÉCA, *s.m.* Ipecacuhana.

IPP. Permanent partial disability.

IPSILATÉRAL, ALE, *adj.* Ipsilateral.

IPT. Permanent total disability.

IPZ. Protamine zinc insulin.

IRIDECTOMIE, *s.f.* Iridectomy, corectomy.

IRIDECTOMIE OPTIQUE. Optic iridectomy.

IRIDENCLEISIS, *s.m.* Iridencleisis.

IRIDIODIALYSE, *s.f.* Iridiodialysis.

IRIDOCÈLE, *s.f.* Iridocele.

IRIDOCHOROÏDITE, *s.f.* Iridochoroiditis.

IRIDOCYCLITE, *s.f.* Iridocyclitis.

IRIDODONÈSE, *s.f.*, **IRIDODONÉSIS,** *s.m.* Iridodonesis, tremulous iris.

IRIDOLOGIE, *s.f.* Iridology.

IRIDOPLÉGIE, *s.f.* Iridoplegia, iridoparalysis.

IRIDOPSIE, *s.f.* Iridization, iridopsia.

IRIDORRHEXIE, IRIDORRHEXIS, *s.f.* Iridorhexis.

IRIDOSCHISIS, *s.m.* Iridoschisis.

IRIDOSCOPIE, *s.f.* Iridoscopy.

IRIDOTOMIE, *s.f.* Iridotomy, iritomy, irotomy, corotomy, coretomy.

IRIS, *s.m.* Iris.

IRIS TREMULANS. Iridodonesis.

IRITIS, *s.f.* Iritis.

IRITOMIE, *s.f.* Iridotomy. → *iridotomie.*

IRM. Abbreviation for « imagerie par résonance magnétique nucléaire » : nuclear magnetic resonance imaging, MRI.

IRMA. Immuno radiometric assay.

IRRADIATION, *s.f.* Irradiation.

IRRADIATION CORPORELLE TOTALE. Whole-body irradiation.

IRRADIATION À DISTANCE. Remote irradiation.

IRRADIATION À DOSES FRACTIONNÉES. Irradiation with fractional doses.

IRRADIATION À DOSE UNIQUE. Single dose irradiation.

IRRADIATION DOULOUREUSE. Referred pain.

IRRADIATION À FEUX CROISÉS. Cross-fire irradiation.

IRRADIATION (fracture par). Indirect fracture.

IRRADIATIONS PÉNÉTRANTES (mal des). Radiation sickness. → *rayons (mal des).*

IRRÉFLECTIVITÉ, *s.f.* Areflexia.

IRRITABILITÉ, *s.f.* Irritability.

IRRITABILITÉ SPÉCIFIQUE (loi d'). Law of specific irritability, Müller's law.

IRRITATION (syndrome d'). Reilly's phenomenon.

IRVINE-GASS (syndrome d'). Cystoid macular oedema, Irvine's syndrome.

ISAACS ou ISAACS-MERTENS (syndrome d'). Isaac's syndrome.

ISAMBERT (maladie d'). Isambert's disease.

ISCHÉMIE, *s.f.* Ischemia (américain), ischaemia.

ISCHÉMIE INTESTINALE PAROXYSTIQUE. Intestinal angina.

ISCHÉMIE-LÉSION (syndrome d'). Ischaemia-lesion syndrome.

ISCHÉMIE MYOCARDIQUE SILENCIEUSE. Silent myocardial ischaemia.

ISCHIADELPHE, ISCHIOPAGE, *s.m.* Ischiadelphus, ischiodidymus, ischiopagus.

ISHIHARA (test d'). Ishihara's test.

ISCHION, *s.m.* Os ischii.

ISCHIOPUBIOTOMIE, *s.f.* Ischiopubiotomy, Farabeuf's operation.

ISCHIUM, *s.m.* Os ischii.

ISCHURIE, *s.f.* Ischuria.

ISO-AGGLUTINATION, *s.f.* Isoagglutination, isohaemagglutination.

ISO-AGGLUTININE, *s.f.* Isoagglutinin, isohaemagglutinin.

ISO-AGGLUTINOGÈNE, *s.m.* Isoagglutinogen.

ISO-AGRESSION, *s.f.* Isoimmunisation.

ISO-ALLERGIE, *s.f.* Isoallergy.

ISO-ANDROSTÉRONE, *s.f.* Isoandrosterone.

ISO-ANTICORPS, *s.m.* Isoantibody, isobody, alloantibody.

ISO-ANTIGÈNE, *s.m.* Isoantigen, alloantigen.

ISO-ANTISÉRUM, *s.m.* Alloantiserum.

ISOCHROME, *adj.* Isochromic, orthochromic.

ISOCHROMOSOME, *s.m.* Isochromosome.

ISOCHRONE, *adj.* 1° Isochronous, isochronal, isochronic. – 2° (*neurologie* : concernant la chronaxie) Isochron.

ISOCHRONISME, *s.m.* Isochronia, isochronism.

ISOCINÉTIQUE, *adj.* Isokinetic.

ISOCOAGULABILITÉ, *s.f.* Isocoagulability.

ISOCORIE, *s.f.* Isocoria.

ISOCORTEX, *s.m.* Isocortex.

ISOCYTOSE, *s.f.* Isocytosis.

ISODACTYLIE, *s.f.* Isodactylism.

ISODIAGNOSTIC, *s.m.* Isodiagnosis.

ISODIASTOLIQUE, *adj.* Protodiastolic.

ISODYNAME, *adj.* Isodynamic.

ISODYNAMIE DES ALIMENTS. Foods' isodynamia.

ISO-ÉLECTRIQUE (ligne). Isoelectric level, base line, zero level.

ISO-ÉLECTRIQUE (point). Isoelectric point or zone.

ISO-ENZYME, *s.f.* Isoenzyme, isozyme.

ISOGÉNIQUE, *adj.* Syngeneic, isogeneic, isogenic, isogenous, isologous.

ISOGLYCÉMIE, *s.f.* Unchangeable glycaemia.

ISOGREFFE, *s.f.* Isograft, isologous graft, isoplastic graft, syngenic graft, isogenic graft.

ISOGROUPE, *adj.* Pertaining to the same blood group.

ISO-HÉMAGGLUTINATION, *s.f.* Isoagglutination, isohaemagglutination.

ISO-HÉMAGGLUTININE, *s.f.* Isoagglutinin, isohaemagglutinin.

ISO-HÉMOLYSINE, *s.f.* Isohaemolysin, isolysin.

ISO-IMMUNISATION, *s.f.* Isoimmunization.

ISO-IMMUNISATION ANTI-RH. Rh isoimmunization.

ISOKINÉTIQUE, *adj.* Isokinetic.

ISOLAT, *s.m.* Isolate.

ISOLEUCO-ANTICORPS, *s.m.* Isoleukoagglutinin.

ISOLEUCINE, *s.f.* Isoleucine.

ISOLOGUE, *adj.* Isometric.

ISOLYSINE, *s.f.* Isohaemolysin, isolysin.

ISOMÉRASE, *s.f.* Isomerase.

ISOMÈRE, *s.m.* Isomer.

ISOMÉRIE, *s.m.* Isomerism.

ISOMÉTRIQUE, *adj.* Isometric.

ISOMORPHE, *adj.* Isomorphous.

ISONIAZIDE, *s.m.* Isoniazid.

ISOPATHIE, *s.f.* Isopathy.

ISOPHANE, *adj.* Isophane.

ISOPHÉNOLISATION, *s.f.* Isophenolization, Döppler's operation, sympathicodiaphteresis.

ISOPRÉNALINE, *s.f.* Isoproterenol, isoprenaline.

ISORYTHMIQUE (dissociation). Isorrhythmic dissociation.

ISOSENSIBILISATION, *s.f.* Isoimmunisation.

ISOSEXUEL, ELLE, *adj.* Isosexual.

ISOSPORA BELLI. *Isospora belli.*

ISOSPORIDIOSE, *s.f.* Isosporiasis.

ISOSTHÉNURIE, *s.f.* Isosthenuria.

ISOTHÉRAPIE, *s.f.* Isotherapy.

ISOTHERME, *adj.* Isothermic, isothermal.

ISOTHERMOGNOSIE, *s.f.* Isothermognosis.

ISOTONIE, *s.f.*, **ISOTONISME,** *s.m.* Isotonia, isotonicity.

ISOTONIQUE, *adj.* Isotonic.

ISOTOPE, *s.m.* Isotope.

ISOTOPE RADIO-ACTIF. Radioactive isotope. → *radioisotope.*

ISOTRANSPLANTATION, *s.f.* Isotransplantation, isoplastic or syngeneic transplantation.

ISOTROPE, *adj.* Isotropic.

ISOTYPE, *s.m.* Isotype.

ISOTYPIE, *s.f.* Isotypy.

ISOVALÉRICÉMIE, *s.f.* Isovalericacidaemia, isovaleric acidaemia.

ISOVOLUMÉTRIQUE OU **ISOVOLUMIQUE,** *adj.* Isovolumic, isovolumetric.

ISOZYME, *s.f.* Isoenzyme, isozyme.

ISTHME AORTIQUE. Isthmus of aorta.

ISTHMOPLASTIE, *s.f.* Isthmoplasty.

ISSUE, *s.f.* Outlet.

ISURIE, *s.f.* Isuria.

...ITE, *suffixe.* -itis, ites.

ITÉRATION, *s.f.* Reiteration.

ITO (nævus de). Naevus of Ito. → *naevus fuscocæruleus acromiodeltoideus.*

ITP. Temporary partial disability.

ITT. Temporary total disability.

IV. Intravenous.

IVD. Right ventricular insufficiency.

IVEMARK (syndrome d'). Ivemark's syndrome, absent spleen syndrome.

IVG. 1° Left ventricular insufficiency. – 2° Abbreviation for « interruption volontaire de grossesse » : volontary induced abortion.

IVIC (syndrome). IVIC syndrome.

IVOIRE, *s.m.* Dentin.

IVY (méthode d'). Ivy's bleeding time test.

IXODES, *s.m.* Ixodes.

IXODIDÉS, *s.m. pl.* Ixodidae.

J

J Symbol for joule J.

J (onde). J wave.

J (point) (électrocardiographie). J point.

JABOULAY (méthodes ou **procédés de).** 1° Cervical sympathectomy for exophthalmic goiter. – 2° Doyen's operation.

JABOULAY (opération de). Desternalization.

JABOULAY-DUFOURMENTEL (opération de). Resection of both condyles of the mandible.

JACCOUD-OSLER (maladie de). Subacute bacterial endocarditis.

JACKSON (membrane de). Jackson's membrane.

JACKSON (syndrome de). Jackson's syndrome, syndrome of vago-accessory-hypoglossal paralysis, ambiguo-accessorius-hypoglossal paralysis.

JACKSONIEN, ENNE, *adj.* Jacksonian.

JACOB (maladie de). Jacob's disease.

JACOB (syndrome de). Jacob's syndrome.

JACOBÆUS (opération de) Jacobaeus's operation.

JACOBSTHAL (méthode de). Jacobsthal's test.

JACOD (syndrome ou **triade de).** Jacod's syndrome. → *carrefour pétro-sphénoïdal (syndrome du).*

JACQUEMIER (signe de). Jacquemier's sign or spot, Chadwick's sign, Kluge's sign.

JACTATION, JACTITATION, *s.f.* Jactation, jactitation.

JADASSOHN (anétodermie érythémateuse de). Anetoderma. → *anétodermie érythémateuse (Jadassohn).*

JADASSOHN-LEWANDOWSKY (maladie ou **syndrome de).** Pachyonychia congenita, pachyonychia ichthyosiforme, Jadassohn-Lewandowsky syndrome, polykeratosis congenita, keratosis diffusa fetalis.

JAFFE-LICHTENSTEIN (maladie de). Polyostotic fibrous dysplasia, polyostolic osteitis fibrosa, Jaffe-Lichtenstein or Jaffe-Lichtenstein-Uehlinger disease or syndrome, osteofibrosis deformans juvenilis, osteodystrophia fibrosa universalis.

JAHNKE (syndrome de). Jahnke's syndrome.

JAKOB (pseudosclérose spastique de ou **maladie de).** Jakob-Creutzfeldt disease. → *Creutzfeldt-Jakob (maladie de).*

JAKSCH-HAYEM-LUZET (maladie ou **syndrome de von).** von Jacksch's anaemia. → *anémie infantile pseudoleucémique.*

JALAGUIER (Incision de). Battle's or Kammerer-Battle incision.

JAMAÏQUE (maladie des vomissements de la). Jamaican vomiting sickness.

JAMBE, *s.f.* Leg.

JAMBES ARQUÉES. Bandy leg. → *genu varum.*

JAMBE ATROPHIÉE. Bird leg, stork leg.

JAMBE EN BAÏONNETTE. Bayonet leg.

JAMBE (manœuvre de la). Barré's sign.

JAMBES SANS REPOS (syndrome des). Restless legs, Wittmaack-Ekbom syndrome, Ekbom's syndrome, anxietas tibiarum, asthenia crurum dolorosa, asthenia crurum paraesthetica, jitters legs, jimmy legs.

JANEWAY (signe de). Janeway's nodes or spots.

JANICÉPHALE, JANIFORME. *s.m.* Sycephalus.

JANICEPS. *s.m.* Janiceps.

JANSEN (dysostose ou **chondrodystrophie métaphysaire de type).** Jansen's metaphyseal chondrodysplasia. → *chondrodysplasie métaphysaire type Jansen.*

JANSKY-BIELSCHOWSKY (Idiotie amaurotique de type). Bielchowsky's disease. → *Bielschowsky (idiotie amaurotique de type).*

JANUS (syndrome de). Bret's syndrome.

JARCHO-LEVIN (syndrome de). Jarcho-Levin syndrome, costo-vertebral dysostosis, spondylocostal dysostosis, spondylothoracic dysostosis.

JARGONAPHASIE, *s.f.* Jargonaphasia, gibberish aphasia.

JARISCH-HERXHEIMER (réaction de). Jarisch-Herxheimer reaction.

JARREAU ET KLOTZ (méthode de). Jarreau-Klotz method.

JARRET, *s.m.* Ham.

JATENE (opération de). Jatene's procedure.

JAUNEUX, EUSE, *s.m.* et *f.* Yellow-fever patient.

JAUNISSE, *s.f.* Jaundice. → *ictère.*

JAVELLISATION, *s.f.* Javellization.

JAWORSKI (signe de). Jaworski's test.

JEFFERSON (fracture de). Jefferson's fracture.

JEFFERSON (syndrome de). Jefferson's syndrome.

JÉJUNOPLASTIE, *s.f.* Jejunoplasty.

JÉJUNOSTOMIE, *s.f.* Jejunostomy, Surmay's operation.

JÉJUNUM, *s.m.* Jejunum.

JELLINEK (signe de). Jellinek's sign or symptom.

JENDRASSIK (manœuvre de). Jendrassik's maneuver.

JENNÉRIENNE (vaccination). Arm-to-arm vaccination.

JENNÉRISATION, *s.f.* Jennerization.

JENSEN (choriorétinite de). Jensen's disease.

JERSILD (syndrome de). Anogenital elephantiasis, genitorectal elephantiasis.

JERVEL ET LANGE-NIELSEN (syndrome de). Cardio-auditory syndrome of Jervell and Lange-Nielsen, surdo-cardiac syndrome.

JET (lésion de). Jet-lesion.

JETAGE, *s.m.* Snuffles.

JET-LAG, *s.m.* Jet-lag.

JEÛNE (cure de). Hunger cure.

JEUNE (maladie ou **syndrome de).** Thoracic asphyxiant dystrophy. → *dystrophie thoracique asphyxiante.*

JOB (syndrome de). 1° Association of a Zollinger-Ellison syndrome and of a multiple endocrinous adenomatosis. – 2° Job's syndrome.

JOBERT (opération de). Jobert's operation.

JOCASTE (complexe de). Jocasta's complex.

JOE (syndrome pickwickien type). Somnolent type of pickwickian syndrome.

JOFFROY (signe de). (dans le goitre exophtalmique). Joffroy's sign.

JOHANSON-BLIZZARD (syndrome de). Johanson-Blizzard syndrome.

JOHNSON (syndrome de). Postpericardiotomy syndrome.

JOLLY (corps de). Howell's body, Jolly's body, Howell-Jolly body.

JOLLY (réaction de). Jolly's reaction. → *myasthénique (réaction).*

JONCTION ATRIO-VENTRICULAIRE. Atrioventricular junction.

JONCTION AURICULO-VENTRICULAIRE. Atrioventricular junction.

JONCTIONNEL, ELLE, *adj.* Junctional.

JONES (critères de). Jones's criteria.

JONES (fracture de). Jone's fracture.

JONES (opération de Robert). Robert Jones' operation.

JONNESCO (opération de). Jonnesco's operation.

JOSEPH (maladie de). Joseph's syndrome hyperprolinaemia.

JOSSERAND (signe de). Josserand's sign.

JOSUÉ (syndrome de). Cardiac kidney.

JOUBERT (syndrome de). Joubert's syndrome.

JOUE, *s.f.* Cheek.

JOULE, *s.m.* Joule.

JOURNAL (signe du). Froment's sign, Froment's paper sign.

JUBERG-HAYWARD (syndrome de). Juberg-Hayward syndrome.

JUBERG-MARSIDI (syndrome de). Juberg-Marsidi syndrome.

JUDD (opération de). Anterior duodeno-pylorectomy.

JUGAL, ALE, *adj.* Jugal.

JUGULAIRE, *adj.* Jugular.

JUGULOGRAMME, *s.m.* Jugular vein tracing.

JUGUM SPHÉNOÏDAL. Sphenoidal yoke.

JULEP, *s.m.* Julep.

JUMEAU, ELLE, *adj.* et *s.m.* et *f.* Twin.

JUMEAUX BI-OVULAIRES. Dizygotic twins, two-egg twins, unlike twins, fraternal twins, biovular or binovular twins, dichorial or dichorionic twins, dissimilar twins, heterologous or hetero-ovular twins, false twins.

JUMEAUX BIVITELLINS. Dizygotic twins. → *jumeaux biovulaires.*

JUMEAUX DIZYGOTES. Dizygotic twins. → *jumeaux biovulaires.*

JUMEAUX CONJOINTS. Coinjoined twins.

JUMEAUX MONO-AMNIOTIQUES. Monoamniotic twins.

JUMEAUX MONOZYGOTES. Monozygotic twins. → *jumeaux uni-ovulaires.*

JUMEAUX UNI-OVULAIRES. Monozygotic twins, one-egg twins, true twins, identical twins, monochorial or monochorionic twins, uni-ovular or similar twins, enzygotic or monozygotic or mono-ovular twins.

JUMEAUX UNIVITELLINS. Monozygotic twins. → *jumeaux uni-ovulaires.*

JUNGLING (maladie de ou **ostéite polykystique de).** Jungling's disease. → *Perthes-Jungling (maladie de).*

JUVÉNILISME, *s.m.* Slight form of infantilism.

K

K. 1° Chemical symbol for potassium. – 2° Symbol for Kelvin.

k. Symbol for kilo.

Kabat (méthode de). Kabat's method.

kaburé, *s.m.* Kabure.

Kahler (maladie de). Multiple myeloma, myeloma multiplex, Kahler's disease, Huppert's disease, lymphadenia ossea, general lymphadenomatosis of bones, myelomatosis multiplex, multiple myelomatosis, Kahler-Bozzolo disease, Rustitzky's disease, plasma cell myeloma.

Kahn (réaction de). Kahn's test.

kakke, *s.m.* Kakke. → *béribéri.*

kala-azar, *s.m.* Kala-azar, febrile tropical splenomegaly, visceral leishmaniasis, dumdum fever, cachectic or black fever, ponos, black sickness, nonmalarial remittent fever, Leishman's anaemia, Assam fever.

kala-azar infantile. Infantile kala-azar, canine or Mediterranean kala-azar, ponos, infantile or canine leishmaniasis.

kaliémie, *s.f.* Kalaemia, kaliaemia, potassaemia.

kaliopénie, *s.f.* Kaliopenia.

kalisme, *s.m.* Potassium intoxication.

kaliurèse, *s.f.* Kaliuresis.

kaliurie, *s.f.* Kaliuria.

kallicréine ou **kallikréinogène,** *s.f.* Kallikrein.

kallicréinogène ou **kallikrénogène,** *s.m.* Kallikreinogen.

kallidine, *s.f.* Kallidin.

kallidinogène, *s.m.* Kallidinogen.

Kallmann (syndrome de). Hypogonadism with anosmia, Kallmann's syndrome.

Kaltenborn (technique de). Kaltenborn's method.

Kanner (syndrome de). Kanner's syndrome.

kaolin, *s.m.* Kaolin.

Kaplan (test de). Angiotensin infusion test.

Kaposi (éruption varicelliforme de). Kaposi's varicelliform disease. → *pustulose vacciniforme.*

Kaposi (maladies de). 1° Kaposi's sarcoma. → *sarcomatose multiple hémorragique de Kaposi.* – 2° Systemic lupus erythematosus. → *lupus érythémateux aigu disséminé.*

Kaposi (sarcome de). Kaposi's sarcoma. → *sarcomatose multiple hémorragique de Kaposi.*

Kaposi-Irgang (lupus érythémateux profond de). Kaposi-Irgang disease. → *lupus érythémateux profond.*

Kaposi-Juliusberg (maladie de). Kaposi's varicelliform disease. → *pustulose vacciniforme.*

Karell (cure de). Karell's cure.

Karman (méthode de). Karman's procedure.

Karnofsky (critères, échelle ou **index de).** Karnofsky's performance, index *or* scale.

Kartagener (syndrome de). Kartagener's triad or syndrome.

karyokinèse, *s.f.* Karyokinesis. → *mitose.*

Kasabach-Merritt (syndrome de). Kasabach-Merritt syndrome, haemangioma thrombocytopenia syndrome.

Kashin-Beck (maladie de). Kashin-Beck disease, osteoarthritis deformans endemica.

Kast (syndrome de). Kast's syndrome.

Kat. Symbol for katal.

katal, *s.m.* Katal.

kataphasie, *s.f.* Cataphasia.

Katayama (maladie de). Katayama disease. → *schistosomiase japonaise.*

Katz (indice de). Katz's formula.

Katzenstein (épreuve de). Katzenstein's test.

Kaufman (syndrome de). Kaufman's syndrome.

Kaulla (test de von). Euglobulin lysis test.

Kawasaki (syndrome de). Mucocutaneous lymph node syndrome, acute febrile mucocutaneous lymph node syndrome Kawasaki's syndrome.

Kayser-Fleischer (cercle de). Kayser-Fleischer ring.

Kaznelson (syndrome de). Kaznelson's syndrome.

KEARNS OU KEARNS ET SAYRE (syndrome de). Kearns's syndrome, Kearns-Sayre syndrome, Kearns-Shy syndrome, ophthalmoplegia plus.

KEASBEY (tumeur de). Juvenile fibromatosis, calcifying aponevrotic fibroma.

KEDANI (maladie de). Kedani disease. → *fièvre fluviale du Japon.*

KÉFIR, KÉPHIR, *s.m.* Kefir, kefyr, kephyr.

KEHR (drain de). Kehr's drain.

KEHR (opération de). Kehr's operation.

KEINING-COHEN (maladie de). Pretibial myxoedema.

KEIPERT (syndrome de). Keipert's syndrome.

KEITH ET FLACK (nœud de). Keith's node. → *nœud sino-auriculaire.*

KELL (facteur). Kell factor.

KELL (système de groupe sanguin). Kell blood group system.

KELLY-PATTERSON (syndrome de). Patterson-Kelly syndrome. → *Plummer-Vinson (syndrome de).*

KÉLOÏDE, *s.f.* Keloid. → *chéloïde.*

KÉLOTOMIE, *s.f.* Kelotomy.

KELVIN, *s.m.* Kelvin.

KEMPNER (régime de). Kempner's diet.

KENNEDY (syndrome de). Kennedy's syndrome.

KENNEDY (syndrome de Foster). Kennedy's syndrome, Foster Kennedy's syndrome.

KENNY-CAFFEY (syndrome de). Kenny-Caffey syndrome, tubular stenosis.

KENNY-HOWARD (attelle de). Kenny-Howard splint.

KÉNOPHOBIE, *s.f.* Kenophobia.

KENT (syndrome du faisceau de). Kent's bundle.

KÉRANDEL (signe de). Kérandel's symptom or sign.

KÉRATALGIE, *s.f.* Keratalgia.

KÉRATECTASIE, *s.f.* Keratectasia.

KÉRATECTOMIE, *s.f.* Keratectomy.

KÉRATINE, *s.f.* Keratin.

KÉRATINISATION, *s.f.* Keratinization.

KÉRATINOCYTE, *s.m.* Keratinocyte.

KÉRATITE, *s.f.* Keratitis.

KÉRATITE ACTINIQUE. Actinic keratitis.

KÉRATITE EN BANDE. Ribbon-like keratitis, band keratitis, band-shaped keratitis, keratitis bandelette, zonular keratitis.

KÉRATITE CALCAIRE. Keratitis petrificans.

KÉRATITE DISCIFORME. Keratitis disciformis, disciform keratitis.

KÉRATITE FILAMENTEUSE OU FIBRILLAIRE. Keratitis filamentosa, filamentous keratitis.

KÉRATITE HERPÉTIQUE. Herpetic keratitis, herpes corneae.

KÉRATITE DE HUTCHINSON. Interstitial keratitis. → *kératite parenchymateuse.*

KÉRATITE À HYPOPYON. Hypopyon keratitis, serpiginous keratitis, ulcus serpens corneae, hypopyon ulcer, pneumococcus ulcer, hypopyon kerato-iritis, Saemisch's ulcer.

KÉRATITE INTERSTITIELLE DIFFUSE. Interstitial keratitis. → *kératite parenchymateuse.*

KÉRATITE LYMPHATIQUE. Phlyctenular keratoconjunctivitis. → *kérato-conjonctivite phlycténulaire.*

KÉRATITE NEUROPARALYTIQUE. Neuroparalytic keratitis, trophic keratitis, neuroparalytic ophthalmia.

KÉRATITE NODULAIRE DE SALZMANN. Salzmann's nodular corneal dystrophy.

KÉRATITE NUMMULAIRE DE DIMMER. Dimmer's keratitis. → *Dimmer (kératite nummulaire de).*

KÉRATITE PARENCHYMATEUSE. Interstitial keratitis, parenchymatous or deep keratitis, keratitis profunda.

KÉRATITE PHLYCTÉNULAIRE. Phlyctenular keratoconjunctivitis. → *kérato-conjonctivite phlycténulaire.*

KÉRATITE PONCTUÉE. Keratitis punctata, punctate keratitis, aquocapsulitis, aquacapsulitis, descemetitis.

KÉRATITE PONCTUÉE PROFONDE. Deep punctate keratitis.

KÉRATITE PONCTUÉE SUPERFICIELLE. Superficial punctate keratitis, epithelial punctate keratitis, keratitis punctata superficialis, Fuchs's syndrome.

KÉRATITE PURULENTE. Purulent keratitis, suppurative keratitis.

KÉRATITE PUSTULEUSE. Phlyctenular keratoconjunctivitis. → *kérato-conjonctivite phlycténulaire.*

KÉRATITE STRIÉE. Striate keratitis, alphabet keratitis.

KÉRATITE ULCÉREUSE. Ulcus corneae.

KÉRATITE VÉSICULAIRE. Vesicular keratitis.

KÉRATO-ACANTHOME, *s.m.* Kerato-acanthoma, molluscum sebaceum, molluscum pseudocarcinomatosum.

KÉRATO-ACANTHOME MULTIPLE. Multiple kerato-acanthoma, multiple self-healing squamous epithelioma.

KÉRATO-ATROPHODERMIE HÉRÉDITAIRE CHRONIQUE ET PROGRESSIVE. Porokeratosis of Mibelli. → *porokératose.*

KÉRATOCÈLE, *s.f.* Keratocele.

KÉRATOCÔNE, *s.m.* Keratoconus, conical cornea, sugar-loaf cornea.

KÉRATO-CONJONCTIVITE, *s.f.* Keratoconjunctivitis.

KÉRATO-CONJONCTIVITE ACTINIQUE. Flash keratoconjunctivitis.

KÉRATO-CONJONCTIVITE ÉPIDÉMIQUE. Epidemic kerato-conjunctivitis, viral keratoconjunctivitis, shipyard conjunctivitis, shipyard eye.

KÉRATO-CONJONCTIVITE PHLYCTÉNULAIRE. Phlyctenular keratoconjunctivitis, phlyctenular keratitis, scrofulus keratitis, phlyctenular ophthalmia, scrofulus or strumous ophthalmia, phlyctenular conjunctivitis, scrofular conjunctivitis.

KÉRATO-CONJONCTIVITE SÈCHE. Sjögren's disease. → *Gougerot-Houwer-Sjögren (syndrome de).*

KÉRATODERMIE, *s.f.* Keratodermia, keratoderma.

KÉRATODERMIE FISSURAIRE PLANTAIRE. Keratodermia plantaris sulcata, pitted keratolysis, keratolysis plantare sulcatum, cracked heel.

KÉRATODERMIE PALMO-PLANTAIRE. Keratosis palmaris et plantaris. → *kératose palmo-plantaire.*

KÉRATODERMIE SYMÉTRIQUE DES EXTRÉMITÉS. Keratosis palmaris et plantaris. → *kératose palmo-plantaire.*

KÉRATOGLOBE, *s.m.* Keratoglobus, cornea globosa.

KÉRATOLYSE, *s.f.* Keratolysis, deciduous skin.

KÉRATOLYTIQUE, *adj.* Keratolytic.

KÉRATOMALACIE, *s.f.* Keratomalacia, xerotic keratitis.

KÉRATOME, *s.m.* Keratoma, horny tumour.

KÉRATOME MALIN DIFFUS CONGÉNITAL. Harlequin fetus, alligator boy, keratoma malignum congenitale.

KÉRATOME SÉNILE. Keratoma senilis, senile keratoma, senile wart.

KÉRATOMÉGALIE, *s.f.* Megalocornea.

KÉRATOMÉTRIE, *s.f.* Keratometry.

KÉRATOMILEUSIS, *s.m.* Keratomileusis.

KÉRATOMYCOSE, *s.f.* Keratomycosis, mycotic keratitis.

KÉRATONYXIS, *s.f.* Keratonyxis.

KÉRATOPATHIE, *s.f.* Keratopathy.

KÉRATOPHAKIE, *s.f.* Keratophakia.

KÉRATOPLASTIE, *s.f.* Keratoplasty.

KÉRATOPLASTIQUE, *adj.* Keratoplastic.

KÉRATOSCOPIE, *s.f.* Keratoscopy. → *skiascopie.*

KÉRATOSE, *s.f.* Keratosis.

KÉRATOSE BLENNORRHAGIQUE. Keratoderma blennorrhagica, keratodermia blennorrhagica, keratosis blennorrhagica, gonorrhœal keratosis.

KÉRATOSE FOLLICULAIRE ACUMINÉE. Acne keratosa, acne cornea, lichen spinulosus.

KÉRATOSE FOLLICULAIRE CONTAGIEUSE. Keratosis follicularis contagiosa, Brooke's disease.

KÉRATOSE DUE AU GOUDRON. Tar keratosis.

KÉRATOSE OBTURANTE. Keratosis obturans. → *otite externe desquamative.*

KÉRATOSE PALMO-PLANTAIRE. Keratosis palmaris et plantaris, hyperkeratosis congenitalis palmaris et plantaris, congenital palmoplantar hyperkeratosis, keratoderma palmaris et plantaris, symmetric keratoderma, keratodermia palmaris et plantaris, ichthyosis palmaris et plantaris, tylosis palmaris et plantaris, eczema sclerosum.

KÉRATOSE PALMO-PLANTAIRE CONGÉNITALE. Congenital palmaris et plantaris keratosis.

KÉRATOSE PALMO-PLANTAIRE CONGÉNITALE PONCTUÉE. Keratosis palmaris et plantaris punctata.

KÉRATOSE PILAIRE. Keratosis pilaris, follicular ichthyosis, ichthyosis follicularis, sebacea cornata, pityriasis pilaris, follicular xeroderma, keratosis suprafollicularis, lichen pilaris.

KÉRATOSE PONCTUÉE. Keratosis punctata.

KÉRATOSE PSEUDO-TUMORALE DE POTH. Poth's tumour-like keratosis.

KÉRATOSE SÉBORRHÉIQUE. Seborreic keratosis.

KÉRATOSE SUR RADIODERMITE. Roentgen keratosis.

KÉRATOSE SÉNILE. Keratosis senilis, keratosis seborrhoeica, acanthosis verrucosa, actinic keratosis, solar keratosis, senile keratosis.

KÉRATOSE SERPIGINEUSE DE LUTZ. Perforating elastosis. → *élastome perforant verruciforme.*

KÉRATOSIS, *s.f.* Leukoplakia buccalis. → *leucoplasie buccale.*

KÉRATOTOMIE, *s.f.* Keratotomy.

KÉRAUNO-PARALYSIE, *s.f.* Keraunoneurosis.

KÉRION, *s.m.* **DE CELSE**. Kerion Celsi, Celsus's kerion, tinea kerion.

KÉRITHÉRAPIE, *s.f.* Keritherapy, kerotherapy.

KERLEY (lignes de). Kerley's lines.

KERNICTÈRE, *s.m.* Kernicterus. → *ictère nucléaire du nouveau-né.*

KERNIG (signe de). Kernig's sign.

KESHAN (maladie ou cardiomyopathie de). Keshan disease.

KÉTANSÉRINE, *s.f.* Ketanserin.

KETRON -GOODMAN (maladie de). Ketron-Goodman disease.

KEV. Kilo-electron-Volt.

KG. Symbol for kilogram.

KHELLINE, *s.f.* Khellin.

KID. KID syndrome (Keratitis-Ichthyosis-Deafness).

KIDD (facteur). Kidd factor.

KIDD (système de groupe sanguin). Kidd blood group system.

KIENBÖCK (loi de). Kienböck's law.

KIENBÖCK (maladie de). Kienböck's disease, lunatomalacia, osteochondrosis of the lunate bone.

KIENBÖCK (phénomène de). Kienböck's phenomenon.

KIENER (maladie de). Hanot-Kiener syndrome, diffuse mesenchymal hepatitis with nodular lymphomatosis.

KIKKAWA (syndrome de). Kikkawa's syndrome, TINU syndrome.

KIKUCHI (maladie de). Necrotizing lymphadenitis.

KILLIAN (méthode de). Bronchoscopy. → *bronchoscopie.*

KILOBASE, *s.m.* Kilobase.

KILO-ÉLECTRON-VOLT, *s.m.* Kiloelectronvolt, KeV.

KILOGRAMME, *s.m.* Kilogram.

KILOH-NEVIN (syndrome de). Kiloh-Nevin syndrome.

KIMMELSTIEL ET WILSON (syndrome de). Kimmelstiel-Wilson disease or syndrome, intercapillary glomerulosclerosis, diabetes glomerulosclerosis.

KIMIRA (maladie de). Kimira's disease.

KINASE, *s.f.* Kinase.

KINÉBALNÉOTHÉRAPIE, *s.f.* Kinebalneotherapy.

KINÉDENSIGRAPHIE, *s.f.* Electrokymography.

KINESCOPE, *s.m.* Kinescope.

KINESCOPIE, *s.f.* Kinescopy.

KINÉSIE, *s.f.* Kinesis.

KINÉSIOLOGIE, *s.f.* Kinesiology.

KINÉSITHÉRAPEUTE, *s.m.* ou *f.* Kinesipathist.

KINÉSITHÉRAPIE, *s.f.* Kinesitherapy. → *cinésithérapie.*

KINÉSODIQUE, *adj.* Kinesodic.

KINESTHÉSIOMÈTRE, *s.m.* Kinesthesiometer.

KINESTHÉSIQUE (fonction). Kinesthesis. → *sens musculaire.*

KINÉTOPLASMA, *s.m.* Kinetoplasm.

KING (opération de). King's operation.

KINGELLA KINGÆ. *Kingella kingae.*

KININASE II, *s.f.* Kininase II. → *enzyme de conversion.*

KININE, *s.f.* Kinin.

KININOGÈNE, *s.m.* Kininogen.

KINNIER-WILSON (maladie de). Wilson's disease. → *hépatite familiale juvénile avec dégénérescence du corps strié.*

KIRKES (maladie de William Senhouse). Acute infectious endocarditis.

KIRSCHNER (broche de). Kirschner's wire.

KIRSCHNER (méthode de). Kirschner's traction by wire.

KIRSTEIN (méthode de). Kirstein's method.

KITAHARA (maladie de). Kitahara's disease. → *choriorétinite séreuse centrale.*

KLAPP (barres et bôme de). Klapp's bars and boom.

KLAPP (méthode de). Klapp's method.

KLATSKIN (tumeur de). Klatskin's tumour.

KLEBS OU KLEBS-LÖFFLER (bacille de). Löffler's bacillus. → *Corynebacterium diphtheriæ.*

KLEBSIELLA, *s.f. Klebsiella.*

KLEBSIELLA PNEUMONIÆ. *Klebsiella pneumoniae, Klebsiella friedländeri,* Friedländer's bacillus, pneumobacillus.

KLEIHAUER (test de). Kleihauer's test.

KLEIN (ballon de). Klein's balloon.

KLEIN-VOGELBACH (méthode de). Klein-Vogelbach method.

KLEIN-WAARDENBURG (syndrome de). Waardenburg's syndrome. → *Waardenburg (syndromes, n° 2).*

KLEINE-LEVIN (syndrome de). Kleine-Levin syndrome, hypersomnia-bulimia syndrome, hypersomnia-megaphagia syndrome, periodic hypersomnia-megaphagia syndrome, periodic somnolence and morbid hunger syndrome.

KLEINERT (méthode de). Kleinert's method.

KLEPTOMANIE, *s.f.* Kleptomania.

KLEPTOPHOBIE, *s.f.* Kleptophobia.

KLINE (réaction de). Kline's test, Kline-Young test.

KLINEFELTER OU KLINEFELTER-REIFENSTEIN-ALBRIGHT (syndrome de). Klinefelter's syndrome, seminiferous tubules dysgenesis, XXY syndrome, gynaecomastia-and-small-testes syndrome, gynaecomastia-aspermatogenesis syndrome, Klinefelter-Reifenstein-Albright syndrome.

KLIPPEL (maladie de). Klippel's disease, arthritic general pseudoparalysis.

KLIPPEL-FEIL (syndrome de). Klippel-Feil syndrome, congenital brevicollis, cervical fusion syndrome.

KLIPPEL-TRENAUNAY (syndrome de). Klippel-Trenaunay syndrome, Klippel-Trenaunay-Weber syndrome, Parkes Weber's syndrome, Weber's syndrome, angioosteo-hypertrophy syndrome, congenital dysplastic angiectasis, elephantiasis congenita angiomatosa, haemangiectatic hypertrophy, haemangiectasia hypertrophica, naevus osteohypertrophicus, naevus varicosus osteo-hypertrophicus, osteohypertrophie varieose naevus syndrome.

KLIPPEL ET WEIL (signe de). Klippel-Weil sign.

KLOTZ (syndrome de). Klotz's syndrome.

KLUMPKE (paralysie de). Klumpke's palsy. → *Dejerine-Klumpke (syndrome de).*

KLÜVER ET BUCY (syndrome de). Klüver-Bucy or Klüver-Bucy-Terzian syndrome, temporal lobectomy behaviour syndrome.

KNAP (méthode de). Knap's method.

KNAUS (indice de). Severity index.

KNAUS (loi de). Ogino's theory. → *Ogino-Knaus (loi d').*

KNIEST (maladie ou syndrome de). Kniest's syndrome.

KNOCK-OUT. Knockout.

KNOTT ET VOSS (méthode de). Knott-Voss method.

KNOWLES (triade de). Knowles's triad.

KÖBBERLING-DUNNIGAN (syndrome de). Köbberling-Dunnigan syndrome.

KÖBNER (phénomène de). Köbner's phenomenon.

KOBY (cataracte floriforme de). Floriform cataract.

KOCH (bacille de). Koch's bacillus. → *Mycobacterium tuberculosis hominis.*

KOCH (phénomène de). Koch's phenomenon.

KOCH (triangle de). Koch's triangle.

KOCH-WEEKS (bacille de). Koch-Weeks bacillus. → *Hæmophilus conjuctivitidis.*

KOCHER (opération de). Kocher's operation.

KOCHER (procédés de). 1° Kocher's method of reduction of dislocated shoulder. — 2° Kocher's method of partial gastrectomy.

KOCHER (signe de). Kocher's sign, globe lag.

KŒBNER (phénomène de). Kœbner's phenomenon, isomorphic effect, isomorphic response, isomorphic provocative reaction.

KOENEN (tumeur péri-unguéale de). Koenen's periungual tumour.

KOEPPE (nodule de). Koeppe's nodule.

KOERBER, SALUS ET ELSCHNING (syndrome de). Koerber-Salus-Elschning syndrome. → *aqueduc de Sylvius (syndrome de l').*

KÖHLER (maladies de). 1° Köhler's disease. → *scaphoïdite tarsienne.* - 2° Köhler's bone disease. → *épiphysite métatarsienne de Köhler.* - 3° Osteochondritis of the patella.

KÖHLER-MOUCHET (maladies de). 1° Köhler's disease. → *scaphoïdite tarsienne.* - 2° Preiser's disease.

KÖGKER-STIEDA (maladie de). Stieda's disease. → *Pellegrini-Stieda (maladie de).*

KOÏLONYCHIE, *s.f.* Koilonychia. → *cœlonychie.*

KOJESNIKOW OU KOJEWNIKOFF (syndrome ou polyclonic de). Kojesnikoff's epilepsy. → *épilepsie partielle continue.*

KOLATISME, *s.m.* Chronic kola poisoning.

KOLLER (épreuve de). Koller's test.

KOLMER (réaction de). Kolmer's test.

KOMMERELL (diverticule de). Kommerell's diverticulum.

KONDOLÉON (opération de). Kondoleon's operation.

KÖNIG (maladie de). König's disease. → *ostéochondrite disséquante.*

KÖNIG (syndrome de). König's syndrome.

KÖNIGSTEIN-LUBARSCH (maladie de). Lubarsch-Pick syndrome. → *amyloïdose systématisée primitive.*

KONIOSE, *s.f.* Coniosis.

KONZO, *s.m.* Konzo.

KOPHÉMIE, *s.f.* Verbal amnesia. → *surdité verbale.*

KOPIOPIE, *s.f.* Copiopia. → *asthénopie.*

KOPLIK (signe ou tache de). Koplik's spots or sign, Filatow's spots or sign, Flindt's spots or sign.

KOPP (asthme de). Kopp's asthma. → *laryngospasme.*

KORO, *s.m.* Koro.

KOROTKOFF (ou -ow) (phases de). Korotkov's sounds.

KORSAKOFF (psychose ou syndrome de). Korsakoff's psychosis or syndrome, polyneuritic psychosis, psychosis polyneuritica, chronic alcoholic delirium, cerebropathia psychica toxaemica, polyneuritic insanity, amnestic syndrome, amnestic confabulatory syndrome, amnestic psychosis, dysmnestic psychosis.

KOSTMANN (maladie de). Kostmann's disease. → *agranulocytose infantile héréditaire de Kostmann.*

KOUMIS, KOUMYS, *s.m.* Koumiss, kumyss.

KOUWENHOVEN (méthode de). Kouwenhoven's method.

KPA. Symbol for kilopascal.

KRABBE (maladies de). 1° Krabbe's disease. → *Sturge-Weber-Krabbe (maladie de).* - 2° Krabbe's sclerosis. → *leucodystrophie à cellules globoïdes.*

KRASKE (opération de). Kraske's operation.

KRAUROSIS PENIS. Kraurosis penis, balanitis xerotica obliterans.

KRAUROSIS VULVÆ. Kraurosis vulvae, leukokraurosis, leukoplakia vulvae, leukoplakie vulvitis, trachoma deformans, trachoma vulvae.

KRAUSE (syndrome d'Arlington). Krause's syndrome, congenital encephaloophthalmie dysplasia or syndrome.

KREBS (cycle de). Krebs's cycle, tricarboxylic acid cycle, citric acid cycle.

KREBS-HENSELEIT (cycle de). Krebs-Henseleit cycle, urea cycle, ornithine cycle.

KREYSIG (signe de). Kreysig's sign. → *Heim et Kreysig (signe de).*

KRÖNLEIN (hernie de). Krönlein's hernia, inguinoproperitoneal hernia.

KRÖNLEIN (méthode ou opération de). Krönlein's operation.

KRÜKENBERG (amputation de). Krükenberg's arm or hand.

KRÜKENBERG (tumeur de). Krükenberg's tumour, carcinoma mucocellulare ovarii, fibrosarcoma ovarii, mucocellulare carcinomatodes.

KSKV. KSKV (Kaposi Sarcoma Herpes Virus).

KUBISAGARI, *s.m.* Kubisagari. → *vertige paralysant.*

KUFS (idiotie amaurotique de type). Kufs's disease, late ganglioside lipidosis, adult ganglioside lipidosis, late amaurotic familial idiocy, adult amaurotic familial idiocy.

KUGEL-STOLOFF (syndrome de). Kugel-Stoloff syndrome.

KUGELBERG-WELANDER (syndrome de). Kugelberg-Welander disease or syndrome, Wohlfar-Kugelberg-Welander disease, heredofamilial juvenile muscular atrophy, simulating muscular dystrophy, hereditary proximal spinal muscular atrophy, juvenile progressive spinal muscular atrophy, progressive muscular dystrophy with fibrillary twitching.

KUHLMANN (appareil de). Kuhlmann's device.

KULENKAMPFF-TORNOW (syndrome de). Kulenkampff-Tornow syndrome.

KUMBOCÉPHALIE, *s.f.* Cymbocephaly.

KÜMMELL-VERNEUIL (maladie de). Kümmell's disease, Kümmell-Verneuil disease, Kümmell's kyphosis, Kümmell's spondylitis, post-traumatic spondylitis, traumatic spondylopathy.

KUNDRAT (lymphosarcome de). Kundrat's lymphosarcoma.

KUNITZ (inhibiteur de). Kunitz's inhibitor.

KUNKEL (réactions de). Kunkel's tests.

KÜNTSCHER (méthode de). Küntscher's method.

KUPFFER (cellules de). Kupffer's cells.

KUPFFÉRIEN, IENNE, *adj.* Pertaining to Kupffer's cells.

KUPFFÉROME, *s.m.* Kupffer's cell sarcoma.

KURT MENDEL (syndrome de). Diabetes insipidus with a fourth cranial nerve palsy.

KURU, *s.m.* Kuru.

KURZ (syndrome de). Kurz's syndrome.

KÜSS (maladie de). Küss's disease.

KUSSMAUL (maladie de). Kussmaul-Maier disease. → *périartérite noueuse.*

KUSSMAUL ET KIEN (respiration de). Kussmaul-Kien breathing or respiration, air hunger, Kussmaul's sign, divided respiration.

KUSSMAUL-MAIER (maladie de). Kussmaul-Maier disease. → *périartérite noueuse.*

KÜSTER (hernie de). Küster's hernia, inguinosuperficial hernia.

KVEIM OU NICKERSON-KVEIM (réaction de). Kveim's or Nickerson-Kveim test or reaction.

KWASHIORKOR, *s.m.* Kwashiorkor, malignant malnutrition, nutritional achromotrichia, protein malnutrition, infantile pellagre.

KYASANUR (maladie de la forêt de). Kyasanur forest disease.

KYMODENSIGRAPHIE, *s.f.* Electrokymography.

KYMOÉLECTROCARDIOGRAPHIE, *s.f.* Electrokymography.

KYMOGRAMME, *s.m.* Radiokymogram, roentgen kymogram.

KYMOGRAPHIE, *s.f.* Radiokymography, roentgen kymography.

KYMORADIOGRAMME, *s.m.* Radiokymogram. → *kymogramme.*

KYMORADIOGRAPHIE, *s.f.* Radiokymography. → *kymographie.*

KYRLE (maladie de). Kyrle's disease.

KYSTE, *s.m.* Cyst.

KYSTE (pseudo-). False cyst.

KYSTE ADVENTICIEL ARTÉRIEL. Arterial adventitial cyst.

KYSTE AÉRIEN DU POUMON. Cyst of the lung, pseudocyst of the lung, pulmonary pseudocyst.

KYSTE ANÉVRYSMAL DES OS. Aneurysmal bone cyst.

KYSTE ANGIOMATEUX. Naevoid cyst.

KYSTE DE L'ARACHNOÏDE. Arachnoidal cyst, leptomeningeal cyst.

KYSTE ARTHRO-SYNOVIAL. Synovial cyst. → *kyste synovial.*

KYSTE BÉNIN DES OS. Solitary bone cyst. → *Mikulicz (maladies de) n° 2.*

KYSTE BRANCHIAL. Branchial cyst, branchial cleft cyst, branchiogenic or branchiogenous cyst, cervical cyst.

KYSTE BRONCHOGÉNIQUE. Bronchogenic cyst, bronchial cyst, cyst of the respiratory tract, bronchopulmonary cyst.

KYSTE CILIÉ. Ciliated epithelial cyst.

KYSTE COCCYGIEN. Pilonidal cyst, piliferous cyst, sacrococcygeal cyst.

KYSTE COLLOÏDE. Colloid cyst.

KYSTE DU CORDON. 1° *unique.* Encysted hydrocele of the cord. – 2° *multiple.* Diffuse hydrocele of the cord.

KYSTE CORONO-DENTAIRE. Coronodental cyst, odontocele.

KYSTE DENTAIRE. Radicular cyst. → *kyste radiculo-dentaire.*

KYSTE DENTIFÈRE. Coronodental cyst, odontocele.

KYSTE DENTIGÈRE. Dentigerous cyst, follicular odontoma.

KYSTE DERMOÏDE. Dermoid cyst, cutaneous or cuticular cyst, benign cystic teratoma, cystic teratoma, mature teratoma, dermoid.

KYSTE DERMOÏDE SOUS-CUTANÉ. Sequestration cyst, implantation cyst, inclusion cyst.

KYSTE PAR DISTENSION. Distension cyst, dilation cyst, dilatation cyst.

KYSTE ENDOMÉTRIAL. Chocolate cyst, endometrial implantation cyst, Sampson's cyst.

KYSTE ENTÉROÏDE. Enteric cyst, enterogenous or developmental cyst.

KYSTE DE L'ÉPENDYME. Ependymal cyst.

KYSTE ÉPIDERMOÏDE. Epidermoid cyst.

KYSTE ESSENTIEL OU BÉNIN DES OS. Solitary bone cyst. → *Mikulicz (maladies de) n° 2.*

KYSTE PAR EXSUDATION. Exudation cyst.

KYSTE FOLLICULAIRE. 1° Follicular cyst, variety of ovarian cyst. — 2° Coronodental cyst.

KYSTE GAZEUX. Gas cyst.

KYSTE GAZEUX DE L'INTESTIN. Pneumatosis intestinalis.

KYSTE HÉMATIQUE. Sanguineous cyst.

KYSTE HUILEUX. Oil cyst.

KYSTE HYDATIQUE. Hydatid cyst, echinococcus cyst, echinococcus cysticus, echinococcus unifocularis, hydatid, unilocular cyst.

KYSTE HYDATIQUE MULTILOCULAIRE. Echinococcus alveolaris or multilocularis, alveolar hydatid cyst, multilocular cyst.

KYSTE HYDATIQUE AVEC VÉSICULES FILLES. Hydatid cyst with daughter cysts.

KYSTE PAR IMPLANTATION. Implantation cyst. → *kyste dermoïde sous-cutané.*

KYSTE PAR INCLUSION. Inclusion cyst. → *kyste dermoïde sous-cutané.*

KYSTE D'INVOLUTION. Involution or involutional cyst.

KYSTE DU LIGAMENT LARGE. Cyst of broad ligament. → *kyste parovarien.*

KYSTE LUTÉINIQUE. Luteal or lutein cyst, corpus luteum cyst.

KYSTE MUCOÏDE. Mucoid cyst, mucous or mucinous cyst.

KYSTE MUCOÏDE DE L'OVAIRE. Pseudomucinous cystadenoma of the ovary, gelatinous or mucinous cystadenoma of the ovary, mucous of mucous papillary cystadenoma of the ovary, pseudomyxomatous cystadenoma, cystadenoma cylindrocellulaire colloides ovarii, pseudomucinous adenofibroma, solid pseudomucinous adenoma, pseudomucinous tubular adenoma, pseudosolid adenoma of the ovary, mucoid cyst of ovary, multilocular cyst of ovary, pseudomucinous cyst of the ovary, colloid ovarian cystoma, cystoma ovarii pseudomucinosum, microcytic pseudomucinous cystoma, pseudocolloid ovarian cystoma, pseudomucinous racemose cystoma, ovarian pseudomyxoma, pseudomucinous papilloma, colloid ovarian tumour, parvilocular pseudomucinous tumour, pseudocolloid ovarian tumour.

KYSTE MÜLLÉRIEN. Müllerian cyst.

KYSTE MULTILOCULAIRE. Multilocular cyst, compound cyst.

KYSTE NÉCROTIQUE. Necrotic cyst.

KYSTE DE L'OVAIRE. Ovarian cyst, cystic tumour of the ovary, oophoritic cyst, ovarian dropsy.

KYSTE PARADENTAIRE. Paradental cyst.

KYSTE PARANÉPHRÉTIQUE. Traumatic pseudohydronephrosis. → *périnéphrose traumatique.*

KYSTE PAROVARIEN. Parovarian cyst, paro-ophoritic cyst, wolffian cyst, gärtnerian cyst, Gärtner's cyst, cyst of broad ligament, epoophoral cyst, fimbrial cyst, junctional cyst, Kobelt's cyst, paratubal cyst, perisalpingial cyst.

KYSTE PÉRINÉPHRÉTIQUE. Paranephric cyst.

KYSTE PÉRITONÉO-VAGINAL. Encysted hydrocele of the cord.

KYSTE PILONIDAL. Pilonidal cyst. → *sinus pilonidal.*

KYSTE PILO-SÉBACÉ. Pilar cyst, tricholemmal cyst.

KYSTE POPLITÉ. Popliteal bursitis, synovial cyst of the popliteal space, Baker's cyst, Morant Baker's cyst.

KYSTE PROLIFÈRE, KYSTE PROLIGÈRE DE L'OVAIRE. Ovarian cysto-epithelioma. → *cysto-épithéliome de l'ovaire.*

KYSTE PYÉLOGÉNIQUE. Pyelogenic renal cyst.

KYSTE RADICULO-DENTAIRE. Radicular cyst, alveolo-dental cyst, dental cyst, radiculodental cyst, periapical cyst, periodontal cyst, root cyst.

KYSTE RESPIRATOIRE. Bronchogenic cyst. → *kyste bronchogénique.*

KYSTE PAR RÉTENTION. Retention cyst, secretory cyst.

KYSTE SACCULAIRE. Hydrocele of a hernial sac.

KYSTE SACRO-COCCYGIEN. Pilonidal cyst. → *sinus pilonidal.*

KYSTE SÉBACÉ. Sebaceous cyst, atheroma cutis atheromatous cyst, steatocystoma.

KYSTE SÉBACÉ ATYPIQUE. Kerato-acanthoma. → *kérato acanthome.*

KYSTE SÉMINAL. Semen cyst.

KYSTE PAR SÉQUESTRATION. Sequestration cyst. → *kyste dermoïde sous-cutané.*

KYSTE SÉREUX. Serous cyst.

KYSTE SÉREUX DE L'OVAIRE. Cystoma serosum simplex.

KYSTE SOUS-HYOÏDIEN. Boyer's cyst.

KYSTE SYNOVIAL. Synovial cyst, synovial ganglion ganglion, cyst of tendon sheaths, thecal cyst, myxoid cyst.

KYSTE UNILOCULAIRE. Unilocular cyst, unicameral cyst.

KYSTE VÉGÉTANT (bénin ou malin). Papilliferous cyst proliferative or proliferous cyst, proligerious cyst.

KYSTE WOLFFIEN. Parovarian cyst. → *kyste parovarien.*

KYSTECTOMIE, *s.f.* Cystectomy.

KYSTIQUE, *adj.* Cystic.

KYSTIQUE DU FOIE (maladie). Polycystic liver.

KYSTIQUE DE LA MÂCHOIRE (maladie). Epithelial odontoma fibrocystic disease of jaw, fibrocystic disease of the mandible, adamantinoma polycysticum.

KYSTIQUE DE LA MAMELLE (maladie). Cystic (or microcystic) disease of the breast, fibrocystic disease of the breast, cystic hyperplasia of the breast, mammary dysplasia, Reclus's disease, Tillaux's disease. Phocas's disease, chroniolubular interstitial mastitis, chronic cystie mastitis, Cooper's disease, adenosis of the breast, adenocystic disease of the breast, fibrosing adenomatosis of the breast, sclerosing adenomatosis of the breast, adenomatosis scleroticans mammae, Schimmelbusch's disease, Cheatle's disease, Bloodgood's disease.

KYSTIQUE DE LA MÉDULLAIRE (maladie) (néphrologie) Medullary cystic disease of the kidney, cystic disease of the medulla.

KYSTIQUE DU POUMON (maladie). Congenital cystic disease of the lung.

KYSTIQUE DES REINS (maladie). Polycystic kidney congenital cystic kidney, polycystoma of the kidney polycystic disease of the kidney, polycystic renal disease.

KYSTIQUE DU TESTICULE (maladie). Fibrocystic disease of the testicle.

KYSTITOME, *s.m.* Cystitome.

KYSTO-DUODÉNOSTOMIE, *s.f.* Cystoduodenostomy.

KYSTO-GASTROTOMIE, *s.f.* Cystogastrostomy.

KYSTOGRAPHIE, *s.f.* Cystography.

KYSTO-JÉJUNOSTOMIE, *s.f.* Cystojejunostomy.

KYSTOME, *s.m.* Cystoma.

L

L (formations ou formes bactériennes). L-phase variants.

L. Symbol for liter.

LAB ou LAB-FERMENT, *s.m.* Rennin, rennet, lab, lab ferment, curdling ferment, milk-curdling ferment or enzyme, chymosin.

LABILE, *adj.* Labile.

LABIMÈTRE, *s.m.* Labidometer, labimeter.

LABIOLECTURE, *s.f.* Lip reading.

LABIOMANCIE, *s.f.* Lip reading.

LABORIT (méthode de). Artificial hibernation.

LABROCYTE, *s.m.* Mastocyte.

LABRUM, *s.m.* Labrum.

LABYRINTHE, *s.m.* Labyrinth.

LABYRINTHIQUE (syndrome). Vestibular syndrome.

LABYRINTHITE, *s.f.* Labyrinthitis.

LACET (signe du). Rumpel-Leede phenomenon or sign, tourniquet-test, Hecht's phenomenon.

LACHMAN (manœuvre de). Lachman's meneuver.

LACODACRYOCYSTOSTOMIE, *s.f.* Dacryocystostomy.

LACORHINOSTOMIE, *s.f.* Lacorhinostomy.

LACOUR-KOCHER (procédé de). Kocher's method.

LACRYMAL, ALE, *adj.* Lacrimal.

LACRYMOGÈNE, *adj.* Lacrimatory, dacryogenic.

LACTACIDÉMIE, *s.f.* Lactacidaemia.

LACTAME, *s.m.* Lactam.

LACTASE, *s.f.* Lactase.

LACTATION, *s.f.* Lactation.

LACTÉAL, ALE, *adj.* Lacteal.

LACTICÉMIE, *s.f.* Lacticaemia.

LACTIQUE, *adj.* Lactic.

LACTOBACILLUS, *s.m. Lactobacillus.*

LACTOBUTYROMÈTRE, *s.m.* Lactobutyrometer.

LACTOCOCCUS, *s.m. Lactococcus.*

LACTODENSIMÈTRE, *s.m.* Lactodensimeter, lactometer.

LACTOFLAVINE, *s.f.* Lactoflavin. → *vitamine B2*

LACTOGÈNE, *adj.* Lactogen.

LACTOGENÈSE, *s.f.* Lactogenesis.

LACTOGÉNIQUE, *adj.* Lactogenic.

LACTOGLOBULINE, *s.f.* Lactoglobulin.

LACTOSCOPE, *s.m.* Lactoscope.

LACTOSE, *s.m.* Lactose.

LACTOSE (intolérance au). Lactose intolerance.

LACTOSE (test de tolérance au). Lactose tolerance test.

LACTOSÉMIE, *s.f.* Lactosaemia.

LACTOSTIMULINE, *s.f.* Prolactin. → *prolactine.*

LACTOSURIE, *s.f.* Lactosuria.

LACUNAIRE, *adj.* Lacunar. – *s.m.* ou *f.* Patient aflicted with pseudobulbar palsy.

LACUNE, *s.f.* Lacuna, gap, cystic cavity, loose of substance.

LACUNES, *s.f. pl.* (neurologie). Cerebral lacunae.

LADD (syndrome de). Ladd's syndrome.

LADRE, *adj.* 1° *lépreux* : leprous. – 2° *atteint de cysticercose (measles)* : measly. – 3° *s.m.* Leper.

LADRERIE, *s.f.* 1° Leprosy. – *lèpre.* – 2° Leprosary. → *léproserie.* – 3° Cysticercosis. → *cysticercose.* – 4° Measles of domestic animals.

LAENNEC (catarrhe suffocant de). Capillary bronchitis. → *bronchite capillaire.*

LAENNEC (cirrhose de). Laennec's cirrhosis.

LAENNEC (crachat perlé de). Laennec's perl.

LÆTITIA (syndrome de). Laetitia's syndrome.

LAFFER-ASCHER (syndrome de). Ascher's syndrome.

LAFORA (maladie de). Lafora's disease. → *Unverricht-Lundborg (maladie ou syndrome de).*

LAGOPHTALMIE, *s.f.* Lagophthalmos, lagophthalmus, hare's eye.

LAGRANGE (opération de). Lagrange's operation.

LAHM-SCHILLER (test de). Schiller's test.

LAIGRET (vaccin de). Laigret-Durand vaccine.

LAIT ET DES ALCALINS (syndrome du). Milk-alkali syndrome, milk-drinker's syndrome, milk poisoning, Burnett's syndrome.

LAITERIES (grippe des). Bouchet's disease. → *pseudo-typho-méningite des porchers.*

LAITMATOPHOBIE, *s.f.* Kayak vertigo.

LALLATION, *s.f.*, **LALLIEMENT,** *s.m.* 1° Lalling, lallation. – 2° Lambdacism.

LALONEUROSE, *s.f.* Laloneurosis.

LALOPATHIE, *s.f.* Lalopathy.

LALOPLÉGIE, *s.f.* Laloplegia. → *aphémie.*

LALOUETTE (pyramide de). Pyramid of Lalouette.

LAMARCK (lois de). Lamarckism, Lamarck's theory of evolution.

LAMARCKISME, *s.m.* Lamarckism, Lamarck's theory of evolution.

LAMB (syndrome). LAMB syndrome (Lentigine, Atrial Myxoma, Blue Naevi).

LAMBDA, *s.m.* Lambda.

LAMBDACISME, *s.m.* Lambdacism, lambdacismus.

LAMBEAU, *s.m.* Flap.

LAMBERT (loi de). Lambert's cosine law.

LAMBERT-EATON (syndrome de). Lambert-Eaton syndrome, Eaton-Lambert syndrome.

LAMBL (excroissance de). Lambl's excrescences.

LAMBLIASE, *s.f.* Lambliasis, lambliosis, giardiasis.

LAME, *s.f.* Lamina.

LAMINAIRE, *s.f.* Laminaria.

LAMINE, *s.f.* Lamin.

LAMINECTOMIE, *s.f.* Laminectomy.

LAMININE, *s.f.* Lamin.

LANATOSIDE, *s.m.* Lanatoside.

LANCASTER (épreuve de). Lancaster's test.

LANCE ET ADAMS (syndrome de). Lance-Adams syndrome.

LANCEFIELD (classification de). Lancefield's classification.

LANCETTE, *s.f.* Lancet.

LANDING (maladie de). Landing-Norman disease. → *gangliosidose généralisée.*

LANDIS (épreuve ou **méthode de).** Landis's test.

LANDOLT (anneau de). Landolt's ring.

LANDOUZY-DEJERINE (type facio-scapulo-huméral d'atrophie musculaire de). Landouzy-Dejerine atrophy or dystrophy, facio-scapulo-humeral muscular atrophy or dystrophy.

LANDRY (maladie ou **syndrome de).** Landry's palsy or paralysis or syndrome, Kussmaul's or Kussmaul-Landry paralysis, Kussmaul's disease, ascending spinal paralysis, acute ascending spinal paralysis, acute ascending polyradiculoneuritis syndrome.

LANDRY-GUILLAIN-BARRÉ (syndrome de). Guillain-Barré syndrome. → *polyradiculonévrite.*

LANDSTEINER (classification de). Landsteiner's classification of blood groups.

LANDSTEINER-FANCONI-ANDERSEN (syndrome de). Mucoviscidosis. → *mucoviscidose.*

LANE (bride de). Lane's kink or band, ileal kink or band.

LANE (maladie de John). Erythema palmaris hereditarum, red palms.

LANE (maladie de William Arbuthnot). Lane's disease.

LANE (méthodes ou **opérations de).** Lane's operations : 1° excision of the whole colon with ileosigmoidostomy. – 2° for cleft palate. – 3° for prognatism.

LANGAGE INTÉRIEUR. Endophasia.

LANGAGE MIMIQUE. Gesture language, mimesis.

LANGDON DOWN (maladie ou **syndrome de).** Down disease. → *mongolisme.*

LANGE (maladie ou **syndrome de Cornelia de).** 1° Lange's syndrome. → *amstelodamensis (typus).* – 2° Bruck de Lange disease.

LANGE (réaction de). Lange's test, colloidal gold reaction.

LANGENBECK (méthode de). Langenbeck's operation for cleft palate.

LANGER-GIEDION (syndrome de). Langer-Giedion syndrome. → *tricho-phalangique (syndrome).*

LANGERHANS (cellule de). Langerhans's cell. – *mélanocyte.*

LANGERHANS (ilôts de). Langerhans's islets.

LANGERHANSIEN, IENNE, *adj.* Pertaining to Langerhans's islets or islands.

LANGES BLEUS (syndrome des). Blue draper syndrome.

LANGHANS (cellule de). 1° Langhans's cell, giant cell. – 2° Langhans's cell.

LANGHANS (couche de). Langhans's layer.

LANGUE, *s.f.* Tongue.

LANGUE (chute de la — dans le pharynx). Tongue swallowing.

LANGUE (état tigré de la). Geographic tongue. → *glossite exfoliatrice marginée.*

LANGUE BIFIDE. Bifid tongue, cleft tongue, double tongue.

LANGUE BLANCHE. White tongue.

LANGUE CARMINÉE. Cardinal tongue.

LANGUE CÉRÉBRALE. Plicated tongue. → *langue plicaturé, symétrique congénitale.*

LANGUE CHARGÉE. Coated tongue, furred tongue.

LANGUE DE CLARKE. Clarke's tongue.

LANGUE « CLOUTÉE » (de la syphillis tertiaire). Clarke's tongue.

LANGUE DÉPAPILLÉE. Bald tongue, atrophic glossitis.

LANGUE FISSURALE. Plicated tongue. → *langue plicaturée symétrique congénitale.*

LANGUE FRAMBOISÉE. Raspberry tongue.

LANGUE FULIGINEUSE. Baked tongue.

LANGUE GÉOGRAPHIQUE. Geographic tongue. → *glossite exfoliatrice marginée.*

LANGUE DE HUNTER. Hunter's glossitis.

LANGUE MONTAGNEUSE. Plicated tongue. → *langue plicaturée symétrique congénitale.*

LANGUE NOIRE, LANGUE NOIRE PILEUSE OU **VILLEUSE.** Black tongue. → *glossophytie.*

LANGUE PARQUETTÉE. Clarke's tongue.

LANGUE DE PERROQUET. Parrot tongue.

LANGUE PLICATURÉE SYMÉTRIQUE CONGÉNITALE. Plicated tongue, cerebriform or crocodile tongue, fissured or furrowed tongue, grooved or scrotal tongue, sulcated or wrinkled tongue, flutted or ribbed tongue, glossitis dissecans, dissecting glossitis, lingua fissurata or plicata.

LANGUE RÔTIE. Dry tongue.

LANGUE SABURRALE. Coated tongue.

LANGUE DE LA SCARLATINE. 1° *invasion (langue blanche parsemée de points rouges des papilles).* Strawberry tongue. – 2° *langue framboisée (desquamée du 4e jour).* Raspberry tongue.

LANGUE SCROTALE. Scrotal tongue. → *langue plicaturée symétrique congénitale.*

LANGUE TIGRÉE. Geographic tongue.

LANGUE TRÈS CHARGÉE. Encrusted tongue, plastered tongue.

LANGUE VILLEUSE. Hairy tongue, glossotrichia, trichoglossia.

LANNELONGUE OU **LANNELONGUE-OSGOOD-SCHLATTER (maladie de).** Lannelongue-Osgood-Schlatter disease. → *apophysite tibiale antérieure.*

LANNELONGUE (méthode de). Sclerogenous method.

LANUGO, *s.m.* Lanugo.

LANZ (point de). Lanz's point.

LAPAROCÈLE, *s.f.* Laparocele ventral hernia.

LAPARO-ÉLYTROTOMIE, *s.f.* Laparoelytrotomy, laparocolpotomy, gastroelytrotomy.

LAPARO-HYSTÉROTOMIE, *s.f.* Caesarean operation. → *césarienne (opération).*

LAPAROSCHISIS, *s.m.* Laparoschisis.

LAPAROSCOPIE, *s.f.* Laparoscopy. → *cœlioscospie.*

LAPAROSPLÉNECTOMIE, *s.f.* Laparosplenectomy.

LAPAROSTAT, *s.m.* Abdominal self-retaining retractor.

LAPAROTOMIE, *s.f.* Laparotomy, cœliotomy, ventrotomy.

LA PEYRONIE (maladie de). Peyronie's disease, fibrous cavernitis, penis plasticus, penile induration, strabismus of the penis, Van Buren's disease.

LAPINSKI ET JAWORSKI (signe de). Meltzer's sign.

LAPSUS LINGUÆ. Slip of the tongue.

LAQUÉ, ÉE, *adj.* Laked.

LARDACÉ, ÉE, *adj.* Lardaceous.

LARDENNOIS (attelle de). Thomas-Lardennois splint.

LARMOIEMENT PAROXYSTIQUE OU **LARMES DE CROCODILE (syndrome des).** Syndrome of crocodile tears, crocodile tears syndrome, Bogorad's syndrome.

LARON (nanisme type). Laron type dwarfism.

LARREY (signe de). Larrey's sign.

LARSEN (syndrome de). Larsen's syndrome.

LARVA CURRENS (syndrome de). Larva currens strongyloidiasis.

LARVA MIGRANS. Larva migrans.

LARVA MIGRANS CUTANÉE. Larva migrans.

LARVA REPTANS. Larva migrans.

LARVE, *s.f.* Larva.

LARVÉ, ÉE, *adj.* Larvaceous, larval, larvate, larvated.

LARYNGECTOMIE, *s.f.* Laryngectomy.

LARYNGÉ, ÉE, *adj.* Laryngeal.

LARYNGISME, *s.m.* Laryngismus.

LARYNGITE, *s.f.* Laryngitis.

LARYNGITE GRANULEUSE. Vocal nodules. → *nodules vocaux.*

LARYNGITE PSEUDO-MEMBRANEUSE. Membranous laryngitis.

LARYNGITE SÈCHE. Dry laryngitis, laryngitis sicca.

LARYNGITE SOUS-GLOTTIQUE AIGUË. Laryngitis stridula. → *laryngite striduleuse.*

LARYNGITE STRIDULEUSE. Laryngitis stridula or stridulosa, syngitis, false croup, Millar's asthma, catarrhal or spasmodic croup.

LARYNGITE SUFFOCANTE (des enfants). Croup, angina trachealis, exsudative angina, angina canina, angina crouposa, croupous angina.

LARYNGITE TUBERCULEUSE. Tuberculosis of the larynx, tuberculous laryngitis, laryngeal phthisis.

LARYNGOCÈLE, *s.f.* Laryngocele.

LARYNGOFISSURE, *s.f.* Laryngofissure, laryngofission, thyrotomy, complete or median laryngotomy.

LARYNGOGRAPHIE, *s.f.* Laryngography.

LARYNGOLOGIE, *s.f.* Laryngology.

LARYNGOMALACIE, *s.m.* Laryngomalacia.

LARYNGOPATHIE, *s.f.* Laryngopathy.

LARYNGOPHARYNX, *s.m.* Laryngopharynx, hypopharynx.

LARYNGOPLÉGIE, *s.f.* Laryngoplegia.

LARYNGOSCOPE, *s.m.* Laryngoscope.

LARYNGOSCOPIE, *s.f.* Laryngoscopy.

LARYNGOSCOPIE DIRECTE. Direct laryngoscopy.

LARYNGOSCOPIE INDIRECTE. Indirect laryngoscopy, mirror laryngoscopy.

LARYNGOSPASME, *s.m.* Laryngospasm, laryngismus stridulus, thymic angina or asthma, Kopp's asthma, glottic spasm, Wichmann's asthma, Pott's asthma, crowing convulsion.

LARYNGOSPASMOPHILIE, *s.f.* Spasmophilia with laryngismus stridulus.

LARYNGOSTÉNOSE, *s.f.* Laryngostenosis.

LARYNGOTOMIE, *s.f.* Laryngotomy.

LARYNGOTOMIE PARTIELLE. 1° *l. sus-thyroïdienne.* Subhyoid laryngotomy, superior or thyrohyoid laryngotomy, subhyoid pharyngotomy. – 2° *l. intercrico-thyroïdienne.* Inferior laryngotomy.

LARYNGOTOMIE TOTALE. Complete laryngotomy. → *laryngofissure.*

LARYNGOTRACHÉITE, *s.f.* Laryngotracheitis.

LARYNGO-TRACHÉOBRONCHITE, *s.f.* Laryngotracheobronchitis.

LARYNGOTYPHOÏDE, *s.f.* **LARYNGOTYPHUS,** *s.m.* Laryngotyphoid.

LARYNX, *s.m.* Larynx.

LASÈGUE (gangrène de). Benign bronchial gangrene.

LASÈGUE (maladie de). Lasègue's disease. → *psychose hallucinatoire chronique.*

LASÈGUE (signe de). Lasègue's sign.

LASÈGUE (syndrome de). Lasègue's sign (in hysterical anaesthesia).

LASER, *s.m.* Laser.

LASÉROTHÉRAPIE, *s.f.* Laser therapy.

LASSA (fièvre de). Lassa fever.

LASSEN (méthode de). Lassen's method.

LASSUEUR ET GRAHAM LITTLE (syndrome de). Graham Little's syndrome, Graham Little-Lassueur syndrome, Graham Little-Lassueur-Feldman syndrome, Lassueur-Graham Little triad, Little's syndrome, folliculitis decalvans et atrophicans, lichen planus et acuminatus atrophicans, folliculitis decalvans et lichen spinulosus.

LASTHÉNIE DE FERJOL (syndrome de). Factitious anaemia.

LATENCE, *s.f.* Latency.

LATENT, ENTE, *adj.* Latent.

LATÉRAL, ALE, *adj.* Lateral.

LATÉROCÈLE, *s.f.* Laparocele.

LATÉROCUBITUS, *s.m.* Lateral decubitus.

LATÉROFLEXION, *s.f.* Lateroflexion.

LATÉROGNATHIE, *s.f.* Laterognathia.

LATÉROPOSITION, *s.f.* Lateroposition.

LATÉROPULSION, *s.f.* Lateropulsion.

LATÉROVERSION, *s.f.* Lateroversion.

LATEX (réaction au). Latex fixation test, latex agglutination test.

LATHYRISME, *s.m.* Lathyrism.

LATRODECTISME, *s.f.* Latrodectism.

LAUBER (maladie de). Lauber's disease. → *fundus albipunctatus.*

LAUBRY-SOULIÉ (syndrome de). Laubry-Soulié syndrome.

LAUDANUM, *s.m.* Laudanum.

LAUGIER (hernie de). Laugier's hernia.

LAUGIER (signe de). Laugier's sign.

LAUNOIS-BENSAUDE (maladie de). Madelung's neck. → *adénolipomatose symétrique à prédominance cervicale.*

LAURENCE-BIEDL, LAURENCE-MOON-BIEDL-BARDET (syndrome de). Laurence-Biedl or Laurence-Moon-Biedl syndrome, Laurence-Moon-Bardet-Biedl syndrome.

LAVAGE BRONCHO-ALVÉOLAIRE. Broncho-alveolar lavage, broncho-pulmonary lavage.

LAVAGE TOTAL (épreuve du). Wash out.

LAVEMENT, *s.m.* Enema.

LAVEMENT BARYTÉ. Barium enema.

LAVERAN (hématozoaire de). Laverania, Laveran's corpuscle or body.

LAWFORD (syndrome de). Lawford's syndrome.

LAWRENCE (syndrome de). Lipoatrophic diabetes, Lawrence's syndrome.

LAXATIF, *s.m.* Laxative, aperient.

LAXITÉ, *s.f.* Laxity.

LAZARE (signe de). Lazare's sign.

LAZARE (syndrome de). Lazare's syndrome.

LAZARET, *s.m.* Lazarette, pest house.

LCR. Abbreviation for « liquide céphalorachidien » : cerebrospinal fluid.

LE (facteur). Le factor.

LEAD. Abbreviation for « Lupus érythémateux aigu disséminé » (systemic lupus erythematosus).

LE (phénomène ou test). LE test.

LEBER (amaurose congénitale ou **tapétorétinienne de).** Amaurosis congenita of Leber, tapetoretinal congenital degeneration.

LEBER (angiomatose de). Retinal miliary aneurysm.

LEBER (maladie de). Leber's disease, Leber's hereditary optic atrophy, von Leber's atrophy.

LEBER (rétinite de). Leber's idiopathic stellate retinopathy.

LE BOULCH (méthode de). Le Boulch's method.

LÉCITHINASE, *s.f.* Lecithinase.

LÉCITHINE, *s.f.* Lecithin.

LECTINE, *s.f.* Lectin, phytomitogen.

LECTURE SUR LES LÈVRES. Lip reading.

LED. Systemic lupus erythematosis.

LEDDERHOSE (maladie de). Plantar fibromatosis, Dupuytren's disease of the foot, Ledderhose's syndrome.

LE DENTU (suture de). Le Dentu's suture.

LEDERER (anémie de). Lederer's anaemia. → *Lederer-Brill (anémie de).*

LEDERER-BRILL (anémie ou **maladie de).** Lederer's anaemia or acute anaemia or disease, acute haemolytic anaemia, acute febrile anaemia, pleochromic anaemia.

LEEDE (phénomène ou **signe de).** Hecht's phenomenon. → *lacet (signe du).*

LE FORT (fractures de). 1° Wagstaffe's fracture. – 2° Pyramidal fracture, Le Fort's II fracture.

LE FORT (opération de). Le Fort's operation.

LE FORT (suture de). Le Fort's suture.

LEGAL (réaction de). Legal's test.

LÉGER ET BOUCHER (test de). Léger-Boucher test.

LEGG-PERTHES-CALVÉ (maladie de). Legg's disease. → *ostéochondrite déformante juvénile de la hanche.*

LEGIONELLA, *s.f. Legionella.*

LEGIONELLA MICDADEI. *Legionella micdadei, Pittsburgh pneumonia agent.*

LEGIONELLA PNEUMOPHILA. *Legionella pneumophila.*

LÉGIONELLOSE, *s.f.* Legionnaires' disease.

LÉGIONNAIRES (maladie des). Legionnaires' disease.

LÉIASTHÉNIE, *s.f.* Leiasthenia.

LEIGH (syndrome de). Leigh's disease, infantile necrotizing encephalomyelopathy, subacute necrotizing encephalomyelopathy.

LEINER-MOUSSOUS (maladie de). Leiner's disease. → *érythrodermie desquamative des nourrissons.*

LEIOMYOBLASTOME, *s.m.* Leiomyoblastoma.

LÉIOMYOME, *s.m.* Leiomyoma.

LEIOMYOSARCOME, *s.m.* Leiomyosarcoma.

LEISHMANIDE, *s.f.* Leishmanid.

LEISHMANIOSE, *s.f.* Leishmaniasis, leishmaniosis.

LEISHMANIOSE AMÉRICAINE. Leishmaniasis americana, American or Brazilian leishmaniasis, dermal or mucocutaneous leishmaniasis, naso-oral or naso-pharyngeal leishmaniasis, espundia, uta, pian-bois, pian-Cayenne, forest or bosch or bush yaws, bubas brasiliana. Bahia ulcer, Bauru or chiclero ulcer.

LEISHMANIOSE DU CHIEN. Canine leishmaniasis.

LEISHMANIOSE CUTANÉE. Cutaneous or dermal leishmaniasis, granuloma endemicum, New-World leishmaniasis, Old-World leishmaniasis, rural leishmaniasis, swimmer's itch, urban leishmaniasis.

LEISHMANIOSE CUTANÉE RÉCIDIVANTE. Leishmaniasis recidivans, lupoid leishmaniasis.

LEISHMANIOSE SPLÉNIQUE INFANTILE. Infantile kala-azar. → *kala-azar infantile.*

LEISHMANIOSE VISCÉRALE. Visceral leishmaniasis.

LEITNER (syndrome de). Leitner's syndrome.

LEJEUNE (syndrome de). Lejeune's syndrome. → *cri du chat (maladie du).*

LELONG-JOSEPH (anémie du nouveau-né, type). Acute benign anaemia of the newborn.

LEMBERT (point, surjet ou **suture de).** Lembert's suture.

LE MÉTAYER (appareil de). Le Métayer's device.

LEMIERRE (syndrome de). Lemierre's syndrome.

LEMIEUX-NEEMEH (syndrome de). Lemieux-Neemeh syndrome.

LEMMOBLASTONE, *s.m.* Neurinoma. → *neurinome.*

LEMMONE, *s.m.* Neurinoma. → *neurinome.*

LEMNISQUE, *s.m.* Lemniscus.

LEMPERT (opération de). Lempert's operation. → *fenestration.*

LENÈGRE (maladie de). Lenègre's disease.

LENICEPS, *s.m.* Leniceps.

LÉNITIF, IVE, *adj.* Lenitive.

LENNERT (lymphome de). Lennert's lymphoma.

LENNOX ou **LENNOX-GASTAUT (syndrome de).** Petit mal variant, Lennox's or Lennox-Gastaut syndrome.

LENTE, *s.f.* Nit.

LENTICÔNE, *s.m.* Lenticonus.

LENTICULAIRE, *adj.* Lenticular.

LENTIGLOBE, *s.m.* Lentiglobus.

LENTIGINE, *s.f.* Lentigo.

LENTIGINOSE, *s.f.* Lentiginosis.

LENTIGINOSE CENTRO-FACIALE. Centrofacial lentiginosis.

LENTIGINOSE NEURO-DYSTROPHIQUE. Centrofacial lentiginosis.

LENTIGINOSE PÉRIORIFICIELLE AVEC POLYPOSE VISCÉRALE. Peutz's or Peutz-Jeghers syndrome, periorificial lentiginosis, intestinal polyposis-cutaneous pigmentation syndrome, lentigino polypose digestive syndrome, Hutchinson-Weber-Peutz syndrome, Peutz-Touraine syndrome.

LENTIGINOSE PROFUSE. Generalized lentiginosis.

LENTIGINOSE PROFUSE AVEC MYOCARDIOPATHIE. Progressive cardiomyopathic lentiginosis.

LENTIGO, *s.m.* Lentigo.

LENTIGO MALIN, Lentigo maligna. → *mélanose circonscrite précancéreuse de Dubreuilh.*

LENTIGO SÉNILE. Senile lentigo, liver spot.

LENTILLE, *s.f.* Lens.

LENTIVIRINÉS, *s.f. pl.* Lentivirinae.

LENTIVIRUS, *s.m. Lentivirus.*

LENZ-MAJEWSKI (syndrome de). Lenz-Majeswski syndrome.

LENZMANN (point de). Lenzmann's point.

LÉONTIASIS, *s.m.* Leontiasis, facies leontina.

LEONTIASIS OSSEA. Leontiasis ossea or ossium.

LEOPARD (syndrome). LEOPARD syndrome, multiple lengitines syndrome.

LÉPINE-FROIN (syndrome de). Froin's syndrome.

LÉPOTHRIX, *s.m.* Lepothrix, trichomycosis nodosa or axillaris, trichomycosis rubra or flava nigra or chromatica or palmellina, trichonocardiosis axillaris.

LÈPRE, *s.f.* Leprosy, lepra, lepra arabum, Hansen's disease, St. Gile's disease, St. Lazarus's disease, elephantiasis graecorum.

LÈPRE ACHROMIQUE. Lepra alba, white leprosy.

LÈPRE ANESTHÉSIQUE. Anaesthetic leprosy, lepra anaesthetica, lepra nervosa, lepra nervorum, trophoneurotic leprosy, elephantiasis anaesthetica, dry leprosy, Danielssen's or Danielssen-Boeck disease.

LÈPRE DIMORPHIQUE OU TYPE D. Borderline leprosy.

LÈPRE À FORME D'ÉRYTHÈME NOUEUX. Erythema nodosum leprosy.

LÈPRE À FORME INDÉTERMINÉE OU TYPE I. Indeterminate leprosy.

LÈPRE À FORME INTERMÉDIAIRE. Borderline leprosy.

LÈPRE À FORME MIXTE. Borderline leprosy, dimorphous leprosy.

LÈPRE KABYLE. Kabyle leprosy.

LÈPRE LAZARINE. Lazarine leprosy, spotted or Lucio's leprosy, lepromatous erythema necroticans, lepra machada.

LÈPRE LÉPROMATEUSE OU TYPE L. Lepromatous leprosy, nodular leprosy.

LÈPRE LISSE. Smooth leprosy. → *lèpre maculoanesthésique.*

LÈPRE DE LUCIO. Lucio's leprosy. → *lèpre lazarine.*

LÈPRE MACULEUSE OU LÈPRE MACULO-ANESTHÉSIQUE. Macular or maculoanaesthetic leprosy, lepra maculosa, smooth leprosy.

LÈPRE MUTILANTE. Lepra mutilans, articular leprosy, mutilating leprosy.

LÈPRE NODULAIRE. Nodular leprosy. → *lèpre lépromateuse.*

LÈPRE À RECHUTES AIGUËS. Reactional leprosy.

LÈPRE SYSTÉMATISÉE NERVEUSE. Neural leprosy, lepra nervorum.

LÈPRE TUBERCULOÏDE OU TYPE T. Tuberculoid leprosy, tubercular leprosy, lepra tuberculoides or tuberculatum, neural leprosy, cutaneous leprosy.

LEPRÉCHAUNISME, *s.m.* Leprechaunism, Donohue's syndrome.

LÉPREUX, EUSE. 1° *adj.* Leprous. – 2° *s.* Leper.

LÉPRIDE, *s.f.* Leprid.

LÉPROLINE, *s.f.* Leprolin.

LÉPROLOGIE, *s.f.* Leprology.

LÉPROMATEUX, EUSE, *adj.* Lepromatous.

LÉPROME, *s.m.* Leproma.

LÉPROMINE (épreuve à la). Lepromin test.

LÉPROSERIE, *s.f.* Leprosary, lazar-house, leprosarium.

LEPTINE, *s.f.* Leptin.

LEPTOCYTE, *s.m.* Leptocyte.

LEPTOCYTOSE HÉRÉDITAIRE. Cooley's anaemia. → *anémie, maladie ou syndrome de Cooley.*

LEPTOMÉNINGE, *s.f.* Leptomeninx.

LEPTOMÉNINGIOME, *s.m.* Meningioma. → *méningiome.*

LEPTOMÉNINGITE, *s.f.* Leptomeningitis.

LEPTOPROSOPE, *adj.* Leptoprosope.

LEPTORRHINIEN, IENNE, *s.m.* Leptorhine, leptorrhine.

LEPTOSOME, 1° *adj.* Leptosomatic. – 2° *s.m.* Leptosome.

LEPTOSPIRA AUSTRALIS. *Leptospira australis.*

LEPTOSPIRA AUTOMNALIS. *Leptospira autumnalis.*

LEPTOSPIRA BATAVIÆ. *Leptospira bataviae.*

LEPTOSPIRA CANICOLA. *Leptospira canicola.*

LEPTOSPIRA GRIPPO-TYPHOSA. *Leptospira grippotyphosa.*

LEPTOSPIRA HEBDOMADIS. *Spirochaeta hebdomadis.*

LEPTOSPIRA ICTERO-HEMORRAGIÆ. *Leptospira icterohaemorrhagiae, Spirochaeta icterohaemorrhagiae.*

LEPTOSPIRA POMONA. *Leptospira pomona.*

LEPTOSPIRA SEJROE. *Leptospira sejroe.*

LEPTOSPIRE, *s.m.* Leptospira.

LEPTOSPIROSE, *s.f.* Leptospirosis.

LEPTOSPIROSE ICTÉRIGÈNE OU ICTÉRO-HÉMORRAGIQUE. Leptospirosis ictero-haemorrhagica, leptospiral jaundice, spirochetal jaundice, Weil's disease, Mathieu's disease, infectious spirochetal jaundice, haemorrhagic jaundice, icterogenic spirochetosis, spirochetosis icterohaemorrhagica, Fiedler's disease, spirochetal icterus, icterohaemorrhagic fever, Mediterranean yellow fever, Landouzy's disease.

LEPTOSPIROSE À *LEPTOSPIRA AUTUMNALIS.* 1° Fort Bragg fever. – 2° Sumatra jaundice.

LEPTOTÈNE, *adj.* Leptotene.

LEPTOTHRIX. *s.m. Leptothrix.*

LÉRI (maladies de). Léri's diseases. → *pléonostéose et mélorhéostose.*

LÉRI ET JOANNY (maladie de). Léry-Joanny syndrome. → *mélorhéostose.*

LERICHE (opérations de). Leriche's operations.

LERICHE (syndrome de). Leriche's syndrome, terminal aortic thrombosis, aortic bifurcation occlusion syndrome.

LERMOYEZ (syndrome de). Lermoyez's syndrome, labyrinthine angiospasm.

LESBIANISME, *s.m.* Lesbianism. → *tribadisme.*

LESCHKE (syndrome de). Leschke's syndrome.

LESCH-NYHAN (syndrome de). Lesch-Nyhan syndrome.

LÉSION, *s.f.* Lesion, organic or structural lesion, hurt, injury, damage, impairment.

LÉSION EN ANSE MÉTALLIQUE. Wire-loop lesion.

LÉSION PAR DÉCÉLÉRATION RAPIDE. Deceleration injury.

LÉSION DÉGÉNÉRATIVE. Degenerative lesion.

LÉSION DESTRUCTIVE. Destructive lesion.

LÉSION DIFFUSE. Diffuse lesion.

LÉSIONS DISSÉMINÉES. Disseminated lesions.

LÉSION ÉPILEPTOGÈNE. Discharging lesion.

LÉSION EN FOYER. Focal lesion.

LÉSION HISTOLOGIQUE. Microscopical or minute lesion, histologic lesion.

LÉSION IRRITATIVE. Irritative lesion.

LÉSION MACROSCOPIQUE. Macroscopical or coarse lesion, molar or gross lesion.

LÉSION MASSIVE. Total lesion.

LÉSION NON SYSTÉMATISÉE. Indiscriminate or mixed lesion.

LÉSION NUMMULAIRE. Coin lesion.

LÉSION PARTIELLE. Partial lesion.

LÉSION PROFESSIONNELLE. Occupational injury.

LÉSION SECONDAIRE. Secondary lesion.

LÉSION SYSTÉMATISÉE. Systematic lesion.

LÉSION DES TERMINAISONS NERVEUSES. Peripheral lesion.

LÉSION VASCULAIRE. Vascular lesion.

LÉSIONNEL, ELLE, *adj.* Lesional.

LÉSIONNELS (signes ou syndrome l. au cours d'une compression médullaire). Local or root symptoms (or syndrome) in the compression ot the spinal cord.

LÉSIONNELS (signes ou syndrome sous- l. au cours d'une compression médullaire). Remote or cord symptoms (or syndrome) in the compression of the spinal cord.

LÉTAL, ALE, *adj.* Lethal.

LÉTHAL, ALE, *adj.* Lethal.

LÉTHARGIE, *s.f.* Lethargy.

LÉTHARGIE D'AFRIQUE. African lethargy. → *sommeil (maladie du).*

LETTERER-SIWE (maladie de). Letterer's reticulosis. → *Ab Letterer-Siwe (maladie de).*

LEUCANÉMIE, *s.f.* Leukanaemia.

LEUCAPHÉRÈSE, *s.f.* Leukapheresis, leukopheresis.

LEUCÉMIDE, *s.f.* Leukemid, leukaemia cutis, leukaemia of the skin.

LEUCÉMIE, *s.f.* Leukemia (américain), leukaemia (anglais), leukocythaemia.

LEUCÉMIE AIGUË. Acute leukaemia, Ebstein's leukaemia, stem-cell leukaemia, undifferentiated cell leukaemia, leukoblastosis, embryonal leukaemia, haemoblastic or haemocytoblastic leukaemia, lymphoidocytic leukaemia.

LEUCÉMIE AIGUË À CELLULES DE RIEDER. Riedercell leukaemia.

LEUCÉMIE AIGUË À LYMPHOBLASTE, LYMPHOBLASTIQUI OU LYMPHOÏDE. Lymphoblastic leukaemia, lymphoblastosis lymphoblastomatosis.

LEUCÉMIE AIGUË MONOBLASTIQUE, À MONOCYTES OU MONOCYTIQUE. Schilling's leukaemia. → *leucémie histiomonocytaire.*

LEUCÉMIE AIGUË À MYÉLOBLASTES, MYÉLOBLASTIQUE OU MYÉLOÏDE. Myeloblastic leukaemia, myeloblastic leukosis myeloblastomatosis, myeloblastosis.

LEUCÉMIE AIGUË À PLASMOCYTES. Plasma cell leukaemia plasmocytic leukaemia.

LEUCÉMIE AIGUË À PROMYÉLOCYTES. Acute promyelocytic leukaemia.

LEUCÉMIE ALEUCÉMIQUE. Aleukaemie leukaemia, aleukocythaemie or leukopenic leukaemia, aleukaemie lymphadenosis, aleukaemia.

LEUCÉMIE À CELLULES CHEVELUES. Hairy cell leukaemia. → *leucémie à tricholeucocytes.*

LEUCÉMIE À CELLULES RÉTICULAIRES. Malignant histiocytosis. → *histiocytose maligne.*

LEUCÉMIE ÉRYTHROMONOCYTAIRE. Erythromonocytic leukaemia.

LEUCÉMIE HISTIOCYTAIRE. Malignant histiocytosis. → *histiocytose maligne.*

LEUCÉMIE HISTIO-LYMPHOCYTAIRE. Hairy cell leukaemia. → *leucémie à tricholeucocytes.*

LEUCÉMIE HISTIO-MONOCYTAIRE DE SCHILLING. Schilling's type of monocytic leukaemia. Schilling's leukaemia.

LEUCÉMIE LYMPHATIQUE. Lymphatic leukaemia. → *leucémie lymphoïde chronique.*

LEUCÉMIE LYMPHOÏDE CHRONIQUE. Lymphatic leukaemia, chronic lymphatic leukaemia, lymphocytic or lymphoid or lymphogenous leukaemia, chronic lymphadenosis, leukaemia lymphadenosis, lymphoid leukosis, lymphaemia.

LEUCÉMIE MÉGACARYOCYTAIRE. Essential thrombocythaemia. → *thrombocytémie essentielle ou hémorragique.*

LEUCÉMIE À MONOBLASTES OU **MONOBLASTIQUE.** Schilling's leukaemia. → *leucémie histiomonocytaire.*

LEUCÉMIE MONOCYTAIRE OU **À MONOCYTES.** Monocytic leukaemia, histiocytic leukaemia.

LEUCÉMIE MONOCYTAIRE DE SCHILLING. Schilling's leukaemia. → *leucémie histiomonocytaire de Schilling.*

LEUCÉMIE MYÉLOGÈNE. Myelogenous leukaemia. → *leucémie myéloïde chronique.*

LEUCÉMIE MYÉLOÏDE CHRONIQUE. Myelogenic leukaemia, myelocytic or myelogenous leukaemia, myeloid or chronic myeloid leukaemia, medullary or mixed leukaemia, splenic or splenomedullary leukaemia, splenomyelogenous or lienomyelogenous leukaemia, granulocytic leukaemia, chronic leukaemic myelosis, myelocytic leukosis.

LEUCÉMIE MYÉLOÏDE À BASOPHILES. Basophilic leukaemia, basophilocytic leukaemia, mast cell leukaemia.

LEUCÉMIE MYÉLOMONOCYTAIRE DE NÆGELI. Myelomonocytic leukaemia, Naegeli's leukaemia, Naegeli's type of monocytic leukaemia.

LEUCÉMIE OSTÉOSCLÉROTIQUE. Idiopathic myelofibrosis. → *splénomégalie myéloïde.*

LEUCÉMIE SUBLEUCÉMIQUE. Subleukaemic leukaemia.

LEUCÉMIE À TRICHOLEUCOCYTES. Hairy cell leukaemia, leukaemic reticuloendotheliosis, neoplastic lymphoid reticulum-cell disease, lymphoreticular neoplastic disease, chronic reticulolymphocytic leukaemia.

LEUCÉMIQUE, *adj.* Leukaemic.

LEUCÉMOGÈNE, *adj.* Leukaemogen.

LEUCÉMOGENÈSE, *s.f.* Leukaemogenesis.

LEUCINE, *s.f.* Leucine.

LEUCINOSE, *s.f.* Maple syrup urine disease, leucinosis, maple sugar urine disease, maple syrup disease, maple sugar disease, Menkes's syndrome, branched-chain ketoaciduria, branched-chain ketonuria, ketoaminoacidaemia.

LEUCO-AGGLUTINATION, *s.f.* Leuco-agglutination.

LEUCO-AGGLUTINE, *s.f.* Leuco-agglutinin.

LEUCO-AGGLUTININE DU GERME DE BLÉ. Wheat-germ agglutinin, WGA.

LEUCO-ANTICORPS, *s.m.* Leucoantibody.

LEUCO-ARAÏOSE, *s.f.* Leuco-araiosis.

LEUCOBLASTE, *s.m.* Leucoblast, primitive white cell.

LEUCOBLASTE DE TÜRCK. Stem cell. → *cellule souche.*

LEUCOBLASTOMATOSE, *s.f.* Acute leukaemia. → *leucémie aiguë.*

LEUCOBLASTOSE, *s.f.* Acute leukaemia. → *leucémie aiguë.*

LEUCOBLASTURIE, *s.f.* Leucoblasturia.

LEUCOCIDINE, *s.f.* Leucocidin (*amér.* leukocidin).

LEUCOCORIE, *s.f.* Leucocoria.

LEUCOCYTE, *s.m.* Leukocyte (américain), leucocyte (anglais).

LEUCOCYTES (test d'inhibition de la migration des). Leucocyte migration test.

LEUCOCYTES (test de migration des). Leucocyte migration inhibition test, leucocyte migration test.

LEUCOCYTE MONONUCLÉAIRE. Agranular or non-granular leucocyte, lymphoid leucocyte, agranulocyte.

LEUCOCYTES PARESSEUX (syndrome des). Lazy leucocyte syndrome.

LEUCOCYTE POLYNUCLÉAIRE. Granular leucocyte, granulocyte.

LEUCOCYTHÉMIE, *s.f.* Leukaemia. → *leucémie.*

LEUCOCYTOLYSE, *s.f.* Leucocytolysis, leucolysis.

LEUCOCYTOLYSINE, *s.f.* Leucocytolysin, leucolysin.

LEUCOCYTOMÉTRIE, *s.f.* Leucocytometry.

LEUCOCYTOPHÉRÈSE, *s.f.* Leucapheresis, leucopheresis.

LEUCOCYTOSE, *s.f.* Leucocytosis.

LEUCOCYTOTHÉRAPIE, *s.f.* Leucocytotherapy.

LEUCOCYTURIE, *s.f.* Leucocyturia.

LEUCODERMIE, *s.f.* Leucodermia, leucoderma, achromoderma.

LEUCODERMIE SYPHILITIQUE DU COU. Leucoderma colli.

LEUCODYSTROPHIE, *s.f.* Leucodystrophy, leucodystrophia.

LEUCODYSTROPHIE À CELLULES GLOBOÏDES. Krabbe's disease or sclerosis or leucodystrophy, globoid cell leucodystrophy, diffuse globoid cell cerebral sclerosis, diffuse globoid body sclerosis, familial infantile diffuse brain sclerosis.

LEUCODYSTROPHIE AVEC INSUFFISANCE GLIALE. Scholz's disease. → *Scholz-Greenfield (maladie de).*

LEUCODYSTROPHIE MÉTACHROMATIQUE INFANTILE FAMILIALE. Scholz's disease. → *Scholz-Greenfield (maladie de).*

LEUCODYSTROPHIE SOUDANOPHILE. Sudanophilic leucodystrophy.

LEUCO-ENCÉPHALITE, *s.f.* Leucoencephalitis.

LEUCO-ENCÉPHALITE AIGUË HÉMORRAGIQUE. Hurst's disease, leucoencephalitis acuta haemorrhagica, acute haemorrhagic leucoencephalitis, acute necrotizing haemorrhagic encephalomyelitis.

LEUCO-ENCÉPHALITE SCLÉROSANTE SUBAIGUË. Van Bogaert's encephalitis, Van Bogaert's sclerosing leucoencephalitis, Bodechtel-Guttmann encephalitis or disease, diffuse sclerosing encephalitis, leucoencephalitis subacuta sclerosans, subacute sclerosing leucoencephalitis, subacuta sclerosing panencephalitis, inclusion body encephalitis, subacute inclusion encephalitis, Dawson's encephalitis, subacute sclerosing leucoencephalopathy.

LEUCOENCÉPHALOPATHIE, *s.f.* Leucoencephalopathy.

LEUCO-ENCÉPHALOPATHIE MULTIFOCALE PROGRESSIVE. Progressive multifocal leucoencephalopathy.

LEUCO-ÉRYTHROBLASTOSE, *s.f.* Idiopathic myelofibrosis. → *splénomégalie myéloïde.*

LEUCOGÈNE, *adj.* Leucogen.

LEUCOGENÈSE, LEUCOGÉNIE, *s.f.* Production of leucocytes.

LEUCOGRAMME, *s.m.* Leucogram. → *formule leucocytaire.*

LEUCOKÉRATOSE, *s.f.* Leucoplakia. → *leucoplasie.*

LEUCOLYSE, *s.f.* Leucocytolysis, leucolysis.

LEUCOLYSINE, *s.f.* Leucolysin, leucocytolysin.

LEUCOMAÏNE, *s.f.* Leucomaine.

LEUCOMATOSE, *s.f.* Amyloid degeneration. → *amyloïde (dégénérescence).*

LEUCOME, *s.m.* Leucoma, corneal spot, albugo.

LEUCOMÉLANODERMIE, *s.f.* Leucomelanoderma.

LEUCOMÉLANODERMIE SYPHILITIQUE. Vitiligoid leucoderma syphiliticum, vitiligo acquisita syphilitica.

LEUCOMYÉLITE, *s.f.* Leucomyelitis.

LEUCOMYÉLITE ASCENDANTE. Landry's palsy. → *Landry (maladie ou paralysie de).*

LEUCOMYÉLITE POSTÉRIEURE. Tabes dorsalis. → *tabes dorsalis.*

LEUCOMYÉLOSE AIGUË. Acute leukaemia. → *leucémie aiguë.*

LEUCONEUTROPÉNIE, *s.f.* Neutropenia.

LEUCONOSTOC, *s.m. Leuconostoc.*

LEUCONYCHIE, *s.f.* Leuconychia, leucopathia unguium.

LEUCOPATHIE, *s.f.* Leucopathia, leucopathy.

LEUCOPÉDÈSE, *s.f.* Leucopedesis.

LEUCOPÉNIE, *s.f.* Leucopenia, hypoleucocytosis, hypoleukaemia, hypoleucia.

LEUCOPHÉRÈSE, *s.f.* Leucapheresis, leucopheresis.

LEUCOPHLEGMASIE, *s.f.* Leucophlegmasia.

LEUCOPLASIE, *s.f.* Leucoplakia, leucoplasia, leucokeratosis, leukoma.

LEUCOPLASIE BUCCALE. Leucoplakia buccalis, smoker's patch, psoriasis buccalis.

LEUCOPLASIE LABIALE. Leucoplakia labialis, keratosis labialis.

LEUCOPLASIE LARYNGÉE. Pachyderma verrucosa laryngis.

LEUCOPLASIE LINGUALE. Leucoplakia lingualis, smoker's tongue, keratosis linguae, ichthyosis linguae, psoriasis linguae.

LEUCOPLASIE ORALE CHEVELUE. Oral hairy leucoplakia.

LEUCOPOÏÈSE, *s.f.* Leucopoiesis.

LEUCOPRÉCIPITINE, *s.f.* Leucoprecipitin.

LEUCOPROPHYLAXIE, *s.f.* Leucoprophylaxis, preventive leucotherapy.

LEUCORRAGIE, *s.f.* Leucorrhagia.

LEUCORRHÉE, *s.f.* Leucorrhoea, fluor albus.

LEUCOSARCOME, *s.m.* Leucosarcoma.

LEUCOSARCOMATOSE, *s.f.* Leucosarcomatosis, leucosarcoma.

LEUCOSE, *s.f.* Leucosis.

LEUCOSE AIGUË. Acute leukaemia. → *leucémie aiguë.*

LEUCOSE ALEUCÉMIQUE. Aleukaemic leukaemia. → *leucémie aleucémique.*

LEUCOSE LYMPHOÏDE. Lymphatic leukaemia. → *leucémie lymphoïde chronique.*

LEUCOSE MYÉLOÏDE. Myelogenic leukaemia. → *leucémie myéloïde chronique.*

LEUCOSIQUE, *adj.* Pertaining to leucosis.

LEUCOSPERMIE, *s.f.* Leucospermia.

LEUCOSTASE, *s.f.* Leucostasis.

LEUCOTAXIQUE, *adj.* Leucotactic.

LEUCOTHÉRAPIE, *s.f.* Leucotherapy.

LEUCOTHÉRAPIE PRÉVENTIVE. Leucoprophylaxis.

LEUCOTHROMBOPÉNIE, *s.f.* Leucothrombopenia.

LEUCOTOME, *s.m.* Leucotome.

LEUCOTOMIE, *s.f.* Leucotomy. → *lobotomie.*

LEUCOTOMIE PRÉFRONTALE. Leucotomy. → *lobotomie.*

LEUCOTOMIE TRANSORBITAIRE. Transorbitar lobotomy. → *lobotomie transorbitaire.*

LEUCOTOXINE, *s.f.* Leucotoxin.

LEUCOTOXIQUE, *adj.* Leucotoxic.

LEUCOTRICHIE, *s.f.* Leucotrichia.

LEUCOTRIÈNE, *s.f.* Leucotriene.

LEUCOVIRUS, *s.m.* Leucovirus. → *Rétrovirus.*

LEV (maladie de). Lev's disease.

LE VEEN (valve de). Le Veen's valve.

LEV... Laev... (anglais) ; Lev... (américain).

LEVAME (orthèse de). Levame's orthesis.

LÉVOCARDIE, *s.f.* Sinistrocardia, laevocardia.

LÉVOCARDIE CONGÉNITALE. Laevocardia.

LÉVOCARDIOGRAMME, *s.m.* Laevocardiogram, laevogram.

LÉVODOPA, *s.f.* Levodopa.

LÉVOGRAMME, *s.m.* Laevogram.

LÉVOGYRE, *adj.* Laevogyral, laevogyric, laevogyrus, laevorotatory.

LÉVOPOSITION PULMONAIRE. Laevoposition of the pulmonary artery.

LÉVOROTATION DU CŒUR. Laevorotation of the heart.

LÉVOVERSION, *s.f.* Laevoversion.

LÈVRE, *s.f.* Lip.

LÈVRE DE TAPIR. Tapir mouth.

LÉVULOSE, *s.m.* Laevulose, fructose.

LÉVULOSÉMIE, *s.f.* Laevulosaemia. → *fructosémie.*

LÉVULOSURIE, *s.f.* Laevulosuria. → *fructosurie.*

LÉVULOSURIQUE (syndrome). Marie-Robinson syndrome.

LEVURE, *s.f.* Yeast.

LEVURIDE, *s.f.* Levurid, levuride.

LEWANDOWSKI (nævus elasticus prémammaire de) Nævus elasticus of Lewandowski.

LEWIS (épreuve de). Lewis's test.

LEWIS (facteur). Lewis factor. → *facteur Lewis.*

LEWIS (indice de). Lewis's index.

LEWIS (maladie de). Lewis's disease.

LEWIS (phénomène de). Lewis's phenomenon. → *pinocytose.*

LEWIS (réaction de). Histamine test.

LEWIS (système de groupe sanguin). Lewis's blood group system.

LEWY (corps de). Lewy's body.

LEYDEN (ataxie ou maladie de). Leyden-Westphal ataxia. → *ataxie aiguë.*

LEYDEN-MŒBIUS (myopathie de ou type). Leyden-Moebius dystrophy or syndrome or type, Leyden-Moebius muscular dystrophy lim-girdle muscular dystrophy, pelvofemoral muscular dystrophy.

LEYDIGIEN, ENNE, *adj.* Pertaining to the Leydig's cells.

LEZIUS (opération de). Cardiopneumopexy.

LHERMITTE (signe de J). Lhermitte's sign.

LHERMITTE (J.), CORNIL ET QUESNEL (syndrome de). Lhermitte-Cornil-Quesnel syndrome. → *dégénérescence progressive pyramido-pallidale.*

LHERMITTE (J.) ET MACALPINE (syndrome de). Lhermitte-MacAlpine syndrome.

LI. Chemical symbol for lithium.

LIAISON, *s.f.* (chimie). Bond, linkage.

LIAISON GÉNÉTIQUE. Linkage.

LIAN, SIGUIER ET WELTI (syndrome de). Lian-Siguier-Welti syndrome.

LIASTHÉNIE, *s.f.* Leiasthenia.

LIBÉRATION, *s.f.* Release, liberation, discharge.

LIBÉRINE, *suffixe.* Releasing factor or hormone.

LIBIDO, *s.f.* Libido.

LIBMAN-SACKS (syndrome de). Libman-Sacks syndrome or endocarditis or disease, Osler-Libman-Sacks syndrome, atypical verrucous endocarditis.

LICHEN, *s.m.* Lichen.

LICHEN ACUMINATUS. Lichen agrius. → *prurigo ferox.*

LICHEN ALBUS. Lichen albus.

LICHEN AMYLOÏDE. Lichen amyloidosis. → *amyloïdose cutanée de Gutmann-Freudenthal.*

LICHEN CORNÉ HYPERTROPHIQUE. Lichen ruber verrucosus. → *lichen verruqueux.*

LICHEN FIBRO-MUCINOÏDE. Lichen fibromucinoidosus. → *myxœdème cutané circonscrit ou atypique.*

LICHEN MYXŒDÉMATEUX. Lichen fibromucinoidosus. → *myxœdème cutané circonscrit ou atypique.*

LICHEN NEUROTICUS. Lichen neuroticus, lichen ruber acuminatus acutus.

LICHEN NITIDUS. Lichen nitidus, Pinkus's disease.

LICHEN OBTUSUS CORNÉ. Lichen obtusus corneus, prurigo nodularis, tuberosis cutis pruriginosa, urticaria perstans verrucosa.

LICHEN OBTUSUS VULGAIRE. A variety of lichen obtusus corneus.

LICHEN PILIAIRE. Lichen pilaris. → *kératose pilaire.*

LICHEN PLAN. Lichen planus, lichen ruber planus, Wilson's lichen.

LICHEN PLAN ATROPHIQUE ET SCLÉREUX. Lichen sclerosus et atrophicans, Hallopeau's disease.

LICHEN PLANUS OBTUSUS. Lichen obtusus.

LICHEN POLYMORPHE CHRONIQUE. Prurigo mitis.

LICHEN POLYMORPHE FEROX. Lichen obtusus corneus. → *lichen obtusus corné.*

LICHEN PORCELAINÉ. Lichen albus.

LICHEN PSORIASIS. Guttate parapsoriasis. → *parapsoriasis en gouttes.*

LICHEN RUBER. Lichen ruber planus. → *lichen plan.*

LICHEN RUBER ACUMINATUS ACUTUS. Lichen neuroticus. → *lichen neuroticus.*

LICHEN RUBER ACUMINATUS DE KAPOSI. Pityriasis rubra pilaris. → *pityriasis rubra pilaire.*

LICHEN RUBER MONILIFORMIS. Lichen ruber moniliformis.

LICHEN RUBER PLANUS. Lichen planus. → *lichen plan.*

LICHEN SCROFULOSORUM. Lichen scrofulosorum, lichen scrofulosus, tuberculosis lichenoides, tuberculosis cutis lichenoides, papular scrofuloderma, chronic miliary tuberculosis of the skin, lichenoid tuberculide.

LICHEN SIMPLEX AIGU. Lichen urticatus. → *strophulus.*

LICHEN SIMPLEX CHRONIQUE DE VIDAL. Lichen planus circonscriptus. → *prurigo simplex chronique circonscrit.*

LICHEN SPINULOSUS. Lichen spinulosus. → *kératose folliculaire acuminée.*

LICHEN STRIATUS. Lichen striatus.

LICHEN TRICHOPHYTIQUE. Lichenoid trichophytid.

LICHEN TROPICUS. Miliaria rubra, lichen tropicus, Bedouin itch, wildfire rash.

LICHEN URTICATUS. Lichen urticatus. → *strophulus.*

LICHEN VARIEGATUS. Lichen variegatus. → *parapsoriasis lichénoïde.*

LICHEN VERRUQUEUX. Lichen ruber verrucosus.

LICHEN DE WILSON. Lichen planus. → *lichen plan.*

LICHÉNIFICATION, *s.f.* Lichenification, lichenization.

LICHÉNIFICATION CIRCONSCRITE. Neurodermatitis. → *névrodermite.*

LICHÉNIFICATION DIFFUSE. Neurodermatitis disseminata.

LICHÉNIFICATION NODULAIRE CIRCONSCRITE. Lichen obtusus corneus. → *lichen obtusus corné.*

LICHÉNIFICATION (plaque de). Lichen planus circonscriptus. → *prurigo simplex chronique circonscrit.*

LICHÉNISATION, *s.f.* Lichenification, lichenization.

LICHÉNOÏDE, *adj.* Lichenoid.

LICHTHEIM (signe de). Lichtheim's sign.

LICHTHEIM (syndrome de). Dejerine's syndrome. → *fibres longues (syndrome des).*

LIDDLE (syndrome de). Liddle's syndrome.

LIDOCAÏNE, *s.* Lidocaine.

LIEBEN (réaction de). Lieben's test.

LIEBERKÜHN (glandes de). Glands of Lieberkühn.

LIEBOW (syndrome de). Desquamative interstitial pneumonia.

LIÉNAL, LIÉNIQUE, *adj.* Splenic, lienal.

LIENTÉRIE, *s.f.* Celiac flux.

LI-FRAUMENI (syndrome de). Li-Fraumeni syndrome.

LIFTING, *s.m.* Lifting.

LIGAMENT, *s.m.* Ligament.

LIGAMENT LARGE (syndrome de déchirure du). Allen-Masters syndrome. → *Allen et Masters (syndrome de).*

LIGAMENTOPEXIE, *s.f.* Ligamentopexis, ligamentopexy.

LIGAMENTOPEXIE EXTRA-ABDOMINALE. Alquié's operation. → *Alquié-Alexander (opération d').*

LIGAMENTOPEXIE INTRA-ABDOMINALE. Doléris's operation. → *Beck-Doléris (opération de).*

LIGAND, *s.m.* Ligand.

LIGASE, *s.f.* Ligase.

LIGATURE, *s.f.* 1° (le matériel : fil, etc.). Ligature. – 2° (l'application du matériel). Ligation, ligature.

LIGATURE EN CHAÎNE. Chain ligature, interlacing or interlocking ligature.

LIGATURE COMPLÈTE. Occluding ligature.

LIGATURE INCOMPLÈTE. Suboccluding ligature.

LIGATURE NON RÉSORBABLE. Non absorbable ligature.

LIGATURE RÉSORBABLE. Absorbable ligature, soluble ligature.

LIGATURE TEMPORAIRE. Provisional ligature, intermittent ligature (tourniquet).

LIGATURE TERMINALE. Terminal ligature.

LIGATURE DES TROMPES (utérines). Tubal ligature.

LIGHTWOOD (syndrome de). Lightwood's syndrome, transitory renal tubular acidosis in enfants.

LIGNAC-FANCONI (maladie de). Lignac's syndrome. → *cystinose.*

LIGNE DE BASE. Baseline.

LIGNE BLANCHE SURRÉNALE. Sergent's white adrenal line, adrenal line.

LIGNE ISO-ÉLECTRIQUE. Baseline.

LIGNE MÉDIANE. Middle line.

LIGNEUX, EUSE, *adj.* Ligneous.

LILLEHEI-HARDY (opération de). Lillehei-Hardy operation.

LILLEHEI-KASTER (valve de). Lillehei-Kaster prosthesis.

LIMA (opération de). Lima's operation.

LIMBE, *s.m.* Limbus.

LIMBIQUE, *adj.* Limbal.

LIME (bruit de). Bruit de lime, filling sound.

LIMITE, *s.f.* Borderline.

LINCOMYCINE, *s.f.* Lincomycin.

LINCOSAMIDE, *s.m.* Lincosamide.

LINDAU (maladie de). Lindau's disease.

LINGUA VITULI. Macroglossia.

LINGUAL, ALE, *adj.* Lingual.

LINGULA, *s.f.* Lingula.

LINGUATULE, *s.f.* Linguatula.

LINGUATULOSE, *s.f.* Linguatuliasis, linguatulosis.

LINGULECTOMIE, *s.f.* Lingulectomy.

LINIMENT, *s.m.* Liniment.

LINITE PLASTIQUE. Linitis plastica, leather bottle stomach, fibromatosis ventriculi, Brinton's disease, gastric sclerosis, cirrhosis of the stomach, cirrhotic gastritis, sclerotic stomach, gastritis granulomatosa fibroplastica, interstitial gastritis.

LINK-SHAPIRO (temps ou **test de).** Link-Shapiro test.

LINKAGE, *s.m.* Linkage.

LINTON-NACHLAS (sonde de). Linton-Nachlas tube.

LIOMYOME, *s.m.* Leiomyoma, myoma laevi-cellulare.

LIOTHRIQUE, *adj.* Leiothric, leiotrichous.

LIOTTA (valve de). Liotta's prosthesis.

LIPASE, *s.f.* Lipase.

LIPASÉMIE, *s.f.* Lipasaemia.

LIPECTOMIE, *s.f.* Lipectomy.

LIPÉMIE, *s.f.* Lipaemia.

LIPIDE, *s.m.* Lipid.

LIPIDÉMIE, *s.f.* Lipidaemia, lipoidaemia.

LIPIDOGENÈSE, *s.f.* Lipogenesis.

LIPIDOPROTÉINE, *s.f.* Lipoprotein.

LIPIDOPROTÉINOSE DE LA PEAU ET DES MUQUEUSES. Lipid proteinosis. → *lipoïdoprotéinose de la peau et des muqueuses.*

LIPIDOSE, *s.f.* Lipidosis. → *lipoïdose.*

LIPIDOSE INFANTILE TARDIVE GÉNÉRALISÉE. Gangliosidosis. → *gangliosidose généralisée.*

LIPIDOSE NEUROVISCÉRALE FAMILIALE. Gangliosidosis. → *gangliosidose généralisée.*

LIPIDURIE, *s.f.* Lipiduria.

LIPIO- OU LIPIODO-DIAGNOSTIC, *s.m.* Lipiodolography, lipiododiagnosis.

LIPMAN (système de). Lipman's system.

LIPO-ARTHRITE SÈCHE ou **LIPO-ARTHROSE,** *s.f.* Lipoarthritis.

LIPO-ATROPHIE, *s.f.* Lipoatrophy, lipoatrophia.

LIPO-ATROPHIE DIABÉTOGÈNE. Lipoatrophic diabetes. → *Lawrence (syndrome de).*

LIPOBRACHIE, *s.f.* Abrachia.

LIPOBRACHIONOCÉPHALIE, *s.f.* Abrachiocephalia.

LIPOCAÏQUE, *adj.* Lipocaic.

LIPOCALCINOGRANULOMATOSE SYMÉTRIQUE PROGRESSIVE. Tumoral calcinosis. → *calcinose tumorale.*

LIPOCÈLE, *s.f.* Adipocele, lipocele.

LIPOCHONDRODYSTROPHIE, *s.f.* Lipochondrodystrophy. → *Hurler (maladie, polydystrophie ou syndrome de).*

LIPOCHROME, *s.m.* Lipochrome.

LIPOCHROMIE, *s.f.* Xanthosis.

LIPOCORTINE, *s.f.* Lipocortin.

LIPODIÉRÈSE, *s.f.* Lipodieresis.

LIPODYSTROPHIE, *s.f.* Lipodystrophy, lipodystrophia.

LIPODYSTROPHIE GÉNÉRALISÉE. Lipoatrophic diabetes. → *Lawrence (syndrome de).*

LIPODYSTROPHIE INSULINIQUE. Insulin lipodystrophy.

LIPODYSTROPHIE INTESTINALE. Intestinal lipodystrophy. → *Whipple (maladie de).*

LIPODYSTROPHIE PROGRESSIVE. Lipodystrophia progressiva, progressive lipodystrophy, Barraquer's disease, Simons' disease, Barraquer-Simons disease.

LIPOFIBROME, *s.m.* Lipofibroma.

LIPOFUCHSINE, *s.f.* Lipofuscin.

LIPOGENÈSE, *s.f.* Lipogenesis.

LIPOGRANULOMATOSE, *s.f.* Lipogranulomatosis.

LIPOGRANULOMATOSE DISSÉMINÉE. Disseminated lipogranulomatosis. → *Farber (maladie de).*

LIPOGRANULOMATOSE SOUS-CUTANÉE DISSÉMINÉE SPONTANÉMENT RÉSOLUTIVE. Lipogranulomatosis subcutaneous. → *Rothmann-Makaï (syndrome ou panniculite de).*

LIPOGRANULOME, *s.m.* Lipogranuloma.

LIPOGRANULOME JUVÉNILE. Juvenile xanthogranuloma. → *nævo-xanthoendothéliome.*

LIPOGRANULOXANTHOME, *s.m.* Lipid xanthogranuloma.

LIPOHISTODIARÈSE, *s.f.* Lipotrophic diabetes. → *Lawrence (syndrome de).*

LIPOÏDASE, *s.f.* Lipidase, lipoidase.

LIPOÏDÉMIE, *s.f.* Lipidaemia, lipoidaemia.

LIPOÏDIQUE, *adj.* Lipoidic.

LIPOÏDO-PROTÉINOSE DE LA PEAU ET DES MUQUEUSES. Lipid or lipoid proteinosis, lipoidosis cutis et mucosae, Urbach-Wiethe disease, lipoproteinosis, hyalinosis cutis et mucosae.

LIPOÏDOSE, *s.f.* Lipoidosis, lipidosis.

LIPOÏDOSE À CÉRÉBROSIDES. Cerebroside lipoidosis. → *Gaucher (maladie de).*

LIPOÏDOSE À CHOLESTÉROL. Cholesterol lipoidosis. → *Schüller-Christian (maladie de).*

LIPOÏDOSE NERVEUSE. Lipoidosis of the nervous system.

LIPOÏDOSE À PHOSPHOLIPIDES. Phosphatide lipoidosis. → *Niemann-Pick (maladie de).*

LIPOÏDOSE RÉNALE. Renal lipoidosis.

LIPOLYSE, *s.f.* Lipolysis, lipography, lipophagia.

LIPOLYSE INSULINIQUE. Insulin lipodystrophy.

LIPOMATOSE, *s.f.* Lipomatosis.

LIPOMATOSE CIRCONSCRITE MULTIPLE. Nodular circumscribed lipomatosis.

LIPOMATOSE MÉSOSOMATIQUE. Nodular circumscribed lipomatosis.

LIPOMATOSE NODULAIRE MULTIPLE DE LA CEINTURE ET DES MEMBRES. Nodular circumscribed lipomatosis.

LIPOMATOSE RÉNALE. Lipomatous nephritis, lipomatosis renis, lipoma diffusum renis.

LIPOMATOSE SYMÉTRIQUE CIRCONSCRITE. Multiple symmetrical lipomatosis.

LIPOMATOSE SYMÉTRIQUE À PRÉDOMINANCE CERVICALE. Madelung's neck. → *adénolipomatose symétrique à prédominance cervicale.*

LIPOME, *s.m.* Lipoma.

LIPOME ARBORESCENT ARTICULAIRE. Lipoma arborescens.

LIPOME ARBORESCENT DU GENOU. Hoffa's disease.

LIPOMICRON, *s.m.* VLDL. → *lipoprotéine de très basse densité.*

LIPOMUCOPOLYSACCHARIDOSE, *s.f.* Lipomucopolysaccharidosis. → *mucolipidose type I.*

LIPOMYXOME, *s.m.* Lipomyxoma, lipoma myxomatodes, myxolipoma, myxoma lipomatodes.

LIPONÉOGENÈSE, *s.f.* Liponeogenesis.

LIPOPEXIQUE, *adj.* Adipopexic.

LIPOPROTÉINE A. Lipoprotein a.

LIPOPROTÉINE, *s.f.* Lipoprotein.

LIPOPROTÉINE-LIPASE, *s.f.* Lipoprotein lipase. → *facteur clarifiant.*

LIPOPROTÉINES DE BASSE DENSITÉ. Low density lipoproteins, LDL, β- (or beta-) lipoproteins.

LIPOPROTÉINES DE HAUTE DENSITÉ. Hight density lipoproteins, HDL, α- (or alpha-) lipoproteins.

LIPOPROTÉINES LOURDES. HDL. → *lipoprotéines de haute densité.*

LIPOPROTÉINES DE TRÈS BASSE DENSITÉ. Very low density lipoproteins, VDL, pre-β (or pre-beta) lipoprotein.

LIPOPROTÉINOSE DE LA PEAU ET DES MUQUEUSES. Lipid proteinosis. → *lipoïdo-protéinose de la peau et des muqueuses.*

LIPOSARCOME, *s.m.* Liposarcoma, lipoblastoma, embryonal-cell lipoma, fetal fat-cell lipoma, infiltrating lipoma, lipoblastic lipoma, primitive-cell lipoma, lipoma sarcomatodes, embryonal lipomatosis, primitive fatcell tumour.

LIPOSCLÉROSE PÉRIURÉTÉRALE. Periureteris plastica. → *Ormond (maladie d').*

LIPOSCLÉROSE RÉTROPÉRITONÉALE IDIOPATHIQUE. Idiopathic retroperitoneal fibrosis. → *Ormond (maladie d').*

LIPOSOLUBLE, *adj.* Liposoluble.

LIPOSOME, *s.m.* Liposome.

LIPOSUCCION, *s.f.* Liposuction.

LIPOTHYMIE, *s.f.* Lipothymia, faints.

LIPOTROPE, *adj.* Lipotropic.

β- LIPOTROPE (hormone) OU β- LIPOTROPINE. β- lipotropin.

LIPOTROPE (substance). Lipotropic factor.

LIPOTROPIQUE OU LIPOTROPE (substance). Lipotropic factor.

LIPOVACCIN, *s.m.* Lipovaccine, oil vaccine.

LIPURIE, *s.f.* Lipuria.

LIQUEUR, *s.f.* Liquor.

LIQUIDE CÉPHALORACHIDIEN. Spinal fluid.

LIQUIDES EXTRACELLULAIRES. Extracellular fluids.

LIQUIDES INTRACELLULAIRES. Intracellular fluids.

LIQUIDIEN, IENNE, *adj.* Pertaining to liquid.

LIQUOR, *s.m.* Liquor sanguinis.

LISÉRÉ DE BURTON. Burton's line. → *Burton (liséré de).*

LISÉRÉ DE DEUIL. Black line around the lesions of the bones, on radiographies, when tuberculosis osteoarthritis is cured.

LISÉRÉ GINGIVAL. Gingival line.

LISÉRÉ PLOMBIQUE. Lead line. → *Burton (liséré de).*

LISÉRÉ SATURNIN. Lead line. → *Burton (liséré de).*

LISFRANC (amputation ou opération de). Lisfranc's amputation.

LISFRANC (articulation de). Tarso-metatarsal articulation.

LISSENCÉPHALIE, *s.f.* Lissencephaly.

LISTER (pansement de). Lister's dressing.

LISTERIA, *s.f. Listeria.*

LISTÉRELLOSE, LISTÉRIOSE, *s.f.* Listeriosis, listerellosis.

LISTÉRIOLYSINE O. Listeriolysin O.

LITHECTOMIE, *s.f.* Lithotomy, lithectomy.

LITHECTOMIE CHOLÉDOCIENNE. Choledochotomy for removing gall-stones.

LITHECTOMIE CHOLÉDOCIENNE PAR VOIE DUODÉNALE. Transduodenal cholelithotomy. → *Collins (opération de).*

LITHIASE, *s.f.* Lithiasis.

LITHIASE BILIAIRE. Cholelithiasis.

LITHIASE BRONCHIQUE. Broncholithiasis.

LITHIASE LACRYMALE. Dacryolithiasis.

LITHIASE PANCRÉATIQUE. Pancreatic lithiasis.

LITHIASE RÉNALE. Nephrolithiasis.

LITHIASE URINAIRE. Urolithiasis.

LITHIUM, *s.m.* Lithium.

LITHOCLASTE, *s.m.* Lithotrite, lithotriptor.

LITHOCLASTIE, *s.f.* Lithotrity, lithotripsy.

LITHOGÈNE, *adj.* Lithogenous.

LITHOGÉNIE, *s.f.* Lithogenesis, lithogeny.

LITHOLABE, *s.m.* Litholabe.

LITHOLAPAXIE, *s.f.* Litholapaxy.

LITHOLOGIE, *s.f.* Lithology.

LITHOLYTIQUE, LITHOTRIPTIQUE, *adj.* Lithotriptic.

LITHOPÉDION, *s.m.* Lithopedion, lithopaedion, osteopedion, calcified fetus.

LITHOTOME, *s.m.* Lithotome.

LITHOTOMIE, *s.f.* Lithotomy.

LITHOTRITEUR, *s.m.* Lithotrite, lithoclast, lithotriptor.

LITHOTRITIE, LITHOTRIPSIE, *s.f.* Lithotrity, lithotripsy.

LITTEN (signe de). Litten's sign, diaphragmatic phenomenon or sign, phrenic phenomenon or wave.

LITTLE (maladie ou syndrome de). Cerebral diplegia, Little's disease, cerebral spastic infantile paralysis, cerebral spastic paraplegia, congenital spastic paraplegia or paralysis, congenital cerebral palsy, infantile cerebral palsy, spastic diplegia, lobar atrophic sclerosis, cerebrocerebellar diplegic infantile paralysis, infantile spastic or spasmodic paralysis or paraplegia.

LITTLE-LASSUEUR (syndrome de Graham). Graham Little's syndrome. → *Lassueur et Graham Little (syndrome de).*

LITTRE (hernie de). Littre's hernia, diverticular hernia.

LITTRE (opération de). Littre's colostomy. → *colostomie iliaque.*

LITTRE (glandes de). Littre's glands, urethral glands.

LITTRITE, *s.f.* Littritis, folliculitis gonorrhoica.

LIVEDO, *s.m.* Livedo.

LIVEDO ANNULARIS OU RETICULARIS. Livedo reticularis, livedo annularis, levedo racemosa, asphyxia reticularis, cutis marmorata.

LIVÉDOÏDE, *adj.* Livedoid.

LIVIDITÉ, *s.f.* Lividity.

LIVIDITÉ CADAVÉRIQUE. Postmortem lividity, livor mortis, suggillation.

LIVOR CUTIS. Livedo.

LIXIVIATION, *s.f.* Lixiviation.

LLOYD (signe de). Lloyd's sign.

LLOYD (syndrome de). Lloyd's syndrome. → *adénomatose pluri- (ou poly-) endocrinienne.*

LM. Abbreviation for lumen.

LOA-LOA. Loa-loa. → *Filaria loa.*

LOASIS, *s.f.* Loaiasis, loasis.

LOBAIRE, *adj.* Lobar.

LOBE, *s.m.* Lobe.

LOBE MOYEN (syndrome du). Middle-lobe syndrome, right middle-lobe syndrome, Graham-Burford-Mayer syndrome, Brock's syndrome.

LOBECTOMIE, *s.f.* Lobectomy.

LOBÉLISME, *s.m.* Lobelism.

LOBENGULISME, *s.m.* Lobengulism.

LOBITE, *s.f.* Lobitis.

LOBO (maladie ou mycose de Jorge). Lobo's mycosis. → *lobomycose.*

LOBOMYCOSE, *s.f.* Lobomycosis, Lobo's blastomycosis, Lobo's mycosis, Lobo's disease.

LOBOPODE, *s.m.* Lobopodium. → *pseudopode.*

LOBOTOMIE, *s.f.* Lobotomy, leukotomy, leucotomy.

LOBOTOMIE PRÉFRONTALE. Frontal (or prefrontal) lobotomy or leukotomy, leukotomy.

LOBOTOMIE TRANSORBITAIRE. Transorbital lobotomy, transorbital leukotomy.

LOBSTEIN (MALADIE DE). Lobstein's disease. → *ostéopsathyrose.*

LOBSTEIN (PLACENTA DE). Lobstein's placenta. → *vélamenteuse du cordon (insertion).*

LOBULE, *s.m.* Lobule.

LOBULITE, *s.f.* Inflammation of a lobule.

LOCALISATION CÉRÉBRALE. Cerebral localization.

LOCHIES, *s.f.* Lochia.

LOCHIOMÉTRIE, *s.f.* Lochiometra.

LOCHIORRAGIE, *s.f.* Lochiorrhagia, lochiorrhea (américain), lochiorrhoea.

LOCUS, *s.m. (pl.* locus). Locus (*pl.* loci).

LOCUS CŒRULEUS. Locus coeruleus.

LOCUS NIGER. Black substance.

LÖFFLER (bacille de). Löffler's bacillus. → *Corynebacterium diphtheriae.*

LÖFFLER (endocardite de). Löffler's endocarditis parietalis fibroplastica, Löffler's endocarditis, Löffler's parietal fibroplastic endocarditis, constructive endocarditis, eosinophilic endomyocardial disease, fibroplastic endocarditis with eosinophilia.

LÖFFLER (syndrome de). Löffler's syndrome or pneumonia, Löffler's eosinophilia, eosinophilic pneumonopathy.

LÖFGREN (syndrome de). Bilateral hilar lymphoma syndrome, bilateral hilar adenopathy syndrome, Löfgren's syndrome.

LÖFSTRAND (béquille de). Löfstrand's crutch.

LOGAGNOSIE, *s.f.* Logagnosia.

LOGE, *s.f.* Chamber.

LOGETRON, *s.m.* Logetron.

LOGOCLONIE, *s.f.* Logoklony, logoclonia.

LOGOCOPHOSE, *s.f.* Verbal amnesia. → *surdité verbale.*

LOGONEUROSE, *s.f.* Logoneurosis. → *dyslogie.*

LOPOPÉDIE, *s.f.* Logopedics, logopedia.

LOGONÉVROSE, *s.f.* Logoneurosis. → *dyslogie.*

LOGOPATHIE, *s.f.* Logopathy. → *dyslogie.*

LOGOPLÉGIE, *s.f.* Logoplegia. → *aphémie.*

LOGORRHÉE, *s.f.* Logorrhoea, pleniloquence.

LÔHR (claudication veineuse intermittente de). Paget-Schrötter syndrome. → *Paget-von Schrötter (syndrome de).*

LOMBAIRE, *adj.* Lumbar.

LOMBAL, ALE, *adj.* Lumbar.

LOMBALGIE, *s.f.* Lumbago.

LOMBALISATION, LOMBARISATION, *s.f.* Lumbarization.

LOMBARD (épreuve de). Lombard's test.

LOMBARTHRIE, LOMBARTHROSE, *s.f.* Osteoarthritis of the lumbar spine.

LOMBO-DISCARTHROSE, *s.f.* Lumbar intervertebral degenerative arthritis.

LOMBO-SCIATALGIE, LOMBO-SCIATIQUE, *s.f.* Lumbagosciatica.

LOMBOSTAT, *s.m.* Orthopaedic lumbo-sacral corset.

LOMBOTOMIE, *s.f.* Surgical section of the loins.

LOMBRICOSE, *s.f.* Lumbricosis.

LONGIFACE, *adj.* Dolichofacial.

LONGILIGNE, *adj.* Longilineal.

LONGIVULTE, *adj.* Dolichofacial.

LOOCH, *s.m.* Emulsive and mucilaginous potion.

LOOSER OU LOOSER-MILKMAN (stries, traits ou zones de). Looser's zones, Looser's transformation zones.

LOOSER-DEBRAY-MILKMAN (syndrome de). Milkman's syndrome. → *Milkman (syndrome de).*

LOPHOTRICHE, *s.m.* Lophotrichea.

LORAIN (infantilisme type). Lorain's infantilism. → *infantilisme hypophysaire.*

LORDOSE, *s.f.* Lordosis, anterior deformity.

LORENZ (formule de). Lorenz's formula.

LORENZ (positions de). Lorenz's method.

LORENZO (huile de). Lorenzo's oil.

LORETA (opération de). Loreta's operation.

LOSEE (manœuvre de). Losee's maneuver.

LOTION, *s.f.* Lotion.

LOUIS (angle de). Louis's angle. → *angle sternal.*

LOUIS (lois de). Louis's laws.

LOUIS (méthode de). Statistical method.

LOUIS-BAR (syndrome de). Louis-Bar's syndrome. → *ataxie-télangiectasies (syndrome).*

LOUPE, *s.f.* Sebaceous cyst. → *kyste sébacé.*

LOUPING ILL. Louping ill, ovine encephalomyelitis.

LOWE (syndrome de). Lowe's syndrome, Lowe-Terrey-Mac Lachlan syndrome, cerebrooculorenal dystrophy or syndrome ; oculocerebrorenal syndrome.

LÖWENSTEIN (milieu de). Löwenstein-Jensen agar.

LOWN (classification de). Lown's classification.

LOWN, GANONG ET LEVINE (syndrome de). Lown-Ganong and Levine syndrome. → *Clerc, Robert-Lévy et Cristesco (syndrome de).*

β-LPH. ß-lipotropin.

LSD. Lysergide, LSD.

LT, LTH. LT, LTH. → *prolactine.*

LUBS (syndrome de). Lubs's syndrome.

LUBARSH-PICK (maladie ou syndrome de). Systemic amyloidosis syndrome.

LUC. LUC (Large Undifferenciated ou Unstained Cell).

LUCIANI-WENCKEBACH (bloc, période ou phénomène de). Wenckebach's block. → *Wenckebach ou Luciani-Wenckebach (bloc, période ou phénomène de).*

LUCIE FREY (syndrome de). Frey's syndrome. → *auriculotemporal (syndrome de l').*

LUCIO (lèpre de). Lucio's leprosy. → *lèpre lazarine.*

LUCIO (phénomène de). Lucio's phenomenon.

LUCITE, *s.f.* Actinodermatitis. → *actinite.*

LUDER-SHELDON (syndrome de). Luder-Sheldon syndrome.

LUDLOFF (signe de). Ludloff's sign.

LUDOTHÉRAPIE, *s.f.* Play therapy.

LUDWIG (angine de). Ludwig's angina. → *angine de Ludwig.*

LUDWIG (théorie de). Ludwig's theory.

LUES VENERA. Syphilis. → *syphilis.*

LUÉTINE, *s.f.* Luetin.

LUÉTINE-RÉACTION, *s.f.* Noguchi's luetin reaction, Noguchi's test.

LUÉTIQUE, *adj.* Luetic, syphilitic.

LUETTE, *s.f.* Uvula palatine.

LUFT (maladie de). Luft's syndrome.

LUGOL (solution de). Lugol's solution.

LULIBÉRINE, *s.f.* Luliberin. → *gonadolibérine.*

LUMBAGO, *s.m.* Lumbago.

LUMBARTHRIE, LUMBARTHROSE, *s.f.* Osteoarthritis of the lumbar spine.

LUMEN, *s.m.* Lumen.

LUMINANCE, *s.f.* Luminance.

LUNARITE, *s.f.* Lunatomalacia. → *Kienböck (maladie de).*

LUNATUM, *s.m.* Os lunatum.

LUNULE, *s.f.* Lunula of nail.

LUOTEST, *s.m.* Noguchi's test. → *luétine-réaction.*

LUPIQUE (maladie). Systemic lupus erythematosis. → *lupus érythémateux aigu disséminé.*

LUPO-ÉRYTHÉMATO-VISCÉRITE MALIGNE. Systemic lupus erythematosis. → *lupus érythémateux aigu disséminé.*

LUPOÏDE, *adj.* et *s.f.* Lupoid.

LUPOÏDES BÉNIGNES DISSÉMINÉS. Cutaneous sarcoid. → *sarcoïdes cutanées ou dermiques.*

LUPOÏDES MILIAIRES DISSÉMINÉS. Miliary lupoid. → *lupus miliaire.*

LUPOÏDES EN PLACARDS. Cutaneous sarcoid. → *sarcoïdes cutanées ou dermiques.*

LUPOÏDES TUBÉREUSES. Cutaneous sarcoid. → *sarcoïdes cutanées ou dermiques.*

LUPOME, *s.m.* Lupoma.

LUPOVISCÉRITE MALIGNE. Systemic lupus erythematosus. → *lupus érythémateux aigu disséminé.*

LUPUS, *s.m.* Lupus.

LUPUS DE CAZENAVE. Cazenave's lupus. → *lupus érythémateux chronique.*

LUPUS (chilblain). Chilblain lupus.

LUPUS ÉRYTHÉMATEUX AIGU DISSÉMINÉ. Systemic lupus erythematosus (SLE), lupus erythematosus disseminatus, acute lupus erythematosus disseminatus, disseminated lupus erythematosus, acute disseminated lupus erythematosus.

LUPUS ÉRYTHÉMATEUX CHRONIQUE. Lupus erythematosus, lupus erythematodes, Cazenave's lupus or disease, lupus superficialis, ulerythema centrifugum, dermatitis glandularis erythematosa.

LUPUS ÉRYTHÉMATEUX DISCOÏDE. Discoid lupus erythematosis. → *lupus érythémateux fixe.*

LUPUS ÉRYTHÉMATEUX DISSÉMINÉ. Disseminated lupus erythematosus. → *lupus érythémateux aigu disséminé.*

LUPUS ÉRYTHÉMATEUX FIXE OU DISCOÏDE. Discoid lupus erythematosus discoides.

LUPUS ÉRYTHÉMATEUX HYPERTROPHIQUE. Erythematous lupus hypertrophicus.

LUPUS ÉRYTHÉMATEUX MIGRANS. Butterfly lupus. → *vespertilio.*

LUPUS ÉRYTHÉMATEUX PROFOND. Lupus erythematosus profundus, Kaposi-Irgang disease.

LUPUS ÉRYTHÉMATEUX SYMÉTRIQUE ABERRANT. Butterfly lupus. → *vespertilio.*

LUPUS ÉRYTHÉMATEUX SYSTÉMIQUE. Systemic lupus erythematosus.

LUPUS ÉRYTHÉMATO-FOLLICULAIRE. Lupus sebaceus, seborrhoea congestiva.

LUPUS EXEDENS. Lupus exedens, lupus exulcerans.

LUPUS MÉDICAMENTEUX. Drug-induced lupus.

LUPUS MILIAIRE. Lupus miliaris disseminatus faciei, miliary lupoid.

LUPUS ŒDÉMATEUX. Lupus tumidus.

LUPUS PERNIO. Lupus pernio.

LUPUS TUBERCULEUX. Lupus vulgaris, lupus tuberculosus, Willan's lupus, lupus verrucosus or vorax, tuberculosis luposa.

LUPUS TUBERCULEUX HYPERTROPHIQUE. Lupus vulgaris hypertrophicus.

LUPUS TUMIDUS. Lupus tumidus.

LUPUS VULGAIRE. Lupus vulgaris. → *lupus tuberculeux.*

LUPUS DE WILLAN. Lupus vulgaris. → *lupus tuberculeux.*

LUSITROPE, *adj.* Lusitropic.

LUSITROPIE, *s.f.* Lusitropia.

LUST (signe de). Lust's phenomenon or sign or reflex.

LUST ET NELIS (syndrome de). Epidemic acute toxicosis of the newborn.

LUTÉAL, ALE, *adj.* Luteal.

LUTÉINE, *s.f.* Progesterone. → *progestérone.*

LUTÉINIQUE, *adj.* Luteinic.

LUTÉINIQUE (phase). Premenstrual stage. → *postoestrus.*

LUTÉINISANTE (hormone). Luteinizing hormone. → *gonadostimuline B.*

LUTÉINISATION, *s.f.* Luteinization.

LUTÉINOME, *s.m.* Luteoma, lutenoma, luteinoma, struma ovarii luteinocellulare, lipid-cell tumour of ovary, xanthofibroma thecocellulare.

LUTÉINOME DE LA GROSSESSE. Pregnancy luteoma, luteoma.

LUTÉINOME MALIN. Luteoblastoma, carcinoma of corpus luteum, luteinized granulosa-cell carcinoma.

LUTÉINOMIMÉTIQUE, *adj.* Progestomimetic.

LUTÉINOSTIMULINE, *s.f.* Luteinizing hormone. → *gonadostimuline B.*

LUTEMBACHER (syndrome de). Lutembacher's syndrome or complex.

LUTÉOLYSE, *s.f.* Luteolysis.

LUTÉOLYSINE, *s.f.* Luteolysin.

LUTÉOME, *s.m.* Luteoma. → *lutéinome.*

LUTÉOMIMÉTIQUE, *adj.* Progestomimetic.

LUTÉOTROPHINE, *s.f.* OU **LUTÉOTROPHIQUE (hormone).** Prolactin. → *prolactine.*

LUTHERAN (antigène, facteur). Lutheran factor.

LUTHERAN (système de groupe sanguin). Lutheran blood group system.

LUTZ (kératose serpigineuse de). Perforating elastosis. → *élastome perforant verruciforme.*

LUTZ-LEWANDOWSKI (dysplasie verruciforme de). Epidermodysplasia verruciformis, Lewandowski-Lutz syndrome.

LUTZ-SPLENDORE-ALMEIDA (maladie de). Almeida's disease. → *blastomycose brésilienne.*

LUX, *s.m.* Lux. lx.

LUXATION, *s.f.* Dislocation, luxatio, luxation, abarticulation.

LUXATION ANCIENNE NON RÉDUITE. Old dislocation, unreduced dislocation.

LUXATION ATLOÏDO-AXOÏDIENNE. Atlantoaxial dislocation.

LUXATION COMPLIQUÉE. Complicated dislocation.

LUXATION CONGÉNITALE. Congenital dislocation.

LUXATION CONGÉNITALE LARVÉE DE LA HANCHE. Coxa plana. → *coxa plana.*

LUXATIONS COSTALES (syndrome des). Slipping rib syndrome.

LUXATION DU CRISTALLIN. Dislocation of the lens.

LUXATION AVEC DÉPLACEMENT SECONDAIRE DES FRAGMENTS. Consecutive dislocation.

LUXATION SANS DÉPLACEMENT SECONDAIRE DES FRAGMENTS. Primitive dislocation.

LUXATION AVEC FRACTURE. Fracture dislocation.

LUXATION OUVERTE. Compound dislocation, open dislocation.

LUXATION RÉCENTE. Recent dislocation.

LUXATION RÉCIDIVANTE. Habitual dislocation, relapsing dislocation, recurrent dislocation.

LUXATION SIMPLE. Simple dislocation, closed dislocation.

LUXATION SPONTANÉE PATHOLOGIQUE. Pathologic or pathological dislocation.

LUXATION TRAUMATIQUE ACCIDENTELLE. Traumatic dislocation.

LX. Lux.

LUYS (corps de). Subthalamic nucleus.

LYCANTHROPIE, *s.f.* Lycanthropy.

LYASE, *s.f.* Lyase.

LYCOREXIE, *s.f.* Lycorexia.

LYELL (maladie ou syndrome de). Lyell's disease. → *érythrodermie bulleuse avec épidermolyse.*

LYMPHADÉNIE, *s.f.* Lymphadenia, lymphadenomatosis, lymphadenosis.

LYMPHADÉNIE ALEUCÉMIQUE. Aleukaemic leukaemia. → *leucémie aleucémique.*

LYMPHADÉNIE ALEUCÉMIQUE À FORME GANGLIONNAIRE. Adenia.

LYMPHADÉNIE ATYPIQUE. Malignant lymphoma. → *lymphome malin.*

LYMPHADÉNIE DE BONFILS. Adenia. → *adénie.*

LYMPHADÉNIE LEUCÉMIQUE. Leukaemia. → *leucémie.*

LYMPHADÉNIE LEUCÉMIQUE AIGUË. Acute leukaemia. → *leucémie aiguë.*

LYMPHADÉNIE LEUCOPÉNIQUE. Lymphomatosis with leukopenia.

LYMPHADÉNIE SPLÉNIQUE DES NOURRISSONS. Infantile kala-azar. → *kala-azar infantile.*

LYMPHADÉNIE TYPIQUE. Lymphoma. → *lymphome.*

LYMPHADÉNITE, *s.f.* Adenitis. → *Adénite.*

LYMPHADÉNITE DYSIMMUNITAIRE. Immunoblastic lymphadenopathy. → *adénopathie angio-immunoblastique.*

LYMPHADÉNITE MÉSENTÉRIQUE. Mesenteric lymphadenitis.

LYMPHADÉNITE NÉCROSANTE. Necrotizing lymphadenitis.

LYMPHADÉNITE SINUSALE CYTOPHAGIQUE. Rosai and Dorfman syndrome. → *Rosai et Dorfman (maladie ou syndrome de).*

LYMPHADÉNOÏDE, *adj.* Lymphadenoid.

LYMPHADÉNOMATOSE, *s.f.* Lymphadenia. → *lymphadénie.*

LYMPHADÉNOME, *s.m.* Lymphoma. → *lymphome.*

LYMPHADÉNOME CUTANÉ BÉNIN. Lymphocytoma cutis. → *lymphocytome cutané bénin.*

LYMPHADÉNOME MALIN. Lymphosarcoma. → *lymphosarcome.*

LYMPHADÉNOPATHIE, *s.f.* Lymphadenopathy.

LYMPHADÉNOPATHIE ANGIO-IMMUNOBLASTIQUE AVEC DYSPROTÉINÉMIE. Immunoblastic lymphadenopathy. → *adénopathie angioimmunoblastique.*

LYMPHADÉNOPATHIE DERMATOPATHIQUE. Dermatopathic lymphadenopathy, lipomelanotic reticulosis.

LYMPHADÉNOPATHIE IMMUNOBLASTIQUE. Immunoblastic lymphadenopathy. → *adénopathie angio-immunoblastique.*

LYMPHADÉNOPATHIE PERSISTANTE GÉNÉRALISÉE. Generalized persistent lymphadenopathy.

LYMPHADÉNOSARCOME, *s.m.* Lymphosarcoma. → *lymphosarcome.*

LYMPHADÉNOSE, *s.f.* Lymphadenia. → *lymphadénie.*

LYMPHAGOGUE, *adj.* et *s.m.* Lymphagogue.

LYMPHANGIECTASIE, *s.f.* Lymphangiectasy, lymphangiectasia.

LYMPHANGIECTASIE INTESTINALE. Protein-loosing enteropathy.

LYMPHANGIECTASIE DES MAINS ET DES PIEDS. Angiokeratoma.

LYMPHANGIECTODE, *s.m.* Lymphangioma circumscriptum, lymphangiectodes, lymphangioma capsulare varicosum.

LYMPHANGIECTOMIE, *s.f.* Lymphangiectomy.

LYMPHAGIOENDOTHÉLIOME, *s.m.* Lymphangioendothelioma.

LYMPHANGIOMA CIRCUMSCRIPTUM. Lymphangioma circumscriptum. → *lymphangiectode.*

LYMPHANGIOMA TUBEROSUM MULTIPLEX. Lymphangioma tuberosum multiplex.

LYMPHANGIOME, *s.m.* Lymphangioma, angioma lymphaticum, angiolymphoma.

LYMPHANGIOME CAVERNEUX. Lymphangioma cavernosum.

LYMPHANGIOME KYSTIQUE. Lymphangioma cysticum, cystic hygroma cysticum.

LYMPHANGIOME KYSTIQUE DU COU. Hygroma colli, hygroma cysticum colli congenitum.

LYMPHANGIOPÉRICYTOME, *s.m.* Lymphangiopericytoma.

LYMPHANGIOPLASTIE, *s.f.* Lymphangioplasty, lymphoplasty.

LYMPHANGIOSARCOME, *s.m.* Lymphangiosarcoma.

LYMPHANGITE, *s.f.* Lymphangitis, lymphangeitis, lymphangiitis, angioleucitis, angioleukitis, angiolymphitis.

LYMPHANGITE CARCINOMATEUSE. Carcinomatous lymphangitis.

LYMPHANGITE RÉTICULAIRE. Retiform lymphangitis.

LYMPHANGITE TRONCULAIRE. Tubular lymphangitis.

LYMPHATIQUE, *adj.* Lymphatic.

LYMPHATISME, *s.m.* Lymphatism, status lymphaticus or thymicus, struma lymphatica.

LYMPHATITE, *s.f.* Lymphangitis. → *lymphangite.*

LYMPHE, *s.f.* Lymph.

LYMPHÉMIE, *s.f.* Lymphaemia. → *leucémie lymphoïde chronique.*

LYMPHITE, *s.f.* Lymphangitis. → *lymphangite.*

LYMPHO-ADÉNOPATHIE ANGIO-IMMUNOLOGIQUE AVEC DYSPROTÉINÉMIE. Immunoblastic lymphadenopathy. → *adénopathie angioimmunoblastique.*

LYMPHO-ADÉNOPATHIE IMMUNOBLASTIQUE. Immunoblastic lymphadenopathy. → *adénopathie angioimmunoblastique.*

LYMPHOBLASTE, *s.m.* 1° Lymphogonia, lymphoblast. – 2° Immunoblast.

LYMPHOBLASTIQUE (test de la transformation). Blast transformation of lymphocytes.

LYMPHOBLASTOMATOSE, *s.f.* Lymphoblastic leukaemia. → *leucémie aiguë à lymphoblastes.*

LYMPHOBLASTOME, *s.m.* Lymphoblastoma.

LYMPHOBLASTOME GIGANTO-FOLLICULAIRE. Brill-Symmers disease. → *Brill-Symmers (maladie de).*

LYMPHOBLASTOSARCOME, *s.m.* Lymphoblastic sarcoma, lymphosarcoma, poorly differentiated lymphosarcoma, lymphoblastic lymphoma, poorly differentiated lymphocytic malignant lymphoma.

LYMPHOBLASTOSE, *s.f.* Lymphoblastosis. → *leucémie aiguë à lymphoblastes.*

LYMPHOBLASTOSE BÉNIGNE. Infectious mononucleosis. → *mononucléose infectieuse.*

LYMPHOCÈLE, *s.f.* 1° (lymphangiome kystique) Lymphocele. – 2° (épanchement lymphatique localisé et acquis) Seroma.

LYMPHOCRYPTOVIRUS, *s.m. Lymphocryptovirus.*

LYMPHOCYTAIRE (série). Lymphocytic series, lymphoid series.

LYMPHOCYTE, *s.m.* Lymphocyte, small mononuclear leukocyte.

LYMPHOCYTE AUTORÉACTIF. Autoreactive lymphocyte.

LYMPHOCYTES DÉNUDÉS (syndrome des). Bare lymphocyte syndrome.

LYMPHOCYTES (culture mixte des). Mixed lymphocytes culture, MLC.

LYMPHOCYTE (grand). Macrolymphocyte.

LYMPHOCYTES (test du transfert normal des). Normal lymphocyte transfert test.

LYMPHOCYTES (transformation des l. in vitro ou **transformation blastique des l. in vitro).** Blast transformation of lymphocytes.

LYMPHOCYTE B. B lymphocyte, B lymphocyte cell, B cell, bursal lymphoid cell, bursal equivalent lymphoid cell, bursa derived lymphocyte, bursa equivalent lymphocyte.

LYMPHOCYTE BURSO-DÉPENDANT. B lymphocyte. → *lymphocyte B.*

LYMPHOCYTE EMBRYONNAIRE (grand). Lymphoblast.

LYMPHOCYTE FIXATEUR D'ANTIGÈNE. Antigen binding lymphocyte.

LYMPHOCYTE K. K cell, K lymphocyte, killer cell or lymphocyte, agressive lymphocyte.

LYMPHOCYTE LEUCOCYTOÏDE. Macrolymphocyte.

LYMPHOCYTE À MÉMOIRE IMMUNOLOGIQUE. Memory cell. → *lymphocyte à vie longue.*

LYMPHOCYTE NK. NK cell. → *cellule tueuse naturelle.*

LYMPHOCYTE SUPPRESSEUR. Suppressive lymphocyte. → *cellule suppressive.*

LYMPHOCYTE T. T lymphocyte, T cell, thymic lymphoid cell, thymic-dependent lymphocyte, thymic lymphocyte, thymus dependent lymphocyte, thymus derived lymphocyte, thymus derived lymphoid cell, thymus dependent cell.

LYMPHOCYTE T4. Helper T cell.

LYMPHOCYTE T8. Suppressive cell. → *cellule suppressive.*

LYMPHOCYTE T AUXILIAIRE. Helper T cell.

LYMPHOCYTE T CYTOTOXIQUE. Cytotoxic T lymphocyte.

LYMPHOCYTE T « HELPER ». Helper T cell.

LYMPHOCYTE T SUPPRESSEUR. Suppressive cell. → *cellule suppressive.*

LYMPHOCYTE THYMO-DÉPENDANT. T lymphocyte. → *lymphocyte T.*

LYMPHOCYTE TUEUR NATUREL. NK cell. → *cellule tueuse naturelle.*

LYMPHOCYTE À VIE COURTE. « Short lived » lymphocyte.

LYMPHOCYTE À VIE LONGUE. « Long lived » lymphocyte, memory cell, primed cell.

LYMPHOCYTÉMIE, *s.f.* Lymphocythaemia.

LYMPHOCYTO-HISTIOCYTOSE, *s.f.* Hairy cell leukaemia. → *leucémie à tricholeucocytes.*

LYMPHOCYTOLYSE, *s.f.* Destruction of lymphocytes.

LYMPHOCYTOMATOSE, *s.f.* Lymphocytomatosis. → *lymphomatose.*

LYMPHOCYTOME, *s.m.* Lymphoma.

LYMPHOCYTOME ATYPIQUE. Lymphosarcoma. → *lymphoblastosarcome.*

LYMPHOCYTOME BÉNIN. Lymphoma. → *lymphome.*

LYMPHOCYTOME CUTANÉ BÉNIN. Lymphocytoma cutis, lymphadenosis benigna cutis, Spiegler-Fendt sarcoid.

LYMPHOCYTOME MALIN. Lymphosarcoma. → *lymphosarcome.*

LYMPHOCYTOME TYPIQUE. Lymphocytic sarcoma. → *lymphocytosarcome.*

LYMPHOCYTOPHTISIE ESSENTIELLE DE GLANZMANN. Glanzmann-Riniker syndrome. → *agammaglobulinémie congénitale type suisse ou type Glanzmann.*

LYMPHOCYTOPOÏÈSE, *s.f.* Lymphocytopoiesis.

LYMPHOCYTOSARCOME, *s.m.* Lymphocytic lymphosarcoma, well differentiated lymphosarcoma, well differentiated lymphocytic malignant lymphoma, lymphocytic lymphoma, lymphocytoma.

LYMPHOCYTOSE, *s.f.* Lymphocytosis.

LYMPHOCYTOSE INFECTIEUSE AIGUË. Acute infectious lymphocytosis, Carl Smith's disease.

LYMPHOCYTOTOXICITÉ, *s.f.* Lymphocytotoxicity.

LYMPHOCYTOTOXINE, *s.f.* Lymphocytotoxin.

LYMPHODERMIE, *s.f.* Lymphodermia.

LYMPHODIALYSE, *s.f.* Lymph dialysis.

LYMPHŒDÈME, *s.m.* Lymphoedema.

LYMPHO-ÉPITHÉLIOMA, *s.m.* Lymphoepithelioma, Schmincke's tumour, lymphoepithelial carcinoma, Regaud's tumour.

LYMPHOGENÈSE, *s.f.* Lymphogenesis.

LYMPHOGONIE, *s.f.* Lymphoblast.

LYMPHOGRANULOMATOSE BÉNIGNE. Sarcoidosis. → *Besnier-Bœck-Schaumann (maladie de).*

LYMPHOGRANULOMATOSE INGUINALE SUBAIGUË. Lymphogranuloma inguinale. → *Nicolas et Favre (maladie de).*

LYMPHOGRANULOMATOSE MALIGNE. Hodgkin's disease. → *Hodgkin (maladie de).*

LYMPHOGRANULOMATOSE VÉNÉRIENNE. Venereal lymphogranuloma.

LYMPHOGRAPHIE, *s.f.* Lymphography.

LYMPHOHISTIOCYTOSE FAMILIALE. Familial haemophagocytic reticulosis, generalized lymphohistiocytosis infiltration.

LYMPHOÏDE, *adj.* 1° (qui ressemble à la lymphe) Lymphoid. – 2° (qui ressemble au tissu lymphatique) Lymphadenoid.

LYMPHOÏDE (système ou tissu). Systema lymphaticum, lymphatic system, lymphoid tissue.

LYMPHOÏDOCYTE, *s.m.* Lymphoidocyte. → *hémocytoblaste.*

LYMPHOKINE, *s.f.* Lymphokine.

LYMPHOLOGIE, *s.f.* Lymphology.

LYMPHOLYSE, *s.f.* Lympholysis.

LYMPHOMATOSE, *s.f.* Lymphomatosis, lymphocytomatosis.

LYMPHOMATOSE ALEUCÉMIQUE. Aleukaemic leukaemia. → *leucémie aleucémique.*

LYMPHOMATOSE DIFFUSE. Lymphatic leukaemia. → *leucémie lymphoïde chronique.*

LYMPHOMATOSE LEUCÉMIQUE. Lymphatic leukaemia. → *leucémie lymphoïde chronique.*

LYMPHOMATOSE SUBLEUCÉMIQUE. Subleukaemic leukemia.

LYMPHOMATOSE SUBLYMPHÉMIQUE. Infectious mononucleosis. → *mononucléose infectieuse.*

LYMPHOME, *s.m.* Lymphoma, lymphadenoma, Billroth's disease.

LYMPHOME B. B-cell lymphoma.

LYMPHOME DE BURKITT. Burkitt's lymphoma. → *Burkitt (lymphome ou tumeur de).*

LYMPHOME CUTANÉ. Cutaneous lymphoma.

LYMPHOME DIFFUS DU GRÊLE. Mediterranean lymphoma.

LYMPHOME FOLLICULAIRE. Brill-Symmers disease. → *Brill-Symmers (maladie de).*

LYMPHOME GIGANTO-CELLULAIRE. Brill-Symmers disease. → *Brill-Symmers (maladie de).*

LYMPHOME IMMUNOBLASTIQUE. Immunoblastic lymphosarcoma. → *immunoblastosarcome.*

LYMPHOME DE LENNERT. Lennert's lymphoma.

LYMPHOME MALIN. Malignant lymphoma, lymphoma.

LYMPHOME MALIN À CELLULES B. B-cell lymphoma.

LYMPHOME MALIN À CELLULES T. T-cell lymphoma.

LYMPHOME MALIN À CELLULES SOUCHES. Stem cell lymphoma, undifferentiated malignant lymphoma.

LYMPHOME MALIN INTRAVASCULAIRE. Intravascular malignant lymphoma.

LYMPHOME MALIN NON-HODGKINIEN. Non-Hodgkin's malignant lymphoma.

LYMPHOME MALIN DE TYPE B À LYMPHOCYTES PLASMOCYTOÏDES. B-cell lymphoma.

LYMPHOME MÉDITERRANÉEN. Mediterranean lymphoma.

LYMPHOME T. T-cell lymphoma.

LYMPHOMYCOSE SUD-AMÉRICAINE. South American blastomycosis. → *blastomycose brésilienne.*

LYMPHOPATHIE, *s.f.* Lymphopathy, lymphopathia.

LYMPHOPATHIE ANGIO-IMMUNOBLASTIQUE AVEC DYSPROTÉINÉMIE. Immunoblastic lymphadenopathy. → *adénopathie angio-immunoblastique.*

LYMPHOPATHIE IMMUNOBLASTIQUE. Immunoblastic lymphadenopathy. → *adénopathie angio-immunoblastique.*

LYMPHOPÉNIE, *s.f.* Lymphopenia, lymphocytopenia, lymphocytic leukopenia.

LYMPHOPLASTIE, *s.f.* Lymphangioplasty.

LYMPHOPOÏÈSE, *s.f.* Lymphopoiesis.

LYMPHOPROLIFÉRATIF, IVE, *adj.* Lymphoproliferative.

LYMPHORÉTICULOPATHIE, *s.f.* Lymphoreticulosis.

LYMPHORÉTICULOSARCOME, *s.m.* Lymphoreticular sarcoma.

LYMPHORÉTICULOSE BÉNIGNE D'INOCULATION. Benign inoculation reticulosis. → *griffes de chat (maladie des).*

LYMPHORRAGIE, LYMPHORRHÉE, *s.f.* Lymphorrhagia, lymphorrhea.

LYMPHOSARCOMATOSE, *s.f.*, **LYMPHOSARCOME,** *s.m.* Lymphosarcomatosis, lymphosarcoma, atypical lymphoma, malignant lymphadenoma, lymphatic sarcoma.

LYMPHOSARCOME B. B-cell lymphoma.

LYMPHOSARCOME À CELLULES B. B-cell lymphoma.

LYMPHOSARCOME À CELLULES T. T-cell lymphoma.

LYMPHOSARCOME IMMUNOBLASTIQUE. Immunoblastic lymphoma. → *immunoblastosarcome.*

LYMPHOSARCOME DE KUNDRAT. Kundrat's lymphosarcoma.

LYMPHOSARCOME T. T-cell lymphoma.

LYMPHOSCINTIGRAPHIE, *s.f.* Lymphoscintigraphy.

LYMPHOSCROTUM, *s.m.* Lymph scrotum.

LYMPHOSE SPLÉNOMÉGALIQUE ALEUCÉMIQUE. Hairy cell leukaemia. → *leucémie à tricholeucocytes.*

LYMPHOSTASE, *s.f.* Lymphostasis.

LYMPHOTOXINE, *s.f.* Lymphotoxin.

LYMPHOTROPE, *adj.* Lymphotropic.

LYNCH (syndrome de). Lynch's syndrome.

LYONISATION, *s.f.* Lyonisation.

LYOPHILISATION, *s.f.* Lyophilization.

LYPÉMANIE, *s.f.* Melancholia. → *mélancolie.*

LYSAT, *s.m.* Lysate.

LYSAT-VACCIN, *s.m.* Lysate vaccine.

LYSE, *s.f.* Lysis.

LYSE DES EUGLOBULINES (temps de). Euglobulin lysis test.

LYSER, *v.* To lyse, to lyze.

LYSERGIDE, *s.m.* Lysergide, LSD.

LYSINE, *s.f.* Lysin.

LYSINE-VASOPRESSINE, *s.f.* Lysine-vasopressin.

LYSIS, *s.f.* Lysis.

LYSOBACTÉRIE, *s.f.* Lysobacteria.

LYSOGÈNE, *adj.* et *s.m.* Lysogen.

LYSOGÉNIE, *s.f.* Lysogeny, lysogenic conversion.

LYSOKINASE, *s.f.* Lysokinase.

LYSOPHOBIE, *s.f.* Lysophobia.

LYSOSOME, *s.m.* Lysosome, phagosome.

LYSOSOME PRIMAIRE. Primary lysosome.

LYSOSOME SECONDAIRE. Secondary lysosome, phago-lysosome.

LYSOSOMIAL, ALE, *adj.* Lysosomal.

LYSOTYPE, *s.m.* Lysotype.

LYSOTYPIE, *s.f.* Phage typing.

LYSOZYME, *s.f.* Lysozym, lysozyme, muramidase, mucopeptide glycohydrolase.

LYSOZYMÉMIE, *s.f.* Lysozymaemia.

***LYSSAVIRUS*,** *s.m. Lyssavirus.*

LYSSOPHOBIE, *s.f.* Lyssophobia.

LYSYL-BRADYKININE, *s.f.* Kallidin.

LYTIQUE, *adj.* Lytic.

M

M. Symbol for mega.

M (groupe ou **type sanguin).** M blood group system.

m. 1° Symbol for mètre. – 2° Symbol for milli.

μ. Symbol for micro.

3M (syndrome). 3M syndrome.

MAC ARDLE-SCHMID-PEARSON (maladie de). Mac Ardle's syndrome, Mac Ardle-Schmid-Pearson syndrome, glycogenosis V, glycolysis myopathy syndrome, glycometabolic myopathy syndrome, myophosphorylase deficiency syndrome.

MAC BURNEY (incision de). Mac Burney's incision.

MAC BURNEY (point de). Mac Burney's point.

MAC CARTHY (réflexe de). Mac Carthy's reflex, supraorbital reflex, orbicularis oculi reflex.

MAC CUNE-ALBRIGHT-STERNBERG (syndrome de). Albright-Mac Cune-Sternberg syndrome.

MACDONALD (indice de). MacDonald's index.

MAC DONNEL (signe de). Tracheal ugging. → *trachée (signe de la).*

MAC DUFFIE (syndrome de). Mac Duffie's syndrome, hypocomplementaemia with cutaneous vasculitis and arthritis.

MACÉRATION, *s.f.* Maceration.

MACEWEN (signe de). Macewen's sign.

MAC GINN ET WHITE (signe de). Mac Ginn-White sign.

MACH (onde de). Blast. → *vent du boulet.*

MACH (syndrome de). Idiopathic oedema, spontaneous periodic oedema, periodic swelling, Mach's syndrome.

MACHADO-GUERREIRO (réaction de). Machado-Guerreiro test.

MACHADO-JOSEPH (maladie de). Machado-Joseph disease.

MÂCHOIRE, *s.f.* Jaw.

MÂCHOIRE À CLIGNOTEMENT. Jaw winking. → *Gunn (phénomène de M.).*

MÂCHONNEMENT, *s.m.* Machonnement.

MACILENCE, *s.f.* Emaciation.

MAC INTYRE (maladie de). Kahler's disease. → *Kahler (maladie de).*

MAC KUSICK (chondrodystrophie métaphysaire, type). Cartilage-hair hypoplasia syndrome. → *chondrodysplasie métaphysaire, type Mac Kusick.*

MAC KUSICK (classification de). (des mucopolysaccharidoses). Mac Kusick's classification.

MAC LAGAN (réaction de). Mac Lagan's test. → *thymol (réaction au) de Mac Lagan.*

MAC LEOD (maladie de). Mac Leod's disease.

MAC LEOD (syndrome de). Swyer-James syndrome, Mac Leod's syndrome, Swyer-James-Mac Leod syndrome.

MAC LEOD-DONOVAN (phagédénisme ou **ulcère serpigineux de).** Granuloma inguinale. → *granulome ulcéreux des parties génitales.*

MAC MAHON (maladie ou **syndrome de).** Hanot-Mac Mahon syndrome. → *cirrhose biliaire primitive.*

MAC MURRAY (manœuvre ou **signe de).** Mac Murray's sign.

MACMURRAY (ostéotomie de). MacMurray procedure.

MACRO-AMYLASE, *s.f.* Macroamylase.

MACRO-AMYLASÉMIE, *s.f.* Macroamylasaemia.

MACROCÉPHALIE, *s.f.* Macrocephalia, macrocephaly.

MACROCHEILIE, MACROCHILIE, *s.f.* Macrocheilia, macrochilia.

MACROCHEILIE GRANULOMATEUSE. Cheilitis granulomatosa, Miescher's cheilitis.

MACROCHIRIE, *s.f.* Macrocheiria, macrochiria.

MACROCORNÉE, *s.f.* Macrocornea.

MACROCYTAIRE, *adj.* Macrocytic.

MACROCYTASE, *s.f.* Macrocytase.

MACROCYTE, *s.m.* Macrocyte.

MACROCYTOSE, *s.f.* Macrocythaemia, macrocytosis.

MACRODACTYLIE, *s.f.* Macrodactyly, macrodactylia, giant finger.

MACRODONTIE, *s.f* Macrodontia.

MACROGAMÈTE, *s.m.* Macrogamete.

MACROGAMÉTOCYTE, *s.m.* Macrogametocyte.

MACROGÉNITOSOMIE PRÉCOCE, MACROGÉNÉTOSOMIE, *s.f.* Macrogenitosomia praecox, Pellizi's syndrome, proiotia, proiotes.

MACROGLIE, *s.f.* Macroglia.

MACROGLOBULINE, *s.f.* Macroglobulin.

MACROGLOBULINÉMIE, *s.f.* Macroglobulinaemia.

MACROGLOBULINÉMIE ESSENTIELLE DE WALDENSTRÖM. Macroglobulinaemia of Waldenström, Waldenström's disease.

MACROGLOSSIE, *s.f.* Macroglossia, paraglossa.

MACROGLOSSITE, *s.f.* Phlegmonous glossitis.

MACROGNATHIE, *s.f.* Macrognathia.

MACROLIDE, *s.m.* Macrolide.

MACROLYMPHOCYTE, *s.m.* Macrolymphocyte.

MACROLYMPHOCYTOMATOSE, *s.f.* Acute leukaemia. → *leucémie aiguë.*

MACROLYMPHOCYTOSE, *s.f.* Macrolymphocytosis.

MACROMÉLIE, *s.f.* Macromelia.

MACROMÈRE, *s.m.* Macromere.

MACRO-ORCHIDIE, *s.f.* Macro-orchidism.

MACROPHAGE, *s.m.* Macrophage, macrophagus, histiocyte, clasmocyte.

MACROPHAGE ACTIF, MOBILE. Free macrophage, wandering histiocyte, inflammatory macrophage, polyblast.

MACROPHAGE ALVÉOLAIRE. Alveolar macrophage, alveolar phagocyte, dust cell.

MACROPHAGE IMMOBILE, AU REPOS. Fixed macrophage.

MACROPHAGE TUEUR. Armed macrophage.

MACROPHAGOCYTOSE, *s.f.* Phagocytosis by macrophagocytes.

MACROPIE, *s.f.* Macropsia. → *macropsie.*

MACROPODIE, *s.f.* Macropodia, megalopodia, pes gigas.

MACROPROSOPIE, *s.f.* Macroprosopia.

MACROPSIE, *s.f.* Macropsia, macropia, megalopsia.

MACROSCOPIQUE, *adj.* Macroscopic, macroscopical.

MACROSKÉLIE, *s.f.* Macroscelia.

MACROSOMATIE, MACROSOMIE, *s.f.* Macrosomatia, macrosomia.

MACROSOMIE ADIPOSO-GÉNITALE DE CHRISTIANSEN. Macrosomia adiposa congenita.

MACROSTOMIE, *s.f.* Macrostomia, cleft cheek, genal cleft, genal fissure, genal coloboma.

MACROTIE, *s.f.* Macrotia.

MACRUZ (indice de). Macruz's index.

MACULA, *s.f.* Macula retinae.

MACULA DENSA. Macula densa.

MACULE, *s.f.* Macula, macule.

MACULE GONORRHÉIQUE DE SÄNGERS. Macula gonorrhoeica. → *Sängers (macule gonorrhéique de).*

MACULE DU SACCULE. Macula sacculi.

MACULE DE L'UTRICULE. Macula utriculi.

MACULOPATHIE, *s.f.* Maculopathy.

MADAROSE, MADAROSIS. *s.f.* Madarosis.

MADDOX (baguette de). Maddox's rod.

MADDOX (croix de). Maddox's scale.

MADELUNG (difformité). Madelung's disease. → *carpocyphose.*

MADELUNG (maladies de). 1° Madelung's disease. → *carpocyphose.* – 2° Madelung's neck. → *adénolipomatose symétrique à prédominance cervicale.*

MADURA (pied de). Madura foot, perical fungus foot.

MADUROMYCOSE, *s.f.* Maduromycosis, fungus foot.

MAF. Abréviation de l'angl. *Macrophage activating factor.* → *facteur d'activation des macrophages.*

MAFFUCI (syndrome de). Maffucci's syndrome, enchondromatosis with haemangioma, chondrodysplasia-angiomatosis syndrome, chondrodysplasia-haemangioma syndrome.

MAGISTRAL, ALE, *adj.* Magistral.

MAGMA, *s.m.* Magma.

MAGNÉSÉMIE, MAGNÉSIÉMIE, *s.f.* Magnesaemia, magnesiaemia.

MAGNÉSIUM, *s.m.* Magnesium.

MAGNÉSURIE, *s.f.* Magnesuria.

MAGNÉTOCARDIOGRAPHIE, *s.f.* Magnetocardiography.

MAGNÉTOTHÉRAPIE, *s.f.* Magnetotherapy.

MAGNUS (phénomène ou réflexe de). Magnus and De Kleijn neck reflex, tonic neck reflex.

MAGUELONE (plâtre de). Maguelone's plaster.

MAHLER (signe de). Mahler's sign.

MAÏEUTICIEN, *s.m.* A man who practices the childbirths.

MAIGREUR, *s.f.* Thinness, slenderness, leanness.

MAIGNE (côte de). Maigne's rib.

MAILLARD (coefficient d'imperfection uréogénique de). Maillard's coefficient.

MAILLET (doigt en). Mallet finger.

MAIN. *s.f.* Hand.

MAIN (phénomène de la). Raimiste's sign.

MAIN (subluxation spontanée de la). Madelung's disease. → *carpocyphose.*

MAIN D'ACCOUCHEUR. Obstetrician's hand, obstetric hand, accoucheur's hand.

MAIN ACROMÉGALIQUE. Spade hand, battledore hand.

MAIN BOTE. Clubhand, talipomanus, manus curta.

MAIN COURANTE. Hand rail.

MAIN EN COUP DE VENT. Flipper hand.

MAIN CUBITALE. Ulnar hand.

MAIN FIGÉE. Trench hand, main de tranchée, frozen hand.

MAIN EN GRIFFE. Clawhand, griffin-claw hand, griffin-claw.

MAIN EN LORGNETTE. Opera glass hand.

MAIN PARKINSONIENNE. Writing hand.

MAIN-PIED-BOUCHE (maladie ou **syndrome).** Hand-foot-and-mouth disease or syndrome.

MAIN EN PINCE DE HOMARD. Cleft hand, split hand, lobster-claw hand, main fourche, lobster-claw deformity.

MAIN PLATE. Manus plana, flat hand.

MAIN DE PRÉDICATEUR. Benediction hand, preacher's hand.

MAIN DE SINGE. Monkey hand, ape hand.

MAIN DE SQUELETTE. Skeleton hand.

MAIN SUCCULENTE. Marinesco's succulent hand, fleshy hand.

MAIN THALAMIQUE. Thalamic hand.

MAIN TOMBANTE. Wristdrop, drop hand.

MAIN EN TRIDENT. Trident hand.

MAIN DE TROUSSEAU. Obstetrician's hand. → *main d'accoucheur.*

MAISONNEUVE (opération de). Enteroanastomosis.

MAJEWSKI-SPRANGER (syndrome de). Majewski-Spranger syndrome.

MAJOCCHI (maladie de). Majocchi's purpura. → *purpura annularis telangiectodes.*

MAL (grand). Generalized epilepsy. → *épilepsie généralisée.*

MAL (haut). Generalized epilepsy. → *épilepsie généralisée.*

MAL (petit). Petit mal epilepsy, minor epilepsy, petit mal, epilepsia larvata or minor or mitior, minor seizure, pykno-epilepsy, pyknolepsy, pycno-epilepsy, abortive epilepsy.

MAL (petit) À MANIFESTATIONS SYMPATHIQUES. Automatic epilepsy, automatic seizure, diencephalic automatic epilepsy, hypothalamic epilepsy, sympathetic epilepsy, visceral epilepsy.

MAL (variante de petit). Petit mal variant. → *Lennox (syndrome de).*

MAL DES AÉROSTIERS. Aeroneurosis. → *aviateurs (mal des).*

MAL DE L'AIR. Air sickness. → *air (mal de l').*

MAL DES AVIATEURS. Aeroneurosis. → *aviateurs (mal des).*

MAL COMITIAL. Generalized epilepsy. → *épilepsie généralisée.*

MAL D'HÔPITAL. Hospital gangrene. → *pourriture d'hôpital.*

MAL DES INSERTIONS. Enthesopathy. → *insertions (mal des).*

MAL DES IRRADIATIONS PÉNÉTRANTES. Radiation injury. → *rayons (mal des).*

MAL DES MÂCHOIRES. Lockjaw, tetanus.

MAL DE MER. Seasickness, morbus nauticus or naviticus, nausea marina or navalis, naupathia, pelagism.

MAL DES MONTAGNES. Mountain sickness. → *altitude (mal d').*

MAL NAPOLITAIN. Syphilis.

MAL PERFORANT. Mal perforant.

MAL PERFORANT PLANTAIRE FAMILIAL. Familial perforating ulcers of the foot. → *acropathie ulcéromutilante.*

MAL DES RAYONS. Radiation injury, röntgen-sickness, röntgen intoxication, radiation sickness, x-ray sickness. → *rayons (mal des).*

MAL DU ROI. King's evil. → *écrouelles.*

MAL SACRÉ. Generalized epilepsy. → *épilepsie généralisée.*

MAL DE SAINT-JEAN. Generalized epilepsy. → *épilepsie généralisée.*

MAL DE SAINT ROCH. Chalicosis. → *chalicose.*

MAL DE SAINT-VALENTIN. Generalized epilepsy. → *épilepsie généralisée.*

MAL DE LA TERRE. Generalized epilepsy. → *épilepsie généralisée.*

MAL DES TRANSPORTS. Motion sickness, car sickness, kinesia, kinetia, kinetosis.

MAL DES TUBÉROSITÉS. Enthesopathy. → *insertions (mal des).*

MAL VERTÉBRAL. Pott's disease. → *Pott (mal de).*

MALABSORPTION (syndrome de). Malabsorption syndrome.

MALABSORPTION SPÉCIFIQUE DE LA VITAMINE B_{12} AVEC PROTÉINURIE. Familial vitamin B_{12} malabsorption. → *Imerslund-Najman-Gräsbeck (anémie ou maladie de).*

MALACIA, *s.f.* Malacia.

MALACIE, *s.f.* Malacia.

MALACIQUE, *adj.* Malacic.

MALACOPLASIE, *s.f.* Malacoplakia, malakoplakia.

MALACOPLASIE VÉSICALE. Malakoplakia vesicae.

MALADE, *adj.* Ill, sick.

MALADIE, *s.f.* Disease, ill, illness, sickness, complaint, nosema, pathosis.

MALADIE (cinquième). Erythema infectiosum.

MALADIE (sixième). Sixth disease.

MALADIE DE... → *au nom propre : par exemple maladie de Roger.* → Voir *Roger (maladie de).*

MALADIE PAR ABERRATION CHROMOSOMIQUE. Chromosomal aberration disease.

MALADIE ACQUISE. Acquired disease.

MALADIE ALLERGIQUE. Allergic disease, allergosis.

MALADIE DES AVORTONS. Wasting disease. → *maladie homologue.*

MALADIE BLEUE. Blue disease. → *bleue (maladie).*

MALADIE BRONZÉE. Addison's disease. → *Addison (maladie d').*

MALADIE BRONZÉE HÉMATURIQUE DES NOUVEAU-NÉS. Winckel's disease. → *tubulhématie.*

MALADIE DES CAISSONS. Caisson disease. → *caissons (maladie des).*

MALADIE PAR CARENCE. Deficiency disease.

MALADIE PAR CARENCE (ou déficit) IMMUNITAIRE. Immunological or immunologic deficiency disease, antibody deficiency syndrome, immuno-deficiency disease.

MALADIE PAR CARENCE DE L'IMMUNITÉ CELLULAIRE. Cellular immunodeficiency disease, cell mediated immunodeficiency disease.

MALADIE DU COLLAGÈNE. Collagen disease. → *collagène (maladie du).*

MALADIE COLLODIONNÉE. Collodion baby. → *desquamation collodionnée ou lamelleuse du nouveau-né.*

MALADIE PAR COMPLEXES ANTIGÈNES-ANTICORPS. Immune complex disease.

MALADIE DES COMPLEXES IMMUNS. Immune complex disease.

MALADIE CONGÉNITALE. Congenital disease.

MALADIE CONGÉNITALE ET HÉRÉDITAIRE DES REINS AVEC SURDITÉ. Alport's syndrome. → *Alport (syndrome d').*

MALADIE ENZYMATIQUE. Enzymopathy. → *enzymopathie.*

MALADIE FAMILIALE. Familial disease.

MALADIE GÉNÉRALE. Systemic disease.

MALADIE GÉNÉTIQUE ou GÉNOTYPIQUE. Genetic disease.

MALADIE HÉRÉDITAIRE. Hereditary disease, heredopathia.

MALADIE HOMOLOGUE. Wasting disease, runt disease, graftversus-host reaction, secondary disease.

MALADIE IMMUNITAIRE. Immunologic disorders disease.

MALADIE IMMUNO-DÉFICITAIRE. Immunodeficiency disease. → *maladie par carence (ou déficit) immunitaire.*

MALADIE INFECTIEUSE. Infectious disease.

MALADIE LUPIQUE. Disseminated lupus erythematosus. → *lupus érythémateux aigu disséminé.*

MALADIE LYSOSOMIALE. Lysosomal storage disease, inborn lysosomal disease, lysosomal enzymopathy.

MALADIE MÉDICAMENTEUSE. Drug disease.

MALADIE MÉTABOLIQUE. Metabolic disease.

MALADIE MOLÉCULAIRE. Molecular disease.

MALADIE ŒDÉMATEUSE DU SEVRAGE. Kwashiorkor. → *kwashiorkor.*

MALADIE OPÉRATOIRE. Operative shock. → *choc opératoire.*

MALADIE DE L'OREILLETTE. Brady-tachy syndrome. → *maladie rythmique auriculaire.*

MALADIE PÉRIODIQUE. Familial Mediterranean fever, periodic or periodical disease, periodic fever, benign paroxysmal peritonitis, periodic peritonitis, familial recurrent polyserositis, periodic or recurrent polyserositis, periodic abdominalgia, familial paroxysmal polyserositis.

MALADIE PESTILENTIELLE. Quarantinable disease.

MALADIE DES PLONGEURS. Caisson disease. → *caissons (maladie des).*

MALADIE À PRÉCIPITINES. Immune complex disease.

MALADIE DES PRISONS. Epidemic typhus. → *typhus exanthématique.*

MALADIE PROFESSIONNELLE. Occupational disease.

MALADIE QUARANTENAIRE. Quarantinable disease.

MALADIE RHUMATOÏDE. Rheumatoid arthritis. → *polyarthrite rhumatoïde.*

MALADIE RYTHMIQUE ATRIALE. Bradycardia-tachycardia syndrome, brady-tachy syndrome.

MALADIE SECONDAIRE. Secondary disease. → *maladie homologue.*

MALADIE SÉRIQUE ou DU SÉRUM. Serum sickness. → *sérum (maladie du).*

MALADIE SEXUELLEMENT TRANSMISSIBLE (MST). Venereal disease, VD.

MALADIE DU SOMMEIL. Sleeping sickness. → *sommeil (maladie du).*

MALADIE DE SURCHARGE. Storage disease. → *thésaurismose.*

MALADIE SYSTÉMIQUE ou DE SYSTÈME. Systemic disease.

MALADIE THYMOPRIVE. Secondary disease. → *maladie homologue.*

MALADIE DES TICS. Psychic tic. → *tics (maladie des).*

MALADIE À TRANSMISSION SEXUELLE (MTS). Venereal disease.

MALADIE VÉNÉRIENNE. Venereal disease.

MALADIE À VIRUS LENT. Slow virus disease.

MALADRERIE, *s.f.* Leprosary.

MALAKOPLAKIE, *s.f.*, **MALAKOPLASIE,** *s.f.* Malacoplasia. malakoplasia.

MALARIA, *s.f.* Malaria. → *paludisme.*

MALARIATHÉRAPIE, *s.f.* Malariotherapy, malariatherapy, malarial treatment or therapy, malarization therapy, impaludation, therapeutic malaria.

MALARIEN, ENNE, *adj.* Malarial.

MALARIOLOGIE, *s.f.* Maloriology.

MALARIOLOGUE, *s.m.* Malariologist.

MALASSEZ (spore de). *Microsporon furfur.* → *Microsporon furfur.*

MALASSEZ ET VIGNAL (bacille de). *Yersinia pseudotuberculosis.* → *Yersinia pseudo-tuberculosis.*

MALASSEZIA FURFUR. *Microsporon furfur.* → *Microsporon furfur.*

MALAXAGE, *s.f.* Malaxation.

MALÉCOT (sonde de). Malécot's catheter.

MALÉDICTION D'ONDINE. Ondine's curse. → *Ondine (malédiction d').*

MALENTENDANT, ANTE, *adj.* Partially deaf.

MALFORMATION, *s.f.* Malformation.

MALHERBE (épithélioma calcifié ou **momifié de).** Pilomatricoma, pilomatrixoma, calcified or calcifying epithelioma of Malherbe. Malherbe's epithelioma or calcifying epithelioma.

MALGAIGNE (fracture de). Malgaigne's fracture.

MALIGNITÉ, *s.f.* Malignancy.

MALIN, IGNE, *adj.* Malignant.

MALIN (syndrome de). Malin's syndrome. → *anémie phagocytaire.*

MALLÉINE, *s.f.* Mallein.

MALLÉOLAIRE, *adj.* Malleolar.

MALLÉOLE, *s.f.* Malleolus.

MALLEOMYCES MALLEI. *Pseudomonas mallei.* → *Pseudomonas mallei.*

MALLEOMYCES PSEUDO-MALLEI. *Pseudomonas.* → *Pseudomonas pseudomallei.*

MALLEUS, *s.m.* Malleus.

MALLORY (cirrhose de). Postnecrotic cirrhosis. → *cirrhose postnécrotique.*

MALLORY (corps de). Mallory's body.

MALLORY-WEISS (syndrome de). Mallory-Weiss syndrome.

MALNUTRITION, *s.f.* Malnutrition.

MALOCCLUSION, *s.f.* Malocclusion.

MALONYLURÉE, *s.f.* Malonylurea, barbituric acid.

MALPIGHI (pyramides de). Pyramids of Malpighi.

MALPOSITION, *s.f.* Malposition.

MALSAIN, AINE, *adj.* Unhealthy.

MALT. MALT.

MALTASE, *s.f.* Maltase.

MALTE (fièvre de). Malta fever. → *brucellose.*

MALTHUSIANISME, *s.m.* Malthusianism.

MALTOSE, *s.m.* Maltose.

MALTOSURIE, *s.f.* Maltosuria.

MAMELLE, *s.f.* Breast.

MAMELON, *s.m.* Nipple.

MAMILLOPLASTIE, *s.f.* Mamilliplasty, mammilliplasty, thelyplasty.

MAMMAIRE, *adj.* Mammary.

MAMMECTOMIE, *s.f.* Mammectomy, mastectomy.

MAMMITE, *s.f.* Mammitis, mastilis.

MAMMITE NOUEUSE. Cystic disease of the breast. → *kystique de la mamelle (maladie).*

MAMMOGRAPHIE, *s.f.* Mammography. → *mastographie.*

MAMMOPLASTIE, *s.f.* Mammaplasty.

MAMMOSE, *s.f.* Mastosis.

MAMMOTROPE, *adj.* Mammotrope, mammotropic, mammatrope.

MANCHE DE VESTE (déformation en). Bowing of a limb (callus with angulation, osteitis deformans).

MANCHETTE (test de la). Cuff test.

MANCHON, *s.m.* Coupling sleeve.

MANCINI (technique de). Radial immunodiffusion.

MANDIBULAIRE, *adj.* Mandibular.

MANDIBULE, *s.f.* Mandibula.

MANDI (opération de). Parathyroidectomy.

MANDRIN, *s.m.* Stylet, style, stilet, stilette, mandrin.

MANDUCATION, *s.f.* Manducation.

MANGANISME, *s.m.* Manganism.

MANIAQUE. 1° *s.m.* Maniac. – 2° *adj.* Maniacal.

MANIAQUE (exaltation). Expansive delusion hypomania.

MANICHÉISME, *s.m.* Manichaeism.

MANICOME. *s.m.* Psychiatric hospital. → *hôpital psychiatrique.*

MANIE, *s.f.* Mania.

MANIE AIGUË. Bell's mania, acute mania, acute periencephalitis.

MANIE BLASPHÉMATOIRE. Coprolalia.

MANIE DÉPILATOIRE. Trichotillomania, trichomania.

MANIE HYSTÉRIQUE. Mania hysterica, hysteromania.

MANIE INTERMITTENTE ou **PÉRIODIQUE.** Periodic psychosis. → *folie périodique.*

MANIEMENTS, *s.m. pl.* (médecine vétérinaire). Points.

MANIÉRISME, *s.m.* Mannerism.

MANIPULATION, *s.f.* Manipulation.

MANIPULATION GÉNÉTIQUE. Gene manipulation.

MANNITOL, *s.m.* Mannitol.

MANNITOL (épreuve au). Mannitol clearance.

MANNKOPF (signe de). Mannkopf's sign, Mannkopf-Rumpf sign.

MANNOSE, *s.m.* Mannose.

MANNOSIDOSE, *s.f.* Mannosidosis.

MANŒUVRE, *s.f.* Maneuver.

MANOMÉTRIE, *s.f.* Manometry.

MANSONELLA OZZARDI. *Mansonella ozzardi, Filaria ozzardi.*

MANSONELLOSE, *s.f.* Mansonelliasis.

MANSONIA, *s.f. Mansonia.*

MANTOUX (réaction ou **test de).** Mantoux's reaction or test, Mendel's test.

MANUBRIUM, *s.m.* Manubrium.

MANULUVE, *s.m.* Hand-bath, maniluvium.

MAO. Abbreviation for : mono-amine-oxidase.

MARAÑON (signe de). Marañon's sign or reaction, thyroid red line.

MARASME, *s.m.* Marasmus.

MARASTIQUE, *adj.* Marantic, marasmatic, marasmic.

MARBURG (maladie à virus). Marburg virus disease, green monkey fever.

MARBURG (syndrome de). Marburg's syndrome.

MARCHAND (cirrhose de). Postnecrotic cirrhosis. → *cirrhose postnécrotique.*

MARCHE, *s.f.* Ambulation, walking.

MARCHE EN ÉTOILE (épreuve de la). Compass gait. → *déviation angulaire (épreuve de la).*

MARCHES (épreuve des deux). Two-step exercise or test, Master's two-step test.

MARCHEPIED (épreuve du). Step test.

MARCHESANI (syndrome de). Weill-Marchesani syndrome. → *Weill-Marchesani (syndrome de).*

MARCHIAFAVA-BIGNAMI (maladie ou **syndrome de).** Marchiafava-Bignami syndrome, callosal demyelinating encephalopathy, corpus callosum degeneration, primary degeneration of the corpus callosum.

MARCHIAFAVA-MICHELI (maladie de). Paroxysmal nocturnal haemoglobinuria, Marchiafava-Micheli disease or anaemia or syndrome.

MARCKWALD (opération de). Marckwald's operation, Simon's operation.

MARCUS GUNN (phénomène de). Gunn's syndrome. → *Gunn (phénomène de).*

MARDEN-WALKER (syndrome de). Marden-Walker syndrome.

MARÉCHAL (réaction de). Maréchal's test.

MAREK (maladie de). Marek's disease.

MAREY (lois de). Marey's laws.

MARFAN (maladie de). Marfan's disease.

MARFAN (procédé ou voie de). Epigastric puncture of the pericardium, Marfan's epigastric puncture of the pericardium, Marfan's method.

MARFAN (syndrome de). Marfan's syndrome, congenital mesodermal dystrophy, dystrophia mesodermalis congenita.

MARGARIA (test de). Margaria's test.

MARGAROÏDE (tumeur). Margarine-like tumour.

MARGE, *s.f.* Margin, verge.

MARGINAL, ALE, *adj.* Marginal.

MARIE (maladies de Pierre). 1° Marie's disease. → *acromégalie.* – 2° Marie's hypertrophy. → *ostéoarthropathie hypertrophiante pneumique.* – 3° Marie's sclerosis. → *hérédo-ataxie cérébelleuse.*

MARIE (Pierre)-BAMBERGER (syndrome de). Marie-Bamberger disease. → *ostéo-arthropathie hypertrophiante pneumique.*

MARIE ET FOIX (syndrome de Pierre). Cerebellothalamic syndrome.

MARIE (Pierre), FOIX ET ALAJOUANINE (atrophie cérébelleuse corticale tardive de). Delayed cortical cerebellar atrophy. → *atrophie cérébelleuse corticale tardive.*

MARIE ET ROBINSON (syndrome de). Marie-Robinson syndrome.

MARIE ET SAINTON (maladie de Pierre). Marie-Sainton disease. → *dysostose cléido-cranienne héréditaire.*

MARIE-STRÜMPELL (maladie de Pierre). Marie-Strümpell spondylitis. → *pelvispondylite rhumatismale.*

MARIJUANA, *s.f.* Marijuana.

MARIN AMAT (phénomène de). Marin Amat's phenomenon or syndrome, inverted Marcus Gunn's phenomenon.

MARINE-LENHART (syndrome de). Marine-Lenhart syndrome.

MARINESCO-SJÖRGREN (syndrome de). Marinesco-Sjögren syndrome, Marinesco-Galian syndrome, Torsten Sjörgren's syndrome, cataract-oligophrenia syndrome.

MARION (maladie de). Vesical prostatism. → *col vésical (maladie du).*

MARISQUE, *s.f.* Marisca.

MARJOLIN (ulcère de). Marjolin's ulcer.

MARMORISATION, *s.f.* Marbleization, marmoration.

MAROTEAUX ET LAMY (syndrome de). Maroteaux-Lamy disease. → *nanisme polydystrophique.*

MARQUAGE EN BANDE DES CHROMOSOMES. Chromosome banding.

MARQUÉ, ÉE, *adj.* Labeled.

MARQUEUR, *s.m.* Marker, tracer, label, tag.

MARQUEUR BIOLOGIQUE. Biomarker.

MARQUEUR ENZYMATIQUE. Enzyme marker.

MARQUEUR DE MEMBRANE. Membrane marker.

MARQUEUR RADIO-ACTIF. Radioactive maker or tracer.

MARQUEUR TUMORAL. Tumour marker.

MARSH (maladie de). Graves's disease. → *Basedow (maladie de).*

MARSHALL (syndrome de). Marshall's syndrome.

MARSUPIALISATION. *s.f.* Marsupialization.

MARTEAU, *s.m.* (anatomie). Malleus.

MARTEAU HYPOTHÉNAR (syndrome du). Hypothenar hammer syndrome.

MARTELAGE, *s.m.* Hammering.

MARTIAL, ALE, *adj.* Martial.

MARTIN-BELL (syndrome de). Fragile chromosome syndrome.

MARTIN ET PETTIT (sérodiagnostic de). Serodiagnosis for Weil' s disease.

MARTORELL (ulcère hypertensif de). Martorell' s syndrome. → *ulcère hypertensif de Martorell.*

MARTORELL ET FABRE-TERSOL (syndrome de). Takayashu' s disease. → *Takayashu (maladie de).*

MASA (syndrome). MASA syndrome.

MASCULINISANT, ANTE, *adj.* Masculinizing, viriligenic.

MASCULINISATION, *s.f.* Masculinization. → *virilisation.*

MASOCHISME, *s.m.* Masochism.

MASQUE ECCHYMOTIQUE. Ecchymotic mask, pressure stasis.

MASQUE DES FEMMES ENCEINTES. Chloasma uterinum. → *chloasma gravidique.*

MASSAGE, *s.m.* Massage.

MASSAGE CARDIAQUE. Cardiac massage, heart massage.

MASSAGE ÉLECTROVIBRATOIRE. Electrovibratory massage.

MASSAGE INSPIRATOIRE. Inspiratory massage.

MASSAGE VIBRATOIRE. Vibratory massage.

MASSE DE SANG CIRCULANT. Circulation volume.

MASSE SANGUINE. Blood volume.

MASSETER, *adj.* Masseter.

MASSEUR-KINÉSITHÉRAPEUTE. Massor-kinesipathist.

MASSOKINÉSITHÉRAPIE, *s.f.* Physiotherapy ; *américain :* physical therapy.

MASSON (coloration trichrome de). Masson's trichrome stain.

MASSOTHÉRAPIE, *s.f.* Massotherapy.

MASSUE, *s.f.* Bludgeon.

MAST (syndrome). MAST syndrome.

MASTALGIE, *s.f.* Mastalgia. → *mastodynie.*

MASTECTOMIE, *s.f.* Mammectomy, mastectomy.

MASTER (épreuve de). Master's two-step test. → *marches (exercice des deux).*

MASTERS ET ALLEN (syndrome de). Allen-Masters syndrome. → *Allen et Masters (syndrome de).*

MASTICATION, *s.f.* Mastication.

MASTITE, *s.f.* Mastitis, mammitis.

MASTITE CARCINOMATEUSE. Mastitis carcinosa, carcinoma mastitoides, carcinomatous mastitis.

MASTITE INTERSTITIELLE. Interstitial mastitis.

MASTITE DES NOUVEAU-NÉS. Mastitis neonatorum.

MASTITE PARENCHYMATEUSE. Parenchymatous mastitis, glandular mastitis.

MASTITE PÉRI-CANALICULAIRE. Periductal mastitis.

MASTITE PHLEGMONEUSE. Phlegmonous mastitis.

MASTITE PUERPÉRALE. Puerperal mastitis.

MASTOBLASTE, *s.m.* Immature mast cell.

MASTOCYTE, *s.m.* Mast cell, mastocyte, labrocyte, heparinocyte, labrocyte granule cell of connective tissue, tissue basophil.

MASTOCYTOME, *s.m.* Mastocytoma.

MASTOCYTOSE, *s.f.* Mastocytosis.

MASTOCYTOSE DERMIQUE PURE. Cutaneous mastocytosis. → *urticaire pigmentaire.*

MASTOCYTOSE DIFFUSE. Systemic mast cell disease, systemic mastocytosis.

MASTOCYTO-XANTHOME, *s.m.* Naevoxantho-endothelioma. → *naevo-xanthroendothéliome.*

MASTODYNIE, *s.f.* Mastodynia, mastalgia, mammary neuralgia.

MASTOGRAPHIE, *s.f.* Mastography, mammography, senography.

MASTOÏDE, *adj.* Mastoid.

MASTOÏDECTOMIE, *s.f.* Mastoidectomy.

MASTOÏDITE, *s.f.* Mastoiditis.

MASTOÏDITE DE BEZOLD. Bezold's mastoiditis. → *Bezold (mastoïdite de).*

MASTOÏDITE OTITIQUE. Otitis mastoidea.

MASTOLOGIE, *s.f.* Mastology, mazologie.

MASTOPATHIE, *s.f.* Mastopathy, Saint Agatha's disease.

MASTOPEXIE, *s.f.* Mastopexy.

MASTOPLASTIE, *s.f.* Mammaplasty.

MASTOPTOSE, *s.f.* Mastoptosis.

MASTOSE, *s.f.* Mastosis.

MASTZELLEN, *s.m.* Mast cell. → *mastocyte.*

MASUGI (néphrite de). Masugi's nephritis.

MATAS (opération de). Matas's operation. → *anévrismorraphie.*

MATAS-BICKHAM (opération de). Matas-Bickham operation.

MATÉRIALISTE (doctrine). Monism.

MATERNITÉ *s.f.* 1° Maternity, lying-in hospital. – 2° Motherhood.

MATHIEU (maladie de). Mathieu's disease. → *leptospirose ictérigène ou ictéro-hémorragique.*

MATIÈRE MÉDICALE. Materia medica.

MATITÉ, *s.f.* Dullness, flatness.

MATROCLINE, *adj.* Matroclinous.

MATROCLINIE, *s.f.* Matrocliny.

MATRONE, *s.f.* 1° (autrefois) Midwife. – 2° A vulgar term for a woman who practises midwifery.

MAURIAC (syndrome de Pierre). Mauriac's syndrome, diabetes-dwarfism-obesity syndrome.

MAURICEAU (manœuvre de). Mauriceau's maneuver.

MAX HERZ (procédé de). Herz's test.

MAXILLAIRE, *adj.* Maxillary.

MAXILLITE, *s.f.* Maxillitis.

MAY-HEGGLIN (syndrome de). May-Hegglin anomaly or syndrome, Hegglin's syndrome.

MAYARO (fièvre à virus). Mayaro virus fever.

MAYDI (procédé ou **opération de).** Maydi's operation.

MAYDI-RECLUS (procédé de). Maydi's operation, Reclus's operation.

MAYER-KUFS (maladie de). Kufs's disease. → *Kufs (idiotie amaurotique de type).*

MAYER-ROKITANSKY-KUSTER-HAUSER (syndrome de). Mayer-Rokitansky-Kuster syndrome. → *Rokitansky-Kuster (syndrome de).*

MAYOR (écharpe de). Mayor's scarf.

MAYOR (marteau de). Mayor's hammer.

MAZZOTTI (test de). Mazzotti's test.

MB. Basal metabolism.

MBORI, *s.f.* Mbori.

MC... → *Mac*

MCA. MCA (Mucin-like Carcinoma-associated Antigen).

MEADOR (syndrome de). Meador's syndrome.

MEADOW (syndrome de). Münchhausen's syndrome by proxy.

MEADOWS (syndrome de). Postpartum myocardosis, idiopathic myocardiopathy of puerperium, peripartum cardiomyopathy, postpartum cardiomyopathy, postpartum heart disease, idiopathic post-partum cardiomyopathy, post partal heart disease, peripartum cardiomyopathy, peripartal heart failure.

MÉAT, *s.m.* meatus.

MÉATOSCOPIE URÉTÉRALE. Ureteral meatoscopy.

MÉATOTOMIE, *s.f.* Meatotomy.

MÉCANICISME, *s.m.* Mechanism, iatrophysics.

MÉCANISTE (doctrine). Monism.

MÉCANOGRAMME, *s.m.* Mechanogram.

MÉCANOTHÉRAPIE, *s.f.* Mechanogymastics, mechanotherapy, Zander's system.

MÉCHAGE, *s.m.* Gauze plugging.

MÈCHE, *s.f.* Strip of gauze.

MÉCHER, *v.* To plug with a strip of gauze.

MECKEL (diverticule de). Meckel's diverticulum.

MECKEL (syndrome de). Meckel's syndrome. → *Gruber (syndrome de).*

MÉCONIUM, *s.m.* Meconium.

MÉDECIN, *s.m.* Physician.

MÉDECIN CONSULTANT. Consultant, consulting physician.

MÉDECIN DE FAMILLE. Family physician.

MÉDECIN GÉNÉRALISTE. General practitioner.

MÉDECIN RÉSIDENT. Resident physician.

MÉDECIN TRAITANT (dans un hôpital). Attending physician.

MÉDECIN DES URGENCES. Emergency physician.

MÉDECINE, *s.f.* Medicine.

MÉDECINE (exercice de la). Practice of medicine.

MÉDECINE AÉRONAUTIQUE. Air medicine, aviation medicine.

MÉDECINE DE CATASTROPHE. Disaster medicine.

MÉDECINE CLINIQUE. Clinical medicine.

MÉDECINE EMPIRIQUE. Empiric medicine.

MÉDECINE ÉTATISÉE. State medicine.

MÉDECINE EXOTIQUE. Tropical medicine.

MÉDECINE EXPÉRIMENTALE. Experimental medicine.

MÉDECINE FACTUELLE. Evidence-based medicine.

MÉDECINE DE FAMILLE. Family medicine, family practice.

MÉDECINE GÉNÉRALE. General practice.

MÉDECINE DE GROUPE. Group medicine, group practice.

MÉDECINE HERMÉTIQUE. Hermetic medicine, spagyric medicine.

MÉDECINE HUMANITAIRE. Humanitarian medicine.

MÉDECINE INFANTILE. Pediatrics, pediatry.

MÉDECINE INTERNE. Internal medicine.

MÉDECINE LÉGALE. Legal medicine, forensic medicine.

MÉDECINE MANUELLE. Manual medicine.

MÉDECINE MÉCANIQUE. Manual medicine.

MÉDECINE MENTALE. Psychiatry. → *psychiatrie.*

MÉDECINE MILITAIRE. Military medicine, war medicine.

MÉDECINE MORPHOLOGIQUE. Constitutional medicine.

MÉDECINE NATIONALISÉE. State medicine, socialized medicine, federal medicine.

MÉDECINE NUCLÉAIRE. Nuclear medicine.

MÉDECINE OPÉRATOIRE. Operative surgery.

MÉDECINE PÉRINATALE. Perinatology.

MÉDECINE PHYSIQUE. Physical medicine, physiatrics, physiatry.

MÉDECINE POPULAIRE. Folk medicine.

MÉDECINE PRÉDICTIVE. Predective medicine.

MÉDECINE PRÉVENTIVE. Preventive medicine.

MÉDECINE PROPHYLACTIQUE. Preclinical medicine.

MÉDECINE PSYCHOSOMATIQUE. Psychosomatic medicine.

MÉDECINE RATIONNELLE. Rational medicine.

MÉDECINE SCIENTIFIQUE. Rational medicine.

MÉDECINE SOCIALE. Social medicine.

MÉDECINE SOCIALISÉE. Socialized medicine.

MÉDECINE SPAGIRIQUE. Hermetic medicine.

MÉDECINE SPATIALE. Space medicine.

MÉDECINE DU TRAVAIL. Occupational medicine.

MÉDECINE THERMALE. Thermal medicine.

MÉDECINE TROPICALE. Tropical medicine.

MÉDECINE UNICISTE. Holistic medicine, holiatry.

MÉDECINE D'URGENCE. Emergency medicine.

MÉDECINE VÉTÉRINAIRE. Veterinary medicine.

MÉDECINES ALTERNATIVES. Alternative medicine.

MÉDECINES COMPLÉMENTAIRES. Complementary medicine.

MÉDECINES NON CONVENTIONNELLES. Unconventional medicine.

MÉDIA, *s.f.* Tunica media.

MÉDIACALCINOSE, MÉDIACALCOSE, *s.f.* Mönckeberg's arteriosclerosis or medial arteriosclerosis, Mönckeberg's mesarteritis or sclerosis, medial arteriosclerosis, medial calcinosis, Mönckeberg's calcifications.

MÉDIADYSTROPHIE ECTASIANTE. Ectasic medial dystrophy.

MÉDIAL, ALE, *adj.* Medial.

MÉDIANÉCROSE, *s.f.* Medianecrosis, medial necrosis.

MÉDIANÉCROSE AORTIQUE IDIOPATHIQUE, MÉDIANÉCROSE DISSÉQUANTE DE L'AORTE OU **M. KYSTIQUE DE L'AORTE.** → *dissection aortique.*

MÉDIASTIN, *s.m.* Mediastinum.

MÉDIASTINAL (syndrome). Mediastinal syndrome.

MÉDIASTINITE, *s.f.* Mediastinitis.

MÉDIASTINOGRAPHIE GAZEUSE. Pneumomediastinography.

MÉDIASTINO-PÉRICARDITE, *s.f.* Mediastinopericarditis, mediastinal pericarditis.

MÉDIASTINOSCOPIE, *s.f.* Mediastinoscopy.

MÉDIASTINOTOMIE, *s.f.* Mediastonotomy.

MÉDIASTINOTOMIE SUS-STERNALE. Sus-sternal mediastinotomy.

MÉDIAT, *adj.* Mediate.

MÉDIATEUR CHIMIQUE. Chemical mediator, transmitter substance, neurotransmitter.

MÉDIATEUR DE L'HYPERSENSIBILITÉ IMMÉDIATE. Mediator of anaphylactic -or of immediate- hypersensitivity.

MÉDICAL, ALE, *adj.* Medical.

MÉDICAMENT, *s.m.* Drug, remedy, medicine, medicament.

MÉDICAMENT COMPOSÉ. Compound medicine.

MÉDICAMENT-CONSEIL. Over the counter, OTC.

MÉDICAMENT ÉTHIQUE. Prescription only medicine.

MÉDICAMENT GÉNÉRIQUE. Generic pharmaceutical.

MÉDICAMENT GRAND PUBLIC. Over the counter, OTC.

MÉDICAMENT ORPHELIN. Orphan drug.

MÉDICAMENT SOUMIS À PRESCRIPTION. Prescription drug.

MÉDICATION, *s.f.* Medication.

MÉDICATION HYPODERMIQUE. Hypodermatic or hypodermic medication.

MÉDICATION PAR VOIE SUBLINGUALE. Sublingual medication.

MÉDICINAL, ALE, *adj.* Medicinal.

MÉDIOLIGNE, *adj.* Mediolineal.

MÉDULLAIRE, *adj.* Medullary.

MÉDULLECTOMIE SURRÉNALE. Adrenal medullectomy.

MÉDULLISATION, *s.f.* Medullization.

MÉDULLITE, *s.f.* Medullitis.

MÉDULLOBLASTOME, *s.m.* Medulloblastoma. → *neurospongiome.*

MÉDULLOCULTURE, *s.f.* Medulloculture.

MÉDULLO-ÉPITHÉLIOME, *s.m.* Medullo-epithelioma. → *neuro-épithéliome.*

MÉDULLOGRAMME, *s.m.* Myelogram.

MÉDULLOSCLÉROSE, *s.f.* Myelosclerosis.

MÉDULLOSURRÉNAL, ALE, *adj.* Medullo-adrenal.

MÉDULLOSURRÉNALOME, *s.m.* Phaeochromocytoma. → *phéochromocytome.*

MÉDULLOTHÉRAPIE ANTIRABIQUE. Medullotherapy.

MEDUNA (méthode de L. von). Meduna's methode.

MEES (lignes de). Mees's lines.

MÉGA-ARTÈRE, *s.f.* Enlarged artery.

MÉGABASE, *s.f.* Megabase.

MÉGABULBE, *s.m.* Dilatation of pyloric cap.

MÉGACALICOSE, *s.f.* Megacalycosis.

MÉGACAPILLAIRE, *s.m.* Enlarged capillary.

MÉGACARYOBLASTE, *s.m.* Megakaryoblast, megacaryoblast.

MÉGACARYOBLASTOSE MALIGNE. Acute megakaryocytic leukaemia.

MÉGACARYOCYTAIRE (lignée ou **série).** Thrombocyte or thrombocytic series.

MÉGACARYOCYTE, *s.m.* Megakaryocyte, megacaryocyte, megalokaryocyte.

MÉGACARYOCYTOPOÏÈSE, *s.f.* Megakaryocytopoiesis.

MÉGACARYOCYTOSE, *s.f.* Megakaryocytosis.

MÉGACARYOCYTOSE MALIGNE. Megakaryocytic leukaemia. → *thrombocytémie essentielle ou hémorragique*

MÉGACÉPHALIE, *s.f.* Megalocephalia.

MÉGACÔLON, *s.m.* Megacolon.

MÉGACÔLON CONGÉNITAL. Congenital megacolon, megacolon congenitum, giant colon, congenital idiopathic dilatation of colon, Hischsprung's disease, Mya's disease, aganglionic megacolon, pelvirectal achalasia.

MÉGADOLICHO-ARTÈRE, *s.f.* Megadolichoartery.

MÉGADOLICHOCÔLON, *s.m.* Megadolichocolon.

MÉGADOLICHO-URETÈRE, *s.m.* Mega and dolichoureter.

MÉGADUODÉNUM, *s.m.* Megaduodenum.

MÉGA-ÉLECTRON-VOLT, *s.m.* Mega electronvolt, MeV.

MÉGA-ESTOMAC, *s.m.* Megalogastria.

MÉGALACRIE, *s.f.* Acromegaly.

MÉGALÉRYTHÈME ÉPIDÉMIQUE. Erythema infectiosum, fifth disease, megalerythema.

MÉGALHÉPATIE, *s.f.* Hepatomegalia. → *hépatomégalie.*

MÉGALOBLASTE, *s.m.* Megaloblast.

MÉGALOCÉPHALIE, *s.f.* Megalocephalia, megalocephaly.

MÉGALOCHIRIE, *s.f.* Chiromegaly, megalocheiry.

MÉGALOCORNÉE, *s.f.* Megalocornea.

MÉGALOCYTAIRE, *adj.* Megalocytic.

MÉGALOCYTE, *s.m.* Megalocyte, gigantocyte.

MÉGALOCYTIQUE, *adj.* Megalocytic.

MÉGALOCYTOSE, *s.f.* Megalocytosis.

MÉGALODONTIE, *s.f.* Macrodontia.

MÉGALOGASTRIE, *s.f.* Megalogastria.

MÉGALOMANIE, *s.f.* Megalomania.

MÉGALOPHTALMIE, *s.f.* Megalophthalmos, megalophthalmus.

MÉGALOPODIE, *s.f.* Macropodia. → *macropodie.*

MÉGALOPSIE, *s.f.* Macropsia, macropia, megalopsia.

MÉGALOSPLANCHNIE, *s.f.* Splanchnomegalia. → *mégasplanchnie.*

MÉGALOSPLÉNIE, *s.f.* Splenomegaly. → *splénomégalie.*

MÉGALOTHYMIE, *s.f.* **MÉGALOTHYMUS,** *s.m.* Megalothymus.

MÉGA-ŒSOPHAGE, *s.m.* Megalo-oesophagus, megaoesophagus.

MÉGA-ORGANE, *s.m.* Splanchnomegalia. → *mégasplanchnie.*

MÉGARECTUM, *s.m.* Megarectum.

MÉGASIGMOÏDE, *s.m.* Megasigmoid.

MÉGASPLANCHNIE, *s.f.* Splanchnomegalia, splanchnomegaly, visceromegaly.

MÉGASTRIE, *s.f.* Megalogastria.

MÉGATHROMBOCYTE, *s.m.* Megathrombocyte.

MÉGA-URETÈRE, *s.m.* Megalo-ureter.

MEIBOMIITE, *s.f.* Meibomianitis, meibomitis.

MEIBOMIUS (glandes de). Tarsal glands.

MEIGE ou **MEIGE-MUKRIT-NONNE (maladie** ou **syndrome).** Meige's disease. → *trophœdème.*

MEIGS (syndrome de). Meigs's syndrome, Demons-Meigs syndrome. Meigs-Cass syndrome, ovarian ascites-pleural effusion syndrome.

MEINICKE (réactions de). Meinicke's reactions or tests. 1° *réaction d'opacification.* Turbidity test. – 2° *réaction de clarification.* Clearing or clarification test.

MÉIOPRAGIE, *s.f.* Miopragia.

MÉIOSE, *s.f.* Meiosis, miosis.

MÉIOSTAGMINE (réaction de la). Miostagmin reaction.

MEISSNER (corpuscule de). Meissner's corpuscle.

MELAENA, *s.m.* Melena, melaena.

MÉLAGRE, *s.f.* Melagra.

MÉLALGIE, *s.f.* Melalgia.

MÉLANCOLIE, *s.f.* Melancholia, melancholy, depressive insanity, melancholic insanity, lyperophrenia, lypemania.

MÉLANCOLIE ADYNAMIQUE. Stuporous melancholia, melancholia attonita.

MÉLANCOLIE INTERMITTENTE. Periodic psychosis. → *folie périodique.*

MÉLANCOLIE PÉRIODIQUE. Periodic psychosis. → *folie périodique.*

MÉLANCOLIE À RECHUTES. Recurrent melancholia.

MÉLANCOLIE SÉNILE. Involution melancholia.

MÉLANÉMIE, *s.f.* Melanaemia.

MÉLANHIDROSE, MÉLANIDROSE, *s.f.* Melanephidrosis, melanidrosis.

MÉLANINE, *s.f.* Melanin.

MÉLANIQUE (carcinome). Naevocarcinoma. → *naevocancer.*

MÉLANIQUE (sarcome). Melanosarcoma. → *mélanosarcome.*

MÉLANISME, *s.m.* Melanism.

MÉLANOBLASTE, *s.m.* Melanoblast. → *mélanocyte.*

MÉLANOBLASTOME, *s.m.* Naevocarcinoma. → *naevocancer.*

MÉLANOBLASTOSE NEURO-CUTANÉE. Neurocutaneous melanosis.

MÉLANOCYTE, *s.m.* Melanocyte, chromatophore, melanoblast, melanophore, Langerhans's cell.

MÉLANOCYTOME, *s.m.* Naevocarcinoma. → *naevocancer.*

MÉLANODENDROCYTE, *s.m.* Melanocyte. → *mélanocyte.*

MÉLANODERMIE, *s.f.* Melanoderma, melanodermia.

MÉLANODERMIE DES VAGABONDS. Vagabond's disease. → *vagabonds (maladie des).*

MÉLANODERMITE TOXIQUE LICHÉNOÏDE ET BULLEUSE. Melanodermatitis toxica lichenoides.

MÉLANODONTIE INFANTILE. Amelogenesis imperfecta, hereditary brown opalescent teeth.

MÉLANO-ÉPIDERMIE, *s.f.* Melanoderma.

MÉLANOFIBROME, *s.m.* Blue naevus. → *naevus bleu de Max Tièche.*

MÉLANOFLOCULATION PALUSTRE. Melanoflocculation. → *sérofloculation palustre.*

MÉLANOGENÈSE, *s.f.* Melanogenesis.

MÉLANOGÉNOCYTE, *s.m.* Melanocyte. → *mélanocyte.*

MÉLANOGLOSSIE, *s.f.* Melanoglossia.

MÉLANOME, *s.m.* Melanoma.

MÉLANOME BÉNIN. Melanocytic naevus. → *naevus pigmentaire.*

MÉLANOME JUVÉNILE. Juvenile melanoma. → *Spitz (mélanome juvénile de Sophie).*

MÉLANOME MALIN. Malignant melanoma. → *naevocancer et mélanosarcome.*

MÉLANONYCHIE, *s.f.* Melanonychia.

MÉLANOPTYSIE, *s.f.* Melanoptysis.

MÉLANOSARCOME, *s.m.* Melanosarcoma, chromatophoroma, melanotic sarcoma, malignant melanoma.

MÉLANOSE, Melanosis.

MÉLANOSE CIRCONSCRITE PRÉCANCÉREUSE DE DUBREUILH. Circumscribed precancerous melanosis of Dubreuilh, melanotic freeckle of Hutchinson, malignant lentigo, lentigo maligna, senile or malignant freeckle.

MÉLANOSE COLIQUE. Melanosis coli.

MÉLANOSE DÉGÉNÉRATIVE DU CHORION. Incontinentia pigmenti. → *incontinentia pigmenti.*

MÉLANOSE DE GUERRE. Riehl's melanosis. → *Riehl (mélanose de).*

MÉLANOSE LENTICULAIRE PROGRESSIVE. Xeroderma pigmentosum. → *xeroderma pigmentosum.*

MÉLANOSE NÉOPLASIQUE NEURO-CUTANÉE. Neurocutaneous melanosis.

MÉLANOSE DE RIEHL. Riehl's melanosis. → *Riehl (mélanose de).*

MÉLANOTONINE, *s.f.* Melatonin.

MÉLANOTRICHIE LINGUALE. Black tongue. → *glossophytie.*

MÉLANOTROPINE, *s.f.* Melanocytic stimulating hormone.

MÉLANURIE, *s.f.* Melanuria, melanuresis.

MELAS (syndrome). MELAS syndrome.

MÉLASME, *s.m.* Melasma.

MELEDA (maladie de). Meleda's disease.

MÉLÉNA, *s.m.* Melena, melaena.

MÉLÉNA DES NOUVEAU-NÉS. Melaena neonatorum.

MÉLICÉRIQUE, *adj.* Honey-like.

MÉLICÉRIS, *s.m.* Melicera, meliceris.

MÉLIOÏDOSE, *s.f.* Melioidosis, Whitmore's disease or fever.

MÉLITAGREUX, EUSE, *adj.* Honey-like.

MÉLITÉMIE, *s.f.* Melitaemia.

MÉLITINE, *s.f.* Melitin, melitine.

MÉLITOCOCCIE, *s.f.* Brucellosis. → *brucellose.*

MÉLITURIE, *s.f.* Melituria.

MELKERSSON-ROSENTHAL (syndrome de). Melkersson's syndrome, Melkersson-Rosenthal syndrome.

MELLITE, *s.m.* Mellitum.

MELNICK ET NEEDLES (syndrome de). Melnick-Needles syndrome. → *ostéodysplastie.*

MÉLOMÈLE, *s.m.* Melomelus.

MÉLOPLASTIE, *s.f.* Meloplasty, melonoplasty.

MÉLORHÉOSTOSE, *s.f.* Melorheostosis, melorheostosis Léri, osteopathia hyperostotica congenita, osteosis eburnisans monomelica, Léri's disease, Léri-Joanny syndrome, flowing hyperostosis.

MÉLORHÉOSTOSE VERTÉBRALE. Forestier and Rotès-Querol syndrome, ankylosing vertebral hyperostosis, senile ankylosing hyperostosis of the spine, spondylorrheostosis, spondylosis hyperostotica.

MÉLOTHÉRAPIE, *s.f.* Musicotherapy.

MÉLOTROPHOSE TRAUMATIQUE. Sudeck's atrophy. → *ostéoporose algique post-traumatique.*

MELROSE (méthode de). Melrose's method.

MELTZER (signe de). Meltzer's sign.

MELTZER-LYON (épreuve de). Meltzer-Lyon method or test.

MEMBRANE, *s.f.* Membrane.

MEMBRANE (fausse). False membrane.

MEMBRANE (stabilisateur ou **potentialisateur de).** Stabilizer of membrane potential, stabilizer of transmembrane potential.

MEMBRANE CELLULAIRE. Plasma membrane.

MEMBRANES HYALINES (maladie ou **syndrome des).** Hyaline membrane disease, stiff-lung syndrome.

MEMBRANE PLASMIQUE. Plasma membrane.

MEMBRANE PYOGÉNIQUE. Pyogenic membrane.

MEMBRE, *s.m.* Limb.

MEMBRE FANTÔME. Phantom limb. → *amputés (illusion des).*

MEMBRE DE POLICHINELLE. Flail joint.

MÉMOIRE IMMUNOLOGIQUE. Immunologic or immunological memory.

MÉMORATION, *s.f.* Memory.

MENACE D'INFARCTUS (syndrome de). Unstable angina. → *état de mal angineux.*

MÉNADIONE, *s.f.* Menadione.

MÉNAGOGUE, *adj.* Emmenagogue.

MÉNAQUINONE, *s.f.* Menaquinone.

MÉNARCHE, *s.m.* Menarche.

MENDE (syndrome de). Mende's syndrome.

MENDEL (lois de). Mendel's law, mendelian law.

MENDEL-BECHTEREW (réflexe ou **signe de).** Bechterew-Mendel reflex. → *réflexe cuboïdien.*

MENDELSOHN (signe de). Mendelsohn's test.

MENDELSON (syndrome de). Mendelson's syndrome, aspiration pneumonitis, acid pulmonary aspiration syndrome, peptic aspiration pneumonia.

MÉNÉTRIER (maladie de). Ménétrier's disease. → *polyadénome gastrique diffus.*

MENHIDROSE, MENIDROSE, *s.f.* Menhidrosis, menidrosis.

MÉNIÈRE (maladie ou **syndrome de).** Ménière's disease or syndrome, aural or auditory vertigo, morbus apoplectiformis, apoplectiform deafness, labyrinthine syndrome, oticodinia, oticodinosis, vertigo ab aure laeso, labyrinthine vertigo, endolymphatic hydrops.

MÉNIÉRIQUE (vertige). Ménière's disease. → *Ménière (maladie ou syndrome de).*

MÉNINGÉ (syndrome). Syndrome of meningeal irritation.

MÉNINGES, *s.f. pl.* Meninges.

MÉNINGIOMATOSE, *s.f.* Meningiomatosis.

MÉNINGIOME, *s.m.* Meningioma, exothelioma, dural endothelioma, arachnoid or meningeal fibroblastoma, meningofibroblastoma, psammoma, Virchow's psammoma, sand tumour, endothelioma of meninges, endotheliosis of meninges, mesothelioma of meninges, meningothelioma, arachnothelioma, angiolithic sarcoma.

MÉNINGISME, *s.m.* Meningism, pseudomeningitis.

MÉNINGITE, *s.f.* Meningitis.

MÉNINGITE ASEPTIQUE. Aseptic meningitis, sterile meningitis.

MÉNINGITE DE LA BASE DU CERVEAU. Meningitis of the base, basilar meningitis, basal meningitis.

MÉNINGITE CÉRÉBRALE. Cerebral meningitis.

MÉNINGITE CÉRÉBRO-SPINALE ÉPIDÉMIQUE. Epidemic cerebrospinal meningitis, cerebrospinal meningitis or fever, meningococcie meningitis, brain fever, stiff-neck fever, tetanoid fever, petechial fever.

MÉNINGITE CLOISONNÉE. Occlusive meningitis.

MÉNINGITE DE LA CRYPTOCOCCOSE. Torular meningitis.

MÉNINGITE ENDOTHÉLIO-LEUCOCYTAIRE MULTIRÉCURRENTE BÉNIGNE. Mollaret's meningitis, benign recurrent pleocytic meningitis, benign recurrent endothelial leukocytic meningitis, benign recurrent meningitis.

MÉNINGITE À ÉOSINOPHILES. Eosinophilic meningitis.

MÉNINGITE DE LA FOSSE POSTÉRIEURE. Posterior meningitis.

MÉNINGITE GOMMEUSE DE LA SYPHILIS TERTIAIRE. Gummatous meningitis.

MÉNINGITE KYSTIQUE. Neural cyst. → *méningite séreuse externe circonscrite.*

MÉNINGITE À LEPTOSPIRES. Leptospiral meningitis.

MÉNINGITE LYMPHOCYTAIRE BÉNIGNE OU CURABLE. Lymphocytic meningitis, epidemic serous meningitis, benign aseptic or lymphocytic meningitis, benign aseptic or lymphocytic meningitis, acute aseptic meningitis.

MÉNINGITE MYALGIQUE. Epidemic myalgia. → *myalgie épidémique.*

MÉNINGITE OTITIQUE. Otitic meningitis.

MÉNINGITE OURLIENNE. Mumps meningitis.

MÉNINGITE SECONDAIRE. Metastatic meningitis.

MÉNINGITE SEPTICÉMIQUE. Septicaemic meningitis.

MÉNINGITE SÉREUSE. Serous meningitis, Quincke's meningitis, meningitis serosa, serous apoplexy.

MÉNINGITE SÉREUSE EXTERNE CIRCONSCRITE. Meningitis serosa circumscripta, neural cyst, subdural hygroma, leptomeningitis externa, meningeal hydrops.

MÉNINGITE SÉREUSE HYDROCÉPHALIQUE. Serous meningitis. → *méningite séreuse.*

MÉNINGITE SÉREUSE INTERNE. Internal or ventricular serous meningitis.

MÉNINGITE SÉREUSE VENTRICULAIRE. Serous meningitis. → *méningite séreuse.*

MÉNINGITE SPINALE. Spinal meningitis.

MÉNINGITE SUPPURÉE. Purulent meningitis.

MÉNINGITE TUBERCULEUSE. Tubercular or tuberculous meningitis.

MÉNINGITE VIRALE. Viral meningitis.

MÉNINGOBLASTOME, *s.m.* Meningoblastoma.

MÉNINGOCÈLE, *s.f.* Meningocele, hydromeningocele, meningeal hernia.

MÉNINGOCOCCÉMIE, MÉNINGOCOCCIE, *s.f.* Meningococcaemia.

MÉNINGOCOQUE, *s.m.* Meningococcus. → *Neisseria meningitidis.*

MÉNINGO-ENCÉPHALITE, *s.f.* Meningoencephalitis, encephalomeningitis.

MÉNINGO-ENCÉPHALITE OURLIENNE. Mumps meningo-encephalitis.

MÉNINGO-ENCÉPHALOCÈLE, *s.f.* Meningoencephalocele, encephalomeningocele.

MÉNINGO-ÉPENDYMITE, *s.f.* Meningitis with ependymitis.

MÉNINGO-ÉPENDYMITE CHRONIQUE EXSUDATIVE ET ADHÉSIVE. Serous meningitis. → *méningite séreuse.*

MÉNINGOMYÉLITE, *s.f.* Meningomyelitis.

MÉNINGOPATHIE, *s.f.* Meningopathy.

MÉNINGORADICULITE, *s.f.* Meningoradiculitis.

MÉNINGO-RADICULO-MYÉLITE, *s.f.* Meningomyeloradiculitis.

MÉNINGO-RADICULO-MYÉLITE PROGRESSIVE. Paraplegia occuring after cerebrospinal meningitis.

MÉNINGORÉCIDIVE, *s.f.* Neurorelapse, neurorecidive.

MÉNINGORRAGIE, *s.f.* Meningorrhagia.

MÉNINGOTHÉLIOME, *s.m.* Meningioma. → *méningiome.*

MÉNINGOTROPIQUES (accidents). Meningo recurrence. → *neuroréaction.*

MÉNINGOTYPHOÏDE (fièvre) OU MÉNINGOTYPHUS, ou Meningotyphoid.

MÉNISCAL, ALE, *adj.* Pertaining to a meniscus.

MÉNISCECTOMIE, *s.f.* Meniscectomy.

MÉNISCITE, *s.f.* Meniscitis.

MENISCUS BIPARTITUS OU MÉNISQUE EN ANSE DE SEAU. Bucket-handle fracture or loop fracture of a meniscus.

MÉNISQUE, *s.m.* Meniscus.

MÉNISQUE (signe du). Meniscus sign, Carman's sign.

MENKES (syndrome de). 1° Kinky hair disease or syndrome. – 2° Leucinosis. → *leucinose.*

MÉNOMÉNINGOCOCCIE, *s.f.* Meningococcaemia with meningitis.

MÉNOMÉTRORRAGIE, *s.f.* Metromenorrhagia.

MÉNOPAUSE, *s.f.* Menopause.

MÉNOPAUSE ARTIFICIELLE. Artificial menopause.

MÉNORRAGIE, *s.f.* Menorrhagia, polymenia, polymenorrhoea.

MÉNORRAGIQUE (fièvre). Menstrual intoxication.

MÉNORRHÉE, *s.f.* Menorrhoea.

MÉNORRHÉMIE, *s.f.* Menosepsis.

MÉNOTHERMIQUE (méthode). Basal body temperature method.

MÉNOXÉNIE, *s.f.* Vicarious menstruation. → *règles vacariantes.*

MENSTRUATION, *s.f.* Menstruation.

MENSTRUATION SANS OVULATION. Anovular or anovulatory menstruation, non ovulational menstruation.

MENSTRUEL, ELLE, *adj.* Menstrual.

MENSTRUEL (flux). Menses. → *règles.*

MENSTRUES, *s.f. pl.* Menses. → *règles.*

MENTAGRE, *s.f.* Mentagra.

MENTAL, ALE, *adj.* Mental.

MENTISME, *s.m.* Mentism.

MENTON, *s.m.* Chin.

MÉPHITISME, *s.m.* Mephitis.

MEQ. mEq (abbreviation for milliequivalent).

MER (mal de). Sea sickness. → *mal de mer.*

MÉRALGIE PARESTHÉSIQUE. Meralgia paraesthetica, Bernhardt's disease or paralysis or paraesthesia or syndrome, Bernhardt-Roth syndrome, Roth's disease.

MÉRASTHÉNIE AGITANTE. Restless legs. → *jambes sans repos (syndrome des).*

MERCIER-FAUTEUX (opération de). Mercier-Fauteux's operation.

MERCURE, *s.m.* Mercury.

MERCURIALISATION, *s.f.* Mercurialization.

MERCURIALISME, *s.m.* Mercurialism. → *hydrargyrisme.*

MEREDITH (opération de). Cholecystotomy sutured with drainage.

MERKEL (cellule, disque ou **corpuscule de).** Merkel's corpuscle.

MERKELOME, *s.m.* Merkel's cell carcinoma.

MÉROCÈLE, *s.f.* Merocele. → *hernie crurale.*

MÉROCRINE, *adj.* Merocrine.

MÉRODIASTOLIQUE, *adj.* Merodiastolic.

MÉROGONIE, *s.f.* Merogony.

MÉROSYSTOLIQUE, *adj.* Merosystolic.

MÉROTOMIE, *s.f.* Merotomy.

MÉROZOÏTE, *s.m.* Merozoite, schizozoite.

MERRF (syndrome). MERRF syndrome.

MÉRYCISME, *s.m.* Merycism, merycismus.

MÉRYITE, *s.f.* Cowperitis.

MERZBACHER-PELIZAEUS (maladie de). Merzbacher-Pelizaeus disease. → *Pelizaeus-Merbacher (maladie de).*

MÉSANGIAL, ALE, *adj.* Mesangial.

MÉSANGIUM, *s.m.* Mesangium.

MÉSARTÉRITE, *s.f.* Mesarteritis.

MÉSATICÉPHALIE, *s.f.* Mesaticephaly. → *mésocéphalie.*

MÉSATIMORPHE, *adj.* Mesomorph, mesomorphic.

MÉSATISKÉLIQUE, *adj.* Mesoskelic.

MESCALINE, *s.f.* Mescaline.

MÉSENCÉPHALIQUES (syndromes). Peduncular syndromes. → *pédonculaires (syndromes).*

MÉSENCÉPHALE, *s.m.* Mesencephalon.

MÉSENCHYME, *s.m.* Mesenchyma, mesenchyme.

MÉSENCHYME (maladie du). Disease of the mesenchyma.

MÉSENCHYMOME, *s.m.* Mesenchymona.

MÉSENCHYMOPATHIE, *s.f.* Disease of the mesenchyma.

MÉSENTÈRE, *s.m.* Mesentery.

MÉSENTÉRITE, *s.f.* Mesenteritis.

MÉSENTÉRITE RÉTRACTILE. Retractile mesenteritis.

MESENTERIUM COMMUNE. Mesenterium commune, mesenterium dorsale commune.

MÉSOBLASTE, *s.m.* Mesoblast.

MÉSOCARDE, *s.m.* Mesocardium.

MÉSOCARDIE, *s.f.* Mesocardia.

MÉSOCÉPHALIE, *s.f.* Mesocephalia, mesocephaly, mesaticephalia, mesaticephaly.

MÉSOCÉPHALIQUES (syndromes). Pontine syndromes.

MÉSOCOLON, *s.m.* Mesocolon.

MÉSOCOLOPEXIE, *s.f.* Mesocolopexy, mesocoloplication.

MÉSODERME, *s.m.* Mesoderm.

MÉSODERMOSE, *s.f.* Mesodermopathy.

MÉSODIASTOLE, *s.f.* Mesodiastole.

MÉSODIASTOLIQUE, *adj.* Mesodiastolic, middiastolic.

MÉSODUODÉNITE, *s.f.* Mesoduodenitis.

MÉSOGNATHIE, *s.f.* Mesognathy.

MÉSO-INOSITOL, *s.m.* Inositol, meso-inositol, bios I.

MÉSOLOGIE, *s.f.* Mesology.

MÉSOMÉLIQUE, *adj.* Mesomelic.

MÉSOMÈTRE, *s.m.* Mesometrium.

MÉSOMORPHE, *adj.* Mesomorph, mesomorphic.

MÉSONÉPHROS, *s.m.* Mesonephros.

MÉSONEURITE, *s.f.* Mesoneuritis.

MÉSOPHRAGME, *s.m.* Mesophragma.

MÉSOPIQUE, *adj.* Mesopic.

MÉSOPROSOPE, *adj.* Mesoprosopic.

MÉSOROPTRE, *s.m.* Mesoropter.

MÉSORRHINIEN, *s.m.* Mesorrhine.

MÉSOSALPINX, *s.m.* Mesosalpinx.

MÉSOSIGMOÏDITE, *s.f.* Mesosigmoiditis.

MÉSOSYSTOLE, *s.f.* Mesosystole.

MÉSOSYSTOLIQUE, *adj.* Mesosystolic, midsystolic.

MÉSOTHÉLIOME, *s.m.* Mesothelioma, celiothelioma.

MÉSOTHÉLIOME PLEURAL. Pleuroma.

MÉSOTHÉLIUM, *s.m.* Mesothelium.

MÉSOVARIUM, *s.m.* Mesovarium.

MESULAM (syndrome de). Mesulam's syndrome.

MÉTA-ANALYSE, *s.f.* Metaanalysis.

MÉTABOLIMÉTRIE, *s.f.* Metabolimetry.

MÉTABOLIQUE, *adj.* Metabolic.

MÉTABOLIQUE (syndrome). Metabolic syndrome.

MÉTABOLIQUE D'EFFORT (test). Exercise metabolism test.

MÉTABOLISME, *s.m.* Metabolism.

MÉTABOLISME (erreur innée du). Inborn error of metabolism. → *enzymopathie.*

MÉTABOLISME BASAL OU DE BASE (MB). Basal metabolism, basal metabolic rate.

MÉTABOLITE, *s.m.* Metabolite, metabolin.

MÉTACARPE, *s.m.* Metacarpus.

MÉTACENTRIQUE, *adj.* Metacentric.

MÉTACERCAIRE, *s.f.* Metacercaria.

MÉTACHROMASIE, *s.f.* Metachromasia, metachromatism.

MÉTACHROMATIQUE, *adj.* Metachromatic, metachromophil.

MÉTACHROMATISME, *s.m.* 1° Metachromatism. – 2° Metachromasia.

MÉTACHRONOSE, *s.f.* Metachronosis.

MÉTACORTANDRACINE, *s.f.* Prednisone.

MÉTACORTANDRALONE, *s.f.* Prednisolone.

MÉTACORTÈNE, *s.m.* Prednisone.

MÉTACRITIQUE, *adj.* Postcritical.

MÉTADYSENTERIE, *s.f.* Metadysentery.

MÉTAGENÈSE, *s.f.* Metagenesis.

MÉTAGMIQUE, *adj.* Following a fracture.

MÉTAGONIMIASE, *s.f.* Metagonimiasis.

MÉTAÏODOBENZYLGUANIDINE, *s.f.* Metaiodobenzylguanidine.

MÉTAL, *s.m.* Metal.

MÉTALLOPHOBIE, *s.f.* Metallophobia.

MÉTALLOPROTÉASE, *s.f.* Metalloprotease.

MÉTALLOPROTÉINE, *s.f.* Metalloprotein.

MÉTALLOSE, *s.f.* Metallosis.

MÉTALLOTHÉRAPIE, *s.f.* Metallotherapy.

MÉTAMÈRE, *s.m.* Somite, metamere, protovertebra, provertebra, primitive or mesodermal segment.

MÉTAMÈRE CUTANÉ. Skin metamere.

MÉTAMÉRIE, *s.f.* Metamerism.

MÉTAMORPHIE, *s.f.* OU **MÉTAMORPHISME,** *s.m.* Metamorphism.

MÉTAMORPHOPSIE, *s.f.* Metamorphopsia.

MÉTAMYÉLOCYTE, *s.m.* Metamyclocyte, juvenile neutrophil, non filamented neutrophil.

MÉTAMYXOVIRUS, *s.m.* Metamyxovirus.

MÉTANÉPHRINE, *s.f.* Metanephrine.

MÉTANÉPHROS, *s.m.* Metanephros.

MÉTAPHASE, *s.f.* Metaphase.

MÉTAPHYSE, *s.f.* Metaphysis.

MÉTAPLASIE, *s.f.*, **MÉTAPLASIQUE (processus).** Metaplasia.

MÉTAPLASIE ÉRYTHROMYÉLOÏDE HÉPATOSPLÉNIQUE AVEC MYÉLOFIBROSE. Idiopathic myelofibrosis. → *splénomégalimyéloïde.*

MÉTAPLASMA, *s.m.* Deutoplasm, metaplasm.

MÉTAPNEUMONIQUE, *adj.* Metapneumonic.

MÉTARAMINOL, *s.m.* Metaraminol.

MÉTARTÉRIOLE, *s.f.* Metarteriole.

MÉTASTABLE, *adj.* Metastable.

MÉTASTASE, *s.f.* Metastasis.

MÉTASTATIQUE, *adj.* Metastatic.

MÉTATARSALGIE, *s.f.* Metatarsalgia, pododynia.

MÉTATARSALGIE DE MORTON. Morton's metatarsalgia, Morton's foot or toe, Morton's neuralgia.

MÉTATARSE, *s.m.* Metatarsus.

MÉTATARSECTOMIE, *s.f.* Metatarsectomy.

MÉTATARSOMÉGALIE, *s.f.* Metatarsal hypertrophy.

METATARSUS ADDUCTUS. Metatarsus adductus.

METATARSUS VARUS. Metatarsus varus.

MÉTATHÈSE, *s.f.* Metathesis.

MÉTATROPHIQUE, *adj.* Metatrophic.

MÉTAZOAIRES, *s.m.pl.* Metazoa.

MÉTATYPIQUE, *adj.* Metatypic, metatypical.

MÉTENCÉPHALE, *s.m.* Mentencephalon.

MÉTÉORISME, *s.m.* Meteorism.

MÉTÉOROLABILE, *adj.* Meteorosensitive.

MÉTÉOROPATHIE, *s.f.* Meteoropathy.

MÉTÉOROPATHOLOGIE, *s.f.* Meteoropathology.

MÉTÉOROPATHOLOGIQUE, *adj.* Meteoropathologic.

MÉTÉOROTROPE, *adj.* Meteorotropic.

MÉTHADONE, *s.f.* Methadone.

MET HB. Abbreviation for : methaemoglobin.

MÉTHÉMALBUMINE, *s.f.* Methaemalbumin.

MÉTHÉMALBUMINÉMIE, *s.f.* Methaemalbuminaemia.

MÉTHÉMOGLOBINE, *s.f.* (Met Hb). Methaemoglobin (Met Hb), metahaemoglobin.

MÉTHÉMOGLOBINÉMIE, *s.f.* Methaemoglobinaemia.

MÉTHÉMOGLOBINÉMIE ACQUISE. Acquired or secondary or enterogenous methaemoglobinaemia.

MÉTHÉMOGLOBINÉMIE CONGÉNITALE OU HÉRÉDITAIRE. Congenital or primary or hereditary methaemoglobinaemia, hereditary methaemoglobinic cyanosis.

MÉTHIONINE, *s.f.* Methionine.

MÉTHODISME, *s.m.* Methodism.

MÉTHOTREXATE, *s.m.* Methotrexate.

MÉTICILLINE, *s.f.* Meticillin.

MÉTIS, ISSE, *adj.* Half-breed.

MÉTOARION, *s.m.* Yellow body.

MÉTŒSTRUS, *s.m.* Premenstrual stage. → *post-œstrus.*

MÉTOPAGE, *s.m.* Metopagus.

MÉTOPIQUE (point). Metopic point, metopion.

MÉTOPIRONE (nom déposé) (test à la). Metopirone test. → *métyrapone (test à la).*

MÉTRALGIE, *s.f.* Metralgia, uteralgia, hysteralgia.

MÈTRE, *s.m.* Meter.

MÉTRITE, *s.f.* Metritis, uteritis, hysteritis.

MÉTRITE HÉMORRAGIQUE. Essential uterine haemorrhage, metropathia haemorrhagica.

MÉTROCÈLE, *s.f.* Metrocele. → *hystérocèle.*

MÉTROCYTE, *s.m.* Proerythroblast. → *pro-érythroblaste.*

MÉTRO-ÉLYTRORRAPHIE, *s.f.* Metro-elytrorrhaphy.

MÉTRONIDAZOLE, *s.m.* Metronidazole.

MÉTROPATHIE, *s.f.* Metropathy, metropathia.

MÉTROPÉRITONITE, *s.f.* Metroperitonitis.

MÉTROPTOSE, *s.f.* Uterine prolapse. → *prolapsus de l'utérus.*

MÉTRORRAGIE, *s.f.* Metrorrhagia.

MÉTRORRHÉE, *s.f.* Metrorrhoea.

MÉTROSCOPE, *s.m.* Hysteroscope, metroscope.

MÉTROTOMIE, *s.f.* Metrotomy. → *hystéromie.*

MÉTYRAPONE (test à le). Metyrapone test. Metopirone (trademark) test.

MEULENGRACHT (méthode de). Meulengracht's method.

MEV. Mev. → *méga-électron-volt.*

MEYENBURG (maladie ou syndrome de von). Meyenburg's disease. → *polychondrite atrophiante chronique.*

MEYER (réaction de). Meyer's test.

MEYER-BETZ (maladie de). Gunther's syndrome. → *myoglobinurie paroxystique idiopathique.*

MEYER ET SANFILIPPO (syndrome de). Sanfilippo's disease. → *Sanfilippo (maladie de).*

MEYER-SCHWICKERATH (syndrome de). Oculodentodigital dysplasia or syndrome, ODD syndrome, Meyer-Schwickerath and Weyers syndrome, oculodentoosseous dysplasia.

MEYERHOF (réaction de). Meyerhof's cycle. → *Pasteur (réaction de).*

MEYERS-KOUWENAAR (syndrome de). Meyers-Kouwenaar syndrome. → *éosinophilie tropicale.*

MEYNET (nodosités de). Meynet's nodes, Féréol's nodes.

MÉZIÈRES (méthode de). Mézières's method.

MG. Chemical symbol for magnesium.

MG. Symbol for milligram.

µg. Symbol for microgram.

MIBI. MIBI.

MIASME, *s.m.* Miasma, miasm.

MICELLE, *s.f.* Micella, micelle.

MICRENCÉPHALIE, *s.f.* Micrencephaly. → *microencéphalie.*

MICRO-AÉROPHILE, MICRO-AÉROPHILIQUE, *adj.* Micro-aerophilic, micro-aerophile, micro-aerophilous.

MICROAGGLUTINATION (test de). Microagglutination test.

MICRO-ANÉVRISME, *s.m.* Microaneurysm.

MICRO-ANGIOPATHIE, *s.f.* Microangiopathy.

MICRO-ANGIOPATHIE DIABÉTIQUE. Diabetic microangiopathy.

MICRO-ANGIOPATHIE THROMBOTIQUE. Thrombotic microangiopathy. → *purpura thrombocytopénique thrombotique.*

MICRO-ANGIOSCOPIE, *s.f.* Microangioscopy. → *capillaroscopie.*

MICRO-AORTIE, *s.f.* Hypoplastic aorta.

MICROBE, *s.m.* Microbe, germ.

MICROBICIDE, 1° *adj.* Microbicidal. – 2° *s.m.* Microbicide.

MICROBICIDIE, *s.f.* Microbial killing.

MICROBIE, *s.f.* Microby. → *microbiologie.*

MICROBIEN, IENNE, *adj.* Microbial, microbian, microbic.

MICROBIOLOGIE, *s.f.* Microbiology, microby.

MICROBISME, *s.m.* Microbism.

MICROBLASTE, *s.m.* Microblast.

MICROBURIE, *s.f.* Bacteriuria.

MICROCARDIE, *s.f.* Microcardia.

MICROCAULIE, *s.f.* Microcaulia.

MICROCÉPHALIE, *s.f.* Microcephalia, microcephalism, microcephaly.

MICROCHIRURGIE, *s.f.* Microsurgery.

MICROCHROMOSOME MÉTACENTRIQUE (syndrome du). Syndrome of the metacentric microchromosome.

MICROCIRCULATION, *s.f.* Microcirculation.

MICROCLIMAT, *s.m.* Microclimate.

MICROCOCCACÉES, *s.f. pl.* Micrococcaceae.

MICROCOCCUS, MICROCOQUE, *s.m.* Coccus, micrococcus.

MICROCOCCUS GONORRHÆ. *Neisseria gonorrhoeae.* → *Neisseria gonorrhoeae.*

MICROCOCCUS MELITENSIS. *Brucella melitensis.* → *Brucella melitensis.*

MICROCOCCUS PASTEURI. *Diplococcus pneumoniae.* → *Streptococcus pneumoniae.*

MICROCOLON, *s.m.* Microcolon.

MICROCORIE, *s.f.* Microcoria.

MICROCORNÉE, *s.f.* Microcornea.

MICROCYTAIRE, *adj.* Microcytic.

MICROCYTASE, *s.f.* Microcytase.

MICROCYTE, *s.m.* Mycrocyte.

MICROCYTÉMIE, *s.f.* Microcythaemia, microcytosis.

MICROCYTIQUE, *adj.* Microcytic.

MICROCYTOSE, *s.f.* Microcytosis.

MICRODACTYLIE, *s.f.* Microdactyly, microdactylia.

MICRODONTIE, *s.f,* **MICRODONTISME,** *s.m.* Microdontia, microdontism, microdentism.

MICRODRÉPANOCYTE, *s.m.* Small drepanocyte.

MICRODRÉPANOCYTOSE, *s.f.* Microdrepanocytosis.

MICRO-EMBOLIE, *s.f.* Microembolus.

MICRO-ENCÉPHALE, *s.f.* Micrencephaly, micrencephalia, microencephaly.

MICROFILAIRE, *s.f.* Microfilaria.

MICROFILAMENT, *s.m.* Microfilament.

MICROFILARÉMIE, *s.f.* Microfilaraemia.

MICROGAMÈTE, *s.m.* Microgamete.

MICROGAMÉTOCYTE, *s.m.* Microgametocyte.

MICROGASTRIE, *s.f.* Microgastria.

MICROGÉNIE, *s.f.* Microgenia.

MICROGLIE, *s.f.* Microglia.

MICROGLOSSIE, *s.f.* Microglossia.

MICROGNATHIE, *s.f.* Micrognathia.

MICROGRAMME, *s.m.* Microgram.

MICROGRAPHIE, *s.f.* Micrography.

MICROGYRIE, *s.f.* Microgyria, microgyrus.

MICROHÉMATURIE, *s.f.* Microscopic haematuria.

MICROHÉMOCULTURE, *s.f.* Micro blood culture, capillary blood culture.

MICROLITHIASE ALVÉOLAIRE PULMONAIRE. Pulmonary alveolar microlithiasis, pulmonary microlithiasis, microlithiasis alveolaris pulmonum.

MICROMANOMÈTRE, *s.m.* 1° Micromanometer. – 2° (cardiologie). Phonocatheter.

MICROMASSAGE CHINOIS. Chinese massage.

MICROMASTIE, *s.f.* Micromazia, micromasia.

MICROMÉLIE, *s.f.* Micromelia.

MICROMÉLIE RHIZOMÉLIQUE, *s.f.* Achondroplasia. → *achondroplasie.*

MICROMÈRE, *s.m.* Micromere.

MICROMÈTRE, *s.m.* Micrometer.

MICROMOLE, *s.f.* Micromole.

MICRON, *s.m.* Micron, micrometer.

MICRO-ORGANISME, MICROPARASITE, *s.m.* Microorganism, microparasite.

MICROPÉRIARTÉRITE NOUEUSE. Microscopic polyangiitis.

MICROPHAGE, *s.m.* Microphage, microphagus.

MICROPHAGOCYTOSE, *s.f.* Phagocytosis of microorganisms.

MICROPHAKIE, *s.f.* Microphakia, microlentia.

MICROPHALLUS, *s.m.* Microphallus.

MICROPHTALMIE, *s.f.* Microphthalmia.

MICROPHYTE, *s.m.* Microphyte.

MICROPIE, *s.f.* Micropsia. → *micropsie.*

MICROPINOCYTOSE, *s.f.* Micropinocytosis.

MICROPOLYANGÉITE MICROSCOPIQUE. Microscopic polyangiitis.

MICROPSIE, *s.f.* Micropsia, micropia, lilliputian hallucination.

MICRORCHIDIE, *s.f.* Microrchidia.

MICRORHINIE, *s.f.* Microrrhinia.

MICRORRAGIE, *s.f.* Microrrhage.

MICROSCOPE, *s.m.* Microscope.

MICROSCOPE ÉLECTRONIQUE À BALAYAGE. Scanning microscope, scanning electron microscope.

MICROSCOPE À CONTRASTE DE PHASE. Phase microscope, phase contrast microscope.

MICROSCOPE CORNÉEN À LAMPE À FENTE. Slit lamp microscope.

MICROSCOPE ÉLECTRONIQUE. Electron microscope.

MICROSCOPE À IMMERSION. Dipping microscope.

MICROSCOPE POLARISANT. Polarizing microscope.

MICROSCOPIE, *s.f.* Microscopy.

MICROSCOPIQUE, *adj.* Microscopic, microscopical.

MICROSPORIDIE, *s.f.* Microsporidia.

MICROSKÉLIE, *s.f.* Brachyskelia.

MICROSOMATIE, MICROSOMIE, *s.f.* Microsomia, microsomatia.

MICROSOME, *s.m.* Microsome.

MICROSPECTROSCOPE, *s.m.* Microspectroscope.

MICROSPORIDIOSE, *s.f.* Microsporidiosis.

MICROPHÉROCYTOSE, *s.f.* Microspherocytosis.

MICROSPHÉROPHAKIE, *s.f.* Spherophakia.

MICROSPHYGMIE, *s.f.* Microsphygmia, microsphygmy.

MICROSPORIE, *s.f.* Microsporosis, microsporia.

MICROSPORON FURFUR. *Microsporon furfur, Pityrosporon orbiculare, Pityrosporon macfadyani, Pityrosporon tropica, Malassezia furfur, Microsporon furfur.*

MICROSTOMIE, *s.f.* Microstomia.

MICROTIE, *s.f.* Microtia.

MICROTOME, *s.m.* Microtome.

MICROTUBULE, *s.m.* Microtubule.

MICROZOAIRE, *s.m.* Microzoaria.

MICTION, *s.f.* Urination, miction, micturition, uresis.

MICTION HACHÉE. Stuttering urination.

MICTION IMPÉRIEUSE. Precipitant urination.

MICTION PAR REGORGEMENT. Ischuria paradoxa.

MICTIONNEL, ELLE, *adj.* Pertaining to the urination.

MIDA. RMA, right mentoanterior position. → *position mento-iliaque droite antérieure.*

MIDDLEBROOK ET DUBOS (réaction de). Middlebrook-Dubos haemagglutination test.

MIDP. RMP, right mentoposterior position. → *position mento-iliaque droite postérieure.*

MIDT. RMT, right mentum transverse presentation.

MIESCHER (cheilite granulomateuse de). Miescher's cheilitis. → *macrocheilie granulomateuse.*

MIESCHER (élastome de). Miescher's elastoma. → *élastome perforant verruciforme.*

MIESCHER (syndrome de). Miescher's syndrome.

MIETENS (syndrome de). Mietens's syndrome.

MIFÉPRISTONE, *s.f.* Mifepristone.

MIGA. LMA, left mentoanterior position. → *position mento-iliaque gauche antérieure.*

MIGEON (syndrome de). Migeon's syndrome.

MIGP. LMP, left mentoposterior position. → *position mento-iliaque gauche postérieure.*

MIGRAINE, *s.f.* Migraine, bilious headache, blind or sick headache, hemicrania.

MIGRAINE ACCOMPAGNÉE. Associated migraine.

MIGRAINE CERVICALE. Cervical migraine. → *Bärtschi-Rochaix (syndrome de).*

MIGRAINE OPHTALMIQUE. Ophthalmic migraine.

MIGRAINE OPHTALMOPLÉGIQUE. Ophthalmoplegic migraine, Möbius's (or Moebius's) disease.

MIGT. LMT, left mentum transverse presentation.

MIKULICZ (drainage et pansement de). Mikulicz's drain.

MIKULICZ (maladies ou syndromes de). 1° Mikulicz's disease. – 2° Solitary bone cyst, osteitis fibrosa circumscripta, local fibrocystic disease, benign giant-celled tumour, focal osteitis fibrosa, osteogenetic mycloma.

MILGRAM (épreuve de). Milgram's test.

MILIAIRE, *adj.* Miliary.

MILIAIRE, *s.f.* 1° Miliaria, summer rash, heat rash, prickly heat. – 2° Granulitis. → *granulie.*

MILIAIRE BLANCHE. Miliaria alba or crystallina.

MILIAIRE JAUNE. Miliaria pustulosa.

MILIAIRE ROUGE. Miliaria rubra. → *lichen tropicus.*

MILIAN (syndrome de). Milian's erythema. → *érythème du 9e jour.*

MILIEU DE CULTURE. Culture medium.

MILIUM, *s.m.* Milium. → *grutum.*

MILKMAN (syndrome de). Milkman's syndrome, Looser-Milkman syndrome, Looser-Debray-Milkman syndrome.

MILLAR (asthme de). Millar's asthma. → *laryngite striduleuse.*

MILLARD-GUBLER (syndrome de). Millard-Gubler paralysis or syndrome, Gubler's paralysis or hemiplegia or syndrome.

MILLER (index de). Miller's index.

MILLER (syndrome de). Miller's syndrome.

MILLER-DIEKER (syndrome de). Miller-Dieker syndrome.

MILLER-FISHER (syndrome de). Fisher's syndrome.

MILLES (syndrome de). Milles's syndrome.

MILLET. *s.m.* 1° Milium. → *grutum.* – 2° Thrish. → *muguet.*

MILLICURIE, *s.m.* Millicurie.

MILLIÉQUIVALENT, *s.m.* Milliequivalent, mEq.

MILLIKAN-SIEKERT (syndrome de). Millikan-Siekert syndrome.

MILLILAMBERT. *s.m.* Millilambert.

MILLIMICRON. *s.m.* Millimicron.

MILLIMOLE, *s.f.* Millimole, mM.

MILLIN (opération de). Millin's operation.

MILLIOSMOLE, *s.m.* Milliosmole, mOsm.

MILLIRÖNTGEN. *s.m.* Milliröntgen, mr.

MILLS (syndrome de). Mills's disease, ascending hemiplegia, progressive ascending spinal paralysis.

MILNE (méthode de). Milne method of prophylaxis.

MILROY (maladie de). Milroy's disease. → *trophœdème.*

MILWAUKEE (corset de). Milwaukee jacket.

MILWAUKEE (épaule de). Milwaukee shoulder.

MIMÉTIQUE, *suffixe.* – Like.

MIMÉTIQUE, *adj.* Mimetic, mimic.

MIMÉTISME, *s.m.* Mimicry.

MIMIQUE, *s.f.* Mimicry.

MINAMATA (maladie de). Minamata's disease.

MINÉRALOCORTICOÏDE, *s.m.* Mineralocorticoid.

MINÉRALOCORTICOÏDE (syndrome). Hyperaldosteronism. → *hyperaldostéronisme.*

MINÉRALOCORTICOSTÉROÏDES, *s.m.* Mineralocorticoid.

MINÉRALOTROPE (hormone). Mineralocorticoid.

MINERVE, *s.f.* Minerva-plaster jacket.

MINKOWSKI ET CHAUFFARD (maladie ou **syndrome de).** Minkowski-Chauffard syndrome. → *ictère hémolytique congénital type Minkowski-Chauffard.*

MINORATIF, IVE, *adj.* Laxative.

MIOPRAGIE, *s.f.* Miopragia.

MIOPRAGIE RÉNALE. Hypogenetic nephritis.

MIOSE, MIOSIS, *s.f.* Miosis. → *myosis.*

MIOSTAGMINE (réaction de la). Miostagmin reaction, miostagminic reaction.

MIOTIQUE, *adj.* 1° Miotic. – 2° Meiotic.

MIRACIDIUM, *s.m.* Miracidium.

MIRIZZI (syndrome de). Mirizzi's syndrome.

MISANTHROPIE, *s.f.* Misanthropia.

MISÈRE PHYSIOLOGIQUE. Morbus miseriae.

MISOGYNIE, *s.f.* Misogyny.

MISONÉISME, *s.m.* Misoneism.

MIT. Abbreviation for monoiodotyrosine.

MITCHELL (maladie de). Mitchell's disease. → *érythromélalgie.*

MITCHELL (syndrome de). Causalgia.

MITHRIDATISME, *s.m.* Mithridatism.

MITOCHONDRIALE (maladie de). Mitochondrial disease.

MITOCHONDRIE, *s.f.* Mitochondria.

MITOCLASIQUE, *adj.* Breaking the chromosomes.

MITOGÈNE. 1° *adj.* Mitogenetic. – 2° *s.m.* Mitogen, transforming agent.

MITOGÉNIQUE, *adj.* Mitogenetic.

MITOSE, *s.f.* Mitosis, caryokinesis, karyokinesis, karyomitosis.

MITOSINE, *s.f.* Mitosin.

MITOTANE, *s.m.* Mitotane, OP'DDD.

MITOTIQUE, *adj.* Mitotic.

MITRAL, ALE, *adj.* Mitral.

MITRALITE, *s.f.* Inflammation of the mitral valve.

MITSUDA (réaction de). Mitsuda's or Mitsuda-Rost test, lepromin test.

MIXIQUE PULMONAIRE. Intrapulmonary mixing.

MIXTURE, *s.f.* Mixture.

MIYAGAWANELLA, *s.f. Chlamydia.* → *Chlamydia.*

MIYAGAWANELLOSE, *s.f.* Chlamydiosis.

MIJET (maladie de). Meleda's disease.

MMOL. Abbreviation for millimole.

MNÉSIQUE, *adj.* With clear recollection.

MNSs (système de groupes sanguins). MNSs blood group system.

MOBILISATION, *s.f.* Mobilization.

MOBILITÉ, *s.f.* Mobility.

MOBITZ (bloc ou **type de).** Mobitz's block.

MÖBIUS (maladie de). Möbius's disease. → *migraine ophtalmoplégique.*

MÖBIUS (signe de). Möbius's sign.

MÖBIUS (syndromes de). 1° Akinesia algera, Möbius's syndrome. – 2° Congenital facial diplegia, congenital oculofacial paralysis, congenital abducens facial paralysis, Möbius's syndrome.

MODELAGE, *s.m.* Modeling.

MODULATEUR, *s.m.* Modulator.

MODY (syndrome). MODY syndrome, Mason diabetes.

MOELLE, *s.f.* Marrow.

MOELLE (cordon de la). Funiculus of spinal cord, white column of spinal cord.

MOELLE (syndrome de compression de la). Syndrome of compression of the spinal cord.

MOELLE (syndrome de section complète de la). Syndrome of laceration of the spinal cord, syndrome of total transverse lesion of the cord.

MOELLE (substance grise). Grey column.

MŒLLER-BARLOW (maladie de). Mœller's disease. → *scorbut infantile.*

MŒRSCH-WOLTMAN (syndrome de). Stiff man syndrome.

MOGIARTHRIE, *s.f.* Mogiarthria.

MOGIGRAPHIE, *s.f.* Mogigraphia. → *crampe des écrivains.*

MOGILALIE, *s.f.* Mogilalia.

MOGIPHONIE, *s.f.* Mogiphonia.

MOHR (syndrome de). Orofaciodigital syndrome II, OFD syndrome II, Mohr's syndrome.

MOI, *s.m.* Ego.

MOIGNON, *s.m.* Stump.

MOL. Symbol of mole.

MOLAIRE, *s.f.* (stomatologie). Molar.

MOLAIRE, *adj.* (chimie). Molar.

MÔLAIRE, *adj.* (gynécologie). Molar.

MOLAL, *s.m.* Molal.

MOLALITÉ, *s.f.* Molality.

MOLARITÉ, *s.f.* Molarity.

MOLE, *s.f.* Mole, gram-molecule.

MÔLE, *s.f.* Mole.

MÔLE CALCIFIÉE. Stone mole.

MÔLE CHARNUE. Fleshy mole, carneous mole.

MÔLE EMBRYONNÉE. Sarcofetal pregnancy.

MÔLE HYDATIFORME. Hydatid or hydatidiform mole, vesicular mole, cystic mole.

MÔLE VÉSICULAIRE. Vesicular mole. → *môle hydatiforme.*

MOLÉCULE-GRAMME, *s.f.* Mole. → *mole.*

MOLIMEN, *s.m.* Molimen.

MOLLARET (méningite ou **maladie de).** Mollaret's meningitis. → *méningite endothélio-leucocytaire multirécurrente bénigne.*

MOLLET, *s.m.* Calf.

MOLLICUTE, *s.m.* Mollicute.

MOLLUSCUM, *s.m.* Molluscum, molluscum simplex, naevus mollusciformis.

MOLLUSCUM CONTAGIOSUM. Molluscum contagiosum, molluscum epitheliale or varioliformis, epithelioma molluscum, molluscum sessile, molluscum verrucosum, Bateman's disease.

MOLLUSCUM FIBROSUM. Molluscum fibrosum, fibroma molluscum.

MOLLUSCUM PENDULUM. Molluscum pendulum, fibroma pendulum.

MOLLUSCUM PSEUDO-CARCINOMATOSUM. Kerato-acanthoma. → *kérato-acanthome.*

MOLLUSCUM SEBACEUM. Kerato-acanthoma. → *kérato-acanthome.*

MOLLUSCUM VRAI. Molluscum. → *molluscum.*

MOMBURG (méthode de). Momburg's belt.

MOMIFICATION, *s.f.* Mummification.

MONAKOW (syndrome de von). Monakow's syndrome.

MONALDI (méthode de). Monaldi's drainage.

MÖNCKEBERG (maladie de). Mönckeberg's ascending sclerosis, sclerosis annularis valvularum.

MÖNCKEBERG (sclérose de). Mönckeberg's sclerosis. → *médiacalcinose.*

MONDOR (maladie de). Mondor's disease.

MONÈRE, *s.f.* Moner.

MONGE (maladie de). Andes disease, Monge's disease.

MONGOLIEN, ENNE, *adj.* Mongolian.

MONGOLISME, *s.m.* Mongolism, Mongolian idiocy, Kulmuk idiocy, Down's or Langdon Down's disease or syndrome, trisomy 21.

MONGOLISME AVEC TRANSLOCATION. Translocation mongolism.

MONGOLOÏDE, *adj.* Mongoloid.

MONILETHRIX, *s.m.* Monilethrix, monilethricosis, moniliform hair, beaded hair, pili annulati, Sabouraud's syndrome.

MONILIA, *s.f. Candida, Monilia.*

MONILIASE, *s.f.* Moniliosis. → *candidose.*

MONILIFORME, *adj.* Moniliform.

MONILIOSE, *s.f.* Moniliosis. → *candidose.*

MONISME, *s.m.* Monism.

MONITEUR, *s.m.* Monitor.

MONITORAGE, *s.m.* Monitoring.

MONKEYPOX, *s.m.* Monkeypox.

MONO-AMINE, *s.f.* Monoamine.

MONO-AMINE OXYDASE (MAO). Monoamine oxidase (MAO).

MONO-AMNIOTIQUE, *adj.* Monoamniotic.

MONOARTÉRITE, *s.f.* Monoarteritis.

MONO-ARTHRITE, *s.f.* Monarthritis, monoarthritis.

MONO-ARTHRITE AIGUË RÉCIDIVANTE ET PAROXYSMES ABDOMINAUX. Periodical disease. → *maladie périodique.*

MONO-ARTHRITE APICALE. Periapical monarthritis of monoarthritis.

MONO-ARTHRITE DÉFORMANTE. Deformans monarthritis or monoarthritis.

MONOBLASTE, *s.m.* Monoblast.

MONOCARDIOGRAMME, *s.m.* Vectorcardiogram. → *vectocardiogramme.*

MONOCATÉNAIRE, *adj.* Single stranded.

MONOCÉPHALIEN, *s.m.* Monocephalus.

MONOCHORÉE, *s.f.* Monochorea.

MONOCHORIONIQUE, *adj.* Monochorionic, monochorial.

MONOCHROMATE, *adj.* Monochromatic.

MONOCHROMATE, *s.m.* ou *f.* Monochromat.

MONOCLONAL, ALE, *adj.* Monoclonal.

MONOCROTISME, *s.m.* Monocrotism.

MONOCULAIRE, *adj.* Monocular.

MONOCYTAIRE, *adj.* Monocytic.

MONOCYTE, *s.m.* Monocyte, endothelial leukocyte, endotheliocyte, hyaline leukocyte, large mononuclear leukocyte, endothelial phagocyte.

MONOCYTAIRE (série). Monocytic series.

MONOCYTODERMIE, *s.f.* Cutaneous localizations of the monocytosis.

MONOCYTOÏDE, *s.f.* Monocytoid.

MONOCYTOPOÏÈSE, *s.f.* Monocytopoiesis.

MONOCYTOSE, *s.f.* Monocytosis.

MONOCYTOSE AIGUË. Infectious mononucleosis. → *mononucléose infectieuse.*

MONOGENÈSE, *s.f.* Monogenesis. → *génération directe.*

MONOGÉNISME, *s.m.* Monogenesis.

MONOGLYCÉRIDE, *s.m.* Monoacylglycerol, monoglyceride.

MONOHYBRIDE, *adj.* ou *s.m.* ou *f.* Monohybrid.

MONOÏDÉISME, *s.m.* Monoideism.

MONOÏDOTYROSINE, *s.f.* Monoiodotyrosine. MIT.

MONOKINE, *s.f.* Monokine.

MONOMANIE, *s.f.* Monomania.

MONOMANIE INCENDIAIRE. Pyromania.

MONOMANIE RELIGIEUSE. Theomania, religious insanity.

MONOMÉLIQUE, *adj.* Monomelic.

MONOMÈRE, *s.m.* Monomer.

MONOMÉTRIE, *s.f.* **MONOMÉRIQUE (hérédité).** Monofactorial inheritance. → *hérédité unifactorielle.*

MONOMORPHE, *adj.* Monomorphic.

MONOMPHALIEN, *s.m.* Monomphalus, omphalopagus.

MONONEUROPATHIE, *s.f.* Mononeuropathy.

MONONÉVRITE, *s.f.* Mononeuritis.

MONONUCLÉAIRE, *adj.* et *s.m.* Mononuclear (*adj.* and *s.*) ; mononucleate (*adj.*).

MONONUCLÉAIRE (grand). Monocyte. → *monocyte.*

MONONUCLÉAIRE (moyen). Macrolymphocyte.

MONONUCLÉAIRE ORTHOBASOPHILE. Lymphoblast.

MONONUCLÉOSE, *s.f.* Mononucleosis, mononuclear leukocytosis.

MONONUCLÉOSE INFECTIEUSE. Infectious mononucleosis, Pfeiffer's disease, glandular fever, Pfeiffer's glandular fever, acute benign lymphoblastosis, acute lymphadenosis, monocytic angina, acute infectious adenitis, lymphocytic angina, influenza lymphatica, Kagami fever, Tokushima fever, kissing disease.

MONONUCLÉOSE LEUCÉMOÏDE. Monocytic angina. → *mononucléose infectieuse.*

MONONUCLÉOSIQUE (syndrome). Mononucleosis syndrome.

MONONUCLÉOTIDE, *s.m.* Nucleotide.

MONOPHASIQUE, *adj.* Monophasic.

MONOPHOBIE, *s.f.* Monophobia.

MONOPHTALMIE, *s.f.* Monophthalmia, unilateral anophthalmia.

MONOPHYLÉTIQUE, *adj.* Monophyletic.

MONOPHYLÉTISME, *s.m.* Monophyletism.

MONOPLÉGIE, *s.f.* Monoplegia.

MONOPSIE, *s.f.* Monopia, cyclopia.

MONORCHIDIE, *s.f.* Monorchism, monorchidism.

MONOSACCHARIDE, *s.m.* Monosaccharide.

MONOSOME, *s.m.* Monosome. → *chromosome isolé.*

MONOSOMIE, *s.f.* Monosomy.

MONOSOMIE 9 p. Partial monosomy of the short arm of the chromosome 9.

MONOSOMIEN, IENNE, *adj.* Monosomian.

MONOSYMPTOMATIQUE, *adj.* Monosymptomatic.

MONOSYNAPTIQUE, *adj.* Monosynaptic.

MONOTHERMIE, *s.f.* Monothermia.

MONOTRICHE, *s.m.* Monotricha.

MONOVALENT, ENTE, *adj.* Monovalent.

MONOXÈNE, *adj.* Monoxenous.

MONOXYDE D'AZOTE. Nitric oxide.

MONOXYDE DE CARBONE. Carbon monoxide.

MONOZYGOTE, *adj.* Monozygotic, unioval, uniovular, univitelline.

MONSTRE, *s.m.* Monster.

MONSTRE AUTOSITAIRE. Autositic monster.

MONSTRE PARASITAIRE. Parasitic monster.

MONSTRE SIMPLE. Single monster.

MONSTRE UNITAIRE. Single monster.

MONSTRUOSITÉ, *s.f.* Monstruosity.

MONTAGNES (mal des). Moutain sickness. → *altitude (mal d').*

MONTEGGIA (fracture de). Monteggia's fracture, parry fracture.

MONTENEGRO (intradermo-réaction de). Montenegro's test.

MONTGOMERY (syndrome de). Montgomery's syndrome.

MOORE (prothèse de). Moore's prosthesis.

MOORE-FEDERMAN (syndrome de). Moore-Federman syndrome.

MOOREN (ulcère serpigineux – ou **ulcus rodens – de la cornée de).** Mooren's ulcer.

MORADO (maladie de). Mal Morado.

MORAX (diplobacille de). *Moraxella lacunata*, Haemophilus of Morax-Axenfeld, *Haemophilus duplex*, Diplococcus of Morax-Axenfeld, Bacillus duplex or lacunatus, Bacillus of Morax-Axenfeld.

MORAX (maladie de). Morax-Axenfeld conjunctivitis. → *conjonctivite de Morax.*

MORAXELLA, *s.f. Moraxella.*

MORAXELLA LACUNATA, variété TYPICA. *Moraxella lacunata. → Morax (diplobacille de).*

MORBIDE, *adj.* Morbid.

MORBIDITÉ, *s.f.* Morbidity.

MORBIFIQUE, MORBIGÈNE, *adj.* Morbific, morbigenous.

MORBILLEUX, EUSE, *adj.* Morbillous.

MORBILLIFORME, *adj.* Morbilliform.

MORBILLIVIRUS, *s.m. Morbillivirus.*

MORBUS ANGLICUS. Rickets.

MORBUS CARATEUS. Pinta. → *pinta.*

MORDICANTE (chaleur). Pricking heat.

MOREL-LAVALLÉE (maladie de). Snapping hip. → *Perrin-Ferraton (maladie de).*

MOREL ET MOTT (loi de). Mott's law of anticipation.

MORESCHI (opération de). Moreschi's operation.

MORGAGNI (cataracte de). Morgagni's cataract. → *cataracte de Morgagni.*

MORGAGNI (syndrome de), MORGAGNI-MOREL OU MORGAGNI-STEWART-GREEG-MOREL (syndrome de). Morgagni's syndrome internal frontal hyperostosis, Morgagni-Stewart-Morel syndrome, Morel's syndrome, Stewart-Morel syndrome, Morel's syndrome, Stewart-Morel syndrome, hyperostosis frontalis interna, Morgagni's hyperostosis, intracranial exostosis, metabolic craniopathy, Morgagni-Pende-Morel-Moore metabolic craniopathy syndrome.

MORGAGNI-ADAMS-STOKES (syndrome de). Adams's disease. → *Adams-Stokes (maladie ou syndrome de).*

MORGAN, *s.m.* Morgan.

MORGAN (tache de). Papillary varix. → *tache rubis.*

MORGANITE, *s.m.* Morgan.

MORGUE, *s.f.* Mortuary, morgue.

MORI (opération de). Baldwin's operation.

MORIA, *s.f.* Moria.

MORISON-TALMA (opération de). Talma-Morison operation.

MORO (réflexe de). Moro's reflex. Moro's embrace reflex, embrace reflex.

MORO (test de). Moro's test. → *percuti-réaction.*

MORPHÉE, *s.f.* Morphea (américain), morphoea, circumscribed scleroderma, localised scleroderma, Addison's keloid.

MORPHÉE ATROPHIQUE. Morphoea atrophica.

MORPHÉE EN BANDES. Morphoea linearis. → *sclérodermie en bandes.*

MORPHÉE BLANCHE. Morphoea alba.

MORPHÉE EN GOUTTES. White spot disease, morphoea gutata.

MORPHÉE LÉPREUSE. Atrophic leprosy.

MORPHÉE PIGMENTÉE. Morphoea nigra, morphoea pigmentosa.

MORPHÉE EN PLAQUES. Morphoea. → *morphée.*

MORPHÉIQUE, *adj.* Morphoeic.

MORPHINE, *s.f.* Morphine.

MORPHINE ENDOGÈNE. Endogenous morphine.

MORPHINISME, *s.m.* Morphinism.

MORPHINOMANIE, *s.f.* Morphinomania, morphinomania.

MORPHINO-MIMÉTIQUE, *adj.* Morphin-like.

MORPHOGÈNE, *s.m.* Morphogen.

MORPHOGENÈSE, MORPHOGÉNIE, *s.f.* Morphogenesis, morphogenesia, morphogeny.

MORPHOGRAMME, *s.m.* Morphogram.

MORPHOGRAPHIE, MORPHOLOGIE, *s.f.* Morphography, morphology.

MORPHOLOGIE, *s.f.* Morphology.

MORPHOMÉTRIE, *s.f.* Morphometry.

MORPION, *s.m.* Brat.

MORQUIO (maladies de). 1° Morquio's disease. – 2° Morquio's syndrome. → *Morquio ou Morquio-Ullrich (maladie de).*

MORQUIO OU MORQUIO-ULLRICH (maladie de). Morquio's or Morquio-Brailsford or Morquio-Ullrich syndrome, chondroosteodystrophy, eccentrochondroplasia, eccentro-osteochondro-dysplasia, mucopolysaccharidosis IV, osteochondrodysplasia deformans, familial osteochondrodystrophy, osteochondrodystrophia, osteochondrodystrophy.

MORRIS (point de). Morris's point.

MORRIS (syndrome de). Morris's syndrome. → *testicule féminisant (syndrome du).*

MORSIER (syndrome de Georges de). De Morsier's syndrome. → *dysplasie olfacto-génitale.*

MORSURE, *s.f.* Bite.

MORT, *s.f.* Death.

MORT APPARENTE. Apparent death.

MORT CÉRÉBRALE. Brain death, cerebral death.

MORT SUBITE DU NOURRISSON. Sudden infant death.

MORT SUSPECTE. Suspect death.

MORT VIOLENTE. Violent death.

MORTALITÉ, *s.f.* Mortality.

MORTALITÉ (taux de). Death rate.

MORTIFICATION, *s.f.* Mortification, sphacelation.

MORTINATALITÉ, *s.f.* Stillbirth rate, natimortality, mortinatality.

MORT-NÉ, NÉE, *adj.* Stillborn.

MORTON (maladies de). 1° Morton's neuralgia. → *métatarsalgie de Morton.* – 2° Morton's syndrome. → *Morton (syndrome de Dudley J.).*

MORTON (métatarsalgie, névralgie ou **pied de).** Morton's neuralgia. → *métatarsalgie de Morton.*

MORTON (syndrome de Dudley J.). Morton's syndrome, metatarsus atavicus, metatarsus primus brevior.

MORTON (toux de). Morton's cough.

MORULA, *s.f.* Morula.

MORVAN (chorée de). Morvan's chorea, fibrillary chorea.

MORVAN (maladie ou **panaris de).** Morvan's disease, analgesic panaris.

MORVE, *s.f.* Glanders, maliasmus, equinia, rotz.

MOSAÏQUE, *adj.* Mosaic. – *s.f.* Mosaicism.

MOSCHCOWITZ (maladie ou **syndrome de).** Moschkowitz's disease. → *purpura thrombocytopénique thrombotique.*

MOSCHKOWICZ ou **MOSKOVICZ (épreuve de).** Moschkowitz's test, hyperaemia test.

MOSM. Abbreviation for milliosmole.

MOSS (classification de) (des groupes sanguins). Moss's classification.

MOSSÉ-MARCHAND-MALLORY (cirrhose de). Postnecrotic cirrhosis. → *cirrhose post-nécrotique.*

MOSSMANN (fièvre de). Mossmann fever. → *fièvre de Mossman.*

MOSZKOWICZ (épreuve de). Moszkowicz's test. → *Moszkowicz (épreuve de).*

MOTEUR, TRICE, *adj.* Motor.

MOTILINE, *s.f.* Motilin.

MOTILITÉ, *s.f.* Motility.

MOTONEURONE, *s.m.* Motoneurone.

MOTRICITÉ, *s.f.* Motricity.

MOTT (cellule muriforme de). Mott's cell, berry cell, grape cell, morular cell, mulberry cell.

MOUCHES, *s.f. pl.* (obstétrique). Niggling pains.

MOUCHES VOLANTES. Muscae volitantes, myiodeopsia, myiodesopsia, myodesopsia, vitreous floaters.

MOUCHET (paralysie d'Albert). Mouchet's syndrome.

MOUCHETURE, *s.f.* Slight scarification.

MOULIN (bruit de). Bruit de moulin, water-wheel sound or murmur, mill-wheel murmur.

MOUNIER-KUHN (syndrome de). Mounier-Kuhn syndrome.

MOUNT ET REBACK (syndrome de). Mount-Reback syndrome.

MOUSSOUS (maladie de). Leiner's disease. → *érythrodermie desquamative des nourrissons.*

MOUTARDE À L'AZOTE. Nitrogen mustard.

MOUVEMENT, *s.m.* Movement.

MOUVEMENTS ASSOCIÉS. Synkinetic movements. → *syncinésies.*

MOUVEMENT CHORÉIFORME. Choreic or choreiform movement.

MOUVEMENT CIRCULAIRE. Circus movement.

MOUVEMENT DE TROMBONE. Trombone tongue. → *trombone (mouvement de).*

MOXA, *s.m.* Moxa.

MOXIBUSTION, *s.f.* Moxibustion.

MOYA-MOYA. *s.m.* Moya-moya. → *Nishimoto (maladie de).*

MOYNAHAN (syndrome de). Moynahan's syndrome.

MR. Abbreviation for milliröntgen.

MSH. MSH. → *hormone mélanotrope.*

MSH-IF. MSH-IF. → *facteur inhibant la sécrétion d'hormone mélanotrope.*

MSH-RF. MSH-RF. → *facteur déclenchant la sécrétion d'hormone mélanotrope.*

MST. VD, venereal disease.

MTS. VD, venereal disease.

MUCH (granules de). Much's granules, Schrön-Much's granules.

MUCHA-HABERMANN (maladie de). Parapsoriasis varioliformis. → *parapsoriasis varioliformis de Wise.*

MUCILAGE, *s.m.* Mucilage.

MUCINASE, *s.f.* Mucinase.

MUCINE, *s.f.* Mucin.

MUCINOSE, *s.f.* Mucinosis.

MUCINOSE CUTANÉE SCLÉRO-PAPULEUSE. Lichen myxoedematosus. → *myxœdème cutané circonscrit atypique.*

MUCINOSE FOLLICULAIRE. Follicular mucinosis, alopecia mucinosa, mucinous alopecia, Pinkus's disease.

MUCINOSE PAPULEUSE. Papular mucinosis. → *myxœdème cutané circonscrit atypique.*

MUCITE, *s.f.* Mucitis.

MÜCKLE ET WELLS (syndrome de). Mückle and Wells syndrome, familial amyloidosis with febrile urticaria and deafness.

MUCO-ADÉNOMATOSE GASTRIQUE DIFFUSE. Gastric polyadenoma. → *polyadénome gastrique diffus.*

MUCOCÈLE, *s.f.* Mucocele.

MUCO-CUTANÉO-OCULAIRE (syndrome). Muco-cutaneous-ocular syndrome, cutaneomucooculoepithelial syndrome, Fuch's syndrome, 1°.

MUCOGRAPHIE, *s.f.* Mucography.

MUCOÏDE, *adj.* Mucoid, mucinoid.

MUCOLIPIDOSE, *s.f.* Mucolipidosis.

MUCOLIPIDOSE TYPE I. Mucolipidosis I, lipomucopolysaccharidosis.

MUCOLIPIDOSE TYPE II. Mucolipidosis II, Leroy's I-cell disease, « I-cell » disease.

MUCOLIPIDOSE TYPE III. Mucolipidosis III, pseudo-Hurler polydystrophy, pseudo-Hurler syndrome.

MUCOLYSE, *s.f.* Mucolysis.

MUCOLYTIQUE, *adj.* Mucolytic.

MUCOMÈTRE, *s.m.* Uterine mucocele.

MUCO-OCULO-CUTANÉ (syndrome). Mucocutaneous-ocular syndrome. → *muco-cutanéo-oculaire (syndrome).*

MUCOPOLYSACCHARIDE, *s.m.* Mucopolysaccharide, glycosaminoglycan.

MUCOPOLYSACCHARIDOSE, *s.f.* Mucopolysaccharidosis.

MUCOPOLYSACCHARIDOSE CSB. Polydystrophic dwarfism. → *nanisme polydystrophique.*

MUCOPOLYSACCHARIDOSE HS. Sanfilippo's disease. → *Sanfilippo (maladie de).*

MUCOPOLYSACCHARIDOSE TYPE I. Hurler's disease. → *Hurler (maladie de).*

MUCOPOLYSACCHARIDOSE TYPE II. Hunter's disease. → *Hunter (maladie de).*

MUCOPOLYSACCHARIDOSE TYPE III. Sanfilippo's disease. → *Sanfilippo (maladie de).*

MUCOPOLYSACCHARIDOSE TYPE IV. Morquio's syndrome → *Morquio ou Morquio-Ullrich (maladie de).*

MUCOPOLYSACCHARIDOSE TYPE V. Scheie's syndrome. → *Scheie (maladie ou syndrome de).*

MUCOPOLYSACCHARIDOSE TYPE VI. Polydystrophic dwarfism. → *nanisme polydystrophique.*

MUCOPOLYSACCHARIDOSE TYPE VII. Mucopolysaccharidosis VII.

MUCOPOLYSACCHARIDURIE, *s.f.* Mucopolysacchariduria.

MUCOPROTÉINE, *s.f.* Mucoprotein.

MUCOPUS, *s.m.* Mucopus.

MUCORMYCOSE, *s.f.* Mucormycosis.

MUCORRHÉE, *s.f.* Myxorrhoea.

MUCOSITÉ, *s.f.* Mucosity.

MUCOVISCIDOSE, *s.f.* Cystic fibrosis of the pancreas, fibrocystic disease of the pancreas, fibrosis of the pancreas in infants, congenital pancreatic steatorrhoea or deficiency, familial steatorrhoea, chronic interstitial pancreatitis of infancy, mucosis, mucoviscidosis, pancreatic fibrosis, fibropancreas, viscidosis.

MUCOVISCOSE, *s.f.* Mucoviscidosis. → *mucoviscidose.*

MUCRONAL, ALE, *adj.* Apical.

MUCUS, *s.m.* Mucus.

MUGUET, *s.m.* Thrush, mycotic stomatitis, parasitic stomatitis.

MUIR-TORRE (syndrome de). Muir-Torre syndrome.

MULES (opération de). Mules's operation.

MÜLLER (canal de). Mullerian duct.

MÜLLER (loi de). 1° Virchow's law. – 2° Müller's law. → *irritabilité spécifique (loi d').*

MÜLLER (manœuvre de). Müller's experiment.

MÜLLER (réflexe de). Painful dermographism.

MÜLLER (signe de Frédéric von). Müller's sign.

MÜLLER RIBLING (maladie de). Dysostosis enchondralis. → *polyostéochondrite.*

MÜLLER-SAVARIAUD (opération de). Müller's operation.

MÜLLER-WEISS (maladie de). Müller-Weiss disease, traumatic tarsal scaphoiditis.

MULLÉRIEN, ENNE, *adj.* Müllerian.

MULLÉROBLASTOME, *s.m.* Mulleroblastoma.

MULTIFACTORIEL, ELLE, *adj.* Multifactorial.

MULTIFOCAL, ALE, *adj.* Multifocal.

MULTIGESTE, *s.f.* Multigesta.

MULTINÉVRITE, *s.f.* Disseminated neuritis.

MULTIPARE, *s.f.* Multipara. – *adj.* Multiparous, multigravida (pro parte).

MULTIVALENT, ENTE, *adj.* Multivalent, polyvalent.

MÜNCHHAUSEN (syndrome de). Münchhausen's syndrome, laparotomaphilia.

MÜNCHMEYER (maladie de). Münchmeyer's disease. → *myosite ossifiante progressive.*

MUNRO (point de). Munro's point.

MÜNZER-ROSENTHAL (syndrome de). Münzer-Rosenthal syndrome.

MUQUEUSE, *s.f.* Mucous membrane.

MUQUEUX, EUSE, *adj.* Mucous.

MURAMIDASE, *s.f.* Muramidase. → *lysozyme.*

MURIN, NE, *adj.* Murine.

MURMURE, *s.m.* Murmur, souffle.

MURMURE ASYSTOLIQUE. Parrot's murmur.

MURMURE DE GRAHAM STEELL. Graham Steell's murmur.

MURMURE RESPIRATOIRE. Respiratory murmur. → *murmure vésiculaire.*

MURMURE ROTATOIRE. Muscle murmur.

MURMURE VÉSICULAIRE. Vesicular murmur, respiratory murmur, vesicular breath sound.

MURPHY (bouton de). Murphy's button.

MURPHY (méthode de). Murphy's method or treatment.

MURPHY (signe de). Murphy's sign.

MUSCARINIEN, ENNE, OU MUSCARINIQUE, *adj.* Muscarinic.

MUSCLE, *s.m.* Muscle.

MUSCULAIRE, *adj.* Muscular.

MUSCULARIS MUCOSÆ. Muscularis mucosae.

MUSCULATION, *s.f.* Musculation.

MUSCULEUSE, *s.f.* Muscularis, tunica muscularis, muscular coat.

MUSICOTHÉRAPIE, *s.f.* Musicotherapy.

MUSSET (signe de). Musset's sign.

MUSSITATION, *s.f.* Mussitation.

MUSTARD (opération de). Mustard's operation.

MUTAGÈNE, *adj.* Mutagen.

MUTAGENÈSE, *s.f.* Mutagenesis.

MUTAGÉNICITÉ, *s.f.* Mutagenicity.

MUTANT, *adj.* et *s.m.* Mutant.

MUTASE, *s.f.* Mutase.

MUTATION, *s.f.* Mutation, saltation.

MUTATIONNISME, *s.m.* Theory of mutations, De Vries' theory.

MUTISME, *s.m.* Mutism, dumbness, Saint Zachary's disease.

MUTISME AKINÉTIQUE. Akinetic mutism.

MUTITÉ, *s.f.* Dumbness.

MUTON, *s.m.* Muton.

MYA (maladie de). Mya's disease. → *mégacôlon congénital.*

MYALGIE, *s.f.* Myalgia, Inman's disease, myodynia.

MYALGIE ÉPIDÉMIQUE. Epidemic pleurodynia, epidemic diaphragmatic pleurodynia, devil's grip, epidemic myalgia, epidemic myositis, Bornholm disease, epidemic pleurisy, benign dry pleurisy, epidemic transient diaphragmatic spasm, myositis acuta epidemica, Dane's disease, Sylvest's disease.

MYALGIQUE DES GENS ÂGÉS AVEC RÉACTION SYSTÉMIQUE (syndrome). Polymyalgia rheumatica. → *pseudopolyarthrite rhizomélique.*

MYASE, *s.f.* Myiasis, myasis.

MYASE CUTANÉE. Myiasis dermatosa.

MYASTHÉNIE et **MYASTHÉNIE GRAVE PSEUDOPARALYTIQUE.** Myasthenia gravis, myasthenia gravis pseudoparalytica, Erb-Goldflam disease or syndrome, Erb's syndrome, Hoppe-Goldflam syndrome, bulbospinal paralysis, asthenie-bulbar paralysis, asthenobulbospinal paralysis.

MYASTHÉNIQUE (réaction). Myasthenic reaction, Jolly's reaction, reaction of exhaustion.

MYATONIE, *s.f.* Myatonia, myatony, amyotonia.

MYATONIE CONGÉNITALE. Amyotonia congenita, myatonia congenita, Oppenheim's disease, congenital atonic pseudoparalysis.

MYATONIE PÉRIODIQUE. Familial periodic paralysis. → *paralysie périodique familiale.*

MYATROPHIE, *s.f.* Amyotrophia. → *amyotrophie*

MYCÉLIUM, *s.m.* Mycelium.

MYCÈTE, *s.m.* Mycete.

MYCÉTOME, *s.m.* Mycetoma, Madura boil.

MYCÉTOSE, *s.f.* Mycosis.

MYCÉTOSE TOXIQUE. Mushroom poisoning.

MYCOBACTÉRIACÉES, *s.f pl.* Mycobacteriaceae.

MYCOBACTÉRIE, *s.f.* Mycobacterism.

MYCOBACTÉRIOSE, *s.f.* Mycobacteriosis.

MYCOBACTERIUM, *s.m. Mycobacterium.*

MYCOBACTERIUM LEPRÆ. *Mycobacterium leprae.* Hansen's bacillus, Bacillus hansenii, Bacillus leprae.

MYCOBACTERIUM TUBERCULOSIS HOMINIS. *Mycobacterium tuberculosis hominis,* Koch's bacillus, human tubercle bacillus.

MYCOPLASMA FERMENTANS, *Mycoplasma fermentans.*

MYCOPLASMA MYCOIDES. *Mycoplasma mycoides, Asterococcus mycoides, Bovimyces pleuro-pneumoniae.*

***MYCOPLASMA,* MYCOPLASME,** *s.m. Mycoplasma,* pleuropneumonia-like organism, PPLO.

MYCOPLASMA PNEUMONIÆ. *Mycoplasma pneumoniae. → Eaton (agent d').*

MYCOSE, *s.f.* Mycosis.

MYCOSE DE JORGE LOBO. Lobomycosis. → *lobomycose.*

MYCOSE CUTANÉE CHRONIQUE. Mycosis cutis chronica.

MYCOSIQUE, *adj.* Mycotic.

MYCOSIS FONGOÏDE. Mycosis fungoides, Alibert's disease, eczema scrofuloderma or tuberculatum, granuloma fungoides or sarcomatodes, inflammatory fungoid neoplasm, ulcerative scrofuloderma, withering sarcoma, Auspitz's dermatosis, fungoid dermatitis, fibroma fungoides, granulo-sarcoid, granulosarcoma.

MYCOSIS FONGOÏDE TYPE VIDAL-BROCQ. Mycosis fungoides d'emblée.

MYCOTOXINE, *s.f.* Mycotoxin.

MYCOTOXICOSE, *s.f.* Mycotoxicosis.

MYDRIASE, *s.f.* Mydriasis.

MYDRIASE PAR PARALYSIE DU SPHINCTER. Paralytic mydriasis.

MYDRIASE PAR SPASME DU DILATATEUR. Spasmodic or spastic mydriasis.

MYDRIASE ALTERNANTE. Alternating or bounding or springing mydriasis.

MYDRIATIQUE, *adj.* Mydriatic.

MYÉLASTHÉNIE, *s.f.* Myelasthenia.

MYÉLÉMIE, *s.f.* Myelaemia.

MYÉLENCÉPHALE, *s.m.* Myelencephalon.

MYÉLINE, *s.f.* Myelin.

MYÉLINOCLASTIQUE, *adj.* Myelinoclastic.

MYÉLINOLYSE CENTROPONTIQUE. Central pontine myelosis.

MYÉLITE, *s.f.* Myelitis.

MYÉLITE AIGUË. Acute myelitis.

MYÉLITE AIGUË ASCENDANTE OU DIFFUSE. Acute ascending spinal paralysis. → *Landry (maladie ou syndrome de).*

MYÉLITE AIGUË DISSÉMINÉE. Acute ataxia. → *ataxie aiguë.*

MYÉLITE AIGUË TRANSVERSE. Acute transverse myelitis, actue transverse myelopathy.

MYÉLITE APOPLECTIFORME. Apoplectiform myelitis, apoplectiform myelopathy, Hayem's disease.

MYÉLITE ASCENDANTE. Ascending myelitis.

MYÉLITE BULBAIRE. Bulbar myelitis.

MYÉLITE CERVICALE. Cervical myelitis.

MYÉLITE CHRONIQUE. Chronic myelitis.

MYÉLITE DESCENDANTE. Descending myelitis.

MYÉLITE DIFFUSE. Diffuse myelitis.

MYÉLITE DISSÉMINÉE. Disseminated myelitis.

MYÉLITE EN FOYERS. Focal myelitis.

MYÉLITE NÉCROTIQUE SUBAIGUË. Subacute necrotizing myelitis, Foix-Alajouanine myelitis or syndrome, angiodysgenetic myelomalacia.

MYÉLITE PARENCHYMATEUSE. Parenchymatous myelitis.

MYÉLITE PÉRI-ÉPENDYMAIRE. Periependymal myelitis.

MYÉLITE SCLÉREUSE INTERSTITIELLE. Sclerosing myelitis, interstitial myelitis.

MYÉLITE SYSTÉMATISÉE. Systemic myelitis.

MYÉLITE TRANSVERSE. Transverse myelitis.

MYÉLITE VACCINALE. Post vaccinal myelitis, myelitis vaccinia.

MYÉLOBLASTE, *s.m.* Myeloblast, granular leucoblast.

MYÉLOBLASTOMATOSE, MYÉLOBLASTOSE, *s.f.* Myeloblastic leukaemia. → *leucémie aiguë à myéloblastes.*

MYÉLOBLASTOME, *s.m.* Myeloblastoma.

MYÉLOCÈLE, *s.f.* Myelocele. → *myéloméningocèle.*

MYÉLOCULTURE, *s.f.* Medulloculture.

MYÉLOCYSTOCÈLE, MYÉLOCYSTOMÉNINGOCÈLE, *s.f.* Myelocystocele, myelocystomeningocele, hydromyelocele, hydromyelomeningocele.

MYÉLOCYTAIRE (lignée ou série). Myelocytic series. → *granulocytaire (série).*

MYÉLOCYTE, *s.m.* Myelocyte.

MYÉLOCYTE HOMOGÈNE ORTHOBASOPHILE. Myeloblast.

MYÉLOCYTE NEUTROPHILE. Rod neutrophil, stab neutrophil.

MYÉLOCYTÉMIE, *s.f.* Myelocythaemia.

MYÉLOCYTOME, *s.m.* Myelocytome.

MYÉLOCYTOSE, *s.f.* Myelocytosis, myelosis.

MYÉLODYSPLASIE, *s.f.* Myelodysplasia.

MYÉLODYSPLASIQUE (syndrome familial). Familial neurovascular dystrophy. → *acropathie ulcéro-mutilante.*

MYÉLO-ENDOTHÉLIOME, *s.m.* Endothelial myeloma. → *Ewing (sarcome d').*

MYÉLOFIBROSE, *s.f.* Myelofibrosis.

MYÉLOFIBROSE AIGUË, Acute myelofibrosis. → *myélosclérose aiguë.*

MYÉLOGÈNE, *adj.* Myelogenic, myelogenous.

MYÉLOGONIE, *s.f.* Myeloblast.

MYÉLOGRAMME, *s.m.* Myelogram.

MYÉLOGRAPHIE, *s.f.* Myelography.

MYÉLOÏDE, *adj.* Myeloid.

MYÉLOKATHEXIE, *s.f.* Myelokathexia.

MYÉLO-LEUCÉMIQUE, *adj.* Pertaining to myeloid leukaemia.

MYÉLOLIPOME, *s.m.* Myelolipoma.

MYÉLOMALACIE, *s.f.* Myelomalacia.

MYÉLOMATOSE, *s.f.* Myelomatosis.

MYÉLOMATOSE DÉCALCIFIANTE DIFFUSE. Diffuse myelomatosis with decalcification.

MYÉLOMATOSE ÉRYTHRÉMIQUE. Erythraemia. → *érythrémie.*

MYÉLOMATOSE LEUCÉMIQUE ET MYÉLOCYTOME COMBINÉS. Chloroma. → *chlorome.*

MYÉLOME, *s.m.* Myeloma.

MYÉLOME À ÉSOSINOPHILES. Eosinophilic granuloma. → *granulome éosinophilique des os.*

MYÉLOME MULTIPLE. Multiple myeloma. → *Kahler (maladie de).*

MYÉLOME OSTÉOMALACIQUE. Diffuse myelomatosis with decalcification.

MYÉLOME PLASMOCYTAIRE. Plasma cell myeloma. → *plasmocytome.*

MYÉLOMÉNINGOCÈLE, *s.f.* Myelomeningocele, myelocele.

MYÉLOMÈRE, *s.m.* Myelomere.

MYÉLOPATHIE, *s.f.* Myelopathy.

MYÉLOPATHIQUE, *adj.* Myelopathic.

MYÉLOPÉNIE, *s.f.* Myelophtisis. → *myélose aplasique.*

MYÉLOPHTISIE, *s.f.* Myelophtisis. → *myélose aplasique.*

MYÉLOPHTISIQUE, *adj.* Myelophthisic.

MYÉLOPLAXE, *s.m.* Myeloplax, myeloplaque, polykaryocyte.

MYÉLOPLAXES (sarcome ou **tumeur à).** Myeloplastic tumour. → *myéloplaxome.*

MYÉLOPLAXOME, *s.m.* Giant cell tumour, myeloplastic tumour, myeloplaxoma, chronic haemorrhagic osteomyelitis, osteoclastoma giant cell tumour of bone, myeloplaxic tumour, giant cell sarcoma of bone, myeloid sarcoma.

MYÉLOPOÏÈSE, *s.f.* Myelopoiesis.

MYÉLOPROLIFÉRATIF, IVE, *adj.* Myeloproliferative.

MYÉLORACHISCHISIS, *s.m.* Myelocele. → *myéloméningocèle.*

MYÉLORÉTICULOSE, *s.f.* Reticuloendotheliosis of the bonemarrow.

MYÉLOSARCOMATOSE, *s.f.*, **MYÉLOSARCOME,** *s.m.* Myelosarcoma, myelosarcomatosis, myelogenic sarcoma.

MYÉLOSCHISOMÉNINGOCÈLE, *s.f.* Myelocele. → *myéloméningocèle.*

MYÉLOSCLÉROSE, *s.f.* (hématologie et neurologie). 1° Myelosclerosis. – 2° Osteopetrosis. → *ostéopétrose.*

MYÉLOSCLÉROSE AIGUË ou **MALIGNE.** Acute myelosclerosis, acute myelofibrosis.

MYÉLOSCOPIE, *s.f.* Myeloscopy.

MYÉLOSE, *s.f.* (hématologie et neurologie). Myelosis.

MYÉLOSE AIGUË LEUCÉMIQUE ou **ALEUCÉMIQUE.** Acute leukaemia. → *leucémie aiguë.*

MYÉLOSE ALEUCÉMIQUE MÉGACARYOCYTAIRE. Idiopathic myelofibrosis. → *splénomégalie myéloïde.*

MYÉLOSE APLASIQUE ou **APLASTIQUE.** Myelophthisis, aplasia of the bone-marrow.

MYÉLOSE APLASIQUE INFANTILE FAMILIALE AVEC MALFORMATIONS ET TROUBLES ENDOCRINIENS ou **MYÉLOSE APLASIQUE AVEC INFANTILISME ET MALFORMATIONS.** Fanconi's disease. → *Fanconi (maladie de).*

MYÉLOSE ÉRYTHRÉMIQUE AIGUË. Acute erythraemia, acute erythroblastosis, acute erythromyelosis, acute erythraemic myelosis, Di Guglielmo's disease or erythromyelosis.

MYÉLOSE FUNICULAIRE. Funicular myelitis. → *scléroses combinées.*

MYÉLOSE HYPERPLASIQUE ÉRYTHROCYTAIRE SIMPLE. Polycythaemia vera. → *érythrémie.*

MYÉLOSE HYPERTHROMBOCYTAIRE. Megakaryocytosis.

MYÉLOSE HYPOPLASIQUE ou **HYPOPLASTIQUE.** Hypoplasia of the bone-marrow.

MYÉLOSE LEUCÉMIQUE. Myelogenic leukaemia. → *leucémie myéloïde chronique.*

MYÉLOSE MÉGACARYOCYTAIRE. Megakaryocytosis.

MYÉLOSE OSTÉOMALACIQUE. Diffuse myelosis with decalcification.

MYÉLOSUPPRESSION, *s.f.* Myelosuppression.

MYÉLOTOMIE, *s.f.* Myelotomy.

MYÉLOTOMIE COMMISSURALE. Commissural myelotomy.

MYÉLOTOMIE TRANSVERSALE. Chordotomy. → *chordotomie.*

MYÉLOTOXICOSE, *s.f.* Myelotoxicosis.

MYÉLOTOXIQUE, *adj.* Myelotoxic.

MYIASE, *s.f.* Myiasis, myasis.

MYIASE CUTANÉE. Myiasis dermatosa.

MYIASE INTESTINALE. Intestinal myiasis.

MYIASE RAMPANTE CUTANÉE. Larva migrans, creeping eruption or disease, sandworm eruption or disease, hyponomoderma, creeping myiasis, myiasis linearis, dermamyiasis linearis migrans oestrosa.

MYIODÉSOPSIE, *s.f.* Myodesopsia.

MYODOPSIE, *s.f.* Myodesopsia. → *mouches volantes.*

MYITIS, *s.f.* Myositis.

MYLACÉPHALE, *s.m.* Mylacephalus.

MYLOLYSE, *s.f.* Mylolysis.

MYOBLASTE, *s.m.* Myoblaste.

MYOBLASTOME, *s.m.* Myoblastomyoma. → *Abrikossoff (tumeur d').*

MYOCARDE, *s.m.* Myocardium.

MYOCARDE HIBERNANT. Hibernating myocardium.

MYOCARDE SIDÉRÉ. Stunned myocardium.

MYOCARDE SPONGIEUX. Spongy myocardium.

MYOCARDIE, *s.f.* Myocardia. → *myocardiopathie non obstructive.*

MYOCARDIOPATHIE, *s.f.* Myocardiopathy, cardiomyopathy.

MYOCARDIOPATHIE ALCOOLIQUE. Alcoholic cardiomyopathy, alcoholic myocardiopathy.

MYOCARDIOPATHIE CONSTRICTIVE. Restrictive or infiltrative cardiomyopathy.

MYOCARDIOPATHIE DE LA MALADIE DE CHAGAS. Chagasic myocardiopathy.

MYOCARDIOPATHIE NON OBSTRUCTIVE. Congestive cardiomyopathy, congestive myocardiopathy, myocardia.

MYOCARDIOPATHIE OBSTRUCTIVE. Idiopathic hypertrophic subaortic stenosis, muscular subaortic stenosis, myocardial infundibular stenosis, hypertrophic obstructive cardiomyopathy.

MYOCARDIOPATHIE PRIMITIVE. Primitive or primary cardiomyopathy, idiopathic cardiomyopathy, primitive myocardiopathy, idiopathic myocardiopathy.

MYOCARDIOPATHIE SECONDAIRE. Secondary cardiomyopathy, secondary myocardiopathy.

MYOCARDIQUE, *adj.* Myocardiac.

MYOCARDITE, *s.f.* Myocarditis.

MYOCARDITE AIGUË ESSENTIELLE. Idiopathic myocarditis. → *myocardite de Fiedler.*

MYOCARDITE AIGUË INFECTIEUSE. Acute bacterial myocarditis.

MYOCARDITE CHRONIQUE. Chronic myocarditis.

MYOCARDITE FIBREUSE. Interstitial myocarditis. → *myocardite scléreuse.*

MYOCARDITE DE FIEDLER. Fiedler's myocarditis, acute isolated myocarditis, idiopathic or interstitial myocarditis.

MYOCARDITE GRAISSEUSE. Steatosis cardiaca, cardiomyoliposis.

MYOCARDITE IDIOPATHIQUE. Idiopathic myocarditis. → *myocardite de Fiedler.*

MYOCARDITE INTERSTITIELLE. Idiopathie myocarditis. → *myocardite de Fiedler.*

MYOCARDITE NON SPÉCIFIQUE. Congestive myocarditis. → *myocardiopathie non obstructive.*

MYOCARDITE PARENCHYMATEUSE. Parenchymatous myocarditis.

MYOCARDITE SCLÉREUSE. Indurative myocarditis, fibroid heart, fibrous myocarditis, interstitial myocarditis.

MYOCARDITE SUBAIGUË PRIMITIVE. Congestive myocarditis. → *myocardiopathie non obstructive.*

MYOCARDOPATHIE, *s.f.* Myocardiopathy.

MYOCARDOSE, *s.f.* Myocardosis, myocardiosis, myopathia cordis.

MYOCARDOSE FIBREUSE. Riesman's myocardosis.

MYOCÈLE, *s.f.* Myocele. → *hernie musculaire.*

MYOCHRONOSCOPE, *s.m.* Myochronoscope.

MYOCLONIE, *s.f.* 1° Myoclonus, myopasia, tic non douloureux, painless tic. – 2° Myoclonia.

MYOCLONIE ÉPILEPTIQUE. Myoclonus epilepsy. → *épilepsie myoclonique.*

MYOCLONIE ÉPILEPTIQUE PROGRESSIVE FAMILIALE. Progressive familial myoclonic epilepsy. → *Unverricht-Lundborg (syndrome de).*

MYOCLONIE PETIT MAL. Myoclonie petit mal. → *myoclonique (crise).*

MYOCLONIE PHRÉNOGLOTTIQUE. Pseudoglottic myoclonia. → *hoquet.*

MYOCLONIE VÉLOPALATINE. Palatal nystagmus. → *myoclonique vélopalatin (syndrome).*

MYOCLONIQUE (crise). Myoclonic petit mal or epilepsy.

MYOCLONIQUE VÉLOPALATIN (syndrome). Palatal nystagmus, palatal myoclonus, pharyngeal nystagmus.

MYODÉSOPSIE, *s.f.* Myiodesopsia. → *mouches volantes.*

MYODYNIE, *s.f.* Myodynia. → *myalgie.*

MYODYSTONIQUE (réaction). Myodystonic reaction.

MYODYSTROPHIE FŒTALE DÉFORMANTE. Amyoplasia congenita. → *arthrogrypose multiple congénitale.*

MYOFASCIITE, *s.f.* Myofasciitis.

MYOFIBRILLE, *s.f.* Myofibril, myofibrilla.

MYOFIBROBLASTE, *s.m.* Myofibroblaste.

MYOFILAMENT, *s.m.* Myofilament.

MYOGÈNE, *adj.* Myogenetic, myogenic, myogenous.

MYOGLOBINE, *s.f.* Myoglobin, myohaemoglobin.

MYOGLOBINURIE, *s.f.* Myoglobinuria, myohaemoglobinuria.

MYOGLOBINURIE ÉPIDÉMIQUE. Haff disease.

MYOGLOBINURIE PAROXYSTIQUE IDIOPATHIQUE OU PARALYTIQUE. Idiopathic paroxysmal myoglobinuria, acute paralytic myohaemoglobinuria, paroxysmal paralytic myoglobinuria, myositis myoglobinuria, myoglobinurie myositis, Günther's syndrome.

MYOGNATHE, *s.m.* Myognathus.

MYOGRAPHE, *s.m.* Myograph.

MYOHÉMATINE, *s.f.* Myohaematin. → *cytochrome.*

MYOHÉMOGLOBINURIE, *s.f.* Myohaemoglobinuria. → *myoglobinurie.*

MYOHÉMOGLOBINURIE PAROXYSTIQUE. Idiopathic paroxysmal myoglobinuria. → *myoglobinurie paroxystique idiopathique.*

MYOÏDE, *adj.* Myoid.

MYO-INOSITOL, *s.m.* Myo-inositol.

MYOKYMIE, *s.f.* Myokymia, myoclonia fibrillaris multiplex.

MYOLOGIE, *s.f.* Myology.

MYOLYSE, *s.f.* Myolysis.

MYOMALACIE, *s.f.* Myomalacia.

MYOMATOSE, *s.f.* Myomatosis.

MYOME, *s.m.* Myoma.

MYOME MYOBLASTIQUE. Myoblastomyoma. → *Abrikossoff (tumeur d').*

MYOMECTOMIE, *s.f.* Myomectomy, myomatectomy.

MYOMÈRE, *s.m.* Myomere.

MYOMÈTRE, *s.m.* Myometrium.

MYOMOTOMIE, *s.f.* Myomotomy.

MYONÉCROSE, *s.f.* Myonecrosis.

MYONÉPHROPEXIE, *s.f.* Myonephropexy.

MYOŒDÈME, *s.m.* Myo-oedema.

MYOPATHIA DISTALIS JUVENILIS HEREDITARIA DE BIEMOND. Juvenile distal hereditary myopathy.

MYOPATHIA DISTALIS TARDA HEREDITARIA DE WELANDER. Late distal hereditary myopathy.

MYOPATHIE, *s.f.* Myopathy, myopathia.

MYOPATHIE ATROPHIQUE PROGRESSIVE. Progressive muscular dystrophy. → *myopathie primitive progressive.*

MYOPATHIE À AXE CENTRAL. Central core myopathy.

MYOPATHIE À AXES MULTIPLES. Multiple core or minicore myopathy.

MYOPATHIE À BÂTONNETS. Rod myopathy. → *myopathie némaline.*

MYOPATHIE CENTRONUCLÉAIRE. Centronuclear myopathy, myotubular myopathy.

MYOPATHIE CONGÉNITALE. Congenital myopathy.

MYOPATHIE AVEC DISPROPORTION DES TYPES DE FIBRES. Congenital fibre type disproportion myopathy.

MYOPATHIE DISTALE. Distal hereditary myopathy. → *Gowers (myopathie distale de).*

MYOPATHIE MITOCHONDRIALE. Mitochondrial myopathy.

MYOPATHIE MYOGLOBINURIQUE. Myoglobinuric myositis. → *myoglobinurie paroxystique idiopathique.*

MYOPATHIE MYOTONIQUE. Myotonia atrophica. → *myotonie atrophique.*

MYOPATHIE MYOTUBULAIRE. Myotubular myopathy. → *myopathie centronucléaire.*

MYOPATHIE NÉMALINE. Nemaline myopathy, rod myopathy.

MYOPATHIE À NOYAU CENTRAL. Central core disease, Shy-Magee disease.

MYOPATHIE PAROXYSTIQUE AVEC HÉMOGLOBINURIE. Myoglobinuric myositis. → *myoglobinurie paroxystique idiopathique.*

MYOPATHIE PRIMITIVE PROGRESSIVE. Progressive muscular dystrophy, primary muscular dystrophy. Erb-Landouzy disease, Erb's disease, idiopathic muscular atrophy.

MYOPATHIE PRIMITIVE PROGRESSIVE À TYPE PSEUDOHYPERTROPHIQUE DE DUCHENNE. Pseudohypertrophic muscular paralysis. → *paralysie pseudo-hypertrophique type Duchenne.*

MYOPATHIE THYRÉOTOXIQUE. Thyrotoxic myopathy.

MYOPATHIE DE TYPE GOWERS. Distal myopathy of Gowers. → *Gowers (myopathie distale ou type).*

MYOPATHIQUE, *adj.* Myopathic.

MYOPE, *adj.* Myopic, near-sighted.

MYOPIE, *s.f.* Myopia, near-sight.

MYOPIE AXILE. Axial myopia.

MYOPIE MALIGNE, MYOPIE MALADIE. Malignant myopia, pernicious myopia.

MYOPIE PRÉMONITOIRE DE CATARACTE. Second sight, prodromal myopia, senile lenticular myopia, gerontopia, senopia.

MYOPLASMA, *s.m.* Muscle plasma.

MYOPLASTIE, *s.f.* Myoplasty.

MYOPLÉGIE FAMILIALE. Periodic paralysis. → *paralysie périodique familiale.*

MYOPOTENTIEL, *s.m.* Myopotential.

MYOPSYCHIE, *s.f.* Myopsychopathy, myopsychosis.

MYORELAXANT, ANTE, *adj.* Muscle relaxant.

MYORÉSOLUTIF, IVE, *adj.* Muscle relaxant.

MYORRAPHIE, *s.f.* Myorrhaphy.

MYOSALGIE, *s.f.* Myalgia. → *myalgie.*

MYOSARCOME, *s.m.* Myosarcoma.

MYOSCLÉROSE, *s.f.* Myosclerosis.

MYOSE, *s.f.* Miosis, myosis.

MYOSÉRUM, *s.m.* Myoserum.

MYOSINE, *s.f.* Myosin, myosin fibrin.

MYOSIS, *s.m.* Miosis, myosis.

MYOSISMIE, *s.f.* Myoseism.

MYOSITE, *s.f.* Myositis.

MYOSITE ÉPIDÉMIQUE. Epidemic myositis. → *myalgie épidémique.*

MYOSITE FIBREUSE. Myositis fibrosa, Froriep's induration, fibromyositis.

MYOSITE INFECTIEUSE OU INTERSTITIELLE. Infectious myositis, interstitial myositis.

MYOSITE ISCHÉMIQUE. Ischaemic myositis.

MYOSITE MYOGLOBINURIQUE. Myositis myoglobinuria. → *myoglobinurie paroxystique idiopathique.*

MYOSITE OSSIFIANTE. Myositis ossificans.

MYOSITE OSSIFIANTE DES PARAPLÉGIQUES. Myositis ossificans of paraplegic individuals. → *paraostéoarthropathie.*

MYOSITE OSSIFIANTE PROGRESSIVE. Myositis ossificans progressiva, progressive ossifying myositis or polymyositis, Münchmeyer's disease, myopathia osteoplastica.

MYOSITE PARENCHYMATEUSE. Parenchymatous myositis.

MYOSITE PURULENTE. Myositis purulenta, suppurative myositis, pyomyositis.

MYOSITE SUPPURÉE. Suppurative myositis. → *myosite purulente.*

MYOSPHÉRULOSE, *s.f.* Myospherulosis, subcutaneous spherulocystic disease.

MYOSTÉOME, *s.m.* Myosteoma.

MYOSTÉOME TRAUMATIQUE. Exercice bone, cavalry bone, rider's bone.

MYO-SYNDESMOTOMIE. *s.f.* Myotenotomy, myotomy with syndesmotomy.

MYOTATIQUE, *adj.* Myotatic.

MYOTIQUE, *adj.* 1° Miotic. – 2° Meiotic.

MYOTOME, *s.m.* Myotome.

MYOTOMIE, *s.f.* Myotomy.

MYOTOMIE EXTRAMUQUEUSE. Extramucous oesophagocardioplasty. → *Heller (opération de).*

MYOTONIA CONGENITA. Myotonia congenita.

MYOTONIA FLUCTUANS. Myotonia fluctuans.

MYOTONIE, *s.f.* Myotonia, myotone, myotony.

MYOTONIE ACQUISE. Myotonia acquisita. Talma's disease.

MYOTONIE ATROPHIQUE. Myotonia atrophica, dystrophia myotonica, myotonic atrophy or dystrophy, myotonia dystrophica, Steinert's disease.

MYOTONIE CONGÉNITALE. Myotonia congenita. → *Thomsen (maladie de).*

MYOTONIE INTERMITTENTE. Myotonia congenita intermittens. → *paramyotonie congénitale.*

MYOTONIE SPORADIQUE. Myotonia acquisita. → *myotonie acquise.*

MYOTONIQUE, *adj.* Myotonic.

MYOTONOMÈTRE, *s.m.* Myotonometer.

MYRINGITE, *s.f.* Myringitis.

MYRINGOPLASTIE, *s.f.* Myringoplasty.

MYRINGOTOMIE, *s.f.* Myringotomy. → *paracentèse du tympan.*

MYTACISME, *s.m.* Mystacism, mutacism.

MYTHOMANIE, *s.f.* Mythomania.

MYTHOPLASTIE, *s.f.* Mythoplasty. → *hystérie.*

MYTILISME, *s.m.* Mytilotoxism, mussel poisoning.

MYTILOTOXINE, *s.f.* Mytilotoxin.

MYXOCHONDROME, *s.m.* Myxochondroma, chondromyxoma.

MYXŒDÈME, *s.m.* Myxoedema, Gull's disease, adult hypothyroidism.

MYXŒDÈME CIRCONSCRIT PRÉTIBIAL. Pretibial myxoedema.

MYXŒDÈME CONGÉNITAL. Congenital myxoedema.

MYXŒDÈME CUTANÉ CIRCONSCRIT OU **ATYPIQUE.** Lichen myxoedematosus, lichen fibromucinoidosus, papular myxoedema, papular mucinosis.

MYXŒDÈME HYPOPHYSAIRE. Pituitary myxoedema.

MYXŒDÈME INTERNE. Escamilla-Lisser Shepardson syndrome.

MYXŒDÈME LICHÉNOÏDE. Lichen myxoedematosus. → *myxœdème cutané circonscrit ou atypique.*

MYXŒDÈME LOCALISÉ. Trophoedema. → *trophœdème.*

MYXŒDÈME OPÉRATOIRE. Operative myxoedema.

MYXŒDÈME SPONTANÉ DE L'ADULTE. Myxoedema. → *myxoedème.*

MYXŒDÈME TUBÉREUX. Lichen myxoedematosus. → *myxœdème cutané circonscrit ou atypique.*

MYXOMATOSE, *s.f.* Myxomatosis.

MYXOMATOSE INFECTIEUSE DU LAPIN. Myxomatosis cuniculi ; infectious myxomatosis.

MYXOME, *s.m.* Myxoma.

MYXOMES MULTIPLES. Myxomatosis.

MYXOME DE L'OREILLETTE. Atrial myxoma.

MYXORRHÉE, *s.f.* Myxorrhoea.

MYXOSARCOME, *s.m.* Myxosarcoma, cylindrosarcoma, net cell sarcoma, sarcoma myxomatodes, myxoma sarcomatosum.

MYXOVIRUS, *s.m. Myxovirus.*

MYXOVIRUS INFLUENZÆ. Influenza virus, *Myxovirus influenzæ.*

MYXOVIRUS PARAINFLUENZÆ. *Myxovirus parainfluenzæ.*

MYXOVIRUS PAROTIDIS. *Myxovirus parotidis.*

N

N. Chemical symbol for nitrogen. – 2° Symbol for newton.

n. Symbol for nano.

N (groupe sanguin). N blood group system.

N (hormones). N hormone, androgen. → *androgène, 2°.*

Na. Chemical symbol for sodium.

NABOTH (œufs de). Naboth's or nabothian cysts or ovules.

NADIRÉACTION, *s.f.* Nadireaction.

NADPH OXYDASE, *s.f.* NADPH oxidase.

NÆGELE (bassin de). Naegele's pelvis oblique pelvis.

NÆGELI (syndrome de). Naegeli's syndrome. → *dermatose pigmentaire réticulée.*

NÆGELI (thrombasthénie type). Glanzmann's disease. → *thrombasthénie héréditaire.*

***NÆGLERIA*,** *s.f. Naegleria.*

NÆVOCANCER, NÆVOCARCINOME, *s.m.* Naevocarcinoma, malignant melanoma, melanoblastoma, melanocarcinoma, melanoepithelioma, naevomelanoma, black cancer, melanotic cancer, carcinoma melanodes, melanotic carcinoma, carcinoma nigrum.

NÆVO-ENDOTHÉLIO-XANTHOME. Naevoxanthoendothelioma. → *nævo-xanthoendothéliome.*

NÆVOMATOSE BASOCELLULAIRE. Gorlin's syndrome. → *Gorlin-Goltz (syndrome de).*

NÆVO-XANTHO-ENDOTHÉLIOME, *s.m.* Naevoxanthoendothelioma, juvenile or infantile xanthogranuloma.

NÆVOXANTHOME DE MAC DONAGH. Naevoxanthoendothelioma. → *nævo-xantho-endothéliome.*

NÆVUS, *s.m. ; pl.* **NÆVUS.** Nevus (*pl.* nevi) [américain], naevus (*pl.* naevi) [anglais], naevus maternus, naevus cutaneus, mole, birth mark, mother's mark.

NÆVUS ACHROMIQUE. Amelanocytic naevus, non pigmented naevus.

NÆVUS ADÉNOMATEUX PIGMENTAIRE. Naevus papillaris, naevus papillomatosus.

NÆVUS ARANEUS. Naevus araneus. → *angiome stellaire.*

NÆVUS DE BECKER. Becker's naevus, pigmented hairy epidermal naevus, naevus spilus tardus.

NÆVUS BLEU CELLULAIRE. Cellular blue naevus.

NÆVUS BLEU DE MAX TIÈCHE. Blue naevus, Jadassohn-Tièche naevus, dermal melanocytoma.

NÆVUS CHROMATOPHORE HÉRÉDITAIRE. Incontinentia pigmenti. → *incontinentia pigmenti.*

NÆVUS COMÉDONIEN OU À COMÉDONS. Naevus comedonicus, comedo naevus, naevus follicularis, naevus follicularis keratosus, naevus acneiformis unilateralis.

NÆVUS CONJONCTIF. Connective tissue naevus.

NÆVUS CORNÉS DISSÉMINÉS. Naevoid keratosis.

NÆVUS ELASTICUS. Naevus elasticus.

NÆVUS ELASTICUS PRÉMAMMAIRE DE LEWANDOWSKI. Naevus elasticus of Lewandowski.

NÆVUS ELASTICUS EN TUMEURS DISSÉMINÉES. Juvenile elastoma.

NÆVUS ÉPIDERMIQUE. Epidermal naevus, epithelial naevus.

NÆVUS ÉPIDERMIQUE PIGMENTAIRE PILEUX. Naevus spilus tardus. → *nævus de Becker.*

NÆVUS ÉPIDERMIQUE VERRUQUEUX LINÉAIRE. Linear verrucosus epidermal naevus, linear ichthyosis.

NÆVUS FLAMMEUS. Naevus flammeus. → *angiome plan.*

NÆVUS FUSCO-CÆRULEUS ACROMIODELTOIDEUS. Naevus of Ito, naevus fuscocaeruleus acromiodeltoideus.

NÆVUS FUSCO-CÆRULEUS OPHTALMO-MAXILLARIS. Naevus of Ota, Ota's naevus, naevus fuscocaeruleus ophthalmo-maxillaris, aberrant mongolian spot, extrasacral dermal melanosis, ocular and cutaneous melanosis, ocular and dermal melanocytosis, oculocutaneous melanosis, oculodermal melanosis, persistant aberrant mongolian spot, progressive melanosis of the dermis.

NÆVUS GRAISSEUX. Nævus lipomatosus, fatty naevus.

NÆVUS À HALO. Halo naevus. → *Sutton (maladies de), 1° : nævus de Sutton.*

NÆVUS INTRADERMIQUE. Intradermal naevus.

NÆVUS DE ITO. Naevus of Ito. → *nævus fusco-caeruleus acromiodeltoides.*

NÆVUS DE JONCTION. Junction or junctional naevus.

NÆVUS KYSTIQUES PILO-SÉBACÉS DISSÉMINÉS. Nægeli's syndrome. → *stéatocystomes multiples.*

NÆVUS MÉLANIQUE. Melanocytic naevus.

NÆVUS MÉLANIQUE TUBÉREUX. Naevus verrucosus, verrucosus naevus, hard naevus, keratotic naevus, acanthotic naevus.

NÆVUS MIXTE. Compound naevus.

NÆVUS MOLLUSCUM. Molluscum. → *molluscum.*

NÆVUS MURIFORME. Naevus morus, mulberry mark.

NÆVUS NÆVO-CELLULAIRE. Naevocytic naevus, naevus cell naevus, cellular naevus.

NÆVUS D'OTA. Naevus of Ota. → *naevus fusco-cœruleus ophthalmo-maxillaris.*

NÆVUS PIGMENTAIRE. Melanocytic naevus, pigmented naevus, naevus pigmentosus, pigmented mole, mole, common mole.

NÆVUS PIGMENTAIRE COMMUN. Lentigo. → *nævus mélanique tubéreux.*

NÆVUS PILEUX. Hairy naevus, hairy mole, pilose naevus, naevus pilosus, naevoid hypertrichosis.

NÆVUS SÉBACÉ. Naevus sebaceus, naevus multiplex.

NÆVUS SÉBACÉ CONGÉNITAL. Sebaceous naevus of Jadassohn, Jadassohn's naevus.

NÆVUS SÉBACÉ DE JADASSOHN. Sebaceous naevus, sebaceous naevus of Jadassohn, naevus sebaceus.

NÆVUS SPILUS. Naevus spilus.

NÆVUS STELLAIRE. Stellar naevus. → *angiome stellaire.*

NÆVUS DE SUTTON. Sutton's naevus. → *Sutton (maladies de) 1°.*

NÆVUS TÉLANGIECTASIQUE. Stellar naevus. → *angiome stellaire.*

NÆVUS VARIQUEUX OSTÉO-HYPERTROPHIQUE. Naevus osteohypertrophicus. → *Klippel-Trenaunay (syndrome de).*

NÆVUS VASCULAIRE. Naevus vascularis or vasculosus, naevus angiectodes, vascular naevus, morphea flammea.

NÆVUS VEINEUX. Venous naevus.

NÆVUS VERRUQUEUX PIGMENTÉ. Naevus verrucosus. → *nævus mélanique tubéreux.*

NAFFZIGER (syndrome de). Naffziger's syndrome. → *scalène antérieur (syndrome du).*

NAGANA. Nagana, tsetse disease.

NAGEL (anomalie de). Achloropsia. → *achloroblepsie.*

NAGER ET DE REYNIER (dysostose acrofaciale de). Nager's dysostosis.

NAGEURS (dermatite ou gale des). Swimmer's itch. → *leishmaniose cutanée.*

NAÏF, IVE, *adj.* Naive.

NAIN, *s.m.*, **NAINE,** *s.f.* Midget, dwarf.

NAIN ATÉLIOTIQUE OU ATÉLIOTIQUE. Ateliotic dwarf.

NAIN BIEN PROPORTIONNÉ. Normal dwarf, primordial or pure dwarf, physiologic dwarf.

NAIN INFANTILE. Infantile dwarf, asexual dwarf.

NAIN AVEC INFANTILISME HYPOPHYSAIRE. Pituitary dwarf, hypophyseal dwarf, Levi-Lorain's dwarf, Paltauf's dwarf.

NAIN MICROMÉLIQUE. Micromelic dwarf.

NAIN MYXŒDÉMATEUX ET INFANTILE. Brissaud's dwarf, cretin dwarf.

NAIN RACHITIQUE. Rachitic dwarf.

NAIROVIRUS, *s.m.* Nairovirus.

NAISSANCE, *s.f.* Birth.

NAISSANCE D'UN ENFANT MORT. Stillbirth.

NAISSANCE D'UN ENFANT VIVANT. Livebirth.

NALORPHINE, *s.f.* Nalorphine.

NAME (syndrome). NAME syndrome (Naevi, Atrial myxoma, Myxoid neurofibromatosis, Ephelides).

NANISME, *s.m.* Dwarfism, dwarfishness, nanism, nanosomia, nanosoma.

NANISME ACHONDROPLASIQUE. Achondroplasia. → *achondroplasie.*

NANISME ACROMÉSOMÉLIQUE. Acromesomelic dysplasia or dwarfism.

NANISME ATÉLÉIOTIQUE. Ateliotic dwarfism.

NANISME À DÉBUT INTRA-UTÉRIN. Intrauterine dwarfism, low birth weight dwarfism.

NANISME DIASTROPHIQUE. Diastrophic dwarfism or dysplasia.

NANISME ESSENTIEL. Normal dwarfism, primordial dwarfism, pure dwarfism, physiologic dwarfism, true dwarfism, idiopathic dwarfism.

NANISME TYPE FUHRMANN. Fuhrmann's dwarfism.

NANISME GÉLÉOPHYSIQUE. Geleophysic dwarfism.

NANISME HYPOPHYSAIRE. Hypophyseal dwarfism. → *infantilisme hypophysaire.*

NANISME IDIOPATHIQUE. Idiopathic dwarfism. → *nanisme essentiel.*

NANISME DIASTROPHIQUE. Diastrophic dwarfism, or dysplasia.

NANISME MÉSOMÉLIQUE. Mesomelic dwarfism, or dysplasia.

NANISME MÉTATROPIQUE. Metatropic dwarfism, hyperplastic achondroplasia, hyperplastic chondrodystrophia fetalis, metatropic dysplasia.

NANISME MICROGNATHE. Micromelic dwarfism with hypoplasia of the lower jaw and cleft palate.

NANISME MICROMÉLIQUE. Micromelic dwarfism.

NANISME MITRAL. Dwarfism produced by mitral stenosis.

NANISME MYXŒDÉMATEUX. Myxoedematous dwarfism, hypothyroid dwarfism.

NANISME OSTÉOGLOPHONIQUE. Osteoglophonic dwarsfism.

NANISME PARASTREMMATIQUE. Parastremmatic dwarfism.

NANISME POLYDYSTROPHIQUE. Mucopolysaccharidosis VI, Maroteaux-Lamy disease, polydystrophic dwarfism.

NANISME PRIMORDIAL. Primordial dwarfism. → *nanisme essentiel.*

NANISME PROGÉROÏDE. Progerialike syndrome. → *Cockayne (syndrome de).*

NANISME RÉNAL. Renal dwarfism, renal infantilism, pseudorickets.

NANISME SÉNILE DE VARIOT. Progeria. → *progérie.*

NANISME À TÊTE D'OISEAU. Bird-headed dwarfism of Seckel, nanocephalic dwarfism, Seckel's syndrome, Virchow-Sekel dwarfism.

NANISME THANATOPHORE. Thanatophoric dwarfism.

NANISME THYROÏDIEN. Hypothyroid dwarfism. → *nanisme myxœdémateux.*

NANISME À TYPE DE GARGOUILLE. Hurler's disease. → *Hurler (maladie, polydystrophie ou syndrome de).*

NANISME TYPE LARON. Laron type dwarfism.

NANOCÉPHALIE, *s.f.* Nanocephalia, nanocephaly.

NANOGRAMME, *s.m.* Nanogram, ng.

NANOMÉLIE, *s.f.* Nanomelia.

NANOMÈTRE, *s.m.* Nanometer, nm.

NARCISSIQUE (syndrome), NARCISSISME, *s.m.* Narcissism.

NARCO-ANALYSE, *s.f.* Narcoanalysis.

NARCOLEPSIE, *s.f.* Narcolepsy, paroxysmal sleep, sleep epilepsy.

NARCOLEPSIE ESSENTIELLE. Gélineau's disease. → *Gélineau (maladie de).*

NARCOMANIE, *s.f.* Narcomania.

NARCO-PSYCHANALYSE, *s.f.* Narcoanalysis.

NARCOSE, *s.f.* Naroxis, narcotism.

NARCOSYNTHÈSE, *s.f.* Narcosynthesis.

NARCOTHÉRAPIE, *s.f.* Narcotherapy.

NARCOTIQUE, *adj.* et *s.m.* Narcotic.

NARCOTISME, *s.m.* Narcotism, narcoticism.

NARULA (test de). Narula's test.

NASAL, ALE, *adj.* Nasal.

NASAL (syndrome du nerf). Charlin's syndrome.

NASILLEMENT, *s.m.* Voix de polichinelle.

NASION, *s.m.* Nasion, nasal point.

NASOPHARYNGIEN, ENNE, *adj.* Nasopharyngeal.

NASOPHARYNX, *s.m.* Nasopharynx.

NASONNEMENT, *s.m.* Nasonnement.

NATALITÉ, *s.f.* Natality.

NATRÉMIE, *s.f.* Natraemia.

NATRIURÈSE, *s.f.* Natruresis. → *natrurie.*

NATRIURÉTIQUE, *adj.* Natriuretic, natruretic.

NATRIURIE, *s.f.* Natruresis. → *natrurie.*

NATROPÉNIE, *s.f.* Natropenia.

NATRURIE, *s.f.* Natriuresis, natruresis, sodium diuresis.

NATURISME, *s.m.* Naturopathy.

NATUROPATHIE, *s.f.* Naturopathy.

NAUPATHIE, *s.f.* Seasickness. → *mal de mer.*

NAUSÉE, *s.f.* Nausea.

NAUSÉE GRAVIDIQUE. Nausea gravidarum.

NAUSÉEUX, ÉEUSE, *adj.* Nauseous.

NAVICULAIRE, *adj.* Navicular.

NAXOS (maladie de). Naxos disease.

NÉARTHROSE, *s.f.* Nearthrosis.

NECATOR AMERICANUS. *Necator americanus.*

NÉCATOROSE, *s.f.* Necatoriasis.

NÉCROBIOSE, *s.f.* Necrobiosis.

NÉCROBIOSE LIPOÏDIQUE DES DIABÉTIQUES. Necrobiosis lipoidica diabeticarum. → *dermatite atrophiante lipoïdique.*

NÉCROBIOTIQUE, *adj.* Necrobiotic.

NÉCROCYTOTOXINE, *s.f.* Necrocytotoxin.

NÉCRO-ÉPIDERMOLYSE AIGUË. Toxic epidermal necrolysis. → *érythrodermie bulleuse avec épidermolyse.*

NÉCROLYSE ÉPIDERMIQUE AIGUË OU TOXIQUE. Toxic epidermal necrolysis. → *érythrodermie bulleuse avec épidermolyse.*

NÉCROPHAGIE, *s.f.* Necrophagia.

NÉCROPHILIE, *s.f.* Necrophilism, necrophilia, necrophily, vampirism.

NÉCROPHOBIE, *s.f.* Necrophobia.

NÉCROPSIE, NÉCROSCOPIE, *s.f.* Necropsy. → *autopsie.*

NÉCROSANT, ANTE, *adj.* Necrotizing.

NÉCROSE, *s.f.* Necrosis.

NÉCROSE ASEPTIQUE DU CAPITULUM (OU condyle) HUMÉRAL. Panner's disease, Haas's disease, epiphyseal necrosis of the capitellum humeri, osteochondrosis of the capitellum humeri.

NÉCROSE DE COAGULATION. Coagulation necrosis, fibrinous degeneration, hyaline degeneration, glassy or vitreous degeneration.

NÉCROSE CORTICALE DES REINS. Renal cortical necrosis.

NÉCROSE DISSÉMINÉE DU TISSU ADIPEUX. Fat necrosis.

NÉCROSE EXTENSIVE PHAGÉDÉNIQUE. Necrosis progrediens.

NÉCROSE ISCHÉMIQUE. Ischaemic necrosis.

NÉCROSE MÉDULLAIRE RÉNALE. Renal medullary necrosis. → *nécrose papillaire rénale.*

NÉCROSE MÉDULLAIRE RÉNALE PAR ANALGÉSIQUES. Analgesic nephropathy.

NÉCROSE PAPILLAIRE RÉNALE. Renal papillary necrosis, necrotizing renal papillitis, renal medullary necrosis, papillary necrosis.

NÉCROSE PHOSPHORÉE. Phosphorus necrosis, phosphonecrosis.

NÉCROSE DUE AU RADIUM. Radium necrosis.

NÉCROSE TOXIQUE DE L'ÉPIDERME. Toxic epidermal necrolysis. → *érythrodermie bulleuse avec épidermolyse.*

NÉCROSE TUBULAIRE AIGUË. Acute tubular necrosis. → *néphropathie tubulo-interstitielle aiguë.*

NÉCROSPERMIE, *s.f.* Necrospermia.

NÉCROTACTISME, *s.m.* Necrotactism.

NÉCROTIQUE, *adj.* Necrotic.

NEER (test de). Neer's test.

NÉGATIVISME, *s.m.* Negativism.

NÉGATON, *s.m.* Negatron.

NÉGATOSCOPE, *s.m.* Negatoscope.

NÉGLIGENCE (syndrome de). Neglect syndrome.

NEGRI (corps de). Negri's body, neurorrhyctes hydrophobiae.

NEGRO (signe de). Negro's sign.

NEGRO (syndrome de). Slight type, myasthenia-like, of diphtheritic polyneuritis.

NEILL-DINGWALL (syndrome de). Neill-Dingwall syndrome.

NEISSERIA, *s.f. Neisseria.*

NEISSERIA GONORRHŒÆ, *Neisseria gonorrhoeae,* gonococcus, *Micrococcus gonorrhoeae,* diplococcus of Neisser.

NEISSERIA MENINGITIDIS, *Neisseria meningitidis,* meningococcus, Weichselbaum's diplococcus.

NEISSERIEN, ENNE, *adj.* Neisserial.

NÉLATON ou **NÉLATON-ROSER (ligne de).** Nélaton's line, Roser's line.

NÉLATON (manœuvre de). Nelaton's maneuver.

NÉLATON (sonde de). Nélaton's catheter.

NÉLATON (tumeur de). Nélaton's tumour.

NELSON (phénomène de). Immunoadherence.

NELSON ou **NELSON-MAYER (réaction** ou **test de).** Treponema pallidum immobilization test (TPI), Nelson's test.

NELSON (syndrome de). Nelson's syndrome.

NEM. MEN (Multiple Endocrine Neoplasia).

NÉMATHELMINTHE, *s.m.* Nemathelminth.

NÉMATODE, NÉMATOÏDE, *s.m.* Nematode, nematoid.

NÉOCÉRÉBELLUM, *s.m.* Neocerebellum.

NÉOCORTEX, *s.m.* Neocortex.

NÉOCYTE, *s.m.* Young erythrocyte.

NÉOCYTÉMIE, *s.f.* Neocytosis.

NÉOCYTOPHÉRÈSE, *s.f.* Neocytopheresis.

NÉODARWINISME, *s.m.* Neodarwinism.

NÉOFORMATION, *s.f.* Neoformation.

NÉOGENÈSE, *s.f.* Neogenesis.

NÉOGLUCOGENÈSE ou **NÉOGLYCOGENÈSE,** *s.f.* Glyconeogenesis, gluconeogenesis, neoglycogenesis.

NÉO-HIPPOCRATISME, *s.m.* Neo-hippocratism, neohippocratic medicine.

NÉOLIPOGENÈSE, *s.f.* Liponeogenesis.

NÉOMEMBRANE, *s.f.* Neomembrane.

NÉO-MERCAZOLE ® (test). Studer-Wyss test.

NÉOMYCINE, *s.f.* Neomycin.

NÉONATAL, ALE, *adj.* Neonatal.

NÉONATALE (période). Neonatal period.

NÉONATALOGIE, *s.f.* ou mieux **NÉONATOLOGIE,** *s.f.* Neonatology.

NÉONATOMÈTRE, *s.m.* Neonatometer.

NÉOPALLIUM, *s.m.* Neopallium.

NÉOPLASIE, *s.f.*, **NÉOPLASIQUE (processus).** Neoplasia.

NÉOPLASIE ENDOCRINIENNE MULTIPLE. Multiple endocrine neoplasia, MEN.

NÉOPLASME, *s.m.* Neoplasm.

NÉOPLASTIE, *s.f.* Neoplasty.

NÉORICKETTSIE, *s.f.* Chlamydia. → *Chlamydia.*

NÉORICKETTSIOSE, *s.f.* Chlamydiosis. → *chlamydiose.*

NÉOSENSIBILITÉ, *s.f.* Neosensibility. → *discriminatif (système).*

NÉOSTIGMINE, *s.f.* Neostigimine.

NÉOSTOMIE, *s.f.* Neostomy.

NÉPENTHÈS, *s.m.* Nepenthe, nepenthes.

NÉPHÉLÉMÈTRE, *s.m.* Nephelometer.

NÉPHÉLÉMÉTRIE, *s.f.* Nephelometry.

NÉPHÉLION, *s.m.* Nebula.

NÉPHRALGIE, *s.f.* Nephralgia.

NÉPHRECTASIE. *s.f.* Nephrectasia, nephrectasis, nephrectasy.

NÉPHRECTOMIE, *s.f.* Nephrectomy.

NÉPHRÉTIQUE, *adj.* Nephric, nephritic.

NÉPHRITE, *s.f.* Nephritis.

NÉPHRITE AIGUË. Acute nephritis.

NÉPHRITE AIGUË ÉPITHÉLIALE. Acute tubular necrosis. → *néphropathie tubulo-interstitielle aiguë.*

NÉPHRITE ALBUMINURIQUE. Albuminous nephritis.

NÉPHRITE ALLERGIQUE TYPE MASUGI. Masugi's nephritis.

NÉPHRITE ASCENDANTE. Ascending pyelonephritis.

NÉPHRITE AZOTÉMIQUE. Azotaemic nephritis, hypoazoturic nephropathy.

NÉPHRITE CHRONIQUE. Chronic nephritis.

NÉPHRITE CHRONIQUE ATROPHIQUE DE L'ENFANCE. Renal dwarfism. → *nanisme rénal.*

NÉPHRITE CHRONIQUE HÉRÉDITAIRE. Alport's syndrome. → *Alport (syndrome d').*

NÉPHRITE CHRONIQUE INTERSTITIELLE. Chronic interstitial nephritis, indurative nephritis, chronic diffuse nephritis.

NÉPHRITE CHRONIQUE AVEC PERTE DE POTASSIUM. Potassium-losing nephritis.

NÉPHRITE DIFFUSE. Diffuse nephritis.

NÉPHRITE ÉPITHÉLIALE. Parenchymatous nephritis.

NÉPHRITE ÉPITHÉLIALE DÉGÉNÉRATIVE. Acute tubular necrosis. → *néphropathie tubulo-interstitielle aiguë.*

NÉPHRITE GLOMÉRULAIRE. Acute tubular necrosis. → *glomérulonéphrite.*

NÉPHRITE GRAVIDIQUE. Nephritis gravidarum, nephritis of pregnancy.

NÉPHRITE HÉMORRAGIQUE. Haemorrhagic nephritis.

NÉPHRITE HYDROPIGÈNE. Dropsical nephropathy. → *néphrite œdémateuse.*

NÉPHRITE IDIOPATHIQUE. Idiopathic nephritis.

NÉPHRITE INFECTIEUSE. Bacterial nephritis.

NÉPHRITE INSIDIEUSE. Nephritis repens.

NÉPHRITE INTERSTITIELLE. Interstitial nephritis.

NÉPHRITE INTERSTITIELLE AIGUË NON SUPPURÉE. Productive nephritis.

NÉPHRITE INTERSTITIELLE AVEC EXSUDATION. Exudative nephritis.

NÉPHRITE INTERSTITIELLE RHUMATISMALE. Lancereaux's nephritis.

NÉPHRITE LUPIQUE. Lupus nephritis.

NÉPHRITE ŒDÉMATEUSE. Dropsical nephropathy, dropsical nephritis, hydraemic or hydropigenous nephritis.

NÉPHRITE PARENCHYMATEUSE. Parenchymatous nephritis.

NÉPHRITE PARENCHYMATEUSE MIXTE À ÉVOLUTION LENTE. Chronic parenchymatous nephritis, subacute nephritis, large white kidney, branny kidney.

NÉPHRITE AVEC PERTE DE SEL. Salt-losing nephritis. Thorn's syndrome.

NÉPHRITE AVEC RÉTENTION AZOTÉE ET CHLORURÉE SÈCHE. Chloroazotaemic nephritis.

NÉPHRITE AVEC RÉTENTION CHLORURÉE. Hypochloruric nephropathy.

NÉPHRITE SATURNINE. Saturnine nephritis.

NÉPHRITE DE LA SCARLATINE. Scarlatinal nephritis.

NÉPHRITE SCLÉREUSE. Fibrous nephritis.

NÉPHRITE TUBERCULEUSE. Tuberculous nephritis.

NÉPHRITE TUBULAIRE ou **TUBULO-INTERSTITIELLE AIGUË.** Acute tubular necrosis. → *néphropathie tubulo-interstitielle aiguë.*

NÉPHRO-ANÉMIQUE (syndrome). Haemolytic uraemic syndrome ; syndrome of haemolysis, thrombopenia and nephropathy, Glasser's syndrome.

NÉPHRO-ANGIOSCLÉROSE. Nephro-angiosclerosis, intercapillary nephrosclerosis, vascular nephritis, arteriosclerotic kidney, arterial nephrosclerosis, arterionephrosclerosis, arteriosclerotic nephritis.

NÉPHRO-ANGIOSCLÉROSE BÉNIGNE. Arteriolar nephro-sclerosis, benign nephrosclerosis, hyaline arteriolar nephrosclerosis, arteriolonephrosclerosis, arteriolosclerotic kidney, Gull-Sutton disease.

NÉPHRO-ANGIOSCLÉROSE MALIGNE. Malignant nephro-sclerosis hyperplastic arteriolar nephrosclerosis, Fahr-Volhard disease.

NÉPHROBLASTOME, *s.m.* Nephroblastoma. → *Wilms (tumeur de).*

NÉPHROCALCINOSE, *s.f.* Nephrocalcinosis.

NÉPHROCARCINOME, *s.m.* Renal adenocarcinoma, adenocarcinoma of kidney, clear cell carcinoma of kidney, renal cell carcinoma, hypernephroid carcinoma, hypernephroma, Grawitz's tumour, struma lipomatodes aberrata renis.

NÉPHROCÈLE, *s.f.* Nephrocele.

NÉPHRO-ÉPITHÉLIOME, *s.m.* Adenocarcinoma of renal tubules.

NÉPHROGÈNE, *adj.* Nephrogenous.

NÉPHROGRAMME, *s.m.* Nephrogram, renogram.

NÉPHROGRAMME ISOTOPIQUE. Radio-isotope renogram.

NÉPHROGRAPHIE, *s.f.* Nephrography.

NÉPHRO-HÉMOLYTIQUE (syndrome). Haemolytic uraemic syndrome. → *néphro-anémique (syndrome).*

NÉPHROLITHE, *s.m.* Nephrolith.

NÉPHROLITHIASE, *s.f.* Nephrolithiasis.

NÉPHROLITHOTOMIE, *s.f.* Nephrolithotomy.

NÉPHROLOGIE, *s.f.* Nephrology.

NÉPHROLOGUE, NÉPHROLOGISTE, *s.m.* Nephrologist.

NÉPHROLYSE, *s.f.* Nephrolysis.

NÉPHROME, *s.m.* Nephroma.

NÉPHROME MÉSOBLASTIQUE. Mesoblastic nephroma.

NÉPHRON, *s.m.* Nephron.

NÉPHRONÉVROSE, *s.f.* Nervous nephropathy.

NÉPHRONOPHTISE HÉRÉDITAIRE DE L'ENFANT, NÉPHRONOPHTISE DE FANCONI. Familial juvenile nephronophthisis, familial juvenile nephrophthisis.

NÉPHRO-OMENTOPEXIE, *s.f.* Nephro-omentopexy.

NÉPHROPATHIE, *s.f.* Nephropathy.

NÉPHROPATHIE DES ANALGÉSIQUES. Analgesic nephropathy.

NÉPHROPATHIE BILATÉRALE FAMILIALE. Alport's syndrome. → *Alport (syndrome d').*

NÉPHROPATHIE DIABÉTIQUE. Diabetic nephropathy.

NÉPHROPATHIE ENDÉMIQUE BALKANIQUE. Balkan nephritis, Balkan nephropathy.

NÉPHROPATHIE ÉPIDÉMIQUE. Nephropathia epidemica, Myhrman-Zetterholm disease.

NÉPHROPATHIE FAMILIALE AVEC SURDITÉ. Alport's syndrome. → *Alport (syndrome d').*

NÉPHROPATHIE GLOMÉRULAIRE. Glomerulopathy.

NÉPHROPATHIE GRAVIDIQUE. Toxaemia of pregnancy. → *toxémie gravidique.*

NÉPHROPATHIE HÉMATURIQUE FAMILIALE. Alport's syndrome. → *Alport (syndrome d').*

NÉPHROPATHIE HÉMATURIQUE HÉRÉDITAIRE AVEC SURDITÉ. Alport's syndrome. → *Alport (syndrome d').*

NÉPHROPATHIE INTERSTITIELLE AIGUË IMMUNO-ALLERGIQUE. Acute allergic interstitial nephritis.

NÉPHROPATHIE OSMOTIQUE. Osmotic nephrosis, vacuolar nephrosis, hydropic nephrosis, hypokaliaemic nephrosis.

NÉPHROPATHIE POST-TRANSFUSIONNELLE. Transfusion nephritis.

NÉPHROPATHIE TUBULAIRE. Tubal nephritis, tubular nephritis.

NÉPHROPATHIE TUBULAIRE AIGUË OU ANURIQUE. Acute tubular necrosis. → *néphropathie tubulo-interstitielle aiguë.*

NÉPHROPATHIE TUBULAIRE CHRONIQUE. Renal tubular defect or dysfunction, chronic tubular nephritis.

NÉPHROPATHIE TUBULO-INTERSTITIELLE AIGUË. Acute tubular necrosis, acute tubulointerstitial nephritis, vasomotor nephropathy, acute nephrosis, desquamative nephritis, lower nephron nephrosis, crush kidney.

NÉPHROPÉRITOINE, *s.m.* Peritoneal dialysis.

NÉPHROPEXIE, *s.f.* Nephropexy.

NÉPHROPHTISE DE FANCONI. Familial juvenile nephronophthisis. → *néphronophtise héréditaire de l'enfant.*

NÉPHROPLASTIE, NÉPHROPLICATURE, *s.f.* Plication of the kidney.

NÉPHROPTOSE, *s.f.* Nephroptosis, nephroptosia.

NÉPHRORRAGIE, *s.f.* Nephrorrhagia.

NÉPHRORRAPHIE, *s.f.* Nephrorrhaphy.

NÉPHROSCLÉROSE, *s.f.* Nephrosclerosis.

NÉPHROSE, *s.f.* Nephrosis, degenerative nephritis.

NÉPHROSE AIGUË. Acute tubular necrosis. → *néphropathie tubulo-interstitielle aiguë.*

NÉPHROSE BILIAIRE. Cholaemic nephrosis, bile nephrosis.

NÉPHROSE LIPOÏDIQUE. Lipid or lipoid nephrosis, Ellis type 2 glomerulonephritis.

NÉPHROSE DE LA PARTIE DISTALE DE L'ANSE DE HENLÉ. Lower nephron nephrosis.

NÉPHROSE-NÉPHRITE, *s.f.* Nephrosonephritis.

NÉPHROSE OSMOTIQUE. Osmotic nephrosis. → *néphropathie osmotique.*

NÉPHROSIALIDOSE, *s.f.* Nephrosialidosis.

NÉPHRO-SPLÉNOGRAPHIE, *s.f.* Nephrography with splenography.

NÉPHROSPONGIOSE, *s.f.* Sponge kidney. → *rein en éponge.*

NÉPHROSTOMIE, *s.f.* Nephrostomy.

NÉPHROTIQUE (syndrome). Nephrotic syndrome.

NÉPHROTOME, *s.m.* Nephrotome.

NÉPHROSTOMIE, *s.f.* Nephrostomy.

NÉPHROTOMIE SUPERFICIELLE. Nephrolysis.

NÉPHROTOMOGRAPHIE, *s.f.* Nephrotomography.

NÉPHROTOXICITÉ, *s.f.* Nephrotoxicity.

NÉPHROTYPHUS, *s.m.* Nephrotyphoid.

NÉPHRO-URÉTÉRECTOMIE, *s.f.* Nephro-ureterectomy.

NERF, *s.m.* Nerve.

NERF ACCESSOIRE. Accessory nerve.

NERF AUDITIF. Vestibulocochlear nerve.

NERFS CRÂNIENS (syndrome paralytique unilatéral global des). Garcin's syndrome. → *Garcin (syndrome de).*

NERF GLOSSOPHARYNGIEN. Glosso-pharyngeal nerve.

NERF HYPOGLOSSE. Hypoglossal nerve.

NERF INTERMÉDIAIRE. Intermediate nerve.

NERF MOTEUR OCULAIRE EXTERNE. Abducens nerve.

NERF NASAL (syndrome du). Charlin's syndrome.

NERF OLFACTIF. Olfactory nerve.

NERF OPTIQUE. Optic nerve.

NERF PATHÉTIQUE. Trochlear nerve.

NERF PNEUMOGASTRIQUE. Vagus nerve.

NERF TRIJUMEAU. Trigeminal nerve.

NERF VAGUE. Vagus nerve.

NERF TROCHLÉAIRE. Trochlear nerve.

NERFS VASO-SENSIBLES (syndrome des). Vasovagal syncope. → *vaso-vagal (syndrome).*

NERF VESTIBULO-COCHLÉAIRE. Vestibulo-cochlear nerve.

NERF VIDIEN (syndrome du), Vidian neuralgia, Vail's syndrome.

NÉRI (signes de). Neri's signs.

NERVIN, INE, *adj.* Nervine.

NERVOSISME, *s.m.* Nervosity, nervousness.

NERVOTABES, *s.m.* Neurotabes, nervotabes, peripheral tabes, pseudotabes peripherica.

NERVOTABES DIABÉTIQUE. Diabetic tabes. → *pseudotabes diabétique.*

NÉSIDIOBLASTOME, *s.m.* Nesidioblastoma. → *insulinome.*

NÉSIDIOBLASTOSE, *s.f.* Nesidioblastosis.

NETHERTON (syndrome de). Netherton's syndrome.

NETTLESHIP (maladie de). Nettleship's disease. → *urticaire pigmentaire.*

NEUHAUSER (anomalie de). Neuhauser's figamentum arteriosum.

NEUMANN (pemphigus de). Neumann's disease. → *pemphigus végétant.*

NEURAL, ALE, *adj.* Neural.

NEURALTHÉRAPIE, *s.f.* Neuraltherapy.

NEURAMINIDASE, *s.f.* Neuraminidase.

NEURAPRAXIE, *s.f.* Neurapraxia.

NEURASTHÉNIE, *s.f.* Neurasthenia, neurataxia, neurataxy, neurosism, neurasthenic neurosis, nervosism, Beard's disease, fatigue state.

NEURASTHÉNIE CÉRÉBRALE. Cerebrasthenia. → *cérébrasthénie.*

NEURASTHÉNIE À FORME GASTRIQUE. Gastric neurasthenia.

NEURASTHÉNIE JUVÉNILE. Neurasthenia praecox.

NEURASTHÉNIE D'ORIGINE SURRÉNALE. Adrenal neurasthenia.

NEURASTHÉNIE SEXUELLE. Sexual neurasthenia.

NEURASTHÉNIE SPINALE. Spinal neurasthenia.

NEURASTHÉNIQUE, *s.m.* ou *f.* Neurastheniac.

NEURASTHÉNIQUE, *adj.* Neurasthenic.

NEURECTOMIE, *s.f.* Neurectomy.

NEURECTOMIE INTRAMURALE. Endarteriectomy. → *endartériectomie.*

NEURILEMME, *s.m.* Neurilemma.

NEURILEMMOME, *s.m.* Neurilemmoma. → *neurinome.*

NEURINOME, *s.m.* Neurilemmoma, neurinoma, neurinomatosis, peripheral glioma, perineural glioma or fibroblastoma, myoschwannoma, schwannoma, schwannoglioma, neuroschwannoma, Schwann's tumour, nerve sheath tumour.

NEURINOME DE L'ACOUSTIQUE. Acoustic neurinoma, eight nerve tumour.

NEURINOME DE GARRÉ. Glandular malignant schwannoma.

NEURO-ACROPATHIE, *s.f.* Ulceromutilating acropathia. → *acropathie ulcéro-mutilante.*

NEURO-ANÉMIQUE (syndrome). Neuro-anaemic syndrome, vitamin B12 neuropathy, anaemic polyneuritis.

NEURO-ANÉMIQUE (syndrome) AVEC SCLÉROSES COMBINÉES DE LA MŒLLE ÉPINIÈRE. Lichtheim's syndrome.

NEUROAPUDOMATOSE, *s.f.* Neuroapudomatosis.

NEURO-ARTHRITISME, *s.m.* Neuro-arthritism.

NEUROBIOLOGIE, *s.f.* Neurobiology.

NEUROBLASTE, *s.m.* Neuroblast.

NEUROBLASTOME, *s.m.* Neuroblastoma.

NEUROBRUCELLOSE, *s.f.* Neurobrucellosis. → *neuromélitococcie.*

NEUROCHIMIE, *s.f.* Neurochemistry.

NEUROCHIRURGIE, *s.f.* Neurosurgery.

NEUROCHIRURGIEN, *s.m.* Neurosurgeon.

NEUROCRÂNE, *s.m.* Neurocranium.

NEUROCRINIE, *s.f.* 1° Neurocrinia. – 2° Neurosecretion.

NEUROCRISTOPATHIE, *s.f.* Neurocristopathy.

NEUROCUTANÉ, NÉE, *adj.* Neurocutaneous.

NEUROCYTOME, *s.m.* Ganglioneuroma. → *ganglioneurome.*

NEURODERMATOSE, *s.f.* Neurodermatosis.

NEURODERMITE, *s.f.* Neurodermatitis. → *névrodermite.*

NEURODIAGNOSTIC, *adj.* Neurodiagnosis.

NEURODYSLEPTIQUE, *adj.* Hallucinogenic.

NEUROECTODERME, *s.m.* Neuroectoderm.

NEURO-ECTODERMOSE, NEURO-ECTODERMATOSE, *s.f.* Neuroectodermal phacomatosis. → *phacomatose.*

NEURO-ECTODERMOSE CONGÉNITALE. Hereditary ectodermal polydysplasia. → *polydysplasie ectodermique héréditaire.*

NEURO-ENDARTÉRIECTOMIE ou **N.-E. INTRA-MURALE.** Neuroendarteriectomy. → *endartériectomie.*

NEURO-ENDOCRINIEN, IENNE, *adj.* Neuro-endocrine.

NEURO-ENDOCRINOLOGIE, *s.f.* Neuroendocrinology.

NEURO-ÉPITHÉLIOME, *s.m.* Neurocytoma, neuroepithelioma, medullo-epithelioma.

NEUROÉPITHÉLIUM, *s.m.* Neuroepithelium.

NEUROFIBRILLE, *s.f.* Neurofibril.

NEUROFIBROMATOSE, *s.f.* Neurofibromatosis. → *Recklinghausen (maladie ou neurofibromatose de von).*

NEUROFIBROME, *s.m.* Neurofibroma.

NEUROFIBRO-SARCOMATOSE, *s.f.* Neurofibro-sarcomatosis.

NEUROGANGLIOME, *s.m.* Glanglioneuroma. → *ganglioneurome.*

NEUROGÈNE, *s.f.* Neurogenous, neurogenic.

NEUROGÉRIATRIE, *s.f.* Neurogeriatrics.

NEUROGLIOBLASTOME, *s.m.* Neurospongioma. → *neurospongiome.*

NEUROGLIOMATOSE, *s.f.* Neurogliomatosis, neurogliosis.

NEUROGLIOME, *s.m.* Ganglioneuroma, neuroglioma. → *ganglioneurome.*

NEUROGLIOME (syndrome du). Severe neuralgia, trophic and vasomotor troubles produced by traumatic or terminal neuroma.

NEUROHORMONE, *s.f.* Neurohormone.

NEUROHYPOPHYSE, *s.f.* Neurohypophysis.

NEUROLEMME, *s.m.* Neurilemma.

NEUROLEPTANALGÉSIE, *s.f.* Neuroleptanalgesia.

NEUROLEPTIQUE, *adj.* Neuroleptic.

NEUROLEPTIQUES (syndrome malin des). Neuroleptic malignant syndrome.

NEUROLIPOMATOSE, *s.f.* Neurolipomatosis.

NEUROLIPOMATOSE DOULOUREUSE. Neurolipomatosis dolorosa. → *Dercum (maladie de).*

NEUROLOGIE, *s.f.* Neurology.

NEUROLOGUE, *s.m. ou f.* Neurologist.

NEUROLOPHOME, *s.m.* Neurolophoma.

NEUROLYMPHOMATOSE, *s.f.* Neurolymphomatosis.

NEUROLYSE, *s.f.* Neurolysis.

NEUROLYTIQUE, *adj.* Neurolytic.

NEUROME, *s.m.* Neuroma.

NEUROMÉDIATEUR, *adj.* et *s.m.* Neurotransmitter. → *médiateur chimique.*

NEUROMÉLITOCOCCIE, *s.f.* Neuromelitococcosis, neurobrucellosis.

NEUROMÈRE, *s.m.* Neuromere.

NEUROMIMÉTIQUE, *adj.* Neuromimetic.

NEUROMYÉLITE OPTIQUE AIGUË. Neuromyelitis optica, optica, neuromyelitis, neuroencephalomyelopathy, neuro-optic myelitis, ophthalmoneuromyelitis, Devic's disease.

NEUROMYOPATHIE, *s.f.* Neuromyopathy.

NEUROMYOSITE, *s.f.* Neuromyositis.

NEURONAL, ALE, *adj.* Neuronal.

NEURONE, *s.m.* Neuron, neurone.

NEURONIQUE, *adj.* Neuronic.

NEURONITE, *s.f.* Neuronitis.

NEURONITE VESTIBULAIRE. Vestibular neuronitis.

NEURONOLYSE, *s.f.* Neuronophagia. → *neuronophagie.*

NEURONOPHAGIE, NEUROPHAGIE, *s.f.* Neuronophagia, neuronophagy, neuronophagocytosis.

NEURO-ŒDÉMATEUX (syndrome). Infectious oedematous polyneuritis, neurooedematous syndrome, Debré-Marie syndrome.

NEUROPAPILLITE, *s.f.* Neuropapillitis.

NEUROPATHIE, *s.f.* Neuropathy, neuropathic diathesis, psychopathic diathesis.

NEUROPATHIE AMYLOÏDE. Amyloid neuropathy.

NEUROPATHIE AMYLOÏDE FAMILIALE. Familial amyloid neuropathy. → *polyneuropathie amyloïde primitive.*

NEUROPATHIE OPTIQUE. Optic neuropathy.

NEUROPATHIE PAR COMPRESSION. Entrapment neuropathy, pressure neuritis.

NEUROPATHIE DÉGÉNÉRATIVE RADICULAIRE. Degenerative radicular neuropathy.

NEUROPATHIE DIABÉTIQUE. Diabetic neuropathy.

NEUROPATHIE HYPERTROPHIQUE PRIMITIVE OU NEUROPATHIE HYPERTROPHIQUE SENSITIVO-MOTRICE HÉRÉDITAIRE. Progressive hypertrophic polyneuritis. → *névrite hypertrophique progressive familiale.*

NEUROPATHIE PARANÉOPLASIQUE. Paraneoplastic neuropathy.

NEUROPATHIE PÉRIPHÉRIQUE. Peripheral neuropathy.

NEUROPATHIE RADICULAIRE SENSITIVE HÉRÉDITAIRE. Sensory radicular neuropathy. → *acropathie ulcéro-mutilante.*

NEUROPATHIE SENSITIVE HÉRÉDITAIRE. Hereditary sensitive neuropathy.

NEUROPATHIE TOMACULAIRE. Tomacular neuropathy.

NEUROPATHOLOGIE, *s.f.* Neuropathology.

NEUROPEPTIDE, *s.m.* Neuropeptide.

NEUROPHAGIE, *s.f.* Neuronophagia. → *neuronophagie.*

NEUROPHARMACOLOGIE, *s.f.* Neuropharmacology.

NEUROPHYLACTIQUE, *adj.* Protecting the nervous system.

NEUROPHYLAXIE, *s.f.* Protection of the nervous system.

NEUROPHYSINE, *s.f.* Neurophysin.

NEUROPHYSIOLOGIE, *s.f.* Neurophysiology.

NEUROPILE, *s.m.* Neuropil.

NEUROPLÉGIQUE, *adj.* Neuroleptic.

NEUROPORE, *s.m.* Neuropore.

NEUROPROBASIE, *s.f.* Neuroprobasia.

NEUROPSYCHIATRIE, *s.f.* Neuropsychiatry.

NEUROPSYCHOCHIMIE, *s.f.* Neuropsychochemistry.

NEUROPSYCHOLOGIE, *s.f.* Neuropsychology.

NEUROPSYCHOPHARMACOLOGIE, *s.f.* Neuropsychopharmacology.

NEUROPTICOMYÉLITE AIGUË. Neuromyelitis optica. → *neuromyélite optique aiguë.*

NEURORADIOLOGIE, *s.f.* Neuroradiology.

NEURORÉACTION, *s.f.* Neurorecurrence, meningorecurrence.

NEURORÉACTIVATION, *s.f.* Neurorecurrence. → *neuroréaction.*

NEURORÉCEPTEUR, *s.m.* Neuroceptor.

NEURORÉCIDIVE, *s.f.* Neurorelapse, neurorecidive.

NEURORÉTINITE, *s.f.* Neuroretinitis.

NEURORRAPHIE, *s.f.* Neurorrhaphy.

NEUROSARCOME, *s.m.* Neurosarcoma, malignant neuroma.

NEUROSCIENCES, *s.f. pl.* Neurosciences.

NEUROSÉCRÉTION, *s.f.* Neurosecretion.

NEUROSPONGIOME, *s.m.* Medulloblastoma, neurospongioma, glioblastoma isomorphe.

NEUROSTÉROÏDE, *s.m.* Neurosteroid.

NEUROSTIMULATEUR, *s.m.* Spinal cord stimulator.

NEUROSTIMULATION, *s.f.* Neurostimulation.

NEUROSYPHILIS, *s.f.* Neurosyphilis, neurolues.

NEUROTABÈS, *s.m.* Neurotabes. → *nervotabes.*

NEUROTACHYCARDIQUE (syndrome). Cardioneurosis. → *cœur irritable.*

NEUROTENSINE, *s.f.* Neurotensin.

NEUROTISATION, *s.f.* Neurotization.

NEUROTMÉSIS, *s.f.* Neurotmesis.

NEUROTOME, *s.m.* Neurotome, neuromere.

NEUROTOMIE, *s.f.* Neurotomy.

NEUROTOMIE JUXTA-PROTUBÉRANTIELLE. Dandy's operation.

NEUROTONIE, *s.f.* Neurotonia. → *dystonie neurovégétative.*

NEUROTOXINE, *s.f.* Neurotoxin.

NEUROTOXIQUE, *adj.* Neurotoxie.

NEUROTOXIQUE (syndrome). Nervous and severe form of the cholera infantum.

NEUROTRANSMETTEUR, *s.m.* Neurotransmittor. → *médiateur chimique.*

NEUROTRIPSIE, *s.f.* Neurotripsy.

NEUROTROPE, *adj.* Neurotropie, neurotrope.

NEUROTROPHINE, *s.f.* Neurotrophin.

NEUROTROPHIQUE, *adj.* Neurotrophic, trophoneurotic.

NEUROTROPIQUE, *adj.* Neurotropic, neurotrope.

NEUROTROPIQUES (accidents). Neurorecurrence.

NEUROTROPISME, *s.m.* Neurotropism, neurotropy, neutropism.

NEUROTUBULE, *s.m.* Neurotubule.

NEUROVACCIN, *s.m.* Neurovaccine.

NEUROVÉGÉTATIF, IVE, *adj.* Neurovegetative.

NEUROVESSIE, *s.f.* Neuropathic bladder.

NEURULATION, *s.f.* Neurulation.

NEUTRALISATION OCULAIRE. Uniocular suppression.

NEUTRON, *s.m.* Neutron.

NEUTROPÉNIE, *s.f.* Neutropenia.

NEUTROPÉNIE CYCLIQUE OU PÉRIODIQUE CHRONIQUE. Periodic neutropenia, cyclic neutropenia.

NEUTROPÉNIE FAMILIALE DE GANSSLEN. Familial neutropenia, familial benign chronic neutropenia.

NEUTROPÉNIE PÉRIODIQUE. Periodic neutropenia. → *neutropénie cyclique.*

NEUTROPÉNIE SPLÉNIQUE. Primary splenic neutropenia, splenic neutropenia, hypersplenic neutropenia.

NEUTROPHILE, *adj.* et *s.m.* Neutrophil. – *adj.* Neutrophilic.

NÉVRAGMIE, *s.f.* Neuragmia.

NÉVRALGIE, *s.f.* Neuralgia.

NÉVRALGIE AMYOTROPHIANTE DE L'ÉPAULE. Neuralgic amyotrophy. → *Parsonage et Turner (syndrome de).*

NÉVRALGIE DE BRISSAUD. Sympatheticalgia of the face. → *névralgisme facial.*

NÉVRALGIE CERVICO-OCCIPITALE PAR SURMENAGE NERVEUX OU POST-TRAUMATIQUE. Tension headache, cervical tension syndrome, cervical myospasm, cervical myositis, cervical fibrositis, occipital (or suboccipital) neuralgia (or neuritis), post traumatic neck syndrome.

NÉVRALGIE ÉPILEPTIFORME. Epileptiform trigeminal neuralgia. → *tic douloureux de la face.*

NÉVRALGIE FACIALE. Trigeminal or trifacial neuralgia, Fothergill's neuralgia or disease, facial neuralgia prosopalgia, prosoponeuralgia.

NÉVRALGIE DU GANGLION CILIAIRE. Nasociliary neuralgia.

NÉVRALGIE DU GANGLION GÉNICULÉ. Geniculate neuralgia, otic neuralgia, neuralgia facialis vera, Hunt's neuralgia.

NÉVRALGIE DU GANGLION SPHÉNOPALATIN. Sphenopalatine neuralgia. → *Sluder (syndrome de).*

NÉVRALGIE DU GLOSSOPHARYNGIEN. Glossopharyngeal neuralgia.

NÉVRALGIE DE HUNT. Hunt's neuralgia. → *névralgie du ganglion géniculé.*

NÉVRALGIE DU MOIGNON. Stump neuralgia.

NÉVRALGIE POST-ZOSTÉRIENNE. Post herpetic neuralgia.

NÉVRALGIE DE RAMSAY HUNT. Hunt's neuralgia. → *névralgie du ganglion géniculé.*

NÉVRALGIE SCIATIQUE. Sciatic neuralgia.

NÉVRALGIE DU SEIN. Cooper's irritable breast.

NÉVRALGIE DE SLUDER. Sluder's neuralgia. → *Sluder (syndrome de).*

NÉVRALGIE TEMPORO-MAXILLAIRE. Mandibular joint neuralgia.

NÉVRALGIE TESTICULAIRE. Orchidalgia. → *orchialgie.*

NÉVRALGIE DU TRIJUMEAU. Trigeminal neuralgia. → *névralgie faciale.*

NÉVRALGIQUE, *adj.* Neuralgic.

NÉVRALGISME FACIAL. Sympatheticalgia of the face, local painful neurosis of the face.

NÉVRAXE, *s.m.* Neuraxis.

NÉVRAXITE, *s.f.* Neuraxitis.

NÉVRAXITE ÉPIDÉMIQUE. Encephalitis lethargica. → *encéphalite épidémique d'Economo-Cruchet.*

NÉVRAXITE VERTIGINEUSE. Epidemic vertigo or nausea.

NÉVRAXITIQUE, *adj.* Pertaining to neuraxitis.

NÉVRECTOMIE, *s.f.* Neurectomy.

NÉVRITE, *s.f.* Neuritis.

NÉVRITE ALCOOLIQUE. Alcoholic neuritis.

NÉVRITE DE LA CEINTURE SCAPULAIRE. Neuralgic amyotrophy. → *Parsonage et Turner (syndrome de).*

NÉVRITE CENTRIFUGE. Descending neuritis.

NÉVRITE DU CYLINDRAXE ET DE LA MYÉLINE. Parenchymatous neuritis, axial neuritis, central neuritis.

NÉVRITE DÉGÉNÉRATIVE. Degenerative neuritis.

NÉVRITE HYPERTROPHIQUE PRIMITIVE. Progressive hypertrophic polynevritis. → *névrite hypertrophique progressive familiale.*

NÉVRITE HYPERTROPHIQUE PROGRESSIVE FAMILIALE. Progressive hypertrophic interstitial neuropathy, interstitial hypertrophic neuritis, progressive hypertrophic polyneuritis.

NÉVRITE HYPERTROPHIQUE PROGRESSIVE FAMILIALE, TYPE DEJERINE-SOTTAS. Dejerine-Sottas disease. → *Dejerine-Sottas (type).*

NÉVRITE INTERSTITIELLE. Interstitial neuritis.

NÉVRITE LÉPREUSE. Leprous neuritis.

NÉVRITE LIPOMATEUSE. Lipomatous neuritis, Leyden's neuritis.

NÉVRITES MULTIPLES. Disseminated neuritis.

NÉVRITE OPTIQUE. Optic neuritis.

NÉVRITE OPTIQUE INTRARÉTINIENNE. Intraocular neuritis.

NÉVRITE OPTIQUE RÉTROBULBAIRE. Retrobulbar neuritis, orbital optic neuritis, postocular neuritis, retrobulbar optic neuritis.

NÉVRITE PALUDÉENNE. Malarial neuritis.

NÉVRITE PORPHYRIQUE. Porphyric neuritis.

NÉVRITE SATURNINE. Lead neuritis, neuritis saturnina.

NÉVRITE SCIATIQUE. Sciatic neuritis.

NÉVRITE SEGMENTAIRE. Segmental or segmentary neuritis.

NÉVRITE SEGMENTAIRE PERIAXILE. Segmental (demyelination) neuropathy, segmental (demyelination) neuritis, pariaxial neuropathy, pariaxial neuritis.

NÉVRITE TOXIQUE. Toxic neuritis.

NÉVRITE TRAUMATIQUE. Traumatic neuritis.

NÉVRITIQUE, *adj.* Neuritic.

NÉVRODERMIE, *s.f.* Essential or neurotic pruritus.

NÉVRODERMITE, *s.f.* Neurodermatitis, neurodermitis, neurodermatosis.

NÉVRODERMITE CHRONIQUE CIRCONSTRITE. Chronic circumscribed neurodermatitis. → *prurigo simplex chronique circonscrit.*

NÉVRODERMITE DIFFUSE. Chronic circumscribed neurodermatitis. → *prurigo simplex chronique diffus.*

NÉVRODOCITE, *s.f.* Neurodocitis.

NÉVROGLIE, *s.f.* Neuroglia.

NÉVROGLIQUE, *adj.* Neurogliar, neuroglic.

NÉVROGLIQUE (sarcome). Gliosarcoma. → *gliosarcome.*

NÉVROLOGIE, *s.f.* Neurology.

NÉVROME, *s.m.* Neuroma (*pl.* neuromata).

NÉVROME D'AMPUTATION. Amputation neuroma, pseudoneuroma.

NÉVROME AMYÉLINIQUE. Amyelinic neuroma.

NÉVROME CUTANÉ. Neuroma cutis.

NÉVROME DÉGÉNÉRÉ EN KYSTE. Cystic neuroma.

NÉVRIOME MYÉLINIQUE. Medullated neuroma, fascicular or myelinic neuroma.

NÉVROME PLEXIFORME. Plexiform neuroma, fibrillary neuroma, Verneuil's neuroma.

NÉVROME TRAUMATIQUE. Terminal or traumatic neuroma.

NÉVROME VASCULAIRE. Neuroma telangiectodes, naevoid neuroma.

NÉVROPATHIE, *s.f.* Neurasthenia. → *neurasthénie.*

NÉVROPTICOMYÉLITE, *s.f.* Neuromyelitis optica. → *neuromyélite optique.*

NÉVROSE, *s.f.* Neurosis (*pl.* neuroses).

NÉVROSE D'ABANDON. Neurosis of abandonment.

NÉVROSE D'ANGOISSE. Anxiety neurosis.

NÉVROSE D'APPRÉHENSION. Expectation neurosis.

NÉVROSE DE CARACTÈRE. Character neurosis.

NÉVROSE CARDIAQUE. Cardioneurosis. → *cœur irritable.*

NÉVROSE DÉPRESSIVE. Depressive neurosis, depressive reaction.

NÉVROSE D'ÉPUISEMENT. Fatigue neurosis.

NÉVROSE DE GUERRE. War neurosis, battle neurosis, combat neurosis, military neurosis, shell shock neurosis, blast neurosis.

NÉVROSE IMPULSIVE. Compulsion neurosis.

NÉVROSE OBSESSIONNELLE. Obsessional neurosis, obsessive-compulsive neurosis.

NÉVROSE D'OPPENHEIM. Traumatic neurosis. → *névrose traumatique.*

NÉVROSE PHOBIQUE. Phobia, phobic neurosis.

NÉVROSE PROFESSIONNELLE. Occupation neurosis, craft neurosis, professional neurosis or neurasthenia, copodyskinesia, coordinated business neurosis.

NÉVROSE TACHYCARDIQUE. Cardioneurosis. → *cœur irritable.*

NÉVROSE DE TRANSFERT. Transference neurosis.

NÉVROSE TRAUMATIQUE. Traumatic neurosis, concussion neurosis, accident neurosis, post traumatic neurosis.

NÉVROSISME, *s.m.* Nervosity nervousness.

NÉVROSTHÉNIQUE, *adj.* Pertaining to neurasthenia.

NÉVROTOMIE, *s.f.* Neurotomy.

NÉVROTOMIE JUXTA-PROTUBÉRANTIELLE. Juxtapontine neurotomy (Dandy's operation).

NÉVROTOMIE RÉTROGASSÉRIENNE. Frazier-Spiller operation, Frazier's operation, Spiller's operation, retrogasserian neurotomy.

NEWCASTLE (maladie de). Newcastle's disease.

NEWTON, *s.m.* Newton.

NEZ, *s.m.* Nose.

NEZ EN LORGNETTE, NEZ EN PIED DE MARMITE. Saddle nose, saddle back nose, sway back nose.

NÉZELOF (syndrome de). Nézelof's syndrome.

NFS. Abreviation for numération, formule sanguine : Blood count and differential white count.

NG. Symbol for nanogram.

N'GOUNDOU, *s.m.* Goundou. → *goundou.*

NIACINE, *s.f.* Niacin. → *vitamine PP.*

NICHAMIN (maladie de). Familial polycythaemia.

NICHE, *s.f.* Niche.

NICHE DE HAUDEK. Haudek's niche.

NICKEL, *s.m.* Nickel.

NICKERSON-KVEIM (réaction de). Kveim's test.

NICOLAÏER (bacille de). *Clostridium tetani.* → *Clostridium tetani.*

NICOLAS ET FAVRE (maladie de). Venereal lymphogranuloma, lymphogranuloma venereum, lymphogranuloma inguinale, lymphopathia venereum, inguinal poradentis, poradentis nostras, poradenia, poradenitis, poradenolymphitis, Frei's disease, Nicolas-Favre disease, Durand-Nicolas-Favre disease, fifth venereal disease, fourth or sixth venereal disease, climatic bubo, tropical bubo, inguinal lymphogranulomatosis, lymphogranulomatosis inguinalis.

NICOLAU (syndrome de). Nicolau's syndrome.

NICOLL (méthode de). Nicoll's method.

NICOTINAMIDE, *s.f.* Nicotinamide. → *vitamine PP.*

NICOTINAMIDÉMIE, *s.f.* Nicotinamidaemia.

NICOTINE, *s.f.* Nicotine.

NICOTINE (épreuve à la). Cates and Garrod test.

NICOTINIQUE (acide). Nicotinic acid.

NICOTINIQUE (amide). Nicotinamide. → *vitamine PP.*

NICOTINIQUE (effet). Nicotinic action.

NICOTINIQUE (récepteur). Nicotine receptor. → *récepteur nicotinique.*

NICOTINISME, *s.m.* Nicotinism, tabagism.

NICOTINOTHÉRAPIE, *s.f.* Therapeutic use of nicotinamide.

NICTATIO SPASTICA. Nodding spasm. → *spasmes en flexion (syndrome des).*

NICTATION, NICTITATION, *s.f.* Nictation, nictitation.

NIDATION, *s.f.* Nidation.

NIDOREUX, EUSE, *adj.* Having a smell of rotten eggs.

NIELSEN (syndrome de). Nielsen's disease.

NIEMANN-PICK (maladie de). Niemann's disease or splenomegaly, Niemann-Pick disease, phosphatide lipoidosis, lipid or lipoid or lipoidal histiocytosis, phosphatide thesaurismosis, sphingomyelinosis, sphingomyelin lipoidosis ;

NIEVERGELT ou NIEVERGELT-ERB (syndrome de). Nievergelt's or Nievergelt-Erb or Nievergelt-Pearlman syndrome.

NIGRITIE, *s.f.* Nigrities.

NIKOLSKY (signe de). Nikolsky's sign.

NIL (bouton ou herpès du). Oriental sore. → *bouton d'Orient.*

NIPIOLOGIE, *s.f.* Nepiology, nipiology.

NISHIMOTO (maladie de). Nishimoto's disease, moyamoya.

NISSEN (opération de). Fundoplication.

NIT, *s.m.* (unité de luminance). Nit.

NITRATE, *s.m.* Nitrate.

NITRÉ (dérivé). Nitrite compound.

NITRITOÏDE, *adj.* Nitritoid.

NITRITURIE, *s.f.* Nitrituria.

NITROBLEU DE TÉTRAZOLIUM (épreuve ou test au). Nitroblue tetrazolium dye test, quantitative nitroblue tetrazolium test.

NITROGLYCÉRINE, *s.f.* Nitroglycerine.

NITROPRUSSIATE, *s.m.* Nitroprusside.

NITROSYLATION, *s.f.* Nitrosylation.

nm. Symbol for nanometer ; nm.

NO. NO.

NOACK (syndrome de). Noack's syndrome, acrocephalopolysyndactyly, type I.

NOBÉCOURT (syndrome de). Nobécourt's syndrome.

NOBLE (opération de). Noble's operation.

NOCARD (bacille de). Nocard's bacillus. → *Salmonella typhimurinum.*

NOCARDIA, *s.f. Nocardia.*

NOCARDIA MINUTISSIMA. *Nocardia minutissima.*

NOCARDIOSE, *s.f.* Nocardiosis, nocardiasis.

NOCEBO, *s.m.* Nocebo.

NOCICEPTEUR, *s.m.* Nociceptor.

NOCICEPTIF, IVE, *adj.* Nociceptive.

NOCUITÉ, *s.f.* Nocuity.

NODAL, ALE, *adj.* Nodal.

NODET (maladie de). Butcher's febrile pemphigus. → *pemphigus aigu fébrile grave de Nodet.*

NODOSITÉ, *s.f.* Nodosity, node.

NODOSITÉ D'ALBINI. Albini's nodule. → *Cruveilhier (nodosité de).*

NODOSITÉ DE BOUCHARD. Bouchard's node. → *Bouchard (nodosité de).*

NODOSITÉ DE CRUVEILHIER. Albini's nodule. → *Cruveilhier (nodosité de).*

NODOSITÉ GOUTTEUSE. Gouty node.

NODOSITÉ D'HEBERDEN. Heberden's node. → *Heberden (nodosité d').*

NODOSITÉ DE MEYNET. Meynet's node. → *Meynet (nodosité de).*

NODOSITÉ RHUMATISMALE. Rheumatic nodule.

NODOSITÉ DES SURFERS. Surfers'nodule or knob or knot, Malibu disease.

NODOSITÉ DES TRAYEURS. Milker's nodule. → *tubercule des trayeurs.*

NODULAIRE, *adj.* Nodular.

NODULE, *s.m.* Nodule, nodulus.

NODULE ACTIF (thyroïdien). Hot nodule. → *nodule chaud.*

NODULE CHAUD (thyroïdien). Hot nodule (thyroid), warm nodule (thyroid).

NODULE EXSUDATIF. Grey tubercle. → *granulation grise.*

NODULE FROID (thyroïdien). Cold nodule (thyroid).

NODULE D'OSLER. Osler's node. → *Osler (nodule d').*

NODULE DE SCHMORL. Schmorl's nodule.

NODUL DES TRAYEURS. Milker's node. → *tubercule des trayeurs.*

NODULES VOCAUX. Singer's nodes or nodules, teacher's nodes or nodules, chorditis tuberosa or nodosa, chorditis cantorum, trachoma of the vocal bands or cords, vocal nodules.

NODULITE, *s.f.* Nodulitis.

NODULOSE, *s.f.* Nodulosis.

NOÉTIQUE, *adj.* Noetic.

NŒUD, *s.m.* Node.

NŒUD DE KEITH ET FLACK. Keith and Flack node. → *nœud sino-auriculaire.*

NŒUD LYMPHATIQUE. Lymphatic node.

NŒUD SINO-AURICULAIRE. Nodus sinoatrialis, sinoatrial node, atrionector, AS node, Koch's node, Keith's node, Keith and Flack node, sinus node.

NŒUD SINUSAL. Sinus node. → *nœud sino-auriculaire.*

NŒUD SINUSAL (maladie de). Sinus node dysfunction. → *sinus (maladie du).*

NŒUD VITAL. Vital node, nœud vital, vital knot, vital centre or point.

NOGUCHI (réaction de). Noguchi's test. → *luétine-réaction.*

NOLI ME TANGERE. Noli me tangere.

NOMA, *s.m.* Noma, cancrum oris, stomatitis gangrenosa, gangrenous stomatitis, cancer aquaticus, water cancer, oral gangrene.

NOMBRIL, *s.m.* V. *ombilic.*

NOMOEDÈME, *s.m.* Oedema. → *œdème.*

NONA, *s.f.* Nona.

NON COMPACTION DU VENTRICULE GAUCHE. Noncompaction of left ventricular myocardium.

NON-EFFRACTIF, IVE, *adj.* Noninvasive.

NON-MÉTAL, *s.m.* Non-metal.

NONNE-MEIGE-MILROY (syndrome de). Milroy disease. → *trophoedème.*

NONNES (bruit de). Nun's murmur. → *diable (bruit de).*

NONNE-APELT (réaction de). Nonne-Apelt reaction.

NON-SÉCRÉTEUR, TRICE, *adj.* Nonsecretor.

NON-SOI. *s.m.* Nonself.

NOO-ANALEPTIQUE, *adj.* Stimulating the vigilance.

NOONAN (syndrome de). Noonan's syndrome. Ullrich-Noonan syndrome, Ullrich-Turner syndrome.

NOOTROPE, *adj.* Nootropic.

NORADRÉNALINE, *s.f.* Norepinephrine, noradrenalin, levarterenol.

NORADRÉNERGIQUE, *adj.* Noradrenergic.

NORÉPINÉPHRINE, *s.f.* Norepinephrine. → *noradrénaline.*

NO-RESTRAINT. Nonrestraint.

NORMALITÉ, *s.f.* Normality, normalcy.

NORMAN-LANDING (maladie de). Landing-Norman disease. → *gangliosidose généralisée.*

NORMAN-ROBERTS (syndrome de). Norman-Roberts syndrome.

NORMERGIE, *s.f.* Normergy.

NORMOBLASTE, *s.m.* Normoblast.

NORMOBLASTOSE, *s.f.* Normoblastosis.

NORMOCAPNIE, *s.f.* Normocapnia.

NORMOCHROME, *adj.* Normochromic.

NORMOCYTAIRE (série). Erythrocyte series. → *érythrocytaire (série).*

NORMOCYTE, *s.m.* Normocyte, akaryocyte.

NORMOCYTOSE, *s.f.* Normocytosis.

NORMODROME, *adj.* Normodromous.

NORMOKALIÉMIQUE, *adj.* Normokaliaemic.

NORMOLIPIDÉMIE, *s.f.* Normolipidaemia.

NORMOSPERMIE, *s.f.* Normospermia.

NORMOTHYROÏDIE, *s.f.* Euthyroidism. → *euthyréose.*

NORMOTOPE, *adj.* Normotopic.

NORMOVOLÉMIE, *s.f.* Normovolaemia.

NORMOXÉMIE, *s.f.* Normoxia.

NORMOXIE, *s.f.* Normoxia.

NORRIE (maladie de). Norrie's disease.

***NOSEMA*,** *s.f. Nosema.*

NOSENCÉPHALE, *s.m.* Nosencephalus.

NOSOCOMIAL, ALE, *adj.* Nosocomial.

NOSOGÉNIE, *s.f.* Nosogeny.

NOSOGRAPHIE, *s.f.* Nosography.

NOSOLOGIE, *s.f.* Nosology.

NOSOLOGIQUE, *adj.* Nosologic, nosological.

NOSOMANIE, *s.f.* Nosomania.

NOSOPHOBIE, *s.f.* Nosophobia.

NOSOTHÉRAPIE, *s.f.* Nosotherapy.

NOSOTOXICOSE, *s.f.* Nosotoxicosis. → *auto-intoxication.*

NOSTALGIE, *s.f.* Nostalgia, nostalgy.

NOSTRAS, *adj.* Nostras.

NOTALGIE, *s.f.* Notalgia.

NOTENCÉPHALE, *s.m.* Notencephalus.

NOTOCORDE, *s.f.* Notochord.

NOTOMÈLE, *s.m.* Notomelus.

NOUEUSE DE LA MAMELLE (maladie). Cystic disease of the breast. → *kystique de la mamelle (maladie).*

NOURRISSON, *s.m.* Infant, nursling, nurseling, suckling.

NOUURE, *s.f.* Node, nodosity.

NOUURE DES ARTICULATIONS. Rickets.

NOUVEAU-NÉ, *s.m.* et *adj.* Newborn.

NOYADE, *s.f.* Drowning.

NOYAU, *s.m.* Nucleus, core.

NOYAUX BASAUX. Basal nuclei.

NOYAU ROUGE. Red nucleus.

NOYAU ROUGE (syndrome alterne du). Inferior syndrome of red nucleus, inferior nucleus ruber syndrome.

NOYAU ROUGE (syndrome controlatéral du). Superior syndrome of red nucleus, Foix's syndrome.

NOYAU ROUGE (syndrome inférieur du). Inferior syndrome of red nucleus. → *noyau rouge (syndrome alterne du).*

NOYAU ROUGE (syndrome supérieur du). Superior syndrome of red nucleus. → *noyau rouge (syndrome controlatéral du).*

NUBILITÉ, *s.f.* Nubility.

NUCLÉASE, *s.f.* Nuclease.

NUCLÉIDE, *s.m.* Nuclide.

NUCLÉOCAPSIDE, *s.f.* Nucleocapsid.

NUCLÉOÏDE, *s.m.* Nucleocapsid.

NUCLÉOLE, *s.m.* Nucleolus.

NUCLÉOLYSE, *s.f.* Chemonucleosis.

NUCLÉON, *s.m.* Nucleon.

NUCLÉOPATHIE, *s.f.* Discopathy.

NUCLÉOPHAGOCYTOSE, *s.f.* Nucleophagocytosis.

NUCLÉOPLASME, *s.m.* Nucleoplasm.

NUCLÉOPROTÉINE, *s.f.* Nucleoprotein.

NUCLÉORTHÈSE, *s.f.* Nucleorthese.

NUCLÉOSIDASE, *s.f.* Nucleosidase.

NUCLÉOSIDE, *s.m.* Nucleoside.

NUCLÉOSOME, *s.m.* Nucleosome.

NUCLÉOTIDE, *s.m.* Nucleotide.

NUCLEUS PULPOSUS. Pulpy nucleus.

NUCLIDE, *s.m.* Nuclide.

NUCLIDE RADIO-ACTIF. Rationuclide, radioactive nuclide.

NULLIPARE. 1° *s.f.* Nullipara. – 2° *adj.* Nulliparous.

NUMÉRATION GLOBULAIRE. Blood count, haematimetry, haemacytometry, cytometry.

NUMÉRATION DES PARASITES DANS LE SANG. Parasite count.

NUMÉRATION DES PLAQUETTES SANGUINES. Platelet count.

NUMMULAIRE, *adj.* Nummular.

NUQUE (signe de la). Neck sign.

NUTATION, *s.f.* Nutation.

NUTRACEUTIQUE, *s.f.* Nutraceuticals, pharmafood.

NUTRIMENT, *s.m.* Nutriment.

NUTRITION, *s.f.* Nutrition.

NUTRITION FORMATIVE. Morphologic synthesis.

NYCTALGIE PARESTHÉSIQUE DES MEMBRES INFÉRIEURS. Acroparaesthesia. → *acroparesthésie ;*

NYCTALOPIE, *s.f.* Ability to see better in a dim light (sens contraire à celui du terme anglais « nyctalopia »).

NYCTHÉMÉRAL, ALE, *adj.* Nyctohemeral, nycterohemeral.

NYCTHÉMÈRE, *s.m.* Nyctohemera, nycterohemera.

NYCTURIE, *s.f.* Nycturia.

NYGAARD-BROWN (syndrome de). Nygaard-Brown syndrome.

NYMPHOMANIE, *s.f.* Nymphomania, hysteromania, uteromania, clitoromania.

NYMPHOTOMIE, *s.f.* Nymphotomy.

NYSTAGMIFORME, *adj.* Nystagmiform.

NYSTAGMOGRAPHIE, *s.f.* Nystamography.

NYSTAGMOMÉTRIE, *s.f.* Nystagmometry.

NYSTAGMUS, *s.m.* Nystagmus, nystaxis, ocular ataxia.

NYSTAGMUS DIVERGENT. Disjunctive nystagmus.

NYSTAGMUS DE FIXATION. Fixation nystagmus.

NYSTAGMUS HORIZONTAL. Lateral nystagmus.

NYSTAGMUS INDÉPENDANT DES DEUX YEUX. Dissociated nystagmus.

NYSTAGMUS LABYRINTHIQUE. Aural nystagmus, vestibular nystagmus, labyrinthine nystagmus.

NYSTAGMUS DES MINEURS. Miners' nystagmus.

NYSTAGMUS DE NYLEN. Positional nystagmus, central type.

NYSTAGMUS OPTOCINÉTIQUE. Opticokinetic or optokinetic nystagmus, railroad nystagmus.

NYSTAGMUS PENDULAIRE. Undulatory nystagmus, oscillating or oscillatory nystagmus, vibrating nystagmus, pendular or pendulous nystagmus.

NYSTAGMUS PHARYNGÉ ET LARYNGÉ. Pharyngeal nystagmus. → *myoclonique vélopalatin (syndrome).*

NYSTAGMUS DE POSITION OU DE POSTURE. Positional or postural nystagmus.

NYSTAGMUS DE POSITION, TYPE I. Positional nystagmus central type.

NYSTAGMUS PROVOQUÉ DE BÁRÁNY. Bárány's test. → *Bárány (épreuve de).*

NYSTAGMUS À RESSORT. Rhythmical nystagmus, jerking or resilient nystagmus.

NYSTAGMUS RETRACTORIUS. Nystagmus retractorius.

NYSTAGMUS ROTATOIRE. Rotatory nystagmus.

NYSTAGMUS VERTICAL. Vertical nystagmus.

NYSTAGMUS VESTIBULAIRE CALORIQUE. Bárány's test. → *Bárány (épreuve de).*

NYSTAGMUS DU VOILE. Pharyngeal nystagmus. → *myoclonique vélopalatin (syndrome).*

NYSTATINE, *s.f.* Nystatin.

O

O. Chemical symbol for oxygen.

Ω. (omega). Symbol for ohm.

O (composé) de Kendall. Kendall's compound O. → *œstradiol.*

O_2 (capacité du sang en). Oxygen capacity.

O_2 (concentration du sang en). Blood oxygen content.

O_2 (contenance du sang en). Blood oxygen content.

O_2 (pression partielle en). Partial pressure in oxygen. → *oxygène (pression partielle en).*

O_2 (saturation du sang en). Oxygen saturation.

O_2 (teneur du sang en). Blood oxygen content.

OAD. RAO.

OAG. LAO.

OAP. Symbol for *œdème aigu pulmonaire* : acute pulmonary oedema.

OARIULE, *s.m.* Yellow body.

OBERMEIER (spirille ou spirochète d'). *Borrelia recurrentis.* → *Borrelia recurrentis.*

OBÈSE, *adj.* Obese.

OBÉSITÉ, *s.f.* Obesity.

OBÉSITÉ ALIMENTAIRE. Alimentary obesity, simple obesity, exogenous obesity.

OBÉSITÉ DOULOUREUSE. Adiposis dolorosa. → *Dercum (maladie de).*

OBÉSITÉ D'EAU ET DE SEL. Obesity with retention of fluid and salt (hyperhydropexia).

OBÉSITÉ ENDOCRINIENNE. Endocrine obesity.

OBÉSITÉ GÉNITALE. Hypogonad obesity.

OBÉSITÉ HYPOPHYSAIRE. Pituitary obesity or adiposity.

OBÉSITÉ HYPOTHYROÏDIENNE. Thyroid obesity. → *obésité thyroïdienne.*

OBÉSITÉ INSULINIENNE. Hyperinsulinar obesity.

OBÉSITÉ OSTÉOPOROTIQUE. Cushing's syndrome.

OBÉSITÉ PARADOXALE AVEC RÉTENTION D'EAU. Hypoplasmic obesity.

OBÉSITÉ SPONGIEUSE. Hypoplasmic obesity.

OBÉSITÉ SURRÉNALE. Hyperinterrenal obesity.

OBÉSITÉ THYROÏDIENNE. Hypothyroid obesity, thyroid obesity.

OBÉSITÉ PAR TROUBLES DU MÉTABOLISME. Endogenous obesity.

OBITOIRE, *s.m.* Funeranium.

OBJECTIF, IVE, *adj.* Objective.

OBLITÉRATION TERMINO-AORTIQUE PAR ARTÉRITE (syndrome de l'). Leriche's syndrome. → *Leriche (syndrome de).*

OBLITÉRATION DES TRONCS SUPRA-AORTIQUES. Takayashu's disease. → *Takayashu (maladie ou syndrome de).*

OBNUBILATION, *s.f.* Obnubilation.

OBRINSKY (syndrome d'). Obrinski's syndrome.

OBSERVANCE THÉRAPEUTIQUE. Patient's compliance.

OBSERVATION, *s.f.* (d'un malade). Observation.

OBSERVATION ÉCRITE (d'un malade : le dossier). Case history.

OBSERVATION MÉDICALE. Case report.

OBSERVATION SUIVIE (d'un malade). Follow-up history.

OBSESSION, *s.f.* Obsession, obsessional disorder, mental happening.

OBSIDIONAL, ALE, *adj.* Obsidional.

OBSTÉTRICAL, ALE, *adj.* Obstetric, obstetrical.

OBSTÉTRICIE, OBSTÉTRIQUE, *s.f.* Obstetrics, cyesiology, midwifery.

OBSTÉTRICIEN. *s.m.* Obstetrician.

OBSTRUCTIF (syndrome respiratoire). Obstructive pulmonary disase.

OBSTRUCTION, *s.f.* Obstruction.

OBSTRUCTION INCOMPLÈTE. Partial obstruction.

OBSTRUCTION INTESTINALE. Intestinal obstruction ileus.

OBSTRUCTION URÉTÉRALE. Ureteral obstruction.

OBTURATION, *s.f.* Closure, obturation.

OBTUSION, *s.f.* Obtusion.

OCCIPITAL, ALE, *adj.* Occipital.

OCCIPITAL, *s.m.* Occipital bone.

OCCIPITO-BREGMATIQUE, ALE, *adj.* Occipitobregmatic.

OCCIPITO-FRONTAL, ALE, *adj.* Occipitofrontal.

OCCIPITO-MENTONNIER, IÈRE, *adj.* Occipitomental, mento-occipital.

OCCIPUT MOU. Craniotabes, craniomalacia.

OCCLUSION, *s.f.* Occlusion.

OCCLUSION D'UNE ARTÈRE ENTÉRO-MÉSENTÉRIQUE. Enteromesenteric occlusion.

OCCLUSION INTESTINALE. Intestinal obstruction, ileus.

OCCLUSION INTESTINALE PAR CORPS ÉTRANGER. Impaction of the bowel.

OCHRODERMIE, *s.f.* Ochrodermia.

OCHRONOSE, *s.f.* Ochronosis, ochronosus.

OCKELBO (maladie d'). Ockelbo disease.

OCTRÉOTIDE, *s.m.* Octreotide.

OCULAIRE, *adj.* Oculary.

OCULAIRE-SYMPATHIQUE (syndrome). Horner's syndrome. → *Claude Bernard (syndrome de).*

OCULARISTE, *s.m.* Ocularist.

OCULISTE, *s.m.* Ophthalmologist, oculist.

OCULISTIQUE, *s.f.* Ophthalmology, oculistics.

OCULO-CARDIAQUE (réflexe). Oculocardiac reflex. → *réflexe oculo-cardiaque.*

OCULO-CÉRÉBRO-FACIAL (syndrome). Oculocerebrofacial syndrome.

OCULO-CÉRÉBRO-RÉNAL (syndrome). Oculocerebrorenal syndrome. → *Lowe (syndrome de).*

OCULO-CERVICO-FACIAL (syndrome). Cervicooculoacoustic syndrome. → *cervico-oculo-acoustique (syndrome).*

OCULOGYRE, *adj.* Oculogyric.

OCULO-MANDIBULO-FACIAL (syndrome). François's syndrome. → *François (syndrome de ou syndrome dyscéphalique de).*

OCULO-MOTEUR, TRICE, *adj.* Oculomotor.

OCULO-MOTEUR PNEUMATIQUE (réflexe). Pneumatic test. → *Hennebert (syndrome d').*

OCULO-MUCO-CUTANÉ (syndrome). Mucocutaneous-ocular syndrome. → *muco-cutanéo-oculaire (syndrome).*

OCULO-RÉACTION, *s.f.* Ophthalmoreaction, ophthalmic reaction, Calmette's reaction, oculoreaction.

OCULO-SYMPATHIQUE PARALYTIQUE (syndrome). Horner's syndrome. → *Claude Bernard-Horner (syndrome de).*

OCULO-URÉTRO-SYNOVIAL (syndrome). Reiter's syndrome. → *Fiessinger et Leroy (syndrome de).*

OCULO-VERTÉBRAL (syndrome). Oculovertebral syndrome. → *Weyers et Thier (syndrome de).*

OCYTOCINE, *s.f.* Oxytocin, alpha hypophamine.

OCYTOCIQUE, *adj.* Oxytocic, ocytocic.

ODDI (sphincter d'). Oddi's muscle.

ODDITE, *s.f.* Odditis.

ODONTALGIE, *s.f.* Odontalgia.

ODONTOBLASTE, *s.m.* Odontoblaste.

ODONTOCIE, *s.f.* Odontocia.

ODONTOGÉNIE, *s.f.* Odontogeny, odontogenesis.

ODONTOÏDE, *adj.* Odontoid.

ODONTOLOGIE, *s.f.* Odontology.

ODONTOME, *s.m.* Odontoma. → *dentome.*

ODONTOME ODONTOPLASTIQUE. Odontoplastic odontoma.

ODONTOPATHIE, *s.f.* Odontopathy.

ODONTORRAGIE, *s.f.* Odontorrhagia.

ODONTOTECHNIE, *s.f.* Dentistry, odontotechny.

... ODYNIE, *suffixe.* – odynia.

ODYNOPHAGIE, *s.f.* Odynophagia.

ŒCOLOGIE, *s.f.* Oecology. → *écologie.*

ŒDÉMATEUSE DU SEVRAGE (maladie). Kwashiorkor. → *kwashiorkor.*

ŒDÉMATEUX, EUSE, *adj.* Oedematous.

ŒDÉMATEUX (syndrome). Hydropigenous syndrome.

ŒDÈME, *s.m.* Edema (*américain*), oedema (*anglais*), cutaneous dropsy.

ŒDÈME AIGU ANGIONEUROTIQUE. Quincke's disease. → *Quincke (maladie de).*

ŒDÈME AIGU HÉMORRAGIQUE DE LA PEAU DU NOURRISSON. Seidlmayer's syndrome.

ŒDÈME AIGU PAROXYSTIQUE HÉRÉDITAIRE. Hereditary periodic oedema.

ŒDÈME AIGU TOXI-NÉVROPATHIQUE. Quincke's disease. → *Quincke (maladie de).*

ŒDÈME D'ALIMENTATION. Nutritional oedema. → *œdème par carence.*

ŒDÈME ASPHYXIQUE SYMÉTRIQUE DES JAMBES. Erythrocyanosis crurum puellaris. → *érythrocyanose des jambes.*

ŒDÈME BLANC DOULOUREUX. Phlegmasia dolens. → *phlegmatia alba dolens.*

ŒDÈME BLEU. Blue oedema, hysterical oedema.

ŒDÈME DE CALABAR. Calabar swelling or oedema, ambulant oedema, Kamerun swelling, tropical swelling.

ŒDÈME PAR CARENCE. Nutritional oedema, famine or alimentary oedema, war oedema, hunger or prison oedema, nutritional dropsy, hunger swelling, war dropsy, famine dropsy.

ŒDÈME CELLULITIQUE DES MEMBRES INFÉRIEURS. Rheumatismal oedema.

ŒDÈME CÉRÉBRAL. Cerebral oedema, serous apoplexy.

ŒDÈME CONTROLATÉRAL. Collateral oedema.

ŒDÈME CYCLIQUE IDIOPATHIQUE (syndrome d'). Periodic swelling. → *Mach (syndrome de).*

ŒDÈME DE DÉNUTRITION. Nutritional oedema. → *œdème par carence.*

ŒDÈME PAR DÉSÉQUILIBRE ALIMENTAIRE. Nutritional oedema. → *œdème par carence.*

ŒDÈME DE FAMINE. Nutritional oedema. → *œdème par carence.*

ŒDÈME DE LA GLOTTE. Laryngeal oedema.

ŒDÈME DE GUERRE. Nutritional oedema.

ŒDÈME HISTOLOGIQUE. Preoedema.

ŒDÈME HYSTÉRIQUE. Hysterical oedema. → *œdème bleu.*

ŒDÈME INFLAMMATOIRE. Inflammatory oedema, oedema calidum.

ŒDÈME MALIN. Malignant anthrax oedema.

ŒDÈME NERVEUX FAMILIAL. Trophoedema. → *trophœdème.*

ŒDÈME NON INFLAMMATOIRE. Non inflammatory oedema, oedema frigidum.

ŒDÈME DE LA PAPILLE. Papilloederma. → *stase papillaire.*

ŒDÈME PASSAGER. Flying oedema, oedema fugax.

ŒDÈME PRÉCIRRHOTIQUE. Prehepatic oedema.

ŒDÈME PRINTANIER PULMONAIRE ANAPHYLACTIQUE. Vernal oedema of the lung.

ŒDÈME PULMONAIRE. Pulmonary oedema, pneumochysis.

ŒDÈME DE QUINCKE. Quincke's oedema. → *Quincke (maladie de).*

ŒDÈME RHUMATISMAL CHRONIQUE. Trophoedema. → *trophoedème.*

ŒDÈME RHUMATISMAL À RÉPÉTITION. Quincke's oedema. → *Quincke (maladie de).*

ŒDÈME SEGMENTAIRE. Trophoedema. → *trophœdème.*

ŒDÈME STRUMEUX OU **ASPHYXIQUE SYMÉTRIQUE DES JAMBES.** Erythrocyanosis crurum puellaris. → *érythrocyanose des jambes.*

ŒDÈME TRAUMATIQUE DE LA RÉTINE. Traumatic oedema of retina, Berlin's disease.

ŒDÈME A VACUO. Oedema ex vacuo.

ŒDIPE (complexe d'). Oedipus complex, mother complex.

ŒDIPISME, *s.m.* Edipism (américain), oedipism (anglais).

ŒIL, *s.m. ; pl.* yeux. Eye.

ŒIL DE CHAT AMAUROTIQUE. Cat's eye amaurosis.

ŒIL FIXATEUR. Fixating eye.

ŒIL DE PERDRIX. Soft clavus.

ŒIL SEC (syndrome de l'). Sjögren's disease. → *Gougerot-Houwer-Sjögren (syndrome de).*

ŒIL SYMPATHISANT. Sympathizing eye, secondary eye.

ŒNOLISME, *s.m.* Alcoholism by excessive use of wine.

ŒNOMANIE, *s.f.* Delirium tremens. → *delirium tremens.*

ŒRTEL (méthode d'). Oertel's treatment. → *cure de terrain.*

ŒSODUODÉNOSTOMIE, *s.f.* Oesophagoduodenostomy.

ŒSOFIBROSCOPE, *s.m.* Oesophageal fibrescope.

ŒSOFIBROSCOPIE, *s.f.* Oesophagoscopy with a fibrescope.

ŒSOGASTROSTOMIE, *s.f.* Oesophagogastrostomy.

ŒSOJÉJUNOSTOMIE, *s.f.* Oesophagojejunostomy.

ŒSOPHAGE, *s.m.* Oesophagus *(anglais)* ; esophagus *(américain).*

ŒSOPHAGECTOMIE, *s.f.* Oesophagectomy.

ŒSOPHAGIEN, ENNE, *adj.* Oesophageal *(anglais)* ; esophageal *(américain).*

ŒSOPHAGISME, *s.m.* Oesophagism, oesophagismus.

ŒSOPHAGITE, *s.f.* Oesophagitis.

ŒSOPHAGO-CARDIOTOMIE EXTRA-MUQUEUSE. Heller's operation. → *Heller (opération de).*

ŒSOPHAGO-COLO-GASTROSTOMIE, *s.f.* Oesophagoecologastrostomy.

ŒSOPHAGO-DERMATO-GASTROSTOMIE, *s.f.* Bircher's operation.

ŒSOPHAGO-FIBROSCOPE, *s.m.* Oesophageal fibrescope.

ŒSOPHAGO-FIBROSCOPIE, *s.m.* Oesophagoscopy with a fibrescope.

ŒSOPHAGO-GASTROSTOMIE, *s.f.* Oesophagogastrostomy.

ŒSOPHAGO-JÉJUNO-GASTROSTOMOSE OU **GASTROSTOMIE,** *s.f.* Oesophagojejunogastrostomosis, oesophagojejunogastrostomy, Roux's operation.

ŒSOPHAGO-JÉJUNOSTOMIE, *s.f.* Oesophagojejunostomy.

ŒSOPHAGOMALACIE, *s.f.* Oesophagomalacia.

ŒSOPHAGOPLASTIE, *s.f.* Oesophagoplasty.

ŒSOPHAGORRAGIE, *s.f.* Oesophageal haemorrhage.

ŒSOPHAGO-SALIVAIRE (réflexe). Oesophagosalivary reflex. → *réflexe œsophago-salivaire.*

ŒSOPHAGOSCOPIE, *s.f.* Oesophagoscopy.

ŒSOPHAGOSTOMIE, *s.f.* Oesophagostomy.

ŒSOPHAGOTOME, *s.m.* Oesophagotome.

ŒSOPHAGOTOMIE, *s.f.* Oesophagotomy.

ŒSTERREICHER ou **ŒSTERREICHER-TURNER (syndrome d').** Osterreicher-Turner syndrome. → *onycho-ostéodysplasie héréditaire.*

ŒSTR... *préfixe.* Estr... (*américain*), oestr... (*anglais*).

ŒSTRADIOL, *s.m.* Estradiol (*américain*), oestradiol (*anglais*), dihydrotheelin.

ŒSTRAL, ALE, *adj.* Oestrous.

ŒSTRANEDIOL, *s.m.* Oestranediol.

ŒSTRIOL, *s.m.* Oestriol.

ŒSTROGÈNE. 1° Oestrogenic, oestrogenous. – 2°, *s.m.* Oestrogen.

ŒSTROÏDE, *s.m.* Phenolsteroid.

ŒSTROMANIE, *s.f.* Nymphomania or satyriasis.

ŒSTRONE, *s.f.* Oestrone, folliculin, theelin, Allen-Doisy hormone, follicle or follicular hormone.

ŒSTROPROGESTATIF, *adj.* Œstroprogestative.

ŒSTRUS, *s.m.* Oestrus, oestrum.

OFFICINAL, ALE, *adj.* Officinal.

OFUGI (maladie d'). Ofugi's disease.

OGILVIE (syndrome d'). Ogilvie's syndrome, false colonic obstruction.

OGINO-KNAUS (loi de). Knaus's theory, Ogino's theory.

OGSTON (opération d'). Ogston's operation.

OGUCHI (maladie d'). Oguchi's disease.

17-OH ou **17-OH CORTICOÏDES.** 17-OH-corticoids, 17-OH-corticosteroids.

OHARA (maladie d'). Ohara's disease. → *tularémie.*

OHM, *s.m.* Ohm.

OIDA. ROA → *position occipito-iliaque droite antérieure.*

... OÏDE, *suffixe.* -oid.

OÏDIOMYCOSE, *s.f.* Oidiomycosis. → *candidose.*

OÏDIUM ALBICANS. Oidium albicans. → *Candida albicans.*

OIDP. ROP. → *position occipito-iliaque droite postérieure.*

OIDT. ROT. → *position occipito-iliaque droite transverse.*

OIGA. LOA → *position occipito-iliaque gauche antérieure.*

OIGNON, *s.m.* Bunion.

OIGP. LOP. → *position occipito-iliaque gauche postérieure.*

OIGT. LOT. → *position occipito-iliaque gauche transverse.*

OKT. OKT.

OLDFIELD (maladie ou syndrome d'). Oldfield's disease or syndrome.

OLÉCRANALGIE, *s.f.* Pain in the olecranon.

OLÉCRÂNE, *s.m.* Olecranon.

OLÉIQUE MARQUÉ (épreuve à l'acide). Labeled oleic acid test.

OLÉOME, *s.m.* Oleoma.

OLÉOTHORAX, *s.m.* Oleothorax.

OLFACTION, *s.f.* Olfaction.

OLFACTO-GÉNITAL, ALE, *adj.* Olfactogenital.

OLFACTOMÉTRIE, *s.f.* Olfactometry.

OLIGHYDRAMNIOS, *s.m.* Oligoamnios. → *oligo-amnios.*

OLIGO-AMNIOS, *s.m.* Oligoamnios, oligohydramnios.

OLIGO-ANURIE, *s.f.* Oligoanuria.

OLIGO-ARTHRITE, *s.f.* Pauciarticular arthritis.

OLIGO-ASTHÉNOSPERMIE, *s.f.* Oligospermia with asthenospermia.

OLIGOCHROMÉMIE, *s.f.* Oligochromaemia.

OLIGOCLONAL, ALE, *adj.* Pertaining to few of clones.

OLIGOCYTÉMIE, *s.f.* Olitgocythaemia.

OLIGODACTYLIE, *s.f.* Oligodactylia, oligodactyly.

OLIGODENDROBLASTOME, *s.m.* Oligodendroblastoma.

OLIGODENDROCYTE, *s.m.* Oligodendrocyte.

OLIGODENDROCYTOME, OLIGODENDRIOGLIOME, *s.m.* Oligodendroglioma.

OLIGODIPSIE, *s.f.* Oligodipsia.

OLIGODYNAMIQUE, *adj.* Oligodynamic.

OLIGO-ÉLÉMENT. Trace element.

OLIGOHORMONAL, ALE, *adj.* Hypohormonal, hypohormonie.

OLIGOHYDRAMNIE, *s.f.*, **OLIGOHYDRAMNIOS.** *s.m.* Oligoamnios. → *oligo-amnios.*

OLIGOMACRONÉPHRONIE, *s.f.* Oligomeganephronia. → *hypoplasie rénale bilatérale avec oligonéphronie.*

OLIGOMÉNORRHÉE, *s.f.* Oligomenorrhœa.

OLIGOMIMIE, *s.f.* Deficiency of mimicry.

OLIGONÉPHRONIE, *s.f.* Decreased number of nephrons.

OLIGONUCLÉOTIDE, *s.f.* Oligonucleotide.

OLIGOPHAGIE, *s.f.* Anorexia.

OLIGOPHRÉNIE, *s.f.* Oligophrenia, oligergasia.

OLIGOPHRÉNIE PHÉNYLPYRUVIQUE. Phenylpyruvic oligophrenia, oligophrenia phenylpyruvica, phenylketonuria, phenylpyruvic imbecility.

OLIGOPHRÉNIE POLYDYSTROPHIQUE. Sanfilippo's disease.→ *Sanfilippo (maladie de).*

OLIGOPNÉE, *s.f.* Oligopnœa.

OLIGOPOSIE, *s.f.* Oligoposia, oligoposy.

OLIGOSACCHARIDE, *s.m.* Oligosaccharide.

OLIGOSACCHARIDOSE, *s.f.* Oligosaccharidosis.

OLIGOSACCHARIDURIE, *s.f.* Oligosacchariduria.

OLIGOSIDÉRÉMIE, *s.f.* Oligosideraemia. → *chloro-anémie des jeunes enfants.*

OLIGOSONDE, *s.f.* Oligonucleotide probe.

OLIGOSPERMIE, *s.f.* Oligospermia, oligospermatism, oligozoospermatism, oligozoospermia.

OLIGOTHÉRAPIE, *s.f.* Therapeutic use of trace elements.

OLIGOTRICHIE, *s.f.* Oligotrichia, oligotrichosis.

OLIGOZOOSPERMIE, *s.f.* Oligozoospermia.

OLIGURIE, *s.f.* Oliguria, oliguresis.

OLIVER (signe d'). Oliver's sign. → *trachée (signe de la).*

OLLIER (maladie d'). Ollier's disease. → *enchondromatose.*

OLMER (maladie d'). Button fever. → *fièvre boutonneuse méditerranéenne.*

OLYMPIEN (crâne ou front). Olympian (or olympic) brow or forehead.

OMACÉPHALE, *s.m.* Omacephalus.

OMALGIE, *s.f.* Omalgia, scapulalgia.

OMAPATRILATE, *s.m.* Omapatrilate.

OMARTHRITE, *s.f.* Omarthritis.

OMARTHROSE, *s.f.* Omarthrosis.

OMBILIC, *s.m.* Umbilicus.

OMBILICAL, ALE, *adj.* Umbilical.

OMBILICATION, *s.f.* Umbilication.

OMBILICO-PORTOGRAPHIE, *s.f.* Portography by radiopaque injection in the umbilical vein.

OMBRÉDANNE (opération d'). Ombrédanne's operation.

OMBRÉDANNE (syndrome d'). Ombrédanne's syndrome. → *pâleur-hyperthermie (syndrome).*

... OME, *suffixe.* - oma.

OMENN (syndrome d'). Omenn's syndrome.

OMENTAL, ALE, *adj.* Omental.

OMENTECTOMIE, *s.f.* Omentectomy, omentumectomy.

OMENTOPEXIE, OMENTOFIXATION, *s.f.* Omentopexy, omentofixation.

OMENTUM, *s.m.* Omentum.

OMOPHAGIE, *s.f.* Omophagia.

OMOPLATE, *s.f.* Scapula.

OMOTOCIE, *s.f.* Omotocia.

OMPHALECTOMIE, *s.f.* Omphalectomy.

OMPHALITE, *s.f.* Omphalitis.

OMPHALOCÈLE, *s.f.* Omphalocele.

OMPHALOCÈLE-MACROGLOSSIE-GIGANTISME (syndrome). EMG syndrome. → *Wiedemann et Beckwith (syndrome de).*

OMPHALOPAGE, *s.m.* Omphalopage. → *monomphalien.*

OMPHALORRAGIE, *s.f.* Omphalorrhagia.

OMPHALOSITE, *s.m.* Omphalosite.

OMPHALOTOMIE, *s.f.* Omphalotomy.

OMPHALOTRIPSIE, *s.f.* Omphalotripsy.

OMS. WHO. → *Organisation Mondiale de la Santé.*

ONANISME, *s.m.* Onanism.

ONCHOCERCA CÆCUTIENS. *Onchocerca caecutiens.* → *Onchocerca volvulus.*

ONCHOCERCA VOLVULUS. *Onchocerca volvulus, Onchocerca caecutiens, Filaria volvulus.*

ONCHOCERCOME, *s.m.* Onchocercoma.

ONCHOCERCOSE, *s.f.* Onchocerciasis, onchocercosis, volvulosis. Robles's disease, blinding filarial disease, blinding filariasis, river blindness.

ONCHOCERQUE, *s.m.* Onchocerca, Oncocerca.

ONCOCYTOME, *s.m.* Oncocytoma.

ONCOCYTOME DE LA THYROÏDE. Hürthle's cell tumour.

ONCOGÈNE, *adj.* Oncogenic.

ONCOGÈNE, *s.m.* Oncogen.

ONCOGENÈSE, *s.f.* Oncogenesis.

ONCOGRAPHIE, *s.f.* Oncography.

ONCOLOGIE, *s.f.* Oncology.

ONCOPROTÉINE, *s.f.* Oncoprotein.

ONCORNAVIRUS, *s.m. Oncornavirus.* → *rétrovirus.*

ONCOSE, *s.f.* Osteoblastic osteolysis.

ONCOTIQUE, *adj.* Oncotic.

ONCOVIRINÉS, *s.m. pl.* Oncovirinae.

ONCOVIRUS, *s.m. Oncovirus.* → *Rétrovirus.*

ONCTION, *s.f.* Inunction.

ONDE, *s.f.* Wave.

ONDE A. A wave.

ONDES ALPHA (α). Alpha (α) waves.

ONDE ANACROTE. Anacrotic wave.

ONDES BÊTA (β). Beta (β) waves.

ONDE C. C wave.

ONDE CATACROTE. Catacrotic wave.

ONDE DE CHOC. Shock wave. → *vent du boulet.*

ONDE CORONARIENNE. Coronary T wave. → *coronarienne de Pardee (onde).*

ONDE DICROTE. Dicrotic wave.

ONDES DE L'ÉLECTROCARDIOGRAMME. Electrocardiographic waves.

ONDE ÉPSILON. Epsilon wave.

ONDE EXPLOSIVE. Shock wave. → *vent du boulet.*

ONDES f. f waves. → *ondes de flutter auriculaire.*

ONDES DE FIBRILLATION AURICULAIRE. Waves of auricular fibrillation, ff waves.

ONDES ff. ff waves. → *ondes de fibrillation auriculaire.*

ONDES DE FLUTTER AURICULAIRE. Auricular flutter waves, F waves.

ONDES HERTZIENNES. Hertzian rays or waves.

ONDES DE MACH. Shock wave. → *vent du boulet.*

ONDE P. P wave.

ONDE P MITRALE. P mitrale wave.

ONDES DE PARDEE. Coronary T wave. → *Pardee (ondes de).*

ONDE P PULMONAIRE. P pulmonale wave.

ONDE DU POULS. Pulse wave.

ONDES Q, QRS. Q wave, QRS wave.

ONDE QS. QS wave.

ONDE R. R wave.

ONDE DE RÉFLEXION. Dicrotic wave. → *dicrote (onde).*

ONDE S. S wave.

ONDE SYSTOLIQUE INITIALE OU DE PERCUSSION (du pouls carotidien). Percussion wave.

ONDE SYSTOLIQUE SECONDAIRE (du pouls carotidien). Tidal wave.

ONDE T. T wave.

ONDE U. U wave.

ONDE V. V wave.

ONDE X. X wave.

ONDE Y. Y wave.

ONDÉE SYSTOLIQUE. Stroke output. → *débit systolique.*

ONDINE (malédiction d'). Ondine's curse, hypo-ventilation syndrome (primary alveolar).

ONDULANT, ANTE, *adj.* Undulant.

ONDULATION ÉPIGASTRIQUE. Peristaltic wave (in pyloric obstruction).

ONDULATION PÉRISTALTIQUE. Peristaltic wave.

ONGLE, *s.m.* Nail.

ONGLE CANNELÉ. Reedy nail.

ONGLE CASSANT. Brittle nail.

ONGLE CROCHU. Parrot beak nail.

ONGLE FRIABLE. Brittle nail.

ONGLE HIPPOCRATIQUE. Hippocratic nail.

ONGLE INCARNÉ. Ingrowing nail, ingrowing toe-nail, ingrown nail, unguis incarnatus, onyxis, onychocryptosis.

ONGLES JAUNES (syndrome des). Xanthonychia. → *xanthonychie.*

ONGLE PIQUETÉ. Pitted nail.

ONGLE EN VERRE DE MONTRE. Watch-crystal nail.

ONGLÉE, *s.f.* Numbness or aching of the finger-tips.

ONGLET, *s.m.* Pterygium.

ONGUENT, *s.m.* Ointment, unguent, unguentum.

ONIOMANIE, *s.f.* Oniomania.

ONIRIQUE, *adj.* Oneiric, oniric.

ONIRISME, *s.m.* Oneirism, onirism, oneiric delirium.

ONIRO-ANALYSE, *s.f.* Oneiroanalysis.

ONIRODYNIE, *s.f.* Oneirodynia, nightmare.

ONIROGÈNE, *adj.* Oneirogenic, onirogenic.

ONIROÏDE, *adj.* Oneiroid, oniroid.

ONOMATOMANIE, *s.f.* Onomatomania.

ONTOGENÈSE, ONTOGÉNIE, *s.f.* Ontogeny, ontogenesis.

ONYALAI, *s.f.* Onyalai, onyalia.

ONYCHARTHROSE HÉRÉDITAIRE. Osteoonychodysplasia. → *onycho-ostéodysplasie héréditaire.*

ONYCHATROPHIE, *s.f.* Onychatrophia, onychatrophy.

ONYCHAUXIS, *s.m.* Onychauxis.

ONYCHO-ARTHRO-OSTÉODYSPLASIE HÉRÉDITAIRE. Osteoanychodysplasia. → *onycho-ostéodysplasie héréditaire.*

ONYCHOGÈNE, *adj.* Onychogenic.

ONYCHOGRAPHIE, *s.f.* Onychography.

ONYCHOGRYPHOSE, ONYCHOGRYPOSE, *s.f.* Onychogryposis, onychogryphosis, turtle back nail, gryposis unguium.

ONYCHOLYSE, *s.f.* Onycholysis.

ONYCHOMADÈSE, *s.f.* Onychomadesis.

ONYCHOMYCOSE, *s.f.* Onychomycosis, tinea unguium, ringworm of the nails, onychosis trichophytina, trichophytosis unguium.

ONYCHO-OSTÉODYSPLASIE HÉRÉDITAIRE. Osteoonychodysplasia, nail-patella syndrome, onychoosteodysplasia, osteoungual dysplasia, onychoosteoarthrodysplasia, arthroonychodysplasia, hereditary onychodysplasia, congenital iliac horn syndrome, Turner-Fong syndrome, Osterreicher-Turner syndrome, Chatelain's syndrome.

ONYCHOPATHIE, *s.f.* Onychopathy.

ONYCHOPHAGIE, *s.f.* Onychophagia, onychophagy.

ONYCHOPTOSE, *s.f.* Onychoptosis, alopecia ungualis or unguis, defluvium unguium.

ONYCHORRHEXIS, *s.f.* Onychorrhexis.

ONYCHOSCHIZIE, *s.f.* Onychoschizia.

ONYCHOSE, *s.f.* Onychosis.

ONYCHOTILLOMANIE, *s.f.* Onychotillomania.

ONYXIS, *s.f.* Onychia, onyxitis, onychitis.

ONYXIS LATÉRALE. Ingrowing nail. → *angle incarné.*

OCCINÈTE, *s.m.* Ookinete, oocinete.

OOCYSTE, *s.m.* Oocyst.

OOCYTE, *s.m.* Oocyte, ovocyte.

OOGENÈSE, *s.f.* Oogenesis, ovogenesis.

OOGONIE, *s.f.* Oogonism, ovogonium.

OOPHORALGIE, *s.f.* Oophoralgia, ovarialgia, oarialgia, ovariodysneuria.

OOPHORECTOMIE, *s.f.* Ovariectomy. → *ovariotomie.*

OOPHORITE, OOPHORITIS, *s.f.* Ovaritis, oophoritis.

OOPHORO-ÉPILEPSIE, OOPHOROMANIE, *s.f.* Oophoromania, oophoro-epilepsy, ovario-epilepsy.

OOPHOROME, *s.m.* Oophoroma folliculare, Brenner's tumour, brenneroma.

OOPHORORRAPHIE, *s.f.* Oophororrhaphy.

OOPHORO-SALPINGECTOMIE, *s.f.* Oophoro-salpingectomy, salpingo-oophorectomy, salpingo-ovariectomy, ovario-salpingectomy.

OOPHORO-SALPINGITE, *s.f.* Oophorosalpingitis. → *salpingo-ovarite.*

OOPHORO-SALPINGOTOMIE, *s.f.* Salpingo-ovariotomy.

OOSPOROSE, *s.f.* Oosporosis.

OP. Occipito-anterior position.

OPACIFICATION (réaction d'). Flocculation test or reaction.

OPACIMÉTRIE, *s.f.* Turbidimetry.

OPACITÉ AUX RAYONS X. Radio-opacity, radiopacity.

OPALSKI (syndrome sous-bulbaire d'). Opalski's syndrome, partial syndrome of the vertebrospinal artery, sub-bulbar syndrome.

OPAQUE AUX RAYONS X. Radiopaque.

OP'DDD. OP'DDD, mitotane.

OPÉRATEUR, *s.m.* Operator.

OPÉRATION, *s.f.* Operation.

OPÉRATOIRE, *adj.* Operative.

OPERCULE, *s.m.* Operculum.

OPERCULE ROLANDIQUE (syndrome de l'). Frontoparietal operculum syndrome.

OPÉRON, *s.m.* Operon.

OPHIASE, OPHIASIS, *s.f.* Ophiasis.

OPHIDISME, *s.m.* Ophidisme, ophidiasis.

OPHRYON, *s.m.* Ophryon, supranasal point, supraorbital point.

OPHTALMALGIE, *s.f.* Ophthalmalgia.

OPHTALMIA NIVALIS. Ophtalmia nivalis. → *ophtalmie des neiges.*

OPHTALMIA NODOSA. Ophthalmia nodosa, caterpillar ophthalmia.

OPHTALMIE, *s.f.* Ophthalmia, St. Clair's disease.

OPHTALMIE GONOCOCCIQUE. Gonorrhoeal ophthalmia.

OPHTALMIE DES NEIGES. Ophthalmia nivalis, niphablepsia, niphotyphlosis snow blindness.

OPHTALMIE DES NOUVEAU-NÉS. Ophthalmia neonatorum.

OPHTALMIE PHLYCTÉNULAIRE. Phlyctenular keratoconjunctivitis. → *kérato-conjonctivite phlycténulaire.*

OPHTALMIE PRINTANIÈRE. Spring ophthalmia.

OPHTALMIE DES PROJECTEURS. Klieg eye, cinema eye.

OPHTALMIE PURULENTE PROFONDE. Panophthalmia. → *panophthalmie.*

OPHTALMIE SYMPATHIQUE. Sympathetic ophthalmia, migratory or transferred ophthalmia.

OPHTALMIQUE, *adj.* Ophthalmic.

OPHTALMITE, *s.f.*, **OPHTALMITIS,** *s.m.* Ophthalmitis.

OPHTALMODYNAMOGRAPHIE, *s.f.* Ophthalmodynamography.

OPHTALMODYNAMOMÈTRE, *s.m.* Ophthalmodynamometer.

OPHTALMODYNIE, *s.f.* Ophthalmodynia.

OPHTALMOLOGIE, *s.f.* Ophthalmology, oculistics.

OPHTALMOLOGISTE, *s.m.* Ophthalmologist, oculist.

OPHTALMOMALACIE, *s.f.* Ophthalmomalacia, ocular phthisis, phthisis bulbi.

OPHTALMOMÉTRIE, *s.f.* Ophthalmometry.

OPHTALMOMYASE, *s.f.* Ophthalmomyiasis.

OPHTALMOMYCOSE, *s.f.* Ophthalmomycosis.

OPHTALMOPATHIE, *s.f.* Ophthalmopathy.

OPHTALMOPLASTIE, *s.f.* Ophthalmoplasty.

OPHTALMOPLÉGIE, *s.f.* Ophthalmoplegia.

OPHTALMOPLÉGIE DOUBLE (interne et externe). Ophthalmoplegia totalis, total ophthalmoplegia.

OPHTALMOPLÉGIE DOULOUREUSE DE TOLOSA ET HUNT. Painful ophthalmoplegia. → *Tolosa et Hunt (syndrome ou ophtalmoplégie douloureuse de).*

OPHTALMOPLÉGIE EXTERNE. Ophthalmoplegia externa.

OPHTALMOPLÉGIE INTERNE. Ophthalmoplegia interna.

OPHTALMOPLÉGIE INTERNUCLÉAIRE ANTÉRIEURE. Anterior internuclearis ophthalmoplegia.

OPHTALMOPLÉGIE INTERNUCLÉAIRE POSTÉRIEURE. Posterior internuclearis ophthalmoplegia.

OPHTALMOPLÉGIE NUCLÉAIRE. Nuclear ophthalmoplegia.

OPHTALMOPLÉGIE D'ORIGINE PROTUBÉRANTIELLE. Fascicular ophthalmoplegia.

OPHTALMOPLÉGIE PARTIELLE. Ophthalmoplegia partialis, incomplete ophthalmoplegia.

OPHTALMOPLÉGIE PROGRESSIVE. Progressive ophthalmoplegia, Græfe's disease.

OPHTALMOPLÉGIE SENSITIVO-SENSORIO-MOTRICE. Orbital apex syndrome. → *apex orbitaire (syndrome de l').*

OPHTALMOPLÉGIE (ou **paralysie) SUPRANUCLÉAIRE PROGRESSIVE.** Progressive supranuclear palsy. → *Steele, Richardson et Olszewski (maladie ou syndrome de).*

OPHTALMORÉACTION, *s.f.* Ophthalmoreaction. → *oculoréaction.*

OPHTALMO-RHINO-STOMATO-HYGROSE (syndrome d'). Ophthalmorhinostomatohygrosis, Creyx-Lévy syndrome, reverse Gougerot-Sjögren syndrome.

OPHTALMO-RHINO-STOMATO-XÉROSE (syndrome d'). Sjögren's disease. → *Gougerot-Houwer-Sjögren (syndrome de).*

OPHTALMOSCOPE, *s.m.* Ophthalmoscope, funduscope.

OPHTALMOSCOPIE, *s.f.* Ophthalmoscopy. → *fond d'œil (examen du).*

OPHTALMOSTAT, *s.m.* Ophthalmostat.

OPHTALMOTOMIE, *s.f.* Ophthalmotomy.

OPHTALMOTONUS, *s.m.* Intraocular pressure or tension.

OPIACÉ, 1° *adj.* Containing opium. – 2° *s.m.* Opiate.

OPIAT, *s.m.* 1° Electuary containing opium. – 2° Electuary.

OPIOÏDE, *adj.* Opioid.

OPIOMANIE, *s.f.* Opiomania.

OPIOPLAGIE, *s.f.* Opiophagism, opiophagy.

OPISTHION, *s.m.* Opisthion.

OPISTHOGNATHISME, *s.m.* Opisthognathism.

OPISTHORCHIASE, *s.f.* Opisthorchiasis.

OPISTHOTONOS, *s.m.* Opisthotonos.

OPIUM, *s.m.* Opium.

OPOCÉPHALE, *s.m.* Opocephalus.

OPODYME, *s.m.* Opodidymus, opodymus.

OPOTHÉRAPIE, *s.f.* Opotherapy.

OPPEL (opération de von). Adrenalectomy. → *surrénalectomie.*

OPPENHEIM (maladie d'). Meadow dermatitis, meadow-grass dermatitis.

OPPENHEIM (maladie ou **amyotonie d').** Oppenheim's disease. → *myatonie congénitale.*

OPPENHEIM (maladie ou **névrose d').** Traumatic neurosis. → *névrose traumatique.*

OPPENHEIM (pseudo-tabès hypophysaire d'). Pseudotabes pituitaria.

OPPENHEIM (signe d'). Oppenheim's sign or reflex.

OPPENHEIM-URBACH (maladie d'). Oppenheim-Urbach disease. → *dermatite atrophiante lipoïdique.*

OPPORTUNISTE, *adj.* Opportunistic.

OPSINE, *s.f.* Opsin. → *érythropsine.*

OPSIURIE, *s.f.* Opsiuria.

OPSOCLONIE *s.f.* Opsoclonia.

OPSOMÉNORRHÉE, *s.f.* Opsomenorrhoea.

OPSONINE, *s.f.* Opsonin.

OPSONISATION, *s.f.* Opsonization, opsonification.

OPTICIEN, *s.m.* Optician.

OPTOMÉTRIE, *s.f.* Optometry.

OPTOTYPE, *s.m.* Optotype.

OPZYME, *s.m.* Opzyme.

OR, *s.m.* Gold.

OR COLLOÏDAL (réaction de Lange à l'). Colloidal gold reaction. → *Lange (réaction de).*

ORAL, ALE, *adj.* Buccal

ORAL (stade). Oral stage or phase.

ORAL PRÉCOCE (stade). Oral erotic stage.

ORAL SADIQUE (stade). Oral sadistic stage.

ORBITE, *s.f.* Orbita.

ORBITONOMÉTRIE, *s.f.* Orbitonometry.

ORBITOTOMIE, *s.f.* Orbitotomy.

ORBIVIRUS, *s.m. Orbivirus.*

ORCHIALGIE, *s.f.* Orchialgia, orchidalgia.

ORCHIDECTOMIE, *s.f.* Orchiectomy, orchidectomy.

ORCHIDODYSTROPHIE POLYGONOSOMIQUE. Klinefelter's syndrome. → *Klinefelter (syndrome de).*

ORCHIDOMÈTRE, *s.m.* Orchidometer.

ORCHIDOPEXIE, *s.f.* Orchiopexy, orchidopexy, orchidorrhaphy, orchiorrhaphy.

ORCHIDOPEXIE TRANSCROTALE. Transcrotal orchiopexy.

ORCHIDOPTOSE, *s.f.* Orchidoptosis.

ORCHIDORRAPHIE, *s.f.* Orchidorrhaphy. → *orchidopexie.*

ORCHIDOTHÉRAPIE, *s.f.* Orchidotherapy.

ORCHIDOTOMIE, *s.f.* Orchidotomy, orchotomy, orchiotomy.

ORCHI-ÉPIDIDYMITE, *s.f.* Orchiepididymitis.

ORCHIOCÈLE, *s.f.* Orchiocele.

ORCHIOTOMIE, *s.f.* Orchiotomy. → *orchidotomie.*

ORCHITE, *s.f.* Orchitis, didymitis.

ORDONNANCE, *s.f.* Prescription.

ORDRE, *s.m.* Order.

OREILLE, *s.f.* Ear.

OREILLETTE, *s.f.* Atrium.

OREILLETTE (maladie de l'). Bradycardia-tachycardia syndrome. → *maladie rythmique auriculaire.*

OREILLONS, *s.m. pl.* Mumps, epidemic parotitis, infectious parotitis, angina externa, angina parotidea.

OREILLONS COMPLIQUÉS. Metastatic mumps.

OREILLONS À FORME ORCHITIQUE. Orchitis parotidea.

OREXIGÈNE, *adj.* Orexigenic.

OREXIQUE, *adj.* Pertaining to appetite.

ORF, *s.m.* Contagious ecthyma. → *dermatite pustuleuse contagieuse ovine.*

ORGANE, *s.m.* Organ.

ORGANE-CIBLE, *s.m.* Target organ.

ORGANICISME, *s.m.* Organicism.

ORGANIQUE, *adj.* Organic.

ORGANISATEUR, *s.m.* (embryologie, biologie). Organizer, organizator, organization center, field.

ORGANISATION MONDIALE DE LA SANTÉ, OMS. World Health Organization, WHO.

ORGANISME, *s.m.* Organism.

ORGANITE, *s.m.* Organelle, organella.

ORGANO-ACIDURIE AVEC GLAUCOME ET ARRIÉRATION MENTALE. Lowe's syndrome. → *Lowe (syndrome de).*

ORGANOGÉNÉSIE, ORGANOGENÈSE, ORGANOGÉNIE, *s.f.* Organogenesis, organogeny.

ORGANOGRAPHIE, ORGANOLOGIE, *s.f.* Organography, organology.

ORGANOÏDE, *adj.* Organoid.

ORGANOLEPTIQUE, *adj.* Organoleptic.

ORGANOPATHIE, *s.f.* Organopathy.

ORGANOSOL, *s.m.* Organosol.

ORGANOTHÉRAPIE, *s.f.* Organotherapy, organic therapy, Brown Séquard's treatment.

ORGANOTROPE. 1° *adj.* Organotropic. – 2° *s.m.* Organotrope.

ORGANOTROPISME, *s.m.* Organotropy, organotropism.

ORGASME, *s.m.* Orgasm, climax.

ORGELET, *s.m.* Sty, stye, hordeolum.

ORIENT (bouton ou ulcère d'). Oriental sore. → *bouton d'Orient.*

ORIENTIA TSUTSUGAMUSHI. *Orientia tsutsugamushi.*

ORIFICE AURICULO-VENTRICULAIRE COMMUN (persistance de l'). Persistent common atrioventricular ostium. → *canal atrio- ou auriculoventriculaire commun (persistance du).*

ORL. ENT. → *oto-rhino-laryngologie.*

ORMOND (maladie d'). Idiopathic retroperitoneal fibrosis, retroperitoneal fibrosis, sclerosing retroperitonitis, idiopathic fibrous retroperitonitis, periureteritis plastica, Ormond's disease.

ORNITHINE, *s.f.* Ornithine.

ORNITHINE-CARBAMYL-TRANSFÉRASE, *s.f.* Ornithine carbamyl transferase.

ORNITHINE (cycle de l'). Ornithine cycle. → *Krebs-Henseleit (cycle de).*

ORNITHODORUS, *s.m. Ornithodorus.*

ORNITHOSE, *s.f.* Ornithosis.

ORO-CRANIO-DIGITAL (syndrome). Juberg-Hayward syndrome.

ORO-DIGITO-FACIAL (syndrome). Orofaciodigital syndrome. → *dysmorphie orodactyle.*

OROPHARYNX, *s.m.* Oropharynx.

OROSOMUCOÏDE, *s.m.* Orosomucoid.

OROTHÉRAPIE, *s.f.* Mountain cure.

OROTICURIE, *s.f.*, **OROTICURIE HÉRÉDITAIRE.** Oroticaciduria, orotic aciduria.

ORTEIL, *s.m.* Toe.

ORTEIL EN MARTEAU, ORTEIL EN COU DE CYGNE. Hammer toe, pes malleus valgus.

ORTEILS (phénomène des). Babinski's toe sign. → *Babinski (signe de).*

ORTEILS BLEUS OU POURPRES (syndrome des). Blue toe syndrome.

ORTHACOUSIE, *s.f.* Normal audition.

ORTHÈSE, *s.f.* Orthosis, orthesis.

ORTHÉSISTE, *s.m.* ou *f.* Orthotist.

ORTHOCÉPHALE, *adj.* Orthocephalic, orthocephalous.

ORTHOCHROMATIQUE, *adj.* Orthochromatic, euchromatic, orthochromophil.

ORTHOCHROME, *adj.* Isochromic, orthochromic.

ORTHODÉOXIE, *s.f.* Orthodeoxia.

ORTHODIAGRAMME, *s.m.* Orthodiagram.

ORTHODIAGRAPHIE, *s.f.* Orthodiagraphy.

ORTHODIASCOPIE, *s.f.* Orthodiascopy.

ORTHODONTIE, *s.f.* Orthodontics, orthodontia, odontoplasty.

ORTHOGÉNIE, *s.f.* Eugenics. → *eugénie.*

ORTHOGENÈSE, *s.f.* Orthogenesis, bathmic evolution, orthogenic evolution, determinate evolution.

ORTHOGNATHISME, *s.m.* Orthognathism.

ORTHOMORPHIE, *s.f.* **ORTHOMORPHISME,** *s.m.* Orthomorphia.

ORTHOMYXOVIRIDÉS, *s.m. pl.* Orthomyxoviridae.

ORTHOMYXOVIRUS, *s.m. Orthomyxovirus.*

ORTHONYXIE, *s.f.* Orthonyxia.

ORTHOPANTOMOGRAPHIE, *s.f.* Orthopantomography.

ORTHOPÉDIE, *s.f.* Orthopaedics.

ORTHOPÉDISTE, *s.m.* ou *f.* Orthopaedic surgeon.

ORTHOPHONIE, *s.f.* Orthophony.

ORTHOPHONIQUE (traitement). Treatment of stammering.

ORTHOPHONISTE, *s.m.* ou *f.* Speech therapist.

ORTHOPHRÉNIE, ORTHOPHRÉNOPÉDIE, *s.f.* Orthopsychiatry for degenerate children.

ORTHOPIE, *s.f.* Orthopia.

ORTHOPNÉE, *s.f.* Orthopnoea.

ORTHOPOXVIRUS, *s.m. Orthopoxvirus.*

ORTHOPSYCHOPÉDIE, *s.f.* Orthopsychiatry for children.

ORTHOPTIE, *s.f.* Orthoptics.

ORTHOPTIQUE, *s.f.* Orthoptics.

ORTHOPTISTE, *s.m.* ou *f.* Orthoptist.

ORTHOREOVIRUS, *s.m. Orthoreovirus.*

ORTHORYTHMIQUE, *adj.* Orthohythmic.

ORTHOSCOPE, *s.m.* Orthoscope.

ORTHOSTATIQUE, *adj.* Orthostatic.

ORTHOSTATISME, *s.m.* Orthostatism.

ORTHOSYMPATHIQUE, *adj.* Orthosympathetic.

ORTHOTONOS, *s.m.* Orthotonos, orthotonus.

ORTHOTOPIQUE, *adj.* Orthotopic.

ORTNER (syndrome d'). Ortner's syndrome, cardiomegaly-laryngeal paralysis syndrome, cardiovocal syndrome.

ORTOLANI (signe d'). Ortolani's sign or click.

OS, *s.m.* Bone.

OS. Occipito-posterior position. → *position occipito-sacrée.*

OS (grand). Capitatum.

OS DE MARBRE, OS MARMORÉENS (maladie des). Osteopetrosis. → *ostéopétrose.*

OSCHÉOCÈLE, *s.f.* Oschecoele, scrotal hernia.

OSCHÉOPLASTIE, *s.f.* Oscheoplasty.

OSCHÉOTOMIE, *s.f.* Oscheotomy.

OSCILLOMÈTRE, *s.m.* Oscillometer.

OSCILLOMÉTRIE, *s.f.* Oscillometry.

OSCILLOMÉTRIQUE, *adj.* Oscillometric.

OSCILLOPIE, *s.f.* ou **OSCILLOPSIE,** *s.f.* Oscillopsia, oscillating vision.

... OSE (comme dans glucose). ... ose, suffixe for carbohydrate.

... OSE (comme dans tuberculose). ... osis (as in tuberculosis).

OSGOOD (maladie d'). Schlatter's disease. → *apophysite tibiale antérieure.*

O'SHAUGHNESSY (opération d'). Cardio-omentopexy. → *cardio-omentopexie.*

OSIDE, *s.m.* Oside.

OSLER (maladies d'). 1° Subacute bacterial endocarditis, endocarditis lenta. – 2° Osler's disease. → *angiomatose hémorragique familiale.*

OSLER (manœuvre d'). Osler's maneuver.

OSLER (nodule d'). Osler's node, Osler's sign, Osler-Vaquez node.

Osm. Abbreviation for osmole, Osm.

OSMHIDROSE, OSMIDROSE, *s.f.* Bromhidrosis. → *bromhidrose.*

OSMOLALITÉ, *s.f.* Osmolality.

OSMOLARITÉ, *s.f.* Osmolarity.

OSMOLE, *s.m.* Osmole, Osm.

OSMOMÈTRE, *s.m.* Osmometer.

OSMORÉCEPTEUR, *s.m.* Osmoreceptor, osmoceptor.

OSMOSE, *s.f.* Osmosis, osmose.

OSMOTHÉRAPIE, *s.f.* Osmotherapy.

OSMOTIQUE, *adj.* Osmotic.

OSSELET, *s.m.* Knuckelbone.

OSSELET DE L'OUÏE. Ear bone.

OSSEUX, OSSEUSE, *adj.* Bony, osseous.

OSSICULECTOMIE, *s.f.* Ossiculectomy.

OSSIFICATION, *s.f.* Ossification.

OSSIFICATION ENCHONDRALE. Cartilaginous ossification, enchondral ossification.

OSSIFICATION DE MEMBRANE. Intramembranous ossification.

OSSIFICATION PÉRIOSTALE. Periosteal ossification.

OSSIFLUENT, ENTE, *adj.* Ossifluent.

OSTÉALGIE, *s.f.* Ostealgia, ostagia.

OSTÉIDE, *s.f.* Calcification.

OSTÉITE, *s.f.* Osteitis.

OSTÉITE APOPHYSAIRE DE CROISSANCE. Schlatter's disease. → *apophysite tibiale antérieure.*

OSTÉITE BIPOLAIRE. Bipolar osteitis.

OSTÉITE CHRONIQUE. Chronic osteitis.

OSTÉITE CHRONIQUE CONDENSANTE. Chronic non suppurative osteitis, Garré's osteitis or osteomyelitis.

OSTÉITE CHRONIQUE FONGUEUSE. Osteitis fungosa, osteitis granulosa or carnosa.

OSTÉITE CONDENSANTE. Condensing osteitis, osteitis condensans, sclerosing or sclerotic osteitis.

OSTÉITE DÉFORMANTE HYPERTROPHIQUE. Osteitis deformans. → *Paget (maladie osseuse de).*

OSTÉITE ENGAINANTE DES DIAPHYSES. Marie's disease. → *ostéoarthropathie hypertrophiante pneumique.*

OSTÉITE ÉPIPHYSAIRE AIGUË DES ADOLESCENTS. Acute osteitis. → *ostéomyélite infectieuse aiguë osseuse.*

OSTÉITE FIBROKYSTIQUE. Osteitis fibrocystica generalisata, osteitis fibrosa diffusa generalisata, generalized osteitis fibrosa cystica, osteitis fibrocystica or fibrosa cystica, osteodystrophia cystica, fibrocystic disease of bone, osteitis fibrosa osteoplastica, Recklinghausen's or Engel-Recklinghausen disease of bones, parathyroid osteitis or osteosis.

OSTÉITE FIBROKYSTIQUE LOCALISÉE DES OS LONGS. Solitary bone cyst. → *Mikulicz (maladies de), 2°.*

OSTÉITE GÉODIQUE. Solitary bone cyst. → *Mikulicz (maladies de), 2°.*

OSTÉITE À FORME NÉVRALGIQUE. Osteoneuralgia.

OSTÉITE GOMMEUSE. Gummatous osteitis.

OSTÉITE HYPERHÉMIQUE NON SUPPURÉE. Growing pains.

OSTÉITE JUXTA-ÉPIPHYSAIRE. Acute osteitis. → *ostéomyélite infectieuse aiguë.*

OSTÉITE PHLEGMONEUSE. Acute osteitis. → *ostéomyélite infectieuse aiguë.*

OSTÉITE PLASTIQUE DE CROISSANCE. Growing pains.

OSTÉITE POLYKYSTIQUE DE JÜNGLING. Jüngling's disease. → *Perthes-Jüngling (maladie de).*

OSTÉITE PRODUCTIVE. Formative osteitis, productive osteitis, osteitis ossificans.

OSTÉITE RARÉFIANTE. Rarefying osteitis.

OSTÉITE RESTITUTIVE. Restitutive osteitis.

OSTÉITE SYPHILITIQUE DES NOUVEAU-NÉS. Parrot's disease. → *Parrot (pseudo-paralysie de).*

OSTÉITE TUBERCULEUSE. Tuberculous osteitis, caseous osteitis.

OSTÉITIS CONDENSANS ILII. Osteitis condensans illi.

OSTÉO-ARTHRITE, *s.f.* Osteoarthritis.

OSTÉO-ARTHRITE HYPERTROPHIQUE ET DÉGÉNÉRATIVE. Arthrosis. → *arthrose.*

OSTÉO-ARTHRITE TUBERCULEUSE. Tuberculous arthritis. → *tumeur blanche.*

OSTEO-ARTHRITIS DEFORMANS ENDEMICA. Kashin-Beck disease. → *Kashin-Beck (maladie de).*

OSTÉO-ARTHROPATHIE, *s.f.* Osteoarthropathy.

OSTÉO-ARTHROPATHIE DYSTROPHIQUE OU DÉGÉNÉRATIVE OU DÉFORMANTE. Arthrosis. → *arthrose.*

OSTÉO-ARTHROPATHIE HYPERTROPHIANTE PNEUMIQUE. Hypertrophic pneumic or pneumogenic or pulmonary osteoarthropathy, Marie-Bamberger disease, Marie's disease or hypertrophy, Bamberger's disease, Hagner's disease, osteopulmonary arthropathy, toxicogenic osteoperiositis ossificans, hyperplastic osteoarthritis, periostitis hyperplastica secondary hyperplastic osteitis, or osteoarthropathy, tuberculous polyarthritis, osteopathia hypertrophica toxica, thoracogenous rheumatic syndrome.

OSTÉO-ARTHROSE INTERÉPINEUSE. Kissing spine. → *Baastrup (maladie de).*

OSTÉOBLASTE, *s.m.* Osteoblast.

OSTÉOBLASTIQUE, *adj.* Osteoblastic.

OSTÉOBLASTOME, *s.m.* Osteoblastoma, giant osteoid osteoma.

OSTÉOCALCINE, *s.f.* Osteocalcin.

OSTÉOCHONDRITE, *s.f.* Osteochondritis, osteochondrosis, epiphyseal aseptic (or ischaemic) necrosis.

OSTÉOCHONDRITE DÉFORMANTE JUVÉNILE DE LA HANCHE. Osteochondritis or osteochondrosis deformans juvenilis, osteochondritis coxae juvenilis, osteochondritis deformans coxae juvenilis, osteochondrosis of the capitular epiphysis of the femur, Legg-Calvé-Perthes disease, Legg's disease, Calvé-Perthes disease, Perthes' disease, pseudoneuralgia, Waldeström's disease, arthritis deformans juvenilis ;

OSTÉOCHONDRITE DES DEUXIÈMES PHALANGES. Fleischner's disease.

OSTÉOCHONDRITE DISSÉQUANTE. Osteochondritis dissecans, osteochondrosis dissecans, König's disease, arthrolithiasis, Paget's quiet necrosis of bone.

OSTÉOCHONDRÍTE GOMMEUSE. Gummatous osteochondritis.

OSTÉOCHONDRITE GOMMEUSE SYMÉTRIQUE. Clutton's joints.

OSTÉOCHONDRITE ISCHIO-PUBIENNE. Osteochondritis ischiopubica. → *Van Neck-Odelberg (maladie de).*

OSTÉOCHONDRITE LAMINAIRE DE LA HANCHE. Chondrolysis of the hip.

OSTÉOCHONDRITE PRIMITIVE DE LA HANCHE. Osteochondritis deformans juvenilis. → *ostéochondrite déformante juvénile de la hanche.*

OSTÉOCHONDRITE VERTÉBRALE INFANTILE. Vertebra plana. → *vertebra plana.*

OSTÉOCHONDRODYSPLASIE, *s.f.* Osteochondrodysplasia.

OSTÉOCHONDRODYSTROPHIE, *s.f.* Chondrodystrophia, osteochondrodystrophy. → *chondrodystrophie.*

OSTÉOCHONDROMATOSE, *s.f.* Synovial osteochondromatosis or chondromatosis, Henderson-Jones disease, Reichel's syndrome or chondromatosis.

OSTÉOCHONDROME, *s.m.* Osteochondroma.

OSTÉOCHONDROSARCOME, *s.m.* Osteochondrosarcoma.

OSTÉOCHONDROSE, *s.f.* Osteochondritis. → *ostéochondrite.*

OSTÉOCIE, *s.f.* Decalcification of bones.

OSTÉOCLASIE, *s.f.* 1° Osteoclasia. – 2° Osteoclasis, osteoclasty.

OSTÉOCLASTE, *s.m.* Osteoclast, Robin's myeloplax.

OSTÉOCLASTOME, *s.m.* Myeloplaxoma. → *myéloplaxome.*

OSTÉOCOPE, *adj.* Osteocopic.

OSTÉOCYTE, *s.m.* Osteocyte.

OSTÉODENSIMÉTRIE, *s.f.* Osteodensimetry.

OSTÉODERMOPATHIE HYPERTROPHIANTE. Pachydermoperiostosis. → *pachydermie plicaturée avec pachypériostose des extrémités.*

OSTÉODERMOPATHIQUE (syndrome). Pachydermoperiostosis. → *pachydermie plicaturée avec pachypériostose des extrémités.*

OSTÉODYNIE, *s.f.* Osteodynia. → *douleur ostéocope.*

OSTÉODYSPLASIE, *s.f.* Osteodystrophy. → *ostéodystrophie.*

OSTÉODYSPLASIE MÉTAPHYSAIRE. Pyle's disease. → *Pyle (maladie de).*

OSTÉODYSPLASTIE, *s.f.* Osteodysplasty, Melnick-Needles syndrome.

OSTÉODYSTROPHIE, *s.f.* Osteodystrophy, osteodystrophia.

OSTÉODYSTROPHIE HÉRÉDITAIRE D'ALBRIGHT. Albright's hereditary osteodystrophy, cerebro-metacarpometatarsal dystrophy.

OSTÉODYSTROPHIE HÉRÉDITAIRE D'ALBRIGHT, TYPE I. Pseudohypoparathyroidism, PH.

OSTÉODYSTROPHIE HÉRÉDITAIRE D'ALBRIGHT, TYPE II. Pseudopseudohypoparathyroidism, PPH.

OSTÉODYSTROPHIE JUVÉNILE KYSTIQUE. Solitary bone cyst. → *Mikulicz (maladies de), 2°.*

OSTÉODYSTROPHIE RÉNALE. Renal osteodystrophy, renal rickets, renal osteitis fibrosa or fibrosa or fibrosa cystica.

OSTÉO-ECTASIE AVEC HYPERPHOSPHATASIE. Osteoectasia with hyperphosphatasia, familial osteoectasia, familial hyperphosphatasaemia, chronic idiopathic hyperphosphatasia, hyperphosphatasia, hereditary hyperphosphatasia, osteochalasia desmalis familiaris, hyperostosis corticalis deformans juvenalis, Bakwin-Elger syndrome, juvenile Paget's disease.

OSTÉOFIBROMATOSE KYSTIQUE. Polyostotic fibrous dysplasia. → *Jaffe-Lichtenstein (maladie de).*

OSTÉOFIBROSE, *s.f.* Osteitis fibrosa. → *astéopathie fibreuse.*

OSTÉOGENÈSE, *s.f.* Osteogenesis, osteogeny.

OSTÉOGENÈSE IMPARFAITE. Osteogenesis imperfecta. → *fragilité osseuse héréditaire.*

OSTÉOGENÈSE NEUROGÈNE. Paraosteoarthropathy. → *para-ostéo-arthropathie.*

OSTEOGENESIS IMPERFECTA. Osteogenesis imperfecta. → *fragilité osseuse héréditaire.*

OSTEOGENESIS IMPERFECTA CONGENITA. Osteogenesis imperfecta congenita. → *dysplasie périostale.*

OSTEOGENESIS IMPERFECTA PSATHYROTICA. Lobstein's disease. → *ostéopsathyrose.*

OSTEOGENESIS IMPERFECTA TARDA. Lobstein's disease. → *ostéopsathyrose.*

OSTÉOGÉNIE, *s.f.* Osteogenesis, osteogeny.

OSTÉOGÉNIQUE, *adj.* 1° Osteogenetic. – 2° Osteogenic, osteogenous.

OSTÉOGÉNIQUE (maladie). Multiple congenital osteochondroma. → *exostoses multiples (maladie des).*

OSTÉOGÉNIQUE (sarcome). Osteosarcoma. → *ostéosarcome.*

OSTÉOÏDE, *adj.* Osteoid.

OSTÉOÏDE (tissu). Osteoid.

OSTÉOLOGIE, *s.f.* Osteology, osteologia.

OSTÉOLYMPHATISME, *s.m.* Fat rickets.

OSTÉOLYSE, *s.f.* Osteolysis.

OSTÉOLYSE À LOCALISATIONS MULTIPLES. Hereditary multicentric osteolysis.

OSTÉOLYSE MASSIVE IDIOPATHIQUE. Gorham's disease. → *Gorham (maladie de).*

OSTÉOLYSE OSTÉOBLASTIQUE. Osteoblastic osteolysis.

OSTÉOMALACIE, *s.f.* Osteomalacia, osteomalacosis, Miller's disease, adult rickets.

OSTÉOMALACIE SÉNILE. Senile osteomalacia.

OSTÉOMALACIE VITAMINO-RÉSISTANTE ESSENTIELLE. Hypophosphataemic familial rickets. → *rachitisme hypophosphatémique familial.*

OSTÉOMARMORÉOSE, *s.f.* Osteopetrosis. → *ostéopétrose.*

OSTÉOMATOSE, *s.f.* Osteomatosis.

OSTÉOME, *s.m.* Osteoma.

OSTÉOME DES ADDUCTEURS DE LA CUISSE. Cavalryman's osteoma.

OSTÉOME AVEC CAVITÉ MÉDULLAIRE. Osteoma medullare.

OSTÉOME COMPACT. Compact osteoma, osteoma durum, osteoma eburneum.

OSTÉOME OSTÉOÏDE. Osteoid osteoma.

OSTÉOME DES PARAPLÉGIQUES. Paraosteoarthropathy. → *para-ostéoarthropathie.*

OSTÉOMÉSOPYCNOSE, *s.f.* Osteomesopyknosis.

OSTÉOME SPONGIEUX. Osteoma spongiosum.

OSTÉOMÉTRIE, *s.f.* Osteometry.

OSTÉOMYÉLITE, *s.f.* Osteomyelitis, carious osteitis, necrotic osteitis.

OSTÉOMYÉLITE DES ADOLESCENTS. Acute osteitis. → *ostéomyélite infectieuse aiguë.*

OSTÉOMYÉLITE À ÉOSINOPHILES. Eosinophilic granuloma. → *granulome éosinophilique des os.*

OSTÉOMYÉLITE EXFOLIATRICE. Exfoliative osteitis.

OSTÉOMYÉLITE INFECTIEUSE AIGUË. Acute suppurative osteomyelitis, acute osteitis.

OSTÉOMYÉLITE PHLEGMONEUSE DIFFUSE. Acute osteitis. → *ostéomyélite infectieuse aiguë.*

OSTÉOMYÉLITE SOUS-PÉRIOSTÉE. Exfoliative osteitis.

OSTÉOMYÉLOSCLÉROSE, *s.f.* Osteosclerosis myelofibrosis, osteopathia condensans.

OSTÉON, *s.m.* Osteon.

OSTÉONÉCROSE. *s.f.* Osteonecrosis.

OSTÉONECTINE, *s.f.* Osteonectin.

OSTÉONÉVRALGIE. *s.f.* Osteoneuralgia.

OSTÉO-ONYCHODYSOSTOSE, Osteoonychodysplasia. → *onycho-ostéodysplasie héréditaire.*

OSTÉO-ONYCHODYSPLASIE HÉRÉDITAIRE. Osteoonychodysplasia. → *onycho-ostéodysplasie héréditaire.*

OSTÉOPATHE, *s.m. ou f.* Osteopath.

OOSTÉOPATHIE, *s.f.* Osteopathy, osteopathia.

OSTÉOPATHIE DE CARENCE. Hunger osteopathy, alimentary osteopathy, starvation of war osteopathy.

OSTÉOPATHIE CONDENSANTE DISSÉMINÉE. Osteopoikilosis. → *ostéopoecilie.*

OSTÉOPATHIE DE FAMINE. Hunger osteopathy. → *ostéopathie de carence.*

OSTÉOPATHIE FIBREUSE. Osteitis fibrosa, osteodystrophia fibrosa.

OSTÉOPATHIE FLUORÉE. Fluorosis of bone, fluoride osteosclerosis.

OSTÉOPATHIE HYPEROSTOSANTE ET SCLÉROSANTE MULTIPLE INFANTILE. Engelmann's disease. → *Engelmann (maladie d').*

OSTÉOPATHIE STRIÉE. Osteopathia striata. → *Voorhœve (maladie de).*

OSTÉOPÉDION, *s.m.* Osteopedion. → *lithopédion.*

OSTÉOPÉNIE, *s.f.* Osteopenia.

OSTÉOPÉRIOSTITE, *s.f.* Osteoperiostitis.

OSTÉOPÉRIOSTITE ALVÉOLO-DENTAIRE. Periodontis. → *périostite alvéolo-dentaire.*

OSTÉOPÉRIOSTITE RHUMASTISMALE. Rheumatic osteoperiostitis, Poulet's disease.

OSTÉOPÉTROSE, *s.f.* Osteopetrosis, marble bones, ivory bones, chalky bones, Albers-Schönberg disease, osteosclerosis fragilis generalisata, sclerosing or sclerotic osteosis, disseminated condensing osteopathy.

OSTÉOPHLEGMON, *s.m.* Phlegmonous periostitis.

OSTÉOPHYTE, *s.m.* Osteophyte, lipping.

OSTÉOPHYTOSE, *s.f.* Osteophytosis.

OSTÉOPHYTOSE FAMILIALE GÉNÉRALISÉE DE FRIEDRICH-ERB-ARNOLD. Pachydermoperiostosis. → *pachydermie plicaturée avec pachypériostose de la face et des extrémités.*

OSTÉOPLASTIE, *s.f.* Osteoplasty.

OSTÉOPŒCILIE, *s.f.* Osteopoikilosis, osteopecilia, osteopoecilia, spotted bones, osteopathia condensans disseminata, osteopathia or osteitis condensans generalisata.

OSTÉOPOROMALACIE, *s.f.* Osteoporosis with osteomalacia.

OSTÉOPOROSE, *s.f.* Osteoporosis.

OSTÉOPOROSE ADIPEUSE. Adipose osteoporosis.

OSTÉOPOROSE ALGIQUE POST-TRAUMATIQUE. Reflex sympathetic dystrophy, acute reflex bone atrophy, Sudeck's atrophy or disease, traumatic osteoporosis, post traumatic osteoporosis, Kienböck's atrophy, Leriche's disease.

OSTÉOPOROSE CIRCONSCRITE DU CRÂNE. Osteoporosis circumscripta crani. → *Schüller (maladie de A.).*

OSTÉOPOROSE AVEC DIABÈTE RÉNAL. Osteoporosis with phosphatic and renal diabetes.

OSTÉOPOROSE JUVÉNILE IDIOPATHIQUE. Idiopathic juvenile osteoporosis.

OSTÉOPOROSE THYRÉOGÈNE. Thyroid osteosis.

OSTÉOPSATHYROSE, OSTEOPSATHYROSIS, *s.f.* Osteogenesis imperfecta psathyrotica or tarda, osteopsathyrosis, osteopsathyrosis tarda, osteopsathyrosis idiopathica tarda, idiopathic osteopsathyrosis, Lobstein's disease, Van der Hoeve's syndrome, Eddowes' disease, Adair-Dighton syndrome, Ekman's or Ekman-Lobstein syndrome, Spurway-Eddowe syndrome, blue sclera syndrome, fragilitas ossium tarda or hereditaria tarda.

OSTEOPSATHYROSIS CONGENITA. Osteogenesis imperfecta congenita. → *dysplasie périostale.*

OSTEOPSATHYROSIS FŒTALIS. Osteogenesis imperfecta congenita. → *dysplasie périostale.*

OSTEOPSATHYROSIS IDIOPATHICA. Idiopathic osteopsathyrosis. → *ostéopsathyrose.*

OSTÉOPYCNOSE, *s.f.* Condensation of bones.

OSTÉORADIONÉCROSE, *s.f.* Osteoradionecrosis.

OSTÉOSARCOME, *s.m.* Osteosarcoma, osteoma sarcomatosum, osteogenic sarcoma, osteoblastic sarcoma.

OSTÉOSARCOME CENTRAL OU **MYÉLOGÈNE.** Myelogenic sarcoma. → *myélosarcome.*

OSTÉOSARCOME OSSIFIANT. Osteoid sarcoma.

OSTÉOSARCOME OSTÉOLYTIQUE. Osteolytic sarcoma.

OSTÉOSARCOME PAROSTÉAL. Parosteal sarcoma.

OSTÉOSCLÉROSE, *s.f.* Eburnation, osteosclerosis, bone sclerosis.

OSTÉOSCLÉROSE GÉNÉRALISÉE. Osteopetrosis. → *ostéopétrose.*

OSTÉOSE, *s.f.* Osteosis.

OSTÉOSE DE CARENCE. Hunger osteopathy. → *ostéopathie de carence.*

OSTÉOSE CONDENSANTE ILIAQUE BÉNIGNE. Osteitis condensans ilii.

OSTÉOSE DOULOUREUSE AVEC PSEUDO-FRACTURES. Milkman's syndrome. → *Milkman (syndrome de).*

OSTÉOSE ENGAINANTE MONOMÉLIQUE. Melorheostosis. → *mélorhéostose.*

OSTÉOSE DE FAMINE. Hunger osteopathy. → *ostéopathie de carence.*

OSTÉOSE FIBROGÉODIQUE RÉNALE. Renal osteodystrophy. → *ostéodystrophie rénale.*

OSTÉOSE FIBROKYSTIQUE. Osteitis fibrocystica. → *ostéite fibrokystique.*

OSTÉOSE HYPERTHYROÏDIENNE. Thyroid osteosis.

OSTÉOSE MONOMÉLIQUE ÉBURNANTE DE PUTTI. Melorheostosis. → *mélorhéostose.*

OSTÉOSE PARATHYROÏDIENNE. Osteitis fibrocystica. → *ostéite fibrokystique.*

OSTÉOSE THYROÏDIENNE. Thyroid osteosis.

OSTÉOSTÉATOME, *s.m.* Osteoteatoma.

OSTÉOSYNTHÈSE, *s.f.* Osteosynthesis.

OSTÉOTOMIE, *s.f.* Osteotomy.

OSTÉOTOMIE CUNÉIFORME. Cuneiform osteotomy.

OSTÉOTOMIE LINÉAIRE. Linear osteotomy.

OSTÉO-TUBERCULOSE, *s.f.* Tuberculous osteitis.

ÖSTERREICHER OU **ÖSTERREICHER-TURNER (syndrome d').** Österreicher's syndrome. → *onycho-ostéodysplasie héréditaire.*

OSTERTAG (néphropathie d'). Ostertag's nephropathy.

OSTIOFOLLICULITE STAPHYLOCOCCIQUE. Impetigo circumpilaris. → *impétigo de Bockhart.*

OSTIUM, *s.m.* Ostium.

OSTIUM COMMUNE (persistance de l'). Persistent common atrioventricular ostium. → *canal atrio- ou auriculo-ventriculaire commun (persistance du).*

OSTIUM PRIMUM (persistance de l'). Persistent ostium primum, ostium primum defect.

OSTIUM SECUNDUM (persistance de l'). Persistent ostium secundum, ostium secundum defect.

OSTIUM SECUNDUM HAUT. High septal defect.

OSTOCLASTE, *s.m.* Osteoclast.

OSTRÉACÉ, CÉE, *adj.* Ostreaceous.

O'SULLIVAN (test d'). O'Sullivan's test.

OTA (syndrome d'). Ota's naevus. → *naevus fuscocœruleus ophtalmo-maxillaris.*

OTALGIE, *s.f.* Otalgia, otodynia.

OTHELLO (syndrome d'). Othello's syndrome.

OTHÉMATOME, *s.m.* Othaematoma, haematoma or haematoma auris.

OTICODINIE, OTICODINOSE, *s.f.* Meniere's disease. → *Ménière (maladie ou syndrome de).*

OTIQUE, *adj.* Otic.

OTITE, *s.f.* Otitis.

OTITE DES AVIATEURS. Aviation otitis. → *otite barotraumatique.*

OTITE BAROTRAUMATIQUE. Aviation otitis, aerotitis media, otic barautrauma, ear block, tubal block, aviator's ear, barotitis media.

OTITE EXTERNE. Otitis externa.

OTITE EXTERNE DESQUAMATIVE. Otitis externa desquamativa, keratosis obturans.

OTITE INTERNE. Otitis interna.

OTITE LABYRINTHIQUE. Otitis labyrinthica.

OTITE MOYENNE. Otitis media.

OTITE MOYENNE ADHÉSIVE. Otitis media sclerotica, adhesive otitis media.

OTITE MOYENNE AVEC ÉPANCHEMENT SÉRO-MUQUEUX. Secretory otitis media.

OTITE MOYENNE PURULENTE. Otitis media suppurativa.

OTITE MOYENNE SUPPURÉE. Otitis media suppurativa or purulenta.

OTITE MYCOTIQUE. Otitis mycotica.

OTITE PARASITAIRE. Parasitic otitis.

OTITE DES PISCINES. Swimming pool otitis media, tank ear, swimmer's ear.

OTITE SÈCHE SCLÉRÉMATEUSE. Otitis sclerotica.

OTITE SÉRO-MUQUEUSE. Glue ear, otitis media with effusion.

OTOCÉPHALE, *s.m.* Otocephalus.

OTOCHALASIS, *s.f.* Dermatolysis of the lobule of the ear.

OTOCOPOSE, *s.f.* Temporary exhaustion of the audition.

OTODYNIE, *s.f.* Otalgia, otodynia.

OTOLIQUORRHÉE, *s.f.* Cerebrospinal fluid otorrhoea.

OTOLITHE, *s.m.* Otolith ; statoconium, *pl.* statoconia.

OTOLOGIE, *s.f.* Otology.

OTOLOGISTE, *s.m. ou f.* Aurist, otologist.

OTO-MASTOÏDITE, *s.f.* Otomastoiditis.

OTOMYCOSE, *s.f.* Otomycosis, Singapore ear, Hong-Kong ear.

OTOPATHIE, *s.f.* Otopathy.

OTOPHYMA, *s.m.* Otophyma.

OTOPLASTIE, *s.f.* Otoplasty.

OTO-RHINO-LARYNGOLOGIE. Ear-nose-throat, ENT.

OTORRAGIE, *s.f.* Otorrhagia.

OTORRHÉE, *s.f.* Otorrhea (américain), otorrhoea.

OTOSCLÉROSE, *s.f.* Otosclerosis.

OTOSCOPE, *s.m.* Otoscope, auriscope.

OTOSCOPE DE TOYNBEE. Toynbee's otoscope.

OTOSCOPIE, *s.f.* Otoscopy.

OTOSPONGIOSE, *s.f.* Otospongiosis.

OTOTOXICITÉ, *s.f.* Ototoxicity.

OTTO (bassin ou **maladie d').** Otto's pelvis. → *protusion acétabulaire.*

OUABAÏNE, *s.f.* Ouabain.

OUCHTERLONY (méthode d'). Ouchterlony's test, double gel diffusion in two dimensions.

OULOPLASIQUE, *adj.* Healing cicatrizant.

OURAQUE, *s.m.* Urachus.

OURLES, *s.f. pl.* Mumps. → *oreillons.*

OURLIENNE (fièvre). Mumps. → *oreillons.*

OUROV (maladie de l'). Kashin-Beck disease. → *Kashin-Beck (maladie de).*

OUVRIERS DES SILOS (maladie des). Silo filler's disease or lung.

OVAIRE, *s.m.* Ovary.

OVAIRES POLYKYSTIQUES (maladie ou **syndrome des).** Polycystic ovarian disease, polycystic ovary syndrome.

OVALBUMINE, *s.f.* Ovalbumin.

OVALOCYTAIRE, *adj.* Ovalocytary.

OVALOCYTE, *s.m.* Elliptocyte, ovalocyte.

OVALOCYTOSE, *s.f.* Ovalocytosis.

OVARIALGIE, *s.f.* Oophoralgia. → *oophoralgie.*

OVARIECTOMIE, *s.f.* Ovariotomy. → *ovariotomie.*

OVARIEN, ENNE, *adj.* Ovarian.

OVARIOCÈLE, *s.f.* Ovariocele.

OVARIOHYSTÉRECTOMIE, *s.f.* Oophorohysterectomy, ovariohysterectomy.

OVARIOLYSE, *s.f.* Ovariolysis.

OVARIOPEXIE, *s.f.* Ovariopexy.

OVARIOPRIVE, *adj.* Ovariprival.

OVARIOSALPINGECTOMIE, *s.f.* Oophorosalpingectomy. → *oophorosalpingectomie.*

OVARIOTHÉRAPIE, *s.f.* Ovariotherapy, ovotherapy.

OVARIOTOMIE, *s.f.* Ovariotomy, ovariectomy, oophorectomy.

OVARITE, *s.f.* Ovaritis, oophoritis.

OVERDAMPING, *s.m.* Overdamping.

OVERDOSE, *s.f.* Overdose.

OVERSHOOT, OVERSHOOTING, *s.m.* Overshoot, overshooting.

OVILLÉ, ÉE, *adj.* Sheep-muck shaped.

OVIPARITÉ, *s.f.* Oviparity.

OVISAC, *s.m.* Ovisac.

OVOCULTURE, *s.f.* Embryonate egg culture.

OVOCYTE, *s.m.* Oocyte, ovocyte.

OVOCYTE DE 1er ORDRE. Primary oocyte.

OVOCYTE DE 2e ORDRE. Secondary oocyte.

OVOGENÈSE, *s.f.* Oogenesis, ovogenesis.

OVOGÉNIE, *s.f.* Embryogeny.

OVOGLOBULINE, *s.f.* Ovoglobulin.

OVOGONIE, *s.f.* Oogonium, ovogonium.

OVO-IMPLANTATION, *s.f.* Ovoimplantation, implantation of the ovum.

OVOTESTIS, *s.m.* Ovotestis.

OVULATION, *s.f.* Ovulation.

OVULE, *s.m.* Ovum.

OWREN (maladie d'). Owren's disease. → *parahémophilie.*

OWREN (thrombotest d'). Owren's thrombotest. → *thrombotest d'Owren.*

OXALÉMIE, *s.f.* Oxalæmia.

OXALIGÈNE, *adj.* Producing oxalic acid.

OXALIQUE, *adj.* Oxalic.

OXALOSE, *s.f.* Oxalosis.

OXALURIE, *s.f.* Oxaluria.

OXFORD (attelle d'). Oxford splint.

OXFORD (méthode d'). Oxford method.

OXFORD (unité). Oxford unit.

18-OXO-CORTICOSTÉRONE, *s.f.* Aldosterone.

OXYCARBONISME, *s.m.* Carbon monoxide poisoning, coal gas poisoning.

OXYCÉPHALIE, *s.f.* Oxycephalia, oxycephaly, steeple head, steeple skull.

11-OXYCORTICOSTÉROÏDES, *s.m. pl.* Glucocorticoids, corticosterone group of cortical hormones, sugar hormone. S hormone.

11-β-OXY-18-OXO-CORTEXONE, *s.f.* Aldosterone.

OXYCYTOCHROME, *s.m.* Oxidized cytochrome.

OXYDASE, *s.f.* Oxidase.

OXYDATION, *s.f.* Oxidation, oxidasis.

OXYDE DE CARBONE. Carbon monoxide.

OXYDE NITRIQUE. Nitric oxide.

OXYDONE, *s.f.* Oxidase-like enzyme.

OXYDORÉDUCTASE, *s.f.* Oxidoreductase.

OXYDORÉDUCTION, *s.f.* Oxidoreduction, oxidation-reduction system.

OXYGÉNASE, *s.f.* Oxygenase.

OXYGÉNATION, *s.f.* Oxygenation.

OXYGÈNE, *s.m.* Oxygen.

OXYGÈNE (capacité du sang en). Oxygen capacity.

OXYGÈNE (concentration, contenance ou **teneur du sang en).** Blood oxygen content.

OXYGÈNE (consommation d'). 1° *absorption par les tissus (symbole* $Q\ O_2$*).* Oxygen consumption, oxygen uptake $Q\ O_2$. – 2° *débit d'oxygène (absorption par le sang dans les capillaires pulmonaires : symbole* $\dot{V}o_2$*.).* Oxygen consumption, oxygen uptake $\dot{V}o_2$.

OXYGÈNE (débit d'). Oxygen uptake.

OXYGÈNE (désaturation veineuse en). Oxygen extraction. → *oxygène (différence artérioveineuse en).*

OXYGÈNE (dette d'). Oxygen debt, oxygen deficit, recovery oxygen.

OXYGÈNE (différence artérioveineuse en). Arteriovenous oxygen difference, oxygen extraction, venous oxygen desaturation.

OXYGÈNE (pression partielle en). Partial pressure in oxygen, pO_2, oxygen tension.

OXYGÈNE (pression partielle alvéolaire en). Alveolar partial pressure in oxygen, pAO_2.

OXYGÈNE (pression partielle artérielle en). Arterial partial pressure in oxygen, paO_2, arterial oxygen tension.

OXYGÈNE (saturation en). Oxygen saturation.

OXYGÈNE (teneur du sang en). Blood oxygen content.

OXYGÈNE HYPERBARE. Hyperbaric oxygen, high pressure oxygen.

OXYGÉNOPEXIE, *s.f.* Fixation of oxygen.

OXYGÉNOTHÉRAPIE, *s.f.* Oxygenotherapy.

OXYGÉNOTHÉRAPIE HYPERBARE. Hyperbaric oxygenation.

OXYQUINOLÉINE, *s.f.* Oxyquinoleine.

OXYHÉMOGLOBINE, *s.f.* (HbO). Oxyhaemoglobin, oxidized or oxygenated haemoglobin, HbO.

OXYMEL, *s.m.* Oxymel.

OXYMÉTRIE, *s.f.* Oximetry, oxymetry.

OXYMYOGLOBINE, *s.f.* Oxymyoglobin.

OXYOSMIE, *s.f.* Oxyosmia.

11-β-OXY-18-OXO-CORTEXONE. Aldosterone.

OXYPHILE. 1° *s.m.* Oxyphil, oxyphile. – 2° *adj.* Oxyphil, oxyphile, oxyphilie, oxyphilous.

OXYPHILIQUE ou **OXYPHORIQUE (pouvoir o. du sang).** Oxygen capacity.

OXYQUINOLÉINE, *s.f.* Oxyquinoline.

OXYREGMIE, *s.f.* Oxyrygmia.

11-OXYSTÉROÏDES, *s.m. pl.* Glucocorticoids. → *11-oxycorticostéroïdes.*

OXYTÉTRACYCLINE, *s.f.* Oxytetracycline.

OXYTOCINE, *s.f.* Oxytocin.

OXYTOCIQUE, *adj.* Oxytocic, ocytocic.

OXYURE, *s.m.* ou **OXYURE VERMICULAIRE.** Oxyuris, pinworm, *Enterobius vermicularis.*

OXYUROSE, OXYURASE, *s.f.* Oxyuriasis, oxyuria, oxyuriosis, enterobiasis.

OZÈNE, *s.m.* Ozena, ozæna, atrophic rhinitis, coryza foetida.

OZÉNEUX, EUSE, *adj.* Ozenous.

OZONOTHÉRAPIE, *s.f.* Treatment by ozone.

P

P. Chemical symbol for phosphorus.

P (symbole de pression). P.

P (composant amyloïde). P (amyloid-component).

P (composé) DE KENDALL. Kendall's compound P. → *progestérone.*

P (onde). P wave.

P (substance). P substance.

P (système de groupe sanguin). P blood group system.

p (symbole du bras court d'un chromosome). p.

p. Symbol for pico.

Pa (symbole de pascal). Pa.

PA (espace) (cardiologie). PA interval.

PAB. PAB. → *vitamine H'.*

PACHON (épreuve de). Pachon's test.

PACHYBLÉPHAROSE, *s.f.* Pachyblepharon, pachyblepharosis.

PACHYBRONCHITE, *s.f.* Pachybronchitis.

PACHYCAPSULITE, *s.f.* Pachycapsulitis.

PACHYCÉPHALIE, *s.f.* Pachycephalia, pachycephaly.

PACHYCHOROÏDITE, *s.f.* Pachychoroiditis.

PACHYDERMATOCÈLE, *s.f.* Dermatolysis. → *dermatolysie.*

PACHYDERMIE, *s.f.* Pachyderma, pachydermia.

PACHYDERMIE BLANCHE LARYNGÉE. Pachyderma circumscripta laryngis, pachyderma verrucosa laryngis.

PACHYDERMIE PLICATURÉE AVEC PACHYPÉRIOSTOSE DE LA FACE ET DES EXTRÉMITÉS. Pachydermoperiostosis, pachydermoperiostosis plicata, Touraine-Solente-Golé syndrome, pachyperiosteodermia, hypertrophic osteodermopathy, chronic idiopathic hypertrophic osteoarthropathy, Friedrich-Erb-Arnold syndrome, Uehlinger's syndrome.

PACHYDERMIE VORTICELLÉE DU CUIR CHEVELU. Cutis verticis gyrata, buldog scalp.

PACHYDERMOCÈLE, *s.f.* Dermatolysis. → *dermatolysie.*

PACHYDERMOPÉRIOSTOSE, *s.f.* Pachydermoperiostosis. → *pachydermie plicaturée avec pachypériostose de la face et des extrémités.*

PACHYMÉNINGE, *s.f.* Pachymeninx.

PACHYMÉNINGITE, *s.f.* Pachymeningitis, duritis, duroarachnitis, perimeningitis.

PACHYMÉNINGITE CERVICALE HYPERTROPHIQUE. Hypertrophic cervical pachymeningitis, pachymeningitis cervicalis hypertrophica.

PACHYMÉNINGITE EXTERNE. External pachymeningitis, periostitis interna cranii, external meningitis.

PACHYMÉNINGITE INTERNE OU HÉMORRAGIQUE. Haemorrhagic internal pachymeningitis, pachymeningitis interna haemorrhagica, internal meningitis.

PACHYONYCHIE, *s.f.* Pachyonychia, pachyonyxis.

PACHYONYCHIE CONGÉNITALE. Pachyonychia congenita. → *Jadassohn-Lewandowsky (maladie ou syndrome de).*

PACHYONYXIS, *s.f.* Pachyonychia, pachyonyxis.

PACHYPELVIPÉRITONITE, *s.f.* Pachypelviperitonitis.

PACHYPÉRICARDITE, *s.f.* Pachypericarditis.

PACHYPÉRIHÉPATITE, *s.f.* Pachyperihepatitis.

PACHYPÉRIOSTOSE, *s.f.* Pachyperiostitis.

PACHYPLEURITE, *s.f.* Pachypleuritis, indurative pleurisy, productive pleurisy.

PACHYSALPINGITE, *s.f.* Pachysalpingitis, mural salpingitis, parenchymatous salpingitis, hypertrophic salpingitis.

PACHYSTYLE, *adj.* Short and thickly shaped, stout.

PACHYSYNOVITE, *s.f.* Pachysynovitis.

PACHYTÈNE, *adj.* Pachytene.

PACHYVAGINALITE, *s.f.* Pachyvaginalitis, periorchitis, plastic vaginalitis, vaginal haematocele.

PACHYVAGINITE KYSTIQUE. Cystic pachyvaginitis, colpohyperplasia cystica, emphysematous vaginitis, gaseous vaginitis, emphysematous colpitis.

PA$_{CO_2}$. Symbol for carbon dioxide tension in alveolar air.

PA$_{CO_2}$. Symbol for carbon dioxide tension of arterial blood.

PÆDIOMÈTRE, PÆDOMÈTRE, *s.m.* Pedometer.

PAF-ACETHER. PAF acether. → *facteur d'activation des plaquettes.*

PAGE (syndrome de). Page's syndrome.

... PAGE, *suffixe...* pagus.

PAGET (maladie de). Paget's disease of the nipple, mammary Paget's disease, Paget's cancer, carcinoma of nipple, intraepithelial carcinoma of nipple, apocrine carcinoma, malignant dermatitis, malignant pillary dermatitis.

PAGET (maladie osseuse de). Paget's disease of bone, osteitis deformans, osteodystrophia deformans.

PAGET - VON SCHRÖTTER (syndrome de). Paget-Schrötter syndrome, von Schrotter's syndrome, effort thrombosis, claudicatio venosa intermittens, primitive thrombosis of the vena axillaris.

PAGÉTOÏDE, *adj.* Pagetoid.

PAGOPHAGIE, *s.f.* Pagophagia.

PALADE (grain de). Palade's granule, ribosome.

PALAIS, *s.m.* Palate.

PALAIS OGIVAL. Gothic palate.

PALATITE, *s.f.* Palatitis.

PALATO-DIGITAL (syndrome). Catel-Manzke syndrome.

PALATOPLASTIE, *s.f.* Palatoplasty, staphyloplasty.

PALATOSCHIZIS, *s.f.* Cleft palate, palatoschisis.

PALÉOCÉRÉBELLUM, *s.m.* Paleocerebellum.

PALÉOCORTEX, *s.m.* Paleocortex.

PALÉOPALLIUM, *s.m.* Paleopallium.

PALÉOPATHOLOGIE, *s.f.* Paleopathology.

PALÉOPHRÉNIE, *s.f.* Paleophrenia.

PÂLEUR-HYPERTHERMIE (syndrome). Ombrédanne's syndrome, infantile pallor-hyperthermia syndrome, postoperative pallor-hyperthermia syndrome.

PALICINÉSIE, *s.f.* Palikinesia, palicinesia.

PALIGRAPHIE, *s.f.* Palingraphia.

PALIKINÉSIE, *s.f.* Palikinesia, palicinesia.

PALILALIE, *s.f.* Palilalia.

PALIMPHRASIE, *s.f.* Palinphrasia, paliphrasia.

PALINGRAPHIE, *s.f.* Palingraphia.

PALINOPSIE, *s.f.* Palinopsia.

PALINDROMIQUE, *adj.* Palindromic.

PALLANESTHÉSIE, *s.f.* Pallanaesthesia.

PALLESTHÉSIE, *s.f.* Pallaesthesia, palmaesthesia, bone sensibility, pallaesthetic or palmaesthetic sensibility, vibratory sensibility.

PALLIATIF, IVE, *adj.* Palliative.

PALLIDAL, ALE, *adj.* Pallidal.

PALLIDUM, *s.m.* Globus pallidus.

PALLIUM, *s.m.* Pallium.

PALMATURE, *s.f.* Palmature. → *syndactylie.*

PALMÉ, MÉE, *adj.* Webbed.

PALMO-PLANTAIRE (signe). Palmo-plantar sign.

PALPATION, *s.f.* Palpation, touch.

PALPATION BIMANUELLE. Bimanual palpation.

PALPATION LÉGÈRE. Light touch.

PALPÉBRAL, ALE, *adj.* Palpebral.

PALPER, *s.m.* Palpation, touch.

PALPER ABDOMINAL. Abdominal touch.

PALPER-ROULER, *s.m.* Rolling.

PALPITATION, *s.f.* Palpitation, tremor cordis.

PALTAUF (maladie de). Hodgkin's disease. → *Hodgkin (maladie de).*

PALUDÉEN, ÉENNE, *adj.* Malarial, paludal.

PALUDIDE, *s.f.* Paludide.

PALUDIQUE, *adj.* Malarial, paludal.

PALUDISME, *s.m.* Malaria, falciparum infection, impaludism, paludism, malarial fever, marsh fever, jungle or intermittent fever, paludal fever, ague, swamp fever, Cameroon fever, Corsican fever, Roman fever.

PALUDISME AUTOCHTONE. Autochtonous malaria.

PALUDISME ESTIVO-AUTOMNAL. Estivoautomnal malaria. → *paludisme à Plasmodium falciparum.*

PALUDISME À FORME D'ACCÈS QUOTIDIENS. Quotidian malaria.

PALUDISME À FORME DÉLIRANTE ET COMATEUSE. Cerebral malaria, malaria comatosa.

PALUDISME À FORME DE FIÈVRE DOUBLE TIERCE. Double tertian malaria.

PALUDISME À FORME DE FIÈVRE QUARTE. Quartan malaria.

PALUDISME À FORME DE FIÈVRE TIERCE. Tertian malaria.

PALUDISME À FORME DE FIÈVRE TIERCE BÉNIGNE. Benign tertian malaria, vivax malaria.

PALUDISME À FORME HÉMORRAGIQUE. Haemorrhagic malaria.

PALUDISME IMPORTÉ. Imported malaria.

PALUDISME INDIGÈNE. Indigenous malaria.

PALUDISME INTRODUIT. Introduced malaria.

PALUDISME PERNICIEUX. Pernicious malaria. → *fièvre pernicieuse.*

PALUDISME PERNICIEUX ET ICTÉRIQUE. Bilious intermittent malaria.

PALUDISME À *PLASMODIUM FALCIPARUM*. Falciparum malaria or fever, malignant tertian malaria or fever, subtertian malaria, estivoautumnal malaria.

PALUDISME À *PLASMODIUM OVALE*. Ovale malaria.

PALUDISME PROVOQUÉ. Induced malaria.

PALUDISME RÉMITTENT. Remittent malaria, remittent malarial fever.

PALUDOLOGIE, *s.f.* Malariology.

PALUDOLOGUE, *s.m. ou f.* Malariologist.

PALUDOMÉTRIE, *s.f.* Malariometry.

PALUDOSE, *s.f.* Malaria. → *paludisme.*

PALUDOTHÉRAPIE, *s.f.* Malariotherapy. → *malariathérapie.*

PALUSTRE. *adj.* Malarial, paludal.

PAN. Abbreviation for « périartérite noueuse » : PAN, periarteritis nodosa.

PANACÉE, *s.f.* Panacea, panchrest.

PANAGGLUTININE, *s.f.* Panagglutinin.

PANANGÉITE. *s.f.* Panangiitis.

PANANGÉITE DIFFUSE NÉCROSANTE. Diffuse necrotizing panangitis.

PANANTICORPS, *s.m.* Panantibody.

PANAORTITE IDIOPATHIQUE. Idiopathic panaortitis.

PANARIS, *s.m.* Whitlow, felon.

PANARIS ANALGÉSIQUE. Analgesic panaris. → *Morvan (maladie de).*

PANARIS DES GAINES. Intrathecal whitlow, thecal felon, paronychia tendinosa.

PANARIS MÉLANIQUE. Melanotic whitlow.

PANARIS NERVEUX. Analgesic panaris. → *Morvan (maladie de).*

PANARIS OSSEUX. Subperiostal whitlow or felon, bone felon.

PANARIS PROFOND. Felon.

PANARIS SOUS-CUTANÉ. Subcutaneous whitlow or felon.

PANARIS SOUS-ÉPIDERMIQUE. Subcuticular whitlow or felon, subepithelial or superficial felon.

PANARTÉRITE, *s.f.* Panarteritis.

PANARTÉRITE NOUEUSE. Periarteritis nodosa. → *périartérite noueuse.*

PANARTÉRITE SUBAIGUË DES VIEILLARDS. Temporal arteritis. → *artérite temporale.*

PANARTHRITE, *s.f.* Panarthritis.

PANARTHRITE ENGAINANTE. Ankylosing panarthritis.

PANCARDITE, *s.f.* Pancarditis.

PANCARDITE MALIGNE. Severe rheumatic carditis. → *rhumatisme cardiaque évolutif.*

PANCHOLÉCYSTITE, *s.f.* Acute gangrenous cholecystitis, phlegmonous cholecystitis.

PANCHONDRITE, *s.f.* Chronic atrophic. → *polychondrite atrophiante chronique.*

PANCOAST ET TOBIAS (syndrome de). Pancoast's syndrome, Pancoast-Tobias syndrome, Hare's syndrome, Cuffini-Pancoast syndrome, Pancoast's apex syndrome, superior pulmonary sulcus syndrome, suprasulcus syndrome, painful apicocostovertebral syndrome.

PANCRÉAS, *s.m.* Pancreas.

PANCREAS DIVISUM. Pancreas divisum.

PANCRÉATECTOMIE, *s.f.* Pancreatectomy.

PANCRÉATICO-CHOLÉDOCIENNE (zone). Desjardin's point.

PANCRÉATICO-LITHOTRIPSIE, *s.f.* Pancreatic lithotripsy.

PANCRÉATICOTOMIE, *s.f.* Incision of the pancreatic duct.

PANCRÉATIQUE (point). Desjardin's point.

PANCRÉATITE, *s.f.* Pancreatitis.

PANCRÉATITE AIGUË HÉMORRAGIQUE. Acute haemorrhagic pancreatitis, Balser's fatty necrosis.

PANCRÉATITE CALCIFIANTE. Calcareous pancreatitis.

PANCRÉATITE CHRONIQUE. Chronic pancreatitis, chronic relapsing pancreatitis.

PANCRÉATITE CHRONIQUE HÉRÉDITAIRE. Hereditary chronic relapsing pancreatitis, hereditary pancreatitis.

PANCRÉATITE FIBROKYSTIQUE. Mucoviscidosis. → *mucoviscidose.*

PANCRÉATITE SUBAIGUË. Chronic pancreatitis. → *pancréatite chronique.*

PANCRÉATO-CHOLANGIOGRAPHIE, *s.f.* Pancreatocholangiography.

PANCRÉATO-DUODÉNECTOMIE, *s.f.* Pancreatoduodenectomy. → *duodénopancréatectomie.*

PANCRÉATO-ENTÉROSTOMIE, *s.f.* Pancreatico-enterostomy.

PANCRÉATO-GASTROSTOMIE, *s.f.* Pancreatico-gastrostomy.

PANCRÉATOGÈNE, *adj.* Pancreatogenous, pancreatogenic.

PANCRÉATOGRAPHIE, *s.f.* Pancreatography.

PANCRÉATO-JÉJUNOSTOMIE, *s.f.* Pancreatico-jejunostomy.

PANCRÉATO-KYSTOTOMIE, *s.f.* Incision of pancreatic cyst.

PANCRÉATOLYSE, *s.f.* Pancreolysis, pancreatolysis.

PANCRÉATOPATHIE, *s.f.* Pancreatopathy, pancreopathy.

PANCRÉATOPRIVE, *adj.* Pancreoprivic.

PANCRÉATOSTIMULINE, *s.f.* Pancreatotrophic hormone.

PANCRÉATOSTOMIE, *s.f.* Pancreatostomy.

PANCRÉATOTOMIE, *s.f.* Pancreatotomy, pancreatomy.

PANCRÉATOTROPE, *adj.* Pancreatotropic, pancreatropic.

PANCRÉOZYMINE, *s.f.* Pancreozymin.

PANCYTOPÉNIE, *s.f.* Pancytopenia.

PANCYTOPÉNIE-DYSMÉLIE (syndrome de). Fanconi's disease. → *Fanconi (anémie ou maladie de).*

PANCYTOPÉNIE SPLÉNIQUE. Pancytopenia with splenomegaly.

PANDÉMIE, *s.f.* Pandemia, pandemy.

PANDICULATION, *s.f.* Pandiculation.

PANDY (réaction de). Pandy's reaction or test.

PANENCÉPHALITE, *s.f.* Panencephalitis.

PANENCÉPHALITE DE PETTE-DÖRING. Pette-Döring encephalitis.

PANCENCÉPHALITE SCLÉROSANTE SUBAIGUË. Van Bogaert's encephalitis. → *leucoencéphalite sclérosante subaiguë.*

PANGENÈSE, *s.f.* Pangenesis.

PANGÉRIA, *s.f.* Pangeria of adults. → *Werner (syndrome de).*

PANHÉMOCYTOPHTISIE, *s.f.* Panmyelophthisis. → *panmyélophtisie.*

PANHÉMOLYSINE, *s.f.* Panhaemolysin.

PANHYPERCORTICISME, *s.m.* Panhyperadrenocortism.

PANHYPOPITUITARISME, *s.m.* Panhypopituitarism.

PANILÉITE, *s.f.* Total ileitis.

PANIQUE (attaque de). Panic attack.

PANMASTITE, Diffused acute infective mastitis.

PANMYÉLOPÉNIE, *s.f.* Panmyelophthisis. → *panmyélophtisie.*

PANMYÉLOPHTISIE, *s.f.* Panmyelophthisis, aleukia haemorrhagica, panmyelopathy, panhaemocytophthisis.

PANMYÉLOSE, *s.f.* Panmyelosis.

PANMYÉLOSE HYPERPLASIQUE CHRONIQUE. Chronic erythroleukaemia.

PANMYÉLOSE SPLÉNOMÉGALIQUE CHRONIQUE. Idiopathic myelofibrosis. → *splénomégalie myéloïde.*

PANNER (maladie de). Panner's disease.

PANNEUX, EUSE, *adj.* Pertaining to pannus.

PANNICULALGIE, *s.f.* Adiposalgia, panniculalgia.

PANNICULE ADIPEUX. Panniculus adiposus.

PANNICULITE, *s.f.* Panniculitis.

PANNICULITE FÉBRILE NODULAIRE RÉCIDIVANTE NON SUPPURÉE. Nodular nonsuppurative panniculitis, Weber-Christian disease.

PANNICULITE DE ROTHMANN-MAKAÏ. Subcutaneous lipogranulomatosis. → *Rothmann-Makaï (syndrome de).*

PANNUS, *s.m.* Pannus, vasculonebulous keratitis.

PANNUS CRASSUS. Pannus carnosus or crassus.

PANNUS SARCOMATEUX. Pannus crassus.

PANNUS TENUIS. Pannus tenuis.

PANOPHTALMIE, PANOPHTALMITE, *s.f.* Panophthalmia, panophtalmitis.

PANOPTIQUES (lunettes). Panoptic spectacles, stenopaic or stenopeic spectacles.

PANOSTÉITE, *s.f.* Panosteitis, panostitis.

PANPHLEGMON, *s.m.* Diffuse phlegmon. → *phlegmon diffus.*

PANSEMENT, *s.m.* Dressing.

PANSINI (syndrome de). Cerebellar syndrome in falciparum malaria.

PANSINUSITE, *s.f.* Pansinusitis, pansinuitis.

PANSPERMIE, *s.f.* Panspermia, panspermatism.

PANTOPHOBIE, *s.f.* Pantophobia.

PANTOPTOSE, *s.f.* Diffuse visceral ptosis.

PANTOTHÉNIQUE (acide). Pantothenic acid. → *vitamine B5.*

PANTOTROPE, *adj.* Pantropic, pantotropic.

PANVASCULARITE, *s.f.* Panangiitis.

PAO. Abbreviation for « pression artérielle ophtalmique » : ophthalmic artery pressure.

PAO_2. Alveolar partial pressure in oxygen. → *oxygène (pression partielle alvéolaire en).*

PaO_2. Arterial partial pressure in oxygen. → *oxygène* (pression partielle artérielle en).

PAP. Abbreviation for : « Pression artérielle pulmonaire » (pulmonary artery pressure).

PAPAÏNE, *s.f.* Papain.

PAPANICOLAOU (test de). Papanicolaou's method. → *vaginal (frottis).*

PAPAVÉRINE, *s.f.* Papaverine.

PAPILLE, *s.f.* Papilla.

PAPILLAIRE, *adj.* Papillary.

PAPILLECTOMIE, *s.f.* Papillectomy.

PAPILLITE, *s.f.* Papillitis.

PAPILLOMATOSE, *s.f.* Papillomatosis.

PAPILLOMATOSE CONFLUENTE ET RÉTICULÉE DE GOUGEROT ET CARTEAUD. Gougerot-Carteaud papillomatosis or syndrome, confluent and reticulated papillomatosis.

PAPILLOMATOSE VÉSICALE DIFFUSE. Multiple villous papillomata of the bladder.

PAPILLOMAVIRUS, *s.m. Papillomavirus.*

PAPILLOME, *s.m.* Papilloma, papillary tumour.

PAPILLOME CORNÉ. Hard papilloma, squamous cell papilloma, papilloma durum.

PAPILLON-LÉAGE ET PSAUME (syndrome de). Oro-facio digital syndrome I, OFD syndrome I, Papillon-Léage and Psaume syndrome.

PAPILLON-LEFÈVRE (syndrome de). Papillon-Lefèvre syndrome, hyperkeratosis palmo plantaris with periodontosis.

PAPILLORÉTINITE, *s.f.* Papilloretinitis.

PAPILLOSPHINCTÉROTOMIE, *s.f.* Papillosphincterotomy.

PAPILLOTOMIE, *s.f.* Papillotomy.

PAPOVAVIRIDÉS, *s.m. pl.* Papovaviridae.

PAPOVAVIRUS, *s.m. Papovavirus.*

PAPULE, *s.f.* Papule.

PAPULE URTICARIENNE. Wheal, urtica, pomphus.

PAPULOSE, *s.f.* Papulosis.

PAPULOSE ATROPHIANTE MALIGNE. Papulosis atrophicans maligna, Degos's disease, malignant atrophic papulosis, fatal cutaneointestinal syndrome, thromboangiitis cutaneo-intestinalis disseminata, Degos-Delort-Tricot syndrome, Köhlmeier-Degos syndrome.

PAPULOSE BOWENOÏDE. Bowenoid papulosis.

PAPULOSE LYMPHOMATOÏDE. Lymphomatoid papulosis.

PAQUET-ANNÉE. Package-year.

PAR. Abbreviation « pression artérielle rétinienne » : ophthalmic artery pressure.

PARA-AMINO-BENZOÏQUE (acide). Paraaminobenzoic acid. → *vitamine H'.*

PARA-AMINO-HIPPURIQUE (épreuve à l'acide). Para-amino-hippuric acid test.

PARA-AMINO-SALICYCLIQUE (acide) (PAS). Para-amino-salicylic acid. PAS. PASA.

PARA-AMYLOÏDOSE, *s.f.* Primary systemic amyloidosis. → *amyloïdose systématisée primitive.*

PARA-APPENDICITE, *s.f.* Para-appendicitis.

PARABALLISME, *s.m.* Biballism, biballismus.

PARABASEDOWIEN (syndrome). Pseudohyperthyroidism.

PARABIOSE, *s.f.* Parabiosis.

PARACARENCE, *s.f.* Paravitaminosis.

PARACENTÈSE, *s.f.* Paracentesis, puncture.

PARACENTÈSE DU TYMPAN. Paracentesis tympani, myringotomy.

PARACENTRE, *s.m.* Paracenter, secondary pacemaker.

PARACÉPHALE, *s.m.* Paracephalus.

PARACERVIX, *s.m.* Paracervix.

PARACHOLIE, *s.f.* Paracholia.

PARACHUTE (valve mitrale en). Parachute mitral valve.

PARACOCCIDIOÏDOSE, *s.f.* Paracoccidioidomycosis. → *blastomycose brésilienne.*

PARACOLITE, *s.f.* Paracolitis.

PARACOUSIE, *s.f.* Paracusis, paracusia, paracousis.

PARACOUSIE DOUBLE. Diplacusis. → *diplacousie.*

PARACOUSIE DE WILLIS. Paracusia willisiana, paracusis Willisii, paradoxic deafness, paracusis of Willis.

PARACOXALGIE, *s.f.* Paracoxalgia.

PARACRINE, *adj.* Paracrine.

PARA-CUSHING (syndrome). Cushing-like syndrome.

PARACYSTITE, *s.f.* Paracystitis.

PARADENTAIRE, *adj.* Paradental.

PARADENTOME, *s.m.* Dentoma. → *dentome.*

PARADIABÉTIQUE (état). Paradiabetes, prediabetes.

PARADONTOLYSE, *s.f.* Periodontoclasia, periodontolysis.

PARADOXE FRANÇAIS. French paradox.

PARA-ENDOCRINIEN (syndrome). Endocrinous-like syndrome of nervous origin.

PARA-ÉRYTHROBLASTE, *s.m.* Atypical erythroblast.

PARAFANGO, *s.m.* Parafango.

PARAFFINE, *s.m.* Paraffin.

PARAFFINOME, *s.m.* Paraffinoma.

PARAGANGLIOME, *s.m.* Paraganglioma (medullary or caroticum).

PARAGANGLIOME CHROMAFFINE. Phaeochromocytoma. → *phéochromocytome.*

PARAGANGLIOME NON CHROMAFFINE. Chemodectoma. → *chémodectome.*

PARAGANGLION, *s.m.* Paraganglion.

PARAGE, *s.m.* Dressing.

PARAGÉNÉSIE, *s.f.* Paragenesis.

PARAGLOSSE, *s.f.* Paraglossa, macroglossia.

PARAGNATHE, *s.m.* Paragnathus.

PARAGNOSIE, *s.f.* Paragnosia.

PARAGONIMIASE, PARAGONIMIASIS, PARAGONIMOSE, *s.f.* Paragonimiasis, paragonimosis, pulmonary distomatosis, endemic or parasitic haemoptysis, lung fluke disease.

PARAGRAMMATISME, *s.m.* Paragrammatism, pseudagrammatism.

PARAGRANULOME DE HODGKIN. Hodgkin's paragranuloma.

PARAGRANULOME DE POPPEMA ET LENNERT. Poppema's paragranuloma.

PARAGRAPHIE, *s.f.* Paragraphia.

PARAGUEUSIE, *s.f.* Parageusia, parageusis.

PARAHÉMOPHILIE, *s.f.* Parahaemophilia A, Owren's disease, Ac-globulin deficiency, factor V deficiency, labile factor deficiency, proaccelerin deficiency, haemophiloid state A.

PARAHORMONE, *s.f.* Parahormone.

PARA-INFLUENZA (infection à virus). Parainfluenza.

PARAKÉRATOSE, *s.f.* Parakeratosis.

PARAKÉRATOSE PSORIASIFORME. Parakeratosis psoriasiformis, Brocq's disease.

PARAKINÉSIE, *s.f.* Parakinesia, parakinesis, paracinesia, paracinesis.

PARALALIE, *s.f.* Paralalia.

PARALEUCÉMIQUE, *adj.* Leukaemic-like.

PARALEXIE, *s.f.* Paralexia.

PARALLERGIE, *s.f.* Parallergy, parallergia.

PARALYSIE, *s.f.* Paralysis, palsy.

PARALYSIE DE L'ACCOMODATION. Paralysis of accomodation.

PARALYSIE AGITANTE. Parkinson's disease. → *Parkinson (maladie de).*

PARALYSIE ALCOOLIQUE. Alcoholic paralysis.

PARALYSIE ALTERNE. Alternate hemiplegia. → *hémiplégie alterne.*

PARALYSIE DES AMOUREUX. Saturday night paralysis, sunday morning paralysis, or palsy.

PARALYSIE ANAPEIRATIQUE. Anapeiratic paralysis.

PARALYSIE ASCENDANTE AIGUË. Landry's palsy. → *Landry (maladie ou syndrome de).*

PARALYSIE AURICULAIRE. Auricular standstill.

PARALYSIE DE BELL. Bell's palsy. → *paralysie faciale de type périphérique.*

PARALYSIE DES BÉQUILLARDS. Crutch paralysis or palsy.

PARALYSIE BULBAIRE AIGUË DE LEYDEN. Acute bulbar palsy or paralysis, acute inferior or acute bulbar polio-encephalitis.

PARALYSIE BULBAIRE ASTHÉNIQUE. Asthenic-bulbar. → *myasthénie.*

PARALYSIE BULBAIRE ATROPHIQUE PROGRESSIVE. Bulbar paralysis. → *paralysie labio-glosso-laryngée.*

PARALYSIE BULBAIRE INFECTIEUSE. Aujeszky's disease. → *Aujeszky (maladie d').*

PARALYSIE BULBO-SPINALE. Bulbospinal paralysis.

PARALYSIE CENTRALE. Central paralysis, upper motor neuron lesion.

PARALYSIE COMPLÈTE. Complete paralysis.

PARALYSIE PAR COMPRESSION. Compression paralysis, pressure palsy or paralysis.

PARALYSIE CONTROLATÉRALE. Crossed akinesia.

PARALYSIE DIMIDIÉE. Alternate hemiplegia. → *hémiplégie alterne.*

PARALYSIE DIPHTÉRIQUE. Diphtheric paralysis, diphtheritic paralysis.

PARALYSIE FACIALE. Facial paralysis, mimetic paralysis, prosopoplegia.

PARALYSIE FACIALE DE TYPE PÉRIPHÉRIQUE. Common facial paralysis, Bell's palsy or paralysis, facial neuritis, fallopian neuritis, facial palsy.

PARALYSIE FLASCO-SPASMODIQUE. Flaccido-spastic paralysis.

PARALYSIE FLASQUE. Flaccid paralysis.

PARALYSIE FONCTIONNELLE. Functional paralysis.

PARALYSIE FUGACE. Temporary paralysis.

PARALYSIE GÉNÉRALE PROGRESSIVE. General paralysis of the insane, general paralysis, paralytic dementia, dementia paralytica, general paresis, paretic dementia, cerebral tabes, syphilitic meningoencephalitis, Bayle's disease, paretic neurosyphilis, cortical degeneration, chronic meningoencephalitis.

PARALYSIE HYSTÉRIQUE. Hysterical paralysis, pseudoplegia.

PARALYSIE IMMUNITAIRE. Immunological paralysis. → *tolérance immunitaire.*

PARALYSIE INCOMPLÈTE. Paresis. → *parésie.*

PARALYSIE INFANTILE. Infantile paralysis. → *acute anterior poliomyelitis.*

PARALYSIE INTERMITTENTE. Intermittent paralysis.

PARALYSIE ISCHÉMIQUE. Ischaemic paralysis. → *Volkmann (maladie, syndrome, contracture ou rétraction musculaire ischémique de).*

PARALYSIE DES JOUEURS DE TAMBOUR. Drummer's paralysis or palsy.

PARALYSIE LABIO-GLOSSO-LARYNGÉE. Progressive bulbar paralysis or palsy, bulbar paralysis, labioglossolaryngeal paralysis, labioglossopharyngeal paralysis, labial paralysis, Duchenne's paralysis or disease. Erb's disease, glossolabial paralysis, glossopharyngolabial paralysis.

PARALYSIE LABIO-GLOSSO-PALATO-LARYNGÉE. Bulbar paralysis. → *paralysie labio-glosso-laryngée.*

PARALYSIE LABIO-GLOSSO-PHARYNGÉE. Bulbar paralysis. → *paralysie labio-glosso-laryngée.*

PARALYSIE LARYNGÉE. Laryngeal paralysis.

PARALYSIE PAR LÉSION DE LA CAPSULE INTERNE. Capsular or centrocapsular paralysis.

PARALYSIE PAR LÉSION DU CERVEAU. Cerebral palsy or paralysis.

PARALYSIE PAR LÉSION CORTICALE. Centro-cortical or cortical paralysis.

PARALYSIE DES MARTELEURS. Hammer palsy.

PARALYSIE DU MATIN. Morning paralysis or palsy.

PARALYSIE MIXTE. Mixed paralysis.

PARALYSIE DU MOTEUR OCULAIRE COMMUN. Oculomotor paralysis.

PARALYSIE MOTRICE. Motor paralysis.

PARALYSIE MUSCULAIRE PROGRESSIVE DE LA LANGUE, DU VOILE DU PALAIS ET DES LÈVRES. Bulbar paralysis. → *paralysie labio-glosso-laryngée.*

PARALYSIE MUSCULAIRE PSEUDO-HYPERTROPHIQUE. Duchenne's disease. → *paralysie pseudo-hypertrophique type Duchenne.*

PARALYSIE NUCLÉAIRE. Nuclear paralysis.

PARALYSIE OBSTÉTRICALE. Birth paralysis, birth palsy, obstetric paralysis.

PARALYSIE OBSTÉTRICALE DU PLEXUS BRACHIAL. Brachial birth palsy.

PARALYSIE OCULAIRE. Ocular paralysis.

PARALYSIE OCULO-MOTRICE RÉCIDIVANTE OU PÉRIODIQUE. Ophthalmoplegic migraine. → *migraine ophtalmoplégique.*

PARALYSIE ORGANIQUE. Organic paralysis.

PARALYSIE OURLIENNE. Parotitic paralysis.

PARALYSIE PÉRIODIQUE FAMILIALE. Family or familial periodic paralysis, periodic paralysis, familial recurrent paralysis, Westphal's neurosis, familial hypokaliaemic periodic paralysis.

PARALYSIE PÉRIODIQUE HYPERKALIÉMIQUE. Gamstorp's disease. → *adynamie épisodique héréditaire.*

PARALYSIE PÉRIPHÉRIQUE. Peripheral paralysis, lower motor neuron lesion.

PARALYSIE DU PHARYNX. Pharyngolysis, pharyngoparalysis, pharyngoplegia.

PARALYSIE POST-ÉPILEPTIQUE UNILATÉRALE. Todd's paralysis or palsy.

PARALYSIE POTTIQUE. Pott's paraplegia. → *paraplégie pottique.*

PARALYSIE PSEUDO-BULBAIRE. Pseudo-bulbar paralysis or palsy, laughing sickness.

PARALYSIE PSEUDO-HYPERTROPHIQUE TYPE DUCHENNE. Pseudohypertrophic muscular paralysis or dystrophy or atrophy, Duchenne's disease, Duchenne-Greisinger disease, atrophia masculorum lipomatosa, progressive muscular selerosis, juvenile muscular atrophy, pseudomuscular hypertrophy childhood muscular dystrophy.

PARALYSIE PSYCHIQUE. Psychic paralysis.

PARALYSIE RADIALE. Musculospiral paralysis, paralysis of radial nerve.

PARALYSIE RADIALE ALCOOLIQUE. Drunkard's arm paralysis.

PARALYSIE RADICULAIRE. Radicular paralysis.

PARALYSIE RADICULAIRE MOYENNE DU PLEXUS BRACHIAL. Remak's paralysis.

PARALYSIE RADICULAIRE SUPÉRIEURE DU PLEXUS BRACHIAL. Duchenne's paralysis. → *Duchenne-Erb (syndrome ou paralysie, type).*

PARALYSIE RÉFLEXE. Reflex paralysis.

PARALYSIE DU REGARD. Paralysis of gaze.

PARALYSIE SATURNINE. Lead paralysis or palsy, painter's palsy.

PARALYSIE DU SCIATIQUE POPLITÉ EXTERNE. Zenker's paralysis.

PARALYSIE SEGMENTAIRE. Segmental paralysis.

PARALYSIE SÉRIQUE. Serum paralysis.

PARALYSIS SINO-AURICULAIRE. Sino-auricular heart block.

PARALYSIE DU SOMMEIL. Sleep paralysis.

PARALYSIE SPASMODIQUE. Spastic paralysis.

PARALYSIE SPASTIQUE. Spastic paralysis.

PARALYSIE SPINALE AIGUË DE L'ADULTE. Acute anterior poliomyelitis of the grown up.

PARALYSIE SPINALE ATROPHIQUE SUBAIGUË. Acute anterior poliomyelitis. → *poliomyélite antérieure subaiguë.*

PARALYSIE SPINALE INFANTILE. Infantile spinal paralysis. → *poliomyélite antérieure aiguë.*

PARALYSIE SPINALE INTERMITTENTE. Familial periodic paralysis. → *paralysie périodique familiale.*

PARALYSIE SPINALE SPASMODIQUE OU SPASTIQUE. Spastic spinal paralysis. → *tabès dorsal spasmodique.*

PARALYSIE SUPRANUCLÉAIRE. Supranuclear paralysis.

PARALYSIE SUPRANUCLÉAIRE DU DROIT EXTERNE. Posterior internucleary ophthalmoplegia. → *ophtalmoplégie internucléaire postérieure.*

PARALYSIE SUPRANUCLÉAIRE DU DROIT INTERNE. Anterior internuclearis ophthalmoplegia. → *ophtalmoplegie internucléaire antérieure.*

PARALYSIE SUPRANUCLÉAIRE PROGRESSIVE. Progressive supranuclear palsy. → *Steele-Richardson et Olszewski (maladie ou syndrome de).*

PARALYSIE À TIQUES. Tick paralysis.

PARALYSIE DE TODD. Todd's paralysis or postepileptic paralysis.

PARALYSIE DU TRIJUMEAU. Trigeminal paralysis.

PARALYSIE DE TYPE CENTRAL. Central paralysis. → *paralysie centrale.*

PARALYSIE DE TYPE PÉRIPHÉRIQUE. Peripheral paralysis. → *paralysie périphérique.*

PARALYSIE VASOMOTRICE. Vasomotor paralysis.

PARAMAGNÉTIQUE, *adj.* Paramagnetic.

PARAMASTIGOTE, *s.m.* Paramastigote.

PARAMASTITE, *s.m.* Paramastitis.

PARAMÉDIAN, ANE, *adj.* Paramedian.

PARAMÉDIAN DE FOIX (syndrome). Dejerine's bulbar syndrome. → *bulbaire antérieur (syndrome).*

PARAMÉDICAL, ALE, *adj.* Paramedical.

PARAMÉSONÉPHRONIQUE (conduit). Müller's duct.

PARAMÉTABOLITE, *s.m.* Antimetabolite. → *antimétabolite.*

PARAMÈTRE, *s.m.* Parametrium.

PARAMÉTRITE, *s.f.* Parametritis, pelvic cellulitis.

PARAMIGRAINEUX (syndrome). Migrainous neuralgia. → *céphalée vasculaire de Horton.*

PARAMIMIE, *s.f.* Paramimia.

PARAMNÉSIE, *s.f.* Paramnesia.

PARAMNÉSIE DE CERTITUDE. Paramnesia, retrospective falsification.

PARAMORPHISME, *s.m.* Paramorphia.

PARAMUSIE, *s.f.* Paramusia.

PARAMYCÉTOME, *s.m.* Paramycetoma.

PARAMYÉLOCYTE, *s.m.* Abnormal blood cell, myelocytelike.

PARAMYLOSE, *s.f.* Systematized amyloidosis. → *amyloïdose systématisée primitive.*

PARAMYOCLONIE, *s.m.* Paramyoclonus.

PARAMYOCLONUS MULTIPLEX. Paramyoclonus multiplex, myoclonus multiplex, Friedreich's disease or spasms, convulsive tremor.

PARAMYOTONIE CONGÉNITALE. Paramyotonia congenita, Eulenburg's disease, myotonia congenita intermittens.

PARAMYXOVIRINÆ, *s.f. pl.* Paramyxovirinæ.

PARAMYXOVIRIDÉS, *s.m. pl.* Paramyxoviridae.

PARAMYXOVIRUS, *s.m. Paramyxovirus.*

PARANÉOPLASIQUE (syndrome). Paraneoplastic syndrome.

PARANÉPHRITE, *s.f.* Paranephritis. → *périnéphrite.*

PARANGI. Yaws. → *pian.*

PARANOÏA, *s.f.* Paranoia.

PARANOÏA CONSTITUTIONNELLE. Paranoia originaria.

PARANOÏA AVEC DÉLIRE DE REVENDICATION. Litigious paranoia, paranoia querulans, querulous paranoia.

PARANOÏA AVEC HALLUCINATIONS. Acute hallucinatory paranoia, paranoia hallucinatoria.

PARANOÏAQUE, 1° *adj.* Paranoic, paranoiac. – 2° *s.m.* ou *f.* Paranoiac.

PARANOÏAQUE (constitution). Paranoid personality.

PARANOÏAQUE (psychose). Paranoiac psychosis.

PARANOÏAQUE (structure). Paranoid states or reactions.

PARANOÏDE, *adj.* Paranoid.

PARANOMIA, *s.f.* Paranomia.

PARAOSMIE, *s.f.* Parosmia.

PARA-OSTÉOARTHROPATHIE, *s.f.* Paraosteoarthropathy, myositis ossificans of paraplegic individuals.

PARAPARÉSIE SPASTIQUE TROPICALE. Tropical spastic paraparesis.

PARAPAREUNIE, *s.f.* Extravaginal coitus.

PARAPEXIEN, ENNE, *adj.* Near the apex.

PARAPHASIE, *s.f.* Paraphasia, paraphrasia, aphrasia, lingual, delirium.

PARAPHASIE LITTÉRALE. Jargonaphasia.

PARAPHASIE VERBALE. Verbal paraphasia.

PARAPHÉMIE, *s.f.* Paraphemia.

PARAPHILIE, *s.f.* Paraphilia.

PARAPHIMOSIS, *s.m.* Paraphimosis, capistration.

PARAPHLÉBITE, *s.f.* Periphlebitis.

PARAPHONIE, *s.f.* Paraphonia.

PARAPHRASIE, *s.f.* Paraphasia. → *paraphasie.*

PARAPHRASIE LITTÉRALE. Jargonaphasia. → *jargonaphasie.*

PARAPHRÉNIE, *s.f.* Paraphrenia.

PARAPHRÉNITIS, *s.f.* Paraphrenitis, paraphrenia.

PARAPHRONIQUE (état). Paraphronia.

PARAPHROSYNE, *s.f.* Calentura.

PARAPHYLAXIE, *s.f.* Anaphylaxis. → *anaphylaxie.*

PARAPHYSIQUE, *s.f.* Parapsychology. → *parapsychologie.*

PARAPLASMA, *s.m.* Metaplasm. → *métaplasma.*

PARAPLÉGIE, *s.f.* Paraplegia.

PARAPLÉGIE CUTANÉO-RÉFLEXE. Spastic paraplegia inflexion.

PARAPLÉGIE D'ERB. Erb's paraplegia. → *Erb (paraplégie d').*

PARAPLÉGIE FLASQUE. Flaccid paraplegia.

PARAPLÉGIE HYSTÉRIQUE. Hysterical paraplegia, idealparaplegia.

PARAPLÉGIE DES DEUX MEMBRES INFÉRIEURS. Paraplegia inferior.

PARAPLÉGIE DES DEUX MEMBRES SUPÉRIEURS. Paraplegia superior.

PARAPLÉGIE PAR POLYNÉVRITE. Peripheral paraplegia.

PARAPLÉGIE POTTIQUE. Pott's paraplegia, Pott's paralysis.

PARAPLÉGIE SPASMODIQUE. Spasmodic or spastic paraplegia, tetanoid paraplegia.

PARAPLÉGIE SPASMODIQUE FAMILIALE DE STRÜMPELL et LORRAIN. Strümpell's disease or type, Strümpell-Lorrain disease, familial spastic paraplegia or paralysis, hereditary spastic spinal paralysis.

PARAPLÉGIE SPASMODIQUE OU SPASTIQUE TROPICALE. Tropical spastic paraplegia, HTLV-1 associated myelopathy.

PARAPLÉGIE SPINALE SPASTIQUE OU **SPASMODIQUE.** Spastic spinal paralysis. → *tabès dorsal spasmodique.*

PARAPLEURÉSIE, *s.f.* Parapleuritis.

PARAPLEXIE, *s.f.* Paraplexy.

PARAPNEUMOLYSE, *s.f.* Extrapleural pneumolysis.

PARAPNEUMONIQUE, *adj.* Occuring during the course of pneumonia.

PARAPOXVIRIDÉS, *s.m. pl.* Parapoxviridae.

PARAPOXVIRUS, *s.m. Parapoxvirus.*

PARAPRAXIE, *s.f.* Parapraxia, parapraxis.

PARAPROTÉINE, *s.f.* Paraprotein. → *immunoglobuline* monoclonale.

PARAPROTÉINÉMIE, *s.f.* Paraproteinaemia.

PARAPROTÉINÉMIE BICLONALE. Biclonal gammapathy. →*dysglobulinémie biclonale.*

PARAPROTÉINÉMIE ESSENTIELLE BÉNIGNE. Benign monoclonal gammapathy. → *gammapathie monoclonale bénigne.*

PARAPROTÉINÉMIE MONOCLONALE. Monoclonal gammapathy. → *dysglobulinémie monoclonale.*

PARAPROTÉINÉMIE POLYCLONALE. Polyclonal gammapathy. → *dysglobulinémie.*

PARAPROTÉINURIE, *s.f.* Paraproteinuria.

PARAPSORIASIS, *s.m.* Parapsoriasis.

PARAPSORIASIS EN GOUTTES. Guttate parapsoriasis, dermatitis psoriasiformis nodularis.

PARAPSORIASIS LICHÉNOÏDE. Lichen variegatus.

PARAPSORIASIS EN PLAQUES. Patchy parapsoriasis, xanthoerythrodermia perstans.

PARAPSORIASIS VARIOLIFORMIS DE WISE. Parapsoriasis varioliformis, pityriasis lichenoides et varioliformis acuta, Mucha-Haberman syndrome, Mucha's disease, Wise's disease, parakeratosis variegata.

PARAPSYCHOLOGIE, *s.f.* Parapsychology.

PARARÉFLEXE, *s.m.* Parareflexia.

PARARICKETTSIE, *s.f.* Chlamydia. → *Chlamydia.*

PARACKETTSIOSE, *s.f.* Chlamydiosis.

PARARYTHMIE, *s.f.* Parasystole. → *parasystolie.*

PARASÉMIE, *s.f.* Trouble of mimesis.

PARA-SIDA, AIDS-related complex, ARC.

PARASITAIRE, *adj.* Parasitic.

PARASITE, *s.m.* Parasite.

PARASITÉMIE, *s.f.* Parasitaemia.

PARASITICIDE, *adj.* Parasiticidal.

PARASITISME, *s.m.* Parasitism.

PARASITOLOGIE, *s.f.* Parasitology.

PARASITOPHOBIE, *s.f.* Parasitophobia.

PARASITOSE, *s.f.* Parasitosis.

PARASITOTROPE, *adj.* Parasitotrope, parasitotropic.

PARASOMNIE, *s.f.* Parasomnia.

PARASPASME, *s.m.* Paraspasm.

PARASPASME FACIAL BILATÉRAL. Facial paraspasm.

PARASTRUME, *s.f.* Parastruma.

PARASYMPATHICOLYTIQUE, *adj.* Parasympatholytic.

PARASYMPATHICOMIMÉTIQUE, *adj.* Parasympathicomimetic. → *vagomimétique.*

PARASYMPATHICOTONIE, *s.f.* Parasympathicotonia. → *vagotonie.*

PARASYMPATHIQUE, *adj.* Parasympathetic, vagal.

PARASYMPATHOME, *s.m.* Paraganglioma.

PARASYPHILIS, *s.f.* **PARASYPHILITIQUES (accidents)**. Parasyphilis, parasyphilosis, quaternary syphilis.

PARASYSTOLIE, *s.f.* Parasystole, parasystolic rhythm, pararrhythmia.

PARATHORMONE, *s.f.* Parathyroid hormone, parathyrin, parathormone, PTH.

PARATHORMONE (épreuve à la). Ellsworth-Howard test.

PARATHYMIE, *s.f.* Parathymia.

PARATHYRÉOPRIVE, *adj.* Parathyroprival, parathyroprivia, parathyroprivous.

PARATHYRÉOPRIVE (syndrome). Hypoparathyreosis, hypoparathyroidisme, parathyroprivia, status parathyreoprivus.

PARATHYRÉOSE, *s.f.* Non inflammatory disease of parathyroid glands.

PARATHYRÉOTROPE, *adj.* Parathyrotropic, parathyrotrophic.

PARATHYRINE, *s.f.* Parathormone. → *parathormone.*

PARATHYROÏDE, *adj.* Parathyroid.

PARATHYROÏDECTOMIE, *s.f.* Parathyroidectomy.

PARATHYROÏDIEN, IENNE, *adj.* Parathyroidal.

PARATHYROÏDIENNE (insuffisance). Hypoparathyreosis. → *parathyréoprive (syndrome).*

PARATHYROÏDITE, *s.f.* Inflammation of the parathyroid glands.

PARATHYROÏDOME, *s.m.* Parathyroidoma.

PARATONIE, *s.f.* Paratonia.

PARATOPE, *s.m.* Antibody. → *anticorps.*

PARATRIGÉMINAL (syndrome). Paratrigeminal syndrome.

PARATUBERCULOSE, *s.f.* Paratuberculosis.

PARATYPHLITE, *s.f.* Paratyphlitis. → *pérityphlite.*

PARAVACCINE, *s.f.* Milker's nodules.

PARAVARIOLE, *s.f.* Alastrim. → *alastrim.*

PARAVITAMINOSE, *s.f.* Paravitaminosis.

PARDEE (ondes de). 1° Pardee's T wave. → *coronarienne de Pardee (onde).* – 2° Deep Q3-wave.

... PARE, *suffixe* (obstétrique). Para. – *I-pare.* Para I. – II- pare. Para 2, etc.

PARECHOVIRUS, *s.m. Parechovirus.*

PARECTROPIE, *s.f.* Parectropia.

PARENCHYMATEUX, EUSE, *adj.* Parenchymatous.

PARENCHYMATOSE, *s.f.* Degeneration of parenchyma.

PARENCHYME, *s.m.* Parenchyma.

PARENTÉRAL, ALE, *adj.* Parenteral.

PARENTS, *s.m. pl.* (génétique). Parental generation.

PARÉSIE, *s.f.* Paresis, incomplete paralysis.

PARESTHÉSIE, *s.f.* Paraesthesia.

PARESTHÉSIE AGITANTE NOCTURNE DES MEMBRES INFÉRIEURS. Restless legs. → *jambes sans repos (syndrome des).*

PARÉTIQUE, *adj.* Paretic.

PARHÉPATIE, *s.f.* Dyshepatia.

PARHORMONE, *s.f.* Parhormone.

PARIÉTAL, *s.m.* Parietal bone.

PARIÉTAL (syndrome). Parietal lobe syndrome.

PARIÉTAL (syndrome p. de Folx, Chavany et Lévy). Dejerine's parietal lobe syndrome. → *Dejerine (syndrome sensitif cortical de).*

PARIÉTECTOMIE, *s.f.* Resection of a wall on an organ.

PARIÉTITE, *s.f.* Parietitis.

PARIÉTOGRAPHIE, *s.f.* Parietography.

PARIÉTOPLEURECTOMIE, *s.f.* Excision of a portion of the pleura and of the chest wall.

PARINAUD (conjonctivite de). Parinaud's conjunctivitis. → *conjonctivite de Parinaud.*

PARINAUD (syndrome de). Parinaud's syndrome. Parinaud's ophthalmoplegia.

PARKER (syndrome de). Prune-belly syndrome.

PARKER ET JACKSON (sarcome de). Parker and Jackson reticulum cell sarcoma, malignant primary lymphoma of bones.

PARKES WEBER (syndrome de). Parkes Weber's syndrome. → *Klippel-Trenaunay (syndrome de).*

PARKINSON (maladie de). Paralysis agitans, Parkinson's disease or syndrome, shaking palsy, pseudoparalysis agitans, tremor artuum.

PARKINSONIEN, IENNE, *adj.* Parkinsonian.

PARKINSONIEN (syndrome). Parkinsonism.

PARKINSONIEN JUVÉNILE (syndrome). Juvenile paralysis agitans, syndrome of globus pallidus, paleostriatal syndrome of Hunt, pallidal atrophy, pallidal syndrome of Hunt, Ramsay Hunt's syndrome or paralysis.

PARKINSONISME, *s.m.* Parkinsonism.

PARODONTE, *s.m.* Paradentum, periodontium.

PARODONTIE, *s.f.* Periodontics.

PARODONTIS, *s.f.* **PARODONTITE,** *s.f.* Periodontitis, parodontitis.

PARODONTOLYSE, *s.f.* Periodontoclasia. → *paradontolyse.*

PARODONTOSE, *s.f.* Periodontosis, parodontosis, paradontosis.

PAROLE INDISTINCTE. Clipped speech, slurred speech.

PAROLE EN MIROIR. Mirror speech.

PAROLE MONOTONE. Plateau speech.

PAROLE PRÉCIPITÉE. Pressured speech.

PAROLE SCANDÉE. Staccato speech.

PAROMPHALOCÈLE, *s.f.* Paromphalocele.

PARONYCHIE, *s.f.* Paronychia. → *périonyxis.*

PAROPHTALMIE, *s.f.* Parophthalmia.

PAROPSIE, *s.f.* Paropsis.

PARORCHIDIE, *s.f.* Parochidium.

PAROREXIE, *s.f.* Parorexia, paroxia.

PAROSMIE, *s.f.* Parosmia, para-osmia.

PAROSTAL, PAROSTÉAL, ALE, *adj.* Parosteal.

PAROSTÉITE, PAROSTITE, *s.f.* Parosteitis, parostitis.

PAROTIDE, *adj.* Parotid.

PAROTIDECTOMIE, *s.f.* Parotidectomy.

PAROTIDITE, *s.f.* Parotitis, parotiditis.

PAROTIDITE ÉPIDÉMIQUE, PAROTIDITE OURLIENNE. Mumps. → *oreillons.*

PAROTIDITE SECONDAIRE. Metastatic parotitis.

PAROXYSME, *s.m.* Paroxysm.

PARROT (maladies de). 1° Achondroplasia. → *achondroplasie.* – 2° Parrot's disease. → *Parrot (pseudoparalysie ou maladie de).*

PARROT (pseudo-paralysie ou maladie de). Parrot's disease, Parrot's pseudoparalysis, syphilitic pseudoparalysis, syphilitic osteitis of the newborn, syphilitic osteochondritis, Wegner's disease.

PARROT (souffle de). Parrot's murmur.

PARRY (maladie de). Graves's disease. → *Basedow (maladie de.)*

PARSONAGE ET TURNER (syndrome de). Parsonage-Turner syndrome, neuralgic amyotrophy, shoulder-girdle syndrome or neuritis.

PART, *s.m.* 1° Parturition (term used especially for animals). – 2° Newborn (term of jurisprudence).

PARTHÉNOGENÈSE, *s.f.* Parthenogenesis, parthogenesis, virgin generation.

PARTHÉNOLOGIE, *s.f.* Parthenology.

PARTIGÈNE, *adj.* Partigen, partial antigen.

Partington (maladie de). Partingon's disease.

PARTURIENTE, *adj.f.* Parturient. – *s.f.* Parturient woman, woman in labour.

PARTURITION, *s.f.* Parturition.

PARULIE, *s.f.* Parulis, gum boil.

PARVICOLLIS (uterus). Uterus parvicollis.

Parvoviridés, *s.m. pl.* Parvoviridae.

Parvovirus, *s.m. Parvovirus.*

PAS. Paraaminosalicylic acid, PAS, PASA.

PASCAL, *s.m.* Pascal, Pa.

Paschen-Borrel (corpuscule élémentaire de). Paschen's body or corpuscule or granule, Borrel's body.

Pasini-Piérini (syndrome de). Pasini-Pierini syndrome.

Pasqualini (syndrome de). Pasqualini's syndrome.

PASSAGE À L'ACTE. Acting out.

PASSEURS DE DROGUE (syndrome des). Body-packer syndrome.

PASSIVITÉ, *s.f.* Muscular passivity.

Passow (syndrome de von). Passow's syndrome.

Pasteur ou Pasteur-Meyerhof (réaction de). Meyerhof's cycle or scheme, Embden-Meyerhof cycle or scheme, Embden-Meyerhof-Parnas cycle or scheme, Pasteur's reaction.

Pasteurella, *s.f.* Pasteurella.

Pasteurella multocida. *Pasteurella multocida.* → *Pasteurella septica.*

Pasteurella pestis. *Pasteurella pestis.* → *Yersinia pestis.*

Pasteurella pseudo-tuberculosis. *Pasteurella pseudotuberculosis.* → *Yersinia pseudo-tuberculosis.*

Pasteurella septica. *Pasteurella multocida, Pasteurella septica.*

Pasteurella tularensis. *Pasteurella tularensis.* → *Francisella tularensis.*

Pasteurellacées, *s.f. pl.* Pasteurellaceae.

PASTEURELLOSE, *s.f.* Pasteurellosis.

PASTEURISATION, *s.f.* Pasteurization.

Pastia (signe de). Pastia's sign, Pastia's line.

PASTORIEN, ENNE, *adj.* Pertaining to Pasteur.

PASTILLE, *s.f.* Tablet.

Patau (syndrome de). Bartholin-Patau syndrome. → *trisomie 13 ou 13/15.*

PÂTE, *s.f.* Paste.

PATELLA, *s.f.* Patella.

PATELLA BIPARTITA. Patella bipartita or partita.

PATELLA PARTITA. Patella partita. → *patella bipartita.*

PATELLAIRE, *adj.* Patellar, rotular.

PATELLAPLASTIE, *s.f.* Patelloplasty.

PATELLECTOMIE, *s.f.* Patellectomy.

PATELLITE, *s.f.* Patellitis.

PATELLITE DES ADOLESCENTS OU DE CROISSANCE. Larsen's disease. → *Sinding-Larsen-Johansson (maladie de).*

PATELLOPLASTIE, *s.f.* Patelloplasty.

PATENCE (période de). Patent period.

PATHERGIE, *s.f.* Pathergia, pathergy.

PATHERGY-TEST. Pathergy-test.

... PATHIE, *suffixe.* – pathy.

PATHOGÈNE, *adj.* Pathogenic, pathogenetic.

PATHOGÈNE (agent). Pathogen.

PATHOGÈNE (pouvoir). Pathogenicity.

PATHOGENÈSE, PATHOGÉNÉSIE, PATHOLOGIE, *s.f.* Pathogenesis, pathogenesy, pathogeny.

PATHOGÉNÉTIQUE, *adj.* Pathogenetic.

PATHOGÉNICITÉ, *s.f.* Pathogenicity.

PATHOGÉNIQUE, *adj.* Pathogenic.

PATHOGNOMONIE, *s.f.* Pathognomony.

PATHOGNOMONIQUE, *adj.* Pathognomonic, pathognostic, diacritic, diacritical.

PATHOLOGIE, *s.f.* Pathology.

PATHOLOGIE CELLULAIRE. Cellular pathology.

PATHOLOGIE COMPARÉE. Comparative pathology, comparative medicine.

PATHOLOGIE DENTAIRE. Dental pathology.

PATHOLOGIE DE L'ENVIRONNEMENT, LIÉE À L'ENVIRONNEMENT. Environmental pathology.

PATHOLOGIE EXOTIQUE. Exotic pathology.

PATHOLOGIE EXPÉRIMENTALE. Experimental pathology.

PATHOLOGIE EXTERNE. Surgical pathology, external pathology.

PATHOLOGIE FONCTIONNELLE. Functional pathology.

PATHOLOGIE GÉNÉRALE. General pathology.

PATHOLOGIE HUMORALE. Humoral pathology.

PATHOLOGIE INTERNE. Medical pathology, internal pathology.

PATHOLOGIQUE, *adj.* Pathologic, pathological.

PATHOMIMIE, *s.f.* Pathomimesis, pathomimia, pathomimicry, mimesis.

PATHOPHOBIE, *s.f.* Pathophobia.

PATIENT, *s.m.* Patient.

PATHOVAR, *s.m.* Pathovar.

PATROCLINE, *adj.* Patroclinous.

PATTE D'OIE (muscles de la). Crow's foot muscles.

PATTE D'OIE (rides de l'angle de l'œil). Crow's foot, pes corvinus.

PAUCISYMPTOMATIQUE, *adj.* Having few symptoms.

PAUL (réaction de). Paul's test.

PAUL-BUNNELL-DAVIDSOHN (réaction de). Paul-Bunnell test.

PAUMES ROUGES (maladie des). Red palms. → *Lane (maladie de John).*

PAUNZ (épreuve de). Congo red test. → *rouge Congo (épreuve du).*

PAUPIÈRE, *s.f.* Lid, eyelid.

PAUSE COMPENSATRICE. Compensatory pause.

PAUSE SINUSALE. Sinoauricular heart block. → *bloc sino-auriculaire.*

PAUTRIER-WORINGER (maladie de). Dermatopathic lymphadenopathy. → *lymphadénopathie dermatopathique.*

PAVLOV (petit estomac de). Pavlov's stomach, miniature stomach, Pavlov's pouch.

PAVLOVIEN, ENNE, *adj.* Pavlovian.

PAVOR NOCTURNUS. Pavor nocturnus. → *terreurs nocturnes.*

PAVY (maladie de). Pavy's disease. → *albuminurie cyclique intermittente.*

PAYR (opération de). Payr's operation.

PAYR-KONDOLEON (opération de). Kondoleon's operation.

PB. Abbreviation for « ponction biopsie » : punch biopsy.

PBI. Abbreviation for « protein bound iodine ».

$P\bar{c}CO_2$. Symbol for carbon dioxide mean partial pressure in the capillary blood.

PCE. Abbreviation for : polyarthrite chronique évolutive : rhumatoid arthritis.

PCO_2. Partial CO2 tension. → *gaz carbonique (pression partielle en).*

$P\bar{c}O_2$. Symbol for oxygen mean partial pressure in the capillary blood.

PDF. Fibrin degradation products.

PÉAN (opération de). 1° Billroth's operation (first method). – 2° Péan's operation.

PEARL (indice de). Pearl's index.

PEARSON (syndrome de). Pearson's syndrome.

PEARSON, ADAMS ET DENNY BROWN (syndrome). Pearson, Adams and Denny Brown syndrome.

PEAU, *s.f.* Skin.

PEAU ATROPHIÉE. Paper skin, parchment skin.

PEAU DE CHAGRIN. Shagreen skin or patch or plaque or spot, sharkskin spot, cobblestone naevus, pavingstone naevus.

PEAU DE CRAPAUD. Toad skin.

PEAU D'ORANGE (aspect, signe ou phénomène de la). Orange peel sign, peau d'orange skin.

PEAU PARCHEMINÉE. Parchment skin. → *peau atrophiée.*

PEAU SÉNILE. Farmer's skin, sailor's skin.

PEAUCIER (signe de). Babinski's platysma sign, Babinski's sign.

PÉCHÉ ORIGINEL ANTIGÉNIQUE. Original antigenic sin.

PECTORAL, ALE, *adj.* Pectoral.

PECTORILOQUIE, *s.f.* Pectoriloquy.

PECTORILOQUIE APHONE OU APHONIQUE. Baccelli's sign, aphonic pectoriloquy, whispered or whispering pectoriloquy.

PECTUS CARINATUM. Pectus carinatum.

PECTUS EXCAVATUM. Funnel breast. → *thorax en entonnoir.*

PÉDALIER, *s.m.* Pedalier.

PÉDÉRASTIE, *s.f.* Pederasty, pedication, pedophilia erotica, pederosis.

PÉDIATRE, *s.m.* Paediatrician, paediatrist.

PÉDIATRIE, *s.f.* Paediatrics, paediatry.

PÉDIATRIQUE, *adj.* Paediatric.

PÉDICULAIRE, *adj.* Pedicular.

PÉDICULAIRE (maladie). Pediculosis. → *phtiriase.*

PÉDICULE, *s.m.* Pedicle.

PÉDICULÉ, *adj.* Pediculate.

PÉDICULES THALAMO-GENOUILLÉ ET THALAMO-PERFORÉ (syndrome des). Cerebellothalamic syndrome.

PÉDICULOSE, *s.f.* Pediculosis. → *phtiriase.*

PÉDICURE, *s.m.* ou *f.* Chiropodist.

PÉDILUVE, *s.m.* Pediluvium.

PÉDIONALGIE, *s.f.* Pedionalgia.

PÉDODONTIE, *s.f.* Paedodontia, paedodontics.

PÉDOGAMIE, *s.f.* Paedogamy, endogamy.

PÉDOGENÈSE, *s.f.* Paedogenesis.

PÉDOLOGIE, *s.f.* Paedology, paidology.

PÉDONCULAIRES (syndrome). Peduncular syndromes, syndromes of cerebral peduncles.

PÉDONCULE, *s.m.* Peduncle.

PÉDONCULÉ, ÉE, *adj.* Pedunculated.

PÉDONCULE CÉRÉBRAL. Cerebral peduncle.

PÉDONCULOTOMIE, *s.f.* Pedunculotomy.

PÉDOPHILIE, *s.f.* Paedophilia. → *pédérastie.*

PÉDOPSYCHIATRIE, *s.f.* Child psychiatry.

PÉDOSPASME, *s.m.* Pedal spasm.

PEELING, *s.m.* Exfoliation, peeling.

PEEP. Positive end expiration pressure, PEEP.

PEET (opération de Max). Peet's operation.

PÉGYLÉ, ÉE, *adj.* Pegylated.

PEL (syndrome de). Pel's crisis, ophthalmic crisis, tabetic ciliary neuralgia.

PEL-EBSTEIN (maladie de). Hodgkin's disease. → *Hodgkin (maladie de).*

PELADE, *s.f.* Alopecia areata, alopecia celsi or circumscripta, area celsi, pelada, pelade, tinea decalvans, Jonston's alopecia, area jonstoni, Cazenave's vitiligo, vitiligo capitis.

PELADE ACHROMATEUSE. Achromic pelade.

PELADE DÉCALVANTE. Alopecia universalis, alopecia capitis totalis, alopecia totalis or generalisata.

PELADE OPHIASIQUE. Ophiasis.

PELADIQUE, *adj.* Peladic.

PELADOÏDE, *s.f.* Alopecia neurotica.

PELADOPHOBIE, *s.f.* Peladophobia.

PÉLAGISME, *s.m.* Sea sickness. → *mal de mer.*

PELGER-HUET (anomalie nucléaire familiale de). Pelger's nuclear anomaly.

PÉLIOME, *s.m.* Pelioma, pelidnoma.

PÉLIOSE, *s.f.* Peliosis.

PÉLIOSE HÉPATIQUE. Peliosis of the liver.

PÉLIOSE RHUMATISMALE. Purpura rheumatica. → *purpura rhumatoïde.*

PELIZAEUS-MERZBACHER (maladie de). Merzbacher-Pelizaeus disease, Pelizaeus-Merzbacher disease or sclerosis, familial centrolobar sclerosis, aplasia axialis extracorticalis congenita, chronic infantile cerebral sclerosis, extracortical axial aplasia, familial chronic infantile diffuse sclerosis, hereditary central (or cerebral) leukodystrophy.

PELLAGRE, *s.f.* Pellagra, Asturian or Italian or Lombardy leprosy, alpine scurvy, scurvy of the Alps, St. Aman's disease, St. Ignatius's itch, elephantiasis asturiensis, endemic erythema elephantiasis italica, psychoneurosis maidica, mal de la rosa.

PELLAGRE INFANTILE D'AFRIQUE NOIRE. Kwashiorkor. → *kwashiorkor.*

PELLAGREUX, EUSE, *adj.* Pellagral.

PELLAGROÏDE, *adj.* Pellagroid.

PELLEGRINI-STIEDA (maladie de). Pellegrini-Stieda disease, Köhler-Pellegrini-Stieda disease, Stieda's disease.

PELLET, *s.m.* Pellet.

PELLICULE, *s.f.* Dandruff.

PELLIZZI (syndrome de). Pellizzi's syndrome. → *macrogénitosomie précoce.*

PELLUCIDE, *adj.* Pellucid.

PÉLOÏDE, *adj.* Peloid.

PÉLOTHÉRAPIE, *s.f.* Pelotherapy.

PELVICELLULITE, *s.f.* Pelvicellulitis.

PELVIEN, ENNE, *adj.* Pelvic.

PELVIGRAPHIE, *s.f.* 1° Pelvimetry. – 2° Pelviröntgenography, pelviradiography, pelviography, pelvioradiography.

PELVIGRAPHIE GAZEUSE. Pelvic pneumography.

PELVILOGIE, *s.f.* Study of the pelvis, pelycology.

PELVIMÈTRE, *s.m.* Pelvimeter.

PELVIMÉTRIE, *s.f.* Pelvimetry, pelycometry.

PELVIMÉTRO-SALPINGITE ou **PELVIPÉRITONITE,** *s.f.* Pelvic peritonitis. → *péritonite pelvienne.*

PELVIS, *s.m.* True pelvis, pelvis minor.

PELVIS OBTECTA. Pelvis obtecta, spondylolisthetic pelvis, Prague pelvis, Rokitansky's pelvis.

PELVISPONDYLITE RHUMATISMALE. Rheumatoid spondylitis, ankylosing spondylitis, spondylitis ankylopoietica or ankylosans, Bechterew's spondylitis or arthritis or disease, spondylitis deformans, deforming spondylitis, atrophic spondylitis, Marie-Strümpell (or Strümpell-Marie) spondylitis, rhizomelic spondylitis, spondylitis rhizomelica, bamboo spine, poker back or spine, rheumatoid arthritis of the spine, spondylarthritis ankylopoietica, ossifying ligamentous spondylitis, pelvispondylitis ossificans, spondylitis ossificans ligamentosa, ankylosing polyarthritis.

PELVISUPPORT, *s.m.* Pelvic support.

PELVITOMIE, *s.f.* Pelvitomy.

PÉLYCOSCOPIE, *s.f.* Culdoscopy, pelycoscopy.

PÉLYCOTOMIE, *s.f.* Ischiopubiotomy.

PÉLYSCOPIE, *s.f.* Culdoscopy.

PEMPHIGOÏDE SÉBORRHÉIQUE. Pemphigus erythematous.

PEMPHIGOÏDE, *adj.* et *s.f.* Pemphigoid.

PEMPHIGOÏDE BULLEUSE. Bullous pemphigoid.

PEMPHIGUS, *s.m.* Pemphigus, morbus vesicularis, morbus phlyctenoides, pompholyx.

PEMPHIGUS AIGU. Acute pemphigus, pemphigus acutus.

PEMPHIGUS AIGU FÉBRILE GRAVE DE NODET. Butcher's febrile pemphigus, pemphigus acutus febrile gravis, and, pro parte : malignant pemphigus, pemphigus malignus.

PEMPHIGUS AIGU DES NOUVEAU-NÉS. Impetigo neonatorum, impetigo of the newborn, pemphigus neonatorum.

PEMPHIGUS CHRONIQUE. Chronic pemphigus.

PEMPHIGUS CHRONIQUE BÉNIN FAMILIAL. Benign chronic familial pemphigus, Hailey-Hailey disease, Gougerot-Hailey-Hailey disease.

PEMPHIGUS CICATRICIEL. Cicatricial pemphigoid. → *pemphigus oculaire.*

PEMPHIGUS CONGÉNITAL. Epidermolysis bullosa hereditaria. → *épidermolyse bulleuse héréditaire.*

PEMPHIGUS CONTAGIEUX. Pemphigus contagiosus, Manson's pyosis.

PEMPHIGUS ÉRYTHÉMATEUX. Senear-Usher syndrome, pemphigus erythematosus.

PEMPHIGUS FOLIACÉ. Pemphigus foliaceus, Cazenave's disease, wildfire pemphigus, Brazilian pemphigus, South American pemphigus.

PEMPHIGUS HÉMORRAGIQUE. Pemphigus haemorrhagicus, purpura bullosa.

PEMPHIGUS HÉRÉDITAIRE. Epidermolysis bullosa hereditaria. → *épidermolyse bulleuse héréditaire.*

PEMPHIGUS ISOLÉ DES MUQUEUSES. Epidermolysis bullosa hereditaria. → *pemphigus oculaire.*

PEMPHIGUS DE NEUMANN. Benign mucosal pemphigoid. → *pemphigus végétant.*

PEMPHIGUS OCULAIRE. Benign mucosal pemphigoid, cicatricial pemphigoid, ocular pemphigus.

PEMPHIGUS SÉBORRHÉIQUE. Neumann's disease. → *pemphigus érythémateux.*

PEMPHIGUS SUBAIGU MALIN À BULLES EXTENSIVES. Malignant pemphigus with confluent bullae.

PEMPHIGUS TRAUMATIQUE. Epidermolysis bullosa hereditaria. → *épidermolyse bulleuse héréditaire.*

PEMPHIGUS VÉGÉTANT. Pemphigus vegetans, Neumann's disease or type, pyoderma verrucosum, verrucous pyoderma.

PEMPHIGUS VRAI. Pemphigus.

PEMPHIGUS VULGAIRE. Pemphigus vulgaris, malignant pemphigus, pemphigus malignus ; et pro parte : malignant pemphigus, pemphigus malignus.

PEMPHIX, *s.m.* Pemphigus. → *pemphigus.*

PÉNAME, *s.m.* Penam.

PENA-SHOKEIR (syndrome de). Pena-Shokeir syndrome.

PENDAISON, *s.f.* Hanging.

PENDE (syndromes de). 1° Cachexia suprarenalis. – 2° Hyperthymism.

PENDRED (syndrome de). Pendred's syndrome.

PENDULAIRE (rythme). Pendulum rhythm.

PÉNÈME, *s.m.* Penem.

PÉNÉTRANCE, *s.f.* Penetrance.

PÉNICILLAMINE, *s.f.* Penicillamine.

PÉNICILLIOSE, *s.f.* Penicilliosis.

PÉNICILLINASE, *s.f.* Penicillinase.

PÉNICILLINE, *s.f.* Penicillin.

PÉNICILLINO-RÉSISTANT, ANTE, *adj.* Penicillin-resistant, penicillin-fast.

PÉNICILLINOTHÉRAPIE, PÉNICILLOTHÉRAPIE, *s.f.* Penicillintherapy.

PÉNIS, *s.m.* Penis.

PÉNITIS, *s.f.* Penitis.

PENTALOGIE, *s.f.* (cardiologie) (la pentalogie n'a pas été décrite par Fallot). Pentalogy of Fallot.

PENTAPLOÏDE, *adj.* (génétique). Pentaploid.

PENTAPLOÏDE, *s.f.* (génétique). Pentaploidy.

PENTASOMIE, *s.f.* (génétique). Pentasomy.

PENTASTOME, *s.m.* Pentastoma.

PENTASTOMOSE, *s.f.* Pentastomiasis.

PENTOSE, *s.m.* Pentose.

PENTOSURIE, *s.f.* Pentosuria.

PÉOTILLOMANIE, *s.f.* Peotillomania, pseudomasturbation.

PEPLOS, *s.m.* Peplos.

PEPPER (syndrome de). Pepper's syndrome.

PEPSINE, *s.f.* Pepsin.

PEPSINOGÈNE, *s.m.* Pepsinogen. – *adj.* Pepsinogenous.

PEPSINURIE, *s.f.* Pepsinuria.

PEPTIDE, *s.m.* Peptide, peptid.

PEPTIDE AURICULAIRE NATRIURÉTIQUE. Auricular natriuretic peptide.

PEPTIDE C OU PEPTIDE DE CONNEXION. C peptide.

PEPTIDE CÉRÉBRAL NATRIURÉTIQUE. Brain natriuretic peptide.

PEPTIDE INHIBITEUR GASTRIQUE. Gastric inhibitory peptide, GIP.

PEPTIDE INTESTINAL VASO-ACTIF. Vasoactive intestinal peptide, VIP.

PEPTIDE NATRIURÉTIQUE DE TYPE C. C type natriuretic peptide.

PEPTIDES OPIACÉS OU OPIOÏDES. Opioid peptides.

PEPTIDE T. Peptide T.

PEPTIDE, *adj.* Peptic, pepsic.

PEPTIQUE, *adj.* Peptic.

PEPTOCOCCACÉES, *s.f. pl.* Peptococcaceae.

PEPTOCOCCUS, *s.m. Peptococcus.*

PEPTOGÈNE, *adj.* Peptogenic, peptogenous.

PEPTONE, *s.f.* Peptone.

PEPTONURIE, *s.f.* Peptonuria.

PEPTOSTREPTOCOCCUS, *s.m. Peptostreptococcus.*

PERCOLATION, *s.f.* Percolation, displacement.

PERCUSSION, *s.f.* Percussion.

PERCUSSION AUSCULTATOIRE. Auscultatory percussion, phonendoscopy, Koranyi's auscultation or percussion, Krönig's percussion, rod or stroke auscultation.

PERCUSSION BIMANUELLE. Bimanual percussion, finger percussion, plessaesthesia.

PERCUSSION DIRECTE. Direct percussion, immediate percussion.

PERCUSSION FORTE. Deep percussion, strong percussion.

PERCUSSION IMMÉDIATE. Direct percussion, immediate percussion.

PERCUSSION INDIRECTE. Indirect percussion, mediate percussion.

PERCUSSION LÉGÈRE. Weak percussion.

PERCUSSION MÉDIATE. Indirect percussion, mediate percussion.

PERCUSSION PARADOXALE. Paradoxical percussion.

PERCUSSION PLESSIMÉTRIQUE. Plessimetric percussion, pleximetric percussion, instrumental percussion.

PERCUSSION AU POING. Fist percussion.

PERCUTANÉ, NÉE, *adj.* Percutaneous.

PERCUTANÉ (test). Percutaneous reaction, Vollmer's patch test.

PERCUTI-RÉACTION, *s.f.* Moro's reaction or test, percutaneous reaction cutituberculin reaction, Lignières's test.

PERFORATION OSSEUSE PAR PROJECTILE. Buttonhole fracture, puncture or perforating fracture.

PERFORMANCE VENTRICULAIRE. Ventricular performance.

PERFUSEUR, *s.m.* Infusor.

PERFUSION, *s.f.* Perfusion, infusion.

PERFUSION INTRAVEINEUSE. Massive drip intravenous therapy.

PERFUSION INTESTINALE. Intestinal dialysis.

PERFUSION SANGUINE. Transfusion, blood transfusion.

PÉRI..., *préfixe.* Peri-.

PÉRIADÉNITE, *s.f.* Perilymphadenitis.

PERIADENITIS MUCOSA NECROTICA RECURRENS. Periadenitis mucose necrotica recurrens. → *aphtes nécrosants et mutilants.*

PARIADÉNOÏDITE, *s.f.* Periadenoiditis.

PÉRIANAL, ALE, *adj.* Perianal.

PÉRIANGIOCHOLITE, *s.f.* Periangiocholitis.

PÉRIAPEXITE, *s.f.* Periapical monoarthritis.

PÉRIAPPENDICITE, *s.f.* Periappendicitis.

PÉRIAQUEDUCAL (syndrome). Sylvius aqueduct syndrome. → *aqueduc de Sylvius (syndrome de l').*

PÉRIARTÉRITE, *s.f.* Periarteritis.

PÉRIARTÉRITE NOUEUSE. Periarteritis nodosa, polyarteritis acuta nodosa, disseminated necrotizing periarteritis, panarteritis. Kussmaul-Maier disease, PAN.

PÉRIARTÉRITE SEGMENTAIRE SUPERFICIELLE. Temporal arteritis. → *artérite temporale.*

PÉRIARTHRITE, *s.f.* Periarthritis.

PÉRIARTHRITE SCAPULO-HUMÉRALE. Adhesive capsulitis, adhesive bursitis, periarthritis of the shoulder, frozen shoulder, adhesive peritendinitis, calcific tendinitis or bursitis, scapulohumeral bursitis or periarthritis, periarthrosis humeroscapularis, subdeltoid or subacromial bursitis, Duplay's bursitis or disease, periarthritis calcarea.

PÉRICAL, *s.m.* Perical. → *Madura (pied de).*

PÉRICARDE, *s.m.* Pericardium.

PÉRICARDECTOMIE, *s.f.* Pericardectomy, decortication of the heart, Delorme's operation.

PÉRICARDECTOMIE SUBTOTALE. Subtotal pericardectomy.

PÉRICARDIECTOMIE, *s.f.* Pericardectomy. → *péricardectomie.*

PÉRICARDIOCENTÈSE, *s.f.* Pericardiocentesis, pericardicentesis.

PÉRICARDIOLYSE, *s.f.* Pericardiolysis.

PÉRICARDIOTOMIE, *s.f.* Pericardiotomy, pericardotomy.

PÉRICARDIQUE, *adj.* 1° (qui se rapporte à la péricardite) Pericarditic. – 2° (qui se rapporte au péricarde) Pericardial.

PÉRICARDITE, *s.f.* Pericarditis.

PÉRICARDITE AIGUË BÉNIGNE. Idiopathic pericarditis, acute benign pericarditis, acute non specific pericarditis.

PÉRICARDITE AIGUË NON SPÉCIFIQUE BÉNIGNE. Idiopathic pericarditis. → *péricardite aiguë bénigne.*

PÉRICARDITE CALCIFIANTE. Calcified pericardium, pericarditis calculosa, armoured heart.

PÉRICARDITE CALLEUSE. Calcified pericardium. → *péricardite constrictive.*

PÉRICARDITE CANCÉREUSE. Carcinomatous pericarditis.

PÉRICARDITE CONSTRICTIVE. Constrictive pericarditis, encased heart, pericarditis callosa.

PÉRICARDITE AVEC ÉPANCHEMENT. Pericarditis with effusion, moist pericarditis.

PÉRICARDITE ÉPIDÉMIQUE. Epidemic pericarditis. → *péricardite aiguë bénigne.*

PÉRICARDITE FIBRINEUSE. Fibrinous pericarditis, fibropericarditis.

PÉRICARDITE FUGACE. Idiopathic pericarditis. → *péricardite aiguë bénigne.*

PÉRICARDITE PURULENTE. Purulent pericarditis, suppurative pericarditis.

PÉRICARDITE RHUMATISMALE. Rheumatic pericarditis.

PÉRICARDITE SÈCHE. Dry pericarditis, pericarditis sicca.

PÉRICARDITE SÉROFIBRINEUSE. Serofibrinous pericarditis.

PÉRICARDITE SYMPHYSAIRE. Adhesive pericarditis. → *symphyse cardiaque.*

PÉRICARDITE VILLEUSE. Hairy heart, pericarditis villosa, trichocardia, cor villosum or hirsutum or tomentosum, shaggy heart, villous heart.

PÉRICARDOPLASTIE, *s.f.* Pericardoplasty.

PÉRICARDO-PÉRIHÉPATIQUE (symphyse). Pericardial pseudocirrhosis of the liver. → *pseudo-cirrhose péricardique.*

PÉRICARDOSCOPIE, *s.f.* Pericardoscopy.

PÉRICARDOTOMIE, *s.f.* Pericardiotomy. → *péricardiotomie.*

PÉRICARYONE, *s.m.* Perikaryon, pericaryon.

PÉRICHOLANGIOLITE, *s.f.* Pericholangiolitis.

PÉRICHOLÉCYSTITE, *s.f.* Pericholecystitis.

PÉRICHONDRITE, *s.f.* Perichondritis.

PÉRICHONDROME, *s.m.* Perichondroma, external chondroma.

PÉRICOLITE, *s.f.* Pericolitis, pericolonitis.

PÉRICOLITE MEMBRANEUSE. Membranous pericolitis.

PÉRICOLOLYSE, *s.f.* Pericolic adhesiotomy.

PÉRICORONARITE, *s.f.* Pericoronitis.

PÉRICOWPÉRITE, *s.f.* Pericowperitis.

PÉRICYSTITE, *s.f.* Pericystitis.

PÉRIDIDYMITE, *s.f.* Perididymitis.

PÉRIDIVERTICULITE, *s.f.* Peridiverticulitis.

PÉRIDUODÉNITE, *s.f.* Periduodenitis.

PÉRIDUROGRAPHIE, *s.f.* Peridurography, epidurography.

PÉRIENCÉPHALITE, *s.f.* Periencephalitis.

PÉRIENCÉPHALITE CHRONIQUE DIFFUSE OU PÉRIENCÉPHALOMÉNINGITE CHRONIQUE DIFFUSE. General paralysis of the insane. → *paralysie générale progressive.*

PÉRIENTÉROCOLITE, *s.f.* Perienterocolitis.

PÉRIFOLLICULITE, *s.f.* Perifolliculitis.

PÉRIFOLLICULAIRE, *adj.* Perifollicular.

PÉRIFOLLICULITE PILAIRE OU PILO-SÉBACÉE. Perifolliculitis.

PÉRIGASTRITE, *s.f.* Perigastritis.

PÉRIGLOMÉRULAIRE, *adj.* Periglomerular.

PÉRIHÉPATITE, *s.f.* Perihepatitis, hepatic capsulitis.

PÉRIHÉPATITE GONOCOCCIQUE. Gonococcal perihepatitis.→ *Fitz-Hugh et Curtis (syndrome de).*

PÉRIHÉPATITE D'ORIGINE GÉNITALE. Gonococcal perihepatitis. → *Fitz-Hugh et Curtis (syndrome de).*

PÉRIKYSTE, *s.m.* Pericystium.

PÉRIKYSTIQUE, *adj.* Pericystic.

PÉRIKYSTITE, *s.f.* Pericystic inflammation.

PÉRILOBULITE, *s.f.* Perilobulitis.

PÉRILYMPHE, *s.f.* Perilymph.

PÉRIMAXILLITE, *s.f.* Perimaxillitis.

PÉRIMÈTRE, *s.m.* Perimeter.

PÉRIMÉTRIE, *s.f.* Perimetry.

PÉRIMÉTRITE, PÉRIMÉTRO-SALPINGITE, *s.f.* Perimetritis, perimetrosalpingitis.

PÉRIMYSIUM, *s.m.* Perimysium.

PÉRINATALE (période de), Perinatal period.

PÉRINATALOGIE, *s.f.* ou mieux, **PÉRINATOLOGIE,** *s.f.* Perinatology.

PÉRINÉAUXESIS, *s.m.* Perineauxesis, colpoperineorrhaphy.

PÉRINÉE, *s.m.* Perineum.

PÉRINÉOCÈLE, *s.f.* Perineocele, perineal hernia.

PÉRINÉOPLASTIE, *s.f.* Perineoplasty.

PÉRINÉORRAPHIE, *s.f.* Perineorrhaphy.

PÉRINÉOSTOMIE, *s.f.* Perineostomy. → *urétrostomie périnéale.*

PÉRINÉOTOMIE, *s.f.* Perineotomy.

PÉRINÉPHRITE, *s.f.* Perinephritis, paranephritis.

PÉRINÉPHRITE FIBRO-LIPOMATEUSE. Fibro-lipomatous nephritis or perinephritis.

PÉRINÉPHRITE SCLÉREUSE. Nephritis dolorosa.

PÉRINÉPHROSE TRAUMATIQUE. Traumatic pseudohydronephrosis, traumatic paranephritis cyst.

PÉRINÈVRE, *s.m.* Perneurium.

PÉRIODE, *s.f.* Period, stage, stadium, phase.

PÉRIODE DE FÉCONDITÉ, D'ACTIVITÉ GÉNITALE. Childbearing period.

PÉRIODE D'INCUBATION. Incubation period, incubating time, incubative stage, stadium incubationis.

PÉRIODE D'INVASION. Invasion period, stadium invasionis or augmenti or incrementi, stage of invasion, stage of fervescence, pyretogenic or pyretogenetic or pyrogenic stage.

PÉRIODE D'ISOLEMENT. Quarantine period.

PÉRIODE DE LATENCE. Latent or latency period, stage of latency, lag.

PÉRIODE MENSTRUELLE. Menstrual period.

PÉRIODE PÉRINATALE. Perinatal period.

PÉRIODE PRÉ-ÉRUPTIVE. Preeruptive stage.

PÉRIODE PRODROMIQUE. Prodromal stage.

PÉRIODE DE QUARANTAINE. Quarantine periode.

PÉRIODE RÉFRACTAIRE. Refractory period.

PÉRIODE VULNÉRABLE DU CŒUR. Vulnerable period of the heart.

PÉRIODIQUE, *adj.* Periodic.

PÉRIODONTITE, *s.f.* Periodontitis, parodontitis.

PÉRIODONTITE EXPULSIVE. Expulsive gingivitis. → *pyorrhée alvéolodentaire.*

PÉRIODONTITE SIMPLE. Periodontitis. → *périostite alvéolodentaire.*

PÉRIODONTITE SUPPURÉE. Phlegmonous periostitis.

PÉRIŒSOPHAGITE, *s.f.* Perioesophagitis.

PÉRIONYXIS, *s.f.* Paronychia, perionyxis, panaris, panaritium, oncychia lateralis, onychia periunguealis.

PÉRIOPHTALMITE, *s.f.* Periophthalmitis.

PÉRIORCHITE, *s.f.* Periorchitis. → *pachyvaginalite.*

PÉRIOSTAL, PÉRIOSTÉAL, ALE. *adj.* Periosteal, periosteous.

PÉRIOSTE, *s.m.* Periosteum.

PÉRIOSTÉITE, *s.f.* Periosteitis.

PÉRIOSTÉOPLASTIE, *s.f.* Osteoplasty with periosteal graft.

PÉRIOSTÉOSE, *s.f.* Periostosis.

PÉRIOSTIQUE, *adj.* Periosteal.

PÉRIOSTITE, *s.f.* Periostitis, periosteitis.

PÉRIOSTITE ALBUMINEUSE. Periosit判itis albuminosa, albuminous periostitis, serous abscess, periosteal ganglion.

PÉRIOSTITE ALVÉOLO-DENTAIRE, PÉRIOSTITE DENTAIRE. Periodontitis, dental periosititis, alveolodental osteo-periositis.

PÉRIOSTITE DIFFUSE. Diffuse periostitis.

PÉRIOSTITE EXTERNE RHUMATISMALE. Serous abscess. → *périostite albumineuse.*

PÉRIOSTITE PHLEGMONEUSE, PÉRIOSTITE PHLEGMONEUSE DIFFUSE. Acute osteitis. → *ostéomyélite infectieuse aiguë.*

PÉRIOSTITE RAMPANTE. Creeping periostitis.

PÉRIOSTOSE, *s.f.* Periostosis.

PÉRIOSTOSE ENGAINANTE ACROMÉGALIQUE. Marie's disease. → *ostéoarthropathie hypertrophiante pneumique.*

PÉRIPACHYMÉNINGITE PURULENTE AIGUË. Acute purulent peripachymeningitis.

PÉRIPARTUM, *s.m.* Peripartum.

PÉRIPARTUM (cardiomyopathie du). Peripartum cardiomyopathy. → *Meadows (syndrome de).*

PÉRIPHLÉBITE, *s.f.* Periphlebitis.

PÉRIPLEURITE, *s.f.* Peripleuritis.

PÉRIPNEUMONIE, *s.f.* Peripneumonia, peripneumonitis.

PÉRIPNEUMONIE DES BOVIDÉS. Pleuropneumonia contagiosa bovum. → *pleuropneumonie des bovidés.*

PÉRIPROCTITE, *s.f.* Periproctitis. → *périrectite.*

PÉRIPROCTITE SEPTIQUE DIFFUSE. Gangrenous periproctitis.

PÉRIPROSTATITE, *s.f.* Periprostatitis.

PÉRIRECTITE, *s.f.* Periproctitis, paraproctitis, perirectitis.

PÉRIRECTITE GANGRÉNEUSE. Gangrenous periproctitis.

PÉRISALPINGITE, *s.f.* Perisalpingitis.

PÉRISIGMOÏDITE, *s.f.* Perisigmoiditis.

PÉRISINUSOÏDAL, ALE, *adj.* Perisinusoidal.

PÉRISPLÉNITE, *s.f.* Perisplenitis.

PÉRISTALTIQUE, *adj.* Peristaltic.

PÉRISTALTISME, *s.m.* Peristalsis.

PÉRISTALTOGÈNE, *adj.* Producing peristaltism.

PÉRISTASE, *s.f.* Peristasis, phenotype.

PÉRISYNOVITE, *s.f.* Perisynovitis.

PÉRITHÉLIOME, *s.m.* Perithelioma.

PÉRITOINE, *s.m.* Peritoneum.

PÉRITOINE (maladie gélatineuse du). Pseudomyxoma peritonei, gelatinous ascites, gelatinous peritonitis, Werth's tumour, hydrops spurius.

PÉRITOMIE, *s.f.* Peritomy. → *circoncision.*

PÉRITOMISTE, *s.m.* Circumciser, peritomist.

PÉRITONÉAL, ALE, *adj.* Peritoneal.

PÉRITONÉO-DIALYSE, *s.f.* Peritoneal dialysis. → *dialyse péritonéale.*

PÉRITONÉO-PLEURAL (syndrome). Pleuro-peritoneal tuberculosis.

PÉRITONÉOSCOPIE, *s.f.* Coelioscopy. → *cœlioscopie.*

PÉRITONISATION, *s.f.* Peritonization, peritoneolasty, symperitoneal suture.

PÉRITONISME, *s.m.* Peritonism, pseudoperitonitis.

PÉRITONITE, *s.f.* Peritonitis.

PÉRITONITE ADHÉSIVE. Adhesive peritonitis.

PÉRITONITE AIGUË. Acute peritonitis.

PÉRITONITE ASEPTIQUE. Aseptic peritonitis.

PÉRITONITE ENCAPSULANTE. Peritonitis chronica fibrosa encapsulans, iced intestine.

PÉRITONITE ENKYSTÉE. Peritonitis encapsulans, encysted peritonitis.

PÉRITONITE FIBROCASÉEUSE. Fibrocaseous peritonitis.

PÉRITONITE GÉNÉRALISÉE. General peritonitis, generalized or diffuse peritonitis.

PÉRITONITE LATENTE. Silent peritonitis.

PÉRITONITE LOCALISÉE. Circumscribed peritonitis, localized peritonitis.

PÉRITONITE PELVIENNE. Pelvic peritonitis, pelviperitonitis, pelvioperitonitis.

PÉRITONITE PAR PERFORATION. Perforative peritonitis.

PÉRITONITE PUERPÉRALE. Puerperal peritonitis.

PÉRITONITE PURULENTE. Purulent peritonitis.

PÉRITONITE RÉTRACTILE. Peritonitis deformans.

PÉRITONITE SEPTIQUE. Septic peritonitis.

PÉRITONITE TUBERCULEUSE. Tuberculous peritonitis.

PÉRITONITE TUBERCULEUSE À FORME ASCITIQUE. Tuberculous exsudative peritonitis. → *ascite essentielle des jeunes filles.*

PÉRITRICHE, *s.m.* Peritrichia.

PÉRITYPHLITE, *s.f.* Perityphlitis, paratyphlitis, epityphlitis.

PÉRTYPHLOCOLITE, *s.f.* Perityphlitis with pericolitis.

PÉRIUNGUÉAL, ALE, *adj.* Periungual.

PÉRIURÉTÉRITE, *s.f.* Periureteritis.

PÉRIURÉTÉRITE PLASTIQUE. Periureteritis plastica. → *Ormond (maladie d').*

PÉRIURÉTRITE, *s.f.* Periurethritis.

PÉRIVAGINITE, *s.f.* Pericolpitis, perivaginitis, paracolpitis, Mahler's disease.

PÉRIVASCULAIRE, *adj.* Perivascular.

PÉRIVASCULARITE, *s.f.* Perivasculitis.

PÉRIVÉSICAL, ALE, *adj.* Pericystic.

PÉRIVISCÉRITE, *s.f.* Perivisceritis.

PERLE SANGUINE. Papillary varix. → *tache rubis.*

PERLÈCHE, *s.f.* Perleche, migrating cheilitis.

PERLINGUAL, ALE, *adj.* Perlingual.

PERMÉATION, *s.f.* Permeation.

PERMICTIONNEL, ELLE, *adj.* During the urination.

PERNICIEUX, EUSE, *adj.* Pernicious.

PERNICIOSITÉ, *s.f.* Malignancy.

PERNION, *s.m.* Pernio. → *engelure.*

PERNIOSE, *s.f.* Perniosis.

PÉROMÈLE, *s.m.* Peromelus.

PÉROMÉLIE, *s.f.* Peromelia.

PÉRONÉ, *s.m.* Fibula.

PÉRONIER, ÈRE, *adj.* Peroneal.

PEROPÉRATOIRE, *adj.* Peroperative.

PÉROU (baume du). Peruvian balm.

PEROXYDASE, *s.f.* Peroxidase, peroxydase.

PEROXYDO-DIAGNOSTIC, *s.m.* Peroxidase reaction, peroxidase stain.

PEROXYSOME, *s.m.* Peroxisome.

PERPÉTUATION, *s.f.* Perpetuation.

PER PRIMAM. Per primam.

PERRET ET DEVIC (signe de). Pins's sign. → *Pins (signe de).*

PERRIN (méthode de). Perrin's method.

PERRIN (opération de). Cervicocystopexy.

PERRIN-FERRATON (maladie de). Snapping hip, Perrin-Ferraton disease.

PERSÉCUTÉ, ÉE, *adj. ou f.* Sufferer from persecution mania.

PERSÉCUTION, *s.f.* Persecution.

PERSÉCUTION (délire de). Delusion of persecution. → *psychose hallucinatoire chronique.*

PERSÉCUTION (idées de). Feelings of persecution.

PERSÉVÉRATION, *s.f.* Perseveration.

PERSÉVÉRATION CLONIQUE. Clonic perseveration.

PERSÉVÉRATION TONIQUE. Tonic perseveration.

PERSONNALITÉ, *s.f.* Personality, constitution.

PERSORPTION, *s.f.* Persorption.

PERSPIRATION, *s.f.* Perspiration, perspiratio.

PERSPIRATION CUTANÉE. Cutaneous respiration.

PERTE DE CHANCE SANITAIRE (de survie ou de guérison). Loss of chance to survive or to be healed.

PERTE DE SEL (syndrome de). Salt depletion syndrome. → *déplétion sodique (syndrome de).*

PERTHES (épreuve de). Perthes's test.

PERTHES (maladie de). Perthes's disease. → *ostéochondrite déformante juvénile de la hanche.*

PERTHES-JÜNGLING (maladie ou ostélte cystoïde de). Jüngling's disease, Perthes-Jüngling disease, osteitis tuberculosa multiplex cystica or cystoides, osteitis cystica of Jüngling.

PERVENCHE, *s.f.* Periwinkle.

PERVERSION, *s.f.* Perversion.

PERVERSITÉ, *s.f.* Perversity.

PES ADDUCTUS. Metatarsus adductus.

PES ARMATUS. Pes cavus.

PES CAVUS. Pes cavus.

PES EXCAVATUS. Pes cavus.

PES SUPINATUS. Pes varus.

PES VARUS. Talipe varus.

PESCADOR (dérivation de). Pescador's lead.

PESSAIRE, *s.m.* Pessary.

PESTE, *s.f.* Plague, pest, pestis, pestis major, oriental plaque, St. Sebastian's disease.

PESTE ABORTIVE. Absortive plague, larval or mild plague, pestis minor.

PESTE AMBULATOIRE. Ambulant plague, ambulatory plague, pestis ambulans.

PESTE AVIAIRE. Fowl plaque or pest, chicken pest, avian plague, Brunswick bird plague.

PESTE BOVINE. Cattle plague, rinderpest, pestis bovina.

PESTE BUBONIQUE. Bubonic plague, bubonica plague, pestis bubonica, glandular plague, St. Roch's disease.

PESTE DE COCAR. Aujeszky's disease. → *Aujeszky (maladie d').*

PESTE ENDOGÉE. Latent plague.

PESTE ÉQUINE. Horse sickness, pestis equorum, equine plague.

PESTE NOIRE. Black plague, haemorrhagic plague, black death.

PESTE PNEUMONIQUE. Pneumonic plague, plague pneumonia.

PESTE PORCINE. Swine plague, swine pest, hog plague.

PESTE DES RONGEURS. Rodents' plague.

PESTE SEPTICÉMIQUE. Septicaemic plaque, pestis fulminans or siderans, siderating plague pesticaemia.

PESTUFÉRÉ, ÉE, *adj.* Plague-stricken, plague patient.

PESTILENTIEL, ELLE, *adj.* Pestilential.

PESTILENTIELLE (maladie). Quarantinable disease.

PESTIVIRUS, *s.m. Pestivirus.*

PÉTÉCHIAL, ALE, *adj.* Petechial.

PÉTÉCHIE, *s.f.* Petechia, punctate haemorrhage.

PETERS (syndrome de). Anterior chamber cleavage syndrome, Peters's anomaly.

PETGES-CLÉJAT (maladie de). Poikiloderma atrophicans vascularis, poikilodermatomyositis, parakeratosis variegata, Petges-Cléjat syndrome.

PETGES-JACOBI (maladie de). Petges-Cléjat syndrome. → *Petges-Cléjat (maladie de).*

PETIT (hernie de J. L.). Petit's hernia.

PETIT LAIT. Whey.

PETIT (triangle de Jean-Louis). Lumbar triangle.

PETTE-DÖRING (encéphalite nodulaire ou panencéphalite de). Pette-Döring encephalitis.

PÉTREUX, EUSE, *adj.* Petrous.

PETRI (boîte de). Petri's dish.

PÉTRISSAGE, *s.m.* Petrissage.

PÉTROSITE, *s.f.* Petrositis, petrousitis.

PÉTRO-SPHÉNOÏDAL (syndrome du carrefour). Petrosphenoidal space syndrome. → *carrefour pétrosphénoïdal (syndrome du).*

PETTENKOFER (réaction de). Pettenkofer's test.

PEUTZ ou PEUTZ-JEGHERS (syndrome de). Peutz-Jeghers syndrome. → *lentiginose périorificielle avec polypose viscérale.*

PEXIE, *s.f.* Pexia, pexis, pexy.

PEYER (plaques de). Peyer's patches or plaques, aggregate nodules, noduli lymphatici aggregati peyeri, aggregated lymphatie follicles of Peyer.

PEZZER (sonde de). Pezzer's catheter.

PFAPA (syndrome). PFAPA syndrome.

PFANNENSTIEL (incision de). Pfannenstiel's incision.

PFANNENSTIEL (maladie de). Pfannenstiel's syndrome. → *ictère grave familial des nouveau-nés.*

PFAUNDLER-HURLER (maladie de). Hurler's disease. → *Hurler (maladie de).*

PFEIFFER (bacille de). Pfeiffer's bacillus. → *Hæmophilus influenzæ.*

PFEIFFER (maladie de). Pfeiffer's disease. → *mononucléose infectieuse.*

PFEIFFER (phénomène ou expérience de). Pfeiffer's phenomenon.

PFEIFFER (syndrome de). Pfeiffer's syndrome, acrocephalosyndactyly type V.

PFISTER-BRILL (maladie de). Brill-Symmers disease. → *Brill-Symmers (maladie de).*

PFLÜGER (lois de). Pflüger's laws.

PFUHL (signe de). Pfuhl's sign.

PG. Abbreviation for prostaglandin.

PG ou PGP. Abbreviation for « paralysie générale ou paralysie générale progressive »(general paralysis of the insane).

PGI_2. Prostacyclin.

PGX. Prostacyclin.

pH. pH.

pH-MÉTRIE, *s.f.* pH measurement.

PH. Abbreviation for phot.

PH (espace). PH interval.

PHA. Abbreviation for phytohaemagglutinin.

PHACES (syndrome). PHACES syndrome.

PHACOCÈLE, *s.f.* Phacocele.

PHACOÉMULSIFICATION, *s.f.* Phacoemulsification.

PHACOÉRISIS, *s.f.* Phacoerisis, phacoerysis, Barraquer's method or operation.

PHACOMALACIE, *s.f.* Phacomalacia.

PHACOMATOSE, *s.f.* Phacomatosis, neuroectodermal phacomatosis, phakomatosis.

PHACOMATOSE DE BOURNEVILLE. Bourneville's disease. → *sclérose tubéreuse du cerveau.*

PHACOMATOSE RÉTINIENNE. Retinal phacoma, retinal phakoma.

PHACOME, *s.m.* Phacoma (anglais) ; phakoma (américain.).

PHACOSCLÉROSE, *s.f.* Phacosclerosis.

PHÆOCHROMOCYTOME, *s.m.* Phaeochromocytoma. → *phéochromocytome.*

PHÆOHYPHOMYCOSE, *s.m.* Phaeohyphomycosis.

PHAGE, *s.m.* Phage. → *bactériophage.*

PHAGE DÉFECTIF. Defective bacteriophage. → *bactériophage défectif.*

PHAGÉDÉNIQUE, *adj.* Phagedenic.

PHAGÉDÉNISME, *s.m.* Phagedenism.

PHAGÉDÉNISME GÉOMÉTRIQUE. Pyoderma gangrenosum. → *idiophagédénisme.*

PHAGÉDÉNISME DE MAC LEOD-DONOVAN. Granuloma inguinale. → *granulome ulcéreux des parties génitales.*

PHAGÉDÉNISME TROPICAL. Tropical ulcer. → *ulcère phagédénique des pays chauds.*

PHAGOCYTAIRE, *adj.* Phagocytal, phagocytic.

PHAGOCYTE, *s.m.* Phagocyte, carrier cell, scavenger cell.

PHAGOCYTE MONONUCLÉÉ. Mononucleated phagocyte.

PHAGOCYTOME, *s.m.* Secondary lysosome.

PHAGOCYTOSE, *s.f.* Phagocytosis.

PHAGOLYSE, *s.f.* Phagocytolysis, phagolysis.

PHAGOLYSOSOME, *s.m.* Secondary lysosome.

PHAGOMANIE, *s.f.* Phagomania.

PHAGOSOME, *s.m.* Phagosome, lysosome.

PHAGOTHÉRAPIE, *s.f.* Phagotherapy.

PHAKO-EXÉRÈSE, *s.f.* Removal of the lens. → *phacoérisis.*

PHAKOLYSE, *s.f.* Phacolysis, phakolysis.

PHAKOSCOPIE, *s.f.* Phacoscopy.

PHALANGE, *s.f.* Phalanx.

PHALANGISATION, *s.f.* Phalangization.

PHALANGOSE, *s.f.* Phalangosis.

PHALLIQUE (stade). Phallic stage or phase.

PHALLUS, *s.m.* Phallus.

PHANÈRE, *s.m.* Exoskeleton, dermoskeleton.

PHANÉROGÉNÉTIQUE, *adj.* Phanerogenetic, phanerogenic.

PHANTASME, *s.m.* Phantasm.

PHARMACEUTIQUE, *adj.* Pharmaceutical.

PHARMACIE, *s.f.* Pharmacy.

PHARMACIE CLINIQUE. Clinical pharmacy.

PHARMACIEN, *s.m.* Chemist.

PHARMACOCINÉTIQUE, *s.f.* Pharmacokinetics.

PHARMACODÉPENDANCE, *s.f.* Drug dependence, total (psychic and physical) dependence on a drug, addiction, drug addiction.

PHARMACODÉPENDANCE PHYSIQUE ou **PHYSIOLOGIQUE.** Physical or physiologic dependence on a drug.

PHARMACODÉPENDANCE PSYCHIQUE ou **PSYCHOLOGIQUE.** Habituation, psychic or psychological dependance on a drug, drug tolerance.

PHARMACODYNAMIE, *s.f.* Pharmacodynamics.

PHARMACOÉPIDÉMIOLOGIE, *s.f.* Pharmacoepidemiology.

PHARMACOGÉNÉTIQUE, *s.f.* Pharmacogenetics.

PHARMACOGNOSIE, *s.f.* Pharmacognosy.

PHARMACOLOGIE, *s.f.* Pharmacology.

PHARMACOMANIE, *s.f.* Pharmacomania, pharmacophilia.

PHARMACOPÉE, *s.f.* 1° Pharmacopedia, pharmacopedics. – 2° Pharmacopeia codex.

PHARMACOPHILIE, *s.f.* Pharmacomania, pharmacophilia.

PHARMACOPSYCHOLOGIE, *s.f.* Psychopharmacology.

PHARMACOTHÉRAPIE, *s.f.* 1° Pharmacotherapy. – 2° Pharmacotherapeutics.

PHARMACOVIGILANCE, *s.f.* Drug monitoring.

PHARYNGÉ, ÉE, *adj.* Pharyngeal.

PHARYNGECTOMIE, *s.f.* Pharyngectomy.

PHARYNGISME, *s.m.* Pharyngismus, pharyngism, pharyngospasm.

PHARYNGITE, *s.f.* Pharyngitis.

PHARYNGITE APHTEUSE. Herpangina, aphthous pharyngitis.

PHARYNGITE GRANULEUSE. Follicular pharyngitis, glandular or granular pharyngitis, clergyman's sore throat.

PHARYNGITE VÉSICULAIRE. Herpangina. → *herpangine.*

PHARYNGOGRAPHIE, *s.f.* Röntgenographic study of the pharynx.

PHARYNGOMYCOSE, *s.f.* Pharyngomycosis, pharyngitis keratosa.

PHARYNGOSALPINGITE, *s.f.* Pharyngosalpingitis.

PHARYNGOSCOPIE, *s.f.* Pharyngoscopy.

PHARYNGOSTOMIE, *s.f.* Pharyngostomy.

PHARYNGOTOMIE, *s.f.* Pharyngotomy.

PHARYNGOTOMIE LATÉRALE. Lateral pharyngotomy.

PHARYNGOTOMIE MÉDIANE. Median pharyngotomy.

PHARYNGOTOMIE SUSTHYROÏDIENNE. Subhyoid pharyngotomy.

PHARYNGOTOMIE TRANSHYOÏDIENNE. Transhyoid pharyngotomy.

PHARYNX, *s.m.* Pharynx.

PHARYNX (paralysie du). Pharyngoparalysis.

PHARYNX (rétrécissement du). Pharyngostenosis, pharyngoperistole.

PHASE, *s.f.* Phase, stade, stadium, period.

PHASE D'ÉCLIPSE (virologie). Eclipse phase or periode.

PHASE RÉFRACTAIRE. Refractory period.

PHASE VULNÉRABLE. Vulnerable period.

PHELPS (butée de). Phelps's device.

PHELPS (méthode de). Phelps's method.

PHELPS (orthèse de). Phelps's orthesis.

PHELPS-KIRMISSON (opération de). Phelps's operation.

PHEMISTER (opération de). Phemister's operation.

PHÉNOBARBITAL, *s.m.* Phenobarbital.

PHÉNOCOPIE, *s.f.* Phenocopy.

PHÉNOLSTÉROÏDE, *s.m.* Phenolsteroid.

PHÉNOLSULFONEPHTALÉINE (épreuve de la). Phenolsulfonphthalein test, Rowntree and Geraghty test.

PHÉNOMÈNE DES ALLONGEURS. Extension reflex of the lower limb.

PHÉNOMÈNE DES DOIGTS OU DES INTEROSSEUX. Finger phenomenon. → *doigts (phénomène des).*

PHÉNOMÈNE DU PIED. Foot clonus. → *clonus du pied.*

PHÉNOPSYCHISME, *s.m.* Apparent mental habit.

PHÉNOTHIAZINE, *s.f.* Phenothiazine.

PHÉNOTYPE, *s.m.* Phenotype.

PHÉNOTYPE BOMBAY. Bombay phenotype.

PHÉNOXYMÉTHYL PÉNICILLINE, *s.f.* Phenoxymethylpenicillin.

PHÉNOZYGE, *adj.* Phenozygous.

PHENTOLAMINE, *s.f.* Phentolamine.

PHÉNYLALANINE, *s.f.* Phenylalanine.

PHÉNYLCÉTONURIE, *s.f.* Phenylketonuria. → *oligophrénie phénylpyruvique.*

PHÉNYLÉPHRINE, *s.f.* Phenylephrine.

PHÉNYTOÏNE, *s.f.* Phenytoin, diphenylhydantoin.

PHÉOCHROMOCYTOME, *s.m.* Pheochromocytoma, medullosuprarenoma, medullary chromaffinoma, phaeochromocytoma, chromaffinoma, chromaffin tumour, medullary tumour of adrenal.

PHÉROMONE, *s.f.* Pheromone.

PHI. Isoelectric point.

PHILOCYTASE, *s.f.* Amboceptor. → *ambocepteur.*

PHIMOSIS, *s.m.* Phimosis.

PHIMOSIS LABIAL. Labial phimosis, oral phimosis.

PHLÉBALALGIE, PHLÉBALGIE, *s.f.* Phlebalgia.

PHLÉBARTÉRIE SIMPLE DE BROCA. Aneurysmal varix, Pott's aneurysm.

PHLÉBARTÉRIECTASIE, *s.f.* Phlebarteriectasia.

PHLÉBECTASIE, *s.f.* Varix. → *varice.*

PHLÉBECTOMIE, *s.f.* Phlebectomy, venectomy.

PHLÉBITE, *s.f.* Phlebitis.

PHLÉBITE AIGUË. Acute phlebitis.

PHLÉBITE BLEUE DE GRÉGOIRE. Blue phlebitis. → *phlegmatia cerulea dolens.*

PHLÉBITE CHRONIQUE. Chronic phlebitis.

PHLÉBITE GOUTTEUSE. Gouty phlebitis.

PHLÉBITE MIGRATRICE. Migrating phlebitis. → *septicémie veineuse subaiguë.*

PHLÉBITE OBLITÉRANTE. Adhesive phlebitis, plastic or proliferative or proliferating phlebitis, obliterating or obstructive phlebitis, sclerosing phlebitis.

PHLÉBITE PELVIENNE. Pelvic phlebitis.

PHLÉBITE PUERPÉRALE. Puerperal phlebitis.

PHLÉBITE RÉCURRENTE. Migrating phlebitis. → *septicémie veineuse subaiguë.*

PHLÉBITE DES SINUS. Sinus phlebitis.

PHLÉBITE SUBAIGUË. Subacute phlebitis.

PHLÉBITE SUPPURÉE. Suppurative phlebitis, septic phlebitis.

PHLÉBOANESTHÉSIE, *s.f.* Vein anaesthesia, Bier's local anaesthesia.

PHLÉBO-CAVOGRAPHIE, *s.f.* Phlebography of the vena cava.

PHLÉBOCLYSE, *s.f.* Phleboclysis, venoclysis.

PHLÉBODYNIE, *s.f.* Venous pain.

PHLÉBŒDÈME, *s.m.* Venous oedema.

PHLÉBOGRAMME, *s.m.* Phlebogram.

PHLÉBOGRAPHIE, *s.f.* Phlebography, venography.

PHLÉBOLITHE, *s.m.* Phlebolith.

PHLÉBOLOGIE, *s.f.* Phlebology.

PHLÉBOMANOMÈTRE, *s.m.* Phlebomanometer.

PHLÉBONARCOSE, *s.f.* Phlebonarcosis, intravenous narcosis or anaesthesia.

PHLÉBOPATHIE, *s.f.* Venous disease.

PHLÉBOPEXIE, *s.f.* Phlebopexy.

PHLÉBOPHLEGMON, *s.m.* Perivenous phlegmon in suppurative phlebitis.

PHLÉBOPIÉZOMÉTRIE, *s.f.* Phlebopiezometry.

PHLÉBOSCLÉROSE, *s.f.* Phlebosclerosis, venosclerosis, venous sclerosis, productive phlebitis.

PHLÉBOSE, *s.f.* Phlebosis.

PHLÉBOSPASME, *s.m.* Spasm of a vein.

PHLÉBOTHROMBOSE, *s.f.* Phlebothrombosis.

PHLÉBOTOME, *s.m.* Phlebotomus.

PHLÉBOTOMIE, *s.f.* Phlebotomy, venesection.

PHLÉBOTONIQUE, *adj.* Exciting venous tonicity.

PHLÉBOVIRUS, *s.m.* Phlebovirus.

PHLEGMASIE, *s.f.* Phlegmasia.

PHLEGMASIE CHRONIQUE INDURÉE DU POUMON. Interstitial pneumonia. → *pneumonie réticulée hypertrophique.*

PHLEGMATIA ALBA DOLENS. Phlegmasia alba dolens, phlegmasia dolens, leukophlegmasia, milk leg, white leg, thrombotic phlegmasia, phlegmasia lactea, galactophlebitis.

PHLEGMATIA CÆRULEA DOLENS. Phlegmasia caerulea dolens, blue phlebitis.

PHLEGMŒDÈME, *s.m.* Inflammatory oedema.

PHLEGMON, *s.m.* Phlegmon, phlegmona.

PHLEGMON CIRCONSCRIT. Circumscribed phlegmon.

PHLEGMON DIFFUS. Diffuse phlegmon, phlegmona diffusa, phlegmonous cellulitis.

PHLEGMON DIFFUS PÉRI-ANO-RECTAL. Gangrenous periproctitis. → *périproctite septique diffuse.*

PHLEGMON DES GAINES TENDINEUSES. Paronychia tendinosa.

PHLEGMON JUXTA-UTÉRIN. Parametritis.

PHLEGMON DU LIGAMENT LARGE. Parametritis.

PHLEGMON LIGNEUX DE RECLUS. Ligneous phlegmon, woody or wooden phlegmon, Reclus's disease.

PHLEGMON DE L'ŒIL. Panophtalmia.

PHLEGMON PÉRIMAMMAIRE. Paramastitis.

PHLEGMON PRÉVÉSICAL. Paracystitis.

PHLOGISTIQUE, *adj.* Phlogistic.

PHLOGOGÈNE, *adj.* Phlogogenic, phlogogenous.

PHLOGOSE, *s.f.* Phlogosis.

PHLOGOTHÉRAPIE, *s.f.* Phlogotherapy.

PHLORIDZINE (épreuve de la). Phloridzin test.

PHLYCTÈNE, *s.f.* Phlyctena.

PHLYCTÉNOSE RÉCIDIVANTE DES EXTRÉMITÉS. Acrodermatitis continua. → *acrodermatite continue d'Hallopeau.*

PHLYCTÉNOTHÉRAPIE, *s.f.* Phlyctenotherapy.

PHLYCTÉNULE, *s.f.* Phlyctenule, phlyctenula.

PHOBIE, *s.f.* Phobia, phobic neurosis.

PHOCOMÈLE, *s.m.* Phocomelus, phocomelic dwarf.

PHOCOMÉLIE, *s.f.* Phocomelia.

PHOLCODINE, *s.f.* Pholcodine.

PHONASTHÉNIE, *s.f.* Phonasthenia.

PHONATION, *s.f.* Phonation.

PHONÈME, *s.m.* Phoneme.

PHONENDOSCOPE, *s. m* Phonendoscope.

PHONENDOSCOPIE, *s.f.* Auscultatory percussion. → *percussion auscultatoire.*

PHONIATRIE, *s.f.* Phoniatrics.

PHONO-ANGÉIOGRAPHIE, *s.f.* ou **PHONO-ANGIOGRAPHIE,** *s.f.* Phonoangiography.

PHONO-ARTÉRIOGRAMME, *s.m.* Phonarteriogram.

PHONOCARDIOGRAMME, *s.m.* Phonocardiogram.

PHONOCARDIOGRAPHIE, *s.f.* Phonocardiography.

PHONOCINÉTIQUE (amnésie). Motor aphasia. → *aphasie motrice.*

PHONOMÈTRE, *s.m.* Phonometer.

PHONOPHOBIE, *s.f.* Phonophobia.

PHONORÉNOGRAMME, *s.m.* Phonorenogram.

PHONORÉNOGRAPHIE, *s.f.* Phonorenography.

PHONOSTÉTHOGRAPHIE, *s.m.* Phonostethograph.

PHORIE, *s.f.* Phoria. → *strabisme latent.*

PHOSPHAGÈNE, *s.m.* Phosphagen.

PHOSPHATASE, *s.f.* Phosphatase.

PHOSPHATASE ACIDE. Acid phosphatase.

PHOSPHATASE ALCALINE. Alkaline phosphatase.

PHOSPHATASÉMIE, *s.f.* Phosphatasaemia.

PHOSPHATÉMIE, *s.f.* Phosphataemia.

PHOSPHATIDÉMIE, *s.f.* Phosphatidaemia.

PHOSPHATURIE, *s.f.* Phosphaturia, phosphuria.

PHOSPHÈNE, *s.m.* Phosphene, entoptic phenomenon.

PHOSPHOCRÉATINE, *s.f.* Phosphagen.

PHOSPHODIESTÉRASE, *s.f.* Phosphodiesterase.

PHOSPHODIURÈSE, *s.f.* Phosphaturia.

PHOSPHOLIPIDOSE, *s.f.* Phosphatide lipoidosis.

PHOSPHOPROTÉINE, *s.f.* Phosphoprotein.

PHOSPHORE, *s.m.* Phosphorus.

PHOSPHORÉMIE, *s.f.* Phosphoraemia.

PHOSPHORIDE, *s.f.* Skin lesions in phosphorism.

PHOSPHORISME, *s.m.* Phosphorism.

PHOSPHOROLYSE, *s.f.* Phosphorolysis.

PHOSPHOROSCOPE, *s.m.* Phosphoroscope.

PHOSPHORYLASE, *s.f.* Phosphorylase.

PHOSPHORYLATION, *s.m.* Phosphorylation.

PHOT, *s.m.* Phote, phot.

PHOTISME, *s.m.* Photism, pseudochromaesthesia, pseudo-photaesthesia.

PHOTO-ALLERGIE, *s.f.* Photoallergy.

PHOTOBIOLOGIE, *s.f.* Photobiology.

PHOTOBIOTROPISME, *s.m.* Biotropism produced by light.

PHOTOCOAGULATION, *s.f.* Photocoagulation.

PHOTODERMATOSE, PHOTODERMITE, *s.f.* Photodermatitis, photodermatosis, photodermia.

PHOTODERMATOSE POLYMORPHE. Polymorphous light eruption, polymorphous photodermatitis, eczema solare.

PHOTOGÈNE, *adj.* Photogenic, photogenous.

PHOTOKÉRATECTOMIE RÉFRACTIVE, *s. f.* Refractive photokeratectomy.

PHOTOKÉRATOSCOPIE, *s.f.* Photokeratoscopy.

PHOTOMÈTRE, *s.m.* Photometer.

PHOTOMÉTRIE, *s.f.* Photometry.

PHOTOMOTOGRAPHIE, *s.m.* Photomotograph.

PHOTON, *s.m.* Photon.

PHOTOPHÉRÈSE, *s.m.* Photopheresis.

PHOTOPHOBIE, *s.f.* Photophobia.

PHOTOPIQUE, *adj.* Photopic.

PHOTOPSIE, *s.f.* Photopsia, photopsy.

PHOTORÉCEPTEUR, *s.m.* Photoreceptor.

PHOTOSENSIBILISATION, *s.f.* Photosensitization, photodermatism.

PHOTOSECTION, *s.f.* Phototomy.

PHOTOTACTISME, *s.m.* **PHOTOTACTIQUE (propriété), PHOTOTAXIE,** *s.f.* Phototaxis.

PHOTOTHÉRAPIE, *s.f.* Phototherapy, light therapy.

PHOTOTOMIE, *s.f.* Phototomy.

PHOTOTRAUMATISME, *s.m.* Injury produced by light.

PHOTOTROPISME, *s.m.* Phototropism.

PHOTOTROPISME NÉGATIF. Negative phototropism.

PHOTOTROPISME POSITIF. Positive phototropism.

PHRÉNÉSIE, *s.f.* Frenzy.

PHRÉNICECTOMIE, PHRÉNICOTOMIE, *s.f.* Phrenicectomy, phrenicotomy, phrenic avulsion, phrenicoexeresis, phrenicoexairesis.

PHRÉNICOTRIPSIE, *s.f.* Phrenicotripsy.

PHRÉNIQUE, *adj.* Phrenic.

PHRÉNIQUE (signe du). Phrenic-pressure point.

PHRÉNITE, *s.f.* Phrenitis. → *diaphragmatite.*

PHRÉNITIS, *s.f.* Phrenitis. → *diaphragmatite.*

PHRÉNOCARDIE, *s.f.* Phrenocardia, cardiovascular neurasthenia, triad of Herz, cardiasthenia.

PHRÉNOCARDIOSPASME, *s.m.* Phrenospasm. → *cardiospasme.*

PHRÉNOGLOTTISME, *s.m.* **PHRÉNOGLOTTIQUE (spasme).** Laryngismus stridulus with phrenic spasm.

PHRÉNOLOGIE, *s.f.* Phrenology.

PHRÉNOPTOSE, *s.f.* Phrenoptosis.

PHRÉNOSPASME, *s.m.* Phrenospasm. → *cardiospasme.*

PHRYNODERMIE, *s.f.* Phrynoderma, follicular hyperkeratotic papular dermatitis, toadskin.

PHTIRIASE, *s.f.* Phthiriasis, pediculation, lousiness, pediculosis, morbus pediculosus.

PHTIRIASE DU CORPS. Pediculosis corporis, phthiriasis corporis, pediculosis vestimenti.

PHTIRIASE INGUINALE OU PUBIENNE. Pediculosis inguinalis, pediculosis pubis, phthiriasis inguinalis.

PHTIRIASE DE LA TÊTE. Pediculosis capillitii, or capitis, phthiriasis capitis.

PHTISIE, *s.f.* Phthisis, consumption, decline.

PHTISIE AIGUË GRANULIQUE. Acute miliary tuberculosis. → *granulie.*

PHTISIE AIGUË PNEUMONIQUE. Tuberculous pneumonia.

PHTISIE CALCULEUSE. Tuberculous calcifications in the lungs.

PHTISIE CHRONIQUE. Chronic tuberculosis.

PHTISIE DORSALE. Pott's disease. → *Pott (mal de).*

PHTISIE GALOPANTE. Galloping phthisis or consumption, swift consumption, bronchopneumonic tuberculosis, tuberculous bronchopneumonia, acute fulminant tuberculosis.

PHTISIE LARYNGÉE. Tuberculous laryngitis. → *laryngite tuberculeuse.*

PHTISIE DES MINEURS. Anthracosis. → *anthracose.*

PHTISIE OCULAIRE. Ophtalmomalacia. → *ophtalmomalacie.*

PHTISIE PANCRÉATIQUE. Phtisis pancreatica.

PHTISIE DES TAILLEURS DE PIERRE. Chalicosis. → *chalicose.*

PHTISIE ULCÉREUSE. Ulcerous tuberculosis.

PHTISIOGÈNE, *adj.* Phthisiogenetic, phthisiogenic.

PHTISIOLOGIE, *s.f.* Phthisiology.

PHTISIOPHOBIE, *s.f.* Phthisiophobia.

PHTISIOTHÉRAPIE, *s.f.* Phthisiotherapeutics, phthisiotherapy.

PHTISIQUE, *adj.* Phthisis, phthisical.

PHYCOMYCOSE, *s.f.* Phycomycosis.

PHYCOTOXINE, *s.f.* Phycotoxin.

PHYLACTIQUE, *adj.* Phylactic.

PHYLACTISME, *s.m.* Phylactic power of certain bodies.

PHYLACTO-TRANSFUSION, *s.f.* Immunotransfusion. → *immuno-transfusion.*

PHYLAXIE, *s.f.* Phylaxis.

PHYLLODE, *s.m.* Phyllode.

PHYLLOQUINONE, *s.f.* Phylloquinone.

PHYLOGENÈSE, PHYLOGÉNIE, *s.f.* Phylogeny, phylogenesis.

PHYLUM, *s.m.* Phylum.

PHYMATEUX, EUSE, *adj.* Tuberculous.

PHYMATOSE, PHYMIE, *s.f.* Tuberculosis. → *tuberculose.*

PHYSICOCHIMIQUE, *adj.* Physicochemical.

PHYSICODÉPENDANCE, *s.f.* Physical dependence on a drug.

PHYSICOTHÉRAPIE, *s.f.* Physical therapy. → *physiothérapie.*

PHYSINOSE, *s.f.* Physinosis.

PHYSIOGÈNE, *adj.* Produced by organic lesions.

PHYSIOGENÈSE, PHYSIOGÉNIE, *s.f.* Physiogenesis.

PHYSIOGNOMONIE, *s.f.* Physiognomony.

PHYSIOLOGIE, *s.f.* Physiology.

PHYSIOLOGIE ANIMALE. Animal physiology.

PHYSIOLOGIE CELLULAIRE. Cellular physiology.

PHYSIOLOGIE COMPARÉE. Comparative physiology.

PHYSIOLOGIE GÉNÉRALE. General physiology.

PHYSIOLOGIE HUMAINE. Human physiology.

PHYSIOLOGIE DES ORGANES. Special physiology.

PHYSIOLOGIE PATHOLOGIQUE. Physiopathology, morbid or pathologic physiology.

PHYSIOLOGIE PSYCHIQUE. Psychophysia, psychophysiology.

PHYSIOLOGIE VÉGÉTALE. Vegetables or plant physiology.

PHYSIOPATHIQUE, *adj.* Physiopathic.

PHYSIOPATHIQUES (troubles). Traumatic osteoporosis. → *ostéoporose algique post-traumatique.*

PHYSIOPATHOLOGIE, *s.f.* Physiopathology, pathophysiology. → *physiologie pathologique.*

PHYSIOTHÉRAPIE, *s.f.* Physical therapy, physiotherapy, phisicotherapeutics, physicotherapy.

PHYSOCÈLE, *s.f.* Physocele.

PHYSOMÉTRIE, *s.f.* Physometra.

PHYSOSTIGÉNINE, *s.f.* Physostigenine, eserine.

PHYTATE, *s.m.* Phytate.

PHYTOBÉZOARD, *s.m.* Phytobezoar, food ball.

PHYTOHÉMAGGLUTININE, *s.f.* Phytohaemagglutinin.

PHYTOHORMONE, *s.f.* Auxin, phytohormone.

PHYTOMITOGÈNE, *adj.* et *s.m.* Lectin, phytomitogen.

PHYTOPARASITE, *s.m.* Phytoparasite.

PHYTOPATHOLOGIE, *s.f.* Phytopathology.

PHYTOPHOTODERMATITE, *s.f.* Phytophotodermatitis.

PHYTOSTÉROL, *s.m.* Phytosterol.

PHYTOTHÉRAPIE, *s.f.* Phytotherapy.

PHYCOTOXINE, *s.f.* Phycotoxin.

PIAN, *s.m.* Yaws, mycosis framboesioides, plan, parangi, buba, bubas, bouba, frambesia, framboesia, framboesia, framboesia tropica, coco, granuloma tropicum, Vanin plague, Breda's disease, Charlouis's disease.

PIAN BOIS. Leishmaniasis americana. → *leishmaniose américaine.*

PIAN HÉMORRAGIQUE. Verruga. → *verruga.*

PIAN HYPERKÉRATOSIQUE FISSURÉ. Crab yaws.

PIAN LICHÉNIFORME. Lichen frambesianus.

PIAN (maman ou **mère).** Mother yaw.

PIANÔME, *s.m.* Framboesioma.

PIANOTEMENT, *s.m.* Strumming.

PIARRÉMIE, *s.f.* Piarhaemia.

PIASTRINÉMIE, *s.f.* Piastrinaemia.

PIBIDS (syndrome). PIBIDS syndrome.

PIC, *s.m.* Spike.

PICA, *s.m.* Pica, allotriophagia, allotriophagy, cittosis.

PICK (maladie de). Pick's dementia or disease, lobar atrophy or sclerosis, convolutional or circumscribed atrophy of the brain, circumscribed cerebral atrophy, Pick's convolutional atrophy.

PICK (syndrome de). Pericardial pseudocirrhosis of the liver.

PICK-HERXHEIMER (maladie de). Pick's disease. → *dermatite chronique atrophiante ou atrophique.*

PICKWICK (syndrome de) OU **PICKWICKIEN (syndrome).** Pickwickian syndrome.

PICORNAVIRIDÉS, *s.m. pl.* Picornaviridae.

PICORNAVIRUS, *s.m. Picornavirus.*

PIÉBALDISME, *s.m.* Piebaldism.

PIE-MÈRE, *s.f.* Pia mater.

PIED, *s.m.* Foot, *pl.* feet ; pes.

PIED (phénomène du). Foot clonus. → *clonus du pied.*

PIED ANCESTRAL. Morton's syndrome. → *Morton (syndrome de Dudley J.).*

PIED D'ATHLÈTE. Athletic foot, athlete's foot, tinea pedis, Hong-Kong foot or toe, dermatophytosis or trichophytosis of the foot, epidermophytosis or eczematoid ringworm of the foot.

PIED BOT. Talipes, clubfoot, reelfoot, pes contortus, strephopodia.

PIED BOT CREUX. Talipes cavus, or arenatus, hollow foot.

PIED BOT ÉQUIN. Talipes equinus.

PIED BOT PLAT. Talipes planus.

PIED BOT TABÉTIQUE. Tabetic talipes.

PIED BOT TALUS. Talipes calcaneus.

PIED BOT TALUS VALGUS. Talipes calcaneovalgus.

PIED BOT TALUS VARUS. Talipes calcaneovarus.

PIED BOT VALGUS. Talipes valgus, strephexopodia.

PIED BOT VALGUS ÉQUIN. Talipes equinovalgus.

PIED BOT VARUS. Talipes varus, talipes supinatus, pes varus, pes adductus, pigeon toe, strephendopodia.

PIED BOT VARUS ÉQUIN. Talipes equinovarus.

PIED-BOUCHE (syndrome). Foot and mouth disease. → *fièvre aphteuse.*

PIEDS BRÛLANTS (syndrome des). Gopalan's syndrome. → *Gopalan (syndrome de).*

PIED DE CHARCOT. Charcot's foot. → *pied tabétique.*

PIED DE COCHIN. Madura foot. → *Madura (pied de).*

PIED CONVEXE CONGÉNITAL. Rocker-bottom foot or flat foot or deformity, congenital convex pes valgus.

PIED CREUX. Pes cavus, pes arcuatus or excavatus.

PIED CUBIQUE. Tabetic foot. → *pied tabétique.*

PIED ÉQUIN. Pes equinus.

PIED EN ÉVENTAIL. Broad foot, spread foot, metatarsus latus, talipes transversoplanus.

PIED FORCÉ. Forced foot, march foot, Deutschlander's disease, march fracture, fatigue or stress fracture.

PIED FOURCHU. Cleft foot.

PIED DE FRIEDREICH. Freidreich's foot.

PIED GELÉ. Frosted foot.

PIED GREC. Grecian foot.

PIED EN GRIFFE. Claw foot.

PIED HÉRISSÉ. Gouty foot.

PIED DE HONG-KONG. Hong-Kong foot. → *pied d'athlète.*

PIED D'IMMERSION. Immersion foot.

PIED DE MADAGASCAR. Athletic foot. → *pied d'athlète.*

PIED DE MADURA. Madura foot. → *Madura (pied de).*

PIED DE MINE. Blast injuries of the foot.

PIED DE MORTON. Morton's foot. → *métatarsalgie de Morton.*

PIED MOUSSU. Mossy foot.

PIED DE NÉANDERTHAL. Morton's syndrome. → *Morton (syndrome de Dudley J.).*

PIED PALMÉ. Spatula foot.

PIED EN PIOLET. Congenital convex pes valgus. → *pied convexe congénital.*

PIED PLAT. Pes planus, flatfoot, splayfoot, tarsoptosis, sag foot, platypodia.

PIED PLAT VALGUS. Talipes planovalgus, pes valgoplanus or planovalgus.

PIED PLAT VALGUS DOULOUREUX. Spastic flatfoot. → *tarsalgie des adolescents.*

PIED ROND. Metatarsalgia. → *métatarsalgie.*

PIED TABÉTIQUE. Charcot's foot, tabetic foot.

PIED TALUS. Pes calcaneus.

PIED TOMBANT. Dangle foot, drop foot, shuffle foot.

PIED DE TRANCHÉES. Trench foot, water-bite, foot stasis, local frigorism.

PIED VALGUS. Pes pronatus, pes abductus, pes valgus.

PIED VALGUS ÉQUIN. Pes equinovalgus.

PIED VARUS. Pes varus, pes supinatus, pigeon toe.

PIED VARUS ÉQUIN. Pes equinovarus.

PIÉDALU (signe de). Piédalu's sign.

PIEDRA, *s.f.* Piedra, tinea nodosa, trichosporosis, Beigel's disease.

PIÉMÉRITE, *s.f.* Piitis.

PIÉSSITHÉRAPIE, *s.f.* Piezotherapy.

PIÉZO-ÉLECTRICITÉ, *s. f.* Piezoelectricity.

PIÉZOGRAMME, *s.m.* Piezogram.

PIÉZOGRAPHE, *s.m.* Piezograph.

PIÉZOGRAPHIE, *s.f.* Piezography.

PIÉZOMÈTRE, *s.m.* Piesimeter, piesometer, piezometer.

PIÉZOTHÉRAPIE, *s.f.* Piezotherapy.

PIF. Prolactin inhibiting factor, PIF.

PIGEONNEAU, *s.m.* Tanner's disease. → *rossignol des tanneurs.*

PIGMÉISME, *s.m.* Microsomia. → *microsomie.*

PIGMENT, *s. m.* Pigment.

PIGMENT BILAIRE. Bile pigment.

PIGMENT OCRE. Haemosiderin.

PIGMENT PALUDÉEN OU PALUSTRE. Haemozoin.

PIGMENTAIRE ÉPITHÉLIOMATEUSE (maladie). Xeroderma pigmentosum. → *xeroderma pigmentosum.*

PIGMENTATION, *s.f.* Pigmentation.

PIGMENTATION HÉMATOGÈNE. Haematogenous pigmentation.

PIGMENTATION PALUDÉENNE. Malarial pigmentation.

PIGMENTATION DES VAGABONDS. Parasitic melanoderma. → *vagabonds (maladie des).*

PIGNET (indice). Pignet's formula. → *robusticité (coefficient de).*

PILIER, *s.m.* (anatomie). Column.

PILI BACTÉRIENS, Pili, fimbriae.

PILIMICTION, *s.f.* Pilimiction.

PILI TORTI. Pili torti, twisted hair.

PILI TRIANGULI ET CANALICULI. Spunglass hair. → *cheveux incoiffables.*

PILINE, *s.f.* Pilin.

PILLAY (syndrome de). Pillay's syndrome.

PILOCARPINE, *s.f.* Pilocarpine.

PILOMATRIXOME, *s.m.* Pilomatricoma. → *Malherbe (épithélioma calcifié ou momifié de).*

PILOMOTEUR (réflexe). Pilomotor reflex. → *réflexe pilomoteur.*

PILON, *s.m.* Wooden leg.

PILONIDALE (fistule ou maladie). Pilonidal sinus. → *sinus pilonidal.*

PILOSÉBACÉ, CÉE, *adj.* Pilosebaceous.

PILTZ-WESTPHAL (réflexe de). Westphal-Piltz reflex. → *Galassi (réflexe de).*

PILULE, *s.f.* Pill, pilula, drop.

PILULE ANTICONCEPTIONNELLE. Birth control-pill, BCP.

PILUS, *s.m.* Pilus.

PINCE, *s.f.* Forceps.

PINCE OMO-COSTO-CLAVICULAIRE (syndrome de la). Scalenus syndrome. → *scalène antérieur (syndrome de).*

PINCEMENT HERNIAIRE. Strangulation of a Richter's hernia.

PINÉAL, ALE, *adj.* Pineal.

PINÉAL (syndrome). Epiphysial syndrome, pineal syndrome.

PINÉALOBLASTOME, *s.m.* Pinealoblastoma, pinealblastoma, pineoblastoma.

PINÉALOCYTOME, *s.m.* Pinealocytoma, pineocytoma.

PINÉALOME, *s.m.* Pinealoma, pineal tumour.

PINÉOBLASTOME, *s.m.* Pineoblastoma. → *pinéaloblastome.*

PINÉOCYTOME, *s.m.* Pineocytoma. → *pinéalocytome.*

PINGUÉCULA, PINGUICULA, *s.f.* Pinguecula, pinguicula.

PINKUS (alopécie mucineuse de). Pinkus's disease. → *mucinose folliculaire.*

PINKUS (tumeur fibro-épithéliale de). Pinkus's epithelioma, premalignant fibroepithelioma.

PINOCYTOSE, *s.f.* Pinocytosis, hydrophagocytosis, Lewis's phenomenon.

PINS (signe de). Pins's sign or syndrome, Bamberger's sign.

PINTA, *s.f.* **PINTO (mal del).** Pinta, pinto, mal de los pintos, carate, azul, bousserole, spotted sickness, painted sickness, pannus carateus.

PIOTROWSKI (phénomène de). Piotrowski's sign, anticus reflex.

PIPÉRAZINE, *s.f.* Piperazine.

PIQUITE, *s.f.* Pinta. → *pinta.*

PIQÛRE, *s.f.* Puncture, piqure, injection.

PIQÛRE ANATOMIQUE. Dissection wound.

PIQÛRE ANATOMIQUE (forme localisée de). Postmortem pustule.

PIQÛRE D'AUTOPSIE. Dissection wound.

PIQÛRE D'INSECTE. Sting, prick, bite.

PIRIFORME, *adj.* Piriform.

PIROGOFF (opération de). Pirogoff's amputation or operation.

PIROPLASMOSE, *s.f.* Piroplasmosis, babesiasis, babesiosis.

PIRQUET (réaction ou test de von). Pirquet's reaction.

PISIFORME, *adj.* Pisiform.

PISTOLET (bruit ou coup de). Pistol-shot.

PITHIATIQUE, *adj.* Pithiatic.

PITHIATISME, *s.m.* Pithiatism.

PITRES (signes de). Pitres's signs.

PITRESSINE, *s.f.* Vasopressin. → *vasopressine.*

PITTSBURGH (pneumonie de). Pittsburgh pneumonia.

PITUITAIRE ou **PITUITARIEN, IENNE,** *adj.* Pituitary.

PITUITE, *s.m.* Pituita.

PITUITE HÉMORRAGIQUE. Haemosialemesis.

PITUITOPRIVE, *adj.* Hypophysoprivic.

PITUITRINE, *s.f.* Posterior pituitary hormone. → *vasopressine.*

PITYRIASIS, *s.m.* Pityriasis.

PITYRIASIS CIRCINÉ ET MARGINÉ DE VIDAL. Pityriasis circinata et marginata.

PITYRIASIS GRAS. Dermatitis seborrhoeica. → *eczématide.*

PITYRIASIS LICHENOIDES CHRONICA. Guttate parapsoriasis. → *parapsoriasis en gouttes.*

PITYRIASIS LICHENOIDES ET VARIOLIFORMIS ACUTA DE MUCHA-HABERMANN. Parapsoriasis varioliformis. → *parapsoriasis varioliformis Wise.*

PITYRIASIS LINGUAL. Pityriasis lingual. → *glossite exfoliatrice marginée.*

PITYRIASIS ROSÉ DE GIBERT. Pityriasis rosea, Gibert's disease or pityriasis, pityriasis maculata et circinata, pityriasis circinata, herpes tonsurans maculosus.

PITYRIASIS ROSÉ DE GIBERT (plaque primitive du). Herald patch (in pityriasis rosea).

PITYRIASIS RUBRA. (Hebra). Pityriasis rubra, Hebra's pityriasis.

PITYRIASIS RUBRA PILAIRE. Pityriasis rubra pilaris, lichen ruber acuminatus, Devergie's disease.

PITYRIASIS SÉBORRHÉIQUE DU CUIR CHEVELU. Pityriasis capitis, dandruff, dermatitis seborrhoeic of the scalp.

PITYRIASIS SEC. Pityriasis sicca. → *pityriasis simplex.*

PITYRIASIS SIMPLEX. Pityriasis simplex, pityriasis furfuracea, pityriasis sicca or vulgaris.

PITYRIASIS SIMPLEX CIRCONSCRIT. Impetigo pityroides, pityriasis simplex faciei, impetigo furfuraceous, impetigo sicca, pityriasis alba, erythema streptogenes.

PITYRIASIS STÉATOÏDE. Seborrhoea corporis. → *dermatose figurée médiothoracique.*

PITYRIASIS VERSICOLOR. Pityriasis versicolor, tinea versicolor, chromophytosis, dermatophytosis furfuracca, dermatophytosis microsporina.

PITYROSPORON ORBICULARE. *Microsporon furfur.* → *Microsporon furfur.*

PIXEL, *s.m.* Pixel.

pK. pK.

PL. Symbol for ponction lombaire. Spinal puncture. → *rachicentèse.*

PLACEBO, *s.m.* Placebo.

PLACEBO (effet). Placebo effect.

PLACEBO (méthode du). Blind test.

PLACENTA, *s.m.* Placenta.

PLACENTA ACCRETA. Placenta accreta.

PLACENTA EN FER À CHEVAL. Horse-shoe placenta.

PLACENTA (incarcération du). Incarcerated placenta.

PLACENTA DE LOBSTEIN. Lobstein's placenta. → *vélamenteuse du cordon (insertion).*

PLACENTA PRAEVIA. Placenta praevia or previa, placental presentation.

PLACENTA EN RAQUETTE. Battledore placenta.

PLACENTAIRE (rétention). Retained placenta.

PLACENTATION, *s.f.* Placentation.

PLACENTITE, *s.f.* Placentitis.

PLACENTOME, *s.m.* Chorioma.

PLACIDO (disque de). Placido's disk.

PLACODE, *s.f.* Placode.

PLAFONNEMENT (crise de). Oculogyric crisis.

PLAGIOCÉPHALIE, *s.f.* Plagiocephaly, plagiocephalism.

PLAIE, *s.f.* Wound, sore.

PLAIE ANNAMITE. Tropical ulcer. → *ulcère phagédénique des pays chauds.*

PLAIE ASEPTIQUE. Aseptic wound.

PLAIE PAR BALLE. Bullet wound, gunshot wound.

PLAIE CONTUSE. Contused wound.

PLAIE AVEC DÉCHIRURE. Lacerated wound.

PLAIE PAR ÉCLAT DE PROJECTILE. Shell wound.

PLAIE INFECTÉE. Septic wound.

PLAIE PAR INSTRUMENT TRANCHANT. Incised wound.

PLAIE OUVERTE. Open wound.

PLAIE PÉNÉTRANTE. Penetrating wound.

PLAIE PERFORANTE. Perforating wound.

PLAIE PAR PIQÛRE. Puncture wound.

PLAIE SEPTIQUE. Septic wound, poisoned wound.

PLAIE EN SÉTON. Seton wound.

PLAIE TRANSFIXIANTE. Perforating wound.

PLAN, *s.m.* Plane.

PLANCHER DE L'ORBITE (syndrome du). Dejean's syndrome, orbited floor syndrome.

PLANIGRAPHIE, *s.f.* Tomography. → *tomographie.*

PLANOTOPOCINÉSIE, *s.f.* Planotopokinesia.

PLAQUE, *s.f.* Patch, spot, plaque, area.

PLAQUE DENTAIRE. Dental plaque.

PLAQUE FAUCHÉE. Mucous patch. → *plaque muqueuse.*

PLAQUE DES FUMEURS. Leukoplakia buccalis. → *leucoplasie buccale.*

PLAQUE MOTRICE. Motor end plate.

PLAQUE MUQUEUSE. Mucous patch or plaque, plaque muqueuse, opaline plaque or patch.

PLAQUE NACRÉE COMMISSURALE. Leukoplakia buccalis. → *leucoplasie buccale.*

PLAQUES DE PEYER. Peyer's patches. → *Peyer (plaques de).*

PLAQUES PTÉRYGOÏDIENNES. Parrot's ulceration, Parrot's ulcer.

PLAQUETTE, *s.f.* Blood platelet, platelet, thrombocyte, thromboplastic, blood disk, blood plaque, blood plate, Hayem's corpuscle or haematoblast, Zimmermann's corpuscle or particle, Deetjen's body.

PLAQUETTES GRISES (syndrome des). Grey platelet syndrome.

PLAQUETTOPÉNIE, *s.f.* Thrombopenia. → *thrombopénie.*

PLAQUETTOPOIÈSE, *s.f.* Production of platelets.

PLASMA, *s.m.* Plasma.

PLASMA (succédané du). Plasma volume expander or extender, plasma substitute.

PLASMA AC-GLOBULINE, *s.m.* Proaccelerin. → *proaccélérine.*

PLASMALEMME, *s.m.* Plasmalemma.

PLASMA MUSCULAIRE. Muscle plasma.

PLASMA SANGUIN. Blood plasma.

PLASMA SEC. Dry plasma.

PLASMAPHÉRÈSE, *s.f.* Plasmapheresis, plasmaphaeresis, plasma depletion, plasma removal, plasma exchange.

PLASMARRHEXIS, *s.f.* Plasmarrhexis, plasmatorrhexis, plasmorrhexis.

PLASMASE, *s.f.* Thrombin. → *thrombine.*

PLASMATHÉRAPIE, *s.f.* Plasmatherapy.

PLASMATIQUE, *adj.* Plasmatic, Plasmic.

PLASMAZELLEN, *s.f. pl.* Plasmocytes. → *plasmocyte.*

PLASMAZELLEN DU SANG. Türk's cells.

PLASMIDE, *s.m.* Plasmid, paragene.

PLASMIDE DE RÉSISTANCE. Resistance plasmid. → *facteur R.*

PLASMINE, *s.f.* 1° Fibrinogen. – 2° Fibrinolysin. → *fibrinolysine.*

PLASMINOGÈNE, *s.m.* **PLASMINOGÈNE-KINASE (complexe), PLASMINOGÈNE-PROACTIVATEUR.** Plasminogen. → *profibrinolysine.*

PLASMIQUE, *adj.* Plasmic.

PLASMOBLASTE, *s.m.* Plasmoblast.

PLASMOCYTE, *s.m.* Plasmocyte, plasmacyte, plasma cell, Unna's plasma cell, Marschalko's plasma cell, plasmacytoid lymphocyte.

PLASMOCYTE DU SANG. Türk's cell.

PLASMOCYTOME, *s.m.* Plasmocytoma, plasmoma, plasmacytoma, plasma cell myeloma or tumour (pro parte).

PLASMOCYTOSARCOME, *s.m.* Atypic plasmocytoma.

PLASMOCYTOSE, *s.f.* Plasmocytosis.

PLASMODE, *s.m.* Plasmodium, plasmode.

PLASMODICIDE. 1° *adj.* Plasmodicidal. – 2° *s.m.* Plasmodicide.

PLASMODIUM, *s.m. Plasmodium.*

PLASMODIUM FALCIPARUM. *Plasmodium falciparum, Plasmodium praecox.*

PLASMODIUM MALARIÆ. *Plasmodium malariae.*

PLASMODIUM OVALE. *Plasmodium ovale.*

PLASMODIUM PRÆCOX. *Plasmodium præcox.* → *Plasmodium falciparum.*

PLASMODIUM VIVAX. *Plasmodium vivax.*

PLASMOKINASE, *s.f.* Fibrinokinase.

PLASMOLYSE, *s.f.* Plasmolysis, plasmoschisis.

PLASMOME, *s.m.* Granuloma.

PLASMOSCHISE, *s.f.* Plasmolysis.

PLASTICITÉ, *s.f.* Plasticity.

PLASTIE, *s.f.* Plastics. → *plastique (opération).*

... PLASTIE, *suffixe.* – plasty.

PLASTINATION, *s.f.* Plastination.

PLASTIQUE (opération). Plastic operation, restorative operation, plastics.

PLASTRON APPENDICULAIRE. Appendicular lump.

PLATEAU CANADIEN. Canadian plate.

PLATEAUX VERTÉBRAUX (maladie des). Vertebral epiphysitis. → *épiphysite vertébrale douloureuse de l'adolescence.*

PLATHELMINTHES, *s.m. pl.* Platyhelminthes, flatworms.

PLATINE À CHARIOT. Mechanical stage.

PLATINE DE MICROSCOPE. Stage, microscope stage.

PLATINECTOMIE, *s.f.* Platinectomy.

PLATINOSE, *s.f.* Platinosis.

PLÂTRE, *s.m.* 1° Plaster. – 2° Plaster cast.

PLATYCÉPHALIE, *s.f.* Platycephaly.

PLATYCNÉMIE, *s.f.* Platycnæmia, platycnemism, platyknæmia.

PLATYMÉRIE, *s.f.* Platymeria.

PLATYPNÉE, *s.f.* Platypnoea.

PLATYPNÉE-ORTHODÉOXIE (syndrome). Platypnoea-orthodeoxia syndrome.

PLATYPODIE, *s.f.* Flatfoot. → *pied plat.*

PLATYRRHINIEN, *s.m.* Platyrrhine.

PLATYSMA, *s.m.* Platysma, muscle peaucier du cou.

PLATYSPONDYLIE, *s.f.* Platyspondylisis, platyspondylia.

PLECTRIDIUM TETANI. *Clostridium tetani.* → *Clostridium tetani.*

PLÉIADE GANGLIONNAIRE. Pleiades.

PLÉIOCHLORURIE, *s.f.* Pleiochloruria.

PLÉIOCHROMIE, *s.f.* Pleiochromia.

PLÉIOCYTOSE, *s.f.* Pleocytosis.

PLÉIOMAZIE, *s.f.* Polymastia. → *polymastie.*

PLÉIONURIE, *s.f.* Polyuria. → *polyurie.*

PLÉIOTROPIE, *s.f.*, **PLÉIOTROPISME,** *s.m.* Pleiotropia, pleiotropism.

PLEISTOPHORA, *s.f. Pleistophora.*

PLÉOCYTOSE, *s.f.* Pleocytosis, hypercytosis.

PLÉOMAZIE, *s.f.* Polymastia. → *polymastie.*

PLÉOMORPHISME, *s.m.* Pleomorphism.

PLÉONOSTÉOSE, *s.f.* Pleonosteosis, Léri's pleonostenosis.

PLESIOMONAS, *s.f. Plesiomonas.*

PLÉOPTIQUE, *s.f.* Pleoptics.

PLÉSIORADIOGRAPHIE, *s.f.* Contact röntgenography.

PLÉSIOTHÉRAPIE, *s.f.* Contact therapy. → *Chaoul (méthode de).*

PLESSIMÈTRE, *s.m.* Pleximeter, plessimeter, plexometer.

PLESSIMÉTRIE, *s.f.* Pleximetry.

PLESSIMÉTRIQUE, *adj.* Pleximetric, plessimetric.

PLÉTHORE, *s.f.* Plethora.

PLÉTHORE DES AMPUTÉS. Plethora apocoptica.

PLÉTHORE PAR HYDRÉMIE. Plethora hydraemica.

PLÉTHORE SANGUINE. Polyaemia.

PLÉTHYSMOGRAMME, *s.m.* Plethysmogram.

PLÉTHYSMOGRAPHE, *s.m.* Plethysmograph.

PLÉTHYSMOGRAPHIE, *s.f.* Plethysmography.

PLEURAL, ALE, *adj.* Pleural.

PLEURECTOMIE, *s.f.* Pleurectomy.

PLEURÉSIE, *s.f.* Pleurisy, pleuritis.

PLEURÉSIE AIGUË. Acute pleurisy.

PLEURÉSIE BLOQUÉE. Blocked pleurisy.

PLEURÉSIE CHRONIQUE. Chronic pleurisy.

PLEURÉSIE CHYLEUSE. Chylothorax, chylous pleurisy.

PLEURÉSIE CHYLIFORME. Chyloid pleurisy, chyliform pleurisy.

PLEURÉSIE DIAPHRAGMATIQUE. Diaphragmatic pleurisy.

PLEURÉSIE DIFFUSE DE LA GRANDE CAVITÉ. Diffuse pleurisy.

PLEURÉSIE DOUBLE. Double pleurisy.

PLEURÉSIE ENKYSTÉE. Encysted pleurisy, sacculated pleurisy.

PLEURÉSIE AVEC ÉPANCHEMENT. Pleurisy with effusion, exudative pleurisy humid or wet pleurisy.

PLEURÉSIE ÉPIDÉMIQUE. Epidemic pleurodynia. → *myalgie épidémique.*

PLEURÉSIE FÉTIDE. Ichorous pleurisy.

PLEURÉSIE FIBRINEUSE. Fibrinous pleurisy, plastic or proliferating pleurisy.

PLEURÉSIE HÉMORRAGIQUE. Haemorrhagic pleurisy.

PLEURÉSIE INTERLOBAIRE. Interlobar pleurisy.

PLEURÉSIE LOCALISÉE. Circumscribed pleurisy.

PLEURÉSIE MÉDIASTINE ou **MÉDIASTINALE.** Mediastinal pleurisy.

PLEURÉSIE MÉTAPNEUMONIQUE. Metapneumonic pleurisy.

PLEURÉSIE PARIÉTALE. Costal pleurisy.

PLEURÉSIE PRIMITIVE. Primary pleurisy.

PLEURÉSIE PURULENTE. Purulent pleurisy, suppurative pleurisy, empyema, pyothorax.

PLEURÉSIE PURULENTE MÉTAPNEUMONIQUE. Metapneumonic empyema.

PLEURÉSIE PURULENTE PARAPNEUMONIQUE. Sympneumonic empyema.

PLEURÉSIE SÈCHE. Dry pleurisy, adhesive pleurisy.

PLEURÉSIE SECONDAIRE. Secondary pleurisy.

PLEURÉSIE SÉREUSE. Serous pleurisy.

PLEURÉSIE SÉROFIBRINEUSE. Serofibrinous pleurisy.

PLEURÉSIE UNILATÉRALE. Single pleurisy.

PLEURÉSIE VISCÉRALE. Pulmonary pleurisy, visceral pleurisy.

PLEURÉTIQUE, *adj.* Pleuritic.

PLEURITE, *s.f.* Pleurisy. → *pleurésie.*

PLEURODÈSE, *s.f.* Pleurodesis.

PLEURODYNIE, *s.f.* Pleurodynia.

PLEURODYNIE CONTAGIEUSE. Epidemic pleurodynia. → *myalgie épidémique.*

PLEUROLYSE, *s.f.* Pleurolysis, intra-pleural pneumonolysis.

PLEUROME, *s.m.* Pleuroma.

PLEUROMÈLE, *s.m.* Pleuromelus.

PLEUROPÉRICARDITE, *s.f.* Pleuropericarditis.

PLEURO-PÉRITONÉAL (syndrome). Pleuroperitoneal tuberculosis.

PLEUROPÉRITONÉALE (cavité). Coeloma. → *cœlome.*

PLEUROPNEUMOLYSE THORACOPLASTIQUE. Pleuropneumolysis. → *Friedrich (opération de).*

PLEUROPNEUMONECTOMIE, *s.f.* Pleuro-pneumonectomy.

PLEUROPNEUMONIE, *s.f.* Pleuropneumonia, pleuritic pneumonia.

PLEUROPNEUMONIE DES BOVIDÉS. Pleuropneumonia, pleuropneumonia contagiosa bovum, lung plague.

PLEUROSCOPE, *s.m.* Thoracoscope.

PLEUROSCOPIE, *s.f.* Pleuroscopy, thoracoscopy.

PLEUROSOME, *s.m.* Pleurosomus, pleurosoma.

PLEURO-THORACO-PLEURECTOMIE, *s.f.* Pleurothoracopleurectomy.

PLEURO-THORACO-PNEUMONECTOMIE, *s.f.* Pleurothoracopneumonectomy.

PLEUROTHOTONOS, *s.m.* Pleurothotonos.

PLEUROTOMIE, *s.f.* Pleurotomy.

PLEUROTUBERCULOSE PRIMITIVE. Primary tuberculous pleurisy.

PLEUROTYPHOÏDE (fièvre), PLEUROTYPHUS, *s.m.* Pleurotyphoid.

PLÈVRE, *s.f.* Pleura.

PLEXALGIE, *s.f.* Plexalgia.

PLEXECTOMIE, *s.f.* Plexectomy.

PLEXITE, *s.f.* Plexitis.

PLEXITE AIGUË. Polyradiculoneuropathy. → *polyradiculonévrite.*

PLEXULAIRE, *adj.* Plexal.

PLEXULAIRE (syndrome). Plexitis.

PLEXUS, *s.m.* Plexus.

PLEXUS MYENTÉRIQUE. Plexus myentericus.

PLICA, *s.f.* Plica.

PLIQUE, *s.f.* Plica polonica, Polish plait, trichoma, trichomatosis.

PLOMB, *s.m.* Lead.

PLIS PALMAIRES (syndrome des). Xanthoma striatum palmare.

PLOMB DES VIDANGEURS. Acute hydrogen sulfide intoxication.

PLOMBAGE, *s.m.* Plombage, plumbage.

PLOMBAGE (d'une dent). Filling (of a tooth), odontoplerosis.

PLOMBÉMIE, *s.f.* Presence of lead in the blood.

PLOMBURIE, *s.f.* Presence of lead in the urine.

PLONGEURS (maladie des). Caisson disease. → *caissons (maladie des).*

PLUMMER (adénome toxique ou syndrome de). Plummer's disease. → *adénome thyroïdien toxique.*

PLUMMER-VINSON (syndrome de). Plummer-Vinson syndrome, sideropenic dysphagia, Patterson's syndrome, Patterson-Kelly syndrome.

PLURIFACTORIEL, ELLE, *adj.* Multifactorial.

PNÉOMÈTRE, *s.m.* Pneometer, spirometer.

PNEUMARTHROGRAPHIE, *s.f.* Pneumoarthrography, pneumarthrography.

PNEUMARTHROSE, *s.f.* Pneumarthrosis.

PNEUMATISATION, *s.f.* Pneumatization.

PNEUMATISME, *s.m.* Pneumatism.

PNEUMATOCÈLE, *s.f.* Pneumatocele.

PNEUMATOSE, *s.f.* Pneumatosis.

PNEUMATOCÈLE DU CANAL DE STÉNON. Glass blower's mouth.

PNEUMATOCÈLE DU CRÂNE. Pneumatocele cranii, extracranial pneumatocele.

PNEUMATOCÈLE PAROTIDIENNE. Glass-blowers' mouth.

PNEUMATOCÈLE PULMONAIRE. Pneumatocele, alveolar cyst.

PNEUMATOSE, *s.f.* Pneumatosis.

PNEUMATOSE INTESTINALE. Pneumatosis cystoides intestinalis, pneumatosis intestinalis.

PNEUMATOSE PÉRICARDIQUE. Pneumopericardeum.

PNEUMATOTHÉRAPIE, *s.f.* Pneumotherapy.

PNEUMATURIE, *s.f.* Pneumaturia.

PNEUMECTOMIE, *s.f.* Pneumectomy, pneumonectomy, pneumoresection, pulmonectomy.

PNEUMECTOMIE TOTALE. Total pneumectomy.

PNEUMO-ALLERGOLOGIE, *s.f.* Pneumoallergology.

PNEUMOBACILLE, *s.m.* Pneumobacillus. → *Klebsiella pneumoniæ.*

PNEUMOBLASTOME, *s.m.* Pulmonary blastoma.

PNEUMOCÈLE, *s.f.* 1° Pneumatocele. – 2° Hernia of the lung.

PNEUMOCÉPHALE, *s.m.,* **PNEUMOCÉPHALIE,** *s.f.* Pneumocephalus, pneumatocephalus, intracranial pneumatocele.

PNEUMOCHOLÉCYSTE, *s.m.* Pneumocholecystitis.

PNEUMOCOCCÉMIE, *s.f.* Pneumococcaemia.

PNEUMOCOCCIE, *s.f.* Pneumococcosis.

PNEUMOCOCCOSE, *s.f.* Pneumococcosis.

PNEUMOCOLIE, *s.f.* Pneumocolon.

PNEUMOCONIOSE, *s.f.* Pneumoconiosis, pneumonoconiosis, pneumonokoniosis, potters' asthma.

PNEUMOCONIOSE ANTHRACOSIQUE. Anthracosis. → *anthracose.*

PNEUMOCONIOSE DES BATTEURS DE GRAINS. Threshing fever.

PNEUMOCOQUE, *s.m.* Pneumococcus. → *Streptococcus pneumoniæ.*

PNEUMOCOQUELUCHE ALVÉOLAIRE. Pulmonary whooping-cough.

PNEUMOCRANE, *s.m.* Pneumocrania, pneumocranium, pneumocephalon.

PNEUMOCYSTIS CARINII. *Pneumocystis carinii.*

PNEUMOCYSTOGRAPHIE, *s.f.* Pneumocystography.

PNEUMOCYSTOSE, *s.f.* Pneumocystis pneumonia. → *pneumonie interstitielle à Pneumocystis carinii.*

PNEUMOCYTE, *s.m.* Pneumocyte.

PNEUMO-ENCÉPHALE, *s.m.* Pneumocephalon. → *pneumocrane.*

PNEUMO-ENCÉPHALE ARTIFICIEL. Pneumoencephalon artificiale.

PNEUMO-ENCÉPHALOGRAPHIE, *s.f.* Pneumoencephalography.

PNEUMO-EXOPÉRITOINE, *s.m.* Pneumopreperitoneum.

PNEUMOGASTROGRAPHIE, *s.f.* Pneumogastrography.

PNEUMOGRAPHE, *s.m.* Pneumograph, stethograph.

PNEUMOGRAPHIE, *s.f.* Pneumography.

PNEUMOGRAPHIE CÉRÉBRALE. Cerebral pneumography.

PNEUMOGYNÉCOGRAMME, *s.m.* Pneumogynogram.

PNEUMOHÉMIE, *s.f.* Pneumohaemia.

PNEUMOHYSTÉROSCOPIE, *s.f.* Pneumohysteroscopy.

PNEUMOLITHE, *s.m.* Pneumolith.

PNEUMOLOGIE, *s.f.* Pneumology.

PNEUMOLYSE, *s.f.* Pneumonolysis, pneumolysis.

PNEUMOLYSE ENDOFASCIALE. Extrapleural pneumolysis.

PNEUMOLYSE EXTRAFASCIALE. Extraperiosteal pneumonolysis.

PNEUMOLYSE EXTRA-MUSCULO-PÉRIOSTÉE. Extraperiosteal pneumonolysis.

PNEUMOLYSE EXTRAPLEURALE. Extrapleural pneumonolysis.

PNEUMOLYSE INTRAPLEURALE. Intrapleural pneumonolysis.

PNEUMOMÉDIASTIN, *s.m.* Pneumomediastinum.

PNEUMOMÈTRE, *s.m.* Pneumatometer, pneumometer.

PNEUMONECTOMIE, *s.f.* Pneumectomy. → *pneumectomie.*

PNEUMONIE, *s.f.* Pneumonia, pulmonitis.

PNEUMONIE ABORTIVE. Abortive pneumonia, ephemeral or larval pneumonia.

PNEUMONIE À AGGLUTININES FROIDES. Eaton's pneumonia. → *Eaton (maladie de).*

PNEUMONIE ATYPIQUE. Atypical bronchopneumonia. → *bronchopneumopathie de type viral.*

PNEUMONIE ATYPIQUE PRIMITIVE. Acute respiratory disease.

PNEUMONIE CASÉEUSE. Tuberculous pneumonia, tuberculous lobar pneumonia, lobar pneumonic tuberculosis, caseous pneumonia, cheesy pneumonia, caseous pneumonic tuberculosis.

PNEUMONIE CATARRHALE. Catarrhal pneumonia. → *bronchopneumonie.*

PNEUMONIE À CELLULES GÉANTES DE HECHT. Giant cell pneumonia, Hecht's pneumonia.

PNEUMONIE CENTRALE. Central pneumonia, core pneumonia.

PNEUMONIE CHRONIQUE. Chronic fibrous pneumonia. → *pneumonie réticulée hypertrophique.*

PNEUMONIE CORTICALE. Superficial pneumonia.

PNEUMONIE DE DÉCUBITUS. Hypostatic pneumonia.

PNEUMONIE DE DÉGLUTITION. Deglutition pneumonia.

PNEUMONIE DISSÉQUANTE. Pneumonia dissecans, pneumonia interlobularis purulenta.

PNEUMONIE DOUBLE. Double pneumonia.

PNEUMONIE FIBRINEUSE. Fibrinous pneumonia. → *pneumonie lobaire.*

PNEUMONIE À FORME TYPHOÏDE. Typhoid pneumonia.

PNEUMONIE FRANCHE. Lobar pneumonia. → *pneumonie lobaire.*

PNEUMONIE GRAISSEUSE. Lipoid pneumonia. → *stéatose pulmonaire.*

PNEUMONIE GRIPPALE. Influenzal pneumonia.

PNEUMONIE HILIFUGE DE GLANZMANN. Virus pneumonia. → *bronchopneumopathie de type viral.*

PNEUMONIE HUILEUSE. Lipoid pneumonia. → *stéatose pulmonaire.*

PNEUMONIE HYPOSTATIQUE. Hypostatic pneumonia.

PNEUMONIE PAR INHALATION. Aspiration pneumonia, inhalation pneumonia.

PNEUMONIE INTERSTITIELLE. Interstitial pneumonia. → *pneumonie réticulée hypertrophique.*

PNEUMONIE INTERSTITIELLE DESQUAMANTE. Desquamative interstitial pneumonia.

PNEUMONIE INTERSTITIELLE À *PNEUMOCYSTIS CARINII*. Pneumocystis pneumonia, *Pneumocystis carinii* pneumonia or pneumonitis, interstitial plasma cell pneumonia, plasma cell pneumonia, pneumocystosis.

PNEUMONIE LIPOÏDIQUE. Lipoid pneumonia. → *stéatose pulmonaire.*

PNEUMONIE LOBAIRE. Lobar pneumonia, acute or croupous pneumonia, fibrinous or pneumococcal pneumonia, lung fever, pneumonic or pulmonary fever.

PNEUMONIE LOBULAIRE. Lobular pneumonia. → *broncho-pneumonie.*

PNEUMONIE MARGINALE. Atelectasis. → *atélectasie.*

PNEUMONIE MASSIVE. Massive pneumonia.

PNEUMONIE MIGRATRICE. Migratory pneumonia, wandering pneumonia.

PNEUMONIE À *MYCOPLASMA PNEUMONIÆ*. Eaton's pneumonia. → *Eaton (maladie d').*

PNEUMONIE DE PITTSBURGH. Pittsburgh pneumonia.

PNEUMONIE POST-PLEURÉTIQUE. Pleurogenetic or pleurogenic pneumonia.

PNEUMONIE RÉTICULÉE HYPERTROPHIQUE. Interstitial pneumonia, chronic pneumonia, chronic interstitial pneumonitis, fibrous pneumonia, chronic fibrous pneumonia, pulmonary cirrhosis, cirrhosis of the lung.

PNEUMONIE RHUMATISMALE. Rheumatic pneumonia.

PNEUMONIE DU SOMMET. Apex or apical pneumonia.

PNEUMONIE SUPPURÉE. Suppurative pneumonia, purulent pneumonia, pneumonia apostematosa.

PNEUMONIE SYPHILITIQUE INDURÉE DU NOUVEAU-NÉ. White pneumonia, pneumonia alba, white lung.

PNEUMONIE TRAUMATIQUE. Traumatic pneumonia, contusive or contusion pneumonia.

PNEUMONIE VIRALE OU À VIRUS. Viral pneumonia. → *bronchopneumopathie de type viral.*

PNEUMONOCONIOSE, *s.f.* Pneumoconiosis. → *pneumoconiose.*

PNEUMONOLOGIE, *s.f.* Pneumology.

PNEUMONOPATHIE, *s.f.* Pneumopathy.

PNEUMOPADULISME, *s.m.* Pneumopaludism.

PNEUMOPALUDISME DU SOMMET. Bruns's disease.

PNEUMOPATHIE, *s.f.* 1° Pneumonia, pneumonitis, pulmonitis. – 2° Pneumonopathy, pneumopathy.

PNEUMOPATHIE ATYPIQUE. Atypical bronchopneumopathy. → *bronchopneumopathie de type viral.*

PNEUMOPATHIE DES ÉLEVEURS D'OISEAUX OU DES ÉLEVEURS DE PIGEONS. Pigeon's breeder's lung. → *poumon des éleveurs d'oiseaux ou des éleveurs de pigeons.*

PNEUMOPATHIE PAR HYPERSENSIBILITÉ. Hypersensitivity pneumonitis. → *pneumopathie immunologique.*

PNEUMOPATHIE IMMUNOLOGIQUE. Hypersensitivity pneumonitis, pulmonary hypersensitivity disease, allergic alveolitis, extrinsic allergic alveolitis.

PNEUMOPATHIE INTERSTITIELLE. Interstitial pneumonia. → *pneumonie réticulée hypertrophique.*

PNEUMOPATHIE À *PNEUMOCYSTIS CARINII.* Pneumocystis pneumonia. → *pneumonie interstitielle à Pneumocystis carinii.*

PNEUMOPELVIGRAPHIE, *s.f.* Pelvic pneumography.

PNEUMOPÉRICARDE, *s.m.* Pneumopericardium.

PNEUMOPÉRITOINE, *s.m.* Pneumoperitoneum.

PNEUMOPEXIE, *s.f.* Pneumopexy, pneumonopexy.

PNEUMOPYÉLOGRAPHIE, *s.f.* Pneumopyelography.

PNEUMORACHIE, *s.f.* Pneumorachis, pneumorachicentesis.

PNEUMOREIN, *s.m.* Perirenal insufflation.

PNEUMORÉSECTION, *s.f.* Pneumonectomy. → *pneumectomie.*

PNEUMORÉTROPÉRITOINE, *s.m.* Pneumoretroperitoneum. → *rétropneumopéritoine.*

PNEUMORRAGIE, *s.f.* Pneumorrhagia.

PNEUMOSÉREUSE, *s.f.* Pneumoserosa.

PNEUMOSTRATIGRAPHIE, *s.f.* Pneumotomography.

PNEUMOTACHOGRAPHIE, *s.f.* Pneumotachygraphy.

PNEUMOTAXIQUE (centre). Pneumotaxic center.

PNEUMOTHÉRAPIE, *s.f.* Pneumatotherapy, pneumotherapy.

PNEUMOTHÉRAPIE CÉRÉBRALE. Cerebral pneumatotherapy.

PNEUMOTHORAX, *s.m.* Pneumothorax, intrapleural pneumothorax.

PNEUMOTHORAX ARTIFICIEL. Artificial pneumothorax, induced or therapeutic pneumothorax, induced or therapeutic pneumothorax, Forlanini's treatment Murphy's treatment.

PNEUMOTHORAX DES CONSCRITS. Simple pneumothorax. → *pneumothorax idiopathique bénin.*

PNEUMOTHORAX EXTRAPLEURAL. Extrapleural pneumothorax.

PNEUMOTHORAX FERMÉ. Closed pneumothorax.

PNEUMOTHORAX IDIOPATHIQUE BÉNIN. Simple or benign pneumothorax, idiopathic or spontaneous pneumothorax.

PNEUMOTHORAX INSATIABLE. Insatiable pneumothorax.

PNEUMOTHORAX INTRAPLEURAL. Pneumothorax.

PNEUMOTHORAX OPÉRATOIRE. Artificial pneumothorax. → *pneumothorax artificiel.*

PNEUMOTHORAX OUVERT. Open pneumothorax.

PNEUMOTHORAX À SOUPAPE OU SUFFOCANT. Valvular pneumothorax, tension pneumothorax, pressure pneumothorax.

PNEUMOTHORAX THÉRAPEUTIQUE. Therapeutic pneumothorax. → *pneumothorax artificiel.*

PNEUMOTHORAX TRAUMATIQUE OUVERT AVEC TRAUMATOPNÉE. Sucking wound, traumatopneic wound, blowing wound.

PNEUMOTOMIE, *s.f.* Pneumonotomy, pneumotomy.

PNEUMOTROPE, *adj.* Pneumotropic.

PNEUMOTYMPAN, *s.m.* Pneumotympan.

PNEUMOTYPHOÏDE (fièvre), PNEUMOTYPHUS, *s.m.* Pneumotyphoid, pneumotyphus.

PNEUMOVIRINÆ, *s.f.* Pneumovirinæ.

PNEUMOVIRUS, *s.m. Pneumovirus.*

PNO. Abbreviation for pneumothorax, specially for artificial pneumothorax : PNX.

PO_2, Partial pressure in oxygen. → *oxygène (pression partielle en).*

POCHE DES EAUX. Bag of waters.

PODAGRE, 1° *s.f.* Podagra. – 2°*adj.* Podagral, podagric, podagrous.

PODALIQUE, *adj.* Podalic.

PODENCÉPHALE, *s.m.* Podencephalus.

PODOCYTE, *s.m.* Podocyte.

PODODYNIE, *s.f.* Pododynia, metatarsalgia.

PODOGRAPHE, *s.m.* Podograph.

PODOLOGUE, *s.m.* ou *f.* Podologist.

PODOLOGIE, *s.f.* Podology.

PODOMÈTRE, *s.f.* Podometer.

PODO-ORTHÉSISTE, *s.m.* ou *f.* Podo-orthotist.

PŒCILOCYTE, *s.m.* Poikilocyte, poecilocyte.

PŒCILOCYTOSE, *s.f.* Poikilocytosis.

PŒCILOTHERME, *adj.* Poikilothermous. → *poïkilotherme.*

PŒDOGAMIE, *s.f.* Pedogamy.

POEMS (syndrome). POEMS syndrome.

POGONION, *s.m.* Pogonion.

POHL (méthode de). Pohl's method.

POIDS MOLAIRE. Molecular weight.

POIDS MOLÉCULAIRE. Molecular weight.

POIGNET, *s.m.* Wrist.

POÏKILOCYTE, *s.m.* Poikilocyte, poecilocyte.

POÏKILOCYTOS *s.f.* Poikilocytosis, poecilocytosis.

POÏKILODERMATOMYOSITE, *s.f.* Poikilodermatomyositis. → *Petges-Cléjat (maladie de).*

POÏKILODERMIE, *s.f.* Poikiloderma.

POÏKILODERMIE ATROPHIQUE VASCULAIRE. Poikiloderma atrophicans vasculare. → *Petges-Cléjat (maladie de).*

POÏKILODERMIE CONGÉNITALE. Poikiloderma congenita.

POÏKILODERMIE RÉTICULÉE PIGMENTAIRE DE LA FACE ET DU COU. Reticulated pigmented poikiloderma. → *Civatte (maladie de).*

POÏKILOTHERME. 1° *s.m.* Poikilotherm, allotherm. – 2° *adj.* Poikilothermal, poikilothermic, poikilothermous.

POIL, *s.m.* Hair.

POINT, *s.m.* Point, spot.

POINT APOPHYSAIRE DE TROUSSEAU. Trousseau's apophysiary point. → *Trousseau (point apophysaire de).*

POINT AURICULAIRE. Auricular point, Broca's point.

POINT AVEUGLE. Blind spot, punctum caecum, Mariotte's spot.

POINT COSTOVERTÉBRAL. Brewer's point.

POINT DE CÔTÉ. Stich.

POINT DOULOUREUX. Tender spot.

POINT DE LANZ. Lanz's point.

POINT DE LENZMANN. Lenzmann's point.

POINT DE MAC BURNEY. Mac Burney's point.

POINT MENTONNIER. Mental point, pogonion.

POINT MÉTOPIQUE. Metopic point, metopion.

POINT DE MORRIS. Morris's point.

POINT DE MUNRO. Munro's point.

POINT NASAL. Nasion, nasal point.

POINT PANCRÉATIQUE DE DESJARDINS. Desjardins's point.

POINT PHRÉNIQUE. Phrenic phenomenon.

POINT RUBIS. Papillary varix.

POINT SUS-NASAL ou **SUS-ORBITAIRE.** Supranasal point. → *ophryon.*

POINTE, *s.f.* (électroencéphalographie). Sharp wave, spike.

POINTE-ONDE (complexe) (électroencéphalographie). Spike and wave, wave and spike.

POINTE DU ROCHER (syndrome de la). Gradenigo's syndrome. → *Gradenigo (syndrome de).*

POINTILLAGE, POINTILLEMENT, *s.m.* Pointillage.

POISON, *s.m.* Poison.

POITRINE, *s.f.* Chest breast.

POLAIRE, *adj.* Polar.

POLAND (syndrome de). Poland's syndrome, Poland's syndactyly.

POLICHINELLE (membre de). Flail joint.

POLICLINIQUE, *s.f.* Policlinic.

POLIOENCÉPHALITE, *s.f.* Polioencephalitis, polioencephalitis, cerebral poliomyelitis.

POLIOENCÉPHALITE AIGUË. Polioencephalitis acuta.

POLIOENCÉPHALITE CHRONIQUE. Chronic polioencephalitis.

POLIOENCÉPHALITE INFÉRIEURE AIGUË. Acute bulbar palsy. → *paralysie bulbaire aiguë de Leyden.*

POLIOENCÉPHALITE INFÉRIEURE CHRONIQUE. Progressive bulbar palsy. → *paralysie labio-glosso-pharyngée.*

POLIOENCÉPHALITE SUBAIGUË. Subacute polioencephalitis.

POLIOENCÉPHALITE SUPÉRIEURE. Nuclear ophthalmoplegia.

POLIOENCÉPHALITE SUPÉRIEURE HÉMORRAGIQUE. Superior haemorrhagic polioencephalitis. → *Gayet-Wernicke (maladie de).*

POLIOENCÉPHALOMYÉLITE, *s.f.* Polioencephalomyelitis. → *polionévraxite.*

POLIOMYÉLITE, *s.f.* Poliomyelitis, cornual myelitis.

POLIOMYÉLITE ANTÉRIEURE. Poliomyelitis anterior.

POLIOMYÉLITE ANTÉRIEURE AIGUË. Acute anterior poliomyelitis, Heine-Medin disease, acute atrophic paralysis, acute infectious or acute wasting paralysis, anterior spinal or atrophic spinal paralysis, epidemic infantile paralysis, essential or infantile paralysis, infantile spinal paralysis, Little's paralysis, spinal paralytic poliomyelitis, acute lateral poliomyelitis.

POLIOMYÉLITE ANTÉRIEURE CHRONIQUE. Chronic anterior poliomyelitis.

POLIOMYÉLITE ANTÉRIEURE CHRONIQUE FAMILIALE DE L'ENFANT. Infantile progressive muscular atrophy. → *Werdnig-Hoffmann (amyotrophie, forme).*

POLIOMYÉLITE ANTÉRIEURE SUBAIGUË. Subacute amyotrophia of medullary origin.

POLIOMYÉLITE POSTÉRIEURE. Posterior poliomyelitis.

POLIOMYÉLITE SANS PARALYSIE. Epidemic myositis. → *myalgie épidémique.*

POLIOMYÉLOENCÉPHALITE, *s.f.* Poliomyeloencephalitis. → *polionévraxite.*

POLIONÉVRAXITE, *s.f.* Polioencephalomyelitis, poliencephalomyelitis, poliomyeloencephalitis.

POLIOSE, *s.f.* Poliosis.

POLIOVIRUS, *s.m.* Poliovirus, poliomyelitis virus.

POLIP (syndrome). POLIP syndrome (Polyneuropathy, Opthalmoplegia, Leukoencephalopathy, Intestinal Pseudoobstruction).

POLITZER (expérience de). Politzer's treatment, politzerization.

POLLAKICOPROSE, *s.f.* Pollakicoprosis.

POLLAKIMÉNORRHÉE, *s.f.* Polymenorrhoea, polymenia.

POLLAKIURIE, *s.f.* Pollakiuria, pollakisuria, sychnuria.

POLLICISATION, *s.f.* Pollicization.

POLLINOSE, POLLINOSIS, *s.f.* Pollinosis, pollenosis.

POLLUTION, *s.f.* Pollution.

POLYA (procédé de). Polya's operation.

POLYADÉNOMATOSE ENDOCRINIENNE. Pluriglandular adenomatosis. → *adénomatose pluri- (ou poly-) endocrinienne.*

POLYADÉNOMATOSE FAMILIALE ESSENTIELLE. Polyposis coli. → *polyadénome du gros intestin.*

POLYADÉNOME, *s.m.* Polyadenoma.

POLYADÉNOME GASTRIQUE DIFFUS. Giant hypertrophic gastritis, Ménétrier's disease, chronic hypertrophic gastritis, gastric polyadenomia.

POLYADÉNOME DU GROS INTESTIN. Polyposis coli, polyposis intestinalis, colitis polyposa, hereditary intestinal polyposis, familial polyposis, familial intestinal polyposis, multiple familial polyposis.

POLYALGIES, *s.f. pl.* Multiple pains.

POLYALGIQUE IDIOPATHIQUE DIFFUS (syndrome). Idiopathic diffuse polyalgic syndrome.

POLYALLÉLIE, *s.f.* Polyallelia.

POLYANGÉITE, *s.f.* Polyangitis.

POLYANGÉITE MICROSCOPIQUE. Microscopic polyangiitis.

POLYANGIONÉVRITE, *s.f.* Polyangitis with polyneuritis.

POLYARTÉRIEL, ELLE, *adj.* Affecting multiples arteries.

POLYARTÉRITE, *s.f.* Polyarteritis.

POLYARTÉRITE NOUEUSE. Panarteritis. → *périartérite noueuse.*

POLYARTHRALGIE, *s.f.* Multiple arthralgia.

POLYARTHRITE, *s.f.* Polyarthritis, amarthritis.

POLYARTHRITE AIGUË ÉPIDÉMIQUE TROPICALE. Epidemic tropical acute polyarthritis, foxhole arthritis, Bougainville rheumatism.

POLYARTHRITE AIGUË FÉBRILE. Rheumatic fever. → *Bouillaud (maladie de).*

POLYARTHRITE AIGUË ŒDÉMATEUSE DU SUJET ÂGÉ. Remitting seronegative symmetric synovitis with pitting oedemas.

POLYARTHRITE ANKYLOSANTE. Rheumatoid spondylitis. → *pelvispondylite rhumatismale.*

POLYARTHRITE CHRONIQUE DÉFORMANTE. Rheumatoid arthritis. → *polyarthrite rhumatoïde.*

POLYARTHRITE CHRONIQUE DE L'ENFANT (ou **juvénile).** Juvenile rheumatoid arthritis, juvenile chronic polyarthritis, Still's disease.

POLYARTHRITE CHRONIQUE ÉVOLUTIVE (PCE) ou **CHRONIQUE INFLAMMATOIRE OU CHRONIQUE DÉFORMANTE** ou **CHRONIQUE RHUMATISMALE.** Rheumatoid arthritis. → *polyarthrite rhumatoïde.*

POLYARTHRITE CHRONIQUE INFLAMMATOIRE. Rheumatoid arthritis. → *polyarthrite rhumatoïde.*

POLYARTHRITE CHRONIQUE RHUMATISMALE. Rheumatoid arthritis. → *polyarthrite rhumatoïde.*

POLYARTHRITE CHRONIQUE SYMÉTRIQUE PROGRESSIVE. Rheumatoid arthritis. → *polyarthrite rhumatoïde.*

POLYARTHRITE RHUMATISMALE. Rheumatoid arthritis. → *polyarthrite rhumatoïde.*

POLYARTHRITE RHUMATOÏDE. Rheumatoid arthritis, atrophic arthritis, chronic infectious arthritis, proliferating or proliferative arthritis, chronic rheumatoid arthritis, chronic inflammatory arthritis, chronic proliferative arthritis, polyarthritis destruens, chronic articular rheumatism, rheumatic gout, arthrodynia, arthritis nodosa, arthritis pauperum, poor man's gout.

POLYARTHRITE SÈCHE PROGRESSIVE. Primary generalized osteoarthritis.

POLYARTHROPATHIE, *s.f.* Multiple arthropathies.

POLYARTHROPATHIQUE, *adj.* Pertaining to multiple arthropathies.

POLYARTHROSE, *s.f.* **POLYARTHROSE PROGRESSIVE.** Primary generalized osteoarthritis.

POLYARTHROSE XANTHOMATEUSE. Rheumatoid xanthomatosis.

POLYTHÉROMATOSE, *s.f.* Atheromatosis of multiple arteries.

POLYCANALICULITE, *s.f.* Inflammation of many glandular ducts.

POLYCAPSULITE, *s.f.* Multiple joint capsulitis.

POLYCARENTIEL, ELLE, *adj.* Pertaining to deficiency of several factors.

POLYCARYOCYTE, *s.m.* Myeloplax. → *myéloplaxe.*

POLYCHIMIOTHÉRAPIE, *s.f.* Polychemotherapy.

POLYCHOLIE, *s.f.* Polycholia.

POLYCHONDRITE, *s.f.* Polychondritis.

POLYCHONDRITE ATROPHIANTE CHRONIQUE. Chronic atrophic polychondritis, polychondritis chronica atrophicans, relapsing polychondritis, polychondropathia, polychondropathy, Meyenburg's disease, Meyenburg-Altherr-Uehlinger syndrome, generalized chondromalacia, systemic chondromalacia, systemic panchondritis.

POLYCHONDRITE À RECHUTE. Relapsing polychondritis. → *polychondrite atrophiante chronique.*

POLYCHROMASIE, POLYCHROMATOPHILIE, *s.f.* Polychromatophilia, polychromasia, polychromatia, polychromophilia.

POLYCINÉTIQUE, *adj.* Pertaining to several motions.

POLYCLINIQUE, *s.f.* Polyclinic.

POLYCLONAL, ALE, *adj.* Polyclonal.

POLYCLONIE, *s.f.* Polyclonia, polymyoclonus.

POLYCLONIE DE KOJEWNIKOW. Continuous epilepsy. → *épilepsie partielle continue.*

POLYCORIE, *s.f.* Polycoria.

POLYCORIE GLYCOGÉNIQUE. Glycogenosis. → *glycogénique (maladie).*

POLYCORIE CHOLESTÉROLIQUE. Cholesteryl ester storage disease.

POLYCROTISME, *s.m.* Polycrotism.

POLYCYTHÉMIE, *s.m.* Polycythaemia. → *polyglobulie.*

POLYCYTHÉMIE HYPERTONIQUE. Polycythaemia hypertonica. → *Gaisböck (maladie de).*

POLYCYTHÉMIE VRAIE. Polycythaemia vera. → *érythrémie.*

POLYCYTOSE, *s.f.* Polycytosis.

POLYDACTYLIE, *s.f.* **POLYDACTYLISME,** *s.m.* Polydactyly, polydactylism, polydactylia.

POLYDIPSIE, *s.f.* Polydipsia.

POLYDYSENDOCRINIE, *s.f.* Pluridyscrinia, polydyscrinia.

POLYDYSPLASIE, *s.f.* Polydysplasia.

POLYDYSPLASIE ECTODERMIQUE HÉRÉDITAIRE. Congenital ectodermal defects, hereditary or congenital ectodermal dysplasia, hereditary ectodermal polydysplasia.

POLYDYSPONDYLIE, *s.f.* Polydyspondylism.

POLYDYSTROPHIE, *s.f.* Multiple dystrophia.

POLYDYSTROPHIE DE HURLER. Hurler's disease. → *Hurler (maladie, polydystrophie ou syndrome de).*

POLYEIDOCYTE, *s.m.* Stem cell. → *cellule souche.*

POLYEMBRYONIE, *s.f.* Polyembryony.

POLYENDOCRINOPATHIE AUTO-IMMUNE. Autoimmune polyendocrinopathy, autoimmune polyendocrine syndrome, autoimmune polyglandular syndrome.

POLYÉPIPHYSITE VERTÉBRALE. Vertebral epiphysitis. → *épiphysite vertébrale douloureuse de l'adolescence.*

POLYÉPIPHYSOSE, *s.f.* Dysplasia epiphysialis multiplex. → *polyostéochondrite.*

POLYESTHÉSIE, *s.f.* Polyaesthesia.

POLYETHNIQUE, *adj.* Coming from or pertaining to several types.

POLYÉTHYLÈNE GLYCOL, *s.m.* Polyethylene glycol.

POLYFIBROMATOSE NEUROCUTANÉE. Neurofibromatosis. → *Recklinghausen (maladie ou neurofibromatose de).*

POLYGALACTIE, POLYGALIE, *s.f.* Polygalactia.

POLYGÉNIQUE, *adj.* Polygenic.

POLYGÉNISME, *s.m.* Polyphyletic theory.

POLYGLOBULIE, *s.f.* Polycythaemia, polyglobulia, polyglobulism.

POLYGLOBULIE DES ARTÉRIOPATHIQUES. Gaisböck's disease. → *Gaisböck (maladie de).*

POLYGLOBULIE (fausse). Spurious polycythaemia.

POLYGLOBULIE MYÉLOGÈNE. Erythraemia. → *érythrémie.*

POLYGLOBULIE PRIMITIVE ESSENTIELLE. Erythraemia. → *érythrémie.*

POLYGLOBULIE RÉACTIONNELLE OU SECONDAIRE. Secondary polycythaemia, erythrocytosis (pro parte).

POLYGLOBULIE RÉACTIONNELLE BIEN ADAPTÉE. Appropriate polycythaemia, compensatory polycythaemia.

POLYGLOBULE RÉACTIONNELLE MAL ADAPTÉE. Inappropriate polycythaemia.

POLYGLOBULIE VRAIE. Erythraemia. → *érythrémie.*

POLYGNATHIE, *s.f.* Polygnathia.

POLYGNATHIEN, *s.m.* Polygnathus.

POLYGONOSOMIE, *s.f.* Excess of sex chromosome.

POLYHYDRAMNIOS, *s.m.* Polyhydramnios. → *hydramnios.*

POLYKÉRATOSE CONGÉNITALE. Polykeratosis congenita.

POLYKINÉTIQUE, *adj.* Pertaining to several motion.

POLYKYSTIQUE, *adj.* Polycystic.

POLYKYSTIQUE (maladie). Polycystic disease, polycystoma.

POLYKYSTIQUE ÉPIDERMIQUE HÉRÉDITAIRE (maladie). Sebocystomatosis. → *stéatocystomes multiples.*

POLYKYSTIQUE DES REINS (maladie). V. *kystique des reins (maladie).*

POLYKYSTIQUE DES SEINS (maladie). Polycystic kidney. → *kystique de la mamelle (maladie).*

POLYKYSTOME, *s.m.* Polycystoma. → *polykystique (maladie).*

POLYKYSTOME DES REINS, POLYKYSTOME RÉNAL. Polycystic kidney. → *kystique des reins (maladie).*

POLYKYSTOSE, *s.f.* Polycystoma. → *polykystique (maladie).*

POLYKYSTOSE RÉNALE. Polycystic kidney. → *kystique des reins (maladie).*

POLYMASTIE, *s.f.* Polymastia, polymazia, pleomastia, pleomazia.

POLYMÉLIE, *s.f.* Polymelia.

POLYMÉLIE, *s.m.* Polymelus, polymelius.

POLYMÉNORRHÉE, *s.f.* 1° Menorrhagia. – 2° Polymenorrhoea, polymenia.

POLYMÉRASE (ADN). DNA polymerase.

POLYMÉRASE (ADN)-ARN DÉPENDANTE. Reverse transcriptase. → *polymérase H.*

POLYMÉRASE (ARN). RNA polymerase.

POLYMÉRASE H. Reverse transcriptase, RNA-dependent DNA-polymerase.

POLYMÈRE, *s.m.* Polymer.

POLYMÉRIE, *s.f.* Polygenic inheritance. → *hérédité multifactorielle.*

POLYMÉRISME, *s.m.* Polymeria, polymerism.

POLYMORPHE, *adj.* Polymorphic, polymorphous.

POLYMORPHIE, *s.f.* **POLYMORPHISME,** *s.m.* Polymorphism.

POLYMYALGIE ARTÉRITIQUE. Polymyalgia arteritica.

POLYMYOSITE, *s.f.* Polymyositis.

POLYMYOSITE AIGUË PROGRESSIVE. Dermatomyositis. → *dermatomyosite.*

POLYMYOSITE HÉMORRAGIQUE. Polymyositis haemorrhagica.

POLYMYOSITE MYOGLOBINURIQUE DE GÜNTHER. Günther's syndrome. → *myoglobinurie paroxystique idiopathique.*

POLYMYOSITE OEDÉMATEUSE DE WAGNER-UNVERRICHT. Dermatomyositis. → *dermatomyosite.*

POLYMYOSITE OSSIFIANTE PROGRESSIVE. Myositis ossificans progressiva. → *myosite ossifiante progressive.*

POLYMYOSITE DES PAYS CHAUDS. Suppurative polymyositis.

POLYMYXINE, *s.f.* Polymixin.

POLYMYXINE E. Polymixin E, colistin.

POLYNEUROMYOSITE, *s.f.* Polyneuromyositis.

POLYNEUROPATHIE, *s.f.* Polyneuropathy.

POLYNEUROPATHIE AMYLOÏDE FAMILIALE PRIMITIVE. Familial amyloidotic polyneuropathy, familial amyloid neuropathy.

POLYNEUROPATHIE PÉRIPHÉRIQUE. Peripheral polyneuropathy.

POLYNÉVRITE, *s.f.* Polyneuritis, multiple neuritis, multiple peripheral neuritis.

POLYNÉVRITE ALCOOLIQUE. Potatorum polyneuritis.

POLYNÉVRITE CHRYSOTHÉRAPIQUE. Grippe aurique.

POLYNÉVRITE DIPHTÉRIQUE. Diphtheric polyneuritis or neuritis.

POLYNÉVRITE PELLAGROÏDE. Acrodynia. → *acrodynie.*

POLYNÉVRITOGÈNE, *adj.* Producing polyneuritis.

POLYNUCLÉAIRE, *adj.* Polynuclear.

POLYNUCLÉAIRE BASOPHILE. Basophil leukocyte.

POLYNUCLÉAIRE ÉOSINOPHILE. Eosinophil leukocyte, polynuclear eosinophil leukocyte, acidophil leukocyte.

POLYNUCLÉAIRE NEUTROPHILE. Heterophil leukocyte, polymorphonuclear leukocyte, polynuclear neutrophil leukocyte, neutrophil leukocyte.

POLYNUCLÉAIRE NEUTROPHILE ADULTE. Filamented neutrophil.

POLYNUCLÉOSE, *s.f.* Polynucleosis.

POLYNUCLÉOSE BASOPHILE. Basophilic leukocystosis.

POLYNUCLÉOSE NEUTROPHILE. Neutrophilic leukocytosis.

POLYNUCLÉOTIDASE, *s.f.* Polynucleotidase.

POLYOSIDE, *s.m.* Polyoside.

POLYOMAVIRUS, *s.m. Polyomavirus.*

POLYOME, *s.m.* Polyoma.

POLYOPIE, POLYOPSIE, *s.f.* Polyopia, polyopsia, polyopsy, multiple vision.

POLYOPIE BINOCULAIRE. Binocular polyopia.

POLYOPIE MONOCULAIRE. Polyopia monophthalmica.

POLYORCHIDIE, *s.f.* Polyorchidism, polyorchism.

POLYOREXIE, *s.f.* Bulimia. → *boulimie.*

POLYOSTÉOCHONDRITE, *s.f.* Dysplasia epiphysialis multiplex, multiple epiphyseal dysplasia, generalized osteochondritis, dystrophia metaphysoepiphysaria, Fairbank's disease, dysostosis enchondralis, dysostosis enchondralis epiphysaria, polyosteochondritis.

POLYOSTÉOCHONDROSE, *s.f.* Polyosteochondritis. → *polyostéochondrite.*

POLYPE, *s.m.* Polyp, polypus.

POLYPE NASOPHARYNGIEN. Nasopharyngeal polyp, choanal polyp.

POLYPECTOMIE, *s.f.* Polypectomy.

POLYPEPTIDASE, *s.f.* Polypeptidase.

POLYPEPTIDE, *s.m.* Polypeptide.

POLYPEPTIDES, *s.m. pl.* (antibiotiques). Polypeptide antibiotics.

POLYPEPTIDÉMIE, *s.f.* Polypeptidaemia.

POLYPEPTIDORACHIE, *s.f.* Polypeptidorrhachia.

POLYPEPTIDOTOXIE, *s.f.* Intoxication by polypeptides.

POLYPEPTIDURIE, *s.f.* Polypeptiduria.

POLYPHAGIE, *s.f.* Polyphagia.

POLYPHARMACIE, *s.f.* Polypharmacy.

POLYPHÉNIE, *s.f.* Polypheny.

POLYPHRASIE, *s.f.* Polyphrasia.

POLYPHYLÉTISME, *s.m.* Polyphyletic theory.

POLYPLASTOSE CONGÉNITALE. Multiple dysembryoplasia.

POLYPLOÏDE, *adj.* Polyploid, hyperdiploid.

POLYPLOÏDIE, *s.f.* Polyploidy, hyperdiploidy.

POLYPNÉE, *s.f.* Polypnoea.

POLYPOINTE, *s.f.* (électroencéphalographie). A volley of spikes.

POLYPOSE, *s.f.* Polyposis.

POLYPOSE GASTRIQUE. Polyposis gastrica, polyposis ventriculi.

POLYPOSE INTESTINALE DIFFUSE. Polyposis coli. → *polyadénome du gros intestin.*

POLYPOSE NASALE. Woakes's polyposis. → *Woakes (maladie de).*

POLYPOSE RECTOCOLIQUE DIFFUSE. Polyposis coli. → *polyadénome du gros intestin.*

POLYPOSIS COLI. Polyposis coli. → *polyadénome du gros intestin.*

POLYPYARTHRITE, *s.f.* Multiple suppurative arthritis.

POLYRADICULONÉVRITE, *s.f.* Guillain-Barré syndrome, Guillain-Barré-Strohl disease or syndrome, acute febrile polyneuritis, acute infectious (or infective) polyneuritis, postinfectious polyneuropathy, acute inflammatory polyradiculoneuropathy, encephalomyeloradiculoneuritis, infective neuronitis, polyradiculoneuritis, radiculoneuritis, myeloradiculopolyneuronitis, radiculoganglionitis, so-called infectious polyneuritis.

POLYRADICULONÉVRITE PRIMITIVE. Landry-Guillain-Barré syndrome, Guillain-Barré ou Guillain-Barré-Strohl disease or syndrome or polyneuritis, Osler's febrile polyneuritis, idiopathic acute polyneuritis.

POLYSACCHARIDE, *s.m.* Polysaccharide.

POLYSARCIE, *s.f.* Polysarcia.

POLYSENSIBILISATION, *s.f.* Multiple sensitization.

POLYSÉRITE, *s.f.* Polyserositis, multiple serositis, Concato's disease, Bamberger's disease.

POLYSÉRITE FAMILIALE PAROXYSTIQUE OU **RÉCIDIVANTE.** Periodical disease. → *maladie périodique.*

POLYSIALIE, *s.f.* Polysiala. → *ptyalisme.*

POLYSOMIE, *s.f.* Polyspermia.

POLYSPERMIE, *s.f.* Polyspermy, polyspermia, polyspermism.

POLYSPLÉNIE, *s.f.* Polysplenia.

POLYSYNDACTYLIE, *s.f.* Polysyndactyly.

POLYSYPHILISÉ, SÉE, *adj.* Having acquired syphilis several times.

POLYTHÉLIE, *s.f.* Polythelia, polythelism.

POLYTHÉRAPIE, *s.f.* Polytherapy.

POLYTOPIQUE, *adj.* Pertaining to a disease with multiple localisations.

POLYTRANSFUSÉ, SÉE, *adj.* Having received several transfusions.

POLYTRAUMATISME, *s.m.* Polytraumatism.

POLYTRICHIE, POLYTRICHOSE, *s.f.* Polytrichosis. → *hypertrichose.*

POLYTRITOME, *s.m.* Instrument for bone trepanation.

POLYURIDIPSIQUE (syndrome). Association of polyuria and polydipsia.

POLYURIE, *s.f.* Polyuria, hydrops ad matulam.

POLYURODIPSIQUE OU **POLYURO-POLYDIPSIQUE (syndrome).** Association of polyuria and polydipsia.

POLYVALENT, TE, *adj.* Polyvalent, multivalent.

POLYVISCÉRAL, ALE, *adj.* Pertaining to several viscera.

POMMADE, *s.f.* Ointment.

POMMELIÈRE, *s.f.* Bovine tuberculosis.

POMPAGE, *s.m.* Pumping.

POMPE (maladie ou **syndrome de).** Pompe's disease or syndrome, glycogenosis II, glycogen-storage disease type II, Cori's type II of glycogenosis syndrome, cardiomegalia glycogenica diffusa, glycogen cardiomegaly, cardiac glycogenosis, glycogen heart disease, maltase deficiency, idiopathic generalized glycogenosis.

POMPE À CALCIUM. Calcium pump.

POMPE À INSULINE. Insulin pump.

POMPE À SODIUM. Sodium pump, electrogenic sodium pump.

POMPHOLYX, *s.m.* Pompholyx. → *pemphigus.*

PONÇAGE, *s.m.* Rubbing.

PONCET (opération de). Poncet's operation. → *urétrostomie périnéale.*

PONCET (rhumatisme de). Poncet's disease. → *rhumatisme de Poncet.*

PONCET-SPIEGLER (tumeurs de). Spiegler's tumours.

PONCTION, *s.f.* Puncture, punctura, tapping.

PONCTION ABDOMINALE. Abdominocentesis.

PONCTION AMNIOTIQUE. Amniocentesis.

PONCTION-BIOPSIE, *s.f.* Punch-biopsy, needle biopsy, aspiration biopsy.

PONCTION BLANCHE. Dry puncture.

PONCTION CARDIAQUE. Cardiocentesis, cardicentesis, cardiopuncture.

PONCTIONS ÉTAGÉES. Multiple lumbar punctures at several level of the rachis.

PONCTION ÉVACUATRICE. Paracentesis.

PONCTION EXPLORATRICE. Exploratory puncture, punctura exploratoria.

PONCTION DU GLOBE OCULAIRE. Paracentesis oculi, paracentesis bulbi.

PONCTION LOMBAIRE. Lumbar puncture. Quincke's puncture or spinal puncture, Corning's puncture.

PONCTION PLEURALE. Thoracentesis. → *thoracentèse.*

PONCTION SOUS-OCCIPITALE. Cistern or cisternal puncture, intracisternal puncture, suboccipital puncture.

PONCTION SPLÉNIQUE. Splenic puncture.

PONCTION STERNALE. Sternal puncture.

PONCTION VENTRICULAIRE. Ventricular puncture.

PONGITIVE (douleur). Boring pain.

PONOS, *s.m.* Infantile kala-azar. → *kala-azar infantile.*

PONT, *s.m.* (anatomie). Pons.

PONT MYOCARDIQUE. Myocardial bridging.

PONTAGE, *s.m.* Bypass.

PONTAGE AORTOCORONARIEN. Aortocoronary bypass.

PONTAGE CORONARIEN. Coronary bypass.

PONTINS (syndrome). Pontine syndrome.

POOL, *s.m.* Pool.

POPLITÉ, TÉE, *adj.* Popliteal.

POPLITÉE PIÉGÉE (artère). Popliteal artery entrapment.

POPPEN (opération de). Poppen's operation.

POPPER, *s.m.* Popper.

POPPER (réaction de). Popper's method.

PORADÉNIQUE (chancre et bubon). V. *Nicolas et Favre (maladie de).*

PORADÉNITE, *s.f.* Poradenitis. → *Nicolas et Favre (maladie de).*

PORADÉNOLYMPHITE SUPPURÉE. Poradenitis. → *Nicolas et Favre (maladie de).*

PORAK ET DURANTE (maladie de). Durante's disease. → *dysplasie périostale.*

PORCHERS (maladie des jeunes). Bouchet's disease. → *pseudotyphoméningite des porchers.*

PORENCÉPHALIE, *s.f.* Porencephalia, porencephaly.

PORENCÉPHALIE TRAUMATIQUE. Porencephaly resulting from an ancient injury.

PORGES (réaction de). Porges-Salomon test.

PORINE, *s.f.* Porin.

PORION, *s.m.* Porion.

POROADÉNOLYMPHITE, *s.f.* Poradenitis. → *Nicolas et Favre (maladie de).*

POROCÉPHALOSE, *s.f.* Porocephaliasis, porocephalosis.

POROFOLLICULITE, *s.f.* Staphylococcal folliculitis.

POROKÉRATOSE, *s.f.* **DE MIBELLI.** Porokeratosis of Mibelli, porokeratosis excentrica, hyperkeratosis excentrica, hyperkeratosis figurata centrifuga atrophica, keratodermia excentrica.

POROKÉRATOSE PAPILLOMATEUSE DE MANTOUX. Porokeratosis of Mantoux.

POROME ECCRINE DE PINKUS. Pinkus's tumour, eccrine poroma.

POROSE CÉRÉBRALE. Cerebral porosis.

PORPHOBILINOGÈNE, *adj.* Porphobilinogen.

PORPHYRIA VARIEGATA. Porphyria variegata, variegate porphyria, mixed porphyria, South African genetic porphyria.

PORPHYRIE, *s.f.* Porphyria, haematoporphyria.

PORPHYRIE AIGUË INTERMITTENTE. Acute intermittent porphyria, intermittent acute porphyria, Swedish genetic porphyria, pyrroloporphyria.

PORPHYRIE CUTANÉE TARDIVE. Porphyria cutanea tarda, cutaneous porphyria, protocoproporphyria cutanea tarda.

PORPHYRIE ÉRYTHROPOÏÉTIQUE. Erythropoietic porphyria.

PORPHYRIE ÉRYTHROPOÏÉTIQUE CONGÉNITALE. Congenital erythropoietic porphyria, Günther's disease, congenital photosensitive porphyria, erythroporetic uroporphyria.

PORPHYRIE HÉPATIQUE. Porphyria hepatica.

PORPHYRIE MIXTE. Mixed porphyria. → *porphyria variegata.*

PORPHYRINE, *s.f.* Porphyrin.

PORPHYRINÉMIE, *s.f.* Porphyrinaemia, haematoporphyrinaemia.

PORPHYRINOGENÈSE, *s.f.* Production of porphyrin.

PORPHYRINURIE, *s.f.* Porphyrinuria, porphyruria.

PORPHYRISATION, *s.f.* Porphyrization.

PORRACÉ, CÉE, *adj.* Porraceous.

PORRIGO, *s.m.* Porrigo.

PORRO (opération de). Porro's operation.

PORTER ET SILBER (méthode de). Porter-Silber reaction.

PORTES (opération de). Portes's operation.

PORTEUR, EUSE, *adj.* et *s.* Carrier.

PORTEUR DE GAMÉTOCYTES. Gametocyte carrier.

PORTEUR DE GERMES. Carrier, germ carrier.

PORTEUR DE GERMES NON CONTAGIEUX. Closed carrier.

PORTEUR DE GERMES CONVALESCENT. Convalescent carrier, active carrier.

PORTEUR DE GERMES EN INCUBATION DE LA MALADIE. Incubatory carrier.

PORTEUR DE GERMES SAIN. Healthy carrier, contact or passive carrier.

PORTEUR DE L'HAPTÈNE. Carrier protein of an hapten.

PORTEUR INTERMITTENT DE GERMES. Intermittent carrier.

PORTEUR TEMPORAIRE DE GERMES. Temporary carrier, transitory carrier.

PORTOGRAPHIE, *s.f.* Portography.

PORTO-HÉPATOGRAPHIE, *s.f.* Porto-hepatography.

PORTOMANOMÉTRIE, *s.f.* Portomanometry.

PORTSMOUTH (syndrome de). Portsmouth syndrome.

POSADAS-WERNICKE ou **POSADAS-RIXFORD (maladie** ou **syndrome de).** Posadas-Wernicke disease. → *coccidioïdomycose.*

POSITION, *s.f.* Position.

POSITION ASSISE. Sitting position.

POSITION EN CHIEN DE FUSIL. Coiled position.

POSITION DEMI-ASSISE. Semireclining position.

POSITION DORSALE. Dorsal decubitus. → *décubitus dorsal.*

POSITION DORSO-ANTÉRIEURE. Back anterior position.

POSITION DORSO-POSTÉRIEURE. Back posterior position.

POSITION DORSO-SACRÉE DÉCLIVE. Trendelenburg's position. → *position de Trendelenburg.*

POSITION ÉLECTRIQUE DU CŒUR. Electric position of the heart.

POSITION ÉPAULE DROITE EN DORSO-ANTÉRIEURE. Right scapulo-anterior position, R.Sc.A.

POSITION ÉPAULE DROITE EN DORSO-POSTÉRIEURE. Right scapuloposterior position, R.Sc.P.

POSITION ÉPAULE GAUCHE EN DORSO-ANTÉRIEURE. Left scapulo-anterior position, L.Sc.A.

POSITION ÉPAULE GAUCHE EN DORSO-POSTÉRIEURE. Left scapuloposterior position, L.Sc.P.

POSITION (épreuve de). Postural test.

POSITION DE FONCTION. Functional position, operating position.

POSITION DE FOWLER. Fowler's position.

POSITION FRONTALE ANTÉRIEURE. Frontal anterior position.

POSITION FRONTALE POSTÉRIEURE. Frontal posterior position.

POSITION FRONTALE TRANSVERSE. Frontal transverse position.

POSITION GENU-CUBITALE. Genucubital position, knee-elbow position.

POSITION GENU-PECTORALE. Genupectoral position, knee-chest position, Depage's position.

POSITION DE GRENOUILLE. Batrachian position, froglike position.

POSITION GYNÉCOLOGIQUE. Dorsal recumbent position, Edebohls' position, Simon's position.

POSITION HORIZONTALE. Horizontal position.

POSITION MENTO-ILIAQUE ANTÉRIEURE (droite ou gauche). Mentoanterior position, mentum anterior position (right or left).

POSITION MENTO-ILIAQUE DROITE ANTÉRIEURE. Fourth face position, right mentoanterior position, RMA.

POSITION MENTO-ILIAQUE DROITE POSTÉRIEURE. First face position, right mentoposterior position, RMP.

POSITION MENTO-ILIAQUE DROITE TRANSVERSE. Right mentotransverse position, RMT.

POSITION MENTO-ILIAQUE GAUCHE ANTÉRIEURE. Third face position, left mentoanterior position, LMA.

POSITION MENTO-ILIAQUE GAUCHE POSTÉRIEURE. Second face position, left mentoposterior position, LMP.

POSITION MENTO-ILIAQUE GAUCHE TRANSVERSE. Left mentotransverse position, LMT.

POSITION MENTO-ILIAQUE POSTÉRIEURE (droite ou gauche). Mentoposterior or mentum posterior position (right or left).

POSITION MENTO-ILIAQUE TRANSVERSE (droite ou gauche). Mentotransverse or mentum transverse position (right or left).

POSITION NASO-ILIAQUE ANTÉRIEURE (droite ou gauche). Frontal anterior or frontoanterior position (right or left).

POSITION NASO-ILIAQUE DROITE ANTÉRIEURE. Right fronto-anterior position, RFA.

POSITION NASO-ILIAQUE DROITE POSTÉRIEURE. Right fronto-posterior position, RFP.

POSITION NASO-ILIAQUE GAUCHE ANTÉRIEURE. Left fronto-anterior position, LFA.

POSITION NASO-ILIAQUE GAUCHE POSTÉRIEURE. Left fronto-posterior position, LFP.

POSITION NASO-ILIAQUE POSTÉRIEURE (droite ou gauche). Frontal posterior or frontoposterior position (right or left).

POSITION NASO-ILIAQUE TRANSVERSE (droite ou gauche). Frontal transverse or frontotransverse position (right or left).

POSITION NASO-ILIAQUE TRANSVERSE DROITE. Right frontotransverse position, RFT.

POSITION NASO-ILIAQUE TRANSVERSE GAUCHE. Left frontotransverse position, LFT.

POSITION OBSTÉTRICALE. English position, left-lateral recumbent position, dorsal recumbent position obstetrical position.

POSITION OCCIPITO-ILIAQUE DROITE, ANTÉRIEURE. Second vertex position, right occipito-anterior position, ROA.

POSITION OCCIPITO-ILIAQUE DROITE POSTÉRIEURE. Third vertex position, right occipito-posterior position, ROP.

POSITION OCCIPITO-ILIAQUE DROITE TRANSVERSE. Right occipitotransverse position, ROT.

POSITION OCCIPITO-ILIAQUE GAUCHE ANTÉRIEURE. First vertex position, left occipitoanterior position, LOA, left occipito-cotyloid position.

POSITION OCCIPITO-ILIAQUE GAUCHE POSTÉRIEURE. Fourth vertex position, left occipito-posterior position. LOP, occipito-sacroiliac position.

POSITION OCCIPITO-ILIAQUE GAUCHE TRANSVERSE. Left occipitotransverse position, LOT.

POSITION OCCIPITO-PUBIENNE. Occipito-anterior position.

POSITION OCCIPITO-SACRÉE. Occipito-posterior position, occipitosacral or occiput sacral position.

POSITION OCCIPITO-TRANSVERSE (droite ou gauche). Occipitotransverse or occiput transverse position (right or left).

POSITION SACRO-ILIAQUE ANTÉRIEURE (droite ou gauche). Sacroanterior or sacrum anterior position (right or left).

POSITION SACRO-ILIAQUE DROITE ANTÉRIEURE. Second breech position, right sacro-anterior position, RSA.

POSITION SACRO-ILIAQUE DROITE POSTÉRIEURE. Third breech position, right sacro-posterior position, RSP.

POSITION SACRO-ILIAQUE DROITE TRANSVERSE. Right sacrotransverse, RST.

POSITION SACRO-ILIAQUE GAUCHE ANTÉRIEURE. First breech position, left sacro-anterior position, LSA.

POSITION SACRO-ILIAQUE GAUCHE POSTÉRIEURE. Fourth breech position, left sacroposterior position, LSP.

POSITION SACRO-ILIAQUE GAUCHE TRANSVERSE. Left sacrotransverse position, LST.

POSITION SACRO-ILIAQUE POSTÉRIEURE (droite ou gauche). Sacroposterior or sacrum posterior position (right or left).

POSITION SACRO-ILIAQUE TRANSVERSE (droite ou gauche). Sacrotransverse or sacrum transverse position (right or left).

POSITION DE LA TAILLE. Lithotomy position, dorsosacral position.

POSITION DE TRENDELENBURG. Trendelenburg's position, high pelvic position.

POSITION VENTRALE. Prone position. → *décubitus ventral.*

POSITION DE WALCHER. Walcher's position.

POSITIONNEMENT, *s.m.* Positioning.

POSITIVISME. *s.m.* Positivism.

POSITON, *s.f.* Positron, positive electron.

POSITRON, *s.m.* Positron → *positon.*

POSNER-SCHLOSSMANN (syndrome de). Posner-Schlossmann syndrome, Terrien-Veil syndrome, benign paroxysmal ocular hypertension, cyclic glaucoma, glaucomatocyclitic crisis.

POSOLOGIE, *s.f.* Dosage, posology.

POST-ABORTUM (relatif au). Post-abortal.

POSTCARDIOTOMIE (syndrome). Postcardiotomy syndrome.

POST-CURE, *s.f.* Aftercare, after treatment.

POST-DÉCHARGE, *s.f.* After discharge.

POSTCHARGE VENTRICULAIRE. Ventricular afterload.

POSTCOÏTAL (test). Huhner's test.

POSTCOMMISSUROTOMIE (syndrome). Postcommissurotomy syndrome.

POSTCOMMOTIONNEL (syndrome). Traumatic neurasthenia. → *crâne (syndrome subjectif des blessés du).*

POSTCORONARITE (syndrome). Dressler's syndrome. → *Dressler (syndrome de).*

POST-EXCITATION, *s.f.* Postexcitation.

POSTHECTOMIE, *s.f.* Posthectomy. → *circoncision.*

POSTHÉOTOMIE, *s.f.* Posthectomy → *circoncision.*

POSTHITE, *s.f.* Posthitis.

POSTINFARCTUS DU MYOCARDE (syndrome). Dressler's syndrome → *Dressler (syndrome de).*

POST-MATURITÉ (syndrome). Post-maturity syndrome.

POSTMENSTRUEL, ELLE, *adj.* Postmenstrual.

POSTŒSTRUS, *s.m.* Premenstrual stage, progestation stage, progestational phase.

POSTOPÉRATOIRE (maladie). Postoperative shock → *choc opératoire.*

POST-PARTUM (cardiomyopathie du). Postpartum cardiomyopathy. → *Meadows (syndrome de).*

POST-PÉRICARDIOTOMIE (syndrome). Post-pericardiotomy syndrome.

POSTPHYLACTIQUE, *adj.* Preventing the developpement of disease after contamination.

POST-STREPTOCOCCIQUE (syndrome). Rheumatic fever. → *Bouillaud (maladie de).*

POST-SYNAPTIQUE, *adj.* Postsynaptic.

POST-TACHYCARDIQUE, *adj.* Posttachycardial.

POSTURAL, ALE, *adj.* Postural.

POSTURE, *s.f.* Posture.

POSTUROGRAPHIE, *s.f.* Posturography.

POT FÊLÉ (bruit de). Cracked-pot sound, bruit de pot fêlé.

POTAIN (appareil de). Potain's apparatus.

POTAMOPHOBIE, *s.f.* Potamophobia.

POTASSÉMIE, *s.f.* Kaliaemia. → *kaliémie.*

POTASSISME, *s.m.* Potassium intoxication.

POTASSIUM, *s.m.* Potassium.

POTENTIALISATEUR DE MEMBRANE. Stabilizer of membrane potential. → *membrane (stabilisateur ou potentialisateur de).*

POTENTIALISATION, *s.f.* Potentialization, potentiation, interference phenomenon.

POTENTIATION, *s.f.* Potentiation. → *potentialisation.*

POTENTIEL, *s.m.* Potential.

POTENTIEL ÉVOQUÉ. Evoked potential.

POTENTIEL DE MEMBRANE. Membrane potential.

POTENTIELS TARDIFS. Delayed potentials, late potentials.

POTH (kératose pseudo-tumorale de). Poth's tumour-like keratosis.

POTION, *s.f.* Potion, potio.

POTOMANIE, *s.f.* Potomania.

POTT (mal de). Pott's caries, Pott's disease, Pott's osteitis, dorsal phthisis, Pott's curvature, spondylitis tuberculosa, tuberculous spondylitis, spinal caries, spinal tuberculosis, tuberculosis of the spine, David's disease.

POTTER (syndrome de). Potter's syndrome or disease, dysplasia renofacialis, renofacial syndrome.

POTTS, GIBSON ET SMITH (opération de). Potts, Gibson and Smith operation.

POU, *s.m.* Louse, *pl.* lice.

POUCE, *s.m.* Thumb, pollex.

POUCE (signes du). 1° Klippel-Weil sign. – 2° Froment's paper sign.

POUCE LARGE (syndrome du). Rubinstein's syndrome. → *Rubinstein et Taybi (syndrome de)*

POUCE À RESSORT. Trigger thumb.

POUILLEUX, EUSE, *adj.* Lousy, pediculous.

POULIETHÉRAPIE, *s.f.* Pulley therapy.

POULIQUEN (appareil de). Pouliquen's device.

POULIQUEN (attelle de). Pouliquen's splint.

POULS, *s.f.* Pulse, pulsus.

POULS ALTERNANT. Alternating pulse, pulsus alternans.

POULS AMPLE. Pulsus magnus.

POULS ANACROTE. Anacrotic pulse, anadicrotic pulse.

POULS ARTÉRIOSCLÉREUX. High tension pulse.

POULS BIGÉMINÉ. Pulsus bigeminus, bigeminal pulse, coupled pulse,

POULS BONDISSANT. Goat-leap pulse, caprizant pulse, pulsus capricans.

POULS BULBAIRE DE BAMBERGER. Bamberger's bulbar pulse, bulbar pulse.

POULS CAPILLAIRE. Capillary pulse, Quincke's pulse.

POULS CATACROTE. Catacrotic pulse.

POULS DU CORDON OMBILICAL. Funic pulse.

POULS DE CORRIGAN. Corrigan's pulse. → *Corrigan (pouls de).*

POULS DICROTE. Dicrotic pulse, pulsus duplex.

POULS DIGITALIQUE. Digitalate pulse.

POULS DUR. Hard pulse, pulsus durus.

POULS FAIBLE. Pulsus debilis.

POULS FILANT. Formicant pulse, pulsus formicans, vermicular pulse, running pulse, trembling or tremulous pulse.

POULS EN FIL DE FER. Wiry pulse, angry pulse.

POULS FILIFORME. Thready pulse, filiform pulse, pulsus filiformis.

POULS FORT. Strong pulse, pulsus fortis.

POULS (fréquence du). Pulse rate.

POULS HÉPATIQUE. Hepatic pulse.

POULS HÉPATIQUE PRÉSYSTOLIQUE. Atrial liver pulse.

POULS INÉGAL. Unequal pulse.

POULS INSTABLE. Labile pulse.

POULS INTERMITTENT. Intermittent pulse, deficient pulse, pulsus deficiens, pulsus intercidens or intercurrens, dropped beat pulse.

POULS IRRÉGULIER. Irregular pulse.

POULS IRRÉGULIER PERPÉTUEL. Pulsus irregularis perpetuus.

POULS JUGULAIRE. Jugular pulse.

POULS LENT. Slow pulse, infrequent pulse, pulsus rarus.

POULS LENT PERMANENT. Permanently slow pulse.

POULS MISÉRABLE. Shabby pulse, pulsus vacuus.

POULS MONOCROTE. Monocrotic pulse, pulsus monocrotus.

POULS MOU. Soft pulse, pulsus mollis.

POULS MYURE. Decurtate pulse, myurous or mouse tail pulse.

POULS ONDULANT. Undulating pulse, pulsus undulosus.

POULS PARADOXAL. Paradoxical pulse, paradoxic pulse, Kussmaul's pulse or sign, pulsus paradoxus, Griesinger-Kussmaul sign.

POULS PLEIN. Full pulse, pulsus plenus.

POULS PUPILLAIRE. Bounding pupil.

POULS QUADRIGÉMINÉ. Quadrigeminal pulse, pulsus quadrigeminus, quadrigeminal rhythm, quadrigeminy.

POULS RAPIDE. Frequent pulse, pulsus celer, pulsus frequens, quick pulse.

POULS RÉGULIER. Pulsus aequalis.

POULS (sans). Pulseless.

POULS SERRATILE. Pulse felt in some places of an artery and not between.

POULS TENDU. Tense pulse, cordy pulse.

POULS TRICROTE. Tricrotic pulse.

POULS TRIGÉMINÉ. Trigeminal pulse, pulsus trigeminus.

POULS UNGUAL. Nail pulse.

POULS VAGOTONIQUE. Vagus pulse.

POULS VEINEUX. Venous pulse, pulsus venosus.

POULS VEINEUX (faux). False venous pulse.

POULS VEINEUX AURICULAIRE. Atrial venous or atriovenous pulse, auriculovenous pulse.

POULS VEINEUX DIRECT. Centripetal venous pulse.

POULS VEINEUX NÉGATIF OU P.V. NORMAL OU PHYSIOLOGIQUE. Negative venous pulse, normal venous pulse, auriculovenous pulse.

POULS VEINEUX PROGRESSIF. Centripetal venous pulse.

POULS VEINEUX SYSTOLIQUE. Ventricular venous pulse. → *pouls veineux ventriculaire ou vrai.*

POULS VEINEUX VENTRICULAIRE OU VRAI. Ventricular venous pulse, positive venous pulse, pathologic venous pulse.

POULS VIBRANT. Vibrating pulse, pulsus vibrans.

POUMON, *s. m.* Lung.

POUMON D'ACIER. Iron lung. Drinker's respirator.

POUMON CARDIAQUE. Cardiac lung.

POUMON DE CHOC. Shock lung, post traumatic pulmonary insufficiency, acute respiratory distress in adults.

POUMON DES ÉLEVEURS D'OISEAUX OU DES ÉLEVEURS DE PIGEONS. Pigeon breeder's disease, pigeon breeder's lung, pigeon fancier's lung, bird breeder's lung or disease, bird fancier's lung.

POUMON ÉOSINOPHILIQUE. Tropical eosinophilia. → *éosinophilie tropicale.*

POUMON ÉVANESCENT. Vanishing lung, unilateral hyperlucent lung syndrome, unilateral lung transradiancy.

POUMON DE FERMIER. Farmer's lung, thresher's lung or disease, harvester's lung.

POUMON HYPERCLAIR UNILATÉRAL. Vanishing lung. → *poumon évanescent.*

POUMON POLYKYSTIQUE. Congenital cystic disease of the lung.

POUMON RADIOTHÉRAPIQUE. Radiation pleuropneumonitis, radiation fibrosis of the lung.

POUMON EN RAYON DE MIEL. Honeycomb lung.

POUMON TROPICAL ÉOSINOPHILIQUE. Tropical eosinophilia. → *éosinophilie tropicale.*

POURLÈCHE, *s.f.* Perleche. → *perlèche.*

POURPRE RÉTINIEN. Visual purple.

POURRITURE D'HÔPITAL. Hospital gangrene, nosocomial gangrene, pulpy gangrene, surgical diphtheria, wound diphtheria, carious ulcer, putrid ulcer.

POUSSETTE, *s.f.* Push-chair.

POUTEAU OU POUTEAU-COLLES (fracture de). Colles's fracture.

POUTEAU RENVERSÉE (fracture de). Reverse Colles's fracture, Smith's fracture.

POUVOIR BACTÉRICIDE. Bactericidal action.

POXVIRIDAE, *s.f. pl.* OU **POXVIRIDÉS,** *s.m. pl.* Poxviridae.

POXVIRUS, *s.m. Poxvirus.*

PPLO. Abbreviation for pleuropneumonialike organism. → *Mycoplasma.*

PPSB. Abbreviation for Prothrombin-Proconvertine-Stuart, factor-antihaemophilic B factor ; PPSB.

PR (espace). PR interval.

PRADER ET GURTNER (syndrome de). Prader and Gurtner syndrome, C-20 block ; with lipoid hyperplasia of the adrenal.

PRADER-LABHART-WILLI-FANCONI (syndrome de). Prader-Willi syndrome, Prader-Labhart-Willi-Fanconi syndrome, hypogenital dystrophy with diabetic tendency, hypotonia-hypomentia-hypogonadism-obesity (or HHHO) syndrome.

PRAGMATO-AGNOSIE, *s.f.* Pragmatagnosia.

PRANDIAL, ALE, *adj.* Prandial.

PRASTÉRONE, *s.f.* Prasterone.

PRATICIEN, *s.m.* Practitioner.

PRATIQUES (bonnes). Good practice, guidelines.

PRAUSNITZ-KÜSTNER (épreuve de). Prausnitz-Küstner reaction or test.

PRAVAZ (seringue de). Pravaz's syringe.

PRAXIE, *s.f.* Praxis, praxia.

PRÉACIDOSE, *s.f.* First stage of acidosis.

PRÉALBUMINE, *s.f.* Prealbumin.

PRÉBÉTA-LIPOPROTÉINE, *s.f.* Prebetalipoprotein.

PRÉCANCÉREUX, EUSE, *adj.* Precancerous.

PRÉCANCÉROSE, *s.f.* Precancerosis.

PRÉCARENCE, *s.f.* First stage of deficiency.

PRÉCARENCE (épreuves de). Avitaminosis tests.

PRÉCHARGE VENTRICULAIRE. Ventricular preload.

PRÉCIPITATION (réaction de). Preciptin reaction or test, precipitation reaction or test.

PRÉCIPTINE, *s.f.* Precipitin.

PRÉCIPITO-DIAGNOSTIC, *s.m.* Precipitation reaction. → *précipitation (réaction de).*

PRÉCIRRHOSE, *s.f.* Precirrhosis.

PRÉCOMA, *s.m.* Precoma.

PRÉCONSCIENT, *s.m.* Preconscious.

PRÉCORDIALGIE, *s.f.* Precordialgia.

PRÉCORDIUM, *s.m.* Précordium.

PRÉCURSEUR, *s.m.* Precursor.

PRÉDIABÉTIQUE (état). Prediabetes. → *paradiabétique (état).*

PRÉDIASTOLIQUE, *adj.* Prediastolic.

PRÉDISPOSITION MORBIDE. Predisposition.

PREDNISOLONE, *s.f.* Prednisolone.

PREDNISONE, *s.f.* Prednisone.

PRÉDOMINANCE VENTRICULAIRE. Ventricular hypertrophy.

PRÉ-EXCITATION, *s.f.* Preexcitation.

PRÉ-EXCITATION OU **PRÉ-EXCITATION VENTRICULAIRE (syndrome de).** Preexcitation syndrome, anomalous atrioventricular excitation. → *Wolff-Parkinson-White (syndrome de)* et *Clerc-Robert Lévy et Cristesco (syndrome de).*

PRÉGNANDIOL, *s.m.* Pregnandiol, pregnanediol.

PRÉGNANDIOLURIE, *s.f.* Pregnandioluria.

PRÉGNÉNINOLONE, *s.f.* Pregneninolone.

PRÉGNÉNOLONE, *s.f.* Pregnenolone.

PRÉHENSION AUTOMATIQUE (réflexe de la). Grasping movement.

PRÉHENSION FORCÉE (réflexe de la). Tonic-grasping reflex, forced-grasping reflex.

PRÉICTÉRIQUE, *adj.* Preicteric.

PRÉ-IMMUNISATION, *s.f.* Preimmunization.

PREISER (maladie de). Preiser's disease.

PRÉJUDICE, *s.m.* Prejudice.

PRÉKALLIKRÉINE, *s.f.* Kallikreinogen.

PRÉLEUCÉMIQUE, *adj.* Preleukaemic.

PRÉLUXATION, *s.f.* Predisposition to dislocation.

PRÉMATURÉ, ÉE, *adj.* Premature. – *s.* Premature infant.

PRÉMATURITÉ, *s.f.* Prematurity.

PRÉMÉDICATION, *s.f.* Premedication, preliminary medication, preanaesthetic.

PRÉMÉNOPAUSE, *s.f.* Premenopause.

PRÉMENSTRUEL, ELLE, *adj.* Premenstrual.

PRÉMENSTRUEL (syndrome). Premenstrual tension or intoxication or syndrome.

PRÉMENSTRUELLE (phase). Premenstrual stage. → *postœstrus.*

PREMIER ARC (syndrome du). First arch syndrome.

PRÉMOLAIRE, *s.f.* Premolar.

PRÉMONITOIRE, *adj.* Premonitory.

PRÉMONITOIRE D'INFARCTUS (syndrome). Preinfarction angina. → *état de mal angineux.*

PRÉMUNI, NIE, *adj.* Having premunition.

PRÉMUNIR, *v.* To give premunition.

PRÉMUNITÉ, *s.f.* Premunition.

PRÉMUNITIF, IVE, *adj.* Premunitive.

PRÉMUNITION, *s.f.* Premunition, infection immunity, relative immunity.

PRÉMYCOSIQUE, *adj.* Premycosic.

PRÉMYCOSIS, *s.m.* First stage of mycosis.

PRÉNATAL, ALE, *adj.* Prenatal.

PRÉNIDATION (phase de). Premenstrual stage. → *postoestrus.*

PRÉOBRASCHENSKI (syndrome de). Anterior spinal artery syndrome, Beck's syndrome.

PRÉŒDÈME, *s.m.* Preoedema.

PRÉŒSTRUS, *s.m.* Proestrum, prooestrus, prooestrum, proliferative stage or phase, oestrin phase.

PRÉPARANT, ANTE, *adj.* Sensitizing, preparatory, exciting.

PRÉPROHORMONE, *s.f.* Preprohormone.

PRÉPATENCE (période de). Prepatent period.

PRÉPONDÉRANCE VENTRICULAIRE. Ventricular preponderance.

PRÉPUCE, *s.m.* Prepuce.

PRESBYACOUSIE, *s.f.* Presbyacusia, presbycusis, presbycousis.

PRESBYOPHRÉNIE, *s.f.* Presbyophrenia.

PRESBYOPIE, PRESBYTIE, *s.f.* Presbyopia, presbytism, presbytia.

PRÉSCLÉROSE, *s.f.* Presclerosis.

PRESCRIPTION, *s.f.* Prescription.

PRÉSELLAIRE, *adj.* Presellar.

PRÉSÉNIUM, *s.m.* Presenium.

PRÉSENTATION, *s.f.* Presentation, presenting part.

PRÉSENTATION DES ANTIGÈNES. Antigen presentation

PRÉSENTATION BREGMATIQUE. Bregma presentation.

PRÉSENTATION CÉPHALIQUE. Cephalic presentation.

PRÉSENTATION COMPLIQUÉE. Compound presentation.

PRÉSENTATION DU CORDON OMBILICAL. Presentation of the umbilical cord, funis presentation.

PRÉSENTATION DE L'ÉPAULE. Shoulder presentation, dorsal or transverse presentation, torso or trunk presentation, oblique presentation, acromion presentation.

PRÉSENTATION DE LA FACE. Face presentation.

PRÉSENTATION DU FRONT. Brow presentation.

PRÉSENTATION LONGITUDINALE. Longitudinal presentation, polar presentation.

PRÉSENTATION OBLIQUE. Oblique presentation. → *présentation de l'épaule.*

PRÉSENTATION DU SIÈGE. Breech presentation, sacral or pelvic presentation.

PRÉSENTATION DU SIÈGE COMPLET. Flexed breech presentation, complete breach or double breech presentation, full breach presentation.

PRÉSENTATION DU SIÈGE COMPLET AVEC PROCIDENCE DES JAMBES. Footling presentation, knee pesentation.

PRÉSENTATION DU SIÈGE DÉCOMPLÉTÉ MODE DES FESSES. Extended breech pesentation, frank breech or single breech presentation.

PRÉSENTATION DU SIÈGE AVEC PROCIDENCE D'UNE JAMBE. Incomplete foot or knee pesentation, incomplete breech presentation.

PRÉSENTATION DU SOMMET. Vertex presentation.

PRÉSENTATION TRANSVERSE. Transverse presentation. → *présentation de l'épaule.*

PRÉSERVATIF, *s.m.* Contraceptive device.

PRÉSERVE, *s.f.* Preserved food, preserve.

PRÉSPHYGMIQUE, *adj.* Presphygmic.

PRESSION, *s.f.* Pressure.

PRESSION ARTÉRIELLE. Blood pressure, arterial blood pressure, arterial pressure, arterial tension, haematopiesis.

PRESSION ARTÉRIELLE OPHTALMIQUE (PAO). Ophthalmic artery pressure.

PRESSION ARTÉRIELLE PULSÉE. Pulse pressure.

PRESSION ARTÉRIELLE RÉTINIENNE (PAR). Ophthalmic artery pressure.

PRESSION CAPILLAIRE. Capillary pressure.

PRESSION CAPILLAIRE PULMONAIRE. Pulmonary capillary venous pressure, wedge pressure.

PRESSION DIASTOLIQUE. Diastolic pressure. → *pression minima.*

PRESSION DIFFÉRENTIELLE. Pulse pressure.

PRESSION INTRACARDIAQUE. Endocardial pressure.

PRESSION INTRACRÂNIENNE. Intracranial pressure.

PRESSION INTRA-OCULAIRE. Intraocular pressure or tension.

PRESSION INTRAVENTRICULAIRE. Intraventricular pressure.

PRESSION DU LIQUIDE CÉPHALORACHIDIEN. Cerebrospinal pressure, intrathecal pressure.

PRESSION MAXIMA. Systolic pressure, maximum pressure.

PRESSION MINIMA. Diastolic pressure, minimum pressure.

PRESSION MOYENNE. Mean pressure.

PRESSION MOYENNE DE REMPLISSAGE CIRCULATOIRE. Mean circulatory filling pressure.

PRESSION ONCOTIQUE. Oncotic pressure.

PRESSION OSMOTIQUE. Osmotic pressure.

PRESSION OSMOTIQUE EFFICACE. Effective osmotic pressure.

PRESSION PARTIELLE D'UN GAZ. Partial pressure of a gaz, partial tension of a gaz.

PRESSION PARTIELLE EN GAZ CARBONIQUE. Partial pressure in carbon dioxide. → *gaz carbonique (pression partielle en).*

PRESSION PARTIELLE EN OXYGÈNE. Partial pressure in oxygen. → *oxygène (pression partielle en).*

PRESSION POSITIVE, EN FIN D'EXPIRATION, DANS LES VOIES RESPIRATOIRES. Positive end-expiration pressure, PEEP.

PRESSION SYSTOLIQUE. Systolic pressure. → *pression maxima.*

PRESSION VEINEUSE (PV). Venous pressure, intravenous tension, VP.

PRESSION VEINEUSE CENTRALE (PVC). Central venous pressure, CVP.

PRESSORECEPTEUR, *s.m.* Baroreceptor. → *barorécepteur.*

PRESSOTHÉRAPIE, *s.f.* Pressure therapy. → *barothérapie.*

PRÉSURE, *s.f.* Rennet.

PRÉSYNAPTIQUE, *adj.* Presynaptic.

PRÉSYSTOLE, *s.f.* Presystole.

PRÉSYSTOLIQUE, *adj.* Presystolic.

PRÉVACCINATION, *s.f.* Preventive vaccination.

PRÉVALENCE, *s.f.* Prevalence.

PRÉVENTION *s.f.* Prevention.

PRÉVENTORIUM, *s.m.* Preventorium.

PRÉVENTRICULAIRE, *adj.* Preventricular.

PRÉVERTÈBRE, *s.f.* Metamere. → *métamère.*

PRÉVOST (phénomène de). Prévost's law or sign.

PRF. PRF, prolactin releasing factor.

PRIAPISME, *s.m.* Priapism.

PRIBRAM (méthode de). Pribram's method.

PRICE-JONES (courbe de). Price-Jones's curve.

PRIMIGESTE, *s.f.* Primigravida, gravida I.

PRIMIPARE, *s.f.* Primipara, unipara. – *adj.* Primiparous.

PRIMO-INFECTION, *s.f.* Primary infection or phase, primary focus or complex.

PRIMO-INFECTION TUBERCULEUSE. Primary tuberculosis.

PRIMO-VACCINATION, *s.f.* First vaccination.

PRINGLE (adénome sébacé de type). Adenoma sebaceum of Pringle's type, Pringle's disease, Pringle's tumour, Pringle-type of adenoma.

PRINZMETAL (angor type). Prinzmetal's variant angina pectoris.

PRION, *s.m.* Prion.

PRL. Prolactin. → *prolactine.*

PRO-ACCÉLÉRINE, *s.f.* Pro-accelerin, pro-accelerin factor, factor V, accelerator factor, cofactor of thromboplastin, plasma prothrombin conversion factor, PPCF, plasma accelerator globulin, plasma ac-globulin, labile A factor, prothrombokinase, component A of prothrombin, prothrombin accelerator.

PROBANT, *s.m.* (génétique). Proband, propositus.

PROCAÏNE, *s.f.* Procaine.

PROCAÏNISATION, *s.f.* Therapeutic use of procaine.

PROCARYOTE, *adj.* Prokaryotic, procaryotic. – *s.m.* Prokaryote, procaryote.

PROCESSUS, *s.m.* Process.

PROCHÉILIE, *s.f.* Prochelia.

PROCIDENCE, *s.f.* Procidentia, prolapse.

PROCIDENCE DU CORDON. Prolapse of the umbilical cord, omphaloproptosis.

PROCONSULAIRE (cou). Bull neck.

PROCONVERTINE, *s.f.* Proconvertin, factor VII, serum prothrombin conversion accelerator (SPCA), cothromboplastin, cothrombin conversion factor, stable factor, prothrombin conversion (or converting) factor, cofactor V, serum accelerator, prothrombinogen, kappa factor, serozyme, autoprothrombin I.

PROCRÉATION MÉDICALEMENT ASSISTÉE. Medically assisted procreation.

PROCRÉATIQUE, *s.f.* Procreatics.

PROCRITIQUE, *adj.* Procritical.

PROCTALGIE, *s.f.* Proctalgia.

PROCTECTOMIE, *s.f.* Proctectomy.

PROCTITE, *s.f.* Proctitis.

PROCTOCÈLE, *s.f.* Proctocele.

PROCTOCLYSE, *s.f.* Protoclysis.

PROCTOCLYSE CONTINUE. Murphy's drip.

PROCTOLOGIE, *s.f.* Proctology.

PROCTOPEXIE, *s.f.* Proctopexy, rectopexy.

PROCTOPLASTIE, *s.f.* Proctoplasty.

PROCTOPTOSE, *s.f.* Proctoptosis, proctoptosia.

PROCTORRHÉE, *s.f.* Proctorrhoea.

PROCTOSCOPIE, *s.f.* Proctoscopy, rectoscopy.

PROCTOTOMIE, *s.f.* Proctotomy, rectotomy.

PROCUBITUS, *s.m.* 1° Prolapse of the umbilical cord. – 2° Ventral decubitus.

PROCURSIF, IVE, *adj.* Procursive.

PRODROGUE, *s.f.* Prodrug.

PRODROME, *s.m.* Prodrome.

PRODUCTION SUBLINGUALE. Cachectic aphthae. → *subglossite diphtéroïde.*

PRODUIT (double). Tension-time index, rate-pression product.

PRODUIT PHARMACEUTIQUE. Pharmaceutical.

PRODUIT SANGUIN. Blood product.

PRO-ENCÉPHALE, *s.m.* Proencephalus.

PRO-ENZYME, *s.f.* Zymogen. → *zymogène.*

PRO-ÉRYTHROBLASTE, *s.m.* Proerythroblast, pronormoblast.

PROETZ (méthode de). Proetz's treatment.

PROFERMENT, *s.m.* Zymogen. → *zymogène.*

PROGÉNIE, *s.f.* Progenia.

PROGÉNITEUR, *s.m.* Progenitor cell, colony forming unit, CFU.

PROGESTOGÈNE, *adj.* Progestational. → *progestatif.*

PROGESTOMIMÉTIQUE, *adj.* Progestomimetic.

PROGNATHISME, *s.m.*, **PROGNATHIE,** *s.f.* Prognathism.

PROHORMONE, *s.f.* Prohormone.

PRO-INSULINE, *s.f.* Proinsulin, big insulin.

PROLABÉ, BÉE, *adj.* Prolapsed.

PROLACTINE (PRL), *s.f.* Prolactin, galactin, mammotropin, mammotrophin, lactotrophin, lactation or lactogenic hormone or factor, galactopoietic hormone or factor, mammotropic hormone, mammogenic factor.

PROLACTINOME, *s.m.* Prolactinoma.

PROLAN, *s.m.* Prolan. → *gonadostimuline chorionique.*

PROLANÉMIE, *s.f.* Prolanaemia.

PROLANURIE, *s.f.* Prolanuria.

PROLAPSUS, *s.m.* Prolapse, prolapsus, proptosis.

PROLAPSUS ANI. Anal prolapse, prolapse of anus, prolapsus ani, incomplete rectal prolapse.

PROLAPSUS ANI ET RECTI. Complete rectal prolapse, prolapsus ani et recti.

PROLAPSUS DU CORDON. Prolapse of the umbilical cord.

PROLAPSUS MITRAL. Mitral valve prolapse, prolapsing mitral valve leaflets, prolapsed mitral valve.

PROLAPSUS RECTAL ou **DU RECTUM.** Rectal prolapse, prolapse of the rectum, exania.

PROLAPSUS RECTI. Complete rectal prolapse, with no displacement of anal muscle.

PROLAPSUS UTÉRIN COMPLET. Frank prolapse, procidentia uteri.

PROLAPSUS UTÉRIN ou **DE L'UTÉRUS.** Uterine prolapse, prolapsus uteri, prolapse of the uterus, hysteroptosia or hysteroptosis, metroptosia, metroptosis.

PROLAPSUS DE LA VALVE MITRALE-CLIC (syndrome). Balloon mitral valve. → *ballonnement de la valve mitrale.*

PROLIFÉRATIVE (phase). Proaestrum. → *préœstrus.*

PROLIFÈRE (kyste), PROLIGÈRE (kyste). Multilocular cystodenoma of the ovary. → *cysto-épithéliome de l'ovaire.*

PROLIGÈRE, *adj.* Proligerous.

PROLINE, *s.f.* Proline.

PROLINE-DIPEPTIDASE, *s.f.* Proline dipeptidase.

PROLYPEPTIDASE, *s.f.* Prolypeptidase.

PROLYMPHOCYTE, *s.m.* Prolymphocyte.

PROMÉGALOBLASTE, *s.m.* Promegaloblast.

PROMONOCYTE, *s.m.* Premonocyte, promonocyte.

PROMONTOIRE, *s.m.* 1° Promontory, promontorium. – 2° Spur.

PROMOTEUR, *s.m.* Promoter.

PROMYÉLOCYTE, *s.m.* Promyelocyte, premyelocyte, progranulocyte.

PRONATION, *s.f.* Pronation.

PRONATION DOULOUREUSE DES ENFANTS. Pulled elbow.

PRONATION (phénomène de la) DE BABINSKI. Babinski's pronation sign, Babinski's sign.

PRONATION (phénomène de la) DE STRUMPELL. Strumpell's sign, pronation sign.

PRONÉPHROS, *s.m.* Pronephros.

PRONORMOBLASTE, *s.m.* Pronormoblast, proerythroblast.

PRONOSTIC, *s.m.* Prognosis, outlook.

PRO-OPIOMÉLANOCORTINE, *s.f.* Proopiomelanocortin.

PROPATHIE, *s.f.* Former disease.

PROPÉDEUTIQUE, *s.f.* Propedeutics (américain), propaedeutics.

PROPEPTONE, *s.f.* Propeptone. → *albumose.*

PROPEPTONURIE, *s.f.* Albumosuria. → *albumosurie.*

PROPERDINE, *s.f.* Properdin.

PROPERDINE (facteurs). Properdin system, properdin factors A and B.

PROPHAGE, *s.m.* Probacteriophage, prophage.

PROPHAGE DÉFECTIF. Defective probacteriophage, defective prophage.

PROPHASE, *s.f.* Prophase.

PROPHYLACTIQUE, *adj.* Prophylactic.

PROPHYLAXIE, *s.f.* Prophylaxis.

PROPHYLAXIE CAUSALE VRAIE. True causal prophylaxis.

PROPHYLAXIE CLINIQUE. Clinical prophylaxis.

PROPHYLAXIE ÉTIOLOGIQUE. True causal prophylaxis.

PROPIONIBACTERIUM ACNES. *Propionibacterium acnes.*

PROPLASMOCYTE, *s.m.* Proplasmocyte.

PROPORTIONNALITÉ (loi de). Proportionality law.

PROPOSITUS, *s.m.* Propositus. → *probant.*

PROPRIOCEPTEUR, *s.m.* Proprioceptor.

PROPTOSE, *s.f.* Prolapse. → *prolapsus.*

PROPULSION, *s.f.* Propulsion, propulsive gait.

PRORÉNINE, *s.f.* Prorenin.

PROSÉCRÉTINE, *s.f.* Prosecretin.

PROSENCÉPHALE, *s.m.* Prosencephalon.

PROSOPAGNOSIE, *s.f.* Prosopagnosia.

PROSOPALGIE, *s.f.* Trigeminal neuralgia. → *névralgie faciale.*

PROSOPLASIE, *s.f.* Prosoplasia.

PROSOPLÉGIE, *s.f.* Facial paralysis. → *paralysie faciale.*

PROSOPOMÈTRE, *s.m.* Prosopometer.

PROSOPOSCOPIE, *s.f.* Prosoposcopy.

PROSPHYSECTOMIE, *s.f.* Appendectomy. → *appendicectomie.*

PROSTACYCLINE, *s.f.* Prostacyclin, PGI2.

PROSTAGLANDINE, *s.f.* Prostaglandin.

PROSTAGLANDINE-SYNTHÉTASE, *s.f.* Prostaglandin synthetase.

PROSTAGLANDINE X. Prostacyclin. → *prostacycline.*

PROSTATE, *s.f.* Prostate.

PROSTATE (antigène spécifique de la). Prostate-specific antigen.

PROSTATE (maladie diverticulaire de la). Infected diverticula of the prostate.

PROSTATECTOMIE, *s.f.* Prostatectomy.

PROSTATECTOMIE HYPOGASTRIQUE. Freyer's operation. → *Freyer (opération de).*

PROSTATECTOMIE PÉRINÉALE. Perineal prostatectomy.

PROSTATECTOMIE RÉTRO-PUBIENNE. Millin's operation. → *Millin (opération de).*

PROSTATECTOMIE SUS-PUBIENNE. Freyer's operation. → *Freyer (opération de).*

PROSTATECTOMIE TRANSURÉTRALE. Perurethral prostatectomy.

PROSTATIQUE, *adj.* Prostatic.

PROSTATIQUE (hypertrophie). Prostatic hypertrophy. → *adénome périurétral.*

PROSTATISME, *s.m.* Prostatism.

PROSTATISME VÉSICAL. Vesical prostatism. → *col vésical (maladie du).*

PROSTATITE, *s.f.* Prostatitis.

PROSTATITE ADÉNOMATEUSE, PROSTATITE SCLÉREUSE HYPERTROPHIANTE. Infected diverticula of the prostate.

PROSTATOMONOSE, *s.f.* Prostatopexy.

PROSTATOPEXIE, *s.f.* Prostatopexy.

PROSTATORRHÉE, *s.f.* Prostatorrhoea.

PROSTATOTOMIE, *s.f.* Prostatotomy.

PROSTHÉTIQUE, *adj.* Prosthetic.

PROSTHÉTIQUE (groupement). Prosthetic group.

PROSTHION, *s.m.* Prosthion.

PROSTIGMINE®, *s.f.* Prostigmin.

PROSTIGMINE (test à la). Prostigmin test.

PROSTRATION, *s.f.* Prostration.

PROTAMINASE, *s.f.* Protaminase.

PROTAMINE, *s.f.* Protamine.

PROTAMINE (index de). Protamine index.

PROTANOMALIE, *s.f.* Protanomaly, protanomalopia, protanomalopsia.

PROTANOPE, *adj.* Protanope.

PROTANOPIE, *s.f.* Anerythropsia. → *anérythropsie.*

PROTÉASE, *s.f.* Protease.

PROTÉE (syndrome de). Proteus's syndrome.

PROTÉIDE, *s.m.* Protein, proteid, proteic substance.

PROTÉIDÉMIE, *s.f.* Proteinaemia, protidaemia.

PROTÉIDOGLYCÉMIE, *s.f.* Glycoproteinaemia.

PROTÉINASE, *s.f.* Proteinase.

PROTÉINE, *s.f.* Protein. → *protéide.*

PROTÉINE DE BENCE-JONES. Bence Jones's protein.

PROTÉINE C. Protein C.

PROTÉINE C RÉACTIVE. C-reactive protein, CRP.

PROTÉINE DU CHOC THERMIQUE. Heat shock protein.

PROTÉINE KINASE, *s.f.* Protein kinase.

PROTÉINE S. Protein S.

PROTÉINES G. G proteins.

PROTÉINE Z. Protéine Z.

PROTÉINÉMIE, *s.f.* Proteinaemia.

PROTÉINE-PRION. Prion protein.

PROTÉINOGLUCIDIQUE (hormone). Glucocorticoid. → *II-oxycorticostéroïdes.*

PROTÉINOGRAMME, *s.m.* Proteinogram.

PROTÉINOSE ALVÉOLAIRE PULMONAIRE. Pulmonary alveolar proteinosis.

PROTÉINOTHÉRAPIE, *s.f.* Proteinotherapy, protein therapy, proteotherapy.

PROTÉINURIE, *s.f.* Proteinuria.

PROTÉIPRIVE, *adj.* Produced by a lack of proteins.

PROTÉIQUE, *adj.* Proteic, proteinic, proteidic.

PROTÉLÉIOSE, *s.f.* Proiotes. → *macrogénitosomie précoce.*

PROTÉOCRASIQUE, *adj.* Proteocrasic.

PROTÉOLIPIDIQUE (cénapse ou complexe). Lipoprotein. → *lipoprotéine.*

PROTÉOLYSE, *s.f.* Proteolysis, protidolysis.

PROTÉOLYTIQUE, *adj.* Proteolytic, protidolytic.

PROTÉOME, *s.m.* Proteoma.

PROTÉOMIQUE, *s.f.* Proteomics.

PROTÉOPEXIQUE, *adj.* Proteopexic.

PROTÉOSOTHÉRAPIE, *s.f.* Proteosotherapy.

PROTEUS, *s.m. Proteus.*

PROTHÈSE, *s.f.* Prosthesis.

PROTHÈSE VALVULAIRE CARDIAQUE. Valvular cardiac prosthesis.

PROTHÉSISTE, *s.m.* ou *f.* Prosthesist.

PROTHÉTIQUE, *adj.* Prosthetic, prothetic.

PROTHROMBINASE, *s.f.* Prothrombinase.

PROTHROMBINE, *s.f.* Prothrombin, factor II, thrombogen, thrombinogen, prothrombase.

PROTHROMBINE (étude de la consommation de). Prothrombin consumption test.

PROTHROMBINE (taux de), TP. Prothrombin index.

PROTHROMBINE (temps de). Quick's test. → *Quick (méthode de).*

PROTHROMBINÉMIE, *s.f.* Prothrombinaemia.

PROTHROMBIQUE (complexe). The group of prothrombin, accelerin, convertin and Stuart factor.

PROTHROMBOKININE, *s.f.* Thromboplastinogen. → *thromboplastinogène.*

PROTIDE, *s.m.* Protein.

PROTIDÉMIE, *s.f.* Proteinaemia. → *protéidémie.*

PROTIDOGLUCIDIQUE (hormone). Glucocorticoid. → *Il-oxycorticostéroïdes.*

PROTIDOGRAMME, *s.m.* Proteinogram.

PROTIDOLIPIDIQUE (complexe). Lipoprotein. → *lipoprotéine.*

PROTIDOLYSE, *s.f.* Proteolysis. → *protéolyse.*

PROTIDOLYTIQUE, *adj.* Proteolytic. → *protéolytique.*

PROTIRÉLINE, *s.f.* Protirelin. → *facteur déclenchant la sécrétion de thyréostimuline.*

PROTISTE, *s.m.* Protist.

PROTOBACTÉRIE, *s.f.* **PROTOBE,** *s.m.* **PROTOBIOS,** *s.m.* Protobios, protobe.

PROTODIASTOLE, *s.f.* Protodiastole.

PROTODIASTOLIQUE, *adj.* Protodiastolic.

PROTOMASTIGOTE, *adj.* Protomastigote.

PROTON, *s.m.* Proton.

PROTONEURONE, *s.m.* Protoneurone.

PROTONTHÉRAPIE, *s.f.* Proton radiation therapy.

PROTOPATHIE, *s.f.* Protopathy, primary disease.

PROTOPLASMA, PROTOPLASME, *s.m.* Protoplasm, cytoplasm, sarcode, cell-body, protoplast.

PROTOPLASTE, *s.m.* Protoplast.

PROTOPORPHYRIE ÉRYTHROPOÏÉTIQUE. Erythopoietic protoporphyria.

PROTOPORPHYRINE, *s.f.* Protoporphyrin.

PROTOPORPHYRINÉMIE, *s.f.* Protoporphyrinaemia.

PROTOSOMA, *s.m.* Protosoma.

PROTOSYSTOLE, *s.f.* Protosystole.

PROTOSYSTOLIQUE, *adj.* Protosystolic.

PROTOTROPHE, *adj.* Prototrophic.

PROTOVERTÈBRE, *s.f.* Metamere. → *métamère.*

PROTOVIRUS, *s.m.* Protovirus.

PROTOXYDE D'AZOTE. Nitrous oxide.

PROTOZOAIRES, *s.m. pl.* Protozoa.

PROTOZOOSE, *s.f.* Protozoosis, protozoiasis.

PROTRACTION, *s.f.* Protraction.

PROTUSION, *s.f.* Protrusion.

PROTRUSION ACÉTABULAIRE. Arthrokatadysis, intrapelvic protusion of the acetabulum, Otto's pelvis or disease, protrusio acetabuli, Chrobak's pelvis, coxarthrolisthatic pelvis.

PROTRYPTASE, *s.f.* Plasminogen. → *profibrinolysine.*

PROTUBÉRANTIELS (syndromes). Pontine syndromes.

PRO-UROKINASE, *s.f.* Scu-PA.

PROVIDENCIA, *s.f. Providencia.*

PROVIRUS, *s.m.* Provirus.

PROVITAMINE, *s.f.* Provitamin.

PROVOCATION (test de). Provocative test.

PROXÉMIQUE, *s.f.* Proxemics.

PROXIMAL, ALE, *adj.* Proximal.

PR-P. Pr-P.

PRURIGÈNE ; PRURIGINEUX, EUSE, *adj.* Pruriginous.

PRURIGO, *s.m.* Prurigo.

PRURIGO DIATHÉSIQUE. Atopic dermatitis. → *eczéma atopique.*

PRURIGO ESTIVAL. Prurigo estivalis, summer itch or prurigo, Hutchinson's prurigo.

PRURIGO FEROX. Prurigo ferox, prurigo agria, lichen agrius, celsus papule.

PRURIGO DE HEBRA. Hebra's prurigo.

PRURIGO MITIS. Prurigo mitis.

PRURIGO NODULAIRE DE HYDE. Lichen obtusus corneus.

PRURIGO SIMPLEX AIGU. Strophulus. → *strophulus.*

PRURIGO SIMPLEX CHRONIQUE. Neurodermatitis.

PRURIGO SIMPLEX CHRONIQUE CIRCONSCRIT. Lichen planus circumscriptus, neurodermatitis circumscripta, lichen simplex circumscriptus or chronicus, lichen chronicus simplex, chronic circumscribed neurodermatitis.

PRURIGO SIMPLEX CHRONIQUE DIFFUS OU DISSÉMINÉ. Neurodermatitis disseminata.

PRURIGO STROPHULUS, *s.m.* Strophulus. → *strophulus.*

PRURIGO VULGAIRE. Lichen planus circumscriptus. → *prurigo simplex chronique.*

PRURIT, *s.m.* Pruritus, itching.

PRURIT ANAL. Pruritus ani.

PRURIT À FORME ECZÉMATO-LICHÉNIENNE. Atopic dermatitis. → *eczéma atopique.*

PRURIT HIBERNAL. Pruritus hiemalis, Duhring's pruritus, frost itch, lumbermen's itch, winter itch.

PRURIT IDIOPATHIQUE DE LA GROSSESSE. Pruritus gravidarum.

PRURIT SÉNILE. Pruritus senilis.

PSAMMO-CARCINOME, *s.m.* Psammocarcinoma.

PSAMMOME, *s.m.* Meningioma. → *méningiome.*

PSAUOSCOPIE, *s.f.* Psauoscopy.

PSEUDARTHROSE, *s.f.* Pseudarthrosis, pseudoarthrosis, false joint.

PSEUDARTHROSE FIBROSYNOVIALE. False enarthrosis.

PSEUDENCÉPHALE, *s.m.* Pseudencephalus.

PSEUDESTHÉSIE, *s.f.* Pseudaesthesia.

PSEUDO-ACHONDROPLASIE. Pseudo-achondroplasic dysplasia. → *dysplasie pseudo-achondroplasique.*

PSEUDO-ALBUMINURIE, *s.f.* False albuminuria, accidental or adventitious albuminuria, pseudoalbuminuria.

PSEUDO-ANÉMIE ANGIOSPASTIQUE. Pseudo-anaemia angiospastica.

PSEUDO-ASTHME, *s.m.* Pseudoasthma, symptomatic asthma.

PSEUDO-ASTHME BRONCHITIQUE. Bronchitic asthma, catarrhal asthma.

PSEUDO-ASTHME CARDIAQUE. Cardiac asthma, Cheyne-Stokes asthma, Rostan's asthma, cardiasthma.

PSEUDO-ASTHME PAR INHALATION DE POUSSIÈRES DE LAINE. Fuller's asthma.

PSEUDO-ASTHME DES MEUNIERS. Miller's asthma.

PSEUDO-ASTHME RÉNAL. Renal asthma.

PSEUDO-ASTHME URÉMIQUE. Renal asthma.

PSEUDOBASEDOWISME POST-OPÉRATOIRE. Thyroid crisis. → *basedowisme aigu.*

PSEUDOBLEPSIE, *s.f.* Pseudoblepsis, false vision.

PSEUDOBULBAIRE, *adj.* Pseudobulbar.

PSEUDOCHOLÉRA DE STANTON. Choleriform melioidosis.

PSEUDOCHROMESTHÉSIE, *s.f.* Photism. → *photisme.*

PSEUDOCHROMHIDROSE OU PSEUDOCHROMIDROSE, *s.f.* Pseudochromidrosis.

PSEUDOCHROMIDROSE PLANTAIRE. Black heel.

PSEUDOCIRRHOSE PÉRICARDIQUE. Pericardial or pericarditic pseudocirrhosis of the liver.

PSEUDOCOARCTATION, *s.f.* Pseudocoarctation. → *aorte plicaturée.*

PSEUDOCOMITIAL, ALE, *adj.* Epileptiform.

PSEUDOCOWPOX, *s.m.* Milxer's nodules.

PSEUDODIPHTÉRIE, *s.f.* Pseudodiphtheria, false diphteria, diphtheroid, Epstein's disease.

PSEUDO-ÉLÉPHANTIASIS NEURO-ARTHRITIQUE. Trophoedema. → *trophœdème.*

PSEUDO-ÉNARTHROSE, *s.f.* False enarthrosis.

PSEUDO-ENDOCRINIEN (syndrome). Seabright-Bantam syndrome.

PSEUDOGAMIE, *s.f.* Pseudogamy.

PSEUDOGLOBULINE, *s.f.* Pseudoglobulin.

PSEUDOGONOCOCCIE ENTÉRITIQUE. Reiter's disease. → *Fiessinger et Leroy (syndrome de).*

PSEUDOGUEUSIE, *s.f.* Pseudogeusia.

PSEUDO-HÉMATOCÈLE, *s.f.* Pseudohaematocele.

PSEUDO-HÉMOPHILIE, *s.f.* Von Willebrand's disease. → *Willebrand (maladie de von).*

PSEUDO-HÉMOPHILIE HÉRÉDITAIRE DE FRANK. Thrombasthenic purpura. → *thrombasthénie héréditaire.*

PSEUDO-HERMAPHRODISME, *s.m.* Pseudo-hermaphroditism, pseudohermaphrodism, false hermaphroditism, spurious hermaphroditism.

PSEUDO-HERMAPHRODISME FÉMININ. Gynandria. → *gynandrie.*

PSEUDO-HERMAPHRODISME MASCULIN. Androgynism. → *androgynie.*

PSEUDO-HERMAPHRODITE, *s.m.* Pseudohermaphrodite.

PSEUDO-HURLER. Pseudo-Hurler syndrome. → *mucolipidose type III.*

PSEUDO-HYDRONÉPHROSE TRAUMATIQUE. Traumatic pseudohydronephrosis. → *périnéphrose traumatique.*

PSEUDO-HYPERKALIÉMIE, *s.f.* Pseudohyperkaliaemia.

PSEUDO-HYPERTENSION ARTÉRIELLE Pseudohypertension.

PSEUDO-HYPERTROPHIQUE DE DUCHENNE (type). (myopathie). Duchenne's disease. → *paralysie pseudo-hypertrophique type Duchenne.*

PSEUDOHYPOALDOSTÉRONISME, *s.m.* Pseudohypoaldosteronism.

PSEUDO-HYPOPARATHYROÏDISME. Pseudohypoparathyroidism.

PSEUDO-ISOCHROMATIQUE, *adj.* Pseudoisochromatic.

PSEUDOKYSTE, *s.m.* Adventicious cyst, false cyst, pseudocyst.

PSEUDOLEUCÉMIE *s.f.* Pseudoleukaemia, lymphatic cachexia.

PSEUDOLEUCÉMIE INFANTILE INFECTIEUSE. Infantile kala-azar. → *kala-azar infantile.*

PSEUDOLIPOME, *s.m.* Pseudolipoma.

PSEUDOMEMBRANE, *s.f.* Pseudomembrane.

PSEUDOMEMBRANEUX, EUSE, *adj.* Pseudomembranous.

PSEUDOMÉNINGITE, *s.f.* Meningism. → *méningisme.*

PSEUDOMÉNINGOCÈLE, *s.f.* Spurious meningocele, cephalhydrocele traumatica, Billroth's disease.

PSEUDOMÉTHÉMOGLOBINE, *s.f.* Methaemalbumin.

PSEUDOMONAS, *s.m. Pseudomonas.*

PSEUDOMONAS ÆRUGINOSA. *Pseudomonas pyocyanea, Bacillus pyocyaneus, Bacterium aeruginosa,* blue pus microbe.

PSEUDOMONAS MALLEI. *Pseudomonas mallei, Malleomyces mallei.*

PSEUDOMONAS PSEUDOMALLEI. *Malleomyces pseudomallei, Malleomyces whitmori, Bacillus whitmori, Pfeifferella whitmori,* Whitmore's bacillus or *Pfeifferella.*

PSEUDOMYASTHÉNIQUE PARANÉOPLASIQUE DE LAMBERT-EATON (syndrome). Lambert-Eaton syndrome.

PSEUDOMYCÉTOME, *s.m.* Pseudomycetoma.

PSEUDOMYOPATHIQUE (syndrome). Neurogenous syndrome simulating myopathia.

PSEUDONÉVRALGIE, *s.f.* Pseudoneuralgia.

PSEUDONÉVROME, *s.m.* False neuroma, cystic neuroma, pseudoneuroma.

PSEUDOPANARIS, *s.m.* Traumatic osteoporosis. → *ostéoporose algique post-traumatique.*

PSEUDOPANARIS D'OSLER. Osler's node. → *Osler (nodule d').*

PSEUDOPARALYSIE, *s.f.* Pseudoparalysis.

PSEUDOPARALYSIE GÉNÉRALE ARTHRITIQUE. Arthritic general pseudoparalysis. → *Klippel (maladie de).*

PSEUDOPARALYSIE DE PARROT. Parrot's disease. → *Parrot (pseudoparalysie de).*

PSEUDOPARASITISME, *s.m.* Pseudoparasitism.

PSEUDOPELADE, *s.f* OU **PSEUDOPELADIQUE (état).** Cicatricial alopecia, alopecia cicatrisata, pseudopelade.

PSEUDOPÉRITONITE, *s.f.* Pseudoperitonitis, peritonism.

PSEUDOPHAKIE, *s.f.* Pseudophakia.

PSEUDOPHOTESTHÉSIE, *s.f.* Photism. → *photisme.*

PSEUDOPLASMA, *s.m.* Pseudoplasm.

PSEUDOPODE, *s.m.* Pseudopodium, lobopodium, filopodium.

PSEUDOPOLYARTHRITE RHIZOMÉLIQUE. Forestier-Certonciny syndrome, anarthritic rheumatoid disease, inflammatory rhizomelic rheumatism, periextraarticular rheumatism, polymyalgia rheumatica, rhizomelic pseudopolyarthritis, senile gout, senile rheumatic gout.

PSEUDOPOLYARTHRITE RHIZOMÉLIQUE AVEC ARTÉRITE TEMPORALE. Polymyalgia arteritica.

PSEUDOPOLYDYSTROPHIE DE HURLER. Pseudo-Hurler syndrome. → *s.f.* Pseudoporencephaly.

PSEUDO-PSEUDO-HYPOPARATHYROÏDISME (syndrome de). Pseudopseudohypoparathyroidism.

PSEUDORAGE, *s.f.* Pseudorabies, Aujeszky's disease. → *Aujeszky (maladie d').*

PSEUDORHUMATISME, *s.m.* Pseudorheumatism, false rheumatism.

PSEUDORHUMATISME INFECTIEUX. Infective rheumatism.

PSEUDOSCLÉRODERMIE À ÉOSINOPHILES. Eosinophilic fasciitis. → *Shulman (syndrome de).*

PSEUDOSCLÉROSE, *s.f.* OU **PSEUDOSCLÉROSE EN PLAQUES DE WESTPHAL-STRUMPELL.** Westphal's pseudosclerosis.→*Westphal-Strumpell (maladie de)*

PSEUDOSCLÉROSE SPASTIQUE DE JAKOB. Jakob's disease. →

PSEUDOSMIE, *s.f.* Pseudosmia.

PSEUDO-OSMIE, *s.f.* Pseudosmia.

PSEUDO-PESTE AVIAIRE, *s.f.* Newcastle's disease.

PSEUDOSARCOME FIBROMATEUX. Pseudosarcomatous fibromatosis.

PSEUDOTABES, *s.m.* Pseudotabes, pseudoataxia.

PSEUDOTABES ACROMÉGALIQUE DE STERNBERG. Pseudotabes pituitaria.

PSEUDOTABES ALCOOLIQUE. Pseudotabes alcoholica, alcoholic pseudotabes.

PSEUDOTABES ARSENICAL. Pseudotabes arsenicosa.

PSEUDOTABES DIABÉTIQUE. Diabetic tabes or neuropathy, neurotabes diabetica, tabes diabetica, diabetic neurotabes.

PSEUDOTABES DIPHTÉRIQUE. Diphtheric pseudotabes.

PSEUDOTABES HYPOPHYSAIRE D'OPPENHEIM. Pseudotabes pituitaria.

PSEUDOTHALIDOMIDE (syndrome). SC syndrome, SC phocomelia syndrome, pseudothalidomide syndrome.

PSEUDOTRUNCUS ARTERIOSUS. Pseudotruncus arteriosus.

PSEUDOTUBERCULOSE, *s.f.* Pseudotoberculosis.

PSEUDOTUBERCULOSE ASPERGILLAIRE. Pulmonary aspergillosis.

PSEUDO-TYPHOMÉNINGITE DES PORCHERS. Swineherds' disease, Bouchet's disease, pseudotyphoid meningitis, leptospiral meningitis, Pomona fever.

PSEUDOVIRUS, *s.m.* Pseudovirus.

PSEUDOXANTHOME ÉLASTIQUE. Pseudoxanthoma elasticum, naevus elasticus, elastoma.

PSILOCYBINE, *s.f.* Psilocybin.

PSILOSE, *s.f.* Alopecia. → *alopécie.*

PSILOSIS, *s.m.* Sprue. → *sprue ou sprue tropicale.*

PSITTACISME, *s.m.* Psittacism, automatic speech.

PSITTACOSE, *s.f.* Psittacosis, parrot fever or disease.

PSOAS (muscle). Psoas major muscle.

PSOAS (signe du). Bonnet's sign.

PSOAS-ILIAQUE (muscle). Iliopsoas muscle.

PSODYME, *s.m.* Psodymus.

PSOÏTE, PSOÏTIS, *s.f.* Psoitis.

PSORALÈNE, *s.m.* Psoralen.

PSORE, *s.f.* Scabies. → *gale.*

PSORENTÉRIE, *s.f.* Psorenteria.

PSORIASIS, *s.m.* Psoriasis, Willan's lepra, psora.

PSORIASIS ARTHROPATHIQUE. Psoriasic arthropathy.

PSORIASIS OSTRÉACÉ. Psoriasis ostracea.

PSORIASIS PALMO-PLANTAIRE. Psoriasis palmaris et plantaris, volar psoriasis.

PSORIASIS PUSTULEUX GÉNÉRALISÉ DE ZUMBUSCH. Pustular psoriasis (von Zumbusch type), von Zumbusch's psoriasis.

PSORIASIS RAPIOÏDE. Psoriasis rapioides.

PSOROSPERMOSE, *s.f.* Psorospermosis, psorospermiasis.

PSOROSPERMOSE FOLLICULAIRE VÉGÉTANTE. Keratosis follicularis, keratosis vegetans, psorospermosis follicularis, Darier's disease, White's disease.

PSP (épreuve de la). Phenolsulfonephthalein test. → *s.f.* Psychalgia, soul pain, ideogenous pain.

PSYCHALGIE FACIALE. Sympatheticalgia of the face. → *s.f.* Psychoanalysis, psychanalysis.

PSYCHASTHÉNIE, *s.f.* Psychasthenia obsessive neurasthenia, Janet's disease, asthenic personality.

PSYCHÉDÉLIQUE, *adj.* Psychedelic.

PSYCHIATRE, *s.m.* Psychiatry, psychiater, alienist.

PSYCHIATRIE, *s.f.* Psychiatry, psychiatrics, mental medicine or pathology, psychopathology.

PSYCHIATRIE INFANTILE. Child psychiatry.

PSYCHO-ANALEPTIQUE, *adj.* Psychoanaleptic.

PSYCHOCHIRURGIE, *s.f.* Psychosurgery.

PSYCHODÉPENDANCE, *s.f.* Physical dependance on a drug. → *pharmacodépendance psychique.*

PSYCHODÉPRESSEUR, *adj.* Psycholeptic.

PSYCHODIAGNOSTIC, *s.m.* Psychodiagnostics, psychodiagnosis.

PSYCHODRAME, *s.m.* Psychodrama, acting out.

PSYCHODYSLEPTIQUE, *adj.* Psychodysleptic.

PSYCHOGÈNE, *adj.* Psychogenic, psychogenous, psychogenetic.

PSYCHOGENÈSE, *s.f.* Psychogenesis.

PSYCHOGÉRIATRIE, *s.f.* Psychogeriatrics.

PSYCHOGÉRONTOLOGIE, *s.f.* Psychogeriatrics.

PSYCHOGRAMME, *s.m.* Psychogram.

PSYCHOLEPSIE, *s.f.* Psycholepsy.

PSYCHOKINÉSIE OBSTÉTRICALE. Obstetrical psychokinesis.

PSYCHOLEPTIQUE, *adj.* Psycholeptic, psychoplegic.

PSYCHOLOGIE, *s.f.* Psychology.

PSYCHOLOGUE, *s.m.* ou *f.* Psychologist.

PSYCHOMÉTRIE, *s.f.* Psychometry, psychometrics.

PSYCHOMOTEUR, TRICE, *adj.* Psychomotor.

PSYCHOMOTRICE (crise). Psychomotor epilepsy. → *épilepsie temporale.*

PSYCHONEURASTHÉNIE, *s.f.*, **PSYCHONEURASTHÉNIQUE (état).** Psychoneurosis.

PSYCHONÉVROSE, *s.f.* Psychoneurosis, *pl.* psychoneuroses.

PSYCHONOSE, *s.f.* Psychonosis.

PSYCHOPATHIE, *s.f.* Psychopathia, psychopathy.

PSYCHOPATHIQUE, *adj.* Psychopathic.

PSYCHOPATHOGÈNE, *adj.* Psychodysleptic.

PSYCHOPATHOLOGIE, *s.f.* Psychopathology. → *psychiatrie.*

PSYCHOPHARMACOLOGIE, *s.f.* Psychopharmacology.

PSYCHOPHYSIOLOGIE, PSYCHOPHYSIQUE, *s.f.* Psychophysics, psychophysiology.

PSYCHOPLÉGIE, *s.f.* Psychoplegia.

PSYCHOPLÉGIQUE, *adj.* Psycholeptic, psychoplegic.

PSYCHOPROPHYLAXIE, *s.f.* Psychoprophylaxis.

PSYCHOSE, *s.f.* Psychosis, vesania.

PSYCHOSE DES AFFAMÉS. Famine psychosis.

PSYCHOSE CARCÉRALE. Prison psychosis.

PSYCHOSE CIRCULAIRE. Circular insanity. → *folie circulaire.*

PSYCHOSE CYCLOTHYMIQUE. Manic depressive psychosis → *folie périodique.*

PSYCHOSE DÉPRESSIVE. Depressive psychosis.

PSYCHOSE DÉPRESSIVE HALLUCINATOIRE. Depressive hallucination.

PSYCHOSE DES ÉPUISÉS. Exhaustion psychosis.

PSYCHOSE GRAVIDIQUE. Gestational psychosis.

PSYCHOSE HALLUCINATOIRE CHRONIQUE. Delusion of persecution, mania of persecution, Lasègue's disease, persecution complex.

PSYCHOSE IMPULSIVE. Compulsive insanity, impulsive insanity.

PSYCHOSE D'INADAPTATION. Reactive psychosis, situational psychosis.

PSYCHOSE MANIAQUE. Manic psychosis.

PSYCHOSE MANIAQUE-DÉPRESSIVE. Manic depressive psychosis.

PSYCHOSE ORGANIQUE. Organic psychosis, idiophrenic psychosis.

PSYCHOSE PARANOÏAQUE. Paranoiac psychosis, paranoid psychosis.

PSYCHOSE PÉRIODIQUE. Manic depressive psychosis.

PSYCHOSE TOXIQUE. Toxic psychosis, toxic insanity.

PSYCHOSENSORIEL, *adj.* Psychosensorial, psychosensory.

PSYCHOSOMATIQUE, *adj.* Psychosomatic.

PSYCHOTECHNIE, PSYCHOTECHNIQUE, *s.f.* Psychotechnics.

PSYCHOTHÉRAPIE, PSYCHOTHÉRAPEUTIQUE, *s.f.* Psychotherapeutics, psychotherapy, mental healing, metaphysical healing, mind cure.

PSYCHOTIQUE, *adj.* Psychotic.

PSYCHOTONIQUE, *adj.* Psychotonic.

PSYCHOTROPE, *adj.* Psychotropic.

PSYCHROTHÉRAPIE, *s.f.* Psychrotherapy, cryotherapy.

PSYCHROPHILE, *adj.* Psychrophilic.

PSYDRACIUM, *s.m.* Psydracium.

PTA-TEST. Peroxidase treponemal antibody test, PTA-test.

PTB (prothèse). PTB prosthesis.

PTBS (prothèse). PTBS prothesis.

PT CO_2. Tissular partial pressure in carbon dioxide.

PTÉRÉON OU PTÉRION, *s.m.* Pterion.

PTERNALGIE, *s.f.* Pternalgia, talalgia.

PTÉROYLGLUTAMIQUE (acide). Folic acid.

PTÉRYGION DU COU, PTERYGIUM COLLI. Pterygium colli, webbed neck.

PTÉRYGIONS POPLITÉS (syndrome des). Popliteal pterygium syndrome, lip pits-cleft lip and palate-popliteal pterygia syndrome, popliteal web syndrome.

PTÉRYGOÏDE, *adj.* Pterygoid.

PTÉRYGOÏDES DE LA CONJONCTIVE. False traumatic pterygium.

PTÉRYGOÏDIENNES (plaques). Parrot's ulcer.

PTFB. Initials of plasma thromboplastin factor B, PTFB. → *facteur anti-hémophilique B.*

PTH. PTH, parathormone. → *parathormone.*

PTILOSE, *s.f.* Ptilosis.

PTISANE, *s.f.* Ptisan.

PTO_2. Tissular partial pressure in oxygen.

PTOMAÏNE, *s.f.* Ptomaine, animal alkaloid, putrefactive cadaveric alkaloid, ptomatine.

PTOMAPHAGIE, *s.f.* Necrophagia.

PTOMATINE, *s.f.* Ptomain. → *ptomaïne.*

PTOSE, *s.f.* Ptosis, prolapse.

PTOSE ABDOMINALE. Splanchnoptosis. → *splanchnoptose.*

PTOSIS, *s.m.* Ptosis.

PTS (prothèse). PTS prosthesis.

PTYALINE, *s.f.* Ptyalin.

PTYALISME, *s.m.* Salivation, ptyalism, polysiala, sialorrhoea, ptyalorrhœa, hypersialosis.

PUBARCHE, *s.m.* Pubarche.

PUBERTÉ, *s.f.* Puberty, pubertas, pubescence.

PUBERTÉ PRÉCOCE. Precocious puberty, pubertas præcox.

PUBERTÉ TARDIVE. Delayed puberty, delayed menstruation.

PUBESCENCE, *s.f.* Pubescence.

PUBIEN, ENNE, *adj.* Pubic.

PUBIO-SACRÉ (diamètre). True conjugate diameter, anatomic conjugate diameter, internal conjugate diameter, pubosacral diameter, median diameter, diameter medianus.

PUBIOTOMIE, *s.f.* Pubiotomy, Gigli's operation, hebosteotomy, hebotomy, pelvic osteotomy.

PUBIS, *s.m.* Os pubis.

PUCE, *s. f.* Flea.

PUDEUR, *s. f.* Sexual modesty.

PUDEUR (attentat à la). Indecent assault.

PUDEUR (outrage public à la). Indecent exposure.

PUÉRICULTURE, *s.f.* Puericulture, infanticulture.

PUÉRILISME, *s.m.* Puerilism.

PUÉRPÉRAL, ALE, *adj.* Puerperal.

PUERPÉRAL (état). Puerperuism.

PUERPÉRALITÉ, *s.f.* Puerperium.

PULEX, *s. f. Pulex.*

PULEX PENETRANS. *Pulex penetrans. → chique.*

PULMONAIRE, *adj.* Pulmonary, pulmonic.

PULPECTOMIE, *s.f.* Pulpectomy.

PULPITE, *s.f.* Pulpitis.

PULPOLITHE, *s.m.* Denticle.

PULSATIF, IVE, *adj.* Throbbing.

PULSATILE, *adj.* Pulsatile.

PULSATION, *s.f.* Pulsation.

PULSION, *s.f.* Pulsion.

PULSUS BISFERIENS. Bisferious pulse, pulsus bisferiens or biferiens.

PULSUS CELER ET ALTER. Corrigan's pulse. → *Corrigan (pouls de).*

PULSUS DIFFERENS. Pulsus differens.

PULSUS PARVUS. Pulsus parvus.

PULSUS TARDUS. Pulsus tardus.

PULTACÉ, CÉE. *adj.* Pultaceous.

PULVÉRISATION, *s.f.* 1° *d'un liquide.* Atomization, nebulization. – 2° *d'un solide.* Pulverization.

PULVÉRULENCE, *s.f.* Pulverulence.

PULVINAR, *s.m.* Pulvinar.

PUNAISE, *s.f.* *Cimex lectularius.*

PUNAISIE, *s.f.* Ozena. → *ozène.*

PUNCTUM PROXIMUM. Near point, punctum proximum, Pp.

PUNCTUM REMOTUM. Far point, punctum remotum, Pr.

PUPILLE, *s.f.* Pupilla.

PUPILLOMÈTRE, *s.m.* Pupillometer.

PUPILLOMÉTRIE, *s.f.* Pupillometry.

PUPILLOSCOPIE, *s.f.* Skiascopy, pupilloscopy.

PUPILLOTONIE, *s.f.* Pupillotonia, tonic pupil, Adie's pupil, Pilz's sign.

PURGATIF, IVE, *adj.* Purgative.

PURIFORME, *adj.* Puriform.

PURINE, *s.f.* Purine.

PURINOGÈNE, *adj.* Producing purine.

PURIQUE, *adj.* Puric.

PURKINJE (arbre ou **figures de).** Purkinje's figures.

PURPURA, *s.m.* Purpura.

PURPURA ABDOMINAL. Henoch's purpura, abdominal form of purpura rheumatica, purpura abdominalis.

PURPURA ALLERGIQUE. Purpura rheumatica.

PURPURA ATHROMBOPÉNIQUE. Purpura rheumatica.

PURPURA HÉMORRAGIQUE. Purpura haemorrhagica, haemorrhagic purpura.

PURPURA DE HÉNOCH. Hénoch's purpura.

PURPURA HYPERGLOBULINÉMIQUE OU **HYPERIMMUNOGLOBULINÉMIQUE DE WALDENSTRÖM.** Hyperglobulinaemic purpura, hypergammaglobulinaemic purpura, purpura hyperglobulinaemica, Waldenström's syndrome, idiopathic hyperglobulinaemia.

PURPURA INFECTIEUX. Infectious purpura.

PURPURA INFLAMMATOIRE BÉNIN. Purpura rheumatica, rheumatic purpura, allergic or anaphylactoid purpura, athrombopenic or idiopathic purpura, acute vascular purpura, purpura nervosa, nonthrombopenic purpura, purpura simplex, peliosis rheumatica, Schönlein's or Schönlein-Henoch disease or purpura, Henoch's purpura, haemorrhagic capillary toxicosis, purpura angioneurotica, haemorrhagic exsudative erythema.

PURPURA SCORBUTIQUE. Purpura maculosa, acne scorbutica.

PURPURA DE SEIDLMAYER. Seidlmayer's syndrome.

PURPURA SÉNILE DE BATEMAN. Purpura senilis.

PURPURA THROMBOCYTOPÉNIQUE ESSENTIEL. Idiopathic thrombocytopenic purpura. → *purpura thrombopénique idiopathique.*

PURPURA THROMBOCYTOPÉNIQUE SECONDAIRE. Secondary thrombocytopenic purpura.

PURPURA THROMBOCYTOPÉNIQUE THROMBOTIQUE. Thrombotic (or thrombohaemolytic) thrombocytopenic purpura, Moshkowitz's disease or syndrome, febrile pleiochromic anaemia, thrombotic acro-angiothrombosis, thrombotic microangiopathic anaemia, thrombotic microangiopathy.

PURPURA THROMBOPÉNIQUE. Thrombocytopenic purpura.

PURPURA THROMBOPÉNIQUE IDIOPATHIQUE. Idiopathic (or essential) thrombocytopenic purpura, idiopathic thrombopenic purpura, idiopathic (or essential) thrombocytopenia ou thrombopenia.

PURTSCHER (syndrome, rétinite ou **rétinopathie de).** Purtscher's disease or traumatic retinal angiopathy, Purtscher's angiopathic retinopathy.

PURULENT, ENTE, *adj.* Purulent.

PUS, *s.m.* Pus, matter.

PUS BLEU. Blue pus.

PUS CASÉEUX. Cheesy pus.

PUS CHOCOLAT. Anchovy sauce pus.

PUS FÉTIDE. Ichorous pus.

PUS GRUMELEUX. Curdy pus.

PUS LOUABLE. Laudable pus, pus laudandum, pus bonum et laudabile.

PUS MORT. Sterile pus.

PUS NON COLLECTÉ. Burrowing pus.

PUS PUTRIDE. Sanious pus.

PUSTULE, *s.f.* Pustule.

PUSTULE MALIGNE. Malignant anthrax, contagious anthrax, malignant carbuncle or pustule, pustula maligna.

PUSTULE PHLYZACIÉE. Phlyzacium.

PUSTULE VARIOLIQUE. Pock.

PUSTULOSE, *s.f.* Pustulosis.

PUSTULOSE À ÉOSINOPHILES. Ofugi's syndrome.

PUSTULOSE EXANTHÉMATIQUE AIGUË GÉNÉRALISÉE. Acute generalized exanthematous pustulosis.

PUSTULOSE PALMOPLANTAIRE. Acropustulosis. → *acropostulose.*

PUSTULOSE SOUS-CORNÉE DE SNEDDON ET WILKINSON. Subcorneal pustular dermatosis, dermatitis pustulosa subcornealis, Sneddon-Wilkinson syndrome, Duhring-Sneddon-Wilkinson syndrome.

PUSTULOSE VACCINIFORME, VARIOLIFORME AIGUË OU **VARICELLIFORME.** Kaposi's varicelliform disease or eruption, pustulosis vacciniformis acuta, eczema herpeticum.

PUTAMEN, *s.m.* Putamen.

PUTRÉFACTION, *s.f.* Putrefaction.

PUTRIDE, *adj.* Putrid.

PUTRILAGE, *s.m.* Putrilage.

PUTRILAGINEUX, EUSE, *adj.* Putrilaginous.

PV. Venous pressure.

PVC. Central venous pressure.

P$\bar{v}CO_2$. Symbol for carbon dioxide tension in mixed venous blood.

P$\bar{v}O_2$. Symbol for oxygen tension in mixed venous blood.

PYARTHRITE, PYARTHROSE, *s.f.* Pyarthrosis.

PYCNIQUE, *adj.* Pyknic, pycnic.

PYCNODYSOSTOSE, *s.f.* Pyknodysostosis, Toulouse-Lautrec's disease.

PYCNOÉPILEPSIE, *s.f.* Minor epilepsy. → *mal (petit).*

PYCNOÏDE, *adj.* Pyknomorphous, pyknomorphic, pycnomorphous.

PYCNOLEPSIE, *s.f.* Minor epilepsy. → *mal (petit).*

PYCNOLEPTIQUE (accès). Minor epilepsy. → *mal (petit).*

PYCNOMORPHE, *adj.* Pycnomorphous. → *pycnoïde.*

PYCNOMORPHE (état). Pyknomorphic or pyknomorphous stage.

PYCNOSE, *s.f.* Pyknosis.

PYÉLECTASIE, *s.f.* Pyelectasis, pyelectasia.

PYÉLIQUE, *adj.* Pyelic.

PYÉLITE, *s.f.* Pyelitis.

PYÉLITE ASCENDANTE. Urogenous pyelitis.

PYÉLITE DE LA GROSSESSE. Pyelitis gravidarum.

PYÉLITE HÉMATOGÈNE. Haematogenous pyelitis.

PYÉLITE KYSTIQUE. Pyelitis cystica.

PYÉLITE LITHIASIQUE. Calculous pyelitis.

PYÉLOCALICIEL, ELLE, *adj.* Pertaining the pelvis and the calices of the kidney.

PYÉLOCYSTITE, *s.f.* Pyelocystitis.

PYÉLOGRAMME, *s.m.* Pyelogram.

PYÉLOGRAPHIE, *s.f.* Pyelography, urography.

PYÉLOGRAPHIE ASCENDANTE. Retrograde pyelography, ascending pyelography ascending urography, cystoscopic urography, retrograde urography.

PYÉLOGRAPHIE DESCENDANTE. Descending urography. → *urographie.*

PYÉLOGRAPHIE EXCRÉTRICE. Excretion urography. → *urographie.*

PYÉLOGRAPHIE GAZEUSE. Pneumopyelography.

PYÉLOGRAPHIE INTRAVEINEUSE. Intravenous pyelography. → *urographie.*

PYÉLOGRAPHIE RÉTROGRADE. Retrograde pyelography. → *pyélographie ascendante.*

PYÉLO-ILÉO-CYSTOSTOMIE, *s.f.* Pyeloileostomy. → *pyéloiléostomie.*

PYÉLO-ILÉOSTOMIE, *s.f.* Pyeloileostomy, pyeloileocystostomy.

PYÉLOLITHOTOMIE, *s.f.* Pyelolithotomy.

PYÉLONÉPHRITE, *s.f.* Pyelonephritis.

PYÉLONÉPHRITE ASCENDANTE. Ascending pyelonephritis.

PYÉLONÉPHRITE EMPHYSÉMATEUSE. Emphysematous pyelonephritis.

PYÉLONÉPHRITE XANTHOGRANULOMATEUSE. Xanthogranulomatous pyelonephritis.

PYÉLONÉPHROSE, *s.f.* Pyelonephrosis.

PYÉLONÉPHROTOMIE, *s.f.* Pyelonephrotomy.

PYÉLOPLASTIE, *s.f.* Pyeloplasty.

PYÉLOSCOPIE, *s.f.* Pyeloscopy.

PYÉLOSTOMIE, *s.f.* Pyelostomy.

PYÉLOTOMIE, *s.f.* Pyelotomy.

PYÉMIE, *s.f.* Pyohaemia. → *pyohémie.*

PYGMÉISME, *s.m.* Microsomia. → *microsomie.*

PYGOMÈLE, *s.m.* Pygomelus.

PYGOPAGE, *s.m.* Pygopagus.

PYLE (maladie de). Familial metaphyseal dysplasia, Pyle's disease, Pyle-Cohn disease, Bakwin-Krida syndrome.

PYLÉPHLÉBITE, *s.f.* Pylephlebitis.

PYLÉTHROMBOPHLÉBITE, *s.f.* Pylethrombophlebitis, adhesive pylephlebitis.

PYLÉTHROMBOSE, *s.f.* Pylethrombosis.

PYLORE, *s.m.* Pylorus.

PYLORECTOMIE, *s.f.* Pylorectomy.

PYLORECTOMIE ANTRALE. Pylorectomy with antrectomy.

PYLORISME, *s.m.* Pyloric spasm.

PYLORITE, *s.f.* Pyloritis.

PYLOROBULBOSCOPIE, *s.f.* Fiberoptic endoscopy of the pylorus and of the duodenal cap.

PYLOROCLASIE, *s.f.* Pyloroclasia.

PYLORO-DUODÉNITE, *s.f.* Pyloroduodenitis.

PYLORO-GASTRECTOMIE, *s.f.* Pylorogastrectomy. → *gastropylorectomie.*

PYLOROPLASTIE, *s.f.* Pyloroplasty, Heineke-Mikulicz operation.

PYLOROSPASME, *s.m.* Pylorospasm.

PYLOROSTOMIE, *s.f.* Pylorostomy.

PYLOROTOMIE, *s.f.* Pylorotomy, Fredet-Ramstedt's operation.

PYOCÉPHALIE, *s.f.* Pyocephalus.

PYOCHOLÉCYSTE, *s.m.* Empyema of gallbladder.

PYOCHOLÉCYSTITE, *s.f.* Suppurative cholecystitis.

PYOCINE, *s.f.* Pyocin.

PYOCOLPOS, *s.m.* Pyocolpos.

PYOCOQUE, *s.m.* Pyococcus.

PYOCYANIQUE (bacille). *Pseudomonas aeruginosa.* → *Pseudomonas aeruginosa.*

PYOCYTE, *s.m.* Pyocyte.

PYODERMA GANGRENOSUM. Pyoderma gangrenosum. → *idiophagédénisme.*

PYODERMIE, PYODERMITE, *s.f.* Pyoderma, pyodermia, pyodermatitis, pyodermitis.

PYODERMIE PHAGÉDÉNIQUE. Pyoderma gangrenosum. → *idiophagédénisme.*

PYODERMITE VÉGÉTANTE. Dermatitis vegetans, pyodermatitis vegetans, pyodermitis vegetans, pyoderma vegetans, pyoderma verrucosum.

PYODERMITE VÉGÉTANTE CIRCONSCRITE. Circumscribed dermatitis vegetans.

PYODERMITE VÉGÉTANTE GÉNÉRALISÉE. Generalized dermatitis vegetans, Hallopeau's disease, pustular dermatitis, pemphigus vegetans, Hallopeau's type.

PYOGÈNE, *adj.* Pyogenic.

PYOGÉNIE, *s.f.* Pyogenesis.

PYOHÉMIE, *s.f.* Pyaemia, metastatic infection or inflammation, pyohaemia.

PYOLABYRINTHITE, *s.f.* Pyolabyrinthitis.

PYOMÈTRE, *s.m.* **PYOMÉTRIE,** *s.f.* Pyometra, pyometritis, pyometrium.

PYOMYOSITE, *s.f.* Pyomyositis.

PYONÉPHRITE, *s.f.* Pyonephritis.

PYONÉPHROSE, *s.f.* Pyonephrosis.

PYOPÉRICARDE, *s.m.* Pyopericardium.

PYOPÉRIHÉPATITE, *s.f.* Suppurative perihepatitis.

PYOPHAGIE, *s.f.* Pyophagia.

PYOPHTALMIE, *s.f.* Pyophthalmia, pyophthalmitis.

PYOPNEUMOCHOLÉCYSTE, *s.m.* Pyopneumocholecystitis.

PYOPNEUMOHYDATIDE, *s.f.* Gangrenous hydatid pyopneumocyst.

PYOPNEUMOKYSTE HYDATIQUE. Hydatid pyopneumocyst.

PYOPNEUMOPÉRICARDE, *s.m.* Pyopneumopericardium.

PYOPNEUMOPÉRIHÉPATITE, *s.f.* Perihepatitis with formation of pus and gas.

PYOPNEUMOTHORAX, *s.m.* Pyopneumothorax.

PYORRHÉE, *s.f.* Pyorrhoea.

PYORRHÉE ALVÉOLO-DENTAIRE. Pyorrhea alveolaris, pyorrhoca alveolaris, Fauchard's disease, Rigg's disease, gingivitis expulsiva, expulsive gingivitis, cementoperiostitis, gingivopericementitis, suppurative pericementitis, alveolysis.

PYOSALPINX, *s.m.* Pyosalpinx.

PYOSCLÉROSE, *s.f.* Pyosclerosis.

PYOSPERMIE, *s.f.* Pyospermia.

PYOSTERCORAL, ALE, *adj.* Pertaining to pus and excrement.

PYOTHÉRAPIE, *s.f.* Pyotherapy.

PYOTHORAX, *s.m.* Purulent pleurisy. → *pleurésie purulente.*

PYRAMIDAL, ALE, *adj.* Pyramidal, corticospinal.

PYRAMIDOTOMIE, *s.f.* Section of the pyramidal tract.

PYRÉTIQUE, *adj.* Febrile, pyretic.

PYRÉTOGÈNE, *adj.* Pyretogenic, pyretogenous, pyrogenetic, pyrogenic, pyrogenous. – *s.m.* Pyrogen, pyretogen.

PYRÉTOLOGIE, *s.f.* Pyretology.

PYRÉTOTHÉRAPIE, *s.f.* Pyretotherapy, fever therapy, therapeutic fever.

PYREXIE, *s.f.* Pyrexia, pyrexy.

PYRGOCÉPHALIE, *s.f.* Turrecephaly, turricephaly, tower head, tower skull.

PYRIDOXINE, *s.f.* Pyridoxin. → *vitamine B6.*

PYRIDOXINO-DÉPENDANCE, *s.f.* Pyridoxino-dependency, vitamine B6, dependency.

PYRIMIDINE, *s.f.* Pyrimidine.

PYRIMIDIQUE, *adj.* Pyrimidic.

PYROGÈNE, *adj.* et *s.m.* 1° Producing fire. – 2° Pyretogenic. → *pyrétogène.*

PYROGLOBULINE, *s.f.* Pyroglobulin.

PYROMANIE, *s.f.* Pyromania.

PYROPHOBIE, *s.f.* Pyrophobia.

PYROPOÏKILOCYTOSE, *s.f.* Pyropoikilocytosis.

PYROSIS, *s.m.* Pyrosis, water brash, heart burn.

PYRUVATE-KINASE, *s.f.* Pyruvate-kinase.

PYRUVICÉMIE, *s.f.* Pyruvaemia.

PYURIE, *s.f.* Pyuria.

PZ. Pancreatozymin.

Q

Q. Symbol for quantity, Q.

q. Symbol for the long arm of a chromosome, q.

$\dot{Q}$ or $\dot{Q}$b. Symbol for the cardiac output (or blood flow), $\dot{Q}$.

Q (composé). Desoxycorticosterone. → *désoxycorticostérone.*

Q (onde) (électrocardiogramme). Q wave.

QALY. QALY (Quality Adjusted Life Year).

$\dot{Q}$c. Symbol for the capillary blood flow.

Qco_2 (quantité de CO_2 éliminée par les tissus, par heure).QCO_2.

QI. Intelligence quotient.

Qo_2. Oxygen consumption.

QRS (ondes) (électrocardiogramme). QRS waves.

QRST (complexe) (électrocardiogramme). QRST group or complex.

qs ou **qsp.** Quantum satis, quantum sufficit, sufficient quantity, qs.

QS (onde) (électrocardiogramme). QS wave.

QT LONG (syndrome du). Prolonged QT syndrome.

QUADRANOPSIE, *s.f.* Quadrantic hemianopsia.

QUADRICEPS, *s.m.* Quadriceps.

QUADRIGE (syndrome du). Verdan's syndrome.

QUADRIGÉMINÉ, ÉE, *adj.* Quadrigeminal.

QUADRIGÉMINISME, *s.m.* Quadrigeminy.

QUADRIPARÉSIE, *s.f.* Paresis of the four limbs.

QUADRIPLÉGIE, QUADRUPLÉGIE, *s.f.* Quadriplegia, tetraplegia.

QUADRUPÉDIE, *s.f.* Quadrupedal position.

QUARANTAINE, *s.f.* Quarantine.

QUARANTENAIRE, *adj.* Quarantinable.

QUARTERON, ONE, *s.m.* et *f.* Quadroon.

QUATORZIÈME ou **QUINZIÈME JOUR (syndrome du).** Intermenstrual crisis or pain, mittelschmerz.

QUATRIÈME MALADIE. Fourth disease. → *Dukes-Filatow (maladie de).*

QUATRIÈME MALADIE VÉNÉRIENNE. Nicolas-Favre disease. → *Nicolas et Favre (maladie de).*

QUECKENSTEDT ou **QUECKENSTEDT-STOOKEY (épreuve de).** Queckenstedt's phenomenon or sign or test.

QUEENSLAND (fièvre du). Queensland fever. → *fièvre Q.*

QUÉNU-SOBOTTIN (opération de). Quénu's operation, Quénu's thoracoplasty, quenuthoracoplasty, Quénu-Mayo operation.

QUERIDO (test de). TSH test. → *thyréostimuline (test à la).*

QUÉRULENCE, *s.f.* Querulousness, paranoia quaerula, querulous paranoia.

QUERVAIN (maladie de De). Quervain's disease, tenosynovitis stenosans.

QUERVAIN (thyroïdite subalguë de De). Granulomatous thyroiditis, De Quervain's thyroiditis, acute non suppurative thyroiditis, giant cell thyroiditis, giant follicular thyroiditis, pseudotuberculous thyroiditis, subacute thyroiditis, subacute diffuse thyroiditis.

QUETELET (règle de). Quetelet's rule.

QUEUE DE CHEVAL. Cauda equina.

QUEUE DE CHEVAL (syndrome de la). Cauda equina syndrome.

QUEYRAT (maladie de). Queyrat's erythroplasia. → *érythroplasie.*

QUICK (épreuve de J. A.). Quick's test, hippuric acid test.

QUICK (méthode, temps ou **test de).** Quick's test, prothrombin time test, prothrombin test, prothrombin concentration.

QUINCKE (maladie ou **œdème de).** Quincke's disease, Quincke's oedema, angioneurotic oedema, angioneurosis cutaneous, circumscribed oedema, acute circumscribed oedema, giant oedema, wandering oedema, Milton's oedema, giant swelling, giant urticaria, urticaria gigantea, urticaria oedematosa, Milton's urticaria, hydrops hypostrophos. – *forme héréditaire.* Hereditary periodic oedema, hereditary angioneurotic oedema.

QUINCKE (méthode de). Postural drainage.

QUINCKE (œdème de). Quincke's disease. → *Quincke (maladie de).*

QUINCKE (ponction lombaire de). Rachicentesis. → *rachicentèse.*

QUINIDINE, *s.f.* Quinidine.

QUININE, *s.f.* Quinine.

QUININE (test à la). Quinine test.

QUININISATION OU **QUINISATION,** *s.f.* Cinchonization, quinization.

QUININISME OU **QUINISME,** *s.m.* Quininism, quinism, cinchonism.

QUINIQUE, *adj.* Pertaining to quinine.

QUINIQUE (ivresse). Quininism. → *quininisme.*

QUINOLONE, *s.f.* Quinolone.

QUINQUAUD (maladie de). Quinquaud's disease. → *folliculite décalvante.*

QUINQUAUD (signe de). Quinquaud's sign or phenomenon.

QUINTANE (fièvre). Quintan fever.

QUINTE, *s.f.* Fit of coughing.

QUINTON (plasma de). Plasma marinum.

QUINTON (traitement de). Quinton's treatment.

QUOTIDIENNE (fièvre). Quotidian fever.

QUOTIDIENNE DOUBLE (fièvre). Double quotidian fever.

QUOTIENT ALBUMINEUX DU SÉRUM. Protein quotient in blood serum.

QUOTIENT INTELLECTUEL. Intelligence quotient.

QUOTIENT RESPIRATOIRE (R). Respiratory quotient, RQ.

R

r. r. 1° Obsolete abbreviation for röntgen. – 2° Symbol for chromosome en anneau (ring chromosome).

R. Symbol for *röntgen*, R.

R. Symbol for *respiratory quotient.*

R (onde). R wave.

Ra. Chemical symbol for radium.

RA. Alkali reserve.

RAA. Abbreviation for rhumatisme articulaire aigu: rheumatic fever.

RAAB (syndrome de). Laurence-Biedl syndrome with hemeralopia.

RABE (méthode de). Rabe's method.

RABIQUE, *adj.* Rabic, rabid.

RABSON-MENDENHALL (syndrome de). Rabson-Mendenhall syndrome.

RACÉMATE, *s.m.* Racemate.

RACÉMEUX, EUSE, *adj.* Racemose.

RACÉMIQUE, *adj.* Racemic.

RACHIALGIE, *s.f.* Rachialgia, rachiodynia.

RACHIALGITE, *s.f.* Spinitis.

RACHIANALGÉSIE, *s.f.* Rachianalgesia.

RACHIANESTHÉSIE, *s.f.* Spinal anaesthesia, medullary anaesthesia, Corning's spinal anaesthesia, Bier's method, spinal cocainisation, medullary narcosis, rachianaesthesia, Tuffier's method, subarachoid anaesthesia, intraspinal anaesthesia, intrathecal anaesthesia, Jonnesco's spinal anaesthesia, spinal block, subarachnoid block, spinal subarachnoid block, dynamic block, intraspinal block.

RACHIANESTHÉSIE HYPERBARE. Hyperbaric spinal anaesthesia.

RACHIANESTHÉSIE HYPOBARE. Hypobaric spinal anaesthesia.

RACHIANESTHÉSIE ISOBARE. Isobaric spinal anaesthesia.

RACHICENTÈSE, *s.f.* Spinal puncture, thecal puncture, rachicentesis, rachiocentesis.

RACHICOCAÏNISATION, *s.f.* Spinal anaesthesia. → *rachianesthésie.*

RACHIDIEN, ENNE, *adj.* Rachidian, rachidial, rachial.

RACHIS, *s.m.* Rachis.

RACHISCHISIS, *s.m.* Rachischisis.

RACHISCHISIS ANTÉRIEUR. Somatoschisis.

RACHISCHISIS POSTÉRIEUR. Spina bifida. → *spina bifida.*

RACHITIGÈNE, *adj.* Rachitogenic.

RACHITIQUE, *adj.* Rachitic.

RACHITIS, *s.m.* Rickets, rachitis.

RACHITISME, *s.m.* Rickets, rachitis.

RACHITISME CACHECTIQUE. Lean rickets.

RACHITISME DYSTROPHIQUE. Incurable rickets.

RACHITISME EUTROPHIQUE. Curable rickets.

RACHITISME GRAS. Fat rickets.

RACHITISME HYPOPHOSPHATÉMIQUE FAMILIAL. Hypophosphataemic familial rickets, X-linked hypophosphataemic rickets, familial vitamin D-resistant rickets with hypo-phosphataemia, Albright-Butler-Bloomberg syndrome.

RACHITISME HÉMORRAGIQUE. Infantile scurvy. → *scorbut infantile.*

RACHITISME RÉNAL. Renal dwarfism. → *nanisme rénal.*

RACHITISME TARDIF. Late rickets, tardy rickets, infantile osteomalacia, juvenile osteomalacia.

RACHITISME VITAMINO-RÉSISTANT. Vitamin D-resistant rickets, vitamin D-refractory rickets, pseudodeficiency rickets, refractory rickets.

RACHITISME VITAMINO-RÉSISTANT FAMILIAL HYPOPHOSPHATÉMIQUE DE FANCONI. Hypophosphataemic familial rickets. → *rachitisme hypophosphatémique familial.*

RACHITOME, *s.m.* Rachitome, rachiotome.

RACHITOMIE, *s.f.* Rachitomy, rachiotomy.

RACINE (syndrome de). Racine's syndrome.

RAD, *s.m.* Rad.

RADAR (ondes). Radar waves.

RADEMACKER (syndrome de). Rademacker's syndrome.

RADIAL, ALE, *adj.* Radial.

RADIANCE, *s.f.* (physique). Radiant flux.

RADIATION, *s.f.* Radiation.

RADIATIONS (syndrome aigu des). Acute radiation (or irradiation) injury.

RADICAL, ALE, *adj.* Radical.

RADICAL LIBRE. Free radical.

RADICOTOMIE, *s.f.* Rhizotomy, radicotomy.

RADICOTOMIE RÉTROGASSÉRIENNE. Retrogasserian neurotomy. → *névrotomie rétrogassérienne.*

RADICULAIRE, *adj.* Radicular.

RADICULAIRE INFÉRIEUR DU PLEXUS BRACHIAL (syndrome). Lower brachial plexus paralysis.

RADICULAIRE MOYEN DU PLEXUS BRACHIAL (syndrome). Remak's paralysis.

RADICULAIRE SUPÉRIEUR DU PLEXUS BRACHIAL (syndrome). Erb's palsy.

RADICULALGIE, *s.f.* Root pain, radiculalgia.

RADICULALGIE BRACHIALE AIGUË. Parsonage-Turner palsy. → *Parsonage et Turner (syndrome de).*

RADICULITE, *s.f.* Radiculitis, radicular neuritis.

RADICULO-GANGLIONNAIRE (syndrome). Zona. → *zona.*

RADICULOGRAPHIE, *s.f.* Radiculography.

RADIFÈRE, *adj.* Radiferous.

RADIQUE, *adj.* Radiation-induced.

RADIO-ACTIVATION, *s.f.* Radioactivation.

RADIO-ACTIVITÉ, *s.f.* Radioactivity, radioaction.

RADIOBIOTIQUES (effets). Biological effects of radiations.

RADIOCARDIOGRAMME, *s.m.* Radiocardiogram.

RADIOCARDIOGRAPHIE, *s.f.* Radiocardiography.

RADIOCARTOGRAPHIE, *s.f.* Scintigraphy. → *scintigraphie.*

RADIOCINÉMATOGRAPHIE, *s.f.* Radiocinematography, cinefluorography, cineradiography, cinematoradiography, cinematofluorography, cineröntgenofluorography, cineröntgenography.

RADIODERMITE, *s.f.* Radiodermatitis, actinodermatitis, röntgen dermatitis, röntgen rays dermatitis, dermatitis skiagraphica, X-rays dermatitis.

RADIODIAGNOSTIC, *s.m.* Radiodiagnosis.

RADIO-ÉLECTROKYMOGRAPHIE, *s.f.* Electrokymography.

RADIO-ÉLÉMENT, *s.m.* Radioelement.

RADIO-ÉPIDERMITE, *s.f.* Radioepidermitis.

RADIO-ÉPITHÉLIOMA, *s.m.* X-ray carcinoma.

RADIOFRÉQUENCE, *adj.* Radiofrequency.

RADIOGRAMME, *s.m.* Radiograph. → *radiographie,* 2°.

RADIOGRAPHIE, *s.m.* Radiograph, röntgenograph.

RADIOGRAPHIE, *s.f.* 1° *art de faire des clichés radiographiques,* Radiography, röntgenography, skiagraphy. – 2° *cliché.* Radiograph, radiogram, röntgenogram, röntgenograph, skiagram, skiagraph.

RADIOGRAPHIE DE CONTACT. Contact röntgenography.

RADIO-IMMUNISATION, *s.f.* Radioimmunity.

RADIO-IMMUNODIFFUSION, *s.f.* Radioimmuno-diffusion.

RADIO-IMMUNODOSAGE, *s.m.* Radioimmunoassay, RIA.

RADIO-IMMUNO-ÉLECTROPHORÈSE. Radioimmunoelectrophoresis.

RADIO-IMMUNO-ESSAI, *s.m.* Radioimmunoassay, RIA.

RADIO-IMMUNOLOGIQUE (méthode). Radioimmunoassay, RIA.

RADIOIMMUNOMÉTRIQUE, *adj.* Immunoradiometric.

RADIO IMMUNO PRÉCIPITATION. Radio immuno precipitation assay, RIPA.

RADIO-ISOTOPE, *s.m.* Radioisotope, radio-active isotope, radioactive tracer.

RADIO-ISOTOPOGRAPHE, *s.m.* Radioisotope scanner.

RADIOKYMOGRAMME, *s.m.* Radiokymogram.

RADIOKYMOGRAPHIE, *s.f.* Radiokymography.

RADIOLABILE, *adj.* Radiosensitive.

RADIOLÉSION, *s.f.* Radiolesion.

RADIOLEUCÉMIE, *s.f.* ou **RADIOLEUCOSE,** *s.f.* X ray leukaemia.

RADIOLIPIODOLÉ (examen). Lipiodolography.

RADIOLOGIE, *s.f.* Radiology.

RADIOLOGIE D'INTERVENTION, RADIOLOGIE INTERVENTIONNELLE. Interventional radiology.

RADIOLUCITE, *s.f.* Actinodermatitis. → *actinodermatose.*

RADIOMANOMÉTRIE, *s.f.* Radiomanometry.

RADIOMENSURATION, *s.f.* Mensuration by X-ray examination.

RADIOMIMÉTIQUE, *adj.* Radiomimetic.

RADIOMUCITE, *s.f.* X-ray alteration of a mucous membrane.

RADIOMUTATION, *s.f.* Radiomutation.

RADIONÉCROSE, *s.f.* Radionecrosis, radiations necrosis.

RADIONUCLIDE, *s.m.* ou **RADIONUCLÉIDE,** *s.m.* Radionuclide. → *nuclide radioactif.*

RADIOPATHIE, *s.f.* Radiolesion, radiation injury.

RADIOPELVIGRAPHIE, *s.f.* Radiopelvigraphy.

RADIOPELVIMÉTRIE, *s.f.* Radiopelvimetry.

RADIOPHARMACEUTIQUE, *adj.* Radiopharmaceutical.

RADIOPHOTOGRAPHIE, *s.f.* Photofluorography, fluorography, fluororöntgenography, radiophotography.

RADIOPHOTOGRAPHIE EN PETIT FORMAT. Miniature fluorography.

RADIORÉNOGRAMME, *s.m.* Radioisotope nephrogram.

RADIORÉSISTANCE ACQUISE, *s.f.* Radioimmunity.

RADIORÉSISTANT, ANTE, *adj.* Radioresistant.

RADIOSARCOME, *s.m.* X-ray sarcoma.

RADIOSCOPIE, *s.f.* Fluoroscopy, radioscopy, skiascopy, röntgenoscopy, actinoscopy.

RADIOSENSIBILITÉ, *s.f.* Radiosensibility, radiosensitiveness, radiosensitivity.

RADIOSTIMULATION, *s.f.* Stimulating radiotherapy by small doses.

RADIOTHÉRAPIE, *s.f.* Radiotherapy, radiotherapeutics, röntgenotherapy, röntgen therapy, radiation therapy, X-ray therapy.

RADIOTHÉRAPIE DE CONTACT. Contact therapy. → *Chaoul (méthode de).*

RADIOTHÉRAPIE PROFONDE. Deep röntgenray therapy, deep X-ray therapy, high voltage röntgen therapy.

RADIOTOMIE, *s.f.* Tomography. → *tomographie.*

RADIOTRANSPARENCE, *s.f.* Radiolucency.

RADIOVACCINATION, *s.f.* Radioimmunity.

RADIQUE, *adj.* Radiation-induced.

RADIUMPUNCTURE, *s.f.* Interstitial irradiation.

RADIUMTHÉRAPIE, *s.f.* Curietherapy. → *curiethérapie.*

RADIUS, *s.m.* Radius.

RADIUS CURVUS. Carpus curvus. → *carpocyphose.*

RADON, *s.m.* Radon, radium emanation.

RÆDER (syndrome de). Paratrigeminal syndrome.

RAGE, *s.f.* Rabies, hydrophobia, lyssa, St. Hubert's disease.

RAGE MUE OU MUETTE. Paralytic rabies. → *rage paralytique.*

RAGE PARALYTIQUE. Paralytic rabies, dumb rabies, sullen rabies.

RAGE DES RUES. Street virus rabies.

RAGOCYTE, *s.m.* Ragocyte.

RAIE BLANCHE DE SERGENT. Adrenal line. → *ligne blanche surrénale.*

RAIE MÉNINGITIQUE. Trousseau's spot, Trousseau's mark, Trousseau's sign, Trousseau's streak, tache cérébrale, tache méningéale.

RAÏMISTE (signes de). 1° *phénomène de la main.* Raimiste's sign. – 2° *signe de l'adduction associée.* Controlateral associated movement.

RÂLE, *s.m.* Rale, rattle.

RÂLE AMPHORIQUE. Amphoric rale.

RÂLE BRONCHIQUE. Bronchial rale. → *râle sec.*

RÂLE BRONCHIQUE HUMIDE. Crackling rale. → *râle sous-crépitant.*

RÂLE BULLEUX. Bubbling rale.

RÂLE CAVERNEUX. Cavernous rale, gurgling rale.

RÂLE CAVITAIRE. Cavernous rale. → *râle caverneux.*

RÂLE CONSONNANT. Consonating rale, metallic rale.

RÂLE CRÉPITANT. Crepitant rale, vesicular rale, crepitus indux.

RÂLE CRÉPITANT DE RETOUR. Rale redux, rale de retour, crepitus redux.

RÂLE DE DÉPLISSEMENT ALVÉOLAIRE. Atelectatic rale, border rale, collapse rale, marginal rale, post tussive rale.

RÂLE HUMIDE. Moist rale.

RÂLE MUQUEUX. Mucous rale.

RÂLE POST-EXPIRATOIRE. Post-expiratory rale.

RÂLE RONFLANT. Sonorous rale.

RÂLE SEC. Dry rale, bronchial rale, sonorous rale.

RÂLE SIBILANT. Sibilant rale, whistling rale, sibilus.

RÂLE SONORE. Dry rale. → *râle sec.*

RÂLE SONORE AIGU. Sibilant rale. → *râle sibilant.*

RÂLE SOUS-CRÉPITANT. Crackling rale, subcrepitant rale.

RÂLE VÉSICULAIRE. Crepitant rale. → *râle crépitant.*

RÂLE VIBRANT. Dry rale. → *râle sec.*

RALENTISSEMENT (réaction de). Reaction of degeneration.

RAMEAU, *s.m.* Ramus.

RAMICOTOMIE, *s.f.*, **RAMISECTION,** *s.f.* Ramisection, ramicotomy, ramisectomy.

RAMOLLISSEMENT BLANC. White softening.

RAMOLLISSEMENT CÉRÉBRAL. Encephalomalacia, cerebral softening, softening or anaemic softening of the brain, cerebromalacia.

RAMOLLISSEMENT COLLIQUATIF. Colliquative softening.

RAMOLLISSEMENT GRAISSEUX. Halisteresis cerea.

RAMOLLISSEMENT GRIS. Grey softening.

RAMOLLISSEMENT JAUNE. Yellow softening.

RAMOLLISSEMENT MÉDULLAIRE. Myelomalacia.

RAMOLLISSEMENT MÉDULLAIRE ANTÉRIEUR. Beck's syndrome. → *Préobraschenski (syndrome de).*

RAMOLLISSEMENT MÉDULLAIRE POSTÉRIEUR. Posterior spinal artery syndrome.

RAMOLLISSEMENT ROUGE. Red softening.

RAMOLLISSEMENT VERT. Green softening.

RAMONEURS (cancer des). Soot cancer. → *cancer des ramoneurs.*

RAMSAY HUNT (attaque ou crise de). Akinetic epilepsy.

RAMSAY HUNT (maladies ou syndromes de). 1° Zona facialis. – 2° Progressive cerebellar asynergy.

RAMSAY HUNT (névralgie de). Hunt's neuralgia. → *névralgie du ganglion géniculé.*

RANDALL (syndrome de). Randall's syndrome, light chain deposition disease.

RANDOMISATION, *s.f.* Randomization.

RANIMATION, *s.f.* Intensive care.

RANKE (classification de). Ranke's stages.

RANULE, *s.f.* Ranula. → *grenouillette.*

RÂPE (bruit de). Rasping murmur, bruit de râpe.

RAPHANIE, *s.f.* Raphania.

RAPHÉ, *s.m.* Raphé.

RAPPEL (bruit de). Bruit de rappel, double shock sound.

RAPPEL (injection de). Booster or stimulating or refresher or recall injection.

RAPTUS, *s.m.* Raptus.

RASH, *s.m.* Rash.

RASH ASTACOÏDE. Astacoid rash.

RASH POST-VACCINAL. Vaccine rash, vaccination rash.

RASH SCARLATINIFORME. Scarlatinoid erythaemia. → *érythème scarlatiniforme.*

RASHKIND (atriotomie transseptale ou septostomie atriale de). Balloon atrioseptostomy. → *auriculotomie transseptale de Rashkind.*

RASMUSSEN (anévrisme de). Rasmussen's aneurysm.

RASMUSSEN (syndrome de). Rasmussen's syndrome.

RASORISME, *s.m.* Rasorianism, contrastimulism, doctrine of Rasori.

RAST. Radio-allergo sorbent test, RAST.

RASTELLI (opération de). Rastelli's operation or procedure.

RAT (unité). Rat-unit.

RATE, *s.f.* Spleen.

RATE CARDIAQUE. Cyanotic spleen.

RATE FLOTTANTE. Floating spleen, movable spleen, wandering spleen.

RATE GLACÉE. Iced spleen, sugar-coated spleen.

RATE HYPERTROPHIÉE MOYENNE. Average enlarged spleen.

RATE JAMBONNÉE. Bacon spleen.

RATE LARDACÉE. Waxy spleen, diffuse waxy spleen, lardaceous spleen.

RATE NODULAIRE. Porphyry spleen.

RATE PALUDÉENNE CHRONIQUE. Ague cake spleen.

RATE SAGOU. Sago spleen.

RATHBUN (syndrome de). Rathbun's disease. → *hypophosphatasie.*

RATHKE (poche de). Rathke's pouch.

RATHKE (tumeur de la poche de). Rathke's pouch tumour. → *craniopharyngiome.*

RATIONALISME, *s.m.* Rationalism.

RAUCITÉ, *s.f.* Hoarseness, raucity, raucedo.

RAYLEIGH (anomalie de). Rayleigh's anomaly. → *deutéranomalie.*

RAYMOND-CESTAN (syndrome de). Raymond-Cestan's syndrome.

RAYNAUD (maladie ou syndrome de). Raynaud's disease, Raynaud's gangrene, Raynaud's phenomenon, symmetric or symmetrical gangrene.

RAYON, *s.m.* Ray.

RAYONNEMENT, *s.f.* Radiation.

RAYONNEMENT CORPUSCULAIRE. Corpuscular radiation.

RAYONNEMENT DIRECT. Direct ray.

RAYONNEMENT ÉLECTROMAGNÉTIQUE. Electromagnetic wave, electromagnetic radiation.

RAYONNEMENT PRIMAIRE. Direct ray.

RAYONNEMENT SECONDAIRE. Secondary ray, characteristic ray, Goldstein's rays, s. rays.

RAYONNEMENT ULTRAVIOLET, UV. Ultraviolet light.

RAYONS ACTINIQUES. Actinic rays, chemical rays.

RAYONS ALPHA (α). Alpha rays, α rays.

RAYONS ANODIQUES. Anode rays, positive rays.

RAYONS BÉTA (β). Beta rays, β rays.

RAYONS CALORIQUES. Caloric rays.

RAYONS CANAUX. Canal rays.

RAYONS CATHODIQUES. Cathode rays.

RAYONS COSMIQUES. Cosmic rays, Millikan's rays, ultra X-rays.

RAYONS DURS. Hard rays.

RAYONS GAMMA, RAYONS γ. Gamma rays, γ rays.

RAYONS HERTZIENS. Hertzian rays.

RAYONS INFRAROUGES. Infrared rays.

RAYONS LIMITES. Grenz's rays, Bucky's rays.

RAYONS MOUS. Soft rays.

RAYONS PÉNÉTRANTS. Hard rays.

RAYONS RÖNTGEN. X rays, Röntgen's rays.

RAYONS ULTRAVIOLETS, RAYONS UV. Ultraviolet rays, UV rays.

RAYONS X. Röntgen's rays, X rays.

RAYONS X TRÈS MOUS. Grenz's rays, border rays, borderline rays, Bucky's rays, infraröntgen rays, transition rays.

RD. RD. Reaction of degeneration.

RÉACTANT, *s.m.* Substrate.

RÉACTIF, *s.m.* Reagent.

RÉACTION, *s.f.* Reaction.

RÉACTION DE DÉGÉNÉRESCENCE, RD. Reaction of degeneration, RD.

RÉACTION VESTIBULAIRE THERMIQUE. Bárány's symptom.

RÉACTIVATION, *s.f.* Reactivation.

RÉACTIVATION DE LA RÉACTION DE WASSERMANN. Provocative Wassermann.

RÉACTIVATION D'UN SÉRUM. Reactivation of serum.

RÉACTIVITÉ, *s.f.* Reactivity.

RÉADAPTATION, *s.f.* Rehabilitation.

RÉAGINE, *s.f.* Reagin.

RÉAGINIQUE, *adj.* Reaginic.

RÉANIMATION, *s.f.* Intensive care, critical care, ressuscitation.

RÉANIMATION CARDIO-RESPIRATOIRE. Cardiopulmonary resuscitation.

RÉANIMATION EN CAS DE MORT APPARENTE. Resuscitation, reanimation, revivification.

REBOND, *s.m.* Rebound.

REBORD, *s.m.* Margin.

REBUCK (fenêtre cutanée de). Rebuck's test, Rebuck's skin window technique.

RECALCIFICATION OU RECALCIFICATION PLASMATIQUE (temps de) (TRP). Howell's test.

RÉCAMIER (opération de). Vaginal hysterectomy.

RÉCAMIER (signe de). Hydatid thrill. → *frémissement hydatique.*

RÉCEPTEUR, *s.m.* Receptor.

RÉCEPTEUR ALPHA-ADRÉNERGIQUE. Alpha adrenergic receptor.

RÉCEPTEUR ADRÉNERGIQUE. Adrenergic receptor, adrenotropic receptor.

RÉCEPTEUR BÊTA-ADRÉNERGIQUE. Beta adrenergic receptor.

RÉCEPTEUR CHOLINERGIQUE. Cholinergic receptor, acetylcholine receptor.

RÉCEPTEUR DE CONTACT. Contact receptor, contiguous receptor.

RÉCEPTEUR DOPAMINERGIQUE. Dopamine receptor.

RÉCEPTEUR HISTAMINIQUE OU RÉCEPTEUR H. Histamine receptor.

RÉCEPTEUR HORMONAL. Hormone receptor.

RÉCEPTEUR INSULINIQUE. Insulin receptor.

RÉCEPTEUR DE MEMBRANE OU DE SURFACE. Receptor on the surface of a cell.

RÉCEPTEUR MORPHINIQUE. Morphinic receptor, opiate receptor.

RÉCEPTEUR MUSCARINIQUE. Muscarinic receptor, muscarinic cholinergic receptor, muscarinic acetylcholine receptor.

RÉCEPTEUR NICOTINIQUE. Nicotine receptor, nicotine acetylcholine receptor.

RÉCEPTEUR OPIACÉ. Opiate receptor. → *récepteur morphinique.*

RÉCEPTEUR PLAQUETTAIRE GLYCOPROTÉIQUE GPIIb/IIIa. Platelet glycoprotein IIb/IIIa receptor.

RÉCEPTEUR DE RECONNAISSANCE. Antigen binding receptor, lymphocyte receptor site, immunoglobulin receptor or determinant, antigen recognition site.

RÉCEPTEUR (site). Receptor site.

RÉCEPTEUR DE LA SÉROTONINE. Sérotonine receptor.

RÉCEPTEUR DE SURFACE. Receptor on the surface of a cell.

RÉCEPTEUR SYMPATHIQUE. Adrenergic receptor. → *récepteur adrénergique.*

RÉCEPTEUR DE LA VASOPRESSINE. Vasopressin receptor.

RÉCEPTIVITÉ, *s.f.* Susceptibility.

RÉCESSEUR, *s.m.* Recess.

RÉCESSIF, IVE, *adj.* Recessive.

RÉCESSIVITÉ, *s.f.* Recessivity.

RÉCESSIF (caractère). Recessive character, recessive trait.

RECEVEUR UNIVERSEL. Universal recipient.

RECHERCHE BIOMÉDICALE. Biomedical research.

RECHLORURATION, *s.f.* Rechloridation.

RECHUTE, *s.f.* Relapse.

RÉCIDIVE, *s.f.* Recidivation, reinfection.

RECIPE. Recipe.

RECKLINGHAUSEN (maladie ou neurofibromatose de). Neurofibromatosis, von Recklinghausen's disease, neuromatosis, multiples neurofibroma, multiple neuroma.

RECKLINGHAUSEN (maladie osseuse de). Recklinghausen's disease. → *ostéite fibrokystique.*

RECLASSEMENT, *s.m.* Rehabilitation.

RECLASSEMENT PROFESSIONNEL. Rehabilitation.

RECLUS (maladie de). Reclus's disease. → *kystique de la mamelle (maladie).*

RECOMBINAISON GÉNÉTIQUE. Genetic recombination.

RECOMBINANT, ANTE, *adj.* Recombinant.

RECON, *s.m.* Recon.

RECRUDESCENCE, *s.f.* Recrudescence.

RECRUITMENT, *s.m.* (ORL). Recruitment, Fowler's phenomenon.

RECTILIGNE, *adj.* Whose profile is straight.

RECTITE, *s.f.* Rectitis.

RECTOCÈLE, *s.f.* Rectocele.

RECTOCOCCYPEXIE, *s.f.* Proctococcypexy, rectococcypexy.

RECTOCOLITE, *s.f.* Rectocolitis, colorectitis.

RECTOCOLITE HÉMORRAGIQUE. Chronic ulcerative colitis, idiopathic ulcerative colitis, ulcerative colitis, colitis gravis.

RECTOCOLITE HÉMORRAGIQUE ET PURULENTE. Ulcerative colitis. → *rectocolite hémorragique.*

RECTOCOLITE MUCO-HÉMORRAGIQUE. Ulcerative colitis. → *rectocolite hémorragique.*

RECTOCOLITE ULCÉRO-HÉMORRAGIQUE. Ulcerative colitis. → *rectocolite hémorragique.*

RECTOGRAPHIE, *s.f.* Rectography.

RECTOPÉRINÉORRAPHIE, *s.f.* Rectoperineorrhaphy, proctoperineorrhaphy, proctoperineoplasty.

RECTOPEXIE, *s.f.* Proctopexy, rectopexy.

RECTORRAGIE, *s.f.* Proctorrhagia, hæmatochezia.

RECTORRAPHIE, *s.f.* Proctorrhaphy, rectorrhaphy.

RECTOSCOPE, *s.m.* Proctoscope, rectoscope.

RECTOSCOPIE, *s.f.* Proctoscopy, rectoscopy.

RECTOSIGMOÏDITE, *s.f.* Rectosigmoiditis.

RECTOSIGMOÏDOSCOPIE, *s.f.* Rectosigmoidoscopy.

RECTOTOMIE, *s.f.* Proctotomy, rectotomy.

RECTUM, *s.m.* Rectum.

RECTUS-WICK (opération du). Rectus-wick operation.

RÉCUPÉRATION, *s.f.* Recovery.

RÉCURRENCE, *s.f.* Recurrence.

RÉCURRENT, ENTE, *adj.* Recurrent.

RÉCURRENTHÉRAPIE, RÉCURRENTOTHÉRAPIE, *s.f.* Recurrentotherapy.

REDOX, Redox.

REDRESSEUR, *s.m.* Rectifying device.

RÉDUCTION, *s.f.* Reduction.

RÉDUCTION DES CHROMOSOMES ou **RÉDUCTION CHROMATIQUE.** Reduction of chromosomes.

RÉDUCTION D'UNE FRACTURE. Reduction, bone setting, setting of a fracture, diaplasis.

RÉDUCTION PAR MANŒUVRES EXTERNES (d'une fracture). Closed reduction.

RÉDUCTION SANGLANTE. Open reduction.

RÉDUCTRICE (division). Meiosis.

RÉDUX, *adj.* Redux.

RÉDUVIIDÉS, *s.m.pl.* Reduviidae.

RÉÉDUCATEUR, TRICE, *s.m.* ou *f.* Reeducator.

RÉÉDUCATION, *s.f.* Rehabilitation.

RÉÉDUCATION ET RÉADAPTATION FONCTIONNELLES. Functional reeducation and rehabilitation.

RÉÉDUCATION FONCTIONNELLE ou **MOTRICE.** Functional reeducation.

RÉENTRAINEMENT À L'EFFORT. Exercise retraining.

RÉ-ENTRÉE, *s.f.* (cardiologie). Reentry.

REESE-BLODI (dysplasie rétinienne de). Reese's or Reese-Blodi dysplasia or syndrome, retinal dysplasia syndrome.

RÉFÉRENCES MÉDICALES OPPOSABLES. Opposable medical references.

REFETOFF (syndrome de). Refetoff's syndrome.

RÉFLECTIVITÉ, *s.f.* Reflex excitability.

RÉFLEXE, *s.m.* Reflex.

RÉFLEXE ABDOMINAL. Abdominal reflex.

RÉFLEXE ABDOMINAL INFÉRIEUR. Suprapubic reflex.

RÉFLEXE ABDOMINAL SUPÉRIEUR. Epigastric reflex, supra-umbilical reflex.

RÉFLEXE D'ABRAMS. Abrams's reflex.

RÉFLEXE ABSOLU. Inborn reflex. → *réflexe inconditionnel.*

RÉFLEXE À L'ACCOMMODATION. Pupillary reflex. → *réflexe pupillaire à l'accommodation.*

RÉFLEXE ACHILLÉEN. Triceps surae jerk, Achilles's jerk, ankle jerk, Achilles's tendon reflex.

RÉFLEXE ACOUSTICO-PALPÉBRAL. Cochleo-orbicular reflex, cochleo-palpebral reflex, Gault's cochleo-palpebral reflex.

RÉFLEXE ACOUSTIQUE. Acoustic reflex, stapedius reflex.

RÉFLEXES ALLIÉS. Allied reflexes.

RÉFLEXE DES ALLONGEURS. Extension reflex of the lower line.

RÉFLEXE ANAL. Anal reflex.

RÉFLEXES ANTAGONISTES. Antagonistic reflexes.

RÉFLEXE À L'ATTENTION. Attention reflex of pupil. → *Haab (réflexe de).*

RÉFLEXE D'ATTITUDE. Attitudinal reflex, righting reflex, statotomic reflex.

RÉFLEXE D'AUTOMATISME MÉDULLAIRE. Defense reflex. → *réflexe de défense.*

RÉFLEXE D'AXONE OU AXONIAL. Axon reflex.

RÉFLEXE DE BAINBRIDGE. Bainbridge's reflex. → *Bainbridge (réflexe de).*

RÉFLEXE DE BECHTEREW-MENDEL. Bechterew-Mendel reflex. → *réflexe cuboïdien.*

RÉFLEXE BICIPITAL. Biceps reflex, biceps jerk.

RÉFLEXE DES BRAS EN CROIX. Embrace reflex. → *Moro (réflexe de).*

RÉFLEXE BULBO-CAVERNEUX. Bulbocavernous reflex, Onanoff's reflex, penile reflex, penis reflex.

RÉFLEXE CARDIAQUE. Abrams's reflex.

RÉFLEXE COCHLÉAIRE. Auditory reflex, acoustic reflex, cochlear reflex.

RÉFLEXE COCHLÉO-PALPÉBRAL. Cochleo-palpebral reflex. → *réflexe acoustico-palpébral.*

RÉFLEXE CONDITIONNÉ OU CONDITIONNEL. Conditioned reflex, conditional reflex, psychic reflex, physiologic habit, acquired reflex, behaviour or trained reflex.

RÉFLEXE CONSENSUEL. Crossed reflex, consensual or indirect reflex.

RÉFLEXE CONTROLATÉRAL. Controlateral reflex.

RÉFLEXE CORNÉEN. Corneal reflex, eyelid closure reflex, lid reflex.

RÉFLEXE CRÉMASTÉRIEN. Cremasteric reflex.

RÉFLEXE CUBITO-PRONATEUR. Ulnar reflex, pronator reflex.

RÉFLEXE CUBOÏDIEN. Bechterew-Mendel reflex, Mendel's reflex, Mendel-Bechterew reflex, Mendel's dorsal reflex of foot, cuboidodigital reflex, dorsocuboidal reflex, dorsum pedis reflex, tarsophalangeal reflex.

RÉFLEXE CUTANÉ. Cutaneous reflex, skin reflex.

RÉFLEXE CUTANÉ PLANTAIRE. Plantar reflex, sole reflex.

RÉFLEXE DE DÉFENSE. Defense reflex, purposive reflex.

RÉFLEXE EXTÉROCEPTIF. Exteroceptive reflex.

RÉFLEXE DU FASCIA LATA. Tensor fasciae latae reflex.

RÉFLEXE FESSIER. Gluteal reflex.

RÉFLEXE DE GALASSI. Westphal's pupillary reflex. → *Galassi (réflexe de).*

RÉFLEXE GLUTÉAL. Gluteal reflex.

RÉFLEXE DE GOLTZ. Goltz's experiment.

RÉFLEXE DE GUILLAIN. Nasopalpebral reflex. → *réflexe naso-palpébral.*

RÉFLEXE H. H-reflex.

RÉFLEXE DE HAAB. Haab's reflex. → *Haab (réflexe de).*

RÉFLEXE DE HARRISON. Harrison's reflex.

RÉFLEXE DE HERING ET BREUER. Hering-Breuer reflex.

RÉFLEXES D'HOFFMANN. Hoffmann's signs.

RÉFLEXE IDÉOMOTEUR. Haab's reflex. → *Haab (réflexe de).*

RÉFLEXE IDIOMUSCULAIRE. Muscular reflex.

RÉFLEXE INCONDITIONNEL. Unconditioned reflex, inborn reflex.

RÉFLEXE INHIBITEUR. Reflex inhibition.

RÉFLEXE INTÉROCEPTIF. Deep reflex, deeper reflex.

RÉFLEXE DE MAC CARTHY. Mac Carthy's reflex. → *Mac Carthy (réflexe de).*

RÉFLEXE DE MAGNUS. Tonic neck reflex. → *Magnus (phénomène ou réflexe de).*

RÉFLEXE MASSÉTÉRIN. Jaw reflex, jaw-jerk reflex, mandibular reflex.

RÉFLEXE MÉDIOPLANTAIRE. Medioplantar reflex, aponeurotic reflex, Guillain-Barré reflex, Reimer's reflex, Weingrow's reflex, sole-tap reflex.

RÉFLEXE MÉDIOPUBIEN. Pubo-adductor reflex.

RÉFLEXE À LA MENACE. Opticofacial reflex.

RÉFLEXE MENTONNIER. Winking reflex. → *réflexe massétérin.*

RÉFLEXE MONOSYNAPTIQUE. Monosynaptic reflex.

RÉFLEXE DE MORO. Moro's reflex. → *Moro (réflexe de).*

RÉFLEXE DE MÜLLER. Painful dermographism.

RÉFLEXE MYOTATIQUE. Myotatic or stretch reflex, myotatic contraction, Liddel and Sherrington reflex.

RÉFLEXE NASO-PALPÉBRAL. Nasoorbicular reflex, nasopalpebral reflex.

RÉFLEXE NOCICEPTIF. Nociceptive reflex, pain reflex.

RÉFLEXE OCULO-CARDIAQUE. Oculocardiac reflex, Aschner's reflex or phenomenon, eyeball compression reflex, eyeball heart reflex.

RÉFLEXE OCULO-MOTEUR PNEUMATIQUE. Hennebert's sign. → *Hennebert (syndrome de).*

RÉFLEXE ŒSOPHAGO-SALIVAIRE. Roger's reflex, oesophagosalivary reflex.

RÉFLEXE OLÉCRANIEN. Triceps reflex, elbow reflex.

RÉFLEXE OPTICO-PALPÉBRAL. Opticofacial reflex, winking reflex.

RÉFLEXE OSSEUX. Bone reflex.

RÉFLEXE PALMO-MENTONNIER. Palm-chin reflex; palmomental reflex.

RÉFLEXE PALPÉBRAL DE LA PUPILLE. Westphal's pupillary reflex. → *Galassi (réflexe de).*

RÉFLEXE PARADOXAL. Paradoxic reflex.

RÉFLEXE PATELLAIRE. Patellar reflex. → *réflexe rotulien.*

RÉFLEXE PHARYNGÉ. Pharyngeal reflex, gag reflex.

RÉFLEXE PHOTOMOTEUR. Pupillary reflex. → *réflexe pupillaire à la lumière.*

RÉFLEXE PILOMOTEUR. Pilomotor reflex, trichographism.

RÉFLEXE DE PILTZ-WESTPHAL. Westphal's pupillary reflex. → *Galassi (réflexe de).*

RÉFLEXE PLANTAIRE. Plantar reflex. → *réflexe cutané plantaire.*

RÉFLEXE PLANTAIRE MÉDULLAIRE. Tensor fascial latae reflex.

RÉFLEXE POLYCINÉTIQUE. Tendon reaction caracterized by several contractions induced by one percussion.

RÉFLEXE DE POSTURE. Postural reflex.

RÉFLEXE DE POSTURE, GÉNÉRAL. Attitudinal reflex. → *réflexe d'attitude.*

RÉFLEXE DE POSTURE, LOCAL. Westphal's contraction fixation contraction.

RÉFLEXE DE POSTURE, SEGMENTAIRE. Segmental static reflex.

RÉFLEXE DE PRÉHENSION. Grasping reflex, grasp reflex.

RÉFLEXE PRESSEUR. Pressor reflex.

RÉFLEXE PROPRIOCEPTIF. Proprioceptive reflex.

RÉFLEXE PSYCHIQUE. Conditioned reflex. → *réflexe conditionné.*

RÉFLEXE PSYCHO-GALVANIQUE. Psychogalvanic reflex.

RÉFLEXE PULMONAIRE. Abrams's reflex.

RÉFLEXE PUPILLAIRE À L'ACCOMMODATION. Accommodation reflex, pupillary reflex.

RÉFLEXE PUPILLAIRE À LA LUMIÈRE. Direct light reflex, direct pupillary reflex, pupillary reflex, iris contraction reflex, Whitt's reflex.

RÉFLEXE DES RACCOURCISSEURS. 1° Marie-Foix sign. – 2° Flexion reflex of the lower limb. – 3° Toe reflex.

RÉFLEXE RÉNO-RÉNAL. Renorenal reflex.

RÉFLEXE RETARDÉ. Delayed reflex.

RÉFLEXE DE ROSSOLIMO. Rossolimo's reflex.

RÉFLEXE ROTULIEN. Quadriceps jerk, knee jerk, knee jerk reflex, patellar reflex, patellar tendon reflex, quadriceps reflex.

RÉFLEXE ROTULIEN CROISÉ. Crossed knee jerk.

RÉFLEXE DE SCHÄFFER. Schäffer's reflex.

RÉFLEXE SCROTAL. Scrotal reflex, dartos reflex.

RÉFLEXE SINUCAROTIDIEN. Carotid sinus reflex.

RÉFLEXE STAPÉDIEN. Acoustic reflex, stapedius reflex.

RÉFLEXE À LA STATION. Standing reflex.

RÉFLEXE DE STRÜMPELL. Strümpell's phenomenon.

RÉFLEXE STYLO-RADIAL. Brachioradialis reflex, periosteoradial reflex, radial reflex, supinator (or supinator longus) reflex.

RÉFLEXE DE SUCCION. Sucking reflex.

RÉFLEXE TARSO-PHALANGIEN. Cuboidodigital reflex. → *réflexe cuboïdien.*

RÉFLEXE TENDINEUX. Tendon jerk, tendon reflex.

RÉFLEXE TIBIO-FÉMORAL POSTÉRIEUR. Tibio-adductor reflex.

RÉFLEXE TONIQUE PROFOND DU COU. Tonic neck reflex. → *Magnus (phénomène ou réflexe de).*

RÉFLEXE TOTAL. Mass reflex, Riddoch's mass reflex, Head and Riddoch mass reflex.

RÉFLEXE TRICIPITAL. Triceps reflex, elbow reflex.

RÉFLEXE VASOPRESSEUR. Vasopressor reflex.

RÉFLEXE VÉLOPALATIN. Palate reflex.

RÉFLEXE VÉSICAL. Vesical reflex.

RÉFLEXE DE WESTPHAL-PILTZ. Westphal-Piltz reflex. → *Galassi (réflexe de).*

RÉFLEXION (onde de). Dicrotic wave.

RÉFLEXOGÈNE, *adj.* Reflexogenic.

RÉFLEXOGRAMME, *s.m.* Reflexogram, photomotogram.

RÉFLEXOGRAMME ACHILLÉEN. Achilles's reflex time.

RÉFLEXOMÉTRIE, *s.f.* Reflexometry.

RÉFLEXOTHÉRAPIE, *s.f.* Reflexotherapy.

REFLUX GASTRO-ŒSOPHAGIEN. Oesophageal reflux, gastroesophageal reflux.

REFLUX HÉPATO-JUGULAIRE. Hepatojugular reflex or reflux.

REFOULEMENT, *s.m.* 1° Removal, driving back, pushing back. – 2° (psychanalyse). Repression.

RÉFRACTIF, IVE, *adj.* Refractive.

RÉFRACTION, *s.f.* Refraction.

RÉFRINGENCE, *s.f.* Refringency.

RÉFRIGÉRATION, *s.f.* Refrigeration. → *Allen (méthode d').*

REFSUM OU REFSUM-THIÉBAUT (maladie de). Refsum's disease or syndrome, heredopathia atactica polyneuritiformis, heredoataxia hemeralopica polyneuritiformis.

REFUS, *s.m.* (psychiatrie). Denial.

RÉGÉNÉRATION, *s.f.* Regeneration.

RÉGIME, *s.m.* Diet, diet cure.

RÉGIME ABONDANT. Full diet.

RÉGIME ACIDIFIANT. Acid-ash diet.

RÉGIME ALCALINISANT. Alkali-ash diet, alkaline-ash diet, basic diet.

RÉGIME ANTI-ŒDÉMATEUX. Antiretentional diet.

RÉGIME DE BOUILLON DE LÉGUMES. Broth diet.

RÉGIME CALMANT. Bland diet.

RÉGIME CARNÉ. Meat diet.

RÉGIME CÉTOGÈNE. Ketogenic diet, high fat diet.

RÉGIME DÉSODÉ STRICT. Sodium free diet, salt free diet.

RÉGIME ÉQUILIBRÉ. Balanced diet.

RÉGIME DE FAMINE. Starvation diet.

RÉGIME HYPOSODÉ. Low sodium diet, low salt diet.

RÉGIME LACTÉ. Milk cure, Du Bois' diet.

RÉGIME LÉGER. Light diet, soft diet.

RÉGIME ORDINAIRE. Common diet.

RÉGIME PAUVRE EN CALORIES. Low caloric diet.

RÉGIME PAUVRE EN GRAISSES. Low fat diet.

RÉGIME PAUVRE EN OXALATES. Low oxalate diet.

RÉGIME PAUVRE EN PURINES. Purine-free diet.

RÉGIME DE POMMES CRUES RÂPÉES. Apple diet, Moro-Heisier diet.

RÉGIME RACHITIGÈNE. Rachitic diet.

RÉGIME RICHE EN CALORIES. High caloric diet.

RÉGIME RICHE EN FIBRES VÉGÉTALES. High fibre diet.

RÉGIME RICHE EN GRAISSE. High fat diet.

RÉGIME RICHE EN PROTÉINES. High protein diet.

RÉGIME SANS GLUTEN. Gluten-free diet.

RÉGIME SÉVÈRE. Low diet.

RÉGIME VARIÉ. Mixed diet.

RÉGIME VÉGÉTARIEN. Vegetable diet.

REGISTRE, *s.m.* Register.

RÉGITINE® (test à la). Regitine test.

RÈGLE, *s.f.* Rule.

RÈGLES, *s.f.* Menses, monthly flow, monthly flux, monthly sickness, monthlies, flowers, courses, catamenia, periods, emmenia, menstrual flux.

RÈGLES SUPPLÉMENTAIRES. Supplementary menstruation.

RÈGLES VICARIANTES. Vicarious menstruation, haematoplania, menoxenia.

RÈGNE, *s.m.* Kingdom.

REGORGEMENT, *s.m.* Overflow, overflowing.

RÉGRESSION, *s.f.* Regression.

RÉGULATION DES NAISSANCES. Birth control.

RÉGULON, *s.m.* Regulon.

RÉGURGITATION, *s.f.* Regurgitation.

RÉGURGITATION (fraction de). Regurgitation fraction.

RÉGURGITATION MITRALE. Mitral regurgitation.

REH (réaction de). Reh's test.

RÉHABILITATION, *s.f.* Rehabilitation.

REHBERG (épreuve et théorie de). Rehberg's test.

REHN-SCHMIEDEN (opération de). Subtotal pericardectomy.

RÉHYDRATATION, *s.f.* Rehydration, fluid therapy.

REICHEL (opération de). Polya's operation.

REICHERT (syndrome de). Reichert's syndrome.

REICHMANN (maladie ou syndrome de). Reichmann's disease. → *gastrosuccorrhée.*

REIFENSTEIN (syndrome de). Reifenstein's syndrome, hereditary familial hypogonadism.

REILLY (phénomène ou syndrome de J.). Reilly's phenomenon.

REIN, *s.m.* Kidney.

REIN (adénosarcome du). Wilms's tumour. → *Wilms (tumeur de).*

REIN AMYLOÏDE. Amyloid kidney, lardaceous kidney, Rokitansky's kidney, waxy kidney, amyloid nephrosis.

REIN ARTIFICIEL. Haemodialyzer, artificial kidney.

REIN ATROPHIÉ. Atrophic kidney.

REIN CALCIFIÉ. Cement kidney, mortar kidney.

REIN CARDIAQUE. Cardiac kidney.

REIN DE CHOC. Crush kidney, hypoxic nephrosis.

REIN CONGESTIF. Cyanotic kidney.

REIN (dégénérescence graisseuse du). Fatty kidney.

REIN EN ÉPONGE. Sponge kidney, medullary sponge kidney, honeycomb kidney, Cacchi-Ricci disease.

REIN EN FER À CHEVAL. Horseshoe kidney.

REIN FICELÉ. Sclerogummatous kidney in tertiary syphilis.

REIN FLOTTANT. Wandering kidney, floating kidney, movable kidney.

REIN EN GALETTE. Cake kidney, disk kidney, clump kidney, lump kidney.

REIN GOUTTEUX. Gouty kidney.

REIN GRAVIDIQUE. Pregnancy kidney.

REIN (gros) BLANC (de la néphropathie tubulo-interstielle aiguë, de la néphrose ou de l'amylose rénale). Large white kidney.

REIN (gros) ROUGE (de la glomérulo-néphrite aiguë).Large red kidney.

REIN ISCHÉMIQUE. Goldblatt's kidney.

REIN KYSTIQUE. Cystic kidney.

REIN MASTIC. Putty kidney.

REIN MOBILE. Wandering kidney. → *rein flottant.*

REIN (nécrose corticale bilatérale des). Renal cortical necrosis.

REINS (nécrose médullaire des). Papillary renal necrosis. → *nécrose papillaire rénale.*

REIN (petit) BLANC (de la glomérulonéphrite chronique). Small white kidney.

REIN (petit) GRANULEUX (de la glomérulonéphrite chronique). Granular kidney, contracted kidney, cirrhotic kidney, sclerotic kidney.

REIN (petit) ROUGE (de la néphrite interstitielle chronique ou du rein artérioscléreux).Red contracted kidney, small red kidney.

REINHARDT ET PFEIFFER (syndrome de). Reinhardt-Pfeiffer syndrome.

REINS (maladie congénitale et héréditaire des r. avec surdité). Alport's syndrome. → *Alport (syndrome d').*

REINS POLYKYSTIQUES OU **POLYMICROKYSTIQUES.** Polycystic kidney. → *kystique des reins (maladie).*

REIN SACCIFORME. Sacculated kidney, sacciform kidney, cystinephrosis.

REIN SÉNILE. Senile nephrosclerosis.

REIN SURNUMÉRAIRE. Supernumerary kidney.

REIN TUBÉREUX. Bumped kidney in subacute nephritis.

REIN UNIQUE. Solitary kidney.

REIN UNIQUE ANNULAIRE. Doughnut kidney.

RÉINFECTION, *s.f.* Reinfection.

REIPRICH (réaction de). Reiprich's test.

REIS-BÜCKLERS (maladie de). Reis-Bücklers disease, Bücklers's dystrophy, annular corneal dystrophy.

REITER (maladie ou **syndrome de).** Reiter's disease. → *Fiessinger et Leroy (syndrome de).*

REJET (crise du). Rejection crisis.

REJET DE GREFFE. Graft rejection.

RELARGAGE, *s.m.* Salting out.

RELAXATION ISOMÉTRIQUE OU **ISOVOLUMÉTRIQUE.** Isometric or isovolumic or isovolumetric or postsphygmic relaxation, postsphygmic period.

RELAXINE, *s.f.* Relaxin.

RELEASE, *s.m.* Release.

RELÈVEMENT PARADOXAL DE LA PAUPIÈRE (signe du). Dutemps and Cestan sign.

REM, *s.m.* Rem.

REMAK (syndrome de). Remak's type or paralysis.

REMAK-VIRCHOW (loi de). Virchow's law.

REMANIEMENT CHROMOSOMIQUE. Chromosomal rearrangement.

REMINGTON (test de). Remington's test.

RÉMISSION, *s.f.* Remission.

RÉMITTENT, ENTE, *adj.* Remittent.

REMÈDE, *s.m.* Drug, remedy. → *médicament.*

REMÈDE SECRET. Nostrum, patent medecine.

REMNOGRAPHIE, *s.f.* Nuclear magnetic resonance, NMR.

REMODELAGE, *s.m.* Remodeling.

REMPLACEMENT, *s.m.* (génétique). Substitution.

RÉNAL, ALE, *adj.* Renal.

RÉNAUX (points). Painful points in renal disease.

RENDU-OSLER (maladie de). Rendu-Osler-Weber disease. → *angiomatose hémorragique familiale.*

RÉNIFORME, *adj.* Reniform.

RÉNINE, *s.f.* Renin.

RÉNINE (activité r. du plasma). Plasma renin activity.

RÉNINE-ANGIOTENSINE (système). Renin-angiotensin system.

RÉNITENCE, *s.f.* Renitency.

RÉNITENT, ENTE, *adj.* Renitent.

RÉNODÉCORTICATION, *s.f.* Edebohl's operation. → *Edebohls (opération d').*

RÉNOGRAMME, *s.m.* Nephrogram, renogram.

RÉNOGRAMME ISOTOPIQUE. Radioisotope renogram.

RÉNOPRIVE, *adj.* Renoprival.

RÉNO-RÉNAL (réflexe). Renorenal reflex.

RÉNOTROPE, *adj.* Renotrophic.

RENOUVELLEMENT (taux de) (biologie).Turnover.

RÉNOVASCULAIRE, *s.f.* Renovascular.

RENPENNING (syndrome de). Fragile chromosome syndrome.

RENTRÉE, *s.f.* Reentry.

RENVERSÉ, *s.m.* Reversed bandage.

RÉOVIRIDÉS, *s.m.pl.* Reoviridae.

RÉOVIRUS, *s.m.* Reovirus (initials of Respiratory enteric orphan virus), ECHO 10 virus.

REP, *s.m.* Rep.

REPAS, *s.m.* Meal.

REPAS DE BOYDEN. Boyden's meal.

REPAS D'ÉPREUVE. Test meal, test breakfast.

REPAS D'EWALD. Ewald's meal test.

REPAS FICTIF. Sham feeding.

REPAS OPAQUE. Opaque meal, motor test meal.

RÉPERCUSSION, *s.f.* Repercussion.

REPÈRE (point de). Bench-mark, guiding mark.

REPERFUSION MYOCARDIQUE (syndrome de). Myocardial reperfusion syndrome.

RÉPLICATION, *s.f.* Replication.

REPLICON, *s.m.* Replicon.

REPLIEMENT SPECTRAL. Aliasing.

REPOLARISATION, *s.f.* Repolarization.

REPOS COMPENSATEUR. Compensatory pause.

REPOUSSANT, ANTE, *adj.* Repellent, repercussive.

RÉPRESSEUR, *s.m.* Repressor.

RÉPRESSION, *s.f.* Repression.

REPRISE, *s.f.* (dans la toux de la coqueluche). Woop.

REPTILASE, *s.f.* Reptilase.

RÉSEAU, *s.m.* Network.

RÉSECTION, *s.f.* Resection.

RÉSERPINE, *s.f.* Reserpine.

RÉSERVE ALCALINE (RA). Alkali reserve.

RÉSERVE CORONAIRE. Coronary (flow) reserve.

RÉSERVOIR DE VIRUS. Reservoir of virus.

RÉSINE, *s.f.* Resin.

RÉSINE ÉCHANGEUSE D'IONS. Ion exchange resin.

RÉSISTANCE (stade ou **syndrome de).** Resistance-stage of adaptation syndrome.

RÉSISTANCE ARTÉRIELLE. Arterial resistance.

RÉSISTANCE ARTÉRIELLE PULMONAIRE. Pulmonary resistance. → *résistance pulmonaire.*

RÉSISTANCE BACTÉRIENNE AUX ANTIBIOTIQUES. Resistance of a microorganism to antibiotics.

RÉSISTANCE CHROMOSOMIQUE. Chromosomal resistance.

RÉSISTANCE GLOBULAIRE (épreuve de la). Erythrocyte fragility test, fragility test, fragility of the blood test, osmotic fragility test.

RÉSISTANCE MAXIMALE. Maximal resistance.

RÉSISTANCE PLASMIDIQUE. Plasmid-controlled resistance.

RÉSISTANCE PULMONAIRE. Pulmonary resistance, pulmonary arterial resistance.

RÉSISTANCE TRANSFÉRABLE. Plasmid-controlled resistance.

RÉSISTANCE VASCULAIRE. Vascular resistance.

RÉSOLUTIF, IVE, *adj.* Repellent, repercussive, resolvent.

RÉSOLUTION, *s.f.* Resolution.

RÉSONANCE AMPHORIQUE. Amphoric echo.

RÉSONANCE MAGNÉTIQUE NUCLÉAIRE (RMN). Nuclear magnetic resonance, NMR.

RÉSORPTION, *s.f.* Resorption.

RESPIRATEUR, *s.m.* Respirator.

RESPIRATION, *s.f.* Respiration, breathing.

RESPIRATION ABDOMINALE. Abdominal respiration, diaphragmatic respiration, abdominal breathing.

RESPIRATION AMPHORIQUE. Amphoric respiration.

RESPIRATION ANARCHIQUE. Pneumotoxic respiration.

RESPIRATION APNEUSTIQUE. Apneusis, apneustic respiration.

RESPIRATION ARTIFICIELLE. Artificial respiration.

RESPIRATION ASSISTÉE. Assisted respiration, compensated respiration.

RESPIRATION ASTHMATIFORME. Asthmoid respiration.

RESPIRATION CAVERNEUSE. Cavernous respiration.

RESPIRATION DE CHEYNE-STOKES. Cheyne-Stokes breathing or respiration.

RESPIRATION EN CIRCUIT FERMÉ. Rebreathing.

RESPIRATION COMPENSÉE. Compensated respiration. → *respiration assistée.*

RESPIRATION CONTRÔLÉE. Controlled respiration.

RESPIRATION COSTALE. Costal respiration, thoracic respiration, thoracic breathing.

RESPIRATION EXPIRATRICE. Bouchut's respiration.

RESPIRATION FAIBLE. Feeble respiration, diminished respiration.

RESPIRATION INAUDIBLE. Suppressed respiration.

RESPIRATION DE KUSSMAUL ET KIEN. Kussmaul-Kien respiration or breathing.

RESPIRATION MUETTE. Absent respiration, suppressed breathing.

RESPIRATION NORMALE. Normal respiration, vesicular respiration.

RESPIRATION PARADOXALE. Paradoxical respiration.

RESPIRATION PÉNIBLE. Laboured respiration.

RESPIRATION PÉRIODIQUE. Periodic respiration. → *Cheyne-Stokes (respiration de).*

RESPIRATION PUÉRILE. Puerile breathing, puerile respiration, supplementary respiration.

RESPIRATION RUDE. Rude respiration, granular respiration, harsh respiration, bronchovesicular respiration, bronchovesicular breathing, transitional breathing, vesiculobronchial respiration.

RESPIRATION SACCADÉE. Interrupted respiration or breathing, cog-wheel respiration, jerky or jerking respiration, wavy respiration or breathing.

RESPIRATION SIFFLANTE. Hissing respiration.

RESPIRATION SINGULTUEUSE. Singultous respiration.

RESPIRATION STERTOREUSE. Stertorous respiration, stertor.

RESPIRATION STRIDULEUSE. Laryngeal stridor. → *stridor des nouveau-nés.*

RESPIRATION SUSPIRIEUSE. Sighing dyspnoea, suspirious breathing, sighing respiration.

RESPIRATION SYNCOPALE. Progressively weakening respiration, in mortal haemorrhage.

RESPIRATION TISSULAIRE. Internal respiration, tissue respiration.

RESPIRATION VICARIANTE. Vicarious respiration.

RESPIRATOIRE AIGU SÉVÈRE (syndrome). Severe acute respiratory syndrome.

RESPIROMÉTRIE, *s.f.* Respirometry.

RESPIROMÉTRIE RADIOMÉTRIQUE. Radiometric method.

RESSAUT (signe du) (dans la luxation congénitale de la hanche). Ortolani's click or sign.

RESTAURANTS CHINOIS (syndrome des). Chinese restaurant syndrome, CRS.

RESTÉNOSE, *s.f.* Restenosis.

RESTITUTIO AD INTEGRUM. Restitutio ad integrum.

RESTRICTIF (syndrome respiratoire). Restrictive pulmonary disease.

RESTRICTION (enzyme de). Restriction enzyme.

RESYNCHRONISATION, *s.f.* Resynchronization, resynchronizing.

RETARD (médicament). Long acting drug.

RETE TESTIS. Rete testis.

RÉTENTION, *s.f.* Retention.

RÉTENTION FŒTALE. Fetal retention, retention of dead fetus.

RÉTENTION HYDRIQUE. Water retention.

RÉTENTION HYDROSALINE OU **HYDROSODÉE.** Water and sodium retention.

RÉTENTION PLACENTAIRE. Retention of placenta.

RÉTENTIONNISTE, *s.m.* Patient suffering from retention.

RETENTISSEMENT ABDOMINO-JUGULAIRE. Hepatojugular reflex or reflux.

RÉTHI (opération de). Réthi's operation.

RÉTICULAIRE, *adj.* Reticular, reticulated.

RÉTICULÉ, ÉE, *adj.* Reticular, reticulated.

RÉTICULÉ (système), RÉTICULÉE (formation ou **substance).** Formatio reticularis.

RÉTICULÉMIE, *s.f.* Reticulaemia.

RÉTICULIDE, *s.f.* Cutaneous manifestation of reticulosis.

RÉTICULINE, *s.f.* Reticulin.

RÉTICULITE MONOCYTÉMIQUE. Infectious mononucleosis. → *mononucléose infectieuse.*

RÉTICULO-ANGIOSARCOME DU FOIE. Kupffer's cell sarcoma.

RÉTICULOBLASTOMATOSE, *s.f.* Malignant histiocytosis. → *histiocytose maligne.*

RÉTICULOCYTE, *s.m.* Reticulocyte.

RÉTICULOCYTOSE, *s.f.* Reticulocytosis.

RÉTICULO-ENDOTHÉLIAL (système), (SRE). Reticuloendothelial system (RES).

RÉTICULO-ENDOTHÉLIOME, *s.m.* Reticulosarcoma. → *réticulosarcome.*

RÉTICULO-ENDOTHÉLIOSARCOME, *s.m.* Reticulosarcoma. → *réticulosarcome.*

RÉTICULO-ENDOTHÉLIOSE, *s.f.* Reticuloendotheliosis, reticulosis, reticulohistiocytosis, histiocytosis, histiocytomatosis.

RÉTICULO-ENDOTHÉLIOSE AIGUË. Malignant histiocytosis. → *histiocytose maligne.*

RÉTICULO-ENDOTHÉLIOSE AIGUË DE L'ENFANT. Benign acute reticulo-endotheliosis of children.

RÉTICULO-ENDOTHÉLIOSE AIGUË HÉMORRAGIQUE DES NOURRISSONS. Abt-Letterer-Siwe syndrome. → *Abt-Letterer-Siwe (maladie d').*

RÉTICULO-ENDOTHÉLIOSE AIGUË LEUCÉMOÏDE OU **MONOCYTÉMIQUE.** Infectious mononucleosis. → *mononucléose infectieuse.*

RÉTICULO-ENDOTHÉLIOSE FAMILIALE AVEC ÉOSINOPHILIE. Familial reticuloendotheliosis with eosinophilia.

RÉTICULO-ENDOTHÉLIOSE LEUCÉMIQUE. Hairy cell leukaemia. → *leucémie à tricholeucocytes.*

RÉTICULO-ENDOTHÉLIOSE MALIGNE. Malignant histiocytosis. → *histiocytose maligne.*

RÉTICULO-ÉPITHÉLIOME, *s.m.* Reticulosarcoma. → *réticulosarcome.*

RÉTICULOFIBROSE, *s.f.* Reticulosis with fibrosis.

RÉTICULO-GRANULOMATOSE, *s.f.* Histiocytosis. → *histiocytose X.*

RÉTICULO-HISTIOCYTAIRE (système) (SRH). Reticuloendothelial system, RES. → *réticulo-endothélial (système).*

RÉTICULO-HISTIOCYTOSE, *s.f.* Reticuloendotheliosis. → *réticulo-endothéliose.*

RÉTICULO-HISTIOCYTOSE MALIGNE. Malignant histiocytosis. → *histiocytose maligne.*

RÉTICULO-HISTIOCYTOSE MULTICENTRIQUE. Multicentric reticulohistiocytosis, lipoid dermatoarthritis.

RÉTICULO-HISTO-SARCOME, *s.m.* Reticulosarcoma. → *réticulosarcome.*

RÉTICULO-LYMPHO-SARCOME, *s.m.* Reticulosarcoma. → *réticulosarcome.*

RÉTICULOPATHIE, *s.f.* Reticulopathy.

RÉTICULOSARCOMATOSE, *s.f.* Disseminated reticulum-cell sarcoma.

RÉTICULOSARCOME, *s.m.* Reticulum cell sarcoma, reticuloendothelial sarcoma, retotheliosarcoma, retothelial sarcoma, reticulosarcoma, retothelioma, reticulothelioma, reticuloma, reticuloendothelioma, histiocytic sarcoma, reticulocytic sarcoma, clasmocytoma, clasmocytic lymphoma, histiocytic malignant lymphoma, endothelioma of the lymph node.

RÉTICULOSE, *s.f.* 1° Reticulosis. – 2° Dylipoidosis.

RÉTICULOSE AIGUË MALIGNE. Malignant histiocytosis. → *histiocytose maligne.*

RÉTICULOSE ALEUCÉMIQUE. Abt-Letterer-Siwe syndrome. → *Abt-Letterer-Siwe (syndrome de).*

RÉTICULOSE FAMILIALE AVEC HÉPATOSPLÉNOMÉGALIE ET ADÉNOPATHIES. Familial reticulosis with hepatosplenomegaly and adenomegaly.

RÉTICULOSE HÉMOPHAGOCYTAIRE OU **HÉMATOPHAGIQUE FAMILIALE.** Familial haemophagocytic reticulosis. → *lymphohistiocytose familiale.*

RÉTICULOSE HISTIOCYTAIRE. Malignant histiocytosis. → *histiocytose maligne.*

RÉTICULOSE HISTIOCYTAIRE AIGUË. Malignant histiocytosis. → *histiocytose maligne.*

RÉTICULOSE HISTIOCYTOMÉDULLAIRE. Malignant histiocytosis. → *histiocytose maligne.*

RÉTICULOSE HISTIOLYMPHOCYTAIRE AVEC MYÉLOFIBROSE. Hairy cell leukaemia. → *leucémie à tricholeucocytes.*

RÉTICULOSE HISTIOMONOCYTAIRE. Malignant histiocytosis. → *histiocytose maligne.*

RÉTICULOSE LIPOMÉLANIQUE. Dermatopathic lymphadenopathy. → *lymphadénopathie dermatopathique.*

RÉTICULOSE LYMPHOCYTAIRE BÉNIGNE. Lymphocytoma cutis. → *lymphocytome cutané bénin.*

RÉTICULOSE MALIGNE OU **MALIGNE HISTIOCYTAIRE.** Malignant histiocytosis. → *histiocytose maligne.*

RÉTICULOSE MÉDULLAIRE HISTIOCYTAIRE OU **MÉDULLAIRE À CELLULES RÉTICULAIRES.** Malignant histiocytosis. → *histiocytose maligne.*

RÉTICULOSE MÉGACARYOCYTAIRE. Malignant histiocytosis. → *histiocytose maligne.*

RÉTICULOSE MÉTAPLASIQUE AIGUË MALIGNE. Malignant histiocytosis. → *histiocytose maligne.*

RÉTICULOSE PAGÉTOÏDE. Woringer-Koloff disease.

RÉTICULOSE PURE AIGUË. Malignant histiocytosis. → *histiocytose maligne.*

RÉTICULOSE DE SÉZARY. Sézary's reticulosis. → *Sézary (réticulose ou syndrome de).*

RÉTICULOSE SYNCYTIALE. Malignant histiocytosis. → *histiocytose maligne.*

RÉTICULOSE SYSTÉMATISÉE. Malignant histiocytosis. → *histiocytose maligne.*

RÉTICULOSE X. Histiocytosis. → *histiocytose X.*

RÉTICULUM, *s.m.* Reticulum.

RÉTICULUM ENDOPLASMIQUE. Endoplasmic reticulum.

RÉTINE, *s.f.* Retina.

RÉTINÈNE, *s.m.* Erythropsin. → *érythropsine.*

RÉTINITE, *s.f.* Retinitis.

RÉTINITE ALBUMINURIQUE. Retinitis albuminurica, retinitis nephretica, renal retinitis, albuminuric retinitis.

RÉTINITE BRIGHTIQUE. Retinitis nephretica. → *rétinite albuminurique.*

RÉTINITE CENTRALE ANGIOSPASTIQUE. Central angiospastic retinitis. → *choriorétinite séreuse centrale.*

RÉTINITE CIRCINÉE. Circinate retinopathy, circinate retinitis, retinitis circinata.

RÉTINITE DE COATS. Coats's disease. → *Coats (maladie ou rétinite de).*

RÉTINITE DIABÉTIQUE. Diabetic retinitis. → *rétinopathie diabétique.*

RÉTINITE GRAVIDIQUE. Gravidic retinitis, retinitis gravidarum.

RÉTINITE HÉMORRAGIQUE. Retinitis haemorrhagica.

RÉTINITE HYPERTENSIVE. Hypertensive retinitis.

RÉTINITE DE LEBER. Leber's idiopathic stellate retinopathy.

RÉTINITE ŒDÉMATEUSE. Serous retinitis, retinitis serosa.

RÉTINITE PIGMENTAIRE. Retinitis pigmentosa, pigmentary retinopathy.

RÉTINITE PROLIFÉRANTE. Retinitis proliferans, proliferative retinitis, proliferative retinopathy.

RÉTINITE DE PURTSCHER. Purtscher's disease. → *Purtscher (syndrome, rétinite ou rétinopathie de).*

RÉTINITE SEPTIQUE DE ROTH. Septic retinitis of Roth.

RÉTINITE SÉREUSE CENTRALE. Central serous retinopathy. → *choriorétinite séreuse centrale.*

RÉTINITE SYPHILITIQUE. Retinitis syphilitica, Jacobson's retinitis.

RÉTINOBLASTOME, *s.m.* Retinoblastoma.

RÉTINOCYTOME, *s.m.* Retinocytoma.

RÉTINOÏDE, *s.m.* Retinoid.

RÉTINOL, *s.m.* Retinol. → *vitamine* A_1.

RÉTINOPATHIE, *s.f.* Retinopathy.

RÉTINOPATHIE DIABÉTIQUE. Diabetic retinopathy, diabetic retinitis.

RÉTINOPATHIE HYPERLIPIDÉMIQUE. Hyperlipaemic retinopathy.

RÉTINOPATHIE HYPERTENSIVE. Hypertensive retinopathy or retinitis.

RÉTINOPATHIE PARANÉOPLASIQUE. CAR syndrome, cancer associated retinopathy.

RÉTINOPATHIE PONCTUÉE ALBESCENTE. Punctata albescens retinitis.

RÉTINOPATHIE DE PURTSCHER. Purtscher's disease. → *Purtscher (syndrome, rétinite ou rétinopathie de).*

RÉTINOPATHIE SÉREUSE CENTRALE. Central serous retinopathy. → *choriorétinite séreuse centrale.*

RÉTINOPEXIE, *s.f.* Retinopexy.

RÉTINOSCHIZIS, *s.f.* Retinoschisis.

RÉTINOSCOPIE, *s.f.* Ophthalmoscopy. → *fond d'œil (examen du).*

RÉTOTHÉLIAL (système). Reticuloendothelial system.

RÉTOTHÉLIOSE, *s.f.* Reticulosis. → *réticulo-endothéliose.*

RÉTOTHÉLOSARCOME, *s.m.* Reticulosarcoma. → *réticulosarcome.*

RETOUR DE COUCHES. First menstruation after childbirth.

RETOUR VEINEUX ANORMAL. Abnormal venous return.

RETOUR VEINEUX PULMONAIRE ANORMAL. Anomalous pulmonary venous drainage.

RETOURNÉ, *s.m.* Recurrent bandage.

RÉTRACTILITÉ, *s.f.* Retractility.

RÉTRACTION, *s.f.* Retraction.

RÉTRACTION DE L'APONÉVROSE PALMAIRE. Palmar fibromatosis. → *Dupuytren (maladie de).*

RÉTRÉCISSEMENT, *s.m.* Stenosis. → *sténose.*

RÉTRÉCISSEMENT AORTIQUE. Aortic stenosis.

RÉTRÉCISSEMENT AORTIQUE SOUS-VALVULAIRE. Subvalvular aortic stenosis.

RÉTRÉCISSEMENT AORTIQUE SUPRA-VALVULAIRE. Supra-valvular aortic stenosis.

RÉTRÉCISSEMENT AORTIQUE VALVULAIRE. Valvular aortic stenosis.

RÉTRÉCISSEMENT DE L'ARTÈRE PULMONAIRE. Pulmonary stenosis.

RÉTRÉCISSEMENT DE LA CAVITÉ MÉDULLAIRE. Tubular stenosis. → *Kenny-Caffey (syndrome de).*

RÉTRÉCISSEMENT ESSENTIEL CARDIO-ŒSOPHAGIEN. Cardiospasm. → *cardiospasme.*

RÉTRÉCISSEMENT MITRAL. Mitral stenosis.

RÉTRÉCISSEMENT MITRAL EN BOUTONNIÈRE. Buttonhole mitral stenosis, buttonhole deformity, fishmouth mitral stenosis.

RÉTRÉCISSEMENT MITRAL EN ENTONNOIR. Funnel deformity of mitral orifice.

RÉTRÉCISSEMENT PULMONAIRE INFUNDIBULAIRE. Infundibular pulmonary stenosis, Dittrich's stenosis.

RÉTRÉCISSEMENT PULMONAIRE VALVULAIRE. Pulmonary valvular stenosis.

RÉTRÉCISSEMENT TRICUSPIDE. Triscuspid stenosis.

RÉTRO-ACTION, *s.f.* Feedback.

RÉTROACTION BIOLOGIQUE. Biofeedback.

RÉTROCÆCAL, ALE, *adj.* Retrocaecal.

RÉTROCHÉILIE, *s.f.* Retrocheilia.

RÉTROCOLIS, *s.m.* Retrocollis.

RÉTROCONTROLE, *s.m.* Feedback.

RÉTRODÉVIATION DE L'UTÉRUS. Retrodeviation or retrodisplacement of uterus.

RÉTROFLEXION, *s.f.* Retroflexion.

RÉTROFLEXION DE L'UTÉRUS. Retroflexion of the uterus.

RÉTROGNATHIE, *s.f.* Retrognathia.

RÉTROGRADE, *adj.* Retrograde.

RÉTROLISTHÉSIS, *s.m.* Retrolisthesis.

RÉTROMANDIBULIE, *s.f.* Retromandibulism.

RÉTROMAXILLIE, *s.f.* Retromaxillism.

RÉTRO-OLIVAIRE DE DEJERINE (syndrome). Wallenberg's syndrome. → *Wallenberg (syndrome de).*

RÉTROPAROTIDIEN POSTÉRIEUR (syndrome). Villaret's syndrome. → *Villaret (syndrome de).*

RÉTROPÉRITONÉAL, ALE, *adj.* Retroperitoneal.

RÉTROPÉRITONITE, *s.f.* Retroperitonitis.

RÉTROPÉRITONITE FIBREUSE ET SCLÉROSANTE. Ormond's disease. → *Ormond (maladie d').*

RÉTROPITUITRINE, *s.f.* Posterior pituitary hormone. → *pituitrine.*

RÉTRO-PNEUMOPÉRITOINE, *s.m.* Pneumoretroperitoneum, retroperitoneal pneumogram.

RÉTROPOSITION DE L'UTÉRUS. Retroposition or backward displacement of the uterus.

RÉTROPULSION, *s.f.* Retropulsion.

RÉTRORÉGULATION, *s.f.* Feed-back. → *rétrocontrôle.*

RÉTROSELLAIRE, *adj.* Retrosellar.

RÉTROTRACTION, *s.f.* Retroflexion of the body.

RÉTROTUBÉRITE, *s.f.* Inflammation of the Rosenmüller's fossa.

RÉTROVACCINATION, *s.f.* Retrovaccination.

RÉTROVERSION, *s.f.* Retroversion.

RÉTROVERSION DE L'UTÉRUS. Retroversion of the uterus.

RÉTROVIRIDÉS, *s.m.pl.* Retroviridae.

RÉTROVIRUS, *s.m.* Retrovirus.

RETT (syndrome de). Rett's syndrome.

RETZIUS (espace de). Retropubic space.

RÉUNION, *s.f.* Healing, union.

REVACCINATION, *s.f.* Revaccination.

REVASCULARISATION, *s.f.* Revascularization.

REVERDIN (aiguille de). Reverdin's needle.

REVERDIN (greffe de). Reverdin's method.

RÉVERSIBILITÉ, *s.f.* Reversibility.

RÉVERSION, *s.f.* Reversion.

REVIVISCENCE, *s.f.* Revivescence.

RÉVULSIF, *adj.* et *s.m.* Revulsive.

RÉVULSION, *s.f.* Revulsion.

REYE OU REYE-JOHNSON (syndrome de). Reye's syndrome, Reye-Johnson syndrome, encephalopathy and fatty degeneration of viscera.

REYNOLD-REVILLOD ET DEJERINE (syndrome de). Dejerine's bulbar syndrome. → *bulbaire antérieur (syndrome).*

REYNOLDS (syndrome de). Reynolds's syndrome.

rH. rH, symbol of the potential of oxydation-reduction.

RH (facteur). Rhesus factor.

RHABDOMYOLYSE, *s.f.* Rhabdomyolysis.

RHABDOMYOLYSE RÉCURRENTE. Idiopathic paroxysmal myoglobinuria. → *myoglobinurie paroxystique nocturne.*

RHABDOMYOME GRANULEUX OU GRANULO-CELLULAIRE. Abrikossoff's tumour. → *Abrikossoff (tumeur d').*

RHABDOMYOSARCOME, *s.m.* Rhabdomyosarcoma.

RHABDOVIRIDÉS, *s.m.pl.* Rhabdoviridae.

RHABDOVIRUS, *s.m. Rhabdovirus.*

RHADINOVIRUS, *s.m. Rhadinovirus.*

RHAGADE, *s.f.* Rhagade.

RHAGADE SYPHILITIQUE PÉRIBUCCALE. Split papule.

RHEA BARTON (fracture de). Barton's fracture.

RHEGMATOGÈNE, *adj.* Rhegmatogenous.

RHÉOBASE, *s.f.* Rheobasis, rheobase, galvanic threshold.

RHÉOCARDIOGRAMME, *s.m.* Rheocardiogram.

RHÉOCARDIOGRAPHIE, *s.f.* Rheocardiography.

RHÉOGRAMME, *s.m.* Rheogram.

RHÉOGRAPHIE, *s.f.* Rheography.

RHÉOLOGIE, *s.f.* Rheology.

RHÉOPHORE, *s.m.* Rheophore.

RHÉOPLÉTHYSMOGRAPHIE, *s.f.* Rheoplethysmography.

RHÉOPNEUMOGRAPHIE, *s.f.* Rheopneumography.

RHÉSUS OU Rh (antigène, facteur OU système de groupe sanguin). Rhesus (or Rh) antigen or factor or blood group system. – *Rho.* Rho, D factor.

RHINELCOSE, *s.f.* Rhinelcos.

RHINENCÉPHALE, *s.m.* Rhinencephalus, rhinocephalus.

RHINITE, *s.f.* Rhinitis.

RHINITE ALLERGIQUE. Allergic or anaphylactic rhinitis.

RHINITE ALLERGIQUE NON SAISONNIÈRE. Nonseasonal allergic rhinitis, perennial or atopic rhinitis.

RHINITE ATROPHIANTE OU ATROPHIQUE. Atrophic rhinitis. → *ozène.*

RHINITE CHRONIQUE. Chronic rhinitis.

RHINITE CHRONIQUE FÉTIDE. Atrophic rhinitis. → *ozène.*

RHINITE CHRONIQUE HYPERTROPHIQUE. Hypertrophic rhinitis.

RHINITE CONGESTIVE. Vasomotor rhinitis.

RHINITE PSEUDO-MEMBRANEUSE. Fibrinous rhinitis, croupous rhinitis, pseudo-membranous rhinitis.

RHINITE SÈCHE. Rhinitis sicca.

RHINITE SÈCHE ATROPHIQUE. Atrophic catarrh.

RHINITE SYPHILITIQUE. Syphilitic rhinitis.

RHINITE TUBERCULEUSE. Tuberculous rhinitis, scrofulous rhinitis.

RHINOCÉPHALE, *s.m.* Rhinocephalus. → *rhinencéphale.*

RHINŒDÈME, *s.m.* Rhinoedema.

RHINO-HYDRORRHÉE ENTOTOPIQUE. Rhinorrhoea. → *hydrorrhée nasale.*

RHINOLALIE, *s.f.* Rhinolalia, rhinophonia.

RHINOLALIE FERMÉE. Rhinolalia clausa.

RHINOLALIE OUVERTE. Rhinolalia aperta, open rhinolalia.

RHINOLITHE, *s.m.* Rhinolith, rhinolite.

RHINOLOGIE, *s.f.* Rhinology.

RHINOMANOMÉTRIE, *s.f.* Rhinomanometry.

RHINOMÉTRIE, *s.f.* Rhinometry.

RHINOMYCOSE, *s.f.* Rhinomycosis.

RHINOPATHIE, *s.f.* Rhinopathy.

RHINOPHARYNGITE, *s.f.* Rhinopharyngitis.

RHINOPHARYNGITE MUTILANTE. Rhinopharyngitis mutilans.

RHINOPHARYNX, *s.m.* Rhinopharynx.

RHINOPHONIE, *s.f.* Rhinolalia, rhinophonia.

RHINOPHYCOMYCOSE, *s.f.* Rhinophycomycosis.

RHINOPHYMA, *s.m.* Rhinophyma, hammer nose, potato nose, toper's nose, acne hypertrophica.

RHINOPLASTIE, *s.f.* Rhinoplasty.

RHINORÉACTION, *s.f.* Rhinoreaction.

RHINORRAGIE, *s.f.* Rhinorrhagia.

RHINORRAGIE, *s.f.* Rhinorrhaphy.

RHINORRHÉE, *s.f.* Rhinorrhoea. → *hydrorrhée nasale.*

RHINORRHÉE CÉRÉBROSPINALE. Cerebrospinal rhinorrhoea.

RHINOSALPINGITE, *s.f.* Rhinosalpingitis.

RHINOSCLÉROME, *s.m.* Rhinoscleroma.

RHINOSCOPIE, *s.f.* Rhinoscopy.

RHINOSCOPIE POSTÉRIEURE. Pharyngorhinoscopy.

RHINOSPORIDIOSE, *s.f.* Rhinosporidiosis.

RHINOTOMIE, *s.f.* Rhinotomy.

RHINOTOMIE SOUS-LABIALE. Rouge's operation.

RHINOVACCINATION. Rhinovaccination.

RHINOVIRUS, *s.m. Rhinovirus*, coryza virus.

RHIPICEPHALUS, *s.m. Rhipicephalus.*

RHIZARTHROSE, *s.f.* Arthrosis of the proximal joint of a limb, or of a finger.

RHIZOLYSE, *s.f.* Rhizolysis.

RHIZOMÉLIQUE, *adj.* Rhizomelic.

RHIZOMÈRE, *s.m.* Rhizomere.

RHIZOPODE, *s.m.* Rhizopoda.

RHIZOTOMIE, *s.f.* Rhizotomy, radioctomy.

RHIZOTOMIE ANTÉRIEURE. Anterior rhizotomy.

RHIZOTOMIE POSTÉRIEURE. Posterior rhizotomy, Forester's operation, Dana's operation.

RHIZOTOMIE RÉTROGASSÉRIENNE. Retrogasserian neurotomy. → *névrotomie rétrogassérienne.*

Rho. Rhesus factor, Rho. → *Rhésus (antigène, facteur ou système de groupe sanguin).*

RHODANATE DE SODIUM (épreuve du). Thiocyanate method.

RHODOCOCCUS EQUI. *Rhodococcus equi.*

RHODOPSINE, *s.f.* Erythopsin. → *érythropsine.*

RHOMBENCÉPHALITE, *s.f.* Rhombencephalitis.

RHOMBOÏDE, *adj.* Rhomboid.

RHONCHOPATHIE, *s.f.* Snoring disease.

RHONCHUS, *s.m.* Sonorous rale.

RHOPHÉOCYTOSE, *s.f.* Micropinocytosis.

RHOTACISME, *s.m.* Rhotacism.

RHUMATISME, *s.m.* Rheumatism.

RHUMATISME ARTICULAIRE AIGU. Rheumatic fever. → *Bouillaud (maladie de).*

RHUMATISME ARTICULAIRE CHRONIQUE PARTIEL. Arthritis deformans. → *arthrite déformante ou sèche.*

RHUMATISME ARTICULAIRE CHRONIQUE PROGRESSIF. Rheumatoid arthritis. → *polyarthrite.*

RHUMATISME BLENNORRAGIQUE. Gonorrhoeal rheumatism.

RHUMATISME DE BOUGAINVILLE. Bougainville rheumatism. → *polyarthrite aiguë épidémique tropicale.*

RHUMATISME CARDIAQUE. Rheumatism of the heart, rheumatic carditis.

RHUMATISME CARDIAQUE ÉVOLUTIF. Evolutive rheumatic carditis, active rheumatic carditis, severe rheumatic carditis, rheumatic pancarditis.

RHUMATISME CHRONIQUE DÉFORMANT. Rheumatoid arthritis. → *polyarthrite rhumatoïde.*

RHUMATISME CHRONIQUE DÉFORMANT XANTHOMATEUX. Rheumatoid xanthomatosis.

RHUMATISME CHRONIQUE PROGRESSIF GÉNÉRALISÉ OU INFECTIEUX. Rheumatoid arthritis. → *polyarthrite rhumatoïde.*

RHUMATISME FIBREUX. Jaccoud's disease or syndrome, chronic secondary polyarthritis, chronic fibrous rheumatism, chronic postrheumatic arthritis.

RHUMATISME GOUTTEUX. Gouty arthritis.

RHUMATISME D'HEBERDEN. Heberden's arthritis. → *Heberden (rhumatisme d').*

RHUMATISME INFECTIEUX. Infective or infectious rheumatism, infectious pseudorheumatism.

RHUMATISME INFLAMMATOIRE CHRONIQUE DE L'ENFANT. Still's disease. → *polyarthrite chronique de l'enfant.*

RHUMATISME LOMBAIRE CHRONIQUE. Osteoarthritis of the lumbar spine. → *lombarthrie.*

RHUMATISME DE LA MÉNOPAUSE. Climatic or climacteric arthritis.

RHUMATISME MUSCULAIRE. Muscular rheumatism, myositis rheumatoid.

RHUMATISME MUSCULAIRE A FRIGORE. Myositis a frigore.

RHUMATISME MUSCULAIRE DE POITRINE. Epidemic myalgia. → *myalgie épidémique.*

RHUMATISME NEUROTROPHIQUE DU MEMBRE SUPÉRIEUR. Hand-shoulder syndrome.

RHUMATISME NOUEUX. Rheumatoid arthritis. → *polyarthrite rhumatoïde.*

RHUMATISME OSSEUX PARTIEL. Arthritis deformans. → *arthrite déformante ou sèche.*

RHUMATISME PALINDROMIQUE. Palindromic rheumatism.

RHUMATISME DE PONCET. Poncet's disease, Poncet's rheumatism, tuberculous rheumatism.

RHUMATISME PROGRESSIF. Rheumatoid arthritis. → *polyarthrite rhumatoïde.*

RHUMATISME PSORIASIQUE. Psoriasis arthropathica, arthropathic psoriasis, psoriatic arthropathy, psoriatic arthritis.

RHUMATOÏDE, *adj.* Rheumatoid.

RHUMATOÏDE (maladie). Rheumatoid arthritis. → *polyarthrite rhumatoïde.*

RHUMATOLOGIE, *s.f.* Rheumatology.

RHUME, *s.m.* Cold, common cold, rheum, rheuma.

RHUME DES FOINS. Hay fever. → *coryza spasmodique périodique.*

RHUME DES FOINS AUTOMNAL. Autumnal hay fever, fall hay fever.

RHUME DES FOINS D'ÉTÉ. Summer hay fever, summer bronchitis.

RHUME DES FOINS PERMANENT. Perennial hay fever, non seasonal hay fever, perennial rhinitis.

RHUME DES FOINS DE PRINTEMPS. Spring hay fever.

RHUME DES FOINS SAISONNIER. Seasonal hay fever.

RHUME DE HANCHE. Observation hip syndrome. → *coxite transitoire.*

RHUME DE POITRINE. Bronchitis.

RHYTIDOSIS, *s.m.* Rhytidosis, rhitidosis.

RIBBERT (théorie de). Ribbert's theory.

RIBOFLAVINE, *s.f.* Riboflavin. → *vitamine* B_2.

RIBONUCLÉASE, *s.f.* Ribonuclease.

RIBONUCLÉIQUE (acide) (ARN). Ribonucleic acid, RNA.

RIBONUCLÉIQUE MESSAGER (acide), (ARN messager, ARN-m). Messenger ribonucleic acid, messenger RNA, m-RNA.

RIBONUCLÉIQUE RIBOSOMAL (acide), (ARN ribosomal). Ribosomal ribonucleic acid, ribosomal RNA.

RIBONUCLÉIQUE DE TRANSFERT (acide), (ARN de transfert, ARN-t). Transfer ribonucleic acid, transfer RNA.

RIBONUCLÉOPROTÉINE, *s.f.* Ribonucleoprotein.

RIBOSE, *s.m.* Ribose.

RIBOSOMAL, ALE, *adj.* Ribosomal.

RIBOSOME, *s.m.* Ribosome, Palade's granule.

RIBOSONDE, *s.f.* Ribonucleic probe.

RIBOTYPAGE, *s.m.* Ribotyping.

RIBOZYME, *s.f.* Ribozyme.

RICARD (amputation de). Ricard's amputation.

RICHNER-HANHART (maladie ou syndrome de). Richner-Hanhart syndrome.

RICHTER (syndrome de). Richter's syndrome.

***RICKETTSIA*,** *s.f. Rickettsia.*

RICKETTSIACÉES, *s.f. pl.* Rickettsiaceae.

RICKETTSIALES, *s.f. pl.* Rickettsiales.

RICKETTSIE, *s.f.* Rickettsia.

RICKETTSIÉMIE, *s.f.* Rickettsiaemia.

RICKETTSIOSE, *s.f.* Rickettsiosis, rickettsioses, spotted fever group, typhus.

RICKETTSIOSE ÉPIDÉMIQUE À POUX. Epidemic typhus. → *typhus exanthématique.*

RICKETTSIOSE À POUX NON ÉPIDÉMIQUE. Trench fever. → *fièvre des tranchées.*

RICKETTSIOSE À PULICIDÉS. Murine typhus. → *typhus murin.*

RICKETTSIOSE À TROMBIDIDÆ. Tropical fever. → *fièvre fluviale du Japon.*

RICKETTSIOSE VARICELLIFORME. Rickettsial pox.

RICTUS, *s.m.* Rictus.

RIDA, *s.m.* Rida.

RIEDEL (opération de). Lateral choledochoenterostomy.

RIEDEL-TAILHEFER (maladie de). Riedel's disease or struma, cast iron struma, ligneous or lignous struma, lignous thyroiditis, woody thyroiditis invasive thyroiditis.

RIEDER (cellule de). Rieder's cell.

RIEDÉRIFORME, *adj.* Resembling Rieder's cell.

RIEGER (syndrome de). Rieger's syndrome.

RIEHL (mélanose de). Riehl's melanosis, cervicofacial pigmentation.

RIETTI-GREPPI-MICHELI (syndrome de). Thalassaemia minor, Rietti-Greppi-Micheli syndrome.

RIEUX (hernie de). Rieux's hernia.

RIFAMYCINE, *s.f.* Rifamycin.

RIFT (fièvre de la vallée du). Rift valley fever.

RIGA ou RIGA-FEDE (maladie de). Riga's disease. → *subglossite diphtéroïde.*

RIGIDIMÉTRIE PÉNIENNE. Monitoring of penile rigidity.

RIGIDITÉ CADAVÉRIQUE. Cadaveric rigidity, postmortem rigidity, rigor mortis.

RIGIDITÉ DÉCÉRÉBRÉE ou DE DÉCÉRÉBRATION. Decerebrate rigidity.

RIGIDITÉ DE DÉCORTICATION. Decorticate rigidity.

RIGIDITÉ DE FIXATION. Exaggeration of fixation contraction in Parkinson's disease.

RIGIDITÉ MÉSENCÉPHALIQUE. Decerebrate rigidity.

RIGIDITÉ PALLIDALE. Pallidal rigidity.

RIGIDITÉ SPASMODIQUE CONGÉNITALE DES MEMBRES. Little's disease. → *Little (maladie ou syndrome de).*

RIGOR, *s.m.* Rigor.

RILEY-DAY (syndrome de). Riley-Day syndrome.

RILEY-SCHWACHMAN (syndrome de). Riley-Schwachman syndrome.

RILMÉNIDINE, *s.f.* Rilmenidine.

RINÇAGE COMPLET. Wash out.

RINÇAGE PYÉLO-CALICIEL. Wash-out test.

RINNE (épreuve de). Rinne's test.

RIOPELLE (tumeur de). Riopelle's tumour.

RIPA. V. *radio-immuno-précipitation.*

RIRE SARDONIQUE ou CYNIQUE. Typic spasm. → *sardonique (rire).*

RISQUE, *s.m.* Risk.

RISQUE ABSOLU. Absolute risk.

RISQUE RELATIF. Relative risk.

RISQUE (stratification du). Risk stratification.

RISSER (test de). Risser's test.

RIST. Radio-immuno sorbent test, RIST.

***RISTELLA*,** *s.f. Ristella.*

RISTOCÉTINE, *s.f.* Ristocetin.

RITCHIE (indice de). Ritchie's index.

RITTER VON RITTERSHAIN (maladie de). Ritter's disease. → *dermatite exfoliatrice des nouveau-nés.*

RITUEL CONJURATOIRE. Ritual.

RIVA. Accelerated idioventricular rhythm.

RIVALTA (épreuve de). Rivalta's test or reaction.

RIVERO CARVALLO (signe de). Rivero Carvallo's sign.

RIZIFORME, *adj.* Riziform.

RIZIFORME (grain). Rice body. → *grain riziforme.*

RM. Mitral stenosis.

RMN. NMR. → *résonance magnétique nucléaire.*

RNP. RNP. → *ribonucléoprotéine.*

ROB, *s.m.* Rob.

ROBERT (bassin de). Robert's pelvis.

ROBERTS (syndrome de). Roberts's syndrome.

ROBIN (syndrome de Pierre). Pierre Robin's syndrome.

ROBINEAU (suture de). Wölfler's suture.

ROBINOW (syndrome de). Acromesomelic dwarfism. → *nanisme acromésomélique.*

ROBINSON, POWER ET KEPLER (test de). Robinson, Power and Kepler test.

ROBLES (maladie de). Robles's disease. → *onchocercose.*

ROBUSTICITÉ (coefficient ou **indice de).** Pignet's formula, Pignet's index, Black's formula.

ROCHALIMEA, *s.f. Rochalimea.*

ROCHER, *s.m.* Petrous part of the temporal bone.

ROCHÉRITE, *s.f.* Petrositis.

ROCHON-DUVIGNEAUD (syndrome de). Rollet's syndrome. → *apex orbitaire (syndrome de l').*

ROE (opération de). Roe's operation.

RŒNTGEN, *s.m.* Rœntgen.

ROGER (maladie de). Roger's disease.

ROGER (souffle de). Roger's murmur.

ROHR (agranulocytose hyperplasique du type ou **moelle de).** Rohr's agranulocytosis, agrunolocytosis with hyperplasia of the marrow.

ROKITANSKY-FRERICHS (maladie de). Rokitansky's disease.

ROKITANSKY-KUSTER ou **ROKITANSKY-KUSTER-HAUSER (syndrome de).** Rokitansky-Kuster-Hauser syndrome, Mayer-Rokitansky-Kuster syndrome.

ROLANDIQUE (syndrome). Rolandic syndrome.

ROLANDO (scissure de). Central sulcus of the cerebrum.

ROLLAND (réaction de). Thévenon and Rolland test for blood.

ROLLET (syndrome de). Rollet's syndrome. → *apex orbitaire (syndrome de l').*

ROMAÑA (signe de). Romaña's sign.

ROMANO-WARD (syndrome de). Romano-Ward syndrome.

ROMBERG (maladie de). Romberg's disease, facial hemiatrophy, progressive unilateral facial atrophy, trophoneurosis of Romberg, facial trophoneurosis.

ROMBERG (signes de). 1° (dans le tabès). Romberg's sign, Brauch-Romberg sign, rombergism. – 2° (dans la hernie obturatrice étranglée). Romberg-Howship sign, Romberg's sign, Howship-Romberg sign.

RONFLANT (râle). Sonorous rale.

RÖNTGEN, *s.m.* Röntgen.

RÖNTGÉNISATION, *s.f.* Röntgenization.

RÖNTGÉNOSCOPIE, *s.f.* Fluoroscopy. → *radioscopie.*

RÖNTGENTHÉRAPIE, *s.f.* Radiotherapy. → *radiothérapie.*

ROOD (méthode de). Rood's method.

ROQUE (signe de). Roque's sign.

ROR. Abréviation de vaccination contre rougeole, oreillons, rubéole. MMR (measles-mumps-rubella).

RORSCHACH (test de). Rorschach's test.

ROSACÉE, *s.f.* Acnea rosacea. → *couperose.*

ROSACÉE PAPULO-PUSTULEUSE. Pustulous rosacea.

ROSAI ET DORFMAN (maladie ou **syndrome de).** Rosai and Dorfman syndrome, benign sinus histiocytosis with massive lymphadenopathy.

ROSE (position de). Rose's position.

ROSE (tétanos céphalique ou **hydrophobique de).** Cephalic tetanus, head tetanus, cephalotetanus, hydrophobic, tetanus, Rose's tetanus, cerebral tetanus, Janin's tetanus, Klemm's tetanus, paralytic tetanus.

ROSE BENGALE (épreuve du). Rose bengal test.

ROSÉE SANGLANTE (signe de la). Auspitz's sign.

ROSEN (opération de). Rosen's operation.

ROSENBACH (maladie de). Erysipeloid. → *érysipéloïde.*

ROSENBACH (signes de). Rosenbach's signs.

ROSENBACH (syndrome de). Rosenbach's syndrome.

ROSENBACH (test de). Rosenbach's test for paroxysmal haemoglobinuria a frigore.

ROSENTHAL (maladie de). Rosenthal's syndrome. → *hémophilie C.*

ROSENTHAL-KLOEPFER (syndrome de). Rosenthal-Kloepfer syndrome.

ROSÉOLE, *s.f.* Roseola.

ROSÉOLE ÉPIDÉMIQUE. Rubella. → *rubéole.*

ROSÉOLE INFANTILE. Exanthema subitum. → *sixième maladie.*

ROSÉOLE SYPHILITIQUE. Roseola syphilitica.

ROSEOLOVIRUS, *s.m. Roseolovirus.*

ROSER-BRAUN (signe de). Roser-Braun sign.

ROSER-NÉLATON (ligne de). Nélaton's line. → *Nélaton-Roser (ligne de).*

ROSETTE, *s.f.* Rosette.

ROSETTE (phénomène ou **technique des).** Rosette formation, rosette technique.

ROSETTE (test d'Inhibition des). Inhibition of rosette formation.

ROSETTES COMPLÉMENT (technique des). Immune rosette technique.

ROSETTES E [érythrocyte] (technique des). Non immune rosette technique.

ROSETTES EA ou **EAC [érythrocyte-anticorps-complément] (technique des).** Immune rosette technique.

ROSETTE DE HASERICK. Rosette of leukocytes.

ROSETTES IMMUNES (technique des). Immune rosette technique.

ROSETTES MOUTON (technique des). Non immune rosette technique.

ROSETTE RHUMATOÏDE. Rheumatoid rosette.

ROSETTES SPONTANÉES (technique des). Non immune rosette technique.

ROSEWATER (syndrome de). Rosewater's syndrome.

RÖSKE-DE TONI-CAFFEY (syndrome de). Caffey's disease. → *Caffey-Smyth (syndrome de).*

ROSSBACH (maladie de). Rossbach's disease. → *gastroxie, gastroxynsis.*

ROSSIGNOL DES TANNEURS. Tanner's disease, tanner's ulcer, chrome ulcer.

RÖSSLE (maladie de). Hanot-Rössle syndrome.

ROSSOLIMO (réflexe ou **signe de).** Rossolimo's reflex.

ROTATION, *s.f.* (biologie). Turnover.

ROTATION ANTIHORAIRE OU **LÉVOGYRE DU CŒUR.** Levorotation of the heart.

ROTATION HORAIRE OU **DEXTROGYRE DU CŒUR.** Dextroversion of the heart. → *dextrorotation du cœur.*

ROTATOIRE (bruit). Muscle sound.

ROTATOIRE (chorée). Rotatory chorea.

ROTATOIRE (épreuve). Rotation test.

ROTAVIRUS, *s.m. Rotavirus.*

ROTCH (signe de). Rotch's sign.

ROTH (rétinite septique de). Septic retinis of Roth.

ROTH (taches de). Roth's spots.

ROTHMANN-MAKAÏ (syndrome de). Rothmann-Makaï syndrome.

ROTHMUND OU **ROTHMUND-THOMSON (syndrome de).** Rothmund's syndrome, Rothmund-Thomson syndrome, poikiloderma congenita, telangiectasia-pigmentation-cataract syndrome, poikiloderma atrophicans and cataract, congenital poikiloderma-juvenile cataract syndrome.

ROTOR OU **ROTOR, MANAHAN ET FLORENTIN (syndrome de).** Rotor's syndrome.

ROTULE, *s.f.* Patella.

ROTULE (clonus, danse ou **phénomène de la).** Patellar clonus.

ROTULIEN, ENNE, *adj.* Patellar, rotular.

ROTULIEN (choc). Patellar tap.

ROUE DENTÉE (phénomène de). Cogwheel rigitity, cogwheel phenomenon, Negro's sign.

ROUGE (opération de). Rouge's operation.

ROUGE COLLOÏDAL (réaction au). Red colloidal test, RCT.

ROUGE CONGO (épreuve du). Congo red test, Bennhold's test.

ROUGEOLE, *s.f.* Measles, morbilli, rubeola.

ROUGEOLE HÉMORRAGIQUE. Black measles, haemorrhagic measles.

ROUGET, *s.m.* Chigger, red bug.

ROUGET DU PORC. Swine erysipelas, red fever of swine.

ROUGNON-HEBERDEN (maladie de). Angina pectoris. → *angine de poitrine.*

ROULEMENT, *s.m.* Rolling ; (cardiologie) rumbling murmur.

ROULEMENT DIASTOLIQUE. Diastolic murmur.

ROULEMENT DE FLINT. Flint's murmur. → *Flint (roulement de).*

ROUSSY-LÉVY (maladie de). Lévy-Roussy syndrome. → *dystasie aréflexique héréditaire.*

ROUTE (fausse). False passage.

ROUX (procédé de). Wood's operation.

ROVSING (signe de). Rovsing's sign.

ROY ET JUTRAS (syndrome de). Roy's syndrome, Roy-Jutras syndrome.

RPR TEST. RPR test, rapid plasma reagin test.

...RRAGIE, ...RRHAGIE, *suffixe.* – rrhagia.

...RRHÉE, *suffixe,* – rrhoea.

RSH (syndrome). RSH syndrome. → *Smith Lemli, Opitz (syndrome de).*

rt PA. Recombinant tissue – type plasminogen activator, rt-PA.

RU 486. Mifepristone.

RUBARTH (maladie de). Rubarth's disease.

RUBÉFACTION, *s.f.* Rubefaction.

RUBÉFIANT, ANTE, *adj.* et *s.m.* Rubefacient.

RUBÉOLE, *s.f.* Rubella, rubeola, epidemic roseola, German measles, bastard measles, French measles.

RUBÉOLE SCARLATINIFORME. Fourth disease. → *Dukes-Filatov (maladie de).*

RUBÉOLEUX, EUSE, *adj.* Pertaining to measles or to rubella.

RUBÉOLIFORME, *adj.* Rubeoliform.

RUBIGINE, *s.f.* Haemosiderin.

RUBIN (méthode de). Rubin's test.

RUBINSTEIN ET TAYBI (syndrome de). Rubinstein's syndrome, Rubinstein-Taybi syndrome, broad thumb (or broad thumb-hallux) syndrome, broad thumb and toes and mental retardation syndrome, broad thumbs and toes and facial abnormalities, digitofacial-mental retardation syndrome.

RUBIVIRUS, *s.m. Rubivirus.*

RUBRO-THALAMIQUE (syndrome). Foix's syndrome. → *noyau rouge (syndrome controlatéral du).*

RUBULAVIRUS, *s.m. Rubulavirus.*

RUD (syndrome de). Rud's syndrome.

RUGGI (opération ou procédé de). Ruggi's operation.

RUGINE, *s.f.* Rugine.

RUKAVINA (maladie de). Rukavina's disease.

RUMMO-FERRANINI (maladie de). Gerodermia. → *gérodermie génito-dystrophique.*

RUMPEL-LEEDE (phénomène de). Rumpel-Leede phenomenon. → *lacet (signe du).*

RUNDLES ET FALLS (syndrome de). Rundles-Falls syndrome.

RUOTTE (opération). Ruotte's operation.

RUPIA, *s.m.* Rupia.

RUPIOÏDE, *adj.* Rupioides.

RUPOPHOBIE, *s.f.* Rupophobia, rhypophobia.

RUSSELL (syndromes de). 1° Russell's syndrome. → *Silver-Russell (syndrome de).* – 2° Parietal syndrome of Russell. – 3° Russell's syndrome. → *cachexie diencéphalique de Russell.*

RUSSELL (corpuscule de). Russell's body, fuchsin body, Unna's body.

RUSTITZKY (maladie de). Kahler's disease. → *Kahler (maladie de).*

RUT, *s.m.* Rut, heat, oestrus.

RUTINE, *s.f.* Rutin.

RUYSCH (maladie de). Congenital megacolon. → *mégacôlon congénital.*

RVPA. Anomalous pulmonary venous drainage.

RYTHME, *s.m.* Rhythm.

RYTHME ALPHA (α). Alpha (α) rhythm, Berger's rhythm.

RYTHME ALTERNANT (cardiologie). Alternating rhythm.

RYTHME DE BERGER. Berger's rhythm. → *rythme alpha.*

RYTHME BÊTA (β). Beta (β) rhythm.

RYTHME BIGÉMINÉ. Bigeminy. → *bigéminie, bigéminisme.*

RYTHME CIRCADIEN. Circadian rhythm.

RYTHME COUPLÉ. Bigeminy. → *bigéminie, bigéminisme.*

RYTHME DELTA (δ). Delta (δ) rhythm.

RYTHME DOUBLE (cardiologie). Dual or double rhythm.

RYTHME D'ÉCHAPPEMENT (cardiologie). Escape rhythm.

RYTHME FŒTAL. Fetal rhythm. → *embryocardie.*

RYTHME GAMMA (γ). Gamma (γ) rhythm.

RYTHME HÉTÉROTOPE. Ectopic rhythm.

RYTHME IDIOVENTRICULAIRE. Idioventricular rhythm, ventricular rhythm.

RYTHME IDIOVENTRICULAIRE ACCÉLÉRÉ (RIVA). Accelerated ventricular rhythm. → *tachycardie ventriculaire lente.*

RYTHME INFRADIEN. Infradian rhythm.

RYTHME INTRINSÈQUE. Inherent rate.

RYTHME JONCTIONNEL. Junctional rhythm, nodal rhythm, atrioventricular or auriculoventricular rhythm.

RYTHME MULTIFOCAL. Multifocal rhythm, chaotic rhythm, chaotic heart action.

RYTHME NODAL. Nodal rhythm. → *rythme jonctionnel.*

RYTHME NYCTHÉMÉRAL. Nyctohemeral rhythm.

RYTHME PENDULAIRE. Pendulum rhythm, tictac sound.

RYTHME PROPRE (physiologie). Inherent rate.

RYTHME QUADRIGÉMINÉ. Quadrigeminal pulse. → *pouls quadrigéminé.*

RYTHME RÉCIPROQUE (cardiologie). Reciprocal rhythm.

RYTHME RÉCIPROQUE RÉPÉTÉ. Reciprocating rhythm, reciprocation.

RYTHME SINUSAL. Sinus rhythm.

RYTHME DU SINUS CORONAIRE. Coronary sinus rhythm.

RYTHME THÉTA (θ). Theta (θ) rhythm.

RYTHME TRIGÉMINÉ. Trigeminy.

RYTHME À TROIS TEMPS. Triple rhythm.

RYTHME ULTRADIEN. Ultradian rhythm.

RYTHME VENTRICULAIRE ACCÉLÉRÉ. Accelerated ventricular rhythm. → *tachycardie ventriculaire lente.*

RYTHME VENTRICULAIRE ECTOPIQUE LENT. Accelerated ventricular rhythm. → *tachycardie ventriculaire lente.*

RYTHMOLOGIE, *s.f.* Rhythmology.

S

S. 1° Chemical symbol for sulphur. – 2° Symbol for siemens.

S (composé) DE REICHSTEIN. 11 deoxycortisol, cortexolone, 11 deoxycortisone, Reichstein's substance S.

S (groupe ou **système sanguin).** S blood group system.

S (hormone). Glucocorticoids. → *11-oxycorticostéroïdes.*

S (onde). S wave.

S (unité). Svedberg unit.

3S (syndrome). 3S syndrome.

SABIN ET FELDMAN (test de). Dye test or dye inhibition test for toxoplasmosis, Sabin-Feldman dye test.

SABOURAUD (milieu de). Sabouraud's agar.

SABOURAUD (syndrome de). Sabouraud's syndrome. → *monilethrix.*

SABURRAL, ALE, *adj.* Saburral, furred.

SAC. Abbreviation for « Site antigénique de l'érythrocyte-Anticorps-Complément » : symbol for the complement fixation test.

SAC HERNIAIRE. Hernial sac.

SACCHARIMÉTRIE, *s.f.* Saccharimetry.

SACCHAROCORIE, *s.f.* Saccharocoria.

SACCHAROLÉ, *s.m.* Medicated sugar-powder.

SACCHAROMYCES, *s.m. Saccharomyces.*

SACCHAROMYCES ALBICANS. *Candida albicans.* → *Candida albicans.*

SACCHAROMYCES CEREVISIÆ. *Saccharomyces cerevisae.*

SACCHAROMYCOSE, *s.f.* Saccharomycosis.

SACCHAROSE, *s.m.* Saccharose.

SACCHAROSURIE, *s.f.* Saccharosuria, saccharuria, sucrosuria.

SACCORADICULOGRAPHIE, *s.f.* Radiculography.

SACCULAIRE, *adj.* Saccular.

SACCULE, *s.m.* Sacculus.

SACRALGIE, *s.f.* Sacralgia.

SACRALISATION, *s.f.* Sacralization.

SACRÉ, ÉE, *adj.* Sacral.

SACROCOXALGIE, *s.f.* Sacro-iliac disease, sacro-coxalgia, sacrocoxitis.

SACROCOXITE, *s.f.* Sacrocoxitis, sacroiliitis.

SACRODYNIE, *s.f.* Sacrodynia.

SACRO-ILIITE, *s.f.* Sacroiliitis, sacrocoxitis.

SACROLISTHÉSIS, *s.m.* Sacrolisthesis. → *sacrum basculé.*

SACROLOMBALISATION, *s.f.* High-assimilation pelvis.

SACRUM, *s.m.* Sacrum.

SACRUM BASCULÉ. Tilted sacrum, sacrolisthesis, hierolisthesis.

SADISME, *s.m.* Sadism.

SADOMASOCHISME, *s.m.* Sadomasochism.

SAEMISCH (ulcère de). Hypopyon keratitis. → *kératite à hypopyon.*

SAETHRE (syndrome de). Chotzen's syndrome. → *Chotzen's (syndrome de).*

SAFARI (fièvre de). Safari fever.

SAGE-FEMME, *s.f.* Midwife.

SAGITTAL, ALE, *adj.* Sagittal.

SAHIB (maladie de). Kala-azar. → *kala-azar.*

SAHLI (épreuve de). Sahli's glutoid test.

SAIGNANT, ANTE, *adj.* Sanguineous, bleeding.

SAIGNÉE, *s.f.* Bloodletting, bleeding.

SAIGNEMENT (temps de). Bleeding time.

SAILLIE, *s.f.* Bulge.

SAINT (triade de). Saint's triad.

SAINT-GERMAIN (attelle de). Saint-Germain's splint.

SAINT GUY (danse de). Chorea. → *chorée.*

SAINT JUDE MEDICAL® (valve de). St Jude's prosthesis.

SAINT ROCH (mal de). Chalicosis. → *chalicose.*

SAINTON (signe de). Joffroy's sign.

SAKATI (syndrome de). Sakati's syndrome, acrocephalopolysyndactyly type III.

SAKEL (méthode de). Sakel's method.

SAL. Antilymphocytic serum. → *sérum antilymphocyte.*

SALAAM (tic de). Nodding spasm. → *spasmes en flexion (syndrome des).*

SALACITÉ, *s.f.* Salacity.

SALDINO-NOONAN (syndrome de). SRP syndrome, Saldino-Noonan type.

SALICYLATE, *s.m.* Salicylate.

SALIDIURÉTIQUE, *adj.* Saluretic.

SALIVAIRE, *adj.* Salivary.

SALIVATION, *s.f.* Salivation. → *ptyalisme.*

SALIVE, *s.f.* Saliva.

SALKOWSKI (procédé de). Salkowski's test.

SALLA (maladie de). Salla's disease.

SALLE D'OPÉRATIONS. Operating room.

SALMONELLA, *s.f. Salmonella.*

SALMONELLA ENTERIDIS. *Salmonella enteridis,* Gärtner's bacillus, *Bacillus enteridis.*

SALMONELLA PARATHYPHI. *Salmonella paratyphi.*

SALMONELLA PARATYPHI B. *Salmonella paratyphi B. Salmonella schottmulleri.*

SALMONELLA TYPHI. *Salmonella typhi, Salmonella typhosa.* Eberth's bacillus, *Eberthella typhosa, Bacterium typhosum.*

SALMONELLA TYPHI MURIUM. *Salmonella typhimurium,* Nocard's bacillus, Salmonella aertrycke.

SALMONELLOSE, *s.f.* Salmonellosis, Salmonellosis, Salmonella fever.

SALOL (épreuve du). Ewald's test, salol test.

SALOMON (épreuve du). Salomon's test.

SALPINGECTOMIE, *s.f.* Salpingectomy.

SALPINGITE, *s.f.* salpingitis.

SALPINGITE CHRONIQUE HYPERTROPHIQUE. Pachysalpingitis. → *pachysalpingite.*

SALPINGITE CHRONIQUE PARENCHYMATEUSE. Pachysalpingitis. → *pachysalpingite.*

SALPINGITE CHRONIQUE VÉGÉTANTE. Chronic vegetating salpingitis.

SALPINGITE INTERSTITIELLE. Interstitial salpingitis.

SALPINGITE SUPPURÉE. Pyosalpingitis.

SALPINGITE DE LA TROMPE D'EUSTACHE. Eustachian salpingitis.

SALPINGOGRAPHIE, *s.f.* Salpingography.

SALPINGOLYSIS, *s.f.* Salpingolysis.

SALPINGO-OVARIECTOMIE, *s.f.* Salpingoovariectomy.

SALPINGO-OVARIOTRIPSIE, *s.f.* Salpingo-ovariotripsy. Condamin's operation.

SALPINGO-OVARITE, *s.f.* Salpingo-oophoritis, oophorosalpingitis, salpingo-ovaritis, adnexitis, annexitis.

SALPINGOPLASTIE, *s.f.* Salpingoplasty.

SALPINGORRAPHIE, *s.f.* Salpingorrhaphy.

SALPINGOSCOPIE, *s.f.* Salpingoscopy.

SALPINGOSTOMIE, *s.f.* Salpingostomy.

SALPINGOTOMIE, *s.f.* Salpingotomy.

SALTATION, *s.f.* Mutation, saltation.

SALTATOIRE, *adj.* Saltatory.

SALURÉTIQUE, *adj.* Saluretic.

SALZER (procédé de). Salzer's operation.

SALZMANN (kératite nodulaire de). Salzmann's nodular corneal dystrophy.

SANARELLI (phénomène de). Sanarelli's phenomenon.

SANATORIUM, *s.m.* (au *pl.* ...riums). Sanatorium, *pl.* ...iums ou ...ia.

SANDERS (signe de). Sander's sign.

SANDHOFF (maladie de). Sandhoff's disease.

SANDIFER (syndrome de). Sandifer's syndrome.

SANDWICH (méthode du). Sandwich technique.

SANFILIPPO (maladie de). Sanfilippo's disease, mucopolysaccharidosis III, polydystrophic oligophrenia.

SANG, *s.m.* Blood.

SANG (banque de). Blood bank.

SANG DÉFIBRINÉ. Defibrinated blood.

SANG LAQUÉ. Laked blood, laky blood.

SANG DE RATE. Anthrax. → *charbon.*

SANG TOTAL. Whole blood.

SÄNGERS (macule gonorrhéique de). Sängers's macula or sign, macula gonorrhoeica.

SANGSUE, *s.f.* Leech, sanguisuga, hirudo.

SANGUICOLE, *adj.* Sanguicolous.

SANIE, *s.f.* Sanies.

SANIEUX, EUSE, *adj.* Sanious.

SANITAIRE, *adj.* Sanitary.

SANTAVUORI-HAGBERG (maladie de). Santavuori-Hagberg disease.

SANTÉ, *s.f.* Health.

SANTÉ (examen de). Check-up.

SANTÉ PUBLIQUE. Public health, state medecine.

SANTORINI (canal de). Accessory pancreatic duct. → *conduit pancréatique accessoire.*

SANYAL (conjonctivite de). Sanyal's conjunctivitis.

SaO_2. SaO_2, oxygen saturation of the arterial blood.

SAPHÈNE, *adj.* Saphena.

SAPHÉNECTOMIE, *s.f.* Saphenectomy, saphenous venectomy.

SAPHISME, *s.m.* Tribadism. → *tribadisme.*

SAPIDE, *adj.* Sapid.

SAPONIFICATION, *s.f.* Saponification.

SAPROGÈNE, *adj.* Saprogenic, saprogenous.

SAPRONOSE, *s.f.* Sapronosis.

SAPROPHYTE, *s.m.* Saprophyte. – *adj.* Saprophytic.

SAPROZOÏTE, *s.m.* Saprozoite.

SÂQRS, SÂQRST. SÂQRS, SÂQRST.

SARALASINE, *s.f.* Saralasin.

SARCINE, *s.f.* Sarcine.

SARCOCÈLE, *s.m.* Sarcocele.

SARCOCYSTIS HOMINIS. *Sarcocystis hominis.*

SARCOCYSTOSE, *s.f.* Sarcosystosis, sarcosporidiosis.

SARCODE, *s.m.* Protoplasm. → *protoplasma.*

SARCO-ÉPIPLOCÈLE, *s.f.* Omental hernia with sarcocele.

SARCO-ÉPIPLOMPHALE, *s.f.* Umbilical hernia of omentum.

SARCOMÈRE, *s.m.* Sarcomere.

SARCO-HYDROCÈLE, *s.f.* Sarcohydrocele.

SARCOÏDE, *s.f.* Sarcoid.

SARCOÏDE CUTANÉ OU DERMIQUE. Sarcoid of Boeck, miliary lupoid, cutaneous sarcoid, multiple benign sarcoid.

SARCOÏDE HYPODERMIQUE. Hypodermic sarcoid.

SARCOÏDES HYPODERMIQUES DE DARIER-ROUSSY. Darier-Roussy sarcoids.

SARCOÏDES DE SPIEGLER-FENDT. Lymphocytoma cutis. → *lymphocytome cutané bénin.*

SARCOÏDOSE, *s.f.* Sarcoidosis. → *Besnier-Boeck-Schaumann (maladie de).*

SARCOLEMME, *s.m.* Sarcolemma.

SARCOLEUCÉMIE, *s.f.* Leukosarcomatosis. → *leucosarcomatose.*

SARCOMATOSE, *s.f.* Sarcomatosis.

SARCOMATOSE MULTIPLE HÉMORRAGIQUE DE KAPOSI. Kaposi's sarcoma, multiple haemorrhagic sarcoma, multiple idiopathic haemorrhagic sarcoma, idiopathic multiple pigmented haemorrhagic sarcoma.

SARCOMATOSE PIGMENTAIRE IDIOPATHIQUE OU TÉLANGIECTASIQUE. Kaposi's sarcoma. → *sarcomatose multiple hémorragique de Kaposi.*

SARCOME, *s.m.* Sarcoma.

SARCOME ANGIOLITHIQUE. Meningioma. → *méningiome.*

SARCOME ANGIOPLASTIQUE. Haemangiosarcoma.

SARCOME ENCÉPHALOÏDE. Encephaloid sarcoma. → *sarcome globocellulaire.*

SARCOME D'EWING. Ewing's sarcoma. → *Ewing (sarcome d').*

SARCOME FASCICULÉ. Fasciculated sarcoma. → *sarcome fusocellulaire.*

SARCOME FIBROBLASTIQUE. Fibrosarcoma. → *Fibrosarcome.*

SARCOME FUSOCELLULAIRE. Spindle cell sarcoma, fusocellular sarcoma, fasciculated sarcoma.

SARCOME GLOBOCELLULAIRE. Round cell sarcoma, globocellular sarcoma, encephaloid sarcoma.

SARCOME HISTIOCYTAIRE. Reticulosarcoma. → *réticulosarcome.*

SARCOME DE HODGKIN. Hodgkin's sarcoma.

SARCOME IMMUNOBLASTIQUE. Immunoblastic lymphosarcoma. → *immunoblastosarcome.*

SARCOME DE KAPOSI. Kaposi's sarcoma. → *sarcomatose multiple hémorragique de Kaposi.*

SARCOME LYMPHADÉNOÏDE. Lymphosarcoma. → *lymphosarcome.*

SARCOME LYMPHOBLASTIQUE. Lymphoblastic lymphosarcoma. → *lymphoblastosarcome.*

SARCOME LYMPHOÏDE. Lymphocytic lymphosarcoma. → *lymphocytosarcome.*

SARCOME LYMPHOPLASMOCYTAIRE. Immunocytoma.

SARCOME MÉLANIQUE. Melanosarcoma. → *mélanosarcome.*

SARCOME MÉNINGÉ. Meningiosarcoma, meningeal sarcoma, durosarcoma.

SARCOME MYÉLOÏDE. Myelosarcomatosis. → *myélosarcomatose.*

SARCOME À MYÉLOPLAXES. Myeloplaxoma. → *myéloplaxome.*

SARCOME NÉVROGLIQUE. Gliosarcoma. → *gliosarcoma.*

SARCOME OSTÉOGÉNIQUE. Osteosarcoma. → *ostéosarcome.*

SARCOME OSSIFIANT. Osteoid sarcoma.

SARCOME OSTÉOLYTIQUE. Osteolytic sarcoma.

SARCOME DE PARKER ET JACKSON. Malignant primary lymphoma of the bones. → *Parker et Jackson (sarcome de).*

SARCOME POLYMORPHE. Polymorphous sarcoma, mixed cell sarcoma.

SARCOME RÉTICULAIRE. Reticulosarcoma. → *réticulosarcome.*

SARCOMÈRE, *s.m.* Sarcomere.

SARCOPHAGIE, *s.f.* Exclusive meat diet.

SARCOPLASMA, *s.m.* Sarcoplasm.

SARCOPSILLA PENETRANS. *Tunga penetrans.* → *chique.*

SARCOPTE, *s.m.* ou **SARCOPTES SCABIEI.** *Sarcoptes, Sarcoptes scabiei.*

SARCOSPORIDIOSE, *s.f.* Sarcocystosis, sarcosporidiosis.

SARCOTRIPSIE, *s.f.* Sarcotripsy.

SARDONIQUE (rire). Risus sardonicus, risus caninus, sardonic grim, cynic spasm, canine spasm.

SARMIENTO (orthèse de). Sarmiento's orthesis.

SARMIENTO (plâtre de). Sarmiento's plaster.

SARNOFF (technique de). Sarnoff's method.

SARTAN, *s.m.* Sartan.

SÂT. SÂT.

SATAYOSHI (syndrome de). Satayoshi's syndrome.

SATCHMO (syndrome de). Satchmo's syndrome.

SATELLITOSE, *s.f.* Satellitosis.

SATURATION (test de). Saturation test.

SATURNIN, INE, *adj.* Saturnine.

SATURNIN (liséré). Lead line. → *Burton (liséré de).*

SATURNISME, *s.m.* Lead poisoning, saturnine poisoning.

SATURNISME CHRONIQUE. Chronic lead poisoning, saturnism, plumbism.

SATYRIASIS, *s.m.* Satyriasis.

SAUERBRUCH (méthode de). Total thoracoplasty.

SAUERBRUCH (opération de). Lobectomy or pneumonectomy in loculated pleura.

SAUNA, *s.m.* Sauna.

SAURIASIS, *s.m.* Sauriasis, ichthyosis sauroderma, crocodile skin, sauriderma.

SAVON, *s.m.* Soap.

SAXITOXINE, *s.f.* Saxitoxin.

SAYRE (appareil de). Sayre's bandage.

SAYRE (corset de). Sayre's jacket.

SC. Symbol for sous-cutané : subcutaneous.

SC (syndrome). SC syndrome. → *pseudo-thalidomide (syndrome).*

SCABIES, *s.f.* Scabies. → *gale.*

SCABIEUX, EUSE, *adj.* Scabious.

SCADDING (syndrome de). Scadding's syndrome.

SCÆVOLISME, *s.m.* Scaevolism.

SCALÈNE ANTÉRIEUR (syndrome du). Scalenus anticus (or anterior) syndrome, scalenus syndrome, Naffziger's syndrome, cervical rib syndrome, cervicobrachial syndrome.

SCALÉNOTOMIE, *s.f.* Scaleniotomy, scalenotomy.

SCALP, *s.m.* Avulsion of the scalp.

SCALPEL, *s.m.* Scalpel.

SCANNER, *s.m.* Scanner.

SCANOGRAPHE, *s.m.* Scanner.

SCANOGRAPHE POUR LE CORPS ENTIER. Body-scanner.

SCANOGRAPHIE, *s.f.* Scanography, X-ray scanning, computerized axial scanning, computerized axial tomography.

SCANOGRAPHIE HÉLICOÏDALE OU SPIRALÉE. Spiral computorized tomography.

SCANSION, *s.f.* Scanning, scansion, scanning speech.

SCAPHOCÉPHALE, *adj.* Scaphocephalous, sphenocephalous.

SCAPHOCÉPHALIE, *s.f.* Scaphocephalism, scaphocephaly, sphenocephaly.

SCAPHOÏDE, *adj.* Scaphoid.

SCAPHOÏDITE, *s.f.* Scaphoiditis.

SCAPHOÏDITE TARSIENNE. 1° Tarsal scaphoiditis, Köhler's disease, Köhler's tarsal scaphoiditis, Köhler-Mouchet disease, Panner's disease, epiphysitis juvenilis of the navicular, osteoarthrosis juvenilis of the navicular, os naviculare pedis retardatum, osteochondrosis of the navicular. – 2° (traumatique). Muller-Weiss syndrome. → *Muller-Weiss (maladie de).*

SCAPULA, *s.f.* Scapula.

SCAPULA ALATA. Winged scapula, alar scapula, scapula alata, wing of the scapula, angel's wing.

SCAPULA ELEVATA. Elevated scapula. → *élévation congénitale de l'omoplate.*

SCAPULALGIE, *s.f.* Scapulalgia, omalgia.

SCAPULECTOMIE, *s.f.* Scapulectomy.

SCAPULO-HUMÉRAL, ALE, *adj.* Scapulohumeral.

SCAPULO-HUMÉRAL (myopathie primitive progressive type). Erb's dystrophy. → *Erb (type scapulo-huméral, ou forme juvénile d').*

SCAPULO-THORACIQUE, *adj.* Scapulothoracic.

SCARIFICATION, *s.f.* Scarification.

SCARLATINE, *s.f.* Scarlet fever, scarlatina, febris rubra.

SCARLATINE CHIRURGICALE. Surgical scarlet fever, surgical scarlatina.

SCARLATINE GRAVE À FORME ANGINEUSE. Fothergill's sore throat, Fothergill's disease, scarlatina anginosa.

SCARLATINE HÉMORRAGIQUE. Scarlatina hæmorrhagica.

SCARLATINE PUERPÉRALE. Puerperal scarlet fever, puerperal scarlatina.

SCARLATINIFORME, *adj.* Scarlatiniforme, scarlatinoid.

SCARLATINOÏDE MÉTADIPHTÉRIQUE. Metadiphtheric scarlatinoid.

SCARPA (promontoire de). Spur.

SCARPA (staphylome de). Scarpa's staphyloma. → *staphylome postérieur.*

SCARPA (triangle de). Scarpa's triangle.

SCATOME, *s.m.* Stercoroma, scatoma, coproma, fecaloma.

SCHAFER (méthode de). Schafer's method.

SCHÄFER (syndrome de). Schäfer's syndrome, congenital ectodermal dysplasia with hypertrichiasis, hyperhidrosis and hyperkeratosis.

SCHÄFFER (signe de). Schäffer's reflex.

SCHAMBERG (maladie de). Progressive pigmentary dermatosis, Schamberg's disease, Schamberg's dermatosis, pigmented dermatosis.

SCHANZ (maladie de). Schanz's disease.

SCHATZKI ET GARY (anneau ou **maladie de).** Lower oesophageal ring, Schatzki's ring.

SCHAUDINN (tréponème de). *Treponema pallidum.* → *Treponema pallidum.*

SCHAUTA ET WERTHEIM (opération de). Watkins's operation. → *Watkins ou Watkins-Schauta-Wertheim (opération de).*

SCHEDE (opération de). Schede's operation.

SCHEIE (maladie ou **syndrome de).** Scheie's syndrome, mucopolysaccharidosis V, mucopolysaccharidosis I-S, Ulbrich-Scheie syndrome.

SCHÉMA OU **SCHÈME,** *s.m.* Schema.

SCHÉMA CORPOREL. Body image.

SCHENCK (maladie de). Schenck's disease. → *sporotrichose.*

SCHEUERMANN (maladie de). Scheuermann's disease. → *épiphysite vertébrale douloureuse de l'adolescence.*

SCHEUTHAUER (syndrome de). Cleidocranial dysostosis. → *dysostose cleidocrânienne héréditaire.*

SCHICK (réaction de). Schick's test.

SCHILDER (maladie ou **sclérose cérébrale de).** Schilder's disease. → *sclérose cérébrale de Schilder.*

SCHILLER (test de). Schiller's test.

SCHILLING (test de). Schilling's test.

SCHIMMELBUSCH (maladie de). Cystic disease of the breast. → *kystique de la mamelle (maladie).*

SCHINZEL (syndrome de). Schinzel's syndrome.

SCHINZEL-GIEDION (syndrome de). Schinzel-Giedion syndrome.

SCHIRMER (épreuve de). Schirmer's test.

SCHIRMER (syndrome de). Schirmer's syndrome.

SCHISTOCYTE, *s.m.* Schistocyte, schizocyte.

SCHISTOSE, *s.f.* Schistosis.

SCHISTOSOMA. *Schistosoma.*

SCHISTOSOMA HÆMATOBIUM. *Schistosoma haematobium, Bilharzia haematobia, Distomum haematobium.*

SCHISTOSOME, *s.m.* 1° (tératologie). Schistosomus. – 2° (parasitologie). Schistosoma, Schistosomum, Bilharzia.

SCHISTOSOMIASE, *s.f.* Schistosomiasis, bilharziasis, bilharziosis.

SCHISTOSOMIASE SINO-JAPONAISE. Schistosomiasis japonica, Asiatic or Oriental schistosomiasis, Katayama disease, Hankow fever, Kingkiang fever, Yangtze valley fever.

SCHISTOSOMOSE, *s.f.* Schistosomiasis.

SCHIZAMNIOS, *s.m.* Schizamnion.

SCHIZOCÉPHALE, *s.m.* Schizocephalus.

SCHIZOCYTE, *s.m.* Schistocyte. → *schistocyte.*

SCHIZOCYTOSE, *s.f.* Schistocytosis, schizocytosis.

SCHIZOGONIE, *s.f.* ou **SCHIZOGONIQUE (cycle).** Schizogony.

SCHIZOÏDE, *adj.* Schizoid.

SCHIZOÏDE (constitution). Schizoidia. → *schizoïdie.*

SCHIZOÏDIE, *s.f.* 1° Schizoid or seclusive or shut-in personality, schizoidia, schizoidism. – 2° Schizomania.

SCHIZOMANIE, *s.f.* Schizomania.

SCHIZOMÉLIE, *s.f.* Schizomelia.

SCHIZOMYCÈTE, *s.m.* Bacterium (*pl.* bacteria).

SCHIZONTE, *s.m.* Schizont, agamont.

SCHIZONTICIDE, SCHIZONTOCIDE, *adj.* Schizonticide, schizontocide.

SCHIZOPHASIE, *s.f.* Schizophasia.

SCHIZOPHRÈNE, *s.m. ou f.* Schizophreniac.

SCHIZOPHRÉNIE, *s.f.* Schizophrenia, schizothymia, Morel-Kraepelin disease.

SCHIZOPHYCÈTES, *s.m. pl.* Schizophyceae, Cyanophyceae.

SCHIZOPROSOPIE, *s.f.* Schizoprosopia.

SCHIZOSE, *s.f.* Schizosis.

SCHIZOTHORAX, *s.m.* Schizothorax.

SCHIZOTHYMIE, *s.f.* Schizoidia.

SCHIZOZOÏTE, *s.m.* Merozoite.

SCHLATTER (maladie de). Schlatter's disease. → *apophysite tibiale antérieure.*

SCHLEMM (canal de). Schlemm's canal.

SCHMID (chondrodystrophie ou **dysostose métaphysaire de type).** Schmid's metaphyseal chondrodysplasia.

SCHMIDT (épreuve de). Schmidt's nuclei test.

SCHMIDT (méthode de). Extrapleural pneumothorax.

SCHMIDT (syndromes de). 1° (neurologie). Schmidt's syndrome, ambiguo-accessorius paralysis. – 2° (endocrinologie). Schmidt's syndrome.

SCHMIEDEN (opération de). Subtotal pericardectomy.

SCHMINCKE (tumeur de). Schminke's tumour.

SCHMORL (nodule de). Schmorl's nodule.

SCHNITZLER (syndrome de). Schnitzler's syndrome.

SCHNYDER (dystrophie cristalline de la cornée de). Schnyder's dystrophy, degeneration cristallinea corneae hereditaria.

SCHÖBER (épreuve de). Schöber's test.

SCHŒMAKER (ligne de). Schoemaker's line.

SCHŒNLEIN ou SCHŒNLEIN-HENOCH (maladie ou syndrome de). Purpura rheumatica. → *purpura rhumatoïde.*

SCHOLZ-GREENFIELD (maladie de). Scholz's disease, Greenfield's disease, Scholz-Bielschowsky-Henneberg syndrome, familial progressive cerebral sclerosis, infantile metachromatic leukodystrophy, leukodystrophia cerebri progressiva metachromatica diffusa, metachromatic leukodystrophy, metachromatic leukoencephalopathy, sulfatide lipidosis or lipoidosis.

SCHROTH (méthode de). Schroth's method.

SCHRIDDE (maladie de). Schridde's disease. → *anasarque fœto-placentaire.*

SCHRÖDER (opération de). Schröder's operation.

SCHUBERT (opération de). Schubert's operation.

SCHUCHARDT ET SCHAUTA (opération de). Schuchardt's operation.

SCHÜLLER (maladie de A). Osteoporosis circumscripta cranii, Schüller's disease.

SCHÜLLER-CHRISTIAN (maladie de). Hand-Schüller-Christian disease or syndrome, Hand's disease, Schüller's disease or syndrome, Christian's disease or syndrome, lipoid granulomatosis of the bones, dysostosis hypophysaria, xanthomatosis generalisata ossium, chronic idiopathic xanthomatosis, cholesterol thesaurismosis, cholesterol lipoidosis.

SCHULTZ (maladie de). Agranulocytosis. → *agranulocytose.*

SCHULTZ (méthode de). Schultz's method, autogenous training.

SCHULTZ-CHARLTON (réaction de). Schultz-Charlton reaction or test, blanching test.

SCHULTZ ET DALE (réaction de). Schultz-Dale reaction.

SCHULTZ (syndrome de). Acroparaesthesia. → *acroparesthésie.*

SCHWABACH (épreuve de). Schwabach's test.

SCHWACHMAN (syndrome de). Schwachman's syndrome, Schwachman-Diamond syndrome.

SCHWANN (gaine de). Schwann's sheath.

SCHWANNITE, *s.f.* Schwannitis, schwannosis.

SCHWANNOGLIOME, *s.m.* Neurinoma. → *neurinome.*

SCHWANNOMATOSE, *s.f.* Multiple schwannoma.

SCHWANNOME, *s.m.* Neurinoma. → *neurinome.*

SCHWARTZ (signe de). Schwartz's test.

SCHWARTZ-BARTTER (syndrome de). Schwartz-Bartter syndrome, syndrome of inappropriate secretion of antidiuretic hormone, inappropriate ADH secretion syndrome.

SCHWARTZ-JAMPEL (syndrome de). Schwartz-Jampel syndrome.

SCHWENINGER ET BUZZI (anétodermie type). Anetoderma of Schweninger and Buzzi.

SCIAGE, *s.f.* Sawing.

SCIATALGIE, *s.f.* Sciatica.

SCIATALGIQUE, *adj., s.m., s.f.* Suffering from sciatica.

SCIATIQUE. 1° *adj.* Sciatic. – 2° *s.f.* Sciatica, sciatic neuralgia, Cotugno's or Cotunnius's disease.

SCIATIQUE (nerf). Sciatic nerve.

SCIE (bruit de). Bruit de scie, sawing sound.

SCIENCE, *s.f.* Science.

SCINTIGRAMME, *s.m.* Scintiscan, scintigram, gammagram, photoscan, radioisotope image.

SCINTIGRAPHIE, *s.f.* Radioisotope scanning, scintigraphy, gammagraphy.

SCINTIGRAPHIE PULMONAIRE. Pulmonary scintigraphy.

SCINTILLOGRAMME, *s.m.* Scintigram. → *scintigramme.*

SCINTILLOGRAPHIE, *s.f.* Scintigraphy. → *scintigraphie.*

SCISSIPARITÉ, *s.f.* Scissiparity.

SCISSURE, *s.f.* Scissura.

SCISSURITE, *s.f.* Dry interlobar pleurisy.

SCLÉRAL, ALE, *adj.* Scleral.

SCLÈRE, *s.f.* Sclera.

SCLÉRECTASIE, *s.f.* Sclerectasia.

SCLÉRECTOMIE, *s.f.* Sclerectomy.

SCLÉRÈME, *s.m.* Sclerema.

SCLÉRÈME DES ADULTES. Scleroderma. → *sclérodermie.*

SCLÉRÈME ŒDÉMATEUX DES NOUVEAU-NÉS. Sclerema neonatorum, sclerema adiposum, sclerema oedematosum, sclerema of the newborn, Underwood's disease.

SCLÉRÉMIE, *s.f.* Scleroderma. → *sclérodermie.*

SCLÉREUX, EUSE, *adj.* Sclerous.

SCLÉRITE, *s.f.* Scleritis, sclerotitis.

SCLÉROCHOROÏDITE, *s.f.* Sclerochoroiditis.

SCLÉROCONJONCTIVITE, *s.f.* Scleroconjunctivitis.

SCLÉRODACTYLIE, *s.f.* Sclerodactylia, sclerodactyly, acrosclerosis, acroscleroderma.

SCLÉRODACTYLIE PROGRESSIVE. Progressive systemic sclerosis.

SCLÉRODERMATOMYOSITE, *s.f.* Dermatomyositis with scleroderma.

SCLÉRODERMIE, *s.f.* Scleroderma, scleriasis, dermatosclerosis, chorionitis, disseminated trophoneurosis, elephantiasis sclerosa, sclerema adultorum.

SCLÉRODERMIE EN BANDES. Morphea linearis, linear scleroderma.

SCLÉRODERMIE DES EXTRÉMITÉS. Acroteric morphea.

SCLÉRODERMIE GÉNÉRALISÉE. Systemic scleroderma, diffuse scleroderma, generalized scleroderma, progressive systemic sclerosis.

SCLÉRODERMIE GÉNÉRALISÉE ŒDÉMATEUSE. Scleroedema adultorum. → *scléræděme de l'adulte.*

SCLÉRODERMIE EN PLAQUES. Morphea. → *Morphée.*

SCLÉRODERMIFORME, *adj.* Scleroderma-like.

SCLÉRŒDÈME, *s.m.* Scleroedema.

SCLÉRŒDÈME DE L'ADULTE (de Buschke). Scleroedema adultorum, Budschke's scleroedema.

SCLÉROGÈNE, *adj.* Sclerogenous.

SCLÉRO-IRIDECTOMIE, *s.f.* Scleroiridectomy.

SCLÉROLIPOMATOSE, *s.f.* Lipoma fibrosum.

SCLÉROLYSE, *s.f.* Dissolution of fibrous tissue.

SCLÉROMALACIE, *s.f.* Scleromalacia.

SCLÉROMALACIE PERFORANTE. Van der Hoeve's syndrome. → *Van der Hoeve (syndrome de).*

SCLÉROMÉNINGITE, *s.f.* External meningitis. → *pachyméningite externe.*

SCLÉROMYOSITE, *s.f.* Myosclerosis.

SCLÉRONYCHIE, *s.f.* Scleronychia.

SCLÉROPROTÉINE, *s.m.* Scleroprotein, albuminoid.

SCLÉROSE, *s.f.* Sclerosis.

SCLÉROSE ARTÉRIOLAIRE MALIGNE. Hyperplastic sclerosis, diffuse hyperplastic sclerosis, generalized arteriolar sclerosis, diffuse generalized arteriolar sclerosis.

SCLÉROSE ATROPHIQUE DE LA PEAU ET MYOSITE GÉNÉRALISÉE. Poikiloderma atrophicans vasculare. → *Petges-Cléjat (maladie de).*

SCLÉROSE CÉRÉBRALE DIFFUSE. Diffuse cerebral sclerosis, global demyelinization, progressive subcortical encephalitis or encephalopathy, demyelinating encephalopathy.

SCLÉROSE CÉRÉBRALE DE SCHILDER. Schilder's disease or encephalitis, Heubner-Schilder syndrome, encephalitis periaxialis diffusa, diffuse sclerosis, subchronic leukoencephalitis, Flatau-Schilder disease.

SCLÉROSE CÉRÉBRALE SPONGIEUSE DE CANAVAN. Canavan's disease. → *Canavan (maladie de).*

SCLÉROSE CERVICO-PROSTATIQUE. Vesical prostatism. → *col vésical (maladie du).*

SCLÉROSE COMBINÉES. Combined or subacute combined sclerosis, dorsolateral or posterolateral sclerosis, subacute combined degeneration of the spinal cord, combined or subacute combined system disease, funicular myelitis, funicular myelosis, Putnam-Dana syndrome, Putnam's type of sclerosis, dorsolateral degenerative myelopathy, Putnam's disease, Dana's syndrome.

SCLÉROSE DES CORDONS POSTÉRIEURS. Tabes dorsalis. → *tabes dorsalis.*

SCLÉROSE DES CORPS CAVERNEUX. Penile induration, plastic induration, Peyronie's disease.

SCLÉROSE LATÉRALE AMYOTROPHIQUE. Amyotrophic lateral sclerosis, Charcot's disease.

SCLÉROSE MULTIPLE OU **MULTILOCULAIRE.** Multiple sclerosis. → *sclérose en plaques.*

SCLÉROSE MYÉLINOCLASTIQUE DE SCHILDER. Schilder's disease.

SCLÉROSE EN PLAQUES. Multiple sclerosis, disseminated sclerosis, insular sclerosis, focal sclerosis.

SCLÉROSE PRIMITIVE DE L'ARTÈRE PULMONAIRE. Primary pulmonary, hypertension. → *hypertension artérielle pulmonaire primitive.*

SCLÉROSE PRIMITIVE DES CORDONS LATÉRAUX. Erb's sclerosis. → *tabès dorsal spasmodique.*

SCLÉROSE PULMONAIRE. Pulmonary fibrosis. → *fibrose pulmonaire.*

SCLÉROSE PULMONAIRE IDIOPATHIQUE. Diffuse interstitial fibrosis of the lung. → *fibrose pulmonaire interstitielle diffuse.*

SCLÉROSE TUBÉREUSE DU CERVEAU OU **DE BOURNEVILLE.** Tuberous sclerosis, sclerosis tuberosa, epiloia, Bourneville's disease, neurogliosis gangliocellularis diffusa.

SCLÉROSTÉOSE, *s.f.* Sclerosteosis.

SCLÉROTENDINITE, *s.f.* Sclerosis of the tendons in scleroderma.

SCLÉROTHÉRAPIE, *s.f.* Sclerotherapy.

SCLÉROTICONYXIS, *s.f.* Scleronyxis, scleroticonyxis.

SCLÉROTICOTOMIE, *s.f.*, **SCLÉROTOMIE,** *s.f.* Scleroticotomy, sclerotomy.

SCLÉROTIQUE, *s.f.* Sclera.

SCLÉROTIQUES BLEUES (syndrome des). Osteopsathyrosis. → *ostéopsathyrose.*

SCLÉROTITE, *s.f.* Scleritis, sclerotitis.

SCLÉROTOMIE, *s.f.* Sclerotomy.

SCOLEX, *s.m.* Scolex.

SCOLIOSE, *s.f.* Scoliosis.

SCOLIOSE POSTURALE. Static scoliosis.

SCOLIOSE STRUCTURALE. Structural scoliosis.

SCOMBRIDÉS, *s.m. pl.* Scombroidea.

SCOMBROIDOSE, *s.f.* Scombroid poisoning.

SCOPOLAMINE, *s.f.* Scopolamine.

SCORBUT, *s.m.* Scurvy, scorbutus.

SCORBUT INFANTILE. Infantile scurvy, acute rickets, haemorrhagic rickets or scurvy, scurvy rickets, Barlow's disease, Mœller's disease, Cheadle's disease, osteopathia haemorrhagica infantum.

SCORBUTIQUE, *adj.* Scorbutic.

SCOTCH®-TEST. Scotch®-test.

SCOTODINIE, *s.f.* Apoplectic vertigo. → *vertige apoplectique.*

SCOTOME, *s.m.* Scotoma.

SCOTOME ANNULAIRE. Ring scotoma, annular scotoma.

SCOTOME DE BJERRUM. Bjerrum's scotoma.

SCOTOME NÉGATIF. Negative scotoma.

SCOTOME POSITIF. Positive scotoma.

SCOTOME SCINTILLANT. Scintillating scotoma, scotoma scintillans, flittering scotoma, flimmer scotoma, fortification spectrum, fortification figures, teichopsia.

SCOTOMÉTRIE, *s.f.* Scotometry.

SCOTOMISATION, *s.f.* Scotomization.

SCOTOPIQUE, *adj.* Scotopic.

SCOTT (syndrome de). Scott's syndrome.

SCRAPIE, *s.f.* Scrapie.

SCRIBOMANIE, *s.f.* Graphomania. → *graphomanie.*

SCROFULE, *s.f.* Scrofula.

SCROFULEUX, EUSE, *adj.* Scrofulous.

SCROFULIDE, *s.f.* Scrofulid, scrofulide.

SCROFULIDE BOUTONNEUSE. Lichen scrofulosorum. → *lichen scrofulosorum.*

SCROFULODERME, *s.m.* Scrofuloderma, scrofuloderm, tuberculosis colliquativa, tuberculosis cutis colliquativa.

SCROFULO-TUBERCULIDE DE LA CORNÉE ET DE LA CONJONCTIVE. Phlyctenular keratitis. → *kérato-conjonctivite phlycténulaire.*

SCROFULO-TUBERCULOSE, *s.f.* Scrofulotuberculosis.

SCROTUM, *s.m.* Scrotum.

SCRUB-TYPHUS. Scrub typhus. → *fièvre fluviale du Japon.*

SCULTET (appareil de). Scultet's bandage, scultetus bandage.

SCYBALES, *s.f. pl.* Scybala.

SDRA. SDRA.

SE (facteur). Secretor factor.

SEABRIGHT-BANTAM (syndrome des). Seabright-Bantam syndrome.

SÉBACÉ, CÉE, *adj.* Sebaceous.

SÉBOCYSTOMATOSE, *s.f.* Steatocystome multiplex. → *stéatocystomes multiples.*

SÉBOPOÏÈSE, *s.f.* Secretion of sebum.

SÉBORRHÉE, *s.f.* Seborrhoea, acne sebacea.

SÉBORRHÉE CONGESTIVE. Lupus sebaceus. → *lupus érythémato-folliculaire.*

SÉBORRHÉE DU CUIR CHEVELU. Seborrhoea capillitii, seborrhoea capitis.

SÉBORRHÉE GRAISSEUSE OU HUILEUSE. Seborrhoea adiposa, seborrhoea oleosa.

SÉBORRHÉE SÈCHE. Seborrhoea sicca, seborrhoea furfuracea.

SÉBORRHÉIDE, *s.f.* Seborrheid, seborrheide.

SEBORRHŒA CORPORIS. Seborrhoea corporis. → *dermatose figurée médiothoracique.*

SEBUM, *s.m.* Sebum.

SEC (syndrome). Sjögren's disease. → *Gougerot-Houwer-Sjögren (syndrome de).*

SECKEL (syndrome de). Nanocephalic dwarfism. → *nanisme à tête d'oiseau.*

SECONDIPARE, *adj.* Secundiparous. – *s.f.* Secundipara, bipara, secundigravida.

SECRETA, *s.m. pl.* Secreta.

SÉCRÉTAN (maladie de). Sécrétan's disease.

SÉCRÉTAGOGUE, *adj.* et *s.m.* Secretagogue.

SÉCRÉTEUR (facteur). Secretor factor.

SÉCRÉTEUR (sujet). Secretor.

SÉCRÉTINE, *s.f.* Secretin.

SÉCRÉTINE (épreuve de la). Secretin test.

SÉCRÉTION, *s.f.* Secretion.

SÉCRÉTION EXTERNE. External secretion.

SÉCRÉTION INAPPROPRIÉE (syndrome de). Inappropriate secretion syndrome.

SÉCRÉTION INTERNE. Internal secretion.

SECTION DE BRIDES. Jacobaeus's operation.

SÉCURITÉ SOCIALE. Social security.

SÉDATIF, *adj.* et *s.m.* Sedative.

SÉDATION, *s.f.* Sedation.

SÉDILLOT (opération de). Sédillot's operation.

SÉDIMENT, *s.m.* Sediment.

SÉDIMENTATION, *s.f.* Sedimentation.

SÉDIMENTATION GLOBULAIRE OU SANGUINE. Erythrocyte sedimentation.

SÉDIMENTATION GLOBULAIRE (vitesse de). Sedimentation rate, erythrocyte sedimentation rate, sedimentation test.

SEGMENT, *s.m.* Segment.

SEGMENT-MASSAGE, *s.m.* Segment-massage.

SEGMENT MUSCULAIRE. Myomere.

SEGMENT ST. ST junction or segment.

SEGMENT-THÉRAPIE, *s.f.* Segment therapy.

SEGMENTECTOMIE, *s.f.* Segmentectomy.

SEGOND (fracture de). Segond's fracture.

SÉGRÉGATION, *s.f.* Segregation.

SEIDEL (épreuve de). Seidel's test.

SEIDEL (scotome de). Seidel's scotoma.

SEIDLMAYER (purpura de). Seidlmayer's syndrome.

SEIP (syndrome de). Seip's syndrome.

SEITELBERGER (maladie de). Seitelberger's disease.

SEL, *s.m.* Salt.

SEL BILIAIRE. Bile salt.

SELDINGER (méthode de). Seldinger's method.

SÉLECTINE, *s.f.* Selectin.

SÉLECTION, *s.f.* Selection. – *s. artificielle.* Artificial selection. – *s. naturelle.* Natural selection.

SÉLINE, *s.f.* White spotted nail.

SÉLÉNIUM, *s.m.* Selenium.

SELIVANOFF ou **SELIVANOV (réaction de).** Selivanoff's test, Seliwanow's test, Seliwanoff's test.

SELLAIRE, *adj.* Sellar.

SELLE BALLON. Enlargement of the sella turcica.

SELLES, *s.f. pl.* Stools, feces.

SELLES BILIEUSES. Bilious stools.

SELLES CHOLÉRIQUES. Rice-water stools.

SELLES EN CROTTES DE BIQUE. Sheep-dung stools.

SELLES DÉCOLORÉES. Acholic stools.

SELLES DYSENTÉRIQUES. Sagograin stools.

SELLES GOUDRONNEUSES. Tarry stools.

SELLES GRAISSEUSES. Fatty stools.

SELLES NOIRES. Tarry stools.

SELLES RUBANÉES. Ribbon stools, lead-pencil stools.

SELLES TYPHIQUES. Peasoup stools.

SELTER-SWIFT-FEER (maladie de). Acrodynia. → *acrodynie.*

SELYE (syndrome de). Selye's syndrome.

SÉMANTIQUE, *s.f.* Semantics.

SEMB (opération de). Semb's operation, extrafascial apicolysis.

SÉMÉIOLOGIE, *s.f.* Semeiology. → *sémiologie.*

SÉMÉIOTIQUE, *s.f.* Semeiology. → *sémiologie.*

SEMELLE ORTHOPÉDIQUE. Orthopaedic sole.

SÉMINAL, ALE, *adj.* Seminal.

SEMI-LÉTHAL (facteur ou gène). Semilethal gene. → *gène semi-léthal.*

SEMI-LUNAIRE (maladie du). Kienböck's disease. → *Kienböck (maladie de).*

SÉMINOME, *s.m.* Seminoma, spermatocytoma, germinoma.

SÉMINOME FÉMININ. Ovarian seminoma.

SÉMINOME MASCULIN. Germinal testis tumour, testicular germ-cell tumour.

SÉMIOLOGIE, *s.f.* Semeiology, semeiotics, semiology, semiotics.

SÉMIOLOGIQUE, *adj.* Semeiotic, semiotic.

SÉMIOTIQUE, *s.f.* Semiotics. → *sémiologie.*

SEMLIKI (fièvre à virus de la forêt). Semliki forest virus fever.

SENEAR-USHER (syndrome de). Pemphigus erythematosus. → *pemphigus érythémateux.*

SÉNESCENCE, *s.f.* Senescence.

SÉNESTROGYRE, *adj.* Levogyral. → *lévogyre.*

SÉNILE, *adj.* Senile.

SENHOUSE KIRKES (maladie de). Primitive acute infective endocarditis.

SÉNILISME, *s.m.* Senilism, gerontism.

SÉNILITÉ, *s.f.* Senility, dotage.

SENNING (opération de A.). Senning's operation.

SÉNOLOGIE, *s.f.* Mastology.

SENS, *s.m.* Sense.

SENSATION VISUELLE SECONDAIRE. Photism. → *photisme.*

SENS MUSCULAIRE. Muscle or muscular sens, kinaesthesia, kinaesthesis, kinaesthetic sense, myaesthesia.

SENS SEXUEL CONTRAIRE. Homosexuality. → *homosexualité.*

SENS STATIQUE. Static sense.

SENS STÉRÉOGNOSTIQUE. Stereognostic sense.

SENSIBILISANT, ANTE, *adj.* Sensitizing. → *préparant.*

SENSIBILISATION, *s.f.* Sensitization, sensibilization.

SENSIBILISATION CELLULAIRE. Coating of cells with antibody.

SENSIBILISATRICE, *s.f.* Antibody. → *anticorps.*

SENSIBILISINE, *s.f.* Toxogenin. → *toxogénine.*

SENSIBILITÉ, *s.f.* Sensibility, sensitivity.

SENSIBILITÉ ÉPICRITIQUE. Epicritic sensibility.

SENSIBILITÉ EXTÉROCEPTIVE. Exteroceptive sensibility.

SENSIBILITÉ INTÉROCEPTIVE. Interoceptive sensibility. → *sensibilité profonde.*

SENSIBILITÉ OSSEUSE. Pallaesthesia. → *pallesthésie.*

SENSIBILITÉ PROFONDE. Deep sensibility, mesoblastic sensibility, splanchnaesthetic or interoceptive sensibility, bathyaesthesia.

SENSIBILITÉ PROPRIOCEPTIVE. Proprioceptive sensibility.

SENSIBILITÉ PROTOPATHIQUE. Protopathic sensibility.

SENSIBILITÉ SUPERFICIELLE. Exteroceptive or cutaneous sensibility.

SENSIBILITÉ VISCÉRALE. Deep sensibility. → *sensibilité profonde.*

SENSITIF CORTICAL DE DEJERINE (syndrome). Dejerine's cortical sensory syndrome. → *Dejerine (syndrome sensitif cortical de).*

SENSITIVO-MOTEURS (phénomènes). Reflex acts.

SENSORIMOTEUR, TRICE, *adj.* Sensorimotor.

SENSORIUM, *s.m.* Sensorium.

SEP. Abbreviation for sclérose en plaques : multiple sclerosis.

SEPSIS, *s.m.* Sepsis.

SEPTAL, ALE, *adj.* Septal.

***SEPTATA*,** *s.f. Septata.*

SEPTENAIRE, *s.m.* Septenary.

SEPTICÉMIE, *s.f.* Septicaemia, blood poisoning, septic infection, sepsis, septicoemia.

SEPTICÉMIE CHRONIQUE. Chronic septicaemia.

SEPTICÉMIE CRYPTOGÉNÉTIQUE. Cryptogenic septicaemia.

SEPTICÉMIE SPONTANÉE. Cryptogenic septicaemia.

SEPTICÉMIE SURAIGUË. Acute fulminating septicaemia.

SEPTICÉMIE VEINEUSE AIGUË. Phlebitic septicaemia, septicophlebitis.

SEPTICÉMIE VEINEUSE SUBAIGUË. Phlebitis migrans, migrating phlebitis, recurrent phlebitis, thrombophlebitis migrans.

SEPTICITÉ, *s.f.* Septicity.

SEPTICOPYÉMIE OU PYOHÉMIE, *s.f.* Septicopyaemia.

SEPTINÉVRIE, SEPTINÉVRITE, *s.f.* Nicolau's septineuritis.

SEPTIQUE, *adj.* Septic.

SEPTOSTOMIE, *s.f.* Septostomy.

SEPTOSTOMIE ATRIALE DE RASHKIND. Balloon septostomy. → *auriculotomie transseptale de Rashkind.*

SEPTOTOMIE, *s.f.* Septotomy.

SEPTUM, *s.m.* Septum.

SEPTUM LUCIDUM. Septum lucidum.

SÉQUELLE, *s.f.* Sequela, sequel.

SÉQUENÇAGE, *s.m.* Sequencing.

SÉQUENCE, *s.f.* Sequence.

SÉQUESTRE, *s.m.* Sequestrum, sequester.

SÉQUESTRATION, *s.f.* Sequestration.

SÉQUESTRATION PULMONAIRE. Pulmonary sequestration, sequestration of the lung, bronchopulmonary sequestration.

SÉQUESTRATION PULMONAIRE EXTRALOBAIRE. Extralobar pulmonary sequestration.

SÉQUESTRATION PULMONAIRE INTRALOBAIRE. Intralobar pulmonary sequestration.

SÉQUESTRECTOMIE OU SÉQUESTROTOMIE, *s.f.* Sequestrectomy, sequestrotomy.

SÉREUSE, *s.f.* Serous membrane.

SÉREUX, EUSE, *adj.* Serous.

SERGENT-BERNARD (syndrome de). Acute suprarenal deficiency.

SÉRIESCOPIE, *s.f.* Serioscopy.

SÉRINE, *s.f.* 1° Serum-albumin. – 2° Serine.

SÉRINÉMIE, *s.f.* Serinaemia.

SERINGUE (pathologie de la). Infection or parasitic disease accidentally inoculated by a syringe insufficiently sterilized.

SÉRINURIE, *s.f.* Sero-albuminuria.

SÉRIOGRAPHE, *s.m.* Serialograph, seriograph.

SÉRIOGRAPHIE, *s.f.* 1° (la prise du cliché). Serialography, seriography, serial radiography, serial roentgenography. – 2° (le cliché). Serialograph, seriograph, serial radiograph or radiogram, serial roentgenograph or roentgenogram.

SÉRIQUE, *adj.* Serous. – *accidents sériques.* Serum sickness. → *sérum (maladie du).*

SÉRITE, *s.f.* Serositis.

SÉRO-AGGLUTINATION. Serodiagnosis. → *sérodiagnostic.*

SÉRO-APPENDIX, *s.m.* Hydro-appendix.

SÉROCONVERSION, *s.f.* Seroconversion.

SÉRODIAGNOSTIC, *s.m.* Agglutination reaction or test, agglutinative reaction, serum diagnosis, serodiagnosis.

SÉRODIAGNOSTIC DE MARTIN ET PETTIT. A serodiagnosis for leptospirosis icterohaemorrhagica.

SÉRODIAGNOSTIC DE WIDAL. Widal's test. → *Widal (réaction ou sérodiagnostic de).*

SÉRO-ÉPIDÉMIOLOGIE, *s.f.* Seroepidemiology.

SÉROFIBRINEUX, EUSE, *adj.* Serofibrinous.

SÉROFLOCULATION, *s.f.* Serofloculation.

SÉROFLOCULATION (réaction de). Vernes' test.

SÉROFLOCULATION PALUSTRE. Henry's melanin reaction. Henry's test, melanofloculation.

SÉROGROUPE, *s.m.* Serogroup.

SÉROLOGIE, *s.f.* Serology.

SÉROLOGIQUE, *adj.* Serologic, serological.

SÉROMUCOÏDE. – α_1. Orosomucoid. – α_2. Haptoglobin.

SÉROMUCOÏDE β. Haemopexin.

SÉRONÉGATIF, IVE, *adj.* Seronegative.

SÉROPOSITIF, IVE, *adj.* Seropositive.

SÉROPRÉCIPITATION (épreuve de). Serum test, biological test, Bordet's test, Uhlenhuth's test.

SÉROPRÉVENTION, *s.f.* Seroprevention.

SÉROPRONOSTIC, *s.m.* Seroprognosis.

SÉROPROPHYLAXIE, *s.f.* Seroprophylaxis.

SÉRORÉACTION, *s.f.* Serodiagnosis.

SÉROSITÉ, *s.f.* Serosity.

SÉROTHÉRAPIE, *s.f.* Serotherapy, serum therapy.

SÉROTONINE, *s.f.* Serotonin, enteramine, thrombocytin, thrombotonin, 5-hydroxytryptamine, 5-HT.

SÉROTONINÉMIE, *s.f.* Serotoninaemia.

SÉROTONINERGIQUE, *adj.* Serotonergic, serotoninergic.

SÉROTYPE, *s.m.* Serotype.

SÉROVACCINATION, *s.f.* Serovaccination.

SÉROVAR, *s.m.* Serovar.

SÉROZYME, *s.f.* Prothrombin. → *prothrombine.*

SERPIGINEUX, EUSE, *adj.* Serpiginous.

***SERRATIA*,** *s.f. Serratia.*

SERREFINE, *s.f.* Serrefine.

SERRETELLE, *s.f.* Desmarres's capsular forceps.

SERTOLI (cellule de). Sertoli's cell.

SÉRUM, *s.m.* (*pl.* sérums). Serum (*pl.* sera).

SÉRUM (maladie du). Serum sickness, serum disease, serum accident, serum rash, serum intoxication, protein sickness.

SÉRUM AC-GLOBULINE, *s.f.* Accelerin.

SÉRUM-ALBUMINE, *s.f.* Serum albumin, seralbumin.

SÉRUM ANTIAMARIL. Antiamarillic serum, Sanarelli's serum.

SÉRUM ANTICHOLÉRIQUE. Anticholera serum, Kitasato's serum.

SÉRUM ANTICOMPLÉMENTAIRE. Anticomplementary serum.

SÉRUM ANTICOQUELUCHEUX. Antipertussis serum.

SÉRUM ANTIDIPHTÉRIQUE. Antidiphteric serum. Behring's serum. Roux's serum.

SÉRUM ANTIGANGRÉNEUX. Antigangrene serum, Weinberg's serum.

SÉRUM ANTILYMPHOCYTE. Antilymphocytic or antilymphocyte serum, ALS.

SÉRUM ANTIMÉNINGOCOCCIQUE. Antimeningococcus serum, Flexner's serum.

SÉRUM ANTIMICROBIEN. Antimicrobic serum.

SÉRUM ANTIPESTEUX. Antiplague serum, plague serum, Yersin's serum.

SÉRUM ANTISTREPTOCOCCIQUE. Antistreptococcus serum, Vincent's serum.

SÉRUM ANTITOXIQUE. Antitoxic serum.

SÉRUM ANTIVENIMEUX. Antivenomous serum, Calmette's serum, antivenin.

SÉRUM ARTIFICIEL. Normal saline solution.

SÉRUM GLOBULINE, *s.f.* Serum globulin, seroglobulin.

SÉRUM-HÉPATITE, *s.f.* Hepatitis B. → *hépatite B.*

SÉRUM HÉTÉROLOGUE. Heterologous serum.

SÉRUM HOMOLOGUE. Homologous serum.

SÉRUM IMMUNISANT. Immune serum, anti-serum.

SÉRUM INACTIVÉ. Inactivated serum.

SÉRUM MUSCULAIRE. Myoserum.

SÉRUM PHYSIOLOGIQUE. Normal saline solution.

SÉRUM POLYVALENT. Polyvalent serum, multipartial serum.

SÉRUM PRÉCIPITANT. Antiserum.

SÉRUM PRÉVENTION. Serum prophylaxis.

SÉRUM PROPHYLAXIE. Serum prophylaxis.

SÉRUM SANGUIN. Blood serum.

SÉRUM DE VINCENT. Vincent's serum. → *sérum anti-streptococcique.*

SÉRUM DE YERSIN. Yersin's serum. → *sérum anti-pesteux.*

SÉRUMTHÉRAPIE, *s.f.* Serotherapy. → *sérothérapie.*

SERVICE HOSPITALIER, *s.m.* Ward.

SÉVICE, *s.m.* Abuse.

SÉSAMOÏDE, *adj.* Sesamoid.

SÉSAMOÏDITE, *s.f.* Sesamoiditis.

SESSILE, *adj.* Sessile.

SÉTON, *s.m.* Seton.

SEUIL, *s.m.* Threshold.

SEUIL D'AUDIBILITÉ OU D'AUDITION. Auditory threshold.

SEUIL CONVULSIVANT. Convulsant threshold.

SEUIL DIFFÉRENTIEL. Differential threshold, relational threshold.

SEUIL DE DISCRIMINATION TACTILE. Double point threshold.

SEUIL D'ÉLIMINATION. Threshold of excretion, threshold of elimination.

SEUIL D'EXCITABILITÉ. Absolute threshold, stimulus threshold, sensitivity threshold.

SEUIL DE PERCEPTION. Threshold of consciousness, resolution threshold.

SEUIL RÉNAL. Renal threshold.

SEVER (maladie de). Sever's disease, epiphysitis of the calcaneus.

SEVER (opération de). Sever's operation.

SÉVICES, *s.m.pl.* Maltreatment.

SEVRAGE, *s.m.* Weaning.

SEVRAGE (syndrome du). Withdrawal syndrome.

SEX RATIO. Sex ratio.

SEXDIGITISME, *s.m.* Hexadactylia, hexadactylism, hexadactyly, sexdigitism.

SEXE, *s.m.* Sex.

SEXE (lié au) OU **LIÉ AU CHROMOSOME SEXUEL X** OU **Y.** Sex-linked, X-linked, Y-linked.

SEXE ANATOMIQUE. Morphological sex.

SEXE CHROMATINIEN. Chromatinic sex. → *sexe nucléaire.*

SEXE CHROMOSOMIQUE. Genetic sex. → *sexe génétique.*

SEXE COMPORTEMENTAL. Psychological sex.

SEXE GÉNÉTIQUE. Chromosomal sex, genetic sex.

SEX GONADIQUE. Gonadal sex.

SEXE GONOSOMIQUE. Genetic sex. → *sexe génétique.*

SEXE NUCLÉAIRE. Nuclear sex, chromatinic sex.

SEXE PHYSIQUE. Morphological sex.

SEX PSYCHOLOGIQUE. Psychological sex.

SEXE SOMATIQUE. Morphological sex.

SEXOLOGIE, *s.f.* Sexology.

SEXUALITÉ, *s.f.* Sexuality.

SEXUEL, ELLE, *adj.* Sexual.

SÉZARY (cellule de). Sézary's cell.

SÉZARY (réticulose ou **syndrome de).** Sézary's reticulosis or syndrome, Sézary's erythroderma.

SF (unité). Svedberg unit.

SFORZINI (syndrome de). Sforzini's syndrome.

S$\hat{G}$. S$\hat{G}$.

SGOT. Abbreviation for serum glutamic oxaloacetic transaminase.

SGPT. Abbreviation for serum glutamic pyruvic transaminase.

SH. 1° Symbol for the spatial anatomic axis of the heart : SH. – 2° Abbreviation for « sérum hépatite » hepatitis B. → *hépatite B.*

SHAPIRO ET WILLIAMS (syndrome de). Shapiro's syndrome.

SHARP (syndrome de). Sharp's syndrome, mixed connective tissue disease.

SHEEHAN (syndrome de). Sheehan's syndrome, post partum pituitary necrosis.

SHELLEY (test de). Shelley's test.

SHEPHERD (fracture de). Shepherd's fracture.

SHIATSU, *s.m.* Shiatsu.

SHIGA (bacille de). *Shigella dysenteriae.*

SHIGELLA, *s.f. Shigella.*

SHIGELLA DYSENTERIÆ. *Shigella dysenteriae,* Shiga's bacillus.

SHIGELLA FLEXNERI. *Shigella flexneri,* Flexner's bacillus.

SHIGELLOSE, *s.f.* Shigellosis.

SHILLINGFORD (syndrome de). Shillingford's syndrome.

SHOCK, *s.m.* Shock.

SHONE (syndrome de). Shone's syndrome.

SHORT (syndrome). SHORT syndrome (Short stature, Hyperextensibilty of joints ou inguinal Hernia ou les deux, Ocular depression, Rieger anomaly, Teething delay).

SHOULDICE (opération de). Shouldice technique.

SHULMAN (syndrome de). Eosinophilic fasciitis, eosinophilic pseudo-scleroderma, Shulman's syndrome, diffuse fasciitis with eosinophilia.

SHUNT, *s.m.* Shunt.

SHUNT (effet). Veno-arterial shunting, venous admixture.

SHUNT BIDIRECTIONNEL. Bidirectional shunt.

SHUNT CROISÉ. Bidirectional shunt.

SHUNT DROITE-GAUCHE. Right-to-left shunt, reversed shunt.

SHUNT GAUCHE-DROITE. Left-to-right shunt.

SHUNT VEINO-ARTÉRIEL. Right-to-left shunt. → *shunt droite-gauche.*

SHWARTZMAN (phénomène de). Shwartzman's phenomenon.

SHWACHMAN-DIAMOND (syndrome de). Shwachman's syndrome, Shwachman-Diamond syndrome.

SHY ET DRAGER (syndrome de). Shy-Drager syndrome, orthostatic hypotensive-dysautonomic-dyskinetic syndrome.

SIA (réaction de). Sia's test.

SIALADÉNITE, *s.f.* Sialadenitis.

SIALAGOGUE, *s.m.* Sialogogue, sialagogue.

SIALIDOSE, Sialidosis.

SIALITE, *s.f.* Sialitis.

SIALODOCHITE, *s.f.* Sialodochitis, sialoductilis, sialoductitis.

SIALOGÈNE, *adj.* Sialogenous.

SIALOGRAMME, *s.m.* Sialogram.

SIALOGRAPHIE, *s.f.* Sialography.

SIALOLITHE, *s.m.* Sialolith.

SIALOMÉTAPLASIE, *s.f.* Sialometaplasia.

SIALOMÉTAPLASIE NÉCROSANTE. Necrotizing sialometaplasia.

SIALOPHAGIE, *s.f.* Sialophagia.

SIALORRHÉE, *s.f.* Sialorrhoea. → *ptyalisme.*

SIALO-SÉMIOLOGIE, *s.f.* Sialosemeiology.

SIAMOIS(es) FRÈRES (ou **sœurs).** Siamese twins.

SIBILANCE, *s.f.* Sibilant rale.

SIBILANT, ANTE, *adj.* Sibilant.

SIBSON (encoche de). Sibson's notch.

SICARD (syndrome du carrefour condylo-déchiré postérieur de). Collet's syndrome. → *Collet (syndrome de).*

SICARD ET DESMAREST (opération de). Sicard's treatment.

SICKLE CELL. Sickle cell. → *drépanocyte.*

SICKLÉMIE, *s.f.* Sickle-cell anaemia. → *anémie à hématies falciformes.*

SICRET (syndrome). SICRET syndrome.

SIDA. 1° AIDS. → *immunodéficitaire acquis (syndrome).* – 2° RSA. → *position sacro-iliaque droite antérieure.*

SIDÉRATION, *s.f.* Sideration.

SIDÉRATION DU MYOCARDE. Stunned myocardium.

SIDÉRÉMIE, *s.f.* Sideraemia.

SIDÉRINE. Haemosiderin. → *hémosidérine.*

SIDÉRINURIE, *s.f.* Haemosiderinuria. → *hémosidérinurie.*

SIDÉROBLASTE, *s.m.* Sideroblast.

SIDÉROCYTE, *s.m.* Siderocyte.

SIDÉRODROMOPHOBIE, *s.f.* Siderodromophobia, siderophobia.

SIDÉROPÉNIE, *s.f.* Sideropenia.

SIDÉROPÉNIQUE, *adj.* Sideropenic.

SIDÉROPEXIE, *s.f.* Fixation of iron in the tissues.

SIDÉROPHAGE, *s.m.* Siderophage.

SIDÉROPHILIE, *s.f.* Siderophilia.

SIDÉROPHILINE, *s.f.* Siderophilin, transferrin.

SIDÉROPHORE, *adj.* Siderophorous.

SIDÉROPRIVE, *adj.* Sideropenic.

SIDÉROSE, *s.f.* Siderosis.

SIDÉROSE HÉPATIQUE. Hepatic siderosis, iron liver.

SIDÉROSE PULMONAIRE. Pulmonary siderosis, arcwelder's disease or lung or nodulation, file cutter's phthisis, steel grinder's disease, grinder's asthma, scissors grinder's disease.

SIDÉRO-SILICOSE, *s.f.* Siderosilicosis.

SIDÉROTHÉRAPIE, *s.f.* Ferrotherapy.

SIDÉRURIE, *s.f.* Sideruria.

SIDP. RSP. → *position sacro-iliaque droite postérieure.*

SIDT. RST, right sacrum transverse presentation.

SIEGRIST (stries moniliformes de). Siegrist's spots or streaks.

SIEMENS (syndrome de). Siemens's syndrome.

SIEMENS, *s.m.* (symbole S). Siemens.

SIEVERT, *s.m.* Sievert.

SIFFLEMENT RESPIRATOIRE. Wheeze.

SIFFLEUR (syndrome du). Freeman-Sheldon syndrome. → *Freeman-Sheldon (syndrome de).*

SIG. Secretory immuno-globulin. → *immunoglobuline sécrétoire.*

SIGA. LSA. → *position sacro-iliaque gauche antérieure.*

SIGMATISME, *s.m.* Sigmatism, sigmasism.

SIGMOÏDE, *adj.* Sigmoid.

SIGMOÏDECTOMIE, *s.f.* Sigmoidectomy.

SIGMOÏDITE, *s.f.* Sigmoiditis.

SIGMOÏDO-COLOFIBROSCOPIE, *s.f.* Sigmoidofibrecolonoscopy.

SIGMOÏDOFIBROSCOPIE, *s.f.* Sigmoidofibrescopy.

SIGMOÏDOSCOPE, *s.m.* Sigmoidoscope.

SIGMOÏDOSCOPIE, *s.f.* Sigmoidoscopy.

SIGMOÏDOSTOMIE, *s.f.* Sigmoidostomy.

SIGNAL-SYMPTÔME, *s.m.* Signal-symptom.

SIGNE, *s.m.* 1° *signe physique* (constaté objectivement par le médecin). Sign. – *signe fonctionnel.* Symptom. – *signes généraux.* Constitutional symptoms, systemic signs or manifestations. – 2° → au nom propre, par ex. : signe de Bamberger, → *Bamberger (signe de).*

SIGP. LSP. → *position sacro-iliaque gauche postérieure.*

SIGT. LST, right sacrum transverse presentation.

SIGUIER (maladie de). Diffuse necrotizing panangiitis.

SILENCER, *s.m.* Silencer.

SILFVERSKIÖLD (maladie de). Silfverskiöld's syndrome.

SILICATOSE, *s.f.* Silicatosis.

SILICOSE, *s.f.* Silicosis, grinder's asthma, grinder's disease.

SILICOTIQUE, *adj.* Silicotic.

SILICO-TUBERCULOSE, *s.f.* Silicotuberculosis, infective silicosis.

SILLON, *s.m.* Groove.

SILLON DE LA GALE. Acarine burrow.

SILLON UNGUÉAL. Beau's line.

SILOS (maladie des ouvriers de). Silo filler's disease.

SILVER-RUSSEL (syndrome de). Silver's dwarf or syndrome, Russell's dwarf or syndrome, Russell-Silver syndrome, Silver-Russell syndrome or dwarf.

SILVERMAN (syndrome de). Battered-child syndrome, traumatized child syndrome, Silverman's syndrome, Caffey-Kempe syndrome, Ambroise Tardieu's syndrome.

SILVERMAN-ANDERSEN (indice de). Silverman's index.

SILVESTER (méthode de). Sylvester's method.

SILVESTRINI-CORDA (syndrome de). Silvestrini-Corda syndrome.

SILVESTRONI ET BIANCO (anémie microcytique drépanocytaire ou **microcytémie de).** Silvestroni-Bianco syndrome. → *anémie microcytique drépanocytaire de Silvestroni et Bianco.*

SIMIEN,ENNE, *adj.* Simian.

SIMMONDS (maladie de). Simmonds's disease, hypophyseal cachexia, pituitary cachexia, cachexia hypophyseopriva.

SIMON (foyer de). Simon's focus.

SIMON (opération de). Simon's operation. → *Marckwald (opération de).*

SIMONIN (épreuve de). Indirect agglutination test for blood group.

SIMPLE (monstre). Simple monster.

SIMS (méthode de). Sims's operation for vesicovaginal fistula.

SIMS (opération de). Sims's operation (for anteflexion of the uterus).

SIMULATION, *s.f.* Simulation, malingering.

SIMULIDÉES, *s.f. pl.* Simuliidae.

SIMULTAGNOSIE, *s.f.* Simultagnosia.

SINAPISATION (épreuve de la). Sinapiscopy.

SINAPISME, *s.m.* Sinapism.

SINCLAIR (appareil de). Sinclair's apparatus (for the shaft of the femur).

SINCLAIR (semelle de). Sinclair's sole (orthopaedic).

SINDING-LARSEN-JOHANSSON (maladie de). Larsen's disease, Larsen-Johansson disease.

SINGER (épreuve de). Test for the research of intrinsic factor in the gastric juice.

SINGER ET PLOTZ (réaction de). Latex agglutination test.

SINGULTUEUX, EUSE, *adj.* Singultous.

SINISTROCARDIE, *s.f.* Sinistrocardia. → *lévocardie.*

SINISTROSE, *s.f.* Compensation neurosis, pension neurosis, revendication neurosis, indemnity neurosis.

SINISTROVERSION, *s.f.* Acquired levocardia.

SINU-AORTIQUE (syndrome). Aortic sinus syndrome.

SINU-CAROTIDIEN (réflexe). Carotid sinus reflex.

SINU-CAROTIDIEN (syndrome) ou **SINU-CAROTIDIENNE (syndrome d'hyperréflectivité).** Carotid sinus syndrome, Charcot-Weiss-Barber syndrome, carotid sinus syncope.

SINUS, *s.m.* Sinus.

SINUS (maladie du). Sick sinus syndrome, lazy sinus node syndrome, inadequate sinus mechanism, sluggish sinus node, sino-atrial disorder, sinus node dysfunction.

SINUS CAROTIDIEN (syndrome du). Carotid sinus reflex.

SINUS CAVERNEUX (syndrome de la paroi externe du). Foix's syndrome, lateral wall of the cavernous sinus syndrome, cavernous sinus syndrome.

SINUS CORONAIRE. Coronary sinus.

SINUS PILONIDAL, *s.f.* Pilonidal sinus or fistula or cyst, piliferous cyst, sacrococcygeal cyst, coccygeal sinus.

SINUS UROGÉNITAL. Urogenital sinus, sinus urogenitalis.

SINUS VENOSUS. Sinus venosus.

SINUSAL, ALE, *adj.* Sinusal.

SINUSECTOMIE. Resection of a sinus.

SINUSITE, *s.f.* Sinusitis, antritis.

SINUSOGRAPHIE, *s.f.* Sinusography.

SINUSOTOMIE, *s.f.* Sinusotomy.

SIPPLE (syndrome de). Sipple's syndrome.

SIRÉNOMÈLE, *s.m.* Sirenomelus, sirenoform monster, sireniform fetus, sympus, monstrum sirenoform.

SIROP, *s.m.* Sirup.

SIROP D'ÉRABLE (maladie du ou **maladie des urines à odeur de).** Maple syrup urine disease. → *leucinose.*

SISMOTHÉRAPIE, *s.f.* 1° (traitement par les vibrations). Seismotherapy, sismotherapy. – 2° (traitement par les chocs, en psychiatrie). Shock therapy or treatment.

SISTRUNK (opération de). Sistrunk's operation.

SITE. Abbreviation for « syndrome d'immunodépression T épidémique ». AIDS. → *immunodéficitaire acquis (syndrome).*

SITE ANTIGÉNIQUE. Antigenic site.

SITE RÉCEPTEUR. Receptor site.

SITIOLOGIE, *s.f.* Sitology, sitiology.

SITIOMANIE, *s.f.* Sitomania, sitiomania.

SITIOPHOBIE, *s.f.* Sitophobia, sitiophobia.

SITOSTÉROL, *s.m.* Sitosterol.

SITUS INCERTUS. Situs perversus.

SITUS INVERSUS. Situs inversus viscerum, situs mutatus, situs transversus, visceral inversion, visceral transposition, heterotaxia, heterotaxis, heterotaxy.

SITUS INVERSUS DES CAVITÉS CARDIAQUES. Mirror-like image dextrocardia.

SITUS SAGITTALIS. Situs sagittalis.

SITUS SOLITUS. Situs solitus.

SIXIÈME MALADIE. Exanthema subitum, sixth disease, pseudorubella, rose rash in infants, roseola infantilis or infantum.

SJÖGREN (syndrome de). Sjögren's disease. → *Gougerot-Houwer-Sjögren (syndrome de).*

SJÖGREN-LARSSON (syndrome de). Sjögren-Larsson syndrome.

SJÖQVIST (opération de). Trigeminal tractotomy. → *tractotomie trigéminale.*

SKÉLALGIE, *s.f.* Skelalgia.

SKÉLALGIE PARESTHÉSIQUE. Skelalgia paraesthetica.

SKÉNITE, *s.f.* Skeneitis, skenitis.

SKEPTOPHYLAXIE, *s.f.* Tachyphylaxis. → *tachyphylaxie.*

SKIAGRAMME, *s.m.* Radiography.

SKIAGRAPHIE, *s.f.* Radiography, radiogram. → *radiographie.*

SKIASCOPIE, *s.f.* 1° Skiascopy, pupilloscopy, retinoscopy, retinoskiascopy, keratoscopy, Cuignet's method. – 2° Fluoroscopy. → *radioscopie.*

SKODIQUE (bruit) OU SKODISME, *s.m.* Skoda's resonance, skodaic resonance, Skoda's sign, Skoda's tympany, William's sign.

SKODISME, *s.m.* Skodaic resonance.

SLOCUMB (syndrome de). Slocumb's syndrome.

SLUDER (névralgie ou syndrome de). Sluder's syndrome or neuralgia, sphenopalatine ganglion neuralgia, sphenopalatine neuralgia.

SLA. ALS.

SLAVJANSKY (membrane de). Slavjansky's membrane.

SLOCUM (épreuve de). Slocum's test.

SLY (syndrome de). Sly's syndrome.

SM. Symbol for somatomédine : somatomedin.

SMEGMA, *s.m.* Smegma.

SMITH (maladie de Carl). Acute infectious lymphocytosis. → *lymphocytose infectieuse aiguë.*

SMITH (méthode ou test de). Smith's test for prothrombine time.

SMITH (signe de). Eustace Smith's murmur.

SMITH, LEMLI ET OPITZ (syndrome de). Smith-Lemli-Opitz syndrome, RSH syndrome.

SMITH-PETERSEN (clou de). Smith-Petersen nail.

SMITH-PETERSEN (opération de). Smith-Petersen operation.

SMITH ET STRANG (maladie de). Congenital hydroxybutyric aciduria.

SMITHWICK (opération de R.). Smithwick's operation, lumbo-dorsal splanchnicectomy.

SNA. Autonomic nervous system.

SNC. Central nervous system, CNS.

SNEDDON (syndrome de). Sneddon's syndrome.

SNEDDON ET WILKINSON (maladie ou syndrome de). Sneddon-Wilkinson syndrome. → *pustulose sous-cornée de Sneddon et Wilkinson.*

SNIDER (test de). Snider's match test.

SO IN TCHEN. Koro.

SOCIOGENÈSE, *s.f.* Sociogenesis.

SODOKU, *s.m.* Sodoku, sodokosis.

SODOMIE, *s.f.* Sodomy.

SOHVAL-SOFFER (syndrome de). Sohval-Soffer syndrome.

SOCIOGENÈSE, *s.f.* Sociogenesis.

SODÉ, DÉE, *adj.* Sodic.

SODIQUE, *adj.* Sodic.

SODIUM, *s.m.* Sodium.

SŒUR JOSEPH OU MARIE-JOSEPH (nodule de). Sister (Mary) Joseph's nodule.

SOI, *s.m.* Self.

SOIGNANT,TE, *s.m., f.* Caregiver.

SOINS, *s.m. pl.* Care.

SOINS À DOMICILE. Home care.

SOINS INFIRMIERS. Nursing.

SOINS INTENSIFS. Intensive care.

SOINS INTENSIFS (unité de). Intensive care unit, ICU; coronary care unit, CCU.

SOINS POST-OPÉRATOIRES. After treatment.

SOKOLOW ET LYON (indice de). Sokolow and Lyon index.

SOKOSHO. Sodoku. → *sodoku.*

SOL, *s.m.* Sol.

SOLÉNOME, *s.m.* Solenoma. → *endométriome.*

SOLIDISME, *s.m.* Solidism.

SOLUBILITÉ (pouvoir de). Solution pressure.

SOLUTÉ, *s.m.* 1° *(physique et biologie).* Solute. – 2° *(pharmacologie).* Solution, liquor.

SOLUTÉ INJECTABLE ou **SOLUTION INJECTABLE.** Injectable solution, injection.

SOLUTÉ PHYSIOLOGIQUE. Physiological salt solution, physiological sodium chloride solution, normal salt or saline solution.

SOLUTION, *s.f.* Solution, liquor.

SOLVANT, *adj.* et *s.m.* Solvent.

SOMA, *s.m.* Soma.

SOMATHORMONE, *s.f.* Growth hormone. → *somatotrope (hormone).*

SOMATIQUE, *adj.* Somatic.

SOMATISATION, *s.f.* Somatization.

SOMATO-AGNOSIE, *s.f.* Somatagnosia.

SOMATOCRININE, *s.f.* Somatoliberin. → *facteur déclenchant la sécrétion de l'hormone somatotrope.*

SOMATOGNOSIE, *s.f.* Somataesthesia, somaesthetic sensibility, somaesthesia.

SOMATOMÉDINE, *s.f.* Somatomedin, sulfation factor, SM.

SOMATOMÉDINE-INSULINE-GLUCOSE (test). Somatomedin-insulin-glucose test.

SOMATOPARAPHRÉNIE, *s.f.* Somatoparaphrenia.

SOMATOPLEURE, *s.f.* Somatopleure.

SOMATOSCHISIS, *s.m.* Somatoschisis.

SOMATO-SENSITIFS (centres) ou **SOMATO-SENSITIVES (zones).** Somaesthetic area.

SOMATOSTASINOME, *s.m.* Somatostasinoma.

SOMATOSTATINE, *s.f.* Somatostatin, somatotropin release-inhibiting factor, growth hormone inhibiting factor, GH-IF.

SOMATOTROPE, *adj.* Somatotropic.

SOMATOTROPE (hormone). Growth hormone, GH, somatotropic hormone, STH, somatotrophin, somatotrophin, STH, pituitary growth hormone.

SOMATOTROPHINE, *s.f.* Growth hormone. → *somatotrope (hormone).*

SOMESTHÉSIE, *s.f.* Somataesthesia, somaesthesia.

SOMESTHO-PSYCHIQUE, *adj.* Somaesthetopsychic.

SOMITE, *s.m.* Somite. → *métamètre.*

SOMMATION, *s.f.* Summation.

SOMMATION (bruit ou **galop de).** Mesodiastolic gallop. → *galop mésodiastolique (bruit de).*

SOMMEIL, *s.m.* Sleep.

SOMMEIL (cure de). Prolonged sleep cure.

SOMMEIL HYSTÉRIQUE. Hysteric lethargy, induced lethargy, hysterical transe, induced transe.

SOMMEIL (maladie du). African trypanosomiasis, Congo trypanosomiasis, African sleeping sickness, African lethargy, nelavane, African meningitis, morbus dormitivus, sleeping sickness, tse tse fly disease, Congo trypanosomiasis, Gambian trypanosomiasis, maladie du sommeil.

SOMNAMBULISME, *s.m.* Somnambulism, somnambulance, somnambulation, sleep-walking, noctambulation.

SOMNIFÈRE, *adj.* et *s.m.* Somniferous, somnifacient, soporific, somnific, hypnotic.

SOMNILOQUIE, *s.f.* Somniloquism.

SOMNOLENCE, *s.f.* Somnolence, somnolentia, drowsiness.

SONDE, *s.f.* Catheter, sound.

SONDE DUODÉNALE. Duodenal tube.

SONDE D'EINHORN. Duodenal tube.

SONDE EXPLORATRICE. Probe.

SONDE DE FOGARTY. Fogarty's catheter.

SONDE GÉNÉTIQUE, SONDE MOLÉCULAIRE. DNA probe.

SONDE RECTALE. Blind enema.

SONDE POUR STIMULATION CARDIAQUE ENDOCAVITAIRE. Pacing catheter.

SONDE URÉTRALE. Uretral sound.

SONOGRAMME, *s.m.* Echogram.

SONOMÉTRIE, *s.f.* Sonométrie.

SONORE (râle). Dry rale. → *râle sec.*

SONOTRODE, *s.f.* Sonotrode.

SOPHROLOGIE, *s.f.* Sophrology.

SOPOR, *s.m.* Sopor.

SOPORATIF, IVE, *adj.* Somniferous. → *somnifère.*

SOPOREUX, EUSE, *adj.* Soporous, soporose.

SOPORIFIQUE, *adj.* Somniferous. → *somnifère.*

SORIANO (syndrome de). Soriano's syndrome.

SORSBY (dégénérescence maculaire pseudo-inflammatoire de). Sorsby's macular degeneration, inflammatory hereditary degeneration of the macula, familial pseudo-inflammatory macular degeneration, familial pseudo-inflammation maculopathy.

SORSBY (syndrome de). Sorsby's syndrome.

SORTIE, *s.f.* Outlet.

SOSKIN (test de). Soskin's test for the diagnosis of pregnancy.

SOSKIN (théorie de). Soskin's theory for diabetes mellitus.

SOTOS (syndrome de). Sotos's syndrome. → *gigantisme cérébral.*

SOUBRESAUT TENDINEUX. Subsultus tendinum, subsultus clonus, tremor tendinum.

SOUCHE MICROBIENNE. Strain of bacterium.

SOUFFLE, *s.m.* Murmur.

SOUFFLE (accidents du). Blast injuries.

SOUFFLE ANÉMIQUE. Anaemic murmur, blood murmur, haemic murmur.

SOUFFLE AMPHORIQUE. Amphoric murmur. → *amphorique (respiration ou souffle).*

SOUFFLE ANÉVRYSMAL. Aneurysmal murmur.

SOUFFLE ANORGANIQUE. Inorganic or innocent murmur.

SOUFFLE ANORGANIQUE PULMONAIRE, INFUNDIBULAIRE, INFUNDIBULO-PULMONAIRE OU PRÉINFUNDIBULAIRE. Inorganic systolic murmur heard in the pulmonary area.

SOUFFLE AORTIQUE. Aortic murmur.

SOUFFLE APEXIEN. Apex murmur.

SOUFFLE ARTÉRIEL. Arterial murmur.

SOUFFLE BRONCHIQUE. Tubular respiration. → *souffle tubaire.*

SOUFFLE (bruit de). Murmur.

SOUFFLE CARDIO-PULMONAIRE. Cardiorespiratory murmur, cardiopulmonary murmur.

SOUFFLE CAVERNEUX OU CAVITAIRE. Cavernous respiration, cavernous breathing, Austin Flint's respiration.

SOUFFLE DIASTOLIQUE. Diastolic murmur.

SOUFFLE D'ÉJECTION. Ejection murmur, direct murmur, obstructive murmur.

SOUFFLE EXPIRATOIRE. Expiratory murmur.

SOUFFLE EXTRACARDIAQUE. Extracardial murmur.

SOUFFLE FŒTAL. Fetal souffle.

SOUFFLE FONCTIONNEL. Functional murmur.

SOUFFLE FUNICULAIRE. Funic souffle, funicular souffle, umbilical souffle.

SOUFFLE INFUNDIBULAIRE OU INFUNDIBULO-PULMONAIRE. Inorganic systolic murmur heard in the pulmonary area.

SOUFFLE INNOCENT. Innocent murmur.

SOUFFLE INSPIRATOIRE. Inspiratory murmur.

SOUFFLE D'INSUFFISANCE (par régurgitation). Regurgitant murmur.

SOUFFLE EN JET DE VAPEUR. Bellow murmur, bellow sound.

SOUFFLE «LOSANGIQUE» (phonocardiographie). Diamond-shaped or diamond murmur.

SOUFFLE MITRAL. Mitral murmur.

SOUFFLE MUSICAL. Musical murmur, cooing murmur.

SOUFFLE ORGANIQUE. Organic murmur.

SOUFFLE DE PARROT. Parrot's murmur.

SOUFFLE PIAULANT. Bruit de piaulement.

SOUFFLE PLACENTAIRE. Placental souffle, bruit placentaire.

SOUFFLE PRÉSYSTOLIQUE. Presystolic murmur.

SOUFFLE PROTODIASTOLIQUE. Early diastolic murmur.

SOUFFLE RÂPEUX. Rasping murmur.

SOUFFLE DE RÉGURGITATION. Regurgitant murmur, indirect murmur.

SOUFFLE DE ROGER. Roger's murmur. → *Roger (souffle de).*

SOUFFLE STRIDENT. Sea-gull murmur.

SOUFFLE SYSTOLIQUE. Systolic murmur.

SOUFFLE TÉLÉDIASTOLIQUE. Late diastolic murmur.

SOUFFLE TRICUSPIDIEN. Tricuspid murmur.

SOUFFLE TUBAIRE. Tubular respiration, tubular breathing, bronchial respiration, bronchial breathing, bronchial murmur, blowing respiration.

SOUFFLE TUBO-CAVERNEUX. Broncho-cavernous respiration, metamorphosing respiration.

SOUFFLE TUNELLAIRE. Machinery murmur, continuous murmur, Gibson's murmur.

SOUFFLE UTÉRIN. Uterine souffle.

SOUFFLE VASCULAIRE. Vascular murmur.

SOUFFLET (bruit de). Murmur.

SOUFRE, *s.m.* Sulphur (angl.) ; sulfur (amér.).

SOUPAULT-BUCAILLE (opération de). Henley's operation.

SOUQUES (signe de). Souque's phenomenon. → *doigts (phénomène des).*

SOUQUES ET J.B. CHARCOT (maladie de). Cutaneous geromorphism. → *géromorphisme cutané.*

SOURD, DE, *adj.* Deaf.

SOURDILLE (opération de). Sourdille's operation. → *fenestration.*

SOURIS ARTICULAIRE. Arthrophyte. → *arthrophyte.*

SOUS-ALIMENTATION. Malnutrition.

SOUS-ARACHNOÏDE AIGUË CURABLE DES JEUNES SUJETS. Lymphocytic meningitis. → *méningite lymphocytaire bénigne.*

SOUS-BULBAIRE D'OPALSKI (syndrome). Opalski's syndrome. → *Opalski (syndrome sous-bulbaire d').*

SOUS-CLAVICULAIRE, *adj.* Subclavicular.

SOUS-CLAVIER, ÈRE, *adj.* Subclavian.

SOUS-CLAVIÈRE VOLEUSE (syndrome de la). Subclavian steal syndrome, siphoning, brachial-basilar insufficiency, vertebral grand larceny, subclavian switch, retrograd vertebral artery blood flow.

SOUS-CORTICAL (système). Extrapyramidal system. → *extra-pyramidal (système).*

SOUS-CRÉPITANT (râle). Crakling rale. → *râle sous-crépitant.*

SOUS-CUTANÉ, NÉE (SC), *adj.* Hypodermic. → *hypodermique.*

SOUS-MAXILLAIRE, *adj.* Submandibular, submaxillary.

SOUS-MAXILLITE, *s.f.* Submaxillitis.

SOUS-NASAL (point). Subnasal point.

SOUS-OCCIPITO-BREGMATIQUE (diamètre). Suboccipito-bregmatic diameter.

SOUS-PAROTIDIEN POSTÉRIEUR (syndrome de l'espace). Villaret's syndrome. → *Villaret (syndrome de).*

SOUS-RÈGNE, *s.m.* Subkingdom.

SOUS-UNITÉ, *s.f.* Subunit.

SOUTHEY (tubes de). Southey's drainage. Southey's tubes.

SPAGIRIE, *s.f.* Obsolete name of chemistry.

SPAGIRIQUE, *adj.* Spagiric.

SPAGYRIQUE, *adj.* Spagyrique.

SPALDING (signe de). Spalding's sign.

SPANÉMIE, *s.f.* Anaemia. → *anémie.*

SPANIOMÉNORRHÉE, *s.f.* Spanomenorrhoea.

SPANOPNÉE, *s.f.* Spanopnea, spanopnoea.

SPARADRAP, *s.m.* Sparadrap.

SPARGANOSE, *s.f.* Sparganosis.

SPARTÉINE, *s.f.* Sparteine.

SPASME, *s.m.* Spasm.

SPASME CARPOPÉDAL. Carpopedal spasm, carpopedal contraction.

SPASME CLONIQUE. Clonism. → *clonie.*

SPASME CYNIQUE. Canine spasm. → *sardonique (rire).*

SPASME DIAPHRAGMATIQUE. Diaphragmatic tic, diaphragmatic flutter.

SPASME FACIAL. Facial hemispasm. → *hémispasme facial.*

SPASME FACIAL MÉDIAN. Facial paraspasm.

SPASMES EN FLEXION (syndrome des). Nodding spasm, eclampsia nutans, chorea nutans, salaam convulsion, salam spasm, bowing tic, epilepsia nutans, head nod, convulsion spasms nutans, flexion spasm, infantile spasms with mental retardation, West's syndrome, generalized flexion epilepsy, infantile massive spasms, jackknife seizure.

SPASMES FONCTIONNELS. Occupation neuroses, occupation neurosis, professional neurosis, copodyskinesia, craft palsy, occupation palsy, occupation cramp, occupational paralysis, occupational dyskinesia, functional spasm, professional spasm, occupation spasm, fatigue spasm, business spasm, coordinated business neurose, handicraft spasm, movement spasm, occupation tic.

SPASME GLOTTIQUE ESSENTIEL DES NOURRISSONS. Laryngospasm. → *laryngospasme.*

SPASMES INFANTILES. Nodding spasm. → *spasmes en flexion (syndrome des).*

SPASME DE LA NUQUE. Retrocollic spasm.

SPASME PÉDAL. Pedal spasm.

SPASMES PROFESSIONNELS. Occupational neuroses. → *spasmes fonctionnels.*

SPASME DU SANGLOT. Breath-holding attack or spell, reflex hypoxic crisis.

SPASME TONIQUE. Tonic spasm. → *tonisme.*

SPASME DE TORSION. Torsion neurosis, torsion spasm.

SPASMODICITÉ, *s.f.* Spasmodism, spasticity.

SPASMODIQUE, *adj.* Spasmodic, spastic.

SPASMOGÈNE, *adj.* Producing spasm.

SPASMOLYTIQUE, *adj.* Spasmolytic.

SPASMOPHILIE, *s.f.* Spasmophilia, latent tetany, spasmodic or spasmophilic diathesis.

SPASMUS NUTANS. Nodding spasm. → *spasmes en flexion (syndrome des).*

SPASTICITÉ, *s.f.* Spasmodism. → *spasmodicité.*

SPASTIQUE, *adj.* Spastic. → *spasmodique.*

SPATZ ET HALLERVORDEN (syndrome de). Hallervorden-Spatz syndrome. → *Hallervorden et Spatz (maladie de).*

SPÉCIALISTE, *s.m.* ou *f.* Specialist.

SPÉCIALITÉ MÉDICALE. Speciality.

SPÉCIALITÉ PHARMACEUTIQUE. Patented medicine, proprietary medicine, patent medicine.

SPÉCIFICITÉ, *s.f.* Specificity, specificness.

SPÉCIFICITÉ ISOMÉTRIQUE. Stereospecificity.

SPÉCIFIQUE, *adj.* Specific.

SPÉCIMEN, *s.m.* Specimen.

SPECT. SPECT.

SPECTRE, *s.m.* Spectrum.

SPECTRE D'UN ANTIBIOTIQUE. Antibiotic spectrum, antibacterial or antimicrobial spectrum of an antibiotic.

SPECTRINE, *s.f.* Spectrin.

SPECTOGRAPHIE, *s.f.* Spectrography.

SPECTROSCOPIE, *s.f.* Spectroscopy.

SPÉCULAIRE, *adj.* Specular.

SPÉCULUM, *s.m.* Speculum.

SPÉLÉOMORPHIQUE, *adj.* Cavern-like.

SPÉLÉOSCOPIE, *s.f.* Cavernoscopy.

SPÉLÉOSTOMIE, SPÉLÉOTOMIE, *s.f.* Cavernostomy, speleostomy.

SPÉLONIQUE, *s.f.* Cavity. → *caverne.*

SPENCER WELLS (faciès de). Wells's facies. → *faciès ovarien.*

SPERMAGGLUTININE, *s.f.* Spermagglutinin.

SPERMATIDE, *s.f.* Spermatid.

SPERMATIQUE, *adj.* Spermatic.

SPERMATOCÈLE, *s.f.* Spermatocele.

SPERMATOCYSTECTOMIE, *s.f.* Spermatocystectomy, vesiculectomy.

SPERMATOCYSTITE, *s.f.* Spermatocystitis, seminal vesiculitis.

SPERMATOCYTE, *s.m.* Spermatocyte. – *s. de 1er ordre.* Primary spermatocyte. – *s. de 2e ordre.* Secondary spermatocyte.

SPERMATOCYTOGENÈSE, *s.f.* Spermatocytogenesis.

SPERMATOCYTOME, *s.m.* Spermatocytoma. → *séminome.*

SPERMATOGENÈSE, *s.f.* Spermatogenesis.

SPERMATOGONIE, *s.f.* Spermatogonium.

SPERMATORRAGIE, *s.f.* Haematospermia. → *hématospermie.*

SPERMATORRHÉE, *s.f.* Spermatorrhoea.

SPERMATORRHÉOPHOBIE, *s.f.* Spermatophobia.

SPERMATOZOÏDE, *s.m.* Spermatozoon.

SPERMATURIE, *s.f.* Spermaturia.

SPERME, *s.m.* Sperm.

SPERMICIDE, *s.m.* Spermicide.

SPERMICIDE, *adj.* Spermicide.

SPERMIOGENÈSE, *s.f.* Spermiogenesis.

SPERMIOLOGIE, *s.f.* Spermatology.

SPERMOCULTURE, *s.f.* Spermoculture.

SPERMOCYTOGRAMME, *s.m.* Spermocytogram.

SPECTOGRAPHIE, *s.f.* Spectography.

SPERMOGRAMME, *s.m.* Spermogram.

SPERMOLITHE, *s.m.* Spermolith.

SPERMOLOROPEXIE, *s.f.* Spermoloropexy, spermoloropexis.

SPERMOTOXINE, *s.f.* Spermatoxin, spermotoxin, spermatotoxin.

SPHACÈLE, *s.m.* Sphacelus.

SPHÆROPHORUS FUNDULIFORMIS. *Fusobacterium necrophorum.* → *Fusobacterium necrophorum.*

SPHÉNENCÉPHALE, *s.m.* Sphenocephalus.

SPHÉNOCÉPHALE, *s.m.* Sphenocephalus.

SPHÉNOCÉPHALIE, *s.f.* Scaphocephalism. → *scaphocéphalie.*

SPHÉNOÏDE, *adj.* Sphenoid.

SPHÉNOÏDITE, *s.f.* Sphenoiditis.

SPHÉNOTRÉSIE, *s.f.* ou **SPHÉNOTRIPSIE,** *s.f.* Sphenotresia, sphenotripsy.

SPHÈRE ATTRACTIVE. Attraction sphere.

SPHÉROBLASTOME, *s.m.* Medulloblastoma. → *neurospongiome.*

SPHÉROCYTE, *s.m.* Spherocyte.

SPHÉROCYTOSE, *s.f.* Spherocytosis.

SPHÉROCYTOSE CONGÉNITALE ET HÉRÉDITAIRE. Hereditary spherocytosis. → *ictère hémolytique congénital type Minkowski-Chauffard.*

SPHÉROPHAKIE, *s.f.* Spherophakia.

SPHÉROPHOROSE, *s.f.* Infection with Spherophorus.

SPHÉROPLASTE, *s.m.* Spheroplast.

SPHINCTER, *s.m.* Sphincter.

SPHINCTÉRALGIE, *s.f.* Sphincteralgia.

SPHINCTÉRECTOMIE, *s.f.* Sphincterectomy.

SPHINCTÉROMÉTRIE, *s.f.* Sphincterometry.

SPHINCTÉROPLASTIE, *s.f.* Sphincteroplasty.

SPHINCTÉROSPASME, *s.m.* Sphincterismus.

SPHINCTÉROTOMIE, *s.f.* Sphincterotomy.

SPHINGOLIPIDOSE, *s.f.* Sphingolipidosis.

SPHYGMIQUE, *adj.* Sphygmic.

SPHYGMOBOLOMÉTRIE, *s.f.* Sphygmobolometry.

SPHYGMOGRAMME, *s.m.* Sphygmogram, pulse curve.

SPHYGMOGRAPHE, *s.m.* Sphygmograph.

SPHYGMOGRAPHIE, *s.f.* Sphygmography.

SPHYGMOLOGIE, *s.f.* Sphygmology.

SPHYGMOMANOMÈTRE, *s.m.* Sphygmomanometer.

SPHYGMOMÈTRE, *s.m.* Sphygmometer.

SPICA, *s.m.* Spica, spica bandage.

SPICULE, *s.m.* Spicule.

SPIEGHEL (hernie de la ligne semi-lunaire de). Spieghelian hernia.

SPIEGLER (tumeurs de). Spiegler's tumours.

SPIEGLER-FENDT (sarcoïde de). Lymphocytoma cutis. → *lymphocytome cutané bénin.*

SPIELMEYER-VOGT (maladie de). Spielmeyer-Vogt disease, Batten-Mayou disease, juvenile amaurotic familial idiocy, juvenile ganglioside lipidosis.

SPILLER-FRAZIER (opération de). Spiller's operation. → *névrotomie rétrogassérienne.*

SPIN, *s.m.* Spin.

SPIN (écho de). Spin echo.

SPINA BIFIDA, *s.m.* Spina bifida, rachischisis posterior, hydrocele spinalis, hydrorachis.

SPINA BIFIDA APERTA. Spina bifida cystica, spina bifida aperta, spina bifida manifesta.

SPINA BIFIDA OCCULTA. Spina bifida occulta.

SPINAL, ALE, *adj.* Spinal.

SPINALE ANTÉRIEURE (syndrome de l'artère). Beck's syndrome. → *Préobraschenski (syndrome de).*

SPINALE POSTÉRIEURE (syndrome de l'artère). Posterior spinal artery syndrome.

SPINALGIE, *s.f.* Spinalgia.

SPINAUX (signe des). Ramond's sign.

SPINA-VENTOSA, *s.m.* Spina ventosa.

SPINITE, *s.f.* Spinitis.

SPINOCELLULAIRE, *adj.* Spinocellular.

SPINO-TROCHANTÉRIENNE (ligne). Schoemaker's line.

SPINULOSISME, *s.m.* Hyperkeratosis of the hair follicule.

SPIRAL, *s.m.* Spiral bandage.

SPIRAMYCINE, *s.f.* Spiramycine.

SPIRÈME, *s.m.* Spireme.

SPIRILLACÉES, *s.f. pl.* Spirillaceae.

SPIRILLE, *s.m.* Spirillum.

SPIRILLOSE, *s.f.* Spirillosis.

SPIROCHÆTA BRONCHIALIS. *Spirochaeta bronchialis.*

SPIROCHÆTA DUTTONII. *Borrelia duttonii.*

SPIROCHÆTA HEBDOMADIS. *Leptospira hebdomadis.*

SPIROCHÆTA HISPANICA. *Borrelia hispanica.*

SPIROCHÆTA ICTEROHAEMORRAGIÆ. *Leptospira icterohaemorragiae.*

SPIROCHÆTA OBERMEIERI. *Borrelia recurrentis.*

SPIROCHÆTA PALLIDA. *Treponema pallidum.*

SPIROCHÆTA PERTENUIS. *Treponema pertenue.*

SPIROCHÆTA RECURRENTIS. *Borrelia recurrentis.*

SPIROCHÆTA TURRICATÆ. *Borrelia tarricatae.*

SPIROCHÆTA VINCENTI. *Borrelia vincentii.*

SPIROCHÆTACÉES, *s.f. pl.* Spirochætaceae.

SPIROCHÆTALES, *s.f. pl.*Spirochaetales.

SPIROCHÈTE, *s.m.* Spirochete.

SPIROCHÈTOGÈNE, *adj.* Spirochetogenous.

SPIROCHÉTOSE, *s.f.* Spirochetosis, spirochætosis.

SPIROCHÉTOSE BRONCHO-PULMONAIRE. Bronchospirochetosis, bronchopulmonary spirochaetosis. Castellani's bronchitis, haemorrhagic bronchitis, fusospirochetal bronchitis.

SPIROCHÉTOSE ICTÉRIGÈNE OU **ICTÉRO-HÉMORRAGIQUE.** Leptospiral jaundice. → *leptospirose ictérigène ou ictérohémorragique.*

SPIROCHÉTOSE RÉCURRENTE. Relapsing fever. → *fièvre récurrente.*

SPIROGRAMME, *s.m.* Spirogram.

SPIROGRAPHE, *s.m.* Spirograph.

SPIROGRAPHIE, *s.f.* Spirography.

SPIROLACTONE, *s.f.* Spirolactone.

SPIROMÈTRE, *s.m.* Spirometer, pneometer.

SPIROMÉTRIE, *s.f.* Spirometry.

SPIRONOLACTONE, *s.f.* Spironolactone.

SPIROPHORE, *s.m.* Spirophore.

SPIROSCOPIE, *s.f.* Spiroscopy.

SPITZ (mélanome juvénile de Sophie). Juvenile melanoma, benign juvenile melanoma, compound melanocytoma, spindle cell naevus, Spitz's melanoma or naevus.

SPLANCHNECTOMIE, *s.f.* OU **SPLANCHNICECTOMIE,** *s.f.* Splanchnicectomy.

SPLANCHNICOTOMIE, *s.f.* Splanchnotomy. → *splanchnotomie.*

SPLANCHNIQUE, *adj.* Splanchnic.

SPLANCHNOCRÂNE, *s.m.* Splanchnocranium.

SPLANCHNOGRAPHIE, *s.f.* Splanchnography.

SPLANCHNOLOGIE, *s.f.* Splanchnology.

SPLANCHNOMÉGALIE, *s.f.* Splanchnomegalia. → *mégasplanchnie.*

SPLANCHNOMICRIE, *s.f.* Splanchnomicria.

SPLANCHNOPLEURE, *s.f.* Splanchnopleure.

SPLANCHNOPTOSE, *s.f.* Splanchnoptosis, splanchnoptosia, abdominal ptosis, visceral ptosis, Glenard's disease.

SPLANCHNOTOMIE, *s.f.* OU **SPLANCHNICOTOMIE,** *s.f.* Splanchnicotomy, splanchnicotomy.

SPLANCHNOTROPE, *adj.* Viscerotropic.

SPLÉNALGIE, *s.f.* Splenalgia.

SPLÉNECTOMIE, *s.f.* Splenectomy.

SPLÉNIQUE, *adj.* Splenic, lienal.

SPLÉNISATION, *adj.* Splenization.

SPLÉNITE, *adj.* Splenitis.

SPLÉNOCLÉISIS, *s.m.* Splenocleisis.

SPLÉNOCONTRACTION, *s.f.* Contraction of the spleen.

SPLÉNOCYTE, *s.m.* Splenocyte.

SPLÉNOCYTOME, *s.m.* Splenoma.

SPLÉNODIAGNOSTIC, *s.m.* Splenodiagnosis.

SPLÉNOGÈNE, *adj.* Splenogenic, splenogenous.

SPLÉNOGRAMME, *s.m.* Splenic cell count.

SPLÉNOGRANULOMATOSE SIDÉROSIQUE. Siderotic splenomegaly.

SPLÉNOGRAPHIE, *s.f.* Splenography.

SPLÉNO-HÉPATITE, *s.f.* Hepatosplenitis.

SPLÉNOMANOMÉTRIE, *s.f.* Splenomanometry.

SPLÉNOME, *s.m.* Splenoma.

SPLÉNOMÉGALIE, *s.f.* Splenomegaly, enlarged spleen, megalosplenia, hypersplenotrophy.

SPLÉNOMÉGALIE CHRONIQUE AVEC ANÉMIE ET MYÉLÉMIE. Idiopathic myelofibrosis. → *splénomégalie myéloïde.*

SPLÉNOMÉGALIE ÉGYPTIENNE. Egyptian splenomegaly.

SPLÉNOMÉGALIE ÉRYTHROBLASTIQUE OU **ÉRYTHROMYÉLOÏDE.** Idiopathic myelofibrosis. → *splénomégalie myéloïde.*

SPLÉNOMÉGALIE HÉMOLYTIQUE. Haemolytic splenomegaly.

SPLÉNOMÉGALIE MYCOSIQUE. Siderotic splenomegaly, splenic mycosis, splenogranulomatosis siderotica. Gandy-Nanta disease, Gamna's disease, Gandy-Gamna spleen.

SPLÉNOMÉGALIE MYÉLOÏDE. Chronic non-leukaemic myeloid splenomegaly, polycythaemia with leukaemia, polycythaemia with osteosclerosis, leukoerythroblastic anaemia, erythro-leukothrombocythaemia, agnogenic myeloid metaplasia of the spleen, idiopathic myelofibrosis, myelofibrosis, with myeloid metaplasia, myeloblastic anaemia.

SPLÉNOMÉGALIE MYÉLOÏDE MÉGACARYOCYTAIRE. Idiopathic myelofibrosis. → *splénomégalie myéloïde.*

SPLÉNOMÉGALIE MYÉLOÏDE AVEC MYÉLOCYTÉMIE. Idiopathic myelofibrosis. → *splénomégalie myéloïde.*

SPLÉNOMÉGALIE NEUTROPÉNIQUE. Hypersplenic neutropenia. → *neutropénie splénique.*

SPLÉNOMÉGALIE PALUDÉENNE. Malarial splenomegaly, ague cake.

SPLÉNOMÉGALIE PRIMITIVE. Variety of aleukaemic lymphadenosis.

SPLÉNOMÉGALIE AVEC SCLÉROSE DE LA MOELLE OSSEUSE. Idiopathic myelofibrosis. → *splénomégalie myéloïde.*

SPLÉNOMÉGALIE SPODOGÈNE. Spodogenous splenomegaly.

SPLÉNOPATHIE, *s.f.* Splenopathy.

SPLÉNOPEXIE, *s.f.* Splenopexia, splenopexis, splenopexy.

SPLÉNOPHLÉBITE, *s.f.* Phlebitis of the splenic vein.

SPLÉNOPNEUMONIE, *s.f.* Splenopneumonia, corticopleuritis, Grancher's disease or pneumonia, pseudopleuritis pneumonia, Desnos's pneumonia.

SPLÉNOPORTOGRAPHIE, *s.f.* Splenoportography.

SPLÉNORRAPHIE, *s.f.* Splenorrhaphy.

SPLÉNOSCLÉROSE, *s.f.* Sclerosis of the spleen.

SPLÉNOSE, *s.f.* OU **SPLÉNOSE PÉRITONÉALE.** Splenosis.

SPLÉNOTHÉRAPIE, *s.f.* Splenotherapy.

SPLÉNOTHROMBOSE, *s.f.* Thrombosis of the splenic vein.

SPLÉNOTOMIE, *s.f.* Splenotomy.

SPLÉNOTOMOGRAPHIE, *s.f.* Tomography of the spleen.

SPLÉNOTYPHOÏDE, *s.f.* Splenotyphoid.

SPODOGÈNE, *adj.* Spodogenous.

SPONDYLARTHRITE, *s.f.* Spondylarthritis.

SPONDYLARTHRITE ANKYLOSANTE. Rheumatoid spondylitis. → *pelvispondylite rhumatismale.*

SPONDYLARTHROPATHIE, *s.f.* Spondylarthropathy.

SPONDYLARTHROSE, *s.f.* Spondylarthrosis.

SPONDYLE, *s.m.* Vertebra.

SPONDYLITE, *s.f.* Spondylitis.

SPONDYLITE TRAUMATIQUE. Kümmell's disease. → *Kümmell-Verneuil (maladie de).*

SPONDYLITE TUBERCULEUSE. Pott's disease. → *Pott (mal de).*

SPONDYLIZÈME, *s.m.* Spondylizema.

SPONDYLODISCITE, *s.f.* Spondylitis with discitis.

SPONDYLOLISTHÉSIS, *s.m.* Spondylolisthesis.

SPONDYLOLYSE, *s.f.* OU **SPONDYLOLYSIS,** *s.m.* Spondylolysis, spondyloschisis.

SPONDYLOPATHIE, *s.f.* Spondylopathy.

SPONDYLOPTOSE, *s.f.* OU **SPONDYLOPTOSIS,** *s.m.* Spondyloptosis.

SPONDYLORHÉOSTOSE, *s.f.* Spondylorrheostosis. → *mélorhéostose vertébrale.*

SPONDYLOSCHISIS, *s.m.* Spondylolysis. → *spondylolyse.*

SPONDYLOSE RHIZOMÉLIQUE. Rheumatoid spondylitis. → *pelvispondylite rhumatismale.*

SPONDYLOTHÉRAPIE, *s.f.* Spondylotherapy.

SPONGIOBLASTE, *s.m.* Spongioblast.

SPONGIOBLASTOME, *s.m.* Spongioblastoma.

SPONGIOCYTE, *s.m.* Spongiocyte.

SPONGIOSE, *s.f.* Spongiosis.

SPONGIOSE RÉNALE. Sponge kidney. → *rein en éponge.*

SPONGOÏDE, *adj.* Spongiform, spongioid. – *état spongoïde. Spongiosis.*

SPORADIQUE, *adj.* Sporadic.

SPORE, *s.f.* Spore.

SPORO-AGGLUTINATION, *s.f.* Sporoagglutination.

SPOROCYSTE, *s.m.* Sporocyst.

SPOROGÈNE, *adj.* Sporogenic.

SPOROGONIE, *s.f.* ou **SPOROGONIQUE (cycle).** Sporogony.

SPOROTRICHOSE, *s.f.* Sporotrichosis, de Beurmann-Gougerot disease, Schenck's disease.

SPOROTRICHOSE LYMPHANGITIQUE GOMMEUSE SYSTÉMATISÉE. Cutaneous lymphatic sporotrichosis.

SPOROTRICHOSE SOUS-CUTANÉE GOMMEUSE À FOYERS MULTIPLES. Disseminated sporotrichosis.

SPOROZOAIRE, *s.m.* Sporozoon.

SPOROZOÏTE, *s.m.* Sporozoite, zygotoblast, gametoblast.

SPOROZOOSE, *s.f.* Sporozoosis.

SPORT, *s.m.* Sport.

SPORULÉ, ÉE, *adj.* Sporulated.

SPOTTING, *s.m.* Spotting.

SPP. Spp.

SPRANGER-WIEDMANN (maladie de). Mucolipidosis I. → *mucolipidose type I.*

SPRENGEL (maladie ou déformation de). Congenital elevation of scapula. → *élévation congénitale de l'omoplate.*

SPRING-THÉRAPIE, *s.f.* Spring-therapy.

SPRUE, *s.f.* ou **SPRUE TROPICALE.** Sprue or tropical sprue, psilosis, stomatitis intertropica, tropical stomatitis, aphthous cachexia, Ceylon sore mouth, aphtae orientalis, aphtae tropicae, Cochinchina diarrhoea, tropical diarrhoea.

SPRUE NON TROPICALE OU NOSTRAS. Non tropical or infantile sprue.

SPUMAVIRINÉS, *s.m. pl.* Spumavirinae.

SPUMAVIRUS, *s.m. Spumavirus.*

SPUME, *s.f.* Foam, spume, froth.

SPUMEUX, EUSE, *adj.* Foamy, spumous, spumy, frothy.

SPURWAY (maladie de). Osteopsathyrosis. → *ostéopsathyrose.*

SPUTATION, *s.f.* Continuous spitting.

SQUAME, *s.f.* Squama, scale, exfoliation.

SQUAMES SÉBORRHÉIQUES DU CUIR CHEVELU. Dandruff.

SQUAMEUX, EUSE, *adj.* Squamous, scaly.

SQUARREUX, EUSE, *adj.* Squarrous, squarrose.

SQUELETTE, *s.m.* Skeleton.

SQUIRRHE, *s.m.* Scirrhus, hard cancer, scirrhous cancer or carcinoma, withering cancer, carcinoma durum or fibrosum.

SRAS. SARS.

SRE (système réticulo-endothélial). Reticuloendothelial system.

SRH (système réticulo-histiocytaire). Reticuloendothelial system.

SRS-A. Abbreviation for : slow reacting substance of anaphylaxis, SRS-A.

SS. Social security.

ST (segment). ST interval.

STABILE, *adj.* Stabile.

STABILISATEUR DE MEMBRANE. Stabilizer of membrane potential.

STADE, *s.m.* Stage, stadium, phase, period.

STADE ALGIDE. Algid stage.

STADE ANAL. Anal stage or phase.

STADE AMPHIBOLE. Amphibolic stage. → *amphibole (stade).*

STADE DE CHALEUR. Stadium caloris, hot stage.

STADE DE DILATATION ET D'EFFACEMENT DU COL UTÉRIN. First stage of labour.

STADE EXPULSIF (obstétrique). Expulsive stage.

STADE DE FROID. Stadium frigoris, cold stage.

STADE GÉNITAL (psychanalyse). Genital stage.

STADE ORAL (psychanalyse). Oral stage or phase.

STADE DES OSCILLATIONS ASCENDANTES (température de la fièvre thyphoïde). Stepladder stage.

STADE PHALLIQUE (psychanalyse). Phallic stage or phase.

STADE DE SUEURS. Stadium sudoris, sweating stage.

STAEHELIN (procédé de). Staehelin's test.

STAGNARA (appareil de). Stagnara's device.

STAGNARA (corset de). Stagnara's corset.

STAGNARA (plâtre de). Stagnara's plaster.

STAINTON (syndrome de). Dentinogenesis imperfecta.

STALAGMOMÉTRIE, *s.f.* Stalagmometry.

STANDARD (réactions s. de la syphillis). Standard test of the syphilis.

STANESCU (syndrome de). Stanescu's syndrome.

STANNOSE, *s.f.* Stannosis.

STANTON (maladie de). Melioidosis. → *mélioïdose.*

STAPÉDECTOMIE, *s.f.* Stapedectomy.

STAPES, *s.m.* Stapes.

STAPHYLECTOMIE, *s.f.* Staphylectomy.

STAPHYLHÉMATOME, *s.m.* Staphylaematoma.

STAPHYLITE, *s.f.* Staphylitis.

STAPHYLOCOAGULASE, *s.f.* Staphylocoagulase.

STAPHYLOCOCCÉMIE, *s.f.* Staphylococcaemia.

STAPHYLOCOCCIE, *s.f.* Staphylococcia.

STAPHYLOCOCCUS, STAPHYLOCOQUE, *s.m. Staphylococcus.*

STAPHYLOCOQUE, *s.m.* Staphylococcus.

STAPHYLOKINASE, *s.f.* Staphylokinase.

STAPHYLOME, *s.m.* Staphyloma.

STAPHYLOME ANTÉRIEUR. Anterior staphyloma.

STAPHYLOME CORNÉEN. Staphyloma corneae, projecting staphyloma.

STAPHYLOME PELLUCIDE CONIQUE. Keratoconus. → *kératocone.*

STAPHYLOME PELLUCIDE GLOBULEUX. Keratoglobus. → *kératoglobe.*

STAPHYLOME POSTÉRIEUR. Posterior staphyloma, Scarpa's staphyloma, staphyloma posticum.

STAPHYLOME DE SCARPA. Scarpa's staphyloma. → *staphylome postérieur.*

STAPHYLOME DE LA SCLÉROTIQUE. Scleral staphyloma.

STAPHYLOPLASTIE, *s.f.* Staphyloplasty, palatoplasty.

STAPHYLORRAPHIE, *s.f.* Staphylorrhaphy.

STAPHYLOTOMIE, *s.f.* Staphylotomy.

STAPHYLOTOXINE, *s.f.* Staphylotoxin.

STARGARDT (maladie de). Stargardt's disease.

STARLING (loi de). Starling's law.

STARR-EDWARDS (valve de). Starr-Edwards prosthesis.

STASE, *s.f.* Stasis.

STASE ŒDÉMATEUSE. Diffusion stasis.

STASE PAPILLAIRE. Papilloedema, choked disk papillary stasis.

STASE RÉTROGRADE. Back pressure, back pressure effect.

STASE SANGUINE. Passive congestion.

STASE VEINEUSE. Venous insufficiency, venous stasis.

STASO-BASOPHOBIE, *s.f.* Stasobasiphobia.

STASOPHOBIE, *s.f.* Stasiphobia, stasophobia.

STATINE, *s.f.* Statin.

STATION THERMALE. Spa.

STATIQUE (crise). Akinetic epilepsy.

STATIQUE (sens). Static sense, equilibrium sense.

STATOCONIE, *s.f.* Statoconium ; *pl.* statoconia.

STATUS, *s.m.* Status. → *état.*

STATUS DYSRAPHICUS. Dysraphia. → *dysraphie.*

STATUS PASTOSUS. Thymolymphatic state. → *thymolymphatisme.*

STATUS THYMICO-LYMPHATICUS. Thymolymphatic state. → *thymo-lymphatisme.*

STAUB (effet). Staub-Traugott effect. → *Traugott (épreuve de).*

STAUROPLÉGIE, *s.f.* Stauroplegia.

STÉARRHÉE, *s.f.* Stearrhoea, steatorrhoea.

STÉATOCIRRHOSE CARENTIELLE DU SEVRAGE. Kwashiorkor. → *kwashiorkor.*

STÉATOCYSTOMES MULTIPLES. Steatocystoma multiplex, sebocystomatosis.

STÉATOLYSE, *s.f.* Steatolysis.

STÉATOLYTIQUE, *adj.* Steatolytic.

STÉATOME, *s.m.* Steatoma, lipoma durum.

STÉATOMÉRIE, *s.f.* Steatomery, trochanteric lipodystrophy, riding trousers-like type of pelvicrural lipodystrophy.

STÉATONÉCROSE, *s.f.* Steatonecrosis, fat necrosis, fatty necrosis, lipophagic granuloma.

STERCOBILINOGÈNE, *s.m.* Stercobilinogen.

STÉTONÉCROSE DISSÉMINÉE. Disseminated focal fat necrosis.

STÉATOPYGIE, *s.f.* Steatopyga, steatopygia.

STÉATORRHÉE, *s.f.* Stearrhoea. → *stéarrhée.*

STÉATORRHÉE IDIOPATHIQUE. Idiopathic steatorrhoea.

STÉATOSE, *s.f.* Steatosis.

STÉATOSE HÉPATIQUE. Steatosis hepatica.

STÉATOSE HÉPATIQUE MASSIVE DES NOURRISSONS. Steatosis hepatica of the newborn.

STÉATOSE PULMONAIRE. Lipoid pneumonia, lipid pneumonia, oil aspiration pneumonia, pneumonolipoidosis.

STÉATOTROCHANTÉRIE, *s.f.* Steatotrochanteria.

STEEL (signe de). Steel's sign.

STEEL, RICHARDSON ET OLSZEWSKI (maladie ou syndrome de). Progressive supranuclear palsy, plurisystematic degeneration of the neuraxis, Steele-Richardson-Olszewski syndrome.

STEIN-LEVENTHAL (syndrome de). Stein-Leventhal syndrome.

STEINACH (opération de). Steinach's operation or method.

STEINERT (maladie de). Steinert's disease. → *myotonie atrophique.*

STEINMANN (boîte de). Steinmann's pin or nail.

STELLECTOMIE, *s.f.* Stellectomy.

STELLWAG (signe de). Stellwag's sign.

STÉNOCARDIE, *s.f.* Angina pectoris. → *angine de poitrine.*

STÉNOCÉPHALIE, *s.f.* Stenocephalia, stenocephaly.

STÉNON (canal de). Parotid duct.

STÉNOPÉIQUE, *adj.* Panoptic, stenopeic.

STÉNOSE, *s.f.* Stenosis, narrowing, stricture.

STÉNOSE AORTIQUE SUPRA-VALVULAIRE. Supravalvular aortic stenosis.

STÉNOSE HYPERTROPHIQUE DU PYLORE. Hypertrophic pyloric stenosis, congenital hypertrophy of the pylorus.

STÉNOSE IDIOPATHIQUE DE LA CHAMBRE DE CHASSE DU VENTRICULE GAUCHE. Hypertrophic obstructive myocardiopathy. → *myocardiopathie obstructive.*

STÉNOSE INFUNDIBULAIRE DE L'ARTÈRE PULMONAIRE. Infundibular pulmonary stenosis.

STÉNOSE MUSCULAIRE VENTRICULAIRE. Hypertrophic obstructive myocardiopathy. → *myocardiopathie obstructive.*

STÉNOSE PYLORIQUE DU NOURRISSON. Hypertrophic pyloric stenosis. → *sténose hypertrophique du pylore.*

STÉNOSE SOUS-AORTIQUE HYPERTROPHIQUE IDIOPATHIQUE, STÉNOSE SOUS-AORTIQUE MUSCULAIRE. Hypertrophic obstructive myocardiopathy. → *myocardiopathie obstructive.*

STÉNOSE SUB-AORTIQUE HYPERTROPHIQUE. Hypertrophic obstructive myocardiopathy. → *myocardiopathie obstructive.*

STÉNOSE TUBULAIRE DIAPHYSAIRE DES OS LONGS. Kenny-Caffey syndrome. → *Kenny-Caffey (syndrome de).*

STÉNOTHORAX, *s.m.* Stenothorax.

STENOTROPHOMONAS MALTOPHILIA. *Stenotrophomonas maltophilia.*

STÉPHANOCYTE, *s.m.* Stephanocyte.

STEPPAGE, *s.m.* Steppage gait, equine gait, dropfoot gait.

STÉRADIAN, *s.m.* Steradian.

STERCOBILINE, *s.f.* Stercobilin.

STERCOBILINOGÈNE, *s.m.* Stercobilinogen.

STERCORAIRE ; STERCORAL, ALE, *adj.* Stercoral.

STERCORÉMIE, *s.f.* Stercoraemia, copraemia.

STERCOROME, *s.m.* Scatoma. → *scatome.*

STÉRÉOAGNOSIE, *s.f.* Astereognosia. → *astéréognosie.*

STÉRÉOCAMPIMÉTRIE, *s.m.* Stereocampimeter.

STÉRÉOCARDIOGRAMME, *s.m.* Spatial vectocardiogram.

STÉRÉOCIL, *s.m.* Stereocil.

STÉRÉODÉVIATION, *s.f.* Hertwig-Magendie phenomenon. → *Hertwig-Magendie (phénomène de).*

STÉRÉOGNOSIE, *s.f.* Stereognosis, stereocognosy.

STÉRÉOGNOSTIQUE (sens ou **perception).** Stereognostic sense.

STÉRÉO-ISOMÈRE, *s.m.* Stereoisomer.

STÉRÉORADIOGRAPHIE, *s.f.* Stereoskiagraphy, stereoradiography, stereoradiography, stereoroentgenography.

STÉRÉORADIOSCOPIE, *s.f.* Stereofluoroscopy.

STÉRÉOSPÉCIFICITÉ, *s.f.* Stereospecificity.

STÉRÉOTAXIE, *s.f.* Stereotaxia.

STÉRÉOTYPÉ, PÉE, *adj.* Stereotyped.

STÉRÉOTYPIE, *s.f.* Stereotypy.

STÉRILET, *s.m.* Intrauterine contraceptive device, IUD.

STÉRILISATION, *s.f.* Sterilization.

STÉRILISATION EUGÉNIQUE. Eugenic sterilization.

STÉRILISATION FRACTIONNÉE. Fractional sterilization, intermittent sterilization.

STÉRILITÉ, *s.f.* Sterility, agonia.

STERLING (phénomène ou **réflexes de).** Sterling's reflex.

STERNAL, ALE, *adj.* Sternal.

STERNALGIE, *s.f.* Sternalgia, sternodynia.

STERNBERG (cellules de). Sternberg's giant cells, Sternberg-Reed cells, Dorothy Reed's cells, Reed-Sternberg cells.

STERNBERG (maladie de). Hodgkin's disease. → *Hodgkin (maladie de).*

STERNBERG (pseudotabès acromégalique de). Pseudotabes pituitaria.

STERNOCHONDROPLASTIE, *s.f.* Sternochondroplasty.

STERNOCLÉIDOMASTOÏDIEN (muscle). Sternocleidomastoid muscle.

STERNODORSAL, ALE, *adj.* Sternodorsal.

STERNOGRAMME, *s.m.* Sternal marrow cell count.

STERNOPAGE, *s.m.* Sternodymus, sternopagus.

STERNOTOMIE, *s.f.* Sternotomy.

STERNOTOMIE MÉDIANE. Midsternotomy.

STERNUTATION, *s.f.* Sternutation.

STERNUM, *s.m.* Sternum.

STERNUTATOIRE, *adj.* Sternutatory. – *s.m.* Sternutator.

STÉROÏDE, *adj.* Steroid.

STÉROÏDOGENÈSE, *s.f.* Steroidogenesis.

STÉROL, *s.m.* Sterol.

STÉROLYTIQUE, *adj.* Sterolytic.

STERTOR *s.m* ou **STERTOREUSE (respiration).** Stertorous respiration.

STÉTHACOUSTIQUE, *adj.* Stethacoustic.

STÉTHOGRAPHE, *s.m.* Pneumograph, stethograph.

STÉTHOSCOPE, *s.m.* Stethoscope. – *s. biauriculaire.* Binaural stethoscope.

STEVENS-JOHNSON (syndrome de). Stevens-Johnson syndrome. → *ectodermose érosive pluri-orificielle.*

STEWART-BLUEFARD (syndrome de). Stewart-Bluefard syndrome.

STEWART-HOLMES (épreuve de). Rebound phenomenon, Stewart-Holmes phenomenon, Holmes's phenomenon.

STEWART-MOREL (syndrome de). Morgagni's hyperostosis. → *Morgagni ou Morgagni-Morel (syndrome de).*

STEWART ET TREVES (syndrome de). Stewart-Treves syndrome.

STH. STH, growth hormone. → *somatotrope (hormone).*

STHÉNIQUE, *adj.* Sthenic.

STIBIO-INTOLÉRANCE, *s.f.* Antimony intolerance.

STICKLER (syndrome de). Stickler's syndrome. → *arthro-ophtalmopathie héréditaire progressive.*

STIEDA (maladie de). Pellegrini-Stieda disease. → *Pellegrini-Stieda (maladie de).*

STIERLIN (image de). Stierlin's sign, Stierlin's symptom.

STIGMASIE, *s.f.* Urticaria. → *urticaire.*

STIGMASTÉROL, *s.m.* Stigmasterol.

STIGMATE, *s.m.* Stigma.

STIGMATES DE DÉGÉNÉRESCENCE. Stigmas of degeneracy or of degeneration.

STIGMATES DE L'HYSTÉRIE. Hysteric stigmas, hysterical stigmas, neurasthenic stigmas.

STIGMATODERMIE, *s.f.* Urticaria. → *urticaire.*

STILBŒSTROL, *s.m.* Stilbestrol (américain), stilbœstrol.

STILL (maladie de). Still's disease. → *polyarthrite chronique de l'enfant (ou juvénile).*

STILL (souffle de). Still's murmur.

STILLER (signe de). Stiller's sign, costal stigma.

STILLING-TÜRK-DUANE (syndrome de). Duane's syndrome. → *Türk-Stilling-Duane (syndrome de).*

STIMULATEUR, *s.m.*, **STIMULATEUR CARDIAQUE.** Pacemaker, artificial pacemaker, electric cardiac pacemaker.

STIMULATEUR ASYNCHRONE. Asynchronous pacemaker, fixed rate pacemaker.

STIMULATEUR BIOGÉNIQUE OU BIOLOGIQUE. Biostimulin.

STIMULATEUR CARDIAQUE (bruit de). Pacer sound ; pacemaker sound.

STIMULATEUR CARDIAQUE ENDOCAVITAIRE. Transvenous cardiac pacemaker, pervenous pacemaker, endocardial pacemaker.

STIMULATEUR CARDIAQUE (syndrome du). Pacemaker's syndrome.

STIMULATEUR À LA DEMANDE. Demand pacemaker. → *stimulateur sentinelle.*

STIMULATEUR DOUBLE CHAMBRE. Dual chamber pacemaker.

STIMULATEUR EXTERNE. External pacemaker.

STIMULATEUR IMPLANTÉ INTERNE. Implanted or internal pacemaker.

STIMULATEUR PROGRAMMABLE. Programmable pacemaker.

STIMULATEUR RÉGLABLE. Programmable pacemaker.

STIMULATEUR À RYTHME FIXE. Fixed rate pacemaker. → *stimulateur asynchrone.*

STIMULATEUR SENTINELLE. Demand pacemaker, non competitive or triggered pacemaker.

STIMULATEUR SYNCHRONE. Synchronous pacemaker, Nathan's pacemaker.

STIMULATION, *s.f.* Stimulation, pacing.

STIMULATION AURICULAIRE. Atrial pacing.

STIMULATION AURICULO-VENTRICULAIRE SÉQUENTIELLE. Atrioventricular sequential pacing.

STIMULATION CARDIAQUE. Cardiac pacing, pacing of the heart, electrostimulation of the heart.

STIMULATION COUPLÉE. Coupled stimulation.

STIMULATION ORTHORYTHMIQUE. Orthorhythmic pacing.

STIMULATION PHYSIOLOGIQUE. Physiological pacing.

STIMULATION SYNCHRONE À P. P wave synchronous pacing.

STIMULINE, *s.f.* 1° (des phagocytes). Stimulin. – 2° (endocrinologie). Tropic or trophic hormone.

STIMULINE BIOGÉNIQUE. Biostimulin.

STIMULODÉTECTION, *s.f.* Stimulodetection.

STIMULON, *s.m.* Stimulon.

STIMULUS, *s.m.* Stimulus.

STOCK-VACCIN, *s.m.* Stock vaccine, corresponding vaccine, heterogenous vaccine.

STOCK-VACCINATION, *s.f.* Stock-vaccination.

STOCK-VACCINOTHÉRAPIE, *s.f.* Stock-vaccine therapy.

STOCKHOLM (syndrome de). Stockholm syndrome.

STÖFFEL (opération de). Stöffel's operation.

STOKES (loi de). Stokes's law.

STOKES-ADAMS (maladie de). Adams's disease. → *Adams-Stokes (maladie de).*

STOMACACE, *s.f.* Stomacace.

STOMACAL, ALE, *adj.* Gastric. → *gastrique.*

STOMACHIQUE, *adj.* Stomachic.

STOMATE, *s.m.* Stoma, *pl.* stomata.

STOMATITE, *s.f.* Stomatitis.

STOMATITE APHTEUSE. Stomatitis aphthosa, aphthous stomatitis.

STOMATITE CRÉMEUSE. Thrush. → *muguet.*

STOMATITE GANGRÉNEUSE. Noma. → *noma.*

STOMATITE HERPÉTIQUE. Herpetic stomatitis, stomatitis herpetica.

STOMATITE MERCURIELLE. Mercurial stomatitis.

STOMATITE MYCOSIQUE. Mycotic stomatitis, parasitic stomatitis, stomatitis hyphomycetica, stomatitis mycetogenetica.

STOMATITE SATURNINE. Lead stomatitis.

STOMATITE ULCÉREUSE. Ulcerative stomatitis.

STOMATITE VÉSICULEUSE. Vesicular stomatitis.

STOMACYTOSE, *s.f.* Stomatocytosis.

STOMATOLALIE, *s.f.* Stomatolalia.

STOMATOLOGIE, *s.f.* Stomatology.

STOMATOPLASTIE, *s.f.* Stomatoplasty.

STOMATORRAGIE, *s.f.* Stomatorrhagia.

STOMENCÉPHALE ou **STOMOCÉPHALE,** *s.m.* Stomencephalus, stomocephalus.

STOMIE, *s.f.* Stomy.

STORCH (réaction de). Storch's test.

STRABISME, *s.m.* Strabismus, heterotropia, heterotropy, squint.

STRABISME ALTERNANT ou **BINOCULAIRE.** Alternating strabismus, bilateral strabismus, binocular strabismus.

STRABISME CONCOMITANT. Comitant or concomitant strabismus, concomitant squint, muscular strabismus.

STRABISME CONVERGENT. Convergent strabismus, internal strabismus, esotropia strabismus, cross-eye esotropia.

STRABISME DEORSUMVERGENT. Strabismus deorsum vergens, deorsumvergent strabismus.

STRABISME DIVERGENT. Divergent strabismus, external strabismus, exotropia.

STRABISME HORIZONTAL. Horizontal strabismus.

STRABISME INCOMITANT. Non comitant or non concomitant strabismus, incomitant strabismus.

STRABISME LATENT. Latent strabismus, heterophoria, phoria.

STRABISME MONOCULAIRE. Monocular strabismus.

STRABISME NON PARALYTIQUE. Non paralytic strabismus.

STRABISME PARALYTIQUE. Paralytic strabismus.

STRABISME ROTATOIRE. Cyclotropia.

STRABISME SURSUMVERGENT. Strabismus sursum vergent, sursumvergent strabismus, upward strabismus, hypertropia, anoopsia, anopsia, anopia.

STRABISME UNILATÉRAL. Unilateral strabismus, monocular strabismus, monolateral strabismus.

STRABISME VERTICAL. Vertical strabismus.

STRABOLOGIE, *s.f.* Strabismology.

STRABOMÈTRE, *s.m.* Strabismometer, strabometer.

STRABOTOMIE, *s.f.* Strabotomy.

STRACHAN-SCOTT (syndrome de). Strachan-Scott syndrome; Hawes-Pallister-Landon syndrome.

STRAND, *s.m.* Strand.

STRANGULATION, *s.f.* Strangulation.

STRANGURIE, *s.f.* Stranguria, strangury.

STRATIGRAPHIE, *s.f.* Tomography. → *tomographie.*

STRAUSS (signe de). Strauss's sign.

STRAUSS (technique de). Premature atrial stimulation.

STRÉPHENDOPODIE, *s.f.* Talipes varus. → *pied bot varus.*

STRÉPHEXOPODIE, *s.f.* Talipes valgus. → *pied bot valgus.*

STRÉPHOPODIE, *s.f.* Talipes. → *pied bot.*

STREPTOBACILLOSE, *s.f.* Haverhill fever. → *fièvre de Haverhill.*

STREPTOBACILLUS, *s.m. Streptobacillus.*

STREPTOCOCCACÉES, *s.f. pl.* Streptococcaceae.

STREPTOCOCCÉMIE, *s.f.* Streptococcaemia, strepticaemia.

STREPTOCOCCIE, *s.f.* Streptococcosis, streptococcus infection.

STREPTOCOCCOSE, *s.f.* Streptococcosis. → *streptococcie.*

STREPTOCOCCUS ou **STREPTOCOQUE,** *s.m. Streptococcus.*

STREPTOCOCCUS FÆCALIS. *Streptococcus faecalis, Enterococcus.*

STREPTOCOCCUS PNEUMONIÆ. *Streptococcus pneumoniae, Streptococcus lanceolatus, Diplococcus pneumoniae, Pneumococcus, Micrococcus lanceolatus* or *pasteuri* or *pneumoniae*, Frankel's pneumococcus.

***STREPTOCOCCUS* PYOGENES.** *Streptococcus pyogenes.*

STREPTODIPHTÉRIE, *s.f.* Septic diphtheria with streptococcal infection.

STREPTODORNASE, *s.f.* Streptodornase.

STREPTOGRAMINE, *s.f.* Streptogramin.

STREPTOKINASE, *s.f.* Streptokinase.

STREPTOLYSINE, *s.f.* Streptolysin, streptocolysin.

STREPTOLYSINE O. Streptolysin O.

STREPTOLYSINE S. Streptolysin S.

STREPTOMYCES. *Streptomyces.*

STREPTOMYCÉTACÉES, *s.f. pl.* Streptomycetaceae.

STREPTOMYCINE, *s.f.* Streptomycin.

STREPTOMYCINO- ou **STREPTOMYCORÉRISTANT, ANTE,** *adj.* Resistant to streptomycin, streptomycin-resistant.

STREPTOMYCINO- ou **STREPTOMYCOTHÉRAPIE,** *s.f.* Streptomycin-therapy.

STREPTOTHRICINE, *s.f.* Streptothricin.

STREPTOTHRICOSE, *s.f.* Streptothricosis, streptotrichiasis, streptotrichosis.

STREPTOTHRIX, *s.m. Streptothrix.*

STRESS, *s.m.* Stress.

STRIATUM, *s.m.* Striate body.

STRIATUM (état marbré du). Vogt's disease. → *Vogt (syndrome de Cécile et Oscar).*

STRICTION, *s.f.* Stricture.

STRICTION ANNULAIRE. Annular stricture.

STRICTION PAR BRIDE. Bridle stricture.

STRICTION CICATRICIELLE. Cicatricial stricture.

STRICTION ORGANIQUE. Organic stricture, permanent stricture.

STRICTION RÉCIDIVANTE. Contractile stricture, recurrent stricture.

STRICTION SPASMODIQUE. Spasmodic stricture, spastic stricture, false stricture, functional stricture, temporary stricture.

STRICTURE, *s.f.* Stricture.

STRICTURECTOMIE, *s.f.* Resection of a stricture.

STRICTUROTOMIE, *s.f.* Stricturotomy.

STRIDOR DES NOUVEAU-NÉS. Laryngeal stridor, congenital stridor.

STRIDOREUX, EUSE, *adj.* ou **STRIDULEUX, EUSE,** *adj.* Stridulous.

STRIE H. H band, Hensen's disk.

STRIE I. I band, I disk.

STRIE M. M disk, M band, mesophragma.

STRIE Z. Z line, Z disk, Z band.

STRIÉ (syndrome). Neostriatal syndrome of Hunt.

STRIÉS (syndromes). Hunt's striatal syndromes, striatal syndromes.

STRIES ANGIOÏDES DE LA RÉTINE. Angioid streaks in the retina.

STRIOPALLIDAL (syndrome). Mixed striatal syndrome of Hunt.

STROBOSCOPIE, *s.f.* Stroboscopy.

STROMA, *s.m.* Stroma.

STRONGLE GÉANT. *Eustrongylus gigas, Eustrongylus renalis, Eustrongylus visceralis, Strongylus gigas.*

STRONGYLOÏDES. Strongyloides.

STRONGYLOÏDES STERCORALIS. *Strongyloides stercoralis, Strongyloides intestinalis.*

STRONGYLOÏDOSE, *s.f.* Strongyloidiasis. → *anguillulose.*

STRONGYLOSE, *s.f.* Strongylosis.

STRONGYLUS LOA. *Loa loa.* → *Filaria loa.*

STROPHULUS, *s.m.* Strophulus, lichen infantum, lichen urticatus, gum rash, tooth rash, red gum, urticaria papulosa, papular urticaria.

STRUCTURE PARANOÏAQUE. Paranoid state.

STRUMA LYMPHOMATOSA. Hashimoto's disease. → *Hashimoto (goitre lymphomateux de).*

STRUMECTOMIE, *s.f.* Strumectomy.

STRUME, *s.f.* Struma.

STRUME POST-BRANCHIALE. Struma postbranchialis, Getsowa's adenoma.

STRUMECTOMIE, *s.f.* Strumectomy.

STRUME, *s.f.* Struma.

STRUME POST-BRANCHIALE. Struma postbranchialis, Getsowa's adenoma.

STRUMECTOMIE, *s.f.* Strumectomy.

STRUMEUX, EUSE, *adj.* Strumous.

STRUMEUX (œdème). Erythrocyanosis supramalleolaris. → *érythrocyanose des jambes.*

STRUMIPRIVE, *adj.* Strumiprivous, strumiprivic, strumiprival.

STRUMITE, *s.f.* Strumitis.

STRUMITE LIGNEUSE. Riedel's disease. → *Riedel-Tailhefer (maladie de).*

STRÜMPELL (phénomènes de). Strümpell's phenomenons or signs.

STRÜMPELL-LORRAIN (type). Strümpell's disease. → *paraplégie spasmodique familiale.*

STRÜMPELL-PIERRE MARIE (maladie de). Rheumatoid spondylitis. → *pelvispondylite rhumatismale.*

STRYCHNINE, *s.f.* Strychnine.

STRYCHNISME, *s.m.* Strychninism, strychnism.

STRYKER-HALBEISEN (syndrome de). Strycker-Halbeisen syndrome

STUART (facteur). Stuart factor. → *facteur Stuart.*

STUDER ET WYSE (test de). Studer-Wyse test.

STUHMER (maladie de). Kraurosis penis. → *krausosis penis.*

STUPÉFIANT. 1° *adj.* Stupefacient, stupefactive. – 2° *adj.* et *s.m.* Narcotic, stupefacient.

STUPÉFIANT (abus de). Drug abuse.

STUPEUR, *s.f.* Stupor.

STUPOREUX, EUSE, *adj.* Stuporous.

STURGE-WEBER-KRABBE (maladie de). Naevoid amentia, Sturge's disease, Sturge-Weber disease, Kalischer's disease, Weber's disease, Krabbe's disease, Dimitri's disease, Brushfield-Wyatt disease, encephalotrigeminal angiomatosis.

STYLALGIE, *s.f.* Elongated styloid process syndrome.

STYLET, *s.m.* Probe. – *stylet fin.* Stilet, stilette, style, stylet.

STYLO INJECTEUR. Pen injector.

STYLO À INSULINE. Insulin pen.

STYLOCAROTIDIEN (syndrome). Elongated styloid process syndrome.

STYLOÏDE, *adj.* Styloid.

STYLOÏDE (processus) DE L'OS TEMPORAL. Styloid process of temporal bone.

STYLOÏDE (syndrome de la longue apophyse). Elongated styloid process syndrome.

STYLOÏDECTOMIE, *s.f.* Resection of the styloid process.

STYPAGE, *s.m.* Stypage.

STYPTIQUE, *adj.* Styptic.

STYPVEN-CÉPHALINE (temps de). Stypven time test.

SUBAIGU, AIGUË, *adj.* Subacute.

SUBCONSCIENT, ENTE, *adj.* Preconscious, subconscious.

SUBDÉLIRE, SUBDÉLIRIUM, *s.m.* Subdelirium.

SUBÉROSE, *s.f.* Suberosis.

SUBÉPENDYMOME, *s.m.* Subependynoma.

SUBFÉBRILITÉ, *s.f.*, **SUBFÉBRILE (état).** Subfebrile state.

SUBGLOSSITE DIPHTÉROÏDE. Cachectic aphthae, Cardarelli's aphthae, sublingual fibroma, Fede's disease, sublingual granuloma of infancy, Fede-Riga disease, Riga's aphthae or disease, Valleix's aphthae.

SUBICTÈRE, *s.m.* Subicterus.

SUBICTÉRIQUE, *adj.* Subicteric.

SUBINTRANT, ANTE, *adj.* Subintrant.

SUBINVOLUTION DE L'UTÉRUS. Subinvolution of the uterus.

SUBJECTIF, IVE, *adj.* Subjective.

SUBJECTIF POST-COMMOTIONNEL (syndrome) ou **SUBJECTIF DES BLESSÉS** ou **DES TRAUMATISÉS DU CRÂNE.** Traumatic neurasthenia. → *crâne (syndrome subjectif des blessés du).*

SUBLÉTHAL, ALE, *adj.* Sublethal.

SUBLÉTHAL (facteur ou **gène).** Semilethal gene or factor.

SUBLINGUAL, ALE, *adj.* Sublingual.

SUBLUXATION, *s.f.* Subluxation, incomplete dislocation, partial dislocation.

SUBLUXATION SPONTANÉE DE LA MAIN. Carpus curvus. → *carpocyhose.*

SUBLUXATION DE LA TÊTE RADIALE. Goyrand's injury, pulled elbow.

SUBMANDIBULAIRE, *adj.* Submandibular.

SUBMATITÉ, *s.f.* Slight dullness.

SUBMERSION, *s.f.* Submersion.

SUBNARCOSE, *s.f.* Subnarcosis.

SUBRÉFLECTIVITÉ, *s.f.* Hyporeflexia.

SUBSEPSIS ALLERGICA. Wissler-Fanconi syndrome. → *Wissler-Fanconi (syndrome de).*

SUBSTRAT, *s.m.* Substrate.

SUBSTRAT PLASMATIQUE DE LA RÉNINE. Angiotensinogen.

SUBTILINE, *s.f.* Subtilin.

SUC, *s.m.* Succus, juice.

SUCCÉDANÉ, ÉE, *adj.* Succedaneous. – *s.m.* Succedaneum.

SUCCINYLCHOLINE, *s.f.* Syccinylcholine chloride.

SUCCULENT, ENTE, *adj.* Succulent, juicy.

SUCCUSSION, *s.f.* Succussion. – *succussion hippocratique.* Hippocratic succussion sound, hippocratic sound, shaking sound.

SUCHET (microméthodes ou **microréactions de).** Serologic micromethod.

SUCRE, *s.m.* Sugar.

SUCRÉE (hormone). Glucocorticoids. → *11-oxycorticostéroïdes.*

SUCROSE, *s.m.* Sucrose, saccharose.

SUCROSE (test au). Sucrose haemolysis test.

SUDAMINA, *s.m. pl.* Sudamina, crystal rash.

SUDATION, *s.f.* Sudation.

SUDECK (atrophie ou **maladie de).** Sudeck's atrophy. → *ostéoporose algique post-traumatique.*

SUDORIFIQUE, *adj.* Sudorific, diaphoretic.

SUDORIPARE, *adj.* Sudoriparous.

SUETTE, *s.f.* **(anglaise et miliaire).** Miliary fever.

SUEUR, *s.f.* Sweat, perspiration.

SUEUR (test de la). Sweat test.

SUEUR DE SANG. Haematidrosis. → *hémathidrose.*

SUFFOCATION, *s.f.* Suffocation.

SUFFUSION, *s.f.* Suffusion.

SUGGESTIBILITÉ, *s.f.* Suggestibility.

SUGGESTION, *s.f.* Suggestion.

SUGILLATION, *s.f.* Suggillation.

SUISSE (agammaglobulinémie de type). Swiss type of agammaglobulinaemia. → *agammaglobulinémie congénitale type suisse ou type Glanzman.*

SULCIFORME, *adj.* Sulciform.

SULFAMIDE, *s.f.* 1° (en général) : Sulfonamide, sulphonamide. – 2° (para-amino-benzène-sulfamide). Sulfanilamide.

SULFAMIDE ANTIDIABÉTIQUE OU **HYPOGLYCÉMIANT.** Sulfonylurea, hypoglycaemic sylfonylurea or sulfonamide.

SULFAMIDE DIURÉTIQUE. Diuretic sulfonamide.

SULFAMIDÉMIE, *s.f.* Sulfonamidaemia.

SULFAMIDORÉSISTANCE, *s.f.* Sulfonamide-resistance.

SULFAMIDOTHÉRAPIE, *s.f.* Sulfonamidotherapy.

SULFAMIDURIE, *s.f.* Sulfonamiduria.

SULFATIDOSE, *s.f.* Sulfatide lipidosis, sulfatidosis.

SULFHÉMOGLOBINE, *s.f.* Sulfhaemoglobin.

SULFHÉMOGLOBINÉMIE, *s.f.* Sulfhaemoglobinaemia.

SULFHYDRISME AIGU. Acute hydrogen sulfide intoxication.

SULFHYDRISME CHRONIQUE OU **LENT.** Chronic hydrogen sulfide intoxication.

SULFOBROMOPHTALÉINE (épreuve à la). Bromsulphtalein test.

SULFOCARBONISME, *s.m.* Carbone disulfide poisoning.

SULFOCYANATE DE SODIUM (épreuve au). Thiocyanate method.

SULFONAMIDE, *s.m.* Sulfonamide (amér.); sulphonamide (angl.).

SULFONE, *s.f.* Sulfone (amér.); sulphone (angl.).

SUMMERSKILL (maladie de). Recurrent cholesteric jaundice. → *cholestase récurrente bénigne.*

SUPERANTIGÈNE, *s.m.* Superantigen.

SUPER-EMBRYONNEMENT, *s.m.* Superfetation.

SUPERFAMILLE, *s.f.* Superfamily.

SUPERFÉCONDATION, *s.f.* Superfecundation, superimpregnation.

SUPERFEMELLE (syndrome de la). Superfemale syndrome. → *triplo-X.*

SUPERFÉTATION, *s.f.* Superfetation.

SUPERIMPRÉGNATION, *s.f.* Superimpregnation. → *superfécondation.*

SUPERINFECTION, *s.f.* Superinfection, consecutive infection, secondary infection.

SUPERINVOLUTION DE L'UTÉRUS. Superinvolution of the uterus, hyperinvolution of the uterus.

SUPEROXYDE DISMUTASE. Superoxide dismutase.

SUPINATION, *s.f.* Supination.

SUPPLÉANCE VERTÉBRO-BASILAIRE (syndrome de). Subclavian steal syndrome. → *sous-clavière voleuse (syndrome de la).*

SUPPOSITOIRE, *s.m.* Suppository.

SUPPURATION, *s.f.* Suppuration, suppurative inflammation, pyosis, diapyesis.

SUPPURATION DIFFUSE. Purulent infiltration.

SUPPURER, *v.* To suppurate. – *s. superficiellement.* To fester.

SUPRAMASTITE, *s.f.* Supramammary abscess, subareolar abscess.

SUPRASELLAIRE, *adj.* Suprasellar.

SUPRAVENTRICULAIRE, *adj.* Supraventricular.

SURAIGU, AIGUË, *adj.* Superacute.

SURAL, ALE, *adj.* Sural.

SURALIMENTATION, *s.f.* Superalimentation, generous diet.

SURCHARGE DIASTOLIQUE. Diastolic loading. → *hypertrophie ventriculaire de surcharge.*

SURCHARGE SYSTOLIQUE. Systolic loading. → *hypertrophie ventriculaire de barrage.*

SURCHARGE VENTRICULAIRE. Ventricular strain.

SURCHARGE VENTRICULAIRE DROITE. Right ventricular strain.

SURCHARGE VENTRICULAIRE GAUCHE. Left ventricular strain.

SURCHARGE VOLUMÉTRIQUE. Diastolic loading. → *hypertrophie ventriculaire de surcharge.*

SURDIMUTITÉ, *s.f.* Surdimutism, surdomutitas, deaf mutism.

SURDITÉ, *s.f.* Deafness, surdity.

SURDITÉ APOPLECTIFORME. Ménière's disease. → *Ménière (maladie ou syndrome de).*

SURDITÉ MUSICALE. Musical deafness, tone deafness, sensory amusia.

SURDITÉ TOTALE. Complete deafness, anacusia, anacusis, anacousia, anakusis.

SURDITÉ VERBALE. Verbal amnesia, auditory amnesia, auditory aphasia, acoustic aphasia, mental deafness, ward deafness, Broca's amnesia, psychic deafness, sensory deafness, soul deafness, kophemia, logokoplosis.

SURDITÉ VERBALE CONGÉNITALE. Auditory agnosia.

SURDOSAGE, *s.m.* Overdosage.

SURDOSE, *s.f.* Overdose.

SURFACE MITRALE. Area of the mitral orifice.

SURFACTANT, *s.m.* Surfactant.

SURINFECTION, *s.f.* Superinfection. → *superinfection.*

SURINFECTION MORTELLE. Terminal infection, agonal infection.

SURJET, *s.m.* Continuous suture. → *suture en surjet simple.*

SURMAY (opération de). Jejunostomy. → *jéjunostomie.*

SURMENAGE, *s.m.* Overstrain.

SUR-MOI, *s.m.* Super-ego.

SUROXYGÉNATION, *s.f.* Overoxygenation.

SURRA, *s.m.* Surra.

SURRÉFLECTIVITÉ, *s.f.* Hyperreflexia, neuromuscular hypertension.

SURRÉNAL, ALE, *adj.* Suprarenal, adrenal.

SURRÉNALE (hyperplasie congénitale). Congenital hyperadrenalism. → *hyperplasie surrénale congénitale.*

SURRÉNALES (hyperplasie lipoïde des). Prader and Gurtner syndrome. → *Prader et Gurtner (syndrome de).*

SURRÉNALECTOMIE, *s.f.* Adrenalectomy, suprarenalectomy, epinephrectomy.

SURRÉNALITE, *s.f.* Adrenalitis, adrenitis, epinephritis.

SURRÉNALOGÉNITAL (syndrome). Adrenogenital syndrome. → *génitosurrénal (syndrome).*

SURRÉNALOME, *s.m.* Adrenal tumour, suprarenal gland tumour, suprarenoma, epinephroma.

SURRÉNALOME HYPERTENSIF. Phaeochromocytome. → *phéochromocytome.*

SURRÉNALOTROPE, *adj.* Adrenalotropic.

SURRÉNOGÉNITAL (syndrome). Adrenogenital syndrome. → *génitosurrénal (syndrome).*

SURRÉNOPRIVE, *adj.* Adrenoprival.

SURSAUTS (maladie des). Hyperekplexia.

SURSUMVERGENCE, *s.m.* Sursumvergence.

SURVEILLANCE (d'un malade). Follow-up.

SUSAPEXIEN, ENNE, *adj.* Above the apex.

SUS-NASAL OU **SUS-ARBITRAIRE (point).** Ophryon. → *ophryon.*

SUSPENSION, *s.f.* Suspension.

SUSPENSOÏDE, *s.m.* Suspensoid.

SUSPENSOIR, *s.m.* Suspensory bandage.

SUSPICIENS, *adj.* Turning the eyeball upward.

SUSPIRIEUX, EUSE, *adj.* Suspirious.

SUSSMAN (éperon de). Sussman's spur.

SUSTENTATION, *s.f.* Sustentation.

SUS-VALVULAIRE, *adj.* Supravalvular.

SUTHERLAND (syndrome de). Sutherland's syndrome.

SUTTER (système de groupe sanguin). Sutter's blood group system.

SUTTON (maladie de). 1° *(nævus de Sutton).* Sutton's disease or naevus, halo naevus, leukoderma acquisitum centrifugum, circumnaevic or perinaevoid vitiligo. – 2° Sutton's disease. → *aphtes nécrosants et mutilants.*

SUTURE, *s.f.* Suture, stitch.

SUTURE DE BILLROTH. Billroth's suture.

SUTURE SUR BOURDONNET. Boister suture, tying over gauze.

SUTURE EN BOURSE. Purse string suture, tobacco bag suture.

SUTURE CIRCULAIRE. Circular suture.

SUTURE DE CONNELL MAYO. Connell's suture.

SUTURE CORONALE. Sutura coronalis, coronal suture, frontoparietal suture.

SUTURES CRÂNIENNES. Suturae cranii, cranial sutures.

SUTURE AU CRIN DE FLORENCE. Silkworm gut suture.

SUTURE DE CUSHING. Cushing's suture.

SUTURE CUTANÉE RÉALISANT UN AFFRONTEMENT PARFAIT. Apposition suture, coapting suture, coaptation suture.

SUTURE EN DOUBLE SURJET À POINTS EN U. Cobbler's suture.

SUTURE ENFOUIE. Buried suture, sunk suture.

SUTURE À FILS NON RÉSORBABLES. Non absorbable suture.

SUTURE À FILS RÉSORBABLES. Absorbable suture.

SUTURE DE GÉLY. Gély's suture.

SUTURE DE HALSTED. Halsted's suture.

SUTURE INTERPARIÉTALE. Sutura sagittalis, interparietal suture.

SUTURE INTRADERMIQUE. Intradermic suture, subcuticular suture.

SUTURE LAMBOÏDE. Sutura lambdoides, lambdoid suture.

SUTURE DE LE DENTU. Le Dentu's suture.

SUTURE DE LE FORT. Le Fort's suture.

SUTURE DE LEMBERT. Lembert's suture.

SUTURE MÉTOPIQUE. Sutura frontalis, frontal suture.

SUTURE DE PELLETIER. Running's suture. → *suture en surjet simple.*

SUTURE AUX POINTS DE GILLIES. Buried suture.

SUTURE À POINTS DE MATELASSIER. Mattress suture.

SUTURE À POINTS SÉPARÉS. Interrupted suture, loop suture, noose suture.

SUTURE À POINTS EN U. Mattress suture.

SUTURE À POINTS EN U SÉPARÉS. Interrupted mattress suture, staple suture.

SUTURE PRIMITIVE. Primary suture.

SUTURE PRIMITIVE RETARDÉE. Primo-secondary suture, delayed suture.

SUTURE PROFONDE FORMANT CAPITONNAGE. Approximation suture.

SUTURE DE RAPPROCHEMENT. Relaxation suture, relaxing suture, relief suture, tension suture, quilled suture, quill suture.

SUTURE DE ROBINEAU. Wölfler's suture.

SUTURE SAGITTALE (anatomie). Sutura sagittalis. → *suture interpariétale.*

SUTURE SECONDAIRE. Secondary suture.

SUTURE SÉRO-SÉREUSE. Seroserous suture.

SUTURE EN SURJET À POINTS PASSÉS. Blanket suture, chain suture.

SUTURE EN SURJET À POINTS DE MATELASSIER. Continuous mattress suture.

SUTURE EN SURJET À POINT EN U. Continuous mattress suture.

SUTURE EN SURJET SIMPLE. Continuous suture, uninterrupted suture, running suture, glovers' suture.

SUTURE TERMINO-TERMINALE. End-to-end implantation.

SUTURE SUR TUBES DE GALLI. Lead plate suture, plate suture.

SUTURE DE WÖLFLER. Wölfler's suture.

SVEDBERG (unité). Svedberg unity, Svedberg unit.

SWAN (opération ou **technique de).** Swan's operation.

SWAN (syndrome de). Swan's syndrome, blind spot syndrome.

SWAN-GANZ (sonde de). Swan-Ganz catheter.

SWEDIAUR (talalgie de). Swediaur's disease. → *talalgie blennorragique de Swediaur.*

SWEET (syndrome de). Sweet's syndrome, acute febrile neutrophilic dermatosis.

SWENSON-BILL (opération de). Swenson's operation.

SWIFT-FEER (maladie de). Acrodynia. → *acrodynie.*

SWYER-JAMES (syndrome de). Swyer-James syndrome. → *Mac Leod (syndrome de).*

SYCÉPHALIEN, *s.m.* Sycephalus, syncephalus.

SYCHNURIE, *s.f.* Pollakiuria. → *polakiurie.*

SYCOSIS, *s.m.*, **SYCOSIS ARTHRITIQUE.** Sycosis, folliculitis barbae, barber's itch, acne mentagra, acne sycosiformis, eczema barbae, eczema sycomatosum, eczema sycosiforme.

SYCOSIS LUPOÏDE. Lupoid sycosis, ulerythema sycosiforme.

SYCOSIS STAPHYLOCOCCIQUE. Coccogenic sycosis, non parasitic sycosis, sycosis staphylogenes, sycosis vulgaris.

SYCOSIS TRICHOPHYTIQUE. Tinea barbae, ringworm of the beard, trichophytosis barbae, trichomycosis barbae, tinea sycosis, sycosis contagiosa, hyphomycotic sycosis, parasitic sycosis, hyphogenic sycosis, sycosis parasitica.

SYDENHAM (chorée de). Sydenham's chorea. → *chorée.*

SYLVIENNE (syndrome de la). Middle cerebral artery syndrome.

SYLVIUS (chair carrée de). Quadrate muscle of sole.

SYLVIUS (scissure de). Sylvian sulcus.

SYMBIOSE, *s.f.* Symbiosis.

SYMBIOTE, *s.f.* Symbion, symbiote.

SYMBLÉPHARON, *s.m.* Symblepharon.

SYMBRACHYDACTYLIE, *s.f.* Symbrachydactyly, symbrachydactylia, symbrachydactylism.

SYME (amputation ou **opération de).** Syme's amputation.

SYME (amputation de). Syme's amputation.

SYME (opération de). Syme's operation.

SYMÈLE, *s.m.* Symelus, symmelus.

SYMMERS (maladie de). Brill-Symmers disease. → *Brill-Symmers (maladie de).*

SYMONDS (syndrome de). Symonds's syndrome.

SYMPATHALGIE, *s.f.* Sympatheticalgia.

SYMPATHECTOMIE ou **SYMPATHICECTOMIE,** *s.f.* Sympathectomy, sympathetectomy, sympathicectomy.

SYMPATHECTOMIE INTRAMURALE. Endarteriectomy. → *endartériectomie.*

SYMPATHECTOMIE PÉRIARTÉRIELLE. Periarterial sympathectomy, arterial decortication.

SYMPATHICISME, *s.m.* Neuralgia of a sympathetic nerve.

SYMPATHICOGÉNIQUE, *adj.* Of a sympathetic origin.

SYMPATHICOGONIOBLASTOME, *s.m.* Ganglioneuroblastoma.

SYMPATHICOGONIOME, *s.m.* Sympathogonioma.

SYMPATHICOLYTIQUE, *adj.* Sympathicolytic, sympatholytic.

SYMPATHICOMIMÉTIQUE, *adj.* Sympathicomimetic, sympathomimetic.

SYMPATHICOPLÉGIQUE, *adj.* Sympatholytic. → *sympathicolytique.*

SYMPATHICOTHÉRAPIE, *s.f.* Sympathicotherapy.

SYMPATHICOTONIE, *s.f.* Sympathicotonia.

SYMPATHICOTONIQUE, *adj.* Sympathicotonic.

SYMPATHICOTRIPSIE, *s.f.* Sympathicotripsy.

SYMPATHICOTROPISME, *s.m.* Sympathicotropism.

SYMPATHINE, *s.f.* Sympathin, sympathetic hormone.

SYMPATHIQUE, *adj.* Sympathetic. – *s.m.* Sympathetic nerve or system of nerves.

SYMPATHIQUE CERVICAL POSTÉRIEUR (syndrome). Barré-Liéou syndrome, Néri-Barré syndrome, cervical migraine, posterior cervical sympathetic syndrome, vertigo of cervical arthrosis.

SYMPATHIQUE PARATRIGÉMINAL (syndrome). Paratrigeminal syndrome.

SYMPATHOBLASTOME, *s.m.* Sympathoblastoma. → *sympathome sympathoblastique.*

SYMPATHOCYTOME, *s.m.* Ganglioneuroma. → *ganglioneurome.*

SYMPATHOGONIOME, *s.m.* Sympathogonioma.

SYMPATHOLOGIE, *s.f.* Study of the sympathetic system.

SYMPATHOLYSE, *s.f.* Sympatholysis.

SYMPATHOLYTIQUE, *adj.* Sympathicolytic. → *sympathicolytique.*

SYMPATHOME, *s.m.* Sympathoma.

SYMPATHOME EMBRYONNAIRE. Neuroblastoma.

SYMPATHOME SYMPATHOBLASTIQUE. Sympathoblastoma, sympathicoblastoma.

SYMPATHOME SYMPATHOGONIQUE. Sympathogonioma.

SYMPATHOMIMÉTIQUE, *adj.* Sympathomimetic. → *sympathicomimétique.*

SYMPATHOPLÉGIQUE, *adj.* Sympatholytic. → *sympathicolytique.*

SYMPATHOSE, *s.f.* Perturbation of the sympathetic functions.

SYMPHALANGIE, *s.f.* ou **SYMPHALANGISME,** *s.m.* Symphalangia, symphalangism.

SYMPATNIE, *s.f.* Curve of the alveolar arch.

SYMPHYSE, *s.f.* Symphysis.

SYMPHYSE CARDIAQUE. Adhesive pericarditis, cardiac symphysis, cardiosymphysis, concretio cordis, concretio pericardii, adherent pericardium, pericarditis obliterans, obliterating pericarditis, fibrous pericarditis, pericardial adhesions, accretio cordis or pericardic, synechia pericardii.

SYMPHYSE CARDIO-TUBERCULEUSE. Hutinel's disease, cardiotuberculous cirrhosis.

SYMPHYSE PÉRICARDIQUE. Cardiac symphysis. → *symphyse cardiaque.*

SYMPHYSE PÉRICARDO-PÉRIHÉPATIQUE. Pericardial-pseudocirrhosis of the liver.

SYMPHYSE PLEURALE. Pleural adhesion, adherent pleura.

SYMPHYSE RÉNALE. Fused kidney.

SYMPHYSÉOTOMIE, *s.f.* Symphysiotomy, synchondrotomy.

SYMPHYSITE, *s.f.* Inflammation of the symphysis pubis.

SYMPTOMATIQUE, *adj.* Symptomatic.

SYMPTOMATOLOGIE, *s.f.* Symptomatology.

SYMPTÔME, *s.m.* Symptom, complaint.

SYMPTÔME INITIAL. Chief or primary complaint.

SYNADELPHE, *s.m.* Synadelphus.

SYNALGÉSIE ou **SYNALGIE,** *s.f.* Synalgia.

SYNANCHE ou **SYNANCIE,** *s.f.* Angina. → *angine.*

SYNAPSE, *s.f.* 1° Synapse, synapsis. – 2° (chimie). Some compound bodies; for example : lipoprotein.

SYNAPTASE, *s.f.* Synaptase, emulsin.

SYNAPTIQUE, *adj.* Synaptic. – *temps synaptique.* Synaptic delay.

SYNAPTOLYTIQUE, *adj.* Ganglioblocking.

SYNAPTOPLÉGIQUE, *adj.* Ganglioblocking.

SYNARAXIE, *s.f.* Occlusion (of the teeth).

SYNARTHROSE, *s.f.* Synarthrosis.

SYNCHEILIE, SYNCHILIE, *s.f.* Synchilia.

SYNCHISIS, *s.m.* Synchysis.

SYNCHONDROSE, *s.f.* Synchondrosis.

SYNCHONDROTOMIE, *s.f.* Synchondrotomy. → *symphyseotomie.*

SYNCHRONISEUR, *s.m.* Synchronizer.

SYNCHROTRON, *s.m.* Synchrotron.

SYNCHYSIS, *s.m.* Synchysis.

SYNCINÉSIE, *s.f.* Synkinesis, syncinesis, synkinesia, associated movement, synkinetic movement.

SYNCLITISME, *s.m.* Synclitism, syncliticism.

SYNCOPE, *s.f.* Syncope, swoon, faint, fainting.

SYNCOPE LOCALE. Local syncope.

SYNCOPE VASO-VAGALE. Vasovagal syncope. → *vasovagal (syndrome).*

SYNCYTIOME, *s.m.* Syncytioma.

SYNCYTIUM, *s.m.* Syncytium.

SYNDACTYLIE, *s.f.* Syndactylia, syndactilism, syndactyly, palmature, dactylosymphysis, webbed finger.

SYNDESMODYSPLASIE, *s.f.* Syndesmodysplasia.

SYNDESMOPEXIE, *s.f.* Syndesmopexy.

SYNDESMOPHYTE, *s.m.* Calcification of a ligament.

SYNDESMOPLASTIE, *s.f.* Syndesmoplasty.

SYNDESMOSE, *s.f.* Syndesmosis.

SYNDESMOTOMIE, *s.f.* Syndesmotomy.

SYNDROME, *s.m.* Syndrome : → au nom : par ex. syndrome de Silverman : → *Silverman (syndrome de).*

SYNDROMIQUE (réaction). Provocative test.

SYNÉCHIE, *s.f.* Synechia.

SYNÉCHIE ANTÉRIEURE. Anterior synechia.

SYNÉCHIE POSTÉRIEURE. Posterior synechia.

SYNÉCHOTOMIE, *s.f.* Synechotomy.

SYNÉCHOTOMIE PLEURALE. Jacobaeus's operation.

SYNENCÉPHALOCÈLE, *s.f.* Synencephalocele.

SYNÉRÈSE, *s.f.* Syneresis.

SYNERGIE, *s.f.* Synergy, synergia.

SYNERGISME, *s.m.* Synergism.

SYNESTHÉSALGIE, *s.f.* Synaesthesialgia, synaesthesia algica.

SYNESTHÉSIE, *s.f.* Synaesthesia.

SYNESTHÉSIE DOULOUREUSE. Synaesthesialgia. → *synesthésalgie.*

SYNGAMOSE, *s.f.* Syngamiasis.

SYNGÉNIQUE, *adj.* Syngeneic. → *isogénique.*

SYNOPHRYS, *s.m.* Synophrys, synophridia.

SYNOPHTALMIE, *s.f.* Synophtalmia.

SYNOPSIE, *s.f.* Synopsy.

SYNOPTOPHORE, *s.m.* Synoptophore.

SYNOPTOSCOPE, *s.m.* Synoptoscope.

SYNORCHIDIE, *s.f.* Synorchism, synorchidism.

SYNOSTOSE, *s.f.* Synosteosis, synostosis.

SYNOSTOSE MULTIPLES (maladie des). Multiple hereditary synostoses.

SYNOSTOSE RADIOCUBITALE FAMILIALE. Familial radioulnar synostosis.

SYNOVECTOMIE, *s.f.* Synovectomy.

SYNOVIAL, ALE, *adj.* Synovial.

SYNOVIALE, *s.f.* Synovial membrane.

SYNOVIALOME, *s.m.* Synovioma, synovialoma.

SYNOVIALOME BÉNIN. Benign synovioma.

SYNOVIALOME MALIN. Synoviosarcoma. → *synoviosarcome.*

SYNOVIALOSARCOME, *s.m.* Synoviosarcoma. → *synoviosarcome.*

SYNOVIE, *s.f.* Synovia.

SYNOVIORTHÈSE, *s.f.* Synoviorthese.

SYNOVIOSARCOME, *s.m.* Malignant synovioma, synovial sarcoma, synoviosarcoma.

SYNOVIOTHÉRAPIE, *s.f.* Therapy of synovial diseases.

SYNOVITE, *s.f.* Synovitis.

SYNOVITE AIGUË TRANSITOIRE DE LA HANCHE. Observation hip syndrome. → *coxite transitoire.*

SYNOVITE CRÉPITANTE. Tenosynovitis crepitans.

SYNOVITE FONGEUSE. Fungous synovitis, synovitis hyperplastica.

SYNOVITE DES GAINES TENDINEUSES. Tenosynovitis. → *ténosynovite.*

SYNOVITE GONOCOCCIQUE. Gonorrhoea synovitis, urethral synovitis.

SYNOVITE À GRAINS RIZIFORMES. Tuberculous synovitis with melon seed bodies.

SYNOVITE LIPOPHAGIQUE. Lipophagic synovitis.

SYNOVITE PLASTIQUE. Adhesive tenosynovitis.

SYNOVITE POLYPOÏDE. Villous synovitis. → *synovite villeuse.*

SYNOVITE SÈCHE. Dry synovitis, fibrinous synovitis, synovitis sicca.

SYNOVITE VILLEUSE. Dendritic synovitis, villous synovitis.

SYNOVITE VILLONODULAIRE. Villonodular synovitis.

SYNOVITE VILLO-NODULAIRE HÉMOPIGMENTÉE. Pigmented villonodular synovitis.

SYNTÉNIE, *s.f.* Synteny.

SYNTHASE, *s.f.* Synthase.

SYNTHÈSE, *s.f.* Synthesis.

SYNTHÈSE MORPHOLOGIQUE. Morphologic synthesis.

SYNTONIE, *s.f.* Syntony, syntonia.

SYPHILIDE, *s.f.* Syphilid, syphilide.

SYPHILIDES PALMAIRES PSORIASIFORMES. Psoriasiform palmar syphilids.

SYPHILIGRAPHIE, SYPHILIOGRAPHIE, SYPHILOGRAPHIE, *s.f.* Syphilography, syphilidography.

SYPHILIMÉTRIE, *s.f.* Syphilimetry.

SYPHILIPHOBIE, *s.f.* Syphiliophobia.

SYPHILIS, *s.f.* Syphilis, lues, morbus gallicus, St. Job's disease, St. Sement's disease.

SYPHILIS ACQUISE. Acquired syphilis.

SYPHILIS CONGÉNITALE. Congenital syphilis, prenatal syphilis.

SYPHILIS DÉCAPITÉE. Syphilis d'emblée.

SYPHILIS DESQUAMATIVE DE LA LANGUE. Geographic tongue. → *glossite exfoliatrice marginée.*

SYPHILIS LATENTE. Latent syphilis.

SYPHILIS D'ORIGINE NON VÉNÉRIENNE. Nonveneral syphilis, syphilis innocentum, syphilis insontium, syphilis economica.

SYPHILIS PRIMAIRE. Primary syphilis.

SYPHILIS QUATERNAIRE. Parasyphilis. → *parasyphilis.*

SYPHILIS SECONDAIRE. Secondary syphilis.

SYPHILIS SÉROLOGIQUE. Latent syphilis.

SYPHILIS TERTIAIRE. Tertiary syphilis.

SYPHILISATION, *s.f.* Syphilization.

SYPHILITIQUE, *adj.* Syphilitic, luetic.

SYPHILOGRAPHIE, *s.f.* Syphilography. → *syphilographie.*

SYPHILOÏDE, *adj.* Syphiloid.

SYPHILOÏDE POSTÉROSIVE. Napkin erythema or disease or rash, Jacquet's dermatitis, Jacquet's dermatitis, Jacquet's erythema or disease, diaper erythema, erythema gluteale, gluteal erythema, diaper rash.

SYPHILOMANIE, *s.f.* Syphilomania.

SYPHILOME, *s.m.* Syphiloma.

SYPHILOPHOBIE, *s.f.* Syphilophobia, syphiliphobia.

SYPHONOME, *s.m.* Cylindroma. → *cylindrome.*

SYRINGOBULBIE, *s.f.* Syringobulbia.

SYRINGO-CYSTADÉNOME, *s.m.* Syringocystadenoma. → *hidradénome.*

SYRINGO-CYSTADÉNOME PAPILLIFÈRE. Papillary syringadenoma. → *hidradénome verruqueux fistulo-végétant.*

SYRINGOME, *s.m.* Syringoma, syringocystadenoma. → *hidradénome.*

SYRINGOMYÉLIE, *s.f.* Syringomyelia, cavitary myelitis.

SYRINGOMYÉLIE LOMBAIRE FAMILIALE. Ulceromutilating acropathia. → *acropathia ulcéro-mutilante.*

SYRINGOMYÉLIE TRAUMATIQUE. Kienböck's disease, syringomyelia traumatica, malacia traumatica.

SYRINGOMYÉLIQUE (dissociation s. de la sensibilité). Dissociated or dissociation anaesthesia.

SYRINGOMYÉLOBULBIE, *s.f.* Syringomyelia with syringobulbia.

SYSOMIEN, *s.m.* Sysomus, syssomus.

SYSTÉMATIQUE ou **SYSTÉMATISÉE (affection).** Systematic disease.

SYSTÉMATISÉ PROGRESSIF (délire) ou **SYSTÉMATIQUE PROGRESSIVE (psychose).** Lasègue's disease. → *psychose hallucinatoire chronique.*

SYSTÈME (maladie de). Systemic disease.

SYSTÈME ABH. ABH system.

SYSTÈME ABO. ABO system.

SYSTÈME APUD. APUD concept or system.

SYSTÈME CHROMAFFINE. Chromaffin system.

SYSTÈME COMPLÉMENTAIRE. Complement system.

SYSTÈME DISCRIMINATIF. Neosensibility. → *discriminatif (système).*

SYSTÈME DOPAMINERGIQUE. The tissues producing dopamine.

SYSTÈME ENDOCRINIEN DIFFUS (SED). APUD-cells situated out of the endocrine glandes.

SYSTÈME ENZYMATIQUE. Enzymatic system.

SYSTÈME EXTRAPYRAMIDAL. Extrapyramidal system.

SYSTÈME D'HISTOCOMPATIBILITÉ. Histocompatibility system.

SYSTÈME HLA. HLA system.

SYSTÈME Hu 1. HLA system.

SYSTÈME IMMUNITAIRE. Immune system.

SYSTÈME LIMBIQUE. Limbic system.

SYSTÈME DE LIPMAN. Lipman's system.

SYSTÈME LYMPHOÏDE. Lymphotic system.

SYSTÈME MONONUCLÉÉ-PHAGOCYTAIRE. Macrophage system.

SYSTÈME NERVEUX AUTONOME. Autonomic nervous system.

SYSTÈME NERVEUX CENTRAL. Central nervous system.

SYSTÈME NERVEUX PARASYMPATHIQUE. Parasympathetic nervous system.

SYSTÈME NERVEUX SYMPATHIQUE. Sympathetic nervous system.

SYSTÈME NEUROVÉGÉTATIF. Autonomic nervous system.

SYSTÈME P. P. blood group system.

SYSTÈME DES PHAGOCYTES MONONUCLÉES. Macrophage system, mononuclear phagocyte system.

SYSTÈME PORTE. Portal system.

SYSTÈME RÉNINE-ANGIOTENSINE. Renin-angiotensin system.

SYSTÈME RÉTICULÉ. Formatio reticularis.

SYSTÈME RÉTICULO-ENDOTHÉLIAL (SRE). Reticulo-endothelial system.

SYSTÈME RÉTICULO-HISTIOCYTAIRE (SRH). Reticulo-endothelial system.

SYSTÈME RÉTOTHÉLIAL. Reticulo-endothelial system.

SYSTÈME SOUS-CORTICAL. Extrapyramidal system.

SYSTÈME SUTTER. Sutter's blood group system.

SYSTÈME T. T system.

SYSTÈME TAMPON. Buffer system.

SYSTÈME TISSULAIRE. HLA system.

SYSTÈME TRIAXIAL DE RÉFÉRENCE. Triaxial reference system.

SYSTÈME VÉGÉTATIF. Autonomic nervous system.

SYSTÉMIQUE, *adj.* Systemic.

SYSTÉMIQUE (circulation). Systemic circulation.

SYSTÉMIQUE (maladie). Systemic disease.

SYSTÉMIQUE (ventricule). Systemic ventricule.

SYSTOLE, *s.f.* Systole.

SYSTOLE AURICULAIRE. Auricular systole.

SYSTOLE ÉLECTRO-MÉCANIQUE. Electromechanical systole.

SYSTOLE VENTRICULAIRE. Ventricular systole.

SYSTOLIQUE, *adj.* Systolic.

SYSTOLIQUE (onde) (du carotidogramme). Percussion wave.

T

T. 1° Symbol for tesla. – 2° Symbol for tera.

T (onde). T wave.

T_1 (type). T_1 type.

T_2. 3. 3-diiodothyronine.

T_3. Triiodothyronine.

T_3. (syndrome de basse). Euthyroid sick syndrome.

T_3 (type). T_3.

T_4. Thyroxin. → *thyroxine.*

T (composé de Kendall). Kendall's compound T. → *testostérone.*

TA. Abbreviation for « tension artérielle »: blood pressure.

TAARNHÖJ (opération de). Taarnhöj's operation.

TABAC, *s.m.* Tobacco.

TABACOSIS, *s.m.* Tabacism, tabacosis, tobacco poisoning. – *t. pulmonaire.* Tabacosis pulmonum.

TABAGISME, *s.m.* Tabagism, nicotinism.

TABARDILLO, *s.m.* Murine typhus. → *typhus murin.*

TABÈS, *s.m.* Tabes, tabes dorsalis, myelophthisis (pro parte).

TABÈS AMAUROTIQUE. Tabes beginning with optic atrophy.

TABÈS CERVICAL. Cervical tabes, superior tabes.

TABÈS COMBINÉ. Spastic tabes.

TABÈS DORSAL SPASMODIQUE. Spastic spinal paralysis, lateral sclerosis, lateral sclerosis of the spinal cord, spasmodic tabes dorsalis, Erb-Charcot disease, Erb's sclerosis, Strümpell's disease.

TABES DORSALIS. Tabes dorsalis, locomotor ataxia, posterior spinal or posterior sclerosis, syphilitic posterior spinal sclerosis, Duchenne's disease, creeping paralysis, tabes spinalis, progressive locomotor asynergia.

TABÈS HÉRÉDITAIRE. Hereditary tabes. → *Friedreich (maladie de).*

TABÈS MARASTIQUE. Marantic tabes.

TABÈS PÉRIPHÉRIQUE. Neurotabes. → *nervotabès.*

TABÈS POLYARTHROPATHIQUE. Tabes with several arthropathies.

TABESCENCE, *s.f.* Tabescence.

TABATIÈRE ANATOMIQUE. Anatomical snuff-box.

TABÉTIQUE, *adj.* Tabetic, tabic, tabid.

TABÉTIQUE (démarche). Ataxic gait. → *démarche ataxique.*

TABÉTO-CÉRÉBELLEUSE (démarche). Charcot's gait.

TABÉTO-SPASMODIQUE (démarche). Tabetospasmodic gait.

TABLEAU A, B ET C. Lists of drugs subject to the provision of the Dangerous Drugs Act (DDA), the Therapeutic Substances Act (TSA) or schedules 4 A, 4 B (s 4 A, s 4 B) of the Poisons Rules.

TABLETTE, *s.f.* Tablet, lozenge.

TABLIER, *s.m.* Hottentot apron, pudendal apron, tablier.

TABOURKA (bruit de). Bruit de tabourka, tambourlike second aortic sound.

TACHE, *s.f.* Spot.

TACHE AVEUGLE (syndrome de la). Swan's syndrome. → *Swan (syndrome de).*

TACHE DE BITOT. Bitot's spot. → *Bitot (tache de).*

TACHES BLEUES OU OMBRÉES. Maculae caeruleae, blue spots.

TACHE DE BRUSHFIELD. Brushfield's spots.

TACHE BLEUE SACRÉE. Mongolian spot. → *tache mongolique.*

TACHE DE BOUGIE. Steatonecrosis. → *stéatonécrose.*

TACHES CAFÉ AU LAIT. Café au lait spots, taches café au lait.

TACHE HÉPATIQUE. Naevus spilus.

TACHE MONGOLIQUE. Mongolian macula or spot, sacral spot.

TACHE DE MORGAN. Papillary varix. → *tache rubis.*

TACHES ROSÉES LENTICULAIRES. Rose spots, typhoid spots, typhoid roseola.

TACHE ROUGE THYROÏDIENNE. Marañon's sign. → *Marañon (signe de).*

TACHES DE ROUSSEUR. Ephelis. → *éphélide.*

TACHE RUBIS. Papillary varix, raised red spot, angioma senile, Cayenne-pepper spot, papillary ectasia.

TACHES DE TARDIEU. Tardieu's spots.

TACHE DE VIN. Naevus flammeus. — *angiome plan.*

TACHOGRAMME, *s.m.* Tachogram.

TACHOGRAPHIE, *s.f.* Tachography.

TACHY-ARYTHMIE, *s.f.* Tachyarrhythmia.

TACHYCARDIE, *s.f.* Tachycardia, tachysystole.

TACHYCARDIE ATRIALE OU AURICULAIRE. Atrial tachycardia. → *tachysystolie auriculaire.*

TACHYCARDIE AURICULAIRE AVEC BLOC AURICULO-VENTRICULAIRE. Atrial tachycardia with atrioventricular block. → *tachysystolie auriculaire avec bloc auriculo-ventriculaire.*

TACHYCARDIE BASEDOWIENNE. Tachycardia strumosa exophthalmica.

TACHYCARDIE BI-DIRECTIONNELLE. Bidirectional tachycardia.

TACHYCARDIE (double). Double tachycardia, simultaneous tachycardia.

TACHYCARDIE HISSIENNE. His's bundle tachycardia.

TACHYCARDIE IDIOVENTRICULAIRE. Accelerated idioventricular rhythm.

TACHYCARDIE JONCTIONNELLE. Junctional tachycardia, atrioventricular tachycardia, nodal tachycardia. A-V nodal tachycardia.

TACHYCARDIE NODALE. Nodal tachycardia. → *tachycardie jonctionnelle.*

TACHYCARDIE ORTHOSTATIQUE. Orthostatic tachycardia.

TACHYCARDIE PAROXYSTIQUE. Paroxysmal tachycardia.

TACHYCARDIE PAROXYSTIQUE SUPRAVENTRICULAIRE. Bouveret's disease. → *Bouveret (maladie de).*

TACHYCARDIE PERMANENTE PAR FLUTTER. Auricular flutter. → *flutter auriculaire.*

TACHYCARDIE RÉCIPROQUE. Reciprocating tachycardia.

TACHYCARDIE SINUSALE. Sinus tachycardia.

TACHYCARDIE SUPRAVENTRICULAIRE. Supraventricular tachycardia.

TACHYCARDIE VENTRICULAIRE. Ventricular tachycardia.

TACHYCARDIE VENTRICULAIRE BIDIRECTIONNELLE. Bidirectional ventricular tachycardia.

TACHYCARDIE VENTRICULAIRE LENTE. Slow ventricular tachycardia, idioventricular tachycardia, accelerated idioventricular rhythm.

TACHYCARDIE VENTRICULAIRE PAR RÉ-ENTRÉE. Reentrant ventricular arrhythmia.

TACHYCARDIOMYOPATHIE, *s.f.* Tachycardiomyopathy.

TACHYGENÈSE, *s.f.* Tachygenesis.

TACHYKININE, *s.f.* Tachykinin.

TACHYPHAGIE, *s.f.* Tachyphagia.

TACHYPHÉMIE, *s.f.* Tachyphemia, tachyphrasia.

TACHYPHYLAXIE, *s.f.* Tachyphylaxis, skeptophylaxis.

TACHYPNÉE, *s.f.* Tachypnoea.

TACHYPNÉE TRANSITOIRE DU NOUVEAU-NÉ. Neonatal respiratory distress syndrome. → *détresse respiratoire transitoire du nouveau-né.*

TACHYPSYCHIE, *s.f.* Tachypsychia.

TACHYSYNÉTHIE, *s.f.* Tachyphylaxis. → *tachyphylaxie.*

TACHYSYSTOLIE, *s.f.* Tachysystole. → *tachycardie.*

TACHYSYSTOLIE AURICULAIRE. Atrial or auricular tachycardia.

TACHYSYSTOLIE AURICULAIRE AVEC BLOC AURICULO-VENTRICULAIRE. Atrial (or auricular) tachycardia with atrioventricular block, paroxysmal atrial tachycardia with block.

TACHYURIE, *s.f.* Tachyuria.

TACOGRAPHIE, *s.f.* Scanography. → *scanographie.*

TACTILE, *adj.* Tactile.

TACTISME, *s.m.* Taxis, taxy.

TACTOGNOSIQUE, *adj.* Pertaining to tactile gnosis.

TÆDIUM VITÆ. Taedium vitae.

TÆNIA, *s.m.* Taenia, tenia, tapeworm.

TÆNIA (anneau de). Tapeworm joint.

TÆNIA ECHINOCOCCUS. *Taenia echinococcus.* → *echinocoque.*

TÆNIASE, *s.f.* **TÆNIASIS,** *s.m.* Taeniasis, teniasis.

TÆNICIDE, *adj.* et *s.m.* Taeniacide, teniacide, tenicide.

TÆNIFUGE, *adj.* et *s.m.* Taeniafuge, teniafuge, tenifuge.

TAHYNA (fièvre à virus). Tahyna virus fever.

TAIE, *s.f.* Leukoma. → *leucome.*

TAILLE, *s.f.* Cystotomy.

TAILLE HYPOGASTRIQUE. Suprapubic lithotomy, high lithotomy.

TAILLE LATÉRALISÉE DU PUBIS. Pubiotomy. → *pubiotomie.*

TAILLE PÉRINÉALE. Perineal lithotomy. – *t.p. latérale.* Lateral lithotomy. – *t.p. médiane.* Marian's lithotomy, median lithotomy, prerectal lithotomy. – *t.p. transversale.* Bilateral lithotomy.

TAILLE VAGINALE. Vaginal lithotomy, vesico-vaginal lithotomy.

TAILLE PAR VOIE RECTALE. Rectal lithotomy, rectovesical lithotomy.

TAKAHARA (maladie de). Takahara's syndrome. → *acatalasie.*

TAKATA-ARA (réaction de). Takata-Ara test.

TAKATS (test de De). De Takats's test.

TAKAYASHU ou TAKAYASU (maladie ou syndrome de). Pulseless disease, Takayashu's disease, Martorell's syndrome, arteritis brachiocephalica, reversed coarctation, occlusive thromboaortopathy, non specific aorto-arteritis.

TALALGIE, *s.f.* Talalgia, pternalgia.

TALALGIE BLENNORRAGIQUE DE SWEDIAUR. Gonorrhoeal heel, Swediaur's disease, Albert's disease.

TALC, *s.m.* Talc.

TALCAGE, *s.m.* Introduction of talc into a serous membrane in order to produce adhesions.

TALCOSE, *s.f.* Talcosis.

TALMA (maladie de). Talma's disease. → *myotonie acquise.*

TALMA (opération de). Talma's operation, Talma-Morison operation.

TALOCRURAL, ALE, *adj.* Talocrural.

TALON, *s.m.* Heel.

TALON (épreuve du). Heel-knee test, heel-to-knee-to-toe test.

TALUS, *s.m.* Talus, astragale.

TAMBOURINAGE, *s.m.* Drumming.

TAMM ET HORSFALL (protéine de). Uromucoid.

TAMPON, *s.m.* 1° Pad, tampon, plug. – 2° Syn. *substance tampon.* Buffer (équilibre acido-basique).

TAMPON (pouvoir). Buffering capacity, buffer value, buffer index.

TAMPONNADE, *s.f.* Cardiac or heart or Rose's tamponade.

TAMPONNAGE, *s.m.* 1° (chimie) Neutralizing. – 2° (chirurgie) Dabbing.

TAMPONNEMENT, *s.m.* Tamponade, tamponage, tamponing, pack, packing.

TAMPONNER, *v.* To pack.

TANAPOX, *s.m.* Tanapox.

TANGIER (maladie de). Tangier's disease, familial alphalipoprotein deficiency, a-alphalipoproteinaemia.

TANNE, *s.f.* Sebaceous cyst. → *kyste sébacé.*

TAPÉINOCÉPHALIE, *s.f.* Tapeinocephaly, tapinocephaly.

TAPETUM, *s.m.* Tapetum.

TAPHOPHOBIE, *s.f.* Taphephobia, taphiphobia, taphophobia.

TAPIA (syndrome de). Tapia's syndrome, ambiguo-hypoglossal paralysis.

TAPOTAGE (signe du). Tapotage.

TAPOTEMENT, *s.m.* Tapotement, tapping.

TAR. Abbreviation for « tension artérielle rétinienne » : blood pressure in the retinal arteries.

TARDIEU (syndrome de). Silverman's syndrome. → *Silverman (syndrome de).*

TARDIEU (taches de). Tardieu's spots.

TARE, *s.f.* Defect.

TARÉ, ÉE, *adj.* Tainted.

TARENTISME, *s.m.* Tarantism, tarentism.

TARGOWLA (réaction de). Targowla's reaction.

TARSALGIE, *s.f.* Tarsalgia.

TARSALGIE DES ADOLESCENTS. Spastic flatfoot, policeman's disease.

TARSE, *s.m.* Tarsus.

TARSE (cartilage). Tarsal cartilage.

TARSECTOMIE, *s.f.* Tarsectomy.

TARSITE *s.f.* Tarsitis.

TARSITE PÉRIGLANDULAIRE. Acne tarsi. → *canaliculite tarsienne.*

TARSOCLASIE, *s.f.* Tarsoclasis.

TARSOMÉGALIE, *s.f.* Tarsomegalia.

TARSOPLASTIE, *s.f.* Tarsoplasty, tarsoplasia.

TARSOPTOSE, *s.f.* Spastic flatfoot. → *tarsalgie des adolescents.*

TARSORRAPHIE, *s.f.* Tarsorrhaphy.

TARSOTOMIE, *s.f.* Tarsotomy.

TART (cellule de). Tart's cell.

TARTRE, *s.m.* Tartar.

TARUI (maladie de). Tarui's disease.

TASICINÉSIE, TASIKINÉSIE, *s.f.* Tasikinesia.

TATA (boîte ou motif). TATA box.

TATI. TATI (Tumour-Associated Trypsin Inhibitor).

TAURINE, *s.f.* Taurine.

TAURODONTISME, *s.m.* Taurodentism.

TAUSSIG (syndrome de). Taussig's syndrome.

TAUSSIG-BING ou TAUSSIG-BING-PERNKOPF (syndrome de). Taussig-Bing heart or syndrome.

TAUX, *s.m.* Rate, ratio, proportion, level, amount, percentage.

TAUX INFRALIMINAIRE. Under threshold level.

TAUX SUPRALIMINAIRE. Above threshold level.

TAXANE, *s.m.* Taxane.

TAXIE, *s.f.* Taxis, taxy.

TAXINOMIE, *s.f.* Biotaxis. → *biotaxie.*

TAXIS, *s.m.* Taxis.

TAXON, *s.m.* Taxon, *pl.* taxa.

TAXONOMIE, *s.f.* Biotaxis. → *biotaxie.*

TAY-SACHS (maladie de). Tay-Sachs disease, G M_2 gangliosidosis, infantile form of amaurotic familial idiocy.

TAY (syndrome de). Tay's syndrome.

TAYLOR (méthode de). Taylor's method.

TAYLOR (syndrome de). Taylor's syndrome.

$TBXA_2$. Abbreviation for « thromboxane A_2 ».

$TBXB_2$. Abbreviation for « thromboxane B_2 ».

TC. Chemical symbol for technetium.

TCA. APTT, activated partial thromboplastin time.

TCMH. MCH, mean corpuscular haemoglobin.

TDM (abréviation de tomodensitométrie). CT (computer tomography).

TECHNÉTIUM, *s.m.* Technetium.

TECHNOPATHIE, *s.f.* Occupational disease. → *maladie professionnelle.*

TÉGUMENT, *s.m.* Integument.

TEICHMANN (réaction de). Teichmann's test.

TECHNÉTIUM, *s.m.* Technetium.

TEICHOLTZ (formule de). Teichholtz's formula.

TEICHOPSIE, *s.f.* Scintillating scotoma. → *scotome scintillant.*

TEIGNE, *s.f.* Tinea, St. Aignan's disease, St. Agnan's disease serpigo.

TEIGNE AMIANTACÉE. Tinea amiantacea, tinea asbestina or asbestos-like, pityriasis amiantacea.

TEIGNE FAVEUSE OU FAVIQUE. Favus. → *favus.*

TEIGNE SUPPURATIVE. Kerion Celsi. → *kérion.*

TEIGNE TONDANTE. Ringworm of the scalp. → *trichophytie du cuir chevelu.*

TEIGNE TONDANTE À PETITE SPORES DE GRUBY-SABOURAUD. Gruby's disease, microsporia, epidemic tinea tonsurans, epidemic tinea capitis, microsporosis capitis.

TEIGNE TRICHOPHYTIQUE. Tinea trichophytina.

TEINTURE, *s.f.* Tincture. – *t. alcoolique.* Alcoholic tincture.

TÉLANGIECTASIE, *s.f.* Telangiectasia, telangiectasis, telangiectatic angioma.

TÉLANGIECTASIE HÉRÉDITAIRE HÉMORRAGIQUE. Osler's disease. → *angiomatose hémorragique familiale.*

TÉLANGIECTASIE PAPILLAIRE. Papillary varix. → *tache rubis.*

TÉLANGIECTASIE VERRUQUEUSE. Angiokeratoma. → *angiokératome.*

TÉLÉASSISTANCE MÉDICALE. Medical teleassistance.

TÉLÉCÆSIOTHÉRAPIE, *s.f.* Telecesiumtherapy.

TÉLÉCANTHUS, *s.m.* Telecanthus.

TÉLÉCARDIOPHONE, *s.m.* Telecardiophone.

TÉLÉCÉSIUMTHÉRAPIE, *s.f.* Telecesiumtherapy.

TÉLÉCHIRURGIE, *s.f.* Telesurgery.

TÉLÉCOBALTHÉRAPIE, *s.f.* ou **TÉLÉCOBALTOTHÉRAPIE,** *s.f.* Telecobalttherapy.

TÉLÉCURIETHÉRAPIE, *s.f.* Telecurietherapy, teleradiumtherapy.

TÉLÉDIAGNOSTIC, *s.m.* Telediagnosis.

TÉLÉDIASTOLE, *s.f.* Telediastole.

TÉLENCÉPHALE, *s.m.* Telencephalon.

TÉLÉDIASTOLIQUE, *adj.* Telediastolic.

TÉLÉGAMMATHÉRAPIE, *s.f.* Telegammatherapy.

TÉLÉGONIE, *s.f.* Telegony.

TÉLÉMÉDECINE, *s.m.* Telemedecine.

TÉLÉOLOGIE, *s.f.* Teleology.

TÉLÉRADIOGRAPHIE, *s.f.* Teleröntgenography, teleradiography.

TÉLÉRADIOKYMOGRAPHIE, *s.f.* Teleradiokymography.

TÉLÉRADIOLOGIE, *s.f.* Teleradiology.

TÉLÉRADIOTHÉRAPIE, TÉLÉRÖNTGENTHÉRAPIE, *s.f.* Teleröntgentherapy.

TÉLÉRADIOTHÉRAPIE, TÉLÉRADIUMTHÉRAPIE, *s.f.* Telecurietherapy, teleradiumtherapy.

TÉLÉSURVEILLANCE, *s.f.* Telemonitoring.

TÉLÉSYSTOLE, *s.f.* Telesystole.

TÉLÉSYSTOLIQUE, *adj.* Telesystolic.

TELFORD-SMITH (doigt de). Telford-Smith's finger.

TEL HASHOMER (syndrome de). Tel Hashomer camptodactyly syndrome.

TELLURIQUE, *adj.* Telluric.

TÉLODIASTOLE, *s.f.* Telodiastole.

TÉLODIASTOLE, *adj.* Telodiastolic.

TÉLOGÈNE, *adj.* Telogen.

TÉLOMÉRASE, *s.f.* Telomerase.

TÉLOMÈRE, *s.m.* Telomere.

TÉLOPHASE, *s.f.* Telophase.

TÉLOPHRAGME, *s.m.* Telophragma.

TÉLOSYSTOLE, *s.f.* Telosystole.

TÉLOSYSTOLIQUE, *adj.* Telosystolic.

TÉLOTISME, *s.m.* Telotism.

TEMPÉRAMENT, *s.m.* Temperament.

TEMPÉRAMENT BILIEUX. Bilious temperament, choleric temperament.

TEMPÉRAMENT HYSTÉRIQUE. Hystericism.

TEMPÉRAMENT LYMPHATIQUE. Lymphatic temperament, phlegmatic temperament, asthenic habit.

TEMPÉRAMENT MÉLANCOLIQUE. Melancholic temperament, atrabilious temperament.

TEMPÉRAMENT NERVEUX. Nervous temperament.

TEMPÉRAMENT SANGUIN. Sanguine or sanguineous temperament, habitus apoplecticus, full habit, apoplectic habit.

TEMPORAL, *s.m.* Temporal bone.

TEMPORAL, ALE, *adj.* Temporal.

TEMPOROSPATIAL, ALE, *adj.* Temporospatial.

TEMPS CIRCULATOIRE. Circulation time.

TEMPS DE... Voir au deuxième mot; p. ex. *temps de coagulation:* → *coagulation (temps de).*

TEMPS (d'une opération). Stage – *en un temps.* One-stage operation. – *en deux temps.* Two-stage operation.

TEMPS PLEIN. Full time.

TÉNACULUM, *s.m.* Tenaculum.

TÉNALGIE, *s.f.* Tenalgia.

TÉNALGIE CRÉPITANTE. Tenosynovitis crepitans.

TENDINITE, *s.f.* Tendinitis. → *ténosite.*

TENDINITE D'INSERTION. Enthesitis. → *insertions (mal des).*

TENDINITE RHUMATISMALE. Enthesitis. → *insertions (mal des).*

TENDINOPATHIE, *s.f.* Tenopathy.

TENDINOPÉRIOSTITE, *s.f.* Enthesitis. → *insertions (mal des).*

TENDON, *s.m.* Tendon.

TÉNECTOMIE, *s.f.* Tenectomy.

TÉNÉRICUTES, *s.m. pl.* Tenericutes.

TÉNESME, *s.m.* Tenesmus.

TENETTE, *s.f.* Lithotomy forceps.

TENEUR DU SANG EN GAZ CARBONIQUE, EN OXYGÈNE. Plasma carbon dioxide content, blood oxygen content.

TÉNIASIS, *s.m.* Taeniasis.

TÉNODÈSE, *s.f.* Tenodesis.

TÉNOLOGIE, *s.f.* Tenontology.

TÉNOLYSE, *s.f.* Tenolysis.

TENON (capsule de). Tenon's capsule.

TENONIEN, ENNE, *adj.* Pertaining to Tenon's capsule.

TENONITE, *s.f.* Tenonitis.

TÉNONTOLOGIE, *s.f.* Tenontology.

TÉNONTOLASTIE, *s.f.* Tenoplasty, tenontoplasty.

TÉNONTORRAPHIE, *s.f.* Tenorrhaphy.

TÉNONTOTOMIE, *s.f.* Tenotomy.

TÉNOPATHIE, *s.f.* Tenopathy.

TÉNOPEXIE, *s.f.* Tenopexy.

TÉNOPLASTIE, *s.f.* Tenoplasty, tenontoplasty.

TÉNORRAPHIE, *s.f.* Tenorrhaphy.

TÉNOSITE, *s.f.* Tendinitis, tenonitis, tenontitis, tenositis.

TÉNOSITE ACHILLÉENNE. Schanz's disease.

TÉNOSITE CRÉPITANTE. Tenosynovitis crepitans.

TÉNOSITE D'INSERTION. Enthesitis. → *insertions (mal des).*

TÉNOSITE RHUMATISMALE. Enthesitis. → *insertions (mal des).*

TÉNOSYNOVITE, *s.f.* Tenosynovitis, tendinous synovitis, vaginal synovitis.

TÉNOSYNOVITE AIGUË SÈCHE. Tenosynovitis crepitans.

TÉNOSYNOVITE CHRONIQUE STÉNOSANTE. Quervain's disease. → *Quervain (maladie de de).*

TÉNOSYNOVITE GRANULEUSE. Tenosynovitis granulosa.

TÉNOSYNOVITE HYPERTROPHIQUE. Tenosynovitis hypertrophica.

TÉNOSYNOVITE TUBERCULEUSE. Tuberculous tenosynovitis.

TÉNOSYNOVITE VILLEUSE. Villous tenosynovitis.

TÉNOTOME, *s.m.* Tenotome.

TÉNOTOMIE, *s.f.* Tenotomy, tenontotomy.

TENSIF, IVE, *adj.* Tensive.

TENSION-ACTIF, IVE, *adj.* Tensio-active.

TENSION, *s.f.* 1° Tension. – 2° Pressure.

TENSION ARTÉRIELLE. Blood pressure. → *pression artérielle.*

TENSION DIASTOLIQUE. Diastolic pressure.

TENSION DIFFÉRENTIELLE. Pulse pressure.

TENSION INTERFACIALE. Interfacial tension.

TENSION INTERMITTENTE DE L'ÉPIGASTRE. Intermittent muscular contracture of the epigastrium.

TENSION MAXIMA. Systolic pressure. → *pression maxima.*

TENSION MINIMA. Diastolic pressure. → *pression minima.*

TENSION MOYENNE. Mean pressure.

TENSION OCULAIRE. Intraocular pressure.

TENSION ONCOTIQUE. Oncotic pressure.

TENSION OSMOTIQUE. Osmotic pressure.

TENSION SUPERFICIELLE. Surface tension.

TENSION SYSTOLIQUE. Systolic pressure.

TENSION VEINEUSE. Venous pressure.

TENSIONNEL, ELLE, *adj.* Tensional.

TENTORIEL, ELLE, *adj.* Tentorial.

TEP. PET.

TÉPHROMALACIE, *s.f.* Tephromalacia.

TÉPHROMYÉLITE, *s.f.* Tephromyelitis.

TÉRA, *préfixe.* Tera (symbol T).

TÉRABDELLE, *s.f.* Terabdella.

TÉRATENCÉPHALIE, *s.f.* Teratencephaly.

TÉRATOBLASTOME, *s.m.* Teratoblastoma.

TÉRATOCARCINOME, *s.m.* Teratoma. → *tératome.*

TÉRATOGÈNE, *adj.* Teratogen.

TÉRATOGENÈSE, TÉRATOGÉNIE, *s.f.* Teratogenesis, teratogeny.

TÉRATOÏDE (tumeur). Teratoma. → *tératome.*

TÉRATOLOGIE, *s.f.* Teratology.

TÉRATOME, *s.m.* Teratoma, teratoid tumour, organoid tumour, teratocarcinoma, teratoid carcinoma, bidermoma, teratoblastoma.

TÉRATOME KYSTIQUE. Teratomatous cyst.

TÉRATOPAGE, *s.m.* Teratopagus.

TÉRATOSPERMIE, *s.f.* Teratospermia.

TÉRATOZOOSPERMIE, *s.f.* Teratozoospermia.

TÉRÉBRANT, ANTE, *adj.* Terebrant, terebrating.

TÉRÉBRATION, *s.f.* Terebration.

TERME DE LA GROSSESSE. Term of pregnancy.

TERMINOLOGIA ANATOMICA. Terminologia anatomica.

TERMONE, *s.f.* Termone.

TERRAIN MORBIDE. Diathesis.

TERREURS NOCTURNES. Night terrors, angor nocturnus, pavor nocturnus.

TERRIEN (maladie de). Terrien's dystrophy.

TERRIER (méthode de). Terrier's method.

TERRITOIRE THALAMO-GENOUILLÉ (syndrome du). Syndrome of Dejerine-Roussy. → *Dejerine-Roussy (syndrome de).*

TERRITOIRE THALAMO-PERFORÉ (syndrome du). Foix's syndrome. → *noyau rouge (syndrome controlatéral du).*

TERRY (maladie de). Terry's syndrome. → *fibroplasie rétrocristallinienne ou rétrolentale.*

TERSON (syndrome de). Terson's syndrome or disease.

TERTIARISME, *s.m.* Tertiarism.

TESCHEN (maladie de). Teschen disease, polyneuritis suum.

TESLA, *s.m.* Tesla (symbol T).

TEST, *s.m.* Test.

TEST CROISÉ. Cross matching.

TESTICULAIRE (hormone). Orchidic hormone, testis or testicular hormone.

TESTICULE, *s.m.* Testicle, testis.

TESTICULE (torsion du). Torsion of the spermatic cord.

TESTICULE ECTOPIQUE. Ectopic testicle, undescended testicle, undescended testis, retained testis.

TESTICULE FÉMINISANT (syndrome du). Syndrome of testicular feminization, testicular feminization syndrome, Goldberg-Maxwell syndrome, Morris's syndrome.

TESTICULE INVERSÉ. Inverted testicle, inverted testis.

TESTICULE IRRITABLE. Cooper's irritable testicle.

TESTICULES RUDIMENTAIRES (syndrome des). Syndrome of rudimentary testes. → *Bergada (syndrome de).*

TESTICULO-MAMMAIRE (syndrome). Mammary hypertrophy and prolanuria in teratoma testi.

TESTOCORTICOÏDE, TESTOCORTICOSTÉROÏDE, *s.m.* Androgen. → *androgène 2°.*

TESTOSTÉRONE, *s.f.* Testosterone.

TESTOTOXICOSE, *s.f.* Testotoxicosis.

TÉTANIE, *s.f.* Tetany.

TÉTANIE CHRONIQUE CONSTITUTIONNELLE OU **CHRONIQUE IDIOPATHIQUE.** Spasmophilia. → *spasmophilie.*

TÉTANIE CHRONIQUE MULTIDYSTROPHIQUE D'ALBRIGHT. Albright's hereditary osteodystrophy. → *ostéodystrophie héréditaire d'Albright.*

TÉTANIE PAR HYPERPNÉE. Hyperventilation tetany.

TÉTANIE LATENTE. Spasmophilia. → *spasmophilie.*

TÉTANIE PARATHYRÉOPRIVE. Parathyreoprival tetany, parathyroprival tetany, parathyroid tetany.

TÉTANIFORME (syndrome). Tetanism, myotonia neonatorum.

TÉTANIQUE, *adj.* (qui se rapporte au tétanos ou à la tétanie).Tetanic, tetanal.

TÉTANISATION, *s.f.* Tetanization.

TÉTANOS, *s.m.* Tetanus, lockjaw.

TÉTANOS EN BOULE. Tetanus anticus. → *tétanos avec emprosthotonos.*

TÉTANOS BULBO-PARALYTIQUE DE WORMS. Cephalic tetanus with ophthalmoplegia.

TÉTANOS CÉPHALIQUE OU **HYDROPHOBIQUE DE ROSE.** Cephalic tetanus. → *Rose (tétanos céphalique ou hydrophobique de).*

TÉTANOS CÉPHALIQUE AVEC OPHTALMOPLÉGIE. Cephalic tetanus with ophthalmoplegia.

TÉTANOS AVEC EMPROSTHOTONOS. Tetanus with emprosthotonos, tetanus anticus.

TÉTANOS HYDROPHOBIQUE DE ROSE. Cephalic tetanus. → *Rose (tétanos céphalique ou hydrophobique de).*

TÉTANOS LOCALISÉ. Localized tetanus.

TÉTANOS DU NOUVEAU-NÉ. Tetanus neonatorum, tetanus infantum, trismus nascentium, trismus neonatorum.

TÉTANOS AVEC OPISTHOTONOS. Tetanus dorsalis, tetanus posticus.

TÉTANOS AVEC PLEUROSTHOTONOS. Tetanus lateralis.

TÉTANOS POST-OPÉRATOIRE. Surgical tetanus, postoperative tetanus.

TÉTANOS PUERPÉRAL. Puerperal tetanus, uterine tetanus.

TÉTANOS RETARDÉ. Chronic tetanus, delayed tetanus.

TÉTANOS SPLANCHNIQUE. Splanchnic tetanus.

TÉTANOSPASMINE, *s.f.* Tetanospasmin.

TÉTARTANOPIE, *s.f.* Tetartanopia.

TÉTARTANOPSIE, *s.f.* Tetartanopsia.

TÊTE, *s.f.* Head.

TÊTE DERNIÈRE (dans la présentation du siège) (obstétrique). Aftercoming head.

TÊTE DE MÉDUSE. Caput Medusae, cirsomphalos, Medusa's head.

TÊTE D'OISEAU (syndrome dyscéphalique à). François' syndrome n° 1. → *François (syndrome de).*

TÊTE EN PAIN DE SUCRE. Oxycephalia. → *oxycéphalie.*

TÊTE DE SERPENT (caillot en). Snake-headed clot.

TÊTE À LA THERSITE. Oxycephalia. → *oxycéphalie.*

TÉTHÉLINE, *s.f.* Tethelin.

TÉTRACOQUE, *s.m. Micrococcus tetragenus.*

TÉTRACYCLINE, *s.f.* Tetracycline.

TÉTRADE DE FALLOT. Tetrad of Fallot. → *tétralogie de Fallot.*

TÉTRAGÈNE, *s.m. Micrococcus tetragenus.*

TÉTRAGONOSOMIE, *s.f.* Tetrasomy with four sex-chromosomes in the cells of the soma.

TÉTRAHYDROCANNABINOL, *s.m.* Tetrahydrocannabinol.

TÉTRAÏODO-3,5,3',5' THYRONINE. Thyroxin. → *thyroxine.*

TÉTRALOGIE DE FALLOT. Tetralogy of Fallot, tetrad of Fallot.

TÉTRAPLÉGIE, *s.f.* Tetraplegia, quadriplegia.

TÉTRAPLOÏDE, *adj.* Tetraploid.

TÉTRASOMIE, *s.m.* Tetrasomy.

TF. Symbol for « transferrine »: transferrin.

TGMH. MCH, mean corpuscular haemoglobin. → *hémoglobine (teneur corpusculaire ou globulaire moyenne en).*

TGO. GOT. → *transaminase aspartique céloglutarique.*

TGP. GPT. → *transaminase glutamique pyruvique.*

THADA. ADHD.

THALAMECTOMIE, *s.f.* Thalamotomy.

THALAMIQUE, *adj.* Thalamic.

THALAMIQUES et SOUS-THALAMIQUES (syndromes). Thalamic syndrome, thalamic apoplexy.

THALAMO-GENOUILLÉ (syndrome de l'artère ou du territoire). Syndrome of Dejerine-Roussy. → *Dejerine-Roussy (syndrome de).*

THALAMO-GENOUILLÉ ET THALAMO-PERFORÉ (syndrome du pédicule). Cerebellothalamic syndrome.

THALAMO-PERFORÉ (syndrome de l'artère ou du territoire). Foix's syndrome. → *noyau rouge (syndrome controlatéral du).*

THALAMOLYSE, THALAMOTOMIE, *s.f.* Thalamotomy.

THALAMUS, *s.m.* Thalamus.

THALASSÉMIE, *s.f.* Thalassæmia, thalassanæmia.

α-THALASSÉMIE. α-thalassæmia.

β-THALASSÉMIE. β-thalassæmia.

THALASSÉMIE INTERMÉDIAIRE. Thalassæmia intermedia.

THALASSÉMIE MAJEURE. Cooley's anaemia. → *anémie, maladie ou syndrome de Cooley.*

THALASSÉMIE MINEURE. Thalassaemia minor. → *Rietti-Greppi-Micheli (maladie ou syndrome de).*

THALASSO-DRÉPANOCYTOSE. Microdrepanocytosis. → *anémie microcytique drépanocytaire (ou microcytémie) de Silvestroni et Bianco.*

THALASSOPHOBIE, *s.f.* Thalassophobia.

THALASSOTHÉRAPIE, *s.f.* Thalassotherapy.

THALIDOMIDE, *s.m.* Thalidomide.

THALLE, *s.m.* Thallus.

THALLIUM, *s.m.* Thallium.

THAM. THAM. → *tris-hydroxy-méthyl-amino-méthane.*

THANATOLOGIE, *s.f.* Thanatology.

THANATOPHOBIE, *s.f.* Thanatophobia.

THANATOPRAXIE, *s.f.* Thanatopraxy.

THANNHAUSER (syndrome de) OU THANNHAUSER-MAGENDANTZ (maladie de). Thannhauser-Magendantz syndrome. → *cirrhose xanthomateuse.*

THÉBAÏQUE, *adj.* Thebaic.

THÉCAL, ALE, *adj.* Thecal.

THÉCOME, *s.m.* Thecoma.

THEILE (sinus de). Sinus of the pericardium.

THEILER (test de séroprotection de). Theiler's serum protection test.

THEILÉRIOSE, *s.f.* Theileriasis, East coast fever, African coast fever, East African coast fever, Rhodesian tick fever, Rhodesian fever.

THÉISME, *s.m.* Theism, theinism.

THÉLALGIE, *s.f.* Thelalgia.

THÉLARCHE, *s.m.* Thelarche.

THÉLITE, *s.f.* Thelitis.

THÉLORRAGIE, *s.f.* Telorrhagia.

THÉLOTISME, *s.m.* Thelerethism, thelothism, thelotism.

THÉNAR, *adj.* Thenar.

THÉOBROMINE, *s.f.* Theobromin.

THÉOMANIE, *s.f.* Theomania, religious insanity.

THÉOPHYLLINE, *s.f.* Theophylline.

THÈQUE, *s.f.* Theca.

THÉRAPEUTE, *s.m. ou f.* Therapeutist, therapist.

THÉRAPEUTIQUE, THÉRAPIE, *s.f.* Therapy.

THÉRAPEUTIQUE COGNITIVE. Cognitive therapy.

THÉRAPEUTIQUE DE PRÉCISION. Dosimetric medicine.

THÉRAPIE. *s.f.* Therapy.

THÉRAPIE CELLULAIRE. Tissue therapy of Filatov. → *Filatov (méthode de).*

THÉRAPIE COMPORTEMENTALE. Behavious therapy.

THÉRIAQUE, *s.f.* Theriaca.

THERMALGIE, *s.f.* Causalgia, thermalgia.

THERMALISME, *s.m.* Thermatology.

THERMES, *s.m. pl.* Thermae, thermal baths, thermal springs, thermal waters.

THERMITE, *s.f.* Dermatosis due to heat.

THERMO-ALGIQUE, *adj.* Pertaining both pain and heat.

THERMO-ANALGÉSIE, THERMO-ANESTHÉSIE, *s.f.* Thermo-analgesia, thermo-anaesthesia, thermanaesthesia, thermal or thermic anaesthesia.

THERMOCOAGULATION, *s.f.* Thermocoagulation.

THERMOCAUTÈRE, *s.m.* Paquelin's cautery.

THERMOCLIMATISME, *s.m.* Association of climatotherapy with therapeutic use of warm springs.

THERMODILUTION, *s.f.* Thermodilution.

THERMO-ESTHÉSIE, *s.f.* Thermaesthesia, thermo-aesthesia.

THERMOGENÈSE, *s.f.* Thermogenesis.

THERMOGRAPHIE, *s.f.* Thermography.

THERMOKÉRATOPLASTIE, *s.m.* Thermokeratoplasty.

THERMOLABILE, *adj.* Thermolabile, heat labile.

THERMOLYSE, *s.f.* Thermolysis.

THERMOPALPATION, *s.f.* Thermopalpation.

THERMOPARESTHÉSIE, *s.f.* Thermoparaesthesia.

THERMOPÉNÉTRATION, *s.f.* Diathermy. → *diathermie.*

THERMOPHILE, *adj.* Thermophil, thermophilic, thermophylic.

THERMOPHOBIE, *s.f.* Thermophobia.

THERMORÉGULATION, *s.f.* Thermoregulation.

THERMORÉSISTANCE, *s.f.* Thermoresistance.

THERMOSENSIBILITÉ, *s.f.* Thermosensibility.

THERMOSTABILE, THERMOSTABILE, *adj.* Thermostabile, thermostable.

THERMOSTABILITÉ, *s.f.* Thermostability.

THERMOTHÉRAPIE, *s.f.* Thermotherapy, heat therapy.

THERMOTROPISME, *s.m.* Thermotropism.

THERSITE (crâne ou **tête à la).** Oxycephaly. → *oxycéphalie.*

THÉSAURISMOSE OU **THÉSAUROSE,** *s.f.* Thesaurismosis, storage disease.

THÉVENARD (maladie ou **syndrome de).** Thévenard's syndrome. → *acropathie ulcéromutilante.*

THÉVENON ET ROLLAND (réaction de). Thévenon and Rolland test for blood.

THIAMINE, *s.f.* Thiamine. → *vitamine* B_1.

THIAZOLIDINEDIONE, *s.f.* Thiazolidinedione.

THIBIERGE-WEISSENBACH (syndrome de). CRST syndrome.

THIEMANN (maladie de). Thiemann's syndrome or disease, familial osteoarthropathy of the fingers, osteochondritis ossis metacarpi et metatarsi.

THIÉMIE, *s.f.* Thiaemia.

THIERSCH (greffe de). Thiersch's transplantation, Thiersch's graft, Thiersch's method, Ollier-Thiersch graft.

THIERSCH (opérations de). Thiersch's operations.

THIOCYANATE DE SODIUM (épreuve au). Thiocyanate method.

THIOGÉNÈSE, *s.f.* Thiogenesis.

THIOPEXIQUE, *adj.* Thiopectic.

THLIPSENCÉPHALE, *s.m.* Thlipsencephalus.

THOMAS-LARDENNOIS (attelle de). Thomas-Lardennois splint.

THOMAYER (proche de). Thomayer's sign.

THOMPSON (maladie de). Congenital (or hereditary) non spherocytic haemolytic anaemia.

THOMPSON (opération de). Thompson's operation (cardio-pericardiopexy).

THOMSEN (maladie de). Myotonia congenita, myotonia hereditaria, Thomsen's disease.

THOMSON (maladie de). Thomson's disease.

THORACECTOMIE, *s.f.* Thoracectomy.

THORACECTOMIE ANTÉRIEURE OU **PRÉCORDIALE.** Brauer's operation.

THORACENTÈSE, THORACOCENTÈSE, *s.f.* Thoracentesis, thoracocentesis, pleuracentesis, pleurocentesis, paracentesis thoracis.

THORACIQUE, *adj.* Thoracic.

THORACOCAUSTIE, THORACOCAUSTIQUE, *s.f.* Jacobaeus's operation.

THORACO-LAPAROTOMIE, *s.f.* Thoracolaparotomy.

THORACOPAGE, *s.m.* Thoracopagus.

THORACO-PHÉNO-LAPAROTOMIE, *s.f.* Thoracolaparotomy.

THORACOPLASTIE, *s.f.* Thoracoplasty.

THORACO-PLEURO-PNEUMONECTOMIE, *s.f.* Thoracopleuro-pneumonectomy.

THORACOSCOPIE, *s.f.* Pleuroscopy, thoracoscopy.

THORACOSTOMIE, *s.f.* Thoracostomy.

THORACOTOMIE, *s.f.* Thoracotomy.

THORACOTOMIE ANTÉRIEURE OU PRÉCORDIALE. Bräuer's operation.

THORACO-XIPHOPAGE, *s.m.* A monster partaking of the nature of thoracopagus and xiphopagus.

THORADELPHE, *s.m.* Thoradelphus, thoracodelphus.

THORAX, *s.m.* Thorax.

THORAX APLATI (d'avant en arrière). Flat chest, alar chest, phthinoid or phthisical chest, pterygoid chest.

THORAX EN BRÉCHET OU EN CARÈNE. Keeled chest, chicken breast, pigeon breast, pigeon chest, pectus carinatum, pectus gallinatum, carinate breast.

THORAX DE DAVIES. Davies's chest.

THORAX EN ENTONNOIR. Funnel breast, cobbler's chest, funnel chest, foveated chest, pectus excavatum, pectus recurvatum, koilosternia, chonechondrosternon.

THORAX EN SABLIER. Rachitic chest.

THORAX EN TONNEAU. Barrel chest, emphysematous chest, barrel-shaped thorax.

THORIUMTHÉRAPIE, *s.f.* Thorium therapy.

THORN (test de). Thorn's test.

THORNTON-BOND (méthode de). Bobroff's operation.

THORON, *s.m.* Thoron.

THOST-UNNA (type). Diffuse congenital palmaris et plantaris keratosis, Unna-Thost syndrome.

THRILL, *s.m.* Thrill.

THRÉONINE, *s.f.* Threonine.

THROMBASE, *s.f.* Thrombin. → *thrombine.*

THROMBASTHÉNIE, *s.f.* Thrombasthenia.

THROMBASTHÉNIE HÉRÉDITAIRE. Hereditary haemorrhagic or hereditary thrombasthenia, hereditary purpura haemorrhagica, thrombasthenic purpura, Glanzmann's disease or thrombasthenia.

THROMBASTHÉNIE TYPE NAEGELI. Glanzmann's disease. → *thrombasthénie héréditaire.*

THROMBECTOMIE, *s.f.* Thrombectomy.

THROMBÉLASTOGRAMME, *s.m.* Thromboelastogram.

THROMBÉLASTOGRAPHE, *s.m.* Thromboelastograph.

THROMBÉLASTOGRAPHIE, *s.f.* Thromboelastography.

THROMBINE, *s.f.* Thrombin, fibrin-ferment, thrombase, plasmase.

THROMBINE (épreuve à la). Thrombin test. → *Crosby (test de).*

THROMBINOFORMATION, *s.f.* Thrombin formation.

THROMBINOMIMÉTIQUE, *adj.* Thrombin-like.

THROMBO-AGGLUTINATION, *s.f.* Thrombo-agglutination.

THROMBO-AGGLUTININE, *s.f.* Thrombo-agglutinin.

THROMBO-ANGÉITE OBLITÉRANTE. Thrombo-angiitis obliterans, Buerger's disease.

THROMBO-ANGIOSE, *s.f.* Buerger's disease. → *thrombo-angéite oblitérante.*

THROMBO-ANTICORPS, *s.m.* Antiplatelet antibody.

THROMBO-AORTOPATHIE OCCLUSIVE. Takayasu's disease. → *Takayasu (maladie de).*

THROMBO-ARTÉRITE, *s.f.* Thromboarteritis.

THROMBO-ARTÉRITE JUVÉNILE. Buerger's disease. → *thrombo-angéite oblitérante.*

THROMBO-ASPIRATION, *s.f.* Thromboaspiration.

THROMBOCYTAIRE (série). Thrombocyte series.

THROMBOCYTE, *s.m.* Platelet. → *plaquette.*

THROMBOCYTÉMIE, *s.f.* Thrombocythaemia.

THROMBOCYTÉMIE ESSENTIELLE OU HÉMORRAGIQUE. Haemorrhagic or essential or idiopathic or primary thrombocythaemia, megakaryocytic leukaemia.

THROMBOCYTO-AGGLUTINATION, *s.f.* Thromboagglutination.

THROMBOCYTO-AGGLUTININE, *s.f.* Thromboagglutinin.

THROMBOCYTOLYSE, *s.f.* Thrombocytolysis.

THROMBOCYTOLYSINE, *s.f.* Thrombocytolysin.

THROMBOCYTOPÉNIE, *s.f.* Thrombopenia. → *thrombopénie.*

THROMBOCYTOPÉNIE-APLASIE RADIALE (syndrome de). Thrombocytopenia-radial aplasia syndrome, thrombocytopenia-absent radius syndrome, TAR syndrome, phocomelia-congenital hypoplastic thrombocytopenia syndrome.

THROMBOCYTOPÉNIE ESSENTIELLE OU IDIOPATHIQUE. Idiopathic thrombocytopenic purpura. → *purpura thrombopénique idiopathique.*

THROMBOCYTOPOIÈSE, *s.f.* Thrombocytopoiesis, thrombopoiesis.

THROMBOCYTOSE, *s.f.* Thrombocytosis.

THROMBODYNAMOGRAMME, *s.m.* Thromboelastogram.

THROMBODYNAMOGRAPHE, *s.m.* Thromboelastograph.

THROMBODYNAMOGRAPHIE, *s.f.* Thromboelastography.

THROMBO-ÉLASTOGRAMME, *s.m.* Thromboelastogram.

THROMBO-ÉLASTOGRAPHE, *s.m.* Thromboelastograph.

THROMBO-ÉLASTOGRAPHIE, *s.f.* Thromboelastography.

THROMBOEMBOLIQUE, *adj.* Thromboembolic.

THROMBO-ENDARTÉRIECTOMIE, *s.f.* Thromboendarteriectomy.

THROMBO-ENDOCARDITE, *s.f.* Marastic endocarditis. → *endocardite marastique.*

THROMBOGÈNE, *adj.* Thrombogenic.

THROMBOGÈNE, *s.m.* Prothrombin. → *prothrombine.*

THROMBOGENÈSE, *s.f.* Thrombogenesis, thrombopoiesis.

THROMBOGRAPHIE, *s.f.* Study of blood coagulation.

THROMBOKINASE, *s.f.* Thromboplastin. → *thromboplastine.*

THROMBOKININE, *s.f.* Thromboplastin. → *thromboplastine.*

THROMBOLYSE, *s.f.* Thrombolysis.

THROMBOLYSINE, *s.f.* 1° Plasmin. → *fibrinolysine. – 2° Thrombocytolysin.*

THROMBOLYTIQUE, *adj.* Thrombolytic.

THROMBOPATHIE, *s.f.* Thrombopathia, thrombopathy.

THROMBOPATHIE CONSTITUTIONNELLE DE VON WILLEBRAND-JURGENS. Von Willebrand's disease. → *Willebrand (maladie de von) ou Willebrand-Jurgens (maladie ou thrombopathie constitutionnelle de von).*

THROMBOPATHIE PSEUDO-WILLEBRAND II B. Pseudo von Willebrand disease.

THROMBOPÉNIE, *s.f.* Thrombopenia, thrombocytopenia, thrombopeny.

THROMBOPÉNIE ESSENTIELLE OU **IDIOPATHIQUE.** Essential thrombocytopenic purpura. → *purpura thrombopénique idiopathique.*

THROMBOPHILIE, *s.f.* Thrombophilia.

THROMBOPHILIE ESSENTIELLE. Nygaard-Brown syndrome.

THROMBOPHLÉBITE, *s.f.* Thrombophlebitis.

THROMBOPHLÉBITE MIGRATRICE. Phlebitis migrans. → *septicémie veineuse subaiguë.*

THROMBOPLASTINE, *s.f.* Thromboplastin, thromboplastic substance, thrombokinase, cytozym, cytozyme, zymoplastic substance, platelet tissue factor, thrombozyme.

THROMBOPLASTINE ENDOGÈNE. Intrinsic thromboplastin.

THROMBOPLASTINE EXOGÈNE. Extrinsic thromboplastin.

THROMBOPLASTINOFORMATION, *s.f.* Thromboplastino-formation.

THROMBOPLASTINOFORMATION (test de). Biggs and Douglas thromboplastinoformation test.

THROMBOPLASTINOGÉNASE, *s.f.* Thromboplastinogenase, factor III.

THROMBOPLASTINOGÉNASE TISSULAIRE. Tissue thromboplastin.

THROMBOPLASTINOGÈNE, *s.m.* Thromboplastinogen, factor VIII, antihaemophilic globulin A (AHG), antihaemophilic factor (AHF), antihaemophilic factor A, platelet cofactor I, plasma thromboplastin factor (PTF), plasma thromboplastin factor A, prothrombokinase, plastnokinin.

THROMBOPLASTIQUE, *adj.* Thromboplastic.

THROMBOPOÏÈSE, *s.f.* 1° Thrombopoiesis. → *thrombo-cytopoïèse.* – 2° Thrombogenesis. → *thrombogenèse.*

THROMBOPOÏÉTINE, *s.f.* Thrombopoietin.

THROMBOSCLÉROSE STÉNOSANTE. Phlebosclerosis. → *phlébosclérose.*

THROMBOSE, *s.f.* Thrombosis.

THROMBOSE AGONIQUE. Agonal thrombosis, Ribbert's thrombosis.

THROMBOSE EXTENSIVE. Creeping thrombosis, propagating thrombosis.

THROMBOSE INFECTIEUSE. Infective thrombosis.

THROMBOSE MARASTIQUE. Marantic thrombosis, marasmic thrombosis, atrophic thrombosis.

THROMBOSE MÉSENTÉRIQUE. Mesenteric thrombosis.

THROMBOSES MULTIPLES DISSÉMINÉES. Jumping thrombosis.

THROMBOSE PLAQUETTAIRE. Plate thrombosis, platelet thrombosis.

THROMBOSE POST-EMBOLIQUE. Embolic thrombosis.

THROMBOSE PAR STASE. Dilatation thrombosis.

THROMBOSE VEINEUSE PAR COMPRESSION. Compression thrombosis.

THROMBOSES VEINEUSES RÉCIDIVANTES (maladie des). Phlebitis migrans. → *septicémie veineuse subaiguë.*

THROMBOSPONDINE, *s.f.* Thrombospondin.

THROMBOSTASE, *s.f.* Thrombostasis.

THROMBOSTATIQUE, *adj.* Preventing clot formation.

THROMBOSTHÉNINE, *s.f.* Thrombosthenin.

THROMBOTEST D'OWREN. Owren's thrombotest.

THROMBOXANE, *s.f.* ou *m.* Thromboxane. – *thromboxane A_2* (TXA_2 ou $TBXA_2$). Thromboxane A_2. – *thromboxane B_2* (TXB_2 ou $TBXB_2$). Thromboxane B_2.

THROMBOZYME, *s.f.* Thrombozyme. → *thromboplastine.*

THROMBUS, *s.m.* Thrombus.

THROMBUS ANTE MORTEM. Ante mortem thrombus, ante mortem clot.

THROMBUS BILIAIRE. Bile thrombus.

THROMBUS BLANC. Blood-plate thrombus, plate or platelet, thrombus, autochtonous thrombus, white thrombus, white clot, pale thrombus, globulin thrombus, haematoblastic thrombus, platelet plug, haemostatic plug.

THROMBUS DE CONGLUTINATION. White clot. → *thrombus blanc.*

THROMBUS ENVAHISSANT OU **EXTENSIF.** Propagated thrombus.

THROMBUS FEUILLETÉ. Laminated thrombus, mixed thrombus, stratified thrombus, fibrolaminar thrombus, laminated clot, mixed clot, stratified clot, fibrolaminar clot.

THROMBUS GÉLATINEUX. Currant jelly thrombus, currant jelly clot.

THROMBUS EN GRELOT INTRA-CARDIAQUE. Ball thrombus, ball-valve thrombus, globoid thrombus, globular thrombus.

THROMBUS MIXTE. Mixed platelet-fibrin plug.

THROMBUS MURAL. Mural thrombus.

THROMBUS OBLITÉRANT. Obstructive thrombus or clot, obstructing thrombus or clot.

THROMBUS ORGANISÉ. Organized thrombus.

THROMBUS PARIÉTAL. Lateral thrombus, parietal thrombus.

THROMBUS POST-MORTEM. Post mortem thrombus or clot.

THROMBUS DE PROPAGATION. Propagated thrombus.

THROMBUS ROUGE. Red thrombus, progressive thrombus, coral thrombus, red clot, fibrin clot, fibrin or fibrinous thrombus, haematostatic thrombus, passive clot.

THROMBUS STRATIFIÉ. Laminated thrombus. → *thrombus feuilleté.*

THROMBUS EN Y. Saddle thrombus, riding thrombus.

THS. HRT.

THURE BRANDT (position de). Thure Brandt's position.

THURY (loi de). Thury's law.

THYGESON (kératite de). Thygeson's keratitis.

THYMECTOMIE, *s.f.* Thymectomy.

THYMIE, *s.f.* Thymia.

THYMINE, *s.f.* Thymin, thymopoietin.

THYMIQUE, *adj.* Thymic.

THYMIQUE (asthme). Laryngospasm. → *laryngospasme.*

THYMIQUES (hormones). Thymic hormones, thymic lymphopoietic factor.

THYMO-ANALEPTIQUE, *adj.* Antidepressant.

THYMOCYTE, *s.m.*Thymocyte. → *thymocyte T.*

THYMOCYTOME, *s.m.* Thymoma formed by thymocytes.

THYMODÉPENDANT, ANTE, *adj.* Thymus-dependent.

THYMOÉPITHÉLIOME, *s.m.* Thymoma formed by epithelial elements.

THYMOL (réaction au t. de Mac Lagan). Thymol turbidity test, Mac Lagan's test.

THYMOLEPTIQUE, *adj.* et *s.m.* Thymoleptic.

THYMOLIPOME, *s.m.* Thymolipoma.

THYMOLYMPHATIQUE (état ou **syndrome), THYMOLYMPHATISME,** *s.m.* Status thymicolymphaticus, thymicolymphatic state, struma thymicolymphatica.

THYMOME, *s.m.* Thymoma.

THYMOPARATHYROÏDECTOMIE, *s.f.* Thymectomy with parathyroidectomy.

THYMOPOÏÉTINE, *s.f.* Thymin, thymopoietin.

THYMOPRIVE, *adj.* Thymoprivous, thymoprivic.

THYMOSINE, *s.f.* Thymosin.

THYMUS, *s.m.* Thymus.

THYMUS (persistance du). Thymus struma.

THYRÉOCÈLE, *s.f.* Goitre. → *goitre.*

THYRÉOGÈNE, *adj.* Thyrogenic, thyrogenous.

THYRÉOGLOBULINE, *s.f.* Thyroglobulin.

THYRÉOLIBÉRINE, *s.f.* TRF. → *facteur déclenchant la sécrétion de thyréostimuline.*

THYRÉOPATHIE, *s.f.* Thyropathy.

THYRÉOPATHIE ENDÉMIQUE. Endemic tyropathy.

THYREOPHYMA ACUTUM. Thyroiditis.

THYRÉOPRIVE, *adj.* Thyroprivic, thyroprivous, thyroprival.

THYRÉOPTOSE, *s.f.* Thyroptosis.

THYRÉOSE INVOLUTIVE. Hashimoto's disease. → *Hashimoto (goitre lymphomateux de).*

THYRÉOSTIMULINE, *s.f.* Thyrotropin. → *thyréotrope (hormone).*

THYRÉOSTIMULINE (syndrome de sécrétion inappropriée de). Inappropriate secretion of thyrotropin syndrome.

THYRÉOSTIMULINE (test à la). Thyroid-stimulating hormone test, TSH test.

THYRÉOTOXICOSE, *s.f.* Thyrotoxicosis.

THYRÉOTOXICOSE PRIMAIRE. Primary thyrotoxicosis.

THYRÉOTOXICOSE SECONDAIRE. Secondary thyrotoxicosis.

THYRÉOTROPE, *adj.* Thyreotrope, thyrotropic.

THYRÉOTROPE (hormone). Thyrotropic hormone, thyrotrophic hormone, thyroid stimulating hormone, TSH, thyrotropin, tyrotrophin.

THYRÉOTROPHINE, *s.f.* Thyrotropin. → *thyréotrope (hormone).*

THYROCALCITONINE, *s.f.* Calcitonin, thyrocalcitonin.

THYROCYTE, *s.m.* Thyrocyte.

THYROCALCITONINE (syndrome d'hypersécrétion de). Thyrocalcitonin excess syndrome.

THYROFRÉNATEUR, *adj.* et *s.m.* Thyro-inhibitory.

THYROGÈNE, *adj.* Thyrogenic. → *thyréogène.*

THYROGLOBULINE, *s.f.* Thyroglobulin.

THYROÏDE, *adj.* Thyroid.

THYROÏDECTOMIE, *s.f.* Thyroidectomy.

THYROÏDIEN, IENNE, *adj.* Thyroid.

THYROÏDISME, *s.m.* Thyroidism.

THYROÏDISME AIGU POST-OPÉRATOIRE. Thyroid crisis. → *basedowisme aigu.*

THYROÏDITE, *s.f.* Thyroiditis.

THYROÏDITE AUTO-IMMUNE. Hashimoto's disease. → *Hashimoto (goitre lymphomateux de).*

THYROÏDITE CANCÉRIFORME DE TAILHEFER. Riedel's disease. → *Riedel-Tailhefer (maladie de).*

THYROÏDITE À CELLULES GÉANTES. De Quervain's thyroiditis. → *Quervain (thyroïdite subaiguë de de).*

THYROÏDITE CHRONIQUE DE HASHIMOTO. Hashimoto's disease. → *Hashimoto (goitre lymphomateux de).*

THYROÏDITE GRANULOMATEUSE. De Quervain's thyroiditis. → *Quervain (thyroïdite subaiguë de de)*

THYROÏDITE LIGNEUSE DIFFUSE OU SCLÉREUSE. Riedel's disease. → *Riedel-Tailhefer (maladie de).*

THYROÏDITE PARASITAIRE. Chagas's disease. → *Chagas (maladie de).*

THYROÏDITE PSEUDOTUBERCULEUSE. De Quervain's thyroiditis. → *Quervain (thyroïdite subaiguë de).*

THYROÏDITE SCLÉREUSE. Riedel's disease. → *Riedel-Tailhefer (maladie de).*

THYROÏDITE SUBAIGUË DE DE QUERVAIN. De Quervain's thyroiditis. → *Quervain (thyroïdite subaiguë de de).*

THYROÏDOSE CHRONIQUE DE HASHIMOTO OU THYROÏDOSE INVOLUTIVE. Hashimoto's disease. → *Hashimoto (goitre lymphomateux de).*

THYROÏDOTHÉRAPIE, *s.f.* Thyroidotherapy, thyrotherapy.

THYROÏTOXÉMIE, *s.f.* Thyroid crisis. → *basedowisme aigu.*

THYROPATHIE, *s.f.* Thyropathy.

THYROPEROXYDASE, *s.f.* Thyroperoxidase.

THYROTOMIE, *s.f.* Laryngofission. → *laryngofissure.*

THYROTOXICOSE, *s.f.* Thyrotoxicosis.

THYROTOXIQUE (crise). Thyroid crisis. → *basedowisme aigu.*

THYROTROPE, *adj.* Thyrotropic. → *thyréotrope.*

THYROXINE, *s.f.* Thyroxin, thyroxine, T_4, tetraiodothyronine.

THYROXINÉMIE, *s.f.* Thyroxinaemia.

THYROXINIEN, IENNE, *adj.* Thyroxinic.

THYROXINO-FORMATION, *s.f.* Thyroxin-formation.

THYROXINOTHÉRAPIE, *s.f.* Thyroxin-therapy.

TIBIA, *s.m.* Tibia.

TIBIA EN FOURREAU OU EN LAME DE SABRE. Saber tibia, saber-shaped tibia, sabre tibia, saber shin, boomerang leg, Fournier's sign.

TIBIA DES TRANCHÉES. Trench fever. → *fièvre des tranchées.*

TIBIA VARA. Tibia vara, osteochondrosis deformans tibiae, Blount's disease, non rachitic, bowleg, osteochondrosis of the tibia (deformative).

TIBIAL, ALE, *adj.* Tibial.

TIBIAL ANTÉRIEUR (syndrome). Anterior tibial syndrome, anterior tibial compartment syndrome.

TIC, *s.m.* Tic, habit chorea, tic chorea.

TICS (maladie des). Gilles de la Tourette's disease, habit spasm, habit tic, Guinon's disease, psychic tic, psychomotor tic, maladie des tics, tic de Guinon.

TIC DOULOUREUX DE LA FACE. Epileptiform trigeminal neuralgia, face ague, tic douloureux.

TIC ROTATOIRE. Spasmodic torticollis. → *torticolis spasmodique.*

TIC DE SALAAM. Nodding spasm. → *spasmes en flexion (syndrome des).*

TIETZ (syndrome de). Tietz's syndrome.

TIETZE (syndrome de). Tietze's disease or syndrome.

TIFFENEAU (épreuve de). Mesure of timed vital capacity.

TIGEDITE, *s.f.* Stiffness of the neck in the tetanus.

TILLAUX ET PHOCAS (maladie de). Cystic disease of the breast. → *kystique de la mamelle (maladie).*

TIMBRE, *s.m.* Patch.

TIMI (score). TIMI score.

TINEA ALBIGENA. Tinea albigena.

TINEA FLAVA. Tinea flava, tropical pityriasis versicolor, microsporosis flava, achromia squamosa, hodipotsy.

TINEA IMBRICATA. Tinea imbricata. → *tokélau.*

TINEA NIGRA. Tinea nigra.

TINEA PEDIS. Athletic foot. → *pied d'athlète.*

TINEL (signe de). Tinel's sign, distal tingling on percussion, formication sign.

TINTEMENT MÉTALLIQUE. Metallic tinkling.

TINU (syndrome). TINU syndrome, Kikkawa's syndrome.

TIQUE, *s.f.* Tick.

TIQUES (fièvre à). Tick fever. → *fièvre par morsures de tiques.*

TIQUES AFRICAINES (fièvre à). Tick bite fever of Africa. → *fièvre à tiques africaines.*

TIRAGE, *s.m.* Inspiratory recession of the chest wall in obstruction of the larynx.

TIROIR (signes du). To and fro abnormal movement: 1° in the pseudarthrosis of the neck of the femur; 2° in the rupture of the crucial ligaments of the knee joint.

TISANE, *s.f.* Tisane. – *t. composée.* Apozem. → *apozème.*

TISELIUS (méthode de). Tiselius's method. → *électrophorèse libre ou de frontière.*

TISSU, *s.m.* Tissue.

TISSU-CIBLE, *s.m.* Target tissue.

TISSU LYMPHOÏDE. Lymphoid tissue.

TISSULAIRE, *adj.* Tissular.

TIT. Initials of « test d'immobilisation des tréponèmes » ; Nelson's test.

TITILLOMANIE, *s.f.* Titillomania.

Tl. Chemical symbol for thallium.

TM. Tm. Maximum tubular excretory capacity. → *capacité tubulaire maximum.*

TML. Leukocytes migration test. → *leucocytes (test de migration des).*

TOCOGRAPHIE, *s.f.* Tocography.

TOCOLOGIE, *s.f.* Tocology.

TOCOLYSE, *s.f.* Tocolysis.

TOCOPHÉROL, *s.m.* Tocopherol. → *vitamine E.*

TODD (démarche de). Paralytic gait.

TODD (paralysie de). Todd's paralysis. → *paralysie de Todd.*

TOGAVIRIDÉS, *s.m. pl.* Togaviridae.

TOGAVIRUS, *s.m. Togavirus.*

TOKÉLAU, *s.m.* Tinea imbricata, Malabar itch, Tokelau ringworm, scaly ringworm, Bowditch island ringworm, Burmese ringworm, Chinese ringworm, Indian ringworm, Oriental ringworm, tropical tinea circinata, herpes desquamans.

TOLBUTAMIDE (épreuve de tolérance au). Intravenous tolbutamide test.

TOLÉRANCE, *s.f.* Tolerance.

TOLÉRANCE AU GLUCOSE (test de). Glucose tolerance test.

TOLÉRANCE À L'HÉPARINE IN VITRO (test de). Waugh-Ruddick test.

TOLÉRANCE À L'HÉPARINE IN VIVO (test de). De Takat's test.

TOLÉRANCE HYDROCARBONÉE. Assimilation or saturation limit for glucids.

TOLÉRANCE IMMUNITAIRE OU IMMUNOLOGIQUE. Immunological or immunologic tolerance, immunotolerance, immune or immunological paralysis, specific immunological unresponsiveness.

TOLÉRANCE AU SULFATE DE PROTAMINE (test de). Protamine sulfate tolerance test.

TOLÉROGÈNE, *adj.* Tolerogenic. – *s.m.* Tolerogen.

TOLOSA ET HUNT (syndrome ou ophtalmoplégie douloureuse de). Tolosa-Hunt syndrome, painful ophtalmoplegia.

TOMASELLI (maladie de). Tomaselli's disease.

TOMENTEUX, EUSE, *adj.* Tomentose, tomentous.

...TOMIE, *suffixe.* – tomy.

TOMMIERS (dengue des). Bouchet's disease. → *pseudotyphoméningite des porchers.*

TOMODENSIMÈTRE, *s.m.* Scanner.

TOMODENSITOMÉTRIE, *s.f.* Scanography. → *scanographie.*

TOMO-ÉCHOGRAPHIE, *s.f.* Two dimensional echography. → *échographie bidimensionnelle.*

TOMOGRAMME, *s.m.* Tomogram.

TOMOGRAPHIE, *s.f.* Tomography, body section radiography, analytical radiography, laminagraphy, planigraphy, radiotomy, stratigraphy, vertigraphy, section roentgenography, sectional roentgenography, sectional radiography, X-ray focusing, body section roentgenography.

TOMOGRAPHIE AXIALE TRANSVERSE COUPLÉE AVEC ORDINATEUR OU AVEC CALCULATEUR INTÉGRÉ. Scanography. → *scanographie.*

TOMOGRAPHIE D'ÉMISSION GAMMA. Gamma-rays emission transaxial tomography.

TOMOGRAPHIE MIOCARDIQUE SYNCHRONISÉE. Gated SPECT.

TOMOGRAPHIE PAR ÉMISSION DE POSITRONS. Positron emission transaxial tomography, PETT.

TOMOGRAPHIE NUMÉRISÉE À ÉMETTEUR GAMMA. SPECT, simple photon emission computed tomography.

TOMOGRAPHIE PAR ULTRASONS. Two dimensional echography. → *échographie bidimensionnelle.*

TOMOSCINTIGRAPHIE MYOCARDIQUE SYNCHRONISÉE. Gated SPECT.

TONAPHASIE, *s.f.* Tonaphasia.

TONDANTE, *s.f.* Ringworm of the scalp. → *trichophytie du cuir chevelu.*

TONICARDIAQUE, *adj.* et *s.m.* Cardiotonic, cardiac tonic.

TONICITÉ, *s.f.* Tone, tonus, myogenic tonus.

TONIQUE, *adj.* et *s.m.* Tonic.

TONIQUE (convulsion). Tonic spasm. → *tonisme.*

TONIQUE (crise). Cerebellar fit. → *crise postérieure.*

TONIQUE (spasme). Tonic spasm. → *tonisme.*

TONISME, *s.m.* Tonic spasm, tetanic spasm, tonic convulsion.

TONOFIBRILLE, *s.f.* Tonofibril.

TONOFILAMENT, *s.m.* Tonofilament.

TONOGRAPHIE, *s.f.* Tonography.

TONOLYSE, *s.f.* Osmotic lysis.

TONOMÉTRIE, *s.f.* Tonometry.

TONOSCOPIE, *s.f.* Tonoscopy.

TONOTROPE, *adj.* Pertaining to myogenic tonus.

TONSILLE, *s.f.* Tonsil. → *amygdale.*

TONSILLECTOMIE, *s.f.* Tonsillectomy. → *amygdalectomie.*

TONSILLOTOME, *s.m.* Tonsillotome. → *amygdalotome.*

TONSILLOTOMIE, *s.f.* Tonsillotomy. → *amygdalotomie.*

TONUS, *s.m.* Tone, tonicity, tonus.

TONUS MUSCULAIRE. Myogenic tonus, tonus.

TOPECTOMIE, *s.f.* Topectomy.

TOPHACÉES (concrétions). Tophus.

TOPHOLIPOME, *s.m.* Topholipoma.

TOPHUS, *s.m.; pl.* **TOPHUS.** Tophus (*pl.* tophi), tophic concretion.

TOPIQUE, *adj.* Topic, topical.

TOPOALGIE, *s.f.* Topalgia, topoalgia.

TOPOESTHÉSIE, TOPOGNOSIE, *s.f.* Topaesthesia, topognosis.

TOPO-ISOMÉRASE, *s.f.* Topoisomerase.

TOPOLANSKI (signe de). Conjunctival congestion in exophthalmic goiter.

TOPOPHOBIE, *s.f.* Topophobia.

TOPOPHYLAXIE, *s.f.* Topophylaxis.

TORCH (syndrome). TORCH syndrome.

TORKILDSEN (opération de). Torkildsen's operation.

TORMINEUX, EUSE, *adj.* Torminal, torminous.

TORNWALDT (angine de). Tornwaldt's bursitis or disease, tornwaldtitis, pharyngeal bursitis.

TORPIDE, *adj.* Torpid.

TORSADE DE POINTES. Twisting spikes, twisted points, torsade de pointes, wave burst arrhythmia.

TORTICOLIS, *s.m.* Torticollis, wryneck, caput distortum, caput obstipum.

TORTICOLIS AURICULAIRE. Torticolli in otitis media suppurativa.

TORTICOLIS CUTANÉ. Dermatogenic torticollis.

TORTICOLIS (faux). Spurious torticollis.

TORTICOLIS HYSTÉRIQUE. Hysteric torticollis, hysterical torticollis, psychogenic torticollis.

TORTICOLIS MENTAL. Mental torticollis.

TORTICOLIS MUSCULAIRE. Myogenic torticollis.

TORTICOLIS NASOPHARYNGIEN. Grisel's disease. → *Grisel (maladie de).*

TORTICOLIS « OSSEUX ». Spurious torticollis.

TORTICOLIS SPASMODIQUE. Spasmodic torticollis, intermittent torticollis, torticollis spastica, rotary spasm, rotary tic.

TORULOPSIDOSE, *s.f.* Cryptococcosis. → *cryptococcose.*

TORULOSE, *s.f.* Cryptococcosis. → *cryptococcose.*

TORUS MANDIBULAIRE. Torus mandibularis.

TORUS PALATIN. Torus palatinus.

TOUCHER, *s.m.* Touch.

TOUCHER COMBINÉ. Double touch.

TOUCHER RECTAL. Rectal touch.

TOUCHER VAGINAL. Vaginal touch.

TOUCHER VAGINAL COMBINÉ AU PALPER ABDOMINAL. Conjoined manipulation.

TOUCHER VÉSICAL. Vesical touch.

TOUPET (opération de). Babcock's operation.

TOUPIE (bruit de). Venous hum. → *diable (bruit de).*

TOURAINE (syndrome de). Osteoanychodysplasia. → *onycho-ostéodysplasie héréditaire.*

TOURAINE, SOLENTE ET GOLÉ (syndrome de). Touraine-Solente-Golé syndrome. → *pachydermie plicaturée avec pachypériostose de la face et des extrémités.*

TOURETTE (maladie de Gilles de la). Habit tic. → *tics (maladie des).*

TOURILLON, *s.m.* Trunion.

TOURISTA, *s.f.* Turista.

TOURNAY (réaction ou réflexe de). Tournay's sign.

TOURNIOLE, *s.f.* Runaround.

TOURNIQUET, *s.m.* 1° Tourniquet. – 2° Paralysing vertigo. → *vertige paralysant.*

TOURTEREAU, *s.m.* Tanner's ulcer. → *rossignol des tanneurs.*

TOUT OU RIEN (loi du). All-or-none law, all-or-nothing law or relation, Bowditch's law.

TOUX, *s.f.* Cough.

TOUX AURICULAIRE. Ear cough.

TOUX BITONALE. Double tonal cough.

TOUX ÉMÉTISANTE. Morton's cough.

TOUX FÉRINE. Barking cough, cynobex.

TOUX GASTRIQUE. Stomach cough.

TOUX HUMIDE. Moist cough, wet cough, productive cough.

TOUX HYSTÉRIQUE. Sydenham's cough.

TOUX DE MORTON. Morton's cough.

TOUX PLEURÉTIQUE. Pleuritic cough.

TOUX RÉFLEXE. Reflex cough.

TOUX SÈCHE. Dry cough.

TOUX SÈCHE (petite). Hacking cough, tussiculation.

TOUX UTÉRINE. Uterine cough.

TOWNES-BROCKS (syndrome de). Townes-Brocks syndrome.

TOXALBUMINE, *s.f.* Toxalbumin.

TOXÉMIE, *s.f.* Toxaemia.

TOXÉMIE GRAVIDIQUE. Toxaemia of pregnancy, gestational toxicosis, gestosis.

TOXIBACTÉRIOTHÉRAPIE, *s.f.* Bacterial toxitherapy.

TOXICITÉ, *s.f.* Toxicity.

TOXICODERMIE, *s.f.* Toxiderma. → *toxidermie.*

TOXICOLOGIE, *s.f.* Toxicology.

TOXICOMANIAQUE, *s.m.* ou *f.* Toxicomaniac.

TOXICOMANIE, *s.f.* Toxicomania, drug habit, addiction.

TOXICOMANOGÈNE, *adj.* Producing toxicomania.

TOXICOPHOBIE, *s.f.* Toxicophobia.

TOXICOPHORE, *adj.* Toxiferous.

TOXICOSE, *s.f.* 1° Endogenic toxicosis. – 2° Cholera infantum.

TOXICOSE AIGUË DU NOURRISSON. Cholera infantum.

TOXIDERMIE, *s.f.* Toxiderma, toxidermia, toxicodermatitis, toxicodermatosis, toxicodermia, toxicodermitis, toxidermitis.

TOXIDERMIE BROMO-POTASSIQUE VÉGÉTANTE. Granuloma gluteale infantum.

TOXIE, *s.f.* Variety of toxin unit.

TOXIGÈNE, *adj.* Toxigenic, toxigenous.

TOXI-INFECTION, *s.f.* Toxinfection, toxi-infection, toxo-infection.

TOXINE, *s.f.* Toxin.

TOXINHÉMIE, *s.f.* Toxinaemia.

TOXINIQUE, *adj.* Toxinic.

TOXINOGENÈSE, *s.f.* Toxinogenesis.

TOXINOSE DU SOMMEIL. Spleeping sickness. → *sommeil (maladie du).*

TOXINOTHÉRAPIE, *s.f.* Toxitherapy, toxinotherapy.

TOXIQUE, *adj.* Toxic, toxical.

TOXIQUE DES MATIÈRES ORGANIQUES (syndrome). Organic dust toxic syndrome.

TOXITHÉRAPIE, *s.f.* Toxitherapy. → *toxinothérapie.*

TOXITUBERCULIDE, *s.f.* Tuberculid. → *tuberculide.*

TOXO-ALLERGIE, *s.f.* Allergy (or hypersensitivity) to toxic substances, toxin allergy.

TOXOCAROSE, *s.f.* Toxocariasis.

TOXOGÉNINE, *s.f.* Toxogenin, sensibilisin, anaphylactic antibody.

TOXOÏDE, *s.f.* Toxoid.

TOXOLYSE, *s.f.* Toxolysis.

TOXOMIMÉTIQUE, *adj.* Toxicomimetic.

TOXONE, *s.f.* Toxon, toxone.

TOXO-PACHY-OSTÉOSE DIAPHYSAIRE TIBIO-PÉRONIÈRE. Weismann-Netter's syndrome or dysostosis, Weissmann-Netter and Stuhl syndrome, tibioperoneal diaphyseal toxopachyostosis, toxopachy, dwarfism with congenital anterior bowing of the legs.

TOXOPHOBIE, *s.f.* Toxicophobia, toxiphobia.

TOXOPHORE. 1° *adj.* Toxophorous. – 2° *s.m.* Toxophore group.

TOXOPLASME, *s.m.* Toxoplasma.

TOXOPLASMOSE, *s.f.* Toxoplasmosis.

TOXURIE, *s.f.* Toxuria. → *urémie.*

TOYNBEE (épreuve de). Toynbee's experiment.

TP. Prothrombin index.

T-PA. t-PA. → *activateur tissulaire du plasminogène.*

TPHA. *Treponema pallidum* haemagglutination assay. TPHA.

TPI. Nelson's test. → *Nelson ou Nelson Mey (réaction ou test de).*

TR. Rectal touch.

TRABÉCULE, *s.f.* Trabecula.

TRABÉCULECTOMIE, *s.f.* Trabeculectomy.

TRABÉCULOTOMIE, *s.f.* Trabeculotomy.

TRACÉ, *s.m.* Line, tracing, record, pattern.

TRACEUR, *s.m.* Tracer, marker. → *marqueur.*

TRACHÉE, *s.f.* Trachea.

TRACHÉE (signe de la). Tracheal tugging, Oliver's sign, Porter's sign.

TRACHÉITE, *s.f.* Tracheitis.

TRACHELHÉMATOME, *s.m.* Trachelhaematoma.

TRACHÉLISME, *s.m.* Trachelism, trachelismus.

TRACHÉLOPEXIE LIGAMENTEUSE. Trachelopexy, trachelopexia.

TRACHÉLOPLASTIE, *s.f.* Tracheloplasty.

TRACHÉLORRAPHIE, *s.f.* Trachelorrhaphy, Emmet's operation.

TRACHÉOBRONCHITE, *s.f.* Tracheobronchitis.

TRACHÉOBRONCHITE FULGURANTE. Acute fulminating laryngo-tracheo-bronchitis.

TRACHÉOBRONCHOSCOPIE, *s.f.* Tracheobronchoscopy.

TRACHÉOCÈLE, *s.f.* Tracheocele.

TRACHÉOFISTULISATION, *s.f.* Tracheofistulization.

TRACHÉOMALACIE, *s.f.* Tracheomalacia.

TRACHÉOPATHIE OSTÉOPLASTIQUE. Tracheopathia osteoplastica.

TRACHÉOPLASTIE, *s.f.* Tracheoplasty.

TRACHÉOSCOPIE, *s.f.* Tracheoscopy.

TRACHÉOSTÉNOSE, *s.f.* Tracheostenosis.

TRACHÉOSTOMIE, *s.f.* Tracheostomy.

TRACHÉOTOMIE, *s.f.* Tracheotomy.

TRACHYONYCHIE, *s.f.* Trachyonychia.

TRACHOME, *s.m.* Trachoma, Egyptian ophthalmia or conjunctivitis, granular conjunctivitis, trachomatous conjunctivitis, conjunctivitis granulosa, granular ophthalmia, granular lids, Arlt's trachoma, granular trachoma, follicular trachoma.

TRACTION, *s.f.* Traction.

TRACTION DE LA LANGUE. Tongue traction.

TRACTOTOMIE, *s.f.* Tractotomy.

TRACTOTOMIE PÉDONCULAIRE PYRAMIDALE. Pyramidal tractotomy.

TRACTOTOMIE PÉDONCULAIRE SPINOTHALAMIQUE. Spinothalamic tractotomy.

TRACTOTOMIE TRIGÉMINALE. Trigeminal tractotomy, descending root tractotomy, Sjöqvist's tractotomy.

TRACTUS, *s.m.* Tractus.

TRADUCTION, *s.f.* Translation.

TRAGUS, *s.m.* Tragus.

TRAINING AUTOGÈNE. Autogenous training.

TRAIT, *s.m.* Trait.

TRAITEMENT, *s.m.* Treatment.

TRAITEMENT CONSERVATEUR. Conservative medication.

TRAITEMENT D'ENTRETIEN. Maintenance therapy.

TRAITEMENT D'ÉPREUVE. Diagnosis ex juvantibus.

TRAITEMENT À LONG TERME. Long term therapy.

TRAMITE, *s.f.* Tramitis.

TRANCHÉES, *s.f. pl.* Tormina.

TRANCHÉES UTÉRINES. Post-partum tormina, afterpains.

TRANQUILLISANT, *s.m.* Tranquilizer.

TRANSAMINASE, *s.f.* Transaminase, aminopherase.

TRANSAMINASE ASPARTIQUE CÉTOGLUTARIQUE ou **GLUTAMIQUE OXALACÉTIQUE.** Glutamic oxalacetic transaminase, GOT.

TRANSAMINASE GLUTAMIQUE-PYRUVIQUE. Glutamic-pyruvic transaminase, GPT.

TRANSAMINATION, *s.f.* Transamination.

TRANSCOBALAMINE, *s.f.* Transcobalamin.

TRANSCORTINE, *s.f.* Transcortin.

TRANSCRIPTASE INVERSE ou **REVERSE.** Reverse transcriptase.

TRANSCRIPTION, *s.f.* Transcription.

TRANSDUCTION, *s.f.* Transduction.

TRANSFECTION, *s.f.* Transfection.

TRANSFÉRASE, *s.f.* Transferase.

TRANSFERRINE, *s.f.* Transferrin. → *sidérophiline.*

TRANSFERINE DÉFICIENTE EN HYDRATE DE CARBONE. Carbohydrate deficient transferrin.

TRANSFERT, *s.m.* (psychanalyse).Transference, displacement.

TRANSFERT NORMAL DES LYMPHOCYTES (test du). Normal lymphocyte transfert test.

TRANSFIXION, *s.f.* Transfixion.

TRANSFORATION, *s.f.* Transforation.

TRANSFORMATION BLASTIQUE DES LYMPHOCYTES IN VITRO. Blast transformation of lymphocytes.

TRANSFORMATION CALCAIRE. Calcification.

TRANSFORMATION LYMPHOBLASTIQUE (test de la). Blast transformation of lymphocytes.

TRANSFORMATION DES LYMPHOCYTES IN VITRO. Blast transformation of lymphocytes.

TRANSFORMISME, *s.m.* Lamarck's theory of evolution, lamarckism.

TRANSFUSION, *s.f.*, **TRANSFUSION SANGUINE.** Transfusion, blood transfusion, drip transfusion.

TRANSFUSION (accidents rénaux de la). Transfusion nephritis.

TRANSFUSION DIRECTE (de bras à bras). Direct transfusion, immediate transfusion.

TRANSFUSION INTRAMÉDULLAIRE. Bone-marrow transfusion.

TRANSFUSION DE SANG CONSERVÉ. Indirect transfusion, mediate transfusion.

TRANSFUSIONNEL, ELLE, *adj.* Transfusional.

TRANSGENÈSE, *s.f.* Transgenesis.

TRANSGÉNIQUE, *adj.* Transgenic.

TRANSILLUMINATION, *s.f.* Transillumination, translumination, diaphanoscopy, diascopy.

TRANSIT, *s.m.* Transit.

TRANSIT LIPIDIQUE (épreuve du). Warter-Métais test.

TRANSIT DE LA VITAMINE B_{12} MARQUÉE (épreuve ou test du). Radioactive vitamine B_{12} uptake test.

TRANSLOCATION, *s.f.* Translocation.

TRANSLOCATION ÉQUILIBRÉE. Balanced translocation.

TRANSLOCATION RÉCIPROQUE. Reciprocal translocation.

TRANSLOCATION ROBERTSONIENNE. Robertsonian translocation.

TRANSLOCATION 9/22. Philadelphia chromosome. → *chromosome Philadelphie.*

TRANSLOCATION 13/22. Polydyspondylism.

TRANSLOCATION 21/22 ET 21/15. Mongolism. → *mongolisme.*

TRANSMEMBRANAIRE, *adj.* Transmembrane.

TRANSMÉSOCOLIQUE, *adj.* Through the transverse mesocolon.

TRANSMÉTHYLATION, *s.f.* Transmethylation.

TRANSMURAL, ALE, *adj.* Transmural.

TRANSPARENCE AUX RAYONS X. Radioparency.

TRANSPARENT AUX RAYONS X. Radioparent.

TRANSPÉRITONÉAL, ALE, *adj.* Transperitoneal.

TRANSPIRATION, *s.f.* Transpiration.

TRANSPLANT, *s.m.* Transplant.

TRANSPLANT (crise du). Graft rejection.

TRANSPLANTATION, *s.f.* Transplantation.

TRANSPLANTATION ALLOGÉNIQUE. Homotransplantation. → *homotransplantation.*

TRANSPLANTATION AUTOLOGUE. Autotransplantation. → *autotransplantation.*

TRANSPLANTATION HÉTÉROLOGUE. Heterotransplantation. → *hétérotransplantation.*

TRANSPLANTATION HÉTÉROTOPIQUE. Heterotopic transplantation.

TRANSPLANTATION HOMOLOGUE. Homotransplantation. → *homotransplantation.*

TRANSPLANTATION ISOGÉNIQUE. Isotransplantation. → *isotransplantation.*

TRANSPLANTATION ISOLOGUE. Isotransplantation. → *isotransplantation.*

TRANSPLANTATION MUSCULAIRE. Muscular transplantation.

TRANSPLANTATION ORTHOTOPIQUE. Orthotopic transplantation, homotopic transplantation.

TRANSPLANTATION XÉNOGÉNIQUE. Heterotransplantation. → *hétérotransplantation.*

TRANSPLEURAL, ALE, *adj.* Transpleural.

TRANSPORT (mal des). Motion sickness. → *mal des transports.*

TRANSPORTEUR D'HYDROGÈNE. Hydrogen carrier.

TRANSPORTEUR MÉCANIQUE. Mechanical vector.

TRANSPOSITION ARTÉRIELLE OU DES GROS VAISSEAUX DU CŒUR. Transposition of the great vessels (or of the great arteries) of the heart.

TRANSPOSITION CORRIGÉE DES GROS VAISSEAUX. Corrected transposition of the great vessels, mixed laevocardia.

TRANSPOSITION DES VISCÈRES. Visceral inversion. → *situs inversus.*

TRANSPOSON, *s.m.* Transposon.

TRANSSEXUALISME, *s.m.* Transsexualism.

TRANSSONNANCE PERCUTATOIRE. Auscultatory percussion. → *percussion auscultatoire.*

TRANSSUDAT, *s.m.* Transudate.

TRANSSYNAPTIQUE, *adj.* Transsynaptic.

TRANSTHERMIE, *s.f.* Diathermy. → *diathermie.*

TRANSTHYRÉTINE, *s.f.* Transthyretin.

TRANSURÉTRAL, ALE, *adj.* Endourethral, transurethral.

TRANSVATÉRIEN, ENNE, *adj.* Transvaterian.

TRANSVESTISME, *s.m.* Transvestism.

TRAPÈZE (muscle). Trapezius muscle.

TRAPPAGE, *s.m.* Trapping, air trapping.

TRAUBE (cœur de). Traube's heart.

TRAUBE (double ton de). Traube's sign.

TRAUBE (espace de). Traube's semilunar space.

TRAUBE-HERING (oscillations de). Traube-Hering curve or waves.

TRAUGOTT (épreuve de), TRAUGOTT-STAUB (effet). Staub-Traugott effect or phenomenon or test.

TRAULISME, *s.m.* Mispronunciation for the r and k letters in deaf-mutism.

TRAUMA, *s.m.* Trauma.

TRAUMATIQUE, *adj.* Traumatic.

TRAUMATISME, *s.m.* Traumatism.

TRAUMATOLOGIE, *s.f.* Traumatology.

TRAUMATOPNÉE, *s.f.* Traumatopnoea.

TRAVAIL, *s.m.* (obstétrique). Labor (américain), labour (anglais).

TRAVAIL (accident du). Professional accident.

TRAVAIL (épreuve du) en cas de dystocie. Trial labour.

TRAVAIL (faux). False labour, mimetic labour, mock labour.

TRAVAIL VENTILATOIRE (W). Work of breathing, work of respiration, work of ventilation, W.

TRAVAIL VENTRICULAIRE. Ventricular work.

TRAVESTISME, *s.m.* Transvestism.

TRAXÉNAMIQUE (acide). Traxenamic acid.

TREACHER COLLINS (syndrome de). Franceschetti's syndrome. → *Franceschetti (syndrome de).*

TREITZ (hernie de). Treitz's hernia, duodenojejunal hernia.

TREITZ (syndrome de). Gastrointestinal accidents in uraemia.

TRÉLAT (fracture de). Trélat's fracture.

TRÉMATODE, *s.m.* Trematode.

TRÉMATODES, *s.m. pl.* Trematoda.

TREMBLANTE DU MOUTON. Scrapie.

TREMBLEMENT, *s.m.* Tremor, trembling, trepidatio, trepidation, shiver, shake, quiver.

TREMBLEMENT ALCOOLIQUE. Tremor potatorum.

TREMBLEMENT D'ATTITUDE. Postural tremor.

TREMBLEMENT CÉRÉBELLEUX. Striocerebellar tremor, Hunt's tremor.

TREMBLEMENT ESSENTIEL. Essential tremor, heredofamilial tremor, asynergic family tremor, Minor's tremor.

TREMBLEMENT INTENTIONNEL. Intention tremor, effort tremor, volitional tremor, action tremor.

TREMBLEMENT DE L'INTOXICATION MERCURIELLE. Tremor mercurialis, mercurial tremor, tremor metallicus.

TREMBLEMENT DE L'INTOXICATION SATURNINE. Tremor saturnicus.

TREMBLEMENT KINÉTIQUE. Kinetic tremor, motofacient tremor.

TREMBLEMENT KINÉTIQUE. Action tremor.

TREMBLEMENT LENT. Coarse tremor.

TREMBLEMENT MENU. Fine fibrillation.

TREMBLEMENT DES OPIOMANES. Opiophagorum tremor.

TREMBLEMENT PARKINSONIEN. Lenticulostriate tremor.

TREMBLEMENT PERMANENT. Continuous tremor, persistent tremor.

TREMBLEMENT AU REPOS ou **STATIQUE.** Resting tremor, passive tremor, static tremor.

TREMBLEMENT RÉSIDUEL. Forced tremor.

TREMBLEMENT STATIQUE. Resting tremor, rest tremor. → *tremblement au repos.*

TRÉMOGÈNE, *adj.* Producing tremor.

TRÉMOPHOBIE, *s.f.* Tremophobia.

TREMOR (flapping). Flapping tremor. → *astérixis.*

TRÉMULATION, *s.f.* Tremor. → *tremblement.*

TRÉMULATION AURICULAIRE. Flutter-fibrillation. → *fibrillo-flutter.*

TRÉMULATION FASCICULAIRE. Myokymia. → *myokymie.*

TRENDELENBURG (signe de). Trendelenburg's sign.

TRENDELENBURG ou **TRENDELENBURG-BRODIE (manœuvre** ou **signe de).** Trendelenburg's test or symptom.

TRENDELENBURG (opérations ou **procédés de).** Trendelenburg's operations.

TRENDELENBURG (position de). Trendelenburg's position. → *position de Trendelenburg.*

TRÉPAN, *s.m.* Trephine, trepan.

TRÉPANATION, *s.f.* Trephining, trephination, trephinement, trepanation.

TRÉPANO-PONCTION, *s.f.* Ventricular puncture after trephining of the skull.

TRÉPHOCYTE, *s.m.* Trephocyte.

TRÉPHOCYTOSE, *s.f.* Trephocytosis.

TRÉPHONE, *s.f.* Trephone.

TRÉPIDATION, *s.f.* Tremor. → *tremblement.*

TRÉPIDATION ÉPILEPTOÏDE. Clonus. → *clonus.*

TRÉPIDATION ROTULIENNE. Patellar clonus.

TRÉPIDATION SPINALE. Clonus. → *clonus.*

TREPONEMA CUNICULI. *Treponema cuniculi.*

TREPONEMA PALLIDUM. *Treponema pallidum,* Schaudinn's bacillus, *Spirochaeta pallida.*

TREPONEMA PERTENUE. *Treponema pertenue, Spirochaeta pertenuis.*

TRÉPONÉMATOSE, *s.f.* Treponematosis. → *tréponémose.*

TRÉPONÈME, *s.m.* Treponema.

TRÉPONÈMES (test d'immobilisation des). Nelson's test. → *Nelson ou Nelson-Mayer (réaction ou test de).*

TRÉPONÉMICIDE, *adj.* Treponemicidal.

TRÉPONÉMOSE, TRÉPONÉMATOSE, *s.f.* Treponematosis, treponemiasis, treponemosis.

TRÉTINOÏNE, *s.f.* Tretinoin.

TRF, TRH. TRF, TRH. → *facteur déclenchant la sécrétion de thyréostimuline.*

TRIADE, *s.f.* Triad.

TRIADE DE FALLOT. Trilogy of Fallot.

TRIANGLE, *s.m.* Triangle, trigone.

TRIAXIAL (système de référence). Triaxial reference system.

TRIBADISME, *s.m.* Tribadism, tribady, saphism, sapphism, lesbianism, lesbian love.

TRIBO-ÉLECTRICITÉ, *s.f.* Tribo-electricity.

TRIBOLOGIE, *s.f.* Tribologie.

TRIC (agents). TRIC agents.

TRICÉPHALE, *adj.* et *s.m.* Tricephalus.

TRICEPS, *s.m.* Triceps.

TRICHAUXIS, *s.m.* Hypertrichosis. → *hypertrichose.*

TRICHESTHÉSIE, *s.f.* Trichaesthesia.

TRICHIASIS, *s.m.* Trichiasis, trichoma.

TRICHINA SPIRALIS. *Trichinella spiralis.*

TRICHINE, *s.f.* Trichina, trichinella.

TRICHINOSE, *s.f.* Trichinosis, trichinous polymyositis.

TRICHOBÉZOARD, *s.m.* Trichobezoar, phytotrichobezoar, egagropilus, hair ball, hair cast, hair mass.

TRICHOCÉPHALE, *s.m.* Trichuris, Trichocephalus.

TRICHOCÉPHALOSE, *s.f.* Trichuriasis, trichocephaliasis, trichocephalosis.

TRICHOCEPHALUS HOMINIS. *Trichocephalus hominis.*

TRICHOCLASIE, *s.f.* Trichoclasis, trichoclasia.

TRICHOCLASTIE, *s.f.* Trichoclasty.

TRICHODESMOTOXICOSE, *s.f.* Trichodesmotoxicosis.

TRICHO-ÉPITHÉLIOME PALPULEUX MULTIPLE. Adenoma sebaceum. → *adénomes sébacés symétriques de la face.*

TRICHOGÉNIQUE, *adj.* Trichogenous.

TRICHOGRAMME, *s.m.* Trichogram.

TRICHOKINÉSIS, *s.m.* Twisted hair, pili torti.

TRICHOLEUCOCYTE, *s.m.* Hairy cell, tricholeukocyte.

TRICHOMANIE, *s.f.* 1° Trichophobia. → *trichophobie.* – 2° *Trichomania.* → *trichotillomanie.*

TRICHOME, *s.m.* Trichomania. → *plique.*

TRICHOMONACIDE, *adj.* Trichomonacidal, trichomonadicidal. – *s.m.* Trichomonacide.

TRICHOMONAS, *s.m. Trichomonas.*

TRICHOMONASE, *s.f.* Trichomoniasis.

TRICHOMYCOSE, *s.f.* Trichomycosis.

TRICHOMYCOSE NOUEUSE. Tinea nodosa. → *piedra.*

TRICHOMYCOSE VULGAIRE. Lepothrix. → *lépothrix.*

TRICHOMYCOSIS PALMELLINA. Lepothrix. → *lépothrix.*

TRICHONODOSIS, *s.m.* Trichonodosis, knotted hair.

TRICHOPHOBIE, *s.f.* Trichophobia, trichopathophobia.

TRICHOPHYTIDE, *s.f.* Trichophytid, trichophytide.

TRICHOPHYTIE, *s.f.* Trichophytosis.

TRICHOPHYTIE DE LA BARBE. Tinea barbae. → *sycosis trichophytique.*

TRICHOPHYTIE CIRCINÉE. Tinea circinata. → *herpès circiné.*

TRICHOPHYTIE DU CUIR CHEVELU. Ringworm of the scalp, tinea capitis, tinea tonsurans, trichophytosis capitis, herpes tonsurans, trichomycosis capillitii, trichomycosis circinata.

TRICHOPHYTIE DES RÉGIONS GLABRES. Tinea circinata. → *herpès circiné.*

TRICHOPHYTON, *s.m.* Trichophyton.

TRICHOPLASTIQUE (formule). Formula pointing out the distribution of the pilary system.

TRICHOPTILOSE, *s.f.* Trichoptilosis.

TRICHO-RHINO-PHALANGIEN (syndrome). Trichorhinophalangeal syndrome, rhinotrichophalangeal syndrome, TRP-syndrome, Langer-Giedion syndrome.

TRICHORRHEXIE, *s.f.* Trichorrhexis.

TRICHORRHEXIE NOUEUSE, TRICHORRHEXIS NODOSA. Trichorrhexis nodosa, bamboo hair.

TRICHORRHEXOMANIE, *s.f.* Trichorrhexomania.

TRICHOSE, *s.f.* Trichosis.

TRICHOSIS, *s.m.* Trichosis.

TRICHOSPORIE, *s.f* **TRICHOSPORIE NOUEUSE.** Piedra. → *piedra.*

TRICHOSPORON, *s.m. Trichosporon.*

TRICHOTHIODYSTROPHIE, *s.f.* Trichothiodystrophy.

TRICHOTILLOMANIE, *s.f.* Trichotillomania, trichomania.

TRICHOTORTOSIS, *s.m.* Twisted hair. → *pili torti.*

TRICHROMATE, *adj.* Trichromic, trichromatic.

TRICHURIS, *s.m. Trichuris.*

TRICROTE (pouls). Tricrotic pulse.

TRICUSPIDE, *adj.* Tricuspid.

TRICUSPIDIEN, ENNE, *adj.* Tricuspid.

TRICUSPIDITE, *s.f.* Inflammation of the tricuspid valve.

TRIDERMIQUE, *adj.* Tridermic.

TRIENCÉPHALE, *s.m.* Triencephalus, triocephalus.

TRIEURS DE LAINE (laine des). Pulmonary anthrax, anthrax pneumonia, woolsorters' disease or pneumonia.

TRIGÉMINÉ (pouls). Trigeminal pulse. → *pouls trigéminé.*

TRIGÉMINISME, *s.m.* Trigeminy.

TRIGLYCÉRIDE, *s.m.* Triacyglycerol, triglyceride.

TRIGLYCÉRIDÉMIE, *s.f.* Presence of triglyceride in the blood.

TRIGONAL, ALE, *adj.* Trigonal.

TRIGONE, *s.m.* Triangle, trigone.

TRIGONITE, *s.f.* Trigonitis.

TRIGONOCÉPHALIE, *s.f.* Trigonocephaly.

TRIIODO-3,5,3' THYRONINE, *s.f.* Triiodothyronine, T_3.

TRILLAT-LACKMAN (épreuve de). Trillat-Lackman test.

TRILOGIE DE FALLOT. Trilogy of Fallot.

TRIMÉTHOPRIME, *s.f.* Trimethoprim.

TRINGLAGE, *s.m.* Stripping.

TRINITRINE, *s.f.* Trinitrine.

TRIOCÉPHALE, *s.m.* Triocephalus, triencephalus.

TRIOLÉINE MARQUÉE (épreuve à la). Triolein test.

TRIOLET (bruit de). Systolic click, systolic clicking sound, bruit de triolet, normal midsystolic gallop rhythm.

TRIORCHIDIE, *s.f.* Triorchidism, triorchism.

TRIPHALANGIE, *s.f.* Triphalangism.

TRIPHASIQUE, *adj.* Triphasic.

TRIPLE QUOTIDIENNE (fièvre). Triple quotidian fever.

TRIPLE RETRAIT (phénomène du). Flexion reflex of the lower limb.

TRIPLÉGIE, *s.f.* Triplegia.

TRIPLET, *s.m.* Triplet.

TRIPLO-X (syndrome). Triplo-X, superfermale syndrome.

TRIPLOÏDE, *adj.* Triploid.

TRIPLOPIE, *s.f.* Triplopia, triple vision.

TRIPODE, *adj.* Tripod.

TRIQUETRUM, *s.m.* Os triquetrum.

TRIRADIUS, *s.m.* Triradius.

TRIS-HYDROXYMÉTHYL-AMINO-MÉTHANE, *s.m.*, **THAM.** Tris-hydroxymethyl-amino-methane, THAM.

TRISMUS, *s.m.* Trismus.

TRISOMIE, *s.f.* Trisomy, autosomal trisomy.

TRISOMIE D. D trisomy.

TRISOMIE EE or E_1. Trisomy 18. → *Edwards (syndrome d').*

TRISOMIE 13 ou 13/15. Trisomy 13, 13-15 syndromes, D_1 trisomy, D trisomy, D syndrome, D trisomy syndrome, trisomy 13-15, Bartholin-Patau's syndrome.

TRISOMIE 17 P ou 17/18 ou 18. Trisomy 18. → *Edwards (syndrome d').*

TRISOMIE 21. Trisomy 21. → *mongolisme.*

TRISYMPTOMATIQUE DE GOUGEROT (maladie) ou TRISYMPTÔME DE GOUGEROT. Gougerot's trisymptomatic disease, Gougerot-Ruiter disease, allergic cutaneous arteriolitis, allergic vasculitis, arteriolitis allergica, dermatitis nodularis non necroticans, nodular dermal allergid.

TRISYNDROME DE BEHÇET. Behçet's syndrome. → *Behçet (syndrome de).*

TRITANOMALIE, *s.f.* Tritanomalopia, tritanomaly.

TRITANOPE, *adj.* Tritanopic. – *s.m.* ou *f.* Tritanope.

TRITANOPIE, *s.f.* Tritanopia, tritanopsia.

TROCART or TROIS-QUARTS, *s.m.* Trocar.

TROCHANTER, *s.m.*Trochanter.

TROCHIN, *s.m.* Lesser tuberosity of the humerus.

TROCHISQUE, *s.m.* Trochiscus.

TROCHITER, *s.m.* Greater tuberosity of the humerus.

TROCHLÉAIRE, *adj.* Trochlear.

TROCHLÉE, *s.f.* Trochlea.

TROCHOCÉPHALIE, *s.f.* Trochocephalia, trochocephaly.

TROELL-JUNET (syndrome de). Troell-Junet syndrome.

TRŒMMER (signe de). Trömner's sign.

TROISIER (ganglion ou signe de). Virchow's node, Virchow's signal node, sentinel node, signal node, Troisier's ganglion, Troisier's sign, Ewald's node.

TROMBICULA, *s.m. Trombicula.*

THROMBIDIOSE, *s.f.* Trombiculiasis, trombidiasis, trombidiosis, trombiculosis.

TROMBONE (mouvements de) (de la langue). Tongue tremor, trombone tongue, trombone tremor of tongue, trombone movement of the tongue. Magnan's movement.

TRÖMMER (manœuvre, réflexe ou signe de). Trömmer's sign.

TROMPE, *s.f.* Tube.

TRONC, *s.m.* Trunk.

TRONC AORTIQUE. Pseudotruncus arteriosus, truncus aorticus.

TRONC ARTÉRIEL COMMUN. Truncus arteriosus.

TRONC ARTÉRIEL (faux). Truncus aorticus.

TRONC BASILAIRE (syndrome de thrombose du). Basilar artery thrombosis syndrome.

TRONC PULMONAIRE. Pulmonary trunk.

TRONCS SUPRA-AORTIQUES (syndromes des). Aortic arch syndrome.

TRONCULAIRE, *adj.* Truncal.

... TROPE, *suffixe.* – tropic.

TROPHICITÉ, *s.f.* Trophicity.

TROPHINE, *s.f.* Trophic hormone.

TROPHIQUE, *adj.* Trophic.

TROPHOBLASTOME, *s.m.* Chorioma. → *chorio-carcinome ou chorio-épithéliome.*

TROPHODERMATONEUROSE, *s.f.* Acrodynia. → *acrodynie.*

TROPHŒDÈME, *s.m.* Milroy's disease or oedema. Meige's disease, Nonne-Milroy-Meige syndrome, trophoedema, hereditary trophoedema, congenital trophoedema, hereditary oedema, congenital oedema, congenital or hereditary lymphoedema, pseudoelephantiasis neuroarthritica.

TROPHONEUROTIQUE, *adj.* Trophoneurotic. → *neurotrophique.*

TROPHONÉVROSE, *s.f.* Trophoneurosis.

TROPHONÉVROSE AUTOCOPIQUE. Spontaneous amputation.

TROPHONÉVROSE DE LA FACE. Romberg's disease. → *Romberg (maladie de).*

TROPHONÉVROSE FAMILIALE DES EXTRÉMITÉS INFÉRIEURES. Thévenard's syndrome. → *acropathie ulcéro-mutilante.*

TROPHONOSE, *s.f.* Trophonosis.

TROPHOPATHIE, *s.f.* Trophopathy, trophopathia.

TROPHOPATHIE MYÉLODYSPLASIQUE DU PIED. Thévenard's syndrome. → *acropathie ulcéro-mutilante.*

TROPHOPHYLAXIE, *s.f.* Antitoxic power or food.

TROPHOPLASMA, *s.m.* Trophoplasm.

TROPHOTROPISME, *s.m.* Trophotropism.

TROPHOZOÏTE, *s.m.* Trophozoite.

TOPHYREMA WHIPPELII. *Trophyrema whippelii.*

TROPIE, *s.f.* Tropia.

TROPISME, *s.m.* Tropism.

TROPOMYOSINE, *s.f.* Tropomyosin.

TROPONINE, *s.f.* Troponin.

TROU AUSCULTATOIRE. Auscultatory gap, silent gap.

TROU DE BOTAL (persistance du). Persistent ostium secundum.

TROU DE CONDUCTION (phénomène du) (cardiologie). Gap in conduction.

TROU DÉCHIRÉ POSTÉRIEUR (syndrome du). Vernet's syndrome.

TROU ÉLECTRIQUE (phénomène du). « Window » effect.

TROUBLE, *s.m.* 1° (dans le sens de symptôme subjectif). Disorder, complaint, trouble. – 2° (physique). Confusion, turbidity. – *adj.* Confused, turbid.

TROUBLE FONCTIONNEL. Functional dysfunction.

TROUSSEAU (main de). Obstetrician's hand. → *main d'accoucheur.*

TROUSSEAU (maladie de). 1° Erythema nodosum. → *érythème noueux.* – 2° *Prosopalgia.* → *névralgie faciale.*

TROUSSEAU (point apophysaire de). Trousseau's apophysiary point, apophysiary point.

TROUSSEAU (raie de). Trousseau's mark. → *raie méningitique.*

TROUSSEAU (signe de). Trousseau's sign.

TROUSSEAU (syndrome de). Trousseau's syndrome.

TROYER (syndrome de). Troyer's syndrome.

TRP. Howell's test.

TRUETA (phénomène de). Trueta's phenomenon.

TRUNCUS AORTICUS. Pseudotruncus arteriosus.

TRUNCUS ARTERIOSUS. Truncus arteriosus.

TRUNCUS (vrai). Truncus arteriosus.

TRYPANIDE, *s.f.* Trypanid.

TRYPANOCIDE, *adj.* Trypanosomicide, trypanocidal, trypanocide.

TRYPANOSOME, *s.m.* Trypanosoma.

TRYPANOSOMIASE, TRYPANOSOMOSE, TRYPANOSOMATOSE, *s.f.* Trypanosomiasis, trypanosomatosis, trypanosomosis.

TRYPANOSOMIASE AFRICAINE. Sleeping sickness. → *sommeil (maladie du).*

TRYPANOSOMOSE AMÉRICAINE. Chagas's disease. → *Chagas (maladie de).*

TRYPOMASTIGOTE, *adj.* Trypomastigote.

TRYPSINE, *s.f.* Trypsin.

TRYPSINOGÈNE, *s.m.* Trypsinogen, trypsogen.

TRYPTASE, *s.f.* Fibrinolysin. → *fibrinolysine.*

TRYPTOPHANE, *s.m.* Tryptophan, tryptophane.

TSÉ-TSÉ (maladie de la). Tse tse disease. → *nagana.*

TSH. TSH. → *thyréotrope (hormone).*

TSUTSUGAMUSHI, *s.m.* Tsutsugamushi disease. → *fièvre fluviale du Japon.*

TUBAGE DUODÉNAL. Introduction of a duodenal tube.

TUBAGE GASTRIQUE. Introduction of a stomach tube.

TUBAGE DU LARYNX. Intubation of the larynx.

TUBAIRE, *adj.* Tubal.

TUBE NEURAL. Neural tube.

TUBER CINEREUM. Tuber cinereum.

TUBERCULE, *s.m.* Tubercle.

TUBERCULE (gros). Phyma.

TUBERCULE ANATOMIQUE. Verruca necrogenica, anatomical tubercle, dissection tubercle, postmortem tubercle, postmortem wart, tuberculosis verrucosa cutis, verruca tuberculosa, anatomic wart, necrogenic wart, prosector's wart, warty tuberculosis, warty lupus.

TUBERCULE ÉLÉMENTAIRE. Tubercle.

TUBERCULE EXSUDATIF. Grey tubercle. → *granulation grise.*

TUBERCULE D'INOCULATION. Primary tuberculous focus.

TUBERCULE LUPIQUE. Lupoma.

TUBERCULE MILIAIRE. Grey tubercle. → *granulation grise ou tuberculeuse.*

TUBERCULES QUADRIJUMEAUX. Quadrijuminal bodies.

TUBERCULES DES TRAYEURS. Milker's nodules.

TUBERCULÉMIE, *s.f.* Tuberculous toxaemia.

TUBERCULEUX, EUSE, *adj.* Tuberculous. – *s.m.* ou *f.* Tuberculotic.

TUBERCULIDE, *s.f.* Tuberculid, tuberculide, toxituberculide.

TUBERCULIDE FOLLICULAIRE. Lichen scrofulosus. → *lichen scrofulosorum.*

TUBERCULIDE LICHÉNOÏDE. Lichen scrofulosus. → *lichen scrofulosorum.*

TUBERCULIDE PAPULO-NÉCROTIQUE. Folliclis. → *folliclis.*

TUBERCULINE, *s.f.* Tuberculin, Koch's lymph.

TUBERCULINE (test à la). Tuberculin test.

TUBERCULINIQUE, *adj.* Pertaining to tuberculin.

TUBERCULINISATION, *s.f.* Tuberculinization, tuberculination.

TUBERCULINISATION (épreuve de la). Subcutaneous tuberculin test.

TUBERCULINO-DIAGNOSTIC, *s.m.* Tuberculin test.

TUBERCULINOTHÉRAPIE, *s.f.* Tuberculinotherapy.

TUBERCULISATION, *s.f.* Tuberculization.

TUBERCULOÏDE, *adj.* Tuberculoid.

TUBERCULOME, *s.m.* Tuberculoma.

TUBERCULOSE, *s.f.* Tuberculosis, phymatiasis, phymatiosis, bacillary phthisis.

TUBERCULOSE ATYPIQUE À PETITS NODULES. Folliclis. → *folliclis.*

TUBERCULOSE CUTANÉE. Tuberculosis cutis.

TUBERCULOSE ENDOGÈNE. Endogenous tuberculosis.

TUBERCULOSE EXOGÈNE. Exogenous tuberculosis.

TUBERCULOSE FERMÉE. Closed tuberculosis.

TUBERCULOSE FIBREUSE. Fibroid tuberculosis, Corrigan's phthisis, fibroid phthisis.

TUBERCULOSE GANGLIONNAIRE. Glandular tuberculosis, glandular phthisis, tuberculosis of lymph nodes, lymphoid tuberculosis.

TUBERCULOSE GUÉRIE. Healed tuberculosis.

TUBERCULOSE HÉMATOGÈNE. Haematogenous tuberculosis.

TUBERCULOSE HILAIRE. Hilum tuberculosis, hilus tuberculosis.

TUBERCULOSE PAR INHALATION. Aerogenic tuberculosis, bronchogenic tuberculosis, bronchogenous tuberculosis, inhalation tuberculosis.

TUBERCULOSE INTESTINALE. Intestinal tuberculosis, abdominal phthisis.

TUBERCULOSE LICHÉNOÏDE. Lichen scrofulosus. → *lichen scrofulosorum.*

TUBERCULOSE LYMPHOGÈNE. Lymphogenic tuberculosis, lymphogenous tuberculosis.

TUBERCULOSE MICRONODULAIRE. Granulitis. → *granulie.*

TUBERCULOSE MILIAIRE AIGUË. Granulitis. → *granulie.*

TUBERCULOSE MILIAIRE CHRONIQUE. Chronic miliary tuberculosis.

TUBERCULOSE OUVERTE. Open tuberculosis.

TUBERCULOSE PULMONAIRE. Pulmonary tuberculosis, tuberculosis of lungs, pulmonary phthisis.

TUBERCULOSE DE RÉINFECTION. Reinfection tuberculosis, postprimary tuberculosis, adult tuberculosis, secondary tuberculosis.

TUBERCULOSE RÉNALE. Nephrotuberculosis, tuberculosis of the kidney, nephrophthisis, phthisis renalis.

TUBERCULOSE RÉNALE CASÉEUSE. Nephritis caseosa, cheesy nephritis, chronic suppurative nephritis.

TUBERCULOSE ULCÉREUSE CHRONIQUE. Chronic ulcerative tuberculosis.

TUBERCULOSTATIQUE, *adj.* Tuberculostatic.

TUBÉREUX (abcès). Hidradenitis. → *hidrosadénite.*

TUBÉRIEN, ENNE, *adj.* Pertaining to tuber cinereum.

TUBÉRIEN (syndrome). Hypothalamic syndromes. → *hypothalamiques (syndromes).*

TUBÉROSITÉ, *s.f.* Tuberosity.

TUBÉROSITÉS (mal des). Enthesitis. → *insertions (mal des).*

D-TUBOCURARINE, *s.f.* D-tubocurarine.

TUBO-OVARITE, *s.f.* Salpingo-ovaritis. → *salpingo-ovarite.*

TUBOTYMPANITE, *s.f.* Otitis media with eustachitis.

TUBULE, *s.m.* Tubule.

TUBULE (épithéliome). Columnar and cylindrical epithelioma.

TUBULECTASIE MÉDULLAIRE OU **PRÉCALICIELLE DES REINS.** Sponge kidney. → *rein en éponge.*

TUBULHÉMATIE, *s.f.* Winckel's disease, Charrin-Winckel disease, Ritter's disease, epidemic haemoglobinuria of the newborn, maladie bronzée, bronzed disease, black jaundice, icterus melas, melanicterus.

TUBULINE, *s.f.* Tubulin.

TUBULISATION DES NERFS. Tubulization of the nerves.

TUBULONÉPHRITE AIGUË. Acute tubular necrosis. → *néphropathie tubulo-interstitielle aiguë.*

TUBULONÉPHROSE, *s.f.* Nephrosis with tubular disorders.

TUBULOPATHIE, *s.f.* Tubal nephritis, tubulopathy. → *néphropathie tubulaire.*

TUBULOPATHIE AIGUË. Acute tubular necrosis. → *néphropathie tubulo-interstitielle aiguë.*

TUBULOPATHIE D'ALBRIGHT. Renal tubular acidosis. → *acidose rénale hyperchlorémique.*

TUBULOPATHIE CHRONIQUE. Chronic tubular nephrosis. → *néphropathie tubulaire chronique.*

TUBULORHEXIS, *s.m.* Tubulorrhexis.

TUFFIER (opération de). Tuffier's operation. → *apicolyse.*

TUFFIER (procédé de). Spinal anaesthesia. → *rachianesthésie.*

TUFTSIN, *s.m.* Tuftsin.

TULARÉMIE, *s.f.* Tularaemia, Pahvant valley plague of fever, deer fly fever, rabbit fever, alkali disease (inusité), plague-like disease of rodents, Francis's disease, Ohara's disease Yato-Byo.

TULARINE, *s.f.* Formalin-killed toxin of Francisella tularensis.

TUMÉFACTION, *s.f.* Tumefaction.

TUMESCENCE, *s.f.* Intumescence.

TUMEUR, *s.f.* Tumor (américain), tumour (anglais), growth, neoplasm.

TUMEUR D'ABRIKOSSOFF. Abrikossoff's tumour. → *Abrikossoff (tumeur d').*

TUMEUR DE L'APEX PULMONAIRE. Pancoast's tumour, pulmonary sulcus tumour, superior sulcus tumour.

TUMEUR BLANCHE. White swelling, white tumour, tumour albus, tuberculous arthritis, arthritis fungosa, fungous arthritis, strumous arthritis, tuberculosis of bones and joints.

TUMEUR DE BROOKE. Brooke's tumour.

TUMEUR CARCINOÏDE. Carcinoid.

TUMEUR À CELLULES GRANULEUSES. Abrikossoff's tumour. → *Abrikossoff (tumeur d').*

TUMEUR CÉRÉBRALE OU DU CERVEAU. Tumour of the brain, encephalophyma.

TUMEUR CIRSOÏDE. Cirsoid aneurism. → *anévrisme cirsoïde.*

TUMEUR DU CORPUSCULE CAROTIDIEN. Carotid-body tumour, paraganglion caroticum, paraganglion caroticus tumour, potato tumour of neck.

TUMEUR DERMOÏDE. Dermoid tumour.

TUMEUR DESMOÏDE. Desmoid tumour.

TUMEUR EMBRYOÏDE, EMBRYONNÉE. Embryoma. → *embryome.*

TUMEUR EMBRYOPLASTIQUE. Sarcoma. → *sarcome.*

TUMOR ÉRECTILE. Cavernous angioma. → *angiome caverneux.*

TUMEUR ÉRECTILE PULSATILE. Cirsoid aneurism. → *anévrisme cirsoïde.*

TUMEUR FIBROKYSTIQUE. Fibrocyst, fibrocystoma, cystic fibroma.

TUMEUR FIBROPLASTIQUE. Sarcoma. → *sarcome.*

TUMEUR FRAMBOISIFORME. Botryomycoma. → *botryomycoma.*

TUMEUR GLOMIQUE. Glomus tumour, angioneuromyoma, glomangioma.

TUMEUR DU GLOMUS CAROTIDIEN. Carotid body tumour. → *tumeur du corpuscule carotidien.*

TUMEUR DU GLOMUS JUGULAIRE. Glomus jugulare tumour.

TUMEUR DE GUBLER. Gubler's tumour.

TUMEUR HÉTÉRADÉNIQUE À CORPS OVIFORMES. Cylindroma. → *cylindrome.*

TUMEUR HISTIOÏDE. Histioid tumour.

TUMEUR DE KRÜKENBERG. Krükenberg tumour. → *Krükenberg (tumeur de).*

TUMEUR LANGERHANSIENNE. Insulinoma. → *insulinome.*

TUMEUR LEYDIGIENNE. Interstitial-cell tumour, interstitioma, Leydig-cell tumour.

TUMEUR MARGAROÏDE. Margarin like tumour.

TUMEUR MASCULINISANTE DE L'OVAIRE. Masculinizing tumour of the ovary, virilizing tumour of the ovary.

TUMEUR À MÉDULLOCÈLES. Myelocytoma.

TUMEUR MIXTE. Mixed tumour.

TUMEUR MIXTE DU TYPE DES GLANDES SALIVAIRES. Mixed tumour of salivary gland type, adenomyxochondrosarcoma, salivary pleomorphic adenoma, salivary gland type chondrocarcinoma, fibromyxoendothelioma, myxopleomorphic epithelioma, enclavoma.

TUMEUR MYÉLOÏDE. Myeloid tumour.

TUMEUR À MYÉLOPLAXES. Myeloplaxoma.

TUMEUR DE NÉLATON. Nélaton's tumour.

TUMEUR ORGANOÏDE. Teratoma. → *tératome.*

TUMEUR PAPILLAIRE. Papilloma-like tumour.

TUMEUR PÉRIUNGUÉALE DE KŒNEN. Kœnen's periungueal tumour.

TUMOUR PERLÉE. Cholesteatoma. → *cholestéatome.*

TUMEUR DE PONCET-SPIEGLER. Spiegler's tumour.

TUMEUR PROFESSIONNELLE. Occupational tumour.

TUMEUR SABLEUSE DE VIRCHOW. Meningioma. → *méningiome.*

TUMEUR EN SABLIER. Hourglass tumour, dumbbell tumour.

TUMEUR TÉRATOÏDE. Teratoma. → *tératome.*

TUMEUR TRIDERMIQUE. Tridermic tumour.

TUMEUR TYPIQUE. Typic or typical tumour.

TUMEUR VILLEUSE. Villoma.

TUMEUR VIRILISANTE DE L'OVAIRE. Masculinizing tumour of the ovary. → *tumeur masculinisante de l'ovaire.*

TUMEUR VIRILISANTE DE L'OVAIRE (composée de cellules analogues à celles de la cortico-surrénale). Adrenocorticoid adenoma of the ovary, adrenal clear-cell tumour of the ovary, adrenocortical tumour of the ovary, androgenic hilar-cell tumour, Grawitz's tumour of the ovary, sympathotrophic cell tumour.

TUMORLET, *s.f.* Tumorlet.

TUNGA, *s.f. Tunga.*

TUNGA PENETRANS. *Tunga penetrans.* → *chique.*

TUNGOSE, *s.f.* Tungiasis.

TUNIQUE, *s.f.* Tunica, tunic.

TUNNEL AORTO-VENTRICULAIRE GAUCHE. Aortico-left ventricular tunnel.

TUNNEL CARPIEN (syndrome du). Carpal tunnel syndrome. → *canal carpien (syndrome de).*

TUNNEL TARSIEN (syndrome du). Tarsal tunnel syndrome.

TUNNELLISATION, *s.f.* Surgical formation of tunnel, entirely covered by tissues.

TUNNELLISATION OSSEUSE. Tunnel-shaped osteotomy.

TUPHOS, *s.m.* Thyphoid state, typhoid condition, status typhosus.

TUR (syndrome). TUR syndrome (TransURethral prostatectomy).

TURBIDIMÉTRIE, *s.f.* Turbidimetry.

TURBIDITÉ, *s.f.* Turbidity.

TURBINECTOMIE, *s.f.* Turbinectomy, turbinotomy, conchotomy.

TURCOT (syndrome de). Turcot's syndrome.

TURGESCENCE, *s.f.* Turgescence.

TURGOR, *s.m.* Turgor.

TURISTA, *s.f.* Turista. → *diarrhée du voyageur.*

TÜRK (cellules de). 1° *cellules d'irritation de Türk, plasmazellen du sang.* Türk's cell, Türk's leucocyte, Türk's irritation cell, Türk's irritation leucocyte. – 2° Stem cell. → *cellule indifférenciée.*

TÜRK-STILLING-DUANE (syndrome de). Duane's syndrome, Stilling's syndrome, Stilling-Türk-Duane syndrome, retraction syndrome.

TURNER (syndrome de). Osteoonychodysplasia. → *onychoostéodysplasie héréditaire.*

TURNER OU **TURNER-ALBRIGHT** OU **TURNER-ULLRICH (syndrome de).** Turner's syndrome, XO syndrome, Turner-Albright syndrome, Turner-Varny syndrome.

TURNER MÂLE OU **MASCULIN (syndrome de).** Male Turner's syndrome.

TURNER (signe de). Turner's sign.

TURNOVER, *s.m.* Turnover.

TURRICÉPHALIE, *s.f.* Turricephaly. → *pyrgocéphalie.*

TUSSIGÈNE, *adj.* Cough-exciting.

TUSSIPARE (zone). Trigger zone for coughing.

TUYAU DE PIPE (artère en). Pipe stem artery.

TV. Initials of « toucher vaginal » (vaginal touch) and « tachycardie ventriculaire » (ventricular tachycardia).

TWIDDLER'S SYNDROME. Twiddler's syndrome.

TWORT-D'HÉRELLE (phénomène de). Twort's phenomenon. → *d'Hérelle (phénomène de).*

TXA_2. Abbreviation for thromboxane A_2.

TXB_2. Abbreviation for thromboxane B_2.

TYLOME, *s.m.* Tyloma.

TYLOSIS, *s.m.* Tylosis.

TYLOSIS ESSENTIEL. Keratosis palmaris et plantaris. → *kératose palmoplantaire.*

TYLOSIS GOMPHEUX. Clavus. → *cor.*

TYMPAN, *s.m.* Tympanum.

TYMPANIQUE (son). Tympanitic resonance, bandbox resonance, amphoric resonance, cavernous resonance, hyperresonance, tympany.

TYMPANISME, *s.m.* 1° Tympany. → *tympanique (son).* – 2° Tympanitis, tympanism, tympanosis, tympany, drum belly.

TYMPANITE, *s.f.* 1° Tympanism. → *tympanisme, 2°.* – 2° Tympanitis.

TYMPANO-LABYRINTHOPEXIE, *s.f.* Fenestration. → *fenestration.*

TYMPANOMÉTRIE, *s.f.* Tympanometry.

TYMPANOPLASTIE, *s.f.* Myringoplasty.

TYMPANOSCLÉROSE, *s.f.* Tympanosclerosis.

TYNDALL (effet). Tyndall effect.

TYNDALLISATION, *s.f.* Tyndallization.

TYPAGE, *s.m.* Typing.

TYPAGE SANGUIN. Blood grouping. → *groupage sanguin.*

TYPE, *s.m.* Type.

TYPES SANGUINS. Blood group, blood type.

TYPHIQUE, *adj.* Typhic.

TYPHLATONIE, TYPHLECTASIE, *s.f.* Typhlatonia, typhlatony, typhlectasis.

TYPHLITE, *s.f.* Typhlitis.

TYPHLO-APPENDICITE, *s.f.* Typhlo-appendicitis.

TYPHLOCHOLÉCYSTITE, *s.f.* Typhlocholecystitis.

TYPHLOCOLITE, *s.f.* Typhlocolitis.

TYPHLO-HÉPATITE, *s.f.* Typhlohepatitis.

TYPHLOLEXIE, *s.f.* Typhlolexia.

TYPHLOMÉGALIE, *s.f.* Typhlomegaly.

TYPHLOPEXIE, *s.f.* Typhlopexia, typhlopexy, caecopexy, caecofixation.

TYPHLORRAPHIE, *s.f.* Typhlorrhaphy. → *caecoplicature.*

TYPHLO-SIGMOÏDOSTOMIE, *s.f.* Caecosigmoidostomy.

TYPHLOSTOMIE, *s.f.* Typhlostomy, caecostomy.

TYPHOBACILLOSE, *s.f.* Typhobacillosis of Landouzy, typhobacillosis tuberculosa.

TYPHOÏDE, *adj.* Thyphoid.

TYPHOÏDE (état). Typhoid state. → *tuphos.*

TYPHOÏDE (fièvre). Typhoid fever. → *fièvre typhoïde.*

THYPHOMALARIENNE (fièvre). Typhomalarial fever.

TYPHOMANIE, *s.f.* Typhomania.

TYPHUS, *s.m.* Typhus.

TYPHUS (scrub). Scrub typhus. → *fièvre fluviale du Japon.*

TYPHUS AMARIL. Yellow fever. → *fièvre jaune.*

TYPHUS AMBULATORIUS. Ambulatory typhoid fever. → *fièvre typhoïde ambulatoire.*

TYPHUS ANGIO-HÉMATIQUE. Landouzy's purpura.

TYPHUS BÉNIN. Murine typhus. → *typhus murin.*

TYPHUS DES BOUTIQUES. Murine typhus. → *typhus murin.*

TYPHUS DES BROUSSAILLES. Murine typhus. → *typhus murin.*

TYPHUS DES CAMPS. Epidemic typhus. → *typhus exanthématique.*

TYPHUS OU MALADIE DE CHIEN. Pappataci fever. → *fièvre à pappataci.*

TYPHUS ENDÉMIQUE. Murine typhus. → *typhus murin.*

TYPHUS ÉPIDÉMIQUE. Epidemic typhus. → *typhus exanthématique.*

TYPHUS EXANTHÉMATIQUE. Epidemic typhus, epidemic typhus fever, typhus, louseborn typhus, historic typhus, human typhus, classic typhus, European typhus, exanthematic or exanthematous typhus, typhus exanthematicus, petechial typhus or fever, camp fever, famine fever, hospital fever, jail fever, ship fever, war fever, morbus hungaricus, Fleck typhus, prison fever.

TYPHUS EXANTHÉMATIQUE MEXICAIN. Murine typhus. → *typhus murin.*

TYPHUS HÉPATIQUE. Leptospirosis ictero-haemorrhagia. → *leptospirose ictérigène ou ictéro-hémorragique.*

TYPHUS HISTORIQUE. Epidemic typhus. → *typhus exanthématique.*

TYPHUS ICTÉRODE. Yellow fever. → *fièvre jaune.*

TYPHUS LEVISSIMUS. Typhus laevissimus.

TYPHUS MÉDITERRANÉEN. Mediterranean fever. → *fièvre boutonneuse méditerranéenne.*

TYPHUS DES MEMBRES. Acute osteitis. → *ostéomyélite infectieuse aiguë.*

TYPHUS MEXICAIN. Murine typhus. → *typhus murin.*

TYPHUS MURIN. Murine typhus, benign typhus, endemic typhus, flea or flea-born typhus, Mexican typhus, Tabardillo, rat typhus, shop typhus, Toulon typhus, urban typhus, WT typhus, red fever of Congo, Manchurian typhus, Moscow typhus, Congolian red fever.

TYPHUS NAUTIQUE. Murine typhus. → *typhus murin.*

TYPHUS DU NOUVEAU MONDE. Murine typhus. → *typhus murin.*

TYPHUS PÉTÉCHIAL. Epidemic typhus. → *typhus exanthématique.*

TYPHUS RÉCURRENT OU À RECHUTES. European relapsing fever. → *fièvre récurrente, cosmopolite.*

TYPHUS RÉSURGENT. Brill's disease. → *Brill-Zinsser (maladie de).*

TYPHUS RURAL. Tsutsugamushi. → *fièvre fluviale du Japon.*

TYPHUS DE SAO PAULO. Brazilian fever. → *fièvre maculeuse brésilienne.*

TYPHUS DES SAVANES. Murine typhus. → *typhus murin.*

TYPHUS TRAUMATIQUE. Hospital gangrene. → *pourriture d'hôpital.*

TYPHUS TROPICAL DE MALAISIE. Tsutsugamushi. → *fièvre fluviale du Japon.*

TYPHUS TROPICAL URBAIN. Murine typhus. → *typhus murin.*

TYPHUS DES VENDANGES. Marseilles fever. → *fièvre boutonneuse méditerranéenne.*

TYPIQUE, *adj.* Typical.

TYPOLOGIE, *s.f.* Typology, typing.

TYPUS AMSTELODAMENSIS, TYPUS DEGENERATIVUS AMSTELODAMENSIS. Typhus amstelodamensis. → *amstelodamensis.*

TYPUS ROSTOCKIENSIS. Typus degenerativus rostockiensis. → *Ullrich-Feichtiger (syndrome de).*

TYRAMINASE, *s.f.* Tyraminase.

TYRAMINE, *s.f.* Tyramine.

TYRAMINÉMIE, *s.f.* Tyraminaemia.

TYROCIDINE, *s.f.* Tyrocidine.

TYRODE (solution de). Tyrode's solution.

TYROSINASE, *s.f.* Tyrosinase.

TYROSINE, *s.f.* Tyrosine.

TYROSINOSE CONGÉNITALE. Tyrosinosis.

TYROSINOSE OCULO-CUTANÉE. Richner-Hanhart syndrome.

TYROSINURIE, *s.f.* Tyrosinuria.

TYROTHRICINE, *s.f.* Tyrothricin.

U

U (onde). U wave.

UBIQUINONE, *s.f.* Ubiquinone.

UBIQUISTE, *adj.* Ubiquitous, omnipresent.

UBIQUITINE. *s.f.* Ubiquitin.

UEHLINGER (syndrome d'). Pachydermoperiostosis. → *pachydermie plicaturée avec pachypériostose de la face et des extrémités.*

UHL (maladie ou syndrome d'). Uhl's anomaly, parchment heart, hypoplasia of the right ventricule.

UI. IU.

UIV. Abbreviation for « urographie intraveineuse »: intravenous urography.

UKRAINE (fièvre d'). Trench fever. → *fièvre des tranchées.*

ULCÉRATION, *s.f.* Ulceration, superficial ulcer.

ULCÉRATION APHTEUSE. Canker sore, aphtous ulcer.

ULCÉRATION DE LA BOUCHE OU DES LÈVRES. Canker.

ULCÈRE, *s.m.* Ulcer, ulcus, sore.

ULCÈRE AIGU DE LA VULVE. Lipschütz's ulcer. → *ulcus vulvae acutum.*

ULCÈRE ANNAMITE. Tropical ulcer. → *ulcère phagédénique des pays chauds.*

ULCÈRE CALLEUX (de la peau). Callous ulcer, calloused ulcer, hyperkeratotic ulcer, chronic ulcer, indolent ulcer.

ULCÈRE DE CURLING. Curling's ulcer.

ULCÈRE DU DÉSERT. Desert sore, Veldt sore, septic sore, Barcoo disease or rot, Umballa sore, Gallipoli sore.

ULCÈRE DUODÉNAL. Duodenal ulcer.

ULCÈRE ENFLAMMÉ. Irritable ulcer, erethistic ulcer, inflamed ulcer.

ULCÈRE DE L'ESTOMAC. Gastric ulcer.

ULCÈRE FONGUEUX. Fungous ulcer, weak ulcer.

ULCÈRE DU GABON. Tropical ulcer. → *ulcère phagédénique des pays chauds.*

ULCÈRE GANGRÉNEUX. Hospital gangrene. → *pourriture d'hôpital.*

ULCÈRE GASTRIQUE. Gastric ulcer.

ULCÈRE GASTRIQUE EN SELLE. Saddle ulcer.

ULCÈRE GASTRO-DUODÉNAL. Peptic ulcer, gastroduodenal ulcer.

ULCÈRE DES GOMMIERS. Pian-bois. → *leishmaniose américaine.*

ULCÈRE HYPERTENSIF DE MARTORELL. Martorell's syndrome, hypertensive ischaemic ulcer of the leg.

ULCÈRE DE MARTORELL. Martorell's syndrome, hypertensive ischaemic ulcer of the leg.

ULCÈRE DE JACOB. Rodent ulcer. → *ulcère rodens.*

ULCÈRE DE MARJOLIN. Marjolin's ulcer.

ULCÈRE EN MIROIR. Kissing ulcer.

ULCÈRE NEUROTROPHIQUE. Neurogenic ulcer, neurotrophic ulcer.

ULCÈRE PEPTIQUE. Marginal ulcer, stoma or stomal ulcer, anastomotic ulcer, postoperative recurrent ulcer, secondary jejunal ulcer.

ULCÈRE PHAGÉDÉNIQUE. Phagedenic ulcer, perambulating ulcer, sloughing ulcer, ulcus ambulans, ulcus phagedaenicum.

ULCÈRE PHAGÉDÉNIQUE DES PAYS CHAUDS. Tropical ulcer, phagedena, phagedaena, tropical sloughing phagedena, phagedenoma, phagedaenoma, Naga sore, ulcus tropicum, Aden ulcer, Annam ulcer, Mozambique ulcer, Yemen ulcer, Malabar ulcer, Cochin sore, Nagana sore, Gabon ulcer, Pendiski's ulcer, Persian ulcer.

ULCÈRE PUTRIDE. Hospital gangrene. → *pourriture d'hôpital.*

ULCÈRE RAMIFIÉ DE LA CORNÉE. Dendriform or dendritic keratitis, furrow keratitis, keratitis arborescens, dendriform or dendritic ulcer.

ULCÈRE RÉCIDIVANT. Marginal ulcer. → *ulcère peptique.*

ULCÈRE RODENS. Rodent ulcer, ulcus rodens, Krompecher's tumour, Jacob's ulcer, ulcus cancrosum, ulcus exedens, rodent cancer.

ULCÈRE ROND. Simple ulcer of the stomach. → *ulcère simple de l'estomac.*

ULCÈRE DE SAEMISCH. Hypopyon keratitis. → *kératite à hypopyon.*

ULCÈRE SERPIGINEUX. Craping ulcer, serpiginous ulcer, ulcus serpens.

ULCÈRE SERPIGINEUX DE LA CORNÉE DE MOOREN. Mooren's ulcer.

ULCÈRE SERPIGINEUX DE MAC LEOD-DONOVAN. Granuloma inguinale. → *granulome ulcéreux des parties génitales.*

ULCÈRE SIMPLE DE L'ESTOMAC. Chronic gastric ulcer, peptic ulcer of the stomach, digestive ulcer of the stomach, corroding ulcer of the stomach, eroding ulcer of the stomach, simple ulcer of the stomach, round ulcer of the stomach, perforating ulcer of the stomach, acid ulcer of the stomach, Cruveilhier's disease, gastrohelcoma, gastrohelcosis.

ULCÈRE DE STRESS (gastro-duodénal). Stress ulcer.

ULCÈRE TORPIDE. Intractable ulcer, unhealthy ulcer.

ULCÈRE TROPHIQUE. Trophic ulcer.

ULCÈRE VARIQUEUX. Varicose ulcer.

ULCÈRE VÉNÉROÏDES DE WELANDER. Veneroid ulcer, Welander's ulcer.

ULCÈRE VÉSICAL DE HUNNER. Hunner's ulcer, Fenwick-Hunner ulcer, elusive ulcer.

ULCÉRO-CANCER, *s.m.* Ulcerocancer, carcinoma ex ulcere.

ULCÉROGÈNE, *adj.* Ulcerogenic.

ULCUS, *s.m.* Ulcer, ulcus.

ULCUS RODENS. Rodent ulcer. → *ulcère rodens.*

ULCUS RODENS DE LA CORNÉE DE MOOREN. Mooren's ulcer.

ULCUS SERPENS. Hypopyon keratitis. → *kératite à hypopyon.*

ULCUS VULVÆ ACUTUM. Ulcus vulvae acutum, Lipschütz's ulcer.

ULCUS WALL. Ulcus wall.

ULECTOMIE, *s.f.* Gingivectomy.

ULÉRYTHÈME, *s.m.* Ulerythema.

ULÉRYTHÈME CENTRIFUGE. Lupus erythematosus. → *lupus érythémateux chronique.*

ULÉRYTHÈME OPHRYOGÈNE. Ulerythema ophryogenes.

ULÉRYTHÈME SYCOSIFORME. Lupoid sycosis. → *sycosis lupoïde.*

ULITE, Gingivitis, ulitis.

ULLRICH-FEICHTIGER (syndrome de). Ullrich-Feichtiger syndrome, status degenerativus typus rostockiensis, typus degenerativus rostockiensis.

ULLRICH ET FREMEREY-DOHNA (syndrome de). François' syndrome n° 1. → *François (syndrome de, ou syndrome dyscéphalique de).*

ULLRICH-SCHEIE (maladie de). Scheie's syndrome. → *Scheie (maladie ou syndrome de).*

ULNA, *s.m.* Ulna.

ULNAIRE, *adj.* Ulnar.

ULOTHRIQUE, *adj.* Ulotrichous.

ULTRACENTRIFUGATION, *s.f.* Ultracentrifugation.

ULTRADIATHERMIE, *s.f.* Short wave diathermy, ultrashort wave diathermy.

ULTRADIEN, ENNE, *adj.* Ultradian.

ULTRAFILTRATION, *s.f.* Ultrafiltration.

ULTRAMICROSCOPE, *s.m.* Ultramicroscope, darkfield microscope.

ULTRASON, *s.m.* Ultrasound.

ULTRASONOCARDIOGRAPHIE, *s.f.* Echocardiography. → *échocardiographie.*

ULTRASONOGRAPHIE, *s.f.* Ultrasonography.

ULTRASONOSCOPIE, *s.f.* Ultrasonoscopy.

ULTRASONOTHÉRAPIE, *s.f.* Ultrasonotherapy.

ULTRASONOTOMOGRAPHIE, *s.f.* Two dimensional echography. → *échographie bidimensionnelle.*

ULTRAVIOLET, ETTE, *adj.* Ultraviolet.

ULTRAVIRUS, *s.m.* Virus. → *virus.*

UNCARTHROSE, *s.f.* Uncarthrosis.

UNCIFORME OU UNCINÉE (crise). Uncinate fit, uncinate epilepsy, dreamy epilepsy.

UNCINARIOSE, *s.f.* Ankylostomiasis. → *ankylostomasie.*

UNCINÉ, ÉE, *adj.* Uncinate.

UNCIFORME, *adj.* Uncinate, unciform.

UNCODISCARTHROSE, *s.f.* Uncodiscarthrosis.

UNCUS, *s.m.* Uncus.

UNGUIS, *s.m.* Lacrimal bone.

UNICELLULAIRE, *adj.* Unicellular.

UNICOLLIS (uterus). Uterus bicornis unicollis.

UNICORNIS (uterus). Uterus unicornis.

UNGUÉAL, ALE, *adj.* Ungual.

UNIFACTORIEL, ELLE, *adj.* Dependent on one factor.

UNILATÉRAL, ALE, *adj.* Unilateral.

UNIOVULAIRE, *adj.* Monozygotic. → *monozygote.*

UNIPOLAIRE, *adj.* Unipolar.

UNISEXUALITÉ, *s.f.* Unisexuality.

UNITÉ, *s.f.* Unit.

UNITÉ (sous-), *s.f.* Sub-unit.

UNITÉ FONCTIONNELLE. Functional unit.

UNITÉ MOTRICE. Motor unit.

UNIVITELLIN, INE, *adj.* Monozygotic. → *monozygote.*

UNNA (botte de). Unna's paste boot, Unna's boot.

UNVERRICHT-LUNDBORG (syndrome d'). Myoclonus epilepsy, myoclonia epileptica, Unverricht's disease or syndrome, Unverricht's myoclonus, Unverricht's familial myoclonus, Lafora's disease, progressive familial myoclonic epilepsy.

UPR. Retrograde ureteropyelography.

URACILE, *s.m.* Uracil.

URANISME, *s.m.* Homosexuality. → *homosexualité.*

URANISTE, *s.m.* Homosexual. → *homosexuel.*

URANOPLASTIE, *s.f.* Uranoplasty, uranosteoplasty.

URANOPLASTIE EN DOUBLE PONT. Uranostaphyloplasty. → *uranostaphyloplastie.*

URANO-STAPHYLOPLASTIE, URANO-STAPHYLORRAPHIE, *s.f.* Uranostaphyloplasty, uranostaphylorrhaphy.

URANOSTÉOPLASTIE, *s.f.* Uranosteoplasty. → *uranoplastie.*

URATE, *s.m.* Urate.

URATÉMIE, *s.f.* Urataemia.

URATHISTÉCHIE, *s.f.* Uratochistechia.

URATURIE, *s.f.* Uraturia, lithuria.

URBACH-WIETHE (maladie d'). Urbach-Wiethe disease. → *lipoïdoprotéinose de la peau et des muqueuses.*

UREAPLASMA UREALYTICUM. *Ureaplasma urealyticum.*

URÉASE, *s.f.* Urease.

URÉE, *s.f.* Urea.

URÉMIE, *s.m.* Uraemia, toxuria, urinaemia.

URÉMIE CONVULSIVE. Convulsive uraemia, eclamptic uraemia, uraemia eclampsia.

URÉMIGÈNE, *adj.* Uraemigenic.

URÉMIQUE, *adj.* Uraemic.

URÉOGENÈSE, *s.f.* **URÉOGÉNIE,** *s.f.* **URÉOGÉNIQUE (fonction).** Ureopoiesis. → *uréopoïèse.*

URÉOGENÈSE (cycle de l'). Urea cycle. → *Krebs-Henseleit (cycle de).*

URÉOMÈTRE, *s.m.* Ureameter, ureometer.

URÉOPOÏÈSE, *s.f.* **URÉOPOÏÉTIQUE (fonction).** Ureapoiesis, ureopoiesis, ureagenesis, ureogenesis.

URÉOSÉCRÉTOIRE (constante ou **coefficient).** Ambard's formula. → *Ambard (constante d').*

URÈSE, *s.f.* Micturition. → *miction.*

URÉTÉRAL MOYEN (point). Hallé's point.

URETÈRE, *s.m.* Ureter.

URÉTÉRECTOMIE, *s.f.* Ureterectomy.

URÉTÉRHYDROSE, *s.f.* Hydro-ureter. → *hydruretère.*

URÉTÉRITE, *s.f.* Ureteritis.

URÉTÉROCÈLE, *s.f.* Ureterocele.

URÉTÉRO-CÆCO-CYSTOPLASTIE, *s.f.* Ureterocæcocystoplasty.

URÉTÉRO-COLOSTOMIE, *s.f.* Ureterocolostomy.

URÉTÉROCYSTOPLASTIE, *s.f.* Ureterocystoplasty.

URÉTÉRO-CYSTO-NÉOSTOMIE, *s.f.* Ureterocystoneostomy, ureteroneocystostomy.

URÉTÉRO-ENTÉROSTOMIE, *s.f.* Ureteoenterostomy.

URÉTÉROGRAPHIE, *s.f.* Ureterography.

URÉTÉRO-HYDRONÉPHROSE, *s.f.* Ureterohydronephrosis.

URÉTÉRO-HYDROSE, *s.f.* Distension of an ureter.

URÉTÉRO-LITHOTOMIE, *s.f.* Ureterolithotomy.

URÉTÉROLYSE, *s.f.* Ureterolysis.

URÉTÉRO-NÉO-CYSTOSTOMIE, *s.f.* Ureterocystoneostomy. → *urétérocystonéostomie.*

URÉTÉRO-NÉO-PYÉLOSTOMIE, *s.f.* Ureteroneopyelostomy. → *urétéropyélonéostomie.*

URÉTÉROPLASTIE, *s.f.* Ureteroplasty.

URÉTÉRO-PYÉLOGRAPHIE, *s.f.* Ureteropyelography.

URÉTÉRO-PYÉLOGRAPHIE RÉTROGRADE. Retrograde ureteropyelography.

URÉTÉRO-PYÉLO-NÉOSTOMIE, *s.f.* Ureteroneopyelostomy, ureteropyeloneostomy.

URÉTÉRO-PYÉLO-NÉPHRITE, *s.f.* Ureteropyelonephritis.

URÉTÉRO-RECTOSTOMIE, *s.f.* Ureterorectostomy.

URÉTÉRORRAPHIE, *s.f.* Ureterorrhaphy.

URÉTÉRO-SIGMOÏDOSTOMIE, *s.f.* Uretero-sigmoidostomy.

URÉTÉROSTOMIE, *s.f.* Ureterostomy.

URÉTÉROTOMIE, *s.f.* Ureterotomy.

URÉTÉRO-VÉSICOPLASTIE, *s.f.* Ureterovesicoplasty.

URÉTRALGIE, *s.f.* Urethralgia.

URÈTRE, *s.m.* Urethra.

URÈTRE ANTÉRIEUR (étude des cellules de l'). Urethral smear.

URÉTRECTOMIE, *s.f.* Urethrectomy.

URÉTRITE, *s.f.* ou **URÉTHRITE,** *s.f.* Urethritis.

URÉTRITE À INCLUSIONS. Non gonococcal urethritis, « non specific » urethritis, simple urethritis.

URÉTRITE VÉGÉTANTE. Polyposis of the neck of the bladder.

URÉTROCÈLE, *s.f.* Urethrocele.

URÉTRO-CERVICO-TRIGONITE, *s.f.* Polyposis of the neck of the bladder.

URÉTROCYSTITE, *s.f.* Urethrocystitis.

URÉTRO-CYSTOGRAPHIE, *s.f.* Urethrocystography.

URÉTROGRAPHIE, *s.f.* Urethrography.

URÉTROPLASTIE, *s.f.* Urethroplasty.

URÉTRORRAGIE, *s.f.* Urethrorrhagia.

URÉTRORRAPHIE, *s.f.* Urethrorrhaphy.

URÉTRORRHÉE, *s.f.* Urethrorrhoea.

URÉTROSCOPIE, *s.f.* Urethroscopy.

URÉTROSKÉNITE, *s.f.* Urethritis with skenitis.

URÉTROSTÉNIE, *s.f.* Urethrostenosis.

URÉTROSTOMIE, *s.f.* Urethrostomy.

URÉTROSTOMIE PÉRINÉALE. Perineostomy, Poncet's operation, perineal urethrostomy.

URÉTROTOME, *s.m.* Urethrotome.

URÉTROTOMIE, *s.f.* Urethrotomy.

URÉTROTOMIE EXTERNE. External urethrotomy.

URÉTROTOMIE INTERNE. Internal urethrotomy.

URGENCE, *s.f.* Emergency.

URHIDROSE, *s.f.* Urhidrosis, urhidrosis.

URICÉMIE, *s.m.* Uricacidaemia, uricaemia, lithaemia.

URICO-ÉLIMINATEUR, TRICE, *adj.* Inducing the renal elimination of the uric acid.

URICOFREINATEUR, TRICE, *adj.* Preventing the synthesis of the uric acid.

URICOGENÈSE, *s.f.* Uricopoiesis.

URICO-INHIBITEUR, TRICE, *adj.* Preventing the synthesis of the uric acid.

URICOLYSE, *s.f.* Uricolysis.

URICOLYTIQUE, *adj.* Uricolytic.

URICOPEXIE, *s.f.* Uratosis.

URICOPOÏÈSE, *s.f.* Uricopoiesis.

URICOPOÏÉTIQUE, *adj.* Uricopoietic.

URICURIE, URICOSURIE, *s.f.* Uricosuria, uricosury, uricaciduria.

URIDROSE, *s.f.* Uridrosis.

URINAIRE, *adj.* Urinary.

URINAIRE (crise). Urocrisis, vesical crisis (in tabes dorsalis).

URINAL, *s.m.* Urinal.

URINE, *s.f.* Urine.

URINÉMIE, *s.f.* Uraemia. → *urémie.*

URINES (division des). Bilateral renal catheterization (for differential renal functional tests).

URINE JUMENTEUSE. Cloudy urine, nebulous urine, urina jumentosa.

URINES À ODEUR DE HOUBLON (maladie des). Congenital hydroxybutyric aciduria.

URINES À ODEUR DE SIROP D'ÉRABLE (maladie des). Maple syrup urine disease. → *leucinose.*

URINEUX, EUSE, *adj.* Urinose, urinous.

URIQUE, *adj.* Uric.

UROBILINE, *s.f.* Urobilin.

UROBILINOGÈNE, *s.m.* Urobilinogen.

UROBILINURIE, *s.f.* Urobilinuria.

UROCÈLE, *s.f.* Urocele.

UROCULTURE, *s.f.* Bacterial culture of the urine.

UROCYTOGRAMME, *s.m.* Urinary sediment.

URODILATINE, *s.f.* Urodilatin.

URODYNAMIQUE, *adj.* Urodynamic. – *s.f.* Urodynamics.

URODYNIE, *s.f.* Urodynia.

UROÉMIE, *s.f.* Uraemia. → *Urémie.*

UROGASTRONE, *s.f.* Urogastrone.

UROGENÈSE, *s.f.* Uropoiesis. → *uropoïèse.*

UROGRAPHIE, *s.f.* Excretion urography, excretory urography, intravenous urography, intravenous pyelography, pyelography by elimination, descending pyelography, excretion pyelography, descending urography.

UROKINASE, *s.f.* Urokinase.

UROLITHIASE, *s.f.* Urolithiasis.

UROLOGIE, *s.f.* Urology.

UROMANCIE, *s.m.* Uromancy, uromantia.

UROMÈLE, *s.m.* Uromelus.

UROMÈTRE, *s.m.* Urinometer, urometer.

URONÉPHROSE, *s.f.* Hydronephrosis. → *hydronéphrose.*

UROPATHIE, *s.f.* Uropathy.

UROPEPSINE, *s.f.* Uropepsin.

UROPOÏÈSE, *s.f.* ou **UROPOÏÉTIQUE (fonction).** 1° Uropoiesis. – 2° Ureopoiesis. → *uréopoïèse.*

UROPORPHYRINE, *s.f.* Uroporphyrin.

UROPORPHYRINOGÈNE, *s.m.* Uroporphyrinogen.

UROPYONÉPHROSE, *s.f.* Uropyonephrosis.

UROSCOPIE, *s.f.* Uroscopy.

UROSTALAGMIE, *s.f.* Urostalagmometry.

UROSTOMIE, *s.f.* Urostomy.

UROTHÉLIUM, *s.m.* Urothelium.

UROTHÉRAPIE, *s.f.* Urotherapy.

UROTOXIE, *s.f.* Urotoxia, urotoxy.

UROTOXIQUE (coefficient u. de Bouchard). Bouchard's coefficient, urotoxic coefficient.

URTICAIRE, *s.f.* Urticaria, nettle rash, cnidosis, stigmatodermia, hives.

URTICAIRE HÉMORRAGIQUE. Urticaria haemorrhagica.

URTICAIRE PAPULEUSE. Strophulus. → *strophulus.*

URTICAIRE PIGMENTAIRE. Urticaria pigmentosa, xanthelasmoidea, diffuse cutaneous mastocytosis, Nettleship's disease.

URTICAIRE PIGMENTÉE. Urticaria haemorrhagica, purpura urticans.

URTICAIRE TUBÉREUSE. Erythema nodosum. → *érythème noueux.*

URTICARISME, *s.m.* Tendency to urticaria.

URTICATION, *s.f.* Urtication.

USAGE EXTERNE. External application.

USHER (syndrome d'). Usher's syndrome.

USI. ICU. → *soins intensifs (unité de).*

USTION, *s.f.* Ustion.

UTA DU PÉROU. Uta.

UTÉRALGIE, *s.f.* Metralgia. → *métralgie.*

UTÉRIN, INE, *adj.* Uterine.

UTÉRIN (cycle). Menstrual cycle.

UTÉRUS, *s.m.* Uterus.

UTERUS ACOLLIS. Uterus acollis.

UTERUS BICORNIS. Uterus bicornis.

UTERUS BIFORIS. Uterus biforis.

UTERUS BILOCULARIS. Uterus bilocularis.

UTERUS BIPARTITUS. Uterus bipartitus.

UTERUS DEFICIENS. Congenital lack of uterus.

UTÉRUS DIDELPHE. Uterus didelphys.

UTERUS DIDUCTUS. Uterus didelphys.

UTERUS DUPLEX. Uterus duplex, duplex uterus.

UTÉRUS GRAVIDE. Gravid uterus.

UTERUS PARVICOLLIS. Uterus parvicollis.

UTERUS SEPTUS. Uterus bilocularis.

UTERUS SUBSEPTUS. Uterus subseptus.

UTERUS UNICOLLIS. Uterus bicornis unicollis.

UTERUS UNICORNIS. Uterus unicornis.

UTRICULE, *s.m.* Utricle.

UTRICULE PROSTATIQUE. Prostatic utricle.

UV. Abbreviation for ultraviolet.

UVÉITE, *s.f.* Uveitis.

UVÉO-ENCÉPHALITE, *s.f.* Harada's disease. → *Harada (maladie d').*

UVÉOPAROTIDITE, *s.f.* Uveoparotiditis.

UVIOTHÉRAPIE, *s.f.* Treatment by ultraviolet rays.

UVULITE, *s.f.* Uvulitis.

V

V. V, symbol for: 1° gas volume. – 2° Volt.

V̇. V, symbol for gas flow, and for ventilation.

V (électrocardiographie). V.

V (fracture en). Shaped fracture. → *Gerdy (fracture spiroïde de).*

V (syndrome). V pattern of squint.

VA. Symbol for alveolar gas (or air) volume.

V̇A. V̇A symbol for alveolar ventilation.

VAAL (syndrome de De). Reticular dysgenesia.

VACCIN, *s.m.* Vaccine, smallpox vaccine, vaccinum.

VACCIN ANTI-AMARIL. Yellow fever vaccine.

VACCIN ANTICHARBONNEUX. Anthrax vaccine.

VACCIN ANTICHOLÉRIQUE. Cholera vaccine.

VACCIN ANTICOQUELUCHEUX. Pertussis vaccine.

VACCIN ANTIDIPHTÉRIQUE. Diphtheria anatoxin.

VACCIN ANTIGRIPPAL. Influenza vaccine.

VACCIN ANTIHÆMOPHILUS. Haemophilus influenzae type b vaccine.

VACCIN ANTI-HÉPATITE A. Hepatitis A vaccine.

VACCIN ANTI-HÉPATITE B. Hepatitis B vaccine.

VACCIN ANTILEPTOSPIRE. Leptospire vaccine.

VACCIN ANTIMÉNINGOCOCCIQUE. Meningococcal vaccine.

VACCIN ANTIMORBILLEUX. Measles vaccine. → *vaccin antirougeoleux.*

VACCIN ANTI-OURLIEN. Mumps vaccine.

VACCIN ANTIPESTEUX. Plague vaccine, Haffkine's vaccine.

VACCIN ANTIPNEUMOCOCCIQUE. Pneumococcal vaccine.

VACCIN ANTIPOLIOMYÉLITIQUE. Poliomyelitis vaccine.

VACCIN ANTIPOLIOMYÉLITIQUE À VIRUS TUÉS. Salk's vaccine, poliomyelitis inactivated vaccine.

VACCIN ANTIPOLIOMYÉLITIQUE À VIRUS VIVANTS ATTÉNUÉS. Sabin's vaccine, poliovirus live oral vaccine.

VACCIN ANTIRABIQUE. Rabies vaccine, vaccinum rabies, hydrophobia vaccine.

VACCIN ANTIROUGEOLEUX. Measles vaccine.

VACCIN ANTIRUBÉOLEUX. Rubella vaccine.

VACCIN ANTITÉTANIQUE. Tetanus vaccine.

VACCIN ANTITYPHOÏDIQUE. Typhoid vaccine.

VACCIN ANTITYPHOPARATYPHIQUE. Typhoparatyphoid vaccine.

VACCIN ANTIVARICELLEUX. Varicella vaccine.

VACCIN ANTIVARIOLIQUE. Smallpox vaccine, vaccine, glycerinated vaccine virus, jennerian vaccine, antismallpox vaccine, vaccine virus, virus vaccinicum.

VACCIN DE COX. Cox's vaccine.

VACCIN DE LAIGRET. Laigret-Durand vaccine.

VACCIN MIXTE. Polyvalent vaccine. → *vaccin polyvalent.*

VACCIN MONOVALENT. Univalent vaccine, pure vaccine.

VACCIN POLYVALENT. Polyvalent vaccine, multipartial vaccine, multivalent vaccine, mixed vaccine.

VACCIN PRÉPARÉ AVEC DES GERMES TUÉS. Inactivated vaccine.

VACCIN PRÉPARÉ AVEC DES GERMES VIVANTS DE VIRULENCE ATTÉNUÉE. Live vaccine, replicative vaccine.

VACCIN SABIN. Sabin's vaccine. → *vaccin antipoliomyélitique à virus vivants atténués.*

VACCIN SALK. Salk's vaccine. → *vaccin antipoliomyélitique à virus tués.*

VACCIN SENSIBILISÉ. Sensitized vaccine.

VACCIN CONTRE LE TYPHUS. Typhus vaccine.

VACCIN DE WEIGL. Weigl's vaccine.

VACCINAL, ALE, *adj.* Vaccinal.

VACCINATION, *s.f.* Vaccination.

VACCINATION ANTICHARBONNEUSE. Anthracic vaccination.

VACCINATION ANTIVARIOLIQUE. Jennerian vaccination.

VACCINATION ASSOCIÉE. Combined vaccination.

VACCINATION CURATIVE. Curative vaccination.

VACCINATION JENNÉRIENNE. Arm-to-arm vaccination.

VACCINATION LÉGALE. Compulsory vaccination.

VACCINATION PRÉVENTIVE. Preventive vaccination, protective vaccination.

VACCINÉ, NÉE, *adj.* Vaccinated.

VACCINE, *s.f.* Vaccinia, vaccina, bovine smallpox, cowpox.

VACCINE DE CHEVAL. Horsepox, equine smallpox, Canadian smallpox.

VACCINE (fausse). Vaccinoid. → *vaccinoïde.*

VACCINELLE, *s.f.* Vaccinoid. → *vaccinoïde.*

VACCINIDE, *s.f.* Vaccinid, vaccinide.

VACCINIFÈRE, *adj.* Vaccinifer.

VACCINIFORME, *adj.* Vacciniform.

VACCINOGENÈSE, *s.f.* Production of a vaccine.

VACCINOÏDE, *s.f.* Vaccinoid, vaccinella, vacciniola, spurious vaccinia.

VACCINOLOGIE, *s.f.* Vaccinology.

VACCINO-PROPHYLAXIE, *s.f.* Preventive vaccination. → *vaccination préventive.*

VACCINO-SYPHILOÏDE DE LA PEAU. Drapier erythema. → *syphiloïde postérosive.*

VACCINOSTYLE, *s.m.* Vaccinostyle, vaccinator.

VACCINOTHÉRAPIE, *s.f.* Vaccinotherapy, vaccinotherapeutics, vaccine therapy.

VACHE FOLLE (maladie de la). Mad cow disease.

VACTEL (syndrome). VACTEL syndrome.

VACUOLAIRE (dégénérescence). Colliquation.

VACUOLE, *s.f.* Vacuole.

VACUOLISATION, *s.f.* Vacuolization.

VA-ET-VIENT (bruit de). To and fro sound, to and fro murmur.

VAGABONDS (maladie des). Parasitic melanoderma, vagabond's disease, vagrant's disease, morbus vagabondus, vagabond's pigmentation.

VAGAL, ALE, *adj.* Vagal.

VAGIN, *s.m.* Vagina.

VAGINAL, ALE, *adj.* Vaginal.

VAGINAL (frottis). Vaginal smear, Papanicolaou's method.

VAGINALITE, *s.f.* Vaginalitis.

VAGINALITE PLASTIQUE. Pachyvaginalitis. → *pachyvaginalite.*

VAGINISME, *s.m.* Vaginismus, vaginodynia, perineal spasm.

VAGINITE, *s.f.* Vaginitis, colpitis, elytritis, elytronitis.

VAGINITE EMPHYSÉMATEUSE. Cystic pachyvaginalitis. → *pachyvaginite kystique.*

VAGINODYNIE, *s.f.* Vaginismus. → *vaginisme.*

VAGINO-FIXATION DE L'UTÉRUS. Vaginal hysteropexy. → *hystéropexie vaginale.*

VAGINOPLASTIE, *s.f.* Colpoplasty.

VAGINOSE BACTÉRIENNE. Bacterial vaginosis.

VAGOLYTIQUE, *adj.* Parasympatholytic, vagolytic.

VAGOMIMÉTIQUE, *adj.* Vagomimetic, parasympathomimetic.

VAGOPARALYTIQUE, *adj.* Parasympatholytic.

VAGOTOMIE, *s.f.* Vagotomy.

VAGOTOMIE BILATÉRALE. Dragstedt's operation.

VAGOTONIE, *s.f.* Vagotony, vagotonia, parasympathicotonia.

VAGOTONINE, *s.f.* Vagotonin.

VAGOTONIQUE, *adj.* Vagotonic.

VAGOTROPISME, *s.m.* Vagotropism.

VAIL (syndrome de). Vidian neuralgia. → *nerf vidien (syndrome du).*

VAIRONS (yeux). Eyes of different colours.

VAISSEAU, *s.m.* Vessel.

VAL. Symbol for « valence gramme ». Equivalent, Eq.

VALENCE, *s.f.* Valence, valency.

VALENCE GRAMME, *s.f.* Equivalent, Eq.

VALÉTUDINAIRE, *adj.* Valetudinarian.

VALEUR GLOBULAIRE OU HÉMOGLOBINIQUE. Globular value, blood quotient, color index (CI), cell-color ratio.

VALEUR NUMÉRIQUE DE L'HOMME. Pignet's formula. → *robusticité (coefficient de).*

VALGISATION, *s.f.* Valgisation.

VALGUS, A, UM, *adj.* Valgus, a, um.

VALIDITÉ, *s.f.* Validity.

VALINE, *s.f.* Valine.

VALLÉCULE, *s.f.* Vallecula.

VALLEIX (points de). Valleix's points, painful paints, points douloureux.

VALSALVA (épreuve, manœuvre ou test de). Valsalva's experiment or maneuver or test.

VALSAVA (sinus de). Sinus of Valsalva.

VALVE, *s.f.* Leaflet, cusp, valve.

VALVE FLASQUE (syndrome de la). Balloon mitral valve. → *ballonnement de la valve mitrale.*

VALVULAIRE, *adj.* Valvular, valval, valvar.

VALVULE, *s.f.* Valvule.

VALVULECTOMIE, *s.f.* Valvulectomy.

VALVULITE, *s.f.* Valvulitis.

VALVULOPATHIE, *s.f.* Valvular disease.

VALVULOPLASTIE, *s.f.* Valvuloplasty.

VALVULOTOMIE, *s.f.* Valvulotomy, valvotomy.

VALVULOTOMIE PULMONAIRE. Brock's operation. → *Brock (opération de).*

VAMPIRISME, *s.m.* Necrophilism. → *nécrophilie.*

VAN BOGAERT (encéphalite de). Van Bogaert's encephalitis. → *leucoencéphalite sclérosante subaiguë.*

VAN BOGAERT ET DIVRY (syndrome de). Van Bogaert-Divry syndrome, cortico-meningeal diffuse angiomatosis.

VAN BOGAERT ET NYSSEN (maladie de). Van Bogaert-Nyssen disease, Van Bogaert-Nyssen-Pfeiffer disease.

VAN BUCHEM (maladie de). Endostal hyperostosis. → *hyperostose endostale.*

VAN BUREN (maladie de). Peyronie's disease. → *La Peyronie (maladie de).*

VANCOMYCINE, *s.f.* Vancomycin.

VAN CREVELD ET VON GIERKE (maladie de). Von Gierke's disease. → *Gierke (maladie de von).*

VAN DEN BERGH (diazo-réaction ou méthode d'Hymans). Van den Bergh's reaction.

VAN DER HŒVE (syndrome de). Scleromalacia perforans.

VAN DER HŒVE-HALBERTSMA-WAARDENBURG (syndrome de). Waardenburg's syndrome. → *Waardenburg (syndromes de), 2°.*

VAN DER HŒVE (syndrome de) OU VAN DER HŒVE ET DE DE KLEYN (triade de). Van der Hœve's syndrome, Van der Hœve's triad, Van der Hœve-de Kleyn syndrome, fragilitas ossium – blue sclera – ostosclerosis syndrome (osteo-psathyrosis with deafness and blue sclera).

VAN DER WOUDE (syndrome de). Van der Woude's syndrome.

VAN LAERE (maladie de). Van Laere's disease.

VANILLISME, *s.m.* Vanillism.

VANILLYLMANDÉLIQUE (acide). Vanylmandelic acid.

VAN NECK-ODELBERG (maladie de). Osteochondritis ischiopubica, osteochondropathia ischiopubica, Odelberg's disease, Van Neck-Odelberg disease.

VAN SLYKE (coefficient de). Blood urea clearance test, Van Slyke's test or formula.

VAN T'HOFF (loi de). Van t'Hoff's rule.

VANYLMANDÉLIQUE (acide). Vanylmandelic acid.

VA/QC. Ventilation/perfusion ratio.

VAQUEZ (maladie ou syndrome de). Polycythaemia vera. → *érythrémie.*

VARICE, *s.f.* Varix, varicosity, varicose vein, phlebectasia, phlebectasis.

VARICE ANÉVRISMALE. Aneurysmal varix. → *phlébartérie simple de Broca.*

VARICE ARTÉRIELLE. Cirsoid aneurysm. → *anévrisme cirsoïde.*

VARICE DE LA CONJONCTIVE. Varicula.

VARICE LYMPHATIQUE. Varix lymphaticus, lymph varix.

VARICE DE L'OMBILIC. Varicomphalus.

VARICE DE LA PAUPIÈRE. Varicoblepharon.

VARICELLE, *s.f.* Chickenpox, varicella, glass-pock, water-pock, variola crystallina, variola notha.

VARICELLEUX, EUSE, *adj.* Pertaining to varicella.

VARICELLIFORME, *adj.* Varicelliform.

VARICELLIFORME DE KAPOSI (éruption). Eczema herpeticum. → *pustulose vacciniforme.*

VARICOCÈLE, *s.m.* et *f.* Varicocele, varicole.

VARICOCÈLE TUBO-OVARIEN. Utero-ovarian varicocele.

VARICOGRAPHIE, *s.f.* Varicography.

VARICOSE, *s.f.* Varicosis.

VARIOLE, *s.f.* Smallpox, variola, pestis variolosa.

VARIOLE COHÉRENTE. Coherent smallpox.

VARIOLE CONFLUENTE. Confluent smallpox.

VARIOLE HÉMORRAGIQUE. Haemorrhagic smallpox, black smallpox, purpura variolosa, variola haemorrhagica.

VARIOLE D'INOCULATION. Variola incerta.

VARIOLE OVINE. Sheep pox. → *clavelée.*

VARIOLEUX, EUSE, *adj.* Variolar. → *variolique.* – *s.m.* et *f.* Smallpox patient.

VARIOLE-VACCINE, *s.f.* Variolovaccinia.

VARIOLIFORME, *adj.* Varioliform.

VARIOLIQUE, *adj.* Variolar, variolic, variolous.

VARIOLISATION, *s.f.* Smallpox inoculation, variolation, variolization.

VARIOLOÏDE, *s.f.* Varioloid, modified smallpox.

VARIOLO-VACCINE, *s.f.* Variolovaccinia.

VARIOT (nanisme sénile de). Progeria. → *progérie.*

VARIQUEUX, EUSE, *adj.* Varicose.

VARUS, A, UM, *adj.* Varus, a, um.

VASCULAIRE, *adj.* Vascular, vasal.

VASCULARISATION, *s.f.* Vascularization.

VASCULARISÉ, SÉE, *adj.* Vascularized.

VASCULARITE, *s.f.* Angeitis. → *angéite.*

VASCULARITE ALLERGIQUE. Hypersensitivity angeitis.

VASCULARITE DERMIQUE ALLERGIQUE. Gougerot's trisymptomatic disease. → *trisymptomatique (maladie).*

VASCULITE, *s.f.* Angeitis. → *angéite.*

VASCULOPATHIE, *s.f.* Vasculopathy.

VASCULOTOXIQUE, *adj.* Vasculotoxic.

VASECTOMIE, *s.f.* Vasectomy.

VASELINE, *s.f.* Petroleum jelly.

VASELINOME, *s.m.* Oleoma.

VASO-ACTIF, IVE, *adj.* Vasoactive.

VASOCONSTRICTEUR, TRICE, *adj.* Vasoconstrictive.

VASOCONSTRICTION, *s.f.* Vasoconstriction.

VASODILATATION, *s.f.* Vasodilatation.

VASODILATATION HÉMICÉPHALIQUE (syndrome de). Histamine headache. → *céphalée vasculaire de Horton.*

VASODILATATEUR, TRICE, *adj.* Vasodilator.

VASODILATINE, *s.f.* Vasodilatin.

VASOINHIBITEUR, TRICE, *adj.* Vasoinhibitor.

VASOLABILITÉ, *s.f.* Vasomotor ataxia.

VASOMOTEUR, TRICE, *adj.* Vasomotor.

VASOPARALYTIQUE, *adj.* Vasoinhibitor.

VASOPEPTIDASE, *s.f.* Vasopeptidase.

VASOPEPTIDE, *s.m.* Vasopeptide.

VASOPLÉGIE, *s.f.* Vasomotor paralysis.

VASOPLÉGIQUE, *adj.* Vasoinhibitor.

VASOPRESSEUR, IVE, *adj.* Vasopressor.

VASOPRESSINE, *s.f.* Vasopressin, antidiuretic hormone (ADH), β-hypophamine, adiuretin.

VASOSTIMULANT, IVE, *adj.* Vasostimulant.

VASOTOMIE, *s.f.* Vasotomy.

VASOTONIE, *s.f.* Vasotonia.

VASOTONIQUE, *adj.* Vasotonic, vasostimulant.

VASOTRIBE, *s.m.* Angiotribe, vasotribe.

VASOTRIPSIE, *s.f.* Angiotripsy, vasotripsy.

VASOTROPE, *adj.* Vasotropic.

VASOVAGAL (syndrome). Vasovagal syncope, vasodepressor syncope, vasovagal attack.

VASO-VÉSICULECTOMIE, *s.f.* Vasovesiculectomy.

VAT. VAT.

VATER (syndrome). VATER syndrome.

VAUTRIN (procédé de). Doyen's operation.

VC. Tidal volume. → *volume courant.*

VCG. Vectocardiogram. → *vectocardiogramme.*

VCI. Abbreviation for *veine cave inférieure*: inferior vena cava.

VCS. Abbreviation for *veine cave supérieure*: superior vena cava.

V_{CO_2}. Symbol for carbon dioxid elimination, VCO_2.

VD. Symbol for ventricule droit: right ventricle.

vd. Symbol for the volume of the respiratory dead space.

Vd. Symbol for the gas flow in the respiration dead space.

VDD. VDD.

VDRL (réaction). VDRL reaction.

VDRL-CHARBON. Rapid plasma reagin test, RPR.

VE. Symbol for « débit ventilatoire expiré » : minute ventilation. → *ventilation minute.*

VEAU (méthode de). Veau's operation.

VECTEUR, *adj.* et *s.m.* 1° (parasitologie). Biological vector, carrier. – 2° (physique). Vector.

VECTOBALLISTOCARDIOGRAMME, VECTOBALLISTOGRAMME, *s.m.* Vectorballistocardiogram.

VECTOCARDIOGRAMME, VECTOGRAMME, *s.m.* **(VCG).** Vectorcardiogram, VCG, monocardiogram.

VECTOCARDIOGRAMME SPATIAL. Spatial vectorcardiogram.

VECTOCARDIOGRAPHIE, *s.f.* Vectocardiography, cardiovectography.

VECTOGRAPHIE, *s.f.* Vectorcardiography. → *vectocardiographie.*

VECTORIEL, ELLE, *adj.* Vectorial.

VECTOSCOPIE, *s.f.* Vectoscopy.

VÉGÉTALISME, *s.m.* Severe vegetarianism.

VÉGÉTARISME, *s.m.* Vegetarianism.

VÉGÉTATIF, IVE, *adj.* Vegetative.

VÉGÉTATION, *s.f.* Vegetation.

VÉGÉTATIONS ADÉNOÏDES. Adenoid vegetations, adenoids.

VÉGÉTATION CUTANÉE OU MUQUEUSE. Wart. → *verrue.*

VÉGÉTATIONS ENDOCARDIQUES MICROBIENNES. Bacterial vegetations on the endocardium.

VÉGÉTATION VÉNÉRIENNE. Condyloma acuminatum. → *condylome acuminé.*

VÉGÉTATION VERRUQUEUSES DES VALVES CARDIAQUES. Verrucous vegetations on the cardiac valves.

VÉHICULE, *s.m.* Vehicle.

VEILLONA, *s.f. Veillona.*

VEINE, *s.f.* Vein.

VEINE AZYGOS. Azygos vein.

VEINE CAVE INFÉRIEURE (syndrome de la). Inferior vena cava syndrome.

VEINE CAVE SUPÉRIEURE. Inferior vena cava.

VEINE CAVE SUPÉRIEURE (syndrome de la). Superior vena cava syndrome.

VEINE PORTE. Portal vein.

VEINE PULMONAIRE. Pulmonary vein.

VEINECTASIE, *s.f.* Phlebectasia.

VEINEUX, EUSE, *adj.* Venous.

VEINITE, *s.f.* Aseptic thrombosis of a varicose vein, produced by injection treatment.

VEINOGRAPHIE, *s.f.* Phlebography, venography.

VEINO-OCCLUSIVE DU FOIE (maladie). Veno-occlusive disease of the liver. → *Budd-Chiari (syndrome de).*

VEINOSPASME, *s.m.* Spasm of a vein.

VÉLAMENTEUX, EUSE, *adj.* Velamentous, velar.

VÉLAMENTEUSE DU CORDON (insertion). Velamentous insertion, parasol insertion, velamentous placenta, Lobstein's placenta.

VÉLOCIMÉTRIE, *s.f.* Velocimetry, flowmetry.

VELU, UE, *adj.* Hairy.

VELU-SPEDER (maladie de). Darmous.

VELVÉTIQUE, *adj.* Velvet-like.

VEMS. Timed vital capacity. → *volume expiratoire maximum seconde.*

VENA CONTRACTA. Vena contracta.

VÉNÉNEUX, EUSE, *adj.* Venenous.

VÉNÉRÉOLOGIE, *s.f.* Venereology. → *vénérologie.*

VÉNÉRIEN, ENNE, *adj.* Venereal.

VÉNÉROLOGIE, *s.f.* Venereology, venerology, cypridology.

VENT DU BOULET. Blast, shock wave, air concussion.

VENTILATION ALVÉOLAIRE (VA). Alveolar ventilation, VA.

VENTILATION / CIRCULATION (rapport) (VA / QC). Ventilation / perfusion ratio.

VENTILATION MAXIMA, VENTILATION MAXIMA MINUTE. Maximum breathing capacity, maximum ventilatory capacity, MBC.

VENTILATION MINUTE, VENTILATION MN. Minute ventilation, minute volume, respiratory minute volume, MV.

VENTILATION / PERFUSION (rapport). Ventilation/perfusion ratio.

VENTILATION PULMONAIRE (coefficient de). Coefficient of pulmonary mutilation.

VENTOUSE, *s.f.* Cupping glass, artificial leech, ventouse. – *s. scarifiée.* Scarified cupping glass.

VENTRALE (position). Ventral decubitus, prone position.

VENTRE, *s.m.* Abdomen, belly.

VENTRE EN BATEAU. Scaphoid abdomen, boatshaped abdomen, carinate abdomen, navicular abdomen.

VENTRE DE BATRACIEN. Frog belly.

VENTRE EN BESACE. Pendulous abdomen.

VENTRE DE BOIS. Wooden belly.

VENTRE À DOUBLE SAILLIE. Abdomen with two inguinal prominences.

VENTRE EN OBUSIER. Abdomen with a median prominence in tuberculous ascites.

VENTRICULAIRE, *adj.* Ventricular.

VENTRICULAIRE (pause). Asystole, asystolia.

VENTRICULE, *s.m.* Ventricle.

VENTRICULE COMMUN. Single ventricle.

VENTRICULE DROIT À DOUBLE SORTIE OU À DOUBLE ISSUE. Double outlet right ventricle.

VENTRICULE GAUCHE À DOUBLE ISSUE. Double outlet left ventricle.

VENTRICULE PAPYRACÉ. Uhl's anomaly. → *Uhl (maladie d').*

VENTRICULE SUPERPOSÉS. Crisscross heart. → *cœur croisé.*

VENTRICULE UNIQUE. Cor triloculare biatriatum, single ventricle.

VENTRICULITE, *s.f.* Ventriculitis.

VENTRICULO-ATRIOSTOMIE, *s.f.* OU **VENTRICULO-AURICULOSTOMIE,** *s.f.* Ventriculoastriostomy, ventriculo-atrial shunt.

VENTRICULO-CISTERNOSTOMIE, *s.f.* Ventriculocisternostomy.

VENTRICULOGRAMME, *s.m.* Ventriculogram.

VENTRICULOGRAPHIE, *s.f.* Ventriculography.

VENTRICULOGRAPHIE GAZEUSE. Pneumoventriculography.

VENTRICULONECTEURS (faisceaux). Bundle of His. → *His (faisceau de).*

VENTRICULO-PÉRITONÉOSTOMIE, *s.f.* Ventriculoperitoneal shunt.

VENTRICULOPLASTIE, *s.f.* Ventriculoplasty.

VENTRICULOSTOMIE, *s.f.* Ventriculostomy.

VENTRICULOTOMIE, *s.f.* Ventriculotomy.

VENTRO-FIXATION DE L'UTÉRUS. Abdominal hysteropexy. → *hystéropexie abdominale.*

VENTROSCOPIE, *s.f.* Ventroscopy.

VER, *s.m.* Worm.

VER DE GUINÉE. *Dracunculus medinensis.* → *filaire de Médine.*

VERBIGÉRATION, *s.f.* Verbigeration.

VERDUNISATION, *s.f.* Verdunization.

VERGE, *s.f.* Penis.

VERGENCE, *s.f.* Vergence.

VERGER-DEJERINE (syndrome de). Dejerine's cortical sensory syndrome. → *Dejerine (syndrome sensitif cortical de).*

VERGETURES, *s.f.* Lineae albicantes, striae atrophicae, striae cutis distensae, vergetures, vibices.

VERGETURES DE LA GROSSESSE. Linae gravidarum, striae gravidarum.

VERMICULAIRE, *adj.* Vermicular.

VERMIEN (syndrome). Vermis syndrome.

VERMIFUGE. 1° *adj.* Vermifugal. – 2° *adj.* et *s.m.* Vermifuge, helminthagogue, anthelmintic, anthelminthic.

VERMINE, *s.f.* Vermin.

VERMINEUX, EUSE, *adj.* Verminous.

VERMIS, *s.m.* Vermis cerebelli.

VERMIS (syndrome du). Vermis syndrome.

VERNAL, ALE, *adj.* Vernal.

VERNER ET MORRISON (syndrome de). Pancreatic cholera ; syndrome of watery diarrhoea, hypokaliaemia and hypochlorhydria (or achlorhydria) ; WDHA syndrome ; Verner-Morrison syndrome ; vipoma.

VERNES (réactions de). Vernes' tests.

VERNET (syndrome de). Vernet's syndrome.

VERNEUIL (maladie de). Verneuil's disease.

VERNIX CASEOSA. Vernix caseosa, smegma embryonum.

VEROCAY (nodule de). Verocay's body.

VÉROLE, *s.f.* Syphilis. → *syphilis.*

VÉROLE (petite). Smallpox. → *variole.*

VÉROLE VOLANTE (petite). Chickenpox. → *varicelle.*

VERRES (épreuve des trois). Three glass test.

VERRE (homme de). Patient suffering from osteopsathyrosis.

VERROUILLAGE (syndrome de) (neurologie). Locked-in syndrome.

VERRUCIFORME, *adj.* Verruciform.

VERRUCOSITÉ, *s.f.* Verrucosis.

VERRUE, *s.f.* Verruca, wart.

VERRUE DIGITÉE. Verruca digitata.

VERRUE FILIFORME. Verruca filiformis.

VERRUE MOLLE. Verruca carnea.

VERRUE MOLLE FIBREUSE. Naevus fibrosus.

VERRUE MOLLE PIGMENTÉE. Naevus verrucosus. → *naevus mélanique tubéreux.*

VERRUE PLANE JUVÉNILE. Verruca plana juvenilis.

VERRUE PLANE SÉNILE. Verruca senilis, verruca seborrhoeica, seborrhoeic wart.

VERRUE PLANTAIRE. Verruca plantaris, plantar wart.

VERRUE SÉBORRHÉIQUE. Verruca senilis. → *verrue plane sénile.*

VERRUE TÉLANGIECTASIQUE. Angiokeratoma. → *angiokératome.*

VERRUE VULGAIRE. Verruca vulgaris.

VERRUGA, *s.f.* Verrugas, haemorrhagic pian, Peruvian wart.

VERRUGA DU PÉROU. Verruca peruana, verruca peruviana, verruga peruana, bartonellosis, Bartonella fever.

VERRUQUEUX, *adj.* Warty, verruciform, verrucose, verrucous.

VERSION, *s.f.* 1° (obstétrique). Version, turning. – 2° (ophtalmologie). Version.

VERSION BIPOLAIRE. Bimanual version. → *version mixte.*

VERSION CÉPHALIQUE. Cephalic version.

VERSION PAR MANŒUVRES EXTERNES. Abdominal version, external version.

VERSION PAR MANŒUVRES INTERNES. Internal version.

VERSION MIXTE. Bimanual version, combined version, bipolar version.

VERSION PODALIQUE. Podalic version, pelvic version.

VERT D'INDOCYANINE. Cardiogreen.

VERTEBRA PLANA. Vertebra plana, vertebral osteochondritis, osteochondritis deformans juvenilis dorsi, osteochondritis of vertebrae, Calvé's disease.

VERTÉBRAL, ALE, *adj.* Spondylous.

VERTÉBRAL (mal). Pott's disease. → *Pott (mal de).*

VERTÈBRE, *s.f.* Vertebra, spondyle.

VERTÈBRE CARRÉE. Squaring of vertebral body.

VERTÈBRE EN DIABOLO. Hourglass vertebra.

VERTÈBRE EN PAPILLON. Butterfly vertebra.

VERTÉBRO-BASILAIRE (insuffisance). Basilar artery insufficiency syndrome. → *insuffisance vertébro-basilaire.*

VERTÉBRO-BASILAIRE (syndrome). Basilar artery insufficiency syndrome. → *insuffisance vertébro-basilaire.*

VERTÉBROTHÉRAPIE, *s.f.* Spondylotherapy.

VERTÉBRO-VERTÉBRAL (syndrome). Basilar artery insufficiency syndrome. → *insuffisance vertébro-basilaire.*

VERTEX, *s.m.* Vertex.

VERTIGE, *s.m.* Vertigo.

VERUMONTANUM, *s.m.* Verumontanum.

VERTIGE AB AURE LÆSA. Ménière's syndrome. → *Ménière (maladie ou syndrome de).*

VERTIGE ANGIOPATHIQUE. Angiopathic vertigo, arteriosclerotic vertigo.

VERTIGE APOPLECTIQUE. Scotodinia, apoplectic vertigo, tenebric vertigo, vertigo tenebricosa.

VERTIGE AURICULAIRE. Ménière's syndrome. → *Ménière (maladie ou syndrome de).*

VERTIGE ÉPIDÉMIQUE. Epidemic vertigo.

VERTIGE GALVANIQUE. Galvanic vertigo, voltaic vertigo.

VERTIGE GOUTTEUX. Lithaemic vertigo.

VERTIGE DES HAUTEURS. Height vertigo.

VERTIGE LABYRINTHIQUE. Ménière's syndrome. → *Ménière (maladie ou syndrome de).*

VERTIGE LARYNGÉ. Tussive syncope, laryngeal syncope, cough syncope, laryngeal vertigo, laryngeal epilepsy, laryngeal ictus.

VERTIGE MÉNIÉRIQUE. Ménière's syndrome. → *Ménière (maladie ou syndrome de).*

VERTIGE MENTAL. Neurasthenic vertigo, psychasthenic vertigo.

VERTIGE NÉVROPATHIQUE. Neurasthenic vertigo. → *vertige mental.*

VERTIGE D'ORIGINE HÉPATIQUE. Villous vertigo.

VERTIGE PARALYSANT. Paralysing vertigo, Gerlier's disease, kubisagari, kubisgari, endemic-paralytic vertigo.

VERTIGE DE POSITION. Positional vertigo, benign paroxysmal positional vertigo, postural vertigo ; et → *nystagmus de position. – vertige de position type I.* Positional nystagmus, central type. – *vertige de position, type II.* Positional nystagmus, peripheral type.

VERTIGE PTOSIQUE. Paralyzing vertigo with ptosis.

VERTIGE ROTATOIRE. Rotatory vertigo, rotatory vertigo, objective vertigo, systematic vertigo.

VERTIGE STOMACAL. Stomachal vertigo, Trousseau's disease, vertigo ab stomacho laeso.

VERTIGE TÉNÉBREUX. Scotodinia. → *vertige apoplectique.*

VERTIGE URICÉMIQUE. Lithaemic vertigo.

VERTIGE VOLTAÏQUE. Voltaic vertigo.

VERU MONTANUM (syndrome du). Verumontanum.

VÉSANIE, *s.f.* Psychosis.

VÉSICAL, ALE, *adj.* Vesical.

VÉSICANT, ANTE, *adj.* Vesicant, vesicatory.

VÉSICATOIRE, *s.m.* Vesicatory.

VÉSICOPUSTULE, *s.f.* Vesicopustule.

VÉSICOPUSTULEUX, EUSE, *adj.* Vesicopustular.

VÉSICULAIRE (râle). Crepitant rale.

VÉSICULE, *s.f.* Vesicle, vesicula, blister, bleb.

VÉSICULE EXCLUE. Nonfilling gallbladder.

VÉSICULE FILLE. Daughter cyst, secondary cyst.

VÉSICULE FRAISE. Strawberry gallbladder.

VÉSICULE MÈRE. Mother cyst, parent cyst.

VÉSICULE PETITE FILLE. Grand daughter cyst.

VÉSICULE PORCELAINE. Porcelain gallbladder.

VÉSICULECTOMIE, *s.f.* Vesiculectomy. → *spermatocystectomie.*

VÉSICULEUX, EUSE, *adj.* Vesicular.

VÉSICULITE, *s.f.* Seminal vesiculitis. → *spermatocystite.*

VÉSICULODÉFÉRENTOGRAPHIE, *s.f.* Vesiculodeferentography.

VÉSICULOGRAPHIE, *s.f.* Vesiculography.

VÉSICULOTOMIE, *s.f.* Seminal vesiculotomy.

VÉSICULOVIRUS, *s.m.* Vesiculovirus.

VESPERTILIO, *s.m.* Butterfly lupus, Biett's disease.

VESSIE, *s.f.* Bladder.

VESSIE NEUROLOGIQUE. Neuropathic bladder.

VESTIBULAIRE, *adj.* Vestibular.

VESTIBULE, *s.m.* Vestibule.

VEUVE NOIRE. Black widow.

VF (électrocardiographie). VF (foot lead).

VG. Abbreviation for ventricule gauche, left ventricle.

VGM. Mean cell volume. MCV.

VIABILITÉ, *s.f.* Viability.

VIABILITÉ MYOCARDIQUE. Myocardial viability.

VIABLE, *adj.* Viable.

VIBICES, *s.f. pl.* Vibex, vibix.

VIBRANCE PÉRICARDIQUE PROTO- or **ISODIASTOLIQUE.** Pericardial protodiastolic sound.

VIBRANCE PÉRICARDIQUE PROTO- ou **MÉSOSYSTOLIQUE.** Pericardial proto- or mesosystolic sound.

VIBRATION, *s.f.* Vibration, fremitus.

VIBRATIONS THORACIQUES ou **VOCALES.** 1° *à la palpation.* Tactile fremitus. – 2° *à l'auscultation.* Pectoral or vocal fremitus.

VIBRATOIRE (frémissement). Thrill.

VIBRIO CHOLERÆ. *Vibrio cholerae.* → *vibrion cholérique.*

VIBRION, *s.m.* Vibrio.

VIBRION CHOLÉRIQUE. *Vibrio cholerae*, Vibrio cholerae asiatica, Vibrio comma, Koch's bacillus, comma bacillus.

VIBRION CHOLÉRIQUE TYPE EL TOR. Vibrio El Tor.

VIBRION SEPTIQUE. *Clostridium septicum.* → *Clostridium septicum.*

VIBRIONACÉES, *s.f. pl.* Vibrionaceae.

VIBRIOSE DU BÉTAIL. Vibriosis (of cattle).

VIBRISSES, *s.f. pl.* Vibrissae.

VIBROMASSAGE, *s.m.* Vibromassage.

VIBROTHÉRAPIE, *s.f.* Vibrotherapeutics.

VICARIANT, ANTE, *adj.* Vicarious.

VICTIMOLOGIE, *s.f.* The (particularly psychiatric) study of victims.

VIDÉOCHIRURGIE, *s.f.* Videosurgery.

VIDÉOTHORACOSCOPIE, *s.f.* Videothoracoscopy.

VIGIL, *adj.* Vigil.

VIGILAMBULISME, *s.m.* Vigilambulism.

VIGILANCE, *s.f.* Vigilance.

VIGOUROUX (signe de). Vigouroux's sign, Charcot-Vigouroux sign.

VIH. HIV.

VILLARET (syndrome de). Villaret's syndrome, retroparotid space syndrome, posterior retroparotid space syndrome.

VILLEUX, EUSE, *adj.* Villous, villose.

VILLEUSE DE LA VESSIE (maladie). Multiple villous papillomata of the bladder.

VILLINE, *s.f.* Villin.

VILLOSITÉ, *s.f.* Villus, villosity.

VILLOSITÉ CHORIALE. Chronic villus.

VIMENTIN, *s.f.* Vimentin.

VINBLASTINE, *s.f.* Vinblastine.

VINCAMINE, *s.f.* Vincamine.

VINCENT (angine de). Vincent's angina. → *angine de Vincent.*

VINCENT (épreuve de Beth). Vincent's test.

VINCENT (sérum de). Vincent's serum. → *sérum antistreptococcique.*

VINCRISTINE, *s.f.* Vincristine.

VINEBERG (opération de). Vineberg's operation.

VIOMYCINE, *s.f.* Viomycin.

VIOL, *s.m.* Rape.

VIP. Vasoactive intestinal peptide, VIP.

VIPOME, *s.m.* Vipoma.

VIPOND (signe de). Vipond's sign.

VIRAL, ALE, *adj.* Viral.

VIRCHOW (triade de). Virchow's triad.

VIRCHOW (tumeur sableuse de). Meningioma. → *méningiome.*

VIRÉMIE, *s.f.* Viraemia.

VIREUX, EUSE, *adj.* Virose, virous.

VIRILISANT, ANTE, *adj.* Masculinizing, viriligenic.

VIRILISATION, *s.f.* Masculinization, masculation, virilescence, virilization.

VIRILISME, *s.m.* Virilism.

VIRILISME PILAIRE. Prosopopilary virilism. → *hirsutisme.*

VIRILISME PRÉCOCE. Macrogenitosomia praecox. → *macrogénitosomie précoce.*

VIRILISME SURRÉNAL. Adrenal virilism.

VIRILOÏDE, *adj.* Android, androidal.

VIRINO, *s.m.* Virino.

VIRION, *s.m.* Virion.

VIROGÈNE, *adj.* Producing virus.

VIROÏDE, *s.m.* Viroid.

VIROLOGIE, *s.f.* Virology.

VIROPLASME, *s.m.* Viroplasm.

VIROSE, *s.f.* Virosis, viral disease.

VIROSE PULMONAIRE. Virus pneumonia. → *broncho-pneumopathie de type viral.*

VIRUCIDE, *adj.* Virucidal, virulicidal.

VIRULENCE, *s.f.* Virulence.

VIRULICIDE, *adj.* Virucidal, virulicidal.

VIRURIE, *s.f.* Viruria.

VIRUS, *s.m.* Virus, (pl. viruses) et (désuets) : filtrable virus, ultravirus, cytotropic or cytotropal virus.

VIRUS (réservoir de). Reservoir of virus.

VIRUS A. A virus.

VIRUS À ADN. DNA virus, deoxyvirus.

VIRUS APC (adeno-pharyngo-conjonctival). APC virus. → *adénovirus.*

VIRUS ARBOR. Arbovirus.

VIRUS À ARN. RNA virus, ribovirus.

VIRUS ATTÉNUÉ. Attenuated virus.

VIRUS AVALON. Avalon virus.

VIRUS B. Hepatitis B virus. → *virus de l'hépatite B.*

VIRUS BANZI. Banzi virus.

VIRUS DE BITTNER. Bittner virus.

VIRUS BK. BK virus.

VIRUS C. C virus.

VIRUS CALIFORNIA. California virus.

VIRUS CANCÉRIGÈNE OU CANCÉROGÈNE. Cancer inducing virus, oncogenic virus, oncovirus.

VIRUS CONGO. Congo virus.

VIRUS COXSACKIE. Coxsackie virus.

VIRUS CYTOTROPE. Virus.

VIRUS D. Delta agent.

VIRUS DÉFECTIF. Defective virus.

VIRUS DERMOTROPE. Dermotropic virus.

VIRUS DUGBE. Dugbe virus.

VIRUS E. E virus.

VIRUS EB. EB virus. → *virus Epstein-Barr.*

VIRUS EBOLA. Ebola virus.

VIRUS ECHO. ECHO virus.

VIRUS EPSTEIN-BARR. Epstein-Barr virus or herpes virus, EB virus. EBV.

VIRUS FILTRABLE OU FILTRANT. Virus.

VIRUS FIXE OU DE PASSAGE. Fixed virus, fixed rabies virus.

VIRUS G. G virus.

VIRUS GRIPPAL. Influenza virus.

VIRUS GUANARITO. Guanarito virus.

VIRUS DE HANTAAN. Hantaan virus.

VIRUS HB. Hepatitis B virus. → *virus de l'hépatite B.*

VIRUS HENDRA. Hendra virus.

VIRUS DE L'HÉPATITE B. Hepatitis B virus, hepatitis B antigen, SH antigen, SH virus, Dane's particle.

VIRUS DE L'HÉPATITE D. Delta agent. → *agent delta.*

VIRUS JC. JC virus.

VIRUS JUNIN. Junin virus.

VIRUS LENT. Slow virus.

VIRUS MACHUPO. Machupo virus, Bolivian haemorrhagic fever virus.

VIRUS DE MARBURG. Marburg virus.

VIRUS MAYARO. Mayaro virus.

VIRUS NEUROTROPE. Neurotropic virus.

VIRUS DE NEWCASTLE. Newcastle virus.

VIRUS DE NORWALK. Norwalk virus.

VIRUS ONCOGÈNE. Oncogenic virus. → *virus cancérigène.*

VIRUS ORPHELIN. Orphan virus.

VIRUS OROPOUCHE. Oropouche virus.

VIRUS OURLIEN. Myxovirus parotidis.

VIRUS ORUNGO. Orungo virus.

VIRUS PARA-INFLUENZA. Parainfluenza virus. – *virus parainfluenza 1.* Haemadsorption virus type 2, HA_2 virus. – *virus para-influenza 3.* Haemadsorption virus type 1, HA_1 virus.

VIRUS DU POLYOME. Polyomavirus.

VIRUS POWASSAN. Powassan virus.

VIRUS PUUMALA. Puumala virus.

VIRUS RESPIRATOIRE SYNCYTIAL (VRS). Respiratory syncytial virus, RS virus, chimpanzee coryza agent.

VIRUS ROCIO. Rocio virus.

VIRUS ROSS RIVER. Ross River virus.

VIRUS DE ROUS. Rous's sarcoma virus.

VIRUS DES RUES. Street virus, street rabies virus.

VIRUS DE SENDAI. Sendai virus.

VIRUS SLE. St. Louis encephalitis virus.

VIRUS TACARIBE. Tacaribe virus.

VIRUS TAHYNA. Tahyna virus.

VIRUS TTV. TTV virus.

VIRUS VARICELLE-ZONA. Varicella-zoster virus, VZ virus, herpes virus varicellæ.

VIRUS WEST-NILE. West-Nile virus.

VIRUS-VACCIN. Attenuated living vaccine.

VIRUS ZIKA. Zika virus.

VISCÉRAL, ALE, *adj.* Visceral.

VISCÉRALGIE, *s.f.* Visceralgia.

VISCÈRE, *s.m.* Viscus, *pl.* viscera.

VISCÉROGÈNE, *adj.* Viscerogenic.

VISCÉROCEPTEUR, *s.m.* Visceroceptor.

VISCÉROCRÂNE, *s.m.* Splanchnocranium.

VISCÉROGRAPHIE, *s.f.*, **VISCÉROGRAPHIQUE (méthode).** 1° Viscerography. – 2° Graphic recording of digestive tract contractions.

VISCÉROMÉGALIE, *s.f.* Splanchnomegalia. → *mégasplanchnie.*

VISCÉROPTOSE, *s.f.* Splanchnoptosis. → *splanchnoptose.*

VISCÉROTROPE, *adj.* Viscerotropic.

VISCOSITÉ, *s.f.* Viscosity, viscidity.

VISCOSITÉ PSYCHIQUE. Bradypsychia.

VISION, *s.f.* Vision.

VISION BINOCULAIRE. Binocular vision.

VISION CENTRALE. Central vision, direct vision, foveal vision.

VISION DES COULEURS. Chromatic vision, color vision, chromatopsia.

VISION CRÉPUSCULAIRE. Twilight vision, crepuscular vision.

VISION DIURNE. Day vision, photopic vision, cone vision.

VISION MÉSOPIQUE. Twilight vision, crepuscular vision.

VISION MONOCULAIRE. Monocular vision.

VISION NOCTURNE. Night vision, scotopic vision, rod vision.

VISION PÉRIPHÉRIQUE. Peripheral vision, indirect vision, eccentric vision.

VISION PHOTOPIQUE. Photopic vision. → *vision diurne.*

VISION SCOTOPIQUE. Scotopic vision. → *vision nocturne.*

VISION STÉRÉOSCOPIQUE. Stereoscopic vision, haploscopic vision, solid vision.

VISNA, *s.f.* Visna.

VISUSCOPE, *s.m.* Visuscope.

VITALISME, *s.m.* Vitalism.

VITALITÉ, *s.f.* Vitality.

VITALLIUM®, *s.m.* Vitallium®.

VITAMINE, *s.f.* Vitamin.

VITAMINE A. Vitamin A, axerophthol, antixerophthalmic vitamin or factor, antiinfection vitamin, antixerotic factor.

VITAMINE A_1. Vitamin A_1, retinol.

VITAMINE A_2. Vitamin A_2, dehydroretinol.

VITAMINE ANTI-AGRANULOCYTAIRE. Vitamin B_4. → *vitamine B_4.*

VITAMINE ANTINÉVRITIQUE. Aneurin. → *vitamine B_1.*

VITAMINE ANTIPELLAGREUSE. Vitamin PP. → *vitamine PP.*

VITAMINE ANTIRACHITIQUE. Vitamin D_2. → *vitamine D_2.*

VITAMINE ANTISÉBORRHÉIQUE. Biotin. → *biotine.*

VITAMINE ANTIXÉROPHTALMIQUE. Vitamin A. → *vitamine A.*

VITAMINE B_c. Vitamin B_9. → *vitamine B_9.*

VITAMINE B_1. Vitamin B_1, aneurin, thiamine, thiamine hydrochloride, thiamine chloride, aneurine hydrochloride, torulin, antineuritic vitamin or factor, antiberiberi factor, antiberiberi vitamin.

VITAMINE B_2. Vitamin B_2, lactoflavin, ovoflavin, hepatoflavin, riboflavin, vitamin G.

VITAMINE B_4. Vitamin B_4, Reador's factor.

VITAMINE B_5. Vitamin B_5, chick antidermatitis factor, factor II, filtrate factor liver-filtrate factor, pantothenic acid, Peter's factor, yeast filtrate factor.

VITAMINE B_6. Vitamin B_6, pyridoxine, antidermatitis vitamin, antiacrodynia factor, adermin, factor I, rat acrodynia factor, antidermatitis factor of rats, complementary factor, eluate factor, factor Y, yeast eluate factor.

VITAMINE B_7. Inositol. → *méso-inositol.*

VITAMINE B_8. Biotin. → *biotine.*

VITAMINE B_9. Folic acid, pteroyglutamic acid, vitamin M, vitamin Bc, folacin, *Lacto-bacillus casei* factor, *L. casei* factor, liver *Lactobacillus casei* factor, Day's factor, fermentation *L. casei* factor, norite eluate factor, factor R, *Streptococcus lactis* R factor, SLR factor, factor U, yeast L, casei factor.

VITAMINE B_{12}. Vitamin B_{12}, animal protein factor, cyanocobalamin, hydroxocobalamin, extrinsic factor, *Lactobacillus lactis* Dorner's factor, LLD factor, Castle's extrinsic factor.

VITAMINE B_{12} MARQUÉE (épreuve ou test du transit de la). Radioactive vitamin B_{12} upsake test.

VITAMINE C. Vitamin C, ascorbic acid, cevitamic acid, antiscorbutin, scorbutamin, antiscorbutic factor, antiscorbutic vitamin, hexaronic acid, restropic factor.

VITAMINE DE COAGULATION. Vitamin K. → *vitamine K.*

VITAMINE D. Vitamin D.

VITAMINE D_2. Vitamin D_2, calciferol, ergocalciferol, antirachitic factor, antirachitic vitamin, antiricketic vitamin.

VITAMINE D_3. Vitamin D_3, cholecalciferol.

VITAMINE E. Vitamin E, tocopherol, antisterility vitamin of factor, fertility vitamin.

VITAMINE F. Vitamin F.

VITAMINE H ou H_1. Biotin. → *biotine.*

VITAMINE H_2. Vitamin H'. → *vitamine H'.*

VITAMINE H'. Vitamin H', para-aminobenzoic acid, PAB or PABA, chromotrichia factor, anti-greyhair factor, anticanities factor, anticanitic vitamin, vitamin Bx, Bx factor.

VITAMINE HYDROSOLUBLE. Water-soluble vitamin.

VITAMINE K. Vitamin K, coagulation vitamin, antihaemorrhagic vitamin or factor.

VITAMINE LIPOSOLUBLE. Fat-soluble vitamin.

VITAMINE M. Folic acid. → *vitamine B_9.*

VITAMINE NUTRITIVE. Lactoflavia. → *vitamine B_2.*

VITAMINE P. Vitamin P, citrin, bioflavonoids, permeability vitamin.

VITAMINE P'. Vitamin H'. → *vitamin H'.*

VITAMINE PP. Vitamin PP, antipellagra vitamin or factor, pellagra preventive vitamin or factor, PP factor, nicotinamide, niacinamide, nicotinic amid, nicotinic acid, niacin.

VITAMINE DE REPRODUCTION. Vitamin E. → *vitamine E.*

VITAMINISATION, *s.f.* Production of vitamin.

VITAMINOLOGIE, *s.f.* Vitaminology.

VITAMINOTHÉRAPIE, *s.f.* Vitamin therapy.

VITASTÉRINE, *s.f.* ou **VITASTÉROL,** *s.m.* Vitasterin, vitasterol.

VITELLUS, *s.m.* Yolk, vitellus.

VITESSE CIRCULATOIRE. Circulation or circulatory time.

VITESSE DE L'ONDE DU POULS. Pulse-wave velocity.

VITESSE DE SÉDIMENTATION GLOBULAIRE. Sedimentation rate. → *sédimentation globulaire (vitesse de).*

VITILIGO, *s.m.* Vitiligo, piebald skin, white leprosy.

VITRECTOMIE, *s.f.* Vitrectomy.

VITREUSE (dégénérescence). Coagulation necrosis. → *nécrose de coagulation.*

VITRONECTINE, *s.f.* Vitronectin.

VITROPRESSION, *s.f.* Vitropression.

VIVIDIALYSE, *s.f.* Haemodialysis, vividialysis. → *hémodialyse.*

VIVISECTION, *s.f.* Vivisection.

VL (électrocardiographie). VL (left arm lead).

VLDL. Abbreviation of Very Low Density Lipoprotein.

VM. MBC, maximum breathing capacity. → *ventilation maxima.*

VMA. Vanylmandelic acid.

VMx. MBC, maximum breathing capacity. → *ventilation maxima.*

Vo_2. Oxygen consumption, oxygen optake, VO_2.

VOCAL, ALE, *adj.* Vocal.

VOGEL-MINNING (test de). Vogel-Minning reaction.

VOGLER (méthode de). Vogler's method.

VOGT (dyscéphalo-syndactylie de ou syndrome de). Vogt's cephalodactyly. → *dyscéphalo-syndactylie.*

VOGT (syndrome de Cécile et Oscar). Vogt's syndrome or disease, syndrome of corpus striatum, status marmoratus.

VOGT-HUETER (point de). Vogt's point. Vogt-Hueter point.

VOGT-KOYANAGI (syndrome de). Vogt-Koyanagi syndrome.

VOGT-SPIELMEYER (maladie de). Spielmeyer-Vogt disease. → *Spielmeyer-Vogt (maladie de).*

VOHWINKEL (syndrome de). Vohwinkel's syndrome.

VOIE AÉRIENNE. Airway.

VOIX, *s.f.* Voice.

VOIX BITONALE. Diplophonia. → *diplophonie.*

VOIX BRONCHIQUE OU TUBAIRE. Bronchophony.

VOIX CHEVROTANTE. Egophony. → *égophonie.*

VOIX CHUCHOTÉE. Whispered voice.

VOIX EUNUCHOÏDE. Eunuchoid voice.

VOIX DE PAON. Peacock sound.

VOIX DE POLICHINELLE. 1° Voix de polichinelle. – 2° Egophony.

VOL DE L'ARTÈRE SOUS-CLAVIÈRE (syndrome du) OU VOL SOUS-CLAVIER (syndrome du). Subclavian steal syndrome. → *sous-clavière voleuse (syndrome de la).*

VOLÉMIE, *s.f.* Blood volume.

VOLET COSTAL. Flail chest. → *volet thoracique.*

VOLHARD (épreuve de). Volhard and Fahr tests.

VOLHÉMIE, *s.f.* Blood volume.

VOLHYNIE (fièvre de). Trench fever. → *fièvre des tranchées.*

VOLITION, *s.f.* Volition.

VOLKMANN (carie sèche de). Caries sicca. → *carie sèche de Volkmann.*

VOLKMANN (difformité ou déformation de). 1° *tibio-tarsienne.* Volkmann's deformity. – 2° *genou.* Volkmann's subluxation.

VOLKMANN (maladie, syndrome, contracture ou rétraction musculaire ischémique de). Volkmann's paralysis or contracture, ischaemic paralysis, ischaemic muscular atrophy, ischaemic contracture.

VOLLMER (test de). Vollmer's patch test, tuberculin patch test, Lederle's patch test.

VOLORÉCEPTEUR, *s.m.* Volume receptor.

VOLTAÏQUE (épreuve). Voltaic test.

VOLUME COURANT. Tidal volume, VT, resting tidal volume, tidal air, resting tidal air.

VOLUME EXPIRATOIRE MAXIMUM SECONDE (VEMS). Timed vital capacity, forced expiratory volume (FEV) for the first second.

VOLUME GLOBULAIRE MOYEN (VGM). Mean corpuscular volume, mean cell volume, MCV.

VOLUME GLOBULAIRE TOTAL. Total volume occupied by all the intravascular red blood cells.

VOLUME DU LIQUIDE EXTRACELLULAIRE. Extracellular fluid volume.

VOLUME PLASMATIQUE. Plasma volume.

VOLUME DE RÉSERVE EXPIRATOIRE (VRE). Expiratory reserve volume (ERV), reserve air, supplemental air.

VOLUME DE RÉSERVE INSPIRATOIRE (VRI). Inspiratory reserve volume (IRV), complemental air, complementary air.

VOLUME RÉSIDUEL (VR). Residual volume (RV), residual air, residual capacity.

VOLUME SANGUIN. Blood volume.

VOLUME SYSTOLIQUE. Stroke output. → *débit systolique.*

VOLUME TÉLÉDIASTOLIQUE. Endiastolic volume.

VOLUME TÉLÉSYSTOLIQUE. End-systolic volume.

VOLUMES PULMONAIRES. Pulmonary volumes.

VOLVULOSE, *s.f.* Onchocercosis. → *onchocercose.*

VOLVULUS, *s.m.* Volvulus.

VOMER, *s.m.* Vomer.

VOMIQUE, *s.f.* Vomica.

VOMISSEMENT, *s.m.* Vomiting, vomit, vomitus, emesia, emesis.

VOMISSEMENT ACÉTONÉMIQUE. Cyclic vomiting.

VOMISSEMENT CYCLIQUE. Cyclic vomiting.

VOMISSEMENT FÉCALOÏDE. Stercoraceous vomiting, faecal vomiting.

VOMISSEMENT EN FUSÉE. Cerebral vomiting, projectile vomiting.

VOMISSEMENTS DE LA GROSSESSE. Vomiting of pregnancy.

VOMISSEMENTS HABITUELS (maladie des). Pyloric spasm of the newborn.

VOMISSEMENT INCŒRCIBLE OU GRAVE DE LA GROSSESSE. Pernicious vomiting or incoercing vomiting of pregnancy.

VOMISSEMENT PÉRIODIQUE. Cyclic vomiting.

VOMISSEMENT PORRACÉ. Porraceous vomiting.

VOMISSEMENT À VIDE. Dry vomiting.

VOMITIF, IVE, *adj.* Vomitive. → *émétique.*

VOMITO NEGRO, *s.m.* Vomito negro. → *fièvre jaune.*

VOMITURITION, *s.f.* Vomiturition.

VON NIEDERHOFFER-ERGIDY (méthode de). Von Niederhoffer-Egidy method.

VON PUTTKAMER (méthode de). Von Puttkamer's method.

VOO. VOO.

VOORHŒVE (maladie de). Osteopathia striata, Voorhoeve's disease or dyschondroplasia.

VOUSSURE, *s.f.* Voussure.

VOXEL, *s.m.* Voxel.

VOYEURISME, *s.m.* Voyeurism.

VR. 1° (électrocardiographie). VR (right arm lead). – 2° Symbol for « volume résiduel » (residual volume).

VR/CT. Residual volume / total lung capacity ratio.

VRE. ERV. → *volume de réserve expiratoire.*

VRI. IRV. → *volume de réserve inspiratoire.*

VRÖLIK (maladie de). Durante's disease. → *dysplasie périostale.*

VRS. RSV/RS, virus. → *virus respiratoire syncytial.*

VSG. Sedimentation rate. → *sédimentation globulaire (vitesse de).*

Vt. Symbol for « volume courant » (tidal volume).

VUE BASSE. Low vision.

VUE BROUILLÉE. Blurred vision.

VULNÉRAIRE, *s.m.* Vulnerary.

VULPIAN (atrophie musculaire progressive type). Vulpian's atrophy.

VULPIAN ET PRÉVOST (loi de). Prévost's law.

VULTUEUX, EUSE, *adj.* Red and bloated, red and puffy (talking of the face).

VULVE, *s.f.* Vulva.

VULVECTOMIE, *s.f.* Vulvectomy.

VULVIFORME, *adj.* Ressembling vulva.

VULVITE, *s.f.* Vulvitis.

VULVODYNIE, *s.f.* Vulvodynia.

VULVOVAGINITE, *s.f.* Vulvovaginitis.

VVI. VVI.

VVIR. VVIR.

VVO. VVO.

VVT. VVT.

VZV. Abbreviation for « varicelle-zona-virus ». → *virus varicelle-zona.*

W

W. Symbol for watt.

W. Work of ventilation. → *travail ventilatoire.*

Waaler-Rose (réaction ou **test d'hémoagglutination de).** Waaler-Rose test.

Waardenburg (syndrome de). 1° Waardenburg's syndrome, acrocephalosyndactyly type IV. – 2° Klein-Waardenburg syndrome, Van der Hœve-Halbertsma-Waardenburg syndrome, Waardenburg's syndrome, Van der Hœve-Waardenburg-Gualdi syndrome.

Waardenburg-Jonkers (dystrophie cornéenne de). Waardenburg-Jonkers disease.

Waardenburg-Klein (syndrome de). Klein-Waardenburg syndrome. → *Waardenburg (syndromes de) 2°.*

Wagner (maladie de). Wagner's disease.

Wagner-von Jauregg (méthode de). Malariotherapy. → *malariathérapie.*

Wagner-Unverricht (dermatomyosite de). Dermatomyositis. → *dermatomyosite.*

WAGR (syndrome). WAGR syndrome.

Wagstaffe (fracture de). Wagstaffe's fracture.

Wahl (signe de von). Wahl's sign, von Wahl's sign.

Walbaum (syndrome). DOOR syndrome.

Walcher (position de). Walcher's position, Mercurio's position.

Waldenström (maladies de). Waldenström's diseases. 1° → *ostéochondrite déformante juvénile de la hanche.* – 2° → *macroglobulinémie essentielle de Waldenström.*

Waldenström (purpura hyperglobulinémique de). Waldenström's syndrome. → *purpura hyperglobulinémique de Waldenström.*

Waldeyer (anneau de). Waldeyer's ring.

Waldhausen (opération de). Waldhausen's operation, procedure or aortoplasty.

Wallenberg (syndrome de). Wallenberg's syndrome, lateral bulbar syndrome, dorsolateral medullary syndrome.

Wallérienne (dégénérescence). Wallerian degeneration.

Walther (opération de). Transcrotal orchiopexy.

Wangensteen (méthode de). Wangensteen's method.

Wangensteen (opération de). Total fundusectomy.

Warburg (syndrome de). Warburg's syndrome.

Ward (syndrome de Romano). Romano-Ward syndrome.

Wardill (méthode de). Wardill's operation.

Wardrop (maladie de). Wardrop's disease, onychia maligna.

Wardrop (méthode de). Wardrop's operation.

Warren (opération de). Warren's shunt, distal splena renal shunt.

Warter et Métais (épreuve de). Warter-Métais test.

Wartenberg (signe de). Wartenberg's sign.

Warthin (tumeur de). Warthin's tumour. → *cystadénolymphome.*

wash-out. Wash out.

Wassermann (réaction de). Wassermann's reaction.

Wassermann (réactivation de la réaction de). Provocative Wassermann's reaction.

Waterhouse-Friderichsen (syndrome de). Waterhouse-Friderichsen syndrome.

Waterston (opération de). Waterston's operation.

Watkins ou **Watkins-Schauta-Wertheim (opération de).** Watkins' operation, Schauta-Wertheim operation, Wertheim-Schauta operation.

Watson-Jones (bandage de). Watson-Jones plaster.

Waugh et Ruddick (test de). Waugh-Ruddick test.

Wb. Symbol for weber.

Weaver (syndrome de). Weaver's syndrome.

Weber (compas de). Variety of aesthesiometer.

Weber (épreuve de). 1° Weber's test for ear disease. – 2° Valsalva's test.

Weber (maladie de). Weber's disease. → *Sturge-Weber-Krabbe (maladie de).*

Weber (réaction de). Weber's test for blood.

WEBER (syndrome de). Syndrome of Weber, Weber's paralysis or syndrome, Weber's crossed paralysis, alternating oculomotor hemiplegia.

WEBER (syndrome de Parkes). Klippel-Trenaunay syndrome. → *Klippel-Trenaunay (syndrome de).*

WEBER-CHRISTIAN (maladie de). Weber-Christian disease. → *panniculite fébrile nodulaire récidivante non suppurée.*

WECHSLER-BELLEVUE (échelle ou **test de).** Wechsler-Bellevue intelligence scale.

WEECH (syndrome de). Weech's syndrome. → *anhidrose avec hypotrichose et anodontie.*

WEED ET MAC KIBBEN (méthode de). Weed and Mac Kibben method.

WEEKS (bacille de). Koch-Weeks bacillus. → *Haemophilus conjunctivitis.*

WEGENER (granulomatose ou **syndrome de).** Wegener's granuloma or granulomatosis or syndrome.

WEIGL (vaccin de). Weigl's vaccine.

WEIL (maladie de). Leptospirosis ictero-haemorrhagica. → *leptospirose ictérigène ou ictéro-hémorragique.*

WEIL-FÉLIX (réaction de). Weil-Felix reaction.

WEILL (signe de). Weill's sign.

WEILL-MARCHESANI (syndrome de). Weill-Marchesani syndrome, Marchesani's syndrome, dystrophia mesodermalis congenita hyperplastica, spherophakia-brachymorphia syndrome, inverted Marfan's syndrome.

WEIL ET REYS (syndrome de). Adie's syndrome. → *Adie (maladie ou syndrome d').*

WEINBERG (réaction de). Weinberg's test.

WEINGARTEN (syndrome de). Tropical eosinophilia. → *éosinophilie tropicale.*

WEIR (opération de). Weir's operation. → *appendicostomie.*

WEIR-MITCHELL (maladie de). Erythromelalgia. → *érythromélalgie.*

WEIR-MITCHELL (syndrome de). Causalgia, thermalgia.

WEISMANN-NETTER ET STUHL (maladie de ou **dysmorphie jambière de).** Weismann-Netter's syndrome. → *toxopachyostéose diaphysaire tibio-péronière.*

WEISS (signe de). Weiss's sign.

WEIZSÄKER (syndrome de von). Metamorphopsia.

WELANDER (myopathia distalis tarda hereditaria de). Late distal hereditary myopathy.

WELCH (bacille de). Welch's bacillus. → *Clostridium perfringens.*

WELCHIA PERFRINGENS. Welch's bacillus. → *Clostridium perfringens.*

WELLS (syndrome de). Wells's syndrome.

WELTMANN (réaction de). Weltmann's reaction or test.

WENCKEBACH ou **LUCIANI-WENCKEBACH (bloc, période** ou **phénomène de).** Wenckebach's block, period or phenomenon; Mobitz's type I block.

WENCKEBACH (signe de). Wenckebach's sign.

WENCKEBACH (test de). Wenckebach's test.

WERDNIG-HOFFMANN (amyotrophie, forme ou **maladie de).** Infantile progressive muscular atrophy, progressive spinal muscular atrophy of children, Werdnig-Hoffmann atrophy, Werdnig-Hoffmann disease, Werdnig-Hoffmann paralysis, familial spinal muscular atrophy, Hoffmann's atrophy.

WERLHOF (maladie de). Werlhof's disease, morbus maculosus haemorrhagicus of Werlhof, morbus maculosus werlhofii.

WERLHOF FAMILIALE CONGÉNITALE (maladie de). Aldrich's syndrome. → *Wiskott-Aldrich (syndrome de).*

WERMER (syndrome de). Lloyd's syndrome. → *adénomatose pluri (ou poly-) endocrinienne.*

WERNER (syndrome de). Werner's syndrome, progeria of adults.

WERNER (test de). Thyroid suppression test.

WERNICKE (aphasie de). Wernicke's aphasia. → *aphasie de Wernicke.*

WERNICKE (maladie de). Wernicke's disease. → *Gayet-Wernicke (encéphalopathie* ou *maladie de).*

WERNICKE (réaction hémiopique de). Wernicke's sign, Wernicke's reaction, hemiopic pupillary reaction, Wernicke's hemianopic pupillary reflex.

WERTHEIM (opération de). Wertheim's operation, radical hysterectomy.

WERTHEIM-SCHAUTA (opération de). Watkins's operation. → *Watkins ou Watkins-Schauta-Wertheim (opération de).*

WERTHEIMER (opération de). Wertheimer's operation.

WESSELSBRON (maladie de). Wesselsbron disease.

WEST (syndrome de). Nodding spasm. → *spasmes en flexion (syndrome des).*

WESTERGREN (méthode de). Westergren's method.

WESTERMARK (signe de). Westermark's sign.

WESTPHAL (contraction paradoxale de). Westphal's contraction. → *réflexe de posture locale.*

WESTPHAL (maladie de). Westphal's neurosis. → *paralysie périodique familiale.*

WESTPHAL (signe de). Erb-Westphal sign, Westphal's sign.

WESTPHAL-PLITZ (réflexe de). Westphal's pupillary reflex. → *Galassi (réflexe de).*

WESTPHAL-STRÜMPELL (syndrome de). Westphal's pseudosclerosis, Strümpell-Westphal pseudosclerosis.

WETTERWALD (technique de). Rolling.

WEYERS ET THIER (syndrome de). Oculovertebral dysplasia or syndrome, dysplasia oculovertebralis, Weyers-Thier syndrome.

WGA. Abbreviation of Whear Germ Agglutinin.

WHARTON (canal de). Submaxillary duct.

WHARTONITE, *s.f.* Whartonitis.

WHIPPLE (maladie de). Whipple's disease, intestinal lipodystrophy, lipodystrophia intestinalis, lipophagic intestinal granulomatosis, lipophagia granulomatosis.

WHIPPLE (triade de). Whipple's triad.

WHITAKER (syndrome de). Whitaker's syndrome.

WHITAKER (test de). Whitaker's test.

WHITE (opération de). White's operation.

WHITE (syndrome de). Immersion foot.

WHITE-BOCK (indice de). White-Bock index.

WHITEHEAD (opération ou procédé de). Whitehead's operation.

WHITMAN (méthode de R.). Whitman's method for the treatment of fracture of the femoral neck.

WHITMAN (opérations de). Whitman's operations.

WHITMORE (bacille de). *Pseudomonas pseudomallei.* → *Pseudomonas pseudomallei.*

WICKHAM (stries de). Wickham's striae.

WIDAL (lois de). Widal's laws for the prognosis of the chronic nephritis, according to the urea rate in the blood.

WIDAL (réaction ou séro-diagnostic de). Widal's test, Widal's serum test, Widal's reaction, Gruber's reaction, Gruber-Widal reaction or test.

WIDAL (syndrome de). Widal's syndrome.

WIDAL, ABRAMI ET BRULÉ (ictère hémolytique, type). Abrami's disease. → *ictère hémolytique acquis.*

WIEDEMANN ET BECKWITH (syndrome de). EMG syndrome, exomphalos-macroglossia-gigantism syndrome, omphalocele-macroglossia-gigantism syndrome, Beckwith's or Beckwith-Wiedemann syndrome.

WIEDEMANN ET RAUTENSTRAUCH (syndrome de). Wiedemann-Rautenstrauch syndrome.

WIETHE (maladie de). Urbach-Wiethe disease. → *lipoido-protéinose de la peau et des muqueuses.*

WIETING (opération de). Wieting's operation.

WILDER (test de). Wilder's diet.

WILDERVANCK (syndrome de). Wildervanck's syndrome. → *cervico-oculo-acoustique (syndrome).*

WILKIE (syndrome de). Wilkie's syndrome.

WILKINS ou WILKINS-SHEPPARD (maladie ou syndrome de). Wilkins's disease, congenital adrenal hyperplasia, C-21 hydroxylase block.

WILKINSON (anémie de). Achrestic anaemia.

WILL-IRONSIDE (syndrome de). Will-Ironside syndrome.

WILLAN (lupus de). Willan's lupus. → *lupus tuberculeux.*

WILLEBRAND (facteur de von). Von Willebrand's factor.

WILLEBRAND (maladie de von) OU WILLEBRAND-JURGENS (maladie de von). Von Willebrand's disease, hereditary pseudohaemophilia, angiohaemophilia, vascular haemophilia, hereditary haemorrhagic diathesis, constitutional thrombopathy.

WILLEMS (méthode de). Willems's method or treatment.

WILLIAMS (opération de). Williams's operation.

WILLIAMS (signe de). Williams's sign.

WILLIAMS-CAMPBELL (syndrome de). Williams-Campbell syndrome.

WILLIAMS ET BEUREN (syndrome de). Williams's syndrome, Beuren's syndrome, supravalvular aortic stenosis with mental retardation and a peculiar facial appearance, Williams-Beuren syndrome.

WILLI-PRADER-LABHART (syndrome de). Prader-Willi syndrome. → *Prader-Labhart-Willi-Fanconi (syndrome de).*

WILLIS (cercle ou hexagone). Arterial circle of Willis.

WILLIS (maladie de). Willis's disease. → *diabète sucré.*

WILLIS (paracousie de). Paracusis. → *paracousie.*

WILLIS-GARDNER-BALDWIN (phénomène de). Baldwin-Gardner-Willis phenomenon.

WILLS (anémie de Lucy). Epidemic dropsy. → *anémie de Lucy Wills.*

WILMS (tumeur de). Wilms's tumour, Birch-Hirschsfeld tumour, embryonal mixed tumour of the kidney, adenosarcoma of kidney, nephrogenic dysembryoma, embryoma of kidney, hamartoma of the kidney, hamartoblastoma of kidney, embryonal sarcoma of kidney, mesoblastic sarcoma of kidney, embryonal nephroma, embryonal carcinosarcoma of kidney, nephroblastoma, mesoblastic nephroma, fetal hamartoma of the kidney.

WILSON (bloc de branche de type). Wilson's bundle-branch block.

WILSON (maladies de). Wilson's disease. 1° → *dermatite exfoliative généralisée subaiguë ou chronique.* 2° → *hépatite familiale juvénile avec dégénérescence du corps strié.*

WILSON-BROCQ (maladie de). Wilson's disease. → *dermatite exfoliative généralisée ou chronique.*

WILSON ET MIKITY (maladie ou syndrome de). Wilson-Mikity syndrome, pulmonary dysmaturity.

WINCHESTER (syndrome de). Winchester's syndrome.

WINCKEL (maladie de). Winckel's disease. → *tubulhématie.*

WINGATE (test de). Wingate's test.

WINIWARTER (opération de von). Winiwarter's operation. → *cholécystentérostomie.*

WINTERBOTTOM (signe de). Winterbottom's sign.

WINTERNITZ (test de). Winternitz's test.

WINTREBERT (méthode de). Wintrebert's method.

WINTRICH (signe de). Wintrich's sign.

WIRSUNG (canal de). Pancreatic duct.

WIRSUNGOGRAPHIE, *s.f.* Wirsungography.

WISKOTT-ALDRICH (syndrome de). Aldrich's syndrome, Wiskott-Aldrich syndrome, eczema thrombocytopenia syndrome, secondary thrombocytopenic purpura.

WISSLER-FANCONI (syndrome de). Wissler-Fanconi syndrome, subsepsis allergica or hyperergica.

WITEBSKY (substance de). Witebsky's substance.

WITKOP-VON SALLMANN (maladie ou syndrome de). Witkop-von Sallmann disease. → *dyskératose intra épithéliale héréditaire bénigne.*

WITZEL (iléostomie à la). Witzel's operation.

WOAKES (maladie de). Recurrent nasal polyposis, Woakes's polyposis.

WOHLFART-KUGELBERG-WELANDER (syndrome de). Kugelberg-Welander disease. → *Kugelberg-Welander (syndrome de).*

WOHLGEMUTH (régime de). Wohlgemuth's diet.

WOILLEZ (maladie de). Woillez's disease, pleuropulmonary congestion, Potain's disease.

WOLCOTT ET RALLISON (syndrome de). Wolcott-Rallison syndrome.

WOLFF (canal de). Wolff's duct.

WOLFF (éperon de). Supraventricular crest.

WOLFF (loi de). Wolff's law.

WOLFF-PARKINSON-WHITE (syndrome de ou type). Wolff-Parkinson-White syndrome.

WOLFFIEN, ENNE, *adj.* Wolffian.

WÖLFLER (adénomes de). 1° *a. fœtal.* Fetal adenoma of thyroid, microfollicular adenoma. – 2° *a. gélatineux.* Adenoma gelatinosum.

WÖLFLER (suture de). Wölfler's suture.

WOLFRAM (syndrome de). Wolfram's syndrome.

WOLHYNIE (fièvre de). Trench fever. → *fièvre des tranchées.*

WOLMAN (maladie de). Wolman's disease, primary familial xanthomatosis.

WOOD (lumière de). Wood's light.

WOOD-LE FORT (opération de). Wood's operation, Roux's operation (for exstrophy of the bladder).

WOODS (phénomène de). Woods's phenomenon.

WOOLER (annuloplastie de). Wooler's annuloplasty.

WORINGER (syndrome de). Woringer's syndrome.

WORINGER (maladie de Pautrier-). Lipomelanotic reticulosis. → *lymphadénopathie dermatopathique.*

WORINGER-KOLOFF (maladie de). Woringer-Koloff disease.

WORMS (tétanos bulbo-paralytique de). Cephalic tetanus with ophthalmoplegia.

WPW (syndrome de). Wolff-Parkinson-White syndrome.

WREDEN (épreuve de). Auricular docimasia.

WRIGHT (méthode de). Vaccinotherapy. → *vaccinothérapie.*

WRIGHT (sérodiagnostic de). Agglutination test for micrococcus melitensis.

WUCHERERIA BANCROFTI. *Wuchereria bancrofti, Filaria bancrofti, Filaria nocturna.*

WUCHERERIA MALAYI. *Filaria malayi.* → *Brugia malayi.*

WUCHERIOSE, *s.f.* Filariosis. → *filariose.*

WUHRMANN ET WUNDERLY (réaction de). Wunderly's reaction. → *Wunderly (réaction de).*

WUNDERLICH (lois de). Wunderlich's law or curve.

WUNDERLICH (maladie de). Wunderlich's syndrome. → *hématome périrénal.*

WUNDERLY (réaction de). Wunderly's reaction, cadmium sulfate test.

WYATT (maladie de). Cytomegalic inclusions disease. → *inclusions cytomégaliques (maladie des).*

WYBURN-MASON (syndrome de). Wyburn-Mason syndrome.

WYLIE (opération de). Wylie's operation.

X

X (dépression) du jugulogramme. x wave.

X (syndrome). X syndrome.

X FRAGILE (syndrome de l'). Fragile chromosome syndrome.

XANTHÉLASMA, *s.m.* Xanthelasma, xanthoma palpebrarum.

XANTHINE, *s.f.* Xanthine.

XANTHINURIE, *s.f.* Xanthinuria, xanthiuria.

XANTHOCHROMIE, *s.f.* Xanthochromia.

XANTHOCHROMIE CUTANÉE. Xanthosis.

XANTHOCHROMIE CUTANÉE DES DIABÉTIQUES. Xanthosis diabetica.

XANTHODERMIE, *s.f.* Xanthoderma, xanthodermia, xanthochromic jaundice.

XANTHO-ERYTHRODERMIA PERSTANS. Xantho-erythrodermia perstans.

XANTHOFIBROME, *s.m.* Fibrous xanthoma, fibroxanthoma, xanthofibroma.

XANTHOGRANULOMATOSE JUVÉNILE OU XANTHOGRANULOME JUVÉNILE. Naevoxanthoendothelioma. → *nævo-xanthoendothéliome.*

XANTHOGRANULOME, *s.m.* Xanthogranuloma.

XANTHOLEUCÉMIE, *s.f.* Infantile myelomonocytic leukaemia with xanthoma.

XANTHOMATEUSE (maladie), XANTHOMATOSE, *s.f.* Xanthomatosis, xanthelasmatosis.

XANTHOMATOSE CÉRÉBROTENDINEUSE. Cerebrotendinous xanthomatosis, cerebrotendinous cholesterolosis.

XANTHOMATOSE CRANIOHYPOPHYSAIRE. Hand's disease. → *Schüller-Christian (maladie de).*

XANTHOMATOSE CUTANÉOMUQUEUSE AVEC DIABÈTE INSIPIDE. Montgomery's syndrome.

XANTHOMATOSE FAMILIALE PRIMITIVE. Wolman's disease. → *Wolman (maladie de).*

XANTHOMATOSE HYPERCHOLESTÉROLÉMIQUE FAMILIALE. Idiopathic hypercholesterolaemic xanthomatosis, essential familial hypercholesterolaemia.

XANTHOMATOSE PAR HYPERLIPÉMIE ESSENTIELLE. Familial hyperchylomicronaemia. → *hyperlipémie essentielle idiopathique ou primitive.*

XANTHOME, *s.m.* Xanthoma (*pl.* xanthoma or xanthomata), Rayer's disease, fibroma lipoidicum or lipomatodes, fibroma xanthoma.

XANTHOMES DISSÉMINÉS. Xanthoma disseminatum, xanthoma multiplex.

XANTHOME ÉRUPTIF. Eruptive xanthoma, xanthoma eruptivum.

XANTHOME PLAN. Xanthoma planum, plane xanthoma, planar xanthoma.

XANTHOME TENDINEUX. Xanthoma tendinosum, tendon or tendinous xanthoma.

XANTHOME TUBÉREUX. Xanthoma tuberosum, tuberous xanthoma.

XANTHOMISATION SECONDAIRE. Secondary xanthomatous infiltration.

XANTHONYCHIE, *s.f.* Xanthonychia, yellow nail syndrome.

XANTHOPSIE, *s.f.* Xanthopsia, xanthopia.

XANTHOSIS, *s.m.* Xanthosis.

XÉNO-ANTICORPS, *s.m.* Heteroantibody.

XÉNO-ANTIGÈNE, *s.m.* Heteroantigen.

XÉNOBIOTIQUE, *s.m.* Xenobiotic.

XÉNODIAGNOSTIC, *s.m.* Xenodiagnosis.

XÉNOGÉNIQUE, *adj.* Xenogenic, xenogeneic, xenogenous.

XÉNOGREFFE, *s.f.* Heterograft. → *hétérogreffe.*

XÉNO-IMMUNISATION, *s.f.* Heteroimmunization.

XÉNOPARASITISME, *s.m.* Xenoparasitism.

XÉNOPHONIE, *s.f.* Xenophonia.

XENOPSYLLA, *s.f. Xenopsylla.*

XÉROCYTOSE, *s.f.* Xerocytosis.

XERODERMA PIGMENTOSUM. Xeroderma pigmentosum, xeroderma of Kaposi, Kaposi's disease or dermatosis, atrophoderma pigmentosum, melanosis lenticularis progressiva, black currant rash, angioma pigmentosum atrophicum, lentigo maligna.

XÉRODERMIE, *s.f.* Xeroderma, xerodermia, dermatoxerasia.

XÉRODERMIE PILAIRE. Keratosis pilaris. → *kératose pilaire.*

XÉRODERMOSTÉOSE, *s.f.* Sjögren's disease. → *Gougerot-Houwer-Sjögren (syndrome de).*

XÉROGRAPHIE, *s.f.* Xerography.

XÉROPHTALMIE, *s.f.* Xeroma, xerophthalmia, xerophthalmus.

XÉRORADIOGRAPHIE, *s.f.* Xeroradiography.

XÉRORHINIE, *s.f.* Xeromycteria.

XÉROSE, *s.f.*, **XEROSIS,** *s.m.* Xerosis, xerotes.

XÉROSTOMIE, *s.f.* Xerostomia. → *aptyalisme.*

Xg^a (système de groupe sanguin). Xg^a blood group system.

XIPHODYME, *s.m.* Xiphodymus, xiphodidymus.

XIPHODYNIE, *s.f.* Xiphodynia.

XIPHOÏDALGIE, *s.f.* Xiphodynia.

XIPHOÏDE, *adj.* Xiphoid.

XIPHOPAGE, *s.m.* Xiphopagus.

XX (syndrome des hommes). XX male.

XXX (syndrome). Triplo X. → *triplo X (syndrome).*

XXXX (syndrome). XXXX syndrome.

XXXXX (syndrome). XXXXX syndrome.

XXXXY (syndrome). XXXXY syndrome.

XXXY (syndrome). XXXY syndrome.

XXY (syndrome). Klinefelter's syndrome. → *Klinefelter (syndrome de).*

XXYY (syndrome). XXYY syndrome.

D-XYLOSE (test au). Xylose test, xylose excretion test, D-xylose tolerance test.

Y

Y (dépression) du jugulogramme. Y wave.

YAC. YAC (Yeast Artificial Chromosome).

YACOUB (opération de). Yacoub's operation.

YATO-BYO, *s.m.* Tularemia. → *tularémie.*

YAWS. Yaws. → *pian.*

YERGASON (épreuve de). Yergason's test.

YERSIN (bacille de). *Yersinia pestis.* → *Yersinia pestis.*

YERSIN (sérum de). Yersin's serum. → *sérum antipesteux.*

YERSINIA, *s.f. Yersinia.*

YERSINIA ENTEROCOLITICA. *Yersinia enterocolitica.*

YERSINIA MALASSEZII. *Yersinia pseudotuberculosis.* → *Yersinia pseudotuberculosis.*

YERSINIA PESTIS. *Yersinia pestis, Pasteurella pestis,* plague bacillus, Kitasato's bacillus, Yersin's bacillus.

YERSINIA PSEUDOTUBERCULOSIS. *Yersinia pseudotuberculosis, Pasteurella pseudotuberculosis.*

YERSINIOSE, *s.f.* Yersiniosis.

YEUX DE CHAT (syndrome des). Cat-eye syndrome.

YEUX AU PLAFOND (phénomène des). Oculogyric crisis.

YEUX DE POISSON (maladie des). Fish eye disease.

YEUX VAIRONS. Eyes of different colours.

YOCUM (test de). Yocum's test.

YOGA, *s.m.* Yoga.

YOG(H)OURT, *s.m.* Yog(h)urt, yoghourt, yogurt.

YOHIMBINE, *s.f.* Yohimbine.

YOUNG (syndrome de). Young's syndrome, Hœt-Abaza syndrome.

YOUSSEF (syndrome de). Youssef's syndrome.

YUNIS-VARON (syndrome de). Yunis-Varon syndrome.

YUPPIES (maladie des). Yuppies' syndrome, chronic fatigue syndrome.

Y

Z

ZANDER (méthode de). Zander's system. → *mécanothérapie.*

ZARATE (opération de). Partial symphysiotomy.

ZÉISME, *s.m.* Maidism, maidismus, zeism, zeismus.

ZELLWEGER (syndrome de). Zellweger's syndrome, cerebrohepatorenal syndrome.

ZENKER (diverticule pharyngo-œsophagique de). Zenker's diverticulum; myopharyngeal diverticulum; pharyngooesophagial diverticulum, phagyngocele.

ZEUGMATOGRAPHIE, *s.f.* Nuclear magnetic resonance.

ZÉZAIEMENT, *s.m.* Lisping.

ZIBAN (boutons des). Oriental sore. → *bouton d'Orient.*

ZIDOVUDINE, *s.f.* Zidovudine, azidothymidine, AZT.

ZIEHEN-OPPENHEIM (maladie de). Dystonia musculorum deformans, dysbasia lordotica progressiva, Ziehen-Oppenheim disease, progressive torsion spasm, dystonia lenticularis, torsion dystonia.

ZIEVE (syndrome de). Zieve's syndrome.

ZIFT. ZIFT.

ZIMMERLIN (amyotrophie type). Zimmerlin's type of progressive muscular dystrophy.

ZIMMERMAN (réaction de). Zimmerman's reaction.

ZINC, *s.m.* Zinc.

ZINOFIEFF (méthode de). Zinofieff's method.

ZINSSER-ENGMAN-COLE (syndrome de). Zinsser-Engman-Cole syndrome, Cole's syndrome, Cole-Rauschkolb-Tommey syndrome, Engman's syndrome, Zinsser's syndrome, congenital dyskeratosis syndrome, dyskeratosis congenita with pigmentation, dystrophia unguium and leukokeratosis oris.

ZINSSER-FANCONI (maladie de). Cole's syndrome. → *Zinsser-Engman-Cole (syndrome de).*

ZOAMYLIE, *s.f.* Glycogenesis.

ZOAMYLINE, *s.f.* Zoamylin, glycogen.

ZOANTHROPIE, *s.f.* Zoanthropy.

ZOLLINGER ET ELLISON (syndrome de). Zollinger-Ellison syndrome.

ZOMOTHÉRAPIE, *s.f.* Zomotherapy, zomo therapy.

ZONA, *s.m.* Herpes zoster, zona, shingles, zoster, hemizona, ignis sacer, zona ignea, acute posterior ganglionitis.

ZONA FACIAL. Zona facialis, zoster facialis, herpes zoster oticus, herpes zoster auricularis.

ZONA OPHTALMIQUE. Zona ophthalmica, zoster ophthalmicus, herpes ophthalmicus, herpes zoster ophthalmicus, gasserian ganglionitis.

ZONA OTITIQUE. Zona facialis. → *zona facial.*

ZONATEUX, EUSE, *adj.* Pertaining to zona. → *zostérien.*

ZONDEK ET ASCHHEIM (méthode de). Aschheim-Zondek test, Zondek-Aschheim test or reaction.

ZONE (phénomène de). Prozone, prozone phenomenon, prezone, zone phenomenon, inhibitin zone, agglutinoid reaction, proagglutinoid zone.

ZONE D'ALARME. Zone of alarm.

ZONE DÉCLIC OU DE DÉCLENCHEMENT. Trigger zone, dolorogenic zone.

ZONE DÉCOLLABLE DE GÉRARD-MARCHANT. Zone of the extradural haemorrhagia.

ZONE ÉPILEPTOGÈNE. Epileptogenic zone, epileptogenous zone.

ZONE ÉROGÈNE. Erogenous zone, erotogenic zone.

ZONE FRONTIÈRE. Border zone, marginal zone.

ZONE GACHETTE. Trigger zone, dolorogenic zone.

ZONE DE HEAD. Head's zone. → *Head (zone de).*

ZONE HYPNOGÈNE. Hypnogenic zòne, hypnogenous zone.

ZONE HYSTÉROGÈNE. Hysterogenic zone, hysterogenous zone, Charcot's zone, hysterogenic point, hystero-epileptogenous point.

ZONES DE LOOSER. Looser's zones. → *Looser ou Looser-Milkman (stries, traits ou zones de).*

ZONE MOTRICE. Motor zone, Rolando's zone.

ZONE RADICULAIRE. Dermatome.

ZONE RÉFLEXOGÈNE. Reflexogenic zone, reflexogenous zone.

ZONE SPASMOGÈNE. Spasmogenic.

ZONULE, *s.f.* Zonule.

ZONULOLYSE, *s.f.* Zonulolysis.

ZONULOTOMIE, *s.f.* Zonulotomy.

ZOOGLÉE, *s.f.* Zooglea, zoogloea.

ZOOGREFFE, *s.f.* Zoograft.

ZOOMANIE, *s.f.* Zoomania.

ZOOMORPHISME, *s.m.* Zoomorphism.

ZOOMYLIEN, *s.m.* Zoomylus.

ZOONITE, *s.m.* Zoonite.

ZOONOSE, *s.f.* Zoonosis.

ZOOPARASITE, *s.m.* Zooparasite.

ZOOPATHIE, *s.f.* 1° A disease of animals. – 2° Zoanthropy.

ZOOPHILIE, *s.f.* Zoophilism, zoophilia.

ZOOPHILIE ÉROTIQUE. Erotic zoophilism.

ZOOPHOBIE, *s.f.* Zoophobia.

ZOOPROPHYLAXIE, *s.f.* Zooprophylaxis.

ZOOPSIE, *s.f.* Zoopsia.

ZOOSE, *s.f.* Zoosis.

ZOOSTÉROL, *s.m.* Zoosterol.

ZOSTER (herpès). Zona. → *zona.*

ZOSTÉRIEN, IENNE, *adj.* Pertaining to, or of the nature of herpes.

ZOSTÉRIFORME, *adj.* Zosteriform, zosteroid.

ZUCKERKANDL (organe de). Zuckerkandl's body.

ZUELZER OU ZUELZER-APT (syndrome de). Zuelzer's syndrome.

ZUELZER-KAPLAN (syndrome de). Zuelzer-Kaplan syndrome.

ZUMBUSCH (syndrome de). Von Zumbusch's psoriasis. → *psoriasis pustuleux généralisé de Zumbusch.*

ZWEIFEL (signe de). Zweifel's sign.

ZYGAPOPHYSE, *s.f.* Zygapophysis.

ZYGOMA, *s.m.* Zygoma.

ZYGOMATIQUE, *adj.* Zygomatic.

ZYGOMYCOSE, *s.f.* Zygomycosis, phycomycosis.

ZYGOTE, *s.m.* Zygote.

ZYGOTÈNE, *adj.* Zygotene.

ZYMASE, *s.f.* Zymase, Buchner's zymase.

ZYMOGÈNE, *s.m.* Zymogen, proenzyme, proferment.

ZYMONÉMATOSE, *s.f.* Zymonematosis.

ZYMOPLASTINE, *s.f.* Thromboplastin. → *thromboplastine.*

ZYMOSTHÉNIQUE, *adj.* Zymosthenic.

ZYMOTIQUE, *adj.* Zymotic.

ENGLISH-FRENCH

DICTIONARY OF MEDICAL TERMS

ABBREVIATIONS

employed in this dictionary

adj. : adjective

f. : feminine

m. : masculine

pl. : plural

s. : substantive

v. : verb.

→ : see

A

A. Symbole de *ampère.*

Å. Symbole de *angström.*

A. Symbole de *atto.*

$\overline{\text{AA}}$. $\overline{\text{aa}}$, ana. À parties égales.

A AGGLUTINOGEN. Agglutinogène ou antigène A.

AAI. AAI.

AAIR. AAIR.

A AND V PATTERNS OF SQUINT. Syndromes A et V.

A-ALPHALIPOPROTEINAEMIA, *s.* A-alphaprotéinémie, maladie de Tangier.

AALSMEER'S TEST. Test d'Aalsmeer.

AARSKOG'S SYNDROME. Syndrome d'Aarskog.

AASE'S SYNDROME. Syndrome d'Aase.

AAT. AAT.

ABACTERIAL, *adj.* Abactérien, enne.

ABACTIO, *s.* Avortement provoqué.

ABADIE'S SIGNS, ABADIE'S SYMPTOMS. Signes d'Abadie.

ABALIENATED, *adj.* Aliéné, ée ; fou, folle.

ABALIENATIO MENTIS, ABALIENATION, *s.* Aliénation mentale ; folie, *f.*

ABAROGNOSIS, *s.* Abarognosie, *f.*

ABARTHROSE, *s.* Diarthrose, *f.*

ABARTHROSIS, *s.* Abarthrose, *f.* ; diarthrose, *f.*

ABARTICULAR, *adj.* Abarticulaire.

ABARTICULATION, *s.* 1° Luxation, *f.* – 2° Diarthrose, abarthrose.

ABASIA, *s.* Abasie, *f.*

ABASIC, *adj.* Abasique.

ABATIC, *adj.* Abasique.

ABBOT'S PLASTER. Plâtre d'Abbot.

ABCIXIMAB, *s.* Abciximab, *m.*

ABDERHALDEN'S TEST. Réaction d'Abderhalden.

ABDERHALDEN-FANCONI SYNDROME or ABDERHALDEN-KAUFMANN-LIGNAC SYNDROME. Cystinose, maladie de Lignac-Fanconi.

ABDOMEN, *s.* Ventre, *m.* ; abdomen, *m.*

ABDOMEN (acute). Abdomen aigu.

ABDOMEN (boat-shaped). Ventre en bateau.

ABDOMEN (carinate). Ventre en bateau.

ABDOMEN (navicular). Ventre en bateau.

ABDOMEN OBSTIPUM. Abdomen obstipum.

ABDOMEN (pendulous). Ventre en besace.

ABDOMEN (scaphold). Ventre en bateau.

ABDOMINAL, *adj.* Abdominal, ale.

ABDOMINALGIA, *s.* Douleur abdominale.

ABDOMINALGIA (periodic). Maladie périodique.

ABDOMINOCENTESIS, *s.* Ponction abdominale.

ABDOMINOCYESIS, *s.* Grossesse abdominale.

ABDOMINOSCOPY, *s.* Examen de l'abdomen.

ABDOMINOTHORACIC, *adj.* Abdomino-thoracique.

ABDUCENS, *adj.* Abducteur, trice.

ABDUCTION, *s.* Abduction, *f.*

ABDUCTOR, *s.* Abducteur, *m.*

ABERCROMBIE'S DEGENERATION. Dégénérescence amyloïde. → *amyloid degeneration.*

ABERRANT, *adj.* Aberrant, ante.

ABERRATION, *s.* Aberration, *f.*

ABERRATION (chromosome). Aberration chromosomique.

ABERRATION DISEASE (chromosomal). Maladie par aberration chromosomique.

ABETALIPOPROTEINÆMIA, *s.* A-bêta-lipoprotéinémie, syndrome de Bassen-Kornzweig.

ABH SYSTEM. Système ABH.

ABIOGENESIS, *s.* Abiogenèse, *f.* ; archébiose, *f.* ; génération spontanée.

ABIOGENETIC, *adj.* Abiogénétique.

ABIOGENOUS, *adj.* Abiogénétique.

ABIONERGY, *s.* Abiotrophie, *f.*

ABIOTIC, *adj.* Abiotique.

ABIOTROPHY, ABIOTROPHIA, *s.* Abiotrophie, *f.*

ABLACTATION, *s.* Ablactation, *f.*

ABLATE (to), *v.* Retirer, enlever, faire l'ablation de.

ABLATIO, ABLATION, *s.* Ablation, *f.*

ABLATIO PLACENTAE. Hématome rétroplacentaire.

ABLEPHARIA, *s.* Ablépharie, *f.*

ABLEPHARON, *s.* Ablépharie, *f.*

ABLEPHAROUS, *adj.* Privé congénitalement de paupière.

ABLEPHARY, *s.* Ablépharie, *f.*

ABLUTION, *s.* Ablution, *f.*

ABO BLOOD GROUP or SYSTEM. Groupe sanguin ou système ABO.

ABORT (to), *v.* Avorter.

ABORTICIDE, *s.* Fœticide, *m.*

ABORTIENT, *adj.* Abortif, ive.

ABORTIFACIENT, *adj.* Abortif, ive.

ABORTION, *s.* Avortement, *m.*

ABORTION DUE TO CHROMOSOMAL ANOMALIES. Avortement chromosomique ou génétique.

ABORTION (accidental). Avortement accidentel.

ABORTION (artificial). Avortement provoqué.

ABORTION (criminal). Avortement criminel.

ABORTION (elective). Interruption volontaire de grossesse.

ABORTION (induced). Avortement provoqué.

ABORTION (justifiable). Avortement thérapeutique.

ABORTION (missed). Rétention fœtale.

ABORTION (spontaneous). Fausse-couche, avortement spontané.

ABORTION (therapeutic). Avortement thérapeutique.

ABORTION (threatened). Menace d'avortement.

ABORTION (tubal). Avortement tubaire.

ABORTION (voluntary induced). Interruption volontaire de grossesse, IVG.

ABORTIVE, *adj.* Abortif, ive.

ABOULIA, *s.* Aboulie, *f.*

ABOULOMANIA, *s.* Aboulie, *f.*

ABP. Abréviation de 1° Arterial blood pressure : pression artérielle. – 2° Androgen binding protein : protéine liée aux androgènes.

ABRACHIA, *s.* Abrachie, *f.* ; lipobrachie, *f.*

ABRACHIOCEPHALIA, *s.* Abrachiocéphalie, *f.* ; lipobrachionocéphalie, *f.*

ABRAHAMS'S SIGN. Signe d'Abrahams.

ABRAMI'S DISEASE. Ictère hémolytique acquis type Widal-Abrami.

ABRAMS'S REFLEX. Réflexe pulmonaire d'Abrams.

ABRAMS'S CARDIAC REFLEX. Réflexe cardiaque d'Abrams.

ABRASION, *s.* Abrasion, *f.*

ABREACTION, *s.* Abréaction, *f.*

ABRIKOSSOFF'S TUMOUR. Tumeur d'Abrikossoff. → *myoblastoma (granular cell).*

ABRUPTIO, ABRUPTION, *s.* Abruption, *f.*

ABRUPTIO PLACENTAE. Hématome rétroplacentaire. → *Couvelaire's syndrome or uterus.*

ABSCESS, ABSCESSUS, *s.* Abcès, *m.*

ABSCESS (acute), *s.* Abcès chaud.

ABSCESS (amebic or amoebic). Abcès amibien.

ABSCESS (arthrifluent). Abcès arthrifluent.

ABSCESS (axillary). Hidrosadénite, *s.f.* → *hidradenitis.*

ABSCESS (bicameral). Abcès en bouton de chemise.

ABSCESS (caseous). Abcès caséeux.

ABSCESS (cerebral). Abcès du cerveau.

ABSCESS (cheesy). Abcès caséeux.

ABSCESS (chronic). Abcès froid.

ABSCESS (cold). Abcès froid.

ABSCESS (collar-button). Abcès en bouton de chemise.

ABSCESS (collar stud). Abcès en bouton de chemise.

ABSCESS (dysenteric). Abcès amibien.

ABSCESS (fixation). Abcès de fixation, méthode de Fochier.

ABSCESS (Fochier's). Abcès de fixation.

ABSCESS (intradural). Abcès intradural.

ABSCESS (metastatic). Abcès métastatique.

ABSCESS (ossifluent). Abcès ossifluent, abcès par congestion.

ABSCESS (peri-urethral). Abcès urineux.

ABSCESS (retromammary). Abcès rétromammaire, inframastite.

ABSCESS (retropharyngeal). Abcès rétropharyngien.

ABSCESS (ring). Abcès annulaire de la cornée.

ABSCESS (serous). Périostite externe rhumatismale.

ABSCESS (shirt-stud). Abcès en bouton de chemise.

ABSCESS (subareolar). Supramastite, *s. f.*

ABSCESS (submammary). Abcès rétromammaire.

ABSCESS (suprammary). Supramastite, *s. f.*

ABSCESS (urinary or urinous). Abcès urineux.

ABSCESSED, *adj.* Abcédé, dée.

ABSCISSION, *s.* Excision, *f.*

ABSENCE, *s.* Absence, *f.*

ABSENCE (atypical). Variété d'absence petit mal, absence atypique.

ABSENCE (typical). Absence petit mal, absence typique.

ABSENTIA, *s.* Absence, *f.*

ABSENTIA EPILEPTICA. Absence épileptique.

ABSINTHISM, *s.* Absinthisme, *m.*

ABSORBENT, *adj.* et *s.* Absorbant, ante.

ABSORPTION, *s.* Absorption, *f.*

ABSORPTIVE, *adj.* Absorbant, ante.

ABSTEMIOUS, *adj.* et *s.* Abstème.

ABSTERGENT, *adj.* et *s.* Abstergent, ente.

ABSORPTIOMETRY (bone). Absorptiométrie osseuse.

ABSTERSION, *s.* Abstersion, *f.*

ABT-LETTERER-SIWE SYNDROME. Maladie d'Abt-Letterer-Siwe. → *Letterer-Siwe disease.*

ABULIA, *s.* Aboulie, *f.*

ABULOMANIA, *s.* Aboulie, *f.*

ABUSE, *s.* Abus, *m.* ; sévices, *m.pl.*

ACALCULIA, *s.* Acalculie, *f.*

ACAMPSIA, *s.* Acampsie, *f.*

ACANTHAMOEBA, *s. Acanthamœba, f.*

ACANTHION, *s.* Acanthion, *m.*

ACANTHOCEPHALA, *s. pl.* Acanthocéphales, *m.*

ACANTHOCEPHALIASIS, *s.* Acanthocéphaliase, *f.*

ACANTHOCHEILONEMA PERSTANS. *Acanthocheilonema perstans, Dipetalonema perstans, Filaria perstans, Filaria sanguinis hominis.*

ACANTHOCYTE, *s.* Acanthocyte, *m.*

ACANTHOCYTOSIS, *s.* Acanthocytose, *f.*

ACANTHOLYSIS, *s.* Acantholyse, *f.*

ACANTHOLYSIS BULLOSA. Pemphigus héréditaire. → *epidermolysis bullosa hereditaria.*

ACANTHOMA, *s.* Acanthome, *m.*

ACANTHOMA ADENOIDES CYSTICUM. Adénomes sébacés symétriques de la face. → *adenoma sebaceum.*

ACANTHOPELVIS, *s.* Acanthopelvis, *m.* ; bassin épineux.

ACANTHOPELYX, *s.* Acanthopelvis, *m.*

ACANTHOSIS, *s.* Acanthose, *f.*

ACANTHOSIS BULLOSA. Pemphigus héréditaire. → *epidermolysis bullosa hereditaria.*

ACANTHOSIS NIGRICANS. Acanthosis nigricans, dystrophie papillaire et pigmentaire.

ACANTHOSIS NIGRICANS (benign). Acanthosis nigricans bénigne.

ACANTHOSIS VERRUCOSA. Kératose sénile.

ACAPNIA, *s.* Acapnie, *f.*

ACAPNIAL, *adj.* Acapnique.

ACARBOSE, *s.* Acarbose, *m.*

ACARDIAC, *adj.* Acardiaque.

ACARDIACUS, *s.* Acardiaque, *m.*

ACARDIUS, *s.* Acardiaque, *m.*

ACARIASIS, *s.* Acariose, *f.*

ACARICIDE, *adj.*, *s.* Acaricide, antipsorique, antiscabieux, *s.m.* et *adj.*

ACAROPHOBIA, *s.* Acarophobie, *f.*

ACARUS, *s.* Acare, *m.*

ACARYOTE, *s.* Acaryote, *m.*

ACATALASAEMIA, *s.* Acatalasémie, *f.* ; acatalasie, *f.*

ACATALASIA, *s.* Acatalasie, *f.*

ACATAPHASIA, *s.* Acataphasie, *f.*

ACATHECTIC, *adj.* Acathectique.

ACATHEXIA, *s.* Acathexie, *f.*

ACATHISIA, *s.* Acathisie, *f.* → *akathisia.*

ACB TEST. Test ACB.

ACCELERATOR OF CHARGED PARTICLES. Accélérateur de particules.

ACCELERATOR (prothrombin). Proaccélérine, *s. f.*

ACCELERATOR (serum). Proconvertine, *f.*

ACCELERATOR (serum prothrombin conversion). Proconvertine, *f.*

ACCELERIN, *s.* Accélérine, *f.* ; sérum ac-globuline, facteur VI.

ACCELERINAEMIA, *s.* Accélérinémie, *f.*

ACCEPTOR, *s.* Accepteur, *m.*

ACCEPTOR (hydrogen). Accepteur d'hydrogène.

ACCESS, *s.* Accès, *m.*

ACCIDENT (professionnal). Accident du travail.

ACCLIMATATION, *s.* Acclimatation, *f.*

ACCLIMATE (to), *v.* Acclimater.

ACCLIMATION, *s.* Acclimatation, *f.*

ACCLIMATIZATION, *s.* Acclimatation, *f.*

ACCLIMATIZE (to), *v.* Acclimater.

ACCOMMODATION, *s.* Accommodation, *f.*

ACCOUCHEMENT, *s.* Accouchement, *m.*

ACCOUCHEUR, *s.* Accoucheur, *m.*

ACCOUCHEUSE, *s.* Sage-femme, *f.*

ACCREDITATION, *s.* Accréditation, *f.*

ACCRETIO CORDIS or **PERICARDII.** Symphyse péricardique.

ACCRETION, *s.* Accrétion, *f.*

ACE. Abréviation d'*angiotensin converting enzyme* : Enzyme de conversion de l'angiotensine.

ACELLULAR, *adj.* Acellulaire.

ACENTRIC, *adj.* Acentrique.

ACEPHALIA, *s.* Acéphalie, *f.*

ACEPHALUS, *s.* Acéphalien, *m.*

ACEPHALOCYST, ACEPHALOCYSTIS, *s.* Acéphalocyste, *m.*

ACEPHALY, *s.* Acéphalie, *f.*

ACERVULUS, *s.* Acervule, *m.*

ACETABULUM, *s.* Acétabulum, *m.*

ACETAZOLAMIDE, *s.* Acétazolamide, *m.*

ACETONAEMIA, *s.* Acétonémie, *f.*

ACETONAEMIC, *adj.* Acétonémique.

ACETONE BODIES. Corps cétoniques.

ACETONURIA, *s.* Acétonurie, *f.*

ACETYLATION, *s.* Acétylation, *f.*

ACETYLCHOLINE, *s.* Acétylcholine, *f.*

ACETYLSALICYLIC ACID. Acide acétyl-salicylique, aspirine.

Ac GLOBULIN, *s.* Accélérine, *f.*

ACHALASIA, *s.* Achalasie, *f.* ; Acalasie, *f.*

ACHALASIA OF THE OESOPHAGUS. Cardiopasme, *m.* → *cardiospasm.*

ACHALASIA (pelvirectal). Mégacolon congénital, maladie de Hirschsprung.

ACHALME'S BACILLUS. *Clostridium perfringens.*

ACHARD-THIERS SYNDROME. Diabète des femmes à barbe, syndrome d'Achard-Thiers.

ACHE, *s.* Douleur, *f.*

ACHEILIA, *s.* Acheilie, *f.* ; achélie, *f.* ; achilie, *f.*

ACHEIRIA, *s.* Acheirie, *f.*

ACHEIROPODIA, *s.* Acheiropodie, *f.*

ACHENBACH'S SYNDROME. Syndrome d'Achenbach.

ACHILLES'S TENDON. Tendon d'Achille.

ACHILLOBURSITIS, *s.* Achillodynie, *f.*

ACHILLODYNIA. Achillodynie, *f.*

ACHLORHYDRIA, *s.* Achlorhydrie, *f.* ; anachlorhydrie, *f.*

ACHLOROBLEPSIA, *s.* Achloroblepsie, *f.* → *achloropsia.*

ACHLOROPSIA, *s.* Achloroblepsie, *f.* ; achloropsie, *f.* ; deutéranopie, *f.* ; anomalie de Nagel.

ACHOLIA, *s.* Acholie, *f.*

ACHOLIA (pigmentary). Acholie pigmentaire.

ACHOLURIC, *adj.* Acholurique.

ACHONDROGENESIS, *s.* Achondrogenèse, *f.*, syndrome de Fraccaro.

ACHONDROPLASIA, *s.* Achondroplasie, *f.* ; micromélie rhizomélique, nanisme achondroplasique, maladie de Parrot, chondrodystrophie fœtale.

ACHONDROPLASIA HYPERPLASTIC. Nanisme métatropique.

ACHONDROPLASTIC, *adj.* Achondroplase.

ACHONDROPLASTY, *s.* Achondroplasie, *f.*

ACHORION, *s.* Achorion, *m.*

ACHOR-SMITH SYNDROME. Syndrome d'Achor-Smith.

ACHRESTIC, *adj.* Achrestique.

ACHROACYTOSIS, *s.* Leucocytose sanguine excessive.

ACHROMA, *s.* Achromie, *f.*

ACHROMASIA, *s.* Achromie, *f.*

ACHROMATE, *adj.* Achromate.

ACHROMACYTE, ACHROMATOCYTE, *s.* Achromatocyte, *m.*

ACHROMATOPSIA, *s.* Achromatopsie, *f.* ; achromasie, *f.*

ACHROMIA, *s.* Achromie, *f.*

ACHROMIA SQUAMOSA. Tinea flava. → *tinea flava.*

ACHROMOBACTER, *s. Achromobacter, m.*

ACHROMODERMIA, *s.* Achromodermie, *f.* ; leucodermie, *f.*

ACHROMOTRICHIA (nutritional). Kwashiorkor, *m.* → *kwashiorkor.*

ACHYLANAEMIA, *s.* Anémie achylique. → *anaemia (idiopathic hypochromic).*

ACHYLIA, *s.* Achylie, *f.* ; achlorhydropepsie, *f.* ; anachlorhydropepsie, *f.*

ACICLOVIR, *s.* Aciclovir, *m.*

ACID, *s.* Acide, *m.*

ACID (amino). Acide aminé.

ACID (aspartic). Acide aspartique.

ACID (barbituric). Malonylurée, *s.f.*

ACID (bile). Acide biliaire.

ACID (chenodesoxycholic). Acide chénodésoxycholique.

ACID (cholic). Acide cholique.

ACID (deoxycholic). Acide désoxycholique.

ACID (fatty). Acide gras.

ACID (glutamic). Acide glutamique.

ACID (glycuronic). Acide glycuronique.

ACID (lactic). Acide lactique.

ACID (lithocholic). Acide lithocholique.

ACID (nucleic). Acide nucléique.

ACID (orotic). Acide orotique.

ACID (retinoic). Acide rétinoïque.

ACIDAEMIA, *s.* Acidémie, *f.*

ACIDAEMIA (isovaleric). Isovaléricémie. *f.*

ACID-FAST, *adj.* Acido-résistant, ante.

ACID-PROOF, *adj.* Acidorésistant, ante.

ACIDOGENESIS, *s.* Acidogenèse, *f.*

ACIDOPHIL, *s.* **ACIDOPHILE,** *s.* et *adj.* Acidophile.

ACIDOPHILIC, ACIDOPHILOUS, *adj.* Acidophile.

ACIDORESISTANT, *adj.* Acidorésistant, ante.

ACIDOSIS, *s.* Acidose, *f.* ; acidose compensée.

ACIDOSIS (carbon-dioxid), ACIDOSIS (CO^2). Acidose gazeuse, acidose respiratoire.

ACIDOSIS (compensated). Acidose compensée.

ACIDOSIS (gaseous). Acidose gazeuse.

ACIDOSIS (hyperchloraemic) WITH NEPHROCALCINOSIS. Acidose rénale hyperchlorémique. → *acidosis (renal tubular).*

ACIDOSIS (lactic). Acidose lactique.

ACIDOSIS (metabolic). Acidose non gazeuse, acidose métabolique, acidose fixe.

ACIDOSIS (primary renal tubular). Acidose rénale hyperchlorémique. → *acidosis (renal tubular).*

ACIDOSIS (renal). Acidose rénale.

ACIDOSIS (renal hyperchloraemic). Acidose rénale hyperchlorémique. → *acidosis (renal tubular).*

ACIDOSIS (renal tubular). Acidose rénale hyperchlorémique, syndrome d'Albright, tubulopathie d'Albright, acidose tubulaire chronique d'Albright, syndrome de Butler-Albright, acidose tubulaire chronique idiopathique avec hypercalciurie et hypocitraturie.

ACIDOSIS (respiratory). Acidose gazeuse.

ACIDOSIS (transitory renal tubular) IN INFANT. Syndrome de Lightwood.

ACIDOSIS (uncompensated). Acidose décompensée.

ACID-PROOF, *adj.* Acidorésistant, ante.

ACID-RESISTANT, *adj.* Acidorésistant, ante.

ACIDURIA, *s.* Acidurie, *f.*

ACIDURIA (congenital hydroxybutyric). Maladie des urines à odeur de houblon, maladie du houblon, acidurie hydroxybutyrique congénitale, maladie de Smith et Strang.

ACINESIA, *s.* Akinésie, *f.*

ACINETOBACTER, *s. Acinetobacter, m.*

ACINI, *s. pl.* Acinus, (pl. d'acinus).

ACINOUS, *adj.* Acineux, euse.

ACINUS, *s.* Acinus, *m.*

ACKERMAN'S SYNDROME. Syndrome d'Ackerman.

ACLASIA or ACLASIS (diaphyseal). Maladie des exostoses multiples. → *exostoses (multiple cartilaginous).*

ACLASIS (tarsoepiphyseal). Dysplasie épiphysaire hémimélique, tarsomégalie, *f.*

ACME, *s.* Acmé, *f.*, période d'état.

ACNE, *s.* Acné, *f.* ; acné boutonneuse, acné inflammatoire, acné juvénile, acné polymorphe, acné vulgaire.

ACNÉ AGMINATA. Folliclis, *s. m.* → *tuberculid (papulonecrotic).*

ACNE ALBIDA. Acné miliaire. → *milium.*

ACNE ATROPHICA. Acné nécrotique. → *acne varioliformis.*

ACNE BOUTONNEUSE. Acné boutonneuse.

ACNE (bromine). Acné des halogènes.

ACNE CACHECTICORUM. Folliclis, *s. m.* → *tuberculid (papulonecrotic).*

ACNE (chlorine). Acné des halogènes.

ACNE COAGMINATA. Acné des halogènes.

ACNE (congestive). Acné rosacée. → *acne rosacea.*

ACNE CONGLOBATA. Acné conglobata.

ACNE CORNEA. Kératose folliculaire acuminée.

ACNE DECALVANS. Acné décalvante. → *Quinquaud's disease.*

ACNE DISSEMINATA. Acné, *s. f.* → *acne.*

ACNE ERYTHEMATOSA. Acné rosacée. → *acne rosacea.*

ACNE FRONTALIS. Acné des halogènes.

ACNE (halogen). Acné des halogènes.

ACNE HYPERTROPHICA. Rhinophyma, *s. m.* → *rhinophyma.*

ACNE (iodine). Acné des halogènes.

ACNE KELOID. Acné chéloïdienne.

ACNE KERATOSA. Kératose folliculaire acuminée, acné cornée, acné kératique, lichen spinulosus.

ACNE (lupoid). Acné nécrotique. → *acne varioliformis.*

ACNE MEDICAMENTOSA. Acné des halogènes.

ACNE MENTAGRA. Sycosis, *s. m.* → *sycosis.*

ACNE MILIARIS. Acné miliaire. → *milium.*

ACNE NECROTICA. Acné nécrotique. → *acne varioliformis.*

ACNE PICEALIS. Acné goudronneuse. → *acne (tar).*

ACNE PUNCTATA. Acné ponctuée, comédon, *s. m.*

ACNE RODENS. Acné nécrotique. → *acne varioliformis.*

ACNE ROSACEA. Couperose, *s. f.* ; acné rosacée, acné rosée, acné érythémateuse, rosacée.

ACNE SCORBUTICA. Purpura scorbutique.

ACNE SCROFULOSORUM. Folliclis, *s. m.* → *tuberculid (papulonecrotic).*

ACNE SEBACEA. Séborrhée, *s. f.*

ACNE SYCOSIFORMIS. Sycosis, *s.m.*

ACNE (tar). Maladie du brai, acné goudronneuse.

ACNE TARSI. Canaliculite tarsienne, acné meibomienne, tarsite périglandulaire.

ACNE VARIOLIFORMIS. Acné nécrotique, acné pilaire, acné varioliforme de Hébra, acné frontalis, acné rodens, impétigo rodens.

ACNE VARIS. Acné, *s. f.* → *acne.*

ACNE VERMOULANTE. Acné vermoulante.

ACNE VULGARIS. Acné, *s. f.* → *acne.*

ACNITIS, *s.* Folliclis, *m.* → *tuberculid (papulonecrotic).*

ACOASMA, *s.* Akoasme, *m.* ; achoasme, *m.*

ACOPROSIS, *s.* Acoprose, *f.*

ACOREA, *s.* Acorée, *f.* ; acorie, *f.*

ACORIA, *s.* Acorie, *f.*

ACORMUS, *s.* Acormien, *m.*

ACOSTA'S DISEASE or **SYNDROME.** Mal d'altitude.

ACOUMETER, *s.* Acoumètre, *m.*

ACOUMETRY, *s.* Acoumétrie, *f.*

ACOUOMETER, *s.* Acoumètre, *m.*

ACOUSMATAGNOSIS, *s.* Acousmatagnosie, *f.*

ACOUTOMETER, *s.* Acoumètre, *m.*

ACQUIRED, *adj.* Acquis, ise.

ACRAL, *adj.* Relatif à une extrémité.

ACRANIAL, *adj.* Acrânien, enne.

ACRO-ANGIOTHROMBOSIS (thrombotic). Maladie de Moschcovitz. → *purpura (thrombotic thrombocytopenic).*

ACROASPHYXIA, *s.* Asphyxie locale des extrémités, acroasphyxie.

ACROASPHYXIA (chronic). Acrocyanose, *s. f.*

ACROBRACHYCEPHALY, *s.* Acrobrachycéphalie, *f.*

ACROCENTRIC, *adj.* Acrocentrique.

ACROCEPHALIA, *s.* Acrocéphalie, *f.* ; hypsocéphalie, *f.*

ACROCEPHALOPOLYSYNDACTYLY, *s.* Acrocéphalopolysyndactylie, *f.* ; – *a. type I.* Syndrome de Noack. – *a. type II.* Syndrome de Carpenter. – *a. type III.* Syndrome de Sakati.

ACROCEPHALOSYNDACTYLIA, ACROCEPHALOSYNDACTYLISM, ACROCEPHALOSYNDACTYLY, *s.* Acrocéphalosyndactylie. – *a. type I.* Syndrome d'Apert. – *a. type II.* Syndrome d'Apert-Crouzon. – *a. type III.* Syndrome de Chotzen. – *a. type IV.* Syndrome de Waardenburg. – *a. type V.* Syndrome de Pfeiffer.

ACROCEPHALOUS, *adj., s.* Acrocéphale, *adj., s. m.*

ACROCHORDOMA, *s.* Chordome, *m.*

ACROCHORDON, *s.* Acrochordon, *m.*

ACROCONTRACTURE, *s.* Acrocontracture, *f.*

ACROCYANOSIS, *s.* Acrocyanose, *f.* ; syndrome de Crocq et Cassirer.

ACRODERMATITIS, *s.* Acrodermatite, *f.*

ACRODERMATITIS ATROPHICANS CHRONICA. Dermatite chronique atrophiante ou atrophique, acrodermatite chronique atrophiante, maladie de Pick-Herxheimer, érythromélie, *s. f.*

ACRODERMATITIS CONTINUA. Acrodermatite continue d'Hallopeau, phlycténose récidivante des extrémités.

ACRODERMATITIS (continuous). Acrodermatite continue d'Hallopeau. → *acrodermatitis continua.*

ACRODERMATITIS ENTEROPATHICA. Acrodermatite entéropathique, acrodermatitis enteropathica, syndrome de Danbolt et Closs.

ACRODERMATITIS (Hallopeau's). Acrodermatite continue d'Hallopeau. → *acrodermatitis continua.*

ACRODERMATITIS (infantile lichenold) or **(infantile papular).** Syndrome de Gianotti et Crosti. → *Gianotti-Crosti syndrome.*

ACRODERMATITIS PAPULOSA INFANTUM. Syndrome de Gianotti et Crosti. → *Gianotti-Crosti syndrome.*

ACRODERMATITIS PERSTANS. Acrodermatite continue d'Hallopeau. → *acrodermatitis continua.*

ACRODYNIA, ACRODYNY, *s.* Acrodynie, *f.* ; dermatopolyneuritis, érythrœdème épidémique, maladie de Selter-Swift-Feer, maladie de Swift-Feer, maladie de Feer, polynévrite pellagroïde, trophodermato-neurose.

ACRODYSOSTOSIS, *s.* Acrodysostose, *f.,* syndrome d'Arkless et Graham.

ACRODYSPLASIA, *s.* Acrodysplasie, *f.*

ACROGERIA, *s.* Acrogéria, *f.*

ACROKERATOSIS, *s.* Acrokératome, *m.*

ACROKERATOSIS PARANEOPLASTICA. Acrokératose paranéoplasique, syndrome de Bazex.

ACROMACRIA, *s.* Arachnodactylie, *f.*

ACROMEGALIA, ACROMEGALY, *s.* Acromégalie, *f.* ; mégalacrie, *f.* ; maladie de Pierre Marie, hyperéosinophilisme hypophysaire.

ACROMEGALIC, *adj.* Acromégalique.

ACROMEGALOGIGANTISM, *s.* Acromégalogigantisme, *m.*

ACROMELALGIA, *s.* Acromélalgie, *f.*

ACROMELIC, *adj.* Acromélique.

ACROMESOMELIC, *adj.* Acromésomélique.

ACROMETAGENESIS, *s.* Acrométagenèse, *f.*

ACROMICRIA, *s.* Acromicrie, *f.*

ACROMION, *s.* Acromion, *m.*

ACRONEUROSIS, *s.* Acroneurose, *f.*

ACRONYM, *s.* Acronyme, *m.*

ACROOSTEOLYSIS, *s.* Acroostéolyse, *f.*

ACROOSTEOLYSIS (familial), PHALANGEAL TYPE. Acroostéolyse, forme phalangienne et héréditaire.

ACROOSTEOLYSIS (tarsocarpal) WITH or WITHOUT NEPHROPATHY. Acroostéolyse carpo-tarsienne avec ou sans néphropathie.

ACROPARALYSIS, *s.* Acroparalysie, *f.*

ACROPARAESTHESIA, *s.* Acroparesthésie, *f.*, chirobrachialgie paresthésique nocturne, nyctalgie paresthésique des membres supérieurs, syndrome de Schultze.

ACROPATHIA ULCEROMUTILANS (familial). Acropathie ulcéro-mutilante. → *neuropathy (hereditary sensory radicular).*

ACROPATHIA (ulceromutilating). Acropathie ulcéro-mutilante. → *neuropathy (hereditary sensory radicular).*

ACROPATHOLOGY, *s.* Acropathologie, *f.*

ACROPATHY, *s.* Acropathie, *f.*

ACROPHOBIA, *s.* Acrophobie, *f.*

ACROPOIKILOTHERMY, *s.* Accropoïkilothermie, *f.*, acrorhigose, *f.*

ACROPOSTHITIS, *s.* Acroposthite, *f.*

ACROPUSTULOSIS, *s.* Acropustulose, *f.*, pustulose palmoplantaire.

ACROSCLERODERMA, ACROSCLEROSIS, *s.* Sclérodactylie, *f.* ; acrosclérose, *f.*

ACROSCLEROSIS, *s.* Acrosclérose, *f.*

ACROSOME, *s.* Acrosome, *m.*

ACROSPHENOSYNDACTYLIA, *s.* Acrocéphalosyndactylie, *f.* → *acrocephalosyndactilia.*

ACROSTEALGIA, *s.* Acrostéalgie, *f.*

ACROSYNDACTYLIA, *s.* Acrosyndactylie, *f.*

ACROTISM, *s.* Acrotisme, *m.*

ACROTROPHONEUROSIS, *s.* Acrotrophonévrose, *f.*

ACS. Sérum antiréticulaire cytotoxique. → *serum (antireticular cytotoxic).*

ACT (Dangerous Drugs), (DDA). Règlement concernant l'usage des stupéfiants (tableau B).

ACT (faulty). Acte manqué.

ACT (Therapeutic Substances) (TSA). Règlement concernant l'usage de certains médicaments : corticoïdes, antibiotiques par exemple ; certains sont inscrits au tableau A, maintenant en liste I.

ACTH. Hormone corticotrope, ACTH.

ACTH-RF or RH. Abréviation d'«adrenocorticotropin hormone – releasing factor or hormone» corticolibérine, *f.* → *factor (corticotropin releasing).*

ACTIN, *s.* Actin, *f.*

ACTING OUT (psychanalysis). Passage à l'acte.

ACTINIC, *adj.* Actinique.

ACTINISM, *s.* Actinisme, *m.*

ACTINOBACILLUS, *s. Actinobacillus, m.*

ACTINODERMATITIS, *s.* Actinite, *f.* → *dermatitis actinica.*

ACTINOGRAPHY, *s.* Actinographie, *f.*

ACTINOLOGY, *s.* Actinologie, *f.*

ACTINOMYCES, *s.* Actinomycète, *m.*

ACTINOMYCES, *s. Actinomyces, m.*

ACTINOMYCES BOVIS. *Actinomyces bovis.*

ACTINOMYCES ISRAELII. *Actinomyces israelii.*

***ACTINOMYCES* NECROPHORUS.** *Fusobacterium necrophorum.*

ACTINOMYCETACEAE, *s. pl.* Actinomycétacées, *f.*

ACTINOMYCETALES, *s. pl.* Actinomycétales, *m.*

ACTINOMYCETOMA, *s.* Actinomycétome, *m.*

ACTINOMYCIN, *s.* Actionomycine, *f.*

ACTINOMYCOSIS, *s.* Actinomycose, *f.* ; actinobactériose, *f.*

ACTINOSCOPY, *s.* Radioscopie, *f.*

ACTINOTHERAPY, *s.* Actinothérapie, *f.*

ACTION OF FOOD (specific dynamic). Action dynamique spécifique des aliments, ADS.

ACTION OF THE HEART (disordered). Eréthisme cardiaque.

ACTIVATION, *s.* Activation, *f.*

ACTIVATOR, *s.* Activateur, *m.*

ACTIVATOR RECOMBINANT TISSUE TYPE PLASMINOGEN, rtPA. Activateur tissulaire du plasminogène obtenu par génie génétique. rtPA.

ACTIVATOR (tissue plasminogen), tPA. Activateur tissulaire du plasminogène, tPA.

ACTIVIN, *s.* Activine, *f.*

ACTIVITY, *s.* Activité, *f.*

ACTOGRAPH, *s.* Actographe, *m.*

ACTOMYOSIN, *s.* Actomyosine, *f.*

ACTUARY, *s.* Actuaire, *m.*

ACTUARIAL, *adj.* Actuariel, elle.

ACTP. ACTP.

ACUMINATE, *adj.* Acuminé, ée.

ACUPUNCTURIST, *s.* Acupuncteur, *m. ou f.*

ACUPUNCTURE, *s.* Acupuncture, *f.*

ACUTE, *adj.* Aigu, aiguë.

ACUTENESS, *s.* Acuité, *f.*

ACUTENESS (auditory). Acuité auditive.

ACUTENESS (visual). Acuité visuelle.

ACYANOBLEPSIA, ACYANOPSIA, ACYOBLEPSIA, *s.* Acyanoblepsie, *f.*

ACYCLOVIR, *s.* Acyclovir, *m.*

ACYLATION, *s.* Acylation, *f.*

ADACTYLIA, *s.* or. **ADACTYLY,** *s.* Adactylie, *f.*

ADAIR DIGHTON'S DISEASE. Maladie d'Adair Dighton, ostéopsathyrose.

ADAIR DIGHTON'S SYNDROME. Ostéopsathyrose, *f.* → *osteopsathyrosis.*

ADAM COMPLEX. Complexe ADAM.

ADAMANTIADES-BEHÇET SYNDROME. Syndrome de Behçet. → *Behçet's aphthae, disease, syndrome or Behçet (triple symptom complex of).*

ADAMANTINOMA, *s.* Adamantinome, *m.* ; améloblastome, *m.*

ADAMANTINOMA (pituitary). Craniopharyngiome, *m.* → *craniopharyngioma.*

ADAMANTINOMA POLYCYSTICUM. Adamantinome kystique.

ADAMANTOBLAST, *s.* Adamantoblaste, *m.*

ADAMANTOBLASTOMA, *s.* Adamantinome, *m.*

ADAMANTOMA, *s.* Améloblastome, *m.*

ADAMS'S DISEASE, ADAMS-STOKES SYNDROME or **DISEASE.** Maladie ou syndrome d'Adams-Stokes, maladie de Stokes-Adams, syndrome de Morgagni-Adams-Stokes.

ADAMKIEWICZ (artery of). Artère d'Adamkiewicz.

ADAMS'S SPONDYLOTHERAPY. Spondylothérapie d'Adams.

ADAMS-OLIVER SYNDROME. Syndrome d'Adams-Oliver.

ADAPTABILITY (loss of cardiovascular exercise). Désadaptation cardiovasculaire à l'effort.

ADAPTATION, *s.* Adaptation, *f.*

ADAPTATION DISEASE. Maladie de l'adaptation.

ADAPTATION (retinal). Adaptation rétinienne.

ADAPTATION SYNDROME. Syndrome d'adaptation.

ADAPTOMETRY, *s.* Adaptométrie, *f.*

ADCC PHENOMENON. Cytotoxicité à médiation cellulaire dépendante des anticorps.

ADDICT, *s.* Toxicomane, *m. f.*

ADDICTION or **ADDICTION (drug).** Pharmacodépendance à un toxique.

ADDIMENT, *s.* Complément, *m.*

ADDIS'S COUNT or **METHOD.** Épreuve d'Addis, compte d'Addis.

ADDISON'S DISEASE. Maladie d'Addison, maladie bronzée.

ADDISON'S or **ADDISON-BIERMER ANAEMIA.** Anémie pernicieuse, anémie de Biermer.

ADDISON'S KELOID. Morphée, *s. f.* ; sclérodermie en plaques.

ADDISONIAN, *adj.* Addisonien, ienne.

ADDISONISM, *s.* Addisonisme, *m.*

ADDUCENT, *adj.* Adducteur, trice.

ADDUCIN, *s.* Adducine, *f.*

ADDUCTION, *s.* Adduction, *f.*

ADENECTOMY, *s.* Adénectomie, *f.*

ADENECTOPIA, *s.* Adénectopie, *f.*

ADENIA, *s.* Adénie de Trousseau, lymphadénie de Bonfils, lymphadénie aleucémique à forme ganglionnaire.

ADENIA (simple). Maladie de Hodgkin. → *Hodgkin's disease.*

ADENINE, *s.* Adénine, *f.*

ADENINE NUCLEOTIDE. Acide adénylique. → *adenylic acid.*

ADENINE PHOSPHORIBOXYLTRANSFERASE. Adénine phosphoriboxyl transférase, APRT.

ADENITIS, *s.* Adénite, *f.*

ADENITIS (acute infectious). Mononucléose infectieuse. → *mononucleosis (infectious).*

ADENITIS (venereal). Granulome inguinal. → *granuloma inguinale.*

ADENOACANTHOMA, *s.* Adénoacanthome, *m.*

ADENOCARCINOMA, *s.* Adénocarcinome, *m.*

ADENOCARCINOMA (renal) or **ADENOCARCINOMA OF THE KIDNEY.** Néphrocarcinome, *s. m.* ; hypernéphrome, *m.* ; tumeur de Grawitz, carcinome rénal, épithélioma du rein à cellules claires.

ADENOCELE, *s.* Cystadénome, *m.* → *cystadenoma.*

ADENOCHONDROMA, *s.* Adénochondrome, *m.*

ADENOCYSTIC DISEASE OF THE BREAST. *s.* Maladie kystique de la mamelle. → *cystic disease of the breast.*

ADENOCYSTOMA, *s.* Cystadénome, *m.* → *cystadenoma.*

ADENOCYSTOSARCOMA, *s.* Cystosarcome.

ADENOCYTE, *s.* Adénocyte, *m.*

ADENOFIBROMA, *s.* Adénofibrome, *m.*

ADENOFIBROMA (pseudomucinous). Kyste mucoïde de l'ovaire.

ADENOFIBROMYOMA, *s.* Adénofibromyome, *m.*

ADENOHYPOPHYSIS, *s.* Adénohypophyse, *f.*

ADENOID, *adj.* Adénoïde.

ADENOIDECTOMY, *s.* Adenoïdectomie, *f.*

ADENOIDISM, *s.* Adénoïdisme, *m.* ; syndrome adénoïdien.

ADENOIDITIS, *s.* Adénoïdite, *f.*

ADENOIDS, *s.* Végétations adénoïdes.

ADENOLIPOMA, *s.* Adénolipome, *m.*

ADENOLIPOMATOSIS, *s.* Adénolipomatose, *f.*

ADENOLYMPHITIS, *s.* Adénolymphite, *f.*

ADENOLYMPHOCELE, *s.* Adénolymphocèle, *f.*

ADENOLYMPHOMA, *s.* Cystadénolymphome, *m.* → *cystadenoma (papillary) lymphomatosum.*

ADENOMA, *s.* Adénome, *m.*

ADENOMA (basophil or **basophilic).** Maladie de Cushing. → *Cushing's disease.*

ADENOMA (benign cystic multiple). Adénomes sébacés symétriques de la face. → *adenoma sebaceum.*

ADENOMA OF BRONCHUS or **ADENOMA (bronchial).** Épistome bronchique, bronchiome polymorphe, adénome bronchique.

ADENOMA OF BRONCHUS (vascular). Épistome bronchique. → *adenoma of bronchus.*

ADENOMA (feminizing). Folliculome, *s. m.*

ADENOMA (fetal a. of thyroid). Adénome fœtal de Wölfler.

ADENOMA GELATINOSUM. Adénome gélatineux de Wölfler.

ADENOMA HIDRADENOIDES. Hidradénome, *s. m.* → *syringocystadenoma.*

ADENOMA (isiet-cell). Insulinome, *s. m.* → *insulinoma.*

ADENOMA (langerhansian). Insulinome, *m.* → *insulinoma.*

ADENOMA (micro-follicular). Adénome fœtal de Wölfler.

ADENOMA PLEOMORPHIC. Tumeur mixte des glandes salivaires.

ADENOMA OF THE PROSTATE. Adénome périurétral, hypertrophie prostatique, adénome prostatique.

ADENOMA (pseudo mucinous tubular). Kyste mucoïde de l'ovaire.

ADENOMA PSEUDOSARCOMATODES. Cystosarcome phyllode.

ADENOMA (pseudosolid a. of ovary). Kyste mucoïde de l'ovaire.

ADENOMA RETE OVARII. Arrhénoblastome, *s. m.*

ADENOMA (salivary pleomorphic). Tumeur mixte des glandes salivaires.

ADENOMA SEBACEUM. Adénomes sébacés symétriques de la face, épithéliome adénoïde cystique, épithéliome multiple bénin cystique, tricho-épithéliome papuleux multiple.

ADENOMA SEBACEUM, BALZER'S TYPE. Adénomes sébacés symétriques de la face, type Balzer.

ADENOMA SEBACEUM, PRINGLE'S TYPE. Adénomes sébacés symétriques de la face, type Pringle.

ADENOMA (solid pseudomucinous). Kyste mucoïde de l'ovaire.

ADENOMA TESTICULI OVOTESTES. Arrhénoblastome, *s. m.*

ADENOMA OF THE THYROID. Adénome thyroïdien.

ADENOMA OF THE THYROID (malignant). Goitre bénin métastatique.

ADENOMA (toxic of the thyroid gland). Adénome thyrotoxique.

ADENOMA TUBULAIRE OVARII TESTICULARE. Arrhénoblastome, *s. m.*

ADENOMA UMBILICAL. Adénome diverticulaire, tumeur adénoïde diverticulaire, entérotératome.

ADENOMA (wolfflan). Arrhénoblastome, *s. m.*

ADENOMATOSIS, *s.* Adénomatose, *f.*

ADENOMATOSIS (cancerous pulmonary). Cancer alvéolaire du poumon.

ADENOMATOSIS OF THE BREAST (fibrosing or sclerosing). Maladie kystique de la mamelle. → *cystic disease of the breast.*

ADENOMATOSIS (hereditary). Syndrome de Gardner.

ADENOMATOSIS (multiple endocrine). Adénomatose pluri- (ou poly-)endocrinienne, polyadénomatose endocrinienne, syndrome de Lloyd, syndrome de Wermer.

ADENOMATOSIS (pluriendocrine). Polyadénomatose endocrinienne. → *adenomatosis (multiple endocrine).*

ADENOMATOSIS (pluriglandular). Polyadénomatose endocrinienne. → *adenomatosis (multiple endocrine).*

ADENOMATOSIS SCLEROTICANS MAMMAE. Maladie kystique de la mamelle. → *cystic disease of the breast.*

ADENOMATOUS, *adj.* Adénomateux, euse.

ADENOMECTOMY, *s.* Adénomectomie, *f.*

ADENOMEGALY, *s.* Adénomégalie, *f.*

ADENOMYOMA, *s.* Adénomyome, *m.*

ADENOMYOMATOSIS, *s.* Adénomyomatose, *f.*

ADENOMYOMETRITIS, *s.* Endométriose intra-utérine.

ADENOMYOSIS, *s.* Endométriose intra-utérine.

ADENOMYOSIS EXTERNA. Endométriose extra-utérine.

ADENOMYOSIS UTERI or **OF THE UTERUS.** Endométriose intra-utérine.

ADENOMYXOCHONDROSARCOMA, *s.* Tumeur mixte des glandes salivaires.

ADENOMYXOMA, *s.* Adénomyxome, *m.*

ADENOPATHY, *s.* Adénopathie, *f.*

ADENOPATHY (bilateral hilar) SYNDROME. Syndrome de Löfgren.

ADENOPHLEGMON, *s.* Adénophlegmon, *m.*

ADENOPHTHALMIA, *s.* Blépharadénite, *f.*

ADENOSARCOMA, *s.* Adénosarcome, *m.*

ADENOSARCOMA OF KIDNEY. Tumeur de Wilms. → *Wilms' tumour.*

ADENOSINE, *s.* Adénosine, *f.*

ADENOSINE DIPHOSPHATE, ADENOSINE DIPHOSPHORIC ACID, ADENOSINE – 5 DIPHOSPHATE, (ADP). Acide adénosine diphosphorique, ADP.

ADENOSINE MONOPHOSPHATE. Acide adénylique. → *adenylic acid.*

ADENOSINE TRIPHOSPHATE (ATP). Acide adénosine triphosphorique, ATP.

ADENOSINE TRIPHOSPHORIC ACID. ATP. → *adenosine triphosphate.*

ADENOSIS, *s.* 1° Maladie glandulaire. – 2° Formation de tissu glandulaire. – 3° Adénose, *f.*

ADENOSIS OF THE BREAST. Maladie kystique de la mamelle. → *cystic disease of the breast.*

ADENOTOMY, *s.* Adénotomie, *f.*

ADENOTONSILLECTOMY, *s.* Adénotonsillectomie, *f.*

ADENOVIRIDAE, *s. pl.* Adénoviridés, *m. pl.*

ADENOVIRUS, *s.* Adénovirus, *m.* ; virus APC, *Adenovirus, m.*

ADENYLIC ACID. Acide adénosine monophosphorique, acide adénylique, AMP.

ADENYLYLCYCLASE, *s.* Adénylate-cyclase, adénylcyclase, adénylyl- cyclase, *f.*

ADENYLPYROPHOSPHATE, *s.* ATP. → *adenosine triphosphate.*

ADENYLPYROPHOSPHORIC ACID. ATP. → *adenosine triphosphate.*

ADEPHAGIA, *s.* Boulimie, *f.*

ADEPS, *s.* Graisse, *f.*

ADERMIN, *s.* Pyridoxine, *f.* → *vitamin* B_6.

ADH. Initiales d'« antidiuretic hormone ». Vasopressine *f.* → *vasopressin.*

ADHALIN, *s.* Adhaline, *f.*

ADHESIN, Adhésine, *f.*

ADHESION, *s.* 1° Adhérence, *f.* – 2° Adhésion, *f.* – 3° Bride, *f.*

ADHESION (pericardial). Symphyse péricardique. → *pericarditis (adhesive).*

ADHESION (platelet). Adhésion des plaquettes.

ADHESION (pleural). Symphyse pleurale.

ADHESION (primary). Cicatrisation par première intention.

ADHESION (secondary). Cicatrisation par seconde intention.

ADHESION MOLECULES (cell). Molécules d'adhésion cellulaire.

ADIADOCHOKINESIS, ADIADOKOKINESIS, ADIADOKOCINESIS, ADIADOKOKINESIA, ADIADOKOCINESIA, *s.* Adiodococinésie, *f.*

ADIAPHORESIS, *s.* Adiaphorèse, *f.*

ADIE'S PUPIL. Pupillotonie, *s. f.*

ADIE'S SYNDROME. Maladie ou syndrome d'Adie, syndrome de Weill et Reys.

ADIASTOLE, *s.* Adiastolie, *f.*

ADIPIC, *adj.* Adipeux, euse.

ADIPOCELE, *s.* Lipocèle, *f.*

ADIPOCERE, *s.* Adipocire, *f.* ; gras de cadavre.

ADIPOCYTE, *s.* Adipocyte, *m.*

ADIPOGENESIS, *s.* Adipogénie, *f.*, adipogenèse, *f.*

ADIPOLYSIS, *s.* Adipolyse, *f.*

ADIPONECROSIS SUBCUTANEA NEONATORUM. Adiponécrose multinodulaire disséminée aiguë non récidivante chez l'enfant.

ADIPOPECTIC, ADIPOPEXIC, *adj.* Adipopexique.

ADIPOPEXIC, *adj.* Lipopexique.

ADIPOSALGIA, *s.* Adiposalgie, *f.* ; panniculalgie, *f.*

ADIPOSIS, ADIPOSITAS, ADIPOSITY, *s.* Adipose, *f.* ; adiposité, *f.*

ADIPOSIS DOLOROSA. Maladie de Dercum, adipose douloureuse, neurolipomatose douloureuse, obésité douloureuse.

ADIPOSIS ORCHICA. Syndrome de Babinski-Fröhlich. → *dystrophy (adiposogenital).*

ADIPOSITY (pituitary). Obésité hypophysaire.

ADIPOSOGENITAL DYSTROPHY or SYNDROME. Syndrome de Babinski-Fröhlich. → *dystrophy (adiposogenital).*

ADIPSIA, ADIPSY, *s.* Adipsie, *f.*

ADIURETIN, *s.* Vasopressine, *f.* → *vasopressin.*

ADITUS AD ANTRUM. Aditus ad antrum.

ADJUVANT, *s.* and *adj.* Adjuvant, *m.* et *adj.*

ADMIXTURE (venous). Effet shunt.

ADNEXA, *s. pl.* Annexes, *f.pl.*

ADNEXITIS, *s.* Annexite, *f.* → *salpingo-oophoritis.*

ADOLESCENCE, *s.* Adolescence, *f.*

ADP. ADP. → *adenosine diphosphate.*

ADRENAL, *s.* Glande surrénale.

ADRENAL, *adj.* Surrénal, ale.

ADRENAL CORTICAL HYPOFUNCTION. Insuffisance corticosurrénale. → *Addison's disease.*

ADRENALECTOMY, *s.* Surrénalectomie, *f.* ; épinéphrectomie, *f.* ; opération de von Oppel.

ADRENALIN, ADRENALINE, *s.* Adrénaline, *f.*

ADRENALINAEMIA, *s.* Adrénalinémie, *f.*

ADRENALINOGEN, *s.* Adrénalinogène, *m.*

ADRENALITIS, *s.* Surrénalite, *f.*

ADRENALOTROPIC, *adj.* Surrénalotrope.

ADRENARCHE, *s.* Adrénarche, *f.*

ADRENERGIC, *adj.* Adrénergique.

ADRENERGY, *s.* Adrénergie, *f.*

ADRENITIS, *s.* Surrénalite, *f.*

ADRENOCORTICAL, *adj.* Corticosurrénal, ale.

ADRENOCORTICOMIMETIC, *adj.* Corticomimétique. → *cortisone-like.*

ADRENOCORTICOTROPIC HORMONE, ADRENOCORTICOTROPHIC HORMONE. Corticostimuline, *f.* ; ACTH, adrénocorticotrophine, *f.* ; adrénotrophine, *f.* ; hormone corticotrope, hormone adrénocorticotrope, corticotrophine, *f.*

ADRENOCORTICOTROPIN, *s.* ACTH. → *adrenocorticotropic hormone.*

ADRENOGENITAL SYNDROME. Syndrome génito-surrénal, syndrome surrénalo-génital, syndrome surréno-génital, syndrome adréno-génital, syndrome d'Apert et Gallais, hypercorticisme androgénique.

ADRENOLEUKODYSTROPHY, *s.* Adréno-leucodystrophie.

ADRENOLYTIC, *adj.* Adrénolytique, adrénalinolytique.

ADRENOMEDULLIN, *s.* Adrénomédulline, *f.*

ADRENOMYELONEUROPATHY, *s.* Adrénomyéloneuropathie, *f.*

ADRENOPAUSE, *s.* Adrénopause, *f.*

ADRENOPRIVAL, *adj.* Surrénoprive, adrénoprive.

ADRENOSTERONE, *s.* Adrénostérone, *f.* ; corps ou composé G de Reichstein.

ADRENOTROPIC or **ADRENOTROPHIC HORMONE.** ACTH. → *adrenocorticotropic hormone.*

ADRENOTROPIN, *s.* ACTH. → *adrenocorticotropic hormone.*

ADRIAMYCIN, *s.* Adriamycine, *f.*

ADRS. SDRA.

ADSON'S MANEUVER. Manœuvre d'Adson.

ADSON'S OPERATION. Opération d'Adson.

ADSORPTION, *s.* Adsorption, *f.*

ADVANCEMENT, *s.* Avancement, *m.*

ADYNAMIA, ADYNAMY, *s.* Adynamie, *f.*

ADYNAMIA EPISODICA HEREDITARIA. Adynamie épisodique héréditaire d'Ingrid Gamstorp, maladie de Gamstorp.

AEDES, *s. Aedes, m.*

AEDOEOLOGY, *s.* Étude des organes génitaux.

AERAEMIA, *s.* Aérémie, *f.*

AERASTHENIA, *s.* Mal des aviateurs. → *aeroneurosis.*

AEROBACTER, *s. Aerobacter, m.*

AEROBIAN, AEROBIC, *adj.* Aérobie.

AEROBIOLOGY, *s.* Aérobiologie, *f.*

AEROBIOSIS, *s.* Aérobiose, *f.*

AEROBIOTIC, *adj.* Aérobie.

AEROCOCCUS, *s. Aerococcus, m.*

AEROCOLIA, AEROCOLY, *s.* Aérocolie, *f.*

AERODONTALGIA, *s.* Barodontalgie, *f.* ; aérodontalgie, *f.*

AEROEMBOLISM, *s.* Aéro-embolisme, *m.* ; mal de décompression.

AEROGASTRIA, *s.* Aérogastrie, *f.*

AEROGEN, *adj.* Aérogène.

AEROMONAS, *s. Aeromonas, m.*

AERONEUROSIS, *s.* Mal des aviateurs et des aérostiers, aéroasthénie de l'aviateur, fatigue de l'aviateur, aéronévrose, *s. f.*

AERO-OTITIS MEDIA. Otite barotraumatique.

AEROPHAGIA, AEROPHAGY, *s.* Aérophagie, *f.*

AEROPHOBIA, *s.* Aérophobie, *f.*

AEROPIESOTHERAPY, *s.* Aéropiésie, *f.* ; aéropiésothérapie, *f.*

AEROPLETHYSMOGRAPH, *s.* Aéropléthysmographe, *m.*

AEROSOL, *s.* Aérosol, *m.*

AEROSOL THERAPY, *s.* Aérosolthérapie, *f.*

AEROTHERAPEUTICS, AEROTHERAPY, *s.* Aérothérapie, *f.*

AEROTHERMOTHERAPY, *s.* Aérothermothérapie, *f.*

AEROTONOMETER, *s.* Aérotonomètre, *m.*

AEROTROPISM, *s.* Aérotropisme, *m.*

AESTHESIOGEN, *s.* Esthésiogène, *m.*

AESTHESIOGENY, *s.* Esthésiogénie, *f.*

AESTHESIOMETER, *s.* Esthésiométrie, *m.*

AESTHESIONEUROBLASTOMA, *s.* Esthésio-neuroblastome, *m.*

AESTHESIONEUROCYTOMA, *s.* Esthésio-neurocytome, *m.*

AESTHESIONEUROEPITHELIOMA (olfactory). Esthésioneuroépithéliome olfactif.

AETIOCHOLANONE, *s.* Aétiocholanone, *f.*

AETIOLOGY, *s.* Étiologie, *f.*

AFFECT, *s.* Affect, *m.*

AFFECTION, *s.* Affection, *f.*

AFFEKTEPILEPSIE, *s.* Affekt-épilepsie, *f.*

AFFERENT, *adj.* Afférent, ente.

AFFINITY (elective). Propriété élective, électivité, *f.*

AFFUSION, *s.* Affusion, *f.*

AFIBRINOGENAEMIA, *s.* Afibrinogénémie, *f.* ; afibrinémie, *f.*

AFIBRINOGENAEMIA (congenital). Afibrinogénémie totale congénitale.

AFIPIA FELIS. *Afipia felis.*

A FRIGORE. A frigore.

AFTER-BIRTH. Arrière-faix, *m.* ; délivre, *m.*

AFTER-CARE, *s.* Post-cure, *f.*

AFTER-DISCHARGE, *s.* Post-décharge, *f.*

AFTERLOAD (ventricular). Postcharge ventriculaire.

AFTER TREATMENT, *s.* 1° Post-cure. – 2° Soins postopératoires.

AFTOSA, *s.* Fièvre aphteuse.

AG. Abréviation d'« antigen » : antigène, *m.*

AG E. Antigène e. → *antigen(e).*

AG HBC. Ag HBC. → *antigen (hepatitis B core).*

AG HBS. Ag HBS. → *Antigen (Australia).*

AGALACTIA, AGALAXIA, AGALAXY, *s.* Agalactie, *f.* ; agalaxie, *f.*

AGAMMAGLOBULINAEMIA, *s.* Agammaglobulinémie, *f.*

AGAMMAGLOBULINAEMIA (Bruton's type of congenital). Agammaglobulinémie congénitale de type Bruton, maladie de Bruton.

AGAMMAGLOBULINAEMIA (Swiss type of). Agammaglobulinémie congénitale type suisse ou type Glanzmann, maladie de Glanzmann ou de Glanzmann-Rinker, lymphocytophtisie essentielle de Glanzmann.

AGAMONT, *s.* Schizonte, *m.*

AGANGLIONOSIS, *s.* Aganglionose, *f.*

AGAR, AGAR-AGAR, *s.* Agar, *f.* ; agar-agar, *f.*

AGASTRIA, *s.* Agastrie, *f.*

AG ∂, Ag ∂. → *agent (delta).*

AGE, *s.* Âge, *m.*

AGE (Binet). Âge mental.

AGE (bone). Âge osseux.

AGE (gestational). Âge gestationnel.

AGE (mental). Âge mental.

AGENESIA, AGENESIS, *s.* Agénésie, *f.* ; homogénésie agénésique.

AGENESIS (facial bilateral). Syndrome de Franceschetti. → *Franceschetti's syndromes 1°.*

AGENESIS (facial unilateral). Syndrome de François et Haustrate. → *dysostosis (otomandibular).*

AGENITALISM, *s.* Agénitalisme, *m.*

AGENOSOMUS, *s.* Agénosome, *m.*

AGENT (delta) (∂). Agent delta (∂), antigène delta (∂).

AGENT (F). Facteur F, facteur sexuel des bactéries.

AGENT (fertility). Facteur F. → *agent (F).*

AGENT (HBV – associated delta). Agent delta. → *agent (delta).*

AGENT (medical physical). Agent physique médical.

AGENT (Pittsburg pneumonia). *Legionella micdadei.*

AGENT (transforming). Mitogène.

AGEUSIA, AGEUSTIA, *s.* Agueusie, *f.*

AGGLUTINATION, *s.* Agglutination, *f.*

AGGLUTINATION (cross). Agglutination croisée.

AGGLUTINATION (group). Agglutination de groupe, coagglutination.

AGGLUTINATION (indirect). Agglutination passive.

AGGLUTINATION (passive). Agglutination passive.

AGGLUTINATION REACTION or TEST. Sérodiagnostic, *m.* : séro-agglutination, *f.* ; séroréaction, *f.* ; réaction d'agglutination.

AGGLUTININ, *s.* Agglutinine, *f.*

AGGLUTININ (antin-Gallus). Agglutinine anti-Gallus.

AGGLUTININ (anti Rh). Agglutinine anti-Rh.

AGGLUTININ (chief). Agglutinine spécifique.

AGGLUTININ (cold). Agglutinine froide, cryo-agglutinine, anticorps froid.

AGGLUTININ (cold a. disease). Maladie des agglutinines froides, hémoglobinurie et acrocyanose paroxystiques avec agglutinines froides à un titre élevé.

AGGLUTININ (complete). Agglutinine complète.

AGGLUTININ (cross). Agglutinine croisée.

AGGLUTININ (first order). Agglutinine complète.

AGGLUTININ (flagellar). Agglutinine flagellaire.

AGGLUTININ (group). Agglutinine de groupe, coagglutinine.

AGGLUTININ (H). Agglutinine H, agglutinine flagellaire.

AGGLUTININ (immune). Agglutinine irrégulière. → *antibody of immune type.*

AGGLUTININ (incomplete). Agglutinine incomplète.

AGGLUTININ (major). Agglutinine spécifique.

AGGLUTININ (minor). Coagglutinine, *s. f.*

AGGLUTININ (normal). Agglutinine régulière, agglutinine naturelle.

AGGLUTININ (O). Agglutinine O, agglutinine somatique.

AGGLUTININ (para-). Coagglutinine, *s. f.*

AGGLUTININ (partial). Coagglutinine, *s. f.*

AGGLUTININ (somatic). Agglutinine O.

AGGLUTININ (warm). Agglutinine chaude.

AGGLUTININ (wheat germ). Leuco-agglutinine du germe de blé, WGA.

AGGLUTINOGEN, *s.* Agglutinogène, *m.*

AGGLUTINOID, *s.* Agglutinine incomplète.

AGGLUTINOID REACTION. Phénomène de zone.

AGGREGATE. Agrégat, *s. m.*

AGGREGATION (platelet), AGGREGATION OF PLATELETS. Agrégation des plaquettes.

AGGREGATION (red cell). Agrégation des hématies.

Ag HD. Agent delta. → *agent (delta).*

AGING, *s.* Vieillissement, *m.*

AGLOBULIA, AGLOBULIOSIS, AGLOBULISM, *s.* Aglobulie, *f.*

AGLOSSIA, *s.* Aglossie, *f.*

AGLOSSIA-ADACTYLIA (syndrome). Syndrome aglossie-adactylie.

AGLYCONE, *s.* Aglycone, *m.*

AGMINATE, AGMINATED, *adj.* Agminé, ée.

AGNATHIA, AGNATHY, *s.* Agnathie, *f.*

AGNEA, AGNOEA, AGNOSIA, *s.* Agnosie, *f.*

AGNOSIA (acoustic). Surdité verbale congénitale. → *agnosia (auditory).*

AGNOSIA (auditory or **auditory verbal).** Audimutité de compréhension, agnosie auditive verbale congénitale, aphasie congénitale (Kussmaul), aphasie d'évolution ou d'intégration ou de réception, surdité verbale congénitale.

AGNOSIA (body-image). Autotopoagnosie, *s. f.*

AGNOSIA (finger). Agnosie digitale.

AGNOSIA (spatial). Agnosie spatiale.

AGNOSIA (tactile). Agnosie tactile.

AGNOSIA (visual). Agnosie visuelle, agnosie optique.

AGNOSIA-APRAXIA, *s.* Agnoso-apraxie, *f.*

AGONIA, *s.* 1° Désespoir, *m.* : angoisse extrême. – 2° Stérilité, *f.* ; impuissance, *f.*

AGONIST, *s.* Agoniste, *m.*

AGONY, *s.* 1° Angoisse extrême. – 2° Agonie, *f.*

AGORAPHOBIA, *s.* Agoraphobie, *f.*

AGRAMMAPHASIA, *s.* Aphasie syntactique, agrammatisme, *m.*

AGRAMMATISM, *s.* Agrammatisme, *m.* ; aphasie syntactique.

AGRANULOCYTE, *s.* Leucocyte mononucléaire.

AGRANULOCYTOSIS, *s.* Agranulocytose, *f.* ; aneutrophilie, *f.* ; granulocytopénie maligne, maladie de Schultz.

AGRANULOCYTOSIS (infantile genetic). Agranulocytose infantile héréditaire de Kostmann, agranulocytose génétique infantile, maladie de Kostmann.

AGRAPHIA, *s.* Agraphie, *f.* ; aphasie motrice graphique, amnésie graphocinétique.

AGRAPHIA (absolute). Agraphie totale.

AGRAPHIA (amnemonic). Agraphie avec impossibilité de construire les phrases.

AGRAPHIA (atactic). Agraphie totale.

AGRAPHIA (literal). Agraphie totale.

AGRAPHIA (motor). Agraphie motrice.

AGRAPHIA (musical). Agraphie musicale.

AGRAPHIA (verbal). Agraphie nominale.

AGRAVIC, *adj.* En état d'agravité.

AGRESSIN, *s.* Agressine, *f.*

AGRYPNIA, *s.* Insomnie, *f.*

AGRYPNOCOMA, *s.* Coma vigil.

AGRYPNOTIC, AGRYPNODE, *adj.* Agrypnode.

AGUE, *s.* 1° Accès palustre. – 2° Frisson périodique.

AGUE (brass founder's). Fièvre des fondeurs.

AGUE CAKE. Splénomégalie paludienne.

AGUE (catenating). Frissons associés à d'autres maladies.

AGUE (dumb). Forme légère du paludisme.

AGUE (face). Tic douloureux de la face.

AGYRIA, *s.* Agyrie, *f.*

A-H INTERVAL. Espace A-H.

AHUMADA-DEL CASTILLO SYNDROME. Syndrome d'Argonz-del Castillo, syndrome de Forbes-Albright.

AHYLOGNOSIA, *s.* Ahylognosie, *f.* ; anhylognosie, *f.* ; agnosie d'intensité.

AICARDI-GOUTIÈRES SYNDROME. Syndrome d'Aicardi et Goutières.

AICARDI'S SYNDROME. Syndrome d'Aicardi.

AICHMOPHOBIA, *s.* Aichmophobie, *f.*

AID (functional). Aide fonctionnelle.

AID (sensorial). Aide sensorielle.

AID (walking). Aide à la marche.

AIDS. SIDA. → *immunodeficiency (acquired) syndrome.*

AIDS-RELATED COMPLEX. Para SIDA.

AIGINGER'S METHOD. Méthode d'Aiginger.

AILUROPHOBIA, *s.* Ailourophobie, *f.*

AILMENT, *s.* Indisposition, *f.*

AINHUM, *s.* Aïnhum, *m.*

AIR (alveolar). Air alvéolaire.

AIR (complemental), AIR (complementary). Air complémentaire. → *volume (inspiratory reserve).*

AIR CONDITIONNING. Climatisation, *s. f.*

AIR (functional residual). Capacité pulmonaire. → *capacity (functional residual).*

AIR (reserve). Air de réserve. → *volume (expiratory reserve).*

AIR (residual). Air résiduel. → *volume (residual).*

AIR (resting tidal). Volume courant. → *volume (tidal).*

AIR (supplemental). Air de réserve. → *volume (expiratory reserve).*

AIR (tidal). Volume courant. → *volume (tidal).*

AIR TRAPPING. Trappage, *s. m.*

AIRWAY, *s.* Conduit aérien, voie aérienne.

AIVR. RIVA.

AJMALINE, *s.* Ajmaline, *f.*

AJURIAGUERRA'S METHOD. Méthode de De Ajuriaguerra.

AKAMUSHI DISEASE. Scrub typhus. → *tsutsugamushi disease.*

AKARYOCYTE, *s.* Normocyte, *m.*

AKATHISIA, *s.* Acathésie, *f.* ; acathisie, *f.* ; akathisie, *f.*

AKIDOPEIRASTICS, *s.* Akidopeirastique, *f.*

AKINESIA, AKINESIS, *s.* Akirésie, *f.* ; acinèse, *f.*

AKINESIA ALGERA. Akinesia algera, syndrome de Mœbius.

AKINESIA (crossed). Paralysie controlatérale.

AKINETIC, *adj.* Akinétique.

AKIYAMI, *s.* Fièvre automnale.

AKOASMA, *s.* Achoasme, *m.*

AKUREYRI DISEASE. Maladie d'Akureyri.

ALAGILLE'S SYNDROME. Syndrome d'Alagille.

ALAJOUANINE'S SYNDROME. Syndrome d'Alajouanine.

ALALIA, *s.* Aphémie, *f.* → *aphemia.*

ALALIA (congenital). Audimutité d'expression, alalie idiopathique ou congénitale, aphasie motrice d'évolution.

ALANINE, *s.* Alanine, *f.*

ALARM REACTION. Réaction d'alarme.

ALARM (zone of). Zone d'alarme.

ALASTRIM, *s.* Alastrim, *m.* ; paravariole, *f.* ; aboumoukmouk, *m.* ; amass, *m.*

ALBARRAN'S DISEASE. Colibacillurie, *s. f.*

ALBARRAN'S LAW. Loi d'Albarran, loi de Guyon et Albarran.

ALBARRAN'S TEST. Épreuve de la polyurie expérimentale d'Albarran.

ALBEE'S OPERATION. Méthodes ou opérations d'Albee.

ALBEE-DELBET OPERATION. Méthode de Pierre Delbet.

ALBERS-SCHÖNBERG DISEASE. Maladie d'Albers-Schönberg. → *osteopetrosis.*

ALBERT'S DISEASE. Talalgie blennorragique de Swediaur.

ALBERT'S OPERATION. Arthrodèse, *s. f.* ; opération d'Albert.

ALBINI'S NODULES. Nodosités de Cruveilhier, nodosités d'Albini.

ALBINISM, ALBINISMUS, ALBINOISM, *s.* Albinisme, *m.* albinie, *f.*

ALBINO, *s.* Albinos, *m.*

ALBRIGHT'S SYNDROME. 1° Syndrome d'Albright (ostéite fibreuse), syndrome de Mac Cune-Albright-Sternberg. – 2° Ostéodystrophie héréditaire d'Albright. → *pseudohypoparathyroidism.*

ALBRIGHT-BUTLER-BLOOMBERG (syndrome). Syndrome d'Albright-Butler-Bloomberg. → *Albright's syndromes, 1°.*

ALBUGINITIS, *s.* Albuginite, *f.*

ALBUGO, *s.* Albugo, *m.*

ALBUMIN, *s.* Albumine, *f.*

ALBUMIN (Bence Jones's). Protéine de Bence Jones.

ALBUMINAEMIA, *s.* Albuminémie, *f.*

ALBUMINIMETER, *s.* Albuminimètre, *m.*

ALBUMINOCHOLIA, *s.* Albuminocholie, *f.*

ALBUMINOID. 1° *adj.* Albuminoïde, *m.* – 2° *s.* Scléroprotéine, *m.*

ALBUMINOMETER, *s.* Albuminimètre, *m.*

ALBUMINOPTYSIS, *s.* Albumoptysie, *f.*

ALBUMINOREACTION, *s.* Albumino-réaction, *f.*

ALBUMINURIA, *s.* Albuminurie, *f.*

ALBUMINURIA (accidental). Pseudo-albuminurie, *f.*

ALBUMINURIA OF ADOLESCENCE. Maladie de Pavy. → *albuminuria (cyclic).*

ALBUMINURIA (adventitious). Pseudo-albuminurie, *s. f.*

ALBUMINURIA (cicatricial). Albuminurie résiduelle.

ALBUMINURIA (cyclic). Albuminurie intermittente cyclique, maladie de Pavy.

ALBUMINURIA (false). Pseudo-albuminurie, *s. f.*

ALBUMINURIA (functional). Maladie de Pavy. → *albuminuria (cyclic).*

ALBUMINURIA (hypostatic). Albuminurie clinostatique.

ALBUMINURIA (Intermittent). Maladie de Pavy. → *albuminuria (cyclic).*

ALBUMINURIA (intrinsic). Albuminurie vraie.

ALBUMINURIA (orthostatic). Albuminurie orthostatique, albuminurie de posture.

ALBUMINURIA (paroxysmal). Maladie de Pavy. → *albuminuria (cyclic).*

ALBUMINURIA (physiologic). Maladie de Pavy. → *albuminuria (cyclic).*

ALBUMINURIA (postural). Albuminurie orthostatique.

ALBUMINURIA (recurrent). Maladie de Pavy. → *albuminuria (cyclic).*

ALBUMINURIA (residual). Albuminurie cicatricielle, albuminurie résiduelle.

ALBUMINURIA (simple). Maladie de Pavy. → *albuminuria (cyclic).*

ALBUMINURIA (transient). Maladie de Pavy. → *albuminuria (cyclic).*

ALBUMINURIA (true). Albuminurie vraie.

ALBUMOSE, *s.* Albumose, *f.* ; hémialbumose, *f.* ; propeptone, *f.*

ALBUMOSE (Bence Jones's). Protéine de Bence Jones.

ALBUMOSURIA, *s.* Albumosurie, *f.* ; hémialbumosurie, *f.* ; propeptonurie, *f.*

ALBUMOSURIA (Bence Jones's). Protéine de Bence Jones.

ALBUMOSURIA (Bradshaw's). Protéine de Bence Jones.

ALBUMOSURIA (myelopathic). Protéine de Bence Jones.

ALCALIGENES, *s. Alcaligenes, m.*

ALCALIGENES MELITENSIS. *Brucella melitensis.*

ALCAPTONURIA, *s.* Alcaptonurie, *f.*

ALCOCK'S CANAL SYNDROME. Syndrome du canal d'Alcock.

ALCOHOL, *s.* Alcool, *m.*

ALCOHOL-FAST, *adj.* Acoolo-résistant, te.

ALCOHOLATE, *s.* Alcoolat, *f.*

ALCOHOLATURE, *s.* Alcoolature, *f.*

ALCOHOLAEMIA, *s.* Alcoolémie, *f.*

ALCOHOLIZATION, *s.* Alcoolisation, *f.*

ALCOHOLISM, *s.* Alcoolisme, *m.* ; éthylisme, *m.*

ALCOHOLOMANIA, *s.* Alcoolomanie, *f.*

ALDEHYDE, *s.* Aldéhyde, *m.*

ALDER'S ANORMALY or **ALDER'S CONSTITUTIONAL GRANULATION ANOMALY.** Anomalie d'Alder.

ALDOLASE, *s.* Aldolase, *f.*

ALDOLASAEMIA, *s.* Aldolasémie, *f.*

ALDOSTERONE, *s.* Aldostérone, *f.* ; électrocortine, *f.* ; 18-oxo-corticostérone, 11-β-oxy-18-oxo-cortexone.

ALDOSTERONE INHIBITOR. Antialdostérone, *s. m.*

ALDOSTERONE INHIBITORY. Antialdostérone, *adj.*

ALDOSTERONAEMIA, *s.* Aldostéronémie, *f.*

ALDOSTERONISM, *s.* Hyperaldostéronisme. → *hyperaldosteronism.*

ALDOSTERONISM (primary). Hyperaldostéronisme primaire. → *Conn's syndrome.*

ALDOSTERONISM (secondary). Hyperaldostéronisme secondaire. → *hyperaldosteronism (secondary).*

ALDOSTERONURIA, *s.* Aldostéronurie, *f.*

ALDRICH'S SYNDROME. Syndrome de Wiskott-Aldrich, syndrome d'Aldrich, maladie de Werlhof familiale congénitale.

ALEPPO BOIL or **BUTTON** or **EVIL** or **SORE.** Bouton d'Orient. → *sore (oriental).*

ALEUKAEMIA, *s.* Leucémie aleucémique.

ALEUKAEMIC, *adj.* Aleucémique.

ALEUKIA, *s.* Aleucie, *f.*

ALEUKIA HAEMORRHAGICA. Panmyélophtisie, *f.*

ALEXANDER'S DISEASE. Maladie d'Alexander.

ALEXANDER'S METHOD. Méthode de Gerda Alexander.

ALEXANDER'S OPERATION, ALEXANDER-ADAM OPERATION. Opération d'Alexander. → *Alquié's operation.*

ALEXIA, *s.* Cécité verbale, alexie, *f.* ; amnésie logosémiotique.

ALEXIA (musical). Cécité musicale, alexie musicale.

ALEXIN, *s.* Complément, *m.*

ALEXIPHARMAC, *adj.* et *s.* Alexipharmaque.

ALEXITHYMIA, *s.* Alexithymie, *f.*

ALEZZANDRINI'S SYNDROME. Syndrome d'Alezzandrini.

ALEZE, *s.* Alèze, *f.* ; alèse, *f.* ; alaise, *f.*

ALG. GAL, globuline antilymphocyte.

ALGESIMETER, *s.* Algésimètre, *m.*

ALGESIOGENIC, *s.* Algésiogène, *m.*

ALGETIC, *adj.* Algique.

-ALGIA, *suffix.* ...algie.

ALGID, *adj.* Algide.

ALGIDITY, *s.* Algidité, *f.*

ALGODYSTROPHY (sympathetic reflex). Algodystrophie sympathique, algoneurodystrophie.

ALGOGENIC, *adj.* 1° Algogène. – 2° Qui refroidit.

ALGOLAGNIA, *s.* Algolagnie, *f.*

ALGOMENORRHOEA, *s.* Algoménorrhée, *f.*

ALGOMETRY, *s.* Algométrie, *f.*

ALGOPHILIA, ALGOPHILY, *s.* Algophilie, *f.*

ALGOPHOBIA, *s.* Algophobie, *f.*

ALGORISM, *s.*, **ALGORITHM,** *s.* Algorithme, *m.*

ALIASING, *s.* Repliement spectral.

ALIBERT'S DISEASE. Maladie d'Alibert, mycosis fungoide.

ALIBERT'S KELOID. Chéloïde secondaire.

ALIBLE, *adj.* Alibile.

« ALICE IN WONDERLAND » SYNDROME. Syndrome d'« Alice au pays des merveilles ».

ALIENATIO, ALIENATION, *s.* Aliénation mentale ; folie, *f.*

ALIENIST, *s.* Aliéniste, *m.* ; psychiatre, *m.* ou *f.*

ALIMENT, *s.* Aliment, *m.*

ALIPHATIC, *adj.* Aliphatique.

ALKALAEMIA, *s.* Alcalose décompensée.

ALKALI DISEASE. Intoxication par le sélénium.

ALKALIGENES MELITENSIS. *Brucella melitensis.*

ALKALIMETRY, *s.* Alcalimétrie, *f.*

ALKALITHERAPY, *s.* Alcalinothérapie, *f.*

ALKALOID, *s.* Alcaloïde, *m.*

ALKYL, *s.* Alkyl, *m.*

ALKYLATING, *adj.*,

ALKYLATING AGENT. Akylant, *adj.; s. m.*

ALKYLATION, *s.* Alkylation, *f.*

ALL-OR-NONE LAW, ALL-OR-NOTHING LAW or **RELATION.** Loi du tout-ou-rien, loi de Bowditch.

ALLACHAESTHESIA, *s.* Allachesthésie, *f.*

ALLAESTHESIA, *s.* Allachesthésie, *f.*

ALLANTIASIS, *s.* Botulisme, *m.*

ALLANTOIC, *adj.* Allantoïdien, enne.

ALLANTOIS, *s.* Allantoïde, *m.*

ALLASSOTHERAPY, *s.* Allasothérapie, *f.*

ALLELE, ALLELOMORPH, *s.* Allèle, *m.* ; allélomorphe, *m.* ; gène allélomorphique.

ALLELOMORPHIC, *adj.* Allélomorphique.

ALLEMANN'S SYNDROME. Syndrome d'Allemann.

ALLEN'S TEST. Épreuve ou test d'Allen.

ALLEN'S TRIAD. Triade d'Allen.

ALLEN-DOISY HORMONE. Œstrone, *f.* ; folliculine, *f.*

ALLEN-DOISY TEST. Test d'Allen et Doisy.

ALLEN-MASTERS SYNDROME. Syndrome d'Allen et Masters, syndrome du col en joint universel, syndrome de déchirure du ligament large.

ALLERGEN, *s.* Allergène, *m.* ; réactogène, *m.*

ALLERGENIC, *adj.* Allergénique.

ALLERGIA, *s.* Allergie, *f.*

ALLERGIC, *adj.* Allergique.

ALLERGIC DISEASE. Maladie allergique.

ALLERGIC REACTION (delayed). Hypersensibilité type 4. → *hypersensitivity type IV.*

ALLERGID, *s.* Allergide, *f.*

ALLERGID (nodular dermal). Trisymptôme de Gougerot. → *Gougerot's trisymptomatic disease.*

ALLERGIN, *s.* Allergène, *m.*

ALLERGIST, *s.* Allergologue, *m.* ou *f.*

ALLERGOLOGIST, *s.* Allergologue, *m.* ou *f.*

ALLERGOLOGY, *s.* Allergologie, *f.*

ALLERGOMETRY, *s.* Allergographie, *f.*

ALLERGOSIS, *s.* Maladie allergique.

ALLERGY, *s.* Allergie, *f.*

ALLERGY (delayed). Hypersensibilité type 4. → *hypersensitivity (type IV).*

ALLERGY (immediate). Hypersensibilité type 1. → *hypersensitivity (type I).*

ALLESCHERIA, *s.* Allescheria, *f.*

ALLGROVE'S SYNDROME. Syndrome d'Allgrove.

ALLIESTHESIA, *s.* Alliesthésie, *f.*

ALLIGATOR BOY. Fœtus arlequin. → *fetus (harlequin).*

ALLIS'S SIGN. Signe d'Allis.

ALLOANTIBODY, *s.* Isoanticorps, *m.*

ALLOANTIGEN, *s.* Isoantigène, *m.*

ALLOANTISERUM, *s.* Iso-antisérum, *m.* ; allo-antisérum, *m.*

ALLOCHAESTHESIA, *s.* Allachesthésie, *f.*

ALLOCHIRIA, *s.* Alloesthésie, *f.* ; allochirie, *f.* ; hétérochirie, *f.*

ALLOCINESIA, *s.* Allocinésie, *f.* ; hétérocinésie, *f.*

ALLOCORTEX, *s.* Allocortex, *m.*

ALLODIPLOID, *adj.* Allodiploïde.

ALLODROMY, *s.* Allodromie, *f.*

ALLODYNIA, *s.* Allodynie, *f.*

ALLOAESTHESIA, *s.* Allachesthésie, *f.*

ALLOGENIC, *adj.* Homologue allogénique.

ALLOGRAFT, *s.* Homogreffe, *f.*

ALLOPATHY, *s.* Allopathie, *f.*

ALLOPHTHALMIA, *s.* Hétérophtalmie, *f.*

ALLOPOLYPLOIDY, *s.* Allopolyploïdie, *f.*

ALLOPSYCHOSIS, *s.* Allopsychose, *f.*

ALLOPURINOL, *s.* Allopurinol, *m.*

ALLORHYTHMIA, *s.* Allorythmie, *f.* ; arythmie périodique ou rythmée.

ALLOSOME, *s.* Hétérochromosome, *m.* ; allosome, *m.* ; hétérosome, *m.*

ALLOSOME (unpaired). Chromosome isolé.

ALLOSTERISM, *s.* Allostérie, *f.*

ALLOTETRAPLOID, *adj.* Allotétraploide.

ALLOTHERM, *adj.* Poïkilotherme.

ALLOTRIODONTIA, *s.* Allotriodontrie, *f.*

ALLOTRIOPHAGIA, *s.* Allotriophagie, *f.*

ALLOTRIOPHAGIA, ALLOTRIOPHAGY, *s.* Pica, *m.*

ALLOTRIOSMIA, *s.* Allotriosmie, *f.*

ALLOTYPE, *s.* Allotype, *m.*

ALLOTYPY, *s.* Allotypie, *f.*

ALLOXAN, *s.* Alloxan, *m.*

ALMEIDA'S DISEASE. Maladie d'Almeida. → *blastomycosis (South American).*

ALOGIA, *s.* Alogie, *f.*

ALOPECIA, *s.* Alopécie, *f.* ; psilose, *f.*

ALOPECIA AREATA. Pelade, *s.f.* ; alopécie en aire, area celsi, area jonstoni.

ALOPECIA AREATA IN CHILDREN (occipital). Pelade ophiasique.

ALOPECIA CAPITIS TOTALIS. Pelade décalvante.

ALOPECIA CELSI. Pelade, *s.f.* → *alopecia areata.*

ALOPECIA (cicatricial), ALOPECIA CICATRISATA. Pseudo-pelade, *s.f.*

ALOPECIA CIRCUMSCRIPTA. Pelade, *s.f.* → *alopecia areata.*

ALOPECIA FURFURACEA. Alopécie séborrhéique.

ALOPECIA GENERALISATA. Pelade décalvante.

ALOPECIA (Jonston's). Pelade, *f.* → *alopecia areata.*

ALOPECIA MUCINOSA, ALOPECIA (mucinous). Mucinose folliculaire. → *mucinosis (follicular).*

ALOPECIA NEUROTICA. Peladoïde, *s.f.*

ALOPECIA PITYROIDES CAPILLITII. Alopécie séborrhéique.

ALOPECIA SEBORRHOEICA. Alopécie séborrhéique.

ALOPECIA TOTALIS. Pelade décalvante.

ALOPECIA UNGUALIS, ALOPECIA UNGUIS. Onychoptose, *f.*

ALOPECIA UNIVERSALIS. Pelade décalvante.

ALPERS'S DISEASE. Maladie d'Alpers.

ALPHA-ADRENERGIC, *adj.*, **α-ADRENERGIC.** Alpha (ou α) adrénergique.

ALPHA-ADRENERGIC BLOCKING AGENT. Alphabloquant, *s.m.* ; alpha-inhibiteur, *s.m.* ; alphalytique, *s.m.*

ALPHA-ADRENERGIC STIMULATING AGENT. Alphastimulant, *s.f.*

ALPHA-1-ANTITRYPSIN, *s.* Alpha-1-antitrypsine, *f.*

ALPHA-BLOCKING, α-BLOCKING, *adj.* Alphabloquant, ante ; alpha-inhibiteur, trice ; alphalytique.

ALPHA-CHYMOTRYPSIN, *s.*, **α-CHYMOTRYPSIN.** Alpha- (ou α) chymotrypsine, *f.*

ALPHA- (or α-) FETOGLOBULIN. Alpha-fœtoprotéine. → *alpha-fetoprotein.*

ALPHA- (or α-) FETOPROTEIN. Alpha (ou α) fœtoprotéine, *s.f.* ; AFP, fétuine, *f.* ; alpha-globuline embryospécifique, antigène embryonique ou fœtospécifique.

ALPHA-GLOBULIN, *s.*, **α GLOBULIN.** Alphaglobuline, *f.*

ALPHAHERPESVIRINAE, *s.* Alphaherpesvirinæ, *f. pl.*

ALPHA-LIPOPROTEIN, *s.* Alpha-lipoprotéine, *f.*

ALPHAMIMETIC, *adj.* Alphamimétique.

ALPHAVIRUS, *s. Alphavirus, m.*

ALPORT'S SYNDROME. Syndrome d'Alport, néphropathie familiale avec surdité, néphrite chronique héréditaire, maladie congénitale héréditaire des reins avec surdité, néphropathie hématurique familiale, néphropathie hématurique héréditaire avec surdité, néphropathie, bilatérale familiale.

ALQUIÉ'S or **ALQUIÉ-ALEXANDER OPERATION.** Opération d'Alquié-Alexander, opération d'Alexander, ligamentopexie extra-abdominale.

ALS. SAL, sérum antilymphocyte.

ALSTRÖM-HOLLGREN SYNDROME. Syndrome d'Alström.

ALSTRÖM-OLSON SYNDROME. Syndrome d'Alström-Olson.

ALTERNANS (electrical). Alternance électrique.

ALTERNARIOSIS, *s.* Alternariose, *f.*

ALTERNATION OF GENERATIONS. Génération alternante, digenèse, *f.*

ALTERNATION OF THE HEART (mechanical). Alternance mécanique du cœur.

ALTITUDE ANOXIA. Mal d'altitude.

ALTITUDE SICKNESS. Mal d'altitude.

ALUMINIUM, *s.* Aluminium, *m.*

ALUMINOSIS, *s.* Aluminose, *f.*

ALVAREZ'S DISEASE. Maladie d'Alvarez.

ALVEOLAR, *adj.* Alvéolaire.

ALVEOLITIS, *s.* Alvéolite, *f.*

ALVEOLITIS (allergic or extrinsic allergic). Pneumopathie immunologique. → *pneumonitis (hypersensitivity).*

ALVEOLOPLASTY, *s.* Alvéoloplastie, *f.*

ALVEOLUS, *pl.*, **ALVEOLI,** *s.* Alvéole, *m.*

ALVEOLYSIS, *s.* Alvéolyse, *f.*

ALVINE, *adj.* Alvin, ine.

ALYMPHOCYTOSIS, *s.* Alymphocytose, *f.*

ALYMPHOPLASIA, *s.* Alymphoplasie, *f.*

ALYMPHOPLASIA (Nézelof's type of thymic). Alymphocytose pure. → *Nézelof's syndrome.*

ALYMPHOPLASIA (thymic). Alymphoplasie thymique, aplasie thymique héréditaire, aplasie thymolymphocytaire, athymolymphoplasie, *s.f.* ; syndrome de Gitlin.

ALZHEIMER'S DISEASE or **SCLEROSIS.** Maladie d'Alzheimer.

AMASS, *s.* Alastrim, *m.*

AMACRINE, *adj.* Amacrine.

AMALRIC'S SYNDROME. Syndrome d'Amalric.

AMANITA. Amanite, *f.*

AMANTADINE, *s.* Amantadine, *f.*

AMARIL, *adj.* Amaril, ile.

AMARTHRITIS, *s.* Polyarthrite, *f.*

AMASTIA, *s.* Amastie, *f.* ; amazie, *f.*

AMASTIGOTE, *adj.* Amastigote.

AMAUROSIS, *s.* Amaurose, *f.*

AMAUROSIS (cat's eye). Œil de chat amaurotique.

AMAUROSIS CONGENITA OF LEBER. Amaurose congénitale de Leber.

AMAUROSIS-HEMIPLEGIA SYNDROME. Syndrome d'Espilora Luque.

AMAUROSIS (temporary). Amaurose temporaire.

AMAUROTIC, *adj.* Amaurotique.

AMAXOPHOBIA, *s.* Amaxophobie, *f.*

AMAZIA, *s.* Amastie, *f.* ; amazie, *f.*

AMBARD'S FORMULA or **COEFFICIENT** or **CONSTANT.** Constante ou coefficient uréosécrétoire d'Ambard, constante d'Ambard.

AMBARD'S LAWS. Lois d'Ambard.

AMBIDEXTROUS, *adj.* Ambidextre.

AMBIGUOUS, *adj.* Ambigu, guë.

AMBISEXUAL, AMBOSEXUAL, *adj.* Ambosexuel, elle.

AMBIVALENCE, *s.* Ambivalence, *f.*

AMBLYOPIA, *s.* Amblyopie, *f.*

AMBLYOPIA (nocturnal). Héméralopie, *s. f.*

AMBLYOSCOPE, *s.* Amblyoscope, *m.*

AMBOCEPTOR, *s.* Ambocepteur, *m.* ; desmon, *m.* ; philocytase, *f.*

AMBOSEXUAL, *adj.* Ambosexuel, elle.

AMBOYNA BUTTON. Verruga du Pérou.

AMBROISE TARDIEU (syndrome of). Syndrome de Silverman, syndrome des enfants battus.

AMBULANCE, *s.* Ambulance, *f.*

AMBULANT, AMBULATING, AMBULATORY, *adj.* Ambulant, ante ; ambulatoire.

AMBULATION, *s.* Marche, *f.* ; déambulation, *f.*, ambulation, *f.*

AMEBA, (américain), *s.* (*pl.* **AMEBÆ, AMEBAS**). Amibe, *f.*

AMEBIASIS, AMEBIOSIS, *s.* Amibiase, *f.*

AMEBIASIS CUTIS. Amibiase cutanée.

AMEBIASIS (intestinal). Amibiase intestinale.

AMEBIC, *adj.* Amibien, enne.

AMEBICIDAL, *adj.* Amœbicide.

AMEBISM, *s.* 1° Amibiase, *f.* – 2° Amiboïsme, *m.*

AMEBOCYTE, *s.* Amibocyte, *m.*

AMEBOID, *adj.* Amiboïde.

AMEBOIDISM, *s.* Amiboïsme, *m.* ; amœbisme, *m.*; mouvements amiboïdes.

AMEBOMA, *s.* Amœbome, *m.*

AMEGAKARYOCYTOSIS, *s.* Amégacaryocytose, *f.*

AMELIA, *s.* Amélie, *f.*

AMELOBLAST, *s.* Améloblaste, *m.*

AMELOBLASTOMA, *s.* Adamantinome, *m.* ; améloblastome, *m.*

AMELOGENESIS, *s.* Amélogenèse, *f.*

AMELOGENESIS IMPERFECTA. Mélanodontie infantile, amelogénèse imparfaite.

AMELOGENIC, *adj.* Amélogène.

AMELUS, *s.* Amèle, *m.*

AMENIA, *s.* Aménorrhée, *f.*

AMENORRHEA, AMENORRHŒA, *s.* Aménorrhée, *f.*

AMENORRHŒA (primary or **primitive** or **radical).** Aménorrhée primaire.

AMENORRHŒA (secondary). Aménorrhée secondaire.

AMENTIA, *s.* Idiotie, *f.* ; arriération profonde.

AMENTIA (naevoid). Maladie de Sturge-Weber-Krabbe, maladie de Krabbe, maladie de Weber, angiomatose neurocutanée.

AMES'S TEST. Test d'Ames.

AMETROPIA, *s.* Amétropie, *f.*

AMETROPIA (axial). Amétropie axiale.

AMETROPIA (curvature). Amétropie de courbure.

AMH. Hormone antimullérienne.

AMIDE, *s.* Amide, *m.*

AMIKACIN, *s.* Amikacine, *f.*

AMIMIA, *s.* Amimie, *f.* ; amnésie mimocinétique.

AMIMIA (amnesic). Amimie réceptive.

AMIMIA (ataxic). Amimie motrice.

AMINE, *s.* Amine, *f.*

AMINAEMIA, *s.* Aminémie, *f.* ; baso-aminémie, *f.*

AMINOACID, *s.* Aminoacide, *m.* ; acide aminé.

AMINOACIDAEMIA, *s.* Amino-acidémie, *f.*

AMINOACIDOPATHY, *s.* Amino-acidopathie, *f.*

AMINOACIDURIA, *s.* Amino-acidurie, *f.*

AMINOGLYCOSIDE, *s.* Aminoside, *m.* ; aminoglucoside, *m.*

AMINOPENICILLIN, *s.* Aminopénicilline, *f.*

AMINOPHERASE, *s.* Aminophérase, *f.* ; transaminase, *f.*

AMINOPOLYPEPTIDASE, *s.* Aminopolypeptidase, *f.*

AMINOPTERIN, *s.* Aminoptérine, *f.*

AMINOTRANSFERASE, *s.* Aminotransférase, *f.*

AMIODARONE, *s.* Amiodarone, *f.*

AMITOSIS, *s.* Amitose, *f.* ; division amitosique, division acinétique, division de Remak.

AMMONAEMIA, AMMONIAEMIA, *s.* Ammoniémie, *f.*

AMMONIURIA, *s.* Ammoniurie, *f.*

AMMOTHERAPY, *s.* Arénation, *f.*

AMNESIA, *s.* Amnésie, *f.*

AMNESIA (anterograde). Amnésie antérograde, amnésie de fixation.

AMNESIA (anteroretrograde). Amnésie antérorétrograde, ecmnésie.

AMNESIA (auditory). Surdité verbale. → *amnesia (verbal).*

AMNESIA (Broca's). Surdité verbale. → *amnesia (verbal).*

AMNESIA (immunologic). Amnésie immunologique.

AMNESIA (lacunar). Amnésie lacunaire, amnésie parcellaire, amnésie localisée.

AMNESIA (localized). Amnésie lacunaire. → *amnesia (lacunar).*

AMNESIA (olfactory). Perte de la mémoire des odeurs.

AMNESIA (patchy). Amnésie lacunaire. → *amnesia (lacunar).*

AMNESIA (retro-active). Amnésie rétrograde.

AMNESIA (retro-anterograde). Amnésie rétro-antérograde.

AMNESIA (retrograde). Amnésie rétrograde.

AMNESIA (tactile). Astéréognosie, *s.f.*

AMNESIA (total). Amnésie générale.

AMNESIA (transient global). Ictus amnésique.

AMNESIA (tropic or **tropical).** Amnésie tropicale.

AMNESIA (verbal). Surdité verbale, amnésie logophonique, cophémie, *s.f.* ; kophémie, *f.* ; logocophose, *f.*

AMNESIA (visual). Cécité verbale. → *alexia.*

AMNESIC, *adj.* Amnésique.

AMNESTIC, *adj.* Amnestique.

AMNESTIC SYNDROME or **PSYCHOSIS.** Syndrome de Korsakoff.

AMNESTIC-CONFABULATORY SYNDROME. Syndrome de Korsakoff.

AMNIOCENTESIS, *s.* Amniocentèse, *f.* ; ponction amniotique.

AMNIOFETOGRAPHY, *s.* Amniofœtographie, *f.*

AMNIOGRAPHY, *s.* Amniographie, *f.*

AMNION, *s.* Amnios, *m.*

AMNION NODOSUM. Amnion nodosum.

AMNIOSCOPE, *s.* Amnioscope, *m.*

AMNIOSCOPY, *s.* Amnioscopie, *f.*

AMNIOTIC, *adj.* Amniotique.

AMNIOTIC ADHESION. Bride amniotique.

AMNIOTITIS, *s.* Amniotite, *f.*

AMNITIS, *s.* Amniotite, *f.*

AMOEBA, *s.* Amibe, *f.*

AMŒBISM, *s.* 1° Amiboïsme, *m.* – 2° Amibiase, *f.*

AMŒBOCYTE, *s.* Amibocyte, *m.*

AMOK, *s.* Amok, *m.*

AMORPHISM, *s.* Amorphisme, *m.*

AMORPHOGNOSIA, *s.* Amorphognosie, *f.* ; agnosie d'extensité.

AMOUNT, *s.* Quantité, *f.* ; taux, *m.*

AMP. AMP, acide adénosine-monophosphorique. → *adenylic acid.*

AMP (cyclic). AMP cyclique.

AMPERE, *s.* Ampère, *m.*

AMPHETAMINE, *s.* Amphétamine, *f.*

AMPHIARTHROSIS, *s.* Amphiarthrose, *f.*

AMPHIBOLIA, *s.* Stade amphibole.

AMPHIMIXIS, *s.* Amphimixie, *f.*

AMPHITHEATER, *s.* Amphithéâtre, *m.*

AMPHITRICHOUS, AMPHITRICHATE, *s.* Amphotriche, *m.*

AMPHOLYTE, *adj.* and *s.* Ampholyte, *adj.* ; *s.m.*

AMPHOPHIL, AMPHOPHILIC, AMPHOPHILOUS, *adj.* Amphophile.

AMPHORIC, *adj.* Amphorique.

AMPHORICITY, *s.* Amphorisme, *m.*

AMPHORO-METALLIC (syndrome). Syndrome amphoro-métallique.

AMPHOTERIC, *adj.* Amphotère.

AMPHOTONY, *s.* Amphotonie, *f.*

AMPICILLIN, *s.* Ampicilline, *f.*

AMPLEXATION, *s.* Amplexion, *f.* ; amplexation, *f.*

AMPLIATION, *s.* Ampliation, *f.*

AMPLIFIER (brillancy). Amplificateur de brillance ou de luminance.

AMPOLE. Ampoule, *f.*

AMPULLA OF VATER. Ampoule de Vater.

AMPUTATION, *s.* Amputation, *f.*

AMPUTATION (amniotic). Amputation congénitale.

AMPUTATION (cinematic). Amputation cinématique.

AMPUTATION (cineplastic). Amputation orthopédique, cinématisation des moignons, cinéplastie, *s. f.*

AMPUTATION (congenital). Amputation congénitale.

AMPUTATION (intra-uterine). Amputation congénitale.

AMPUTATION (kineplastic). Cinéplastie, *s. f.* → *amputation (cineplastic).*

AMPUTATION (spontaneous). Amputation spontanée, trophonévrose autocopique.

AMPUTEE, *s.* Amputé, ée.

AMSLER'S TEST. Épreuve d'Amsler.

AMSLER-HUBER TEST. Épreuve d'Amsler et Huber.

AMSTELODAMENSIS (typus or **typus degenerativus).** Typus amstelodamensis, typus degenerativus amstelodamensis, maladie ou syndrome de Cornelia de Lange.

AMSTERDAM DWARF or **TYPE.** Typus amstelodamensis. → *amstelodamensis (typus).*

AMUSIA, *s.* Amusie, *f.*

AMUSIA (motor). Amusie motrice.

AMUSIA (sensory). Surdité musicale. → *deafness (music).*

AMUSSAT'S OPERATION. Opération d'Amussat, colostomie lombaire.

AMYELENCEPHALIA, *s.* Anencéphalomyélie, *f.*

AMYELIA, *s.* Amyélie, *f.*

AMYGDALECTOMY, *s.* Amygdalectomie, *f.* ; tonsillectomie, *f.*

AMYGDALITIS, *s.* Amygdalite, *f.*

AMYGDALOTHRYPSIS, *s.* Amygdalotripsie, *f.*

AMYGDALOTOME, *s.* Amygdalotome, *m.* ; tonsillotome, *m.*

AMYGDALOTOMY, *s.* Amygdalotomie, *f.* ; tonsillotomie, *f.*

AMYLACEOUS, *adj.* Amylacé, ée.

AMYLASE, *s.* ; Amylase, *f.* ; ferment amylolytique.

AMYLASE (serum). Amylasémie, *s.f.*

AMYLASAEMIA, *s.* Amylasémie. *f.*

AMYLASURIA, *s.* Amylasurie, *f.*

AMYLOGEN, *s.* Amidon soluble.

AMYLOGENIC, *adj.* Produisant de l'amidon, amylogène.

AMYLOID, *adj.* Amyloïde, – *s.* Substance amyloïde.

AMYLOID DEGENERATION. Dégénérescence amyloïde, infiltration amyloïde, maladie amyloïde, amylose *s.f.* ; amyloïdisme, *m.* ; amyloïdose, *f.*, dégénérescence chondroïde, dégénérescence cireuse, dégénérescence lardacée, leucomatose, *f.*

AMYLOIDOSIS, *s.* Dégénérescence amyloïde. → *amyloid degeneration.*

AMYLOIDOSIS CUTIS NODULARIS ET DISSEMINATA. Lichen amyloïde. → *lichen amyloidosus.*

AMYLOIDOSIS WITH FEBRILE URTICARIA AND DEAFNESS (familial). Syndrome de Mückle et Wells.

AMYLOIDOSIS (primary systemic) or **AMYLOIDOSIS (systematized).** Amyloïdose systématisée primitive, paraamyloïdose, *s.f.* ; paramylose, *f.* ; maladie de Königstein-Lubarsch, amyloïdose type Lubarsch-Pick.

AMYLOPECTINOSIS, *s.* Maladie d'Andersen, glycogénose type IV, amylopectinose, *f.*

AMYLOPECTINOSIS (brancher enzyme deficiency). Maladie d'Andersen, glycogénose type IV.

AMYLOSIS, *s.* Dégénérescence amyloïde. → *amyloid degenerations.*

AMYLOTIC, *adj.* Amylotique.

AMYODYSPLASIA, *s.* Amyodysplasie, *f.*

AMYOPLASIA CONGENITA. Arthrogrypose multiple congénitale. → *arthrogryposis multiplex congenita.*

AMYOSTHENIA, *s.* Amyosthénie, *f.*

AMYOTAXIA, AMYOTAXY, *s.* Amyotaxie, *f.*

AMYOTONIA, *s.* Amyotonie, *f.* ; myatonie, *f.*

AMYOTONIA CONGENITA. Myatonie congénitale, amyotonie congénitale, amyotonie ou maladie d'Oppenheim.

AMYOTROPHIA, AMYOTROPHY, *s.* Amyotrophie, *f.* ; myatrophic, *f.*

AMYOTROPHIA SPINALIS PROGRESSIVA. Amyotrophie musculaire progressive. → *atrophy (progressive spinal muscular).*

AMYOTROPHY, *s.* Myotrophie, *f.* ; amyotrophie, *f.*

AMYOTROPHY (neuralgic). Syndrome de Parsonage – Turner. → *Parsonage-Turner syndrome.*

AMYXIA, *s.* Amyxie, *f.*

AMYXORRHOEA, *s.* Amyxorrhée, *f.*

ANA, aa, ana.

ANABIOSIS, *s.* Anabiose, *f.*

ANABOLIC, *adj.* Anabolisant, anabolique – *s.* anabolisant, *m.*

ANABOLIN, *s.* Anabolite, *m.*

ANABOLISM, *s.* Anabolisme, *m.*

ANACHLORHYDRIA, *s.* Achlorhydrie, *f.* ; anachlorhydrie, *f.*

ANACHORESIS, *s.* Anacorèse, *f.*

ANACLITIC, *adj.* Anaclitique.

ANACOUSIA, ANACUSIA, ANACUSIS, ANAKUSIS, *s.* Surdité totale.

ANACROASIA, *s.* Anacroasia, *f.* ; anacroasie, *f.*

ANACROTIC WAVE. Onde anacrote.

ANACROTISM, *s.* Anacrotisme, *m.*

ANACUSIS, *s.* Anacousie, *f.*

ANADICROTIC WAVE. Onde anacrote.

ANADICROTISM, *s.* Anacrotisme, *m.*

ANAEMIA, *s.* Anémie, *f.*

ANAEMIA (accompanying). Métanémie, *s.f.* ; syndrome métanémique.

ANAEMIA (achlorhydric). Anémie achylique. → *anaemia (idiopathic hypochromic).*

ANAEMIA (achrestic). Anémie achrestique, anémie de Wilkinson.

ANAEMIA (achylica). Anémie achylique. → *anaemia (idiopathic hypochromic).*

ANAEMIA (acquired sideroachrestic). Anémie sidéroachrestique.

ANAEMIA (acute febrile). Anémie de Leder-Brill. → *anaemie (acute haemolytic).*

ANAEMIA (acute haemolytic). Anémie ou maladie de Lederer-Brill, anémie hémolytique aiguë, anémie aiguë fébrile, anémie ou maladie de Brill, anémie ou maladie de Lederer.

ANAEMIA (Addison's), ANAEMIA (Addison-Biermer) or **ANAEMIA (addisonian).** Anémie de Biermer. → *anaemia (pernicious).*

ANAEMIA (agastric). Anémie agastrique.

ANAEMIA (alimentary). Anémie carentielle.

ANAEMIA (anhaematopoletic or **anhaemopoletic).** Anémie myélophtisique.

ANAEMIA (apiastic). Anémie aplastique, anémie arégénérative.

ANAEMIA (aregenerative). Anémie aplastique.

ANAEMIA (asiderotic). Anémie ferriprive, anémie sidéropénique, anémie hypochrome hyposidérémique ou sidéropénique.

ANAEMIA (atrophic apiastic). Anémie myélophtisique.

ANAEMIA (autoallergic or **auto-immune haemolytic).** Anémie hémolytique auto-immune ou à auto-anticorps.

ANAEMIA (Bartonella bacilliformis). Fièvre de la Oroya, maladie de Carrion.

ANAEMIA (Blermer's). Anémie de Biermer. → *anaemia (pernicious).*

ANAEMIA (Blermer-Ehrlich). Anémie de Biermer. → *anaemia (pernicious).*

ANAEMIA (Blackfan-Diamond). Anémie de Blackfan-Diamond, anémie hypoplastique du petit enfant, anémie arégénérative chronique et congénitale, anémie érythrodysgénésique, anémie hypoplastique congénitale ou idiopathique ou permanente, érythroblastopénie chronique de l'enfant, érythrophtisie, *s.f.* ; erythrogenesis imperfecta, hypoplasie érythrocytaire chronique.

ANAEMIA (brickmaker's). Ankylostomasie, *s.f.* → *ancylostomiasis.*

ANAEMIA (cameloid). Elliptocytose, *s.f.* → *anaemia (elliptocytary).*

ANAEMIA (chloritic). Anémie hypochrome. → *anaemia (hypochrome).*

ANAEMIA (chronic congenital aregenerative). Anémie de Blackfan-Diamond. → *anaemia (Blackfan-Diamond).*

ANAEMIA (chronic hypochromic). Anémie achylique. → *anaemia (idiopathic hypochromic).*

ANAEMIA (Chvostek's). Anémie d'origine pancréatique.

ANAEMIA WITH CONGENITAL ANOMALIES (aplastic). Anémie de Fanconi. → *Fanconi's anaemia or disease.*

ANAEMIA (congenital aplastic). Anémie de Fanconi. → *Fanconi's anaemia or disease.*

ANAEMIA (congenital dyserythropoietic). Anémie dysérythropoïétique congénitale.

ANAEMIA (congenital hypoplastic). Anémie de Blackfan-Diamond. → *anaemia (Blackfan-Diamond).*

ANAEMIA (congenital non spherocytic haemolytic). Maladie de Thompson. → *anaemie (hereditary non spherocytic haemolytic).*

ANAEMIA (congenital) AND TRIPHALANGEAL SYNDROME. Syndrome de l'anémie hypoplastique avec pouces anormaux.

ANAEMIA (constitutional haemolytic). Syndrome de Minkowski-Chauffard. → *spherocytosis (hereditary).*

ANAEMIA (Cooley's). Anémie ou maladie ou syndrome de Cooley, thalassémie majeure, anémie méditerranéenne, leptocytose héréditaire.

ANAEMIA (crescent cell). Drépanocytose, *s.f.* → *anaemia (sickle-cell).*

ANAEMIA (Czerny's). Anémie carentielle de l'enfant.

ANAEMIA BY DEFECTIVE DIET. Anémie carentielle.

ANAEMIA (deficiency). Anémie carentielle.

ANAEMIA (drepanocytic). Drépanocytose, *s.f.* → *anaemia (sickle-cell).*

ANAEMIA (Dresbach's). Drépanocytose, *s.f.* → *anaemia (sickle-cell).*

ANAEMIA (Edelmann's). Anémie chronique infectieuse.

ANAEMIA (Egyptian). Ankylostomiase, *s.f.* → *ancylostomiasis.*

ANAEMIA (elliptocytary or **elliptocytotic).** Anémie à elliptocytes (ou elliptocytique), anémie à ovalocytes (ou ovalocytique), elliptocytose, *s.f.* ; ovalocytose, *f.* ; maladie de Dresbach.

ANAEMIA (enzyme deficiency). Erythro-enzymopathie, *s.f.* → *anaemia (enzymopenic haemolytic).*

ANAEMIA (enzymopenic haemolytic). Anémie hémolytique enzymoprive ou par enzymopathie, érythro-enzymopathie.

ANAEMIA (erythroblastic). Anémie érythroblastique.

ANAEMIA (erythroblastic a. of childhood). 1° Maladie de von Jacksch-Luzet. → *anaemia infantum pseudoleukaemica.* – 2° Anémie de Cooley. → *anaemia (Cooley's).*

ANAEMIA (erythroblastic) NEONATORUM. Anémie grave érythroblastique du nouveau-né, anémie ou maladie d'Ecklin.

ANAEMIA (erythronoclastic). Anémie hémolytique.

ANAEMIA (essential). Anémie de Biermer. → *anaemia (pernicious).*

ANAEMIA (Faber's). Anémie achylique. → *anaemia (idiopathic hypochromic).*

ANAEMIA (factitious). Syndrome de Lasthénie de Ferjol.

ANAEMIA (familial erythroblastic). Anémie de Cooley. → *anaemia (Cooley's).*

ANAEMIA (familial haemolytic). Syndrome de Minkowski-Chauffard. → *spherocytosis (hereditary).*

ANAEMIA (familial hypochromic). Anémie de Cooley. → *anaemia (Cooley's).*

ANAEMIA (familial microcytic). Anémie de Cooley. → *anaemia (Cooley's).*

ANAEMIA (familial splenic). Maladie de Gaucher. → *Gaucher's disease.*

ANAEMIA (Fanconi's). Anémie de Fanconi. → *Fanconi's anaemia or disease.*

ANAEMIA (Fanconi's refractory). Anémie de Fanconi. → *Fanconi's anaemia or disease.*

ANAEMIA (febrile pleiochromic). Maladie de Moschcovitz. → *purpura (thrombotic thrombocytopenic).*

ANAEMIA (general). Anémie générale.

ANAEMIA (globe cell). Syndrome de Minkowski-Chauffard. → *spherocytosis (hereditary).*

ANAEMIA (globular). Anémie globulaire.

ANAEMIA (ground itch). Ankylostomiase, *s.f.* → *ancylostomiasis.*

ANAEMIA (haemolytic). Anémie hémolytique.

ANAEMIA (haemolytic) BY ERYTHROCYTE ENZYME DEFICIENCY. Anémie hémolytique enzymoprive.

ANAEMIA (haemolytic a. of pregnancy). Anémie pernicieuse gravidique.

ANAEMIA (hereditary non spherocytic haemolytic). Maladie de Thompson, anémie hémolytique héréditaire non sphérocytaire.

ANAEMIA (hereditary – or familial – sideroblastic or sideroachrestic). Anémie sidéroblastique héréditaire.

ANAEMIA (Herrick's). Drépanocytose, *s.f.* → *anaemia (sickle-cell).*

ANAEMIA or DISEASE (hook worm). Ankylostomiase, *s.f.* → *ancylostomiasis.*

ANAEMIA (hyperchromic). Anémie hyperchrome.

ANAEMIA (hyperchromic a. of pregnancy). Anémie pernicieuse gravidique.

ANAEMIA (hypochrome or hypochromic). Anémie hypochrome, anémie hypochromique, anémie hémoglobinique, chloro-anémie.

ANAEMIA HYPOCHROMICA SIDEROACHRESTICA HEREDITARIA. Anémie sidéro-achrestique ou sidéroblastique héréditaire.

ANAEMIA (hypochromic of childhood). Anémie ferriprive. → *anaemia (asiderotic).*

ANAEMIA (hypochromic a. of infancy). Oligosidérémie *s.f.* → *oligosideraemia.*

ANAEMIA (hypochromic microcytic). Anémie ferriprive. → *anaemia (asiderotic).*

ANAEMIA (hypochromic a. of pregnancy). Anémie ferriprive. → *anaemia (asiderotic).*

ANAEMIA (hypochromic a. of prematurity). Anémie hypochrome des prématurés.

ANAEMIA (hypoferric). Anémie ferriprive. → *anaemia (asiderotic).*

ANAEMIA (hypoplastic) – TRIPHALANGEAL THUMB SYNDROME. Syndrome de l'anémie hypoplastique avec pouces anormaux.

ANAEMIA (hyposideraemic). Anémie hyposidérémique.

ANAEMIA (icterohaemolytic or anaemia icterohaemolytica). Syndrome de Minkowski-Chauffard. → *spherocytosis (hereditary).*

ANAEMIA ICTEROHAEMOLYTICA. Syndrome de Minkowski-Chauffard. → *spherocytosis (hereditary).*

ANAEMIA (idiopathic). Anémie de Biermer. → *anaemia (pernicious).*

ANAEMIA (idiopathic hypochromic). Anémie hypochrome essentielle de l'adulte, syndrome de Kurd Faber, anémie achylique, chloro-anémie achylique, chlorose tardive de Hayem, anémie de Hayem-Faber.

ANAEMIA (idiopathic refractory sideroblastic). Anémie sidéro-achrestique ou sidéroblastique acquise idiopathique.

ANAEMIA (immunohaemolytic). Anémie hémolytique immunologique.

ANAEMIA INFANTUM PSEUDOLEUKAEMICA, ANAEMIA (infantile pseudoleukaemic). Anémie infantile pseudoleucémique, maladie de von Jaksch-Hayem-Luzet.

ANAEMIA (inflammatory). Anémie inflammatoire.

ANAEMIA (intertropical). Ankylostomiase, *s.f.* → *ancylostomiasis.*

ANAEMIA (iron-deficiency). Anémie ferriptive. → *anaemia (asiderotic).*

ANAEMIA (isochromic). Anémie isochrome, anémie normochrome, anémie orthochrome.

ANAEMIA (von Jaksch's). Maladie de von Jaksch-Luzet. → *anaemia infantum pseudoleukaemica.*

ANAEMIA (juvenile pernicious). Anémie pernicieuse juvénile (de Hoffbrand).

ANAEMIA (Larzel's). Maladie de von Jaksch-Luzet. → *anaemia infantum pseudo-leukaemica.*

ANAEMIA (Lederer's or **acute Lederer's).** Anémie de Lederer-Brill. → *anaemia (acute haemolytic).*

ANAEMIA (Leishman's). Kala-azar, *s.m.* → *kala-azar.*

ANAEMIA (leucoerythroblastic) Splénomégalie myéloïde. → *splenomegaly (chronic non-leukaemic mycloid).*

ANAEMIA (local). Anémie locale.

ANAEMIA (Luzet's). Maladie de von Jaksch-Luzet. → *anaemia infantum pseudo-leukaemica.*

ANAEMIA LYMPHATICA, ANAEMIA (lymphatic). Maladie de Hodgkin. → *Hodgkin's disease.*

ANAEMIA (macrocytic). Anémie mégalocytaire. → *anaemia megalocytic.*

ANAEMIA (malignant). Anémie de Biermer. → *anaemia (pernicious).*

ANAEMIA (Marchiafava-Michell). Hémoglobinurie paroxystique nocturne. → *haemoglobinuria (paroxysmal nocturnal).*

ANAEMIA (Mediterranean). Anémie de Cooley. → *anaemia (Cooley's).*

ANAEMIA (megaloblastic). Anémie mégaloblastique.

ANAEMIA (megalocytic). Anémie mégalocytique ou mégalocytaire, anémie macrocytaire ou macrocytique.

ANAEMIA (megalocytic a. of pregnancy). Anémie pernicieuse gravidique.

ANAEMIA (microangiopathic haemolytic). Anémie hémolytique micro-angiopathique.

ANAEMIA (microcytic). Anémie microcytaire ou microcytique.

ANAEMIA (microdrepanocytic). Anémie microcytique drépanocytaire de Silvestroni et Bianco, microcytémie de Silvestroni et Bianco, anémie microdrépanocytaire, thalasso-drépanocytose.

ANAEMIA (miner's). Ankylostomasie, *s.f.* → *ancylostomiasis.*

ANAEMIA (myelopathic). Anémie myélophtisique.

ANAEMIA (myelophthisic). Anémie myélophtisique.

ANAEMIA (myelosclerotic). Splénomégalie myéloïde. → *splenomegaly (chronic non leukaemic myeloid).*

ANAEMIA (normochromic). Anémie normochrome. → *anaemia (isochromic).*

ANAEMIA (normocytic). Anémie normocytaire.

ANAEMIA (nutritional). Anémie nutritionnelle, anémie carentielle.

ANAEMIA BY NUTRITIONAL DEFICIENCY. Anémie carentielle.

ANAEMIA (nutritional hypochromic). Anémie ferriprive.

ANAEMIA (nutritional macrocytic). Anémie de Lucy Wills, anémie lévuro-curable, anémie macrocytaire de nutrition, anémie tropicale, anémie de famine.

ANAEMIA (osteosclerotic). Anémie ostéosclérotique.

ANAEMIA (ovalocytary). Ovalocytose, *s.f.* → *anaemia (elliptocytary).*

ANAEMIA (perinatal haemolytic). Anémie hémolytique périnatale.

ANAEMIA (pernicious). Anémie ou maladie de Biermer, anémie d'Addison ou d'Addison-Biermer, anémie pernicieuse, anémie hyperchrome mégalocytique, anémie idiopathique.

ANAEMIA (pernicious a. of pregnancy). Anémie pernicieuse gravidique.

ANAEMIA (phagocytic). Anémie phagocytaire, syndrome de Malin.

ANAEMIA (plastic). Anémie plastique.

ANAEMIA (pleochromic). Maladie de Lederer-Brill. → *anaemia (acute haemolytic).*

ANAEMIA OF PREGNANCY (pernicious). Anémie pernicieuse gravidique.

ANAEMIA (primary). Anémie de Biermer. → *anaemia (pernicious).*

ANAEMIA (primary erythrobiastic). Anémie de Cooley. → *anaemia (Cooley's).*

ANAEMIA (pseudoleukaemica infantum). Maladie de Von Jaksch-Luzet. → *anaemia infantum pseudoleukaemica.*

ANAEMIA (Puerto Rican). Anémie grave à ankylostomes.

ANAEMIA (pure red cell). Anémie de Blackfan-Diamond. → *anaemia (Blackfan-Diamond).*

ANAEMIA (radiation). Anémie due aux radiations ionisantes.

ANAEMIA REFRACTORIA SIDEROBLASTICA. Anémie sidéroblastique acquise idiopathique. → *anaemia (idiopathic refractory sideroblastic).*

ANAEMIA (refractory). Anémie réfractaire, insuffisance médullaire primitive à moelle riche, insuffisance médullaire qualitative primitive ou idiopathique, dysérythropoïèse acquise, dysmyélopoïèse acquise idiopathique, dysplasie médullaire.

ANAEMIA (refractory sideroblastic). Anémie sidéroblastique acquise idiopathique. → *anaemia (idiopathic refractory sideroblastic).*

ANAEMIA (rœntgen-ray). Anémie due aux radiations ionisantes. → *anaemia (radiation).*

ANAEMIA (Runeberg's). Anémie pernicieuse avec périodes de rémission.

ANAEMIA (Santesson's). Anémie benzolique.

ANAEMIA (serous). Anémie séreuse, anémie plasmatique.

ANAEMIA (sickle-cell). Anémie à hématies falciformes, anémie drépanocytaire, drépanocytose, *f.* ; maladie de Herrick, sicklémie, *f.* ; syndrome de Dresbach, hémoglobinose S.

ANAEMIA (spherocytic). Maladie de Minkowski-Chauffard. → *spherocytosis (hereditary)* and *microspherocytosis.*

ANAEMIA (spinal). Anémie de la moelle épinière.

ANAEMIA (splenic), ANAEMIA SPLENITICA. Anémie splénique.

ANAEMIA (splenic a. of infants). Maladie de von Jaksch-Luzet. → *anaemia infantum pseudoleukaemica.*

ANAEMIA (target-cell). Anémie à cellules cibles.

ANAEMIA (thrombotic micro-angiopathic). Syndrome de Moschowitz. → *purpura (thrombotic thrombocytopenic).*

ANAEMIA (tropical macrocytic). Anémie de Lucy Wills. → *anaemia (nutritional macrocytic).*

ANAEMIA WITH MULTIPLE CONGENITAL DEFECTS (familial aplastic). Anémie de Fanconi. → *Fanconi's anaemia or disease.*

ANAEMIA (tunnel). Ankylostomiase. → *ancylostomiasis.*

ANAEROBE, *s.* Anaérobie.

ANAEROBIA, *pl.* d'anaerobion : anaérobies ; *m.*

ANAEROBIC, *adj.* Anaérobie.

ANAEROBION, *s.* Anaérobie, *m.*

ANAEROBIOSIS, *s.* Anaérobiose, *f.*

ANAESTHESIA, *s.* Anesthésie, *f.*

ANAESTHESIA (balanced). Anesthésie générale précédée d'une anesthésie de base.

ANAESTHESIA (basal or **basis).** Anesthésie de base.

ANAESTHESIA (Bier's local). Phlébo-anesthésie, *s.f.*

ANAESTHESIA (block). Anesthésie tronculaire.

ANAESTHESIA (caudal). Anesthésie caudale.

ANAESTHESIA (closed or **closed circuit).** Anesthésie en circuit fermé.

ANAESTHESIA (conduction). Anesthésie tronculaire.

ANAESTHESIA (Corning's spinal). Rachi-anesthésie, *s.f.*

ANAESTHESIA (crossed). Anesthésie croisée.

ANAESTHESIA (crymo). Anesthésie locale par réfrigération.

ANAESTHESIA (dissociated or **dissociation).** Dissociation syringomyélique de la sensibilité.

ANAESTHESIA DOLOROSA. Anesthésie douloureuse.

ANAESTHESIA (epidural). Anesthésie épidurale.

ANAESTHESIA (extradural). Anesthésie épidurale.

ANAESTHESIA (extradural sacral). Anesthésie caudale.

ANAESTHESIA (general). Anesthésie générale.

ANAESTHESIA (girdle). Anesthésie en ceinture.

ANAESTHESIA (gustatory). Agueusie, *s.f.*

ANAESTHESIA (hyperbaric spinal). Rachianesthésie hyperbare.

ANAESTHESIA (hypobaric spinal). Rachianesthésie hypobare.

ANAESTHESIA (infiltration). Anesthésie locale.

ANAESTHESIA (insufflation). Baronarcose, *s.f.*

ANAESTHESIA (intraspinal). Rachianesthésie, *s.f.*

ANAESTHESIA (intrathecal). Rachianesthésie, *s.f.*

ANAESTHESIA (intravenous). Phlébonarcose, *s.f.*

ANAESTHESIA (isobaric spinal). Rachianesthésie isobare.

ANAESTHESIA (Jonnesco's spinal). Rachianesthésie, *s.f.*

ANAESTHESIA (local). Anesthésie locale.

ANAESTHESIA (medullary). Rachianesthésie, *s.f.*

ANAESTHESIA (nerve or **nerve blocking).** Anesthésie tronculaire.

ANAESTHESIA (neural). Anesthésie tronculaire.

ANAESTHESIA (olfactory). Anosmie, *s.f.* → *anosmia.*

ANAESTHESIA (optic). Amaurose temporaire.

ANAESTHESIA (paraneural). Anesthésie tronculaire.

ANAESTHESIA (parasacral). Anesthésie parasacrée.

ANAESTHESIA (paravertebral). Anesthésie paravertébrale.

ANAESTHESIA (peridural). Anesthésie épidurale.

ANAESTHESIA (perineural). Anesthésie tronculaire.

ANAESTHESIA (permeation). Anesthésie de contact.

ANAESTHESIA (rectal). Anesthésie par voie rectale.

ANAESTHESIA (refrigeration). Anesthésie locale par réfrigération.

ANAESTHESIA (regional). Anesthésie régionale.

ANAESTHESIA (sacral). Anesthésie caudale.

ANAESTHESIA (sacral saddle). Anesthésie en selle.

ANAESTHESIA (spinal). 1° Anesthésie due à une lésion médullaire. – 2° Rachianesthésie, *s.f.* ; anesthésie rachidienne, rachicocaïnisation, *f.* ; méthode de Tuffier, méthode de Bier, opération de Chicago, méthode de Corning.

ANAESTHESIA (subarachnoid). Rachianesthésie, *s.f.* → *anaesthesia (spinal).*

ANAESTHESIA (surface). Anesthésie de contact.

ANAESTHESIA (thalamic hyperesthetic). Syndrome de Dejerine-Roussy.

ANAESTHESIA (thermal or **thermic).** Thermo-anesthésie, *s.f.*

ANAESTHESIA (topical). Anesthésie de contact.

ANAESTHESIA (transsacral). Variété d'anesthésie caudale.

ANAESTHESIA (vein). Phlébo-anesthésie, *s.f.*

ANAESTHESIOLOGIST, *s.* Anesthésiologiste, anesthésiste, *m.* ou *f.*

ANAESTHESIOLOGY, *s.* Anesthésiologie, *f.*

ANAESTHETIC, *adj.* 1° Anesthésié, ée. – 2° Anesthésique.

ANAESTHETIST, *s.* Anesthésiste, *m.* ou *f.*

ANAESTHETIZATION, *s.* Insensibiliation, *f.*

ANAGEN, *adj.* Anagène.

ANAGOCYTIC, *adj.* Anagocytique.

ANAGOTOXIC, *adj.* Anagotoxique.

ANAKHRE, *s.* Goundou, *m.*

ANAL, *adj.* Anal, ale.

ANALBUMINAEMIA, *s.* Analbuminémie, *f.*

ANALEPSIA, ANALEPSIS, *s.* Analepsie, *f.*

ANALEPTIC, *adj.* and *s.* Analeptique, *adj.; s. m.*

ANALGESIA, *s.* Analgésie, *f.*

ANALGESIA ALGERA. Anesthésie douloureuse.

ANALGESIA (caudal). Anesthésie caudale.

ANALGESIA DOLOROSA. Anesthésie douloureuse.

ANALGESIA (infiltration). Anesthésie locale.

ANALGESIA (permeation). Anesthésie de contact.

ANALGESIA (surface). Anesthésie de contact.

ANALGESIC, *adj.* Analgésique, *adj.*

ANALGESICS, *s.* Analgésique, *s.m.*

ANALGESICS (narcotic). Analgésique narcotique.

ANALGIA, *s.* Analgie, *f.*

ANALYSER, *s.* Analyseur, *m.*

ANALYSIS, *s.* Analyse, *f.*

ANAMNESIA, ANAMNESIS, *s.* Anamnèse, *f.* ; anamnestiques, *m.pl.*

ANAMORPHOSIS, *s.* Anamorphose, *f.*

ANANABASIA, *s.* Ananabasie, *f.*

ANANAPHYLAXIS, *s.* Antianaphylaxie, *f.*

ANANASTASIA, *s.* Ananabasie, *f.*

ANANCASTIC, *adj.* Anancastique.

ANANGIOPLASIA, *s.* Anangioplasie, *f.*

ANAPEIRATIC, *adj.* Anapeiratique.

ANAPHASE, *s.* Anaphase, *f.*

ANAPHRODISIA, *s.* Anaphrodisie, *f.*

ANAPHRODISIAC, *s.* Anaphrodisiaque, *m.*

ANAPHYLACTIC, *adj.* Anaphylactique.

ANAPHYLACTOGEN, *s.* Allergène, *m.*

ANAPHYLACTOID, *adj.* Anaphylactoïde. – *s.* État anaphylactoïde.

ANAPHYLATOXIN, *s.* Anaphylatoxine, *f.* ; anaphylotoxine, *f.*

ANAPHYLAXIS, *s.* Anaphylaxie, *f.* ; paraphylaxie, *f.*

ANAPHYLAXIS (acquired). Anaphylaxie acquise.

ANAPHYLAXIS (active). Hypersensibilité type 1.

ANAPHYLAXIS (antiserum). Anaphylaxie passive.

ANAPHYLAXIS (generalized). Anaphylaxie généralisée.

ANAPHYLAXIS (local). Anaphylaxie localisée.

ANAPHYLAXIS (passive). Anaphylaxie passive.

ANAPHYLAXIS (reverse or **reverse passive).** Anaphylaxie passive.

ANAPHYLAXIS (systemic). Anaphylaxie généralisée.

ANAPHYLOTOXIN, *s.* Anaphylatoxine, *f.*

ANAPLASIA, *s.* Anaplasie, *f.*

ANAPLASMOSIS, *s.* Anaplasmose, *f.*

ANAPLASTIC, *adj.* Anaplasique.

ANAPLASTY, *s.* Anaplastie, *f.*

ANAPNOGRAPH, *s.* Anapnographe, *m.*

ANARAXIA, *s.* Anaraxie, *f.*

ANARTHRIA, *s.* Anarthrie, *f.* ; aphasie motrice sous-corticale.

ANASARCA, *s.* Anasarque, *f.*

ANASARCA (fetoplacental). Anarsarque fœtoplacentaire. → *Schridde's disease.*

ANASCITIC, *adj.* Anascitique.

ANASPADIA, ANASPADIAS, *s.* Anaspadias, *m.*

ANASTOMOSIS, *s.* Anastomose, *f.*

ANASTOMOSIS (end to end). Anastomose termino-terminale.

ANASTOMOSIS (end to side). Anastomose termino-latérale.

ANASTOMOSIS (latero-lateral). Anastomose latéro-latérale.

ANASTOMOSIS (latero-terminal). Anastomose latéro-terminale.

ANASTOMOSIS (portocaval). Anastomose porto-cave. → *Erck's fistula.*

ANASTOMOSIS (side to end). Anastomose latéro-terminale.

ANASTOMOSIS (side to side). Anastomose latéro-latérale.

ANASTOMOSIS (Suquet Hoyer). Glomus neurovasculaire.

ANASTOMOSIS (termino-lateral). Anastomose termino-latérale.

ANASTOMOSIS (termino-terminal). Anastomose termino-terminale.

ANASTOMOTIC, *adj.* Anastomotique.

ANATOMIC, *adj.* Anatomique.

ANATOMICAL, *adj.* Anatomique.

ANATOMICO-CLINICAL, *adj.* Anatomico-clinique.

ANATOMOPATHOLOGY, *s.* Anatomie pathologique.

ANATOMY, *s.* Anatomie, *f.*

ANATOMY (microscopic or **minute).** Histologie, *s.f.*

ANATOMY (morbid). Anatomie pathologique.

ANATOMY (pathological). Anatomie pathologique.

ANATOXIC, *adj.* Anatoxique.

ANATOXIN, *s.* Anatoxine, *f.*

ANATOXIN (diphtheria). Anatoxine diphtérique, vaccin antidiphtérique.

ANATOXIN (tetanus). Anatoxine antitétanique, vaccin antitétanique.

ANATOXIREACTION, *s.* Anatoxiréaction, *f.*

ANAUTOGENOUS, *adj.* Anautogène.

ANAVENIN, *s.* Anavenin, *m.*

ANAZOTURIA, *s.* Anazoturie, *f.*

ANCHILOPS, ANCHYLOPS, *s.* Anchilops, *m.*

ANCHIPODIA, *s.* Anchipode, *m.*

ANCILLARY, *adj.* Ancillaire, auxiliaire, adjacente.

ANCONEAL, *adj.* Anconé.

ANCYLOSTOMA DUODENALE. *Ancylostoma duodenale.*

ANCYLOSTOMIASIS, *s.* Ankylostomiase, *f.* ; ankylostomose, *f.* ; ankylostomasie, *f.* ; anémie des mineurs, anémie des briquetiers, anémie des ouvriers du St-Gothard.

ANCYLOSTOMO-ANAEMIA, *s.* Ankylostomiase, *f.* → *ancylostomiasis.*

ANDERMANN'S SYNDROME. Syndrome d'Andermann.

ANDERSEN'S DIET. Régime pour ulcère peptique.

ANDERSEN'S DISEASE. Maladie d'Andersen. → *glycogenosis IV.*

ANDERSON'S DISEASE. Maladie d'Anderson.

ANDES DISEASE. Maladie de Monge.

ANDOGSKY'S SYNDROME. Syndrome d'Andogsky.

ANDROBLASTOMA, *s.* Androblastome, *m.*

ANDROGAMONE, *s.* Androgamone, *f.*

ANDROGEN, *s.* Androgène, *m.* ; hormone androgène, hormone mâle.

ANDROGENESIS, *s.* Androgenèse, *f.*

ANDROGENIC, ANDROGENOUS, *adj.* Androgène, androgénique.

ANDREOGENICITY, *s.* Androgénicité, *f.*

ANDROGENOUS, *adj.* Androgénique.

ANDROGYNE, ANDROGYNUS, ANDROGYNA, *s.* Androgynoïde, *m.* ; androgyne, *m.*

ANDROGYNEITY, *s.* Androgynie, *f.* → *androgynism.*

ANDROGYNISM, ANDROGYNY, *s.* Androgynie, *f.* ; pseudo-hermaphrodisme masculin.

ANDROGYNOID, *adj.* Androgyne, et *s.m.*

ANDROGYNOUS, *adj.* Androgyne.

ANDROID, ANDROIDAL, *adj.* Androïde, viriloïde.

ANDROLOGY, *s.* Andrologie, *f.*

ANDROMEROGONY, *s.* Andromérogonie, *f.*

ANDROSTANE, *s.* Androstane, *m.*

ANDROSTANEDIOL, *s.* Androstanediol, *m.*

ANDROSTENE, *s.* Androstène, *m.*

ANDROSTENEDIONE, *s.* Androsténedione, *f.*

ANDROSTERONE, *s.* Androstérone, *f.*

ANDROSTERMONE, *s.* Androstermone, *f.*

ANECTASIN, *s.* Anectasine, *f.*

ANECTASIS, *s.* Atélectasie primaire.

ANELECTROTONUS, *s.* Anélectrotonus, *m.*

ANEL'S OPERATION FOR ANEURYSM. Méthode d'Anel-Hunter.

ANEMIA (orthographe américaine), *s.* Anémie, *f.* → *anaemia.*

ANENCEPHALIA, ANENCEPHALY, *s.* 1° Anencéphalie, *f.* – 2° Encéphalo-araphie, *f.*

ANENZYMIA CATALASEA. Acatalasémie, *s.f.*

ANEPHRIC, *adj.* Anéphrique.

ANERGIA, ANERGY, *s.* Anergie, *f.*

ANERYTHROBLEPSIA, *s.* Anérythropsie, *f.* → *anerthropsia.*

ANERYTHROPLASIA, *s.* Anérythroplasie, *f.*

ANERYTHROPOIESIS, *s.* Anérythropoïèse, *f.*

ANERYTHROPSIA, *s.* Anérythropsie, *f.* ; anérythroblepsie, *f.* ; protanopie, *f.* ; anomalie de Dalton.

ANESTHESIA (orthographe américaine), *s.* Anesthésie, *s.* → *anaesthesia.*

ANESTRUS, ANESTRUM (orthographe américaine), *s.* Interœstrus, *m.* ; diœstrus, *m.*

ANETODERMA, ANETODERMA, *s.* Anétodermie érythémateuse de Jadassohn, dermatite atrophiante maculeuse.

ANETODERMA OF SCHWEMINGER AND BUZZI. Anétodermie type Schweninger et Buzzi.

ANEUPLOID, *adj.* Aneuploïde.

ANEPLOIDY, *s.* Aneuploïde, *f.*

ANEURIN, *s.*, Vitamine B_1.

ANEURINE HYDROCHLORIDE. Vitamine B_1.

ANEURISM, ANEURYSM, *s.* Anévrisme, *m.* ; anévrysme, *m.* ; artériectasie, *f.*

ANEURYSM (ampullary). Anévrisme sacciforme.

ANEURYSM ANASTOMOTICA, ANEURYSM (anastomotic), ANEURYSM BY ANASTOMOSIS. Anévrisme cirsoïde. → *aneurysm (cirsoid).*

ANEURYSM (arteriovenous). Anévrisme artérioveineux, anévrisme par transfusion, anévrisme variqueux, phlébartérie simple de Broca, fistule artérioveineuse, varice anévrismale.

ANEURYSM (bacterial). Anévrisme mycotique.

ANEURYSM (Bérard's). Faux anévrisme artério-veineux.

ANEURYSM (branching). Anévrisme cirsoïde. → *aneurysm (cirsoid).*

ANEURYSM (cardiac). Anévrisme cardiaque.

ANEURYSM (circonscribed). Anévrisme artériel circonscrit vrai.

ANEURYSM (cirsoid). Anévrisme cirsoïde, anévrisme par anastomose, angiome rameux, tumeur cirsoide, tumeur érectile pulsatile, varice artérielle.

ANEURYSM (consecutive). Faux anévrisme.

ANEURYSM (Crip's). Anévrisme de l'artère splénique.

ANEURYSM (cylindric, cylindrical or **cylindroid).** Anévrisme fusiforme.

ANEURYSM (diffuse or **diffused).** Faux anévrisme.

ANEURYSM (dissecting). Anévrisme disséquant.

ANEURYSM (dissecting) OF THE AORTA. Dissection aortique. → *dissection (aortic).*

ANEURYSM (exogenous). Anévrisme traumatique.

ANEURYSM (false). Anévrisme diffus, faux anévrisme.

ANEURYSM (fusiform). Anévrisme fusiforme.

ANEURYSM (intramural). Anévrisme disséquant.

ANEURYSM OF THE LUNG (congenital arteriovenous). Fistule artérioveineuse pulmonaire.

ANEURYSM (miliary). Anévrisme miliaire.

ANEURYSM (mural). Anévrisme cardiaque.

ANEURYSM (mycotic). Anévrisme mycotique, anévrisme bactérien.

ANEURYSM (Park's). Anévrisme artério-veineux formé de la communication de deux veines et d'une artère.

ANEURYSM (Pott's). Phlébartérie simple de Broca. → *varix (aneurysmal).*

ANEURYSM (primary mycotic). Anévrisme mycotique primaire.

ANEURYSM (racemose). Anévrisme cirsoide.

ANEURYSM (Rasmussen's). Anévrisme de Rasmussen.

ANEURYSM (retinal miliary). Angiomatose de Leber.

ANEURYSM (Richet's). Anévrisme fusiforme.

ANEURYSM (saccular or **sacculated).** Anévrisme sacciforme.

ANEURYSM (Shekelton's). Dissection aortique. → *dissection (aortic).*

ANEURYSM (spongy). Angiome, *s.m.* → *angioma.*

ANEURYSM (spurious). Faux anévrisme.

ANEURYSM (traction). Anévrisme aortique dû à la traction du ligament artériel.

ANEURYSM (traumatic). Anévrisme traumatique.

ANEURYSM (tubular). Anévrisme fusiforme.

ANEURYSM (true). Anévrisme artériel circonscrit ou vrai.

ANEURYSM (varicose). Anévrisme variqueux.

ANEURYSMAL, *adj.* Anévrismal, ale.

ANEURYSMATIC, *adj.* Anévrismal, anévrismatique.

ANEURYSMECTOMY, *s.* Anévrismectomie, *f.*

ANEURYSMOPLASTY, *s.* Anévrismoplastie, *f.*

ANEURYSMORRHAPHY, *s.* Anévrismorraphie, *f.* ; endoanévrismorraphie, *f.* ; opération de Matas.

ANEURYSMOTOMY, *s.* Anévrismotomie, *f.*

ANEUSOMY, *s.* Aneusomie, *f.*

ANF. Abréviation d'« antinuclear factor ». Facteur antinucléaire.

ANGEITIS, ANGITIS, *s.* Angéite, *f.* ; angiite, *f.* ; vascularite, *f.* ; vasculite, *f.*

ANGEITIS (hypersensitivity). Angéite allergique, vascularite allergique.

ANGEITIS GRANULOMATOSA ALLERGICA. Angéite granulomateuse allergique. → *Churg and Strauss syndrome.*

ANGEITIS NECROTIZING. Angéite nécrosante.

ANGELMAN'S SYNDROME. Syndrome d'Angelman.

ANGEL'S WING. Scapula alata.

ANGIALGIA, *s.* Angialgie, *f.*, angioalgie, *f.*

ANGIECTASIA, ANGIECTASIS, *s.* Angiectasie, *f.*

ANGIECTASIS (congenital dysplastic). Syndrome Klippel-Trenaunay. → *Klippel-Trenaunay syndrome.*

ANGIECTOPIA, *s.* Angiectopie, *f.*

ANGIITIS, *s.* Angéite. → *angeitis.*

ANGIITIS (allergic cutaneous). Angéite allergique cutanée.

ANGIITIS (necrotizing). Angéite nécrosante.

ANGINA, *s.* Angine.

ANGINA ABDOMINIS. Angor abdominalis.

ANGINA AGRANULOCYTICA, ANGINA (agranulocytic). Agranulocytose, *f.* → *agranulocytosis.*

ANGINA (benign croupous). Angine herpétique.

ANGINA (Bretonneau's). Diphtérie, *s.f.*

ANGINA CANINA. Croup, *s.m.*

ANGINA CAPITIS. Céphalée par amétropie.

ANGINA (cardiac). Angine de poitrine.

ANGINA CORDIS. Angine de poitrine.

ANGINA CROUPOSA. Croup, *s.m.*

ANGINA (croupous). Croup, *s.m.*

ANGINA CRURIS. Claudication intermittente.

ANGINA DECUBITUS. Angine de poitrine de décubitus.

ANGINA DIPHTHERITICA. Angine diphtérique.

ANGINA DYSPEPTICA. Fausse angine de poitrine par aérophagie.

ANGINA OF EFFORT. Angor d'effort, angine de poitrine d'effort.

ANGINA (exsudative). Croup, *s.m.*

ANGINA EXTERNA. Oreillons *s.m.pl.*

ANGINA (false). Fausse angine de poitrine, angor névrosique, cardiacalgie, *f.*

ANGINA (fibrinous). Angine à fausses membranes.

ANGINA (fuso-spirochetal). Angine de Vincent.

ANGINA GANGRENOSA, ANGINA (grangrenous). Angine ulcéronécrotique de Hénoch.

ANGINA (herpetic). Angine herpétique.

ANGINA (hippocratic). Abcès rétropharyngien.

ANGINA (hypoleukocytic). Agranulocytose, *s.f.* → *agranulocytosis.*

ANGINA (intestinal). Angor intestinal, angor abdominal, ischémie intestinale paroxystique.

ANGINA (intractable). État de mal angineux. → *angina (preinfarction).*

ANGINA INVERSA (Prinzmetal's). Angor type Prinzmetal.

ANGINA (lacunar). Amygdalite, *s.f.*

ANGINA LUDOVICI, ANGINA LUDWIGII. Angine de Ludwig.

ANGINA (Ludwig's). Angine de Ludwig, maladie de Gensoul.

ANGINA (lymphocytic). Mononucléose infectieuse. → *mononucleosis (infectious).*

ANGINA MALIGNA, ANGINA (malignant). Angine ulcéronécrotique de Hénoch.

ANGINA MEMBRANACEA. Angine à fausses membranes.

ANGINA (mock). Angine de poitrine vasomotrice.

ANGINA (monocytic). Mononucléose infectieuse. → *mononucleosis (infectious).*

ANGINA NECROTICA. Angine ulcéro-nécrotique de Hénoch.

ANGINA NERVOSA. Fausse angine de poitrine. → *angina (false).*

ANGINA (neutropenic). Agranulocytose, *s.f.* → *agranulocytosis.*

ANGINA NOSOCOMII. Angine ulcéreuse.

ANGINA NOTHA. Angine de poitrine vasomotrice.

ANGINA PAROTIDEA. Oreillons *s.m.pl.*

ANGINA PECTORIS. Angine de poitrine, angor *s.m.* ; angor pectoris, maladie d'Heberden, maladie de Rougnon-Heberden, sténocardie.

ANGINA PECTORIS DECUBITUS. Angor de décubitus, angine de poitrine de décubitus.

ANGINA PECTORIS (Prinzmetal's variant). Angine type Prinzmetal.

ANGINA PECTORIS (unstable). État de mal angineux. → *angina (preinfarction).*

ANGINA PECTORIS (vasomotoris). Angine de poitrine vasomotrice.

ANGINA (phlegmonous), ANGINA PHLEGMONOSA. Angine phlegmoneuse, abcès de l'amygdale.

ANGINA (Plaut's). Angine de Vincent.

ANGINA (preinfarction). État de mal angineux, syndrome prémonitoire d'infarctus, syndrome de menace d'infarctus, insuffisance coronarienne aiguë, angine – ou angor – instable, angor sévère évolutif.

ANGINA (pseudo-). Fausse angine de poitrine. → *angina (false).*

ANGINA (pseudomembranous). Angine pseudomembraneuse, angine couenneuse.

ANGINA (pultaceous). Angine pultacée.

ANGINA (Schultz's). Agranulocytose *s.f.* → *agranulocytosis.*

ANGINA SPURIA, ANGINA (spurious). Angine de poitrine vasomotrice.

ANGINA (suffocative). Angine diphtérique.

ANGINA (thymic). 1° Laryngospasme, *s.m.* – 2° Asthme vrai.

ANGINA TONSILLARIS. Angine phlegmoneuse.

ANGINA TRACHEALIS. Croup. *s.m.*

ANGINA (ulceromembranous). Angine de Vincent.

ANGINA ULCEROSA. Angine ulcéreuse.

ANGINA (unstable). Angor instable. → *angina (preinfarction).*

ANGINA (vasomotor). Angine de poitrine vasomotrice.

ANGINA VERA. Angine phlegmoneuse.

ANGINA (Vincent's). Angine de Vincent, angine ulcéro-membraneuse, amygdalite chancriforme.

ANGIOBLAST, *s.* Angioblaste, *m.*

ANGIOBLASTOMA, *s.* Angioblastome, *m.* ; angioréticulome, *m.* ; hémanglioblastome, *m.*

ANGIOCARDIOGRAM, *s.* Angiocardiogramme, *m.*

ANGIOCARDIOGRAPHY, *s.* Angiocardiographie, *f.*

ANGIOCARDIOGRAPHY (radioisotope). Gamma-angio-cardigraphie *s.f.*

ANGIOCARDIOGRAPHY (selective). Angiocardiographie sélective.

ANGIOCARDIOPNEUMOGRAPHY, *s.* Angiocardiopneumographie, *f.*

ANGIOCARDIOSCOPY, *s.* Angiocardioscopie, *f.*

ANGIOCARDITIS, *s.* Angiocardite, *f.*

ANGIOCAVERNOMA, *s.* Angiome caverneux. → *angioma (cavernous).*

ANGIOCHOLECYSTITIS, *s.* Angiocholécystite, *f.*

ANGIOCHOLITIS, *s.* Angiocholite, *f.*

ANGIODERMATITIS (necrotic). Angiodermite nécrotique athéromateuse, gangrène en plaques superficielles.

ANGIOENDOTHELIOMA, *s.* Angio-endothéliome, *m.*

ANGIOENDOTHELIOMA OF BONE. Sarcome d'Ewing. → *Ewing's sarcoma.*

ANGIOENDOTHELIOMATOSIS (malignant). Angioendothéliose maligne, lymphome malin intravasculaire.

ANGIOFIBROMA. *s.* Angiofibrome, *m.*

ANGIOFLUOROGRAPHY, *s.* Angiofluorographie, *f.*

ANGIOGENESIS, *s.* Angiogenèse, *f.*

ANGIOGLIOMA, *s.* Angiogliome, *m.*

ANGIOGLIOMATOSIS, *s.* Angiogliomatose, *f.*

ANGIOGRAPHY, *s.* Angiographie, *f.*

ANGIOGRAPHY (cerebral). Angiographie cérébrale.

ANGIOGRAPHY (digital or **digital subtraction).** Angiographie numérique, angiographie numérisée, angiographie digitale.

ANGIOGRAPHY (fluorescein). Angiofluorographie, *s.f.*

ANGIOGRAPHY (intracranial). Angio-encéphalographie, angiographie cérébrale.

ANGIOGRAPHY (magnetic resonance). Angiographie par résonance magnétique.

ANGIOGRAPHY (radioisotope). Gamma-angiographie, angioscintigraphie, *f.*

ANGIOGRAPHY (radioisotope cerebral). Gamma-angio-encéphalographie, *f.*

ANGIOGRAPHY (radionuclide). Angioscintigraphie, *s.f.*

ANGIOHAEMOPHILIA, *s.* Maladie de von Willebrand. → *Willebrand's disease (von).*

ANGIOHYPOTONIA, *s.* Angiohypotonie, *f.*

ANGIOID STREAKS-PSEUDOXANTHOMA ELASTICUM SYNDROME. Syndrome de Grönblad-Strandberg.

ANGIOID STREAKS IN THE RETINA. Stries angioïdes de la rétine.

ANGIOKERATOMA, *s.* Angiokératome, *m.* ; télangiectasie verruqueuse, verrue télangiectasique.

ANGIOKERATOMA CORPORIS DIFFUSUM UNIVERSALE. Angiokeratoma corporis diffusum de Fabry, angiokératose de Fabry, maladie de Fabry.

ANGIOKERATOMA MIBELLI. Angiokératome de Mibelli, lymphangiectasie des mains et des pieds.

ANGIOKERATOSIS (diffuse). Maladie de Fabry. → *angiokeratoma corporis diffusum universale.*

ANGIOLATHYRISM, *s.* Angiolathyrisme, *m.*

ANGIOLEUCITIS, ANGIOLEUKITIS. Lymphangite, *s.f.*

ANGIOLIPOMA, *s.* Angiolipome, *m.*

ANGIOLITH, *s.* Angiolithe, *m.*

ANGIOLOGY, *s.* Angéiologie, *f.*

ANGIOLUPOID, A. OF BROCQ AND PAUTRIER. Angiolupoïde *s.m.*

ANGIOLYMPHITIS, *s.* Lymphangite, *f.*

ANGIOLYMPHOMA, *s.* Lymphangiome, *m.*

ANGIOMA, *s.* Angiome, *m.*

ANGIOMA (arterial). Anévrisme cirsoïde.

ANGIOMA (capillary). Angiome capillaire.

ANGIOMA (cavernous), ANGIOMA CAVERNOSUM. Angiome caverneux, cavernome, *s.m.* ; fongus hématode, tumeur érectile.

ANGIOMA CORPORIS DIFFUSUM UNIVERSALE. Maladie de Fabry. → *angiokeratoma corporis diffusum universale.*

ANGIOMA CUTIS. Angiome cutané.

ANGIOMA (hereditary haemorrhagic). Maladie de Rendu-Osler. → *angiomatosis (haemorrhagic family).*

ANGIOMA (infective). Angiome serpiginosum d'Hutchinson-Crocker.

ANGIOMA LYMPHATICUM. Lymphangiome, *s.m.*

ANGIOMA PIGMENTOSUM ATROPHICUM. Xeroderma pigmentosum. → *xeroderma pigmentosum.*

ANGIOMA SENILE. Tache rubis. → *varix (papillary).*

ANGIOMA (serpiginous), ANGIOMA SERPIGINOSUM. Angioma serpiginosum d'Hutchinson-Crocker.

ANGIOMA (simple). Angiome simple.

ANGIOMA (spider). Angiome stellaire. → *naevus araneosus.*

ANGIOMA (telangiectatic). Télangiectasie *s.f.* ; angiome simple.

ANGIOMA (tuberose or **tuberous).** Angiome tubéreux. → *haemangioma congenitale.*

ANGIOMALACIA, *s.* Angiomalacie, *f.*

ANGIOMATOMA CORPORIS DIFFUSUM. Maladie de Fabry. → *Fabry's disease or syndrome.*

ANGIOMATA (plexiform). Anévrisme cirsoïde.

ANGIOMATOSIS, *s.* Angiomatose, *f.*

ANIGOMATOSIS (bacillary). Angiomatose bacillaire.

ANGIOMATOSIS (cerebral). Angiomatose cérébrale ou encéphalique.

ANGIOMATOSIS (corticomeningeal diffuse). Syndrome de Van Bogaert et Divry.

ANGIOMATOSIS (encephalotrigeminal). Angiomatose encéphalotrigéminée.

ANGIOMATOSIS (haemorrhagic family). Angiomatose hémorragique familiale, maladie de Rendu-Osler, télangiectasie héréditaire hémorragique, angiomatose héréditaire hémorragique, angéite familiale, hémangiomatose familiale.

ANGIOMATOSIS OF THE RETINA, ANGIOMATOSIS RETINAE. Maladie de von Hippel, angiomatose de la rétine.

ANGIOMATOSIS (retinocerebral). Angiomatose rétinocérébelleuse, maladie de von Hippel-Lindau.

ANGIOMEGALY, *s.* Angiomégalie, *f.*

ANGIOMYOLIPOMA, *s.* Angiomyolipome, *m.*

ANGIOMYOMA, *s.* Angiomyome, *m.*

ANGIONECROSIS, *s.* Angionécrose, *f.*

ANGIONEPHROGRAPHY, *s.* Angionéphrographie, *f.*

ANGIONEURECTOMY, *s.* Angioneurectomie, *f.* ; angionévrectomie, *f.*

ANGIONEURO-OEDEMA, *s.* Œdème de Quincke. → *Quincke's disease or oedema.*

ANGIONEUROMA, *s.* Tumeur glomique.

ANGIONEUROMYOMA, *s.* Tumeur glomique.

ANGIONEUROSIS CUTANEOUS. Œdème de Quincke. → *Quincke's disease.*

ANGIONEUROTIC, *adj.* Angioneurotique.

ANGIONOEDEMA, *s.* Œdème de Quincke.

ANGIONOMA, *s.* Ulcération d'un vaisseau sanguin.

ANGIOOSTEOHYPERTROPHY SYNDROME. Syndrome de Klippel-Trenaunay. → *Klippel-Trenaunay syndrome.*

ANGIOPANCREATITIS, *s.* Angiopancréatite, *f.*

ANGIOPARALYTIC, *adj.* Angioparalytique.

ANGIOPATHY, *s.* Angiopathie, *f.*

ANGIOPATHY (cerebral amyloid). Angiopathie amyloïde cérébrale, angiopathie congophile, angiopathie dysorique.

ANGIOPATHY (congophilic). Angiopathie amyloïde cérébrale. → *angiopathy (cerebral amyloid).*

ANGIOPATHY (dysoric). Angiopathie amyloïde cérébrale. → *angiopathy (cerebral amyloid).*

ANGIOPLASTY, *s.* Angioplastie, *f.*

ANGIOPLASTY (percutaneous transluminal). Angioplastie transluminale percutanée.

ANGIOPNEUMOGRAPHY, *s.* Angiopneumographie, *f.*

ANGIORETICULOMA, *s.* Angioblastome, *m.* → *angioblastoma.*

ANGIORRHAPHY, *s.* Angiorrhaphie, *f.*

ANGIOSARCOMA, *s.* Angiosarcome, *m.*

ANGIOSARCOMA (multiplex). Sarcome de Kaposi. → *Kaposi's sarcoma.*

ANGIOSCAN, *s.* Angioscanner, *m.* ; angioscanographie, *f.*

ANGIOSCLEROSIS, *s.* Angiosclérose, *f.*

ANGIOSCOPE, *s.* Angioscope, *m.*

ANGIOSCOPY, *s.* Angioscopie, *f.*

ANGIOSCOTOMA, *s.* Angioscotome, *m.*

ANGIOSIS, *s.* Angiopathie, *f.*

ANGIOSPASM, *s.* Angiospasme, *m.*

ANGIOSPASM (labyrinthine). Syndrome de Lermoyez.

ANGIOSPASTIC, *adj.* Angiospastique.

ANGIOSPASTIC SYNDROME. Syndrome angiospasmodique.

ANGIOSTEGNOSIS, *s.* Angiosténose, *f.*

ANGIOSTENOSIS, *s.* Angiosténose, *f.*

ANGIOSTRONGYLIASIS, *s.* Angiostrongylose, *f.*

ANGIOSTRONGYLUS, *s. Angiostrongylus, m.*

ANGIOTENSIN, *s.* Angiotensine, *f.* ; angiotonine, *f.* ; hypertensine, *f.*

ANGIOTENSIN INFUSION TEST. Test à l'angiotensine, test de Kaplan.

ANGIOTENSINAEMIA, *s.* Angiotensinémie, *f.*

ANGIOTENSINOGEN, *s.* Angiotensinogène, *m.* ; hypertensinogène, *m.* ; substrat plasmatique de la rénine.

ANGIOTONASE, *s.* Angiotensinase, *f.*

ANGIOTONIN, *s.* Angiotensine, *f.*

ANGIOTONOMETER, *s.* Angiotonomètre, *m.*

ANGIOTRIBE, *s.* Angiotribe, *m.* ; vasotribe, *m.*

ANGIOTRIPSY, *s.* Angiotripsie, *f.*

ANGLE (alpha) (α). Angle alpha (α).

ANGLE OF ANOMALY. Angle d'anomalie.

ANGLE OF CIRCULATORY EFFICIENCY. Angle d'insuffisance circulatoire.

ANGLE'S CLASSIFICATION. Classification d'Angle.

ANGLE (gamma). Angle gamma, angle γ.

ANGLE (impedance). Angle d'impédance.

ANGLE (Jacquart's). Angle facial.

ANGLE (kappa). Kappa, angle *K*.

ANGLE (Louis's). Angle sternal, angle de Louis.

ANGLE (Ludwig's). Angle de Louis.

ANGLE (ophryo-spinal). Angle facial.

ANGLE (parietal). Angle pariétal.

ANGLE (Quatrefages's). Angle pariétal.

ANGLE (sphenoid or **sphenoidal).** Angle sphénoïdal.

ANGLE (sternal). Angle de Louis.

ANGLE (Topinard's). Angle facial.

ANGOPHRASIA, *s.* Angophrasie, *f.*

ANGOR, *s.* 1° Angoisse, *f.* – 2° Angine de poitrine.

ANGOR NOCTURNUS. Terreurs nocturnes.

ANGOR PECTORIS. Angine de poitrine. → *angina pectoris.*

ANGST, *s.* Angoisse, *f.*

ANGSTRÖM, *s.* (**Å**). Angström, *m.* ; Å.

ANGUILLULA INTESTINALIS, A. STERCORALIS. Anguillule de l'intestin.

ANGUILLULIASIS, *s.* Anguillulose, strongyloïdose.

ANGUILLULOSIS, *s.* Anguillulose, strongyloïdose.

ANGUISH, *s.* Angoisse, *f.* ; angor, *m.*

ANGULUS LUDOVICI. Angle de Louis.

ANGULUS SPHENOIDALIS. Angle sphénoïdal.

ANGUSTY, *s.* Angustie, *f.*

ANHAEMATOPOIESIS, *s.* Anhématopoïèse, *f.*

ANHAEMATOSIS, *s.* Anhématopoïèse, *f.*

ANHEDONIA, *s.* Anhédonie, *f.*

ANHELATION, *s.* Anhélation, *f.*

ANHEPATIA, *s.* Anhépatie, *f.*

ANHIDROSIS, *s.* Anhidrose, *f.* ; anidrose, *f.*

ANHIDROSIS (hereditary). Syndrome de Weech. → *dysplasia (hereditary anhidrotic ectodermal).*

ANHIDROTIC, *adj.* Anhidrotique.

ANHISTIC, ANHISTOUS, *adj.* Anhiste.

ANHYDRASE (carbonic). Anhydrase carbonique.

ANHYDRAEMIA, *s.* Anhydrémie, *f.*

ANICTERIC, *adj.* Anictérique.

ANIDEATION, *s.* Asthénie psychique, anidéation, *f.*

ANIDROSIS, *s.* Anhydrose, *f.*

ANILINOPHIL, *s.*, **ANILINOPHIL CELL.** Cellule anilinophile.

ANILISM, *s.* Anilisme, *m.*

ANIMISM, *s.* Animisme, *m.*

ANION, *s.* Anion, *m.*

ANIRIDIA, *s.* Aniridie, *f.*

ANISAKIASIS, *s.* Anisakiase, *f.*

ANISEIKONIA, *s.* Aniséiconie, *f.*

ANISERGY, *s.* Anisergie circulatoire.

ANISMUS, *s.* Anisme, *m.*

ANISOCHROMIA, *s.* Anisochromie, *f.*

ANISOCORIA, *s.* Anisocorie, *f.*

ANISOCYTOSIS, *s.* Anisocytose, *f.* ; anisométrie, *f.*

ANISOMETROPIA, *s.* Anisométropie, *f.*

ANISOPHORIA, *s.* Anisophorie, *f.*

ANISOPHYGMIA, *s.* Anisophygmie, *f.*

ANISOSTHENIA, *s.* Anisosthénie, *f.*

ANISOTROPAL, ANISOTROPIC, *adj.* Anisotrope.

ANISTREPLASE, *s.* Anistreplase, *f.*

ANISURIA, *s.* Anisurie, *f.*

ANITSCHKOW'S MYOCYTE. Histiocyte du nodule d'Aschoff.

ANKLE, *s.* Cheville, *f.*

ANKYLOBLEPHARON, *s.* Ankyloblépharon, *m.*

ANKYLOCHILIA, *s.* Ankylocheilie, *f.*

ANKYLOGLOSSIA, ANKYLOGLOSSUM, *s.* Ankyloglosse, *m.*

ANKYLORRHINIA, *s.* Ankylorrhinie, *f.*

ANKYLOSIS, *s.* Ankylose, *f.*

ANKYLOSTOMIASIS, *s.* Ankylostomiase, *f.*

ANKYRIN, *s.* Ankyrine, *f.*

ANNEXITIS, *s.* Annexite, *f.* → *salpingo-oophoritis.*

ANNULO-AORTIC ECTASIA. Maladie annulo-ectasiante de l'aorte.

ANNULOCYTE, *s.* Annulocyte, *m.*

ANNULOPLASTY, *s.* Annuloplastie, *f.*

ANNULOPLASTY (Wooler's). Annuloplastie de Wooler.

ANNULUS (Vieussens's). Anneau de Vieussens.

ANOCI-ASSOCIATION, ANOCIATION, *s.* Anocie-association, méthode de Crile.

ANOCITHESIA, *s.* Anocie-association, *f.* ; méthode de Crile.

ANODE, *s.* Anode, *f.*

ANODONTIA, *s.* Anodontie, *f.*

ANODYNE, *adj.* Anodin, ine.

ANODYNIA, *s.* Anodynie, *f.*

ANOESTRUM, ANOESTRUS, *s.* Diœstrus, *m.*

ANOMALOSCOPE, *s.* Anomaloscope, *m.*

ANOMIA, *s.* Anomie, aphasie nominale.

ANONYCHIA, *s.* Anonychie, *f.*

ANOOPSIA, *s.* Hypertropie, *f.* → *strabismus sursumvergens.*

ANOPHELE, *s.* Anophèle, *m.*

ANOPHELES, *s. Anopheles, m.*

ANOPHELISM, *s.* Anophélisme, *m.* ; culicidisme, *m.*

ANOPHELISM (residual). Anophélisme résiduel.

ANOPHTHALMIA, *s.* Anophtalmie, *f.*

ANOPHTALMIA (unilateral). Monophtalmie, *f.*

ANOPHTHALMOS, ANOPHTHALMUS, *s.* Anophtalmie.

ANOPIA, *s.* 1° Absence ou atrophie d'un œil. – 2° Anopsie, *f.* – 3° Hypertropie. → *strabismus sursumvergens.*

ANOPSIA, *s.* 1° Incapacité visuelle, anopsie, *f.* – 2° Hypertropie. → *strabismus sursumvergens.*

ANORCHIA, ANORCHIDISM, ANORCHISM, *s.* Anorchidie, *f.* ; anorchie, *f.*

ANORECTAL SYNDROME IN LYMPHOGRANULOMA VENEREUM. Syndrome de Jersild, syndrome ano-recto-génital, éléphantiasis génito-ano-rectal.

ANORECTIC, *adj.* Anorexique, anorexiant, ante.

ANOREXIA, *s.* Anorexie, *f.* ; oligophagie, *f.*

ANOREXIA NEVROSA. Anorexie mentale ou psychogène, anorexie hystérique, cachexie cérébropituitaire, cachexie psychogène, cachexie psycho-endocrinienne de l'adolescence, cachexie oligophagique d'origine psycho-névrotique, abiorexie.

ANOREXIANT, *adj.* Anorexigène.

ANORGANIC, *adj.* Anorganique, inorganique.

ANORTHOGRAPHY, *s.* Anorthographie, *f.*

ANOSMIA, *s.* Anosmie, *f.*

ANOSODIAPHORIA, *s.* Anosodiaphorie, *f.*

ANOSOGNOSIA, *s.* Anosognosie, *f.*

ANOSTEOGENESIS, *s.* Anostéogenèse, *f.*

ANOVARIA, ANOVARISM, *s.* Anovarie, *f.*

ANOVULATION, *s.* Anovulation, *f.*

ANOVULATORY, *adj.* Anovulatoire.

ANOXAEMIA, ANOXHAEMIA, *s.* Anoxémie, *f.* ; anoxhémie, *f.* ; anoxyémie, *f.*

ANOXAEMIA TEST. Épreuve d'anoxémie.

ANOXIA, *s.* Anoxie, *f.*

ANOXIA (altitude). Mal d'altitude. → *sickness (altitude).*

ANOXIA (anaemic). Anoxie par manque d'hémoglobine.

ANOXIA (anoxic). Anoxie par abaissement de Po^2.

ANOXIA (histotoxic). Anoxie par empoisonnement cellulaire.

ANOXIA (stagnant). Anoxie par stase.

ANOXIA TEST. Épreuve d'anoxémie.

ANOXYAEMIA, *s.* Anoxémie, *f.*

ANSERINE SKIN. Chair de poule.

ANTACID, *adj.* Antiacide.

ANTAGONIST, *adj.* and *s.* Antagoniste, *adj., s.m.*

ANTAGONIST (calcium). Inhibiteur calcique, anticalcique, *s.m.*

ANTAGONIST (competitive or **enzyme** or **metabolic).** Antimetabolite, *s.m.*

ANTAGONIST (purine). Antipurine, *s.m.*

ANTAGONIST (pyrimidic). Antipyrimidique, *s.m.*

ANTAGONISTIC, *adj.* Antagoniste.

ANTALGESIC, ANTALGIC, *adj.* Antalgique.

ANTECEDENTS, *s. pl.* Antécédents, *m.pl.*

ANTECUBITAL, *adj.* Antibrachial, ale.

ANTEDISPLACEMENT OF THE UTERUS. Antédéviation de l'utérus.

ANTEFLEXION, *s.* Antéflexion, *f.*

ANTEFLEXIO UTERI, ANTEFLEXION OF THE UTERUS. Antéflexion de l'utérus.

ANTENATAL, *adj.* Anténatal, ale ; prénatal, ale.

ANTE PARTUM. Ante partum.

ANTEPOSITION OF THE UTERUS. Antéposition de l'utérus.

ANTEROCOLLIS, *s.* Antérocolis, *m.*

ANTEROGRADE, *adj.* Antérograde.

ANTEVERSION, *s.* Antéversion, *f.*

ANTEVERSION OF THE UTERUS. Antéversion de l'utérus.

ANTHELIX, *s.* Anthélix, *m.*

ANTHELMINTHIC, ANTHELMINTIC, *adj.* Anthelmintique, vermifuge.

ANTHORMON, *s.* Chalone, *f.*

ANTHRACOID, *adj.* Anthracoïde.

ANTHRACOSILICOSIS, *s.* Anthracosilicose, *f.*

ANTHRACOSIS, *s.* Anthracose, *f.* ; anthracosis, *f.* ; phtisie des mineurs, pneumoconiose anthracosique.

ANTHRACOSIS LINGUAE. Langue noire. → *tongue (black).*

ANTHRACOTHERAPY, *s.* Anthracothérapie, *f.*

ANTHRACYCLINE, *s.* Anthracycline, *f.*

ANTHRAX, *s.* Charbon, *m.* ; fièvre charbonneuse.

ANTHRAX (contagious). Pustule maligne.

ANTHRAX (intestinal). Charbon à forme intestinale.

ANTHRAX (malignant). Pustule maligne.

ANTHRAX (pulmonary). Maladie des trieurs de laine, charbon à forme pulmonaire.

ANTHROPOLOGY, *s.* Anthropologie, *f.*

ANTHROPOMETRY, *s.* Anthropométrie, *f.*

ANTHROPOMORPHISM, *s.* Anthropomorphisme, *m.*

ANTHROPHILIA, *s.* Anthropophilie, *f.*

ANTHROPOPHILIC INDEX. Indice d'anthropophilie.

ANTHROPOPHOBIA, *s.* Anthropophobie, *f.*

ANTHROPOZOONOSIS, *s.* Anthropozoonose, *f.*

ANTIAGGREGATING, *adj.* Anti-agrégant, ante.

ANTIAGRESSIN, *s.* Antiagressine, *f.*

ANTIALLERGIC, *adj.* Antiallergique.

ANTIAMARILLIC, *adj.* Antiamaril, ile.

ANTIANAEMIA PRINCIPLE. Facteur antipernicieux. → *factor (antianaemia or antianaemic).*

ANTIANAPHYLAXIS, *s.* Antianaphylaxie, *f.*

ANTIANDROGEN, *adj.* Anti-androgène.

ANTIANGINAL, *adj.* Antiangineux, euse.

ANTIANTIBODY, *s.* Anti-anticorps, *m.*

ANTIARRHYTHMIC, *adj.* Anti-arythmique.

ANTIASTHMATIC, *adj.* Anti-asthmatique.

ANTIATHEROGENIC, *adj.* Anti-athérogène.

ANTIBACTERIAL, *adj.* Antibactérien, enne.

ANTIBIOGRAM, *s.* Antibiogramme, *m.*

ANTIBIOTIC, *adj.* Antibiotique.

ANTIBIOTIC (polypeptide). Polypeptides (famille d'antibiotiques), *m. pl.*

ANTIBIOTIC-RESISTANCE OF A MICROORGANISM. Résistance bactérienne aux antibiotiques.

ANTIBLASTIC, *adj.* Antiblastique.

ANTIBODY, *s.* Anticorps, *m.*

ANTIBODY (anaphylactic). Toxogénine, *s.f.*

ANTIBODY (anti-Australia). Anticorps anti-Australie ou anti-Au.

ANTIBODY (anti-delta agent). Anticorps anti-agent delta.

ANTIBODY (anti-DNA). Anticorps anti-ADN.

ANTIBODY (anti-DNP). Anticorps antinucléaire ou anti-DNP.

ANTIBODY (anti-e). Anticorps anti-HBe, Ac HBe, anticorps anti-e.

ANTIBODY (anti-HA). Anticorps anti-HA.

ANTIBODY (anti-HBc). Anticorps anti-HBc, Ac HBc.

ANTIBODY (anti-HBs). Anticorps anti-Hbs, Ac HBs.

ANTIBODY (anti-HC). Anticorps anti-HC.

ANTIBODY (antithyroid). Anticorps anti-thyroïde.

ANTIBODY (antithyroperoxidase). Anticorps antithyroperoxydase.

ANTIBODY (antilymphocytic). Anticorps antilymphocyte.

ANTIBODY (antimitochrondria). Anticorps antimitochrondries.

ANTIBODY (antinuclear). Anticorps antinoyaux ou antinucléaire, facteur antinucléaire, FAN, facteur lupique.

ANTIBODY (antiplatelet). Thrombo-anticorps, *s.m.* ; anticorps antiplaquettaire.

ANTIBODY (antitissue). Anticorps anti-tissus.

ANTIBODY (bivalent). Anticorps bivalent.

ANTIBODY (blocking). Anticorps bloquant ou inhibant.

ANTIBODY (cellular or **cell-bound).** Anticorps cellulaire.

ANTIBODY (circulating). Anticorps circulant, anticorps sérique, anticorps humoral.

ANTIBODY (complete). Anticorps complet.

ANTIBODY (cross-reacting). Anticorps de groupe.

ANTIBODY (enchancing). Anticorps facilitant.

ANTIBODY (first order). Anticorps complet.

ANTIBODY (fluorescent test). Méthode de l'immunofluorescence, méthode de Coons.

ANTIBODY (Forssman's). Anticorps Forssman, anticorps F.

ANTIBODY (heterophilic). Anticorps hétérophile.

ANTIBODY (humoral). Anticorps circulant. → *antibody (circulating).*

ANTIBODY (immune) or **ANTIBODY OF IMMUNE TYPE.** Agglutinine irrégulière ou immune, anticorps immun, anticorps irrégulier, immun-anticorps.

ANTIBODY (incomplete). Anticorps incomplet.

ANTIBODY (inhiblting). Anticorps bloquant.

ANTIBODY (monoclonal). Anticorps monoclonal.

ANTIBODY (natural). Anticorps naturel ou régulier.

ANTIBODY (neutralizing). Anticorps neutralisant.

ANTIBODY (normal). Anticorps naturel ou régulier.

ANTIBODY (second-order). Anticorps incomplet.

ANTIBODY (sensitizing). Anticorps, *s.m.*

ANTIBODY (site). Site anticorps.

ANTIBODY (third-order). Cryptagglutinoïde, *s.m.*

ANTIBODY (univalent). Anticorps monovalent.

ANTIBODY (warm). Anticorps chaud.

ANTIBODY AGAINST ENDOTOXIN (human monoclonal). Anticorps anti-endotoxine, anticorps anti-HA-1A.

ANTICANCER, *adj.* Anticancéreux, euse.

ANTICARCINOGEN, *s.* Anticarcinogénétique, *m.* ; anticarcinogénique, *m.*

ANTICARCINOGENIC, *adj.* Anticarcinogénétique, anticarcinogénique, anticancéreux, euse.

ANTICARDIOLYSIN, *s.* Anticardiolysine, *f.*

ANTICATAPHYLAXIS, *s.* Anticataphylaxie, *f.*

ANTICEPHALIN, *s.* Anticéphaline, *f.*

ANTICHOLINERGIC, *adj.* Anticholinergique.

ANTICHOLINESTERASE, *adj.* Anticholinestérasique.

ANTICOAGULANT, *adj.* and *s.* Anticoagulant, *adj.*, *s.m.*

ANTICOAGULANT (circulating). Anticoagulant circulant.

ANTICOAGULANT (lupus). Anticoagulant lupique.

ANTICODON, *s.* Anticodon, *m.*

ANTICOLLOIDOCLASIA, *s.* Anticlasie, *f.* ; anticolloïdoclasie, *f.*

ANTICOMPLEMENTARY, *adj.* Anticomplémentaire.

ANTICONCEPTIVE, *adj.* Contraceptif, ive ; anticonceptionnel, elle.

ANTICONVULSANT, *adj.* Anticonvulsivant, ante.

ANTICONVULSIVE, *adj.* Anticonvulsivant, ante. → *antiepileptic.*

ANTICYTOKINE, *s.* Anticytokine, *f.*

ANTIDEPRESSANT, *adj.* Thymo-analeptique : antidépresseur, ive.

ANTIDIABETIC, *adj.* and *s.* Antidiabétique, *adj.*, *s.m.*

ANTIDIARRHEAL, *adj.*, *s.* Antidiarrihéique, *adj.*, *s.m.*

ANTIDIARRHOEAL, *adj.* Antidiarrhéique.

ANTIDIPHTHERITIC, *adj.* Antidiphtérique.

ANTIDIURESIS, *s.* Antidiurèse, *f.*

ANTIDIURETIC HORMONE. Hormone antidiurétique. → *vasopressin.*

ANTIDOPAMINERGIC, *adj.* Anti-dopaminergique.

ANTIDOTE, *s.* Antidote, *m.*

ANTIDROMIC, *adj.* Antidromique.

ANTIDYSRHYTHMIC, *adj.* Antiarythmique.

ANTIEMETIC, *adj.* Antiémétique.

ANTIENZYME, *s.* Antienzyme, *m.*

ANTIEPILEPTIC, *adj.* Antiépileptique, anticonvulsivant.

ANTIESTROGEN, *adj.* (américain). Antiœstrogène.

ANTIFERMENT, *s.* Antiferment, *m.* ; anti-enzyme, *m.*

ANTIFIBRILLATORY, *adj.* Antifibrillant, ante.

ANTIFIBRINOLYSIN, *s.* Antifibrinolysine, *f.* ; antiplasmine, *f.*

ANTIFIBRINOLYTIC, *adj.* Antifibrinolytique.

ANTIFOAM, *adj.*, *s.* Antimoussant, *adj.*, *s.m.*

ANTIFOLIC, *adj.* Antifolique.

ANTIFUNGAL, *adj.* Antifongique, antifungique, antimycotique.

ANTIGEN, *s.* (Ag). Antigen, *m.* ; Ag.

ANTIGEN (Au or **Australia** or **Australia) (SH).** Antigène Australia ou Australie, antigène Au, antigène Au/SH, antigène HBs, Ag HBs.

ANTIGEN (Au/HB). Antigène Australie. → *antigen (Australia).*

ANTIGEN (Au/SH). Antigène Australie. → *antigen (Australia).*

ANTIGEN (blood-group). Antigène érythrocytaire.

ANTIGEN (CA 15.3). Antigène CA 15.3.

ANTIGEN (CA19.9). Antigène CA 19.9.

ANTIGEN (CA 50). Antigène CA 50.

ANTIGEN (CA 72.4). Antigène CA 72.4.

ANTIGEN (CA125). Antigène CA 125.

ANTIGEN (carbohydrate). Antigène CA.

ANTIGEN (carcinœmbryonic). Antigène fœtal. → *antigens (fetal).*

ANTIGEN (common). Antigène commun.

ANTIGEN (« e »). Antigène « e », Ag e, antigène HBe, Ag HBe.

ANTIGENS (fetal). Antigènes fœtaux, antigènes carcino-embryonnaires, antigènes carcino-fœtaux, antigènes embryonnaires.

ANTIGEN (flagellar). Antigen H. → *antigen (H).*

ANTIGEN (Forssman's). Antigène F, antigène Forssman.

ANTIGEN (Frei's). Antigène de Frei.

ANTIGEN (H). Antigène H, antigène cilié, antigène externe, antigène flagellaire.

ANTIGEN (HA). Antigène HA.

ANTIGEN (haptoglobin). Antigène haptoglobine, antigène Hp.

ANTIGEN (HBc). Antigène HBc. → *antigen (hepatitis B core).*

ANTIGEN (HBs). Antigène Australie. → *antigen (Australia).*

ANTIGEN (HC). Antigène HC.

ANTIGEN (hepatitis associated) or **HAA.** Antigène Australie. → *antigen Au or Australia.*

ANTIGEN (hepatitis B). Virus de l'hépatite B. → *virus (hepatitis B).*

ANTIGEN (hepatitis B core). Antigène HBc, Ag HBc.

ANTIGEN (hepatitis B surface). Antigène Australie. → *antigen (Au or Australia).*

ANTIGEN (heterogenetic). Antigène hétérophile.

ANTIGEN (heterophil). Antigène hétérophile.

ANTIGEN (histocompatibility). Antigène tissulaire. → *antigen (tissue).*

ANTIGEN (HL-A). Antigène HLA. → *antigen (tissue).*

ANTIGEN (Hp). Antigène haptoglobine.

ANTIGEN (H-Y). Antigène HY, déterminant HY.

ANTIGEN (Ia). Antigène Ia.

ANTIGEN (incomplete). Haptène, *m.*

ANTIGEN (Kveim's). Antigène sarcoïdosique.

ANTIGEN (leukocyte). Antigène leucocytaire.

ANTIGEN (Lewis or **Le).** Facteur Lewis. → *factor Lewis.*

ANTIGEN (Negre's). Antigène de Nègre.

ANTIGEN (O). Antigène O, antigène somatique.

ANTIGEN (oncofetal). Antigène fœtal. → *antigen (fetal).*

ANTIGEN (P 24). Antigène P 24.

ANTIGEN (partial). Haptène, *s.m.*

ANTIGEN (platelet). Antigène plaquettaire.

ANTIGEN (private). Antigène privé.

ANTIGEN (public). Antigène public.

ANTIGEN REACTION OF DEBRÉ AND PARAF. Réaction de l'antigène, réaction de Debré et Paraf.

ANTIGEN (residue). Haptène, *s.m.*

ANTIGEN (Rhesus or **Rh).** Facteur Rhésus. → *Rhesus antigen or factor.*

ANTIGEN (SH). Virus de l'hépatite B. → *virus (hepatitis B).*

ANTIGEN (shared). Antigène commun.

ANTIGEN (somatic). Antigène O. → *antigen (O).*

ANTIGEN (surface). Antigène de surface.

ANTIGEN (Sutter blood group). Antigène Sutter.

ANTIGEN (tissue). Antigène tissulaire, antigène d'histocompatibilité ou de greffe ou de transplantation.

ANTIGEN (tissue transplantation compatibility). Antigène tissulaire. → *antigen (tissue).*

ANTIGEN (transplantation). Antigène tissulaire. → *antigen (tissue).*

ANTIGEN (tumour). Antigène tumoral.

ANTIGEN (V or **VI).** Antigène Vi.

ANTIGENAEMIA, *s.* Antigénémie, *f.*

ANTIGENIC, *adj.* Antigénique.

ANTIGENIC COMPETITION. Compétition des antigènes.

ANTIGENIC DETERMINANT or **SITE.** Site (ou déterminant) antigénique, motif antigénique, épitope, *s.m.*

ANTIGENICITY, *s.* Antigénicité, *f.* ; antigénie, *f.* ; potentiel antigénique.

ANTIGENOTHERAPY, *s.* Antigénothérapie, *f.*

ANTIGLOBULIN, *s.* Antiglobuline, *f.*

ANTIGLOBULIN TEST. Test de Coomb.

ANTIGONADOTROPIC, *adj.* Antigonadotrope.

ANTIGP IIb/IIIa. Anti-GP IIb/IIIa.

ANTIHAEMOPHILIC, *adj.* Antihémophilique.

ANTIHAEMORRAGIC, *adj.* Antihémorragique.

ANTIHISTAMINE, *s.* Antihistaminique, *m.*

ANTIHISTAMINETHERAPY, *s.* Antihistaminothérapie, *f.*

ANTIHISTAMINIC, *adj.* Antihistaminique.

ANTIHORMONE, *s.* Antihormone, *f.*

ANTIHYPERTENSIVE, *adj.* Antihypertenseur.

ANTI-INFECTIOUS, *adj.* Anti-infectieux, euse.

ANTI-INFECTIVE, *adj.* Anti-infectieux, euse.

ANTI-INFLAMMATORY, *adj.* and *s.* Anti-inflammatoire.

ANTI-INFLAMMATORY (nonsteroid). Anti-inflammatoire nonstéroïdien, AINS.

ANTI-INFLAMMATORY (steroid). Anti-inflammatoire stéroïdien, AIS.

ANTIKETOGENETIC, *adj.* Anticétogène.

ANTIKETOGENIC, *adj.* Anticétogène.

ANTILEUKAEMIC, *adj.* Antileucémique.

ANTILEPROTIC, *adj.* Antilépreux, euse.

ANTILUETIC, *adj.* and *s.* Antisyphilitique.

ANTILYMPHOCYTIC, *adj.* Antilymphocytaire ou antilymphocyte.

ANTILYSIN, *s.* Antilysine, *f.*

ANTIMALARIAL, *adj.* Antipaludéen, éenne ; antimalarique.

ANTIMETABOLITE, *s.* Antimétabolite, *m.* ; paramétabolite, *m.*

ANTIMICROBIAL, *adj.* Antimicrobien, enne.

ANTIMIGRAINE, *adj.* Antimigraineux.

ANTIMIGRAINOUS, *adj.* Antimigraineux, euse.

ANTIMITOTIC, *adj.* Antimitotique.

ANTIMULLERIAN, *adj.* Antimullérien, enne.

ANTIMYCOTIC, *adj.* Antifongique. → *antifungal.*

ANTINEOPLASTIC, *adj.* Antinéoplasique.

ANTIONCOGEN, *s.* Antioncogène, *m.*

ANTINAUSEANT, *adj.; s. f.* Antinauséeux, *adj., s. m.*

ANTIOESTROGEN, *adj.* Antiœstrogène.

ANTIOXIDANT, *adj.; s. f.* Antioxydant, *adj., s. m.* ; antioxygène.

ANTIPALUDIAN, *adj.* Antipaludique.

ANTIPARALLEL, *adj.* Antiparallèle.

ANTIPARASITIC, *adj.; s. f.* Antiparasitaire, *adj., s. m.*

ANTIPARKINSONIAN, *adj.* Antiparkinsonien, ienne.

ANTIPELLAGRA VITAMIN. Vitamine antipellagreuse. → *vitamin PP.*

ANTIPERISTALTIC, *adj.* Antipéristaltique.

ANTIPERSPIRANT, *adj.; s.* Antisudoral, *adj., s. m.*

ANTIPHAGIN, *s.* Antiphagine, *f.*

ANTIPHLOGISTIC, *adj.* Antiphlogistique.

ANTIPHONE, *s.* Antiphone, *m.*

ANTIPHOSPHOLIPID, *s.* Antiphospholipide, *m.*

ANTIPLASMIN, *s.* Antifibrinolysine, antiplasmine.

ANTIPLATELET, *adj.* Antiplaquettaire.

ANTIPROGESTERONE, *s.* Antiprogestérone, *m.*

ANTIPROGESTERONE COMPOUND. Antiprogestatif, *s. m.*

ANTIPROGESTIN, *s.* Antiprogestérone, *m.*

ANTIPROTEASE, *s.* Antiprotéase, *f.*

ANTIPROTHROMBINASE, *s.* Antiprothrombinase, *m.*

ANTIPRURITIC, *adj.* Antiprurigineux, euse.

ANTIPSYCHIATRY, *s.* Antipsychiatrie, *f.*

ANTIPSYCHOTIC, *adj.* and *s.* Antipsychotique.

ANTIPYRETIC, *adj.* Antipyrétique.

ANTIRABIC, *adj.* Antirabique.

ANTIRACHITIC, *adj.* Antirachitique.

ANTIRETROVIRAL, *adj.* Antirétroviral, ale.

ANTIRHEUMATIC, *adj.* Antirhumatismal, ale.

ANTIRENIN, *s.* Antirénine, *f.*

ANTISCORBUTIC, *adj.* Antiscorbutique.

ANTISCORBUTIN, *s.* Vitamine C. → *vitamin C.*

ANTISEBORRHOEIC, *adj.* Antiséborrhéique.

ANTISENSE, *s.* Antisens, *m.*

ANTISEPSIS, *s.* Antisepsie, *f.*

ANTISEPSIS (physiologic or physiological). Auto-antisepsie, *f.* ; antisepsie physiologique de l'organisme.

ANTISEPTIC, *adj.* Antiseptique.

ANTISERUM, *s.* 1° Immunosérum. – 2° Antisérum, *m.* ; sérum précipitant.

ANTISLUDGE, *adj.* and *s.* Antigrégant, *adj., s. m.*

ANTISMOKING, *adj.* Anti-tabac.

ANTISPASMODIC, ANTISPASTIC, *adj.* Antispasmodique.

ANTISTREPTOKINASE, *s.* Antistreptokinase, *f.* ; ASK.

ANTISTREPTOLYSIN O. Antistreptolysine O, ASLO.

ANTISUDORAL, ANTISUDORIFIC, *adj.* Antisudoral, ale.

ANTISYPHILITIC, *adj.* and *s.* Antisyphilitique, antiluétique.

ANTITETANIC, *adj.* Antitétanique.

ANTITHERMIC, *adj.* Antithermique.

ANTITHROMBIN, *s.* Antithrombine, *f.*

ANTITHROMBOPLASTINOGEN, *s.* Antithromboplastinogène, *m.*

ANTITHROMBOTIC, *adj.* Antithrombotique.

ANTITHYROID, *adj.* Antithyroïdien, ienne.

ANTITOXIC, *adj.* Antitoxique.

ANTITOXIN, *s.* Antitoxine, *f.*

ANTITRAGUS, *s.* Antitragus, *m.*

α1-ANTITRYPSIN, *s.* α 1-antitrypsine, *f.*

ANTITRYPSIC, *adj.* Antitryptique.

ANTITRYPTIC, *adj.* Antitryptique.

ANTITUBERCULOTIC, *adj.* and *s.* Antituberculeux, *adj., s. m.*

ANTITUBERCULOUS, *adj.* Antituberculeux, euse.

ANTITUSSIVE, *adj.* Antitussif, ive.

ANTIVIRAL, *adj.* Antiviral, ale.

ANTITYPHOID, *adj.* Antityphoïde.

ANTIVENIN, *s.* Sérum antivenimeux.

ANTIVIRUS, *s.* Antivirus, *m.*

ANTIVITAMIN, *s.* Antivitamine, *f.*

ANTI Xa, *adj.*. Anti-Xa.

ANTIXENIC, *adj.* Antixénique.

ANTIXEROPHTHALMIC, *adj.* Antixérophthalmique. – *a. vitamin.* Vitamine A.

ANTLEY-BIXLER SYNDROME. Syndrome d'Antley-Bixler.

ANTONYM, *s.* Antonyme, *m.*

ANTRAL, *adj.* Antral, ale.

ANTRECTOMY, *s.* Antrectomie, *f.*

ANTRITIS, *s.* 1° Sinusite, *f.* – 2° Antrite. *f.*

ANTRO-ATTICOTOMY, *s.* Attico-antrotomie, *f.*

ANTRODUODENOSTOMY, *s.* Antro-duodénostomie, *f.*

ANTROMASTOIDITIS, *s.* Antro-mastoïdite, *f.*

ANTROSTOMY, *s.* Antrostomie, *f.*

ANTROTOMY, *s.* Antrotomie, *f.*

ANTRUM, *s.* Antre, *m.*

ANTYLLUS'S METHOD or OPERATION. Méthode d'Antyllus.

ANUCLEAR, *adj.* Anucléé, éée.

ANURIA, *s.* Anurie, *f.*

ANURIA (excretory). Anurie excrétoire, fausse anurie.

ANURIA (secretory). Anurie sécrétoire, anurie vraie.

ANUS, *s.* Anus, *m.*

ANUS (artificial). Anus artificiel.

ANUS (preternatural). Anus contre nature.

ANXIETAS TIBIARUM. Syndrome des jambes sans repos. → *legs (restless).*

ANXIETY, *s.* Anxiété, *f.*

ANXIETY ATTACK. Anxiété paroxystique.

ANXIETY (castration). Angoisse de castration.

ANXIETY TENSION STATE (ATS). Constitution hyperémotive.

ANXIOLYTIC, *adj.* Anxiolytique.

ANXIOUS, *adj.* Anxieux, euse.

AORTA, *s.* Aorte, *f.*

AORTA (buckled). Aorte plicaturée.

AORTA (kinked). Aorte pseudocoarctation.

AORTA (overriding). Aorte à cheval, aorte biventriculaire, dextroposition de l'aorte, chevauchement aortique.

AORTECTOMY, *s.* Aortectomie, *f.*

AORTIC, *adj.* Aortique.

AORTIC ARCH SYNDROME. Syndrome de la crosse aortique, syndrome de l'arc aortique, syndrome des troncs supra-aortiques.

AORTIC BIFURCATION OCCLUSION SYNDROME. Syndrome de Leriche. → *Leriche's syndrome.*

AORTIC SINUS SYNDROME. Syndrome sinu-aortique.

AORTIC VALVE STENOSIS. Rétrécissement aortique valvulaire.

AORTITIS, *s.* Aortite, *f.*

AORTITIS (bacterial). Aortite infectieuse.

AORTITIS (mycotic). Aortite infectieuse.

AORTITIS (syphilitic). Aortite syphilitique.

AORTO-ARTERIOGRAPHY, *s.* Aorto-artériographie.

AORTOARTERITIS (non specifics). Maladie de Takayasu.

AORTICO-LEFT VENTRICULAR TUNNEL. Tunnel aorto-ventriculaire gauche.

AORTOGRAPHY, *s.* Aortographie. *f.*

AORTOMYOCARDITIS, *s.* Aortomyocardite, *f.*

AORTOMYOPLASTY, *s.* Aortomyoplastie, *f.*

AORTOPLASTY, *s.* Aortoplastie, *f.*

AORTOTOMY, *s.* Aortotomie, *f.*

APAREUNIA, *s.* Apareunie, *f.*

APATHY, *s.* Apathie, *f.*

APATITE, *s.* Apatite, *f.*

APEIDOSIS, *s.* Apeidose, *f.*

APEPSIA, *s.* Apepsie, *f.*

APEPSIA (hysteric). Anorexie mentale. → *anorexia nervosa.*

APEPSIA NERVOSA. Anorexie mentale. → *anorexia nervosa.*

APERIENT, *adj.* and *s.* Laxatif, *adj.* et *s. m.*

APERISTALSIS, *s.* Apéristaltisme, *m.*

APERT'S HIRSUTISM. Syndrome génito-surrénal. → *adrenogenital syndrome.*

APERT'S SYNDROME. Maladie ou syndrome d'Apert, acrocéphalosyndactylie, type I.

APERT-CROUZON DISEASE. Syndrome d'Apert-Crouzon. → *cephalodactyly (Vogt's).*

APERT-GALLAIS SYNDROME. Syndrome d'Apert et Gallais. → *adrenogenital syndrome.*

APEX, *s.* Apex, *m.*

APEX OF THE PETRUS BONE SYNDROME. Syndrome de Gradenigo. → *Gradenigo's syndrome.*

APEXCARDIOGRAM, APEXOCARDIOGRAM, *s.* Apexogramme, *m.* ; apexocardiogramme, *m.* apexcardiogramme, *m.* ; cardiogramme apexien.

APGAR'S SCORE. Indice d'Apgar.

APHACIA, *s.* Aphakie, *f.*

APHACIC, *adj.* Aphake, *m.*

APHAGIA, *s.* Aphagie, *f.*

APHAGOPRAXIA, *s.* Apractographie, *f.* ; Aphagopraxie, *f.*

APHAKIA, *s.* Aphakie, *f.*

APHAKIAL, APHAKIC, *adj.* Aphaque.

APHAKIC FLAT ANTERIOR CHAMBER. Athalamie des aphaques.

APHALGESIA, *s.* Haphalgésie, aphalgésie.

APHASIA, *s.* Aphasie, *f.*

APHASIA (acoustic). Surdité verbale. → *amnesia (verbal).*

APHASIA (amnemonic). Aphasie léthologique.

APHASIA (amnesic or **amnestic).** Aphasie amnésique.

APHASIA (anomic). Aphasie nominale.

APHASIA (ataxic). Aphasie motrice. → *aphasia (motor).*

APHASIA (auditory). Surdité verbale. → *amnesia (verbal).*

APHASIA (Broca's). Aphasie de Broca, aphasie d'expression.

APHASIA (conduction). Aphasie de conduction.

APHASIA (cortical). Aphasie totale.

APHASIA (expressive). Aphasie motrice. → *aphasia (motor).*

APHASIA (expressive-receptive). Aphasie totale.

APHASIA (fronto-cortical). Aphasie motrice. → *aphasia (motor).*

APHASIA (gibberish). Jargonaphasie, *s. f.*

APHASIA (global). Aphasie totale.

APHASIA (graphomotor). Agraphie, *s.f.* → *agraphia.*

APHASIA (Grashey's). Aphasie sensorielle transitoire.

APHASIA (impressive). Aphasie sensorielle.

APHASIA (jargon). Jargonaphasie, *s.f.* ; paraphasie littérale, paraphrasie littérale, cacolalie, *s. f.*

APHASIA (Kussmaul's). Mutisme volontaire.

APHASIA LETHICA. Aphasie léthologique.

APHASIA (mixed). Aphasie totale.

APHASIA (motor). Aphasie motrice, amnésie phonocinétique.

APHASIA (nominal). Aphasie nominale.

APHASIA (optic). Aphasie optique.

APHASIA (parietooccipital). Association d'alexie et d'apraxie.

APHASIA (psychosensory). Aphasie sensorielle.

APHASIA (receptive). Aphasie sensorielle.

APHASIA (semantic). Aphasie sémantique.

APHASIA (sensory). Aphasie sensorielle.

APHASIA (subcortical). Aphasie sous-corticale.

APHASIA (syntactial or **syntactical).** Aphasie syntactique, agrammatisme.

APHASIA (tactile). Agnosie, *s. f.*

APHASIA (temporoparietal). Aphasie de Wernicke.

APHASIA (total). Aphasie totale.

APHASIA (transcortical). Aphasie transcorticale.

APHASIA (verbal). Aphasie verbale.

APHASIA (visual). Cécité verbale. → *alexia.*

APHASIA (Wernicke's). Aphasie de Wernicke, aphasie de conductibilité.

APHELXIA, *s.* Aphelkia, *f.*

APHEMAESTHESIA, *s.* Aphémesthésie, *f.*

APHEMIA, *s.* Aphémie, *f.* ; alalie, *f.* ; anaudie, *f.* ; aphasie motrice vocale, aphrasie, *f.* ; aphtenxie, *f.* ; laloplégie, *f.* ; logoplégie, *f.*

APHONIA, *s.* Aphonie, *f.*

APHONIA PARALYTICA, APHONIA (paralytic). Aphonie paralytique.

APHONIA (paranolca). Silence obstiné de certains aliénés.

APHONIA (spastic). Aphonie spasmodique.

APHRASIA, *s.* Aphrasie, *f.*

APHRODISIA, *s.* Aphrodisie, *f.*

APHRODISIAC, *adj.* and *s.* Aphrodisiaque.

APHTHA, *pl.,* **APHTHAE,** *s.* Aphte, *m.*

APHTHAE (Bednar's). Aphte de Bednar, aphte du palais.

APHTHAE (Behçet's). Syndrome de Behçet.

APHTHAE (cachectic). Subglossite diphtéroïde, maladie de Riga, maladie de Cardarelli, maladie de Fede ou de Fede-Riga, production sublinguale.

APHTHAE (Cardarelli's). Maladie de Cardarelli. → *aphthae (cachectic).*

APHTHAE (chronic intermittent recurrent). Aphtose, *s. f.*

APHTHAE (contagious). Fièvre aphteuse.

APHTHAE (epizootic or **aphthae epizooticae).** Fièvre aphteuse.

APHTHAE (Mikulicz's). Aphtes nécrosants et mutilants.

APHTHAE ORIENTALIS. Sprue tropicale. → *sprue or tropical sprue.*

APHTHAE RESISTENTIAE. Aphtose, *s. f.*

APHTHAE (Riga's). Maladie de Cardarelli. → *aphthae (cachectic).*

APHTHAE TROPICAE. Sprue tropicale. → *sprue or tropical sprue.*

APHTHAE (Valleix's). Maladie de Cardarelli. → *aphthae (cachectic).*

APHTHENXIA, *s.* Aphémie, *f.* → *aphemia.*

APHTHONGIA, *s.* Aphtongie, *f.* ; aphthongie, *f.*

APHTHOSA, *s.* Fièvre aphteuse.

APHTHOSIS, *s.* Aphtose, *f.*

APHTHOSIS (generalized). Syndrome de Behçet.

APHTHOSIS (genitooral) WITH UVEITIS AND HYPOPYON. Iritis de Gilbert.

APHTHOSIS (Touraine's). Syndrome de Behçet.

APHTHOUS, *adj.* Aphteux, euse.

APHTHOVIRUS, *s. Aphtovirus, m.*

APHYLAXIS, *s.* Aphylaxie, *f.*

APICAL, *adj.* Apexien, enne ; apical, ale ; mucronal, ale.

APICITIS, *s.* Apexite, *f.*

APICOCOSTOVERTEBRAL (painful) SYNDROME. Syndrome de Pancoast-Tobias.

APICOLYSIS, *s.* Apicolyse, *f.* ; opération de Tuffier.

APICOLYSIS (extra-fascial). Apicolyse extra-fasciale. → *Semb's operation.*

APINEALISM, *s.* Apinéalisme, *m.* ; syndrome de Marburg.

APIOTHERAPY, *s.* Apithérapie, *f.*

APITUITARISM, *s.* Apituitarisme, *m.*

APLASIA, *s.* Aplasie, *f.*

APLASIA AXIALIS EXTRACORTICALIS CONGENITA or **APLASIA (extracortical axial).** Maladie de Pelizaeus-Merzbacher.

APLASIA (bone marrow). Aplasie médullaire.

APLASIA (germinal). Aplasie germinale. → *Del Castillo, Trabucco and H. de la Balze syndrome.*

APLASIA (hereditary thymic). Alymphoplasie thymique. → *alymphoplasia (thymic).*

APLASIA PILORUM INTERMITTENS. Aplasie moniliforme.

APLASIA (thymic parathyroid). Syndrome de Di George.

APLASTIC, *adj.* Aplasique, aplastique.

APNEA, *s.* (américain) Apnée, *f.*

APNEUMATOSIS, *s.* Atélectasie, *f.*

APNEUSIS, *s.* Respiration apneustique, apneusis, *f.*

APNEUSTIC CENTER. Centre apneustique.

APNOEA, *s.* Apnée, *f.*

APNOEA (sleep) SYNDROME. Syndrome des apnées du sommeil.

APNOEA-TEST (40 mm Hg). Test de Flack.

APOCOPE, *s.* Apocope, *f.*

APOCRINE, *adj.* Apocrine.

APODIA, *s.* Apodie, *f.*

APO-ENZYME, *s.* Apo-enzyme, *f.*

APOFERRITIN, *s.* Apoferritine, *f.*

APOGAMIA, APOGAMY, *s.* Apogamie, *f.* ; apomixie, *f.*

APOINDUCER, *s.* Apo-inducteur, *m.*

APOLIPOPROTEIN, *s.* Apolipoprotéine, *f.* ; apoprotéine, *f.*

APOMIXIA, *s.* Apogamie, *f.* ; apomixie, *f.*

APOMORPHINE. *s.* Apomorphine.

APONEURECTOMY, *s.* Aponeurectomie, *f.*

APONEUROSIS, *s.* Aponévrose, *f.*

APONEUROSITIS, *s.* Aponévrosite, *f.*

APONEUROTOMY, *s.* Aponévrotomie, *f.*

APOPHYLAXIS, *s.* Apophylaxie, *f.*

APOPHYSIS, *s.* Apophyse, *f.*

APOPHYSITIS, *s.* Apophysite, *f.* ; apophysose, *f.*

APOPHYSITIS TIBIALIS ADOLESCENTIUM. Maladie d'Osgood. → *Schlatter's disease.*

APOPLECTIC, *adj.* Apoplectique.

APOPLECTIFORM, *adj.* Apoplectiforme.

APOPLECTOID, *adj.* Apoplectiforme.

APOPLEXY, *s.* Apoplexie, *f.*

APOPLEXY (Broadbent's). Inondation ventriculaire.

APOPLEXY (bulbar). Hématobulbie, *s. f.* ; apoplexie bulbaire.

APOPLEXY (capillary). Apoplexie par rupture des capillaires.

APOPLEXY (cerebellar). Apoplexie cérébelleuse.

APOPLEXY (cerebral). Apoplexie cérébrale, apoplexie, *s. f.* ; ictus apoplectique, attaque apoplectique, congestion cérébrale.

APOPLEXY (delayed). Hématome intracrânien traumatique tardif.

APOPLEXY (embolic). Apoplexie embolique.

APOPLEXY (fuminant or **fulminating).** Apoplexie foudroyante.

APOPLEXY (functional). Apoplexie hystérique.

APOPLEXY (heat). Coup de chaleur.

APOPLEXY (ingravescent). Apoplexie progressive.

APOPLEXY (leukaemic). Apoplexie blanche.

APOPLEXY (meningeal). Hémorragie méningée.

APOPLEXY (multiple). Petites attaques répétées d'apoplexie.

APOPLEXY (nervous). Apoplexie hystérique.

APOPLEXY (perirenal). Hématome périrénal.

APOPLEXY (placental). Apoplexie placentaire.

APOPLEXY (pontile). Apoplexie bulbaire.

APOPLEXY (progressive). Apoplexie progressive.

APOPLEXY (pulmonary). Apoplexie pulmonaire.

APOPLEXY (renal). Apoplexie rénale.

APOPLEXY (retinal). Apoplexie de la rétine.

APOPLEXY (sanguineous). Apoplexie sanguine.

APOPLEXY (serous). 1° œdème cérébral. – 2° méningite séreuse.

APOPLEXY (spinal). Apoplexie médullaire, ictus médullaire, apoplexie spinale.

APOPLEXY (splenic). Apoplexie splénique.

APOPLEXY (thalamic). Syndrome thalamique.

APOPLEXY (thrombotic). Apoplexie par thrombose.

APOPLEXY (traumatic late). Hématome intracrânien traumatique tardif.

APOPLEXY (uterine or utero-placental). Apoplexie utéroplacentaire.

APOPTOSIS, *s.* Apoptose, *f.*

APOPROTEIN, *s.* Apoprotéine, *f.* ; apolipoprotéine, *f.*

APOSTEM, APOSTEMA, *s.* Apostème, *m.*

APOTOXIN, *s.* Apotoxine, *f.*

APOZEM, APOZEMA, APOZEME, *s.* Apozème, *m.* ; tisane composée.

APPARATUS (artificial or mechanical heart lung). Cœur-poumon artificiel.

APPARATUS (juxtaglomerular). Appareil juxta-glomérulaire.

APPENDALGIA, *s.* Appendicalgie, *f.*

APPENDECTOMY, *s.* Appendicectomie, *f.*

APPENDICEALGIA, *s.* Appendicalgie, *f.*

APPENDICECTOMY, *s.* Appendicectomie, *f.*

APPENDICISM, *s.* Appendicisme, *m.*

APPENDICITIS, *s.* Appendicite, *f.*

APPENDICOCELE, *s.* Appendicocèle, *f.*

APPENDICOSTOMY, *s.* Appendicostomie, *f.* ; opération de Weir.

APPENDICULAR, *adj.* Appendiculaire.

APPENDIX, *s.* Appendice, *m.*

APPETITE, *s.* Appétit, *m.*

APPETITION LAW. Loi d'appétition.

APPLICATION (external). Usage externe.

APPOSITION (bringing into). Affrontement.

APRACTOGNOSIA, *s.* Apracto-agnosie, *f.*

APRAGMATISM, *s.* Apragmatisme, *m.*

APPRAISAL (medical). Expertise médicale.

APRAXIA, *s.* Apraxie, *f.*

APRAXIA (alimentary). Apractophagie, *f.*

APRAXIA (congenital oculomotor) SYNDROME. Apraxie oculomotrice congénitale.

APRAXIA (constructional). Apraxie constructive ou géométrique.

APRAXIA (cortical). Apraxie motrice. → *apraxia (motor).*

APRAXIA (ideational). Apraxie idéatoire.

APRAXIA (ideomotor or **ideokinetic).** Apraxie idéomotrice, apraxie transcorticale.

APRAXIA (innervation). Apraxie motrice. → *apraxia (motor).*

APRAXIA (kinetic). Apraxie motrice. → *apraxie (motor).*

APRAXIA (Liepmann's). Apraxie à la marche.

APRAXIA (limb-kinetic). Apraxie idéomotrice. → *apraxia (ideomotor).*

APRAXIA (magnetic). Apraxie d'aimantation, collectionnisme, *s. m.* ; comportement de préhension manuelle, comportement d'utilisation.

APRAXIA (motor). Apraxie motrice, apraxie corticale, apraxie d'innervation.

APRAXIA (ocular motor). Apraxie idéomotrice congénitale.

APRAXIA (repellent). Apraxie répulsive.

APRAXIA (transcortical). Apraxie idéomotrice. → *apraxia (ideomotor).*

APROCTIA, *s.* Aproctie, *f.*

APRON (hottentot or **pudendal).** Tablier, *s. f.*

APROSEXIA, *s.* Aprosexie, *f.*

APROSOPIA, *s.* Aprosopie, *f.*

APROTININ, *s.* Aprotinine, *f.*

APSAC. APSAC.

APSITHYRIA, *s.* Apsithyrie, *f.*

APT'S TEST. Test d'Apt.

APTT. Temps de céphaline activé, TCA.

APTYALIA, APTYALISM, *s.* Aptyalisme, *f.* ; xérostomie, *f.*

APUD CONCEPT or **SYSTEM.** Système APUD.

APUDOMA, *s.* Apudome, *m.*

APUDOMATOSIS, *s.* Apudomatose, *f.*

APYRECTIC, *adj.* Apyrétique.

APYREXIA, *s.* Apyrexie, *f.*

APYROGENIC, *adj.* Apyrétogène, apyrogène.

ÂQRS. ÂQRS. → *axis of QRS (mean electric).*

ÂQRST. ÂQRST. → *axis of QRST (mean electric).*

AQUA CAPSULITIS. Kératite ponctuée. → *keratitis punctata.*

AQUAJOGGING, *s.* Aquajogging, *m.*

AQUAPORIN, *s.* Aquaporine, *f.*

AQUEDUCT, *s.* Aqueduc, *m.*

AQUEDUCT (sylvian) SYNDROME. Syndrome de l'aqueduc de Sylvius. → *Koerber-Salus-Elschnig syndrome.*

AQUOCAPSULITIS, *s.* Kératite ponctuée. → *keratitis punctata.*

ARACHIDONIC, *adj.* Acide arachidonique.

ARACHNIDA, *s. pl.* Arachnides, *m.*

ARACHNIDISM, *s.* Arachnidisme, *m.*

ARACHNITIS, *s.* Arachoïdite. → *arachnoiditis.*

ARACHNODACTYLIA, ARACHNODACTYLY, *s.* Arachnodactylie, *f.* ; acromacrie, *f.*

ARACHNOIDEA, *s.* Arachnoïde, *f.*

ARACHNOIDITIS, *s.* Arachnoïdite, *f.* ; arachnoïdo-piemérite, *f.* ; arachnitis, *f.*

ARACHNOIDITIS (adhesive or **obstructive).** Arachnoïdite adhésive.

ARACHNOIDOCELE, *s.* Arachnoïdocèle, *f.*

ARACHNOTHELIOMA, *s.* Méningiome, *m.* → *meningioma.*

ARAN'S GREEN CANCER. Chlorome, *m.* → *chloroma.*

ARAN'S LAWS. Lois d'Aran.

ARAN-DUCHENNE DISEASE or **MUSCULAR ATROPHY.** Amyotrophie primitive progressive. → *atrophy (progressive spinal muscular).*

ARANEISM, *s.* Aranéisme, *m.*

ARANTIUS (duct of). Canal d'Arantius.

ARBOVIROSIS, *s.* Arbovirose, *f.*

ARBOVIRUS, *s.* or **ARBOR VIRUS.** Arbovirus, *m.* ; virus arbor, arbor virus.

ARC. ARC. → *AIDS related complex.*

ARC-WELDER'S DISEASE or **NODULATION.** Sidérose pulmonaire.

ARCH (aortic). Crosse ou arche aortique.

ARCH (aortic a. syndrome). Syndrome de la crosse aortique. → *aortic arch syndrome.*

ARCH (double aortic). Arc aortique double.

ARCH (first a. syndrome). Syndrome du premier arc.

ARCH (haemal). Arc hémal.

ARCH (neural). Arc neural.

ARCH (right aortic). Aorte à droite.

ARCHAEA, *s.* Archæa, *f. pl.*

ARCHAEBACTERIA, *s.* Archæbactéries, Archéobactéries, Archæa, *f.pl.*

ARCHEBIOSIS, *s.* Abiogenèse, *f.* → *abiogenesis.*

ARCHEOCEREBELLUM, *s.* Archéocérébellum, *m.*

ARCHICORTEX, *s.* Archéocortex, archéopallium, archicortex, archipallium, *m.*

ARCHES (branchial). Arcs branchiaux.

ARCHITIS, *s.* Anite, *f.*

ARCUS ADIPOSUS. Arc lipoïdique.

ARCUS JUVENILIS. Arc juvénile, embryotoxon antérieur de la cornée.

ARCUS LIPOIDES. Arc lipoïdique.

ARCUS SENILIS. Arc sénile, gérontoxon, *s. m.* ; gérontotoxon, *m.*

AREA, *s.* Aire, *f.* ; zone, *f.* ; plaque, *f.*

AREA (operation). Champ opératoire.

AREA CELSI. Pelade *s. f.* → *alopecia areata.*

AREA JONSTONI. Pelade. *s. f.* → *alopecia areata.*

AREFLEXIA, *s.* Irréflectivité, *f.* ; aréflexie, *f.* ; aréflectivité, *f.*

AREGENERATIVE, *adj.* Arégénératif, ive.

ARENATION, *s.* Arénation, *f.*

ARENAVIRIDAE, *s. pl.* Arenaviridés, *m. pl.*

ARENAVIRUS, *s.* Arénavirus, *m.* ; *Arenavirus, m.*

AREOLA, *s.* Aréole, *m.*

ARGENTAFFIN, ARGENTAFFINE, *adj.* Argentaffine, argyrophile.

ARGENTAFFINOMA, *s.* Argentaffinome, *m.* ; tumeur carcinoïde.

ARGENTOPHIL, ARGENTOPHILE, *adj.* Argentaffine. → *argentaffin.*

ARGININE, *s.* Arginine, *f.*

ARGININE VASOPRESSIN, *s.* Arginine-vasopressine, *f.*

ARGININOSUCCINICACIDURIA, *s.* or **ARGINOSUCCINICACIDURIA,** *s.* Acidurie argino-succinique.

ARGONZ-DEL CASTILLO SYNDROME. Syndrome d'Argonz-Del Castillo. → *Ahumada-Del Castillo syndrome.*

ARGYLL ROBERTSON'S PUPIL. Signe d'Argyll Robertson.

ARGYRIA, ARGYRIASIS, *s.* Argyrie, *f.* ; argyrose, *f.*

ARGYRISM, *s.* Argyrie, *f.* ; argyrose, *f.*

ARGYROPHIL, *adj.* Argentaffine, argyrophile.

ARGYROSIS, *s.* Argyrie, *f.* ; argyrose, *f.*

ARHINENCEPHALY, *s.* Arhinencéphalie, *f.*

ARIBOFLAVINOSIS, *s.* Ariboflavinose, *f.*

ARITHMOMANIA, *s.* Arithmomanie, *f.*

ARLOING'S PHENOMENON. Phénomène d'Arloing.

ARLT'S LINE. Ligne d'Arlt.

ARM, *s.* Bras, *m.*

ARM DEVIATION TEST. Épreuve des bras tendus, déviation des bras tendus.

ARM (fore), *s.* Avant-bras, *m.*

ARM (glass). Impotence de l'épaule chez les sportifs.

ARMANNI-EHRLICH DEGENERATION. Lésion d'Armanni.

ARMPIT, *s.* Aisselle, *f.*

ARNETH'S CLASSIFICATION or **COUNT** or **FORMULA** or **INDEX.** Image d'Arneth.

ARNICA MONTANA. *Arnica montana.*

ARNOLD-CHIARI DEFORMITY, MALFORMATION or **SYNDROME.** Syndrome d'Arnold-Chiari.

ARNOLD'S NEURALGIA. Névralgie d'Arnold.

AROMATHERAPY, *s.* Aromathérapie, *f.*

AROMATIC, *adj.* Aromatique.

AROUSAL, *s.* Réaction d'éveil.

ARREST (cardiac). Arrêt cardiaque.

ARREST (heart). Arrêt cardiaque.

ARREST REACTION. Réaction d'arrêt.

ARREST (sinus). Arrêt sinusal.

ARRHENOBLASTOMA, *s.* Arrhénoblastome, *m.*

ARRHENOMA, ARRHENONOMA, *s.* Arrhénoblastome, *m.*

ARRHYTHMIA, *s.* Arythmie, *f.*

ARRHYTHMIA (continuous). Arythmie complète.

ARRHYTHMIA (extrasystolic). Arythmie extrasystolique.

ARRHYTHMIA (perpetual). Arythmie complète.

ARRHYTHMIA (phasic sinus). Arythmie respiratoire.

ARRHYTHMIA (reentrant ventricular). Tachycardie ventriculaire par ré-entrée.

ARRHYTHMIA (respiratory). Arythmie respiratoire.

ARRHYTHMIA (sinus). Arythmie sinusale.

ARRHYTHMIA (ventriculophasic sinus). Arythmie ventriculophasique, arythmie sinusale ventriculophasique.

ARRHYTHMIA (wave burst). Torsades de pointes.

ARRHYTHMOGENIC, *adj.* Arythmogène.

ARSENIASIS, ARSENICALISM, ARSENISM, *s.* Arsenicisme, *m.*

ARSENIC, *s.* Arsenic, *m.*

ARSENICOPHAGY, *s.* Arsenicophagie, *f.*

ARSENOPHAGY, *s.* Arsenicophagie, *f.*

ARSENOTHERAPY, *s.* Arsénothérapie, *f.*

ARSONVALISM, ARSONVALIZATION. Darsonvalisation, *f.* ; d'arsonvalisation, *f.*

ARTEFACT, *s.* Artéfact, *m.*

***ARTEMISIA*,** *s.* Armoise, *f.*

ARTEMISIN, *s.* Artémisine, *f.*

ARTERECTOMY, *s.* Artériectomie, *f.*

ARTERIA LUSORIA. Arteria lusoria.

ARTERIAL, *adj.* Artériel, elle.

ARTERIALIZATION, *s.* Artérialisation, *f.*

ARTERIECTASIA, ARTERIECTASIS, *s.* Anévrisme, *m.*

ARTERIECTOMY, *s.* Artériectomie, *f.*

ARTERIECTOPIA, *s.* Artériectopie, *f.*

ARTERIOGRAM, *s.* Artériogramme, *m.*

ARTERIOGRAPHY, *s.* Artériographie, *f.*

ARTERIOGRAPHY (cerebral). Encéphalographie artérielle, artériographie cérébrale.

ARTERIOLE, *s.* Artériole, *f.*

ARTERIOLITH, *s.* Artériolithe, *m.*

ARTERIOLITIS, *s.* Artériolite, *f.*

ARTERIOLITIS ALLERGICA or **ARTERIOLITIS (allergic cutaneous).** Trisymptome de Gougerot. → *Gougerot's trisymptomatic disease.*

ARTERIOLONEPHROSCLEROSIS, *s.* Néphroangiosclérose bénigne.

ARTERIOLOSCLEROSIS, *s.* Artériolosclérose, *f.*

ARTERIONEPHROSCLEROSIS, *s.* Néphroangiosclérose, *f.*

ARTERIOPATHY, *s.* Artériopathie, *f.*

ARTERIOPATHY (haemodynamic). Artériopathie hémodynamique.

ARTERIO-PHLEBOGRAPHY, *s.* Arterio-phlébographie, *f.*

ARTERIORRHAPHY, *s.* Artériorraphie, *f.*

ARTERIOSCLEROSIS, *s.* Artériosclérose, *f.*

ARTERIOSCLEROSIS (decrescent). Artériosclérose sénile.

ARTERIOSCLEROSIS (disuse). Sclérose d'une artère inutilisée.

ARTERIOSCLEROSIS (hyperplastic). Artériosclérose hyperplasique.

ARTERIOSCLEROSIS (involutional). Sclérose d'une artère inutilisée.

ARTERIOSCLEROSIS (medial). Médiacalcose, *s. f.* → *Mönckeberg's arteriosclerosis.*

ARTERIOSCLEROSIS (mönckeberg's). Médiacalcose, *s. f.* → *Mönckeberg's arteriosclerosis.*

ARTERIOSCLEROSIS (obliterative pulmonary). Hypertension artérielle pulmonaire primitive. → *hypertension (primary pulmonary).*

ARTERIOSCLEROSIS (primary proliferative pulmonary). Hypertension artérielle pulmonaire primitive. → *hypertension (primary pulmonary).*

ARTERIOSCLEROSIS (senile). Artériosclérose sénile.

ARTERIOSCLEROTIC, *adj.* Artérioscléreux, euse.

ARTERIOSPASM, *s.* Artériospasme, *m.*

ARTERIOTOMY, *s.* Artériotomie, *f.*

ARTERITIS, *s.* Artérite, *f.*

ARTERITIS BRACHIOCEPHALICA. Maladie de Takayashu. → *pulseless disease.*

ARTERITIS (crânial). Artérite temporale. → *arteritis (temporal).*

ARTERITIS DEFORMANS. Endartérite chronique avec infiltrations calcaires.

ARTERITIS (giant-cell). Artérite temporale. → *arteritis (temporal).*

ARTERITIS (granulomatous). Artérite temporale. → *arteritis (temporal).*

ARTERITIS (necrosing). Angéite nécrosante.

ARTERITIS (temporal). Artérite temporale, périartérite segmentaire superficielle, maladie de Horton, panartérite subaiguë des vieillards, artérite giganto-cellulaire.

ARTERY, *s.* Artère, *f.*

ARTERY (corrugated). Artère en collier de perles.

ARTERY INTRAPMENT (popliteal). Artère poplitée piégée.

ARTERY (pipe stem). Artère en tuyau de pipe.

ARTERY (pulmonary). Artère pulmonaire.

ARTHRALGIA, *s.* Arthralgie, *f.*

ARTHRALGIA HYSTERICA COXAE. Coxalgie hystérique, maladie de Brodie.

ARTHRECTOMY, *s.* Arthrectomie, *f.*

ARTHRIFLUENT, *adj.* Arthrifluent, te.

ARTHRITIC, *adj.* Arthritique.

ARTHRITIDE, *s.* Arthritide, *f.*

ARTHRITIS, *s.* Arthrite, *f.*

ARTHRITIS (acute rheumatic). Maladie de Bouillaud. → *fever (rheumatic).*

ARTHRITIS (allergic). Arthrite allergique.

ARTHRITIS (apatite associated destructive). Arthropathie à hydroxy-apatite.

ARTHRITIS (atrophic). Polyarthrite rhumatoïde. → *arthritis (rheumatoid).*

ARTHRITIS (Bechterew's). Pelvispondylite rhumatismale. → *spondylitis (rhumatoid).*

ARTHRITIS (Charcot's). Arthropathie tabétique.

ARTHRITIS (chronic infectious). Polyarthrite rhumatoïde. → *arthritis (rheumatoid).*

ARTHRITIS (chronic inflammatory). Polyarthrite rhumatoïde. → *arthritis (rheumatoid).*

ARTHRITIS (chronic post rheumatic). Rhumatisme fibreux (Jaccoud). → *Jaccoud's disease or syndrome.*

ARTHRITIS CHRONIC PROLIFERATIVE. Polyarthrite rhumatoïde. → *arthritis (rheumatoid).*

ARTHRITIS CHRONIC RHEUMATOID. Polyarthrite rhumatoïde. → *arthritis (rheumatoid).*

ARTHRITIS (chronic villous). Arthrite villeuse.

ARTHRITIS (climatic or **climacteric).** Rhumatisme de la ménopause.

ARTHRITIS DEFORMANS. Arthrite déformante ou sèche, arthrocace sénile, rhumatisme osseux partiel, rhumatisme articulaire chronique partiel.

ARTHRITIS DEFORMANS JUVENILIS. Maladie de Calvé. → *osteochondritis deformans juvenilis.*

ARTHRITIS (degenerative). Arthrose, *s. f.* → *osteoarthritis.*

ARTHRITIS (fox-hole). Rhumatisme de Bougainville. → *polyarthritis (epidemic tropical acute).*

ARTHRITIS FUNGOSA, ARTHRITIS (fungous). Tumeur blanche. → *swelling (white).*

ARTHRITIS (gouty). Rhumatisme goutteux.

ARTHRITIS (Heberden's). Rhumatisme d'Heberden.

ARTHRITIS HIEMALIS. Arthrite hivernale.

ARTHRITIS (hypertrophic). Arthrose, *s. f.* → *osteoarthritis.*

ARTHRITIS (infectional or **infectious).** Arthrite infectieuse.

ARTHRITIS INTERNA. Goutte abarticulaire. → *gout (abarticular).*

ARTHRITIS (juvenile rheumatoid). Polyarthrite chronique de l'enfant (ou juvénile), rhumatisme inflammatoire chronique de l'enfant, arthrite chronique juvénile, maladie de Still.

ARTHRITIS (Lyme). Arthrite de Lyme.

ARTHRITIS (neuropathic). Arthropathie nerveuse.

ARTHRITIS (neurotrophic). Arthropathie nerveuse.

ARTHRITIS NODOSA. 1° Polyarthrite rhumatoïde. → *arthritis (rheumatoid).* – 2° Goutte, *s. f.*

ARTHRITIS (pauciarticular). Oligo-arthrite, *s. f.*

ARTHRITIS PAUPERUM. Polyarthrite rhumatoïde. → *arthritis (rheumatoid).*

ARTHRITIS (proliferating or **proliferative).** Polyarthrite rhumatoïde. → *arthritis (rheumatoid).*

ARTHRITIS (psoriatic). Rhumatisme psoriasique.

ARTHRITIS (reactive). Arthrite réactionnelle.

ARTHRITIS (retrograde). Goutte métastatique remontée.

ARTHRITIS (rheumatic). Maladie de Bouillaud. → *fever (rheumatic).*

ARTHRITIS (rheumatic a. of the spine). Pelvispondylite rhumatismale. → *spondylitis (rheumatoid).*

ARTHRITIS (rheumatoid). Polyarthrite rhumatoïde, polyarthrite rhumatismale, polyarthrite chronique évolutive (PCE), polyarthrite chronique inflammatoire, polyarthrite chronique déformante, polyarthrite chronique symétrique progressive, rhumatisme chronique déformant, rhumatisme chronique progressif généralisé, rhumatisme chronique progressif infectieux, rhumatisme noueux, rhumatisme articulaire chronique progressif, maladie de Charcot, arthrite rhumatoïde, maladie rhumatoïde, goutte asthénique primitive, arthrodynie.

ARTHRITIS (senescent). Arthrose, *s. f.* → *osteoarthritis.*

ARTHRITIS OF THE SPINE (rheumatoid). Pelvispondylite rhumatismale. → *spondylitis (rheumatoid).*

ARTHRITIS (strumous). Tumeur blanche. → *swelling (white).*

ARTHRITIS (tuberculous). Tumeur blanche. → *swelling (white).*

ARTHRITIS (visceral). Goutte abarticulaire. → *gout (abarticular).*

ARTHRITISM, *s.* Arthritisme, *m.* ; diathèse arthritique, diathèse dystrophique, diathèse précipitante.

ARTHROCACE, *s.* Arthrite déformante. → *arthritis deformans.*

ARTHROCENTESIS, *s.* Arthrocentèse, *f.*

ARTHROCHALASIS, *s.* Hyperlaxité ligamentaire.

ARTHROCHONDRITIS, *s.* Arthrochondrite, *f.*

ARTHRODESIA, ARTHRODESIS, *s.* Arthrodèse, *f.* ; opération d'Albert.

ARTHRODIA, *s.* Arthrodie, *f.*

ARTHRODYNIA, *s.* Polyarthrite rhumatoïde. → *arthritis (rheumatoid).*

ARTHROEREISIS, *s.* Arthrorise, *f.*

ARTHROGRAM, *s.* Arthrogramme, *m.*

ARTHROGRAPHY, *s.* Arthrographie, *f.*

ARTHROGRYPOSIS MULTIPLEX CONGENITA. Arthrogrypose multiple congénitale, amyoplasie congénitale (de Sheldon), myodystrophie fœtale déformante, syndrome arthromyodysplasique congénital.

ARTHROKATADYSIS, *s.* Protrusion acétabulaire, bassin ou maladie d'Otto, bassin de Chrobak.

ARTHROLITH, *s.* Arthrophyte, *m.* → *arthrophyte.*

ARTHROLITHIASIS, *s.* Ostéochondrite disséquante. → *osteochondritis dissecans.*

ARTHROLOGY, *s.* Arthrologie, *f.*

ARTHROLYSIS, *s.* Arthrolyse, *f.* ; arthrolysie, *f.*

ARTHRO-ONYCHODYSPLASIA, *s.* Ostéo-onychodysplasie héréditaire. → *osteo-onychodysplasia.*

ARTHRO-OPHTHALMOPATHY (hereditary progressive). Arthro-ophtalmopathie héréditaire progressive, syndrome de Stickler.

ARTHROPATHY, *s.* Arthropathie, *f.*

ARTHROPATHY (Charcot's). Arthropathie nerveuse.

ARTHROPATHY (deforming). Arthrite déformante. → *arthritis deformans.*

ARTHROPATHY (neurogenic or neuropathic). Arthropathie nerveuse.

ARTHROPATHY (osteo-pulmonary). Ostéoarthropathie hypertrophiante pneumique. → *osteoarthropathy (hypertrophic pulmonary).*

ARTHROPATHY (psoriatic). Rhumatisme psoriasique.

ARTHROPATHY (tabetic). Arthropathie tabétique.

ARTHROPHYTE, *s.* Arthrophyte, *m.* ; souris articulaire, corps étranger articulaire corps mobile articulaire, corps flottant articulaire.

ARTHROPLASTY, *s.* Arthroplasie, *f.* ; arthroplastie, *f.*

ARTHROPNEUMOGRAPHY, *s.* Arthropneumographie, *f.*

ARTHROPNEUMOROENTGENOGRAPHY, *s.* Arthropneumographie, *f.*

ARTHROPODA, *s. pl.* Arthropodes, *m.*

ARTHRORISIS, *s.* Arthrorise, *f.*

ARTHROSCAN, *s.* Arthroscanner, *m.*

ARTHROSCOPE, *s.* Arthroscope, *m.*

ARTHROSCOPY, *s.* Arthroscopie, *f.*

ARTHROSIS, *s.* 1° Articulation, *f.* - 2° Arthrose, *f.* → *osteoarthritis.*

ARTHROSIS (rachidian). Dorsarthrose, *s. f.*

ARTHROSIS DEFORMANS. Arthrite déformante. → *arthritis deformans.*

ARTHROSTOMY, *s.* Arthrostomie, *f.*

ARTHROSYNOVITIS, *s.* Arthrosynovite, *f.*

ARTHROTOMY, *s.* Arthrotomie, *f.*

ARTHROTYPHOID, *s.* Arthrotyphus, *m.*

ARTHUS'S PHENOMENON or **REACTION.** Phénomène d'Arthus.

ARTICULATION, *s.* 1° Articulation, *f.*, article, *m.* - 2° Articulé dentaire.

ARTICULATION (dental). Articulé dentaire.

ARTICULATION (tarso-metatarsal). Articulation de Lisfranc.

ARTIFACT, *s.* Artefact, *m.*

ARTIFACTITIOUS, *adj.* Dû à un artefact ; artificiel, elle.

ARTIOPLOID, *adj.* Artioploïde.

ARV. Abbreviation for ALDS-related. → *virus ARV.*

ARYLSULPHATASE, *s.* Arylsulfatase, *f.*

ARYTENOID, *adj.* Aryténoïde.

ARYTENOIDITIS, *s.* Aryténoïdite, *f.*

ARYTHMIA, *s.* Arythmie, *f.*

ASBESTOSIS, *s.* Asbestose, *f.*

ASBOE-HANSEN DISEASE or **INCONTINENTA PIGMENTI.** Maladie d'Asboe-Hansen.

ASCARIASIS, *s.* Ascaridiase, *f.*

ASCARICIDAL, *adj.* Ascaricide.

ASCARIDAE, *s.* Ascarides, *m. pl.*

ASCARIDIASIS, *s.* Ascardiase, *f.*

ASCARIDOSIS, *s.* Ascaridiase, *f.*

ASCARIOSIS, *s.* Ascaridiase, *f.*

ASCARIS LUMBRICOID. Ascaris lumbricoïdes.

ASCHER'S SYNDROME. Syndrome d'Ascher, syndrome de Laffer-Ascher.

ASCHHEIM-ZONDEK HORMONE. Prolan, *s. m.* → *gonadotrophin or gonadotropin (chorionic).*

ASCHHEIM-ZONDEK TEST or **REACTION.** Méthode ou réaction d'Aschheim-Zondek ou de Zondek-Aschheim.

ASCHNER'S REFLEX or **PHENOMENON.** Réflexe oculocardiaque.

ASCHOFF'S BODY or **NODULE.** Nodule d'Aschoff, granulome rhumatismal.

ASCITES, *s.* Ascite, *f.* ; hydropéritoine, *m.*

ASCITES ADIPOSUS. Ascite laiteuse.

ASCITES (bloody). Ascite hémorragique.

ASCITES (chyliform). Ascite chyliforme.

ASCITES (chylous), ASCITES CHYLOSUS. Ascite chyleuse, chylopéritoine.

ASCITES (fatty). Ascite laiteuse.

ASCITES (gelatinous). Ascite gélatineuse.

ASCITES (haemorrhagic). Ascite hémorragique.

ASCITES (milky). Ascite laiteuse.

ASCITES (pseudochylous). Ascite chyliforme.

ASCITES SACCATUS. Ascite enkystée.

ASCITIC, *adj.* Ascitique.

ASCOLI'S TEST. Réaction d'Ascoli.

ASCOMYCETAE, ASCOMYCETES, *s. pl.* Ascomycètes, *s. m. pl.*

ASCORBIC ACID. Acide ascorbique. → *vitamin C.*

ASCORBURIA, *s.* Ascorburie, *f.*

ASEMASIA, ASEMIA, *s.* Asémie, *f.*

ASEPSIS, *s.* Asepsie, *f.*

ASEPTIC, *adj.* Aseptique.

ASEPTICIZE (to), *v.* Aseptiser.

ASEXUAL, *adj.* Asexué, ée.

ASHERMAN'S SYNDROME. Syndrome d'Asherman.

ASHMAN'S PHENOMENON. Phénomène d'Ashman.

ASHMAN UNIT. Unité Ashman.

ASHWORTH'S SCALE. Échelle d'Ashworth.

ASIALIA, *s.* Asialie, *f.*

ASIS. EIAS.

ASJIKE, *s.* Béribéri, *m.*

ASPARAGINE, *s.* Asparagine, *f.*

ASPALASOMA, *s.* Aspalasome, *m.*

ASPARTAME, *s.* Aspartame, *m.*

ASPARTYLGLYCOSAMINURIA, *s.* Aspartylglucosaminurie, *f.*

ASPERGER'S SYNDROME. Syndrome d'Asperger.

ASPERGILLIN, *s.* Aspergilline, *f.*

ASPERGILLOMA, *s.* Aspergillome, *m.*

ASPERGILLOMYCOSIS, *s.* Aspergillose, *f.*

ASPERGILLOSIS, *s.* Aspergillose, *f.*

ASPERGILLOSIS (pseudotumoral). Aspergilloma, *s. m.*

ASPERGILLOSIS (pulmonary). Aspergillose pulmonaire, maladie des gaveurs de pigeons, pseudo-tuberculose aspergillaire.

ASPERMATISM, *s.* Aspermatisme, *m.*

ASPERMIA, *s.* Aspermie, *f.*

ASPHYGMIA, *s.* Asphygmie, *f.*

ASPHYXIA, *s.* Asphyxie, *f.*

ASPHYXIA (blue). Asphyxie bleue du nouveau-né.

ASPHYXIA (fetal). Asphyxie in utero.

ASPHYXIA (intrauterine). Asphyxie in utero.

ASPHYXIA LIVIDA. Asphyxie bleue du nouveau-né.

ASPHYXIA (local). Asphyxie locale des extrémités, acroasphyxie.

ASPHYXIA PALLIDA. Asphyxie blanche du nouveau-né.

ASPHYXIA NEONATORUM. Asphyxie des nouveau-nés.

ASPHYXIA RETICULARIS. Livedo reticularis.

ASPHYXIA (traumatic). Asphyxie par compression traumatique du thorax.

ASPHYXIA (white). Asphyxie blanche du nouveau-né.

ASPIRATION SYNDROME (acid pulmonary). Syndrome de Mendelson.

ASPIRIN, *s.* Aspirine, *f.* ; acide acétyl-salicylique.

ASPIRIN-LIKE SYNDROME. Syndrome aspirine-like.

ASPLENIA, *s.* Asplénie, *f.*

ASSAULT (indecent). Attentat à la pudeur.

ASSAY, *s.* Dosage, *m.* ; analyse, *f.*

ASSAY (immunoradiometric). IRMA.

ASSIMILATION, *s.* Assimilation, *f.*

ASSIMILATION LIMIT FOR GLUCIDS. Coefficient d'assimilation hydrocarbonée, tolérance hydrocarbonée.

ASSISTANCE (circulatory or **mechanical circulatory).** Assistance circulatoire ou cardiocirculatoire.

ASSISTANCE OF THE CIRCULATION (mechanical). Assistance circulatoire.

ASSMANN'S FOCUS, ASSMANN'S TUBERCULOUS INFILTRATE. Infiltrat d'Assmann, infiltrat précoce.

ASTASIA, *s.* Astasie, *f.*

ASTASIA-ABASIA, *s.* Astasie-abasie, *f.* ; ataxie par défaut de coordination automatique, maladie de Blocq.

ASTEATOSIS, ASTEATODES, *s.* Astéatose, *f.*

ASTER, *s.* Aster, *m.*

ASTEREOCOGNOSY, *s.* Astéréognosie, *f.* ; stéréoagnosie, *f.*

ASTEREOGNOSIS, ASTEREOGNOSY, *s.* Astéréognosie, *f.* ; stéréoagnosie, *f.*

ASTERION, *s.* Astérion, *m.*

ASTERIXIS, *s.* Astérixis, *m.* ; flapping tremor.

ASTEROCOCCUS MYCOIDES. *Mycoplasma mycoides.*

ASTHENIA, *s.* Asthénie, *f.*

ASTHENIA CRURUM DOLOROSA or **PARESTHETICA.** Maladie des jambes sans repos. → *legs (restless).*

ASTHENIA (grave hypophyseal). Cachexie hypophysaire. → *Simmond's disease.*

ASTHENIA GRAVIS HYPOPHYSEOGENEA. Cachexie hypophysaire. → *Simmond's disease.*

ASTHENIA (neurocirculatory). Cœur irritable, instabilité cardiaque, syndrome neurotachycardique, névrose cardiaque, névrose tachycardique, asthénie neurocirculatoire, syndrome de Da Costa.

ASTHENIA PIGMENTOSA. Maladie d'Addison. → *Addison's disease.*

ASTHENIA UNIVERSALIS. Asthénie généralisée.

ASTHENIC, *adj.* Asthénique.

ASTHENOBIOSIS, *s.* Asthénobiose, *f.*

ASTHENOMANIA, *s.* Asthénomanie, *f.*

ASTHENOPIA, *s.* Asthénopie, *f.* ; kopiopie, *f.*

ASTHENOPIA (accomodative). Asthénopie accommodative.

ASTHENOPIA (muscular). Asthénopie musculaire.

ASTHENOSPERMIA, *s.* Asthénospermie, *f.*

ASTHMA, *s.* Asthme, *m.*

ASTHMA (allergic). Asthme allergique, asthme atopique, asthme réaginique.

ASTHMA (atopic). Asthme allergique. → *asthma (allergic).*

ASTHMA (bronchial). Asthme vrai. → *asthma (true).*

ASTHMA (bronchitic). Pseudo-asthme bronchitique.

ASTHMA (cardiac). Pseudo-asthme cardiaque.

ASTHMA (catarrhal). Pseudo-asthme bronchitique.

ASTHMA (Cheyne-Stokes). Pseudo-asthme cardiaque.

ASTHMA CONVULSIVUM. Asthme vrai. → *asthma (true).*

ASTHMA (cotton-dust). Byssinose, *s. f.*

ASTHMA (dust). Asthme par allergie à la poussière.

ASTHMA (Elsner's). Angine de poitrine. → *angina pectoris.*

ASTHMA (emphysematous). Asthme intriqué à l'emphysème.

ASTHMA (essential). Asthme essentiel. → *asthma (true).*

ASTHMA (food). Asthme par allergie aux aliments.

ASTHMA (fuller's). Pseudo-asthme par inhalation de poussière de laine (foulons).

ASTHMA (grinders'). Sidérose pulmonaire.

ASTHMA (hay). Rhume des foins. → *fever (hay).*

ASTHMA (Heberden's). Angine de poitrine. → *angina pectoris.*

ASTHMA (horse). Asthme par allergie aux chevaux.

ASTHMA (humid). Asthme humide.

ASTHMA (Kopp's). Laryngospasme. *s. m.* → *laryngospasm.*

ASTHMA (mild chronic). Asthme intriqué, asthme vieilli.

ASTHMA (Millar's). Laryngite striduleuse. → *laryngitis stridula or stridulosa.*

ASTHMA (miller's). Pseudo-asthme des meuniers.

ASTHMA (miners'). Anthracose, *s. f.* → *anthracosis.*

ASTHMA (nervous). Asthme vrai. → *asthma (true).*

ASTHMA (pollen). Asthme pollinique.

ASTHMA (Pott's). Laryngospasme, *s. m.* → *laryngospasm.*

ASTHMA (potter's). Pneumoconiose, *s. f.*

ASTHMA (renal). Pseudo-asthme rénal, pseudo-asthme urémique.

ASTHMA (Rostan's). Pseudo-asthme cardiaque.

ASTHMA (spasmodic). Asthme vrai. → *asthma (true).*

ASTHMA (steam fitters'). Asbestose, *s. f.*

ASTHMA (stripper's). Pseudo-asthme des teilleurs (ouvriers qui détachent les écorces de chanvre).

ASTHMA (symptomatic). Pseudo-asthme, *s. m.*

ASTHMA (thymic). Laryngospasme, *s. m.* → *laryngospasm.*

ASTHMA (true). Asthme vrai, asthme essentiel, asthme pur.

ASTHMA (Wichmann's). Laryngospasme, *s. m.* → *laryngospasm.*

ASTHMATIC, *adj.* Asthmatique.

ASTHMATIFORM, *adj.* Asthmatiforme.

ASTHMOGENIC, *adj.* Asthmogène.

ASTIGMATISM, ASTIGMIA, *s.* Astigmatisme, astigmie.

ASTOMIA, *s.* Astomie, *f.*

ASTRAGALAR, *adj.* Astragalien, enne.

ASTRAGALECTOMY, *s.* Astragalectomie, *f.*

ASTRAGALUS, *s.* Astragale, *m.* ; talus, *m.*

ASTRAND'S FORMULA. Formule d'Astrand.

ASTRAND-RYHMING TEST. Test d'Astrand-Ryhming.

ASTROPHOBIA, ASTRAPOPHOBIA, *s.* Astraphobie, *f.*

ASTRINGENT, *adj.* and *s.* Astringent.

ASTROBLASTO-ASTROCYTOMA, *s.* Astroblasto-astrocytome.

ASTROBLASTOMA, *s.* Astroblastome, *m.*

ASTROCYTE, *s.* Astrocyte, *m.*

ASTROCYTOMA, *s.* Astrocytome, *m.*

ASTROCYTOMA (fibrillary). Astrocytome fibrillaire.

ASTROCYTOMA (gemistocytic). Astrocytome gémistocytique. → *astrocytoma (protoplasmic).*

ASTROCYTOMA (pilocytic). Astrocytome fibrillaire.

ASTROCYTOMA (protoplasmic). Astrocytome protoplasmique, astrocytome gémistocytique.

ASTROCYTOSIS CEREBRI. Glioblastose cérébrale diffuse.

ASTROGLIA, *s.* Astroglie, *f.*

ASTROGLIOMA, ASTROMA, *s.* Astrocytome, *m.*

ASTROVIRIDAE, *s.* Astroviridæ, *f. pl.*

ASTROVIRUS, *s. Astrovirus, m.*

ASYLLABIA, *s.* Asyllabie, *f.*

ASYLUM, *s.* Asile.

ASYLUM (insane). Hôpital psychiatrique.

ASYMBOLIA, *s.* Asymbolie, *f.*

ASYMBOLIA (pain). Asymbolie à la douleur.

ASYMPTOMATIC, *adj.* Asymptomatique.

ASYNCLITISM, *s.* Asynclitisme, *m.*

ASYNCLITISM ANTERIOR. Asynclitisme antérieur.

ASYNCLITISM POSTERIOR. Asynclitisme postérieur.

ASYNERGIA, ASYNERGY, *s.* Asynergie, *f.* ; dyssynergie, *f.*

ASYNERGY (appendicular). Asynergie des membres.

ASYNERGY (axial). Asynergie du tronc.

ASYNERGY (axio-appendicular). Asynergie du tronc et des membres.

ASYNERGY (progressive cerebellar). Syndrome de Ramsay Hunt. → *dyssynergia cerebellaris progressiva.*

ASYNERGY (progressive locomotor). Tabès dorsalis. → *tabes dorsalis.*

ASYNERGY (trunkal). Asynergie du tronc.

ASYSTOLE, ASYSTOLIA, *s.* Asystole, *f.*

AT. AT, antithrombine, *s.f.*

ÂT. ÂT, axe électrique moyen de T.

ATARACTIVE, *adj.* Ataraxique, ataractique.

ATARAXIC, *adj.* Ataraxique.

ATARAXIA, ATARAXY, *s.* Ataraxie, *f.*

ATAVISM, *s.* Atavisme, *m.* ; hérédité ancestrale, hérédité en retour.

ATAXIA, ATAXY, *s.* Ataxie, *f.*

ATAXIA (acute). Ataxie aiguë, myélite aiguë disséminée, ataxie ou maladie de Leyden.

ATAXIA (autonomic). Neurotonie, *s. f.*

ATAXIA (Briquet's). Hystérie avec anesthésie de la peau et des muscles des jambes.

ATAXIA (Broca's). Astasie-abasie, *s. f.* → *astasia-abasia.*

ATAXIA (Bruns's). Ataxie frontale de Bruns.

ATAXIA (cerebellar). Ataxie cérébelleuse.

ATAXIA CORDIS. Arythmie complète.

ATAXIA (dentate cerebellar). Atrophie dento-rubrique. → *dyssynergia cerebellaris myoclonica.*

ATAXIA (family). Maladie de Friedreich. → *Friedreich's ataxia or disease.*

ATAXIA (Friedreich's). Maladie de Friedreich. → *Friedreich's ataxia or disease.*

ATAXIA (frontal). Ataxie frontale de Bruns.

ATAXIA (hereditary). Maladie de Friedreich. → *Friedreich's ataxia or disease.*

ATAXIA (hereditary cerebellar). Hérédo-ataxie cérébelleuse, ataxie cérébelleuse héréditaire, maladie de Pierre Marie.

ATAXIA (hereditary spinal). Maladie de Friedreich. → *Friedreich's ataxia or disease.*

ATAXIA (hysterical or **hysteric).** Astasie-abasie, *s. f.* → *astasia-abasia.*

ATAXIA (kinetic). Ataxie cinétique. → *ataxia (motor).*

ATAXIA (labyrinthic). Ataxie labyrinthique.

ATAXIA (Leyden's or **Leyden-Westphal).** Ataxie aiguë. → *ataxia (acute).*

ATAXIA (locomotor). Ataxie locomotrice. → *tabes dorsalis.*

ATAXIA OF MARIE (cerebellar), ATAXIA (Marie's). Hérédo-ataxie cérébelleuse. → *ataxia (hereditary cerebellar).*

ATAXIA (motor). Ataxie cinétique, ataxie dynamique.

ATAXIA (ocular). Nystagmus, *s. m.*

ATAXIA (olivopontocerebellar). Atrophie olivo-ponto-cérébelleuse.

ATAXIA (Sanger-Brown). Hérédo-ataxie cérébelleuse avec dégénérescence des faisceaux spino-cérébelleux.

ATAXIA (spino-cerebellar). Hérédo-ataxie cérébelleuse avec dégénérescence des faisceaux spino-cérébelleux.

ATAXIA (static). Ataxie statique.

ATAXIA (tabetic). Ataxie tabétique.

ATAXIA-TELANGIECTASIA, *s.* Ataxie-télangiectasies, syndrome de Louis-Bar.

ATAXIA (vasomotor). Vasolabilité, *s. f.* ; instabilité vasomotrice.

ATAXIA (vestibular). Ataxie labyrinthique.

ATAXIADYNAMIA, *s.* Ataxo-adynamie, *f.*

ATAXIC, *adj.* and *s.* Ataxique.

ATAXIC (delayed cerebellar) SYNDROME. Atrophie cérébelleuse corticale tardive de Pierre Marie, Foix et Alajouanine.

ATAXIC (presenile cerebellar) SYNDROME. Atrophie cérébelleuse corticale tardive de Pierre Marie, Foix et Alajouanine.

ATAXO-ADYNAMIA, *s.* Ataxo-adynamie, *f.*

ATAXY, *s.* Ataxie, *f.*

ATELECTASIS, *s.* Atélectasie, *f.* ; apneumatose, *f.* ; apneumatosis, *f.* ; pneumonie marginale, état fœtal du poumon.

ATELECTASIS (compression). Atélectasie par compression.

ATELECTASIS (congenital). Atélectasie du nouveau-né.

ATELECTASIS (lobular). Atélectasie lobulaire.

ATELECTASIS OF THE NEWBORN. Atélectasie du nouveau-né.

ATELECTASIS (obstructive). Atélectasie par obstruction.

ATELECTASIS (patchy). Atélectasie lobulaire.

ATELECTASIS (primary). Atélectasie primaire.

ATELECTASIS (secondary). Atélectasie secondaire.

ATELEIOSIS, ATELIOSIS, *s.* Atéléiose, *f.* ; atéliose, *f.*

ATELENCEPHALIA, ATELO-ENCEPHALIA, *s.* Atélencéphalie, *f.*

ATELOPROSOPIA, *s.* Atéloprosopie, *f.*

ATELOSTEOGENESIS, *s.* Atélostéogenèse, *f.*

ATHELIA, *s.* Athélie, *f.*

ATHERECTOMY, *s.* Athérectomie, *f.* ; athéromectomie, *f.*

ATHERMIC, *adj.* Apyrétique.

ATHEROGENESIS, *s.* Athérogenèse, *f.*

ATHEROGENOUS, *adj.* Athérogène.

ATHEROMA, *s.* Athérome, *m.* ; athérome artériel.

ATHEROMA CUTIS. Kyste sébacé. → *cyst (sebaceous).*

ATHEROMASIA, ATHEROMATOSIS, *s.* Athéromatose, *f.*

ATHEROSCLEROSIS, *s.* Athérosclérose, *f.*

ATHEROSIS, *s.* Athérome artériel.

ATHEROTOME, *s.* Athérotome, *m.*

ATHETOID, *adj.* Athétoïde.

ATHETOSIC, *adj.* Athétosique.

ATHETOSIS, *s.* Athétose, *f.* ; athésie, *f.* ; maladie de Hammond.

ATHETOSIS (double). Athétose double.

ATHETOSIS (pupillary). Hippus, *m.* ; athétose pupillaire.

ATHETOTIC, *adj.* Athétosique.

ATHIAMINOSIS, *s.* Béribéri, *m.*

ATHREPSIA, *s.* Athrepsie, *f.* ; algidité progressive des nouveau-nés.

ATHROCYTOSIS, *s.* Athrocytose, *f.*

ATHYMIA, *s.* Athymie, *f.* (absence de thymus ; indifférence).

ATHYMISM, ATHYMISMUS, *s.* Athymie, *f.* (absence de thymus).

ATHYREOSIS, ATHYROIDATION, ATHYROIDISM, ATHYROIDOSIS, ATHYROSIS, *s.* Athyroïdie, *f.* ; athyréose, *f.*

ATLAS, *s.* Atlas, *m.*

ATLODYMUS, *s.* Atlodyme, *m.*

ATMOCAUSIS, ATMOKAUSIS, *s.* Atmokausis, *f.*

ATOM, *s.* Atome, *m.*

ATOMIZATION, *s.* Pulvérisation d'un liquide.

ATONIA, ATONY, *s.* Atonie, *f.*

ATOPEN, *s.* Atopène, *m.*

ATOPOGNOSIA, ATOPOGNOSIS, *s.* Atopognosie, *f.*

ATOPY, *s.* Atopie, *f.* ; allergie atopique.

ATP. ATP. → *adenosine triphosphate.*

ATP ASE (Na^+ K^+). ATPase Na^+ K^+. → *triphosphatase (sodium-potassium adenosine).*

ATPS SYSTEM. Condition ou système ATPS.

ATRABILIARY, *adj.* Atrabilaire.

ATRANSFERRINAEMIA, *s.* Atransferrinémie, *f.*

ATREMIA, *s.* Atrémie, *f.*

ATRESIA, *s.* Atrésie, *f.*

ATRIAL, *adj.* Auriculaire, atrial.

ATRIAL APPENDAGES (juxtaposition of). Juxtaposition des auricules.

ATRIAL CHRONOTROPIC FAILURE. Insuffisance chronotrope auriculaire.

ATRICHIA, ATRICHOSIS, *s.* Atrichie, *f.*

ATRIOMEGALY, *s.* Atriomégalie, *f.*

ATRIONECTOR, *s.* Nœud sino-auriculaire. → *nodus sinatrialis.*

ATRIOPEPTIN, *s.* Facteur natriurétique auriculaire.

ATRIOSEPTOPEXY, *s.* Atrioseptopexie, *f.*

ATRIOSEPTOSTOMY, *s.* Atrioseptostomie, *f.*

ATRIOSEPTOSTOMY (balloon). Auriculotomie transseptale de Rashkind. → *septostomy (balloon).*

ATRIOTOMY, *s.* Auriculotomie, *f.* ; atriotomie, *f.*

ATRIOVENTRICULAR, *adj.* Atrioventriculaire, auriculoventriculaire.

ATRIPLICISM, *s.* Atriplicisme, *m.*

ATRIUM CORDIS. Atrium du cœur ; oreillette, *s. f.*

ATROPHIA, *s.* Atrophie, *f.*

ATROPHIA CUTIS, ATROPHIA CUTIS IDIOPATHICA. Atrioventriculaire, auriculoventriculaire.

ATROPHIA MACULOSA CUTIS. Anétodermie érythémateuse de Jadassohn. → *anetoderma.*

ATROPHIA MESENTERICA. Carreau, *s. m.*

ATROPHIA MUSCULORUM LIPOMATOSA. Maladie de Duchenne. → *paralysis (pseudo hypertrophic muscular).*

ATROPHIC, *adj.* Atrophique.

ATROPHODERMA, *s.* Atrophodermie, *f.*

ATROPHODERMA BIOTRIPTICA. Atrophie sénile de la peau.

ATROPHODERMA NEURITICUM. Glossy skin.

ATROPHODERMA PIGMENTOSUM. Xeroderma pigmentosum. → *xeroderma pigmentosum.*

ATROPHODERMA RETICULATUM SYMETRICUM FACIEI. Acné vermoulante. → *folliculitis ulerythematosa reticulata.*

ATROPHODERMA VERMICULARIS or **VERMICULATUM.** Acné vermoulante. → *folliculitis ulerythematosa reticulata.*

ATROPHY, *s.* Atrophie, *f.*

ATROPHY (acute reflex bone). Atrophie de Sudeck. → *dystrophy (reflex sympathetic).*

ATROPHY (Aran-Duchenne muscular). Amyotrophie primitive progressive. → *atrophy (progressive spinal muscular).*

ATROPHY OF THE BRAIN (circumscribed or convolutional). Maladie de Pick.

ATROPHY (brown). Atrophie viscérale avec pigmentation brune (hémosidérine et hémofuschine).

ATROPHY (Buchwald's). Atrophie progressive de la peau.

ATROPHY (cerebellar). Atrophie cérébelleuse.

ATROPHY (Charcot-Marie-Tooth). Amyotrophie péronière. → *Charcot-Marie-Tooth disease or atrophy.*

ATROPHY (chronic spinal muscular). Amyotrophie primitive progressive. → *atrophy (progressive spinal muscular).*

ATROPHY (circumscribed cerebral). Maladie de Pick.

ATROPHY (convolutional cerebral). Maladie de Pick.

ATROPHY (Cruveilhier's). Maladie de Cruveilhier. → *atrophy (progressive spinal muscular).*

ATROPHY (Dejerine-Sottas type of). Névrite hypertrophique familiale type Dejerine-Sottas.

ATROPHY (delayed cortical cerebellar). Atrophie cérébelleuse corticale tardive de Pierre Marie, Foix et Alajouanine.

ATROPHY (dentorubral). Atrophie dentorubrique. → *dyssynergia cerebellaris myoclonica.*

ATROPHY (Duchenne-Aran muscular). Amyotrophie primitive progressive. → *atrophy (progressive spinal muscular).*

ATROPHY (Erb's). Type scapulo-huméral ou forme juvénile d'Erb de la myopathie primitive progressive, myopathie d'Erb.

ATROPHY (facial). Maladie de Romberg. → *Romberg's disease.*

ATROPHY (facio-scapulo-humeral muscular). Atrophie musculaire progressive de l'enfance. → *Landouzy-Dejerine atrophy or dystrophy.*

ATROPHY (familial spinal muscular) or **(familial progressive spinal muscular a. of childhood).** Atrophie musculaire progressive de l'enfance.

ATROPHY (Fazio-Londe). Paralysie bulbaire progressive de l'enfance.

ATROPHY (halisteretic). Halistérèse, *s. f.*

ATROPHY (hereditary proximal spinal muscular). Maladie de Kugelberg-Welander. → *Kugelberg-Welander disease or syndrome.*

ATROPHY (heredo-familial juvenile muscular) SIMULATING MUSCULAR DYSTROPHY. Maladie de Kugelberg-Welander. → *Kugelberg-Welander disease or syndrome.*

ATROPHY (Hunt's). Maladie de Cruveilhier. → *atrophy (progressive spinal muscular).*

ATROPHY (idiopathic muscular). Myopathie atrophique progressive. → *dystrophy (progressive muscular).*

ATROPHY (infantile). Athrepsie, *s. f.*

ATROPHY (infantile progressive spinal muscular). Amyotrophie à forme Werdnig-Hoffmann, poliomyélite antérieure chronique familiale de l'enfant.

ATROPHY (ischaemic muscular). Syndrome de Volkmann. → *Volkmann's paralysis or contracture.*

ATROPHY (juvenile muscular). Maladie de Duchenne. → *paralysis (pseudo hypertrophic muscular).*

ATROPHY (juvenile progressive spinal muscular). Maladie de Kugelberg-Welander. → *Kugelberg-Welander disease or syndrome.*

ATROPHY (Kienböck's). Maladie de Sudeck. → *dystrophy (reflex sympathetic).*

ATROPHY (Landouzy-Dejerine). Atrophie progressive musculaire de l'enfance. → *Landouzy-Dejerine atrophy or dystrophy.*

ATROPHY (Leber's hereditary optic). Maladie de Leber. → *Leber's disease.*

ATROPHY (Leber's optic). Maladie de Leber. → *Leber's disease.*

ATROPHY OF THE LIVER (acute yellow). Atrophie jaune aiguë du foie.

ATROPHY OF THE LIVER (subacute yellow). Cirrhose post-nécrotique. → *cirrhosis (postnecrotic).*

ATROPHY (lobar). Maladie de Pick.

ATROPHY (macular). Anétodermie érythémateuse de Jadassohn. → *anetoderma.*

ATROPHY (Marie's delayed cortical cerebellar). Atrophie cérébelleuse corticale tardive de Pierre Marie, Foix et Alajouanine. → *atrophy (delayed cortical cerebellar).*

ATROPHY (myelopathic muscular). Atrophie primitive progressive. → *atrophy (progressive spinal muscular).*

ATROPHY (myotonic). Myotonie atrophique. → *myotonia atrophica.*

ATROPHY (neural). Atrophie musculaire d'origine nerveuse.

ATROPHY (neuritic muscular). Atrophie péronière. → *Charcot-Marie-Tooth disease.*

ATROPHY (neuropathic or neurotic or neurotrophic). Atrophie musculaire d'origine nerveuse.

ATROPHY (numeric). Atrophie numérique.

ATROPHY (olivo-cerebellar). Atrophie cérébello-olivaire familiale de Holmes.

ATROPHY (olivo-ponto-cerebellar). Atrophie olivo-ponto-cérébelleuse.

ATROPHY (pallidal). Syndrome parkinsonien juvénile.

ATROPHY (paraneoplastic cerebellar). Atrophie cérébelleuse paranéoplasique.

ATROPHY (Parrot's a. of the newborn). Athrepsie, *s. f.*

ATROPHY (peroneal muscular). Atrophie péronière. → *Charcot-Marie-Tooth disease.*

ATROPHY (Pick's convolutional). Maladie de Pick.

ATROPHY (primary idiopathic macular). Anétodermie érythémateuse de Jadassohn. → *anetoderma.*

ATROPHY (progressive muscular). Amyotrophie primitive progressive. → *atrophy (progressive spinal muscular).*

ATROPHY (progressive neural muscular). Atrophie péronière. → *Charcot-Marie-Tooth disease.*

ATROPHY (progressive neuro-muscular). Atrophie péronière. → *Charcot-Marie-Tooth disease.*

ATROPHY (progressive neuropathic [peroneal] muscular). Atrophie péronière. → *Charcot-Marie-Tooth disease.*

ATROPHY (progressive spinal muscular). Atrophie musculaire progressive spinale type Aran-Duchenne, amyotrophie primitive progressive, amyotrophie d'Aran-Duchenne ou type Aran-Duchenne, atrophie, maladie ou paralysie de Cruveilhier.

ATROPHY (progressive unilateral facial). Maladie de Romberg. → *Romberg's disease.*

ATROPHY (pseudo-hypertrophic muscular). Maladie de Duchenne. → *paralysis (pseudo-hypertrophic muscular).*

ATROPHY (reversionary). Anaplasie, *s. f.*

ATROPHY (spinal muscular). Amyotrophie primitive progressive. → *atrophy (progressive spinal muscular).*

ATROPHY (Stock's retinal). Dégénérescence rétinienne au cours de la maladie de Spielmeyer-Vogt.

ATROPHY (Sudeck's). Maladie de Sudeck. → *dystrophy (reflex sympathetic).*

ATROPHY (Vulpian's). Atrophie musculaire progressive type Vulpian.

ATROPINE, *s.* Atropine, *f.*

ATROPINE (test). Épreuve de l'atropine.

ATROPINISM, ATROPISM, *s.* Atropisme, *m.*

ATTACK, *s.* Attaque, *f.* ; crise, *f.* ; accès, *m.*

ATTACK OF ACUTE ARTHRITIS. Crise de goutte.

ATTACK (acute gastric). Embarras gastrique.

ATTACK (apoplectic). Attaque d'apoplexie.

ATTACK OF APPENDICITIS. Crise d'appendicite.

ATTACK OF ASTHMA. Crise d'asthme.

ATTACK (breath-holding). Spasme du sanglot.

ATTACK OF COUGH. Accès de toux.

ATTACK (epileptic). Crise d'épilepsie.

ATTACK (frenzy). Accès de fureur.

ATTACK OF GOUT. Attaque de goutte, accès de goutte.

ATTACK OF MALARIA. Accès palustre.

ATTACK (vasovagal) OF GOWERS. Syndrome vasovagal. → *syncope (vasovagal).*

ATTENDANT (hospital). Infirmier, *s.m.*

ATTIC, *s.* Attique, *m.*

ATTICITIS, *s.* Atticite, *f.*

ATTICO-ANTROTOMY, *s.* Attico-antrotomie, *f.* ; antro-atticotomie, *f.*

ATTICOTOMY, *s.* Atticotomie, *f.*

ATTITUDE, *s.* Attitude, *f.*

ATTITUDE (stooping). Antétraction, *s. f.*

ATTRITION, *s.* Attrition, *f.*

ATYPICAL, *adj.* Atypique.

AUBERGER'S BLOOD GROUP SYSTEM. Système sanguin Auberger.

AUDIBILITY, *s.* Audibilité, *f.*

AUDIMUTISM, AUDIMUTITAS, *s.* Audimutité, *f.*

AUDIOGRAM, *s.* Audiogramme, *m.*

AUDIOGRAPHY, *s.* Audiographie, *f.*

AUDIOLOGY, *s.* Audiologie, *f.*

AUDIOMATOSIS (encephalotrigeminal). Maladie de Sturge-Weber-Krabbe. → *amentia (naevoid).*

AUDIOMETER, *s.* Audiomètre, *m.*

AUDIOMETRY, *s.* Audiométrie, *f.*

AUDIO-VISO-CARDIOGRAPH, *s.* Audio-viso-cardiographe, *m.*

AUDIPHONE, *s.* Audiphone, *m.*

AUDIT, *s.* Audit, *m.*

AUDITION, *s.* Audition, *f.*

AUDITION (chromatic). Audition colorée.

AUDITION OF THOUGHT. Écho de la pensée.

AUDITORY, *adj.* Auditif, ive.

AUDITORY MEATUS SYNDROME (internal). Syndrome du conduit auditif interne.

AUENBRUGGER'S SIGN. Signe d'Auenbrugger.

AUER'S BODIES. Corps d'Auer.

AUGNATHUS, *s.* Augnathe, *m.*

AUJESZKY'S DISEASE or ITCH. Maladie d'Aujeszky, paralysie bulbaire infectieuse, peste de cocar, pseudo-rage.

AURA, *s.* Aura, *f.*

AURANTIASIS CUTIS. Carotinodermie, *s. f.*

AURICLE, *s.* Auricule, *m.*

AURICULAR, *adj.* Auriculaire.

AURICULECTOMY, *s.* Auriculectomie, *f.*

AURICULOTEMPORAL SYNDROME. Syndrome auriculo-temporal, syndrome de Lucie Frey, éphidrose parotidienne.

AURICULOTOMY, *s.* Auriculotomie, *f.* ; atriotomie, *f.*

AURICULOVENTRICULAR, *adj.* Auriculoventriculaire, atrioventriculaire.

AURIDE, *s.* Auride, *f.*

AURIOSIS, *s.* Chryséose, *f.*

AURISCOPE, *s.* Auriscope, *m.* ; otoscope, *m.*

AURIST, *s.* Auriste, *m.* ; otologiste, *m.*

AUROTHERAPY, *s.* Chrysothérapie, *f.*

AUSCULTATION, *s.* Auscultation, *f.*

AUSCULTATION (direct or **immediate).** Auscultation immédiate.

AUSCULTATION (Korányi's). Percussion auscultatoire. → *percussion (auscultatory).*

AUSCULTATION (mediate). Auscultation médiate.

AUSCULTATION (rod). Percussion auscultatoire. → *percussion (auscultatory).*

AUSCULTATION (stroke). Percussion auscultatoire. → *percussion (auscultatory).*

AUSCULTATORY GAP. Trou auscultatoire.

AUSCULTATORY METHOD. Méthode auscultatoire.

AUSPITZ'S DERMATOSIS. Mycosis fongoïde.

AUSPITZ'S SIGN. Signe d'Auspitz, signe de la rosée sanglante.

AUSTIN'S SYNDROME. Syndrome ou maladie d'Austin.

AUSTRALIAN X DISEASE or **ENCEPHALITIS.** Encéphalite de la vallée de la Murray.

AUTACOID, *s.* Autacoïd, *m.*

AUTISM, *s.* Autisme, *m.*

AUTISTIC, *adj.* Autiste.

AUTO-ACCUSATION, *s.* Auto-accusation, *f.* ; autodénonciation, *f.*

AUTO-AGGLUTINATION, *s.* Auto-agglutination, *f.*

AUTO-AGGLUTININ, *s.* Auto-agglutinine, *f.* ; auto-hémagglutinine, *f.*

AUTOALLERGIZATION, *s.* Autoimmunité, *f.* → *autoimmunity.*

AUTOALLERGY, *s.* Autoimmunité, *f.* → *autoimmunity.*

AUTOANALYZER®, *s.* Auto-analyseur, *m.*

AUTOANAPHYLAXIS, *s.* Auto-anaphylaxie, *f.*

AUTOANTIBODY, *s.* Auto-anticorps, *m.* ; anti-endogène, *m.*

AUTOANTIBODY (cold). Auto-anticorps froid.

AUTOANTIBODY (Donath-Landsteiner cold). Hémolysine biphasique de l'hémoglobinurie paroxystique à frigore.

AUTOANTIBODY (haemagglutinating cold). Auto-anticorps froid agglutinant les hématies.

AUTOANTIGEN, *s.* Auto-antigène, antigène endogène, endo-antigène, *f.* ; endogène, *m.*

AUTOANTISEPSIS, *s.* Autoantisepsie, *f.* → *antisepsis (physiologic or physiological).*

AUTOCATALYSIS, *s.* Autocatalyse, *f.*

AUTOCHTONOUS, *adj.* Autochtone.

AUTOCINESIS, *s.* Mouvement volontaire.

AUTOCLAVE, *s.*, Autoclave, *m.*

AUTOCYTOTOXIN, *s.* Autocytotoxine, *f.*

AUTODIGESTION, *s.* Autodigestion, *f.*

AUTOEMASCULATION, *s.* Autocastration, *f.*

AUTOERYTHROPHAGOCYTOSIS. Syndrome de Malin. → *Malin's syndrome.*

AUTOFUNDOSCOPY, *s.* Entoscopie, *f.*

AUTOGAMY, *s.* Autogamie, *f.* ; autofécondation, *f.*

AUTOGENESIS, *s.* Autogenèse, *f.*

AUTOGENETIC, AUTOGENOUS, *adj.* Autogène.

AUTOGRAFT, *s.* Autogreffe, *f.* ; autoplastie, *f.* ; greffe autoplastique, greffe autologue.

AUTOGRAFTING, *s.* Autogreffe, *f.*

AUTOGRAPHISM, *s.* Dermographisme, *m.* → *dermographia.*

AUTOHAEMAGGLUTININ, *s.* Auto-agglutinine, *f.* → *auto-agglutinin.*

AUTOHAEMOLYSIN, *s.* Autohémolysine, *f.*

AUTOHAEMOLYSIS, *s.* Autohémolyse, *f.*

AUTOHAEMOTHERAPY, *s.* Autohémothérapie, *f.* ; autohématothérapie, *f.*

AUTOHAEMOTRANSFUSION, *s.* Autohémothérapie, *f.*

AUTOHISTOTHERAPY, *s.* Auto-histothérapie, *f.*

AUTOIMMUNE DISEASE. Maladie auto-immune ou par auto-immunisation, maladie auto-entretenue, maladie par auto-agression.

AUTOIMMUNITY, *s.* Auto-immunité, *f.* ; auto-allergie, *f.* ; auto-sensibilisation, *f.* ; auto-agression, *f.*

AUTOIMMUNIZATION, *s.* Auto-immunisation, *f.*

AUTOINFECTION, *s.* Auto-infection, *f.*

AUTOINFESTATION, *s.* Auto-infestation, *f.*

AUTOINFUSION, *s.* Autotransfusion, *f.*

AUTOINTOXICATION, *s.* Auto-intoxication, *f.* ; nosotoxicose, *f.*

AUTOINTOXICATION (intestinal). Intoxication intestinale.

AUTOKINESIS, *s.* Mouvement volontaire.

AUTOLEUKOCYTOTHERAPY, *s.* Autoleucocytothérapie, *f.*

AUTOLOGOUS, *adj.* Autologue.

AUTOLYSATE, *s.* Autolysat, *m.*

AUTOLYSIN, *s.* Autolysine, *f.*

AUTOLYSIS, *s.* Autolyse, *f.* ; autoprotéolyse, *f.*

AUTOMATISM, *s.* Automatisme, *m.*

AUTOMATISM (ambulatory). Automatisme ambulatoire.

AUTOMATISM (cardiac). Automatisme cardiaque.

AUTOMATISM (epileptic). Automatisme comitial.

AUTOMATISM (ictal). Automatisme comitial.

AUTOMATISM (mental). Syndrome d'automatisme mental. → *Clérambault-Kandinsky complex.*

AUTOMATISM (paroxysmal). Automatisme comitial.

AUTOMATISM (postictal). Automatisme postcomitial.

AUTOMATISM (spinal). Automatisme médullaire.

AUTOMIXIS, *s.* Automixie, *f.*

AUTOMUTILATION, *s.* Automutilation, *f.*

AUTONARCOSIS, *s.* Insensibilité par auto-suggestion.

AUTONOMIC, *adj.* Autonome.

AUTO-OBSERVATION, *s.* Auto-observation, *f.*

AUTO-PERSECUTOR, *s.* Auto-accusateur, *m.*

AUTOPASSIVE, *adj.* Autopassif, ve.

AUTOPHAGIA, AUTOPHAGY, *s.* Autophagie, *f.*

AUTOPHAGOCYTOSIS, *s.* Autophagocytose, *f.*

AUTOPHILIA, *s.* Autophilie, *f.*

AUTOPHONIA, AUTOPHONY, *s.* Autophonie, *f.*

AUTOPLASMOTHERAPY, *s.* Autoplasmothérapie, *f.*

AUTOPLAST, *s.* Autoplastie, *f.* → *autograft.*

AUTOPLASTIC, *adj.* Autoplastique.

AUTOPLASTY, *s.* Autoplastie, *f.* → *autograft.*

AUTOPOLYPLOIDY, *s.* Autopolyploïdie, *f.*

AUTOPROTEOLYSIS, *s.* Autolyse, *f.* ; autoprotéolyse, *f.*

AUTOPROTHROMBIN C. Facteur Stuart. → *factor (Stuart).*

AUTOPROTHROMBIN I. Proconvertine, *s.f.* → *proconvertin.*

AUTOPROTHROMBIN II. Facteur Christmas. → *plasma thromboplastin component.*

AUTOPSIA, AUTOPSY, *s.* Autopsie, *f.* ; nécropsie, *f.* ; nécroscopie, *f.*

AUTOPUNITION, *s.* Autopunition, *f.*

AUTORADIOGRAPHY, *s.* Autoradiographie, *f.*

AUTOSCOPY, *s.* Autoscopie, *f.* ; auto-représentation, *f.* ; hallucination autoscopique ou spéculaire, héautoscopie, *f.*

AUTOSENSITIZATION, *s.* Auto-immunité, *f.* → *autoimmunity.*

AUTOSEROTHERAPY, AUTOSERUMTHERAPY, *s.* Autosérothérapie, *f.*

AUTOSITE, *s.* Autosite, *m.*

AUTOSITIC, *adj.* Autositaire.

AUTOSOMAL, *adj.* Autosomique.

AUTOSOME, *s.* Autosome, *m.* ; euchromosome, *m.* ; chromosome somatique ou autosomique.

AUTOSTERILIZATION, *s.* Autostérilisation, *f.*

AUTOSUGGESTION, *s.* Autosuggestion, *f.*

AUTOTETRAPLOID, *adj.* Autotétraploïde.

AUTOTOMY, *s.* Autotomie, *f.*

AUTOTOPAGNOSIA, *s.* Autotopoagnosie, *f.*

AUTOTOXIN, *s.* Auto-toxine, *m.*

AUTOTRANSFUSION, *s.* Autotransfusion, *m.*

AUTOTRANSPLANT, *s.* Autotransplant, *m.* → *autograft.*

AUTOTRANSPLANTATION, *s.* Autotransplantation, *f.* ; transplantation autologue.

AUTOTROPHIC, *adj.* Autotrophe.

AUTOUROTHERAPY, *s.* Auto-ourothérapie, *f.* ; autourothérapie, *f.*

AUTOVACCINATION, *s.* Autovaccination, *f.*

AUTOVACCINE, *s.* Autovaccin, *m.*

AUTOVACCINOTHERAPY, *s.* Autovaccinothérapie, *f.*

AUXILIARY (nursing). Aide-soignant (e), *s.m.* ou *f.*

AUXILYSIN, *s.* Auxilysine, *f.*

AUXIMONE, *s.* Auximone, *f.*

AUXIN, *s.* Auxine, *f.* ; phytohormone, *f.*

AUXOCYTE, *s.* Auxocyte, *m.*

AUXOLOGY, *s.* Auxologie, *f.*

AUXOTONIC, *adj.* Auxotonique.

AUXOTROPHIC, *adj.* Auxotrophe.

AVASCULAR, *adj.* Avasculaire.

AVB. Abréviation de « auriculoventricular block ». BAV, bloc auriculo-ventriculaire. → *heart block (atrio- or auriculoventricular).*

AVELLIS'S PARALYSIS or SYNDROME. Syndrome d'Avellis.

aVF. aVF.

AVI. Abréviation de : « Air velocity index ». Index de rapidité de l'air.

AVIAN, *adj.* Aviaire.

AVITAMINOSIS, *s.* Avitaminose, *f.*

AVIVEMENT, *s.* Avivement, *m.*

AVL. aVL.

AVOGADRO'S NUMBER. Nombre d'Avogadro.

AVP. AVP, arginine-vasopressine, *s.f.*

AVR. aVR.

AVULSION, *s.* Avulsion, *f.*

AVULSION (phrenic). Phrénicectomie, *f.* → *phrenicectomy.*

AXENFELD'S ANOMALY. Anomalie d'Axenfeld.

AXENFELD'S CONJUNCTIVITIS. Conjonctivite d'Axenfeld.

AXENFELD'S SYNDROME. Syndrome d'Axenfeld.

AXENIC, *adj.* Axénique.

AXEROPHTHOL, *s.* Axérophtol, *m.* → *vitamin A.*

AXILLA, *s.* Aisselle, *f.*

AXILLARY, *adj.* Axillaire.

AXIS, *s.* Axis, *m.*

AXIS (electric or **electrical a. of the heart).** Axe électrique du cœur.

AXIS (fixation). Axe de fixation.

AXIS (instantaneous electric a. of the heart). Axe électrique instantané du cœur.

AXIS (optical). Axe optique.

AXIS (pupillary). Axe pupillaire.

AXIS OF QRS (mean electric). Axe électrique moyen de QRS, ÂQRS.

AXIS OF QRST (mean electric). Axe électrique moyen de QRST, ÂQRST.

AXIS (rotation). Axe de rotation.

AXIS OF T (mean electric). Axe électrique moyen de T, ÂT.

AXIS (visual). Axe visuel.

AXIS-CYLINDER, *s.* Axone, *m.* ; cylindraxe, *m.*

AXOLEMME, *s.* Axolemme, *m.*

AXON, AXONE, *s.* Axone, *m.* ; cylindraxe, *m.*

AXON REFLEX. Réflexe d'axone ou axonial, axon ou axone-réflexe.

AXONAL PROCESS. Axone, *s.m.* ; cylindraxe, *m.*

AXONEME, *s.* Axonème, *m.*

AXONOTMESIS, *s.* Axonotmésis, *f.*

AXOPLASM, *s.* Axoplasme, *m.*

AXUNGIA, *s.* Axonge, *f.*

AYERZA'S DISEASE or **SYNDROME.** Syndrome des cardiaques noirs, cardiopathie noire, syndrome d'Ayerza.

AZALIDE, *s.* Azalide, *m.*

AZIDOTHYMIDINE, *s.* Azidothymidine, *f.*

AZOAMYLY, *s.* Azoamylie, *f.*

AZOOSPERMIA, *s.* Azoospermie, *f.*

AZOTAEMIA, *s.* Azotémie, *f.*

AZOTAEMIC, *adj.* Azotémique.

AZOTAEMIA (chloropenic or **hypochloraemic).** Azotémie par chloropénie.

AZOTORRHOEA, *s.* Azotorrhée, *f.*

AZOTURIA, *s.* Azoturie, *f.*

AZT. AZT

AZUL, *s.* Pinta, *f.* → *pinta.*

AZUROPHIL, AZUROPHILE, AZUROPHILIC, *adj.* Azurophile.

AZYGOGRAPHY, *s.* Azygographie, *f.*

AZYGOS, *adj.* Azygos.

AZYMIC, *adj.* Azyme.

B

B. Symbole de bar, *m.*

B AGGLUTINOGEN. Agglutinogène B.

BAASTRUP'S DISEASE or **SYNDROME.** Maladie de Baastrup. → *spines (kissing).*

BABCOCK'S OPERATION. Opération de Babcock ; opération de Toupet.

BABESIASIS, BABESIOSIS, *s.* Babésiose, *f.* → *piroplasmosis.*

BABINSKI'S LAW. Épreuve voltaïque, épreuve galvanique.

BABINSKI'S PLATYSMA SIGN. Signe du peaucier.

BABINSKI'S PRONATION SIGN. Phénomène de la pronation de Babinski.

BABINSKI'S REFLEX. Signe de Babinski. → *Babinski's toe sign.*

BABINSKI'S SIGNS, REFLEX or **PHENOMENONS.** 1° Abolition du réflexe achilléen dans la sciatique. – 2° Signe de Babinski. → *Babinski's toe sign.* – 3° Écartement des orteils lorsque le malade, couché sur le dos, fait effort pour s'asseoir : signe d'atteinte pyramidale. – 4° Signe du peaucier. – 5° Épreuve de Babinski. → *hip flexion phenomenon.* – 6° Phénomène de la pronation de Babinski.

BABINSKI'S SYNDROME. Syndrome de Babinski-Vaquez.

BABINSKI'S TOE SIGN. Signe de Babinski, phénomène des orteils.

BABINSKI-FRÖHLICH SYNDROME. Syndrome de Babinski-Fröhlich. → *dystrophy (adiposogenital).*

BABINSKI-NAGEOTTE SYNDROME. Syndrome de Babinski-Nageotte, syndrome de l'hémibulbe.

BABINSKI-VAQUEZ SYNDROME. Syndrome de Babinski-Vaquez.

BABINSKI-WEIL TEST. Épreuve de la marche en étoile. → *gait (compass).*

BABY (bronze) SYNDROME. Syndrome du bébé bronzé.

BABY (collodion). Bébé collodion. → *exfoliation of the newborn (lamellar).*

BABYHOOD, *s.* État de nourrisson.

BACCELLI'S SIGN. Pectoriloquie aphone. → *pectoriloquy (aphonic).*

BACHMANN'S BUNDLE. Faisceau de Bachmann.

BACILLACEAE, *s. pl.* Bacillacées, *f.*

BACILLAR, BACILLARY, *adj.* Bacillaire.

BACILLAEMIA, *s.* Bacillémie, *f.*

BACILLOSCOPY, *s.* Bacilloscopie, *f.* bactérioscopie, *f.*

BACILLOSIS, *s.* Bacillose, *f.*

BACILLOTHERAPY, *s.* Bacillothérapie, bactériothérapie, *f.*

BACILLURIA, *s.* Bacillurie, *f.*

BACILLUS, *s.* Bacille, *m.* ; bacillus, *m.*

BACILLUS ABORTUS. *Brucella abortus.* → *Brucella abortus.*

BACILLUS AEROGENES CAPSULATUM. *Clostridium perfringens.* → *Clostridium perfringens.*

BACILLUS AERTRYCKE. *Salmonella typhimurium.* → *Salmonella typhimurium.*

BACILLUS OF ALLANTIASIS. *Clostridium botulinum.* → *Clostridium botulinum.*

BACILLUS ANTHRACIS. *Bacillus anthracis*, bactéridie charbonneuse, bacille du charbon, bacille de Davaine.

BACILLUS BOTULINUS. *Clostridium botulinum.* → *Clostridium botulinum.*

***BACILLUS COLI COMMUNIS*, BACILLUS (colon).** *Escherichia coli.* → *Escherichia coli.*

BACILLUS (comma). *Vibrio choleræ.* → *Vibrio cholerae.*

BACILLUS (Davaine's). *Bacillus anthracis.* → *Bacillus anthracis.*

BACILLUS (diphtheria-like). Bacille diphtéroïde.

BACILLUS DUPLEX. *Moraxella lacunata.* → *Moraxella lacunata.*

BACILLUS ENTERIDIS SPOROGENES. *Clostridium perfringens.* → *Clostridium perfringens.*

BACILLUS ENTERITIDIS. *Salmonella enteridis.* → *Salmonella enteritidis.*

BACILLUS ERYSIPELATUS SUIS. *Erysipelothrix rhusiopathiæ.* → *Erysipelothrix rhusiopathiae.*

BACILLUS (Friedländer's). *Klebsiella pneumoniae.* → *Klebsiella pneumoniæ.*

BACILLUS FUNDULIFORMIS. *Fusobacterium necrophorum.* → *Fusobacterium necrophorum.*

BACILLUS (gas). *Clostridium perfringens.* → *Clostridium perfringens.*

BACILLUS (Ghon-Sachs). *Clostridium septicum.* → *Clostridium septicum.*

BACILLUS HANSENII. *Mycobacterium leprae.* → *Mycobacterium leprae.*

BACILLUS INFLUENZAE. *Hæmophilus influenzae.* → *Hæmophilus influenzæ.*

BACILLUS (Kitasato's). *Yersinia pestiis.* → *Yersinia pestis.*

BACILLUS (Klebs-Löffler). *Corynebacterium diphtheriæ.* → *Corynebacterium diphtheriæ.*

BACILLUS LACUNATUS. *Moraxella lacunata.* → *Moraxella lacunata.*

BACILLUS LEPRAE. *Mycobacterium lepræ.* → *Mycobacterium leprae.*

BACILLUS (Löffler's). *Corynebacterium diphtheriæ.* → *Corynebacterium diphtheriae.*

BACILLUS MELITENSIS. *Brucella melitensis.* → *Brucella melitensis.*

BACILLUS MINIMUS. *Erysipelothrix rhusiopathæ.* → *Erysipelothrix rhusiopathiae.*

BACILLUS OF MORAX-AXENFELD. *Moraxella lacunata.* → *Moraxella lacunata.*

BACILLUS MURISEPTICUS. *Erysipelothrix rhusiopathiæ.* → *Erysipelothrix rhustopathiae.*

BACILLUS (Nicolaïer's). *Clostridium tetani.* → *Clostridium tetani.*

BACILLUS PERFRINGENS. *Clostridium perfringens.* → *Clostridium perfringens.*

BACILLUS PERTUSSIS. *Bordetella pertussis.* → *Bordetella pertussis.*

BACILLUS PHLEGMONIS EMPHYSEMATOSAE. *Clostridium perfringens.* → *Clostridium perfringens.*

BACILLUS (plague). Yersinia pestis. → *Yersinia pestis.*

BACILLUS PSEUDODIPHTHERIAE. Bacille diphtéroïde.

BACILLUS PYOCYANEUS. *Pseudomonas aeruginosa.* → *Pseudomonas aeruginosa.*

BACILLUS RHUSIOPATHIAE SUIS. *Erysipelothrix rhusiopathiæ.* → *Erysipelothrix rhusiopathiae.*

BACILLUS SACCHAROBUTYRICUS IMMOBILIS. *Clostridium perfringens.* → *Clostridium perfringens.*

BACILLUS OF SPLENIC FEVER. *Bacillus anthracis.* → *Bacillus anthracis.*

BACILLUS OF SWINE PLAGUE. *Erysipelothrix rhusiopathiæ.* → *Erysipelothrix rhusiopathiae.*

BACILLUS TETANI. *Clostridium tetani.* → *Clostridium tetani.*

BACILLUS (tubercle) (human). *Mycobacterium tuberculosis hominis.* → *Mycobacterium tuberculosis hominis.*

BACILLUS TUSSIS CONVULSIVAE. *Bordetella pertussis.* → *Bordetella pertussis.*

BACILLUS WELCHII. *Clostridium perfringens.* → *Clostridium perfringens.*

BACILLUS WHITMORI. *Pseudomonas pseudomallei.* → *Pseudomonas pseudomallei.*

BACILLUS (Yersin's). *Yersinia pestis.* → *Yersinia pestis.*

BACITRACIN, *s.* Bacitracine, *f.*

BACK, *s.* Dos, *m.*

BACK (bent). Camptocormie. → *camptocormia.*

BACK (poker). Pelvispondylite rhumatismale. → *spondylitis (rheumatoid).*

BACK SYNDROME (straight). Syndrome du dos droit.

BACKBONE, *s.* Rachis. *m.*

BACTERAEMIA, *s.* Bactériémie, *f.*

BACTERIA, *s.* Eubactéries, *f.pl.*

BACTERIA, *s.* pl. de bacterium : bactéries.

BACTERIAL, *adj.* Bactérien, enne.

BACTERIACEAE, *s.pl.* Bactériacées, *f.pl.*

BACTERICIDAL, *adj.* Bactéricide, *adj.* et *s.*

BACTERICIDAL ACTION. Pouvoir bactéricide.

BACTERID OF ANDREWS (pustular). Bactéride pustuleuse d'Andrews.

BACTERIDIUM, *s.* Bactéridie, *f.*

BACTERIAEMIA, *s.* Bactériémie, *f.*

BACTERIN, *s.* Vaccin bactérien.

BACTERIOAGGLUTININ, *s.* Bactério-agglutinine, *f.*

BACTERIOCIN, *s.* Bactériocine, *f.*

BACTERIOIDACEAE, *s.* Bactéroïdacées, *f.pl.*

BACTERIOLOGICAL, *adj.* Bactériologique.

BACTERIOLOGIST, *s.* Bactériologiste, *m.* ou *f.*

BACTERIOLOGY, *s.* Bactériologie, *f.*

BACTERIOLYSANT, *s.* Bactériolyte, *m.*

BACTERIOLYSIN, *s.* Bactériolysine, *f.*

BACTERIOLYSIS, *s.* Bactériolyse, *f.*

BACTERIOLYTIC, *adj.* Bactériolytique.

BACTERIOPEXIA, BACTERIOPEXY, *s.* Bactériopexie, *f.*

BACTERIOPEXIC, *adj.* Bactériopexique.

BACTERIOPHAGE, *s.* Bactériophage, *m.* ; phage, *m.*

BACTERIOPHAGE (defective). Bactériophage défectif, phage défectif.

BACTERIOPHAGE (temperate). Bactériophage tempéré.

BACTERIOPHAGE (virulent). Bactériophage virulent.

BACTERIOPHAGIA, BACTERIOPHAGY, *s.* Bactériophagie, *f.*

BACTERIOSCOPY, *s.* Bacilloscopie, *f.* → *bacilloscopy.*

BACTERIOSIS, *s.* Bactériose, *f.*

BACTERIOSTASIS, *s.* Bactériostase, *f.*

BACTERIOSTATIC, *adj.* Bactériostatique.

BACTERIOSTATIC ACTION. Pouvoir bactériostatique, pouvoir antigénétique.

BACTERIOTHERAPY, *s.* Bactériothérapie, *f.* ; bacillothérapie, *f.*

BACTERIOTOXAEMIA, *s.* Bactériotoxémie, *f.*

BACTERIOTOXIN, *s.* Bactériotoxine, *f.*

BACTERIOTROPIC, *adj.* Bactériotrope.

BACTERIOTROPIN, *s.* Bactériotropine, *f.*

BACTERIUM, *s.* (*pl.* bacteria). Bactérie, *f.* ; Schizomycète, *m.*

BACTERIUM AERUGINOSA. *Pseudomonas aeruginosa.* → *Pseudomonas aeruginosa.*

BACTERIUM COLI COMMUNE. *Escherichia coli.* → *Escherichia coli.*

BACTERIUM (lysogenic). Bactérie lysogène.

BACTERIUM MELITENSE. *Brucella melitensis.* → *Brucella melitensis.*

BACTERIUM (opportunistic). Bactérie opportuniste, germe opportuniste.

BACTERIUM TYPHIMURIUM. *Salmonella typhimurium.* → *Salmonella typhimurium.*

BACTERIUM TYPHOSUM. *Salmonella typhi.* → *Salmonella typhi.*

BACTERIURIA, *s.* Bactériurie, *f.* ; microburie, *f.*

BACTEROIDES, *s. Bactéroïdes, m.*

BACTEROIDES FUNDULIFORMIS. *Fusobacterium necrophorum.* → *Fusobacterium necrophorum.*

BACTERURIA, *s.* Bactériurie, *f.*

BAER'S LAW (von). Loi de von Baer.

BAERMANN'S METHOD. Technique de Baermann.

BAG OF WATERS. Poche des eaux.

BAGASCOSIS, *s.* Bagassose, *f.*

BAGASSE DISEASE, BAGASSOSIS, *s.* Bagassose, *f.*

BAGDAD BOIL, SORE or **BUTTON.** Bouton d'Orient. → *sore (oriental).*

BAGOLINI'S LENS. Verres striés de Bagolini.

BAIL'S PHENOMENON. Phénomène de Bail.

BAILLARGER'S SIGN. Signe de Baillarger.

BAINBRIDGE'S REFLEX. Réflexe de Bainbridge.

BAKER'S CYST. Kyste poplité.

BAKWIN-EIGER SYNDROME. Syndrome de Bakwin-Eiger, ostéoectasie avec hyperphosphatasie. → *osteoectasia with hyperphosphatasia.*

BAKWIN-KRIDA SYNDROME. Maladie de Pyle. → *dysplasia (familial metaphyseal).*

BAL (British anti-lewisite). BAL.

BALANCE (acide-base). Équilibre acido-basique.

BALANIC, *adj.* Balanique.

BALANITIS, *s.* Balanite, *f.*

BALANITIS XEROTICA OBLITERANS. Balanitis xerotica obliterans. → *kraurosis penis.*

BALANOPOSTHITIS, *s.* Balano-posthite, *f.*

BALANOPOSTHITIS (specific grangrenous and ulcerative). Granulome inguinal. → *granuloma inguinale.*

BALANOPREPUTIAL, *adj.* Balano-préputial.

BALANTIDIASIS, BALANTIDIOSIS, *s.* Balantidiase, *f.* ; balantidiose, *f.*

BALDNESS, *s.* Calvitie, *f.*

BALDWIN'S OPERATION. Operation de Baldwin, opération de Mori.

BALDWIN-GARDNER-WILLIS PHENOMENON. Phénomène de Baldwin-Gardner-Willis.

BALDY'S OPERATION, BALDY-WEBSTER OPERATION. Opération de Baldy.

BALFOUR'S DISEASE. Chlorome, *s.m.* → *chloroma.*

BALFOUR'S OPERATION. Méthode de Balfour.

BALINT'S SYNDROME. Syndrome de Balint, syndrome d'errance du regard.

BALKAN SYNDROME. Syndrome des Balkans.

BALLANTYNE-RUNGE SYNDROME. Syndrome de Ballantyne-Runge.

BALLER-GEROLD SYNDROME. Syndrome de Baller-Gerold.

BALLET'S SIGN. Signe de Ballet.

BALLISM, BALLISMUS, *s.* Biballisme, *m.* ; paraballisme, *m.*

BALLISTOCARDIOGRAM, *s.* Ballistocardiogramme, *m.* ; ballistogramme, *m.*

BALLISTOCARDIOGRAPH, *s.* Ballistocardiographe, *m.* ; ballistographe, *m.*

BALLONNEMENT, BALLOONING, *s.* Insufflation de gaz dans une cavité.

BALLOON COUNTERPULSATION (intraaortic). Contrepulsation diastolique intra-aortique. → *counterpulsation.*

BALLOON MITRAL VALVE. Ballonnement ou ballonnisation de la valve mitrale, syndrome de Barlow, syndrome prolapsus de la valve mitrale-clic, syndrome de la valve flasque, syndrome du clic mésosystolique, syndrome du clic et souffle mésotélésystolique.

BALLOON PUMPING (intraortic). Contrepulsation diastolique intra-aortique. → *balloon mitral valve.*

BALLOONING OF THE MITRAL VALVE LEAFLETS. Ballonnisation de la valve mitrale. → *balloon mitral valve.*

BALLOTTEMENT, *s.* Ballottement, *m.* ; et spécialement ballottement fœtal.

BALLOTTEMENT (abdominal). Ballottement fœtal perçu au palper de l'abdomen.

BALLOTTEMENT (cephalic). Ballottement fœtal perçu au palper de l'abdomen.

BALLOTTEMENT (direct). Ballottement fœtal perçu au toucher vaginal.

BALLOTTEMENT (external). Ballottement fœtal perçu au palper de l'abdomen.

BALLOTTEMENT (indirect). Ballottement fœtal perçu au palper de l'abdomen.

BALLOTTEMENT (internal). Ballottement fœtal perçu au toucher vaginal.

BALLOTTEMENT OF PATELLA. Choc rotulien.

BALLOTTEMENT (renal). Ballottement rénal.

BALLOTTEMENT (vaginal). Ballottement fœtal perçu au toucher vaginal.

BALME'S DISEASE. Myalgie épidémique. → *pleurodynia (epidemic).*

BALNEATION, *s.* Balnéation, *f.*

BALNEOTHERAPY, *s.* Balnéothérapie, *f.*

BALÓ'S DISEASE. Encéphalite concentrique de Baló.

BALSAM, *s.* Baume, *m.*

BALSAMIC, *adj.* Balsamique.

BALSER'S FATTY NECROSIS. Pancréatite aiguë hémorragique.

BAMATTER'S SYNDROME. Syndrome de Bamatter. → *geroderma osteoplastica hereditaria.*

BAMBERGER'S BULBAR PULSE. Pouls bulbaire de Bamberger.

BAMBERGER'S DISEASE. 1° Ostéopathie hypertrophiante pneumique. – 2° Chorée saltatoire. – 3° Polysérite, *s.f.*

BAMBERGER'S HAEMATOGENIC ALBUMINURIA. Albuminurie terminale au cours des anémies.

BAMBERGER'S SIGN. 1° Signe de Bamberger. – 2° Signe de Pins.

BANCROFTOSIS, *s.* Bancroftose, *f.*

BAND, *s.* Bande, *f.* ; bandelette, *f.* ; faisceau, *m.*

BAND (A). Disque A.

BAND (H). Strie H.

BAND (ileal). Bride de Lane.

BAND (I). Disque I, strie I.

BAND (Lane's). Bride de Lane.

BAND (M). Strie M.

BAND (Z). Strie Z.

BANDAGE, *s.* Bandage, *m.*

BANDAGE (capeline). Capeline, *s.f.*

BANDAGE (four-tailed) FOR CHIN or NOSE. Fronde, *s.f.*

BANDAGE (Hippocrates's). Capeline, *s.f.*

BANDAGE (recurrent). Retourné, *s.m.*

BANDAGE (reversed). Renversé, *s.m.*

BANDAGE (Scultet's or scultetus). Appareil de Scultet.

BANDAGE (spica). Spica, *s.m.*

BANDAGE (spiral). Spiral, *s.m.* ; bandage en spirale.

BANDAGE (spiral reverse). Bandage spiral avec renversés.

BANDAGE (suspensory). Suspensoir, *s.m.*

BANDING (chromosome). Marquage en bande des chromosomes.

BANDING (pulmonary artery). Opération de Dammann-Muller, cerclage de l'artère pulmonaire.

BANDL'S RING. Anneau de Bandl.

BANG'S ABORTION BACILLUS. *Brucella abortus.* → *Brucella abortus.*

BANG'S DISEASE. Maladie de Bang.

BANGERTER'S METHOD. Méthode de Bangerter.

BANKART'S OPERATION. Opération de Bankart.

BANKART'S PROCEDURE. Procédé de Bankart.

BANNAYAN-ZONANA SYNDROME. Syndrome de Bannayan-Zonana.

BANNWARTH'S SYNDROME. Syndrome de Bannwarth.

BANTI'S DISEASE or SYNDROME. Maladie ou syndrome de Banti.

BAR, *s.* Bar, *m.*

BARAKAT'S SYNDROME. Syndrome de Barakat.

BÁRÁNY'S CALORIC TEST. Épreuve de Bárány. → *Bárány's sign, symptom or test.*

BÁRÁNY'S POINTING TEST. Épreuve de l'index, épreuve de l'indication.

BÁRÁNY'S SIGN, SYMPTOM or TEST. Épreuve ou signe de Bárány, nystagmus provoqué de Bárány, nystagmus vestibulaire calorique, épreuve calorique, réaction vestibulaire thermique.

BARBITALISM, BARTITUISM, *s.* Barbiturisme, *m.*

BARBITURISM, *s.* Barbiturisme, *m.*

BARBITURATE, *s.* Barbiturique, *m.*

BARB-WIRE. Fil de fer barbelé ; barb-wire (suture).

BARCLAY'S NICHE. Signe radiologique d'ulcère duodénal.

BARCOO DISEASE or ROT. Ulcère du désert.

BARD-PIC SYNDROME. Syndrome de Bard-Pic.

BARDET-BIEDL SYNDROME. Syndrome de Laurence-Moon-Bardet-Biedl. → *Laurence-Moon-Biedl syndrome.*

BARAESTHESIA, *s.* Baresthésie, *f.*

BARITOSIS, *s.* Barytose, *f.*

BARIUM SULPHATE. Baryte, *s.f.*

BARKAN'S OPERATION. Opération de Barkan.

BARKER'S METHOD. Procédé de Barker.

BARKER AND WIDENHAM MAUNSELL OPERATION. Opération de Barker et Widenham Maunsell.

BARLOW'S DISEASE. Scorbut infantile. → *scurvy (infantile).*

BARLOW'S SYNDROME. Ballonnisation mitrale. → *balloon mitral valve.*

BARNARD-SCHOLZ SYNDROME. Syndrome de Barnard et Scholz.

BARODONTALGIA, *s.* Aérodontalgie, *f.* ; barodontalgie, *f.*

BAROGNOSIS, *s.* Barognosie, *f.*

BAROGRAM, *s.* Barogramme, *m.*

BAROCEPTOR, *s.* Barorécepteur, *m.*

BAROPACER, *s.* Régulateur de pression.

BARORECEPTOR, *s.* Barorécepteur, *m.* ; pressorécepteur, *m.* ; gravicepteur, *m.*

BAROTAXIS, *s.* Barotropisme, *m.*

BAROTITIS MEDIA. Otite barotraumatique. → *otitis (aviation).*

BAROTRAUMA, *s.* Barotraumatisme, *m.*

BAROTRAUMA (otic). Otite barotraumatique. → *otitis (aviation).*

BAROTROPISM, *s.* Barotropisme, *m.*

BARR'S BODY or BARR'S CHROMATING BODY. Corpuscule de Barr.

BARRAQUER'S METHOD or OPERATION. Opération de Barraquer. → *phacoerisis.*

BARRAQUER'S or BARRAQUER-SIMONS DISEASE. Maladie de Barraquer-Simons. → *lipodystrophia progressiva.*

BARRÉ'S SIGN, BARRÉ'S PYRAMIDAL SIGN. Épreuves ou manœuvres ou signes de Barré, manœuvre de la jambe.

BARRÉ-LIÉOU SYNDROME. Syndrome sympathique cervical postérieur, syndrome de Barré et Liéou, syndrome de Fuchs.

BARRETT'S SYNDROME. Syndrome de Barrett.

BARS (parallel). Barres parallèles.

BARSONY-POLGAR or BARSONY-TESCHENDORFF SYNDROME. Syndrome de Barsony-Teschendorff.

BART'S SYNDROME. Syndrome de Bart.

BARTENWERFER'S SYNDROME. Syndrome de Bartenwerfer.

BARTHEL'S INDEX. Indice de Barthel.

BARTHOLIN'S GLAND. Glande de Bartholin.

BARTHOLIN-PATAU SYNDROME. Syndrome de Patau. → *trisomy 13 or 13-15 syndrome.*

BARTHOLINITIS, *s.* Bartholinite, *f.*

BARTON'S FRACTURE. Fracture de Rhea Barton.

BARTONELLA, *s. Bartonella, f.*

BARTONELLOSIS, *s.* Bartonellose. → *verruca peruana.*

BÄRTSCHI-ROCHAIX SYNDROME. Syndrome de Bärtschi-Rochaix, migraine cervicale.

BARTTER (pseudo-) SYNDROME. Pseudosyndrome de Bartter.

BARTTER'S SYNDROME. Syndrome de Bartter.

BARYAESTHESIA, *s.* Baresthésie, *f.*

BARYTA, *s.* Baryte, *f.*

BARYTOSIS, *s.* Barytose, *f.*

BASAL, *adj.* Basal, ale.

BASALIOMA SYNDROME. Syndrome de Gorlin. → *Gorlin's syndrome.*

BASE, *s.* (genetics), Base, *f.*

BASE EXCESS. Excès de bases.

BASE (xanthine). Base xanthique.

BASEDOW'S DISEASE. Maladie de Basedow. → *Grave's disease.*

BASEDOWIFORM, *adj.* Basedowiforme, basedowoïde.

BASELINE, *s.* Ligne de base, ligne iso-électrique.

BASIDIOBOLOMYCOSIS, *s.* Basidiobolomycose, *f.*

BASIDIOMYCETE, *s.* Basidiomycète, *m.*

BASILAR, *adj.* Basilaire.

BASILIC, *adj.* Basilique.

BASIN, *s.* Bassin, *m.* (anatomie).

BASION, *s.* Basion, *m.*

BASIOTRIBE, *s.* Basiotribe, *m.*

BASIOTRIPSY, *s.* Basiotripsie, *f.*

BASOPHIL, BASOPHILE, *adj.* and *s.* Basophile.

BASOPHILIA, *s.* Basophilie, *f.*

BASOPHILIC, *adj.* Basophile.

BASOPHILISM (pituitary). Maladie de Cushing. → *Cushing's disease.*

BASOPHILOUS, *adj.* Basophile.

BASOPHOBIA, *s.* Basophobie, *f.*

BASSEN-KORNZWEIG SYNDROME. Syndrome de Bassen-Kornzweig. → *abetalipoproteinaemia.*

BASSINI'S OPERATION. Opération de Bassini.

BASTIAN-BRUNS LAW. Signe de Bastian-Bruns.

BATEMAN'S DISEASE. Acné varioliforme de Bazin. → *molluscum contagiosum.*

BATH, *s.* Bain, *m.*

BATH (hydrogalvanic). Bain hydrogalvanique.

BATHMOTROPIC, *adj.* Bathmotrope.

BATHROCEPHALY, *s.* Bathrocéphalie, *f.*

BATHS (thermal). Thermes, *m.pl.*

BATHYCARDIA, *s.* Bathycardie, *f.*

BATHYAESTHESIA, *s.* Sensibilité profonde. → *sensibility (deep).*

BATISTA'S OPERATION. Opération de Batista.

BATTEN-MAYOU DISEASE. Maladie de Batten-Mayou. → *Spielmeyer Vogt disease.*

BATRACHOPLASTY, *s.* Batrachoplastie, *f.* ; batrachosioplastie, *f.*

BATTARISM, BATTARISMUS, *s.* Bégaiement, *m.* → *stammering.*

BATTERED-CHILD SYNDROME. Syndrome de Silverman, syndrome des enfants battus.

BATTEY'S OPERATION. Méthode de Battey.

BATTLE'S INCISION. Incision de Jalaguier.

BAUMAN'S DIET. Régime contre l'obésité.

BAUMÈS'S LAW. Loi de Colles, loi de Baumès.

BAUMGARTEN'S LAW. Loi de Baumgarten.

BAUMGARTEN'S SYNDROME. Maladie de Cruveilhier-Baumgarten.

BAYES'S THEOREM. Théorème de Bayes.

BAYLE'S GRANULATION. Granulation grise. → *tubercle (miliary).*

BAYLE'S DISEASE. Paralysie générale. → *paralysis of the insane (general).*

BAZETT'S INDEX or **FORMULA.** Formule de Bazett.

BAZIN'S DISEASE. Érythème induré de Bazin.

BBB (syndrome). Syndrome BBB, syndrome hypertélorisme-hypospadias.

BCG. BCG.

BCG-HISTIOCYTOSIS or **INFECTION.** Bécégite, *s.f.*

BCG-TEST. BCG-test.

BCG-TUBERCULOSIS. Bécégite, *s.f.*

BCG VACCINE. BCG.

BCG-THERAPY. BCG-thérapie, *s.f.*

BCP. Abréviation de *birth control pill* : « pilule », pilule anticonceptionnelle.

BEAD STRING ARTERY. Artère en collier de perles.

BEADS (rachitic). Chapelet rachitique.

BÉAL'S CONJUNCTIVITIS or **SYNDROME.** Conjonctivite de Béal et Morax.

BEALS'S SYNDROME. Syndrome de Beals.

BEAR'S METHOD. Méthode de Bear.

BEARD'S DISEASE. Neurasthénie, *s.f.*

BEAT, *s.* Battement, *m.*

BEAT (apex). Choc apexien.

BEAT (atrial or **auricular premature).** Extrasystole auriculaire.

BEAT (atrio-ventricular or **auriculo-ventricular premature).** Extrasystole nodale.

BEAT (coupled). Bigéminisme, *s.m.*

BEAT (dropped). Intermittence du pouls ou du cœur.

BEAT (ectopic). Extrasystole, *s.f.*

BEAT (escaped nodal). Échappement nodal.

BEAT (escaped ventricular). Échappement ventriculaire.

BEAT (forced). Extrasystole artificiellement déclenchée.

BEAT (fusion). Complexe de fusion.

BEAT (idioventricular). Échappement ventriculaire.

BEAT (interpolated premature). Extrasystole interpolée.

BEAT (junctional premature). Extrasystole nodale.

BEAT (nodal premature). Extrasystole nodale.

BEAT (premature). Extrasystole, *s.f.*

BEAT (skipped). Pause post-extrasystolique.

BEAT (supraventricular premature). Extrasystole supraventriculaire.

BEAT (ventricular premature). Extrasystole ventriculaire.

BEATING, *s.* Battement, *m.*

BEAU'S DISEASE. Insuffisance cardiaque.

BEAU'S LINE. Sillon unguéal, lignes de Beau.

BEAU'S SYNDROME. Asystole, *s.f.*

BEAUVIEUX'S DISEASE. Maladie ou syndrome de Beauvieux.

BECHIC, *adj.* Béchique.

BECHTEREW'S ARTHRITIS, DISEASE or **SPONDYLITIS.** Pelvispondylite rhumatismale. → *spondylitis (rheumatoid).*

BECHTEREW'S DISEASE. Maladie de Bechterew.

BECHTEREW-MENDEL REFLEX. Réflexe cuboïdien, réflexe de Bechterew-Mendel, réflexe tarsophalangien.

BECK'S METHOD. Méthode de Beck.

BECK'S OPERATIONS. Opérations de Beck : 1° Cardiomyopexie. – 2° *Beck II operation* : dérivation du sang artériel dans le réseau veineux coronarien. – 3°

Beck I operation : Cardio-péricardopexie. – 4° Procédé de Beck et von Acker.

BECK'S SYNDROME. Syndrome de Préobraschenski. → *spinal artery syndrome (anterior).*

BECK'S TRIADS. Triades de Claude Beck.

BECKER'S DYSTROPHY, BECKER'S MUSCULAR DYSTROPHY. Myopathie pseudo-hypertrophique de Becker.

BECKER'S NAEVUS. Naevus de Becker. → *naevus (Becker's).*

BECKWITH'S or BECKWITH-WIEDEMANN SYNDROME. Syndrome de Wiedemann et Beckwith. → *EMG syndrome.*

BÉCLARD'S HERNIA. Hernie de Béclard.

BÉCLARD'S NUCLEUS. Point de Béclard.

BÉCLARD (point de). Point de Béclard.

BECQUEREL, *s.* Becquerel, *m.* ; Bq.

BECQUEREL RAYS. Rayonnement émis par l'uranium.

BEDFAST, *adj.* Grabataire.

BEDLAM, *s.* Hôpital psychiatrique.

BEDNAR'S APHTAE. Aphtes de Bednar. → *aphthae (Bednar's).*

BEDPAN, *s.* Bassin, *m.* (hygiène).

BEDRIDDEN, *adj.* Grabataire.

BEDSIDE, *adj.* Au chevet du malade, clinique.

BEDSONIA, *s. Chlamydia.* → *Chlamydia.*

BEDSORE. Escarre de décubitus.

BEER DRINKER'S SYNDROME. Syndrome des buveurs de bière.

BEER'S OPERATION. Méthode de Beer.

BEGBIE'S DISEASE. Maladie de Basedow.

BEHAVIOURISM, *s.* Behaviorisme, *m.*

BEHAVIOUR PATTERN. Type de comportement.

BEHÇET'S APHTHAE, DISEASE, SYNDROME or BEHÇET (triple symptom complex of). Maladie, syndrome ou trisyndrome de Behçet, syndrome d'Adamantiades, grande aphtose.

BEHR'S DISEASE. Maladie de Behr.

BEHR (infantile optic atrophy of). Syndrome de Behr.

BEHR'S SIGN. Signe de Behr.

BEHR'S SYNDROME. Syndrome de Behr.

BEHRING'S SERUM. Sérum antidiphtérique.

BEI. Iode hormonal. → *iodine (butanol extractable).*

BEIGEL'S DISEASE. Piedra, *s.f.* → *piedra.*

BEJEL, *s.* Bejel, *m.*

BEKHTEREW. → *Bechterew.*

BEL, *s.* Bel, *m.*

BELCHING, *s.* Éructation, *f.*

BELLADONNA, *s.* Belladone, *f.*

BELL'S MANIA. Manie aigue.

BELL'S PALSY or PARALYSIS. Paralysie de Bell. → *paralysis (common facial).*

BELL'S PHENOMENON. Signe de Bell.

BELL'S SPASM. Hémispasme facial.

BELL-LIKE SECOND AORTIC SOUND (loud). Clangor, *s.m.*

BELL-MAGENDIE LAW, BELL'S LAW. Loi de Bell-Magendie.

BELLINI'S TUBULES. Tubes de Bellini.

BELLY, *s.* Ventre, *m.* ; abdomen, *m.*

BELLY (drum). Tympanisme abdominal.

BELLY (frog). Ventre de batracien.

BELLY (wooden). Ventre de bois.

BELONEPHOBIA, *s.* Bélonéphobie, *f.*

BENCE JONES'S ALBUMIN, ALBUMINOSE or PROTEIN. Protéine de Bence Jones.

BENCE JONES'S ALBUMOSURIA or PROTEINURIA. Albumosurie ou protéinurie de Bence Jones.

BENCE JONES'S REACTION or PROTEIN TEST. Réaction de Bence Jones.

BENCH-MARK. Point de repère.

BENDS, *s.* Maladie des caissons.

BENEDIKT'S SYNDROME. Syndrome de Benedikt.

BENIGN, BENIGNANT, *adj.* Bénin.

BÉNIQUÉ'S SOUND. Bougie de Béniqué.

BENKISER'S HAEMORRHAGE. Hémorragie de Benkiser.

BENNETT'S DISEASE. Leucémie aiguë à myéloblastes. → *leukaemia (myelocytic).*

BENNETT'S FRACTURE. Fracture de Bennett.

BENNHOLD'S TEST. Épreuve au rouge Congo.

BENSON'S DISEASE. Maladie de Benson. → *hyalosis (asteroid).*

BENSON'S SYNDROME. Syndrome de Benson.

BENTALL'S OPERATION. Opération de Bentall.

BENZODIAZEPINE, *s.* Benzodiazépine, *f.*

BENZOIN TEST (colloidal). Réaction au benjoin colloïdal, réaction de Guillain, Guy Laroche et Léchelle.

BENZOLISM, *s.* Benzénisme, *m.* ; benzolisme, *m.*

BENZODIOXANE TEST. Test au benzodioxane.

BERARDINELLI'S DISEASE. Maladie de Berardinelli.

BERGADA'S SYNDROME. Syndrome de Bergada. → *testes (syndrome of rudimentary).*

BERGER'S DISEASE. Maladie de Berger. → *glomerulonephritis (mesangioproliferative).*

BERGER'S RHYTHM. Rythme alpha, rythme de Berger.

BERGERON'S CHOREA or **DISEASE.** Chorée ou maladie de Bergeron, chorée électrique de Henoch-Bergeron.

BERGEY'S CLASSIFICATION. Classification de Bergey.

BERGONIÉ-TRIBONDEAU LAW. Loi de Bergonié et Tribondeau.

BERIBERI, *s.* Béribéri, *m.* ; kakke, *m.*

BERIBERI (atrophic). Béribéri sec.

BERIBERI (dry). Béribéri sec, paralytique ou atrophique.

BERIBERI (infantile). Béribéri infantile.

BERIBERI (paralytic). Béribéri sec.

BERIBERI (shoshin). Shoshin béribéri.

BERIBERI (wet). Béribéri hydropique, béribéri humide.

BERLIN'S DISEASE or **OEDEMA.** Maladie de Berlin.

BERLIN'S SYNDROME. Syndrome de Berlin.

BERNARD'S or **BERNARD-HORNER SYNDROME.** Syndrome de Claude Bernard-Horner.

BERNARD-SOULIER SYNDROME. Maladie de Jean Bernard et J.-P. Soulier. → *platelet (hereditary giant) syndrome.*

BERNHARDT'S DISEASE, PARALYSIS, PARAESTHESIA or **SYNDROME, BERNHARDT-ROTH SYNDROME.** Méralgie paresthésique, maladie de Bernhardt, claudication intermittente de Roth.

BERNHEIM'S SYNDROME. Syndrome de Bernheim.

BERNSTEIN'S TEST. Épreuve de Bernstein.

BERNSTEIN'S THEORY or **HYPOTHESIS.** Loi de Bernstein.

BERRY'S or **BERRY-TREACHER COLLINS SYNDROME.** Syndrome de Franceschetti.

BERTILLONAGE, *s.* or **BERTILLON'S SYSTEM.** Bertillonage, *m.* ; procédé de Bertillon.

BERTIN (column of). Colonne de Bertin.

BERTOLOTTI-GARCIN SYNDROME. Syndrome de Garcin.

BERYLLIOSIS, *s.* Bérylliose, *f.*

BESNIER'S PRURIGO. Eczéma atopique. → *dermatitis (atopic).*

BESNIER'S RHEUMATISM. Arthrosynovite chronique.

BESNIER-BŒCK-SCHAUMANN DISEASE. Sarcoïdose, *s.f.* → *sarcoidosis.*

BESREDKA'S METHOD. Méthode de Besredka.

BESREDKA'S VACCINE. Vaccin sensibilisé.

BESSEL HAGEN'S LAW. Loi de Bessel Hagen.

BEST'S DISEASE. Maladie de Best.

BESTIALITY, *s.* Bestialité, *f.* ; zoophilie érotique.

BETA-ADRENERGIC BLOCKING DRUG. Bêtabloquant, *s.m.*

BETA-BLOCKER, *s.* Bêtabloquant, *m.* ; bêta-inhibiteur, *m.* ; bêtalytique, *m.*

BETA-BLOCKING DRUG. Bêtabloquant, *m.* ; médicament bêtabloquant.

BETAGLOBULIN, *s.* **β-GLOBULIN.** Bêtaglobuline, *f.*

BETAHERPESVIRINAE, *s.* Betaherpesvirinæ, *f.pl.*

BETAINE, *s.* Bétaïne, *f.*

BETA-LACTAM ANTIBIOTIC. Bêtalactamine, *s.f.*

BETA-LIPOPROTEIN, *s.* Bêta-lipoprotéine, *f.*

BETALACTAMASE, *s.* Bêtalactamase, *f.*

BETAMIMETIC, *adj.* Bêtamimétique.

BETA-RECEPTOR BLOCKING AGENT. Bêtabloquant, *s.m.*

BETA RHYTHM. Rythme bêta.

BETA-SITOSTEROLEMIA, *s.* Bêta-sitostérolémie, *f.*

BETA-STIMULANT, *adj.* Bêtastimulant, bêta-adrénergique.

BETA WAVE. Onde bêta.

BETATHERAPY, *s.* Bêtathérapie, *f.*

BETATRON, *s.* Bêtatron, *m.*

BETHESDA SYSTEM. Système de Bethesda.

BETZ'S CELL. Cellule de Betz.

BEUREN'S SYNDROME. Syndrome de Williams et Beuren.

BEURMANN (de)-GOUGEROT DISEASE. Sporotrichose, *s.f.* → *sporotrichosis.*

BEZOAR, *s.* Bézoard, *m.*

BEZOLD'S MASTOIDITIS. Mastoïdite de Bezold.

BEZOLD-BRÜCKE PHENOMENON. Phénomène de Bezold-Brücke.

BIBER-HAAB-DIMMER DEGENERATION. Dystrophie cornéenne de Haab-Dimmer. → *Haab's degeneration.*

BICARBONATE, *s.* Bicarbonate, *m.*

BICEPS, *s.* Biceps, *m.*

BICHAT'S FAT PAD. Boule graisseuse de Bichat.

BICKER-ADAMS SYNDROME. Syndrome de Bicker-Adams.

BICUSPID, *adj.* Bicuspide.

BICUSPID VALVULAR ANOMALY. Bicuspidie, *s.f.*

BICYCLE (ergometric). Bicyclette ergométrique ; cycloergomètre, *s.m.*

BIDERMOMA, *s.* Tératome, *m.* → *teratoma.*

BIELSCHOWSKY-LUTZ-COGAN SYNDROME. Syndrome de Bielschowsky-Lutz-Cogan.

BIELSCHOWSKY'S or **BIELSCHOWSKY-JANSKY DISEASE.** Idiotie amaurotique de type Bielschowsky ou de type Dollinger-Bielschowsky ou de type Jansky-Bielschowsky.

BIEMOND'S SYNDROME. Syndrome de Biemond.

BIER'S ANAESTHESIA, BIER'S LOCAL ANAESTHESIA. Phlébo-anesthésie, *f.*

BIER'S METHODS. 1° Phlébo-anesthésie, *f.* – 2° Rachi-anesthésie, *f.* → *anaesthesia (spinal).*

BIER'S PASSIVE HYPERAEMIA. Méthode de Bier.

BIERMER'S or **BIERMER-EHRLICH ANAEMIA.** Anémie de Biermer. → *anaemia (pernicious).*

BIERMER'S SIGN. Signe de Biermer.

BIERNACKI'S SIGN. Signe de Biernacki.

BIETT'S COLLAR. Collerette de Biett.

BIETT'S DISEASE. Vespertilio. → *lupus (butterfly).*

BIETTI'S DYSTROPHY OF THE CORNEA. Dystrophie cornéenne de Bietti.

BIFIDOBACTERIUM, *s. Bifidobacterium, m.*

BIFOCAL, *adj.* Bifocal, ale.

BIGELOW'S or **BIGELOW-CLELAND OPERATION.** Myotomie ou opération de Bigelow ou de Bigelow-Cleland.

BIGEMINAL, *adj.* Bigéminé, née.

BIGEMINY, *s.* Bigéminisme, *m.* ; bigéminie, *f.* ; rythme couplé ou bigéminé.

BIGGS AND DOUGLAS THROMBOPLASTINO-FORMATION TEST. Test de thromboplastino-formation, test de Biggs et Douglas.

BIGUANIDE, *s.* Biguanide, *m.*

BILATERAL, *adj.* Bilatéral, ale.

BILE, *s.* Bile, *f.*

BILE (black). Atrabile, *s.f.*

BILHARZIA, *s.* Schistosoma, *f.* → *Schistosoma.*

BILHARZIA HAEMATOBIA. *Schistosoma haematobium.* → *Schistosoma haematobium.*

BILHARZIASIS, BILHARZIOSIS, *s.* Schistosomiase, *f.* → *schistosomiasis.*

BILHARZIOSIS OF THE BLADDER. Bilharziose vésicale. → *schistosomiasis (urinary).*

BILIARY, *adj.* Biliaire.

BILIGENESIS, *s.* Biligenèse, *f.* ; biligénie, *f.* ; fonction biligénique.

BILIGENETIC, BILIGENIC, *adj.* Biligénique.

BILIOUS, *adj.* Bilieux, euse.

BILIOUSNESS, *s.* Crise bilieuse, flux bilieux.

BILIRUBIN, *s.* Bilirubine, *f.*

BILIRUBIN (conjugated). Bilirubine directe ou glycéro-conjuguée.

BILIRUBIN (direct) or **(direct reacting).** Bilirubine directe, bilirubine glycuro-conjuguée.

BILIRUBIN (free). Bilirubine indirecte. → *bilirubin (indirect-reacting).*

BILIRUBIN (indirect-reacting). Bilirubine indirecte, bilirubine libre, bilirubine vraie.

BILIRUBIN (nonconjugated or **unconjugated).** Bilirubine indirecte. → *bilirubin (indirect-reacting).*

BILIRUBIN (one-minute). Bilirubine directe, ou glycuro-conjuguée. → *bilirubin (direct).*

BILIRUBINAEMIA, *s.* Bilirubinémie, *f.* ; cholémie pigmentaire.

BILIRUBINAEMIA OF DIRECT TYPE. Bilirubinémie de type direct.

BILIRUBINAEMIA OF INDIRECT TYPE. Bilirubinémie de type indirect.

BILIRUBINURIA, *s.* Bilirubinurie, *f.*

BILIVERDIN, *s.* Biliverdine, *f.*

BILROTH'S DISEASES. 1° Pseudoméningocèle, *s.* – 2° Lymphoma, *m.* → *lymphoma.*

BILLROTH'S OPERATION. Opération de Billroth.

BILOBATE, *adj.* Bilobé, ée.

BILOCULAR, *adj.* Biloculaire.

BILOCULATE, *adj.* Biloculaire.

BINDER'S SYNDROME. Syndrome de Binder.

BINDWEB, *s.* Tissu conjonctif.

BINET'S or **BINET-SIMON TEST.** Test de Binet-Simon.

BING-NEEL SYNDROME. Syndrome de Bing et Neel.

BINOCULAR, *adj.* Binoculaire.

BINSWANGER'S ENCEPHALITIS or **DEMENTIA.** Démence de Binswanger.

BIOARTIFICIAL, *adj.* Bioartificiel, elle.

BIOASSAY, *s.* Dosage biologique.

BIOAVAILABILITY, *s.* Biodisponibilité, *f.*

BIOCHEMICAL, *adj.* Biochimique.

BIOCHEMICS, BIOCHEMISTRY, *s.* Biochimie, *f.*

BIOENERGETICS, *s.* Bioénergétique, *f.*

BIOETHICS, *s.* Bioéthique, *f.*

BIOFEEDBACK, *s.* Rétroaction biologique.

BIOFILM, *s.* Biofilm, *m.*

BIOFLAVONOIDS, *s.* Vitamine P.

BIOGENESIS, BIOGENY, *s.* Biogenèse, *f.*

BIOGENETIC, *adj.* Biogénétique.

BIOGEOGRAPHY, *s.* Biogéographie, *f.*

BIOLOGICAL TEST. Épreuve de séro-précipitation.

BIOLOGIST, *s.* Biologiste, *m.* ou *f.*

BIOLOGY, *s.* Biologie, *f.*

BIOLOGY (medical). Biologie médicale.

BIOLOGY (molecular). Biologie moléculaire.

BIOMARKER, *s.* Marqueur biologique.

BIOMATERIAL, *s.* Biomatériau, *m.*

BIOMECHANICS, *s.* Biomécanique, *f.*

BIOMEDICAL, *adj.* Biomédical, ale.

BIOMETEOROLOGY, *s.* Biométéorologie, *f.*

BIOMETRY, *s.* Biométrie, *f.*

BIOMICROSCOPE, *s.* Biomicroscope, *m.*

BIOMICROSCOPY, *s.* Biomicroscopie, *f.*

BIONICS, *s.* Bionique, *f.*

BIONOMICS, *s.* Écologie, *f.*

BIONOSIS, *s.* Bionose, *f.*

BIOPHARMACEUTICS, *s.* Biopharmaceutique, *f.*

BIOPHYLAXIS, *s.* Biophylaxie, *f.*

BIOPHYSICS, *s.* Biophysique, *f.*

BIOPLASTIC, *adj.* Bioplastique.

BIOPROSTHESIS, *s.* Bioprothèse, *f.* ; hétérogreffe valvulaire.

BIOPSY, *s.* Biopsie, *f.*

BIOPSY (aspiration). Ponction-biopsie, *s.f.*

BIOPSY (drill). Forage-biopsie, *s.f.*

BIOPSY (needle). Ponction-biopsie, *s.f.*

BIOPSY (punch). Ponction-biopsie, *s.* PB.

BIOPTOME, *s.* Bioptome, *m.*

BIOREAGENT, *s.* Bioréactif, *m.*

BIOS I. Inositol *s.m.* → *inositol.*

BIOS II. Biotine *s.f.* → *biotin.*

BIOSMOSIS, *s.* Biosmose, *f.*

BIOSTATISTICS, *s.* Biostatistique, *f.*

BIOSTIMULIN, *s.* Biostimuline, *f.*

BIOSYNTHESIS, *s.* Biosynthèse, *f.*

BIOTAXIS, BIOTAXY, *s.* Biotaxie, *f.* ; taxinomie, *f.* ; taxonomie, *f.*

BIOTHERAPY, *s.* Biothérapie, *f.*

BIOTICS, *s.* 1° Biologie, *f.* – 2° Biotique, *f.*

BIOTIN, *s.* Biotine, *f.* ; vitamine B_8, vitamine H ou H_1, bios II, coenzyme R, vitamine anti-séborrhéique.

BIOTRANSFORMATION, *s.* Biotransformation, *f.*

BIOTROPISM, *s.* Biotropisme, *m.*

BIOTYPE, *s.* Biotype, *m.*

BIOTYPOLOGY, *s.* Biotypologie, *f.*

BIOVULAR, *adj.* Bivitellin, ine. → *dizygotic.*

BIPARA, *adj.* Secondipare.

BIPARIÉTAL, *adj.* Bipariétal, ale.

BIPHOSPHONATE, *s.* Biphosphonate, diphosphonate, *m.*

BIPOLAR, *adj.* Bipolaire.

BIRCH-HIRSCHFELD TUMOUR. Tumeur de Wilms. → *Wilms's tumour.*

BIRCHER'S OPERATION. Opération de Bircher, œsophago-dermato-gastrostomie.

BIRD'S DISEASE. Maladie de Bird, diathèse oxalique, goutte oxalique.

BIRD-BREEDER'S DISEASE or **LUNG, BIRD-FANCIER'S LUNG.** Pneumopathie des éleveurs d'oiseaux. → *pigeon-breeder's disease or lung, pigeon-fancier's lung.*

BIRKETT'S HERNIA. Hernie de la synoviale à travers la capsule articulaire.

BIRNAVIRUS, *s. Birnavirus, m.*

BIRTH, *s.* Naissance, *f.*

BIRTH CONTROL. Contrôle des naissances.

BIRTH-MARK. Angiome plan. → *naevus flammeus.*

BISACROMIAL DIAMETER. Diamètre bisacromial.

BISALBUMINAEMIA, *s.* Bisalbuminémie, *f.*

BISEXUALITY, *s.* Bisexualité, *f.*

BISILIAC DIAMETER. Diamètre bisiliaque.

BISKRA (boil or **button).** Bouton d'Orient. → *sore (oriental).*

BISMUTH, *s.* Bismuth, *m.*

BISMUTHAEMIA, *s.* Bismuthémie, *f.*

BISMUTHOSIS, BISMUTHISM, *s.* Bismuthisme, *m.*

BISMUTH-THERAPY, *s.* Bismuthothérapie, *f.*

BISTOURY, *s.* Bistouri, *m.*

BITEMPORAL DIAMETER. Diamètre bitemporal.

BITE, *s.* 1° Morsure, *f.* – 2° Piqûre d'insecte.

BITES (stork). Angiome plan de la face chez le nouveau-né.

BITOT'S SPOT, BITOT'S PATCH. Tache de Bitot, signe de Bitot.

BITROCHANTERIC, *adj.* Bitrochantérien, enne.

BIURET REACTION. Réaction du biuret.

BIVITELLINE, *adj.* Bivitellin, ine. → *dizygotic.*

BJERRUM'S SIGN or **SCOTOMA.** Scotome de Bjerrum.

BJORK-SHILEY PROSTHESIS. Valve de Bjork-Shiley.

BLACK'S FORMULA. Indice Pignet.

BLACKFAN-DIAMOND ANAEMIA. Anémie de Blackfan-Diamond. → *anaemia (Blackfan-Diamond).*

BLADDER, *s.* Vessie, *f.*

BLADDER (neuropathic). Vessie neurologique.

BLADDER NECK CONTRACTURE. Prostatisme vésical. → *prostatism (vesical).*

BLADDER (stammering). Bégaiement urinaire.

BLADE OF OBSTETRICAL FORCEPS. Cuiller (ou cuillère) de forceps.

BLAIR-BROWN GRAFT. Greffon cutané mince.

BLAKEMORE'S METHOD. Méthode de Blakemore.

BLAKEMORE'S TUBE. Sonde de Blakemore.

BLALOCK'S OPERATIONS. Opérations de Blalock.

BLALOCK-CLAGETT OPERATION. Opération de Blalock-Clagett.

BLALOCK-HANLON OPERATION. Opération de Blalock-Hanlon.

BLALOCK-TAUSSIG OPERATION. Opération de Blalock-Taussig.

BLANC'S VACCINE. Vaccin de Blanc.

BLANCHING TEST. Réaction de Schultz-Charlton.

BLAND, *adj.* Bénin, igne ; doux, douce.

BLAND, WHITE AND GARLAND SYNDROME. Syndrome de Bland, White et Garland.

BLANK, *adj.* Blanc, blanche (sans résultat).

BLASCHKO'S LINES. Lignes de Blaschko.

BLAST, *s.* 1° Souffle, *m.* ; explosion, *f.* ; vent du boulet, onde explosive, onde de Mach, onde de choc. – 2° Cellule immature.

– BLAST, *suffix.* ... blaste.

BLAST INJURY. Accidents du souffle.

BLASTEMA, *s.* Blastème, *m.*

BLASTIC, *adj.* Blastique.

BLASTOCELE, *s.* Blastocèle, *f.*

BLASTOCYST, *s.* Blastocyste, *m.*

BLASTODERM, *s.* Blastoderme, *m.*

BLASTOMA, *s.* Blastocytome, *m.*

BLASTOME, *s.* Blastome, *m.*

BLASTOME (pulmonary). Pneumoblastome, *m.*

BLASTOMER, *s.* Blastomère, *m.*

BLASTOMYCES (*pl.* Blastomycetes). Blastomycète, *f.*

BLASTOMYCOSIS, *s.* Blastomycose, *f.* ; exacose, *f.*

BLASTOMYCOSIS (Brazilian). Blastomycose sud-américaine. → *blastomycosis (South American).*

BLASTOMYCOSIS EPIDERMICA. Cryptococcose épidermique.

BLASTOMYCOSIS (European). Cryptococcose, *s.f.* → *cryptococcosis.*

BLASTOMYCOSIS (Lobo's). Lobomycose, *s.f.* → *lobomycosis.*

BLASTOMYCOSIS (North American). Blastomycose nord-américaine, maladie de Gilchrist.

BLASTOMYCOSIS (South American). Blastomycose brésilienne ou sud-américaine, paracoccidioidose, maladie d'Almeida ou de Lutz-Splendore-Almeida, lymphomycose sud-américaine.

BLASTOPHTHORIA, *s.* Blastophtorie, *f.*

BLASTOPORE, *s.* Blastopore, *m.*

BLASTULA, *s.* Blastula, *f.*

BLEB, *s.* Vésicule, *f.* ; phlyctène, *f.*

BLEEDING, *s.* 1° Hémorragie, *f.* – 2° Saignée, *f.*

BLEEDING, *adj.* Saignant, ante ; cruenté, tée.

BLEEDING (occult). Hémorragie occulte.

BLEGVAD-HAXTHAUSEN SYNDROME. Syndrome de Blegvad-Haxthausen.

BLENNORRHAGIA, *s.* Blennorragie, *f.* ; gonorrhée, *f.* ; chaudepisse, *f.*, (popular) ; échauffement, *m.*, (popular).

BLENNORRHAGIA (chronic). Blennorragie chronique, goutte militaire (popular).

BLENNORRHOEA, *s.* Blennorrhée, *f.*

BLENNORRHOEA (inclusion). Conjonctivite à inclusions.

BLEOMYCIN, *s.* Bléomycine, *f.*

BLEPHARAL, *adj.* Palpébral, ale.

BLEPHARITIS, *s.* Blépharite, *f.*

BLEPHARITIS (marginal). Blépharite marginale.

BLEPHAROCHALASIS, *s.* Blépharochalasis, *f.*

BLEPHAROCONJUNCTIVITIS, *s.* Blépharoconjonctivite, *f.*

BLEPHAROPHIMOSIS, *s.* Blépharophimosis, *m.*

BLEPHAROPHTHALMIA, *s.* Blépharophtalmie, *f.*

BLEPHAROPLASTY, *s.* Blépharoplastie, *f.* ; blépharopoïèse, *f.*

BLEPHAROPTOSIS, *s.* Blépharoptose, *f.*

BLEPHARORRHAPHY, *s.* Blépharorraphie, *f.*

BLEPHAROSPASM, *s.* Blépharospasme, *m.*

BLEPHAROSTAT, *s.* Blépharostat, *m.*

BLESSIG'S CYSTS or LACUNÆ or SPACES. Kystes de Blessig ou de Blessig-Iwanoff.

BLIND, *adj.* Aveugle.

BLIND TEST. Méthode du placebo.

BLINDING FILARIAL DISEASE, BLINDING FILARIASIS. Onchocercose, *s.f.* → *onchocerciasis.*

BLINDNESS, *s.* Cécité, *f.*

BLINDNESS (cerebral). Cécité psychique.

BLINDNESS (colour). Achromatognie, *f.*

BLINDNESS (cortical). Cécité corticale.

BLINDNESS (day). Amblyopie en pleine lumière.

BLINDNESS (hereditary night). 1° Maladie d'Ogreche. – 2° Héméralopie héréditaire de Nougaret.

BLINDNESS (letter). Cécité littérale.

BLINDNESS (mind). Cécité psychique.

BLINDNESS (music). Cécité ou alexie musicale.

BLINDNESS (night). Héméralopie, *s.f.* → *nyctalopia.*

BLINDNESS (presenile dementia-cortical) SYNDROME. Syndrome de Heidenhain.

BLINDNESS (psychic). Cécité psychique.

BLINDNESS (river). Onchocercose, *s.f.* → *onchocerciasis.*

BLINDNESS (snow). Ophtalmie des neiges.

BLINDNESS (soul). Cécité psychique.

BLINDNESS (word). Cécité verbale. → *alexia.*

BLINKING, *s.* Clignement, *m.*

BLISTER, *s.* 1° Vésicule, *f.* ; phlyctène, *f.* – 2° Ampoule, *f.* – 3° Blister, *m.* ; plaquette thermoformée (conditionnement pharmaceutique).

BLISTER (fever). Herpès labial.

BLOCH-SIEMENS SYNDROME. Syndrome de Bloch-Siemens, mélanose dégénérative du chorion.

BLOCH-SULZBERGER DISEASE or **SYNDROME.** Incontinentia pigmenti. → *incontinentia pigmenti.*

BLOCK, *s.* Bloc, *m.*

BLOCK (alvealor capillary). Bloc alvéolo-capillaire.

BLOCK (arborization). Bloc d'arborisation.

BLOCK (atrio- or **auriculo-ventricular).** Bloc auriculo-ventriculaire.

BLOCK (bidirectional). Bloc bidirectionnel.

BLOCK (bifascicular). Bloc bifasciculaire.

BLOCK (bilateral bundle branch). Bibloc, *s.m.* ; bloc de branche bilatéral, BBB.

BLOCK (binodal). Bloc binodal.

BLOCK (Blumberger's). Bloc de Blumberger.

BLOCK (bundle-branch). Bloc de branche.

BLOCK (caudal). Anesthésie caudale.

BLOCK (dynamic). Rachi-anesthésie.

BLOCK (ear). Otite barotraumatique.

BLOCK (entrance). Bloc d'entrée.

BLOCK (epidural). Anesthésie péridurale.

BLOCK (exit). Bloc de sortie.

BLOCK (fascicular). Bloc fasciculaire.

BLOCK (fleld). Anesthésie régionale par infiltration du pourtour du champ opératoire.

BLOCK (ganglionic). Infiltration ganglionnaire (anesthésique).

BLOCK (infra-His's bundle). Bloc infra-hissien, bloc distal.

BLOCK (intra-His's bundle). Bloc intra-hissien, bloc tronculaire.

BLOCK (intraspinal). Rachianesthésie, *s.f.*

BLOCK (left anterior fascicular). Hémibloc antérieur gauche.

BLOCK (left bundle-branch). Bloc de branche gauche, BBG.

BLOCK (left posterior fascicular). Hémibloc postérieur gauche.

BLOCK (Mobitz's). Bloc de Mobitz. – type I. Période de Luciani-Wenckebach. – type II. Bloc de Mobitz type II.

BLOCK (monofascicular). Bloc monofasciculaire.

BLOCK (nerve). Anesthésie tronculaire.

BLOCK (paravertebral). Anesthésie paravertébrale.

BLOCK (peri-infarction). Bloc péri-infarctus ou postinfarctus.

BLOCK (post-infarction). Bloc péri-infarctus.

BLOCK (presacral). Anesthésie parasacrée.

BLOCK (right bundle-branch). Bloc de branche droit, BBD.

BLOCK (sacral). Anesthésie caudale.

BLOCK (saddle). Anesthésie en selle.

BLOCK (second degree advanced). Bloc du deuxième degré avancé ou de haut degré.

BLOCK (spinal or **spinal subarachnoid).** Rachianesthésie, *s.f.*

BLOCK (stellate). Blocage de ganglion stellaire.

BLOCK (subarachnoid). Rachianesthésie, *s.f.*

BLOCK (subarachnoidal space). Blocage méningé.

BLOCK (transsacral). Anesthésie caudale.

BLOCK (trifascicular). Bloc trifasciculaire.

BLOCK (tubal). Otite barotraumatique.

BLOCK (unidirectional). Bloc unidirectionnel.

BLOCK (ventricular) (cerebral ventricle). Blocage ventriculaire.

BLOCK (ventriculo-atrial). Bloc rétrograde.

BLOCKADE, *s.* Blocage du système réticulo-endothélial.

BLOCKADE (ganglionic). Blocage ganglionnaire.

BLOCKING, *s.* (psychiatry). Barrage, *m.*

BLOCKING TEST. Test bloquant.

BLOCQ'S DISEASE. Astasie-abasie, *f.* → *astasia-abasia.*

BLONDEAU-HELLER INDEX. Indice de Blondeau-Heller.

BLOOD, *s.* Sang, *m.*

BLOOD BANK. Banque de sang.

BLOOD COUNT (complete). Numération globulaire, hématimétrie, *s.f.*

BLOOD COUNT (differential). Formule leucocytaire, leucogramme, *s.m.* ; formule hémoleucocytaire.

BLOOD CULTURE, 1° Hémoculture, *f.* – 2° Culture microbienne sur milieu au sang.

BLOOD CULTURE (capillary or micro). Microhémoculture.

BLOOD (defibrinated). Sang défibriné.

BLOOD FLOW (retrograde vertebral artery). Sous-clavière voleuse. → *subclavian steal syndrome.*

BLOOD GROUP. Groupe sanguin.

BLOOD GROUPING. Groupage sanguin.

BLOOD (laked or laky). Sang laqué.

BLOODLESS, *adj.* Exsangue.

BLOODLETTING, *s.* Saignée, *m.*

BLOOD PICTURE. Hémogramme, *m.* ; formule sanguine.

BLOOD PLATE. Plaquette, *s.f.*

BLOOD PLATELET. Plaquette *s.f.*

BLOOD PRESSURE, BLOOD PRESSURE (arterial). Pression artérielle, tension artérielle.

BLOOD SUGAR or BLOOD SUGAR LEVEL. Glycémie, *s.f.*

BLOOD SUGAR LEVEL (fasting). Glycémie à jeun.

BLOOD TYPE. Groupe sanguin.

BLOOD TYPING. Groupage sanguin.

BLOOD (whole). Sang total.

BLOODGOOD'S DISEASE. Maladie kystique de la mamelle. → *cystic disease of the breast.*

BLOOM'S or BLOOM-GERMAN or BLOOM-TORRE SYNDROME. Syndrome de David Bloom.

BLOT, *s.* Buvardage, *m.*

BLOT (northern). Northern blot, *s.m.*

BLOT (Southern). Southern blot, *s.m.*

BLOT (western). Western blot, immunoblot, *s.m.*

BLOUNT'S DISEASE. Maladie de Blount, tibia vara.

BLUDGEON, *s.* Massue, *f.*

BLUE (methylene). Bleu de méthylène.

BLUE DISEASE. Maladie bleue. → *cyanosis (congenital).*

BLUE-RUBBER-BLEB NAEVUS SYNDROME. Syndrome de Bean.

BLUE SCLERA SYNDROME. Ostéopsathyrose, *s.f.* → *osteopsathyrosis.*

BLUMBERG'S SIGN. Signe de Blumberg.

BLUMBERGER'S BLOCK. Bloc de Blumberger.

BLUMENTHAL'S DISEASE. Maladie de Blumenthal.

BOBATH'S BALLOON. Ballon de Bobath.

BOBATH'S METHOD. Méthode des Bobath.

BOBBING (ocular). Bobbing oculaire.

BOBROFF'S OPERATION. Méthode de Thornton-Bond, méthode de Bobrow.

BOCHDALEK'S HERNIA. Hernie de Bochdalek.

BOCKHART'S IMPETIGO. Impétigo de Bockhart. → *impétigo circumpilaris.*

BODANSKY UNIT. Unité Bodansky.

BODECHTEL-GUTTMANN ENCEPHALITIS or DISEASE. Encéphalite de van Bogaert. → *Van Bogaert's encephalitis.*

BODIES (acetone). Corps cétoniques, corps acétoniques.

BODIES (Borrel's). Borrelia, *f.* → *Paschen's bodies.*

BODIES (haematoxylin). Corps hématoxyliques.

BODIES (ketone). Corps cétoniques.

BODIES (mamillary). Corps mamillaires.

BODIES (Paschen's). Borrelia, *f.* → *Paschen's bodies.*

BODIES (quadrigeminal). Tubercules quadrijumeaux.

BODIES (Russell's). Corps de Russel.

BODIES (Unna's). Corps de Russel.

BODY, *s.* Corps, *m.*

BODY (articular loose). Arthrophyte, *s.m.* → *arthrophyte.*

BODY (carotid). Glomus carotidien.

BODY (foreign). Corps étranger.

BODY (fuchsin). Corps de Russel.

BODY (immune). Anticorps, *s.m.*

BODY (intermediary). Ambocepteur, *s.m.*

BODY (melon seed). Grain riziforme, grain hordéiforme.

BODY (oryzoid). Grain riziforme.

BODY-PACKER SYNDROME. Syndrome des passeurs de drogue.

BODY (polar). Globule polaire.

BODY (rice). Grain riziforme.

BODY (ring). Corps annulaire de Cabot.

BODY SCANNER. Scanographe pour le corps entier, body scanner.

BODY (thermostable). Anticorps, *s.m.*

BODY (vitreous). Corps vitré.

BODY (yellow). Corps jaune.

BOECK'S SARCOID. Sarcoïde cutané. → *sarcoid of Boeck.*

BOECK'S SCABIES. Gale norvégienne.

BOERHAAVE'S SYNDROME. Syndrome de Boerhaave.

BOGORAD'S SYNDROME. Syndrome de Bogorad. → *crocodile tears syndrome.*

BOGOMOLET'S SERUM. Sérum de Bogomoletz.

BOHR EFFECT. Effet Bohr.

BÖHLER'S ANGLE. Angle de Böhler.

BÖHLER'S METHOD. Méthode de Böhler.

BOIL, *s.* Furoncle, *m.* ; clou, *m.*

BOIL (Aleppo). Bouton d'Orient. → *sore (oriental).*

BOIL (Bagdad). Bouton d'Orient. → *sore (oriental).*

BOIL (Biskra). Bouton d'Orient. → *sore (oriental).*

BOIL (blind). Furoncle abortif.

BOIL (cat). Petit furoncle.

BOIL (Delhi). Bouton d'Orient. → *sore (oriental).*

BOIL (Gafsa). Bouton d'Orient. → *sore (oriental).*

BOIL (godovnik). Bouton d'Orient. → *sore (oriental).*

BOIL (gum). Parulie, *s.f.*

BOIL (Jericho). Bouton d'Orient. → *sore (oriental).*

BOIL (Madura). Mycétome, *s.m.*

BOIL (Natal). Bouton d'Orient. → *sore (oriental).*

BOIL (oriental). Bouton d'Orient. → *sore (oriental).*

BOIL (Penjdeh). Bouton d'Orient. → *sore (oriental).*

BOIL (rain). Bouton d'Orient. → *sore (oriental).*

BOIL (salt water). Furoncle des avant-bras des marins pêcheurs.

BOIL (Scinde). Bouton d'Orient. → *sore (oriental).*

BOIL (shoe). Hygroma du coude.

BOIL (tropical). Bouton d'Orient. → *sore (oriental).*

BOLANDE'S TUMOUR. Tumeur de Bolande.

BOLEN'S TEST. Test de Bolen.

BOLSTER, *s.* Bourdonnet, *m.*

BOLT, *s.* Cheville de menuisier, butée osseuse.

BOLTING, *s.* Enchevillement, enclavage, *s.*

BOLUS, *s.* Embole, bolus, *m.*

BOLUS, *s.* Bol, *m.*

BOLUS (alimentary). Bol alimentaire.

BOMBAY PHENOTYPE. Phénotype Bombay.

BOMBESIN, *s.* Bombésine, *f.*

BOND, *s.* (chemistry). Liaison, *f.*

BONE, *s.* Os, *m.*

BONE (cavalry). Myostéome traumatique.

BONE (disappearing) DISEASE. Maladie de Gorham. → *Gorham's disease.*

BONE (exercice). Myostéome traumatique.

BONE (lacrymal). Unguis, *s.m.*

BONE (phantom). Maladie de Gorham. → *Gorham's disease.*

BONE (rider). Myostéome traumatique.

BONES (chalky). Ostéopétrose, *s.f.* → *osteopetrosis.*

BONES (ear). Osselets de l'ouie.

BONES (ivory). Ostéopétrose, *s.f.* → *osteopetrosis.*

BONES (marble). Ostéopétrose, *s.f.* → *osteopetrosis.*

BONES (spotted). Ostéopœlicie, *s.f.* → *osteopoikilosis.*

BONFILS'S DISEASE. Maladie de Hodgkin. → *Hodgkin's disease.*

BONNAIRE'S METHOD. Manœuvre de Bonnaire.

BONNET'S SIGN. Signe de Bonnet, signe du psoas.

BONNET'S or **CHARLES BONNET'S SYNDROME.** 1° Syndrome de Charles Bonnet. – 2° Syndrome de Wyburn-Mason. → *Wyburn-Mason syndrome.*

BONNET-DECHAUME-BLANC SYNDROME. Syndrome de Wyburn-Mason. → *Wyburn-Mason syndrome.*

BONNEVIE-ULLRICH SYNDROME. Syndrome de Bonnevie-Ullrich, syndrome d'Ullrich.

BONNIER'S SYNDROME. Syndrome de Bonnier, syndrome du noyau de Deiters.

BÖÖK'S SYNDROME. Syndrome de Böök.

BOOM, *s.* Bôme, *f.*

BOOT, *s.* Botte, *f.*

BOPPE'S SPLINT. Attelle de Boppe.

BONY, *adj.* Osseux, osseuse.

BOR syndrome. Syndrome BOR.

BORBORYGMUS, *s.* Borborygme, *m.*

BORDERLINE, *s.* Limite, *f.*

BORDET'S BACILLUS. *Bordetella pertussis.* → *Bordetella pertussis.*

BORDET'S TEST. Épreuve de séro-précipitation.

BORDET-GENGOU BACILLUS. *Bordetella pertussis.* → *Bordetella pertussis.*

BORDET-GENGOU PHENOMENON or **REACTION.** Réaction de Bordet et Gengou, réaction de fixation du complément.

BORDETELLA, *s. Bordetella, f.*

BORDETELLA PERTUSSIS. *Bordetella pertussis, Hæmophilus pertussis, Bacillus pertussis,* bacille de Bordet et Gengou.

BÖRGESON'S SYNDROME or **BÖRGESON-FORSSMAN-LEHMANN SYNDROME.** Syndrome de Börgeson.

BORISM, *s.* Borisme, *m.*

BORNA DISEASE. Maladie de Borna.

BORNHOLM'S DISEASE. Maladie de Bornholm. → *pleurodynia (epidemic).*

BORNSTEIN'S PRINCIPLE. Principe de Bornstein.

BORREL'S BODIES. Borrelia, *s.f.*

BORRELIA, *s. Borrelia f.*

BORRELIA DUTTONII. *Borrelia duttonii, Spirochæta duttonii.*

BORRELIA HISPANICA. *Borrelia hispanica, Spirochæta hispanica.*

BORRELIA OBERMEIERI. *Borrelia recurrentis.* → *Borrelia recurrentis.*

BORRELIA RECURRENTIS. *Borrelia recurrentis, Borrelia obermeieri, Spirochæta obermeieri, Spirochæta recurrentis.* Spirille ou Spirochète d'Obermeier.

BORRELIA TURRICATAE. *Borrelia turricatæ, Spirochæta turricatæ.*

BORRELIA VINCENTII. *Borrelia vincentii, Spirochæta vincentii.*

BORRELIOSIS, *s.* Borréliose, *f.*

BORSIERI'S LINE. Signe de Borsieri.

BORST'S DIET. Régime de Borst.

BORTNER'S TEST. Épreuve de Bortner.

BOSTOCK'S CATARRH. Rhume des foins.

BOSTON BRACE SYSTEM. Bras de Boston.

BOSWORTH'S FRACTURE. Fracture de Bosworth.

BOTALLO'S FORAMEN. Trou de Botal, foramen ovale.

BOTHRIOCEPHALUS, *s.* Bothriocéphale, *m., Bothriocephalus, m.*

BOTHRYOMYCES, *s.* Botryomycète, *m., Botryomyces, m.*

BOTRYOMYCOMA, *s.* Botryomycome, *m.* ; granulome pyogénique, granulome télangiectasique, tumeur framboisiforme.

BOTRYOMYCOSIS, *s.* Botryomycose, *f.*

BOTTLE STOMACH (leather). Linite plastique. → *linitis plastica.*

BOTULISM, *s.* Botulisme, *m.* ; allantiasis, *f.*

BOUBA, BOUBAS, *s.* Pian, *m.* → *yaws.*

BOUCHARD'S INDEX. Rapport de Bouchard.

BOUCHARD'S NODE, NODOSITY or **NODULE.** Nodosité de Bouchard.

BOUCHARD'S SIGN. Signe de Bouchard.

BOUCHET'S DISEASE. Maladie de Bouchet. → *swineherd's disease.*

BOUCHUT'S RESPIRATION. Respiration expiratrice.

BOUDIN'S LAW. Loi de Boudin.

BOUGIE, *s.* Bougie, *f.*

BOUGIE (bellied or **bulbous), BOUGIE À BOULE.** Explorateur à boule.

BOUGIE (exploring). Explorateur, *s.m.*

BOUGIE (olive-tipped). Explorateur à boule.

BOUGIENAGE, BOUGINAGE, *s.* Bougirage, *m.*

BOUILLAUD'S DISEASE. Maladie de Bouillaud. → *fever (rheumatic).*

BOUILLAUD'S LAWS OF COINCIDENCE. Lois de Bouillaud, lois de coïncidence.

BOUILLON CULTURE MEDIUM. Bouillon de culture.

BOUILLY'S OPERATION. Opération de Bouilly.

BOUILLY-VOLKMANN OPERATION. Opération de Bouilly-Volkmann.

BOULIMIA, *s.* Boulimie, *f.*

BOURASSA AND JUDKINS TECHNIQUE. Technique de Bourassa et Judkins.

BOURGUIGNON'S LAW. Loi de Bourguignon.

BOURNEVILLE'S DISEASE. Sclérose tubéreuse de Bourneville. → *sclerosis (tuberous).*

BOURNEVILLE-PRINGLE DISEASE. Sclérose tubéreuse du cerveau avec adénomes sébacés symétriques de la face.

BOUSSAROLE, *s.* Pinta, *f.* → *pinta.*

BOUT, *s.* Accès, *m.*

BOUTON DIAPHRAGMATIQUE DE GUÉNEAU DE MUSSY. Point de Guéneau de Mussy. → *Mussy's button.*

BOUVERET'S DISEASE. Maladie de Bouveret, tachycardie paroxystique supraventriculaire.

BOUVERET'S SIGNS. Signes de Bouveret.

BOUVERET'S SYNDROME. Syndrome de Bouveret.

BOUVERET'S ULCER. Signe de Duguet.

BOVIMYCES PLEUROPNEUMONIAE. *Mycoplasma mycoïdes.*

BOWDITCH'S EFFECT. Effet Bowditch.

BOWDITCH'S LAW. Loi du tout ou rien.

BOWEL SYNDROME (irritable). Syndrome de l'intestin irritable.

BOWEN'S DISEASE or **EPITHELIOMA.** Maladie de Bowen.

BOWLEG, *s.* Maladie de Blount, tibia vara.

BOWMAN'S THEORY. Théorie de Bowman.

BOXER'S FRACTURE. Fracture des boxeurs.

BOYD-STEARNS SYNDROME. Syndrome de Boyd et Stearns.

BOYDEN'S MEAL. Repas ou épreuve de Boyden.

BOYER'S CYST. Kyste sous-hyoïdien.

BOZZOLO'S SIGN. Signe de Bozzolo.

Bq. Symbole de : becquerel.

BRACE, *s.* Attelle, *f.* orthèse. *f.*, appareil orthopédique.

BRACHIAL, *adj.* Brachial, ale.

BRACHIALGIA, *s.* Brachialgie, *f.* ; brachionalgie, *f.*

BRACHIOTOMY, *s.* Brachiotomie, *f.* ; brachionotomie, *f.*

Brachmann-de Lange syndrome. Syndrome de Cornelia de Lange. → *amstelodamensis (typus).*

Bracht-Wächter bodies. Nodules de Bracht-Wächter.

brachycardia, *s.* Bradycardie, *f.*

brachycephalia, brachycephalism, brachycephaly, *s.* Brachycéphalie, *f.*

brachyclinodactyly, *s.* Brachyclinodactylie, *f.*

brachydactylia, *s.* Brachydactylie, *f.*

brachygnathia, *s.* Brachygnathie, *f.*

brachymetacarpia, *s.* or **brachymetacarpalism,** *s.* Brachymétacarpie, *f.*

brachymetapody, *s.* Brachymétapodie, *f.*

brachymetatarsia, *s.* Brachymétatarsie, *f.*

brachymetropia, *s.* Brachymétropie, *f.*

brachymorphic, *adj.* Brachymorphe, brachytypique.

brachyonychia, *s.* Brachyonychie, *f.*

brachyphalangia, *s.* Brachyphalangie, *f.*

brachypnoea, *s.* Brachypnée, *f.*

brachyskelia, *s.* Brachyskélie, *f.* ; microskélie, *f.*

brachytherapy, *s.* Curiethérapie, *f.*

Bradshaw's albumosuria or **proteinuria.** Protéinurie de Bence Jones.

bradyarrhtria, *s.* Bradyarthrie, *f.* ; bradylalie, *f.*

bradyarrhythmia, *s.* Bradyarythmie, *f.*

bradycardia, *s.* Bradycardie, *f.* ; brachycardie, *f.* ; bradyrythme, *f.*

bradycardia (Branham's). Phénomène de Braham.

bradycardia (central). Bradycardie nerveuse.

bradycardia (clinostatic). Bradycardie de décubitus.

bradycardia (nodal). Bradycardie nodale.

bradycardia (post infective). Bradycardie survenant au décours d'une maladie infectieuse.

bradycardia (sinus). Bradycardie sinusale, bradysinusie, *s. f.*

bradycardia-tachycardia syndrome. Maladie rythmique auriculaire, maladie de l'oreillette, syndrome bradycardie-tachycardie.

bradycinesia, *s.* Bradycinésie, *f.* ; bradykinésie, *f.*

bradydiastole, bradydiastolia, *s.* Bradydiastolie, *f.*

bradyaesthesia, *s.* Bradyesthésie, *f.*

bradykinesia, *s.* Bradykinésie, *f.*

bradykinin, *s.* Bradykinine, *f.*

bradykininogen, *s.* Bradykininogène, *m.*

bradylalia, *s.* Bradylalie, *f.*

bradylogia, *s.* Bradylogie, *f.*

bradypepsia, *s.* Bradypepsie, *f.*

bradyphagia, *s.* Bradyphagie, *f.*

bradyphasia, *s.* Bradyphasie, *f.*

bradyphemia, *s.* Bradyphémie, *f.*

bradyphrenia, *s.* Bradyphrénie, *f.*

bradypnoea, *s.* Bradypnée, *f.*

bradypsychia, *s.* Bradypsychie, *f.* ; viscosité psychique, glischroïdie, *f.*

bradyrhythmia, *s.* Bradycardie, *f.*

bradysphygmia, *s.* Bradysphygmie, *f.*

brady-tachy syndrome. Maladie rythmique auriculaire. → *bradycardia tachycardia syndrome.*

bradytrophia, *s.* Bradytrophie, *f.* ; diathèse bradytrophique.

braidism, *s.* Braidisme, hypnotisme, *m.*

braille, *s.* Braille, *m.*

brain, *s.* Encéphale, *m.*

brain death syndrome. Mort cérébrale. → *coma (irreversible).*

branchioma, *s.* Branchiome, *m.* ; enclavome, *m.* ; épithélioma branchial.

branchiootorenal syndrome. Syndrome branchi-oto-rénal.

Brand's treatment or **bath.** Méthode de Brand.

Brandt's syndrome. Acrodermatite entéropathique. → *acrodermatitis enteropathica.*

Branham's bradycardia or **sign.** Phénomène de Branham.

Branham's sign. Signe de Branham.

Branhamella, *s. Branhamella, f.*

Braquehaye's operation. Procédé de Fergusson-Braquehaye.

Brasdor's method. Méthode de Brasdor.

brat, *s.* Morpion, *m.*

Brauch-Romberg sign. (in locomotor ataxia). Signe de Romberg.

Brauer's operation. Opération de Brauer, thoracectomie antérieure ou précordiale.

Braun's graft. Greffon cutané très épais.

Bravais-Jacksonian epilepsy. Épilepsie Bravais-Jacksonienne.

Braxton Hicks's version. Méthode ou manœuvre de Braxton Hicks.

breast, *s.* Mamelle, *f.*

breast (caked). Engorgement mammaire.

breast (carinate). Thorax en bréchet, thorax en carène.

BREAST (chicken). Thorax en bréchet, thorax en carène.

BREAST-FEEDING. Allaitement au sein.

BREAST (funnel). Thorax en entonnoir, pectus excavatum.

BREAST-HARNESS (English). Bricole anglaise.

BREAST PANG. Angine de poitrine. → *angina pectoris.*

BREAST (pigeon). Thorax en carène.

BREATH, *s.* Respiration, *f.* ; haleine, *f.* ; souffle, *m.*

BREATHING, *s.* Respiration, *f.*

BREATHING (abdominal). Respiration abdominale.

BREATHING (amphoric). Respiration amphorique.

BREATHING (bronchial). Souffle tubaire.

BREATHING (bronchovesicular). Respiration rude.

BREATHING (cavernous). Souffle caverneux.

BREATHING (Cheyne-Stokes). Respiration de Cheyne-Stokes.

BREATHING (cog-wheel). Respiration saccadée.

BREATHING (interrupted). Respiration saccadée.

BREATHING (jerky or jerking). Respiration saccadée.

BREATHING (Kussmaul's or Kussmaul-Kien). Respiration de Kussmaul.

BREATHING (puerile). Respiration puérile.

BREATHING (suppressed). Respiration muette.

BREATHING (suspirious). Respiration suspirieuse.

BREATHING (thoracic). Respiration costale.

BREATHING (tidal). Dyspnée de Cheyne-Stokes.

BREATHING (transitional). Respiration rude.

BREATHING (tubular). Souffle tubaire.

BREATHING (wavy). Respiration saccadée.

BREDA'S DISEASE. Pian, *s. m.* → *yaws.*

BREGMA, *s.* Bregma, *m.*

BREMER'S REACTION or TEST. Signe ou réaction de Bremer.

BRENNEMANN'S SYNDROME. Lymphadénite abdominale post-angineuse.

BRENNER'S TUMOUR. Tumeur de Brenner. → *oophoroma folliculaire.*

BRENNEROMA, *s.* Tumeur de Brenner. → *oophoroma folliculaire.*

BRET'S SYNDROME. Syndrome de Janus.

BRETONNEAU'S ANGINA, DISEASE or DIPHTHERIA. Diphtérie, *s. f.* → *diphtheria.*

BREU'S MOLE. Hématome sous-chorial.

BREVICOLLIS (congenital). Syndrome de Klippel-Feil.

BREVILINEAL, *adj.* Bréviligne, brachysome.

BRICKER'S OPERATION. Opération de Bricker.

BRIDGE, *s.* Bridge, *m.*

BRIDGING (myocardial). Pont myocardique.

BRIGHT'S DISEASE. Mal de Bright.

BRIGHT'S EYE. Accidents oculaire du mal de Bright.

BRIGHT'S MURMUR. Frottement pleural.

BRIGHTISM, *s.* Mal de Bright.

BRIGHTNESS, *s.* Brillance, *f.*

BRILL'S or BRILL-ZINSSER DISEASE or TYPHUS. Maladie de Brill ou de Brill-Zinsser, typhus résurgent.

BRILL-SYMMERS DISEASE. Maladie de Brill-Symmers ou de Brill-Pfister-Symmers, lymphoblastome gigantofolliculaire, lymphome folliculaire ou gigantocellulaire, maladie de Symmers, centrofolliculose géante, histiocytose centrofolliculaire.

BRIM OF THE PELVIS. Bord du détroit supérieur du bassin.

BRINTON'S DISEASE. Maladie de Brinton, limite plastique.

BRIQUET'S GANGRENE OF LUNG IN BRONCHIECTASIS. Gangrène de Briquet, gangrène des extrémités bronchiques dilatées.

BRIQUET'S SYNDROME. Syndrome de Briquet.

BRISSAUD'S DISEASE. Chorée variable des dégénérés.

BRISSAUD'S DWARF. Sujet atteint d'infantilisme type Brissaud.

BRISSAUD'S INFANTILISM. Infantilisme type Brissaud. → *infantilism (myxoedematous).*

BRISSAUD'S SYNDROME. Syndrome de Brissaud et Sicard, hémispasme facial alterne.

BRISSAUD-MARIE SYNDROME. Hémispasme glossolabié.

BRISSAUD-SICARD SYNDROME. Syndrome de Briquet.

BRISTOWE'S SYNDROME. Syndrome de tumeur du corps calleux.

BROAD-BETA DISEASE. Hyperlipidémie type 3.

BROADBENT'S APOPLEXY. Inondation ventriculaire.

BROADBENT'S SIGN. Signe de Broadbent.

BROCA'S APHASIA. Aphasie de Broca.

BROCA'S FORMULA. Formule de Broca.

BROCK'S OPERATION. Opération de Brock. → *valvulotomy (transventricular closed pulmonary).*

BROCK'S SYNDROME. Syndrome du lobe moyen. → *middle-lobe syndrome.*

BROCKENBROUGH'S PHENOMENON. Phénomène de Brockenbrough.

BROCQ'S DISEASE. Parakératose psoriasiforme. → *parakeratosis psoriasiformis.*

BRODIE'S ABCESS. Abcès de Brodie.

BRODIE'S DISEASES. 1° Synovite chronique surtout du genou. – 2° Pseudo-fracture hystérique du rachis. – 3° Cystosarcome phyllode. → *cystosarcoma phylloides.*

BRODIE'S JOINT. Coxalgie hystérique. → *anthralgia hysterica coxae.*

BRODIE'S SEROCYSTIC DISEASE OF BREAST. Maladie de Brodie. → *cystosarcoma phylloides.*

BRODIE'S TUMOUR. Cystosarcome phyllode.

BRODY'S SYNDROME. Syndrome de Brody.

BROMATOLOGY, *s.* Bromatologie, *f.*

BROMHIDROSIS, BROMIDROSIS, *s.* Bromhidrose, *f.* ; bromidrose, *f.* ; osmhidrose, *f.* ; osmidrose, *f.*

BROMIDE, *s.* Bromure, *m.*

BROMINE, *s.* Brome, *m.*

BROMINISM, BROMISM, *s.* Bromisme, *m.*

BROMOCRIPTINE, *s.* Bromocriptine, *f.*

BROMODERMA, *s.* Bromodermie, *f.* ; bromide, *f.*

BROMSULPHALEIN TEST. Test de la bromesulfonephtaléine, test de la BSP, épreuve à la sulfobromophtaléine.

BRONCHIAL, *adj.* Bronchique.

BRONCHIECTASIA, BRONCHIECTASIS, *s.* Bronchectasie, *f.* ; bronchiectasie, *f.*

BRONCHIECTASIC, BRONCHIECTATIC, *adj.* Bronchectasique.

BRONCHIOLE, *s.* Bronchiole, *f.*

BRONCHIOLITIS, *s.* Bronchiolite, *f.*

BRONCHIOLITIS OBLITERANS, BRONCHIOLITIS FIBROSA OBLITERANS. Bronchiolite oblitérante.

BRONCHIOLITIS (vesicular). Bronchio-alvéolite, *s.f.*

BRONCHIOLUS, *s.* Bronchiole, *f.*

BRONCHIOSPASM, *s.* Bronchospasme, *m.*

BRONCHISMUS, *s.* Bronchospasme, *m.*

BRONCHITIS, *s.* Bronchite, *f.*

BRONCHITIS (acute suppurative). Bronchite capillaire, catarrhe suffocant.

BRONCHITIS (capillary). Bronchite capillaire, catarrhe suffocant.

BRONCHITIS (Castellani's). Bronchospirochétose, *s. f.* → *bronchospirochetosis.*

BRONCHITIS (cheesy). Bronchite tuberculeuse, bronchite caséeuse.

BRONCHITIS (chronic obliterative). Bronchite chronique obstructive.

BRONCHITIS CONVULSIVA. Coqueluche, *s. f.*

BRONCHITIS (croupous). Bronchite pseudo-membraneuse, bronchite fibrineuse.

BRONCHITIS (exudative). Bronchite pseudo-membraneuse.

BRONCHITIS (fibrinous). Bronchite pseudo-membraneuse.

BRONCHITIS (fusospirochetal). Bronchospirochétose, *s. f.* → *bronchospirochetosis.*

BRONCHITIS (haemorrhagic). Bronchospirochétose, *s. f.* → *bronchospirochetosis.*

BRONCHITIS (membranous). Bronchite pseudo-membraneuse.

BRONCHITIS (phthisoid or phthinoid). Bronchite tuberculeuse.

BRONCHITIS (plastic). Bronchite pseudo-membraneuse.

BRONCHITIS (polypoid). Bronchite pseudo-membraneuse.

BRONCHITIS (pseudo-membranous). Bronchite pseudo-membraneuse.

BRONCHITIS (suffocative). Bronchite capillaire.

BRONCHITIS (summer). Rhume des foins d'été.

BRONCHOALVEOLITIS, *s.* Bronchopneumonie, *f.*

BRONCHOCELE, *s.* Bronchocèle, *f.*

BRONCHOCONSTRICTION, *s.* Bronchoconstriction, *f.*

BRONCHOCONSTRICTOR, *adj.* Bronchoconstricteur, bronchoconstrictif.

BRONCHODILATATION, *s.* Bronchodilatation, *f.*

BRONCHOEMPHYSEMA, *s.* Broncho-emphysème, *m.*

BRONCHOGENIC, *adj.* Bronchogène, bronchogénique.

BRONCHOGRAM, *s.* Bronchogramme, *m.*

BRONCHOGRAPHY, *s.* Bronchographie, *f.*

BRONCHOLITH, *s.* Broncholithe, *m.*

BRONCHOLITHIASIS, *s.* Broncholithiase, *f.* ; lithiase bronchique.

BRONCHOMYCOSIS, *s.* Bronchomycose, *f.*

BRONCHOPATHY, *s.* Bronchopathie, *f.*

BRONCHOPHONY, *s.* Bronchophonie, *f.* ; voix bronchique, voix tubaire.

BRONCHOPHONY (whispered). Bronchophonie aphone, signe d'Espine.

BRONCHOPLEGIA, *s.* Bronchoplégie, *f.*

BRONCHOPNEUMONIA, *s.* Broncho-pneumonie, *f.* ; pneumonie catarrhale, pneumonie lobulaire.

BRONCHOPNEUMONIA (atypical). Pneumonie atypique. → *pneumonia (primary atypical).*

BRONCHOPNEUMONIA (hibernovernal). Fièvre Q, *s. f.* → *fever (Q).*

BRONCHOPNEUMONIA (tuberculous). Phtisie galopante. → *phthisis (galloping).*

BRONCHOPNEUMONIA (virus). Pneumonie atypique. → *pneumonia (primary atypical).*

BRONCHOPNEUMONITIS, *s.* Bronchopneumonie, *f.*

BRONCHOPNEUMONOPATHY, *s.* Bronchopneumopathie, *f.*

BRONCHOPNEUMOPATHY (obstructive). Bronchopneumopathie obstructive.

BRONCHOPULMONARY, *adj.* Bronchopulmonaire.

BRONCHORRHAGIA, *s.* Bronchorragie, *f.*

BRONCHORRHAPHY, *s.* Bronchorraphie.

BRONCHORRHOEA, *s.* Bronchorrhée, *f.*

BRONCHOSCOPE, *s.* Bronchoscope, *s. m.*

BRONCHOSCOPY, *s.* Bronchoscopie, *f.* ; trachéobronchoscopie, *f.* ; méthode de Killian.

BRONCHOSPASM, *s.* Bronchospasme, *m.*

BRONCHOSPIROCHETOSIS, *s.* Spirochétose bronchopulmonaire, bronchospirochétose, *f.* ; bronchite sanglante, maladie de Castellani.

BRONCHOSPIROGRAPHY, *s.* Bronchospirographie, *f.*

BRONCHOSPIROMETER, *s.* Bronchospiromètre, *m.*

BRONCHOSPIROMETRY, *s.* Bronchospirométrie, *f.*

BRONCHOSTENOSIS, *s.* Bronchosténose, *f.*

BRONCHOTOMY, *s.* Bronchotomie, *f.*

BRONCHOTYPHOID, *s.* Bronchotyphus, *m.*

BRONCHUS, *s., pl.* **BRONCHI.** Bronche, *f.*

BRONZED DISEASE. Maladie bronzée. → *Addison's disease, and Winckel's disease.*

BRONZED SKIN. Maladie bronzée. → *Addison's disease.*

BROOK'S SYNDROME. Syndrome de Brooks.

BROOKE'S DISEASE. Kératose folliculaire contagieuse.

BROOKE'S DISEASE, SYNDROME or **EPITHELIOMA, BROOKE-FORDYCE DISEASE.** Adénomes sébacés symétriques de la face. → *adenoma sebaceum.*

BROOKE'S TUMOUR. Adénomes sébacés symétriques de la face. → *adenoma sebaceum.*

BROPHY'S OPERATION. Méthode de Brophy.

BROUHA'S TEST. Réaction de Brouha-Hinglais-Simonnet, réaction de Fels.

BROUSSAISISM, *s.* Broussaisisme, *m.*

BROW (Olympian or Olympic). Crâne ou front olympien.

BROWN'S SYNDROME. Syndrome de H.W.-Brown, syndrome de la gaine du grand oblique.

BROWN-PEARCE TUMOUR. Épithélioma de Brown-Pearce.

BROWN-SÉQUARD'S DISEASE, PARALYSIS or **SYNDROME.** Syndrome de Brown-Séquard, hémiparaplégie spinale.

BROWN-SÉQUARD'S EPILEPSY. Épilepsie spinale.

BROWN-SÉQUARD'S TREATMENT. Méthode de Brown-Séquard. → *organotherapy.*

BROWNE'S DEVICE. Appareil de Browne.

BROWNE'S SPLINT. Attelle de Browne.

BROWNIAN MOVEMENT. Mouvement brownien.

BROWNISM, *s.* Brownisme, *m.*

BRUCE'S PROTOCOL. Protocole de Bruce.

BRUCE'S SEPTICAEMIA. Brucellose, *s. f.* → *brucellosis.*

BRUCELLA, *s. Brucella, f.*

BRUCELLA ARBORTUS. *Brucella abortus bovis, Bacillus* abortus, bacille de Bang.

BRUCELLA MELITENSIS. *Brucella melitensis, Micrococcus melitensis.*

BRUCELLA SKIN TEST. Intradermoréaction à la mélitine. → *brucellin test.*

BRUCELLA SUIS. *Brucella abortus suis.*

BRUCELLA TULARENSIS. *Francisella tularensis.* → *Francisella tularensis.*

BRUCELLAEMIA, *s.* Brucellose, *f.* → *brucelliasis or brucellosis.*

BRUCELLIN TEST. Intradermo-réaction à la mélitine, intradermo-réaction de Burnet.

BRUCELLIASIS, BRUCELLOSIS, *s.* Brucellose, *f.* ; mélitococcie, *f.* ; fièvre de Malte, fièvre méditerranéenne, fièvre ondulante, fièvre sudorale, fièvre sudoroalgique, fièvre folle.

BRUCH'S MEMBRANE. Membrane de Bruch.

BRUCK-DE-LANGE DISEASE. Maladie de C. de Lange, maladie de Bruck-de-Lange.

BRUDZINSKI'S SIGNS. Signes de Brudzinski. 1° *contralateral reflex, contralateral leg sign.* Réflexe controlatéral. – 2° *neck sign.* Signe de la nuque.

BRUGADA'S SYNDROME. Syndrome des Brugada.

BRUGIA MALAYI. *Brugia malayi, Wuchereria malayi, Filaria malayi,* filaire de Malaisie.

BRUISE, *s.* Contusion, *f.*

BRUIT, *s.* Bruit, *m.*

BRUNNER'S GLANDS. Glandes de Brunner.

BRUNNSTRÖM'S METHOD. Méthode de Brunnström.

BRUNONIAN MOVEMENT. Mouvement brownien.

BRUNONIANISM, *s.* Brownisme, *m.*

BRUNS'S ATAXIA. Ataxie frontale de Bruns.

BRUNS'S DISEASE. Pneumopaludisme du sommet, maladie de Bruns.

BRUNS'S SYNDROME. Syndrome de Bruns.

BRUSHFIELD'S SPOTS. Taches de Brushfield.

BRUSHFIELD-WYATT DISEASE. Maladie de Krabbe. → *amentia (naevoid).*

BRUTON'S TYPE OF CONGENITAL AGAMMAGLOBULINAEMIA. Maladie de Bruton. → *agamma-globulinaemia (Bruton's type of congenital).*

BRUXISM, *s.* Brycomanie, *f.*

BRUXOMANIA, *s.* Brycomanie, *f.*

BRYANT'S TRIANGLE. Triangle de Bryant.

BRYCOMANIA, *s.* Brycomanie, *f.* ; bruxomanie, *f.* ; bruxisme, *m.*

BRYSON'S SIGN. Signe de Bryson.

BTPS SYSTEM. Condition ou système BTPS.

BUBA, BUBAS, *s.* Pian, *m.* → *yaws.*

BUBAS BRASILIANA. Leishmaniose américaine. → *leishmaniasis americana.*

BUBO, *s.* Bubon, *m.*

BUBO (bullet). Adénopathie satellite du chancre syphilitique.

BUBO (climatic). Maladie de Nicolas-Favre. → *lymphogranuloma (venereal).*

BUBO (malignant). Bubon pesteux.

BUBO (pestilential). Bubon pesteux.

BUBO (tropical). Maladie de Nicolas-Favre. → *lymphogranuloma (venereal).*

BUBONOCELE, *s.* Bubonocèle, *f.* hernie inguino-pubienne.

BUCAILLE'S OPERATION. Méthode ou opération de Bucaille.

BUCCAL, *adj.* Buccal, ale.

BUCCINATOR, *s.* (Muscle) buccinateur.

BUCCOPHARYNGEAL, *adj.* Buccopharyngien, enne ; buccopharyngé, e.

BUCHNNER'S ZYMASE. Zymase, *s. f.*

BÜCKLERS'S DYSTROPHY. Maladie de Reis-Bücklers.

BUCKY'S RAYS. Rayons limites.

BUCKY'S RAYS THERAPY. Buckythérapie, *s. f.*

BUDD'S SYNDROME. Syndrome de Budd-Chiari. → *Budd-Chiari syndrome.*

BUDD-CHIARI SYNDROME. Syndrome de Budd-Chiari, maladie ou syndrome de Chiari.

BUERGER'S DISEASE. Maladie de Buerger. → *thromboangitis obliterans.*

BUFFALO NECK. Bosse de bison.

BUFFER, *s.* Tampon, *m.* ; substance tampon, (équilibre acido-basique).

BUFFER INDEX, BUFFER VALUE. Pouvoir tampon.

BUFFER SYSTEM. Système tampon.

BUFFERING (secondary). Effet de H.J. Hamburger.

BUFFERING CAPACITY. Pouvoir tampon.

BUFOTHERAPY, *s.* Bufothérapie, *f.*

BUG (red). Rouget, *m.* ; aoutât, *m.*

BUGNET VAN DER VOORT'S METHOD. Méthode de Bugnet-van der Voort.

BUHL-DITTRICH LAW. Loi de Buhl.

BUHL'S DISEASE. Maladie de Buhl.

BULGING, *s.* Saillie, *f.*, épaulement, *m.*

BUILDING (body). Musculation, *s.f.*

BÜLAU'S TREATMENT. Procédé de Bülau.

BULB, *s.* Bulbe, *m.*

BULBAR (anterior) SYNDROME. Syndrome bulbaire antérieur. → *Dejerine's bulbar syndrome.*

BULBAR (lateral) SYNDROME. Syndrome de Wallenberg. → *Wallenberg's syndrome.*

BULBITIS, *s.* Bulbite, *f.*

BULGARIAN TREATMENT. Cure bulgare.

BULGING, *s.* Saillie, *f.* épaulement, *m.*

BULIMIA, *s.* Boulimie, *f.* ; hyperorexie, *f.* ; polyorexie, *f.*

BULLA, *s.* Bulle, *f.* ; phlyctène, *f.*

BULLIS FEVER. Fièvre de Bullis.

BULLOSIS, *s.* Bullose, *f.*

BULLOUS, *adj.* Bulleux, euse.

BUMKE'S PUPIL. Pupille ou signe de Bumke.

BUN. Abréviation de blood urea nitrogen.

BUNDLE, *s.* Faisceau, *m.*

BUNDLE (atrioventricular or auriculoventricular). Faisceau de His.

BUNION, *s.* Moignon, *m.*

BUNNEL-LITTLE TEST. Épreuve de Bunnel-Little.

BUNNEL'S SPLINT. Attelle de Bunnel.

BUNYAVIRIDAE, *s. pl.* Bunyaviridés, *m. pl.*

BUNYAVIRUS, *s. Bunyavirus, m.*

BUPHTALMIA, BUPHTHALMOS, BUPHTALMUS, *s.* Buphtalmie.

BÜRGER-GRÜTZ SYNDROME. Hyperlipémie essentielle. → *hyperlipoproteinaemia (familial), type 1.*

BURKHALDERIA CEPACIA. *Burkhalderia cepacia.*

BURKHALDERIA PSEUDOMALLEI. *Burkhalderia pseudomallei.*

BURKITT'S LYMPHOMA or TUMOUR. Lymphome ou tumeur de Burkitt.

BURN, *s.* Brûlure, *f.*

BURNETT'S SYNDROME. Syndrome de Burnett. → *milk-alkali syndrome.*

BURROW (acarine). Sillon de la gale.

BURSA, *s.* Bourse, *f.*

BURSA DERIVED or BURSA EQUIVALENT, *adj.* Bursodépendant, ante.

BURSECTOMY, *s.* Bursectomie, *f.*

BURSITIS, *s.* Bursite, *f.*

BURSITIS (Achilles's). Achillodynie, *f.*

BURSITIS (adhesive). Périarthrite scapulo-humérale. → *capsulitis (adhesive).*

BURSITIS (calcific). Périarthrite scapulo-humérale. → *capsulitis (adhesive).*

BURSITIS (olecranon). Épicondylite humérale.

BURSITIS (pharyngeal). Angine de Tornwaldt. → *Tornwaldt's (bursitis).*

BURSITIS (popliteal). Kyste poplité ; kyste de Baker.

BURSITIS (radiohumeral). Épicondylite humérale.

BURSITIS (retrocalcaneal). Achillodynie, *f.*

BURSITIS (scapulohumeral). Périarthrite scapulo-humérale. → *capsulitis (adhesive).*

BURSITIS (subacromial or **subdeltoid).** Périarthrite scapulo-humérale. → *capsulitis (adhesive).*

BURSITIS (Tornwaldt's). Angine de Tornwaldt.

BURSOGRAPHY, *s.* Bursographie, *f.*

BURSOPATHY, *s.* Bursopathie, *f.*

BURSTEIN'S METHOD. Technique ou test de Burstein.

BURTON'S LINE. Liséré de Burton, liséré saturnin, liséré plombique.

BURULI ULCER. Ulcère de Buruli.

BUSACCA'S NODULE. Nodule de Busacca.

BUSCHKE'S SCLEROEDEMA. Sclérodermie de l'adulte. → *scleredema adultorum.*

BUSCHKE-LÖWENSTEIN TUMOUR. Condylome acuminé géant du sac préputial, tumeur de Buschke-Löwenstein.

BUSCHKE-OLLENDORFF SYNDROME. Syndrome de Buschke-Ollendorff.

BUSSE-BUSCHKE DISEASE. Cryptococcose, *s. f.* → *cryptococcosis.*

BUTLER-ALBRIGHT SYNDROME OF TUBULAR NEPHROPATHY. Acidose rénale hyperchlorémique. → *acidosis (renal tubular).*

BUTTER'S CANCER. Cancer de l'angle hépatique du colon.

BUTTERMILK, *s.* Babeurre, *m.*

BUTTOCK, *s.* Fesse, *f.*

BUTTON, *s.* Bouton, *m.*

BUTTON (Aleppo). Bouton d'Orient. → *sore (oriental).*

BUTTON (Amboyna). Verruga du Pérou. → *verruca peruana.*

BUTTON (Bagdad). Bouton d'Orient. → *sore (oriental).*

BUTTON (Biskra). Bouton d'Orient. → *sore (oriental).*

BUTTON (Murphy's). Bouton de Murphy. → *Murphy's button.*

BUTTON (Mussy's). Point de Guéneau de Mussy. → *Mussy's button.*

BUTTON (oriental). Bouton d'Orient. → *sore (oriental).*

BUTYROMETER, *s.* Butyromètre, *m.*

BYLER'S DISEASE. Maladie de Byler, cholestase familiale intrahépatique progressive ou cirrhogène.

BYPASS (aortocoronary). Pontage aorto-coronaire, opération de Favaloro.

BYPASS (coronary). Pontage coronaire.

BYRD-DEW METHOD. Methode de Byrd.

BYSSINOSIS, *s.* Byssinose, *f.* ; byssinosis, *f.*

BYWATERS'S SYNDROME. Syndrome de Bywaters, syndrome d'écrasement, rein de choc.

BZD. BZD. Benzodiazépine, *s. f.*

C

C. 1° Symbole de coulomb, *m.* – 2° Symbole chimique du carbone, *m.*

c. Symbole de centi.

°C. Symbole de degré Celsius.

C, C1... C9. Abréviation du complément (C) et de ses composants (C1 à C9).

C PROTEIN REACTIVE. Protéine C réactive.

C SYNDROME. Syndrome C.

CA. Symbole chimique du calcium.

CABOT'S RING BODY. Corps annulaire de Cabot.

CABRERA'S SIGN. Signe de Cabrera.

CACAO, *s.* Cacao, *m.*

CACATION, *s.* Défécation, *f.*

CACCHI-RICCI DISEASE. Maladie de Cacchi et Ricci. → *kidney (sponge).*

CACERGASIA, *s.* Asthénie, *f.*

CACHET, *s.* Cachet, *m.*

CACHECTIC, *adj.* Cachectique.

CACHECTIN, *s.* Cachectine, *f.*

CACHEXIA, CACHEXY, *s.* Cachexie, *f.*

CACHEXIA (African). 1° Ankylostomase, *s.f.* – 2° Géophagie, *s.f.*

CACHEXIA (aphtous). Sprue, *s.f.*

CACHEXIA (aquosa). Ankylostomiase, *s.f.*

CACHEXIA (fluoric). Fluorose, *s.f.*

CACHEXIA (Grawitz's). Anémie pernicieuse des vieillards.

CACHEXIA (hypophyseal). Cachexie hypophysaire. → *Simmond's disease.*

CACHEXIA HYPOPHYSEOPRIVA. Cachexie hypophysaire. → *Simmond's disease.*

CACHEXIA (lymphatic). Pseudoleucémie, *s.f.*

CACHEXIA (malarial). Cachexie paludéenne.

CACHEXIA MERCURIALIS. Intoxication chronique par le mercure.

CACHEXIA (miners'). Ankylostomiase, *s.f.*

CACHEXIA (myxoedematous). Cachexie myxœdémateuse, cachexie pachydermique.

CACHEXIA (Negro's). 1° Ankylostomiase, *s.f.* – 2° Géophagie, *s.f.*

CACHEXIA OVARIOPRIVA. Cachexie due à l'ablation des ovaires.

CACHEXIA (pachydermic). Cachexie myxœdémateuse.

CACHEXIA (paludal). Cachexie paludéenne.

CACHEXIA (pituitary). Cachexie hypophysaire. → *Simmonds' disease.*

CACHEXIA (saturnine). Cachexie due à l'intoxication chronique par le plomb.

CACHEXIA SPLENICA, CACHEXIA (splenic). Anémie splénique.

CACHEXIA STRUMIPRIVA, CACHEXIA (strumiprivous). Cachexie strumiprive, cachexie thyroïprive, cachexie thyréoprive.

CACHEXIA SUPRARENALIS. Cachexie surrénale, syndrome de Pende.

CACHEXIA THYMOPRIVA. Cachexie due à l'absence de thymus.

CACHEXIA THYREOIDECTOMICA, CACHEXIA THYREOPRIVA, CACHEXIA THYROPRIVA. Cachexie thyréoprive. → *cachexia strumipriva.*

CACHEXIA (thyroid). Cachexie thyroïdienne.

CACHEXIA (urinary). Cachexie due à l'infection urinaire.

CACOCHYMIA, *s.* Cacochymie, *f.*

CACOGEUSIA, *s.* Cacogueusie, *f.*

CACOSMIA, *s.* Cacosmie, *f.*

CACOSTOMIA, *s.* Cacostomie, *f.*

CADASIL, *s.* CADASIL, *m.*

CADAVER, *s.* Cadavre, *m.*

CADAVERIC, *adj.* Cadavérique.

CADHERIN, *s.* Cadhérine, *f.*

CADMIUM SULFATE TEST. Réaction de Wunderly. → *Wunderly's reaction.*

CADUCA, *s.* Caduque, *f.*

CADUCEUS, *s.* Caducée, *m.*

CAECITAS, *s.* Cécité, *f.*

CAECOTOMY, *s.* Cæcotomie, *f.*

CAECOCOLOSTOMY, *s.* Cæco-colostomie, *f.*

CAECOCYSTOPLASTY, *s.* Cæcocystoplastie, *f.*

CAECOFIXATION, *s.* Typhlopexie, *f.* → *typhlopexia.*

CAECOPEXY, *s.* Typhlopexie, *f.* → *typhlopexia.*

CAECOPLICATION, *s.* Cæcoplicature, *f.* ; typhlorraphie, *f.*

CAECOSIGMOIDOSTOMY, *s.* Typhlosigmoïdostomie, *f.* ; cæcosigmoïdostomie, *f.*

CAECOSTOMY, *s.* Cæcostomie, *f.* → *typhlostomy.*

CAECOTOMY, *s.* Cæcotomie, *f.*

CAECUM, *s.* Cæcum, *m.*

CAERULOPLASMIN, *s.* Céruloplasmine, *f.*

CAESAREAN, *adj.* Césarienne, *f.* → *cesarean.*

CAFFEINE, *s.* Caféine, *f.*

CAFFEINISM, *s.* Caféisme, *m.*

CAFFEY'S DISEASE or **SYNDROME.** Syndrome de Caffey-Smyth. → *hyperostosis (infantile cortical).*

CAFFEY-KEMPE SYNDROME. Syndrome des enfants battus. → *battered-child syndrome.*

CAFFEY PSEUDO-HURLER SYNDROME. Gangliosidose généralisée. → *gangliosidosis (generalized).*

CAFFEY-SILVERMAN SYNDROME. Syndrome de Caffey-Smyth. → *hyperostosis (infantile cortical).*

CAFFEY-SMYTH DISEASE. Syndrome de Caffey-Smyth. → *hyperostosis (infantile cortical).*

CAGOT, *s.* Cagot, *m.*

CAIN'S COMPLEX. Complexe de Caïn, complexe d'intrusion.

CAIRN'S SYNDROME. Syndrome de Cairn.

CAISSON DISEASE. Maladie des caissons, maladie des plongeurs.

CALABAR SWELLING or **OEDEMA.** Œdème de Calabar.

CALCANEAL, *adj.* Calcanéen, enne.

CALCANEITIS, *s.* Calcanéite, *f.*

CALCARINE, *adj.* Calcarine.

CALCAEMIA, *s.* Calcémie, *f.*

CALCIDIOL, *s.* Calcidiol, *m.*

CALCIOSIS, *s.* Chalicose, *f.*

CALCIFEROL, *s.* Calciférol, *m.* → *vitamin D.*

CALCIFIC, *adj.* Calcifié, ée ; calcifiant, ante.

CALCIFICATION, *s.* Calcification, *f.* ; crétification, *f.* ; dégénérescence calcaire, infiltration calcaire, ostéide.

CALCIFIED, *adj.* Calcifié, ée.

CALCINOSIS, *s.* Calcinose, *f.*

CALCINOSIS (circumscripta). Calcinose localisée.

CALCINOSIS (diffuse). Calcinose généralisée.

CALCINOSIS INTERVERTEBRALIS. Calcification des disques intervertébraux.

CALCINOSIS (medial). Médiacalcose, *s.f.* → *Mönckeberg's arteriosclerosis.*

CALCINOSIS (tumoral). Calcinose tumorale, lipocalcino-granulomatose symétrique progressive.

CALCINOSIS UNIVERSALIS. Calcinose généralisée.

CALCIOSTAT, *s.* Calciostat, *m.*

CALCIPEXIS, CALCIPEXY, *s.* Calcipexie, *f.*

CALCIPHYLAXIE, *s.* Calciphylaxie, *f.*

CALCIPRIVIC, *adj.* Calciprive.

CALCIRRHACHIA, *s.* Calcirachie, *f.*

CALCITHERAPY, *s.* Calcithérapie, *f.* ; chalicothérapie, *f.*

CALCITONIN, *s.* Calcitonine, *f.* ; thyrocalcitopine, *f.*

CALCITONINAEMIA, *s.* Calcitoninémie, *f.*

CALCITRIOL, *s.* Calcitriol, *m.*

CALCIUM, *s.* Calcium, *m.*

CALCIUM INFUSION TEST. 1° Épreuve d'hypercalcémie provoquée. – 2° Épreuve d'hypercalciurie provoquée.

CALCIURIA, *s.* Calciurie, *f.*

CALCOSPHERITE, *s.* Calcosphérite, *f.*

CALCULOUS, *adj.* Calculeux.

CALCULUS, *s.* (*pl. calculi*). Calcul, *m.*

CALCULUS (billary). Calcul biliaire.

CALCULUS (coral). Calcul coralliforme.

CALCULUS (dendritic). Calcul coralliforme.

CALCULUS (encysted). Calcul enkysté.

CALCULUS FELLEUS. Calcul biliaire.

CALCULUS (incarcerated). Calcul enkysté.

CALCULUS (mulberry). Calcul mûriforme.

CALCULUS (nephritic). Calcul rénal.

CALCULUS (pocketed). Calcul enkysté.

CALCULUS (renal). Calcul rénal.

CALCULUS (salivary). Calcul salivaire.

CALCULUS (staghorn). Calcul ramifié du bassinet (en corne de cerf).

CALCULUS (urinary). Calcul urinaire.

CALDWELL-LUC OPERATION. Opération de Caldwell-Luc.

CALENTURA, CALENTURE, *s.* Calenture, *f.* ; paraphrosyne, *f.*

CALF, *s.* Mollet, *m.*

CALICETASIS, *s.* Calicectasie, *f.*

CALICIVIRUS, *s. Calicivirus, m.*

CALIECTASIS, *s.* Calicectasie, *f.*

CALIRRHAPHY, *s.* Calirraphie, *f.* ; calyrrhaphie, *f.*

CALLANDER'S AMPUTATION. Opération de Callander.

CALLOSAL, *adj.* Qui a trait au corps calleux.

CALLOSITAS, CALLOSITY, *s.* Callosité, *f.* ; durillon, *m.*

CALLUS, *s.* 1° Cal, *m.* – 2° Callosité, durillon.

CALLUS (central). Cal médullaire.

CALLUS (ensheathing). Cal engainant, cal périosté.

CALLUS (external). Cal engainant.

CALLUS (inner). Cal médullaire.

CALLUS (internal). Cal central, cal médullaire.

CALLUS (medullary). Cal médullaire.

CALLUS (myelogenic). Cal médullaire.

CALMETTE'S OPHTHALMOREACTION. Oculoréaction, *f.*

CALMETTE'S SERUM. Sérum antivenimeux.

CALMODULIN, *s.* Calmoduline, *f.*

CALORIC NYSTAGMUS, CALORIC TEST. Signe en épreuve de Bárány.

CALORIE, *s.* Calorie, *f.* – *small or gram or standard c.:* petite calorie. – *large or kilocalorie:* grande calorie.

CALORIMETRY, *s.* Calorimétrie, *f.*

CALORY, *s.* Calorie, *f.*

CALOT'S METHOD. Méthode de Calot.

CALPAINE, *s.* Calpaïne, *f.*

CALVARIA, *s.* Calvaria, *f.* ; voûte du crâne.

CALVÉ'S DISEASE. Maladie de Calvé. → *vertebra plana.*

CALVÉ-PERTHES DISEASE. Maladie de Perthes. → *osteochondritis deformans juvenilis.*

CALVITIES, CALVITIUM, *s.* Calvitie, *f.*

CALYCECTASIS, *s.* Calicectasie, *f.*

CALYECTASIS, *s.* Calicectasie, *f.*

CALYX, *s., pl.* **CALYCES.** Calice rénal.

CALYMMATOBACTERIUM, *s. Calymmatobacterium, m.*

CAMEY'S PROCEDURE. Technique de Camey.

CAMISOLE, *s.* Camisole de force.

CAMMIDGE'S REACTION. Réaction de Cammidge.

CAMPBELL'S SIGN. Signe de Campbell.

CAMPHOR, *s.* Camphre, *m.*

CAMPIMETER, *s.* Campimètre, *m.*

CAMPIMETRY, *s.* Campimétrie, *f.*

CAMPOMELIC DWARFISM or **SYNDROME.** Syndrome campomélique.

CAMPTOCORMIA, CAMPTOCORMY, *s.* Camptocormie, *f.* ; camptorachis, *m.*

CAMPTODACTYLIA, CAMPTODACTILISM, CAMPTODACTILY, *s.* Camptodactylie, *f.*

CAMPYLOBACTER, *s. Campylobacter, m.*

CAMURATI-ENGELMANN DISEASE or **SYNDROME.** Maladie d'Engelmann. → *Engelmann's disease.*

CANAL, *s.* Canal, *m.* ; conduit, *m.*

CANAL (narrowing of the cervical). Canal cervical étroit.

CANAL (narrowing of the lumber vertebral). Canal lombaire étroit (ou rétréci).

CANAL (persistent common atrioventricular). Canal atrio-ventriculaire. → *ostium (persistent o, atrioventricular commune).*

CANAL SYNDROME (ulnar). Syndrome du canal de Guyon.

CANALICULUS, *s.* Canalicule, *m.*

CANAVAN'S DISEASE or **SCLEROSIS.** Maladie de Canavan, sclérose cérébrale spongieuse de Canavan.

CANCER, *s.* Cancer, *m.*

CANCER (alveolar cell). Cancer alvéolaire du poumon. → *carcinoma (alveolar cell).*

CANCER (alveolar) OF THE LUNG. Cancer alvéolaire du poumon.

CANCER AQUATICUS. Noma, *s. m.* → *noma.*

CANCER (black). Nævocarcinome, *m.* → *naevocarcinoma.*

CANCER OF THE BLADDER. Cancer de la vessie.

CANCER (bone). Cancer des os.

CANCER (boring). Cancer térébrant.

CANCER (branchiogenous). Branchiome, *s. m.* → *branchioma.*

CANCER (breast). Cancer du sein.

CANCER (bronchogenic). Cancer bronchique.

CANCER (Butter's). Cancer de l'angle hépatique du colon.

CANCER (chimney-sweep's). Cancer des ramoneurs.

CANCER (claypipe). Cancer des fumeurs.

CANCER (colloid). Cancer colloïde.

CANCER (colorectal). Cancer colorectal.

CANCER (corset). Cancer en cuirasse.

CANCER (cystic). Cancer d'évolution kystique.

CANCER (duct or ductal). Épithélioma dendritique.

CANCER (dye-workers'). Cancer de la vessie observé chez les ouvriers utilisant les teintures à l'aniline.

CANCER (encephaloid). Cancer encéphaloïde, céphalome, *s. m.*

CANCER (fungous). Carcinome érectile.

CANCER (gastric). Cancer de l'estomac.

CANCER (green). Chlorome, *s. m.* → *chloroma.*

CANCER (hard). Squirrhe, *s. m.*

CANCER (haematoid). Carcinome érectile.

CANCER (hepatic). Cancer du foie.

CANCER (jacket). Cancer en cuirasse.

CANCER (Lobstein's). Sarcome rétro-péritonéal.

CANCER (melanotic), *s.* Nævocarcinome, *m.* → *naevocarcinoma.*

CANCER (mule spinner's). Cancer des fileurs de coton.

CANCER (nervous system). Cancer du système nerveux.

CANCER (oesophageal). Cancer de l'oesophage.

CANCER (ovarian). Cancer de l'ovaire.

CANCER (Paget's). Maladie de Paget du mamelon.

CANCER (pancreatic). Cancer du pancréas.

CANCER (pitch-workers'). Cancer du goudron.

CANCER (preinvasive). Cancer in situ.

CANCER (prostate). Cancer de la prostate.

CANCER (radiation, radiologist or **roentgenologist).** Cancer des radiologues ou des radiations.

CANCER (rectal). Cancer du rectum.

CANCER (rodent). Ulcère rodens. → *ulcer (rodent).*

CANCER (scirrhous). Squirrhe, *s. m.*

CANCER IN SITU. Cancer in situ.

CANCER (skin). Cancer cutané.

CANCER (smoker's). Cancer des fumeurs.

CANCER (soft). Cancer encéphaloïde ou colloïde.

CANCER (soot). Cancer des ramoneurs.

CANCER (tar). Cancer du goudron.

CANCER (testicular). Cancer du testicule.

CANCER OF THE THYROID. Cancer de la thyroïde.

CANCER (tubular). Épithélioma dendritique.

CANCER OF THE UTERUS. Cancer de l'utérus.

CANCER (villous duct). Kyste villeux cancérisé.

CANCER (water). Noma, *s. m.* → *noma.*

CANCER (withering). Squirrhe, *s. m.*

CANCERATION, *s.* Cancérisation, *f.*

CANCERIGENIC, *adj.* Cancérogène. → *cancerogenic.*

CANCEROGENIC, *adj.* Cancérigène, carcinogène, cancérogène.

CANCEROLOGY, *s.* Carcinologie, *f.* ; cancérologie, *f.*

CANCEROPHOBIA, CANCERPHOBIA, *s.* Cancérophobie, *f.*

CANCRIFORM, *adj.* Cancroïde, *adj.*

CANCROID, *s.* et *adj.* Cancroïde, *s. m.* et *adj.*

CANCROLOGY, *s.* Carcinologie, cancérologie, *f.*

CANCRUM ORIS. Noma, *s. m.* → *noma.*

CANDELA, *s.* Candela, *f.*

CANDIDA, *s. Candida, f.; Monilia, f.*

CANDIDA ALBICANS. *Candida albicans, Monilia albicans.*

CANDIDIASIS, *s.* Candidose, *f.* ; moniliase, *f.* ; moniliose, *f.* ; endomycose, *f.* ; oïdiomycose, *f.*

CANDIDIN, *s.* Candidine, *f.*

CANDIDURIA, *s.* Candidurie, *f.*

CANINE, *adj.* Canin, canine.

CANINE SPASM. Rire sardonique.

CANITIES, *s.* Canitie, *f.*

CANKER, *s.* 1° Ulcération de la bouche et des lèvres. – 2° Noma, *s. m.* – 3° Stomatite aphteuse.

CANKER-RASH, *s.* Scarlatine, *f.*

CANNABINOID, *s.* Cannabinoïde, *m.*

CANNABISM, *s.* Cannabisme, *m.* ; haschichisme, *m.* ; hachichisme, *m.*

CANNON SOUND. Bruit de canon.

CANNULA, *s.* Canule, *f.*

CANRENONE, *s.* Canrénone, *f.*

CANTHARIDES, *s.* Cantharide, *f.*

CANTHOPEXY, *s.* Canthopexie, *f.*

CANTHOPLASTY, *s.* Canthoplastie, *f.*

CANTHOTOMY, *s.* Canthotomie, *f.*

CANTHUS, *s.* Canthus, *m.*

CANTRON, *s.* Cantron, *m.*

CAPACITANCE, *s.* Capacité, *f.*

CAPACITATION, *s.* Capacitation, *f.*

CAPACITY (functional residual). Capacité résiduelle fonctionnelle (CRF) ; and, obsolete ; air résiduel fonctionnel, capacité pulmonaire, capacité pulmonaire fonctionnelle au repos.

CAPACITY (inspiratory). Capacité inspiratoire, CI.

CAPACITY (iron-binding) OF THE SERUM. Capacité de fixation en fer du sérum.

CAPACITY (maximal tubular). Capacité tubulaire maximum.

CAPACITY (maximum breathing or **maximum ventilatory).** Ventilation maxima, ventilation maxima minute, VM, VMx, VMxM, débit ventilatoire maxima minute, DVMM.

CAPACITY (pulmonary diffusing). Capacité ou coefficient de diffusion pulmonaire (DL), constante de diffusion pulmonaire, capacité de transfert pulmonaire.

CAPACITY (residual). Volume résiduel.

CAPACITY (respiratory). Capacité vitale.

CAPACITY (timed vital). Volume expiratoire maximum seconde (VEMS), capacité pulmonaire utilisable à l'effort (CPUE), débit expiratoire maximum seconde (DEMS).

CAPACITY (total lung), (TLC). Capacité pulmonaire totale (CPT), capacité totale (CT), volume pulmonaire total (obsolète).

CAPACITY (tubular maximum). Capacité tubulaire maximum.

CAPACITY (vital). Capacité vitale, CV, capacité pulmonaire vitale.

CAPELINE, CAPELINE BANDAGE. Capeline, *s.f.*

CAPGRAS'S SYNDROME. Illusion des Sosies.

CAPILLARIASIS, *s.* Capillariose, *f.*

CAPILLARITIS, *s.* Capillarite, *f.*

CAPILLARIOSCOPY, CAPILLAROSCOPY, *s.* Capillaroscopie, *f.* ; micro-angioscopie, *f.*

CAPILLAROPATHY, *s.* Capillaropathie, *f.*

CAPILLARY, *adj.* Capillaire.

CAPISTRATION, *s.* Paraphimosis, *m.*

CAPITATION, *s.* Capitation, *f.*

CAPITATUM, *s.* Grand os.

CAPITONNAGE, *s.* Capitonnage, *m.*

CAPLAN'S SYNDROME, CAPLAN-COLINET SYNDROME. Syndrome de Caplan, ou de Caplan-Colinet.

CAPNIMETRY, *s.* Capnimétrie.

CAPNOCYTOPHAGA SPUTIGENA. *Capnocytophaga sputigena.*

CAPNOGRAM, *s.* Capnigramme, *m.*

CAPPING, *s.* Capping, *m.*

CAPSID, *s.* Capside, *f.*

CAPSOMER, *s.* Capsomère, *m.*

CAPSULA EXTERNA. Capsule extrême.

CAPSULAR THROMBOSIS SYNDROME. Syndrome de la capsule interne, hémiplégie capsulaire.

CAPSULE, *s.* Capsule, *f.*

CAPSULE (adrenal). Glande surrénale.

CAPSULE (brood). Capsule proligère, sable hydatique.

CAPSULE (external). Capsule externe.

CAPSULE (internal). Capsule interne.

CAPSULE (lens). Cristalloïde, *s.f.*

CAPSULE (suprarenal). Glande surrénale.

CAPSULECTOMY, *s.* Capsulectomie, *f.*

CAPSULITIS, *s.* Capsulite, *f.*

CAPSULITIS (adhesive). Périarthrite scapulo-humérale, épaule gelée, épaule bloquée, maladie de Duplay.

CAPSULITIS (hepatic). Périhépatite, *s.f.*

CAPSULORRHAPHY, *s.* Capsulorraphie, *f.*

CAPSULORRHEXIS, *s.* Capsulorrhexis, *f.*

CAPSULOTOMY, *s.* Capsulotomie, *f.*

CAPTOPRIL, *s.* Captopril, *m.*

CAPTURE (atrial). Capture auriculaire.

CAPTURE (ventricular). Capture ventriculaire.

CAPUT DEFORMATUM. Coxa plana.

CAPUT DISTORTUM. Torticolis, *s.m.* → *torticollis.*

CAPUT MEDUSAE. Tête de Méduse.

CAPUT MEMBRANACEUM. Caput membranaceum.

CAPUT OBSTIPUM. Torticolis, *s.m.* → *torticollis.*

CAPUT PLANUM. Coxa plana.

CAPUT SUCCEDANEUM. Bosse séro-sanguine.

CAR SYNDROME. Rétinopathie paranéoplastique.

CARABELLI'S CUSP or **TUBERCLE.** Tubercule de Carabelli.

CARATE, *s.* Pinta, *f.* → *pinta.*

CARBOHYDRATE, *s.* Carbohydrate, *m.* hydrate de carbone.

CARBOMYCIN, *s.* Carbomycine, *s.f.*

CARBON, *s.* Carbone, *m.*

CARBON DIOXIDE ANGIOGRAPHY. Carboxyangiographie, *s.f.*

CARBON DIOXIDE COMBINING POWER (plasma). Capacité du plasma sanguin en gaz carbonique (ou en CO_2).

CARBON DIOXIDE CONTENT (plasma). Concentration ou contenance ou teneur du plasma sanguin en gaz carbonique (ou en CO_2).

CARBON DIOXIDE ELIMINATION. Débit du gaz carbonique éliminé (VCO_2).

CARBON DIOXIDE (partial pressure in). Pression partielle en gaz carbonique, pression partielle en CO_2, Pco_2.

CARBON DIOXIDE TENSION (partial). Pression partielle en CO_2. → *carbon dioxyde (partial pressure in).*

CARBON MONOXIDE POISONING. Oxycarbonisme, *s.m.* ; intoxication oxycarbonée.

CARBOXYHAEMOGLOBIN, *s.* **(HbCO).** Carboxyhémoglobine, *s.f.* (HbCO) ; hémoglobine oxycarbonée.

CARBOXYLASE, *s.* Carboxylase, *f.*

CARBOXYPEPTIDASE, CARBOXYPOLYPEPTIDASE, *s.* Carboxypolypeptidase, *f.*

CARBUNCLE, *s.* Anthrax, *m.*

CARBUNCLE (malignant). Pustule maligne.

CARCINELCOSIS, *s.* Ulcération maligne.

CARCINOGEN, CARCINOGENIC, *adj.* Carcinogène. → *cancerogenic.*

CARCINOGENESIS, *s.* Carcinogenèse, *f.*

CARCINOLYTIC, *adj.* Carcinolytique.

CARCINOID, *s.* Tumeur carcinoïde, argentaffinome, *m.*

CARCINOIDOSIS, *s.* Carcinoïdose, *f.*

CARCINOLOGY, *s.* Carcinologie, *f.* → *cancerology.*

CARCINOMA, *s.* Carcinome, *m.* → *cancer.*

CARCINOMA (adenomatous). Épithélioma glandulaire.

CARCINOMA (adrenocortical c. with hypoglycaemia). Syndrome d'Anderson.

CARCINOMA (alveolar cell). Cancer alvéolaire du poumon, adénomatose alvéolaire, adénomatose pulmonaire, cancer encéphaloïde du poumon, épithéliomatose alvéolaire.

CARCINOMA (apocrine). Maladie de Paget du mamelon.

CARCINOMA (argentaffin). Tumeur carcinoïde.

CARCINOMA or **(basal-cell** or **basal celled)** or **CARCINOMA BASOCELLULAIRE.** Épithélioma basocellulaire.

CARCINOMA (basosquamous or **basasquamous).** Épithélioma mixte.

CARCINOMA (branchial or **branchiogenic).** Branchiome, *s.m.*

CARCINOMA (bronchial, bronchiogenic or **bronchogenic).** Cancer bronchique.

CARCINOMA (bronchiolar) or **C. BRONCHIOLARUM.** Cancer alvéolaire du poumon.

CARCINOMA OF BRONCHUS (adenocystic). Adénome bronchique, épistome bronchique.

CARCINOMA OF BRONCHUS (adenoid basal cell). Adénome bronchique, épistome bronchique.

CARCINOMA (chimney-sweeps'). Cancer des ramoneurs.

CARCINOMA (chorionic). Chorio-carcinome, *s.m.* → *chorioma malignum.*

CARCINOMA (clear-cell) OF KIDNEY. Néphrocarcinome, *s.m.* → *adenocarcinoma (renal).*

CARCINOMA OF CORPUS LUTEUM. Lutéinome malin.

CARCINOMA (cylindrical or **cylindrical cell).** Épithélioma cylindrique.

CARCINOMA (diffuse lung). Cancer alvéolaire du poumon.

CARCINOMA (duct or **ductal).** Épithélioma dendritique.

CARCINOMA DURUM. Squirrhe, *s.m.*

CARCINOMA (embryonal or **embryonic).** Dysembryome, *s.m.* → *embryoma.*

CARCINOMA (encephaloid). Cancer, *s.m.*

CARCINOMA (epibulbar). Carcinome de la cornée et de la conjonctive.

CARCINOMA (epidermoid). Épithélioma, *s.m.*

CARCINOMA (epithelial). Épithélioma, *s.m.*

CARCINOMA (erectile). Carcinome érectile, carcinome hématode.

CARCINOMA EX ULCERE. Ulcéro-cancer, *s.m.*

CARCINOMA FIBROSUM. Squirrhe, *s.m.*

CARCINOMA (gill cleft). Branchiome, *s.m.*

CARCINOMA (granulosa-cell). Folliculome, *s.m.*

CARCINOMA (haematoid). Carcinome érectile.

CARCINOMA (hair matrix). Épithélioma basocellulaire.

CARCINOMA (hepatocellular). Hépatome malin. → *hepatoma (malignant).*

CARCINOMA (Hürthle cell). Oncocytome de la thyroïde.

CARCINOMA (hypernephroid). Néphrocarcinome, *s.m.* → *adenocarcinoma (renal).*

CARCINOMA (intermediate cell or **intermediary).** Épithélioma mixte (baso- et spinocellulaire).

CARCINOMA (intraepidermal). Maladie de Bowen.

CARCINOMA (islet-cell). Insulinome, *s.m.*

CARCINOMA (renal cell). Cancer du rein.

CARCINOMA OF THE KIDNEY (clear-cell). Néphrocarcinome, *s.m.* → *adenocarcinoma (renal).*

CARCINOMA (Kultschitzky's). Tumeur carcinoïde.

CARCINOMA (liver cell). Hépatome malin. → *hepatoma malignant.*

CARCINOMA OF THE LUNG. Cancer du poumon.

CARCINOMA (luteinized granulosa cell). Lutéinome malin.

CARCINOMA (lymphoepithelial). Lympho-épithélioma.

CARCINOMA MASTITOIDES. Mastite carcinomateuse.

CARCINOMA MEDULLARE. Carcinome médullaire.

CARCINOMA MELANODES or **CARCINOMA (melanotic).** Nævocarcinome, *s.m.* → *naevocarcinoma.*

CARCINOMA (milk-duct). Épithélioma dendritique.

CARCINOMA (mixed or **mixed basosquamous).** Épithélioma mixte.

CARCINOMA MOLLE. Carcinome médullaire.

CARCINOMA MUCOCELLULARE OVARII. Tumeur de Krukenberg.

CARCINOMA (naevoid basal cell) SYNDROME. Syndrome de Gorlin. → *Gorlin's syndrome.*

CARCINOMA NIGRUM. Nævocarcinome, *m.* → *naevocarcinoma.*

CARCINOMA OF NIPPLE or **C. OF NIPPLE (intraepithelial).** Maladie de Paget du mamelon.

CARCINOMA (prickle-cell). Épithélioma mixte.

CARCINOMA (radiation, radiologist, röntgenologist). Cancer des radiologues et des radiations.

CARCINOMA (renal cell). Néphrocarcinome, *s.m.*, cancer du rein. → *adenocarcinoma (renal).*

CARCINOMA (scirrhous). Squirrhe, *s.m.*

CARCINOMA IN SITU. Cancer in situ, cancer intraépithélial.

CARCINOMA (spheroidal-cell). Tumeur carcinoïde. → *carcinoid.*

CARCINOMA (spinocellulaire). Épithélioma spinocellulaire.

CARCINOMA SPONGIOSUM. Carcinome médullaire.

CARCINOMA (squamous-cell or **squamous).** Épithélioma spinocellulaire.

CARCINOMA (syncytial). Chorio-épithéliome, *s.m.* → *chorioma malignum.*

CARCINOMA (tar). Cancer du goudron.

CARCINOMA TELANGIECTATICUM, C. TELANGIECTODE or **C. (telangiectatic).** Cancer érectile.

CARCINOMA (teratoid). Tératome, *s.m.*

CARCINOMATOIDES ALVEOGENICA MULTICENTRICA. Cancer alvéolaire du poumon.

CARCINOMATOSIS, *s.* Carcinose, *m.*

CARCINOMATOSIS (abdominal). Tumeur carcinoïde.

CARCINOSARCOMA, *s.* Carcinosarcome, *m.*

CARCINOSARCOMA (embryonal). Embryome, *s.m.* → *embryoma.*

CARCINOSARCOMA OF KIDNEY (embryonal). Tumeur de Wilms. → *Wilms's tumour.*

CARCINOSIS, *s.* Carcinose, *f.*

CARCINOSIS (miliary). Carcinose miliaire.

CARCINOUS, *adj.* Cancéreux, euse ; carcinomateux, euse.

CARDARELLI'S APHTHAE. Maladie de Riga. → *aphthae (cachectic).*

CARDARELLI'S SIGN or **SYMPTOM.** Signe de Cardarelli.

CARDIA, *s.* Cardia, *m.*

CARDIAC, *adj.* (pertaining, heart or cardia). Cardiaque. – *s.* 1° (a sufferer from heart disease). Cardiaque, *m. f.* – 2° (a remedy for heart disease). Tonicardiaque, *m.*

CARDIAC (black). Cardiaque noir.

CARDIAC FAILURE. Insuffisance cardiaque.

CARDIAC-LIMB SYNDROME. Syndrome de Holt-Oram. → *Holt-Oram syndrome.*

CARDIAC OUTPUT. Débit cardiaque.

CARDIAC VALVE PROSTHESIS. Prothèse valvulaire cardiaque.

CARDIAL, *adj.* (pertaining the cardia). Cardiaque (qui a rapport au cardia).

CARDIALGIA, *s.* Cardialgie, *f.* ; angine de poitrine.

CARDIASTHENIA, *s.* Phrénocardie, *f.*

CARDIASTHMA, *s.* Pseudo-asthme cardiaque.

CARDICENTESIS, *s.* Ponction cardiaque.

CARDIOCYTE, *s.* Cardiocyte, *m.*

CARDIECTASIS, *s.* Cardiectasie, *f.*

CARDIECTOMY, *s.* Cardiectomie, *f.*

CARDINAL, *adj.* Cardinal, ale.

CARDIO-ANGIOGRAPHY, *s.* Cardio-angiographie, *f.*

CARDIO-ANGIOGRAPHY (selective). Angiocardiographie sélective.

CARDIOAUDITORY SYNDROME OF JERVELL AND LANGE-NIELSEN. Syndrome de Jervell et Lange-Nielsen, syndrome cardio-auditif de Jervell et Lange-Nielsen.

CARDIOBACTERIUM HOMINIS. Cardiobacterium hominis.

CARDIOCENTESIS, *s.* Ponction cardiaque.

CARDIODILATIN, *s.* Cardiodilatine, *f.*

CARDIODYNIA, *s.* Cardialgie, *f.* ; angine de poitrine.

CARDIOFACIAL SYNDROME. Syndrome cardiofacial, syndrome de Cayler.

CARDIOGENIC, *adj.* Cardiogénique.

CARDIOGRAM, *s.* Cardiogramme, *m.*

CARDIOGRAPH, *s.* Cardiographe, *m.*

CARDIOGRAPHY, *s.* Cardiographie, *f.*

CARDIOGRAPHY (ultrasonic or **ultrasound) (UCG).** Échocardiographie, *s.f.*

CARDIOGREEN, *s.* Vert d'indocyanine.

CARDIOHEPATOMEGALY, *s.* Cardio-hépatomégalie, *f.*

CARDIOINHIBITOR, *s.* Cardio-inhibiteur, *m.*

CARDIOINHIBITORY, *adj.* Cardio-inhibiteur, trice.

CARDIOLIPIN, *s.* Cardiolipine, *f.*

CARDIOLOGIST, *s.* Cardiologue, *m. f.*

CARDIOLOGY, *s.* Cardiologie, *f.*

CARDIOLYSIS, *s.* Cardiolyse, *f.*

CARDIOMEGALIA, CARDIOMEGALY, *s.* Cardiomégalie, *f.*

CARDIOMEGALIA GLYCOGENICA DIFFUSA. Maladie de Pompe. → *Pompe's disease.*

CARDIOMEGALY (familial). Cardiomégalie familiale, cardiomyopathie familiale.

CARDIOMEGALY (glycogen). Maladie de Pompe. → *Pompe's disease.*

CARDIOMEGALY-LARYNGEAL PARALYSIS SYNDROME. Syndrome d'Ortner.

CARDIOMELIC SYNDROME. Syndrome de Holt-Oram. → *Holt-Oram syndrome.*

CARDIOMENTOPEXY, *s.* Cardio-omentopexie, *f.*

CARDIOMYOLIPOSIS, *s.* Myocardite graisseuse.

CARDIOMYOPATHY, *s.* Cardiomyopathie, *f.* → *myocardiopathy.*

CARDIOMYOPATHY (alcoholic). Myocardiopathie alcoolique, cardiomyopathie alcoolique.

CARDIOMYOPATHY (beer-drinkers'). Cardiomégalie des buveurs de bière.

CARDIOMYOPATHY (congestive). Myocardiopathie ou cardiomyopathie non obstructive, myocardie, *s.f.* ; myocardite non spécifique, myocardite subaiguë primitive, insuffisance cardiaque primitive, hypertrophie cardiaque idiopathique.

CARDIOMYOPATHY (dilated). Cardiomyopathie dilatée.

CARDIOMYOPATHY (hypertrophic obstructive). Cardiomyopathie hypertrophique obstructive. → *stenosis (idiopathic hypertrophic subaortic).*

CARDIOMYOPATHY (idiopathic). Cardiomyopathie primitive.

CARDIOMYOPATHY (idiopathic post partum). Syndrome de Meadows.

CARDIOMYOPATHY (infiltrative). Cardiomyopathie constrictive.

CARDIOMYOPATHY (peripartum or **postpartum).** Syndrome de Meadows.

CARDIOMYOPATHY (primary or **primitive).** Myocardiopathie, *s.f.* ; ou cardiomyopathie primitive.

CARDIOMYOPATHY (restrictive). Myocardiopathie constrictive.

CARDIOMYOPATHY (secondary). Myocardiopathie ou cardiomyopathie secondaire.

CARDIOMYOPEXY, *s.* Cardiomyopexie, *f.*

CARDIOMYOPLASTY, *s.* Cardiomyoplastie, *f.*

CARDIOMYOTOMY, *s.* Opération de Heller. → *oesophagomyotomy.*

CARDIONATRIN, *s.* Facteur natriurétique auriculaire.

CARDIONECTOR, *s.* Cardionecteur, *m.*

CARDIONEPHRITIS, *s.* Cardionéphrite, *f.*

CARDIONEUROSIS, *s.* Asthénie neurocirculatoire. → *asthenia (neurocirculatory).*

CARDIO-OMENTOPEXY, *s.* Cardio-omentopexie, *f.* ; opération d'O'Shaughnessy.

CARDIOPATHY, *s.* Cardiopathie, *f.*

CARDIOPERICARDIOMYOPEXY, *s.* Cardiopéricardiomyopexie, *f.*

CARDIOPLASTY, *s.* Cardioplastie, *f.*

CARDIOPLEGIA, *s.* Cardioplégie, *f.*

CARDIOPNEUMOPEXY, *s.* Cardiopneumopexie, *f.* ; opération de Lezius.

CARDIOPTOSIA, CARDIOPTOSIS, *s.* Cardioptose, *f.* ; cardiophrénoptose, *f.*

CARDIOPUNCTURE, *s.* 1° Ponction cardiaque. – 2° Cardiopuncture, *s.f.*

CARDIORENAL, *adj.* Cardiorénal, ale.

CARDIORRHAPHY, *s.* Cardiorraphie, *f.*

CARDIORRHEXIS, *s.* Cardiorrhexie, *f.*

CARDIOSCHISIS, *s.* Résection des adhérences péricardopariétales.

CARDIOSCLEROSIS, *s.* Cardiosclérose, *f.*

CARDIOSCOPE, *s.* Cardioscope, *m.*

CARDIOSELECTIVE, *adj.* Cardiosélectif, ive.

CARDIOSPASM, *s.* Cardiospasme, *m.* ; phrénocardiospasme, *m.* ; phrénospasme, *m.* ; rétrécissement essentiel cardio-œsophagien.

CARDIOSYMPHYSIS, *s.* Symphyse cardiaque. → *pericarditis (adhesive).*

CARDIOTACHOMETER, *s.* Cardiotachymètre, *m.*

CARDIOTHORACIC RATIO. Rapport cardiothoracique.

CARDIOTHYROTOXICOSIS, *s.* Cardiothyréotoxicose, *f.* ; cardiothyréose, *f.* ; cœur basedowien.

CARDIOTOCOGRAPHY, *s.* Cardiotocographie, *f.*

CARDIOTOMY, *s.* 1° (incision of the heart). Cardiotomie, *f.* – 2° (incision of the cardiac orifice : ostium cardiacum). Cardiatomie, *f.* ; cardiotomie, *f.*

CARDIOTONIC, *adj.* and *s.* Cardiotonique, tonicardiaque.

CARDIOTOPOMETRY, *s.* Cardio-topométrie, *f.*

CARDIOVALVULITIS, *s.* Cardi ou cardiovalvulite, *f.* ; endocardite valvulaire.

CARDIOVALVULOTOME, *s.* Cardiovalvulotome, *m.*

CARDIOVASCULAR, *adj.* Cardiovasculaire.

CARDIOVECTOGRAPHY, *s.* Vectocardiographie, *f.*

CARDIOVERSION, *s.* Cardioversion, *f.*

CARDIOVERTER, *s.* Cardioverteur, *m.*

CARDIOVIRUS, *s. Cardiovirus, m.*

CARDIOVOCAL SYNDROME. Syndrome d'Ortner.

CARDIOVOLUMETRY, *s.* Cardio-volumétrie, *f.*

CARDITIS, *s.* Cardite, *f.*

CARDITIS (active, evolutive or **severe rheumatic).** Rhumatisme cardiaque évolutif.

CARDITIS (rheumatic). Cardite rhumatismale.

CARDIVALVULITIS, *s.* Cardiovalvulite, *f.* ; cardiovalvulite, *f.* ; endocardite valvulaire.

CARE, *s.* Soins, *m.pl.*

CARE (critical). Réanimation, soins intensifs.

CARE (home). Soins à domicile.

CARE (intensive). Réanimation, *s.f.* ; ranimation, *f.* ; soins intensifs.

CARE (palliative). Soins palliatifs.

CAREGIVER, *s.* Soignant, te, *m., f.*

CARE UNIT (coronary), CCU. Unité de soins pour coronariens.

CARE UNIT (intensive), ICU. Unité de soins intensifs, USI.

CAREOTRYPANOSIS, *s.* Maladie de Chagas.

CARIES, *s.* Carie, *f.*

CARIES (dental). Carie dentaire.

CARIES (dry). Carie sèche.

CARIES FUNGOSA. Caries carnosa.

CARIES SICCA. Carie sèche (de Volkmann), caries sicca.

CARIES (spinal). Mal de Pott. → *Pott's caries.*

CARINA, *s.* Carène, *f.*

CARINATE, *adj.* Caréné, ée.

CARIOUS, *adj.* Carié, ée.

CARL SMITH'S DISEASE. Maladie de Carl Smith. → *lymphocytosis (acute infectious).*

CARLENS'S TUBE. Sonde de Carlens.

CARMAN'S SIGN. Signe du ménisque.

CARMINATIVE. *adj.* Carminatif, ive.

CARNEY'S COMPLEX. Complexe de Carney.

CARNEY'S TRIAD. Triade de Carney.

CARNIFICATION, *s.* Carnification, *f.* ; carnisation, *f.*

CARNITINE, *s.* Carnitine, *f.*

CAROLI'S DISEASE. Maladie de Caroli.

CAROTENE, *s.* Carotène, *m.* ; carotine, *f.*

CAROTENAMIA, *s.* Caroténémie, *f.* ; carotinémie, *f.*

CAROTENOID, *adj.* Caroténoïde, carotinoïde.

CAROTID, *adj.* Carotidien, enne.

CAROTID ARTERY. Artère carotide.

CAROTID PULSE TRACING (indirect). Carotidogramme, *s.m.*

CAROTID SINUS REFLEX. Réflexe sinu-carotidien.

CAROTID SINUS SYNDROME or SYNCOPE. Syndrome sinucarotidien, syndrome d'hyperréflectivité sinu-carotidienne, syndrome du sinus carotiden, syndrome sinusal, syndrome de Charcot-Weiss-Barber.

CAROTIGRAM, *s.* Carotigramme, *m.*

CAROTIN, *s.* Carotène, *m.*

CAROTINAEMIA, *s.* Carotinémie, *f.*

CAROTINOSIS CUTIS. Caroténodermie, *f.* ; carotinodermie, *f.*

CARPAL TUNNEL SYNDROME. Syndrome du canal carpien, syndrome du tunnel carpien.

CARPECTOMY, *s.* Carpectomie, *f.*

CARPENTIER'S RING. Anneau de Carpentier.

CARPENTER'S SYNDROME. Syndrome de Carpenter, acrocéphalopolysyndactylie type II.

CARPENTIER-EDWARDS PROSTHESIS. Valve de Carpentier-Edwards.

CARPHOLOGIA, CARPHOLOGY, *s.* Carphologie, *f.* ; crocidisme, *m.*

CARPITIS, *s.* Carpite, *f.*

CARPOPEDAL, *adj.* Carpopédal, ale.

CARPUS, *s.* Carpe, *m.*

CARPUS CURVUS. Carpocyphose, *s.f.* ; carpus curvus, radius curvus, subluxation spontanée de la main, maladie ou difformité de Madelung, dyschondroplasie de l'épiphyse radiale inférieure.

CARRÉ'S DISEASE. Maladie de Carré.

CARREL'S METHOD, CARREL'S TREATMENT. 1° Méthode de Carrel. – 2° Procédé de suture termino-terminale.

CARRIER, *s.* (biology). 1° Porteur, *m.* ; vecteur, *m.* – 2° Porteur de germes. – 3° Transporteur d'hydrogène. – 4° (genetics). Conducteur, *m.* ; conductrice, *f.*

CARRIER (active). Porteur de germes convalescent.

CARRIER (closed). Porteur de germes non contagieux.

CARRIER (contact). Porteur de germes sain.

CARRIER (convalescent). Porteur de germes convalescent.

CARRIER (female) (genetics). Conductrice, *s.f.*

CARRIER (gametocyte). Porteur de gamétocytes.

CARRIER (germ). Porteur de germes.

CARRIER (healthy). Porteur de germes sain.

CARRIER (haemophiliac) (genetics). Femme conductrice, porteuse saine de la tare hémophilique.

CARRIER (hydrogen). Transporteur d'hydrogène.

CARRIER (incubatory). Porteur de germes en incubation de sa maladie.

CARRIER (intermittent). Porteur intermittent de germes.

CARRIER (passive). Porteur de germes sain.

CARRIER PROTEIN OF AN HAPTEN. Porteur de l'haptène.

CARRIER (temporary or transitory). Porteur temporaire de germes.

CARRION'S DISEASE. Fièvre de la Oroya, maladie de Carrion, fièvre de Guaïtara.

CARTER AND ROBINS TEST. Test de Carter et Robins.

CARTILAGE, *s.* Cartilage, *m.*

CARTILAGE (tarsal). Cartilage tarse.

CARUNCLE, *s.* Caroncule, *f.*

CARYOKINESIS, *s.* Mitose, *f.* → *mitosis.*

CASAL'S NECKLACE. Collier de Casal.

CASE, *s.* Cas, *m.,* observation médicale.

CASE (borderline). Cas limite.

CASE HISTORY, CASE REPORT. Observation écrite (dossier) d'un malade.

CASEATION, CASEIFICATION, *s.* Caséification, *f.* ; dégénérescence caséeuse.

CASEIN, *s.* Caséine, *f.*

CASEOUS, *adj.* Caséeux, euse ; caséiforme.

CASEUM, *s.* Caséum, *m.*

CASING, *s.* Emboîture, *f.*

CASONI'S REACTION. Épreuve de Casoni.

CASSAVA INTOXICATION. Cassavisme, *s.m.*

CAST, *s.* Moulage, *m.* ; en particulier, production pathologique ayant l'aspect de l'organe où elle a été formée.

CAST (blood). Cylindre hématique.

CAST (coma). Cylindre urinaire.

CAST (epithelial). Cylindre épithélial.

CAST (fatty). Cylindre graisseux.

CAST (granular). Cylindre granuleux.

CAST (hyaline). Cylindre hyalin.

CAST (Külz's). Cylindre urinaire.

CAST (lipid-rich). Cylindre graisseux.

CAST (mucus). Cylindre muqueux.

CAST (renal). Cylindre urinaire.

CAST (spurious or **spurious tube).** Cylindroïde, *s.m.*

CAST (tube). Cylindre urinaire.

CAST (urinary). Cylindre urinaire.

CAST (waxy). Cylindre colloïdal ou cireux.

CASTELLANI'S BRONCHITIS. Bronchospirochétose *s.f.* → *bronchospirochetosis.*

CASTELMAN'S TUMOUR or **LYMPHOMA.** Tumeur ou lymphome de Castelman.

CASTLEMAN'S DISEASE. Maladie de Castleman.

CASTELMAN'S FACTORS. Facteurs de Castle. → *factor (Castle's).*

CASTLE'S METHOD. Méthode de Castle.

CASTLE'S THEORY. Théorie de Castle.

CASTRATE, *s.* Castrat, *m.*

CASTRATE (to), *v.* Castrer.

CASTRATION, *s.* Castration, *f.*

CASTRATION (anxiety). Angoisse de castration.

CASTRATION COMPLEX. Complexe de castration.

CASUALTY, *s.* Accident, *m.*

CAT. Abréviation de computerized axial tomography, Scanographie.

CAT CRY SYNDROME. Maladie du cri du chat.

CATECHU, *s.* Catechu, cachou, *m.*

CAT-EYE SYNDROME. Syndrome des yeux de chat.

CAT SCRATCH DISEASE or **FEVER.** Maladie des griffes ou des griffures de chat, lymphoréticulose bénigne d'inoculation, adénopathie régionale subaiguë, maladie de Debré-Mollaret.

CATABOLISM, *s.* Catabolisme, *m.*

CATABOLITE, *s.* Catabolite, *m.*

CATACROTISM, *s.* Catacrotisme, *m.*

CATAGEN, *adj.* Catagène.

CATALASE, *s.* Catalase, *f.*

CATALEPSY, *s.* Catalepsie, *f.*

CATALEPTIFORM, *adj.* Cataleptiforme.

CATALEPTIC, *adj.* Cataleptique.

CATALYSIS, *s.* Catalyse, *f.*

CATALYTIC, *adj.* Catalytique.

CATALYZER, *s.* Catalyseur, *m.*

CATAMENIA, *s.* Règles, *f.pl.*

CATAMENIAL, *adj.* Cataménial, ale.

CATAMNESIS, *s.* Catamnèse, *f.*

CATAPHASIA, *s.* Cataphasie, *f.* ; kataphasie, *f.*

CATAPHORA, *s.* Cataphora, *f.* ; cataphore, *m.*

CATAPHORESIS, *s.* Cataphorèse, *f.* ; électrophorèse, *f.*

CATAPHYLAXIS, *s.* Cataphylaxie, *f.*

CATAPLASIA, CATAPLASIS, *s.* Cataplasie, *f.*

CATAPLASM, CATAPLASMA, *s.* Cataplasme, *m.*

CATAPLEXIS, CATAPLEXY, *s.* Cataplexie, *f.*

CATARACT, CATARACTA, *s.* Cataracte, *f.*

CATARACT (atomic). Cataracte due aux radiations ionisantes.

CATARACT (axial). Cataracte centrale.

CATARACT (bony). Cataracte calcifiée.

CATARACT (bottle maker's). Cataracte de souffleurs de verre.

CATARACT (capsular). Cataracte capsulaire.

CATARACT (capsulo-lenticular). Cataracte capsulolenticulaire.

CATARACT (central). Cataracte centrale.

CATARACT (congenital). Cataracte congénitale.

CATARACT (cortical). Cataracte corticale.

CATARACT (cyclotron). Cataracte due aux radiations ionisantes.

CATARACT (cystic). Cataracte liquide. → *cataract (fluid).*

CATARACT (diabetic). Cataracte diabétique.

CATARACT (floriform). Cataracte floriforme de Koby.

CATARACT (fluid). Cataracte liquide, cataracte laiteuse, cataracte cystique.

CATARACT (fusiform). Cataracte fusiforme.

CATARACT (glassblowers' or **glassworker's).** Cataracte des souffleurs de verre.

CATARACT (hard). Cataracte dure.

CATARACT (heat-ray). Cataracte des souffleurs de verre.

CATARACT (hypermature). Cataracte liquéfiée. → *cataract (Morgagni).*

CATARACT (immature). Cataracte immature.

CATARACT (incipient). Cataracte débutante.

CATARACT (intumescent). Cataracte immature.

CATARACT (irradiation). Cataracte due aux radiations ionisantes.

CATARACT (juvénile). Cataracte juvénile.

CATARACT (lamellar). Cataracte zonulaire stratifiée ou lamellaire.

CATARACT (lenticular). Cataracte lenticulaire.

CATARACT (mature). Cataracte mûre.

CATARACT (membranous). Cataracte néomembraneuse, fausse cataracte.

CATARACT (milky). Cataracte liquide. → *cataract (fluid).*

CATARACT (Morgagni's), CATARACT (morgagnian). Cataracte de Morgagni, cataracte liquide à noyau dur. Cataracte morgagnienne, cataracte trop mûre, cataracte liquéfiée.

CATARACT (nuclear). Cataracte centrale.

CATARACT-OLIGOPHRENIA SYNDROME. Syndrome de Sjögren. → *Marinesco-Sjögren syndrome.*

CATARACT (overmature). Cataracte ayant dépassé le stade de la maturité.

CATARACT (over ripe). Cataracte ayant dépassé le stade de la maturité.

CATARACT (peripheral). Cataracte corticale.

CATARACT (punctate). Cataracte pointillée.

CATARACT (radiation). Cataracte due aux radiations ionisantes.

CATARACT (ripe). Cataracte mûrie.

CATARACT (sedimentary). Cataracte liquéfiée. → *cataract (Morgagni).*

CATARACT (senile). Cataracte sénile.

CATARACT (snow flake or **snowstorm).** Cataracte à taches disséminées.

CATARACT (soft). Cataracte molle.

CATARACT (spindle). Cataracte fusiforme.

CATARACT (tetanic). Cataracte par hypocalcémie.

CATARACT (traumatic). Cataracte traumatique.

CATARACT (true). Cataracte lenticulaire.

CATARACT (unripe). Cataracte immature.

CATARACT (zonular). Cataracte lamellaire. → *cataract (lamellar).*

CATARACT DERMATOGENES. Syndrome d'Andogsky.

CATARACT OSSEA. Cataracte calcifiée.

CATARRH, *s.* Catarrhe, *m.*

CATARRH (atrophic). Rhinite sèche atrophique.

CATARRH (autumnal). Rhume des foins. → *fever (hay).*

CATARRH (Bostock's). Rhume des foins. → *fever (hay).*

CATARRH (Fruehjahr's). Conjonctivite printanière.

CATARRH (lightning). Catarrhe foudroyant.

CATARRH (Russian). Grippe, *s.f.*

CATARRH (spring). Conjonctivite printanière.

CATARRH (suffocative). Bronchite capillaire.

CATARRH (vernal). Conjonctivite printanière.

CATATHYMIA, *s.* Catathymie, *f.*

CATATONIA, CATATONY, *s.* Catatonie, *f.*

CATATONIC, CATATONIAC, *adj.* Catatonique.

CATAXIA, *s.* Cataxie, *f.*

CATECHOLAMINE, *s.* Catécholamine, *f.*

CATECHU, *s.* Catechu, cachou, *m.*

CATEL-HEMPEL SYNDROME. Syndrome de Catel-Hempel.

CATEL-MANZKE SYNDROME. Syndrome de Catel-Manzke.

CATELECTROTONUS, *s.* Catélectrotonus, cathélectrotonus, *m.*

CATENARY, *adj.* Caténaire.

CATES AND GARROD TEST. Test de Cates et Garrod, épreuve à la nicotine.

CATGUT, *s.* Catgut, *m.*

CATHARSIS, *s.* Catharsis, *f.*

CATHARTIC, *adj.* Cathartique.

CATHELIN'S METHOD. Méthode épidurale, méthode de Cathelin, méthode de Sicard.

CATHEPSIN, *s.* Cathepsine, *f.*

CATHERETIC, *adj.* Cathérétique.

CATHETER, *s.* Cathéter, *m.* ; sonde, *f.*

CATHETER (Fogarty's). Sonde de Fogarty.

CATHETER (metal). Explorateur métallique.

CATHETER (pacing). Sonde pour stimulation cardiaque endocavitaire.

CATHETERIZATION, *s.* Cathétérisme, *m.*

CATHODE, *s.* Cathode, *f.*

CATION, *s.* Cation, *m.* ; cathion, *m.*

CAUCASIAN, *adj.* Caucasien, enne.

CAUDA EQUINA. Queue de cheval.

CAUDA EQUINA SYNDROME. Syndrome de la queue de cheval.

CAUDAL, *adj.* Caudal, ale.

CAUL, *s.* 1° Grand épiploon. – 2° Coiffe, *f.* (obstétrique).

CAUSALGIA, *s.* Causalgie, *f.* ; syndrome causalgique, thermalgie, syndrome de Weir Mitchell.

CAUSTIC, *adj.* Caustique.

CAUTER, *s.* Fer rougi pour cautériser.

CAUTERANT, *s.* Substance caustique.

CAUTERIZATION, *s.* Cautérisation, *f.*

CAUTERY, *s.* 1° Cautérisation, *f.* – 2° Cautère, *m.*

CAUTERY (cold). Cryocautérisation, *f.*

CAUTERY (electric, galvanic or galvano). Galvano-cautérisation, *s.f.*

CAUTERY (Paquelin's). Thermocautère de Paquelin.

CAVB. BACV.

CAVERN, *s.* Caverne, *f.* ; spélonque, *f.*

CAVERNILOQUY, *s.* Pectoriloquie de timbre bas.

CAVERNITIS, *s.* Cavernite, *f.*

CAVERNITIS (fibrous). Maladie de La Peyronie.

CAVERNOMA, *s.* Cavernome, *m.* → *angioma (cavernous).*

CAVERNOSCOPY, *s.* Spéléoscopie, *f.* ; cavernoscopie, *f.*

CAVERNOSTOMY, *s.* Spéléotomie, *f.* ; spéléostomie, *f.*

CAVERNOUS, *adj.* Caverneux, euse.

CAVERNOUS SINUS SYNDROME or CAVERNOUS SINUS SYNDROME (lateral wall of the). Syndrome de Foix. → *Foix's syndrome.*

CAVERNOUS SINUS-NASOPHARYNGEAL TUMOUR SYNDROME or CAVERNOUS SINUS-NEURALGIA SYNDROME. Syndrome de Godtfredsen.

CAVITARY, *adj.* Cavitaire.

CAVITATION, *s.* Formation de cavernes, comme dans la tuberculose pulmonaire.

CAVITY, *s.* Cavité, *f.* ; caverne, *f.*

CAVITY (cystic). Lacune, *f.*

CAVUM, *s.* Cavum, *m.*

CAYLER'S SYNDROME. Syndrome de Cayler. → *cardiofacial syndrome.*

CAZENAVE'S DISEASE. 1° Lupus érythémateux. → *lupus erythematosus.* – 2° Pemphigus foliacé. → *lupus erythematosus.*

CAZENAVE'S LUPUS. Lupus érythémateux. → *lupus erythematosus.*

CAZENAVE'S VITILIGO. Pelade, *s.f.* → *alopecia areata.*

CCK. CCK, cholécystokinine, *s.f.*

CCU. Abréviation de *coronary care unit* : unité de soins pour coronariens.

CD. Abbreviation for *cluster of differentiation.* CD : classe de différenciation.

cDNA. Abbreviation of *complementary desoxyribonucleic acid* : acide désoxyribonucléique complémentaire.

CEBOCEPHALUS, *s.* Cébocéphale, *m.*

CEELEN-GELLERSTEDT SYNDROME. Maladie de Ceelen. → *haemosiderosis (idiopathic pulmonary).*

CEG. Abréviation de *cardiac electrogram.* Électrogramme cardiaque.

CEI. IEC.

CEJKA'S SIGN. Signe de Cejka.

– CELE, *suffix.* ... cèle.

CELIAC, *adj.* Cœliaque.

CELI... (orthographe américaine). → *cœli...*

CELL (amacrine). Cellule amacrine, spongioblaste.

CELL (anilinophile). Cellule anilinophile.

CELL (antibody-producing). Cellule immunocompétente. → *cell (immunocompetent or immunologically competent).*

CELL (APUD). Cellule APUD.

CELL (B). Lymphocyte B.

CELL (berry). Cellule mûriforme de Mott.

CELL (Betz's). Cellule de Betz.

CELL (blast). Cellule blastique.

CELL UPTAKE TEST (red blood). Test ou épreuve de Hamolsky, T_3 test.

CELL (B lymphocyte). Lymphocyte B.

CELL BODY. Protoplasme, cytoplasme.

CELL (brood). Cellule-mère, *s.f.*

CELL (bursal lymphoid or bursal equivalent lymphoid). Lymphocyte B.

CELL (carrier). Phagocyte, *s.m.*

CELL (daughter). Cellule fille.

CELL (Dorothy Reed's). Cellule de Sternberg.

CELL (dust). Macrophage des alvéoles pulmonaires.

CELL (effector). Cellule-cible.

CELL (embryonic). Cellule-souche, *s.f.* → *cell (stem).*

CELL (endothelial). Cellule endothéliale.

CELL (fat). Adipocyte, *s.m.*

CELL (formative). Cellule-souche, *f.* → *cell (stem).*

CELLS (germ). Germen, *s.m.*

CELL (giant). Cellule géante, cellule de Langhans.

CELL (goblet). Cellule caliciforme.

CELL (grape). Cellule mûriforme de Mott.

CELL (hairy). Tricholeucocyte, *s.m.*

CELL (helper T-). Cellule T « helper », cellule T auxiliaire, lymphocyte T « helper ».

CELL (immunologically competent). Cellule immunocompétente, immuno effectrice ou immunologiquement compétente, immunocyte.

CELL (K). Lymphocyte K, cellule K.

CELL (killer). Cellule K.

CELL (Kupffer's). Cellule de Kupffer.

CELL (labrocyte granule) OF CONNECTIVE TISSUE. Mastocyte, *m.*

CELL (LE). Cellule LE. → *cell (lupus erythematous).*

CELL (lupus erythematous). Cellule d'Hargraves, cellule LE.

CELL (M). Cellule M.

CELL (mast). Mastocyte, *s.m.* ; mastzellen, *m.pl.* ; héparinocyte, *m.* ; labrocyte, *m.* ; histaminocyte, *m.*

CELL (memory). Cellule-mémoire.

CELL (« Mexican hat »). Cellule-cible, *s.f.*

CELL (migratory). Cellule migratrice.

CELL (morular). Cellule mûriforme de Mott.

CELL (mother). Cellule mère.

CELL (Mott's). Cellule mûriforme de Mott.

CELL (mulberry). Cellule mûriforme de Mott.

CELL (myeloma). Cellule du plasmocytome malin.

CELL (natural killer). Cellule tueuse naturelle, cellule NK, lymphocyte tueur naturel, lymphocyte NK.

CELL (NK). Cellule NK. → *cell (natural killer).*

CELL (null). Cellule « nulle ».

CELL (parent). Cellule-mère.

CELL (phagocytic reticular). Histiocyte, *s.m.* → *histiocyte.*

CELL (plasma). Plasmocyte, *s.m.* → *plasmocyte.*

CELL (pluripotent). Cellule multipotente, cellule pluripotente.

CELL (primary). Cellule-souche, *s.f.* → *cell (stem).*

CELL (primed). Cellule à mémoire immunologique. → *lymphocyte (long live).*

CELL (primitive white). Leucoblaste, *s.m.* → *leukoblast.*

CELL (primordial). Cellule-souche, *s.f.* → *cell (stem).*

CELL (receptor). Cellule-cible, *s.f.*

CELL (red blood). Érythrocyte, *s.m.* → *erythrocyte.*

CELL (Reed-Sternberg). Cellule de Sternberg.

CELL (Rieder's). Cellule de Rieder.

CELL (scavenger). Phagocyte, *s.m.* → *phagocyte.*

CELL (Sézary's). Cellule de Sézary.

CELL (sickle). Drépanocyte, *s.m.* ; hématie falciforme ou en faucille, sickle cell.

CELL (stem). Cellule souche, cellule embryonnaire, cellule indifférenciée, cellule primordiale, leucoblaste de Türk, polyeidocyte, *m.*

CELL (Sternberg's giant). Cellule de Sternberg.

CELL (Sternberg-Reed). Cellule de Sternberg.

CELL (stippled red). Hématie ponctuée.

CELL (suppressive or **suppressor T).** Cellule suppressive, lymphocyte suppresseur, lymphocyte T suppresseur.

CELL (T). Lymphocyte T.

CELL (target). Cellule cible.

CELL (Tart's). Cellule de Tart.

CELL (thymic lymphoid). Lymphocyte T.

CELL (thymo-dependent). Lymphocyte T.

CELL (thymus derived lymphoid). Lymphocyte T.

CELL (totipotential). Cellule totipotente.

CELL (Türk's). Cellule de Türk.

CELL (unipotent). Cellule unipotente.

CELL (wandering). Cellule migratrice.

CELLANO FACTOR. Facteur Cellano.

CELLS (packed red blood). Culot globulaire.

CELLULIFUGAL, *adj.* Cellulifuge.

CELLULIPETAL, *adj.* Cellulipète.

CELLULITIS, *s.* Cellulite, *f.*

CELLULITIS (eosinophilic). Cellulite à éosinophiles.

CELLULITIS (pelvic). Paramétrite, *f.* → *parametritis.*

CELLULITIS (phlegmonous). Phlegmon diffus. → *parametritis.*

CELLULITIS (synergistic necrotizing). Cellulite nécrosante synergistique.

CELLULITIS OF SCALP (dissecting). Abcès multiples du cuir chevelu.

CELLULONEURITIS, *s.* Cellulonévrite, *f.*

CELLULOSE, *s.* Cellulose, *f.*

CELOM, *s.* Cœlome, *m.* ; cavité cœlomique, cavité pleuropéritonéale.

CELONYCHIA, *s.* Koïlonychie, *f.*

CELOSOMUS, *s.* Célosome, *m.*

CELSUS'S PAPULE. Prurigo ferox.

CEMENT, *s.* Ciment, *m.* ; cément, *m.*

CEMENTOBLAST, *s.* Cémentoblaste, *m.*

CEMENTOBLASTOMA, *s.* Cémentoblastome, *m.*

CEMENTOCYTE, *s.* Cémentocyte, *m.*

CEMENTOMA, *s.* Cémentome, *m.*

CEMENTOPERIOSTITIS. Alvéolyse. *f.* → *pyorrhoea alveolaris.*

CEMENTUM, *s.* Cément, *m.*

CENAESTHESIA, COENAESTHESIA, *s.* Cénesthésie, *f.* ; cœnesthésie, *f.*

CENAESTHESIOPATHY, *s.* Cénesthésiopathie, *f.*

CENAESTHOPATHIA, *s.* Cénestopathie, *f.*

CENOTOXIN, *s.* Cénotoxine, *f.*

CENTER (short stay). Hôpital de jour.

CENTRAL TERMINAL (Wilson's) (electrocardiography). Borne centrale.

CENTRE (vital). Nœud vital.

CENTRIFUGAL MACHINE. Centrifugeur, *s.m.*

CENTRIPETAL, *adj.* Centripète.

CENTRIOLE, *s.* Centriole, *m.*

CENTROLOBULAR, *adj.* Centrolobulaire.

CENTROMERE, *s.* Centromère, *m.*

CENTROSOME, *s.* Centrosome, *m.*

CENUROSIS, *s.* Cénurose, *f.*

CEPHALALGIA, CEPHALALGY, *s.* Céphalalgie, *f.* ; céphalée, *f.*

CEPHALALGIA (histamine). Céphalée vasculaire de Horton, céphalée histaminique, érythromélalgie céphalique, syndrome de vasodilatation hémicéphalique, céphalée par hyperhémie, syndrome de Bing, syndrome paramigraineux.

CEPHALEA, *s.* Céphalée, *f.*

CEPHALGIA, *s.* Céphalée, *f.*

CEPHALEMATOMA or **CEPHALHAEMATOMA,** *s.* 1° Céphalhématome, *m.* – 2° Bosse sérosanguine.

CEPHALHYDROCELE, *s.* Céphalhydrocèle, *f.*

CEPHALHYDROCELE TRAUMATICA. Pseudoméningocèle.

CEPHALIC, *adj.* Céphalique.

CEPHALIN, *s.* Céphaline, *f.*

CEPHALIN CHOLESTEROL FLOCULATION TEST. Test de Hanger. → *Hanger's test.*

CEPHALOCELE, *s.* Céphalocèle, *f.*

CEPHALODACTYLY (Vogt's). Dyscéphalosyndactylie, *f.* ; syndrome d'Apert-Crouzon, syndrome de Vogt, acrocéphalosyndactylie type II.

CEPHALOGYRIC, *adj.* Céphalogyre.

CEPHALOMA, *s.* Céphalome, *m.* → *cancer (encephaloid).*

CEPHALOMELUS, *s.* Céphalomèle, *m.*

CEPHALOMETRY, *s.* Céphalométrie, *f.*

CEPHALOPAGUS, *s.* Céphalopage, *m.*

CEPHALORACHIDIAN, *adj.* Céphalorachidien, enne.

CEPHALOSPORIN, *s.* Céphalosporine, *f.*

CEPHALOSPORIOSIS, *s.* Céphalosporiose, *f.*

CEPHALOTETANUS, *s.* Tétanos céphalique.

CEPHALOTHORACOPAGUS, *s.* Céphalothoracopage, *m.*

CEPHALOTOMY, *s.* Céphalotomie, *m.*

CEPHALOTRIBE, *s.* Céphalotribe, *m.*

CEPHALOTRIPSY, *s.* Céphalotripsie, *f.*

CEPHAMYCIN, *s.* Céphamycines, *f.pl.*

CEPHEM, *s.* Cephème, *m.*

CERAMIDE, *s.* Céramide, *m.*

CERATE, *s.* Cérat, *m.*

CERCARIA, *s.* Cercaire, *f.*

CERCLAGE, *s.* Cerclage, *m.*

CEREBELLAR, *adj.* Cérébelleux, euse.

CEREBELLAR SYNDROME. Syndrome cérébelleux.

CEREBELLAR SUPERIOR ARTERY SYNDROME. Syndrome de l'artère cérébelleuse supérieure.

CEREBELLITIS, *s.* Cérébellite, *f.*

CEREBELLOPONTINE-ANGLE TUMOUR SYNDROME. Syndrome de l'angle ponto-cérébelleux.

CEREBELLOTHALAMIC SYNDROME. Syndrome du carrefour hypothalamique, syndrome cérébellothalamique, syndrome de Pierre Marie et Foix, syndrome des pédicules thalamo-genouillés et thalamo-perforés.

CEREBELLUM, *s.* Cervelet, *m.*

CEREBRAL, *adj.* Cérébral, ale.

CEREBRASTHENIA, *s.* Cérébrasthénie, *f.* ; neurasthénie cérébrale.

CEREBROARTHRODIGITAL SYNDROME. Syndrome cérébro-arthro-digital.

CEREBRO-COSTO-MANDIBULAR SYNDROME. Syndrome cérébro-costo-mandibulaire.

CEREBROHEPATORENAL SYNDROME. Syndrome de Zellweger. → *Zellweger's syndrome.*

CEREBROMA, *s.* Cérébrome, *m.*

CEREBROMALACIA, *s.* Ramollissement cérébral. → *encephalomalacia.*

CEREBROMEDULLARY MALFORMATION SYNDROME. Syndrome d'Arnold Chiari.

CEREBROOCULOFACIOSKELETAL SYNDROME. Syndrome cérébro-oculo-facio-squelettique.

CEREBROOCULORENAL DYSTROPHY or **SYNDROME.** Syndrome de Lowe. → *Lowe's syndrome.*

CEREBROPATHIA PSYCHICA TOXAEMICA. Syndrome de Korsakoff.

CEREBROSCLEROSIS, *s.* Cérébrosclérose, *f.*

CEREBROSIDOSIS, *s.* Cérébrosidose, *f.*

CEREBROSPINAL, *adj.* Cérébrospinal, ale.

CEREBRUM, *s.* Cerveau, *m.*

CERTIFICATE (medical). Certificat médical.

CERTIFICATE (premarital). Certificat prénuptial.

CERULOPLASMIN, *s.* Céruloplasmine, *f.* ; cæruloplasmine, *f.*

CERUMEN, *s.* Cérumen, *m.*

CERVICAL, *adj.* Cervical, ale.

CERVICITIS, *s.* Cervicite, *f.*

CERVICOBRACHIAL, *adj.* Cervicobrachial, ale.

CERVICOBRACHIAL SYNDROME. Syndrome du scalène antérieur. → *scalenus anticus (or anterior) syndrome.*

CERVICOCYSTOPEXY, *s.* Cervico-cystopexie, *f.* ; opération de Perrin.

CERVICODYNIA, *s.* Cervicalgie, *f.*

CERVICOOCULOACOUSTIC SYNDROME. Syndrome cervico-oculo-acoustique, syndrome oculocervicofacial, syndrome de Wildervanck.

CERVICOOCULOFACIAL DYSMORPHIA or **SYNDROME.** Syndrome de Wildervanck. → *cervicooculoacoustic syndrome.*

CERVICOPEXY, *s.* Cervicopexie, *f.*

CERVICOTOMY, *s.* Cervicotomie, *f.*

CERVICO-VAGINITIS, *s.* Cervico-vaginite, *f.*

CERVIX, *s.* Col, *m.*

CERVIX (universal joint). Syndrome d'Allen-Masters. → *Allen-Masters syndrome.*

CESAREAN, *adj.* Césarienne, *f.*

CESAREAN OPERATION or **SECTION.** Opération césarienne, hystérotomie abdominale, gastro-hystérotomie, hystéro-tomotokie, laparohystérotomie.

CESAROTOMY, *s.* Opération césarienne. → *cesarean operation.*

CESTAN'S or **CESTAN-CHENAIS PARALYSIS** or **SYNDROME.** Syndrome de Cestan-Chenais.

CESTODE, CESTOID, *s.* Cestode, *m.* ; cestoïde, *m.*

CESTODIASIS, *s.* Cestodose, *f.*

CETAVLON TEST. Réaction ou test au Cétavlon.

CEVITAMIC ACID. Vitamine C. → *vitamin C.*

CF (Chest Foot) (electrocardiography). CF.

CFA. Abréviation de « Complete Freud's Adjuvant ». Adjuvant de Freud complet.

CFU. Progéniteur.

CHADWICK'S SIGN. Signe de Jacquemier.

CHAGAS'S or **CHAGAS-CRUZ DISEASE.** Maladie de Chagas, thyroïdite parasitaire, trypanosomose américaine.

CHAGOMA, *s.* Chagome, *m.*

CHAIN DISEASE (alpha heavy). Maladie des chaînes lourdes alpha.

CHAIN DISEASE (gamma heavy). Maladie des chaînes lourdes gamma, maladie de Franklin.

CHAIN DISEASE (heavy). Maladie des chaînes lourdes.

CHAIN DISEASE (light). Maladie des chaînes légères.

CHAIN DISEASE (mu heavy). Maladie des chaînes lourdes mu.

CHAIN (light) DEPOSITION DISEASE. Syndrome de Randall.

CHAIN (respiratory). Chaîne respiratoire.

CHALAROSIS, *s.* Chalarose, *f.*

CHALASIA, *s.* Chalasie, *f.*

CHALAZION, *s.* Chalazion, *m.*

CHALAZODERMIA, *s.* Dermatolysie, *f.* → *dermatolysis.*

CHALCOSIS, *s.* Chalcose, *f.*

CHALICOSIS, *s.* Chalicose, *f.* ; cailloute, *f.* ; mal de St. Roch, phtisie des tailleurs de pierre.

CHALONE, *s.* Chalone, *f.* ; enthormone, *f.*

CHAMAEPROSOPIC, *adj.* Chamaeprosope.

CHAMBER, *s.* Loge, *f.*

CHAMBER (aphakic flat anterior). Athalamie des aphaques.

CHAMBERLAIN'S LINE. Ligne de Chamberlain.

CHAMEPROSOPIC, *adj.* Chamaeprosope.

CHANCE TO SURVIVE or **TO BE HEALED (loss of).** Perte de chance sanitaire.

CHANCRE, *s.* Chancre, *m.*

CHANCRE (fungating). Chancre mou fongoïde.

CHANCRE (hard). Chancre syphilitique, chancre induré, chancre infectant, chancre huntérien.

CHANCRE (hunterian). Chancre syphilitique. → *chancre (hard).*

CHANCRE (indurated). Chancre syphilitique. → *chancre (hard).*

CHANCRE (infecting). Chancre syphilitique. → *chancre (hard).*

CHANCRE (initial). Chancre d'inoculation.

CHANCRE (mixed). Chancre mixte.

CHANCRE (Nisbet's). Abcès lymphangitique de la verge consécutif à un chancre mou.

CHANCRE (non infecting). Chancre mou. → *chancroid.*

CHANCRE (primary). Chancre d'inoculation.

CHANCRE (primary syphilitic). Chancre syphilitique. → *chancre (hard).*

CHANCRE REDUX. Chancre redux.

CHANCRE (Ricord's). Chancre syphilitique.

CHANCRE (Rollet's). Chancre mixte.

CHANCRE (simple). Chancre mou. → *chancroid.*

CHANCRE (soft). Chancre mou. → *chancroid.*

CHANCRE (sulcus). Chancre du sillon.

CHANCRE (syphilitic). Chancre syphilitique.

CHANCRE (true). Chancre syphilitique.

CHANCROID, *s.* Chancre mou, chancre simple, chancrelle, chancroïde.

CHANDLER'S OPERATION. Opération de Chandler.

CHANNEL (calcic). Canal calcique.

CHANNEL (ion). Canal ionique.

CHANNEL (sodium). Canal sodique.

CHANTEMESSE'S REACTION. Signe de Chantemesse.

CHANTEMESSE'S SERUM. Sérum antityphoïdique.

CHAOS SYNDROME. Syndrome CHAOS, syndrome X.

CHAOUL THERAPY. Méthode de Chaoul, contacthérapie, *s.f.* ; contactothérapie, *f.* ; radiothérapie de contact, plésiothérapie, *f.*

CHAP, *s.* Gerçure, *f.* ; crevasse, *f.*

CHAPERONE, *s.* Chaperon, *m.*

CHAPERONINE, *s.* Chaperonine, *f.*

CHAPPLE' S SYNDROME. Syndrome de Chapple.

CHARACTER, *s.* Caractère, *m.*

CHARACTER (acquired) (genetics). Caractère acquis.

CHARACTER (compound) (genetics). Caractère héréditaire lié à plusieurs gènes.

CHARACTER (dominant) (genetics). Caractère dominant.

CHARACTER (inherited) (genetics). Caractère héréditaire.

CHARACTER (mendelian) (genetics). Caractère héréditaire.

CHARACTER (primary sex) (genetics). Caractère sexuel primaire.

CHARACTER (recessive) (genetics). Caractère récessif.

CHARACTER (secondary sex) (genetics). Caractère sexuel secondaire.

CHARACTER (sex-linked) (genetics). Caractère héréditaire lié au sexe.

CHARACTER (unit) (genetics). Caractère héréditaire.

CHARACTERIAL, *adj.* Caractériel, elle.

CHARACTEROLOGY, *s.* Caractérologie, *f.*

CHARCOAL (activated). Charbon activé.

CHARCOT'S ARTHRITIS. Arthropathie tabétique.

CHARCOT'S ARTHROPATHY. Arthropathie nerveuse.

CHARCOT'S CIRRHOSIS. Cirrhose hypertrophique diffuse.

CHARCOT'S DISEASES. 1° Arthropathie nerveuse. – 2° Atrophie péronière. → *Charcot-Marie-Tooth disease or atrophy.* – 3° Sclérose latérale amyotrophique.

CHARCOT'S FEVER. Fièvre hépatalgique.

CHARCOT'S FOOT. Pied tabétique, pied de Charcot, pied cubique.

CHARCOT'S GAIT. Démarche tabéto-cérébelleuse.

CHARCOT'S JOINT. Arthropathie nerveuse.

CHARCOT'S PAINS. Rhumatisme testiculaire.

CHARCOT'S SYNDROMES. 1° Claudication intermittente. – 2° Fièvre hépatalgique.

CHARCOT'S TRIAD. Triade de Charcot.

CHARCOT'S ZONE. Zone hystérogène.

CHARCOT-LEYDEN CRYSTALS. Cristaux de Charcot-Leyden, cristaux asthmatiques.

CHARCOT-MARIE-TOOTH DISEASE or **ATROPHIA.** Atrophie ou amyotrophie péronière ou amyotrophie ou syndrome de Charcot-Marie ou de Charcot-Marie-Tooth.

CHARCOT-VIGOUROUX SIGN. Signe de Vigouroux.

CHARCOT-WEISS-BARBER SYNDROME. Syndrome sinucarotidien. → *carotid sinus syndrome.*

CHARGE SYNDROME. Syndrome CHARGE.

CHARLATAN, *s.* Charlatan, *m.*

CHARLATANRY, *s.* Charlatanisme, *m.*

CHARLEVOIX-SAGUENAY SYNDROME OR ATAXIA. Syndrome de Charlevoix-Saguenay.

CHARLIN'S SYNDROME. Syndrome de Charlin, syndrome du nerf nasal.

CHARLOUIS'S DISEASE. Pian, *m.* → *yaws.*

CHARRIÈRE-ROY METHOD. Méthode de Charrière-Roy.

CHARRIN-WINCKEL DISEASE. Tubulhématie, *s.f.* → *Winckel's disease.*

CHATELAIN'S SYNDROME. Syndrome de Touraine. → *osteoonychodysplasia.*

CHATTERJEE'S SYNDROME. Syndrome de Chatterjee.

CHAUFFARD'S or **CHAUFFARD-STILL DISEASE** or **SYNDROME.** Maladie ou syndrome de Chauffard ou de Chauffard-Still.

CHAUSSIER'S AREOLA. Aréole vésiculaire de Chaussier.

CHAUSSIER'S SIGN. Signe de Chaussier.

CHEADLE'S DISEASE. Scorbut infantile. → *scurvy (infantile).*

CHEATLE'S DISEASE. Maladie kystique de la mamelle. → *cystic disease of the breast.*

CHECK-UP, *s.* Inventaire, *m.*, examen de santé, bilan.

CHECK-UP (articular). Bilan articulaire.

CHECK-UP (muscular). Bilan musculaire.

CHEDIAK'S ANOMALY OF LEUKOCYTES, CHEDIAK-HIGASHI DISEASE or SYNDROME. Maladie de Chediak-Steinbrinck-Higashi.

CHEEK, *s.* Joue, *f.*

CHEESE SYNDROME. Maladie du fromage.

CHEILITIS, *s.* Cheilite, *f.*

CHEILITIS (apostematous). Cheilite glandulaire apostémateuse.

CHEILITIS EXFOLIATIVA. Cheilite exfoliative.

CHEILITIS GLANDULARIS. Cheilite glandulaire.

CHEILITIS GLANDULARIS APOSTEMATOSA. Cheilite glandulaire apostémateuse.

CHEILITIS GRANULOMATOSA. Macrocheilie granulomateuse, cheilite granulomateuse de Miescher.

CHEILITIS (lipstick). Cheilite du rouge.

CHEILITIS (Miescher's). Macrocheilie granulomateuse. → *cheilitis granulomatosa.*

CHEILITIS (migrating). Perlèche, *s.f.*

CHEILITIS VENENATA. Cheilite toxique.

CHEILO –. → *chilo –.*

CHEILOGNATHOPALATOSCHISIS, *s.* or **CHEILOGNATHOURANOSCHISIS,** *s.* Cheilognathopalatoschisis, *f.* ; cheilo-palatodysraphie, *f.*

CHEILOGNATHOSCHISIS, *s.* Bec-de-lièvre avec fissure de la mâchoire supérieure.

CHEILOGNATHOURANOSCHISIS, *s.* Bec-de-lièvre associé à une fissure palatine.

CHEILOGNATHUS, *s.* Bec-de-lièvre, *m.*

CHEILONCUS, *s.* Tumeur de la lèvre.

CHEILOPALATOGNATHUS, *s.* Fissure palatine s'étendant au rebord alvéolaire du maxillaire.

CHEILOPHAGIA, *s.* Cheilophagie, *f.* ; chilophagie, *f.*

CHEILOPLASTY, *s.* Cheiloplastie, *f.* ; chiloplastie, *f.*

CHEILORRHAPHY, *s.* Cheilorraphie, *f.*

CHEILOSCHISIS, *s.* Bec-de-lièvre, *m.*

CHEILOSCOPY, *s.* Cheiloscopie, *f.*

CHEILOSIS, *s.* Cheilite angulaire due à une carence de vitamine B_2.

CHEIMAPHOBIA, *s.* Phobie du froid.

CHEIRO –. → *chiro –.*

CHEIROCINAESTHESIA, *s.* Perception des mouvements de la main.

CHEIROGNOSTIC, *adj.* Qui distingue la droite de la gauche.

CHEIROKINAESTHESIA, *s.* Perception des mouvements de la main.

CHEIROMEGALY, *s.* Cheiromégalie, *f.* ; chiromégalie, *f.* ; mégalochirie, *f.*

CHEIROPLASTY, *s.* Cheiroplastie, *m.* ou *f.*

CHEIROPODIST, *s.* Pédicure et manucure, *f.* ou *m.*

CHEIROPOMPHOLYX, *s.* Cheiropompholyx, *m.*

CHEIROPRACTIC, CHEIROPRAXIS, *s.* Chiropraxie, *f.*

CHEIROSPASM, *s.* Crampe des mains.

CHELAÏDITI'S EXERCISE. Exercice de Chelaïditi.

CHELATE, *s.* Chélate, *m.*

CHELATING AGENT. Chélateur, *m.* ; complexon, *m.*

CHELATION, *s.* Chélation, *f.*

CHELOID, *s.* Chéloïde, *f.*

CHELOMA, *s.* Chéloïde, *f.*

CHEMIATRY, *s.* Iatrochimie, *f.*

CHEMINOSIS, *s.* Chiminose, *f.*

CHEMIOTAXIS, *s.* Chimiotactisme, *f.* → *chemotaxis.*

CHEMIOTHERAPY, *s.* Chimiothérapie, *f.* → *chemotherapy.*

CHEMIST, *s.* Pharmacien, *m.* ; chimiste, *m.* ou *f.*

CHEMISTRY (gastric). Chimisme stomacal.

CHEMO –. → *chimio –.*

CHEMOCEPTOR, *s.* Chémorécepteur, *m.*

CHEMODECTOMA, *s.* Chemodectome, *m.* ; paragangliome non chromaffine.

CHEMOEMBOLIZATION, *s.* Chimio-embolisation, *f.*

CHEMONUCLEOLYSIS, *s.* Nucléolyse, *f.* ; chimionucléolyse, *f.*

CHEMOPALLIDECTOMY, *s.* Chimiopallidectomie, *f.*

CHEMOPROPHYLAXIS, *s.* Chimioprophylaxie, *f.* ; chimioprévention, *f.*

CHEMORECEPTOR, *s.* Chémorécepteur, *m.*

CHEMOSENSITIVE, *adj.* Chémosensible.

CHEMOSIS, *s.* Chémosis, *m.*

CHEMOTACTIC, *adj.* Chimiotactique, chémotactique.

CHEMOTAXIS, *s.* Chimiotactisme, *m.* ; chimiotaxie, *f.* – *leukocyte ch.* Chimiotactisme des leucocytes. – *negative ch.* Chimiotactisme négatif. – *positive ch.* Chimiotactisme positif.

CHEMOTAXONOMY, *s.* Chimiotaxinomie, chimiotaxonomie, *f.*

CHEMOTHALAMECTOMY, *s.* Chimiothalamectomie, *f.*

CHEMOTHERAPY, *s.* Chimiothérapie, *f.*

CHEMOTHERAPY (adjuvant). Chimiothérapie adjuvante.

CHIMIOTHERAPY (neoadjuvant). Chimiothérapie néoadjuvante.

CHEMOTIC, *adj.* Chémotique.

CHEMOTROPISM, *s.* Chimiotropisme, *m.*

CHENEY'S SYNDROME. Acroostéolyse, forme phalangienne et héréditaire.

CHERCHEVSKI'S or CHERCHEWSKI'S DISEASE. Maladie de Cherchewski.

CHERUBISM, *s.* Chérubinisme, *m.* ; chérubisme, *m.*

CHEST, *s.* Thorax, *m.* ; poitrine, *f.*

CHEST (alar). Thorax aplati (d'avant en arrière).

CHEST (barrel). Thorax en tonneau.

CHEST (caked). Engorgement mammaire.

CHEST (cobbler's). Thorax en entonnoir.

CHEST (Davies'). Thorax de Davies.

CHEST (emphysematous). Thorax en tonneau.

CHEST (flail). Volet thoracique, volet costal.

CHEST (flat). Thorax aplati (d'avant en arrière).

CHEST (foveated). Thorax en entonnoir.

CHEST (funnel). Thorax en entonnoir.

CHEST (keeled). Thorax en bréchet, thorax en carène.

CHEST (phthinoid or phthisical). Thorax aplati (d'avant en arrière).

CHEST (pigeon). Thorax en carène.

CHEST (pterygold). Thorax aplati (d'avant en arrière).

CHEST (rachitic). Thorax en sablier.

CHESTER-ERDHEIM SYNDROME. Syndrome de Chester-Erdheim.

CHETIVISM, *s.* Infantilisme type Lorain. → *infantilism (hypophyseal).*

CHEYNE-STOKES ASTHMA. Pseudo-asthme cardiaque.

CHEYNE-STOKES BREATHING or RESPIRATION. Respiration de Cheyne-Stokes, respiration périodique.

CHIARI'S DISEASE or SYNDROME. Syndrome de Budd-Chiari.

CHIARI-FROMMEL (syndrome). Syndrome de Chiari-Frommel.

CHIARI'S NET, NETWORK or RETICULUM. Réseau de Chiari.

CHIASM (optic). Chiasma optique.

CHIASMA SYNDROME, CHIASMATIC SYNDROME. Syndrome chiasmatique.

CHICAGO DISEASE. Maladie de Chicago.

CHICKENPOX, *s.* Varicelle, *f.* ; petite vérole volante.

CHIGGER, *s.* Rouget, *m.* ; aoûtat, *m.*

CHIGO, CHIGOE, *s.* Chique, *f.* ; Tunga penetrans.

CHILAÏDITI'S SYNDROME. Syndrome de Chilaïditi.

CHIBLAIN, *s.* Engelure, *f.* ; érythème pernio, pernion, *m.*

CHILD SYNDROME. Syndrome CHILD.

CHILD'S CLASSIFICATION. Classification de Child.

CHILDBEARING PERIOD. Période de fécondité.

CHILDBED, *s.* Couches, *f.pl.*

CHILDBIRTH, *s.* Accouchement, *m.*

CHILDHOOD, *s.* Enfance, *f.*

CHILL, *s.* Frisson, *m.*

CHILL (brass' or brazier's). Fièvre des fondeurs.

CHILL (recurrent). Frisson périodique.

CHILL (spelter's). Fièvre des fondeurs.

CHILL (zinc). Fièvre des fondeurs.

CHILO –. → *cheilo –.*

CHILOGNATHOPALATOSCHISIS, *s.* or **CHILOGNATHOURANOSCHISIS,** *s.* Cheilognathopalatoschisis, *f.*

CHIMERA, CHIMAERA, *s.* Chimère, *f.*

CHIMERISM, *s.* Chimérisme, *m.*

CHIMIOKINE, *s.* Chimiokine, *f.*

CHIN, *s.* Menton, *m.*

CHINESE RESTAURANT SYNDROME (CRS). Syndrome des restaurants chinois.

CHIRAGRA, *s.* Chiragre, *f.*

CHIRALGIA PARAESTHETICA. Chiralgie paresthésique.

CHIRALITY, *s.* Chiralité, *f.*

CHIRO –. → *cheiro –.*

CHIROGNOSTIC, *adj.* Qui distingue la droite de la gauche.

CHIROMEGALY, *s.* Cheiromégalie, *f.* → *cheiromegaly.*

CHIROPLASTY, *s.* Cheiroplastie, *f.*

CHIROPODIST, *s.* Pédicure et manucure, *m.* ou *f.*

CHIROPRACTIC, *s.* Chiropraxie, *f.*

CHIROSPASM, *s.* Crampe des mains.

CHIRURGERY, *s.* Chirurgie, *f.*

***CHLAMYDIA*,** *s. Chlamydia, f.; Bedsonia, f.; Miyagawanella, f.* ; pararickettsie (obsolète), néo-rickettsie, *f.* (obsolète) ; Chlamydozoon, *m.*

CHLAMYDIA INDUCED DISEASE, CHLAMYDIOSIS, *s.* Chlamydiose, *f.* ; pararickettsiose, *f.* (obsolete) ; miyagawanellose, *f.* (obsolete).

CHLAMYDIALES, *s. pl.* Chlamydiales, *f.*

CHLAMYDOSPORE, *s.* Chlamydospore, *f.*

CHLAMYDOZOON, *s.* Chlamydia, *f.* → *Chlamydia.*

CHLOASMA, *s.* Chloasma, *m.*

CHLOASMA GRAVIDARUM. Chloasma gravidique. → *chloasma uterinum.*

CHLOASMA HEPATICUM. Chloasma, *m.*

CHLOASMA UTERINUM. Chloasma gravidique, masque des femmes enceintes.

CHLORALISM, *s.* Chloralisme, *m.*

CHLORALIZATION, *s.* 1° Chloralisme, *m.* – 2° Anesthésie au chloral.

CHLORALOMANIA, *s.* Chloralomanie, *f.*

CHLORAMPHENICOL, *s.* Chloramphénicol, *m.*

CHLORANAEMIA, *s.* Anémie hypochrome.

CHLORAEMIA, *s.* 1° Chlorémie, *f.* – 2° Chlorose, *f.*

CHLORHYDRIA, *s.* Chlorhydrie, *f.*

CHLORIDE (sodium). Chlorure de sodium.

CHLORIDE BALANCE TEST. Épreuve de la chlorurie alimentaire.

CHLORIDAEMIA, *s.* Chlorurémie, *f.*

CHLORINE, *s.* Chlore, *m.*

CHLORINATION, *s.* Chloration, *f.*

CHLORO-ANAEMIA, *s.* Anémie hypochrome.

CHLOROBRIGHTISM, *s.* Chlorobrightisme, *m.*

CHLOROFORMIZATION, *s.* Chloroformisation, *f.*

CHLOROLEUKAEMIA, *s.* Chloroleucémie, *f.*

CHLOROLYMPHOMA, *s.* Chlorolymphome, *m.*

CHLOROLYMPHOSARCOMA, *s.* Chlorolymphosarcome, *m.*

CHLOROMA, *s.* Chlorome, *m.* ; chloroma, *f.* ; chloromatose, *f.* ; chloromyélome, *f.* ; chloromyélose, *f.* ; cancer vert d'Aran, myélomatose leucémique et myélocytome combinés.

CHLOROMYELOMA, *s.* Chlorome, *m.* → *chloroma.*

CHLOROPENIA, *s.* Chloropénie, *f.*

CHLOROPEXIA, *s.* Chloropexie, *f.*

CHLOROPRIVIC, *adj.* Chloroprive.

CHLOROPSIA, *s.* Chloropsie, *f.*

CHLOROSARCOLYMPHADENY, *s.* Chlorolymphosarcome.

CHLOROSARCOMA, *s.* Chlorome, *m.* → *chloroma.*

CHLOROSIS, *s.* Chlorose, *f.* ; anémie essentielle des jeunes filles.

CHLOROSIS (achylic). Anémie achylique. → *anaemia (idiopathic hypochromic).*

CHLOROSIS (Egyptian). Ankylostomiase. → *ancylostomiasis.*

CHLOROSIS (late). Anémie achylique. → *anaemia (idiopathic hypochromic).*

CHLOROSIS (tropical). Ankylostomiase. → *ancylostomiasis.*

CHLOROTIC, *adj.* Chlorotique.

CHLORPROMAZINE, *s.* Chlorpromazine, *f.*

CHLORTETRACYCLINE, *s.* Chlortétracycline, *f.*

CHLORURAEMIA, *s.* Chlorurémie, *f.*

CHLORURIA, *s.* Chlorurie, *f.*

CHOANAE, *s.* Choanes, *f.pl.*

CHOKED, *adj.* Empâté, tée.

CHOLAEMIA, *s.* Cholémie, *f.*

CHOLAGOGUE, *adj.* and *s.* Cholagogue, *adj.; s.m.*

CHOLANGIECTASY, *s.* Cholangiectasie, *f.*

CHOLANGITIS (chronic non suppurative obstructive). Cirrhose biliaire primitive. → *cirrhosis (primary biliary).*

CHOLANGIOCARCINOMA, *s.* Cholangiocarcinome, *m.*

CHOLANGIOCYSTOSTOMY, *s.* Cholangio-cystomie, *f.* ; hépato-cystostomie, *f.*

CHOLANGIO-ENTEROSTOMY, *s.* Cholangio-entérostomie, *f.*

CHOLANGIOGRAPHY, *s.* Cholangiographie, *f.* ; biligraphie, *f.* ; angiocholégraphie, *f.* ; angiocholécystographie, *f.* ; cholangio-cholécystographie, *f.* ; cholégraphie, *f.*

CHOLANGIOGRAPHY (magnetic resonance). Cholangio-RM.

CHOLANGIOJEJUNOSTOMY, *s.* Cholangio-jéjunostomie, *f.*

CHOLANGIOLITIS, *s.* Cholangiolite, *f.*

CHOLANGIOMA, *s.* Cholangiome, *m.*

CHOLANGIOSCOPY, *s.* Cholangioscopie, *f.*

CHOLANGIOSTOMY, *s.* Cholangiostomie, *f.*

CHOLANGIOTOMY, *s.* Cholangiotomie, *f.*

CHOLANGITIS, *s.* Cholangite, *f.*

CHOLANGITIS (primary sclerosing). Cholangite sclérosante primitive.

CHOLECALCIFEROL, *s.* Vitamine D_3, cholécalciférol, *m.*

CHOLECYSTALGIA, *s.* Cholécystalgie, *f.*

CHOLECYSTATONY, *s.* Cholécystatonie, *f.* ; maladie de Chiray et Pavel.

CHOLECYSTECTASIA, *s.* Cholécystectasie, *f.*

CHOLECYSTECTOMY, *s.* Cholécystectomie, *f.*

CHOLECYSTENTERO-ANASTOMOSIS, *s.* Cholécystentérostomie, *f.* → *cholecystenterostomy.*

CHOLECYSTENTEROSTOMY, *s.* Cholécystentérostomie, *f.* ; cholécysto-entérostomie, *f.* ; opération de von Winiwarter.

CHOLECYSTITIS, *s.* Cholécystite, *f.*

CHOLECYSTITIS (acute gangrenous or phlegmonous). Pancholécystite, *f.*

CHOLECYSTITIS (suppurative). Pyocholécystite, *s.f.*

CHOLECYSTOCOLOSTOMY, *s.* Cholécysto-colostomie, *f.*

CHOLECYSTODUODENOSTOMY, *s.* Cholécysto-duodénostomie, *f.*

CHOLECYSTOENTEROSTOMY, *s.* Cholécystentérostomie, *f.* → *cholecystenterostomy.*

CHOLECYSTOGASTROSTOMY, *s.* Cholécysto-gastrostomie, *f.*

CHOLECYSTOGRAPHY, *s.* Cholécystographie, *f.* ; épreuve de Graham ou de Graham-Cole.

CHOLECYSTOGRAPHY (operative). Cholécystographie per-opératoire.

CHOLECYSTOJEJUNOSTOMY, *s.* Cholécysto-jéjunostomie, *f.*

CHOLECYSTOKINETIC, *adj.* Cholécystocinétique.

CHOLECYSTOKININ, *s.* **(CCK).** Cholécystokinine,*f.* ; CCK.

CHOLECYSTOLITHOTRIPSY, *s.* Cholécystolithotripsie, *f.*

CHOLECYSTOPATHY, *s.* Cholécystopathie, *f.*

CHOLECYSTOPEXY, *s.* Cholécystopexie, *f.* ; opération de Czerny.

CHOLECYSTORRHAPHY, *s.* Cholécystorraphie, *f.*

CHOLECYSTOSIS, *s.* Cholécystose, *f.*

CHOLECYSTOSTOMY, *s.* Cholécystostomie, *f.* ; opération de Lawson Tait.

CHOLECYSTOTOMY, *s.* Cholécystotomie, *f.*

CHOLEDOCHODUODENOSTOMY, *s.* Cholédochoduodénostomie, *f.*

CHOLEDOCHO-ENTEROSTOMY, *s.* Cholédocho-entérostomie, *f.*

CHOLEDOCHO-ENTERESTOMY (lateral). Cholédochoentérostomie latérale, opération de Riedel.

CHOLEDOCHOGASTROSTOMY, *s.* Cholédochogastrostomie, *f.*

CHOLEDOCHOGRAPHY, *s.* Cholédochographie, *f.*

CHOLEDOCHOLITHIASIS, *s.* Cholédocholithiase, *f.*

CHOLEDOCHOLITHOTRIPSY, *s.* Cholédocholithotripsie, *f.*

CHOLEDOCHOPLASTY, *s.* Cholédochoplastie, *f.*

CHOLEDOCHOSTOMY, *s.* Cholédochostomie, *f.*

CHOLEDOCHOTOMY, *s.* Cholédochotomie, *f.*

CHOLEDOCHOTOMY (transduodenal). Cholédochoduo-dénotomie interne. → *duodenocholedochotomy.*

CHOLEDOCUS, *adj.* Cholédoque.

CHOLEHAEMIA, *s.* Cholémie, *f.*

CHOLELITH, *s.* Cholélithe, *m.*

CHOLELITHIASIS, *s.* Lithiase biliaire, cholélithiase, *f.*

CHOLELITHOLYTIC, *adj.* Cholélitholytique.

CHOLELITHOTOMY (transduodenal). Opération de Collins, lithectomie cholédocienne par voie duodénale.

CHOLELITHOTRIPSY, CHOLELITHOTRITY, *s.* Cholélithotripsie, *f.* ; cholélithotritie, *f.*

CHOLEMESIS, *s.* Cholémèse, *f.*

CHOLAEMIA, *s.* Cholémie, *f.*

CHOLAEMIA (familial). Cholémie familiale, maladie de Gilbert.

CHOLAEMIA (Gilbert's). Cholémie familiale, maladie de Gilbert.

CHOLEMIMETRY, *s.* Cholémimétrie, *f.*

CHOLEPATHIA, *s.* Cholépathie, *f.*

CHOLEPERITONEUM, *s.* Cholépéritoine, *m.*

CHOLEPERITONITIS, *s.* Cholépéritoine, *m.*

CHOLEPOETIC, CHOLEPOIETIC, *adj.* Cholérétique, *m.*

CHOLEPOIESIS, *s.* Cholérèse, *f.* → *choleresis.*

CHOLERA, *s.* Choléra, *m.* ; choléra asiatique.

CHOLERA (algid). Choléra, *s.m.* ; choléra asiatique.

CHOLERA (Asiatic). Choléra, *s.m.* ; choléra asiatique. → *choléra.*

CHOLERA (asphyctic). Choléra, *s.m.* ; choléra asiatique. → *cholera.*

CHOLERA (bilious). Choléra nostras. → *cholera nostras.*

CHOLERA (dry). Choléra sec.

CHOLERA (English). Choléra nostras. → *cholera nostras.*

CHOLERA (epidemic). Choléra, choléra asiatique.

CHOLERA (European). Choléra nostras. → *cholera nostras.*

CHOLERA FULMINANS. Choléra sec.

CHOLERA (hog). Choléra du porc.

CHOLERA (Indian). Choléra, *s.m.* ; choléra asiatique.

CHOLERA INDICA. Choléra, *s.m.* ; choléra asiatique.

CHOLERA INFANTUM. Choléra infantile, toxicose aiguë du nourrisson, entérite chlolériforme.

CHOLERA (malignant). Choléra, *s.m.* ; choléra asiatique.

CHOLERA MORBUS. Choléra nostras. → *cholera nostras.*

CHOLERA NOSTRAS. Choléra nostras, choléra morbus, choléra anglais, choléra européen.

CHOLERA (pancreatic). Syndrome de Verner-Morrison, choléra endocrine.

CHOLERA (pandemic). Choléra, *s.m.* ; choléra asiatique.

CHOLERA (pestilential). Choléra, *s.m.* ; choléra asiatique.

CHOLERA SICCA. Choléra sec.

CHOLERA SIDERANS. Choléra sec.

CHOLERA (simple). Choléra nostras. → *cholera nostras.*

CHOLERA (spasmodic). Choléra, *s.m.* ; choléra asiatique.

CHOLERA (sporadic). Choléra nostras. → *cholera nostras.*

CHOLERA (summer). Choléra nostras. → *cholera nostras.*

CHOLERAIC, *adj.* Cholérique.

CHOLERESIS, *s.* Cholérèse, *f.* ; cholépoïèse, *f.* ; cholépoèse, *f.*

CHOLERETIC, *adj.* Cholérétique, cholépoïétique, cholépoétique.

CHOLERIFORM, *adj.* Cholériforme, choléroïde.

CHOLERINE, *s.* Cholérine, *f.*

CHOLEROID, *adj.* Cholériforme.

CHOLERRHAGIA, *s.* Cholérragie, *f.*

CHOLESTANOLOSIS (cerebrotendinous). Xanthomatose cérébrotendineuse.

CHOLESTASIA, CHOLESTASIS, *s.* Cholestase, *f.* ; cholostase, *f.*

CHOLESTASIS (benign recurrent). Cholostase (ou cholestase) récurrente bénigne, cholestase intrahépatique récidivante bénigne, ictère cholestatique récidivant.

CHOLESTATIC, *adj.* Cholostatique, cholestatique.

CHOLESTEATOMA, *s.* Cholestéatome, *m.* ; tumeur perlée, épithélioma pavimenteux perlé.

CHOLESTEATOMA VERUM TYMPANI. Cholestéatome congénital de l'oreille.

CHOLESTERAEMIA, *s.* Cholestérolémie, *f.*

CHOLESTERIN, *s.* Cholestérose, *f.*

CHOLESTERINAEMIA, *s.* Cholestérolémie, *f.*

CHOLESTEROL, *s.* Cholestérol, *m.*

CHOLESTEROL (HDL). HDL cholestérol.

CHOLESTEROL-LOWERING, *adj.* Hypocholestérolémiant.

CHOLESTEROLAEMIA, *s.* Cholestérinémie, *f.* ; cholestérolémie, *f.*

CHOLESTEROL-ESTERASE, *s.* Cholestérol-estérase, *f.*

CHOLESTEROLOSIS, *s.* Cholestérolose, *f.*

CHOLESTEROPEXY, *s.* Cholestéropexie, *f.*

CHOLESTERYL ESTER STORAGE DISEASE. Cholestérolose hépatique, polycorie cholestérolique.

CHOLEURIA, *s.* Cholurie, *f.*

CHOLINE, *s.* Choline, *f.*

CHOLINERGIC, *adj.* Cholinergique.

CHOLINERGY, *s.* Cholinergie, *f.*

CHOLINESTERASE, *s.* Cholinestérase, *f.*

CHOLINOMIMETIC, *adj.* Cholinomimétique.

CHOLORRHOEA, *s.* Cholorrhée, *f.*

CHOLOTHORAX, *s.* Choléthorax, *m.*

CHOLURIA, *s.* Cholurie, *f.*

CHONDRAL, *adj.* Chondral, ale.

CHONDRALLOPLASIA, *s.* Enchondromatose. *f.* → *enchondromatosis.*

CHONDRECTOMY, *s.* Chondrectomie, *f.*

CHONDRIOCONTE, CONDRIOKONTE, *s.* Chondrioconte, *m.*

CHONDRIOME, *s.* Chondriome, *m.*

CHONDRIOMITE, *s.* Chondriomite, *f.*

CHONDRITIS, *s.* Chondrite, *f.*

CHONDROANGIOPATHIA CALCAREA SEU PUNCTATA. Chondrodysplasie ponctuée. → *chondrodysplasia punctata.*

CHONDROBLAST, *s.* Chondroblaste, *m.*

CHONDROBLASTOMA, *s.* Chondroblastome bénin.

CHONDROCALCINOSIS, *s.* Chondrocalcinose, *f.*

CHONDROCALCINOSIS (articular). Chondrocalcinose articulaire.

CHONDROCARCINOMA (salivary gland type). Tumeur mixte des glandes salivaires.

CHONDROCYTE, *s.* Chondrocyte, *m.*

CHONDRODYSPLASIA, *s.* Chondrodystrophie, *f.* → *chondrodystrophia.*

CHONDRODYSPLASIA-ANGIOMATOSIS SYNDROME. Syndrome de Maffucci. → *Maffucci's syndrome.*

CHONDRODYSPLASIA CALCIFIANS CONGENITA. Chondrodysplasie ponctuée. → *chondrodysplasia punctata.*

CHONDRODYSPLASIA ECTODERMICA. Syndrome d'Ellis-Van Creveld. → *dysplasia (chondroectodermal).*

CHONDRODYSPLASIA EPIPHYSIALIS PUNCTATA. Chondrodysplasie ponctuée. → *chondrodysplasia punctata.*

CHONDRODYSPLASIA-HAEMANGIOMA SYNDROME. Syndrome de Maffucci. → *Maffucci's syndrome.*

CHONDRODYSPLASIA (hereditary deforming). Maladie des exostoses multiples. → *exostoses (multiple cartilaginous).*

CHONDRODYSPLASIA (Jansen's, metaphyseal). Chondrodysplasie métaphysaire type Jansen, dysostose métaphysaire de type Jansen.

CHONDRODYSPLASIA (McKusick's, metaphyseal). Chondrodysplasie métaphysaire type McKusick, hypoplasie des cartilages et des cheveux.

CHONDRODYSPLASIA (metaphyseal). Chondrodysplasie métaphysaire, dysostose métaphysaire.

CHONDRODYSPLASIA PUNCTATA. Chondrodysplasie ponctuée, maladie des épiphyses pointillées ou ponctuées, calcinose fœtale épiphysaire chondrodystrophiante, chondrodysplasie calcifiante congénitale, dysplasie épiphysaire ponctuée, dystrophie chondrocalcinosique ectodermique, maladie de Conradi-Hünermann.

CHONDRODYSPLASIA (Schmid's, metaphyseal). Chondrodysplasie métaphysaire type Schmid.

CHONDRODYSPLASIA TRIDERMICA. Syndrome d'Ellis-Van Creveld. → *dysplasia (chondroectodermal).*

CHONDRODYSPLASIA (unilateral). Chondromatose, *s.f.* → *enchondromatosis.*

CHONDRODYSTROPHIA, *s.* Chondrodystrophie, *f.* ; chondrodysplasie, *f.* ; dysplasie métaphyso-épiphysaire ou épiphyso-métaphysaire ou méta-épiphysaire, ostéochondrodystrophie, *f.* ; chondropolydystrophie, *f.*

CHONDRODYSTROPHIA CALCIFICANS CONGENITA. Chondrodysplasie ponctuée. → *chondrodysplasia punctata.*

CHONDRODYSTROPHIA FETALIS. Achondroplasie, *f.* → *achondroplasia.*

CHONDRODYSTROPHIA FETALIS CALCAREA or HYPOPLASTICA. Chondrodysplasie ponctuée. → *chondrodysplasia punctata.*

CHONDRODYSTROPHIA FETALIS (hyperplastic). Nanisme métatropique.

CHONDRODYSTROPHIA PUNCTATA. Chondrodysplasie ponctuée. → *chondrodysplasia punctata.*

CHONDRODYSTROPHY, *s.* Chondrodystrophie, *f.* → *chondrodystrophia.*

CHONDRODYSTROPHY (asphyxiating thoracic). Syndrome de Jeune. → *dystrophy (thoracic asphyxiant).*

CHONDRODYSTROPHY (calcareous). Chondrodysplasie ponctuée. → *chondrodysplasia punctata.*

CHONDRODYSTROPHY (genotypic). Chondrodystrophie génotypique.

CHONDROFIBROMA, *s.* Chondrofibrome, *m.* ; fibrochondrome, *m.*

CHONDROGENESIS, *s.* Chondrogenèse, *f.*

CHONDROID, *adj.* Chondroïde.

CHONDROITIN SULPHATE. Chondroïtine sulfate.

CHONDROLYSIS, *s.* Chondrolyse, *f.*

CHONDROLYSIS OF THE HIP. Ostéochondrite laminaire de la hanche, coxite laminaire.

CHONDROMA, *s.* Chondrome, *m.*

CHONDROMA (external). Périchondrome, *m.* ; chondrome externe.

CHONDROMA (multiple). Chondromatose, *s.f.*

CHONDROMA SARCOMATOSUM. Chondrosarcome, *s.m.*

CHONDROMALACIA, *s.* Chondromalacie, *f.*

CHONDROMALACIA (generalized or systemic). Polychondrite atrophiante chronique. → *polychondritis (chronic atrophic).*

CHONDROMATA (multiple). Chondromatose, *s.f.*

CHONDROMATOSIS, *s.* Chondromatose, *f.*

CHONDROMATOSIS (Reichel's). Ostéochondromatose articulaire. → *osteochondromatosis (synovial).*

CHONDROMATOSIS (synovial). Ostéochondromatose articulaire. → *osteochondromatosis (synovial).*

CHONDROMYXOMA, *s.* Chondromyxome, *m.* ; myxochondrome, *m.*

CHONDROOSTEODYSTROPHY, *s.* Maladie de Morquio. → *Morquio's, Morquio-Brailsford or Morquio-Ullrich syndrome.*

CHONDROPATHY, *s.* Chondropathie, *f.*

CHONDROPHYTE, *s.* Chondrophyte, *m.*

CHONDROSARCOMA, *s.* Chondrosarcome, *m.*

CHONDROTOMY, *s.* Chondrotomie, *f.*

CHONECHONDROSTERNON, *s.* Thorax en entonnoir.

CHOPART'S AMPUTATION. Amputation ou opération de Chopart.

CHOPART'S ARTICULATION. Articulation de Chopart.

CHORDA TYMPANI. Corde du tympan.

CHORDEE, *s.* Courbure du pénis.

CHORDITIS, *s.* Chordite, *f.* ; laryngite granuleuse.

CHORDITIS CANTORUM. Nodules vocaux. → *nodes (singer's).*

CHORDITIS NODOSA. Nodules vocaux. → *nodes (singer's).*

CHORDITIS TUBEROSA. Nodules vocaux. → *nodes (singer's).*

CHORDOCARCINOMA, *s.* Chordome, *m.*

CHORDO-EPITHELIOMA, *s.* Chordome, *m.*

CHORDOPEXY, *s.* Chordopexie, *f.* ; cordopexie, *f.*

CHORDOMA, *s.* Chordome, *m.*

CHORDOTOMY, *s.* Chordotomie, *f.* ; cordotomie, *f.* ; myélotomie transversale.

CHOREA, *s.* Chorée, *f.* ; chorée rhumatismale, chorée de Sydenham, chorea minor, danse de St Guy.

CHOREA (Bergeron's). Chorée de Bergeron. → *Bergeron's chorea or disease.*

CHOREA (chronic or chronic progressive hereditary). Chorée de Huntington. → *Huntington's chorea.*

CHOREA CORDIS. Chorée avec arythmie cardiaque.

CHOREA (dancing). Chorée procursive.

CHOREA (degenerative). Chorée de Huntington. → *Huntington's chorea.*

CHOREA DIMIDIATA. Hémichorée, *s.f.*

CHOREA (Dubini's). Chorée de Dubini.

CHOREA (electric). Chorée électrique.

CHOREA FESTINANS. Chorée procursive.

CHOREA (fibrillary). Chorée fibrillaire, chorée de Morvan.

CHOREA (habit). Tic, *s.m.*

CHOREA (hemilateral). Hémichorée, *s.f.*

CHOREA (Henoch's). Tic spasmodique.

CHOREA (hereditary). Chorée de Huntington. → *Huntington's chorea.*

CHOREA (Huntington's). Chorée de Huntington. → *Huntington's chorea.*

CHOREA (hysterical). Chorée hystérique.

CHOREA (juvenile). Chorée, *s.f.* → *chorea.*

CHOREA (limp). Chorée molle, chorée paralytique.

CHOREA MAJOR. Chorée hystérique.

CHOREA (malleatory). Chorée malléatoire.

CHOREA (methodic). Chorée rythmique.

CHOREA MINOR. Chorée, *s.f.* → *chorea.*

CHOREA MOLLIS. Chorée molle, chorée paralytique.

CHOREA (Morvan's). Chorée fibrillaire, chorée de Morvan.

CHOREA NUTANS. Syndrome des spasmes en flexion. → *spasm (nodding).*

CHOREA (one-sided). Hémichorée, *s.f.*

CHOREA (ordinary). Chorée, *s.f.* → *chorea.*

CHOREA (paralytic). Chorée molle, chorée paralytique. → *chorea mollis.*

CHOREA (posthemiplegic). Mouvements athétosiques post-hémiplégiques.

CHOREA (procursive). Chorée procursive.

CHOREA (rheumatic). Chorée, *s.f.* → *chorea.*

CHOREA (rhythmic). Chorée rythmique.

CHOREA (rotary) or **CHOREA ROTATORIA.** Chorée rotatoire.

CHOREA (saltatory). Chorée saltatoire.

CHOREA SCRIPTORUM. Crampe des écrivains.

CHOREA (senile). Chorée des vieillards.

CHOREA (Sydenham's). Chorée, *s.f.* → *chorea.*

CHOREA (tetanoid). Maladie de Wilson. → *degeneration (progressive lenticular).*

CHOREATHETOSIS (familial paroxysmal). Choréo-athétose familiale paroxystique.

CHOREOATHETOSIS (paroxysmal kinesogenic). Choréo-athétose paroxystique kinésogène.

CHOREA (tic). Tic.

CHOREA VARIABILIS. Chorée variable des dégénérés.

CHOREA, CHOREATIC or **CHOREIC,** *adj.* Choréique.

CHOREIFORM, *adj.* Choréiforme.

CHOREO-ATHENOID, *adj.* Choréo-athétosique.

CHOREOID, *adj.* Choréiforme.

CHOREOPHRASIA, *s.* Choréophrasie, *f.*

CHORIOADENOMA DESTRUENS. Chorioépithéliome, chorioadénome destruens, *s.m.* → *chorioma malignum.*

CHORIOANGIOMA, *s.* Chorio-angiome, *m.*

CHORIO-CARCINOMA or **CHORIO-EPITHELIOMA,** *s.* Chorioépithéliome, *m.* → *chorioma malignum.*

CHORIOMA MALIGNUM. Chorio-épithéliome, *s.m.* ; chorio-carcinome, *m.* ; placentome, *m.* ; déciduome malin, trophoblastome, *m.*

CHORIOMENINGITIS (lymphocytic). Maladie d'Armstrong, chorio-méningite lymphocytaire.

CHORION, *s.* Chorion, *m.*

CHORIONEPITHELIOMA, *s.* Chorioépithéliome, *m.* → *chorioma malignum.*

CHORIONITIS, *s.* Sclérodermie, *f.*

CHORIOPLAQUE, *s.* Chorioplaxe, *m.*

CHORIORETINITIS, *s.* Chorio-rétinite, *f.*

CHORIORETINITIS (serous central). Choroïdite séreuse centrale. → *Masuda-Kitahara disease.*

CHORIORETINOPATHY, *s.* Choriorétinopathie, *f.*

CHORIORETINOPATHY (birdshot). Choriorétinopathie type birdshot.

CHORISTOBLASTOMA, *s.* Choristoblastome, *m.*

CHORISTOMA, *s.* Choristome, *m.*

CHOROID, *s.* Choroïde, *f.*

CHOROID, CHOROIDAL, *adj.* Choroïdien, enne.

CHOROIDAL ARTERY SYNDROME (anterior). Syndrome de l'artère choroïdienne antérieure.

CHOROIDEREMIA, *s.* Choroïdérémie, *f.*

CHOROIDITIS, *s.* Choroïdite, *f.*

CHOROIDITIS (Tay's central guttate). Choroïdite de Hutchinson-Tay. → *choroidopathy (senile guttate).*

CHOROIDOPATHY, *s.* Choroïdose, *f.*

CHOROIDOPATHY (Doyne's honeycomb). Dégénérescence maculaire de Doyne.

CHOROIDOPATHY (senile guttate). Choroïdite de Hutchinson-Tay, choroiditis guttata.

CHOROIDOSIS, *s.* Choroïdose, *f.*

CHOROMANIA, *s.* Impulsion morbide à la danse.

CHOTZEN'S SYNDROME. Syndrome de Chotzen, syndrome de Saethre, acrocéphalosyndactylie type III.

CHRIST-SIEMENS or **CHRIST-SIEMENS-TOURAINE SYNDROME.** Syndrome de Christ-Siemens. → *dysplasia (hereditary anhidrotic ectodermal).*

CHRISTENSEN-KRABBE DISEASE. Maladie d'Alpers.

CHRISTIAN-ANDREWS-CONNEALLY-MULLER SYNDROME. Syndrome de Christian-Andrews-Conneally-Muller.

CHRISTIAN'S or **CHRISTIAN-SCHÜLLER DISEASE** or **SYNDROME.** Maladie de Hand-Schüller-Christian disease. → *Hand-Schüller-Christian disease.*

CHRISTMAS'S DISEASE. Hémophilie B. → *haemophilia B.*

CHRISTMAS FACTOR. Facteur Christmas. → *plasma thromboplastin component.*

CHROMAFFIN, *adj.* Chromaffine.

CHROMAFFINOMA, *s.* Phéochromocytome, *m.* → *phaeochromocytoma.*

CHROMAFFINOMA (medullary). Phéochromocytome, *s.m.* → *phaeochromocytoma.*

CHROMAGOGUE, *adj.* Chromagogue.

CHROMAPHIL, *adj.* Chromaffine, *f.*

CHROMATID, *s.* Chromatide, *f.*

CHROMATIN, *s.* Chromatine, *f.*

CHROMATIN (sex). Corpuscule de Barr.

CHROMATIN TEST. Test de Barr.

CHROMATINOLYSIS, *s.* Chromatolyse, *f.*

CHROMATOGRAM, *s.* Chromatogramme, *m.*

CHROMATOGRAPHY, *s.* Chromatographie, *f.*

CHROMATOGRAPHIE (partition). Chromatographie de partage.

CHROMATOGRAPHIE (two-dimensional). Chromatographie bidimensionnelle.

CHROMATOLYSIS, *s.* 1° Chromatolyse, *f.* – 2° Chromophillyse, *f.*

CHROMATOMETER, *s.* Chromoptomètre, *m.* ; chromatomètre, *m.*

CHROMATOMETRY, *s.* Chromométrie, *f.*

CHROMATOPHORE, *s.* Mélanocyte, *m.* → *melanocyte.*

CHROMATOPHOROMA, *s.* Mélanosarcome, *m.* → *melanosarcoma.*

CHROMATOPSIA, *s.* Chromatopsie, *f.*

CHROMATOPTOMETER, *s.* Chromatomètre, *m.* → *chromatometer.*

CHROMHIDROSIS, CHROMIDROSIS, *s.* Chromhidrose, *f.* ; chromidrose, *f.*

CHROMIUM, *s.* Chrome, *m.*

CHROMOBLASTOMYCOSIS, *s.* Chromoblastomycose, *f.* ; chromomycose, *f.*

CHROMOCYSTOSCOPY, *s.* Chromocystoscopie, *f.*

CHROMODIAGNOSIS, *s.* Chromodiagnostic, *m.*

CHROMOGEN, *adj.* Chromogène, *f.*

CHROMOGRANIN, *s.* Chromogranine, *f.*

CHROMOHAEMODROMOGRAPHY, *s.* Chromohémodromographie, *f.*

CHROMOLYSIS, *s.* Chromatolyse, *f.*

CHROMOMERE, *s.* Chromomère, *m.*

CHROMOMETER, *s.* Chromomètre, *m.*

CHROMOMETRY, *s.* Chromatométrie, *f.*

CHROMOMYCOSIS, *s.* Chromoblastomycose, *f.* ; chromomycose, *f.*

CHROMOPHIL, *adj.* Chromophile.

CHROMOPHOBE, CHROMOPHOBIC, *adj.* Chromophobe.

CHROMOPHORE, *s.* Chromophore, *m.*

CHROMOPHYTOSIS, *s.* Pityriasis versicolor.

CHROMOPROTEIN, *s.* Chromoprotéine, *f.*

CHROMOPTOMETER, *s.* Chomatomètre, *m.*

CHROMOSCOPY, *s.* Chromoscopie, *f.*

CHROMOSCOPY (gastric). Chromoscopie gastrique, épreuve de Glaessner-Wittgenstein.

CHROMOSOMAL, *adj.* Chromosomique.

CHROMOSOME, *s.* Chromosome, *m.*

CHROMOSOME (accessory). Chromosome isolé.

CHROMOSOME (acrocentric). Chromosome acrocentrique.

CHROMOSOME (Christchurch's or Ch[1]). Chromosome acrocentrique très court.

CHROMOSOME (dicentric). Chromosome à deux centromètres.

CHROMOSOME (excess of sex). Polygonosomie.

CHROMOSOME (heterotropic). Chromosome isolé.

CHROMOSOME (heterotypical). Hétérochromosome, *s. m.* → *allosome.*

CHROMOSOME 9 (ring). Délétion du bras court du chromosome 9. → *deletion (partial) of number 9 chromosome.*

CHROMOSOME NUMBER 4 SHORT ARM DELETION SYNDROME. Syndrome de la délétion du bras court du chromosome 4.

CHROMOSOME (odd). Chromosome isolé.

CHROMOSOME (Philadelphia), PH CHROMOSOME. Chromosome Philadelphia 1 ou Ph_1.

CHROMOSOME (ring). Chromosome en anneau.

CHROMOSOME (sex). Chromosome sexuel ou gonosomique, idiochromosome, gonosome.

CHROMOSOME (sex) IMBALANCE. Aberration gonosomique.

CHROMOSOME SYNDROME (fragile X). Syndrome du chromosome X fragile.

CHROMOSOME (unpaired). Chromosome isolé.

CHROMOSOME (X). Chromosome X.

CHROMOSOME (Y). Chromosome Y.

CHROMOTHERAPY, *s.* Chromothérapie, *f.*

CHROMOTROPISM, *s.* Chromotropisme, *m.*

CHRONAXIA, CHRONAXIE, *s.* Chronaxie, *f.*

CHRONAXIMETRY, *s.* Chronaximétrie, *f.*

CHRONAXY, *s.* Chronaxie, *f.*

CHRONIC, *adj.* Chronique.

CHRONICITY, *s.* Chronicité, *f.*

CHRONOBIOLOGY, *s.* Chronobiologie, *f.*

CHRONOGRAPH, *s.* Chronographe, *m.*

CHRONOPATHOLOGY, *s.* Chronopathologie, *f.*

CHRONOPHARMACOLOGY, *s.* Chronopharmacologie, *f.*

CHRONOTHERAPY, *s.* Chronothérapeutique, *f.* ; chronothérapie, *f.*

CHRONOTROPIC, *adj.* Chronotrope.

CHRYSIASIS, *s.* Chrysopexie, *f.* ; chryséose, *f.*

CHRYSOCYANOSIS, *s.* Chrysocyanose, *f.*

CHRYSODERMA, *s.* Chrysocyanose, *f.*

CHRYSOSIS, *s.* Chrysopexie, *f.* ; chryséose, *f.*

CHRYSOTHERAPY, *s.* Chrysothérapie, *f.* ; aurothérapie, *f.*

CHURG AND STRAUSS SYNDROME. Angéite granulomateuse allergique, maladie ou syndrome de Churg et Strauss.

CHVOSTEK'S SIGN, CHVOSTEK-WEISS SIGN or **SYMPTOM.** Signe de Chvostek, signe du facial.

CHYLANGIOMA, *s.*, Chylangiome, *m.*

CHYLE, *s.*, Chyle, *m.*

CHYLIFORM, *adj.* Chyliforme.

CHYLOMICRON, *s.* Chylomicron, *m.*

CHYLOPERICARDIUM, *s.* Chylopéricarde, *m.*

CHYLOPERITONEUM, *s.* Chylopéritoine, *m.*

CHYLORRHOEA, *s.* Chylorrhée, *f.*

CHYLOTHORAX, *s.* Chylothorax, *m.* ; pleurésie chyleuse.

CHYLOUS, *adj.* Chyleux, euse.

CHYLURIA, *s.* Chylurie, *f.*

CHYME, *s.* Chyme, *m.*

CHYMOSIN, *s.* Lab ferment.

CHYMOTRYPSIN, *s.* Chymotrypsine, *m.*

CHYMOTRYPSINOGEN, *s.* Chymotrypsinogène, *m.*

CI. Valeur globulaire.

CI. Symbole de curie, *m.* ; Ci.

CICATRICIAL, *adj.* Cicatriciel, elle.

CICATRICULA, *s.* Cicatricule, *f.*

CICATRIX, *s.* Cicatrice, *f.*

CICATRIZANT, *adj.* En voie de cicatrisation ; cicatrisant, ante.

CICATRIZATION, *s.* Cicatrisation, *f.* ; réunion, *f.*

CICERISM, *s.* Cicérisme, *m.*

CIGUATERA, *s.* Ciguatera, *f.*

CILIA (Immobile) SYNDROME. Syndrome des cils immobiles.

CILIAROTOMY, *s.* Ciliairotomie, *f.*

CILIARY, *adj.* Ciliaire.

CIMEX LECTULARIUS. *Cimex lectularius,* punaise.

CINCA SYNDROME. Syndrome CINCA.

CINCHONISM, *s.* Quininisme, *m.* ; quinisme, *m.*

CINCHONIZATION, *s.* Quininisation, *f.* ; quinisation, *f.*

CINEANGIOCARDIOGRAPHY, *s.* Ciné-angiocardiographie, *f.* ; cinécardio-angiographie, *f.*

CINEANGIOCARDIOGRAPHY (radioisotope). Gamma-cinéangiocardiographie, *f.*

CINEANGIOGRAPHY, *s.* Ciné-angiographie, *f.*

CINEANGIOGRAPHY (radioisotope). Ciné-angioscintigraphie, *f.* → *cineangiography (radionuclide).*

CINEANGIOGRAPHY (radionuclide). Ciné-angioscintigraphie, *f.* ; ciné-angiographie isotopique, gamma-cinéangiographie.

CINECORONAROARTERIOGRAPHY, *s.* Cinécoronarographie, *f.*

CINEFLUOROGRAPHY, *s.* Radiocinématographie, *f.*

CINEMATICS, *s.* Cinématique, *f.*

CINEMATOFLUOROGRAPHY, *s.* Radiocinématographie, *f.*

CINEMATORADIOGRAPHY, *s.* Radiocinématographie, *f.*

CINEMYELOGRAPHY, *s.* Cinémyélographie, *f.*

CINEOESOPHAGOGASTROSCINTIGRAPHY, *s.* Cinéœsophago-gastro-scintigraphie.

CINERADIOGRAPHY, *s.* Radiocinématographie, *f.*

CINEROENTGENOFLUOROGRAPHY, *s.* **CINEROENTGENOGRAPHY,** *s.* Radiocinématographie, *f.*

CINESALGIA, *s.* Cinésialgie, *f.*

CINGULOTOMY, *s.* Cingulotomie, *f.*

CINGULUM, *s.* Cingulum, *m.*

CINISELLI'S METHOD. Méthode de Ciniselli.

CIONITIS, *s.* Cionite, *f.*

CIONOTOME, *s.* Cionotome, *m.*

CIRCADIAN, *adj.* Circadien, enne.

CIRCANNUAL, *adj.* Circannuel, elle.

CIRCASEPTAN, *adj.* Circaseptidien, enne.

CIRCINATE, *adj.* Circiné, ée.

CIRCULATION (extra-corporeal). Circulation extracorporelle, CEC.

CIRCULATORY, *adj.* Circulatoire.

CIRCLE (pericorneal). Cercle péricornéen.

CIRCLE (perikeratic). Cercle périkératique, cercle péricornéen.

CIRCLE (vicious). Circulus vicious, cercle vicieux.

CIRCULATION, *s.* Circulation, *f.*

CIRCULATION (assisted). Assistance circulatoire. → *assistance (circulatory or mechanical circulatory).*

CIRCULATORY, *adj.* Circulatoire.

CIRCULATORY FAILURE. Défaillance circulatoire, défaillance cardiovasculaire.

CIRCULATORY FAILURE (peripheral). Défaillance circulatoire d'origine périphérique, insuffisance de la circulation de retour.

CIRCUMCISER, *s.* Péritomiste, *m.*

CIRCUMCISION, *s.* Circoncision, *f.* ; péritomie, *f.* ; posthectomie, *f.* ; posthéotomie, *f.*

CIRCUMDUCTION, *s.* Circumduction, *f.*

CIRCUMDUCTION OF THE LEG. Démarche en fauchant.

CIRCUMFLEX, *adj.* Circonflexe.

CIRRHOGENOUS, *adj.* Cirrhogène.

CIRRHOSIS, *s.* Cirrhose, *f.*

CIRRHOSIS (activa juvenile). Hépatite chronique active. → *hepatitis (chronic active).*

CIRRHOSIS (alcoholic). Cirrhose alcoolique.

CIRRHOSIS (atrophic). Cirrhose atrophique.

CIRRHOSIS (biliary). Cirrhose cholestatique ou cholostatique, cirrhose biliaire.

CIRRHOSIS (Budd's). Cirrhose de Budd.

CIRRHOSIS (calculus). Cirrhose calculeuse.

CIRRHOSIS (capsular). Cirrhose périhépatogène.

CIRRHOSIS (cardiac). Cirrhose cardiaque.

CIRRHOSIS (cardiotuberculous). Cirrhose cardiotuberculeuse. → *Hutinel's disease.*

CIRRHOSIS (central). Cirrhose cardiaque.

CIRRHOSIS (Charcot's). Cirrhose hypertrophique diffuse.

CIRRHOSIS (cholangiolitic). Cirrhose biliaire primitive. → *cirrhosis (primary biliary).*

CIRRHOSIS (cholangiolitic biliary). Cirrhose biliaire primitive. → *cirrhosis (primary biliary).*

CIRRHOSIS (cholostatic). Cirrhose biliaire.

CIRRHOSIS (coarse nodular). Cirrhose post-nécrotique. → *cirrhosis (postnecrotic).*

CIRRHOSIS (congenital acholangic biliary). Forme congénitale de la cirrhose biliaire primitive.

CIRRHOSIS (congestive). Cirrhose cardiaque.

CIRRHOSIS (Cruveilhier-Baumgarten). Cirrhose de Cruveilhier-Baumgarten.

CIRRHOSIS (diffuse nodular). Cirrhose de Laennec. → *cirrhosis (Laennec's).*

CIRRHOSIS (fatty). Cirrhose hypertrophique graisseuse cirrhose alcoolo-tuberculeuse d'Hutinel-Sabourin.

CIRRHOSIS (Glisson's). Cirrhose périhépatogène.

CIRRHOSIS (Hanot's). Cirrhose biliaire primitive. → *cirrhosis (primary biliary).*

CIRRHOSIS (hypertrophic). Cirrhose hypertrophique diffuse.

CIRRHOSIS (hypertrophic biliary). Cirrhose biliaire hypertrophique.

CIRRHOSIS (Indian childhood). Cirrhose des Indes.

CIRRHOSIS (Laennec's). Cirrhose de Laennec, cirrhose atrophique alcoolique.

CIRRHOSIS OF THE LIVER. Cirrhose hépatique, cirrhose du foie.

CIRRHOSIS OF THE LUNG. Pneumonie interstitielle. → *pneumonia (interstitial).*

CIRRHOSIS (lymphatic). Cirrhose périhépatogène.

CIRRHOSIS (malarial). Cirrhose paludéenne.

CIRRHOSIS (multilobular). Cirrhose atrophique.

CIRRHOSIS (nutritional deficiency). Cirrhose carentielle.

CIRRHOSIS (obstructive biliary). Cirrhose biliaire. → *cirrhosis (biliary).*

CIRRHOSIS (pericholanglolitic biliary). Cirrhose biliaire primitive. → *cirrhosis (primary biliary).*

CIRRHOSIS (periportal). Cirrhose périportale.

CIRRHOSIS (pigmentary). Cirrhose bronzée, cirrhose pigmentaire.

CIRRHOSIS (portal). Cirrhose périportale.

CIRRHOSIS (posthepatitic). Cirrhose post-nécrotique. → *cirrhosis (postnecrotic).*

CIRRHOSIS (postnecrotic). Cirrhose postnécrotique, atrophie jaune subaiguë ou subchronique du foie, cirrhose aiguë, cirrhose atrophique subaiguë, cirrhose cicatricielle aiguë, cirrhose méta-ictérique, cirrhose de Mossé-Marchand-Mallory, cirrhose subaiguë fébrile, cirrhose post-hépatitique, ictère cirrhogène, ictère grave prolongé cirrhogène, hépatite maligne cirrhogène.

CIRRHOSIS (primary biliary). Cirrhose biliaire primitive, cirrhose hypertrophique avec ictère chronique, cirrhose hypertrophique biliaire avec splénomégalie, cirrhose ou maladie ou syndrome de Hanot - Mac Mahon, cholangite destructive chronique non suppurative, cholangite avec péricholangite de Hanot - Mac Mahon, ictère cholestatique chronique par cholangiolite et péricholangiolite.

CIRRHOSIS (primary hypertrophic). Cirrhose biliaire primitive. → *cirrhosis (primary biliary).*

CIRRHOSIS (pulmonary). Pneumonie interstitielle. → *pneumonia (interstitial).*

CIRRHOSIS OF THE STOMACH. Linite plastique. → *linitis plastica.*

CIRRHOSIS (Todd's). Cirrhose hypertrophique diffuse.

CIRRHOSIS (toxic or toxic nodular). Cirrhose post-nécrotique. → *cirrhosis (postnecrotic).*

CIRRHOSIS (tuberculous). Cirrhose tuberculeuse.

CIRRHOSIS (xanthomatous biliary). Cirrhose xanthomateuse, cirrhose biliaire xanthomateuse, cirrhose ictéroxanthomateuse, syndrome de Thannhauser, maladie de Thanhauser-Magendantz.

CIRRHOTIC, *adj.* Cirrhotique.

CIRSOCELE, *s.* Cirsocèle, *f.*

CIRSOID, *adj.* Cirsoïde.

CIRSOMPHALOS, *s.* Tête de méduse.

CIRSOTOMY, *s.* Cirsotomie, *f.*

CISPLATINUM, *s.* Cisplatine, *m.*

CISTERN, *s.* Citerne, *f.*

CISTERNAL, *adj.* Cisternal, ale.

CISTERNOGRAPHY, *s.* Cisternographie, *f.*

CISTERNOTOMY, *s.* Cisternotomie, *f.*

CISTRON, *s.* Cistron, *m.*

CITRIN, *s.* Vitamine P. → *vitamine P.*

***CITROBACTER*,** *s. Citrobacter, m.*

CITRULLINAEMIA, *s.* Citrullinémie, *f.*

CITTOSIS, *s.* Pica, *f.* → *pica.*

CIUFFINI-PANCOAST SYNDROME. Syndrome de Pancoast et Tobias.

CIVATTE'S DISEASE or **POIKILODERMIA.** Maladie de Civatte, poïkilodermie réticulée pigmentaire de la face et du cou.

CK. Symbole de créatine-kinase.

CL. Abréviation de « lung compliance ».

CL (Chest Left) (electrocardiography). CL variété de dérivation précordiale.

Cl. Symbole chimique du chlore.

CLADO'S POINT. Point de Clado.

CLADOSPORIOSIS, *s.* Cladosporiose, *f.*

CLADOTHRIX, *s.* Cladothrix, *m.*

CLAMP, *s.* Clamp, *m.*

CLAMPING, *s.* Clampage, *m.*

CLAMS, *s.* Actinomycose, *f.*

CLAP, *s.* Blennorragie, *f.* → *blennorrhagia.*

CLAP THREADS. Filaments urinaires des blennorragiques.

CLAPOTAGE, CLAPOTEMENT, *s.* Clapotage, *m.*

CLAPPING, *s.* Claquement, *m.* ; clapping, *m.*, claquade, *f.*

CLARA'S CELL. Cellule de Clara.

CLARKE'S TONGUE. Langue de Clarke, cirrhose linguale, glossite scléreuse profonde, langue parquettée.

CLARKE-HADFIELD SYNDROME. Mucovicidose, *f.* → *fibrosis of the pancreas (cystic).*

CLARKSON'S SYNDROME. Syndrome de Clarkson, syndrome de fuite capillaire idiopathique.

CLASMATOCYTE, *s.* Histiocyte, *m.* → *histiocyte.*

CLASMATOSIS, *s.* Clasmatose, *f.*

CLASMOCYTOMA, *s.* Réticulosarcome, *m.* → *sarcoma (reticuloendothelial).*

CLASS, *s.* Classe, *f.*

CLASS SYNDROME (economy). Syndrome de la classe économique.

CLASTOGENIC, *adj.* Clastogène.

CLATHRIN, *s.* Clathrine, *f.*

CLAUDE'S HYPERKINESIS SIGN. Signe de Claude.

CLAUDE'S SYNDROME. Syndrome de Claude.

CLAUDE BERNARD-HORNER SYNDROME. Syndrome de Claude Bernard-Horner. → *Horner's syndrome.*

CLAUDICATIO VENOSA INTERMITTENS. Syndrome de Paget-von-Schrötter. → *Paget-von-Schrötter syndrome.*

CLAUDICATION, *s.* Boiterie, claudication, *f.*

CLAUDICATION (intermittent). Claudication intermittente ischémique, syndrome de Bouley-Charcot.

CLAUDICATION (intermittent spinal). Claudication intermittente médullaire.

CLAUSTROPHOBIA, *s.* Claustrophobie, *f.*

CLAUSTRUM, *s.* Claustrum, *m.*

CLAVELIZATION, *s.* Clavelisation, *f.*

***CLAVICEPS PURPUREA*.** *Claviceps purpurea*, ergot de seigle.

CLAVICLE, *s.* Clavicule, *f.*

CLAVUS, *s.* 1° Cor, *m.* ; tylosis gompheux. – 2° (psychiatrie). Violente douleur de tête comparée à un clou enfoncé dans le crâne.

CLAVUS (hard). Cor, *s. m.*

CLAVUS HYSTERICUS. Clou hystérique.

CLAVUS (soft). Œil de perdrix.

CLAWFOOT, *s.* Pied en griffe.

CLAWHAND, *s.* Main en griffe.

CLEARANCE, *s.* Clairance, *f.* ; épuration, *f.* ; clearance, *f.* ; coefficient d'épuration.

CLEARANCE (blood urea). Coefficient de Van Slyke.

CLEARANCE (maximal). Clairance maximum.

CLEARANCE (standard). Clairance standard.

CLEARANCE (urea). Coefficient de Van Slyke.

CLEARANCE TEST (urea or **blood urea).** Coefficient de Van Slyke, épreuve de l'épuration uréique.

CLEAVAGE, *s.* Clivage, *m.*

CLEAVAGE (anterior chamber) SYNDROME. Syndrome de Peters.

CLEFT, *s.* Fente, *f.* ; fissure, *f.*

CLEFT (branchial). Fente branchiale.

CLEFT CHEEK. Macrostomie, *f.*

CLEFT (facial). Fissure faciale.

CLEFT (genal). Macrostomie, *f.*

CLEFT HAND. Main en pince de homard.

CLEFT LIP. Bec-de-lièvre, *s. m.*

CLEFT PALATE. Fissure palatine.

CLEFT (visceral). Fente branchiale.

CLEFTING SYNDROME. Syndrome EEC.

CLEIDECTOMY, *s.* Cleidectomie, *f.*

CLEIDORRHEXIS, *s.* Cleidorrhexie, *f.*

CLEIDOTOMY, *s.* Cleidotomie, *f.*

CLEISIOPHOBIA, *s.* Claustrophobie, *f.*

CLEITHROPHOBIA, *s.* Claustrophobie, *f.*

CLEMENTS'TEST. Test de Clements.

CLÉRAMBAULT-KANDINSKY COMPLEX. Syndrome d'automatisme mental, syndrome de Clérambault.

CLERC-LÉVY-CRISTESCO SYNDROME. Syndrome de Clerc, Lévy et Cristesco. → *Lown-Ganong and Levine syndrome.*

CLICK, *s.* Clic.

CLICK (ejection). Bruit d'éjection.

CLICK (midsystolic) AND LATE SYSTOLIC MURMUR (syndrome of). Ballonisation de la valve mitrale. → *balloon mitral valve.*

CLICK (mitral). Claquement d'ouverture de la valve mitrale.

CLICK (Ortolani's). Signe d'Ortolani, signe du ressaut.

CLICK (pleuropericardial systolic). Claquement pleuro-péricardique.

CLICK (systolic). Bruit de triolet.

CLICK (systolic) – LATE SYSTOLIC MURMUR SYNDROME. Ballonisation mitrale. → *balloon mitral valve.*

CLICK (systolic) SYNDROME. Ballonisation mitrale. → *balloon mitral valve.*

CLIFFORD'S SYNDROME. Syndrome de Clifford.

CLIMACTERIC, *s.* Climatère, *m.*

CLIMATERIC (male). Andropause, *s. f.*

CLIMACTERIUM, *s. f.* Climatère, *m.*

CLIMATE, *s.* Climat, *m.*

CLIMATIC, *adj.* Climatique.

CLIMATOLOGY, *s.* Climatologie, *f.*

CLIMATOPHATOLOGY, *s.* Climatopathologie, *f.*

CLIMATOTHERAPEUTICS, CLIMATOTHERAPY, *s.* Climatothérapie, *f.*

CLIMAX, *s.* 1° Acmé, *f.* – 2° Orgasme, *m.*

CLINDAMYCIN, *s.* Clindamycine, *f.*

CLINIC, *adj.* Clinique.

CLINICAL, *adj.* Clinique.

CLINICAL EXAMINATION. Examen clinique.

CLINICIAN, *s.* Clinicien, enne, *m., f.*

CLINOCEPHALISM, CLINOCEPHALY, *s.* Clinocéphalie, *f.*

CLINDAMYCIN, *s.* Clindamycine, *f.*

CLINODACTYLISM, CLINODACTYLY, *s.* Clinodactylie, *f.*

CLINOID, *adj.* Clinoïde.

CLINOMANIA, *s.* Clinomanie, *f.* clinophilie, *f.*

CLINOSTATIC, *adj.* Clinostatique.

CLINOSTATISM, *s.* Clinostatisme, *m.*

CLINOTHERAPY, *s.* Clinothérapie, *f.*

CLIP, *s.* Clip, *m.,* agrafe, *f.*

CLITORIDECTOMY, *s.* Clitoridectomie, *f.*

CLITORIDEAN, *adj.* Clitoridien, enne.

CLITORIS, *s.* Clitoris, *m.*

CLITOROMANIA, *s.* Nymphomanie, *f.*

CLIVUS, *s.* Clivus, *m.*

CLOACA, *s.* Cloaque, *m.*

CLOMIPHENE TEST. Test au clomifène.

CLONAGE, *s.* Clonage, *m.*

CLONAL, *adj.* Clonal, ale.

CLONE, *s.* Clone, *m.*

CLONIC, *adj.* Clonique.

CLONISM, CLONISMUS, *s.* Clonic, *f.* ; clonisme, *m.* ; convulsion clonique, spasme clonique.

CLONOGENIC, *adj.* Clonogénique.

CLONORCHIASE, *s.* Clonorchiase, *f.*

CLONUS, *s.* Clonus, *m.* ; trépidation épileptoïde, trépidation spinale.

CLONUS (ankle), CLONUS (foot). Phénomène ou clonus du pied.

CLONUS (patellar). Clonus de la rotule, danse ou phénomène de la rotule, trépidation rotulienne.

CLONUS (wrist). Clonus de la main.

CLOQUET'S HERNIA. Hernie de Cloquet, hernie pectinéale.

CLOSING, *s.* Fermeture, *f.*

CLOSTRIDIUM, *s. Clostridium, m.*

CLOSTRIDIUM AEROGENES CAPSULATUM. *Clostridium perfringens.* → *Clostridium perfringens.*

CLOSTRIDIUM BOTULINUM. *Clostridium botulinum, Bacillus botulinus.*

CLOSTRIDIUM DIFFICILE. *Clostridium difficile.*

CLOSTRIDIUM PERFRINGENS. *Clostridium perfringens, Clostridium welchii, Welchia perfringens, Bacillus perfringens, Bacillus aerogenes capsulatus, Ba-*

cillus phlegmonis emphysematosæ, Bacillus Welchii, bacille de Welch, bacille d'Achalme.

CLOSTRIDIUM SEPTICUM. Vibrion septique, Cornilia septica.

CLOSTRIDIUM TETANI. *Clostridium tetani*, bacille du tétanos, bacille de Nicolaïer, *Plectridium tetani.*

CLOSTRIDIUM WELCHII. *Clostridium perfringens.* → *Clostridium perfringens.*

CLOSURE, *s.* Obturation, *f.* ; fermeture, *f.*

CLOT, *s.* Caillot, *m.* ; coagulum, *m.*

CLOT (currant), CLOT (antemortem). Caillot ante mortem.

CLOT (currant jelly). Caillot gélatineux.

CLOT (fibrin). Caillot rouge. → *thrombus (red).*

CLOT (fibrolaminar). Caillot stratifié. → *thrombus (stratified).*

CLOT (laminated). Caillot stratifié. → *thrombus (stratified).*

CLOT (mixed). Caillot stratifié. → *thrombus (stratified).*

CLOT (obstructive). Thrombus oblitérant. → *thrombus (obstructive).*

CLOT (passive). Caillot rouge. → *thrombus (red).*

CLOT (postmortem). Caillot post mortem. → *thrombus (post-mortem).*

CLOT (red). Caillot rouge. → *thrombus (red).*

CLOT RETRACTION. Rétraction du caillot.

CLOT (stratified). Caillot stratifié. → *thrombus (stratified).*

CLOT (white). Caillot blanc. → *thrombus (bloodplate).*

CLOTHES (long). Couche, *s. f.* (layette).

CLOTHES (swaddling). Couches (layette).

CLOTTING. Relatif à la coagulation.

CLOUGH AND RICHTER SYNDROME. Syndrome de Clough-Richter.

CLOUSTON'S SYNDROME. Syndrome de Clouston.

CLOVERLEAF SKULL SYNDROME. Syndrome d'Holter-müller-Wiedemann.

CLOWNISM, *s.* Clownisme, *m.*

CLUBBING, *s.* Doigts hippocratiques. → *finger (clubbed).*

CLUBFOOT, *s.* Pied bot.

CLUBHAND, *s.* Main bote.

CLUSTER, *s.* Classe, *f.* ; groupe, *m.*

CLUSTER HEADACHE. Névralgisme facial.

CLUTTON'S JOINT. Synovite gommeuse syphilitique symétrique (des genoux, chez l'enfant).

CLYERS, *s.* Actinomycose, *f.*

CNIDOSIS, *s.* Urticaire, *f.*

CNS. Abréviation de central nervous system : SNC, système nerveux central.

CoA. Coenzyme A, *f.*

COAGGLUTINATION, *s.* Coagglutination, *f.* → *agglutination (group).*

COAGGLUTININ, *s.* Coagglutinine, *f.* → *agglutinin (group).*

COAGULABILITY, *s.* Coagulabilité, *f.*

COAGULANT, *s.* Coagulant, *m.*

COAGULASE, *s.* Coagulase, *f.*

COAGULATION, *s.* Coagulation, *f.*

COAGULATION SYNDROME (disseminated intravascular). Syndrome de coagulation intravasculaire disséminée, syndrome de défibrination, coagulopathie de consommation.

COAGULATION TIME. Temps de coagulation.

COAGULOGRAPHY, *s.* Coagulographie, *f.*

COAGULOPATHY, *s.* Coagulopathie, *f.*

COAGULOPATHY (consumption). Coagulopathie de consommation. → *coagulation syndrome (disseminated intravascular).*

COAGULUM, *s.* Caillot, *m.*

COAL MINERS'S DISEASE or PHTHISIS. Anthracose, *s. f.*

COALESCENCE, *s.* Coalescence, *f.*

COAPTATION, *s.* Coaptation, *f.*

COARCTATION, *s.* Coarctation, *f.*

COARCTATION OF THE AORTA. Coarctation aortique.

COARCTATION (reversed). Maladie de Takayashu. → *pulseless disease.*

COARCTOTOMY, *s.* Coarctotomie, *f.*

COAT (muscular). Musculeuse, *s.f.*

COAT (white) EFFECT. Effet blouse blanche.

COATING OF CELLS WITH ANTIBODY. Fixation d'un anticorps sur la surface des cellules, sensibilisation cellulaire.

COATS'S DISEASE or RETINITIS. Maladie ou rétinite de Coats.

COATS'S RING. Anneau cornéen de Coats.

COBALAMINE, *s.* Cobalamine, *f.*

COBALT, *s.* Cobalt, *m.*

COBB'S SYNDROME. Syndrome de Cobb.

COCAINE, *s.* Cocaïne, *f.*

COCAINISM, *s.* Cocaïnisme, *m.*

COCAINIZATION, *s.* Cocaïnisation, *f.*

COCAINIZATION (spinal). Rachianesthésie, *f.*

COCAINOMANIA, *s.* Cocaïnomanie, *f.*

COCARBOXYLASE, *s.* Cocarboxylase, *f.*

COCCACEAE, *s. pl.* Coccacées, *f. pl.*

COCCIDIOIDIN, *s.* Coccidioïdine, *f.*

COCCIDIOIDOMYCOSIS, COCCIDIOIDOSIS, *s.* Coccidioïdomycose, *f.* ; maladie ou syndrome de Posadas-Wernicke ou de Posadas-Rixford, fièvre de San Joaquin, fièvre de la vallée de San Joaquin.

COCCIDIOSIS, *s.* Coccidiose, *f.*

COCCIDIUM, *s.* Coccidie, *f.*

COCCOBACILLUS, *s.* Coccobacille, *m.* ; bactérie ovoïde.

COCCUS, *s.* Coccus, *m.* → *Micrococcus.*

COCCYCEPHALUS, *s.* Coccycéphale, *m.*

COCCYDYNIA, COCCYGODYNIA, *s.* Coccydynie, *f.* ; coccygodynie, *f.*

COCCYGOTOMY, *s.* Coccygotomie, *f.*

COCCYGEOPUBIC, *adj.* Coccy-pubien, enne.

COCCYODYNIA, *s.* Coccydynie, *f.*

COCCYX, *s.* Coccyx, *m.*

COCHIN-CHINA SORE. Bouton d'Orient. → *sore (oriental).*

COCHLEA, *s.* Cochlée, *f.*

COCHLEAR, *adj.* Cochléaire.

COCHLEOVESTIBULAR, *adj.* Cochléo-vestibulaire.

COCKAYNE'S SYNDROME. Syndrome de Cockayne, nanisme progéroïde.

COCKETT'S SYNDROME. Syndrome de Cockett.

COCKROFT'S FORMULA. Formule de Cockroft.

COCO, *s.* Pian, *m.* → *yaws.*

COCOA, *s.* Cacao, *m.*

COCONSCIOUS, *adj.* et *s.*,

COCONSCIOUSNESS, *s.* Coconscient, *adj.* ; *s. m.*

CODE (genetic). Code génétique.

CODEHYDRASE, CODEHYDROGENASE, *s.* Codéshydrase, *f.* ; codéshydrogénase, *f.*

CODEINE, *s.* Codéine, *f.*

CODEINOMANIA, *s.* Codéinomanie, *f.*

CODEX, *s.* Codex, *m.* → *pharmacopeia.*

CODMAN'S TUMOUR. Chondroblastome bénin.

CODOMINANCE, *s.* Codominance, *f.*

CODON, *s.* Codon, *m.*

CODON (initiator). Codon initiateur.

CODON (chain-terminating). Codon non-sens, codon de terminaison.

CODON (nonsense). Codon non-sens. → *codon (chain-terminating).*

COEFFICIENT (fractional uptake). Ductance, *s. f.*

COEFFICIENT OF PULMONARY VENTILATION. Coefficient de ventilation pulmonaire.

COEFFICIENT (urotoxic). Coefficient urotoxique de Bouchard.

COELIAC, *adj.* Coeliaque.

COELIAC DISEASE. Maladie cœliaque, maladie de Gee, maladie de Herter, cœliakie, infantilisme intestinal

COELIALGIA, *s.* Cœlialgie, *f.*

COELIOSCOPY, *s.* Cœlioscopie, *f.* ; laparoscopie, *f.*

COELOM, COELOMA, *s.* Cœlome, *m.*

COELOSOMY, *s.* Cœlosomie, *f.*

COELOTOMY, *s.* Laparotomie, *f.*

COELIOSURGERY, *s.* Cœliochirurgie, *f.*

COENAESTHESIA, *s.* Cœnesthésie, *f.* → *cenesthesia.*

COENUROSIS, *s.* Cénurose, *f.* ; cœnurose, *f.*

COENZYME, *s.* Coenzyme, *f.* ; coferment *m.* – *c. I.* Coenzyme I. – *c. II.* Coenzyme II.

COENZYME A (CoA). Coenzyme A, *s. f.* ; CoA.

COENZYME R. Biotine, *s. f.* → *biotin.*

COFACTOR, *s.* Cofacteur, *m.*

COFACTOR I (platelet). Thromboplastinogène, *s. m.* → *thromboplastinogen.*

COFACTOR V. Proconvertine, *s. f.* → *proconvertin.*

COFACTOR OF THROMBOPLASTIN. Proaccélérine, *s. f.* → *proaccelerin.*

COFERMENT, *s.* Coenzyme, *f.* ; coferment, *m.*

COFFEY'S OPERATION. Technique de Coffey.

COFFIN-LOWRY SYNDROME. Syndrome de Coffin-Lowry.

COFFIN-SIRIS SYNDROMES. Syndromes de Coffin et Siris.

COGAN'S SYNDROMES. Syndromes de Cogan.

COGNITION, *s.* Cognition, *f.*

COGWHEEL PHENOMENON or **RIGIDITY.** Phénomène de la roue dentée.

COHEN'S SYNDROME. Syndrome de Cohen.

COHESIVE, *adj.* Cohérent, ente.

COHNHEIM'S THEORY. Théorie de Cohnheim.

COHORT, *s.* Cohorte, *f.*

COILONYCHIA, *s.* Koïlonychie.

COIN PERCUSSION or **SOUND** or **TEST.** Bruit d'airain.

COINFECTION, *s.* Coinfection, *f.*

COITION, *s.* Coït, *m.*

COITUS, *s.* Coït, *m.*

COLAUXE, *s.* Colectasie, *f.*

COLCHICINE, *s.* Colchicine, *f.*

COLIFORM, *adj.* Coliforme.

COLD-AGGLUTININ DISEASE. Maladie des agglutinines froides. → *agglutinin disease (cold).*

COLD or **COLD (common).** Coryza. → *coryza.*

COLD CREAM, *s.* Cold-cream, *m.*

COLD-HAEMAGGLUTININ DISEASE. Maladie des agglutinines froides. → *agglutinin disease (cold).*

COLD (June). Rhume des foins. → *fever (hay).*

COLD PRESSOR or **PRESSURE TEST.** Épreuve au froid.

COLDSORE, *s.* Herpès labial.

COLE'S or **COLE-RAUSCHKOLB-TOMMEY SYNDROME.** Maladie de Zinsser-Fanconi. → *Zinsser-Engman-Cole syndrome.*

COLECTASIA, *s.* Colectasie, *f.*

COLECTOMY, *s.* Colectomie, *f.*

COLEMAN-SCHAFFER DIET. Régime pour typhique, riche en féculents et en protéines.

COLEOCELE, *s.* Colpocèle, *f.*

COLEOPTOSIS, *s.* Colpoptose, *f.*

COLIBACILLAEMIA, *s.* Collibacillémie, *f.*

COLIBACILLOSIS, *s.* Colibacillose, *f.* ; eschérichiose, *f.*

COLIBACCILLURIA, *s.* Colibacillurie, *f.*

COLIBACILLUS, *s.* Colibacille, *m.* → *Escherichia coli.*

COLIC, *s.* Colique, *f.*

COLIC (appendicular). Colique appendiculaire.

COLIC (biliary). Colique hépatique, colique vésiculaire.

COLIC (bilious). Douleur épigastrique avec vomissements de bile.

COLIC (copper). Colique de cuivre.

COLIC (Devonshire). Colique de plomb. → *colic (saturnine).*

COLIC (gallstone). Colique hépatique.

COLIC (hepatic). Colique hépatique.

COLIC (hill). Diarrhée fébrile observée dans les régions accidentées des Indes.

COLIC (intestinal). Colique intestinale.

COLIC (lead). Colique de plomb. → *colic (saturnine).*

COLIC (meconial). Colique des nouveau-nés.

COLIC (menstrual). Colique menstruelle.

COLIC (mucous). Entérocolite muco-membraneuse. → *enteritis (mucous or muco-membranous).*

COLIC (nephritic). Colique néphrétique.

COLIQUE (ovarian). Colique ovarienne.

COLIC (painters'). Colique de plomb. → *colic (saturnine).*

COLIC (pancreatic). Colique pancréatique.

COLIC (Poitou). Colique de plomb. → *colic (saturnine).*

COLIC (pseudo-membranous). Entérocolite muco-membraneuse. → *enteritis (mucous or muco-membranous).*

COLIC (renal). Colique néphrétique.

COLIC (saburral). Colique au cours d'une indigestion.

COLIC (salivary). Colique salivaire.

COLIC (saturnine). Colique saturnine, colique de plomb.

COLIC (stercoral). Colique due à la constipation.

COLIC (tubal). Colique salpingienne.

COLIC (ureteral). Colique néphrétique.

COLIC (uterine). Colique utérine.

COLIC (vermicular). Colique appendiculaire.

COLIC (verminous). Colique vermineuse.

COLIC (wind). Colique par distension gazeuse de l'intestin.

COLIC (worm). Colique vermineuse.

COLIC (zinc). Colique de zinc.

COLICA, *s.* Colique, *f.*

COLICA MUCOSA. Entérocolite muco-membraneuse. → *enteritis (mucous or muco-membranous).*

COLICA PICTONUM. Colique de plomb. → *colic (saturnine).*

COLICA SCORTORUM. Colique salpingienne.

COLICIN, *s.* Colicine, *f.*

COLIFORM, *adj.* Coliforme.

COLINERGIC, *adj.* Cholinergique.

COLIPYURIA, *s.* Colipyurie, *f.*

COLISTIN, *s.* Colistine, *f.* ; polymyxine E, *f.*

COLITIS, *s.* Colite, *f.*

COLITIS (amoebic). Dysenterie ambienne, colite amibienne.

COLITIS (balantidial). Balantidiase, *s. f.*

COLITIS (chronic ulcerative). Rectocolite hémorragique, colite cryptogénétique, colite suppurante, colite ulcéreuse, rectocolite hémorragique et purulente, rectocolite muco-hémorragique, rectocolite ulcéro-hémorragique.

COLITIS (croupous). Entérocolite muco-membraneuse. → *enteritis (mucous or muco-membranous).*

COLITIS (desquamative). Entérocolite muco-membraneuse. → *enteritis (mucous or muco-membranous).*

COLITIS (diphtheritic). Entérocolite muco-membraneuse. → *enteritis (mucous or muco-membranous).*

COLITIS (follicular). Entérocolite muco-membraneuse. → *enteritis (mucous or muco-membranous).*

COLITIS GRAVIS. Rectocolite hémorragique. → *colitis (chronic ulcerative).*

COLITIS (idiopathic ulcerative). Rectocolite hémorragique. → *colitis (chronic ulcerative).*

COLITIS (mucous or **muco-membranous).** Entérocolite muco-membraneuse. → *enteritis (mucous or muco-membranous).*

COLITIS (myxo-membranous). Entérocolite muco-membraneuse. → *enteritis (mucous or muco-membranous).*

COLITIS POLYPOSA. Polyadénome du gros intestin. → *polyposis coli.*

COLITIS (ulcerative). Rectolite hémorragique. → *colitis (chronic ulcerative).*

COLLAGEN, *s.* Collagène, *m.*

COLLAGEN DISEASE, *s.* Maladie du collagène, collagénose, connectivite, conjonctivopathie.

COLLAGENASE, *s.* Collagénase, *f.*

COLLAGENOLYTIC, *adj.* Collagénolytique.

COLLAGENOMA, *s.* Collagénome, *m.*

COLLAGNOSIS, *s.* Collagénose, *f.* → *collagen disease.*

COLLAPSE, *s.* Collapsus, *m.*

COLLAPSE (to), *v.* Collaber.

COLLAPSE (circulatory). Collapsus circulatoire.

COLLAPSE FLUSH SYNDROME. Syndrome collapsus-flush.

COLLAPSE OF THE LUNG or **COLLAPSE (pulmonary).** Collapsus pulmonaire.

COLLAPSE THERAPY. Collapsothérapie, *s. f.*

COLLAR, *s.* Collier, *m.*

COLLAR (venereal), COLLAR OF VENUS. Collier de Vénus.

COLLATERAL, *adj.* Collatéral, ale.

COLLES'S FRACTURE. Fracture de Pouteau ou de Pouteau-Colles.

COLLES'S FRACTURE (reverse). Fracture de Pouteau renversée, fracture de Goyrand.

COLLES'S IMMUNITY, COLLES'S LAW, COLLES-BAUMÈS LAW. Loi de Baumès, loi de Colles.

COLLET'S SYNDROME, COLLET-SICARD SYNDROME. Syndrome de Collet, syndrome du carrefour condylo-déchiré postérieur de Sicard.

COLLIP UNIT. Unité Collip.

COLLIQUATIVE, *adj.* Colliquatif, ive.

COLLIQUATION, *s.* Dégénérescence colliquative, dégénérescence aqueuse, dégénérescence vacuolaire.

COLLODION, *s.* Collodion, *m.*

COLLOID, *s.* 1° Substance colloïde. – 2° Substance colloïdale. – 3° État colloïdal. – *adj.* Colloïde.

COLLOID EMULSION. Solution colloïdale.

COLLOID MILIUM. Colloïd milium. → *milium (colloid).*

COLLOID STATE or **SUSPENSION.** État colloïdal.

COLLOIDAL, *adj.* Colloïdal, ale.

COLLOIDOCLASIA, COLLOIDOCLASIS, *s.* Colloïdoclasie, *f.*

COLLOIDOPEXY, *s.* Colloïdopexie, *f.*

COLLOMA, *s.* Cancer colloide.

COLLUM VALGUM. Coxa valga.

COLLUTORY, COLLUTORIUM, *s.* Collutoire, *m.*

COLLYRIUM, *s.* Collyre, *m.*

COLOBOMA, *s.* Coloboma, *m.*

COLOBOMA (genal). Macrostomie, *f.*

COLOCOLOSTOMY, *s.* Colo-colostomie, *f.*

COLOCYSTOPLASTY, *s.* Colocystoplastie, *f.*

COLOLYSIS, *s.* Cololyse, *m.*

COLON, *s.* Côlon, *m.*

COLON BACILLUS. Colibacille. → *Escherichia coli.*

COLON (congenital idiopathic dilatation of the). Mégacôlon congénital. → *megacolon (congenital).*

COLON (giant). Mégacôlon congénital. → *megacolon (congenital).*

COLONOPATHY, *s.* Colopathie, *f.*

COLONY FORMING UNIT. Progéniteur, *s.m.*

COLOPATHY, *s.* Colopathie, *f.*

COLOPEXIA, COLOPEXY, *s.* Colopexie, *f.*

COLOPEXOTOMY, *s.* Colopexotomie, *f.*

COLOPLICATION, *s.* Coloplication, *f.*

COLOPROCTIA, *s.* Colostomie, *f.*

COLOPROCTOSTOMY, *s.* Colorectostomie, *f.*

COLOPTOSIS, *s.* Coloptose, *f.*

COLORBLINDNESS, *s.* Achromatopsie, *f.*

COLORECTAL, *adj.* Colo-rectal, ale.

COLORECTITIS, *s.* Rectocolite, *f.*

COLORECTORRHAPHY, *s.* Colorectorraphie, *f.*

COLORECTOSTOMY, *s.* Colorectostomie, *f.*

COLORIMETER, *s.* Colorimètre, *m.*

COLORIMETRY, *s.* Colorimétrie, *f.*

COLORRHAPHY, *s.* Colorraphie, *f.*

COLOSCOPE, *s.* Coloscope, *m.*

COLOSIGMOIDOSTOMY, *s.* Colo-sigmoïdostomie, *f.*

COLOSTOMY, *s.* Colostomie, *f.*

COLOSTRUM, *s.* Colostrum, *m.*

COLOTOMY, *s.* Colotomie, *f.*

COLOTOMY (inguinal). Colostomie iliaque, opération de Littre.

COLOTOMY (lumbar). Colostomie lombaire, opération d'Amussat.

COLOTYPHOID, *s.* Colotyphoïde, *f.* ; colotyphus, *m.*

COLPECTOMY, *s.* Colpectomie, *f.*

COLPEURYNTER, *s.* Colpeurynter, *m.*

COLPITIS, *s.* Vaginite, *f.*

COLPITIS (emphysematous). Pachyvaginite kystique. → *pachyvaginitis (cystic).*

COLPOCELE, *s.* Colpocèle, *f.* ; coléocèle, *f.*

COLPOCELIOTOMY, *s.* Colpocœliotomie, *f.*

COLPOCLEISIS, *s.* Colpocléisis, *m.*

COLPOCYSTOTOMY, *s.* Colpocystostomie, *f.*

COLPODESMORRHAPHIA, *s.* 1° Colpodesmorraphie. *f.* – 2° Colpostricture, *f.*

COLPOHYPERPLASIA CYSTICA. Pachyvaginite cystique. → *pachyvaginitis (cystic).*

COLPOHYSTERECTOMY, *s.* Colpohystérectomie, *f.*

COLPOHYSTEROPEXY, *s.* Hystéropexie vaginale. → *hysteropexy (vaginal).*

COLPOHYSTEROTOMY, *s.* Colpohystérostomie, *f.* ; colpohystérotomie, *f.*

COLPOKERATOSIS, *s.* Colpokératose, *f.*

COLPOPERINEOPLASTY, *s.* Colpopérinéoplastie, *f.*

COLPOPERINEORRHAPHY, *s.* Colpopérinéorraphie, *f.*

COLPOPEXY, *s.* Colpopexie, *f.*

COLPOPLASTY, *s.* Colpoplastie, *f.* ; élytroplastie, *f.*

COLPOPTOSIS, *s.* Colpoptose, *f.* ; coléoptose, *f.* ; élytroptose, *f.*

COLPORRHAGIA, *s.* Élytrorragie, *f.*

COLPORRHAPHY, *s.* Élytrorraphie, *f.* ; colporraphie, *f.*

COLPORRHEXIS, *s.* Coléorrhexie, *f.*

COLPOSCOPY, *s.* Colposcopie, *f.*

COLPOSTENOSIS, *s.* Colposténose, *f.*

COLPOTOMY, *s.* Colpotomie, élytrotomie, *f.*

COLSON'S BENCH. Banc de Colson.

COLTIVIRUS, *s. Coltivirus, m.*

COLUMN, *s.* (anatomy). Pilier, *m.* ; colonne, *f.*

COLUMN (grey) OF SPINAL CORD. Substance grise de la moelle épinière.

COLUMN (white) OF SPINAL CORD. Cordons de la moelle.

COLUMNIZATION, *s.* Columnisation ou colomnisation du vagin.

COLYONE, *s.* Chalone, *f.* ; anthormone, *f.*

COMA, *s.* Coma, *m.*

COMA (agrypnodal). Coma vigil.

COMA (apoplectic). Coma apoplectique.

COMA (complete). Carus, *m.* ; coma carus.

COMA (diabetic). Coma diabétique, coma acidocétosique.

COMA (hepatic), COMA HEPATICUM. Coma hépatique.

COMA (hyperosmolar). Coma hyperosmolaire, coma par hyperosmolarité.

COMA (hyperosmolar non acidotic diabetic). Coma diabétique hyperosmolaire.

COMA (hyperosmolar non ketotic). Coma diabétique hyperosmolaire.

COMA HYPOCHLORAEMICUM, COMA (hypochloraemic). Coma hypochlorémique.

COMA (hypoglycaemic). Coma hypoglycémique.

COMA (irreversible). Coma dépassé.

COMA (Kussmaul's). Coma diabétique.

COMA (light). Coma vigil.

COMA (myxoedema). Coma myxœdémateux.

COMA (uraemic). Coma urémique, coma azotémique.

COMA (very deep). Coma carus.

COMA VIGIL. Coma vigil, coma agrypnode.

COMBY'S SIGN. Signe de Comby.

COMEDO, *s.* (*pl.* comedos, comedones). Comédon, *m.* ; acné ponctuée.

COMEDOCARCINOMA, *s.* Comédocarcinome, *m.*

COMMENSAL, *adj.* Commensal, ale.

COMMINUTED, *adj.* Comminutif, ive.

COMMINUTION, *s.* Comminution, *f.*

COMMISSURE, *s.* Commissure, *f.*

COMMISSUROPLASTY, *s.* Commissuroplastie, *f.*

COMMISSUROTOMY, *s.* Commissurotomie, *f.*

COMMON COLD. Coryza, *m.* → *coryza.*

COMMOTIO, *s.* Commotion, *f.*

COMMOTIO CEREBRI. Commotion cérébrale.

COMMOTIO SPINALIS. Commotion médullaire.

COMMUNICATION (interatrial). Communication interauriculaire.

COMMUNICATION (interventricular). Communication interventriculaire.

COMMUNITY ACQUIRED. Communautaire, *adj.*

COMPARTMENT, *s.* Compartiment, *m.* ; loge, *f.*

COMPARTMENTAL or **COMPARTMENT SYNDROME.** Syndrome compartimental, syndrome de compression des loges musculaires.

COMPASSIONATE, *adj.* Humanitaire.

COMPATIBILITY (blood). Compatibilité sanguine.

COMPENSATED, *adj.* Compensé, sée.

COMPENSATION, *s.* Compensation, *f.*

COMPENSATION (broken). Décompensation, *s. f.*

COMPENSATORY PAUSE. Repos compensateur, pause compensatrice.

COMPETENCE, *s.* Continence, *f.*

COMPETENCE (immunologic or **immunological).** Compétence immunitaire, immunocompétence.

COMPETITION (antigenic). Compétition des antigènes.

COMPLAINT, *s.* Maladie, *f.* ; syndrome, *m.* ; trouble, *m.*

COMPLAINT (chief). Syndrome initial, amenant le malade à consulter.

COMPLAINT (primary). Syndrome initial.

COMPLEMENT, *s.* Complément, *m.* ; alexine, *f.* ; cytase, *f.*

COMPLEMENT ACTIVATION (alternative pathway of). Voie alterne d'activation du complément.

COMPLEMENT ACTIVATION (classical pathway of). Voie classique d'activation du complément.

COMPLEMENT (components of) C1 to C9. Composants du complément : C1 à C9.

COMPLEMENT DEFLECTION. Fixation du complément.

COMPLEMENT (deviation of the) or **COMPLEMENT DEVIATION.** Fixation du complément.

COMPLEMENT (endocellular). Complément contenu dans les cellules.

COMPLEMENT (fixation of the) or **COMPLEMENT FIXATION.** Fixation du complément, déviation du complément.

COMPLEMENT FIXATION TEST. Réaction de fixation du complément.

COMPLEMENT SYSTEM. Système complémentaire.

COMPLEMENTAL, *adj.*,

COMPLEMENTARY, *adj.* Complémentaire.

COMPLEX, *s.* Complexe, *m.*

COMPLEX (brother). Complexe d'intrusion, complexe de Caïn.

COMPLEX (Cain). Complexe d'intrusion, complexe de Caïn.

COMPLEX (castration). Complexe de castration.

COMPLEX OF GENE LOCI (major histocompatibility). Complexe majeur d'histocompatibilité, CMH, complexe HLA.

COMPLEX (immune). Complexe immun. → *immune complex.*

COMPLEX (inferiority). Complexe d'infériorité.

COMPLEX (mother). Complexe d'Œdipe.

COMPLEX (Oedipus). Complexe d'Œdipe.

COMPLEX (primary). Primo-infection.

COMPLEX (triple symptome c. of Behcet). Syndrome de Behcet. → *Behcet's syndrome.*

COMPLEX (ventricular). Complexe ventriculaire.

COMPLIANCE, *s.* Compliance, *f.*

COMPLIANCE (lung or **pulmonary).** Compliance pulmonaire, CL.

COMPLIANCE OF THE LUNG (specific). Compliance pulmonaire spécifique.

COMPLIANCE (patient's). Observance thérapeutique.

COMPLIANCE (ventricular). Compliance ventriculaire.

COMPLICATION, *s.* Complication, *f.*

COMPONENT (plasma thromboplastin). Facteur Christmas. → *plasma thromboplastin component.*

COMPONENT M. Immunoglobuline monoclonale.

COMPOUND, *s.* Composé, *m.*

COMPOUND A (Kendall's). 11-déhydrocorticostérone, *s.f.* → *dehydrocorticosterone.*

COMPOUND B (Kendall's). Corticostérone, *s.f.* → *corticosterone.*

COMPOUND E (Kendall's). Cortisone, *s.f.* → *cortisone.*

COMPOUND F (Kendall's). Cortisol, *s.m.* → *cortisol.*

COMPOUND G (Reichstein's). Composé ou corps G de Reichstein, adrénostérone.

COMPOUND H (Reichstein's). Composé H de Reichstein, corticostérone, *f.*

COMPOUND Q (Reichstein's). Composé Q de Reichstein, désoxycorticostérone, *f.*

COMPOUND S (Reichstein's). Composé S de Reichstein, 11-désoxycortisol, *s. m.*

COMPOUND (digitalis-like). Facteur digitalique endogène.

COMPOUND (nitrate). Dérivé nitré.

COMPRESS, *s.* Compresse, *f.*

COMPRESSED AIR ILLNESS. Maladie des plongeurs. → *caisson disease.*

COMPRESSION (cervical artery) SYNDROME. Migraine cervicale. → *Bärtschi-Rochaix syndrome.*

COMPULSION, *s.* Acte impulsif.

COMPULSIVE ACT. Acte impulsif.

CONATION, *s.* Conation, *f.*

CONCANAVALINE, *s.* Concanavaline, *f.*

CONCATO'S DISEASE. Polysérite, *s. f.*

CONCANAVALIN, *s.* Concanavaline, *f.* ; Conc. A.

CONCENTRATION (Ionic c. of the plasma). Concentration ionique du plasma.

CONCENTRATION (maximal). Concentration maxima, CM.

CONCENTRATION (mean corpuscular haemoglobin), MCHC. Valeur globulaire.

CONCENTRATION (minimum inhibitory). Concentration minimale inhibitrice.

CONCEPT (APUD). Système APUD.

CONCEPTION, *s.* Conception, *f.*

CONCEPTUS, *s.* Conceptus, *m.*

CONCHA AURICULAE. Conque de l'auricule.

CONCHOTOMY, *s.* Turbinectomie, *f.* → *turbinectomy.*

CONCOMITANCE, *s.* Concomitance, *f.*

CONCREMENT, *s.* Concrétion, *f.*

CONCRETIO CORDIS or PERICARDII. Symphyse péricardique. → *pericarditis (adhesive).*

CONCRETION, *s.* Concrétion, *f.*

CONCRETION (tophic). Tophus, *s. m.*

CONCUSSION, *s.* Commotion, *f.*

CONCUSSION (air). Souffle, *s.m.* ; onde de choc.

CONCUSSION (brain). Commotion cérébrale.

CONCUSSION OF THE RETINA. Maladie de Berlin.

CONDENSATION, *s.* Condensation, *f.*

CONDITIONED, *adj.* Conditionné, née.

CONDITIONING, *s.* Conditionnement, *m.*

CONDOM, *s.* Condom, *m.* ; capote anglaise.

CONDORELLI'S SYNDROME or ENCEPHALITIS. Encéphalite de Condorelli.

CONDUCTANCE, *s.* Conductance, *f.*

CONDUCTIBILITY, *s.* 1° Conductibilité, *f.* – 2° Aptitude d'un influx à être transmis.

CONDUCTION (aberrant). Conduction aberrante, aberration ventriculaire.

CONDUCTION (anterograd). Conduction antérograde.

CONDUCTION (concealed). Conduction cachée.

CONDUCTION DISTURBANCE. Trouble de la conduction.

CONDUCTION (gap in). Phénomène du trou de conduction.

CONDUCTION (intraatrial) DELAY. Trouble de conduction intra-auriculaire.

CONDUCTION (intramural) DISTURBANCE. Bloc pariétal. → *heart-block (non specific intraventricular).*

CONDUCTION (orthograd). Conduction antérograde.

CONDUCTION RATIO. Degré de conduction.

CONDUCTION (supranormal). Conduction supernormale ou supranormale.

CONDUCTIVITY, *s.* Conductibilité, *f.*

CONDUCTOR, *s.* Conducteur, *m.* ; conductrice, *f.*

CONDYLE, *s.* Condyle, *m.*

CONDYLOMA, *s.* Condylome, *m.*

CONDYLOMA ACUMINATUM. Condylome acuminé, végétation vénérienne, chou-fleur, crête de coq.

CONDYLOMA (flat). Condylome plat ou syphilitique.

CONDYLOMA (giant). Condylome acuminé géant du sac préputial.

CONDYLOMA LATUM. Condylome plat ou syphilitique.

CONDYLOMA (pointed). Condylome acuminé. → *condyloma acuminatum.*

CONDYLOMA (syphilitic). Condylome plat ou syphilitique. → *condyloma latum.*

CONE, *s.* Cône, *m.*

CONE (cerebellar pressure or cerebellar-foramen magnum pressure). Engagement amygdalien. → *herniation (tonsillar).*

CONFABULATION, *s.* Confabulation, *f.*

CONFINED (to be). *v.* Accoucher.

CONFINEMENT, *s.* Couches, *f. pl.*

CONFUSION, *s.* Confusion mentale.

CONGENITAL, *adj.* Congénital, ale ; inné, innée.

CONGENITAL DISEASE. Maladie congénitale.

CONGESTION, *s.* Congestion, *f.*

CONGESTION (active). Congestion active, fluxion, *f.*

CONGESTION (brain). Congestion cérébrale.

CONGESTION (fluctionary). Congestion active.

CONGESTION (hypostatic). Congestion hypostatique.

CONGESTION (neuroparalytic). Congestion par paralysie des vasoconstricteurs.

CONGESTION (neurotonic). Congestion par excitation des vasodilatateurs.

CONGESTION (passive). Congestion passive.

CONGESTION (pleuro-pulmonary). Congestion pulmonaire. → *Woillez's disease.*

CONGESTION (venous). Congestion passive.

CONGLUTINATION, *s.* Conglutination, *f.*

CONGLUTINATION TEST. Test de conglutination.

CONGLUTININ, *s.* Conglutinine, *f.*

CONGO RED TEST. Épreuve du rouge Congo, épreuve de Bennhold, épreuve de Paunz.

CONGOPHILIC, *adj.* Congophile.

CONIDIOBOLOMYCOSIS, *s.* Conidiobolomycose, *f.*

CONIOSIS, *s.* Coniose, *f.* ; koniose, *f.*

CONIOSPOROSIS, *s.* Coniosporose, *f.*

CONIOTOMY, *s.* Coniotomie, *f.*

CONIZATION, *s.* Conisation, *f.*

CONJUGATION (bacterial). Conjugaison bactérienne.

CONJUNCTIVA, *s.* Conjonctive, *f.*

CONJUNCTIVITIS, *s.* Conjonctivite, *f.*

CONJUNCTIVITIS (actinic). Conjonctivite actinique.

CONJUNCTIVITIS (acute contagious). Conjonctivite aiguë contagieuse (bacille de Weeks).

CONJUNCTIVITIS (acute follicular). Conjonctivite aiguë folliculaire suppurée due à un virus (herpès) ou à une Chlamydia.

CONJUNCTIVITIS (allergic or anaphylactic). Conjonctivite allergique.

CONJUNCTIVITIS (angular). Maladie de Morax. → *conjunctivitis (Morax-Axenfeld).*

CONJUNCTIVITIS (arc-flash). Conjonctivite actinique.

CONJUNCTIVITIS (atopic). Conjonctivite allergique.

CONJUNCTIVITIS (Béal's). Conjonctivite de Béal et Morax.

CONJUNCTIVITIS (calcareous). Conjonctivite calculeuse.

CONJUNCTIVITIS (diphtheritic). Conjonctivite diphtérique.

CONJUNCTIVITIS (diplobacillary). Maladie de Morax. → *conjunctivitis (Morax-Axenfeld).*

CONJUNCTIVITIS (Egyptian). Trachome, *s. m.* → *trachoma.*

CONJUNCTIVITIS (epidemic). Conjonctivite aiguë contagieuse.

CONJUNCTIVITIS (granular), CONJUNCTIVITIS GRANULOSA. Trachome, *s. m.* → *trachoma.*

CONJUNCTIVITIS (inclusion). Conjonctivite à inclusions.

CONJUNCTIVITIS (Klieg's). Conjonctivite actinique.

CONJUNCTIVITIS (Koch-Weeks). Conjonctivite aiguë contagieuse.

CONJUNCTIVITIS (larval). Myase de la conjonctive.

CONJUNCTIVITIS (lithiasis). Conjonctivite calculeuse.

CONJUNCTIVITIS (membranous). Conjonctivite diphtérique.

CONJUNCTIVITIS (Morax-Axenfeld). Conjonctivite ou maladie de Morax, conjonctivite subaiguë.

CONJUNCTIVITIS (Parinaud's). Conjonctivite de Parinaud.

CONJUNCTIVITIS (Pascheff's). Conjonctivite infectieuse avec tuméfaction unilatérale des glandes parotides et sous-maxillaires.

CONJUNCTIVITIS PETRIFICANS. Conjonctivite calculeuse.

CONJUNCTIVITIS (phlyctenular). Kératoconjonctivite phlycténulaire. → *keratoconjunctivitis (phlyctenular).*

CONJUNCTIVITIS (plastic). Conjonctivite diphtérique.

CONJUNCTIVITIS (pseudomembranous). Conjonctivite diphtérique.

CONJUNCTIVITIS (scrofular). Kératoconjonctivite phlycténulaire. → *keratoconjunctivitis (phlyctenular).*

CONJUNCTIVITIS (shipyard). Kératoconjonctivite épidémique.

CONJUNCTIVITIS (snow). Conjonctivite actinique.

CONJUNCTIVITIS (spring). Conjonctivite printanière.

CONJUNCTIVITIS (squirrel plague). Conjonctivite tularémique.

CONJUNCTIVITIS (swimming pool). Conjonctivite à inclusions contractée dans les piscines.

CONJUNCTIVITIS (trachomatous). Trachome, *s. m.* → *trachoma.*

CONJUNCTIVITIS TULARENSIS. Conjonctivite tularémique.

CONJUNCTIVITIS (vernal). Conjonctivite printanière.

CONJUNCTIVITIS (welder's). Conjonctivite des soudeurs à l'arc.

CONJUNCTIVITIS (Widmark's). Congestion de la conjonctive de la paupière inférieure.

CONJUNCTIVOMA, *s.* Conjonctivome, *m.*

CONJUNCTIVOURETHROSYNOVIAL SYNDROME Syndrome de Fiessinger-Leroy. → *Reiter's disease or syndrome.*

CONN'S SYNDROME. Syndrome de Conn, hyperaldostéronisme primaire, aldostéronisme primaire.

CONNATAL, CONNATE, *adj.* Conné, connée.

CONNECTIVE, *adj.* Conjonctif, ive.

CONNECTIVE TISSUE DISEASE. Maladie du collagène. → *collagen disease.*

CONNECTIVE TISSUE DISEASE (mixed). Connectivite mixte. → *Sharp's syndrome.*

CONNELL'S SUTURE. Suture de Connell-Mayo.

CONOR AND BRÜCH DISEASE. Fièvre boutonneuse méditerranéenne. → *fever (boutonneuse).*

CONORENAL SYNDROME. Syndrome conorénal.

CONRADI'S or CONRADI-HÜNERMANN SYNDROME. Chondrodysplasie ponctuée. → *chondrodysplasia punctata.*

CONSANGUINEOUS, *adj.* Consanguin, ine.

CONSANGUINITY, *s.* Consanguinité, *f.*

CONSCIOUSNESS, *s.* Conscience, *f.*

CONSENSUAL, *adj.* Consensuel, elle.

CONSENSUS, *s.* Consensus, *m.*

CONSERVANCY, *s.* Hygiène sociale.

CONSERVE, *s.* (pharmacy), Conserve, *f.*

CONSONATING, CONSONANT, *adj.* Consonnant, ante.

CONSTIPATION, *s.* Constipation, *f.*

CONSTITUTION, *s.* Constitution, *f.*

CONSULTANT, *s.* Médecin consultant.

CONSULTATION, *s.* Consultation, *f.*

CONSUMPTION, *s.* Consomption, *f.*

CONSUMPTION (galloping). Phtisie galopante.

CONSUMPTION (luxus). Consommation de luxe.

CONSUMPTION (oxygen). Consommation d'oxygène.

CONSUMPTION (swift). Phtisie galopante.

CONTACTOLOGIST, *s.* Contactologiste, *m.* ou *f.*

CONTAGION, *s.* Contagion, *f.*

CONTAGIOSITY, *s.* Contagiosité.

CONTAGIOUS, *adj.* Contagieux, ieuse.

CONTAGIUM, *s.* Contage, *m.*

CONTAMINANT, *s.* Agent de contamination ou de souillure (d'une culture bactériologique).

CONTAMINATION, *s.* Contamination ou souillure.

CONTINENCE, *s.* Continence, *f.*

CONTINUATION (azygos). Continuation azygos.

CONTRA-APERTURE, *s.* Contre-ouverture, contre-incision.

CONTRACEPTION, *s.* Contraception, *f.* ; anticonception, *f.*

CONTRACEPTIVE, *adj.* Contraceptif, ive ; anticonceptionnel, elle.

CONTRACTILITY, *s.* Contractilité, *f.*

CONTRACTION, *s.* 1° Contraction, *f.* – 2° (orthodontics). Endognathie, *f.*

CONTRACTION (atrial or auricular premature). Extrasystole auriculaire.

CONTRACTION (atrioventricular or auriculoventricular premature). Extrasystole nodale.

CONTRACTION (carpopedal). Spasme carpopédal.

CONTRACTION (Dupuytren's). Maladie de Dupuytren.

CONTRACTION (escaped nodal). Échappement nodal.

CONTRACTION (escaped ventricular). Échappement ventriculaire.

CONTRACTION (fibrillary). Contraction fibrillaire.

CONTRACTION (fixation). Réflexe de posture local. → *Westphal's contraction.*

CONTRACTION (isometric). Contraction isométrique ou isovolumétrique.

CONTRACTION (isotonic). Contraction isotonique.

CONTRACTION (isovolumetric or isovolumic). Contraction isométrique. → *contraction (isometric).*

CONTRACTION (junctional premature). Extrasystole nodale.

CONTRACTION (myotatic). Réflexe myotatique.

CONTRACTION (nodal premature). Extrasystole nodale.

CONTRACTION (premature). Extrasystole, *s. f.*

CONTRACTION (presphygmic). Contraction isométrique. → *contraction (isometric).*

CONTRACTION (supraventricular premature). Extrasystole supraventriculaire.

CONTRACTION (ventricular premature). Extrasystole ventriculaire.

CONTRACTION (vermicular). Contraction vermiculaire.

CONTRACTION (Westphal's). Réflexe de posture locale. → *Westphal's contraction.*

CONTRACTURE, *s.* Contracture, *f.*

CONTRACTURE (Dupuytren's). Maladie de Dupuytren, rétraction de l'aponévrose palmaire.

CONTRACTURE (Ischaemic). Syndrome de Volkmann. → *Volkmann's paralysis or contracture.*

CONTRACTURE (Volkmann's). Syndrome de Volkmann. → *Volkmann's paralysis or contracture.*

CONTRA-EXTENSION, *s.* Contre-extension, *f.*

CONTRA-INDICATION, *s.* Contre-indication, *f.*

CONTRAGESTION, *s.* Contragestion, *f.*

CONTRALATERAL, *adj.* Controlatéral, ale ; contralatéral, ale.

CONTRALATERAL LEG SIGN or **REFLEX.** Réflexe controlatéral.

CONTRAST (spontaneous echocardiographic). Contraste spontané échocardiographique.

CONTRASTIMULISM, *s.* Contrestimulisme, *m.* → *rasorianism.*

CONTRECOUP, *s.* Contrecoup, *m.*

CONTROL (birth). Régulation des naissances.

CONTUNDING, *adj.* Contondant, ante.

CONTUSION, *s.* Contusion, *f.*

CONUS, *s.* Cône, *m.*

CONUS (myopic). Conus myopique.

CONUS ARTERIOSUS. Conus artériosus.

CONVALESCENCE, *s.* Convalescence, *f.*

CONVERSION, *s.* Conversion, *f.*

CONVERSION (hysterical). Hystérie de conversion.

CONVERSION (lysogenic). Lysogénie, *f.*

CONVERTIN, *s.* Convertine, *f.*

CONVERTINAEMIA, *s.* Convertinémie, *f.*

CONVEXOBASIA, *s.* Convexobasie, *f.*

CONVULSANT, *adj.* or *s.* Convulsivant.

CONVULSION, *s.* Convulsion, *f.*

CONVULSION (clonic). Spasme clonique. → *clonism.*

CONVULSION (crowing). Laryngospasme, *m.* → *laryngospasm.*

CONVULSION (facial). Hémispasme facial.

CONVULSIONS (infantiles). Convulsions infantiles, épilepsie infantile, éclampsie infantile.

CONVULSION (mimetic or mimic). Hémispasme facial.

CONVULSION (puerperal). Éclampsie gravidique.

CONVULSION (salaam). Syndrome des spasmes en flexion. → *spasm (nodding).*

CONVULSION (tonic). Spasme tonique. → *spasm (tonic).*

COOKE-APERT-GALLAIS SYNDROME. Syndrome génitosurrénal. → *adrenogenital syndrome.*

COOLEY'S ANAEMIA or DISEASE. Anémie de Cooley. → *anaemia (Cooley's).*

COOLEY'S OPERATIONS. Opérations de Cooley.

COOMBS'S TEST. Test de Coombs, test à l'antiglobuline.

COOMBS'S TEST (direct). Test direct de Coombs.

COOMBS'S TEST (indirect). Test de Coombs indirect.

COOPER'S DISEASE. Maladie kystique de la mamelle. → *cystic disease of the breast.*

COOPER'S IRRITABLE BREAST. Névralgie du sein.

COOPER'S IRRITABLE TESTICLE. Testicule irritable d'Astley-Cooper.

COOPER'S HERNIA. Hernie rétropéritonéale.

COOPER'S TEST. Test de Cooper.

COOPERNAIL'S SIGN. Signe de Coopernail.

COORDINATION, *s.* Coordination, *f.*

COPE'S LAW. Loi de Cope, loi d'accroissement des volumes.

COPIOPIA, COPIOPSIA, *s.* Asthénopie, *f.*

COPODYSKINESIA, *s.* Névrose professionnelle. → *neurosis (occupation).*

COPPER, *s.* Cuivre, *m.*

COPRAEMIA, *s.* Coprémie, *f.* ; stercorémie, *f.*

COPROCTIC, *adj.* Fécal, ale.

COPROLALIA, *s.* Coprolalie, *f.* ; manie blasphématoire.

COPROLITH, *s.* Coprolithe, *m.*

COPROLOGY, *s.* Coprologie, *f.*

COPROMA, *s.* Fécalome, *m.*

COPROMANIA, *s.* Copromanie, *f.*

COPROPHAGY, *s.* Coprophagie, *f.*

COPROPHILIA, *s.* Coprophilie, *f.*

COPROPORPHYRIA (hereditary). Coproporphyrie héréditaire.

COPROPORPHYRIN, *s.* Coproporphyrine, *f.*

COPROPORPHYRINOGEN, *s.* Coproporphyrinogène, *m.*

COPROPORPHYRINURIA, *s.* 1° Corproporphyrinurie, *f.* – 2° Coproporphyrie héréditaire.

COPROSTASIS, *s.* Coprostase, *f.* ; coprostasie, *f.*

COPULATION, *s.* Copulation, *f.*

COR ADIPOSUM. 1° Cœur atteint de dégénerescence graisseuse. – 2° Cœur des obèses.

COR BILOCULARE. Cœur biloculaire.

COR BOVINUM. Cor bovinum, cœur de bœuf.

COR HIRSUTUM. Péricardite villeuse.

COR PENDULUM. Cœur vertical.

COR PSEUDOBILOCULARE. Cœur pseudobiloculaire.

COR PSEUDOTRILOCULARE. Cœur pseudotriloculaire.

COR PULMONALE. Cœur pulmonaire.

COR TAURINUM. Cœur de bœuf.

COR TOMENTOSUM. Péricardite villeuse.

COR TRIATRIATUM. Cœur triatial.

COR TRILOCULARE BIATRIUM or BIATRIATUM. Ventricule unique, ventricule commun, cœur triloculaire biauriculaire.

COR TRILOCULARE BIVENTRICULARE. Cœur triloculaire biventriculaire.

COR VILLOSUM. Péricardite villeuse.

CORACOÏD, *adj.* Coracoïde.

CORACOIDITIS, *s.* Coracoïdite, *f.*

CORD, *s.* Cordon, *m.*

CORD (red pulp) Cordon de Billroth.

CORD (true vocal). Corde vocale.

CORD (syndrome of compression of the spinal). Syndrome de compression de la moelle.

CORD (syndrome of laceration of the spinal). Syndrome de section complète de la moelle.

CORD (syndrome of total transverse lesion of the). Syndrome de section complète de la moelle.

CORD SYNDROME (posterior). Syndrome cordonal postérieur.

CORDITIS, *s.* Inflammation du cordon spermatique (funiculite).

CORDOCENTESIS, *s.* Cordocentèse, *f.*

CORDON (sanitary). Cordon sanitaire.

CORDOPEXY, *s.* Chordopexie, *f.* ; cordopexie, *f.*

CORDOTOMY, *s.* Chordotomie, *f.* → *chordotomy.*

CORDS (tendinous). Cordages tendineux.

CORE, *s.* 1° Bourbillon, *m.* – 2° Noyau, *m.*

CORE (central) DISEASE OF A MUSCLE. Myopathie à noyau central.

CORECTOMY, *s.* Tridectome, *f.*

CORECTOPIA, *s.* Corectopie, *f.*

CORELYSIS, *s.* Corélysis, *m.*

COREMORPHOSIS, *s.* Création d'une pupille artificielle.

COREOPLASTY, *s.* Coréoplastie, *f.*

COREOPRAXY, *s.* Coréopraxie, *f.*

CORI'S CLASSIFICATION. Classification des Cori (des glycogénoses).

CORI'S DISEASE. Maladie de Forbes, maladie de Cori, glycogénose type III.

CORI'S TYPE II OF GLYCOGENOSIS SYNDROME. Maladie de Pompe. → *Pompe's disease.*

CORIUM, *s.* Derme, *m.*

CORLETT'S PYOSIS. Impétigo, *m.* → *impetigo contagiosa.*

CORN, *s.* Cor, *m.* → *clavus.*

CORNAGE, *s.* Cornage, *m.*

CORNEA, *s.* Cornée, *f.*

CORNEA (conical). Kératocône, *m.* → *keratoconus.*

CORNEA FARINATA. Cornea farinata.

CORNEA GLOBOSA. Kératoglobe, *m.* → *keratoglobus.*

CORNEA GUTTATA. Cornea guttata.

CORNEA PLANA. Cornea plana.

CORNEA (sugar-loaf). Kératocône, *m.* → *keratoconus.*

CORNEA VERTICILLATA. Cornea verticillata.

CORNELIA DE LANGE'S SYNDROME. Syndrome de Cornelia de Lange. → *amstelodamensis typus.*

CORNING'S PUNCTURE. Ponction lombaire.

CORNING'S SPINAL ANAESTHESIA. Rachianesthésie, *s. f.*

CORNUAL SYNDROME (anterior). Syndrome de la corne antérieure.

CORNU CUTANEUM, CORNU HUMANUM. Corne cutanée.

CORONA RADIATA. *s.* Corona radiata.

CORONA SEBORRHOEICA. Corona seborrhoica, couronne séborrhéique.

CORONA VENERIS. Couronne de Vénus, corona Veneris.

CORONAL, *adj.* Coronaire.

CORONARISM, *s.* Spasme des artères coronaires.

CORONARITIS, *s.* Coronarite, *s. f.*

CORONAROGRAPHY, *s.* Coronarographie, *f.*

CORONAROPATHY, *s.* Coronaropathie, *f.*

CORONARY, *adj.* Coronarien, ienne ; coronaire.

CORONARY SYNDROME (intermediate). Menace d'infarctus myocardique. → *angina (preinfection).*

CORONAVIRIDÆ, *s. pl.* Coronaviridés, *m. pl.*

CORONAVIRUS, *s. Coronavirus, m.*

COROTOMY, *s.* Iridotomie, *f.*

CORPORIN, *s.* Progestérone, *f.* → *progesterone.*

CORPUS CALLOSUM. Corps calleux.

CORPUS CALLOSUM DEGENERATION or **PRIMARY DEGENERATION.** Syndrome de Marchiafava-Bignami. → *Marchiafava-Bignami disease.*

CORPUS CALLOSUM SYNDROME. Syndrome calleux, syndrome du corps calleux.

CORPUS CALLOSUM TUMOUR SYNDROME. Syndrome de tumeur du corps calleux.

CORPUS LUTEUM. Corps jaune.

CORPUS STRIATUM (syndrome of). Syndrome de Cécile et Oscar Vogt.

CORPUSCLE (red blood). Globule rouge. → *erythrocyte.*

CORRECTANT, CORRECTIVE, *adj.* Correctif, ive.

CORRESPONDENCE (retinal). Correspondance rétinienne.

CORRIGAN'S DISEASE. Maladie de Corrigan.

CORRIGAN'S PHTHISIS. Tuberculose fibreuse.

CORRIGAN'S PULSE. Pouls de Corrigan, pulsus celer et alter.

CORRIGENT, *adj.* Correctif, ive.

CORRUGATION, *s.* Corrugation, *f.*

CORSET, *s.* Corset, *m*

CORTECTOMY, *s.* Cortectomie, *f.*

CORTEX, *s.* Cortex, *m.*

CORTEXOLONE, *s.* 11-déoxycortisol, *m.*

CORTI (organ of). Organe de Corti.

CORTICAL, *adj.* Cortical, ale.

CORTICOID, *adj.* and *s.* Corticoïde, *m.* ; corticostéroïde, *m.*

CORTICOID-DEPENDENT. Cortico-dépendant, ante.

CORTICOPLEURITIS, *s.* Splénopneumonie, *f.* → *splenopneumonia.*

CORTICOPRIVAL, *adj.* Corticoprive.

CORTICOSPINAL, *adj.* Corticospinal, ale ; pyramidal, ale.

CORTICOSTEROID, *adj.* and *s.* Corticostéroïde, corticoïde, *adj.* and *s. m.*

CORTICOSTEROID (tonical). Dermocorticoïde, *s. m.*

CORTICOSTERONE, *s.* Corticostérone, *f.* ; composé H de Reichstein, composé B de Kendall.

CORTICOSTERONE GROUP OF ADRENOCORTICAL HORMONES. Glucocorticoïdes, *s. m. pl.* → *glucocorticoids.*

CORTICOSUPRARENALOMA or **CORTICOSUPRARENOMA,** *s.* Corticosurrénalome, *m.*

CORTICOTHERAPY, *s.* Corticothérapie, *f.*

CORTICOTROPHIC or **CORTICOTROPIC,** *adj.* Corticotrope.

CORTICOTROPHIC HORMONE TEST. Test au Synactène.

CORTICOTROPIN, *s.* ACTH. → *adrenocorticotropic hormone.*

CORTIN, *s.* Cortine, *f.*

CORTISOL, *s.* Cortisol, *m.* ; hydrocortisone, *f.* ; 17-hydroxycorticostérone, composé F de Kendall.

CORTISOLURIA, *adj.* Cortisolurie, *f.*

CORTISONE, *s.* Cortisone, *f.* ; 17-hydroxy-11-déhydrocorticostérone, composé E de Kendall.

CORTISONE-GLUCOSE TEST. Épreuve de cortisone-glucose.

CORTISONE-LIKE, *adj.* Corticomimétique.

CORTISONOTHERAPY, *s.* Cortisonothérapie, *f.*

CORTISONURIA, *s.* Cortisonurie, *f.*

CORVISART'S DISEASE. Maladie de Corvisart.

CORVISART'S FACIES. Faciès de Corvisart.

CORVISART'S or **CORVISART-FALLOT SYNDROME.** Syndrome de Caillaud, syndrome de Corvisart ou de Corvisart-Fallot.

CORYMBIFORM, *adj.* Corymbiforme.

CORYNEBACTERIUM, *s. Corynebacterium, m.*

CORYNEBACTERIUM DIPHTHERIAE. *Corynebacterium diphtheriæ*, bacille de Klebs ou de Löffler ou de Klebs-Löffler, bacille de la diphtérie, *Bacillus diphtheriæ.*

CORYNEBACTERIUM PSEUDODIPHTHERICUM. *Corynebacterium pseudodiphthericum*, bacille d'Hoffmann.

CORYZA, *s.* Coryza, *m.*

CORYZA AGENT (chimpanzee). VRS, virus respiratoire syncytial.

CORYZA (allergic). Rhume des foins.

CORYZA FAETIDA. Ozène, *m.*

CORYZA (pollen). Rhume des foins.

COSMID, *s.* Cosmide, *m.*

COSMETOLOGY, *s.* Cosmétologie, *f.*

COSMOBIOLOGY, *s.* Cosmobiologie, *f.*

COSMOPATHOLOGY, *s.* Cosmopathologie, *f.*

COS-SITE, *s.*, Cos-site, *m.*

COSTECTOMY, *s.* Costectomie, *f.*

COSTEN'S SYNDROME. Syndrome de Costen.

COSTOMUSCULAR POINT. Point costo-musculaire.

COSTORECTAL POINT (right). Point cystique.

COSTOTRANSVERSECTOMY, *s.* Costo-transversectomie.

COSTOVERTEBRAL, *adj.* Costovertébral, ale.

COSTOVERTEBRAL SYNDROME. Syndrome d'Erdheim.

COTARD'S SYNDROME. Délire de négation, syndrome de Cotard.

COTHROMBIN CONVERSION FACTOR. Proconvertine, *s. f.* → *proconvertin.*

COTHROMBOPLASTIN, *s.* Proconvertine, *f.* → *proconvertin.*

COTREL'S PLASTER. Plâtre de Cotrel.

COTREL-DUBOUSSET PROCEDURE. Technique de Cotrel-Dubousset.

COTTE'S OPERATION. Opération de Cotte.

COTTON, *s.* Coton, *m.*

COTUGNO'S or **COTUNNIUS' DISEASE.** Sciatique *s. f.*

COTYLEDON, *s.* Cotylédon, *m.*

COUÉISM. Méthode Coué.

COUGH, *s.* Toux, *f.*

COUGH (barking). Toux férine.

COUGH (chin). Coqueluche, *s. f.*

COUGH (dry). Toux sèche.

COUGH (ear). Toux auriculaire.

COUGH (hacking). Petite toux sèche.

COUGH (hebetic). Toux sèche et rauque de la puberté.

COUGH (minute gun). Coqueluche avec quintes subintrantes.

COUGH (moist). Toux humide.

COUGH (Morton's). Toux émétisante, toux de Morton.

COUGH (pleuritic). Toux pleurétique.

COUGH (privet) (privet : troène). Syndrome d'Engel.

COUGH (productive). Toux humide.

COUGH (reflex). Toux réflexe.

COUGH (stomach). Toux gastrique.

COUGH (Sydenham's). Toux hystérique.

COUGH (tea-tasters'). Toux des goûteurs du thé (par inhalation des champignons parasites des feuilles de thé).

COUGH (uterine). Toux utérine.

COUGH (wet). Toux humide.

COUGH (whooping). Coqueluche, *s. f.*

COUGH (winter). Toux de la bronchite chronique hivernale des vieillards.

COUGH-EXCITING, *adj.* Tussigène.

COUMARIN, *s.* Coumarine, *f.*

COUNCILMAN'S BODY. Corps de Councilman.

COUNCILMAN'S LESION. Nécrose hyaline non inflammatoire des cellules hépatiques, dans la fièvre jaune.

COUNT (Addis'). Compte d'Addis.

COUNT (blood). Numération globulaire. → *blood count.*

COUNT (complete blood). Hémogramme, *s. m.*

COUNT (differential blood). Formule leucocytaire. → *blood count (differential).*

COUNT (differential white). Formule leucocytaire. → *blood count (differential).*

COUNT (platelet). Numération des plaquettes sanguines.

COUNT (parasite). Numération des parasites par unité de volume du liquide infesté.

COUNTER (Geiger's or Geiger-Müller). Compteur de Geiger.

COUNTER OF IONIZING PARTICLES. Compteur de particules.

COUNTER (scintillation). Compteur à scintillations.

COUNTERBLOW, *s.* Contrecoup, *m.*

COUNTERELECTROPHORESIS, *s.* Électrosynérèse, *f.* → *immunofiltration.*

COUNTEREXTENSION, *s.* Contre-extension, *f.*

COUNTERIMMUNOELECTROPHORESIS, *s.* Électrosynérèse, *f.* → *immunofiltration.*

COUNTERINCISION, *s.* Contre-incision, *f.*

COUNTERINDICATION, *s.* Contre-indication, *f.*

COUNTERIRRITATION, *s.* Contre-irritation, contre-stimulation, *f.*

COUNTEROPENING, *s.* Contre-incision, *f.*

COUNTERPULSATION, *s.* Contrepulsion diastolique intra-aortique, assistance circulatoire par contrepulsion diastolique intra-aortique.

COUNTERPULSION (intraaortic balloon). Contrepulsion diastolique intra-aortique. → *counterpulsation.*

COUNTERSHOCK, *s.* Choc électrique, cardioversion, *f.*

COUNTERSTROKE, *s.* Contrecoup, *m.*

COUNTERTRANSFERENCE, *s.* Contretransfert, *m.*

COUNTING (whole body). Anthropogammamétrie, *f.*

COUPLING, *s.* Accouplement, *m.*

COUPLING (excitation-contraction). Couplage excitation-contraction.

COUPLING INTERVAL. Intervalle de couplage.

COUPLING OF THE BEATS. Bigéminisme, *m.*

COURSE, *s.* Évolution, *f.*

COURSES, *s.* Règles, *f. pl.*

COURVOISIER'S LAW. Loi de Courvoisier et Terrier, loi de Bard et Pic.

COURVOISIER-TERRIER SYNDROME. Syndrome de Bard-Pic.

COUVELAIRE'S SYNDROME or UTERUS. Apoplexie utéroplacentaire, syndrome de Couvelaire, hématome rétroplacentaire.

COVALENCE, *s.* Covalence, *f.*

COVE-PLANE T. Onde de Pardee.

COVESDEM SYNDROME. Syndrome COVESDEM.

COW DISEASE (mad). Maladie de la vache folle.

COWDEN'S DISEASE. Maladie de Cowden, syndrome des hamartomes multiples.

COWPER'S GLAND. Glande de Cowper.

COWPERITIS, *s.* Cowpérite, *f.* : méryite, *f.*

COWPOX, *s.* Vaccine, *f.*

COX. COX.

COX INHIBITOR. Anti-COX, *s.m.*

COX'S VACCINE. Vaccin de Cox.

COXA ADDUCTA, COXA FLEXA. Coxa vara.

COXA ANTETORSA. Coxa antetorsa.

COXALGIA, COXALGY, *s.* Coxalgie, *f.* ; coxo-tuberculose, *f.*

COXA PLANA. Coxa plana, caput planum.

COXARTHRIA, COXARTHRITIS, *s.* Coxite, *f.*

COXA VALGA. Coxa valga.

COXA VARA. Coxa vara, coxa adducta, coxa retrorsa, coxa flecta, hanche bote.

COXA VARA LUXANS. Coxa vara avec fissure du col du fémur et luxation de la hanche.

COXIB, *s.* Coxib, *m.*

COXIELLA, *s.* Coxiella, *f.*

COXITIS, *s.* Coxite, *f.*

COXITIS FUGAX. Coxite transitoire. → *observation hip syndrome.*

COXITIS (senile). Coxarthrie, *s. f.* ; coxarthrose, *f.* ; arthrite sénile de la hanche, morbus coxæ senilis.

COXITIS SEROSA SEU SIMPLEX. Coxite transitoire. → *observation hip syndrome.*

COXYDYNIA, *s.* Douleur de la hanche.

COXOTUBERCULOSIS, *s.* Coxalgie, *f.*

COXSACKIE VIRUS. Virus Coxsackie.

COZYMASE, *s.* Cozymase, *f.*

CPK. Symbole de «créatine phosphokinase».

CR (Chest Right) (electrocardiography). CR (variété de dérivation précordiale).

Cr. Symbole chimique du chrome.

CRACK, *s.* 1° Gerçure, crevasse, *f.* – 2° crack, *m.*

CRACKED-POT SOUND. Bruit de pot fêlé.

CRACKLES (pleural). Crépitations sous-pleurales, frottement-râles.

CRADLE, *s.* Cerceau, *m.* (for keeping bed clothes from the bed).

CRAFOORD'S OPERATION. Opération de Crafoord.

CRAMP, *s.* Crampe, *f.*

CRAMP (occupation). Névrose professionnelle. → *neurosis (occupation).*

CRAMP (writers'). Crampe des écrivains, mogigraphie, *f.*

CRANDALL'S SYNDROME. Syndrome de Crandall.

CRANIAL, *adj.* Crânien, enne.

CRANIAL NERVES (nilateral global involvement of). Syndrome de Garcin. → *Garcin's syndrome.*

CRANIECTOMY, *s.* Craniectomie, *f.*

CRANIOCLASIS, *s.* Cranioclasie, *f.*

CRANIOCLAST, *s.* Cranioclaste, *m.*

CRANIOCLASTY, *s.* Cranioclasie, *f.*

CRANIOGRAPHY, *s.* Craniographie, *f.*

CRANIOLOGY, *s.* Craniologie, *f.*

CRANIOMALACIA, *s.* Craniotabès, *m.*

CRANIOMETRY, *s.* Craniométrie, *f.*

CRANIPAGUS, *s.* Craniopage, *m.*

CRANIPATHY (metabolic). Syndrome de Morgagni Morel. → *Morgagni's syndrome.*

CRANIOPHARYNGEAL DUCT (or pouch) TUMOUR. Craniopharyngiome, *s. m.* → *craniopharyngioma.*

CRANIOPHARYNGIOMA, *s.* Craniopharyngiome, *m.* ; adamantinome, *m.* ; tumeur de la poche de Rathke.

CRANIOPLASTY, *s.* Cranioplastie, *f.*

CRANIOSCHISIS, *s.* Cranioschisis, *m.*

CRANIOSCOPY, *s.* Cranioscopie, *f.*

CRANIOSTENOSIS, CRANIOSTOSIS, CRANIOSYNOSTOSIS, *s.* Craniosynostose, *f.* ; craniosténose, *f.*

CRANIOTABES, *s.* Craniotabès, *m.* ; craniomalacie, *f.* ; occiput mou.

CRANITOMY, *s.* Craniotomie, *f.*

CRANIUM, *s.* Crâne, *m.*

CRASIS, *s.* Crase, *f.*

CRATAEGUS OXYACANTHA. *Cratægus oxyacantha.*

CRATERIFORM, *adj.* Cratériforme.

CRAW-CRAW, *s.* Gale filarienne. → *itch (filarial).*

CREAM, *s.* Crème, *f.*

CREAMOMETER, *s.* Crémomètre, *m.*

CREASE (diagonal ear lobe). Signe de Frank.

CREASE SIGN (ear). Signe de Frank.

CREATINE, *s.* Créatine, *f.*

CREATINE-KINASE, *s.* Créatine-kinase, *f.* ; CK, créatine-phosphokinase, *f.* ; CPK.

CREATINE-KINASE, MB FORM. Créatine-kinase MB, CK-MB.

CREATINE PHOSPHOKINASE, *s.* Créatine-phosphokinase. → *créatine-kinase.*

CREATINAEMIA, *s.* Créatinémie, *f.*

CREATININE, *s.* Créatinine, *f.*

CREATININE CLEARANCE TEST. Épreuve à la créatinine.

CREATININAEMIA, *s.* Créatininémie, *f.*

CREATININURIA, *s.* Créatininurie, *f.*

CREATINURIA, *s.* Créatinurie, *f.*

CREATORRHOEA, *s.* Créatorrhée, *f.*

CREDÉ'S METHODS. Méthodes de Credé, méthode de l'expression placentaire.

CREEPING DISEASE, CREEPING ERUPTION. Larva migrans. → *larva migrans.*

CREMASTER MUSCLE. Muscle crémaster.

CREMATION, *s.* Crémation, *f.*

CREMATORIUM, *s.* Crématorium, *m.*

CREMNOPHOBIA, *s.* Cremnophobie, *f.*

CRENATED OUTLINE. Signe du créneau.

CRENOLOGY, *s.* Crénologie, *f.*

CRENOTHERAPY, *s.* Crénothérapie, *f.*

CREPITATIO, CREPITATION, CREPITUS, *s.* Crépitation, *f.*

CREPITUS (articular). Crépitation articulaire.

CREPITUS (bony). Crépitation osseuse.

CREPITUS (false). Crépitation articulaire.

CREPITUS (indux). Râle crépitant.

CREPITUS (joint). Crépitation articulaire.

CREPITUS REDUX. Râle de retour.

CREPITUS (silken). Crépitation soyeuse.

CREPUSCULAR, *adj.* Crépusculaire.

CRESCENT (myopic). Conus myopique.

CREST (ampullary). Crête ampullaire.

CREST (ganglionic). Crête neurale.

CREST (neural). Crête neurale.

CREST (supraventricular). Éperon de Wolff.

CREST SYNDROME. Syndrome CREST.

CRETIN, *s.* Crétin, *m.*

CRETINISM, *s.* Crétinisme, *m.*

CRETINOID, *adj.* Crétinoïde.

CRETINOUS, *adj.* Crétineux, euse.

CREUTZFELDT-JAKOB DISEASE. Maladie de Creutzfeldt-Jacob.

CREYX-LÉVY SYNDROME. Syndrome de Creyx-Lévy. → *ophthalmorhinostomatohygrosis.*

CRF, CRH. CRF, CRH. → *factor (corticotroping releasing).*

« CRI DU CHAT » SYNDROME. Syndrome du cri du chat. → *cat cry syndrome.*

CRICOID, *adj.* Cricoïde.

CRIGLER-NAJJAR SYNDROME. Ictère familial congénital de Crigler et Najjar, ictère congénital non hémolytique avec ictère nucléaire de Crigler et Najjar.

CRIMINALISTICS, *s.* Criminalistique, *f.*

CRIMINOGENIC, *adj.* Criminogène.

CRIMINOLOGY, *s.* Criminologie, *f.*

CRISIS, *s.* Crise, *f.* ; attaque, *f.* ; accès, *m.*

CRISIS (addisonian). Poussée aiguë au cours de la maladie d'Addison.

CRISIS (anaphylactoid). Choc anaphylactoide.

CRISIS (asthmatic). Crise d'asthme.

CRISIS (blood). Crise érythroblastique.

CRISIS (cerebral). Apoplexie cérébrale. → *apoplexy (cerebral).*

CRISIS (colloidoclastic). Choc anaphylactoide.

CRISIS (deglobulization). Crise de déglobulisation.

CRISIS (epileptic). Crise d'épilepsie.

CRISIS (febrile). Accès de fièvre.

CRISIS (gastric). Crise gastrique.

CRISIS (glaucomatocyclitic). Syndrome de Posner-Schlossmann.

CRISIS (haematic or haemic). Crise hématique ou hématoblastique.

CRISIS (haemoclastic). Choc anaphylactoide.

CRISIS (intermenstrual). Syndrome du quatorzième ou quinzième jour, crise intermenstruelle, syndrome intermenstruel.

CRISIS (intestinal). Crise intestinale.

CRISIS (laryngeal). Crise laryngée.

CRISIS (nephralgic). Crise urétérale.

CRISIS (nitritoid). Crise nitritoïde.

CRISIS (oculogyric). Crise oculogyre, crise de plafonnement, phénomène des yeux au plafond, anoblepsie.

CRISIS (ophthalmic). Syndrome de Pel. → *Pel's crisis.*

CRISIS (Pel's). Syndrome de Pel. → *Pel's crisis.*

CRISIS (reflex hypoxic). Spasme du sanglot.

CRISIS (rejection). Crise du rejet, crise du transplant.

CRISIS (renal). Crise rénale.

CRISIS (tabetic). Crise tabétique.

CRISIS (thrombocytic). Accroissement des plaquettes sanguines.

CRISIS (thyroïd). Crise thyroïdienne. → *thyroid crisis.*

CRISIS (vesical). Crise vésicale.

CRISIS (visceral). Crise viscérale.

CRISTA GALLI. Crista galli.

CRITCHETT'S OPERATION. Opération de Critchett.

CRITHIDIA, *s. Crithidia, f.*

CRITICAL, *adj.* Critique.

cRNA. Abbreviation for *complementary ribonucleic acid* : acide ribonucléique complémentaire.

CROCIDISMUS, *s.* Carphologie, *f.*

CROCODILE TEARS (syndrome of). Syndrome du larmoiement paroxystique ou des larmes de crocodile, syndrome de Bogorad.

CROHN'S DISEASE. Maladie de Crohn. → *ileitis (distal).*

CROMOGLYCATE (disodium). Chromone.

CRONKHITE-CANADA SYNDROME. Syndrome de Cronkhite-Canada.

CROOKE'S CELL. Cellule de Crooke.

CROSBY'S TEST. Test de Crosby, épreuve à la thrombine.

CROSS-BREEN-MCKUSICK SYNDROME. Syndrome de Cross-Breen-McKusick.

CROSS-EYE. Strabisme convergent.

CROSS MATCHING. Épreuve de compatibilité sanguine croisée.

CROSS-TALK. Écoute croisée.

CROSSECTOMY, *s.* Crossectomie, *f.*

CROSSING, *s.* Croisement, *m.*

CROSSING OVER (genetics). Enjambement, entrecroisement, *s. m.*

CROUNOTHERAPY, *s.* Crénothérapie, *f.*

CROUP, *s.* Toute laryngo-trachéite suffocante de l'enfant.

CROUP (catarrhal). Laryngite striduleuse. → *laryngitis stridula or stridulosa.*

CROUP (diphtheritic). Croup, *s. m.* diphtérie laryngée.

CROUP (false). Laryngite striduleuse. → *laryngitis stridula or stridulosa.*

CROUP (fibrinous). Croup, *s. m.* → *diphtheria (laryngeal).*

CROUP (membranous). Croup, *s. m.* → *diphtheria (laryngeal).*

CROUP (pseudomembranus). Croup, *s. m.* → *diphtheria (laryngeal).*

CROUP (spasmodic). Laryngite striduleuse. → *laryngitis stridula or stridulosa.*

CROUP (true). Croup, *s. m.* → *diphtheria (laryngeal).*

CROUPOUS, CROUPY, *adj.* Croupal, ale.

CROUZON'S CRANIOFACIAL DYSOSTOSIS or **CROUZON'S DISEASE.** Maladie de Crouzon. → *dysostosis (craniofacial).*

CROW-FUKASE SYNDROME. Syndrome de Crow-Fukase, syndrome POEMS.

CROW'S FOOT MUSCLES. Muscles de la patte d'oie.

CROWE'S SIGN. Signe de Crowe.

CROWN (anatomical). Couronne dentaire.

CRP. CRP. → *protein (C-reactive).*

CRS. Syndrome des restaurants chinois.

CRST SYNDROME. Syndrome de Thibierge-Weissenbach, syndrome CRST.

CRUCHET'S DISEASE. Encéphalite léthargique. → *encephalitis lethargica.*

CRUOR, *s.* Cruor, *m.*

CRUSH INJURY or **CRUSH SYNDROME.** Syndrome d'écrasement. → *Bywaters's syndrome.*

CRUSHING, *s.* Écrasement, foulage, *m.*

CRUST (milk), CRUSTA LACTEA. Croûte de lait.

CRUSTA PHLOGISTICA. Couenne, *s. f.*

CRUTCH, *s.* Béquille, *f.*

CRUTCH PARALYSIS. Paralysie des béquillards.

CRUVEILHIER'S ATROPHY. Maladie de Cruveilhier. → *atrophy (progressive spinal muscular).*

CRUVEILHIER'S DISEASE. 1° Maladie de Cruveilhier. → *atrophy (progressive spinal muscular).* – 2° Ulcère simple de l'estomac. → *ulcer (chronic gastric).*

CRUVEILHIER'S NODULE. Nodosité de Cruveilhier. → *Albini's nodule.*

CRUVEILHIER'S PARALYSIS. Maladie de Cruveilhier. → *atrophy (progressive spinal muscular).*

CRUVEILHIER'S SIGN. Tuméfaction à la toux d'une varice de la crosse de la saphène.

CRUVEILHIER-BAUMGARTEN CIRRHOSIS. Cirrhose de Cruveilhier-Baumgarten.

CRYAESTHESIA, *s.* Cryesthésie, *f.*

CRYANAESTHESIA, *s.* 1° Cryanesthésie, *f.* – 2° Anesthésie locale par réfrigération.

CRYMO-ANAESTHESIA, *s.* Anesthésie locale par réfrigération.

CRYMOTHERAPEUTICS, CRYMOTHERAPY, *s.* Crymothérapie, *f.;* frigothérapie, *f.*

CRYOBIOLOGY, *s.* Cryobiologie, *f.*

CRYOCAUTERY, *s.* Cryocautérisation, *f.*

CRYOFIBRINOGEN, *s.* Cryofibrinogène, *m.*

CRYOGLOBULIN, *s.* Cryoglobuline, *f.;* cryoprotéine, *f.*

CRYOGLOBULINAEMIA, *s.* Cryoglobulinémie, *f.;* cryoprotéinémie, *f.*

CRYOMASSAGE, *s.* Cryomassage, *m.*

CRYOPATHY, *s.* Cryopathie, *f.*

CRYOPHILIC, *adj.* Cryophile.

CRYOPRECIPITABILITY, *s.* Cryoprécipitabilité, *f.*

CRYOPRECIPITATE, *s.* Cryoprécipité, *m.*

CRYOPRECIPITATION, *s.* Cryoprécipitation, *f.*

CRYOPRESERVATION, *s.* Cryopréservation, *f.*

CRYOPROTECTANT, *s.* Cryoprotecteur, *m.*

CRYOPROTEIN, *s.* Cryoglobuline, *f.*

CRYOPROTEINAEMIA, *s.* Cryoglobulinémie, *f.*

CRYORETINOPEXY, *s.* Cryorétinopexie, *f.*

CRYOSCOPY, *s.* Cryoscopie, *f.*

CRYOSURGERY, *s.* Cryochirurgie, *f.*

CRYOTHALAMECTOMY, *s.* Cryothalamectomie, *f.*

CRYOTHERAPY, *s.* Cryothérapie, *f.;* psychothérapie.

CRYPT, *s.* Crypte, *f.*

CRYPTAGGLUTINOID, *s.* Cryptagglutinoïde, *m.*

CRYPTISIS, *s.* Cryptite, *f.*

CRYPTOCEPHALUS, *s.*, Cryptocéphale, *f.*

CRYPTOCOCCOSIS, *s.* Cryptococcose, *f.;* blastomycose européenne, maladie de Busse-Buschke, torulose, *f.* ; torulopsidose, *f.*

CRYPTOGENETIC, CRYPTOGENIC, *adj.* Cryptogénétique, cryptogénique.

CRYPTOLEUKAEMIA, *s.* Cryptoleucémie, *f.* ; cryptoleucose, *f.*

CRYPTOMENORRHOEA, *s.* Cryptoménorrhée, *f.*

CRYPTOPHTHALMIA, CRYPTOPHTHALMOS, CRYPTOPHTHALMUS, *s.* Cryptophtalmie, *f.*

CRYPTOPODIA, *s.* Cryptopodie, *f.*

CRYPTOPSYCHISM, *s.* Cryptopsychisme, *m.*

CRYPTORCHIDISM, CRYPTORCHISM, CRYPTORCHIDY, *s.* Cryptorchidie, *f.*

CRYPTOSPORIDIASIS, *s.* Cryptosporidiase, *f.*

CRYPTOSPORIDIUM, *s. Cryptosporidium, m.*

CRYPTOTOXIN, *s.* Cryptotoxine, *f.;* substance cryptotoxique.

CRYPTOZOÏTE, *s.* Cryptozoïte, *m.*

CRYPTOZYGOUS, *adj.* Cryptozyge.

CRYSTALLOPHOBIA, *s.* Cristallophobie, *f.*

CSF. CSF. → *factor (colony stimulating).*

CT (Abbreviation of Computer tomography). TDM (abréviation de tomodensitométrie).

CUBITUS VALGUS. Cubitus valgus.

CUBITUS VARUS. Cubitus varus.

CUBOID, *adj.* Cuboïde.

CUFF (musculotendinous or rotator). Coiffe des rotateurs de l'épaule

CUFF TEST. Test de la manchette.

CUIGNET'S METHOD. Pupilloscopie, *s. f.*

CUL DE SAC (retrouterine). Cul de sac de Douglas.

CULDOCENTESIS, *s.* Culdocentèse, *f.*

CULDOSCOPY, *s.* Pélycoscopie, *f.;* endopélycoscopie, *f.;* culdoscopie, *f.;* cœlioscopie transvaginale.

CULEX, *s.* Culex, *m.*

CULICIDAE, *s. pl.* Cullicidés, *m. pl.*

CULLEN'S SIGN. Signe de Cullen ou de Cullen-Hellendall.

CULMEN, *s.* Culmen, *m.*

CULTURE (blood). Hémoculture, *s. f.*

CULTURE (embryonate egg). Ovoculture, *s. f.*

CULTURE MEDIUM. Milieu de culture.

CULTURE OF THE URINE (bacterial). Uroculture, *s. f.*

CUNEIFORM, *adj.* Cunéiforme.

CUNEIHYSTERECTOMY, CUNEOHYSTERECTOMY, *s.* Cunéohystérectomie, *f.*

CÜPPERS'S METHODS. Méthodes de Cüppers.

CUPPING GLASS. Ventouse, *s. f.*

CUPPING GLASS (scarified). Ventouse scarifiée.

CUPRAEMIA, *s.* Cuprémie, *f.*

CUPROPROTEIN, *s.* Cuproprotéine, *f.*

CUPRORRHACHIA, *s.* Cuprorrachie, *f.*

CUPROTHERAPY, *s.* Cuprothérapie, *f.*

CUPRURIA, *s.* Cuprurie, *f.*

CUPULA OF THE AMPULLARY CREST. Cupule, *s. f.*

CUPULOGRAM, *s.* Cupulogramme, *m.*

CUPULOMETRY, *s.* Cupulométrie, *f.*

CURAGE, *s.* Curage, *m.*

CURARE, *s.* Curare, *m.*

CURARE TEST. Test au curare.

CURARIZATION, *s.* Curarisation, *f.*

CURARIZING, *adj.* and *s.* Curarisant, *adj. s. m.*

CURE, *s.* Cure, *f.*

CURE (diet). Régime, *s. m.*

CURE (grape). Cure uvale, cure de raisin.

CURE (hunger). Cure de jeûne.

CURE (milk). Régime lacté.

CURE (mind). Psychothérapie, *s. f.*

CURE (mountain). Cure de montagne, orothérapie.

CURE (mouvement). Kinésithérapie, *s. f.*

CURE (radical). Cure radicale.

CURE (starvation). Cure de jeûne.

CURE (terrain). Cure de terrain, méthode d'Œrtel.

CURE (thirst). Cure de soif.

CURE (whey). Cure de petit-lait.

CURETTAGE, CURETTEMENT, *s.* Curetage, *f.* ; curettage, *f.*

CURETTAGE (uterine), CURETTAGE OF THE UTERUS. Curetage de l'utérus.

CURIE, *s.* Curie, *m.* Ci.

CURIETHERAPY, *s.* Curiethérapie, *f.*; radiumthérapie, *f.*

CURLING'S ULCER. Ulcère de Curling.

CURRARINO'S SYNDROME. Syndrome de Currarino.

CURRARINO'S TRIAD. Triade de Currarino.

CURRENT (action). Courant d'action.

CURRENT (demarcation). Courant de lésion.

CURRENT (injury), CURRENT OF INJURY. Courant de lésion.

CURRENT (electric). Courant électrique.

CURSCHMANN'S SPIRALS. Spirales de Curschmann, exsudat spiroïde.

CURTIUS' SYNDROME. Syndrome de Curtius.

CURTIUS-KRUGER SYNDROME. Syndrome de Curtius-Kruger.

CURVE, *s.* Courbe, *f.*

CUSHING'S BASOPHILISM. Maladie de Cushing.

CUSHING'S DISEASE. Maladie de Cushing, adénome basophile hypophysaire, basophilisme hypophysaire.

CUSHING'S SUTURE. Suture ou surjet de Cushing.

CUSHING'S SYNDROME. 1° Syndrome de Cushing, hypercorticisme glycocorticoïde ou métabolique, obésité ostéoporotique. – 2° Syndrome tumoral de l'angle pontocérébelleux.

CUSHING-LIKE, *adj.* Cushingoïde.

CUSHNY'S THEORY. Théorie de Cushny.

CUSP, *s.* Cuspide, *f.*

CUTANEOINTESTINAL SYNDROME (fatal). Syndrome de Degos. → *papulosis atrophicans maligna.*

CUTANEOMUCOOCULOEPITHELIAL SYNDROME. Syndrome de Fuchs. → *mucocutaneoocular syndrome.*

CUTANEOMUCOUVEAL SYNDROME. Syndrome de Behçet. → *Behçet aphthae, disease, syndrome or (triple symptom complex of).*

CUTIREACTION, *s.* Cuti-réaction, *f.*

CUTIS ANSERINA. Chair de poule.

CUTIS ELASTICA. Cutis hyperelastica.

CUTIS HYPERELASTICA. Cutis hyperelastica.

CUTIS LAXA. Dermatolysie, *s. f.* → *dermatolysis.*

CUTIS MARMORATA. Livedo annularis. → *livedo reticularis.*

CUTIS MARMORATA TELANGIECTICA CONGENITA. Cutis marmorata telangiectica congenita.

CUTIS PENDULA. Dermatolysie, *f.* → *dermatolysis.*

CUTIS PENSILIS. Dermatolysie, *f.* → *dermatolysis.*

CUTIS TESTACEA. Peau recouverte d'écailles grasses séborrhéiques.

CUTIS UNCTUOSA. Peau grasse, séborrhéique.

CUTIS VERTICIS GYRATA. Pachydermie vorticellée du cuir chevelu, cutis verticis gyrata.

CUTIS VERTICIS PLANA. Cutis verticis plana.

CUTIZATION, *s.* Cutisation, *f.*

CUTITIS, *s.* Cutite, *f.*

CUTITUBERCULIN REACTION. Cuti-réaction à la tuberculine. → *Moro's reaction or test.*

CUTLER'S SIGN. Signe de Cutler.

CUTLER-POWER-WILDER TEST. Épreuve de Harrop et Cutler, épreuve de Cutler.

CUTTING OF THE TEETH. Éruption dentaire.

CVP. Pression veineuse centrale.

CYANOCOBALAMIN, *s.* Cyanocobalamine. → *vitamin* B_{12}.

CYANODERMA, *s.* Cyanose, *f.*

CYANOPATHY, *s.* Cyanose, *f.*

CYANOPHILIA, *s.* Cyanophilie, *f.*

CYANOPHYCEAE, *s.* Schizophycètes, *m. pl.*

CYANOPSIA, *s.* Cyanopsie, *f.*

CYANOSED, *adj.* Cyanosé, ée.

CYANOSIS, *s.* Cyanose, *f.*

CYANOSIS (congenital). Maladie bleue, cyanose congénitale.

CYANOSIS (enterogenous). Cyanose entérogène.

CYANOSIS (hereditary methaemoglobinic). Maladie de Codounis. → *methaemoglobinaemia (congenital).*

CYANOSIS (toxic). Méthémoglobinémie acquise.

CYANOTIC, *adj.* Cyanosé, ée.

CYANURIA, *s.* Cyanurie, *f.*

CYASMA, *s.* Pigmentation de la peau au cours de la grossesse.

CYBERNETICS, *s.* Cybernétique, *f.*

CYBERNIN, *s.* Cybernine, *f.*

CYCLE (cell). Cycle cellulaire.

CYCLE (citric acid). Cycle de Krebs. → *Krebs'cycle.*

CYCLE (Krebs's). Cycle de Krebs. → *Krebs'cycle.*

CYCLE (Krebs-Henseleit). Cycle de l'ornithine. → *Krebs-Henseleit cycle.*

CYCLE (ornithine). Cycle de l'ornithine. → *Krebs-Henseleit cycle.*

CYCLE (tricarboxylic acid). Cycle de Krebs. → *Krebs's cycle.*

CYCLE (urea). Cycle de l'ornithine. → *Krebs-Henseleit cycle.*

CYCLIC, *adj.* Cyclique.

CYCLIN, *s.* Cycline, *f.*

CYCLITIS, *s.* Cyclite, *f.*

CYCLITIS (heterochromic) OF FUCHS. Hétérochromie de Fuchs.

CYCLOCEPHALUS, *s.* Cyclocéphale, *m.*

CYCLODIALYSIS, *s.* Cyclodialyse, *f.*

CYCLODIATHERMY, *s.* Cyclodiathermie, *f.*

CYCLODUCTION, *s.* Cycloduction, *f.*

CYCLOMASTOPATHY, *s.* Cyclomastopathie, *f.*

CYCLOOXYGENASE, *s.* Cyclo-oxygénase, *f.*

CYCLOPEXY, *s.* Cyclopexie, *f.*

CYCLOPHORIA, *s.* Cyclophorie, *f.*

CYCLOPHOSPHAMIDE, *s.* Cyclophosphamide, *f.*

CYCLOPHRENIA, *s.* Cyclothymie, *f.*

CYCLOPIA, *s.* Cyclopie, *f.* ; monopsie, *f.*

CYCLOPLEGIA, *s.*Cycloplégie, *f.*

CYCLOPS, *s. Cyclops, m.*

CYCLOSERINE, *s.* Cyclosérine, *f.*

CYCLOSPASM, *s.* Cyclospasme, *m.*

CYCLOSPORIN, *s.* Cyclosporine, *f.*

CYCLOTHERAPY, *s.* Usage thérapeutique de la bicyclette.

CYCLOTHYMIA, *s.* Cyclothymie, *f.* ; constitution cyclothymique, cyclophrénie, *f.* ; cycloïdie, *f.*

CYCLOTHYMIAC, *s.* Cyclothymique, *s. m.* ou *s. f.*

CYCLOTHYMIC, *adj.* and *s.* Cyclothymique.

CYCLOTHYMIC PERSONALITY. Cyclothymie, *s. f.* → *cyclothymia.*

CYCLOTHYMOSIS, *s.* Ensemble des maladies mentales du groupe cyclothymique et maniaque dépressive.

CYCLOTOCEPHALUS, *s.* Cyclotocéphale, *m.*

CYCLOTRON, *s.* Cyclotron, *f.*

CYCLOTROPIA, *s.* Cyclotropie, *f.;* strabisme rotatoire.

CYEMA, *s.* Produit de la conception à tous les stades de la grossesse.

CYEMOLOGY, *s.* Étude de l'embryon et du fœtus.

CYESIOGNOSIS, *s.* Diagnostic de la grossesse.

CYESIOLOGY, *s.* Obstétrique, *f.*

CYESIS, *s.* Grossesse, *f.*

CYESOEDEMA, *s.* Œdème de la grossesse.

CYLINDER (urinary). Cylindre urinaire.

CYLINDRAXILE, *s.* or **CYLINDER (axis).** Axone, *m.*

CYLINDROID, *adj.* Cylindroïde.

CYLINDROMA, *s.* Cylindrome, *m.;* épithéliome à corps oviformes, myxosarcome, *m.;* syphonome, *m.:* tumeur hétéradénique à corps oviformes.

CYLINDROSARCOMA, *s.* Myxosarcome, *m.*

CYLINDRURIA, *s.* Cylindrurie, *f.*

CYLLOSOMUS, *s.* Cyllosome, *f.*

CYMBOCEPHALIA, CYMBOCEPHALY, *s.* Cymbocéphalie, *f.;* Kymbocéphalie, *f.;* crâne en besace.

CYNANCHE, *s.* Angine grave.

CYNANCHE SUBLINGUALIS. Angine de Ludwig.

CYNANCHE TONSILLARIS. Angine phlegmoneuse.

CYNANTHROPY, *s.* Cynanthropie, *f.*

CYNIC, *adj.* Cynique.

CYNIC SPASM. Rire sardonique.

CYNOBEX, *s.* Toux férine.

CYNOPHAGIA, *s.* Boulimie, *f.*

CYNOPHOBIA, *s.* Cynophobie, *f.*

CYNOREXIA, *s.* Cynorexie, *f.*

CYOGENIC, *adj.* Qui produit la grossesse.

CYOPHORIA, *s.* Grossesse, *f.*

CYOPHORIC, *adj.* Enceinte, *adj. f.*

CYOTROPHY, *s.* Nutrition du fœtus.

CYPHOSIS, *s.* Cyphose, *f.*

CYPRIDOLOGY, *s.* Vénéréologie, *f.*

CYPRIDOPATHY, *s.* Cypridopathie, *f.*

CYPRIDOPHOBIA, *s.* Cypridophobie, *f.*

CYPRIPHOBIA, *s.* Cypridophobie, *f.*

CYRIAX'S MASSAGE. Massage de Cyriax, massage transversal.

CYRTOMETER, *s.* Cyrtomètre, *m.*

CYRTOSIS, *s.* 1° Cyphose, *f.* – 2° Déformation osseuse.

CYST, *s.* Kyste, *m.*

CYST (adventitious). Pseudo-kyste, *m.*

CYST (allantoic). Dilatation kystique de l'ouraque.

CYST (alveolar). Pneumatocèle, *f.*

CYST (alveolar hydatid). Echinococcose alvéolaire.

CYST (alveolo-dental). Kyste dentaire.

CYST (aneurysmal bone). Kyste anévrysmal des os.

CYST (apoplectic). Hématome enkysté consécutif à une hémorragie cérébrale.

CYST (arachnoid). Kyste de l'arachnoïde.

CYST (arterial adventitial). Kyste adventiciel artériel.

CYST (atheromatous). 1° Kyste sébacé. – 2° Foyer kystique athéromateux artériel.

CYST (Baker's). Kyste poplité.

CYST (Blessig's). Kyste de Blessig.

CYST (blood). Hématome enkysté.

CYST (Boyer's). Kyste sous-hyoïdien.

CYST (branchial). Kyste branchial.

CYST (branchial cleft). Kyste branchial.

CYST (branchiogenic or branchiogenous). Kyste branchial.

CYST OF BROAD LIGAMENT. Kyste parovarien. → *cyst (parovarian).*

CYST (bronchial or bronchogenic or bronchopulmonary). Kyste bronchogénique, kyste respiratoire.

CYST (bursal). Hygroma enkysté.

CYST (butter). Lipome nécrosé et saponifié.

CYST (cervical). Kyste branchial.

CYST (chocolate). Kyste endométrial.

CYST (ciliated epithelial). Kyste cilié.

CYST (colloid). Kyste colloïde.

CYST (compound). Kyste multiloculaire.

CYST (coronodental). Kyste corono-dentaire, kyste dentifère, kyste folliculaire.

CYST (corpus luteum). Kyste lutéinique.

CYST (craniobuccal). Crâniopharyngiome, *s. m.* → *craniopharyngioma.*

CYST (cutaneous or cuticular). Kyste dermoïde.

CYST (daughter). Vésicule fille.

CYST (degeneration). Dégénérescence kystique.

CYST (dental). Kyste dentaire.

CYST (dentigerous). Kyste dentigère.

CYST (dermoid). Kyste dermoïde, embryome kystique.

CYST (developmental). Kyste entéroïde.

CYST (dilation or dilatation). Kyste par distension.

CYST (distension). Kyste par distension.

CYST (echinococcus). Kyste hydatique.

CYST (embryonic). Kyste développé chez des débris embryonnaires.

CYST (endometrial implantation). Kyste endométrial.

CYST (enteric or enterogenous). Kyste entéroïde.

CYST (ependymal). Kyste de l'épendyme.

CYST (epidermal). Bulle, *m.* ; phlyctène, *f.*

CYST (epidermoid). Kyste épidermoïde.

CYST (epoophoral). Kyste parovarien.

CYST (exudation). Kyste par exsudation.

CYST (extravasation). Épanchement enkysté.

CYST (false). Pseudo-kyste, *s. m.*

CYST (fimbrial). Kyste parovarien.

CYST (follicular). 1° Kyste dentifère. → *cyst (coronodental).* – 2° Kyste folliculaire (ovarien).

CYST (Gartner's or gartnerian). Kyste parovarien.

CYST (gas). Kyste gazeux.

CYST (grand-daughter). Vésicule petite-fille.

CYST (haemorrhagic). Hématome enkysté.

CYST (hydatid). Kyste hydatique.

CYST (hypophyseal). Craniopharyngiome, *s. m.* → *craniopharyngioma.*

CYST (implantation). Kyste dermoïde sous-cutané par implantation.

CYST (inclusion). Kyste dermoïde sous-cutané par implantation.

CYST (involution or involutional). Kyste d'involution.

CYST (junctional). Kyste parovarien.

CYST (Kobelt's). Kyste parovarien.

CYST (lacteal). Galactocèle, *s. f.*

CYST (leptomeningeal). Kyste de l'arachnoide.

CYST OF THE LUNG. Kyste aérien du poumon.

CYST (lutein). Kyste lutéinique.

CYST (melbomian). Chalazion, *s. m.*

CYST (milk). Galactocèle, *s. f.*

CYST (mother). Vésicule mère.

CYST (mucoid, mucous or mucinous). Kyste mucoïde.

CYST (müllerian). Kyste mullérien.

CYST (multilocular). Kyste multiloculaire.

CYST (myxoid). Kyste synovial.

CYSTS (Naboth's or nabothian). Œufs de Naboth.

CYST (necrotic). Kyste nécrotique.

CYST (neural). Méningite kystique. → *meningitis serosa circumscripta.*

CYST (naevoid). Kyste angiomateux.

CYST (perlapical). Kyste dentaire.

CYST (oil). Kyste huileux.

CYST (oophoritic). Kyste de l'ovaire.

CYST (ovarian). Kyste de l'ovaire.

CYST OF THE OVARY (pseudo-mucinous). Kyste mucoïde de l'ovaire.

CYST (papilliferous). Kyste végétant, bénin ou malin.

CYST (paradental). Kyste paradentaire.

CYST (paranephric). Kyste périnéphrétique.

CYST (paraphyseal). Kyste saillant dans le ventricule cérébral.

CYST (paratubal). Kyste wolffien. → *cyst (parovarian).*

CYST (parent). Vésicule mère.

CYST (paroophoritic). Kyste wolffien. → *cyst (parovarian).*

CYST (parovarian). Kyste parovarien, kyste wolffien, kyste du ligament large.

CYST (pearl). Kyste ou masse épithéliale de l'iris provoqué par l'implantation d'un cil.

CYST (periodontal). Kyste dentaire.

CYST (perisalpingial). Kyste wolffien. → *cyst (parovarian).*

CYST (pilar). Kyste pilo-sébacé.

CYST (piliferous or pilonidal). Sinus pilonidal.

CYST (proliferative or proliferous). Kyste contenant des vésicules filles.

CYST (proligerous). Adénocarcinome, *s. m.*

CYST (pseudomucinous). Kyste mucoïde de l'ovaire.

CYST (pyelogenic renal). Kyste pyélogénique.

CYST (radicular or radiculodental). Kyste radiculodentaire, kyste dentaire.

CYST (Rathke's or Rathke's pocket or Rathke's pouch). Craniopharyngiome, *s. m.* → *craniopharyngioma.*

CYST OF THE RESPIRATORY TRACT. Kyste bronchogénique.

CYST (retention). Kyste par rétention.

CYST (root). Kyste dentaire.

CYST (sacrococcygeal). Sinus pilonidal.

CYST (Sampson's). Kyste endométrial.

CYST (sanguineous). Kyste hématique.

CYST (sebaceous). Kyste sébacé, loupe, *s. f.*

CYST (secondary). Vésicule fille.

CYST (secretory). Kyste par rétention.

CYST (semen). Kyste séminal.

CYST (sequestration). Kyste dermoïde sous-cutané par implantation ou inclusions.

CYST (serous). Kyste séreux.

CYST (soap). Lipome nécrosé, saponifié.

CYST (soap-suds). Kystes parsemant le cortex cérébral dans la torulose.

CYST (solitary bone). Maladie ou syndrome de Mikuliez, ostéite fibrokystique localisée des os longs, ostéite géodique, ostéodystrophie juvénile kystique, kyste essentiel ou bénin des os.

CYST (sterile). Kyste hydatique stérile.

CYST (sublingual). Grenouillette, *s. f.* ; ranula, *s. f.*

CYST (supracellar). Craniopharyngiome, *s. m.* → *craniopharyngioma.*

CYST (synovial). Kyste synovial, kyste arthrosynovial, ganglion synovial.

CYST (synovial c. of the popliteal space). Kyste poplité.

CYST (tarry). Kyste post-hémorragique du corps jaune.

CYST (tarsal). Chalazion, *s. m.*

CYST OF TENDON SHEATHS. Kyste synovial.

CYST (teratomatous). Tératome kystique.

CYST (thecal). Kyste synovial.

CYST (theca-lutein). Variété de kyste lutéinique.

CYST (thyroglossal). Kyste dermoïde développé sur les vestiges du canal thyréoglosse.

CYST (thyrolingual). Kyste dermoïde développé sur les vestiges du canal thyréolingual.

CYST (traumatic paranephritic). Pseudo-hydronéphrose traumatique. → *pseudohydronephrosis (traumatic).*

CYST (tricholemmal). Kyste pilosébacé.

CYST (true). Kyste développé en dehors de toute cavité naturelle.

CYST (tubular). Dilatation kystique des vestiges d'un canal.

CYST (tubulodermoid). Kyste dermoïde développé aux dépens des vestiges d'un canal.

CYST (umbilical). Dilatation kystique d'un canal ombilical anormalement persistant.

CYST (unicameral). Kyste uniloculaire.

CYST (unicameral bone). Kyste bénin des os. → *cyst (solitary bone).*

CYST (unilocular). Kyste uniloculaire.

CYST (urachal). Dilatation kystique de l'ouraque.

CYST (vitello-intestinal). Dilatation kystique d'un canal ombilical anormalement persistant.

CYST (wolffian). Kyste wolffien. → *cyst (parovarian).*

CYSTADENOFIBROMA, *s.* Adénofibrome, *m.* ; cystadénofibrome, *m.*

CYSTADENOMA, *s.* Cystadénome, *m.* ; adénocystome, *m.* ; adénokyste, *m.* ; adénokystome, *m.*

CYSTADENOMA ADAMANTINUM. Améloblastome, *s. m.* ; adamantinome, *s. m.*

CYSTADENOMA CYLINDROCELLULARE CELLOIDES OVARII. Kyste mucoïde de l'ovaire. → *cystadenoma of the ovary (pseudomucinous).*

CYSTADENOMA (gelatinous). Kyste mucoïde de l'ovaire. → *cystadenoma of the ovary (pseudomucinous).*

CYSTADENOMA (mucinous or mucous or mucinous papillary). Kyste mucoïde de l'ovaire. → *cystadenoma of the ovary (pseudomucinous).*

CYSTADENOMA OF THE OVARY (multilocular). Cystoépithéliome de l'ovaire, cystome de l'ovaire, épithélioma mucoïde de l'ovaire, kyste prolifère ou kyste proligère de l'ovaire.

CYSTADENOMA OF THE OVARY (pseudomucinous). Kyste mucoïde de l'ovaire.

CYSTADENOMA (papillary) LYMPHOMATOSUM. Cystadénolymphome, cystadénome papillaire, adénome kystique.

CYSTADENOMA (pseudomyxomatous). Kyste mucoïde de l'ovaire. → *cystadenoma of the ovary (pseudomucinous).*

CYSTADENOSARCOMA, *s.* Cystadénosarcome, *m.*, maladie de Brodie. → *cystosarcoma phyllodes.*

CYSTALGIA, *s.* Cystalgie, *f.* ; cystodynie, *f.*

CYSTATHIONINURIA, *s.* Cystathioninurie, *f.*

CYSTATROPHIA, *s.* Atrophie de la vessie.

CYSTAUCHENITIS, *s.* Inflammation du col vésical.

CYSTAUCHENOTOMY, *s.* Incision chirurgicale du col vésical.

CYSTAUXE, *s.* Cystectasie, *f.*

CYSTECTASIA, CYSTECTASY, *s.* Cystectasie, *f.*

CYSTECTOMY, *s.* 1° Kystectomie, *f.* – 2° Cystectomie, *f.* – 3° Cholécystectomie, *f.* – 4° Ablation du canal cystique.

CYSTEINE, *s.* Cystéine, *f.*

CYSTELCOSIS, *s.* Ulcération de la vessie.

CYSTENDESIS, *s.* Suture d'une plaie de la vésicule biliaire ou de la vessie.

CYSTERETHISM, *s.* Irritabilité de la vessie.

CYSTHYPERSARCOSIS, *s.* Épaississement de la tunique musculaire de la vessie.

CYSTIC, *adj.* 1° Kystique. – 2° Cystique.

CYSTIC DISEASE OF THE BREAST. Maladie kystique de la mamelle, maladie de Reclus, maladie de Tillaux et Phocas, maladie noueuse de la mamelle, mammite noueuse, adénocystome diffus des seins, fibro-adénomatose kystique des seins, maladie polykystique des seins.

CYSTIC DISEASE OF THE LUNG (congenital). Kyste aérien du poumon, maladie kystique du poumon.

CYSTIC DISEASE (medullary). Maladie kystique de la médullaire du rein.

CYSTIC DISEASE OF RENAL MEDULLA. Maladie kystique de la médullaire du rein.

CYSTICERCAL DISEASE. Cysticercose, *s. f.*

CYSTICERCOID, *s.* Cysticercoïde, *m.*

CYSTICERCOSIS, *s.* Cysticercose, *f.*

CYSTICERCUS, *s. Cysticerque, m.*

CYSTICOTOMY, *s.* Cysticotomie, *f.*

CYSTIDOTRACHELOTOMY, *s.* Incision du col vésical.

CYSTIFELLOTOMY, *s.* Cholécystomie, *f.*

CYSTIFEROUS, CYSTIGEROUS, *adj.* Contenant des kystes.

CYSTINE, *s.* Cystine, *f.*

CYSTINE DIATHESIS or DISEASE. Cystinose, *s. f.* → *cystinosis.*

CYSTINE STORAGE DISEASE. Cystinose, *s. f.* → *cystinosis.*

CYSTINEPHROSIS, *s.* Rein sacciforme. → *kidney (sacculated).*

CYSTINOSIS, *s.* Cystinose, *f.* ; maladie de Lignac-Fanconi.

CYSTINURIA, *s.* Cystinurie, *f.*

CYSTINURIA LYSINURIA. Diabète aminé. → *diabetes (amino).*

CYSTIRRHAGIA, *s.* Cystorragie, *f.*

CYSTITIS, *s.* Cystite, *f.*

CYSTITIS COLLI. Cervicite vésicale.

CYSTITIS (cystic) or **CYSTICA.** Cystite kystique.

CYSTITIS (granulomatous). Cystite framboisée.

CYSTITIS (incrusted). Cystite incrustée.

CYSTITIS (interstitial). Cystite interstitielle.

CYSTIFORME, *adj.* Kystiforme.

CYSTOCELE, *s.* Cystocèle, *f.* ; hernie vésicale.

CYSTODUODENOSTOMY, *s.* Kystoduodénostomie, *f.*

CYSTODYNIA, *s.* Cystalgie, *f.*

CYSTOEPITHELIOMA, *s.* Cysto-épithéliome, *m.*

CYSTOEPITHELIOMA OF THE OVARY (or ovarian). Cystoépithéliome de l'ovaire. → *cystadenoma of the ovary (multilocular).*

CYSTOFIBROMA, *s.* Cysto-fibrome, *m.*

CYSTOFIBROMA PAPILLARE. Cystosarcome phyllode. → *cystosarcoma phyllodes.*

CYSTOGASTROSTOMY, *s.* Kysto-gastrostomie, *f.*

CYSTOGRAPHY, *s.* Cystographie, *f.* ; cystoradiographie, *f.* ; kystographie, *f.*

CYSTOHYSTEROPEXY, *s.* Cysto-hystéropexie, *f.*

CYSTOID, *adj.* Cystoïde.

CYSTOJEJUNOSTOMY, *s.* Kysto-jéjunostomie, *f.*

CYSTOLITHOTOMY, *s.* Cystolithotomie, *f.*

CYSTOMA, *s.* Kystome, *m.* ; cystome, *m.*

CYSTOMA (colloid ovarian). Kyste mucoïde de l'ovaire.

CYSTOMA (microcystic pseudomucinous). Kyste mucoïde de l'ovaire.

CYSTOMA OVARII PSEUDOMUCINOSUM. Kyste mucoïde de l'ovaire.

CYSTOMA OF THE OVARY. Cystome de l'ovaire.

CYSTOMA OF THE OVARY (myxoid). Cysto-épithéliome de l'ovaire. → *cystadenoma of the ovary (multilocular).*

CYSTOMA (pseudocolloid ovarian). Kyste mucoïde de l'ovaire.

CYSTOMA (pseudomucinous racemose). Kyste mucoïde de l'ovaire.

CYSTOMA SEROSUM SIMPLEX. Kyste séreux de l'ovaire.

CYSTOMETROGRAM, *s.* Cystométrogramme, *m.*

CYSTOMETRY, *s.* Cystométrie, *f.*

CYSTOPEXY, *s.* Cystopexie, *f.*

CYSTOPLASTY, *s.* Cystoplastie, *f.*

CYSTOPLEGIA, *s.* Cystoplégie, *f.*

CYSTORADIOGRAPHY, *s.* Cystographie, *f.*

CYSTORRHAGIA, *s.* Cystorragie, *f.* ; cystirragie, *f.*

CYSTORRHAPHY, *s.* Cystorraphie, *f.*

CYSTOSARCOMA, *s.* Cystosarcome, *m.*

CYSTOSARCOMA ARTARESCEUS. Cystosarcome phyllode. → *cystosarcoma phyllodes.*

CYSTOSARCOMA (gelatinous). Cystosarcome phyllode. → *cystosarcoma phyllodes.*

CYSTOSARCOMA PAPILLARE. Cystosarcome phyllode. → *cystosarcoma phyllodes.*

CYSTOSARCOMA PHYLLODES or **PHYLLOIDES.** Cystosarcome phyllode, maladie de Brodie.

CYSTOSARCOMA (polyposum) INTRACANALICULAIRE. Cystosarcome phyllode. → *cystosarcoma phyllodes.*

CYSTOSARCOMA SIMPLEX. Cystosarcome phyllode. → *cystosarcoma phyllodes.*

CYSTOSARCOMA (telanglectatic). Cystosarcome phyllode. → *cystosarcoma phyllodes.*

CYSTOSCOPE, *s.* Cystoscope, *m.*

CYSTOSCOPY, *s.* Cystoscopie, *f.*

CYSTOSTOMY, *s.* Cystostomie, *f.*

CYSTOTOMY, *s.* Cystotomie, *f.* ; taille, *f.*

CYSTOURETHROSCOPY, *s.* Cysto-urétroscopie, *f.*

CYTAEMIA, *s.* Cytémie, *f.*

CYTAPHERESIS, *s.* Cytaphérèse, *f.* ; cytophérèse, *f.*

CYTASE, *s.* 1° Complément, *m.* – 2° (ferment) Cytase, *f.*

CYTHAEMOLYSIS, *s.* Hémolyse, *f.*

CYTHAEMOLYTIC, *adj.* Hémolytique.

CYTOADHERENCE, *s.* Cyto-adhérence, *f.*

CYTOADHERENCE (immune). Immuno-cyto-adhérence.

CYTO-ARCHITECTURE, *s.* Cyto-architectonie, *f.*

CYTOCHEMISTRY, *s.* Cytochimie, *f.*

CYTOCHROME, *s.* Cytochrome, *m.* ; myohématine, *f.* ; histohématine, *f.*

CYTOCHROME OXYDASE. Cytochrome oxydase. → *Warburg's respiratory enzyme.*

CYTOCINESIS, *s.* Cytocinèse, *f.* ; cytokinèse, *f.*

CYTODIAGNOSIS, *s.* Cytodiagnostic, *m.*

CYTODYSTROPHY (familial renal). Cytodystrophie rénale familiale.

CYTOGENETICS, *s.* Cytogénétique, *f.*

CYTOKERATINE, *s.* Cytokératine, *f.*

CYTOKINE, *s.* Cytokine, *f.*

CYTOKINESIS, *s.* Cytocinèse, *f.* ; cytokinèse, *f.*

CYTOLOGY, *s.* Cytologie, *f.*

CYTOLYMPH, *s.* Hyaloplasma, *m.*

CYTOLYSIN, *s.* Cytolysine, *f.*

CYTOLYSIS, *s.* Cytolyse, *f.*

CYTOLYTIC, *adj.* Cytolytique.

CYTOMEGALIC INCLUSION DISEASE. Maladie des inclusions cytomégaliques.

CYTOMEGALOVIRUS, *s.* Cytomégalovirus, *m.* ; CMV.

CYTOMEGALOVIRUS INFECTION or **CYTOMEGALOVIRUS INCLUSION DISEASE** or **CYTOMEGALOVIRUS SYNDROME.** Maladie des inclusions cytomégaliques.

CYTOMETRY, *s.* Cytométrie, *f.* ; numération globulaire.

CYTOMETRY (flow). Cytofluorométrie, *f.*

CYTOMYCOSIS (reticulo-endothelial). Histoplasmose, *f.*

CYTOPATHOGENIC, *adj.* Cytopathogène.

CYTOPATHOLOGY, *s.* Cytopathologie, *f.*

CYTOPATHY, *s.* Cytopathie, *f.*

CYTOPENIA, *s.* Cytopénie, *f.*

CYTOPHYLAXIS, *s.* Cytophylaxie, *f.*

CYTOPLASM, *s.* Protoplasme, *m.* → *protoplasm.*

CYTOPOIESIS, *s.* Processus cytoplasique.

CYTOSCOPY, *s.* Cytoscopie, *f.*

CYTOSINE, *s.* Cytosine, *f.*

CYTOSKELETON, *s.* Cytosquelette, *m.*

CYTOSOL, *s.* Cytosol, *m.*

CYTOSTATIC, *adj.* Cytostatique.

CYTOTACTIC, *adj.* Cytotactique.

CYTOTAXIGEN, *adj.* Cytotaxigène.

CYTOTAXIN, *s.* Cytotaxine, *f.*

CYTOTAXIS, *s.* Cytotaxie, *f.*

CYTOTHERAPY, *s.* Cytothérapie, *f.*

CYTOTOXIC, *adj.* Cytotoxique.

CYTOTOXICITY, *s.* Cytotoxicité, *f.* ; cytonocivité, *f.*

CYTOTOXICITY (antibody dependent cell-mediated). Cytotoxicité à médiation cellulaire dépendante des anticorps, ADCC phénomène.

CYTOTOXIN, *s.* Cytotoxine, *f.*

CYTOTROPHOBLAST, *s.* Cytotrophoblaste, *m.*

CYTOTROPIC, *adj.* Cytotrope.

CYTOTROPISM, *s.* Cytotropisme, *m.*

CYTOZYM, CYTOZYME, *s.* Thromboplastine, *f.* → *thromboplastin.*

CZERMAK'S VAGUS PRESSURE. Épreuve ou manœuvre de Czermak.

D

D FACTOR. 1° Facteur D. – 2° Facteur Rhésus.

d. Symbole de 1° dalton, *m.* – 2° déci.

da. Symbole de déca.

DACNOMANIA, *s.* Dacnomanie, *f.*

DA COSTA'S SYNDROME. 1° Asthénie neurocirculatoire. – 2° Érythrokératodermie variable de Mendès Da Costa.

DACROCYSTITIS, *s.* Dacryocystite, *f.*

DACRYADENITIS, *s.* Dacryoadénite, *f.*

DACRYCYSTITIS, *s.* Dacryocystite, *f.*

DACRYODENITIS, *s.* Dacryo-adénite, *f.* ; dacry-adénite, *f.*

DACRYOCYSTECTASIA, *s.* Dilatation du sac lacrymal.

DACRYOCYSTECTOMY, *s.* Dacryocystectomie, *f.*

DACRYOCYSTITIS, *s.* Dacryocystite, *f.*

DACRYOCYSTOBLENNORRHOEA, *s.* Dacryocystite chronique.

DACRYOCYSTORHINOSTOMY, *s.* Dacryocystorhinostomie, *f.* ; dacryo-rhinostomie plastique, opération de Dupuy-Dutemps.

DACRYOCYSTOSTOMY, *s.* Lacodacryocystostomie, *f.*

DACRYOGENIC, *adj.* Dacryogène, lacrymogène.

DACRYOHAEMORRHOEA, *s.* Émission de larmes sanglantes.

DACRYOLITE, DACRYOLITH, *s.* Dacryolithe, *m.*

DACRYOLITHIASIS, *s.* Lithiase lacrymale.

DACRYON, *s.* Dacryon, *m.*

DACRYOPS, *s.* Dacryops, *m.*

DACRYOSIALOADENOPATHIA, *s.* or **DACRYOSIALOCHEILOPATHY,** *s.* Syndrome de Sjögren. → *Sjögren's disease.*

DACRYOSYRINX, *s.* Fistule lacrymale.

DACTYLOEDEMA, *s.* Œdème des doigts.

DACTYLITIS, *s.* Dactylite, *f.*

DACTYLITIS STRUMOSA. Dactylite tuberculeuse.

DACTYLITIS SYPHILITICA. Dactylite syphilitique.

DACTYLITIS TUBERCULOSA, TUBERCULOUS DACTYLITIS. Dactylite tuberculeuse.

DACTYLOCAMPSODYNIA, *s.* Flexion douloureuse des doigts.

DACTYLOGRAM, *s.* Dactylogramme, *m.*

DACTYLOGRAM, *s.* Empreintes digitales.

DACTYLOGRAPHY, *s.* Étude des empreintes digitales.

DACTYLOLOGY, *s.* Dactylophasie, *f.*

DACTYLOLYSIS, *s.* 1° Traitement chirurgical de la syndactylie. 2° Perte ou amputation d'un doigt. – *d. spontanea.* Amputation spontanée des doigts.

DACTYLOMEGALY, *s.* Dactylomégalie, *f.*

DACTYLOPHASIA, *s.* Dactylophasie, *f.*

DACTYLOSCOPY, *s.* Dactyloscopie, *f.*

DACTYLOSPASM, *s.* Spasme d'un doigt.

DACTYLOSYMPHYSIS, *s.* Syndactylie, *f.*

DAENTL'S SYNDROME. Syndrome de Daentl.

DAKIN'S FLUID or **SOLUTION.** Liqueur ou soluté de Dakin.

DAKINIZATION, *s.* Traitement par le liquide de Dakin.

DALIBOUR'S WATER. Eau de Dalibour.

DALRYMPLE'S SIGN. Signe de Dalrymple.

DALTON, *s.* Dalton, *m.*

DALTONISM, *s.* Daltonisme, *m.*

DAMAGE, *s.* Lésion, *f.*

DAMAGE (bodily). Dommage corporel.

DAMOISEAU'S CURVE or **SIGN.** Courbe de Damoiseau.

DANA'S OPERATION. Opération de Förster. → *rhizotomy (posterior).*

DANA'S SYNDROME. Scléroses combinées. → *sclerosis (combined).*

DANBOLT-CLOSS SYNDROME. Acrodermatite entéropathique. → *acrodermatitis enteropathica.*

DANCE (hilar). Danse des hiles.

DANCE (St. Anthony's, St. Guy's, etc.). See to the name, voir au nom propre.

DANCE'S SIGN. Signe de Dance.

DANDRUFF, *s.* 1° Squames séborrhéiques du cuir chevelu, pellicule. – 2° Pityriasis séborrhéique du cuir chevelu.

DANDY'S OPERATIONS. Opérations de Dandy. – Neurotomie juxta-protubérantielle.

DANDY-WALKER SYNDROME or **DEFORMITY.** Syndrome de Dandy-Walker.

DANE'S DISEASE. Myalgie épidémique. → *pleurodynia (epidemic).*

DANE'S PARTICLE. Particule de Dane.

DANIELOPOLU'S OPERATION. Opération de Danielopolu.

DANIELSSEN'S or **DANIELSSEN-BOECK DISEASE.** Lèpre anesthésique.

DANLOS'S DISEASE or **SYNDROME.** Syndrome de Danlos, maladie d'Ehlers-Danlos.

DANON'S DISEASE. Maladie de Danon.

DARIER'S DISEASE. Maladie de Darier. → *keratosis follicularis.*

DARIER-FERRAND DERMATOFIBROMA or **DERMATOFIBROSARCOMA.** Fibrosarcome de la peau. → *dermatofibrosarcoma protuberans.*

DARLING'S DISEASE. Maladie de Darling. → *histoplasmosis.*

DARMOUS, *s.* Darmous, *m.* ; maladie de Velu-Speder.

DARROW'S SYNDROME. Syndrome de Darrow ou de Darrow-Eliel.

D'ARSONVALISM, D'ARSONVALIZATION or **DARSONVALIZATION,** *s.* Darsonvalisation, *f.*

DARTIGUES'S OPERATION. Technique de Dartigues.

DARTOS MUSCLE. Dartos, *m.*

DARWIN'S LAWS. Lois de Darwin.

DARWINISM, *s.* Darwinisme, *m.*

DAVAINE'S BACILLUS or **BODY.** *Bacillus anthracis.* → *Bacillus anthracis.*

DAVENPORT'S DIAGRAM. Diagramme de Davenport.

DAVID'S DISEASE. 1° Mal de Pott. → *Pott's caries.* – 2° Purpura hémorragique avec insuffisance ovarienne.

DAVIDENKOW'S SYNDROME. Syndrome de Davidenkow.

DAVIES'S CHEST. Thorax de Davies.

DAWSON'S ENCEPHALITIS. Encéphalite de Van Bogaert. → *Van Bogaert's encephalitis.*

DDA. Abréviation de *Dangerous Drug Act*, réglementation des stupéfiants.

DDD. DDD.

DDDR. DDDR.

DDI. DDI.

D-DIMER, *s.* D-dimère, *m.*

DDT. DDT.

DEAF, *adj.* Sourd, de.

DEAF (partially). Malentendant, ante, *adj.*

DEAFFERENTATION, *s.* Désafférentation, *f.*

DEAFFERENTATION PAIN. Douleur de désafférentation.

DEAFNESS, *s.* Surdité, *f.*

DEAFNESS (apoplectiform). Syndrome de Ménière. → *Ménière's disease or syndrome.*

DEAFNESS (complete). Surdité totale.

DEAFNESS (congenital word). Audimutité, *f.*

DEAFNESS (mental or **mind).** Surdité verbale. → *amnesia (verbal).*

DEAFNESS (music). Surdité musicale, amusie sensorielle ou réceptive.

DEAFNESS (paradoxic). Paracousie de Willis.

DEAFNESS (pocket handkerchief). Surdité par pneumo-tympan au cours d'un effort fait pour se moucher.

DEAFNESS (psychic or **sensory** or **soul).** Surdité verbale. → *amnesia (verbal).*

DEAFNESS (tone). Surdité musicale. → *deafness (music).*

DEAFNESS (word). Surdité verbale. → *amnesia (verbal).*

DEAMBULATION, *s.* Déambulation, *f.*

DEAMINASE, *s.* Désaminase, *f.*

DEAMINATION, *s.* or **DEAMINIZATION,** *s.* Désaminisation, *f.*

DE-ARTHRODESIS, *s.* Désarthrodèse, *f.*

DEATH, *s.* Mort, *f.*

DEATH (apparent). Mort apparente.

DEATH (black). Peste noire.

DEATH (brain). Mort cérébrale.

DEATH (cerebral). Mort cérébrale.

DEATH (cot or **crib)** (lit d'enfant, berceau). Mort subite, inexpliquée du nourrisson.

DEATH (suspect). Mort suspecte.

DEATH (violent). Mort violente.

DEATH RATE. Taux de mortalité, index de mortalité.

DEATH (sudden infant) SYNDROME (SIDS). Mort subite et inexpliquée du nourrisson.

DEAVER'S METHOD. Méthode de Deaver.

DE BARSY'S SYNDROME. Syndrome de De Barsy.

DEBILITY, *s.* Débilité motrice.

DEBOVE'S DISEASE. Maladie de Debove.

DEBOVE'S TUBE. Tube de Debove.

DEBRÉ-FIBIGER SYNDROME. Syndrome de Debré-Fibiger.

DEBRÉ-MARIE SYNDROME. Syndrome de Debré-Marie.

DEBRÉ AND PARAF (antigen reaction of). Réaction de l'antigène. → *antigen reaction of Debré and Paraf.*

DEBRÉ-SEMELAIGNE SYNDROME. Syndrome de Debré-Semelaigne.

DEBRÉ-DE TONI-FANCONI SYNDROME. Syndrome de De Toni-Debré-Fanconi. → *Fanconi's syndrome.*

DEBRIDEMENT, *s.* Débridement, *m.*

DECA, *prefix.* Déca.

DECALCIFICATION, *s.* Décalcification, *f.*

DECALVANT, *adj.* Décalvant, ante.

DECALVATION, *s.* Décalvation, *f.* ; déglabration, *f.*

DECANNULATION, *s.* Décanulation, *f.*

DECAPSULATION, *s.* Décapsulation, *f.*

DECAPSULATION (renal). Décortication rénale. → *Edebohl's operation.*

DECARBOXILATION, DECARBOXYLIZATION, *s.* Décarboxylation, *f.*

DECEREBRATION, *s.* Décérébration, *f.*

DECHLORIDATION, *s.* Déchloruration, *f.*

DECHLORURATION, *s.* Réduction de la chlorurie.

DECI, *prefix.* Déci.

DECIBEL, *s.* Décibel, *m.*

DECIDUA, *s.* Caduque basale.

DECIDUAL, *adj.* Décidual, ale.

DECIDUOMA MALIGNUM. Chorio-épithéliome, *m.* → *chorioma malignum.*

DECLIVE, *adj.* Déclive.

DECOCTION, *s.* Décoction, *f.* ; décocté, *m.*

DECOLLATION, *s.* Décollation, *f.* ; dérotomie, *f.* ; détroncation, *f.*

DECOMPENSATED, *adj.* Décompensé, sée.

DECOMPENSATION, *s.* Décompensation, *f.*

DECOMPLEMENTIZED, *adj.* Décomplémenté, tée.

DECOMPRESSION SICKNESS. Mal de décompression. → *aeroembolism.*

DECONDITIONED, *adj.* Déconditionné, née.

DECORTICATION, *s.* Décortication, *f.*

DECORTICATION (arterial). Sympathectomie périartérielle.

DECORTICATION OF THE HEART. Péricardectomie, *s.f.* → *pericardectomy.*

DECORTICATION OF LUNG. Décortication pleuropulmonaire, opération de Delorme.

DECORTICATION (renal). Décortication rénale. → *Edebohl's operation.*

DECREMENT, *s.* Décours, *m.* ; décrément, *m.* ; diminution, *f.*

DECREMENTAL, *adj.* Décrémentiel, elle.

DECUBITUS, *s.* 1° Décubitus, *m.* – 2° Escarre, *f.*

DECUBITUS ACUTUS, DECUBITUS (acute). Décubitus aigu, decubitus acutus, decubitus ominosus.

DECUBITUS (dorsal). Décubitus dorsal, position dorsale.

DECUBITUS (lateral). Latérocubitus, *s.m.*

DECUBITUS (left lateral). Décubitus latéral gauche.

DECUBITUS (right lateral). Décubitus latéral droit.

DECUBITUS (ventral). Décubitus ventral, position ventrale, procubitus.

DECUSSATION, *s.* Décussation, *f.*

DEDIFFERENTIATION, *s.* Dédifférentiation, *f.*

DEDOLATE (to), *v.* Dédoler.

DEEFFERENTATION, *s.* Désefférentation, *f.*

DEEHAN'S TYPHOID REACTION. Cuti-réaction pour le diagnostic de la fièvre typhoïde.

DE-EPIPHYSIODESIS, *s.* Désépiphysiodèse, *f.*

DEETJEN'S BODY. Plaquette, *s.f.*

DEFECATION, *s.* (physiologie), Défécation, *f.*

DEFECATION, *s.* (chemical), Défécation, *f.*

DEFECT (aortic septal). Fistule aorto-pulmonaire, communication inter-aorto-pulmonaire.

DEFECT (atrial septal). Communication interauriculaire.

DEFECT OF ATRIAL SEPTUM. Communication interauriculaire.

DEFECT (complete atrioventricular canal). Canal atrio-ventriculaire commun.

DEFECTS (congenital ectodermal). Polydysplasie ectodermique héréditaire, neuro-ectodermose congénitale.

DEFECT (endocardial cushion). Canal atrioventriculaire commun.

DEFECT (filling). Image lacunaire.

DEFECT (incisure). Signe du drapé.

DEFECT (interatrial septal). Communication interauriculaire.

DEFECT (interauricular septal). Communication interauriculaire.

DEFECT (interventricular septal). Communication interventriculaire.

DEFECT (ventricular septal). Communication interventriculaire.

DEFECT OF THE VENTRICULAR SEPTUM. Communication interventriculaire.

DEFEMINATION, DEFEMINIZATION, *s.* Déféminisation, *f.*

DEFERENTITIS, *s.* Déférentite, *f.*

DEFERENTOGRAPHY, *s.* Déférentographie, *f.*

DEFERENTO-URETHROSTOMY, *s.* Déférento-urétrostomie, *f.*

DEFEROXAMINE, *s.* Desferrioxamine, *f.* ; déféroxamine, *f.*

DEFERVESCENCE, *s.* Défervescence, *f.*

DEFIBRILLATION, *s.* Défibrillation, *f.*

DEFIBRILLATOR, *s.* Défibrillateur, *m.*

DEFIBRILLATOR (atrial). Atrioverteur, défibrillateur auriculaire.

DEFIBRINATION, *s.* Défibrination, *f.*

DEFIBRINATION SYNDROME. Syndrome de défibrination. → *coagulation syndrome (disseminated intravascular).*

DEFICIENCY, *s.* Déficience, *f.* ; carence, *f.*

DEFICIENCY IN ABSORPTION OF VITAMIN B_{12} (selective). Maladie d'Imerslund-Najman-Gräsbeck. → *malabsorption (familial vitamin B_{12}).*

DEFICIENCY (Ac-globulin). Maladie d'Owren. → *parahaemophilia.*

DEFICIENCY (antibody). Carence immunitaire. → *deficiency (immunological).*

DEFICIENCY (antibody) SYNDROME. Maladie immunodéficitaire. → *deficiency (immunological or immunologic) disease.*

DEFICIENCY (cellular or **cellmediated-immune) DISEASE.** Maladie par carence de l'immunité cellulaire.

DEFICIENCY (combined immune). Carence immunitaire combinée.

DEFICIENCY (congenital pancreatic). Fibrose kystique du pancréas. → *fibrosis (cystic).*

DEFICIENCY DISEASE. Maladie par carence.

DEFICIENCY (erythrocyte enzyme) or **DEFICIENCY IN ERYTHROCYTES (enzyme).** Érythroenzymopathie, *s.f.* → *anaemia (enzymopenic haemolytic).*

DEFICIENCY (factor V). Parahémophilie, *s.f.* → *parahaemophilia.*

DEFICIENCY (familial alpha-lipoprotein). Maladie de Tangier. → *Tangier's disease.*

DEFICIENCY (immune or **immunity** or **immunological** or **immunologic).** Carence ou déficit immunitaire.

DEFICIENCY (immunological or **immunologic) DISEASE.** Maladie par carence ou déficit immunitaire, maladie immunodéficitaire.

DEFICIENCY (labile factor). Maladie d'Owren. → *parahaemophilia.*

DEFICIENCY (maltase). Maladie de Pompe. → *Pompe's disease or syndrome.*

DEFICIENCY (mental). Arriération intellectuelle ou mentale.

DEFICIENCY (myophosphorylase) SYNDROME. Glycogénose type V. → *Mac Ardle-Schmid-Pearson syndrome.*

DEFICIENCY (proaccelerin). Maladie d'Owren. → *parahaemophilia.*

DEFICIENCY (PTC). Maladie de Christmas. → *haemophilia B.*

DEFLECTION, *s.* (electrocardiography). Déflexion, *f.*

DEFLECTION OF THE COMPLEMENT. Déviation du complément.

DEFLECTION (extrinsic). Déflexion extrinsèque.

DEFLECTION (intrinsic). Déflexion intrinsèque.

DEFLECTION (intrinsicoid). Déflexion intrinsécoïde.

DEFLORATION, *s.* Défloration, *f.*

DEFLUVIUM UNGUIUM. Onychoptose, *f.*

DEFORMATION, *s.* Déformation, *f.*

DEFORMITY, *s.* Déformation, *f.*

DEFORMITY (anterior). Lordose, *s.f.*

DEFORMITY (Arnold-Chiari). Syndrome d'Arnold-Chiari.

DEFORMITY (Dandy-Walker). Syndrome de Dandy-Walker.

DEFORMITY (dinner fork). Déformation en dos de fourchette.

DEFORMITY (tunnel) OF MITRAL ORIFICE. Rétrécissement mitral en entonnoir, déformation en entonnoir de l'appareil mitral.

DEFORMITY (gun-stock) (en fût de fusil). Déviation de l'axe de l'avant-bras consécutive à une fracture du condyle huméral.

DEFORMITY (lobster-claw). Main en pince de homard.

DEFORMITY (Madelung's). Carpocytose, *f.* → *carpus curvus.*

DEFORMITY (rocker-bottom). Pied en piolet. → *foot (rocker-bottom).*

DEFORMITY (seal fin). Déformation en « nageoire de phoque » : doigts en coup de vent.

DEFORMITY (silver fork). Déformation en dos de fourchette (fracture de Pouteau-Colles).

DEFORMITY (Sprengel's). Scapula elevata. → *elevation of the scapula (congenital).*

DEFORMITY (swan-neck). Déformation des doigts en col de cygne.

DEFORMITY (Velpeau's). Déformation en dos de fourchette.

DEFORMITY (Volkmann's). Déformation de Volkmann.

DEFUNDATION, DEFUNDECTOMY, *s.* Hystérectomie fondique.

DEGENERACY, *s.* Déchéance physique ou mentale.

DEGENERACY (inferior). État du dégénéré inférieur.

DEGENERACY (stigma of). Stigmates de dégénérescence.

DEGENERACY (superior). État du dégénéré supérieur.

DEGENERATE, *adj.* Dégénéré, ée.

DEGENERATIO CRISTALLINEA CORNEAE HEREDITARIA. Dystrophie cristalline de la cornée de Schnyder.

DEGENERATION, *s.* Dégénérescence, *f.* ; dégénération, *f.*

DEGENERATION (adipose). Dégénérescence graisseuse.

DEGENERATION (albuminous). Hyperhydratation cellulaire.

DEGENERATION (amyloid). Dégénérescence amyloïde.

DEGENERATION (angiolithic). Formation d'angiolithes.

DEGENERATION (ascending). Dégénérescence wallérienne centripète.

DEGENERATION (atheromatous). Athérome, *s.m.*

DEGENERATION (axonal). Altération de la cellule nerveuse après lésion de l'axone.

DEGENERATION (bacony). Dégénérescence amyloïde.

DEGENERATION (ballooning). Dégénérescence aqueuse. → *colliquation.*

DEGENERATION (Biber-Haab-Dimmer). Dystrophie cornéenne de Haab-Dimmer. → *Haab's degeneration.*

DEGENERATION (calcareous). Calcification, *s.f.*

DEGENERATION (caseous or **cheesy).** Caséification, *s.f.*

DEGENERATION (cellulose). Dégénérescence amyloïde.

DEGENERATION OF CENTRAL NERVOUS SYSTEM (spongy). Maladie de Canavan. → *Canavan's disease or sclerosis.*

DEGENERATION (cerebellar cortical) OCCURING IN ALCOHOLIC PATIENTS. Atrophie cérébelleuse des alcooliques.

DEGENERATION (cerebellofugal). Syndrome de Ramsay-Hunt. → *dyssynergia cerebellaris progressiva.*

DEGENERATION (cerebromacular or **cerebroretinal).** Idiotie amaurotique familiale.

DEGENERATION (chitinous). Dégénérescence amyloïde.

DEGENERATION (colliquative). Dégénérescence aqueuse. → *colliquation.*

DEGENERATION (colloid). Dégénérescence colloïde.

DEGENERATION (congenital macular). Maladie de Best.

DEGENERATION OF THE CORNEA (lattice). Dystrophie cornéenne de Habb-Dimmer.

DEGENERATION OF THE CORPUS CALLOSUM (primary). Nécrose du corps calleux. → *Marchiafava-Bignami disease.*

DEGENERATION (cortical). Paralysie générale. → *paralysis of the insane (general).*

DEGENERATION (cortical cerebellar). Atrophie cérébelleuse corticale.

DEGENERATION (Crooke's hyaline). Cellule de Crooke.

DEGENERATION (cystic). Dégénérescence kystique.

DEGENERATION (descending). Dégénérescence wallérienne centrifuge.

DEGENERATION (disciform macular). Dégénérescence maculaire de Haab. → *degeneration of the macula lutea (disciform).*

DEGENERATION (earthy). Calcification, *s.f.*

DEGENERATION (elastoid). Dysélastose, *s.f.* ; élastose, *s.f.*

DEGENERATION (familial cerebello-olivary). Atrophie cérébello-olivaire familiale de Holmes.

DEGENERATION (familial pseudoinflammatory macular). Dégénérescence maculaire pseudo-inflammatoire de Sorsby.

DEGENERATION (familial spongy). Maladie de Canavan. → *Canavan's disease or sclerosis.*

DEGENERATION (fatty). Dégénérescence graisseuse.

DEGENERATION (fibrinous). Nécrose de coagulation.

DEGENERATION (fibrous). Fibrose, *s.f.* ; dégénérescence fibreuse.

DEGENERATION (flocular). Hyperhydratation cellulaire.

DEGENERATION (gelatiniform). Dégénérescence colloïde.

DEGENERATION (glassy). Nécrose de coagulation.

DEGENERATION (Gombault's). Maladie de Dejerine-Sottas. → *Dejerine-Sottas disease, syndrome, neuropathy or type of atrophy.*

DEGENERATION (granular). Hyperhydratation cellulaire.

DEGENERATION OF GRANULAR LAYER OF CEREBELLUM (primary). Atrophie congénitale de la couche des grains (cervelet).

DEGENERATION (Haab's or **Haab-Dimmer).** Dystrophie cornéenne de Haab-Dimmer.

DEGENERATION (heredomacular). Dégénérescence maculaire héréditaire.

DEGENERATION (hepato-lenticular). Dégénérescence hépato-lenticulaire, syndrome hépato-strié.

DEGENERATION (Holmes'). Atrophie cérébello-olivaire familiale de Holmes.

DEGENERATION (hyaline). Nécrose de coagulation.

DEGENERATION (hyaloid). Dégénérescence amyloïde.

DEGENERATION (infantile spongy). Maladie de Canavan. → *Canavan's disease.*

DEGENERATION (lardaceous). Dégénérescence amyloïde.

DEGENERATION (lenticular). Maladie de Wilson. → *degeneration (progressive lenticular).*

DEGENERATION (liquefactive). Dégénérescence aqueuse. → *colliquation.*

DEGENERATION OF THE MACULA (inflammatory hereditary). Dégénérescence maculaire pseudo-inflammatoire de Sorsby.

DEGENERATION OF THE MACULA LUTEA (disciform). Dégénérescence maculaire de Coppez et Danis, dégénérescence maculaire de Haab.

DEGENERATION (mental). Dégénérescence mentale, dysgénésie cérébrale.

DEGENERATION (Mönckeberg's). Médiacalcose, *s.f.* → *Mönckeberg's arteriosclerosis.*

DEGENERATION (mucoid). Dégénérescence myxomateuse.

DEGENERATION (myxoid or **myxomatous).** Dégénérescence myxomateuse.

DEGENERATION OF THE NEURAXIS (plurisystematic). Syndrome de Steele, Richardson et Olszewski. → *Steele, Richardson and Olszewski syndrome.*

DEGENERATION (olivopontocerebellar). Atrophie olivo-ponto-cérébelleuse.

DEGENERATION (orthograd). Dégénérescence wallérienne. → *degeneration (wallerian).*

DEGENERATION (parenchymatous). Hyperhydratation cellulaire.

DEGENERATION (primary progressive cerebellar). Atrophie cérébello-olivaire familiale de Holmes.

DEGENERATION (progressive lenticular). Hépatite familiale juvénile avec dégénérescence du corps strié, maladie de Wilson, dégénérescence lenticulaire progressive.

DEGENERATION (progressive pyramidopallidal). Dégénérescence progressive pyramido-pallidale. → *Lhermitte-Cornil-Quesnel syndrome.*

DEGENERATION (reaction of). Réaction de dégénérescence, réaction de ralentissement.

DEGENERATION (reticular). Dystrophie cornéenne de Haab-Dimmer.

DEGENERATION (rim). Dégénérescence annulaire de la moelle épinière.

DEGENERATION (secondary). Dégénérescence wallérienne. → *degeneration (wallerian).*

DEGENERATION (Sorsby's macular). Dégénérescence maculaire pseudo-inflammatoire de Sorsby.

DEGENERATION OF THE SPINAL CORD (combined). Scléroses combinées. → *sclerosis (combined).*

DEGENERATION OF THE SPINAL CORD (subacute combined). Sclérose combinées. → *sclerosis (combined).*

DEGENERATION (Stock's pigmentary). Dégénérescence rétinienne au cours de la maladie de Spielmeyer-Vogt.

DEGENERATION (tapetoretinal). Dégénérescence tapétorétinienne.

DEGENERATION (tapetoretinal congenital). Amaurose congénitale de Leber.

DEGENERATION (theroid). Tendances bestiales des dégénérés.

DEGENERATION (Virchow's). Dégénérescence amyloïde.

DEGENERATION (vitreous). Nécrose de coagulation.

DEGENERATION (wallerian). Dégénérescence wallérienne, dégénérescence nerveuse descendante.

DEGENERATION (waxy). Dégénérescence amyloïde.

DEGENERATION OF WHITE MATTER (spongy). Maladie de Canavan. → *Canavan's disease or sclerosis.*

DEGENERATION (Wilson's). Maladie de Wilson. → *degeneration (progressive lenticular).*

DEGENERATION (Zenker's). Dégénérescence zenkérienne. → *Zenker's degeneration.*

DEGENERESCENCE, *s.* Début de dégénération ou de dégénérescence.

DEGOS'S DISEASE. Génodermatose en cocardes.

DEGOS'S or **DEGOS-DELORT-TRICOT DISEASE** or **SYNDROME.** Papulose atrophiante maligne. → *papulosis atrophicans maligna.*

DEGRANULATION, *s.* Dégranulation, *f.*

DEGRANULATION (basophil). Dégranulation des basophiles.

DEGREE (Celsius), °C. Degré Celsius.

DEGREE (Fahrenheit), °F. Degré Fahrenheit.

DÉHIO'S TEST. Épreuve de Déhio.

DEHYDRASE, *s.* Déhydrase, *f.* → *dehydrogenase.*

DEHYDRATION, *s.* Déshydratation, *f.*

DEHYDROANDROSTERONE, *s.* Déhydroandrostérone, *f.*

DEHYDROCHOLATE TEST. Épreuve au déhydrocholate de sodium, épreuve à la décholine, épreuve au Dycholium.

DEHYDROCORTICOSTERONE, *s.* 11-déhydrocorticostérone, composé A de Kendall.

DEHYDROGENASE, *s.* Déshydrase, *f.* ; déshydrogénase, *f.* ; déhydrase, *f.* ; déhydrogénase, *f.*

DEHYDROGENASE (lactate or **lactic) (LDH).** Déshydrogénase lactique, LDH.

DEHYDROGENASE (malate or **malic).** Déshydrogénase malique.

DEHYDROGENASE (sorbitol). Déshydrogénase sorbitol.

DEHYDROGENATION, *s.* Déshydrogénation, *f.*

DEHYDRO-ISOANDROSTERONE, *s.* Déhydro-isoandrostérone, *f.*

DEHYDRORETINOL, *s.* Déhydrorétinol, *m.*, vitamine A_2.

DEITERS'S NUCLEUS SYNDROME. Syndrome de Bonnier. → *Bonnier's syndrome.*

DEITERS'S PROCESS. Axone, *s.m.* ; cylindraxe, *s.m.*

DÉJA VÉCU or **DÉJÀ VU.** Déja vécu *ou* déja vu.

DEJEAN'S SYNDROME. Syndrome de Dejean, syndrome du plancher de l'orbite.

DEJECTION OF SPIRIT. Dépression, *s.f.* ; accablement, *s.m.*

DEJERINE'S ANTERIOR BULBAR or **BULBAR SYNDROME.** Syndrome bulbaire antérieur, syndrome interolivaire de Dejerine, syndrome paramédian de Foix, syndrome de Reynold-Révillod et Dejerine.

DEJERINE'S CORTICAL SENSORY SYNDROME. Syndrome sensitif cortical de Dejerine, syndrome pariétal de Foix, Chavany et Lévy.

DEJERINE PARIETAL LOBE SYNDROME. Syndrome sensitif cortical de Dejerine. → *Dejerine's cortical sensory syndrome.*

DEJERINE'S PSEUDOTABES SYNDROME. Syndrome des fibres longues, syndrome des fibres radiculaires longues des cordons postérieurs de Dejerine.

DEJERINE-KLUMPKE PARALYSIS or **PALSY.** Paralysie de Klumpke. → *Klumpke's paralysis or palsy.*

DEJERINE-ROUSSY (syndrome of). Syndrome de Dejerine-Roussy, syndrome de l'artère ou du territoire thalamo-genouillé.

DEJERINE-SOTTAS SYNDROME, DISEASE or **NEUROPATHY** or **TYPE OF ATROPHY.** Maladie de (ou type) Dejerine-Sottas, type Gombault-Dejerine (une des formes de la névrite hypertrophique progressive familiale).

DEJERINE-THOMAS SYNDROME. Atrophie olivo-ponto-cérébelleuse.

DE LA CHAPELLE'S SYNDROME. Syndrome de De la Chapelle.

DE LANGE'S SYNDROME, DE LANGE'S AMSTERDAM DWARFISM. Syndrome de Cornelia de Lange. → *amstelodamensis (typus).*

DELASOA SORE. Bouton d'Orient. → *sore (oriental).*

DELBET'S DEVICE. Appareil de marche de Delbet.

DEL CASTILLO, TRABUCCO AND H. DE LA BALZE SYNDROME. Syndrome de Del Castillo, Trabucco et H. de la Balze, aplasie germinale.

DELEAGE'S DISEASE. Myotonie atrophique. → *myotonia atrophica.*

DELETERIOUS, *adj.* Délétère.

DELATION, DELETION OF CHROMOSOMES. Délétion, *s.f.* ; délétion chromosomique.

DELETION (partial) OF A NUMBER 9 CHROMOSOME. Délétion du bras court du chromosome 9, 9p-, chromosome 9 en anneau.

DELHI (boil or **sore).** Bouton d'Orient. → *sore (oriental).*

DELIRIFACIENT, *adj.* et *s.* Délirogène, *adj., s.m.*

DELIRIUM, *s.* Délire, *m.*

DELIRIUM (abstinence). Délire par sevrage de toxiques.

DELIRIUM (active). Délire avec excitation maniaque.

DELIRIUM (acute). Délire aigu.

DELIRIUM ALCOHOLICUM or **DELIRIUM (alcoholic).** Delirium tremens.

DELIRIUM (Bell's). Délire aigu.

DELIRIUM (chronic alcoholic). Syndrome de Korsakoff.

DELIRIUM CORDIS. Arythmie complète.

DELIRIUM (damnation). Damnomanie, *s.f.*

DELIRIUM EBRIOSITATIS. Delirium tremens.

DELIRIUM GRANDIOSUM. Délire des grandeurs.

DELIRIUM (grave). Délire aigu.

DELIRIUM (lingual). Paraphasie. → *paraphasia.*

DELIRIUM (low). Confusion mentale.

DELIRIUM (macromaniacal or **macroptic).** Délire avec macropie.

DELIRIUM (metabolic). Délire métabolique ou de transformation.

DELIRIUM (micromaniacal or **microptic).** Délire avec micropie.

DELIRIUM MITE. Délire tranquille.

DELIRIUM MUSSITANS. Délire marmottant.

DELIRIUM (oneiric). Onirisme, *s.m.*

DELIRIUM (palingnostic). Délire palingnostique.

DELIRIUM (quiet). Délire tranquille.

DELIRIUM RETROSPECTIVE. Délire rétrospectif.

DELIRIUM SCHIZOPHRENOIDES. Délire schizophrénique.

DELIRIUM (senile). Délire sénile.

DELIRIUM SINE DELIRIO. Delirium tremens sans hallucinations.

DELIRIUM (specific febrile). Délire aigu.

DELIRIUM (toxic). Délire toxique.

DELIRIUM (traumatic). Délire traumatique.

DELIRIUM TREMENS. Delirium tremens, œnomanie, *s.f.*

DELITESCENCE, *s.* Délitescence, *f.*

DELIVER (to), *v.* Accoucher.

DELIVERY, *s.* 1° Accouchement, *m.* – 2° Expulsion (p. ex. du placenta).

DELIVERY (abdominal). Opération césarienne.

DELIVERY (breech). Accouchement par le siège.

DELIVERY BY CAESAREAN SECTION. Opération césarienne.

DELIVERY IN FOOTLING PRESENTATION. Accouchement par les pieds.

DELIVERY (forceps). Accouchement aux fers, au forceps.

DELIVERY (forcible). Accouchement dirigé.

DELIVERY (immature). Avortement entre 3 et 6 mois.

DELIVERY (post-mortem). Extraction d'un fœtus après la mort de sa mère.

DELIVERY (premature). Accouchement prématuré.

DELIVERY AT TERM. Accouchement à terme.

DELORME'S OPERATIONS. 1° Décortication pleuro-pulmonaire. – 2° Péricardectomie, *f.*

DELORME-WATKINS METHOD. Méthode de Delorme et Watkins.

DELTA (agent, antigen, infection, virus). Agent delta.

DELTAVIRUS, *s. Deltavirus, m.*

DELTA WAVE. Onde delta.

DELTOID, *adj.* Deltoïde.

DELUSION, *s.* Idée délirante.

DELUSION (depressive). Dépression nerveuse.

DELUSION (expansive). Hypomanie, *s.f.*

DELUSION OF GRANDEUR. Délire de grandeur.

DELUSION OF NEGATION. Syndrome de Cotard.

DELUSION (nihilistic). Syndrome de Cotard.

DELUSION (paranoiac). Délire paranoïaque.

DELUSION (paranoid). Délire paranoïde.

DELUSION OF PERSECUTION. Psychose hallucinatoire chronique, délire chronique à évolution systématique, délire des dégénérés, délire de persécution, délire systématique progressif ou systématisé progressif, démence paranoïde, maladie de Lasègue, psychose systématique progressive.

DELUSION OF REFERENCE. Délire égocentrique.

DELUSION (somatic). Illusion interne ou cénesthésique.

DELUSION (systematized). Délire systématisé, délire cohérent.

DELUSION (unsystematized). Délire non systématisé.

DEMARCATION CURRENT, DEMARCATION POTENTIAL. Courant de lésion.

DEMARQUAY'S or **DEMARQUAY-RICHET SYNDROME.** Syndrome de Demarquay-Richet.

DEMASCULINIZATION, *s.* Dévirilisation, *f.* ; démasculinisation, *f.*

DEMENTIA, *s.* Démence, *f.* ; démence vésanique.

DEMENTIA (alcoholic). Démence alcoolique.

DEMENTIA (apoplectic). Démence apoplectique.

DEMENTIA (Binswanger's). Démence de Binswanger. → *encephalitis subcorticalis chronica.*

DEMENTIA (circular). Folie circulaire.

DEMENTIA (degenerative). Démence dégénérative.

DEMENTIA (dialysis). Encephalopathie des hémodialysés.

DEMENTIA (frontotemporal). Démence fronto-temporale.

DEMENTIA (Heller's). Démence de Heller. → *Heller's dementia or syndrome.*

DEMENTIA INFANTILIA. Démence de Heller. → *Heller's dementia or syndrome.*

DEMENTIA (multi-defect). Démence artériopathique.

DEMENTIA (paralytic). Paralysie générale.

DEMENTIA PARALYTICA. Paralysie générale.

DEMENTIA PARANOIDES. Démence paranoïde.

DEMENTIA (paretic). Paralysie générale.

DEMENTIA (Pick's). Maladie de Pick.

DEMENTIA PRAECOX. Démence précoce.

DEMENTIA (presenile) or **DEMENTIA PRESENILIS.** Démence présénile.

DEMENTIA PUGILISTICA. Troubles mentaux de l'encéphalite traumatique, punch drunk.

DEMENTIA (senile). Démence sénile, état d'enfance.

DEMENTIA (vascular). Démence artériopathique, démence vasculaire.

DEMENTIA WITH LEWY'S BODIES. Démence avec corps de Lewy.

DEMETHYLATION, *s.* Déméthylation, *f.*

DEMINERALIZATION, *s.* Déminéralisation, *f.*

DEMINERALIZATION (coefficient of). Coefficient de déminéralisation.

DEMODEX FOLLICULORUM. *Demodex folliculorum.*

DEMODICIDOSIS, *s.* Démodécie, *f.*

DEMOGRAPHY, *s.* Démographie, *f.*

DEMONOMANIA, *s.* Démonomanie, *f.*

DEMONOPATHY, *s.* Démonopathie, *f.*

DEMONS-MEIGS SYNDROME. Syndrome de Meigs. → *Meig's syndrome.*

DEMORPHINIZATION, *s.* Démorphinisation, *f.*

DEMYELINATING, *adj.* Démyélinisant, ante.

DEMYELINATION, DEMYELINIZATION, *s.* Démyélinisation, *f.*

DEMYELINIZATION (global). Maladie de Schilder-Foix. → *sclerosis (diffuse cerebral).*

DENATURATION, *s.* Dénaturation, *f.*

DENDRITE, *s.* Dendrite, *m.*

DENDRON, *s.* Dendrone, *m.*

DENERVATION, *s.* Dénervation, *f.*

DENGUE, *s.* Dengue, *f.* ; fièvre rouge.

DENGUE (haemorrhagic). Fièvre hémorragique de l'Asie du Sud-Est.

DENGUE (Mediterranean). Fièvre à pappataci. → *fever (pappataci).*

DENIAL, *s.* (psychiatry).Refus, *m.*

DENKER'S OPERATION. Opération de Denker.

DENNIE'S SIGN. Signe de Dennie-Morgan.

DENNY-BROWN SYNDROMES. Syndromes de Denny-Brown.

DENS IN DENTE. Dens in dente.

DENSIMETRY, *s.* Densimétrie, *f.*

DENSITOMETRY, *s.* Densitométrie, *f.*

DENSITY (parasite). Densité parasitaire.

DENSOGRAM, *s.* Densigramme, *m.* ; bio-densigramme, *m.*

DENSOGRAPHY, *s.* Densigraphie, *f.*

DENTAL, *adj.* Dentaire.

DENTICLE, *s.* Pulpolithe, *m.*

DENTIN, *s.* Dentine, *f.*

DENTINAL, *adj.* Dentinaire.

DENTINOBLAST, *s.* Dentinoblaste, *m.*

DENTINOGENESIS, *s.* Dentinogenèse, *f.*

DENTINOGENESIS IMPERFECTA. Dentinogenesis imperfecta, maladie ou dysplasie de Capdepont.

DENTINOMA, *s.* Dentinome, *m.*

DENTIST, *s.* Dentiste, *m.* ou *f.*

DENTISTRY, *s.* Odontotechnie, *f.*

DENTITION, *s.* Éruption dentaire.

DENTOMA, *s.* Dentome, *m.* ; odontome, *m.* ; paradentome, *m.*

DENTURE, *s.* Ensemble de dents artificielles.

DENUDATION, *s.* Dénudation, *f.*

DENUTRITION, *s.* Dénutrition, *f.*

DENVER NOMENCLATURE. Classification de Denver.

DEONTOLOGY, *s.* Déontologie, *f.*

DEOSUMVERGENCE, *s.* Deosumvergence, *f.*

11-DEOXYCORTISOL, *s.* Composé S de Reichstein, 11-désoxycortisol.

11-DEOXYCORTISONE, *s.* 11-désoxycortisol.

DEOXYGENATION, *s.* Désoxygénation, *f.*

DEOXYHAEMOGLOBIN, *s.* Hémoglobine réduite.

DEOXYMYOGLOBIN, *s.* Désoxymyoglobine, *f.*

DEOXYRIBONUCLEIC ACID, (DNA). Acide désoxyribonucléique, ADN.

DEOXYRIBONUCLEIC ACID (double stranded). Acide désoxyribonucléique natif.

DEOXYRIBONUCLEIC ACID (native). Acide désoxyribonucléique natif.

DEOXYRIBONUCLEOPROTEIN, *s.* Désoxyribonucléoprotéine, *f.* ; DNP.

DEOXYRIBOSE, *s.* Désoxyribose, *m.*

DEPARTMENT, *s.* Département, *m.*

DEPARTMENT (out-patient). Service de consultations.

DEPENDENCE, *s.* **DEPENDENCY,** *s.* Dépendance, *f.* ; assuétude, *f.*

DEPENDENCE (drug). Pharmacodépendance, *f.* ; dépendance totale (psychique et physique) à un toxique.

DEPENDENCE ON A DRUG (physical or **physiologic).** Pharmacodépendance physique ou physiologique, physicodépendance, *f.* ; dépendance physique ou physiologique à un toxique.

DEPENDENCE ON A DRUG (psychic or **psychological).** Assuétude, *s.f.*

DEPENDENCE ON A DRUG (total : psychic and physical). Pharmacodépendance, *f.*

DEPERSONALIZATION, *s.* Dépersonnalisation, *f.*

DEPIGMENTATION, *s.* Dépigmentation, *f.*

DEPILATION, *s.* Dépilation, *f.*

DEPLETION, *s.* Deplétion, *f.*

DEPLETION (plasma). Plasmaphérèse, *f.*

DEPLETION (salt) SYNDROME. Syndrome de déplétion sodique.

DEPOLARIZATION, *s.* Dépolarisation, *f.*

DEPRAVATION, *s.* Dépravation, *f.*

DEPRESSION, *s.* Accablement, *m.* ; dépression, *f.*

DEPRESSION (anaclitic). Arriération affective, dépression anaclitique.

DEPRESSION (bone marrow). Aplasie médullaire.

DEPRESSIVE NEUROSIS or **REACTION.** Névrose dépressive.

DEPRESSOTHERAPY, *s.* Dépressothérapie, *f.*

DEPRIVATION DISEASE. Maladie par carence.

DEPULIZATION, *s.* Désinsectisation, *f.*

DEPURANT, *s.* Dépuratif, *m.*

DEPURATION, *s.* Dépuration, *f.*

DEPURATOR, *s.* Dépuratif, *m.*

DERADELPHUS, *s.* Déradelphe, *m.*

DERATIZATION, *s.* Dératisation, *f.*

DERCUM'S DISEASE. Maladie de Dercum. → *adiposis dolorosa.*

DERENCEPHALUS, *s.* Dérencéphale, *m.*

DEREPRESSION, *s.* Dérépression, *f.*

DERIVATION, *s.* Dérivation, *f.*

DERMABRASION, *s.* Dermabrasion, *f.*

DERMACENTOR, *s. Dermacentor, m.*

DERMALGIA, DERMATALGIA, *s.* Dermalgie, *f.* ; dermatalgie, *f.*

DERMAMYASIS LINEARIS MIGRANS OESTROSA. Larva migrans, myiase rampante cutanée.

DERMATITIS, *s.* Dermatite, *f.* ; dermite, *f.*

DERMATITIS ACTINICA, ACTINIC DERMATITIS. Actinite, *f.* ; actinodermatose, *f.* ; lucite, *f.* ; radiolucite, *f.*

DERMATITIS AMBUSTIONIS. Dermatite due à une brûlure.

DERMATITIS (atopic). Eczéma atopique, dermatite atopique, dermite atopique.

DERMATITIS ATROPHICANS. Dermatite chronique atrophiante. → *acrodermatitis atrophicans chronica.*

DERMATITIS ATROPHICANS LIPOIDES DIABETICA. Dermatite atrophiante lipoïdique, maladie d'Oppenheim-Urbach, nécrobiose lipoïdique des diabétiques.

DERMATITIS AUTOFACTITIA. Dermatite provoquée par le malade.

DERMATITIS (autophytic). Dermatite provoquée des simulateurs.

DERMATITIS (berlock or **berloque).** Pigmentation de la peau consécutive à l'usage de parfums.

DERMATITIS BULLOSA HEREDITARIA. Pemphigus héréditaire. → *epidermolysis bullosa hereditaria.*

DERMATITIS CALORICA. Dermatite due à une brûlure.

DERMATITIS (cane). Maladie des cannes de Provence, maladie des cannisiers, eczéma des roseaux.

DERMATITIS (caterpillar). Dermatite provoquée par le contact des chenilles.

DERMATITIS (cercarial). Dermatite à schistosome. → *dermatitis (schistosome).*

DERMATITIS COMBUSTIONIS. Dermatite due à une brûlure.

DERMATITIS (contact). Eczéma aigu, eczéma de Willan, dermite artificielle.

DERMATITIS CONTINUÉE. Dermatite serpigineuse. → *dermatitis repens.*

DERMATITIS CONTUSIFORMIS. Érythème nerveux. → *erythema nodosum.*

DERMATITIS (cotten sqeed). Dermatite professionnelle due aux graines de coton.

DERMATITIS (diaper). Dermatite en nid d'abeille.

DERMATITIS EXFOLIATIVA. Dermatite exfoliative généralisée subaiguë ou chronique, maladie de Wilson ou de Wilson-Brocq.

DERMATITIS EXFOLIATIVA NEONATORUM. Dermatite exfoliatrice des nouveau-nés, maladie de Ritter von Rittershain.

DERMATITIS (exudative discoid and lichenoid). Dermite exsudative discoïde et lichénoïde chronique de Sulzberger et Garbe.

DERMATITIS FACTITIA. Dermatite provoquée par le malade.

DERMATITIS (follicular hyperkeratotic papular). Phrynodermie, *f.*

DERMATITIS (fungoid). Mycosis fongoïde. → *mycosis fungoides.*

DERMATITIS GLANDULARIS ERYTHEMATOSA. Lupus érythémateux. → *lupus erythematosus.*

DERMATITIS HAEMOSTATICA. Dermite ocre.

DERMATITIS HERPETIFORMIS. Dermatite herpétiforme, maladie de Duhring-Brocq, arthritide bulleuse.

DERMATITIS HYPOSTATICA. Dermite ocre.

DERMATITIS (Jacquet's). Syphiloïde post-érosive. → *erythema (napkin).*

DERMATITIS (malignant or **malignant papillary).** Maladie de Paget du mamelon.

DERMATITIS (meadow or **meadow-grass).** Maladie d'Oppenheim, dermite des prés.

DERMATITIS MEDICAMENTOSA. Éruption médicamenteuse.

DERMATITIS MICROPAPULOSA ERYTHEMATOSA HYPERIDROTICA NASI. Granulosis rubra nasi.

DERMATITIS MULTIFORMIS. Dermatite herpétiforme. → *dermatitis herpetiformis.*

DERMATITIS (napkin area). Dermite fessière des nouveau-nés.

DERMATITIS NODOSA. Gale filarienne. → *itch (filarial).*

DERMATITIS NODULARIS NON-NECROTICANS. Trisymptôme de Gougerot. → *Gougerot's trisymptomatic disease.*

DERMATITIS (occupational). Dermatite professionnelle.

DERMATITIS (Oppenheim's). Maladie d'Oppenheim-Urbach. → *dermatitis atrophicans lipoides diabetica.*

DERMATITIS PAPILLARIS CAPILLITII. Acné chéloïdienne.

DERMATITIS (perfume). Dermatite des parfums.

DERMATITIS (pigmented purpuric lichenoid). Dermatite ou dermite lichénoïde purpurique et pigmentaire de Gougerot-Blum.

DERMATITIS (precancerous). Maladie de Bowen.

DERMATITIS (primrose or **primula).** Dermatite primulaire.

DERMATITIS PSORIASIFORMIS NODULARIS. Parapsoriasis en gouttes. → *parapsoriasis (guttate).*

DERMATITIS (purpuric pigmented) OF FAVRE AND CHAIX. Angiodermite pigmentée et purpurique.

DERMATITIS PUSTULOSA SUBCORNEALIS. Syndrome de Sneddon et Wilkinson. → *dermatosis (subcorneal pustular).*

DERMATITIS REPENS. Dermatite serpigineuse, dermatitis repens.

DERMATITIS RIMOSA. Eczéma marginé de Hébra.

DERMATITIS (röntgen or **röntgen rays).** Radiodermite. → *radiodermatitis.*

DERMATITIS (schistosome). Dermatose à schistosomes, dermatite ou gale des nageurs.

DERMATITIS (seborrhaeic) OF THE SCALP. Pityriasis séborrhéique du cuir chevelu.

DERMATITIS SEBORRHOEICA. Eczématide, *s.f.* → *eczema (seborrhoeic).*

DERMATITIS SEBORRHOEICA NEONATORUM. Dermatite séborrhoïde du nourrisson.

DERMATITIS SKIAGRAPHICA. Radiodermite, *s.f.* → *radiodermatitis.*

DERMATITIS SOLARIS. Héliodermite.

DERMATITIS (stasis). Dermite ocre.

DERMATITIS (swimmer's). Dermatose à schistosomes.

DERMATITIS (uncinarial). Gourme des mineurs.

DERMATITIS VARIEGATA. Érythème avec macules et papules.

DERMATITIS VEGETANS. Pyodermite végétante.

DERMATITIS VEGETANS (circumscribed). Pyodermite végétante circonscrite.

DERMATITIS VEGETANS (generalized). Pyodermite végétante généralisée, dermatite pustuleuse chronique centrifuge d'Hallopeau, maladie d'Hallopeau.

DERMATITIS VENENATA. Dermite artificielle. → *dermatitis (contact).*

DERMATITIS VERRUCOSA. Chromoblastomycose, *s.f.*

DERMATITIS (weeping). Inflammation suintante de la peau à la suite d'un grattage intense.

DERMATITIS WITH EPIDERMITIS. Dermo-épidermite, *s.f.*

DERMATITIS (X-ray). Radiodermite, *f.* → *radiodermatitis.*

DERMATOARTHRITIS (lipoid). Réticulohistiocytose multicentrique.

DERMATOCHALASIS, *s.* Dermatochalasis, *m.*

DERMATOFIBROMA, DERMATOFIBROMA LENTICULARE. Dermatofibrome, *s.m.*

DERMATOFIBROMA (Darier-Ferrand). Fibrosarcome de la peau. → *dermatofibrosarcoma protuberans.*

DERMATOFIBROMA (progressive recurrent). Fibrosarcome de la peau. → *dermatofibrosarcoma protuberans.*

DERMATOFIBROSARCOMA (Darier-Ferrand). Fibrosarcome de la peau. → *dermatofibrosarcoma protuberans.*

DERMATOFIBROSARCOMA PROTUBERANS. Fibrosarcome de la peau, dermatofibrome progressif et récidivant de Darier-Ferrand.

DERMATOFIBROSIS LENTICULARIS DISSEMINATA. Dermatofibrose lenticulaire disséminée.

DERMATOLOGIST, *s.* Dermatologiste, *m., f.*

DERMATOLOGY, *s.* Dermatologie, *f.*

DERMATOGLYPH, *s.*, **DERMATOGLYPHICS,** *s.* Dermatoglyphe, *m.*

DERMATOLOGY, *s.* Dermatologie, *f.* ; dermatopathologie, *f.*

DERMATOLYSIS, *s.* Dermatolysie, *f.* ; chalazodermie, *f.* ; chalodermie, *f.* ; pachydermatocèle, *f.* ; pachydermocèle, *f.* ; cutis laxa.

DERMATOLYSIS PALPEBRARUM. Blépharochalasis, *f.*

DERMATOME, *s.* Dermatome, *m.*

DERMATOMELASMA SUPRARENALE. Maladie d'Addison.

DERMATOMYCOSIS, *s.* Dermatomycose, *f.* ; dermatophytie, *f.* ; dermatophytose, *f.*

DERMATOMYCOSIS (blastomycetic). Blastomycose cutanée.

DERMATOMYCOSIS FURFURACEA. Pityriasis versicolor.

DERMATOMYCOSIS MICROSPORINA. Pityriasis versicolor.

DERMATOMYCOSIS TRICHOPHYTINA. Trichophytie, *s.f.*

DERMATOMYOMA, *s.* Dermatomyome, *m.*

DERMATOMYOSITIS, *s.* Dermatomyosite, *f.* ; *d.* de Wagner-Unverricht, polymyosite aiguë progressive, polymyosite œdémateuse de Wagner-Unverricht, érythrœdème myasthénique de Milian.

DERMATONEUROSIS, *s.* Dermatoneurose, *f.*

DERMATONEUROSIS (hysterical). Dermatite provoquée par le malade.

DERMATONOSIS, *s.* Dermatose, *f.*

DERMATOPATHIA, *s.* Dermatose, *f.*

DERMATOPATHOLOGY, *s.* Histologie des lésions cutanées.

DERMATOPATHY, *s.* Dermatose, *f.*

DERMATOPHOBIA, *s.* Dermatophobie, *f.*

DERMATOPHYTOSIS, *s.* Dermatomycose, *f.*

DERMATOPHYTOSIS OF THE FOOT. Pied d'athlète. → *foot (athletic).*

DERMATOPHYTOSIS FURFURACEA. Pityriasis versicolor.

DERMATOPLASTY, *s.* Greffon cutané.

DERMATOPOLYNEURITIS, *s.* Acrodynie, *f.* → *acrodynia.*

DERMATORRHAGIA, *s.* Dermatorragie, *f.*

DERMATORRHEXIS, *s.* Cutis hyperelastica.

DERMATOSCLEROSIS, *s.* Sclérodermie, *f.*

DERMATOSCOPY, *s.* Dermatoscopie, *f.*

DERMATOSES, *s. pl.* Pluriel de « dermatosis » : dermatoses, *f. pl.* ; dermopathies, *f. pl.*

DERMATOSES ICHTHYOSIFORM. Ichtyose congénitale.

DERMATOSIS, *s.* Dermatose, dermopathie.

DERMATOSIS (acarine). Dermatose due à un acarien.

DERMATOSIS (acute febrile neutrophilic). Syndrome de Sweet. → *Sweet's syndrome.*

DERMATOSIS (Auspitz's). Mycosis fongoïde. → *mycosis fungoides.*

DERMATOSIS (Bowen's precancerous). Maladie de Bowen.

DERMATOSIS (bullous). Dermatose bulleuse.

DERMATOSIS (industrial). Dermatose professionnelle.

DERMATOSIS (Kaposi's). Xeroderma pigmentosum. → *xeroderma pigmentosum.*

DERMATOSIS (occupational). Dermatose professionnelle.

DERMATOSIS (pigmented). Maladie de Schamberg. → *dermatosis (progressive pigmentgary).*

DERMATOSIS (progressive pigmentary). Maladie de Schamberg, dermatose pigmentaire progressive.

DERMATOSIS (reticular pigmented). Dermatose pigmentaire réticulée, syndrome de Nægeli, syndrome de Franceschetti-Jadassohn.

DERMATOSIS (subcorneal pustular). Pustulose souscornée de Sneddon et Wilkinson, maladie ou syndrome de Sneddon et Wilkinson.

DERMATOSIS (Unna's). Eczématide, *s.f.* → *eczema (seborrhoeic).*

DERMATOSTOMATITIS, *s.* Ectodermose érosive pluriorificielle. → *ectodermosis erosiva pluriorificialis.*

DERMATOTHERAPY, *s.* Dermatothérapie, *f.*

DERMATOXERASIA, *s.* Xérodermie, *f.*

DERMATOZOIASIS, *s.* Dermatozoonose, *f.*

DERMATOZOONOSIS, DERMATOZOONOSUS, *s.* Dermatozoonose, *f.*

DERMIS, *s.* Derme, *m.*

DERMITIS, *s.* Dermatite, *f.*

DERMOCYMA, DERMOCYMUS, *s.* Dermocyme, *m.*

DERMOGRAPHIA, DERMOGRAPHISM, DERMOGRAPHY, *s.* Dermographie, *f.*, dermographisme, *m.*, autographisme, *m.*, dermatose stéréographique.

DERMOGRAPHISM (painful). Dermographisme douloureux, réflexe de Müller.

DERMOID. 1° *adj.* Dermoïde. – 2° *s.* Kyste dermoïde.

DERMOPATH, *s.* Dermatologiste, *m., f.*

DERMOPATHY, *s.* Dermatose, *f.*

DERMOPHYLAXIS, *s.* Dermophylaxie, *f.*

DERMOSKELETON, *s.* Exosquelette, *m.* ; phanère, *f.*

DERMOTROPIC, *adj.* Dermotrope.

DERMOTROPISM, *s.* Dermotropisme, *m.*

DERMOVACCINE, *s.* Dermovaccin, *m.*

DERMOVIRUS, *s.* Dermovaccin, *m.*

-DERMY, *suffix*, -dermie.

DERODIDYMUS, DERODYMUS, *s.* Dérodyme, *m.*

DEROTATION, *s.* Dérotation, *f.*

DERRY'S SYNDROME. Maladie ou syndrome de Derry.

DERSZY'S (disease). Maladie de Derszy.

DESAMINASE, *s.* Désaminase, *f.*

DE SANCTIS-CACCHIONE SYNDROME. Idiotie xérodermique.

DESAULT'S BANDAGE. Appareil de Desault.

DESAULT'S SIGN. Signe de fracture intracapsulaire du col du fémur.

DESBUQUOIS'S SYNDROME. Syndrome de Desbuquois.

DESCEMET'S MEMBRANE. Membrane de Descemet.

DESCEMETITIS, *s.* Kératite ponctuée. → *keratitis punctata.*

DESCEMETOCELE, *s.* Descemetocèle, *f.*

DESENSITIZATION, DESENSITISATION, *s.* Désensibilisation, *f.*

DESEXUALIZE (to), *v.* Castrer.

DES-GAMMA-CARBOXY-PROTHROMBIN, *s.* Dégammacarboxy-prothrombine, *f.*

DESHYDROGENASE, *s.* Déshydrogénase, *f.*

DESJARDINS'S POINT. Point pancréatique de Desjardins.

DESMARRES'S CAPSULAR FORCEPS. Serretelle, *f.*

DESMIN, *s.* Desmine, *f.*

DESMIOGNATHUS, *s.* Desmiognathe, *m.*

DESMOCYTE, *s.* Fibroblaste, *m.*

DESMOID REACTION. Desmoïde-réaction, *f.*

DESMOLASE, *s.* Desmolase, *f.*

DESMOMA, *s.* Desmome, *m.*

DESMON, *s.* Ambocepteur, *m.*

DESMOPATHY, *s.* Desmopathie, *f.*

DESMOPLASTIC, *adj.* Desmoplastique.

DESMOPRESSIN, *s.* Desmopressine, *f.*

DESMORRHEXIS, *s.* Desmorrhexie, *f.*

DESMOSOME, *s.* Desmosome, *m.*

DESNOS'S PNEUMONIA. Splénopneumonie. *f.* → *spleno-pneumonia.*

DESORPTION, *s.* Désorption, *f.*

DESOXYCORTICOSTERONE, DESOXYCORTONE, *s.* Désoxy-corticostérone, *f.* ; DOCA, composé Q de Reichstein.

DESOXYRIBONUCLEIC ACID. Acide désoxyribonucléique.

DESOXYRIBOSE, *s.* Désoxyribose, *m.*

DESQUAMATION, *s.* Desquamation, *f.*

DESQUAMATION OF THE NEWBORN (lamellar). Bébé collodion. → *exfoliation of the newborn (lamellar).*

DESTERNALIZATION, *s.* Désternalisation costale, opération de Jaboulay.

DETACHMENT OF THE RETINA, DETACHMENT (retinal). Décollement de la rétine.

DETECTION, *s.* Détection, *f.* ; dépistage, *m.*

DETERGE (to), *v.* Déterger.

DETERGENT, *adj.* et *s.* Détersif, *adj., s.m.*

DETERMINANT, *s.* Déterminant, *m.*

DETERMINANT (antigenic). Site antigénique. → *antigenic determinant.*

DETERMINANT (immunoglobulin). Récepteur de reconnaissance.

DETERMINISM, *s.* Déterminisme, *m.*

DE TONI-FANCONI SYNDROME. Syndrome de Toni-Debré-Fanconi.

DETOXICATION, DETOXIFICATION, *s.* Détoxication, *f.* ; détoxification, *f.*

DETRUSOR, *s.* Détrusor, *m.*

DETUMESCENCE, *s.* Détumescence, *f.*

DEUTERANOMALY, DEUTERANOMALOPIA, *s.* Deutéranomalie, *f.* ; anomalie de Rayleigh.

DEUTERANOPE, *adj.* Deutéranope.

DEUTERANOPIA, DEUTERANOPSIA, *s.* Deutéranopie, *f.* → *achloropsia.*

DEUTEROPATHY, *s.* Deutéropathie, *f.*

DEUTEROPORPHYRIN, *s.* Deutéroporphyrine, *f.*

DEUTOPLASM, *s.* Métaplasma, *m.* ; paraplasma, *m.*

DEUTSCHLANDER'S DISEASE. Maladie de Deutschlander. → *foot (forced).*

DEVERGIE'S DISEASE. Pityriasis rubra pilaire. → *pityriasis rubra pilaris.*

DEVIATION OF THE COMPLEMENT. Déviation du complément.

DEVIATION (conjugate). Déviation conjuguée des yeux.

DEVIATION (skew). Phénomène d'Hertwig-Magendie, stéréo-déviation, *f.*

DEVIATION TEST (C1q). Déviation de C1q.

DEVIC'S DISEASE. Maladie de Devic. → *neuromyelitis (optic).*

DEVIC'S ULCERATIONS. Ulcérations de Devic.

DEVICE, *s.* Appareil, *m.*

DEVICE (contraceptive). Matériel contraceptif.

DEVICE (intrauterine contraceptive) (IUD). Stérilet, *s.m.* : dispositif intra-utérin, DIU.

DEVIL'S GRIP. Myalgie épidémique. → *pleurodynia (epidermic).*

DEVRIES'S THEORY. Mutationnisme, *s.m.*

DEXAMETHASONE TEST or **DEXAMETHASONE SUPPRESSION TEST.** Épreuve ou test de la déxaméthasone.

DEXIOCARDIA, *s.* Dextrocardie, *f.*

DEXTRAN, *s.* Dextran, *m.*

DEXTRINOSIS (debrancher deficiency limit). Maladie de Cori. → *Cori's disease.*

DEXTRINOSIS (limit). Maladie de Cori. → *Cori's disease.*

DEXTROCARDIA, TYPE 1. Dextrocardie avec situs inversus total.

DEXTROCARDIA, TYPE 2. Dextrocardie isolée.

DEXTROCARDIA, TYPE 3. Dextrorotation du cœur.

DEXTROCARDIA, TYPE 4. Dextroposition du cœur.

DEXTROCARDIA (corrected). Dextrorotation du cœur, dextrocardie congénitale isolée, sans inversion des cavités cardiaques.

DEXTROCARDIA (false). Dextrorotation du cœur.

DEXTROCARDIA (isolated). Dextrocardie avec situs inversus des seules cavités cardiaques, sans situs inversus des viscères abdominaux.

DEXTROCARDIA (mirror-like image). Situs inversus des cavités cardiaques.

DEXTROCARDIA (secondary). Dextroposition du cœur.

DEXTROCARDIA WITH SITUS INVERSUS. Dextrocardie avec situs inversus total.

DEXTROANGIOCARDIOGRAM, *s.* Dextro-angiocardiogramme, *m.*

DEXTROANGIOCARDIOGRAPHY, *s.* Dextro-angiocardiographie, *f.*

DEXTROCARDIA, *s.* Dextrocardie, *f.*

DEXTROCARDIOGRAM, *s.* Dextrocardiogramme, *m.* ; dextrogramme, *m.*

DEXTROGRAM, *s.* Dextrocardiogramme, *m.*

DEXTROGYRAL, DEXTROGYRE, DEXTROGYRATE, *adj.* Dextrogyre.

DEXTROPOSITION OF THE AORTA. Aorte à cheval.

DEXTROPOSITION OF THE HEART. Dextroposition du cœur, dextroversion du cœur, dextrocardie acquise.

DEXTROROTATORY, *adj.* Dextrogyre.

DEXTROSE, *s.* Dextrose, *m.*

DEXTROVERSION, *s.* Dextroversion, *f.*

DEXTROVERSION OF THE HEART. Dextrorotation du cœur.

DF2. DF2.

D'HÉRELLE'S PHENOMENON. Phénomène de d'Hérelle ou de Twort-d'Hérelle.

DIABETES, *s.* Diabète, *m.*

DIABETES (adult onset). Diabète type 2. → *diabetes (maturity onset).*

DIABETES (alloxan). Diabète alloxanique.

DIABETES ALTERNANS. Diabète avec albuminurie et glycosurie alternées.

DIABETES (amino). Cystinurie-lysinurie familiale, diabète aminé.

DIABETES (artificial). Diabète expérimental.

DIABETES (azotic or azoturic). Diabète azoturique.

DIABETES IN BEARDED WOMEN. Diabète des femmes à barbe. → *Achard-Thiers syndrome.*

DIABETES (billary). Cirrhose biliaire primitive.

DIABETES (brittle). Diabète instable.

DIABETES (bronze or bronzed). Diabète bronzé, cirrhose hypertrophique pigmentaire dans le diabète sucré, cirrhose pigmentaire diabétique.

DIABETES DECIPIENS. Glycosurie sans polyurie ni polydipsie.

DIABETES (experimental). Diabète expérimental.

DIABETES (fat). Diabète, type 2. → *diabetes (maturity onset).*

DIABETES (galactose). Galactosémie congénitale. → *galactosaemia (congenital).*

DIABETES (gouty). Diabète goutteux.

DIABETES (growth onset). Diabète juvénile. → *diabetes (juvenile).*

DIABETES (hydruric). Diabète insipide. → *diabetes insipidus.*

DIABETES INSIPIDUS. Diabète insipide, diabète hydrurique, diabète pitresso-sensible.

DIABETES INSIPIDUS (nephrogenic). Diabète insipide néphrogène héréditaire, diabète insipide pitresso-résistant.

DIABETES INSIPIDUS (pitressin or vasopressin resistant). Diabète insipide néphrogène héréditaire. → *diabetes insipidus (nephrogenic).*

DIABETES (insulin-deficient or insulin-dependent). Diabète insipide. → *diabetes (juvenile).*

DIABETES INTERMITTENS. Diabète intermittent.

DIABETES (juvenile or juvenile-onset). Diabète insulino-dépendant, diabète insulinoprive, diabète type 1, diabète juvénile, diabète maigre, diabète consomptif, diabète avec acidocétose.

DIABETES (ketosis-prone). Diabète juvénile. → *diabetes (juvenile).*

DIABETES (ketosis-resistant). Diabète type 2. → *diabetes (maturity onset).*

DIABETES (Lancereaux's). Diabète juvénile. → *diabetes (juvenile).*

DIABETES (lipogenous). Diabète avec obésité.

DIABETES (lipoatrophic). Syndrome de Lawrence, diabète lipoatrophique, lipoatrophie diabétogène, lipodystrophie généralisée, lipohistodiarèse.

DIABETES (lipopiethoric). Diabète type 2. → *diabetes (maturity onset).*

DIABETES (lipuric). Diabète avec lipurie.

DIABETES (masked). Obésité avec diabète fruste.

DIABETES (Mason). Diabète Mason, syndrome MODY.

DIABETES (maturity onset). Diabète non-insulino-dépendant, diabète non-insulinoprive, diabète type 2, diabète gras.

DIABETES MELLITUS. Diabète sucré, maladie de Willis.

DIABETES MELLITUS (Jamaican). Diabète de type J.

DIABETES (Mosler's). Polyurie avec inositurie.

DIABETES (neurogenous). Diabète nerveux.

DIABETES (phlorhizin). Glycosurie phloridzique.

DIABETES (phosphate). Hypophosphatémie familiale.

DIABETES (puncture). Diabète expérimental.

DIABETES (renal). Diabète rénal.

DIABETES (renal amino-acid). Diabète aminé. → *diabetes (amino).*

DIABETES (skin). Dermatose chronique avec élévation du taux du glucose cutané et glycémie normale.

DIABETES (steroid). Diabète stéroïde, diabète cortisonique.

DIABETES (toxic). Diabète toxique.

DIABETES (true). Diabète par insuffisance insulinique.

DIABETES-DWARFISM-OBESITY SYNDROME. Syndrome de Pierre Mauriac.

DIABETIC, *adj.* Diabétique.

DIABETID, *s.* Diabétide, *f.*

DIABETOGENIC, *adj.* Diabétogène.

DIABETOGENIC FACTOR or HORMONE. Hormone diabétogène. → *hormone (diabetogenic).*

DIABETOGENOUS, *adj.* D'origine diabétique.

DIABETOLOGY, *s.* Diabétologie, *f.*

DIABOLEPSY, *s.* Démonopathie, *f.*

DIACETAEMIA, *s.* Diacétémie, *f.*

DIACETURIA, DIACETONURIA, *s.* Diacéturie, *f.*

DIACETYLOMORPHINE, *s.* Diacétylmorphine, *f.*

DIACLASIA, DIACLASIS, *s.* Fracture, *f.* ; surtout fracture faite dans un but chirurgical.

DIACRITIC, DIACRITICAL, *adj.* Pathognomonique.

DIACYGLYCEROL, *s.* Diglycéride, *m.*

DIADOCHOKINESIA, DIADOCHOKINESIS, DIAKOKOKINESIA, DIADOKOKINESIS, *s.* Diadococinésie, *f.*

DIAFILTRATION, *s.* Diafiltration, *f.*

DIAGNOSE (to), *v.* Diagnostiquer.

DIAGNOSIS, *s.* 1° Diagnostic, *m.* – 2° Diagnose, *f.*

DIAGNOSIS (differential). Diagnostic différentiel.

DIAGNOSIS (etiologic). Diagnostic étiologique.

DIAGNOSIS EX JUVANTIBUS. Traitement d'épreuve, épreuve thérapeutique.

DIAGNOSIS (prenatal). Diagnostic anténatal ou prénatal.

DIAGNOSTIC, *adj.* Diagnostique.

DIAGRAPHY, *s.* Diagraphie, *f.*

DIAGYNIC, *adj.* Diagynique.

DIAKINESIS, *s.* Diacinèse, diakinèse, *f.*

DIALYSIS, *s.* Dialyse, *f.*

DIALYSIS (home). Dialyse à domicile.

DIALYSIS (intestinal). Dialyse intestinale, perfusion intestinale.

DIALYSIS (lymph). Lymphodialyse, *f.*

DIALYSIS (peritoneal). Dialyse péritonéale, hémodialyse intrapéritonéale, péritonéodialyse, *f.* ; néphropéritoine, *m.*

DIAMETER (anatomic conjugate). Diamètre pubio-sacré.

DIAMETER (biparietal). Diamètre bipariétal.

DIAMETER (bitrochanteric). Diamètre bitrochantérien.

DIAMETER (internal conjugate). Diamètre pubio-sacré.

DIAMETER MEDIANUS or **MEDIAN DIAMETER.** Diamètre pubio-sacré.

DIAMETER (pubosacral). Diamètre pubio-sacré.

DIAMETER (true conjugate). Diamètre pubio-sacré.

DIAMNIOTIC, *adj.* Diamniotique.

DIANDRIC, *adj.* Diandrique, androphore.

DIANDRY, *s.* Diandrie, *f.*

DIAPEDESIS, *s.* Diapédèse, *f.*

DIAPER, *s.* Couche, *f.*

DIAPER (blue) SYNDROME. Syndrome des langes bleus.

DIAPHANOSCOPY, *s.* Transillumination, *f.*

DIAPHORESIS, *s.* Diaphorèse, *f.*

DIAPHORETIC, *s.* Sudorifique, *m.*

DIAPHRAGM, *s.* Diaphragme, *m.*

DIAPHRAGM PHENOMENON, DIAPHRAGMATIC PHENOMENON or **SIGN.** Signe de Litten.

DIAPHRAGMATITIS, DIAPHRAGMITIS, *s.* Diaphragmatite, phrénite, *f.*

DIAPHRAGMATOCELE, *s.* Diaphragmatocèle, *f.* ; hernie diaphragmatique.

DIAPHYSEAL, *adj.* Diaphysaire.

DIAPHYSECTOMY, *s.* Diaphysectomie, *f.*

DIAPHYSIS, *s.* Diaphyse, *f.*

DIAPIRESIS, *s.* Diapédèse, *f.*

DIAPLASIS, *s.* Réduction d'une luxation ou d'une fracture.

DIAPNOIC, *adj.* Diapnoïque.

DIAPYESIS, *s.* Suppuration, *f.*

DIARRHEA (américain), **DIARRHOEA,** *s.* Diarrhée, *f.*

DIARRHOEA ABLACTATORUM. Diarrhée du sevrage.

DIARRHOEA ALBA. Maladie de Gee. → *coeliac disease or infantilism or syndrome.*

DIARRHOEA CHOLERAIC. Diarrhée cholériforme.

DIARRHOEA CHYLOSA. Maladie de Gee. → *coeliac disease or infantilism or syndrome.*

DIARRHOEA (Cochinchina). Sprue, *f.* → *sprue or tropical sprue.*

DIARRHOEA (colliquative). Diarrhée colliquative.

DIARRHOEA (fermentative). Diarrhée de fermentation.

DIARRHOEA, HYPOKALAEMIA AND HYPOCHLORHYDRIA or **ACHLORHYDRIA (syndrome of watery).** Syndrome de Verner-Morrison. → *cholera (pancreatic).*

DIARRHOEA (neonatal). Diarrhée épidémique des nouveau-nés.

DIARRHOEA OF NEWBORN (epidemic). Diarrhée épidémique des nouveau-nés.

DIARRHOEA (pancreatogenous fatty). Diarrhée graisseuse d'origine pancréatique.

DIARRHOEA (prandiale). Diarrhée prandiale.

DIARRHOEA (putrefactive). Diarrhée de putréfaction.

DIARRHOEA (serous). Diarrhée séreuse.

DIARRHOEA (summer). Diarrhée infantile estivale.

DIARRHOEA (traveller's). Diarrhée du voyageur ; turista, *s.f.*

DIARRHOEA (trench). Diarrhée des tranchées.

DIARRHOEA (tropical). Sprue, *f.* → *sprue or tropical sprue.*

DIARRHOEA (tubular). Entérocolite mucomembraneuse. → *enteritis (mucous or mucomembranous).*

DIARRHOEA (watery). Diarrhée séreuse.

DIARRHOEA (white). Maladie de Gee. → *coeliac disease or infantilism or syndrome.*

DIARTHROSIS, *s.* Diarthrose, *f.*

DIASCHISIS, *s.* Diaschisis, *m.*

DIASCOPY, *s.* Transillumination, *f.*

DIASTASE, *s.* Diastase, *f.*

DIASTASIS, *s.* Diastasis, *m.*

DIASTEMA, *s.* Diastème, *m.*

DIASTEMATOMYELIA, *s.* Diastématomyélie, *f.* ; diplomyélie, *f.*

DIASTOLE, *s.* Diastole, *f.*

DIASTOLE (reflex). Raie vaso-motrice alternativement rouge et blanche.

DIASTOLIC, *adj.* Diastolique.

DIATAXIA, *s.* Ataxie bilatérale.

DIATAXIA (infantile cerebral). Ataxie infantile bilatérale.

DIATHERMOCOAGULATION, *s.* Diathermo-coagulation.

DIATHERMY, *s.* Diathermie, *f.* ; thermo-pénétration, *f.* ; transthermie, *f.*

DIATHERMY (short wave or **ultrashort wave).** Ultradiathermie, *f.*

DIATHESIS, *s.* Diathèse, *f.* ; terrain morbide.

DIATHESIS (billous). Diathèse biliaire.

DIATHESIS (colloidoclastic). Diathèse colloïdoclasique.

DIATHESIS (Czerny's). Diathèse exsudative.

DIATHESIS (dartrous). Prédisposition à l'eczéma, à l'herpès et aux autres dermatoses.

DIATHESIS (exudative). Diathèse exsudative.

DIATHESIS (gouty). Diathèse goutteuse.

DIATHESIS (haemorrhagic). Diathèse hémorragique.

DIATHESIS (hereditary haemorrhagic). Maladie de von Willebrand. → *Willebrand's disease (von).*

DIATHESIS (herpetic). Herpétisme, *s.m.*

DIATHESIS (neuropathic). Neuropathie, *s.f.*

DIATHESIS (ossifying). Tendance à l'ossification des muscles.

DIATHESIS (oxalic). Diathèse oxalique. → *Bird's disease.*

DIATHESIS (psychopathic). Neuropathie, *s.f.*

DIATHESIS (spasmodic or **spasmophilic).** Spasmophilie, *s.f.*

DIATHESIS (strumous). Scrofule, *s.f.* ; écrouelles, *s.f. pl.*

DIATHESIS (uratic). Arthritisme, *s.m.*

DIATHESIS (uric acid). Arthritisme, *s.m.*

DIATHESIS (varicose). Tendance aux varices.

DIATOM, *s.* Diatomée, *f.*

DIAZOREACTION, *s.* Diazoréaction d'Ehrlich.

DIBENZOTHIAZINE, *s.* Dibenzothiazine, *f.*

DICENTRIC, *adj.* Dicentrique.

DICEPHALISM, DICEPHALY, *s.* Dicéphalie, *f.*

DICHLORODIPHENYL TRICHLORETHANE. DDT, Dichlorodiphényl trichloréthane, *s.m.*

DICHORIAL, *adj.*, **DICHORIONIC,** *adj.* Dichorionique.

DICHOTOMY, *s.* Dichotomie, *f.*

DICHROIC, *adj.* Dichroïque.

DICHROISM, *s.* Dichroïsme, *m.*

DICHROMASIA, *s.*, **DICHROMASY,** *s.* Dichromasie, *f.*

DICHROMAT, *adj.* Dichromate.

DICHROMATISM, *s.* Dichromasie, *f.*

DICHROMATOPSIA, *s.* Dichromasie, *f.*

DICK'S TEST. Réaction de Dick.

DICKE'S METHOD. Méthode de Dicke.

DICKINSON'S SYNDROME. Syndrome d'Alport. → *Alport's syndrome.*

DICKSON - O'DELL OPERATION. Opération de Dickson-O'Dell.

DICLIDITIS, *s.* Valvulite, *f.*

DICLIDOTOMY, *s.* Valvulotomie, *f.*

DICOUMARIN, *s.* Dicoumarine, *f.* ; dicoumarol, *m.*

DICOUMAROL, *s.* Dicoumarol, *m.*

DICROCELIASIS, DICROCOELIASIS, *s.* Dicrocœliose, *f.*

DICROTIC, *adj.* Dicrote.

DICROTISM, *s.* Dicrotisme, *m.*

DICTYOTENE, *adj.* Dictyotène.

DICTYOSOME, *s.* Dictyosome, *m.*

DIDE-BOTCAZO SYNDROME. Syndrome de Dide et Botcazo.

DIDELPHIC, *adj.* Didelphe.

DIDEOXYCYTIDIN, *s.* Didéoxycytidine, *f.*

DIDEOXYINOSIN, *s.* Didéoxyinosine, *f.*

DIDUCTION, *s.* Diduction, *f.*

DIDYMITIS, *s.* Orchite, *f.*

DIDYMUS, *s.* Testicule, *m.*

DIEGO BLOOD GROUP SYSTEM. Système de groupe sanguin Diego.

DIELECTROLYSIS, *s.* Diélectrolyse, *f.*

DIENCEPHALITIS, *s.* Diencéphalite, *f.*

DIENCEPHALO-HYPOPHYSEAL, *adj.* Diencéphalo-hypophysaire.

DIENCEPHALON, *s.* Diencéphale, *m.*

DIENCEPHALOPATHY, *s.* Diencéphalopathie, *f.*

DIENOESTROL, *s.* Dienœstrol, *m.*

DIERESIS, *s.* Diérèse, *f.*

DIESTRUM, DIESTRUS, *s.* (américain). Diœstrus, *m.*

DIET, *s.* Régime, *m.*

DIET (absolute). Diète absolue.

DIET (acid-ash). Régime acidifiant.

DIET (alkali-ash or **alkaline-ash).** Régime alcalinisant.

DIET (balanced). Régime équilibré.

DIET (basal). Régime n'apportant que les calories nécessaires au métabolisme de base.

DIET (basic). Régime alcalinisant.

DIET (bland). Régime sédatif.

DIET (Borat's). Régime de Borst.

DIET (broth). Régime de bouillon de légumes.

DIET (common). Régime ordinaire.

DIET (elimination). Régime excluant l'antigène en cas d'allergie digestive.

DIET (fish). Régime de poisson.

DIET (full). Régime abondant.

DIET (generous). Suralimentation, *s.f.*

DIET (gluten-free). Régime sans gluten.

DIET (gouty or gout). Régime pour goutteux.

DIET (half). Demi-régime, *s.m.*

DIET (high caloric). Régime de suralimentation fournissant journellement plus de 4 000 calories.

DIET (high fat). Régime cétogène riche en graisses.

DIET (high fibre). Régime riche en fibres végétales.

DIET (high protein). Régime riche en protéines.

DIET (Kempner's). Régime de Kempner.

DIET (ketogenic). Régime cétogène riche en graisses.

DIET (light). Régime léger.

DIET (liquid). Diète hydrique.

DIET (low). Régime sévère.

DIET (low caloric). Régime équilibré, mais ne fournissant pas plus de 1 200 calories.

DIET (low fat). Régime pauvre en graisses.

DIET (low oxalate). Régime pauvre en oxalates.

DIET (low salt or low sodium). Régime hyposodé.

DIET (meat). Régime carné.

DIET (milk). Régime lacté.

DIET (mixed). Régime varié.

DIET (protective). Régime léger destiné à maintenir au repos le tube digestif.

DIET (purine-free). Régime pauvre en purines.

DIET (rachitic). Régime rachitigène.

DIET (salt-free). Régime désodé.

DIET (smooth). Régime ne comportant que des aliments d'ingestion facile.

DIET (sodium free). Régime désodé strict.

DIET (soft). Régime léger, alimentation légère.

DIET (solid). Régime de restrictions liquidiennes.

DIET (spoon). Diète hydrique.

DIET (starvation). Régime de famine.

DIET (subsistance). Régime n'apportant que le minimum vital.

DIET (vegetable). Régime végétarien.

DIETETIC, *adj.* Diététique.

DIETETICS, *s.* Diététique, *f.*

DIETHYLSTILBOESTROL, *s.* Diéthylstiboestrol, *m.*

DIETICIAN, *s.* Diététicien, enne, *m.* ou *f.*

DIETOTHERAPY, *s.* Diétothérapie, *f.*

DIETOTOXIC, *adj.* Diétotoxique.

DIETOTOXICITY, *s.* Diétotoxicité, *f.*

DIEUAIDE'S SCHEMA. Schéma ou table de Dieuaide.

DIEULAFOY'S DISEASE. Maladie de Dieulafoy.

DIFFERENTIATION, *s.* Différenciation, *f.*

DIFFERENTIATION (cluster of). Classes de différenciation.

DIFFLUENT, *adj.* Diffluent, ente.

DIFFUSION (alveolar capillary). Diffusion alvéolo-capillaire.

DIGAMETIC, *adj.* Hétérogamétique.

DIGASTRIC, *adj.* Digastrique.

DIGENESIS, *s.* Génération alternante, digenèse.

DI GEORGE'S SYNDROME. Syndrome de Di George.

DIGESTION, *s.* Digestion, *f.*

DIGESTIVE, *adj.* Digestif, ive.

DIGHTON'S (Adair) SYNDROME. Ostéopsathyrose, *f.* → *osteopsathyrosis.*

DIGITAL, *adj.* Digital, ale.

DIGITALIS, Digitale, *f.*

DIGITALIZATION, *s.* Digitalisation, *f.*

DIGITOFACIAL-MENTAL RETARDATION SYNDROME. Syndrome de Rubinstein et Taybi. → *Rubinstein's syndrome.*

DIGITOXIN, *s.* Digitoxine, *f.* ; digitaline, *f.*

DIGITUS HIPPOCRATICUS. Hippocratisme digital.

DIGITUS MALLEUS. Doigt en marteau.

DIGITUS MORTUUS. Doigt mort.

DIGITUS RECELLENS. Doigt à ressort.

DIGLYCERIDE, *s.* Diglycéride, *m.*

DIGOXIN, *s.* Digoxine, *f.*

DIGYNY, *s.* Digynie, *f.*

DIHYDROERGOTAMINE, *s.* Dihydroergotamine, *f.*

DIHYDROSTREPTOMYCIN, *s.* Dihydrostreptomycine, *f.*

DIHYDROTHEELIN, *s.* Œstradiol. → *oestradiol.*

DIHYDROXYPHENETHYLAMINE, Dihydroxyphénéthylamine, *f.*

3,3-DIIODOTHYRONINE. Diiodo-3,3' thyronine, *f.* : T_2.

DIIODOTYROSINE, *s.* Diiodotyrosine, *f.* ; DIT.

DIKEMANIA, *s.* Dikémanie, *f.*

DIKEPHOBIA, *s.* Diképhobie, *f.*

DIKTYOMA, *s.* Diktyome, *f.*

DILACERATION, *s.* Dilacération, *f.*

DILATATION, *s.* Dilatation, *f.*

DILATATION OF THE HEART. Dilatation du cœur.

DILATATION (prognathion or prognathic). Dilatation de la partie prépylorique de l'estomac.

DILATATION OF THE STOMACH. Dilatation de l'estomac, gastrectasie.

DILATATION, *s.* Dilatation thérapeutique.

DILUTION CURVE. Courbe de dilution.

DILUTION CURVE (dye). Courbe de dilution d'un colorant.

DILUTION CURVE (indicator). Indicateur d'une courbe de dilution. – *indicative dilution curve technique.* Méthode de Stewart et Hamilton.

DILUTION TURBIDITY TEST. Réaction ou test à l'eau distillée.

DIMER, *s.* Dimère, *m.*

DIMERY, *s.* (genetics). Hérédité bifactorielle. → *inheritance (bifactorial).*

DIMITRI'S DISEASE. Maladie de Krabbe. → *amentia (naevoid).*

DIMMER'S KERATITIS. Kératite nummulaire de Dimmer.

DIMORPHISM, *s.* Dimorphisme, *m.*

DINITROCHLOROBENZENE TEST. Test au dinitrochlorobenzène.

DIOCTOPHYMA RENALE. Strongle géant.

DIODRAST, *s.* Diodrast, *m.*

DIOSTRUM, DIOESTRUS, *s.* Diœstris, *m.*

DIOPTER, DIOPTRE, DIOPTRY, *s.* Dioptrie, *f.*

DIOPTRICS, *s.* Dioptrique, *f.*

DIOXIDE (carbon). Dioxyde de carbone.

DIP, *s.* Dip, *m.*

DIPEPTIDASE, *s.* Dipeptidase, *f.*

DIPEPTIDE, *s.* Dipeptide, *m.*

DIPETALONEMA PERSTANS. *Filaria perstans.* → *Acanthocheilonema perstans.*

DIPHASIC, *adj.* Diphasique.

DIPHENYLHYDANTOIN, *s.* Phénytoïne, *f.* ; diphénylhydantoïne, *f.*

DIPHOSPHONATE, *s.* Diphosphonate, biphosphonate, *m.*

DIPHTHERIA, *s.* Diphtérie, *f.*

DIPHTHERIA (bull neck). Cou proconsulaire.

DIPHTHERIA (cutaneous). Diphtérie cutanée.

DIPHTHERIA (false). Pseudodiphtérie, *f.*

DIPHTHERIA (faucial). Angine diphtérique.

DIPHTHERIA GRAVIS. Diphtérie maligne.

DIPHTHERIA (laryngeal). Croup, *s.m.* ; diphtérie laryngée.

DIPHTHERIA (malignant). Diphtérie maligne.

DIPHTHERIA (septic). Diphtérie associée.

DIPHTHERIA (surgical). Diphtérie des plaies. → *gangrene (hospital).*

DIPHTHERIA (wound). Diphtérie des plaies. → *gangrene (hospital).*

DIPHTHERIAL, *adj.* Diphtérique.

DIPHTHERITIC, DIPHTHERIC, *adj.* Diphtérique.

DIPHTHERITIS, Diphtérie, *s.f.*

DIPHTHEROID, *s.* 1° Pseudodiphtérie, *f.*. – 2° Bacille diphtéroïde ou pseudo-diphtérique.

DIPHTHONGIA, *s.* Diplophonie, *f.* ; diphtonguie, *f.* ; voix bitonale.

DIPLACUSIS, *s.* Diplacousie, *f.* ; paracousie double.

DIPLACUSIS BINAURALIS DYSHARMONICA. Diplacousie dysharmonique.

DIPLACUSIS BINAURALIS ECHOICA. Diplacousie en écho.

DIPLEGIA, *s.* Diplégie, *f.*

DIPLEGIA (atonic-astatic). Diplégie flasque.

DIPLEGIA (cerebral). Maladie de Little, rigidité spasmodique congénitale des membres, diplégie cérébrale infantile, diplégie crurale.

DIPLEGIA (congenital facial). Syndrome de Mœbius, diplégie faciale congénitale.

DIPLEGIA (familial facial). Syndrome de Brissaud-Marie, diplégie faciale familiale.

DIPLEGIA (infantile). Diplégie due à un traumatisme obstétrical.

DIPLEGIA (spastic). Maladie de Little. → *diplegia (cerebral).*

DIPLOBACILLUS, *s.* Diplobacille, *m.*

DIPLOCEPHALY, *s.* Diplocéphalie, *f.*

DIPLO X. Diplo X.

DIPLOCOCCUS, *s.* Diplocoque, *m.*

DIPLOCOCCUS OF MORAX-AXENFELD. Diplobacille de Morax. → *Moraxella lacunata.*

DIPLOCOCCUS OF NEISSER. Gonocoque, *s.m.* → *Nesseria gonorrhoae.*

DIPLOCOCCUS PNEUMONIAE. Pneumocoque, *s.m.* → *Streptococcus pneumoniæ.*

DIPLOCOCCUS (Welchselbaum's). Méningocoque, *s.m.* → *Neisseria meningitidis.*

DIPLOCORIA, *s.* Diplocorie, *f.*

DIPLOE, *s.* Diploé, *m.*

DIPLOETIC, *adj.* Diploique.

DIPLOGENESIS, *s.* Diplogenèse, *f.*

DIPLOIC, *adj.* Diploïque.

DIPLOID, *adj.* Diploïde, diplo.

DIPLOIDY, *s.* Diploïde, *f.*

DIPLOMYELIA, *s.* Diplomyélie, *f.* → *diastermatomyelia.*

DIPLOPHONIA, *s.* Diplophonie, *f.* → *diphthongia.*

DIPLOPIA, *s.* Diplopie, *f.*

DIPLOPIA (binocular). Diplopie binoculaire.

DIPLOPIA (crossed). Diplopie croisée.

DIPLOPIA (direct). Diplopie directe.

DIPLOPIA (heteronymous or heteronomous). Diplopie croisée.

DIPLOPIA (homonymous or homonomous). Diplopie directe.

DIPLOPIA (monocular). Diplopie monoculaire.

DIPLOPIA (simple). Diplopie directe.

DIPLOSOMATIA, DIPLOSDOMIA, *s.* Disomie, *f.* ; diplosomie, *f.*

DIPLOSOME, *s.* Diplosome, *m.*

DIPOLES THEORY. Théorie des doublets, théorie des dipôles, théorie de Craib.

DIPLOTENE, *adj.* Diplotène.

DIPPING, *s.* Recherche du ballottement hépatique.

DIPROSOPUS, *s.* Diprosope, *m.*

DIPSOGENIC, *adj.* Dipsogène.

DIPSOMANIA, *s.* Dipsomanie, *f.*

DIPYGUS, *s.* Dipyge, *m.*

DIPYRIDAMOLE, *s.* Dipyridamole, *m.*

DIROFILARIASIS, *s.* Dirofilariose, *f.*

DISABILITY, *s.* Incapacité de travail, invalidité, *f.*

DISABLED, *adj.* Infirme.

DISACCHARIDE, *s.* Dissacharide, *m.*

DISARTICULATION, *s.* Désarticulation, *f.* ; exarticulation, *f.*

DISASSIMILATION, *s.* Désassimilation, *f.*

DISCAL, *adj.* Discal, ale.

DISCHARGE, *s.* Décharge, *f.* ; évacuation, *f.* ; écoulement, *m.* ; sortie de l'hôpital, libération, *f.*

DISCHARGE (epileptic). Décharge épileptique.

DISCHARGE (nervous or neural or neuronal). Décharge neuronique.

DISCHARGE (systolic). Débit systolique.

DISCISSION, *s.* Discission, *f.*

DISCITIS, *s.* Discite, *f.*

DISCOGRAPHY, *s.* Discographie, *f.*

DISCOMYCOSIS, *s.* Discomycose, *f.*

DISCONNECTION (hemisphere or callosae). Syndrome de déconnection interhémisphérique.

DISCOPATHY, *s.* Discopathie, *f.* ; nucléopathie, *f.*

DISCRETE, *adj.* Discret, ète.

DISEASE, *s.* Maladie, *f.*

DISEASE (acquired). Maladie acquise.

DISEASE (radiation-induced heart). Cardiopathie radique.

DISENGAGEMENT, *s.* Dégagement, *m.*

DISEQUILIBRIUM, *s.* Déséquilibre, *m.*

DISINFECTANT, *s.* Désinfectant, *m.*

DISINFECTION, *s.* Désinfection, *f.*

DISINHIBITION, *s.* Désinhibition, *f.* ; désagrégation suspolygonale, dissociation neuronale.

DISINSERTION, *s.* Désinsertion, *f.*

DISINTOXICATION, *s.* Désintoxication, *f.*

DISINVAGINATION, *s.* Désinvagination, *f.*

DISJUNCTION, *s.* Disjonction, *f.*

DISJUNCTION (craniofacial). Disjonction craniofaciale. → *fracture (craniofacial disjunction).*

DISK (A). Disque A.

DISK (choked). Stase papillaire, œdème papillaire.

DISK (Hensen's). Strie H.

DISK (herniated). Hernie discale.

DISKECTOMY, *s.* Discectomie, *f.*

DISK (I). Disque I, strie I.

DISKITIS, *s.* Discite, *f.*

DISK (M). Strie M.

DISKOGRAPHY, *s.* Discographie, *f.*

DISKORADICULOGRAPHY, *s.* Disco-radiculographie, *f.*

DISK (Z). Strie Z.

DISLOCATION, *s.* Luxation, *f.* ; exarthrose, *f.*

DISLOCATION (atlantoaxial). Luxation atloido-axoïdienne.

DISLOCATION (closed). Luxation simple.

DISLOCATION (complicated). Luxation compliquée.

DISLOCATION (compound). Luxation ouverte.

DISLOCATION (congenital). Luxation congénitale.

DISLOCATION (consecutive). Luxation avec déplacement secondaire des fragments.

DISLOCATION (divergent or diverging). Luxation du radius et du cubitus au poignet, avec rupture du ligament annulaire.

DISLOCATION (fracture). Luxation compliquée de fracture.

DISLOCATION (habitual). Luxation récidivante.

DISLOCATION (incomplete). Subluxation, *s.f.*

DISLOCATION OF THE LENS. Luxation du cristallin.

DISLOCATION (old). Luxation ancienne, non réduite.

DISLOCATION (open). Luxation ouverte.

DISLOCATION (partial). Subluxation, *s.f.*

DISLOCATION (pathologic or **pathological).** Luxation spontanée pathologique.

DISLOCATION (primitive). Luxation sans déplacement secondaire.

DISLOCATION (recent). Luxation récente.

DISLOCATION (recurrent). Luxation récidivante.

DISLOCATION (relapsing). Luxation récidivante.

DISLOCATION (simple). Luxation simple.

DISLOCATION (subspinous). Luxation de la tête humérale sous l'épine de l'omoplate.

DISLOCATION (thyroid). Luxation de la tête du fémur dans le trou obturateur.

DISLOCATION (traumatic). Luxation traumatique accidentelle.

DISLOCATION (unreduced). Luxation ancienne.

DISMEMBREMENT, *s.* Amputation, *f.*

DISOMUS, *s.* Monstre atteint de disomie.

DISORDER, *s.* Trouble morbide.

DISORDER (attention deficit hyperactivity). Hyperactivité avec troubles de l'attention de l'enfant.

DISORDER (lesional). Signe ou trouble lésionnel.

DISORDER (obsessional). Obsession, *s.f.*

DISORIENTATION, *s.* Désorientation, *f.*

DISPENSARY, *s.* Dispensaire, *m.*

DISPERMY, *s.* Dispermie, *f.*

DISPLACEMENT, *s.* 1° Déplacement, *m.* – 2° Percolation, *f.* – 3° (psychoanalysis) Transfert, *m.*

DISSECTION, *s.* Dissection, *f.*

DISSECTION (aortic). Dissection aortique, anévrisme disséquant de l'aorte, hématome disséquant de l'aorte, hématome primitif de la paroi aortique, médianécrose disséquante de l'aorte, médianécrose aortique idiopathique, médianécrose kystique de l'aorte.

DISSOCIATION, *s.* Dissociation, *f.* ; discordance, *f.*

DISSOCIATION (albuminocytologic d. of the spinal fluid). Dissociation albumino-cytologique du liquide céphalorachidien.

DISSOCIATION (atrial). Dissociation auriculaire.

DISSOCIATION (atrio- or **auriculo-ventricular).** Dissociation auriculo-ventriculaire.

DISSOCIATION (interference) or **DISSOCIATION BY INTERFERENCE.** Dissociation par interférence.

DISSOCIATION (isorrhythmic). Dissociation isorythmique.

DISSOCIATION (syringomyelic). Dissociation syringomyélique, dissociation thermoalgésique.

DISSOCIATION (tabetic). Dissociation tabétique.

DISTAL, *adj.* Distal, ale.

DISTEMPER (canine). Maladie de Carré.

DISTENSION (bladder). Globe vésical.

DISTICHIA, DISTICHIASIS, *s.* Distichiase, *f.* ; distichiasis, *m.*

DISTOCLUSION, *s.* Position de l'arcade dentaire inférieure en retrait par rapport à la supérieure.

DISTOMA, *s.* Distome, *m.* ; douve, *f.*

DISTOMA HEPATICUM. Grande douve. → *Fasciola hepatica.*

DISTOMA HAEMATOBIUM. *Schistosoma hæmatobium.* → *Schistosoma haematobium.*

DISTOMATOSIS, *s.* Distomatose, *f.*

DISTOMATOSIS (pulmonary). Paragonimiase, *f.* → *paragonimiasis.*

DISTOMIASIS, *s.* Distomatose, *f.* ; distomiase, *f.*

DISTOMUM. Douve, *f.* → *Distoma.*

DISTORSION, *s.* Distorsion, *f.*

DISTRESS IN ADULTS (acute respiratory). Poumon de choc.

DISTRESS (adult respiratory) SYNDROME. Syndrome de détresse respiratoire de l'adulte.

DISTRESS (neonatal respiratory) SYNDROME. Détresse respiratoire ou inspiratoire du nouveau-né.

DISTRESS OF NEWBORN (idiopathic respiratory). Détresse respiratoire du nouveau-né.

DISTRESS (neonatal) SYNDROME. Détresse néonatale.

DISTRESS (respiratory) SYNDROME OF THE NEWBORN. Détresse respiratoire du nouveau-né.

DISTRICHIASIS, *s.* Districhiase, *f.*

DISULFIRAM, *s.* Disulfirame, *m.*

DITTRICH'S PLUGS. Bouchons de Dittrich.

DITTRICH'S STENOSIS. Sténose infundibulaire pulmonaire.

DIURESIS, *s.* Diurèse, *f.*

DIURESIS (forced). Diurèse provoquée.

DIURESIS (osmotic). Diurèse osmotique.

DIURESIS (saline). Natriurèse, *s.f.*

DIURETIC, *adj.* et *s.m.* Diurétique.

DIURETIC (loop). Diurétique de l'anse de Henle.

DIURETIC (mercurial). Diurétique mercuriel.

DIURETIC (osmotic). Diurétique osmotique.

DIURETIC (potassium-sparing). Diurétique n'éliminant pas de potassium.

DIURETIC (thiazic or **thiazide).** Diurétique thiazidique.

DIVA. Abbreviation for digitised (or digital) intravenous angiography : Angiographie intraveineuse digitalisée.

DIVERTICULA (infected) OR THE PROSTATE. Maladie diverticulaire de la prostate, prostatite adénomateuse, prostate scléreuse hypertrophiante.

DIVERTICULECTOMY, *s.* Diverticulectomie, *f.*

DIVERTICULITIS, *s.* Diverticulite, *f.*

DIVERTICULOPEXY, *s.* Diverticulopexie, *f.*

DIVERTICULOSIS, *s.* Diverticulose, *f.*

DIVERTICULUM, *s.* Diverticule, *m.*

DIVERTICULUM (colic). Diverticule du côlon.

DIVERTICULUM (oesophageal). Diverticule de l'œsophage.

DIVERTICULUM (Ganser's). Diverticulose sigmoïdienne.

DIVERTICULUM (hypopharyngeal). Diverticule de Zenker. → *Zender's diverticulum.*

DIVERTICULUM ILEI VERUM. Diverticule de Meckel.

DIVERTICULUM (Meckel's). Diverticule de Meckel.

DIVERTICULUM (pressure or pulsion). Diverticule de pulsion.

DIVERTICULUM (Rokitansky's). Diverticule de traction.

DIVERTICULUM (supradiaphragmatic). Diverticule épiphrénique.

DIVERTICULUM (traction). Diverticule de traction.

DIVERTICULUM (Zenker's). Diverticule de pulsion.

DIVULSION, *s.* Divulsion, *f.*

DIZYGOTIC, *adj.* Dizygote ; bi-ovulaire ; bivitellin, ine.

DL. DL (symbole de capacité de diffusion pulmonaire).

DNA. Acide désoxyribonucléique, ADN.

DNP. Désoxyribonucléoprotéine, *s.f.*

DOBRIN'S SYNDROME. Syndrome de Dobrin.

DOBUTAMINE, *s.* Dobutamine, *f.*

DOCHMIASIS, DOCHMIOSIS, *s.* Ankylostomiase, *f.* → *ancylostomiasis.*

DOCIMASIA, *s.* Docimasie, *f.*

DOCIMASIA (auricular). Docimasie auriculaire, signe de Wreden.

DOCIMASTIC, *adj.* Docimastique.

DODECADACTYLITIS, *s.* Duodénite, *f.*

DÖDERLEIN'S BACILLUS. Bacille de Döderlein.

DOEGE-POTTER SYNDROME. Syndrome de Doege et Potter.

DOEHLE-HELLER AORTITIS. Aortite syphilitique.

DOGMATISM, *s.* Dogmatisme, *m.*

DOLÉRIS'S OPERATION. Opération de Beck-Doléris, opération de Doléris, ligamentopexie intra-abdominale.

DOLICHOCEPHALIA, DOLICHOCEPHALY, *s.* Dolichocéphalie, *f.*

DOLICHOCOLON, *s.* Dolichocolie, *f.* ; dolichocôlon, *m.*

DOLICHOFACIAL, *adj.* Dolichoprosope, longiface, longivulte.

DOLICHOGNATHIA, *s.* Dolichognathie, *f.*

DOLICHOMEGALY, *s.* Dolichomégalie, *f.*

DOLICHOMORPHIC, *adj.* Dolichomorphe, arctiligne.

DOLICHOSIGMOID, *s.* Dolichosigmoïde, *m.*

DOLICHOSTENOMELIA, *s.* Dolichosténomélie, *f.*

DOLLINGER-BIELSCHOWSKY SYNDROME. Idiotie amaurotique de type Bielschowsky. → *Bielschowsky-Jansky disease.*

DOMAGK'S PHENOMENON. Phénomène de Domagk.

DOMAIN, *s.* Domaine, *m.*

DOMINANCE, *s.* Dominance, *f.*

DOMINANT, *adj.* Dominant, ante.

DOMINANT CHARACTER or TRAIT. Caractère dominant.

DONATH-LANDSTEINER TEST. Épreuve de Donath et Landsteiner.

DONATOR (hydrogen). Donateur d'hydrogène.

DONDERS'S GLAUCOMA. Glaucome à angle ouvert.

DONNAN'S EQUILIBRIUM. Équilibre de Donnan.

DONOHUE'S SYNDROME. Lepréchaunisme, *s.m.* → *leprechaunism.*

DONOR (dangerous). Donneur dangereux.

DONOR (general or universal). Donneur universel.

DONOVANOSIS, *s.* Granulome inguinal. → *granuloma inguinale.*

DOO. DOO.

DOOR SYNDROME. Syndrome de Walbaum ; syndrome DOOR.

DOPA, *s.* Dopa, *f.*

DOPA REACTION. Dopa-réaction, *f.*

DOPAMINE, *s.* Dopamine, *f.*

DOPAMINERGIC, *adj.* Dopaminergique.

DOPING, *s.* Dopage, *m.*

DOPPLER'S EFFECT. Effet Doppler ou Doppler-Fizeau.

DOPPLER (trancranial) ULTRASONOGRAPHY. Doppler transcranien.

DOPPLER ULTRASOUND METHOD or DOPPLER FLOWMETRY. Examen Doppler.

DOROTHY REED'S CELLS. Cellule de Sternberg. → *Sternberg's giant cells.*

DORSAL, *adj.* Dorsal, ale.

DORSALGIA, *s.* Dorsalgie, *f.*

DORSIFLEXION, *s.* Dorsiflexion, *f.*

DORSOLUMBAR, *adj.* Dorso-lombaire.

DOSAGE, *s.* Posologie, *f.*

DOSE, *s.* Dose, *f.*

DOSE (absorbed). Dose absorbée.

DOSE (booster). Dose de rappel.

DOSE (integral or integral absorbed). Dose intégrale.

DOSE (maintenance). Dose d'entretien.

DOSE (maximum permissible) (MPD). Dose maxima admissible.

DOSE MEDIAN (lethal). Dose létale 50.

DOSE MINIMUM (letal), LDM. Dose léthale minima, DLM.

DOSE (permissible). Dose maxima admissible.

DOSE (radiation absorbed). Dose absorbée.

DOSE (tolerance). Dose maxima.

DOSE (tumour). Dose tumorale, dose volume.

DOSE (volume). Dose intégrale.

DOTAGE, *s.* Sénilité, *f.*

DOTHIENENTERIA, DOTHIENENTERITIS, *s.* Fièvre typhoïde. → *fever (typhoid).*

DOTTE'S METHOD. Méthode de Dotte.

DOUBLE-BLIND TEST. Épreuve en double anonymat ou en double aveugle, épreuve en double insu.

DOUBLE CONTOUR SIGN. Image en double contour, signe du double contour.

DOUBLE-STRANDED, *adj.* Bicaténaire.

DOUBLET, *s.* Doublet, *m.*

DOUCHE (intrauterine). Injection intra-utérine.

DOUCHE (vaginal). Injection vaginale.

DOUGLAS'S CRY, DOUGLAS'S SIGN. Cri ou signe du Douglas.

DOUGLAS'S POUCH. Cul-de-sac de Douglas.

DOUGLASITIS, *s.* Douglassite, *f.*

DOURINE, *s.* Dourine, *f.*

DOWLING-DEGOS SYNDROME. Syndrome de Dowling-Degos.

DOWN'S DISEASE or SYNDROME. Maladie de Down. → *mongolism.*

DOWNSTROKE (intrinsic-like). Déflection intrinsécoïde.

DOXYCYLINE, *s.* Doxycycline, *f.*

DOYEN'S OPERATION. 1° Procédé de Vautrin, de Jaboulay ou de Doyen. – 2° Ponction du péricarde par voie transsternale, après incision médiane.

DOYNE'S HONEYCOMB CHOROIDOPATHY. Dégénérescence maculaire de Doyne.

DRACONTIASIS, *s.* Draconculose, *f.* dracontiase, *f.* → *dracunculiasis.*

DRACUNCULIASIS, DRACUNCULOSIS, *s.* Dracunculose, *f.*

DRACUNCULUS LOA. *Filaria loa.* → *Filaria loa.*

DRACUNCULUS MEDINENSIS. Filaire de Médine, *Filaria medinensis, Dracunculus medinensis*, dragonneau, ver de Guinée.

DRAFT, *s.* Dose de médicament liquide prise en une fois.

DRAGSTEDT'S OPERATION. Opération de Dragstedt, vagotomie bilatérale.

DRAIN, *s.* Drain, *m.*

DRAINAGE, *s.* Drainage, *m.*

DRAINAGE (anomalous pulmonary venous). Retour veineux pulmonaire anormal, RVPA.

DRAINAGE (Monaldi's). Méthode de Monaldi. → *Monaldi's drainage.*

DRAINAGE (postural). Drainage postural ou de posture, drainage d'attitude, méthode de Quincke.

DRAPETOMARIA, *s.* Dromomanie, *f.*

DRASH'S SYNDROME. Syndrome de Drash.

DRASTIC, *adj.* Drastique.

DRAUGHT, *s.* Dose de médicament liquide prise en une fois.

DREAMY STATE. Crise uncinée. → *fit (uncinate).*

DREPANOCYTE, *s.* Drépanocyte, *m.* → *cell (sickle).*

DREPANOCYTAEMIA, Anémie à hématies falciformes. → *anaemia (sickle cell).*

DREPANOCYTOSIS, *s.* Anémie à hématies falciformes. → *anaemia (sickle cell).*

DREANO'S METHOD. Méthode de Dreano.

DRESS SYNDROME. Syndrome DRESS.

DRESSING, *s.* 1° Pansement, *m.* – 2° Parage.

DRESSLER'S DISEASE. Hémoglobinurie intermittente.

DRESSLER'S SYNDROME. Syndrome de Dressler. → *postmyocardial infarction syndrome.*

DREW'S TECHNIQUE. Méthode de Drew.

DRILL BIOPSY or PUNCTURE. Forage-biopsie, *s.f.*

DRINKER'S RESPIRATOR. Poumon d'acier.

DRIP, *s.* Goutte à goutte.

DRIP (continuous). Injection goutte à goutte.

DRIP FEEDING. Goutte à goutte alimentaire.

DRIP (intravenous). Goutte à goutte intraveineux.

DRIP (Murphy's). Goutte à goutte rectal, proctoclyse continue.

DRIP PHLEBOCLYSIS. Goutte à goutte intraveineux.

DRIP SHEET. Enveloppement humide, drap mouillé.

DRIP (subcutaneous). Goutte à goutte sous-cutané.

DROMOMANIA, *s.* Dromomanie, *f.*

DROMOPHOBIA, *s.* Dromophobie, *f.*

DROMOTHERAPY, *s.* Dromothérapie, *f.*

DROMOTROPIC, *adj.* Dromotrope.

DROP, *s.* 1° Goutte, *f.* – 2° Médicament à prendre par gouttes. – 3° Pilule, *f.*

DROP (rosy). Acné rosacée. → *acne rosacea.*

DROPSY, *s.* Hydropisie, *f.*

DROPSY (abdominal). Ascite, *f.*

DROPSY (acute anaemic). Anémie de Lucy Wills. → *anaemia (nutritional macrocytic).*

DROPSY OF AMNION. Hydramnios, *s.m.*

DROPSY (articular). Hydarthrose, *s.f.*

DROPSY OF BELLY. Ascite, *s.f.*

DROPSY OF BRAIN. Hydrocéphalie, *s.f.*

DROPSY OF CHEST. Hydrothorax, *s.m.*

DROPSY (congenital generalized). Anasarque fœto-placentaire. → *Schridde's disease.*

DROPSY (cutaneous). Œdème, *s.m.*

DROPSY (epidemic). Anémie de Lucy Wills. → *anaemia (nutrional macrocytic).*

DROPSY (famine). Œdème de carence. → *oedema (nutritional).*

DROPSY (general). Anasarque, *s.f.* → *anasarca.*

DROPSY OF HEAD. Hydrocéphalie, *s.f.* → *hydrocephalus.*

DROPSY (mechanical). Œdème par blocage veineux ou lymphatique.

DROPSY (nutritional). Œdème de carence. → *oedema (nutritional).*

DROPSY (ovarian). Kyste ovarien.

DROPSY OF THE PERICARDIUM. Hydropéricarde, *s.m.* → *hydropericardium.*

DROPSY (peritoneal). Ascite, *s.f.* → *ascites.*

DROPSY (renal). 1° Anasarque d'origine rénale. – 2° Hydronéphrose, *s.f.*

DROPSY (subchoroid). Œdème entre la choroïde et la rétine.

DROPSY (subsclerotic). Œdème entre la choroïde et la sclérotique.

DROPSY (tubal). Hydrosalpinx, *s.m.*

DROPSY (uterine). Hydrométrie, *s.f.*

DROPSY (war). Œdème de carence. → *oedema (nutritional).*

DROPSY (wet). Béribéri humide. → *beriberi (wet).*

DROSOPHILA MELANOGASTER. *Drosophila melanogaster.*

DROWNING, *s.* Noyade, *f.*

DROWSINESS, *s.* Somnolence, *f.*

DRUG, *s.* Médicament, *m.* ; remède, *m.* ; drogue, *f.*

DRUG (to), *v.* Administrer un médicament, administrer un stupéfiant.

DRUG (abuse). Usage abusif de stupéfiant (« drogue »).

DRUG DISEASE. Maladie médicamenteuse.

DRUG (dependence), *s.* Pharmacodépendance, *s.f.*

DRUG (habit-forming). Drogue, *f.* (dans le sens de substances telles que l'alcool, le tabac, les stupéfiants) dont l'abus conduit à la toxicomanie.

DRUG (orphan). Médicament orphelin.

DRUG (prescription). Médicament soumis à prescription.

DRUMMING, *s.* Tambourinage, *m.*

DRUMSTICK, *s.* Drumstick, *m.*

DRUSEN, *s.* Drusen, *f. pl.*

DRYING STOVE, *s.* Étuve, *f.*

DSA. Abréviation de digital substraction angiography : Angiographie numérisée.

DTP (distal tingling on percussion). Signe de Tinel.

DUANE'S SYNDROME. Syndrome de Türk-Stilling-Duane ou de Stilling-Türk-Duane.

DUBIN-JOHNSON DISEASE or **SYNDROME.** Ictère ou maladie ou syndrome de Dubin-Johnson.

DUBIN-SPRINZ DISEASE. Maladie de Dubin-Johnson. → *Dubin-Johnson disease or syndrome.*

DUBIN'S CHOREA or **DISEASE.** Chorée de Dubini.

DU BOIS' DIET. Régime lacté.

DU BOIS-REYMOND'S LAW. Loi de Du Bois-Reymond.

DUBOS AND MIDDLEBROOK REACTION. Réaction de Dubos et Middlebrook.

DUBOWITZ'S SYNDROME. Syndrome de Dubowitz.

DUBREUIL-CHAMBARDEL'S SYNDROME. Syndrome de Dubreuil-Chambardel.

DUCHENNE'S DISEASES. 1° Tabes dorsalis. → *tabes dorsalis.* – 2° Paralysie pseudo-hypertrophique type Duchenne. → *paralysis (pseudohypertrophic muscular).* – 3° Paralysie labio-glosso-pharingée. → *paralysis (progressive bulbar).* – 4° Amyotrophie primitive progressive. → *atrophy (progressive spinal muscular).*

DUCHENNE'S DYSTROPHY. Paralysie pseudohypertrophique type Duchenne. → *paralysis (pseudohypertrophic muscular).*

DUCHENNE'S MUSCULAR DYSTROPHY or **TYPE.** Paralysie pseudohypertrophique type Duchenne. → *paralysis (progressive bulbar).*

DUCHENNE'S PARALYSIS. Paralysie labio-glosso-pharyngée. → *paralysis (progressive bulbar).*

DUCHENNE'S PROGRESSIVE MUSCULAR DYSTROPHY. Paralysie pseudohypertrophique type Duchenne. → *paralysis (pseudohypertrophic muscular).*

DUCHENNE'S SIGN. Rétraction inspiratoire de l'épigastre dans la paralysie du diaphragme.

DUCHENNE'S SYNDROME. Paralysie labio-glosso-pharyngée. → *paralysis (progressive bulbar).*

DUCHENNE-ARAN DISEASE or **MUSCULAR ATROPHY.** Amyotrophie primitive progressive. → *atrophy (progressive spinal muscular).*

DUCHENNE-ERB PARALYSIS or **SYNDROME.** Paralysie type Duchenne-Erb. → *Erb-Duchenne paralysis or syndrome.*

DUCHENNE-GRIESINGER DISEASE. Paralysie pseudohypertrophique type Duchenne. → *paralysis (pseudohypertrophic muscular).*

DUCREY'S BACILLUS. Bacille de Ducrey. → *Haemophilus ducreyi.*

DUCT, *s.* Canal, *m.* ; conduit, *m.*

DUCT (bile). Canal ou conduit cholédoque.

DUCT (accessory pancreatic). Canal de Santorini, conduit pancréatique accessoire.

DUCT (ejaculatory). Canal éjaculateur.

DUCT (pancreatic). Canal de Wirsung, conduit pancréatique.

DUCT (parotid). Canal de Sténon, conduit parotidien.

DUCT (submaxillary). Canal de Wharton, conduit submandibulaire.

DUCTION, *s.* Duction, *f.*

DUCTUS, *s.* Canal, *m.* ; conduit, *m.*

DUCTUS ARTERIOSUS (patent). Persistance du canal artériel.

DUCTUS ARTERIOSUS (reversed). Canal artériel systémique ou à shunt inversé, canal systémique.

DUCTUS DEFERENS. Conduit ou canal déférent.

DUFFY BLOOD GROUPS SYSTEM. Système de groupe sanguin Duffy.

DUFFY FACTOR. Facteur Duffy.

DUGUET (ulceration of). Signe de Duguet.

DUHRING'S DISEASE. Maladie de Duhring-Brocq. → *dermatitis herpetiformis.*

DUHRING-SNEDDON-WILKINSON SYNDROME. Maladie de Sneddon et Wilkinson. → *dermatosis (subcorneal pustular).*

DUHRING'S PRURITUS. Prurit hivernal.

DUKES'S DISEASE. Quatrième maladie. → *fourth disease.*

DUKES'S TEST. Épreuve de Dukes.

DULLNESS, *s.* Matité, *f.*

DUMBNESS, *s.* Mutité, *f.*

DUMP-BELL. Haltère, *s.f.*

DUMPING STOMACH or **SYNDROME.** Syndrome de chasse.

DUNCAN'S SYNDROME. Syndrome de Duncan.

DUNGERN (von)-HIRSZFELD LAW. Loi de von Dungern et Hirszfeld.

DUODENECTOMY, *s.* Duodénectomie, *f.*

DUODENITIS, *s.* Duodénite, *f.*

DUODENOCHOLEDOCHOTOMY, *s.* Cholédocho-duodénotomie interne, cholédochotomie transduodénale, duodéno-cholédochotomie, *f.*

DUODENOFIBRESCOPY, *s.* Duodénoscopie, *f.* ; fibroduodénoscopie, *f.*

DUODENOGASTRECTOMY, *s.* Duodéno-gastrectomie, *f.* → *gastroduodenectomy.*

DUODENOJEJUNOSTOMY, *s.* Duodéno-jéjunostomie, *f.*

DUODENOPANCREATECTOMY, *s.* Duodéno-pancréatectomie, *f.* ; pancréato-duodénectomie, *f.*

DUODENOPLASTY, *s.* Duodénoplastie, *f.*

DUODENOPYLORECTOMY, *s.* or **DUODENOSPHINCTERECTOMY (anterior).** Duodénopylorectomie antérieure ou duodénosphinctérectomie antérieure, opération de Judd.

DUODENOSTOMY, *s.* Duodénostomie, *f.*

DUODENOTOMY, *s.* Duodénotomie, *f.*

DUODENUM, *s.* Duodénum, *m.*

DUPLAY'S BURSITIS or **DISEASE.** Périarthrite scapulo-humérale. → *capsulitis (adhesive).*

DUPLAY'S DISEASE. Maladie de Duplay.

DUPLAY'S OPERATION. Opération de Duplay ou de Duplay-Marion.

DUPLICATION, *s.* 1° (genetics). Duplication, *f.* – 2° Duplicité, *f.*

DUPUY-DUTEMPS'S OPERATION. Opération de Dupuy-Dutemps. → *dacryocystorhinostomy.*

DUPUYTREN'S AMPUTATION. Variété de désarticulation de l'épaule.

DUPUYTREN'S CONTRACTURE. Maladie de Dupuytren. → *contracture (Dupuytren's).*

DUPUYTREN'S DISEASE OF THE FOOT. Maladie de Ledderhose. → *fibromatosis (plantar).*

DUPUYTREN'S ENTEROTOME. Entérotome de Dupuytren.

DUPUYTREN'S FRACTURE. Fracture de Dupuytren.

DUPUYTREN'S HYDROCELE. Hydrocèle biloculaire.

DUPUYTREN'S PHLEGMON. Phlegmon large du cou.

DUPUYTREN'S SIGN. Signe de Dupuytren.

DUPUYTREN'S SPLINT. Atelle de Dupuytren.

DURAFFOURD'S INDEX. Index de Duraffourd.

DURA, DURA MATER. Dure-mère, *s.f.*

DURAL, DURAMATRAL, *adj.* Dural, ale ; dure-mérien, ienne.

DURAN-REYNALS'S FACTOR. Facteur de diffusion. → *factor (spreading).*

DURAN'S TECHNIQUE. Technique de Duran.

DURAND-NICOLAS-FAVRE DISEASE. Maladie de Nicolas et Favre. → *lymphogranuloma (venereal).*

DURANTE'S DISEASE. Dysplasie périostale. → *osteogenesis imperfecta.*

DURANTE'S TREATMENT. Méthode de Durante.

DUREMATOMA, *s.* Hématome dural.

DURITIS, *s.* Pachyméningite, *f.*

DURO-ARACHNITIS, *s.* Pachyméningite, *f.*

DUROSARCOMA, *s.* Sarcome méningé.

DUROZIEZ'S DISEASE. Maladie de Duroziez, rétrécissement mitral pur.

DUROZIEZ'S MURMUR or **SIGN.** Signe de Duroziez, double souffle intermittent crural de Duroziez.

DUTEMPS AND CESTAN SIGN. Signe du relèvement paradoxal de la paupière, signe de Dupuy-Dutemps et Cestan.

DUTTON'S DISEASE. Trypanosomiase, *s.f.* → *trypanosomiasis.*

DUTTON'S DISEASE or **FEVER, DUTTON'S RELAPSING FEVER.** Fièvre récurrente à tiques africaine.

DUVERNEY'S FRACTURE. Fracture de Du Verney.

DVI. DVI.

DWARF, *s.* Nain, *m.* ; naine, *f.*

DWARF (achondroplastic). Achondroplase, *s.*

DWARF (Amsterdam). Maladie de Cornelia de Lange. → *amstelodamensis (typus).*

DWARF (asexual). Nain infantile.

DWARF (ateliotic). Nain atéléiotique.

DWARF (Brissaud's). Nain myxœdémateux et infantile.

DWARF (chondrodystrophic). Achondroplase, *s.m., f.*

DWARF (cretin). Nain myxœdémateux et infantile.

DWARF (hypophyseal). Nain avec infantilisme hypophysaire.

DWARF (infantile). Nain infantile.

DWARF (Levi-Lorain). Nain avec infantilisme hypophysaire. → *dwarf (pituitary).*

DWARF (micromelic). Nain micromélique.

DWARF (normal). Nain bien proportionné.

DWARF (ovarian). Sujet atteint de syndrome de Turner.

DWARF (Paltauf's). Nain avec infantilisme hypophysaire.

DWARF (phocomelic). Phocomèle, *s.m.* ou *f.*

DWARF (physiologic). Nain bien proportionné.

DWARF (pituitary). Nain avec infantilisme hypophysaire.

DWARF (primordial or **pure).** Nain bien proportionné.

DWARF (rachitic). Nain rachitique.

DWARF (Russel's). Syndrome de Silver-Russel.

DWARF (Silver's). Syndrome de Silver-Russel.

DWARFISHNESS, DWARFISM, *s.* Nanisme, *m.*

DWARFISM (acromesomelic). Nanisme acromésomélique, syndrome de Robinow.

DWARFISM (ateliotic). Nanisme atéléiotique.

DWARFISM (bird-headed) or **DWARFISM (bird-headed) OF SECKEL.** Nanisme à tête d'oiseau, syndrome de Seckel.

DWARFISM (campomelic). Syndrome campomélique.

DWARFISM (with) CONGENITAL ANTERIOR BOWING OF THE LEGS. Maladie de Weismann-Netter. → *Weismann-Netter's syndrome.*

DWARFISM (diastrophic). Nanisme diastrophique.

DWARFISM (Fuhrmann's). Nanisme type Fuhrmann.

DWARFISM (geleophysic). Nanisme géléophysique.

DWARFISM (hypophyseal). Infantilisme hypophysaire. → *infantilism (hypophyseal).*

DWARFISM (hypothyroid). Nanisme myxœdémateux.

DWARFISM (idiopathic). Nanisme essentiel. → *dwarfism (normal).*

DWARFISM (intrauterined). Nanisme à début intra-utérin.

DWARFISM (de Lange's Amsterdam). Syndrome de Cornelia de Lange. → *amstelodamensis (typus).*

DWARFISM (Laron type). Nanisme type Laron.

DWARFISM (Levi-Lorain or **Lorain's).** Infantilisme hypophysaire. → *infantilism (hypophyseal).*

DWARFISM (low birth weight). Nanisme à débat intra-utérin.

DWARFISM (mesomelic) OF LEVI AND WEILL. Dyschondrostéose, *f.*

DWARFISM (metatropic). Nanisme métatropique.

DWARFISM (micromelic). Nanisme micromélique.

DWARFISM (myxoedematous). Nanisme myxœdémateux ou thyroïdien.

DWARFISM (nanocephalic). Nanisme à tête d'oiseau. → *dwarfism (bird-headed).*

DWARFISM (normal). Nanisme essentiel ou idiopathique ou primordial.

DWARFISM (osteoglophonic). Nanisme ostéoglophonique.

DWARFISM (Paltauf's). Infantilisme hypophysaire. → *infantilism (hypophyseal).*

DWARFISM PARASTREMMATIC. Nanisme parastremmatique.

DWARFISM (physiologic). Nanisme essentiel. → *dwarfism (normal).*

DWARFISM (pituitary). Infantilisme hypophysaire. → *infantilism (hypophyseal).*

DWARFISM (polydystrophic). Syndrome de Maroteaux et Lamy. → *mucopolysaccharidosis VI.*

DWARFISM (primordial). Nanisme essentiel. → *dwarfism (normal).*

DWARFISM (pure). Nanisme essentiel. → *dwarfism (normal).*

DWARFISM (renal). Nanisme rénal, infantilisme rénal, rachitisme rénal, néphrite chronique atrophique de l'enfance.

DWARFISM (thanatophoric). Nanisme thanatophore.

DWARFISM (true). Nanisme essentiel. → *dwarfism (normal).*

DWARFISM (Virchow-Seckel). Nanisme à tête d'oiseau. → *dwarfism (bird-headed).*

DWYER'S OPERATION. Opération de Dwyer.

DWYER'S OSTEOTOMY. Ostéotomie de Dwyer.

DYE, *s.* Colorant, *m.*

DYE (to), *v.* Colorer.

DYE INHIBITION TEST or **DYE-TEST FOR TOXOPLASMOSIS.** Test de Sabin et Feldman, dye test de Sabin et Feldman.

DYNAMOGENESIS, DYNAMOGENY, *s.* Dynamogénie, *f.*

DYNAMOGENIC, *adj.* Dynamogène.

DYNAMOGRAPH, *s.* Dynamographe, *m.*

DYNAMOMETER, *s.* Dynamomètre, *m.*

DYNAMOPHORE, *s.* Aliment d'épargne, aliment dynamophore, aliment antidéperditeur. - *adj.* Dynamophore.

DYNAMOSCOPY, *s.* Dynamoscopie, *f.*

DYNE, *s.* Dyne, *f.*

DYNORPHIN, *s.* Dynorphine, *f.*

DYSACOUSIA, DYSACOUSIS, DYSACOUSMA, *s.* Audition douloureuse.

DYSADRENIA, *s.* Dysépinéphrie, *f.*

DYSAESTHESIA, *s.* Dysesthésie, *f.*

DYSALLILOGNATHIA, *s.* Dysallélognathie, *f.*

DYSANTIGRAPHIA, *s.* Dysantigraphie, *f.*

DYSARTHRIA, *s.* Dysarthrie, *f.*

DYSARTHRIA LITERALIS. Bégaiement, *m.*

DYSARTHRIA SYLLABARIS. Bégaiement, *m.*

DYSARTHROSIS, *s.* 1° Dysarthrose, *f.* – 2° Dysarthrie, *f.*

DYSAUTONOMIA, *s.* Dysautonomie, *f.*

DYSBASIA, *s.* Dysbasie, *f.*

DYSBASIA ANGIOSCLEROTICA or **ANGIOSPASTICA.** Claudication intermittente.

DYSBASIA INTERMITTENS ANGIOSCLEROTICA. Claudication intermittente.

DYSBASIA LORDOTICA PROGRESSIVA. Dystonie musculaire déformante. → *dystonia musculorum deformans.*

DYSBASIA NEURASTHENICA INTERMITTENS. Chorée saltatoire.

DYSBETALIPOPROTEINAEMIA, *s.* Dysbétalipoprotéinémie, *f.*

DYSBETALIPOPROTEINAEMIA (familial). Hyperlipidémie type 3.

DYSBOULIA, DYSBULIA, *s.* Dysboulie, *f.*

DYSCEPHALIA MANDIBULO-OCULOFACIALIS. Syndrome de François. → *Hallermann-Streiff syndrome.*

DYSCEPHALY, *s.* Dyscéphalie, *f.*

DYSCEPHALY SAETHRE-CHOTZEN TYPE. Syndrome de Chotzen. → *Chotzen's syndrome.*

DYSCHESIA, DYSCHEZIA, *s.* Dyschésie, *f.* ; dyschézie, *f.*

DYSCHIRIA, *s.* Alloesthésie, *f.* → *allochiria.*

DYSCHOLIA, *s.* Trouble de la fonction biliaire.

DYSCHONDROPLASIA, *s.* Enchondromatose, *f.* → *enchondromatosis.*

DYSCHONDROPLASIA (multiple hereditary). Maladie des exostoses multiples. → *exostoses (multiple cartilaginous).*

DYSCHONDROPLASIA (Voorhoeve's). Maladie de Voorhoeve. → *osteopathia striata.*

DYSCHONDROSTEOSIS, *s.* Dyschondrostéose, *f.*

DYSCHROMASIA, *s.* 1° Dyschromie, *f.* – 2° Dyschromatopsie, *f.*

DYSCHROMATOPSIA, *s.* Dyschromatopsie, *f.*

DYSCHROMIA, *s.* Dyschromie, *f.*

DYSCINESIA, *s.* Dyskinésie, *f.*

DYSCRASIA, *s.* Dyscrasie, *f.*

DYSDIPSIA, *s.* Dysdipsie, *f.*

DYSECOIA, *s.* Dysécée, *f.*

DYSECTASIA OF BLADDER. Dysectasie du col de la vessie.

DYSEMBRYOMA, *s.* Dysembryome, *m.*

DYSEMBRYOMA (nephrogenic). Tumeur de Wilms. → *Wilms's tumour.*

DYSEMBRYOPLASIA, *s.* Dysembryoplasie, *f.*

DYSENCEPHALIA SPLANCHNOCYSTICA. Syndrome de Gruber, dyscéphalie splanchnocystique, dysencéphalie splanchnokystique, syndrome de Meckel.

DYSENDOCRINIA, DYSENDOCRINIASIS, DYSENDOCRINISM, DYSENDOCRISIASIS, *s.* Dysendocrinie, *f.*

DYSENTERIC, *adj.* Dysentérique.

DYSENTERIFORM, *adj.* Dysentériforme.

DYSENTERY, *s.* Dysenterie, *f.*

DYSENTERY (amoebic). Dysenterie amibienne.

DYSENTERY (bacillary). Dysenterie bacillaire.

DYSENTERY (Japanese). Dysenterie bacillaire.

DYSERGIA, *s.* Dysergie, *f.*

DYSESTHESIA, *s.* (américain). Dysesthésie, *f.*

DYSESTHESIA (auditory). Audition douloureuse.

DYSFIBRINOGENAEMIA, *s.* Dysfibrinogénémie, *f.*

DYSFUNCTION, *s.* Dysfonction, *f.* ; dérèglement, *m.*

DYSGAMMAGLOBULINAEMIA, *s.* Dysgammaglobulinémie, *f.*

DYSGENESIA, *s.* or **DYSGENESIS,** *s.* Dysgénésie, *f.* ; homogénésie dysgénétique.

DYSGENESIA (reticular). Dysgénésie réticulaire, syndrome de de Vaal, aleucie congénitale.

DYSGENESIS, *s.* Dysgénésie, *f.*

DYSGENESIS (epiphyseal). Dysgénésie épiphysaire.

DYSGENESIS (gonadal). Dysgénésie gonadique, dysgonosomie.

DYSGENESIS (seminiferous tubules). Syndrome de Klinefelter. → *Klinefelter's syndrome.*

DYSGENESIS (testicular) SYNDROME. Aplasie germinale. → *Del Castillo-Trabucco and H. de la Balze syndrome.*

DYSGERMINOMA, *s.* Dysgerminome, *m.*

DYSGEUSIA, *s.* Dysgueusie, *f.*

DYSGLOBULINAEMIA, *s.* Dysglobulinémie, *f.*

DYSGNOSIA, *s.* Dysgnosie, *f.*

DYSGONIC FERMENTER TYPE II. Dysgonic Fermenter type II, DF2.

DYSGRANULOPOIESIS, *s.* Dysgranulopoïèse, *f.*

DYSGRAPHIA, *s.* Dysgraphie, *f.*

DYSHAEMATOPOIESIS, *s.* Dyshématopoïèse, *f.*

DYSHAEMOPOIESIS, *s.* Dyshématopoïèse, *f.*

DYSHEPATIA, *s.* Dyshépatie, *f.* ; parhépatie, *f.*

DYSHIDRIA, DYSHIDROSIS, DYSIDROSIS, *s.* Dyshidrose, *f.* ; dysidrose, *f.* ; eczéma dyshidrosique.

DYSIMMUNITY, *s.* Dysimmunité, *f.*

DYSINSULINISM, DYSINSULINOSIS, *s.* Dysinsulinisme, *m.*

DYSKALIAEMIA, *s.* Dyskaliémie, *f.*

DYSKERATOSIS, *s.* Dyskératose, *f.*

DYSKERATOSIS CONGENITA. Dyskératose congénitale.

DYSKERATOSIS CONGENITA WITH PIGMENTATION. Maladie de Zinsser-Fanconi. → *Zinsser-Engman-Cole syndrome.*

DYSKERATOSIS (congenital) SYNDROME. Maladie de Zinsser-Fanconi. → *Zinsser-Engman-Cole syndrome.*

DYSKINESIA, *s.* Dyscinésie, *f.* ; dyskinésie, *f.*

DYSKINESIA (biliary). Dyscinésie biliaire, dystonie biliaire, dyscinésie oddienne.

DYSKINESIA (occupational). Névrose professionnelle. → *neurosis (occupation).*

DYSKINESIA (tardy). Dyskinésie tardive.

DYSLALIA, *s.* Dyslalie, *f.*

DYSLEXIA, *s.* Dyslexie, *f.*

DYSLIPAEMIA, *s.* Dyslipémie, *f.* ; dyslipidémie, *f.*

DYSLIPIDOSIS, *s.*, **DYSLIPOIDOSIS,** *s.* Dyslipidose, *f.* ; dyslipoïdose, *f.*

DYSLIPOPROTEINAEMIA, *s.* Dyslipoprotéinémie, *f.*

DYSLOGIA, *s.* Dyslogie, *f.* ; logoneurose, *f.* ; logonévrose, *f.* ; logopathie, *f.*

DYSMATURE, *adj.* Dysmature.

DYSMATURITY (pulmonary). Maladie de Wilson et Mikity. → *Wilson-Mikity syndrome.*

DYSMEGACARYOCYTOPOÏÈSE, *f.* Dysmégacaryocytopoiesis, *f.*

DYSMEGALOPSIA, *s.* Dysmégalopsie, *f.*

DYSMELIA, *s.* Dysmélie, *f.*

DYSMENORRHOEA, *s.* Dysménorrhée, *f.*

DYSMENORRHOEA INTERMENSTRUALIS. Douleurs intermenstruelles.

DYSMENORRHOEA (membranous). Dysménorrhée membraneuse.

DYSMETRIA, *s.* Dysmétrie, *f.*

DYSMETROPSIA, *s.* Dysmétropsie, *f.*

DYSMIMIA, *s.* Dysmimie, *f.*

DYSMNESIA, *s.* Dysmnésie, *f.*

DYSMNESTIC SYNDROME. Syndrome de Korsakoff.

DYSMORPHIA, *s.* Dysmorphie, *f.*

DYSMORPHIA (cervicooculofacial). Syndrome de Wildervanck. → *cervico-oculo-acoustic syndrome.*

DYSMORPHOGENESIS, *s.* Dysmorphogenèse, *f.*

DYSMORPHOPHOBIA, *s.* Dysmorphophobie, *f.*

DYSMORPHOSIS, *s.* Dysmorphie, *f.* ; dysmorphose, *f.*

DYSNEURIA, *s.* Trouble fonctionnel du nerf.

DYSNOMIA, *s.* Aphasie nominale.

DYSONTOGENESIS, *s.* Dysontogenèse, *f.*

DYSONTOGENETIC, *adj.* Dysontogénétique.

DYSOREXIA, *s.* Dysorexie, *f.*

DYSORIC, *adj.* Dysorique.

DYSORTHOGRAPHY, *s.* Dysorthographie. *f.*

DYSOSMIA, *s.* Dysosmie, *f.*

DYSOSTEGENESIS, *s.* Dysostose, *f.*

DYSOSTOSIS, *s.* Dysostose, *f.*

DYSOSTOSIS (cleidocranial). Dysostose cléidocrânienne héréditaire, dysphasie cleidocrânienne, hydrocéphalie héréditaire, maladie de P. Marie et Sainton, syndrome de Scheuthauer.

DYSOSTOSIS CLEIDOCRANIOPELVINA. Dysostose cléidocrânienne héréditaire. → *dysostosis (cleidocranial).*

DYSOSTOSIS CONGENITA (metaphyseal). Chondrodysplasie métaphysaire type Jansen.

DYSOSTOSIS (costovertebral). Dysplasie spondylothoracique, syndrome de Jarcho-Levin.

DYSOSTOSIS (craniodiaphyseal). Dysplasie craniodiaphysaire.

DYSOSTOSIS (cranio-facial or **dysostosis craniofacialis hereditaria).** Dysostose crânio-faciale héréditaire, dysarthrose crânio-faciale, maladie de Crouzon.

DYSOSTOSIS (craniometaphyseal). Dysostose crâniométaphysaire.

DYSOSTOSIS CRANIOORBITOFACIALIS. Maladie de Crouzon. → *dysostosis (craniofacial).*

DYSOSTOSIS (Crouzon's craniofacial). Maladie de Crouzon. → *dysostosis (craniofacial).*

DYSOSTOSIS ENCHONDRALIS. Polyostéochondrite. → *dysplasia epiphysialis multiplex.*

DYSOSTOSIS ENCHONDRALIS EPIPHYSARIA. Polyostéochondrite. → *dysplasia epiphysialis multiplex.*

DYSOSTOSIS (hereditary cleidocranial). Maladie de P. Marie et Sainton. → *dysostosis (cleidocranial).*

DYSOSTOSIS (hereditary cranio-facial). Maladie de Crouzon. → *dysostosis (cranio-facial).*

DYSOSTOSIS HYPOPHYSARIA. Maladie de Hand-Schüller-Christian. → *Hand-Schüller-Christian disease.*

DYSOSTOSIS (mandibular) WITH PEROMELIA. Syndrome d'Hanhart. → *Hanhart's syndrome.*

DYSOSTOSIS (mandibular, unilateral). Dysostose otomandibulaire. → *dysostosis (otomandibular).*

DYSOSTOSIS (mandibulofacial). Syndrome de Franceschetti. → *Franceschetti's syndromes, 1.*

DYSOSTOSIS (mandibulofacial) WITH EPIBULBAR DERMOIDS. Syndrome de Goldenhar. → *Goldenhar's syndrome.*

DYSOSTOSIS (maxillonasal). Dysostose maxillonasale.

DYSOSTOSIS (metaphyseal). Dysostose métaphysaire. → *chondrodysplasia (metaphyseal).*

DYSOSTOSIS (metaphyseal, Jansen's). Dysostose métaphysaire type Jansen. → *chondrodysplasia (Jansen's metaphyseal).*

DYSOSTOSIS MULTIPLEX. Maladie de Hurler. → *Hurler's disease or syndrome, Hurler-Pfaundler syndrome.*

DYSOSTOSIS (Nager's acrofacial). Dysostose acro-faciale de Nager et de Reynier.

DYSOSTOSIS (otomandibular). Syndrome de François et Haustrate, dysostose oto-mandibulaire.

DYSOSTOSIS (postaxial acrofacial). Dysostose acro-faciale postaxiale de Miller, Fineman et Smith.

DYSOSTOSIS (spondylocostal). Dysplasie spondylothoracique, syndrome de Jarcho-Levin. → *Jarcho-Levin syndrome.*

DYSOSTOSIS (spondylothoracic). Dysplasie spondylothoracique, syndrome de Jarcho-Levin. → *Jarcho-Levin syndrome.*

DYSOSTOSIS (spondylothoracic). Dysplasie spondylo-thoracique, syndrome de Jarcho-Levin. → *Jarcho-Levin syndrome.*

DYSOSTOSIS (Weismann-Netter's). Dysmorphie jambière de Weismann-Netter. → *Weismann-Netter's syndrome.*

DYSOVARISM, *s.* Dysovarie, *f.*

DYSPAREUNIA, *s.* Dyspareunie, *f.* ; algopareunie, *f.*

DYSPEPSIA, *s.* Dyspepsie, *f.*

DYSPEPSIA (acid). Dyspepsie acide.

DYSPEPSIA (flatulent). Dyspepsie flatulente.

DYSPEPSIA (gaseous). Dyspepsie flatulente.

DYSPERISTALSIS, *s.* Dyspéristaltisme, *m.*

DYSPERMASIA, DYSPERMATISM, DYSPERMIA, *s.* Dyspermatisme, *m.*

DYSPHAGIA, DYSPHAGY, *s.* Dysphagie, *f.*

DYSPHAGIA GLOBOSA. Boule ou globe hystérique.

DYSPHAGIA LUSORIA. Dysphagia lusoria.

DYSPHAGIA (sideropenic). Syndrome de Plummer-Vinson. → *Plummer-Vinson syndrome.*

DYSPHAGIA (vallecular). Dysphagie due à l'arrêt des aliments dans les replis glosso-épiglottiques.

DYSPHAGIA VALSALVIANA. Dysphagie par subluxation de la grande corne de l'os hyoïde.

DYSPHASIA, *s.* Dysphasie, *f.*

DYSPHEMIA, *s.* Dysphémie, *f.*

DYSPHONIA, *s.* Dysphonie, *f.*

DYSPHONIA SPASTICA. Aphonie spastique.

DYSPHORIA, *s.* Dysphorie, *f.*

DYSPHRASIA, *s.* Dysphrasie, *f.*

DYSPHRENIA, *s.* Dysphrénie, *f.*

DYSPHYLAXIA, *s.* Dysphylaxie, *f.*

DYSPINEALISM, *s.* Dysfonctionnement épiphysaire.

DYSPITUTARISM, *s.* Dyspituitarisme, *m.*

DYSPLASIA, *s.* Dysplasie, *f.*

DYSPLASIA (acromesomelic). Dysplasie acromésomélique.

DYSPLASIA (anhidrotic ectodermal). Syndrome de Christ-Siemens. → *dysplasia (hereditary anhidrotic ectodermal).*

DYSPLASIA (arrythmogenic right ventricular). Dysplasie (arythmogène) du ventricule droit.

DYSPLASIA (arterial fibromuscular). Dysplasie fibromusculaire artérielle.

DYSPLASIA (asphyxiating thoracic). Syndrome de Jeune. → *dystrophy (thoracic asphyxiant).*

DYSPLASIA (atrio-digital). Syndrome de Holt-Oram. → *Holt-Oram syndrome.*

DYSPLASIA (atrio-extremital). Syndrome de Holt-Oram. → *Holt-Oram syndrome.*

DYSPLASIA OF BONE (fibrous). Dysplasie fibreuse des os.

DYSPLASIA (bronchopulmonary). Dysplasie broncho-pulmonaire.

DYSPLASIA (chondroectodermal). Syndrome d'Ellis-Van Creveld, dysplasie chondro-ectodermique.

DYSPLASIA (cleidocranial). Maladie de P. Marie et Sainton. → *dysostosis (cleidocranial).*

DYSPLASIA (congenital ectodermal). Neuro-ectodermose congénitale. → *defects (congenital ectodermal).*

DYSPLASIA (craniocarpotarsal). Syndrome de Freeman-Sheldon. → *dystrophy (craniocarpotarsal).*

DYSPLASIA (craniodiaphyseal). Dysplasie crânio-diaphysaire.

DYSPLASIA (craniometaphyseal). Dysplasie crânio-métaphysaire, dysostose crânio-métaphysaire.

DYSPLASIA (cranioskeletal) WITH ACROOSTEOLYSIS. Acro-ostéolyse, forme phalangienne non héréditaire.

DYSPLASIA (diaphyseal or diaphysial). Maladie de Camurati-Engelmann. → *Engelmann's disease.*

DYSPLASIA (diastrophic). Dysplasie diastrophique.

DYSPLASIA (encephaloophthalmic or congenital encephaloophthalmic). Syndrome d'Arlington-Krause. → *Krause's syndrome.*

DYSPLASIA EPIPHYSEALIS HEMIMELICA. Dysplasie épiphysaire hémimélique, tarsomégalie.

DYSPLASIA EPIPHYSIALIS MULTIPLEX. Polyostéochondrite, *f.* ; polyostéochondrose, *f.* ; polyépiphysose, *f.* ; dystrophie ostéochondrale polyépiphysaire, maladie de Clément, dysplasie polyépiphysaire dominante, dystrophie métaphyso-épiphysaire, dysostose enchondrale héréditaire, dysostosis enchondralis, dysostosis enchondralis epiphysaria, dysplasia epiphysialis multiplex, dysplasie épiphysaire multiple, maladie de Fairbank, maladie de Muller-Ribbing.

DYSPLASIA EPIPHYSIALIS PUNCTATA. Chondrodysplasie ponctuée. → *chondrodysplasia punctata.*

DYSPLASIA (faciogenital). Syndrome d'Aarskog.

DYSPLASIA (familial metaphyseal). Maladie de Pyle, dysplasie métaphysaire familiale, ostéodysplasie métaphysaire.

DYSPLASIA (fronto metaphyseal). Dysplasie fronto-métaphysaire.

DYSPLASIA (hereditary anhidrotic ectodermal). Anhidrose avec hypotrichose et anodontie, syndrome de Christ-Siemens, dysplasie ectodermique anidrotique, syndrome de Weech.

DYSPLASIA (hereditary ectodermal). Neuro-ectodermose congénitale. → *defects (congenital ectodermal).*

DYSPLASIA LINGUOFACIALIS. Dysmorphie orodactyle. → *orofaciodigital syndrome.*

DYSPLASIA (mammary). Maladie de Reclus. → *cystic disease of the breast.*

DYSPLASIA (mesoectodermal). Syndrome d'Ellis-Van Creveld. → *dysplasia (chondroectodermal).*

DYSPLASIA (mesomelic). Dysplasie mésomélique.

DYSPLASIA (metatropic). Dysplasie métatropique.

DYSPLASIA (multiple epiphyseal). Polyostéochondrite, *s.f.* → *dysplasia epiphysialis multiplex.*

DYSPLASIA (neuroectodermal). Phacomatose, *s.f.* → *phacomatosis.*

DYSPLASIA (oculoauriculo vertebral). Syndrome de Goldenhar. → *Goldenhar's syndrome.*

DYSPLASIA (oculodentodigital) or (oculodentoosseous). Syndrome de Meyer-Schwickerath, dysplasie oculo-dento-digitale ou oculo-dento-osseuse.

DYSPLASIA OCULOVERTEBRALIS, DYSPLASIA (oculovertebral). Syndrome de Weyers et Thier, dysplasie ou syndrome oculo-vertébral.

DYSPLASIA (olfactoethmoidohypothalamic). Dysplasie olfactogénitale. → *dysplasia (olfactogenital);*

DYSPLASIA (olfactogenital). Dysplasie olfactogénitale, syndrome olfactogénital, syndrome de Georges de Morsier.

DYPLASIA (ophthalmomandibulomelic). Dysplasie ophtalmo-mandibulomélique.

DYSPLASIA (polyostotic fibrous). Maladie de Jaffe-Lichtenstein, ostéofibromatose kystique.

DYSPLASIA (progressive diaphyseal or diaphysial). Maladie d'Engelmann. → *Engelmann's disease.*

DYSPLASIA (pseudoachondroplasic). Dysplasie pseudo-achondroplasique, pseudo-achondroplasie.

DYSPLASIA RENOFACIALIS. Syndrome de Potter.

DYSPLASIA (retinal) SYNDROME. Dysplasie rétinienne de Reese-Blodi.

DYSPLASIA (septooptic). Dysplasie septo-optique.

DYSPLASIA (spondyloepiphyseal) CONGENITA. Dysplasie spondylo-épiphysaire génotypique, chondrodysplasie spondylo-épiphysaire congénitale, chondrodystrophie spondylo-épiphysaire.

DYSPLASIA (spondyloepiphyseal) TARDA. Dysplasie spondylo-épiphysaire tardive.

DYSPLASIA (spondylometaphyseal). Dysplasie spondylo-métaphysaire.

DYSPLASIA (spondylothoracic). Dysplasie spondylothoracique, d. occipito-facio-cervico-abdomino-digitale, syndrome de Jarcho-Levin.

DYSPLASIA (vascular). Angiodysplasie, *s.f.*

DYSPNEA (américain), **DYSPNOEA,** *s.* Dyspnée, *f.*

DYSPNOEA (sighing). Respiration suspirieuse.

DYSPRAGIA, *s.* Fonctionnement douloureux d'un organe.

DYSPRAXIA, *s.* 1° Dyspraxie, *f.* – 2° Fonctionnement douloureux d'un organe.

DYSPROSODY, *s.* Dysprosodie, *f.*

DYSPROTEINAEMIA, *s.* Dysprotidémie, *f.*, dysprotéinémie, *f.*

DYSRAPHIA, DYSRHAPHIA, DYSRAPHISM, *s.* Dysraphie, *f.* ; status dysraphicus.

DYSRAPHIA (olfactoethmoidohypothalamic). Dysplasie olfacto-génitale. → *dysplasia (olfactogenital).*

DYSRHYTHMIA, *s.* Dysrythmie, *f.*

DYSSECRETOSIS (mucoserous). Syndrome de Sjögren. → *Sjögren's syndrome.*

DYSSOMNIA, *s.* Dyssomnie, *f.*

DYSSPERMIA, DYSSPERMATISM. Dyspermatisme, *m.*

DYSSTASIA, *s.* Dystasie, *f.*

DYSSYMBOLIA, DYSSYMBOLY, *s.* Dyssémie, *f.*

DYSSNERGIA, *s.* Asynergie, *f.* ; dyssynergie, *f.*

DYSSYNERGIA CEREBELLARIS MYOCLONICA or DYSSYNERGIA (myoclonic cerebellar). Dyssynergie cérébelleuse myoclonique, atrophie olivo-rubro-cérébelleuse, atrophie cérébelleuse dento-rubrique, atrophie dento-rubrique, maladie ou syndrome de Ramsay Hunt.

DYSSYNERGIA CEREBELLARIS PROGRESSIVA. Dyssynergie cérébelleuse progressive, maladie ou syndrome de Ramsay Hunt.

DYSSYNERGY (progressive cerebellar). Syndrome de Ramsay-Hunt. → *dyssynergia cerebellaris progressiva.*

DYSTASIA, *s.* Dystasie, *f.* ; dystonie d'attitude.

DYSTHYMIA, *s.* Dysthymie, *f.*

DYSTHYREOSIS, DYSTHYROIDEA, DYSTHRYROIDISM, *s.* Dysthroïdie, *f.* ; dysthryroïdisme, *m.*

DYSTOCIA, *s.* Dystocie, *f.*

DYSTOCIA DYSTROPHIA. Dystocie par malformation maternelle d'origine hypophysaire.

DYSTOCIA (placental). Délivrance difficile.

DYSTONIA, *s.* Dystonie, *f.*

DYSTONIA LENTICULARIS. Maladie de Zichen-Oppenheim. → *dystonia musculorum deformans.*

DYSTONIA MUSCULORUM DEFORMANS. Maladie de Ziehen-Oppenheim, dystonie musculaire déformante, dysbasie lordotique progressive.

DYSTONIA (neurovegetative). Dystonie neurovégétative, neurotonie.

DYSTONIA (torsion). Maladie de Ziehen-Oppenheim. → *dystonia musculorum deformans.*

DYSTOPIA, DYSTOPY, *s.* Dystopie, *f.*

DYSTROPHIA, *s.* Dystrophie, *f.*

DYSTROPHIA ADIPOSA CORNEAE. Dégénérescence graisseuse primitive de la cornée.

DYSTROPHIA ADIPOSOGENITALIS or ADIPOSA DYSTROPHIA GENITALIS. Syndrome de Babinski-Fröhlich. → *dystrophy (adiposogenital).*

DYSTROPHIA BREVICOLLIS. Nanisme avec brièveté du cou.

DYSTROPHIA BULLOSA CONGENITA. Épidermolyse bulleuse héréditaire. → *epidermolysis bullosa hereditaria.*

DYSTROPHIA CORNEA RETICULATA. Dystrophie cornéenne de Haab-Dimmer. → *Haab's degeneration.*

DYSTROPHIA DERMOCHONDROCORNEALIS FAMILIARIS. Maladie de François et Détroit. → *François's syndrome, 2°.*

DYSTROPHIA ENDOTHELIALIS CORNEAE. Cornée tachetée par dystrophie des cellules endothéliales.

DYSTROPHIA EPITHELIALIS CORNEAE. Dystrophie de Fuchs.

DYSTROPHIA MESODERMALIS CONGENITA. Syndrome de Marfan. → *Marfan's syndrome.*

DYSTROPHIA MESODERMALIS CONGENITA HYPERPLASTICA. Syndrome de Weill-Marchesani syndrome. → *Weill-Marchesani syndrome.*

DYSTROPHIA METAPHYSO-EPIPHYSARIA. Polyostéochondrie, *s.f.* → *dysplasia epiphysialis multiplex.*

DYSTROPHIA MYOTONICA. Myotonie atrophique. → *myotonia atrophica.*

DYSTROPHIA UNGUIUM AND LEUKOKERATOSIS ORIS. Syndrome de Zinsser-Engman-Cole. → *Zinsser-Engman-Cole syndrome.*

DYSTROPHIN, *s.* Dystrophine, *f.*

DYSTROPHY, *s.* Dystrophie, *f.*

DYSTROPHY (adiposogenital). Syndrome de Babinski-Fröhlich, dystrophie ou syndrome adiposogénital, syndrome hypophysaire adiposo-génital.

DYSTROPHY (annular corneal). Maladie de Reis-Bücklers. → *Reis-Bücklers disease.*

DYSTROPHY (asphyxiating thoracic). Syndrome de Jeune. → *dystrophy (thoracic asphyxiant).*

DYSTROPHY (Bückler's). Maladie de Reis-Bücklers. → *Reis-Bücklers disease.*

DYSTROPHY (cerebromacular or cerebroretinal). Idiotie amaurotique familiale.

DYSTROPHY (cerebrometacarpo-metatarsal). Ostéodystrophie d'Albright. → *osteodystrophy (Albright hereditary).*

DYSTROPHY (cerebrooculorenal). Syndrome de Lowe. → *Lowe's syndrome.*

DYSTROPHY (childhood muscular). Paralysie pseudohypertrophique type Duchenne. → *paralysis (pseudohypertrophic muscular).*

DYSTROPHY (congenital mesodermal). Syndrome de Marfan.

DYSTROPHY OF THE CORNEA (granular or familial granular). Dystrophie granuleuse de Groenouw.

DYSTROPHY (craniocarpotarsal). Syndrome de Freeman-Sheldon, dystrophie crânio-carpo-tarsienne, dysplasie crânio-carpo-tarsienne, syndrome du siffleur.

DYSTROPHY (crurovesical-gluteal). Syndrome d'Achard, Foix et Mouzon, dystrophie cruro-vésico-fessière.

DYSTROPHIE (dermochondrocorneal) OF FRANÇOIS. Maladie de François et Detroit, dystrophie dermachontro-crânienne.

DYSTROPHY WITH DIABETIC TENDENCY (hypogenital). Syndrome de Willi-Prader-Labhart. → *Prader-Willi syndrome.*

DYSTROPHY (distal muscular). Myopathie distale de Gowers.

DYSTROPHY (Duchenne's or Duchenne's muscular or Duchenne's progressive muscular). Paralysie pseudo-hypertrophique type Duchenne. → *paralysis (pseudo-hypertrophic muscular).*

DYSTROPHY (ectasic mediae). Dystrophie polyanévrismale, médiadystrophie ectasiante.

DYSTROPHY (endothelial-epithelial corneal). Dystrophie de Fuchs.

DYSTROPHY (Erb's). Myopathie d'Erb. → *atrophy (Erb's).*

DYSTROPHY (facio-scapulo-humeral muscular). Atrophie musculaire progressive de l'enfance. → *Landouzy-Dejerine atrophy or dystrophy.*

DYSTROPHY (familial osseous). Maladie de Morquio. → *Morquio's disease.*

DYSTROPHY (familial neurovascular). Syndrome de Thévenard. → *neuropathy (hereditary sensory radicular).*

DYSTROPHY (Fehr's). Dystrophie cornéenne de Fehr. → *Groenouw's dystrophy II.*

DYSTROPHY WITH FIBRILLARY TWITCHING (progressive muscular). Syndrome de Kugelberg-Welander. → *Kugelberg-Welander syndrome.*

DYSTROPHY (Fuch's). Dystrophie de Fuchs.

DYSTROPHY (Gower's type of muscular). Myopathie type Gowers. → *Gowers (distal myopathy of).*

DYSTROPHY (Groenouw's I). Dystrophie granuleuse de Groenouw type I.

DYSTROPHY (Groenouw's II). Dystrophie cornéenne de Fehr. → *Groenouw's dystrophy II.*

DYSTROPHY (ectasic medial). Dystrophie polyanévrismale, médiadystrophie ectasiante.

DYSTROPHY (infantile neuroaxonal). Maladie de Seitelberger. → *Seitelberger's diseases, 2°.*

DYSTROPHY (juvenile progressive muscular). Myopathie d'Erb. → *atrophy (Erb's).*

DYSTROPHY (Landouzy-Dejerine). Atrophie musculaire progressive de l'enfance. → *Landouzy-Dejerine atrophy or dystrophy.*

DYSTROPHY (lattice corneal). Dystrophie cornéenne de Haab-Dimmer. → *Haab's degeneration.*

DYSTROPHY (Leyden-Moebius). Myopathie primitive progressive type Leyden-Moebius.

DYSTROPHY (limb-girdle muscular). Myopathie primitive progressive type Leyden-Moebius.

DYSTROPHY (macular corneal). Dystrophie cornéenne de Fehr. → *Groenouw's dystrophy, II.*

DYSTROPHY (mandibulooculofacial). Syndrome de François. → *Hallermann-Streiff syndrome.*

DYSTROPHY (muscular). Dystrophie musculaire.

DYSTROPHY (myotonic). Maladie de Steinert. → *myotonia atrophica.*

DYSTROPHY (nodular corneal). Dystrophie granuleuse de Groenouw type I.

DYSTROPHY (papillary and pigmentary). Acanthosis nigricans. → *acanthosis nigricans.*

DYSTROPHY (pelvofemoral muscular). Myopathie primitive progressive type Leyden-Moebius.

DYSTROPHY (primary muscular). Myopathie primitive progressive. → *dystrophy (progressive muscular).*

DYSTROPHY (progressive muscular). Myopathie primitive progressive, dystrophie musculaire progressive, myopathie atrophique progressive.

DYSTROPHY (pseudo-hypertrophic muscular). Maladie de Duchenne. → *paralysis (pseudo-hypertrophic muscular).*

DYSTROPHY (reflex sympathetic). Ostéoporose algique post-traumatique, mélotrophose traumatique, pseudo-panaris, algies diffusantes post-traumatiques, syndrome extenso-progressif, névrite ascendante ou irradiante, atrophie ou maladie de Sudeck, troubles physiopathiques, contractures réflexes, syndrome de Babinski-Froment, œdème post-traumatique.

DYSTROPHY (Salzmann's nodular corneal). Kératite modulaire de Salzmann. → *Salzmann's nodular corneal dystrophy.*

DYSTROPHY (Schnyder's). Dystrophie cristalline de la cornée de Schnyder.

DYSTROPHY (spotted corneal). Dystrophie cornéenne de Fehr. → *Groenouw's dystrophy II.*

DYSTROPHY (thoracic asphyxiant). Dystrophie ou dysplasie thoracique asphyxiante, maladie ou syndrome de Jeune.

DYSTROPHY (Tunisian muscular). Dystrophie musculaire tunisienne.

DYSURIA, DYSURY, *s.* Dysurie, *f.*

DYSURIC, *adj.* Dysurique.

E

E (Kendall's compound). Cortisone, *f.* → *cortisone.*

EAC (abréviation d'Erythrocyte Antibody Complement, Complexe érythrocyte anticorps complément). EAC : symbole utilisé dans la réaction de fixation du complément.

EALES' DISEASE. Syndrome d'Eales.

EAR, *s.* Oreille, *f.*

EAR (aviator's). Otite barotraumatique. → *otitis (aviation).*

EAR (glue). Otite séro-muqueuse.

EAR (Hong-Kong). Otomycose, *f.* → *otomycosis.*

EAR-NOSE-THROAT, ENT. Otorhinolaryngologie, *f.* ; otorhinolaryngologiste, *f., m.*

EAR (Singapore). Otomycose, *s.f.* → *otomycosis.*

EAR (swimmer's). Otite des piscines.

EAR (tank). Otite des piscines.

EARWAX, *s.* Cérumen, *m.*

EATON-LAMBERT SYNDROME. Syndrome de Lambert-Eaton. → *Lambert-Eaton syndrome.*

EATON'S AGENT. Agent d'Eaton, *Mycoplasma pneumoniæ.*

EATON'S AGENT PNEUMONIA, EATON'S PNEUMONIA. Maladie d'Eaton, pneumonie à agglutinines froides, pneumonie à *Mycoplasma pneumoniæ.*

EBERTH'S BACILLUS. Bacille d'Eberth. → *Salmonella typhi.*

EBERTHELLA TYPHOSA. Bacille d'Eberth. → *Salmonella typhi.*

EBERTHEMIA, EBERTHAEMIA, *s.* Eberthite, *f.*

EBERTHIAN, *adj.* Eberthien, ienne.

EBOLA VIRUS INFECTION. Maladie à virus Ebola.

EBSTEIN'S ANOMALY. Maladie d'Ebstein.

EBSTEIN'S LEUKAEMIA. Leucémie aiguë. → *leukaemia (acute).*

EBURNATION, *s.* Ostéosclérose, *f.* ; éburnation, *f.*

EBV. Virus d'Epstein-Barr, EBV.

ECBOLIC, *adj.* Ecbolique.

ECCENTROCHONDROPLASIA. Maladie de Morquio. → *Morquio's, Morquio-Brailsford or Morquio-Ullrich syndrome.*

ECCENTRO-OSTEOCHONDRODYSPLASIA, *s.* Maladie Morquio. → *Morquio's, Morquio-Brailsford or Morquio-Ullrich syndrome.*

ECCHONDROMA, ECCHONDROSIS, *s.* Ecchondrome, *m.* ; ecchondrose, *f.*

ECCHONDROMATA (hereditary multiple ossifying). Maladie ostéogénique, maladie exostosante ou exostosique, chondrodystrophie déformante héréditaire, hyperostose ostéogénique.

ECCHONDROSIS PHYSALIFORMIS or **PHYSALIPHORA.** Chordome, *m.*

ECCHYMOSIS, *s.* Ecchymose, *f.*

ECCHYMOTIC, *adj.* Ecchymotique.

ECCOPROTIC, *adj.* Eccoprotique.

ECCRINE, *adj.* Eccrine.

ECCYESIS, *s.* Grossesse extra-utérine.

ECF-A. ECF-A. → *factor of anaphylaxis (eosinophil chemotactic).*

ECG. ECG, électrocardiogramme, *m.*

ECHINOCOCCIASIS, ECHINOCOCCOSIS, *s.* Echinococcose, *f.*

ECHINOCOCCOSIS ALVEOLARIS or **MULTILOCULARIS.** Echinococcose alvéolaire.

ECHINOCOCCUS, *s.* Echinocoque, *m.*

ECHINOCOCCUS, *s.* Kyste hydatique.

ECHINOCYTE, *s.* Échinocyte, *m.*

ECHINOCOCCUS ALVEOLARIS or **MULTILOCULARIS.** Kyste hydatique multiloculaire.

ECHINOCOCCUS CYSTICUS. Kyste hydatique.

ECHINOCOCCUS GRANULOSUS. Échinocoque, *m.* ; Taenia échinocoque.

ECHINOCOCCUS HYDATIDOSUS. Kyste hydatique avec vésicules filles.

ECHINOCOCCUS UNILOCULARIS. Kyste hydatique.

ECMNESIA, *s.* Ecmnésie, *f.*

ECHO, *s.* (cardiology). Phénomène de l'écho.

ECHO (amphoric). Résonance amphorique.

ECHO (metallic). Résonance métallique.

ECHO VIRUS. Virus ECHO.

ECHO 10. Réovirus, *m.*

ECHOCARDIOGRAPHY, *s.* Échocardiographie, *f.* ; ultrasonocardiographie, *f.*

ECHOCARDIOGRAPHY (contrast). Échocardiographie de contraste.

ECHOCARDIOGRAPHY (Doppler). Échocardiographie Doppler.

ECHOCARDIOGRAPHY (pulsed Doppler). Échocardiographie Doppler pulsé.

ECHOCARDIOGRAPHY (transoesophageal). Échocardiographie transœsophagienne.

ECHOENCEPHALOGRAPHY, *s.* Échoencéphalographie, *f.*

ECHOGENIC, *adj.* Échogène.

ECHOGRAM, *s.* Échogramme, *m.* ; sonogramme, *m.*

ECHOGRAPHIA, *s.* (neurology). Échographie, *f.*

ECHOGRAPHY, *s.* (physics). Échographie, *f.* ; ultrasonographie, *f.*

ECHOGRAPHY OF A TYPE. Échographie de type A.

ECHOGRAPHY (cross sectional). Échographie bidimensionnelle. → *echography (two dimensional).*

ECHOGRAPHY (monodimensional). Échographie monodimensionnelle.

ECHOGRAPHY OF M or TM TYPE. Échographie de type M ou TM.

ECHOGRAPHY (multidimensional). Échographie multidimensionnelle.

ECHOGRAPHY (multiscan). Échographie bi-dimensionnelle de type multiscan.

ECHOGRAPHY (sector). Échographie bidimensionnelle de type sectorscan.

ECHOGRAPHY (two-dimensional). Échographie bidimensionnelle, écho 2D, échotomographie, *f.* ; tomoéchographie, *f.* ; échographie de type B, ultrasonotomographie.

ECHOKINESIS, *s.* Échocinésie, *f.* ; échokinésie, *f.* ; échopraxie, *f.*

ECHOLALIA, *s.* Écholalie, *f.*

ECHOMATISM, *s.* Échomatisme, *m.*

ECHOMIMIA, *s.* Échomimie, *f.*

ECHOMATISM, *s.* Échomatisme, *m.*

ECHOPHRASIA, *s.* Écholalie, *f.*

ECHOPLANAR IMAGING. Échoplanar, *s. m.*

ECHOPRAXIA, ECHOPRAXIS, *s.* Échocinésie, *f.* → *echokinesis.*

ECK'S FISTULA. Opération ou fistule d'Eck.

ECKLIN'S ANAEMIA or SYNDROME. Maladie d'Ecklin. → *anaemia (erythroblastic) neonatorum.*

ECLAMPSIA, *s.* Éclampsie, *f.* ; accès éclamptiques.

ECLAMPSIA (infantile). Convulsions infantiles. → *convulsions (infantile).*

ECLAMPSIA NUTANS. Syndrome des spasmes en flexion. → *spasm (nodding).*

ECLAMPSIA OF PREGNANCY. Éclampsie gravidique. → *eclampsia (puerperal).*

ECLAMPSIA (puerperal). Éclampsie gravidique ou puerpérale, convulsions puerpérales.

ECLAMPSIA ROTANS. Spasme rotatoire de la tête.

ECLAMPSIA (uraemic). Urémie convulsive.

ECLAMPTIC, *adj.* Éclamptique.

ECMNESIA, *s.* Amnésie rétrograde.

ECMNESIC, *adj.* Ecmnésique, ecmnétique.

ECOLOGY, *s.* Écologie, *f.*

ECONOMO'S DISEASE. Maladie de von Economo. → *encephalitis lethargica.*

ÉCOUVILLONNAGE, *s.* Écouvillonnage, *m.*

ECP SYNDROME. Syndrome ECP.

ECPHYADECTOMY, *s.* Appendicectomie, *f.*

ECPHYADITIS, *s.* Appendicite, *f.*

ECPHYLAXIS, *s.* Ecphylaxie, *f.*

ECSTASY, *s.* Extase, *f.*

ECSTROPHY, *s.* Extrophie, *f.* ; extroversion, *f.*

ECTASIA, ECTASIS, ECTASY, *s.* Ectasie, *f.*

ECTASIA (alveolar). Emphysème alvéolaire.

ECTASIA (annulo-aortic). Maladie annulo-ectasiante de l'aorte.

ECTASIA (diffuse arterial). Anévrisme cirsoïde. → *aneurysm (cirsoid).*

ECTASIA (gastric antral vascular). Ectasie vasculaire antrale, estomac pastèque.

ECTASIA (papillary). Tache rubis. → *varix (papillary).*

ECTASIA (skyrocket capillary). Varicosités étoilées des capillaires de la jambe.

ECTASIN, *s.* Ectasine, *f.*

ECTHYMA, *s.* Ecthyma, *m.*

ECTHYMA (contagious), ECTHYMA CONTAGIOSUM. Dermatite pustuleuse contagieuse ovine, ecthyma contagieux ou infectieux du mouton, orf, *m.*

ECTOANTIGEN, *s.* Ectoantigène, *m.* ; exoantigène, *m.*

ECTOBLAST, *s.* Ectoblaste, *m.*

ECTOCARDIA, *s.* Ectocardie, *f.*

ECTODERM, *s.* Ectoderme, *m.*

ECTODERMAL DEFECTS (congenital). Neuro-ectodermose congénitale. → *defects (congenital ectodermal).*

ECTODERMATOSIS, *s.* Ectodermose, *f.*

ECTODERMOSIS, *s.* Ectodermose, *f.*

ECTODERMOSIS EROSIVA PLURIORIFICIALIS. Ectodermose érosive pluri-orificielle, syndrome de Fiessinger-Rendu, syndrome de Stevens-Johnson, dermatostomatite, syndrome de Baader, syndrome de Fuchs.

ECTOENZYME, *s.* Ectoenzyme, *f.*

– ECTOMY, *suffix...* ectomie.

ECTOPAGUS, *s.* Ectopage, *m.*

ECTOPARASITE, *s.* Ectoparasite, *m.*

ECTOPARASITOSIS, *s.* Ectoparasitose, *f.*

ECTOPIA, *s.* Ectopie, *f.*

ECTOPIA CORDIS. Ectopie du cœur, ectocardie préthoracique.

ECTOPIA VESICAE or **VESICAL ECTOPIA.** Exstrophie vésicale.

ECTOPIC, *adj.* Ectopique.

ECTOPLACENTA, *s.* Ectoplacenta, *m.*

ECTOPLASMIC, *adj.* Ectoplasmique.

ECTOPY, *s.* Ectopie, *f.*

ECTOTHRIX, *adj.* Ectothrix.

ECTOZOON, *s.* Ectozoaire, *m.* ; épizoaire, *m.*

ECTRODACTYLIA, ECTRODACTYLISM, *s.* Ectrodactylie, *f.*

ECTROGENY, *s.* Ectrogénie, *f.*

ECTROMELIA, *s.* Ectromélie, *f.*

ECTROMELIA (infectious). Ectromélie infectieuse.

ECTROMELUS, *s.* Ectromèle, *m.*

ECTROMELY, *s.* Ectromélie, *f.*

ECTROPION, ECTROPIUM, *s.* Ectropion, *m.*

ECTROPODISM, *s.* Ectropodie, *f.*

ECTROSIS, *s.* Avortement, *m.*

ECTROURIA, *s.* Ectrourie, *m.*

ECZEMA, *s.* Eczéma, *m.*

ECZEMA (allergic). Eczéma atopique. → *dermatitis (atopic).*

ECZEMA (atopic). Eczéma atopique. → *dermatitis (atopic).*

ECZEMA (baker's). Dermatose professionnelle des boulangers.

ECZEMA BARBAE. Sycosis, *s.m.* → *sycosis.*

ECZEMA (bullous). Eczéma bulleux, eczéma pemphigoïde.

ECZEMA (chronic). Eczéma chronique, eczéma vulgaire, eczéma de Rayer-Devergie.

ECZEMA (crackled), E. CRAQUELÉ. Eczéma craquelé.

ECZEMA CRUSTOSUM. Eczéma croûteux.

ECZEMA (dry). Eczéma sec.

ECZEMA ERYTHEMATOSUM. Eczéma érythémateux.

ECZEMA (exudative). Eczéma suintant.

ECZEMA FISSUM. Eczéma craquelé.

ECZEMA HERPETICUM. Eczéma herpétiforme. → *Kaposi's varicelliform disease.*

ECZEMA HUMIDUM. Eczéma suintant.

ECZEMA (hyperkeratotic). Eczéma corné de Wilson, e. kératosique, e. tylosique.

ECZEMA (infantile). Eczéma atopique. → *dermatitis (atopic).*

ECZEMA MADIDANS. Eczéma érythrodermique.

ECZEMA MARGINATUM. Eczéma marginé de Hebra.

ECZEMA (moist). Eczéma suintant.

ECZEMA NEURITICUM. Eczéma réparti selon les territoires nerveux.

ECZEMA RHAGADIFORME, E. RIMOSUM. Eczéma craquelé.

ECZEMA RUBRUM. Eczéma érythrodermique.

ECZEMA SCLEROSUM. Kératose palmo-plantaire. → *keratosis palmaris et plantaris.*

ECZEMA SCROFULODERMA. Mycosis fongoïde.

ECZEMA (seborrhoeic). Eczématide, *f.* ; eczéma figuré, e. circiné, e. séborrhéique, pityriasis gras, pityriasis séborrhéique.

ECZEMA SEBORRHOEICUM. Eczématide, *s.f.* → *eczema (seborrhoeic).*

ECZEMA (seesaw). Eczéma alternant avec d'autres manifestations morbides.

ECZEMA SICCUM. Eczéma sec.

ECZEMA SOLARE. Photodermatose polymorphe.

ECZEMA SQUAMOSUM. Eczéma squameux.

ECZEMA SYCOMATOSUM, E. SYCOSIFORME. Sycosis, *s.m.*

ECZEMA-THROMBOCYTOPENIA SYNDROME. Syndrome d'Aldrich. → *Aldrich's syndrome.*

ECZEMA TUBERCULATUM. Mycosis fongoïde.

ECZEMA TYLOTICUM. Eczéma kératosique. → *eczema (hyperkeratotic).*

ECZEMA (varicose). Eczéma variqueux.

ECZEMA (weeping). Eczéma suintant.

ECZEMATIFORM, *adj.* Eczématiforme.

ECZEMATIZATION, *s.* Eczématisation, *f.*

ECZEMATOSIS, *s.* Eczématose, *f.* ; eczéma diathésique.

EDDOWES'S DISEASE. Ostéopsathyrose, *s.f.* → *osteopsathyrosis.*

EDEBOHLS'S OPERATION. Opération d'Edebohls, décortication rénale, rénodécortication, *s.f.* ; décapsulation totale du rein.

EDEBOHLS'S POSITION. Position gynécologique.

EDEMA, *s.* (américain) Œdème, *m.* → *oedema.*

EDEMATOUS, *adj.* (américain). Œdémateux, euse.

EDEOLOGY, *s.* Étude des organes génitaux.

EDETATE, *s.* EDTA, abréviation d'éthylène-diamine-tétraacétique (agent chélateur).

EDIPISM, *s.* (américain). Œdipisme, *m.*

EDIPUS COMPLEX (américain). Complexe d'Œdipe.

EDOCEPHALUS, *s.* Édocéphale, *m.*

EDRF. Abréviation pour endothelium derived relaxation factor.

EDTA. EDTA. → *edetate.*

EDUCATION, *s.* Éducation, *f.*

EDULCORATION, *s.* Édulcoration, *f.*

EDWARDS'S SYNDROME. Syndrome d'Edwards. → *trisomy 18.*

EDWIN BEER'S SIGN. Signe d'Edwin Beer.

EEC SYNDROME. Syndrome EEC.

EEE. Abréviation d'« eastern equine encephalomyelitis » : encéphalite équine de type Est.

EFFECTOR, *s.* Effecteur, *m.*

EFFECTOR (allosteric). Effecteur allostérique.

EFFERENT, *adj.* Efférent, ente.

EFFLEURAGE, *s.* Effleurage, *f.*

EFFLORESCENCE OF THE SKIN. Efflorescence, *f.*

EFFLUVIUM, *s.* Effluvium, *m.*

EFFORT, *s.* Effort, *m.*

EFFORT SYNDROME. Asthénie neurocirculatoire.

EFFUSION, *s.* Épanchement, *m.*

EGAGROPILUS, *s.* Trichobézoar, *m.*

EGESTA, *s.* Excreta, *m.pl.*

EGF. Abréviation de « epidermal growth factor ». Facteur de croissance épidermique.

EGILOPS, *s.* Égilops, *m.*

EGO, *s.* Moi, *m.*

EGOPHONY, *s.* Égophonie, *f.* ; voix chevrotante, voix de polichinelle.

EHLERS-DANLOS SYNDROME. Maladie d'Ehlers-Danlos.

EHRLICH'S DIAZOREACTION. Diazo-réaction d'Ehrlich.

EHRLICHIA, *s. Ehrlichia, f.*

EHRLICH'S SIDE-CHAIN THEORY. Théorie d'Ehrlich.

EHRLICHIOSIS, *s.* Ehrlichiose, *f.*

EIA. Abréviation de enzyme immuno assay : Immuno enzymologie.

EICHHORST'S TYPE (myopathy). Myopathie type Eichhorst.

EICHSTEDT'S DISEASE. Pityriasis versicolor.

EICOSANOIDS, *s.pl.* Eicosanoïdes, *m.pl.*

EIDETISM, *s.* Eidétisme, *m.*

EIKENELLA CORRODENS. *Eikenella corrodens.*

EIKONOMETER, *s.* Eiconomètre, *m.*

EINTHOVEN'S FORMULA or **LAW.** Équation ou règle d'Einthoven.

EINTHOVEN'S TRIANGLE. Triangle d'Einthoven.

EISENMENGER'S COMPLEX. Complexe d'Eisenmenger.

EISENMENGER'S SYNDROME. Syndrome d'Eisenmenger.

EJACULATION, *s.* Éjaculation, *f.*

EJACULATORY, *adj.* Éjaculateur, trice.

EJACULUM, *s.* Éjaculat, *m.*

EJECTION, *s.* Éjection, *f.*

EJECTION FRACTION (ventricular). Fraction d'éjection ventriculaire.

EJECTION TIME (left ventricular). Temps d'éjection ventriculaire gauche.

EKBOM'S SYNDROME. Syndrome d'Ekbom. → *legs (restless).*

EKG. ECG. → *electrocardiogram.*

EKIRI, *s.* Ekiri.

EKMAN'S or **EKMAN-LOBSTEIN SYNDROME.** Ostéopsathyrose, *f.* → *osteopsathyrosis.*

EKTOCYTOMETER, *s.* Ektacytomètre, *m.*

EL. EL, élastance pulmonaire.

ELAIOMA, *s.* Éléidome, *m.*

ELASTANCE, *s.* Élastance, *f.*

ELASTANCE (pulmonary). Élastance pulmonaire, EL.

ELASTEIDOSIS CUTANEA NODULARIS, ELASTEIDOSIS CUTIS CYSTICA ET COMEDONICA. Maladie de Favre et Racouchot. → *elastidosis (nodular cutaneous).*

ELASTICA DISEASE. Élastorrhexie systématisée.

ELASTIDOSIS (nodular cutaneous). Élastéidose cutanée nodulaire à kystes et à comédons, maladie de Favre et Racouchot.

ELASTIN, *s.* Élastine, *f.*

ELASTODYSTROPHY (systemic). Élastorrhexie systématisée.

ELASTOMA, *s.* Élastome, *m.*

ELASTOMA (juvenile). Nævus elasticus en tumeurs disséminées, élastome juvénile.

ELASTOMA (Miescher's). Élastome perforant verruciforme. → *elastosis perforans serpiginosa.*

ELASTOPATHY, *s.* Élastopathie, *f.*

ELASTORRHEXIA (systemic). Élastorrhexie systématisée.

ELASTORRHEXIS, *s.* Élastorrhexie, *f.* ; élastorrhexis, *f.*

ELASTOSSIS, *s.* Élastose, *f.* ; dysélastose, *f.*

ELASTOSIS (actinic). Élastose solaire.

ELASTOSIS DYSTROPHICA. Élastorrhexie systématisée.

ELASTOSIS INTRAPAPILLARE. Élastome perforant verruciforme. → *elastosis perforans serpiginosa.*

ELASTOSIS PERFORANS SERPIGINOSA, ELASTOSIS (perforating). Élastome perforant verruciforme, élastome intrapapillaire perforant verruciforme de Miescher, kératose serpigineuse de Lutz.

ELASTOSIS (reacting perforating). Élastome perforant verruciforme. → *elastosis perforans serpiginosa.*

ELASTOSIS SENILIS. Élastose sénile.

ELASTOSIS (solar). Élastose sénile.

ELBOW, *s.* Coude, *m.*

ELBOW (capped). Hygroma du coude.

ELBOW (pulled). Pronation douloureuse des jeunes enfants.

ELBOW (tennis). Épicondylite humérale.

ELECTRA'S COMPLEX. Complexe d'Électre.

ELECTRIC SHOCK TREATMENT. Électrochoc, *m.* → *electroshock therapy.*

ELECTRICITY, *s.* Électricité, *f.*

ELECTRIFICATION, *s.* Électrisation, *f.*

ELECTROBIOLOGY, *s.* Électrobiologie, *f.*

ELECTROACUPUNCTURE, *s.* Électro-acupuncture, *f.*

ELECTROANALGESIA, *s.* Électroanalgésie, *f.*

ELECTRO-ANAESTHESIA, *s.* Électro-anesthésie, *f.*

ELECTROCARDIOGRAM, *s.* Électrocardiogramme, *m.* ; E.C.G.

ELECTROCARDIOGRAM (His's bundle). Électrocardiogramme hissien, électrocardiogramme du faisceau de His.

ELECTROCARDIOGRAPH, *s.* Électrocardiographe, *m.*

ELECTROCARDIOGRAPHIC-AUSCULTATORY SYNDROME. Ballonisation mitrale. → *balloon mitral valve.*

ELECTROCARDIOGRAPHY, *s.* Électrocardiographie, *f.*

ELECTROCARDIOGRAPHY (intracardiac). Électro-cardiographie endocavitaire.

ELECTROCARDIOLOGY, *s.* Électrocardiologie, *f.*

ELECTROCARDIOSCOPE, *s.* Électrocardioscope, *m.*

ELECTROCARDIOSCOPY, *s.* Électrocardioscopie, *f.*

ELECTROCAUTERY, *s.* Galvanocautère, *m.*

ELECTROCOAGULATION, *s.* Électrocoagulation, *f.*

ELECTROCOCHLEOGRAM, *s.* Électrocochléogramme, *f.*

ELECTROCOMA TREATMENT. Électrochoc, *m.* → *electroshock therapy.*

ELECTROCORTICAL, *adj.* Électrocortical, ale.

ELECTROCORTICOGRAM, *s.* Électrocorticogramme, *m.*

ELECTROCORTICOGRAPHY, *s.* Électrocorticographie, *f.* ; corticographie, *f.*

ELECTROCORTIN, *s.* Aldostérone, *f.* → *aldosterone.*

ELECTROCUTION, *s.* Électrocution, *f.*

ELECTRODE, *s.* Électrode, *f.*

ELECTRODIAGNOSIS, *s.* Électrodiagnostic, *m.*

ELECTROENCEPHALOGRAM, *s.* Électro-encéphalogramme, *m.* ; EEG.

ELECTROENCEPHALOGRAPHY, *s.* Électro-encéphalographie, *f.*

ELECTROGASTROGRAPHY, *s.* Électrogastrographie, *f.*

ELECTROGENESIS, *s.* Électrogenèse, *f.*

ELECTROGONIOMETER, *s.* Électrogoniomètre, *m.*

ELECTROGRAM, *s.* Électrogramme, *m.*

ELECTROGRAM (cardiac), (CEG). Électrogramme cardiaque.

ELECTROGUSTOMETRY, *s.* Électrogustométrie, *f.*

ELECTROIMMUNODIFFUSION, *s.* Électro-immunodiffusion, *f.*

ELECTROKYMOGRAPHY, *s.* Cinédensigraphie, *f.* ; kinédensigraphie, *f.* ; électrokymographie, *f.* ; radio-électrokymographie, *f.* ; électrocardiokymographie, *f.* ; kymodensigraphie, *f.* ; kymoélectrocardiographie, *f.*

ELECTROLEPSY, *s.* Chorée de Bergeron. → *Bergeron's chorea or disease.*

ELECTROLOGY, *s.* Électrologie, *f.*

ELECTROLYSIS, *s.* Électrolyse, *f.*

ELECTROLYTE, *s.* Électrolyte, *m.*

ELECTROMECHANICAL, *adj.* Électromécanique.

ELECTROMYOGRAM, *s.* Électromyogramme, *m.* ; EMG.

ELECTROMYOGRAPHY, *s.* Électromyographie, *f.*

ELECTRON, *s.* Électron, *m.* ; négaton, *m.*

ELECTRON (positive), *s.* Positon, *m.*

ELECTRON-VOLT, *s.* Électron-volt, *m.* ; eV.

ELECTRONARCOSIS, *s.* Électronarcose, *f.*

ELECTRONEUROGRAPHY, *s.* Électroneurographie, *f.*

ELECTRONYSTAGMOGRAM, *s.* Électronystagmogramme, *m.* ; ENG.

ELECTRONYSTAGMOGRAPHY, *s.* Électronystagmographie, *m.*

ELECTROOCULOGRAM, *s.* Électro-oculogramme, *m.*

ELECTROOCULOGRAPHY, *s.* Électro-oculographie, *f.*

ELECTROPHEROGRAM, *s.* Électrophorégramme, *m.*

ELECTROPHOREGRAM, *s.* Électrophorégramme, *m.*

ELECTROPHORESIS, *s.* Électrophorèse, *f.*

ELECTROPHORESIS (colorimetric). Chromato-électrophorèse, *f.*

ELECTROPHORESIS (counter-current). Électrosynérèse, *f.* → *immuno-filtration.*

ELECTROPHORESIS (moving-boundary). Électrophorèse libre ou de frontière, méthode de Tiselius.

ELECTROPHORESIS (paper). Électrophorèse sur papier, électrophorèse de zone, méthode de Grassman.

ELECTROPHORESIS (zone). Électrophorèse sur papier. → *electrophoresis (paper).*

ELECTROPHORETOGRAM, *s.* Électrophorégramme, *m.*

ELECTROPHORETOGRAM (serum protein). Électroprotéinogramme, *s. m.*

ELECTROPHYSIOLOGY, *s.* Électrophysiologie, *f.*

ELECTROPUNCTURATION, ELECTROPUNCTURE, *s.* Électropuncture, galvanopuncture, *f.*

ELECTROPUNCTURE, *s.* Électropuncture, *f.*

ELECTROPYREXIA, *s.* Électropyrexie, *f.*

ELECTRORADIOLOGY, *s.* Électrocardiologie, *f.*

ELECTRORETINO-ENCEPHALOGRAPHY, *s.* Électrorétino-encéphalographie, *f.*

ELECTRORETINOGRAM, *s.* Électrorétinogramme, *m.* ; ERG.

ELECTRORETINOGRAPHY, *s.* Électrorétinographie, *f.*

ELECTROSHOCK, *s.* or **ELECTROSHOCK THERAPY** or **ELECTRIC-SHOCK THERAPY** or **ELECTROCONVULSIVE THERAPY.** Électrochoc, *f.* ; électroconvulsion, *f.* ; méthode de Cerletti et Bini.

ELECTROSTIMULATION, *s.* Électrostimulation, *f.*

ELECTROSTIMULATION OF THE HEART. Électrostimulation cardiaque.

ELECTROSURGERY, *s.* Électrochirurgie, *f.*

ELECTROSYNERESIS, *s.* Électrosynérèse, *f.* → *immunofiltration.*

ELECTROTAXIS, *s.* Électropisme, *m.*

ELECTROTHERAPEUTICS, ELECTROTHERAPY, *s.* Électrothérapie, *f.*

ELECTROTHERMY, *s.* Électrothermie, *f.*

ELECTROTONUS, *s.* Électrotonus, *m.*

ELECTROTROPISM, *s.* Électrotopisme, *m.*

ELECTROVERSION, *s.* Cardioversion, *f.*

ELECTUARY, *s.* Électuaire, *m.* ; opiat, *m.*

ELEMENT (trace). Oligo-élément, *m.*

ELEOMA, *s.* Éleidome, *m.*

ELEPHANTIASIS, *s.* Éléphantiasis, *m.*

ELEPHANTIASIS ANAESTHETICA. Lèpre anesthésique.

ELEPHANTIASIS (anogenital). Syndrome de Jersild. → *elephantiasis (genito-rectal).*

ELEPHANTIASIS ARABUM. Éléphantiasis des Arabes ou des pays chauds.

ELEPHANTIASIS ASTURIENSIS. Pellagre, *s. f.*

ELEPHANTIASIS CONGENITA ANGIOMATOSA. Syndrome de Klippel-Trenaunay. → *Klippel-Trenaunay syndrome.*

ELEPHANTIASIS (congenital). Éléphantiasis congénital.

ELEPHANTIASIS FILARIENSIS. Éléphantiasis filarien.

ELEPHANTIASIS (genitorectal). Syndrome de Jersild, syndrome ano-recto-génital, éléphantiasis génito-anorectal.

ELEPHANTIASIS GRAECORUM. Lèpre, *s. f.*

ELEPHANTIASIS ITALICA. Pellagre, *s. f.*

ELEPHANTIASIS OF THE LEG. Éléphantiasis de la jambe.

ELEPHANTIASIS (lymphangiectatic). Éléphantiasis localisé par lymphangiectasie.

ELEPHANTIASIS NERVORUM or **NEUROMATOSA.** Éléphantiasis localisé dû à la neurofibromatose.

ELEPHANTIASIS (naevoid). Éléphantiasis avec importantes varices lymphatiques.

ELEPHANTIASIS NOSTRAS. Elephantiasis nostras.

ELEPHANTIASIS SCLEROSA. Sclérodermie, *s. f.* → *scleroderma.*

ELEVATION OF THE SCAPULA (congenital). Élévation congénitale de l'omoplate, maladie ou déformation de Sprengel, scapula elevata.

ELIMINATION, *s.* Élimination, *f.*

ELIMINATION (carbon dioxide), (VCO_2). Débit du gaz carbonique éliminé, VCO_2 ; and → *QCO_2.*

ELISA. ELISA. → *enzyme-linked immunosorbent assay.*

ELIXIR, *s.* Élixir, *m.*

ELLIPTOCYTE, *s.* Elliptocyte, *m.* ; ovalocyte, *m.*

ELLIPTOCYTOSIS, *s.* Elliptocytose, *f.*

ELLIS'S LINE or **CURVE** or **SIGN.** Courbe de Damoiseau.

ELLIS-GARLAND LINE or **CURVE** or **SIGN.** Courbe de Damoiseau.

ELLIS-VAN CREVELD SYNDROME. Syndrome d'Ellis-Van Creveld. → *dysplasia (chondroectodermal).*

ELLSWORTH-HOWARD TEST. Épreuve d'Ellsworth-Howard, épreuve à la parathormone.

ELONGATION, *s.* Élongation, *f.*

ELPENOR'S SYNDROME. Syndrome d'Elpénor.

ELSNER'S ASTHMA. Angine de poitrine.

ELUATE, *s.* Éluat, *m.*

ELUTION, *s.* Élution, *f.*

ELYTRITIS, *s.* Vaginite, *f.*

ELYTRO-, *prefix.* Élytro-

ELYTROCELE, *s.* Élytrocèle, *f.* ; entérocèle vaginale.

ELYTROCLASIA, *s.* Coléorrhexie, *f.*

ELYTROCLEISIS, ELYTROCLISIA, *s.* Colpocleisis, *m.*

ELYTRONITIS, *s.* 1° Capsulite, *f.* – 2° Vaginite, *f.*

ELYTROPLASTY, *s.* Colpoplastie, *f.*

ELYTROPTOSIS, *s.* Colpoptose, *f.*

ELYTRORRHAPHY, *s.* Colporraphie, *f.*

ELYTROTOMY, *m.* Colpotomie, *f.*

EMACIATION, *s.* Émaciation, *f.*, amaigrissement, *m.*

EMACIATION (diencephalic syndrome of). Cachexie diencéphalique de Russell, syndrome de Russell.

EMANATION, *s.* Émanation, *f.*

EMANOTHERAPHY, *s.* Émanothérapie, *f.*

EMASCULATION, *s.* Émasculation, *f.*

EMBDEN-MEYERHOF CYCLE or SCHEME. Voie d'Embden-Meyerhof. → *Meyerhof's cycle, pathway or scheme.*

EMBEDDING, *s.* Inclusion, *f.* (d'une pièce histologique dans la paraffine).

EMBOLALIA, *s.* Embololalie, *f.*

EMBOLE, *s.* 1° Réduction d'une luxation. – 2° (embryology) Embolie, *f.* ; invagination, *f.*

EMBOLECTOMY, *s.* Embolectomie, *f.*

EMBOLIA, *s.* Embolie, *f.*

EMBOLISM, *s.* Embolie, *f.*

EMBOLISM (air). Embolie gazeuse.

EMBOLISM (amniotic fluid). Embolie amniotique.

EMBOLISM (amniotic pulmonary). Embolie amniotique.

EMBOLISM (bland). Embolic aseptique.

EMBOLISM (crossed). Embolie paradoxale.

EMBOLISM (fat). Embolie graisseuse.

EMBOLISM (gas). Embolie gazeuse.

EMBOLISM (infective). Embolie septique.

EMBOLISM (miliary). Embolies microscopiques et multiples.

EMBOLISM (paradoxical). Embolie paradoxale, embolie croisée.

EMBOLISM (pulmonary). Embolie pulmonaire.

EMBOLISM (pyaemic). Embolie septique.

EMBOLIZATION, *s.* Embolisation, *f.*

EMBOLOLALIA, *s.* Embololalie, *f.* ; embolophasie, *f.*

EMBOLOPHRASIA, *s.* Embololalie, *f.*

EMBOLUS, *s.* Embole, *m.* ; embolus, *m.*

EMBOLUS (riding or saddle or stradding). Embole bloquant un carrefour artériel.

EMBOLY, *s.* Embole, *m.*

EMBRACING, *s.* Embrasse, *f.*

EMBROCATION, *s.* Embrocation, *f.*

EMBRYO, *s.* Embryon, *m.*

EMBRYOCARDIA, *s.* Embryocardie, *f.* ; rythme fœtal.

EMBRYOCARDIA (jugular). Flutter auriculaire.

EMBRYOGENESIS, *s.* Embryogénèse, *f.* ; embryogénie, *f.*

EMBRYOGENIC, *adj.* Embryogénique.

EMBRYOGENY, *s.* Embryogenèse, *f.*

EMBRYOID, *adj.* Embryoïde.

EMBRYOLOGY, *s.* Embryologie, *f.*

EMBRYOMA, *s.* Embryome, *m.* ; dysembryome tératoïde, tumeur embryoïde, tumeur embryonnée.

EMBRYOMA OF KIDNEY. Tumeur de Wilms. → *Wilms's tumour.*

EMBRYONAL, EMBRYONARY, *adj.* Embryonnaire.

EMBRYONAL THEORY. Théorie de Cohnheim.

EMBRYONATE, *adj.* Embryonné, ée.

EMBRYOPATHIA, EMBRYOPATHY, *s.* Embryopathie, *f.*

EMBRYOPATHIA RUBEOLARIS or RUBEOLOSA. Syndrome de Gregg. → *Gregg's syndrome.*

EMBRYOPHORE, *s.* Embryophore, *m.*

EMBRYOPLASTIC, *adj.* Embryoplastique.

EMBRYOSCOPY, *s.* Embryoscopie, *f.*

EMBRYOTOMY, *s.* Embryotomie, *f.*

EMBRYOTOXON (anterior). Arc juvénile. → *arcus juvenilis.*

EMBRYOTOXON (posterior). Embryotoxon postérieur de la cornée.

EMBRYOTROPHE, *s.* Embryotrophe, *m.*

EMBRYOTROPHIC, *adj.* Embryotrophe.

EMEIOCYTOSIS, *s.* Éméiocytose, *f.*

EMERGENCY, *s.* Urgence, *f.*

EMESIA, EMESIS, *s.* Vomissement, *m.*

EMETIC, *adj.* Émétique ; émétisant, ante.

EMETINE, *s.* Émétine.

EMETOCATHARTIC, *adj.* and *s.* Éméto-cathartique.

EMG. EMG, électromyogramme, *s. m.*

EMG SYNDROME. Syndrome de Wiedemann et Beckwith, syndrome omphalocèle-macroglossie gigantisme.

-EMIA, *suffix.* (américain) -émie.

EMICTORY, *adj.* and *s.* Diurétique, *adj.*, *m.*

EMINENCE, *s.* Éminence, *f.*

EMIOCYTOSIS, *s.* Éméiocytose, *f.*

EMI-SCANNER, *s.* Scanographe, *m.* ; EMI-scanner, *m.*

EMISSION, *s.* Émission, *f.*

EMMENAGOGUE, *adj.* and *s.* Emménagogue, ménagogue, *adj.* et *m.*

EMMENIA, *s.* Règles, *f. pl.*

EMMET'S OPERATION. Trachélorraphie. *f.* → *trachelorrhaphy.*

EMMETROPIA, *s.* Emmétropie, *f.*

EMOLLIENT, *adj.* Émollient, ente.

EMOTIVE, *adj.* Émotif, ive.

EMOTIVITY, *s.* Émotivité, *f.*

EMPATHY, *s.* Empathie, *f.*

EMPERIPOLESIS, *s.* Empéripolésis, *f.*

EMPHYSEMA, *s.* Emphysème, *m.*

EMPHYSEMA (aero). Aéroembolisme, *m.* → *aeroembolism.*

EMPHYSEMA (alveolar). Emphysème alvéolaire, emphysème vésiculaire.

EMPHYSEMA (atrophic). Emphysème pulmonaire chronique.

EMPHYSEMA (chronic pulmonary). Emphysème pulmonaire chronique.

EMPHYSEMA (compensating or compensatory). Emphysème pulmonaire compensateur, emphysème paracicatriciel, emphysème paralésionnel.

EMPHYSEMA (centriacinar or **centrilobular).** Emphysème centrolobulaire ou centro-acinaire.

EMPHYSEMA (complementary). Emphysème pulmonaire compensateur. → *emphysema (compensating).*

EMPHYSEMA (cutaneous). Emphysème sous-cutané.

EMPHYSEMA (ectatic). Emphysème pulmonaire compensateur. → *emphysema (compensatory).*

EMPHYSEMA (essential). Emphysème pulmonaire chronique.

EMPHYSEMA (expiratory). Emphysème pulmonaire chronique.

EMPHYSEMA (false). Gangrène gazeuse.

EMPHYSEMA (functional). Emphysème pulmonaire chronique.

EMPHYSEMA (gangrenous). Gangrène gazeuse.

EMPHYSEMA (glass blower's). Emphysème pulmonaire des souffleurs de verre.

EMPHYSEMA (hypertrophic). Emphysème pulmonaire chronique.

EMPHYSEMA (hypoxic). Emphysème pulmonaire chronique.

EMPHYSEMA (Inspiratory). Emphysème pulmonaire chronique.

EMPHYSEMA (Interlobular). Emphysème interstitiel. → *emphysema (interstitial).*

EMPHYSEMA (Interstitial). Emphysème interstitiel, emphysème interlobulaire.

EMPHYSEMA (irreversible). Emphysème chronique pulmonaire.

EMPHYSEMA (Jenner's). Emphysème sénile.

EMPHYSEMA (large lunged). Emphysème chronique pulmonaire.

EMPHYSEMA (obstructive). Emphysème obstructif.

EMPHYSEMA (panacinar). Emphysème panacinaire ou panlobulaire.

EMPHYSEMA (paracicatricial). Emphysème pulmonaire compensateur. → *emphysema (compensating).*

EMPHYSEMA (pulmonary). Emphysème pulmonaire.

EMPHYSEMA (senile). Emphysème sénile.

EMPHYSEMA (small lunged). Emphysème sénile.

EMPHYSEMA (structural). Emphysème chronique pulmonaire.

EMPHYSEMA (subcutaneous). Emphysème sous-cutané.

EMPHYSEMA (substantial). Emphysème chronique pulmonaire.

EMPHYSEMA (substantive). Emphysème chronique pulmonaire.

EMPHYSEMA (tissue). Aéroembolisme, *s.m.* → *aeroembolism.*

EMPHYSEMA (vesicular). Emphysème alvéolaire.

EMPHYSEMATOUS, *adj.* Emphysémateux, euse.

EMPIRICISM, *s.* Empirisme, *m.*

EMPLASTRUM, *s.* Emplâtre, *m.*

EMPORIATRICS, *s.* Emporiatrie, *f.*

EMPROSTHOTONOS, *s.* Emprosthotonos, *m.*

EMPYEMA, *s.* Empyème, *m.*

EMPYEMA OF THE CHEST. Pleurésie purulente.

EMPYEMA OF GALLBLADDER. Pyocholécyste, *m.*

EMPYEMA (metapneumonic). Pleurésie purulente métapneumonique.

EMPYEMA NECESSITATIS, E. OF NECESSITY. Empyème de nécessité.

EMPYEMA (pulsating). Empyème pulsatile.

EMPYEMA (synpneumonic). Pleurésie purulente parapneumonique.

EMPYREUMATIC, *adj.* Empyreumatique.

EMULSIN, *s.* Synaptase, *f.*

EMUSION, *s.* Émulsion, *f.*

EMULSOID, *s.* Émulsoïde, *m.*

EMUNCTORY, *s.* Émonctoire, *m.*

ENAMEL, *s.* Émail, *m.* (dentaire).

ENEMELOBLASTOMA, *s.* Adamantinome, *m.* ; améloblastome, *m.*

ENAMELOMA, *s.* Amélome, *m.*

ENANTHEM, ENANTHEMA, *s.* Énanthème, *m.*

ENANTIOMER, *s.* Énantiomère, *m.*

ENARTHROSIS, *s.* Énarthrose, *f.*

ENCANTHIS, *s.* Encanthis, *m.*

ENCAPSULED, *adj.* Capsulé, ée ; encapsulé, ée.

ENCEPHALALGIA, *s.* Encéphalalgie, *f.*

ENCEPHALAEMIA, *s.* Congestion cérébrale.

ENCEPHALITIS, *s.* Encéphalite, *f.*

ENCEPHALITIS (acute disseminated). Encéphalite aiguë post-infectieuse.

ENCEPHALITIS (acute necrotizing). Encéphalite herpétique.

ENCEPHALITIS (acute primary haemorragic). Encéphalite hémorragique aiguë primitive.

ENCEPHALITIS (Australian X). Encéphalite de la vallée de la Murray.

ENCEPHALITIS (Bickerstaff's). Encéphalite de Bickerstaff.

ENCEPHALITIS (Binswanger's). Encéphalite de Binswanger.

ENCEPHALITIS (California). Encéphalite de Californie.

ENCEPHALITIS (Central-European). Encéphalite centro-européenne.

ENCEPHALITIS (chronic infantile). Encéphalopathie atrophique de l'enfant, encéphalite chronique infantile.

ENCEPHALITIS (chronic subcortical). Encéphalite de Binswanger.

ENCEPHALITIS (Dawson's). Encéphalite de Van Bogaert. → *Van Bogaert's encephalitis.*

ENCEPHALITIS (diffuse sclerosing). Encéphalite de Van Bogaert. → *Van Bogaert's encephalitis.*

ENCEPHALITIS (eastern equine). Encéphalite équine du type Est.

ENCEPHALITIS (epidemic), ENCEPHALITIS EPIDEMICA. Encéphalite épidémique.

ENCEPHALITIS (equine). Encéphalite équine américaine.

ENCEPHALITIS (Far-East Russian). Encéphalite russe. → *encephalitis (tick-borne, Eastern type).*

ENCEPHALITIS (forest spring). Encéphalite centro-européenne.

ENCEPHALITIS HAEMORRHAGICA SUPERIOR. Maladie de Gayet-Wernicke. → *Wernicke's encephalopathy, disease or syndrome.*

ENCEPHALITIS (Hayem's). Encéphalite aiguë non suppurée.

ENCEPHALITIS (haemorrhagic). Encéphalite hémorragique.

ENCEPHALITIS (haemorrhagic arsphenamine). Apoplexie séreuse.

ENCEPHALITIS (herpes or **herpetic).** Encéphalite herpétique.

ENCEPHALITIS HYPERPLASTICA. Encéphalite aiguë non suppurée.

ENCEPHALITIS (inclusion body). Encéphalite de Van Bogaert. → *Van Bogaert's encephalitis.*

ENCEPHALITIS (Japanese B) or **E. JAPONICA.** Encéphalite japonaise ou de type B.

ENCEPHALITIS (lead). Encéphalite saturnine.

ENCEPHALITIS LETHARGICA or **LETHARGIC E.** Encéphalite épidémique d'Economo-Cruchet, encéphalite léthargique, encéphalomyélite diffuse, maladie de Cruchet, maladie de von Economo, névraxite épidémique.

ENCEPHALITIS (Murray valley). Encéphalite de la vallée de la Murray.

ENCEPHALITIS (periaxial concentric). Encéphalite concentrique de Baló.

ENCEPHALITIS PERIAXIALIS DIFFUSA. Sclérose cérébrale de Schilder. → *Schilder's disease or encephalitis* and *sclerosis (diffuse cerebral).*

ENCEPHALITIS (Pette-Döring). Panencéphalite de Pette-Döring. → *Pette-Döring encephalitis.*

ENCEPHALITIS (postinfection). Encéphalite aiguë post-infectieuse.

ENCEPHALITIS (postmeales). Encéphalite morbilleuse, encéphalite de la rougeole.

ENCEPHALITIS (postvaccinal). Encéphalite vaccinale ou post-vaccinale.

ENCEPHALITIS (primary viral). Encéphalite virale primitive.

ENCEPHALITIS (progressive subcortical). Sclérose cérébrale diffuse. → *sclerosis diffuse cerebral.*

ENCEPHALITIS (purulent or **pyogenic).** Encéphalite suppurée.

ENCEPHALITIS (Russian autumn). Encéphalite japonaise ou de type B.

ENCEPHALITIS (Russian endemic). Encéphalite centro-européenne.

ENCEPHALITIS (Russian forest-spring). Encéphalite centro-européenne.

ENCEPHALITIS (Russian spring-summer, eastern subtype). Encéphalite russe. → *encephalitis tick-borne, eastern subtype.*

ENCEPHALITIS (Russian spring-summer, western subtype). Encéphalite centro-européenne.

ENCEPHALITIS (Russian tick-borne). Encéphalite russe. → *encephalitis (tick-borne, eastern subtype).*

ENCEPHALITIS (Schilder's). Sclérose cérébrale de Schilder. → *Schilder's disease or encephalitis.*

ENCEPHALITIS (St. Louis). Encéphalite américaine de St-Louis, encéphalite de St-Louis.

ENCEPHALITIS (Strümpell-Leichtenstern). Encéphalite hémorragique aiguë primitive.

ENCEPHALITIS (subacute inclusion). Encéphalite de Van Bogaert. → *Van Bogaert's encephalitis.*

ENCEPHALITIS SUBCORTICALIS CHRONICA. Encéphalite de Binswanger.

ENCEPHALITIS (suppurative). Encéphalite suppurée.

ENCEPHALITIS (tick-borne). Encéphalite à tiques.

ENCEPHALITIS (tick-borne, eastern subtype). Encéphalite russe, encéphalite verno-estivale, encéphalite de la taïga ou de la toundra, encéphalite de la Sibérie extrême-orientale.

ENCEPHALITIS (tick-borne, western subtype). Encéphalite centro-européenne.

ENCEPHALITIS (track). Encéphalite progressant le long du trijumeau.

ENCEPHALITIS (type-A). Encéphalite léthargique. → *encephalitis lethargica.*

ENCEPHALITIS (type-B). Encéphalite japonaise.

ENCEPHALITIS (type-C). Encéphalite de St-Louis. → *encephalitis (St-Louis).*

ENCEPHALITIS (vaccinal). Encéphalite vaccinale. → *encephalitis (post-vaccinal).*

ENCEPHALITIS (Van Bogaert's). Encéphalite de Van Bogaert. → *Van Bogaert's encephalitis.*

ENCEPHALITIS (Venezuelan equine). Encéphalite équine vénézuélienne.

ENCEPHALITIS (vernal). Encéphalite russe. → *encephalitis (tickborne, eastern subtype).*

ENCEPHALITIS (Vienna). Encéphalite léthargique. → *encephalitis lethargica.*

ENCEPHALITIS (viral). Encéphalite virale.

ENCEPHALITIS (western equine). Encéphalite équine type Ouest.

ENCEPHALITIS (West Nile). Encéphalite à virus West-Nile.

ENCEPHALITIS (woodcutter's). Encéphalite russe. → *encephalitis (tick-borne, eastern subtype).*

ENCEPHALITOZOON, *s. Encephalitozoon, m.*

ENCEPHALOCELE, *s.* Encéphalocèle, *f.*

ENCEPHALOCYSTOCELE, *s.* Encéphalo-cystocèle, *f.* ; hydrencéphalocèle, *f.* ; hydrocéphalocèle, *f.* ; hydroencéphalocèle, *f.*

ENCEPHALOGRAPHY, *s.* Encéphalographie, *f.*

ENCEPHALOGRAPHY (ultrasonic). Échoencéphalographie, *s.f.*

ENCEPHALOID, *adj.* Encéphaloïde.

ENCEPHALOMA, *s.* 1° Encéphaloma, *m.*, – 2° Cancer encéphaloïde. – 3° Tumeur du cerveau.

ENCEPHALOMALACIA, *s.* Ramollissement cérébral, cérébromalacie, *f.* ; encéphalomalacie, *f.*

ENCEPHALOMENINGITIS, *s.* Méningoencéphalite, *f.*

ENCEPHALOMENINGOCELE, *s.* Méningoencéphalocèle.

ENCEPHALOMYELITIS, *s.* Encéphalomyélite, *f.*

ENCEPHALOMYELITIS (acute disseminated). Encéphalomyélite aiguë disséminée, encéphalomyélite périveineuse, encéphalomyélite post-infectieuse.

ENCEPHALOMYELITIS (acute necrotizing haemorragic). Leucoencéphalite aiguë hémorragique.

ENCEPHALOMYELITIS (benign myalgic). Maladie d'Akureyri.

ENCEPHALOMYELITIS (eastern equine). Encéphalite équine de type Est.

ENCEPHALOMYELITIS (epidemic). Encéphalite épidémique.

ENCEPHALOMYELITIS (epidemic myalgic). Maladie d'Akureyri.

ENCEPHALOMYELITIS (equine). Encéphalite équine américaine.

ENCEPHALOMYELITIS (ovine). Encéphalite écossaise, louping-ill.

ENCEPHALOMYELITIS (perivenous). Encéphalomyélite aiguë disséminée. → *encephalomyelitis (acute disseminated).*

ENCEPHALOMYELITIS (postinfectious). Encéphalomyélite aiguë disséminée. → *encephalomyelitis (acute disseminated).*

ENCEPHALOMYELITIS (Venezuelan equine). Encéphalite équine vénézuélienne.

ENCEPHALOMYELITIS (western equine). Encéphalite équine de type Ouest.

ENCEPHALOMYELODYSRHAPHIA, *s.* Encéphalomyélodysraphie.

ENCEPHALOMYELOCARDITIS, *s.* Encéphalomyocardite, *f.*

ENCEPHALOMYELOPATHY (infantile – or subacutenecrotizing). Syndrome de Leigh. → *Leigh's disease.*

ENCEPHALOMYELORADICULONEURITIS, *s.* Syndrome de Guillain-Barré. → *Guillain-Barré syndrome.*

ENCEPHALON, *s.* Encéphale, *m.* → *brain.*

ENCEPHALOOPHTHALMIC SYNDROME. Syndrome d'Arlington-Krause. → *Krause's syndrome.*

ENCEPHALOPATHIA ALCOHOLICA. Encéphalopathie alcoolique ou éthylique.

ENCEPHALOPATHIA SPONGIATA. Maladie de Canavan. → *Canavan's disease.*

ENCEPHALOPATHY, *s.* Encéphalopathie, *f.*

ENCEPHALOPATHY (alcoholic). Encéphalopathie alcoolique.

ENCEPHALOPATHY (bilirubin). Encéphalopathie bilirubinémique.

ENCEPHALOPATHY (bismuth). Encéphalopathie bismuthique.

ENCEPHALOPATHY (bovine spongiform). Encéphalite bovine spongiforme.

ENCEPHALOPATHY (callosal demyelinating). Nécrose du corps calleux. → *Marchiafava's syndrome.*

ENCEPHALOPATHY (demyelinating). Maladie de Schilder-Foix, sclérose cérébrale diffuse.

ENCEPHALOPATHY (dialysis). Encéphalopathie des hémodialysés.

ENCEPHALOPATHY AND FATTY DEGENERATION OF VISCERA. Syndrome de Reye. → *Reye's syndrome.*

ENCEPHALOPATHY (hepatic). Encéphalopathie hépatique, encéphalopathie porto-cave.

ENCEPHALOPATHY (hypernatraemia). Encéphalopathie du syndrome d'hypertonie osmotique du plasma.

ENCEPHALOPATHY (hypertensive). Encéphalopathie hypertensive.

ENCEPHALOPATHY (infantile). Encéphalopathie infantile.

ENCEPHALOPATHY (lead). Encéphalopathie ou encéphalite saturnine.

ENCEPHALOPATHY (portal-systemic). Encéphalopathie porto-cave.

ENCEPHALOPATHY (progressive subcortical). Sclérose cérébrale diffuse. → *sclerosis (diffuse cerebral).*

ENCEPHALOPATHY (saturnine). Encéphalopathie saturnine.

ENCEPHALOPATHY (subacute spongiforme). Encéphalopathie spongiforme subaiguë à virus.

ENCEPHALOPATHY (subacute transmissible). Encéphalopathie subaiguë transmissible.

ENCEPHALOPATHY (Wernicke's). Encéphalopathie de Gayet-Wernicke, polio-encéphalite supérieure hémorragique.

ENCEPHALOPHYMA, *s.* Tumeur cérébrale.

ENCEPHALOPYOSIS, *s.* Abcès du cerveau.

ENCEPHALORRHAGIA, *s.* Encéphalorragie, *f.*

ENCEPHALOSIS, *s.* Encéphalose, *f.*

ENCHONDRAL, *adj.* Enchondral, ale ; endochondral, ale.

ENCHONDROMATOSIS, *s.* Chrondromatose, *f.* ; enchondromatose, *f.*

ENCHONDROMA, *s.* Enchondrome, *m.* ; chondrome interne.

ENCHONDROMA (central). Enchondrome, *s.m.*

ENCHONDROMA (multiple congenital). Enchondromatose, *f.* → *enchondromatosis.*

ENCHONDROMATOSIS, *s.* Enchondromatose, *f.* ; dyschondroplasie, *f.* ; chondromatose enchondrale multiple, chondrodysplasie unilatérale, chondralloplasie, maladie d'Ollier, hémidyschondrodysplasie, hémidyschondrodystrophie type Ollier.

ENCHONDROMATOSIS WITH HAEMANGIOMA. Syndrome de Maffucci. → *Maffucci's syndrome.*

ENCHONDROMATOSIS (multiple). Enchondromatose, *s.f.* → *enchondromatosis.*

ENCHONDROMATOSIS (skeletal). Enchondromatose, *s.f.* → *enchondromatosis.*

ENCHYLEMA, *s.* Hyaloplasma, *m.*

ENCLAVOMA, *s.* Tumeur mixte des glandes salivaires.

ENCOPRESIS, *s.* Encoprésie, *f.*

ENCYSTMENT, *s.* Enkystement, *m.*

ENDARTERECTOMY, *s.* Endartériectomie, *f.*

ENDARTERIECTOMY, *s.* Endartériectomie, *f.* ; endartériectomie désoblitérante, thrombo-endartériectomie, neuro-endartériectomie, neuro-endartériectomie intramurale, neurectomie intramurale, sympathectomie intramurale.

ENDARTERITIS, *s.* Endartérite, *f.* ; endartériolite, *f.*

ENDARTERITIS DEFORMANS. Endartérite chronique avec dégénérescence graisseuse et calcifications.

ENDARTERITIS (Heubner's specific). Endartérite cérébrale syphilitique tardive.

ENDARTERITIS OBLITERANS. Endartérite oblitérante.

ENDARTERIUM, *s.* Endartère, *f.*

ENDAZOLINE, *s.* Endazoline, *f.*

END-BODY, *s.* Complément, *m.*

ENDEMIA, *s.* Endémie, *f.*

ENDEMIC, *adj.* Endémique.

ENDEMICITY, *s.* Endémicité, *f.*

ENDEMOEPIDEMIC, *adj.* Endémo-épidémique.

ENDEMY, *s.* Endémie, *f.*

ENDERMIC, *adj.* Endermique.

ENDER'S PROCEDURE. Enclouage fasciculé d'Ender.

ENDOANEURYSMORRHAPHY, *s.* Endoanévrismorraphie, *f.*

ENDOANEURYSMORRHAPHY (obliterative). Anévrismorraphie oblitérative ou oblitérante.

ENDOANEURYSMORRHAPHY (reconstructive). Anévrismorraphie reconstructive.

ENDOANEURYSMORRHAPHY (restorative). Anévrismorraphie restaurative ou restauratrice.

ENDOAPPENDICITIS, *s.* Endo-appendicite, *f.*

ENDOBLAST, *s.* Endoblaste, *m.*

ENDOBRONCHIAL, *adj.* Endobronchique.

ENDOCARDECTOMY, *s.* Endocardectomie, *f.*

ENDOCARDIAC, ENDOCARDIAL, *adj.* 1° Endocardiaque. – 2° Endocardiaque.

ENDOCARDITIS, *s.* Endocardite, *f.*

ENDOCARDITIS (abacterial). Endocardite abactérienne.

ENDOCARDITIS (acute bacterial). Endocardite infectieuse aiguë.

ENDOCARDITIS (atypical verrucous). Syndrome de Libman-Sacks.

ENDOCARDITIS (bacterial). Endocardite infectieuse.

ENDOCARDITIS BENIGNA. Endocardite bénigne.

ENDOCARDITIS (constrictive). Endocardite de Löffler. → *Löffler's endocarditis.*

ENDOCARDITIS WITH EOSINOPHILIA (fibroplastic). Endocardite de Löffler. → *Löffler's endocarditis.*

ENDOCARDITIS (fetal). 1° Fibro-élastose endocardique. → *fibroelastosis (endocardial).* – 2° Endocardite fœtale (du cœur droit).

ENDOCARDITIS (infective or infectious). Endocardite infectante ou infectieuse.

ENDOCARDITIS LENTA. Maladie d'Osler. → *endocarditis (subacute bacterial).*

ENDOCARDITIS (Libman-Sacks). Syndrome de Libman-Sacks.

ENDOCARDITIS (malignant). Endocardite maligne.

ENDOCARDITIS (marantic). Endocardite marastique, e. paranéoplastique, e ; thrombosante non bactérienne, e. terminale, e. cachectique, thromboendocardite.

ENDOCARDITIS (mural). Endocardite pariétale.

ENDOCARDITIS (non bacterial thrombotic). Endocardite marastique. → *endocarditis (marantic).*

ENDOCARDITIS PARIETALIS FIBROPLASTICA (Löffler's). Endocardite de Löffler. → *endocarditis (Löffler's).*

ENDOCARDITIS (plastic). Endocardite plastique.

ENDOCARDITIS (pulmonic). Endocardite localisée à l'orifice de l'artère pulmonaire.

ENDOCARDITIS (rheumatic). Endocardite rhumatismale.

ENDOCARDITIS (right side). Endocardite du cœur droit.

ENDOCARDITIS (septic). Endocardite maligne.

ENDOCARDITIS SIMPLEX. Endocardite marastique. → *endocarditis (marantic).*

ENDOCARDITIS (subacute bacterial). Maladie d'Osler ou de Jaccoud-Osler, endocardite maligne à évolution lente.

ENDOCARDITIS (terminal). Endocardite marastique. → *endocarditis (marantic).*

ENDOCARDITIS (ulcerative). Endocardite ulcéreuse.

ENDOCARDITIS (valvular). Endocardite valvulaire.

ENDOCARDITIS (vegetative). Endocardite végétante.

ENDOCARDITIS (verrucous). Endocardite verruqueuse.

ENDOCARDIUM, *s.* Endocarde, *m.*

ENDOCERVICAL, *adj.* Endocervical, ale.

ENDOCERVICITIS, *s.* Endocervicite, *f.*

ENDOCHONDRAL, *adj.* Enchondral, ale.

ENDOCOMPLEMENT, *s.* Complément intracellulaire.

ENDOCRINE, *adj.* Endocrine.

ENDOCRINID, *s.* Endocrinide, *f.*

ENDOCRINOLOGY, *s.* Endocrinologie, *f.*

ENDOCRINOPATHY, *s.* Endocrinopathie, *f.*

ENDOCRINOSIS, *s.* Endocrinose, *f.*

ENDOCRINOTHERAPY, *s.* Endocrinothérapie, *f.*

ENDOCRINOUS, *adj.* Endocrinien, ienne.

ENDOCYMA, *s.* Endocyme, *m.*

ENDOCYTOSIS, *s.* Endocytose, *f.*

ENDODENTIUM, *s.* Endodonte, *m.*

ENDODERM, *s.* Endoderme, *m.* ; entoderme, *m.*

ENDODIASCOPY, *s.* Endodiascopie, *f.*

ENDOENZYME, *s.* Endoenzyme, *f.*

ENDOFIBROSIS (arterial). Endofibrose artérielle.

ENDOGAMY, *s.* 1° Endogamie, *f.* – 2° Pédogamie, *f.*

ENDOGASTRIC, *adj.* Endogastrique.

ENDOGENIC, ENDOGENOUS, *adj.* Endogène.

ENDOLIMAX, *s. Endolimax, f.*

ENDOLYMPH, *s.* Endolymphe, *f.*

ENDOMETRIAL, *adj.* Endométrial, ale.

ENDOMETRIOID, *adj.* Endométrioïde.

ENDOMETRIOMA, *s.* Endométriome, *m.* ; solénome, *m.* ; endométrioïde, *m.*

ENDOMETRIOSIS, *s.* Endométriose, *f.*

ENDOMETRIOSIS EXTERNA. Endométriose extra utérine.

ENDOMETRIOSIS INTERNA. Endométriose intra-utérine.

ENDOMETRIOSIS UTERINA. Endométriose intra-utérine.

ENDOMETRITIS, *s.* Endométrite, *f.*

ENDOMETRIUM, *s.* Endomètre, *m.*

ENDOMITOSIS, *s.* Endomitose, *f.*

ENDOMYCES ALBICANS. *Candida albicans.*

ENDOMYCOSIS, *s.* Candidiose, *f.*

ENDOMYOCARDIAL (eosinophilic) DISEASE. Endocardite de Löffler.

ENDOMYOCARDIOPATHY, *s.* Endomyocardiopathie, *f.*

ENDOMYOCARDITIS, *s.* Endomyocardite, *f.*

ENDOMYSIUM, *s.* Endomysium, *m.*

ENDONEURIUM, *s.* Endonèvre, *m.*

ENDONUCLEASE, *s.* Endonucléase, *f.*

ENDOPARASITE, *s.* Endoparasite, *m.* ; entoparasite, *m.*

ENDOPARASITOSIS, *s.* Endoparasitose, *f.*

ENDOPEPTIDASE, *s.* Endopeptidase, *f.*

ENDOPERICARDITIS, *s.* Endopéricardite, *m.*

ENDOPEROXIDE, *s.* Endoperoxyde, *m.*

ENDOPHASIA, *s.* Endophasie, *f.* ; langage intérieur.

ENDOPHLEBITIS, *s.* Endophlébite, *f.* ; endoveinite, *f.*

ENDOPHTHALMITIS, *s.* Endophtalmie, *f.*

ENDOPHTHAMITIS PHACOALLERGICA, E. PHACOANAPHYLACTICA, E. PHACOGENETICA. Endophtalmie phako-anaphylactique.

ENDOPOLYPLOIDY, *s.* Endomitose, *f.*

ENDOPROSTHESIS, *s.* Endoprothèse, *f.*

ENDORADIOTHERAPY, *s.* Endoradiothérapie, *f.* ; endoröntgenthérapie, *f.*

ENDOREDUPLICATION, *s.* Endoreduplication, *f.*

ENDORPHIN, *s.* Endorphine, *f.*

ENDOSALPINGOSIS, ENDOSALPINGIOSIS, *s.* Endosalpingiose, *f.*

ENDOSCOPE, *s.* Endoscope, *m.*

ENDOSCOPY, *s.* Endoscopie, *f.*

ENDOSCOPY (fiberoptic). Fibroscopie, *f.*

ENDOSCOPY (small bowel). Entéroscopie, *f.*

ENDOSCOPY (small intestinal). Entéroscopie, *f.*

ENDOSMOSIS, ENDOSMOSE, *s.* Endosmose, *f.*

ENDOSTETHOSCOPE, *s.* Endostéthoscope, *m.*

ENDOTHELITIS, *s.* Endothélite, *f.*

ENDOTHELIN, *s.* Endothéline, *f.*

ENDOTHELIOCYTE, *s.* Monocyte, *m.*

ENDOTHELIOMA, *s.* Endothéliome, *m.*

ENDOTHELIOMA CAPITIS. Cylindrome, *m.*

ENDOTHELIOMA (dural). Méningiome, *m.*

ENDOTHELIOMA OF THE LYMPH NODE. Réticulosarcome, *m.* → *sarcoma (reticuloendothelial).*

ENDOTHELIOMA OF MENINGES. Méningiome, *m.*

ENDOTHELIOSIS OF MENINGES. Méningiome, *m.*

ENDOTHELIUM, *s.* Endothélium, *m.*

ENDOTHELIUM DERIVED HYPERPOLARISING FACTOR. Facteur hyperpolarisant d'origine endothéliale.

ENDOMETRIUM, *s.* Endomètre, *m.*

ENDOTHRIX, *adj.* Endothrix.

ENDOTOXIN, *s.* Endotoxine, *f.*

ENDO-URETHRAL, *adj.* Endo-urétral, ale ; trans-urétral, ale.

ENDOUROLOGY, *s.* Endo-urologie, *f.*

ENDOVENITIS, *s.* Endophlébite, *f.*

ENDOVENOUS, *adj.* Intraveineux, euse.

ENDOVIRUS, *s.* Endovirus, *m.*

ENDOPRODUCT, *s.* Substance résultant d'une série de réactions métaboliques.

ENDURANCE, *s.* Endurance, *f.*

ENDURANCE TEST. Test de Flack.

ENEMA, *s.* 1° Lavement, *m.* – 2° Appareil à lavement.

ENEMA (barium). Lavement baryté.

ENEMA (blind). Pose d'une sonde rectale pour aider à l'expulsion des gaz.

ENERGY, *s.* Énergie, *f.*

ENERVATION, *s.* Énervation, *f.*

ENG. ENG, électromystagmogramme.

ENGAGEMENT, *s.* (obstetrics). Engagement, *m.*

ENGEL'S SYNDROME. Syndrome d'Engel.

ENGEL-RECKLINGHAUSEN DISEASE. Maladie osseuse de Recklinghausen. → *osteitis fibrocystica generalisata.*

ENGELMANN'S DISEASE. Maladie d'Engelman ou de Camurati ou de Camurati-Engelmann, ostéopathie hyperostosante et sclérosante multiple infantile, dysplasie diaphysaire progressive.

ENGINEERING (biomedical). Ingénierie médicale et biologique ou biomédicale.

ENGINEERING (genetic). Génie génétique.

ENGINEERING (medical). Ingénierie médicale.

ENGLISH DISEASE. Rachitisme, *s. m.*

ENGMAN'S SYNDROME. Syndrome de Zinsser-Engman-Cole. → *Zinsser-Engman-Cole syndrome.*

ENGORGEMENT, *s.* Engorgement, *m.*

ENGORGEMENT (milk). Engorgement mammaire.

ENGRAM, *s.* Engramme, *m.*

ENGSTRÖM'S RESPIRATOR. Appareil d'Engström.

ENHANCEMENT (immunological). Facilitation immunologique.

ENHANCER, *s.* Amplificateur, *m.*

ENKEPHALIN, *s.* Enképhaline, *f.*

ENOLASE (neuron specific). Énolase neurospécifique.

ENOMANIA, *s.* Delirium tremens, *m.*

ENOPHTHALMOS, ENOPHTHALMUS, *s.* Énophtalmie, *f.*

ENORCHIA, *s.* Cryptorchidie, *f.*

ENOSTOSIS, *s.* Énostose, *f.* ; endostose, *f.*

ENROTH'S SIGN. Signe d'Enroth.

ENT. ORL. → *ear-nose-throat.*

ENTAMOEBA, *s. Entamœba, f.*

ENTERALGIA, *s.* Entéralgie, *f.*

ENTERAMINE, *s.* Sérotonine, *f.*

ENTERECTOMY, *s.* Entérectomie, *f.*

ENTERISCHIOCELE, *s.* Hernie ischiatique.

ENTERITIS, *s.* Entérite, *f.*

ENTERITIS (acute fibrinous). Colite muco-membraneuse. → *enteritis (mucous or mucomembranous).*

ENTERITIS (chronic cicatrizing). Maladie de Crohn. → *ileitis (regional).*

ENTERITIS (chronic exudative). Colite muco-membraneuse. → *enteritis (mucous or mucomembranous).*

ENTERITIS (diphtheric). Colite muco-membraneuse. → *enteritis (mucous or mucomembranous).*

ENTERITIS (follicular). Entérite folliculaire.

ENTERITIS (membranous) or **E. MEMBRANACEA.** Colite muco-membraneuse. → *enteritis (mucous or mucomembranous).*

ENTERITIS (mucous or **mucomembranous).** Entérocolite muco-membraneuse, entérite muco-membraneuse, colite muco-membraneuse, colite pseudomembraneuse, entérite couenneuse, entérite glaireuse, entérite pseudo-membraneuse, diarrhée glutineuse, croup intestinal, hypersthénie intestinale, entéronévrose mucomembraneuse, entéropathie mucinomembraneuse, entéro-mucose, dysthénie abdominale digestive.

ENTERITIS NECROTICANS. Maladie de Hambourg, entérite aiguë nécrosante.

ENTERITIS (nodularis). Entérite folliculaire.

ENTERITIS (pellicular). Colite muco-membraneuse. → *enteritis (mucous or mucomembranous).*

ENTERITIS (protozoan). Entérite due à des protozoaires.

ENTERITIS (pseudo-membranous). Colite mucomembraneuse. → *enteritis (mucous or mucomembranous).*

ENTERITIS (regional). Maladie de Crohn. → *ileitis (regional).*

ENTERITIS (segmental). Maladie de Crohn. → *ileitis (regional).*

ENTEROANASTOMOSIS, *s.* Entéro-anastomose, *f.* ; opération de Maisonneuve.

ENTEROBACTER, *s. Enterobacter, m. ; Aerobacter, m.*

ENTEROBACTERIACEAE, *s.* Enterobacteriacées, *f. pl.*

ENTEROBIASIS, *s.* Oxyurose, *f.*

ENTEROBIUS VERMICULARIS. Oxyure, *m.* → *oxyuris.*

ENTEROCLYSIS, ENTEROCLYSM, *s.*, Entéroclyse, *f.*

ENTEROCOCCUS, *s.* Entérocoque, *m.* ; *Streptoccus fœcalis; Enterococcus.*

ENTEROCOLITIS, *s.* Entérocolite, *f.*

ENTEROCOLITIS (necrotizing or **pseudomembranous).** Entérocolite suraiguë staphylococcique.

ENTEROCOLITIS or **THE NEWBORN (necrotizing).** Entérocolite nécrosante du nouveau-né.

ENTEROCYSTOCELE, *s.* Entérocystocèle, *f.*

ENTEROCYSTOMA, *s.* Entérokystome, *m.*

ENTEROCYSTOPLASTY, *s.* Entérocystoplastie, *f.*

ENTEROCYTE, *s.* Entérocyte, *m.*

ENTERODYNIA, *s.* Entéralgie, *f.*

ENTEROEPIPLOCELE, *s.* Entéro-épiplocèle, *f.*

ENTEROGASTRONE, *s.* Entérogastrone, *f.*

ENTEROGLUCAGON, *s.* Entéroglucagon, *m.*

ENTEROHEPATOCELE, *s.* Entéro-hépatocèle, *f.*

ENTEROHYDROCELE, *s.* Entéro-hydrocèle, *f.*

ENTEROKINASE, *s.* Entérokinase, *f.*

ENTEROLITH, *s.* Entérolithe, *m.*

ENTERONITIS, *s.* Entérite, *f.*

ENTERONITIS (polytropous). Gastro-entérite infectieuse aiguë.

ENTERONEURITIS, *s.* Entéronévrite, *f.*

ENTEROPATHOGENIC, *adj.* Entéropathogène.

ENTEROPATHY, (protein-loosing). Entéropathie exsudative, lymphangiectasie intestinale.

ENTEROPEXY, *s.* Entéropexie, *f.*

ENTEROPLASTY, *s.* Entéroplastie, *f.*

ENTEROPROCTIA, *s.* Anus artificiel.

ENTEROPTOSIS, ENTEROPTOSIA, *s.* Entéroptose, *f.*

ENTERORRHAGIA, *s.* Entérorragie, *f.*

ENTERORRHAPHY, *s.* Entérorraphie, *f.*

ENTEROSPASM, *s.* Entérospasme, *m.*

ENTEROSTENOSIS, *s.* Entérosténose, *f.*

ENTEROSTOMY, *s.* Entérostomie, *f.*

ENTEROTOME, *s.* Entérotome, *m.*

ENTEROTOME (Dupuytren's). Entérotome de Dupuytren.

ENTEROTOMY, *s.* Entérotomie, *f.*

ENTEROTOXIN, *s.* Entérotoxine, *f.*

ENTEROTOXINOGENIC, *adj.* Entérotoxinogène.

ENTEROTROPIC, *adj.* Entérotrope.

ENTEROVIRUS, *s.* Entérovirus, *m.*

ENTHESIS, *s.* Enthèse, *f.*

ENTHESITIS, *s.*, **ENTHESOPATHY,** *s.* Mal des insertions, mal des tubérosités, enthésite, *f.* ; tendinite d'insertions, tendinite rhumatismale.

ENTHLASIS, *s.* Fracture comminutive du crâne avec embarrure.

ENTODERM, *s.* Endoderme, *m.* ; entoderme, *m.*

ENTOBLAST, *s.* Entoblaste, *m.*

ENTOCELE, *s.* Hernie interne.

ENTOMOPHTOROMYCOSIS, *s.* Entomophtoromycose, *f.*

ENTOPTIC, *adj.* Entoptique.

ENTOPTIC PHENOMENON. Phosphène, *m.*

ENTOSTOSIS, *s.* Enostose, *f.*

ENTOTIC, *adj.* Entotique.

ENTOZOON, *s.* Entozoaire, *m.*

ENTROPION, ENTROPIUM, *s.* Entropion, *m.*

ENUCLEATION, *s.* Énucléation, *f.*

ENURESIS, *s.* Énurèse, *f.* ; énurésie, *f.*

ENVENOMIZATION, *s.* Envenimation, *f.* ; envenimement, *m.*

ENZOOTIC, *adj.* Enzootique.

ENZYMATIC, *adj.* Enzymatique.

ENZYME, *s.* ; Enzyme, *f.* ; ferment soluble.

ENZYME (angiotensine-converting). Enzyme de conversion. → *enzyme (converting).*

ENZYME (brancher or **branching).** Enzyme branchante.

ENZYME (converting). Enzyme de conversion, enzyme de conversion de l'angiotensine, kininase II, angioconvertase.

ENZYME (debrancher or **debranching).** Enzyme débranchante.

ENZYME DEFICIENCY. Enzymopathie, *s. f.* → *enzymopathy.*

ENZYME-LINKED IMMUNOSORBENT ASSAY. Méthode immuno-enzymatique ou enzymologique, ELISA.

ENZYME (milk-curding). Lab-ferment, *s. m.*

ENZYME (restriction). Enzyme de restriction.

ENZYME (yellow). Ferment jaune de Warburg.

ENZYME (Warburg's respiratory). Ferment respiratoire. → *Warburg's respiratory enzyme.*

ENZYMOLOGY, *s.* Enzymologie, *f.*

ENZYMOPATHY, *s.* Enzymopathie, *f.* ; maladie enzymatique, erreur innée du métabolisme.

ENZYMOPATHY (lysosomal). Maladie lysosomale.

ENZYMOPRIVAL, *adj.* Enzymoprive.

ENZYMOTHERAPY, *s.* Enzymothérapie, *f.*

ENZYMURIA, *s.* Enzymurie, *f.*

EONISM, *s.* Éonisme, *m.*

EOSIN, *s.* Éosine, *f.*

EOSINOCYTE, *s.* Éosinocyte, *m.*

EOSINOPENIA, *s.* Éosinopénie, *f.*

EOSINOPHIL, *s.* **EOSINOPHILE,** *s.* et *adj.* Éosinophile, *m.* et *adj.*

EOSINOPHILAEMIA, *s.* Éosinophilémie, *f.*

EOSINOPHILIA, *s.* Éosinophilie, *f.*

EOSINOPHILIA-MYALGIA SYNDROME. Syndrome éosinophilie-myalgie.

EOSINOPHILIA (tropical or **tropical pulmonary).** Éosinophilie tropicale, syndrome de Weingarten, poumon éosinophilique, poumon tropical éosinophilique, syndrome de Frimodt-Möller.

EOSINOPHILIC, EOSINOPHILOUS, *adj.* Éosinophile.

EPENDYMA, *s.* Épendyme, *m.*

EPENDYMAL, *adj.* Épendymaire.

EPENDYMITIS, *s.* Épendymite, *f.*

EPENDYMOBLAST, *s.* Épendymoblaste, *m.*

EPENDYMOBLASTOMA, *s.* Épendymoblastome, *m.*

EPENDYMOCYTE, *s.* Épendymocyte, *m.*

EPENDYMOCYTOMA, *s.* Épendymocytome, *m.*

EPENDYMOEPITHELIOMA, *s.* Épendymo-épithéliome, *m.*

EPENDYMOGLIOMA, *s.* Épendymogliome, *m.*

EPENDYMOMA, *s.* Épendymome, *m.* ; glio-épithéliome, *m.*

EPHAPSIS, *s.* Éphapse, *f.*

EPHEDRINE, *s.* Éphédrine, *f.*

EPHELIS, *s.* Éphélide, *f.* ; tache de rousseur.

EPHIDROSIS, *s.* Éphidrose, *f.* : hyperhidrose localisée.

EPI-, *prefix.* Épi-.

EPIBLAST, *s.* Épiblaste, *m.*

EPIBLEPHARON, *s.* Épiblépharon, *m.*

EPICANTUS, *s.* Épicanthus, *m.*

EPICARDIAL, *adj.* Épicardique.

EPICARDITIS, *s.* Épicardite, *f.*

EPICARDIUM, *s.* Épicarde, *m.*

EPICARDO-PERICARDITIS, *s.* Épicardo-péricardite, *f.*

EPICHORION, *s.* Épichorion, *m.*

EPICOMUS, *s.* Épicome, *m.*

EPICONDYALGIA, *s.* Épicondylalgie, *f.*

EPICONDYLE, *s.* Épicondyle, *m.*

EPICONDYLITIS, *s.* Épicondylite, *f.* ; épicondylosa, *f.*

EPICONDYLITIS (radiohumeral). Épicondylite humérale.

EPICONDYLUS, *s.* Épicondyle, *m.*

EPICRANIAL, *adj.* Épicrânien, enne.

EPICRANIUM, *s.* Aponévrose épicrânienne, galéa aponévrotique, épicrâne.

EPICRISIS, *s.* Épicrise, *f.*

EPICRITIC, *adj.* Épicritique.

EPICUTANEOUS, *adj.* Épicutané, ée.

EPICYTOMA, *s.* Épithélioma, *m.*

EPIDEMIA, *s.* Épidémie, *f.*

EPIDEMIC. 1° *adj.* Épidémique. – 2° *s.* Épidémie, *f.*

EPIDEMICITY, *s.* Épidémicité, *f.*

EPIDEMIOLOGY, *s.* Épidémiologie, *f.*

EPIDERMAL, 1° *adj.* Épidermique. – 2° *s.* Productions épidermiques pouvant jouer le rôle d'antigène.

EPIDERMIC, EPIDERMATIC, EPIDERMATOUS, *adj.* Épidermique.

EPIDERMIS, *s.* Épiderme, *m.*

EPIDERMOID, *adj.* Épidermoïde.

EPIDERMOLYSIS BULLOSA LETALIS. Épidermolyse bulleuse léthale.

EPIDERMOLYSIS BULLOSA (dysplastic). Épidermolyse bulleuse héréditaire, forme polydysplasique. → *epidermolysis bullosa (polydysplastic).*

EPIDERMOLYSIS BULLOSA DYSTROPHICA (dominantly inherited form). Épidermolyse bulleuse héréditaire, forme hyperplasique. → *epidermolysis bullosa (hyperplastic).*

EPIDERMOLYSIS BULLOSA DYSTROPHICA (recessively inherited form). Épidermolyse bulleuse héréditaire, forme polydysplasique. → *epidermolysis bullosa (polydysplastic).*

EPIDERMOLYSIS BULLOSA HEREDITARIA. Épidermolyse bulleuse héréditaire, pemphigus héréditaire congénital ou traumatique.

EPIDERMOLYSIS BULLOSA (hyperplastic). Épidermolyse bulleuse héréditaire, forme dystrophique dominante ou forme hyperplasique.

EPIDERMOLYSIS BULLOSA LETALIS. Épidermolyse bulleuse héréditaire, forme polydysplasique. → *epidermolysis bullosa (polydysplastic).*

EPIDERMOLYSIS BULLOSA (polydysplastic). Épidermolyse bulleuse héréditaire, forme dystrophique récessive ou polydysplasique.

EPIDERMOLYSIS BULLOSA SIMPLEX. Épidermolyse bulleuse héréditaire, forme simplex.

EPIDERMOLYSIS DYSTROPHICA. Pemphigus héréditaire. → *epidermolysis bullosa hereditaria.*

EPIDERMOLYSIS HEREDITARIA TARDA. Pemphigus héréditaire. → *epidermolysis bullosa hereditaria.*

EPIDERMOMYCOSIS, *s.* Épidermomycose, *f.*

EPIDERMOPHYTOSIS, *s.* Épidermophytose, *f.* ; épidermophytie, *f.*

EPIDERMOPHYTOSIS CRURIS. Eczéma marginé de Hebra. → *tinea cruris.*

EPIDERMOPHYTOSIS OF THE FOOT. Pied d'athlète. → *foot (athletic).*

EPIDERMOPHYTOSIS INTERDIGITALE. Épidermophytie interdigitale.

EPIDERMOREACTION, *s.* Épidermo-réaction, *f.*

EPIDIDYMECTOMY, *s.* Épidimymectomie, *f.*

EPIDIDYMIS, *s.* Épididyme, *m.*

EPIDIDYMITIS, *s.* Épididymite, *f.*

EPIDIDYMOGRAPHY, *s.* Épididymographie, *f.*

EPIDYMOTOMY, *s.* Épididymotomie, *f.*

EPIDURAL, *adj.* Épidural, ale.

EPIDUROGRAPHY, *s.* Épidurographie, *f.* ; péridurographie, *f.* ; canalographie, *f.*

EPIGASTRALGIA, *s.* Épigastralgie, *f.*

EPIGASTRIUM, *s.* Épigastre, *m.*

EPIGASTROCELE, *s.* Épigastrocèle, *f.*

EPIGENESIS, *s.* Épigenèse, *f.*

EPIGLOTTIDITIS, EPIGLOTTITIS, *s.* Épiglottite, *f.*

EPIGLOTTIS, *s.* Épiglotte, *f.*

EPIGNATHUS, *s.* Épignathe, *m.*

EPILEPSIA, *s.* Épilepsie, *f.*

EPILEPSIA CURSIVA. Épilepsie procursive.

EPILEPSIA GRAVIOR. Épilepsie généralisée.

EPILEPSIA LARVATA. Petit mal. → *epilepsy (petit mal).*

EPILEPSIA MARMOTANTE. Épilepsie marmottante.

EPILEPSIA MAJOR. Épilepsie généralisée.

EPILEPSIA MINOR, E. MITIOR. Petit mal. → *epilepsy (petit mal).*

EPILEPSIA NUTANS. Syndrome des spasmes en flexion. → *spasm (nodding).*

EPILEPSIA PARTIALIS CONTINUA. Épilepsie partielle continue. → *epilepsy (continuous).*

EPILEPSIA PROCURSIVA. Épilepsie procursive.

EPILEPSIA RETINAE. Ischémie rétinienne.

EPILEPSIA ROTATORIA. Épilepsie giratoire, épilepsie versive.

EPILEPSIA TARDA. Épilepsie tardive.

EPILEPSY, *s.* Épilepsie (haut mal), mal comitial, comitialité, *f.*

EPILEPSY (accelerative). Épilepsie procursive.

EPILEPSY (activated). Épilepsie iatrogène.

EPILEPSY (adversive). Épilepsie adversive.

EPILEPSY (affect or affective). Épilepsie affective.

EPILEPSY (akinetic). Épilepsie akinétique, crise akinétique ou statique, attaque statique, attaque ou crise de Ramsay Hunt.

EPILEPSY (atonic or atonic drop). Épilepsie atonique, absence atonique.

EPILEPSY (automatic). 1° Épilepsie temporale. – 2° Automatisme comitial.

EPILEPSY (autonomic). Petit mal à manifestations sympathiques.

EPILEPSY (brain-stem). Crise postérieure.

EPILEPSY (Bravais-Jacksonian). Épilepsie bravais-jacksonienne. → *epilepsy (Jacksonian).*

EPILEPSY (Brown-Sequard's). Épilepsie spinale.

EPILEPSY (cardiac). Épilepsie cardiaque.

EPILEPSY (central or centrencephalic). Épilepsie centrale.

EPILEPSY (cerebellar). Crise postérieure.

EPILEPSY (circulatory). Épilepsie circulatoire.

EPILEPSY (continuous). Épilepsie partielle continue, syndrome de Kojesnikow ou de Kojewnikow, polyclonie de Kojewnikow.

EPILEPSY (cortical). Épilepsie partielle. → *epilepsy (focal).*

EPILEPSY (cryptogenic). Épilepsie essentielle, épilepsie idiopathique.

EPILEPSY (cursive). Épilepsie procursive.

EPILEPSY (decerebrate). Crise postérieure.

EPILEPSY (delayed). Épilepsie tardive.

EPILEPSY (diencephalic autonomic). Petit mal à manifestations sympathiques.

EPILEPSY (dreamy state). Crise unciforme. → *fit (uncinate).*

EPILEPSY (essential). Épilepsie essentielle. → *epilepsy (cryptogenetic).*

EPILEPSY (familial). Épilepsie familiale.

EPILEPSY (focal). Épilepsie partielle, épilepsie focale, épilepsie corticale.

EPILEPSY (garrulous). Épilepsie marmottante.

EPILEPSY (generalized). Épilepsie généralisée, grand mal, haut mal, mal caduc, mal comitial ; et inusités et désuets ; mal sacré, mal de St-Jean, mal de St-Valentin, mal de la Terre, morbus comitialis, morbus sacer.

EPILEPSY (generalized flexion). Syndrome des spasmes en flexion. → *spasm (nudding).*

EPILEPSY (grand mal). Épilepsie généralisée. → *epilepsy (generalized).*

EPILEPSY (haut mal). Épilepsie généralisée. → *epilepsy (generalized).*

EPILEPSY (hypothalamic). Petit mal à manifestations sympathiques. → *epilepsy (autonomic).*

EPILEPSY (hysterical). Épilepsie hystérique.

EPILEPSY (idiopathic). Épilepsie essentielle. → *epilepsy (cryptogenic).*

EPILEPSY (Jacksonian). Épilepsie bravais-jacksonienne, *é.* bravaisienne, *é.* jacksonienne, *é.* corticale, *é.*partielle.

EPILEPSY (Kojewnikoff's). Épilepsie partielle continue. → *epilepsy (continuous).*

EPILEPSY (larval). Épilepsie larvée.

EPILEPSY (laryngeal). Ictus laryngé.

EPILEPSY (latent). Épilepsie larvée.

EPILEPSY (major). Épilepsie généralisée. → *epilepsy (generalized).*

EPILEPSY (minor). Petit mal. → *epilepsy (petit mal).*

EPILEPSY (menstrual). Épilepsie cataméniale.

EPILEPSY (myoclonic petit mal). Crise myoclonique, myoclonie (petit mal).

EPILEPSY (myoclonus). 1° Épilepsie myoclonique, myoclonie épileptique. – 2° Syndrome d'Unverricht-Lundborg, myoclonie épileptique progressive familiale, maladie de Lafora, épilepsie-myoclonie progressive.

EPILEPSY (opisthotonic). Crise postérieure.

EPILEPSY (organic). Épilepsie organique. → *epilepsy (symptomatic).*

EPILEPSY (partial). Épilepsie partielle. → *epilepsy (focal).*

EPILEPSY (partial constant or **partial continuous).** Épilepsie partielle continue. → *epilepsy (continuous).*

EPILEPSY (petit mal). Petit mal, accès pycnoleptique, pycnoépilepsie, pycnolepsie, *f.* ; épilepsie mnésique ou consciente.

EPILEPSY (photogenic or photic). Épilepsie dont les crises sont déclenchées par une stimulation lumineuse.

EPILEPSY (pleural). Épilepsie pleurale.

EPILEPSY (procursive). Épilepsie procursive, épilepsie ambulatoire.

EPILEPSY (progressive familial myoclonic). Syndrome d'Unverricht-Lundborg. → *epilepsy (myoclonus). 2°.*

EPILEPSY (psychic). 1° Épilepsie affective. – 2° Épilepsie à manifestations psychiques.

EPILEPSY (psychomotor). Épilepsie temporale. → *epilepsy (temporal lobe).*

EPILEPSY (reflex). Épilepsie réflexe.

EPILEPSY (retinal). Amaurose épileptique transitoire.

EPILEPSY (rolandic). Épilepsie bravais-jacksonienne. → *epilepsy (Jacksonian).*

EPILEPSY (sensory). Épilepsie sensorielle.

EPILEPSY (serial). Épilepsie à répétition.

EPILEPSY (sleep). Narcolepsie, *s. f.*

EPILEPSY (spinal). Épilepsie spinale.

EPILEPSY (striate or subcortical). Épilepsie sous corticale.

EPILEPSY (sympathetic). Petit mal à manifestations sympathiques.

EPILEPSY (symptomatic). Épilepsie symptomatique, épilepsie organique.

EPILEPSY (tardy). Épilepsie tardive.

EPILEPSY (temporal lobe). Épilepsie temporale, crise temporale, épilepsie automatique, épilepsie psychomotrice, crise psychomotrice.

EPILEPSY (tetanoid). Crise postérieure.

EPILEPSY (thalamic). Épilepsie sensorielle par lésion thalamique.

EPILEPSY (tonic or **tonic postural).** Crise postérieure.

EPILEPSY (toxaemic). Épilepsie toxique.

EPILEPSY (uncinate). Crise unciforme.

EPILEPSY (visceral). Petit mal à manifestations sympathiques.

EPILEPTIC, *adj.* Épileptique ; comitial, ale.

EPILEPTIFORM, *adj.* Épileptiforme ; pseudo-comitial, ale.

EPILEPTOGENIC, EPILEPTOGENOUS, *adj.* Épileptogène.

EPILEPTOID, *adj.* Épileptoïde.

EPILOIA, *s.* Sclérose tubéreuse de Bourneville. → *sclerosis (tuberous).*

EPIMASTIGOTE, *adj.* Épimastigote.

EPIMER, *s.* Épimère, *m.*

EPIMYSIUM, *s.* Épimysium, *m.*

EPINEPHRECTOMY, *s.* Surrénalectomie, *f.*

EPINEPHRINE, *s.* Adrénaline, *f.* ; épinéphrine, *f.*

EPINEPHRINAEMIA, *s.* Adrénalinémie, *f.*

EPINEPHRITIS, *s.* Surrénalite, *f.*

EPINEPHROMA, *s.* Surrénalome, *m.* → *tumour (adrenal).*

EPIPHARYNX, *s.* Rhinopharynx, *m.*

EPIPHENOMENON, *s.* Épiphénomène, *m.*

EPIPHORA, *s.* Épiphora, *m.*

EPIPHYLAXIS, *s.* Épiphylaxie, *f.*

EPIPHYSEAL, EPIPHYSIAL, *adj.* Épiphysaire.

EPIPHYSES (congenital stippled). Chondrodysplasie ponctuée. → *chondrodysplasia punctata.*

EPIPHYSIAL SYNDROME. Syndrome pinéal, syndrome épiphysaire.

EPIPHYSIODESIS, *s.* Épiphysiodèse, *f.*

EPIPHYSIOLYSIS, *s.* Épiphysiolyse, *f.*

EPIPHYSIS, *s.* Épiphyse, *f.* (des os).

EPIPHYSITIS, *s.* Épiphysite, *f.*

EPIPHYSITIS OF THE CALCANEUS. Maladie de Sever. → *Sever's disease.*

EPIPHYSITIS OF HIP (transient). Coxite transitoire. → *observation hip syndrome.*

EPIPHYSITIS JUVENILIS OF THE NAVICULAR BONE. Scaphoïdite tarsienne. → *scaphoiditis (tarsal).*

EPIPHYSITIS (spinal). Épiphysite vertébrale. → *epiphysitis (vertebral).*

EPIPHYSITIS (vertebral). Épiphysite vertébrale douloureuse de l'adolescence, cyphose douloureuse des adolescents, maladie de Scheuermann, polyépiphysite vertébrale, maladie des plateaux vertébraux.

EPIPHYSO-METAPHYSEAL SYNDROME. Syndrome épiphyso-métaphysaire.

EPIPHYTE, *s.* Épiphyte, *m.*

EPIPHYTIC. 1° *adj.* Épiphytique. – 2° *s.* Épiphytie, *f.*

EPIPLOCELE, *s.* Épiplocèle, *f.*

EPIPLOITIS, *s.* Épiploïte, *f.*

EPIPLOON, *s.* Épiploon, *m.*

EPIPLOPEXY, *s.* Omentopexie, *f.* → *omentopexy.*

EPIPLOPLASTY, *s.* Épiploplastie, *f.* ; épiplooplastie, *f.*

EPISCLERITIS, EPISCLEROTITIS, *s.* Épisclérite, *f.*

EPISIORRHAPHY, *s.* Épisiorraphie, *f.*

EPISIOTOMY, *s.* Épisiotomie, *f.*

EPISOME, *s.* Épisome, *m.*

EPISOME (resistance transfer). Facteur de résistance. → *factor (R: resistance).*

EPISPADIAS, EPISPADIA, *s.* Épispadias, *m.*

EPISPASTIC, *adj.* Épispastique.

EPISTASIS, EPISTASY, *s.* Épistasie, *f.*

EPISTAXIS, *s.* Épistaxis, *f.*

EPISTAXIS (Gull's renal). Hématurie rénale essentielle de l'adulte.

EPITHALAMUS, *s.* Épithalamus, *m.*

EPISTHOTONOS, *s.* Épisthotonos, *m.*

EPITHALAXIA, *s.* Épithalaxie, *f.*

EPITHELIAL, *adj.* Épithélial, ale.

EPITHELIALIZATION, *s.* Épithélialisation, *f.*

EPITHELITIS, *s.* Épithéliite, *f.*

EPITHELIOID, *adj.* Épithélioïde.

EPITHELIOMA, *s.* Épithélioma, *m.* ; épithéliome, *m.*

EPITHELIOMA ADAMANTINUM. Épithélioma adamantin.

EPITHELIOMA ADENOIDES CYSTICUM. Adénomes sébacés symétriques de la face. → *adenoma sebaceum.*

EPITHELIOMA (basal-cell). Épithélioma basocellulaire.

EPITHELIOMA BASOCELLULARE. Épithélioma basocellulaire.

EPITHELIOMA (benign cystic multiple). Adénomes sébacés symétriques de la face. → *adenoma sebaceum.*

EPITHELIOMA CHORIOEPIDERMALE. Chorio-épithéliome, *m.* → *chorioma malignum.*

EPITHELIOMA (chorionic). Chorio-épithéliome, *m.* → *chorioma malignum.*

EPITHELIOMA (columnar or cylindrical). Épithélioma cylindrique.

EPITHELIOMA (cystic adenoid). Adénomes sébacés symétriques de la face. → *adenoma sebaceum.*

EPITHELIOMA (Ferguson-Smith). Maladie de Ferguson-Smith. → *Ferguson-Smith epithelioma or keratoacanthoma.*

EPITHELIOMA (glandular). Épithélioma glandulaire.

EPITHELIOMA OF MALHERBE (calcified or calcifying). Pilomatrixome, *s. m.* → *pilomatricoma.*

EPITHELIOMA (molluscum). Molluscum contagiosum. → *molluscum contagiosum.*

EPITHELIOMA (multiple benign cystic). Adénomes sébacés symétriques de la face. → *adenoma sebaceum.*

EPITHELIOMA (multiple self-heating squamous). Kérato-acanthome multiple.

EPITHELIOMA (myxopleomorphic). Tumeur mixte des glandes salivaires.

EPITHELIOMA (squamous cell). Épithélioma spinocellulaire.

EPITHELIOMA (typic or typical). Épithélioma typique.

EPITHELIOMATOSIS, *s.* Épithéliomatose, *f.*

EPITHELIOSIS, *s.* Épithéliose, *f.*

EPITHELIUM, *s.* Épithélium, *m.*

EPITHEM, *s.* Épithème, *m.*

EPITHESIS, *s.* Épithèse, *f.*

EPITOPE, *s.* Déterminant antigénique ; site antigénique : épitope, *m.*

EPITROCHLEA, *s.* Épitrochlée, *f.*

EPITROCHLEITIS, *s.* Épitrochléite, *f.*

EPITUBERCULOSIS, *s.* Épituberculose, *f.* ; réaction épituberculeuse.

EPITUBERCULOUS INFILTRATION. Épituberculose, *f.*

EPITYPHLITIS, *s.* 1° Appendicite, *f.* – 2° Pérityphlite, *f.*

EPIZOON, *s.* Ectozoaire, *m.*

EPIZOOTIC. 1° *adj.* Épizootique. – 2° *s.* Épizootie, *f.*

EPONYCHIUM, *s.* Épionychium, éponychium, *f.*

EPONYM, *s.* Éponyme, *m.*

EPSILONAMINOCAPROIC ACID. Acide epsilon-aminocaproïque.

EPSTEIN'S DISEASE. 1° Pseudodiphtérie, *f.* – 2° Maladie d'Epstein.

EPSTEIN'S NEPHROSIS or DISEASE. Maladie d'Epstein.

EPSTEIN-PEL DISEASE. Pseudoleucémie à rechutes.

EPULIS, *s.* Épulis, *f.* ; épulide, *f.* ; épulie, *f.*

EPULIS OF THE NEWBORN. Tumeur d'Abrikosoff. → *myoblastoma (granular cell).*

EQ. Eq, équivalent, *m.*

EQUILENIN, EQUILIN, *s.* Équilénine, *f.* ; équiline, *f.*

EQUILIBRATION, *s.* Équilibration, *f.*

EQUIMOLECULAR, *adj.* Équimoléculaire.

EQUINE, *adj.* Équin, ine.

EQUINIA, *s.* Morve, *f.*

EQUINISM, *s.* Équinisme, *m.*

EQUINUS, *adj.* Équin, ine.

EQUITATION (therapeutic). Hippothérapie *s.f.* ; équitation thérapeutique

EQUIVALENT, *s.* 1° (medicine) Équivalent, *m.* – 2° (chemistry) Équivalent, *m.* ; Eq, équivalent-gramme, *m.* ; valence-gramme, *f.* (val).

EQUIVALENT (epileptic). Équivalent épileptique.

EQUIVALENT (psychic). Équivalent épileptique à forme psychique.

EQUIVALENT (toxic). Équivalent toxique.

EQUIVALENT (ventilatory). Équivalent respiratoire ou ventilatoire pour l'oxygène, ERO_2.

ERADICATION, *s.* Éradication, *f.*

ERASMUS'S (syndrome). Syndrome d'Erasmus.

ERB'S ATROPHY OR DYSTROPHY. Myopathie d'Erb. → *atrophy (Erb's).*

ERB'S DISEASE. Myopathie primitive progressive. → *dystrophy (progressive muscular)* and *paralysis (progressive bulbar).*

ERB'S JUVENILE TYPE. Myopathie d'Erb. → *atrophy (Erb's).*

ERB'S PALSY or PARALYSIS. 1° Syndrome de Duchenne-Erb. – 2° Paraplégie d'Erb.

ERB'S SCLEROSIS. Tabès dorsal spasmodique. → *paralysis (spastic spinal).*

ERB'S SIGNS. Signes d'Erb.

ERB'S SPASTIC SPINAL PARAPLEGIA. Paraplégie d'Erb.

ERB'S SYNDROME. Myasthénie, *s.f.* → *myasthenia gravis.*

ERB'S SYPHILITIC SPASTIC PARAPLEGIA. Paraplégie d'Erb.

ERB-CHARCOT DISEASE. Tabès dorsal spasmodique. → *paralysis (spastic spinal).*

ERB-DUCHENNE PARALYSIS or SYNDROME. Syndrome ou paralysie de type Duchenne-Erb, syndrome radiculaire supérieur du plexus brachial, paralysie radiculaire supérieure du plexus brachial.

ERB-GOLDFLAM DISEASE or SYNDROME. Myasthénie, *s.f.* → *myasthenia gravis.*

ERB-LANDOUZY DISEASE. Myopathie primitive progressive. → *dystrophy (progressive muscular).*

ERB-WESTPHAL SIGN. Signe de Westphal.

ERB-ZIMMERLIN TYPE. Type scapulo-huméral d'Erb, et type Zimmerlin de myopathie primitive progressive.

ERDHEIM'S CYSTIC MEDIAL NECROSIS. Dissection aortique. → *dissection (aortic).*

ERDHEIM'S SYNDROME. Syndrome d'Erdheim.

ERDHEIM'S TUMOUR. Craniopharyngiome, *m.* → *craniopharyngioma.*

ERECTILE, *adj.* Érectile.

ERECTION, *s.* Érection, *f.*

ERECTOR, *adj.* Érecteur, trice.

EREPSIN, EREPTASE, *s.* Érepsine, *f.*

ERETHISM, *s.* Éréthisme, *m.*

EREUTHOPHOBIA, *s.* Érythrophobie, *f.*

ERG. Abréviation d'électrorétinogramme.

ERG. *s.* Erg, *m.*

ERGATOPLASM, *s.* Ergatoplasme, *m.*

-ERGIC, *prefix.* Ergique.

ERGOCALCIFEROL, *s.* Calciférol, *m.* ; vitamine D_2, ergocalciférol, *m.*

ERGOGRAPH, *s.* Ergographe, *m.*

ERGOMETER, *s.* Ergomètre, *m.*

ERGONOMICS, *s.* Ergonomie, *f.*

ERGOSTERIN, *s.* Ergostérol, *m.*

ERGOSTEROL, *s.* Ergostérol, *m.*

ERGOT, *s.* Ergot de seigle, *Claviceps purpurea.*

ERGOTAMINE, *s.* Ergotamine, *f.*

ERGOTHERAPIST, *s.* Ergothérapeute, *s.m.* or *f.*

ERGOTHERAPY, *s.* Ergothérapie, *f.*

ERGOTISM, *s.* Ergotisme, *m.*

ERICHSEN'S SIGN or **TEST.** Signe d'Erichsen.

ERISIPHAKE, *s.* Érisiphaque, *m.*

ERMENGEN'S BACILLUS (Van). *Clostridium botulinum.* → *Clostridium botulinum.*

EROSION, *s.* Érosion, *f.*

EROTICISM, *s.* Érotisme, *m.*

EROTICOMANIA, *s.* Erotomanie, *f.*

EROTISM, *s.* Érotisme, *m.*

EROTIZATION, *s.* Érotisation, *f.*

EROTOMANIA, *s.* Érotomanie, *f.*

ERRATIC, *adj.* Erratique.

ERUCTATION, *s.* Éructation, *f.*

ERUPTION, *s.* Éruption, *f.*

ERUPTION (accelerated). Éruption (dentaire) précoce.

ERUPTION (bullous). Éruption bulleuse.

ERUPTION (bullous recurrent). Épidermolyse bulleuse héréditaire. → *epidermolysis bullous hereditaria.*

ERUPTION (creeping). Larva migrans.

ERUPTION (crustaceous). Éruption croûteuse.

ERUPTION (delayed). Éruption (dentaire) tardive.

ERUPTION (disseminated embryonic lichenoid). Adénomes sébacés symétriques de la face. → *adenoma sebaceum.*

ERUPTION (drug). Éruption médicamenteuse.

ERUPTION (feigned). Dermatite provoquée par le malade.

ERUPTION (iodine). Iodide, *s.f.*

ERUPTION (macular). Éruption maculeuse.

ERUPTION (medicinal). Éruption médicamenteuse.

ERUPTION (papular). Éruption papuleuse.

ERUPTION (petechial). Pétéchies, *s.f.pl.*

ERUPTION (polymorphous light). Photodermatose polymorphe.

ERUPTION (sandworm). Variété de myiase rampante cutanée.

ERUPTION (scaly or **squamous).** Éruption squameuse.

ERUPTION (serum). Éruption sérique.

ERV. Volume de réserve expiratoire.

ERWINIA, *s. Erwinia, f.*

ERYSIPELAS, *s.* Érysipèle, *m.* ; érésipèle, *m.*

ERYSIPELAS (ambulant). Érysipèle erratique.

ERYSIPELAS (coast). Onchocercose cutanée du littoral du Guatemala.

ERYSIPELAS DIFFUSUM. Érysipèle diffus.

ERYSIPELAS (gangrenous). Gangrène gazeuse.

ERYSIPELAS GRAVE INTERNUM. Érysipèle obstétrical.

ERYSIPELAS (malignant). Variété de fièvre puerpérale.

ERYSIPELAS MEDICAMENTOSUM. Éruption médicamenteuse à type d'érysipèle.

ERYSIPELAS (migrant). Érysipèle erratique. → *erysipelas (wandering).*

ERYSIPELAS PERSTANS. Erythema perstans.

ERYSIPELAS (phlegmonous). Érysipèle phlegmoneux.

ERYSIPELAS PUSTULOSUM. Érysipèle pustuleux.

ERYSIPELAS (recurrent). Érysipèle à rechutes, érysipèle de retour.

ERYSIPELAS (relapsing). Érysipèle récidivant.

ERYSIPELAS (serpiginous). Érysipèle serpigineux.

ERYSIPELAS (surgical). Érysipèle chirurgical.

ERYSIPELAS (swine). Rouget du porc.

ERYSIPELAS (traumatic). Érysipèle traumatique.

ERYSIPELAS (wandering). Érysipèle erratique, érysipèle ambulant.

ERYSIPELAS (white). Érysipèle blanc.

ERYSIPELAS (zoonotic). Érysipéloïde, *f.*

ERYSIPELATOUS, *adj.* Érysipélateux, euse.

ERYSIPELOID, *s.* Érysipeloïde, maladie de Rosenbach.

ERYSIPELOTHRIX PORCI. *Erysipelothrix rhusiopathiae.* → *Erysipelothrix rhusiopathiae.*

ERYSIPELOTHRIX RHUSIOPATHIAE. *Erysipelothrix rhusiopathiœ. Bacillus erysipelatus suis, Bacillus rhuslopathœ suis.*

ERYSIPHAKE, *s.* Érisiphaque, *m.*

ERYTH, *prefix.* Éryth…

ERYTHEMA, *s.* Érythème, *m.*

ERYTHEMA AB IGNE. Érythème dû aux radiations caloriques.

ERYTHEMA ANNULAIRE. Érythème annulaire.

ERYTHEMA ANNULAIRE CENTRIFUGUM. Érythème annulaire centrifuge (variété d'érythème polymorphe).

ERYTHEMA ANNULAIRE RHEUMATICUM. Érythème marginé discoïde de Besnier, érythème annulaire rhumatismal, érythème rhumatismal.

ERYTHEMA ARTHRITICUM EPIDEMICUM. Fièvre de Haverhill. → *fever (Haverhill).*

ERYTHEMA CALORICUM. Érythème dû aux radiations caloriques.

ERYTHEMA CHRONICUM MIGRANS. Érythème chronique migrateur, érythème de Lipschütz.

ERYTHEMA CIRCINATUM. Érythème circiné.

ERYTHEMA (diaper). Syphiloïde postérosive. → *erythema (napkin).*

ERYTHEMA ELEVATUM DIUTINUM. Erythema elevatum diutinum.

ERYTHEMA (endemic). Pellagre, *s.f.*

ERYTHEMA (epidemic). Acrodynie, *s.f.* → *acrodynia.*

ERYTHEMA (epidemic arthritic). Fièvre de Haverhill. → *fever (Haverhill).*

ERYTHEMA EPIDEMICUM. Acrodynie, *s.f.* → *acrodynia.*

ERYTHEMA GLUTEALE (or gluteal e.). Syphiloïde postérosive. → *erythema (napkin).*

ERYTHEMA GYRATUM. Érythème circiné.

ERYTHEMA GYRATUM REPENS. Erythema gyratum repens, syndrome de Gammel.

ERYTHEMA (haemorrhagic exudative). Purpura rhumatoïde. → *purpura rheumatica.*

ERYTHEMA INDURATUM. Érythème induré de Bazin.

ERYTHEMA INFECTIOSUM. Mégalérythème épidémique, érythème infectieux aigu, cinquième maladie éruptive.

ERYTHEMA INTERTRIGO. Intertrigo, *s.m.*

ERYTHEMA IRIS. Herpès iris.

ERYTHEMA (Jacquet's). Syphiloïde postérosive. → *erythema (napkin).*

ERYTHEMA MARGINATUM. Érythème marginé.

ERYTHEMA MIGRANS LINGUAE. Langue géographique. → *tongue (geographic).*

ERYTHEMA (Milian's). Érythème du 9ᵉ jour, syndrome de Milian.

ERYTHEMA MULTIFORME. Érythème polymorphe.

ERYTHEMA MULTIFORME EXUDATIVUM or BULLOSUM. Érythème exsudatif multiforme.

ERYTHEMA (napkin). Syphiloïde postérosive, érythème lenticulaire, érythème papuleux postérosif, érythème vacciniforme syphiloïde, vaccino-syphiloïde de la peau.

ERYTHEMA NECROTICANS (lepromatous). Lèpre lazarine.

ERYTHEMA NEONATORUM. Érythème du nouveau-né.

ERYTHEMA (ninth day). Syndrome de Milian. → *erythema (Milian's).*

ERYTHEMA NODOSUM. Érythème noueux, dermatite contusiforme, maladie de Trousseau, urticaire tubéreuse.

ERYTHEMA NODOSUM SYPHILITICUM. Érythème noueux syphilitique.

ERYTHEMA (palmar). Érythème palmaire.

ERYTHEMA PALMARIS HEREDITARUM. Maladie de John Lane, érythème palmaire héréditaire ou palmoplantaire symétrique héréditaire, syndrome des paumes rouges.

ERYTHEMA PARATRIMMA. Érythème précédant l'apparition d'une escarre de décubitus.

ERYTHEMA PERNIO. Engelure, *s.f.*

ERYTHEMA PERSTANS. Erythema perstans, erysipelas perstans faciei.

ERYTHEMA POLYMORPHE. Érythème polymorphe.

ERYTHEMA (polyneuritis). Acrodynie, *s.f.* → *acrodynia.*

ERYTHEMA PUDICITIAE. Érythème pudique.

ERYTHEMA PUNCTATUM. Rash scarlatiniforme.

ERYTHEMA SCARLATINIFORME. Érythème scarlatiniforme, rash scarlatiniforme.

ERYTHEMA (scarlatinoid), ERYTHEMA SCARLATINOIDES. Rash scarlatiniforme.

ERYTHEMA SOLARE. Érythème solaire.

ERYTHEMA STREPTOGENES. Impétigo sec. → *impetigo pityroides.*

ERYTHEMATOUS, *adj.* Érythémateux, euse.

ERYTHEMOGENIC, *adj.* Érythémogène.

ERYTHERMALGIA, *s.* Érythromélalgie, *f.* → *erythromelalgia.*

ERYTHRAEMIA, *s.* Polyglobulie vraie. → *polycythaemia vera.*

ERYTHRAEMIA (acute). Myélose érythrémique aiguë, érythromyélose aiguë, érythroblastose aiguë, érythrémie aiguë, maladie de Di Guglielmo.

ERYTHRALGIA, *s.* Érythromélalgie, *f.* → *erythromelalgia.*

ERYTHRAPHERESIS, *s.* Érythraphérèse, *f.*

ERYTHRASMA, *s.* Érythrasma, *m.*

ERYTHREMIA, *s.* Polyglobulie vraie. → *polycythaemia vera.*

ERYTHRISM, *s.* Érythrisme, *m.*

ERYTHROBACILLUS PRODIGIOSUS. *Bacillus prodigiosus du genre Serratia.*

ERYTHROBLAST, *s.* Érythroblaste, *m.*

ERYTHROBLASTAEMIA, *s.* Érythroblastémie, *f.*

ERYTHROBLASTIC, *adj.* Érythroblastique.

ERYTHROBLASTOLYSIS, *s.* Érythroblastolyse, *f.*

ERYTHROBLASTOMA, *s.* Érythroblastome, *m.*

ERYTHROBLASTOPENIA, *s.* Érythroblastopénie, *f.* ; érythroblastophtisie, *f.*

ERYTHROBLASTOSIS, *s.* Érythroblastose, *f.*

ERYTHROBLASTOSIS (acute). Maladie de Di Guglielmo. → *erythraemia (acute).*

ERYTHROBLASTOSIS FETALIS or NEONATORUM. Érythroblastose du fœtus ou du nouveau-né, maladie hémolytique du nouveau-né, mal hémolytique néonatal.

ERYTHROCHROMIA, *s.* Aspect sanglant du liquide céphalo-rachidien.

ERYTHROCYANOSIS CRURUM PUELLARIS, E. FRIGIDA CRURUM PUELLARUM, E. SUPRAMALLEOLARIS. Érythrocyanose des jambes, adipocyanose sus-malléolaire, œdème strumeux ou asphyxique symétrique des jambes.

ERYTHROCYTE, *s.* Hématie, *f.* ; érythrocyte, *m.*

ERYTHROCYTE (burr). Hématie déformée triangulaire ou en croissant, avec de multiples spicules.

ERYTHROCYTE (crenated). Hématie crénelée.

ERYTHROCYTE (immature). Hématie nucléée.

ERYTHROCYTE (« Mexican hat »). Cellule cible. → *cell (target).*

ERYTHROCYTE (nucleated). Hématie nucléée.

ERYTHROCYTE (reticulated). Réticulocyte, *s.m.*

ERYTHROCYTE SERIES. Série érythrocytaire, série érythroblastique, série normocytaire.

ERYTHROCYTE (stippled). Hématie ponctuée.

ERYTHROCYTE (young). Néocyte, *s.m.*

ERYTHROCYTE SEDIMENTATION RATE. Vitesse de sédimentation globulaire.

ERYTHROCYTE SEDIMENTATION REACTION or TEST. Mesure de la vitesse de sédimentation globulaire ou sanguine.

ERYTHROCYTHAEMIA, *s.* Polyglobulie vraie. → *polycythaemia vera.*

ERYTHROCYTIC SERIES. Série érythrocytaire.

ERYTHROCYTOLYSIS, *s.* Hémolyse, *f.*

ERYTHROCYTOPHAGY, *s.* Érythrophagie, *f.* ; érythrophagocytose, *f.*

ERYTHROCYTORRHEXIS, *s.* Érythrorrhexis, *f.*

ERYTHROCYTOSIS, *s.* Érythrocytose, polyglobulie, *f.*

ERYTHROCYTOSIS (leukaemic). Érythroleucémie. *s.f.* → *erythroleukaemia.*

ERYTHROCYTOSIS MEGALOSPLENICA. Polyglobulie vraie. → *polycythaemia vera.*

ERYTHROCYTOSIS (stress). Maladie de Gaisböck. → *polycythaemia hypertonica.*

ERYTHRODERMA, ERYTHRODERMIA, *s.* Érythrodermie, *f.* ; herpétides exfoliatrices.

ERYTHRODERMA (congenital ichthyosiform). Hyperkératose ichtyosiforme, érythrodermie ichtyosiforme, hyperépidermotrophie généralisée, bébé collodion.

ERYTHRODERMA DESQUAMATIVA. Érythrodermie desquamative des nourrissons, maladie de Leiner-Moussous, maladie de Moussous.

ERYTHRODERMA (exfoliative). Érythrodermie exfoliante.

ERYTHRODERMA ICHTHYOSIFORME CONGENITUM. Hyperkératose ichthyosiforme. → *erythroderma (congenital ichthyosiform).*

ERYTHRODERMA (Sézary's). Syndrome de Sézary. → *Sézary's erythroderma or reticulosis or syndrome.*

ERYTHRODERMA (vesiculo-oedematous). Érythrodermie vésiculo-œdémateuse.

ERYTHRODERMATITIS, *s.* Érythrodermie, *f.*

ERYTHRODONTIA, *s.* Érythrodontie, *f.*

ERYTHROEDEMA POLYNEURITIS. Acrodynie, *s.f.* → *acrodynia.*

ERYTHROEDEMA POLYNEUROPATHY. Acrodynie, *f.* → *acrodynia.*

ERYTHROGENESIS IMPERFECTA. Anémie de Blackfan-Diamond. → *anaemia (Blackfan-Diamond).*

ERYTHROGENIN, *s.* Érythrogénine, *f.* ; facteur rénal de l'érythropoïèse.

ERYTHROGENIC, *adj.* Érythrogène.

ERYTHROKERATODERMA, *s.* **ERYTHROKERATODERMIA,** *s.* Érythrokératodermie, *f.*

ERYTHROKERATODERMIA FIGURATA VARIABILIS. Érythrokératodermie variable de Mendes Da Costa.

ERYTHROKERATODERMIA VARIABILIS. Érythrokératodermie variable de Mendes Da Costa.

ERYTHROLEUKAEMIA, *s.* Érythroleucémie, *f.* ; érythroleucose, *f.* ; érythro-leuco-myélose, *f.*

ERYTHROLEUKAEMIA (chronic). Panmyélose hyperplasique chronique, érythroleucémie chronique, érythroleucose chronique, érythroleucomyélose chronique.

ERYTHROLEUKOBLASTOSIS, *s.* Variété d'érythroblastose fœtale avec atteinte de la lignée leucocytaire.

ERYTHROLEUKOSIS, *s.* Érythroleucémie, *f.* → *erythroleukaemia.*

ERYTHRO-LEUKO-THROMBOCYTHAEMIA, *s.* Splénomégalie myéloïde. → *splenomegaly (chronic non-leukaemic myeloid).*

ERYTHROLYSIS, *s.* Hémolyse, *f.*

ERYTHROMANIA, *s.* Érythrose, *f.*

ERYTHROMELALGIA, *s.* Érythromélalgie, *f.* ; maladie de Weir-Mitchell, érythermalgie, *f.*

ERYTHROMELIA, *s.* Érythromélie, *f.* → *acrodermatitis atrophicans chronica.*

ERYTHROMYCIN, *s.* Érythromycine, *f.*

ERYTHROMYELOSIS (acute). Maladie de Di Guglielmo. → *erythraemia (acute).*

ERYTHRON, *s.* Érythron, *m.*

ERYTHROPATHY, *s.* Érythropathie, *f.*

ERYTHROPENIA, *s.* Érythropénie, *f.*

ERYTHROPHAGIA, *s.* Érythrophagie, *f.* → *erythrocytophagy.*

ERYTHROPHAGOCYTOSIS, *s.* Hémophagocytose, *f.*

ERYTHROPHOBIA, *s.* Érythrophobie, *f.* ; éreuthophobie, *f.*

ERYTHROPIA, *s.* Érythropsie, *f.*

ERYTHROPLASIA, *s.* Érythroplasie, *f.* ; maladie de Queyrat, maladie de Bowen des muqueuses, épithélioma bénin syphiloïde, épithélioma papillaire.

ERYTHROPOIESIS, *s.* Érythropoïèse, *f.*

ERYTHROPOIETIN, *s.* Érythropoïétine, *f.* ; facteur stimulant de l'érythropoïèse, homopoïétine, *f.* ; hématopoïétine, *f.* ; ESF.

ERYTHROPROSOPALGIA, *s.* Érythroprosopalgie, *f.*

ERYTHROPSIA, *s.* Érythropsie, *f.*

ERYTHROPSIN, *s.* Érythropsine, *f.* ; opsine, *f.* ; rétinène, *m.* ; rhodopsine, *f.*

ERYTHRORRHEXIS, *s.* Érythrorrhexis, *f.*

ERYTHROSIS, *s.* 1° Érythrose, *f.* – 2° Érythromatose, *f.*

ERYTHRURIA, *s.* Érythrurie, *f.*

ESCAPE (nodal). Échappement jonctionnel ou nodal.

ESCAPE (ventricular). Échappement ventriculaire.

ESCHAR, *s.* Escarre, *f.*

ESCHARONODULAIRE, *s.* Fièvre boutonneuse méditerranéenne. → *fever (boutonneuse).*

ESCHAROTIC, *adj.* Escarrotique.

ESCHERICH'S SIGNS. Signes d'Escherich.

ESCHERICHIA COLI. *Escherichia coli*, colibacille, *m.* ; *Bacillus coli communis, Bacterium coli commune.*

ESCHROLALIA, *s.* Coprolalie, *f.*

ESCUDERO'S TEST. Test d'Escudero.

ESERINE, *s.* Ésérine, *f.*

ESF. Abréviation d'« erythropoietic stimulating factor » : érythropoïétine, *f.*

ESMARCH'S BANDAGE. Bande d'Esmarch.

ESOPHAGEAL, *adj.* (américain). Œsophagien, enne.

ESOPHAGUS, *s.* Œsophage, *m.* (orthographe américaine. → *œsophagus* et mots dérivés).

ESOPHORIA, *s.* Ésophorie, *f.*

ESOTROPIA, *s.* Strabisme convergent.

ESPILDORA-LUQUE SYNDROME. Syndrome d'Espildora-Luque.

D'ESPINE'S SIGN. Bronchophonie aphone.

ESPUNDIA, *s.* Espundia, *f.*

ESQUILLECTOMY, *s.* Esquillectomie, *f.*

ESSENCE, *s.* Essence, *f.*

ESSENTIAL, *adj.* Essentiel, elle.

ESTER, *s.* Ester, *m.*

ESTERASE, *s.* Estérase, *f.*

ESTH... (américain). → *aesth...*

ESTHESIA, *s.* (américain). Esthésie, *f.*

ESTHIOMENE, ESTHIOMENUS, *s.* Esthiomène de la vulve.

ESTLANDER'S OPERATION. Opération d'Estlander-Letiévant.

ESTR... (américain). → *œstr...*

ESTREN-DAMESHEK SYNDROME. Anémie aplastique d'Estren-Dameshek.

ET AL. Abréviation de *et alii*, signifiant en latin « et les autres » c'est-à-dire « et collaborateurs » dans une liste d'auteurs.

ETHANOL, *s.* Éthanol, *m.* ; alcool éthylique.

ETHANOL GELATION TIME. Test à l'éthanol.

ETHER, *s.* Éther, *m.*

ETHER TEST. Épreuve à l'éther.

ETHERISM, *s.* Éthérisme, *m.*

ETHERIZATION, *s.* Éthérisation, *f.*

ETHEROMANIA, *s.* Éthéromanie, *f.*

ETHICS, *s.* Éthique, *f.*

ETHINYL ESTRADIOL, *s.* Éthinyl œstradiol, *m.*

ETHMOCEPHALUS, *s.* Ethmocéphale, *m.*

ETHMOID, *s.* Ethmoïde, *m.*

ETHMOIDITIS, *s.* Ethmoïdite, *f.*

ETHMOIDO-SPHENOIDOTOMY, *s.* (américain) Ethmoïdo-sphénoïdotomie, *f.*

ETHNIC, *adj.* Ethnique.

ETHNICS, *s.* Ethnologie, *f.*

ETHNOGRAPHY, *s.* Ethnographie, *f.*

ETHNOLOGY, *s.* Ethnologie, *f.*

ETHOLOGY, *s.* Éthologie, *f.*

ETHYLISM, *s.* Éthylisme, *m.* ; alcoolisme, *m.*

ETINCELAGE, *s.* Fulguration, *f.* ; étincelage, *m.*

ETIOLOGY, *s.* (américain). Étiologie, *f.*

EUBACTERIUM, *s.* Eubacterium, *m.*

EUCARYOTES, *s.* Eucaryotes, *m. pl.*

EUCARYOTE, *adj.* and *s.* Eucaryote, *m., adj.*

EUCHROMATIC, *adj.* Orthochromatique.

EUCHROMATIN, *s.* Euchromatine, *f.*

EUCHROMOSOME, *s.* Autosome, *m.*

EUCORTICALISM, *s.* Eucorticisme, *m.*

EUCORTISM, *s.* Eucorticisme, *m.*

EUCRASIA, *s.* Eucrasie, *f.*

EUGENESIA, *s.* Eugénésie, *f.* ; hybridité directe, homogénésie eugénique.

EUGENETICS, EUGENICS, EUGENISM, *s.* Eugénie, *f.* ; eugénique, *adj.* ; eugénisme, *m.* ; orthogénie, *f.*

EUGLOBULIN, *s.* Euglobuline, *f.*

EUGLOBULIN LYSIS TEST. Test de von Kaulla, mesure du temps de lyse des euglobulines.

EUKARYA, *s.* Eucaryotes, *m. pl.*

EUKARYOTE, *adj.* and *s.* Eucaryote, *adj.* et *m.*

EUKARYOTES, *s.* Eucaryotes, *m. pl.*

EULENBURG'S DISEASE. Maladie d'Eulenburg. → *paramyotonia congenita.*

EUMYCETOMA, *s.* Eumycétome, *m.*

EUNUCH, *s.* Eunuque, *m.*

EUNUCHISM, *s.* Eunuchisme, *m.* ; eunuchisme masculin.

EUNUCHOID, *adj.* Eunuchoïde.

EUNUCHOIDISM, *s.* Eunuchoïdisme, *m.* ; eunuchoïdisme masculin.

EUNUCHOIDISM (female). Hypogynisme, *s.m.* ; eunuchoïdisme féminin.

EUNUCHOIDISM (hypergonadotropic). Eunuchoïdisme masculin hypergonadotrophique.

EUNUCHOIDISM (hypogonadotropic). Eunuchoïdisme masculin hypogonadotrophique.

EUPAREUNIA, *s.* Eupareunie, *f.*

EUPEPSIA, EUPEPSY, Eupepsie, *f.*

EUPEPTIC, *adj.* Eupeptique.

EUPHORIA, *s.* Euphorie, *f.*

EUPLOID, *adj.* Euploïde.

EUPLOIDY, *s.* Euploidie, *f.*

EUPNEA, (américain), **EUPNOEA,** *s.* Eupnée, *f.*

EUPRAXIA,*s.* Eupraxie, *f.*

EURYCEPHALIC, EURYCEPHALOUS, EURYCRANIAL, *adj.* Eurycéphale.

EURYGNATHIC, EURYGNATHOUS, *adj.* Eurygnathe.

EURYGNATHISM, *s.* Eurygnathisme, *m.*

EURYTHMIA, *s.* Eurythmie, *f.*

EUSTRONGYLUS GIGAS, E. RENALIS, E. VISCERALIS. Strongle géant, *Eustrongylus gigas.*

EUSYSTOLE, *s.* Eusystolie, *f.*

EUTHANASIA, *s.* Euthanasie, *f.*

EUTHYMISM, *s.* Euthymie, *f.*

EUTHYROIDISM, *s.* Euthyréose, *f.* ; euthyroïdie, *f.* ; euthyroïdisme, *m.* ; normothyroïdie, *f.*

EUTHYROID SICK SYNDROME. Syndrome de basse T3.

EUTHYSCOPE, *s.* Euthyscope, *m.*

EUTHYSCOPIA, *s.* Euthyscopie, *f.*

EUTOCIA, *s.* Eutocie, *f.*

EUTONIA, *s.* Eutonie, *f.*

EUTROPHIA, *s.* Eutrophie, *f.*

EV. Électron-volt, *m.*, eV.

EVACUATION, *s.* Évacuation, *f.*

EVACUATION (stage of). Période phlegmorragique (du choléra).

EVAGINATION, *s.* Évagination, *f.*

EVANS'S BLUE METHOD. Épreuve au bleu de Chicago.

EVANS'S SYNDROME. Syndrome d'Evans, syndrome de Fisher-Evans.

EVANS'S TEST. Test d'Evans.

EVE'S METHOD. Méthode d'Ève.

EVENTRATION, *s.* Éventration, *f.*

EVERSION, *s.* Éversion, *f.*

EVICTION, *s.* Éviction, *f.*

EVISCERATION, *s.* Éviscération, *f.* ; exentération, *f.*

EVOCATOR, *s.* (embryology). Évocateur, *m.*

EVOLUTION, *s.* Évolution, *f.* ; processus, *m.* ; cours, *m.*

EVOLUTION (aberrant). Évolution aberrante.

EVOLUTION (bathmic). Orthogenèse, *f.*

EVOLUTION (determinate). Orthogenèse, *f.*

EVOLUTION (organic). Évolution biologique.

EVOLUTION (orthogenic). Orthogenèse, *f.*

EVOLUTION (spontaneous). Évolution spontanée du fœtus.

EVOLUTIONISM, *s.* Évolutionnisme, *m.*

EVOLUTIVE, *adj.* Évolutif, ive.

EWALD'S MEAL TEST. Repas d'Ewald.

EWALD'S TEST. Épreuve du salol.

EWART'S SIGN. Signe d'Ewart.

EWING'S SARCOMA or TUMOUR. Sarcome d'Ewing, myélo-endothéliome, endothéliome osseux.

EWINGELLA, *s. Ewingella, f.*

EXACERBATION, *s.* Exacerbation, *f.*

EXAMINATION (external). Examen de corps.

EXANGIA, *s.* Dilatation d'un vaisseau sanguin.

EXANIA, *s.* Prolapsus rectal.

EXANTHEM, EXANTHEMA, *s.* Exanthème, *m.*

EXANTHEMA (Boston). Exanthème de Boston.

EXANTHEM SUBITUM. 1° Quatrième maladie. → *fourth disease*. – 2° Sixième maladie. → *sixth disease.*

EXARTERITIS, *s.* Inflammation de la tunique artérielle externe.

EXARTICULATION, *s.* Désarticulation, *f.*

EXCAVATION, *s.* Cavité, *f.* ; caverne, *f.*

EXCHANGE (ion) RESIN. Résine échangeuse d'ions.

EXCHANGE (plasma). Plasmaphérèse, *s. f.*

EXCHANGE TRANSFUSION. Ex-sanguino transfusion, *s. f.*

EXCHANGER (heat). Échangeur thermique.

EXCIMER, *s.* Excimère, *m.*

EXCIPIENT, *s.* Excipient, *m.*

EXCISION, *s.* Excision, *f.* ; abscision, *f.* abscission, *f.*

EXCISION (wound). Excision d'une plaie, épluchage, *s. m.*

EXCITABILITY, *s.* Excitabilité, *f.*

EXCITABILITY (reflex). Réflectivité, *s. f.*

EXCITATION, *s.* Excitation, *f.* ; incitation, *f.*

EXCITATION (anomalous atrioventricular). Syndrome de préexcitation. → *preexcitation syndrome.*

EXCITING, *adj.* Préparant, ante ; sensibilisant, ante.

EXCITOMOTOR, *adj.* Excitomoteur.

EXCLUSION, *s.* Exclusion, *f.*

EXCORIATION, *s.* Excoriation, *f.*

EXCREMENTITIOUS, *adj.* Excrémentiel, elle ; excrémentitiel, elle.

EXCRESCENCE, *s.* Excroissance, *f.*

EXCRESCENCE (cauliflower). Condylome acuminé. → *condyloma acuminatum.*

EXCRETA, *s.* Excreta, *m. pl.* ; egesta, *m. pl.*

EXCRETION, *s.* Excrétion, *f.*

EXENCEPHALUS, *s.* Exencéphale, *m.*

EXENTERATION, *s.* Éviscération, *f.*

EXERCISE, *s.* Exercice, *m.*

EXERCISER, *s.* Extenseur, *m.*

EXERCISE TEST. Épreuve d'effort.

EXERCISE METABOLISM TEST. Test métabolique d'effort, test de Durupt.

EXERCISE TOLERANCE TEST. Épreuve d'effort.

EXERESIS, *s.* Exérèse, *f.*

EXFOLIATIO AREATA LINGUAE. Langue géographique. → *tongue (geographic).*

EXFOLIATION, *s.* Exfoliation, *f.*

EXFOLIATION OF THE NEWBORN (lamellar). Desquamation collodionnée ou lamelleuse du nouveau-né, dermatite collodionnée, maladie collodionnée, exfoliation lamelleuse du nouveau-né.

EXHAUSTION, *s.* Abattement, *m.*

EXHAUSTION (reaction of). Réaction myasthénique.

EXHAUSTION STAGE. Stage d'épuisement.

EXHIBITIONISM, *s.* Exhibitionnisme, *m.*

EXITUS, *s.* Exitus, *m.* ; décès, *m.*

EXOCARDIA, *s.* Ectocardie, *f.*

EXOCERVICAL, *adj.* Exocervical, ale.

EXOCERVICITIS, *s.* Exocervicite, *f.*

EXOCRIN, EXOCRINE, *adj.* Exocrine.

EXOCYTOSIS, *s.* Exocytose, *f.*

EXODONTIAS, *s.* Exodontie, *f.*

EXODONTICS, *s.* Exodontie, *f.*

EXOGAMY, *s.* Exogamie, *f.*

EXOGEN, EXOGENIC, EXOGENOUS, *adj.* Exogène.

EXOGNATHIA, *s.* Exognathie, *f.*

EXOHAEMOPHYLAXIS, *s.* Exo-hémophylaxie, *f.*

EXOMPHALOS, *s.* Exomphale, exomphalocèle, *f.*

EXOMPHALOS-MACROGLOSSIA-GIGANTISM SYNDROME. Syndrome de Wiedemann et Beckwith. → *EMG syndrome.*

EXON, *s.* Exon, *m.*

EXONERATION, *s.* Exonération, *f.*

EXONUCLEASE, *s.* Exonucléase, *f.*

EXOPHORIA, *s.* Exophorie, *f.*

EXOPHTHALMIC, *adj.* Exophtalmique.

EXOPHTHALMOMETRY, *s.* Exophtalmométrie, *f.*

EXOPHTHALMOS, EXOPHTHALMUS, *s.* Exophtalmie, *f.*

EXOPHTHALMOS (malignant). Exophtalmos malin.

EXOPHTHALMOS (pulsating). Exophtalmie ou exophtalmos pulsatile.

EXOPHTHALMOS (thyrotropic). Exophtalmos malin.

EXORBITISM, *s.* Exorbitis, *f.* ; exorbitisme, *m.*

EXOSEROSIS, *s.* Exosérose, *f.*

EXOSKELETON, *s.* 1° Exosquelette, *m.* (carapace des crustacés). – 2° Phanère, *m.*

EXOSMOSE, EXOSMOSIS, *s.* Exosmose, *f.*

EXOSPLENOPEXY, *s.* Exosplénopexie, *f.*

EXOSTOSES (multiple cartilaginous or multiple hereditary or multiple osteogenic). Maladie des exostoses multiples, maladie ostéogénique, maladie exostosante, dysplasie ostéosique, chondrodysplasie déformante héréditaire, hyperostose ostéogénique.

EXOSTOSIS, *s.* Exostose, *f.*

EXOSTOSIS BURSATA. Exostose recouverte d'une bourse séreuse.

EXOSTOSIS (intracranial). Syndrome de Morgagni-Morel. → *Morgagni's syndrome.*

EXOSTOSIS (solitary). Exostose ostéogénique solitaire.

EXOTHELIOMA, *s.* Méningiome, *m.*

EXOTHYMOPEXY, *s.* Exothymopexie, *f.*

EXOTHYROPEXY, EXOTHYROIDOPEXY, EXOTHYROPEXIA, *s.* Exothyropexie, *f.*

EXOTOXIN, *s.* Exotoxine, *f.*

EXOTROPIA, *s.* Strabisme divergent.

EXOVIRUS, *s.* Exovirus, *m.*

EXPANSIVE, *adj.* Expansif, ive.

EXPECTANT, *adj.* Expectant, ante.

EXPECTANT TREATMENT. Méthode expectante.

EXPECTATION, *s.* Expectation, *f.*

EXPECTATION OF LIFE. Espérance de vie.

EXPECTORANT, *adj.* and *s.* Expectorant, *adj.* et *m.*

EXPECTORATION, *s.* Expectoration, *f.*

EXPERIENCE, *s.* Expérience, *f.*

EXPERIMENT, *s.* Expérience, *f.* ; expérimentation, *f.*

EXPERIMENT (check or **crucial).** Expérience cruciale.

EXPERIMENTAL, *adj.* Expérimental, ale.

EXPERT, *s.* Expert, *m.*

EXPERT'S OPINION, EXPERT'S VALUATION. Expertise, *m.*

EXPIRATION, *s.* Expiration, *f.*

EXPLANT, *s.* Explant, *m.*

EXPLOSION, *s.* Explosion, *f.*

EXPOSURE (indecent). Outrage public à la pudeur.

EXPRESSION, *s.* 1° (act of squeezing). Expression, *f.* – 2° or *gene expression* (genetics). Expression, *f.* (d'un gène).

EXPRESSION OF THE UMBILICAL CORD. Circulaires du cordon.

EXPRESSIVITY OF A GENE (genetics). Expressivité, *s.f.* (d'un gène).

EXPULSIVE, *adj.* Expulsif, ive ; expulseur, expultrice.

EXQUISITE, *adj.* Exquis, ise.

EXSANGUINATE, *adj.* Exsangue.

EXSANGUINATION, *s.* Exsanguination, *f.*

EXSANGUINOTRANSFUSION. Ex-sanguino transfusion, *f.*

EXSICCOSIS, *s.* Exhémie, *f.* ; exsiccose, *f.*

EXSORPTION, *s.* Exsorption, *f.*

EXSTROPHY, *s.* Exstrophie, *f.* ; extroversion, *f.*

EXSTROPHY OF THE BLADDER. Exstrophie vésicale.

EXSUFFLATION, *s.* Exsufflation, *f.*

EXTEMPORANEOUS, *adj.* Extemporané, née.

EXTENSION, *s.* 1° Extension, *f.* – 2° (obstetrics). Déflection, *f.*

EXTENSION (continuous). Extension continue.

EXTENSION (nail). Extension continue par broche.

EXTERIORIZATION, *s.* Extériorisation, *f.*

EXTERNAL, *adj.* Externe.

EXTEROCEPTIVE, *adj.* Extéroceptif, ive.

EXTEROCEPTOR, *s.* Extérocepteur, *m.*

EXTINCTION, *s.* Extinction, *f.*

EXTIRPATION, *s.* Extirpation, *f.*

EXTON AND ROSE GLUCOSE TOLERANCE TEST. Épreuve d'Exton.

EXTORSION, *s.* Extorsion, *f.*

EXTRACARDIAL, *adj.* Extracardiaque.

EXTRACORPOREAL, *adj.* Extracorporel, elle.

EXTRACORTICOSPINAL SYSTEM or **TRACT.** Système extrapyramidal. → *extrapyramidal system or tract.*

EXTRACT, *s.* Extrait, *m.*

EXTRAPYRAMIDAL, *adj.* Extrapyramidal, ale.

EXTRAPYRAMIDAL SYNDROME. Syndrome extrapyramidal.

EXTRAPYRAMIDAL SYSTEM or **TRACT.** Système extrapyramidal, système sous-cortical.

EXTRASYSTOLE, *s.* Extrasystole, *f.*

EXTRASYSTOLE (atrial or **auricular).** Extrasystole auriculaire.

EXTRASYSTOLE (atrio-ventricular or **auriculo-ventricular).** Extrasystole nodale. → *extrasystole (nodal).*

EXTRASYSTOLES (consecutive). Salve d'extrasystoles.

EXTRASYSTOLE (infranodal). Extrasystole ventriculaire.

EXTRASYSTOLE (interpolated). Extrasystole interpolée.

EXTRASYSTOLE (junctional). Extrasystole nodale. → *extrasystole (nodal).*

EXTRASYSTOLE (nodal). Extrasystole jonctionnelle, e. nodale, e. atrio-ventriculaire, e. auriculo-ventriculaire.

EXTRASYSTOLE (retrograde). Extrasystole rétrograde.

EXTRASYSTOLE (return). Extrasystole réciproque (par ré-entrée).

EXTRASYSTOLES (run of). Salve d'extrasystoles.

EXTRASYSTOLE (supraventricular). Extrasystole supraventriculaire.

EXTRASYSTOLE (ventricular). Extrasystole ventriculaire.

EXTRA-UTERINE, *adj.* Extra-utérin, ine.

EXTRAVERSION, *s.* Extroversion, *f.* ; extraversion, *f.*

EXTRAVERT, *adj.* Extraverti, ie.

EXTROVERSION, *s.* Extroversion, *f.* ; extraversion, *f.*

EXTUBATION, *s.* Détubage, *m.*

EXUDATE, *s.* Exsudat, *m.*

EXUDATION, *s.* Exsudation, *f.*

EXULCERATIO SIMPLEX. Exulceratio simplex.

EXULCERATION, *s.* Exulcération, *f.*

EXUTORY, *s.* Exutoire, *m.*

EXUVIAE, *s.* Dépouilles, *f. pl.* : squames épidermiques, escarres, *f.*, etc.

EX VIVO. Ex vivo.

EYE, *s.* Œil, *m.* ; yeux, *m. pl.*

EYE (blear). Blépharite marginale.

EYE (cinema). Ophtalmie des projecteurs.

EYE (exciting). Œil malade qui provoque chez l'autre l'ophtalmie sympathique.

EYE (fixating). Œil directeur.

EYE (fixing). L'œil normal chez les strabiques.

EYEGROUND, *s.* Fond d'œil.

EYE (hare's). Lagophtalmie, *s. f.*

EYE (Klieg's). Ophtalmie des projecteurs.

EYE (pink). Conjonctivite aiguë contagieuse.

EYE (primary). Œil malade provoquant chez l'autre l'ophtalmie sympathique.

EYE (secondary). Œil sympathisant.

EYE (shipyard). Kératoconjonctivite épidémique.

EYE (squinting). L'œil anormal chez les strabiques (l'œil qui louche).

EYE (sympathizing). Œil atteint d'ophtalmie sympathique, œil sympathisant.

EYE WASH. Collyre, *s. m.*

EYEBALL, *s.* Globe oculaire.

EYED (one). Borgne, *adj.*

EYEGROUND. Fond d'œil.

EYELASH, *s.* Cil, *m.*

EYELID, *s.* Paupière, *f.*

EYES OF DIFFERENT COLOURS. Yeux vairons.

F

F. Symbole de la concentration d'un gaz dans un mélange gazeux.

F. Symbole de farad, *s.m.*

°F. Symbole de degré Fahrenheit.

F. Symbole de femto.

F. Symbole de la fréquence ventilatoire par minute.

F (Kendall's compound). Cortisol *s.m.* → *cortisol.*

F (Wintersteiner's compound). Cortisone *s.f.* → *cortisone.*

FA (Reichstein's substance). Cortisone *s.f.* → *cortisone.*

FAB CLASSIFICATION OF ACUTE LEUKAEMIAS. Classification franco-américano-britannique des leucémies aiguës.

FAB or FAB FRAGMENT (antigen binding fragment). Fragment Fab, Fab.

FABELLA, *s.* Fabella, *f.*

FABER'S ANAEMIA or SYNDROME. Anémie hypochrome essentielle de l'adulte. → *anaemia (idiopathic hypochromic).*

FABISM, *s.* Favisme, *m.*

FABRY'S DISEASE or SYNDROME. Maladie de Fabry. → *angiokeratoma corporis diffusum.*

FABULATION, *s.* Fabulation, *f.*

FACE, *s.* 1° Faciès, *m.* – 2° Face, *f.*

FACE (adenoid). Faciès adénoïdien.

FACE (brandy). Acné rosacée. → *acne rosacea.*

FACE (dish or dished). Faciès au profil concave.

FACE (hippocratic). Faciès hippocratique.

FACE (mask). Faciès parkinsonien.

FACE (moon or moon-shaped). Faciès lunaire.

FACE (pinched). Faciès péritonéal.

FACE (scaphoid). Faciès au profil concave.

FACE (whistling) SYNDROME. Syndrome de Freeman-Sheldon. → *dystrophy (craniocarpotarsal).*

FACE-WINDMILL VANE HAND SYNDROME (whistling). Syndrome de Freeman-Sheldon. → *dystrophy (craniocarpotarsal).*

FACIAL, *adj.* Facial, ale.

FACIAL SIGN. Signe de Chvostek. → *Chvostek's sign.*

FACIES, *s.* Faciès, *m.*

FACIES ABDOMINALIS. Faciès grippé, faciès péritonéal.

FACIES (acromegalic). Faciès acromégalique.

FACIES (adenoid). Faciès adénoïdien.

FACIES ANTONINA. Faciès antonin.

FACIES (aortic). Faciès aortique.

FACIES (Corvisart's). Faciès de Corvisart.

FACIES (elfin). Faciès d'elfe.

FACIES HEPATICA. Teint hépatique.

FACIES HIPPOCRATICA. Faciès hippocratique.

FACIES (Hutchinson's). Faciès d'Hutchinson.

FACIES LEONTINA. Léontiasis, faciès léonin.

FACIES (Marshall Hall's). Faciès hydrocéphalique.

FACIES (mitral). Faciès mitral.

FACIES (mongolian). Faciès mongolique.

FACIES (myasthenic). Faciès myasthénique.

FACIES (myopathic) or FACIES MYOPATHICA. Faciès myopathique.

FACIES OVARICA, FACIES OVARINA. Faciès ovarien, faciès de Spencer Wells.

FACIES (Parkinson's). Faciès parkinsonien.

FACIES SCAPHOIDEA. Faciès au profil concave.

FACIES (Wells's). Faciès ovarien.

FACILITATION, *s.* Facilitation, *f.*

FACILITATION (immunological). Facilitation immunitaire ou immunologique.

FACIO-SCAPULO-HUMERAL TYPE (muscular atrophy or dystrophy). Atrophie musculaire progressive de l'enfance. → *Landouzy-Dejerine atrophy or distrophy.*

FACIOGENITAL DYSPLASIA or SYNDROME. Syndrome d'Aarskog.

FACTICIOUS, *adj.* Factice, faux, artificiel, trompeur, truqué.

FACTOR, *s.* Facteur, *m.*

FACTOR I. 1° (coagulation). Fibrinogène, *s.f.* – 2° Vitamine B_6.

FACTOR II. 1° (coagulation). Prothrombine, *s.f.* – 2° Vitamine B_5.

FACTOR IIa. Thrombine, *s.f.*

FACTOR III. Thromboplastinogénase, *s.f.*

FACTOR IV. Facteur IV : *in the clotting of blood:* ions calcium.

FACTOR V. Proaccélérine, *s.f.*

FACTOR VI. Accélérine, *s.f.*

FACTOR VII. Proconvertine, *s.f.*

FACTOR VIII. Thromboplastinogène, *s.m.*

FACTOR IX. Facteur Christmas. → *plasma thromboplastin component.*

FACTOR X. Facteur Stuart. → *factor (Stuart).*

FACTOR XI. Facteur prothromboplastique C. → *plasma thromboplastin antecedent.*

FACTOR XII. Facteur Hageman. → *factor (Hageman).*

FACTOR XIII. Fibrinase, *s.f.* → *factor (fibrin-stabilizing).*

FACTOR A (antihaemophilic). Thromboplastinogène, *s.m.* → *thromboplastinogen.*

FACTOR A (plasma thromboplastin). Thromboplastinogène, *s.m.* → *thromboplastinogen.*

FACTOR (accelerator). Proaccélérine, *s.f.* → *pro-accelerin.*

FACTOR (activation). Facteur Hageman. → *factor (Hageman).*

FACTOR (adrenocorticotropic hormone-releasing). Corticolibérine, *s.f.* → *factor (corticotropin releasing).*

FACTOR (alpha). Gonadostimuline A.

FACTOR OF ANAPHYLAXIS (eosinophil chemotactic). ECF-A.

FACTOR (animal protein). Vitamine B_{12}.

FACTOR (antiacrodynia). Vitamine B_6.

FACTOR (antialopecia). Méso-inositol, *s.m.* → *inositol.*

FACTOR (antianaemia or **antianaemic).** Facteur ou principe antianémique, facteur ou principe antipernicieux.

FACTOR (antiberiberi). Vitamine B_5 → *vitamin B_5.*

FACTOR (anticanities). Acide para-amino-benzoïque. → *vitamin H'.*

FACTOR (antidermatitis f. of chicks). Acide pantothénique. → *vitamin B_5.*

FACTOR (antidermatitis f. of rats). Pyridoxine, *s.f.* → *vitamin B_6.*

FACTOR (anti-egg-white-injury). Vitamine B_8. → *biotin.*

FACTOR (anti-grey hair). Acide para-amino-benzoïque. → *vitamin H'.*

FACTOR (antihaemophilic) A. Thromboplastinogène, facteur antihémophilique A.

FACTOR (antihaemophilic) B. Facteur antihémophilique B. → *plasma thromboplastin component.*

FACTOR (antihaemophilic) C. Facteur prothromboplastique C. → *plasma thromboplastin antecedent.*

FACTOR (antihaemorrhagic). Vitamine K.

FACTOR (anti-insulin). Hormone diabétogène. → *hormone (diabetogenic).*

FACTOR (antilipotropic). Substance antilipotropique.

FACTOR (antineuritic). Vitamine B_1. → *vitamin B_1.*

FACTOR (antinuclear). Anticorps antinucléaire. → *antibody (antinuclear).*

FACTOR (antipellagra). Vitamine PP. → *vitamin PP.*

FACTOR (antipernicious anaemia). Facteur antipernicieux. → *factor (antianaemia or antianaemic).*

FACTOR (antirachitic). Vitamine D_2. → *vitamin D_2.*

FACTOR (antiscorbutic). Vitamine C. → *vitamin C.*

FACTOR (antisterility). Vitamine E. → *vitamin E.*

FACTOR (antixerophthalmic or **antixerotic).** Vitamine A. → *vitamin A.*

FACTOR (atrial natriuretic). Facteur atrial natriurétique.

FACTOR B (for activation of the complement). Facteur B.

FACTOR B (antihaemophilic). Facteur antihémophilique B. → *plasma thromboplastin component.*

FACTOR (beta). Progestérone. *f.* → *progesterone.*

FACTOR (blastogenic). Facteur mitogène. → *factor (mitogenic).*

FACTOR (Bx). Vitamine H'. → *vitamin H'.*

FACTOR (C). 1° *(one of the Rhesus antigens).* Facteur C. – 2° Facteur cytoplasmique qui provoque la contraction des mitochondries.

FACTOR C (antihaemophilic). Facteur prothromboplastique C. → *plasma thromboplastin antecedent.*

FACTORS (Castle's). Ensemble des facteurs extrinsèques, intrinsèques et antipernicieux.

FACTOR (Castle's extrinsic). Vitamine B_{12}. → *vitamin B_{12}.*

FACTOR (Castle's intrinsic). Facteur intrinsèque.

FACTOR (Cellano). Facteur Cellano.

FACTOR (chick antidermatitis). Vitamine B_5. → *vitamin B_5.*

FACTOR (Christmas). Facteur Christmas. → *plasma thromboplastin component.*

FACTOR (chromotrichia). Vitamine H'. → *vitamin H'.*

FACTOR (clarifying). Facteur clarifiant. → *factor (clearing).*

FACTOR (clearing). Facteur clarifiant, facteur d'éclaircissement, lipoprotéine-lipase, *s.f.*

FACTOR (clotting). Facteur de coagulation.

FACTOR (coagulation). Facteur de coagulation.

FACTOR (colony stimulating), CSF. Facteur stimulant le développement de cellules souches hématopoïétiques in vitro, CSF.

FACTOR (complementary). Pyridoxine, *f.* → *vitamin* B_6.

FACTOR (contact). Facteur de contact.

FACTOR (corticotropin releasing). Facteur déclenchant la sécrétion de la corticostimuline, substance libératrice de la corticostimuline, corticolibérine CRF, CRH.

FACTOR (co-thrombin conversion). Proconvertine, *s.f.*

FACTOR (co-thromboplastin). Proconvertine, *s.f.*

FACTOR (Curling). Griséofulvine, *s.f.*

FACTOR (D). 1° *(for activation of the complement).* Facteur D. – 2° *(blood group).* Facteur Rhésus.

FACTOR (Day). Acide folique.

FACTOR (diabetogenic). Hormone diabétogène. → *hormone (diabetogenic).*

FACTOR (Diego). Facteur Diego.

FACTOR (diffusion). Facteur de diffusion.

FACTOR (Duffy). Facteur Duffy.

FACTOR (Duran-Reynals or **Duran-Reynals permeability** or **spreading).** Facteur de diffusion.

FACTOR (E) (one of the Rhesus antigens). Facteur E.

FACTOR (eluate). Vitamine B_6. → *vitamin* B_6.

FACTOR (erythrocyte-maturating or **maturation) (EMF).** Facteur antianémique. → *factor (antianaemia or antianaemic).*

FACTOR (erythropoietic stimulating). Érythropoiétine, *s.f.* → *erythropoietin.*

FACTOR (extrinsic). Vitamine B_{12}. → *vitamin* B_{12}.

FACTOR (F). Facteur F.

FACTOR (fermentation Lactobacillus casei). Acide folique.

FACTOR (fertility). Facteur F.

FACTORS (fibrin). Fibrine, *s.f.* et thrombine, *s.f.*

FACTOR (fibrin stabilizing). Facteur XIII, fibrinase, *s.f.* ; fibrine-polymérase.

FACTOR (filtrate). Vitamine B_5. → *vitamin* B_5.

FACTOR (Fletcher's). Facteur Fletcher.

FACTOR (follicie-stimulating hormone-releasing). Substance déclenchant la sécrétion de la folliculo-stimuline.

FACTOR (galactagogue). Facteur galactogogue.

FACTOR (galactopoietic). Prolactine, *s.f.* → *prolactin.*

FACTOR (glass). Facteur de contact.

FACTOR (glycotropic or **glycotrophic).** Hormone diabétogène. → *hormone (diabetogenic).*

FACTOR GM. Facteur ou gène GM.

FACTOR (growth). Facteur de croissance.

FACTOR (growth-hormone inhibiting). Somatostatine, *s.f.* → *somatostatin.*

FACTOR (growth-hormone releasing). Somatocrinine, *s.f.* → *somatoliberin.*

FACTOR H. Biotine, *s.f.* → *biotin.*

FACTOR (Hageman) (HF). Facteur Hageman, facteur de contact, facteur XII.

FACTOR (HG). Glucagon, *s.m.*

FACTORS (Hr and Hr'). Facteurs Hr et Hr'.

FACTOR (humoral ouabain-like). Facteur natriurétique ouabaïnomimétique endogène.

FACTOR (hyperglycaemic-glycogenolytic). Glucagon, *s.m.*

FACTOR (hypothalamic Inhibitory). Facteur inhibitant la sécrétion antéhypophysaire.

FACTOR (hypothalamic releasing). Facteurs de déclenchement. → *factors (releasing).*

FACTOR (inhibition). Facteur inhibiteur.

FACTOR (Insulin antagonizing). Hormone diabétogène. → *hormone (diabetogenic).*

FACTOR (intrinsic). Facteur intrinsèque, hémogénase.

FACTOR (Inv). Facteur ou gène Inv.

FACTOR (kappa). Proconvertine, *s.f.*

FACTOR (Kell). Facteur Kell.

FACTOR (ketogenic). Hormone diabétogène. → *hormone (diabetogenic).*

FACTOR (Kidd). Facteur Kidd.

FACTOR (labile A). Proaccélérine, *s.f.*

FACTOR (lactobacillus casei or **L. casei).** Acide folique. → *folic acid.*

FACTOR (lactobacillus lactis Dorner). Vitamine B_{12}. → *vitamin* B_{12}.

FACTOR (lactogenic). Prolactine, *s.f.* → *prolactin.*

FACTOR (Laki-Lorand). Fibrinase, *s.f.* → *factor (fibrin-stabilizing).*

FACTOR (Le). Facteur Lewis.

FACTOR (LE). Facteur LE, facteur plasmatique de Haserick.

FACTOR (lethal). Gène léthal.

FACTOR (Lewis). Facteur Lewis, facteur Le, antigène Lewis, antigène Le.

FACTOR (lipotropic). Substance (ou facteur) lipotrope ou lipotropique ou antistéatogène.

FACTOR (liver filtrate). Vitamine B_5. → *vitamin* B_5.

FACTOR (liver Lactobacillus casei). Acide folique. → *folic acid.*

FACTOR (L-L) (initiais for Laki-Lorand). Fibrinase, *f.* → *factor (fibrin-stabilizing).*

FACTOR (LLD). Vitamine B_{12}. → *vitamin* B_{12}.

FACTOR (luteinizing hormone-releasing) or (luteo-releasing). Facteur déclenchant la sécrétion de la gonadotrophine B ou hormone lutéinisante, LH-RF, LH-RH.

FACTOR (Lutheran). Antigène ou facteur Lutheran.

FACTOR (lymph node permeability). Facteur de perméabilité.

FACTOR (lymphocyte activating). Interleukin I. → *interleukin I.*

FACTOR (lymphocyte transforming), LTF. Facteur de transformation lymphocytaire.

FACTOR (lysogenic). Bactériophage, *s.m.*

FACTOR (macrophage activating factor), MAF. Facteur d'activation des macrophages, MAF.

FACTOR (mammogenic). Prolactine, *s.f.* → *prolactin.*

FACTOR (Marsh's or Marsh-Bendall). Facteur de relaxation.

FACTOR (mast cell growth). Facteur Steel.

FACTOR (maturation f. of the liver). Facteur anti-anémique. → *factor (antianaemia or antianaemic).*

FACTOR (melanocyte-stimulating hormone inhibiting). Facteur inhibitant la sécrétion d'hormone mélanotrope, MSH-IF.

FACTOR (melanocyte-stimulating hormone releasing). Facteur déclenchant la sécrétion d'hormone mélanotrope, MSH-RF.

FACTOR (migration inhibitory). Facteur inhibiteur de la migration des leucocytes.

FACTOR (mitogenic). Facteur mitogène ou mitogénique, facteur blastogénique.

FACTOR (norit or norit eluate). Acide folique. → *vitamin* B_9.

FACTOR (pellagra preventive). Vitamine PP. → *vitamin PP.*

FACTOR (permeability). Facteur de diffusion.

FACTOR (permeability) DILUTE. Facteur PF/dil.

FACTOR (Peter's). Vitamine B_5. → *vitamin* B_5.

FACTOR (plasma conversion or plasmin prothrombin conversion). Proaccélérine, *s.f.*

FACTOR (plasma thromboplastin) A. Thromboplastinogène, *s.m.* → *thromboplastinogen.*

FACTOR (plasma thromboplastin) B. Facteur antihémophilique B. → *plasma thromboplastin component.*

FACTOR 1 (platelet). Facteur V du plasma adsorbé sur les plaquettes.

FACTOR 2 (platelet). Facteur plaquettaire 2.

FACTOR 3 (platelet). Facteur plaquettaire 3.

FACTOR 4 (platelet). Facteur plaquettaire 4.

FACTOR (platelet activating). Facteur d'activation des plaquettes, PAF acether.

FACTOR (platelet derived growth). Facteur de croissance des plaquettes.

FACTOR (platelet tissue). Thromboplastine, *s.f.* → *thromboplastin.*

FACTOR (PP). Vitamine PP. → *vitamin PP.*

FACTOR (pro-accelerin). Pro-accélérine, *f.*

FACTOR (pro-convertin). Proconvertine, *f.*

FACTOR (prolactin-inhibiting). Facteur inhibant la sécrétion de prolactine, PIF.

FACTOR (prolactin-releasing). Facteur déclenchant la sécrétion de prolactine, PRF.

FACTOR (prothrombin conversion or converting). Proconvertin.

FACTOR (Prower). Facteur Stuart.

FACTOR R. Acide folique.

FACTOR (R = resistant). Facteur R, facteur de résistance, plasmide de résistance.

FACTOR (rat acrodynia). Vitamine B_6.

FACTOR (Reador). Vitamine B_4.

FACTOR (recruitment). Facteur mitogène.

FACTOR (relaxation or relaxing). Facteur de relaxation.

FACTORS (relasing), RF. Facteurs de déclenchement, hormones hypothalamiques.

FACTOR (renal erythropoietic). Érythrogénine, *s.f.*

FACTOR (resistance transfer). Facteur de résistance. → *factor (R resistance).*

FACTOR (restropic). Vitamine C. → *vitamin C.*

FACTOR (Reynal). Facteur de diffusion.

FACTOR (Rhesus or Rh). Facteur Rhésus.

FACTOR (rheumatoid). Facteur rhumatoïde.

FACTOR (Rho). Facteur Rhésus.

FACTOR (risk). Facteur de risque.

FACTOR (secretor). Facteur secréteur, facteur Se.

FACTOR (semilethal). Gène sémiléthal.

FACTOR (sex). Facteur F.

FACTOR (skin). Biotine, *s.f.* → *biotin.*

FACTOR (Steel). Facteur Steel.

FACTOR (stem cell). Facteur Steel.

FACTOR (SLR) (Streptococcus lactis R). Acide folique. → *folic acid.*

FACTOR (somatotropin release-inhibiting). Somatostatine, *s.f.* → *somatostatin.*

FACTOR (somatotropin-releasing). Somatocrinine, *s.f.* → *somatoliberin.*

FACTOR (spreading). Facteur de diffusion, facteur de Duran-Reynals.

FACTOR (stable). Proconvertine, *s.f.*

FACTOR (streptococcus lactis R). Acide folique. → *folic acid.*

FACTOR (Stuart or Stuart-Prower). Facteur Stuart, facteurs VII bis et X, facteur Stuart-Prower, facteur Prower.

FACTOR (sublethal). Gène semi-léthal.

FACTOR (sulfation). Somatomédine, *s.f.* → *somatomedin.*

FACTOR (Sutter). Facteur Sutter.

FACTOR (T-cell growth). Interleukine 2. → *interleukin 2.*

FACTOR (thymic lymphopoletic). Hormone thymique.

FACTOR (thymocyte stimulating). Interleukine 2. → *interleukin 2.*

FACTOR (thyreo- or thyrotropin-releasing). Facteur déclenchant la sécrétion de thyréostimuline, TRF, TRH, thyréolibérine, *f.*

FACTOR (transfer). Facteur de transfert.

FACTOR α (tumour or tumoral necrosis). Cachectine, facteur de nécrose tumorale α, TNFα.

FACTOR (vascular endothelial growth). Facteur endothélial de croissance vasculaire.

FACTOR U. Acide folique. → *folic acid.*

FACTOR V. Coenzyme, *s.f.*

FACTOR W. Biotine, *s.f.* → *biotin.*

FACTOR (von Willebrand's). Facteur de von Willebrand. → *Willebrand's (von) factor.*

FACTOR X. Biotine, *s.f.* → *biotin.*

FACTOR Xa. Facteur Xa.

FACTOR Xg^a. Facteur Xg^a.

FACTOR (Y or yeast eluate). Vitamine B_6. → *vitamin* B_6.

FACTOR (yeast filtrate). Vitamine B_5. → *vitamin* B_5.

FACTOR (yeast L. casei). Acide folique. → *folic acid.*

FACTORIAL, *adj.* Factoriel, elle.

FAGET'S SIGN. Signe de Faget.

FAHR'S DISEASE. Maladie de Fahr.

FAHR-VOLHARD DISEASE. Néphro-angiosclérose maligne.

FAILURE, *s.* Défaillance, *f.* ; insuffisance, *f.* ; échec, *m.*

FAILURE (acute renal). Insuffisance rénale aiguë.

FAILURE (backward or backward heart). Défaillance cardiaque avec (et pour certains, par) stase veineuse en amont.

FAILURE (cardiac). Insuffisance cardiaque.

FAILURE (chronic renal). Insuffisance rénale chronique.

FAILURE (circulatory). Insuffisance circulatoire.

FAILURE (congestive heart). Insuffisance cardiaque congestive.

FAILURE (coronary). Syndrome de menace d'infarctus myocardique.

FAILURE (forward or forward heart). Défaillance cardiaque avec (et pour certains, par) chute du débit artériel en aval.

FAILURE (heart). Insuffisance cardiaque.

FAILURE (high output). Insuffisance cardiaque à débit normal ou augmenté.

FAILURE (low output). Insuffisance cardiaque à débit diminué.

FAILURE (peripheral circulatory). Insuffisance circulatoire périphérique.

FAILURE (renal). Insuffisance rénale.

FAILURE (respiratory). Insuffisance respiratoire.

FAILURE (ventilatory). Insuffisance ventilatoire.

FAINT, FAINTING, *s.* Syncope, *f.* ; évanouissement, *m.* : malaise, *m.*

FAINTNESS, *s.* Abattement, *m.*

FAINTS, *s.* Lipothymie, *f.*

FAIRBANK'S DISEASE. 1° Polyostéochondrite, *f.* → *dysplasia epiphysialis multiplex.* – 2° Dysplasie épiphysaire hémimélique. → *dysplasia epiphysealis hemimelica.*

FALCIFORM, *adj.* Falciforme.

FALK'S METHOD. Méthode de Falk.

FALLING SICKNESS. Épilepsie, *f.*

FALLOPIAN NEURITIS. Paralysie faciale de type périphérique. → *paralysis (common facial).*

FALLOT (pentalogy of). Pentalogie, *f.*

FALLOT'S TETRALOGY or TETRAD. Tétralogie de Fallot.

FALLOT (trilogy of). Trilogie de Fallot.

FALSE PASSAGE. Fausse route.

FALSIFICATION (retrospective). Paramnésie, *s.f.* → *paramnesia.*

FALTA'S SYNDROME. Syndrome de Falta.

FALX, *s.* Faux, *f.*

FAMILIAL, *adj.* Familial, ale.

FAN SIGN. Signe de l'éventail.

FAMILY, Famille, *f.*

FANCONI'S ANAEMIA or DISEASE. Maladie ou anémie de Fanconi, anémie familiale perniciosiforme, myélose aplasique infantile familiale avec malformations et troubles endocriniens, myélose aplasique avec infantilisme et malformations, syndrome de pancytopénie dysmélie.

FANCONI'S HYPOPLASTIC ANAEMIA. Maladie de Fanconi. → *Fanconi's anaemia or disease.*

FANCONI'S PANCYTOPENIA. Maladie de Fanconi. → *Fanconi's anaemia or disease.*

FANCONI'S PANMYELOPATHY. Maladie de Fanconi. → *Fanconi's anaemia or disease.*

FANCONI'S REFRACTORY ANAEMIA. Maladie de Fanconi. → *Fanconi's anaemia or disease.*

FANCONI'S SYNDROME. 1° Syndrome de De Toni-Debré Fanconi, diabète rénal gluco-phospho-aminé, diabète phospho-gluco-aminé, syndrome de Fanconi. – 2° Maladie de Fanconi. → *Fanconi's anaemia or disease.* – 3° Maladie de Lignac-Fanconi. → *cystinosis.*

FANCONI'S-HEGGLIN SYNDROME. Syndrome de Fanconi-Hegglin, syndrome de Hegglin.

FANCONI-SCHLESINGER SYNDROME. Syndrome de Fanconi-Schlesinger, hypercalcémie chronique idiopathique avec ostéosclérose.

FANGO, *s.* Boue thermale ; fango, *m.*

FANGOTHERAPY, *s.* Fangothérapie, *f.*

FARABEUF'S OPERATION. Opération de Farabeuf. → *ischiopubiotomy.*

FARABEUF'S SIGN. Signe de Farabeuf.

FARAD, *s.* Farad, *m.*

FARADIC, *adj.* Faradique.

FARADIZATION, *s.* Faradisation, *f.*

FARBER'S DISEASE or **FARBER'S LIPOGRANULOMATOSIS.** Maladie de Farber. → *lipogranulomatosis (disseminated).*

FARCY, *s.* Farcin, *m.* ; morve, *f.*

FARCY (cattle or bovine). Farcin du bœuf.

FARNSWORTH'S TEST. Test de Farnsworth.

FARR'S ASSAY. Test de Farr.

FASCIA, *s.* Fascia, *m.*

FASCIA LATA FEMORIS. Fascia lata.

FASCIATHERAPY, *s.* Fasciathérapie, *f.*

FASCICLE, *s.* Fascicule *m.*

FASCICULATED, *adj.* Fasciculé, ée.

FASCICULATION, *s.* Fasciculation, *f.*

FASCIITIS, *s.* Fasciite, *f.*

FASCIITIS (eosinophilic). Syndrome de Shulmann, fasciite diffuse avec éosinophiles, fasciite à éosinophiles, pseudo-sclérodermie à éosinophiles.

FASCIITIS (necrotizing). Fasciite nécrosante.

FASCITIS (nodular). Fasciite nodulaire.

FASCIITIS WITH EOSINOPHILIA (diffuse). Syndrome de Shulman. → *fasciitis (eosinophilic).*

FASCIOLA HEPATICA. *Fasciola hepatica, Distoma hepaticum*, grande douve.

FASCIOLIASIS, *s.* Fasciolase, *f.*

FASTIGIUM, *s.* Fastigium, *m.*

FASTING, *s.* Diète absolue.

FASTNESS, *s.* Résistance des bactéries à l'action des colorants et des agents destructeurs.

FAT, *s.* Graisse, *f.*

FAT, *adj.* Gras, gros.

FATHER'S COMPLEX. Complexe d'Électre.

FATIGUE, *s.* Fatigue, *f.*

FATIGUE (chronic) SYNDROME. Maladie des yuppies, syndrome de fatigue chronique.

FATTY, *adj.* Graisseux, gras.

FAUCES, *s.* Gosier, *m.*

FAUCHARD'S DISEASE. Pyorrhée alvéolo-dentaire. → *pyorrhoea alveolaris.*

FAVISM, *s.* Favisme, fabisme, *m.*

FAVRE-RACOUCHOT DISEASE. Maladie de Favre et Racouchot. → *elastidosis (nodular cutaneous).*

FAVUS, *s.* Favus, *m.* ; teigne faveuse ou favique.

FAVUS CUP. Godet favique.

FAVUS (crusted). Favus squarreux ou en galette.

FAY'S METHOD. Méthode de Fay.

FAZIO-LONDE SYNDROME. Syndrome de Fazio-Londe.

FC or **FC FRAGMENT (crystallizable fragment).** Fragment Fc, Fc.

FD or **FD FRAGMENT.** Fragment Fd.

FDA. Food and drug administration.

FEARNLEY'S TEST. Test de Fearnley.

FEBRICULA, *s.* Fébricule, *f.*

FEBRIFUGE, *adj.* and *s.* Fébrifuge.

FEBRILE, *adj.* Fébrile, pyrétique.

FEBRIS, *s.* Fièvre, *f.*

FEBRIS ENDEMICA ROSEOLA. Dengue, *f.*

FEBRIS ENTERICOIDES. Fièvre à forme typhoïde.

FEBRIS FLAVA. Fièvre jaune.

FEBRIS MELITENSIS. Brucellose, *f.*

FEBRIS PALLIDA. Endocardite infectieuse aiguë maligne observée en Suisse.

FEBRIS (quintana). Fièvre des tranchées. → *fever (trench).*

FEBRIS RECURRENS. Fièvre récurrente. → *fever (relapsing).*

FEBRIS RUBRA. Scarlatine, *s.f.*

FEBRIS SUDORALIS. Brucellose, *s.f.*

FEBRIS TRITAEA. Fièvre tierce.

FEBRIS UNDULANS. Brucellose, *s.f.*

FEBRIS UVEOPAROTIDEA. Syndrome de Heerfordt. → *Heerfordt's disease or syndrome.*

FEBRIS VOLHYNICA. Fièvre des tranchées. → *fever (trench).*

FECAL, *adj.* Fécal, ale.

FECALITH, *s.* Coprolithe, *m.*

FECALOID, *adj.* Fécaloïde.

FECALOMA, *s.* Fécalome, *m.*

FECALURIA, *s.* Fécalurie, *f.*

FECES, *s.* Selles, *f.pl.* ; fécès, *f.pl.*

FECHNER'S LAW. Lois de Fechner.

FECUNDATION, *s.* Fécondation, *f.*

FECUNDITY, *s.* Fécondité, *f.*

FEDE'S or **FEDE-RIGA DISEASE.** Maladie de Riga. → *aphthae (cachetic).*

FEEBLEMINDED, *adj.* Débile mental.

FEEBLEMINDEDNESS, *s.* Débilité mentale.

FEEDBACK, *s.* Rétrocontrôle, *m.* ; rétroaction, *f.* ; contre-régulation, *f.* ; rétrorégulation, *f.*

FEEDING, *s.* Alimentation, *f.* ; allaitement, *m.*

FEEDING (bottle). Allaitement au biberon.

FEEDING (breast). Allaitement au sein.

FEEDING (sham). Repas fictif.

FEER'S DISEASE. Acrodynie, *s.f.* → *acrodynia.*

FEET, *s. pl.* (pluriel de foot). Pieds, *m. pl.*

FEET (burning) SYNDROME. Syndrome de Gopalan. → *Gopalan's syndrome.*

FEET (electric) SYNDROME. Syndrome de Gopalan. → *Gopalan's syndrome.*

FEET (painful) SYNDROME. Syndrome de Gopalan. → *Gopalan's syndrome.*

FEHR'S DYSTROPHY. Dystrophie granuleuse de Groenouw type I.

FELDENKRAIS'S METHOD. Méthode de Feldenkrais.

FELON, *s.* Panaris profond.

FELON (bone). Panaris osseux.

FELON (subcutaneous). Panaris sous-cutané.

FELON (subcuticular or subepithelial). Panaris sous-épidermique.

FELON (subperiosteal). Panaris osseux.

FELON (superficial). Panaris sous-épidermique.

FELON (thecal). Panaris des gaines.

FELTY'S SYNDROME. Syndrome de Felty.

FEMINISM, FEMINILISM, *s.* Féminisme, *m.*

FEMINIZATION, *s.* Féminization, *f.*

FEMINIZATION (syndrome of testicular). Syndrome du testicule féminisant, syndrome de féminisation testiculaire, syndrome de Mokes.

FEMORAL, *adj.* Fémoral.

FEMOROFACIAL SYNDROME. Syndrome de fémoro-facial.

FEMUR, *s.* Fémur, *m.*

FENESTRATED, *adj.* Fenêtré, ée.

FENESTRATION, *s.* 1° État fenêtré. – 2° (opération). Fenestration, *f.* ; tympanolabyrinthopexie, *f.* ; opération de Sourdille, opération de Lempert.

FENESTRATION (aortopulmonary). Fistule aortopulmonaire.

FENTON'S SYNDROME. Syndrome de Fenton.

FENWICK-HUNNER ULCER. Ulcère vésical de Hunner.

FÉRÉOL'S NODES or **NODOSITES.** Nodosités de Meynet.

FÉRÉOL-GRAUX TYPE OF OCULAR PALSY or **PARALYSIS.** Paralysie du droit interne d'un œil et du droit externe de l'autre.

FERGUSON-SMITH EPITHELIOMA or **KERATOACANTHOMA.** Maladie de Ferguson-Smith.

FERMENT, *s.* Ferment, *m.*

FERMENT (amylotic). Amylase, *s.f.*

FERMENT (chemical). Enzyme, *s.f.*

FERMENT (curdling). Lab-ferment, *s.m.*

FERMENT (defensive). Ferment de défense.

FERMENT (diastatic). Diastase, *s.f.*

FERMENT (heteroform). Ferment antibactérien polyvalent.

FERMENT (lactic). Ferment lactique.

FERMENT (living). Ferment figuré.

FERMENT (metallic). Métal colloïdal.

FERMENT (milk curdling). Lab-ferment.

FERMENT (myosin). Ferment musculaire transformant le myosinogène en myosine.

FERMENT (organized). Ferment figuré.

FERMENT (protective). Ferment de défense.

FERMENT (soluble). Enzyme, *s.f.*

FERMENT (unorganized). Enzyme, *s.f.*

FERMENT (Warburg's). Ferment respiratoire. → *Warburg's respiratory enzyme.*

FERMENTATION, *s.* Fermentation, *f.*

FERNANDEZ'S TEST. Réaction de Fernandez, épreuve à la lépromine.

FERRITIN, *s.* Ferritine, *f.*

FERROHAEM, *s.* Hème, *m.*

FERROPROTOPORPHYRINE 9. Hème, *s.m.*

FERTILITY, *s.* Fertilité, *f.*

FERTILIZATION, *s.* Fécondation, *f.*

FESTER (to), *v.* Suppurer superficiellement.

FESTINATION, *s.* Festination, *f.*

FETAL, *adj.* Fœtal, ale.

FETAL ALCOHOLIC SYNDROME. Fœtopathie alcoolique, alcoolisme fœtal.

FETAL REST-CELL THEORY. Théorie de Cohnheim.

FETATION, *s.* Grossesse, *f.*

FETICIDE, *adj.* Fœticide.

FETICULTURE, *s.* Fœticulture, *f.*

FETISHISM, *s.* Fétichisme, *m.*

FETOGRAPHY, *s.* Fœtographie, *f.* ; amniographie, *f.*

FETOLOGY, *s.* Fœtologie, *f.*

FETOMETRY, *s.* Mensuration du fœtus, surtout des diamètres de sa tête.

FETOPATHY, *s.* Fœtopathie, *f.*

FETOR, *s.* Odeur fétide.

FETOR EX ORE, FETOR ORIS. Fœtor ex ore.

FETOR HEPATICUS. Fœtor hepaticus.

FETOSCOPY, *s.* Fœtoscopie, *f.*

FETUIN, *s.* Alpha-fœto-protéine. → *alpha fetoprotein.*

FETUS, *s.* Fœtus, *m.*

FETUS (calcified). Lithopédion, *m.*

FETUS COMPRESSUS. Fœtus papyracé.

FETUS (harlequin). Kératome malin diffus congénital, ichtyose fœtale, ichtyose intra-utérine, fœtus arlequin.

FETUS (mummified). Fœtus momifié.

FETUS (paper-doll or papyraceous) or **FETUS PAPYRACEUS.** Fœtus papyraccus, fœtus pain d'épices.

FETUS (parasitic). Fœtus parasite.

FETUS SANGUINOLENTIS. Fœtus macéré.

FETUS (sireniform). Sirénomèle, *s.m.*

FEVER, *s.* Fièvre, *f.*

FEVER (abenteric typhoid). Fièvre typhoïde sans manifestations intestinales.

FEVER (abortus). Brucellose, *s.f.*

FEVER (absorption). Poussée fébrile précoce des accouchées.

FEVER (acute catarrhal). Grippe saisonnière.

FEVER (acute rheumatic). Maladie de Bouillaud. → *fever (rheumatic).*

FEVER (Aden). Dengue *s.f.*

FEVER (African coast). Théilériose *s.f.*

FEVER (African haemorrhagic). Fièvre hémorragique africaine.

FEVER (African tick-borne relapsing). Fièvre récurrente à tiques africaine.

FEVER (algid pernicious). Fièvre pernicieuse.

FEVER (ambulatory thyphoid). Fièvre typhoïde ambulatoire, typhus ambulatorius.

FEVER (American mountain). Fièvre pourprée de montagnes rocheuses.

FEVER (Andaman A). Fièvre récurrente des Indes néerlandaises.

FEVER (aphthous). Fièvre aphteuse.

FEVER (Archibald's). Affection fébrile accompagnée de somnolence observée au Soudan.

FEVER (Argentinian haemorrhagic). Fièvre hémorragique d'Argentine.

FEVER (aseptic). Fièvre aseptique.

FEVER (asiatic relapsing). Fièvre récurrente asiatique ou du Pérou.

FEVER (Assam). Kala-azar, *s.m.*

FEVER (Auckland). Fièvre d'Auckland.

FEVER (Australian Q). Fièvre Q.

FEVER (autumn). Fièvre automnale, fièvre des sept jours.

FEVER (autumnal). Fièvre de Fort-Bragg. → *fever (pretibial).*

FEVER (Bangkok haemorrhagic). Fièvre hémorragique de l'Asie du Sud-Est.

FEVER (barbeiro). Maladie de Chagas.

FEVER (Bartonella). Verruga du Pérou.

FEVER (biduotertian). Fièvre double tierce.

FEVER (bilious). Fièvre bilioseptique.

FEVER (black). 1° Kala-azar, *m.* – 2° Fièvre pourprée des Montagnes Rocheuses.

FEVER (black-water). Fièvre bilieuse hémoglobinurique.

FEVER (blister). Herpès labial.

FEVER (blue). Fièvre pourprée des Montagnes Rocheuses.

FEVER (Bolivian haemorrhagic). Fièvre hémorragique de Bolivie (virus Machupo).

FEVER (bouquet). Dengue, *s.f.*

FEVER (boutonneuse). Fièvre boutonneuse méditerranéenne ou fièvre boutonneuse arthromyalgique, fièvre exanthématique du littoral méditerranéen, fièvre de Marseille, fièvre escarronodulaire, typhus méditerranéen, typhus des vendanges, maladie d'Olmer, maladie de Conor et Bruch, maladie de Carducci.

FEVER (brain). 1° Méningite cérébrospinale. – 2° Forme cérébrale de la fièvre typhoïde.

FEVER (brassfounder's). Fièvre des fondeurs.

FEVER (Brazilian or **Brazillian spotted).** Fièvre maculeuse brésilienne, typhus de São Paulo.

FEVER (breakbone). Dengue, *s.f.*

FEVER (Bullis). Fièvre de Bullis.

FEVER (Bushy creek). Fièvre de Fort-Bragg. → *fever (pretibial).*

FEVER (button). Fièvre boutonneuse méditerranéenne. → *fever (boutonneuse).*

FEVER (cachectic or **cachexial).** Kala-azar, *s.m.*

FEVER (Californian tick). Fièvre récurrente sporadique des États-Unis, fièvre récurrente du Texas.

FEVER (Cameroon). Malaria, *s.f.* ; paludisme *s.m.*

FEVER (camp). Typhus éxanthématique.

FEVER (canefield). Fièvre de la canne à sucre. → *fever (Mossman).*

FEVER (canicole). Leptospirose à *Leptospira canicola.*

FEVER (Carter). Fièvre récurrente asiatique.

FEVER (catarrhal). Grippe, *s.f.*

FEVER (cat-scratch). Maladie des griffes du chat.

FEVER (cavité). Variété de dengue observée aux Philippines.

FEVER (Central African relapsing). 1° Fièvre à tiques africaine. – 2° Fièvre récurrente à tiques africaine.

FEVER (cerebrospinal). Méningite cérébrospinale.

FEVER (cesspool). Fièvre typhoïde.

FEVER (Charcot's). Fièvre hépatalgique.

FEVER (childbed). Fièvre puerpérale.

FEVER (Chitral). Fièvre à pappataci. → *fever (pappataci).*

FEVER (Choix). Fièvre pourprée des Montagnes Rocheuses. → *fever (Rocky Mountains spotted).*

FEVER (Colombian tick). Fièvre pourprée des Montagnes Rocheuses. → *fever (Rocky Mountains spotted).*

FEVER (Colorado tick). Fièvre à tiques du Colorado.

FEVER (Congo). Fièvre du Congo.

FEVER (Congolian red). Typhus murin. → *typhus (murine).*

FEVER (continued). 1° Fièvre continue. – 2° Brucellose, *s.f.* → *brucellosis.*

FEVER (Corsican). Paludisme, *s.m.* → *malaria.*

FEVER (cotton-mill). Byssinose *s.f.*

FEVER (Crimean haemorrhagic). Fièvre hémorragique de Crimée.

FEVER (Cyprus). Brucellose, *s.f.* → *brucellosis.*

FEVER (dandy). Dengue, *s.f.*

FEVER (deer fly). Tularémie, *s.f.*

FEVER (dehydration). Fièvre de déshydratation, fièvre de soif.

FEVER (desert). Coccidioïdomycose, *s.f.* → *coccidioidomycosis.*

FEVER (dog's). Fièvre à pappataci. → *fever (pappataci).*

FEVER (double quartan). Fièvre double quarte.

FEVER (double quotidian). Fièvre double quotidienne.

FEVER (double tertian). Fièvre double tierce.

FEVER (dry milk). Fièvre du lait sec.

FEVER (dumdum). Kala-azar, *m.* → *kala-azar.*

FEVER (Dutton's relapsing). Fièvre à tiques africaine.

FEVER (dust). Brucellose, *s.f.* → *brucellosis.*

FEVER (East African Coast or **East Coast).** Theilériose, *s.f.*

FEVER (elephantoid). Filariose, *s.f.*

FEVER (endemic relapsing). Fièvre récurrente endémique, fièvre récurrente à tiques.

FEVER (enteric). Fièvre typhoïde.

FEVER (entericoid). Fièvre à forme typhoïde.

FEVER (ephemeral). Fièvre éphémère.

FEVER (epidemic catarrhal). Grippe, *s.f.*

FEVER (epidemic haemorrhagic). Fièvre hémorragique épidémique, fièvre hémorragique virale.

FEVER (epidemic typhus). Typhus exanthématique. → *typhus (epidemic).*

FEVER (eruptive). Fièvre éruptive.

FEVER (eruptive Mediterranean). Fièvre boutonneuse méditerranéenne. → *fever (boutonneuse).*

FEVER (essential). Fièvre essentielle.

FEVER (estivo-autumnal). Fièvre estivo-automnale.

FEVER (European relapsing). Fièvre récurrente cosmopolite, fièvre récurrente à poux, typhus récurrent, typhus à rechute.

FEVER (exanthematic f. of Marseille). Fièvre boutonneuse méditerranéenne. → *fever (boutonneuse).*

FEVER (exanthematous). Fièvre exanthématique.

FEVER (exsiccation). Fièvre de déshydratation.

FEVER (falciparum). Paludisme dû au *Plasmodium falciparum.*

FEVER (familial Mediterranean). Maladie périodique, épanalepsie méditerranéenne, maladie des Arméniens, mono-arthrite récidivante et paroxysmes abdominaux ; fièvre méditerranéenne familiale, polysérite familiale paroxystique ou récidivante.

FEVER (famine). 1° Fièvre récurrente. – 2° Typhus exanthématique. → *typhus (epidemic).*

FEVER (Far East haemorrhagic). Fièvre de Corée. → *fever (Korean).*

FEVER (fatigue). Courbature fébrile.

FEVER (field). Fièvre des boues. → *fever (mud).*

FEVER (five day). Fièvre des tranchées. → *fever (trench).*

FEVER (flood). Fièvre fluviale du Japon. → *tsutsugannushi disease.*

FEVER (Fort Bragg). Fièvre de Fort Bragg. → *fever (pretibial).*

FEVER (foundryman's). Fièvre des fondeurs.

FEVER (fraudulent). Fièvre simulée.

FEVER (ganglionic). Fièvre ganglionnaire.

FEVER (Gibraltar). Fièvre de Gibraltar.

FEVER (glandular). Mononucléose infectieuse.

FEVER (goat or **goat milk).** Brucellose, *s.f.* → *brucellosis.*

FEVER (green monkey). Fièvre à virus de Marburg.

FEVER (Guaitara). Maladie de Carrion. → *Carrion's disease.*

FEVER (haematuric). Paludisme avec hématurie.

FEVER (haemoglobinuric). Fièvre bilieuse hémoglobinurique.

FEVER (Hankow). Schistosomiase sino-japonaise. → *schistosomiasis Japonica.*

FEVER (harvest). Fièvre des boues. → *fever (mud).*

FEVER (Hasami). Fièvre à *Leptospira autumnalis.*

FEVER (Haverhill). Fièvre de Haverhill, erythema arthriticum.

FEVER (hay). Coryza spasmodique périodique, rhume des foins, asthme des foins, maladie de Bostock.

FEVER (hectic). Fièvre hectique.

FEVER (hepatic). Fièvre bilio-septique, fièvre intermittente biliaire, fièvre hépatique.

FEVER (hospital). Typhus exanthématique. → *typhus (epidemic).*

FEVER (icterohaemorrhagic). Leptospirose ictéro-hémorragique. → *leptospirosis icterohaemorrhagica.*

FEVER (Ikwa). Fièvre des tranchées. → *fever (trench).*

FEVER (inanition). Fièvre de déshydratation.

FEVER (inhalation). Fièvre d'inhalation.

FEVER (intermenstrual). Fièvre intermenstruelle.

FEVER (intermittent). Fièvre intermittente.

FEVER (intermittent hepatic). Fièvre hépatalgique.

FEVER (inundation). Fièvre fluviale du Japon. → *tsutsugamushi disease.*

FEVER (island). Fièvre fluviale du Japon. → *tsutsugamushi disease.*

FEVER (Israeli spotted). Fièvre boutonneuse d'Israël.

FEVER (Jaccoud's dissociated). Fièvre avec bradyarythmie dans la méningite tuberculeuse de l'adulte.

FEVER (jail). Typhus exanthématique. → *typhus (epidemic).*

FEVER (Japanese flood or **Japanese river).** Fièvre fluviale du Japon. → *tsutsugamushi disease.*

FEVER (jungle). Paludisme pernicieux observé en Malaisie.

FEVER (jungle yellow). Fièvre jaune endémique, fièvre jaune de brousse.

FEVER (Junin). Fièvre hémorragique d'Argentine.

FEVER (Kagami's). Mononucléose infectieuse. → *mononucleosis (infectious).*

FEVER (kedani). Fièvre fluviale du Japon. → *tsutsugamushi disease.*

FEVER (Kendal's). Fièvre jaune. → *fever (yellow).*

FEVER (Kenya) or **(Kenya tick-bite typhus).** Fièvre à tiques africaine.

FEVER (kinkiang). Schistosomiase sino-japonaise. → *schistosomiasis japonica.*

FEVER (Korean). Fièvre de Corée, fièvre hémorragique d'Omsk, fièvre Songo.

FEVER (Kyoto). Fièvre de sept jours. → *fever (seven day).*

FEVER (larvate). Fièvre larvée.

FEVER (Lassa). Fièvre de Lassa, fièvre à virus de Lassa.

FEVER (lent). Fièvre typhoïde. → *fever (typhoid).*

FEVER (leprotic). Fièvre irrégulière observée dans la lèpre au début.

FEVER (Lone Star). Fièvre de Bullis.

FEVER (louse-borne relapsing). Fièvre récurrente cosmopolite. → *fever (European relapsing).*

FEVER (low). Fièvre typhoïde. → *fever (typhoid).*

FEVER (lung). Pneumonie lobaire. → *pneumonia (lobar).*

FEVER (macular). Nom parfois donné au typhus *s.m.*

FEVER (malarial). Malaria *s.f.* ; paludisme *s.m.*

FEVER (malignant tertian). Paludisme dû au *Plasmodium falciparum.*

FEVER (Malta or **Maltese).** Brucellose, *s.f.* → *brucellosis.*

FEVER (Manchurian). Fièvre de Corée. → *fever (Korean).*

FEVER (Marseilles). Fièvre boutonneuse méditerranéenne. → *fever (boutonneuse).*

FEVER (marsh). 1° Fièvre des boues. → *fever (mud).* – 2° Paludisme, *s.m.* → *malaria.*

FEVER (Mayaro virus). Fièvre à virus Mayaro.

FEVER (Mediterranean). Brucellose, *s.f.* → *brucellosis.*

FEVER (Mediterranean exanthematous). Fièvre boutonneuse méditerranéenne. → *fever (boutonneuse).*

FEVER (Mediterranean yellow). Leptospirose ictérohémorragique. → *leptospirosis icterohemorrhagica.*

FEVER (melanuric). Fièvre bilieuse hémoglobunurique.

FEVER (metal fume). Fièvre des fondeurs. → *fever (foundryman's).*

FEVER (Meuse). Fièvre des tranchées. → *fever (trench).*

FEVER (milliary). Fièvre miliaire, suette miliaire.

FEVER (milk). Fièvre de lait.

FEVER (mite). Fièvre fluviale du Japon. → *tsutsugamushi disease.*

FEVER (monday). Fièvre du lundi.

FEVER (Mossman). Fièvre de Mossman, fièvre de la canne à sucre.

FEVER (mountain). 1° Brucellose, *s.f.* → *brucellosis. – 2° Fièvre pourprée des Montagnes Rocheuses.* → *fever (Rocky Mountains spotted).* – 3° Fièvre à tiques du Colorado.

FEVER (mud). Fièvre des boues ou des champs ou des eaux ou d'inondation ou des marais ou des moissons ou de vase.

FEVER (muma). Myosite purulente tropicale.

FEVER (Murchison-Pel-Ebstein). Type de fièvre parfois observée dans la maladie de Hodgkin.

FEVER (Neapolitan). Brucellose, *s.f.* → *brucellosis.*

FEVER OF NIGERIA (twelve-day). Infection ressemblant à la dengue ou au typhus.

FEVER (night-soil). Fièvre typhoïde. → *fever (typhoid).*

FEVER (nine-mile). Fièvre Q. → *fever (Q).*

FEVER (nodal or nodular). Érythème noueux. → *erythema nodosum.*

FEVER (nonane). Fièvre nonane.

FEVER (nonmalarial remittent). Kala-azar, *s.m.* → *kala-azar.*

FEVER (octan). Fièvre octane.

FEVER (O'Nyong-Nyong). Fièvre O'Nyong-Nyong.

FEVER (Oroya). Fièvre de la Oroya. → *Carrion's disease.*

FEVER (Pahvant valley). Tularémie, *s.f.* → *tularemia.*

FEVER (paludal). Paludisme, *s.m.* → *malaria.*

FEVER (pappataci). Fièvre à pappataci, fièvre estivale de 3 jours, fièvre d'été, fièvre de 3 jours, fièvre climatique, fièvre de Pym, typhus ou maladie de chien, dengue méditerranéenne ou d'Orient, fièvre de Chitral, fièvre de Dalmatie, fièvre à phlébotome, fièvre de Pick.

FEVER (paramalta or paramelitensis). Affection ressemblant à la fièvre de Malte.

FEVER (paratyphoid). Fièvre paratyphoïde.

FEVER (paraundulant). Affection ressemblant à la fièvre de Malte.

FEVER (parenteric). Fièvre d'allure typhoïde.

FEVER (parrot). Psittacose, *s.f.*

FEVER (Pel-Ebstein). Fièvre périodique de Pel-Ebstein.

FEVER (periodic). Maladie périodique. → *fever (familial Mediterranean).*

FEVER (petechial). 1° Méningite cérébrospinale. → *meningitis (epidemic cerebro-spinal).* – 2° Typhus exanthématique. → *typhus (epidemic).*

FEVER (Pfeiffer's glandular). Mononucléose infectieuse. → *mononucleosis (infectious).*

FEVER (Philippine haemorrhagic). Fièvre hémorragique de l'Asie du Sud-Est.

FEVER (phlebotomus). Fièvre à pappataci. → *fever (pappataci).*

FEVER (Pinta). Fièvre pourprée des Montagnes Rocheuses. → *fever (Rocky Mountains spotted).*

FEVER (pneumonic). Pneumonie lobaire. → *pneumonia (lobar).*

FEVER (polka). Dengue, *s.f.* → *dengue.*

FEVER (polyleptic). Fièvre récurrente. → *fever (relapsing).*

FEVER (Pomona). Maladie de Bouchet. → *swineherd's disease.*

FEVER (Pontiac). Fièvre de Pontiac.

FEVER (porcine). Fièvre porcine.

FEVER (pretibial). Fièvre de Fort-Bragg, fièvre prétibiale, leptospirose à Leptospira autumnalis.

FEVER (Pretoria). Fièvre de Natal. → *fever (South African tick-bite).*

FEVER (prison). Typhus exanthématique. → *typhus (epidemic).*

FEVER (protein). Fièvre due à l'injection de protéines.

FEVER (puerperal). Fièvre puerpérale.

FEVER (puerperal scarlet). Scarlatine puerpérale.

FEVER (pulmonary). Pneumonie lobaire. → *pneumony (lobar).*

FEVER (Pym's). Fièvre à pappataci. → *fever (pappataci).*

FEVER (pythogenic). Fièvre typhoïde. → *fever (typhoid).*

FEVER (Q). Fièvre Q, fièvre du Queensland, maladie de Derrick-Burnet.

FEVER (quartan). Fièvre quarte.

FEVER (Queensland). Fièvre du Queensland. → *fever (Q).*

FEVER (Queensland coastal). Fièvre fluviale du Japon. → *tsutsugamushi disease.*

FEVER (quinine). Fièvre quinique. → *Tomaselli's disease.*

FEVER (quintan or quintana). Fièvre des tranchées. → *fever (trench).*

FEVER (quotidian). Fièvre quotidienne.

FEVER (rabbit). Tularémie, *s.f.* → *tularemia.*

FEVER (rat-bite). Terme désignant à la fois le sodoku et la fièvre de Haverhill, tous deux transmis par des morsures de rat.

FEVER (recurrent). Fièvre récurrente. → *fever (relapsing).*

FEVER (red). Dengue, *s.f.* → *dengue.*

FEVER (red) OF CONGO. Typhus murin. → *typhus (murine).*

FEVER (red) OF SWINE. Rouget du porc.

FEVER (relapsing). Fièvre récurrente, spirochétose récurrente, borréliose ou borréliose récurrente.

FEVER (relapsing European). Fièvre récurrente cosmopolite. → *fever (European relapsing).*

FEVER (relapsing louse-borne). Fièvre récurrente cosmopolite. → *fever (European relapsing).*

FEVER (relapsing Spanish). Fièvre récurrente espagnole.

FEVER (relapsing tick-borne). Fièvre récurrente à tiques. → *fever (tick-borne relapsing).*

FEVER (remittent). Fièvre rémittente.

FEVER (remittent malarial). Paludisme rémittent.

FEVER (rheumatic). Maladie de Bouillaud, rhumatisme articulaire aigu, fièvre rhumatismale, polyarthrite aiguë fébrile, syndrome poststreptococcique.

FEVER (Rhodesian or **Rhodesian tick).** Theilériose, *s.f.*

FEVER (rice-field). Fièvre des boues. → *fever (mud).*

FEVER (Rift valley). Fièvre de la vallée du Rift, hépatite enzootique.

FEVER (Rio Grande). Mélitococcie, *s.f.* → *brucellosis.*

FEVER (river) OF JAPAN. Fièvre fluviale du Japan.

FEVER (rock). Brucellose, *s.f.* → *brucellosis.*

FEVER (Rocky Mountains spotted). Fièvre pourprée pétéchiale ou tachetée des Montagnes Rocheuses, fièvre à tique (pro parte) fièvre du Texas.

FEVER (roman). Paludisme, *s.m.* → *malaria.*

FEVER (rural yellow). Fièvre jaune endémique. → *fever (jungle yellow).*

FEVER (safari). Fièvre de safari.

FEVER (sakushu). Fièvre de sept jours.

FEVER (Saimonella). Salmonellose, *s.f.* → *salmonellosis.*

FEVER (Salonica). Fièvre des tranchées. → *fever (trench).*

FEVER (salt). Fièvre de sel.

FEVER (sandfly). Fièvre à pappataci. → *fever (pappataci).*

FEVER (San Joaquin valley). Coccidioïdomycose, *s.f.* → *coccidioidomycosis.*

FEVER (São-Paulo). Fièvre de São-Paulo. → *fever (Brazilian).*

FEVER (scarlet). Scarlatine, *s.f.*

FEVER (Semliki forest virus). Fièvre à virus de la forêt Semliki.

FEVER (septan). Fièvre septane.

FEVER (seven day). Fièvre de sept jours, fièvre automnale.

FEVER (sextan). Fièvre sextane.

FEVER (shin bone). Fièvre des tranchées. → *fever (trench).*

FEVER (ship). Typhus exanthématique. → *typhus (epidemic).*

FEVER (Sindbis virus). Fièvre à virus Sindbis.

FEVER (slime). Fièvre des boues. → *fever (mud).*

FEVER (slow). Brucellose, *s.f.* → *brucellosis.*

FEVER (solar). Dengue, *s.f.* → *dengue.*

FEVER (Songo). Fièvre de Corée. → *fever (Korean).*

FEVER (South-African tick-bite). Fièvre exanthématique sud-africaine (à tiques), fièvre de Natal, fièvre de dix jours de Pretoria.

FEVER (South-American relapsing). Fièvre récurrente d'Amérique du Sud.

FEVER (Spanish relapsing). Fièvre récurrente espagnole ou hispano-africaine.

FEVER (spelter's). Fièvre des fondeurs. → *fever (foundrymen's).*

FEVER (spirillum). Fièvre récurrente. → *fever (relapsing).*

FEVER (splenic). Charbon, *s.m.*

FEVER (spotted or **spotted-group).** Fièvre tachetée (affections à rickettsies, typhus et méningococcie).

FEVER (spotted) OF EASTERN TYPE. Fièvre pourprée des Montagnes Rocheuses. → *fever (Rocky Mountains spotted).*

FEVER (stiff-neck). Méningite cérébrospinale. → *meningitis (epidemic cerebrospinal).*

FEVER (Sumatran mite). Variété de fièvre fluviale du Japon observée à Sumatra.

FEVER (sun). Dengue, *s.f.* → *dengue.*

FEVER (surgical scarlet). Scarlatine chirurgicale.

FEVER (swamp). 1° Fièvre des boues. → *fever (mud).* – 2° *Paludisme, s.m.* → *malaria.*

FEVER (sweat). Suette miliaire.

FEVER (swine). Choléra du porc.

FEVER (sylvan or **sylvatic yellow).** Fièvre jaune endémique.

FEVER (Tahyna virus). Fièvre à virus Tahyna.

FEVER (tertian). Fièvre tierce.

FEVER (tetanoid). Méningite cérébro-spinale. → *meningitis (epidemic cerebrospinal).*

FEVER (Texas tick). Fièvre de Bullis.

FEVER (Thai haemorrhagic). Fièvre hémorragique de l'Asie du Sud-Est.

FEVER (therapeutic). Pyrétothérapie, *s.f.*

FEVER (therapy). Pyrétothérapie, *s.f.*

FEVER (thermic). Insolation, *s.f.*

FEVER (thirst). Fièvre de déshydratation.

FEVER (three day). Fièvre à pappataci. → *fever (pappataci).*

FEVER (threshing). Pneumoconiose des batteurs de grains.

FEVER (tibialgic). Fièvre des tranchées. → *fever (trench).*

FEVER (tick or **tick-bite).** Fièvre par morsure de tiques, fièvre à tiques.

FEVER (tick-bite) OF AFRICA. Fièvre à tiques africaine.

FEVER (tick-borne relapsing). Fièvre récurrente à tiques, fièvre à tiques africaines, *f.* récurrente hispano-africaine, *f.* récurrente sporadique des États-Unis.

FEVER (tick-borne typhus) OF AFRICA. Fièvre à tiques africaine.

FEVER (tick [Californian]). Fièvre récurrente sporadique des États-Unis. → *fever (Californian tick).*

FEVER (Tobia). Fièvre pourprée des Montagnes Rocheuses. → *fever (Rocky Mountains spotted).*

FEVER (Tokushima). Mononucléose infectieuse.

FEVER (traumatic). Fièvre traumatique.

FEVER (trench). Fièvre des tranchées, fièvre de cinq jours ou de Volhynie, fièvre d'Ukraine, fièvre quintane, fièvre de Meuse, fièvre d'Ikowa, fièvre tibiale de Volthynie, tibia des tranchées, rickettsiose à pou non épidémique.

FEVER (triple quotidian). Fièvre triple quotidienne.

FEVER (typhoid). Fièvre typhoïde.

FEVER (typhomalarial). Fièvre typhomalarienne.

FEVER (typhus). Terme générique groupant les 3 variétés de typhus : typhus exanthématique ou épidémique, typhus bénin ou murin, maladie de Brill.

FEVER (undulant). Brucellose, *s.f.* → *brucellosis.*

FEVER (urban yellow). Fièvre jaune épidémique, fièvre jaune urbaine.

FEVER (urethral or **urinary).** Fièvre urineuse.

FEVER (urticarial). Fièvre ortiée.

FEVER (uveoparotid). Syndrome de Heerfordt. → *Heerfordt's syndrome.*

FEVER (valley). Coccidioïdomycose. → *coccidioidomycosis.*

FEVER (Van der Scheer's). Fièvre des tranchées. → *fever (trench).*

FEVER (Venezuelan haemorrhagic). Fièvre hémorragique vénézuélienne.

FEVER (Volhynia). Fièvre des tranchées. → *fever (trench).*

FEVER (walking typhoid). Fièvre typhoïde ambulatoire.

FEVER (war). Typhus exanthématique. → *typhus (epidemic).*

FEVER (water). Fièvre des boues. → *fever (mud).*

FEVER (West African). Fièvre billieuse hémoglobinurique.

FEVER (West Nile). Fièvre à virus West Nile.

FEVER (Whitmore). Mélioïdose, *s.f.*

FEVER (wound). Fièvre traumatique.

FEVER (Yangtze valley). Schistosomiase sino-japonaise. → *schistosomiasis japonica.*

FEVER (yellow). Fièvre jaune, fièvre amarile, typhus amaril, typhus ictérode, vomito negro.

FEVER (yellow jungle). Fièvre jaune endémique. → *fever (jungle yellow).*

FEVER (yellow rural). Fièvre jaune endémique. → *(jungle yellow).*

FEVER (yellow sylvan or **sylvatic).** Fièvre jaune endémique. → *fever (jungle yellow).*

FEVER (yellow urban). Fièvre jaune épidémique. → *fever (urban yellow).*

FEVER (zinc fume). Fièvre des fondeurs. → *fever (foundryman's).*

FEVERET, *s.* Grippe, *f.* → *influenza.*

FÈVRE-LANGUEPIN (syndrome de). Syndrome de Fèvre-Languepin.

FÈVRE'S PROCEDURE. Opération de Fèvre (pour luxation récidivante de la rotule).

FEXISM, *s.* Crétinisme de Styrie.

FGF. Abréviation de « fibroblast growth factor » : facteur de croissance des fibroblastes.

FG SYNDROME. Syndrome FG.

FIA. Abréviation de fluoro-immuno-assay : Méthode d'immunofluorescence.

FIBER, *s.* (américain). Fibre. → *fibre.*

FIBIGER-DEBRÉ-VON GIERKE SYNDROME. Syndrome de Debré-Fibiger.

FIBRAEMIA, *s.* Fibronémie, *f.*

FIBRATE, *s.* Fibrate, *m.*

FIBRE, *s.* Fibre (anglais).

FIBRES (dietary). Fibres alimentaires.

FIBRECOLONOSCOPE, *s.* Colofibroscope, *m.* ; fibrocoloscope, *m.*

FIBRECOLONOSCOPY, *s.* Colofibroscopie, *f.* ; fibrocoloscopie, *f.*

FIBREDUODENOSCOPY, *s.* Duodénofibroscopie, *f.*

FIBREGASTROSCOPE, *s.* Gastrofibroscope, *m.*

FIBROGASTROSCOPY, *s.* Gastrofibroscopie, *f.*

FIBRESCOPE, *s.* Fibroscope, *m.*

FIBRIL, *s.* Fibrille, *f.*

FIBRILLATION, *s.* Fibrillation, *f.*

FIBRILLATION (atrial or **auricular).** Fibrillation auriculaire.

FIBRILLATION (ventricular). Fibrillation ventriculaire.

FIBRIN, *s.* Fibrine, *f.*

FIBRIN DEGRADATION – or **SPLIT – PRODUCTS.** Produits de dégradation de la fibrine, PDF.

FIBRIN FACTORS. Fibrinogène, *m.* et sérum-globuline, *f.*

FIBRINAEMIA, *s.* Fibrinémie, *f.*

FIBRINFORMATION, *s.* Fibrinoformation, *f.*

FIBRIN-FERMENT, *s.* Thrombine, *f.*

FIBRIN-GLOBULIN, *s.* Fibrinoglobuline, *f.*

FIBRIN (myosin). Myosine, *s.f.*

FIBRINOGEN, *s.* Fibrinogène, *m.* ; facteur I, plasmine, *f.* (proparte).

FIBRINOGEN COUNT SCANNING (^{126}I). Test au fibrinogène marqué.

FIBRINOGEN DEGRADATION - or **SPLIT - PRODUCTS.** Produits de dégradation du fibrinogène.

FIBRINOGEN TEST (^{131}I). Test au fibrinogène marqué.

FIBRINOGENAEMIA, *s.* Fibrinogénémie, *f.*

FIBRINOGENOLYSIS, *s.* Fibrinogénolyse, *f.*

FIBRINOGENOPENIA, *s.* Hypofibrinogénémie, *f.* → *hypofibrinogenaemia.*

FIBRINOGLOBULIN, *s.* Fibrinoglobuline, *f.*

FIBRINOKINASE, *s.* Fibrinokinase, *f.* ; plasmokinase, *f.*

FIBRINOLYSIN, *s.* Fibrinolysine, *f.* → *plasmin.*

FIBRINOLYSIS, *s.* Fibrinolyse, *f.*

FIBRINOLYTIC, *adj.* Fibrinolytique.

FIBRINOPENIA, *s.* Hypofibrinogénémie, *f.* → *hypofibrinogenaemia.*

FIBRINOPLASTIC, *adj.* Fibrinoplastique.

FIBRINORRHOEA PLASTICA. Dysménorrhée membraneuse.

FIBRINOSCOPY, *s.* Inoscopie, *f.*

FIBRINURIA, *s.* Fibrinurie, *f.*

FIBROADENIA, *s.* Fibro-adénie, *f.*

FIBROADENOMA, *s.* Fibroadénome, *m.* ; adénofibrome, *m.*

FIBROADENOMA (fetal). Fibroadénome, *m.* ; adénofibrome, *m.*

FIBROADENOMA (giant f. of the breast). Cystosarcome phyllode.

FIBROADENOMA (pleomorphic). Fibroadénome, *s.m.* ; adénofibrome, *s.m.*

FIBROADENOMA XANTHOMATODES. Fibroadénome, *s.m.* adénofibrome, *s.m.*

FIBROADENOMYXOMA (giant intracanalicular). Cystosarcome phyllode.

FIBROBLAST, *s.*, Fibroblaste, *m.*

FIBROBLASTOMA, *s.* Fibroblastome, *m.*

FIBROBLASTOMA (arachnoid or **meningeal).** Méningiome, *s.m.* → *meningioma.*

FIBROBLASTOMA (perineural). Neurinome, *s.m.* → *neurilemona.*

FIBROCARTILAGO, *s.* Fibrocartilage, *m.*

FIBROCHONDROGENESIS, *s.* Fibrochondrogenèse, *f.*

FIBROCHONDROMA, *s.* Fibrochondrome, *m.* ; chondrofibrome, *m.*

FIBROCYST, *s.* Tumeur fibrokystique.

FIBROCYSTIC DISEASE OF BONE. Ostéite fibrokystique. → *osteitis fibrocystica generalisata.*

FIBROCYSTIC DISEASE OF THE BREAST. Maladie de Reclus. → *cystic disease of the breast.*

FIBROCYSTIC (local) DISEASE. Kyste essentiel des os. → *cyst (solitary bone).*

FIBROCYSTIC DISEASE OF JAW or **OF THE MANDIBLE.** Maladie kystique de la mâchoire. → *odontoma (epithelial).*

FIBROCYSTIC DISEASE OF THE PANCREAS. Fibrose kystique du pancréas. → *fibrosis of the pancreas (cystic).*

FIBROCYSTIC DISEASE OF THE TESTICLE. Maladie kystique du testicule.

FIBROCYSTOMA, *s.* Tumeur fibrokystique.

FIBROCYSTE, *s.* Fibrocyte, *m.*

FIBROCYTE, *s.* Fibrocyte, *m.*

FIBRODYSPLASIA ELASTICA. Maladie d'Ehlers-Danlos. → *Danlos's disease or syndrome.*

FIBROELASTOMA, *s.* Fibro-élastome, *m.*

FIBROELASTOSIS, *s.* Fibroélastose, *f.*

FIBROELASTOSIS (endocardial or **endomyocardial).** Fibroélastose endocardique, élastose endocardique, fibrose cardiaque du nourrisson, dysplasie de l'endocarde, endomyocardite fibreuse du nourrisson, endocardite fœtale, endocardite fibroplastique.

FIBROELASTOSIS (prenatal). Fibroélastose endocardique. → *fibroelastosis (endocardial).*

FIBROEPITHELIOMA (premalignant). Tumeur fibroépithéliale de Pinkus.

FIBROGLIOMA, *s.* Fibrogliome, *m.*

FIBROID DISEASE OF THE LUNG. Fibrose pulmonaire.

FIBROLIPOMA, *s.* Fibrolipome, *m.*

FIBROMA, *s.* Fibrome, *m.* ; corps fibreux, tumeur fibreuse.

FIBROMA (calcifying aponevrotic). Tumeur de Keasley. → *fibromatosis (juvenile).*

FIBROMA (chondromyxoid). Fibrome chondromyxoïde.

FIBROMA CUTIS. Fibromatose cutanée.

FIBROMA (cystic). Tumeur fibrokystique.

FIBROMA DURUM. Dermatofibrome, *s.m.*

FIBROMA FUNGOIDES. Mycosis fongoïde. → *mycosis fungoides.*

FIBROMA (hard). Dermatofibrome, *s.m.*

FIBROMA (intracanalicular). Cystadénome, *s.m.* → *cystadenoma.*

FIBROMA LIPOIDICUM or **LIPOMATODES.** Xanthome, *s.m.*

FIBROMA MOLLE. Fibrome mou.

FIBROMA MOLLUSCUM. Fibrome molluscum.

FIBROMA MUCINOSUM. Fibrome ayant subi la dégénérescence mucoïde.

FIBROMA MYXOMATODES. Fibromyxome, *s.m.*

FIBROMA (nonossifying). Fibrome non ostéogénique.

FIBROMA (parasitic). Fibrome utérin irrigué par le péritoine.

FIBROMA PENDULUM. Molluscum pendulum.

FIBROMA SARCOMATOSUM. Fibrosarcome, *s.m.*

FIBROMA SIMPLEX. Dermatofibrome, *s.m.*

FIBROMA (soft). Fibrome mou.

FIBROMA (sublingual). Maladie de Cardarelli. → *aphthae (cachectic).*

FIBROMA (telangiectatic). Angiofibrome, *s.m.*

FIBROMA THECOCELLULARE XANTHOMATODES. Tumeur fibreuse de l'ovaire contenant des lipoïdes et qui dériverait de cellules thécales.

FIBROMA XANTHOMA. Xanthome, *s.m.*

FIBROMATOSIS, *s.* Fibromatose, *f.*

FIBROMATOSIS (diffuse). Fibromatose diffuse.

FIBROMATOSIS (juvenile). Tumeur de Keasbey, fibromatose juvénile, fibrome aponévrotique calcifiant juvénile.

FIBROMATOSIS (palmar). Maladie de Dupuytren.

FIBROMATOSIS (plantar). Maladie de Ledderhose, aponévrosite plantaire.

FIBROMATOSIS (pseudosarcomatous). Pseudosarcome fibromateux.

FIBROMATOSIS VENTRICULI. Linite plastique.

FIBROMYALGIA, *s.* Fibromyalgie, *f.*

FIBROMYOMA, *s.* Fibromyome, *m.*

FIBROMYOMA (utérine). Fibrome de l'utérus, fibromyome de l'utérus, hystérome.

FIBROMYOSITIS, *s.* Myosite fibreuse.

FIBROMYXOENDOTHELIOMA, *s.* Tumeur mixte des glandes salivaires.

FIBROMYXOMA, *s.* Fibromyxome, *m.*

FIBROMYXOSARCOMA OF THE BREAST. Cystosarcome phyllode.

FIBRONECTIN, *s.* Fibronectine, *f.*

FIBRO-PANCREAS, *s.* Fibrose kystique du pancréas. → *fibrosis of the pancreas (cystic).*

FIBROPAPILLOMA, *s.* Adénofibrome, *m.* ; fibro-adénome, *m.*

FIBROPERICARDITIS, *s.* Péricardite fibrineuse.

FIBROPLASIA, *s.* Fibroplasie, *f.*

FIBROPLASIA (retrolental). Fibroplasie rétrocristallinienne ou rétrolentale, maladie de Terry.

FIBROSARCOMA, *s.* Fibrosarcome, *m.* ; sarcome fibroblastique.

FIBROSARCOMA OF BREAST. Cystosarcome phyllode.

FIBROSARCOMA OVARII MUCOCELLULARE CARCINOMATODES. Tumeur de Krükenberg.

FIBROSCOPY, *s.* Fibroscopie, *f.*

FIBROSE (to), *v.* Former du tissu fibreux.

FIBROSIS, *s.* Fibrose, *f.*

FIBROSIS (arteriocapillary). Endothéliite artériocapillaire fibreuse et oblitérante.

FIBROSIS (congenital hepatic). Fibrose hépatique congénitale.

FIBROSIS (diffuse interstitial pulmonary). Sclérose pulmonaire idiopathique. → *fibrosis of the lung (diffuse interstitial).*

FIBROSIS (endocardial). Fibroélastose de l'endocarde. → *fibroelastosis (endocardial).*

FIBROSIS (idiopathic retroperitoneal). Maladie d'Ormond, fibrose retropéritonéale idiopathique, liposclérose rétropéritonéale idiopathique, liposclérose périurétérale, périurétérite plastique, rétropéritonite fibreuse et sclérosante.

FIBROSIS OF THE LUNG (acute diffuse interstitial). Syndrome d'Hamman Rich.

FIBROSIS OF THE LUNG (diffuse interstitial). Fibrose pulmonaire interstitielle diffuse, sclérose pulmonaire idiopathique.

FIBROSIS OF THE LUNG (radiation). Poumon radiothérapique.

FIBROSIS (nodular subepidermal). Dermatofibrome, *s.m.*

FIBROSIS OF THE PANCREAS (cystic). Mucoviscidose, *f.* ; mucoviscose, *f.* ; fibrose kystique du pancréas, maladie fibro-kystique du pancréas, pancréatite fibro-kystique, dysporie entéro-broncho-pancréatique, syndrome de Landsteiner-Fanconi-Andersen, syndrome de Clarke-Hadfield.

FIBROSIS OF THE PANCREAS IN INFANTS. Fibrose kystique du pancréas. → *fibrosis of the pancreas (cystic).*

FIBROSIS (pancreatic). Fibrose kystique du pancréas. → *fibrosis of the pancreas (cystic).*

FIBROSIS (pulmonary). Fibrose pulmonaire, sclérose pulmonaire.

FIBROSIS (retroperitoneal). Maladie d'Ormond. → *fibrosis (idiopathic retroperitoneal).*

FIBROSITIS, *s.* Fibrosite, *f.*

FIBROSITIS (cervical). Névralgie cervico-occipitale post-traumatique.

FIBROTHORAX, *s.* Fibrothorax, *m.*

FIBROTUBERCULOMA, *s.* Fibrotuberculome, *m.*

FIBROUS, *adj.* Fibreux, euse.

FIBROXANTHOMA, *s.* Fibroxanthome, *m.* ; xanthofibrome, *m.*

FIBULA, *s.* Fibula, *f.*

FICK'S METHOD or PRINCIPLE. Théorie ou principe de Fick.

FIEDLER'S DISEASE. Leptospirose ictéro-hémorragique. → *leptospirosis ictero-haemorrhagica.*

FIEDLER'S MYOCARDITIS. Myocardite de Fiedler. → *myocarditis (Fiedler's).*

FIELD, *s.* 1° Champ, *m.* – 2° (embryology). Organisateur, *m.*

FIELD OF VISION. Champ visuel.

FIFTH DISEASE. Cinquième maladie éruptive. → *erythema infectiosum.*

FIFTH VENEREAL DISEASE. Maladie de Nicolas-Fabre. → *lymphogranuloma (venereal).*

FIG WART. Condylome acuminé. → *condyloma acuminatum.*

FIGLU TEST. Test au FIGLU.

FIGURES (fortification). Scotome scintillant. → *scotoma scintillans.*

FIGURE 8 PATTERN or CONTOUR, FIGURE-OF-HEIGHT CONTOUR. Figure en 8 de chiffre.

FILARIA, *s.* Filaire, *f.*

FILARIA BANCROFTI. *Wuchereria bancrofti.* → *Wuchereria bancrofti.*

FILARIA LOA. *Loa-loa, f.* → *Loa-loa.*

FILARIA MALAYI. *Brugia malayi.* → *Brugia malayi.*

FILARIA MEDINENSIS. *Dracunculus medinensis.* → *Dracunculus medinensis.*

FILARIA NOCTURNA. *Wuchereria bancrofti.* → *Wuchereria bancrofti.*

FILARIA OCULI HUMANI. Loa-loa, *f.*, → *Loa-loa.*

FILARIA OZZARDI. *Mansonella ozzardi.* → *Mansonella ozzardi.*

FILARIA PERSTANS. *Acanthocheilonema perstans.* → *Acanthocheilonema perstans.*

FILARIA SANGUINIS HOMINIS. *Acanthocheilonema perstans.* → *Acanthocheilonema perstans.*

FILARIA VOLVULUS. *Oncocerca volvulus.* → *Onchocerca volvulus.*

FILARIASIS, FILARIOSIS, *s.* Filariose, wuchériose.

FILARIASIS (blinding). Onchocercose, *f.* → *onchocerciasis.*

FILARIOSIS (Malayan). Brugiose, *s.f.*

FILATOFF'S (or Filatow's) SIGN. Signe de Filatov.

FILATOW'S METHOD. Méthode de Filatov, histothérapie, thérapeutique ou thérapie tissulaire.

FILATOW'S DISEASE. Quatrième maladie. → *fourth disease.*

FILATOW'S SPOT. Signe de Koplik.

FILATOW-DUKES DISEASE. Quatrième maladie. → *fourth disease.*

FILIPOWITCH'S (or Fillpowicz's) SIGN. Signe de Filipowicz, signe palmo-plantaire.

FILLING (of the teeth). Plombage d'une dent.

FILIPPI'S SYNDROME. Syndrome de Filippi.

FILOPODIUM, *s.* Pseudopode, *m.*

FILOVIRIDAE, *s. pl.* Filoviridés, *m.pl.*

FILTER (endovenous). Filtre intraveineux.

FILTRATE (glomerular). Filtrat glomérulaire, flux glomérulaire.

FILTRATION RATE (glomerular). Filtration glomérulaire.

FINALITY, *s.* Finalité, *f.*

FIMBRIAE, *s. pl.* Pili, *m.pl.* ; fimbriae, *f.pl.*

FINGER, *s.* Doigt, *m.*

FINGER (buttonhole). Doigt en boutonnière.

FINGER (clubbed). Doigts hippocratiques, hippocratisme digital, doigt en baguette de tambour, doigt en battant de cloche.

FINGER COAT. Doigtier, *s.m.*

FINGER (dead). Doigt mort.

FINGER (drop). Doigt en marteau.

FINGER (drumstick). Doigt hippocratique. → *finger (clubbed).*

FINGER-FINGER TEST. Épreuve de l'opposition des index (test de dysmétrie). → *Bárány's pointing test.*

FINGER (giant). Macrodactylie, *s.f.*

FINGER (hammer). Doigt en marteau.

FINGER (hippocratic). Hippocratisme digital. → *finger (clubbed).*

FINGER (insane). Panaris chronique observé chez certains aliénés.

FINGER (jerky). Doigt à ressort.

FINGER (lock). Flexion permanente des doigts par rétraction fibreuse des gaines tendineuses.

FINGER (mallet). Doigt en marteau.

FINGER (fingernail snap). Doigt aux mouvements limités.

FINGER (mallet). Doigt en maillet.

FINGER (Madonna's). Doigt mince et délicat dans l'acromicrie.

FINGER-NOSE TEST. Épreuve du doigt sur le nez (test de dysmétrie).

FINGER PHENOMENON. Signe de Souques. → *Souques' phenomenon.*

FINGER (sausage-like). Doigt boudiné (acromégalie).

FINGER (snap or **snapping).** Doigt à ressort.

FINGER (spider). Arachnodactylie, *s.f.*

FINGER (spring). Doigt aux mouvements limités.

FINGER STALL. Doigtier, *s.m.*

FINGER (stuck). Doigt à ressort.

FINGER (swan neck). Doigt en col de cygne.

FINGER (Telford-Smith's). Doigt de Telford-Smith.

FINGER (trigger). Doigt à ressort.

FINGER (washerwoman's). Doigt raccorni des cholériques.

FINGER (waxy). Doigt mort.

FINGER (webbed). Syndactylie, *f.*

FINGER (white). Doigt mort.

FINGER (zinc). Doigt de zinc.

FINKELSTEIN'S TEST. Épreuve de Finkelstein.

FINSEN'S BATH. Bain de rayons ultra-violets.

FINSEN'S LIGHT or **RAYS.** Rayons Finsen (violets et ultra-violets).

FIRE (St. Anthony's). 1° Ergotisme, *m.* – 2° Érésipèle, *m.*

FIRE (St. Francis). Érésipèle, *m.*

FIRMICUTES, *s.pl.* Firmicutes, *m.*

FISH EYE DISEASE. Maladie des yeux de poisson.

FISHER'S SYNDROME. Syndrome de Miller-Fisher.

FISCHGOLD (digastric line of). Ligne digastrique de Fischgold.

FISHER'S SYNDROME. Syndrome de Fisher.

FISSURAL, *adj.*, Fissuraire.

FISSURE, *s.* 1° Fissure, *f.* – 2° Gerçure, *f.* : crevasse, *f.*

FISSURE (anal), FISSURE IN ANO. Fissure anale.

FISSURE (genal). Macrostomie, *f.*

FISSURE SYNDROME (sphenoidal). Fissure de la fente sphénoïdale.

FISTULA, *s.* Fistule, *f.*

FISTULA (anal), FISTULA IN ANO. Fistule anale.

FISTULA (arteriovenous). Fistule artério-veineuse. → *varix (aneurysmal).*

FISTULA BIMUCOSA. Fistule anale dont les deux extrémités s'ouvrent dans le rectum.

FISTULA (blind). Fistule borgne.

FISTULA (branchial). Fistule branchiale, fistule congénitale du cou.

FISTULA (cervical). Fistule branchiale. → *fistula (branchial).*

FISTULA COLLI CONGENITA. Fistule branchiale. → *fistula (branchial).*

FISTULA (colonic). Fistule colique.

FISTULA (Eck's). Fistule d'Eck.

FISTULA (external blind). Fissure borgne externe.

FISTULA (extrasphincteric). Fistule extra-sphinctérienne.

FISTULA (fecal). Fistule stercorale.

FISTULA (gastric). Fistule gastrique.

FISTULA (gastrojejunocolic). Fistule gastrojéjunocolique.

FISTULA (horseshoe). Fistule anale en fer à cheval, dont les deux extrémités s'ouvrent au périnée.

FISTULA (incomplete). Fistule borgne.

FISTULA (internal blind). Fistule borgne interne.

FISTULA (intestinal). Fistule stercorale.

FISTULA (intrasphincteric). Fistule intra-sphinctérienne, fistule sous-muqueuse.

FISTULA (lacrimal) or **FISTULA LACRIMALIS.** Fistule lacrymale.

FISTULA (pilonidal). Sinus pilonidal.

FISTULA (pulmonary arteriovenous). Anévrisme artérioveineux pulmonaire.

FISTULA (stercoral). Fistule stercorale.

FISTULA (transsphincteric). Fistule transsphinctérienne.

FISTULO-DUODENOSTOMY, *s.* Fistulo-duodénostomie.

FISTULO-GASTROSTOMY, *s.* Fistulo-gastrostomie.

FISTULOGRAPHY, *s.* Fistulographie, *f.*

FISTULOTOMY, *s.*, Fistulotomie, *f.*

FIT, *s.* Crise, *f.* ; attaque, *m.* ; accès, *m.*

FIT (cerebellar). Crise postérieure, crise tonique.

FIT (epileptic). Crise d'épilepsie.

FIT (focal cerebral). Crise focale.

FIT (pontobulbar). Crise épileptique par lésions bulboprotubérantielles.

FIT (posterior fossa). Crise postérieure.

FIT (psychomotor). Crise temporale. → *epilepsy (temporal lobe).*

FIT (running). Épilepsie procursive. → *epilepsy (procursive).*

FIT (temporal). Crise temporale. → *epilepsy (temporal lobe).*

FIT (tonic). Crise postérieure, crise tonique.

FIT (uncinate). Crise unciforme ou uncinée, attaque du gyrus uncinatus.

FIT (visceral). Crise viscérale.

FITTING, *s.* Appareillage, *m.*

FITZ-HUGH-CURTIS SYNDROME. Syndrome de Fitz-Hugh et Curtis, périhépatite gonoscoccique, périhépatite d'origine génitale.

FITZGERALD'S METHOD. Méthode de Fitzgerald.

FITZGERALD'S TRAIT. Facteur Fitzgerald.

FIXATION, *s.* Fixation, *f.*

FIXATION OF THE COMPLEMENT. Fixation du complément.

FIXATION (external). Fixateur externe.

FIXATION (freudian) (psychoanalysis). Fixation. *s.f.*

FIXATOR, *s.* Anticorps, *m.*

FLACCID, *adj.* Flasque.

FLACCIDITY, *s.* Flaccidité, *f.*

FLACHERIE, *s.* Flacherie, *f.*

FLACK'S TEST. Test de Flack.

FLAGELLATA, *s.* Flagellés, *m.pl.*

FLAGELLATION, *s.* Flagellation, *f.*

FLAGELLIDIA, *s.* Flagellés, *m.pl.*

FLAGELLUM, *s.* Flagelle, *m.*

FLAIL, *s.* Fléau, *m.*

FLAJANI'S DISEASE. Maladie de Basedow. → *Graves' disease.*

FLAMES (capillary). Angiome plan de la face chez les nouveau-nés.

FLAP, *s.* 1° Lambeau pédiculé pour greffe. – 2° Battement involontaire.

FLAP (distant). Greffe à l'italienne.

FLAP (island). Lambeau cutané avec pédicule vasculaire.

FLAP (Italian). Greffe à l'italienne.

FLAP (liver). Astérixis, *m.* ; flapping tremor.

FLAP (red). Eczéma marginé de Hebra. → *tinea cruris.*

FLARE, *s.* 1° Aréole cutanée congestive. – 2° Éclosion d'un second foyer morbide.

FLATAU-SCHILDER DISEASE. Sclérose cérébrale de Schilder. → *Schilder's disease or encephalitis.*

FLATFOOT, *s.* Pied plat.

FLATFOOT (rocker-bottom). Pied convexe congénital.

FLATFOOT (spastic). Tarsalgie des adolescents, pied plat valgus douloureux, tarsoptose, *f.*

FLATNESS, *s.* Matité, *f.*

FLATULENCE, *s.* Flatulence, *f.*

FLATULENT, *adj.* Flatulent, ente.

FLATUS, *s.* Flatuosité, *f.*

FLATWORM, *s.* Plathelminthe, *m.*

FLAVEDO, *s.* Coloration jaune.

FLAVIVIRIDAE, *s.* Flaviviridae, *f.pl.*

***FLAVIVIRUS*,** s. Flavivirus, m.

FLEA, *s.* Puce, *f.*

FLEGEL'S DISEASE. Maladie de Flegel.

FLEISCHMANN'S HYGROMA. Hygroma du plancher de la bouche.

FLEISCHNER'S DISEASE. Ostéochondrite des deuxièmes phalanges.

FLEISCHNER'S LINES. Lignes de Fleischner.

FLESH (goose). Chair de poule.

FLESH (proud). Bourgeonnement, *m.* (d'une plaie).

FLETCHER FACTOR. Facteur Fletcher.

FLEXIBILITAS CEREA. Flexibilitas cerea.

FLEXION PHENOMENON (combined). Épreuve de Babinski, épreuve de la flexion combinée de la cuisse et du tronc.

FLEXNER'S BACILLUS. Bacille de Flexner. → *Shigella flexneri.*

FLEXNER'S DYSENTERY. Dysenterie bacillaire.

FLEXNER'S SERUM. Sérum antiméningococcique.

FLINDT'S SPOTS. Tache de Koplik.

FLINT DISEASE. Chalicose, *f.* → *chalicosis.*

FLINT'S or **AUSTIN FLINT'S MURMUR** or **SIGN.** Signe ou roulement de Flint.

FLINT'S (Austin) RESPIRATION. Souffle caverneux.

FLOATERS (vitreous). Corps flottants du vitré.

FLOATING HARBOR SYNDROME. Syndrome de Floating Harbor.

FLOCCILATION, FLOCCITATION, FLOCCILEGIUM, *s.* Carphologie, *f.*

FLOCCULATION, *s.* Floculation, *f.*

FLOCCULATION TEST. Réaction de floculation ou d'opacification.

FLOCCULUS, *s.* Flocculus, *m.*

FLOODING, *s.* Hémorragie utérine abondante.

FLORA, *s.* Flore, *f.*

FLORENCE'S REACTION. Réaction de Florence.

FLOSDORF'S TEST. Test de Flosdorf.

FLOW, *s.* Écoulement, *m.* ; flux, *m.* ; débit, *m.*

FLOW (to), *v.* Fluer.

FLOW (gas), (V). Débit gazeux.

FLOW or **FLOW (monthly).** Règles, *s.f. pl.*

FLOW (peak). Débit de pointe.

FLOW (pulmonary blood). Débit pulmonaire.

FLOW (renal blood). Flux sanguin rénal.

FLOW (renal plasma). Flux plasmatique rénal.

FLOWERS, *s.* (gynaecology). Règles, *s.f. pl.*

FLOWMETER, *s.* Fluxmètre, *m.*

FLOWMETRY, *s.* Vélocimétrie, *f.*

FLOWMETRY (Doppler). Examen Doppler.

FLOWMETRY (pulsed Doppler) or **FLOWMETRY (pulsed ultrasonic Doppler blood).** Examen Doppler pulsé.

FLU, *s.* (popular). Grippe, *f.*

FLUCTUATION, *s.* Fluctuation, *f.*

FLÜGGE'S DROPLETS. Gouttelettes de Flügge.

FLUID (extracellular). Liquide extracellulaire.

FLUID (intracellular). Liquide intracellulaire.

FLUID (spinal). Liquide céphalorachidien.

FLUKE, *s.* Distome, *m.* ; douve, *f.*

FLUOR ALBUS. Leucorrhée, *f.*

FLUORESCEIN STRING TEST. Angiofluoroscopie, *f.* ; épreuve à la fluorescéine, fluoroscopie artérielle.

FLUORESCENCE, *s.* Fluorescence, *f.*

FLUORIDE, *s.* Fluorure, *m.*

FLUORIMETRY, *s.* Fluorimétrie, *f.*

FLUORINE, *s.* Fluor, *m.*

FLUOROCARBON, *s.* Fluorocarbone, *m.*

FLUOROCHROME, *s.* Fluorochrome, *m.*

FLUOROGRAPHY, *s.* or **MINIATURE FLUOROGRAPHY.** Radiophotographie (en petit format).

FLUOROIMMUOASSAY (time resolved). Immunofluorescence en temps résolu.

FLUOROMETRY, *s.* Fluorimétrie, *f.*

FLUOROPHOTOMETRY, *s.* Fluorophotométrie, *f.*

FLUOROQUINONE, *s.* Fluoroquinone, *f.*

FLUOROROENTGENOGRAPHY, *s.* Radiographie en petit format).

FLUOROSCOPY, *s.* Radioscopie, *f.* ; skiascopie, *f.* ; roentgenoscopie, *f.*

FLUOROSIS, *s.* Fluorose, *f.* ; cachexie fluorique.

FLUOROSIS OF BONE. Ostéophathie fluorée.

FLUSH SYNDROME or **FLUSHING IN CARCINOID (paroxysmal).** Syndrome de Björck.

FLUSH, *s.* Bouffée congestive.

FLUSH (hot). Bouffée de chaleur.

FLUTTER, *s.* Flutter, *m.*

FLUTTER (atrial). Flutter auriculaire.

FLUTTER (auricular). Flutter auriculaire.

FLUTTER (diaphragmatic). Spasmes ou diaphragme.

FLUTTER-FIBRILLATION, *s.* Fibrillo-flutter, *m.*

FLUTTER (impure). Fibrillo-flutter, *m.* ; trémulation auriculaire.

FLUTTER (mediastinal). 1° Balancement respiratoire du médiastin. – 2° Phénomène d'Holzknecht-Jacobson.

FLUTTER (ventricular). Flutter ventriculaire.

FLUTTERING, *s.* Fluttering, *m.* (battements, vibrations).

FLUX (bloody). Diarrhée sanglante.

FLUX (celiac). Lientérie, *s.f.*

FLUX (luminous). Flux lumineux.

FLUX (menstrual). Règles, *s.f. pl.*

FLUX (monthly). Règles, *s.f. pl.*

FLUX (white). Maladie cœliaque.

FOAM, *s.* Spume, *f.*

FOAMY, *adj.* Spumeux, euse.

FOCUS, *s.* Foyer, *m.*

FOCUS (Assmann's). Infiltrat d'Assmann.

FOCUS (primary). Primo-infection, *s.f.*

FOCUS (Simon's). Foyer de Simon.

FODÉRÉ'S SIGN. Signe de Fodéré.

FŒTUS, *s.* → Fœtus. → *fetus.*

FOGARTY'S BALLOON CATHETER. Sonde à ballonnet de Fogarty.

FOGO SELVAGEM (portugais). Pemphigus foliacé.

FÖHN ILL. Maladie du föhn.

FOIX'S (syndromes). 1° Syndrome de la paroi externe du sinus caverneux, syndrome de Foix. – 2° Syndrome rubothalamique. → *nucleus (superior syndrome of red).*

FOIX-ALAJOUANINE MYELITIS or **SYNDROME.** Myélite nécrotique subaiguë.

FOLACIN, *s.* Folate, *m.*

FOLIC ACID. Vitamine B_9, acide folique, vitamine Bc, vitamine M, acide ptéroylglutamique.

FOLIC ACID ANTAGONIST. Antifolique, *m.*

FOLLICLE, *s.* Follicule, *m.*

FOLLICLIS, *s.* Folliclis. → *tuberculid (papulo-necrotic).*

FOLLICLIS (aggregated lymphatic) OF PEYER. Plaques de Peyer.

FOLLICULIN, *s.* Folliculine, *f.* ; œstrone, *f.*

FOLLICULINAEMIA, *s.* Folliculinémie, *f.*

FOLLICULINURIA, *s.* Folliculinurie, *f.*

FOLLICULITIS, *s.* Folliculite, *f.* ; adénotrichie, *f.*

FOLLICULITIS ABSCEDENS ET SUFFODIENS. Abcès multiples du cuir chevelu.

FOLLICULITIS (agminate). Amas de folliculites.

FOLLICULITIS BARBAE. Sycosis, *s.m.*

FOLLICULITIS CHELOIDALIS. Acné chéloïdienne.

FOLLICULITIS DECALVANS ET ATROPHICANS. Syndrome de Lassueur et Graham Little.

FOLLICULITIS DECALVANS ET LICHEN SPINULOSUS. Syndrome de Lassueur et Graham Little.

FOLLICULITIS (ecbolic). Folliculite dans laquelle les cellules sont expulsées des follicules.

FOLLICULITIS GONORRHOEICA. Folliculite urétrale.

FOLLICULITIS KELOIDALIS. Acné chéloïdienne.

FOLLICULITIS NUCHAE SCLEROTICANS. Acné chéloïdienne.

FOLLICULITIS (purulent). Folliculite décalvante. → *Quinquaud's disease.*

FOLLICULITIS (staphylococcal). Porofolliculite, *f.*

FOLLICULITIS ULERYTHEMATOSA RETICULATA. Atrophodermie vermiculée, acné vermoulante.

FOLLICULOMA, *s.* Folliculome, *m.*

FOLLOW-UP, *s.* Surveillance, *f.* (d'un malade).

FOLLOW-UP HISTORY. Observation suivie.

FOMENTATION, *s.* Fomentation, *f.*

FONTANA'S STAIN. Coloration de Fontana-Tribondeau.

FONTANEL, FONTANELLE, *s.* Fontanelle, *f.*

FONTAN'S PROCEDURE. Opération de Fontan.

FOOD, *s.* Aliment, *m.*

FOOD AND DRUG ADMINISTRATION. FDA, administration contrôlant l'industrie alimentaire et pharmaceutique aux U.S.A.

FOOD BALL. Phytobézoar, *m.*

FOOD (bulky). Aliment de lest.

FOOD (functional). Alicament, *s.m.*

FOODSTUFF, *s.* Aliment, *m.*

FOODSTUFF (spare or sparing). Aliment d'épargne.

FOOT, *s. pl.* feet. Pied, *m.*

FOOT (athlete's). Pied d'athlète. → *foot (athletic).*

FOOT (athletic). Pied d'athlète, pied de Hong-Kong, pied de Madagascar, épidermophytie plantaire, tinea pedis.

FOOT (broad). Pied en éventail, pied large et étalé par écartement de la tête des métatarsiens et effondrement de la voûte métatarsienne.

FOOT (Charcot's). Pied de Charcot. → *Charcot's foot.*

FOOT (cleft). Pied fourchu.

FOOT (crow's). Patte d'oie (rides de l'angle externe de l'œil).

FOOT (dangle or drop). Pied tombant.

FOOT (forced). Pied forcé, maladie de Deutschlander.

FOOT (Friedreich's). Pied de Friedreich.

FOOT (frosted). Pied gelé.

FOOT (fungus). Maduromycose, *f.*

FOOT (Grecian). Pied grec.

FOOT (hollow). Pied bot creux.

FOOT (Hong-Kong). Pied d'athlète. → *foot (athletic).*

FOOT (immersion). Pied d'immersion, syndrome de White.

FOOT (Madura). Pied de Madura. → *Madura foot.*

FOOT (march). Pied forcé. → *foot (forced).*

FOOT (Morand's). Pied avec 8 orteils.

FOOT (Morton's). Pied de Morton. → *Morton's metatarsalgia.*

FOOT (mossy). Pied moussu.

FOOT AND MOUTH DISEASE or **FEVER.** Fièvre aphteuse, syndrome pied-bouche (peu employé).

FOOT PHENOMENON. Clonus du pied.

FOOT (reel). Pied bot.

FOOT REFLEX. Clonus du pied.

FOOT (rocker-bottom)(en patin de fauteuil à bascule). Pied convexe congénital, pied en piolet.

FOOT (sag). Pied plat.

FOOT (shelter). Pied enflé, chez les sujets ayant passé la nuit dans les abris anti-aériens.

FOOT (shuffle). Pied tombant.

FOOT (spatula). Pied palmé.

FOOT (spread). Pied en éventail. → *foot (broad).*

FOOT STASIS. Pied de tranchée.

FOOT (tabetic). Pied de Charcot. → *Charcot's foot.*

FOOT (taut). Contracture du mollet et des fléchisseurs plantaires due au port de chaussures à hauts talons.

FOOT (trench). Pied de tranchée.

FOOT (weak). Premier degré de pied plat.

FORAMEN, *s.* Foramen, *m.*

FORAMEN (obturator). Foramen obturé, trou obturateur.

FORAMEN OVALE. Trou de Botal. → *Botallo's foramen.*

FORAMEN OVALE (patent). Persistance du foramen ovale.

FORBES'S DISEASE. Maladie de Cori. → *Cori's disease.*

FORBES-ALBRIGHT SYNDROME. Syndrome de Forbes-Albright. → *Ahumada-Del Castillo syndrome.*

FORCEPS, *s.* Pince, *f.*

FORCEPS (dental). Davier, *s.m.*

FORCEPS (lithotomy). Tenette, *s.f.*

FORCEPS (obstetrical). Forceps, *s.m.*

FORCIPRESSURE, *s.* Forcipressure, *f.*

FORDYCE'S DISEASE. Maladie de Fordyce.

FORECONSCIOUS, *adj.* and *s.* Coconscient, *adj.* et *m.*

FOREHEAD, *s.* Front, *m.*

FOREHEAD (carinate). Front en carène.

FORESTIER-CERTONCINY SYNDROME. Pseudo-polyarthrite rhizomélique, syndrome de Forestier et Certonciny, syndrome myalgique des gens âgés avec réaction systémique.

FORESTIER AND ROTÉS – QUÉROL SYNDROME. Mélorhéostose vertébrale, hyperostose ankylosante vertébrale sénile, hyperostose vertébrale engainante, spondylorhéostose, *s.f.* ; syndrome de Forestier et Rotés-Quérol.

FORK (dinner ou silver) DEFORMITY. Déformation en dos de fourchette.

FORLANINI'S TREATMENT. Pneumothorax artificiel. → *pneumothorax (artificial).*

FORMALDEHYDE, *s.* Formaldehyde, formol, *m.*

FORMALIN TEST, FORMALDEHYDE TEST. Formol-gélification, → *formol-gel test.*

FORMATION, *s.* Formation, *f.*

FORMATIS RETICULARIS. Système réticulé, formation réticulée, substance réticulée.

FORMICATION, *s.* Formication, *f.* ; fourmillement, *m.*

FORMICATION SIGN. Signe de Tinel.

FORMOL-GEL TEST. Réaction de Gaté et Papacostas, formol gélification, formol-leucogel réaction, réaction de Fox et Mackie.

FORMULARY, *s.* Formulaire, *m.*

FORSIUS-ERIKSSON SYNDROME. Syndrome de Forsius-Eriksson.

FORSSMAN'S PHENOMENON. Phénomène de Forssman.

FORNEY-ROBINSON-PASCOE SYNDROME. Syndrome de Forney, ou de Forney-Robinson-Pascoe.

FORNIX, *s.* Fornix, *m.*

FORSTER'S CHOROIDITIS or **DISEASE.** Choroïdite centrale aréolaire.

FÖRSTER'S OPERATION. Rhizotomie postérieure. → *rhizotomy (posterior).*

FÖRSTER'S SYNDROME. Maladie ou syndrome de Förster, amyotonie généralisée, atonie-astasie, *f.*

FÖRSTER-PENFIELD OPERATION. Excision d'une cicatrice corticale épileptogène.

FOSSA, *s.* Fosse, *s.f.*

FOSSA (oval) OF HEART. Fosse ovale.

FOTHERGILL'S DISEASE. 1° Névralgie du trijumeau. → *neuralgia (trigeminal).* – 2° Scarlatine grave à forme angineuse.

FOTHERGILL'S NEURALGIA. Névralgie du trijumeau. → *neuralgia (trigeminal).*

FOTHERGILL'S OPERATION. Opération de Manchester.

FOTHERGILL'S SORE THROAT. Scarlatine grave à forme angineuse.

FOUR (or 4) P-SYNDROME. Syndrome de la délétion du bras court du chromosome 4 (4p-).

FOURNIER'S DISEASE. Gangrène foudroyante des organes génitaux, syndrome de Fournier.

FOURNIER'S SIGNS. 1° Netteté de la limite des lésions cutanées syphilitiques. – 2° Tibia en lame de sabre.

FOURNIER'S TEST. Exercice à la Fournier.

FOURTH DISEASE. Maladie de Dukes-Filatow, quatrième maladie, rubéole scarlatiniforme, maladie de Filatov (ou Filatoff).

FOURTH VENEREAL DISEASE. 1° Maladie de Nicolas et Favre. → *lymphogranuloma (venereal).* – 2° Granulome vénérien. → *granuloma inguinale.*

FOVEA, *s.* Fovea, *f.*

FOVILLE'S SYNDROME. Syndrome protubérantiel inférieur de Foville, syndrome inférieur ou type III de Foville.

FOWLER'S OPERATION. Décortication pulmonaire.

FOWLER'S PHENOMENON. Phénomène de Fowler. → *recruitment.*

FOWLER'S POSITION. Position de Fowler.

FOWLER-MURPHY TREATMENT. Méthode de Murphy.

FOX'S DISEASE. Épidermolyse bulleuse héréditaire. → *epidermolysis bullosa hereditaria.*

FOX'S IMPETIGO. Impétigo, *m.* → *impetigo contagiosa.*

FOX-FORDYCE DISEASE. Maladie de Fox et Fordyce.

FOXGLOVE, *s.* Digitale, *f.*

FRACTURE, *s.* Fracture, *f.*

FRACTURE (agenetic). Fracture spontanée due à une mauvaise ostéogenèse.

FRACTURE (articular). Fracture articulaire.

FRACTURE (automobile). Fracture par retour de manivelle.

FRACTURE (avulsion). Fracture par arrachement ligamentaire.

FRACTURE FROM BACKFIRE. Fracture par retour de manivelle.

FRACTURE (Barton's). Fracture de Rhea Barton.

FRACTURE (bending). Fracture par flexion.

FRACTURE (Bennett's). Fracture de Bennett.

FRACTURE (bent). Fracture en bois vert.

FRACTURE (boxer's). Fracture des boxeurs.

FRACTURE (bucket-handle). Meniscus bipartitus, ménisque en anse de seau.

FRACTURE (bursting). Fracture par éclatement.

FRACTURE (butterfly). Fracture comminutive en ailes de papillon.

FRACTURE (buttonhole). Perforation osseuse par projectile.

FRACTURE (capillary). Félure osseuse.

FRACTURE (chauffeur's). Fracture par retour de manivelle.

FRACTURE (chip). Détachement d'un éclat osseux.

FRACTURE (chisel). Fracture oblique de la tête radiale.

FRACTURE (cleavage). Clivage du cartilage de la tête de l'humérus entraînant un petit fragment d'os.

FRACTURE (closed). Fracture fermée.

FRACTURE (Colles's). Fracture de Pouteau-Colles.

FRACTURE (comminuted). Fracture comminutive, fracture esquilleuse.

FRACTURE (complicated). Fracture compliquée.

FRACTURE (composite). Fractures multiples.

FRACTURE (compound). Fracture ouverte.

FRACTURE (compression). Fracture par tassement.

FRACTURE BY CONTRECOUP. Fracture par contrecoup.

FRACTURE (Cotton's). Fracture des deux malléoles et du rebord articulaire postérieur du tibia.

FRACTURE (craniofacial-disjunction). Disjonction crânio-faciale, fracture de Le Fort 3°, fracture haute du maxillaire supérieur.

FRACTURE (depressed). Embarrure, *f.*

FRACTURE (de Quervain's). Fracture du scaphoïde avec luxation palmaire du semi-lunaire.

FRACTURE (derby-hat). Embarrure, *f.*

FRACTURE (dish-pan). Embarrure, *f.*

FRACTURE-DISLOCATION. Luxation compliquée de fracture.

FRACTURE (Dupuytren's). Fracture de Dupuytren.

FRACTURE (Duverney's). Fracture de Duverney.

FRACTURE (dyscrasic). Fracture d'un os décalcifié.

FRACTURE (fatigue). Pied forcé, fracture de fatigue. → *foot (forced).*

FRACTURE (fissure ou fissured). Fissure osseuse.

FRACTURE (folding). Voussure d'un os long chez un enfant, due à une pression longitudinale.

FRACTURE (Galeazzi's). Fracture du Dupuytren du membre supérieur.

FRACTURE (Gosselin's). Fracture spiroïde de Gerdy. → *Gosselin's fracture.*

FRACTURE (greenstick). Fracture en bois vert.

FRACTURE (Guérin's). Fracture de A. Guérin.

FRACTURE (gunshot). Fracture par projectile.

FRACTURE (gutter). Embarrure elliptique.

FRACTURE (hickory stick). Fracture en bois vert.

FRACTURE IMPACTED. Fracture engrenée.

FRACTURE (incomplete or interperiosteal). Fracture en bois vert.

FRACTURE (indirect). Fracture par irradiation.

FRACTURE (intra-articular). Fracture articulaire.

FRACTURE (intracapsular). Fracture intra-capsulaire.

FRACTURE (intraperiosteal). Fracture sous-périostée.

FRACTURE (Jefferson's). Fracture de Jefferson.

FRACTURE (joint). Fracture articulaire.

FRACTURE (lead pipe). Fracture osseuse à l'opposé du point d'impact.

FRACTURES (Le Fort's). Fractures de Le Fort.

FRACTURE (Le Fort's I). Fracture de A. Guérin.

FRACTURE (Le Fort's II). Fracture moyenne du maxillaire. → *fracture (pyramidal).*

FRACTURE (Le Fort's III). Disjonction crâniofaciale. → *fracture (craniofacial-disjunction).*

FRACTURE (lineal). Fissure osseuse.

FRACTURE (loop). Ménisque en anse de seau. → *fracture (bucket handle).*

FRACTURE (loose). Fracture avec grande mobilité des fragments.

FRACTURE (march). Pied forcé. → *foot (forced).*

FRACTURE (Monteggia's). Fracture de Monteggia.

FRACTURE (Moore's). Fracture de l'extrémité inférieure du radius avec luxation de la tête cubitale, la styloïde restant attachée au ligament annulaire.

FRACTURE (multiple). Fractures multiples.

FRACTURE (neoplastic). Fracture d'un os cancéreux.

FRACTURE (neurogenic). Fracture spontanée au cours d'une maladie nerveuse.

FRACTURE (open). Fracture ouverte, fracture exposée.

FRACTURE (paratroopen's). Fracture des malléoles avec ou sans fracture du rebord articulaire postérieur du tibia (littéralement : fracture du parachutiste).

FRACTURE (parry). Fracture de Monteggia.

FRACTURE (pathologic). Fracture pathologique.

FRACTURE (pathological). Fracture pathologique.

FRACTURE (perforating). Perforation osseuse par projectile.

FRACTURE (pertrochanteric). Fracture transtrochantérienne.

FRACTURE (ping-pong). Embarrure, *f.*

FRACTURE (pond). Embarrure circulaire.

FRACTURE (pot-lid). Fracture dont le trait circulaire détache la calotte crânienne.

FRACTURE (Pott's). Fracture de Dupuytren.

FRACTURE (puncture). Perforation osseuse par projectile.

FRACTURE (pyramidal). Fracture de Le Fort 2°, fracture moyenne du maxillaire.

FRACTURE (Quervain's). Fracture du scaphoïde avec luxation palmaire du semi-lunaire.

FRACTURE (ressecting). Fracture par projectile avec énucléation d'un fragment.

FRAGMENT (secondary). Fracture spontanée.

FRACTURE (Shepherd's). Fracture de Shepherd.

FRACTURE (silver fork). Fracture en dos de fourchette, fracture de Pouteau.

FRACTURE (simple). Fracture fermée.

FRACTURE (Skillern's). Fracture au 1/3 moyen des deux os de l'avant-bras : complète pour le radius, en bois vert pour le cubitus.

FRACTURE OF THE SKULL (depressed). Embarrure, *f.*

FRACTURE OF THE SKULL (diastatic). Fracture du crâne avec écartement des fragments.

FRACTURE OF THE SKULL (expressed). Fracture du crâne dans laquelle le fragment est déplacé vers l'extérieur.

FRACTURE (Smith's). Fracture de Goyrand. → *Colles' fracture (reverse).*

FRACTURE (spiral). Fracture spiroïde, fracture hélicoïdale.

FRACTURE (splintered). Fracture comminutive.

FRACTURE (spontaneous). Fracture spontanée.

FRACTURE (sprain). Fracture par arrachement ligamentaire.

FRACTURE (stellate). Fracture étoilée.

FRACTURE (Stieda's). Fracture du condyle interne du fémur.

FRACTURE (strain). Fracture par arrachement ligamentaire.

FRACTURE (stress). Fracture par arrachement musculaire.

FRACTURE (subcapital). Fracture sous-capitale (du col du fémur).

FRACTURE (subperiosteal). Fracture sous-périostée.

FRACTURE (supracondylar). Fracture suscondylienne.

FRACTURE (torsion). Fracture spiroïde.

FRACTURE (torus). Voussure d'un os long, chez un enfant, due à une pression longitudinale.

FRACTURE (transcervical). Fracture transcervicale.

FRACTURE (transcondylar). Fracture transcondylienne.

FRACTURE (transverse facial). Disjonction crânofaciale. → *fracture (crâniofacial-disjunction).*

FRACTURE (trimalleolar). Fracture des deux malléoles avec fracture du rebord articulaire postérieur du tibia.

FRACTURE (tuft). Fracture par éclatement.

FRACTURE (ununited). Fracture non consolidée.

FRACTURE (V-shaped). Fracture spiroïde de Gerdy. → *Gosselin's fracture.*

FRACTURE (willow). Fracture en bois vert.

FRACTURE (Wagstaffe's). Fracture de Wagstaffe. → *Wagstaffe's fracture.*

FRAENKEL'S NODULES. Nodules des vaisseaux sanguins cutanés au cours du typhus.

FRAGILITAS CRINUM. Fragilité des cheveux.

FRAGILITAS OSSIUM-BLUE SCLERA-OTOSCLEROSIS. Syndrome de Van der Hœve. → *Van der Hœve syndrome or triad.*

FRAGILITAS OSSIUM HEREDITARIA. Fragilité osseuse héréditaire.

FRAGILITAS OSSIUM HEREDITARIA TARDA. Ostéopsathyrose, *f.* → *osteopsathyrosis.*

FRAGILITAS OSSIUM TARDA. Ostéopsathyrose, *f.* → *osteopsathyrosis.*

FRAGILITAS SANGUINIS. Fragilité globulaire.

FRAGILITY OF THE BLOOD. Fragilité globulaire.

FRAGILITY OF THE BLOOD TEST. Épreuve de la résistance globulaire.

FRAGILITY OF BONE (hereditary). Fragilité osseuse héréditaire.

FRAGILITY (erythrocyte or erythrocytic). Fragilité globulaire.

FRAGILITY (erythrocyte) TEST. Épreuve de la résistance globulaire.

FRAGILITY (osmotic) TEST. Épreuve de la résistance globulaire.

FRAGILITY TEST. Épreuve de la résistance globulaire.

FRAMBESIA, *s.* or **FRAMBOESIA TROPICA.** Pian, *m.* → *yaws.*

FRAMBESIOMA, FRAMBOESIOMA, *s.* Pianôme, *m.* ; frambœside, *f.* ; frambœsiome, *m.*

FRAMYCETIN, *s.* Framycétine, *f.*

FRANCESCHETTI'S SYNDROMES. 1° Syndrome de Franceschetti, dysostose mandibulo-faciale, syndrome de Treacher-Collins. – 2° Dystrophie des couches profondes de la cornée associée à une ichtyose.

FRANCESCHETTI-JADASSOHN SYNDROME. Dermatose pigmentaire réticulée. → *dermatosis (reticular pigmented).*

FRANCESCHETTI-ZWAHLEN or FRANCESCHETTI-ZWAHLER-KLEIN SYNDROME. Syndrome de Franceschetti. → *Franceschetti's syndromes 1°.*

FRANCIS'S DISEASE. Tularémie, *f.* → *tularemia.*

FRANCISELLA TULARENSIS. *Francisella tularensis, Pasteurella tularensis, Brucella tularensis, Bacterium tularense.*

FRANÇOIS'S SYNDROME. 1° Syndrome d'Hallermann-Streiff. → *Hallermann-Streiff syndrome.* – 2° Maladie de François et Détroit, dystrophie dermo-chondro-cornéenne familiale.

FRANÇOIS-HAUSTRATE SYNDROME. Dysostose oto-mandibulaire. → *dysostosis (otomandibular).*

FRANK'S SIGN. Signe de Frank.

FRANKE'S OPERATION. Opération de Franke.

FRÄNKEL'S LEUKAEMIA. Variété de leucémie aiguë avec grands mononucléaires.

FRÄNKEL'S PNEUMOCOCCUS. *Streptococcus pneumoniæ.* → *Streptococcus pneumoniae.*

FRÄNKEL'S SIGN. Hypotonie des muscles de la bouche dans le tabès.

FRÄNKEL'S TEST. Signe de Fränkel.

FRANKLINISM, FRANKLINIZATION, *s.* Franklinisation, *f.* ; franklinisme, *f.*

FRASER'S SYNDROME. Syndrome de Fraser.

FRAZIER-SPILLER or FRAZIER'S OPERATION. Névrotomie ou neurotomie rétrogassérienne, radicotomie rétrogassérienne, rhizotomie rétrogassérienne, opération de Frazier, opération de Spiller-Frazier.

FRECKLE, *s.* Éphélide, *f.* ; tache de rousseur.

FRECKLE OF HUTCHINSON (melanotic). Mélanose de Dubreuilh. → *melanosis of Dubreuilh (circumscribed precancerous).*

FRECKLE (malignant or senile). Mélanose de Dubreuilh. → *melanosis of Dubreuilh (circumscribed precancerous).*

FREDERICKSON'S CLASSIFICATION. Classification de Frederickson.

FREDET-RAMSTEDT OPERATION. Pylorotomie, *f.* → *pylorotomy.*

FREEMAN'S DEVICE. Botte de Freeman.

FREEMAN'S PLATE. Plateau de Freeman.

FREEMAN-SHELDON SYNDROME. Syndrome de Freeman-Sheldon. → *dystrophy (craniocarpotarsal).*

FREEMARTIN, *s.* Free-martin, *m.*

FREI'S DISEASE. Maladie de Nicolas-Favre. → *lymphogranuloma (venereal).*

FREI'S TEST. Réaction de Frei.

FREIBERG'S DISEASE or INFARCTION OF METATARSAL HEAD. Maladie de Freiberg. → *osteochondritis (juvenile deforming metatarsophalangeal).*

FREMEREY-DOHNA SYNDROME. *s.* Syndrome de François. → *Hallermann-Streiff syndrome.*

FREMITUS, *s.* Frémissement, *m.* ; vibration, *f.*

FREMITUS (bronchial). Vibrations produites par les râles bronchiques.

FREMITUS (dental). Grincement de dents.

FREMITUS (echinococcus). Frémissement hydatique.

FREMITUS (friction). Frottement, *m.* → *sound (friction).*

FREMITUS (hydatid). Frémissement hydatique. → *thrill (hydatid).*

FREMITUS (pectoral). Vibrations vocales perçues à la palpation.

FREMITUS (pericardial). Frottement péricardique.

FREMITUS (pleural). Frottement pleural.

FREMITUS (rhonchal). Vibration produites par les râles bronchiques.

FREMITUS (tactile). Vibrations vocales perçues à la palpation.

FREMITUS (tussive). Vibrations thoraciques perçues à la palpation pendant la toux.

FREMITUS (vocal). Vibrations vocales perçues à l'auscultation.

FRENCH. Français, aise, *adj.* ; Charrière (filière).

FRENKEL'S METHOD. Méthode de Frenkel.

FRENKEL'S MOVEMENTS. Méthode de Frenkel.

FRENKEL'S SYNDROME. Syndrome de Frenkel.

FRENUM, *s.* Frein, *m.*

FREQUENCY, *s.* Fréquence, *f.*

FRENZY, *s.* Frénésie, *f.* ; phrénésie, *f.*

FREUDIAN, *adj.* Freudien.

FREUND'S ADJUVANT. Adjuvant de Freund.

FREUND'S OPERATIONS. Opérations de Freund.

FREY'S SYNDROME. Syndrome de Lucie Frey. → *auriculotemporal syndrome.*

FREYER'S OPERATION. Opération de Freyer, adénomectomie transvésicale, prostatectomie suspubienne, prostatectomie hypogastrique.

FRICTION, *s.* Friction, *f.*

FRIEDEL PICK DISEASE. Syndrome de Pick. → *pseudocirrhosis of the liver (pericardial or pericarditic).*

FRIEDEWALD'S FORMULA. Formule de Friedewald.

FRIEDLÄNDER'S BACILLUS. *Klebsiella pneumoniæ.* → *Klebsiella pneumoniae.*

FRIEDLÄNDER'S DISEASE. Endartérite oblitérante.

FRIEDMANN'S VASOMOTOR SYNDROME or VASOMOTOR SYMPTOM COMPLEX. Syndrome subjectif des traumatisés du crâne. → *neurasthenia (traumatic).*

FRIEDREICH'S ATAXIA or DISEASE. Maladie de Friedreich, ataxie héréditaire, tabès héréditaire.

FRIEDREICH'S DISEASE. 1° Paramyoclonus multiplex. – 2° Maladie de Friedreich. → *Friedreich's ataxia.*

FRIEDREICH'S FOOT. Pied de Friedreich.

FRIEDREICH'S SPASMS. Paramyoclonus multiplex.

FRIEDREICH'S TABES. Maladie de Friedreich. → *Friedreich's ataxia or disease.*

FRIEDRICH-ERB-ARNOLD SYNDROME. Pachydermopériostose, *f.* → *pachydermoperiostosis.*

FRIEDRICH'S OPERATION, FRIEDRICH-BRAUER OPERATION. Opération de Friedreich. → *pleuropneumonolysis.*

FRIGIDITY, *s.* Frigidité, *f.*

FRIGORISM, *s.* Froidure, *f.*

FRIGORISM (local). Pied de tranchée.

FRIGOTHERAPHY, *s.* Frigothérapie, *f.*

FRIMODT-MÔLLER AND BARTON DISEASE. Éosinophilie tropicale. → *eosinophilia (tropical).*

FRISCH'S BACILLUS. Bacille de Frisch.

FRITZ'S SIGN. Indice de Fritz.

FRÖHLICH'S SYNDROMES. Syndrome de Babinski-Fröhlich. → *dystrophy (adiposogenital).*

FROIN'S SYNDROME. Syndrome de Froin, syndrome de Lépine-Froin.

FROMENT'S or FROMENT'S PAPER SIGN. Signe du journal, signe de Froment, signe du pouce.

FROMMEL'S DISEASE. Syndrome de Chiari-Frommel.

FRONTAL, *adj.* Frontal, ale.

FROSTBITE, *s.* Gelure, *f.*

FROTH, *s.* Spume, *f.*

FROTHY, *adj.* Spumeux, euse.

FROTTEURISM, *s.* Frotteurism, *m.*

FRUCTOSE, *s.* Fructose, *m.*

FRUCTOSE INTOLERANCE (hereditary). Idiosyncrasie ou intolérance héréditaire au fructose, fructosémie congénitale.

FRUCTOSAEMIA, *s.* Fructosémie, *f.* ; lévulosémie, *f.*

FRUCTOSURIA, *s.* Fructosurie, *f.* ; lévulosurie, *f.*

FRUCTOSURIA (essential). Fructosurie essentielle ou héréditaire bénigne.

FRUEHJAHR'S CATARRH. Conjonctivite printanière.

FRYNS'S SYNDROME. Syndrome de Fryns.

f.s.a. f.s.a. (fac secundum artem).

FSF. Facteur XIII. → *factor (fibrin stabilizing).*

FSH. Gonadostimuline A. → *hormone (follicle-stimulating).*

FSH-RH (or RH), FSH-RELEASING FACTOR or HORMONE. Fraction de la gonadolibérine qui stimule la sécrétion hypophysaire de folliculostimuline.

FTA-ABS TEST. FTA-ABS test. → *absorption test (fluorescent).*

FUSCHIN, *s.* Fuschine, *f.*

FUCHS'S DYSTROPHY. Dystrophie de Fuchs.

FUCHS'S HETEROCHROMIA. Hétérochromie de Fuch.

FUCHS'S OPTIC ATROPHY. Atrophie périphérique du nerf optique.

FUCHS'S PHENOMENON. Signe de Fuchs.

FUCHS'S SPOT. Tache de Fuchs.

FUCHS'S SYNDROMES. 1° Syndrome de Fuchs. → *mucocutaneous ocular syndrome.* – 2° Dystrophie de Fuchs. – 3° Kératite superficielle ponctuée.

FUCHS-KRAMPA SYNDROME. Dystrophie de Fuchs.

FUCOSIDOSIS, *s.* Fucosidose, *f.*

FUGUE, *s.* Fugue, *f.*

FUHRMANN'S DWARFISM. Nanisme type Fuhrmann.

FUKALA'S OPERATION. Opération de Fukala.

FUKAYAMA TYPE CONGENITAL MUSCULAR DYSTROPHY. Dystrophie musculaire progressive congénitale type Fukayama.

FULGURANT, FULGURATING, *adj.* Fulgurant, ante.

FULGURATION, *s.* Fulguration, *f.* ; étincelage, *m.*

FULIGINOUS, *adj.* Fuligineux, euse.

FUMIGATION, *s.* Fumigation, *f.*

FUNCTION (ventricular). Fonction ventriculaire.

FUNCTIONAL, *adj.* Fonctionnel, elle.

FUNDOPLICATION, *s.* Fundoplication, *f.* ; fundoplicature, *f.*

FUNDUS OF THE EYE, FUNDUS OCULI. Fond d'œil (FO).

FUNDUS ALBIPUNCTATUS. Fundus albipunctatus.

FUNDUS FLAVIMACULATUS. Fundus flavimaculatus.

FUNDUS (optic). Fond d'oeil.

FUNDUS OF STOMACH. Fundus de l'estomac.

FUNDUSCOPE, *s.* Ophtalmoscope, *m.*

FUNDUSCOPY, *s.,* **FUNDUSCOPIC EXAMINATION.** Examen du fond d'œil.

FUNDUSECTOMY, *s.* Fondusectomie, *f.*

FUNERARIUM, *s.* Funérarium, *m.* ; obitoire, *m.*

FUNGAL, *adj.* Fongique.

FUNGICIDAL, *adj.* Fongicide.

FUNGICIDE, *s.* Fongicide, *m.*

FUNGIFORM, *adj.* Fongiforme.

FUNGISTAT, *s.* Fongistatique, *m.*

FUNGISTATIC, *adj.* Fongistatique.

FUNGOID, *adj.* Fongoïde.

FUNGOSITY, *s.* Fongosité, *f.*

FUNGOUS, *adj.* Fongueux, euse.

FUNGUS, *s.* Fongus, *m.*, champignon *m.*

FUNGUS (ball). Aspergillome, *s.m.*

FUNGUS OF THE BRAIN, FUNGUS CEREBRI. Hernie cérébrale ulcérée.

FUNGUS FOOT. Pied de Madura. → *Madura foot.*

FUNGUS HAEMATODES. Angiome caverneux. → *angioma (cavernous).*

FUNGUS (ray). Actinomyces, *m.*

FUNGUS TESTIS. Fongus du testicule.

FUNGUS (umbilical). Fongus ombilical des nouveau-nés.

FUNICULALGIA, *s.* Funiculalgie, *f.*

FUNICULAR, *adj.* 1° (pertaining to the spinal cord). Cordonal, ale. – 2° (pertaining to the spermatic cord). Funiculaire.

FUNICULITIS, *s.* Funiculite, *f.*

FUNICULITIS (endemic). Funiculite endémique.

FUNICULUS, *s.* Cordon, *m.*

FUR, *s.* Enduit saburral.

FURRED, *adj.* Saburral, ale.

FÜRBRINGER'S SIGN. Signe de Fürbringer.

FURFUR, *s.* (*pl.* furfures). Furfur, *m.* (*pl.* furfures).

FURFURACEOUS, *adj.* Furfuracé, cée.

FURUNCLE, *s.* Furoncle, *m.*

FURUNCLE (lochial). Furoncle ou abcès professionnel chez les sages-femmes.

FURUNCLE (physicians'). Panaris par piqûre anatomique.

FURUNCULOSIS, *s.* Furonculose, *f.*

FURUNCULUS, *s.* Furoncle, *m.*

FURUNCULUS ORIENTALIS. Bouton d'Orient. → *sore (oriental).*

FUSARIOSIS, *s.* Fusariose, *f.*

FUSION, *s.* Fusion, *f.*

FUSION COMPLEX or **BEAT.** Complexe ou onde de fusion.

FUSION SYNDROME (cervical). Syndrome de Klippel-Feil.

FUSOBACTERIUM NECROPHORUM. *Fusobacterium necrophorum, Bacillus funduliformis, Sphærophorus funduliformis, Bacillus thetoides.*

FUSOCELLULAR, *adj.* Fusocellulaire.

FUSOSPIROCHETOSIS, *s.* Fuso-spirochétose, *f.*

G

G. Symbole de giga.

g. Symbole de gramme, *m.*

Ĝ. Gradient ventriculaire, Ĝ.

GABA. Abréviation de « gamma aminobutyric acid » ; GABA, acide gamma hydroxybutyrique.

GABOON ULCER. Ulcère du Gabon. → *ulcer (tropical).*

GADOLINIUM, *s.* Gadolinium, *m.*

GAFSA BOIL. Bouton d'Orient. → *sore (oriental).*

GAIRDNER'S DISEASE. Angor indolore, angine de poitrine indolore.

GAISBÖCK'S DISEASE or **SYNDROME.** Maladie de Gaisböck. → *polycythaemia hypertonica.*

GAIT, *s.* Démarche, *f.*

GAIT (ataxic). Démarche ataxique, démarche tabétique.

GAIT (camel). Démarche observée au cours du spasme de torsion.

GAIT (cerebellar). Démarche cérébelleuse.

GAIT (cerebello-spastic). Démarche cérébello-spasmodique.

GAIT (Charcot's). Démarche tabéto-cérébelleuse.

GAIT (compass). Épreuve de la déviation angulaire, épreuve de la marche en étoile, épreuve de Babinski-Weil.

GAIT (cow). Démarche avec balancement observée dans le genu valgum.

GAIT (dromadery). Démarche observée au cours du spasme de torsion.

GAIT (drop-foot). Steppage, *s.m.*

GAIT (duck). Démarche de canard.

GAIT (equine). Steppage, *s.m.*

GAIT (festinating). Festination, *s.f.*

GAIT (frog). Démarche en sautant de la paralysie infantile.

GAIT (helicopod). Démarche en fauchant ou hélicopode.

GAIT (hemiplegic). Démarche en fauchant.

GAIT (hypotonic). Démarche ataxique.

GAIT (myopathic). Démarche de canard.

GAIT (paralytic). Démarche en draguant, démarche hélicopode, démarche de Todd.

GAIT (paretic). Démarche à petits pas.

GAIT (pendular). Démarche pendulaire.

GAIT (procursive). Démarche propulsive. → *propulsion.*

GAIT (reeling). Démarche ébrieuse.

GAIT (scissor). Démarche en ciseaux.

GAIT (shuffling). Démarche traînante.

GAIT (spastic). Démarche spasmodique ou spastique, démarche de gallinacé.

GAIT (staggering). Démarche ébrieuse.

GAIT (stamping). Démarche ataxique.

GAIT (steppage). Steppage, *s.m.* ; démarche en steppant.

GAIT (swaying). Démarche cérébelleuse.

GAIT (tabetic). Démarche ataxique.

GAIT (tabeto-spasmodic). Démarche tabéto-spasmodique.

GAIT (unsteady). Démarche ataxique.

GAIT (waddling). Démarche de canard, démarche myopathique.

GALACTAGOGUE, *adj.* Galactatogue.

GALACTIN, *s.* Prolactine, *f.* → *prolactin.*

GALACTOCELE, *s.* Galactocèle, *f.*

GALACTOGENOUS, *adj.* Galactogène.

GALACTOGOGUE, *adj.* Galactagogue.

GALACTOMETER, *s.* Galactomètre, *m.*

GALACTOPEXY, *s.* Galactopexie, *f.*

GALACTOPHLEBITIS, *s.* Phlegmatia alba dolens.

GALACTOPHORE, *adj.* Galactophore, *m.*

GALACTOPHORITIS, *s.* Galactophorite, *f.*

GALACTOPOIESIS, *s.* Galactopoïèse, *f.* ; galactogenèse, *f.*

GALACTOPOIETIC, *adj.* and *s.* Galactopoïétique.

GALACTORRHOEA, *s.* Galactorrhée, *f.*

GALACTOSAEMIA, *s.* Galactosémie, *f.*

GALACTOSAEMIA (congenital). Galactosémie congénitale, diabète galactosique, galactosémie du nourrisson, galactosurie du nourrisson, maladie du galactose.

GALACTOSE, *s.* Galactose, *m.*

GALACTOSE INTOLERANCE. Galactosémie congénitale. → *galactosaemia (congenital).*

GALACTOSURIA, *s.* Galactosurie, *f.*

GALACTOSURIA (familial). Galactosémie congénitale. → *galactosaemia (congenital).*

GALACTURIA, *s.* Galacturie, *f.*

GALEANTHROPY, *s.* Galéanthropie, *f.*

GALEA APONEVROTICA. Galéa aponévrotique, aponévrose épicrânienne, épicrâne.

GALEATUS, *adj.* Né(e) coiffé(e).

GALEAZZI'S FRACTURE. Fracture de Dupuytren du membre supérieur.

GALENIC, *adj.* Galénique.

GALENICALS or **GALENICS,** *s.* Remèdes galéniques.

GALENISM, *s.* Galénisme, *m.*

GALL, *s.* 1° Bile, *f.* – 2° Noix de galle.

GALLBLADDER, *s.* Vésicule biliaire.

GALLBLADDER (nonfilling). Vésicule exclue.

GALLBLADDER (porcelain). Vésicule porcelaine.

GALLBLADDER (strawberry). Vésicule fraise, cholestérose de la vésicule.

GALLI MAÏNINI'S TEST. Réaction de Galli Maïnini.

GALLOP RHYTHM. Bruit ou rythme de galop.

GALLOP (atrial) RHYTHM. Galop présystolique.

GALLOP (filling) RHYTHM. Galop protodiastolique.

GALLOP (mesodiastolic) RHYTHM. Bruit de galop mésodiastolique, bruit ou galop de sommation, bruit de galop auriculo-ventriculaire.

GALLOP (normal midsystolic) RHYTHM. Bruit de triolet.

GALLOP (presystolic) RHYTHM. Bruit de galop présystolique ou auriculaire.

GALLOP (protodiastolic) RHYTHM. Bruit de galop protodiastolique ou ventriculaire.

GALLOP S_3 RHYTHM. Galop protodiastolique.

GALLOP (summation). Galop de sommation.

GALLOP (ventricular) RHYTHM. Galop protodiastolique.

GALLOWAY'S SYNDROME. Syndrome de Galloway.

GALLSTONE, *s.* Calcul biliaire.

GALTON'S SYSTEM. Identification par les empreintes digitales.

GALTON'S WHISTLE. Sifflet de Galton.

GALVANIC, *adj.* Galvanique.

GALVANISM, *s.* Galvanisme, *m.*

GALVANIZATION, *s.* Galvanisation, *f.*

GALVANOCAUTERY, *s.* Galvanocautère, *m.*

GALVANOFARADIZATION, *s.* Galvano-faradisation, *f.*

GALVANO-IONIZATION, *s.* Ionophorèse, *f.*

GALVANOPUNCTURE, *s.* Galvanopuncture, *f.* ; électropuncture, *f.*

GALVANOTHERAPY, *s.* Galvanothérapie, *f.*

GALVANOTONUS, *s.* Galvanotonus, *m.*, réaction galvanotonique.

GALVANOTROPISM, *s.* Galvanotropisme, *m.*

GALVO, *s.* Fièvre des fondeurs. → *fever (foundryman's).*

GAMETE, *s.* Gamète, *m.*

GAMETOBLAST, *s.* Sporozoïte, *m.*

GAMETOCIDE, *adj.* Gamétocide.

GAMETOCYTE, *s.* Gamonte, *m.* ; gamétocyte, *m.*

GAMMA, *s.* Microgramme, *m.*

GAMMA A GLOBULIN, *s.* Immunoglobuline A.

GAMMA-AMINOBUTYRIC ACID. Acide gamma-aminobutyrique. Gaba.

GAMMACISM, *s.* Gammacisme, *m.*

GAMMA D GLOBULIN, *s.* Immunoglobuline D.

GAMMA E GLOBULIN, *s.* Immunoglobuline E.

GAMMA-FETOPROTEIN, *s.* Gamma-fœtoprotéine, *f.*

GAMMA G GLOBULIN. Immunoglobuline G.

GAMMA GLOBULIN. γ GLOBULIN, *s.* Gamma-globuline, *f.* ; γ globuline, *f.*

GAMMAGLOBULINOPATHY, *s.* Gammapathie, *f.* ; dysglobulinémie, *f.*

GAMMA-GLUTAMYL TRANSPEPTIDASE (γ GT). Gamma-glutamyl transpeptidase, *f.* ; gamma GT, *f.* ; γ GT.

GAMMAGRAM, *s.* Scintigramme, *m.*

GAMMAGRAPHY, *s.* Scintigraphie, *f.*

GAMMAGRAPHY OF THE BRAIN. Gamma-encéphalographie, *f.* ; γ-encéphalographie, *f.* ; gammagraphie cérébrale, encéphalométrie isotopique.

GAMMA HEAVY-CHAIN DISEASE. Maladie des chaînes lourdes. → *chain disease (gamma heavy).*

GAMMAHERPESVIRINAE, *s.* Gammaherpesvirinæ, *f. pl.*

GAMMA M GLOBULIN, *s.* Immunoglobuline M.

GAMMAPATHY, *s.* Gammapathie, *f.* ; dysglobulinémie, *f.*

GAMMAPATHY (benign essential monoclonal). Gammapathie monoclonale bénigne. → *gammapathy (benign monoclonal).*

GAMMAPATHY (benign monoclonal). Gammapathie monoclonale bénigne, dysglobulinémie monoclonale asymptomatique.

GAMMAPATHY (biclonal). Dysglobulinémie biclonale. → *hypergammaglobulinaemia (biclonal).*

GAMMAPATHY (monoclonal). Dysglobulinémie monoclonale. → *hypergammaglobulinaemia (monoclonal).*

GAMMAPATHY (polyclonal). Dysglobulinémie polyclonale. → *hypergammaglobulinaemia (polyclonal).*

GAMMAVENOGRAPHY, *s.* Gamma-phlébographie, *f.*

GAMMOPATHY, *s.* Gammapathie, *f.* ; dysglobulinémie, *f.*

GAMMOPATHY (biclonal). Dysglobulinémie biclonale. → *hypergammaglobulinaemia (biclonal).*

GAMMOPATHY (monoclonal). Dysglobulinémie monoclonale. → *hypergammaglobulinaemia (monoclonal).*

GAMMOPATHY (polyclonal). Dysglobulinémie polyclonale. → *hypergammaglobulinaemia (polyclonal).*

GAMNA'S DISEASE. Maladie de Gandy-Gamna. → *splenomegaly (siderotic).*

GAMNA'S NODULE. Nodule de Gandy-Gamna.

GAMOMANIA, *s.* Gamomanie, *f.*

GAMONE, *s.* Gamone, *f.*

GAMONT, *s.* Gamonte, *m.* ; gamétocyte, *m.*

GAMOPHOBIA, *s.* Gamophobie, *f.*

GAMPSODACTYLIA, *s.* Gampsodactylie, *f.*

GAMSTORP'S DISEASE. Maladie de Gamstorp. → *adynamia episodica hereditaria.*

GANCICLOVIR, *s.* Ganciclovir, *m.*

GANDY-GAMNA DISEASE. Maladie de Gandy-Gamna.

GANDY-GAMNA NODULE. Nodule de Gandy-Gamna.

GANDY-GAMNA SPLEEN. Maladie de Gandy-Gamna. → *splenomegaly (siderotic).*

GANDY-NANTA DISEASE. Maladie de Gandy-Gamna. → *splenomegaly (siderotic).*

GANGLIECTOMY, *s.* Gangliectomie, *f.*

GANGLITIS, *s.* Glanglionite, *f.*

GANGLIOBLOCKING, *adj.* Ganglioplégique, synaptolytique, synaptoplégique.

GANGLIOCYTOMA, GANGLIOCYTONEUROMA, *s.* Ganglioneurone, *m.* → *ganglioneuroma.*

GANGLIOGLIOMA, *s.* Ganglioneurone, *m.* → *ganglioneuroma.*

GANGLIOMA, *s.* Ganglioneurone, *m.* → *ganglioneuroma.*

GANGLION, *s.* 1° Ganglion nerveux. – 2° Ganglion lymphatique. – 3° Kyste synovial.

GANGLION (ciliary). Ganglion ciliary.

GANGLION (periosteal). Périostite albumineuse. → *periostitis albuminosa.*

GANGLION (synovial). Kyste synovial.

GANGLIONEUROBLASTOMA, *s.* Ganglioneuroblastome, *m.* ; sympathico-gonioblastome, *m.*

GANGLIONEUROMA, *s.* Ganglioneurome, *m.* ; gangliogliome, *m.* ; ganglioglioneurome, *m.* ; gangliome, *m.* ; neurocytome, *m.* ; neurogangliome, *m.* ; neurogliome, *m.*

GANGLIONIC, *adj.* Ganglionnaire.

GANGLIONITIS, *s.* Ganglionite, *f.*

GANGLIONITIS (acute posterior). Zona. → *herpes zoster.*

GANGLIONITIS (gasserian). Zona ophtalmique.

GANGLIOSIDOSIS, *s.* Gangliosidose, *f.*

GANGLIOSIDOSIS (generalized). Gangliosidose généralisée, gangliosidose à GMI, maladie de Norman-Landing, maladie de Landing, lipidose infantile tardive généralisée, lipidose neuro-viscérale familiale.

GANGLIOSIDOSIS (GM1). Gangliosidose généralisée. → *gangliosidosis (generalized).*

GANGLIOSIDOSIS (GM2). Maladie de Tay-Sachs. → *Tay-Sach's disease.*

GANGOLPHE'S SIGN. Signe de Gangolphe.

GANGOSA, *s.* Gangosa, *f.*

GANGRENE, *s.* Gangrène, *f.*

GANGRENE (acute spreading). Gangrène gazeuse.

GANGRENE (cold). Gangrène non inflammatoire.

GANGRENE (decubital). Escarre de décubitus.

GANGRENE (diabetic). Gangrène diabétique.

GANGRENE (dry). Gangrène sèche.

GANGRENE (emphysematous). Gangrène gazeuse.

GANGRENE (epidemic). Ergotisme, *s.m.*

GANGRENE (frost). Gelure, *s.f.*

GANGRENE (fulminating). Gangrène gazeuse.

GANGRENE (gas or gaseous). Gangrène gazeuse, gangrène foudroyante, érysipèle bronzé.

GANGRENE (glycaemic or glykaemic). Gangrène diabétique.

GANGRENE (hospital). Pourriture d'hôpital, gangrène nosocomiale, mal d'hôpital, typhus traumatique, ulcère putride ou gangréneux, diphtérie des plaies.

GANGRENE (hot). Gangrène inflammatoire.

GANGRENE (humid). Gangrène humide.

GANGRENE (inflammatory). Gangrène inflammatoire.

GANGRENE OF THE LUNG. Gangrène pulmonaire.

GANGRENE (mephitic). Gangrène gazeuse.

GANGRENE (moist). Gangrène humide.

GANGRENE (nosocomial). Gangrène nosocomiale. → *gangrène (hospital).*

GANGRENE (oral). Stomatite gangréneuse, noma.

GANGRENE (Pott's). Gangrène sénile.

GANGRENE (pressure). Escarre de décubitus.

GANGRENE (pulpy). Gangrène nosocomiale. → *gangrene (hospital).*

GANGRENE (Raynaud's). Maladie de Raynaud.

GANGRENE (senile). Gangrène sénile.

GANGRENE (static). Gangrène par stase.

GANGRENE (symmetric or symmetrical). Gangrène symétrique.

GANGRENE (thrombotic). Gangrène par thrombose artérielle.

GANGRENE (venous). Gangrène par stase.

GANGRENE (wet). Gangrène humide.

GANGRENE (white). Gangrène blanche.

GANSER'S SYMPTOM or **SYNDROME.** Syndrome de Ganser.

GÄNSSLEN'S SYNDROME. Syndrome de Gänsslen.

GANT'S OPERATION or **SUBTROCHANTERIC OSTEOTOMY.** Ostéotomie sous-trochantérienne.

GAP. Lacune, *f.* ; trou, *m.*

GAP (ausculatory). Trou ausculatoire.

GAP IN CONDUCTION. Phénomène du trou de conduction.

GAP (silent). Trou ausculatoire.

GAPO SYNDROME. Syndrome GAPO.

GARCIN'S or **GARCIN-GUILLAIN SYNDROME.** Syndrome de Garcin, syndrome paralytique unilatéral global des nerfs crâniens.

GARDNER'S or **GARDNER-BOSCH SYNDROME.** Maladie ou syndrome de Gardner ou de Gardner et Richards.

GARDNER-DIAMOND SYNDROME. Maladie de Gardner et Diamond.

GARDNERELLA VAGINALIS. *Gardnerella vaginalis.*

GARGARISME, GARGLE, *s.* Gargarisme, *m.*

GARGOLYSM, *s.* Maladie de Hurler. → *Hurler's disease or syndrome, Hurler-Pfaundler syndrome.*

GARLAND'S TRIANGLE. Triangle de Garland.

GARRÉ'S OSTEITIS or **OSTEOMYELITIS.** Ostéite chronique condensante.

GARROD'S TEST FOR URIC ACID IN THE BLOOD. Épreuve du fil de Garrod.

GARROT, *s.* Garrot, *m.*

GÄRTNER'S BACILLUS. *Salmonella enteritidis.* → *Salmonella enteriditis.*

GARTON'S DIET. Régime sans lait pour typhiques.

GAS (alveolar). Air alvéolaire, VA.

GASKELL'S BRIDGE. Faisceau de His.

GASOMETRY, *s.* Gazométrie, *f.*

GASP, *s.* Gasp, *m.* ; respiration agonique.

GASTRULATION, *s.* Gastrulation, *f.*

GASSER'S SYNDROME. Syndrome néphro-anémique. → *haemolytic uraenic syndrome.*

GASSERECTOMY, *s.* Gassérectomie, *f.*

GASTRALGIA, *s.* Gastralgie, *f.* ; gastrodynie, *f.*

GASTRALGOKENOSIS, *s.* Faim douloureuse.

GASTRATOPHIA, *s.* Atrophie de l'estomac.

GASTRECTASIA, GASTRECTASIS, *s.* Gastrectasie, *f.* ; dilatation de l'estomac.

GASTRECTOMY, *s.* Gastrectomie, *f.*

GASTRECTOMY (partial or **subtotal).** Gastrectomie partielle.

GASTRECTOMY (total). Gastrectomie totale.

GASTRECTOSIS, *s.* Gastrectasie, *f.* ; dilatation de l'estomac.

GASTRIC, *adj.* Gastrique ; stomacal, ale.

GASTRIN, *s.* Gastrine, *f.*

GASTRINAEMIA, *s.* Gastrinémie, *f.*

GASTRINOMA, *s.* Gastrinome, *m.*

GASTRINOSIS, *s.* Gastrinose, *f.*

GASTRITIS, *s.* Gastrite, *f.*

GASTRITIS (allergic). Gastride, *f.* ; gastrie, *f.*

GASTRITIS (chronic hypertrophic). Maladie de Ménétrier. → *gastritis (giant hypertrophic).*

GASTRITIS (cirrhotic). Linite plastique. → *limitis plastica.*

GASTRITIS (follicular). Inflammation des glandes gastriques.

GASTRITIS (giant hypertrophic). Polyadénome gastrique diffus, gastrite hypertrophique géante, maladie de Ménétrier, muco-adénomatose gastrique diffuse.

GASTRITIS GRANULOMATOSA FIBROPLASTICA. Linite plastique. → *linitis plastica.*

GASTRITIS (hyperpeptic). Hyperpepsie, *f.* → *hyperpepsia.*

GASTRITIS (hypertrophic). Gastrite hypertrophique.

GASTRITIS (interstitial). Linite plastique. → *linitis plastica.*

GASTRITIS (phlegmonous). Gastrite phlegmoneuse.

GASTRITIS (polypous). Gastrite atrophique avec dégénérescence kystique d'aspect polypoïde.

GASTROBLENNORRHOEA, *s.* Gastrorrhée, *f.*

GASTROCELE, *s.* Gastrocèle, *f.*

GASTROCHRONORRHOEA, *s.* Gastrochronorrhée, *f.* → *Reichmann's disease.*

GASTROCOLITIS, *s.* Gastrocolite, *f.*

GASTROCOLOPTOSIS, *s.* Gastrocoloptose, *f.*

GASTRODIAPHANOSCOPY, GASTRODIAPHANY, *s.* Gastrodiaphanoscopie, *f.* ; gastrodiaphanie, *f.*

GASTRODUODENECTOMY, *s.* Gastro-duodénectomie, *f.* ; duodéno-gastrectomie, *f.*

GASTRODUODENITIS, *s.* Gastroduodénite, *f.*

GASTRODUODENOSTOMY, *s.* Gastroduodénostomie, *f.*

GASTRODYNIA, *s.* Gastralgie, *f.* ; gastrodynie, *f.*

GASTROELYTROTOMY, *s.* Gastro-élytrotomie, *f.* → *laparoelytrotomy.*

GASTROENTERITIS, *s.* Gastro-entérite, *f.*

GASTROENTERITIS (acute infectious). Gastro-entérite infectieuse aiguë.

GASTROENTEROANASTOMOSIS, *s.* Gastro-entéro-anastomose, *f.*

GASTROENTEROLOGY, *s.* Gastro-entérologie, *f.*

GASTROENTEROSTOMY, *s.* Gastro-entérostomie, *f.*

GASTROFIBRESCOPE, *s.* Gastrofibroscope, *m.* : fibrogastroscope, *m.*

GASTROFIBRESCOPY, *s.* Gastrofibroscopie, *f.* ; fibrogastroscopie, *f.*

GASTROGASTROSTOMY, *s.* Gastro-gastrostomie, *f.*

GASTROHELCOMA, GASTROHELCOSIS, *s.* Ulcère simple de l'estomac. → *ulcer (chronic gastric).*

GASTROHYSTEROPEXY, *s.* Hystéropexie abdominale. → *hysteropexy (abdominal).*

GASTROHYSTERORRHAPHY, *s.* Hystéropexie abdominale. → *hysteropexy (abdominal).*

GASTROILEOSTOMY, *s.* Gastro-iléostomie, *f.*

GASTRO-INTESTINAL, *adj.* Gastro-intestinal, ale.

GASTROJEJUNOSTOMY, *s.* Gastro-jéjunostomie, *f.*

GASTROKATEIXIA, *s.* Gastroptose, *f.*

GASTROLYSIS, *s.* Gastrolyse, *f.*

GASTROMELUS, *s.* Gastromèle, *m.*

GASTROMYXORRHOEA, *s.* Gastromyxorrhée, *f.* ; gastro-succorrhée muqueuse.

GASTROESOPHAGECTOMY, *s.* Gastro-œsophagectomie, *f.*

GASTROPARESIS, *s.* Gastroparésie, *f.*

GASTROPATHY, *s.* Gastropathie, *f.*

GASTROPEXY, *s.* Gastropexie, *f.*

GASTROPHOTOGRAPHY, *s.* Gastrophotographie, *f.*

GASTROPLASTY, *s.* Gastroplasie, *f.*

GASTROPLEGIA, *s.* Gastroplégie, *f.*

GASTROPLICATION, *s.* Gastroplication, *f.* ; gastrorraphie, *f.*

GASTROPTOSIA, GASTROPTOSIS, *s.* Gastroptose, *f.*

GASTROPTYXIS, GASTROPTYXY, *s.* Gastroplication, *f.*

GASTROPYLORECTOMY, *s.* Gastro-pylorectomie, *f.* ; pylorogastrectomie, *f.*

GASTRORRHAGIA, *s.* Gastrorragie, *f.*

GASTRORRHAPHY, *s.* Gastroplication, *f.*

GASTRORRHEA (américain), **GASTRORRHOEA,** *s.* Gastrorrhée, *f.*

GASTRORRHOEA CONTINUA CHRONICA. Gastrosuccorrhée, *f.* → *Reichmann's disease.*

GASTROSCOPY, *s.* Gastroscopie, *f.*

GASTROSCOPY (lower). Gastroscopie après gastrostomie.

GASTROSPASM, *s.* Gastrospasme, *m.*

GASTROSTOMY, *s.* Gastrostomie, *f.*

GASTROSUCCORRHOEA, *s.* Gastrosuccorrhée, *f.* → *Reichmann's disease.*

GASTROSUCCORRHOEA (digestive). Gastrosuccorhée ne se produisant que pendant la digestion.

GASTROSUCCORRHOEA MUCOSA. Gastromyxorrhée, *f.*

GASTROTOMY, *s.* Gastrotomie, *f.*

GASTROTONOMETRY, *s.* Gastrotonométrie, *f.*

GASTROVOLUMETRY, *s.* Gastrovolumétrie, *f.*

GASTROXIA, GASTROXYNSIS, *s.* Gastroxie, *f.* : gastroxynsis, *f.* ; maladie de Rossbach.

GASTRULA, *s.* Gastrula, *f.*

GASTRULATION, *s.* Gastrulation, *f.*

GATÉ AND PAPACOSTAS TEST. Réaction de Gaté et Papacostas. → *formol-gel test.*

GATING, *s.* Synchronisation, *f.*

GATISM, *s.* Gâtisme, *m.*

GAUCHER'S DISEASE or **SPLENOMEGALY.** Maladie de Gaucher, lipoïdose à cérébrosides.

GAUCHER-SCHLAGENHAUFER SYNDROME. Maladie de Gaucher. → *Gaucher's disease.*

GAUSS, *s.* Gauss, *m.*

GAVAGE, *s.* Gavage, *m.*

GAY SYNDROME. SIDA. → *immunodeficiency (acquired) syndrome.*

GAYET'S DISEASE or **GAYET-WERNICKE DISEASE.** Encéphalopathie de Gayet-Wernicke. → *Wernicke's encephalopathy or disease or syndrome.*

GB VIRUS. Virus GB.

GDP. Guanosine 5'-diphosphate.

GEE'S DISEASE. Maladie cœliaque. → *coeliac disease.*

GEE-HERTER or **GEE-HERTER-HEUBNER DISEASE.** Maladie cœliaque. → *coeliac disease.*

GEE-THAYSEN DISEASE. Maladie cœliaque. → *coeliac disease.*

GEIGER'S or **GEIGER-MULLER COUNTER.** Compteur de Geiger-Müller.

GEL, *s.* Gel, *m.*

GEL DIFFUSION. Immunodiffusion, *f.*

GEL DIFFUSION PRECIPITIN TEST. Technique d'immuno-diffusion.

GEL DIFFUSION IN TWO DIMENSIONS (double). Méthode d'Ouchterlony.

GELATIFICATION, *s.* Gélatinisation, *f.*

GELATION, *s.* Gélification, *f.*

GÉLINEAU'S or **GÉLINEAU-REDLICH SYNDROME** or **DISEASE.** Maladie de Gélineau, narcolepsie essentielle.

GELL AND COOMBS CLASSIFICATION. Classification de Gell et Coombs.

GELLÉ'S TEST. Épreuve de Gellé.

GELOSE, *s.* Gélose, *f.*

GELSOLINE, *s.* Gelsoline, *f.*

GÉLY'S SUTURE. Surjet ou suture de Gély.

GEMELLARY, *adj.* Gémellaire.

GEMELLIPARA, *adj.* Gémellipare, *adj. f.*

GEMINATE, GEMINOUS, *adj.* Géminé, ée.

GEMMATION, *s.* Reproduction par gemmation, gemmiparité, *f.*

GENE, *s.* Gène, *m.*

GENE (allelic). Allèle, *s.m.* → *allele.*

GENE (autosomal). Gène autosomique.

GENE (candidate). Gène candidat.

GENE (control). Gène régulateur.

GENE (dominant). Gène dominant.

GENE (histocompatibility). Gène d'histocompatibilité.

GENE (HFE). Gène HFE.

GENE (HLA). Gène HLA.

GENE (holandric). Gène situé sur la partie non homologue d'un chromosome sexuel mâle.

GENE (homeotic). Gène homéotique.

GENE (I_r). Gène I_r, gène de réponse immunitaire.

GENE (lethal). Gène ou facteur létal ou léthal.

GENE (mutant). Gène mutant.

GENE (operator). Opérateur, *s.m.* ; gène opérateur.

GENE (recessive). Gène récessif.

GENE (regulator). Gène régulateur, gène de contrôle.

GENE (Se). Gène Se.

GENE (semilethal). Gène ou facteur semi-léthal (ou semi-létal) ou subléthal.

GENE (sex-linked). Gène situé sur la partie non homologue d'un chromosome sexuel.

GENE (structural). Gène de structure.

GENE (suicide). Gène suicide.

GENE (X-linked). Gène situé sur la partie non homologue d'un chromosome sexuel femelle X.

GENE (Y-linked). Gène situé sur la partie non homologue d'un chromosome sexuel mâle Y.

- GENE, *suffix.* ...gène.

GENÉE-WIEDEMANN SYNDROME. Syndrome de Genée-Wiedemann.

GENERATION, *s.* Génération, *f.*

GENERATION (alternate). Génération alternante, digénèse, *s. f.*

GENERATION (asexual). Génération asexuée.

GENERATION (direct). Génération asexuée.

GENERATION (first filial). Première génération.

GENERATION (non sexual). Génération asexuée.

GENERATION (parental). Parents, *s.m. pl.*

GENERATION (second filial). Seconde génération.

GENERATION (sexual). Génération sexuée.

GENERATION (spontaneous). Abiogenèse, *s.f.* → *abiogenesis.*

GENERATION (virgin). Parthénogenèse, *s.f.*

GENERIC, *adj.* Générique.

GENESIS, *s.* Genèse, *f.*

GENETIC, *adj.* Génétique.

GENETIC DISEASE. Maladie génétique, génopathie.

GENETIC COUNSELING. Conseil génétique.

GENETICS, *s.* Génétique, *f.*

GENETICS (biochemical). Génétique biochimique.

GENETICS (molecular). Génétique moléculaire.

GENETICS (reverse). Génétique inverse.

GENETOTROPHIC DISEASE. Enzymopathie, *f.* → *enzymopathy.*

GENIAL, *adj.* Génien, enne.

GENIC, *adj.* Génique.

GENICULATE, *adj.* Géniculé, ée.

GENITOGRAPHY, *s.* Génitographie, *f.*

GENIOPLASTY, *s.* Génioplastie, *f.*

GENITO-SURRENAL SYNDROME. Syndrome génito-surrénal. → *adrenogenital syndrome.*

GENNES (classification of J.L. de) (for hyperlipo-proteinaemia). Classification de J.L. de Gennes.

GENOCOPY, *s.* Production d'un même phénotype par d'autres gènes.

GENODERMATOLOGY, *s.* Génodermatologie, *f.*

GENODERMATOSIS, *s.* Génodermatose, *f.*

GENOME, *s.* Génome, *m.*

GENOMICS, *s.* Génomique, *f.*

GENONEURODERMATOSIS, *s.* Génoneurodermatose, *f.* ; géno-ectodermose, *f.*

GENOPLASTY, *s.* Génoplastie, *f.*

GENOTHERAPY, *s.* Génothérapie, *f.*

GENOTOXIC, *adj.* Génotoxique.

GENOTYPE, *s.* Génotype, *m.*

GENOTYPIC, *adj.* Génotypique.

GENSOUL'S DISEASE. Angine de Ludwig.

GENTAMYCIN, *s.* Gentamycine.

GENU EXTRORSUM. Genu varum.

GENU RECURVATUM. Genu recurvatum.

GENU VALGUM. Genu valgum, genou cagneux.

GENU VARUM. Genu varum, jambes arquées.

GENUS, *s.* Genre, *m.*

GEOCARCINOLOGY, *s.* Géocancérologie, *f.*

GEODE, *s.* Géode, *f.*

GEOONCOLOGY, *s.* Géocancérologie, *f.*

GEOPHAGIA, GEOPHAGISM, GEOPHAGY, *s.* Géophagie, *f.* ; géophagisme, *m.*

GEOTAXIS, *s.* Géotaxie, *f.* ; géotropisme, *m.*

GEOTRICHOSIS, *s.* Géotrichose, *f.*

GEOTROPISM, *s.* Géotaxie, *f.* ; géotropisme, *m.*

GERATOLOGY, *s.* Gérontologie, *f.*

GEREOLOGY, *s.* Gérontologie, *f.*

GERHARDT'S DISEASE. Érythromélalgie, *f.* → *erythromelalgia.*

GERHARDT'S SIGNS. Signes de Gerhardt.

GERHARDT'S SYNDROME. Syndrome de Gerhardt.

GERHARDT'S TEST or **REACTION.** Réaction de Gerhardt.

GERIATRICS, *s.* Gériatrie, *f.*

GERLIER'S DISEASE. Maladie de Gerlier. → *vertigo (paralyzing).*

GERM, *s.* Germe, *m.*

GERM-FREE, *adj.* Axénique.

GERMINAL, *adj.* Germinal, ale.

GERMINOMA, *s.* Germinome, *m.* → *seminoma.*

GERODERMA, GERODERMIA, *s.* Gérodermie, *f.* ; gérodermie génito-dystrophique, maladie de Rummo-Ferranini.

GERODERMA INFANTILIS, GERODERMA (infantile). Gérodermie, *f.* ; progéria, *f.*

GERODERMA OSTEOPLASTICA HEREDITARIA. Gérodermie ostéodysplasique héréditaire, syndrome de Bamaiter.

GERODERMIA (Souques-Charcot). Gérodermie, *f.* → *geromorphism cutaneous.*

GEROMORPHISM, *s.* Géromorphisme, *m.*

GEROMORPHISM (cutaneous). Gérodermie, *f.* ; géromorphisme cutané, syndrome de Souques et J.B. Charcot.

GERONTISM, *s.* Sénilisme, *m.* ; gérontisme, *m.*

GERONTOLOGY, *s.* Gérontologie, *f.*

GERONTOPHILIA, *s.* Gérontophilie, *f.*

GERONTOPIA, *s.* Myopie prémonitoire de cataracte.

GERONTOTOXON, GERONTOXON, *s.* Gérontoxon, *m.* → *arcus senilis.*

GERSTMANN-STRAÜSSLER-SCHEINKER SYNDROME. Syndrome de Gerstmann-Straüssler-Scheinker.

GERSTMANN'S SYNDROME. Syndrome de Gerstmann.

GERSUNY'S SYMPTOM. Signe de Gersuny.

GESELL'S DEVELOPMENTAL SCHEDULE. Test d'Arnold Gesell.

GESELL'S TESTS. Tests de Gesell.

GESHWIND'S SYNDROME. Syndrome de Geshwind.

GESTAGENIC, *adj.* Gestagène.

GESTALTISM, *s.* Gestaltisme, *m.*

GESTATION, *s.* Gestation, *f.* ; grossesse, *f.*

GESTOSIS, *s.* Toxémie gravidique.

GETSOWA'S ADENOMA. Strume postbranchiale.

GF. Initiales de « growth factor ». Facteur de croissance.

GH. Initiales de « growth hormone ». Hormone de croissance. → *hormone (growth).*

GH-IF. Initiales de « growth hormone-inhibiting factor ». Somatostatine, *f.* → *somatostatin.*

GHON'S FOCUS, PRIMARY LESION or **TUBERCLE.** Nodule de Ghon.

GHON-SACHS BACILLUS. Vibrion septique. → *Clostridium septicum.*

GH-RF. Initiales de « growth hormone-releasing factors ». Somatocrinine, *f.* → *somatoliberin.*

GH-RH. Initiales de « growth hormone-releasing hormone ». Somatocrinine, *f.* → *somatoliberin.*

GIANOTTI-CROSTI SYNDROME. Syndrome de Gianotti et Crosti, acrodermatite érythémato-papuleuse de Gianotti et Crosti, acrodermatite papuleuse infantile.

GIANTISM, *s.* Gigantisme, *m.*

GIARDIASIS, *s.* Lambliase, *f.* ; giardiase, *f.*

GIBBON'S HERNIA or **HYDROCELE.** Hydrocèle avec volumineuse hernie.

GIBBOSITY, *s.* Gibbosité, *f.*

GIBERT'S DISEASE or **PITYRIASIS.** Pityriasis rosé de Gibert.

GIBSON'S MURMUR. Souffle tunnellaire.

GIERKE'S DISEASE (von). Maladie glycogénique. → *glycogenosis.*

GIERKE'S (von) or VON GIERKE-VAN CREVELD DISEASE or SYNDROME. Maladie de von Gierke ou de Van Creveld-von Gierke, hépatonéphromégalie glycogénique, glycogénose type I.

GIES' JOINT (von). Arthrite chronique syphilitique.

GIFFORD'S OPERATION. Kératotomie en zone saine dans la kératite à hypopion.

GIFFORD'S SIGN. Signe de Gifford.

GIFFORD'S or GIFFORD-GALASSI REFLEX. Réflexe de Galassi. → *Westphal's pupillary reflex.*

GIFT. GIFT.

GIGANTISM, *s.* Gigantisme, *m.* ; géantisme, *m.*

GIGANTISM (cerebral). Gigantisme cérébral, syndrome de Sotos.

GIGANTISM (hyperpituitary or pituitary). Gigantisme hypophysaire.

GIGANTOBLAST, *s.* Gigantoblaste, *m.*

GIGANTOCYTE, *s.* Mégalocyte, *m.*

GIGLI'S OPERATION. Pubiotomie, *f.* → *pubiotomy.*

GILBERT'S DISEASE or CHOLAEMIA. Cholémie familiale, maladie de Gilbert.

GILBERT'S or GILBERT-BEHÇET SYNDROME. Iritis de Gilbert.

GILBERT-DREYFUS'S SYNDROME. Syndrome de Gilbert-Dreyfus, Sebaoun et Belaisch.

GILCHRIST'S DISEASE. Maladie de Gilchrist. → *blastomycosis (North American).*

GILFORD'S DISEASE. Progeria, *f.* → *progeria.*

GILFORD DISEASE (Hutchinson-). Progeria, *f.* → *progeria.*

GILLE DE LA TOURETTE'S DISEASE. Maladie des tics, maladie de Gilles de la Tourette.

GINDLER'S METHOD. Méthode de Gindler.

GINGIVA, *s. pl.* **GINGIVAE.** Gencive, *f.*

GINGIVAL, *adj.* Ginvival, ale.

GINGIVECTOMY, *s.* Gingivectomie, *f.* ; ulectomie, *f.*

GINGIVITIS, *s.* Gingivite, *f.* ; ulite, *f.*

GINGIVITIS (expulsive), GINGIVITIS EXPULSIVA. Pyorrhée alvéolo-dentaire. → *pyorrhoea alveolaris.*

GINGIVITIS (ulcero-membranous). Angine de Vincent. → *angina (Vincent's).*

GINGIVOPERICEMENTITIS, *s.* Pyorrhée alvéolo-dentaire. → *pyorrhoea alveolaris.*

GINGIVOPLASTY, *s.* Gingivoplastie, *f.*

GINGIVOSTOMATITIS, *s.* Gingivostomatite, *f.*

GINGKO BILOBA. *Gingko biloba.*

GINSENG, *s.* Ginseng, *m.*

GIP. Peptide inhibiteur gastrique, GIP.

GIRDLE, *s.* Ceinture (anatomie), *f.*

GITHAGISM, *s.* Intoxication par la nielle (Lychnis githago).

GITELMAN'S SYNDROME. Syndrome de Gitelman.

GLABELLA, GLABELLUM, *s.* Glabelle, *f.*

GLAND, *s.* Glande, *f.* ; ganglion lymphatique.

GLAND (adrenal). Glande surrénale.

GLAND (pineal). Épiphyse, *f.* ; glande pinéale.

GLAND (suprarenal). Glande surrénale.

GLANDERS, *s.* Morve, *f.*

GLANS, *s.*, Gland, *m.*

GLANZMANN'S DISEASE or THROMBASTHENIA. Maladie de Glanzmann. → *thrombasthenia (hereditary or hereditary haemorrhagic).*

GLANZMANN-RINIKER SYNDROME. Maladie de Glanzmann-Riniker. → *agammaglobulinaemia (Swiss type of).*

GLASGOW COMA SCALE. Échelle de Glasgow.

GLASS-POCK, *s.* Varicelle, *f.*

GLAUCOMA, *s.* Glaucome, *m.*

GLAUCOMA ABSOLUTUM, GLAUCOMA (absolute). Glaucome à la période terminale.

GLAUCOMA, (acute congestive). Glaucome aigu. → *glaucoma (narrow angle).*

GLAUCOMA, (angle-closure). Glaucome aigu. → *glaucoma (narrow-angle).*

GLAUCOMA (chronic simplex). Glaucome à angle ouvert. → *glaucoma (open-angle).*

GLAUCOMA (closed-angle). Glaucome à angle fermé. → *glaucoma (narrow-angle).*

GLAUCOMA (congenital). Glaucome congénital.

GLAUCOMA (congestive). Glaucome à angle fermé. → *glaucoma (narrow-angle).*

GLAUCOMA CONSUMMATUM. Glaucome à la période terminale.

GLAUCOMA (cyclic). Syndrome de Posner-Schlossmann.

GLAUCOMA (Donder's). Glaucome à angle ouvert. → *glaucoma (open-angle).*

GLAUCOMA (infantile). Glaucome congénital.

GLAUCOMA (juvenile). Glaucome juvénile.

GLAUCOMA (malignant). Glaucome malin.

GLAUCOMA (narrow-angle). Glaucome à angle fermé, glaucome aigu.

GLAUCOMA (non congestive). Glaucome à angle ouvert. → *glaucoma (open-angle).*

GLAUCOMA (obstructive). Glaucome à angle fermé. → *glaucoma (narrow-angle).*

GLAUCOMA (open-angle). Glaucome à angle ouvert, glaucome chronique simple, glaucome simple.

GLAUCOMA SIMPLEX, SIMPLE GLAUCOMA. Glaucome à angle ouvert. → *glaucoma (open-angle).*

GLAUCOMA (wide-angle). Glaucome à angle ouvert. → *glaucoma (open-angle).*

GLEASON'S SCORE. Score de Gleason.

GLENN'S OPERATION. Anastomose cavo-pulmonaire.

GLEET, *s.* Blennorrhagie chronique.

GLÉNARD'S DISEASE. Splanchnoptose, *s.f.*

GLENOID, *adj.* Glénoïde.

GLENOID CAVITY. Glène, *s.f.*

GLIDE, *s.* Glissé, *m.*

GLINIDE, *s.* Glinide, *m.*

GLIOBLASTOMA, *s.* Glioblastome, *m.*

GLIOBLASTOMA ISOMORPHE. Médulloblastome, *s.m.* → *medulloblastoma.*

GLIOBLASTOMA MULTIFORME. Glioblastome multiforme ou hétéromorphe, spongioblastome multiforme.

GLIOBLASTOSIS CEREBRI. Glioblastose cérébrale diffuse.

GLIOMA, *s.* Gliome, *m.*

GLIOMA (astrocytic). Astrocytome, *m.*

GLIOMA ENDOPHYTUM. Gliome de la rétine débutant dans les couches internes de cette dernière.

GLIOMA EXOPHYTUM. Gliome de la rétine débutant dans les couches externes de cette dernière.

GLIOMA (gllonic or glanglion-cell). Gliome à cellules ganglionnaires de type presque adulte.

GLIOMA (perineural or peripheral). Neurinome, *m.* → *neurilemmoma.*

GLIOMA SARCOMATOSUM. Gliosarcome, *m.*

GLIOMA OF THE SPINAL CORD. Gliome de la moelle épinière.

GLIOMA (telanglectatic). Gliome télangiectasique.

GLIOMA, *s.* Gliomatose, *f.*

GLIOMATOSIS, *s.* Gliomatose, *f.*

GLIOMATOSIS CEREBRAL. Gliomatose cérébrale diffuse.

GLIONEUROMA, *s.* Ganglioneurome, *m.* → *ganglioneuroma.*

GLIOSARCOMA, *s.* Gliosarcome, *m.* ; sarcome névroglique.

GLIOSIS, *s.* Gliose, *f.*

GLISSON'S CAPSULE. Capsule de Glisson.

GLISSON'S CIRRHOSIS. Cirrhose périhépatogène.

GLISSON'S DISEASE. Rachitisme, *m.*

GLOBIN, *s.* Globine, *f.*

GLOBOCELLULAR SARCOMA. Sarcome globocellulaire. → *sarcoma (round-cell).*

GLOBULICIDAL, *adj.* Hémolytique.

GLOBULIN, *s.* Globuline, *f.*

GLOBULIN (alpha or α). Alpha ou globuline, *f.*

GLOBULIN or GLOBULIN A (antihaemophilic). Thromboplastinogène. → *thromboplastinogen.*

GLOBULIN (antilymphocyte). Globuline antilymphocyte, GAL.

GLOBULIN B (antihaemophilic). Facteur antihémophilique B. → *plasma thromboplastin component.*

GLOBULIN (beta or β). Bêta ou β globuline, *f.*

GLOBULIN (fetal alpha-1). Alpha fœtoprotéine. → *alpha feto-protein.*

GLOBULIN (gamma or γ). Gammaglobuline, *s.f.*

GLOBULIN (Rho- or D-immune human), GLOBULIN (Rho- or D-antigen-immune). Gamma globuline anti-Rh ou anti-D, globuline anti-Rh ou anti-D, immunoglobuline anti-Rh ou anti-D.

GLOBULINAEMIA, *s.* Globulinémie, *f.*

GLOBULINURIA, *s.* Globulinurie, *f.*

GLOBULOLYSIS, *s.* Hémolyse, *f.*

GLOBUS HYSTERICUS. Boule ou globe hystérique.

GLOBUS PALLIDUS. Globus pallidus, pallidum.

GLOBUS PALLIDUS (syndrome). Syndrome parkinsonien juvénile.

GLOMANGIOMA, *s.* Tumeur glomique.

GLOMECTOMY, *s.* Glomectomie, *f.*

GLOMERULITIS, *s.* Glomérulite, *f.*

GLOMERULONEPHRITIS, *s.* Glomérulonéphrite, *f.* ; néphrite glomérulaire.

GLOMERULONEPHRITIS (acute). Glomérulonéphrite aiguë.

GLOMERULONEPHRITIS (chronic). Glomérulonéphrite chronique.

GLOMERULONEPHRITIS (chronic hypocomplementaemic). Glomérulonéphrite membranoproliférative.

GLOMERULONEPHRITIS (Ellis's type 1). Glomérulonéphrite aiguë.

GLOMERULONEPHRITIS (Ellis's type 2). Néphrose lipoïdique.

GLOMERULONEPHRITIS (extracapillary). Glomérulonéphrite extracapillaire.

GLOMERULONEPHRITIS (focal). Glomérulonéphrite focale ou segmentaire.

GLOMERULONEPHRITIS (lobular or lobulonodular). Glomérulonéphrite lobulaire ou nodulaire ou lobulonodulaire, glomérulite lobulaire.

GLOMERULONEPHRITIS (membrano-proliferative). Glomérulonéphrite membrano-proliférative.

GLOMERULONEPHRITIS (membranous). Glomérulonéphrite extra-membraneuse.

GLOMERULONEPHRITIS (mesangio-proliferative). Glomérulonéphrite mésangiale, maladie de J. Berger.

GLOMERULONEPHRITIS (nodular). Glomérulonéphrite nodulaire. → *glomerulonephritis (lobular or lobulonodular).*

GLOMERULONEPHRITIS (primary IgAc). Glomérulonéphrite mésangiale. → *glomerulonephritis (mesangioproliferative).*

GLOMERULONEPHRITIS (proliferative). Glomérulonéphrite proliférative.

GLOMERULONEPHRITIS WITH PULMONARY HAEMORRHAGE. Syndrome de Goodpasture. → *Goodpasture's syndrome.*

GLOMERULONEPHRITIS (rapidly progressive). Glomérulonéphrite maligne.

GLOMERULONEPHRITIS (segmental). Glomérulonéphrite focale ou segmentaire.

GLOMERULOPATHY, *s.* Glomérulopathie, *f.* ; néphropathie glomérulaire.

GLOMERULOPATHY (fibrillary). Glomérulonéphrite fibrillaire.

GLOMERULOPATHY (immunotactoid). Glomérulonéphrite immunotactoïde.

GLOMERULOPATHY (proliferative). Glomérulopathie proliférative.

GLOMERULOSCLEROSIS, *s.* Glomérulosclérose, *f.*

GLOMERULOSCLEROSIS (diabetes). Syndrome de Kimmelstiel-Wilson. → *Kimmelstiel-Wilson disease or syndrome.*

GLOMERULOSCLEROSIS (intercapillary). Syndrome de Kimmelstiel-Wilson. → *Kimmelstiel-Wilson disease or syndrome.*

GLOMERULUS, *s.* Glomérule, *m.*

GLOMUS, *s.* Glomus, *m.*

GLOMUS BODY, GLOMUS (cutaneous or **digital).** Glomus neurovasculaire.

GLOMUS CAROTICUM or **CAROTIDEUM, GLOMUS (carotid).** Glomus carotidien, corpuscule carotidien.

GLOMUS JUGULAIRE. Glomus jugulaire.

GLOMUS (neuro-arterial). Glomus neurovasculaire.

GLOMUS TUMOUR. Tumeur glomique.

GLOSSALGIA, *s.* Glossalgie, *f.* ; glossodynie, *f.*

GLOSSETTE, *s.* Glossette, *f.*

GLOSSINA, *s. Glossina, f.*

GLOSSITIS, *s.* Glossite, *f.*

GLOSSITIS AREATA EXFOLIATIVA. Langue géographique. → *tongue (geographic).*

GLOSSITIS (atrophic). Langue dépapillée.

GLOSSITIS (benign desquamative). Langue géographique. → *tongue (geographic).*

GLOSSITIS (chronic superficial). Glossodynie avec desquamation en aires de la langue.

GLOSSITIS DISSECANS or **DISSECTING GLOSSITIS.** Langue scrotale. → *tongue (plicated).*

GLOSSITIS (Hunter's). Langue de Hunter.

GLOSSITIS (Moeller's). Glossodynie avec desquamation en aires de la langue.

GLOSSITIS (parasitic) or **GLOSSITIS PARASITICA.** Glossophytie, *f.* → *tongue (black).*

GLOSSITIS (phlegmonous). Glossite phlegmoneuse, macroglossite.

GLOSSITIS RHOMBOIDEA MEDIANA. Glossite médiane losangique.

GLOSSOCELE, *s.* Glossocèle, *f.*

GLOSSODYNIA, *s.* Glossodynie, *f.*

GLOSSODYNIA EXFOLIATIVA. Glossodynie avec desquamation en aires de la langue.

GLOSSOLALIA, *s.* Glossolalie, *f.*

GLOSSOMANTIA, *s.* Pronostic déduit de l'état de la langue.

GLOSSOPHYTIA, *s.* Glossophytie, *f.* → *tongue (black).*

GLOSSOPTOSIS, *s.* Glossoptose, *f.*

GLOSSOPYROSIS, *s.* Glossodynie, *f.*

GLOSSOTOMY, *s.* Glossotomie, *f.*

GLOSSOTRICHIA, *s.* Langue villeuse.

GLOTTIS, *s.* Glotte, *f.*

GLUCAGON, *s.* Glucagon, *m.*

GLUCAGONOMA, *s.* Glucagonome, *m.*

GLUCIDE, *s.* Glucide, *m.*

GLUCOCORTICOIDS, *s.pl.* 11-oxycorticostéroïdes, *m. pl.* ; 11-corticostéroïdes, *m. pl.* ; glucocorticoïdes, *m. pl.* ; glycocorticoïdes, *m. pl.* ; glycocorticostéroïdes, *m. pl.* ; glycocorticostéroïdes, *m. pl.* ; hormone glucido-protidique, horme protéino- ou protidoglucidique, hormone sucrée, hormone S. 11-oxystéroïdes, *m. pl.*

GLUCOGENESIS, *s.* Glucogenèse, *f.*

GLUCOKINASE, *s.* Glucokinase, *f.*

GLUCOLIPID, *s.* Glycolipide, *m.*

GLUCONEOGENESIS, *s.* Néoglucogenèse, *f.* → *glyconeogenesis.*

GLUCOPROTEIN, *s.* Glycoprotéine, *f.* → *glycoprotein.*

GLUCOSE, *s.* Glucose, *m.*

GLUCOSE TOLERANCE TEST. Épreuve de l'hyperglycémie provoquée. → *tolerance test (glucose).*

GLUCOSE-6-PHOSPHATE DEHYDROGENASE. Glucose-6-phosphate déshydrogénase, *f.*

GLUCOSED, *adj.* Glucosé, ée.

α-GLUCOSIDASE, *s.* α-glucosidase, *f.*

GLUCOSIDE, *s.* Hétéroside, *m.* ; glucoside, *m.*

GLUE (biological). Colle biologique.

GLUGE'S CORPUSCULE. Corpuscule de Gluge.

GLUTAMINE, *s.* Glutamine, *f.*

GLUTATHIONE, *s.* Glutathion, *f.*

GLUTATHIONAEMIA, *s.* Glutathiémie, *f.* ; glutathionémie, *f.*

GLUTEAL, *adj.* Fessier, ère.

GLUTININ, *s.* Agglutinine incomplète.

GLUTINOUS, *adj.* Glutineux, euse.

GLYCAEMIA, GLYCEMIA (américain), *s.* Glycémie, *f.*

GLYCERALDEHYDE-3-PHOSPHATE. Glycéraldéhyde-3-phosphate, *m.*

GLYCERIDE, *s.* Glycéride, *m.*

GLYCERINE, *s.* Glycérine, *f.* ; glycérol, *m.*

GLYCERITE, *s.* Glycéré, *m.* ; glycérolé, *m.*

GLYCINE, *s.* Glycine, *f.* ; glycocolle, *m.*

GLYCINURIA, *s.* Glycinurie, *f.*

GLYCINURIA (familial). Glycinurie héréditaire.

GLYCOCALYX, *s.* Glycocalyx, *m.*

GLYCOGEN, *s.* Glycogène, *m.* ; zoamyline, *f.*

GLYCOGEN ACCUMULATION DISEASE or **STORAGE DISEASE.** Maladie glycogénique. → *glycogenosis.*

GLYCOGEN STORAGE DISEASE IV. Amylopectinose.

GLYCOGEN-STORAGE DISEASE TYPE II. Maladie de Pompe. → *Pompe's disease.*

GLYCOGENASE, *s.* Glycogénase, *f.*

GLYCOGENESIS, *s.* Glycogénésie, *f.* ; glycogenèse, *f.* (pro parte) ; glycogénie, *f.* (pro parte).

GLYCOGENIC, *adj.* et Glycogénique ; glucoformateur, trice.

GLYCOGENOLYSIS, *s.* Glycogénolyse, *f.* ; glycogénie, *f.* (pro parte) ; glycogenèse, *f.* (pro parte).

GLYCOGENOLYTIC, *adj.* Glycogénolytique.

GLYCOGENOPEXY, *s.* Glycogénopexie, *f.*

GLYCOGENOSIS, *s.* Maladie glycogénique, glycogénose polycorie glycogénique.

GLYCOGENOSIS I. Maladie de von Gierke. → *Gierke's (von) disease or syndrome.*

GLYCOGENOSIS II. Maladie de Pompe. → *Pompe's disease.*

GLYCOGENOSIS III. Maladie de Cori. → *Cori's disease.*

GLYCOGENOSIS IV. Maladie d'Andersen, glycogénose type IV.

GLYCOGENOSIS V. Glycogénose type V. → *Mac Ardle-Schmid-Pearson syndrome.*

GLYCOGENOSIS VI. Glycogénose type VI. → *Hers's disease.*

GLYCOGENOSIS (cardiac). Maladie de Pompe. → *Pompe's disease.*

GLYCOGENOSIS (generalized). Maladie de Pompe. → *Pompe's disease.*

GLYCOGENOSIS (hepatophosphorylase deficiency). Maladie de Hers. → *Hers's disease.*

GLYCOGENOSIS (hepatorenal). Maladie de von Gierke. → *Gierke's (von) disease or syndrome.*

GLYCOGENOSIS (idiopathic generalized). Maladie de Pompe. → *Pompe's disease.*

GLYCOHYDROLASE (mucopeptide). Lysozyme, *s.f.*

GLYCOLIPID, *s.* Glycolipide, *m.*

GLYCOLYSIS, *s.* Glycolyse, *f.*

GLYCOLYSIS MYOPATHY SYNDROME. Glycogenèse type V. → *Mac Ardle-Schmid-Pearson syndrome.*

GLYCONEOGENESIS, *s.* Néoglucogenèse, *f.* ; néoglycogenèse, *f.* ; gluconéogenèse, *f.* ; glyconéogenèse, *f.*

GLYCOPENIA, *s.* Glycopénie, *f.*

GLYCOPEPTIDE, *s.* Glycopeptide, *m.*

GLYCOPEXIS, *s.* Glycopexie, *f.*

GLYCOPROTEIN, *s.* Glycoprotéine, *f.* ; glucoprotéine, *f.*

GLYCOPROTEINAEMIA, *s.* Protéidoglycémie, *f.*

GLYCOPROTEINOGRAM, *s.* Glucidogramme, *m.* ; glucoprotéinogramme, *m.*

GLYCOREGULATION, *s.* Glycorégulation, *f.*

GLYCORRHACHIA, *s.* Glycorachie, *f.*

GLYCOSAMINOGLYCAN, *s.* Glycosaminoglycane, *m.* ; mucopolysaccharide, *m.*

GLYCOSIDE, *s.* Hétéroside, *m.* ; glycoside, *m.*

GLYCOSTASIS, *s.* Glycostase, *f.*

GLYCOSURIA, *s.* Glycosurie, *f.*

GLYCOSURIA (benign). Diabète rénal.

GLYCOSURIA (epinephrine). Glycosurie adrénalinique.

GLYCOSURIA (nervous). Diabète nerveux.

GLYCOSURIA (non-diabetic, non hyperglycaemic, orthoglycaemic or **normoglycaemic).** Diabète rénal.

GLYCOSURIA (phlorhizin or **phloridzin).** Glycosurie phloridzique.

GLYCOSURIA (pituitary). Diabète hypophysaire.

GLYCOSURIA (renal). Diabète rénal.

GLYCOSYLATED, *adj.* Glyqué ; glycosylé, ée.

GLYCURONURIA, *s.* Glycuronurie, *f.*

GMELIN'S TEST. Réaction de Gmelin.

GMP. GMP.

GNB. BGN.

GN-RH. Gonadolibérine, *f.* → *hormone (gonadotropin-releasing).*

GNATHION, *s.* Gnathion, *m.*

GNATHOLOGY, *s.* Gnathologie, *f.*

GNATHOSTOMIASIS, *s.* Gnathostomose, *f.*

GNOSIA, GNOSIS, *s.* Gnosie, *f.*

GNOTOBIOTIC, *adj.* Gnotobiotique.

GNOTOBIOTICS, *s.* Gnotobiotique, *f.*

GODELIER'S LAW. Loi de Godelier.

GODFREY'S SIGN. Signe de Godfrey.

GODOVNIK BOIL. Bouton d'Orient. → *sore (oriental).*

GODTFREDSEN'S SYNDROME. Syndrome de Godtfredsen.

GOETSCH'S TEST. Épreuve de Goetsch.

GOITER, *s.* (américain) Goitre, *m.* ; thyréocèle, *f.*

GOITRE, *s.* (anglais) Goitre, *m.* ; thyréocèle, *f.*

GOITRE (aberrant). Goitre aberrant.

GOITRE (acute). Goitre aigu ou épidémique.

GOITRE (adenomatous). Goitre adénomateux.

GOITRE (basedowified). Goitre basedowifié ou basedowifiant.

GOITRE (benign metastasizing). Goitre bénin métastatique.

GOITRE (cabbage). Goitre par ingestion de chou.

GOITRE (cancerous or **carcinomatous).** Goitre cancéreux, cancer du corps thyroïde.

GOITRE (colloid). Goitre colloïde.

GOITRE (cystic). Goitre kystique.

GOITRE (diffuse). Goitre diffus.

GOITRE (diver or diving). Goitre plongeant.

GOITRE (endemic). Goitre endémique, goitre myxœdémateux.

GOITRE (exophthalmic). Maladie de Basedow. → *Grave's disease.*

GOITRE (familial). Goitre familial.

GOITRE (fibrous). Goitre fibreux.

GOITRE (follicular). Goitre parenchymateux.

GOITRE (hyperplastic). Goitre parenchymateux.

GOITRE (intrathoracic). Goitre endothoracique.

GOITRE (lingual). Goitre développé dans une thyroïde aberrante à la racine de la langue.

GOITRE (lymphadenoid). Thyroïdite de Hashimoto. → *Hashimoto's disease.*

GOITRE (mediastinal). Goitre endothoracique.

GOITRE (multi-nodular). Goitre multinodulaire.

GOITRE (nodular). Goitre nodulaire.

GOITRE (nodular toxic). Adénome thyroïdien toxique, adénome thyrotoxique.

GOITRE (parenchymatous). Goitre parenchymateux.

GOITRE (parenchymatous toxic). Maladie de Basedow. → *goitre (exophthalmic).*

GOITRE (pendulous). Goitre pendulaire ou en sonnaille.

GOITRE (plunging). Goitre plongeant.

GOITRE (substernal). Goitre endothoracique.

GOITRE (suffocative). Goitre suffocant.

GOITRE (thoracic). Goitre endothoracique.

GOITRE (thyrotoxic nodular). Adénome thyrotoxique. → *goitre nodular toxic.*

GOITRE (toxic). Adénome thyrotoxique. → *goitre nodular toxic.*

GOITRE (toxic adenomatous). Adénome thyrotoxique. → *goitre nodular toxic.*

GOITRE (toxic adenomatous). Adénome thyrotoxique ; → *goitre nodular toxic.*

GOITRE (wandering). Goitre plongeant.

GOITROUS, *adj.* Goitreux, euse.

GOITROGENIC, GOITROGENOUS, *adj.* Goitrigène.

GOLABI-ROSEN SYNDROME. Syndrome de Golabi-Rosen.

GOLD, *s.* Or, *m.*

GOLD REACTION (colloidal). Réaction de Lange à l'or colloïdal.

GOLDBERG-MAXWELL SYNDROME. Syndrome de féminisation testiculaire. → *feminization (syndrome of testicular).*

GOLDBLATT'S HYPERTENSION. Hypertension type Goldblatt. → *hypertension (renovascular).*

GOLDBLATT'S METHOD. Méthode de Goldblatt.

GOLDBLOOM'S SYNDROME. Syndrome de Goldbloom.

GOLDENHAR'S SYNDROME. Syndrome de Goldenhar, dysplasie oculo-auriculo-vertébrale.

GOLDMAN-FAVRE DISEASE. Maladie de Goldman et Favre.

GOLDSCHEIDER'S DISEASE. Épidermolyse bulleuse héréditaire, forme polydysplasique.

GOLDSTEIN'S DISEASE. Maladie de Rendu Osler. → *angiomatosis (haemorrhagic family).*

GOLDSTEIN'S HAEMOPTYSIS. Hémoptysie par télangiectasie trachéo-bronchique.

GOLDSTEIN'S RAYS. Rayonnement secondaire.

GOLGI'S BODY. Corps de Golgi.

GOLGI'S COMPLEX or **APPARATUS.** Appareil de Golgi.

GOLTZ'S EXPERIMENT. Réflexe de Goltz.

GOLTZ'S or **GOLTZ-GORLIN SYNDROME.** Syndrome de Goltz ou de Goltz-Gorlin, hypoplasie dermique en aires.

GOMBAULT'S DEGENERATION or **NEURITIS.** Maladie de Dejerine-Sottas. → *Dejerine-Sottas disease, syndrome, neuropathy or type of atrophy.*

GONAD, *s.* Gonade, *f.*

GOMPHOSIS, *s.* Gomphose, *f.*

GONADOBLASTOMA, *s.* Gonadoblastome, *m.*

GONADOCRININ, *s.* Gonadocrinine, *f.*

GONADORELIN, *s.* Gonadoréline. → *hormone (gonadotropin-releasing).*

GONADOTHERAPY, *s.* Gonadothérapie, *f.*

GONADOTROPE, GONADOTROPIC, *adj.* Gonadotrope.

GONADOTROPHIN, *s.* Gonadostimuline. *f.* ; gonadotrophine, *f.* ; hormone gonadotrope.

GONADOTROPHIN (anterior pituitary). Gonadostimuline hypophysaire.

GONADOTROPHIN (chorionic). Gonadostimuline chorionique, prolan, *s.m.*

GONADOTROPHIN (equine). Gonadostimuline chorionique d'origine équine.

GONADOTROPHIN (human chorionic), (HCG). Gonadostimuline chorionique d'origine humaine. hCG, choriogonadotrophine humaine.

GONADOTROPHIN (pregnant mare's serum), (PMSG). Gonadostimuline chorionique d'origine équine.

GONADOTROPIN, *s.* Gonadostimuline. *f.* → *gonadotrophin.*

GONALGIA, *s.* Gonalgie, *f.*

GONARTHRITIS, *s.* Gonarthrite, *f.*

GONARTHROSIS, *s.* Gonarthrose, *f.* ; gonarthrie, *f.*

GONDA'S REFLEX. Signe de Gonda.

GONGYLONEMIASIS, *s.* Gongylonémiase, *f.* ; gongylonémose. *f.*

GONIOMA, *s.* Goniome, *m.*

GONIOMETER, *s.* Goniomètre, *m.*

GONION, *s.* Gonion, *m.*

GONIOSCOPY, *s.* Gonioscopie, *f.*

GONIOSYNECHIA, *s.* Goniosynéchie, *f.*

GONIOTOMY, *s.* Goniotomie, *f.*

GONOCOCCAEMIA, *s.* Gonococcémie, *f.*

GONOCOCCUS, *s.* Gonocoque, *m.* → *Neisseria gonorrhoceae.*

GONOREACTION, *s.* Gonoréaction, *f.*

GONORRHEA, GONORRHOEA, *s.* Gonorrhée, *f.* → *blennorrhagia.*

GONOSOME, *s.*Gonosome, *m.* → *chromosome (sex).*

GOODPASTURE'S SYNDROME. Syndrome de Goodpasture, hémosidérose pulmonaire avec glomérulonéphrite segmentaire nécrosante.

GOOSEFLESH, *s.* Chair de poule.

GOPALAN'S SYNDROME. Syndrome de Gopalan, syndrome des pieds brûlants.

GORDON'S BIOLOGICAL TEST. Épreuve de Gordon.

GORDON'S REFLEX. Signe de Gordon.

GORDON'S SIGN. Signe de Souques. → *Souques's phenomenon.*

GORDON'S SYNDROME. Syndrome de Gordon.

GORHAM'S DISEASE. Maladie de Gorham, ostéolyse massive idiopathique.

GORLIN'S FORMULA. Formule de Gorlin.

GORLIN'S SYNDROME. Syndrome de Gorlin-Goltz, syndrome de Gorlin, nævomatose baso-cellulaire, carcinomatose baso-cellulaire.

GORLIN, CHANDHRY, MOSS SYNDROME. Syndrome de Gorlin, Chandhry et Moss.

GORLIN-GOLTZ SYNDROME. Syndrome de Gorlin. → *Gorlin's syndrome.*

GORNELL-MAC DONALD METHOD. Méthode de Gornell-Mac Donald.

GOSSELIN'S FRACTURE. Fracture spiroïde de Gerdy, fracture hélicoïdale de Gosselin, fracture en V.

GOSSYPOL, *s.* Gossypol, *m.*

GOT. GOT. → *transaminase (glutamic oxalacetic).*

GÖTHLIN'S CAPILLARY RESISTANCE TEST. Test de Göthlin, épreuve de résistance des capillaires.

GOUGEROT-BLUM DISEASE. Dermite lichénoïde purpurique pigmentaire de Gougerot-Blum. → *dermatitis (pigmented purpuric lichenoid).*

GOUGE, *s.* Gouge, *f.*

GOUGEROT-CARTEAUD PAPILLOMATOSIS or **SYNDROME.** Papillomatose confluente et réticulée de Gougerot et Carteaud.

GOUGEROT-HAILEY-HAILEY DISEASE. Maladie de Hailey-Hailey. → *pemphigus (familial benign chronic).*

GOUGEROT-HOUWER-SJÖGREN SYNDROME. Syndrome de Gougerot-Houwer-Sjögren. → *Sjögren's syndrome.*

GOUGEROT-NULOCH-HOUWER SYNDROME. Syndrome de Gougerot-Houwer-Sjögren. → *Sjögren's syndrome.*

GOUGEROT-SJÖGREN SYNDROME. Syndrome de Gougerot-Houwer-Sjögren. → *Sjögren's syndrome.*

GOUGEROT-RUITER SYNDROME. Trisymptôme de Gougerot. → *Gougerot's trisymptomatic disease.*

GOUGEROT'S TRISYMPTOMATIC DISEASE. Trisymptôme de Gougerot, allergides cutanées nodulaires de Gougerot, allergides nodulaires dermiques de Gougerot, maladie trisymptomatique de Gougerot, vascularite dermique allergique.

GOUNDOU, *s.* Goundou, *m.* ; anakhré, *m.*

GOUT, *s.* Goutte, *f.*

GOUT (abarticular). Goutte viscérale, goutte abarticulaire.

GOUT (acute). Goutte aiguë.

GOUT (articular). Goutte articulaire.

GOUT (articular acute). Goutte sthénique.

GOUT (calcium). Calcinose, *s.f.*

GOUT (chalky). Goutte tophacée.

GOUT (irregular). Goutte viscérale.

GOUT (latent). Goutte larvée.

GOUT (lead). Goutte saturnine.

GOUT (masked). Goutte larvée.

GOUT (misplaced). Goutte métastatique remontante.

GOUT (oxalic). Goutte oxalique. → *Bird's disease.*

GOUT (poor man's). Polyarthrite rhumatoïde. → *arthritis (rheumatoid).*

GOUT (regular). Goutte sthénique.

GOUT (retrocedent). Goutte métastatique remontée ou rétrocédée.

GOUT (rheumatic). Polyarthrite rhumatoïde. → *arthritis (rheumatoid).*

GOUT (saturnine). Goutte saturnine.

GOUT (senile or senile rheumatic). Syndrome de Forestier-Certonciny. → *Forestier-Certonciny syndrome.*

GOUT (tophaceous). Goutte tophacée, goutte chronique.

GOUTINESS, *s.* Diathèse goutteuse.

GOWERS'S DISEASE. 1° Myopathie type Gowers. → *Gowers (distal myopathy of).* – 2° Chorée saltatoire.

GOWERS (distal myopathy of). Myopathie distale de Gowers, myopathie type Gowers.

GOWERS'S SIGNS. Signes de Gowers.

GOYRAND'S HERNIA. Hernie de Goyrand.

GP IIb/IIIa. GP IIb/IIIa.

GPT. GPT. → *transaminase (glutamic-pyruvic).*

GRACILLICUTES, *s. pl.* Gracillicute, *m.*

GRADENIGO'S SYNDROME. Syndrome de Gradenigo, syndrome de la pointe du rocher.

GRADIENT (ventricular). Gradient ventriculaire, G.

GRAEFE'S DISEASE. 1° Maladie de von Graefe, amaurose avec excavation, glaucome sans tension oculaire. – 2° Ophtalmoplégie progressive.

GRAEFE'S SIGN. Signe de von Graefe.

GRAEFE-SJÖGREN SYNDROME. Syndrome d'Hallgren, syndrome de von Graefe-Sjögren.

GRAFFIN'S PLASTER. Plâtre de Graffin.

GRAFT, *s.* Greffe, *f.* ; greffon, *m.*

GRAFT (to), *v.* Greffer.

GRAFT (allogenic). Homogreffe, *f.* → *homograft.*

GRAFT (autodermic or autoepidermic). Autogreffe cutanée.

GRAFT (autogenous or autologous). Autogreffe, *f.* → *autograft.*

GRAFT (autoplastic). Autogreffe, *f.* → *autograft.*

GRAFT (Blair-Brown). Greffon cutané semi-épais.

GRAFT (bone or bony). Greffon osseux.

GRAFT (Braun's). Greffon cutané épais.

GRAFT (brephopistic). Greffe bréphoplastique, bréphoplastie.

GRAFT (cable). Greffon nerveux fait de plusieurs éléments de nerfs juxtaposés comme dans un câble.

GRAFT (chessboard). Greffe en timbre-poste.

GRAFT (Davis's). Greffon cutané épais.

GRAFT (dermoepidermic). Greffe de Thiersch.

GRAFT (double end). Greffon tubulaire.

GRAFT (Douglas's). Greffon cutané dans lequel ont été découpés des îlots laissés sur le donneur.

GRAFT (epidermic). Greffe ou greffon épidermique.

GRAFT (fillier). Greffon utilisé pour remplir une cavité.

GRAFT (free). Greffon libre.

GRAFT (full-thickness). Greffon cutané très épais.

GRAFT (gauntiet). Greffon pédiculé.

GRAFT (Gilles's). Greffon tubulaire.

GRAFT (heterodermic). Hétérogreffe cutanée.

GRAFT (heterogenous, heterologous or heteroplastic). Hétérogreffe. → *heterograft.*

GRAFT (heterotopic). Greffe hétérotopique.

GRAFT (homogenous). Homogreffe, *f.* → *homograft.*

GRAFT (homologous). Homogreffe, *f.* → *homograft.*

GRAFT (homoplastic). Homogreffe, *f.* → *homograft.*

GRAFT (homotopic). Greffe orthotopique.

GRAFT (infused). Greffe par injection d'une suspension de cellules.

GRAFT (inlay). Greffe ou greffon encastré, greffe ou greffon en inlay.

GRAFT (interspecific). Hétérogreffe, *f.* → *heterograft.*

GRAFT (isogenic or isologous or isoplastic). Isogreffe, *f.* → *isograft.*

GRAFT (jump). Greffe hindoue ou indienne.

GRAFT (Krause's or Krause-Wolfe). Greffon cutané très épais.

GRAFT (nerve). Greffe nerveuse.

GRAFT (Ollier's). Greffe de Thiersch.

GRAFT (omental). Greffon épiploïque.

GRAFT (onlay). Greffe ou greffon apposé, greffe ou greffon onlay.

GRAFT (orthotopic). Greffe orthotopique.

GRAFT (osseous). Greffon osseux.

GRAFT (pedicle). Greffon pédiculé.

GRAFT (pinch). Greffon cutané épais et très petit.

GRAFT (postage-stamp). Greffe en timbre-poste.

GRAFT (razor). Greffon cutané détaché à l'aide d'un rasoir, comprenant seulement l'épiderme ou toute l'épaisseur du derme.

GRAFT (rope). Greffon tubulaire.

GRAFT (sieve). Greffon cutané dans lequel ont été découpés des îlots laissés sur le donneur.

GRAFT (skin). Greffe ou greffon.

GRAFT (sleeve). Variété de greffe nerveuse.

GRAFT (split). Greffon cutané d'épaisseur variable.

GRAFT (split-skin). Greffon cutané semi-épais.

GRAFT (split-thickness). Greffon cutané semi-épais.

GRAFT (stent). Endoprothèse couverte.

GRAFT (syngenic). Isogreffe, *f.* → *isograft.*

GRAFT (thick-split skin). Greffon cutané épais.

GRAFT (Thiersch's). Greffe de Thiersch.

GRAFT (thin-split skin or thin-split). Greffon cutané mince.

GRAFT (tube). Greffon tubulaire.

GRAFT (tunnel). Greffon tubulaire.

GRAFT (Wolfe's or Wolfe-Krause). Greffon cutané très épais.

GRAFT (zooplastic). Hétérogreffe d'origine animale chez l'homme.

GRAFT-VERSUS-HOST REACTION. Maladie homologue. → *wasting disease.*

GRAFT VERSUS LEUKAEMIA REACTION. Action antileucémique de la greffe.

GRAFTING, *s.* Greffe.

GRAHAM'S OPERATION. Méthode de Graham.

GRAHAM-BURFORD-MAYER SYNDROME. Syndrome du lobe moyen. → *middle-lobe syndrome.*

GRAHAM'S or GRAHAM-COLE TEST. Cholécystographie, *f.* → *cholecystography.*

GRAHAM LITTLE'S or GRAHAM-LITTLE-LASSUEUR or GRAHAM LITTLE-LASSUEUR-FELDAM SYNDROME. Syndrome de Lassueur et Graham Little.

GRAHAM STEELL'S MURMUR. Souffle de Graham Steell.

GRAIN, *s.* Acné, *f.*

GRAM, *s.* Gramme, *m.*

GRAM'S METHOD. Méthode de Gram.

GRAM-MOLECULE, *s.* Mole, *f.* ; molécule-gramme, *f.*

GRAMICIDIN, *s.* Gramicidine, *f.*

GRANCHER'S DISEASE or PNEUMONIA. Splénopneumonie, *f.* → *splenopneumonia.*

GRANCHER'S SIGNS. Signes de Grancher.

GRANCHER'S TRIAD. Schéma de Grancher.

GRANULATION (exuberant or fungous). Bourgeonnement, *m.* (d'une plaie).

GRANULE, *s.* Granulé, *m.*, granule, *m.*

GRANULE (sulfur). Grain jaune.

GRANULITIS, *s.* Granulie, *f.* → *tuberculosis (acute miliary).*

GRANULOCYTE, *s.* Leucocyte polynucléaire, granulocyte, *m.*

GRANULOCYTIC SERIES. Série granulocytaire ou granuleuse ou myélocytaire.

GRANULOCYTOPENIA, *s.* Granulocytopénie, *f.*

GRANULOCYTOPOIESIS, *s.* Granulocytopoïèse, *f.* ; granulopoïèse, *f.*

GRANULOMA, *s.* Granulome, *m.* ; plasmome, *m.*

GRANULOMA (amoebic). Amœbome, *m.*

GRANULOMA ANNULARE. Granulome annulaire.

GRANULOMA (apical). Granulome dentaire.

GRANULOMA (coccidioidal). Stade secondaire chronique de la coccidioidomycose.

GRANULOMA (dental). Granulome dentaire.

GRANULOMA ENDEMICUM. Leishtnaniose cutanée.

GRANULOMA (eosinophilic). Granulome éosinophilique des os, granulome solitaire de l'os, histiocytome éosinophilique, myélome à éosinophiles, ostéomyélite à éosinophiles.

GRANULOMA (eosinophilic xanthomatous). Granulome éosinophile. → *granuloma (eosinophilic).*

GRANULOMA OF THE FACE (malignant). Granulome malin centrofacial.

GRANULOMA FUNGOIDES. Mycosis fongoïde. → *mycosis fungoides.*

GRANULOMA GANGRENESCENS. Granulome malin centrofacial.

GRANULOMA GLUTEALE INFANTUM. Granulome glutéal infantile, toxidermie bromo-potassique végétante, bromides végétantes du nourrisson, candidose nodulaire de la région génito-inguinale et de la fesse, fluorides végétantes de contact, halogénides végétantes infantiles.

GRANULOMA GRAVIDARUM. Granulome gingival survenant au cours d'une grossesse.

GRANULOMA (Hodgkin's). Granulome de Hodgkin.

GRANULOMA INGUINALE. Granulome ulcéreux des parties génitales, granulome inguinal, granulome vénérien, donovanose, *f.* ; phagédénisme ou ulcère serpigineux de Mac Leod-Donovan.

GRANULOMA (lethal midline). Granulome malin centrofacial.

GRANULOMA (lipoid). Granulome lipoïdique.

GRANULOMA (lipophagic). Stéatonécrose, *f.* → *steatonecrosis.*

GRANULOMA (Majocchi's). Trichophytie due à *Trichophyton rubrum.*

GRANULOMA (malignant). Maladie de Hodgkin. → *Hodgkin's disease.*

GRANULOMA (malignant midline). Granulome malin centrofacial.

GRANULOMA (Mignon's eosinophilic). Granulome éosinophile. → *granuloma (eosinophilic).*

GRANULOMA (paracoccidioidal). Blastomycose sud-américaine. → *blastomycosis (South American).*

GRANULOMA PUDENDI. Granulome inguinal. → *granuloma inguinale.*

GRANULOMA PYOGENICUM. Botryomycome, *m.* → *botryomycoma.*

GRANULOMA (rheumatic). Nodule d'Aschoff. → *Aschoff's body or nodule.*

GRANULOMA SARCOMATODES. Mycosis fongoïde. → *mycosis fungoides.*

GRANULOMA (septic). Botryomycome, *m.* → *botryomycoma.*

GRANULOMA (solitary). Granulome éosinophile. → *granuloma (eosinophilic).*

GRANULOMA (sublingual) OF INFANCY. Maladie de Cardarelli. → *aphthae (cachectic).*

GRANULOMA (swimming pool). Granulome des piscines.

GRANULOMA TELANGIECTATICUM. Botryomycome, *s.m.* → *botryomycoma.*

GRANULOMA TROPICUM. Pian, *s.m.* → *yaws.*

GRANULOMA (ulcerating) OF THE PUDENDA. Granulome inguinal. → *granuloma inguinale.*

GRANULOMA VENEREUM or **VENEREAL GRANULOMA.** Granulome inguinal. → *granuloma inguinale.*

GRANULOMA (Wegener's). Granulome de Wegener. → *Wegener's granuloma.*

GRANULOMATOSIS, *s.* Granulomatose, *f.*

GRANULOMATOSIS OF THE BONES (lipoid). Maladie de Hand-Schuller-Christian. → *Hand-Schuller-Christian disease.*

GRANULOMATOSIS (familial chronic). Syndrome de Bridges et Good. → *granulomatosis (progressive septic).*

GRANULOMATOSIS (Langerhans's cell eosinophilic). Histiocytose X. → *histiocytosis X.*

GRANULOMATOSIS (lipid or **lipoid).** Granulomatose lipoïdique.

GRANULOMATOSIS (lipophagic intestinal). Maladie de Whipple. → *Whipple's disease.*

GRANULOMATOSIS (lymphomatoid). Granulomatose lymphomatoïde.

GRANULOMATOSIS MALIGNA or **GRANULOMATOSIS (malignant).** Maladie de Hodgkin. → *Hodgkin's disease.*

GRANULOMATOSIS (non lipid). Maladie de Letterer-Siwe. → *Letterer-Siwe disease.*

GRANULOMATOSIS (progressive septic). Granulomatose septique progressive ou familiale, granulomatose chronique familiale, maladie granulomateuse chronique ou septique de l'enfant, syndrome de Bridges et Good.

GRANULOMATOSIS SIDEROTICA. Maladie de Gandy-Gamna. → *splenomegaly (siderotic).*

GRANULOMATOSIS (Wegener's). Granulome de Wegener. → *Wegener's granuloma, granulomatosis or syndrome.*

GRANULOMATOSIS OF THE BONES (lipoid). Maladie de Hand-Schuller-Christian. → *Hand-Schuller-Christian disease.*

GRANULOMATOUS (chronic or **fatal) DISEASE.** Syndrome de Bridges et Good. → *granulomatosis (progressive septic).*

GRANULOPECTIC, *adj.* Granulopexique.

GRANULOPENIA, *s.* Granulopénie, *f.* ; agranulocytose, *f.*

GRANULOPENIA (essential). Agranulocytose, *f.*

GRANULOPHTHISIS, *s.* Agranulocytose, *f.*

GRANULOPOIESIS, *s.* Granulocytopoïèse, *f.*

GRANULOSA, *s.* Granulosa, *f.*

GRANULOSARCOID, *s.* Mycosis fongoïde. → *mycosis fungoides.*

GRANULOSARCOMA, *s.* Mycosis fongoïde. → *mycosis fungoides.*

GRANULOSIS RUBRA NASI. Granulosis rubra nasi.

GRANULOTHERAPY, *s.* Granulothérapie, *f.*

GRAPHOMANIA, GRAPHORRHOEA, *s.* Graphomanie, *f.* ; graphorrhée, *f.* ; scribomanie, *f.*

GRAPHOPHOBIA, *s.* Graphophobie, *f.*

GRASPING MOVEMENT. Réflexe de préhension automatique.

GRÄUPNER'S TEST. Épreuve de Gräupner.

GRAVEL, *s.* Gravelle, *f.*

GRAVES'S DISEASE. Maladie de Basedow, goitre exophtalmique.

GRAVE-WAX. Adipocire, *s.f.*

GRAVID, *adj.* Gravide.

GRAVIDA, ... geste (ex. : gravida I : primigeste).

GRAVIDIC, *adj.* Gravidique.

GRAVIDIN, *s.* Gravidine, *f.*

GRAVIDISM, *s.* Gravidisme, *m.*

GRAVIDITY, *s.* Grossesse, *f.*

GRAVIDOCARDIAC, *adj.* Gravidocardiaque.

GRAVIDOPUERPERAL, *adj.* Gravidopuerpéral, ale.

GRAWITZ'S CACHEXIA. Anémie pernicieuse des vieillards.

GRAWITZ'S DEGENERATION. Présence de leucocytes basophiles dans le sang.

GRAWITZ'S TUMOUR OF THE KIDNEY. Tumeur de Grawitz. → *adenocarcinoma (renal).*

GRAY, *s.* Gray, *m.* ; Gy.

GREBE'S SYNDROME. Syndrome de Grebe.

GREENFIELD'S DISEASE. Maladie de Scholz-Greenfield. → *Scholz's disease.*

GREGG'S SYNDROME. Syndrome de Gregg, embryopathie rubéoleuse.

GREIG'S DISEASE or **HYPERTELORISM.** Syndrome de Greig. → *hypertelorism (ocular).*

GREITHER'S SYNDROME. Maladie ou type de Greither.

GRENET'S SYNDROME. Syndrome de Grenet.

GREY SYNDROME. Syndrome gris.

GREY TURNER'S SIGN. Signe de Turner.

GRIESINGER'S DISEASE. 1° Maladie de Duchenne. → *paralysis (pseudohypertrophic muscular).* – 2° Ankylostomiase, *f.* → *ancylostomiasis.*

GRIESINGER'S SIGN. Œdème de la région mastoïdienne en cas de thrombose du sinus transverse.

GRIESINGER-KUSSMAUL SIGN. Pouls paradoxal. → *pulse (paradoxical).*

GRIFFIN-CLAW or **GRIFFIN-CLAW HAND.** Main en griffe.

GRIMALDI'S TEST. Réaction de Grimaldi.

GRIMSON'S OPERATION. Opération de Grimson.

GRINDER'S ASTHMA or **DISEASE.** 1° Silicose, *f.* – 2° Sidérose pulmonaire.

GRIP or **GRIPPE,** *s.* Grippe, *f.*

GRIP, *s.* Crochet, crochet-pince, *m.*

GRIP (devil's). Maladie de Bornholm. → *pleurodynia (epidemic).*

GRIP (winter). Grippe épidémique.

GRIPE, *s.* Colique, *f.*

GRIPES, *s.* Épreintes, *s. f. pl.*

GRIPPAL, *adj.* Grippal, ale.

GRIPPE, *s.* Grippe, *f.*

GRIPPE AURIQUE. Polynévrite chrysothérapique.

GRIPPE (Balkan). Fièvre Q. → *fever (Q).*

GRISCELLI'S SYNDROME. Syndrome de Griscelli.

GRISEL'S DISEASE. Syndrome ou maladie de Grisel, torticolis nasopharyngien.

GRISEOFULVIN, *s.* Griséofulvine, *f.*

GRITTI'S AMPUTATION. Opération de Gritti.

GROCCO'S SIGN or **TRIANGLE.** Triangle de Grocco.

GRŒNOUW'S DYSTROPHY I. Dystrophie granuleuse de Grœnouw type I.

GRŒNOUW'S DYSTROPHY II. Dystrophie cornéenne de Fehr, dystrophie de Fleischer, dystrophie de Grœnouw type II.

GROIN, *s.* Aine, *f.*

GRÖNBLAD-STRANDBERG SYNDROME. Syndrome de Grönblad-Strandberg.

GROOVE, *s.* Sillon, *m.* ; fente, *f.* ; gouttière, *f.*

GROS'S TEST. Réaction de Gros.

GROSS'S OPERATION. Opération de Gross.

GROSSICH'S METHOD. Procédé de Grossich.

GROSSI'S METHOD. Méthode de Grossi.

GROUP (leukocyte). Groupe tissulaire, groupe leucocytaire.

GROUPING OF BLOOD. Groupage sanguin.

GROUPING (leukocyte). Groupage tissulaire, groupage leucocytaire.

GROWTH, *s.* Tumeur, *f.*

GRUBER'S HERNIA. Hernie interne mésogastrique.

GRUBER'S REACTION or **TEST, GRUBER-WIDAL REACTION** or **TEST.** Sérodiagnostic de Widal.

GRUBER'S SYNDROME. Syndrome de Gruber. → *dysencephalia splanchnocystica.*

GRUBY'S DISEASE. Teigne tondante à petites spores de Gruby-Sabouraud, microsporie, *f.* ; maladie de Gruby-Sabouraud.

GRUTUM, *s.* Acné miliaire. → *millium.*

GRYPOSIS, *s.* Grypose, *f.*

GRYPOSIS PENIS. Courbure du pénis.

GRYPOSIS UNGUIUM. Onychogrypose, *f.*

GTP. GTP, guanosine 5'-triphosphate.

GUAM SYNDROME. Syndrome de Guam.

GUANIDINAEMIA, *s.* Guanidinémie, *f.*

GUANIDINE, *s.* Guanidine, *f.*

GUANIDINURIA, *s.* Guanidinurie, *f.*

GUANOSINE, *s.* Guanosine, *f.*

GUANOSINE 5'-DIPHOSPHATE. Guanosine diphosphate, *f.* ; GDP.

GUANOSINE 5'-TRIPHOSPHATE. Guanosine triphosphate, *f.* ; GTP.

GUARNIERI'S BODY. Corpuscule de Guarnieri.

GUATAMAHRI'S NODULES. Nodules de la face et du cuir chevelu observés dans l'onchocercose.

GUBLER'S HEMIPLEGIA. 1° Syndrome de Millard-Gubler. – 2° S'applique également à l'ensemble des hémiplégies alternes. – 3° Hémiplégie hystérique.

GUBLER'S ICTERUS. Ictère hémaphéique.

GUBLER'S PARALYSIS. Syndrome de Millard-Gubler.

GUBLER'S REACTION. Réaction de Gubler.

GUBLER'S SYNDROME. Syndrome de Millard-Gubler.

GUBLER'S TUMOUR. Tumeur de Gubler.

GUELPA'S DIET or **TREATMENT.** Régime de Guelpa, cure de Guelpa.

GUÉNEAU DE MUSSY'S POINT. Point de Guéneau de Mussy.

GUÉRIN'S FRACTURE. Fracture de A. Guérin.

DI GUGLIELMO'S DISEASE or **ERYTHROMYELOSIS.** Maladie de Di Guglielmo. → *erythraemia (acute).*

GUIDING MARK. Point de repère.

GUILLAIN'S REACTION. Réaction au benjoin colloïdal. → *colloidal benzoin test.*

GUILLAIN-BARRÉ or **GUILLAIN-BARRÉ-STROHL DISEASE** or **SYNDROME.** Polyradiculonévrite, *f.* ; syndrome de Guillain et Barré, celluloradiculonévrite, *f.* ; plexite aiguë.

GUILLAIN-BARRÉ REFLEX. Réflexe médioplantaire.

GUILLAIN-THAON SYNDROME. Syndrome de Guillain-Thaon.

GUINON'S DISEASE. Maladie des tics. → *Gilles de la Tourette's disease.*

GULF WAR SYNDROME. Syndrome de la guerre du Golfe.

GULL'S DISEASE. Myxœdème, *m.*

GULL'S RENAL EPISTAXIS. Hématurie rénale essentielle de l'adulte.

GULL-SUTTON DISEASE. Néphroangiosclérose bénigne.

GUM, *s.* Gencive, *f.*

GUM (red), GUM RASH. Strophulus, *s.m.* → *strophulus.*

GUMBOIL, *s.* Fluxion ou abcès dentaire.

GUMBORO DISEASE. Maladie de Gumboro.

GUMMA, *s.* Gomme, *f.*

GUMMA (syphilitic). Gomme syphilitique.

GUMMA (tuberculous). Gomme tuberculeuse.

GUNDO, *s.* Goundou, *m.* → *goundou.*

GUNN'S CROSSING SIGN. Signe du croisement, signe de Gunn.

GUNN (inverted Marcus) PHENOMENON. Phénomène de Martin-Amat.

GUNN PUPILLARY PHENOMENON (Marcus). Signe pupillaire de Marcus Gunn.

GUNN'S SYNDROME. Phénomène de Marcus Gunn, mâchoire à clignotement.

GÜNTHER'S DISEASE. Maladie de Günther. → *porphyria (congenital erythropoietic).*

GÜNTHER'S SYNDROME. Maladie de Meyer-Betz. → *myoglobinuria (idiopathic paroxysmal).*

GURGLE, GURGLING, *s.* Gargouillement, *m.*

GUSTATION, *s.* Gustation, *m.*

GUSTOMETRY, *s.* Gustométrie, *f.*

GUT, *s.* Intestin, *m.* ; catgut, *m.*

GUTERMAN'S TEST. Réaction de Guterman.

GUTHRIE'S TEST. Test de Guthrie.

GUTTA ROSACEA. Rosacée, *f.*

GUYON'S SIGN. Procédé de Guyon.

GY. Symbole de gray, *m.*

GYMNASTICS, *s.* Gymnastique, *f.*

GYMNIC, *adj.* Gymnique.

GYNAECOGRAPHY, *s.* Gynécographie, *f.*

GYNAECOLOGY, *s.* Gynécologie, *f.*

GYNAECOMASTIA, *s.* Gynécomastie, *f.*

GYNAECOMASTIA-AND-SMALL-TESTES SYNDROME, GYNAECOMASTIA-ASPERMATOGENESIS SYNDROME. Syndrome de Klinefelter. → *Klinefelter's syndrome.*

GYNAEPHOBIA, *s.* Gynéphobie, *f.* ; gynécophobie, *f.*

GYNANDER, *s.* Gynandre, *m.*

GYNANDRIA, *s.* Gynandrie, *f.* ; gynanthropie, *f.* ; pseudo-hermaphrodisme féminin.

GYNANDRISM, *s.* Gynandrie, *f.* → *gynandria.*

GYNANDROID, *adj.* Gynandroïde.

GYNANDROMORPHISM, *s.* Gynandromorphisme, *m.*

GYNANDRY, *s.* Gynandrie, *f.* → *gynandria.*

GYNANTHROPIA, GYNANTHROPISM, *s.* Gynandrie, *f.* → *gynandria.*

GYNATRESIA, *s.* Gynatrésie, *f.*

GYNECO... *prefix (américain).* → *gynaeco...*

GYNIATRICS, GYNIATRY, *s.* Gynécologie, *f.*

GYNOGAMON, *s.* Gynogamone, *f.*

GYNOGENESIS, *s.* Gynogenèse, *f.*

GYNOID, *adj.* Gynoïde.

GYNOTERMON, *s.* Gynotermone, *f.*

GYRASE, *s.* Gyrase, *f.*

GYRUS, *s.* Circonvolution cérébrale.

H

H. 1° Symbole de Henry, *m.* – 2° Symbole chimique de l'hydrogène, *m.*

h. 1° Symbole de hecto, *m.* – 2° Symbole de heure, *f.*

H DEFLECTION (cardiology). Onde H.

H DISEASE. Maladie de Hartnup.

H SUBSTANCE. Substance H.

HAAB'S or HAAB-DIMMER DEGENERATION or SYNDROME. Dystrophie cornéenne de Haab-Dimmer, dégénérescence réticulée de l'épithélium cornéen.

HAAB'S REFLEX. Réflexe de Haab, réflexe idéomoteur, réflexe à l'attention.

HABENULA, *s.* Habenula, *f.*

HABIT, *s.* 1° Habitude, *f.* ; accoutumance, *f.* – 2° Habitus, *m.*

HABIT (apoplectic). Tempérament sanguin.

HABIT (asthenic). Tempérament lymphatique.

HABIT (drug). Toxicomanie, *s.f.*

HABIT (full). Tempérament sanguin.

HABIT (leptosomatic). Type longiligne, constitution leptoïde, leptosome, *m.* ; constitution asthénique.

HABIT (physiologic). Réflexe conditionné.

HABIT (pycnic). Constitution pycnoïde.

HABIT SPASM, HABIT TIC. Maladie des tics. → *Gilles de la Tourette's disease.*

HABITUATION, *s.* 1° Accoutumance, *f.* – 2° Assuétude, *f.* ; accoutumance toxicomaniaque, pharmacodépendance psychique ou psychologique, dépendance psychique ou psychologique à un toxique, psychodépendance, *f.*

HABITUS, *s.* Habitus, *m.* ; constitution, *f.* ; tempérament, *m.*

HABITUS APOPLECTICUS. Tempérament sanguin.

HABITUS ENTEROPTOTICUS. Constitution longiligne prédisposant aux ptoses viscérales.

HABITUS PHTHISICUS. Constitution prédisposant à la tuberculose.

HABRONEMIASIS, *s.* Habronémose, *f.*

HACHEMENT, HACKING, *s.* Hachure, *f.*

HACKER'S OPERATION. Opération de von Hacker et Beck.

HACKETAL'S METHOD. Méthode de Hacketal.

HAECKEL'S LAW. Loi de Haeckel.

HAEM, *s.* Hème, *f.*

HAEMACYTOMETER, *s.* Hématimètre, *m.*

HAEMACYTOMETRY, *s.* Numération sanguine.

HAEMAGGLUTINATION, *s.* Hémagglutination, *f.* ; hémo-agglutination, *f.*

HAEMAGGLUTINATION-INHIBITIO TEST. Réaction d'inhibition de l'agglutination.

HAEMAGGLUTINATION (passive). Hémagglutination passive.

HAEMAGGLUTINATION (syndrome of high titre cold). Maladie des agglutines froides. → *agglutinin (cold a. disease).*

HAEMAGGLUTININ, *s.* Hémagglutinine, *f.* ; hémo-agglutinine, *f.*

HAEMAGGLUTININ (cold). Agglutinine froide.

HAEMAGGLUTININ DISEASE (cold). Maladie des agglutinines froides. → *agglutinin (cold a. disease).*

HAEMAGGLUTINOGEN, *s.* Hémagglutinogène, *m.* ; hémo-agglutinogène, *m.*

HAEMAGOGUE, *adj.* and *s.* Hémagogue, *adj., s. m.*

HAEMANGIECTASIA, HAEMANGIECTASIS, *s.* Hémangiectasie, *f.*

HAEMANGIECTASIA HYPERTROPHICA. Syndrome de Klippel-Trenaunay. → *Klippel-Trenaunay syndrome.*

HAEMANGIOBLASTOMA, *s.* Angioblastome, *m.* → *angioblastoma.*

HAEMANGIO-ENDOTHELIOBLASTOMA, *s.* Hémangioendothéliome. → *haemangio-endothelioma.*

HAEMANGIO-ENDOTHELIOMA, *s.* Hémangio-endothéliome, *m.* ; endothéliome intravasculaire.

HAEMANGIOFIBROSARCOMA, *s.* Hémangiofibrosarcome, *m.*

HAEMANGIOMA, *s.* Hémangiome, *m.*

HAEMANGIOMA (capillary). Angiome capillaire.

HAEMANGIOMA (cavernous) OF THE LUNG. Hémangiome pulmonaire, angiome du poumon.

HAEMANGIOMA CONGENITALE. Angiome tubéreux, angiome cutané caverneux.

HAEMANGIOMA (sclerosing). Dermatofibrome, *s.m.*

HAEMANGIOMA THROMBOCYTOPENIA SYNDROME. Syndrome de Kasabach-Merritt.

HAEMANGIOMATA (capillary). Angiome plan. → *naevus flammeus.*

HAEMANGIOPERICYTOMA, *s.* Hémangiopéricytome, *m.*

HAEMANGIOSARCOMA, *s.* Hématangiosarcome, *m.* ; hémangiosarcome, *m.* ; sarcome angioplastique, *m.*

HAEMAPHEIC, *adj.* Hémaphéique.

HAEMAPHERESIS, *s.* Hémaphérèse, *f.*

HAEMARTHROSIS, *s.* Hémarthrose, *f.*

HAEMATEMESIS, *s.* Hématémèse, *f.*

HAEMATHIDROSIS, *s.* Hématidrose, *f.* → *hoematidrosis.*

HAEMATIC, *adj.* Hématique.

HAEMATID, *s.* 1° Érythrocyte, *m.* ; globule rouge. – 2° Hématodermie, *f.*

HAEMATIDROSIS, *s.* Hématidrose, *f.* ; hémathidrose, *f.* ; sueur de sang.

HAEMATIMETER, *s.* Hématimètre, *m.*

HAEMATIMETRY, *s.* Numération sanguine, hématimétrie, *f.*

HAEMATIN, *s.* Hématine, *f.* ; ferriporphyrine, *f.*

HAEMATINURIA (malarial). Fièvre bilieuse hémoglobinurique.

HAEMATOBILIA, *s.* Hémobilie, *f.*

HAEMATOBLAST (Hayem's). Plaquette, *f.*

HAEMATOCATHARSIS, *s.* Hématocatharsie, *f.*

HAEMATOCELE, *s.* Hématocèle, *f.*

HAEMATOCELE (parametric or pelvic). Hématocèle pelvienne, péri ou rétro-utérine, hématopelvis, *m.*

HAEMATOCELE (pudendal). Hématome vulvaire.

HAEMATOCELE (retrouterine). Hématopelvis, *m.* → *haematocele (parametric or pelvic).*

HAEMATOCELE (scrotal). Hématocèle scrotale.

HAEMATOCELE (vaginal). Pachyvaginalite, *s.f.* → *pachyvaginalitis.*

HAEMATOCHEZIA, *s.* Rectorragie *f.*

HAEMATOCHYLURIA, *s.* Hématochylurie, *f.*

HAEMATOCOLPOS, *s.* Hématocolpos, *m.*

HAEMATOCRIT, HEMATOCRITE, *s.* Hématocrite, *m.*

HAEMATOCYTOMETER, *s.* Hématimètre, *m.*

HAEMATOGENOUS, HEMATOGENIC, *adj.* Hématogène.

HAEMATOGONE, HEMATOGONIA, *s.* Hémocytoblaste, *m.* → *haemocytoblast.*

HAEMATOIDIN, *s.* Hématoïdine, *f.*

HAEMATOLOGY, *s.* Hématologie, *f.*

HAEMATOLOGY (geographic). Hématologie géographique.

HAEMATOLYMPHANGIOMA, *s.* Hémolymphangiome, *m.*

HAEMATOLYSIS, *s.* Hémolyse, *f.*

HAEMATOLYTIC, *adj.* Hémolytique.

HAEMATOMA, *s.* Hématome, *m.*

HAEMATOMA (aneurysmal). Faux anévrisme.

HAEMATOMA AURIS. Othématome, *m.*

HAEMATOMA (dissecting). Anévrisme disséquant. → *aneurysm (dissecting).*

HAEMATOMA (dural). Hématome dural ou duremérien.

HAEMATOMA (epidural). Hématome extradural.

HAEMATOMA (extradural). Hématome extradural, hématome sus-duremérien.

HAEMATOMA (pelvic). Hématopelvis, *m.* → *haematocele (parametric or pelvic).*

HAEMATOMA (perirenal). Hématome périrénal, maladie de Wunderlich.

HAEMATOMA (pulsatile). Faux anévrisme.

HAEMATOMA (retrouterine). Hématopelvis, *m.* → *haematocele (parametric or pelvic).*

HAEMATOMA (subchorional). Hématome sous-chorial.

HAEMATOMA (subdural). Hématome sous-dural, hématome sous-duremérien.

HAEMATOMA (tuberous subchorial). Hématome sous-chorial.

HAEMATOMEDIASTINUM, *s.* Hémomédiastin, *m.*

HAEMATOMETER, *s.* Hématimètre, *m.*

HAEMATOMETRA, *s.* Hématomètre, *m.* ; hématométrie, *f.*

HAEMATOMETRY, *s.* Examen du sang.

HAEMATOMOLE, *s.* Hématome sous-chorial.

HAEMATOPHALUS, *s.* Signe de Cullen.

HAEMATOMYELIA, *s.* Hématomyélie, *f.*

HAEMATONEPHROSIS, *s.* Hématonéphrose, *f.*

HAEMATOPHAGIA, HEMATOPHAGY, *s.* Hématophagie, *f.*

HAEMATOPHOBIA, *s.* Hématophobie, *f.* ; hémophobie, *f.*

HAEMATOPIESIS, *s.* Pression artérielle.

HAEMATOPLANIA, *s.* Règles vicariantes.

HAEMATOPOIESIS, *s.* Hématopoïèse, *f.*

HAEMATOPOIETIC, *adj.* Hématopoïétique.

HAEMATOIETIN, *s.* Érythropoïétine. → *cythropoietin.*

HAEMATOPORPHYRIA, *s.* Porphyrie, *f.*

HAEMATOPORPHYRIN, *s.* Hématoporphyrine, *f.*

HAEMATOPORPHYRINAEMIA, *s.* Porphyrinémie, *f.*

HAEMATOPORPHYRINURIA, *s.* Hématoporphyrinurie, *f.*

HAEMATORRHACHIS, *s.* Hématorrachis, *m.*

HAEMATOSALPINX, *s.* Hématosalpinx, *m.*

HAEMATOSCOPE, *s.* Hématoscope, *m.*

HAEMATOSIN, *s.* Hématine, *f.*

HAEMATOSIS, *s.* Hématose, *f.*

HAEMATOSPECTROSCOPY, *s.* Hématospectroscopie, *f.*

HAEMATOSPERMIA, *s.* Hématospermie, *f.* → *haemospermia.*

HAEMATOTHERAPY, *s.* Hémothérapie, *f.*

HAEMATOTHORAX, *s.* Hémothorax, *m.*

HAEMATOTROPIC, *adj.* Hémotrope.

HAEMATOTYMPANUM, *s.* Hématotympan, *m.* ; hémotympan, *m.*

HAEMATOXYLIN, *s.* Hématoxyline, *f.*

HAEMATOZOON, *s.* Hématozoaire, *m.*

HAEMATURIA, *s.* Hématurie, *f.*

HAEMATURIA (angioneurotic). Hématurie rénale essentielle de l'adulte.

HAEMATURIA (congenital hereditary) WITH NERVE DEAFNESS. Syndrome d'Alport. → *Alport's syndrome.*

HAEMATURIA (endemic). Bilharziose vésicale. → *schistosomiasis (urinary).*

HAEMATURIA (essential renal). Hématurie rénale essentielle de l'adulte.

HAEMATURIA (familial benign). Hématurie familiale bénigne.

HAEMATURIA (hereditary- or congenital hereditary-familial). Syndrome d'Alport. → *Alport's syndrome.*

HAEMATURIA, NEPHROPATHY AND DEAFNESS (syndrome of hereditary). Syndrome d'Alport. → *Alport's syndrome.*

HAEMAUTOGRAPHY, *s.* Hémautographie, *f.*

HAEMENDOTHELIOMA, *s.* Hémangio-endothéliome. → *haemangioendothelioma.*

HAEMENDOTHELIOMA OF BONE. Sarcome d'Ewing. → *Ewing's sarcoma.*

HAEMIN, *s.* Hémine, *f.*

HAEMOAGGLUTINATION, *s.* Hémagglutination, *f.*

HAEMOAGGLUTININ, *s.* Hémagglutinine, *f.*

HAEMOAGGLUTINOGEN, *s.* Hémagglutinogène, *m.*

HAEMOBILIA, *s.* Hémobilie, *f.*

HAEMOCATHERESIS, *s.* Hémocathérèse, *f.*

HAEMOCHOLECYSTITIS, *s.* Hémocholécyste, *m.*

HAEMOCHROMATOSIS, *s.* Hémochromatose, *f.*

HAEMOCHROMATOSIS (exogenous). Hémochromatose secondaire post-transfusionnelle.

HAEMOCHROMATOSIS (idiopathic). Hémochromatose primitive familiale.

HAEMOCHROMOGEN, *s.* Hémochromogène, *m.*

HAEMOCHROMOMETER, *s.* Hémochromomètre, *m.*

HAEMOCHROMOMETRY, *s.* Chromométrie du sang, hématochromométrie.

HAEMOCLASIS, *s.* Hémolyse, *f.*

HAEMOCOMPATIBILITY, *s.* Hémocompatibilité, *f.*

HAEMOCONCENTRATION, *s.* Hémoconcentration, *f.*

HAEMOCONIA, *s.* Hémoconie, *f.*

HAEMOCRINIA, *s.* Hémocrinie, *f.*

HAEMOCRINOTHERAPY, *s.* Hémocrinothérapie, *f.*

HAEMOCULTURE, *s.* Hémoculture, *f.*

HAEMOCYTOBLAST, *s.* Hémocytoblaste, *m.* ; lymphoïdocyte, *m.* ; myéloblaste, *m.* ; hématoblaste, *m.* ; hématogonie, *f.*

HAEMOCYTOLYSIS, *s.* Hémolyse, *f.*

HAEMOCYTOMETER, *s.* Hématimètre, *m.*

HAEMODIAFILTRATION, *s.* Hémofiltration, *f.*

HAEMODIAGNOSIS, *s.* 1° Hémodiagnostic, *m.* – 2° Hémoagglutination, *f.* (pro parte).

HAEMODIALYSIS, *s.* Hémodialyse, *f.* ; vividialyse, *f.*

HAEMODIALYSIS (home). Hémodialyse à domicile.

HAEMODIALYSIS (periodic). Hémodialyse périodique.

HAEMODIALYZER, *s.* Rein artificiel, hémodialyseur, *m.*

HAEMODILUTION, *s.* Hémodilution, *f.*

HAEMODROMIC, *adj.* Hémodromique.

HAEMODROMOMETER, *s.* Hémodromomètre, *m.*

HAEMODYNAMIC, *adj.* Hémodynamique.

HAEMODYNAMICS, *s.* Hémodynamique, *f.*

HAEMODYNAMOMETER, *s.* Hémodynamomètre, *m.*

HAEMOFILTRATION, *s.* Hémofiltration, *f.*

HAEMOFUSCIN, *s.* Hémofuchsine, *f.*

HAEMOGENIA, *s.* Purpura thrombopénique idiopathique. → *purpura (essential or idiopathic thrombocytopenic or thrombopenic).*

HAEMOGLOBIN, *s.* Hémoglobine, *f.*

HAEMOGLOBIN A, C, D, E, F... Hémoglobine A, C, D, E, F...

HAEMOGLOBIN A 1c. Hémoglobine glycosylée.

HAEMOGLOBIN CARBAMATE. Combinaison d'hémoglobine et de CO_2.

HAEMOGLOBIN (carbon monoxide). Carboxyhémoglobine, *f.*

HAEMOGLOBIN CONCENTRATION (mean corpuscular) (MCHC). Concentration corpusculaire ou globulaire moyenne en hémoglobine, CCMH, CGMH.

HAEMOGLOBIN (deoxygenated). Hémoglobine réduite.

HAEMOGLOBIN (glycosylated). Hémoglobine glycosylée.

HAEMOGLOBIN DISEASE. Hémoglobinopathie, *s.f.*

HAEMOGLOBIN C.D.E... DISEASE. Hémoglobinose C.D.E...

HAEMOGLOBIN (mean corpuscular). Teneur corpusculaire ou globulaire moyenne en hémoglobine, TCMH, TGMH.

HAEMOGLOBIN (oxidized or oxygenated). Oxyhémoglobine, *f.*

HAEMOGLOBIN (reduced). Hémoglobine réduite, désoxyhémoglobine, *f.*

HAEMOGLOBIN S-THALASSAEMIA. Thalasso-drépanocytose, *f.* → *anaemia (microdrepanocytic).*

HAEMOGLOBIN (unstable). Hémoglobine instable.

HAEMOGLOBINATED, *adj.* Hémoglobinique.

HAEMOGLOBINAEMIA, *s.* Hémoglobinémie, *f.*

HAEMOGLOBINOCHOLIA, *s.* Hémoglobinobilie, *f.*

HAEMOGLOBINOGENOUS, *adj.* Hémoglobinogène.

HAEMOGLOBINOMETER, *s.* Hémoglobinimètre, *m.* ; hémoglobinomètre, *m.*

HAEMOGLOBINOMETRY, *s.* Hémoglobinométrie, *f.*

HAEMOGLOBINOPATHY, *s.* Hémoglobinopathie, *f.* ; hémoglobinose, *f.* ; dyshémoglobinose, *f.*

HAEMOGLOBINOUS, *adj.* Hémoglobinique.

HAEMOGLOBINURIA, *s.* Hémoglobinurie, *f.*

HAEMOGLOBINURIA (intermittent). Hémoglobinurie paroxystique essentielle. → *haemoglobinuria (paroxysmal cold).*

HAEMOGLOBINURIA (malarial). Fièvre bilieuse hémoglobinurique.

HAEMOGLOBINURIA (march). Hémoglobinurie à la marche.

HAEMOGLOBINURIA OF THE NEWBORN (epidemic). Tubulhématie, *s.f.* → *Winckel's disease.*

HAEMOGLOBINURIA (paroxysmal cold). Hémoglobinurie paroxystique essentielle ou a frigore, maladie de Harley.

HAEMOGLOBINURIA (paroxysmal nocturnal). Maladie de Marchiafava-Micheli, hémoglobinurie nocturne paroxystique.

HAEMOGLOBINURIC, *adj.* Hémoglobinurique.

HAEMOGRAM, *s.* Formule leucocytaire sanguine.

HAEMOHISTIOBLAST, *s.* Hémohistioblaste, *m.* ; cellule de Ferrata.

HAEMOKONIA, *s.* Hémoconie, *f.*

HAEMOLEUKOCYTIC, *adj.* Hémoleucocytaire.

HAEMOLYMPHANGIOMA, *s.* Hématolymphangiome, *m.*

HAEMOLYSIN, *s.* Hémolysine, *f.*

HAEMOLYSIN (bacterial). Hémolysine bactérienne.

HAEMOLYSIN (cold). Hémolysine froide.

HAEMOLYSIN (complete). Hémolysine complète.

HAEMOLYSIN (heterophil). Anticorps hémolytique hétérophile.

HAEMOLYSIN (hot). Hémolysine chaude.

HAEMOLYSIN (hot-cold). Hémolysine bithermique.

HAEMOLYSIN (immune). Anticorps hémolytique sérique acquis.

HAEMOLYSIN (incomplete). Hémolysine incomplète.

HAEMOLYSIN (Forssmann's). Hémolysine Forssmann.

HAEMOLYSIN (natural). Anticorps hémolytique sérique naturel.

HAEMOLYSIN (specific). Anticorps hémolytique spécifique.

HAEMOLYSIN (warm-cold). Hémolysine biphasique ou bithermique.

HAEMOLYSIS. Hémolyse, *f.* ; cythémolyse, *f.* ; hématolyse, *f.* ; globulolyse, *f.* ; érythrolyse, *f.* ; hémoclasie, *f.*

HAEMOLYSIS (α, α', β, γ). Hémolyse produite sur milieu de culture au sang (gélose- par des colonies bactériennes (streptocoque p. ex).

HAEMOLYSIS (acid) TEST. Test de Ham et Dacie. →. *Ham's test.*

HAEMOLYSIS (conditioned). Hémolyse par anticorps spécifique.

HAEMOLYSIS (immune). Hémolyse par anticorps spécifique.

HAEMOLYSIS (siderogenous). Hémochromatose idiopathique familiale.

HAEMOLYSIS (sucrose) TEST. Épreuve d'hémolyse au sucrose, test au sucrose.

HAEMOLYSIS, THROMBOPENIA AND NEPHROPATHY (syndrome of). Syndrome néphro-anémique. → *haemolytic uraemic syndrome.*

HAEMOLYSIS (venom). Hémolyse provoquée par un venin.

HAEMOLYTIC, *adj.* Hémolytique, cythémolytique.

HAEMOLYTIC DISEASE OF THE NEWBORN. Maladie hémolytique du nouveau-né. → *erythroblastosis fetalis or neonatorum.*

HAEMOLYTIC PLAQUE TEST. Technique des plaques d'hémolyse.

HAEMOLYTIC URAEMIC SYNDROME. Syndrome néphro-anémique, syndrome néphro-hémolytique, syndrome hémolytique et urémique, syndrome de Gasser.

HAEMOMEDIASTINUM, *s.* Hémomédiastin, *m.*

HAEMOMETRA, *s.* Hématométrie, *f.* ; hématomètre, *m.*

HAEMONEPHROSIS, *s.* Hématonéphrose, *f.*

HAEMOPATHY, *s.* Hémopathie, *f.*

HAEMOPERFUSION, *s.* Hémoperfusion, *f.*

HAEMOPERICARDIUM, *s.* Hémopéricarde, *m.*

HAEMOPERITONEUM, *s.* Hémopéritoine, *m.*

HAEMOPEXIN, *s.* Hémopexine, *f.* ; hémophiline, *f.* ; seromucoïde B.

HAEMOPHAGOCYTIC SYNDROME. Syndrome hémophagocytaire.

HAEMOPHILIA, *s.* Hémophilie, *f.*

HAEMOPHILIA A. Hémophilie A.

HAEMOPHILIA B. Hémophile B, maladie de Christmas.

HAEMOPHILIA C. Hémophilie C, maladie de Rosenthal.

HAEMOPHILIA (classical). Hémophilie A.

HAEMOPHILIA (hereditary). Hémophilie familiale.

HAEMOPHILIA (renal). Hématurie rénale essentielle de l'adulte.

HAEMOPHILIA (sporadic). Hémophilie sporadique, états hémophiliques.

HAEMOPHILIA (vascular). Maladie de von Willebrand. → *Willebrand's (von) disease.*

HAEMOPHILIAC, *s.* Hémophile, *m.f.*

HAEMOPHILIC, *adj.* Hémophilique.

HAEMOPHILIOID, *s.* Constitution hémophiloïde. → *haemophiloid.*

HAEMOPHILOID, *s.* Hémorragiose constitutionnelle anhémopathique, hémophiloïde, *m.* ; constitution hémophiloïde, épistaxis essentielle des jeunes garçons.

HAEMOPHILOID STATE A. Maladie d'Owren. → *parahaemophilia.*

HAEMOPHILUS, *s. Hæmophilus, m.*

HAEMOPHILUS ÆGYPTIUS. *Hæmophilus conjunctivitis, Hæmophilus ægyptius,* bacille de Weeks, bacille de Koch-Weeks.

HAEMOPHILUS APHROPHILUS. *Hæmophilus aphrophilus.*

HAEMOPHILUS CONJUNCTIVITIDIS. Bacille de Weeks. → *Haemophilus aegyptius.*

HAEMOPHILUS DUCREYI. *Haemophilus ducreyi,* bacille de Ducrey.

HAEMOPHILUS DUPLEX. Diplobacille de Morax. → *Moraxella lacunata.*

HAEMOPHILUS INFLUENZAE. *Hæmophilus influenzae,* bacille de Pfeiffer, Bacillus ou *Bacterium influenzae.*

HAEMOPHILUS OF KOCH-WEEKS. *Hæmophilus ægyptius.* → *Haemophilus aegyptius.*

HAEMOPHILUS OF MORAX-AXENFELD. Diplobacille de Morax. → *Moraxella lacunata.*

HAEMOPHILUS PERTUSSIS. *Bordetella pertussis* → *Bordetella pertussis.*

HAEMOPHOBIA, *s.* Hémophobie, *f.* → *haematophobia.*

HAEMOPHTHALMIA, HEMOPHTHALMOS, HEMOPHTHALMUS, *s.* Hémophtalmie, *f.*

HAEMOPIESIC, *adj.* Hémopiésique.

HAEMOPNEUMOPERICARDIUM, *s.* Hémopneumopéricarde, *m.*

HAEMOPNEUMOTHORAX, *s.* Hémopneumothorax, *m.*

HAEMOPOIESIC, *adj.* Hématopoïétique.

HAEMOPOIESIS, *s.* Hématopoïèse, *f.* → *haematopoiesis.*

HAEMOPOIETIC, *adj.* Hématopoiétique.

HAEMOPOIETIN, *s.* Érythropoïétine, *f.* → *erythropoietin.*

HAEMOPTIC, HEMOPTOIC, HEMOPTYSIC, *adj.* Hémoptoïque.

HAEMOPTYSIS, *s.* Hémoptysie, *f.*

HAEMOPTYSIS (endemic). Paragonimiase, *f.* → *paragonimiasis.*

HAEMOPTYSIS (Goldstein's). Hémoptysie par télangiectasie trachéobronchique.

HAEMOPTYSIS (Manson's). Hémoptysie parasitaire.

HAEMOPTYSIS (parasitic). Paragonimiase, *s.f.*

HAEMOPTYSIS (vicarious). Hémoptysie vicariante.

HAEMOPUMP, *s.* Hémopompe, *f.*

HAEMORRHACHIS, *s.* Hématorrachis, *m.*

HAEMORRHAGE, *s.* Hémorragie, *f.*

HAEMORRHAGE (accidental). Hématome rétroplacentaire. → *Couvelaire's syndrome or uterus.*

HAEMORRHAGE (autogenous). Hémorragie spontanée.

HAEMORRHAGE (brainstem). Hémorragie du tronc cérébral.

HAEMORRHAGE (cerebral). Hémorragie cérébrale.

HAEMORRHAGE (concealed). Hémorragie interne.

HAEMORRHAGE (consecutive). Hémorragie tardive.

HAEMORRHAGE (essential uterine). Métrite hémorragique.

HAEMORRHAGE (extradural). Hématome extradural.

HAEMORRHAGE (intermediary or intermediate). Hémorragie récidivante.

HAEMORRHAGE (internal). Hémorragie interne.

HAEMORRHAGE (intracerebral). Hémorragie cérébrale.

HAEMORRHAGE (intracranial). Hémorragie intracrânienne.

HAEMORRHAGE (intrapartum). Hémorragie pendant l'accouchement.

HAEMORRHAGE (intraventricular). Inondation ventriculaire.

HAEMORRHAGE (meningeal). Hémorragie méningée.

HAEMORRHAGE PER RHEXIS. Hémorragie par rupture vasculaire.

HAEMORRHAGE (pontine). Hémorragie protubérantielle.

HAEMORRHAGE (postpartum). Hémorragie de la délivrance.

HAEMORRHAGE (primary). Hémorragie immédiate.

HAEMORRHAGE (punctate). Pétéchie, *s.f.*

HAEMORRHAGE (recurring). Hémorragie récidivante.

HAEMORRHAGE (renal). Hématurie, *s.f.*

HAEMORRHAGE (secondary). Hémorragie tardive.

HAEMORRHAGE (splinter). Hémorragies linéaires sous-unguéales, parfois observées au cours de l'endocardite d'Osler.

HAEMORRHAGE (spontaneous). Hémorragie spontanée.

HAEMORRHAGE (subarachnoid). Hémorragie méningée.

HAEMORRHAGE (subdural). Hématome sous-dural.

HAEMORRHAGE (subgaleal). Hémorragie sous l'aponévrose épicrânienne.

HAEMORRHAGE (unavoidable). Hémorragie inévitable du placenta praevia.

HAEMORRHAGE (vicarious). Hémorragie vicariante.

HAEMORRHAGIC, *adj.* Hémorragique.

HAEMORRHAGIC DISEASE OF THE NEWBORN. Hypoconvertinémie congénitale hémorragipare.

HAEMORRHAGIC PULMONARY-RENAL SYNDROME. Syndrome de Goodpasture. → *Goodpasture's syndrome.*

HAEMORRHAGIN, *s.* Hémorragine, *f.*

HAEMORRHAGIPAROUS, *adj.* Hémorragipare.

HAEMORRHOEOLOGY, *s.* Hémorréologie, *f.*

HAEMORRHOID, *s.* Hémorroïde, *f.*

HAEMORRHOID (external). Hémorroïde externe.

HAEMORRHOID (internal). Hémorroïde interne.

HAEMORRHOIDAL, *adj.* Hémorroïdal, ale.

HAEMORRHOIDECTOMY, *s.* Hémorroïdectomie, *f.*

HAEMOSALPINX, *s.* Hématosalpinx, *m.*

HAEMOSIALEMESIS, *s.* Hémosialémèse, *f.* ; pituite hémorragique.

HAEMOSIDERIN, *s.* Hémosidérine, *f.* ; rubigine, *f.* ; pigment ocre, sidérine, *f.*

HAEMOSIDERINURIA, *s.* Hémosidérinurie, *f.* ; sidérinurie, *f.*

HAEMOSIDEROSIS, *s.* Hémosidérose, *f.* ; hypersidérose, *f.*

HAEMOSIDEROSIS (essential or idiopathic pulmonary). Hémosidérose pulmonaire idiopathique, maladie de Ceelen.

HAEMOSIDEROSIS (pulmonary). Hémosidérose pulmonaire.

HAEMOSPERMIA, *s.* Hématospermie, *f.* ; hémospermie, *f.* ; spermatorragie, *f.*

HAEMOSPORIDIA, *s.* Hémosporidies, *f. pl.*

HAEMOSTASIS, HAEMOSTASIA, *s.* Hémostase, *f.*

HAEMOSTAT, *s.* Hémostatique, *m.*

HAEMOSTATIC, *adj.* Hémostatique.

HAEMOSTYPTIC, *adj.* Hémostatique.

HAEMOTHERAPY, HEMOTHERAPEUTICS, *s.* Hémothérapie, *f.* ; hématothérapie, *f.*

HAEMOTHORAX, *s.* Hémothorax, *m.*

HAEMOTOXIN, *s.* Hémotoxine, *f.*

HAEMOTROPIC, *adj.* Hémotrope.

HAEMOTRYPSIA, *s.* Hémotrypsie hémorragipare.

HAEMOTYMPANUM, *s.* Hématotympan, *m.*

HAEMOTYPE, *s.* Hémotype, *m.*

HAEMOTYPOLOGY, *s.* Hémotypologie, *f.*

HAEMOZOIN, *s.* Hémozoïne, *f.* ; pigment paludéen ou palustre.

HAEMOZOON, *s.* Hématozoaire, *m.*

HAFF DISEASE. Maladie du Haff, myoglobinurie épidémique.

HAFNIA, *s. Hafnia, f.*

HAGEMAN FACTOR. Facteur Hageman.

HAGLUND'S DISEASE. Syndrome de Haglund.

HAGNER'S DISEASE. Ostéoarthropathie hypertrophiante pneumique. → *osteoarthropathy (hyperthrophic pulmonary, pneumic or pneumogenic).*

HAHN-HUNTINGTON PROCEDURE. Opération de Hahn-Huntington.

HAHNEMANNISM, *s.* Homéopathie, *f.*

HAIDINGER'S BRUSHES. Houppes de Haidinger.

HAILEY-HAILEY DISEASE. Maladie de Hailey-Hailey. → *pemphigus (familial benign chronic).*

HAIR, Cheveu, poil, *m.*

HAIR BALL. Trichobézoard, *m.*

HAIR (bamboo). Trichorexis nodosa. → *trichonexis nodosa.*

HAIR (beaded). Syndrome de Sabouraud. → *monilethrix.*

HAIR CAST. Trichobézoard, *m.* → *trichobezoar.*

HAIR (knotted). Trichonodosis, *m.*

HAIR MASS. Trichobézoard, *m.*

HAIR (moniliform). Monilethrix, *s.m.*

HAIR (spunglass). Cheveux en verre filé, cheveux incoiffables, pili trianguli et canaliculi.

HAIR SYNDROME (uncombable). Cheveux incoiffables. → *hair (spunglass).*

HAIR (twisted). Pili torti. → *pili torti.*

HAIR, *adj.* Chevelu, ue ; velu, ue.

HAIRAN SYNDROME. Syndrome HAIRAN.

HAJDU-CHENEY SYNDROME. Syndrome d'Hajdu-Cheney.

HAKIM'S SYNDROME. Syndrome de Hakim.

HALBAN'S DISEASE. Syndrome d'Halban.

HALBAN'S OPERATION. Opération d'Halban.

HALDANE EFFECT. Effet Haldane.

HALF-BASE SYNDROME. Syndrome de Garcin.

HALF-BREED, *adj.* Métis, isse.

HALF-LIFE, *s.*, **HALF-LIFE PERIOD.** Demi-vie, *f.*

HALISTERESIS, *s.* Halistérèse.

HALISTERESIS CEREA. Fonte halistérique, ramollissement graisseux des os.

HALITOSIS, *s.* Halitose, *f.*

HALITUOUS, *adj.* Halitueux, euse.

HALL'S DISEASE. Pseudo-hydrocéphalie, *f.*

HALL'S SIGN. Signe de Hall.

HALLERMANN-STREIFF SYNDROME. Syndrome de François, syndrome dyscéphalique ou dyscéphalie de François, dysmorphie mandibulo-faciale type François, syndrome dyscéphalique ou dyscéphalie à tête d'oiseau, syndrome d'Hallermann-Streiff, syndrome oculo mandibulo-facial, syndrome d'Ulrich et Fremerey-Dohna.

HALLERVORDER-SPATZ SYNDROME. Maladie d'Hallervorden-Spatz.

HALLGREN'S SYNDROME. Syndrome d'Hallgren. → *Graefe-Sjögren syndrome.*

HALLOPEAU'S ACRODERMATITIS. Acrodermatite continue d'Hallopeau. → *acrodermatitis continua.*

HALLOPEAU'S DISEASE. 1° Acrodermatite continue d'Hallopeau. → *acrodermatitis continua.* – 2° Pyodermite végétante généralisée. → *dermatitis vegetans (generalized).* – 3° Lichen plan atrophique.

HALLOPEAU-SIEMENS SYNDROME. Épidermolyse bulleuse héréditaire, forme polydysplasique.

HALLUCINATION, *s.* Hallucination, *f.*

HALLUCINATION (auditory). Hallucination auditive.

HALLUCINATION (depressive). Psychose dépressive hallucinatoire.

HALLUCINATION (gustatory). Hallucination du goût.

HALLUCINATION (haptic). Hallucination tactile.

HALLUCINATION (hypnagogic). Hallucination hypnagogique.

HALLUCINATION (lilliputian). Micropsie, *s.f.*

HALLUCINATION (olfactory). Hallucination olfactive.

HALLUCINATION (peduncular). Hallucinose pédonculaire.

HALLUCINATION (reflex). Hallucination réflexe.

HALLUCINATION (stump). Illusion des amputés. → *limb (phantom).*

HALLUCINATION (tactile). Hallucination tactile ou haptique.

HALLUCINATION (visual). Hallucination visuelle.

HALLUCINOGEN, *s.* Hallucinogène, *m.*

HALLUCINOGENIC, *adj.* Hallucinogène, neurodysleptique.

HALLUCINOSIS, *s.* Hallucinose, *f.* ; délire hallucinatoire.

HALLUCINOSIS (visual). Hallucinose, *s.f.*

HALLUX DOLOROSA. Douleur du gros orteil, associée à un pied plat.

HALLUX FLEXUS. Hallux flexus, hallus flexus.

HALLUX MALLEUS. Gros orteil en marteau.

HALLUX RIGIDUS. Hallux rigidus, hallus rigidus.

HALLUX VALGUS. Hallux valgus, hallus valgus, hallux ou hallus abductus.

HALLUX VARUS. Hallux varus, hallus varus.

HALO GLAUCOMATOSUS. Halo glaucomateux.

HALO SATURNINUS. Liséré de Burton. → *Burton's line.*

HALODERMA, *s.* or **HALODERMA,** *s.* Halogénide, *f.*

HALOPHILE, *adj.* Halophile.

HALSTED'S OPERATIONS. 1° *(for breast cancer).* Opération d'Halsted. – 2° *(for inguinal hernia).* Procédé d'Halsted.

HALSTED'S SUTURE. Suture ou points d'Halsted.

HALZOUM, HALZOUN, *s.* Halzoum, *m.* ; halzoun, *m.*

HAM, *s.* Jarret, *m.*

HAM'S TEST. Test d'hémolyse à l'acide, test de Ham et Dacie.

HAMARTOBLASTOMA, *s.* Hamartoblastome, *m.*

HAMARTOBLASTOMA OF KIDNEY. Tumeur de Wilms. → *Wilms's tumour.*

HAMARTOCHONDROMA, *s.* Hamartochondrome, *m.*

HAMARTOMA, *s.* Hamartome, *m.*

HAMARTOMA (bile duct). Hamartome biliaire, cholangiohamartome.

HAMARTOMA OF KIDNEY. Tumeur de Wilms. → *Wilms's tumour.*

HAMARTOMA (multiple) SYNDROME. Maladie de Cowden. → *Cowden's disease.*

HAMARTOMA (pilosebaceous). Adénomes sébacés symétriques de la face. → *adenoma sebaceum.*

HAMARTOPHOBIA, *s.* Crainte morbide de l'erreur ou du péché.

HAMBURGER'S INTERCHANGE, HAMBURGER'S PHENOMENON. Effet ou phénomène de H.J. Hamburger.

HAMILTON'S TEST, HAMILTON'S RULER TEST. Signe de luxation de l'épaule.

HAMMAN'S MURMUR or **SYNDROME.** Signe d'Hamman.

HAMMAN-RICH SYNDROME. Syndrome d'Hamman-Rich.

HAMMER (hypothenar) SYNDROME. Syndrome du marteau hypothénar.

HAMMERING, *s.* Martelage, *m.*

HAMMOND'S DISEASE. Athétose, *s.f.*

HAMSTER TEST (irradiated). Test du hamster irradié.

HANCOCK'S PROSTHESIS. Valve de Hancock.

HAND, *s.* Main, *f.*

HAND (accoucheur's). Main d'accoucheur, main de Trousseau.

HAND (ape). Main de singe.

HAND (apostolic). Main déformée par la maladie de Dupuytren.

HAND BATH. Manuluve, *s.m.*

HAND (battledore). Main en raquette (main acromégalique).

HAND (benediction). Main de prédicateur.

HAND (claw). Main en griffe.

HAND (cleft). Main en pince de homard.

HAND (club). Main bote.

HAND'S DISEASE. Maladie de Hand-Schüller-Christian. → *Hand-Schüller-Christian's disease.*

HAND (drop). Main tombante de la paralysie radiale saturnine.

HAND (flat). Main plate.

HAND (fleshy). Main succulente.

HAND (flipper). Main en coup de vent (rhumatisme déformant).

HAND-FOOT-AND-MOUTH DISEASE or **SYNDROME.** Maladie ou syndrome main-pied-bouche.

HAND (frozen). Main figée.

HAND (ghoul). « Main de vampire » (main en griffe et d'aspect cadavérique, observée chez des Noirs d'Afrique, probablement manifestation tertiaire du pian).

HAND (griffin-claw). Main en griffe.

HAND (lobster-claw). Main en pince de homard.

HAND (Marinesco's succulent). Main succulente.

HAND (monkey). Main de singe.

HAND (obstetrician's or **obstetric).** Main d'accoucheur, main de Trousseau.

HAND (opera-glass). Main en lorgnette.

HAND (phantom). Main fantôme (illusion des amputés).

HAND (preacher's). Main de prédicateur.

HAND (skeleton). Main de squelette.

HAND (spade). Main en bêche (acromégalie), main acromégalique.

HAND (split). Main en pince de homard.

HAND (thalamic). Main thalamique.

HAND (trench). Main figée.

HAND (trident). Main en trident.

HAND (ulnar). Main cubitale, griffe cubitale.

HAND (writing). Main parkinsonienne.

HAND-SCHÜLLER-CHRISTIAN DISEASE or **SYNDROME.** Maladie de Schüller-Christian, maladie de Hand-Schüller-Christian, syndrome de Christian, dysostose crâno-hypophysaire, xanthomatose crânio-hypophysaire, granulomatose lipoïdique des os, granulome lipoïdique des os, lipoïdose à cholestérol.

HAND-SHOULDER SYNDROME. Rhumatisme neurotrophique du membre supérieur, syndrome épaule-main.

HANDICAP, *s.* Handicap, *m.*

HANDICAPPED, *adj.* Handicapé, ée.

HANDLEY'S METHOD. Méthode de Handley.

HANGER'S TEST. Réaction de Hanger, test à la céphaline.

HANGING, *s.* Pendaison, *f.*

HANHART'S SYNDROME. Syndrome d'Hanhart, dysostose mandibulaire avec péromélie.

HANOT'S DISEASE or **CIRRHOSIS.** Maladie de Hanot. → *cirrhosis (primary biliary).*

HANOT-KIENER SYNDROME. Maladie de Kiener, maladie de Hanot-Kiener, *cirrhosis (primary biliary).*

HANOT-MAC-MAHON SYNDROME. Maladie de Hanot-Mac-Mahon. → *cirrhosis (primary biliary).*

HANOT-RÖSSLE SYNDROME. Cholangite diffuse non oblitérante de Rössle, maladie de Rössle ou de Hanot-Rössle.

HANSEN'S BACILLUS. Bacille de Hansen. → *Mycobacterium leprae.*

HANSEN'S DISEASE. Lèpre, *s. f.* ; maladie de Hansen.

HANTAVIRUS, *s. Hantavirus, m.*

HAPHALGESIA, *s.* Haphalgésie, *f.* ; aphalgésie, *f.*

HAPLO X. Haplo X, *m.*

HAPLOID, *adj.* Haploïde, haplo.

HAPLOIDY, *s.* Haploïdie, *f.*

HAPLOTYPE, *s.* Haplotype, *m.*

HAPTEN, HAPTENE, HAPTIN, *s.* Haptène, *m.* ; haptine, *f.*

HAPTOGLOBIN, *s.* Haptoglobine, *f.* ; séromucoïde (γ_2), *m.*

HAPTOGLOBINAEMIA, *s.* Haptoglobinémie, *f.*

HAPTOPHORE, *s.* Haptophore, *m.*

HAPTOPHOROUS, *adj.* Haptophore.

HARADA'S DISEASE or SYNDROME. Maladie de Harada, uvéo-encéphalite.

HARARA, *s.* Harara, *m.*

HARE'S EYE. Lagophtalmie, *s. f.*

HARE'S SYNDROME. Syndrome de Pancoast-Tobias.

HARELIP, *s.* Bec de lièvre.

HARELIP (double). Bec de lièvre double, gueule de loup.

HARELIP (single). Bec de lièvre simple.

HARGRAVES'S PHENOMENON. Phénomène de Hargraves.

HARLEQUIN COLOUR CHANGE. Syndrome d'Arlequin.

HARLEY'S DISEASE. Maladie de Marchiafava-Micheli. → *haemoglobinuria (paroxysmal).*

HARMOZONE, *s.* Harmozone, *f.*

HARNESS, *s.* Harnais, *m.*

HARRINGTON'S DEVICE. Tiges de Harrington.

HARRIS'S MIGRAINE or MIGRAINOUS NEURALGIA. Céphalée vasculaire de Horton. → *cephalalgia (histamine).*

HARRIS'S OPERATION. Opération de Freyer modifiée.

HARRIS AND RAY TEST. Épreuve de charge. → *saturation test.*

HARRISON'S GROOVE or SULCUS. Coup de hache sous-mammaire.

HARRISON'S REFLEX. Réflexe de Harrison.

HARROP'S DIET. Régime de Harrop.

HARTNUP'S DISEASE. Maladie de Hartnup.

HASAMIYAMI, *s.* Fièvre des sept jours. → *fever (seven day).*

HASHIMOTO'S DISEASE, STRUMA or THYROIDITIS. Goitre lymphomateux de Hashimoto, thyroïdite ou thyroïdose chronique de Hashimoto, thyroïdite auto-immune, struma lymphomatosa, thyréose involutive, thyroïdose involutive.

HASHISH, *s.* Haschish, *m.*

HASHISHISM, *s.* Cannabisme, *m.* → *cannabism.*

HAUDEK'S NICHE. Niche de Haudek.

HAUSTRAL, *adj.* Haustral, ale.

HAUSTRATION, *s.* Haustration, *f.*

HAV. Abréviation de « hepatitis A virus », hépatite à virus A.

HAVERHILL FEVER. Fièvre de Haverhill.

HAVERSIAN CANAL. Canal de Havers.

HAWER-PALLISTER-LANDOR SYNDROME. Syndrome de Hawer-Pallister-Landor, syndrome de Strachan-Scott.

HAWKINS'S KELOID. Chéloïde secondaire.

HAWKINS'S TEST. Test de Hawkins.

HAXTHAUSEN'S DISEASE. Kératodermie palmo-plantaire de la ménopause.

HAY ASTHMA. Rhume des foins.

HAY FEVER. Rhume des foins.

HAY FEVER (autumnal). Rhume des foins automnal.

HAY FEVER (fall). Rhume des foins automnal.

HAY FEVER (non seasonal). Rhume des foins permanent.

HAY FEVER (perennial). Rhume des foins permanent.

HAY FEVER (seasonal). Rhume des foins saisonnier.

HAY FEVER (spring). Rhume des foins de printemps.

HAY FEVER (summer). Rhume des foins d'été.

HAY'S TEST. Réaction de Hay.

HAYEM'S CORPUSCLES. Plaquette, *s.f.*

HAYEM'S DISEASE. Myélite apoplectiforme.

HAYEM'S HAEMATOBLAST. Plaquette, *s.f.*

HAYEM'S ICTERUS or JAUNDICE. Maladie de Minkowski-Chauffard. → *spherocytosis (hereditary).*

HAYEM'S TYPE OF ENCEPHALITIS. Encéphalite aiguë non suppurée. → *encephalitis hyperplastica.*

HAYEM-WIDAL DISEASE or SYNDROME. Ictère hémolytique acquis, type Widal-Abrami.

HAYES'S MANEUVER. Signe de Hayes.

HAYGARTH'S NODES. Tuméfaction articulaire au cours d'arthrite déformante.

HB. Abréviation d'« haemoglobin » : hémoglobine, *s.f.*

HBCAG. Antigène Hbc.

HBSAG. Antigène Australie.

HBCO. Abréviation de « carboxyhaemoglobin » : carboxy-hémoglobine, *f.*

HBO. Abréviation de « oxyhaemoglobin » : oxyhémoglobine, *s.f.*

HBV. Abréviation de « hepatitis B virus » : virus de l'hépatite B.

HCG. Abréviation d'« human chorionic gonadotrophin » : gonadotrophine chorionique humaine.

HCS. Abréviation de « human chorionic somatotropin » : hormone chorionique somatotrope.

HCT. Abréviation de 1° « haematocrit » : hématocrite, *s.m.* – 2° « human chorionic thyrotropin » : hormone thyréotrope placentaire.

HDL. Abréviation de « high density lipoprotein » : lipoprotéine de haute densité.

HDV. Abréviation de « hepatitis D virus » : virus de l'hépatite D.

HEAD, *s.* Tête, *f.*

HEAD (aftercoming). Tête dernière, dans la présentation du siège.

HEAD (bulldog). Tête large et haute des achondroplases.

HEAD (hot cross bun). Crâne natiforme.

HEAD (hourglass) (tête en sablier). Tête avec dépression de la suture fronto-pariétale.

HEAD (Medusa). Tête de méduse.

HEAD NOD. Syndrome des spasmes en flexion. → *spasm (nodding).*

HEAD (saddle). Clinocéphalie, *s.f.*

HEAD (steeple). Oxycéphalie, *s.f.*

HEAD (swelled). Crâne pagétique.

HEAD (tower). Turricéphalie, *s.f.*

HEAD'S LINES or ZONES. Zones de Head.

HEADACHE, *s.* Céphalée, *f.* ; céphalalgie, *f.* → *cephalalgia.*

HEADACHE (bilious or blind). Migraine, *s.f.*

HEADACHE (cervical myalgic). Céphalée arthritique.

HEADACHE (cluster). Céphalée vasculaire de Horton. → *cephalalgia (histamine).*

HEADACHE (distension). Céphalée due à l'inflammation d'un sinus dont l'orifice est obstrué.

HEADACHE (drainage). Céphalée après ponction lombaire.

HEADACHE (dural). Céphalée durale.

HEADACHE (helmet). Céphalée en casque.

HEADACHE (histamine). Céphalée vasculaire de Horton. → *cephalalgia (histamine).*

HEADACHE (Horton's). Céphalée vasculaire de Horton. → *cephalalgia (histamine).*

HEADACHE (indurative). Céphalée arthritique.

HEADACHE (leakage). Céphalée après ponction lombaire.

HEADACHE (muscle-contraction). Céphalée arthritique.

HEADACHE (nodular). Céphalée arthritique.

HEADACHE (puncture). Céphalée après ponction lombaire.

HEADACHE (rheumatic). Céphalée arthritique.

HEADACHE (sick). Migraine, *f.*

HEADACHE (tension). Névralgie cervico-occipitale par surmenage nerveux ou post-traumatique.

HEADACHE (vacuum). Céphalée par résorption de l'air dans un sinus enflammé.

HEADACHE (vasomotor). Céphalée vasculaire de Horton. → *cephalalgia (histamine).*

HEALING, *s.* Guérison, *f.* ; cicatrisation, *f.* consolidation, *f.* – *adj.* En voie de guérison, de cicatrisation ; cicatrisant, ante ; ouloplasique.

HEALING BY FIRST INTENTION. Cicatrisation ou réunion par première intention.

HEALING BY GRANULATION. Cicatrisation médiate, par 3e intention.

HEALING (mental or metaphysical). Psychothérapie, *s.f.*

HEALING PER PRIMAM. Cicatrisation par première intention.

HEALING BY SECOND INTENTION. Cicatrisation immédiate par seconde intention.

HEALING BY THIRD INTENTION. Cicatrisation médiate par 3e intention.

HEALING BY UNION OF GRANULATION. Cicatrisation immédiate par seconde intention. → *healing by second intention.*

HEALTH, *s.* Santé, *f.*

HEALTH (public). Santé publique.

HEARING, *s.* Audition, *f.*

HEARING (after-). Audition prolongée après la cessation du son.

HEARING (colour). Audition colorée.

HEARING (double disharmonic). Diplacousie, *s.f.*

HEARING (monaural). Audition par une seule oreille.

HEARING (visual). Audition par lecture sur les lèvres.

HEART, *s.* Cœur, *m.*

HEART (acute pulmonary). Cœur pulmonaire aigu, CPA.

HEART (arachnodactyly). Cœur arachnodactylique.

HEART (armour or armoured). Péricardite calcifiante.

HEART (artificial). Cœur artificiel, prothèse cardiaque.

HEART (athletic). Cœur des sportifs, cœur d'athlète.

HEART (batracian). Cœur de batracien.

HEART (beer). Cardiomégalie des buveurs de bière.

HEART (bilocular or biloculate). Cœur biloculaire.

HEART BLOCK. Bloc cardiaque, blocage du cœur.

HEART BLOCK (arborization). Bloc pariétal. → *heart block (non specific intraventricular).*

HEART BLOCK (atrio- or auriculo-ventricular). Bloc atrio- ou auriculo-ventriculaire, BAV.

HEART BLOCK (bundle-branch). Bloc de branche.

HEART BLOCK (complete). Bloc complet, bloc du troisième degré, bloc total.

HEART BLOCK (entrance). Bloc d'entrée. → *heart block (protective).*

HEART BLOCK (first degree). Bloc du 1er degré.

HEART BLOCK (focal). Bloc pariétal. → *heart block (non specific intraventricular).*

HEART BLOCK (high degree or **high grade).** Bloc de haut degré, bloc avancé.

HEART BLOCK (incomplete). Bloc incomplet.

HEART BLOCK (intratrial). Bloc intra-auriculaire.

HEART BLOCK (intraventricular). Bloc pariétal, bloc de branché, bloc fasciculaire.

HEART BLOCK (myofibrillar). Bloc pariétal. → *heart block (non specific intraventricular).*

HEART BLOCK (non specific intraventricular). Bloc pariétal, bloc intraventriculaire, bloc focal, bloc d'arborisations.

HEART BLOCK (parietal). Bloc pariétal. → *heart block (non specific intraventricular).*

HEART BLOCK (partial). Bloc incomplet.

HEART BLOCK (protective). Bloc de protection, bloc d'entrée.

HEART BLOCK (retrograde). Bloc rétrograde.

HEART BLOCK (second degree). Bloc du deuxième degré.

HEART BLOCK (sinus or **sino-atrial** or **sino-auricular).** Bloc sino-auriculaire.

HEART BLOCK (third degree). Bloc complet. → *heart block (complete).*

HEART (boat-shaped). Gros ventricule gauche au cours de l'insuffisance aortique.

HEART (bony). Cœur avec calcification.

HEART (boot-shaped). Cœur en sabot.

HEART (bovine). Cœur de bœuf.

HEART (boxing glove) (cœur en gant de boxe). Aspect radiologique du cœur au cours du rétrécissement mitral.

HEART (carcinoid) DISEASE. Cardiopathie carcinoïde.

HEART (chaotic) ACTION. Rythme multifocal.

HEART (Copenhagen). Myocardie des priseurs de tabac.

HEART (chronic pulmonary). Cœur pulmonaire chronique, CPC.

HEART (criss-cross). Cœur croisé, ventricules superposés.

HEART DISEASE (postpartum or **postpartal).** Syndrome de Meadows. → *myocardosis (postpartum).*

HEART (drop). Cœur vertical.

HEART (encassed). Péricardite constrictive.

HEART (energetic dynamic) INSUFFICIENCY. Syndrome de Hegglin.

HEART-FAILURE. Défaillance ou insuffisance cardiaque.

HEART-FAILURE (backward). Défaillance cardiaque avec stase d'amont.

HEART-FAILURE (congestive). Insuffisance ou défaillance cardiaque œdémateuse (ou congestive), asystolie, *s.f.*

HEART-FAILURE (forward). Défaillance cardiaque avec chute du débit artériel en aval.

HEART-FAILURE (left-sided or **left ventricular).** Insuffisance ventriculaire gauche, IVG, défaillance cardiaque gauche.

HEART-FAILURE (peripartal). Syndrome de Meadows. → *myocardosis (postpartum).*

HEART-FAILURE (right-sided or **right ventricular).** Insuffisance ventriculaire droite, IVD, défaillance cardiaque droite.

HEART (fat or **fatty).** 1° Cœur atteint de dégénérescence graisseuse. – 2° Cœur des obèses.

HEART (fibroid). Myocardite scléreuse.

HEART (flask-shaped). Image en carafe (du cœur).

HEART (frog). Cœur de batracien.

HEART (frosted). Aspect glacé du cœur au cours de certaines péricardites.

HEART (glycogen) DISEASE. Syndrome de Pompe. → *Pompe's disease.*

HEART (goitre). 1° Insuffisance cardiaque due à la compression, par un goitre, de la trachée et des veines du cou. – 2° Cardiothyréose, *s. f.*

HEART (hairy). Péricardite villeuse.

HEART (hanging). Cœur vertical.

HEART (hurry). Tachycardie, *s. f.*

HEART (Icing). Aspect glacé du cœur au cours de certaines péricardites.

HEART (intermittent). Intermittence du cœur.

HEART (Irritable). Cœur irritable. → *asthenia (neurocirculatory).*

HEART (ischaemic) DISEASE. Cardiopathie ischémique.

HEART (kyphotic). Cœur des gibbeux.

HEART (left). Cœur gauche.

HEART-LUNG APPARATUS (artificial or **mechanical).** Cœur-poumon artificiel.

HEART-LUNG MACHINE. Cœur-poumon artificiel.

HEART (luxus). Dilatation et hypertrophie du ventricule gauche.

HEART (military). Cœur irritable. → *asthenia (neurocirculatory).*

HEART (myxoedema). Cœur myxœdémateux.

HEART (nervous). Cœur irritable. → *asthenia (neurocirculatory).*

HEART OUTPUT. Débit cardiaque.

HEART (ox). Cœur de bœuf.

HEART (parchment). Maladie d'Uhl. → *Uhl's anomaly.*

HEART (pendulous). Cœur vertical.

HEART (peripheral). Cœur périphérique.

HEART (pseudobilocular). Cœur pseudobiloculaire.

HEART (pseudotrilocular). Cœur pseudotriloculaire biauriculaire.

HEART (pulmonaire). Cœur pulmonaire.

HEART (Quain's fatty). Cœur atteint de dégénérescence graisseuse.

HEART (right). Cœur droit.

HEART (round). Aspect radiologique du cœur au cours de la maladie mitrale.

HEART (sabot). Cœur en sabot.

HEART (shaggy). Péricardite villeuse.

HEART (skin). Vaisseaux cutanés.

HEART (soldier's). Cœur irritable. → *asthenia (neuro-circulatory).*

HEART (stony). Cœur durci, tétanisé en systole.

HEART (strained). Cœur forcé.

HEART (suspended). Cœur vertical.

HEART (systemic). Cœur systémique, normalement les cavités gauches du cœur.

HEART (trabby cat). Myocardite graisseuse avec aspect tigré et moucheté de l'endocarde et des muscles papillaires.

HEART (thrush breast). Myocardite graisseuse avec aspect moucheté.

HEART (thyroid). Cardiothyréose, *s.f.*

HEART (tiger or **tiger lily).** Myocardite graisseuse avec aspect moucheté.

HEART (tobacco). Arythmie tabagique.

HEART (Traube's). Cœur de Traube.

HEART (triatrial). Cœur triatrial.

HEART (Tübingen). Cardiomégalie des buveurs de bière.

HEART (turtle). Bloc sino-auriculaire.

HEART (venous). Cavités cardiaques recevant le sang veineux : normalement le cœur droit.

HEART (villous). Péricardite villeuse.

HEART (wooden-shoe). Cœur en sabot.

HEARTBURN, *s.* Pyrosis, *m.*

HEAT (pricking). Chaleur mordicante.

HEAT (prickly). Miliaire, *s. f.*

HEAT RASH. Miliaire, *s. f.*

HEBEPHRENIA, *s.* Hébéphrénie, *f.* ; hébéfrénie, *f.*

HEBEPHRENIA (grafted). Hébéphrénie greffée sur une débilité mentale.

HEBEPHRENOCATATONIA, *s.* Hébéphréno-catatonie, *f.*

HEBERDEN'S ARTHRITIS. Rhumatisme d'Heberden.

HEBERDEN'S ASTHMA. Angine de poitrine.

HEBERDEN'S DISEASE. Rhumatisme d'Heberden.

HEBERDEN'S NODES or **NODULES.** Nodosités d'Heberden.

HEBERDEN'S RHEUMATISM. Rhumatisme d'Heberden.

HEBETUDE, *s.* Hébétude, *f.*

HEBIN, *s.* Gonadostimuline. → *gonadotrophin.*

HÉBOÏDOPHRENIA, *s.* Héboïdophrénie, *f.*

HEBOSTEOTOMY, HEBOTOMY, *s.* Pubiotomie, *f.* → *pubiotomy.*

HEBRA'S DISEASE. 1° Cholémie familiale. → *cholaemia (familial).* – 2° Érythème polymorphe.

HEBRA'S PAPULOUS PURPURA. Purpura papuleux de Hebra.

HEBRA'S PITYRIASIS. Pityriasis rubra.

HEBRA'S PRURIGO. Prurigo de Hebra.

HECHT'S PHENOMENON. Signe du lacet. → *Rumpel-Leede (phenomenon* or sign).

HECHT'S PNEUMONIA. Pneumonie à cellules géantes de Hecht.

HECK'S DISEASE. Maladie de Heck.

HECHT'S TEST. Réaction de Hecht.

HECTIC, *adj.* Hectique.

HEDONISM, *s.* Hédonisme, *m.*

HEDROCELE, *s.* Hédrocèle, *f.*

HEEL, *s.* Talon, *m.*

HEEL (black). Pseudochromidrose plantaire.

HEEL (cracked). Kératodermie fissuraire plantaire des Indes.

HEEL (gonorrhoeal). Talalgie blennorragique de Swediaur.

HEEL-KNEE TEST, HEEL-TO-KNEE-TO-TOE TEST. Épreuve du talon.

HEEL (policeman's). Talalgie des agents de police.

HEEL TAP or **HEEL TAP REFLEX.** Réflexe analogue au réflexe de Bechterew-Mendel, obtenu par la percussion du talon.

HEERFORDT'S DISEASE (or **syndrome).** Syndrome de Heerfordt, febris uveo-parotidea subchronica.

HEGAR'S DILATORS or **BOUGIES.** Bougies de Hegar.

HEGAR'S SIGN. Signe de Hegar.

HEGGLIN'S SYNDROME. 1° Syndrome de Hegglin. – 2° Syndrome de May-Hegglin.

HEIDENHAIN'S SYNDROME. Syndrome de Haidenhain.

HEIM-KREYSIG SIGN. Signe de Heim et Kreysig, signe de Kreysig.

HEIMLICH'S MANEUVER. Manœuvre ou méthode d'Heimlich.

HEINE-MEDIN DISEASE. Maladie de Heine-Medin. → *poliomyelitis (acute anterior).*

HEINEKE-MIKULICZ OPERATION. Opération de Heineke-Mikulicz. → *pyloroplasty.*

HEINZ'S or **HEINZ-EHRLICH BODIES.** Corps de Heinz.

HELICASE, *s.* Hélicase, *f.*

HELICOBACTER PYLORI. *Helicobacter pylori.*

HELIOPATHIA, *s.* Héliopathie, *f.*

HELIOPHOBIA, *s.* Héliophobie, *f.*

HELIOSIS, *s.* Insolation, *f.*

HELIOTHERAPY, *s.* Héliothérapie, *f.*

HELIOTROPISM, *s.* Héliotropisme, *m.*

HELIX, *s.* Hélix, *m.*

HELLENDALL'S SIGN. Signe de Cullen.

HELLER'S DEMENTIA or **SYNDROME.** Démence de Heller.

HELLER'S OPERATION. Opération de Heller. → *oesophagomyotomy.*

HELLER-NELSON'S SYNDROME. Variété de syndrome de Klinefelter.

HELLER-ZAPPERT SYNDROME. Démence de Heller.

HELLP SYNDROME. Syndrome HELLP.

HELMINTH, *s.* Helminthe, *m.*

HELMINTHAGOGUE, *adj.* Vermifuge, anthalminthique.

HELMINTHIASIS, HELMINTHISM, *s.* Helminthiase, *f.*

HELMINTHOLOGY, *s.* Helminthologie, *f.*

HELODERMA SIMPLEX ET ANNULARIS. Granulome annulaire.

HELOSIS, *s.* Hélodermie, *f.*

HELPER, *s.* Auxiliaire.

HEM... (américain). → *haem...*

HEME, *s.* (américain). Hème.

HEMERALOPIA, *s.* Amblyopie en pleine lumière (the opposite signification of the french term « héméralopie »).

HEMIABLEPSIA, *s.* Hémianopsie, *f.*

HEMIACEPHALUS, *s.* Hémiacéphale, *m.*

HEMIACHROMATOPSIA, *s.* Hémiachromatopsie, *f.*

HEMIAGENESIA, *s.* Hémiagénésie, *f.*

HEMIAGENESIS, *s.* Hémiagénésie, *f.*

HEMIAGEUSIA, HEMIAGEUSTIA, *s.* Hémiagueusie, *f.*

HEMIAGNOSIA, *s.* Hémiagnosie, *f.*

HEMIALBUMOSE, *s.* Albumose, *f.*

HEMIALBUMOSURIA, *s.* Albumosurie, *f.*

HEMIALGIA, *s.* Hémialgie, *f.*

HEMIANAESTHESIA (alternate or **crossed),** Hémianesthésie alterne ou croisée.

HEMIANAESTHESIA CRUCIATA. Hémianesthésie alterne ou croisée.

HEMIANOPIA, *s.* Hémianopsie, *f.*

HÉMIANOPTIC, *adj.* Hémianopsique.

HEMIANOPSIA, *s.* Hémianopie, *f.* ; hémionopsie, *f.* ; hémiopie, *f.*

HEMIANOPSIA (absolute). Hémianopsie totale pour la lumière, les couleurs et la forme.

HEMIANOPSIA (altitudinal). Hémianopsie altitudinale.

HEMIANOPSIA (bilateral). Hémianopsie double.

HEMIANOPSIA (binasal). Hémianopsie nasale.

HEMIANOPSIA (binocular). Hémianopsie double.

HEMIANOPSIA (bitemporal). Hémianopsie bitemporale.

HEMIANOPSIA (congruous). Hémianopsie congruente.

HEMIANOPSIA (crossed). Hémianopsie hétéronyme.

HEMIANOPSIA (equilateral). Hémianopsie homonyme.

HEMIANOPSIA (heteronymous or **heteronomous).** Hémianopsie hétéronyme.

HEMIANOPSIA (homonymous or **homonomous).** Hémianopsie homonyme.

HEMIANOPSIA (horizontal). Hémianopsie altitudinale.

HEMIANOPSIA (Incongruous). Hémianopsie incongruente.

HEMIANOPSIA (lateral). Hémianopsie latérale.

HEMIANOPSIA (nasal). Hémianopsie nasale ou binasale.

HEMIANOPSIA (quadrant or **quadrantic).** Hémianopsie en quadrant, quadranopsie.

HEMIANOPSIA (relative). Hémianopsie ne touchant que la perception de la lumière, des couleurs ou des formes.

HEMIANOPSIA (temporal). Hémianopsie temporale ou bitemporale.

HEMIANOPSIA (true). Hémianopsie double ou binoculaire.

HEMIANOPSIA (unilateral or **uniocular).** Hémianopsie monoculaire.

HEMIANOPSIA (vertical). Hémianopsie de la moitié interne ou externe du champ visuel.

HEMIANOPTIC, *adj.* Hémianopsique, hémiopique.

HEMIANOSMIA, *s.* Hémianosmie, *f.*

HEMIASYNERGIA, *s.* Hémiasynergie, *f.*

HEMIATAXIA, *s.* Hémiataxie, *f.*

HEMIATHETOSIS, *s.* Hémiathétose, *f.*

HEMIATROPHY, *s.* Hémiatrophie, *f.*

HEMIATROPHY (facial). Maladie de Romberg. → *Romberg's disease.*

HEMIATROPHY (progressive lingual). Hémiatrophie progressive de la langue.

HEMIBALLISM, HEMIBALLISMUS, *s.* Hémiballisme, *m.*, syndrome du corps de Luys.

HEMIBLOCK, *s.* Hémibloc, *m.*

HEMIBLOCK (left anterior). Hémibloc gauche antérieur.

HEMIBLOCK (left posterior). Hémibloc gauche postérieur.

HEMIBULBAR SYNDROME. Syndrome de l'hémibulbe. → *Babinski-Nageotte syndrome.*

HEMICARDIA, *s.* Hémicardie, *f.*

HEMICHOREA, *s.* Hémichorée, *f.*

HEMICOLECTOMY, *s.* Hémicolectomie, *f.*

HEMICORPORECTOMY, *s.* Hémisomatectomie, *f.* ; hémicorporectomie, *f.*

HEMICRANIA, *s.* 1° Hémicranie, *f.* ; – 2° Anencéphalie partielle.

HEMICRANIOSIS, *s.* Hémicraniose, *f.*

HEMICYSTECTOMY, *s.* Hémicystectomie, *f.*

HEMIDIAPHORESIS, *s.* Hémidiaphorèse, *f.* → *hemihidrosis.*

HEMIDYSAESTHESIA, *s.* Hémidysesthésie, *f.*

HEMIENCEPHALUS, *s.* Hémiencéphale, *m.*

HEMIEPILEPSY, *s.* Hémi-épilepsie, *f.*

HEMIGLOSSITIS, *s.* Hémiglossite, *f.*

HEMIHIDROSIS, HEMIHYPERIDROSIS, *s.* Hémidiaphorèse, *f.* ; hémidrose, *f.*

HEMILAMINECTOMY, *s.* Hémilaminectomie, *f.*

HEMILARYNGECTOMY, *s.* Hémilaryngectomie, *f.*

HEMIMELIA, *s.* Hémimélie, *f.*

HEMIMELUS, *s.* Hémimèle, *m.*

HEMINEURASTHENIA, *s.* Hémineurasthénie, *f.* ; neurasthénie dimidiée.

HEMIOPIC PUPILLARY REACTION. Réaction hémiopique de Wernicke, réaction pupillaire hémiopique de Wernicke.

HEMIPAGUS, *s.* Hémipage, *m.*

HEMIPARACUSIA, HEMIPARACUSIS, *s.* Hémiparacousie, *f.*

HEMIPARAPLEGIC SYNDROME. Syndrome de Brown-Séquard.

HEMIPARAESTHESIA, *s.* Hémiparesthésie, *f.*

HEMIPARESIS, *s.* Hémiparésie, *f.*

HEMIPAREUNIA, *s.* Hémipareunie, *f.*

HEMIPARKINSONISM, *s.* Maladie de Parkinson unilatérale.

HEMIPLEGIA, *s.* Hémiplégie, *f.*

HEMIPLEGIA ABDUCENTOFACIALIS ALTERNANS. Syndrome protubérantiel inférieur de Foville.

HEMIPLEGIA ALTERNANS INFERIOR PONTINA. Syndrome protubérantiel inférieur de Foville.

HEMIPLEGIA (alterne or alternating). Hémiplégie alterne, paralysie alterne ou dimidiée, syndrome alterne ou dimidié.

HEMIPLEGIA (alternating hypoglossal) syndrome. Syndrome bulbaire antérieur, → *Dejerine's bulbar syndrome.*

HEMIPLEGIA (alternating oculomotor). Syndrome de Weber → *Weber's paralysis.*

HEMIPLEGIA (ascending). Syndrome de Mills.

HEMIPLEGIA (capsular). Hémiplégie capsulaire.

HEMIPLEGIA (cerebellar). Hémiplégie cérébelleuse, hémisyndrome cérébelleux.

HEMIPLEGIA (contralateral). Hémiplégie controlatérale.

HEMIPLEGIA (cortical). Hémiplégie corticale.

HEMIPLEGIA (crossed). Hémiplégie alterne, → *hemiplegia (alternate).*

HEMIPLEGIA (cruclata or crussiata). Hémiplégie alterne, → *hemiplegia (alternate).*

HEMIPLEGIA (facial) Paralysie faciale isolée.

HEMIPLEGIA (flaccid). Hémiplégie flasque.

HEMIPLEGIA (glossolaryngo-scapulo-pharyngeal). Syndrome de Collet. → *Collet's syndrome.*

HEMIPLEGIA (Gubler's). Syndrome de Millard-Gubler.

HEMIPLEGIA (infantile). Hémiplégie cérébrale infantile, hémiplégie spasmodique infantile.

HEMIPLEGIA (proportional). Hémiplégie proportionnelle.

HEMIPLEGIA (spastic). Hémiplégie spasmodique.

HEMIPLEGIA (spinal). Hémiplégie spinale.

HEMIPTERA, *s.pl.* Hémiptères, *m.*

HEMISPASM, *s.* Hémispasme, *m.*

HEMISPASM (facial). Hémispasme facial, spasme facial.

HEMISPHERE, *s.* Hémisphère, *m.*

HEMISPHERE (cerebellar). Hémisphère cérébelleux.

HEMISPHERE (cerebral). Hémisphère cérébral.

HEMISPHERECTOMY, *s.* Hémisphérectomie, *f.*

HEMISPOROSIS, *s.* Hémisporose, *f.*

HEMISYNTHESIS, *s.* Hémisynthèse, *f.*

HEMISYSTOLE, *s.* Hémisystolie, *f.*

HEMITERATA, *s.* Hémitérie, *f.*

HEMITETANY, *s.* Hémitétanie, *f.*

HEMITHYROIDECTOMY, *s.* Hémithyroïdectomie, *f.*

HEMITRUNCUS, *s.* Hémitruncus, *m.*

HEMIVERTEBRA, *s.* Hémispondylie, *f.* ; hémivertèbre, *f.*

HEMIZONA, *s.* Zona, *m.*

HEMIZYGOTE, *s.* Hémizygote, *m.*

HEMIZYGOTOUS, *adj.* Hémizygote.

HEMMING, *s.* Hemmage, *f.*

HENS, *v. haemo...*

HENDERSON-HASSELBALCH (equation or **formula).** Équation d'Henderson-Hasselbalch.

HENDERSON-JONES DISEASE. Ostéochondromatose articulaire. → *osteochondromatosis (synovial).*

HENKIN'S SYNDROME. Syndrome de Henkin.

HENLE'S LAYER. Gaine de Henle.

HENLEY'S OPERATION. Opération de Henley, opération de Soupault-Bucaille.

HENNEBERT'S SIGN. Syndrome de Hennebert, réflexe oculomoteur pneumatique.

HENNEQUIN'S SPLINT. Gouttière d'Hennequin.

HENOCH'S CHOREA. Chorée de Bergeron. → *Bergeron's chorea.*

HENOCH'S PURPURA. Purpura rhumatoïde.

HENPUE, *s.* Goundou, *m.*

HENPUYE, *s.* Goundou, *m.*

HENRY, *s.* Henry, *m.*

HENRY'S MELANIN REACTION, HENRY'S TEST. Séro-floculation palustre, mélano-floculation palustre, réaction de Henry.

HEPACAVIRUS, *s. Hepacavirus, m.*

HEPADNAVIRIDAE, *s. pl.* Hepadnaviridés, *m. pl.*

HEPARIN, *s.* Héparine, *f.*

HEPARINAEMIA, *s.* Héparinémie, *f.*

HEPARINIZATION, *s.* Héparinisation, *f.*

HEPARINIZE (to), *v.* Hépariniser.

HEPARINOCYTE, *s.* Mastocyte, *m.* → *cell (mast).*

HEPARINOID, *s.* Héparinoïde, *m.*

HEPARINOTHERAPY, *s.* Héparinothérapie, *f.*

HEPARINURIA, *s.* Héparinurie, *f.*

HEPARNAVIRUS, *s. Heparnavirus, m.*

HEPATALGIA, *s.* Hépatalgie, *f.*

HEPATARGIA, HEPATARGY, *s.* Hépatargie, *f.*

HEPATECTOMY, *s.* Hépatectomie, *f.*

HEPATIC, *adj.* Hépatique.

HEPATICODUODENOSTOMY, *s.* Hépatico-duodénostomie, *f.*

HEPATICOGASTROSTOMY, *s.* Hépatico-gastrostomie, *f.*

HEPATICOJEJUNOSTOMY, *s.* Hépatico-jéjunostomie, *f.*

HEPATICOLIASIS, *s.* Hépaticoliase, *f.*

HEPATICOLITHOTRIPSY, *s.* Hépaticolithotripsie, *f.*

HEPATICORENAL SYNDROME. Syndrome hépatorénal.

HEPATICOSTOMY, *s.* Hépaticostomie, *f.*

HEPATICOTOMY, *s.* Hépaticotomie, *f.*

HEPATISM, *s.* Hépatisme, *m.*

HEPATITIS, *s.* Hépatite, *f.*

HEPATITIS A. Hépatite à virus A.

HEPATITIS (active chronic). Hépatite chronique active. → *hepatitis (chronic active).*

HEPATITIS (acute parenchymatous). Hépatite aiguë.

HEPATITIS (alcoholic). Hépatite alcoolique.

HEPATITIS (amoebic). Hépatite amibienne.

HEPATITIS (autoallergic or **autoimmune).** Hépatite auto-immune.

HEPATITIS B. Hépatite à virus B.

HEPATITIS C. Hépatite à virus C.

HEPATITIS (cholestatic). Hépatite cholestatique ou cholostatique.

HEPATITIS (chronic active). Hépatite chronique active, cirrhose de la femme jeune, ictère catarrhal aggravé.

HEPATITIS (chronic aggressive). Hépatite chronique agressive.

HEPATITIS (chronic interstitial). Cirrhose du foie.

HEPATITIS (chronic persisting). Hépatite chronique persistante.

HEPATITIS (cirrhogenous). Hépatite cirrhogène.

HEPATITIS (delta). Hépatite D.

HEPATITIS E. Hépatite E.

HEPATITIS (epidemic). Hépatite épidémique. → *hepatitis (virus A).*

HEPATITIS (familial). Maladie de Wilson. → *degeneration (progressive lenticular).*

HEPATITIS (fulminant). Hépatite fulminante.

HEPATITIS (G). Hépatite G.

HEPATITIS (homologous serum). Hépatite à virus B. → *hepatitis (virus B).*

HEPATITIS (infectious or **infective).** Hépatite à virus A. → *hepatitis (virus A).*

HEPATITIS (long incubation period). Hépatite à virus B. → *hepatitis (virus B).*

HEPATITIS (lupoid). Hépatite lupoïde, cirrhose lupoïde.

HEPATITIS WITH NODULAR LYMPHOMATOSIS (diffuse mesenchymal). Maladie de Kiener. → *Hanot-Kiener syndrome.*

HEPATITIS (non A-non B). Hépatite non A-non B.

HEPATITIS (non-alcoholic steato-). Hépatite stéatosique non alcoolique.

HEPATITIS (postinoculation). Hépatite à virus B. → *hepatitis (virus B).*

HEPATITIS (postransfusion). Hépatite à virus B. → *hepatitis (virus B).*

HEPATITIS SEQUESTRANS. Hépatite nécrotique.

HEPATITIS (serum). Hépatite à virus B. → *hepatitis (virus B).*

HEPATITIS (SH). Hépatite à virus B. → *hepatitis (virus B).*

HEPATITIS (short incubation period). Hépatite à virus A. → *hepatitis (virus A).*

HEPATITIS (subacute). Hépatite chronique active. → *hepatitis (chronic active).*

HEPATITIS (syringal). Hépatite à virus B. → *hepatitis (virus B).*

HEPATITIS (toxic or toxipathic). Hépatite toxique.

HEPATITIS (transfusion). Hépatite à virus B. → *hepatitis (virus B).*

HEPATITIS (trophopathic). Hépatite carentielle.

HEPATITIS TYPE D (viral). Hépatite D.

HEPATITIS (viral). Hépatite à virus, hépatite virale.

HEPATITIS (virus A). Hépatite A, hépatite épidémique, hépatite infectieuse, hépatite à incubation courte.

HEPATITIS (virus B). Hépatite B, hépatite d'inoculation, hépatite sérique homologue, sérum-hépatite, SH, hépatite post-transfusionnelle, hépatite à incubation longue, ictère d'inoculation.

HEPATITIS (virus IH). Hépatite à virus A. → *hepatitis (virus A).*

HEPATITIS (Waldenström's). Hépatite chronique active. → *hepatitis (chronic active).*

HEPATIZATION, *s.* Hépatisation, *f.*

HEPATIZATION (grey). Hépatisation grise.

HEPATIZATION (red). Hépatisation rouge.

HEPATIZATION (yellow). Hépatisation jaune.

HEPATOBLASTOMA, *s.* Hépatoblastome, *m.*

HEPATOCARCINOMA, *s.* Hépatome malin. → *hepatoma (malignant).*

HEPATOCELE, *s.* Hépatocèle, *f.*

HEPATOCELLULAR, *adj.* Hépatocellulaire.

HEPATOCHOLANGIOCYSTODUODENOSTOMY, *s.* Hépato-cholangio-cysto-duodénostomie, *f.*

HEPATOCHOLANGIO-ENTEROSTOMY, *s.* Hépato-cholangio-entérostomie, *f.*

HEPATOCHOLANGIOGASTROSTOMY, *s.* Hépato-cholangio-gastrostomie, *f.*

HEPATOCYTE, *s.* Hépatocyte, *m.*

HEPATOFLAVIN, *s.* Riboflavine, *f.* → *vitamin* B_2.

HEPATOGENOUS, HEPATOGENIC, *adj.* Hépatogène.

HEPATOGRAM, *s.* Hépatogramme, *m.*

HEPATOGRAPHY, *s.* Hépatographie, *f.*

HEPATOLENTICULAR, *adj.* Hépatolenticulaire.

HEPATOLIENOGRAPHY, *s.* Hépatosplénographie, *f.*

HEPATOLIENOMEGALY, *s.* Hépatosplénomégalie, *f.*

HEPATOLOBECTOMY, *s.* Hépatolobectomie, *f.*

HEPATOLOGY, *s.* Hépatologie, *f.*

HEPATOMA, *s.* Hépatome, *m.*

HEPATOMA (malignant). Hépatome malin, adéno-cancer du foie, hépato-carcinome, *m.* ; adéno-carcinome du foie, carcinome hépato-cellulaire.

HEPATOMEGALIA, HEPATOMEGALY, *s.* Hépatomégalie, *f.*

HEPATOMEGALIA GLYCOGENICA. Glycogénose type I. → *Gierke's (von) disease or syndrome.*

HEPATOMEGALY (glycogenic). Glycogénose type I. → *Gierke's (von) disease or syndrome.*

HEPATOMPHALOS, *s.* Hépatomphale, *f.*

HEPATONEPHRITIS, *s.* Hépatonéphrite, *f.*

HEPATONEPHROMEGALIA GLYCOGENICA. Maladie de von Gierke. → *Gierke's (von) disease or syndrome.*

HEPATONEPHROMEGALY (glycogenic). Maladie de von Gierke. → *Gierke's (von) disease or syndrome.*

HEPATOPATHY, *s.* Hépatopathie, *f.*

HEPATOPEXY, *s.* Hépatopexie, *f.*

HEPATOPTOSIA, HEPATOPTOSIS, *s.* Hépatoptose, *f.*

HEPATOPULMONARY SYNDROME. Syndrome hépatopulmonaire.

HEPATORENAL SYNDROME. Syndrome hépatorénal.

HEPATORRHAPHY, *s.* Hépatorraphie, *f.*

HEPATOSIS, *s.* Hépatose, *f.*

HEPATOSPLENITIS, *s.* Spléno-hépatite, *f.* ; hépatosplénite, *f.*

HEPATOSPLENOGRAPHY, *s.* Hépatosplénographie, *f.*

HEPATOSPLENOMEGALY, *s.* Hépatosplénomégalie, *f.*

HEPATOSTOMY, *s.* Hépatostomie, *f.*

HEPATOTHERAPY, *s.* Hépatothérapie, *f.*

HEPATOTOMY, *s.* Hépatotomie, *f.*

HEPATOTOXAEMIA, *s.* Hépatotoxémie, *f.*

HEPATOTOXICITY, *s.* Hépatotoxicité, *f.*

HEPATOTOXIN, *s.* Hépatotoxine, *f.*

HEPATOTROPIC, *adj.* Hépatotrope.

HEPATOUROLOGIC SYNDROME. Syndrome hépatorénal.

HEPATOVIRUS, *s. Hepatovirus, m.*

HEPCIDIN, *s.* Hepcidine, *f.*

HERBERT'S PITS. Rosettes d'Herbert.

HEREDITARY, *adj.* Héréditaire.

HEREDITARY DISEASE. Maladie héréditaire, hérédopathie, *f.*

HEREDITY, *s.* Hérédité, *f.*

HEREDITY (autosomal). Hérédité autosomique.

HEREDITY (cumulative). Hérédité morbide progressive.

HEREDITY (sex-linked). Hérédité liée au sexe, hérédité gonosomique.

HEREDITY (X-linked). Hérédité liée au sexe, hérédité gonosomique.

HEREDO-ATAXIA, *s.* Hérédo-ataxie, *f.*

HEREDO-ATAXIA HEMERALOPICA POLYNEURITIFORMIS. Maladie de Refsum. → *Refsum's disease.*

HEREDODEGENERATION, *s.* Hérédodégénérescence, *f.*

HEREDOPATHIA, *s.* Maladie héréditaire.

HEREDOPATHIA ATACTICA POLYNEURITIFORMIS. Maladie de Refsum. → *Refsum's disease.*

HEREDOSYPHILIS, *s.* Hérédo-syphilis, *f.*

HÉRELLE'S PHENOMENON (D'). Phénomène d'Hérelle.

HERING-BREUER'S REFLEX. Réflexe de Hering et Breuer.

HERLITZ'S SYNDROME. Épidermolyse bulleuse héréditaire, forme polydysplasique.

HERMAN-PERUTZ REACTION. Réaction d'Herman-Perutz.

HERMANSKY-PUDLAK SYNDROME. Syndrome d'Hermansky-Pudlak.

HERMAPHRODISM, *s.* Hermaphrodisme, *m.*

HERMAPHRODITE, *s.* Hermaphrodite, *m.* ; ambigu, *m.* ; androgyne, *m.*

HERMAPHRODITISM, HERMAPHRODITISMUS, *s.* Hermaphrodisme, *m.*

HERMAPHRODITISM (false). Pseudo-hermaphrodisme, *m.*

HERMAPHRODITISM (spurious). Pseudo-hermaphrodisme, *m.*

HERMAPHRODITISM (transverse). Hermaphrodisme caractérisé par des organes génitaux externes d'un sexe et des gonades de l'autre sexe.

HERMAPHRODITISM (true). Hermaphrodisme vrai.

HERMAPHRODITISMUS VERUS. Hermaphrodisme vrai.

HERMETIC, *adj.* Hermétique.

HERNIA, *s.* Hernie, *f.*

HERNIA (acquired). Hernie acquise.

HERNIA ADIPOSA. Hernie graisseuse.

HERNIA (annular). Hernie ombilicale.

HERNIA (Barth's). Hernie d'une anse intestinale entre la paroi abdominale et les vestiges du canal ombilical.

HERNIA (Béclard's). Hernie de Béclard.

HERNIA (Birkett's). Hernie synoviale.

HERNIA (en bis sac femoral). Hernie d'Astley Cooper.

HERNIA OF THE BLADDER. Cystocèle, *f.*

HERNIA (Bochdalek's). Hernie diaphragmatique postérolatérale.

HERNIA OF THE BRAIN. Hernie cérébrale.

HERNIA (caecal). Hernie cæcale.

HERNIA CEREBRI, HERNIA (cerebral). Hernie cérébrale.

HERNIA (Cloquet's). Hernie de Cloquet, hernie pectinéale.

HERNIA (cœlomic). Hernie rétro-costoxiphoïdienne, hernie congénitale à travers le foramen diaphragmatique de Morgagni.

HERNIA (concealed). Hernie latente.

HERNIA (congenital). Hernie congénitale.

HERNIA (Cooper's). Hernie rétropéritonéale.

HERNIA (crural). Hernie crurale.

HERNIA (cystic). Cystocèle, *s.f.*

HERNIA (diaphragmatic). Diaphragmatocèle, *s.f.*

HERNIA (direct inguinal). Hernie inguinale directe.

HERNIA (diverticular). Hernie de Littre.

HERNIA (double loop). Hernie en W.

HERNIA (dry). Hernie dans laquelle le sac adhère intimement à son contenu.

HERNIA (duodenojejunal). Hernie de Treitz.

HERNIA (encysted). Hernie enkystée de A. Cooper.

HERNIA (epigastric). Hernie épigastrique.

HERNIA (extrasaccular). Hernie extrasacculaire, hernie par glissement.

HERNIA (external oblique inguinal). Hernie inguinale oblique externe.

HERNIA (fat). Hernie dont le sac ne contient que de la graisse propéritonéale.

HERNIA (femoral). Hernie crurale, mérocèle, *s.f.*

HERNIA (foraminal). Hernie de Treitz.

HERNIA (funicular). Hernie funiculaire.

HERNIA (Gibbon's). Hydrocèle avec volumineuse hernie.

HERNIA (gluteal). Hernie ischiatique.

HERNIA (Goyrand's). Hernie de Goyrand.

HERNIA (Gruber's). Hernie interne mésogastrique.

HERNIA (Hesselbach's). Hernie de Hesselbach.

HERNIA (Heye's). Hernie enkystée de A. Cooper.

HERNIA (hiatal or **hiatus).** Hernie hiatale, hernie de l'hiatus œsophagien du diaphragme.

HERNIA (Holthouse's). Hernie inguino-crucale.

HERNIA (incarcerated). Incarcération herniaire.

HERNIA (incisional). Hernie à travers une cicatrice opératoire.

HERNIA (inguinal). Hernie inguinale.

HERNIA (inguinocrural). Hernie inguino-crurale.

HERNIA (inguinolabial). Hernie inguino-labiale.

HERNIA (inguinoproperitoneal). Hernie de Krönlein. → *Krönlein's hernia.*

HERNIA (inguinoscrotal). Hernie inguino-scrotale.

HERNIA (inguinosuperficial). Hernie de Küster. → *Küster's hernia.*

HERNIA (internal). Hernie interne.

HERNIA (internal oblique inguinal). Hernie inguinale oblique interne.

HERNIA (interstitial). Hernie entre deux couches de la paroi abdominale.

HERNIA OF INTERVERTEBRAL DISK. Hernie discale, hernie du disque intervertébral, hernie méniscale.

HERNIA (intraepiploic). Anse intestinale bloquée dans un sac péritonéal.

HERNIA (irreductible). Hernie irréductible.

HERNIA (ischiatic). Hernie ischiatique.

HERNIA (ischio-rectal). Hernie à travers le releveur de l'anus.

HERNIA (Krönlein's). Hernie de Krönlein. → *Krönlein's hernia.*

HERNIA (Küster's). Hernie de Küster. → *Küster's hernia.*

HERNIA (labial). Hernie descendant dans la grande lèvre.

HERNIA (lateralventral). Hernie de Spieghel. → *hernia (spieghelian).*

HERNIA (Laugier's). Hernie de Laugier.

HERNIA (levator). Hernie vulvaire.

HERNIA (Littre's). Hernie de Littre.

HERNIA (lumbar). Hernie lombaire.

HERNIA (Malgaigne's). Hernie inguinale infantile antérieure à la descente du testicule.

HERNIA (Maydl's). Hernie en W étranglée.

HERNIA (meningeal). Méningocèle, *s.f.*

HERNIA (mesenteric). Hernie mésentérique.

HERNIA (mucosal). Hernie muqueuse, hernie tunicaire.

HERNIA (muscular). Hernie musculaire, myocèle, *s.f.*

HERNIA OF NUCLEUS PULPOSUS. Hernie discale. → *hernia of intervertebral disk.*

HERNIA (obturator). Hernie obturatrice.

HERNIA (omental). Hernie épiploïque.

HERNIA (pannicular). Hernie dont le sac ne contient que de la graisse.

HERNIA (paroesophageal). Hernie hiatale d'une partie de l'estomac.

HERNIA (parasaccular). Hernie par glissement. → *hernia (extrasaccular).*

HERNIA (parasternal). Hernie rétro-costo-xiphoïdienne. → *hernia (cœlomic).*

HERNIA (parietal). Hernie d'une partie de la paroi intestinale.

HERNIA (pectineal). Hernie de Cloquet, hernie pectinéale.

HERNIA (perineal). Hernie périnéale.

HERNIA (Petit's). Hernie de J.-L. Petit.

HERNIA (posterior labial). Elytrocèle, *s.f.*

HERNIA (posterior vaginal). Elytrocèle, *s.f.*

HERNIA (pudendal). Hernie vulvaire (à travers le releveur de l'anus).

HERNIA IN RECTO or **RECTAL HERNIA.** Hernie dans la paroi rectale.

HERNIA (reducible). Hernie réductible.

HERNIA (retrograde). Hernie en W.

HERNIA (retroperitoneal). Hernie rétropéritonéale.

HERNIA (retrosternal). Hernie rétro-costo-xiphoïdien.

HERNIA (Richter's). Hernie d'une partie de la paroi intestinale.

HERNIA (Rieux's). Hernie de Rieux.

HERNIA (Rokitansky's). Hernie muqueuse.

HERNIA (sacless). Hernie par glissement. → *hernia (extrasaccular).*

HERNIA (sciatic). Hernie ischiatique.

HERNIA (scrotal). Orchiocèle, *s.f.*

HERNIA (sliding). Hernie par glissement. → *hernia (extrasaccular).*

HERNIA (sliding hiatal). Hernie hiatale par glissement.

HERNIA (slip or **slipped).** Hernie par glissement. → *hernia (extrasaccular).*

HERNIA (spieghelian). Hernie de Spieghel, hernie de la ligne semi-lunaire de Spieghel.

HERNIA (strangulated). Hernie étranglée.

HERNIA (subpubic). Hernie obturatrice.

HERNIA (synovial). Hernie synoviale.

HERNIA (thyroidal). Hernie obturatrice.

HERNIA (tonsillar). Engagement amygdalien. → *herniation (tonsillar).*

HERNIA (Treitz's). Hernie de Treitz.

HERNIA (tunicary). Hernie muqueuse.

HERNIA (umbilical). Hernie ombilicale.

HERNIA (vaginolabial). Élytrocèle, *s.f.*

HERNIA (Velpeau's). Hernie crurale au-devant des vaisseaux fémoraux.

HERNIA (ventral). Hernie ventrale, laparocèle, *s.f.* ; latérocèle, *s.f.*

HERNIA (vesical). Cystocèle, *s.f.*

HERNIA (von Bergmann's). Petite hernie hiatale généralement intermittente.

HERNIA (W). Hernie en W.

HERNIAL, HERNIARY, *adj.* Herniaire.

HERNIATION, *s.* Engagement, *m.* ; protrusion, *f.*

HERNIATION (caudal transtentorial). Engagement temporal médian à travers l'incisure de la tente du cervelet.

HERNIATION (cerebellar). Engagement amygdalien. → *herniation (tonsillar).*

HERNIATION (cerebral). Engagement cérébral, hernie cérébrale.

HERNIATION (cingulate). Engagement de la circonvolution du corps calleux sous la faux du cerveau.

HERNIATION (foraminal). Engagement amygdalien. → *herniation (tonsillar).*

HERNIATION (rostral transtentorial). Engagement de la partie antérieure du cervelet dans l'incisure de la tente cérébelleuse.

HERNIATION (sphenoidal). Déplacement du lobe frontal par-dessus la crête sphénoïdale.

HERNIATION (subfalcial). Engagement cérébral sous la faux du cerveau.

HERNIATION (temporal). Engagement temporal.

HERNIATION (tonsillar). Engagement du cervelet dans le foramen magnum (trou ovale), engagement amygdalien.

HERNIATION (transtentorial). Engagement d'une partie du cerveau à travers l'incisure de la tente du cervelet.

HERNIATION (uncal). Engagement temporal médian à travers l'incisure de la tente du cervelet.

HERNIOGRAPHY, *s.* Herniographie, *f.*

HERNIOPLASTY, *s.* Hernioplastie, *f.*

HERNIORRHAPHY, *s.* Herniorraphie, *f.*

HEROINOMANIA, *s.* Héroïnomanie, *f.*

HERPANGINA, *s.* Herpangine, *f.* ; angine pustuleuse, pharyngite aphteuse, pharyngite vésiculaire.

HERPES, *s.* Herpès, *m.*

HERPES CATARRHALIS. Herpès, *m.*

HERPES CIRCINATUS. Herpès circiné. → *tinea circinata.*

HERPES CIRCINATUS BULLOSUS. Dermatite herpétiforme. → *dermatitis herpetiformis.*

HERPES CORNEAE. Kératite herpétique.

HERPES DESQUAMANS. Tokelau, *s.m.* ; tinea imbricata.

HERPES FARINOSUS. Trichophytie en anneau.

HERPES GENITALIS. Herpès génital.

HERPES GESTATIONIS. Herpes gestationis, dermatite polymorphe douloureuse récidivante de la grossesse.

HERPES IRIS. Herpes iris, hydroa vésiculeux.

HERPES LABIALIS. Herpès labial.

HERPES MENSTRUALIS. Herpès cataménial.

HERPES PHLYCTAENODES. Dermatite herpétiforme. → *dermatitis herpetiformis.*

HERPES RECURRENS. Herpès récidivant.

HERPES SIMPLEX. Herpès, *s.m.*

HERPES SIMPLEX VIRUS. Herpès simplex virus, HSV, herpèsvirus hominis, HVH.

HERPES TONSURANS. Teigne tondante. → *ringworm of the scalp.*

HERPES TONSURANS MACULOSUS. Pityriasis rosé de Gilbert.

HERPES ZOSTER. Zona, *s.m.* ; herpes zoster, syndrome radiculo-ganglionnaire.

HERPES ZOSTER AURICULARIS. Zona facial. → *zona facialis.*

HERPES ZOSTER OPHTHALMICUS. Zone ophtalmique.

HERPES ZOSTER OTICUS. Zona facial. → *zona facialis.*

HERPES ZOSTER VARICELLOSUS. Zona avec éruption varicelliforme.

HERPESVIRIDAE, *s.pl.* Herpèsviridés, *m.pl.*

HERPESVIRUS, *s. Herpesvirus, m.*

HERPESVIRUS (Epstein-Barr). Virus Epstein Barr. → *virus (Epstein-Barr).*

HERPESVIRUS HOMINIS. Herpès simplex virus. → *herpes simplex virus.*

HERPESVIRUS VARICELLAE. Virus varicelle-zona.

HERPETIC, *adj.* Herpétique.

HERPETIFORM, *adj.* Herpétiforme.

HERPETISM, *s.* Herpétisme, *m.*

HERRICK'S ANAEMIA. Anémie drépanocytaire. → *anaemia (sickle cell).*

HERS'S DISEASE. Maladie de Hers, glycogénose type VI.

HERSAGE, *s.* Hersage des nerfs.

HERTER'S DISEASE or INFANTILISM. Maladie cœliaque. → *coeliac disease.*

HERTER-HEUBNER DISEASE. Maladie cœliaque. → *coeliac disease.*

HERTWIG-MAGENDIE PHENOMENON or SIGN. Stéréodéviation, *s.f.* → *deviation (skew).*

HERTZ, *s.* Hertz, *m.*

HERTZIAN WAVES THERAPY. Infradiathermie, *s.f.*

HERXHEIMER'S DISEASE. Maladie de Pick-Herxheimer. → *acrodermatitis atrophicans chronica.*

HERXHEIMER'S REACTION. Réaction d'Herxheimer. → *Jarisch-Herxheimer reaction.*

HERYNG'S SIGN. Signe de Heryng.

HERZ'S TEST. Procédé de Max Herz.

HERZ (triad of). Phrénocardie, *s.f.*

HESPERANOPIA, *s.* Héméralopie, *f.* → *nyctalopia.*

HESSELBACH'S HERNIA. Hernie de Hesselbach.

HETERADELPHUS, *s.* Hétéradelphe, *m.*

HETERAESTHESIA, *s.* Hétéresthésie, *f.*

HETERALIUS, *s.* Hétéralien, *m.*

HETEROAGGLUTINATION, *s.* Hétéro-agglutination, *f.*

HETEROAGGLUTININ, *s.* Hétéro-agglutinine, *f.*

HETEROALLERGY, *s.* Hétéro-allergie, *f.*

HETEROANTIBODY, *s.* Hétéro-anticorps, *m.* ; xéno-anticorps, *m.*

HETEROANTIGEN, *s.* Hétéro-antigène, *m.* ; xéno-antigène, *m.*

HETEROCARYON, *s.* Hétérocaryon, *m.*

HETEROCHROMATIN, *s.* Hétérochromatine, *f.*

HETEROCHROMATOSIS, *s.* Hétérochromie, *f.*

HETEROCHROMIA, *s.* Hétérochromie, *f.*

HETEROCHROMIA (Fuchs'). Syndrome de Fuchs, 1°. héterochromie de Fuchs.

HETEROCHROMOSOME, *s.* Hétérochromosomal, *m.* → *allosome.*

HETEROCHRONIA, *s.* 1° Hétérochronie, *f.* – 2° Hétérochronisme, *m.*

HETEROCINESIA, *s.* Hétérocinésie, *f.* → *allocinesia.*

HETEROCYTOTROPIC, *adj.* Hétérocytotrope.

HETERODIMER, *s.* Hétérodimère, *m.*

HETERODROMOUS, *adj.* Hétérodrome.

HETERODYMUS, *s.* Hétérodyme, *m.*

HETEROGAMETIC, *adj.* Hétérogamétique.

HETEROGENEITY, *s.* Hétérogénéité, *f.*

HETEROGENESIS, *s.* 1° Génération alternante ou digenèse. – 2° Reproduction asexuée.

HETEROGENIC, *adj.* Hétérogène.

HETEROGENICITY, *s.* Hétérogénéité, *f.*

HETEROGENOUS, *adj.* Hétérogène.

HETEROGEUSIA, *s.* Hétérogueusia, *f.*

HETEROGRAFT, *s.* Hétérogreffe, *f.* ; greffe hétérologue, greffe hétéroplastique, greffe hétérospécifique, greffe xénogénique, xénogreffe, hétéroplastie, *f.*

HETEROGROUP, *s.* Hétérogroupe, *m.*

HETEROHAEMAGGLUTINATION, *s.* Hétéro-agglutination, *f.*

HETEROHAEMAGGLUTININ, *s.* Hétéro-agglutinine, *f.*

HETEROHAEMOLYSIN, *s.* Hétéro-hémolysine, *f.*

HETEROIMMUNIZATION, *s.* Hétéro-immunisation, *f.* ; xéno-immunisation, *f.*

HETEROINFECTION, *s.* Hétéro-infection, *f.*

HETEROINFESTATION, *s.* Hétéro-infestation, *f.*

HETEROKARYOSIS, *s.* Hétérocaryose, *f.*

HETEROKARYOTIC, *adj.* Hétérocaryote.

HETEROLEUKOCYTOTHERAPY, *s.* Hétéro-leucocytothérapie, *f.*

HETEROLOGOUS, *adj.* Hétérologue, hétéromorphe.

HETEROLOGOUS TISSUE. Tissu hétérologue, pseudoplasma, *s.m.*

HETEROLYSIN, *s.* Hétérolysine, *f.*

HETEROMETRY, *s.* Hétérométrie, *f.*

HETEROMORPHIC, *adj.* Hétéromorphe.

HETEROMORPHOUS, *adj.* Hétérologue.

HETERONYMOUS, *adj.* Hétéronyme.

HETEROPAGUS, *s.* Hétéropage, *m.*

HETEROPHASIA, HETEROPHASIS, *s.* Hétérophrasie, *f.*

HETEROPHEMIA, HETEROPHEMY, *s.* Hétérophrasie, *f.*

HETEROPHILIC, *adj.* Hétérophile.

HETEROPHORIA, *s.* Hétérophorie, *f.* ; strabisme latent.

HETEROPHTHALMIA, HETEROPHTHALMOS, *s.* Hétérophtalmie, *f.* ; allophtalmie, *f.*

HETEROPHYASIS, *s.* Hétérophyase, *f.*

HETEROPLASIA, *s.* Hétéroplasie, *f.* ; hétéroplastie, *f.*

HETEROPLASM, *s.* Hétéroplasme, *m.*

HETEROPLASTIC, *adj.* Hétéroplastique.

HETEROPLASTY, *s.* 1° Hétérogreffe, *f.* → *heterograft.* – 2° Toute greffe autre qu'une autogreffe.

HETEROPLOID, *adj.* Hétéroploïde.

HETEROSEROTHERAPY, *s.* Hétérosérothérapie, *f.*

HETEROSEXUAL, *adj.* Hétérosexuel, elle.

HETEROSMIA, *s.* Hétéro-osmie, hétérosmie, *f.*

HETEROXIDE, *s.* Hétéroside, *m.* ; glucoside, *m.*

HETEROSIS, *s.* Hétérosis, *f.*

HETEROSOME, *s.* Hétérochromosome, *m.* ; allosome, *m.*

HETEROSOMIA, *s.* Allotriosmie, *f.*

HETEROSPECIFIC, *adj.* Hétérospécifique.

HETEROTAXIA, HETEROTAXIS, HETEROTAXY, *s.* Situs inversus. → *situs inversus viscerum.*

HETEROTHERAPY, *s.* Hétérothérapie, *f.*

HETEROTOPIA, *s.* Hétérotopie, *f.*

HETEROTOPIC, *adj.* Hétérotopique.

HETEROTOPY, *s.* Hétérotopie, *f.*

HETEROTRANSPLANT, *s.* Hétérotransplant, *m.*

HETEROTRANSPLANTATION, *s.* Hétérotransplantation, *f.*, transplantation hétérologue ou xénogénique.

HETEROTROPHE, *adj.* Hétérotrophe.

HETEROTROPIA, *s.* **HETEROTROPY,** *s.* Hétérotropie, *f.*, strabisme, *m.*

HETEROTOPIC, HETEROTYPICAL, *adj.* Hétérotypique.

HETEROTYPUS, *s.* Hétérotypien, *m.*

HETEROXENOUS, *adj.* Hétéroxène.

HETEROZYGOTE, *adj.* Hétérozygote.

HETEROZYGOSITY, *s.* Hétérozygotisme, *f.*

HEUBNER'S SPECIFIC ENDARTERITIS or **HEUBNER'S DISEASE.** Endartérite cérébrale syphilitique tardive.

HEUBNER-HERTER DISEASE. Maladie cœliaque. → *coeliac disease.*

HEUBNER-SCHILDER DISEASE or **SYNDROME.** Maladie de Schilder. → *Schilder's disease or encephalitis.*

HEXACANTH, *adj.* Hexacanthe.

HEXADACTYLIA, HEXADACTYLISM, HEXADACTYLY, *s.* Sex-digitisme, *m.* ; hexadactylie, *f.*

HEXESTROL, *s.* Hexœstrol, *m.*

HEXOKINASE, *s.* Hexokinase, *f.*

HEXOSE, *s.* Hexose, *m.*

HEXURONIC ACID. Vitamine C. → *vitamin C.*

HEYDE'S SYNDROME. Syndrome de Heyde.

HEYD'S SYNDROME. Hépatonéphrite, *f.*

HEYE'S HERNIA. Hernie enkystée de A. Cooper.

HG. Symbole chimique du mercure.

hGH. Initiales de « Human Growth Hormone » : hormone humaine de croissance.

HHHO. Syndrome de Willi-Prader-Labhart. → *Prader-Willi syndrome.*

5-HIAA. Initiales de 5-hydroxyindol-acetic acid.

HIATAL, *adj.* Hiatal, ale.

HIATUS, *s.* Hiatus, *m.*

HIBBS'S OPERATION. Opération de Hibbs.

HIBERNATION, *s.* Hibernation, *f.*

HIBERNATION (artificial). Hibernation artificielle, méthode de Laborit.

HIBERNOMA, *s.* Hibernome, *m.*

HICCUP, HICCOUGH, *s.* Hoquet, *m.* ; myoclonie phrénoglottique.

HICCUP or **HICCOUGH (epidemic).** Hoquet épidémique.

HICKEY-HARE TEST. Épreuve de Hickey-Hare.

HICKS'S SYNDROME. Syndrome de Hicks, syndrome de Thévenard. → *neuropathy (hereditary sensory radicular).*

HIDEBOUND, *adj.* Atteint de sclérodermie.

HIDRADENITIS, *s.* Hidrosadénite, *f.* ; hidradénite, *f.* ; abcès tubéreux, adénite sudoripare.

HIDRADENITIS DESTRUENS SUPPURATIVA. Folliclis. → *tuberculid (papulo-necrotic).*

HIDRADENITIS SUPPURATIVA. Hidradénite suppurée.

HIDRADENOMA, *s.* Hidradénome, *m.*, hidrosadénome, *m.* → *syringocystadenoma.*

HIDRADENOMA ERUPTIVUM. Hidradénome éruptif.

HIDRADENOMA (nodular). Hidradénome nodulaire.

HIDRADENOMA (papillary) or **HIDRADENOMA PAPILLIFERUM.** Hidradénome papillaire bénin.

HIDRADENOMA (superficial). Syringocystadénome papillifère. → *naevus syringocystadenomatosus papilliferus.*

HIDROADENOMA, *s.* Hidradénome, *m.* → *syringocystadenoma.*

HIDROCYSTADENOMA, *s.* Hidrocystome, *m.*

HIDROCYSTOMA, *s.* Hidrocystome, *m.*

HIDRORRHOEA, *s.* Hidrorrhée, *f.*

HIDROSADENITIS, *s.* Hidrosadénite, *f.* → *hidradenitis.*

HIDROSADENITIS DESTRUENS SUPPURATIVA. Folliclis, *m.* → *tuberculid (papulo-necrotic).*

HIDROSIS, *s.* 1° Sécrétion de la sueur. – 2° Hidrose, *f.*

HIEROLISTHESIS, *s.* Sacrum basculé. → *sacrum (tilted).*

HIGHMORE (body of). Corps de Highmore.

HILAR, *adj.* Hilaire.

HILL'S SIGN. Phénomène de Hill et Flack.

HILLIARD'S LUPUS. Lupus tuberculeux des mains et des bras.

HILUS, *s.* Hile, *m.*

HINES AND BROWN TEST. Épreuve au froid.

HINSON-PEPYS DISEASE. Maladie de Hinson, maladie de Hinson-Pepys.

HINTON AND LORD OPERATION. Opération de Hinton et Lord.

HIP, *s.* Hanche, *f.*

HIP (bent). Coxa vara. → *coxa vara.*

HIP DISPLACEMENT. Malformation luxante ou subluxante de la hanche.

HIP FLEXION PHENOMENON. Épreuve de Babinski, épreuve de flexion combinée de la cuisse et du tronc.

HIP (irritable). Coxite transitoire. → *observation hip syndrome.*

HIP JOINT DISEASE. Coxalgie, *s.f.*

HIP JOINT DISEASE (hysterical). Coxalgie hystérique.

HIP (phantom). Coxite transitoire. → *observation hip syndrome.*

HIP (snapping). Maladie de Perrin-Ferraton, maladie de Ferraton, hanche à ressaut ou à ressort, maladie de Morel-Lavallée.

HIPPANTHROPIA, *s.* Hippanthropie, *f.*

HIPPEL'S DISEASE. Maladie de von Hippel. → *angiomatosis of the retina.*

HIPPEL-LINDAU DISEASE (von). Angiomatose rétino-cérébelleuse, maladie de von Hippel-Lindau.

HIPPOCAMPUS, *s.* Hippocampe, *m.*

HIPPOCRATES'S BANDAGE. Capeline, *s.f.*

HIPPOCRATIC, *adj.* Hippocratique.

HIPPOCRATIC FACE. Faciès hippocratique.

HIPPOCRATIC FINGERS. Doigts hippocratiques. → *finger (clubbed).*

HIPPOCRATIC OATH. Serment d'Hippocrate.

HIPPOCRATISM, *s.* (Hippocrates's system of medicine). Hippocratisme, *m.*

HIPPOCRATISM (digital). Hippocratisme digital. → *finger (clubbed).*

HIPPURIA, *s.* Hippurie, *f.* ; hippuricurie, *f.*

HIPPURIC ACID TEST. Hippuricurie provoquée. → *Quick's tests,* 2° (for liver function).

HIPPUS, *s.* Hippus, *m.* ; athétose pupillaire.

HIRATA'S DISEASE. Maladie de Hirata.

HIRSCHSPRUNG'S DISEASE. Maladie de Hirchsprung. → *megacolon (congenital).*

HIRST'S TEST, HIRST AND HARE TEST. Réaction de Hirst.

HIRSUTISM, *s.* Hirsutisme, *m.* ; virilisme pilaire.

HIRSUTISM (Apert's). Syndrome surrénogénital. → *adrenogenital syndrome.*

HIRUDIN, *s.* Hirudine, *f.*

HIRUDINASIS, *s.* Hirudinase, *f.*

HIRUDINIZATION, *s.* Hirudination, *f.* ; hirudinisation, *f.*

HIS (bundle of). Faisceau de His. → *atrioventricular bundle.*

HIS'S BUNDLE RECORDING. Enregistrement de l'activité électrique du faisceau de His.

HIS-WERNER DISEASE. Fièvre des tranchées. → *fever (trench).*

HISIAN, *adj.* Hissien, enne.

HISTAMINASE, *s.* Histaminase, *f.*

HISTAMINASAEMIA, *s.* Histaminasémie, *f.*

HISTAMINE, *s.* Histamine, *f.*

HISTAMINE TEST. 1° Épreuve à l'histamine. – 2° Réaction de Lewis.

HISTAMINAEMIA, *s.* Histaminémie, *f.*

HISTAMINERGIC, *adj.* Histaminergique.

HISTAMINIA, *s.* Choc histaminique d'origine endogène.

HISTAMINOLYTIC, *adj.* Histaminolytique.

HISTAMINOPEXY, *s.* Histaminopexie, *f.*

HISTAMINURIA, *s.* Histaminurie, *f.*

HISTIDINAEMIA, *s.* Histidinémie, *f.*

HISTIDINE, *s.* Histidine, *f.*

HISTIDINURIA, *s.* Histidinurie, *f.*

HISTIOBLAST, *s.* Histioblaste, *m.*

HISTIOBLASTOMA, *s.* Histioblastome, *m.*

HISTIOCYTE, *s.* Histiocyte, *m.* ; clasmatocyte, *m.* ; cellule histioïde, macrophage.

HISTIOCYTE (cardiac). Histiocyte du nodule d'Aschoff.

HISTIOCYTES (familial lipochromic infiltration of). Histiocytose lipochromique familiale.

HISTIOCYTE (sea blue) SYNDROME. Syndrome des histiocytes bleu de mer.

HISTIOCYTE (wandering). Macrophage mobile.

HISTIOCYTOMA, *s.* Histiocytome, *m.*

HISTIOCYTOMATOSIS, *s.* Réticuloendothéliose, *f.* → *reticulo-endotheliosis.*

HISTIOCYTOSARCOMA, *s.* Histiocytosarcome, *m.* ; histiosarcome, *m.*

HISTIOCYTOSIS, *s.* Réticuloendothéliose, *f.* → *reticulo-endotheliosis.*

HISTIOCYTOSIS (benign sinus) WITH MASSIVE LYMPHADENOPATHY. Maladie de Rosai et Dorfman. → *Rosai and Dorfman syndrome.*

HISTOCYTOSIS (lipid, lipoidal or lipoid). Maladie de Niemann-Pick. → *Niemann's disease or splenomegaly.*

HISTIOCYTOSIS (lipochromic). Histiocytose lipochromique familiale.

HISTIOCYTOSIS (malignant). Histiocytose maligne, histiocytose non lipoïdique, leucémie à cellules réticulaires, leucémie histiocytaire, réticuloblastomatose, *f.* ; réticulo-endothéliose aiguë ou maligne, réticulo-histiocytose maligne, réticulose aiguë maligne, réticulose histiocytaire aiguë, réticulose histiocytaire ou histiocyto-médullaire ou histiocyto-monocytaire, réticulose maligne ou maligne histiocytaire, réticulose médullaire histiocytaire ou médullaire à cellules réticulaires, réticulose mégacaryocytaire, réticulose métaplasique aiguë maligne, réticulose pure aiguë, réticulose syncytiale ou systématisée.

HISTIOCYTOSIS (nonlipid). Maladie de Letterer-Siwe. → *Letterer-Siwe disease.*

HISTIOCYTOSIS (sea blue). Syndrome des histiocytes bleu de mer.

HISTIOCYTOSIS X. Histiocytose X, réticulose X, granulome histiocytaire, réticulo-granulomatose, *f.* ; granulomatose à cellules de Langerhans, histiocytose langerhansienne.

HISTIOCYTOSIS X (acute disseminated). Maladie de Letterer-Siwe. → *Letterer-Siwe disease.*

HISTIOCYTOSIS X (subacute disseminated). Maladie de Letterer-Siwe. → *Letterer-Siwe disease.*

HISTIOID, *adj.* Histioïde.

HISTOAUTORADIOGRAPHY, *s.* Histo-autoradiographie, *f.*

HISTOCHEMISTRY, *s.* Histochimie, *f.*

HISTOCOMPATIBILITY, *s.* Histocompatibilité, *f.* ; compatibilité tissulaire ou de greffe ou de transplantation.

HISTOGENESIS, *s.* Histogenèse, *f.*

HISTOHAEMATIN, *s.* Cytochrome, *m.* → *cytochrome.*

HISTOID, *adj.* Histioïde.

HISTOINCOMPATIBILITY, *s.* Histo-incompatibilité, *f.* ; incompatibilité tissulaire ou de greffe ou de transplantation.

HISTOLOGY, *s.* Histologie, *f.* ; anatomie microscopique.

HISTOLYSIS, *s.* Histolyse, *f.*

HISTONE, *s.* Histone, *f.*

HISTOPATHOLOGY, *s.* Histopathologie, *f.*

HISTOPLASMOSIS, *s.* Histoplasmose, *f.* ; maladie de Darling.

HISTORADIOGRAM, *s.* Historadiogramme, *m.*

HISTORADIOGRAPHY, *s.* Historadiographie, *f.*

HISTORY, *s.* Histoire, *f.* ; antécédents, *m.pl.*

HISTOTHERAPY, *s.* Histothérapie, *f.* → *Filatov's method.*

HISTOTOXIC, *adj.* Histotoxique.

HISTOTRIPSY, *s.* Écrasement linéaire, histotripsie, *f.* ; sarcotripsie, *f.*

HISTRIONISM, *s.* Histrionisme, *m.*

HIV. VIH.

HIVES, *s.* Urticaire, *f.* → *urticaria.*

HLA. HLA, antigène HLA, système HLA.

HMG. Abréviation de « human menopausal gonadotropin » : hormone gonadotrope humaine de la ménopause.

HMO. Abréviation de « health maintenance organization ».

HMWK. Abréviation de : high molecular weigh kininogen : kininogène de haut poids moléculaire.

HNPCC SYNDROME. Syndrome HNPCC.

HOARSENESS, *s.* Raucité, *f.*

HOCHENEGG'S SYMPTOM. Signe de Hochenegg.

HOCHSINGER'S PHENOMENON or **SIGN.** Signe d'Hoschsinger.

HODGKIN'S DISEASE. Maladie de Hodgkin, lymphogranulomatose maligne, adénie éosinophilique prurigène, granulomatose maligne, maladie de Paltauf, de Sternberg, de Pol-Ebstein.

HODGKIN'S GRANULOMA. Granulome de Hodgkin.

HODGKIN'S PARAGRANULOMA. Paragranulome de Hodgkin.

HODGKIN'S SARCOMA. Sarcome de Hodgkin.

HODGSON'S DISEASE. Maladie de Hodgson.

HODI-POTSY, *s.* Hodi-potsy, *m.* ; tinea flava.

HODOLOGY, *s.* Hodologie, *f.*

HŒT-ABAZA SYNDROME. Syndrome de Hœt-Abaza. → *Young's syndrome.*

HOFFA'S DISEASE. Maladie de Hoffa, lipome arborescent de la synoviale du genou, synovite polypoïde ou villeuse.

HOFFA'S FRACTURE. Fracture de Hoffa.

HOFFMANN'S BACILLUS. Bacille d'Hoffmann. → *Corynebacterium pseudodiphtheriticum.*

HOFFMANN'S REFLEX. Signe d'Hoffmann.

HOFFMANN'S SIGNS. Signes de Hoffmann.

HOFFMANN-ZURHELLE SYNDROME. Syndrome de Hoffmann-Zurhelle.

HOFMEISTER-FINSTERER OPERATION. Opération de Finsterer ou d'Hofmeister.

HOG CHOLERA, *s.* Choléra du porc.

HOG FLU, *s.* Grippe porcine.

HOGBEN'S TEST. Réaction de Hogben.

HOIGNÉ'S SYNDROME. Syndrome de Hoigné.

HOLANDRIC, *adj.* Holandrique.

HOLD FAST. Actinomycose, *s.f.*

HOLIATRY, *s.* Médecine uniciste.

HOLISM, *s.* Holisme, *m.*

HOLLANDER'S TEST. Test d'Hollander.

HOLLENHORST'S PLAQUE. Plaque d'Hollenhorst.

HOLMES'S DEGENERATION or **DISEASE.** Atrophie cérébello-olivaire familiale de Holmes.

HOLMES'S PHENOMENON. Épreuve de Stewart-Holmes.

HOLOCRINE, *adj.* Holocrine.

HOLODIASTOLIC, *adj.* Holodiastolique.

HOLOGENESIS, *s.* Hologenèse, *f.*

HOLOGYNIC, *adj.* Hologynique.

HOLOPROSENCEPHALY, *s.* Holoprosencéphalie, *f.*

HOLOSIDE, *s.* Holoside, *m.*

HOLOSYSTOLIC, *adj.* Holosystolique.

HOLT-ORAM SYNDROME. Syndrome de Holt-Oram, dysplasie atrio-digitale, syndrome du cœur et de la main, syndrome cardiomélique.

HOLTER'S ELECTROCARDIOGRAPHY, HOLTER'S RECORDING. Système Holter.

HOLTERMÜLLER-WIEDEMANN SYNDROME. Syndrome d'Holtermüller-Wiedemann.

HOLTHOUSE'S HERNIA. Hernie inguino-crurale.

HOLZ'S PHLEGMON. Cellulite chronique du plancher de la bouche et du cou.

HOLZKNECHT'S STOMACH. Estomac en diagonale.

HOMANS'S SIGN. Signe d'Homans.

HOME (old people's). Hospice, *s.m.*

HOMEOBOX, *s.* Homéobox, *m.*

HOMING PHENOMENON (immunology). « Phénomène du homing », ecotaxis.

HOMOCHRONOUS, *adj.* Homochrone.

HOMOCYSTINURIA, *s.* Homocystinurie, *f.*

HOMOCYTOTROPIC, *adj.* Homocytotrope.

HOMODIMER, *s.* Homodimère, *m.*

HOMODYNAMIC, *adj.* Homodyname.

HOMOEOGRAFT, *s.* Homogreffe, *f.* → *homograft.*

HOMOEOMORPHOUS, *adj.* Homœomorphe.

HOMOEOPATHY, *s.* Homœopathie, *f.* ; doctrine ou méthode d'Hahnemann.

HOMŒOPLASIA, *s.* Homœplasie, *f.*

HOMOEOSTASIS, *s.* 1° Homœostase, *f.* ; homéostase, *f.* – 2° Homœostasie, *f.* ; homéostasie, *f.*

HOMOEOTHERAPY, *s.* Homoéothérapie, *f.*

HOMOEOTHERM, *s.* Homéotherme.

HOMOEOTHERMAL, *adj.* Homéotherme.

HOMOEOTIC, *adj.* Homéotique.

HOMOEOTRANSPLANT, *s.* Homotransplant, *m.*

HOMOEOTRANSPLANTATION, *s.* Homotransplantation, *f.* → *homotransplantation.*

HOMOEROTIC, *adj.* Homosexuel, elle.

HOMOEROTICISM, *s.* Homosexualité, *f.*

HOMOGAMETIC, *adj.* Homogamétique.

HOMOGENEIZATION, *s.* Homogénéisation, *f.*

HOMOGENESIS, HOMOGENY, *s.* Homogénésie, *f.* ; homogénie, *f.*

HOMOGRAFT, *s.* Homogreffe, *f.* ; homœogreffe, *f.* ; greffe allogénique, greffe homologue, greffe homœoplastique ou homoplastique, homoplastie, *f.* ; allogreffe, *f.*

HOMOHAEMOTHERAPY, *s.* Homohémothérapie, *f.*

HOMOIOSTASIS, *s.* 1° Homéostase, *f.* – 2° Homéostasie, *f.*

HOMOIOTHERM, *s.* Homéotherme, *m.*

HOMOIOTHERMAL, HOMOIOTHERMIC, *adj.* Homéotherme.

HOMOKARYOSIS, *s.* Homocaryose, *f.*

HOMOLATERAL, *adj.* Homolatéral, ale ; ipsilatéral, ale.

HOMOLOGOUS, *adj.* 1° *anatomy.* Homologue. – 2° *immunology.* Homologue, allogénique.

HOMOLOGUE, *s.* Homologue, *m.*

HOMOLOGY, *s.* Homologie, *f.*

HOMONYMOUS, *adj.* Homonyme.

HOMOPLASTIC, *adj.* Homéoplastique.

HOMOPLASTY, *s.* Homoplastie, *f.*

HOMOSEXUAL, *adj.* Homosexuel, elle ; inverti, ie ; uraniste.

HOMOSEXUALITY, *s.* Homosexualité, *f.* ; uranisme, *m.* ; inversion du sens génital, sens génital contraire.

HOMOTHERMAL, *adj.* Homéotherme.

HOMOTRANSPLANT, *s.* Homotransplant, *m.*

HOMOTRANSPLANTATION, *s.* Homotransplantation, *f.* ; transplantation allogénique, transplantation homologue.

HOMOTYPICAL, *adj.* Homotypique.

HOMOZYGOTE, *adj.* Homozygote.

HOMOZYGOSITY, *s.* Homozygotisme, *m.*

HOMUNCULUS, *s.* Homunculus, *m.*

HONK, *s.* Cri d'oie.

HONORARIUM, *s.* Honoraires, *m. pl.*

HOOF AND MOUTH DISEASE. Fièvre aphteuse.

HOOFT'S SYNDROME. Syndrome de Hooft, hypolipidémie familiale, hypolipidémie S.

HOOKWORM DISEASE. Ankylostomiase, *s.f.* → *ancylostomiasis.*

HOOVER'S SIGN. Signe de Hoover.

HOOVER'S TEST. Épreuve de Hoover.

HOPPE-GOLDFLAM SYNDROME. Myasthénie, *s.f.* → *myasthenia gravis.*

HORDEOLUM, *s.* Orgelet, *m.*

HORDEOLUM INTERNUM. Canaliculite tarsienne. → *acne tarsi.*

HORMONAL, *adj.* Hormonal, ale.

HORMONE, *s.* Hormone, *f.*

HORMONE (adrenocortical). Hormone cortico-surrénale.

HORMONE (adrenocorticotrophic or adrenocorticotropic). Corticostimuline, *f.* ; ACTH. → *adrenocorticotropic hormone.*

HORMONE (adrenocorticotropic hormone-releasing). Corticolibérine, *s.f.* → *factor (corticotropin-releasing).*

HORMONE (adrenomedullary). Hormone médullo-surrénale.

HORMONE (adrenotrophic or **adrenotropic).** Corticostimuline, *f.* ; ACTH. → *adrenocorticotropic hormone.*

HORMONE (androgenic). Androgène, *s.m.* → *androgen.*

HORMONE (anterior pituitary-like). Prolan. *s.m.* → *gonadotrophin (chorionic).*

HORMONE (antidiuretic). Hormone antidiurétique. → *vasopressine.*

HORMONE (APL) (Anterior Pituitary-Like hormone). Prolan, *s.m.* → *gonadotrophin (chorionic).*

HORMONE (chemotactic sexual). Gamone, *s.f.*

HORMONE (chorionic gonadotropic or **gonadotrophic).** Prolan, *s.m.* → *gonadotrophin (chorionic).*

HORMONE (chromaffin). Adrénaline, *s.f.*, épinéphrine, *s.f.*

HORMONE (chromatophorotrophic or **chromatophorotropic).** Hormone mélanotrope, hormone dilatatrice des mélanophores, hormone mélanophoro-dilatatrice, hormone mélanostimulante, MSH, intermédine, *s.f.*

HORMONE (corpus luteum). Progestérone, *s.f.* → *progesterone.*

HORMONE (cortical). Hormone corticosurrénale.

HORMONE (corticotrophic). Corticostimuline, *s.f.* ; ACTH. → *adrenocorticotropic hormone.*

HORMONE (corticotropin-releasing). Corticolibérine, *s.f.* → *factor (corticotropin-releasing).*

HORMONE (diabetogenic). Hormone diabétogène, hormone contra-insuline, h. glycogénolytique, h. glycorégulatrice, h. glycostatique, h. glycotrope, h. hyperglycémiante.

HORMONE (female). Hormone œstrogène.

HORMONE (follicle or **follicular).** Œstrone, *s.f.* ; folliculine, *s.f.*

HORMONE (follicle-stimulating) (FSH). Gonado-stimuline A, hormone folliculo-stimulante, folliculo-stimuline, FSH.

HORMONE (galactopoietic). Prolactine, *s.f.* → *prolactin.*

HORMONE (gametokinetic). Gonadostimuline A. → *hormone (follicle-stimulating).*

HORMONE (glycogenolytic). Glucagon, *s.m.*

HORMONE (glycostatic, glycotrophic). Hormone diabétogène. → *hormone (diabetogenic).*

HORMONE (gonadotrophic or **gonadotropic).** Gonadostimuline, *s.f.* → *gonadotrophin.*

HORMONE (gonadotropin-releasing). Gonadolibérine, gonadoréline, *s.f.* ; lulibérine, *s.f.* ; facteur déclenchant la sécrétion de gonadostimuline.

HORMONE (growth). Hormone somatotrope, hormone de croissance, somatotrophine, *s.f.* ; somathormone, *s.f.*, GH (growth hormone), STH (somatotropic hormone).

HORMONE (growth hormone-releasing). Somatocrinine, *s.f.* → *somatoliberin.*

HORMONE (hypophysiotropic or **hypophysiotrophic).** Facteur de déclenchement de la sécrétion hypophysaire.

HORMONE (inhibitory). Hormone inhibitrice.

HORMONE (interstitial cell-stimulating). Gonadostimuline B. → *hormone (luteinizing).*

HORMONE (lactation or **lactogenic).** Prolactine, *s.f.* → *prolactin.*

HORMONE (langerhansian). Hormone langerhansienne.

HORMONE (LH-releasing). LH-RH. → *factor (luteinizing hormone-releasing).*

HORMONE (luteal). Progestérone, *s.f.* → *progesterone.*

HORMONE (luteinizing). Gonadostimuline B, hormone lutéinisante, luteinostimuline, *s.f.* ; LH.

HORMONE (luteinizing hormone-releasing). LH-RH. → *factor (luteinizing hormone-releasing).*

HORMONE (luteotrophic or **luteotropic).** Prolactine, *s.f.* → *prolactin.*

HORMONE (male). Androgène, *s.m.* → *androgen.*

HORMONE (mammotropic). Prolactine, *s.f.* → *prolactin.*

HORMONE (melanocyte-stimulating). Hormone mélanotrope. → *hormone (chromatophorotrophic).*

HORMONE (N). Androgène, *s.m.* → *androgen.*

HORMONE (nitrogen). Androgène, *s.m.* → *androgen.*

HORMONE (oestrogenic). Hormone œstrogène.

HORMONE (orchidic). Hormone testiculaire.

HORMONE (ovarian). Hormone ovarienne.

HORMONE (pancreatic hypoglycaemic). Glucagon, *s.m.*

HORMONE (pancreatotrophic). Pancréatostimuline, *s.f.*

HORMONE (parathyroid). Parathormone, *s.f.* ; parathyrine, *s.f.* ; hormone parathyroïdienne.

HORMONE (pituitary gonadotropic). Gonadostimuline hypophysaire.

HORMONE (pituitary growth). Hormone somatotrope. → *hormone (growth).*

HORMONE (placental). Hormone placentaire.

HORMONE (placental growth). Hormone somatotrope d'origine placentaire.

HORMONE (posterior pituitary). Pituitrine, *s.f.* ; rétropituitrine, *s.f.* ; hormone post-hypophysaire.

HORMONE (pregnancy urine). Prolan, *s.m.* → *gonadotrophin (chorionic).*

HORMONE (progestational). Progestérone, *s.f.* → *progesterone.*

HORMONE (PU). Prolan, *s.m.* → *gonadotrophin (chorionic).*

HORMONE (releasing), (RH). Hormone hypothalamique. → *factor (releasing).*

HORMONE (S). Glucocorticoïde, *s.m.* → *glucocorticoids.*

HORMONE (sex). Hormone sexuelle.

HORMONE (somatotrophic or somatotropic). Hormone somatotrope. → *hormone (growth).*

HORMONES (steroid). Hormones stéroïdes.

HORMONE (sugar). Glucocorticoïde, *s.m.* → *glucocorticoids.*

HORMONE (Swingle and Pfiffner). Cortine, *s.f.*

HORMONE (sympathetic). Sympathine, *s.f.*

HORMONE (syndrome of inappropriate secretion of antidiuretic). Syndrome de sécrétion inappropriée d'hormone antidiurétique.

HORMONE (testis or testicular). Hormone testiculaire.

HORMONES (thymic). Hormones thymiques.

HORMONES (thyreo- or thyrotropin-releasing). TRH. → *factor (thyreo-* or thyrotropin-releasing).

HORMONES (thyroid). Hormones thyroïdiennes.

HORMONE (thyroid stimulating). Hormone thyréotrope. → *hormone (thyrotrophic).*

HORMONE (thyroid-stimulating) TEST. Test à la thyréostimuline, test de Querido.

HORMONE (thyrotrophic or thyrotropic). Hormone thyréotrope, thyréostimuline, *s.f.* ; TSH, thyréotrophine, *s.f.*

HORMONE (thyrotropin-releasing). TRH. → *factor (thyrotropin-releasing).*

HORMONE (trophic or tropic). Stimuline, *s.f.* ; trophine, *s.f.* ; hormone endocrinotrope.

HORMONOGENESIS, *s.* Hormonogenèse, *f.*

HORMONOGENIC, *adj.* Hormonogène.

HORMONOLOGY, *s.* Hormonologie, *f.*

HORMONOPOIESIS, *s.* Hormonogenèse, *f.* ; hormonosynthèse, *f.*

HORMONOPOIETIC, *adj.* Hormonogène.

HORMONOTHERAPY, *s.* Hormonothérapie, *f.*

HORMOPOIESIS, *s.* Hormonogénèse, *f.*

HORMOPOIETIC, *adj.* Hormogène.

HORN (congenital iliac) syndrome. Ostéo-onychodysostose, *f.* → *osteoonychodysplasia.*

HORN (cutaneous). Corne cutanée.

HORNER'S SIGN. Signe d'Horner.

HORNER'S SYNDROME or OCULOPUPILLARY SYNDROME or PTOSIS. Syndrome de Claude Bernard-Horner, syndrome de Horner, syndrome d'Hutchinson, syndrome oculaire sympathique, syndrome oculo-sympathique paralytique.

HORNER-BERNARD SYNDROME. Syndrome de Claude Bernard-Horner.

HORNIKER'S SYNDROME. Syndrome d'Horniker.

HORRIPILATION, *s.* Horripilation, *f.*

HORSE POX. Vaccine du cheval.

HORTON'S HEADACHE or SYNDROME. Céphalée vasculaire de Horton. → *cephalalgia (histamine).*

HORTON'S DISEASE. Maladie de Horton. → *arteritis (temporal).*

HOSPITAL, *s.* Hôpital, *m.*

HOSPITAL (exit from the or going out of the). Sortie (d'un malade) de l'hôpital.

HOSPITAL (general). Centre hospitalier.

HOSPITAL (lying-in). Maternité, *s.f.*

HOSPITAL (mental or psychiatric). Hôpital psychiatrique.

HOSPITAL (regional). Centre hospitalier régional.

HOSPITAL (university). Centre hospitalier universitaire, CHU.

HOSPITALISM, *s.* Hospitalisme, *m.*

HOST, *s.* Hôte, *m.*

HOST-VERSUS-GRAFT REACTION. Réaction hôte contre greffon.

HOT, *adj.* Chaud, chaude.

HOUSSAY'S PHENOMENON. Phénomène de Houssay.

HOWARD'S TEST. Épreuve de Howard.

HOWEL-EVANS'S SYNDROME. Syndrome d'Howel-Evans.

HOWELL'S or HOWELL-JOLLY BODY. Corps de Jolly.

HOWELL'S TEST. Temps de Howell, temps de recalcification plasmatique, TRP.

HOWSHIP'S LACUNAS or LACUNAE. Lacunes de Howship.

HOWSHIP-ROMBERG SIGN. Signe de Romberg.

Hp. Abréviation d'« haptoglobin » : haptoglobine, *s.f.*

Hp ANTIGEN. Antigène haptoglobine.

hPL. Abréviations de « human placental lactogen » : hormone galactogène du placenta humain.

hPV. Abréviation de human papilloma virus : Papovavirus.

HQ INTERVAL (cardiology). Espace HQ.

HR INTERVAL (cardiology). Espace HR.

Hr and Hr' FACTORS. (Désignation des facteurs Rh dans la nomenclature de Levine). Facteurs Hr et Hr'.

HRT. THS.

HSV. Herpès simplex virus. → *herpes simplex virus.*

5-HT. Sérotonine, *s. f.* → *serotonin.*

HTLV. Abréviation de « Human T-cell lymphoma virus » : virus du lymphome humain à cellules T, HTLV.

HUDSON'S or HUDSON-STÄHLI LINE. Ligne de Hudson-Stähli.

HUGHER-STONIN SYNDROME. Syndrome de Hugher-Stonin.

HUGHSTON'S TEST. Épreuve d'Hughston.

HUGUENIN'S OEDEMA. Œdème aigu cérébral.

HUHNER'S TEST. Test de Hunner, test post-coïtal.

HULTKRANTZ'S SYNDROME. Dysostose cleido-crânienne héréditaire. → *dysostosis (cleido-cranial).*

HUM (venous). Bruit de diable, bruit de rouet, bruit de nonnes, bruit de toupie.

HUMERAL, *adj.* Huméral, ale.

HUMERUS, *s.* Humérus, *m.*

HUMORALISM, HUMORISM, *s.* Humorisme, *m.*

HUMOUR, *s.* Humeur, *f.*

HUMPBACK, HUNCHBACK, *s.* Cyphose, *f.*

HÜNERMANN'S SYNDROME. Chondrodysplasie ponctuée. → *chondrodysplasia punctata.*

HUNGER, *s.* Faim, *f.*

HUNGER (air-). Respiration de Kussmaul.

HUNGER (hormone). Carence hormonale.

HUNGER PAIN. Faim douloureuse.

HUNNER'S ULCER. Ulcère vésical de Hunner.

HUNT'S ATROPHY. Amyotrophie primitive progressive. → *atrophy (progressive spinal muscular).*

HUNT'S DISEASES or SYNDROMES. 1° Névralgie de Ramsay-Hunt. → *neuralgia (geniculate). – 2° Dyssynergie cérébelleuse myoclonique. → dyssynergia cerebellaris myoclonica; dyssynergie cérébelleuse progressive – 3° Syndromes striés.*

HUNT'S NEURALGIA. Névralgie géniculée.

HUNT'S STRIATAL SYNDROMES. Syndromes striés ou du corps strié.

HUNT'S TREMOR. Tremblement cérébelleux.

HUNTER'S CHANCRE. Chancre syphilitique.

HUNTER'S or HUNTER-HURLER DISEASE or SYNDROME. Maladie de Hunter, mucopolysaccharidose type II.

HUNTER'S GLOSSITIS. Chancre syphilitique.

HUNTINGTON'S CHOREA or DISEASE. Chorée de Huntington, chorée héréditaire.

HUNTINGTON'S OPERATION. Opération de Hahn-Huntington.

HUPPERT'S DISEASE. Maladie de Kahler. → *myeloma (multiple).*

HURLER'S DISEASE or SYNDROME or HURLER-PFAUNDLER SYNDROME. Maladie ou polydystrophie ou syndrome de Hurler, dystrophie ou maladie ou syndrome de Hurler-Ellis ou de Hurler-Pfaundler, dysostosis multiplex, gargoylisme, *m.* ; lipochondrodystrophie, *f.* ; nanisme à type de gargouille, mucopolysaccharidose type I.

HURLOID, *adj.* Hurlérien, ienne.

HURST'S DISEASE. Leuco-encéphalite aiguë hémorragique.

HÜRTHLE-CELL TUMOUR. Tumeur à cellules de Hürthle, oncocytome de la thyroïde.

HUTCHINSON'S DISEASES. 1° Hydroa vacciniforme. – 2° Angioma serpiginum Hutchinson-Crocker. – 3° Cheiropompholyx, *m.* – 4° Choroïditis guttata. → *choroidopathy (senile guttata).*

HUTCHINSON'S FACIES. Faciès d'Hutchinson.

HUTCHINSON'S MASK. Impression de masque ressentie par les tabétiques.

HUTCHINSON'S PATCH. Tache cornéenne rouge ou saumonée, observée dans la kératite syphilitique.

HUTCHINSON'S POTATO TUMOUR. Endothéliome lié au corpuscule carotidien.

HUTCHINSON'S PRURIGO. Prurigo estival.

HUTCHINSON'S PUPIL. Inégalité pupillaire.

HUTCHINSON'S SIGN. Triade d'Hutchinson.

HUTCHINSON'S SYNDROME. 1° Syndrome ou tumeur d'Hutchinson. – 2° Triade d'Hutchinson.

HUTCHINSON'S TEETH. Dents de Hutchinson.

HUTCHINSON'S TRIAD. Triade de Hutchinson.

HUTCHINSON-BOECK DISEASE. Sarcoïdose, *s.f.*

HUTCHINSON-GILFORD DISEASE. Progeria, *s.f.*

HUTCHINSON-WEBER-PEUTZ SYNDROME. Syndrome de Peutz-Jeghers. → *Peutz's or Peutz-Jeghers syndrome.*

HUTINEL'S DISEASE. Cirrhose ou symphyse cardio-tuberculeuse, syndrome d'Hutinel.

HUTINEL'S ERYTHEMA. Érythème infectieux.

HV INTERVAL (cardiology). Espace HV.

HYALIN, *s.* Substance hyaline, hyaline, *f.*

HYALINE, *adj.* Hyalin, ine.

HYALINOSIS, *s.* Hyalinose, *f.*

HYALOMERE, *s.* Hyalomère, *m.*

HYDRARGYRIA, HYDRARGYRIASIS, *s.* Hydrargyrisme, *m.* → *mercurialism.*

HYALITIS, *s.* Hyalite, *f.* ; hyalitis, *f.*

HYALOPLASM, *s.* Hyaloplasm, *m.*

HYALOSIS (asteroid). Maladie de Benson, hyalite étoilée.

HYALURONIDASE, *s.* Hyaluronidase, *f.*

HYBRID, *s.* Hybride, *m.*

HYBRIDISM, *s.* **HYBRIDITY,** *s.* Hybridité, *f.*

HYBRIDIZATION, *s.* Hybridation, *f.*

HYBRIDOMA, *s.* Hybridome, *m.*

HYDARTHROSIS OF THE HIP (intermittent). Coxite transitoire. → *observation hip syndrome.*

HYDATIC, *adj.* Hydatique.

HYDATID, *s.* 1° Hydatide, *f.* – 2° Kyste hydatique.

HYDATID DISEASE. Hydatidose, *s.f.*

HYDATID (pleural). Hydatidothorax, *m.*

HYDATID SAND. Capsule proligère, sable hydatique.

HYDATIDIFORM, *adj.* Hydatidiforme.

HYDATIDOCELE, *s.* Hydatidocèle, *f.*

HYDATIDOSIS, *s.* Hydatidose, *f.*

HYDATIDURIA, *s.* Hydaturie, *f.*

HYDRADENOMA, *s.* Hydradénome, *m.* → *syringocystadenoma.*

HYDRAEMIA, *s.* Hydrémie, *f.*, dans le sens d'hyperhydrémie.

HYDRAGOGUE, *s.* Hydragogue, *m.*

HYDRAMMION, HYDRAMNIOS, *s.* Hydramnios, *m.* ; hydropisie de l'amnios, polyhydramnios, *m.*

HYDRANENCEPHALY, *s.* Hydranencéphalie, *f.*

HYDRARGYRIA, HYDRARGYRIASIS, *s.* Hydrargyrisme, *m.* → *mercurialism.*

HYDRARGYRISM, *s.* Hydrargyrisme, *m.* → *mercurialism.*

HYDRARGYROSIS, *s.* Hydrargyrisme, *m.* → *mercurialism.*

HYDRARTHRODIAL, *adj.* Hydrarthrodial, ale.

HYDRARTHROSIS, HYDRARTHRUS, *s.* Hydarthrose, *f.*

HYDRARTHROSIS (intermittent). Hydarthrose intermittente, hydrops articulorum intermittens.

HYDRARTHROSIS (tuberculous). Hydarthrose tuberculeuse, hydrops tuberculosus.

HYDRATION, *s.* Hydratation, *f.*

HYDRENCEPHALOCELE, *s.* Encéphalo-cystocèle. → *encephalocystocele.*

HYDRENCEPHALUS, *s.* Hydrocéphalie, *f.*

HYDRIATICS, *s.* Hydrothérapie, *f.*

HYDROA, *s.* Hydroa, *m.*

HYDROA AESTIVALE. Hydroa vacciniforme.

HYDROA FEBRILE. Herpès, *s.m.*

HYDROA GESTATIONIS, *s.* Herpès gestationis. → *herpes gestationis.*

HYDROA GRAVIDARUM. Herpès gestationis. → *herpes gestationis.*

HYDROA HERPETIFORMIS. Maladie de Duhring-Brocq. → *dermatitis herpetiformis.*

HYDROA PUERORUM. Hydroa puerorum.

HYDROA VACCINIFORME. Hydroa vacciniforme.

HYDROA VESICULOSUM. Hydroa vésiculeux, herpès iris.

HYDROAPPENDIX, *s.* Séro-appendix, *m.*

HYDROCARBARISM, *s.* Hydrocarbonisme, *m.*

HYDROCARBONISM, *s.* Hydrocarbonisme, *m.*

HYDROCELE, *s.* Hydrocèle, *f.*

HYDROCELE (bilocular). Hydrocèle biloculaire.

HYDROCELE (cervical). Hydrocèle du cou.

HYDROCELE (chylous). Hydrocèle chyleuse.

HYDROCELE COLLI. Hydrocèle du cou.

HYDROCELE (congenital). Hydrocèle congénitale.

HYDROCELE OF THE CORD (diffuse). Kystes multiples du cordon.

HYDROCELE OF THE CORD (encysted). Hydrocèle enkystée du cordon, kyste unique du cordon, kyste péritonéo-vaginal.

HYDROCELE (Dupuytren's). Hydrocèle biloculaire.

HYDROCELE FEMINAE. Hydrocèle de la femme.

HYDROCELE (funicular). Hydrocèle congénitale formée de deux poches communicantes, abdominale et funiculaire.

HYDROCELE (Gibbon's). Hydrocèle avec volumineuse hernie.

HYDROCELE OF A HERNIAL SAC. Kyste sacculaire.

HYDROCELE (Maunoir's). Hydrocèle du cou.

HYDROCELE MULIEBRIS. Hydrocèle de la femme.

HYDROCELE OF THE NECK. Hydrocèle du cou.

HYDROCELE (Nuck's). Hydrocèle de la femme.

HYDROCELE SPINALIS. Spina bifida. → *spina bifida.*

HYDROCELE OF THE TUNICA VAGINALIS. Hydrocèle vaginale.

HYDROCEPHALIC CRY. Cri hydrencéphalique.

HYDROCEPHALOCELE, *s.* Encéphalo-cystocèle, *s.f.* → *encephalocystocele.*

HYDROCEPHALUS, *s.* Hydrocéphalie, *f.* ; hydrencéphalie, *f.*

HYDROCEPHALUS (communicating). Hydrocéphalie interne communicante.

HYDROCEPHALUS (external). Hydrocéphalie externe.

HYDROCEPHALUS (internal). Hydrocéphalie interne, hydrocéphalie ventriculaire.

HYDROCEPHALUS (non communicating). Hydrocéphalie interne occlusive.

HYDROCEPHALUS (obstructive). Hydrocéphalie interne occlusive.

HYDROCEPHALY, *s.* Hydrocéphalie, *f.*

HYDROCHOLECYSTIS, *s.* Hydrocholécyste, *m.*

HYDROCIRSOCELE, *s.* Hydrocirsocèle, *m.*

HYDROCOLPOS, *s.* Hydrocolpos, *m.*

HYDROCORTISONE, *s.* Hydrocortisone, *f.* → *cortisol.*

HYDROCYSTOMA, *s.* Hydrocystome, *m.*

HYDROELECTROLYTIC, *adj.* Hydro-électrolytique.

HYDROENCEPHALOCELE, *s.* Encéphalo-cystocèle, *f.* → *encephalocystocele.*

HYDROGEN, *s.* Hydrogène, *m.*

HYDROGENATION, *s.* Hydrogénation, *f.*

HYDROKINESIBALNEOTHERAPY, Hydrokinésibalnéothérapie, *f.*

HYDROKINESITHERAPY, *s.* Hydrokinésithérapie, *f.*

HYDROLABYRINTH, *s.* Hydrops endolabyrinthique.

HYDROLASE, *s.* Hydrolase, *f.*

HYDROLOGY, *s.* Hydrologie, *f.*

HYDROLYSIS, *s.* Hydrolyse, *f.*

HYDROMANIA, *s.* Hydromanie, *f.*

HYDROMASSAGE, *s.* Hydromassage, *m.*

HYDROMENINGOCELE, *s.* Méningocèle, *f.* → *meningocele.*

HYDROMETRA, *s.* Hydrométrie, *f.*

HYDROMETRY, *s.* Densimétrie, *f.*

HYDROMPHALUS, *s.* Hydromphale, *f.*

HYDROMYELIA, *s.* Hydromyélie, *f.*

HYDROMYELOCELE, HYDROMYELOMENINGOCELE, *s.* Myélocystocèle, *f.* → *myelocystocele.*

HYDRONEPHROSIS, *s.* Hydronéphrose, *f.* ; uronéphrose, *f.*

HYDRONEPHROSIS (congenital intermittent). Maladie de P. Bazy, hydronéphrose congénitale intermittente.

HYDRONEPHROSIS (intermittent). Hydronéphrose intermittente.

HYDROPANCREATOSIS, *s.* Hydropancréatose, *f.*

HYDROPENIA, *s.* Hydropénie, *f.*

HYDROPERICARDITIS, *s.* Péricardite avec épanchement.

HYDROPERICARDIUM, *s.* Hydropéricarde, *m.*

HYDROPERINEPHROSIS, *s.* Hydronéphrose externe, hydronéphrose périrénale, hydronéphrose sous-capsulaire, hygroma du rein.

HYDROPERITONEUM, HYDROPERITONIA, *s.* Ascite, *f.*

HYDROPEXIS, HYDROPEXIA, *s.* Hydropexie, *f.*

HYDROPHAGOCYTOSIS, *s.* Pinocytose, *f.*

HYDROPHILIA, HYDROPHILISM, *s.* Hydrophilie, *f.*

HYDROPHOBIA, *s.* Hydrophobie, *f.*

HYDROPHTHALMIA, HYDROPHTHALMOS, HYDROPHTHALMUS, *s.* Hydrophtalmie, *f.*

HYDROPIC, *adj.* Hydropique.

HYDROPIGENOUS, *adj.* Hydropigène.

HYDROPIGENOUS SYNDROME. Syndrome œdémateux, syndrome hydropigène, syndrome de rétention hydrosaline ou hydrosodée ou hydrochlorurée sodique.

HYDROPNEUMOPERICARDIUM, *s.* Hydropneumopéricarde, *m.*

HYDROPNEUMOTHORAX, *s.* Hydropneumothorax, *m.*

HYDROPS, *s.* Hydropisie, *f.*

HYDROPS ABDOMINIS. Ascite, *s.f.*

HYDROPS AMNII. Hydramnios, *s.m.*

HYDROPS ARTICULI. Hydarthrose, *s.f.*

HYDROPS ASTHMATICUS. Bériberi, *s.m.*

HYDROPS (endolymphatic). Maladie de Ménière.

HYDROPS FETALIS, HYDROPS (fetal). Anasarque fœto-placentaire. → *Schridde's disease.*

HYDROPS FOLLICULI. Œdème du follicule de de Graaf.

HYDROPS HYPOSTROPHOS. Œdème de Quincke. → *Quincke's disease.*

HYDROPS LABYRINTHI, LABYRINTHINE HYDROPS. Hydrops endolabyrinthique.

HYDROPS AD MATULAM. Polyurie, *s.f.*

HYDROPS (meningeal). Méningite kystique. → *meningitis serosa circumscripta.*

HYDROPS PERICARDII. Hydropéricarde, *s.m.*

HYDROPS SPURIUS. Maladie gélatineuse du péritoine.

HYDROPS TUBAE. Hydrosalpinx, *s.m.*

HYDROPS TUBAE PROFLUENS. Hydrosalpinx intermittent.

HYDRORACHIS, *s.* Spina bifida, *m.* → *spina bifida.*

HYDRORRHEA, HYDRORRHOEA, *s.* Hydrorrhée, *f.*

HYDRORRHOEA (nasal). Hydrorrhée nasale, rhinohydrorrhée, *s.f.* ; rhinorrhée, *s.f.*

HYDROSALPINX, *s.* Hydrosalpinx, *m.*

HYDROSALPINX (intermittent). Hydrosalpinx intermittent.

HYDROSOL, *s.* Hydrosol, *f.*

HYDROSOLUBLE, *adj.* Hydrosoluble.

HYDROSYNTHESIS, *s.* Synthèse de l'eau.

HYDROTHERAPEUTICS, *s.* Hydrothérapie, *f.*

HYDROTHERAPY, *s.* Hydrothérapie, *f.*

HYDROTHORAX, *s.* Hydrothorax, *m.*

HYDROTIMETRY, *s.* Hydrotimétrie, *f.*

HYDROTOMY, *s.* Hydrotomie, *f.*

HYDROTROPY, *s.* Hydrotropie, *f.*

HYDROURETER, HYDROURETEROSIS, *s.* Hydruretère, *f.* ; uretérhydrose, *f.*

HYDROURIA, *s.* Hydrurie, *f.*

HYDROXOCOBALAMIN, *s.* Hydroxocobalamine, *f.* ; vitamin B_{12}b.

HYDROXYAPATITE, *s.* Hydroxyapatite, *f.*

17-HYDROXYCORTICOSTERONE, *s.* Hydrocortisone, *f.* → *cortisol.*

17-HYDROXY-11-DEHYDROCORTICOSTERONE, *s.* Cortisone, *f.* → *cortisone.*

HYDROXYLASE, *s.* Hydroxylase, *f.*

HYDROXYPROLINURIA, *s.* Hydroxyprolinurie, *f.*

5-HYDROXYTRYPTAMINE, *s.* Sérotonine, *f.*

HYGIENE, *s.* Hygiène, *f.*

HYGROMA, *s.* Hygroma, *m.*

HYGROMA COLLI, H. CYSTICUM COLLI CONGENITUM. Lymphangiome kystique du cou.

HYGROMA (cystic), HYGROMA CYSTICUM. Lymphangiome kystique.

HYGROMA OF THE ELBOW. Hygroma du coude.

HYGROMA PRAEPATELLARE. Hygroma prérotulien.

HYGROMA (subdural). Méningite kystique. → *meningitis serosa circumscripta.*

HYLOGNOSIA, *s.* Hylognosie, *f.*

HYMEN, *s.* Hymen, *m.*

***HYMENOLEPIS* NANA.** *Hymenolepis nana.*

HYOID, *adj.* Hyoïde.

HYPACUSIS, HYPACUSIA, *s.* Hypoacousie, *f.*

HYPAEMIA, *s.* Hypémie, *f.* ; hyphémie, *f.* ; anémie, *f.*

HYPALGESIA, HYPALGIA, *s.* Hypoalgésie, *f.*

HYPERACANTHOSIS, *s.* Hyperacanthose, *f.*

HYPERACTIVE AUTONOMIC SYNDROME. Syndrome d'hyperréflectivité autonome.

HYPERACUSIS, HYPERACUSIA, HYPERACOUSIA, *s.* Hyperacousie, *f.*

HYPERACUTE, *adj.* Suraigu, guë.

HYPERADRENALISM, *s.* Hyperépinéphrie, *f.* ; hypersurrénalisme, *m.*

HYPERADRENALISM (congenital). Hyperplasie surrénale congénitale. → *hyperplasia (congenital adrenal).*

HYPERADRENOCORTICISM, *s.* Hypercorticisme, *m.* ; syndrome d'hypercortinémie.

HYPERAEMIA, *s.* Hypérémie, *f.* ; hyperhémie, *f.*

HYPERAEMIA (active or arterial). Hypérémie active.

HYPERAEMIA (Bier's passive). Méthode de Bier.

HYPERAEMIA (constriction). Hypérémie active.

HYPERAEMIA (fluxionary). Hypérémie active.

HYPERAEMIA (passive). Hyperémie passive.

HYPERAEMIA (Stauung's). Méthode de Bier.

HYPERAEMIA TEST. Épreuve de Moschkowicz.

HYPERAEMIA (venous). Hyperémie passive.

HYPERAESTHESIA, *s.* Hyperesthésie, *f.*

HYPERAESTHESIA (gustatory). Hypergueusie, *f.*

HYPERAKUSIS. Hyperacousie, *f.*

HYPERALBUMINAEMIA, *s.* Hyperalbuminémie, *f.*

HYPERALBUMINOSIS, *s.* Hyperalbuminose, *f.*

HYPERALDOLASAEMIA, *s.* Hyperaldolasémie, *f.*

HYPERALDOSTERONISM, *s.* Aldostéronisme, *m.* ; hyperaldostéronisme, *m.* ; hyperminéralocorticisme, *m.* ; hypercorticisme minéralotrope, syndrome minéralocorticoïde.

HYPERALDOSTERONISM (primary). Hyperaldostéronisme primaire. → *Conn's syndrome.*

HYPERALDOSTERONISM (secondary). Hyperaldostéronisme secondaire, aldostéronisme secondaire.

HYPERALDOSTERONURIA, *s.* Hyperaldostéronurie, *f.*

HYPERALGESIA, HYPERALGIA, *s.* Hyperalgie, *f.* ; hyperalgésie, *f.*

HYPERALLOXANAEMIA, *s.* Hyperalloxanémie, *f.*

HYPERALPHAGLOBULINAEMIA, *s.* Hyperalphaglobulinémie, *f.*

HYPERAMINOACIDAEMIA, *s.* Hyperaminoacidémie, *f.*

HYPERAMINOACIDURIA, *s.* Hyperaminoacidurie, *f.*

HYPERAMMONAEMIA, HYPERAMMONIAEMIA, *s.* Hyperammoniémie, *f.*

HYPERAMYLASAEMIA, *s.* Hyperamylasémie, *f.*

HYPERANDROGENISM, *s.* Hyperandrogénie, *f.* ; hyperandrogénisme, *m.*

HYPERANGIOTENSINAEMIA, *s.* Hyperangiotensinémie, *f.*

HYPERAZOTAEMIA, *s.* Hyperazotémie, *f.*

HYPERAZOTURIA, *s.* Hyperazoturie, *f.*

HYPERBARIC, *adj.* Hyperbare, hyperbarique.

HYPERBARISM, *s.* Hyperbarie, *f.* ; hyperbarisme, *m.*

HYPERBASOPHILIA, *s.* Hyperbasophilie, *f.*

HYPERBETAGLOBULINAEMIA, *s.* Hyperbêtaglobulinémie, *f.*

HYPERBETALIPOPROTEINAEMIA, *s.* Hyperbêtaglobulinémie familiale.

HYPERBETALIPOPROTEINAEMIA (familial). Hyperbêtaglobulinémie familiale. → *hyperlipoproteinaemia (familial) type II a.*

HYPERBETALIPOPROTEINAEMIA AND HYPERPREBETALIPOPROTEINAEMIA (familial). Hyperlipidémie type 3.

HYPERBILIRUBINAEMIA, *s.* Hyperbilirubinémie, *f.*

HYPERCALCAEMIA, HYPERCALCINAEMIA, *f. s.* Hypercalcémie, *f.*

HYPERCALCAEMIA (familial benign). Hypercalcémie familiale bénigne.

HYPERCALCAEMIA (familial hypocalciuric). Hypercalcémie familiale bénigne.

HYPERCALCAEMIA (idiopathic), HYPERCALCAEMIA (idiopathic) OF INFANTS. Hypercalcémie idiopathique.

HYPERCALCAEMIA-MENTAL RETARDATION (infantile) SYNDROME. Hypercalcémie idiopathique.

HYPERCALCINURIA, HYPERCALCIURIA, *s.* Hypercalciurie, *f.*

HYPERCALCIURIA (essential). Hypercalciurie idiopathique, diabète calcique.

HYPERCALCIURIA (idiopathic). Hypercalciurie idiopathique, diabète calcique.

HYPERCALCURIA, *s.* Hypercalciurie, *f.*

HYPERCAPNIA, *s.* Hypercapnie, *f.*

HYPERCARBIA, *s.* Hypercapnie, *f.*

HYPERCEMENTOSIS, *s.* Hypercémentose, *f.*

HYPERCHLORAEMIA, *s.* Hyperchlorémie, *f.*

HYPERCHLORHYDRIA, *s.* Hyperchlorhydrie, *f.*

HYPERCHLORURATION, *s.* Hyperchloruration, *f.*

HYPERCHLORURIA, *s.* Hyperchlorurie, *f.*

HYPERCHOLESTERAEMIA, HYPERCHOLESTERINAEMIA, *s.* Hypercholestérolémie, *f.*

HYPERCHOLESTEROLEMIA, *s.* Hypercholestérolémie, *f.*

HYPERCHOLESTEROLAEMIA (essential familial). Hypercholestérolémie familiale. → *hyperlipoproteinaemia (familial) type II a.*

HYPERCHOLESTEROLAEMIA WITH HYPERLIPAEMIA (familial). Hyperlipidémie type 3.

HYPERCHOLESTERORRHACHIA, *s.* Hypercholestérorrachie.

HYPERCHOLIA, *s.* Hypercholie, *f.*

HYPERCHONDROPLASIA, *s.* Hyperchondroplasie, *f.*

HYPERCHROMASIA, *s.* Hyperchromie, *f.*

HYPERCHROMATISM, HYPERCHROMATOSIS, HYPERCHROMIA, *s.* Hyperchromie, *f.*

HYPERCHROMATISM (macrocytic). Maladie de Biermer. → *anaemia (pernicious).*

HYPERCHYLOMICRONAEMIA, *s.* Hyperchylomicronémie, *f.*

HYPERCHYLOMICRONAEMIA (familial). Hyperlipémie essentielle. → *hyperlipoproteinaemia (familial) type I.*

HYPERCHYLOMICRONEMIA WITH HYPERPREBETALIPOPROTEINEMIA (familial). Hyperlipidémie type 5.

HYPERCINESIA, *s.* Hyperkinésie, *f.*

HYPERCOAGULABILITY, *s.* Hypercoagulabilité, *f.*

HYPERCOMPLEMENTAEMIA, *s.* Hypercomplémentémie, *f.*

HYPERCORTICALISM, HYPERCORTICISM, *s.* Hypercorticisme, *m.* → *hyperadrenocorticism.*

HYPERCORTISOLISM, *s.* Hypercortisolisme, *m.*

HYPERCREATINAEMIA, *s.* Hypercréatinémie, *f.*

HYPERCRINAEMIA, *s.* Hypercrinémie, *f.*

HYPERCRINIA, HYPERCRINISM, HYPERCRISIA, *s.* Hypercrinie, *f.*

HYPERCUPRAEMIA, *s.* Hypercuprémie, *f.*

HYPERCUPRIURIA, *s.* Hypercuprurie, *f.*

HYPERCYTOSIS, *s.* Pléocytose, *f.* → *pleocytosis.*

HYPERDIADOCHOKINESIA, *s.* Hyperdiadococinésie, *f.*

HYPERDIASTOLE, *s.* Hyperdiastolie, *f.*

HYPERDIPLOID, *adj.* Hyperdiploïde, polyploïde.

HYPERDIPLOIDY, *s.* Polyploïdie, *f.* ; hyperdiploïdie.

HYPEREKPLEXIA, *s.* Maladie des sursauts, hyperekplexie, *f.*

HYPERELECTROLYTAEMIA, *s.* Hyperélectrolytémie, *f.*

HYPEREMESIS, *s.* Hyperémèse, *f.*

HYPEREMOTIVITY, *s.* Hyperémotivité, *f.*

HYPERENCEPHALUS, *s.* Hyperencéphale, *m.*

HYPERENDEMICITY, *s.* Hyperendémicité, *f.*

HYPEREOSINOPHILIA, *s.* Hyperéosinophilie, *f.*

HYPEROSINOPHILIC SYNDROME. Syndrome hyperéosinophilique.

HYPEREPHIDROSIS, *s.* Hyperhidrose, *f.*

HYPEREPINEPHRY, *s.* Hypersécrétion médullo-surrénale.

HYPERERGIA, HYPERERGY, *s.* Hyperergie, *f.* ; hyperallergie, *f.*

HYPERFIBRINOGENAEMIA, *s.* Hyperfibrinogénémie, *f.*

HYPERFIBRINOLYSIS, *s.* Hyperfibrinolyse, *f.*

HYPERFOLLICULINAEMIA, *s.* Hyperfolliculinémie, *f.* ; hyperœstrogénémie, *f.*

HYPERFOLLICULINISM, *s.* Hyperfolliculinisme, *m.* ; hyperfolliculinie, *f.* ; hyperœstrogénie, *f.* ; dysmolimnie, *f.* ; dyscataménie, *f.*

HYPERFUNCTION, *s.* Hyperfonctionnement, *m.*

HYPERGAMMAGLOBULINAEMIA, *s.* Hypergammaglobulinémie, *f.*

HYPERGAMMAGLOBULINAEMIA (biclonal). Dysglobulinémie biclonale, hyperglobulinémie biclonale, hypergammaglobulinémie biclonale, gammapathie biclonale, paraprotéinémie biclonale.

HYPERGAMMAGLOBULINAEMIA (monoclonal). Dysglobulinémie monoclonale, hyperglobulinémie monoclonale, hypergammaglobulinémie monoclonale, gammapathie monoclonale, paraprotéinémie monoclonale.

HYPERGAMMAGLOBULINAEMIA (polycional). Dysglobulinémie polyclonale, hyperglobulinémie polyclonale, hypergammaglobulinémie polyclonale, gammapathie polyclonale, paraprotéinémie polyclonale.

HYPERGASIA, *s.* Hypofonctionnement.

HYPERGASTRINAEMIA, *s.* Hypergastrinémie, *f.*

HYPERGENESIS, *s.* Hypergenèse, *f.*

HYPERGENITALISM, *s.* Hypergénitalisme, *m.*

HYPERGEUSAESTHESIA, HYPERGEUSIA, *s.* Hypergueusie, *f.*

HYPERGIA, *s.* 1° Hypofonctionnement, *m.* – 2° Hypoergie, *f.*

HYPERGLOBULIA, *s.* Hyperglobulie, *f.*

HYPERGLOBULINAEMIA, *s.* Hyperglobulinémie, *f.*

HYPERGLOBULINAEMIA (benign essential monoclonal). Gammapathie monoclonale bénigne. → *gammapathy (benign monoclonal).*

HYPERGLOBULINAEMIA (Idiopathic). Purpura hyperglobulinémique de Waldenström. → *purpura (hyperglobulinaemic).*

HYPERGLOBULISM, *s.* Hyperglobulie, *f.*

HYPERGLYCAEMIA, *s.* Hyperglycémie, *f.*

HYPERGLYCAEMIC, *adj.* Hyperglycémique ; hyperglycémiant, ante.

HYPERGLYCERIDAEMIA, *s.* Hyperglycéridémie, *f.*

HYPERGLYCINAEMIA, *s.* Hyperglycinémie, *f.*

HYPERGLYCINAEMIA (Idiopathic). Glycinose, *s.f.* → *hyperglycinuria with hyperglycinaemia.*

HYPERGLYCINURIA, *s.* Hyperglycinurie, *f.*

HYPERGLYCINURIA WITH HYPERGLYCINAEMIA. Hyperglycinurie héréditaire, glycinose, *s.f.*

HYPERGLYCISTIA, HYPERGLYCYSTIA, *s.* Hyperglycistie, *f.*

HYPERGLYCORRHACHIA, *s.* Hyperglycorachie, *f.*

HYPERGLYKAEMIA, *s.* Hyperglycémie, *f.*

HYPERGONADISM, *s.* Hypergénitalisme, *m.* ; hypergonadisme, *m.*

HYPERHAEMOLYSIS, *s.* Hyperhémolyse, *f.*

HYPERHEPARINAEMIA, *s.* Hyperhéparinémie, *f.*

HYPERHEPATIA, *s.* Hyperhépatie, *f.*

HYPERHIDROSIS, *s.* Hyperhidrose, *f.* ; hyperidrose, *f.* ; hyperéphidrose, *f.*

HYPERHORMONAL, HYPERHORMONIC, *adj.* Hyperhormonal, ale.

HYPERHYDRATION, *s.* Hyperhydratation, *f.*

HYPERHYDRATION SYNDROME (cellular). Syndrome d'hyperhydratation cellulaire.

HYPERHYDRATION SYNDROME (extracellular). Syndrome d'hyperhydratation extracellulaire.

HYPERHYDRATION SYNDROME (total). Syndrome d'hyperhydratation globale.

HYPERHYDROPEXIA, HYPERHYDROPEXIS, HYPERHYDROPEXY, *s.* Hyperhydropexie, *f.*

HYPERIDROSIS, *s.* Hyperhidrose, *f.* → *hyperhidrosis.*

HYPERIMMUNIZATION, *s.* Hyperimmunisation, *f.*

HYPERIMMUNOGLOBULINAEMIA D WITH PERIODIC FEVER. Hyperimmunoglobulinémie D avec fièvre périodique.

HYPERINDOXYLAEMIA, *s.* Hyperindoxylémie, *f.*

HYPERINOSAEMIA, *s.* Hyperfibrinémie, *f.*

HYPERINOSIS, *s.* Hyperfibrinémie, *f.*

HYPERINSULINAEMIA, *s.* Hyperinsulinémie, *f.*

HYPERINSULINISM, *s.* 1° Hyperinsulinisme, *f.* – 2° Hyperinsulinie, *f.*

HYPERINTERRENALISM, *s.* Syndrome surréno-génital. → *adrenogenital syndrome.*

HYPERINVOLUTION OF THE UTERUS. Superinvolution de l'utérus.

HYPERKALAEMIA, HYPERKALIAEMIA, *s.* Hyperkaliémie, *f.* ; hyperpotassémie, *f.*

HYPERKERATOSIS, *s.* Hyperkératose, *f.*

HYPERKERATOSIS CONGENITALIS PALMARIS ET PLANTARIS or HYPERKERATOSIS (congenital palmoplantar). Kératose palmo-plantaire congénitale.

HYPERKERATOSIS EXCENTRICA, H. FIGURATA CENTRIFUGA ATROPHICA. Porokératose de Mibelli. → *porokeratosis.*

HYPERKERATOSIS LACUNARIS. Variété d'amygdalite cryptique avec productions compactes et adhérentes.

HYPERKERATOSIS LINGUAE. Langue noire. → *tongue (black).*

HYPERKERATOSIS PALMO-PLANTARIS WITH PERIODONTOSIS. Syndrome de Papillon-Lefèvre.

HYPERKERATOSIS UNIVERSALIS CONGENITA. Ichtyose congénitale. → *ichtyosis congenita.*

HYPERKINESIA, HYPERKINESIS, *s.* Hypercinèse, *f.* ; hyperkinésie, *f.*

HYPERKYPHOSIS, *s.* Hypercyphose, *f.*

HYPERLACTACIDAEMIA, *s.* Hyperlactacidémie, *f.*

HYPERLACTATAEMIA, *s.* Hyperlactatémie, *f.*

HYPERLEUKOCYTOSIS, *s.* Hyperleucocytose, *f.*

HYPERLIPAEMIA, *s.* Hyperlipémie, *f.*

HYPERLIPAEMIA (carbohydrate induced). Hyperlipidémie types 3 et 4.

HYPERLIPAEMIA (combined fat- and carbohydrate-induced). Hyperlipidémie type 5.

HYPERLIPAEMIA (essential or idiopathic). Hyperlipidémie essentielle. → *hyperlipoproteinaemia (familial) type I.*

HYPERLIPAEMIA (familial fat-induced). Hyperlipidémie essentielle. → *hyperlipoproteinaemia (familial) type I.*

HYPERLIPAEMIA (mixed). Hyperlipidémie type.

HYPERLIPIDAEMIA, *s.* Hyperlipidémie, *f.*

HYPERLIPOIDAEMIA, *s.* Hyperlipidémie, *f.*

HYPERLIPOPROTEINAEMIA, *s.* Hyperlipoprotéinémie, *f.* ; lipidémie types 1, 2, 3, etc...

HYPERLIPOPROTEINAEMIA (familial) TYPE I. Hyperlipémie essentielle ou idiopathique ou primitive, maladie de Bürger et Grütz, xanthomatose par hyperlipémie essentielle, hyperlipidémie type I.

HYPERLIPOPROTEINAEMIA (familial) TYPE II. Hyperlipidémie type II, xanthomatose hypercholestérolémique familiale. – type II a. Hyperbêtaglobulinémie familiale, hypercholestérolémie essentielle ou familiale. – type II b. Hyperlipidémie avec élévation des prébêta- et des bêtalipoprotéines.

HYPERLIPOPROTEINAEMIA (familial) TYPE III. Hyperlipidémie type III.

HYPERLIPOPROTEINAEMIA (familial) TYPE IV. Hyperlipidémie type IV, hyperlipomicronémie, maladie d'Ahrens.

HYPERLIPOPROTEINAEMIA (familial) TYPE V. Hyperlipidémie type V.

HYPERLORDOSIS, *s.* Hyperlordose, *f.*

HYPERLUCENCY, *s.* Hyperradiotransparence, *f.*

HYPERLUTAEMIA, *s.* Hyperlutéinémie, *f.*

HYPERLUTEINIZATION, *s.* Hyperlutéinisation, *f.*

HYPERLYSINAEMIA, *s.* Hyperlysinémie, *f.*

HYPERMAGNESAEMIA, *s.* Hypermagnésémie, *f.* ; hypermagnésiémie, *f.*

HYPERMASTIA, *s.* Hypermastie, *f.*

HYPERMENORRHOEA, *s.* Hyperménorrhée, *f.*

HYPERMETAMORPHOSIS, *s.* Hypermétamorphose, *f.*

HYPERMETHIONINAEMIA, *s.* Hyperméthioninémie, *f.*

HYPERMETRIA, *s.* Hypermétrie, *f.*

HYPERMETROPIA, *s.* Hypermétropie, *f.*

HYPERMIMIA, *s.* Hypermimie, *f.* ; hypersémie, *f.*

HYPERMNESIA, *s.* Hypermnésie, *f.*

HYPERNATRAEMIA, *s.* Hypernatrémie, *f.*

HYPERNATRIURIA, *s.* Hypernatriurèse, *f.*

HYPERNATRONAEMIA, *s.* Hypernatrémie, *f.*

HYPERNEPHROMA, *s.* Néphrocarcinome, *m.* → *adenocarcinoma (renal).*

HYPEROESTROGENEMIA, HYPEROESTRINEMIA, *s.* Hyperfolliculinémie, *f.* → *hyperfolliculinaemia.*

HYPEROESTROGENISM, *s.* Hyperfolliculinisme, *m.* → *hyperfolliculinism.*

HYPEROESTROGENOSIS, *s.* Hyperfolliculinisme, *f.* → *hyperfolliculinism.*

HYPEROPHTHALMOPATHIC GRAVE'S DISEASE or SYNDROME. Maladie de Basedow à exophtalmie prédominante.

HYPEROPIA, *s.* Hypermétropie, *f.*

HYPERORCHIDISM, *s.* Hyperorchidie, *f.* ; hypertestostéronie, *f.* ; syndrome hyperdiastématique.

HYPEROREXIA, *s.* Boulimie, *f.*

HYPEROSMIA, *s.* Hyperosmie, *f.*

HYPEROSMOLALITY, *s.* Hyperosmolalité, *f.*

HYPEROSMOLARITY, *s.* Hyperosmolarité, *f.*

HYPEROSPHRESIA, *s.* Hyperosmie, *f.*

HYPEROSTEOCLASTOSIS, *s.* Hyperostéoclastose, *f.*

HYPEROSTEOGENY, *s.* Hyperostéogenèse, *f.*

HYPEROSTEOLYSIS, *s.* Hyperostéolyse, *f.*

HYPEROSTOSIS, *s.* Hyperostose, *f.*

HYPEROSTOSIS (ankylosing vertebral). Mélorhéostose vertébrale. → *Forestier and Rotés-Querol syndrome.*

HYPEROSTOSIS CORTICALIS DEFORMANS JUVENALIS. Ostéoectasie avec hyperphosphatasie. → *osteoectasia with hyperphosphatasia.*

HYPEROSTOSIS CORTICALIS GENERALISATA FAMILIARIS. Hyperostose endostale. → *hyperostosis (endosteal).*

HYPEROSTOSIS CORTICALIS GENERALISATA TYPE WORTH. Hyperostose endostale type Worth.

HYPEROSTOSIS (endosteal). Hyperostose endostale, hyperostose corticale généralisée, maladie de Van Buchem.

HYPEROSTOSIS (endosteal) TYPE WORTH. Hyperostose endostale type Worth.

HYPEROSTOSIS (flowing). Mélorhéostose, *f.* → *melorheostosis.*

HYPEROSTOSIS FRONTALIS INTERNA. Syndrome de Morgagni-Morel. → *Morgagni's syndrome.*

HYPEROSTOSIS (infantile cortical). Syndrome de Caffey-Smyth, hyperostose corticale infantile de Caffey-Silverman, syndrome de Röske-De Toni-Caffey.

HYPEROSTOSIS (internal frontal). Syndrome de Morgagni-Morel. → *Morgagni's syndrome.*

HYPEROSTOSIS OF THE JAWS (familial). Hyperostose familiale de Frangenheim.

HYPEROSTOSIS (Morgagni's). Syndrome de Morgagni-Morel. → *Morgagni's syndrome.*

HYPEROSTOSIS OF THE SPINE. Mélorhéostose, *f.* → *Forestier and Rotés-Querol syndrome.*

HYPEROSTOSIS (sternocostoclavicular). Hyperostose sterno-costo-claviculaire.

HYPEROVARIA, HYPEROVARIANISM, HYPEROVARISM, *s.* Hyperovarie, *f.*

HYPEROXALAEMIA, *s.* Hyperoxalémie, *f.*

HYPEROXALURIA, *s.* Hyperoxalurie, *f.*

HYPEROXAEMIA, *s.* Acidose sanguine.

HYPEROXIA, *s.* Hyperoxie, *f.*

HYPERPARATHYROIDISM, *s.* Hyperparathyroïdie, *f.* ; hyperparathyroïdisme, *m.*

HYPERPAROTIDISM, *s.* Hyperparotidie, *f.*

HYPERPATHIA, *s.* Hyperpathie, *f.*

HYPERPEPSIA, *s.* Hyperpepsie, *f.* ; gastrite hyperpeptique.

HYPERPERISTALSIS, *s.* Hyperpéristaltisme, *m.*

HYPERPHAGIA, *s.* Hyperphagie, *f.*

HYPERPHALANGIA, *s.* Hyperphalangie, *f.*

HYPERPHASIA, *s.* Hyperphrasie, *f.*

HYPERPHORIA, *s.* Hyperphorie, *f.*

HYPERPHOSPHATASAEMIA, *s.* Hyperphosphatasémie.

HYPERPHOSPHATASAEMIA (familial). Osteoectasie avec hyperphosphatasie. → *osteoectasia with hyperphosphatasia.*

HYPERPHOSPHATASAEMIA TARDA. Hyperostose endostale. → *hyperostosis (endosteal).*

HYPERPHOSPHATASIA, *s.* **HYPERPHOSPHATASIA (chronic idiopathic)** or **(hereditary).** Ostéoectasie avec hyperphosphatasie. → *osteoectasia with hyperphosphatasia.*

HYPERPHOSPHATAEMIA, *s.* Hyperphosphatémie, *f.*

HYPERPHOSPHATURIA, *s.* Hyperphosphaturie, *f.*

HYPERPHOSPHORAEMIA, *s.* Hyperphosphorémie, *f.*

HYPERPHORIA, *s.* Tendance au strabisme sursumvergent.

HYPERPIESIA, HYPERPIESIS, *s.* Hypertension essentielle.

HYPERPILOSITY, *s.* Hyperpilosité, *f.*

HYPERPITUITARISM, *s.* Hyperpituitarisme, *m.*

HYPERPITUITARISM (basophilic). Hyperpituitarisme basophile.

HYPERPITUITARISM (eosinophilic). Hyperpituitarisme éosinophile.

HYPERPLASIA, *s.* Hyperplasie, *f.* ; hyperplasie, *f.*

HYPERPLASIA OF THE BREAST (cystic). Maladie de Reclus.

HYPERPLASIA (congenital adrenal). Hyperplasie surrénale congénitale, déficit enzymatique corticosurrénal.

HYPERPLASIA (congenital adrenal) WITH 17-HYDROXYLASE DEFICIENCY. Syndrome de Biglieri.

HYPERPLASIA (congenital adrenal) WITH 3-β-HYDROXYSTEROID DEHYDROGENASE DEFICIENCY. Syndrome de Bongiovanni.

HYPERPLASIA (congenital adrenal) WITH LOSS OF SODIUM or **WITH LOW SALT SYNDROME.** Hyperplasie surrénale congénitale avec perte de sel, syndrome d'Ulick.

HYPERPLASIA (congenital adrenal androgenic) TYPE C-21 BLOCK. Syndrome de Debré-Fibiger.

HYPERPLASIA (congenital virillizing adrenal). Hyperplasie surrénale congénitale. → *hyperplasia (congenital adrenal).*

HYPERPLASIA (inflammatory). Inflammation hyperplastique.

HYPERPLASIA (juxtaglomerular cell). Syndrome de Bartter.

HYPERPLASIA (lipoid) OF THE ADRENALS WITH C-20 BLOCK. Hyperplasie lipoïde de surrénales. → *Prader and Gurtner syndrome.*

HYPERPLASIA (ovarian stromal). Hyperplasie diffuse du stroma de l'ovaire.

HYPERPNEUMATOSIS, *s.* Hyperpneumatose, *f.*

HYPERPNOEA, *s.* Hyperpnée, *f.*

HYPERPNOEA TEST. Épreuve de l'hyperpnée.

HYPERPOLYPEPTIDAEMIA, *s.* Hyperpolypeptidémie, *f.*

HYPERPOTASSAEMIA, *s.* Hyperkaliémie, *f.*

HYPERPREBETALIPOPROTEINAEMIA (familial). Hyperlipidémie type 4. → *hyperlipoproteinaemia (familial) type IV.*

HYPERPROLACTINAEMIA, *s.* Hyperprolactinémie, *f.*

HYPERPROLINAEMIA, *s.* Hyperprolinémie, *f.* ; encéphalopathie avec prolinémie (ou prolinurie), maladie de Joseph.

HYPERPROLINURIA, *s.* Hyperprolinurie, *f.*

HYPERPROSEXIA, *s.* Hyperprosexie, *f.*

HYPERPROTEINAEMIA, *s.* Hyperprotidémie, *f.* ; hyperprotéinémie, *f.*

HYPERPROTHROMBINAEMIA, *s.* Hyperprothrombinémie, *f.*

HYPERPYREXIA, *s.* Hyperpyrexie, *f.*

HYPERPYREXIA (malignant). Hyperthermie maligne peranesthésique.

HYPERRREFLEXIA, *s.* Surréflectivité, *f.* ; hyperréflectivité, *f.* ; hyperréflexie, *f.*

HYPERRENINAEMIA, *s.* Hyperréninémie, *f.*

HYPERRESONANCE, *s.* Tympanisme, *m.* → *resonance (tympanitic).*

HYPERSARCOSINAEMIA, *s.* Hypersarcosinémie, *f.*

HYPERSECRETION, *s.* Hypersécrétion, *f.*

HYPERSENSIBILITY, *s.* Hypersensibilité, *f.*

HYPERSENSITIVITY, HYPERSENSITIVENESS, *s.* (immunology). Hypersensibilité.

HYPERSENSITIVITY (cellular). Hypersensibilité type 4. → *hypersensitivity type IV* and *immunity (cell mediated).*

HYPERSENSITIVITY (contact). Allergie de contact (variété d'hypersensibilité de type 4).

HYPERSENSITIVITY (delayed). Hypersensibilité type 4. → *hypersensitivity type IV.*

HYPERSENSITIVITY (immediate). Hypersensibilité type 1. → *hypersensitivity type I.*

HYPERSENSITIVITY DISEASE (pulmonary). Pneumopathie immunologique. → *pneumonitis (hypersensitivity).*

HYPERSENSITIVITY TYPE I. Hypersensibilité type 1, hypersensibilité anaphylactique ou immédiate ou avec anticorps circulants, allergie immédiate ou humorale.

HYPERSENSITIVITY TYPE II. Hypersensibilité type 2, hypersensibilité cytotoxique.

HYPERSENSITIVITY TYPE III. Hypersensibilité type 3, hypersensibilité semi-tardive.

HYPERSENSITIVITY TYPE IV. Hypersensibilité type 4, hypersensibilité retardée ou différée ou cellulaire ou à médiation cellulaire, allergie différée ou retardée, allergie cellulaire.

HYPERSEROTONAEMIA, *s.* Hypersérotoninémie, *f.*

HYPERSIALOSIS, *s.* Ptyalisme, *m.* → *salivation.*

HYPERSIDERAEMIA, *s.* Hypersidérémie, *f.*

HYPERSOMATOTROPISM, *s.* Hypersomatotropisme, *m.*

HYPERSOMNIA, *s.* Hypersomnie, *f.*

HYPERSOMNIA-BULIMIA SYNDROME. Syndrome de Kleine-Levin.

HYPERSOMNIA-MEGAPHAGIA SYNDROME, HYPERSOMNIA-MEGAPHAGIA SYNDROME (periodic). Syndrome de Kleine-Levin.

HYPERSPASTIC, *adj.* Hyperspasmodique, hyperspastique.

HYPERSPLENIA, HYPERSPLENISM, *s.* Hypersplénisme, *m.*

HYPERSPLENOTROPHY, *s.* Splénomégalie, *f.*

HYPERSTHENIA, *s.* Hypersthénie, *f.*

HYPERSUPRARENALISM, *s.* Hypersurréalisme, *m.*

HYPERSUSCEPTIBILITY, *s.* Anaphylaxie, *f.*

HYPERSYMPATHICOTONUS, *s.* Hypersympathicotonie, *f.*

HYPERTELORISM (ocular or orbital), HYPERTELORISM (hereditary ocular), HYPERTELORISM (primary embryonic). Hypertélorisme, syndrome de Greig.

HYPERTELORISM-HYPOSPADIAS SYNDROME. Syndrome BBB. → *BBB syndrome.*

HYPERTENSIN, *s.* Angiotensine, *f.*

HYPERTENSINASE, *s.* Hypertensinase, *f.*

HYPERTENSINOGEN, *s.* Angiotensinogène, *m.*

HYPERTENSION, *s.* Hypertension, *f.* ; hypertension artérielle.

HYPERTENSION (adrenal). Hypertension par adénome cortico-surrénal.

HYPERTENSION (arterial). Hypertension artérielle, HTA.

HYPERTENSION (benign). Hypertension bénigne.

HYPERTENSION (borderline). Hypertension labile.

HYPERTENSION (essential). Hypertension solitaire, hypertension essentielle, maladie hypertensive.

HYPERTENSION (Goldblatt's). Hypertension type Goldblatt. → *hypertension (renovascular).*

HYPERTENSION (idiopathic). Hypertension essentielle.

HYPERTENSION (intracranial). Hypertension intracranienne.

HYPERTENSION (labile). Hypertension labile.

HYPERTENSION (low-renin). Hypertension essentielle avec taux bas de rénine dans le sang.

HYPERTENSION (malignant). Hypertension maligne.

HYPERTENSION (neuromuscular). Constitution hyperémotive.

HYPERTENSION (pale). Hypertension maligne.

HYPERTENSION (paroxysmal). Hypertension paroxystique.

HYPERTENSION (portal). Hypertension portale.

HYPERTENSION (postcapillary pulmonary). Hypertension artérielle pulmonaire postcapillaire.

HYPERTENSION (precapillary pulmonary). Hypertension artérielle pulmonaire précapillaire.

HYPERTENSION (primary pulmonary). Hypertension artérielle pulmonaire primitive, sclérose primitive de l'artère pulmonaire, endartérite oblitérante primitive de l'artère pulmonaire, artériosclérose pulmonaire primitive.

HYPERTENSION (primitive). Hypertension artérielle.

HYPERTENSION (pulmonary). Hypertension artérielle pulmonaire, HTAP.

HYPERTENSION (red). Hypertension bénigne.

HYPERTENSION (renal). Hypertension d'origine rénale.

HYPERTENSION (renovascular). Hypertension rénovasculaire, hypertension par ischémie rénale, hypertension artérielle type Goldblatt.

HYPERTENSION (systemic venous). Hypertension veineuse systémique (dans la grande circulation).

HYPERTENSION (vascular). Hypertension artérielle.

HYPERTENSIVE, *adj.* Hypertensif, ive.

HYPERTHERMIA, HYPERTHERMY, *s.* Hyperthermie, *f.*

HYPERTHERMIA OF ANAESTHESIA. Hyperthermie maligne peranesthésique.

HYPERTHERMIA (exertion malignant). Hyperthermie maligne d'effort.

HYPERTHERMIA (fulminant). Hyperthermie maligne peranesthésique.

HYPERTHERMIA (malignant). Hyperthermie maligne peranesthésique.

HYPERTHYMIA, *s.* Hyperthymie, *f.*

HYPERTHYMISM, *s.* Syndrome hyperthymique, hyperthymisme, *m.* ; hyperthymie, *f.* ; syndrome de Pende.

HYPERTHYMIZATION, *s.* Hyperthymisation, *f.*

HYPERTHYREOSIS, *s.* Hyperthyroïdie *f.*

HYPERTHYROIDIZATION, *s.* Hyperthyroïdation, *f.* ; hyperthyroïdisation, *f.*

HYPERTHYROIDISM, HYPERTHYROIDOSIS, *s.* Hyperthyroïdie, *f.* ; hyperthyroïdisme, *m.* ; hyperthyréose, *f.*

HYPERTHYROTROPINISM, *s.* Hyperthyréostimulinie, *f.*

HYPERTHYROXINAEMIA, *s.* Hyperthyroxinémie, *f.*

HYPERTONIA, *s.* Hypertonie, *f.*

HYPERTONIA POLYCYTHAEMIA. Maladie de Gaisböck. → *polycythaemia hypertonica.*

HYPERTONIC, *adj.* Hypertonique.

HYPERTONUS, *s.* Hypertonie, *f.*

HYPERTRANSAMINASAEMIA, *s.* Hypertransaminasémie, *f.*

HYPERTREPHOCYTOSIS, *s.* Hypertréphocytose, *f.*

HYPERTRICHIASIS, HYPERTRICHOSIS, *s.* Hyperthrichose, *f.* ; trichauxis, *m.* ; polytrichie, *f.* ; polytrichose.

HYPERTRICHOSIS LANUGINOSA. Hypertrichose ayant l'aspect de lanugo.

HYPERTRICHOSIS (naevoid). Nævus pileux.

HYPERTRICHOSIS PARTIALIS. Hypertrichose localisée.

HYPERTRICHOSIS PINNAE AURIS. Hypertrichose du pavillon de l'oreille.

HYPERTRICHOSIS UNIVERSALIS. Hypertrichose généralisée.

HYPERTRIGLYCERIDAEMIA, *s.* Hypertriglycéridémie, *f.*

HYPERTRIGLYCERIDAEMIA (endogenous). Hypertriglycéridémie endogène.

HYPERTRIGLYCERIDAEMIA (exogenous). Hypertriglycéridémie exogène.

HYPERTROPHIA, HYPERTROPHY, *s.* Hypertrophie, *f.*

HYPERTROPHY (adaptive). Hypertrophie compensatrice.

HYPERTROPHY (adaptive ventricular). Hypertrophie ventriculaire par adaptation.

HYPERTROPHY (Billroth's). Hypertrophie idiopathique bénigne du pylore.

HYPERTROPHY (biventricular). Hypertrophie biventriculaire.

HYPERTROPHY (compensatory). Hypertrophie compensatrice.

HYPERTROPHY (complementary). Hypertrophie de suppléance.

HYPERTROPHY (concentric ventricular). Surcharge systolique. → *loading (systolic).*

HYPERTROPHY (congenital h. of the pylorus). Sténose hypertrophique du pylore.

HYPERTROPHY (eccentric ventricular). Surcharge diastolique.

HYPERTROPHY (functional). Hypertrophie compensatrice.

HYPERTROPHY (haemangiectatic). Syndrome de Klippel-Trenaunay. → *Klippel-Trenaunay syndrome.*

HYPERTROPHY (infantile myxoedema-muscular) SYNDROME. Syndrome de Debré-Semelaigne.

HYPERTROPHY (left ventricular). Hypertrophie ventriculaire gauche (HVG).

HYPERTROPHY (Marie's). Ostéo-arthropathie hypertrophiante pneumique. → *osteoarthropathy (hypertrophic pneumic).*

HYPERTROPHY (prostatic). Hypertrophie prostatique.

HYPERTROPHY (pseudomuscular). Maladie de Duchenne. → *paralysis (pseudohypertrophic muscular).*

HYPERTROPHY (right ventricular). Hypertrophie ventriculaire droite (HVD).

HYPERTROPHY (ventricular). Hypertrophie ventriculaire, prédominance ventriculaire.

HYPERTROPHY (vicarious). Hypertrophie vicariante.

HYPERTROPIA, *s.* Hypertropie, *f.* → *strabismus sursum vergens.*

HYPERURICACIDAEMIA, *s.* Hyperuricémie, *f.*

HYPERURICACIDURIA, *s.* Hyperuricosurie, *f.*

HYPERURICAEMIA, *s.* Hyperuricémie, *f.*

HYPERURICURIA, *s.* Hyperuricosurie, *f.*

HYPERVALINAEMIA, *s.* Hypervalinémie, *f.*

HYPERVASCULAR, *adj.* Hypervascularisé, ée.

HYPERVENTILATION (pulmonary). Hyperventilation pulmonaire.

HYPERVITAMINOSIS, *s.* Hypervitaminose, *f.*

HYPERVOLAEMIA, *s.* Hypervolémie, *f.* ; hypervolhémie, *f.*

HYPESTHESIA, *s.* Hypoesthésie, *f.*

HYPHA, *s.; pl.* hyphae. Hyphe, *m.*

HYPHAEMIA, *s.* 1° Anémie, *f.* – 2° Hyphéma, *m.*

HYPHOMYCETOMA, *s.* Maduromycose, *f.*

HYPINOSIS, *s.* Hypofibrinogénémie, *f.* → *hypofibrinogenaemia.*

HYPNAGOGIC, *adj.* Hypnagogique.

HYPNALGIA, *s.* Hypnalgie, *f.*

HYPNOANALYSIS, *s.* Hypnoanalyse, *f.*

HYPNOANAESTHESIA, *s.* Hypno-anesthésie, *f.*

HYPNOGENIC, HYPNOGENETIC, HYPNOGENOUS, *adj.* Hypnotique.

HYPNOGRAM, *s.* Hypnogramme, *m.*

HYPNOLOGY, *s.* Hypnologie, *f.*

HYPNOPOMPIC, *adj.* Hypnopompique.

HYPNOSIS, *s.* Hypnose, *f.*

HYPNOTIC, *adj.* 1° Somnifère soporifique hypnogène, hypnotique. – 2° *(pertaining hypnotism).* Hypnotique.

HYPNOTISM, *s.* Hypnotisme, *m.* ; braidisme, *m.*

HYPNOZOITE, *s.* Hypnozoïte, *m.*

HYPOACCELERINAEMIA, *s.* Hypo-accélérinémie, *f.*

HYPOACUSIA, *s.* Hypoacousie, *f.*

HYPOADRENALISM, HYPOADRENIA, HYPOADRENOCORTICISM, *s.* Insuffisance surrénale ou corticosurrénale, hypocorticisme.

HYPOAESTHESIA, *s.* Hypoesthésie, *f.* ; hypesthésie, *f.*

HYPOALBUMINAEMIA, *s.* Hypoalbuminémie, *f.*

HYPOALGESIA, *s.* Hypoalgésie, *f.*

HYPOALLERGENIC, *adj.* Hypoallergénique.

HYPOAMINOACIDAEMIA, *s.* Hypoaminoacidémie, *f.*

HYPOANDROGENISM, *s.* Hypoandrogénie, *f.* ; insuffisance androgénique.

HYPOAZOTURIA, *s.* Hypoazoturie, *f.*

HYPOBARIC, *adj.* Hypobare.

HYPOBAROPATHY, *s.* Mal d'altitude.

HYPOBETALIPOPROTEINAEMIA, *s.* Hypo-bêtalipoprotéinémie, *f.*

HYPOCALCAEMIA, *s.* Hypocalcémie, *f.*

HYPOCALCIA, *s.* Hypocalcie, *f.*

HYPOCALCIURIA, *s.* Hypocalciurie, *f.*

HYPOCAPNIA, *s.* Hypocapnie, *f.*

HYPOCHLORAEMIA, *s.* Hypochlorémie, *f.*

HYPOCHLORHYDRIA, *s.* Hypochlorhydrie, *f.*

HYPOCHLORIDATION, *s.* Hypochloruration, *f.*

HYPOCHLORURIA, *s.* Hypochlorurie, *f.*

HYPOCHOLAEMIA, *s.* Hypocholémie, *f.*

HYPOCHOLESTERAEMIA, HYPOCHOLESTERINAEMIA, *s.* Hypocholestérolémie, *f.*

HYPOCHOLESTEROLAEMIA, *s.* Hypocholestérolémie, *f.*

HYPOCHOLESTEROLAEMIC AGENT. Hypocholestérolémiant, *s.m.*

HYPOCHOLIA, *s.* Hypocholie, *f.*

HYPOCHOLURIA, *s.* Hypocholurie, *f.*

HYPOCHONDRIA, HYPOCHONDRIASIS, *s.* Hypocondrie, *f.* ; hypochondrie, *f.*

HYPOCHONDRIUM, *s.* Hypocondre, *m.*

HYPOCHONDROGENESIS, *s.* Hypochondrogenèse, *f.*

HYPOCHONDROPLASIA, *s.* Hypochondroplasie, *f.*

HYPOCHROMATIC, *adj.* 1° Qui contient un nombre anormalement restreint de chromosomes. – 2° Peu coloré.

HYPOCHROMASIA, *s.* Hypochromie, *f.*

HYPOCHROMATISM, *s.* Hypochromie, *f.*

HYPOCHROMIA, *s.* Hypochromie, *f.*

HYPOCOAGULABILITY, *s.* Hypocoagulabilité, *f.*

HYPOCOMPLEMENTAEMIA, *s.* Hypocomplémentémie, *f.*

HYPOCOMPLEMENTAEMIA WITH CUTANEOUS VASCULITIS AND ARTHRITIS. Syndrome de Mac Duffie.

HYPOCONVERTINAEMIA, *s.* Hypoconvertinémie, *f.*

HYPOCORTICALISM, HYPOCORTICISM, *s.* Hypocorticisme, *m.*

HYPOCRINIA, HYPOCRINISM, *s.* Hypocrinie, *f.*

HYPOCUPRAEMIA, *s.* Hypocuprémie, *f.*

HYPODERMASIS, *s.* Hypodermose, *f.*

HYPODERMATIC, *adj.* Hypodermique.

HYPODERMATOCLYSIS, *s.* Hypodermoclyse, *f.*

HYPODERMIC, *adj.* Hypodermique ; sous-cutané, ée.

HYPODERMIS, *s.* Hypoderme, *m.*

HYPODERMOCLYSIS, *s.* Hypodermoclyse, *f.*

HYPODERMOCLYSIS (continuous). Goutte-à-goutte sous cutané.

HYPODIPLOID, *adj.* Hypodiploïde.

HYPODIPLOÏDY, *s.* Hypodiploïdie, *f.*

HYPODONTIA, *s.* Hypodontie, *f.*

HYPOELECTROLYTAEMIA, *s.* Hypo-électrolytémie, *f.*

HYPOEPINEPHRY, *s.* Hyposurrénalisme, *m.*

HYPOERGASIA, *s.* Hypofonctionnement, *m.*

HYPOERGIA, HYPOERGY, *s.* 1° Hypoergie, *f.* – 2° Hypofonctionnement, *m.*

HYPOOESTROGENAEMIA, HYPOOESTRINAEMIA, *s.* Hypofolliculinémie, *f.*

HYPOFERRAEMIA, *s.* Hyposidérémie, *f.*

HYPOFIBRINOGENAEMIA, *s.* Hypofibrinogénémie, *f.* ; hypofibrinémie, *f.* ; fibrinopénie, *f.* ; fibrinogénopénie, *f.* ; hypinose, *f.*

HYPOFOLLICULINAEMIA, *s.* Hypofolliculinémie, *f.* ; hypoœstrogénémie, *f.*

HYPOFOLLICULINISM, *s.* Hypofolliculinie, *f.* ; hypofolliculinisme, *m.*

HYPOFUNCTION (adrenal cortical). Maladie d'Addison. → *Addison's disease.*

HYPOGALACTIA, *s.* Hypogalactie, *f.*

HYPOGAMMAGLOBULINAEMIA (congenital). Agammaglobulinémie congénitale type suisse. → *agammaglobulinaemia (Swiss type of).*

HYPOGASTRIUM, *s.* Hypogastre, *m.*

HYPOGASTROPAGUS, *s.* Hypogastropage, *m.*

HYPOGENESIS, *s.* Hypogénésie, *f.*

HYPOGENITALISM, *s.* Hypogénitalisme, *m.* ; hypogonadisme, *m.*

HYPOGEUSAESTHESIA, HYPOGEUSIA, *s.* Hypogueusie, *f.* ; hypogueustie, *f.*

HYPOGLANDULAR, *adj.* Hypoglandulaire.

HYPOGLOBULIA, *s.* Hypoglobulie, *f.*

HYPOGLOBULINAEMIA, *s.* Hypoglobulinémie, *f.*

HYPOGLOSSITIS, *s.* Hypoglossite, *f.*

HYPOGLYCAEMIA, *s.* Hypoglycémie, *f.*

HYPOGLYCAEMIC, *adj.* Hypoglycémique, hypoglycémiant, ante.

HYPOGLYCAEMIC SYNDROME. État ou syndrome hypoglycémique.

HYPOGLYCAEMOSIS, *s.* Abaissement du taux du glucose dans le sang et les tissus.

HYPOGLYCORRHACHIA, *s.* Hypoglycorachie, *f.*

HYPOGNATHUS, *s.* Hypognathe, *m.*

HYPOGONADISM, *s.* Hypogénitalisme, *m.* ; hypogonadisme, *m.*

HYPOGONADISM WITH ANOSMIA. Syndrome de Kallmann.

HYPOGONADISM (hereditary familial). Syndrome de Reifenstein. → *Reifenstein's syndrome.*

HYPOGONADISM (hypogonadotropic). Hypogénitalisme secondaire ou hypogonadotrophique.

HYPOGONADISM (primary). Hypogénitalisme primaire ou hypergonadotrophique.

HYPOGONADISM (secondary). Hypogénitalisme secondaire.

HYPOGONADOTROPIC, *adj.* Hypogonadotrophique.

HYPOGRANULOCYTOSIS, *s.* Hypogranulocytose, *f.*

HYPOHEPATIA, *s.* Insuffisance hépatique.

HYPOHIDROSIS, *s.* Hypohidrose, *f.*

HYPOHORMONAL, HYPOHORMONIC, *adj.* Oligo-hormonal, ale.

HYPOHYDRAEMIA, *s.* Hypohydrémie, *f.*

HYPOHYDROPHYSISM, *s.* Hypopituitarisme, *m.*

HYPOINSULINISM, *s.* Hypo-insulinisme, *m.*

HYPOKALAEMIA, HYPOKALIAEMIA, *s.* Hypokaliémie, *f.* ; hypopotassémie, *f.*

HYPOKINETIC, *adj.* Hypocinétique, hypokinétique.

HYPOLEUKAEMIA, HYPOLEUKIA, HYPOLEUKOCYTOSIS, *s.* Leucopénie *f.*

HYPOLARYNGITIS, *s.* Hypolaryngite, *f.*

HYPOLEYDIGISM, *s.* Hypoleydigisme, *m.*

HYPOLIPAEMIA, *s.* Hypolipémie, *f.* ; hypotriglycéridémie, *f.* ; hypoglycéridémie, *f.*

HYPOLIPIDAEMIA, HYPOLIPOIDAEMIA, *s.* Hypolipidémie, *m.f.*

HYPOLIPIDAEMIA (familial). Syndrome de Hooft. → *Hooft's syndrome.*

HYPOLIPIDAEMIA S. Syndrome de Hooft. → *Hooft's syndrome.*

HYPOLIPIDAEMIC, *adj.* Hypolipidémiant, *adj.* – *h. agent.* Hypolipidémiant, *s. m.*

HYPOLIPOPROTEINAEMIA, *s.* Hypolipoprotéinémie, *f.*

HYPOLOGIA, *s.* Hypologie, *f.*

HYPOLUTAEMIA, *s.* Hypolutéinémie, *f.*

HYPOMAGNESAEMIA, *s.* Hypomagnésémie, *f.* ; hypomagnésiémie, *f.*

HYPOMANIA, *s.* Hypomanie, *f.* ; exaltation maniaque.

HYPOMASTIA, HYPOMAZIA, *s.* Hypomastie, *f.*

HYPOMELANOSIS, *s.* Hypomélanose, *f.*

HYPOMENORRHOEA, *s.* Hypoménorrhée, *f.*

HYPOMIMIA, *s.* Hypomimie, *f.*

HYPONATRAEMIA, *s.* Hyponatrémie, *f.*

HYPONATRURIA, *s.* Hyponatriurèse, *f.* ; hyponatrurie, *f.* ; hyponatrurie, *f.*

HYPONOMODERMA, *s.* Myiase rampante cutanée.

HYPONYCHIUM, *s.* Hyponychium, *m.*

HYPOORCHIDIA, HYPOORCHIDISM, *s.* Hypo-orchidie, *f.* ; hypotestostéronie, *f.*

HYPOOSMOLALITY, *s.* Hypoosmolalité, *f.*

HYPOOVARIA, *s.* Hypo-ovarie, *f.*

HYPOOVARIANISM, *s.* Hypo-ovarie, *f.*

HYPOPANCREATISM, *s.* Hypopancréatie, *f.*

HYPOPARATHYREOSIS, HYPOPARATHYROIDISM, *s.* Syndrome parathyréoprive, hypoparathyroïdie, *f.* ; hypoparathyroïdisme, *m.* ; insuffisance parathyroïdienne.

HYPOPEPSIA, *s.* Hypopepsie, *f.*

HYPOPHALANGISM, *s.* Hypophalangisme, *m.*

HYPOPHAMINE, *s.* Hypophamine, *f.*

HYPOPHAMINE (alpha). Ocytocine, *f.* → *oxytocin.*

HYPOPHAMINE (beta). Vasopressine, *f.* → *vasopressin.*

HYPOPHARYNX, *s.* Hypopharynx, *m.*, laryngopharynx, *m.*

HYPOPHOBIA, *s.* Hypophobie, *f.*

HYPOPHORIA, *s.* Hypophorie, *f.*

HYPOPHOSPHATASIA, *s.* Hypophosphatasie, *f.* ; syndrome de Rathbun.

HYPOPHOSPHATAEMIA, *s.* Hypophosphatémie, *f.*

HYPOPHOSPHATAEMIA (familial). Hypophosphatémie familiale.

HYPOPHOSPHATAEMIA (renal). Hypophosphatémie familiale.

HYPOPHOSPHATURIA, *s.* Hypophosphaturie, *f.*

HYPOPHOSPHORAEMIA, *s.* Hypophosphorémie, *f.*

HYPOPHRASIA, *s.* Hypophrasie, *f.*

HYPOPHYSEAL, *adj.* Hypophysaire.

HYPOPHYSEAL DUCT TUMOUR. Craniopharyngiome, *m.* → *craniopharyngioma.*

HYPOPHYSECTOMY, *s.* Hypophysectomie, *f.*

HYPOPHYSEOPRIVIC, *adj.* Hypophysioprive.

HYPOPHYSEOTHALAMIC SYNDROME. Syndrome adiposogenital. → *dystrophy (adiposogenital).*

HYPOPHYSEOTROPIC, *adj.* Hypophysiotrope.

HYPOPHYSIAL, *adj.* Hypophysaire.

HYPOPHYSIECTOMY, *s.* Hypophysectomie, *f.*

HYPOPHYSIOPRIVIC, *adj.* Hypophysoprive, hypophyséoprive, pituitoprive.

HYPOPHYSIOTROPIC, *adj.* Hypophysiotrope.

HYPOPHYSIS, *s.* Hypophyse, *f.*

HYPOPHYSITIS, *s.* Hypophysite, *f.*

HYPOPHYSOPRIVIC, *adj.* Hypophysioprive.

HYPOPIESIA, HYPOPIESIS, *s.* Hypotension artérielle permanente.

HYPOPINEALISM, *s.* Hypopinéalisme, *m.*

HYPOPITUITARISM, *s.* Hypopituitarisme, *m.* ; hypohypophysie, *f.*

HYPOPLASIA, HYPOPLASTY, HYPOPLASY, *s.* Hypoplasie, *f.* ; hypoplastie, *f.*

HYPOPLASIA (cartilage-hair) SYNDROME. Chondrodysplasie métaphysaire type Mac-Kusick. → *chondrodysplasia (Mac Kusick's metaphyseal).*

HYPOPLASIA (congenital generalized muscular). Amyoplasie congénitale de Krabbe. → *Krabbe's syndrome.*

HYPOPLASIA (focal dermal) SYNDROME. Syndrome de Goltz. → *Goltz's or Goltz-Gorlin syndrome.*

HYPOPLASIA (oligo meganephronic renal). Oligo-méganéphronie. → *oligomeganephronia.*

HYPOPLASIA (segmental renal). Hypoplasie rénale segmentaire aglomérulaire.

HYPOPLASIA OF THE LEFT VENTRICLE. Hypoplasie du cœur gauche.

HYPOPLASIA OF THE RIGHT VENTRICLE. Maladie d'Uhl. → *Uhl's anomaly.*

HYPOPNOEA, *s.* Hypopnée, *f.*

HYPOPRAXIA, *s.* Hypopraxie, *f.*

HYPOPROSEXIA, *s.* Hypoprosexie, *f.*

HYPOPROTEINAEMIA, *s.* Hypoprotidémie, *f.* ; hypoprotéinémie, *f.*

HYPOPROTHROMBINAEMIA, *s.* Hypoprothrombinémie, *f.*

HYPOPTYALISM, *s.* Hyposialie, *f.* ; hyposalivation, *f.*

HYPOPYON, *s.* Hypopyon, *m.* ; hypopion, *m.*

HYPOPYON (recurrent). Hypopyon à rechutes.

HYPOREFLEXIA, *s.* Subréflectivité, *f.* ; hyporéflectivité, *f.* ; hyporéflexie, *f.*

HYPORENINAEMIA, *s.* Hyporéninémie, *f.*

HYPOSALIVATION, *s.* Hyposialie, *f.* ; hyposalivation, *f.*

HYPOSMIA, *s.* Hypo-osmie, *f.* ; hyposmie, *f.*

HYPOSMOLARITY, *s.* Hypo-osmolarité, *f.*

HYPOSOMIA, *s.* Insuffisance du développement somatique.

HYPOSOMNIA, *s.* Hyposomnie, *f.*

HYPOSPADIAS, HYPOSPADIA, *s.* Hypospadias, *m.*

HYPOSPADIAS (balanic or balanitic). Hypospadias balanique.

HYPOSPADIAS (glandular). Hypospadias balanique.

HYPOSPADIAS (penile). Hypospadias pénien.

HYPOSPADIAS (penoscrotal). Hypospadias pénoscrotal.

HYPOSPADIAS (pseudovaginal). Hypospadias vulviforme.

HYPOSPHYXIA, *s.* Hyposphyxie, *f.*

HYPOSPLENISM, *s.* Hyposplénie, *f.*

HYPOSTASIS, *s.* 1° Dépot ou sédiment. – 2° Hypostase, *f.*

HYPOSTEATOLYSIS, *s.* Hypostéatolyse, *f.*

HYPOSTHENIA, *s.* Hyposthénie, *f.*

HYPOSTHENURIA, *s.* Hyposthénurie, *f.*

HYPOSUPRARENALISM, *s.* Hypocorticisme. → *hypoadrenalism.*

HYPOSYSTOLE, *s.* Systole faible.

HYPOTELORISM, *s.* Hypotélorisme, *m.*

HYPOTENSION, *s.* Hypotélorisme, *m.*

HYPOTENSION, *s.* Hypotension, *f.* ; hypotension artérielle.

HYPOTENSION (arterial). Hypotension artérielle.

HYPOTENSION (chronic idiopathic or chronic idiopathic orthostatic). Hypotension orthostatique idiopathique.

HYPOTENSION (controlled) (during an operation). Hypotension contrôlée.

HYPOTENSION (Idiopathic orthostatic). Hypotension orthostatique idiopathique.

HYPOTENSION (induced). Hypotension contrôlée.

HYPOTENSION (intracranial). Hypotension intracrânienne.

HYPOTENSION (orthostatic or **postural).** Hypotension orthostatique.

HYPOTENSION (primary). Hypotension artérielle permanente, angiohypotonie constitutionnelle, endocrinonévrose hypotensive.

HYPOTENSIVE, *adj.* Hypotenseur, ive

HYPOTHALAMECTOMY, *s.* Hypothalamectomie, *f.*

HYPOTHALAMIC SYNDROMES. Syndromes hypothalamiques, syndromes infundibulaires, syndromes infundibulo-tubériens, syndromes infundibulo-hypophysaires, syndromes hypothalamo-hypophysaires, syndromes hypophyso-tubériens, syndromes tubériens.

HYPOTHALAMUS, *s.* Hypothalamus, *m.*

HYPOTHENAR, *adj.* Hypothénar.

HYPOTHERMIA, HYPOTHERMY, *s.* Hypothermie, *f.*

HYPOTHERMIA (deep). Hypothermie profonde.

HYPOTHERMIA BY EXTRACORPOREAL METHODS. Hypothermie provoquée par circulation extracorporelle.

HYPOTHERMIA (profound). Hypothermie profonde.

HYPOTHERMIA BY SURFACE COOLING. Hypothermie provoquée par le refroidissement de la surface du corps.

HYPOTHREPSIA, *s.* Hypothrepsie, *f.*

HYPOTHYMIA, *s.* Hypothymie, *f.*

HYPOTHYREA, HYPOTHYREOSIS, *s.* Hypothyroïdie, *f.* → *hypothyroidism.*

HYPOTHYROIDATION, *s.* Hypothyroïdation, *f.* ; hypothyroïdisation, *f.*

HYPOTHYROIDEA, *s.* Hypothyroïdie, *f.* → *hypothyroidism.*

HYPOTHYROIDISM, *s.* Hypothyroïdie, *f.* ; hypothyroïdisme, *m.* ; hypothyréose, *f.* ; insuffisance thyroïdienne.

HYPOTHYROIDISM (adult). Myxœdème, *m.*

HYPOTHYROSIS, *s.* Hypothyroidie, *f.* ; myxœdème, *m.*

HYPOTHYROXINAEMIA, *s.* Hypothyroxinémie, *f.*

HYPOTONIA, HYPOTONUS, HYPOTONY, *s.* (neurology), Hypotonie, *f.*

HYPOTONIA-HYPOMENTIA-HYPOGONADISM-OBESITY SYNDROME. Syndrome de Willi-Prader-Labbart.

HYPOTONIC, *adj.* Hypotonique.

HYPOTONICITY, *s.* (biochemistry). Hypotonie osmotique.

HYPOTRICHOSIS, *s.* Hypotrichose, *f.*

HYPOTROPHY, *s.* Hypotrophie, *f.*

HYPOTROPIE, *s.* Hypotropie, *f.*

HYPOURICACIDAEMIA, HYPOURICAEMIA, *s.* Hypouricémie, *f.* ; hypuricémie, *f.*

HYPOXANTHINE, *s.* Hypoxanthine, *f.*

HYPOVARIA, *s.* Hypo-ovarie, *f.*

HYPOVENTILATION (primary alveolar) SYNDROME. Malédiction d'Ondine. → *Ondine's curse.*

HYPOVENTILATION (pulmonary). Hypoventilation pulmonaire, insuffisance ventilatoire.

HYPOVITAMINOSIS, *s.* Hypovitaminose, *f.* ; avitaminose relative.

HYPOVOLAEMIA, *s.* Hypovolémie, *f.* ; hypovolhémie, *f.*

HYPOXAEMIA, *s.* Hypoxémie, *f.* ; hypoxhémie, *f.*

HYPOXAEMIA TEST. Épreuve d'anoxémie.

HYPOXIA, *s.* Hypoxie, *f.*

HYPSARHYTHMIA or **HYPSARRHYTHMIA,** *s.* Hypsarythmie, *f.* ; dysrythmie majeure.

HYPSICEPHALY, HYPSOCEPHALY, *s.* Acrocéphalie, *f.*

HYPURGIA, *s.* Hypurgie, *f.*

HYSTERALGIA, *s.* Métralgie, *f.* ; hystéralgie, *f.*

HYSTERECTOMY, *s.* Hystérectomie, *f.*

HYSTERECTOMY (abdominal). Hystérectomie abdominale ou par voie haute.

HYSTERECTOMY (ceasarean). Opération césarienne suivie d'hystérectomie totale.

HYSTERECTOMY (complete). Hystérectomie totale.

HYSTERECTOMY (partial). Hystérectomie subtotale.

HYSTERECTOMY (Porro's). Opération césarienne suivie d'hystérectomie totale.

HYSTERECTOMY (radical). Opération de Wertheim.

HYSTERECTOMY (subtotal, supracervical or **supravaginal).** Hystérectomie subtotale.

HYSTERECTOMY (total). Hystérectomie totale.

HYSTERECTOMY (vaginal). Hystérectomie vaginale ou par voie basse, opération de Récamier.

HYSTERESIS, *s.* Hystérésis, *m.*

HYSTERIA, *s.* Hystérie, *f.* ; mythoplastie, *f.*

HYSTERIA (anxiety). Hystérie d'angoisse, névrose phobique.

HYSTERIA (conversion). Hystérie de conversion.

HYSTERIA (dissociative). Hystérie dissociative.

HYSTERIA MAJOR. Grande hystérie.

HYSTERIAC, *s.* Hystérique, *f.*

HYSTERIC, HYSTERICAL, *adj.* Hystérique.

HYSTERICS, *s.* Crise hystérique.

HYSTERICISM, *s.* Tempérament hystérique.

HYSTERISM, *s.* Hystérie, *f.*

HYSTERITIS, *s.* Métrite, *f.*

HYSTEROCELE, *s.* Hystérocèle, *f.* ; métrocèle, *f.*

HYSTEROCLEISIS, *s.* Hystérocléisis, *m.*

HYSTEROCOLPECTOMY, *s.* Hystérocolpectomie, *f.*

HYSTEROCYSTOCELE, *s.* Hystérocystocèle, *f.*

HYSTEROEPILEPSY, *s.* Hystéro-épilepsie, *f.*

HYSTEROGENIC, HYSTEROGENOUS, *adj.* Hystérogène.

HYSTEROGRAPHY, *s.* Hystérographie, *f.*

HYSTEROMA, *s.* Fibromyome utérin.

HYSTEROMALACIA, *s.* Hystéromalacie, *f.*

HYSTEROMANIA, *s.* 1° Manie hystérique. – 2° Nymphomanie, *f.*

HYSTEROMETER, *s.* Hystéromètre, *m.*

HYSTEROMETRY, *s.* Hystérométrie, *f.*

HYSTEROMYOMA, *s.* Fibromyome utérin.

HYSTERONEURASTHENIA, *s.* Hystéro-neurasthénie, *f.*

HYSTEROPEXIA, HYSTEROPEXY, *s.* Hystéropexie, *f.*

HYSTEROPEXY (abdominal). Hystéropexie abdominale, ventrofixation de l'utérus, gastrohystéropexie, *f.* ; gastrohystérorraphie, *f.*

HYSTEROPEXY (vaginal). Hystéropexie vaginale, colpohystéropexie, *f.* ; vaginofixation de l'utérus.

HYSTEROPHORE, *s.* Hystérophore, *m.*

HYSTEROPLASTY, *s.* Hystéroplastie, *f.*

HYSTEROPTOSIA, HYSTEROPTOSIS, *s.* Prolapsus utérin.

HYSTEROSALPINGOGRAPHY, *s.* Hystérosalpingographie, *f.*

HYSTEROSCOPE, *s.* Hystéroscope, *m.* ; métroscope, *m.*

HYSTEROSCOPY, *s.* Hystéroscopie, *f.*

HYSTEROSTOMATOCLEISIS, *s.* Hystérostomatocleisis, *m.*

HYSTEROSYSTOLE, *s.* Systole retardée.

HYSTEROTOKOTOMY, *s.* Opération césarienne.

HYSTEROTOMOTOKIA, *s.* Opération césarienne.

HYSTEROTOMY, *s.* 1° Hystérotomie, *f.* ; métrotomie, *f.* – 2° Opération césarienne.

HYSTEROTRAUMATISM, *s.* Hystéro-traumatisme, *m.*

HYSTEROTUBOGRAPHY, *s.* Hystéro-salpingographie, *f.*

HYSTRICIASIS, HYSTRICISM, *s.* Hystricisme, *m.* → *ichthyosis hystrix.*

Hz. Symbole de hertz, *m.*

I

I. Symbole chimique de l'iode.

« I-CELL » DISEASE. Mucolipidose type II. → *mucolipidosis II.*

IATRALIPTIC, *adj.* Iatraliptique, iatroleptique.

IATRALIPTICS, *s.* Méthode iatraliptique.

IATROCHEMISTRY, *s.* Chimiatrie, *f.* ; iatrochimie, *f.*

IATROGENIC, *adj.* Iatrogène, iatrogénique.

IATROMATHERMICAL, IATROMECHANICAL, IATROPHYSICAL, *adj.* Iatromécanique.

IATROPHYSICS, *s.* 1° Iatrophysique, *f.* ; iatromécanisme, *m.* ; mécanicisme, *m.* – 2° Médecine physique.

IBIDS SYNDROME. Syndrome IBIDS.

ICD. 1° CIM (classification internationale des maladies). – 2° Intracardiac defribrillator : défibrillateur cardiaque incorporé.

ICELAND DISEASE. Maladie d'Akureyri.

ICHOR, *s.* Ichor, *m.*

ICHOROUS, *adj.* Ichoreux, euse.

ICHTHYISM, ICHTHYISMUS, *s.* Ichtyosisme, *m.*

ICHTHYOTOXISM, *s.* Ichtyosisme, *m.*

ICHTHYOSARCOTOXISM, *s.* Ichthyosarcotoxisme, *m.*

ICHTHYOSIS, *s.* Ichthyose, *f.* ; ichtyose, *f.*

ICHTHYOSIS CONGENITA. Ichthyose congénitale, états ichtyosiformes congénitaux.

ICHTHYOSIS CORNEA. Ichthyose cornée.

ICHTHYOSIS FETALIS. Dermatite collodionnée. → *exfoliation of the newborn (lamellar).*

ICHTHYOSIS (follicular), ICHTHYOSIS FOLLICULARIS. Kératose pilaire. → *keratosis pilaris.*

ICHTHYOSIS HYSTRIX. Ichthyose hystrix, hystricisme, *s.m.*

ICHTHYOSIS INTRA UTERINA. Ichthyose congénitale. → *ichthyosis congenita.*

ICHTHYOSIS (linear). Nævus épidermique verruqueux linéaire.

ICHTHYOSIS LINGUAE. Leucoplasie linguale.

ICHTHYOSIS OF THE NEWBORN (lamellar). Dermatite collodionnée. → *exfoliation of the newborn (lamellar).*

ICHTHYOSIS PALMARIS ET PLANTARIS. Kératose palmoplantaire. → *keratosis palmaris et plantaris.*

ICHTHYOSIS SAURODERMA. Sauriasis, *s.m.*

ICHTHYOSIS SCUTULATA. Ichtyose scutulaire ou serpentine.

ICHTHYOSIS SEBACEA CORNATA. Kératose pilaire. → *keratosis pilaris.*

ICHTHYOSIS SERPENTINA. Ichtyose scutulaire ou serpentine.

ICHTHYOSIS SIMPLEX. Ichtyose, *s.f.*

ICHTHYOSIS SPINOSA. Ichtyose, *s.f.*

ICHTHYOSISMUS, *s.* Ichthyosisme, *m.*

ICHTHYOTOXISM, *s.* Ichtyosisme, *m.*

ICOSANOÏDS, *s. pl.* Icosanoïdes, *m. pl.*

ICRON, *s.* Icron, *m.*

ICSH. Lutéinostimuline, *f.* → *hormone (luteinizing).*

ICTAL, *adj.* Ictal, ale.

ICTERIC, *adj.* Ictérique.

ICTEROGENIC, ICTEROGENOUS, *adj.* Ictérigène.

ICTEROIDES (Bacillus or Salmonella). Bacille ictéroïde.

ICTERUS, *s.* Jaunisse, *f.* ; ictère, *m.*

ICTERUS (acholuric haemolytic i. with splenomegaly). Maladie de Minkowski-Chauffard. → *spherocytosis (hereditary).*

ICTERUS (acquired haemolytic). Ictère hémolytique acquis.

ICTERUS (benign familial). Cholémie familiale. → *cholaemia (familial).*

ICTERUS (chronic familial). Maladie de Minkowski-Chauffard. → *spherocytosis (hereditary).*

ICTERUS (congenital haemolytic). Maladie de Minkowski-Chauffard. → *spherocytosis (hereditary).*

ICTERUS (congenital family). Maladie de Minkowski-Chauffard. → *spherocytosis (hereditary).*

ICTERUS CATARRHALIS. Ictère catarrhal.

ICTERUS CYTHAEMOLYTIC. Ictère hémolytique.

ICTERUS FEBRILIS, FEBRILE ICTERUS. Ictère infectieux.

ICTERUS GRAVIS. Ictère grave.

ICTERUS GRAVIS NEONATORUM (familial). Ictère grave familial des nouveau-nés, maladie de Pfannenstiel.

ICTERUS (Gubler's). Ictère hémaphéique.

ICTERUS (Hayem's). Maladie de Minkowski-Chauffard. → *spherocytosis (hereditary).*

ICTERUS (haemapheic). Ictère hémaphéique.

ICTERUS (haemolytic). Ictère hémolytique.

ICTERUS INFECTIOSUS. Ictère infectieux.

ICTERUS (Liouville's). Ictère néonatal. → *icterus neonatorum.*

ICTERUS (maverohepatic). Syndrome de Dubin-Johnson.

ICTERUS MELAS. Tubulhématie, *s.f.* → *Winckel's disease.*

ICTERUS NEONATORUM. Ictère simple du nouveau-né, ictère néonatal, ictère physiologique.

ICTERUS (nuclear). Ictère nucléaire du nouveau-né. → *kernicterus.*

ICTERUS PRAECOX. Ictère bénin précoce.

ICTERUS SIMPLEX. Ictère catarrhal.

ICTERUS (spirochetal). Leptospirose ictéro-hémorragique. → *leptospirosis ictero-haemorrhagica.*

ICTERUS TYPHOIDES. Ictère grave.

ICTERUS (urobilin). Ictère urobilinurique.

ICTUS, *s.* Ictus, *m.*

ICTUS CORDIS. Choc systolique de la pointe du cœur.

ICTUS EPILEPTICUS. Crise d'épilepsie.

ICTUS (laryngeal). Ictus laryngé.

ICTUS PARALYTICUS. Ictus paralytique.

ICTUS SANGUINIS. Ictus apoplectique. → *apoplexy (cerebral).*

ICTUS SOLIS. Insolation, *s.f.*

ICU. Intensive care unit : unité de soins intensifs.

-ID, *suffix*... ide.

ID, *s.* (psychoanalysis). Ça, *m.*

IDDM. DID.

IDEOMOTOR CENTER. Centre idéomoteur.

IDEOMOTOR MOVEMENTS. Phénomènes idéomoteurs.

IDIOCHROMOSOME, *s.* Chromosome sexuel.

IDIOCRASY, *s.* Idiosyncrasie, *f.*

IDIOCY, IDIOTISM, *s.* Idiotie, *f.* ; idiotisme, *m.* ; arriération profonde.

IDIOCY (absolute). Idiotie totale.

IDIOCY (adult amaurotic familial). Maladic dc Mayer-Kufs. → *Kufs's disease.*

IDIOCY (amaurotic familial or family). Idiotie amaurotique familiale.

IDIOCY (Aztec). Idiotie microcéphalique.

IDIOCY (cretinoid). Crétinisme, *s.m.*

IDIOCY (early juvenile amaurotic familial). Idiotie amaurotique de type Bielchowsky. → *Bielschowsy-Jansky disease.*

IDIOCY (erethistic). Idiotie avec agitation.

IDIOCY (genetous). Idiotie congénitale.

IDIOCY (infantile form of amaurotic familial). Maladie de Tay-Sachs. → *Tay-Sachs disease.*

IDIOCY (intrasocial). Idiotie éducable.

IDIOCY (juvenile amaurotic familial). Maladie de Spielmeyer-Vogt. → *Spielmeyer-Vogt disease.*

IDIOCY (Kulmuk). Mongolisme, *m.* → *mongolism.*

IDIOCY (late amaurotic familial). Maladie de Mayer-Kufs. → *Kufs's disease.*

IDIOCY (late infantile amaurotic familial). Idiotie amaurotique de type Bielchowsky. → *Bielchowsky-Jansky disease.*

IDIOCY (microcephalic). Idiotie microcéphalique.

IDIOCY (Mongolian). Mongolisme, *s.m.* → *mongolism.*

IDIOCY (plagiocephalic). Idiotie avec plagiocéphalie.

IDIOCY (scaphocephalic). Idiotie avec scaphocéphalie.

IDIOCY (spastic amaurotic axonal). Maladie de Seitelberger. → *Seitelberger's disease.*

IDIOCY WITH SPONGY DEGENERATION OF NEURAXIS (familial). Maladie de Canavan. → *Canavan's disease.*

IDIOCY (xerodermic). Idiotie xérodermique.

IDIOGLOSSIA, *s.* Idioglossie, *f.*

IDIOKINETIC, *adj.* Idiocinétique.

IDIOPATHETIC, *adj.* Idiopathique.

IDIOPATHIC, *adj.* Idiopathique.

IDIOPATHY, *s.* Idiopathie, *f.* ; maladie idiopathique.

IDIOSYNCRASY, *s.* Idiosyncrasie, *f.*

IDIOT, *s.* Idiot, *m.*

IDIOT, *s.* Idiot, ote, *m.* or *f.*

IDIOT (erethistic). Idiot agité.

IDIOT (Mongolian). Idiot mongolien.

IDIOT (profound). Idiot complet, idiot du premier degré.

IDIOT (superficial). Imbécile, *s.m.* ; idiot du deuxième degré.

IDIOT (torpid). Idiot apathique.

IDIOTISM, *s.* Idiotie. *f.* ; idiotisme, *m.* ; arriération profonde.

IDIOTOPE, *s.* Idiotope, *m.*

IDIOTYPE, *s.* Idiotype, *m.*

IDIOTYPY, *s.* Idiotypie, *f.*

IDIOVENTRICULAR, *adj.* Idioventriculaire.

IDL. Abréviation de « Intermediate Density Lipoprotein » : lipoprotéine de densité intermédiaire, IDL.

IDS. Facteur d'inhibition de la synthèse de l'ADN.

... IF, *suffix. Abréviation de « inhibiting factor », hormone inhibitrice.*

IFA. Abréviation de « Incomplete Freund's Adjuvant » : Adjuvant de Freund incomplet.

Ig. Abréviation d'immunoglobulin : Immuno-globuline.

IgA, IgD, IgE, IgG, IgM. IgA, IgD, IgE, IgG, IgM. → *immunoglobulin A, D, E, G or M.*

IGF. Abréviation de « insulin-like growth factor » : facteur de croissance analogue à l'insuline.

IGNIPUNCTURE, *s.* Ignipuncture, *f.*

IGNIS SACER. 1° Zona. *s.m.* – 2° Érésipèle, *s.m.* – 3° Ergotisme, *s.m.*

IH. Abréviation de « inhibiting hormone », hormone inhibitrice.

IL1, IL2. Interleukines 1 et 2.

ILEADELPHUS, *s.* Iléadelphe, *m.*

ILEAL, *adj.* Iléal, ale.

ILEITIS, *s.* Iléite, *f.*

ILEITIS (total). Paniléite, *f.*

ILEITIS (distal, regional, terminal). Iléite régionale ou terminale, maladie de Crohn, entérite interstitielle chronique ou phlegmoneuse, entérite régionale ou ulcéreuse, iléite ou entérite folliculaire et segmentaire.

ILEOCAECAL, *adj.* Iléocæcal, ale.

ILEOCAECOSTOMY, *s.* Iléocaecostomie, *f.*

ILEOCOLIC, *adj.* Iléocolique.

ILEOCOLORECTOPLASTY, *s.* Iléo-colo-rectoplastie, *f.*

ILEOCOLORECTOSTOMY, *s.* Iléo-colo-rectostomie, *f.*

ILEOCOLOSTOMY, *s.* Iléocolostomie, *f.*

ILEOCYSTOPLASTY, *s.* Iléocystoplastie, *f.* ; opération de Cunéo.

ILEOPATHY, *s.* Iléopathie, *f.*

ILEOPROCTOSTOMY, *s.* Iléorectostomie, *f.*

ILEOILEOSTOMY, *s.* Iléo-iléostomie, *f.*

ILEORECTOSTOMY, *s.* Iléorectostomie, *f.*

ILEOSIGMOIDOSTOMY, *s.* Iléosigmoïdostomie, *f.*

ILEOSTOMY, *s.* Iléostomie, *f.*

ILEOTRANSVERSOSTOMY, *s.* Iléo-transversostomie, *f.*

ILEUM, *s.* Iléum, *m.*

ILEUS, *s.* Iléus, *m.* ; occlusion intestinale.

ILEUS (adynamic). Iléus paralytique.

ILEUS (anglomesenteric). Dilatation aiguë de l'estomac.

ILEUS (arteriomesenteric). Dilatation aiguë de l'estomac.

ILEUS (decompensational). Iléus au stade tardif de distension paralytique.

ILEUS (dynamic). Iléus dynamique.

ILEUS (gastromesenteric). Dilatation aiguë de l'estomac.

ILEUS (hyperdynamic). Iléus dynamique.

ILEUS (inhibitory). Iléus dynamique.

ILEUS (mechanical). Iléus mécanique.

ILEUS (meconium). Iléus méconial.

ILEUS (obturation). Iléus par obturation.

ILEUS (occlusive). Iléus mécanique.

ILEUS (paralytic). Iléus paralytique.

ILEUS PARALYTICUS. Iléus paralytique.

ILEUS (reflex or **reflex inhibition).** Ileus paralytique.

ILEUS (spastic). Iléus paralytique.

ILEUS (strangulation). Iléus par strangulation.

ILEUS SUBPARTA. Iléus par compression due à un utérus gravide.

ILFELD-HOLDER DEFORMITY. Saillie de l'omoplate avec gêne à l'élévation du bras.

ILIAC, *adj.* Iliaque.

ILIAC VENOUS COMPRESSION SYNDROME. Syndrome de Cockett.

ILIACUS MUSCLE. Muscle iliaque.

ILIADELPHUS, *s.* Iléadelphe, *m.*

ILIOPSOAS MUSCLE. Muscle psoas-iliaque.

ILIOPAGUS, *s.* Iléadelphe, *m.*

ILL. 1° *adj.* Malade. – 2° *s.* Maladie, *f.*

ILL (föhn). Maladie du Föhn.

ILL (navel). Phlébite du cordon ombilical.

ILLACRIMATION, *s.* Epiphore, *m.*

ILLNESS, *s.* Maladie, *f.*

ILLUMINANCE, *s.* (physics). Éclairement, *m.*

ILLUMINISM, *s.* Illuminisme, *m.*

ILLUSION, *s.* Illusion, *f.*

ILLUSION OF DOUBLES or **NEGATIVE DOUBLES.** Illusion des Sosies.

ILLUTATION, *s.* Traitement par des bains de boue.

IM. Abréviation de « intramusculary » : intra-musculaire. IM.

IMAGE (body). Schéma corporel.

IMAGE (radioisotope). Scintigramme, *s.m.*

IMAGING, *s.* Imagerie, *f.*

IMAGING (medical). Imagerie médicale.

IMAGING (nuclear magnetic resonance). Imagerie par résonance magnétique nucléaire, IRM.

IMATRON, *s.* Imatron, *m.*

IMBALANCE (food). Déséquilibre alimentaire.

IMBECILE, *s.* Imbécile, *m.* ou *f.* → *idiot (superficial).*

IMBECILITY, *s.* Imbécilité, *f.*

IMBECILITY (phenylpyruvic). Oligophrénie phénylpyruvique. → *oligophrenia (phenylpyruvic).*

IMERSLUND-NAJMAN-GRÄSBECK SYNDROME. Anémie d'Imerslund-Najman-Gräsbeck. → *malabsorption (familial vitamin B_{12}).*

IMIDAZOLE, *s.* Imidazole, *m.*

IMIDAZOLINE, *s.* Imidazoline, *f.*

IMIDE, *s.* Imide, *m.*

IMMATURE, *adj.* Immature.

IMMATURITY, *s.* Immaturité, *f.*

IMMATURITY (emotional). Arriération affective.

IMMEDIATE, *adj.* Immédiat, ate.

IMMERSIO, *s.* Immersion, *f.*

IMMOBILIZATION, *s.* Immobilisation, *f.*

IMMOBILIZIN, *s.* Immobilisine, *f.*

IMMORTALIZATION, *s.* Immortalisation, *f.*

IMMUNE, *adj.* Immun, une.

IMMUNE-ADHERENCE PHENOMENON. Immuno-adhérence, *f.* ; immune adhérence, *f.* ; adhérence immune, phénomène de Nelson.

IMMUNE BODY. Ambocepteur, *s.m.*

IMMUNE COMPLEX. Complexe immun, immun-complexe, *s.m.* ; complexe antigène-anticorps, complexe antigène-anticorps-complément.

IMMUNE COMPLEX DISEASE. Maladie des complexes immuns, maladie par complexes antigènes-anticorps, maladie à précipitines.

IMMUNE CYTOADHERENCE. Immuno-cyto-adhérence.

IMMUNE PROTEIN. Immunoglobuline, *s.f.*

IMMUNE RESPONSE (secondary). Réaction immunitaire déclenchée par un second contact avec un antigène.

IMMUNE SERUM. Immun-sérum, *s.m.*

IMMUNE SYSTEM. Système immunitaire.

IMMUNISIN, *s.* Anticorps, *m.*

IMMUNITY, *s.* Immunité, *f.* ; immuno-allergie, *f.*

IMMUNITY (acquired). Immunité acquise.

IMMUNITY (active). Immunité active.

IMMUNITY (actual). Immunité active.

IMMUNITY (adoptive). Immunité adoptive.

IMMUNITY (antibacterial). Immunité antibactérienne.

IMMUNITY (antimicrobic). Immunité antibactérienne.

IMMUNITY (antitoxic). Immunité antitoxique.

IMMUNITY (antiviral). Immunité antivirale.

IMMUNITY (artificial). Immunité provoquée.

IMMUNITY (artificial active). Immunité provoquée active (vaccination).

IMMUNITY (artificial passive). Immunité provoquée passive (sérothérapie).

IMMUNITY (bacteriolytic). Immunité antibactérienne.

IMMUNITY (bacteriophage). Immunité d'une bactérie lysogène vis-à-vis d'une nouvelle attaque bactériophagique.

IMMUNITY (cell mediated). Immunité à médiation cellulaire, immunité cellulaire, immunité retardée, immunité thymo-dépendante, hypersensibilité à médiation cellulaire.

IMMUNITY (cellular). Immunité retardée. → *immunity (cell mediated).*

IMMUNITY (Colles's). Loi de Colles, loi de Baumès.

IMMUNITY (community). Immunité collective d'un groupe d'individus.

IMMUNITY (congenital). Immunité congénitale.

IMMUNITY (cross). Immunité croisée.

IMMUNITY (familial). Immunité héréditaire. → *immunity (innate).*

IMMUNITY (genetic). Immunité héréditaire. → *immunity innate.*

IMMUNITY (group). Immunité collective d'un groupe d'individus.

IMMUNITY (herd). Immunité collective d'un groupe d'individus.

IMMUNITY (humoral). Immunité à médiation humorale, immunité humorale, immunité précoce, immunité burso-dépendante.

IMMUNITY (infection). Prémunition, *s.f.* → *premunition.*

IMMUNITY (inherent or **inherited).** Immunité héréditaire. → *immunity (innate).*

IMMUNITY (innate). Immunité héréditaire, immunité inscrite dans les gènes, immunité génétique.

IMMUNITY (intra-uterine). Immunité congénitale.

IMMUNITY (local). Immunité tissulaire.

IMMUNITY (maternal). Immunité maternelle transmise à travers le placenta ou par le lait.

IMMUNITY (native). Immunité héréditaire. → *immunity (innate).*

IMMUNITY (natural). Immunité naturelle.

IMMUNITY (nonspecific). Immunité non spécifique.

IMMUNITY (opsonic). Immunité due aux opsonines.

IMMUNITY (passive). Immunité passive.

IMMUNITY (phagocytic). Phagocytose, *s.f.*

IMMUNITY (placental). Immunité congénitale.

IMMUNITY (postoncolytic). Immunité anti-tumorale apparaissant après la régression d'une tumeur antérieure.

IMMUNITY (Profeta's). Loi de Profeta.

IMMUNITY (provocated). Immunité provoquée.

IMMUNITY (racial). Résistance spontanée des individus d'une même espèce envers une infection.

IMMUNITY (relative). Prémunition, *s.f.* → *premunition.*

IMMUNITY (residual). Immunition, *s.f.* ; immunité vraie ou stérilisante, immunité de réinfection ou spontanée.

IMMUNITY (solid). Forte immunité.

IMMUNITY (species). Immunité d'espèce.

IMMUNITY (specific). Immunité spécifique.

IMMUNITY (sterile). Immunition, *s.f.*

IMMUNITY (tissue). Immunité tissulaire.

IMMUNIZATION, *s.* Immunisation, *f.*

IMMUNIZATION (active). Immunisation active.

IMMUNIZATION (collateral). Immunisation non spécifique provoquée par l'injection d'un germe différent de celui qui provoque la maladie.

IMMUNIZATION (isopathic). Immunisation active.

IMMUNIZATION (occult). Immunisation occulte.

IMMUNIZATION (passive). Immunisation passive.

IMMUNIZE (to), *v.* Immunir, immuniser.

IMMUNOABSORBENT, *s.* Support insoluble d'un antigène ou d'un anticorps capable de fixer électivement l'anticorps ou l'antigène correspondant.

IMMUNOADHERENCE, *s.* Immuno-adhérence, *f.* → *immune-adherence phenomenon.*

IMMUNOADSORBENT, *adj.* Immuno-adsorbant, ante.

IMMUNOADSORPTION, *s.* Immuno-adsorption, *f.*

IMMUNOASSAY, *s.* Dosage par la méthode immunosérologique, ou séro-immunologique.

IMMUNOBIOLOGY, *s.* Immunobiologie, *f.*

IMMUNOBLOT, *s.* Immunoblot, *m.*

IMMUNOCHEMICAL, *adj.* Immunochimique.

IMMUNOCHEMISTRY, *s.* Immunochimie, *f.*

IMMUNOCHEMOTHERAPY, *s.* Immuno-chimiothérapie, *f.*

IMMUNOCOMPETENCE, *s.* Immunocompétence, *f.*

IMMUNOCONGLUTININ, *s.* Immuno-conglutinine, *f.*

IMMUNOCYTE, *s.* Immunocyte, *m.* → *cell (immunocompetent or immunologically competent).*

IMMUNOCYTOADHERENCE, *s.* Immunocyto-adhérence, *f.*

IMMUNOCYTOCHEMISTRY, *s.* Immunocytochimie, *f.* ; immunohisto-chimie, *f.*

IMMUNOCYTOMA, *s.* Immunocytome, *m.* ; sarcome lymphoplasmocytaire, lymphome malin de type B à lymphocytes plasmocytoïdes.

IMMUNODEFICIENCY or **IMMUNODEFICIENCY SYNDROME.** Immunodéficience, *s.f.*

IMMUNODEFICIENCY (acquired) SYNDROME. Syndrome imunodéficitaire acquis, SIDA, syndrome d'immuno-dépression T épidémique, SITE, syndrome dysimmunitaire acquis, syndrome de déficit immunitaire acquis, carence immunitaire T épidémique, CITE, syndrome des homosexuels.

IMMUNODEFICIENCY (combined). Carence immunitaire combinée.

IMMUNODEFICIENCY DISEASE. Maladie immunodéficitaire. → *deficiency (immunologie or immunological) disease.*

IMMUNODEPRESSION, *s.* Immunosupression, *f.* → *immunosuppression.*

IMMUNODEPRESSIVE, *adj.* Immunosuppresseur, *m.* → *immunosuppressive.*

IMMUNODIFFUSION, *s.* Immunodiffusion, *f.*

IMMUNODIFFUSION (radial). Immunodiffusion radiale, technique de Mancini.

IMMUNOELECTROPHORESIS, *s.* Immuno-électrophorèse, *f.*

IMMUNOENHANCEMENT, *s.* Immunostimulation, *f.*

IMMUNOENZYMATIC METHOD. ELISA. → *enzyme-linked immunosorbent assay.*

IMMUNOFILTRATION, *s.* Électrosynérèse, *f.* ; immuno-électro-diffusion, *f.* ; contre-immuno-électrophorèse, *f.*

IMMUNOFIXATION, *s.* Immunofixation, *f.*

IMMUNOFLUORESCENCE PROCEDURE. Méthode de Coons. → *antibody (fluorescent) test.*

IMMUNOGEN, *s.* Immunogène, *m.*

IMMUNOGENETICS, *s.* Immunogénétique, *f.*

IMMUNOGENIC, *adj.* Immunogène ; immuno-effecteur, trice.

IMMUNOGENICITY, *s.* Immunogénicité, *f.*

IMMUNOGLOBULIN, *s.* Immunoglobuline, *f.* ; Ig, globuline immune, globuline du système γ.

IMMUNOGLOBULIN A (Ig A, A). Immunoglobine A, Ig, A, γ A, gamma A globuline.

IMMUNOGLOBULIN D (Ig D, γ D). Immunoglobuline D, Ig D, γ D, gamma D globuline.

IMMUNOGLOBULIN E (Ig E, γ E). Immunoglobuline E, Ig E, γ E, gamma E globuline.

IMMUNOGLOBULIN (exocrine). Immunoglobuline sécrétoire. → *immunoglobulin (secretory).*

IMMUNOGLOBULIN G (Ig G, γ G). Immunoglobuline G, Ig G, γ G, gamma G globuline.

IMMUNOGLOBULIN M (Ig M, γ M). Immunoglobuline M, Ig M, γ M, gamma M globuline.

IMMUNOGLOBULIN (monoclonal). Immunoglobuline monoclonale.

IMMUNOGLOBULIN (secretory). Immunoglobuline sécrétoire, immunoglobuline exocrine, Ig ou Ig A sécrétoire ou exocrine, SIg.

IMMUNOGLOBULIN (surface). Immunoglobuline de surface ou de membrane.

IMMUNOGLOBULIN (thyroid stimulating). Immunoglobuline thyréostimulante, TSI.

IMMUNOGLOBULINOPATHY, *s.* Immunoglobulinopathie, *f.*

IMMUNOHAEMATOLOGY, *s.* Immuno-hématologie, *f.*

IMMUNOLOGIC, *adj.* Immunologique.

IMMUNOLOGIC DISORDERS DISEASE. Maladie immunitaire, dysimmunopathie.

IMMUNOLOGIST, *s.* Immunologiste, *m.* ou *f.*

IMMUNOLOGY, *s.* Immunologie, *f.*

IMMUNOMODULATION, *s.* Immunomodulation, *f.*

IMMUNOPARASITOLOGY, *s.* Immunoparasitologie, *f.*

IMMUNOPATHOLOGY, *s.* Immunopathologie, *f.*

IMMUNOPOTENTIATION, *s.* Immunostimulation, *f.*

IMMUNOPOTENTIATOR, *adj.* Immunostimulateur, trice.

IMMUNOPRECIPITATION, *s.* Immunoprécipitation, *f.*

IMMUNOPROLIFERATIVE SYNDROME. Syndrome immunoprolifératif.

IMMUNOPROPHYLAXIS, *s.* Immunoprévention, *f.*

IMMUNOPROTEIN, *s.* Immunoglobuline, *f.*

IMMUNORADIOMETRIC, *adj.* Immunoradiométrique, radio-immunométrique.

IMMUNORADIOMETRIC ASSAY. Technique de dosage immunoradiométrique.

IMMUNOREGULATION, *s.* Immunorégulation, *f.*

IMMUNOSCINTIGRAPHY, *s.* Immunoscintigraphie, *f.*

IMMUNOSELECTION, *s.* Immunosélection, *f.*

IMMUNOSORBENT, *s.* Support insoluble d'un antigène ou d'un anticorps capable de fixer électivement l'anticorps ou l'antigène correspondant.

IMMUNOSTIMULANT, *adj.* Immunostimulateur, *m.* ; -trice, *f.*

IMMUNOSTIMULATION, *s.* Immunostimulation, *f.*

IMMUNOSUPPRESSANT, *adj.* Immunosuppresseur, *m.* → *immunosuppressive.*

IMMUNOSUPPRESSION, *s.* Immunodépression, immuno-suppression ou immunoinhibition, immunorépression.

IMMUNOSUPPRESSIVE, *adj.* Immunodépresseur, ssive ; immunosuppresseur, ssive ; immuno-inhibiteur, trice ; immunorépressif, ssive.

IMMUNOTHERAPY, *s.* Immunothérapie, *f.*

IMMUNOTHERAPY (active). Immunothérapie active.

IMMUNOTHERAPY (active non specific). Immunothérapie active non spécifique.

IMMUNOTHERAPY (adoptive). Immunothérapie adoptive.

IMMUNOTHERAPY (passive). Immunothérapie passive.

IMMUNOTOXIN, *s.* Immunotoxine, *f.*

IMMUNOTRANSFUSION, *s.* Immuno-transfusion, *f.* ; phylacto-transfusion, *f.*

IMMUNOTOLERANCE, *s.* Tolérance immunitaire. → *tolerance (immunological).*

IMPACTION, *s.* 1° Inclusion, *f.* – 2° Engrènement, *m.* (fracture). – 3° of the bowels : occlusion intestinale par un corps étranger (calcul, etc.). – 4° Enclavement de la tête fœtale.

IMPACTION (dental). Inclusion dentaire.

IMPACTION OF THE WISDOM TOOTH. Inclusion de la dent de sagesse.

IMPAIRMENT, *s.* Lésion, *f.* ; altération, *f.* ; insuffisance, *f.*

IMPALUDATION, *s.* Impaludation, *f.*

IMPALUDISM, *s.* Paludisme, *m.*

IMPEDANCE, *s.* Impédance, *f.*

IMPERFORATION, *s.* Imperforation, *f.*

IMPERVIOUSNESS, *s.* Inaccessibilité, *f.* ; syndrome d'Alpers.

IMPETIGINIZATION, *s.* Impétiginisation, *f.*

IMPETIGINIZED, *adj.* Impétiginé, née.

IMPETIGO, *s.* Impétigo, *m.*

IMPETIGO (Bockhart's). Impétigo de Bockhart. → *impetigo circumpilaris.*

IMPETIGO BULLOSA or **IMPETIGO (bullous).** Impétigo bulleux.

IMPETIGO CIRCINATA. Impétigo circiné.

IMPETIGO CIRCUMPILARIS. Impétigo de Bockhart, impétigo circumpilaire, ostiofolliculite staphylococcique.

IMPETIGO CONTAGIOSA. Impétigo, *m.* ; impétigo de Tilbury Fox, impétigo vrai.

IMPETIGO CONTAGIOSA BULLOSA. Impétigo de Tilbury Fox à forme bulleuse.

IMPETIGO ECZEMATODES. Impétigo de Bockhart étendu.

IMPETIGO FOLLICULARIS. Impétigo de Bockhart. → *impetigo circumpilaris.*

IMPETIGO (furfuraceous). Impétigo sec. → *impetigo pityroides.*

IMPETIGO HERPETIFORMIS. Impétigo herpétiforme.

IMPETIGO NEONATORUM, IMPETIGO OF THE NEWBORN. Pemphigus aigu des nouveau-nés.

IMPETIGO PITYROIDES. Pityriasis simplex circonscrit, dartre furfuracée ou volante, impétigo sec.

IMPETIGO SICCA. Impétigo sec. → *impetigo pityroides.*

IMPETIGO SIMPLEX, IMPETIGO STAPHYLOGENES. Impétigo staphylococcique.

IMPETIGO SYPHILITICA. Syphilides pustuleuses.

IMPETIGO OF TILBURY FOX. Impétigo, *s.m.* → *impétigo contagiosa.*

IMPETIGO VARIOLOSA. Éruption pustuleuse apparaissant entre les pustules varioliques en voie de dessication.

IMPETIGO VULGARIS. Impétigo, *s.m.* → *impetigo contagiosa.*

IMPLANT, *s.* Implant, *m.*

IMPLANTATION, *s.f.* 1° Greffe, *f.* – 2° Implantation, *f.* (de pellet). – 3° Ensemencement, avec un microbe, d'un échantillon de sang ou d'humeur dont on veut étudier le pouvoir bactéricide.

IMPLANTATION (end-to-end). Suture termino-terminale.

IMPLANTATION (filigree). Insertion d'un filet (p. ex. d'argent) dans la paroi abdominale pour la consolider après la cure d'une volumineuse hernie.

IMPLANTATION (hypodermic). Implantation sous-cutanée.

IMPLANTATION OF THE OVUM. Ovo-implantation, *s.f.*

IMPLANTATION (periosteal). Greffe tendineuse insérée dans le périoste.

IMPLANTOLOGY, *s.* Implantologie, *f.*

IMPORTED, *adj.* Importé, ée.

IMPOTENCE, IMPOTENTIA, IMPOTENCY, *s.* Impuissance, *f.*

IMPREGNATION, *s.* Imprégnation, *f.*

IMPRESSION (basilar). Impression basilaire, invagination basilaire.

IMPRESSIONS (digital). Impressions ou empreintes digitiformes.

IMPROVENIENT, *s.* Amélioration, *f.*

IMPUBERAL, *adj.* Impubère.

IMPULSE, *s.* Impulsion, *f.* ; poussée, *f.*

IMPULSE (cardiac). 1° Choc systolique de la pointe du cœur. – 2° Onde d'excitation intracardiaque.

IMPULSE (episternal). Battement aortique perçu au-dessus de la fourchette sternale.

IMPULSE (morbid). Impulsion, *s.f.*

IMPULSE (nerve, nervous, neural). Influx nerveux.

IMPULSE (premature) (cardiology). Impulsion prématurée.

IMPULSE (reciprocal or **reentrant)** (cardiology). Impulsion cardiaque par réentrée (ou rythme réciproque).

IMPULSION, *s.* Impulsion, *f.*

IMPULSION (wandering). Fugue, *s.f.*

IMPULSIVE, *adj.* Impulsif, ive.

IMPULSIVE ACT. Acte impulsif.

IMPUTABIBILY, *s.* Imputabilité, *f.*

IN UTERO. Locution latine désignant les phénomènes survenant dans l'utérus gravide : in utero.

INACTIVATION, *s.* Inactivation, *f.*

INACTIVATION OF THE COMPLEMENT. Décomplémentation, inactivation du décomplément.

INACTIVATOR, *s.* Inactivateur, *m.*

INADEQUACY, *s.* Insuffisance, *f.*

INANITION, *s.* Inanition, *f.*

INAPPETENCE, *s.* Inappétence, *f.*

INAPPROPRIATE ADH SECRETION SYNDROME or **INAPPROPRIATE SECRETION OF ANTIDIURETIC HORMONE (syndrome of).** Syndrome de sécrétion inappropriée d'hormone antidiurétique.

INBORN, *adj.* Congénital, ale.

INCAPACTIY, *s.* Incapacité, *f.*

INCARCERATION, *s.* 1° Incarcération, *f.* – 2° Enclavement, *m.*

INCIDENCE, *s.* (epidemiology), Incidence, *f.* ; fréquence des cas nouveaux (obsolete).

INCIPIENT, *adj.* Incipiens ; débutant, ante.

INCISION, *s.* Incision, *f.*

INCISION (crucial). Incision cruciale.

INCLUSION, *s.* Inclusion, *f.*

INCLUSION (dental). Inclusion dentaire.

INCLUSION DISEASE (cytomegalic or **generalized cytomegalic).** Maladie des inclusions cytomégaliques.

INCLUSION (fetal). Inclusion fœtale.

INCOMITANCE, *s.* Incomitance, *f.*

INCOMPATIBILITY, *s.* Incompatibilité, *f.*

INCOMPATIBILITY (blood). Incompatibilité sanguine.

INCOMPATIBILITY (fetomaternal blood group). Incompatibilité fœto-maternelle.

INCOMPETENCE, INCOMPETENCY, *s.* Insuffisance, *f.*

INCOMPETENCE (aortic). Insuffisance aortique.

INCOMPETENCE (ileocecal). Insuffisance de la valvule ileo-cæcale.

INCOMPETENCE (mitral). Insuffisance mitrale.

INCOMPETENCE (muscular). Insuffisance valvulaire cardiaque par atteinte d'un pilier.

INCOMPETENCE (pulmonary or **pulmonic).** Insuffisance pulmonaire.

INCOMPETENCE (pyloric). Insuffisance pylorique.

INCOMPETENCE (relative). Insuffisance valvulaire par dilatation d'une cavité cardiaque.

INCOMPETENCE (tricuspid). Insuffisance tricuspide.

INCOMPETENCE (valvular), INCOMPETENCE OF THE VALVES. Insuffisance valvulaire.

INCONTINENCE, INCONTINENTIA, *s.* Incontinence, *f.*

INCONTINENCE OF URINE. Incontinence d'urine.

INCONTINENTIA PIGMENTI. Incontinentia pigmenti, dermatose pigmentaire en éclaboussures, maladie ou syndrome de Bloch-Sulzberger, nævus chromatophore héréditaire.

INCONTINENTIA URINAE. Incontinence urinaire.

INCOORDINATION, *s.* Incoordination, *f.*

INCOORDINATION (jerky). Chorée saltatoire.

INCREMENT, *s.* Incrément, *m.*

INCRETION, *s.* Incrétion, *f.*

INCUBATION, *s.* Incubation, *f.*

INCUBATOR, *s.* Couveuse, *f.* ; incubateur, *m.* ; étuve à incubation.

INCURABLE, *adj.* Incurable.

INCUS, *s.* Incus, *m.*

INDENTATION, *s.* Indentation, *f.*

INDEX, *s.* Index, *m.* ; indice, *m.*

INDEX (air velocity). Index de rapidité de l'air.

INDEX (anthropophilic). Indice d'anthropophilie.

INDEX (buffer). Pouvoir tampon.

INDEX (cardiac). Index cardiaque.

INDEX (cardiothoracic). Index cardiothoracique.

INDEX (cephalic). Indice céphalique.

INDEX (cephaloorbital). Indice céphalo-orbital.

INDEX (cephalorachidian). Indice céphalospinal.

INDEX (cephalospinal). Indice céphalospinal.

INDEX (colour). Valeur globulaire.

INDEX (cranial). Indice céphalique.

INDEX (Duraffourd's). Index de Duraffourd.

INDEX (endemic). Index ou indice endémique.

INDEX (haemolytic). Index hémolytique.

INDEX (icteric ou **icterus).** Icterus index, index ictérique.

INDEX (iliac). Index iliaque.

INDEX (Macdonald's). Indice de Macdonald.

INDEX (opsonic). Indice opsonique.

INDEX (orbital). Indice orbitaire.

INDEX (oscillometric). Indice oscillométrique.

INDEX (parasite). Indice parasitaire.

INDEX (Pignet's). Indice Pignet.

INDEX (prothrombin). Taux de prothrombine.

INDEX (severity). Indice de gravité, indice de Knaus.

INDEX (spleen). Indice splénique.

INDEX (splenometric). Indice splénométrique ou splénomégalique.

INDEX (stroke). Index systolique.

INDEX (tension-time). Double produit.

INDEX (urea or **ureosecretory).** Constante d'Ambard.

INDEX (vital). Rapport des naissances aux décès, dans une population et un temps donnés.

INDEX (White and Bock). Indice de White et Bock.

INDICAN, *s.* Indican, *m.*

INDICANAEMIA, *s.* Indicanémie *f.*

INDICANURIA, *s.* Indicanurie, *f.*

INDICATOR, *s.* 1° Index, *m.* (2e doigt de la main). – 2° Indicateur coloré (chimie).

INDICATOR DILUTION CURVE. Indicateur d'une courbe de dilution.

INDIGENOUS, *adj.* Indigène.

INDOLENT, *adj.* Indolent, ente.

INDOPHENOLOXIDASE, *s.* Ferment respiratoire de Warburg.

INDOXYLAEMIA, *s.* Indoxylémie, *f.*

INDOXYLURIA, *s.* Indoxylurie, *f.*

INDUCER, *s.* Inducateur, *m.*

INDUCTANCE, *s.* Inductance, *f.*

INDUCTION, *s.* Induction, *f.*

INDUCTOR, *s.* Inducteur, *m.*

INDURATION, *s.* Induration, *f.*

INDURATION (black). Induration noire (fibrose avec anthracose du poumon).

INDURATION (brown). Induration brune (fibrose pulmonaire, avec pigmentation par l'hémosidérine, résultant d'une congestion pulmonaire passive chronique).

INDURATION, (cyanotic). Congestion passive par stase.

INDURATION (fibroid). Cirrhose, *s.f.*

INDURATION (Froriep's). Myosite fibreuse.

INDURATION (granular). Cirrhose, *s.f.*

INDURATION (grey). Induration grise (fibrose pulmonaire).

INDURATION (penile). Maladie de La Peyronie.

INDURATION (red). Induration rouge (fibrose pulmonaire avec congestion).

INFANCY, *s.* État de nourrisson.

INFANT, *s.* Nourrisson, *m.*

INFANT (Immature). Enfant né avant la 28e semaine de la gestation et d'un poids inférieur à 1 000 g.

INFANT (liveborn). Enfant né vivant.

INFANT (mature). Enfant né à terme.

INFANT (postmature). Enfant né après terme.

INFANT (post-term). Enfant né après terme.

INFANT (premature). Prématuré, *s.m.* - prématurée, *s.f.*

INFANT (pre-term). Enfant né avant terme.

INFANT (stiliborn). Enfant mort-né.

INFANT (terme). Enfant né à terme.

INFANTICIDE, *s.* Infanticide *m.*

INFANTICULTURE, *s.* Puériculture, *f.*

INFANTILISM, *s.* Infantilisme, *m.*

INFANTANTILISM (angioplastic). Infantilisme par aplasie vasculaire.

INFANTILISM (Brissaud's). Infantilisme type Brissaud. → *infantilism (myœdematous).*

INFANTILISM (cachetic). Infantilisme dyscrasique.

INFANTILISM (coeliac). Maladie cœliaque. → *coeliac disease.*

INFANTILISM (dysthyroidal). Infantilisme type Brissaud. → *infantilism (myxoedematous).*

INFANTILISM (hepatic). Infantilisme avec cirrhose hépatique.

INFANTILISM (Herter's). Maladie cœliaque. → *coeliac disease.*

INFANTILISM (hypophyseal). Infantilisme hypophysaire, infantilisme type Lorain, chétivisme, *m.* ; nanisme atéléiotique, nanisme hypophysaire.

INFANTILISM (idiopathic). Infantilisme type Lorain. → *infantilism (hypophyseal).*

INFANTILISM (intestinal). Maladie cœliaque. → *coeliac disease.*

INFANTILISM (Levi-Lorain or **Lorain's).** Infantilisme type Lorain. → *infantilism (hypophyseal).*

INFANTILISM (lymphatic). Infantilisme avec lymphatisme.

INFANTILISM (myxoedematous). Infantilisme type Brissaud, infantilisme dysthyroïdien, infantilisme myxoedémateux ou thyroïdien.

INFANTILISM (pancreatic). Infantilisme pancréatique.

INFANTILISM (pituitary). Infantilisme type Lorain. → *infantilism (hypophyseal).*

INFANTILISM (proportionate). Infantilisme type Lorain. → *infantilism (hypophyseal).*

INFANTILISM (regressive). Infantilisme type Gandy, infantilisme régressif, infantilisme réversif ou tardif.

INFANTILISM (renal). Nanisme rénal. → *dwarfism (renal).*

INFANTILISM (reversive). Infantilisme régressif. → *infantilism (regressive).*

INFANTILISM (sex or **sexual).** Infantilisme type Brissaud. → *infantilism (myxoedematous).*

INFANTILISM (tardy). Infantilisme régressif. → *infantilism (regressive).*

INFANTILISM (toxaemic). Maladie cœliaque. → *infantilism (hypophyseal).*

INFARCT, *s.* Infarctus, *m.*

INFARCT (anaemic). Infarctus blanc.

INFARCT (bland). Infarctus aseptique.

INFARCT (calcareous). Calcinose, *s.f.*

INFARCT (cicatrized). Infarctus cicatrisé.

INFARCT (cystic). Infarctus enkysté.

INFARCT (embolic). Infarctus d'origine embolique.

INFARCT (healed). Infarctus cicatrisé.

INFARCT (haemorrhagic). Infarctus rouge.

INFARCT (infected). Infarctus infecté.

INFARCT (myocardial). Infarctus myocardique.

INFARCT (pale). Infarctus blanc.

INFARCT (pulmonary). Infarctus pulmonaire.

INFARCT (red). Infarctus rouge.

INFARCT (remote). Infarctus en voie de cicatrisation.

INFARCT (thrombotic). Infarctus par thrombose.

INFARCT (white). Infarctus blanc.

INFARCT (Zahn's). Pseudo-infarctus du foie, dû à l'oblitération d'une branche de la veine porte.

INFARCTECTOMY, *s.* Infarctectomie, *f.*

INFARCTED, *adj.* Infarci, cie.

INFARCTION, *s.*, 1° Infarcissement, *m.* – 2° Infarctus, *m.*

INFARCTION (cardiac). Infarctus du myocarde.

INFARCTION (Impending myocardial). Syndrome de menace d'infarctus du myocarde.

INFARCTION (Intestinal). Infarctus de l'intestin.

INFARCTION (mesenteric). Infarctus mésentérique.

INFARCTION (myocardial). Infactus du myocarde.

INFARCTION (pulmonary). Infarctus pulmonaire.

INFARCTION (silent myocardial). Infarctus du myocarde muet.

INFARCTION (subendocardial myocardial). Infarctus du myocarde sous-endocardique.

INFARCTION (through-and-through myocardial). Infarctus myocardique transpariétal ; transmural.

INFARCTION (transmural myocardial). Infarctus du myocarde transmural.

INFECTING, *adj.* Infectant, ante.

INFECTION (aerial). Infection aérogène.

INFECTION (agonal). Surinfection mortelle.

INFECTION (airborne). Infection aérogène.

INFECTION ATRIUM. Point d'inoculation.

INFECTION (autochthonous). Infection autochtone.

INFECTION (bloodborne). Infection hématogène.

INFECTION (complex). Infection à germes multiples.

INFECTION (concurrent). Infection à germes multiples.

INFECTION (consecutive). Surinfection, *s.f.*

INFECTION (contact). Infection par contact direct.

INFECTION (cross). Infection croisée.

INFECTION (cryptogenic). Infection sans porte d'entrée apparente.

INFECTION (diaplacental). Infection transplacentaire.

INFECTION (direct). Infection par contact direct.

INFECTION (droplet). Infection aérogène.

INFECTION (dustborne). Infection propagée par les poussières.

INFECTION (ectogenous). Infection exogène.

INFECTION (endogenous). Infection endogène.

INFECTION (exogenous). Infection exogène.

INFECTION (falciparum). Paludisme dû à *Plasmodium falciparum.*

INFECTION (focal). Infection focale.

INFECTION (food). Infection d'origine alimentaire.

INFECTION (germinal). Infection transmise par les gamètes des parents.

INFECTION (handborne). Infection transmise par les mains.

INFECTION (herd). Infection frappant un groupe humain déterminé.

INFECTION (inapparent). Infection inapparente.

INFECTION (indirect). Infection transmise indirectement (eau, aliment, etc.)

INFECTION (insectborne). Infection propagée par les insectes.

INFECTION (latent). Infection latente.

INFECTION (mass). Infection massive.

INFECTION (metastatic). Pyohémie, *s.f.*

INFECTION (milkborne). Infection propagée par le lait.

INFECTION (mixed). Infection à germes multiples.

INFECTION (multiple). Infection à germes multiples.

INFECTION (obsidional). Infection contractée dans les tranchées.

INFECTION (opportunistic). Infection opportuniste.

INFECTION (ovale). Paludisme dû au *Plasmodium ovale.*

INFECTION (phytogenic). Infection par micro-organisme végétal.

INFECTION (primary). Primo-infection, *s.f.*

INFECTION (pyogenic). Infection à pyogènes.

INFECTION (ratborne). Infection propagée par les rats.

INFECTION (retrograde). Infection ascendante.

INFECTION (secondary). Surinfection, *s.f.*

INFECTION (self-). Auto-infection, *s.f.*

INFECTION (septic). Septicémie, *s.f.*

INFECTION (silent). Infection inapparente.

INFECTION (streptococcus). Streptococcie, *s.f.*

INFECTION (subclinical). Infection inapparente.

INFECTION (systemic). Infection générale.

INFECTION (terminal). Surinfection mortelle.

INFECTION (Vincent's). Angine de Vincent.

INFECTION (vivax). Paludisme dû au *Plasmodium vivax.*

INFECTION (waterborne). Infection transmise par l'eau.

INFECTION (zoogenetic). Infestation.

INFECTIOUS, INFECTIVE, *adj.* Infectieux, ieuse.

INFECTIOUS DISEASE. Maladie infectieuse.

INFECTIOUSNESS, *s.* Infectiosité, *f.*

INFECTIVITY, *s.* Infectiosité, *f.*

INFERIORITY COMPLEX. Complexe d'infériorité.

INFERTILITY, *s.* Infertilité, *f.*

INFESTATION, *s.* Infestation, *f.*

INFIBULATION, *s.* Infibulation, *f.*

INFILTRATE, *s.* Infiltrat, *m.*

INFILTRATE (to), *v.* Infiltrer.

INFILTRATE (Assmann's tuberculous). Infiltrat d'Assmann.

INFILTRATION, *s.* Infiltration, *f.*

INFILTRATION (adipose). Infiltration graisseuse.

INFILTRATION (amyloid). Dégénérescence amyloïde. → *amyloid degeneration.*

INFILTRATION (calcareous or **calcium).** Calcification, *f.*, → *calcification.*

INFILTRATION (cellular). Infiltration cellulaire.

INFILTRATION (circumferential). Anesthésie régionale par infiltration du pourtour du champ opératoire.

INFILTRATION (epituberculous). Épituberculose, *s.f.*

INFILTRATION (fatty). Infiltration graisseuse.

INFILTRATION (gelatinous). Infiltration grise.

INFILTRATION (glycogenic). Infiltration glycogénique.

INFILTRATION (grey). Infiltration grise (tuberculose pulmonaire aiguë).

INFILTRATION (inflammatory). Infiltration inflammatoire.

INFILTRATION OF THE LUNG (transient). Infiltrat labile du poumon.

INFILTRATION (paraneural). Anesthésie tronculaire.

INFILTRATION (perineural). Anesthésie tronculaire.

INFILTRATION (peripheral annular). Abcès annulaire de la cornée.

INFILTRATION (purulent). Suppuration diffuse.

INFILTRATION (saline). Infiltration des sels.

INFILTRATION (sanguineous). Infiltration sanguine.

INFILTRATION (serous). Infiltration de sérosité, œdème.

INFILTRATION (tuberculous). Infiltration tuberculeuse.

INFILTRATION (urinous). Infiltration de l'urine dans le périnée, après rupture urétrale.

INFILTRATION (waxy). Dégénérescence amyloïde. → *amyloid degeneration.*

INFLAMMATION, *s.* Inflammation, *f.*

INFLAMMATION (acute). Inflammation aiguë.

INFLAMMATION (adhésive). Inflammation créatrice d'adhérences, adhérence inflammatoire.

INFLAMMATION (allergic). Inflammation allergique.

INFLAMMATION (alternative). Inflammation d'un parenchyme.

INFLAMMATION (atrophic). Inflammation sclérosante.

INFLAMMATION (catarrhal). Catarrhe, *s.m.*

INFLAMMATION (chronic). Inflammation chronique.

INFLAMMATION (cirrhotic). Inflammation sclérosante.

INFLAMMATION (croupous). Inflammation à fausse membrane.

INFLAMMATION (diffuse). 1° Inflammation simultanée des tissus interstitiels et parenchymateux. – 2° Inflammation étendue.

INFLAMMATION (disseminated). Inflammation à foyers multiples.

INFLAMMATION (exudative). Inflammation exsudative.

INFLAMMATION (fibrinous). Inflammation fibrineuse.

INFLAMMATION (fibroid). Inflammation sclérosante.

INFLAMMATION (focal). Inflammation focale.

INFLAMMATION (follicular). Folliculite, *s.f.*

INFLAMMATION (gouty). Goutte aiguë.

INFLAMMATION (granulomatous). Granulome, *s.m.*

INFLAMMATION (hyperergic). Inflammation allergique.

INFLAMMATION (hyperpiastic). Inflammation hyperplastique.

INFLAMMATION (interstitial). Inflammation du tissu conjonctif.

INFLAMMATION (metastatic). Pyohémie, *s.f.*

INFLAMMATION (necrotic). Gangrène, *s.f.*

INFLAMMATION (obliterative). Oblitération inflammatoire d'une cavité ou d'un vaisseau.

INFLAMMATION (parenchymatous). Inflammation d'un parenchyme.

INFLAMMATION (plastic). Inflammation hyperplastique.

INFLAMMATION (productive). Inflammation hyperplastique.

INFLAMMATION (proliferous). Inflammation hyperplastique.

INFLAMMATION (reactive). Inflammation réactionnelle.

INFLAMMATION (rheumatic). Inflammation rhumatismale.

INFLAMMATION (sclerosing). Inflammation sclérosante.

INFLAMMATION (seroplastic). Inflammation exudative et hyperplastique.

INFLAMMATION (serous). Inflammation exsudative.

INFLAMMATION (simple). Inflammation sans exsudation ni formation de pus.

INFLAMMATION (suppurative). Suppuration.

INFLAMMATION (toxic). Inflammation de cause toxique ou toxinique.

INFLAMMATION (traumatic). Inflammation traumatique.

INFLAMMATION (unhealthy). Inflammation torpide et mutilante.

INFLAMMATORY, *adj.* Inflammatoire.

INFLUENCE, *s.* Influence, *f.*

INFLUENZA, *s.* Grippe, *f.* ; Influenza, *f.*

INFLUENZA A. Grippe à virus A.

INFLUENZA (abdominal) (misnomer). Grippe gastro-intestinale (impropre).

INFLUENZA (Asian). Grippe asiatique.

INFLUENZA B. Grippe à virus B.

INFLUENZA C. Grippe à virus C.

INFLUENZA (endemic). Grippe saisonnière.

INFLUENZA (epidemic). Grippe épidémique.

INFLUENZA (Hong Kong). Grippe de Hong Kong.

INFLUENZA (intestinal) (misnomer). Grippe intestinale (terme impropre).

INFLUENZA (suffering from). Grippé, ée, *adj.*

INFLUENZA OF ITALY (summer). Fièvre à pappataci. → *fever (pappataci).*

INFLUENZA LYMPHATICA. Mononucléose infectieuse. → *mononucleosis (infectious).*

INFLUENZA NOSTRAS. Grippe saisonnière.

INFLUENZA (Russian). Grippe russe.

INFLUENZA (Spanish). Fièvre espagnole.

INFLUENZA (swine). Grippe porcine.

INFLUENZAL, *adj.* Grippal, ale.

INFLUENZAVIRUS, *s. Influenzavirus, m.*

INFRACLOSION, *s.* Infraclosion, *f.*

INFRADUCTION, *s.* Infraduction, *f.*

INFRA-HISSIAN, *adj.* Infra-hissien, enne.

INFRARED RAYS THERAPY. Infrathermothérapie, *s.f.*

INFRASONIC THERAPY. Infrasonothérapie, *s.f.*

INFRASONIC VIBRATION. Infrason, *s.m.*

INFUNDIBULAR, *adj.* Infundibulaire.

INFUNDIBULECTOMY, *s.* Infundibulectomie, *f.*

INFUNDIBULECTOMY (Brock's). Résection de l'infundibulum pulmonaire dans la tétralogie de Fallot.

INFUNDIBULO-HYPOPHYSEAL SYNDROMES. Syndromes hypothalamiques. → *hypothalamic syndromes.*

INFUNDIBULUM, *s.* Infundibulum, *m.*

INFUSION, *s.* 1° Infusion, *f.;* tisane, *f.* – 2° Perfusion, *f.*

INFUSORIA, *s. pl.* Infusoires, *m. pl.*

INGESTA, *s. pl.* Ingesta, *m. pl.*

INGUEN, *s.* Aine, *f.*

INGUINAL, *adj.* Inguinal, ale.

INH. Isoniazide, *m.*

INHALING, *s.* Humage, *m.*

INHALATION, *s.* Inhalation, *f.*

INHERITANCE, *s.* Héritage, *m.* ; Hérédité, *f.*

INHERITANCE (alternative). Hérédité dont les caractères proviennent seulement du père ou de la mère.

INHERITANCE (amphigonous, biparental or **biending).** Hérédité convergente.

INHERITANCE (bifactorial). Hérédité bifactorielle ou bigénique, hérédité dimérique, dimérie, *s.f.*

INHERITANCE (chromosomal). Hérédité mendélienne. → *inheritance (Mendelian).*

INHERITANCE (collateral). Hérédité collatérale, collatéralité.

INHERITANCE (crisscross). Hérédité croisée.

INHERITANCE (cytoplasmic). Hérédité cytoplasmique, hérédité extra- ou non chromosomique, hérédité bifactorielle.

INHERITANCE (dominant). Hérédité dominante.

INHERITANCE (duplex). Hérédité convergente.

INHERITANCE (extrachromosomal). Hérédité cytoplasmique.

INHERITANCE (extranuclear). Hérédité cytoplasmique.

INHERITANCE (holandric). Hérédité holandrique.

INHERITANCE (hologynic). Hérédité hologynique.

INHERITANCE (homochronous). Hérédité homochrone.

INHERITANCE (homotropic). Hérédité prétendue des caractères acquis.

INHERITANCE (maternal). Hérédité maternelle ou matrocline, matroclinie.

INHERITANCE (mendelian). Hérédité mendélienne, hérédité chromosomique.

INHERITANCE (monofactorial). Hérédité unifactorielle, hérédité monofactorielle, hérédité monomérique, hérédité monogénique.

INHERITANCE (monogenic). Hérédité unifactorielle. → *inheritance (monofactorial).*

INHERITANCE (mosaic). Hérédité dans laquelle les caractères paternels dominent dans un groupe de cellules et les maternels dans un autre (pigmentation en bandes si les parents sont de couleurs différentes).

INHERITANCE (multigenic). Hérédité polyfactorielle. → *inheritance (polygenic).*

INHERITANCE (non-mendelian). Hérédité non mendélienne.

INHERITANCE (polygenic). Hérédité multifactorielle, hérédité polyfactorielle, hérédité polygénique, hérédité polymérique, polymérie.

INHERITANCE (quantitative). Hérédité polyfactorielle. → *inheritance (polygenic).*

INHERITANCE (recessive). Hérédité récessive.

INHIBIN, *s.* Inhibine, *f.*

INHIBITION, *s.* Inhibition, *f.*

INHIBITION (allosteric). Inhibition d'une enzyme par allostérie.

INHIBITION (colony) TEST. Test d'inhibition des colonies cellulaires ou des fibroblastes.

INHIBITION (competitive) (biochemistry). Inhibition concurrentielle.

INHIBITION (endproduct). Inhibition par rétroaction.

INHIBITION (enzyme). Inhibition d'une enzyme.

INHIBITION (feedback). Inhibition par rétroaction.

INHIBITION (non competitive) (biochemistry). Inhibition non concurrentielle.

INHIBITION (proactive). Inhibition de l'acquisition de faits récents par le souvenir de faits antérieurs.

INHIBITION (reflex). Réflexe inhibiteur.

INHIBITION (retroactive). Abolition du souvenir de faits anciens par la survenue d'un fait récent.

INHIBITION (selective). Inhibition concurrentielle.

INHIBITION (uncompetitive). Inhibition globale de l'ensemble enzyme-substrat.

INHIBITION (Wedensky's). Inhibition de Wedensky.

INHIBITIVE, *adj.* Inhibiteur, trice.

INHIBITOR, *s.* Inhibiteur, *m.*

INHIBITOR (aldosterone). Anti-aldostérone.

INHIBITOR (carbonic anhydrase). Inhibiteur de l'anhydrase carbonique.

INHIBITOR OF DNA SYNTHESIS. Facteur d'inhibition de la synthèse de l'ADN.

INHIBITOR (α-glucosidase). Inhibiteur de l'α-glucosidase.

INHIBITOR (monoamine oxidase). Inhibiteur de la monoamine oxydase, IMAO.

INHIBITORY, *adj.* Inhibiteur, trice.

INIENCEPHALUS, *s.* Iniencéphale, *m.*

INIODYMUS, *s.* Iniodyme, *m.*

INION, *s.* Inion, *m.*

INIOPAGUS, *s.* Iniodyme, *m.*

INIOPS, *s.* Iniope, *m.*

INJECTIO, *s.* Soluté injectable.

INJECTION, *s.* 1° Injection, *f.* – 2° Soluté ou solution injectable. – 3° Congestion, *f.*

INJECTION (anatomical). Injection anatomique.

INJECTION (booster). Injection de rappel.

INJECTION (Brown-Séquard's). Injection d'extrait testiculaire.

INJECTION (coarse). Injection anatomique localisée aux gros vaisseaux.

INJECTION (capillary). Congestion des capillaires.

INJECTION (depot). Injection-retard, injection d'un produit en suspension (à effet retard).

INJECTION (endermic). Injection intradermique.

INJECTION (epidural). Injection épidurale.

INJECTION (epifascial). Injection au-dessus du plan d'un fascia.

INJECTION (exciting). Injection préparante.

INJECTION (fine). Injection anatomique poussée jusqu'aux plus petits vaisseaux.

INJECTION (gaseous). Injection gazeuse ou d'air.

INJECTION (hypodermatic or hypodermic). Injection anatomique localisée aux gros vaisseaux.

INJECTION (Intracardiac). Injection intracardiaque.

INJECTION (Intracutaneous). Injection intradermique.

INJECTION (Intradermic or Intradermal). Injection anatomique localisée aux gros vaisseaux.

INJECTION (Intramuscular). Injection intramusculaire.

INJECTION (Intrathecal). Injection dans l'espace sous-arachnoïdien.

INJECTION (Intravascular). Injection intravasculaire.

INJECTION (Intravenous). Injection intraveineuse.

INJECTION (jet). Injection sous-cutanée sans aiguille d'un fin jet de liquide sous très forte pression.

INJECTION (opacifying). Injection opacifiante (liquide opaque aux rayons X).

INJECTION (paraperiosteal). Injection près du périoste d'un produit anesthésique.

INJECTION (parenchymatous). Injection dans un organe plein.

INJECTION (preparatory). Injection préparante.

INJECTION (preservative). Injection conservatrice (sur un cadavre).

INJECTION (reacting or releasing). Injection déchaînante.

INJECTION (Schlösser's). Alcoolisation du trijumeau.

INJECTION (sclerosing). Injection sclérosante.

INJECTION (sensitizing). Injection sensibilisante ou préparante.

INJECTION (subcutaneous). Injection sous-cutanée.

INJURY, *s.* Lésion, *f.;* blessure, *f.*

INJURY (acute radiation or irradiation). Syndrome aigu des radiations.

INJURY (air-blast). Accident du souffle (explosion aérienne).

INJURY (birth). Lésion du nouveau-né au cours de l'accouchement.

INJURY (blast). Accidents du souffle.

INJURY (cardiac radiation). Cardiopathie radique.

INJURY (cold). Froidure, *s.f.*

INJURY (crush). Syndrome d'écrasement, syndrome de Bywaters.

INJURY CURRENT, INJURY (current of). Courant de lésion.

INJURY (deceleration). Lésion par décélération rapide du corps.

INJURY (egg-white). Carence en biotine.

INJURY (electrical). Électrisation, *s.f.*

INJURY (Goyrand's). Subluxation de la tête radiale, pronation douloureuse des enfants.

INJURY (latent tissue). Radiolésion d'apparition tardive.

INJURY (occupational). Lésion professionnelle.

INJURY POTENTIAL. Courant de lésion.

INJURY (radiation). Radiopathie, *s.f.;* radiolésion, *s.f.*

INJURY (steering-wheel). Contusion cardiaque par choc contre le volant (accident d'auto).

INJURY (whiplash). Coup du lapin.

INLET, INLET OF THE PELVIS. Détroit supérieur du bassin.

IMMAN'S DISEASE. Myalgie, *s.f.*

INNATE, *adj.* Congénital, ale.

INNATENESS, *s.* Innéité, *f.*

INNERVATION, *s.* Innervation, *f.*

INNERVATION (reciprocal). Innervation réciproque.

INNOCUOUSNESS, *s.* Innocuité, *f.*

INOCHONDROMA, *s.* Chondrofibrome, *m.*

INOCULATION, *s.* Inoculation, *f.*

INOCULUM, *s.* Inoculum, *m.*

INOPERABLE, *adj.* Inopérable.

INOPEXIA, *s.* Inopexie, *f.*

INORGANIC, *adj.* Anorganique, inorganique.

INOSCOPY, *s.* Inoscopie, *f.*

INOSCULATION, *s.* Inoculation, *f.*

INOSITIS, *s.* Fibrosite, *f.*

INOSITOL, *s.* Méso-inositol, *m.;* bios I, *m.;* vitamine B_7.

INOTROPIC, *adj.* Inotrope. – *negatively i.* Inotrope négatif. – *positively i.* Inotrope positif.

INSANE, *adj. s.* Aliéné, née ; fou, folle.

INSANITY, *s.* Aliénation, *f.;* aliénation mentale, folie, *f.*

INSANITY (adolescent). Démence précoce, schizophrénie.

INSANITY (affective). Psychose maniaco-dépressive.

INSANITY (alternating). Folie alterne, folie à formes alternes, délire à formes alternes chez les enfants.

INSANITY (choreic). Chorée de Huntington, chorée héréditaire.

INSANITY (circular). Folie circulaire, psychose circulaire.

INSANITY (climacteric). Psychose de la ménopause.

INSANITY (communicated). Folie communiquée.

INSANITY (compulsive). Psychose impulsive.

INSANITY (confusional). Psychose toxi-infectieuse.

INSANITY (consecutive). Folie sympathique.

INSANITY (cyclic). Folie circulaire.

INSANITY (delusional). Hallucinose, *s.f.*

INSANITY (depressive). Mélancolie, *s.f.*

INSANITY (deuteropathic). Folie sympathique.

INSANITY (double). Folie à deux.

INSANITY (doubting). Folie du doute.

INSANITY (emotional). Folie périodique. → *psychosis (manic-depressive).*

INSANITY (homochronous). Psychose apparaissant chez les enfants au même âge que chez les parents.

INSANITY (limitative). Variété de folie à deux.

INSANITY (impulsive). Psychose impulsive.

INSANITY (induced). Folie communiquée.

INSANITY (intermittent). Folie périodique. → *psychosis (manic-depressive).*

INSANITY (melancolic). Mélancolie, *s.f.*

INSANITY (moral). Perversité, *s.f.*

INSANITY (perceptional). Hallucinose, *s.f.*

INSANITY (periodic). Folie périodique. → *psychosis (manic-depressive).*

INSANITY (polyneuritic). Syndrome de Korsakoff.

INSANITY (pubescent). Démence précoce.

INSANITY (puerperal). Folie puerpérale.

INSANITY (recurrent). Folie périodique. → *psychosis (manic-depressive).*

INSANITY (religious). Théomanie, *s.f.*

INSANITY (simultaneous). Folie simultanée.

INSANITY (toxic). Psychose toxique.

INSECTA, *s.pl.* Insectes, *m.*

INSEMINATION, *s.* Insémination, *f.*

INSEMINATION (artificial). Insémination artificielle.

INSEMINATION (artificial) BY DONNOR, (AID). Insémination artificielle avec donneur.

INSEMINATION (artificial) BY HUSBAND, (AIH). Insémination artificielle avec le sperme du mari.

INSEMINATION (homologous donnor). Insémination artificielle avec le sperme du mari.

INSERTION, *s.* Insertion, *f.*

INSERTION (parasol). Insertion vélamenteuse du cordon. → *insertion (velamentous).*

INSERTION (velamentous). Insertion vélamenteuse du cordon, placenta de Lobstein, anomalie de Benckiser.

INSOLATION, *s.* Insolation, *f.*

INSOMNIA, *s.* Insomnie, *f.*

INSOMNIA (fatal familial). Insomnie familiale fatale.

INSORPTION, *s.* Insorption, *f.*

INSPECTION, *s.* Inspection, *f.*

INSPIRATION, *s.* Inspiration, *f.*

INSTABILITY (chromosomal). Instabilité chromosomique.

INSTABILITY (emotional). Constitution émotive de Dupré.

INSTEP, *s.* Cou-de-pied, *m.*

INSTILLATION, *s.* Instillation, *f.*

INSUFFICIENCY, *s.* Insuffisance, *f.*

INSUFFICIENCY (acute coronary). Syndrome prémonitoire d'infarctus myocardique.

INSUFFICIENCY (adrenal), INSUFFICIENCY (adrenal cortical). Acorticisme, *s.m.* ; insuffisance surrénale.

INSUFFICIENCY (antehypophyseal). Hypopituitarisme antérieur, insuffisance antéhypophysaire, syndrome de Bickel, panhypopituitarisme, *s.m.*

INSUFFICIENCY (aortic). Insuffisance aortique.

INSUFFICIENCY (basilar), INSUFFICIENCY (basilar artery) SYNDROME. Insuffisance vertébro-basilaire, syndrome vertébro-basilaire.

INSUFFICIENCY (brachial-basilar). Vol sous-clavier. → *subclavian steal syndrome.*

INSUFFICIENCY (capsular). Hypocorticisme, *s.m.*

INSUFFICIENCY (cardiac). Insuffisance cardiaque.

INSUFFICIENCY (coronary). Insuffisance coronaire.

INSUFFICIENCY OF THE EXTERNI. Paralysie des droits externes des yeux.

INSUFFICIENCY (gastric or **gastromotor).** Atonie gastrique.

INSUFFICIENCY (hepatic). Insuffisance hépatique.

INSUFFICIENCY OF THE INTERNI. Paralysie des droits internes des yeux.

INSUFFICIENCY (mitral). Insuffisance mitrale.

INSUFFICIENCY (muscular). Insuffisance musculaire.

INSUFFICIENCY (myocardial). Insuffisance cardiaque.

INSUFFICIENCY (parathyroid). Insuffisance parathyroïde.

INSUFFICIENCY (post-traumatic pulmonary). Poumon de choc.

INSUFFICIENCY (proteopexic). Insuffisance de la fonction protéopexique du foie.

INSUFFICIENCY (pyloric). Insuffisance pylorique.

INSUFFICIENCY (renal). Insuffisance rénale.

INSUFFICIENCY (respiratory). Insuffisance respiratoire, insuffisance pulmonaire.

INSUFFICIENCY (thyroid). Hypothyroïdie, *s.f.*

INSUFFICIENCY (tricuspid). Insuffisance tricuspide.

INSUFFICIENCY (uterine). Atonie utérine.

INSUFFICIENCY (valvular) or **i. of the valves.** Insuffisance valvulaire.

INSUFFICIENCY (venous). Stase veineuse.

INSUFFICIENCY (ventilatory). Insuffisance ventilatoire.

INSUFFICIENCY (vertebral-basilar artery) SYNDROME. Insuffisance vertébro-basilaire.

INSUFFICIENTIA VERTEBRAE. Insuffisance vertébrale.

INSUFFLATION, *s.* Insufflation, *f.*

INSUFFLATION (cranial). Encéphalographie gazeuse.

INSUFFLATION (endotracheal). Insufflation d'air dans la trachée par intubation.

INSUFFLATION (intratracheal). Insufflation d'air dans la trachée par intubation.

INSUFFLATION OF THE LUNGS. Insufflation des poumons (respiration artificielle).

INSUFFLATION (perirenal). Pneumorein, *s.m.*

INSUFFLATION (tubal). Insufflation tubaire.

INSULAR, *adj.* Insulaire.

INSULIN, *s.* Insuline, *f.*

INSULIN AUTOIMMUNE SYNDROME. Syndrome insulinique autoimmun.

INSULIN (big). Pro-insuline, *s.f.*

INSULIN (delayed). Insuline retard.

INSULIN-DEPENDANCE, *s.* Insulino-dépendance.

INSULIN (protamine-zinc). Insuline protamine-zinc, IPZ.

INSULIN-GLUCOSE TEST. Test insuline-glucose.

INSULIN SHOCK. Choc insulinique.

INSULINAEMIA, *s.* Insulinémie, *f.*

INSULINIZATION, *s.* Insulinothérapie, *f.*

INSULIN LIPODYSTROPHY, *s.* Lipodystrophie insulinique.

INSULIN-RESISTANCE, *s.* Insulino-résistance, *f.*

INSULINOMA, *s.* Insulinome, *m.* ; nésidioblastome, *m.* ; tumeur langerhansienne.

INSULINOPENIC, *adj.* Insulinoprive.

INSULITIS, *s.* Insulite, *f.*

INSULINOME, *s.* Insulinome, *m.*

INTEGRIN, *s.* Intégrine, *f.*

INTEGUMENT, *s.* Tégument, *m.*

INTELLIGENCE, *s.* Intelligence, *f.*

INTENTION, *s.* Intention, *f.*

INTERATRIAL SEPTAL DEFECT. Communication interauriculaire.

INTERCADENCE, *s.* Perception au pouls d'une extrasystole.

INTERCALATING, *adj.* Intercalant, ante.

INTERCOSTAL, *adj.* Intercostal, ale.

INTERCURRENT, *adj.* Intercurrent, ente.

INTERFERENCE, *s.* Interférence, *f.*

INTERFEROMETRY, *s.* Interférométrie, *f.*

INTERFERON, *s.* Interféron, *m.*

INTERLEUKIN, *s.* Interleukine, *f.*

INTERLEUKIN 1, (IL 1). Interleukine 1, facteur d'activation des lymphocytes.

INTERLEUKIN 2 (IL 2). Interleukine 2, facteur de croissance des lymphocytes T.

INTERLOBITIS, *s.* Interlobite, *f.*

INTERMEDIARY BODY. Ambocepteur, *s.m.*

INTERMEDIN, *s.* Hormone mélanotrope. → *hormone (chromatophorotrophic).*

INTERMENSTRUAL, *s.* Intermenstruel, elle.

INTERMISSION, *s.* Intermission, *f.*

INTERMISSION (deceptive). Accalmie traitresse.

INTERMISSION OF THE HEART. Intermittence du cœur.

INTERMISSION OF THE PULSE. Intermittence du pouls.

INTERMITTENT, *adj.* Intermittent, ente.

INTERNAL, *adj.* Interne.

INTERNALIZATION, *s.* Internalisation, *f.*

INTERNIST, *s.* Interniste, *m. f.*

INTEROCEPTOR, *s.* Intérocepteur, *m.*

INTEROSSEOUS, *adj.* Interosseux, euse.

INTERPHASE, *s.* Interphase, *f.*

INTERSEX, *s.* 1° Intersexualité. *f.* – 2° Intersexué, *m.*

INTERSEX (female). Gynandrie, *f.*

INTERSEX (male). Androgynie, *f.*

INTERSEX (true). Hermaphrodisme vrai.

INTERSEXUAL, *adj.* Intersexué, ée.

INTERSEXUALITY, *s.* Intersexualité *f.*

INTERSTITIAL, *adj.* Interstitiel, ielle.

INTERSTITIOMA, *s.* Tumeur leydigienne.

INTERSYSTOLE, *s.* Intersystole, *f.*

INTERTRIGINOUS, *adj.* Intertrigineux, euse.

INTERTRIGO, *s.* Intertrigo, *m.* ; érythème intertrigo.

INTERVAL, *s.* Intervalle, *m.* ; espace, *m.*

INTERVAL (lucid). Intervalle libre ou lucide.

INTERVALS (systolic time). Intervalles de temps systoliques.

INTERVENTRICULAR, *adj.* Interventriculaire.

INTERVERTEBRAL, *adj.* Intervertébral, ale.

INTESTINE, *s.* Intestin, *m.*

INTESTINE (iced). Péritonite encapsulante.

INTESTINAL, *adj.* Intestinal, ale.

INTOLERANCE, *s.* Intolérance, *f.*

INTIMA, *s.* Intima, *f.*

INTORSION, *s.* Intorsion, *f.*

INTOXICATION, *s.* Intoxication, *f.* ; empoisonnement, *m.*

INTOXICATION (acid). Acidose, *s.f.*

INTOXICATION (acute hydrogen sulfide). Sulfhydrisme aigu, plomb des vidangeurs.

INTOXICATION (alkaline). Alcalose, *s.f.*

INTOXICATION (anaphylactic). Choc anaphylactique.

INTOXICATION (chronic hydrogen sulfide). Sulfhydrisme chronique ou lent.

INTOXICATION (inapparent). Intoxication inapparente.

INTOXICATION (intestinal). Intoxication intestinale.

INTOXICATION (menstrual). Fièvre menstruelle.

INTOXICATION (potassium). Kalisme, *s.m.* ; potassisme, *s.m.*

INTOXICATION (premenstrual). Syndrome prémenstruel.

INTOXICATION (putrid). Empoisonnement par les toxines de putréfaction.

INTOXICATION (röntgen). Mal des rayons.

INTOXICATION (septic). Empoisonnement par les toxines de putréfaction.

INTOXICATION (serum). Maladie du sérum.

INTOXICATION (subclinical). Intoxication inapparente.

INTOXICATION (water). Syndrome d'intoxication par l'eau.

INTRA-ARTERIAL, *adj.* Intra-artériel, elle.

INTRACAPSULAR, *adj.* Intracapsulaire.

INTRACARDIAC, INTRACORDAL, *adj.* Intracardiaque.

INTRACRANIAL, *adj.* Intracrânien, enne.

INTRACYTOPLASMIC, *adj.* Intracytoplasmique.

INTRADERMAL, INTRADERMIC, *adj.* Intradermique.

INTRADERMAL REACTION. Intradermo-réaction, *s.f.*

INTRADERMOREACTION, *s.* Intradermo-réaction, *f.*

INTRAHEPATIC, *adj.* Intra-hépatique.

INTRAMEDULLARY, *adj.* Intramédullaire.

INTRAMURAL, *adj.* Intramural, ale.

INTRAMUSCULAR, *adj.* Intramusculaire.

INTRARACHIDIAN, *adj.* Intrarachidien, enne.

INTRASCLERAL, *adj.* Intrascléral, ale.

INTRASELLAR, *adj.* Intrasellaire.

INTRASPINAL, *adj.* Intrarachidien, enne ; intravertébral, ale ; intrathécal, ale.

INTRATHECAL, *adj.* Intrathécal, ale.

INTRAVASCULAR, *adj.* Intravasculaire.

INTRAVENOUS, *adj.* Intraveineux, euse ; endoveineux, euse.

INTRAVENTRICULAR, *adj.* Intraventriculaire.

INTRAVERTEBRAL, *adj.* Intrarachidien, enne.

INTRINSIC, *adj.* Intrinsèque.

INTRODUCER, *s.* Intubateur, *m.*

INTROJECTION, *s.* Introjection, *f.*

INTRON, *s.* Intron, *f.*

INTROSUSCEPTION, *s.* Intussusception, *f.*

INTROVERSION, *s.* Introversion, *m.*

INTROVERT, *adj.* Introverti, ie.

INTUBATION, *s.* Intubation, *f.*

INTUBATION (endotracheal). Intubation endotrachéale.

INTUBATION OF THE LARYNX. Tubage du larynx, intubation du larynx.

INTUBATOR, *s.* Intubateur, *m.*

INTUMESCENCE, *s.* Intumescence, *f.* ; tumescence, *f.*

INTUSSUSCEPTION, *s.* Intussusception, *f.*

INULIN, *s.* Insuline, *f.*

INULINE CLEARANCE TEST. Épreuve à l'insuline.

INUCTION, *s.* Onction, *f.* ; inunction, *f.*

INVAGINATION, *s.* 1° Invagination, *f.* – 2° Procédé de cure radicale de hernie.

INVAGINATION (basilar), *s.* Crâne platybasique.

INVALID, *adj.* Invalide.

INVASIN, *s.* Facteur de diffusion.

INVASION, *s.* Invasion, *f.*

INVASIVE, *adj.* Effractif, ive ; envahissant, te.

INVERSION, *s.* Inversion, *f.*

INVERSION (chromosome). Inversion chromosomique.

INVERSION (sexual). Homosexualité.

INVERSION (thermic). Inversion thermique.

INVERSION OF THE UTERUS. Inversion de l'utérus.

INVERSION (visceral). Situs inversus. → *situs inversus viscerum.*

INVESTIGATOR, *s.* Investigateur, *m.*

INVERT, *s.* Homosexuel, elle, *m.*, *f.*

INVERTASE, INVERTIN, *s.* Invertase, *f.* ; invertine, *f.*

INVOLUTION, *s.* Involution, *f.*

INVOLUTION (senile). Involution stérile.

INVOLUTION OF THE UTERUS. Involution utérine.

IODAEMIA, *s.* Iodémie, *f.*

IOD-BASEDOW. Iod-Basedow, *m.*

IODIN, *s.*, Iode, *f.*

IODINE (butanol extractable). Iode hormonal, iode extractible par le butanol.

IODINE TEST (radioactive), IODINE UPTAKE TEST (radioactive). Test à l'iode radioactif, test de fixation à l'iode radioactif.

IODISM, *s.* Iodisme, *m.*

IODODERMA, *s.* Iodide, *f.*

IODOPHILIA, *s.* Iodophilie, *f.*

IODOTHYRINE, *s.* Iodothyrine, *f.*

IODOTYROSINE, *s.* Iodotyrosine, *f.*

IODURIA, *s.* Iodurie, *f.*

ION, *s.* Ion, *m.*

IONIC MEDICATION. Ionophorèse, *f.*

IONIZATION, *s.* Ionisation, *f.*

IONIZATION (medical). Ionophorèse, *f.*

IONOTHERAPY, *s.* Ionothérapie, *f.*

IONTHERAPY, *s.* Ionophorèse, *f.*

IONTOPHORESIS, *s.* Ionophorèse, *f.*

IOPHOBIA, *s.* Iophobie, *f.*

IOTACISM, *s.* Iotacisme, *m.*

IOWA NEUROPATHY. Neuropathie de l'Iowa.

IPECACUHANA, *s.* Ipéca, *m.*

IPSILATERAL, IPSOLATERAL, *adj.* Homolatéral, ale ; ipsilatéral, ale.

IQ. Abréviation de Intelligence Quotient. QI, quotient intellectuel.

IRIDAUXESIS, *s.* Épaississement de l'iris.

IRIDECTOMY, *s.* Iridectomie, *f.*

IRIDECTOMY (antiphlogistic). Iridectomie antiphlogistique.

IRIDECTOMY (optic). Iridectomie optique.

IRIDECTOMY (stenopeic). Iridectomie punctiforme respectant le sphincter.

IRIDENCLEISIS, *s.* Iridencleisis, *m.*

IRIDIZATION, *s.* Iridopsie, *f.*

IRIDOCELE, *s.* Iridocèle, *f.*

IRIDOCHOROIDITIS, *s.* Iridochoroïdite, *f.*

IRIDOCYCLITIS, *s.* Iridocyclite, *f.*

IRIDOCYCLITIS RECIDIVANS PURULENTA. Iritis de Behçet.

IRIDOCYCLITIS (recurrent) WITH HYPOPYON. Iritis de Behçet.

IRIDODONESIS, *s.* Iridodonèse, *f.* ; iridodonésis, *m.* ; iris tremulans.

IRIDOLOGY, *s.* Iridologie, *f.*

IRIDOSCOPY, *s.* Iridoscopie, *f.*

IRIDOPARALYSIS, IRIDOPLEGIA, *s.* Iridoplégie, *f.*

IRIDOPLEGIA (accommodation). Absence de réaction pupillaire à l'accommodation.

IRIDOPLEGIA (complete). Absence de réaction pupillaire à toute excitation.

IRIDORHEXIS, *s.* Iridorrhexie, *f.* ; iridorrhexis, *f.*

IRIDOSCHISIS, *s.* Iridoschisis, *m.*

IRIDOSCOPE, *s.* Corescope, *m.*

IRIDOTOMY, *s.* Iridotomie, *f.* ; iritomie, *f.*

IRIS, *s.* Iris, *m.*

IRIS (herpes). Herpès iris.

IRIS (tremulous). Iridodonèse, *f.*

IRISOPSIA, *s.* Iridopsie, *f.*

IRITIS, *s.* Iritis, *f.*

IRITIS BLENNORRHAGIQUE À RECHUTES. Hypopyon à rechutes.

IRITIS RECIDIVANS STAPHYLOCOCCO-ALLERGICA. Hypopyon à rechutes.

IRITIS SEPTICA. Iritis de Behçet.

IRITOMY, *s.* Iridotomie, *f.*

IRMA. Technique de dosage immunoradiologique (immuno-radiometric assay).

IRON, *s.* Fer, *m.*

IRON LUNG. Poumon d'acier.

IRON STORAGE DISEASE. Hémochromatose idiopathique familiale.

IROTOMY, *s.* Iridotomie, *f.*

IRRADIATION, *s.* Rayonnement, *m.* ; irradiation, *f.* ; diffusion anormale de l'influx nerveux.

IRRADIATION (cross-fire). Irradiation à feux croisés.

IRRADIATION WITH FRACTIONAL DOSES. Irradiation à doses fractionnées.

IRRADIATION (interstitial). Curiepuncture, *f.* ; radiumpuncture, *f.*

IRRADIATION (Medinger-Craver). Irradiation corporelle totale.

IRRADIATION (remote). Irradiation à distance.

IRRADIATION (single dose). Irradiation à dose unique.

IRRADIATION (whole body). Irradiation corporelle totale.

IRRADIATION (intraurethral). Injection urétrale.

IRRITABILITY, *s.* Irritabilité, *f.* ; incitabilité, *f.*

IRRITABILITY (law of specific). Loi d'irritabilité spécifique, loi de Müller.

IRV. Volume de réserve inspiratoire.

IRVINE'S SYNDROME. Syndrome d'Irvine Gass.

ISAAC'S SYNDROME. Syndrome d'Isaacs *ou* d'Isaacs-Mertens.

ISAGA. Abréviation de Immuno Sorbent Agglutination Assay (Immuno adhérence agglutination).

ISAMBERT'S DISEASE. Maladie d'Isambert, angine scrofuleuse.

ISCHAEMIA, ISCHEMIA, (américain), *s.* Ischémie, *f.*

ISCHAEMIA CORDIS INTERMITTENS. Angine de poitrine coronarienne d'effort.

ISCHAEMIA-LESION SYNDROME (electrocardiography). Syndrome d'ischémie-lésion.

ISCHAEMIA (silent myocardial). Ischémie myocardique silencieuse.

ISCHIADELPHUS, ISCHIODIDYMUS, ISCHIOPAGUS, *s.* Ischiadelphe, *m.* ; ischiopage, *m.*

ISCHIOCELE, *s.* Hernie ischiatique.

ISCHIOPUBIOTOMY, *s.* Ischiopubiotomie, *f.* ; pélycotomie, *f.* ; opération de Farabeuf.

ISCHURIA, *s.* ; Ischurie, *f.*

ISCHURIA PARADOXA. Miction par regorgement.

ISHIHARA'S TEST. Test d'Ishihara.

ISOAGGLUTINATION, *s.* Iso-agglutination, *f.* ; isohémagglutination, *f.*

ISOAGGLUTININ, *s.* Isoagglutinine, *f.* ; isohémagglutinine, *f.*

ISOAGGLUTINOGEN, *s.* Iso-agglutinogène, *m.*

ISOALLERGY, *s.* Iso-allergie, *f.*

ISOANDROSTERONE, *s.* Iso-androstérone, *f.*

ISOANTIBODY, *s.* Iso-anticorps, *m.* ; allo-anticorps, *m.*

ISOANTIGEN, *s.* Iso-antigène, *m.* ; allo-antigène, *m.*

ISOBODY, *s.* Iso-anticorps, *m.*

ISOCHROMIC, *adj.* Isochrome, orthochrome.

ISOCHROMOSOME, *s.* Isochromosome, *m.*

ISOCHRON, *adj.* Isochrone.

ISOCHRONAL, *adj.* Isochrone.

ISOCHRONIA, *s.* Isochronisme, *m.*

ISOCHRONIC, *adj.* Isochrone.

ISOCHRONISM, *s.* Isochronisme, *m.*

ISOCHRONOUS, *adj.* Isochrone.

ISOCINETIC, *adj.* Isocinétique.

ISOCOAGULABILITY, *s.* Isocoagulabilité, *f.*

ISOCORIA, *s.* Isocorie, *f.*

ISOCORTEX, *s.* Isocortex, *m.*

ISOCYTOSIS, *s.* Isocytose, *f.*

ISODACTYLISM, *s.* Isodactylie, *f.*

ISODIAGNOSIS, *s.* Isodiagnostic, *m.*

ISODYNAMIA (foods). Isodynamie des aliments.

ISODYNAMIC, *adj.* Isodyname.

ISODYNAMIC FOODS. Aliments isodynames.

ISOELECTRIC LEVEL. Ligne iso-électrique.

ISOELECTRIC POINT or **ZONE.** Point iso-électrique, pHi.

ISOENZYME, *s.* Isozyme, *f.* ; iso-enzyme, *f.*

ISOGENIC, ISOGENIC, ISOGENOUS, *adj.* Isogénique.

ISOGRAFT, *s.* Isogreffe, *f.* ; greffe isogénique, greffe isologue, greffe syngénique.

ISOHAEMAGGLUTINATION, *s.* Iso-agglutination, *f.*

ISOHAEMAGGLUTININ, *s.* Iso-agglutinine, *f.*

ISOHAEMOLYSIN, *s.* Iso-hémolysine, *f.* ; isolysine, *f.*

ISOIMMUNIZATION, *s.* Iso-immunisation, *f.* ; alloimmunisation, *f.* ; iso-agression, *f.* ; iso-sensibilisation, *f.*

ISOIMMUNISATION (Rh). Iso-immunisation anti-Rh.

ISOLATE, *s.* Isolat, *m.*

ISOLEUCINE, *s.* Isoleucine, *f.*

ISOLEUKOAGGLUTININ, *s.* Iso-leuco-anticorps, *m.*

ISOLOGOUS, *adj.* Isogénique.

ISOLYSIN, *s.* Iso-hémolysine, *f.*

ISOMER, *s.* Isomère, *m.*

ISOMERASE, *s.* Isomérase, *f.*

ISOMERISM, *s.* Isomérisme, *m.*, isomérie, *f.*

ISOMETRIC, *adj.* Isométrique.

ISOMORPHIC EFFECT or **RESPONSE** or **PROVOCATIVE REACTION.** Phénomène de Köbner.

ISOMORPHOUS, *adj.* Isomorphe.

ISONIAZID, *s.* Isoniazide, *f.*

ISOPATHY, *s.* Isopathie, *f.*

ISOPHANE, *adj.* Isophane.

ISOPHENOLIZATION, *s.* Isophénolisation, *f.* ; opération de Döppler.

ISOPRENALINE, *s.* Isoprénaline, *f.* ; isoprotérénol, *m.*

ISOPROTERENOL, *s.* Isoprénaline, *f.*

ISOSEROTHERAPY, *s.* Emploi thérapeutique, dans une maladie du sérum d'un sujet guéri de la même infection.

ISOSERUM, *s.* Sérum de convalescent ou d'ancien malade.

ISOSEXUAL, *adj.* Isosexuel, elle.

***ISOSPORA*,** *s. Isospora, f.*

***ISOSPORA BELLI*.** *Isospora belli.*

ISOSPORIASIS, *s.* Isosporidiose, *f.*

ISOSTHENURIA, *s.* Isosthénurie, *f.*

ISOTHERAPY, *s.* Isothérapie, *f.*

ISOTHERMAL, ISOTHERMIC, *adj.* Isotherme.

ISOTHERMOGNOSIS, *s.* Isothermognosie, *f.*

ISOTONIA, *s.* Isotonie, *f.* ; isotonisme, *m.*

ISOTONIC, *adj.* Isotonique.

ISOTONICITY, *s.* Isotonie, *f.*

ISOTOPE, *s.* Isotope, *m.*

ISOTOPE (radioactive). Radio-isotope, *m.*

ISOTRANSPLANTATION, *s.* Isotransplantation, *f.* ; transplantation isologue, transplantation isogénique.

ISOTROPIC, *adj.* Isotrope.

ISOTYPE, *s.* Isotype, *m.*

ISOTYPY, *s.* Isotypie, *f.*

ISOVALERICACIDAEMIA, *s.* Isovaléricémie, *f.*

ISOVOLUMETRIC, *adj.* Isovolumétrique.

ISOVOLUMIC, *adj.* Isovolumétrique, isovolumique.

ISOZYME, *s.* Iso-enzyme, *f.* → *isoenzyme.*

ISTHMOPLASTY, *s.* Isthmoplastie, *f.*

ISTHMUS, *s.* Isthme, *m.*

ISTHMUS OF AORTA. Isthme aortique.

ISURIA, *s.* Isurie, *f.*

ITCH, *s.* 1° Dermatose prurigineuse. – 2° Gale, *f.*

ITCH (alkali). Dermatose professionnelle des teinturiers due aux alcalis.

ITCH (Aujeszky's). Maladie d'Aujeszky. → *Aujeszky's disease.*

ITCH (baker's). Dermatose professionnelle des boulangers.

ITCH (barber's). Sycosis, *m.* → *sycosis.*

ITCH (Bedouin). Lichen tropicus. → *miliaria rubra.*

ITCH (bricklayer's). Gale du ciment.

ITCH (clam digger's). Dermatoses à schistosomes.

ITCH (collector's). Dermatoses à schistosomes.

ITCH (coolie). Gourme des mineurs.

ITCH (copra). Gale du coprah.

ITCH (cowlot). Dermatoses à schistosomes.

ITCH (crotch). Eczéma marqué de Hebra. → *tinea cruris.*

ITCH (Cuban). Alastrim. → *alastrim.*

ITCH (dew). Dermatoses à schistosomes.

ITCH (filarial). Gale filarienne, craw-craw.

ITCH (foot). Gourme des mineurs.

ITCH (frost). Prurit hivernal.

ITCH (grocer's). Gale des épiciers.

ITCH (ground). Gourme des mineurs.

ITCH (jock). Eczéma marginé de Hebra.

ITCH (jockey-strap). Eczéma marginé de Hebra.

ITCH (lumbermen's). Prurit hivernal.

ITCH (mad). Maladie d'Aujeszky. → *Aujeszky's disease.*

ITCH (Malabar). Tokelau, *s.m.* → *tinea imbricata.*

ITCH (miner's). Gourme des mineurs.

ITCH (Moeller's or **Norway** or **Norwegian).** Gale norvégienne.

ITCH (Philippine). Alastrim, *s.m.* → *alastrim.*

ITCH (poultrymen's). Dermatoses provoquée par un parasite des poulets.

ITCH (Saint Main's). Gale, *s.f.*

ITCH (sandhog's). Éruption cutanée prurigineuse accompagnant la maladie des caissons.

ITCH (sedge-pool). Dermatite à schistosomes.

ITCH (seven year). Gale.

ITCH (summer). Prurigo estival.

ITCH (swamp). Dermatoses à schistosomes.

ITCH (swimmer's). Dermatoses à schistosomes.

ITCH (tar). Maladie du brai.

ITCH (toe). Gourme des mineurs.

ITCH (warehousemen's). Dermatose professionnelle des magasiniers.

ITCH (washerwomen's). Eczéma des blanchisseuses.

ITCH (water). Dermatoses à schistosomes.

ITCH (wet weather). Gourme des mineurs.

ITCH (winter). Prurit hivernal.

ITCHING, *s.* Démangeaison, *f.*, prurit, *m.*

-ITES, -TIS, *suffix* ...ite.

ITO (naevus of). Nævus d'Ito.

IUCD. Stérilet, *s.m.* ; dispositif intra-utérin.

IUD. Stérilet, *s.m.* ; dispositif intra-utérin.

IV. Abréviation de « intravenous » ; intraveineux, euse ; IV.

IVF. Abréviation de « in vitro fertilization ». FIV (fertilisation in vitro).

IVEMARK'S SYNDROME. Syndrome d'Ivemark.

IVIC SYNDROME. Syndrome IVIC.

IVY'S BLEEDING TIME TEST. Méthode d'Ivy.

IWANOFF'S CYSTS. Kystes de Blessig.

IXODES, *s. Ixodes, m.*

IXODIDAE, *s.pl.* Ixodidés, *m.*

J

J. Symbole de joule, *m.*

J point (electrocardiography). Point J.

J WAVE. Onde J.

JABOULAY'S OPERATIONS. 1° Procédé de Jaboulay. – 2° Désarticulation inter-ilio-abdominale. – 3° Gastroduodénostomie, *f.*

JACCOUD'S DISEASE or SYNDROME. Rhumatisme fibreux (Jacccoud).

JACKET, *s.* Corset, *m.*

JACKET (Minerva). Corset plâtré allant des crêtes iliaques au menton.

JACKET (plaster of Paris). Corset plâtré.

JACKET (Sayre's). Corset de Sayre.

JACKET (strait). Camisole de force.

JACKSON'S EPILEPSY. Épilepsie bravais-jacksonienne.

JACKSON'S MEMBRANE. Membrane de Jackson.

JACKSON'S SYNDROME. Syndrome de Jackson.

JACSONIAN, *adj.* Jacksonien, enne.

JACKSONIAN EPILEPSY. Épilepsie bravais-jacksonienne.

JACOB'S SYNDROME. Maladie de Jacob.

JACOB'S ULCER. Ulcère rodens. → *ulcer (rodent).*

JACOBAEUS'S OPERATION. Opération de Jacobæus, thoracocaustie, thoracocaustique, synéchotomie pleurale, section de brides.

JACOBSON'S RETINITIS. Rétinite syphilitique.

JACOBSTHAL'S TEST. Méthode de Jacobsthal.

JACOD'S TRIAD or SYNDROME. Syndrome du carrefour pétro-sphénoïdal.

JACQUET'S DERMATIS, DISEASE or ERYTHEMA. Syphiloïde postérosive. → *erythema (napkin).*

JACQUET'S DISEASE. Alopécie réflexe d'origine dentaire.

JACTATION, JACTITATION, *s.* Jactation, *f.* ; jactitation, *f.*

JADASSOHN-LEWANDOWSKY (syndrome). Maladie ou syndrome de Jadassohn-Lewandowsky, pachyonychie congénitale.

JADASSOHN-TIÈCHE NAEVUS. Nævus bleu de Max Tièche.

JAFFE-LICHTENSTEIN or JAFFE-LICHTENSTEIN-UEHLINGER DISEASE or SYNDROME. Maladie de Jaffe-Lichtenstein. → *dysplasia (polyostotic fibrous).*

JAHNKE'S SYNDROME. Syndrome de Jahnke.

JAKOB-CREUTZFELDT DISEASE, JAKOB'S DISEASE. Maladie de Creutzfeldt-Jakob, pseudosclérose spastique de Jakob.

JAKSCH'S ANAEMIA or DISEASE. Maladie de von Jaksch-Hayem-Luzet. → *anaemia infantum pseudoleukaemia.*

JAMAICAN VOMITING SICKNESS. Maladie des vomissements de la Jamaïque.

JANET'S DISEASE. Psychasthénie, *f.*

JANEWAY'S NODES or SPOTS. Signe de Janeway.

JANICEPS, *s.* Janiceps, *m.*

JANIN'S TETANUS. Tétanos céphalique. → *tetanus (cephalic).*

JANSEN'S DISEASE or METAPHYSEAL CHONDRODYSPLASIA or METAPHYSEAL DYSOSTOSIS. Chondrodysplasie métaphysaire type Jansen. → *chondrodysplasia (metaphyseal, Jansen's).*

JANUS'S SYNDROME. Syndrome de Janus.

JANSKY'S BLOOD GROUP. Classification des groupes sanguins actuellement abandonnée.

JARCHO-LEVIN SYNDROME. Syndrome de Jarcho-Levin. → *dysplasia (spondylothoracic).*

JARGONAPHASIA, *s.* Jargonaphasie, *f.* → *aphasia (jargon).*

JARISCH-HERXHEIMER REACTION. Réaction de Herxheimer ou de Jarisch-Herxheimer.

JARREAU-KLOTZ METHOD. Méthode de Jarreau et Klotz.

JARVIK'S ARTIFICIAL HEART. Cœur artificiel de Jarvik.

JATENE'S PROCEDURE. Opération de Jatene.

JAUNDICE, *s.* Ictère, *m.* ; jaunisse, *f.*

JAUNDICE (acholuric). Ictère à bilirubine libre.

JAUNDICE (acholuric familial). Maladie de Minkowski-Chauffard. → *spherocytosis (hereditary).*

JAUNDICE (acquired haemolytic). Ictère hémolytique acquis type Widal-Abrami.

JAUNDICE (acute febrile or **acute infectious).** Ictère infectieux.

JAUNDICE (anhepatic or **anhepatogenous).** Ictère d'origine extra-hépatique.

JAUNDICE (benign recurrent intrahepatic « obstructive »). Cholestase récurrente bénigne. → *cholestasis (benign recurrent).*

JAUNDICE (black). Tubulhématie, *s.f.* → *Winckel's disease.*

JAUNDICE (blue). Cyanose, *s.f.*

JAUNDICE (Budd's). Cirrhose de Budd.

JAUNDICE (catarrhal). Ictère catarrhal.

JAUNDICE (cholestatic). Ictère cholestatique ou cholostatique.

JAUNDICE (chronic hereditary haemolytic). Maladie de Minkowski-Chauffard. → *spherocytosis (hereditary).*

JAUNDICE (chronic idiopathic). Ictère chronique idiopathique.

JAUNDICE (complete). Ictère avec présence dans le sang des pigments et des sels biliaires.

JAUNDICE (congenital or **familial haemolytic).** Maladie de Minkowski-Chauffard. → *spherocytosis (hereditary).*

JAUNDICE (constitutional haemolytic). Maladie de Minkowski-Chauffard. → *spherocytosis (hereditary).*

JAUNDICE (dissociated or **dissociation).** Ictère dissocié.

JAUNDICE (epidemic). Hépatite épidémique. → *hepatitis (virus A).*

JAUNDICE (familial haemolytic or chronic acholuric). Maladie de Minkowski-Chauffard. → *spherocytosis (hereditary).*

JAUNDICE (familial chronic idiopathic). Ictère chronique idiopathique.

JAUNDICE (familial non haemolytic). 1° Maladie de Gilbert. – 2° Ictère familial congénital de Crigler-Najjar.

JAUNDICE (febrile). Ictère infectieux.

JAUNDICE (Hayem's). Maladie de Minkowski-Chauffard. → *spherocytosis (hereditary).*

JAUNDICE (haemapheic). Ictère urobilinurique.

JAUNDICE (haematogenous). Ictère hémolytique.

JAUNDICE (haemato-hepatogenous). Ictères additionnés.

JAUNDICE (haemolytic). Ictère hémolytique.

JAUNDICE (haemorragic). Leptospirose ictéro-hémorragique. → *leptospirosis ictero-haemorrhagica.*

JAUNDICE (hepatic dissociation). Ictère dissocié. → *jaundice (dissociated).*

JAUNDICE (hepatocanalicular). Ictère de la cirrhose biliaire.

JAUNDICE (hepatocellular). Ictère hépatolytique.

JAUNDICE (hepatogenic or **hepatogenous).** Ictère hépatique.

JAUNDICE (homologous serum or **human serum).** Hépatite à virus B. → *hepatitis (virus B).*

JAUNDICE (hyperhaemolytic). Ictère par hyperhémolyse.

JAUNDICE (infectious or **infective).** Ictère infectieux.

JAUNDICE (infectious spirochetal). Leptospirose ictéro-hémorragique. → *leptospirosis ictero-haemorrhagica.*

JAUNDICE (inoculation). Hépatite à virus B. → *hepatitis (virus B).*

JAUNDICE (intermittent possibly familial intrahepatic cholestatic). Cholestase récurrente bénigne. → *cholestasis (benign recurrent).*

JAUNDICE (intralobular). Ictère hépatolytique.

JAUNDICE WITH KERNICTERUS (congenital familial non haemolytic). Ictère familial congénital de Crigler et Najjar, ictère congénital non hémolytique avec ictère nucléaire de Crigler et Najjar, maladie de Crigler et Najjar.

JAUNDICE (latent). État pré-ictérique.

JAUNDICE (leptospiral). Leptospirose ictéro-hémorragique. → *leptospirosis ictero-haemorrhagica.*

JAUNDICE (malignant). Ictère grave, malin ou typhoïde, fièvre jaune nostras.

JAUNDICE (mechanical). Ictère par obstruction. → *jaundice (obstructive).*

JAUNDICE OF THE NEWBORN. Ictère simple du nouveau-né. → *icterus neonatorum.*

JAUNDICE (nuclear). Ictère nucléaire du nouveau-né, kernictère, *s.m.*

JAUNDICE (obstructive). Ictère par obstruction, ictère post-hépatique.

JAUNDICE (occult). État pré-ictérique.

JAUNDICE (painless). Ictère indolore.

JAUNDICE (parenchymatous). Ictère hépatolytique.

JAUNDICE (physiologic). Ictère simple du nouveau-né.

JAUNDICE (pleiochromic). Ictère pléiochromique.

JAUNDICE (postinoculation). Hépatite d'inoculation. → *hepatitis (virus B).*

JAUNDICE (posttransfusion). Hépatite transfusionnelle. → *hepatitis (virus B).*

JAUNDICE (recurrent cholestatic). Cholestase récurrente bénigne. → *cholestasis (benign recurrent).*

JAUNDICE (regurgitation). Ictère à bilirubine conjuguée, ictère cholurique, ictère par régurgitation.

JAUNDICE (renal dissociation). Ictère dissocié, le filtre rénal ne laissant pas passer les pigments biliaires.

JAUNDICE (resorptive). Ictère par régurgitation. → *jaundice (regurgitation).*

JAUNDICE (retention). Ictère à bilirubine libre (non conjuguée), ictère acholurique.

JAUNDICE (Schmorl's). Kernictère, *s.m.* → *kernicterus.*

JAUNDICE (spherocytic). Maladie de Minkowski-Chauffard. → *spherocytosis (hereditary).*

JAUNDICE (spherochetal). Leptospirose ictéro-hémorragique. → *leptospirosis ictero-haemorrhagica.*

JAUNDICE (Sumatra). Leptospirose endémique à Sumatra due à *Leptospira autumnalis.*

JAUNDICE (syringe). Hépatite de la seringue. → *hepatitis (virus B).*

JAUNDICE (toxaemic or **toxic).** Ictère toxique.

JAUNDICE (transfusion). Hépatite transfusionnelle. → *hepatitis (virus B).*

JAUNDICE (urobilin). Ictère urobilinurique.

JAUNDICE (xanthochromic). Xanthodermie, *s.f.*

JAVELLIZATION, *s.* Javellisation, *f.*

JAW, *s.* Mâchoire, *f.*

JAW (lumpy). Actinomycose, *f.*

JAW WINKING. Mâchoire à clignotement. → *Gunn's syndrome.*

JAWORSKI'S TEST. Signe de Jaworski, signe de l'ectasie paradoxale.

JEANSELME'S NODULES. Nodosités sous-cutanées juxta-articulaires observées au cours des tréponémoses (syphilis, pian, etc.).

JEDDAH ULCER. Bouton d'Orient. → *sore (oriental).*

JEFFERSON'S SYNDROMES. Syndromes de Jefferson (variétés du syndrome de la paroi externe du sinus caverneux). – 1° *posterior cavernous syndrome.* Syndrome postérieur de cette paroi. – 2° *middle cavernous syndrome.* Syndrome de la partie moyenne de cette paroi. – 3° *anterior cavernous syndrome.* Syndrome antérieur de cette paroi.

JEJUNOPLASTY, *s.* Jéjunoplastie, *f.*

JEJUNOSTOMY, *s.* Jéjunostomie, *f.* ; opération de Surmay.

JEJUNUM, *s.* Jéjunum, *m.*

JELLINEK'S SIGN or **SYMPTOM, JELLINEK-TILLAIS SIGN.** Signe de Jellinek.

JELLY (petroleum). Vaseline, *s.f.*

JENDRASSIK'S MANEUVER. Manœuvre de Jendrassik.

JENNERIZATION, *s.* Jennerisation, *f.*

JENSEN'S DISEASE. Choriorétinite de Jensen.

JERICHO BOIL. Bouton d'Orient. → *sore (oriental).*

JERK, *s.* Contraction réflexe.

JERK (Achilles's or **Achilles's tendon).** Réflexe achilléen.

JERK (ankle). Réflexe achilléen.

JERK (biceps). Réflexe bicipital.

JERK (crossed). Réflexe soutien croisé.

JERK (knee or knee j. reflex). Réflexe rotulien.

JERK (quadriceps). Réflexe rotulien ou patellaire.

JERK (tendon). Réflexe tendineux.

JERK (triceps surae). Réflexe achilléen.

JERVELL AND LANGE-NIELSEN (cardioauditory syndrome of). Syndrome Jervell et Lange-Nielsen. → *cardioauditory syndrome of Jervell and Lange-Nielsen.*

JET-LAG, *s.* Jet-lag, *m.*

JET LESION. Lésion de jet.

JEUNE'S DISEASE. Syndrome de Jeune. → *dystrophy (thoracic asphyxiant).*

JOB'S SYNDROME. Syndrome de Job, syndrome de Buckley.

JIGGER-FLEA, *s.* Chique, *f.* ; Tunga penetrans.

JOBERT'S OPERATION. Opération de Jobert.

JOCASTA'S COMPLEX. Complexe de Jocaste.

JOFFROY'S SIGN. Signe de Joffroy, signe de Sainton.

JOHANSON-BLIZZARD SYNDROME. Syndrome de Johanson-Blizzard.

JOINT, *s.* Articulation, *f.*

JOINT-BODY, *s.* Arthrophyte. → *arthrophyte.*

JOINT (Brodie's). Coxalgie hystérique, maladie de Brodie.

JOINT (Charcot's). Arthropathie nerveuse.

JOINT (Clutton's). Synovite gommeuse syphilitique.

JOINT (degenerative) DISEASE. Arthrose, *f.* → *osteoarthritis.*

JOINT (false). Pseudarthrose, *f.*

JOINT (flail). Articulation anormalement mobile (en fléau), membre de polichinelle.

JOINT (von Gie's). Arthrite chronique syphilitique.

JOINT MOUSE. Arthrophyte, *m.*

JOLLY'S BODY. Corps de Jolly.

JOLLY'S REACTION. Réaction myasthénique. → *myasthenic reaction.*

JONAS'S SYMPTOM. Spasme du pylore chez les nourrissons.

JONES'S CRITERIA. Critères de Jones.

JONES'S FRACTURE. Fracture de Jones.

JONES'S OPERATION (Robert). Opération de Robert Jones.

JONNESCO'S OPERATION. Opération de Jonnesco.

JOSEPH'S SYNDROME. Hyperprolinémie, *f.*

JOSSERAND'S SIGN. Signe de Josserand.

JOUBERT'S SYNDROME. Syndrome de Joubert.

JOULE, *s.* Joule, *m.*

JUBERG-HAYWARD SYNDROME. Syndrome de Juberg-Hayward, syndrome oro-cranio-digital.

JUBERG-MARSIDI SYNDROME. Syndrome de Juberg-Marsidi.

JUGAL, *adj.* Jugal, ale.

JUGULAR, *adj.* Jugulaire.

JUICE, *s.* Suc, *m.*

JUICY, *adj.* Succulent, ente.

JULEP, *s.* Julep, *m.*

JUMENTOUS, *adj.* Jumenteux, euse.

JUNCTION (atrioventricular). Jonction auriculo-ventriculaire, atrioventriculaire. (région du nœud de Tawara et tronc du faisceau de His).

JUNCTION (ST). Segment ST.

JUNCTIONAL, *adj.* Jonctionnel, elle ; nodal, ale.

JÜNGLING'S DISEASE. Maladie de Jüngling ou de Perthes-Jüngling, ostéite polykystique de Jüngling.

JUNK, *s.* Coussinet utilisé dans l'appareillage des fractures, étoupe, *f.* ; charpie, *f.*

JUNKER'S APPARATUS, BOTTLE or **INHALER.** Appareil pour anesthésie générale au chloroforme.

K

K. 1° Symbole chimique du potassium. – 2° Symbole de kelvin.

k. Symbole de kilo.

KABAT'S METHOD. Méthode de Kabat.

KABURE. Kaburé, *m.*

KAGANI'S FEVER. Mononucléose infectieuse.

KAHLLBAUM'S DISEASE. Catatonie, *s.f.*

KAHLDEN'S TUMOUR. Folliculome, *s.m.*

KAHLER'S or **KAHLER-BOZZOLO DISEASE.** Maladie de Kahler.

KAHN'S TEST. Réaction de Kahn.

KAKERGASIA, *s.* Asthénie, *f.*

KAKKE or **KAKKE DISEASE.** Béribéri, *s.m.*

KALA-AZAR, *s.* Kala-azar, *m.* ; fièvre doum-doum, fièvre épidémique d'Assam, maladie de Sahib, leishmaniose viscérale.

KALA-AZAR (canine). Kala-azar infantile. → *kala-azar (infantile).*

KALA-AZAR (infantile). Kala-azar infantile, anémie splénique infectieuse ou pseudoleucémique, leishmaniose splénique infantile, lymphadénie splénique des nourrissons, pseudo-leucémie infantile infectieuse, ponos, *m.*

KALA-AZAR (Mediterranean). Kala-azar infantile. → *kala-azar (infantile).*

KALAEMIA, KALIAEMIA, *s.* Kaliémie, *f.* ; potassémie, *f.*

KALESCHER'S DISEASE. Maladie de Krabbe. → *amentia (naevoid).*

KALIOPENIA, *s.* Kaliopénie, *f.*

KALIURESIS, *s.* Kaliurèse, *f.*

KALIURIA, *s.* Kaliurie, *f.*

KALLIDIN, *s.* Kallidine, *f.* ; lysyl-bradykinine, *f.*

KALLIDINOGEN, *s.* Kallidinogène, *f.*

KALLIKREIN, *s.* Kallicréine, *f.* ; kallikréine, *f.*

KALLIKREINOGEN, *s.* Kallicréinogène, *m.* ; kallikréinogène, *m.* ; prékallicréine, *f.*

KALLMANN'S SYNDROME. Syndrome de Kallmann.

KALTENBORN'S METHOD. Technique de Kaltenborn.

KAMMERER-BATTLE INCISION. Incision de Jalaguier.

KANDAHAR SORE. Bouton d'Orient. → *sore (oriental).*

KANNER'S SYNDROME. Syndrome de Kanner.

KAODZERA, *s.* Trypanosomiase rhodésienne. → *trypanosomiasis (Rhodesian).*

KAOLIN, *s.* Kaolin, *m.*

KAPOSI'S DISEASE. Xeroderma pigmentosum. → *xeroderma pigmentosum.*

KAPOSI'S SARCOMA. Sarcomatose multiple hémorragique de Kaposi, sarcomatose pigmentaire idiopathique ou télangiectasique, sarcome de Kaposi, maladie de Kaposi, acrosarcomatose de Kaposi, angiosarcomatose de Kaposi.

KAPOSI'S VARICELLIFORM DISEASE or **ERUPTION.** Pustulose vacciniforme ou varioliforme aiguë, pustulose varicelliforme, éruption varicelliforme de Kaposi, eczéma herpétiforme, maladie de Kaposi-Juliusberg.

KAPOSI-IRGANG DISEASE. Lupus érythémateux profond de Kaposi-Irgang.

KARELL'S CURE, DIET or **TREATMENT.** Cure de Karell.

KARMAN'S PROCEDURE. Méthode de Karman.

KARNOFSKY'S PERFORMANCE, INDEX or **SCALE.** Critères, échelle *ou* index de Karnofsky.

KARTAGENER'S TRIAD or **SYNDROME.** Syndrome de Kartagener.

KARYOKINESIS, *s.* Mitose, *f.* ; karyokinèse, *f.*

KARYOKLASTIC, *adj.* Caryoclasique.

KARYOLYSIS, *s.* Caryolyse, *f.*

KARYOLYTIC, *adj.* Caryolytique.

KARYOMITOSIS, *s.* Karyokinèse, *f.* ; mitose, *f.*

KARYORRHEXIS, *s.* Caryorexie, *f.* ; caryorrhexie, *f.*

KARYOTYPE, *s.* Caryotype, *m.* ; formule chromosomique.

KASABACH-MERRITT SYNDROME. Syndrome de Kasabach-Merritt.

KASCHIN-BECK DISEASE. Maladie de Kaschin-Beck, osteoarthritis deformans endemica, maladie de l'Ourov.

KAST'S SYNDROME. Syndrome de Kast.

KAT. Symbole de katal.

KATAL, *s.* Katal, *m.*

KATAYAMA DISEASE. Maladie de Katayama. → *schistosomiasis japonica.*

KATHISOPHOBIA, *s.* Acathisie, *f.*

KATZ'S FORMULA. Indice de Katz.

KATZENSTEIN'S TEST. Épreuve de Katzenstein.

KAUFMANN'S DISEASE or **KAUFMANN-PARROT DISEASE.** Achondroplasie. → *achondroplasia.*

KAUFMAN'S SYNDROME. Syndrome de Kaufman.

KAYSER-FLEISCHER RING. Cercle de Kayser-Fleischer.

KAZNELSON'S SYNDROME. Syndrome de Kaznelson.

KEARN'S SYNDROME, KEARNS-SAYRE SYNDROME or **KEARNS-SHY SYNDROME.** Syndrome de Kearns ou de Kearns et Sayre.

KEATING-HART FULGURATION or **METHOD** or **TREATMENT.** Fulguration d'un cancer superficiel.

KEDANI'S DISEASE. Maladie de kedani. → *tsutsugamushi disease.*

KEFIR, KEFYR, KEPHYR, *s.* Kéfir, *m.*

KEHR'S DRAIN. Drain de Kehr.

KEHR'S OPERATION. Opération de Kehr.

KEIPERT'S SYNDROME. Syndrome de Keipert.

KEITH'S or **KEITH AND FLACK NODE.** Nœud sinusal. → *nodus sinoatrialis.*

KELVIN, *s.* Kelvin, *m.*

KELL BLOOD GROUP SYSTEM. Système de groupe sanguin Kell.

KELL FACTOR. Facteur Kell.

KELOID, *s.* Chéloïde, *f.* ; kéloïde, *f.*

KELOID (Addison's). Morphée, *f.* ; sclérodermie en plaques.

KELOID (Alibert's). Chéloïde secondaire ou fausse.

KELOID (cicatricial). Chéloïde secondaire ou fausse.

KELOID (false). Chéloïde secondaire ou fausse.

KELOID (Hawkins's). Chéloïde secondaire ou fausse.

KELOTOMY, *s.* Kélotomie, *f.*

KELVIN, *s.* Kelvin, *m.*

KEMPNER'S DIET. Régime de Kempner.

KENNEDY'S SYNDROME. 1° Syndrome de Foster Kennedy. – 2° Syndrome de Kennedy.

KENNY-CAFFEY SYNDROME. Syndrome de Kenny-Caffey, rétrécissement de la cavité médullaire osseuse.

KENNY-HOWARD SPLINT. Attelle de Kenny-Howard.

KENOPHOBIA, *s.* Kénophobie, *f.*

KENOTOXIN, *s.* Cénotoxine, *f.*

KENT'S BUNDLE. Faisceau de Kent.

KENT'S BUNDLE ABLATION (non surgical). Fulguration endocavitaire du faisceau de Kent.

KERANDEL'S SYMPTOM or **SIGN.** Signe de Kérandel, signe de la clef.

KERATALGIA, *s.* Kératalgie, *f.*

KERATECTASIA, *s.* Kératectasie, *f.*

KERATECTOMY, *s.* Kérattectomie, *f.*

KERATIASIS, *s.* Présence de verrues sur la peau.

KERATIN, *s.* Kératine, *f.*

KERATINIZATION, *s.* Kératinisation, *f.*

KERATINOCYTE, *s.* Kératinocyte, *m.*

KERATITIS, *s.* Kératite, *f.*

KERATITIS (actinic). Kératite actinique.

KERATITIS (alphabet). Kératite striée.

KERATITIS ARBORESCENS. Ulcère ramifié de la cornée.

KERATITIS (band or **band shaped).** Kératite en bande.

KERATITIS BANDELETTE. Kératite en bande.

KERATITIS (deep). Kératite d'Hutchinson. → *keratitis (interstitial).*

KERATITIS (deep punctate). Kératite ponctuée profonde.

KERATITIS (dendriform or **dendritic).** Ulcère ramifié de la cornée (d'origine herpétique).

KERATITIS (dessication). Kératite due à la lagophtalmie.

KERATITIS (Dimmer's). Kératite nummulaire de Dimmer.

KERATITIS DISCIFORMIS or **KERATITIS (disciform).** Kératite disciforme.

KERATITIS (epithelial punctate). Kératite ponctuée superficielle.

KERATITIS (exposure). Kératite due à la lagophtalmie.

KERATITIS (fascicular). Kératite phlycténulaire avec formation d'un faisceau de vaisseaux sanguins.

KERATITIS FILAMENTOSA, KERATITIS (filamentous). Kératite filamenteuse ou fibrillaire.

KERATITIS (furrow). Ulcère ramifié de la cornée.

KERATITIS (herpetic). Kératite herpétique, herpès de la cornée.

KERATITIS (hypopyon). Kératite à hypopyon, ulcère de Sæmisch, ulcus serpens.

KERATITIS (interstitial). Kératite parenchymateuse ou interstitielle diffuse, kératite d'Hutchinson.

KERATITIS (lagophtalmic). Kératite due à la lagophtalmie.

KERATITIS (lattice). Dégénérescence familiale de la cornée avec opacités en aires réticulées.

KERATITIS (marginal). Kératite phlycténucléaire localisée à la périphérie de la cornée.

KERATITIS (mycotic). Kératomycose, *f.*

KERATITIS (neuroparalytic). Kératite neuroparalytique.

KERATITIS (non syphilitic interstitial). Syndrome de Cogan. → *Cogan's syndrome.*

KERATITIS NUMMULARIS. Kératite nummulaire de Dimmer.

KERATITIS (parenchymatous). Kératite d'Hutchinson. → *keratitis (interstitial).*

KERATITIS PETRIFICANS. Kératite calcaire.

KERATITIS PROFUNDA. Kératoconjonctivite phlycténulaire. → *keratoconjunctivitis (phlyctenular).*

KERATITIS PROFUNDA. Kératite d'Hutchinson. → *keratitis (interstitial).*

KERATITIS PUNCTATA or **PUNCTATE KERATITIS.** Kératite ponctuée, aquo-capsulite, *s.f.* ; descémétite, *s.f.*

KERATITIS PUNCTATA SUPERFICIALIS. Kératite ponctuée superficielle.

KERATITIS (purulent). Kératite purulente.

KERATITIS (reticular). Dégénérescence familiale de la cornée avec opacités en aires réticulées.

KERATITIS (ribbon-like). Kératite en bande.

KERATITIS (sclerosing). Kératite interstitielle avec sclérite.

KERATITIS (scrofulus). Kératoconjonctivite phlycténulaire. → *keratoconjunctivitis (phlyctenular).*

KERATITIS (serpiginous). Kératite à hypopyon. → *keratitis (hypopyon).*

KERATITIS (striated). Kératite striée.

KERATITIS (superficial punctate). Kératite ponctuée superficielle.

KERATITIS (suppurative). Kératite purulente.

KERATITIS (trachomatous). Kératite au cours du trachome.

KERATITIS (trophic). Kératite neuroparalytique.

KERATITIS (vasculonebulous). Pannus, *s.m.*

KERATITIS (vesicular). Kératite vésiculaire.

KERATITIS (xerotic). Kératomalacie, *s.f.*

KERATITIS (zonular). Kératite en bande.

KERATOACANTHOMA, *s.* Kérato-acanthome, *m.* ; kyste sébacé atypique, molluscum sebaceum, molluscum pseudo-carcinomatosum.

KERATOACANTHOMA (Ferguson Smith's). Maladie de Ferguson Smith.

KERATOACANTHOMA (multiple). Kérato-acanthome multiple.

KERATOCELE, *s.* Kératocèle, *f.*

KERATOCONJUNCTIVITIS, *s.* Kératoconjonctivite, *f.*

KERATOCONJUNCTIVITIS (epidemic). Kératoconjonctivite épidémique.

KERATOCONJUNCTIVITIS (flash). Kératoconjonctivite actinique.

KERATOCONJUNCTIVITIS (phlyctenular). Kératoconjonctivite phlycténulaire, kératite lymphatique, kératite phlycténulaire ou pustuleuse, ophtalmie phlycténulaire, scrofulo-tuberculide de la cornée et de la conjonctive, conjonctivite phlycténulaire ou impétigineuse.

KERATOCONJUNCTIVITIS SICCA. Syndrome de Sjögren. → *Sjögren's syndrome.*

KERATOCONJUNCTIVITIS (viral). Kératoconjonctivite virale.

KERATOCONUS, *s.* Kératocône, *m.* ; staphylome pellucide conique, cornée conique.

KERATODERMA, *s.* 1° Cornée cutanée. – 2° Cornée, *f.* – 3° Kératodermie, *f.*

KERATODERMA BLENNORRHAGICA. Kératose blennorragique.

KERATODERMA CLIMACTERICUM or **ENDOCRINE KERATODERMA.** Kératodermie palmo-plantaire localisée survenant à la ménopause.

KERATODERMA PALMARIS ET PLANTARIS. Kératose palmo-plantaire. → *keratosis palmaris et plantaris.*

KERATODERMA (symmetric). Kératose palmo-plantaire. → *keratosis palmaris et plantaris.*

KERATODERMATITIS, *s.* Inflammation de la couche cornée de la peau.

KERATODERMIA, *s.* Kératodermie, *f.*

KERATODERMA BLENNORRHAGICA. Kératose blennorragique.

KERATODERMA EXCENTRICA. Porokératose, *f.* → *porokeratosis.*

KERATODERMIA PALMARIS ET PLANTARIS. Kératose palmo-plantaire. → *keratosis palmaris et plantaris.*

KERATODERMIA PLANTARIS SULCATA. Kératodermie fissuraire plantaire observée aux Indes.

KERATOERYTHRODERMIA VARIABILIS. Erythrokératodermie variable de Mendes da Costa.

KERATOGLOBUS, *s.* Kératoglobe, *m.* ; staphylome pellucide globuleux, cornée globuleuse.

KERATO-IRITIS (hypopyon). Kératite à hypopyon.

KERATOLYSIS, *s.* Kératolyse, *f.*

KERATOLYSIS BULLOSA HEREDITARIA. Épidermolyse bulbeuse héréditaire. → *epidermolysis bullosa hereditaria.*

KERATOLYSIS NEONATORUM. Dermatite exfoliatrice des nouveau-nés. → *dermatitis exfoliativa neonatorum.*

KERATOLYSIS (pitted). Kératodermie fissuraire plantaire observée aux Indes.

KERATOLYSIS PLANTAIRE SULCATUM. Kératodermie fissuraire plantaire observée aux Indes.

KERATOLYTIC, *adj.* Kératolytique.

KERATOMA, *s.* Kératome, *m.* ; tumeur ou production cornée.

KERATOMA DIFFUSUM. Ichtyose congénitale. → *ichthyosis congenita.*

KERATOMA MALIGNUM CONGENITALE. Fœtus arlequin. → *fetus (harlequin).*

KERATOMA PALMARE ET PLANTAIRE. Kératose palmo-plantaire. → *keratosis palmaris et plantaris.*

KERATOMA PLANTARE SULCATUM. Kératodermie fissuraire plantaire observée aux Indes.

KERATOMA SENILIS or **SENILE KERATOMA.** Kératome sénile, acné sébacée concrète, épithélioma acnéiforme.

KERATOMALACIA, *s.* Kératomalacie, *f.*

KERATOME, *s.* Bistouri destiné à inciser la cornée.

KERATOMETRY, *s.* Kératométrie, *f.*

KERATOMILEUSIS, *s.* Kératomileusis, *m.*

KERATOMYCOSIS, *s.* Kératomycose, *f.*

KERATOMYCOSIS LINGUAE. Langue noire. → *tongue (black).*

KERATONYSIS, *s.* Kératonyxis, *f.*

KERATOPATHY, *s.* Kératopathie, *f.*

KERATOPHAKIA, *s.* Kératophakie, *f.*

KERATOPLASTIC, *adj.* Kératoplastique.

KERATOPLASTY, *s.* Kératoplastie, *f.* ; greffe cornéenne.

KERATOSCOPY, *s.* Kératoscopie, *f.*

KERATOSIS, *s.* Kératose, *f.*

KERATOSIS (actinic). Kératose sénile, *f.*

KERATOSIS (arsenic or **arsenical).** Kératose palmo-plantaire arsenicale.

KERATOSIS BLENNORRHAGICA. Kératose blennorragique.

KERATOSIS (congenital palmaris et plantaris). Kératose (ou kératodermie) palmo-plantaire congénitale.

KERATOSIS DIFFUSA FOETALIS. Pachyonychie congénitale. → *pachyonychia congenita.*

KERATOSIS FOLLICULARIS. Psorospermose folliculaire végétante, maladie de Darier, dyskératose folliculaire, acné sébacée cornée hypertrophique, acné sébacée concrète avec hypertrophie, ichtyose folliculaire, ichtyose sébacée.

KERATOSIS FOLLICULARIS CONTAGIOSA. Kératose folliculaire contagieuse.

KERATOSIS (gonorrhoeal). Kératose blennorragique.

KERATOSIS LABIALIS. Leucoplasie linguale.

KERATOSIS LINGUAE. Leucoplasie linguale.

KERATOSIS (naevoid). Nævus cornés disséminés.

KERATOSIS NIGRICANS. Acanthosis nigricans. → *acanthosis nigricans.*

KERATOSIS OBTURANS. Otite externe desquamative. → *otitis externa desquamativa.*

KERATOSIS PALMARIS ET PLANTARIS. Kératose palmo-plantaire, kératodermie symétrique des extrémités, kératodermie palmo-plantaire, tylosis essentiel (désuet).

KERATOSIS PALMARIS ET PLANTARIS PUNCTATA. Kératose palmo-plantaire congénitale ponctuée, types Besnier, Brauer ou Büschke-Fischer.

KERATOSIS PILARIS. Kératose pilaire, ichtyose ansérine, lichen pilaire, xérodermie pilaire.

KERATOSIS (Poth's tumour-like). Kératose pseudo-tumorale de Poth, hyperplasie pseudo-épithéliomateuse du dos des mains.

KERATOSIS PUNCTATA. Kératose ponctuée.

KERATOSIS (röntgen). Kératose sur radiodermite.

KERATOSIS RUBRA FIGURATA. Érythro-kératodermie variable de Mendes da Costa.

KERATOSIS (seborrheic). Kératose séborrhéique.

KERATOSIS SEBORRHOEICA. Kératose sénile.

KERATOSIS SENILIS or **KERATOSIS (senile).** Kératose sénile, crasse des vieillards.

KERATOSIS (solar). Kératose sénile.

KERATOSIS SUPRAFOLLICULARIS. Kératose pilaire. → *keratosis pilaris.*

KERATOSIS (tar). Kératose due au goudron.

KERATOSIS VEGETANS. Maladie de Darier. → *keratosis follicularis.*

KERATOTOMY, *s.* Kératotomie, *f.*

KERATOTOMY (delimiting). Kératotomie en zone saine dans la kératite à hypopyon.

KERAUNONEUROSIS. Kéraunoparalysie, *f.*

KERION (Celsus's), KERION CELSI. Kérion de Celse, teigne suppurative.

KERITHERAPY, *s.* Kérithérapie, *f.*

KERLEY'S LINES. Lignes de Kerley.

KERNICTERUS, *s.* Ictère nucléaire du nouveau-né, kernictère.

KERNIG'S SIGN. Signe de Kernig.

KEROTHERAPY, *s.* Kérithérapie, *f.*

KESHAN DISEASE. Maladie du Keshan.

KETANSERIN, *s.* Kétansérine, *f.*

KETOACIDOSIS, *s.* Acidocétose, *f.*

KETOACIDURIA (branched-chain). Leucinose, *s.f.* → *maple syrup urine disease.*

KETOAMINOACIDAEMIA, *s.* Leucinose, *f.* → *maple syrup urine disease.*

KETOGENEIS, *s.* Cétogenèse, *f.*

KETOGENIC, *adj.* Cétogène.

KETOLYSIS, *s.* Cétolyse, *f.*

KETOLYTIC, *adj.* Cétolytique.

KETONAEMIA, *s.* Cétonémie, *f.*

KETONE BODIES. Corps cétoniques.

KETONIC, *adj.* Cétonique.

KETONURIA, *s.* Cétonurie, *f.* ; acétonurie, *f.*

KETONURIA (branched chain). Leucinose. → *maple syrup urine disease.*

KETOSIS, *s.* Acido-cétose, *f.* ; cétose, *f.* ; céto-acidose, *f.*

17-KETOSTEROIDS, *s. pl.* 17-cétostéroïdes, *m. pl.* ; 17-CS.

KEV. Symbole de kilo-électron-volt.

KG. Symbole de kilogramme, *s.m.*

KHELLIN, *s.* Khelline, *f.*

KID SYNDROME. Syndrome KID.

KIDD BLOOD GROUP SYSTEM. Système de groupe sanguin Kidd.

KIDD FACTOR. Facteur Kidd.

KIDNEY, *s.* Rein, *m.*

KIDNEY (amyloid). Rein amyloïde.

KIDNEY (arteriolosclerotic). Néphro-angiosclérose bénigne.

KIDNEY (arteriosclerotic). Néphro-angiosclérose, *s.f.*

KIDNEY (artificial). Rein artificiel, hémodialyseur, *s.m.*

KIDNEY (atrophic). Rein atrophique.

KIDNEY (branny). Néphrite parenchymateuse mixte à évolution lente.

KIDNEY (cake or caked). Rein unique en galette.

KIDNEY (cardiac). Syndrome cardio-rénal, rein cardiaque, syndrome de Josué.

KIDNEY (cement). Rein calcifié.

KIDNEY (cicatricial). Rein couturé de cicatrices.

KIDNEY (cirrhotic). Petit rein granuleux de la néphrite chronique.

KIDNEY (clump). Rein unique en galette.

KIDNEY (congenital cystic). Rein polykystique.

KIDNEY (contracted). Petit rein granuleux de la néphrite chronique.

KIDNEY (crush). Rein de choc.

KIDNEY (cyanotic). Rein congestif.

KIDNEY (cystic). Rein kystique.

KIDNEY (disk). Rein unique en galette.

KIDNEY (doughnut). Rein unique annulaire (en forme d'anneau, « de beignet »).

KIDNEY (fatty). Dégénérescence graisseuse du rein.

KIDNEY (flea bitten). Rein dont la surface est couverte de pétéchies, au cours de l'endocardite infectieuse (origine embolique).

KIDNEY (floating). Rein flottant, rein mobile.

KIDNEY (Formad's). Gros rein déformé des alcooliques.

KIDNEY (fused). Symphyse rénale.

KIDNEY (Goldblatt's). Rein ischémique.

KIDNEY (gouty). Rein goutteux.

KIDNEY (granular). Petit rein granuleux de la glomérulonéphrite chronique.

KIDNEY (honeycomb). Rein en éponge. → *kidney (sponge).*

KIDNEY (horseshoe). Rein en fer à cheval.

KIDNEY (lardaceous). Rein amyloïde.

KIDNEY (large red). Gros rein rouge de la glomérulonéphrite.

KIDNEY (large white). Gros rein blanc. → *nephritis (chronic parenchymatous).*

KIDNEY (lump). Rein unique en galette.

KIDNEY (medullary sponge). Rein en éponge. → *kidney (sponge).*

KIDNEY (mortar). Rein calcifié.

KIDNEY (movable). Rein mobile, rein flottant.

KIDNEY (palpable). Légère ptose rénale.

KIDNEY (pelvic). Rein ptosé dans le bassin.

KIDNEY (polycystic or polycystic disease of the). Maladie kystique ou polykystique des reins, rein polykystique ou polymicrokystique, polykystome des reins, polykystose rénale.

KIDNEY (pregnancy). Rein gravidique.

KIDNEY (putty). Rein mastic.

KIDNEY (red contracted). Petit rein rouge de la néphrite interstitielle chronique ou du rein artérioscléreux.

KIDNEY (Rokitansky's). Rein amyloïde.

KIDNEY (Rose Bradford's). Sclérose rénale d'origine inflammatoire des jeunes sujets.

KIDNEY (sacculated or sacciform). Rein sacciforme, cystinéphrose.

KIDNEY (sclerotic). Petit rein granuleux de la néphrite chronique.

KIDNEY (sigmoid). Rein unique formé par la fusion des deux reins, le pôle supérieur de l'un étant soudé au pôle inférieur de l'autre.

KIDNEY (small red). Petit rein rouge. → *kidney (red contracted).*

KIDNEY (small white). Petit rein blanc de la glomérulonéphrite chronique.

KIDNEY (solitary). Rein unique.

KIDNEY (sponge). Rein en éponge, maladie de Cacchi et Ricci, spongiose rénale, néphrospongiose, ectasie canaliculaire précalicielle diffuse, ectasies précalicielles des tubes rénaux, ectasies tubulaires précalicielles, tubulectasie médullaire ou précalicielle des reins.

KIDNEY (supernumerary). Rein surnuméraire.

KIDNEY (wandering). Rein flottant, rein mobile.

KIDNEY (waxy). Rein amyloïde.

KIENBÖCK'S ATROPHY. Ostéoporose algique post-traumatique. → *dystrophy (reflex sympathetic).*

KIENBÖCK'S DISEASE. 1° Maladie de Kienböck, lunarite, maladie du semi-lunaire – 2° Syringomyélie traumatique.

KIENBÖCK'S DISLOCATION. Luxation isolée du semi-lunaire.

KIENBÖCK'S LAW. Loi de Kienböck.

KIENBÖCK'S PHENOMENON. Phénomène de Kienböck.

KIKKAWA'S SYNDROME. Syndrome de Kikkawa.

KILOBASE, *s.* Kilobase, *f.*

KILO-ELECTRON-VOLT. Kilo-électron-volt, *m.* ; keV.

KILOGRAM, *s.* Kilogramme, *m.*

KILOH-NEVIN SYNDROME. Syndrome de Kiloh-Nevin.

KIMMELSTIEL-WILSON DISEASE or **SYNDROME.** Syndrome de Kimmelstiel et Wilson, glomérulohyalinose, glomérulosclérose intercapillaire.

KIMURA'S DISEASE. Maladie de Kimura.

KINAEMIA, *s.* Débit cardiaque.

KINAESTHESIA, *s.* Sens musculaire.

KINAESTHESIOMETER, *s.* Kinesthésiomètre, *m.*

KINAESTHESIS, *s.* Sens musculaire.

KINASE, *s.* Kinase, *f.*

KINEBALNEOTHERAPY, *s.* Kinébalnéothérapie, *f.*

KINEMATICS, *s.* Cinématique, *f.*

KINEPLASTICS, KINEPLASTY, *s.* Amputation orthopédique. → *amputation (cineplastic).*

KINESALGIA, *s.* Cinésialgie, *f.*

KINESCOPE, *s.* Kinescope, *m.*

KINESCOPY, *s.* Kinescopie, *f.*

KINESIA, *s.* Mal des transports.

KINESIALGIA, *s.* Cinésialgie, *f.*

KINESIATRICS, *s.* Kinésiothérapie, *f.*

KINESIOLOGY, *s.* Cinésiologie, kinésiologie, *f.*

KINESIONEUROSIS, *s.* Névrose avec troubles moteurs.

KINESIOTHERAPY, *s.* Cinésithérapie, *f.* ; kinésithérapie, *f.*

KINESIPATHIST, *s.* Kinésithérapeute, *m.* or *f.*

KINESIS, *s.* Cinésie, *f.* ; kinésie, *f.*

KINESIS PARADOXA. Cinésie paradoxale.

KINESITHERAPY, *s.* Kinésithérapie, *f.*

KINESODIC, *adj.* Kinésodique.

KINETIA, *s.* Mal des transports.

KINETICS, *s.* Cinétique, *f.*

KINETOPLASM, *s.* Kinétoplasma, *m.*

KINETOSIS, *s.* Mal des transports.

KINETOTHERAPY, *s.* Kinésithérapie, *f.*

KINGDOM, *s.* Règne, *m.*

KING'S EVIL. Scrofule, *f.*

KING'S OPERATION. Opération de King.

KININ, *s.* Kinine, *f.* ; hormone kinine.

KININASE II, *adj.* Enzyme de conversion.

KININOGEN, *adj.* Kininogène.

KINNIER WILSON'S DISEASE. Maladie de Wilson. → *degeneration (hepatolenticular).*

KINK (ileal). Bride de Lane.

KINK (Lane's). Bride de Lane.

KINKY HAIR DISEASE or **SYNDROME.** Syndrome de Menkes.

KIRCHNER'S DIVERTICULUM. Diverticule de la trompe d'Eustache.

KIRSCHNER'S TRACTION. Méthode de Kirschner.

KIRSCHNER'S WIRE. Broche de Kirschner.

KIRSTEIN'S METHOD. Méthode de Kirstein.

KISSING DISEASE. Mononucléose infectieuse.

KISSING SPINES. Maladie de Baastrup. → *spines (kissing).*

KISSING ULCER. Ulcère en miroir.

KITAHARA'S DISEASE. Maladie de Kitahara. → *Masuda-Kitahara disease.*

KITASATO'S BACILLUS. Bacille de Yersin. → *Yersinia pestis.*

KITASATO'S SERUM. Sérum anticholérique.

KLAPP'S BARS AND BOOM. Barres et bôme de Klapp.

KLAPP'S METHOD. Méthode de Klapp.

KLATSKIN'S SYNDROME. Syndrome de Klatskin.

KLAUDER'S DISEASE. Erysipéloïde à forme diffuse et septicémique.

KLEBS-LÖFFLER BACILLUS. Bacille de Klebs-Löffler.

KLEBSIELLA, *s. Klebsiella, f.*

KLEBSIELLA PNEUMONIAE or ***FRIEDLÄNDERI.*** *Klebsiella pneumoniæ*, pneumobacille de Friedländer, bacille encapsulé de Friedländer.

KLEIHAUER'S TEST. Test de Kleihauer.

KLEIN'S BALLOON. Ballon de Klein.

KLEIN-VOGELBACH METHOD. Méthode de Klein-Vogelbach.

KLEIN-WAARDENBURG SYNDROME. Syndrome de Waardenburg, syndrome de Waardenburg-Klein, syndrome de Van der Hoeve-Halbertsura-Waardenburg.

KLEINE-LEVIN SYNDROME. Syndrome de Kleine-Levin.

KLEINERT'S METHOD. Méthode de Kleinert.

KLEPTOMANIA, *s.* Kleptomanie, *f.* ; cleptomanie, *f.* ; clopémanie, *f.*

KLEPTOPHOBIA, *s.* Kleptophobie, *f.* ; cleptophobie, *f.*

KLIEG'S EYE. Ophtalmie des projecteurs.

KLINE'S or **KLINE-YOUNG TEST.** Réaction de Kline.

KLINEFELTER'S SYNDROME. Syndrome de Klinefelter ou de Klinefelter-Reifenstein-Albright, dysgénésie des tubes séminifères, orchido-dystrophie polygonosomique, syndrome XXY.

KLINEFELTER-LIKE SYNDROME. Pseudo-syndrome de Klinefelter, syndrome pseudo-Klinefelter.

KLIPPEL'S DISEASE. Maladie de Klippel-Feil.

KLIPPEL-FEIL SYNDROME. Syndrome de Klippel-Feil.

KLIPPEL-FELDSTEIN SYNDROME. Hypertrophie familiale de la voûte crânienne, asymptomatique.

KLIPPEL-TRENAUNAY or **KLIPPEL-TRENAUNAY-WEBER SYNDROME.** Syndrome de Klippel-Trenaunay, nævus variqueux ostéohypertrophique, hémangiectasie hypertrophique, syndrome de Parkes-Weber, angiodysplasie ostéo-dystrophique.

KLIPPEL-WEIL SIGN. Signe de Klippel et Weil, signe du pouce.

KLUGE'S SIGN. Signe de Jacquemier.

KLUMPKE'S PARALYSIS or **PALSY.** Syndrome de Dejerine-Klumpke, paralysie de Klumpke.

KLÜVER-BUCY or **KLÜVER-BUCY-TERZIAN SYNDROME.** Syndrome de Klüver et Bucy.

KNAP'S METHOD. Méthode de Knap.

KNAUS'S THEORY. Loi d'Ogino-Knaus, loi de Knaus.

KNEE, *s.* Genou, *m.*

KNEECAP, *s.* Genouillère, *f.*

KNEE (back). Genu recurvatum.

KNEE (beat). Cellulite prérotulienne.

KNEE (Brodie's). Synovite fongeuse chronique du genou.

KNEE (housemaid's). Hygroma prérotulien.

KNEE (in). Genu valgum.

KNEE (knock). Genu valgum.

KNEE (locked). Genou bloqué (par arrachement du ménisque).

KNEE (out). Genu varum.

KNEE (rugby). Maladie d'Osgood. → *Schlatter's disease.*

KNEE (snapping). Genou à ressort.

KNIEST'S SYNDROME. Maladie ou syndrome de Kniest.

KNIFE, *s.* Bistouri, *m.*

KNIFE (electric). Bistouri électrique.

KNIFE (radio). Bistouri électrique, bistouri à haute fréquence.

KNOBS or **KNOTS (surfer's).** Nodosités des surfers.

KNOCK (pericardial). Claquement péricardique.

KNOCKOUT, *adj.* Knockout.

KNOT (vital). Nœud vital.

KNOTT-VOSS METHOD. Méthode de Knott-Voss.

KNOWLE'S TRIAD. Triade de Knowles.

KÖBBERLING-DUNNIGAN SYNDROME. Syndrome de Dunnigan.

KÖBNER'S DISEASE. Épidermolyse bulbeuse héréditaire. → *epidermolysis bullosa hereditaria.*

KÖBNER'S PHENOMENON. Phénomène de Köbner.

KOCH'S BACILLUS. 1° Bacille de Koch. → *Mycobacterium tuberculosis hominis.* – 2° Vibrion cholérique. → *Vibrio choleræ.*

KOCH'S LYMPH. Tuberculine, *s.f.*

KOCH'S NODE. Nœud sino-auriculaire. → *nodus sinuatrialis.*

KOCH'S PHENOMENON. Phénomène de Koch.

KOCH'S TRIANGLE. Triangle de Koch.

KOCH-WEEKS BACILLUS or **HÆMOPHILUS.** Bacille de Week. → *Haemophilus aegyptius.*

KOCHER'S FRACTURE. Fracture transtrochantérienne du col du fémur.

KOCHER'S METHODS or **OPERATIONS.** 1° Procédé de Kocher pour aborder, par voie sous-malléolaire externe, l'articulation tibiotarsienne. – 2° Procédé de Kocher pour réduire la luxation de l'épaule. – 3° Procédé de thyroïdectomie. – 4° Procédé d'ablation de la langue par voie cervicale. – 5° Opération de Kocher (cholédochotomie transduodénale). – 6° Procédé de pylorectomie.

KOCHER'S SIGNS. Signes de Kocher.

KOCHER-DEBRÉ-SEMELAIGNE SYNDROME. Syndrome de Debré-Semelaigne.

KOCHERIZATION, *s.* Incision du duodénum pour aborder l'ampoule de Vater.

KŒNEN'S PERIUNGUAL TUMOUR. Tumeur périunguéale de Kœnen.

KŒPPE'S NODULE. Nodule de Kœppe.

KOERBER-SALUS-ELSCHNIG SYNDROME. Syndrome de l'aqueduc de Sylvius, syndrome périaqueducal, syndrome de Koerber, Salus et Elschnig.

KÖHLER'S BONE DISEASES. 1° Maladie de Köhler. → *scaphoiditis (tarsal).* – 2° Maladie de Freibert. →

osteochondritis (juvenile deforming metatarsophalangeal).

KÖHLER-MOUCHET DISEASE. Maladie de Köhler. → *scaphoiditis (tarsal).*

KÖHLER'S TARSAL SCAPHOIDITIS. Maladie de Köhler. → *scaphoiditis (tarsal).*

KÖHLER-PELLEGRINI-STIEDA DISEASE. Maladie de Pellegrini-Stieda. → *Pellegrini-Stieda's disease.*

KOHLMEIER-DEGOS SYNDROME. Papulose atrophiante maligne. → *papulosis atrophicans maligna.*

KOILONYCHIA, *s.* Coïlonychie, *f.* ; cœlonychie, *f.* ; koïlonychie, *f.*

KOILOSTERNIA, *s.* Thorax en entonnoir, pectus excavatum.

KOJEWNIKOFF'S EPILEPSY. Épilepsie partielle continue. → *epilepsy (continuous).*

KOLLER'S TEST. Épreuve de Koller.

KOLMER'S TEST. Réaction de Kolmer.

KOMMERELL'S DIVERTICULUM. Diverticule de Kommerell.

KONDOLEON'S OPERATION. Opération de Kondoleon, opération de Payr-Kondoleon.

KÖNIG'S DISEASE. Maladie de König. → *osteochondritis dissecans.*

KÖNIG'S SYNDROME. Syndrome de König.

KONZO, *s.* Konzo, *m.*

KOPHEMIA, *s.* Surdité verbale. → *amnesia (verbal).*

KOPIOPA, *s.* Asthénopie, *f.*

KOPLIK'S SIGN or **SPOTS.** Signe de Koplik, signe ou tache de Koplik.

KOPP'S ASTHMA. Laryngospasme, *s.m.*

KORÀNYI'S AUSCULTATION or **PERCUSSION.** Percussion ausculatoire. → *percussion (ausculatory).*

KORO, *s.* Koro, *m.* ; so in tchen. *m.*

KOROTKOFF'S METHOD. Méthode ausculatoire.

KOROTKOFF'S SOUNDS. Phase de Korotkow.

KORSAKOFF'S PSYCHOSIS or **SYNDROME.** Psychose ou syndrome de Korsakoff.

KÖSTER'S NODULE. Tubercule miliaire. → *tubercle (miliary).*

KOSTMANN'S DISEASE. Maladie de Kostmann. → *agranulocytosis (infantile genetic).*

KOUMISS, *s.* Koumis, *m.* ; koumys, *m.*

KOUWENHOVEN'S METHOD. Méthode de Kouwenhoven.

KPA. Symbole de kilopascal, *m.*

KRABBE'S DISEASE. 1° Maladie de Krabbe. → *amentia (naevoid).* – 2° Leucodystrophie à cellules globoïdes, maladie de Krabbe.

KRABBE'S LEUCODYSTROPHY or **SCLEROSIS.** Maladie de Krabbe. → *Krabbe's disease 2°.*

KRABBE'S SYNDROME. Amyoplasie congénitale de Krabbe, hypoplasie musculaire généralisée.

KRAEPELIN-MOREL DISEASE. Démence précoce.

KRASKE'S OPERATION. Opération de Kraske.

KRAUPA'S SYNDROME. Dystrophie de Fuch.

KRAUROSIS PENIS. Kraurosis penis, maladie de Stuhmer, balanitis xerotica obliterans.

KRAUROSIS VULVAE. Kraurosis vulvæ.

KRAUSE'S SYNDROME. Syndrome d'Arlington Krause, dysplasie encéphalo-ophtalmique.

KREBS'S CYCLE. Cycle de Krebs, cycle de l'acide citrique, cycle tricarboxylique.

KREBS-HENSELEIT CYCLE. Cycle de Krebs-Henseleit, cycle de l'uréogenèse, cycle de l'ornithine.

KREYSIG'S SIGN. Signe de Kreysig. → *Heim-Kreysig's sign.*

KROMPECHER'S TUMOUR. Ulcère rodens. → *ulcer (rodent).*

KRONECKER'S PUNCTURE. Piqûre du centre bulbaire inhibiteur du cœur.

KRÖNIG'S PERCUSSION. Percussion ausculatoire. → *percussion (ausculatory).*

KRÖNLEIN'S HERNIA. Hernie de Krönlein, hernie inguino-propéritonéale.

KRÖNLEIN'S OPERATION. Opération de Krönlein.

KRÜKENBERG'S ARM or **HAND.** Amputation de Krükenberg.

KRÜKENBERG'S TUMOUR. Tumeur de Krükenberg.

KUBISAGARI, KUBISGARI, *s.* Vertige paralysant. → *vertigo (paralyzing).*

KUFS'S DISEASE. Idiotie amaurotique de type Kufs, maladie de Mayer-Kufs.

KUGEL-STOLOFF SYNDROME. Syndrome de Kugel-Stoloff.

KUGELBERG-WELANDER MALADIE ou **SYNDROME.** Maladie ou syndrome de Kugelberg-Welander, syndrome de Wohlfart-Kugelberg-Welander, amyotrophie neurogène familiale pseudo-myopathique de la seconde enfance, amyotrophie neurogène juvénile précoce pseudo-myopathique, atrophie musculaire juvénile hérédo-familiale simulant une dystrophie musculaire.

KUHNT-JUNIUS DISEASE. Dégénérescence maculaire de Haab. → *degeneration of the macula lutea (disciform).*

KULENKAMPFF-TORNOW SYNDROME. Syndrome de Kulenkampff-Tornow.

KULTSCHITZKY'S CARCINOMA. Tumeur carcinoïde, argentaffinome.

KÜLZ'S CAST or **CYLINDER.** Cylindre urinaire court, hyalin ou granuleux, observé au cours du coma diabétique (signe de Külz).

KÜMMELL'S DISEASE or **KYPHOSIS** or **SPONDYLITIS, KÜMMELL-VERNEUIL DISEASE.** Maladie de Kümmel Verneuil, spondylite traumatique.

KUMYSS, *s.* Koumis, *m.*

KUNDRAT'S LYMPHOSARCOMA. Lymphosarcome de Kundrat.

KUNITZ'S INHIBITOR. Inhibiteur de Kunitz.

KUNKEL'S TESTS. Réactions de Kunkel.

KÜNTSCHER'S METHOD. Méthode de Küntscher.

KUPFFER'S CELLS. Cellules de Kupffer.

KURU, *s.* Kuru, *m.*

KURZ'S SYNDROME. Syndrome de Kurz.

KÜSS'S DISEASE. Maladie de Küss.

KUSSMAUL'S APHASIA. Mutisme volontaire.

KUSSMAUL'S BREATHING or **RESPIRATION.** Respiration de Kussmaul.

KUSSMAUL'S COMA. Coma diabétique.

KUSSMAUL'S DISEASE. 1° Périartérite noueuse. → *periarteritis nodosa.* – 2° Syndrome de Landry. → *Landry's disease.*

KUSSMAUL'S PULSE. Pouls paradoxal.

KUSSMAUL'S SIGN or **SYMPTOM.** 1° Respiration de Kussmaul. – 2° Distension des veines jugulaires à l'inspiration en cas de médiastinite, de péricardite ou de tumeur médiastinale. – 3° Convulsions et coma par résorption toxique, dans les affections gastriques. – 4° Pouls paradoxal.

KUSSMAUL-KIEN BREATHING or RESPIRATION. Respiration de Kussmaul.

KUSSMAUL'S or **KUSSMAUL-LANDRY PARALYSIS.** Syndrome de Landry. → *Landry's paralysis.*

KUSSMAUL-MAIER DISEASE. Périartérite noueuse. → *periarteritis nodosa.*

KÜSTER'S HERNIA. Hernie de Küster, hernie inguino-superficielle.

KVEIM'S TEST or **REACTION.** Réaction de Kveim ou de Nickerson-Kveim.

KWASHIORKOR, *s.* Kwashiorkor, *m.* ; maladie œdémateuse du sevrage, stéato-cirrhose carentielle du sevrage, hépatite tropicale infantile d'Indochine, pellagre infantile d'Afrique Noire.

KWASHIORKOR (marasmic). Kwashiorkor dans lequel au manque de protéines s'ajoute un déficit en calories.

KYASANUR FOREST DISEASE. Maladie ou fièvre de la forêt de Kyasanur.

KYMOGRAM, *s.* Graphique d'un mouvement.

KYMOGRAPHY, *s.* Enregistrement graphique d'un mouvement.

KYMOGRAPHY (roentgen). Kymographie, *f.* → *radiokymography.*

KYPHOSCOLIOSIS, *s.* Cypho-scoliose, *f.*

KYPHOSIS, *s.* Cyphose, *f.*

KYPHOSIS DORSALIS JUVENILIS. Maladie de Scheuermann. → *epiphysitis (vertebral).*

KYPHOSIS (juvenile). Maladie de Scheuermann. → *epiphysis (vertebral).*

KYPHOSIS (Kummel's). Maladie de Kümmell-Verneuil. → *Kümmell's disease.*

KYRLE'S DISEASE. Maladie de Kyrle.

L

L. Symbole de litre, *m.*

L-PHASE VARIANTS. Formes bactériennes L.

LAB or **LAB FERMENT.** Lab ferment, *m.*

LABEL, *s.* 1° Étiquette, *f.* – 2° Marqueur, *m.* ; traceur, *m.*

LABELED, *adj.* Marqué, ée.

LABIDOMETER, *s.* Labimètre, *m.*

LABILE, *adj.* Labile.

LABILE (heat). Thermolabile.

LABIMETER, *s.* Labimètre, *m.*

LABIOMYCOSIS, *s.* Mycose des lèvres (perlèche, muguet).

LABYRINTH, *s.* Labyrinthe, *m.*

LABOR, *s.* (américain). 1° Accouchement, *m.* – 2° Travail, *m.* → *labour.*

LABOUR, *s.* 1° Accouchement, *m.* – 2° travail, *m.*

LABOUR (artificial). Accouchement provoqué.

LABOUR (atonic). Accouchement prolongé par inertie utérine.

LABOUR (delayed). Accouchement retardé après le terme.

LABOUR (dry). Accouchement sans liquide amniotique (rupture prématurée de la poche des eaux).

LABOUR (false). Faux travail (à la fin d'une grossesse extra-utérine à terme).

LABOUR (immature). Accouchement prématuré.

LABOUR (induced). Accouchement provoqué.

LABOUR (induction of). Déclenchement artificiel du travail (accouchement prématuré provoqué).

LABOUR (instrumental). Accouchement aux fers.

LABOUR (mimetic). Faux travail.

LABOUR (missed). Rétention d'un fœtus mort au-delà du terme.

LABOUR (mock). Faux travail.

LABOUR PAINS. Douleurs de l'accouchement.

LABOUR (perverse). Accouchement anormal quant à la position du fœtus.

LABOUR (postmature or **postponed).** Accouchement retardé après le terme.

LABOUR (precipitate). Accouchement accéléré.

LABOUR (premature). Accouchement prématuré.

LABOUR (prolonged or **protracted).** Accouchement prolongé ou ralenti.

LABOUR (rotation stage of). Étape de l'accouchement caractérisée par la rotation de la présentation dans le défilé génital.

LABOUR (stages of). Étapes de l'accouchement : *first :* dilatation du col. – *Second :* expulsion de l'enfant. – *Third :* délivrance, *s.f.*

LABOUR (tedious). Accouchement prolongé.

LABOUR (trial). Épreuve de travail (en cas de dystocie).

LABOUR (twin). Accouchement gémellaire.

LABROCYTE, *s.* Mastocyte, *m.*

LABRUM, *s.* Labrum, *m.*

LABYRINTHINE SYNDROME. Syndrome de Ménière. → *Ménière's disease or syndrome.*

LABYRINTHITIS, *s.* Labyrinthite, *f.*

LACHMAN'S MANEUVER. Manœuvre de Lachman.

LACORHINOSTOMY, *s.* Lacorhinostomie, *f.*

LACRIMAL, *adj.* Lacrymal, ale ; dacrystique.

LACRIMATORY, *adj.* Lacrymogène, dacryogène.

LACTACIDAEMIA, *s.* Lactacidémie, *f.*

LACTAM, *s.* Lactame, *m.*

LACTASE, *s.* Lactase, *f.*

LACTASE DEFICIENCY. Alactasie, *s.f.*

LACTATION, *s.* Lactation, *f.*

LACTATION-AMENORRHOEA SYNDROME. Syndrome aménorrhée-galactorrhée.

LACTEAL, *adj.* Lactéal, ale.

LACTIC, *adj.* Lactique.

LACTICAEMIA, *s.* Lacticémie, *f.*

LACTOBACILLUS, *s. Lactobacillus, m.*

LACTOBUTYROMETER, *s.* Lactobutyromètre, *m.*

LACTOCELE, *s.* Galactocèle, *f.*

LACTOCOCCUS, *s. Lactococcus, m.*

LACTODENSIMETER, *s.* Lactodensimètre, *m.*

LACTOFLAVIN, *s.* Lactoflavine, *f.* → *vitamin* B_2.

LACTOGEN, *s.* Galactogène, *m.* ; lactogène, *m.*

LACTOGEN (human placental), (HPL). Hormone galactogène du placenta humain.

LACTOGENESIS, *s.* Lactogenèse, *f.*

LACTOGENIC, *adj.* Lactogénique.

LACTOGLOBULIN, *s.* Lactoglobuline, *f.*

LACTOMETER, *s.* Lactodensimètre, *m.*

LACTOSCOPE, *s.* Lactoscope, *m.*

LACTOSE, *s.* Lactose, *m.*

LACTOSE INTOLERANCE. Intolérance au lactose.

LACTOSE TOLERANCE TEST. Test de tolérance au lactose.

LACTOSAEMIA, *s.* Lactosémie, *f.*

LACTOSURIA, *s.* Lactosurie, *f.*

LACTOTROPHIN, *s.* Prolactine, *f.*

LACUNA, *s.* Lacune, *f.*

LACUNAE (cerebral). Lacunes, *f.pl.* ; foyers lacunaires de désintégration cérébrale.

LACUNAR, *adj.* Lacunaire.

LAENNEC'S CATARRH. Hypersécrétion bronchique de la crise d'asthme.

LAENNEC'S CIRRHOSIS. Cirrhose de Laennec.

LAENNEC'S DISEASE. Dissection aortique.

LAENNEC'S PEARLS or **SIGN.** Crachats perlés (de Laennec).

LAETITIA'S SYNDROME. Syndrome de Lætitia.

LAEVOCARDIA, *s.* Lévocardie, *f.* ; lévocardie congénitale.

LAEVOCARDIA (mixed). Transposition corrigée des gros vaisseaux.

LAEVOCARDIOGRAM, LAEVOGRAM, *s.* Lévocardiogramme, *m.* ; lévogramme, *m.*

LAEVOGYRAL, LAEVOGYRIC, LAEVOGYROUS, *adj.* Lévogyre, sénestrogyre.

LAEVOPOSITION OF THE PULMONARY ARTERY. Lévoposition pulmonaire.

LAEVOROTATION OF HEART. Lévorotation du cœur, rotation antihoraire ou lévogyre du cœur.

LAEVOROTATORY, *adj.* Lévogyre.

LAEVOVERSION, *s.* Lévoversion, *f.*

LAEVULOSE, *s.* Fructose, *m.* ; lévulose, *m.*

LAEVULOSAEMIA, *s.* Fructosémie, *f.* ; lévulosémie, *f.*

LAEVULOSURIA, *s.* Fructosurie, *f.* ; lévulosurie, *f.*

LAF. Abréviation de « Lymphocyte Activating factor ». Interleukine, *f.*

LAFORA'S DISEASE. Syndrome d'Unverricht-Lundborg. → *epilepsy (myoclonus) 2°.*

LAG, *s.* Période de latence.

LAG (globe). Signe de Kocher.

LAGOPHTHALMOS, LAGOPHTHALMUS, *s.* Lagophtalmie, *f.*

LAGRANGE'S OPERATION. Opération de Lagrange.

LAHORE SORE. Bouton d'Orient. → *sore (oriental).*

LAIGRET-DURAND VACCINE. Vaccin de Laigret.

LAKI-LORAND FACTOR. Facteur XIII. → *factor (fibrin stabilizing).*

LAKY BLOOD. Sang laqué.

LALLING, LALLATION, *s.* Lallation, *f.* ; lalliement, *m.*

LALONEUROSIS, *s.* Laloneurose, *f.*

LALOPATHY, *s.* Lalopathie, *f.*

LALOPLEGIA, *s.* Aphémie, *f.* → *aphemia.*

LALOUETTE (pyramid of). Pyramide de Lalouette.

LAMARCK'S THEORY, LAMARCKISM. Transformisme, *f.* ; lamarckisme, *f.* ; lois de Lamarck.

LAMB SYNDROME. Syndrome LAMB.

LAMBDA, *s.* Lambda, *m.*

LAMBDACISM, LAMBDACISMUS, *s.* Lambdacisme, *m.* ; lallation, *f.* ; lalliement, *m.*

LAMBERT, *s.* Lambert, *m.*

LAMBERT'S COSINE LAW. Loi de Lambert.

LAMBERT-EATON SYNDROME. Syndrome de Lambert-Eaton, syndrome d'Eaton-Lambert, syndrome pseudo-myasthénique paranéoplasique de Lambert-Eaton.

LAMBL'S EXCRESCENCES. Excroissances de Lambl.

LAMBLIASIS, LAMBLIOSIS, *s.* Lambliase, *f.* ; giardiase, *f.*

LAMIN, *s.* Lamine, *f.*

LAMINA, *s.* Lame, *f.* ; feuillet, *m.*

LAMINAGRAPHY, *s.* Tomographie, *f.* → *tomography.*

LAMINARIA, *s.* Laminaire, *f.*

LAMINECTOMY, *s.* Laminectomie, *f.*

LAMININ, *s.* Laminine, *f.*

LAMY'S DISEASE. Pseudo-achondroplasie. → *dysplasia (pseudo-achondroplastic).*

LANATOSIDE, *s.* Lanatoside, *m.*

LANCASTER'S TEST. Épreuve de Lancaster.

LANCEFIELD'S CLASSIFICATION. Classification de Lancefield.

LANCET, *s.* Lancette, *f.*

LANDING-NORMAN DISEASE. Gangliosidose généralisée. → *gangliosidosis (generalized).*

LANDOLT'S RING. Anneau de Landolt.

LANDOUZY'S DISEASE. Leptospirose ictéro-hémorragique. → *dysplasia (pseudo-achondroplastic).*

LANDOUZY'S PURPURA. Typhus angiohématique.

LANDOUZY-DEJERINE ATROPHY or **DYSTROPHY.** Type facio-scapulo-huméral d'atrophie musculaire de Landouzy-Dejerine, atrophie musculaire progressive de l'enfance.

LANDRY'S PALSY, PARALYSIS or **SYNDROME.** Maladie ou syndrome de Landry, myélite aiguë ascendante ou diffuse, paralysie ascendante aiguë, leucomyélite ascendante.

LANDRY-GUILLAIN-BARRÉ SYNDROME. Forme primitive du syndrome de Guillain-Barré.

LANDSTEINER'S CLASSIFICATION OF BLOOD GROUPS. Classification de Landsteiner des groupes sanguins.

LANE'S BAND or **KINK.** Bride de Lane.

LANE'S DISEASE. Maladie d'Arbuthnot Lane.

LANE'S OPERATIONS. Opérations de Lane. 1° Iléosigmoïdostomie pour remédier à la constipation chronique. – 2° Réfection d'un voile du palais fissuré.

LANGE'S TEST. Réaction de Lange à l'or colloïdal.

LANGENBECK'S OPERATIONS. 1° Méthode de Langenbeck pour le traitement de la division du voile du palais. – 2° Méthode d'ablation de la langue.

LANGER-GIEDION SYNDROME. Syndrome de Langer-Giedion. → *trichorhinophalangeal syndrome.*

LANGERHANS'S CELL. Mélanocyte, *m.*

LANGERHANS'S ISLETS. Ilôts de Langerhans.

LANGHANS'S CELL. Cellule de Langhans.

LANGHANS'S GIANT CELL. Cellule géante, cellule de Langhans.

LANGHANS'S LAYER. Couche de Langhans.

LANGUAGE (gesture). Langage mimique.

LANNELONGUE-OSGOOD-SCHLATTER DISEASE or **SYNDROME.** Maladie d'Osgood. → *Schlatter's disease.*

LANNOIS-GRADENIGO SYNDROME. Syndrome de Gradenigo.

LANUGO, *s.* Lanugo, *m.*

LANZ'S POINT. Point de Lanz.

LAO. OAG.

LAPAROCELE, *s.* Hernie ventrale, laparocèle, *f.*

LAPAROCOLPOTOMY, *s.* Laparo-élytrotomie, *f.*

LAPAROELYTROTOMY, *s.* Laparo-élytrotomie, *f.* ; gastro-élytrotomie, *f.*

LAPAROHYSTERECTOMY, *s.* Hystérectomie abdominale.

LAPAROHYSTEROTOMY, *s.* Opération césarienne.

LAPAROSCHISIS, *s.* Laparoschisis, *m.*

LAPAROSCOPY, *s.* Laparoscopie, cœlioscopie, *f.*

LAPAROSPLENECTOMY, *s.* Laparosplénectomie, *f.*

LAPAROTOMAPHILIA, *s.* Syndrome de Münchhausen.

LAPAROTOMY, *s.* Laparotomie, *f.* ; cœliotomie, *f.*

LARCENY (vertebral grand). Vol sous-clavier. → *subclavian steal syndrome.*

LARDACEOUS, *adj.* Lardacé, ée.

LARON TYPE DWARFISM. Nanisme type Laron.

LARREY'S SIGN. Signe de Larrey.

LARSEN'S or **LARSEN-JOHANSSON DISEASE.** Maladie de Sinding Larsen-Sven Johansson, patellite des adolescents ou de croissance.

LARSEN'S SYNDROME. Syndrome de Larsen.

LARVA, *s.* Larve, *f.*

LARVA CURRENS STRONGYLOIDIASIS. Syndrome de larva currens.

LARVA MIGRANS. Myiase rampante cutanée.

LARVACEOUS, LARVAL, LARVATE, LARVATED, *adj.* Larvé, ée, *m.*

LARYNGEAL CRISIS. Crise laryngée.

LARYNGECTOMY, *s.* Laryngectomie, *f.*

LARYNGISMUS, *s.* Laryngisme, *m.* ; spasme du larynx.

LARYNGISMUS STRIDULUS, *s.* Laryngospasme, *m.*

LARYNGITIS, *s.* Laryngite, *f.*

LARYNGITIS (croupous or **diphtheritic).** Croup, *m.* ; diphtérie laryngée.

LARYNGITIS (dry). Laryngite sèche.

LARYNGITIS (membranous). Laryngite pseudo-membraneuse.

LARYNGITIS SICCA. Laryngite sèche.

LARYNGITIS (spasmodic). Laryngite striduleuse. → *laryngitis stridula or stridulosa.*

LARYNGITIS STRIDULA or **STRIDULOSA.** Laryngite striduleuse ou sous-glottique aiguë, asthme de Millar, faux croup.

LARYNGITIS (subglottic). Hypolaryngite, *s.f.*

LARYNGITIS (tuberculous). Laryngite tuberculeuse.

LARYNGOCELE, *s.* Laryngocèle, *f.*

LARYNGOFISSION, LARYNGOFISSURE, *s.* Laryngofissure, *f.* ; thyrotomie, *f.* ; laryngotomie totale.

LARYNGOGRAPHY, *s.* Laryngographie, *f.*

LARYNGOLOGY, *s.* Laryngologie, *f.*

LARYNGOMALACIA, *s.* Laryngomalacie, *f.*

LARYNGOPATHY, *s.* Laryngopathie, *f.*

LARYNGOPHARYNX, *s.* Laryngopharynx, *m. ;* hypopharynx, *m.*

LARYNGOPLEGIA, *s.* Laryngoplégie, *f.*

LARYNGOSCOPE, *s.* Laryngoscope, *m.*

LARYNGOSCOPY, *s.* Laryngoscopie, *f.*

LARYNGOSCOPY (direct). Laryngoscopie directe.

LARYNGOSCOPY (indirect). Laryngoscopie indirecte.

LARYNGOSCOPY (mirror). Laryngoscopie indirecte.

LARYNGOSCOPY (suspension) (Killian). Laryngoscopie pratiquée en immobilisant la tête du malade dans un appareil ouvre-bouche et abaisse-langue.

LARYNGOSPASM, *s.* Laryngospasme, asthme thymique, asthme de Koop, spasme glottique essentiel du nourrisson.

LARYNGOSTENOSIS, *s.* Laryngosténose, *f.*

LARYNGOTOMY, *s.* Laryngotomie, *f.*

LARYNGOTOMY (complete). Laryngofissure, *s.f.*

LARYNGOTOMY (Inferior). Laryngotomie intercricothyroïdienne.

LARYNGOTOMY (median). Laryngofissure, *s.f.*

LARYNGOTOMY (subhyoid). Laryngotomie susthyroïdienne, pharyngotomie susthyroïdienne.

LARYNGOTOMY SUPERIOR. Laryngotomie susthyroïdienne.

LARYNGOTOMY (thyrohyoid). Laryngotomie susthyroïdienne.

LARYNGOTRACHEITIS, *s.* Laryngo-trachéite, *f.*

LARYNGOTRACHEOBRONCHITIS, *s.* Laryngo-trachéobronchite, *f.*

LARYNGOTRACHEOBRONCHITIS (acute fulminating). Trachéo-bronchite fugurante.

LARYNGOTYPHOID, *s.* Laryngo-typhoïde, *f.* laryngotyphus, *m.*

LARYNX, *s.* Larynx, *m.*

LASÈGUE'S DISEASE. Délire de persécution.

LASÈGUE'S SIGNS. 1° (sciatica). Signe de Lasègue. – 2° (hysteria). Syndrome de Lasègue.

LASER, *s.* Laser, *m.*

LASER THERAPY. Lasérothérapie, *s.f.*

LASSA FEVER. Fièvre de Lassa.

LASSEN'S METHOD. Méthode de Lassen.

LATENCY, *s.* Latence, *f.*

LATENT, *adj.* Latent, ente.

LATERAL, *adj.* Latéral, ale ; externe.

LATEROCONDYLAR SPACE (posterior) SYNDROME. Syndrome de Collet. → *Collet's syndrome.*

LATEROFLEXION, *s.* Latéroflexion, *f.*

LATEROGNATHIA, *s.* Latérognathie, *f.*

LATEROPOSITION, *s.* Latéroposition, *f.*

LATEROVERSION, *s.* Latéroversion, *f.*

LATEX AGGLUTINATION TEST or **LATEX FIXATION TEST.** Réaction au latex, réaction de Singer et Plotz.

LATHYRISM, *s.* Lathyrisme, *m.*

LATRINES, *s.* Feuillées, latrines, *f.pl.*

LATRODECTISM, *s.* Latrodectisme, *m.*

LATS. Abréviation de « Long Acting Thyroid stimulator », LATS.

LAUBER'S DISEASE. Maladie de Lauber.

LAUBRY-SOULIÉ SYNDROME. Syndrome de Laubry-Soulié.

LAUDANUM, *s.* Laudanum, *m.*

LAUGIER'S HERNIA. Hernie de Laugier.

LAUGIER'S SIGN. Signe de Laugier.

LAUNOIS'S SYNDROME. Gigantisme hypophysaire.

LAUNOIS-CLÉRET SYNDROME. Syndrome de Babinski-Fröhlich. → *dystrophy (adiposogenitalis).*

LAURENCE-BIEDL, LAURENCE-MOON-BIEDL, LAURENCE-MOON-BARDET-BIEDL SYNDROME. Syndrome de Laurence-Biedl ou de Laurence-Moon-Bardet, syndrome de Laurence-Moon-Bardet-Biedl, syndrome de Bardet-Biedl.

LAUTIER'S TEST. Percuti-réaction à la tuberculine.

LAV. Abréviation de « Lymphadenopathy Associated Virus », virus associé à la lymphadénopathie, LAV.

LAVAGE (bronchoalveolar or bronchopulmonary). Lavage broncho-alvéolaire.

LAVAGE (peritoneal). Dialyse péritonéale.

LAVERAN'S BODIES or **CORPUSCLES, LAVERANIA.** Hématozoaires de Laveran.

LAWFORD'S SYNDROME. Syndrome de Lawford.

LAWRENCE'S SYNDROME. Syndrome de Lawrence. → *diabetes (lipoatrophic).*

LAXATIVE, *adj.* Laxatif, ive ; minoratif, ive.

LAXITY, *s.* Laxité, *f.*

LAYER, *s.* Couche (anatomie, histologie), assise cellulaire.

LAYER (granular) OF THE FOLLICLE OF THE OVARY. Granulosa.

LAZAR-HOUSE, *s.* Léproserie, *f.*

LAZARE'S SIGN. Signe de Lazare.

LAZARE'S SYNDROME. Syndrome de Lazare.

LAZARETTO, *s.* Lazaret, *m.* ; hôpital pour contagieux.

LD50. DL50, dose létale 50.

LDH. LDH, déshydrogénase lactique.

LDL. LDL, lipoprotéine de basse densité.

LE CELL PHENOMENON, LE TEST. Phénomène L.E. → *lupus erythematosus test.*

LEAD, *s.* : 1° (electrocardiography). Dérivation, *f.* – 2° sonde (d'entraînement électrosystolique). – 3° Plomb, *m.*

LEAD (chest). Dérivation précordiale, dérivation thoracique.

LEAD (intracardiac). Dérivation endocavitaire.

LEAD (oesophageal). Dérivation œsophagienne.

LEAD (Pescador's). Dérivation de Pescador.

LEAD (precordial). Dérivation précordiale.

LEAD (standard). Dérivation standard.

LEAD (unipolar limb). Dérivation unipolaire des membres.

LEAD (Wilson's). Dérivation précordiale.

LEAFLET, *s.* Feuillet, *m.* ; valve, *f.*

LEAFLETS (ballooning of the mitral valve). Ballonisation de la valve mitrale. → *balloon mitral valve.*

LEAFLETS (prolapsing mitral valve). Prolapsus de la valve mitrale.

LEAFLETS SYNDROME (billowing posterior mitral). Ballonisation de la valve mitrale. → *balloon mitral valve.*

LEANNESS, *s.* Maigreur, *f.*

LEBER (amaurosis congenita of). Amaurose congénitale ou tapéto-rétinienne de Leber.

LEBER'S DISEASE or **HEREDITARY OPTIC ATROPHY** or **OPTIC ATROPHY.** Maladie de Leber, amaurose tapéto-rétinienne.

LEBER'S IDIOPATHIC STELLATE RETINOPATHY. Rétinite de Leber.

LE BOULCH'S METHOD. Méthode de Le Boulch.

LECITHIN, *s.* Lécithine, *f.*

LECITHINASE, *s.* Lécithinase, *f.*

LECTIN, *s.* Lectine, *f.* ; phytomitogène, *m.*

LEDDERHOSE'S SYNDROME. Maladie de Ledderhose. → *fibromatosis (plantar).*

LEDERER'S ANAEMIA or **ACUTE ANAEMIA** or **DISEASE.** Anémie de Lederer-Brill. → *anaemia (acute haemolytic).*

LE DENTU'S SUTURE. Suture de Le Dentu.

LEDERLE'S PATCH TEST. Test de Vollmer. → *Vollmer's patch test.*

LEECH (artificial). Ventouse, *s. f.*

LE FORT'S FRACTURES. Fractures de Le Fort.

LE FORT'S OPERATION. Opération de Le Fort.

LE FORT'S SUTURE. Suture de Le Fort.

LEFT-HANDED, *adj.* Gaucher, ère.

LEG, *s.* Jambe, *f.*

LEG (baker). Genu valgum.

LEG (bandy). Genu varum.

LEG (Barbados). Éléphantiasis de la jambe.

LEG (bayonet). Jambe en baïonnette.

LEG (bird). Jambe atrophiée.

LEGS (boomerang). Tibia en lame de sabre.

LEG (bow). Genu varum.

LEGS (cross). Démarche en ciseaux.

LEG (elephant). Éléphantiasis de la jambe.

LEG (golfer's). Coup de fouet des joueurs de golf.

LEG HOLDER. Support de jambe (pour table d'opération).

LEGS (jimmy). Jambes sans repos. → *legs (restless).*

LEGS (litters). Jambes sans repos. → *legs (restless).*

LEG (lawn tennis). Coup de fouet des joueurs de tennis.

LEG (milk). Œdème blanc douloureux. → *phlegmasia alba dolens.*

LEGS (phantom). Illusion des amputés. → *limb (phantom).*

LEGS (restless). Syndrome des jambes sans repos, impatiences, paresthésie agitante nocturne des membres inférieurs, syndrome d'Ekbom, mérasthénie agitante, algomérasthénie, *f.*

LEG (rider's). Crampes des adducteurs chez les cavaliers.

LEG (scissor). Démarche en ciseaux due à une altération des deux hanches.

LEG (stork). Jambe atrophiée.

LEG (white). Œdème blanc douloureux. → *phlegmasia alba dolens.*

LEG (wooden). Pilon, *s.m.*, jambe de bois.

LEGAL'S TEST. Réaction de Legal.

LEGENDRE'S NODE or **NODOSITY.** Nodosité de Bouchard.

LÉGER-BOUCHER TEST. Tets de Léger-Boucher.

LEGG'S DISEASE, LEGG-CALVÉ-PERTHES DISEASE. Maladie de Calvé. → *osteochondritis deformans juvenilis.*

LEGIONELLA, *s. Legionella, f.*

LEGIONELLA MICDADEI, *Legionella micdadei.*

LEGIONELLA PNEUMOPHILA. *Legionella pneumophila.*

LEGIONELLOSIS, *s.* Légionellose, maladie des légionnaires.

LEGIONNAIRES' DISEASE. Maladie des légionnaires, légionellose.

LEIASTHENIA, *s.* Liasthénie, *f.* ; léiasthénie, *f.*

LEIGH'S DISEASE. Syndrome de Leigh, encéphalomyélopathie nécrosante subaiguë.

LEINER'S DISEASE. Maladie de Leiner-Moussous. → *erythroderma desquamativa.*

LEIOMYOBLASTOMA, *s.* Leiomyoblastome, *m.*

LEIOMYOMA, *s.* Liomyome, *m.* ; léiomyome, *m.*

LEIOMYOMA CUTIS. Léiomyomes multiples sous-cutanés, siégeant à la face d'extension des extrémités des membres.

LEIOMYOSARCOMA, *s.* Léiomyosarcome, *m.*

LEIOTHRIC, *adj.* Liothrique.

LEIOTRICHOUS, *adj.* Liothrique.

LEISHMAN'S NODULES. Nodules du bouton d'Orient non ulcéré.

LEISHMAN-DONOVAN BODY. Forme intracellulaire de *Leishmania donovani.*

LEISHMANIASIS, *s.* Leishmaniose, *f.*

LEISHMANIASIS AMERICANA, AMERICAN LEISHMANIASIS. Leshmaniose américaine, pian bois, bouton de Bahia, ulcère des gommiers.

LEISHMANIASIS (American dermal). Leishmaniose américaine. → *leishmaniasis americana.*

LEISHMANIASIS (Brazillian). Leishmaniose américaine. → *leishmaniasis americana.*

LEISHMANIASIS (canine). Leishmaniose du chien.

LEISHMANIASIS (cutaneous or **dermal).** Leishmaniose cutanée.

LEISHMANIASIS (lupoid). Leishmaniose cutanée récidivante.

LEISHMANIASIS (mucocutaneous). Leishmaniose américaine. → *leishmaniasis americana.*

LEISHMANIASIS (naso-oral or **naso-pharyngeal).** Leishmaniose américaine. → *leishmaniasis americana.*

LEISHMANIASIS (New World). Leishmaniose cutanée.

LEISHMANIASIS (Old World). Leishmaniose cutanée.

LEISHMANIASIS RECIDIVANS. Leishmaniose cutanée récidivante.

LEISHMANIASIS (rural). Leishmaniose cutanée.

LEISHMANIASIS (urban). Leishmaniose cutanée.

LEISHMANIASIS (visceral). Kala-azar, *m.* → *kala-azar.*

LEISHMANID, *s.* Leishmanide, *f.*

LEISHMANIOSIS, *s.* Leishmaniose, *f.*

LEITNER'S SYNDROME. Syndrome de Leitner.

LEJEUNE'S SYNDROME. Syndrome du cri du chat. → *cat-cry syndrome.*

LEMBERT'S SUTURE. Point ou surjet ou suture de Lembert.

LEMIERRE'S SYNDROME. Syndrome de Lemierre.

LEMNISCUS, *s.* Lemnisque, *m.*

LEMPERT'S OPERATION. Fenestration, *f.* → *fenestration, 2.*

LENARD'S RAYS. Rayons cathodiques après leur sortie du tube.

LENÈGRE'S DISEASE. Maladie de Lenègre.

LENITIVE, *adj.* Lénitif, ive.

LENNERT'S LYMPHOMA. Lymphome de Lennert.

LENNOX SYNDROME or **LENNOX-GASTAUT SYNDROME.** Syndrome de Lennox-Gastaut. → *mal variant (petit).*

LENS, *s.* Lentille, *f.* ; cristallin, *m.*

LENSOMETER, *s.* Frontofocomètre, *m.*

LENTICONUS, *s.* Lenticône, *m.*

LENTICULAR, *adj.* Lenticulaire.

LENTIGINE, *s.* Lentigo, *m.* → *lentigo.*

LENTIGINES (multiple) SYNDROME. Syndrome LÉOPARD, syndrome de Gorlin.

LENTIGINO-POLYPOSE DIGESTIVE SYNDROME. Syndrome de Peutz-Jeghers. → *Peutz's or Peutz-Jeghers syndrome.*

LENTIGINOSIS, *s.* Lentiginose, *f.*

LENTIGINOSIS (centrofacial). Lentiginose centrofaciale, lentiginose neuro-dysraphique.

LENTIGINOSIS (perlorificial). Syndrome de Peutz-Jeghers. → *Peutz's or Peutz-Jeghers syndrome.*

LENTIGINOSIS (progressive cardiomyopathic). Lentiginose profuse avec cardiomyopathie.

LENTIGLOBUS, *s.* Lentiglobe, *m.*

LENTIGO, *s.* Lentigo, *m.* ; lentigine, *f.* ; nævus pigmentaire commun, grain de beauté.

LENTIGO MALIGNA, LENTIGO (malignant). Mélanose de Dubreuilh. → *melanosis of Dubreuilh (circumscribed precancerous).*

LENTIGO (senile). Lentigo sénile.

LENTITIS, *s.* Inflammation du cristallin.

LENTIVIRINAE, *s. pl.* Lentivirinés, *m. pl.*

LENTIVIRUS, *s.* Lentivirus, *m.*

LENZ-MAJEWSKI SYNDROME. Syndrome de Lenz-Majewski.

LENZMANN'S POINT. Point de Lenzmann.

LEONTIASIS, *s.* Léontiasis, *m.* ; faciès léonin.

LEONTIASIS OSSEA or **OSSIUM.** Leontiasis ossea.

LEOPARD SYNDROME. Syndrome LEOPARD, syndrome de Gorlin.

LEPER, *s.* Lépreux, euse, *m., f.*

LEPIDOMA (endothelial). Tumeur dérivée de l'endothélium vasculaire.

LEPOTHRIX, *s.* Lépothrix, trichomycose vulgaire, Trichomycosis palmellina.

LEPRA, *s.* Lèpre, *f.*

LEPRA ALBA. Lèpre achromique.

LEPRA ALPHOS or **ALPHOÏDES.** Psoriasis, *s.m.*

LEPRA ANAESTHETICA. Lèpre anesthésique.

LEPRA ARABUM. Lèpre, *s.f.*

LEPRA GRAECORUM. Nom attaché à de nombreuses dermatoses ressemblant plus ou moins à la lèpre.

LEPRA MACHADA. Lèpre lazarine.

LEPRA MACULOSA. Lèpre maculo-anesthésique.

LEPRA MUTILANS. Lèpre mutilante.

LEPRA NERVORUM, LEPRA NERVOSA. Lèpre anesthésique.

LEPRA TUBERCULATUM or **TUBERCULOIDES.** Lèpre tuberculoïde.

LEPRA (Willan's). Psoriasis, *s.m.*

LEPRECHAUNISM, *s.* Lepréchaunisme, syndrome de Donohue.

LEPRID, *s.* Lépride, *f.*

LEPROLIN, *s.* Léproline, *f.*

LEPROLOGY, *s.* Léprologie, *f.*

LEPROMA, *s.* Léprome, *m.*

LEPROMATOUS, *adj.* Lépromateux, euse.

LEPROMIN, *s.* Lépromine, *f.*

LEPROMIN TEST. Épreuve à la lépromine.

LEPROSARIUM, *s.* Léproserie, *f.*

LEPROSARY, *s.* Léproserie, *f.* ; ladrerie, *f.* ; maladrerie, *f.*

LEPROSY, *s.* Lèpre, *f.* ; maladie de Hansen, éléphantiasis des Grecs.

LEPROSY (anaesthetic). Lèpre anesthésique.

LEPROSY (articular). Lèpre mutilante.

LEPROSY (Asturian). Pellagre, *s.f.*

LEPROSY (atrophic). Morphée lépreuse.

LEPROSY (borderline). Lèpre à forme mixte, lèpre intermédiaire, lèpre dimorphique (type D).

LEPROSY (cutaneous). Lèpre tuberculoïde.

LEPROSY (dimorphous). Lèpre intermédiaire. → *leprosy (borderline).*

LEPROSY (dry). Lèpre anesthésique.

LEPROSY (erythema nodosum). Lèpre à forme d'érythème noueux.

LEPROSY (indeterminate). Lèpre à forme intermédiaire (type 1).

LEPROSY (Italian). Pellagre, *s.f.*

LEPROSY (Kabyle). Lèpre kabyle.

LEPROSY (lazarine). Lèpre lazarine, lèpre de Lucio.

LEPROSY (lepromatous). Lèpre lépromateuse (ou type I), lèpre nodulaire.

LEPROSY (Lombardy). Pellagre, *s.f.*

LEPROSY (Lucio). Lèpre lazarine.

LEPROSY (macular or **maculoanaesthetic).** Lèpre maculo-anesthésique.

LEPROSY (Malabar). Éléphantiasis, *s.m.*

LEPROSY (mutilating). Lèpre mutilante.

LEPROSY (neural). Lèpre tuberculoïde.

LEPROSY (nodular). Lèpre lépromateuse.

LEPROSY (reactional). Lèpre à rechutes aiguës.

LEPROSY (smooth). Lèpre maculo-anesthésique.

LEPROSY (spotted). Lèpre lazarine.

LEPROSY (trophoneurotic). Lèpre anesthésique.

LEPROSY (tuberculoid). Lèpre tuberculoïde (ou type T).

LEPROSY (white). 1° Lèpre achromique. – 2° Vitiligo, *s.m.*

LEPROUS, *adj.* Lépreux, euse ; ladre.

LEPTIN, *s.* Leptine, *f.*

LEPTOCYTE, *s.* Leptocyte, *m.*

LEPTOCYTOSIS, *s.* Anémie de Cooley. → *anaemia (Cooley's).*

LEPTOMENINGITIS, *s.* Leptoméningite, *f.*

LEPTOMENINGITIS EXTERNA. Méningite kystique. → *meningitis serosa circumscripta.*

LEPTOMENINX, *s.* Leptoméninge, *f.*

LEPTOPROSOPE, *adj.* Leptoprosope.

LEPTORHINE, LEPTORRHINE, *s.* Leptorrhinien, *m.*

LEPTOSOMATIC, LEPTOSOME, *adj.* Leptosome.

LEPTOSPIRA, *s.* Leptospire, *m.*

LEPTOSPIRA AUSTRALIS. *Leptospira australis.*

LEPTOSPIRA AUTUMNALIS. *Leptospira autumnalis.*

LEPTOSPIRA BATAVIAE. *Leptospira bataviæ.*

LEPTOSPIRA CANICOLA. *Leptospira canicola.*

LEPTOSPIRA GRIPPOTYPHOSA. *Leptospira grippotyphosa.*

LEPTOSPIRA HEBDOMADIS. *Leptospira hebdomadis, Spirochæta hebdomadis.*

LEPTOSPIRA ICTEROHAEMORRHAGIAE. *Leptospira ou Spirochæta icterohæmorragiæ.*

LEPTOSPIRA POMONA. *Leptospira pomona.*

LEPTOSPIRA SEJRÖ. *Leptospira Sejrö.*

LEPTOSPIROSIS, *s.* Leptospirose, *f.*

LEPTOSPIROSIS ICTERO-HAEMORRHAGICA. Leptospirose ictérigène ou ictéro-hémorragique, ictère infectieux à recrudescence fébrile, spirochétose ictérigène ou ictéro-hémorragique, ictère fébrile à rechute, maladie de Mathieu ou de Weil, typhus hépatique.

LEPTOTENE, *adj.* Leptotène.

LEPTOTHRICOSIS CONJUNCTIVAE. Conjonctivite de Parinaud.

LEPTOTHRIX, *s.* Leptothrix, *m.*

LÉRI'S DISEASE. Maladie de Léri et Joanny. → *melorheostosis.*

LÉRI'S PLEONOSTEOSIS. Maladie de Léri. → *pleonosteosis.*

LÉRI-JOANNY SYNDROME. Maladie de Léri et Joanny. → *melorheostosis.*

LÉRI-WEILL SYNDROME. Dyschondrostéose, *f.*

LERICHE'S DISEASE. Maladie de Sudeck. → *dystrophy (reflex sympathetic).*

LERICHE'S OPERATIONS. Opérations de Leriche.

LERICHE'S SYNDROME. Syndrome de Leriche, syndrome de l'oblitération termino-aortique par artérite.

LERMOYEZ'S SYNDROME. Syndrome de Lermoyez.

LEROY'S I-CELL DISEASE. Mucolipidose type II.

LESBIAN, *adj.* Lesbien, ienne.

LESBIANISM, *s.* Lesbianisme, *m.* ; saphisme, *m.* ; tribadisme, *m.*

LESCH-NYHAN SYNDROME. Syndrome de Lesch-Nyhan, hyperuricémie congénitale, encéphalopathie hyperuricémique.

LESCHKE'S SYNDROME. Syndrome de Leschke.

LESION, *s.* Lésion, *f.* (altération des structures anatomiques), blessure, *f. ; plus rarement* : altération fonctionnelle.

LESION (coarse). Lésion macroscopique.

LESION (coin). Lésion nummulaire.

LESION (degenerative). Lésion dégénérative.

LESION (depressive). Lésion qui produit une diminution de l'activité fonctionnelle.

LESION (destructive). Lésion destructive.

LESION (diffuse). Lésion diffuse.

LESION (discharging). Lésion cérébrale épileptogène.

LESION (disseminated). Lésions disséminées.

LESION (focal). Lésion en foyer (système nerveux).

LESION (functional). Altération fonctionnelle.

LESION (gross). Lésion macroscopique.

LESION (histologic). Lésion microscopique.

LESION (indiscriminate). Lésion non systématisée.

LESION (initial). Chance d'inoculation.

LESION (irritative). Lésion irritative.

LESION (lower motor neuron). Paralysie périphérique.

LESION (macroscopical). Lésion macroscopique.

LESION (microscopical or **minute).** Lésion microscopique.

LESION (mixed). Lésion non systématisée.

LESION (molar). Lésion macroscopique.

LESION (molecular). Lésion échappant même au microscope.

LESION (organic). Lésion, *s.f.*

LESION (partial). Lésion partielle.

LESION (peripheral). Lésion périphérique (surtout des terminaisons nerveuses).

LESION (primary). Chancre d'inoculation.

LESION (ring-wall). Multiples et minimes hémorragies annulaires des centres nerveux dans l'anémie pernicieuse.

LESION (secondary). Lésion secondaire, manifestation secondaire.

LESION (structural). Lésion, *s.f.*

LESION (systemic). Lésion systématisée.

LESION (total). Lésion massive.

LESION (trophic). Lésion gênant la nutrition d'une partie du corps.

LESION (upper motor neuron). Paralysie centrale.

LESION (vascular). Lésion vasculaire.

LESION (wire-loop). Lésion en anse métallique (des capillaires rénaux, dont la basale est épaissie, au cours du lupus érythémateux aigu disséminé).

LESIONAL, *adj.* Lésionnel, elle.

LETHAL, *adj.* Létal, ale ; léthal, ale.

LETHALITY, *s.* Létalité, *f.* ; léthalité, *f.*

LETHARGY, *s.* Léthargie, *f.*

LETHARGY (African). Maladie du sommeil. → *trypanosomiasis (African).*

LETHARGY (hysteric or **induced).** Sommeil hystérique.

LETHARGY (lucid). Perte de la volonté et de la faculté d'agir, sans perte de conscience.

LETHOLOGICA, *s.* (obsolete). Impossibilité de se souvenir du mot exact.

LETTER (French). Condom, *s.m.* → *condom.*

LETTERER'S RETICULOSIS. Maladie de Letterer-Siwe. → *Letterer-Siwe disease.*

LETTERER-SIWE DISEASE. Maladie d'Abt-Letterer-Siwe, maladie de Letterer-Siwe, réticulo-endothéliose aiguë hémorragique des nourrissons, histiocytose disséminée (ou diffuse) aiguë, réticulose aleucémique.

LEUC... → aussi *leuk...*

LEUCINE, *s.* Leucine, *f.*

LEUCINOSIS, *s.* Leucinose, *f.* → *maple syrup urine disease.*

LEUCOAGGLUTINATION, *s.* Leuco-agglutination, *f.*

LEUCOAGGLUTININ, *s.* Leuco-agglutinine, *f.*

LEUCOANTIBODY, *s.* Anticorps antileucocytaire, leuco-anticorps, *m.*

LEUCO-ARAIOSIS, *s.* Leuco-araïose, *f.*

LEUCOBLAST, *s.* Leucoblaste, *m.*

LEUCOBLAST (granular). Myéloblaste. → *myeloblast.*

LEUCOBLASTOSIS, *s.* Leucémie aiguë. → *leukaemia (acute).*

LEUCOBLASTURIA, *s.* Leucoblasturie, *f.*

LEUCOCIDIN, *s.* Leucocidine, *f.*

LEUCOCYTE, *s.* Leucocyte, *m.*

LEUCOCYTE (acidophil). Polynucléaire éosinophile.

LEUCOCYTE (agranular). Leucocyte mononucléaire.

LEUCOCYTE AGGREGATION TEST. Test d'agrégation des leucocytes.

LEUCOCYTE (basophil). Polynucléaire basophile.

LEUCOCYTE (endothelial). Monocyte, *s.m.*

LEUCOCYTE (eosinophil). Polynucléaire éosinophile, cellule d'Ehrlich.

LEUCOCYTE (granular). Leucocyte polynucléaire, granulocyte.

LEUCOCYTE (heterophil). Polynucléaire neutrophile.

LEUCOCYTE (hyaline). Monocyte, *s.m.*

LEUCOCYTE (large mononuclear). Monocyte, *s.m.*

LEUCOCYTE (lazy) SYNDROME. Syndrome des leucocytes paresseux.

LEUCOCYTE (lymphoid). Leucocyte mononucléaire.

LEUCOCYTE MIGRATION INHIBITION TEST or **LEUCOCYTE MIGRATION TEST.** Test de migration des leucocytes, TML, test d'inhibition de la migration des leucocytes.

LEUCOCYTE (neutrophil). Polynucléaire neutrophile.

LEUCOCYTE (nongranular). Leucocyte mononucléaire.

LEUCOCYTE (oxyphil) (obsolete). Polynucléaire éosinophile.

LEUCOCYTE (polymorphonuclear). Polynucléaire neutrophile.

LEUCOCYTE (polynuclear eosinophil). Polynucléaire éosinophile.

LEUCOCYTE (polynuclear neutrophil). Polynucléaire neutrophile.

LEUCOCYTE (small nuclear). Lymphocyte, *s.m.*

LEUCOCYTE (transitional mononuclear) (obsolete). Monocyte, *s.m.*

LEUCOCYTE (Türk's irritation). Cellule d'irritation de Türk. → *Türk's irritation leucocyte.*

LEUCOCYTHAEMIA, *s.* Leucémie, *f.*

LEUCOCYTOLYSIN, *s.* Leucocytolysine, *f.*

LEUCOCYTOLYSIS, *s.* Leucolyse, *f.* ; leucocytolyse, *f.*

LEUCOCYTOMETRY, *s.* Leucocytométrie, *f.*

LEUCOCYTOSIS, *s.* Leucocytose, *f.*

LEUCOCYTOSIS (basophilic). Polynucléose basophile.

LEUCOCYTOSIS (mononuclear). Mononucléose, *s.f.*

LEUCOCYTOSIS (neutrophilic). Polynucléose neutrophile.

LEUCOCYTOTHERAPY, *s.* Leucocytothérapie, *f.*

LEUCOCYTURIA, *s.* Leucocyturie, *f.*

LEUCODEPLETION, *s.* Déleucocytation, *f.*

LEUCODERMA, *s.* Leucodermie, *f.*

LEUCODERMA ACQUISITUM CENTRIFUGUM. Nævus de Sutton.

LEUCODERMA COLLI. Leucodermie syphilitique du cou.

LEUCODERMA SYPHILITICUM. Leucomélanodermie syphiloïde.

LEUCODERMIA, *s.* Leucodermie, *f.*

LEUCODYSTROPHIA, *s.* Leucodystrophie, *f.*

LEUCODYSTROPHIA CEREBRI PROGRESSIVA METACHRO-MATICA DIFFUSA. Maladie de Scholz-Greenfield. → *Scholz's disease.*

LEUCODYSTROPHY, *s.* Leucodystrophie, *f.*

LEUCODYSTROPHY (globoid cell). Leucodystrophie à cellules globoïdes, maladie de Krabbe.

LEUCODYSTROPHY (hereditary central or **cerebral).** Maladie de Pelizaeus-Merzbacher. → *Merzbacher-Pelizaeus disease.*

LEUCODYSTROPHY (Infantile metachromatic). Maladie de Scholz-Greenfield. → *Scholz's disease.*

LEUCODYSTROPHY (Krabbe's). Leucodystrophie à cellules globoïdes, maladie de Krabbe.

LEUCODYSTROPHY (metachromatic). Maladie de Scholz-Greenfield. → *Scholz's disease.*

LEUCODYSTROPHY (spongiform). Maladie de Canavan. → *Canavan's disease or sclerosis.*

LEUCODYSTROPHY (sudanophilic). Leucodystrophie soudanophile.

LEUCOENCEPHALITIS, *s.* Leucoencéphalite, *f.*

LEUCOENCEPHALITIS (subacute sclerosing). Encéphalite de Van Bogaert. → *Van Bogaert's encephalitis.*

LEUCOENCEPHALITIS (subchronic). Sclérose cérébrale de Schilder. → *Schilder's disease or encephalitis.*

LEUCOENCEPHALITIS (Van Bogaert's sclerosing). Encéphalite de Van Bogaert. → *Van Bogaert's encephalitis.*

LEUCOENCEPHALITIS ACUTA HAEMORRHAGICA, LEUCOENCEPHALITIS (acute haemorrhagic). Leucoencéphalite aiguë hémorragique.

LEUCOENCEPHALITIS PERIAXIALIS CONCENTRICA. Encéphalite concentrique de Baló.

LEUCOENCEPHALITIS SUBACUTA SCLEROSANS. Encéphalite de Van Bogaert. → *Van Bogaert's encephalitis.*

LEUCOENCEPHALOPATHY, *s.* Leucoencéphalopathie, *f.*

LEUCOENCEPHALOPATHY (metachromatic). Maladie de Scholz-Greenfield. → *Scholz's disease.*

LEUCOENCEPHALOPATHY (progressive multifocal). Leucoencéphalite multifocale progressive.

LEUCOENCEPHALOPATHY (subacute sclerosing). Encéphalite de Van Bogaert. → *Van Bogaert's encephalitis.*

LEUCOGEN, *adj.* Leucogène.

LEUCOGRAM, *s.* Formule leucocytaire.

LEUCOKERATOSIS, *s.* Leucoplasie, *f.*

LEUCOKORIA, *s.* Leucocorie, *f.*

LEUCOKRAUROSIS, *s.* Kraurosis vulvæ.

LEUCOLYSIN, *s.* Leucolysine, *f.* ; leucocytolysine, *f.*

LEUCOLYSIS, *s.* Leucocytolyse, *f.*

LEUCOMA, *s.* 1° Leucome, *m.* ; taie, *f.* ; albugo, *m.* – 2° Leucoplasie, *f.*

LEUCOMAINE, *s.* Leucomaïne, *f.*

LEUCOMELANODERMA, *s.* Leucomélanodermie, *f.*

LEUCOMYELITIS, *s.* Leucomyélite, *f.*

LEUCONYCHIA, *s.* Leuconychie, *f.*

LEUCOPATHIA, LEUCOPATHY, *s.* Leucopathie, *f.*

LEUCOPATHIA UNGUIUM. Leuconychie, *f.*

LEUCOPEDESIS, *s.* Leucopédèse, *f.*

LEUCOPENIA, *s.* Leucopénie, *f.* ; hypoleucie, *f.* ; hypoleucocytose, *f.*

LEUCOPENIA (lymphocytic). Leucopénie, *f.*

LEUCOPENIA (malignant or **pernicious).** Agranulocytose, *f.*

LEUCOPHERESIS, *s.* Leucaphérèse, *f.*

LEUCOPHLEGMASIA, *s.* Leucophlegmasie, *f.*

LEUCOPLAKIA, LEUCOPLASIA, *s.* Leucoplasie, *f.* ; leucokératose, *f.*

LEUCOPLAKIA BUCCALIS. Leucoplasie buccale, plaque des fumeurs, plaque nacrée commissurale.

LEUCOPLAKIA LABIALIS. Leucoplasie labiale.

LEUCOPLAKIA LINGUALIS. Leucoplasie linguale, ichtyose linguale.

LEUCOPLAKIA (oral hairy). Leucoplasie orale chevelue.

LEUCOPLAKIA VULVAE. Kraurosis vulvæ.

LEUCOPLASIA, *s.* Leucoplasie, *f.*

LEUCOPOIESIS, *s.* Leucopoïèse, *f.*

LEUCOPRECIPITIN, *s.* Leucoprécipitine, *f.*

LEUCOPROPHYLAXIS, *s.* Leucoprophylaxie, *f.* ; leucothérapie préventive.

LEUCORRHAGIA, *s.* Leucorragie, *f.*

LEUCORRHOEA, *s.* Leucorrhée, *f.*

LEUCOSARCOMA, *s.* Leucosarcome, *m.*

LEUCOSARCOMATOSIS, *s.* Leucosarcomatose, *f.*

LEUCOSIS, *s.* Leucose, leucémie, *f.*

LEUCOSIS (lymphoid). Leucémie lymphoïde.

LEUCOSIS (myeloblastic). Leucémie aiguë à myéloblaste. → *leukaemia (myeloblastic).*

LEUCOSIS (myelocytic). Leucémie myéloïde chronique. → *leukaemia (myelocytic).*

LEUCOSPERMIA, *s.* Leucospermie, *f.*

LEUCOSTASIS, *s.* Leucostase, *f.*

LEUCOTACTIC, *adj.* Leucotaxique.

LEUCOTHERAPY, *s.* Leucothérapie, *f.*

LEUCOTHERAPY (preventive). Leucoprophylaxie, *f.*

LEUCOTHROMBOPENIA, *s.* Leucothrombopénie, *f.*

LEUCOTOME, *s.* Leucotome, *m.*

LEUCOTOMY, *s.* Leucotomie, *f.* ; lobotomie, *f.*

LEUCOTOXIC, *adj.* Leucotoxique.

LEUCOTOXIN, *s.* Leucotoxine, *f.*

LEUCOTRICHIA, *s.* Leucotrichie, *f.*

LEUCOTRIENE, *s.* Leucotriène, *f.*

LEUCOVIRUS, *s.* Rétrovirus, *m.*

LEUCO... (américain) → *leuco...*

LEUCONOSTOC, *s. Leuconostoc, m.*

LEUKAEMIA, *s.* Leucémie, *f.*

LEUKAEMIA (acute). Leucémie aiguë, hémocytoblastose, *s.f.* ; hémocytoblastomatose, *f.* ; leucoblastose, *f.* leucoblastomatose, *f.* ; lymphadénie leucémique aiguë, leucose aiguë, leucomyélose aiguë, macrolymphocytomatose, *f.* ; myélose aiguë leucémique ou aleucémique.

LEUKAEMIA (acute megakaryocytic). Mégacaryoblastose maligne.

LEUKAEMIA (acute promyelocytic). Leucémie aiguë à promyélocytes.

LEUKAEMIA (aleukaemic or **aleukocythaemic).** Leucémie aleucémique, leucose aleucémique, lymphadénie aleucémique (obsolète), lymphadénose aleucémique.

LEUKAEMIA (aplastic). Leucémie aiguë avec anémie.

LEUKAEMIA (basophilic or **basophilocytic).** Leucémie myéloïde à basophiles (mastocytes).

LEUKAEMIA (chronic lymphatic). Leucémie lymphoïde chronique. → *leukaemia (lymphatic).*

LEUKAEMIA (chronic myeloid). Leucémie myéloïde chronique. → *leukaemia (myelocytic).*

LEUKAEMIA (chronic reticulolymphocytic). Leucémie à tricholeucocytes.

LEUKAEMIA CUTIS. Leucémide, *s.f.*

LEUKAEMIA (Ebstein's). Leucémie aiguë. → *leukaemia (acute).*

LEUKAEMIA (embryonal). Leucémie aiguë. → *leukaemia (acute).*

LEUKAEMIA (erythromonocytic). Leucémie érythromonocytaire.

LEUKAEMIA (granulocytic). Leucémie myéloïde. → *leukaemia (myelocytic).*

LEUKAEMIA (hairy cell). Leucémie à tricholeucocytes, leucémie à cellules chevelues, leucémie histiolymphocytaire, lymphose splénomégalique aleucémique, histiolymphocytose médullaire et splénique, réticuloendothéliose leucémique, réticulose histiolymphocytaire avec myélofibrose, lymphocytohistiocytose.

LEUKAEMIA (haemoblastic or **haemocytoblastic).** Leucémie aiguë. → *leukaemia (acute).*

LEUKAEMIA (histiocytic). Leucémie monocytaire. → *leukaemia (monocytic).*

LEUKAEMIA (leukopenic). Leucémie aleucémique. → *leukaemia (aleukaemic).*

LEUKAEMIA (llenomyelogenous). Leucémie myéloïde chronique. → *leukaemia (myelocytic).*

LEUKAEMIA (lymphatic, lymphocytic, lymphogenous or **lymphoid).** Leucémie lymphoïde chronique, leucémie lymphatique, leucose lymphoïde, lymphomatose diffuse ou leucémique, lymphémie.

LEUKAEMIA (lymphoblastic). Leucémie aiguë à lymphoblastes, leucémie aiguë lymphoblastique ou lymphoïde, lymphoblastomatose.

LEUKAEMIA (lymphoidocytic). Leucémie aiguë. → *leukaemia (acute).*

LEUKAEMIA (lymphosarcoma cell). Leucémie avec cellules lymphosarcomateuses dans le sang.

LEUKAEMIA (Mallory's). Leucémie du benzol.

LEUKAEMIA (mast cell). Leucémie myéloïde à basophiles.

LEUKAEMIA (medullary). Leucémie myéloïde chronique. → *leukaemia (myelocytic).*

LEUKAEMIA (megakaryocytic). Thrombocytémie essentielle. → *thrombocythaemia (essential).*

LEUKAEMIA (micromyeloblastic). Leucémie myéloïde dans laquelle les leucocytes ressemblent à des lymphocytes.

LEUKAEMIA (mixed). Leucémie myéloïde chronique. → *leukaemia (myelocytic).*

LEUKAEMIA (monocytic). Leucémie monocytaire, leucémie à monocytes.

LEUKAEMIA (myeloblastic). Leucémie aiguë à myéloblastes, leucémie aiguë myéloblastique ou myéloïde, myéloblastomatose, myéloblastose.

LEUKAEMIA (myelocytic, myelogenic, myelogenous or **myeloid).** Leucémie myéloïde chronique, leucémie myélogène, leucose myéloïde, myélose leucémique.

LEUKAEMIA (myelomonocytic). Leucémie myélomonocytaire (de Nægeli).

LEUKAEMIA (Naegeli's or **Naegeli's type of monocytic).** Leucémie myélomonocytaire de Nægeli.

LEUKAEMIA (plasma cell or **plasmocytic).** Leucémie aiguë à plasmocytes.

LEUKAEMIA (reticulum-cell). Histiocytose maligne. → *histiocytosis (malignant).*

LEUKAEMIA (Rieder-cell). Leucémie aiguë à cellules de Rieder.

LEUKAEMIA (Schilling's). Leucémie à monoblaste. → *Schilling's leukaemia.*

LEUKAEMIA (Schilling type of monocytic). Leucémie à monoblastes, → *Schilling's leukaemia.*

LEUKAEMIA OF THE SKIN. Leucémide, *f.*

LEUKAEMIA (splenic, splenomedullary or **spleno-myelogenous).** Leucémie myéloïde chronique. → *leukaemia (myelocytic).*

LEUKAEMIA (stem-cell). Leucémie aiguë. → *leukaemia (acute).*

LEUKAEMIA (subleukaemic). Leucémie subleucémique lymphomatose subleucémique.

LEUKAEMIA (tar). Leucémie du goudron. → *Mallory's leukaemia.*

LEUKAEMIA (undifferentiated cell). Leucémie aiguë. → *leukaemia (acute).*

LEUKAEMIA (X ray). Radioleucémie.

LEUKAEMIC, *adj.* Leucémique.

LEUKAEMID, *s.* Leucémide, *f.*

LEUKAEMOGEN, *adj.* Leucémogène.

LEUKAEMOGENESIS, *s.* Leucémogenèse, *f.*

LEUKANAEMIA, *s.* Leucanémie, *f.*

LEUKAPHRERESIS, *s.* Leucaphérèse, *f.* ; leucophérèse, *f.*

LEUKEMIA, *s.* (américain), *s.* Leucémie, *f.* ; leucocythémie, *f.* ; lymphadénie leucémique. → *leukaemia.*

LEV'S DISEASE. Maladie de Lev.

LEVAME'S ORTHESIS. Orthèse de Levame.

LEVARTERENOL, *s.* Noradrénaline, *f.*

LEVEL, *s.* Niveau, *m.* ; taux, *m.*

LEVEL (isolectric). Ligne isoélectrique.

LEVEL (zero). Ligne isoélectrique.

LEVEEN'S VALVE. Valve de LeVeen.

LEVI-LORAIN DWARF. Sujet atteint d'infantilisme type Lorain.

LEVI-LORAIN INFANTILISM or **DWARFISM.** Infantilisme type Lorain. → *infantilism (hypophyseal).*

LEVODOPA, *s.* Lévodopa, *f.*

LEVULOSAEMIA, *s.* Fructosémie, *f.* ; lévulosémie, *f.*

LEVULOSURIA, *s.* Fructosurie, *f.* ; lévulosurie, *f.*

LEVURID, LEVURIDE, *s.* Levuride, *f.*

LÉVY-ROUSSY SYNDROME. Maladie de Roussy-Lévy.

LEWANDOWSKI (naevus elasticus of). Nævus elasticus pré-mammaire de Lewandowski.

LEWANDOWSKI-LUTZ SYNDROME. Épidermoplastie verruciforme.

LEWIS BLOOD GROUP SYSTEM. Système de groupe sanguin Lewis.

LEWIS'S DISEASE. Maladie de Lewis.

LEWIS'S FACTOR. Facteur Lewis.

LEWIS'S INDEX. Indice de Lewis.

LEWIS'S PHENOMENON. Pinocytose, *s.f.*

LEWY'S BODY. Corps de Lewy.

LEYDEN'S ATAXIA. Ataxie aiguë. → *ataxia (acute).*

LEYDEN'S NEURITIS. Névrite lipomateuse.

LEYDEN-MŒBIUS DYSTROPHY, SYNDROME or **TYPE, LEYDEN-MŒBIUS MUSCULAR DYSTROPHY.** Myopathie primitive progressive type Leyden-Mœbius.

LEYDIG-CELL TUMOUR. Tumeur leydigienne.

LEYDIGARCHE, *s.* (obsolete). Puberté masculine.

LFA. Position naso-iliaque gauche antérieure.

LFP. Position naso-iliaque gauche postérieure.

LFT. Position naso-iliaque transverse gauche.

LGF. Abréviation de « liver growth factor », facteur de croissance hépatique.

LH. Gonadostimuline B. → *hormone (luteinizing).*

LH-RF. Abréviation de « luteinizing hormone-releasing factor ». LH-RH. → *factor (luteinizing hormone-releasing).*

LHERMITTE'S SIGN. Signe de Lhermitte.

LHERMITTE-CORNIL-QUESNEL SYNDROME. Dégénérescence progressive pyramido-pallidale, syndrome de Lhermitte (J.), Cornil et Quesnel.

LHERMITTE-MAC ALPINE SYNDROME. Syndrome de Lhermitte (J.)-Mac Alpine.

LH-RH. Abréviation de « luteinizing hormone-releasing hormone ». LH-RH. → *factor (luteinizing hormone-releasing).*

LI. Symbole chimique du lithium.

LIAN-SIGUIER-WELTI SYNDROME. Syndrome de Lian, Siguier et Welti.

LIBERATION, *s.* Libération, *f.*

LIBERATION OF COMPLEXES. Défoulement, *s. m.*

LIBIDO, *s.* Libido, *f.*

LIBMAN-SACKS DISEASE or **ENDOCARDITIS** or **SYNDROME.** Syndrome de Libman-Sachs.

LICE, *s.* Pluriel de *louse* : poux.

LICHEN, *s.* Lichen, *m.*

LICHEN ACUMINATUS. Lichen acuminatus.

LICHEN AGRIUS. Lichen agrius, prurigo ferox.

LICHEN ALBUS. Lichen albus, lichen porcelainé.

LICHEN AMYLOIDOSUS. Amyloïdose cutanée type Gutmann-Freudenthal, lichen amyloïde.

LICHEN ANNULARIS. Granulome annulaire.

LICHEN CHRONICUS SIMPLEX. Prurigo simplex chronique circonscrit. → *lichen planus circumscriptus.*

LICHEN FIBROMUCINOIDOSUS. Lichen myxœdémateux. → *lichen myxœdematosus.*

LICHEN FRAMBESIANUS. Pian lichéniforme.

LICHEN INFANTUM. Strophulus, *s.m.* → *strophulus.*

LICHEN MYXOEDEMATOSUS. Myxœdème cutané circonscrit ou atypique, myxœdème lichénoïde ou tubéreux, mucinose papuleuse ou cutanée scléro-papuleuse, lichen myxœdémateux ou fibro-mucinoïde.

LICHEN NEUROTICUS. Lichen neuroticus, lichen ruber acuminatus acutus.

LICHEN NITIDUS. Lichen nitidus.

LICHEN OBTUSUS. Lichen planus obtusus.

LICHEN OBTUSUS CORNEUS. Lichen obtusus corné, lichen polymorphe ferox de Vidal, prurigo nodulaire de Hyde, lichénification nodulaire circonscrite.

LICHEN PILARIS. Kératose pilaire. → *keratosis pilaris.*

LICHEN PLANUS. Lichen plan, lichen ruber, lichen ruber planus, lichen de Wilson.

LICHEN PLANUS ET ACUMINATUS ATROPHICANS. Syndrome de Lassueur et Graham Little.

LICHEN PLANUS CIRCUMSCRIPTUS. Prurigo simplex chronique circonscrit, lichen simplex chronique de Vidal, plaque de lichénification, névrodermite chronique circonscrite.

LICHEN RUBER ACUMINATUS. Pityriasis rubra pilaire. → *pityriasis rubra pilaris.*

LICHEN RUBER ACUMINATUS ACUTUS. Lichen neuroticus. → *lichen neuroticus.*

LICHEN RUBER MONILIFORMIS. Lichen ruber moniliformis.

LICHEN RUBER PLANUS. Lichen plan. → *lichen planus.*

LICHEN RUBER VERRUCOSUS. Lichen verruqueux, lichen corné hypertrophique.

LICHEN SCLEROSUS ET ATROPHICANS. Lichen plan atrophique ou scléreux.

LICHEN SCROFULOSORUM or **SCROFULOSUS.** Lichen scrofulosorum, tuberculide lichénoïde ou folliculaire, scrofulide boutonneuse, tuberculose lichénoïde.

LICHEN SIMPLEX CHRONICUS. Prurigo simplex chronique circonscrit. → *lichen planus circumscriptus.*

LICHEN SIMPLEX CIRCUMSCRIPTUS. Prurigo simplex chronique circonscrit. → *lichen planus circumscriptus.*

LICHEN SPINULOSUS. Acné cornée. → *acne keratosa.*

LICHEN STRIATUS. Lichen striatus.

LICHEN TROPICUS. Lichen tropicus. → *miliaria rubra.*

LICHEN URTICATUS. Strophulus, *s.m.* → *strophulus.*

LICHEN VARIEGATUS. Parapsoriasis lichénoïde, lichen variegatus.

LICHEN (Wilson's). Lichen plan. → *lichen planus.*

LICHENIFICATION, *s.* Lichénification, *f.* ; lichénisation, *f.*

LICHENIZATION, *s.* Lichénification, *f.* ; lichénisation, *f.*

LICHENOID, *adj.* Lichénoïde.

LICHTHEIM'S DISEASE. Aphasie sous-corticale, *f.*

LICHTHEIM'S SIGN. Signe de Lichtheim.

LICHTHEIM'S SYNDROME. Syndrome neuro-anémique avec sclérose combinée de la moelle épinière.

LID, *s.* Paupière, *f.*

LIDDLE'S SYNDROME. Syndrome de Liddle.

LIDOCAINE, *s.* Lidocaïne, *f.*

LIDS (granular). Trachome, *s.m.*

LIEBEN'S TEST. Réaction de Lieben.

LIEBERKÜHN (glands of). Glandes de Lieberkühn.

LIENAL, *adj.* Splénique.

LIF (left iliac fossa). Abréviation pour fosse iliaque gauche, FIG.

LI-FRAUMENI SYNDROME. Syndrome de Li-Fraumeni.

LIFTING, *s.* Lifting, *m.*

LIGAMENT, *s.* Ligament, *m.*

LIGAMENT (periodontal). Desmodonte, *s.m.*

LIGAMENT OF UTERUS (broad). Ligament large de l'utérus.

LIGAMENTOPEXIS, LIGAMENTOPEXY, *s.* Ligamentopexie, *f.*

LIGAND, *s.* Ligand, *m.*

LIGASE, *s.* Ligase, *f.*

LIGATION, *s.* Ligature, *f.* (application de matériel : fil, etc.).

LIGATION (Larrey's). Ligature de l'artère fémorale sous l'arcade crurale.

LIGATURE, *s.* Ligature, *f.* (matériel : fil, etc., ou application de ce matériel).

LIGATURE (absorbable). Ligature résorbable.

LIGATURE (chain). Ligature en chaîne.

LIGATURE (Desault's). Ligature de l'artère fémorale dans le muscle adducteur.

LIGATURE (interlacing, interlocking). Ligature en chaîne.

LIGATURE (intermittent). Ligature temporaire.

LIGATURE (lateral). Ligature ou suture destinée à réduire le courant sanguin sans l'arrêter.

LIGATURE (nonabsorbable). Ligature non résorbable.

LIGATURE (occluding). Ligature complète.

LIGATURE (provisional). Ligature temporaire.

LIGATURE (soluble). Ligature résorbable.

LIGATURE (starvation). Ligature destinée à anémier le territoire artériel sous-jacent.

LIGATURE (suboccluding). Ligature incomplète (pour favoriser le développement de la circulation collatérale).

LIGATURE (terminal). Ligature terminale.

LIGATURE (tubal). Ligature des trompes (utérines).

LIGHTWOOD'S SYNDROME. Syndrome de Lightwood acidose rénale idiopathique ou hyperchlorémique idiopathique transitoire.

LIGNAC'S DISEASE, LIGNAC-FANCONI DISEASE. Cystinose, *s.f.* ; maladie de Lignac-Fanconi.

LIGNEOUS, *adj.* Ligneux, euse.

LIGNIÈRES'S TEST. Test de Moro. → *Moro's reaction or test.*

-LIKE, *suffix.* Mimétique.

LILLEHEI-HARDY OPERATION. Opération de Lillehei-Hardy.

LILLEHEI-KASTER PROSTHESIS. Valve de Lillehei-Kaster.

LIMA'S OPERATION. Opération de Lima.

LIMB, *s.* Membre, *m.*

LIMB (phantom). Illusion des amputés, membre fantôme, algohallucinose, *f.*

LIMBAL, *adj.* Limbique.

LIMBIC, *adj.* Limbique.

LIMBUS, *s.* Limbe, *m.*

LIMOTHERAPY, *s.* Cure de jeûne.

LINCOMYCINE, *s.* Lincomycine, *f.*

LINCTURE, LINCTUS, *s.* Électuaire, *m.* ; opiat, *m.*

LINDAU'S DISEASE. Maladie de Lindau, hémangioblastome multiple.

LINE (adrenal). Raie blanche de Sergent. → *line (Sergent's white adrenal).*

LINE (base). Ligne iso-électrique.

LINE (Beau's). Sillon vaginal.

LINE (blue). Liséré de Burton.

LINE (Borsieri's). Signe de Borsieri.

LINE (Bryant's). Triangle de Bryant.

LINE (Burton's). Liséré de Burton.

LINE (Clapton's). Liséré gingival vert observé dans l'intoxication par le cuivre.

LINE (copper). Liséré ginvival vert de l'intoxication par le cuivre. → *line (Clapton's).*

LINE (Corrigan's). Liséré gingival pourpre observé dans l'intoxication par le cuivre.

LINE (Ellis' or Ellis-Gariand). Courbe de Damoiseau.

LINE (gingival). Liséré gingival.

LINE (lead). Liséré de Burton.

LINE (middle). Ligne médiane.

LINE (Nélaton's). Ligne de Nélaton.

LINE (Pastia's). Signe de Pastia.

LINE (Roser's). Ligne de Nélaton.

LINE (Sergent's white adrenal). Ligne blanche surrénale, raie blanche de Sergent.

LINE (thyroid red). Signe de Marañon. → *Marañon sign or reaction.*

LINE (Z). Strie Z.

LINES (Voigt's boundary). Lignes limitant sur la peau, les aires de distribution des nerfs périphériques.

LINES OF ZAHN. Stries visibles sur les caillots ante mortem, formées par l'alternance de lignes grises de fibrine avec des lignes rouges sombres du caillot.

LINEAE ALBICANTES. Vergetures, *s.f.* ; vibices, *s.f.*

LINEAE GRAVIDARUM. Vergetures de la grossesse.

LINGUA DISSECTA. Langue géographique. → *tongue (geographic).*

LINGUA FISSURATA. Langue scrotale. → *tongue (plicated).*

LINGUA FRENATA. Ankyloglosse, *s.m.*

LINGUA GEOGRAPHICA. Langue géographique. → *tongue (geographic).*

LINGUA NIGRA. Langue noire. → *tongue (black).*

LINGUA VILLOSA NIGRA. Langue noire. → *tongue (black).*

LINGUAL, *adj.* Lingual, ale.

LINGUATULA, *s.*, Linguatule, *f.*

LINGUATULIASIS, *s.* Linguatulose, *f.*

LINGULA, *s.* Lingula, *f.*

LINGULECTOMY, *s.* Lingulectomie, *f.*

LINIMENT, *s.* Liniment, *m.*

LINITIS PLASTICA. Linite plastique, maladie de Brinton.

LINK-SHAPIRO TEST. Temps ou test de Link-Shapiro.

LINKAGE, *s.* Liaison, *f.* (génétique ou chimique).

LINKAGE (sex). Liaison d'un groupe de gènes sur un chromosome sexuel.

LINTON-VACHLAS TUBE. Sonde de Linton-Vachlas.

LIOTTA'S PROSTHESIS. Valve de Liotta.

LIOUVILLE'S ICTERUS. Ictère simple du nouveau-né. → *icterus neonatorum.*

LIP, *s.* Lèvre, *f.*

LIP PITS-CLEFT LIP AND PALATE-POPLITEAL PTERYGIA SYNDROME. Syndrome des pterygions poplités.

LIP READING. Lecture sur les lèvres, labiolecture, *s. f.* ; labiomancie, *s.f.*

LIPAEMIA, *s.* Lipémie, *f.* and for some authors : hyperlipidémie, *f.*

LIPASE, *s.* Lipase, *f.* ; ferment lipolytique.

LIPASAEMIA, *s.* Lipasémie, *f.*

LIPECTOMY, *s.* Lipectomie, *f.*

LIPID, *s.* Lipide, *m.*

LIPIDAEMIA, *s.* Lipidémie, *f.* ; lipoïdémie, *f.* and for some authors : hyperlipidémie, *f.*

LIPIDASE, *s.* Lipoïdase, *f.*

LIPIDOSIS, *s.* Lipoïdose, *f.* ; lipidose, *f.*

LIPIDOSIS (adult ganglioside). Maladie de Mayer-Kufs. → *Kuf's disease.*

LIPIDOSIS (cerebral). Idiotie amaurotique familiale. → *sphingolipidosis (cerebral).*

LIPIDOSIS (cerebroside). Maladie de Gaucher. → *Gaucher's disease.*

LIPIDOSIS (early juvenile ganglioside). Idiotie amaurotique de type Bielschowsky. → *Bielschowsky-Jansky disease.*

LIPIDOSIS (familial neurovisceral). Gangliosidose généralisée. → *gangliosidosis (generalized).*

LIPIDOSIS (ganglioside). Gangliosidose, *s.f.*

LIPIDOSIS (glycolipid). Maladie de Fabry. → *angiokeratoma corporis diffusum universale.*

LIPIDOSIS (juvenile ganglioside). Maladie de Batten-Mayou. → *Spielmeyer-Vogt disease.*

LIPIDOSIS (late ganglioside). Maladie de Mayer-Kufs. → *Kufs's disease.*

LIPIDOSIS (late infantile ganglioside). Idiotie amaurotique de type Bielschowsky. → *Bielschowsky-Jansky disease.*

LIPIDOSIS (sulfatide). Sulfatidose, *s.f.*

LIPIDURIA, *s.* Lipidurie, *f.*

LIPIODODIAGNOSIS, *s.* Lipiodo-diagnostic, *m.*

LIPIODOLOGRAPHY, *s.* Lipio- ou lipiodo-diagnostic, *m.* ; examen radiolipiodolé.

LIPMAN'S SYSTEM. Système de Lipman.

LIPO-ARTHRITIS, *s.* Lipo-arthrite sèche, lipo-arthrose, *f.*

LIPOATROPHIA, LIPOATROPHY, *s.* Lipoatrophie, *f.*

LIPOBLASTOMA, *s.* Liposarcome, *m.*

LIPOCAIC, *s.* Hormone lipocaïque.

LIPOCALCINOGRANULOMATOSIS, *s.* Calcinose tumorale. → *calcinosis (tumoral).*

LIPOCELE, *s.* Lipocèle, *f.*

LIPOCHONDRODYSTROPHY, *s.* Maladie de Hurler. → *Hurler's disease or syndrome, Hurler-Pfaundler syndrome.*

LIPOCHROME, *s.* Lipochrome, *m.*

LIPOCORTINE, *s.* Lipocortine, *f.*

LIPOCYTE, *s.* Adipocyte, *m.*

LIPOPIERESIS, *s.* Lipodiérèse, *f.*

LIPODYSTROPHIA, *s.* Lipodystrophie, *f.*

LIPODYSTROPHIA INTESTINALE. Lipodystrophie intestinale, maladie de Whipple.

LIPODYSTROPHIA PROGRESSIVA. Lipodystrophie progressive, maladie de Barraquer-Simons.

LIPODYSTROPHY, *s.* Lipodystrophie, *f.*

LIPODYSTROPHY (insulin). Lipodystrophie insulinique, lipolyse insulinique.

LIPODYSTROPHY (intestinal). Lipodystrophie intestinale, maladie de Whipple. → *Whipple's disease.*

LIPODYSTROPHY (progressive). Maladie de Barraquer-Simons, lipodystrophie progressive.

LIPODYSTROPHY (riding trousers-like of pelvicrural). Stéatomérie, *f.* → *steatomery.*

LIPODYSTROPHY (trochanteric). Stéatomérie, *f.* → *steatomery.*

LIPOFIBROMA, *s.* Lipofibrome, *m.*

LIPOFUSCIN, *s.* Lipofuchsine, *f.*

LIPOGENESIS, *s.* Lipidogenèse, *f.*

LIPOGRANULOMA, *s.* Lipogranulome, *m.*

LIPOGRANULOMATOSIS, *s.* Lipogranulomatose, *f.*

LIPOGRANULOMATOSIS (disseminated). Maladie de Farber, lipogranulomatose disséminée.

LIPOGRANULOMATOSIS (Farber's). Maladie de Farber. → *lipogranulomatosis (disseminated).*

LIPOGRANULOMATOSIS (subcutaneous). Syndrome de Rothmann-Makai. → *Rothmann-Makai syndrome.*

LIPOIDAEMIA, *s.* Lipidémie, *f.*

LIPOIDASE, *s.* Lipoïdase, *f.*

LIPOIDIC, *adj.* Lipoïdique.

LIPOIDOSIS, *s.* Lipoïdose, *f.* ; lipidose, *f.*

LIPOIDOSIS (arterial). Athérosclérose, *f.*

LIPOIDOSIS (cerebroside). Maladie de Gaucher. → *Gaucher's disease.*

LIPOIDOSIS (cholesterol). Maladie de Hand-Schüller-Christian. → *Hand-Schüller-Christian disease.*

LIPOIDOSIS CORNEAE. Arc lipoïdique.

LIPOIDOSIS CUTIS ET MUCOSAE. Maladie de Wiethe. → *proteinosis (lipid).*

LIPOIDOSIS (hereditary dystrophic). Maladie de Fabry. → *angiokeratoma corporis diffusum universale.*

LIPOIDOSIS OF THE NERVOUS SYSTEM. Lipoïdose nerveuse, neurolipidose, *f.* ; neurophospholipidose, *f.*

LIPOIDOSIS (phosphatide). Phospholipidose, *s.f.*

LIPOIDOSIS (renal). Lipoïdose rénale.

LIPOIDOSIS (sphingomyelin). Maladie de Niemann-Pick. → *Niemann's disease.*

LIPOIDOSIS (sulfatide). Sulfatidose, *s.f.*

LIPOIDPROTEINOSIS, *s.* Maladie de Wiethe. → *proteinosis (lipid).*

LIPOLYSIS, *s.* Lipolyse, *f.*

LIPOMA, *s.* Lipome, *m.*

LIPOMA ANNULARE COLLI. Maladie de Launois-Bensaude. → *lipomatosis (diffuse symmetrical l. of the neck).*

LIPOMA ARBORESCENS. Lipome arborescent articulaire.

LIPOMA CAVERNOSUM. Angiolipome, *s.m.*

LIPOMA DIFFUSUM RENIS. Lipomatose rénale.

LIPOMA DURUM. Stéatome, *s.m.*

LIPOMA (embryonal-cell). Liposarcome, *s.m.*

LIPOMA (fetal fat-cell). Liposarcome, *s.m.*

LIPOMA FIBROSUM. Sclérolipomatose, *s.f.*

LIPOMA (infiltrating). Liposarcome, *s.m.*

LIPIOMA (lipoblastic). Liposarcome, *s.m.*

LIPOMA MYXOMATODES. Lipomyxome, *s.m.*

LIPOMA (primitive-cell). Liposarcome, *s.m.*

LIPOMA SARCOMATODES. Liposarcome, *s.m.*

LIPOMA TELANGIECTODES, LIPOMA (telanglectatic). Angiolipome, *s.m.*

LIPOMATOSIS, *s.* Lipomatose, *f.*

LIPOMATOSIS ATROPHICANS. Lipomatose localisée avec amaigrissement du reste du corps.

LIPOMATOSIS (diffuse symmetrical l. of the neck). Adénolipomatose symétrique à prédominance cervicale, lipomatose symétrique à prédominance cervicale, maladie de Launois-Bensaude, maladie de Madelung.

LIPOMATOSIS DOLOROSA. Maladie de Dercum. → *adiposis dolorosa.*

LIPOMATOSIS (embryonal). Liposarcome, *s.m.*

LIPOMATOSIS (multiple symmetrical). Lipomatose symétrique circonscrite.

LIPOMATOSIS (nodular circumscribed). Lipomatose nodulaire multiple de la ceinture et des membres, lipomatose mésosomatique, lipomatose circonscrite multiple.

LIPOMATOSIS RENIS. Lipomatose rénale.

LIPOMUCOPOLYSACCHARIDOSIS, *s.* Mucolipidose type I. → *mucolipidosis I.*

LIPOMYXOMA, *s.* Lipomyxome, *m.*

LIPONEOGENESIS, *s.* Liponéogenèse, *f.* ; néolipogenèse, *f.*

LIPOPHAGE. Cellules absorbant les graisses.

LIPOPHAGIA, *s.* Lipolyse, *f.*

LIPOPHAGIA GRANULOMATOSIS. Maladie de Whipple. → *Whipple's disease.*

LIPOPHAGY, *s.* Lipolyse, *f.*

LIPOPROTEIN, *s.* Lipoprotéine, *f.* ; lipidoprotéine, *f.* ; cénapse, *f.* (ou complexe) lipoprotéique ou lipoprotéinique ou lipidoprotidique ou protéolipidique ou protidolipidique.

LIPOPROTEIN a. Lipoprotéine a.

LIPOPROTEIN (high density). Lipoprotéine de haute densité, lipoprotéine lourde, alpha-lipoprotéine, HDL (initiale de « high density lipoprotein »).

LIPOPROTEIN LIPASE. Facteur clarifiant. → *factor (clearing).*

LIPOPROTEIN (low density). Lipoprotéine de basse densité, bêta-lipoprotéine, *f.* ; lipoprotéine légère (pro parte), LDL (initiale de « low density lipoprotein »).

LIPOPROTEIN (very low density). Lipoprotéine de très basse densité, pré-bêta-lipoprotéine, *f.* ; bêta-lipoprotéine légère, lipomicron, *m.* ; chylomicron secondaire, lipoprotéine légère (pro parte), VLDL (initiales de « very low density lipoprotein »).

LIPOPROTEINOSIS, *s.* Maladie de Wiethe. → *proteinosis (lipid or lipoid).*

LIPOSARCOMA, *s.* Liposarcome, *m.*

LIPOSOLUBLE, *adj.* Liposoluble.

LIPOSOME, *s.* Liposome, *m.*

LIPOSUCTION, *s.* Liposuccion, *f.*

LIPOTHYMIA, *s.* Lipothymie, *f.*

LIPOTROPIC, *adj.* Lipotrope.

β-LIPOTROPIN, *s.* Hormone β-lipotrope, β-lipotropine, β-LPH.

LIPOVACCINE, *s.* Lipovaccin, *m.*

LIPPING, *s.* 1° Ostéophyte, *m.* – 2° Bec de perroquet.

LIPSCHÜTZ'S BODIES. Inclusion intranucléaire dans les légions de l'herpès.

LIPURIA, *s.* Lipurie, *f.*

LIQUOR, *s.* Liquide, *m.*, liqueur, *f.*

LIQUOR SANGUINIS. Liquor, *m.*

LISFRANC'S AMPUTATION. 1° Amputation de Lisfranc. – 2° Désarticulation de l'épaule (amputation de Dupuytren).

LISFRANC'S DISLOCATION. Luxation de l'interligne de Lisfranc (tarso-métatarsien).

LISPING, *s.* Dystomie, *f.* ; blésité, *f.* ; zézaiement, *m.*

LISSAUER'S PARALYSIS. Forme de paralysie générale caractérisée par l'existence de lésions en foyer (convulsions, aphasie, monoplégie, etc.).

LISSENCEPHALY, *s.* Lissencéphalie, *f.*

LISTER'S DRESSING. Pansement de Lister.

LISTERIA, *s. Listeria, f.*

LISTERIOLYSIN O. Listériolysine O.

LISTERIOSIS, LISTERELLOSIS, *s.* Listérellose, *f.* ; listériose, *f.*

LITHAEMIA, *s.* Uricémie, *f.*

LITHECTOMY, *s.* Lithotomie, *f.* ; lithectomie, *f.*

LITHIASIS, *s.* Lithiase, *f.*

LITHIASIS (pancreatic). Lithiase pancréatique.

LITHIUM, *s.* Lithium, *m.*

LITHOCLAST, *s.* Lithotriteur, *m.*

LITHOGENESIS, LITHOGENY, *s.* Lithogénie, *f.*

LITHOGENOUS, *adj.* Lithogène.

LITHOLABE, *s.* Litholabe, *m.*

LITHOLAPAXY, *s.* Litholapaxie, *f.*

LITHOLOGY, *s.* Lithologie, *f.*

LITHOPEDION, LITHOPAEDION, *s.* Lithopédion, *m.* ; ostéopédion, *m.*

LITHOSIS, *s.* Pneumoconiose due à l'inhalation de poussières de pierre, maladie des polisseurs de pierre.

LITHOTOME, *s.* Lithotome, *m.*

LITHOTOMY, *s.* Lithectomie, *f.* ; lithotomie, *f.*

LITHOTOMY (bilateral). Taille périnéale transversale.

LITHOTOMY (high). Taille hypogastrique.

LITHOTOMY (lateral). Taille périnéale latérale.

LITHOTOMY (marian, median). Taille périnéale médiane.

LITHOTOMY (perineal). Taille périnéale.

LITHOTOMY (prerectal). Taille périnéale médiane.

LITHOTOMY (rectal, rectovesical). Taille par voie rectale.

LITHOTOMY (suprapubic). Taille hypogastrique.

LITHOTOMY (vaginal, vesicovaginal). Taille vaginale.

LITHOTRIPSY, *s.* Lithotripsie, *f.*

LITHOTRIPTIC, *adj.* Litholytique, lithotriptique.

LITHOTRIPTOR, *s.* Lithotriteur, *m.*

LITHOTRITE, *s.* Lithotriteur, *m.* ; lithoclaste, *m.*

LITHOTRITY, *s.* Lithotritie, *f.* ; lithotripsie, *f.* ; lithoclastie, *f.*

LITHURIA, *s.* Uraturie, *f.*

LITTEN'S SIGN, PHENOMENON or **SHADOW.** Signe de Litten.

LITTLE'S DISEASE. Maladie de Little. → *diplegia (cerebral).*

LITTLE'S PARALYSIS. Polyomyélite antérieure aiguë. → *poliomyelitis (acute anterior).*

LITTLE'S SYNDROME. Syndrome de Lassueur et Graham Little.

LITTLE'S COLOTOMY. Colostomie iliaque. → *colotomy (inguinal).*

LITTRE'S GLANDS. Glandes de Littre.

LITTRE'S HERNIA. Hernie de Littre.

LITTRITIS, *s.* Littrite, *f.*

LIVE BIRTH. Naissance d'un enfant vivant.

LIVEDO, *s.* Livedo, *m.* ; livor cutis.

LIVEDO ANNULARIS. Livedo annularis. → *livedo reticularis.*

LIVEDO RACEMOSA. Livedo annularis. → *livedo reticularis.*

LIVEDO RETICULARIS. Livedo annularis, livedo reticularis.

LIVEDO TELANGIECTATICA. Livedo permanent dû à des anomalies des capillaires cutanés.

LIVEDOID, *adj.* Livédoïde.

LIVER, *s.* Foie, *m.*

LIVER (albuminoid). Foie amyloïde.

LIVER (alcoholic). Foie alcoolique.

LIVER (amyloid). Foie amyloïde.

LIVER (brimstone). Gros foie couleur de soufre de la syphilis congénitale.

LIVER (bronze). Foie bronzé paludéen.

LIVER (cardiac). Foie cardiaque.

LIVER (chronic active) DISEASE. Hépatite chronique active. → *hepatitis (chronic active).*

LIVER (degraded). Foie polylobé.

LIVER (fatty). Foie gras.

LIVER (floating). Foie mobile.

LIVER (frosted). Foie glacé.

LIVER GLYCOGEN DISEASE. Maladie de von Gierke. → *Gierke's (von) disease or syndrome.*

LIVER (hobnail). Foie clouté.

LIVER (icing). Foie glacé.

LIVER (iron). Hépatosidérose, *s.f.*

LIVER (lardaceous). Foie amyloïde.

LIVER MORTIS. Lividité cadavérique.

LIVER (nutmeg). Foie muscade.

LIVER (packet). Foie ficelé.

LIVER (polycystic). Maladie kystique du foie.

LIVER (pulsating). Foie systolique.

LIVER (sago). Foie sagou.

LIVER SPOT. Lentigo sénile.

LIVER (stasis). Foie de stase.

LIVER (sugar-icing). Foie glacé.

LIVER (tight lace). Maladie du corset.

LIVER (wandering). Foie mobile.

LIVER (waxy). Foie amyloïde.

LIVIDITY, *s.* Lividité, *f.*

LIVIDITY (postmortem). Lividité cadavérique, sugillation, *s.f.*

LIXIVIATION, *s.* Lixiviation, *f.*

LLOYD'S SIGN. Signe de Lloyd.

LLOYD'S SYNDROME. Syndrome de Werner. → *adenomatosis (multiple endocrine).*

LMA (abbreviation for left mento-anterior). MIGA. → *position (third face).*

LMP (abbreviation for left mento-posterior). MIGP. → *position (second face).*

LMT. Position mento-iliaque gauche transverse, MIGT.

LNPF. Facteur de perméabilité.

LOA (abbreviation for left occipito-anterior). OIGA. → *position (first vertex).*

LOA-LOA, *s.* Filaria-loa, Loa-loa, *Strongylus loa, Filaria oculi humani. Dracunculus loa.*

LOADING (diastolic). Hypertrophie ventriculaire de surcharge ou de reflux, surcharge diastolique ou volumétrique.

LOADING (systolic). Hypertrophie ventriculaire de barrage, surcharge systolique.

LOAIASIS, LOASIS, *s.* Loasis, *f.*

LOBAR, *adj.* Lobaire.

LOBE, *s.* Lobe, *m.*

LOBE (middle-) or **RIGHT MIDDLE LOBE SYNDROME.** Syndrome du lobe moyen, syndrome de Brock, syndrome du hile.

LOBECTOMY, *s.* Lobectomie, *f.*

LOBELISM, *s.* Lobélisme, *m.*

LOBENGULISM, *s.* Lobengulisme, *m.*

LOBITIS, *s.* Lobite, *f.*

LOBO'S BLASTOMYCOSIS, LOBO'S DISEASE, LOBO'S MYCOSIS. Lobomycose, *f.* → *lobomycosis.*

LOBOMYCOSIS, *s.* Lobomycose, *f.*, maladie ou mycose de Jorge Lobo, blastomycose chéloïdienne, dermatite blastomycosique chéloïdienne.

LOBOPODIUM, *s.* Pseudopode, *m.*

LOBOTOMY, *s.* Lobotomie, *f.* ; leucotomie, *f.*

LOBOTOMY (frontal or **prefrontal).** Lobotomie ou leucotomie préfrontale.

LOBOTOMY (transorbital). Lobotomie transorbitaire, leucotomie transorbitaire.

LOBSTEIN'S DISEASE. Ostéopsathyrose, *s.f.* → *osteopsathyrosis.*

LOBSTEIN'S PLACENTA. Placenta de Lobstein. → *insertion (velamentous).*

LOBULE, *s.* Lobule, *m.*

LOCALIZATION (cerebral). Localisation cérébrale.

LOCHIA, *s.* Lochies, *f. pl.*

LOCHIOMETRA, *s.* Lochiométrie, *f.*

LOCHIORRHAGIA, LOCHIORRHOEA, *s.* Lochiorragie, *f.*

LOCKED, *adj.* Bloqué, ée (p. ex. : articulation).

LOCKED-IN SYNDROME (neurology). Syndrome de verrouillage, syndrome de déefférentiation motrice.

LOCKING OF A JOINT. Blocage articulaire.

LOCKJAW, *s.* Tétanos, *m.*

LOCO DISEASE. Intoxication par le sélénium.

LOCULATION SYNDROME. Syndrome de Froin.

LOCUS, (*pl.* loci), *s.* Locus, *m.* (*pl.* locus).

LOCUS COERULEUS. Locus cœruleus.

LOCUS OF HISTOCOMPATIBILITY (major chromosomal). Complexe HLA. → *complex of gene loci (major histocompatibility).*

LOCUS (HL-A). Complexe HLA. → *complex of gene loci (major histocompatibility).*

LÖFFLER'S BACILLUS. Bacille de Klebs-Löffler. → *Corynebacterium diphtherae.*

LÖFFLER'S ENDOCARDITIS, LÖFFLER ENDOCARDITIS PARIETALIS FIBROPLASTICA, LÖFFLER PARIETAL FIBROPLASTIC ENDOCARDITIS. Endocardite de Löffler, endocardite pariétale fibroplastique avec éosinophilie sanguine.

LÖFFLER'S SYNDROME, LÖFFLER'S EOSINOPHILIA. Syndrome de Löffler.

LÖFFLERIA, *s.* Diphtérie sans fausse membrane.

LÖFGREN'S SYNDROME. Syndrome de Löfgren.

LÖFSTRAND'S CRUTCH. Béquille de Löfstrand.

LOGAGNOSIA, *s.* Logagnosie, *f.*

LOGAGRAPHIA, *s.* Agraphie, *f.*

LOGAMNESIA, *s.* Aphasie sensorielle.

LOGAPHASIA, *s.* Aphémie, *f.* → *aphemia.*

LOGASTHENIA, *s.* Trouble de la compréhension du langage.

LOGOCLONIA, LOGOKLONY, *s.* Logoclonie, *f.*

LOGOKOPHOSIS, *s.* Surdité verbale. → *amnesia (verbal).*

LOGONEUROSIS, *s.* Dyslogie, *f.* → *dyslogia.*

LOGOPEDIA, *s.* Logopédie, *f.*

LOGOPEDICS, *s.* Logopédie, *f.*

LOGOPATHY, *s.* Dyslogie, *f.* → *dyslogia.*

LOGOPLEGIA, *s.* Aphémie, *f.* → *aphemia.*

LOGORRHEA (américain), **LOGORRHOEA,** *s.* Logorrhée, *f.*

LOGOSPASM, *s.* Élocution saccadée.

-LOGY, *suffix.* -logie.

LOIN DISEASE. Botulisme, *s.m.* → *botulism.*

LOMBARD'S TEST. Épreuve de Lombard.

LONE STAR FEVER. Fièvre de Bullis.

LONG ACTING. À action prolongée, retard (médicament).

LONGILINEAL, *adj.* Longiligne.

LONGMIRE'S OPERATION. Hépato-jéjunostomie, *s.f.*

LOOSE SKIN. Dermatolysie, *s.f.* → *dermatolysis.*

LOOSER'S ZONES or **LOOSER'S TRANSFORMATION ZONES.** Zones de Looser ou de Looser-Milkman.

LOOSER-MILKMAN SYNDROME or **LOOSER-DEBRAY-MILKMAN SYNDROME.** Syndrome de Milkman. → *Milkman's syndrome.*

LOP (abbreviation for left occipito-posterior position). OIGP. → *position (fourth vertex).*

LOPHOTRICHEA, *s.* Lophotriche, *m.*

LORAIN'S INFANTILISM. Infantilisme type Lorain. → *infantilism (hypophyseal).*

LORDOSIS, *s.* Lordose, *f.*

LORENZ'S FORMULA. Formule de Lorenz.

LORENZ'S METHOD. Positions de Lorenz.

LORENZO'S OIL. Huile de Lorenzo.

LORETA'S OPERATION. Opération de Loreta.

LOSEE'S MANEUVER. Manœuvre de Losee.

LOT. OIGT. → *position (left occipitotransverse).*

LOTION, *s.* Lotion, *f.*

LOUPING-ILL, *s.* Louping-ill, *m.* ; encéphalite écossaise.

LOUIS' LAWS. Lois de Louis.

LOUIS-BAR'S SYNDROME. Syndrome de Louis-Bar. → *ataxia-telangiectasia.*

LOUSE, *s.* Pou, *m.*

LOUSY, *adj.* Pouilleux, euse.

LOUSINESS, *s.* Phtiriase, *f.* → *phtiriasis.*

LOW-SALT SYNDROME, LOW-SODIUM SYNDROME. Syndrome de déplétion sodique. → *salt syndrome (low).*

LOWE'S SYNDROME, LOWE-TERREY-MAC LACHLAN SYNDROME. Syndrome de Lowe, syndrome oculo-cérébro-rénal, organo-acidurie avec glaucome et arriération mentale.

LÖWENSTEIN-JENSEN AGAR. Milieu de Löwenstein.

LOWN'S CLASSIFICATION. Classification de Lown.

LOWN, GANONG AND LEVINE SYNDROME. Syndrome de Clerc, Robert-Lévy et Cristesco.

LRF. Abréviation de « luteo-releasing factor ». LH-RF. → *factor (luteinizing hormone-releasing) or (luteo-releasing).*

LSA (abbreviation for left sacro-anterior SIGA. → *position (first sbreech).*

LSCA. Position épaule gauche en dorso-antérieure.

LSD. Abréviation de lysergide, *s.m.* ; LSD.

LSP (abbreviation for left sacroposterior SIGP. → *position (fourth breech).*

LSCP. Position épaule gauche en dorso-postérieure.

LST. SIGT. → *position (left sacrotransverse).*

LT, LTH. Prolactine, *s.f.* → *prolactin.*

LTF. Abréviation de « lymphocyte transforming factor ». Facteur de transformation lymphocytaire.

LUBARSCH'S or LUBARSCH-PICK SYNDROME. Paramylose, *s.f.* → *amyloidosis (primary systemic).*

LUCAS-CHAMPIONNIÈRE'S DISEASE. Bronchite fibrineuse. → *bronchitis (croupous).*

LUCIANI'S TRIAD. Asthénie, atonie et ataxie : éléments principaux du syndrome cérébelleux.

LUCIO'S PHENOMENON. Phénomène de Lucio.

LUDER-SHELDON SYNDROME. Syndrome de Luder-Sheldon.

LUDLOFF'S SIGN. Signe de Ludloff.

LUDWIG'S ANGINA. Angine de Ludwig.

LUDWIG'S THEORY. Théorie de Ludwig.

LUES, *s.* Syphilis, *f.*

LUETIC, *adj.* Syphilitique.

LUETIN, *s.* Luétine, *f.*

LUETISM, *s.* Syphilis atténuée à sérologie négative.

LUGOL'S SOLUTION. Solution de Lugol.

LULIBERIN, *s.* Lulibérine, *f.* → *hormone (gonadotropin-releasing).*

LUMBAGO, *s.* Lumbago, *m.* ; lombalgie, *f.*

LUMBAGO-SCIATICA, *s.* Lombo-sciatalgie, *f.* ; lombosciatique, *f.*

LUMBAR, *adj.* Lombaire ; lombal, ale.

LUMBAR TRIANGLE. *s.* Triangle de Jean-Louis Petit.

LUMBARIZATION, *s.* Lombalisation, *f.* ; lombarisation, *f.*

LUMBRICOSIS, *s.* Lombricose, *f.*

LUMEN, *s.* Lumen, *m.*

LUMINANCE, *s.* Luminance, *f.* ; brillance, *f.* ; éclat, *m.*

LUMP (appendicular). Plastron appendiculaire.

LUNACY, *s.* Folie, *f.*

LUNATIC, *adj.* et *s.* Fou, folle ; aliéné, née ; malade mental, ale.

LUNATOMALACIA, *s.* Maladie de Kienböck. → *Kienböck's disease.*

LUNG, *s.* Poumon, *m.*

LUNG (arc-Welder's). Sidérose pulmonaire.

LUNG (bird-breeder's or bird-fancier's). Maladie des éleveurs d'oiseaux. → *pigeon breeder's disease.*

LUNG (black). Anthracose, *s.f.*

LUNG (brown). Byssinose, *s.f.*

LUNG (cardiac). Poumon cardiaque.

LUNG (chronic obstructive) DISEASE. Bronchopneumopathie obstructive.

LUNG (coalminer's). Anthracose, *s.f.*

LUNG (collier's). Anthracose, *s.f.*

LUNG (congenital cystic of the). Maladie kystique du poumon, poumon polykystique.

LUNG (drowned). Atélectasie, *s.f.*

LUNG (eosinophilic). Éosinophilie tropicale. → *eosinophilia (tropical).*

LUNG (farmer's). Poumon de fermier, maladie des batteurs en granges.

LUNG FLUKE DISEASE. Paragonimase, *s.f.* → *paragonimiasis.*

LUNG (harvester's). Poumon de fermier. → *lung (farmer's).*

LUNG (honeycomb). Poumon en rayon de miel.

LUNG (hyperlucent) SYNDROME. Poumon évanescent.

LUNG (iron). Poumon d'acier.

LUNG (mason's). Chalicose, *s.f.*

LUNG (miner's). Anthracose, *s.f.*

LUNG (pigeon breeder's or pigeon fancier's). Maladie des éleveurs de pigeons. → *pigeon breeder's disease.*

LUNG PURPURA WITH NEPHRITIS. Syndrome de Goodpasture. → *Goodpasture's syndrome.*

LUNG SHOCK. Poumon de choc.

LUNG (silo-filler's). Maladie des ouvriers des silos.

LUNG (stone cutter's). Chalicose, *s.f.*

LUNG (thresher's). Poumon de fermier.

LUNG (unilateral hyperlucent) SYNDROME. Poumon évanescent.

LUNG (vanishing). Poumon évanescent, dystrophie pulmonaire progressive, syndrome d'évanouissement pulmonaire, poumon hyperclair unilatéral, hyperclarté pulmonaire unilatérale.

LUNG (white). Pneumonie syphilitique indurée du nouveau-né.

LUNULA OF NAIL. Lunule, *s.f.*

LUPOID, *s.* and *adj.* Lupoïde, *s. m.* et *adj.*

LUPOID (miliary). Lupus miliaire. → *lupus miliaris disseminatus faciei.*

LUPOMA, *s.* Lupome, *m.* ; tubercule lupique.

LUPUS, *s.* Lupus, *m.*

LUPUS (butterfly). Vespertilio, *m.* ; lupus érythémateux symétrique aberrant, lupus érythémateux migrans, érythème centrifuge symétrique, érythème centrifuge de Biett.

LUPUS (chilblain). Chilblain lupus.

LUPUS (disseminated follicular). Folliclis, *s.m.* → *tuberculid (papulonecrotic).*

LUPUS (drug-induced). Lupus médicamenteux, induit par les médicaments.

LUPUS ERYTHEMATODES or **ERYTHEMATOSUS.** Lupus érythémateux chronique, lupus ou maladie de Cazenave, ulérythème centrifuge.

LUPUS ERYTHEMATOSUS CELL. Cellule LE. → *cell (lupus erythematosus).*

LUPUS ERYTHEMATOSUS DISCOIDES, LUPUS ERYTHEMATOSUS (discoid). Lupus érythémateux fixe ou discoïde.

LUPUS ERYTHEMATOSUS (disseminated or **acute disseminated).** Lupus érythémateux aigu disséminé. → *lupus erythematosus (systemic).*

LUPUS ERYTHEMATOSUS DISSEMINATUS, LUPUS ERYTHEMATOSUS DISSEMINATUS (acute). Lupus érythémateux aigu disséminé. → *lupus erythematosus (systemic).*

LUPUS ERYTHEMATOSUS HYPERTROPHICUS. Lupus érythémateux hypertrophique.

LUPUS ERYTHEMATOSUS PROFUNDUS. Lupus érythémateux profond de Kaposi-Irgang.

LUPUS ERYTHEMATOSUS (systemic). Lupus érythémateux aigu disséminé, lupus érythémateux disséminé, LED, lupus érythémateux exanthématique, lupo-érythématoviscérite maligne, lupoviscérite maligne, maladie de Kaposi, maladie lupique.

LUPUS ERYTHEMATOSUS TEST. Test ou plasmatest de Haserick, test LE, phénomène LE.

LUPUS EXEDENS. Lupus exedens.

LUPUS EXULCERANS. Lupus exedens.

LUPUS MILIARIS DISSEMINATUS FACIEI. Lupus miliaire, lupoïdes miliaires disséminées.

LUPUS PERNIO. Lupus pernio.

LUPUS SEBACEUS. Lupus érythémato-folliculaire, séborrhée congestive.

LUPUS SUPERFICIALIS. Maladie de Cazenave. → *lupus erythematodes.*

LUPUS TUBERCULOSUS. Lupus tuberculeux. → *lupus vulgaris.*

LUPUS TUMIDUS. Lupus tumidus.

LUPUS VERRUCOSUS, LUPUS VORAX. Lupus tuberculeux. → *lupus vulgaris.*

LUPUS VULGARIS. Lupus tuberculeux, vulgaire ou de Willan.

LUPUS VULGARIS HYPERTROPHICUS. Lupus tuberculeux hypertrophique.

LUPUS (warty). Tubercule anatomique.

LUPUS (Willan's). Lupus tuberculeux. → *lupus vulgaris.*

LUSITROPIA, *s.* Lusitropie, *f.*

LUSITROPIC, *adj.* Lusitrope.

LUST'S PHENOMENON or **SIGN.** Signe de Lust.

LUTEAL, *adj.* Lutéal, ale.

LUTEINIC, *adj.* Lutéinique.

LUTEINIZATION, *s.* Lutéinisation, *f.*

LUTEINOMA, *s.* Lutéinome, *m.* ; lutéome, *m.*

LUTEMBACHER'S COMPLEX or **SYNDROME.** Syndrome de Lutembacher.

LUTENOMA, *s.* Lutéinome, *m.* ; lutéome, *m.*

LUTEOBLASTOMA, *s.* Lutéinome malin.

LUTEOLIBERIN, *s.* Gonadolibérine, *f.* → *gonadoliberin.*

LUTEOLYSIN, *s.* Lutéolysine, *f.*

LUTEOLYSIS, *s.* Lutéolyse, *f.*

LUTEOMA, *s.* Lutéinome, *m.* ; lutéome, *m.*

LUTEOMA OF PREGNANCY. Lutéinome ou lutéome de la grossesse.

LUTEOSTERONE, *s.* Progestérone, *f.* → *progesterone.*

LUTEOTROPHIN, LUTEOTROPIN, *s.* Prolactine, *f.* → *prolactin.*

LUTHERAN BLOOD GROUP SYSTEM. Système de groupe sanguin Lutheran.

LUTHERAN FACTOR. Facteur Lutheran.

LUTIN, *s.* Progestérone, *f.* → *progesterone.*

LUTZ-SPLENDORE-ALMEIDA DISEASE. Blastomycose brésilienne. → *blastomycosis (South American).*

LUX, *s.* Lux, *m.* ; Lx.

LUXATIO, *s.* Luxation, *f.*

LUXATIO IMPERFECTA. Entorse, *f.*

LUXATION, *s.* Luxation, *f.*

LUZET'S ANAEMIA. Maladie de von Jacksch-Hayem-Luzet. → *anaemia infantum pseudoleukaemica.*

LVH. HVG, hypertrophie ventriculaire gauche.

Lx. Lux, *m.*

LYASE, *s.* Lyase, *f.*

LYCANTHROPY, *s.* Lycanthropie, *f.*

LYCOREXIA, *s.* Lycorexie, *f.*

LYDDELL AND SHERRINGTON REFLEX. Réflexe myotatique.

LYELL'S DISEASE or **SYNDROME.** Syndrome de Lyell. → *necrolysis (toxic epidermal).*

LYING-IN. Couches, *f. pl.*

LYMPH, *s.* Lymphe, *f.*

LYMPH (Koch's). Tuberculine, *s.f.*

LYMPH SCROTUM. Lymphoscrotum, *s.m.*

LYMPHADENIA, *s.* Lymphadénie, *f.* ; lymphadénomatose, *f.* ; lymphadénose, *f.* ; diathèse lymphogène.

LYMPHADENIA OSSEA. Myélome multiple. → *myeloma (multiple).*

LYMPHADENITIS, *s.* Adénite, *f.* ; lymphadénite, *f.*

LYMPHADENITIS (mesenteric). Adénite mésentérique aiguë ou subaiguë, iléite lymphoïde terminale, adénopathie ilio-mésentérique primitive, lymphadénite mésentérique.

LYMPHADENITIS (necrotizing). Lymphadénite nécrosante, maladie de Kikuchi.

LYMPHADENITIS (sterile – or **non bacterial – regional).** Maladie des griffes de chat.

LYMPHADENOID, *adj.* Lymphadénoïde, lymphoïde.

LYMPHADENOMA, *s.* Lymphome, *m.* → *lymphoma.*

LYMPHADENOMA (malignant). Lymphosarcome, *s.m.* → *lymphosarcoma.*

LYMPHADENOMA (multiple). Maladie de Hodgkin. → *Hodgkin's disease.*

LYMPHADENOMATOSIS, *s.* 1° Lymphadénie, *f.* – 2° Maladie de Hodgkin.

LYMPHADENOMATOSIS OF BONES (general). Myélome multiple. → *myeloma (multiple).*

LYMPHADENOPATHY, *s.* Adénopathie, *f.*, lymphadénopathie, *f.*

LYMPHADENOPATHY (angio-immunoblastic) WITH DYSPROTEINAEMIA. Adénopathie angio-immunoblastique. → *lymphadenopathy (immunoblastic).*

LYMPHADENOPATHY (dermatopathic). Lymphadénopathie dermatopathique, réticulose lipomélanique, maladie de Pautrier-Woringer.

LYMPHADENOPATHY (giant follicular). Maladie de Brill-Symmers. → *Brill-Symmers disease.*

LYMPHADENOPATHY (Immunoblastic). Adénopathie angio-immunoblastique, lymphopathie ou lymphadénopathie ou lympho-adénopathie immunoblastique, lymphopathie ou lymphadénopathie ou lympho-adénopathie angio-immunoblastique avec dysprotéinémie, adénite ou lymphadénite dysimmunitaire.

LYMPHADENOPATHY (persistent generalized). Lymphadénopathie persistante généralisée.

LYMPHADENOSIS, *s.* Lymphadénie, *f.* → *lymphadenia.*

LYMPHADENOSIS (acute). Mononucléose infectieuse.

LYMPHADENOSIS ALEUCAEMICA PARASITARIA. Fièvre de Rhodésie (piroplasmose du bétail en Afrique).

LYMPHADENOSIS (aleukaemic). Leucémie aleucémique.

LYMPHADENOSIS BENIGNA CUTIS. Lymphocytome cutané bénin. → *lymphocytoma cutis.*

LYMPHADENOSIS (chronic or **leukaemic).** Leucémie lymphoïde. → *leukaemia (lymphatic).*

LYMPHAEMIA, *s.* Leucémie lymphoïde. → *leukaemia (lymphatic).*

LYMPHAGOGUE, *s.* Lymphagogue, *m.*

LYMPHANGEITIS, *s.* Lymphangite, *f.*

LYMPHANGIECTASIA, LYMPHANGIECTASIS, *s.* Lymphangiectasie, *f.*

LYMPHANGIECTODES, *s.* Lymphangiectode, *f.* → *lymphangioma circumscriptum.*

LYMPHANGIECTOMY, *s.* Lymphangiectomie, *f.*

LYMPHANGIITIS, *s.* Lymphangite, *f.*

LYMPHANGIOENDOTHELIOMA, Lymphangioendothéliome, *m.*

LYMPHANGIOMA, *s.* Lymphangiome, *m.*

LYMPHANGIOMA CAPSULARE VARICOSUM. Lymphangiectode, *s.f.* → *lymphangioma circumscriptum.*

LYMPHANGIOMA CAVERNOSUM. Lymphangiome caverneux.

LYMPHANGIOMA CIRCUMSCRIPTUM. Lymphangiectode, lymphangioma circumscriptum.

LYMPHANGIOMA CYSTICUM. Lymphangiome kystique.

LYMPHANGIOMA TUBEROSUM MULTIPLEX. Lymphangioma tuberosum multiplex.

LYMPHANGIOPERICYTOMA, *s.* Lymphangiopéricytome, *m.*

LYMPHANGIOPLASTY, *s.* Lymphangioplastie, *f.* ; lymphoplastie, *f.*

LYMPHANGIOSARCOMA, *s.* Lymphangiosarcome, *m.*

LYMPHANGITIS, *s.* Lymphangite, *f.* ; angioleucite, *f.* ; lymphatite, *f.* ; lymphite, *f.*

LYMPHANGITIS (carcinomatous). Lymphangite carcinomateuse.

LYMPHANGITIS (retiform). Lymphangite réticulaire.

LYMPHANGITIS (tubular). Lymphangite tronculaire.

LYMPHATIC, *adj.* Lymphatique.

LYMPHATISM, *s.* Lymphatisme, *m.*

LYMPHOBLAST, *s.* Lymphoblaste, *m.* ; lymphogonie, *f.* ; mononucléaire orthobasophile, grand lymphocyte embryonnaire, macrolymphocyte.

LYMPHOBLASTOMA, *s.* Lymphoblastome, *m.*

LYMPHOBLASTOMA (giant follicular). Maladie de Brill-Symmers. → *Brill-Symmers disease.*

LYMPHOBLASTOMATOSIS, *s.* Leucémie lymphoblastique. → *leukaemia (lymphoblastic).*

LYMPHOBLASTOSIS (acute benign). Mononucléose infectieuse. → *mononucleosis (infectious).*

LYMPHOCELE, *s.* Lymphocèle, *f.*

LYMPHOCRYPTOVIRUS, *s. Lymphocryptovirus, m.*

LYMPHOCYTE, *s.* Lymphocyte, *m.*

LYMPHOCYTE (aggressive). Lymphocyte K, cellule K.

LYMPHOCYTE (antigen binding). Lymphocyte fixateur d'antigène.

LYMPHOCYTE (autoreactive). Lymphocyte autoréactif.

LYMPHOCYTE (B). Lymphocyte B ou burso-dépendant, cellule B ou burso-dépendante.

LYMPHOCYTE (bare) SYNDROME. Syndrome des lymphocytes dénudés.

LYMPHOCYTES (blast transformation of). Transformation des lymphocytes in vitro, transformation blastique des lymphocytes in vitro, test de la transformation lymphoblastique, TTL, lymphostimulation.

LYMPHOCYTE (bursa-derived or bursa-equivalent). Lymphocyte B.

LYMPHOCYTE (cytotoxic T). Lymphocyte T cytotoxique.

LYMPHOCYTE (K). Lymphocyte K.

LYMPHOCYTE (killer). Lymphocyte K.

LYMPHOCYTE (long-lived). Lymphocyte à vie longue, lymphocyte ou cellule à mémoire immunologique.

LYMPHOCYTES (mixed l. culture) (MLC). Culture mixte des lymphocytes, réaction lymphocytaire croisée.

LYMPHOCYTE (plasmacytoid). Plasmocyte, *s.m.*

LYMPHOCYTE (short-lived). Lymphocyte à vie courte.

LYMPHOCYTE (suppressive). Cellule suppressive. → *cell (suppressive).*

LYMPHOCYTE (T). Lymphocyte T ou thymo-dépendant, cellule T ou thymo-dépendante, thymocyte.

LYMPHOCYTE (thymic or thymic dependent or thymus dependent). Lymphocyte T. → *lymphocyte (T).*

LYMPHOCYTE (thymus derived). Lymphocyte T. → *lymphocyte (T).*

LYMPHOCYTE TRANSFERT TEST (normal). Test du transfert normal des lymphocytes, TTNL.

LYMPHOCYTHAEMIA, *s.* Lymphocytémie, *f.*

LYMPHOCYTIC SERIES. Série lymphocytaire.

LYMPHOCYTOMA, *s.* Lymphocytosarcome, *m.* → *lymphosarcoma (lymphocytic).*

LYMPHOCYTOMA CUTIS. Lymphocytome cutané bénin, lymphadénome cutané bénin, sarcoïde de Spiegler-Fendt, réticulose lymphocytaire bénigne de Degos.

LYMPHOCYTOMATOSIS, *s.* Lymphomatose, *f.*

LYMPHOCYTOPENIA, *s.* Lymphopénie, *f.*

LYMPHOCYTOPHTHISIS (essential). Maladie de Glanzmann. → *agammaglobulinaemia (Swiss type of).*

LYMPHOCYTOPOIESIS, *s.* Lymphocytopoïèse, *f.*

LYMPHOCYTOSIS, *s.* Lymphocytose, *f.*

LYMPHOCYTOSIS (acute infectious). Lymphocytose infectieuse aiguë, maladie de Carl Smith.

LYMPHOCYTOTOXICITY, *s.* Lymphocytotoxicité, *f.*

LYMPHOCYTOTOXIN, *s.* Lymphocytotoxine, *f.*

LYMPHODERMIA, *s.* Lymphodermie, *f.*

LYMPHOEDEMA, *s.* Lymphœdème, *m.*

LYMPHOEDEMA (congenital or hereditary). Trophœdème, *s.m.* → *Milroy's disease.*

LYMPHOEPITHELIOMA, *s.* Lympho-épithélioma, *m.*

LYMPHOGENESIS, *s.* Lymphogenèse, *f.*

LYMPHOGONIA, *s.* Lymphoblaste, *m.*

LYMPHOGRANULOMA, *s.* Maladie de Hodgkin. → *Hodgkin's disease.*

LYMPHOGRANULOMA BENIGNA. Sarcoïdose, *f.* → *sarcoidosis.*

LYMPHOGRANULOMA (Schaumann's benign). Sarcoïdose, *f.* → *sarcoidosis.*

LYMPHOGRANULOMA (veneral), LYMPHOGRANULOMA VENEREUM or **INGUINALE.** Maladie de Nicolas et Favre, lymphogranulomatose inguinale subaiguë, quatrième maladie vénérienne, chancre et bubon poradénique, bubon climatique ou climatérique, poradénite, poradénolymphite suppurée.

LYMPHOGRANULOMATOSIS (benign). Sarcoïdose, *s.f.* → *sarcoidosis.*

LYMPHOGRANULOMATOSIS (inguinal) or **INGUINALIS.** Maladie de Nicolas et Favre. → *lymphogranuloma (veneral).*

LYMPHOGRANULOMATOSIS MALIGNA. Maladie de Hodgkin. → *Hodgkin's disease.*

LYMPHOGRAPHY, *s.* Lymphographie, *f.*

LYMPHOHISTIOCYTOSIS (generalized) INFILTRATION. Maladie de Farquhar. → *reticulosis (familial haemophagocytic).*

LYMPHOID, *adj.* Lymphoïde.

LYMPHOIDOCYTE, *s.* Hémocytoblaste, *m.*

LYMPHOKINE, *s.* Lymphokine, *f.*

LYMPHOLOGY, *s.* Lymphologie, *f.*

LYMPHOLYSIS, *s.* Lympholyse, *f.*

LYMPHOMA, *s.* Lymphome, *m.* ; lymphadénome, *m.* ; lymphocytome, *m.* ; lymphadénie typique et, souvent, lymphome malin.

LYMPHOMA (African). Lymphome de Burkitt. → *Burkitt's lymphoma.*

LYMPHOMA (atypical). Lymphosarcome, *s.m.* → *lymphosarcoma.*

LYMPHOMA (B-cell). Lymphosarcome B, lymphosarcome à cellules B, lymphome B, lymphome malin à cellules B.

LYMPHOMA (benign). Maladie de Brill-Symmers. → *Brill-Symmers disease.*

LYMPHOMA (bilateral hilar) SYNDROME. Syndrome de Löfgren.

LYMPHOMA OF BONES (histiocytic), LYMPHOMA OF BONES (malignant primary). Sarcome de Parker et Jackson.

LYMPHOMA (Burkitt's). Lymphome de Burkitt.

LYMPHOMA (clasmocytic). Réticulosarcome, *s.m.* → *sarcoma (reticulo-endothelial or reticulum-cell or rethotelial).*

LYMPHOMA (cutaneous). Hématodermie, *s.f.* ; lymphome cutané.

LYMPHOMA (follicular). Maladie de Brill-Symmers. → *Brill-Symmers disease.*

LYMPHOMA (giant cellular or follicular). Maladie de Brill-Symmers. → *Brill-Symmers disease.*

LYMPHOMA (granulomatous). Maladie de Hodgkin. → *Hodgkin's disease.*

LYMPHOMA (histiocytic malignant). Réticulosarcome, *s.m.* → *sarcoma (reticuloendothelial or reticulum-cell or rethotelial).*

LYMPHOMA (immunoblastic). Immunoblastosarcome, *s.m.* → *lymphosarcoma (immunoblastic).*

LYMPHOMA (intravascular malignant). Lymphome malin intravasculaire.

LYMPHOMA (Lennert's). Lymphome de Lennert.

LYMPHOMA (lymphoblastic). Lymphoblastosarcome, *s.m.* → *lymphosarcoma (lymphoblastic).*

LYMPHOMA (lymphocytic). Lymphocytosarcome, *s.m.* → *lymphosarcoma (lymphocytic).*

LYMPHOMA (malignant). Lymphome malin hématosarcome.

LYMPHOMA (Mediterranean). Lymphome méditerranéen, lymphome diffus du grêle.

LYMPHOMA (nodular). Maladie de Brill-Symmers disease. → *Brill-Symmers disease.*

LYMPHOMA (non-Hodgkin's malignant). Lymphome malin non hodgkinien.

LYMPHOMA (poorly differentiated lymphocytic malignant). Lymphoblastosarcome, *s.m.* → *lymphosarcoma (lymphoblastic).*

LYMPHOMA (stem-cell). Lymphome malin à cellules souches.

LYMPHOMA (T-cell). Lymphosarcome T ou à cellules T, lymphome ou lymphome malin T ou à cellules T.

LYMPHOMA (undifferentiated malignant). Lymphome malin à cellules souches.

LYMPHOMA (well differentiated lymphocytic malignant). Lymphocytosarcome, *s.m.* → *lymphosarcoma (lymphocytic).*

LYMPHOMATOSIS, *s.* Lymphomatose, *f.* ; lymphocytomatose, *f.*

LYMPHOMATOSIS GRANULOMATOSA. Maladie de Hodgkin. → *Hodgkin's disease.*

LYMPHOPATHIA, *s.* Lymphopathie, *f.*

LYMPHOPATHIA VENEREUM. Maladie de Nicolas et Favre. → *lymphogranuloma (venereal).*

LYMPHOPATHY, *s.* Lymphopathie, *f.*

LYMPHOPENIA, *s.* Lymphopénie, *f.*

LYMPHOPLASTY, *s.* Lymphangioplastie, *f.*

LYMPHOPOIESIS, *s.* Lymphopoïèse, *f.*

LYMPHOPROLIFERATIVE, *adj.* Lymphoprolifératif, ive.

LYMPHOPROLIFERATIVE DISORDERS or **SYNDROMES.** Syndromes lymphoprolifératifs.

LYMPHORETICULAR NEOPLASTIC DISEASE. Leucémie à tricholeucocytes. → *leukaemia (hairy-cell).*

LYMPHORETICULOSIS, *s.* Lymphoréticulopathie, *f.*

LYMPHORETICULOSIS (benign l. of inoculation). Maladie des griffes du chat. → *cat scratch disease or fever.*

LYMPHORRHAGIA, LYMPHORROEA, *s.* Lymphorragie, *f.* ; lymphorrhée, *f.*

LYMPHOSARCOMA, LYMPHOSARCOMATOSIS, *s.* Lymphosarcome, *m.* ; lymphosarcomatose, *f.* ; lymphadénome malin, lymphadénosarcome, *m.* ; sarcome lymphadénoïde, lymphocytome malin, sarcome lymphoïde.

LYMPHOSARCOMA (immunoblastic). Immunoblastosarcome, *m.* ; lymphome immunoblastique, lymphosarcome ou sarcome immunoblastique.

LYMPHOSARCOMA (Kundrat's). Lymphosarcome de Kundrat.

LYMPHOSARCOMA (lymphoblastic). Lymphoblastosarcome, *m.* ; sarcome lymphoblastique, lymphocytome atypique.

LYMPHOSARCOMA (lymphocytic). Lymphocytosarcome, *m.* ; sarcome lymphocytaire, lymphocytome typique.

LYMPHOSARCOMA (poorly differentiated). Lymphoblastosarcome, *m.* → *lymphosarcoma (lymphoblastic).*

LYMPHOSARCOMA (well differentiated). Lymphocytosarcome, *m.* → *lymphosarcoma (lymphocytic).*

LYMPHOSCINTIGRAPHY, *s.* Lymphoscintigraphie, *f.*

LYMPHOSTASIS, *s.* Lymphostase, *f.*

LYMPHOTOXIN, *s.* Lymphotoxine, *f.* ; facteur cytotoxique.

LYMPHOTROPIC, *adj.* Lymphotrope.

LYNCH'S SYNDROME. Syndrome de Lynch.

LYONISATION, *s.* Lyonisation, *f.*

LYOPHILIZATION, *s.* Lyophilisation, *f.* ; cryodessication, *f.*

LYPEMANIA, *s.* Mélancolie, *f.*

LYPEROPHRENIA, *s.* Mélancolie, *f.*

LYPOTHYMIA, *s.* (obsolète) . Mélancolie, *f.*

LYSATE, *s.* Lysat, *m.*

LYSATE-VACCINE, *s.* Lysat-vaccin, *m.*

LYSE (to), *v.* Lyser.

LYSERGIDE, *s.* Lysergide, *m.* ; LSD.

LYSIN, *s.* Lysine, *f.*

LYSINE VASOPRESSIN, *s.* Lysine vasopressine.

LYSIS, *s.* 1° Lyse, *f.* – 2° Lysis, *f.*

LYSIS (osmotic). Tonolyse, *f.*

LYSOBACTERIA, *s.* Lysobactérie, *f.*

LYSOGEN, *adj.* and *s.* Lysogène, *adj., s. m.*

LYSOGENY, *s.* Lysogénie, *f.* ; conversion lysogénique.

LYSOKINASE, *s.* Lysokinase, *f.*

LYSOPHOBIA, *s.* Lysophobie, *f.*

LYSOSOMAL, *adj.* Lysosomial, ale.

LYSOSOMAL ENZYMOPATHY, LOSOSOMAL (inborn) DISEASE, LYSOSOMAL STORAGE DISEASE. Maladie lysosomiale.

LYSOSOME, *s.* Lysosome, *m.* ; phagosome, *m.*

LYSOSOME (primary). Lysosome primaire.

LYSOSOME (secondary). Lysosome secondaire, phagocytome, phagolysosome, *m.*

LYSOTYPE, *s.* Lysotype, *m.*

LYSOZYM, LYSOZYME, *s.* Lysozyme, *f.* ; muramidase, *f.*

LYSOZYMEMIA, *s.* Lysozymémie, *f.*

LYSSAVIRUS, *s. Lyssavirus, m.*

LYSSOPHOBIA, *s.* Lyssophobie, *f.*

LYTIC, *adj.* Lytique.

M

M. Symbole de méga.

M. 1° Symbole de mètre. – 2° Symbole de milli.

μ. Symbole de micro.

M BLOOD GROUP SYSTEM. Groupe sanguin M.

M (Reichstein's substance). Cortisol, *s.m.* → *cortisol.*

3M SYNDROME. Syndrome 3M.

MAC ARDLE'S or MAC ARDLE-SCHMID-PEARSON SYNDROME. Maladie de Mac Ardle-Schmid-Pearson, glycogénose type V.

MAC BURNEY'S INCISION. Incision de Mac Burney.

MAC BURNEY'S OPERATIONS. 1° Appendicectomie par l'incision de Mac Burney. – 2° Cure radicale de hernie inguinale.

MAC BURNEY'S POINT. Point de Mac Burney.

MAC CARTHY'S REFLEX. Réflexe de Mac Carthy.

MAC CLURE-ALDRICH TEST. Épreuve d'Aldrich et Mac Clure, épreuve d'hydrophilie cutanée.

MACDONALD'S INDEX. Index de Macdonald.

MAC DUFFIE'S SYNDROME. Syndrome de Mac Duffie.

MACEWEN'S OPERATIONS. 1° Procédé de Macewen (anévrisme de l'aorte) (obsolète). – 2° → *Macewen's supracondylar osteotomy.* – 3° Procédé de cure chirurgicale de hernie inguinale dans lequel le sac, après sa ligature, est utilisé comme tampon pour obturer l'orifice interne du canal.

MACEWEN'S SIGN. Signe de Macewen.

MACEWEN'S SUPRACONDYLAR OSTEOTOMY. Ostéotomie fémorale supracondylienne pratiquée pour remédier aux déformations graves du genou.

MACERATION, *s.* Macération, *f.*

MAC GINN-WHITE SIGN. Signe de Mac Ginn et White.

MACH'S SYNDROME. Syndrome de Mach. → *oedema (idiopathic).*

MACHADO-GUERREIRO TEST. Réaction de Machado-Guerreiro.

MACHADO-JOSEPH DISEASE. Maladie de Machado-Joseph.

MACHONNEMENT. *s.* Mâchonnement, *m.*

MACKENSIE'S SYNDROME. Paralysie unilatérale de la langue, du voile du palais et des cordes vocales du même côté.

MAC KUSICK'S CLASSIFICATION (for mucopoly-saccharidosis). Classification de Mac Kusick.

MAC KUSICK'S METAPHYSEAL CHONDRODYSPLASIA. Hypoplasie des cartilages et des cheveux. → *chondrodysplasia (Mac Kusick's metaphyseal).*

MACLAGAN'S TEST. Épreuve de MacLagan. → *thymol turbidity test.*

MAC LEAN'S FORMULA. Variante de la constante d'Ambard.

MAC LEOD'S SYNDROME. Syndrome de Mac Leod. → *Swyer-James or Swyer-James-Mac Leod syndrome.*

MACMURRAY'S PROCEDURE. Ostéotomie de MacMurray.

MAC MURRAY'S SIGN. Manœuvre ou signe de Mac Murray.

MACRENCEPHALIA, MACRENCEPHALY, *s.* Hypertrophie du cerveau.

MACROAMYLASE, *s.* Macro-amylase, *f.*

MACROAMYLASAEMIA, *s.* Macro-amylasémie, *f.*

MACROCEPHALIA, MACROCEPHALY, *s.* Macrocéphalie, *f.*

MACROCHEILIA, *s.* Macrocheilie, *f.* ; macrochilie, *f.*

MACROCHEIRIA, *s.* Macrochirie, *f.*

MACROCHILIA, *s.* Macrochilie, *f.*

MACROCHIRIA, *s.* Macrochirie, *f.*

MACROCORNEA, *s.* Macrocornée, *f.*

MACROCRANIA, MACROCRANIUM, *s.* Augmentation de volume du crâne, la face restant normale.

MACROCYTASE, *s.* Macrocytase, *f.*

MACROCYTE, *s.* Macrocyte, *m.*

MACROCYTIC, *adj.* Macrocytaire.

MACROCYTHAEMIA, *s.* Macrocytose, *f.*

MACROCYTHAEMIA (hyperchromatic). Maladie de Biermer. → *anaemia (pernicious).*

MACROCYTOSIS, *s.* Macrocytose, *f.*

MACRODACTYLIA, MACRODACTYLY, *s.* Macrodactylie, *f.*

MACRODONTIA, *s.* Macrodontie, mégalodontie, *f.*

MACRODYSTROPHIA LIPOMATOSA PROGRESSIVA. Gigantisme partiel associé à un lipome.

MACROGAMETE, *s.* Macrogamète, *m.*

MACROGAMETOCYTE, *s.* Macrogamétocyte, *m.*

MACROGENITOSOMIA PRAECOX. Macrogénitosomie précoce, macrogénétosomie, *f.* ; protéléiose, *f.* ; syndrome de Pellizzi, virilisme précoce, enfant Hercule.

MACROGLIA, *s.* Macroglie, *f.*

MACROGLOBULIN, *s.* Macroglobuline, *f.*

MACROGLOBULINAEMIA, *s.* Macroglubulinémie, *f.*

MACROGLOBULINAEMIA OF WALDENSTRÖM. Macroglobulinémie essentielle de Waldenström.

MACROGLOSSIA, *s.* Macroglossie, *f.* ; lingua vituli, paraglosse, *f.*

MACROGNATHIA, *s.* Macrognathie, *f.*

MACROLIDE, *s.* Macrolide, *m.*

MACROLYMPHOCYTE, *s.* Macrolymphocyte, *m.* ; grand lymphocyte, moyen mononucléaire.

MACROLYMPHOCYTOSIS, *s.* Macrolymphocytose, *f.*

MACROMELIA, *s.* Macromélie, *f.*

MACROMELIA PARAESTHETICA. Impression d'agrandissement de la tête et des extrémités (acromégalie au début).

MACROMÈRE, *s.* Macromer, *m.*

MACRO-ORCHIDISM, *s.* Macro-orchidie, *f.*

MACROPHAGE, MACROPHAGUS, *s.* Macrophage, *m.* ; histiocyte, *m.* ; clasmocyte, *m.*

MACROPHAGE (alveolar). Macrophage des alvéoles pulmonaires.

MACROPHAGE (armed). Macrophage tueur.

MACROPHAGE (fixed). Macrophage immobile, au repos.

MACROPHAGE (free). Macrophage mobile, actif.

MACROPHAGE (inflammatory). Macrophage mobile.

MACROPIA, *s.* Macropsie, *f.*

MACROPODIA, *s.* Macropodie, *f.* ; mégalopodie, *f.*

MACROPROSOPIA, *s.* Macroprosopie, *f.*

MACROPSIA, *s.* Macropie, *f.* ; macropsie, *f.* ; mégalopsie, *f.*

MACROSCELIA, *s.* Macroskélie, *f.*

MACROSCOPIC, MACROSCOPICAL, *adj.* Macroscopique.

MACROSOMATIA, MACROSOMIA, *s.* Macrosomatie, *f.* ; macrosomie, *f.*

MACROSOMIA ADIPOSA CONGENITA. Macrosomie adiposo-génitale de Christiansen, syndrome de Christiansen.

MACROSPONDYLITIS (acromegalic). Syndrome d'Erdheim.

MACROSTOMIA, *s.* Macrostomie, *f.*

MACROTIA, *s.* Macrotie, *f.*

MACRUZ'S INDEX. Indice de Macruz.

MACULA, MACULE, *s.* Macule, *f.*

MACULAE CAERULEAE. Taches bleues ou ombrées (phtiriase).

MACULA DENSA. Macula densa.

MACULA GONORRHOEICA. Macule gonorrhéique de Sängers.

MACULA (mongolian). Tache mongolique, tache bleue sacrée.

MACULA RETINAE. Macula, *f.*

MACULA SACCULI. Macule de saccule.

MACULA SOLARIS. Éphélide, *s.f.* ; tache de rousseur.

MACULA UTRICULI. Macule de l'utricule.

MACULOPATHY, *s.* Maculopathie, *f.*

MACULOPATHY (cystic). Dégénérescence kystique de la macula rétinienne.

MACULOPATHY (familial pseudoinflammatory). Dégénérescence maculaire pseudo-inflammatoire de Sorsby.

MADAGASCAR SORE. Bouton d'Orient. → *sore (oriental).*

MADAROSIS, *s.* Madarose, *f.* ; madarosis, *f.*

MADDOX'S ROD. Baguette de Maddox.

MADDOX'S SCALE. Croix de Maddox.

MADELUNG'S DEFORMITY. Carpocyphose, *s.f.* → *carpus curvus.*

MADELUNG'S DEFORMITY WITH SHORT FOREARMS. Dyschondrostéose, *s.f.*

MADELUNG'S DISEASE. 1° Carpocyphose, *s.f.* → *carpus curvus.* – 2° Maladie de Launois-Bensaude. → *lipomatosis (diffuse symmetrical l. of the neck).*

MADELUNG'S NECK. Maladie de Launois-Bensaude. → *lipomatosis (diffuse symmetrical l. of the neck).*

MADNESS, *s.* Folie, *f.*

MADONNA'S FINGER. Doigts minces et délicats dans l'acromicrie.

MADURA FOOT. Pied de Madura, pied de Cochin, pérical, maladie endophytique du pied, fongus du pied.

MADUROMYCOSIS, *s.* Maduromycose, *f.* ; hyphomycétome, *m.*

MAF. MAF. → *factor (macrophage activating).*

MAFFUCCI'S SYNDROME. Syndrome de Maffucci, enchondromatose avec hémangiome.

MAGISTRAL, *adj.* Magistral, ale.

MAGMA, *s.* Magma, *m.*

MAGNAN'S MOVEMENT. Mouvements de trombone de la langue.

MAGNESAEMIA, MAGNESIAEMIA, *s.* Magnésémie, *f.* ; magnésiémie, *f.*

MAGNESIUM, *s.* Magnésium, *m.*

MAGNESURIA, *s.* Magnésurie, *f.*

MAGNET, *s.* Aimant, *m.*

MAGNETOCARDIOGRAPHY, *s.* Magnétocardiography, *f.*

MAGNETOTHERAPY, *s.* Magnétothérapie, *f.*

MAGNUS AND DE KLEIJN NECK REFLEX. Phénomène ou réflexe de Magnus.

MAGUELONE'S PLASTER. Plâtre de Maguelone.

MAHLER'S DISEASE. Périvaginite, *s.f.*

MAHLER'S SIGN. Signe de Mahler.

MAIDISM, MAIDISMUS, *s.* Zéisme, *m.*

MAIGNE'S RIB. Côte de Maigne.

MAILLARD'S COEFFICIENT. Coefficient d'imperfection uréogénique de Maillard.

MAIN FOURCHE. Main en pince de homard.

MAISONNEUVE, *s.* Uréthrotome de Maisonneuve.

MAJEWSKI-SPRANGER SYNDROME. Syndrome de Majewski-Spranger.

MAJOCCHI'S PURPURA. Maladie de Majocchi. → *purpura annularis telangiectodes.*

MAL DE CAYENNE. Éléphantiasis, *s.m.*

MAL DE LOS PINTOS. Pinta, *s.f.*

MAL (Morado). Maladie de Morado.

MAL PERFORANT. Mal perforant plantaire.

MAL PERFORANT PALATIN. Mal perforant buccal.

MAL DE LA ROSA. Pellagre.

MAL DE ROSTRIJOS. Fièvre hémorragique d'Argentine.

MAL VARIANT (petit). Syndrome de Lennox ou de Lennox-Gastaut, variante du petit mal, épilepsie myokinétique grave de la première enfance avec pointes-ondes lentes, encéphalopathie épileptique de l'enfant avec pointes-ondes lentes diffuses.

MALABSORPTION (familial vitamin B_{12}). Anémie ou maladie d'Imerslund-Najman-Gräsbeck, anémie mégaloblastique par malabsorption sélective de la vitamine B_{12}, malabsorption spécifique de la vitamine B_{12} avec protéinurie.

MALABSORPTION AND PROTEINURIA (selective vitamin B_{12}). Anémie d'Imerslund-Najman-Gräsbeck. → *malabsorption (familial vitamin B_{12}).*

MALABSORPTION SYNDROME. Syndrome de malabsorption.

MALABSORPTION OF VITAMIN B_{12} (familial selective). Anémie d'Imerslund-Najman-Gräsbeck. → *malabsorption (familial vitamin B_{12}).*

MALACIA, *s.* 1° Malacia, *f.* – 2° Malacie, *f.*

MALACIA (metaplastic). Ostéite fibrokystique. → *osteitis fibro-cystica generalisata.*

MALACIA (myeloplastic). Ostegenesis imperfecta. → *osteogenesis imperfecta.*

MALACIA TRAUMATICA. Syringomyélie traumatique.

MALACIC, *adj.* Malacique.

MALACOPLAKIA, Malacoplasie, *s.f.*

MALAKOPLAKIA, *s.*, Malacoplasie, *f.* ; malakoplakie, *f.* ; malakoplasie, *f.*

MALAKOPLAKIA VESICAE. Malacoplasie vésicale, cystite en plaques.

MALARIA, *s.* Paludisme, *m.* ; malaria, *f.* ; impaludisme, *m.* ; fièvres maremmatiques ou paludéennes, fièvres paludiques ou palustres, fièvre des marais ou limnémique, fièvres telluriques ou intermittentes, fièvre à quinquina, intoxication palustre, paludose.

MALARIA (algid). Fièvre pernicieuse, paludisme pernicieux à *Plasmodium falciparum*, accès pernicieux.

MALARIA (autochthonous). Paludisme autochtone.

MALARIA (benign tertian). Paludisme à *Plasmodium vivax.*

MALARIA (bilious remittent). Paludisme pernicieux et ictérique à *Plasmodium falciparum.*

MALARIA (cerebral). Neuropaludisme, *s.m.*, paludisme à forme délirante et comateuse dû à *Plasmodium falciparum.*

MALARIA (cold). Fièvre pernicieuse. → *malaria (algid).*

MALARIA COMATOSA. Paludisme à forme délirante et comateuse dû à *Plasmodium falciparum.* → *malaria (cerebral).*

MALARIA (double tertian). Paludisme à forme de fièvre double tierce.

MALARIA (estivo-autumnal). Paludisme dû au *Plasmodium falciparum.* → *malaria falciparum.*

MALARIA (falciparum). Paludisme dû au *Plasmodium falciparum*, paludisme estivo-automnal.

MALARIA (haemolytic). Fièvre bilieuse hémoglobinurique.

MALARIA (haemorrhagic). Paludisme à forme hémorragique dû à *Plasmodium falciparum.*

MALARIA (imported). Paludisme importé.

MALARIA (indigenous). Paludisme indigène.

MALARIA (induced). Paludisme provoqué.

MALARIA (introduced). Paludisme introduit.

MALARIA (malignant tertian). Paludisme dû au *Plasmodium falciparum.* → *malaria (falciparum).*

MALARIA (ovale). Forme rare du paludisme due à *Plasmodium ovale.*

MALARIA (pernicious). Fièvre pernicieuse. → *malaria (algid).*

MALARIA (quartan). Paludisme à forme de fièvre quarte dû à *Plasmodium malariæ.*

MALARIA (quotidian). Paludisme à forme d'accès quotidiens.

MALARIA (remittent). Paludisme rémittent.

MALARIA (subtertian). Paludisme dû au *Plasmodium falciparum.* → *malaria (falciparum).*

MALARIA (tertian). Paludisme à forme de fièvre tierce *(Plasmodium falciparum, Plasmodium vivax).*

MALARIA (therapeutic). Malariathérapie, *s.f.*

MALARIA (vivax). Paludisme dû à *Plasmodium vivax,* à forme de fièvre tierce bénigne.

MALARIAL, *adj.* Paludéen, éenne ; paludique, palustre, malarien, enne.

MALARIAL TREATMENT. Malariathérapie, *s.f.*

MALARIATHERAPY, *s.* Malariathérapie, *f.*

MALARIOLOGIST, *s.* Paludologue, *m., f.* ; malariologue, *m., f.*

MALARIOLOGY, *s.* Paludologie, *f.* ; malariologie, *f.*

MALARIOMETRY, *s.* Paludométrie, *f.*

MALARIOTHERAPY, *s.* Malariathérapie, *f.* ; paludothérapie, *f.* ; impaludation thérapeutique ; méthode de Wagner von Jauregg.

MALASSEZ'S DISEASE. Kyste du testicule.

MALASSEZIA FURFUR. *Microsporon furfur.*

MALAXATION, *s.* Malaxage, *m.*

MALÉCOT'S CATHETER. Sonde de Malécot.

MALFORMATION, *s.* Malformation, *f.*

MALFUNCTION, *s.* Dysfonctionnement, *m.* ; dérèglement, *m.*

MALGAIGNE'S FRACTURE. Fracture de Malgaigne.

MALHERBE'S CALCIFYING EPITHELIOMA, MALHERBE'S EPITHELIOMA. Épithélioma calcifié de Malherbe, pilomatricome.

MALIASMUS, *s.* Morve.

MALIBU DISEASE. Nodosités des surfers.

MALIGNANCY, *s.* Malignité, *f.* ; perniciosité, *f.*

MALIGNANT, *adj.* Malin, igne.

MALIGNANT SYNDROME. Syndrome malin.

MALIN'S SYNDROME. Anémie phagocytaire, syndrome de Malin.

MALINGERING, *s.* Simulation, *f.*

MALLEATION, *s.* Contractions musculaires violentes et rapides des mains.

MALLEIN, *s.* Malléine, *f.*

MALLEOLAR, *adj.* Malléolaire.

MALLEOLUS, *s.* Malléole, *f.*

MALLEOMYCES MALLEI. *Pseudomonas mallei.*

MALLEOMYCES PSEUDOMALLEI. *Pseudomonas pseudomallei.*

MALLEUS, *s.* Malleus, *m.*

MALLORY'S BODY. Corps de Mallory.

MALLORY'S LEUKAEMIA. Leucémie provoquée par le goudron ou le benzol.

MALLORY-WEISS SYNDROME. Syndrome de Mallory-Weiss.

MALNUTRITION, *s.* Malnutrition, *f.*

MALNUTRITION (malignant). Kwashiorkor, *m.* → *kwashiorkor.*

MALNUTRITION (protein). Kwashiorkor, *m.* → *kwashiorkor.*

MALOCCLUSION, *s.* Malocclusion, *f.* ; dysocclusion, *f.*

MALODOR, *s.* Fétidité, *f.*

MALONEY'S TEST. Anatoxiréaction, *f.*

MALONYLUREA, *s.* Malonylurée, *f.*

MALPIGHI (pyramids of). Pyramides de Malpighi.

MALPOSITION, *s.* Malposition, *f.*

MALT. MALT.

MALT, *s.* Malt, *m.*

MALTA FEVER. Fièvre de Malte. → *brucellosis.*

MALTASE, *s.* Maltase, *f.*

MALTHUSIANISM, *s.* Malthusianisme, *m.*

MALTOSE, *s.* Maltose, *m.*

MALTOSURIA, *s.* Maltosurie, *f.*

MALTREATMENT, *s.* Sévices, *m. pl.*

MALUNION, *s.* Cal vicieux.

MAMILLIPLASTY, *s.* Mamilloplastie, *f.*

MAMMAPLASTY, *s.* Mastoplastie, *f.* ; mammoplastie, *f.*

MAMMARY, *adj.* Mammaire.

MAMMATROPE, *adj.* Mammatrope.

MAMMECTOMY, *s.* Mastectomie, *f.* ; mammectomie, *f.*

MAMMILLIPLASTY, *s.* Mamilloplastie, *f.*

MAMMITIS, *s.* Mastite, *f.*

MAMMOGRAPHY, *s.* Mammographie, *f.*

MAMMOTROPE, MAMMOTROPIC, *adj.* Mammotrope.

MAMMOTROPIN or **MAMMOTROPHIN,** *s.* Prolactine, *f.* → *prolactin.*

MANCHESTER OPERATION. Opération de Manchester.

MANDIBULA, *s.* Mandibule, *f.*, maxillaire inférieur.

MANDIBULOFACIAL DYSOSTOSIS or **SYNDROME.** Syndrome de Franceschetti. → *Franceschetti's syndrome.*

MANDIBULOOCULOFACIAL DYSTROPHY or **SYNDROME.** Syndrome de François. → *Hallermann-Streiff syndrome.*

MANDRIN, *s.* Mandrin, *m.*

MANDUCATION, *s.* Manducation, *f.*

MANEUVER, *s.* Manœuvre, *f.*

MANGANISM, *s.* Manganisme, *m.*

MANGE, *s.* Chez l'animal, gale ou dermatose prurigineuse d'origine parasitaire.

MANIA, *s.* Manie, *f.*

MANIA (acute). Manie aiguë.

MANIA (acute hallucinatory). Syndrome de Ganser.

MANIA (akinetic). Manie avec dépression psychomotrice.

MANIA (Bell's). Manie aiguë.

MANIA (dancing). Impulsion morbide à la danse.

MANIA (doubting). Folie du doute.

MANIA (epileptic). Accès de manie chez un épileptique (précédant, suivant ou remplaçant une crise).

MANIA HYSTERICA. Manie hystérique.

MANIA (periodical). Psychose maniaco-dépressive. → *psychosis (manic depressive).*

MANIA OF PERSECUTION. Délire de persécution. → *delusion of persecution.*

MANIA A POTU. Delirium tremens.

MANIA (puerperal). Folie puerpérale.

MANIA (reasoning). Manie avec trouble du raisonnement.

MANIA (religious). Folie religieuse.

MANIAC, MANIACAL, *adj.* Maniaque.

MANICHAEISM, *s.* Manichéisme, *m.*

MANILUVIUM, *s.* Manuluve, *m.*

MANIPULATION, *s.* Manipulation, *f.*

MANIPULATION (conjoined). Toucher vaginal combiné au palper abdominal.

MANIPULATION (gene). Manipulation génétique.

MANNERISM, *s.* Maniérisme, *m.*

MANNITOL, *s.* Mannitol, *m.*

MANNKOPF'S SIGN, MANNKOPF-RUMPF SIGN. Signe de Mannkopf.

MANNOSE, *s.* Mannose, *m.*

MANNOSIDOSIS, *s.* Mannosidose, *f.*

MANOMETRY, *s.* Manométrie, *f.*

MANSON'S HAEMOPTYSIS. Hémoptysie parasitaire.

MANSON'S PYOSIS. Pemphigus contagieux.

MANSON'S SCHISTOSOMIASIS. Bilharziose intestinale.

MANSONELLA OZZARDI. *Mansonella ozzardi, Filaria ozzardi.*

MANSONELLIASIS, *s.* Infestation par une filaire, *Mansonella ozzardi*, mansonellose, *f.*

MANSONIA, *s. Mansonia, f.*

MANTOUX'S REACTION or **TEST.** Réaction ou test de Mantoux.

MANUBRIUM, *s.* Manubrium, *m.*

MANUS CURTA. Main bote.

MANUS EXTENSA. Main bote en extension.

MANUS FLEXA. Main bote en flexion.

MANUS PLANA. Main plate.

MANUS VALGA. Main bote avec déviation cubitale.

MANUS VARA. Main bote avec déviation radiale.

MAO. Abréviation de « monoamine oxidase » ; monoamine-oxydase, *s.f.*

MAOI. Abréviation de « monoamine oxidase inhibiteur » ; inhibiteur de la monoamine oxydase (IMAO).

MAO-INHIBITOR. Inhibiteur de la mono-amine-oxydase.

MAP (genetic). Carte génétique.

MAPLE BARK DISEASE. Maladie des écorceurs de troncs d'érable.

MAPLE SUGAR URINE DISEASE or **MAPLE SUGAR DISEASE.** Leucinose. *f.* → *maple syrup urine disease.*

MAPLE SYRUP URINE DISEASE or **MAPLE SYRUP DISEASE.** Leucinose, maladie du sirop d'érable, céto-acidose à chaînes ramifiées, maladie des urines à odeur de sirop d'érable, syndrome de Menkes.

MAPPING, *s.* Établissement d'une carte, cartographie, *s.f.*

MARAÑON'S SIGN or **REACTION.** Signe de Marañon, tache rouge thyroïdienne.

MARANTIC, MARASMATIC, MARASMIC, *adj.* Marastique.

MARASMUS, *s.* Marasme, *m.*

MARASMUS INFANTILIS. Athrepsie, *s.f.*

MARASMUS LACTANTIUM. Athrepsie, *s.f.*

MARBLEIZATION, *s.* Marmorisation, *f.*

MARBURG'S SYNDROME. Syndrome de Marburg.

MARBURG VIRUS DISEASE. Maladie ou fièvre à virus de Marburg.

MARCHESANI'S SYNDROME. Syndrome de Weill-Marchesani. → *Weill-Marchesani syndrome.*

MARCHIAFAVA-BIGNAMI SYNDROME. Maladie ou syndrome de Marchiafava-Bignami, nécrose du corps calleux.

MARCHIAFAVA-MICHELI DISEASE or **ANAEMIA** or **SYNDROME.** Maladie de Marchiafava-Micheli. → *haemoglobinuria (paroxysmal nocturnal).*

MARCKWALD'S OPERATION. Opération de Marckwald, opération de Simon.

MARCUS GUNN'S SYNDROME. Phénomène Marcus Gunn, mâchoire à cligotement.

MARDEN-WALKER SYNDROME. Syndrome de Marden-Walker.

MARÉCHAL'S TEST. Réaction de Maréchal.

MAREK'S DISEASE. Maladie de Marek.

MAREY'S LAWS. Lois de Marey.

MARFAN'S DISEASE. Maladie de Marfan.

MARFAN'S EPIGASTRIC PUNCTURE OF THE PERICARDIUM or **MARFAN'S METHOD.** Ponction du péricarde par le procédé de Marfan.

MARFAN'S SIGN. Signe de Marfan.

MARFAN'S SYNDROME. Syndrome de Marfan.

MARGARIA'S TEST. Test de Margaria.

MARGIN, *s.* Marge, *f.* ; rebord, *m.* ; bord, *m.*

MARGINAL, *adj.* Marginal, ale.

MARIE'S ATAXIA or **SCLEROSIS.** Hérédorataxie cérébelleuse. → *ataxia (hereditary cerebellar).*

MARIE'S DELAYED CORTICAL CEREBELLAR ATROPHY. Hérédo-ataxie cérébelleuse. → *ataxia (hereditary cerebellar).*

MARIE'S DISEASE. 1° Acromégalie, *f.* – 2° Ostéoarthropathie hypertrophiante pneumique.

MARIE'S SCLEROSIS. Hérédo-ataxie cérébelleuse. → *ataxia (hereditary cerebellar).*

MARIE'S SIGN. Signe de Charcot-Marie.

MARIE'S SYNDROME. Acromégalie, *s.f.*

MARIE-BAMBERGER DISEASE. Ostéoarthropathie hypertrophiante pneumique.

MARIE-FOIX SIGN. Réflexe des raccourcisseurs, phénomène du triple retrait.

MARIE-ROBINSON SYNDROME. Syndrome lévulosurique, syndrome de Marie et Robinson.

MARIE-SAINTON DISEASE. Dysostose cleïdocrânienne héréditaire. → *dysostosis (cleidocranial).*

MARIE-STRÜMPELL SPONDYLITIS or **DISEASE.** Pelvispondylite rhumatismale. → *spondylitis (rheumatoid).*

MARIE-TOOTH DISEASE. Atrophie péronière. → *Charcot-Marie-Tooth disease.*

MARIJUANA, *s.* Marijuana, *f.*

MARIN AMAT'S PHENOMENON or **SYNDROME.** Phénomène de Marin Amat.

MARINE-LENHART SYNDROME. Syndrome de Marine-Lenhart.

MARINESCO-GARLAN SYNDROME. Syndrome de Sjögren. → *Marinesco-Sjögren syndrome.*

MARINESCO-SJÖGREN SYNDROME. Syndrome de Marinesco-Sjögren, syndrome de Sjögren.

MARIOTTE'S SPOT. Point aveugle.

MARISCA, *s.* Marisque, *f.*

MARJOLIN'S ULCER. Ulcère de Marjolin.

MARK (birth). Nævus, *m.*

MARK (mother's). Nævus, *m.*

MARK (mulberry). Nævus muriforme.

MARK (Pohl's). Amincissement limité du cheveu.

MARK (port-wine). Angiome plan. → *naevus flammeus.*

MARK (raspberry). Angiome tubéreux. → *haemangioma congenitale.*

MARK (strawberry). Angiome tubéreux. → *haemangioma congenitale.*

MARKER, *s.* Marqueur, *m.* ; traceur, *m.*

MARKER (enzyme). Marqueur enzymatique.

MARKER (membrane). Marqueur de membrane.

MARKER (radioactive). Marqueur radioactif.

MARKER (tumour). Marqueur tumoral.

MARMORATION, *s.* Marmorization.

MAROTEAUX-LAMY SYNDROME. Syndrome de Maroteaux-Lamy. → *mucopolysaccharidosis VI.*

MARROW, *s.* Moelle, *f.*

MARSCHALKO'S PLASMA CELL. Plasmocyte, *s.m.*

MARSH'S DISEASE. Maladie de Basedow.

MARSHALL HALL'S FACIES. Faciès hydrocéphalique.

MARSHALL HALL'S DISEASE. Pseudo-hydrocéphalie, *s.f.*

MARSHALL'S SYNDROME. Syndrome de Marshall.

MARSUPIALIZATION, *s.* Marsupialisation, *f.*

MARTIAL, *adj.* Martial, ale.

MARTORELL'S SYNDROME. 1° Syndrome de la crosse aortique. – 2° Maladie de Takayashu. – 3° Ulcère hypertensif de Martorell.

MASCULATION, *s.* Virilisation, *f.* ; masculinisation, *f.*

MASA SYNDROME. Syndrome MASA.

MASCULINIZATION, *s.* Virilisation, *f.* ; masculinisation, *f.*

MASCULINIZING, *adj.* Virilisant, ante ; masculinisant, ante.

MASK (ecchymotic). Masque ecchymotique.

MASK (Hutchinson's). Paresthésie faciale au cours du tabès.

MASK (Parkinson's). Faciès parkinsonien.

MASK OF PREGNANCY. Chloasma gravidique, masque des femmes enceintes.

MASK (tabetic). Paresthésie faciale tabétique.

MASOCHISM, *s.* Masochism, *m.* ; algolagnie passive.

MASON'S LUNG. Chalicose, *s.f.*

MASSAGE (cardiac). Massage cardiaque.

MASSAGE (Chinese). Micromassage chinois.

MASSAGE (electrovibratory). Massage électrovibratoire.

MASSAGE (heart). Massage cardiaque.

MASSAGE (inspiratory). Massage inspiratoire.

MASSAGE (vibratory). Massage vibratoire.

MASSETER, *adj.* Masséter.

MASSON'S TRICHROME STAIN. Coloration trichrome de Masson.

MASSOR-KINESIPATHIST, *s.* Masseur-kinésithérapeute, *m.* or *f.*

MAST SYNDROME. Syndrome MAST.

MASSOTHERAPY, *s.* Massothérapie, *f.*

MAST-CELL DISEASE (systemic). Mastocytose diffuse.

MASTALGIA, *s.* Mastodynie, *f.*

MASTAUXE or **MASTAUXY,** *s.* Hypertrophie mammaire.

MASTECTOMY, *s.* Mastectomie, *f.*

MASTER'S TWO-STEP TEST. Épreuve de Master.

MASTER-ALLEN SYNDROME. Syndrome d'Allen-Masters. → *Allen-Masters.*

MASTHELCOSIS, *s.* Ulcération du sein.

MASTICATION, *s.* Mastication, *f.*

MASTITIS, *s.* Mastite, *f.* ; mammite, *f.*

MASTITIS (carcinomatous). Mastite carcinomateuse.

MASTITIS CARCINOSA. Mastite carcinomateuse.

MASTITIS (chronic cystic). Maladie kystique de la mamelle. → *cystic disease of the breast.*

MASTITIS (chronic lobular interstitial). Maladie kystique de la mamelle. → *cystic disease of the breast.*

MASTITIS (gargantuan). Hypertrophie géante des seins.

MASTITIS (glandular). Mastite parenchymateuse.

MASTITIS (interstitial). Mastite interstitielle.

MASTITIS (lactation). Engorgement mammaire.

MASTITIS NEONATORUM. Mastite des nouveau-nés.

MASTITIS (parenchymatous). Mastite parenchymateuse.

MASTITIS (periductal). Mastite péricanaliculaire.

MASTITIS (phlegmonous). Mastite phlegmoneuse.

MASTITIS (puerperal). Mastite puerpérale.

MASTITIS (retromammary). Abcès rétromammaire.

MASTITIS (stagnation). Engorgement mammaire.

MASTITIS (submammary). Abcès rétromammaire.

MASTITIS (suppurative). Abcès du sein.

MASTOCYTE, *s.* Mastocyte, *m.*

MASTOCYTOMA, *s.* Mastocytome, *m.*

MASTOCYTOSIS, *s.* Mastocytose, *f.*

MASTOCYTOSIS (diffuse cutaneous). Urticaire pigmentaire. → *urticaria pigmentosa.*

MASTOCYTOSIS (systemic). Mastocytose diffuse.

MASTODYNIA, *s.* Mastodynie, *f.* ; mastalgie, *f.*

MASTOGRAPHY, *s.* Mastographie, *f.* ; mammographie, *f.*

MASTOID, *adj.* Mastoïde.

MASTOIDECTOMY, *s.* Mastoïdectomie, *f.* ; évidement pétromastoïdien.

MASTOIDITIS, *s.* Mastoïdite, *f.*

MASTOIDITIS (Bezold's). Mastoïdite de Bezold.

MASTOLOGY, *s.* Mastologie, *f.* ; sénologie, *f.*

MASTOPATHY, *s.* Mastopathie, *f.*

MASTOPEXY, *s.* Mastopexie, *f.*

MASTOPTOSIS, *s.* Mastoptose, *f.*

MASTOSIS, *s.* Mastose, *f.* ; mammose, *f.*

MASUDA-KITAHARA DISEASE. Chorio-rétinite séreuse centrale, choroïdite séreuse centrale, rétinopathie séreuse centrale, maladie de Kitahara, rétinite séreuse centrale, rétinite centrale angiospastique.

MASUGI'S NEPHRITIS. Néphrite allergique type Masugi.

MATAS'S OPERATION. Opération de Matas-Bickham.

MATAS-BICKHAM OPERATION. Opération de Matas-Bickman.

MATCHING (cross). Test croisé.

MATCHING OF BLOOD. Épreuve de compatibilité sanguine.

MATER (dura). Dure-mère, *s.f.*

MATER (pia). Pie-mère.

MATERIA MEDICA. Matière médicale.

MATERNITY, *s.* Maternité, *f.*

MATHIEU'S DISEASE. Leptospirose ictéro-hémorragique. → *leptospirosis icterohaemorrhagica.*

MATING, *s.* Accouplement, *m.*

MATROCLINOUS, *adj.* Matrocline.

MATROCLINY, *s.* Matroclinie, *f.*

MATTER, *s.* 1° Substance, *f.* – 2° Pus, *m.*

MAUNOIR'S HYDROCELE. Hydrocèle du cou.

MAURIAC'S DISEASE. Érythème noueux syphilitique.

MAURIAC'S SYNDROME. Syndrome de Pierre Mauriac.

MAURICEAU'S MANEUVER. Manœuvre de Mauriceau.

MAXILLA, *s.* Maxillaire, *m.* ; maxillaire supérieur.

MAXILLARY, *adj.* Maxillaire.

MAXILLITIS, *s.* Maxillite, *f.*

MAXIMUM (transport), (Tm). Capacité tubulaire maximum (Tm).

MAXIMUM (tubular). Capacité tubulaire maximum (Tm).

MAY-HEGGLIN ANOMALY or SYNDROME. Syndrome de May-Hegglin.

MAYARO VIRUS FEVER. Fièvre à virus Mayaro.

MAYDL'S HERNIA. Hernie en W.

MAYDL'S OPERATIONS. 1° Procédé de Maydl-Reclus. – 2° Procédé ou opération de Maydl. – 3° *Maydl's jejunostomy.* Jéjunostomie dans laquelle le bout supérieur du jéjunum est implanté dans l'inférieur à quelques centimètres de la bouche.

MAYER-ROKITANSKY-KUSTER SYNDROME. Syndrome de Rokitansky-Kuster-Hauser.

MAYO ROBSON'S POINT. Point vésiculaire correspondant approximativement au point de Desjardins.

MAYOR'S HAMMER. Marteau de Mayor.

MAYOR'S SCARF. Écharpe de Mayor.

MAZOLOGY, *s.* Mastologie, *f.*

MAZZOTTI'S TEST. Test de Mazzotti.

MBC. Ventilation maxima. → *capacity (maximum breathing).*

MBORI, *s.* Mbori, *m.*

MC...→ *Mac...*

MCH. Teneur corpusculaire moyenne en hémoglobine, TCMH, TGMH.

MCHC. Concentration corpusculente moyenne en hémoglobine, CCMH, CGMH.

M-COMPONENT. Immunoglobuline monoclonale.

MCTD. Abréviation de « mixed connective tissue disease ». → *Sharp's syndrome.*

MCV. Volume globulaire moyen, VGM.

M.D. Abréviation du lat. *Medicinae Doctor* : docteur en médecine.

MEADOR'S SYNDROME. Syndrome de Meador.

MEAL, *s.* Repas, *m.*

MEAL (Boyden's). Repas de Boyden.

MEAL (motor test). Repas opaque.

MEAL (opaque). Repas opaque.

MEAL (test). Repas d'épreuve.

MEASLES, *s.* 1° Rougeole, *f.* – 2° Ladrerie chez l'animal.

MEASLES (bastard). Rubéole, *s.f.*

MEASLES (black). Rougeole hémorragique.

MEASLES (French). Rubéole, *s.f.*

MEASLES (German). Rubéole, *s.f.*

MEASLES (haemorrhagic). Rougeole hémorragique.

MEASLY, *adj.* Ladre (atteint de cysticercose).

MEATOSCOPY (ureteral). Méatoscopie urétérale.

MEATOTOMY, *s.* Méatotomie, *f.*

MEATUS, *s.* Méat, *m.*

MECHANISM, *s.* Iatrophysique, *f.*

MECHANOGRAM, *s.* Mécanogramme, *m.*

MECHANOGYMNASTICS, MECHANOTHERAPY, *s.* Mécanothérapie, méthode de Zander.

MECKEL'S DIVERTICULUM. Diverticule de Meckel.

MECKEL'S SYNDROME. Syndrome de Meckel. → *dysencephalia splanchno-cystica.*

MECKELECTOMY, *s.* Ablation du ganglion de Meckel ou sphénopalatin.

MECOCEPHALIA, *s.* Dolichocéphalie, *f.*

MECONIUM, *s.* Méconium, *m.*

MEDIAL, *adj.* Médial, ale ; interne.

MEDIANECROSIS, *s.* Médianécrose, *f.*

MEDIANECROSIS AORTAE IDIOPATHICA CYSTICA. Dissection aortique.

MEDIASTINAL SYNDROME. Syndrome médiastinal.

MEDIASTINITIS, *s.* Médiastinite, *f.*

MEDIASTINOPERICARDITIS, *s.* Médiastino-péricardite, *f.*

MEDIASTINOSCOPY, *s.* Médiastinoscopie, *f.*

MEDIASTINOTOMY, *s.* Médiastinotomie, *f.*

MEDIASTINOTOMY (sus-sternal). Médiastinotomie sus-sternale, opération de Gatellier.

MEDIASTINUM, *s.* Médiastin, *m.*

MEDIATE, *adj.* Médiat, ate.

MEDIATOR OF ANAPHYLACTIC HYPERSENSITIVITY. Médiateur de l'hypersensibilité immédiate.

MEDIATOR (chemical). Médiateur chimique, neuromédiateur, neurotransmetteur.

MEDIATOR OF IMMEDIATE HYPERSENSITIVITY. Médiateur de l'hypersensibilité immédiate.

MEDICAL, *adj.* Médical, ale.

MEDICAMENT, *s.* Médicament, remède, drogue.

MEDICAID. Assurance-maladie aux USA pour personnes économiquement faibles.

MEDICARE. Assurance-maladie aux USA pour personnes âgées.

MEDICATION, *s.* Médication, *f.*

MEDICATION (conservative). Traitement reconstituant.

MEDICATION (dialytic). Usage interne de solutions salines.

MEDICATION (endermic). Ionophorèse, *s.f.*

MEDICATION (hypodermatic or hypodermic). Médication par voie sous-cutanée.

MEDICATION (ionic). Ionophorèse, *s.f.*

MEDICATION (preanaesthetic). Prémédication, *s.f.*

MEDICATION (preliminary). Prémédication, *s.f.*

MEDICATION (sublingual). Médication par voie subinguale.

MEDICATION (substitutive). Traitement d'une inflammation spécifique par la production d'une autre inflammation non spécifique.

MEDICINAL, *adj.* Médicinal, ale.

MEDICINE, *s.* 1° Médecine, *f.* – 2° Médicament, *m.*

MEDICINE (air or aviation). Médecine aéronautique.

MEDICINE (alternative). Médecine alternative.

MEDICINE (clinical). Médecine clinique.

MEDICINE (comparative). Pathologie comparée.

MEDICINE (complementary). Médecine complémentaire.

MEDICINE (compound). Médicament composé.

MEDICINE (constitutional). Médecine morphologique.

MEDICINE (disaster). Médecine de catastrophe.

MEDICINE (domestic). Thérapeutique dispensée « au foyer » en dehors des conseils du médecin.

MEDICINE (dosimetric). Thérapeutique de précision.

MEDICINE (emergency). Médecine d'urgence.

MEDICINE (empiric). Médecine empirique.

MEDICINE (environmental). Pathologie liée à l'environnement.

MEDICINE (evidence-based). Médecine factuelle.

MEDICINE (experimental). Médecine expérimentale.

MEDICINE (family). Médecine de famille.

MEDICINE (federal). Médecine étatisée.

MEDICINE (folk). Médecine populaire.

MEDICINE (forensic). Médecine légale.

MEDICINE (galenic). Galénisme, *s.m.*

MEDICINE (geriatric). Gériatrie, *s.f.*

MEDICINE (group). Médecine de groupe : 1° Centre médico-chirurgical ou centre de diagnostic. – 2° Médecine assurant des soins forfaitaires à certains groupes d'assurés, médecine conventionnée.

MEDICINE (hermetic). Médecine hermétique ou spagirique.

MEDICINE (humanitarian). Médecine humanitaire.

MEDICINE (holistic). Médecine unisciste.

MEDICINE (internal). Médecine interne.

MEDICINE (legal). Médecine légale.

MEDICINE (manual). Médecine manuelle.

MEDICINE (mental). Psychiatrie, *s.f.*

MEDICINE (military). Médecine militaire.

MEDICINE (neo-hippocratic). Néo-hippocratisme, *s.m.*

MEDICINE (nuclear). Médecine nucléaire.

MEDICINE (occupational). Médecine du travail.

MEDICINE (patent). 1° Spécialité pharmaceutique. – 2° Remède secret.

MEDICINE (patented). Spécialité pharmaceutique.

MEDICINE (physical). Médecine physique.

MEDICINE (practice of). Exercice de la médecine.

MEDICINE (preclinical). Médecine prophylactique.

MEDICINE (predictive). Médecine prédictive.

MEDICINE (prescription only). Médicament éthique.

MEDICINE (preventive). Médecine préventive.

MEDICINE (proprietary). Spécialité pharmaceutique.

MEDICINE (psychosomatic). Médecine psychosomatique.

MEDICINE (quack). Charlatanisme, *s.m.*

MEDICINE (rational). Médecine rationnelle ou scientifique.

MEDICINE (social). Médecine sociale.

MEDICINE (socialized). Médecine étatisée.

MEDICINE (space). Médecine spatiale.

MEDICINE (spagiric). Médecine hermétique.

MEDICINE (state). 1° Santé publique. – 2° Médecine étatisée ou nationalisée ou socialisée.

MEDICINE (static). Médecine diététique.

MEDICINE (suggestive). Emploi thérapeutique de la suggestion hypnotique.

MEDICINE (thermal). Médecine thermale.

MEDICINE (third party). Médecine avec intervention d'un tiers (individu ou institution) entre le malade et le médecin (tiers payant, pro parte).

MEDICINE (tropical). Médecine exotique, médecine tropicale.

MEDICINE (unconventional). Médecine non conventionnelle.

MEDICINE (veterinary). Médecine vétérinaire.

MEDICINE (war). Médecine militaire.

MEDIOLINEAL, *adj.* Médioligne.

MEDITERRANEAN DISEASE. Anémie de Cooley. → *anaemia (Cooley's).*

MEDULLARY, *adj.* Médullaire.

MEDULLARY CYSTIC DISEASE OF THE KIDNEY. Maladie kystique de la médullaire du rein.

MEDULLARY (dorsolateral) SYNDROME. Syndrome de Wallenberg. → *Wallenberg's syndrome.*

MEDULLECTOMY (adrenal). Médullectomie surrénale.

MEDULLIZATION, *s.* Médullisation, *f.*

MEDULLITIS, *s.* Médullite, *f.*

MEDULLOADRENAL, *adj.* Médullosurrénal, ale.

MEDULLOBLASTOMA, *s.* Neurospongiome, *m.* ; glioblastome isomorphe, granuloblastome, *m.* ; médulloblastome, *m.* ; neuroglioblastome, *m.* ; sphéroblastome, *m.*

MEDULLOCULTURE, *s.* Médulloculture, *f.* ; myéloculture, *f.*

MEDULLOEPITHELIOMA, *s.* Neuro-épithéliome, *m.*

MEDULLOSUPRARENOMA, *s.* Phéochromocytome, *m.*

MEDULLOTHERAPY, *s.* Médullothérapie antirabique.

MEDUNA'S METHOD. Méthode de L. von Meduna.

MEDUSA'S HEAD. Tête de Méduse.

MEES' S LINES. Lignes de Mees.

MEGA, *prefix.* Méga.

MEGABASE, *s.* Mégabase, *f.*

MEGACALYCOSIS, *s.* Mégacalicose, *f.*

MEGACARYOBLAST, *s.* Mégacaryoblaste, *m.*

MEGACARYOCYTE, *s.* Mégacaryocyte, *m.*

MEGACEPHALY, *s.* Mégalocéphalie, *f.*

MEGACOLON, *s.* Mégacôlon, *m.*

MEGACOLON (aganglionic). Mégacôlon congénital. → *megacolon (congenital).*

MEGACOLON (congenital), MEGACOLON CONGENITUM. Mégacôlon congénital, maladie de Hirschsprung ou de Mya ou de Ruysch.

MEGADOLICHOARTERY, *s.* Dolicho et méga-artère, mégadolicho-artère.

MEGADOLICHOCOLON, *s.* Mégadolichocôlon, *m.*

MEGADOLICHOOESOPHAGUS, *s.* Dolicho-méga-œsophage, *m.*

MEGADUODENUM, *s.* Mégaduodénum, *m.*

MEGAOESOPHAGUS, *s.* Méga-œsophage, *m.*

MEGAKARYOBLAST, *s.* Mégacaryoblaste, *m.*

MEGAKARYOCYTE, *s.* Mégacaryocyte, *m.* ; cellule géante de la moelle des os.

MEGAKARYOCYTOPOIESIS, *s.* Mégacaryocytopoïèse, *f.*

MEGAKARYOCYTOSIS, *s.* Mégacaryocytose, *f.* ; myélose mégacaryocytaire, myélose hyperthrombocytaire.

MEGALENCEPHALON, *s.* Encéphalomégalie, *f.* ; mégalencéphalie, *f.*

MEGALERYTHEMA, *s.* Mégalérythème épidémique. → *erythema infectiosum.*

MEGALOBLAST, *s.* Mégaloblaste, *m.*

MEGALOCEPHALIA, MEGALOCEPHALY, *s.* Mégalocéphalie, *f.*

MEGALOCHEIRY, *s.* Cheiromégalie, *f.*

MEGALOCORNEA, *s.* Kératomégalie, *f.* ; mégalocornée, *f.*

MEGALOCYTE, *s.* Mégalocyte, *f.*

MEGALOCYTIC, *adj.* Mégalocytaire, mégalocytique.

MEGALOCYTOSIS, *s.* Mégalocytose, *f.*

MEGALOOESOPHAGUS, *s.* Méga-œsophage, *m.*

MEGALOGASTRIA, *s.* Mégastrie, *f.* ; mégalogastrie, *f.* ; méga-estomac, *m.*

MEGALOHEPATIA, *s.* Hépatomégalie, *f.*

MEGALOKARYOCYTE, *s.* Mégacaryocyte, *m.*

MEGALOMANIA, *s.* Mégalomanie, *f.*

MEGALOPHTHALMOS, MEGALOPHTHALMUS, *s.* Mégalophtalmie, *f.*

MEGALOPIA, *s.* Macropsie, *f.* → *macropsia.*

MEGALOPODIA, *s.* Macroposie, *f.* → *macropodia.*

MEGALOPSIA, *s.* Macropsie, *f.* → *macropsia.*

MEGALOSPLENIA, Splénomégalie, *s.f.*

MEGALOTHYMUS, *s.* Mégalothymie, *f.* ; mégalothymus, *m.*

MEGALOURETER, *s.* Méga-uretère, *m.*

MEGARECTUM, *s.* Mégarectum, *m.*

MEGASIGMOID, *s.* Mégasigmoïde, *m.*

MEGATHROMBOCYTE, *s.* Mégathrombocyte, *m.*

MEIBOMIANITIS, MEIBOMITIS, *s.* Meibomiite, *f.*

MEIGE'S DISEASE. Trophœdème, *m.* → *Milroy's disease.*

MEIGS'S or **MEIGS-CASS SYNDROME.** Syndrome de Meigs ou de Dermons-Meigs.

MEINICKE'S REACTION or **TEST.** Réaction de Meinicke : 1° *turbidity test.* Réaction d'opacification. – 2° *clearing or clarification test.* Réaction de clarification.

MEIOSIS, *s.* Mélose, *f.* ; division réductrice.

MEIOTIC, *adj.* Qui se rapporte à la méiose.

MEISSNER'S CORPUSCLE. Corpuscule de Meissner.

MELAENA, *s.* Melena, *m.*

MELAGRA, *s.* Mélagre, *f.*

MELALGIA, *s.* Mélalgie, *f.*

MELANCHOLIA, MELANCHOLY, *s.* Mélancolie, *f.* ; lypémanie, *f.*

MELANCHOLIA ATONITA. Mélancolie adynamique.

MELANCHOLIA (involution). Mélancolie sénile.

MELANCHOLIA (recurrent). Mélancolie à rechutes.

MELANCHOLIA (stuporous). Mélancolie adynamique.

MELANAEMIA, *s.* Mélanémie, *f.*

MELANEPHIDROSIS, *s.* Mélanhidrose, *f.* ; mélanidrose, *f.*

MELANICTERUS, *s.* Tubulhématie, *f.* → *Winckel's disease.*

MELANIDROSIS, *s.* Mélanidrose, *f.*

MELANIN, *s.* Mélanine, *f.*

MELANISM, *s.* Mélanisme, *m.*

MELANOBLAST, *s.* Mélanoblaste, *m.* → *melanocyte.*

MELANOBLASTOMA, *s.* Nævocarcinome, *m.* → *naevocarcinoma.*

MELANOCARCINOMA, *s.* Nævocarcinome, *m.* → *naevocarcinoma.*

MELANOCYTE, *s.* Mélanocyte, *m.* ; chromatophore, *m.* ; cellule de Langerhans, mélanoblaste, *m.* ; mélanodendrocyte, *m.* ; mélanogénocyte, *m.*

MELANOCYTOMA, *s.* Tumeur bénigne à mélanocytes (en particulier de la papille optique).

MELANOCYTOMA (compound). Mélanome juvénile de Sophie Spitz.

MELANOCYTOMA (dermal). Nævus bleu de Max Tièche. → *naevus (blue).*

MELANOCYTOSIS (ocular and dermal), MELANOCYTOSIS (oculodermal). Nævus d'Ota. → *naevus of Ota.*

MELANODERMA, MELANODERMIA, *s.* Mélanodermie, *f.* ; mélano-épidermie, *f.*

MELANODERMA (parasitic). Maladie ou mélanodermie des vagabonds.

MELANODERMATITIS TOXICA LICHENOIDES. Mélanodermite toxique lichénoïde et bulleuse.

MELANOEPITHELIOMA, *s.* Nævocarcinome, *m.* → *naevocarcinoma.*

MELANOFLOCCULATION, *s.* Réaction de Henry. → *Henry's melanin reaction.*

MELANOGENESIS, *s.* Mélanogenèse, *f.*

MELANOGLOSSIA, *s.* Mélanoglossie, *f.*

MELANOLEUKODERMA COLLI. Collier de Vénus.

MELANOMA, *s.* Mélanome, *m.*

MELANOMA (benign juvenile). Mélanome juvénile de Sophie Spitz.

MELANOMA (juvenile). Mélanome juvénile de Sophie Spitz.

MELANOMA (malignant). 1° Mélanosarcome, *m.* – 2° Nævocarcinome, *m.*

MELANOMA (Spitz's). Mélanome juvénile de Sophie Spitz.

MELANOMA SUPRARENALE. Maladie d'Addison.

MELANONYCHIA, *s.* Mélanonychie, *f.*

MELANOPHORE, *s.* Mélanophore, *m.* → *melanocyte.*

MELANOPHORE-EXPANDING PRINCIPLE. Hormone mélanotrope. → *hormone (chromatophorotrophic).*

MELANOPLAKIA, *s.* Présence de taches pigmentées sur la muqueuse buccale.

MELANOPTYSIS, *s.* Mélanoptysie, *m.*

MELANOSARCOMA, *s.* Mélanosarcome, *m.* ; chromatophorome, *m.* ; sarcome mélanique, mélanome malin.

MELANOSIS, *s.* Mélanose, *f.*

MELANOSIS COLI. Mélanose colique.

MELANOSIS OF THE DERMIS (progressive). Nævus d'Ota. → *naevus of Ota.*

MELANOSIS OF DUBREUILH (circumscribed precancerous). Mélanose circonscrite précancéreuse de Dubreuilh, éphélide mélanique, lentigo malin, mélanose de Dubreuilh.

MELANOSIS (extrasacral dermal). Nævus d'Ota. → *naevus of Ota.*

MELANOSIS LENTICULARIS PROGRESSIVA. Xeroderma pigmentosum. → *xeroderma pigmentosum.*

MELANOSIS (neurocutaneous). Mélanoblastose neuro-cutanée, mélanose néoplasique neuro-cutanée, dysplasie pigmentaire neuro-ectodermique.

MELANOSIS (ocular and cutaneous), MELANOSIS (oculocutaneous). Nævus d'Ota. → *Naevus of Ota.*

MELANOSIS (Riehl's). Mélanose de Riehl.

MELANOSIS (tar). Pigmentation de la peau due au brai.

MELANOTRICHIA LINGUAE. Langue noire. → *tongue (black).*

MELANURESIS, *s.* Mélanurie, *f.*

MELANURIA, *s.* Mélanurie, *f.*

MELAS SYNDROME. Syndrome MELAS.

MELASMA, *s.* Mélasme, *m.*

MELASMA ADDISONII. Maladie d'Addison.

MELASMA GRAVIDARUM. Masque de grossesse. → *chloasma uterinum.*

MELASMA SUPRARENALE. Maladie d'Addison. → *Addison's disease.*

MELATONIN, *s.* Mélanotoninne, *f.*

MELEDA DISEASE. Maladie de Meleda ou de Mijet.

MELENA, *s.* Méléna, *m.* ; melæna, *m.*

MELENA NEONATORUM. Méléna des nouveau-nés.

MELENA SPURIA. Faux méléna du nourrisson par déglutition de sang provenant d'une crevasse du sein de la nourrice.

MELICERA, MELICERIS, *s.* Mélicéris, *m.*

MELIOIDOSIS, *s.* Mélioïdose, *f.*

MELIOIDOSIS (choleriform). Pseudo-choléra de Stanton.

MELITAGRA, *s.* Eczéma avec croûtes mélicériques.

MELITEMIA, *s.* Mélitémie, *f.*

MELITIN, MELITINE, *s.* Mélitine, *f.*

MELITIN TEST. Intradermo-réaction à la mélitine.

MELITOCOCCOSIS, *s.* Mélitococcie, *f.* → *brucellosis.*

MELITURIA, *s.* Méliturie, *f.*

MELKERSSON'S or MELKERSSON-ROSENTHAL SYNDROME. Syndrome de Melkersson-Rosenthal.

MELLITUM, *s.* Mellite, *m.*

MELNICK-NEEDLES SYNDROME. Syndrome de Melnick-Needles, ostéodysplastie, *s.f.*.

MELOMELUS, *s.* Mélomèle, *m.*

MELONOPLASTY, MELOPLASTY, *s.* Méloplastie, *f.*

MELORHEOSTOSIS, M. LERI. Mélorhéostose, *s.f.* ; maladie de Léri et Joanny, ostéose engainante monomélique, ostéose monomélique éburnante de Putti.

MELROSE'S METHOD. Méthode de Melrose.

MELTZER'S SIGN. Signe de Meltzer, signe de Lapinski et Jaworski.

MELTZER-LYON METHOD or TEST. Épreuve de Meltzer-Lyon.

MEMBRANE, *s.* Membrane, *f.*

MEMBRANE (false). Fausse-membrane, *f.* ; pseudomembrane, *f.*

MEMBRANE (hyaline) DISEASE. Maladie ou syndrome des membranes hyalines.

MEMBRANE (plasma). Membrane cellulaire, membrane plasmique.

MEMBRANE POTENTIAL (stabilizer of). Stabilisateur de membrane.

MEMBRANE (pyogenic). Membrane pyogénique.

MEMBRANE (synovial). Synoviale, *s. f.*

MEMORY, *s.* 1° Mémoire, *f.* – 2° Mémoration, *f.*

MEMORY (coast). Amnésie tropicale.

MEMORY (immunologic or immunological). Mémoire immunologique.

MENADIONE, *s.* Ménadione, *f.*, vitamine K_3.

MENARCHE, *s.* Ménarche, *f.*

MENAQUINONE, *s.* Ménaquinone, *f.*

MENDE'S SYNDROME. Syndrome de Mende.

MENDEL'S LAW, MENDELIAN LAW. Lois de Mendel.

MENDEL'S TEST. Réaction de Mantoux.

MENDEL-BECHTEREW SIGN. Réflexe cuboïdien. → *Bechterew-Mendel reflex.*

MENDELSOHN'S TEST. Signe de Mendelsohn.

MENDELSON'S SYNDROME. Syndrome de Mendelson.

MENDES DA COSTA'S SYNDROME. Érythrokératodermie variable de Mendes Da Costa.

MÉNÉTRIER'S DISEASE. Maladie de Ménétrier. → *gastritis (giant hypertrophic).*

MENHIDROSIS, MENIDROSIS, *s.* Menhidrose, *f.* ; ménidrose, *f.*

MÉNIÈRE'S DISEASE or SYNDROME. Maladie ou syndrome de Ménière, oticodynie, *s.f.* ; surdité apoplectiforme, vertige auriculaire, vertige ab aure laesa, vertige labyrinthique ou ménièrique.

MENINGES, *s.pl.* Méninges, *f.*

MENINGIOMA, *s.* Méningiome, *m.* ; méningothéliome, *m.* ; endothéliome méningé, psammome, *m.* ; sarcome angiolithique, leptoméningiome, *m.* ; tumeur sableuse de Virchow.

MENINGIOMATOSIS, *s.* Méningiomatose, *f.*

MENINGIOSARCOMA, *s.* Sarcome méningé.

MENINGOTHELIOMA, *s.* Méningiome, *m.* → *meningioma.*

MENINGISM, MENINGISMUS, *s.* Méningisme, *m.* ; pseudo-méningite, *f.* syndrome de Dupré.

MENINGITIS, *s.* Méningite, *f.*

MENINGITIS (acute aseptic). Méningite lymphocytaire bénigne.

MENINGITIS (African). Trypanosomiase africaine. → *trypanosomiasis (African).*

MENINGITIS (aseptic). Méningite aseptique.

MENINGITIS OF THE BASE, MENINGITIS (basilar or basal). Méningite de la base du cerveau.

MENINGITIS (benign aseptic ou benign lymphocytic). Méningite lymphocytaire bénigne.

MENINGITIS (benign aseptic) or (benign recurrent pleocytic) or (benign recurrent endothelialleukocytic). Maladie de Mollaret. → *Mollaret's meningitis.*

MENINGITIS (cerebral). Méningite cérébrale.

MENINGITIS (cerebrospinal). Méningite cérébrospinale.

MENINGITIS (eosinophilic). Méningite à éosinophiles.

MENINGITIS (epidemic cerebrospinal). Méningite cérébrospinale épidémique.

MENINGITIS (epidemic serous). Méningite lymphocytaire bénigne.

MENINGITIS (external). Pachyméningite externe.

MENINGITIS (gummatous). Méningite gommeuse de la syphilis tertiaire.

MENINGITIS (internal). Pachyméningite interne.

MENINGITIS (internal serous). Méningite séreuse interne ou ventriculaire.

MENINGITIS (leptospiral). 1° Méningite à leptospires. – 2° Maladie de Bouchet. → *swineherd's disease.*

MENINGITIS (lymphocytic). Méningite lymphocytaire bénigne ou curable.

MENINGITIS (meningococcal or meningococcic). Méningite cérébro-spinale, méningite à méningocoque.

MENINGITIS (metastatic). Méningite secondaire.

MENINGITIS (Mollaret's). Maladie de Mollaret. → *Mollaret's meningitis.*

MENINGITIS (mumps). Méningite ourlienne.

MENINGITIS NECROTOXICA REACTIVA. Foyers de ramollissements cérébraux avec syndrome méningé.

MENINGITIS (occlusive). Méningite cloisonnée.

MENINGITIS (otitic). Méningite otitique.

MENINGITIS (post-basic m. of infants). Méningite du nourrisson avec opisthotonos et souvent évolution chronique vers l'hydrocéphalie.

MENINGITIS (posterior). Méningite de la fosse postérieure.

MENINGITIS (pseudotyphoid). Maladie de Bouchet. → *swineherd's disease.*

MENINGITIS (purulent). Méningite suppurée.

MENINGITIS (Quincke's). Méningite séreuse. → *meningitis (serous).*

MENINGITIS (septicaemic). Méningite septicémique.

MENINGITIS SEROSA. Méningite séreuse. → *meningitis (serous).*

MENINGITIS SEROSA CIRCUMSCRIPTA or **M.S.C. CYSTICA.** Méningite séreuse externe circonscrite, méningite kystique, kyste arachnoïdien.

MENINGITIS (serous). Méningite séreuse, méningite séreuse hydrocéphalique, hydropisis méningée, méningo-épendymite chronique exsudative et adhésive.

MENINGITIS (spinal). Méningite spinale.

MENINGITIS (sterile). Méningite aseptique.

MENINGITIS SYMPATHICA. Réaction méningée de voisinage.

MENINGITIS (torular). Méningite de la cryptococcose.

MENINGITIS (tubercular or **tuberculous).** Méningite tuberculeuse.

MENINGITIS (ventricular serous). Pachyméningite interne.

MENINGITIS (viral). Méningite virale.

MENINGITIS (yeast). Méningite due à une levure.

MENINGOBLASTOMA, *s.* Méningoblastome, *m.*

MENINGOCELE, *s.* Méningocèle, *f.* ; hydroméningocèle, *f.* : hydrorachis externe rétromédullaire.

MENINGOCELE (spurious). Pseudo-méningocèle, *f.*

MENINGOCOCCAEMIA, *s.* Méningococcémie, *f.* ; méningococcie, *f.*

MENINGOCOCCUS, *s.* Méningocoque, *m.* → *Neisseria meningitidis.*

MENINGOENCEPHALITIS, *s.* Meningo-encéphalite, *f.*

MENINGOENCEPHALITIS (chronic). Paralysie générale. → *paralysis of the insane (general).*

MENINGOENCEPHALITIS (mumps). Méningo-encéphalite ourlienne.

MENINGOENCEPHALITIS (syphilitic). Paralysie générale. → *paralysis of the insane (general).*

MENINGOENCEPHALOCELE, *s.* Méningo-encéphalocèle, *f.*

MENINGOFIBROBLASTOMA, *s.* Méningiome, *m.* → *meningioma.*

MENINGOMYELITIS, *s.* Méningomyélite, *f.*

MENINGOMYELORADICULITIS, *s.* Méningo-radiculomyélite, *f.*

MENINGOPATHY, *s.* Méningopathie, *f.*

MENINGORADICULITIS, *s.* Méningoradiculite, *f.*

MENINGORECURRENCE, *s.* Neuroréaction, *f.* → *neuro-recurrence.*

MENINGORRHAGIA, *s.* Méningorragie, *f.*

MENINGOTHELIOMA, *s.* Méningothéliome, *m.*

MENINGOTYPHOID, *s.* Fièvre méningotyphoïde, méningotyphus, *m.*

MENISCECTOMY, *s.* Ménisectomie, *f.*

MENISCITIS, *s.* Méniscite, *f.*

MENISCOCYTOSIS, *s.* Anémie drépanocytaire. → *anaemia (sickle cell).*

MENISCUS, *s.* Ménisque, *m.*

MENISCUS SIGN. Signe du ménisque.

MENKES'S SYNDROMES. 1° Leucinose, *f.* → *maple syrup urine disease.* – 2° Syndrome de Menkes. → *kinky hair disease.*

MENOPAUSE, *s.* Ménopause, *f.*

MENORRHAGIA, *s.* Ménorragie, *f.* ; polyménorrhée, *f.*

MENORRHOEA, *s.* Ménorrhée, *f.*

MENOSEPSIS, *s.* Ménorrhémie, *f.*

MENOXENIA, *s.* Règles vicariantes.

MENSES, *s.pl.* Règles, *f. pl.* ; mentrues, *f. pl.* ; flux menstruel, flux cataménial.

MENSES (postpartum return of). Retour de couches.

MENSTRUAL, *adj.* Menstruel, elle.

MENSTRUAL CYCLE. Cycle menstruel, cycle utérin.

MENSTRUAL PERIOD or **WAVE.** Période menstruelle.

MENSTRUATION, *s.* Menstruation, *f.*

MENSTRUATION (anovular or **anovulatory).** Menstruation sans ovulation.

MENSTRUATION (delayed). Puberté tardive.

MENSTRUATION (first) AFTER BIRTH. Retour de couches.

MENSTRUATION (nonovulational). Menstruation sans ovulation.

MENSTRUATION, *s.* Menstruation, *f.*

MENSTRUATION (anovular or **anovulatory).** Menstruation sans ovulation.

MENSTRUATION (delayed). Puberté tardive.

MENSTRUATION (nonovulational). Menstruation sans ovulation.

MENSTRUATION (regurgitant or **retrograde).** Hémorragie menstruelle par le pavillon de la trompe (endométriome).

MENSTRUATION (scanty). Règles peu abondantes.

MENSTRUATION (supplementary). Règles supplémentaires.

MENSTRUATION (suppressed). Arrêt des règles.

MENSTRUATION (vicarious). Règles vicariantes, ménoxémie, *f.*

MENTAGRA, *s.* Règles vicariantes, ménoxémie, *f.*

MENTAL, *adj.* Mental, ale.

MENTAL HAPPENING. Obsession, *s.f.*

MENTALIA, *s.* Psychose avec allucination auditives et visuelles.

MENTISM, *s.* Mentisme, *m.*

MENTO-OCCIPITAL DIAMETER. Diamètre occipito-mentonnier.

MENZEL'S DISEASE. Atrophie olivo-ponto-cérébelleuse type Menzel.

MEPHITIS, Méphitisme, *m.*

MEQ. (abbreviation for milliequivalent). mEq.

MERALGIA PARAESTHETICA. Méralgie paresthésique. → *Bernhardt's disease.*

MERCIER-FAUTEUX'S OPERATION. Opération de Mercier-Fauteux.

MERCURIALISM, MERCURIAL POISONING. Hydrargyrisme, *s.m.* ; mercurialisme, *s.m.*

MERCURIAL RASH. Hydrargyrie, *s.f.* ; hydrargyrose, *s.f.*

MERCURIALIZATION, *s.* Mercurialisation, *f.*

MERCURIO'S POSITION. Position de Walcher.

MERCURY, *s.* Mercure, *m.*

MERKEL'S CELL CARCINOMA. Merkelome, *s.m.*

MERKEL'S CORPUSCLE. Cellule, disque *ou* corpuscule de Merkel.

MERERGASIA, MERERGASTIC, *s.* Instabilité émotionnelle.

MERRF SYNDROME. Syndrome de Fukuhara, syndrome MERRF.

MEROCELE, *s.* Hernie crurale, mérocèle, *f.*

MEROCRINE, *adj.* Mérocrine.

MERODIASTOLIC, *adj.* Mérodiastolique.

MEROGONY, *s.* Mérogonie, *f.*

MEROSYSTOLIC, *adj.* Mérosystolique.

MEROTOMY, *s.* Mérotomie, *f.*

MEROZOITE, *s.* Mérozoïte, *m.*

MERYCISM, ERYCISMUS, *s.* Mérycisme, *m.*

MERZBACHER-PELIZAEUS DISEASE. Maladie de Pelizaeus-Merzbacher ou de Merzbacher-Pelizaeus.

MESANGIAL, *adj.* Mésangial, ale.

MESANGIUM, *s.* Mésangium, *m.*

MESAORTITIS (syphilitic). Aortite syphilitique, *f.*

MESARTERITIS, *s.* Mésartérite, *f.*

MESARTERITIS (Mönckeberg's). Médiacalcinose, *f.* → *Mönckeberg's arteriosclerosis.*

MESATICEPHALIA, MESATICEPHALY, *s.* Mésocéphalie, *f.*

MESCALINE, *s.* Mescaline, *f.*

MESENCEPHALON, *s.* Mésencéphale, *m.*

MESENCHYMA, MESENCHYME, *s.* Mésenchyme, *m.*

MESENCHYMOMA, *s.* Mésenchymome, *m.*

MESENCHYMOMA (feminizing m. of ovary). Folliculome, *m.*

MESENTERIC ARTERY SYNDROME (superior). Syndrome de l'artère mésentérique supérieure.

MESENTERITIS, *s.* Mésentérite, *f.*

MESENTERITIS (retractome). Mésentérite rétractile.

MESENTERIUM COMMUNE or MESENTERIUM DORSALE COMMUNE. Mesenterium commune.

MESENTERY, *s.* Mésentère, *m.*

MESH LIKE CONDITION. État lacunaire.

MESOBLAST, *s.* Mésoblaste, *m.*

MESOCARDIA, *s.* Mésocardie, *f.*

MESOCARDIUM, *s.* Mésocarde, *m.*

MESOCEPHALIA, MESOCEPHALY, *s.* Mésocéphalie, *f.* ; mésaticéphalie, *f.*

MESOCOLON, *s.* Mésocolon, *m.*

MESOCOLOPEXY, MESOCOLOPLICATION, *s.* Mésocolopexie, *f.*

MESODERM, *s.* Mésoderme, *m.*

MESODERMOPATHY, *s.* Mésodermose, *f.*

MESODIASTOLE, *s.* Mésodiastole, *f.*

MESODIASTOLIC, *adj.* Mésodiastolique.

MESODUODENITIS, *s.* Mésoduodénite, *f.*

MESOGNATHY, *s.* Mésognathie, *f.*

MESO-INOSITOL, *s.* Méso-inositol, *m.*

MESOLOGY, *s.* Mésologie, *f.*

MESOMELIC, *adj.* Mésomélique.

MESOMETRIUM, *s.* Mésomètre, *m.*

MESOMORPH, MESOMORPHIC, *adj.* Mésomorphe, mésatimorphe.

MESONEPHROS, *s.* Mésonéphros, *m.* ; corps de Wolff.

MESONEURITIS, *s.* Mésoneurite, *f.*

MESOPHRAGMA, *s.* Strie M, mésophragme, *m.*

MESOPIC, *adj.* Mésopique.

MESOPROSOPIC, *adj.* Mésoprosope, æquiface, æquivulte.

MESOROPTER, *s.* Mésoroptre, *m.*

MESORRHINE, *s.* Mésorrhinien, *m.*

MESOSALPINX, *s.* Mésosalpinx, *m.*

MESOSIGMOIDITIS, *s.* Mésosigmoïdite, *f.*

MESOSKELIC, *adj.* Mésatiskélique.

MESOSYSTOLIC, *adj.* Mésosystolique.

MESOTHELIOMA, *s.* Mésothéliome, *m.* ; cœlothéliome, *m.*

MESOTHELIOMA OF MENINGES. Méningiome, *s.m.* → *meningioma.*

MESOTHELIUM, *s.* Mésothélium, *m.*

MESOVARIUM, *s.* Mésovarium, *m.*

MESULAM'S SYNDROME. Aphasie progressive primaire, syndrome de Mesulam.

METAANALYSIS, *s.* Méta-analyse, *f.*

METABOLIC, *adj.* Métabolique.

METABOLIC DISEASE. Maladie métabolique.

METABOLIC SYNDROME. Syndrome métabolique.

METABOLIMETRY, *s.* Métabolimétrie, *f.*

METABOLIN, *s.* Métabolite, *m.*

METABOLISM, *s.* Métabolisme, *m.*

METABOLISM (basal). Métabolisme basal ou de base.

METABOLISM (constructive). Anabolisme, *s.m.*

METABOLISM (destructive). Catabolisme, *s.m.*

METABOLISM (endogenous). Utilisation métabolique des protéines de l'organisme.

METABOLISM (energy). Catabolisme, *s.m.*

METABOLISM (exogenous). Utilisation métabolique des protéines ingérées.

METABOLISM (inborn error of). Enzymopathie, *s.f.*

METABOLISM (katabolic). Catabolisme, *s.m.*

METABOLISM (substance). Anabolisme, *s.m.*

METABOLITE, *s.* Métabolite, *m.*

METACARPUS, *s.* Métacarpe, *m.*

METACENTRIC, *adj.* Métacentrique.

METACERCARIA, *s.* Métacercaire, *f.*

METACHROMASIA, *s.* Métachromasie, *f.* ; métachromatisme, *m.*

METACHROMATIC, *adj.* Métachromatique.

METACHROMATISM, *s.* 1° Métachromatisme, *m.* – 2° Métachromasie, *f.*

METACHROMOPHIL, *adj.* Métachromatique.

METACHRONOSIS, *s.* Métachronose, *f.*

METACHROSIS, *s.* Homochromie, *f.*

METACORTANDRACIN, *s.* Deltacortisone, *f.* → *prednisone.*

METACORTANDRALONE, *s.* Delta-hydrocortisone, *f.* → *prednisolone.*

METADYSENTERY, *s.* Métadysenterie, *f.*

METAGENESIS, *s.* Métagenèse, *f.*

METAGONIMIASIS, *s.* Métagonimiase, *f.*

METAHAEMOGLOBIN, *s.* Méthémoglobine, *f.*

METAIODOBENZYLGUANIDINE, MIBG, *s.* Métaïodobenzylguanidine, *f.* ; MIBG.

METAL, *s.* Métal, *m.*

METALLOENDOPEPTIDASE, *s.* Métalloprotéase, *f.*

METALLOPHOBIA, *s.* Métallophobie, *f.*

METALLOPROTEASE, *s.* Métalloprotéase, *f.*

METALLOPROTEIN, *s.* Métalloprotéine, *f.*

METALLOSIS, *s.* Métallose, *f.*

METALLOTHERAPY, *s.* Métallothérapie, *f.*

METAMERE, *s.* Métamère, *m.* ; somite, *m.*

METAMERE (skin). Métamère cutané.

METAMERISM, *s.* Métamérie, *f.*

METAMORPHISM, *s.* Métamorphie, *f.* ; métamorphisme, *m.*

METAMORPHOPSIA, *s.* Métamorphopsie, *f.* ; syndrome de von Weizsäcker.

METAMYELOCYTE, *s.* Métamyélocyte, *m.*

METAMYXOVIRUS, *s. Metamyxovirus, m.*

METANEPHRINE, *s.* Métanéphrine, *f.*

METANEPHROS, *s.* Métanéphros, *m.*

METAPHASE, *s.* Métaphase, *f.*

METAPHYSIS, *s.* Métaphyse, *f.*

METAPLASIA, *s.* Métaplasie, *f.* ; processus métaplasique.

METAPLASIA (agnogenic myeloid). Splénomégalie myéloïde. → *splenomegaly (chronic non-leukaemic myeloid).*

METAPLASIA OF THE SPLEEN (agnogenic myeloid). Splénomégalie myéloïde. → *splenomegaly (chronic non-leukaemic myeloid).*

METAPLASM, *s.* Métaplasma, *m.*

METAPNEUMONIC, *adj.* Métapneumonique.

METARAMINOL, *s.* Métaraminol, *m.*

METARTERIOLE, *s.* Métartériole, *f.*

METASTABLE, *adj.* Métastable.

METASTASIS, *s.* Métastase, *f.*

METASTASIS (calcareous). Calcification (par exemple dans un rein).

METASTASIS (crossed). Métastase embolique émigrant des veines aux artères sans traverser le poumon.

METASTASIS (paradoxic or retrograde). Métastase embolique à contre-courant.

METASTATIC, *adj.* Métastatique.

METATARSALGIA, *s.* Métatarsalgie, *f.* ; pied rond, pododynie, *f.*

METATARSALGIA (Morton's). Maladie de Morton. → *Morton's metatarsalgia.*

METATARSECTOMY, *s.* Métatarsectomie, *f.*

METATARSUS, *s.* Métatarse, *m.*

METATARSUS ADDUCTUS. Metatarsus adductus, pes adductus.

METATARSUS ATAVICUS. Pied ancestral. → *Morton's syndrome.*

METATARSUS LATUS. Pied en éventail. → *foot (broad).*

METATARSUS PRIMUS BREVIOR. Pied ancestral. → *Morton's syndrome.*

METATARSUS VARUS. Metatarsus varus.

METATHESIS, *s.* Métathèse, *f.*

METATROPHIC, *adj.* Métatrophique.

METATROPIC, *adj.* Métatropique.

METATYPIC, METATYPICAL, *adj.* Métatypique.

METAZOA. *s.* Métazoaires, *m. pl.*

METENCEPHALON, *s.* Métencéphale, *m.*

METEORISM, *s.* Météorisme, *m.* ; ballonnement, *m.*

METEOROPATHOLOGIC SYNDROME. Syndrome météoropathologique.

METEOROPATHOLOGY, *s.* Météoropathologie, *f.*

METEOROPATHY, *s.* Météoropathie, *f.*

METEOROSENSITIVE, *adj.* Météorolabile.

METEOROTROPIC, *adj.* Météorotrope.

METER, *s.* Mètre, *m.*

METHADONE, *s.* Méthadone, *f.*

METHAEMALBUMIN, *s.* Méthémalbumine, *f.* ; pseudométhémoglobine, *f.*

METHAEMALBUMINAEMIA, *s.* Méthémalbuminémie, *f.*

METHAEM, *s.* Hématine, *f.*

METHAEMOGLOBIN (Met Hb), *s.* Méthémoglobine, *f.* ; Met Hb.

METHAEMOGLOBINAEMIA, *s.* Méthémoglobinémie, *f.*

METHAEMOGLOBINAEMIA, (acquired). Méthémoglobinémie acquise.

METHAEMOGLOBINAEMIA (congenital). Méthémoglobinémie congénitale ou héréditaire, maladie de Codounis.

METHAEMOGLOBINAEMIA (enterogenous). Méthémoglobinémie acquise.

METHAEMOGLOBINAEMIA (hereditary). Méthémoglobinémie congénitale.

METHAEMOGLOBINAEMIA (primary). Méthémoglobinémie congénitale.

METHAEMOGLOBINAEMIA (secondary). Méthémoglobinémie acquise.

MET HB. Symbole de la méthémoglobine.

METHOTREXATE, *s.* Méthotrexate, *m.*

METHEME, *s.* (américain). Hématine, *f.*

METHICILLIN, *s.* Méticilline, *f.*

METHIONINE, *s.* Méthionine, *f.*

METHOD (statistical). Méthode de Louis, méthode numérique.

METHODISM, *s.* Méthodisme, *m.*

METHYLENE BLUE TEST. Épreuve du bleu de méthylène, épreuve de la glaucurie.

METOPAGUS, *s.* Métopage, *m.*

METOPIC POINT. Point métopique.

METOPION, *s.* Point métopique.

METOPIRONE (trade mark) TEST. Test à la métopirone.

METRALGIA, *s.* Métralgie, *f.* ; utéralgie, *f.* ; hystéralgie, *f.*

METRECTOMY, *s.* Hystérectomie, *f.*

METRITIS, *s.* Métrite, *f.*

METROCELE, *s.* Hystérocèle, *f.*

METROCYTE, *s.* Cellule mère.

METROGRAPHY, *s.* Hystérographie, *f.*

METROMENORRHAGIA, *s.* Ménométrorragie, *f.*

METRONIDAZOLE, *s.* Métronidazole, *m.*

METROPATHIA, *s.* Métropathie, *f.*

METROPATHIA HAEMORRHAGICA. Métrite hémorragique.

METROPATHY, *s.* Métropathie, *f.*

METROPERITONITIS, *s.* Métro-péritonite, *f.*

METROPTOSIA, METROPTOSIS, *s.* Prolapsus utérin.

METRORRHAGIA, *s.* Métrorragie, *f.*

METRORRHAGIA MYOPATHICA. Hémorragie du post-partum par inertie utérine.

METRORRHOEA, *s.* Métrorrhée, *f.*

METROSALPINGOGRAPHY, *s.* Hystérosalpingographie, *f.*

METROSCOPE, *s.* Hystéroscopie, *f.*

METROTOMY, *s.* Hystérotomie, *f.*

METROTUBOGRAPHY, *s.* Hystérosalpingographie, *f.*

METYRAPONE TEST. Test à la métyrapone, test à la Métopirone (nom déposé).

MEULENGRACHT'S DIET. Régime de suralimentation pour l'ulcère peptique.

MEULENGRACHT'S METHOD. Méthode de Meulengracht.

MEV. Symbole de million électron-volt.

MEYENBURG'S DISEASE. Polychondrite atrophiante chronique. → *polychondritis (chronic atrophic).*

MEYENBURG-ALTHERR-UEHLINGER SYNDROME. Polychondrite atrophiante chronique. → *polychondritis (chronic atrophic).*

MEYER'S DISEASE. Végétations adénoïdes du pharynx.

MEYER'S TEST. Réaction de Meyer.

MEYER-SCHWICKERATH AND WEYERS SYNDROME. Dysplasie oculo-dento-digitale. → *dysplasia (oculodentodigital).*

MEYERHOF'S CYCLE or PATHWAY or SCHEME. Réaction de Pasteur, de Pasteur-Meyerhof ou de Meyerhof, voie d'Embden-Meyerhof.

MEYERS-KOUWENAAR SYNDROME. Syndrome de Meyers-Kouwenaar.

MEYNET'S NODES or NODULES. Nodosités de Meynet.

MÉZIÈRES'S METHOD. Méthode de Mézières.

MG. Symbole chimique du magnésium.

MG. Symbole de milligramme.

µG. Symbole de microgramme.

MIASM, MIASMA, *s.* Miasme, *m.*

MIBG. MIBG. → *metaiodobenzylguanidine.*

MIBI. MIBI.

MICELLE, MICELLA, *s.* Micelle, *f.*

MICRENCEPHALIA, *s.* Microcéphalie, *f.*

MICRENCEPHALY, *s.* Micro-encéphalie, *f.* ; micrencéphalie, *f.*

MICROAEROPHILE, MICROAEROPHILIC, MICROAEROPHILOUS, *adj.* Micro-aérophilique, micro-aérophile.

MICROAGGLUTINATION TEST. Test de microagglutination, sérodiagnostic de Martin et Pettit.

MICROALBUMINURIA, *s.* Microalbuminurie, *f.*

MICROANEURYSM, *s.* Micro-anévrisme, *m.*

MICROANGIOPATHY, *s.* Micro-angiopathie, *f.*

MICROANGIOPATHY (diabetic). Micro-angiopathie diabétique.

MICROANGIOPATHY (thrombotic). Maladie de Moschcovitz. → *purpura (thrombotic thrombocytopenic).*

MICROANGIOSCOPY, *s.* Capillaroscopie, *f.*

MICROBE, *s.* Microbe, *m.* ; germe, *m.*

MICROBE (blue-pus). Bacille pyocyanique. → *Pseudomonas aeruginosa.*

MICROBIAL, MICROBIAN, MICROBIC, *adj.* Microbien, ienne.

MICROBIAL KILLING. Microbicidie, *s.f.*

MICROBICIDAL, *adj.* Microbicide.

MICROBICIDE, *s.* Microbicide, *m.*

MICROBIOLOGY, *s.* Microbiologie, *f.* ; microbie, *f.*

MICROBISM, *s.* Microbisme, *m.*

MICROBLAST, *s.* Microblaste, *m.*

MICROBY, *s.* Microbiologie, *f.*

MICROCARDIA, *s.* Microcardie, *f.*

MICROCAULIA, *s.* Microcaulie, *f.*

MICROCEPHALIA, MICROCEPHALISM, MICROCEPHALY, *s.* Microcéphalie, *f.*

MICROCEPHALY (familial). Microcéphalie familiale, maladie de Giocomini.

MICROCHROMOSOME (syndrome of the metacentric). Syndrome du microchromosome métacentrique.

MICROCIRCULATION, *s.* Microcirculation, *f.*

MICROCLIMATE, *s.* Micro-climat, *m.*

MICROCOCCACEAE, *s.* Micrococcacées, *f. pl.*

MICROCOCCUS, *s.* Coccus, *m.* ; *Micrococcus, m.* ; microcoque, *m.* ; coque, *m.*

MICROCOCCUS GONORRHOEAE. Gonocoque, *m.* → *Neisseria gonorrhoeae.*

MICROCOCCUS LANCEOLATUS. Pneumocoque, *m.* → *Streptococcus pneumoniae.*

MICROCOCCUS MELITENSIS. *Brucella melitensis.* → *Brucella melitensis.*

MICROCOCCUS PASTEURI* or *PNEUMONIAE. Pneumocoque, *m.* → *Streptococcus pneumoniae.*

MICROCOCCUS TETRAGENUS. Tétragène, *m.* ; tétracoque, *m.*

MICROCOLON, *s.* Microcôlon, *m.*

MICROCORIA, *s.* Microcorie, *f.*

MICROCORNEA, *s.* Microcornée, *f.*

MICROCYSTIC DISEASE OF THE BREAST. Maladie kystique de la mamelle. → *cystic disease of the breast.*

MICROCYTASE, *s.* Microcytase, *f.*

MICROCYTE, *s.* Microcyte, *m.*

MICROCYTHAEMIA, MICROCYTOSIS, *s.* Microcytémie, *f.* ; microcytose, *f.*

MICROCYTIC, *adj.* Microcytique, microcytaire.

MICRODACTYLIA, MICRODACTYLY, *s.* Microdactylie, *f.*

MICRODENTISM, *s.* Microdontie, *f.*

MICRODONTIA, MICRODONTISM, *s.* Microdontie, *f.* ; microdontisme, *m.*

MICRODREPANOCYTIC DISEASE or ANAEMIA. Anémie microcytique dépranocytaire de Silverstroni et Bianco. → *anaemia (microdrepanocytic).*

MICRODREPANOCYTOSIS, *s.* Microdrépanocytose, *f.*

MICROEMBOLUS, *s.* Micro-embolie, *f.*

MICROENCEPHALY, *s.* Microcéphalie, *f.*

MICROFILAMENT, *s.* Microfilament, *m.*

MICROFILARAEMIA, *s.* Microfilarémie, *f.*

MICROFILARIA, *s.* Microfilaire, *f.*

MICROGAMETE, *s.* Microgamète, *m.*

MICROGLIA, *s.* Microglie, *f.*

MICROGAMETOCYTE, *s.* Microgamétocyte, *m.*

MICROGASTRIA, *s.* Microgastrie, *f.*

MICROGENIA, *s.* Microgénie, *f.*

MICROGLOSSIA, *s.* Microglossie, *f.*

MICROGNATHIA, *s.* Micrognathie, *f.*

MICROGRAM, *s.* Microgramme, *m.*

MICROGRAPHY, *s.* Micrographie, *f.*

MICROGYRIA, MICROGYRUS, *s.* Mycrogyrie, *f.*

MICROLENTIA, *s.* Microphakie, *f.*

MICROLITHIASIS, *s.* Microlithiase, *f.*

MICROLITHIASIS (pulmonary alveolar), M. (pulmonary), M. ALVEOLARIS PULMONUM. Microlithiase alvéolaire pulmonaire.

MICROMANOMETER, *s.* Micromanomètre, *m.*

MICROMASTIA, MICROMAZIA, *s.* Micromastie, *f.*

MICROMEGALY, *s.* Progeria, *f.*

MICROMELIA, *s.* Micromélie, *f.* ; brachymélie, *f.*

MICROMERE, *s.* Micromère, *m.*

MICROMETER, *s.* 1° Micromètre, *m.* – 2° Micron, *m.*

MICRON, *s.* Micron, *m.*

MICRONODULAR, *adj.* Micronodulaire.

MICROORGANISM, MICROPARASITE, *s.* Microorganisme, *m.* ; microparasite, *m.*

MICROPHAGE, MICROPHAGUS, *s.* Microphage, *m.*

MICROPHAKIA, *s.* Microphakie, *f.*

MICROPHALLUS, *s.* Microphallus, *m.*

MICROOPHTALMIA, *s.* Microphtalmie, *f.*

MICROPHYTE, *s.* Microphyte, *m.*

MICROPIA , MICROPSIA, *s.* Micropsie, *f.* ; micropie, *f.*

MICROPINOCYTOSIS, *s.* Micropinocytose, *f.* ; rhophéocytose, *f.*

MICRORCHIDIA, *s.* Microrchidie, *f.*

MICRORHINIA, *s.* Microrhinie, *f.*

MICRORRHAGE, *s.* Microrragie, *f.*

MICROSCOPE, *s.* Microscope, *m.*

MICROSCOPE (darkfield). Ultramicroscope, *s.m.*

MICROSCOPE (dipping). Microscope à immersion.

MICROSCOPE (electron). Microscope électronique.

MICROSCOPE (phase or phase contrast). Microscope à contraste de phase.

MICROSCOPE (polarizing). Microscope polarisant.

MICROSCOPE (scanning or scanning electron). Microscope électronique à balayage.

MICROSCOPE (slit-lamp). Microscope cornéen à lampe à fente.

MICROSCOPIC, MICROSCOPICAL, *adj.* Microscopique.

MICROSCOPY, *s.* Microscopie, *f.*

MICROSOMATIA, *s.* Microsomie, *f.*

MICROSOME, *s.* Microsome, *m.*

MICROSOMIA, *s.* Microsomatie, *f.* ; microsomie, *f.* ; pygméisme, *m.*

MICROSOMIA (hemifacial) SYNDROME. Dysostose otomandibulaire. → *dysostosis (otomandibular).*

MICROSPECTROSCOPE, *s.* Microspectroscope, *m.*

MICROSPHEROCYTOSIS, *s.* Microsphérocytose, *f.*

MICROSPHYGMIA, MICROSPHYGMY, MICROSPHYXIA, *s.* Microsphygmie, *f.*

MICROSPORIA, *s.* Microsporie, *f.*

MICROSPORIDIA, *s.* Microsporidie, *f.*

MICROSPORON FURFUR. *Microsporon furfur, Malassezia furfur*, spore de Malassez, *Pityrosporon orbiculaire.*

MICROSPOROSIS FLAVA. Tinea flava. → *tinea flava.*

MICROSTOMIA, *s.* Microstomie, *f.*

MICROSURGERY, *s.* Microchirurgie, *f.*

MICROTIA, *s.* Microtie, *f.*

MICROTOME, *s.* Microtome, *m.*

MICROTUBULE, *s.* Microtubule, *m.*

MICROZOARIA, *s.* Microzoaire, *m.*

MICTION, MICTURITION, *s.* Miction, *f.*

MIDDIASTOLIC, *adj.* Mésodiastolique.

MIDDLEBROOK-DUBOS HAEMAGGLUTINATION TEST. Réaction ou hémagglutination de Middlebrook et Dubois.

MIDGET, *s.* Nain, naine, *m., f.*

MIDLAND DISEASE. Botulisme, *m.*

MIDPAIN, *s.* Douleur intermenstruelle.

MIDSTEMOTOMY, *s.* Sternotomie médiane.

MIDSYSTOLIC, *adj.* Mésosystolique.

MIDWIFE, *s.* 1° Accoucheuse, *f.* – 2° Sage-femme, *f.*

MIDWIFERY, *s.* Obstétrique, *f.*

MIESCHER'S CHEILITIS. Macrocheilie granulomateuse. → *cheilitis granulomatosa.*

MIESCHER'S ELASTOMA. Élastome perforant verruciforme. → *elastosis perforans serpiginosa.*

MIESCHER'S SYNDROME. Syndrome de Bloch-Miescher, syndrome de Miescher.

MIETENS'S SYNDROME. Syndrome de Mietens.

MIF. Facteur inhibiteur de la migration des leucocytes.

MIFEPRISTONE, *s.* Mifépristone, *f.* ; RU 486.

MIGEON'S SYNDROME. Syndrome de Migeon.

MIGRAINE, *s.* Migraine, *f.* ; hémicrânie, *m.*

MIGRAINE (associated). Migraine accompagnée.

MIGRAINE (cerylcal). 1° Barré-Liéou syndrome. – 2° Bärtschi-Rochaix syndrome.

MIGRAINE (Harris's). Céphalée vasculaire de Horton. → *cephalalgia (histamine).*

MIGRAINE (ophthalmic). Migraine ophtalmique.

MIGRAINE (ophthalmopiegic). Migraine ophtalmoplégique, paralysie oculo-motrice récidivante ou périodique, maladie de Mœbius, syndrome de Charcot-Mœbius.

MIKULICZ'S APHTHAE. Aphtes nécrosants et mutilants.

MIKULICZ'S DISEASE. Maladie de Mikulicz.

MIKULICZ'S DRAIN. Drainage ou pansement de Mikulicz, sac de Dupuytren.

MILD, *adj.* Bénin, bénigne ; doux, douce.

MILDNESS, *s.* Bénignité, *f.*

MILGRAM'S TEST. Épreuve de Milgram.

MILIAN'S ERYTHEMA or **SYNDROME.** Syndrome de Milian. → *erythema (Milian's).*

MILIARIA, *s.* Miliaire.

MILARIA ALBA or **CRYSTALLINA.** Miliaire blanche.

MILIARIA (apocrine). Maladie de Fox Fordyce.

MILIARIA PUSTULOSA. Miliaire jaune.

MILIARIA RUBRA. Lichen tropicus, miliaire rouge, bourbouille, *f.* ; eczéma aigu disséminé, gale bédouine, impétigo miliaire.

MILIARY, *adj.* Miliaire.

MILIUM, *s.* Grutum, *m.* ; acné miliaire ; milium, *m.* ; millet, *m.*

MILIUM (colloid). Colloïd milium, colloïdome miliaire, hyalome.

MILK-ALKALI SYNDROME. Syndrome du lait et des alcalins, syndrome des buveurs de lait, syndrome de Burnett.

MILK OF CALCIUM RENAL DISEASE, MILK OF CALCIUM RENAL STONE. Syndrome de la boue calcique rénale.

MILK-DRINKER'S SYNDROME. Syndrome de Burnett. → *milk-alkali syndrome.*

MILK-POISONING. Syndrome de Burnett. → *milk-alkali syndrome.*

MILKMAN'S SYNDROME. Syndrome de Milkman, ostéose douloureuse avec pseudo-fractures, syndrome de Looser-Debray-Milkman.

MILLAR'S ASTHMA. Laryngite striduleuse. → *laryngitis stridula or stridulosa.*

MILLARD-GUBLER PARALYSIS or **SYNDROME.** Syndrome de Millard-Gubler.

MILLER-DIEKER SYNDROME. Syndrome de Miller-Dieker.

MILLER'S DISEASE. Ostéomalacie, *f.*

MILLER'S INDEX. Indice de Miller.

MILLER'S SYNDROME. Syndrome de Miller.

MILLES'S SYNDROME. Syndrome de Milles.

MILLICURIE, *s.* Millicurie, *m.*

MILLEQUIVALENT, *s.* Milliéquivalent, *m.* ; mEq.

MILLIKAN'S RAYS. Rayons cosmiques.

MILLIKAN-SIEKERT SYNDROME. Syndrome de Millikan-Siekert.

MILLILAMBERT, *s.* Millilambert, *m.*

MILLIMICRON, *s.* Millimicron, *m.*

MILLIMOLE, *s.* Millimole, *f.* ; mmol.

MILLIN'S OPERATION. Opération de Millin, prostatectomie rétropubienne.

MILLION ELECTRON VOLTS. Mégaélectron-volt, *m.* ; MeV.

MILLIOSMOLE, *s.* Milliosmole, *f.* ; m Osm.

MILLIRÖNTGEN, *s.* Milliröntgen, *m.* ; mr.

MILLS'S DISEASE. Syndrome de Mills.

MILROY'S DISEASE. Trophœdème, *m.* ; dystrophie œdémateuse, myxœdème localisé, œdème rhumatismal chronique, œdème segmentaire, œdème nerveux familial, pseudo-éléphantiasis neuroarthritique, maladie de Meige, maladie de Milroy, maladie de Meige-Milroy-Nonne, éléphantiasis familial de Milroy.

MILROY'S OEDEMA. Trophœdème, *m.* → *Milroy's disease.*

MILTON'S OEDEMA. Œdème de Quincke. → *Quincke's disease.*

MILWAUKEE JACKET. Corset de Milwaukee.

MILWAUKEE SHOULDER. Épaule du Milwaukee.

MIMESIS, *s.* 1° Langage mimique. – 2° Pathomimie, *f.* - 3° Simulation d'une maladie par une autre.

MIMETIC, MIMIC, *adj.* Mimétique.

MIMIC (genetic). Production d'un même phénotype par d'autres gènes.

MIMICRY, *s.* 1° Mimique, *f.* – 2° Mimétisme, *m.*

MIMOSIS, *s.* Simulation d'une maladie par une autre.

MINAMATA'S DISEASE. Maladie de Minamata.

MINERALOCORTICOIDS, *s.* Minéralocorticoïdes, *m. pl.* ; hormones minéralotropes, minéralocorticostéroïdes.

MINERVA PLASTER OF PARIS JACKET. Corset plâtré allant des crêtes iliaques au menton.

MINKOWSKI-CHAUFFARD SYNDROME. Maladie de Minkowski-Chauffard. → *jaundice (congenital or familial haemolytic).*

MINNESOTA MULTIPHASIC PERSONALITY INVENTORY (MMPI). Test de personnalité du Minnesota, MMPI.

MINOT MURPHY DIET. Régime riche en foie de veau, utilisé dans les anémies pernicieuses.

MIOPRAGIA, *s.* Miopragie, *f.* ; méiopragie, *f.*

MIOSIS, *s.* 1° (ophthalmology). Myosis, *m.* ; myose, *f.* ; miosis, *m.* ; miose, *f.* – 2° (genetics). Méiose, *f.* – 3° Décours d'une maladie.

MIOSPHYGMIA, *s.* Moindre fréquence des pulsations que des battements du cœur.

MIOSTAGMIN or **MIOSTAGMINIC REACTION.** Réaction de la miostagmine ou de la meiostagmine.

MIOTIC, *adj.* 1° Myotique, miotique. – 2° Qui se rapporte à la méiose.

MIRACIDIUM, *s.* Miracidium, *m.*

MIRIZZI'S SYNDROME. Syndrome de Mirizzi.

MIRROR (frontal or head). Miroir de Clar.

MISANTHROPIA, *s.* Misanthropie, *f.*

MISCARRIAGE, *s.* Avortement entre 3 et 6 mois.

MISFITNESS (social). Inadaptation, *s.f.*

MISMATCH, *s.* Incompatibilité, *f.*

MISOGYNY, *s.* Misogynie, *f.*

MISONEISM, *s.* Misonéisme, *m.*

MIT. Abréviation de « monoidotyrosine ».

MITCHELL'S DISEASE. Érythromélalgie, *f.* ; maladie de Weir-Mitchell.

MITE, *s.* Acarien, *m.*

MITE (red). Variété de Thrombicula.

MITHRIDATISM, *s.* Mithridatisme, *m.*

MITOCHONDRIA, *s.* Mitochondrie, *f.*

MITOCHONDRIAL DISEASE. Maladie mitochondriale.

MITOGEN, *s.* and *adj.*, Mitogène, *adj.*, *s. m.*

MITOGENETIC, *adj.* Mitogénique, mitogène.

MITOSIN, *s.* Mitosine, *f.*

MITOSIS, *s.* Mitose, *f.* ; caryocinèse ; *f.* ; karyokinèse, *f.* ; cinèse, *f.* ; division cinétique.

MITOTANE, *s.* Mitotane, *m.* ; OP'DDD.

MITOTIC, *adj.* Mitotique.

MITRAL, *adj.* Mitral, ale.

MITSUDA'S or **MITSUDA-ROST TEST.** Réaction de Mitsuda, épreuve à lépromine.

MITTELSCHMENZ, *s.* Syndrome intermenstruel. → *crisis (intermenstrual).*

MIXING (intrapulmonary). Mixique pulmonaire.

MIXTURE, *s.* Mixture, *f.*

MIYAGAWANELLA. *s. Chlamydia.*

MLC. Culture mixte des lymphocytes. → *lymphocytes (mixed-culture).*

MLD. Dose léthale minima. → *Letal dose minimum.*

mM. Abréviation de millimole.

MMPI. Abréviation de Minnesota multiphasic personality inventory : Test de personnalité du Minnesota, MMPI.

MMR. Abréviation measles mumps-rubella : ROR, vaccination contre la rougeole, les oreillons, la rubéole.

MNSs BLOOD GROUP SYSTEM. Système de groupe sanguin MNSs.

MOBILITY, *s.* Mobilité *f.*

MOBILIZATION, *s.* Mobilisation, *f.*

MOBITZ'S BLOCK or **MOBITZ'S TYPES OF ATRIO-VENTRICULAR BLOCK.** Block de Mobitz. → *block (Mobitz's).*

MÖBIUS'S DISEASE. Migraine ophtalmoplégique. → *migraine (ophthalmoplegic).*

MÖBIUS'S SIGN. Signe de Möbius.

MÖBIUS'S SYNDROME. 1° Syndrome de Möbius, akinesia algera. – 2° Diplégie faciale congénitale.

MODELING , *s.* Modelage, *m.*

MODESTY (sexual) Pudeur, *s.f.*

MODULATOR, *s.* Modulateur, *m.*

MODY SYNDROME. Syndrome MODY, diabète Mason.

MŒBIUS. Voir *Möbius.*

MŒLLER-BARLOW DISEASE. Scorbut infantile. → *scurvy (infantile).*

MŒLLER'S GLOSSITIS. Glossodynie avec desquamation en aires de la langue.

MŒLLER'S SCABIES or **ITCH.** Gale norvégienne.

MOGIARTHRIA, *s.* Mogiarthrie, *f.*

MOGIGRAPHIA, *s.* Mogigraphie, crampe des écrivains.

MOGILALIA, *s.* Mogilalie, *f.*

MOGIPHONIA, *s.* Mogiphonie, *f.*

MOHR'S SYNDROME. Syndrome de Mohr.

MOLAL, *s.* Molal, *m.*

MOLALITY, *s.* Molalité, *f.*

MOLAR, *s.* Molaire, *f.* (stomatology).

MOLAR, *adj.* 1° Molaire (chemistry). – 2° Môlaire (gynecology).

MOLARITY, *s.* Molarité, *f.*

MOLDING, *s.* Modelage de la tête fœtale au cours de l'engagement.

MOLE, *s.* 1° Môle, *f.* – 2° Nævus pigmentaire. – 3° Mole, *f.* (mol), molécule-gramme, *f.*

MOLE (blood). Rétention placentaire.

MOLE (Breus's). Hématome sous-chorial.

MOLE (carneous). Môle charnue.

MOLE (common). Môle, *f.*

MOLE (cystic). Môle hydatiforme.

MOLE (false). Tumeur intra-utérine.

MOLE (fleshy). Môle charnue.

MOLE (hairy). Nævus pileux.

MOLE (hydatid or hydatidiform). Môle hydatiforme ou vésiculaire.

MOLE (invasive). Chorio-épithéliome. → *chorioma malignum.*

MOLE (malignant). Chorio-épithéliome. → *chorioma malignum.*

MOLE (metastasizing). Chorio-épithéliome. → *chorioma malignum.*

MOLE (pigmented). Nævus pigmentaire.

MOLE (stone). Môle calcifiée.

MOLE (true). Môle développée aux dépens de l'œuf.

MOLE (tubal). Masse de caillots et de membranes persistant dans la trompe après un avortement tubaire incomplet.

MOLE (tuberous). Hématome sous-chorial.

MOLE (vesicular). Môle hydatiforme.

MOLECULAR DISEASE. Maladie moléculaire.

MOLIMEN, *s.* Molimen, *m.*

MOLLARET'S MENINGITIS. Méningite endothélioleucocytaire multirécurrente bénigne.

MOLLICUTE, *s.* Mollicute, *m.*

MOLLUSCUM, *s.* Molluscum, *m.* ; molluscum vrai, nævus molluscum.

MOLLUSCUM CONTAGIOSUM. Molluscum contagiosum, acné varioliforme de Bazin, épithélioma contagiosum.

MOLLUSCUM EPITHELIALE. Molluscum contagiosum. → *molluscum contagiosum.*

MOLLUSCUM FIBROSUM. Fibrome molluscum.

MOLLUSCUM PENDULUM. Molluscum pendulum.

MOLLUSCUM PSEUDOCARCINOMATOSUM. Kérato-acanthome. → *keratoacanthoma.*

MOLLUSCUM SEBACEUM. Kérato-acanthome. → *keratoacantoma.*

MOLLUSCUM SESSILE. Molluscum contagiosum. → *molluscum contagiosum.*

MOLLUSCUM SIMPLEX. Molluscum, *s.m.* ; molluscum vrai.

MOLLUSCUM VARIOLIFORMIS. Molluscum contagiosum. → *molluscum contagiosum.*

MOLLUSCUM VERRUCOSUM. Molluscum contagiosum. → *molluscum contagiosum.*

MOMBURG'S BELT. Méthode de Momburg.

MONAKOW'S SYNDROME. Syndrome de von Monakow.

MONALDI'S DRAINAGE. Méthode de Monaldi, drainage pariétal, drainage endocavitaire.

MONARTHRITIS, *s.* Mono-arthrite, *f.*

MONARTHRITIS (periapical). Mono-arthrite apicale, périapexite.

MÖNCKEBERG'S ARTERIOSCLEROSIS or **CALCIFICATION** or **DEGENERATION** or **MESARTERITIS** or **SCLEROSIS.** Médiacalcinose, *f.*, médiacalcose, *f.* ; artériosclérose ou sclérose de Mönckeberg.

MÖNCKEBERG'S ASCENDING SCLEROSIS. Maladie de Mönckeberg.

MONDOR'S DISEASE. Maladie de Mondor.

MONER, *s.* Monère, *f.*

MONGE'S DISEASE. Maladie de Monge.

MONGOLIAN, *adj.* Mongolien, enne.

MONGOLISM, *s.* Mongolisme, *m.* ; idiotie ou imbécilité mongolienne, maladie ou syndrome de Down ou de Langdon Down, trisomie 21.

MONGOLISM (translocation). Mongolisme associé à une translocation (21-21 ou 21-15).

MONGOLOID, *adj.* Mongoloïde.

MONILETHRICOSIS, *s.* Monilethrix, *m.* ; syndrome de Sabouraud.

MONILETHRIX, *s.* Monilethrix, *m.* ; syndrome de Sabouraud.

MONILIA, *s. Candida.*

MONILIASIS, *s.* Candidose, *f.* → *candidiasis.*

MONILIFORM, *adj.* Moniliforme.

MONILIOSIS, *s.* Candidose, *f.* → *candidiasis.*

MONISM, *s.* Monisme, *m.* ; doctrine mécaniste ou matérialiste.

MONITOR, *s.* Moniteur, *m.*

MONITOR (to), *v.* Surveiller automatiquement en continu.

MONITORING, *s.* Monitorage, *m.* ; surveillance, *f.* ; contrôle, *m.*

MONITORING (drug). Pharmacovigilance, *f.*

MONKEYPOX, *s.* Monkeypox, *m.*

MONOACYLGLYCEROL, *s.* Monoglycéride, *m.*

MONOAMINE, *s.* Mono-amine, *f.*

MONOAMINE OXIDASE (MAO). Mono-amine oxydase, *f.* ; MAO.

MONOAMNIOTIC, *adj.* Mono-amniotique.

MONOARTERITIS, *s.* Mono-artérite, *f.*

MONOARTHRITIS, *s.* Mono-arthrite, *f.*

MONOBLAST, *s.* Monoblaste, *m.*

MONOCARDIOGRAM, *s.* Vectocardiogramme, *m.*

MONOCEPHALUS, *s.* Monocéphalien, *f.*

MONOCHOREA, *s.* Monochorée, *f.*

MONOCHORIAL, MONOCHRORIONIC, *adj.* Monochrorionique.

MONOCHROMAT, *s.* Monochromate.

MONOCHROMATIC, *adj.* Monochromate.

MONOCLONAL, *adj.* Monoclonal, ale.

MONOCROTISM, *s.* Monocrotisme, *m.*

MONOCULAR, *adj.* Monoculaire.

MONOCYTE, *s.* Monocyte, *m.* ; grand mononucléaire.

MONOCYTIC, *adj.* Monocytaire.

MONOCYTIC SERIES. Série monocytaire.

MONOCYTOID, *adj.* Monocytoïde.

MONOCYTOPOIESIS, *s.* Monocytopoïèse, *f.*

MONOCYTOSIS, *s.* Monocytose, *f.*

MONOGENESIS, *s.* 1° Reproduction ou génération asexuée. – 2° Production d'une descendance d'un seul sexe. – 3° Monogénisme, *m.*

MONOGLYCERIDE, *s.* Monoglycéride, *m.*

MONOHYBRID, *adj.* or *s.* Monohybride.

MONOIDEISM, *s.* Monoïdéisme, *m.*

MONOIODOTYROSINE, *s.* Monoiodotyrosine, *f.* ; MIT.

MONOKINE, *s.* Monokine, *f.*

MONOMANIA, *s.* Monomanie, *f.* ; délire partiel.

MONOMELIC, *adj.* Monomélique.

MONOMER, *s.* Monomère, *m.*

MONOMORPHIC, *adj.* Monomorphe.

MONOMPHALUS, *s.* Monomphalien, *m.* ; omphalopage, *m.*

MONONEURITIS, *s.* Mononévrite, *f.*

MONONEUROPATHY, *s.* Mononeuropathie, *f.*

MONONUCLEAR, *adj.* et *s.* Mononucléaire, *adj.* et *s.m.*

MONONUCLEAR PHAGOCYTE SYSTEM. Système des phagocytes mononucléés.

MONONUCLEATE, *adj.* Mononucléaire.

MONONUCLEOSIS, *s.* Mononucléose, *f.*

MONONUCLEOSIS (infectious or infective). Mononucléose infectieuse, angine monocytaire ou à monocytes, monocytose aiguë, adénolymphoïdite aiguë bénigne, lymphomatose sublymphémique, maladie de Pfeiffer, mononucléose leucémoïde, réticulite monocytémique, réticulo-endothéliose aiguë leucémoïde ou monocytémique.

MONONUCLEOSIS SYNDROME. Syndrome mononucléosique.

MONOPHASIC, *adj.* Monophasique.

MONOPHOBIA, *s.* Monophobie, *f.*

MONOPHTHALMIA, *s.* Monophtalmie, *f.*

MONOPHYLETIC THEORY. Théorie monophylétique.

MONOPHYLETISM, *s.* Monophylétisme, *m.*

MONOPIA, *s.* Cyclopie, *f.* ; monopie, *f.*

MONOPLEGIA, *s.* Monoplégie, *f.*

MONORCHIDISM, MONORCHISM, *s.* Monorchidie, *f.*

MONOSACCHARIDE, *s.* Monosaccharide, *m.*

MONOSOME, *s.* Chromosome isolé.

MONOSOMIAN, *s.* Monosomien, *m.*

MONOSOMY, *s.* Monosomie, *f.*

MONOSOMY (partial) OF THE SHORT ARM OF THE CHROMOSOME 9. Monosomie 9 p.

MONOSPORIOSIS, *s.* Monosporiose, *f.*

MONOSYMPTOMATIC, *adj.* Monosymptomatique.

MONOSYNAPTIC, *adj.* Monosynaptique.

MONOTHERAPY, *s.* Monothérapie, *f.*

MONOTHERMIA, *s.* Monothermie, *f.*

MONOTRICHA, *s.* Monotriche, *m.*

MONOVALENT, *adj.* Monovalent, ente.

MONOXENOUS, *adj.* Monoxène.

MONOXIDE (carbon). Monoxyde de carbone.

MONOZYGOTIC, *adj.* Monozygote, uniovulaire, univitellin, ine.

MONSTER, *s.* Monstre, *m.*

MONSTER (acardiac). Acardiaque, *m.*

MONSTER (autositic). Monstre autositaire.

MONSTER (celosomian). Célosome, *m.*

MONSTER (endocymic). Monstre dont le développement forme une tumeur dermoïde.

MONSTER (eusomphalus). Eusomphalien, *s.m.*

MONSTER (parasitic). Monstre parasitaire.

MONSTER (single). Monstre unitaire, monstre simple.

MONSTER (sirenorform). Sirénomèle, *s.m.*

MONSTROSITY, *s.* Monstruosité, *f.*

MONSTRUM, *s.* Monstre fœtal.

MONSTRUM SIRENOFORME. Sirénomèle, *s.m.*

MONTEGGIA'S FRACTURE. Fracture de Monteggia.

MONTENEGRO'S TEST. Intradermoréaction de Montenegro.

MONTGOMERY'S SYNDROME. Xanthomatose cutanéo-muqueuse avec diabète insipide, syndrome de Montgomery.

MONTHLIES, *s.* Règles, *f. pl.*

MONTHLY PERIOD. Période ou phase menstruelle.

MOOD, *s.* Humeur, *f.* (psychologie).

MOORE-FEDERMAN SYNDROME. Syndrome de Moore-Federman.

MOORE'S PROSTHESIS. Prothèse de Moore.

MOOREN'S ULCER. Ulcère serpigineux (ou ulcus rodens) cornéen de Mooren.

MORAX-AXENFELD BACILLUS, DIPLOCOCCUS or **HAEMOPHILUS.** Moraxella lacunata.

MORAX-AXENFELD CONJUNCTIVITIS. Conjonctivite de Morax. → *conjunctivitis (Morax-Axenfeld).*

MORAXELLA, *s. Moraxella, f.*

***MORAXELLA LACUNATA*.** Diplobacille de Morax, *Moraxella lacunata* variété *typica, Bacillus lacunatus.*

MORBID, *adj.* Morbide.

MORBIDITY, *s.* Morbidité, *f.*

MORBIFIC, MORBIGENOUS, *adj.* Morbifique, morbigène.

MORBILLI, *s.* Rougeole, *f.*

MORBILLIFORM, *adj.* Morbilliforme.

***MORBILLIVIRUS*,** *s. Morbillivirus, m.*

MORBILLOUS, *adj.* Morbilleux, euse.

MORBUS ADDISONI. Maladie d'Addison.

MORBUS APOPLECTIFORMIS. Vertige de Ménière. → *Ménière's disease or syndrome.*

MORBUS ARCUATUS. Ictère, *s.m.* ; jaunisse, *s.f.*

MORBUS ASTHENICUS. Asthénie généralisée.

MORBUS CADUCENS or **CADUCUS.** Épilepsie, *s.f.*

MORBUS CAERULEUS. Maladie bleue, cyanose congénitale.

MORBUS COELIACUS. Maladie cœliaque. → *coeliac disease.*

MORBUS COMITIALIS. Épilepsie, *s.f.*

MORBUS COXAE or **COXARIUS.** Coxalgie, *s.f.*

MORBUS COXAE SENILIS. Coxarthrose, *s.f.* → *coxitis (senile).*

MORBUS CUCULLARIS. Coqueluche, *s.f.*

MORBUS DIVINUS. Épilepsie, *s.f.*

MORBUS DORMITIVUS. Trypanosomiase africaine. → *trypanosomiasis (African).*

MORBUS ELEPHAS. Éléphantiasis, *s.m.*

MORBUS GALLICUS. Syphilis, *s.f.*

MORBUS HAEMORRHAGICUS NEONATORUM. Hypoconvertinémie congénitale hémorragipare.

MORBUS HERCULEUS. 1° Éléphantiasis, *s.m.* – 2° Épilepsie, *s.f.*

MORBUS HUNGARICUS. Typhus exanthématique. → *typhus (epidemic).*

MORBUS MACULOSUS HAEMORRHAGICUS OF WERLHOF, or **WERLHOFI.** Maladie de Werlhof.

MORBUS MAGNUS or **MAJOR.** Épilepsie, *s.f.*

MORBUS MEDICORUM. Tendance morbide à consulter les médecins pour des indispositions minimes.

MORBUS MISERIAE. Misère physiologique.

MORBUS MORSUS MURIS. 1° Sodoku, *s.m.* – 2° Fièvre de Haverhill.

MORBUS NAUTICUS or **NAVITICUS.** Mal de mer, naupathie, *s.f.*

MORBUS PEDICULOSUS. Phtiriase, *s.f.*

MORBUS PHLYCTENOIDES. Pemphigus, *s.m.*

MORBUS REGIUS. Jaunisse, *s.f.* ; ictère, *s.m.*

MORBUS SACER. Épilepsie, *s.f.*

MORBUS SALTATORIUS. Chorée, *s.f.*

MORBUS SENILIS. Arthrite déformante.

MORBUS STRANGULATORIUS. Croup, *s.m.*

MORBUS VAGABONDUS. Mélanodermie des vagabonds.

MORBUS VESICULARIS. Pemphigus, *s.m.*

MORBUS VIRGINEUS. Chlorose, *s.f.*

MORBUS VULPIS. Alopécie, *s.f.*

MORBUS WERLHOFI. Maladie de Werlhof.

MOREL'S SYNDROME. Syndrome de Morgagni-Morel. → *Morgagni's syndrome.*

MOREL-KRAEPELIN DISEASE. Schizophrénie, *s.f.*

MORESCHI'S OPERATION. Opération de Moreschi, circumvallation.

MORGAN, *s.* Morgan, *m.* ; morganite, *m.*

MORGAGNI'S HYPEROSTOSIS. Syndrome de Morgagni-Morel. → *Morgagni's syndrome.*

MORGAGNI'S PROLAPSE. Hyperplasie chronique inflammatoire des ventricules de Morgagni du larynx.

MORGAGNI'S SYNDROME or **HYPEROSTOSIS, MORGAGNI-STEWART-MOREL SYNDROME.** Syndrome de Morgagni ou de Morgagni-Morel, syndrome de Morgagni-Stewart-Greeg-Morel, syndrome de Stewart-Morel, hyperostose frontale interne, craniopathie métabolique, endocraniose hyperostosique.

MORGAGNI-PENDE-MOREL-MOORE METABOLIC CRANIOPATHY SYNDROME. Syndrome de Morgagni-Morel. → *Morgagni's syndrome.*

MORGAN'S FOLD. Signe de Dennie-Morgan.

MORGAN'S LINE. Signe de Dennie-Morgan.

MORGUE, *s.* Morgue, *f.*

MORIA, *s.* Moria, *f.*

MORISON'S OPERATION. Opération de Talma. → *Talma's operation.*

MORO'S REFLEX, MORO'S EMBRACE REFLEX. Réflexe de Moro, réflexe des bras en croix.

MORO'S REACTION or **TEST.** Percuti-réaction à la tuberculine, test de Moro.

MORON, *s.* Débile intellectuel ou mental.

MORO-HEISLER DIET. Régime de pommes râpées dans la diarrhée infantile.

MORONISM, MORONITY, MOROSIS, *s.* Débilité intellectuelle ou mentale.

MORPHEA, MORPHOSA, *s.* Morphée, *f.* ; morphée en plaques, sclérodermie en plaques.

MORPHEA (acroteric). Sclérodermie localisée aux extrémités.

MORPHEA ALBA. Morphée blanche.

MORPHEA ATROPHICA. Morphée atrophique.

MORPHEA FLAMMEA. Nævus vasculaire.

MORPHEA GUTTATA. Morphée en gouttes.

MORPHEA HERPETIFORMIS. Morphée située sur un trajet nerveux.

MORPHEA LINEARIS. Sclérodermie en bandes, morphée en bandes.

MORPHEA NIGRA. Morphée pigmentée.

MORPHEA PIGMENTOSA. Morphée pigmentée.

MORPHEIC, *adj.* Morphéique.

MORPHIN-LIKE, *adj.* Morphino-mimétique.

MORPHINE, *s.* Morphine, *f.*

MORPHINISM, *s.* Morphinisme, *m.*

MORPHINOMANIA, MORPHIOMANIA, *s.* Morphinomanie, *f.*

MORPHOGEN, *s.* Morphogène, *m.*

MORPHOGENESIA, MORPHOGENESIS, MORPHOGENY, *s.* Morphogenèse, *f.* ; morphogénie, *f.*

MORPHOGRAM, *s.* Morphogramme, *m.*

MORPHOGRAPHY, MORPHOLOGY, *s.* Morphographie, *f.* ; morphologie, *f.*

MORPHOLOGY, *s.* Morphologie, *f.*

MORPHOMETRY, *s.* Morphométrie, *f.*

MORQUIO'S DISEASE. Maladie de Morquio.

MORQUIO'S or **MORQUIO-BRAILSFORD DISEASE.** Maladie de Morquio (osseuse), maladie de Brailsford, maladie de Morquio-Ullrich, mucopolysaccharidose type IV, dysostosis enchondralis metaepiphysaria.

MORRANT BAKER CYST. Kyste poplité.

MORRIS'S POINT. Point de Morris, point cœliaque droit.

MORRIS' SYNDROME. Syndrome de féminisation testiculaire. → *feminization (syndrome of testicular).*

MORSIER'S (DE) or **DE MORSIER-GAUTHIER SYNDROME.** Syndrome de Georges de Morsier. → *dysplasia (olfactogenital).*

MORTALITY, *s.* Mortalité, *f.*

MORTALITY RATE or **RATIO.** Taux de mortalité.

MORTIFICATION, *s.* Mortification, *f.*

MORTIMER'S DISEASE. Lupus tuberculeux à localisations multiples, ni ulcéré ni serpigineux (du nom de la malade observée par Hutchinson en 1898).

MORTINATALITY, *s.* Mortinatalité, *f.*

MORTON'S COUGH. Toux émétisante. → *cough (Morton's).*

MORTON'S METATARSALGIA or **FOOT** or **NEURALGIA** or **TOE.** Métatarsalgie de Morton, maladie ou névralgie ou pied de Morton.

MORTON'S SYNDROME. Syndrome ou maladie de Dudley J. Morton, pied ancestral, pied de Néanderthal.

MORTUARY, *s.* Morgue, *f.*

MORULA, *s.* Morula, *f.*

MORVAN'S CHOREA. Chorée fibrillaire.

MORVAN'S DISEASE. Maladie ou panaris de Morvan, panaris analgésique ou nerveux.

MOSAIC, *adj.* Mosaïque.

MOSAICISM, *s.* Mosaïque, *f.*

MOSCHCOWITZ'S DISEASE or **SYNDROME.** Maladie de Moschcowitz. → *purpura (thrombotic thrombocytopenic).*

MOSKOWITZ'S TEST. Épreuve de Moschkowicz.

mOSM. Abréviation de milliosmole.

MOSS'S CLASSIFICATION (for blood group). Classification de Moss.

MOSSMAN'S FEVER. Fièvre de Mossman, fièvre de la canne à sucre.

MOSZKOWICZ'S TEST. Épreuve de Moschkowicz.

MOTHER COMPLEX. Complexe d'Œdipe.

MOTILIN, *s.* Motiline, *f.*

MOTILITY, *s.* Motilité, *f.*

MOTONEURONE, *s.* Motoneurone, *m.*

MOTOR CENTER. Centre moteur.

MOTRICITY, *s.* Motricité, *f.*

MOTT'S CELL. Cellule muriforme de Mott.

MOTT'S LAW OF ANTICIPATION. Loi d'anticipation antéposition, loi de Morel et Mott.

MOUCHET'S SYNDROME (Albert). Paralysie d'Albert Mouchet.

MOULDING, *s.* Modelage de la tête fœtale au cours de l'engagement.

MOULTAN SORE. Bouton d'Orient. → *sore (oriental).*

MOUNIER-KUHN SYNDROME. Syndrome de Mounier-Kuhn.

MOUNT-REBACK SYNDROME. Syndrome de Mount-Reback.

MOUNTAIN CLIMBER'S SYNDROME or **MOUNTAIN SICKNESS.** Mal d'altitude, mal des montagnes.

MOUSEPOX, *s.* Ectromélie infectieuse.

MOUTH, *s.* Bouche, *f.*

MOUTH (Ceylon sore). Sprue, *s.f.* → *sprue or tropical sprue.*

MOUTH (dry). Syndrome de Sjögren. → *Sjögren's syndrome.*

MOUTH (glass-blowers'). Pneumatocèle parotidienne, pneumatocèle du canal de Sténon.

MOUTH (tapir). Lèvre de tapir.

MOUTH (trench). Angine de Vincent. → *angina (Vincent's).*

MOVEMENT, *s.* Mouvement, *m.*

MOVEMENT (associated). Syncinésie, *s.f.*

MOVEMENT (choreic or choreiform). Mouvement choréiforme.

MOVEMENT (circus). Mouvement circulaire.

MOVEMENT (controlateral associated). Signe de l'adduction associée de Raïmiste.

MOVEMENT (Frenkel's). Mouvement destiné à rééduquer les ataxiques.

MOVEMENT (Magnan's). Mouvements de trombone de la langue.

MOVEMENT (synkinetic). Syncinésie, *s.f.*

MOVEMENT OF THE TONGUE (trombone). Mouvements de trombone de la langue.

MOXA, *s.* Moxa, *m.*

MOXIBUSTION, *s.* Cautérisation par des moxas, moxibustion, *f.*

MOYA-MOYA DISEASE. Moya-moya, maladie de Nishimoto.

MOYNAHAN'S SYNDROME. Syndrome de Moynahan.

MPD. Abréviation de « maximal permissible dose » : dose maxima admissible.

M-PROTEIN. Immunoglobuline monoclonale.

MR. Abréviation de milliröntgen.

MRA. ARM.

MRI. Abréviation « Magnetic Resonance Imaging » Imagerie par Résonance Magnétique, IRM.

M-RNA. Acide ribonucléique messager.

MSH. Abréviation de « melanocyte stimulating hormone » : Hormone mélanotrope. → *hormone (chromato-phorotrophic).*

MSH-IF. Abréviation de « melanocyte stimulating hormone-inhibiting factor » : facteur inhibant la sécrétion d'hormone mélanotrope.

MSH-RF. Abréviation de « melanocyte stimulating hormone-releasing factor » : facteur déclenchant la sécrétion d'hormone mélanotrope.

MUCH'S GRANULES. Granules de Much.

MUCHA'S DISEASE, MUCHA-HABERMANN SYNDROME. Maladie de Mucha-Habermann. → *parapsoriasis varioformis.*

MUCILAGE, *s.* Mucilage, *m.*

MUCIN, *s.* Mucine, *f.*

MUCINASE, *s.* Mucinase, *f.*

MUCINOID, *adj.* Mucoïde.

MUCINOSIS, *s.* Mucinose, *f.*

MUCINOSIS (follicular). Mucinose folliculaire, alopécie mucineuse de Pinkus.

MUCINOSIS (papular). Myxœdème cutané circonscrit. → *lichen (myxoedematosus).*

MÜCKLE AND WELLS DISEASE. Syndrome de Mückle et Wells.

MUCOCELE, *s.* Mucocèle, *f.*

MUCOCOLITIS, *s.* Entérocolite muco-membraneuse. → *enteritis (mucous* or mucomembranous).

MUCOCUTANEOUS LYMPH NODE SYNDROME, MUCOCUTANEOUS LYMPH NODE (acute febrile) SYNDROME. Syndrome de Kawasaki, syndrome adéno-cutanéo-muqueux.

MUCOCUTANEOUS-OCULAR SYNDROME. Syndrome muco-cutanéo-oculaire, syndrome oculo-muco-cutané, syndrome muco-oculo-cutané, syndrome de Fuchs.

MUCOGRAPHY, *s.* Mucographie, *f.*

MUCOID, *adj.* Mucoïde.

MUCOLIPIDOSIS, *s.* Mucolipidose, *f.*

MUCOLIPIDOSIS I. Mucolipidose type I, lipomuco-poly-saccharidose, maladie de Spranger-Wiedmann.

MUCOLIPODOSIS II. Mucolipidose type II, maladie des cellules à inclusions.

MUCOLIPIDOSIS III. Mucolipidose type III, pseudo-polydystrophie de Hurler, pseudo-Hurler, variant de Hurler.

MUCOLYSIS, *s.* Mucolyse, *f.*

MUCOLYTIC, *adj.* Mucolytique.

MUCOPOLYSACCHARIDE, *s.* Mucopolysaccharide, *m.* ; glycosaminoglycane, *m.*

MUCOPOLYSACCHARIDOSIS, *s.* Mucopolysaccharidose, *f.*

MUCOPOLYSACCHARIDOSIS I ou I-H. Maladie de Hurler. → *Hurler's disease or syndrome, Hurler-Pfaundler syndrome.*

MUCOPOLYSACCHARIDOSIS I-H/S. Variété de mucopolysaccharidose intermédiaire entre les syndromes de Hurler et de Scheie.

MUCOPOLYSACCHARIDOSIS I-S. Maladie de Scheie. → *Scheie's syndrome.*

MUCOPOLYSACCHARIDOSIS II. Maladie de Hunter. → *Hunter's or Hunter-Hurler disease or syndrome.*

MUCOPOLYSACCHARIDOSIS III. Maladie de Sanfilippo. → *Sanfilippo's disease.*

MUCOPOLYSACCHARIDOSIS IV. Maladie de Morquio. → *Morquio's. Morquio-Brailsford or Morquio-Ullrich syndrome.*

MUCOPOLYSACCHARIDOSIS V. Maladie de Scheie. → *Scheie's syndrome.*

MUCOPOLYSACCHARIDOSIS VI. Nanisme polydystrophique, mucopolysaccharidose type VI, mucopolysaccharidose CSB, syndrome de Maroteaux et Lamy, dysostose avec élimination exclusive de chondroïtine sulfate B.

MUCOPOLYSACCHARIDOSIS VII. Syndrome de Dyggve, mucopolysaccharidose type VII.

MUCOPOLYSACCHARIDOSIS (local corneal). Dystrophie cornéenne de Fehr. → *Grœnouw's dystrophy II.*

MUCOPOLYSACCHARIDURIA, *s.* Mucopolysaccharidurie, *f.*

MUCOPROTEIN, *s.* Mucoprotéide, *m.* ; mucoprotéine, *f.*

MUCOPUS, *s.* Mucopus, *m.*

MUCORMYCOSIS, *s.* Mucormycose, *f.*

MUCOSIS, *s.* Fibrose kystique du pancréas. → *fibrosis of the pancreas (cystic).*

MUCOSITIS NECROTICANS AGRANULOCYTICA. Agranulocytose, *s.f.*

MUCOSITY, *s.* Mucosité, *f.*

MUCOUS, *adj.* Muqueux, euse.

MUCOVISCIDOSIS, *s.* Fibrose kystique du pancréas. → *fibrosis of the pancreas (cystic).*

MUCRONATE, *adj.* Pointu, ue.

MUCUS, *s.* Mucus, *m.*

MUIR-TORRE SYNDROME. Syndrome de Muirr-Torre.

MULES'S OPERATION. Opération de Mules.

MÜLLERAN DUCT. Canal de Müller.

MÜLLER'S EXPERIMENT. Épreuve ou manœuvre de Buerger-Müller, manœuvre de Müller.

MÜLLER'S LAW. 1° Loi d'irritabilité spécifique, loi de Müller. – 2° Loi biogénétique.

MÜLLER'S OPERATION. Opération de Müller-Savariaud.

MÜLLER'S SIGN. Signe de Friedrich von Müller.

MÜLLER-WEISS DISEASE. Maladie de Müller-Weiss, scaphoïdite tarsienne traumatique.

MULLERIAN, *adj.* Mullérien, ienne.

MULLEROBLASTOMA, *s.* Mulléroblastome, *m.*

MULTIFACTORIAL, *adj.* Multifactoriel, ielle ; plurifactoriel, elle.

MULTIFOCAL, *adj.* Multifocal, ale.

MULTIGESTA, *s.* Multigeste, *f.*

MULTIGRAVIDA, *adj.* Multipare (pendant une grossesse).

MULTIPARA, *s.*, **MULTIPAROUS,** *adj.* Multipare, *adj.* ou *s.f.*

MULTIVALENT, *adj.* Polyvalent, ente.

MUMMIFICATION, *s.* Momification, *f.*

MUMPS, *s.* Oreillons, *m. pl.* ; ourles, *m. pl.* ; fièvre ourlienne, parotidite épidémique ou ourlienne.

MUMPS (metastatic). Oreillons compliqués (orchite, mastite, ovarite...).

MUNCH-PETERSEN ENCEPHALOMYELITIS. Variété fruste d'encéphalite émidémique.

MÜNCHHAUSEN'S SYNDROME. Syndrome de Münchhausen.

MÜNCHHAUSEN'S SYNDROME BY PROXY. Syndrome de Meadow, syndrome de Münchhausen par procuration.

MÜNCHMEYER'S DISEASE. Maladie de Münchmeyer. → *myositis ossificans progressiva.*

MUNRO'S POINT. Point de Munro.

MÜNZER-ROSENTHAL SYNDROME. Syndrome de Münzer-Rosenthal.

MURAMIDASE, *s.* Lysozyme, *f.* ; muramidase, *f.*

MURCHISON-PEL-EBSTEIN FEVER. Fièvre périodique de Pel-Ebstein.

MURIN, *adj.* Murin, murine.

MURMUR, *s.* 1° Souffle, *m.* ; bruit de souffle, bruit de soufflet. – 2° Et plus généralement tout bruit anormal perçu à l'auscultation : frottement, *m.* ; roulement, *m.* ; redoublement, *m.* ; etc.

MURMUR (amphoric). Souffle amphorique.

MURMUR (anaemic). Souffle anémique.

MURMUR (aneurysmal). Souffle anévrismal.

MURMUR (aortic). Souffle aortique.

MURMUR (apex). Souffle de la pointe du cœur (apexien).

MURMUR (arterial). Souffle artériel.

MURMUR (attrition). Frottement péricardique.

MURMUR (Austin Flint's). Roulement de Flint.

MURMUR (bellows). Souffle en jet de vapeur.

MURMUR (blood). Souffle anémique.

MURMUR (Bright's). Frottement péricardique.

MURMUR (bronchial). Souffle tubaire, souffle bronchique.

MURMUR (cardiac). Bruit cardiaque surajouté.

MURMUR (cardiopulmonary or cardiorespiratory). Souffle cardiopulmonaire.

MURMUR (Carey-Coombs). Roulement diastolique transitoire au cours d'une crise de rhumatisme articulaire aigu.

MURMUR (Cole-Cecil). Souffle diastolique de l'insuffisance aortique maximum dans l'aisselle gauche.

MURMUR (continuous). Souffle continu.

MURMUR (cooing). Souffle musical.

MURMUR (crescendo). Roulement diastolique à renforcement présystolique du rétrécissement mitral.

MURMUR (Cruvellhier-Baumgarten). Souffle veineux du réseau anastomotique porto-cave de la paroi abdominale (dans la cirrhose de Cruveilhier-Baumgarten).

MURMUR (diamond-shaped). Souffle losangique.

MURMUR (diastolic). Roulement ou souffle diastolique.

MURMUR (direct). Souffle d'éjection.

MURMUR (Duroziez's). Signe de Duroziez.

MURMUR (early diastolic). Souffle protodiastolique.

MURMUR (ejection). Souffle d'éjection.

MURMUR (endocardial). Souffle ayant son origine dans le cœur.

MURMUR (Eustace Smith's). Signe de Smith.

MURMUR (exocardial). Souffle ou bruit extracardiaque.

MURMUR (expiratory). Souffle expiratoire.

MURMUR (Flint's). Roulement de Flint.

MURMUR (Foster's). Souffle diastolique prédominant à l'apex, dans certaines insuffisances aortiques.

MURMUR (Fraentzel's). Roulement diastolique du rétrécissement mitral renforcé au début et à la fin de la diastole.

MURMUR (friction). Frottement, *s.m.*

MURMUR (functional). Souffle fonctionnel.

MURMUR (Gibson's). Souffle continu.

MURMUR (Graham Steell's). Souffle de Graham Steell.

MURMUR (Hamman's). Signe de Hamman.

MURMUR (heart). Souffle cardiaque.

MURMUR (haemic). Souffle anémique.

MURMUR (Hodgkin-Key). Souffle diastolique musical d'insuffisance aortique dû au capotage d'une valve.

MURMUR (hourglass). Bruit comportant deux périodes de forte intensité séparées par une autre d'intensité plus faible.

MURMUR (humming top). Bruit de rouet.

MURMUR (indirect). Souffle de régurgitation.

MURMUR (innocent or **inorganic).** Souffle anorganique ou innocent.

MURMUR (inspiratory). Souffle inspiratoire.

MURMUR (lapping). Bruit de lapement (rupture de l'aorte).

MURMUR (late diastolic). Souffle télédiastolique.

MURMUR (machinery). Souffle tunnellaire, signe de Gibson.

MURMUR (metallic). Bruit métallique.

MURMUR (mill-wheel). Bruit de moulin.

MURMUR (mitral). Souffle mitral.

MURMURE (muscle). Murmure rotatoire, bruit musculaire.

MURMUR (musical). Souffle musical.

MURMUR (nuns'). Bruit de rouet.

MURMUR (obstructive). Souffle d'éjection.

MURMUR (organic). Souffle organique.

MURMUR (Parrot's). Souffle de Parrot.

MURMUR (pericardial). Frottement péricardique.

MURMUR (pleuropericardial). Frottement pleuro-péricardique.

MURMUR (presystolic). Souffle présystolique.

MURMUR (pulmonary or **pulmonic).** Souffle de l'artère pulmonaire et de son orifice.

MURMUR (rasping). Bruit de râpe.

MURMUR (reduplication). Dédoublement des bruits du cœur.

MURMUR (regurgitant). Souffle de régurgitation.

MURMUR (respiratory). Murmure vésiculaire.

MURMUR (Roger's). Souffle de Roger.

MURMUR (rumbling). Roulement, *s.m.*

MURMUR (sea-gull). Souffle strident.

MURMUR (see-saw). Frottement, *s.m.*

MURMUR (Smith's). Signe de Smith.

MURMUR (steam tug). Bruit de remorqueur (double souffle aortique du rétrécissement aortique).

MURMUR (Steell's). Souffle de Graham-Steell.

MURMUR (stenosal). Bruit de rétrécissement (artériel, valvulaire).

MURMUR (Still's). Souffle de Still.

MURMUR (subclavicular). Souffle systolique de l'artère sous-clavière, par compression.

MURMUR (systolic). Souffle systolique.

MURMUR (to-and-fro). Frottement, *s.m.*

MURMUR (Traube's). Bruit de galop.

MURMUR (tricuspid). Souffle tricuspidien.

MURMUR (vascular). Souffle vasculaire.

MURMUR (venous). Bruit de rouet.

MURMUR (vesicular). Murmure vésiculaire, murmure respiratoire.

MURMUR (water-wheel). Bruit de moulin.

MURMUR (whiffing or whistling). Bruit de rouet.

MURPHY'S BUTTON. Bouton de Murphy.

MURPHY'S DRIP. Goutte-à-goutte rectal.

MURPHY'S METHOD. 1° Méthode de Murphy. – 2° Procédé d'anastomose artérielle sur un cylindre de deux pièces amovible. – 3° Pneumothorax artificiel. – 4° Goutte-à-goutte rectal.

MURPHY'S SIGN. Signe de Murphy.

MUSCAE VOLITANTES. Mouches volantes, myiodopsie, *f.* ; myiodésopsie, *f.* ; myodésopsie, *f.*

MUSCARINIC ACTION. Effet muscarinien ou muscarinique.

MUSCLE, *s.* Muscle, *m.*

MUSCULARIS, *s.* Musculeuse, *f.*

MUSCULARIS MUCOSAE. Muscularis mucosae.

MUSCULATION, *s.* Musculation, *f.*

MUSHROOM-PICKER'S or **-WORKER'S DISEASE.** Maladie ou poumon des champignonnistes.

MUSICOTHERAPY, *s.* Mélothérapie, *f.* ; musicothérapie, *f.*

MUSSET'S SIGN. Signe de Musset.

MUSSITATION, *s.* Mussitation, *f.*

MUSSY'S or **DE MUSSY'S BUTTON** or **POINT.** Bouton diaphragmatique de Guéneau de Mussy, point de Guéneau de Mussy.

MUSTARD (nitrogen). Moutarde à l'azote.

MUSTARD'S OPERATIONS. Opérations de Mustard.

MUTACISM, *s.* Mytacisme, *m.*

MUTAGEN, *adj.* Mutagène.

MUTAGENESIS, *s.* Mutagenèse, *f.*

MUTAGENICITY, *s.* Mutagénicité, *f.*

MUTANT, *adj.* and *s.* Mutant, *adj.* et *s.m.*

MUTASE, *s.f.* Mutase, *f.*

MUTATION, *s.* Mutation, *f.* ; explosion, *f.* ; saltation, *f.* ; hétérogenèse (pro parte), *f.* ; idiocinèse, *f.*

MUTATION (theory of). Mutationnisme, *m.*

MUTISM, *s.* Mutisme, *m.*

MUTISM (akinetic). Mutisme akinétique.

MUTISM (deal). Surdimutité, *f.*

MUTON, *s.* Muton, *m.*

MYAESTHESIA, *s.* Sens musculaire.

MYA'S DISEASE. Mégacôlon congénital. → *megacolon (congénital).*

MYALGIA, *s.* Myalgie, *f.* ; myosalgie, *f.* ; myodynie, *f.*

MYALGIA (epidemic). Myalgie épidémique. → *pleurodynia (epidemic).*

MYASIS, *s.* Myiase, *f.*

MYASTHENIA, *s.* Fatigue musculaire.

MYASTHENIA GRAVIS, MYASTHENIA GRAVIS PSEUDOPARALYTICA. Myasthénie, *f.* ; myasthénie grave pseudoparalytique, syndrome d'Erb ou d'Erb-Goldflam, asthénie bulbospinale, paralysie bulbaire asthénique.

MYASTHENIC REACTION. Réaction myasthénique, réaction d'épuisement ou de Jolly.

MYATONIA, MYATONY, *s.* Myatonie, *f.* ; amyotonie, *f.*

MYATONIA CONGENITA. Myatonie congénitale. → *amyotonia congenita.*

MYATROPHY, *s.* Amyotrophie, *f.*

MYCELIUM, *s.* Mycélium, *m.*

MYCETE, *s.* Mycète, *m.*

MYCETOMA, *s.* Mycétome, *m.*

MYCOBACTERIACEAE, *s. pl.* Mycobactériacées, *f.*

MYCOBACTERIOSIS, *s.* Mycobactériose, *f.*

MYCOBACTERIUM, *s. Mycobacterium, m.*

***MYCOBACTERIUM* LEPRAE.** *Mycobacterium leprae*, bacille de Hansen, *Bacillus leprae*, bacille de la lèpre.

MYCOBACTERIUM TUBERCULOSIS HOMINIS. *Mycobacterium tuberculosis hominis*, bacille de Koch, BK, bacille de la tuberculose humaine, *Bacillus tuberculosis hominis.*

MYCOPLASMA, *s. Mycoplasma, m.* ; mycoplasme, *m.* ; mollicule, *m.* ; pleuropneumonia-like organism, PPLO.

MYCOPLASMA FERMENTANS. *Mycoplasma fermentans.*

MYCOPLASMA MYCOIDES. *Mycoplasma mycoïdes.*

MYCOPLASMA PNEUMONIAE. *Mycoplasma pneumoniae*, agent d'Ealon.

MYCOSE, *s.* Disaccharide extrait de la manne et des levures (trehalose).

MYCOSIS, *s.* Mycose, *f.* ; mycétose, *f.*

MYCOSIS (cutaneous). Dermatomycose, *f.* → *dermatomycosis.*

MYCOSIS CUTIS CHRONICA. Mycose cutanée chronique.

MYCOSIS FAVOSA. Favus, *s.m.* ; teigne faveuse.

MYCOSIS FRAMBOESIOIDES. Pian, *m.* → *yaws.*

MYCOSIS FUNGOIDES. Mycosis fongoïde, maladie d'Alibert.

MYCOSIS FUNGOIDES D'EMBLÉE. Mycosis fongoïde type Vidal-Brocq (forme à tumeurs d'emblée).

MYCOSIS (Gilchrist's). Blastomycose nord-américaine, maladie de Gilchrist.

MYCOSIS INTERDIGITALIS. Épidermophytie interdigitale.

MYCOSIS INTESTINALIS. Charbon à forme intestinale.

MYCOSIS LEPTOTHRICA. Pharyngite due au *Leptothrix buccalis.*

MYCOSIS (Lobo's). Lobomycose, *s.f.* → *lobomycosis.*

MYCOSIS (Posadas's). Coccidioïdomycose, *s.f.* → *coccidioidomycosis.*

MYCOSIS (splenic). Splénomégalie mycosique. → *splenomegaly (siderotic).*

MYCOTIC, *adj.* Mycosique.

MYCOTOXICOSIS, *s.* Mycotoxicose, *f.*

MYCOTOXIN, *s.* Mycotoxine, *f.*

MYDRIASIS, *s.* Mydriase, *f.*

MYDRIASIS (alternating or **bounding).** Mydriase alternante.

MYDRIASIS (paralytic). Mydriase par paralysie du sphincter.

MYDRIASIS (spasmodic or **spastic).** Mydriase par spasme du dilatateur.

MYDRIASIS (springing). Mydriase alternante.

MYDRIATIC, *adj.* Mydriatique.

MYELAEMIA, *s.* Myélémie, *f.*

MYELASTHENIA, *s.* Myélasthénie, *f.*

MYELENCEPHALON, *s.* Myélencéphale, *m.*

MYELIN, *s.* Myéline, *f.*

MYELINOCLASTIC, *adj.* Myélinoclastique.

MYELITIS, *s.* Myélite, *f.*

MYELITIS (acute). Myélite aiguë.

MYELITIS (acute transverse). Myélite aiguë transverse.

MYELITIS APOPLECTIFORM. Myélite apoplectiforme.

MYELITIS (ascending). Myélite ascendante.

MYELITIS (bulbar). Myélite bulbaire.

MYELITIS (cavitary). Syringomyélie, *s.f.*

MYELITIS (central). Myélite centrale (atteignant surtout la substance grise).

MYELITIS (cervical). Myélite cervicale.

MYELITIS (chronic). Myélite chronique.

MYELITIS (compression). Compression médullaire.

MYELITIS (concussion). Commotion médullaire.

MYELITIS (cornual). Poliomyélite, *s.f.*

MYELITIS (descending). Myélite descendante.

MYELITIS (diffuse). Myélite diffuse.

MYELITIS (disseminated). Myélite disséminée.

MYELITIS (focal). Myélite en foyers.

MYELITIS (Foix-Alajouanine). Myélite nécrotique subaiguë.

MYELITIS (foudroyant). Myélite centrale.

MYELITIS (funicular). Scléroses combinées. → *sclerosis (combined).*

MYELITIS (interstitial). Myélite scléreuse interstitielle.

MYELITIS (neuro-optic). Neuromyélite optique aiguë. → *neuromyelitis (optic).*

MYELITIS (parenchymatous). Myélite parenchymateuse.

MYELITIS (periependymal). Myélite périépendymaire.

MYELITIS (postvaccinal). Myélite vaccinale.

MYELITIS (pressure). Compression médullaire.

MYELITIS (sclerosing). Myélite scléreuse interstitielle.

MYELITIS (subacute necrotizing). Myélite nécrotique subaiguë.

MYELITIS (systemic). Myélite systématisée.

MYELITIS (transverse). Myélite transverse.

MYELITIS VACCINA. Myélite vaccinale.

MYELOBLAST, *s.* Myéloblaste, *m.* ; myélogonie, *f.* ; myélocyte homogène orthobasophile.

MYELOBLASTOMA, *s.* Myéloblastome, *m.*

MYELOBLASTOMATOSIS, MYELOBLASTOSIS, *s.* Myéloblastose, *f.* → *leukaemia (myeloblastic).*

MYELOCELE, *s.* Myéloméningocèle. → *myelomeningocele.*

MYELOCYSTOCELE, MYELOCYSTOMENINGOCELE, *s.* Myélocystocèle, *f.* ; myélocystoméningocèle, *f.* ; hydrorachis interne intra-médullaire, hydromyélocèle, *f.*

MYELOCYTE, *s.* Myélocyte, *m.*

MYELOCYTHAEMIA, *s.* Myélocythémie, *f.*

MYELOCYTIC SERIES. Série granulocytaire.

MYELOCYTOMA, *s.* Myélocytome, *m.* ; tumeur à médullocèles.

MYELOCYTOSIS, *s.* Myélocytose, *f.*

MYELODYSPLASIA, *s.* Myélodysplasie, *f.*

MYELOFIBROSIS, *s.* Myélofibrose, *f.*

MYELOFIBROSIS (acute). Myélosclérose aiguë, myélofibrose aiguë.

MYELOFIBROSIS (idiopathic). Splénomégalie myéloïde. → *splenomegaly (chronic non leukaemic myeloid).*

MYELOFIBROSIS WITH MYELOID METAPLASIA. Splénomégalie myéloïde. → *splenomegaly (chronic non leukaemic myeloid).*

MYELOGENIC, MYELOGENOUS, *adj.* Myélogène.

MYELOGONE, *s.* 1° Leucoblaste, *m.*. – 2° Myéloblaste, *m.*

MYELOGRAM, *s.* Myélogramme, *m.* ; médullogramme, *m.*

MYELOGRAPHY, *s.* Myélographie, *f.*

MYELOID SERIES. Lignée ou série myéloïde.

MYELOID TISSUE. Tissu myéloïde.

MYELOKATHEXIA, *s.* Myélokathexie, *f.*

MYELOLIPOMA, *s.* Myélolipome, *m.*

MYELOLYSIS (central pontine). Myélinolyse centropontique.

MYELOMA (endothelial). Sarcome d'Ewing. → *Ewing's sarcoma.*

MYELOMA (multiple) or **MYELOMA MULTIPLEX.** Maladie de Kahler, myélomes multiples, maladie de Mac Intyre, de Rustizky, de Bozzolo.

MYELOMA (osteogenetic). Syndrome de Mickulicz. → *cyst (solitary bone).*

MYELOMA (osteosclerotic). Myélome multiple avec ostéosclérose.

MYELOMA (plasma cell). 1° Myélome multiple. → *myeloma (multiple).* – 2° Plasmocytome, *s.m.* → *plasmocytoma.*

MYELOMALACIA, *s.* Myélomalacie, *f.* ; ramollissement médullaire.

MYELOMALACIA (anglodysgenetic). Myélite nécrotique subaiguë.

MYELOMATOSIS, *s.* Myélomatose, *f.*

MYELOMATOSIS MULTIPLEX or **MYELOMATOSIS (multiple).** Myélome multiple. → *myeloma (multiple).*

MYELOMENINGOCELE, *s.* Myéloméningocèle, *f.* ; hydrorachis externe prémédullaire, myélorachischisis, *m.* ; myéloschisoméningocèle, *f.* ; myélocèle, *f.*

MYELOMERE, *s.* Myélomère, *m.*

MYELOPATHIC, *adj.* Myélopathique.

MYELOPATHY, *s.* Myélopathie, *f.*

MYELOPATHY (acute transverse). Myélite aiguë transverse.

MYELOPATHY (apoplectiform). Myélite apoplectiforme.

MYELOPATHY (compression). Compression médullaire.

MYELOPATHY (concussion). Commotion médullaire.

MYELOPATHY (dorsolateral degenerative). Scléroses combinées. → *sclerosis (combined).*

MYELOPATHY (interstitial). Myélite scléreuse interstitielle.

MYELOPATHY (sclerosing). Myélite scléreuse interstitielle.

MYELOPHTHISIC, *adj.* Myélophtisique.

MYELOPHTHISIS, *s.* 1° Atrophie de la moelle épinière (dans le tabès). – 2° Myélose aplasique ou aplastique, myélophtisie, *f.* ; myélopénie, *f.* ; hémocytophtisie, *f.*

MYELOPLAQUE, *s.* Myéloplaxe, *m.* → *myeloplax.*

MYELOPLAX, *s.* Myéloplaxe, *m.* ; cellule géante de la moelle des os, polycaryocyte, *m.*

MYELOPLAX (Robin's). Ostéoclaste, *m.*

MYELOPLAXOMA, *s.* Tumeur à myéloplaxes.

MYELOPOIESIS, *s.* Myélopoïèse, *f.*

MYELOPROLIFERATIVE, *adj.* Myéloprolifératif, ive.

MYELOPROLIFERATIVE SYNDROMES. Syndromes myéloprolifératifs.

MYELORADICULOPOLYNEURONITIS. Syndrome de Guillain-Barré. → *Buillain-Barré syndrome.*

MYELOSARCOMA, *s.* Myélosarcomatose, *f.* ; myélosarcome, *m.* ; sarcome myéloïde, ostéosarcome central ou myéloïde.

MYELOSARCOMATOSIS, *s.* Myélosarcomatose, *f.* → *myelosarcoma.*

MYELOSCLEROSIS, *s.* (haematology and neurology). Myélosclérose, *f.* ; médullosclérose, *f.*

MYELOSCLEROSIS (acute). Myélosclérose aiguë ou maligne, myélofibrose aiguë.

MYELOSCOPY, *s.* Myéloscopie, *f.*

MYELOSIS, *s.* 1° (haematology and neurology). Myélose, *f.* – 2° Myélocytose, *f.*

MYELOSIS (acute erythraemic). Maladie de Di Guglielmo. → *erythraemia (acute).*

MYELOSIS (aplastic infantile funicular). Anémie de Fanconi. → *Fanconi's anaemia or disease.*

MYELOSIS (chronic leukaemic). Leucémie myéloïde chronique.

MYELOSIS (funicular). Scléroses combinées. → *sclerosis (combined).*

MYELOSUPPRESSION, *s.* Myélosuppression, *f.*

MYELOTOMY, *s.* Myélotomie, *f.*

MYELOTOMY (commissural). Myélotomie commissurale.

MYELOTOXIC, *adj.* Myélotoxique.

MYELOTOXICOSIS, *s.* Myélotoxicose, *f.*

MYHRMA-ZETTERHOLM DISEASE. Néphropathie épidémique.

MYIASIS, *s.* Myiase, *f.* ; myase, *f.*

MYIASIS (creeping). Larva migrans.

MYIASIS DERMATOSA. Myiase cutanée.

MYIASIS IMAGINOSA. Myiase provoquée par la forme adulte de l'insecte (imago).

MYIASIS (intestinal). Myiase intestinale.

MYIASIS LARVOSA. Myiase provoquée par l'insecte au stade larvaire.

MYIASIS LINEARIS. Larva migrans.

MYIASIS MUSCOSA. Myiase provoquée par la larve de *Musca domestica.*

MYIASIS OESTRUOSA. Myiase due à des larves de diptère du genre *œstrus.*

MYIASIS (traumatic). Infestation d'une plaie par des asticots.

MYIODEOPSIA, MYIODESOPSIA, *s.* Mouches volantes, *f. pl.*

MYITIS, *s.* Myosite, *f.*

MYLACEPHALUS, *s.* Mylacéphale, *m.*

MYLOLYSIS, *s.* Mylolyse, *f.*

MYOBLAST, *s.* Myoblaste, *m.*

MYOBLASTOMA (granular cell) or **MYOBLASTOMA GRANULAIRE.** Tumeur d'Abrikossoff, myome myoblastique, rhabdomyome granuleux ou granulocellulaire, tumeur à cellules granuleuses, myoblastome, *s.m.*

MYOBLASTOMYOMA, *s.* Tumeur d'Abrikosoff. → *myoblastoma (granular cell).*

MYOCARDIA, *s.* Myocardie, *f.*

MYOCARDIAL, *adj.* Myocardique.

MYOCARDIOPATHY, *s.* Myocardiopathie, *f.* ; cardiomyopathie, *f.* ; myocardopathie, *f.*

MYOCADIOPATHY (alcoholic). Cardiomyopathie alcoolique.

MYOCARDIOPATHY (chagasic). Myocardiopathie de la maladie de Chagas.

MYOCARDIOPATHY (congestive). Cardiomyopathie congestive.

MYOCARDIOPATHY (familial). Cardiomégalie familiale.

MYOCARDIOPATHY (idiopathic). Cardiomyopathie primitive.

MYOCARDIOPATHY (primitive). Cardiomyopathie primitive.

MYOCARDIOPATHY OF PUERPERIUM (idiopathic). Cardiomyopathie puerpérale, syndrome de Meadows.

MYOCARDIOPATHY (secondary). Cardiomyopathie secondaire.

MYOCARDIOSIS, *s.* Myocardose, *f.*

MYOCARDITIS, *s.* Myocardite, *f.*

MYOCARDITIS (acute bacterial). Myocardite aiguë infectieuse.

MYOCARDITIS (acute isolated). Myocardite de Fiedler. → *myocarditis (Fiedler's).*

MYOCARDITIS (chronic). Myocardite chronique.

MYOCARDITIS (fibrous). Myocardite scléreuse ou fibreuse.

MYOCARDITIS (Fiedler's). Myocardite de Fiedler, myocardite interstitielle, myocardite idiopathique, myocardite aiguë essentielle.

MYOCARDITIS (giant cell). Myocardite nodulaire à cellules géantes.

MYOCARDITIS (idiopathic). Myocardite de Fiedler. → *myocarditis (Fiedler's).*

MYOCARDITIS (indurative). Myocardite scléreuse ou fibreuse.

MYOCARDITIS (interstitial). Myocardite de Fiedler. → *myocarditis (Fiedler's).*

MYOCARDITIS (parenchymatous). Myocardite parenchymateuse.

MYOCARDITIS (tuberculoid). Myocardite nodulaire à cellules géantes.

MYOCARDIUM, *s.* Myocarde, *m.*

MYOCARDIUM (hibernating). Myocarde hibernant.

MYOCARDIUM (spongy). Myocarde spongieux.

MYOCARDIUM (stunned). Myocarde sidéré.

MYOCARDOSIS, *s.* Myocardose, *f.*

MYOCARDOSIS (postpartum). Syndrome de Meadows.

MYOCARDOSIS (Riesman's). Myocardose fibreuse.

MYOCELE, *s.* Hernie musculaire, myocèle, *f.*

MYOCHRONOSCOPE, *s.* Myochronoscope, *m.*

MYOCLONIA, *s.* Myoclonie, *f.*

MYOCLONIA EPILEPTICA. Épilepsie myoclonique.

MYOCLONIA FIBRILLARIS MULTIPLEX. Myokymie, *f.*

MYOCLONIA (fibrillary). Fibrillation, *s.f.*

MYOCLONIA (infectious). Chorée, *s.f.*

MYOCLONIA (pseudoglottic). Hoquet, *s.m.*

MYOCLONUS, *s.* Myoclonie, *f.* ; contraction myoclonique.

MYOCLONUS MULTIPLEX. Paramyoclonus multiplex.

MYOCLONUS (palatal). Myoclonie vélopalatine. → *nystagmus (palatal).*

MYOCYTE (Anitschkow's). Histiocyte du nodule d'Aschoff.

MYODESOPSIA, *s.* Mouches volantes ; myodésopsie, *f.*

MYODYNIA, *s.* Myalgie, *f.*

MYODYSTONIC REACTION. Réaction myodystonique.

MYODYSTROPHIA, MYODYSTROPHY, *s.* Dystrophie musculaire.

MYODYSTROPHIA FETALIS. Arthrogrypose multiple congénitale. → *arthrogryposis multiplex congenita.*

MYOEDEMA, *s.* (américain). Myo-œdème, *m.*

MYOFASCIITIS, *s.* Myofasciite, *f.*

MYOFIBRIL, *s.* Myofibrille, *f.*

MYOFIBRILLA, *s.* Myofibrille, *f.*

MYOFIBROLAST, *s.* Myofibrolaste, *m.*

MYOFILAMENT, *s.* Myofilament, *m.*

MYOGENETIC, MYOGENIC, MYOGENOUS, *adj.* Myogène.

MYOGLOBIN, *s.* Myoglobine, *f.*

MYOGLOBINURIA, *s.* Myoglobinurie, *f.* ; myohémoglobinurie, *f.*

MYOGLOBINURIA (idiopathic paroxysmal). Myoglobinurie paroxystique idiopathique ou paralytique, myopathie myoglobinurique, myopathie paroxystique avec hémoglobinurie, myosite myoglobinurique, maladie de Meyer-Betz, polymyosite myoglobinurique de Günther, rhabdomyolyse récurrente, myohémoglobinurie paroxystique.

MYOGLOBINURIA (paroxysmal paralytic). Myoglobinurie paroxystique idiopathique. → *myoglobinuria (idiopathic paroxysmal).*

MYOGNATHUS, *s.* Myognathe, *m.*

MYOGRAPH, *s.* Myographe, *m.*

MYOHAEMATIN, *s.* Cytochrome, *m.*

MYOHAEMOGLOBIN, *s.* Myoglobine, *f.*

MYOHAEMOGLOBINURIA, *s.* Myoglobinurie, *f.*

MYOHAEMOGLOBINURIA (acute paralytic). Myoglobinurie paroxystique. → *myoglobinuria (idiopathic paroxysmal).*

MYOID, *adj.* Myoïde.

MYO-INOSITOL, *s.* Myo-inositol, *m.*

MYOKYMIA, *s.* Myokymie, *f.* ; trémulation fasciculaire.

MYOLOGY, *s.* Myologie, *f.*

MYOLYSIS, *s.* Myolyse, *f.*

MYOLYSIS CARDIOTOXICA. Dégénérescence toxi-infectieuse du myocarde.

MYOLYSIS (nodular). Dégénérescence nodulaire de la langue.

MYOMA, *s.* Myome, *m.*

MYOMA (ball). Myome sphérique.

MYOMA LAEVICELLULARE. Léiomyome, *s.m.*

MYOMA (myoblastic). Tumeur d'Abrikosoff. → *myoblastoma (granular cell).*

MYOMA PRAEVIUM. Myome du segment inférieur de l'utérus, chez une femme enceinte.

MYOMA SARCOMATODES. Myome en dégénérescence sarcomateuse.

MYOMA STRIOCELLULARE. Rhabdomyome, *s.m.*

MYOMA TELANGIECTODES. Angiomyome, *s.m.*

MYOMA (uterine). Fibromyome utérin.

MYOMALACIA, *s.* Myomalacie, *f.*

MYOMATECTOMY, *s.* Myomectomie, *f.*

MYOMATOSIS, *s.* Myomatose, *f.*

MYOMECTOMY, *s.* Myomectomie, *f.*

MYOMERE, *s.* Myomère, *m.*

MYOMETRIUM, *s.* Myomètre, *m.*

MYOTOME, *s.* Myotome, *m.*

MYOMOTOMY, *s.* Myomotomie, *f.*

MYONECROSIS, *s.* Myonécrose, *f.*

MYONEPHROPEXY, *s.* Myonéphropexie, *f.*

MYO-OEDEMA, *s.* Myœdème, *m.*

MYOPATHIA, *s.* Myopathie, *f.*

MYOPATHIA CORDIS. Myocardose, *f.*

MYOPATHIA OSTEOPLASTICA. Myosite ossifiante progressive. → *myositis ossificans progressiva.*

MYOPATHIC, *adj.* Myopathique.

MYOPATHY, *s.* Myopathie, *f.*

MYOPATHY (centronuclear). Myopathie centronucléaire, myopathie myotubulaire.

MYOPATHY (central core). Myopathie à axe central.

MYOPATHY (chronic dystrophic). Dystrophie musculaire hyperthyroïdienne.

MYOPATHY (congenital). Myopathie congénitale.

MYOPATHY (congenital fibre type disproportion). Myopathie avec disproportion des types de fibres.

MYOPATHY (distal hereditary). Myopathie distale de Gowers. → *Gowers (distal myopathy of).*

MYOPATHY (glycometabolic) SYNDROME. Glycogénose type V. → *Mac Ardle-Schmid-Pearson syndrome.*

MYOPATHY (hypothyroid). Syndrome de Debré-Semelaigne.

MYOPATHY (juvenile distal hereditary). Myopathia distalis juvenilis hereditaria de Biemond.

MYOPATHY (late distal hereditary). Myopathia distalis tarda hereditaria de Welander.

MYOPATHY (megaconial). Myopathie à grandes mitochondries.

MYOPATHY (mitochondrial). Myopathie mitochondriale.

MYOPATHY (multiple core or **minicore).** Myopathie à axes multiples.

MYOPATHY (myotubular). Myopathie centronucléaire.

MYOPATHY (nemaline). Myopathie némaline, myopathie à bâtonnets.

MYOPATHY (rod). Myopathie némaline, myopathie à bâtonnets.

MYOPATHY (thyrotoxic). Myopathie thyréotoxique.

MYOPIA, *s.* Myopie, *f.*

MYOPIA (axial). Myopie axile.

MYOPIA (malignant). Myopie maligne, myopie maladie.

MYOPIA (pernicious). Myopie maligne.

MYOPIA (prodromal). Myopie prémonitaire de cataracte.

MYOPIA (senile lenticular). Myopie prémonitoire de cataracte.

MYOPIC, *adj.* Myope.

MYOPLASTY, *s.* Myoplastie, *f.*

MYOPOTENTIAL, *s.* Myopotentiel, *m.*

MYOPSYCHOPATHY, MYOPSYCHOSIS, *s.* Myopsychie, *f.*

MYORRHAPHY, *s.* Myorraphie, *f.*

MYOSARCOMA, *s.* Myosarcome, *m.*

MYOSCHWANNOMA, *s.* Neurinome, *m.* → *neurilemmoma.*

MYOSCLEROSIS, *s.* Myosclérose, *f.* ; scléromyosite, *f.*

MYOSEISM, *s.* Myosismie, *f.*

MYOSERUM, *s.* Sérum musculaire, myosérum, *m.*

MYOSIN, *s.* Myosine, *f.* ; fibrine musculaire.

MYOSIS, *s.* Myosis, *m.*

MYOSITIS, *s.* Myosite, *f.*

MYOSITIS ACUTA EPIDEMICA. Myalgie épidémique. → *pleurodynia (epidemic).*

MYOSITIS (acute disseminated or **acute progressive).** Dermatomyosite, *f.* → *dermatomyositis.*

MYOSITIS (epidemic). Myalgie épidémique. → *pleurodymia (epidemic).*

MYOSITIS FIBROSA. Myosite fibreuse.

MYOSITIS A FRIGORE. Rhumatisme musculaire a frigore.

MYOSITIS (infectious or **interstitial).** Myosite infectieuse ou interstitielle.

MYOSITIS (ischaemic). Myosite ischémique.

MYOSITIS (multiple). Dermatomyosite, *s.f.* → *dermatomyositis.*

MYOSITIS MYOGLOBINURICA or **MYOSITIS (myoglobinuric).** Myoglobinurie idiopathique paroxystique. → *myoglobinuria (idiopathic paroxysmal).*

MYOSITIS OSSIFICANS. Myosite ossifiante.

MYOSITIS OSSIFICANS OF PARAPLEGIC INDIVIDUALS. Ostéome des paraplégiques. → *paraosteoarthropathy.*

MYOSITIS OSSIFICANS PROGRESSIVA. Myosite ossifiante progressive, polymyosite ossifiante progressive, maladie de Münchmeyer.

MYOSITIS (parenchymatous). Myosite parenchymateuse.

MYOSITIS (primary multiple). Dermatomyosite, *s.f.* → *dermatomyositis.*

MYOSITIS (progressived ossifying). Myosite ossifiante progressive. → *myositis ossificans progressiva.*

MYOSITIS PURULENTA. Myosite purulente ou suppurée.

MYOSITIS (rheumatoid). Rhumatisme musculaire.

MYOSITIS (suppurative). Myosite purulente ou suppurée.

MYOSPASIA, *s.* Myclonie, *f.*

MYOSPHERULOSIS, *s.* Myosphérulose, *f.*

MYOSTEOMA, *s.* Myostéome, *m.*

MYOTENOTOMY, *s.* Myosyndesmotomie, *f.*

MYOTATIC REFLEX or **CONTRACTION.** Réflexe myotatique.

MYOTOME, *s.* 1° Myotome, *m.* – 2° Myomère, *m.*

MYOTOMY, *s.* Myotomie, *f.*

MYOTONE, MYOTONIA, *s.* Myotonie, *f.*

MYOTONIA ACQUISITA. Myotonie acquise ou sporadique, maladie de Talma.

MYOTONIA ATROPHICA. Myotonie atrophique, myopathie myotonique, maladie de Steinert, dystrophie myotonique, dystrophie myopathique myotonique de Steinert.

MYOTONIA CONGENITA. Myotonie congénitale, maladie de Thomsen.

MYOTONIA CONGENITA INTERMITTENS. Paramyotonie congénitale. → *paramyotonia congenita.*

MYOTONIA DYSTROPHICA. Myotonie atrophique. → *myotonia atrophica.*

MYOTONIA FLUCTUANS. Myotonia fluctuans.

MYOTONIA HEREDITARIA. Myotonie congénitale. → *myotonia congenita.*

MYOTONIA NEONATORUM. Syndrome tétaniforme.

MYOTONIC REACTION. Réaction myotonique.

MYOTONOMETER, *s.* Myotonomètre, *m.*

MYOTONY, *s.* Myotonie, *f.*

MYRINGITIS, *s.* Myringite, *f.*

MYRINGOPLASTY, *s.* Tympanoplastie, *f.* ; myringoplastie, *f.*

MYRINGOTOMY, *s.* Paracentèse du tympan.

MYTACISM, *s.* Mytacisme, *m.*

MYTHOMANIA, *s.* Mythomanie, *f.* ; constitution mythomaniaque.

MYTHOPLASTY, *s.* Hystérie, *f.*

MYTILOTOXIN, *s.* Mytilotoxine, *f.*

MYTILOTOXISM, *s.* Mytilisme, *m.*

MYXADENITIS LABIALIS. Cheilite glandulaire.

MYXOCHONDROMA, *s.* Myxochondrome, *m.* ; chondro-myxome, *m.*

MYXEDEMA, *s.* (orthographe américaine). Myxœdème, *m.*

MYXOEDEMA, *s.* Myxœdème, *m.*

MYXOEDEMA (congenital). Myxœdème congénital, idiotie myxœdémateuse.

MYXOEDEMA (infantile). Infantilisme type Brissaud. → *infantilism (myxoedematous).*

MYXOEDEMA (operative). Myxœdème opératoire.

MYXOEDEMA (papular). Myxœdème cutané. → *lichen myxœdematosus.*

MYXOEDEMA (pituitary). Myxœdème hypophysaire.

MYXOEDEMA (pretibial). Myxœdème circonscrit prétibial, maladie de Keining-Cohen.

MYXOFIBROADENOMA, *s.* Adénofibrome, *m.*

MYXOFIBROMA, *s.* Fibromyxome, *m.*

MYXOLIPOMA, *s.* Lipomyxome, *m.*

MYXOMA, *s.* Myxome, *m.*

MYXOMA (atrial). Myxome de l'oreillette.

MYXOMA (fibrosum). Fibromyxome, *s.m.*

MYXOMA (giant mammary). Cystosarcome phyllode, maladie de Brodie.

MYXOMA (intracanalicular). Cystosarcome phyllode, maladie de Brodie.

MYXOMA LIPOMATODES. Lipomyxome, *s.m.*

MYXOMA SARCOMATOSUM. Myxosarcome, *s.m.*

MYXOMATOSIS, *s.* 1° Myxomatose, *f.* – 2° Multiples myxomes.

MYXOMATOSIS CUNICULI, MYXOMATOSIS (infectious). Myxomatose infectieuse du lapin.

MYXONEUROSIS (colic or intestinal). Entérocolite mucomembraneuse. → *enteritis (mucous or mucomembranous).*

MYXORRHOEA, *s.* Myxorrhée, *f.* ; mucorrhée, *f.*

MYXORRHOEA INTESTINALIS. Entéro-myxorrhée, *s.f.*

MYXOSARCOMA, *s.* Myxosarcome, *m.*

MYXOSARCOMA OF THE BREAST. Cystosarcome phyllode, maladie de Brodie.

MYXOVIRUS, *s. Myxovirus, m.*

MYXOVIRUS PAROTIDIS. *Myxovirus parotidis,* virus ourlien.

N

N. 1° Symbole chimique de l'azote, *m.* – 2° Symbole de Newton.

N BLOOD GROUP SYSTEM. Groupe sanguin N.

N. Symbole de nano.

Na. Symbole chimique du sodium.

NABOTHIAN CYSTS or **OVULES.** Œufs de Naboth.

NADI-REACTION. Nadi-réaction, *f.*

NADPH OXIDASE, *s.* NADPH oxydase, *f.*

NAEGELI'S LEUKAEMIA or **TYPE OF MONOCYTIC LEUKAEMIA.** Leucémie myélomonocytaire.

NAEGELI'S SYNDROME. Syndrome de Nægeli. → *dermatosis (reticular pigmented).*

NAEGLERIA, *s. Nægleria, f.*

NAEVI EPITHELIOMATOSI CYSTICI. Adénomes sébacés symétriques de la face. → *adenoma sebaceum.*

NAEVOCARCINOMA, *s.* Nævocancer, *m.* ; nævocarcinome, *m.* ; mélanome malin, mélanoblastome, *m.* ; mélanocytome, *m.* ; cancer mélanique, carcinome mélanique, épithélioma mélanique.

NAEVOMELANOMA, *s.* Naevocarcinome, *m.* → *naevocarcinoma.*

NAEVOXANTHO-ENDOTHELIOMA, *s.* Nævoxanto-endothéliome, *m.* ; mastocyto-xantome, *m.* ; nævo-endothélio-xanthome, *m.* ; xanthogranulomatose juvénile, xanthogranulome juvénile, nævoxanthome de Mac Donagh, lipogranulome juvénile.

NAEVUS, *s. ; pl.* nevi. Nævus, *m. ; pl.* nævus. V. *nevus.*

NAEVUS (acanthotic). Nævus mélanique tubéreux. → *naevus verrucosus.*

NAEVUS ACNEIFORMIS UNILATERALIS. Nævus à comédons.

NAEVUS AMELANOCYTIC. Nævus achromique.

NAEVUS ANGIECTODES. Nævus vasculaire.

NAEVUS ANGIOMATODES. Angiome diffus sous-cutané.

NAEVUS ARACHNOIDEUS. Angiome stellaire.

NAEVUS ARANEUS or **ARANEOSUS.** Angiome stellaire, angiome aranéen, nævus stellaire, nævus télangiectasique, nævus araneus.

NAEVUS (arterial). Angiome stellaire.

NAEVUS (basal cell) SYNDROME. Syndrome de Gorlin. → *Gorlin's syndrome.*

NAEVUS (bathing trunk). Nævus « en caleçon de bain » (nævus nævocellulaire géant, pileux et très pigmenté).

NAEVUS (Becker's). Nævus de Becker, nævus epidermique pigmentaire pileux.

NAEVUS (blue). Nævus bleu de Max Tièche, chromatophorome, mélanofibrome, *m.*

NAEVUS (blue rubber-bleb). Hémangiomes érectiles disséminés sur la peau et la muqueuse digestive.

NAEVUS (capillary). Angiome plan. → *naevus flammeus.*

NAEVUS CAVERNOSUS. Angiome caverneux. → *angioma (cavernous).*

NAEVUS (cellular). Nævus nævocellulaire.

NAEVUS (cellular blue). Nævus bleu cellulaire.

NAEVUS (cobblestone). Peau de chagrin.

NAEVUS COMEDONICUS, NAEVUS (comedo). Nævus comédonien ou à comédons.

NAEVUS COMPOUND. Nævus mixte.

NAEVUS (connective tissue). Nævus conjonctif.

NAEVUS CORNEUM. Hystricisme, *s.m.* ; ichthyosis hystrix.

NAEVUS (cutaneous). Nævus, *s.m.*

NAEVUS ELASTICUS. Nævus elasticus.

NAEVUS ELASTICUS OF LEWANDOWSKI. Nævus elasticus prémammaire de Lewandowski.

NAEVUS (epidermal or **epithelial).** Nævus épidermique.

NAEVUS EPITHELIOMATO-CYLINDROMATOSUS. Cylindrome, *s.m.* → *cylindroma.*

NAEVUS (fatty). Nævus graisseux.

NAEVUS FIBROSUS. Verrue molle fibreuse.

NAEVUS FLAMMEUS. Angiome plan, angiome simple cutané, nævus flammeus, tache de vin, envie, *s.f.*

NAEVUS FOLLICULARIS. Nævus à comédons.

NAEVUS FOLLICULARIS KERATOSUS. Nævus à comédons.

NAEVUS FUSCOCERULEUS ACROMIODELTOIDEUS. Nævus d'Ito. → *naevus of Ito.*

NAEVUS FUSCOCERULEUS OPHTHALMOMAXILLARIS. Nævus d'Ota. → *naevus of Ota.*

NAEVUS (hairy). Nævus pileux.

NAEVUS (halo). Nævus à halo, maladie de Sutton.

NAEVUS (hard). Nævus mélanique tubéreux. → *naevus verrucosus.*

NAEVUS (intradermal). Nævus intradermique.

NAEVUS OF ITO. Nævus fuscocæruleus acromiodeltoideus, nævus de Ito.

NAEVUS (Jadassohn's). Nævus sébacé congénital.

NAEVUS OF JADASSOHN (sebaceous). Nævus sébacé congénital.

NAEVUS (Jadassohn-Tièche). Nævus bleu de Max-Tièche.

NAEVUS (junction or junctional). Nævus de jonction.

NAEVUS (keratotic). Nævus mélanique tubéreux. → *naevus verrucosus.*

NAEVUS (linear verrucosus epidermal). Nævus épidermique verruqueux linéaire.

NAEVUS LIPOMATOSUS. Nævus graisseux.

NAEVUS LYMPHANGIECTODES, NAEVUS LYMPHATICUS, LYMPHATIC NAEVUS. Hémolymphangiome, *s.m.*

NAEVUS MATERNUS. Nævus, *s.m.*

NAEVUS (melanocytic). Nævus pigmentaire, mélanome bénin.

NAEVUS MOLLUSCIFORMIS. Molluscum, *s.m.*

NAEVUS MORUS. Nævus muriforme.

NAEVUS MULTIPLEX. Nævus sébacé de Jadassohn.

NAEVUS (naevocytic). Nævus nævocellulaire.

NAEVUS NERVOSUS. Nævus épidermique verruqueux linéaire.

NAEVUS (naevus-cell). Nævus nævocellulaire.

NAEVUS (non pigmented). Nævus achromique.

NAEVUS OSTEOHYPERTROPHICUS, NAEVUS (osteo-hypertrophic varicose) SYNDROME. Syndrome de Klippel-Trenaunay. → *Klippel-Trenaunay syndrome.*

NAEVUS OF OTA, OTA'S NAEVUS. Nævus fuscocæruleus ophthalmo-maxillaris, nævus ou syndrome d'Ota.

NAEVUS PAPILLARIS, NAEVUS PAPILLOMATOSUS. Nævus adénomateux pigmentaire.

NAEVUS (paving-stone). Peau de chagrin.

NAEVUS (pigmented hairy epidermal). Nævus de Becker. → *naevus (Becker's).*

NAEVUS PIGMENTOSUS, NAEVUS (pigmented). Nævus pigmentaire. → *naevus (melanocytic).*

NAEVUS (pilose). Nævus pileux. → *naevus (hairy)*

NAEVUS (pilosus). Nævus pileux. → *naevus (hairy)*

NAEVUS (port-wine). Angiome plan. → *naevus flammeus.*

NAEVUS SANGUINEUS. Angiome tubéreux. → *haemangioma congenitale.*

NAEVUS SEBACEUS or NAEVUS (sebaceous) or NAEVUS (sebaceous) OF JADASSOHN. Nævus sébacé de Jadassohn.

NAEVUS (spider). Angiome stellaire. → *naevus draneosus.*

NAEVUS SPILUS. Tache hépatique, nævus spilus.

NAEVUS SPILUS TARDUS. Nævus de Becker. → *naevus (Becker's).*

NAEVUS (spindle cell). Mélanome juvénile de Sophie Spitz.

NAEVUS (Spitz's). Mélanome juvénile de Sophie Spitz.

NAEVUS SPONGIOSUS ALBUS MUCOSAE. Nævus spongieux d'origine familiale, développé sur une muqueuse.

NAEVUS (stellar). Angiome stellaire. → *naevus araneosus.*

NAEVUS (strawberry). Angiome tubéreux. → *haemangioma congenitale.*

NAEVUS (Sutton's). Nævus de Sutton.

NAEVUS SYRINGOCYSTADENOMATOSUS PAPILLIFERUS. Hidradénome verruqueux fistulo-végétant, syringo-cystadénome papillifère.

NAEVUS TRICHOEPITHELIOMATOSUS, NAEVUS TRICHOEPITHELIOMATOSUS ADENOIDES CYSTICUM. Adénomes sébacés symétriques de la face. → *adenoma sebaceum.*

NAEVUS UNIUS LATERALIS. Nævus papillomateux développé en demi-ceinture sur le trajet d'un nerf.

NAEVUS (Unna's). Angiome plan. → *naevus flammeus.*

NAEVUS VARICOSUS OSTEOHYPERTROPHICUS. Syndrome de Klippel-Trenaunay. → *Klippel-Trenaunay syndrome.*

NAEVUS (vascular), NAEVUS VASCULARIS, N. VASCULOSUS (pilose). Nævus vasculaire.

NAEVUS VASCULARIS FUNGOSUS. Angiome caverneux. → *angioma (cavernous).*

NAEVUS (venous). Nævus veineux.

NAEVUS VERRUCOSUS, NAEVUS (verrucous). Nævus mélanique tubéreux, nævus verruqueux pigmenté, verrue molle pigmentée.

NAEVUS VINOSUS. Angiome plan. → *naevus flammeus.*

NAEVUS (white sponge). Nævus spongieux développé sur une muqueuse.

NAEVUS (zosteriforme). Pseudoxanthome élastique.

NAFFZIGER'S SYNDROME. Syndrome de Naffziger. → *scalenus anticus or anterior syndrome.*

NAGANA, *s.* ; Maladie de la tsé-tsé.

NÄGELE'S PELVIS. Bassin oblique ovalaire. → *pelvis (Nägele's).*

NAGER'S DYSOSTOSIS. Dysostose acrofaciale de Nager et de Reynier.

NAGER'S SYNDROME. Dysostose acrofaciale de Nager et Reynier.

NAIL, *s.* 1° Ongle, *m.* – 2° Clou, *m.*

NAIL (brittle). Ongle cassant, ongle friable.

NAIL (double-edge). Ongle plat limité latéralement par deux profonds sillons.

NAIL (eggshell). Ongle en coquille d'œuf, mince et bombé.

NAIL (fracture) (surgery of bones). Clou, *s.m.*

NAIL (hippocratic). Ongle en verre de montre, ongle hippocratique.

NAIL (ingrown, ingrowing or **ingrowing toe-).** Ongle incarné, onyxis latérale.

NAIL (Küntscher's). Clou de Küntscher.

NAIL (parrot beak). Ongle crochu, en bec de perroquet.

NAIL (pitted). Ongle piqueté.

NAIL (racket). Ongle (du pouce) plus large que long.

NAIL (ready). Ongle cannelé.

NAIL (Smith-Petersen). Clou de Smith-Petersen.

NAIL (spoon). Koïlonychie, *s.f.*

NAIL (Steinmann's). Broche de Steinmann.

NAIL (turtle-back). Onychogrypose, *s.f.*

NAIL (watch-crystal). Ongle en verre de montre.

NAIL-PATELLA SYNDROME. Ostéo-onychodysplasie. → *osteoonychodysplasia.*

NAIROVIRUS, *s. Nairovirus, m.*

NAIVE, *adj.* Naïf, ïve.

NALORPHINE, *s.* Nalorphine, *f.*

NAME SYNDROME. Syndrome NAME.

NANISM, *s.* Nanisme, *m.*

NANISM (Paltauf's). Infantilisme type Lorain. → *infantilism (hypophyseal).*

NANOCEPHALIA, NANOCEPHALY, *s.* Nanocéphalie, *f.*

NANOGRAM, *s.* Nanogramme, *m.* ; ng.

NANOMELIA, *s.* Nanomélie, *f.*

NANOMETER, *s.* Nanomètre, *m.* ; nm.

NANOSOMA, NANOSOMIA, *s.* Nanisme, *m.*

NANUKAYAMI, *s.* Fièvre des sept jours.

NARCISSISM, *s.* Narcissisme, *m.* ; syndrome narcissique.

NARCOANALYSIS, *s.* Narco-analyse, *f.* ; narco-psychanalyse, *f.*

NARCOLEPSY, *s.* Narcolepsie, *f.*

NARCOMANIA, *s.* Narcomanie, *f.*

NARCOSIS, *s.* Narcose, *f.*

NARCOSIS (basal or **basis).** Anesthésie de base.

NARCOSIS (CO_2). Carbonarcose, *s.f.*

NARCOSIS (insufflation). Baronarcose, *s.f.*

NARCOSIS (intravenous). Phlébonarcose, *s.f.*

NARCOSIS (medullary). Anesthésie de la moelle épinière.

NARCOSYNTHESIS, *s.* Narcosynthèse, *f.*

NARCOTHERAPY, *s.* Narcothérapie, *f.*

NARCOTIC, *adj.* et *s.* Stupéfiant, *m.* ; narcotique, *m.* ; drogue, *m.*

NARCOTICISM, *s.* Narcotisme, *m.*

NARCOTISM, *s.* 1° Narcotisme, *m.* – 2° Narcose, *f.* – 3° Penchant à l'usage abusif des narcotiques.

NARROWING, *s.* Sténose, *f.* ; rétrécissement.

NARULA'S TEST. Test de Narula.

NASAL INDEX. Indice nasal.

NASION, *s.* Point nasal, nasion, *m.*

NASONNEMENT, *s.* Nasonnement, *m.*

NASOPHARYNGEAL, *adj.* Nasopharyngé, ée.

NASOPHARYNX, *s.* Nasopharynx, *m.*

NASSE'S LAW. Loi de Grandidier.

NATAL SORE. Bouton d'Orient. → *sore (oriental).*

NATALITY, *s.* Natalité, *f.*

NATIMORTALITY, *s.* Mortinatalité, *f.*

NATRAEMIA, *s.* Natrémie, *f.*

NATRIURESIS, *s.* Natrurie, *f.* ; natriurie, *f.* ; natriurèse, *f.*

NATRIURETIC, *adj.* Natriurétique.

NATRURESIS, *s.* Natriurèse, *f.*

NATRURETIC, *adj.* Natriurétique.

NATROPENIA, *s.* Natropénie, *f.*

NATUROPATHY, *s.* Naturisme, *m.*, naturopathie, *f.*

NAUPATHIA, *s.* Naupathie, *f.* ; mal de mer.

NAUSEA, *s.* Nausée, *f.*

NAUSEA (creatic). Anorexie élective pour la viande.

NAUSEA (epidemic). Vertige épidémique.

NAUSEA GRAVIDARUM. Nausée gravidique.

NAUSEA MARINA or **NAVALIS.** Naupathie, *f.* ; mal de mer.

NAUSEOUS, *adj.* Nauséeux, euse.

NAVEL (blue). Signe de Cullen.

NAVICULAR, *adj.* Naviculaire.

NAXOS DISEASE. Maladie de Naxos.

NEAR-SIGHT, *s.* Myopie, *f.*

NEARSIGHTED, *adj.* Myope.

NEARTHROSIS, *s.* Néarthrose, *f.*

NEBULA, *s.* Néphélion, *m.*

NEBULIZATION, *s.* Nébulisation, *f.*

NECATOR AMERICANUS. *Necator americanus.*

NECATORIASIS, *s.* Nécatorose, *f.*

NECK, *s.* Col, *m.* ; cou, *m.*

NECK (buffalo). Forte et large saillie de la nuque dans la maladie ou le syndrome de Cushing.

NECK (bull). Cou proconsulaire.

NECK (Derbyshire). Goître parenchymateux.

NECK (limber). Botulisme, *s.m.*

NECK (Nithsdale). Goître parenchymateux.

NECK (ricked). Luxation des vertèbres cervicales chez les sportifs.

NECK SIGN. Signe de la nuque.

NECK (webbed). Pterygium colli.

NECK (wry). Torticolis, *s.m.*

NECROBIOSIS, *s.* Nécrobiose, *f.*

NECROBIOSIS LIPOIDICA DIABETICORUM. Dermatite atrophiante lipoïdique. → *dermatitis atrophicans lipoides diabetica.*

NECROBIOTIC, *adj.* Nécrobiotique.

NECROCYTOTOXIN, *s.* Nécrocytotoxine, *f.*

NECROLYSIS (toxic epidermal). Érythrodermie bulleuse avec épidermolyse, maladie ou syndrome de Lyell, nécrolyse épidermique aiguë ou toxique, nécroépidermolyse aiguë, épidermolyse nécrosante suraiguë, nécrose toxique de l'épiderme.

NECROPHAGIA, *s.* Nécrophagie, *f.* ; ptomaphagie, *f.*

NECROPHILIA, NECROPHILISM, NECROPHILY, *s.* Nécrophilie, *f.* ; vampirisme, *m.*

NECROPHOBIA, *s.* Nécrophobie, *f.*

NECROPSY, *s.* Nécropsie, *f.* ; autopsie, *f.*

NECROSCOPY, *s.* Nécropsie, *f.* ; autopsie, *f.*

NECROSIS, *s.* Nécrose, *f.*

NECROSIS (acute hepatic). Atrophie jaune aiguë du foie.

NECROSIS (acute tubular). Néphrite épithéliale dégénérative, néphrite aiguë épithéliale, néphrite tubulaire ou tubulo-interstitielle aiguë, néphropathie tubulo-interstitielle aiguë, néphropathie tubulo-interstitielle aiguë, néphropathie tubulaire aiguë ou anurique, néphrose aiguë, tubulonéphrite aiguë, tubulopathie aiguë, nécrose tubulaire aiguë, rein de choc.

NECROSIS (Balser's fatty necrosis). Pancréatite aiguë hémorragique.

NECROSIS OF THE CAPITELLUM HUMERI (epiphyseal). Nécrose aseptique du condyle de l'humérus. → *Panner's disease.*

NECROSIS (caseous or cheesy). Caséification, *s.f.*

NECROSIS (coagulation). Nécrose de coagulation, dégénérescence vitreuse ou fibrinoïde.

NECROSIS (colliquative). Dégénérescence aqueuse. → *colliquation.*

NECROSIS (decubital). Escarre de décubitus.

NECROSIS (disseminated focal fat). Stéatonécrose disséminée.

NECROSIS (dry). Gangrène sèche.

NECROSIS (embolic). Nécrose d'un infarctus postembolique.

NECROSIS (epiphyseal aseptic or ischaemic). Ostéochondrite, *f.* → *osteochondritis.*

NECROSIS (Erdheim's cystic medial). Dissection aortique. → *dissection (aortic).*

NECROSIS (fat or fatty). 1° Nécrose disséminée du tissu adipeux. – 2° Stéatonécrose, *s.f.*

NECROSIS (hyaline). Dégénérescence zenkérienne.

NECROSIS (ischaemic). Nécrose ischémique.

NECROSIS (liquefaction or liquefactive). Dégénérescence aqueuse. → *colliquation.*

NECROSIS (medial). Médianécrose, *s.f.*

NECROSIS (medial) OF THE AORTA. Dissection aortique.

NECROSIS (moist). Gangrène humide.

NECROSIS (mummification). Gangrène sèche.

NECROSIS (Paget's quiet). Ostéochondrite disséquante.

NECROSIS (papillary). Nécrose papillaire rénale.

NECROSIS (phosphorous). Nécrose phosphorée.

NECROSIS (postpartum pituitary). Syndrome de Sheehan.

NECROSIS (pressure). Escarre de décubitus.

NECROSIS PROGREDIENS. Nécrose extensive phagédénique.

NECROSIS (progressive emphysematous). Gangrène gazeuse.

NECROSIS (radiation). Radionécrose, *s.f.*

NECROSIS (radium). Nécrose due au radium.

NECROSIS (renal cortical). Névrose corticale bilatérale des reins.

NECROSIS (renal medullary). Nécrose papillaire rénale. → *necrosis (renal papillary).*

NECROSIS (renal papillary). Nécrose papillaire rénale, nécrose médullaire rénale.

NECROSIS (septic). Gangrène humide.

NECROSIS (subacute hepatic). Cirrhose post-nécrotique. → *cirrhosis (post-necrotic).*

NECROSIS (subcutaneous fat n. of the newborn). Adiponécrose multinodulaire disséminée aiguë non récidivante chez l'enfant.

NECROSIS (unilateral intrauterine facial). Dysostose otomandibulaire. → *dysostosis (otomandibular).*

NECROSIS USTILAGINEA. Gangrène due à l'ergot du seigle, ergotisme gangréneux.

NECROSIS (Zenker's). Dégénérescence zenkérienne. → *Zenker's degeneration.*

NECROSPERMIA, *s.* Nécrospermie, *f.*

NECROTACTISM, *s.* Nécrotactisme, *m.*

NECROTIC, *adj.* Nécrotique.

NECROTIZING, *adj.* Nécrosant, ante.

NEER'S TEST. Test de Neer.

NEGATIVISM, *s.* Négativisme, *m.*

NEGATOSCOPE, *s.* Négatoscope, *m.*

NEGATRON, *s.* Négaton, *m.*

NEGLECT SYNDROME. Syndrome de négligence.

NEGRI'S BODY. Corps de Negri.

NEGRI'S (Silvio) or NEGRI-JACOB SYNDROME. Syndrome du carrefour pétro-sphénoïdal.

NEGRO'S SIGN. 1° Signe de Negro. – 2° Phénomène de la roue dentée.

NEILL-DINGWALL SYNDROME. Syndrome de Neill-Dingwall.

NEISSER-WECHSBERG PHENOMENON. Déviation du complément.

NEISSERIA, *s. Neisseria, f.*

NEISSERIA GONORRHOEAE. *Neisseria gonorrhoeæ*, gonocoque, *Micrococcus gonorrhoeæ.*

NEISSERIA MENINGITIDIS. *Neisseria meningitidis*, méningocoque, *m.; Diplococcus intracellularis meningitidis.*

NEISSERIAL, *adj.* Neisserien, enne.

NÉLATON'S CATHETER. Sonde de Nélaton.

NÉLATON'S DISLOCATION. Luxation de la cheville avec ascension de l'astragale entre le tibia et le péroné.

NÉLATON'S LINE. Ligne de Nélaton ou de Nélaton-Roser.

NÉLATON'S MANEUVER. Manœuvre de Nélaton.

NÉLATON'S TUMOUR. Tumeur de Nélaton.

NELAVANE, *s.* Maladie du sommeil. → *trypanosomiasis (Africain).*

NELSON'S SYNDROME. Syndrome de Nelson.

NELSON'S TEST. Test de Nelson. → *Treponema pallidum immobilization test.*

NEM. MEN.

NEMATHELMINTH, *s.* Némathelminthe, *m.*

NEMATODE, *s.* Nématode, *m.*

NEMATOID, *adj.* Nématoïde.

NEOCEREBELLUM, *s.* Néocérébellum, *f.*

NEOCORTEX, *s.* Néocortex, *m.*

NEOCYTOPHERESIS, *s.* Néocytophérèse, *f.*

NECYTOSIS, *s.* Néocytémie, *f.*

NEODARWINISM, *s.* Néodarwinisme, *f.*

NEOFORMATION, *s.* Néoformation, *f.*

NEOGENESIS, *s.* Néogenèse, *f.*

NEOGLYCOGENESIS, *s.* Néoglycogenèse, *f.*

NEO-HIPPOCRATISM, *s.* Néo-hippocratisme, *m.*

NEOMEMBRANE, *s.* Néomembrane, *f.*

NEOMYCIN, *s.* Néomycine, *f.*

NEONATAL PERIOD. Période néonatale.

NEONATOLOGY, *s.* Néonatologie, *f.* ; néonatalogie, *f.*

NEONATOMETER, *s.* Néonatomètre, *m.*

NEOPALLIUM, *s.* Néopallium, *m.*

NEOPLASIA, *s.* Néoplasie, *f.* ; processus néoplasique.

NEOPLASIA (multiple endocrine). Néoplasie endocrinienne multiple.

NEOPLASM, *s.* Néoplasme, *m.*

NEOPLASM (inflammatory fungoid). Mycosis fongoïde. → *mycosis fungoides.*

NEOPLASTIC, *adj.* Néoplasique.

NEOPLASTY, *s.* Néoplastie, *f.*

NEOSENSIBILITY, *s.* Néosensibilité, *f.*

NEOSTIGMINE, *s.* Néostigmine, *f.*

NEOSTOMY, *s.* Néostomie, *f.*

NEOSTRIATAL SYNDROME OF HUNT. Syndrome strié.

NEOTENY, *s.* Refus d'accepter le passage à l'état adulte.

NEPENTHE, NEPENTHES, *s.* Népenthès, *m.*

NEPHELOMETER, *s.* Néphélémètre, *m.*

NEPHELOMETRY, *s.* Néphélémétrie, *f.*

NEPHRALGIA, *s.* Néphralgia, *f.*

NEPHRECTASIA, NEPHRECTASIS, NEPHRECTASYS, *s.* Néphrectasie, *f.* ; dilatation rénale.

NEPHRECTOMY, *s.* Néphrectomie, *f.*

NEPHRIA, *s.* Néphrite, *f.*

NEPHRIC, NEPHRITIC, *adj.* Néphrétique.

NEPHRITIS, *s.* Néphrite, *f.*

NEPHRITIS (acute). Néphrite aiguë.

NEPHRITIS (acute allergic interstitial). Néphropathie interstitielle aiguë immuno-allergique.

NEPHRITIS (acute tubulointerstitial). Nécrose aiguë tubulaire du rein.

NEPHRITIS (albuminous). Néphrite albuminurique.

NEPHRITIS (arteriosclerotic). Néphro-angiosclérose.

NEPHRITIS (azotaemic). Néphrite azotémique.

NEPHRITIS (bacterial). Néphrite infectieuse.

NEPHRITIS (Balkan). Néphropathie endémique balkanique.

NEPHRITIS (capsular). Néphrite avec atteinte élective des capsules de Bowman.

NEPHRITIS (caseosa). Tuberculose rénale caséeuse.

NEPHRITIS (cheesy). Tuberculose rénale caséeuse.

NEPHRITIS (chloro-azotaemic). Néphrite avec rétention azotée et chlorurée sèche.

NEPHRITIS (chronic). Néphrite chronique.

NEPHRITIS (chronic diffuse). Néphrite chronique interstitielle.

NEPHRITIS (chronic parenchymatous). Néphrite parenchymateuse mixte à évolution lente.

NEPHRITIS (chronic suppurative). Tuberculose rénale caséeuse.

NEPHRITIS (chronic tubular). Néphropathie tubulaire chronique.

NEPHRITIS (congenital hereditary) WITH NERVE DEAFNESS. Syndrome d'Alport. → *Alport's syndrome.*

NEPHRITIS (degenerative). Néphrose, *s.f.*

NEPHRITIS (desquamative). Nécrose aiguë tubulaire du rein.

NEPHRITIS (diffuse). Néphrite diffuse.

NEPHRITIS DOLOROSA. Périnéphrite scléreuse.

NEPHRITIS (dropsical). Néphrite œdémateuse.

NEPHRITIS (exudative). Néphrite avec exsudation du sérum sanguin.

NEPHRITIS (familial haematuric). Syndrome d'Alport. → *Alport's syndrome.*

NEPHRITIS (fibrolipomatous). Périnéphrite fibrolipomateuse.

NEPHRITIS (fibrous). Néphrite scléreuse.

NEPHRITIS (focal). Inflammation rénale à foyers disséminés.

NEPHRITIS (glomerular). Glomérulonéphrite, *s.f.*

NEPHRITIS GRAVIDARUM. Néphrite gravidique.

NEPHRITIS (haemorrhagic). Néphrite hémorragique.

NEPHRITIS (hereditary) WITH DEAFNESS. Syndrome d'Alport. → *Alport's syndrome.*

NEPHRITIS (hereditary familial congenital haemorrhagic). Syndrome d'Alport. → *Alport's syndrome.*

NEPHRITIS (hydraemic or hydropigenous). Néphrite œdémateuse.

NEPHRITIS (hypogenetic). Miopragie rénale.

NEPHRITIS (idiopathic). Néphrite idiopathique.

NEPHRITIS (immune complex). Glomérulonéphrite membraneuse.

NEPHRITIS (indurative). Néphrite chronique interstitielle.

NEPHRITIS (interstitial). Néphrite interstitielle.

NEPHRITIS (Lancereaux's). Néphrite interstitielle rhumatismale.

NEPHRITIS (lipomatous). Lipomatose rénale.

NEPHRITIS (lupus). Néphrite lupique.

NEPHRITIS (Masugi's). Néphrite allergique type Masugi.

NEPHRITIS WITH NERVE DEAFNESS (congenital hereditary). Syndrome d'Alport. → *Alport's syndrome.*

NEPHRITIS (parenchymatous). Néphrite parenchymateuse ou épithéliale.

NEPHRITIS (potassium-losing). Néphrite chronique avec perte de potassium.

NEPHRITIS OF PREGNANCY. Néphrite gravidique.

NEPHRITIS (productive). Néphrite interstitielle aiguë non suppurée.

NEPHRITIS REPENS. Néphrite insidieuse.

NEPHRITIS (salt-losing). Néphrite avec perte de sel.

NEPHRITIS (saturnine). Néphrite saturnine.

NEPHRITIS (scarlatinal). Néphrite de la scarlatine.

NEPHRITIS (serum). Glomérulonéphrite de la maladie du sérum.

NEPHRITIS (subacute). Néphrite parenchymateuse mixte à évolution lente.

NEPHRITIS (suppurative). Abcès du rein.

NEPHRITIS (transfusion). Néphropathie post-transfusionnelle.

NEPHRITIS (trench). Glomérulonéphrite aiguë de guerre.

NEPHRITIS (tubal or tubular). Néphropathie tubulaire, tubolopathie.

NEPHRITIS (tuberculous). Néphrite tuberculeuse.

NEPHRITIS (vascular). Néphroangiosclérose, *s.f.*

NEPHRITIS (war). Glomérulo-néphrite aiguë de guerre.

NEPHROANGIOSCLEROSIS, *s.* Néphro-angiosclérose.

NEPHROBLASTOMA, *s.* Tumeur de Wilms. → *Wilms's tumour.*

NEPHROCALCINOSIS, *s.* Néphrocalcinose.

NEPHROCALCINOSIS WITH HYPERCHLORAEMIC ACIDOSIS. Acidose tubulaire chronique d'Albright. → *acidosis (renal tubular).*

NEPHROCELE, *s.* Néphrocèle, *m.*

NEPHROEDEMA, *s.* Hydronéphrose, *f.*

NEPHROGENOUS, *adj.* Néphrogène.

NEPHROGRAM, *s.* Néphrogramme, *m.* ; rénogramme, *m.*

NEPHROGRAPHY, *s.* Néphrographie, *f.*

NEPHROHYDROSIS, *s.* Hydronéphrose, *f.*

NEPHROLITH, *s.* Néphrolithe, *m.*

NEPHROLITHIASIS, *s.* Lithiase rénale, néphrolithiase, *f.*

NEPHROLITHOTOMY, *s.* Néphrolithotomie, *f.*

NEPHROLOGIST, *s.* Néphrologue, *m. f.* ; néphrologiste, *m.f.*

NEPHROLOGY, *s.* Néphrotoxine, *f.*

NEPHROLYSIS, *s.* Néphrolyse, *f.* ; néphrotomie superficielle.

NEPHROMA, *s.* Tumeur rénale, néphrome, *m.*

NEPHROMA (embryonal). Tumeur de Wilms. → *Wilms's tumour.*

NEPHROMA (mesoblastic). Tumeur de Wilms. → *Wilms's tumour.*

NEPHROMALACIA, *s.* Ramollissement du rein.

NEPHROMEGALY, *s.* Hypertrophie rénale.

NEPHRON, *s.* Néphron, *m.*

NEPHRONOPHTHISIS (familial juvenile). Néphronophtise héréditaire de l'enfant, néphronophtise de Fanconi, néphrophtisie de Fanconi, dégénérescence tubulaire progressive familiale.

NEPHRO-OMENTOPEXY, *s.* Néphro-omentopexie, *m.*

NEPHROPATHIA EPIDEMICA. Néphropathie épidémique.

NEPHROPATHY, *s.* Néphropathie *f.*

NEPHROPATHY (analgesic). Néphropathie des analgésiques, nécrose médullaire rénale due aux analgésiques.

NEPHROPATHY (Balkan). Néphropathie endémique balkanique.

NEPHROPATHY (diabetic). Néphropathie diabétique.

NEPHROPATHY (dropsical). Néphrite œdémateuse, néphrite hydropigène.

NEPHROPATHY (familial hereditary). Syndrome d'Alport. → *Alport's syndrome.*

NEPHROPATHY (haematuric familial). Syndrome d'Alport. → *Alport's syndrome.*

NEPHROPATHY (hereditary) WITH HAEMATURIA. Syndrome d'Alport. → *Alport's disease.*

NEPHROPATHY (hypochloruric). Néphrite avec rétention chlorurée.

NEPHROPATHY (IgA or IgA mesangial or IgA-Ig). Maladie de Berger. → *glomerulonephritis (mesangioproliferative).*

NEPHROPATHY (membranous). Glomérulonéphrite extra-membraneuse.

NEPHROPATHY (nervous). Néphronévrose, *s.f.*

NEPHROPATHY (vasomotor). Nécrose aiguë tubulaire du rein.

NEPHROPEXY, *s.* Néphropexie, *f.*

NEPHROPHTHISIS, *s.* 1° Néphrite suppurée et destructrice. – 2° Tuberculose rénale.

NEPHROPHTHISIS (familial juvenile). Néphronophtise de Fanconi. → *nephronophtisis (familial juvenile).*

NEPHROPTOSIA, NEPHROPTOSIS, *s.* Néphroptose, *f.*

NEPHRORRHAGIA, *s.* Néphrorragie, *f.*

NEPHRORRHAPHY, *s.* Néphrorraphie, *f.*

NEPHROSCLEROSIS, *s.* Néphrosclérose, *f.*

NEPHROSCLEROSIS (arterial). Néphro-angiosclérose, *f.*

NEPHROSCLEROSIS (arteriolar). Néphro-angiosclérose bénigne.

NEPHROSCLEROSIS (benign). Néphro-angiosclérose bénigne.

NEPHROSCLEROSIS (hyaline arteriolar). Néphro-angiosclérose bénigne.

NEPHROSCLEROSIS (hyperplastic arteriolar). Néphro-angiosclérose maligne.

NEPHROSCLEROSIS (intercapillary). Néphro-angiosclérose, *s.f.*

NEPHROSCLEROSIS (malignant). Néphro-angiosclérose maligne.

NEPHROSCLEROSIS (senile). Rein sénile.

NEPHROSIALIDOSE, *s.* Néphrosialidose, *f.*

NEPHROSIS, *s.* Néphrose, *f.*

NEPHROSIS (acute). Nécrose aiguë tubulaire du rein.

NEPHROSIS (amyloid). Rein amyloïde.

NEPHROSIS (bile). Néphrose biliaire.

NEPHROSIS (cholaemic). Néphrose biliaire.

NEPHROSIS (Epstein's). Maladie d'Epstein.

NEPHROSIS (hydropic). Néphropathie osmotique.

NEPHROSIS (hypokaliaemic). Néphropathie osmotique.

NEPHROSIS (hypoxic). Rein de choc.

NEPHROSIS (lipid or lipoid). Néphrose lipoïdique.

NEPHROSIS (lower nephron). Néphrose localisée à la partie distale du tube de Henle.

NEPHROSIS (osmotic). Néphropathie osmotique, néphrose osmotique.

NEPHROSIS (vacuolar). Néphropathie osmotique.

NEPHROSONEPHRITIS, *s.* Néphrose-néphrite, *f.*

NEPHROSONEPHRITIS (haemorrhagic). Fièvre de Corée. → *fever (Korean).*

NEPHROSTOMY, *s.* Néphrostomie, *f.*

NEPHROTIC SYNDROME. Syndrome néphrotique.

NEPHROTOME, *s.* Néphrotome, *m.*

NEPHROTOMOGRAPHY, *s.* Néphrotomographie, *f.*

NEPHROTOMY, *s.* Néphrotomie, *f.*

NEPHROTOXICITY, *s.* Néphrotoxicité, *f.*

NEPHROTOXIN, *s.* Néphrotoxine, *f.*

NEPHROTUBERCULOSIS, *s.* Tuberculose rénale.

NEPHROTYPHOID, *s.* Néphrotyphus, *m.*

NEPHROTYPHUS, *s.* Typhus hématurique.

NEPHRO-URETERECTOMY, *s.* Néphro-urétérectomie, *f.*

NEPIOLOGY, *s.* Nipiologie, *f.*

NERI'S SIGNS. Signes de Néri.

NERI-BARRÉ SYNDROME. Syndrome de Barré-Liéou.

NERVE, *s.* Nerf, *m.*

NERVE (abducens). Nerf abducens, nerf moteur oculaire externe.

NERVE (accessory). Nerf accessoire, nerf spinal.

NERVE (glossopharyngeal). Nerf glossopharyngien.

NERVE (hypoglossal). Nerf hypoglosse, nerf grand hypoglosse.

NERVE (intermediate). Nerf intermédiaire, nerf intermédiaire de Wrisberg.

NERVES (cranial). Nerfs crâniens.

NERVINE, *adj.* Nervin, ine.

NERVOSISM, *s.* Neurasthénie, *f.*

NERVOSITY, *s.* Nervosisme, *m.* ; névrosisme, *m.*

NERVOTABES, *s.* Neurotabès, *m.*

NERVE GROWTH FACTOR, NGF. Facteur de croissance des cellules nerveuses.

NERVOUSNESS, *s.* Nervosisme, *m.*

NESIDIOBLASTOMA, *s.* Insulinome, *m.*

NESIDIOBLASTOSIS, *s.* Nésidioblastose, *f.*

NETHERTON'S SYNDROME. Syndrome de Netherton.

NETTLESHIP'S DISEASE. Urticaire pigmentaire. → *urticaria pigmentosa.*

NETWORK, *s.* Réseau, *m.*

NEUHAUSER'S LIGAMENTUM ARTERIOSUM. Anomalie de Neuhauser.

NEUMANN'S DISEASE or **PEMPHIGUS.** Pemphigus végétant, pemphigus de Neumann.

NEURAGMIA, *s.* Névragmie, *f.*

NEURAL ARCH. Arc neural.

NEURALGIA, *s.* Névralgie, *f.*

NEURALGIA (brachial plexus). Cervico-brachialite, *f.* ; cervico-brachialgie, *f.*

NEURALGIA (cardiac). Douleur précordiale.

NEURALGIA (cervicobrachial). Cervico-brachialgie, *f.*

NEURALGIA (epileptiform trigeminal). Tic douloureux de la face, névralgie épileptiforme.

NEURALGIA (facial). Névralgie faciale. → *neuralgia (trigeminal).*

NEURALGIA FACIALIS VERA. Névralgie géniculée. → *neuralgia (geniculate).*

NEURALGIA (Fothergill's). Névralgie faciale. → *neuralgia (trigeminal or trifacial).*

NEURALGIA (geniculate). Névralgie du ganglion géniculé, névralgie géniculée, névralgie de Ramsay Hunt.

NEURALGIA (glossopharyngeal). Névralgie du glossopharyngien.

NEURALGIA (hallucinatory). Hallucination douloureuse.

NEURALGIA (Harris's migrainous). Céphalée vasculaire de Horton. → *cephalalgia (histamine).*

NEURALGIA (Hunt's). Névralgie géniculée. → *neuralgia (geniculate).*

NEURALGIA (mammary). Mastodynie, *s.f.*

NEURALGIA (mandibular joint). Névralgie temporo-maxillaire.

NEURALGIA (migrainous). Céphalée vasculaire de Horton. → *cephalalgia (histamine).*

NEURALGIA (Morton's). Maladie de Morton. → *Morton's metatarsalgia.*

NEURALGIA (nasocillary). Névralgie du ganglion ciliaire.

NEURALGIA (otic). Névralgie géniculée. → *neuralgia (geniculate).*

NEURALGIA (periodic migrainous). Céphalée vasculaire de Morton. → *cephalalgia (histamine).*

NEURALGIA (postherpetic). Névralgie post-zostérienne.

NEURALGIA (red). Érythromélalgie, maladie de Weir-Mitchell.

NEURALGIA (reminiscent). Impression douloureuse persistant après la fin d'une crise névralgique.

NEURALGIA (sciatic). Sciatique, *s.f.* ; névralgie sciatique.

NEURALGIA (Seeligmueller's). Névralgie auriculo-temporale bilatérale (neurosyphillis).

NEURALGIA (Sluder's). Névralgie du Sluder. → *Sluder's syndrome or neuralgia.*

NEURALGIA (sphenopalatine ganglion or **sphenopalatine).** Névralgie de Sluder. → *Sluder's syndrome or neuralgia.*

NEURALGIA (stump). Névralgie du moignon.

NEURALGIA (tabetic cilliary). Syndrome de Pel. → *Pel's crisis.*

NEURALGIA (trifacial or **trigeminal).** Névralgie faciale ou du trijumeau, maladie de Trousseau ou de Fothergill, prosopalgie, *s.f.*

NEURALGIA (vidian). Syndrome du nerf vidien, syndrome de Vail.

NEURALTHERAPY, *s.* Neuralthérapie, *f.*

NEURALGIC, *adj.* Névralgique.

NEURAMINIDASE, *s.* Neuraminidase, *f.*

NEURAPRAXIA, *s.* Neurapraxie, *f.*

NEURASTHENIA, *s.* Neurasthénie, *f.* ; maladie de Beard, épuisement nerveux, névropathie, *f.*

NEURASTHENIA (adrenal). Neurasthénie d'origine surrénale.

NEURASTHENIA (angioparalytic or **angiopathic).** Neurasthénie avec perception constante des pulsations.

NEURASTHENIA (cardiac). Asthénie neuro-circulatoire. → *asthenia (neurocirculatory).*

NEURASTHENIA (cardiovascular). Phrénocardie, *s.f.*

NEURASTHENIA (cerebral). Neurasthénie cérébrale.

NEURASTHENIA CORDIS. Instabilité cardio-vasculaire des neurasthéniques.

NEURASTHENIA (gastric). Neurasthénie à forme gastrique.

NEURASTHENIA (obsessive). Psychasthénie, *s.f.*

NEURASTHENIA PRAECOX. Neurasthénie juvénile.

NEURASTHENIA (professional). Névrose professionnelle. → *neurosis (occupation).*

NEURASTHENIA (pulsating). Neurasthénie avec perception constante des pulsations.

NEURASTHENIA (sexual). Neurasthénie sexuelle.

NEURASTHENIA (spinal). Neurasthénie spinale.

NEURASTHENIA (traumatic). Syndrome subjectif des blessés du crâne, syndrome postcommotionnel, syndrome subjectif postcommotionnel, syndrome subjectif des traumatisés du crâne.

NEURASTHENIAC, *s.* Neurasthénique, *m., f.*

NEURASTHENIC, *adj.* Neurasthénique.

NEURATAXIA, NEURATAXY, *s.* Neurasthénie, *f.*

NEURAXIS, *s.* 1° Névraxe, *m.* – 2° Axone, *m.*

NEURAXITIS, *s.* Névraxite, *f.*

NEURAXON, *s.* Axone, *m.*

NEURECTASIA, NEURECTASIS, NEURECTASY, *s.* Élongation des nerfs.

NEURECTOMY, *s.* Neurectomie, *f.* ; névrectomie, *f.*

NEURILEMMA, *s.* Neurilemme, neurolemme, *m.*

NEURILEMOMA, *s.* Neurinome, *m.* ; gliome périphérique, neurilemmome, *m.* ; lemmome, *m.* ; lemmoblastome, *m.* ; schwannome, *m.* ; schwannogliome, *m.* ; chitoneurome, *m.*

NEURILEMMOMA, *s.* Neurinome, *m.* → *neurilemoma.*

NEURINOMA, NEURINOMATOSIS, *s.* Neurinome, *m.* → *neurilemoma.*

NEURINOMA (acoustic). Neurinome de l'acoustique.

NEURITE, *s.* Axone, *m.*

NEURITIC, *adj.* Névritique.

NEURITIS, *s.* Névrite, *f.*

NEURITIS (adventitial). Inflammation de la gaine du nerf.

NEURITIS (alcoholic). Névrite alcoolique.

NEURITIS (ascending). Névrite progressant vers le cerveau et la moelle.

NEURITIS (axial). Névrite atteignant le cylindraxe et la myéline.

NEURITIS (central). Névrite atteignant le cylindraxe et la myéline.

NEURITIS (degenerative). Névrite dégénérative.

NEURITIS (descending). Névrite centrifuge.

NEURITIS (dietetic). Béribéri, *s.m.*

NEURITIS (diphtheric). Polynévrite diphtérique.

NEURITIS (disseminated). Multinévrite, *s.f.* ; névrites multiples.

NEURITIS (Eichhorst's). Inflammation de la gaine des nerfs et du tissu interstitiel musculaire.

NEURITIS (endemic multiple). Béribéri, *s.m.*

NEURITIS (facial). Paralysie faciale périphérique.

NEURITIS (fallopian). Névrite du facial lésé dans le canal de Fallope.

NEURITIS FASCIANS. Inflammation de la gaine des nerfs et du tissu interstitiel musculaire.

NEURITIS (Gombault's). Maladie de Dejerine-Sottas. → *Dejerine-Sottas disease, syndrome, neuropathy or type of atrophy.*

NEURITIS (interstitial). Névrite interstitielle.

NEURITIS (interstitial hypertrophic). Névrite hypertrophique primitive. → *neuropathy (progressive hypertrophic interstitial).*

NEURITIS (intraocular). Névrite optique intrarétinienne.

NEURITIS (lead). Névrite saturnine.

NEURITIS (leprous). Névrite lépreuse.

NEURITIS (Leyden's). Névrite lipomateuse.

NEURITIS (lipomatous). Névrite lipomateuse.

NEURITIS (malarial). Névrite paludéenne.

NEURITIS (multiple). Polynévrite, *s.f.*

NEURITIS (multiple peripheral). Polynévrite, *s.f.*

NEURITIS MULTIPLEX ENDEMICA. Béribéri, *s.m.*

NEURITIS (optic). Névrite optique.

NEURITIS (orbital optic). Névrite optique rétrobulbaire.

NEURITIS (parenchymatous). Névrite atteignant le cylindraxe et la myéline.

NEURITIS (periaxial). Névrite segmentaire périaxiale. → *neuropathy (segmental-demyelination).*

NEURITIS (peripheral). Névrite des terminaisons nerveuses.

NEURITIS (porphyric). Névrite porphyrique.

NEURITIS (postocular). Névrite optique rétrobulbaire.

NEURITIS (pressure). Neuropathie par compression.

NEURITIS (radicular). Radiculite, *s.f.*

NEURITIS (retrobulbar optic). Névrite optique rétrobulbaire.

NEURITIS SATURNINA. Névrite saturnine.

NEURITIS (sciatic). Névrite sciatique.

NEURITIS (segmental or **segmentary).** Névrite segmentaire.

NEURITIS (segmental-demyelination). Névrite segmentaire périaxile. → *neuropathy (segmental-demyelination).*

NEURITIS (shoulder-girdle). Syndrome de Parsonage-Turner. → *Parsonage-Turner syndrome.*

NEURITIS (sympathetic). Névrite s'étendant au côté opposé, bien que les centres nerveux restent indemnes.

NEURITIS (toxic). Névrite toxique.

NEURITIS (traumatic). Névrite traumatique.

NEUROANAEMIC SYNDROME. Syndrome neuro-anémique.

NEUROAPUDOMATOSIS, *s.* Neuroapudomatose, *f.*

NEUROARTHRITISM, *s.* Neuro-arthritisme, *m.*

NEUROASTROCYTOMA, *s.* Ganglioneurome, *m.* → *ganglioneuroma.*

NEUROBIOLOGY, *s.* Neurobiologie, *f.*

NEUROBLAST, *s.* Neuroblaste, *m.*

NEUROBLASTOMA, *s.* Neuroblastoma, *m.* ; sympathome embryonnaire.

NEUROBRUCELLOSIS, *s.* Neurobrucellose, *f.*

NEUROCEPTOR, *s.* Neurorécepteur, *m.*

NEUROCHEMISTRY, *s.* Neurochimie, *f.*

NEUROCRANIUM, *s.* Neurocrâne, *m.*

NEUROCRINIA, *s.* Neurocrinie, *f.*

NEUROCRISTOPATHY, *s.* Neurocristopathie, *f.*

NEUROCUTANEOUS SYNDROME. Syndrome neurocutané.

NEUROCYTOMA, *s.* Neuro-épithéliome, *m.* ; médullo-épithéliome, *m.*

NEURODERMATITIS, *s.* Névrodermite, *f.* ; lichénification circonscrite.

NEURODERMATITIS (chronic circumscribed). Névrodermite chronique circonscrite. → *lichen planus circumscriptus.*

NEURODERMATITIS CIRCUMSCRIPTA. Névrodermite chronique circonscrite. → *lichen planus circumscriptus.*

NEURODERMATITIS DISSEMINATA. Prurigo simplex chronique diffus ou disséminé, lichénification diffuse, névrodermite diffuse.

NEURODERMATOSIS, *s.* Neurodermatose, *f.*

NEURODERMITIS, *s.* Névrodermite, lichénification circonscrite.

NEURODIAGNOSIS, *s.* Neurodiagnostic, *m.*

NEURODOCITIS, *s.* Névrodocite, *f.*

NEUROECTODERM, *s.* Neuroectoderme, *m.*

NEUROOEDEMATOUS SYNDROME. Syndrome neuro-œdémateux.

NEUROENCEPHALOMYELOPATHY, *s.* Neuromyélite optique aiguë. → *neuromyelitis (optic).*

NEUROENDOCRINE, *adj.* Neuro-endocrinien, enne.

NEUROENDOCRINOLOGY, *s.* Neuro-endocrinologie, *f.*

NEUROEPITHELIOMA, *s.* Neuro-épithéliome, *m.* → *neuro-cytoma.*

NEUROEPITHELIUM, *s.* Neuroépithélium, *m.*

NEUROFIBRIL, *s.* Neurofibrille, *f.*

NEUROFIBROMA, *s.* Neurofibrome, *m.*

NEUROFIBROMA GANGLIONARE. Ganglioneurome, *s.m.* → *ganglioneuroma.*

NEUROFIBROMAS (multiple). Neurofibromatose, *f.* → *neurofibromatosis.*

NEUROFIBROMATOSIS, *s.* Maladie ou neurofibromatose de Recklinghausen, polyfibromatose neurocutanée pigmentaire, neurofibromatose, *f.* ; gliofibromatose, *f.* ; neurogliomatose, *f.*

NEUROFIBROSARCOMATOSIS, *s.* Neurofibrosarcomatose, *f.*

NEUROGANGLIOMA, *s.* Ganglioneurome, *m.* → *ganglioneuroma.*

NEUROGENOUS, NEUROGENIC, *adj.* Neurogène.

NEUROGERIATRICS, *s.* Neurogériatrie, *f.*

NEUROGLIA, *s.* Névroglie, *f.*

NEUROGLIAR, NEUROGLIC, *adj.* Névroglique.

NEUROGLIOMA, *s.* Ganglioneurome, *m.* → *ganglioneuroma.*

NEUROGLIOMATOSIS, NEUROGLIOSIS, *s.* Neurogliomatose, *f.*

NEUROGLIOSIS GANGLIOCELLULARIS DIFFUSA. Sclérose tubéreuse de Bourneville. → *sclerosis (tuberous).*

NEUROHORMONE, *s.* Neuro-hormone, *f.*

NEUROHYPOPHYSIS, *s.* Neurohypophyse, *f.*

NEUROLEPTANALGESIA, *s.* Neuroleptanalgésie, *f.*

NEUROLEPTIC, *adj.* Neuroleptique, neuroplégique.

NEUROLEPTIC MALIGNANT SYNDROME. Syndrome malin des neuroleptiques.

NEUROLIPOMATOSIS, *s.* Neurolipomatose, *f.*

NEUROLIPTOMATOSIS DOLOROSA. Maladie de Dercum. → *adiposis dolorosa.*

NEUROLOGIST, *s.* Neurologue, *m.f.*

NEUROLOGY, *s.* Neurologie, *f.* (pathology) ; névrolgie, *f.* (anatomy).

NEUROLOPHOMA, *s.* Neurolophome, *m.*

NEUROLUES, *s.* Neurosyphilis, *f.*

NEUROLYMPHOMATOSIS, *s.* Neurolymphomatose, *f.*

NEUROLYSIS, *s.* Neurolyse, *f.*

NEUROLYTIC, *adj.* Neurolytique.

NEUROMA, *s.* Neurome, *m.*

NEUROMA, *s., pl.* : **NEUROMATA.** Névrome, *m.*

NEUROMA (amputation). Névrome d'amputation.

NEUROMA (amyelinic). Névrome amyélinique.

NEUROMA CUTIS. Névrome cutané.

NEUROMA (cystic). 1° Pseudonévrome, *m.* – 2° Névrome dégénéré en kyste.

NEUROMA (false). Pseudonévrome, *s.m.*

NEUROMA (fascicular). Névrome myélinique.

NEUROMA (fibrillary). Névrome plexiforme.

NEUROMA GANGLIOCELLULAIRE. Ganglioneurome, *m.* → *ganglioneuroma.*

NEUROMA (ganglionar, ganglionated or **ganglionic).** Ganglioneurome, *m.* → *ganglioneuroma.*

NEUROMA (malignant). Neurosarcome, *s.m.*

NEUROMA (medullated). Névrome myélinique.

NEUROMA (multiple). Neurofibromatose, *s.f.* → *neurofibromatosis.*

NEUROMA (myelinic). Névrome myélinique.

NEUROMA (naevoid). Névrome vasculaire.

NEUROMA (plexiform). Névrome plexiforme.

NEUROMA TELANGIECTODES. Névrome vasculaire.

NEUROMA (terminal or **traumatic).** Névrome traumatique.

NEUROMA (Verneuil's). Névrome plexiforme.

NEUROMATOSIS, *s.* Neurofibromatose, *f.* → *neurofibromatosis.*

NEUROMELITOCOCCOSIS, *s.* Neuromélitococcie, *f.* ; neurobrucellose, *f.*

NEUROMERE, *s.* Neuromère, *m.*

NEUROMIMETIC, *adj.* Neuromimétique.

NEUROMITTOR, *s.* Terminaison présynaptique de l'axone.

NEUROMYASTHENIA (epidemic). Maladie d'Akureyri.

NEUROMYELITIS (optic), NEUROMYELITIS OPTICA. Neuromyélite optique aiguë, neuropticomyélite aiguë, maladie de Devic, névropticomyélite, *f.*

NEUROMYOPATHY, *s.* Neuromyopathie, *f.*

NEUROMYOSITIS, *s.* Neuromyosite, *f.*

NEURON, NEURONE, *s.* Neurone, *m.*

NEURON LESION (lower motor). Paralysie périphérique.

NEURON LESION (upper motor). Paralysie centrale.

NEURONAL, *adj.* Neuronal, ale.

NEURONIC, *adj.* Neuronique.

NEURONITIS, *s.* Neuronite, *f.*

NEURONITIS (infective). Syndrome de Guillain-Barré. → *Guillain-Barré's syndrome.*

NEURONITIS (vestibular). Neuronite vestibulaire.

NEURONOPHAGIA, NEURONOPHAGY, NEURONOPHAGOCYTOSIS, *s.* Neuronophagie, *f.* ; neurophagie, *f.* ; neuronolyse, *f.*

NEUROPAPILLITIS, *s.* Neuropapillite, *f.*

NEUROPATHOLOGY, *s.* Neuropathologie, *f.*

NEUROPATHY, *s.* Neuropathie, *f.*

NEUROPATHY (amyloid). Neuropathie amyloïde.

NEUROPATHY (degenerative radicular). Hérédo-dégénération neuroradiculaire, neuropathie dégénérative radiculaire.

NEUROPATHY (diabetic). Neuropathie diabétique.

NEUROPATHY (entrapment). Neuropathie par compression.

NEUROPATHY (familial amyloid). Neuropathie amyloïde familiale. → *polyneuropathy (familial amyloidotic).*

NEUROPATHY (hereditary sensitive). Neuropathie sensitive héréditaire.

NEUROPATHY (hereditary sensory radicular). Acropathie ulcéro-mutilante, maladie ou syndrome de Thévenard, neuropathie radiculaire sensitive héréditaire, neuro-acropathie, *f.* ; syndrome de Denny-Brown ; and obsolete : syndrome familial myélodysplasique, gangrène symétrique familiale avec arthropathie, mal perforant plantaire familial, syringomyélie lombaire familiale, trophonévrose familiale des extrémités inférieures, trophopathie myélodysplasique du pied.

NEUROPATHY (optic). Neuropathie optique.

NEUROPATHY (paraneoplastic). Neuropathie paranéoplasique.

NEUROPATHY (periaxial). Névrite segmentaire périaxile. → *neuropathy (segmental-demyelination).*

NEUROPATHY (peripheral). Neuropathie périphérique.

NEUROPATHY (progressive hypertrophic Interstitial). Névrite hypertrophique progressive familiale, névrite hypertrophique primitive, neuropathie hypertrophique primitive, neuropathie hypertrophique sensitivo-motrice héréditaire.

NEUROPATHY (segmental-demyelination). Névrite segmentaire périaxile, dégénérescence segmentaire périaxile.

NEUROPATHY (sensory radicular). Maladie de Thévenard. → *neuropathy (hereditary sensory-radicular).*

NEUROPATHY (tomacular). Neuropathie tomaculaire.

NEUROPATHY (vitamin B_{12}). Syndrome neuro-anémique.

NEUROPEPTIDE, *s.* Neuropeptide, *m.*

NEUROPHARMACOLOGY, *s.* Neuropharmacologie, *f.*

NEUROPHYSIN, *s.* Neurophysine, *f.*

NEUROPHYSIOLOGY, *s.* Neurophysiologie, *f.*

NEUROPIL, *s.* Neuropile, *m.*

NEUROPITUITARY SYNDROME. Syndrome de Babinski-Fröhlich. → *dystrophy (adiposogenital).*

NEUROPORE, *s.* Neuropore, *m.*

NEUROPROBASIA, *s.* Neuroprobasie, *f.*

NEUROPSYCHIATRIC-MACROGLOBULINAEMIC SYNDROME. Syndrome de Bing et Neel.

NEUROPSYCHIATRY, *s.* Neuropsychiatrie, *f.*

NEUROPSYCHOCHEMISTRY, *s.* Neuropsychochimie, *f.*

NEUROPSYCHOLOGY, *s.* Neuropsychologie, *f.*

NEUROPSYCHOPHARMACOLOGY, *s.* Neuropsychopharmacologie, *f.*

NEURORADIOLOGY, *s.* Neuroradiologie, *f.*

NEURORECIDIVE, *s.* Neurorécidive, *f.* ; méningorécidive, *f.*

NEURORECURRENCE, *s.* Neuroréaction, *f.* ; neuroréactivation, *f.* ; accidents neurotropiques, accidents méningotropiques.

NEURORELAPSE, *s.* Neurorécidive, *f.* ; méningorécidive, *f.*

NEURORETINITIS, *s.* Neurorétinite, *f.*

NEURORETINO-ANGIOMATOSIS, *s.* Syndrome de Bonnet. → *Wyburn-Mason syndrome.*

NEURORRHAPHY, *s.* Neurorraphie, *f.*

NEURORRHYCTES HYDROPHOBIAE. Corps de Negri.

NEUROSARCOMA, *s.* Neurosarcome, *m.*

NEUROSCHWANNOMA, *s.* Neurinome, *m.* → *neurilemoma.*

NEUROSCIENCES, *s.* Neurosciences, *f. pl.*

NEUROSE OF THE FACE (local painful). Névralgisme facial. → *sympatheticalgia of the face.*

NEUROSECRETION, *s.* Neuro-sécrétion, *f.* ; neurocrinie, *f.*

NEUROSIS, *s. pl.,* **NEUROSES.** Névrose, *f.*

NEUROSIS OF ABANDONMENT. Névrose d'abandon.

NEUROSIS (accident). Névrose traumatique.

NEUROSIS (anxiety). Névrose d'angoisse.

NEUROSIS (battle). Névrose de guerre.

NEUROSIS (blast). Névrose de guerre.

NEUROSIS (character). Névrose de caractère.

NEUROSIS (cardiac). Asthénie neurocirculatoire. → *asthenia (neurocirculatory).*

NEUROSIS (combat). Névrose de guerre.

NEUROSIS (compensation). Sinistrose, *s.f.* ; assécurose, *s.f.*

NEUROSIS (compulsion). Névrose impulsive.

NEUROSIS (concussion). Névrose traumatique.

NEUROSIS (conversion). Hystérie de conversion.

NEUROSIS (coordinated business). Névrose professionnelle. → *neurosis (occupation).*

NEUROSIS (craft). Névrose professionnelle. → *neurosis (occupation).*

NEUROSIS (depersonalization). Dépersonnalisation, *s.f.*

NEUROSIS (dépressive). Névrose dépressive.

NEUROSIS (diver's). Maladie des caissons.

NEUROSIS (expectation). Névrose d'appréhension.

NEUROSIS (fatigue). Névrose d'épuisement.

NEUROSIS (fixation). Névrose avec fixation de la personnalité à un stade où la maturité est encore incomplète.

NEUROSIS (gastric). Trouble gastrique d'origine nerveuse.

NEUROSIS (hypochondriacal). Hypocondrie, *s.f.*

NEUROSIS (hysterical). Hystérie, *s.f.*

NEUROSIS (indemnity). Sinistrose, *s.f.* ; assécurose, *s.f.*

NEUROSIS (intestinal). Trouble intestinal d'origine nerveuse.

NEUROSIS (military). Névrose de guerre.

NEUROSIS (neurasthenic). Neurasthénie, *s.f.*

NEUROSIS (obsessional or **obsessive-compulsive).** Névrose obsessionnelle.

NEUROSIS (occupation or **occupational).** Névrose professionnelle, spasmes fonctionnels ou professionnels, crampes fonctionnelles ou professionnelles, dyscinésie professionnelle.

NEUROSIS (pension). Sinistrose, *s.f.* ; assécurose, *s.f.*

NEUROSIS (phobic). Névrose phobique.

NEUROSIS (post traumatic). Névrose traumatique.

NEUROSIS (professional). Névrose professionnelle. → *neurosis (occupation).*

NEUROSIS (regression). Névrose avec fixation de la personnalité d'un stade de maturation incomplète.

NEUROSIS (revendication). Sinistrose, *s.f.* ; assécurose, *s.f.*

NEUROSIS (shell shock). Névrose de guerre.

NEUROSIS (torsion). Spasme de torsion.

NEUROSIS (transference) (psychoanalysis). Névrose de transfert.

NEUROSIS (traumatic). Névrose traumatique, maladie ou névrose d'Oppenheim.

NEUROSIS (war). Névrose de guerre.

NEUROSISM, *s.* Neurasthénie, *f.*

NEUROSPONGIOMA, *s.* Neurospongiome, *m.* → *medulloblastoma.*

NEUROSTHENIA, *s.* Surexcitation nerveuse.

NEUROSTIMULATION, *s.* Neurostimulation, *f.*

NEUROSURGEON, *s.* Neurochirurgien, *m.*

NEUROSURGERY, *s.* Neurochirurgie, *f.*

NEUROSYPHILIS, *s.* Neurosyphilis, *f.*

NEUROSYPHILIS (paretic). Paralysie générale. → *paralysis of the insane (general).*

NEUROSYPHILIS (tabetic). Tabes dorsalis. → *tabes dorsalis.*

NEUROTABES, *s.* Nervotabès, *m.* ; neurotabès, *m.* ; tabès périphérique.

NEUROTABES DIABETICA, NEUROTABES (diabetic). Pseudotabès diabétique.

NEUROTENSIN, *s.* Neurotensine, *f.*

NEUROTIZATION, *s.* Neurotisation, *f.*

NEUROTMESIS, *s.* Neurotmésis, *f.*

NEUROTOME, *s.* Neurotome, *m.*

NEUROTOMY, *s.* Névrotomie, *f.* ; neurotomie, *f.*

NEUROTOMY (retrogasserian). Neurotomie rétrogassérienne. → *Frazier-Spiller operation.*

NEUROTONIA, *s.* Dystonie neuro-végétative, neurotonie, *f.*

NEUROTONY, *s.* Élongation des nerfs.

NEUROTOXIC, *adj.* Neurotoxique.

NEUROTOXIN, *s.* Neurotoxine, *f.*

NEUROTRANSMITTER, *s.* Médiateur chimique.

NEUROTRIPSY, *s.* Neurotripsie, *f.*

NEUROTROPE, *adj.* Neurotrope.

NEUROTROPHIC, *adj.* Neurotrophique, trophoneurotique.

NEUROTROPHIN, *s.* Neurotrophine, *f.*

NEUROTROPIC, *adj.* Neurotrope, neurotropique.

NEUROTROPISM, NEUROTROPY, *s.* Neurotropisme, *m.*

NEUROTUBULE, *s.* Neurotubule, *f.*

NEUROUVEOPAROTITIS SYNDROME. Syndrome de Heerfordt. → *Heerfordt's disease or syndrome.*

NEUROVACCINE, *s.* Neurovaccin, *m.*

NEUROVEGETATIVE, *adj.* Neurovégétatif, ive.

NEURULATION, *s.* Neurulation, *f.*

NEUTRALIZING, *s.* Tamponnage, *m.*

NEUTRON, *s.* Neutron, *m.*

NEUTROPENIA, *s.* Neutropénie, *f.* ; leuconeutropénie, *f.*

NEUTROPENIA (cyclic). Neutropénie cyclique chronique. → *neutropenia (periodic).*

NEUTROPENIA (familial benign chronic). Neutropénie familiale de Gansslen.

NEUTROPENIA (hypersplenic). Neutropénie splénique. → *neutropenia (primary splenic).*

NEUTROPENIA (idiopathic). Agranulocytose, *s.f.* → *agranulocytosis.*

NEUTROPENIA (malignant). Agranulocytose, *s.f.* → *agranulocytosis.*

NEUTROPENIA (periodic). Neutropénie cyclique ou périodique chronique.

NEUTROPENIA (primary splenic), NEUTROPENIA (splenic). Neutropénie splénique, splénomégalie neutropénique.

NEUTROPHIL, *s.* Neutrophile, *m.*

NEUTROPHIL (filamented). Polynucléaire neutrophile adulte.

NEUTROPHIL (juvenile). Métamyélocyte, *s.m.*

NEUTROPHIL (non filamented). Métamyélocyte, *s.m.*

NEUTROPHIL (rod or stab). Myélocyte neutrophile.

NEUTROPHILIC, *adj.* Neutrophile.

NEUTROPISM, *s.* Neurotropisme, *m.*

NEVRAXIS, *s.* Névraxe, *m.*

NEVUS, *s.pl.* : **NEVI** (orthographe américaine). Nævus, *m.* ; *pl.* : nævus. → *naevus.*

NEWBORN, *s.* Nouveau-né, *m.*

NEWCASTLE DISEASE. Maladie de Newcastle.

NEWTON, *s.* Newton, *m.*

NEW YORK HEART ASSOCIATION, NYHA. Société de cardiologie de New York.

NÉZELOF'S SYNDROME, NÉZELOF'S TYPE OF THYMIC ALYMPHOPLASIA. Syndrome de Nézelof, alymphocytose pure, aplasie normoplasmocytaire et normoglobulinémique.

NG. Symbole de nanogramme, *s.m.*

NGF. Abréviation de *nerve.* → *growth factor* : Facteur de croissance des cellules nerveuses, NGF.

N'GOUNDOU. Goundou, *s.m.*

NHS. National health service. → *Service (National Health).*

NIACIN, *s.* Acide nicotinique.

NIACINAMIDE, *s.* Nicotinamide, *m.*

NICHE, *s.* Dépression, *f.* ; image diverticulaire, niche, *f.*

NICKEL, *s.* Nickel, *m.*

NICKERSON-KVEIM TEST or REACTION. Réaction de Kveim.

NICOLAIER'S BACILLUS. Clostridium tetani. → *Clostridium tetani.*

NICOLAS-FAVRE DISEASE. Maladie de Nicolas et Favre. → *lymphogranuloma (venereal).*

NICOLAU'S SYNDROME. Syndrome de Nicolau, dermite livédoïde et gangréneuse de la fesse.

NICOLL'S METHOD. Méthode de Nicoll.

NICOTINAMIDE, *s.* Nicotinamide, *f.* → *vitamin PP.*

NICOTINAMIDAEMIA, *s.* Nicotinamidémie, *f.*

NICOTINE, *s.* Nicotine, *f.*

NICOTINIC ACID. Acide nicotinique.

NICOTINIC ACTION. Effet nicotinique.

NICOTINIC AMIDE. Nicotinamide, *f.* ; amide nicotinique, *f.* → *vitamin PP.*

NICOTINISM, *s.* Nicotinisme, *m.* ; tabagisme, *m.*

NICTATION, NICTITATION, *s.* Nictation, *f.* ; nictitation, *f.*

NIDATION, *s.* Nidation, *f.*

NIDDM. DNID.

NIELSEN'S DISEASE. Syndrome de Nielsen.

NIEMANN'S DISEASE or SPLENOMEGALY, NIEMANN-PICK DISEASE. Maladie de Niemann-Pick, histiocytose lipoïdique essentielle, lipoïdose à phospholipides.

NIEVERGELT'S, NIEVERGELT-ERB or NIEVERGELT-PEARLMAN SYNDROME. Syndrome de Nievergelt ou de Nievergelt-Erb.

NIGRITIES LINGUAE. Langue noire. → *tongue (black).*

NIKOLSKY'S SIGN. Signe de Nikolsky.

NINE or 9 P-SYNDROME. Chromosome 9 en anneau. → *deletion (partial) of a number 9 chromosome.*

NIPHABLEPSIA, *s.* Cécité des neiges. → *ophthalmia nivalis.*

NIPHOTYPHLOSIS, *s.* Cécité des neiges. → *ophthalmia nivalis.*

NIPIOLOGY, *s.* Nipiologie, *f.*

NIPPLE, *s.* Mamelon, *m.*

NISHIMOTO'S DISEASE. Maladie de Nishimoto, moya-moya.

NIT, *s.* 1° (parasitology). Lente, *f.* (œuf du pou). – 2° (unity of luminance). Nit, *m.*

NITRATE, *s.* Nitrate, *m.*

NITRIC OXIDE. Monoxyde d'azote.

NITRITOID CRISIS, REACTION, SHOCK or SYNDROME. Crise nitritoïde.

NITRITURIA, *s.* Nitriturie, *f.*

NITROBLUE TETRAZOLIUM DYE TEST or NITROBLUE TETRAZOLIUM TEST (quantitative). Épreuve ou test au nitrobleu de tétrazolium.

NITROGEN, *s.* Azote, *m.*

NITROGEN DIOXIDE. Dioxyde d'azote.

NITROGLYCERINE, *s.* Nitroglycérine, *f.*

NITROPRUSSIDE, *s.* Nitroprussiate, *m.*

NITROSYLATION, *s.* Nitrosylation, *f.*

NM. Symbole de nanomètre, *m.*

NMR. RMN, résonance magnétique nucléaire.

NO. NO.

NOACK'S SYNDROME. Syndrome de Noack, acrocéphalopolysyndactylie type I.

NOBÉCOURT'S SYNDROME. Syndrome de Nobécourt.

NOBLE'S OPERATION. Opération de Noble.

NOCARDIA, *s. Nocardia, f.*

NOCARD'S BACILLUS. Bacille de Nocard. → *Salmonella typhimurinum.*

NOCARDIA MINUTISSIMA. *Nocardia minutissima.*

NOCARDIASIS, NOCARDIOSIS, *s.* Nocardiose, *f.*

NOCEBO, *s.* Nocebo, *m.*

NOCICEPTIVE, *adj.* Nociceptif, ive.

NOCICEPTOR, *s.* Nocicepteur, *m.*

NOCTAMBULATION, *s.* Somnambulisme, *m.*

NOCUITY, *s.* Nocuité, *f.*

NODAL, *adj.* Nodal, ale.

NODE, *s.* Nodosité, *f.* ; nouure, *f.* ; nœud, *m.*

NODE AS. Nœud sino-auriculaire. → *nodus sinuatrialis.*

NODE (atrioventricular). Nœud d'Aschoff-Tawara.

NODE (Bouchard's). Nodosité de Bouchard.

NODE (Ewald's). Ganglion de Troisier.

NODES (Féréol's). Nodosités de Meynet.

NODE (gouty). Nodosité goutteuse.

NODES (Heberden's). Nodosités d'Heberden.

NODES (Janeway's). Signe de Janeway.

NODE (Keith's or Keith and Flack). Nœud sino-auriculaire. → *nodus sinuatrialis.*

NODE (Koch's). Nœud sino-auriculaire. → *nodus sinuatrialis.*

NODE (Legendre's). Nodosité de Bouchard.

NODE (lymphatic). Ganglion ou nœud lymphatique.

NODES (Meynet's). Nodosités de Meynet.

NODE (Osler's). Pseudo-panaris d'Osler.

NODE (piedric). Nouures des cheveux au cours de la piedra.

NODE (sentinel or signal). Ganglion de Troisier.

NODES (singer's). Nodules vocaux, chordite tubéreuse, laryngite granuleuse.

NODE (sinoatrial or sinus). Nœud sino-auriculaire. → *nodus (sinoatrialis).*

NODES (teacher's). Nodules vocaux. → *nodes (singer's).*

NODE (Troisier's). Ganglion de Troisier.

NODE (Virchow's). Ganglion de Troisier.

NODE (vital). Nœud vital.

NODOSITIES (Féréol's). Nodosités de Meynet.

NODOSITY, *s.* Nodosité, *f.* ; nouure, *f.* ; nœud, *m.*

NODOSITY (Legendre's). Nodosité de Bouchard.

NODULAR, *adj.* Nodulaire.

NODULE, *s.* Nodule, *m.*

NODULES (aggregate). Plaques de Peyer.

NODULES (Albin's). Nodosités de Cruveilhier. → *Albini's nodules.*

NODULES (Aschoff's). Nodules d'Aschoff.

NODULES (Bouchard's). Nodosités de Bouchard.

NODULE (cold) (thyroid). Nodule froid (thyroïdien).

NODULES (Cruveilhier's). Nodosités de Cruveilhier. → *Albini's nodules.*

NODULE (Gamna's). Nodule de Gandy-Gamna.

NODULE (Gandy-Gamna). Nodule de Gandy-Gamna.

NODULE (hot) (thyroid). Nodule chaud, nodule actif (thyroïdien).

NODULE (Köster's). Tubercule miliaire. → *tubercle (miliary).*

NODULES (milker's). Tubercules ou nodosités ou nodules des trayeurs, paravaccine, *f.* ; pseudo-cowpox, *m.*

NODULES (rheumatic). Nodosités rhumatismales.

NODULE (Schmorl's). Nodule de Schmorl.

NODULE (siderotic). Nodule de Gandy-Gamna.

NODULES (singer's). Nodules vocaux. → *nodes (singer's).*

NODULES (surfers'). Nodosités des surfers (sur les jambes et les pieds des fervents du surf).

NODULE TABAC. Nodule de Gandy-Gamna.

NODULES (teacher's). Nodules vocaux. → *nodes (singer's).*

NODULES (vocal). Nodules vocaux. → *nodes (singer's).*

NODULE (warm). Nodule chaud.

NODULI CORNEAE. Dystrophie granuleuse de Grœnouw type I.

NODULI CUTANEI. Dermatofibrome, *s.m.*

NODULI LYMPHATICI AGGREGATI PEYERI. Plaques de Peyer.

NODULITIS, *s.* Nodulite, *f.*

NODULOSIS, *s.* Nodulose, *f.*

NODULUS, *s.* Nœud, *m.* ; nouure, *f.* ; nodule, *m.*

NODUS SINUATRIALIS. Nœud sino-auriculaire, nœud de Keith et Flack, nœud sinusal, appareil, faisceau ou centre atrionecteur.

NOETIC, *adj.* Noétique.

NŒUD VITAL. Nœud vital.

NOGUCHI'S LUETIN REACTION, NOGUCHI'S TEST. Luétine réaction, réaction de Noguchi, luotest.

NOLI-ME-TANGERE. Noli-me-tangere, *s.m.*

NOMA, *s.* Noma, *m.* ; stomatite gangréneuse.

NOMA PUDENDI or VULVAE. Vulvite ulcéro-gangréneuse des petites filles.

NONA, *s.* Nona, *m.*

NONCOMPACTION OF LEFT VENTRICULAR MYOCARDIUM. Non-compaction du ventricule gauche.

NONINVASIVE, *adj.* Non effractif, ive.

NON-METAL, *s.* Non-métal, *m.*

NONNE-APELT REACTION. Réaction de Nonne-Apelt.

NONNE-MARIE SYNDROME. Hérédo-ataxie cérébelleuse. → *ataxia (hereditary cerebellar).*

NONNE-MILROY-MEIGE SYNDROME. Trophœdème, *m.* → *Milroy's disease.*

NONRECOGNITION-MISIDENTIFICATION SYNDROME. Illusion des sosies.

NONRESTRAINT, *s.* No-restraint, *m.*

NONSECRETOR, *s.* (genetics). Sujet non sécréteur.

NONSELF, *s.* Non-soi, *m.*

NONSENSE SYNDROME. Syndrome de Ganser.

NON SUPPRESSIBLE INSULIN-LIKE ACTIVITY. NSILA, Activité de type insulinique insensible aux anticorps anti-insuline.

NOONAN'S SYNDROME. Syndrome de Noonan.

NOOTROPIC, *adj.* Nootrope.

NORADRENALIN, *s.* Noradrénaline, *f.*

NORADRENERGIC, *adj.* Noradrénergique.

NOREPINEPHRINE, *s.* Noradrénaline, *f.* ; norépinéphrine, *f.*

NORMALCY, *s.* Normalité, *f.*

NORMALITY, *s.* Normalité, *f.*

NORMAN-ROBERTS SYNDROME. Syndrome de Norman-Roberts.

NORMERGY, *s.* Normergie, *f.*

NORMOBLAST, *s.* Normoblaste, *m.*

NORMOBLASTOSIS, *s.* Normoblastose, *f.*

NORMOCAPNIA, *s.* Normocapnie, *f.*

NORMOCHROMIC, *adj.* Normochrome.

NORMOCYTE, *s.* Normocyte, *m.*

NORMOCYTOSIS, *s.* Normocytose, *f.*

NORMODROMOUS, *adj.* Normodrome.

NORMOKALIAEMIC, *adj.* Normokaliémique.

NORMOLIPIDAEMIA, *s.* Normolipidémie, *f.*

NORMOSPERMIA, *s.* Normospermie, *f.*

NORMOTOPIC, *adj.* Normotope.

NORMOVOLAEMIA, *s.* Normovolémie, *f.*

NORMOXIA, *s.* Normoxie, *f.* ; normoxémie, *f.*

NORRIE'S DISEASE. Maladie de Norrie.

NOSE, *s.* Nez, *m.*

NOSE (brandy). Couperose, *f.* → *acne rosacea.*

NOSE (hammer). Rhinophyma, *m.* → *rhinophyma.*

NOSE (potato). Rhinophyma, *m.* → *rhinophyma.*

NOSE (saddle or **saddle back).** Nez en lorgnette ou en pied de marmite.

NOSE (sway back). Nez en lorgnette ou en pied de marmite.

NOSE (toper's). Rhinophyma, *m.* → *rhinophyma.*

NOSE (whisky). Couperose, *f.* → *acne rosacea.*

NOSEMA, *s. Nosema, f.*

NOSENCEPHALUS, *s.* Nosencéphale, *m.*

NOSOCOMIAL, *adj.* Nosocomial, ale.

NOSOGENY, *s.* Nosogénie, *f.*

NOSOGRAPHY, *s.* Nosographie, *f.*

NOSOLOGIC, NOSOLOGICAL, *adj.* Nosologique.

NOSOLOGY, *s.* Nosologie, *f.*

NOSOMANIA, *s.* Nosomanie, *f.*

NOSOPHOBIA, *s.* Nosophobie, *f.*

NOSOTHERAPY, *s.* Nosothérapie, *f.*

NOSOTOXICOSIS, *s.* Auto-intoxication.

NOSTALGIA, NOSTALGY, *s.* Nostalgie, *f.*

NOSTRAS, *adj.* Nostras.

NOSTRUM, *s.* Remède secret ou de charlatan.

NOSTALGIA, *s.* Notalgie, *f.*

NOTANCEPHALIA, *s.* Absence congénitale de la partie postérieure du crâne.

NOTANENCEPHALIA, *s.* Absence congénitale du cervelet.

NOTCH, *s.* Échancrure, *f.* ; incisure, *f.*

NOTCH (aortic). Incisure catacrote.

NOTCH (dicrotic). Incisure catacrote.

NOTENCEPHALOCELE, *s.* Hernie de l'encéphale à travers l'occipital.

NOTENCEPHALUS, *s.* Notencéphale, *m.*

NOTHNAGEL'S DISEASE. Acroparesthésie, *f.* → *acroparaesthesia.*

NOTHNAGEL'S SIGN. Paralysie faciale plus marquée lors des mouvements liés aux émotions que lors des mouvements volontaires ; observée dans les tumeurs thalamiques.

NOTHNAGEL'S SYNDROME. 1° Syndrome pédonculaire caractérisé par une ophtalmoplégie unilatérale associée à une ataxie cérébelleuse. – 2° Acroparesthésie, *f.* → *acroparaesthesia.*

NOTOCHORD, *s.* Notocorde, *f.*

NOTOMELUS, *s.* Notomèle, *f.*

NSILA. NSILA. → *non suppressible insulin-like activity.*

NUBILITY, *s.* Nubilité, *f.*

NUCK'S HYDROCELE. Hydrocèle de la femme.

NUCLEASE, *s.* Nucléase, *f.*

NUCLEI (basal). Noyaux basaux.

NUCLEOCAPSID, *s.* Nucléoïde, *m.*

NUCLEOLUS, *s.* Nucléole, *m.*

NUCLEON, *s.* Nucléon, *m.*

NUCLEOPATHY, *s.* Nucléopathie, *f.* ; discopathie, *f.*

NUCLEOPHAGOCYTOSIS, *s.* Nucléophagocytose, *f.*

NUCLEOPLASM, *s.* Nucléoplasme, *m.*

NUCLEOPROTEIN, *s.* Nucléoprotéine, *f.*

NUCLEORTHESIS, *s.* Nucléorthèse, *f.*

NUCLEOSIDASE, *s.* Nucléosidase, *f.*

NUCLEOSIDE, *s.* Nucléoside, *m.*

NUCLEOSOME, *s.* Nucléosome, *m.*

NUCLEOTIDE, *s.* Nucléotide, *m.* ; mononucléotide, *m.*

NUCLEUS, *s.* Noyau, *m.*

NUCLEUS (red). Noyau rouge.

NUCLEUS (inferior syndrome of red). Syndrome alterne du noyau rouge, syndrome inférieur du noyau rouge.

NUCLEUS (pulpy). Nucleus pulposus.

NUCLEUS RUBER SYNDROME (inferior). Syndrome alterne du noyau rouge.

NUCLEUS (subthalamic). Corps de Luys.

NUCLEUS (superior syndrome of red). Syndrome controlatéral du noyau rouge, syndrome supérieur du noyau rouge, syndrome rubrothalamique, syndrome du territoire thalamo-perforé, syndrome de Chiray, Foix et Nicolesco.

NUCLIDE, *s.* Nuclide, *m.* ; nucléide, *m.*

NUCLIDE (radioactive). Nuclide radioactif, radionuclide, radionucléide.

NULLIPARA, *s.* Nullipare, *f.*

NULLIPAROUS, *adj.* Nullipare.

NUMMULAR, *adj.* Nummulaire.

NURSE, *s.* Infirmière, *f.*

NURSE (male). Infirmier, *s.m.*

NURSERY (day). Crèche.

NURSING, *s.* Soins infirmiers.

NURSLING, NURSELING, *s.* Nourrisson, *m.*

NUTATION, *s.* Nutation, *f.*

NUTRACEUTICALS, *s.* Nutraceutique, *f.*

NUTRIMENT, *s.* Aliment, *m.*

NUTRITION, *s.* Nutrition, *f.*

NYCTALOPIA, *s.* (The opposite signification of the french term « nyctalopie »). Héméralopie, *f.* ; amblyopie crépusculaire, cécité nocturne, hespéranopie, *f.* ; hypoadaptation rétinienne.

NYCTEROHEMERA, NYCTOHEMERA, *s.* Nycthémère, *m.*

NYCTEROHEMERAL, NYCTOHEMERAL, *adj.* Nycthéméral, ale.

NYCTURIA, *s.* Nycturie, *f.*

NYHA. NYHA. → *New York Heart Association.*

NYMPHOLEPSY, *s.* Crise érotique.

NYMPHOMANIA, *s.* Nymphomanie, *f.*

NYMPHOTOMY, *s.* Nymphotomie, *f.*

NYSTAGMIFORM, *adj.* Nystagmiforme.

NYSTAGMOGRAPHY, *s.* Nystagmographie, *f.*

NYSTAGMOMETRY, *s.* Nystagmométrie, *f.*

NYSTAGMUS, *s.* Nystagmus, *m.*

NYSTAGMUS (ataxic). Nystagmus indépendant des deux yeux.

NYSTAGMUS (aural). Nystagmus labyrinthique.

NYSTAGMUS (caloric). Épreuve de Bárány. → *Bárány's sign.*

NYSTAGMUS (Cheyne's). Nystagmus dont le rythme rappelle celui de la respiration de Cheyne-Stokes.

NYSTAGMUS (disjunctive). Nystagmus divergent.

NYSTAGMUS (dissociated). Nystagmus indépendant des deux yeux.

NYSTAGMUS (end-position). Nystagmus dans les positions extrêmes du regard.

NYSTAGMUS (fixation). Nystagmus de fixation.

NYSTAGMUS (incongruent). Nystagmus indépendant des deux yeux.

NYSTAGMUS (jerking). Nystagmus à ressort.

NYSTAGMUS (labyrinthine). Nystagmus labyrinthique.

NYSTAGMUS (lateral). Nystagmus horizontal.

NYSTAGMUS (miners'). Nystagmus des mineurs.

NYSTAGMUS (opticokinetic or **optokinetic).** Nystagmus optocinétique.

NYSTAGMUS (oscillating or **oscillatory).** Nystagmus pendulaire.

NYSTAGMUS (palatal). Syndrome myoclonique vélopalatin, myoclonie vélopalatine, nystagmus du voile, nystagmus pharyngé et laryngé.

NYSTAGMUS (pendular or **pendulous).** Nystagmus pendulaire.

NYSTAGMUS (pharyngeal). Nystagmus du voile. → *nystagmus (palatal).*

NYSTAGMUS (positional or **postural).** Nystagmus de position ou de posture. 1° central type. Nystagmus de position type I, vertige de position type I, nystagmus de Nylen. – 2° peripheral type. Vertige de position type II.

NYSTAGMUS (railroad). Nystagmus optocinétique.

NYSTAGMUS (resillent). Nystagmus à ressort.

NYSTAGMUS RETRACTORIUS or **RETRACTION NYSTAGMUS.** Nystagmus retractorius.

NYSTAGMUS (rhythmical). Nystagmus à ressort.

NYSTAGMUS (rotatory). Nystagmus rotatoire.

NYSTAGMUS TEST. Épreuve de Bárány. → *Bárány's sign.*

NYSTAGMUS (undulatory). Nystagmus pendulaire.

NYSTAGMUS (vertical). Nystagmus vertical.

NYSTAGMUS (vestibular). Nystagmus labyrinthique.

NYSTAGMUS (vibrating or **vibratory).** Nystagmus pendulaire.

NYSTATIN, *s.* Nystatine, *f.*

O

O. Symbole chimique de l'oxygène, *m.*

Ω (omega). Symbole de l'ohm, *s.m.*

OARIALGIA, *s.* Ovarialgie, *f.*

OARIUM, *s.* Ovaire, *f.*

OAST HOUSE DISEASE. Maladie du houblon.

OAV SYNDROME. Abréviation d' « Oculo-Auriculo-Vertebral ». Syndrome de Goldenhar. → *Goldenhar's syndrome.*

OBERMEIER'S SPIRILLUM. Borrelia recurrentis. → *Borrelia recurrentis.*

OBESE, *adj.* Obèse.

OBESITY, *s.* Obésité, *f.*

OBESITY (alimentary). Obésité alimentaire.

OBESITY (endocrine). Obésité endocrinienne.

OBESITY (endogenous). Obésité par troubles du métabolisme.

OBESITY (exogenous). Obésité alimentaire.

OBESITY (hyperinsulinar). Obésité insulinienne.

OBESITY (hyperinterrenal). Obésité surrénale.

OBESITY (hypogonad). Obésité génitale.

OBESITY (hypoplasmic). Obésité paradoxale avec rétention d'eau, obésité spongieuse, hydrolipopexie, anémie graisseuse.

OBESITY (hypothyroid). Obésité thyroïdienne, obésité hypothyroïdienne.

OBESITY (pituitary). Obésité hypophysaire.

OBESITY (simple). Obésité alimentaire.

OBESITY WITH RETENTION OF FLUID AND SALT (hyperhydropexy). Obésité d'eau et de sel, syndrome hyperhydropexique, syndrome de Parhon.

OBESITY (thyroid). Obésité thyroïdienne.

OBJECTIVE, *adj.* Objectif, ive.

OBLIQUITY (Litzmann's). Asynclitisme postérieur.

OBLIQUITY (Nägele's). Asynclitisme antérieur.

OBLONGATA (dorsolateral) SYNDROME. Syndrome de l'hémibulbe, syndrome de Babinski-Nageotte.

OBNUBILATION, *s.* Obnubilation, *f.*

OBSERVATION, *s.* Observation, *f.*

OBSERVATION HIP SYNDROME. Coxite transitoire, syndrome d'« observation hip », synovite aiguë transitoire de la hanche, épiphysite aiguë de la hanche, hanche irritable, rhume de hanche.

OBSESSION, *s.* Obsession, *f.*

OBSESSION COMPULSIVE REACTION. Compulsion obsessionnelle.

OBSIDIONAL, *adj.* Obsidional, ale.

OBSTETRIC, OBSTETRICAL, *adj.* Obstétrical, ale.

OBSTETRICIAN, *s.* Accoucheur, *m.*, obstétricien, *m.*

OBSTETRICS, *s.* Obstétrique, *f.* ; obstétricie, *f.*

OBSTIPATION, *s.* Constipation opiniâtre.

OBSTRUCTION, *s.* Obstruction, *f.* ; engouement, *m.*

OBSTRUCTION (false colonic). Syndrome d'Ogilvie.

OBSTRUCTION OF A HERNIA. Engouement herniaire.

OBSTRUCTION (intestinale). Ileus, *m.* ; occlusion intestinale.

OBSTRUCTION (partial). Obstruction incomplète.

OBSTRUCTION (ureteral). Obstruction urétérale.

OBSTRUCTION (urinary). Obstacle à l'évacuation de l'urine.

OBSTRUCTIVE PULMONARY DISEASE. Syndrome respiratoire obstructif.

OBTURATION, *s.* Obturation, *f.*

OBTUSION, *s.* Obtusion, *f.*

OCCIPITAL, *adj.* Occipital, ale.

OCCIPITOBREGMATIC, *adj.* Occipito-bregmatique.

OCCIPITOFRONTAL, *adj.* Occipito-frontal.

OCCIPITOMENTAL, *adj.* Occipito-mentonnier.

OCCLUSION, *s.* 1° Occlusion, *f.* – 2° Articulé dentaire, synaraxie, *f.*

OCCLUSION (enteromesenteric). Occlusion d'une artère mésentérique.

OCCUPATIONAL DISEASE. Maladie professionnelle, technopathie.

OCCUPATIONAL THERAPY. Traitement des toxicomanes par le repos, l'isolement, l'activité, la récréation, le travail.

OCHRODERMIA, *s.* Ochrodermie, *f.*

OCHRONOSIS, OCHRONOSUS, *s.* Ochronose, *f.*

OCKELBO DISEASE. Maladie d'Ockelbo.

OCTREOTIDE, *s.* Octréotide, *m.*

OCULAR, *adj.* Oculaire.

OCULAR HYPERTENSION (benign paroxysmal). Syndrome de Posner-Schlossmann.

OCULARIST, *s.* Ocularistе, *m.*

OCULIST, *s.* Ophtalmologiste, *m. f.*

OCULISTICS, *s.* Ophtalmologie, *f.*

OCULOAURICULOVERTEBRAL SYNDROME. Syndrome de Goldenhar. → *Goldenhar's syndrome.*

OCULOCARDIAC REFLEX. Réflexe oculo-cardiaque.

OCULOCEREBROFACIAL SYNDROME. Syndrome oculo-cérébro-facial.

OCULOCEREBRORENAL SYNDROME. Syndrome de Lowe. → *Lowe's syndrome.*

OCULODENTODIGITAL SYNDROME. Dysplasie oculo-dentodigitale. → *dysplasia (oculodentodigital).*

OCULOGYRIC, *adj.* Oculogyre.

OCULOMANDIBULODYSCEPHALY WITH HYPOTRICHOSIS. Syndrome de François. → *Hallermann-Streiff syndrome.*

OCULOMANDIBULOFACIAL SYNDROME. Syndrome de François. → *Hallermann-Streiff syndrome.*

OCULOMOTOR, *adj.* Oculomoteur, trice.

OCULOREACTION, *s.* Ophtalmoréaction, *f.*

OCULORETHROARTICULAR SYNDROME. Syndrome de Fiessinger-Leroy. → *Reiter's disease or syndrome.*

OCULOVERTEBRAL SYNDROME. Syndrome oculo-vertébral. → *dysplasia oculo-vertebralis.*

OCYTOCIC, *adj.* Ocytocique.

ODD SYNDROME. Abréviation d'« OculoDentoDigital » : dysplasie oculo-dento-digitale. → *dysplasia (oculodentodigital).*

ODDI'S MUSCLE. Sphincter d'Oddi.

ODDITIS, *s.* Oddite, *f.*

ODELBERG'S DISEASE. Maladie de Van Neck-Odelberg, ostéochondrite ischiopubienne.

ODONTOBLAST, *s.* Dentinoblaste, odontoblaste, *m.*

ODONTOCELE, *s.* Kyste dentifère. → *cyst (coronodental).*

ODONTOCIA, *s.* Odontocie, *f.*

ODONTOGENESIS, ODONTOGENY, *s.* Odontogénie.

ODONTOID, *adj.* Odontoïde.

ODONTOLOGY, *s.* Odontologie, *f.*

ODONTOMA, ODONTOME, *s.* Odontome, *m.* → *dentoma.*

ODONTOMA (composite). Tumeur dure et irrégulière composée de différents tissus dentaires.

ODONTOMA (epithelial). Maladie kystique de la mâchoire, adamantinome kystique.

ODONTOMA (fibrous). Kyste dentigère entouré d'une coque fibreuse.

ODONTOMA (follicular). Kyste dentigère.

ODONTOMA (odontoplastic). Odontome odontoplastique.

ODONTOMA (radicular). Odontome situé à la racine de la dent.

ODONTONECROSIS, *s.* Carie dentaire.

ODONTOPATHY, *s.* Odontopathie, *f.*

ODONTOPLASTY, *s.* Orthodontie, *f.*

ODONTOPLEROSIS, *s.* Plombage d'une dent.

ODONTORRHAGIA, *s.* Odontorragie, *f.*

ODONTOTECHNY, *s.* Odontotechnie, *f.*

-ODYNIA, *suffix*... odynie.

ODYNOPHAGIA, *s.* Odynophagie, *f.*

OECOLOGY, *s.* Écologie, *f.*

OEDEMA, *s.* Œdème, *m.*

OEDEMA (acute circumscribed). Œdème de Quincke.

OEDEMA (alimentary). Œdème de carence. → *oedema (nutritional).*

OEDEMA (ambulant). Œdème de Calabar.

OEDEMA (angioneurotic). Œdème de Quincke.

OEDEMA (blue). Œdème bleu, œdème hystérique.

OEDEMA (Calabar). Œdème de Calabar.

OEDEMA CALIDUM. Œdème inflammatoire.

OEDEMA (cerebral). Œdème cérébral.

OEDEMA (circumscribed). Œdème de Quincke.

OEDEMA (collateral). Œdème controlatéral.

OEDEMA (cystoid macular). Syndrome d'Irvine Gass.

OEDEMA EX VACUO. Œdème a vacuo.

OEDEMA (famine). Œdème par carence.

OEDEMA (flying). Œdème passager.

OEDEMA FRIGIDUM. Œdème non inflammatoire.

OEDEMA FUGAX. Œdème passager.

OEDEMA (gaseous). Emphysème sous-cutané.

OEDEMA (giant). Œdème de Quincke.

OEDEMA (hereditary). Trophœdème, *s.m.* → *Milroy's disease.*

OEDEMA (hereditary angioneurotic). Œdème aigu paroxystique héréditaire.

OEDEMA (hereditary periodic). Œdème aigu paroxystique héréditaire.

OEDEMA (Huguenin's). Œdème aigu cérébral.

OEDEMA (hunger). Œdème de carence. → *oedema (nutritional).*

OEDEMA (hysterical). Œdème hystérique.

OEDEMA (idiopathic). Syndrome de Mach, œdème cyclique idiopathique.

OEDEMA (inflammatory). Œdème inflammatoire.

OEDEMA (insulin). Œdème provoqué parfois par les injections d'insuline.

OEDEMA (laryngeal). Œdème de la glotte, angine laryngée œdémateuse.

OEDEMA (malignant). 1° Gangrène gazeuse. – 2° **MALIGNANT ANTHRAX OEDEMA.** Œdème malin, pustule maligne.

OEDEMA (migratory). Œdème de Quincke.

OEDEMA (Milroy's). Trophœdème, *s.m.* → *Milroy's disease.*

OEDEMA (Milton's). Œdème de Quincke.

OEDEMA (neuropathic). Œdème localisé d'origine nerveuse.

OEDEMA (non inflammatory). Œdème non inflammatoire.

OEDEMA (nutritional). Œdème par carence, œ. par déséquilibre alimentaire, œ. de dénutrition, œ. d'alimentation, œ. de famine, œ. de guerre.

OEDEMA (Pirogoff's). Gangrène gazeuse.

OEDEMA (pitting). Œdème prenant le godet.

OEDEMA (prehepatic). Œdème précirrhotique.

OEDEMA (prison). Œdème de carence. → *oedema (nutritional).*

OEDEMA (pulmonary). Œdème pulmonaire.

OEDEMA (Quincke's). Œdème de Quincke.

OEDEMA OF RETINA (traumatic). Œdème traumatique de la rétine.

OEDEMA (rheumatismal). Œdème cellulitique des membres inférieurs.

OEDEMA (salt). Œdème par surcharge chlorurée sodique.

OEDEMA (spontaneous periodic). Syndrome de Mach. → *oedema (idiopathic).*

OEDEMA (venous). Phlébœdème, *s.m.*

OEDEMA (vernal of the lung). Œdème printanier pulmonaire anaphylactique.

OEDEMA (wandering). Œdème de Quincke.

OEDEMA (war). Œdème de carence. → *oedema (nutritional).*

OEDEMATOUS, *adj.* Œdémateux, euse.

OEDIPISM, *s.* Œdipisme, *m.*

OEDIPUS'S COMPLEX. Complex d'Œdipe.

OENOMANIA, *s.* Delirium tremens.

OERTEL'S TREATMENT. Cure de terrain.

OESOPHAGEAL, *adj.* Œsophagien, enne.

OESOPHAGECTASIA, OESOPHAGECTASIS, *s.* Dilatation de l'œsophage.

OESOPHAGECTOMY, *s.* Œsophagectomie, *f.*

OESOPHAGISM, OESOPHAGISMUS, *s.* Œsophagisme, *m.*

OESOPHAGITIS, *s.* Œsophagite, *f.*

OESOPHAGOCARDIOPLASTY (extramucous). Œsophagomyotomie, *f.* → *oesophagomyotomy.*

OESOPHAGOCOLOGASTROSTOMY, *s.* Œsophagocologastrostomie, *f.*

OESOPHAGODUODENOSTOMY, *s.* Œsoduodénostomie, *f.*

OESOPHAGOGASTROMYOTOMY, *s.* Œsophagomyotomie, *f.* → *oesophagomyotomy.*

OESOPHAGOGASTROSTOMY, *s.* Œsophago-gastrostomie, *f.* ; œsogastrostomie, *f.* ; opération de Heyrovski.

OESOPHAGOJEJUNOGASTROSTOMOSIS, OESOPHAGOJEJUNOGASTROSTOMY, *s.* Œsophago-jéjuno-gastrostomose, *f.* ; ou -gastrostomie, *f.* ; opération de Roux.

OESOPHAGOJEJUNOSTOMY, *s.* Œsophago-jéjunostomie, *f.* ; œsojéjunostomie, *f.*

OESOPHAGOMALACIA, *s.* Œsophagomalacie, *f.*

OESOPHAGOMYOTOMY, *s.* Opération de Heller, cardiotomie extra-muqueuse, œsophago-cardiotomie extramuqueuse, myotomie extramuqueuse.

OESOPHAGOPLASTY, *s.* Œsophagoplastie, *f.*

OESOPHAGOSCOPY, *s.* Œsophagoscopie, *f.*

OESOPHAGOSTOMY, *s.* Œsophagostomie, *f.*

OESOPHAGOTOME, *s.* Œsophagotome, *m.*

OESOPHAGOTOMY, *s.* Œsophagotomie, *f.*

OESOPHAGUS (Barrett's). Endobrachyœsohage, *s.m.*

OESOPHAGUS (corkscrew). Syndrome de Barsony-Teschendorff.

OESTRADIOL, *s.* Œstradiol, *f.*

OESTRADIOL, *s.* Œstradiol, *m.* ; dihydrofolliculine, *f.*

OESTRANEDIOL, *s.* Œstranediol, *m.*

OESTRIN PHASE. Préœstrus, *s.m.*

OESTRIOL, *s.* Œstriol, *m.*

OESTROGEN, *s.* Œstrogène, *m.*

OESTROGENIC, OESTROGENOUS, *adj.* Œstrogène.

OESTRONE, *s.* Œstrone, *f.* ; folliculine, *f.*

OESTROPROGESTATIVE, *adj.* Œstroprogestatif, ive.

OESTROUS CYCLE. Cycle œstral.

OESTRUM, OESTRUS, *s.* Œstrus, *m.*

OESTRUS, *s.* Œstrus, *m.*

OFB SYNDROME. Dysmorphie orodactyle. → *orofaciodigital syndrome.*

OFB SYNDROME I. Syndrome de Papillon-Léage et Psaume.

OFB SYNDROME II. Syndrome de Mohr.

OFFICINAL, *adj.* Officinal, ale.

OFUGI'S DISEASE. Maladie d'Ofugi.

OGILVIE'S SYNDROME. Syndrome d'Ogilvie.

OGINO'S THEORY. Loi d'Ogino-Knaus.

OGSTON'S OPERATION. 1° Résection du condyle interne du fémur en cas de genu valgum. – 2° Opération d'Ogston (pied plat ou pied bot).

OGUCHI'S DISEASE. Maladie d'Oguchi.

OHARA'S DISEASE. Tularémie, *s.f.*

17-OH-CORTICOIDS or 17-OH-CORTICOSTEROIDS. 17-OH-corticoïdes, *m. pl.* ; 17-OH, 17-hydroxycorticostéroïdes, *m. pl.*

OHM, *s.* Ohm, *m.*

-OID, *suffix* ...oïde.

OIDIOMYCOSIS, *s.* Candidiase, *f.*

OIDIUM ALBICANS. *Candida albicans.*

OIL SYNDROME (Spanish toxic). Syndrome de l'huile toxique espagnole.

OINOMANIA, *s.* Delirium tremens.

OINTMENT, *s.* Onguent, *m.* ; pommade, *f.*

OKT. OKT.

OLDFIELD'S DISEASE or SYNDROME. Maladie ou syndrome d'Oldfield.

OLECRANON, *s.* Olécrâne, *m.*

OLEIC ACID TEST (labeled). Épreuve à l'acide oléique marqué.

OLEOMA, *s.* Oléome, *m.* ; huilome, *m.* ; vaselinome, *m.*

OLEOTHORAX, *s.* Oléothorax, *m.*

OLFACTION, *s.* Olfaction, *f.*

OLFACTOMETRY, *s.* Olfactométrie, *f.*

OLFACTORY, *adj.* Olfactif, ive.

OLIGAEMIA, *s.* Anémie, *f.*

OLIGERGASIA, *s.* Oligophrénie, *f.*

OLIGOAMNIOS, *s.* Oligoamnios, *m.*

OLIGOCHOLIA, *s.* Hypocholie, *f.*

OLIGOCHROMASIA, *s.* Hypochromie, *f.*

OLIGOCHROMÉNIE, *s.* Oligochroménie, *f.*

OLIGOCYTHAEMIA, *s.* Oligocytémie, *f.*

OLIGODACTYLIA, OLIGODACTYLY, *s.* Oligodactylie, *f.*

OLIGODENDROBLASTOMA, *s.* Oligodendroblastome, *m.*

OLIGODENDROCYTE, *s.* Oligodendrocyte, *m.*

OLIGODENDROGLIOMA, *s.* Oligodendrocytome, *m.* ; oligodendrogliome, *m.*

OLIGODIPSIA, *s.* Oligodipsie, *f.*

OLIGODYNAMIC POWER. Pouvoir ou action oligodynamique.

OLIGOHAEMIA, *s.* Anémie, *f.*

OLIGOHYDRAMNIOS, *s.* Oligoamnios, *m.* ; olighydramnios, *m.* ; oligohydramnie, *f.*

OLIGOMEGANEPHRONIA, *s.* Hypoplasie rénale bilatérale avec oligonéphronie, hypoplasie oligomacronéphronique, oligomacronéphronie, *f.*

OLIGOMENORRHOEA, *s.* Oligoménorrhée, *f.*

OLIGONUCLÉOTIDE, *s.* Oligonucléotide, *m.*

OLIGOPHRENIA, *s.* Oligophrénie, *f.*

OLIGOPHRENIA (phenylpyruvic) or O. PHENYLPYRUVICA. Oligophrénie phénylpyruvique, maladie de Folling, phénylcétonurie, *f.* ; idiotie ou imbécillité phénylpyruvique.

OLIGOPHRENIA (polydystrophic). Maladie de Sanfilippo. → *Sanfilippo's disease or syndrome.*

OLIGOPNOEA, *s.* Oligopnée, *f.*

OLIGOPOSIA, OLIGOPOSY, *s.* Oligoposie, *f.*

OLIGOSACCHARIDE, *s.* Oligosaccharide, *m.*

OLIGOSACCHARIDOSIS, *s.* Oligosaccharidose, *f.*

OLIGOSACCHARIDURIA, *s.* Oligosaccharidurie, *f.*

OLIGOSIDERAEMIA, *s.* Oligosidérémie, *f.* ; chloroanémie des jeunes enfants.

OLIGOSPERMATISM, OLIGOSPERMIA, *s.* Oligospermie, *f.*

OLIGOTRICHIA, OLIGOTRICHOSIS, *s.* Oligotrichie, *f.*

OLIGOZOOSPERMATISM, OLIGOZOOSPERMIA, *s.* Oligospermie, *f.*

OLIGOZOOSPERMIA, *s.* Oligozoospermie, *f.*

OLIGURESIS, OLIGURIA, *s.* Oligurie, *f.*

OLIVER'S SIGN. Signe de la trachée. → *tugging (tracheal).*

OLLIER'S DISEASE. Enchondromatose, *f.* → *enchondromatosis.*

OLLIER'S or OLLIER-THIERSCH GRAFT or METHOD. Greffe de Thiersch.

OLYMPIAN or OLYMPIC BROW or FOREHEAD. Crâne ou front olympien.

-OMA, *suffix.* -ome.

OMACEPHALUS, *s.* Omacéphale, *m.*

OMAGRA, *s.* Goutte de l'épaule.

OMALGIA, *s.* Scapulalgie, *f.*

OMAPATRILATE, *s.* Omapatrilate, *m.*

OMARTHRITIS, *s.* Omarthrite, *f.*

OMARTHROSIS, *s.* Omarthrose, *f.*

OMBILICUS, *s.* Ombilic, *m.*

OMBRÉDANNE'S OPERATIONS. Opérations d'Ombredanne (1 et 2).

OMBRÉDANNE'S SYNDROME. Syndrome pâleur-hyperthermie, syndrome d'Ombrédanne.

OMENN'S SYNDROME. Syndrome d'Omenn.

OMENTAL, *adj.* Omental, ale.

OMENTECTOMY, *s.* Omentectomie, *f.*

OMENTOFIXATION, OMENTOPEXY, *s.* Omentopexie, *f.* ; omentofixation, *f.* ; épiploopexie, *f.* ; épiplopexie, *f.*

OMENTUM, *s.* Omentum, *m.* ; épiploon, *m.*

OMENTUMECTOMY, *s.* Omentectomie, *f.*

OMITIS, *s.* Inflammation de l'épaule.

OMNIPRESENT, *adj.* Omniprésent, ubiquiste.

OMOPHAGIA, *s.* Omophagie, *f.*

OMOTOCIA, *s.* Omotocie, *f.*

OMPHALECTOMY, *s.* Omphalectomie, *f.*

OMPHALITIS, *s.* Omphalite, *f.*

OMPHALOCELE, *s.* Omphalocèle, *f.*

OMPHALOCELE – MACROGLOSSIA – GIGANTISM SYNDROME. Syndrome de Wiedermann et Beckwith. → *EMG syndrome.*

OMPHALOPAGUS, *s.* Omphalopage, *m.*

OMPHALOPROPTOSIS, *s.* Procidence du cordon.

OMPHALORRHAGIA, *s.* Omphalorragie, *f.*

OMPHALOSITE, *s.* Omphalosite, *m.*

OMPHALOTOMY, *s.* Omphalotomie, *f.*

OMPHALOTRIPSY, *s.* Omphalotripsie, *f.*

ONANISM, *s.* Onanisme, *m.*

ONCHOCERCA, *s.* Onchocerque, *m.*

ONCHOCERCA CAECUTIENS. *Onchocerca volvulus.*

ONCHOCERCA VOLVULUS. *Onchocerca volvulus. Onchocerca cæcutiens, Filaria volvulus.*

ONCHOCERCIASIS, ONCHOCERCOSIS, *s.* Onchocercose, *f.* ; maladie de Robles, cécité des rivières, volvulose, *f.*

ONCHOCERCOMA, *s.* Onchocercome, *m.*

ONCOCERCA, *s. Onchocerque, m.*

ONCOCYTOMA, *s.* Oncocytome, *m.*

ONCOCYTOMA (renal). Oncocytome du sein, hypernéphrome vrai.

ONCOGEN, *adj.* and *s.* Oncogène.

ONCOGENESIS, *s.* Oncogenèse, *f.*

ONCOGENIC, *adj.* Oncogène.

ONCOGRAPHY, *s.* Oncographie, *f.*

ONCOLOGY, *s.* Oncologie, *f.*

ONCOPROTEIN, *s.* Oncoprotéine, *f.*

ONCORNAVIRUS, *s.* Rétrovirus, *m.*

ONCOSIS, *s.* 1° État morbide caractérisé par le développement de tumeurs. – 2° Tuméfaction, *f.*

ONCOVIRINAE, *s. pl.* Oncovirinés, *m. pl.*

ONCOVIRUS, *s.* Rétrovirus, *m.*

ONDINE'S CURSE. Malédiction d'Ondine, hypoventilation alvéolaire primitive d'origine centrale.

ONDONTALGIA, *s.* Odontalgie, *f.*

ONEIRIC, *adj.* Onirique.

ONEIRISM, *s.* Onirisme, *m.* ; délire onirique.

ONEIROANALYSIS, *s.* Oniro-analyse, *f.*

ONEIRODYNIA, *s.* Onirodynie, *f.* ; cauchemar, *m.*

ONEIROGENIC, *adj.* Onirogène.

ONEIROID, *adj.* Oniroïde.

ONIOMANIA, *s.* Oniomanie, *f.*

ONIRIC, *adj.* Onirique.

ONIRISM, *s.* Onirisme, *m.*

ONIROGENIC, *adj.* Onirogène.

ONIROID, *adj.* Oniroïde.

ONLAY, *s.* Apposition (de greffe).

ONOMATOMANIA, *s.* Onomatomanie, *f.*

ONTOGENESIS, ONTOGENY, *s.* Ontogenèse, *f.* ; ontogénie, *f.*

ONYALAI, ONYALIA, *s.* Onyalai, *m.*

ONYCHATROPHIA, ONYCHATROPHY, *s.* Onychatrophie, *f.*

ONYCHAUXIS, *s.* Onychauxis, *m.*

ONYCHIA, *s.* Onyxis, *f.*

ONYCHIA LATERALIS. Périonyxis, *s.f.*

ONYCHIA MALIGNA. Maladie de Wardrop.

ONYCHIA PERIUNGUALIS. Périonyxis, *s.f.*

ONYCHITIS, *s.* Onyxis, *f.*

ONYCHOCRYPTOSIS, *s.* Ongle incarné.

ONYCHODYSPLASIA (hereditary). Onycho-ostéodysplasie héréditaire. → *osteoonychodysplasia.*

ONYCHOGENIC, *adj.* Onychogène.

ONYCHOGRAPHY, *s.* Onychographie, *f.*

ONYCHOGRYPHOSIS, ONYCHOGRYPOSIS, *s.* Onychogryphose, *f.* ; onychogrypose, *f.*

ONYCHOLYSIS, *s.* Onycholyse, *f.*

ONYCHOMADESIS, *s.* Onychomadèse, *f.*

ONYCHOMYCOSIS, *s.* Onychomycose, *f.*

ONYCHOOSTEODYSPLASIA, *s.* Onycho-ostéodysplasie héréditaire. → *osteoonychodysplasia.*

ONYCHOOSTEOARTHRODYSPLASIA, *s.* Onycho-ostéodysplasie héréditaire. → *osteoonychodysplasia.*

ONYCHOPATHY, *s.* Onychopathie, *f.*

ONYCHOPHAGIA, ONYCHOPHAGY, *s.* Onychophagie, *f.*

ONYCHOPTOSIS, *s.* Onychoptose, *f.*

ONYCHORRHEXIS, *s.* Onychorrhexis, *f.*

ONYCHOSCHIZIA, *s.* Onychoschizie, *f.*

ONYCHOSIS, *s.* Onychose, *f.*

ONYCHOSIS TRICHOPHYTINA, *s.* Onychomycose, *f.*

ONYCHOTILLOMANIA, *s.* Onychotillomanie, *f.*

ONYXIS, *s.* Ongle incarné.

ONYXITIS, *s.* Onyxis, *f.*

OOCINETE, *s.* Oocynète, *m.*

OOCYST, *s.* Oocyste, *m.*

OOCYTE, *s.* Ovocyte, *f.* ; oocyte, *m.*– O. (primary). Ovocyte de 1er ordre. – O. (secondary). Ovocyte de 2e ordre.

OOGENESIS, *s.* Ovogenèse, *f.* ; oogenèse, *f.*

OOGENETIC CYCLE. Cycle ovarien.

OOGONIUM, *s.* Ovogonie, *f.* ; oogonie, *f.*

OOKINETE, *s.* Oocinète, *m.*

OOPHORALGIA, *s.* Oopharalgie, *f.* ; ovarialgie, *f.*

OOPHORECTOMY, *s.* Ovariotomie, *f.*

OOPHORITIS, *s.* Ovarite, *f.*

OOPHORO-EPILEPSY, *s.* Oophoromanie, *f.*

OOPHOROHYSTERECTOMY, *s.* Ovariohystérectomie, *f.*

OOPHOROMA, *s.* Tumeur maligne de l'ovaire.

OOPHOROMA FOLLICULARE. Oophorome, *m.* ; tumeur de Brenner.

OOPHOROMANIA, *s.* Oophoromanie, *f.* ; oophoroépilepsie, *f.*

OOPHORORRHAPHY, *s.* Oophororraphie, *f.*

OOPHOROSALPINGECTOMY, *s.* Oophorosalpingectomie, *f.* ; salpingo-ovariectomie, *f.* ; ovariosalpingectomie, *f.*

OOPHOROSALPINGITIS, *s.* Salpingo-ovarite, *f.*

OOSPOROSIS, *s.* Oosporose, *f.*

OPALSKI'S SYNDROME. Syndrome sous-bulbaire d'Opalski.

OP'DDD. OP'DDD, mitotane, *m.*

OPENING (counter). Contre-incision, *f.*

OPERATION, *s.* Opération, *f.*

OPERATION (plastic). Opération plastique, plastie, *f.*

OPERATION (restorative). Plastie, *f.* ; opération plastique.

OPERATOR, *s.* 1° Opérateur, *m.* – 2° Gène opérateur.

OPERCULUM, *s.* Opercule, *m.*

OPERCULUM SYNDROME (frontoparietal). Syndrome de l'opercule rolandique.

OPERON, *s.* Opéron, *m.*

OPHIASIS, *s.* Ophiase, *f.* ; ophiasis, *f.* ; pelade ophiasique.

OPHIDIASIS, OPHIDISM, *s.* Ophidisme, *m.*

OPHRYON, *s.* Ophryon, *m.* ; point sus-nasal, point sus-orbitaire.

OPHTHALMALGIA, *s.* Ophtalmalgie, *f.*

OPHTHALMIA, *s.* Ophtalmie, *f.*

OPHTHALMIA (actinic ray). Conjonctivite actinique.

OPHTHALMIA (catarrhal). Conjonctivite simple.

OPHTHALMIA (caterpillar). Ophtalmia nodosa.

OPHTHALMIA (Egyptian). Trachome, *s.m.*

OPHTHALMIA (electric). Conjonctivite actinique.

OPHTHALMIA (flash). Conjonctivite actinique.

OPHTHALMIA (gonorrhoeal). Ophtalmie gonococcique.

OPHTHALMIA (granular). Trachome, *s.m.*

OPHTHALMIA (migratory). Ophtalmie sympathique.

OPHTHALMIA NEONATORUM. Ophtalmie des nouveau-nés.

OPHTHALMIA (neuroparalytic). Kératite neuro-paralytique.

OPHTHALMIA NIVALIS. Ophtalmie des neiges, ophtalmia nivalis, cécité des neiges.

OPHTHALMIA NODOSA. Ophtalmia nodosa.

OPHTHALMIA (phlyctenular). Kératoconjonctivite phlycténulaire. → *kerato-conjunctivitis (phlyctenular).*

OPHTHALMIA (scrofulous). Kératoconjonctivite phlycténulaire. → *kérato-conjunctivitis (phlyctenular).*

OPHTHALMIA (spring). Ophtalmie printanière (allergie au pollen).

OPHTHALMIA (strumous). Kératoconjonctivite phlycténulaire. → *kerato-conjunctivitis (phlyctenular).*

OPHTHALMIA (sympathetic). Ophtalmie sympathique.

OPHTHALMIA (transferred). Ophtalmie sympathique.

OPHTHALMIA (ultraviolet rays). Conjonctivite actinique.

OPHTHALMIA (varicose). Ophtalmie associée à des varicosités conjonctivales.

OPHTHALMIC, *adj.* Ophtalmique.

OPHTHALMIC REACTION. Ophtalmo-réaction, *s.f.*

OPHTHALMIC-SYLVIAN SYNDROME. Syndrome d'Espildora-Luque.

OPHTHALMITIS, *s.* Ophtalmite, *f.*

OPHTHALMODYNAMOGRAPHY, *s.* Ophtalmodynamographie, *f.*

OPHTHALMODYNAMOMETER, *s.* Ophtalmodynamomètre, *m.*

OPHTHALMODYNIA, *s.* Ophtalmodynie, *f.*

OPHTHALMOLOGIST, *s.* Ophtalmologiste, *m.f.* ; oculiste, *m. f.*

OPHTHALMOLOGY, *s.* Ophtalmologie, *m., f.* ; oculistique, *f.*

OPHTHALMOMALACIA, *s.* Ophthalmomalacie, *f.* ; phtisie oculaire.

OPHTHALMOMETRY, *s.* Ophtalmométrie, *f.*

OPHTHALMOMYCOSIS, *s.* Ophtalmomycose, *f.*

OPHTHALMOMYIASIS, *s.* Ophtalmomyase, *f.*

OPHTHALMONEUROMYELITIS, *s.* Neuromyélite optique aiguë. → *neuromyelitis (optic).*

OPHTHALMOPATHY, *s.* Ophtalmopathie, *f.*

OPHTHALMOPLASTY, *s.* Ophtalmoplastie, *f.*

OPHTHALMOPLEGIA, *s.* Ophtalmoplégie, *f.*

OPHTHALMOPLEGIA ANTERIOR INTERNUCLEARIS. Ophtalmoplégie internucléaire antérieure, paralysie supranucléaire du droit interne.

OPHTHALMOPLEGIA (basal). Ophtalmoplégie par lésion de la base du cerveau.

OPHTHALMOPLEGIA (exophthalmic). Maladie de Basedow, exophtalmie prédominante.

OPHTHALMOPLEGIA EXTERNA. Ophtalmoplégie externe.

OPHTHALMOPLEGIA (fascicular). Ophtalmoplégie d'origine protubérantielle.

OPHTHALMOPLEGIA (incomplete). Ophtalmoplégie partielle.

OPHTHALMOPLEGIA INTERNA. Ophtalmoplégie interne.

OPHTHALMOPLEGIA INTERNUCLEARIS. Syndrome de Bielschowsky-Lutz-Cogan.

OPHTHALMOPLEGIA (nuclear). Ophtalmoplégie nucléaire, polioencéphalite supérieure.

OPHTHALMOPLEGIA (painful). Syndrome de Tolosa-Hunt.

OPHTHALMOPLEGIA (Parinaud's). Syndrome de Parinaud.

OPHTHALMOPLEGIA PARTIALIS. Ophtalmoplégie partielle.

OPHTHALMOPLEGIA PLUS. Syndrome de Kearns et Sayre.

OPHTHALMOPLEGIA POSTERIOR INTERNUCLEARIS. Ophtalmoplégie internucléaire postérieure, paralysie supranucléaire du droit externe.

OPHTHALMOPLEGIA (progressive). Ophtalmoplégie progressive.

OPHTHALMOPLEGIA TOTALIS, TOTAL OPHTHALMOPLEGIA. Ophtalmoplégie double, interne et externe.

OPHTHALMOREACTION, *s.* Oculo-réaction, *f.* ; ophtalmoréaction.

OPHTHALMORHINOSTOMATOHYGROSIS. Ophtalmo-rhino-stomato-hygrose, *m.* ; syndrome de Creyx et Lévy.

OPHTHALMOSCOPE, *s.* Ophtalmoscope, *m.*

OPHTHALMOSCOPY, *s.* Examen du fond d'œil, ophtalmoscopie, *f.* ; rétinoscopie, *f.*

OPHTHALMOSTAT, *s.* Ophtalmostat, *m.*

OPHTHALMOTOMY, *s.* Ophtalmotomie, *f.*

OPIATE, *s.* Opiacé, *m.*

OPIOID, *adj.* Opioïde.

OPIOMANIA, *s.* Opiomanie, *f.*

OPIOPHAGISM, OPIOPHAGY, *s.* Opiophagie, *f.*

OPISTHION, *s.* Opisthion, *m.*

OPISTHOGNATHISM, *s.* Opisthognathisme, *m.*

OPISTHORCHIASIS, *s.* Opisthorchiase, *f.*

OPISTHOTONOS, *s.* Opisthotonos, *m.*

OPIUM, *s.* Opium, *m.*

OPOCEPHALUS, *s.* Opocéphale, *m.*

OPODIDYMUS, OPODYMUS, *s.* Opodyme, *m.*

OPOTHERAPY, *s.* Opothérapie, *f.*

OPPENHEIM'S DERMATITIS. Maladie d'Oppenheim-Urbach. → *dermatitis atrophicans lipoides diabetica.*

OPPENHEIM'S DISEASE or SYNDROME. Myatonie congénitale. → *amyotonia congenita.*

OPPENHEIM'S SIGN. Signe d'Oppenheim.

OPPENHEIM-URBACH DISEASE. Maladie d'Oppenheim-Urbach. → *dermatitis atrophicans lipoides diabetica.*

OPPORTUNISTIC, *adj.* Opportuniste.

OPSIN, *s.* Érythropsine, *f.* → *erythropsin.*

OPSIURIA, *s.* Opsiurie, *f.*

OPSOCLONIA, *s.* Opsoclonie, *f.*

OPSOMENORRHOEA, *s.* Opsoménorrhée, *f.*

OPSONIN, *s.* Opsonine, *f.*

OPSONIFICATION, *s.* Opsonisation, *f.*

OPSONIZATION, *s.* Opsonisation, *f.*

OPSONOTHERAPY, *s.* Emploi thérapeutique des opsonines.

OPTIC, *adj.* Optique.

OPTIC ATROPHY-ATAXIA SYNDROME. Syndrome de Behr.

OPTICAL, *adj.* Optique.

OPTICIAN, *s.* Opticien, *m.*

OPTOMETRY, *s.* Optométrie, *f.*

OPTOTYPE, *s.* Optotype, *m.*

OPZYME, *s.* Opzyme, *m.*

ORAL, *adj.* Oral, ale.

ORANGE-PEEL SIGN. Aspect ou signe de la peau d'orange.

ORBIT, *s.* Orbite, *f.*

ORBITA, *s.* Orbite, *f.*

ORBITAL, Orbital, ale.

ORBITAL APEX SYNDROME or **ORBITAL APEX-SPHENOIDAL SYNDROME.** Syndrome de l'apex orbitaire, syndrome de Rollet, syndrome de Rochon-Duvigneaud.

ORBITAL FLOOR SYNDROME. Syndrome de Dejean, syndrome du plancher de l'orbite.

ORBITONOMETRY, *s.* Orbitonométrie, *f.*

ORBITOTOMY, *s.* Orbitotomie, *f.*

ORBIVIRUS, *s. Orbivirus, m.*

ORCHIALGIA, ORCHIDALGIA, *s.* Orchialgie, *f.* ; névralgie testiculaire.

ORCHIDECTOMY, *s.* Orchidectomie, *f.*

ORCHIDOMETER, *s.* Orchidomètre, *m.*

ORCHIDOPEXY, *s.* Orchidopexie, *f.*

ORCHIDOPTOSIS, *s.* Orchidoptose, *f.*

ORCHIDORRHAPHY, *s.* Orchidopexie, *f.*

ORCHIDOTHERAPY, *s.* Orchidothérapie, *f.*

ORCHIDOTOMY, *s.* Orchidotomie, *f.* ; orchiotomie, *f.*

ORCHIECTOMY, *s.* Orchidectomie, *f.*

ORCHIEPIDIDYMITIS, *s.* Orchi-épididymite, *f.*

ORCHIOCELE, *s.* Orchiocèle, *f.*

ORCHIOPEXY, *s.* Orchidopexie, *f.* ; orchidorraphie, *f.* ; célorraphie, *f.*

ORCHIOPEXY (transscrotal). Orchidopexie transscrotale, opération de Walther, opération d'Ombrédanne.

ORCHIORRHAPHY, *s.* Orchidopexie, *f.*

ORCHIOTOMY, *s.* Orchidotomie, *f.*

ORCHITIS, *s.* Orchite, *f.*

ORCHITIS PAROTIDEA. Oreillons à forme orchitique.

ORCHOTOMY, *s.* Orchidotomie, *f.*

ORDER, *s.* Ordre, *m.*

OREXIGENIC, *adj.* Orexigène.

ORF, *s.* Orf, *m.* → *ecthyma (contagious).*

ORGAN, *s.* Organe, *m.*

ORGAN (multiple system) FAILURE SYNDROME. Syndrome de défaillance multiviscérale.

ORGAN (target). Organe-cible, *m.*

ORGANELLE, *s.* Organite, *m.*

ORGANIC, *adj.* Organique.

ORGANICISM, *s.* Organicisme, *m.*

ORGANISM, *s.* Organisme, *m.*

ORGANIZATION CENTER, ORGANIZATOR, *s.* Organisateur, *m.*

ORGANIZER, *s.* (biology). Organisateur, *m.*

ORGANOGENESIS, ORGANOGENY, *s.* Organogénésie, *f.* ; organogenèse, *f.* ; organogénie, *f.*

ORGANOGRAPHY, ORGANOLOGY, *s.* Organographie, *f.* ; organologie, *f.*

ORGANOID, *adj.* Organoïde.

ORGANOLEPTIC, *adj.* Organoleptique.

ORGANOPATHY, *s.* Organopathie, *f.*

ORGANOSOL, *s.* Organosol, *m.*

ORGANOTHERAPY, *s.* Organothérapie, *f.* ; méthode de Brown-Séquard.

ORGANOTROPE, *s.* Organotrope, *m.*

ORGANOTROPIC, *adj.* Organotrope.

ORGANOTROPISM, ORGANOTROPY, *s.* Organotropisme, *m.*

ORGASM, *s.* Orgasme, *m.*

ORIENTIA TSUTSUGAMUSHI. *Orientia tsutsugamushi.*

ORMOND'S DISEASE. Maladie d'Ormond. → *fibrosis (idiopathic retroperitoneal).*

ORNITHINE, *s.* Ornithine, *f.*

ORNITHINE (cycle). Cycle de l'ornithine. → *Krebs-Henseleit cycle.*

ORNITHINE CARBAMYL TRANSFERASE, *s.* Ornithine-carbamyl-transférase, *f.*

ORNITHODORUS, *s. Ornithodorus m.*

ORNITHOSIS, *s.* Ornithose, *f.*

ORODIGITOFACIAL SYNDROME. Dysmorphie orodactyle. → *orofaciodigital syndrome.*

OROFACIODIGITAL SYNDROME. Dysmorphie orodactyle, dysmorphie des freins buccaux, syndrome orodigitofacial, syndrome de Gorlin.

OROFACIODIGITAL SYNDROME I. Syndrome de Papillon-Léage et Psaume.

OROFACIODIGITAL SYNDROME II. Syndrome de Mohr.

OROPHARYNX, *s.* Oropharynx, *m.*

OROPHYSIN, *s.* Hormone diabétogène. → *hormone (diabetogenic).*

OROSOMUCOID, *s.* Orosomucoïde, *m.* ; séromucoïde α_1, *m.*

OROTHERAPY, *s.* Cure de petit lait.

OROTIC ACIDURIA. Oroticurie, *f.* ; oroticurie héréditaire.

ORTHESIS, *s.* Orthèse, *f.*

ORTHOCEPHALIC, ORTHOCEPHALOUS, *adj.* Orthocéphale, mésaticéphale.

ORTHOCHROMATIC, ORTHOCHROMOPHIL, *adj.* Orthochromatique.

ORTHOCHROMIC, *adj.* Isochrome, orthochrome.

ORTHODEOXIA, *s.* Orthodéoxie, *f.*

ORTHODIAGRAM, *s.* Orthodiagramme, *m.*

ORTHODIAGRAPHY, *s.* Orthodiagraphie, *f.*

ORTHODIASCOPY, *s.* Orthodiascopie, *f.*

ORTHODONTIA, ORTHODONTICS, *s.* Orthodontie, *f.*

ORTHOGENESIS, *s.* Orthogenèse, *f.*

ORTHOGNATHISM, *s.* Orthognathisme, *m.*

ORTHOMORPHIA, *s.* Orthomorphie, orthomorphisme, *m.*

ORTHOMYXOVIRIDAE, *s.pl.* Orthomyxoviridés, *m.*

ORTHOMYXOVIRUS, *s.* Orthomyxovirus, *m.*

ORTHONYXIA, *s.* Orthonyxie, *f.*

ORTHOPANTOMOGRAPHY, *s.* Orthopantomographie, *f.*

ORTHOPEDICS, *s.* Orthopédie, *f.*

ORTHOPHOMY, *s.* Orthophonie, *f.*

ORTHOPIA, *s.* Orthopie, *f.*

ORTHOPNEA (américain)**, ORTHOPNOEA,** *s.* Orthopnée, *f.*

ORTHOPOXVIRUS, *s. Orthopoxvirus, m.*

ORTHOPTICS, *s.* Orthoptie, *f.* ; orthoptique, *f.*

ORTHOPTIST, *s.* Orthoptiste, *m.f.*

ORTHOREOVIRUS, *s. Orthoreovirus, m.*

ORTHORHYTHMIC, *adj.* Orthorythmique.

ORTHOSCOPE, *s.* Orthoscope, *m.*

ORTHOSIS, *s.* Orthèse, *f.*

ORTHOSTATIC, *adj.* Orthostatique.

ORTHOSTATIC HYPOTENSIVE-DYSAUTONOMIC-DYSKINETIC SYNDROME. Syndrome de Shy et Drager.

ORTHOSTATISM, *s.* Orthostatisme, *m.*

ORTHOSYMPATHETIC, *adj.* Orthosympathique.

ORTHOTIST, *s.* Orthésiste, *m.* or *f.*

ORTHOTONOS, ORTHOTONUS, *s.* Orthotonos, *m.*

ORTHOTOPIC, *adj.* Orthotopique.

ORTNER'S SYNDROME. Syndrome d'Ortner.

ORTOLANI'S CLICK or **SIGN.** Signe d'Ortolani, signe du ressaut (dans la luxation congénitale de la hanche).

OS. Abréviation d'opening snap : claquement d'ouverture (de la mitrale).

OS CAPITATUM. Capitatum, *m.*

OS HAMATUM, *s.* Hamatum, *m.* ; os crochu du carpe.

OS ILIUM. Ilium, *m.* ; ilion, *m.*

OS ISCHII. Ischium, *m.* ; ischion, *m.*

OS LUNATUM. Lunatum, *m.* ; os lunaire, os semi-lunaire du carpe.

OS NAVICULARE PEDIS RETARDATUM. Scaphoïdite tarsienne. → *scaphoiditis (tarsal).*

OS PUBIS. Pubis, *m.*

OSCHEOCELE, *s.* Oschéocèle, *f.* ; hernie scrotale.

OSCHEOPLASTY, *s.* Oschéoplastie, *f.*

OSCHEOTOMY, *s.* Oschéotomie, *f.*

OSCILLOMETER, *s.* Oscillomètre, *m.*

OSCILLOMETRIC, *adj.* Oscillométrique.

OSCILLOMETRY, *s.* Oscillométrie, *f.*

OSCILLOPSIA, *s.* Oscillopie, *f.* ; oscillopsie, *f.*

-OSE (suffix for carbohydrate, as glucose). ...ose (comme gluc*ose*).

OSGOOD-SCHLATTER DISEASE. Maladie d'Osgood. → *Schlatter's disease.*

O'SCHAUGHNESSY'S OPERATION. Opération d'O'-Schaughnessy.

OSIDE, *s.* Oside, *m.*

2-O.S. INTERVAL (in mitral stenosis). Intervalle B_2-CO, séparant le début du 2e bruit du cœur du claquement d'ouverture de la valve mitrale.

-OSIS, *suffix.* (as tubercul*osis*). ...ose (comme tubercul*ose).*

OSLER'S DISEASE. Maladie de Rendu Osler. → *angiomatosis (haemorrhagic family).*

OSLER'S DISEASE, OSLER-VAQUEZ DISEASE. Maladie de Vaquez. → *polycythaemia vera.*

OSLER'S or **OSLER-VAQUEZ NODES** or **SIGN.** Nodules d'Osler, pseudo-panaris d'Osler.

OSLER'S FEBRILE POLYNEURITIS. Syndrome de Guillain-Barré. → *Guillain-Barré syndrome.*

OSLER-LIBMAN-SACKS SYNDROME. Maladie de Libman-Sacks. → *Libman-Sacks syndrome or disease.*

OSLER'S MANEUVER. Manœuvre d'Osler.

OSLER-WEBER-RENDU DISEASE. Maladie de Rendu-Osler. → *angiomatosis (haemorrhagic family).*

OSM. Abréviation d'osmole.

OSMIDROSIS, *s.* Bromhidrose, *f.* → *bromhidrosis.*

OSMOLALITY, *s.* Osmolalité, *f.*

OSMOLARITY, *s.* Osmolarité, *f.*

OSMOLE, *s.* Osmole, *f.* ; Osm.

OSMOMETER, *s.* Osmomètre, *m.*

OSMORECEPTOR, *s.* Osmorécepteur, *m.*

OSMOSIS, OSMOSE, *s.* Osmose, *f.*

OSMOTHERAPY, *s.* Osmothérapie, *f.*

OSMOTIC, *adj.* Osmotique.

OSSEOUS, *adj.* Osseux, osseuse.

OSSICULECTOMY, *s.* Ossiculectomie, *f.*

OSSIFICATION, *s.* Ossification, *f.*

OSSIFICATION (cartilaginous). Ossification enchondrate.

OSSIFICATION (enchondral). Ossification enchondrale.

OSSIFICATION (intramembranous). Ossification de membrane.

OSSIFICATION (periosteal). Ossification périostale.

OSSIFLUENT, *adj.* Ossifluent, ente.

OSTALGIA, OSTEALGIA, *s.* Ostéalgie, *f.*

OSTEITIS, *s.* Ostéite, *f.*

OSTEITIS (acute). Ostéomyélite infectieuse aiguë. → *osteomyelitis (acute suppurative).*

OSTEITIS (bipolar). Ostéite bipolaire.

OSTEITIS (carious). Ostéomyélite, *f.* → *osteomyelitis.*

OSTEITIS CARNOSA. Ostéite chronique fongueuse.

OSTEITIS (caseous). Ostéite tuberculeuse.

OSTEITIS (chronic). Ostéite chronique.

OSTEITIS (chronic nonsuppurative). Ostéite chronique condensante.

OSTEITIS CONDENSANS. Ostéite condensante.

OSTEITIS CONDENSANS GENERALISATA. Ostéopoécilie, *f.*

OSTEITIS CONDENSANS ILLI. Ostéose condensante iliaque bénigne, osteitis condensans illi, maladie de Barsony-Polgar.

OSTEITIS (condensing). Ostéite condensante.

OSTEITIS CYSTICA OF JÜNGLING. Maladie de Perthes. → *Jüngling's disease.*

OSTEITIS DEFORMANS. Maladie osseuse de Paget. → *Paget's disease of bone.*

OSTEITIS (exfoliative). Ostéomyélite sous-périostée ou exfoliatrice.

OSTEITIS FIBRO-CYSTICA. Maladie osseuse de Recklinghausen. → *osteitis fibrocystica generalisata.*

OSTEITIS FIBRO-CYSTICA GENERALISATA. Ostéite fibrokystique, maladie osseuse de Recklinghausen, ostéose parathyroïdienne, ostéose fibrokystique.

OSTEITIS FIBROSA. Ostéopathie fibreuse, ostéofibrose, *f.*

OSTEITIS FIBROSA CIRCUMSCRIPTA. Kyste essentiel des os. → *cyst (solitary bone).*

OSTEITIS FIBROSA CYSTICA. Maladie osseuse de Recklinghausen. → *osteitis fibrocystica generalisata.*

OSTEITIS FIBROSA CYSTICA (generalized). Maladie osseuse de Recklinghausen. → *osteitis fibro-cystica generalisata.*

OSTEITIS FIBROSA or **FIBROSA CYSTICA (renal).** Ostéodystrophie rénale.

OSTEITIS FIBROSA DIFFUSA. Maladie osseuse de Recklinghausen. → *osteitis fibrocystica generalisata.*

OSTEITIS FIBROSA DISSEMINATA. Dysplasie fibreuse des os.

OSTEITIS FIBROSA (focal). Kyste essentiel des os. → *cyst (solitary bone).*

OSTEITIS FIBROSA GENERALISATA. Maladie osseuse de Recklinghausen. → *osteitis fibrocystica generalisata.*

OSTEITIS FIBROSA LOCALISATA. Kyste essentiel des os. → *cyst (solitary bone).*

OSTEITIS FIBROSA OSTEOPLASTICA. Maladie osseuse de Recklinghausen. → *osteitis fibrocystica generalisata.*

OSTEITIS FIBROSA (polyostotic). Maladie de Jaffe-Lichtenstein. → *dysplasia (polyostotic fibrous).*

OSTEITIS (formative). Ostéite productive.

OSTEITIS FRAGILITANS. Dysplasie périostale. → *osteogenesis imperfecta.*

OSTEITIS FUNGOSA. Ostéite chronique fongueuse.

OSTEITIS (Garré's). Ostéite chronique condensante.

OSTEITIS GRANULOSA. Ostéite chronique fongueuse.

OSTEITIS (gummatous). Ostéite gommeuse.

OSTEITIS (necrotic). Ostéomyélite, *s.f.*

OSTEITIS OSSIFICANS. Ostéite productive.

OSTEITIS (parathyroid). Maladie osseuse de Recklinghausen. → *osteitis fibrocystica generalisata.*

OSTEITIS (productive). Ostéite productive.

OSTEITIS (rarefying). Ostéite raréfiante.

OSTEITIS (restitutive). Ostéite restitutive.

OSTEITIS (sclerosing or **sclerotic).** 1° Ostéite chronique condensante. – 2° Ostéite condensante. – 3° Ostéopétrose, *f.*

OSTEITIS (secondary hyperplastic). Ostéoarthropathie hypertrophiante pneumique. → *osteoarthropathy (hypertrophic pneumic).*

OSTEITIS (syphilitic) OF THE NEWBORN. Maladie de Parrot.

OSTEITISTUBERCULOSA MULTIPLEX CYSTICA or **CYSTOIDES.** Maladie de Perthes-Jüngling.

OSTEITIS (tuberculous). Ostéite tuberculeuse, ostéotuberculose.

OSTEOARTHRITIS, *s.* Arthrose, *f.* ; ostéo-arthrite hypertrophique et dégénérative, rhumatisme articulaire dégénératif, rhumatisme chronique dégénératif ostéoarthropathie déformante ou dégénérative ou dystrophique.

OSTEOARTHRITIS DEFORMANS ENDEMICA. Maladie de Kashin-Beck. → *Kashin-Beck disease.*

OSTEOARTHRITIS (hyperplastic). Maladie de Pierre-Marie. → *osteoarthropathy (hypertrophic pulmonary or pneumic).*

OSTEOARTHRITIS (interphalangeal). Rhumatisme d'Heberden.

OSTEOARTHRITIS (primary generalized). Polyarthrose, *s.f.* ; polyarthrose progressive, polyarthrite sèche progressive, maladie des arthroses.

OSTEOARTHROPATHY, *s.* Ostéo-arthropathie, *f.*

OSTEOARTHROPATHY (chronic idiopathic hypertrophic). Pachydermopériostose, *f.* → *pachydermoperiostosis.*

OSTEOARTHROPATHY OF THE FINGERS (familial). Maladie de Thiermann, syndrome épiphysaire.

OSTEOARTHROPATHYS (hypertrophic). Maladie de Pierre Marie. → *osteoarthropathy (hypertrophic pulmonary or pneumic).*

OSTEOARTHROPATHY (hypertrophic pulmonary or pneumic or pneumogenic). Ostéo-arthropathie hypertrophiante pneumique, maladie de Pierre Marie, ostéite engainante des diaphyses, périostose engainante acromégalique. → *finger (clubbed).*

OSTEOARTHROPATHY (pneumogenic or pulmonary). Maladie de Pierre Marie. → *osteoarthropathy (hypertrophic pulmonary or pneumic).*

OSTEOARTHROPATHY (secondary hypertrophic). Maladie de Pierre Marie. → *osteoarthropathy (hypertrophic pulmonary or pneumic).*

OSTEOARTHROSIS, Arthrose, *f.* → *osteoarthritis.*

OSTEOARTHROSIS JUVENILIS OF THE NAVICULAR. Maladie de Köhler. → *scaphoiditis (tarsal).*

OSTEOBLAST, *s.* Ostéoblaste, *m.*

OSTEOBLASTIC, *adj.* Ostéoblastique.

OSTEOBLASTOMA, *s.* Ostéoblastome, *m.*

OSTEOCALCIN, *s.* Ostéocalcine, *f.*

OSTEOCHALASIA DESMALIS FAMILIARIS. Hyperphosphatasie chronique idiopathique. → *osteoectasia with hyperphosphatasia.*

OSTEOCHONDRITIS, *s.* Ostéochondrite, *f.* ; ostéochondrose, *f.* ; chondro-épiphysose, *f.*

OSTEOCHONDRITIS COXAE JUVENILIS. Maladie de Perthes. → *osteochondritis deformans juvenilis.*

OSTEOCHONDRITIS DEFORMANS JUVENILIS or COXAE JUVENILIS. Ostéochondrite déformante infantile ou juvénile de la hanche, arthrite déformante juvénile, épiphysite fémorale supérieure, maladie de Legg-Perthes-Calvé, maladie de Perthes, maladie de Waldenström, maladie de Calvé, ostéochondrite primitive de la hanche.

OSTEOCHONDRITIS DEFORMANS JUVENILIS DORSI. Vertebra plana. → *vertebra plana.*

OSTEOCHONDRITIS DISSECANS. Ostéochondrite disséquante, maladie de König.

OSTEOCHONDRITIS (generalized). Polyostéochondrite, *s.f.* → *dysplasia epiphysialis multiplex.*

OSTEOCHONDRITIS (gummatous). Ostéochondrite gommeuse.

OSTEOCHONDRITIS ISCHIOPUBICA. Maladie de Van Neck-Odelberg, ostéochondrite ischiopubienne.

OSTEOCHONDRITIS (juvenile deforming metatarsophalangeal). Épiphysite métatarsienne de Köhler, maladie de Köhler, maladie de Freiberg.

OSTEOCHONDRITIS OSSIS METACARPI ET METATARSI. Maladie de Thiemann, syndrome épiphysaire.

OSTEOCHONDRITIS (spinal). Maladie de Scheuermann. → *epiphysitis (vertebral).*

OSTEOCHONDRITIS (syphilitic). Maladie de Parrot.

OSTEOCHONDRITIS (vertebral). 1° Vertebra plana. → *vertebra plana.* – 2° Maladie de Scheuermann. → *epiphysitis (vertebral).*

OSTEOCHONDRODYSPLASIA, *s.* Ostéochondrodysplasie, *f.*

OSTEOCHONDRODYSPLASIA (eccentro-). Maladie de Morquio. → *Morquio or Morquio-Brailsford disease.*

OSTEOCHONDRODYSTROPHIA, OSTEOCHONDRODYSTROPHY, *s.* Maladie de Morquio. → *Morquio or Morquio-Brailsford disease.*

OSTEOCHONDRODYSTROPHIA DEFORMANS. Maladie de Morquio. → *Morquio or Morquio-Brailsford disease.*

OSTEOCHONDRODYSTROPHIA FOETALIS. Achondroplasie, *f.* → *achondroplasia.*

OSTEOCHONDRODYSTROPHY (familial). Maladie de Morquio. → *Morquio's, Morquio-Brailsford disease.*

OSTEOCHONDROMA, *s.* Chondrome ossifiant ou ostéogénique, ostéochondrome, *m.*

OSTEOCHONDROMA (multiple congenital). Maladie des exostoses multiples. → *exostosis (multiple cartilaginous).*

OSTEOCHONDROMATOSIS or OSTEOCHONDROMATOSIS (multiple). Maladie des exostoses multiples. → *exostoses (multiple cartilaginous).*

OSTEOCHONDROMATOSIS (synovial). Ostéochondromatose articulaire, chondromatose articulaire ou synoviale, maladie de Henderson-Jones.

OSTEOCHONDROPATHIA ISCHIOPUBICA. Maladie de Van Neck-Odelberg, ostéochondrite ischiopubienne.

OSTEOCHONDROSARCOMA, *s.* Ostéochondrosarcome, *m.*

OSTEOCHONDROSIS, *s.* Ostéochondrite, *f.* ; ostéochondrose, *f.*

OSTEOCHONDROSIS OF THE CAPITELLUM HUMERI. Nécrose aseptique du capitulum de l'humérus.

OSTEOCHONDROSIS OF THE CAPITULAR EPIPHYSIS OF THE FEMUR. Maladie de Perthes. → *osteochondritis deformans juvenilis.*

OSTEOCHONDROSIS OF THE TIBIA (deformative). Tibia vara.

OSTEOCHONDROSIS DEFORMANS JUVENILIS. Maladie de Perthes. → *osteochondritis deformans juvenilis.*

OSTEOCHONDROSIS DEFORMANS TIBIAE. Tibia vara.

OSTEOCHONDROSIS DISSECANS. Ostéochondrite disséquante.

OSTEOCHONDROSIS OF THE HEAD OF THE SECOND METATARSAL BONE. Maladie de Freiberg. → *osteochondritis (juvenile deforming metatarsophalangeal).*

OSTEOCHONDROSIS OF THE LUNATE BONE. Maladie de Kienböck, maladie du semi-lunaire.

OSTEOCHONDROSIS OF THE NAVICULAR (or tarsal scaphoid**).** Maladie de Köhler. → *scaphoiditis (tarsal).*

OSTEOCHONDROSIS OF THE TUBEROSITY OF THE TIBIA. Maladie d'Osgood. → *Schlatter's disease.*

OSTEOCHONDROSIS OF VERTEBRAE. Vertebra plana. → *vertebra plana.*

OSTEOCLASIA, *s.* Ostéoclasie, *f.*

OSTEOCLASIS, *s.* Ostéoclasie, *f.*

OSTEOCLAST, *s.* Ostéoclaste, *m.* ; ostoclaste, *m.*

OSTEOCLASTOMA, *s.* Tumeur à myéloplaxes, myéloplaxome, *m.* ; ostéoclastome, *m.*

OSTEOCLASTY, *s.* Ostéoclasie, *f.*

OSTEOCOPE, *s.* Douleur ostéocope, ostéodynie, *f.*

OSTEOCOPIC, *adj.* Ostéocope.

OSTEOCYSTOMA, *s.* Kyste bénin des os. → *cyst (solitary bone).*

OSTEOCYTE, *s.* Ostéocyte, *m.*

OSTEODENSIMETRY, *s.* Ostéodensimétrie, *f.*

OSTEODERMOPATHY (hypertrophic). Pachydermopériostose, *f.* → *pachydermoperiostosis.*

OSTEODYNIA, *s.* Douleur ostéocope.

OSTEODYSMETAMORPHOSIS FOETALIS. Hypophosphatasie, *s.f.*

OSTEODYSPLASTY, *s.* Ostéodysplastie, *f.* ; syndrome de Melnick et Needles.

OSTEODYSTROPHIA, OSTEODYSTROPHY, *s.* Ostéodystrophie, *f.* ; ostéodysplasie, *f.*

OSTEODYSTROPHIA CYSTICA. Maladie osseuse de Recklinghausen. → *osteitis fibrocystica generalisata.*

OSTEODYSTROPHIA DEFORMANS. Maladie osseuse de Paget. → *Paget's disease of bone.*

OSTEODYSTROPHIA FIBROSA. Ostéofibrose, *s.f.*

OSTEODYSTROPHIA FIBROSA UNIVERSALIS. Maladie de Jaffe-Lichtenstein. → *dysplasia (polyostotic fibrous).*

OSTEODYSTROPHY (Albright's hereditary). Ostéodystrophie ou dystrophie héréditaire d'Albright, tétanie chronique multidystrophique d'Albright, crétinisme hypoparathyroïdien.

OSTEODYSTROPHY (renal). Ostéodystrophie rénale, ostéose fibrogéodique rénale.

OSTEOECTASIA (familial). Ostéoectasie avec hyperphosphatasie. → *osteoectasia with hyperphosphatasia.*

OSTEOECTASIA WITH HYPERPHOSPHATASIA. Ostéoectasie avec hyperphosphatasie, hyperphosphatasie chronique idiopathique.

OSTEOFIBROSIS DEFORMANS JUVENILIS. Maladie de Jaffe-Lichtenstein. → *dysplasia (polyostotic fibrous).*

OSTEOGENESIS, OSTEOGENY, *s.* Ostéogenèse, *f.* ; ostéogénie, *f.*

OSTEOGENESIS IMPERFECTA. Fragilité osseuse héréditaire, osteogenèse imparfaite, osteogenesis imperfecta.

OSTEOGENESIS IMPERFECTA CONGENITA, GRAVIS or **LETHALIS.** Dysplasie périostale, fragilité osseuse héréditaire congénitale, osteogenesis imperfecta congenita, maladie de Vrölik, maladie de Porak et Durante, maladie de Durante, osteopsathyrosis congenita, osteopsathyrosis fœtalis.

OSTEOGENESIS IMPERFECTA PSATHYROTICA. Ostéopsathyrose, *s.f.* → *osteopsathyrosis.*

OSTEOGENESIS IMPERFECTA TARDA. Ostéopsathyrose, *s.f.* → *osteopsathyrosis.*

OSTEOGENETIC, OSTEOGENIC, OSTEOGENOUS, *adj.* Ostéogénique.

OSTEOID, *adj.* Ostéoïde. – *s.* Tissu ostéoïde.

OSTEOLOGIA, OSTEOLOGY, *s.* Ostéologie, *f.*

OSTEOLYSIS, *s.* Ostéolyse, *f.*

OSTEOLYSIS (cryptogenetic progressive). Ostéolyse massive idiopathique, maladie de Gorham.

OSTEOLYSIS (hereditary multicentric). Ostéolyse à localisations multiples.

OSTEOLYSIS (idiopathic hereditary or **non familial) WITH** (or without) **NEPHROPATHY.** Acroostéolyse carpotarsienne avec ou sans néphropathie.

OSTEOLYSIS (massive idiopathic). Ostéolyse massive idiopathique, maladie de Gorham.

OSTEOLYSIS (osteoblastic). Oncose, *s.f.* ; ostéolyse ostéoblastique.

OSTEOMA, *s.* Ostéome, *m.*

OSTEOMA (cavalryman's). Ostéome des adducteurs de la cuisse.

OSTEOMA (compact). Ostéome compact.

OSTEOMA CUTIS. Calcifications cutanées.

OSTEOMA DURUM or **EBURNEUM.** Ostéome compact.

OSTEOMA (giant osteoid). Ostéoblastome, *s.m.*

OSTEOMA MEDULLAIRE. Ostéome avec cavité médullaire.

OSTEOMA (osteoid). Ostéome ostéoïde.

OSTEOMA SARCOMATOSUM. Ostéosarcome, *s.m.*

OSTEOMA SPONGIOSUM. Ostéome spongieux.

OSTEOMALACIA, OSTEOMALACOSIS, *s.* Ostéomalacie, *f.*

OSTEOMALACIA (infantile or **juvenile).** Rachitisme tardif.

OSTEOMALACIA (renal tubular). Syndrome d'Albright. → *acidosis (renal tubular).*

OSTEOMALACIA (senile). Ostéomalacie sénile.

OSTEOMATOSIS, *s.* Ostéomatose, *f.*

OSTEOMESOPYKNOSIS, *s.* Ostéomésopycnose, *f.*

OSTEOMETRY, *s.* Ostéométrie, *f.*

OSTEOMYELITIS, *s.* Ostéomyélite, *f.*

OSTEOMYELITIS (acute suppurative). Ostéomyélite infectieuse aiguë, ostéomyélite des adolescents, ostéomyélite phlegmoneuse diffuse, ostéite phlegmoneuse, ostéite épiphysaire aiguë des adolescents, ostéite juxta-épiphysaire, périosite phlegmoneuse diffuse, abcès sous-périostique, typhus des membres.

OSTEOMYELITIS (chronic haemorrhagic). Tumeur à myéloplaxes.

OSTEOMYELITIS (Garré's). Ostéite chronique condensante.

OSTEON, *s.* Ostéon, *m.*

OSTEONECROSIS, *s.* Ostéonécrose, *f.*

OSTEONECROSIS (aseptic). Ostéonécrose aseptique.

OSTEONECTIN, *s.* Ostéonectine, *f.*

OSTEONEURALGIA, *s.* Ostéonévralgie, *f.* ; ostéite à forme névralgique.

OSTEOONYCHODYSPLASIA, *s.* Onycho-ostéodysplasie héréditaire, ostéo-onychodysostose, *f.* ; ostéo-onychodysplasie héréditaire, arthro-onychodysplasie, *f.* ; onycho-arthro-ostéodysplasie héréditaire, onycharthrose héréditaire, syndrome d'Österreicher (ou d'Œsterreicher), syndrome de Turner, syndrome d'Österreicher-Turner, syndrome de Fong, syndrome de Touraine.

OSTEOPATH, *s.* Ostéopathe, *m. f.*

OSTEOPATHIA, *s.* Ostéopathie, *f.*

OSTEOPATHIA CONDENSANS DISSEMINATA. Ostéopoecilie, *s.f.* → *osteopoikilosis.*

OSTEOPATHIA CONDENSANS GENERALISATA. Ostéopoecilie, *s.f.* → *osteopoikilosis.*

OSTEOPATHIA HAEMORRAGICA INFANTUM. Scorbut infantile. → *scurvy (infantile).*

OSTEOPATHIA HYPEROSTOTICA CONGENITA. Mélorhéostose, *s.f.* → *melorheostosis.*

OSTEOPATHIA HYPEROSTOTICA MULTIPLEX INFANTILIS. Maladie d'Engelmann. → *Engelmann's disease.*

OSTEOPATHIA HYPEROSTOTICA SCLEROTICANS MULTIPLEX INFANTILIS. Maladie d'Engelmann. → *Engelmann's disease.*

OSTEOPATHIA HYPERTROPHICA TOXICA. Maladie de Pierre Marie. → *osteoarthropathy (hypertrophic pulmonary, pneumic or pneumogenic).*

OSTEOPATHIA STRIATA. Maladie de Voorhœve, ostéopathie striée.

OSTEOPATHIA, *s.* Ostéopathie, *f.*

OSTEOPATHY (alimentary). Ostéopathie de carence.

OSTEOPATHY (disseminated condensing). Ostéopétrose, *f.* → *osteopetrosis.*

OSTEOPATHY (hunger). Ostéose ou ostéopathie de carence ou de famine.

OSTEOPATHY (starvation). Ostéopathie de carence.

OSTEOPATHY (war). Ostéopathie de carence.

OSTEOPECILIA, *s.* Ostéopoecilie, *f.* → *osteopoikilosis.*

OSTEOPEDION, *s.* Lithopédion, *m.*

OSTEOPENIA, *s.* Ostéopénie, *f.*

OSTEOPERIOSTITIS, *s.* Ostéopériostite, *f.*

OSTEOPERIOSTITIS (alveolodental). Paradontite, *f.*

OSTEOPERIOSTITIS OSSIFICANS (toxicogenic). Maladie de Pierre Marie. → *osteoarthropathy (hypertrophic pulmonary).*

OSTEOPERIOSTITIS (rheumatic). Ostéopériostite rhumatismale.

OSTEOPETROSIS, *s.* Ostéopétrose, *f.* ; maladie d'Albers-Schönberg, maladie des os de marbre ou des os marmoréens, myélosclérose, *f.* ; ostéomarmoréose, *f.* ; ostéosclérose généralisée.

OSTEOPHYTE, *s.* Ostéophyte, *m.*

OSTEOPHYTE (rachidian). Bec de perroquet.

OSTEOPHYTOSIS, *s.* Ostéophytose, *f.*

OSTEOPLASTY, *s.* Ostéoplastie, *f.*

OSTEOPOECILIA, *s.* Ostéopoecilie, *f.* → *osteopoikilosis.*

OSTEOPOIKILOSIS, *s.* Ostéopœcilie, *f.* ; ostéopathie condensante disséminée.

OSTEOPOROSIS, *s.* Ostéoporose, *f.*

OSTEOPOROSIS (adipose). Ostéoporose adipeuse.

OSTEOPOROSIS CIRCUMSCRIPTA CRANII. Maladie de A. Schüller, ostéoporose circonscrite du crâne.

OSTEOPOROSIS (idiopathic juvenile). Ostéoporose juvénile idiopathique.

OSTEOPOROSIS (post-traumatic or traumatic). Maladie de Sudeck. → *dystrophy (reflex sympathetic).*

OSTEOPSATHYROSIS, *s.* Ostéopsathyrose, *f.* ; maladie de Lobstein, fragilité osseuse héréditaire tardive, osteogenesis imperfecta tarda, osteogenesis imperfecta psathyrotica, osteopsathyrosis idiopathica, maladie des hommes de verre, syndrome des sclérotiques bleues, syndrome de Van der Hœve, syndrome d'Eddowes, syndrome de Van der Hœve et de Kleyn, maladie d'Adair Dighton, maladie de Spurway. → *osteogenesis imperfecta.*

OSTEOPSATHYROSIS CONGENITA. Osteogenesis imperfecta. → *osteogenesis imperfecta.*

OSTEOPSATHYROSIS IDIOPATHICA TARDA. Ostéopsathyrose, *s.f.* → *osteopsathyrosis.*

OSTEOPSATHYROSIS TARDA. Ostéopsathyrose, *s.f.* → *osteopsathyrosis.*

OSTEORADIONECROSIS, *s.* Ostéo-radionécrose, *f.*

OSTEOSARCOMA, *s.* Ostéosarcome, *m.* ; sarcome ostéogénique.

OSTEOSCLEROSIS, *s.* Ostéosclérose, éburnation.

OSTEOSCLEROSIS CONGENITA. Achondroplasie, *s.f.*

OSTEOSCLEROSIS (fluoride). Ostéopathie fluorée.

OSTEOSCLEROSIS FRAGILIS GENERALISATA. Ostéopétrose, *s.f.* → *osteopetrosis.*

OSTEOSCLEROSIS MYELOFIBROSIS. Ostéomyélosclérose, *s.f.*

OSTEOSIS, *s.* Ostéose, *f.*

OSTEOSIS CUTIS. Calcifications cutanées.

OSTEOSIS EBURNISANS MONOMELICA. Mélorhéostose, *s.f.* → *melorheostosis.*

OSTEOSIS (parathyroid). Maladie osseuse de Recklinghausen. → *osteitis fibrocystica generalisata.*

OSTEOSIS (sclerosing or sclerotic). Ostéopétrose, *s.f.* → *osteopetrosis.*

OSTEOSIS (thyroid). Ostéose thyroïdienne.

OSTEOSTEATOMA, *s.* Ostéostéatome, *m.*

OSTEOSYNTHESIS, *s.* Ostéosynthèse, *f.*

OSTEOTOMY, *s.* Ostéotomie, *f.*

OSTEOTOMY (cuneiform). Ostéotomie cunéiforme.

OSTEOTOMY (linear). Ostéotomie linéaire.

OSTEOTOMY (pelvic). Pubiotomie, *s.f.* → *pubiotomy.*

OSTEOTOMY (tunnel-shaped). Tunnellisation osseuse, saignée osseuse, opération de Duvernay.

OSTEOUNGUAL DYSPLASIA. Onycho-ostéodysplasie héréditaire. → *osteoonychodysplasia.*

ÖSTERREICHER'S or ÖSTERREICHER-TURNER SYNDROME. Onycho-ostéodysplasie héréditaire. → *osteoonychodysplasia.*

OSTERTAG'S NEPHROPATHY. Néphropathie d'Ostertag.

OSTIUM, *s.* Ostium, *m.*

OSTIUM (persistent o. atrio-ventriculaire commune). Persistance du canal atrio- ou auriculo-ventriculaire commun (CAV), persistance de l'ostium commune, persistance de l'orifice auriculo-ventriculaire commun ou primitif, maladie des coussinets endocardiques, communication inter-auriculo-ventriculaire (CIAV).

OSTIUM (persistent common atrioventricular). Persistance du canal atrio-ventriculaire commun. → *ostium (persistent o. atrioventriculare commune).*

OSTIUM PRIMUM (persistent) or OSTIUM PRIMUM DEFECT. Persistance de l'ostium primum.

OSTIUM SECUNDUM (persistent) or OSTIUM SECUNDUM DEFECT. Persistance de l'ostium secundum, persistance du trou de Botal.

OSTREACEOUS, *adj.* Ostréacé, cée.

O'SULLIVAN'S TEST. Test d'O'Sullivan.

OTA'S NAEVUS. Nævus d'Ota.

OTALGIA, *s.* Otalgie, *f.* ; ododynie, *f.*

OTC. Médicament-conseil.

OTHELLO'S SYNDROME. Syndrome d'Othello.

OTHEMATOMA, *s.* Othématome, *m.*

OTIATRICS, OTIATRY, *s.* Traitement des maladies de l'oreille.

OTIC, *adj.* Otique.

OTICODINIA, OTICODINOSIS, *s.* Syndrome de Ménière. → *Ménière's disease or syndrome.*

OTITIS, *s.* Otite, *f.*

OTITIS (aviation). Otite barotraumatique ou des aviateurs.

OTITIS EXTERNA. Otite externe.

OTITIS EXTERNA DESQUAMATIVA. Otite externe desquamative, kératose obturante.

OTITIS (furuncular). Furoncle du conduit auditif.

OTITIS INTERNA. Otite interne.

OTITIS LABYRINTHICA. Otite labyrinthique.

OTITIS MASTOIDEA. Mastoïdite otitique.

OTITIS MEDIA. Otite moyenne.

OTITIS MEDIA (adhesive). Otite moyenne adhésive.

OTITIS MEDIA PURULENTA. Otite moyenne suppurée.

OTITIS MEDIA SCLEROTICA. Otite moyenne adhésive.

OTITIS MEDIA (secretory). Otite moyenne avec épanchement séro-muqueux.

OTITIS MEDIA SUPPURATIVA. Otite moyenne suppurée, otite moyenne purulente.

OTITIS MEDIA (swimming pool). Otite des piscines.

OTITIS MEDIA WITH EFFUSION. Otite séro-muqueuse.

OTITIS (mucosis or mucosus). Otite moyenne due au Streptococcus mucosus.

OTITIS MYCOTICA. Otite mycotique.

OTITIS (parasitic). Otite parasitaire.

OTITIS SCLEROTICA. Antrosalpingite, *s.f.* ; otite sèche sclérémateuse.

OTOCEPHALUS, *s.* Otocéphale, *m.*

OTODYNIA, *s.* Otalgie, *f.*

OTOLITH, *s.* Otolithe, *m.*

OTOLOGIST, *s.* Auriste, *m. f.* ; otologiste, *m. f.*

OTOLOGY, *s.* Otologie, *f.*

OTOMASTOIDITIS, *s.* Otomastoïdite, *f.*

OTOMYCOSIS, *s.* Otomycose, *f.*

OTOPATHY, *s.* Otopathie, *f.*

OTOPHYMA, *s.* Otophyma, *m.*

OTOPLASTY, *s.* Otoplastie, *f.*

OTORRHAGIA, *s.* Otorragie, *f.*

OTORRHEA, (américain), **OTORRHOEA,** *s.* Otorrhée, *f.*

OTORRHEA (cerebrospinal fluid). Otoliquorrhée, *s.f.*

OTOSCLEROSIS, *s.* Otosclérose, *f.*

OTOSCOPE, *s.* Otoscope, *m.* ; auriscope, *m.*

OTOSCOPE (Toynbee's). Otoscope de Toynbee.

OTOSCOPY, *s.* Otoscopie, *f.*

OTOSPONGIOSIS, *s.* Otospongiose, *f.*

OTOTOXICITY, *s.* Ototoxicité, *f.*

OTTO'S DISEASE or PELVIS. Protrusion acétabulaire. → *arthrokatadysis.*

OUABAIN, *s.* Ouabaïne, *f.*

OUCHTERLONY'S TEST. Méthode d'Ouchterlony.

OUTFLOW, *s.* Écoulement, *m.* ; flux, *m.* ; débit, *m.*

OUTLET, *s.* Issue, *f.* ; sortie, *f.*

OUTLET OF THE PELVIS. Détroit inférieur du bassin.

OUT LOOK. Pronostic, *s.m.*

OUTPATIENT, *s.* Consultant, *m.*

OUTPUT, *s.* Débit, *m.* ; flux, *m.* ; écoulement, *m.*

OUTPUT (cardiac), OUTPUT (heart). Débit cardiaque.

OUTPUT (low) SYNDROME. Syndrome du bas débit.

OUTPUT (stroke). Débit systolique, ondée ou volume systolique.

OUTPUT (urinary). Débit urinaire.

OUTPUT (ventricular). Débit ventriculaire.

OVALBUMIN, *s.* Ovalbumine, *f.*

OVALOCYTARY, *adj.* Ovalocytaire.

OVALOCYTE, *s.* Ovalocyte, *m.* ; elliptocyte, *m.*

OVALOCYTOSIS, *s.* Ovalocytose, *f.*

OVARIALGIA, *s.* Ovarialgie, *f.*

OVARIAN, *adj.* Ovarien, ienne.

OVARIAN-ASCITES-PLEURAL EFFUSION SYNDROME. Syndrome de Demons-Meigs.

OVARIAN CYCLE. Cycle ovarien.

OVARIAN (polycystic) DISEASE. Maladie ou syndrome des ovaires polykystiques.

OVARIECTOMY, *s.* Ovariectomie, *f.*

OVARIOCELE, *s.* Ovariocèle, *f.*

OVARIOCYESIS, *s.* Grossesse ovarienne.

OVARIODYSNEURIA, *s.* Ovarialgie, *f.*

OVARIOEPILEPSY, *s.* Oophoromanie, *f.*

OVARIOHYSTERECTOMY, *s.* Ovario-hystérectomie, *f.*

OVARIOLYSIS, *s.* Ovariolyse, *f.*

OVARIONCUS, *s.* Tumeur de l'ovaire.

OVARIOPATHY, *s.* Maladie ovarienne.

OVARIOPEXY, *s.* Ovariopexie, *f.*

OVARIORRHEXIS, *s.* Rupture d'un ovaire.

OVARIOSALPINGECTOMY, *s.* Salpingo-ovariectomie, *f.* → *oophorosalpingectomy.*

OVARIOTHERAPY, *s.* Ovariothérapie, *f.*

OVARIOTOMY, *s.* Ovariotomie, *f.* ; ovariectomie, *f.* ; oophorectomie, *f.*

OVARIOTOMY (abdominal). Ovariotomie abdominale.

OVARIOTOMY (vaginal). Ovariotomie vaginale.

OVARIPRIVAL, *adj.* Ovarioprive.

OVARITIS, *s.* Ovarite, *f.* ; oophorite, *f.* ; oophoritis, *f.*

OVARY, *s.* Ovaire, *m.*

OVARY (polycystic) DISEASE. Maladie des ovaires polykystiques.

OVERDAMPING, *s.* Overdamping, *m.* ; suramortissement, *m.*

OVERDOSE, *s.* Overdose, *f.* ; dose excessive (et non surdosage).

OVERDOSE, *s.* Surdose, *f.*

OVERDOSAGE, *s.* Surdosage, *m.*

OVERFLOW, OVERFLOWING, *s.* Regorgement, *f.*

OVERHYDRATION, *s.* Hyperhydratation, *f.*

OVEROXYGENATION, *s.* Suroxygénation, *f.*

OVERRIDING, *s.* Chevauchement, *m.*

OVERSHOOT, OVERSHOOTING, *s.* Overshoot, *m.* ; overshooting, *m.* ; dépassement, *m.*

OVERSTRAIN, *s.* Surmenage, *m.*

OVERSUPPRESSION SYNDROME. Syndrome d'« oversuppression ».

OVER THE COUNTER. Médicament-conseil, *s.m.*

OVINATION, *s.* Clavelisation, *f.*

OVINIA, *s.* Clavelée, *f.* ; variole ovine.

OVIPARITY, *s.* Oviparité, *f.*

OVISAC, *s.* Ovisac, *m.*

OVOCYTE, *s.* Ovocyte, *m.*

OVOFLAVIN, *s.* Vitamine B_2.

OVOGENESIS. Ovogenèse, *f.*

OVOGLOBULIN, *s.* Ovoglobuline, *f.*

OVOGONIUM, *s.* Ovogonie, *f.*

OVOIMPLANTATION, *s.* Ovo-implantation, *f.*

OVOTESTIS, *s.* Ovotestis, *m.*

OVOTHERAPY, *s.* Ovariothérapie, *f.*

OVULATION, *s.* Ovulation, *f.*

OVULES (nabothian). Œufs de Naboth.

OVUM, *s.* Ovule, *f.*

OVUM TUBERCULOSUM. Hématome sous-chorial.

OWREN'S DISEASE. Maladie d'Owren. → *parahaemophilia.*

OWREN'S THROMBOTEST. Thrombotest d'Owren.

OXALAEMIA, *s.* Oxalémie, *f.*

OXALIC, *adj.* Oxalique.

OXALIC DIATHESIS or **GOUT.** Goutte oxalique.

OXALISM, *s.* Intoxication aiguë par l'acide oxalique ou ses sels.

OXALOSIS, *s.* Oxalose, *f.*

OXALURIA, *s.* Oxalurie, *f.*

OXFORD METHOD. Méthode d'Oxford.

OXFORD SPLINT. Attelle d'Oxford.

OXFORD UNIT. Unité Oxford.

OXIDASE, *s.* Oxydase, *f.*

OXIDASIS, *s.* Oxydation due à l'action d'une oxydase.

OXIDATION, *s.* Oxydation, *f.*

OXIDATION REDUCTION SYSTEM. Oxydoréduction, *f.*

OXIDE (nitric). Monoxyde d'azote, oxyde nitrique.

OXIDE (nitrous). Protoxyde d'azote.

OXIDOREDUCTION, *s.* Oxydoréduction, *f.*

OXIDOSIS, *s.* Acidose, *f.*

OXIMETRY, *s.* Oxymétrie, *f.*

OXYCEPHALIA, OXYCEPHALY, *s.* Oxycéphale, *m.* ; crâne en pain de sucre, crâne à la Thersite.

OXYDASE, *s.* Oxydase, *f.*

OXYDOREDUCTASE, *s.* Oxydoréductase, *f.*

OXYGEN, *s.* Oxygène, *m.*

OXYGEN (alveolar partial pressure in). Pression partielle alvéolaire en oxygène, PAO_2.

OXYGEN (partial pressure in). Pression partielle artérielle en oxygène, PAO_2.

OXYGEN CAPACITY. Capacité du sang en oxygène, pouvoir oxyphilique ou oxyphorique du sang.

OXYGEN CONSUMPTION. 1° *(the rate at which oxygen is used by a tissue, symbol Qo_2).* Consommation d'oxygène, Qo_2. – 2° *(the rate at which oxygen enters the blood from alveolar gas, symbol Vo_2).* Consommation d'oxygène, Vo_2, débit d'oxygène.

OXYGEN CONTENT (blood). Concentration, contenance ou teneur du sang en oxygène.

OXYGEN DEBT. Dette d'oxygène.

OXYGEN DEFICIT. Dette d'oxygène.

OXYGEN DESATURATION (venous). Différence artérioveineuse en oxygène. → *oxygen difference (arteriovenous).*

OXYGEN DIFFERENCE (arteriovenous). Différence artérioveineuse en oxygène, désaturation veineuse en oxygène.

OXYGEN EXTRACTION. Différence artérioveineuse en oxygène. → *oxygen difference (arteriovenous).*

OXYGEN (high pressure or hyperbaric). Oxygène hyperbare.

OXYGEN (partial pressure in). Pression partielle en oxygène, pression partielle en O_2, pO_2.

OXYGEN (recovery). Dette d'oxygène.

OXYGEN SATURATION. Saturation en oxygène.

OXYGEN TENSION. Pression partielle en oxygène. → *oxygen (partial pressure in).*

OXYGEN TENSION (arterial). Pression partielle artérielle en oxygène, PaO_2.

OXYGEN UPTAKE. Consommation d'oxygène.

OXYGENASE, *s.* Oxygénase, *f.*

OXYGENATION, *s.* Oxygénation, *f.*

OXYGENATION (hyperbaric). Oxygénothérapie hyperbare.

OXYQUINOLEINE, *s.* Oxyquinoléine, *f.*

OXYHAEMOGLOBIN (HbO), *s.* Oxyhémoglobine, *f.* (HbO).

OXYMEL, *s.* Oxymel, *m.*

OXYMETRY, *s.* Oxymétrie, *m.*

OXYMYOGLOBIN, *s.* Oxymyoglobine, *f.*

OXYOSMIE, *s.* Oxyosmie, *f.*

OXYPHIL, OXYPHILE, *adj.* Oxyphile.

OXYPHILIC, OXYPHILOUS, *adj.* Oxyphile.

OXYQUINOLINE, *s.* Oxyquinoléine, *f.*

OXYRYGMIA, *s.* Oxyregmie, *f.*

OXYTETRACYCLINE, *s.* Oxytétracycline, *f.*

OXYTOCIC, *adj.* Ocytocique, oxytocique.

OXYTOCIN, *s.* Ocytocine, *f.* ; hypophamine α, pitocine, *f.* ; oxytocine, *f.*

OXYRIA, *s.* Oxyurose, *f.*

OXYURIASIS, *s.* Oxyurose, *f.* ; oxyurase, *f.* ; entérobiase, *f.*

OXYURIOSIS, *s.* Oxyurose, *f.*

OXYURIS, *s.* Oxyure, *m.* ; oxyure vermiculaire, *Enterobius vermicularis.*

OZENA, OZAENA, *s.* Ozène, *f.* ; punaisie, *f.* ; rhinite atrophique, rhinite chronique fétide.

OZENOUS, *adj.* Ozéneux, euse.

P

P. 1° Symbole de pression ou de pression partielle. – 2° Symbole chimique du phosphore.

p. 1° Symbole du bras court d'un chromosome. – 2° Symbole de pico.

P BLOOD GROUP SYSTEM. Système de groupe sanguin P.

P COMPONENT (amyloid). Composant amyloïde P, AP.

P SUBSTANCE. Substance P, facteur P.

P WAVE. Onde P.

Pa. Symbole de « pascal ».

PA INTERVAL (cardiology). Espace PA.

PAB, PABA. PAB, acide para-aminobenzoïque. → *vitamin H'*.

PACEMAKER, *s.* Stimulateur, *m.* ; centre régulateur de rythme.

PACEMAKER (cardiac) or **PACEMAKER OF THE HEART.** 1° Foyer de commande du rythme cardiaque (normalement le nœud sinusal). – 2° Stimulateur, stimulateur cardiaque, cardiostimulateur, *s.m.*

PACEMAKER (artificial). Stimulateur, *s.m.*

PACEMAKER (asynchronous). Stimulateur asynchrone, stimulateur à rythme fixe.

PACEMAKER (cardiac transvenous). Stimulateur cardiaque endocavitaire.

PACEMAKER (demand). Stimulateur sentinelle, stimulateur à la demande.

PACEMAKER (dual chamber). Stimulateur double chambre.

PACEMAKER (electric cardiac). Cardiostimulateur, *s.m.*

PACEMAKER (endocardial). Stimulateur cardiaque endocavitaire.

PACEMAKER (external). Stimulateur externe.

PACEMAKER (fixed rate). Stimulateur asynchrone.

PACEMAKER (implanted or **internal).** Stimulateur implanté ou interne.

PACEMAKER (non competitive). Stimulateur sentinelle.

PACEMAKER (pervenous). Stimulateur cardiaque endo-cavitaire.

PACEMAKER (programmable). Stimulateur programmable, stimulateur réglable.

PACEMAKER (synchronous). Stimulateur synchrone.

PACEMAKER'S SYNDROME. Syndrome du stimulateur cardiaque.

PACEMAKER (secondary). Paracentre, *s.m.*

PACEMAKER (triggered). Stimulateur sentinelle.

PACEMAKER (wandering). Commande instable, wandering pacemaker.

PACHON'S TEST. Épreuve de Pachon.

PACHYBLEPHARON, PACHYBLEPHAROSIS, *s.* Pachyblépharose, *f.*

PACHYBRONCHITIS, *s.* Pachybronchite, *f.*

PACHYCAPSULITIS, *s.* Pachycapsulite, *f.*

PACHYCEPHALIA, PACHYCEPHALY, *s.* Pachycéphalie, *f.*

PACHYCHOROIDITIS, *s.* Pachychoroïdite, *f.*

PACHYDERMA, *s.* Pachydermie, *f.*

PACHYDERMA CIRCUMSCRIPTA LARYNGIS. Pachydermie blanche laryngée, leucoplasie laryngée.

PACHYDERMA VERRUCOSA LARYNGIS. Leucoplasie laryngée.

PACHYDERMATOCELE, *s.* Dermatolysie, *f.* → *dermatolysis.*

PACHYDERMIA, *s.* Pachydermie, *f.*

PACHYDERMOPERIOSTOSIS, *s.*, **P. PLICATA.** Pachydermie plicaturée avec pachypériostose de la face et des extrémités, maladie hypertrophiante singulière, pachydermopériostose, *f.* ; syndrome de Touraine, Solente et Golé ; hyperostose généralisée avec pachydermie, syndrome ostéodermopathique, ostéodermopathie hypertrophiante, ostéophytose familiale généralisée de Friedrich-Erb Arnold, syndrome d'Uehlinger, syndrome de Friedrich-Erb-Arnold.

PACHYMENINGITIS, *s.* Pachyméningite, *f.*

PACHYMENINGITIS CERVICALIS HYPERTROPHICA. Pachyméningite cervicale hypertrophique.

PACHYMENINGITIS (external). Pachyméningite externe, scléroméningite.

PACHYMENINGITIS (haemorrhagic internal). Pachyméningite interne hémorragique.

PACHYMENINGITIS (hypertrophic cervical). Pachyméningite cervicale hypertrophique.

PACHYMENINGITIS INTERNA HAEMORRHAGICA. Pachyméningite interne hémorragique.

PACHYMENINGITIS INTRALAMELLARIS. Abcès intradural.

PACHYMENINGITIS (serous internal). Hydrocéphalie externe.

PACHYMENINX, *s.* Pachyméninge, *f.*

PACHYONYCHIA, PACHYONYXIS, *s.* Pachyonychie, *f.* ; pachyonyxis, *f.*

PACHYONYCHIA CONGENITA. Maladie ou syndrome de Jadassohn-Lewandowsky, pachyonychie congénitale.

PACHYONYCHIA ICHTHYOSIFORME. Pachyonychie congénitale. → *pachyonychia congenita.*

PACHYPELVIPERITONITIS, *s.* Pachypelvipéritonite, *f.*

PACHYPERICARDITIS, *s.* Pachypéricardite, *f.*

PACHYPERIHEPATITIS, *s.* Pachypérihépatite, *f.*

PACHYPERIOSTEODERMIA. Pachydermopériostose. → *pachydermoperiostosis.*

PACHYPERIOSTITIS, *s.* Pachypériostose, *f.*

PACHYPLEURITIS, *s.* Pachypleurite, *f.*

PACHYSALPINGITIS, *s.* Pachysalpingite, *f.* ; salpingite chronique parenchymateuse, salpingite chronique hypertrophique.

PACHYSYNOVITIS, *s.* Pachysynovite, *f.*

PACHYTENE, *adj.* Pachytène.

PACHYVAGINALITIS, *s.* Pachyvaginalite, *f.* ; hématocèle vaginale, périorchite, *f.* ; vaginalite plastique.

PACHYVAGINITIS (cystic). Pachyvaginite kystique, colpohyperplasie kystique, vaginite emphysémateuse.

PACING, *s.* Entraînement, *m.* ; stimulation, *m.* (du cœur).

PACING (atrial). Stimulation auriculaire.

PACING (atrioventricular sequential). Stimulation auriculo-ventriculaire séquentielle.

PACING OF THE HEART. Stimulation cardiaque.

PACING (orthorhythmic). Stimulation orthorythmique.

PACING (P wave synchronous). Stimulation synchrone aux ondes P.

PACING (physiological). Stimulation physiologique.

PACK. 1° *v.* Tamponner, envelopper. – 2° *s.* Tamponnement, *m.*

PACKAGE-YEAR. Paquet-année, *s.m.*

PACKING, *s.* Tamponnement, *m.*

PAD, *s.* Tampon, *m.* ; pelote, *f.* ; coussin. *m.* ; compresse, *f.*

PAEDATROPHY, *s.* Athrepsie, *f.*

PAEDERASTY, *s.* Pédérastie, *f.* ; pédophilie, *f.*

PAEDEROSIS, *s.* Pédérastie, *f.* ; pédophilie, *f.*

PAEDIATRIC, *adj.* Pédiatrique.

PAEDIATRICIAN, *s.* Pédiatre, *m. f.*

PAEDIATRICS, *s.* Pédiatrie, *f.* ; médecine infantile.

PAEDIATRIST, *s.* Pédiatre, *f., m.*

PAEDIATRY, *s.* Pédiatrie, *f.*

PAEDICATION, *s.* Pédérastie, *f.* ; pédophilie, *f.*

PAEDODONTIA, *s.* Pédodontie, *f.*

PAEDODONTICS, *s.* Pédodontie, *f.*

PAEDOGAMY, *s.* Pédogamie, *f.*

PAEDOGENESIS, *s.* Pédogenèse, *f.*

PAEDOLOGY, *s.* Pédologie, *f.*

PAF. PAF, facteur d'activation des plaquettes.

PAF-ACETHER. PAF-acéther. → *factor (platelet-activating).*

PAGET'S CANCER. Maladie de Paget du mamelon.

PAGET'S DISEASE OF BONE. Maladie osseuse de Paget, ostéite déformante hypertrophique.

PAGET'S DISEASE (extramammary). Localisation de la maladie de Paget (du mamelon) à d'autres muqueuses (vulvaire, anale, etc.).

PAGET'S DISEASE (juvenile). Hyperphosphatasie chronique idiopathique. → *osteoectasia with hyperphosphatasia.*

PAGET'S DISEASE OF THE NIPPLE or **PAGET'S DISEASE (mammary).** Maladie de Paget du mamelon.

PAGET'S QUIET NECROSIS OF BONE. Maladie de König. → *osteochondritis dissecans.*

PAGET-SCHRÖTTER SYNDROME. Syndrome de Paget-von Schrötter, claudication veineuse intermittente de Löhr.

PAGETOID, *adj.* Pagétoïde.

PAGOPHAGIA, *s.* Pagophagie, *f.*

...PAGUS, *suffix,* ...page.

PAHVANT VALLEY PLAGUE. Tularémie, *f.* → *tularemia.*

PAIDOLOGY, *s.* Pédologie, *f.*

PAIN, *s.* Douleur, *f.* ; algie, *f.*

PAINS, *s.* Douleurs de l'accouchement.

PAINS (after-). Douleurs de la délivrance.

PAINS (bearing-down). Douleurs pelviennes survenant au cours des affections utéro-ovariennes ou de l'accouchement.

PAIN (boring). Douleur pongitive.

PAIN (burning). Érythromélalgie, *s.f.*

PAIN (central). Douleur d'origine centrale.

PAIN (dilating). Douleurs préparantes.

PAINS (expulsive). Douleurs expulsives ou expultrices.

PAIN (exquisite). Douleur exquise.

PAINS (false). Fausses douleurs (avant l'accouchement).

PAIN (fulgurant). Douleur fulgurante.

PAIN (girdle). Douleur en ceinture.

PAIN (griping). Douleur tormineuse.

PAINS (growing). Douleurs de croissance, ostéite hyperhémique non suppurée, ostéite plastique de croissance.

PAIN (heavy). Douleur gravative.

PAIN (heterotopic). Douleur irradiée.

PAIN (homotopic). Douleur au point blessé.

PAIN (hunger). Faim douloureuse.

PAIN (ideogenous). Psychalgie, *s.f.*

PAIN (imperative). Douleur morale.

PAIN (intermenstrual). Douleur intermenstruelle.

PAIN JOY. Algophilie, *s.f.*

PAIN (jumping). Douleur articulaire due à l'ulcération du cartilage qui laisse l'os à nu.

PAIN (labour). Douleurs, douleurs de l'accouchement.

PAIN (lancinating). Douleur lancinante.

PAIN (lightning). Douleur fulgurante.

PAIN (middle). Douleur intermenstruelle.

PAIN (mind). Douleur morale.

PAIN OF MYOCARDIAL INFARCTION (premonitory). État de mal angineux. → *angina (preinfarction).*

PAIN (niggling). Mouches, *f. pl.*

PAIN (osteocopic). Douleur ostéocope.

PAIN (phantom). Illusion des amputés.

PAINS (premonitory). Douleurs prémonitoires.

PAINS (referred). Douleurs irradiées, irradiations douloureuses.

PAIN (root). Douleur radiculaire.

PAIN SENSE. Sensibilité douloureuse.

PAIN (shooting). Douleur fulgurante.

PAIN (soul). Psychalgie, *s.f.*

PAINS (spot). Dermalgies en aires.

PAINS (starting). Crampes musculaires du début du sommeil.

PAIN (terebrating or **terebrant).** Douleur térébrante.

PAIN (throbbing). Douleur pulsatile.

PAIN (torminal). Douleur tormineuse.

PAIN (wandering). Douleur erratique.

PAIRING, *s.* Accouplement, *m.*

PALADE'S GRANULE. Ribosome, *m.* ; grain de Palade.

PALATE, *s.* Palais, *m.*

PALATE (cleft). Fissure palatine, palatoschizis.

PALATE (gothic). Palais ogival.

PALATITIS, *s.* Palatite, *f.*

PALATOPLASTY, *s.* Palatoplastie, *f.* ; staphyloplastie, *f.*

PALATORRHAPHY, *s.* Staphylorraphie, *f.*

PALATOSCHISIS, *s.* Fissure palatine.

PALEOCEREBELLUM, *s.* Paléocérébellum, *m.*

PALEOCORTEX, *s.* Paléocortex, *m.*

PALEOPALLIUM, *s.* Paléopallium, *m.*

PALLIATIVE, *adj.* Palliatif, ive.

PALEOPATHOLOGY, *s.* Paléopathologie, *f.*

PALEOPHRENIA, *s.* Paléophrénie, *f.*

PALEOSTRIATAL SYNDROME OF HUNT. Syndrome parkinsonien juvénile.

PALICINESIA, PALIKINESIA, *s.* Palicinésie, *f.* ; palikinésie, *f.*

PALILALIA, *s.* Palilalie, *f.*

PALILALIA (compulsive). Impulsion palilalique.

PALINDROMIC, *adj.* Palindromique.

PALINGRAPHIA, *s.* Palingraphie, *f.*, paligraphie, *f.*

PALINOPSIA, *s.* Palinopsie, *f.*

PALINPHRASIA, PALIPHRASIA, *s.* Palimphrasie, *f.*

PALLAESTHESIA, *s.* Pallesthésie, *f.* ; sensibilité osseuse.

PALLANESTHESIA, PALLANAESTHESIA, *s.* Pallanesthésie, *f.*

PALLIATIVE, *adj.* Palliatif, ive.

PALLIDAL, *adj.* Pallidal, ale.

PALLIDAL ATROPHY. Syndrome parkinsonien juvénile.

PALLIDAL SYNDROME. Syndrome pallidal.

PALLIDAL SYNDROME OF HUNT. Syndrome parkinsonien juvénile.

PALLIUM, *s.* Pallium, *m.*

PALLOR HYPERTHERMIA SYNDROME (Infantile or **postoperative).** Syndrome pâleur-hyperthermie, syndrome d'Ombrédanne.

PALMATURE, *s.* Syndactylie, *f.* ; palmature, *f.*

PALMAESTHESIA, *s.* Sensibilité osseuse, pallesthésie, *f.*

PALMOPLANTAR SIGN. Signe palmoplantaire, signe de Filipowitch.

PALMS (red). Maladie de John Lane. → *erythema palmaris hereditarum.*

PALMUS, *s.* Chorée saltatoire.

PALPATION, *s.* Palpation, *f.* ; palper, *m.*

PALPATION (bimanual). Palpation bimanuelle.

PALPATION (light touch). Palpation légère.

PALPEBRAL, *adj.* Palpébral, ale.

PALPITATION, *s.* Palpitation, *f.*

PALSY, *s.* Paralysie, *f.*

PALSY (acute bulbar). Polio-encéphalite inférieure aiguë.

PALSY (Bell's). Paralysie de Bell, paralysie faciale de type périphérique.

PALSY (birth). Paralysie obstétricale.

PALSY (brachial birth). Paralysie obstétricale du plexus brachial.

PALSY (bulbar). Paralysie bulbaire.

PALSY (cerebral). Infirmité motrice cérébrale.

PALSY (congenital cerebral). Maladie de Little. → *diplegia (cerebral).*

PALSY (craft). Névrose professionnelle. → *neurosis (occupation).*

PALSY OF ALL THE CRANIAL NERVE (unilateral). Syndrome de Garcin. → *Garcin's syndrome.*

PALSY (crutch). Paralysie des béquillards.

PALSY (diver's). Maladie des caissons.

PALSY (drummer's). Paralysie des joueurs de tambour.

PALSY (Erb's). 1° Paraplégie d'Erb. – 2° Paralysie du type Duchenne-Erb.

PALSY (facial). Paralysie faciale de type périphérique. → *paralysis (common facial).*

PALSY (hammer). Paralysie des marteleurs.

PALSY (infantile cerebral). Diplégie par traumatisme obstétrical.

PALSY (infantile progressive bulbar). Syndrome de Fazio-Londe.

PALSY (ischaemic). Syndrome de Volkmann. → *Volkmann's paralysis or contracture.*

PALSY (Landry's). Syndrome de Landry. → *Landry's palsy.*

PALSY (lead). Paralysie saturnine.

PALSY (morning). Paralysie du matin.

PALSY (night). Acroparesthésie, *s.f.* → *acroparaesthesia.*

PALSY (occupation). Névrose professionnelle. → *neurosis (occupation).*

PALSY (painter's). Paralysie saturnine.

PALSY (pressure). Paralysie par compression.

PALSY (printer's). Paralysie des imprimeurs due à une intoxication chronique par l'antimoine.

PALSY (progressive bulbar). Paralysie labio-glosso-pharyngée. → *paralysis (progressive bulbar).*

PALSY (progressive supranuclear). Maladie de Steele-Richardson-Olszewski. → *Steele-Richardson-Olszewski syndrome.*

PALSY (pseudo-bulbar). Paralysie pseudobulbaire.

PALSY (saturday night). Paralysie des amoureux.

PALSY (scriveners'). Crampe des écrivains.

PALSY (shaking). Maladie de Parkinson.

PALSY (tardy median). Syndrome du canal carpien.

PALSY (Todd's). Paralysie de Todd.

PALSY (transverse). Hémiplégie alterne. → *hemiplegia (alternate).*

PALSY (upper brachial plexus). Paralysie de type Duchenne-Erb. → *Erb-Duchenne paralysis or syndrome.*

PALSY (wasting). Amyotrophie d'Aran-Duchenne. → *atrophy (progressive spinal muscular).*

PALTAUF'S DWARF. Nain avec infantilisme hypophysaire.

PALTAUF'S DWARFISM or **NANISM.** Nain avec infantilisme hypophysaire.

PALTAUF-STERNBERG DISEASE. Maladie de Hodgkin.

PALUDAL, *adj.* Paludéen, éenne.

PALUDIDE, *s.* Paludide, *f.*

PALUDISM, *s.* Paludisme, *m.* ; malaria, *f.*

PAN. PAN, périartérite noueuse. → *periarteritis nodosa.*

PANACEA, *s.* Panacée, *f.*

PANAGGLUTININ, *s.* Panagglutinine, *f.*

PANANGIITIS, *s.* Panangéite, *f.* ; panvascularite, *f.*

PANANGIITIS (diffuse necrotizing). Panangéite diffuse nécrosante, maladie de Siguier.

PANANTIBODY, *s.* Pananticorps, *m.*

PANAORTITIS (Idiopathic). Panaortite idiopathique.

PANARIS, *s.* Périonyxis, *f.*

PANARIS (analgesic). Panaris de Morvan.

PANARITIUM, *s.* Périonyxis, *f.*

PANARTERITIS, *s.* 1° Panartérite, *f.* – 2° Périartérite noueuse. → *periarteritis nodosa.*

PANARTHRITIS, *s.* Panarthrite, *f.*

PANARTHRITIS (ankylosing). Panarthrite engainante.

PANCARDITIS, *s.* Pancardite, *f.* ; endomyopéricardite, *f.*

PANCARDITIS (rheumatic). Rhumatisme cardiaque évolutif.

PANCHONDRITIS (systemic). Polychondrite atrophiante chronique. → *polychondritis (chronic atrophic).*

PANCHREST, *s.* Panacée, *f.*

PANCOAST'S SYNDROME or **PANCOAST'S APEX SYNDROME** or **PANCOAST-TOBIAS SYNDROME.** Les deux syndromes dus à une tumeur de l'apex pulmonaire : 1° Syndrome de Pancoast et Tobias, syndrome apico-costo-vertébral douloureux. – 2° Ostéolyse d'un ou de plusieurs arcs postérieurs costaux et parfois des vertèbres correspondantes.

PANCOAST'S TUMOUR. Tumeur de l'apex pulmonaire.

PANCREAS, *s.* Pancréas, *m.*

PANCREAS DIVISUM. Pancréas divisum.

PANCREATECTOMY, *s.* Pancréatectomie, *f.*

PANCREATICO-ENTEROSTOMY, *s.* Pancréato-entérostomie, *f.*

PANCREATICOGASTROSTOMY, *s.* Pancréato-gastrotomie, *f.*

PANCREATICOJEJUNOSTOMY, *s.* Pancréato-jéjunostomie, *f.*

PANCREATITIS, *s.* Pancréatite, *f.*

PANCREATITIS (acute haemorrhagic). Pancréatite aiguë hémorragique.

PANCREATITIS (calcareous). Pancréatite calcifiante.

PANCREATITIS (chronic interstitial p. of infancy). Fibrose kystique du pancréas. → *fibrosis of the pancreas (cystic).*

PANCREATITIS (chronic and chronic relapsing). Pancréatite chronique, pancréatite subaiguë.

PANCREATITIS (hereditary or **hereditary chronic relapsing).** Pancréatite chronique hériditaire.

PANCREATOCHOLANGIOGRAPHY, *s.* Pancréatocholangiographie, *f.*

PANCREATODUODENECTOMY, *s.* Pancréato-duodénectomie.

PANCREATO-ENTEROSTOMY, *s.* Pancréato-entérostomie.

PANCREATOGENIC, PANCREATOGENOUS, *adj.* Pancréatogène.

PANCREATOGRAPHY, *s.* Pancréatographie, *f.*

PANCREATOLYSIS, *s.* Pancréatolyse, *f.*

PANCREATOMY, *s.* Pancréatotomie, *f.*

PANCREATOPATHY, *s.* Pancréatopathie, *f.*

PANCREATOSTOMY, *s.* Pancréatostomie, *f.*

PANCREATOTOMY, *s.* Pancréatotomie, *f.*

PANCREATOTROPHIC HORMONE. Pancréato-stimuline, *f.*

PANCREATOTROPHIC, PANCREATROPIC, *adj.* Pancréatotrope.

PANCREOLYSIS, *s.* Pancréatolyse, *f.*

PANCREOPATHY, *s.* Pancréatopathie, *f.*

PANCREOPRIVIC, *adj.* Pancréatoprive.

PANCREOZYMIN, *s.* Pancréozymine, *f.*

PANCYTOPENIA, *s.* Pancytopénie, *f.*

PANCYTOPENIA (congenital). Anémie de Fanconi. → *Fanconi's anaemia or disease.*

PANCYTOPENIA (Fanconi's). Anémie de Fanconi. → *Fanconi's anaemia or disease.*

PANCYTOPENIA-DYSMELIA SYNDROME. Anémie de Fanconi. → *Fanconi's anaemia or disease.*

PANCYTOPENIA WITH SPLENOMEGALY. Pancytopénie splénique, syndrome de Doan et Wright.

PANDEMIA, PANDEMY, *s.* Pandémie, *f.*

PANDICULATION, *s.* Pandiculation, *f.*

PANDY'S REACTION or **TEST.** Réaction de Pandy.

PANDYSAUTONOMIA, *s.* Dysautonomie, *f.*

PANENCEPHALITIS, *s.* Panencéphalite, *f.*

PANENCEPHALITIS (subacute sclerosing). Encéphalite de Van Bogaert. → *Van Bogaert's encephalitis.*

PANG, *s.* Angoisse, *f.* ; angor, *f.*

PANGENESIS, *s.* Pangenèse, *f.*

PANHAEMOCYTOPHTISIS, *s.* Panmyélophtisie, *f.*

PANHAEMOLYSIN, *s.* Panhémolysine, *f.*

PANHYPERADRENOCORTICISM, *s.* Panhypercorticisme, *m.*

PANHYPOPITUITARISM, *s.* 1° Panhypopituitarisme, *m.* – 2° Insuffisance antéhypophysaire.

PANHYSTERECTOMY, *s.* Hystérectomie totale.

PANIC, *s.* Accès de panique.

PANIC ATTACK. Accès de panique.

PANMYELOPATHY, *s.* Panmyélophtisie, *f.*

PANMYELOPATHY (familial constitutional). Anémie de Fanconi. → *Fanconi's anaemia or disease.*

PANMYELOPATHY (Fanconi's). Anémie de Fanconi. → *Fanconi's anaemia or disease.*

PANMYELOPHTHISIS, *s.* Panmyélophtisie, *f.* ; aleucie hémorragique, hypoleucie hémorragique, panhémocytophtisie, *f.* ; panmyélopénie, *f.*

PANMYELOSIS, *s.* Panmyélose, *f.*

PANNER'S DISEASE. Maladie de Panner. 1° Scaphoïdite tarsienne. → *scaphoiditis (torsal).* – 2° Nécrose aseptique (ostéochondrite) du capitulum (ou condyle) de l'humérus.

PANNEURITIS EPIDEMICA. Béribéri, *s.m.* → *beriberi.*

PANNICULALGIA, *s.* Adiposalgie, *f.* ; panniculalgie, *f.*

PANNICULITIS, *s.* Panniculite, *f.*

PANNICULITIS (nodular nonsuppurative). Panniculite fébrile nodulaire récidivante non suppurée, maladie de Weber-Christian, hypodermite rhumatismale.

PANNICULUS ADIPOSUS. Pannicule adipeux.

PANNUS, *s.* Pannus, *m.*

PANNUS CARATEUS. Pinta, *s.f.*

PANNUS CARNOSUS or **CRASSUS.** Pannus crassus ou sarcomateux.

PANNUS HEPATICUS. Chloasma, *s.m.*

PANNUS TENUIS. Pannus tenuis.

PANOPHTHALMIA, PANOPHTHALMITIS. Panophtalmie, *s.f.* ; panophtalmite, *s.f.* ; ophtalmie purulente profonde, phlegmon de l'œil.

PANOPTIC SPECTACLES. Lunettes panoptiques ou sténopéiques.

PANOSTEITIS, PANOSTITIS, *s.* Panostéite, *f.*

PANSINUITIS, PANSINUSITE, *s.* Pansinusite, *f.*

PANSPERMIA, PANSPERMATISM, *s.* Panspermie, *f.*

PANTOPHOBIA, *s.* Pantophobie, *f.*

PANTOTHENIC ACID, Acide pantothénique. → *vitamine B_5.*

PANTOTROPIC, PANTROPIC, *adj.* Pantrope.

PAO_2. Pression partielle alvéolaire en oxygène.

paO_2. Pression partielle artérielle en oxygène.

PAP. Abréviation prostatic acid phosphatase. Phosphatase acide prostatique, PAP.

PAPAIN, *s.* Papaïne, *f.*

PAPANICOLAOU'S METHOD. Test de Papanicolaou. → *smear (vaginal).*

PAPAVERINE, *s.* Papavérine, *f.*

PAPILLA, *s.* Papille, *f.*

PAPILLARY, *adj.* Papillaire.

PAPILLECTOMY, *s.* Papillectomie, *f.*

PAPILLEDEMA, *s.* (américain). Œdème de la papille, stase papillaire.

PAPILLITIS, *s.* Papillite, *f.*

PAPILLITIS (chronic lingual). Glossodynie avec desquamation en aires de la langue.

PAPILLITIS (necrotizing renal). Nécrose papillaire rénale.

PAPILLOEDEMA, *s.* Œdème de la papille.

PAPILLOMA, *s.* Papillome, *m.*

PAPILLOMA ACUMINATUM. Condylome acuminé. → *condyloma acuminatum.*

PAPILLOMA (cylindrical cell). Papillome recouvert d'épithélium cylindrique.

PAPILLOMA DURUM. Papillome corné.

PAPILLOMA (hard). Papillome corné.

PAPILLOMA MOLLE. Papillome recouvert d'épithélium cylindrique.

PAPILLOMA NEUROPATHICUM or **NEUROTICUM.** Nævus papillomateux développé en demi-ceinture sur le trajet d'un nerf.

PAPILLOMA (pseudomucinous). Kyste mucoïde de l'ovaire.

PAPILLOMA (soft). Papillome recouvert d'épithélium cylindrique.

PAPILLOMA (squamous-cell). Papillome corné.

PAPILLOMA VENEREUM. Condylome acuminé. → *condyloma acuminatum.*

PAPILLOMATA OF THE BLADDER (multiple villous). Maladie villeuse de la vessie, papillomatose vésicale diffuse.

PAPILLOMATOSIS, *s.* Papillomatose, *f.*

PAPILLOMATOSIS (confluent and reticulated). Papillomatose confluente et réticulée de Gougerot et Carteaud.

PAPILLOMATOSIS (Gougerot-Carteaud). Papillomatose confluente et réticulée de Gougerot et Carteaud.

PAPILLOMAVIRUS, *s. Papillomavirus, m.*

PAPILLON-LÉAGE AND PSAUME SYNDROME. Syndrome de Papillon-Léage et Psaume.

PAPILLON-LEFÈVRE SYNDROME. Syndrome de Papillon-Lefèvre.

PAPILLORETINITIS, *s.* Papillorétinite, *f.*

PAPILLOSPHINCTEROTOMY, *s.* Papillosphinctérotomie, *f.*

PAPILLOTOMY, *s.* Papillotomie, *f.*

PAPOVAVIRIDAE, *s. pl.* Papovaviridés, *m.*

PAPOVAVIRUS, *s.* Papovavirus, *m.*

PAPULE, *s.* Papule, *f.*

PAPULE (Celsus'). Prurigo ferox.

PAPULE (dry). Chancre syphilitique. → *chancre (hard).*

PAPULE (oedematous). Boule d'œdème.

PAPULE (moist or **mucous).** Condylome plat ou syphilitique.

PAPULE (split). Rhagade syphilitique péribuccale.

PAPULOSIS, *s.* Papulose, *f.*

PAPULOSIS ATROPHICANS MALIGNA or **PAPULOSIS (malignant atrophic).** Papulose atrophiante maligne, syndrome cutanéo-intestinal mortel, syndrome de Degos.

PAPULOSIS (bowenoid). Papulose bowenoïde.

PAPULOSIS (lymphomatoid). Papulose lymphomatoïde ;

PARA (obstetrics). Pare. – *Para I, II, III.* I pare, II pare, III pare, etc.

PARA-AMINOBENZOIC ACID. Acide para-aminobenzoïque. → *vitamin H'.*

PARA-AMINOHIPPURIC ACID TEST. Épreuve à l'acide para-amino-hippurique.

PARA-AMINOSALICYLIC ACID, PAS, PASA. Acide para-amino-salicyclique, PAS.

PARA-APPENDICITIS, *s.* Para-appendicite, *f.*

PARABIOSIS, *s.* Parabiose, *f.*

PARACENTHOMA, *s.* Acanthome, *m.*

PARACANTHOSIS, *s.* Acanthose, *f.*

PARACENTER, *s.* Paracentre, *m.*

PARACENTESIS, *s.* Paracentèse, *f.* ; ponction évacuatrice.

PARACENTESIS BULBI. Ponction du globe oculaire.

PARACENTESIS OCULI. Ponction du globe oculaire.

PARACENTESIS THORACIS. Thoracentèse, *s.f.*

PARACENTESIS TYMPANI. Paracentèse du tympan, myringotomie, *s.f.*

PARACEPHALUS, *s.* Paracéphale, *m.*

PARACERVIX, *s.* Paracervix, *m.*

PARACHOLIA, *s.* Paracholie, *f.*

PARACHUTE MITRAL VALVE. Valve mitrale en parachute.

PARACINESIA, PARACINESIS, *s.* Parakinésie, *f.*

PARACOAGULATION TEST FOR FIBRIN MONOMER AND FIBRIN SPLIT PRODUCTS. Test au sulfate de protamine.

PARACOCCIDIOIDAL GRANULOMA. Blastomycose sud-américaine. → *blastomycosis (South American).*

PARACOCCIDIOIDOMYCOSIS, *s.* Blastomycose sud-américaine. → *blastomycosis (South American).*

PARACOLITIS, *s.* Paracolite, *f.*

PARACOLPITIS, *s.* Périvaginite, *f.*

PARACOUSIS, *s.* Paracousie, *f.*

PARACOXALGIA, *s.* Paracoxalgie, *f.* ; fausse coxalgie.

PARACRINE, *adj.* Paracrine.

PARACUSIS, PARACUSIA, *s.* Paracousie, *f.*

PARACUSIS ACRIS. Hyperacousie, *s.f.*

PARACUSIS DUPLICATA. Diplacousie, *s.f.*

PARACUSIS LOCALIS or **LOCI.** Difficulté pour repérer le point d'origine d'un son.

PARACUSIS WILLISIANA or **WILLISII** or **OF WILLIS.** Paracousie de Willis.

PARACYSTITIS, *s.* Paracystite, *f.* ; extracystite, *f.* ; phlegmon prévésical.

PARADENTAL, *adj.* Paradentaire.

PARADENTUM, *s.* Paradonte, *m.*

PARADIABETES, *s.* État paradiabétique, état prédiabétique.

PARADONTITIS, *s.* Parodontite, *f.*

PARADONTOSIS, *s.* Paradontose, *f.*

PARADOX (French). Paradoxe français.

PARAESTHESIA, *s.* Paresthésie, *f.*

PARAESTHESIA (Berger's). Paresthésie juvénile idiopathique des membres inférieurs.

PARAESTHESIA (Bernhardt's). Névralgie paresthésique. → *Bernhardt's disease.*

PARAESTHESIA (Schultze's). Acroparesthésie. → *acroparaesthesia.*

PARAFANGO, *s.* Parafango, *m.*

PARAFFINOMA, *s.* Paraffinome, *m.*

PARAFFIN, *s.* Alcane, *m.* ; paraffine, *f.*

PARAGANGLIOMA, *s.* Paragangliome, *m.* ; parasympathome, *m.*

PARAGANGLIOMA (inactive). Chémodectome, paragangliome non chromaffine. → *chemodectoma.*

PARAGANGLIOMA (medullary). Paragangliome de la région surrénale.

PARAGANGLIOMA (nonchromaffin). Chémodectome, paragangliome non chromaffine. → *chemodectoma.*

PARAGANGLION, *s.* Paraganglion, *m.*

PARAGANGLION CAROTICUM. Tumeur du corpuscule carotidien.

PARAGENE, *s.* Plasmide, *m.*

PARAGENESIS, *s.* Paragénésie, *f.* ; homogénésie paragénésique, hybridité collatérale.

PARAGEUSIA, PARAGEUSIS, *s.* Paragueusie, *f.*

PARAGLOSSA, *s.* Macroglossie, *f.*

PARAGLOSSIA, PARAGLOSSITIS, *s.* Hypoglossite, *f.*

PARAGNATHUS, *s.* Paragnathe, *m.*

PARAGNOSIA, *s.* Paragnosie, *f.*

PARAGOMPHOSIS, *s.* Blocage de la tête fœtale dans le canal pelvien.

PARAGONIMIASIS or **PARAGONIMOSIS,** *s.* Paragonimiase, *f.* ; paragonimiasis, *f.* ; paragonimose, *f.* ; distomatose pulmonaire, hémoptysie des pays chauds.

PARAGRAMMATISM, *s.* Paragrammatisme, *m.*

PARAGRANULOMA (Hodgkin's). Paragranulome de Hodgkin.

PARAGRANULOMA (Poppema's). Paragranulome de Poppema et Lennert.

PARAGRAPHIA, *s.* Paragraphie, *f.*

PARAHAEMOPHILIA, *s.* or **PARAHAEMOPHILIA** A. Parahémophilie, *f.* ; maladie d'Owren, hypo accélérinémie congénitale ou constitutionnelle.

PARAHORMONE, *s.* Parahormone, *f.*

PARAINFLUENZA, *s.* Infection à virus para-influenza.

PARAKERATOSIS, *s.* Parakératose, *f.*

PARAKERATOSIS OSTRACEA. Dermatose croûteuse péripilaire du cuir chevelu.

PARAKERATOSIS PSORIASIFORMIS. Parakératose psoriasiforme, eczématide psoriasiforme.

PARAKERATOSIS SCUTULARIS. Dermatose croûteuse péripilaire du cuir chevelu.

PARAKERATOSIS VARIEGATA. 1° Maladie de Mucha-Habermann. → *parapsoriasis varioliformis.* – 2° Maladie de Petges-Cléjat. → *poikiloderma atrophicans vasculare.*

PARAKINESIA, PARAKINESIS, *s.* Parakinésie, *f.*

PARALALIA, *s.* Paralalie, *f.*

PARALEXIA, *s.* Paralexie, *f.*

PARALLERGY, PARALLERGIA, *s.* Parallergie, *f.* ; coallergie, *f.* ; pathergie, *f.*

PARALYSIN, *s.* Agglutinine, *f.*

PARALYSIS, *s.* Paralysie, *f.*

PARALYSIS ABDUCENS. Paralysie du muscle droit externe de l'œil (atteinte du nerf moteur oculaire externe, VIe paire crânienne).

PARALYSIS OF ACCOMMODATION. Paralysie de l'accommodation.

PARALYSIS (acute ascending spinal). Syndrome de Landry. → *Landry's palsy, paralysis or syndrome.*

PARALYSIS (acute atrophic). Poliomyélite antérieure aiguë. → *poliomyelitis (acute anterior).*

PARALYSIS (acute bulbar). Paralysie bulbaire aiguë de Leyden, polio-encéphalite inférieure aiguë.

PARALYSIS (acute infectious). Poliomyélite antérieure aiguë. → *poliomyelitis (acute anterior).*

PARALYSIS (acute wasting). Poliomyélite antérieure aiguë. → *poliomyelitis (acute anterior).*

PARALYSIS AGITANS. Maladie de Parkinson, paralysie agitante.

PARALYSIS AGITANS (juvenile). Syndrome parkinsonien juvénile.

PARALYSIS (alcoholic). Paralysie alcoolique.

PARALYSIS (alternate or **alternating).** Hémiplégie alterne. → *hemiplegia (alternate).*

PARALYSIS (ambiguo-accessorius). Syndrome de Schmidt.

PARALYSIS (ambiguo-accessorius-hypoglossal). Syndrome de Jackson.

PARALYSIS (ambiguohypoglossal). Syndrome de Tapia.

PARALYSIS (ambiguospinothalamic). Syndrome d'Avellis.

PARALYSIS (anapeiratic). Paralysie anapéiratique.

PARALYSIS (anterior spinal). Poliomyélite antérieure aiguë.

PARALYSIS (ascending spinal). Syndrome de Landry. → *Landry's palsy, paralysis or syndrome.*

PARALYSIS (asthenic-bulbar). Myasthénie, *s.f.* → *myasthenia gravis.*

PARALYSIS (asthenobulbospinal). Myasthénie, *s.f.* → *myasthenia gravis.*

PARALYSIS (ataxic infantile cerebral). Ataxie infantile bilatérale.

PARALYSIS (atrophic spinal). Poliomyélite antérieure aiguë. → *poliomyelitis (acute anterior).*

PARALYSIS (Avellis's). Syndrome d'Avellis.

PARALYSIS (Bell's). Paralysie de Bell, paralysie faciale périphérique.

PARALYSIS (Bernhardt's). Névralgie paresthésique. → *Bernhardt's disease.*

PARALYSIS (birth). Paralysie obstétricale.

PARALYSIS (Brown-Séquard's). Syndrome de Brown-Séquard.

PARALYSIS (bulbar). Paralysie bulbaire.

PARALYSIS (bulbo-spinal). Myasthénie, *s.f.* → *myasthenia gravis.*

PARALYSIS (capsular). Paralysie par lésion de la capsule interne.

PARALYSIS (central). Paralysie d'origine centrale (due à une lésion du cerveau et de la moelle).

PARALYSIS (centrocapsular). Paralysie par lésion de la capsule interne.

PARALYSIS (centrocortical). Paralysie par lésion cérébrale corticale.

PARALYSIS (cerebral). Paralysie par lésion cérébrale.

PARALYSIS (cerebral spastic infantile). Maladie de Little. → *diplegia (cerebral).*

PARALYSIS (cerebrocerebellar diplegic infantile). Maladie de Little. → *diplegia (cerebral).*

PARALYSIS (common facial). Paralysie faciale de type périphérique, paralysie de Bell.

PARALYSIS (complete). Paralysie complète.

PARALYSIS (compression). Paralysie par compression.

PARALYSIS (congenital abducens facial). Syndrome de Möbius, diplégie faciale congénitale.

PARALYSIS (congenital oculofacial). Syndrome de Möbius, diplégie faciale congénitale.

PARALYSIS (congenital spastic). Maladie de Little. → *diplegia (cerebral).*

PARALYSIS (conjugate). Perte du parallélisme des mouvements oculaires.

PARALYSIS (cortical). Paralysie par lésion cérébrale corticale.

PARALYSIS (creeping). Tabes dorsalis. → *tabes dorsalis.*

PARALYSIS (crossed or **cruciate).** Hémiplégie alterne. → *hemiplegia (alternate).*

PARALYSIS (crutch). Paralysie des béquillards, syndrome des béquillards.

PARALYSIS (Cruveilhler's). Atrophie musculaire progressive spinale type Aran-Duchenne. → *atrophy (progressive spinal muscular).*

PARALYSIS (decubitus). Paralysie de décubitus (par compression).

PARALYSIS (Dejerine-Klumpke's). Syndrome de Dejerine-Klumpke.

PARALYSIS (diphtheric or **diphtheritic).** Paralysie diphtérique.

PARALYSIS (diver's). Maladie des caissons.

PARALYSIS (drummer's). Paralysie des joueurs de tambour.

PARALYSIS (drunkard's arm). Paralysie radiale alcoolique.

PARALYSIS (Duchenne's). Syndrome de Duchenne. → *paralysis (progressive bulbar).*

PARALYSIS (Duchenne-Erb). Paralysie type Duchenne-Erb. → *Erb-Duchenne paralysis.*

PARALYSIS (epidemic infantile). Poliomyélite antérieure aiguë. → *poliomyelitis (acute anterior).*

PARALYSIS (epidural ascending spinal). Méningite subaiguë avec thrombophlébite des veines méningo-rachidiennes ; elle se complique de paralysie avec anesthésie et troubles sphinctériens.

PARALYSIS (Erb's). 1° Syndrome de Duchenne-Erb. – 2° Paraplégie d'Erb.

PARALYSIS (Erb-Duchenne). Paralysie type Duchenne-Erb. → *Erb-Duchenne paralysis.*

PARALYSIS (essential). Poliomyélite antérieure aiguë. → *poliomyelitis (acute anterior).*

PARALYSIS (extraocular). Paralysie des muscles extrinsèques de l'œil.

PARALYSIS (facial). Paralysie faciale, prosoplégie, *s.f.*

PARALYSIS (family or **familial periodic).** Paralysie périodique familiale. → *paralysis (family or familial periodic).*

PARALYSIS (family or **familial periodic).** Paralysie périodique familiale, paralysie spinale intermittente, myoplégie familiale, myatonie périodique, maladie de Westphal.

PARALYSIS (familial recurrent). Paralysie périodique familiale. → *paralysis (family periodic).*

PARALYSIS (familial spastic). Paraplégie spasmodique familiale de Strümpell-Lorrain.

PARALYSIS (Felton's). Paralysie immunitaire vis-à-vis d'un antigène introduit massivement.

PARALYSIS (flaccid). Paralysie flasque.

PARALYSIS (functional). Paralysie fonctionnelle.

PARALYSIS OF GAZE. Paralysie du regard.

PARALYSIS (general). Paralysie générale.

PARALYSIS (glossolabial or **glossopharyngolabial).** Paralysie labio-glosso-laryngée. → *paralysis (progressive bulbar).*

PARALYSIS (Gubler's). Syndrome de Millard-Gubler.

PARALYSIS (hemipolyneuropathy cranial) SYNDROME. Syndrome de Garcin.

PARALYSIS (hereditary spastic spinal). Paraplégie spasmodique familiale de Strümpell-Lorrain.

PARALYSIS (hyperkaliaemic periodic). Adynamie épisodique héréditaire. → *adynamia episodica hereditaria.*

PARALYSIS (hypnagogic). Paralysie de l'endormissement.

PARALYSIS HYPNOPOMPIC. Paralysie du réveil.

PARALYSIE (hypokaliaemic periodic). Paralysie périodique familiale. → *paralysis (family or familial periodic).*

PARALYSIS (hysterical). Paralysie hystérique, paralysie simulée.

PARALYSIS (Immune or **immunological).** Tolérance immunitaire. → *tolerance (immunological).*

PARALYSIS (incomplete). Parésie, *s.f.*

PARALYSIS (Indian bow). Paralysie du muscle thyro-aryténoïde.

PARALYSIS (infantile). Poliomyélite antérieure aiguë. → *poliomyelitis (acute anterior).*

PARALYSIS (infantile cerebral ataxic). Ataxie infantile bilatérale.

PARALYSIS (Infantile spastic). Maladie de Little. → *diplegia (cerebral).*

PARALYSIS (infantile spinal). Poliomyélite antérieure aiguë. → *poliomyelitis (acute anterior).*

PARALYSIS (Infectious bulbar). Maladie d'Aujeszky. → *Aujeszky's disease.*

PARALYSIS (Intranuclear). Paralysie périphérique d'un nerf crânien moteur.

PARALYSIS OF THE INSANE (general). Paralysie générale progressive, maladie de Bayle, and (obsolete) : ataxie psychomotrice, démence paralytique, encéphalite chronique interstitielle diffuse, périencéphalite ou périencéphaloméningite chronique diffuse.

PARALYSIS (intermittent). Paralysie intermittente.

PARALYSIS (irritative cervical sympathetic). Syndrome de Claude-Bernard-Horner. → *Horner's syndrome.*

PARALYSIS (ischaemic). Syndrome de Volkmann. → *Volkmann's paralysis or contracture.*

PARALYSIS (juvenile). Paralysie générale des adolescents.

PARALYSIS (Klumpke's). Paralysie de Klumpke. → *Klumpke's paralysis.*

PARALYSIS (Kussmaul's). Syndrome de Landry. → *Landry's palsy, paralysis or syndrome.*

PARALYSIS (labial, labioglossolaryngeal or **labioglossopharyngeal).** Paralysie labio-glosso-laryngée. → *paralysis (progressive bulbar).*

PARALYSIS (Landry's). Syndrome de Landry. → *Landry's palsy, paralysis or syndrome.*

PARALYSIS (laryngeal). Paralysie laryngée.

PARALYSIS (lead). Paralysie saturnine.

PARALYSIS (lenticular). Paralysie par atteinte du noyau lenticulaire.

PARALYSIS (Little's). Poliomyélite antérieure aiguë. → *poliomyelitis (acute anterior).*

PARALYSIS (lower brachial plexus). Syndrome d'Aran-Duchenne, paralysie radiculaire inférieure du plexus brachial.

PARALYSIS (Millard-Gubler). Syndrome de Millard-Gubler. → *Millard-Gubler paralysis or syndrome.*

PARALYSIS (mimetic). Paralysie faciale.

PARALYSIS (mixed). Paralysie mixte.

PARALYSIS (morning). Paralysie du matin.

PARALYSIS (motor). Paralysie motrice.

PARALYSIS (musculospiral). Paralysie radiale.

PARALYSIS (myopathic). Paralysie d'origine musculaire.

PARALYSIS (narcosis). Paralysie survenant au cours d'une anesthésie.

PARALYSIS (neural). Paralysie d'origine nerveuse.

PARALYSIS (normokaliaemic periodic). Paralysie périodique familiale avec kaliémie normale.

PARALYSIS (nuclear). Paralysie nucléaire.

PARALYSIS (obstetric). Paralysie obstétricale.

PARALYSIS (occupational). Névrose professionnelle. → *neurosis (occupation).*

PARALYSIS (ocular). Paralysie oculaire (que ce soit l'atteinte du nerf optique, de la musculature externe ou de la musculature interne).

PARALYSIS (oculomotor). Paralysie du moteur oculaire commun.

PARALYSIS (oculophrenicorecurrent). Paralysie du récurrent et du phrénique, associée à un syndrome de Claude Bernard-Horner.

PARALYSIS (organic). Paralysie organique.

PARALYSIS (parotitic). Paralysie ourlienne.

PARALYSIS (periodic). 1° Paralysie récurrente. – 2° Paralysie familiale périodique. → *paralysis (family periodic).*

PARALYSIS (peripheral). Paralysie périphérique.

PARALYSIS (phonetic). Aphonie paralytique.

PARALYSIS (posticus). Paralysie des abducteurs des cordes vocales.

PARALYSIS (Pott's). Paralysie pottique.

PARALYSIS (pressure). Paralysie par compression.

PARALYSIS (progressive ascending spinal). Syndrome de Mills.

PARALYSIS (progressive bulbar). Paralysie labio-glosso-laryngée ou pharyngée ; paralysie musculaire progressive de la langue, du voile du palais et des lèvres ; paralysie labio-glosso-palato-laryngée ; paralysie bulbaire atrophique progressive ; syndrome de Duchenne ; polioencéphalite inférieure chronique.

PARALYSIS (pseudo-bulbar). Paralysie pseudo-bulbaire.

PARALYSIS (pseudohypertrophic muscular). Paralysie pseudo-hypertrophique type Duchenne, paralysie musculaire pseudo-hypertrophique, maladie de Duchenne, myopathie primitive progressive type pseudo-hypertrophique de Duchenne.

PARALYSIS (psychic). Paralysie psychique.

PARALYSIS (radicular). Paralysie radiculaire.

PARALYSIS (Ramsay Hunt's). Syndrome parkinsonien juvénile.

PARALYSIS (reflex). Paralysie réflexe.

PARALYSIS (Remak's). Syndrome de Remak. → *Remak's paralysis or type.*

PARALYSIS (rucksack). Paralysie du plexus brachial chez les porteurs de sac à dos.

PARALYSIS (saturday night). Paralysie des amoureux.

PARALYSIS (Schmincke's tumour-unilateral cranial) SYNDROME. Syndrome de Garcin.

PARALYSIS (segmental). Paralysie segmentaire.

PARALYSIS (sensory). Anesthésie par lésion des voies ou des centres nerveux sensitifs.

PARALYSIS (serum). Paralysie sérique.

PARALYSIS (sleep). Paralysie transitoire survenant au réveil (hypnopompique) ou à l'endormissement (hypnagogique), paralysie du sommeil.

PARALYSIS (sodium-responsive periodic). Paralysie périodique familiale avec kaliémie normale.

PARALYSIS (spastic). Paralysie spasmodique ou spastique.

PARALYSIS (spastic spinal). Tabès dorsal spasmodique, paralysie (ou paraplégie) spinale spasmodique ou spastique, sclérose primitive des cordons latéraux.

PARALYSIS (spinal). Paralysie d'origine médullaire.

PARALYSIS (sunday morning). Paralysie des amoureux.

PARALYSIS (supranuclear). Paralysie supranucléaire.

PARALYSIS (syndrome of vago-accessory-hypoglossal). Syndrome de Jackson.

PARALYSIS (tegmental). Syndrome de la calotte. → *tegmental syndrome or paralysis.*

PARALYSIS (tegmental mesencephalic). Syndrome de Benedikt.

PARALYSIS (temporay). Paralysie fugace.

PARALYSIS (tick or tick-bite). Paralysie par morsure de tique.

PARALYSIS (Todd's or Todd's postepileptic). Paralysie de Todd.

PARALYSIS (tourniquet). Paralysie due à un garrot laissé en place trop longtemps.

PARALYSIS (trigeminal). Paralysie du trijumeau.

PARALYSIS (upper brachial plexus). Syndrome de Duchenne-Erb. → *Erb-Duchenne paralysis or syndrome.*

PARALYSIS VACILLANS. Chorée, *s.f.* → *chorea.*

PARALYSIS (vago-accessory-hypoglossal). Syndrome de Jackson.

PARALYSIS (vasomotor). Vasoplégie, *s.f.* ; paralysie vasomotrice.

PARALYSIS OF VISUAL FIXATION. Syndrome de Balint. → *Balint's syndrome.*

PARALYSIS (Volkmann's). Syndrome de Volkmann. → *Volkmann's paralysis or contracture.*

PARALYSIS (waking). Paralysie du réveil.

PARALYSIS (wasting). Atrophie musculaire progressive spinale type Aran-Duchenne. → *atrophy (progressive spinal muscular).*

PARALYSIS (Weber's or **Weber's crossed).** Syndrome de Weber. → *Weber's paralysis or syndrome.*

PARALYSIS (Werdnig-Hoffmann). Amyotrophie de Werdnig-Hoffmann.

PARALYSIS (writer's). Crampe des écrivains.

PARALYSIS (Zenker's). Paralysie du sciatique poplité externe.

PARAMAGNETIC, *adj.* Paramagnétique.

PARAMASITIS, *s.* Paramastite, *f.* ; phlegmon périmammaire.

PARAMASTIGOTE, *s.* Paramastigote, *m.*

PARAMEDIAN, *adj.* Paramédian, ane.

PARAMEDICAL, *adj.* Paramédical, ale.

PARAMETRITIS, *s.* Paramétrite, *f.* ; phlegmon juxta-utérin, phlegmon du ligament large.

PARAMETRIUM, *s.* Paramètre, *m.*

PARAMIMIA, *s.* Paramimie, *f.*

PARAMITOME, *s.* Hyaloplasma, *m.*

PARAMNESIA, *s.* Paramnésie, *f.* ; paramnésie de certitude ou illusion de fausse reconnaissance.

PARAMORPHIA, *s.* Paramorphisme, *m.*

PARAMUSIA, *s.* Paramusie, *f.*

PARAMYCETOMA, *s.* Paramycétome, *m.*

PARAMYOCLONUS, *s.* Paramyoclonie, *f.*

PARAMYOCLONUS MULTIPLEX. Paramyoclonus multiplex.

PARAMYOTONIA CONGENITA. Paramyotonie congénitale, maladie d'Eulenburg, myotonie intermittente.

PARAMYXOVIRIDAE, *s. pl.* Paramyxoviridés, *m.*

PARAMYXOVIRINAE, *s.* Paramyxovirinæ, *f. pl.*

PARAMYXOVIRUS, *s. Paramyxovirus, m.*

PARANEOPLASTIC SYNDROME. Syndrome paranéoplasique.

PARANEPHRITIS, *s.* 1° Périnéphrite, *f.* – 2° Inflammation des capsules surrénales.

PARANGI, *s.* Pian, *m.*

PARANOIA, *s.* Paranoïa, *f.*

PARANOIA (acute hallucinatory). Paranoïa avec hallucinations.

PARANOIA HALLUCINATORIA. Paranoïa avec hallucinations.

PARANOIA (heboid). Forme paranoïde de la démence précoce.

PARANOIA (litigious). Paranoïa avec délire de revendication.

PARANOIA ORIGINARIA. Paranoïa constitutionnelle.

PARANOIA QUAERULEA or **PARANOIA (querulous).** 1° Paranoïa avec délire de revendication. – 2° Quérulence.

PARANOIAC, *adj.* and *s.* Paranoïaque, *adj.* et *s. m.* ou *f.*

PARANOIC, *adj.* Paranoïaque, *adj.*

PARANOID, *adj.* Paranoïde.

PARANOID STATES or **REACTIONS.** Structure paranoïaque.

PARANOMIA, *s.* Paranomia, *f.*

PARAOSMIA, *s.* Parosmie, *f.*

PARAOSTEOARTHROPATHY, *s.* Para-ostéoarthropathie, *f.* ; fibromyopathie ossifiante neurogène, myosite ossifiante des paraplégiques, ostéogenèse neurogène, ostéome des paraplégiques.

PARAPARESIS (tropical spastic). Paraparésie spasmodique tropicale.

PARAPHASIA, *s.* Paraphasie, *f.* ; paraphrasie, *f.* ; aphrasie, *f.*

PARAPHASIA (verbal). Paraphasie verbale.

PARAPHEMIA, *s.* Paraphémie, *f.*

PARAPHILIA, *s.* Paraphilie, *f.*

PARAPHIMOSIS, *s.* Paraphimosis, *m.*

PARAPHONIA, *s.* Paraphonie, *f.*

PARAPHONIA PUBERUM. Mue vocale.

PARAPHRASIA, *s.* Paraphasie, *f.*

PARAPHRENIA, *s.* 1° Paraphrénie, *f.* – 2° Paraphrénitis, *f.*

PARAPHRENITIS, *s.* Paraphrénitis, *f.*

PARAPHRONIA, *s.* État paraphronique.

PARAPLASM, *s.* 1° Hyaloplasme, *m.* – 2° Tumeur, *f.*

PARAPLEGIA, *s.* Paraplégie, *f.*

PARAPLEGIA (ataxic). Ataxoparaplégie, *f.* ; syndrome ataxoparaplégique.

PARAPLEGIA (cerebral). Paraplégie d'origine cérébrale.

PARAPLEGIA (cerebral spastic). Maladie de Little. → *diplegia (cerebral).*

PARAPLEGIA (cervical). Paralysie des deux membres supérieurs, due à une lésion de la moelle dans la région cervicale.

PARAPLEGIA (congenital spastic). Maladie de Little. → *diplegia (cerebral).*

PARAPLEGIA (Erb's spastic spinal). Paraplégie d'Erb.

PARAPLEGIA (Erb's syphillitic spastic). Paraplégie d'Erb.

PARAPLEGIA (familial spastic). Paralysie spasmodique familiale de Strümpell-Lorrain.

PARAPLEGIA (flaccid). Paraplégie flasque.

PARAPLEGIA IN FLEXION (spastic). Paraplégie cutanéo-réflexe.

PARAPLEGIA (hysterical). Paraplégie hystérique.

PARAPLEGIA (ideal). Paraplégie hystérique.

PARAPLEGIA (infantile spastic or **spasmodic).** Maladie de Little. → *diplegia (cerebral).*

PARAPLEGIA INFERIOR. Paraplégie des deux membres inférieurs.

PARAPLEGIA (peripheral). Paraplégie par polynévrite.

PARAPLEGIA (Pott's). Paraplégie pottique.

PARAPLEGIA (spasmodic or **spastic).** Paraplégie spasmodique.

PARAPLEGIA SUPERIOR. Paraplégie des deux membres supérieurs.

PARAPLEGIA (syphilitic). Paraplégie d'Erb.

PARAPLEGIA (tetanoid). Paraplégie spasmodique.

PARAPLEGIA (tropical spastic). Paraplégie spasmodique tropicale.

PARAPLEURITIS, Parapleurésie, *s.f.*

PARAPNEUMONIA, *s.* Affection analogue à la pneumonie lobaire, mais non due au pneumocoque.

PARAPOPLEXY, *s.* Paraplexie, *f.*

PARAPOXVIRIDAE, *s. pl.* Parapoxviridés, *m.*

PARAPOXVIRUS, *s. Parapoxvirus, m.*

PARAPRAXIA, PARAPRAXIS, *s.* Parapraxie, *f.*

PARAPROCTITIS, *s.* Périproctite, *f.* périrectite, *f.*

PARAPROTEIN, *s.* Immunoglobuline monoclonale.

PARAPROTEINAEMIA, *s.* Paraprotéinémie, *f.*

PARAPROTEINURIA, *s.* Paraprotéinurie, *f.*

PARAPSORIASIS, *s.* Parapsoriasis, *m.*

PARAPSORIASIS (guttate). Parapsoriasis en gouttes, pityriasis lichenoides chronica, lichen psoriasis.

PARAPSORIAIS (patchy). Parapsoriasis en plaques, érythrodermie pityriasique en plaques disséminées, maladie de Brocq.

PARAPSORIASIS VARIOLIFORMIS. Parapsoriasis varioliformis de Wise, pityriasis lichenoides et varioliformis acuta de Mucha-Habermann, maladie de Mucha-Habermann.

PARAPSYCHOLOGY, *s.* Parapsychologie, *f.* ; paraphysique, *f.*

PARAFLEXIA, *s.* Pararéflexe, *m.*

PARARRHYTHMIA, *s.* Parasystole, *f.*

PARASCARLATINA, *s.* Quatrième maladie. → *fourth disease.*

PARASITE, *s.* Parasite, *m.*

PARASITE (heteroxenic). Parasite hétéroxène.

PARASITE-COUNT (mean). Moyenne d'infection.

PARASITE-COUNT (mean positive). Moyenne d'infection des parasités.

PARASITAEMIA, *s.* Parasitémie, *f.*

PARASITIC, *adj.* Parasitaire.

PARASITICIDAL, *adj.* Parasticide.

PARASITISM, *s.* Parasitisme, *m.*

PARASITIZATION, *s.* Infestation, *f.*

PARASITOLOGY, *s.* Parasitologie, *f.*

PARASITOPHOBIA, *s.* Parasitophobie, *f.*

PARASITOSIS, *s.* Parasitose, *f.*

PARASITOTROPE, PARASITOTROPIC, *adj.* Parasitotrope.

PARASPASM, *s.* Paraspasme, *m.*

PARASPASM (facial). Paraspasme facial bilatéral, spasme facial médian.

PARASTRUMA, *s.* Parastrume, *m.*

PARASYMPATHETIC, *adj.* Parasympathique.

PARASYMPATHICOTONIA, *s.* Vagotonie, *f.*

PARASYMPATHOLYTIC, *adj.* Vagolytique, parasympatholytique.

PARASYMPATHOMIMETIC, *adj.* Vagomimétique.

PARASYPHILIS, PARASYPHILOSIS, *s.* Parasyphilis, *f.* ; accidents parasyphilitiques, syphilis quaternaire.

PARASYSTOLE, *s.* **PARASYSTOLIC RHYTHM.** Parasystolie, *f.* ; pararythmie, *f.*

PARATHORMONE (PTH) *s.* Parathormone, *f.* → *hormone (parathyroid).*

PARATHYMIA, *s.* Parathymie, *f.*

PARATHYRIN, *s.* Parathormone, *f.* → *hormone (parathyroid).*

PARATHYROID, *adj.* Parathyroïde.

PARATHYROIDAL, *adj.* Parathyroïdien, enne.

PARATHYROIDECTOMY, *s.* Parathyroïdectomie, *f.* ; opération de Mandl.

PARATHYROIDOMA, *s.* Parathyroïdome, *m.*

PARATHYROPRIVAL, *adj.* Parathyréoprive.

PARATHYROPRIVIA, *s.* Hypoparathyroïdie, *f.* → *hypoparathyreosis.*

PARATHYROPRIVIC, PARATHYROPRIVOUS, *adj.* Parathyréoprive.

PARATHYROTROPHIC, *adj.* Parathyréotrope.

PARATHYROTROPIC, *adj.* Parathyréotrope.

PARATONIA, *s.* Paratonie, *f.*

PARATRIGEMINAL SYNDROME. Syndrome de Raeder, syndrome paratrigéminal, syndrome sympathique paratrigéminé.

PARATROPHY, *s.* 1° Nutrition défectueuse. – 2° Maladie de Dercum. → *adiposis dolorosa.*

PARATUBERCULOSIS, *s.* Paratuberculose, *f.*

PARATYPHLITIS, *s.* Pérityphlite, *f.*

PARAVARIATION, *s.* Sommation, *f.*

PARAVARIOLA, *s.* Paravariole, *f.* → *alastrim.*

PARAVITAMINOSIS, *s.* Paravitaminose, *f.* ; paracarence, *f.*

PARDEE'S T WAVE. Onde de Pardee.

PARECHOVIRUS, *s. Parechovirus, m.*

PARECTROPIA, *s.* Parectropie, *f.*

PAREGORIC, *s.* Élixir parégorique.

PARENCHYMA, *s.* Parenchyme, *m.*

PARENCHYMAL, *adj.* Parenchymateux, euse.

PARENCHYMATOUS, *adj.* Parenchymateux, euse.

PARENTERAL, *adj.* Parentéral, ale.

PARESIS, *s.* Parésie, *f.* ; paralysie incomplète.

PARESIS (general). Paralysie générale.

PARESTHESIA, (américain) *s.* Paresthésie, *f.*

PARETIC, *adj.* Parétique.

PAREUNIA, *s.* Copulation, *m.*

PARHORMONE, *s.* Parhormone, *f.*

PARIETAL, *adj.* Pariétal.

PARIETAL LOBE SYNDROME. Syndrome pariétal.

PARIETITIS, *s.* Pariétite, *f.*

PARIETOGRAPHY, *s.* Pariétographie, *f.*

PARINAUD'S CONJUNCTIVITIS. Conjonctivite de Parinaud.

PARINAUD'S OCULOGLANDULAR SYNDROME. Conjonctivite de Parinaud.

PARINAUD'S SYNDROME. Syndrome de Parinaud.

PARKER AND JACKSON RETICULUM CELL SARCOMA. Sarcome de Parker et Jackson.

PARKES WEBER'S SYNDROME. Syndrome de Klippel-Trenaunay. → *Klippel-Trenaunay syndrome.*

PARKINSON'S DISEASE or **SYNDROME.** Maladie de Parkinson. → *paralysis agitans.*

PARKINSONIAN, *adj.* Parkinsonien, enne.

PARKINSONISM, *s.* Syndrome parkinsonien, parkinsonisme, *m.*

PARODONTITIS, *s.* Parodontite, *f.* ; périodontite, *f.*

PARODONTOSIS, *s.* Parodontite, *f.* ; périodontite, *f.*

PARODYNIA, *s.* Dystocie, *f.*

PAROMPHALOCELE, *s.* Paromphalocèle, *f.*

PARONYCHIA, *s.* Périonyxis, *f.* ; paronychie, *f.*

PARONYCHIA TENDINOSA. Panaris des gaines.

PAROPHTALMIA, *s.* Parophtalmie, *f.*

PAROPSIS, *s.* Paropsie, *f.*

PARORCHIDIUM, *s.* Parorchidie, *f.*

PAROREXIA, *s.* Parorexie, *f.*

PAROSMIA, *s.* Parosmie, *f.* ; paraosmie, *f.*

PAROSTEAL, *adj.* Parostal, ale ; parostéal, ale.

PAROSTEITIS, PAROSTITIS, *s.* Parostéite, *f.* ; parostéite, *f.*

PAROTID, *adj.* Parotide.

PAROTIDECTOMY, *s.* Parotidectomie, *f.*

PARODITIS, *s.* Parotidite, *f.*

PAROTITIS, *s.* Parotidite, *f.*

PAROTITIS (epidemic). Oreillons, *m. pl.*

PAROTITIS (Infectious). Oreillons, *m. pl.*

PAROTITIS (metastatic). Parotidite secondaire.

PAROXIA, *s.* Parorexie, *f.*

PAROXYSM, *s.* Paroxysme, *m.*

PAROXYSM (asthmatic). Crise d'asthme.

PAROXYSM OF COUGH. Accès de toux.

PARROT'S ATROPHY OF THE NEW-BORN. Athrepsie, *s.f.*

PARROT'S DISEASE. 1° Achondroplasie, *f.* – 2° Pseudoparalysie ou maladie de Parrot, ostéite syphilitique des nouveau-nés.

PARROT DISEASE or **FEVER.** Psittacose, *s.f.*

PARROT'S MURMUR. Murmure asystolique, souffle de Parrot.

PARROT'S NODES or **SIGN.** Nodules osseux pariétaux et frontaux : signe de syphilis congénitale infantile.

PARROT'S PSEUDOPARALYSIS. Maladie de Parrot.

PARROT'S SIGNS. 1° Mydriase provoquée, dans la méningite, par le pincement du cou. – 2° Crâne natiforme. – 3° Nodules de Parrot.

PARROT'S ULCER or **ULCERATION.** Plaques ptérygoïdiennes (ulcération du muguet).

PARRY'S DISEASE. Maladie de Basedow.

PARSONAGE-TURNER SYNDROME. Syndrome de Parsonage et Turner, névralgie amyotrophiante de l'épaule, névrite ou syndrome de la ceinture scapulaire, radiculalgie brachiale aiguë.

PART. AEQ. À parties égales, $\overline{\text{aa}}$.

PART (presenting). Présentation, *s.f.* (obstétrique).

PARTHENOGENESIS, *s.* Parthénogenèse, *f.*

PARTHENOLOGY, *s.* Parthénologie, *f.*

PARTHOGENESIS, *s.* Parthénogenèse, *f.*

PARTIGEN, *s.* Partigène, *f.* ; antigène partiel.

PARTINGTON'S DISEASE. Maladie de Partington.

PARTURIENT, *s.* Parturiente, *f.* – *adj.* Qui se rapporte à l'accouchement.

PARTURITION, *s.* Parturition, *f.*

PART. VIC. Par doses fractionnées ou filées.

PARULIS, *s.* Parulie, *f.*

PARVOVIRIDAE, *s. pl.* Parvoviridés, *m.*

PARVOVIRUS, *s. Parvovirus, m.*

PAS, PASA. PAS, acide, para-amino-salicylique.

PAS RESISTANCE. PAS-résistance, *f.*

PASCAL, *s.* Pascal, *m.* ; Pa.

PASCHEN'S BODIES. Corpuscules ou granules de Paschen-Borrel, Borrelia, *s.f.*

PASSAGE (false). Fausse route.

PASSOW'S SYNDROME. Syndrome de Passow.

PASTE, *s.* Pâte, *f.*

PASTEUR'S REACTION. Réaction de Pasteur. → *Meyerhof's scheme.*

PASTEUR'S VIBRIO. Vibrion septique. → *Clostridium septicum.*

PASTEURELLA, *s. Pasteurella, f.*

PASTEURELLA MULTOCIDA. *Pasteurella septica, Pasteurella multocida.*

PASTEURELLA PESTIS. *Yersinia pestis.* → *Yersinia pestis.*

PASTEURELLA PSEUDOTUBERCULOSIS. *Yersinia pseudotuberculosis.* → *Yersinia pseudotuberculosis.*

PASTEURELLA SEPTICA. *Pasteurella septica.* → *Pasteurella multocida.*

PASTEURELLA TULARENSIS. *Francisella tularensis.* → *Francisella tularensis.*

PASTEURELLACEAE, *s. pl.* Pasteurellacées, *f.*

PASTEURELLOSIS, *s.* Pasteurellose, *f.*

PASTEURIZATION, *s.* Pasteurisation, *f.*

PASTIA'S SIGN. Signe de Pastia.

PATAU'S SYNDROME. Syndrome de Patau. → *trisomy 13 or 13-15 syndrome.*

PATCH, *s.* Plaque, *f.* ; pièce, *f.* ; timbre, *m.*

PATCH (Bitot's). Tache de Bitot.

PATCH (butterfly). Plaque en ailes de papillon (érysipèle, lupus érythémateux).

PATCH (herald) IN PITYRIASIS ROSEA. Plaque primitive du pityriasis rosé de Gibert.

PATCH (mucous). Plaque muqueuse, plaque fauchée.

PATCH (opaline). Plaque muqueuse.

PATCH (Peyer's). Plaque de Peyer.

PATCH (shagreen). Peau de chagrin.

PATCH (smokers'). Leucoplasie buccale. → *leukoplakia buccalis.*

PATELLA, *s.* Patella, *f.* ; rotule, *f.*

PATELLA BIPARTITA. Patella bipartita ou partita, maladie de Gruber.

PATELLA (floating). Rotule « flottante », éloignée des condyles par un épanchement synovial.

PATELLA PARTITA. Patella bipartita, maladie de Gruber.

PATELLA (riders' painful). Rotule douloureuse des cavaliers.

PATELLA (slipping). Rotule facilement luxable.

PATELLAR, *adj.* Patellaire ; rotulien, ienne.

PATELLECTOMY, *s.* Patellectomie, *f.*

PATELLITIS, *s.* Patellite, *f.*

PATELLOFEMORAL SYNDROME. Syndrome fémoro-patellaire.

PATELLOPLASTY, *s.* Patelloplastie, *f.* ; patellaplastie, *f.*

PATENT PERIOD. Patence, *s.f.*

PATHERGIA, PATHERGY, *s.* Pathergie, *f.*

PATHERGY-TEST, *s.* Pathergy test, *m.*

PATHOGEN, *s.* Agent pathogène.

PATHOGENIC, PATHOGENETIC, *adj.* Pathogène.

PATHOGENESIS, PATHOGENESY, PATHOGENY, *s.* Pathogenèse, *f.* ; pathogénésie, *f.* ; pathogénie, *f.*

PATHOGENETIC, *adj.* Pathogénétique.

PATHOGENIC, *adj.* Pathogénique.

PATHOGENICITY, *s.* Pathogénicité, *f.* ; pouvoir pathogène.

PATHOGNOMONIC, PATHOGNOSTIC, *adj.* Pathognomonique, diacritique.

PATHOGNOMY, *s.* Pathognomonie, *f.*

PATHOLOGIC, PATHOLOGICAL, *adj.* Pathologique.

PATHOLOGIST, *s.* Anatomo- et physiopathologiste, *m. f.*

PATHOLOGY, *s.* Pathologie, *f.* ; anatomie et physiologie pathologiques.

PATHOLOGY (cellular). Pathologie cellulaire.

PATHOLOGY (comparative). Pathologie comparée.

PATHOLOGY (dental). Pathologie dentaire.

PATHOLOGY (exotic). Pathologie exotique.

PATHOLOGY (experimental). Pathologie expérimentale.

PATHOLOGY (external). Pathologie externe.

PATHOLOGY (functional). Pathologie fonctionnelle.

PATHOLOGY (general). Pathologie générale.

PATHOLOGY (geographical). Étude des maladies en fonction de la géographie et des climats.

PATHOLOGY (humoral). Pathologie humorale.

PATHOLOGY (internal). Pathologie interne.

PATHOLOGY (medical). Pathologie interne.

PATHOLOGY (mental). Psychiatrie, *s.f.*

PATHOLOGY (special). Étude des maladies des différents organes.

PATHOLOGY (surgical). Pathologie externe.

PATHOMIMESIS, PATHOMIMIA, PATHOMIMICRY, *s.* Pathomimie, *f.*, syndrome de Dieulafoy.

PATHOPHYSIOLOGY, *s.* Physiopathologie, *f.*

PATHOPHOBIA, *s.* Pathophobie, *f.*

PATHOSIS, *s.* Maladie, *f.*

PATHOVAR, *s.* Pathovar, *m.*

-PATHY, *suffix.* ...pathie.

PATIENT, *s.* Patient, *m.* ; patiente, *f.*

PATROCLINOUS, *adj.* Patrocline.

PATTERN, *s.* Exemple, *m.* ; modèle, *m.* ; dessin, *m.* ; tracé, *m.* ; groupement, *m.*

PATTERN (dermal). Dermatoglyphe, *m.*

PATTERN (« figure 8 »). Image en 8 de chiffre.

PATTERSON'S SYNDROME, PATTERSON-KELLY SYNDROME. Syndrome de Kelly-Patterson, syndrome de Plummer-Vinson.

PAUL'S TEST. Réaction de Paul.

PAUL-BUNNELL TEST. Réaction de Paul-Bunnell-Davidsohn.

PAUTRIER'S ABSCESSES. Vésicules à mononucléaires du mycosis fongoïde.

PAVLOV'S POUCH or STOMACH. Petit estomac de Pavlov.

PAVLOVIAN, *adj.* Pavlovien, enne.

PAVOR NOCTURNUS. Terreurs nocturnes.

PAVY'S DISEASE. Albuminurie intermittente cyclique, maladie de Pavy.

PAWLIK'S HARNESS. Harnais de Pawlik.

PAYR'S DISEASE. Adhérences entre les colons transverse et descendant, provoquant une occlusion intestinale chronique.

PAYR'S OPERATION. Opération de Payr.

PBI. Iode protéique.

PCA. Épreuve d'anaphylaxie passive.

PCO_2. Pression partielle en gaz carbonique.

PCV. Hématocrite, *s.m.*

PDGF. Facteur de croissance des plaquettes.

PÉAN'S OPERATIONS. Opérations de Péan.

PÉAN'S POSITION. Position de Péan.

PEARL (epithelial). Globe corné.

PEARL'S INDEX. Indice de Pearl.

PEARSON, ADAMS AND DENNY BROWN SYNDROME. Syndrome de Pearson, Adams et Denny Brown.

PEARSON'S SYNDROME. Syndrome de Pearson.

PECTORAL, *adj.* Pectoral, ale.

PECTORILOQUY, *s.* Pectoriloquie, *f.*

PECTORILOQUY (aphonic). Pectoriloquie aphonique ou aphone, signe de Baccelli.

PECTORILOQUY (whispered or whispering). Pectoriloquie aphone.

PECTUS CARINATUM. Thorax en carène, thorax en bréchet.

PECTUS EXCAVATUM. Thorax en entonnoir.

PECTUS GALLINATUM. Thorax en carène.

PECTUS RECURVATUM. Thorax en entonnoir.

PEDICLE, *s.* Pédicule, *m.*

PEDICTERUS, PAEDICTERUS, *s.* Ictère néonatal. → *icterus neonatorum.*

PEDICULAR, *adj.* Pédiculaire.

PEDICULATE, *adj.* Pédiculé, ée.

PEDICULATION, *s.* 1° Phtiriase, *f.* – 2° Formation d'un pédicule.

PEDICULOSIS, *s.* Phtiriase, *f.*

PEDICULOSIS CAPILLITII or CAPITIS. Phtiriase de la tête *(Pediculus capitis).*

PEDICULOSIS CORPORIS. Phtiriase du corps *(Pediculus vestimentorum seu corporis).*

PEDICULOSIS INGUNALIS or PUBIS. Phtiriase inguinale ou pubienne *(Pediculus* ou *Phtirius pubis).*

PEDICULOSIS VESTIMENTI. Phtiriase du corps.

PEDICULOUS, *adj.* Pouilleux, euse.

PEDICULUS, *s.* Pou, *m.*

PEDILUVIUM, *s.* Pédiluve, *m.*

PEDIONALGIA, *s.* Pédionalgie, *f.*

PEDIONALGIA EPIDEMICA. Acrodynie, *f.* → *acrodynia.*

PEDOMETER, *s.* Pædiomètre, *m.* ; pædomètre, *m.*

PEDOPHILIA EROTICA. Pédérastie, *f.* ; pédophilie, *f.*

PEDUNCLE, *s.* Pédoncule, *m.*

PEDUNCLE (cerebral). Pédoncule cérébral.

PEDUNCLE (syndrome of cerebral). Syndrome pédonculaire.

PEDUNCLE (rubrospinal cerebellar p. syndrome). Syndrome de Claude.

PEDUNCULAR SYNDROMES. Syndromes pédonculaires, syndromes mésencéphaliques.

PEDUNCULATED, *adj.* Pédiculé, ée ; pédonculé, ée.

PEDUNCULOTOMY, *s.* Pédonculotomie, *f.*

PEELING, *s.* Desquamation, *f.* ; exfoliation, *f.*

PEEP. Abréviation de pressure (positive end-expiration) : pression positive, enfin d'expiration.

PEET'S OPERATION. Opération de Max Peet.

PEGGING, *s.* Enchevillement, *m.* ; enclouage, *m.*

PEGYLATED, *adj.* Pégylé, ée.

PEINOTHERAPY, *s.* Cure de jeûne.

PEL'S CRISIS. Syndrome de Pel, crise douloureuse oculaire au cours du tabès.

PELADA, PELADE, *s.* Pelade, *f.* → *alopecia areata.*

PELADE (achromic). Pelade achromateuse.

PELADIC, *adj.* Peladique.

PELADOPHOBIA, *s.* Peladophobie, *f.*

PELAGISM, *s.* Naupathie, *f.* ; mal de mer.

PEL-EBSTEIN DISEASE. Maladie de Hodgkin.

PEL-EBSTEIN FEVER or PYREXIA, *s.* Fièvre périodique de Pel-Ebstein, en particulier dans la maladie de Hodgkin.

PELGER'S NUCLEAR ANOMALY. Anomalie nucléaire familiale de Pelger-Huet.

PELIDNOMA, *s.* Péliome, *m.*

PELIOMA, *s.* Péliome, *m.*

PELIOSIS, *s.* Péliose, *f.*

PELIOSIS HEPATIS. Péliose hépatique.

PELIOSIS OF THE LIVER. Angiomatose hépatique, péliose hépatique.

PELIOSIS RHEUMATICA. Purpure rhumatoïde. → *purpura rheumatica.*

PELIZAEUS-MERZBACHER DISEASE. Maladie de Pelizaeus-Merzbacher.

PELLAGROID, *adj.* Pellagroïde.

PELLAGRA, *s.* Pellagre, *f.* ; anicotinose, *f.*

PELLAGRA (infantile). Kwashiorkor, *m.* → *kwashiorkor.*

PELLAGRAL, *adj.* Pellagreux, euse.

PELLAGRIN, *s.* Malade atteint de pellagre.

PELLEGRINI-STIEDA DISEASE. Maladie de Pellegrini-Stieda, maladie de Köhler-Pellegrini-Stieda, maladie de Stieda.

PELLET, *s.* Pellet, *m.*

PELLIZZI'S SYNDROME. Macrogénitosomie précoce. → *macrogenitosomia praecox.*

PELLUCID, *adj.* Pellucide.

PELOID, *adj.* Péloïde.

PELOTHERAPY, *s.* Pélothérapie, *f.*

PELVIC, *adj.* Pelvien, enne.

PELVICELLULITIS, *s.* Pelvicellulite, *f.*

PELVIC-SUPPORT, *s.* Pelvisupport, *m.*

PELVIMETER, *s.* Pelvimètre, *m.*

PELVIMETRY, *s.* Pelvimétrie, *f.* ; pelvigraphie, *f.*

PELVIOGRAPHY, *s.* Pelvigraphie, *f.*

PELVIOPERITONITIS, *s.* Péritonite pelvienne.

PELVIORADIOGRAPHY, *s.* Pelvigraphie, *f.*

PELVIRADIOGRAPHY, *s.* Pelvigraphie, *f.*

PELVIROENTGENOGRAPHY, *s.* Pelvigraphie, *f.*

PELVIS, *s.* 1° Bassin, *m.* – 2° Bassinet du rein.

PELVIS (abnormal). Bassin vicié.

PELVIS AEQUABILITER JUSTO MAJOR. Bassin anormalement vaste dans toutes ses dimensions.

PELVIS AEQUABILITER JUSTO MINOR. Bassin justo minor.

PELVIS (android). Bassin triangulaire.

PELVIS ANGUSTA. Bassin rétréci.

PELVIS (anthropoid). Bassin ovale.

PELVIS (beaked). Bassin ostéomalacique.

PELVIS (brachypellic). Bassin ovale dont le diamètre transversal, au détroit supérieur, dépasse de 1 à 3 cm le diamètre antéro-postérieur (bassin normal commun).

PELVIS (caoutchouc). Bassin ostéomalacique.

PELVIS (Chrobak's). Protrusion acétabulaire. → *arthrokatadysis.*

PELVIS (contracted). Bassin justo minor.

PELVIS (cordate or cordiform). Bassin dont le détroit supérieur rétréci est en forme de cœur.

PELVIS (coxalgic). Bassin coxalgique.

PELVIS (coxarthrolisthetic). Protrusion acétabulaire. → *arthrokatadysis.*

PELVIS (Deventer's). Bassin rétréci dans le sens antéro-postérieur.

PELVIS (dolichopellic). Bassin ovale.

PELVIS (elastic). Bassin ostéomalacique.

PELVIS (false). Grand bassin.

PELVIS FISSA. Bassin avec disjonction congénitale de la symphyse pubienne.

PELVIS (flat). Bassin plat, bassin aplati.

PELVIS (funnel or funnel-shaped). Bassin en entonnoir.

PELVIS (generally contracted). Bassin justo minor.

PELVIS (giant). Bassin anormalement vaste dans toutes ses dimensions.

PELVIS (halisteretic). Bassin ostéomalacique.

PELVIS (Hauder's). Acanthopelvis, *s.m.*

PELVIS (India rubber). Bassin ostéomalacique.

PELVIS (inverted). Bassin avec disjonction congénitale de la symphyse pubienne.

PELVIS JUSTO MAJOR. Bassin anormalement vaste dans toutes ses dimensions.

PELVIS JUSTO MINOR. Bassin justo minor.

PELVIS (Kilian's). Bassin ostéomalacique.

PELVIS (kyphotic). Bassin cyphotique.

PELVIS (large). Grand bassin.

PELVIS (lordotic). Bassin lordotique, bassin en éteignoir.

PELVIS (low-assimilation). Soudure de la dernière vertèbre sacrée à la première pièce coccygienne.

PELVIS MAJOR. Grand bassin.

PELVIS (malacosteon). Bassin rachitique.

PELVIS (mesatipellic). Bassin rond.

PELVIS (minor). Petit bassin, pelvis.

PELVIS (Nägele's). Bassin oblique ovalaire, bassin de Nægele.

PELVIS NIMIS PARVA. Bassin justo minor.

PELVIS (oblique). Bassin oblique ovalaire, bassin de Nägele.

PELVIS OBTECTA. Pelvis obtecta, bassin couvert.

PELVIS (osteomalacic). Bassin ostéomalacique.

PELVIS (Otto's). Protrusion acétabulaire. → *arthrokatadysis.*

PELVIS PLANA. Bassin aplati.

PELVIS (platypellic or **platypelloid).** Bassin aplati.

PELVIS (Prague). Bassin couvert.

PELVIS (rachitic). Bassin rachitique.

PELVIS (reduced). Bassin justo minor.

PELVIS (renal), PELVIS RENALIS. Bassinet du rein.

PELVIS (Robert's). Bassin oblique ovalaire double, bassin de Robert.

PELVIS (Rokitansky's). Bassin couvert.

PELVIS (rostrate). Bassin ostéomalacique.

PELVIS (round). Bassin rond.

PELVIS (rubber). Bassin ostéomalacique.

PELVIS (scoliotic). Bassin scoliotique.

PELVIS SPINOSA. Bassin épineux, acanthopelvis.

PELVIS (split). Bassin avec disjonction congénitale de la symphyse pubienne.

PELVIS (spondylolisthetic). Bassin couvert.

PELVIS (triangular). Bassin triangulaire.

PELVIS (triradiate). Bassin ostéomalacique.

PELVIS (true). Petit bassin, pelvis, *s.m.* ; excavation pelvienne.

PELVIS OF URETER. Bassin du rein.

PELVISPONDYLITIS OSSIFICANS. Pelvispondylite rhumatismale. → *spondylitis (rheumatoid).*

PELVITOMY, *s.* Pelvitomie, *f.*

PELYCOLOGY, *s.* Pelvilogie, *f.*

PELYCOMETRY, *s.* Pelvimétrie, *f.*

PELYCOSCOPY, *s.* Culdoscopie, *f.*

PEMPHIGOID, *s.* et *adj.* Pemphigoïde.

PEMPHIGOID (benign mucosal). Pemphigus oculaire, pemphigus isolé des muqueuses, pemphigus cicatriciel.

PEMPHIGOID (bullous). Pemphigoïde bulleuse.

PEMPHIGOID (cicatricial). Pemphigus oculaire. → *pemphigoid (benign mucosal).*

PEMPHIGUS, *s.* Pemphigus, *m.* ; pemphigus vrai ; and obsolete : pompholyx, *m.* ; pemphix, *m.*

PEMPHIGUS (acute), PEMPHIGUS ACUTUS. Pemphigus aigu.

PEMPHIGUS ACUTUS FEBRILIS GRAVIS. Maladie des bouchers. → *pemphigus (butcher's febrile).*

PEMPHIGUS ARTHRITICUS. Dermatite herpétiforme. → *dermatitis herpetiformis.*

PEMPHIGUS (Brazilian). Pemphigus foliacé. → *pemphigus foliaceus.*

PEMPHIGUS (butcher's febrile). Pemphigus aigu fébrile de Nodet, maladie des bouchers, maladie de Nodet.

PEMPHIGUS (chronic). Pemphigus chronique.

PEMPHIGUS CONTAGIOSUS. Pemphigus contagieux.

PEMPHIGUS ERYTHEMATOSUS. Pemphigus érythémateux. → *Senear-User syndrome.*

PEMPHIGUS (familial benign chronic). Pemphigus chronique bénin familial, maladie de Hailey-Hailey.

PEMPHIGUS FOLIACEUS. Pemphigus foliacé, maladie de Cazenave.

PEMPHIGUS HAEMORRHAGICUS. Pemphigus hémorragique.

PEMPHIGUS MALIGNUS, MALIGNANT PEMPHIGUS. 1° Pemphigus vulgaire. – 2° Maladie des bouchers. → *pemphigus (butcher's febrile).*

PEMPHIGUS NEONATORUM. Pemphigus aigu des nouveau-nés.

PEMPHIGUS (ocular). Pemphigus oculaire. → *pemphigoid (benign mucosal).*

PEMPHIGUS (South-American). Pemphigus foliacé, maladie de Cazenave.

PEMPHIGUS VEGETANS. Pemphigus végétant.

PEMPHIGUS VEGETANS (Hallopeau's type). Maladie d'Hallopeau. → *dermatitis vegetans (generalized).*

PEMPHIGUS VEGETANS (Neumann's type). Pemphigus végétant, pemphigus de Neumann.

PEMPHIGUS VULGARIS. Pemphigus vulgaire.

PEMPHIGUS (wildfire). Pemphigus foliacé, maladie de Cazenave.

PEN INJECTOR. Stylo injecteur.

PEN (insulin). Stylo à insuline.

PENAME, *s.* Péname, *m.*

PENA-SHOKEIR SYNDROME. Syndrome de Pena-Shokeir.

PENDRED'S SYNDROME. Syndrome de Pendred.

PENEM, *s.* Pénème, *m.*

PENETRANCE, *s.* Pénétrance, *f.*

PENICILLAMINE, *s.* Pénicillamine, *f.*

PENICILLIN, *s.* Pénicilline, *f.*

PENICILLIN-FAST, *adj.* Pénicillino-résistant, ante.

PENICILLIN-RESISTANT, *adj.* Pénicillino-résistant, ante.

PENICILLIN-THERAPY, *s.* Pénicillinothérapie, *f.* ; pénicillothérapie, *f.*

PENICILLINASE, *s.* Pénicillinase, *f.*

PENICILLIOSIS, *s.* Pénicilliose, *f.*

PENIS, *s.* Pénis, *m.*

PENIS PLASTICUS. Maladie de La Peyronie.

PENITIS, *s.* Pénitis, *f.*

PENJDEH BOIL or **SORE.** Bouton d'Orient. → *sore (oriental).*

PENTALOGY OF FALLOT. Pentalogie, *s.f.*

PENTAPLOID, *adj.* Pentaploïde.

PENTAPLOIDY, *s.* Pentaploïdie, *f.*

PENTASOMY, *s.* Pentasomie, *f.*

PENTASTOMA, *s.* Pentastome, *m.*

PENTASTOMIASIS, *s.* Pentastomose, *f.*

PENTOSE, *s.* Pentose, *m.*

PENTOSURIA, *s.* Pentosurie, *f.*

PEOTILLOMANIA, *s.* Péotillomanie, *f.*

PEOTOMY, *s.* Résection du pénis.

PEPLOS, *s.* Péplos, *m.*

PEPPER'S SYNDROME. Syndrome de Pepper.

PEPSIC, *adj.* Peptique.

PEPSIN, *s.* Pepsine, *f.*

PEPSINOGEN, *s.* Pepsinogène, *m.*

PEPSINOGENOUS, *adj.* Pepsinogène.

PEPSINURIA, *s.* Pepsinurie, *f.*

PEPTIC, *adj.* Peptique.

PEPTIDE, PEPTIDE, *s.* Peptide, *m.*

PEPTIDE (auricular natriuretic). Peptide auriculaire natriurétique.

PEPTIDE (brain natriuretic). Peptide cérébral natriurétique.

PEPTID (C). Peptide C, peptide de connexion.

PEPTIDE (C type natriuretic). Peptide natriurétique de type C.

PEPTID (gastric inhibitory). Peptide inhibiteur gastrique, GIP.

PEPTID (opioid). Peptide opiacé ou opioïde.

PEPTIDE T. Peptide T.

PEPTID (vasoactive intestinal). Peptide intestinal vasoactif.

PEPTOCOCCACEAE, *s. pl.* Peptococcacées, *f.*

PEPTOCOCCUS, *s. Peptococcus, m.*

PEPTOGENIC, PEPTOGENOUS, *adj.* Peptogène.

PEPTONE, *s.* Peptone, *f.*

PEPTONURIA, *s.* Peptonurie, *f.*

PERACEPHALUS, *s.* Péracéphale, *m.*

PERCOLATION, *s.* Percolation, *f.*

PERCUSSION, *s.* Percussion, *f.*

PERCUSSION (auscultatory). Percussion auscultatoire, phonendoscopie, *f.* ; auscultation plessimétrique, transonnance percutatoire.

PERCUSSION (bimanual). Percussion bimanuelle.

PERCUSSION (coin). Bruit d'airain.

PERCUSSION (deep). Percussion forte.

PERCUSSION (definitive). Percussion délimitant les contours d'un organe.

PERCUSSION (direct). Percussion immédiate ou directe.

PERCUSSION (drop or **drop stroke).** Percussion médiate au plessimètre dans laquelle le marteau retombe de son seul poids.

PERCUSSION (finger). Percussion bimanuelle.

PERCUSSION (fist). Percussion au poing.

PERCUSSION (immediate). Percussion directe ou immédiate.

PERCUSSION (indirect). Percussion indirecte ou médiate.

PERCUSSION (instrumental). Percussion plessimétrique.

PERCUSSION (Korànyi's). Percussion auscultatoire. → *percussion (auscultatory).*

PERCUSSION (Krönig's). Percussion auscultatoire. → *percussion (auscultatory).*

PERCUSSION (mediate). Percussion indirecte ou médiate.

PERCUSSION (Murphy's). Percussion pratiquée successivement avec les 4 derniers doigts.

PERCUSSION (palpatory). Percussion avec appréciation des sensations tactiles.

PERCUSSION (paradoxical). Percussion paradoxale.

PERCUSSION (piano). Percussion pratiquée successivement avec les 4 derniers doigts.

PERCUSSION (plessimetric or **pleximetric).** Percussion plessimétrique.

PERCUSSION (slapping). Percussion avec le plat de la main.

PERCUSSION (strong). Percussion forte.

PERCUSSION (threshold). Délimitation d'un organe par recherche du seuil d'audibilité d'une percussion faible, répétée de proche en proche.

PERCUSSION (topographic). Percussion délimitant les contours d'un organe.

PERCUSSION (weak). Percussion légère.

PERCUTANEOUS, *adj.* Percutané, ée.

PERCUTANEOUS REACTION. 1° Test de Moro. → *Moro's reaction of test.* – 2° Test percutané.

PERFORMANCE (ventricular). Performance ventriculaire.

PERFUSION, *s.* Perfusion, *f.*

PERI-, *prefix.* Péri...

PERIADENITIS, *s.* Périadénite, *f.*

PERIADENITIS MUCOSA NECROTICA RECURRENS. Aphtes nécrosants et mutilants.

PERIANAL, *adj.* Périanal, ale.

PERIANGIOCHOLITIS, *s.* Périangiocholite, *f.*

PERIAPPENDICITIS, *s.* Périappendicite, *f.*

PERIARTERITIS, *s.* Périartérite, *f.*

PERIARTERITIS (disseminated necrotizing). Périartérite noueuse. → *periarteritis nodosa.*

PERIARTERITIS NODOSA. Périartérite noueuse (PAN), artérite noueuse, polyartérite noueuse, panartérite noueuse, maladie de Kussmaul-Maïer.

PERIARTHRITIS, *s.* Périarthrite, *f.*

PERIARTHRITIS CALCAREA. Périarthrite scapulo-humérale. → *capsulitis (adhesive).*

PERIARTHRITIS (scapulohumeral). Périarthrite scapulo-humorale. → *capsulitis (adhesive).*

PERIARTHRITIS OF THE SHOULDER. Périarthrite scapulo-humorale. → *capsulitis (adhesive).*

PERIARTHROSIS HUMEROSCAPULARIS. Périarthrite scapulo-humérale. → *capsulitis (adhesive).*

PERICAL, *s.* Pied de Madura. → *Madura foot.*

PERICARDECTOMY, PERICARDIECTOMY, *s.* Péricardectomie, *f.* ; péricardiectomie, *f.* ; décortication du cœur, opération de Delorme.

PERICARDIAL, *adj.* Péricardique.

PERICARDICENTESIS, *s.* Péricardiocentèse, *f.* ; fonction du péricarde.

PERICARDIECTOMY, *s.* Péricardectomie, *f.*

PERICARDIECTOMY (subtotal). Péricardectomie subtotale, opération de Rehn-Schmieden.

PERICARDIOCENTESIS, *s.* Péricardiocentèse, *f.*

PERICARDIOLYSIS, *s.* Péricardiolyse, *f.*

PERICARDIOTOMY, *s.* Péricardiotomie, *f.* ; péricardotomie, *f.*

PERICARDITIC, *adj.* Péricardique (pertaining to the pericarditis).

PERICARDITIS, *s.* Péricardite, *f.*

PERICARDITIS, (acute benign). Péricardite aigüe bénigne. → *pericarditis (idiopathic).*

PERICARDITIS (acute non specific). Péricardite aigüe bénigne. → pericarditis (idiopathic).

PERICARDITIS (adhesive). Symphyse cardiaque ou péricardique, péricardite symphysaire, adhérences péricardiques.

PERICARDITIS CALCULOSA. Péricardite calcifiante.

PERICARDITIS CALLOSA. Péricardite constrictive.

PERICARDITIS (carcinomatus). Péricardite cancéreuse.

PERICARDITIS (constrictive). Péricardite constrictive ou calleuse.

PERICARDITIS (dry). Péricardite sèche.

PERICARDITIS WITH EFFUSION. Péricardite avec épanchement.

PERICARDITIS (fibrinous). Péricardite fibrineuse.

PERICARDITIS (fibrous). Symphyse cardiaque. → *pericarditis (adhésive).*

PERICARDITIS (idiopathic). Péricardite aigüe bénigne, péricardite épidémique ou fugace, péricardite aigüe non spécifique bénigne.

PERICARDITIS (mediastinal). Médiastino-péricardite. *s.f.*

PERICARDITIS (moist). Péricardite avec épanchement.

PERICARDITIS OBLITERANS, OBLITERATING PERICARDITIS. Symphyse cardiaque. → *pericarditis (adhésive).*

PERICARDITIS (purulent). Péricardite purulente.

PERICARDITIS (rheumatic). Péricardite rhumatismale.

PERICARDITIS (serofibrinous). Péricardite séro-fibrineuse.

PERICARDITIS SICCA. Péricardite sèche.

PERICARDITIS (suppurative). Péricardite purulente.

PERICARDITIS VILLOSA. Péricardite villeuse.

PERICARDIUM, *s.* Péricarde, *m.*

PERICARDIUM (adherent). Symphyse cardiaque. → *pericarditis (adhésive).*

PERICARDIUM (bread and butter). Péricarde dont le feuillet interne est recouvert d'un épais dépôt fibrineux.

PERICARDIUM (calcified). Péricardite calcifiante.

PERICARDIUM (shaggy). Péricarde au feuillet interne hérissé d'une couche irrégulière de fibrine.

PERICARDOPLASTY, *s,* Péricardoplastie. *f.*

PERICARDOSCOPY, *s,* Péricardoscopie, *f.*

PERICARDOTOMY, *s,* Péricardotomie, *f.*

PERICARYON, *s,* Péricaryone, *m.*

PERICEMENTITIS (suppurative). Pyorrhée alvéolo-dentaire. → *pyorrhœa alveolaris.*

PERICHOLANGIOLITIS, *s,* Péricholangiolite, *f.*

PERICHOLECYSTISIS, *s,* Péricholécystite. *f.*

PERICHONDRITIS, *s,* Périchondrite. *f.*

PERICHONDROMA, *s.* Périchondrome, *m.* ; chondrome externe.

PERICOLITIS, *s.* Péricolite, *f.*

PERICOLITIS (membranous). Péricolite membraneuse.

PERICOLONITIS, *s.* Péricolite, *f.*

PERICOLPITIS, *s.* Périvaginite, *f.*

PERICORONITIS, *s.* Péricoronarite, *f.*

PERICOWPERITIS, *s.* Péricowpérite, *f.*

PERICYSTIC, *adj.* 1° Périkystique. – 2° Périvésical, ale.

PERICYSTITIS, *s.* Péricystite, *f.*

PERICYSTIUM, *s.* Périkyste, *m.*

PERIDIDYMITIS, *s.* Périddidymite, *f.*

PERIDIVERTICULITIS, *s.* Péridiverticulite, *f.*

PERIDUODENITIS, *s.* Périduodénite, *f.*

PERIDUROGRAPHY, *s.* Péridurographie, *f.*

PERIENCEPHALITIS, *s.* Périencéphalite, *f.*

PERIENCEPHALITIS (acute). Manie aiguë.

PERIENTEROCOLITIS, *s.* Périentérocolite, *f.*

PERIESOPHAGITIS, *s.* Périœsophagite, *f.*

PERIFOLLICULAR, *adj.* Périfolliculaire.

PERIFOLLICULITIS, *s.* Périfolliculite pilaire ou pilosébacée.

PERIFOLLICULITIS CAPITIS ABSCENDENS ET SUFFODIENS. Abcès multiples du cuir chevelu.

PERIFOLLICULITIS (superficial pustular). Impétigo circumpilaire. → *impetigo circumpilaris.*

PERIGASTRITIS, *s.* Périgastrite, *f.*

PERIGLOMERULAR, *adj.* Périglomérulaire.

PERIHEPATITIS, *s.* Périhépatite, *f.* ; capsulite périhépatique.

PERIHEPATITIS CHRONICA HYPERPLASTICA. Foie glacé.

PERIHEPATITIS (gonococcal). Périhépatite gonococcique. → *Fitz-Hugh-Curtis syndrome.*

PERIHEPATITIS (suppurative). Pyopérihépatite, *s.f.*

PERIKARYON, *s.* Péricaryone, *m.*

PERILOBULITIS, *s.* Périlobulite, *f.*

PERILYMPH, *s.* Périlymphe, *f.*

PERIMAXILLITIS, *s.* Périmaxillite, *f.*

PERIMENINGITIS, *s.* Pachyméningite, *f.*

PERIMETER, *s.* Périmètre, *m.*

PERIMETRITIS, PERIMETROSALPINGITIS, *s.* Périmétrie, *f.* ; périmétro-salpingite, *f.*

PERIMETRY, *s.* Périmétrie, *f.*

PERIMYSIUM, *s.* Périmysium, *m.*

PERINATAL PERIOD, *s.* Période périnatale.

PERINATOLOGY, *s.* Périnatologie, *f.* ; périnatologie, *f.* ; médecine périnatale.

PERINEAUXESIS, *s.* Périnéauxesis, *m.*

PERINEOCELE, *s.* Périnéocèle, *f.* ; hernie périnéale.

PERINEOPLASTY, *s.* Périnéoplastie, *f.*

PERINEORRHAPHY, *s.* Périnéorraphie, *f.*

PERINEOSTOMY, *s.* Urétrostomie périnéale, périnéostomie, *f.* ; opération de Poncet.

PERINEOTOMY, *s.* Périnéotomie, *f.*

PERINEPHRITIS, *s.* Périnéphrite, *f.* ; paranéphrite, *f.*

PERINEPHRITIS (fibrolipomatous). Périnéphrite fibrolipomateuse.

PERINEUM, *s.* Périnée, *m.*

PERINEURIUM, *s.* Périnèvre, *m.*

PERIOD, *s.* Période, *f.* ; stade, *m.* ; phase, *f.*

PERIOD (amphibolic). Stade amphibole.

PERIOD (child-bearing). Période de fécondité, période d'activité génitale.

PERIOD (eclipse). Temps d'éjection, période d'éjection.

PERIOD (gestational). Temps de gestation.

PERIOD (incubation). Période d'incubation.

PERIOD (induction). Temps qui s'écoule entre l'introduction d'un antigène dans l'organisme et l'apparition d'anticorps.

PERIOD (invasion). Période d'invasion.

PERIOD (lag). Première phase lente de croissance d'un germe dans un milieu de culture.

PERIOD (latent), PERIOD (latency). Période de latence.

PERIOD (menstrual or **monthly).** Période menstruelle.

PERIOD (perinatal). Période périnatale.

PERIOD (postsphygmic). Relaxation isométrique.

PERIOD (presphygmic). Contraction isométrique.

PERIOD (quarantine). Période de quarantaine, période d'isolement.

PERIOD (refractory). Période réfractaire, phase réfractaire.

PERIOD (safe). Période de « sécurité », période du cycle menstruel pendant laquelle la conception est impossible.

PERIOD (sphygmic). Phase d'éjection.

PERIOD (vulnerable) OF THE HEART. Période ou phase vulnérable du cúur.

PERIODIC, *adj.* Périodique.

PERIODIC or **PERIODICAL DISEASE.** Maladie périodique. → *fever (familial Mediterranean).*

PERIODONTICS, *s.* Parodontie, *f.*

PERIODONTITIS, *s.* Parodontite, *f.* ; périodontite, *f.*

PERIODONTITIS (chronic periapical). Granulome dentaire.

PERIODONTOCLASIA, *s.* Parodontolyse, *f.* ; desmodontose, *f.*

PERIODONTOLYSIS, *s.* Parodontolyse, *f.* ; desmodontose, *f.*

PERIODONTOSIS, *s.* Paradontose, *f.*

PERIODS, *s. pl.* Règles, *f.*

PERIONYXIS, *s.* Périonyxis, *f.*

PERIOPHTHALMITIS, *s.* Périophtalmie, *f.*

PERIORCHITIS, *s.* Pachyvaginalite, *f.*

PERIOSTEAL, *adj.* Périostal, ale ; périostéal, ale ; périostique.

PERIOSTEITIS, *s.* Périostite, *f.*

PERIOSTEOUS, *adj.* Périostique.

PERIOSTEUM, *s.* Périoste, *m.*

PERIOSTITIS, *s.* Périosite, *f.* ; périostéite, *f.*

PERIOSTITIS ALBUMINOSA, ALBUMINOUS PERIOSTITIS. Périostite albumineuse, périostite externe rhumatismale.

PERIOSTITIS (creeping). Périostite rampante.

PERIOSTITIS (dental). Périodontite, *f.* ; parodontite, *f.*

PERIOSTITIS (diffuse). Périostite diffuse.

PERIOSTITIS HYPERPLASTICA. Maladie de Pierre Marie. → *osteoarthropathy (hypertrophic pulmonary).*

PERIOSTITIS INTERNA CRANII. Pachyméningite externe.

PERIOSTITIS TUBEROSITAS TIBIAE. Maladie d'Osgood. → *Schlatter's disease.*

PERIOSTOSIS, *s.* Périostose, *f.* ; périostéose, *f.*

PERIPACHYMENINGITIS (acute purulent). Péripachyméningite purulente aiguë.

PERIPARTUM, *s.* Péripartum, *m.*

PERIPHLEBITIS, *s.* Périphlébite, *f.* ; paraphlébite, *f.*

PERIPLEURITIS, *s.* Péripleurite, *f.*

PERIPNEUMONIA, *s.* Péripneumonie, *f.*

PERIPNEUMONITIS, *s.* Péripneumonie, *f.*

PERIPROCTITIS, *s.* Périrectite, *f.* ; périproctite, *f.*

PERIPROCTITIS (gangrenous). Périproctite septique diffuse, cellulite pelvienne, périrectite gangréneuse, phlegmon diffus péri-anorectal.

PERIPROSTATITIS, *s.* Périprostatite, *f.*

PERIRECTITIS, *s.* Périrectite, *f.* ; périproctite, *f.*

PERISALPINGITIS, *s.* Périsalpingite, *f.*

PERISIGMOIDITIS, *s.* Périsigmoïdite, *f.*

PERISINUSOIDAL, *adj.* Périsinusoïdal, ale.

PERISPLENITIS, *s.* Périsplénite, *f.*

PERISTALSIS, *s.* Péristaltisme, *m.*

PERISTALTIC, *adj.* Péristaltique.

PERISTASIS, *s.* 1° Péristase, *f.* – 2° Hyperhémie dans les artérioles, les veinules et les capillaires.

PERISYNOVITIS, *s.* Périsynovite, *f.*

PERITENDINITIS (adhesive). Périarthrite scapulo-humérale. → *capsulitis (adhesive).*

PERITHELIOMA, *s.* Périthéliome, *m.*

PERITOMIST, *s.* Péritomiste, *m.*

PERITOMY, *s.* 1° Traitement du pannus par la résection d'un anneau conjonctival péricornéen. – 2° Circoncision, *f.*

PERITONEAL, *adj.* Péritonéal, ale.

PERITONEOPLASTY, *s.* Péritonisation, *f.*

PERITONEOSCOPY, *s.* Coelioscopie, *f.*

PERITONEUM, *s.* Péritoine, *m.*

PERITONISM, *s.* Péritonisme, *m.* ; pseudo-péritonite, *f.*

PERITONITIS, *s.* Péritonite, *f.*

PERITONITIS (acute). Péritonite aiguë.

PERITONITIS (adhesive). Péritonite adhésive.

PERITONITIS (aseptic). Péritonite aseptique.

PERITONITIS (benign paroxysmal). Maladie périodique. → *fever (familial Mediterranean).*

PERITONITIS (bile or **biliary).** Cholépéritoine, *m.*

PERITONITIS CHRONICA FIBROSA ENCAPSULANS. Péritonite encapsulante.

PERITONITIS (circumscribed). Péritonite localisée.

PERITONITIS DEFORMANS. Péritonite rétractile.

PERITONITIS (diffuse). Péritonite généralisée.

PERITONITIS (encapsulans). Péritonite enkystée.

PERITONITIS (encysted). Péritonite enkystée.

PERITONITIS (fibrocaseous). Péritonite fibrocaséeuse.

PERITONITIS (gelatinous). Maladie gélatineuse du péritoine.

PERITONITIS (general or **generalized).** Péritonite généralisée.

PERITONITIS (localized). Péritonite localisée.

PERITONITIS (pelvic). Péritonite pelvienne, pelvipéritonite, pelvimétro-salpingite.

PERITONITIS (perforative). Péritonite par perforation.

PERITONITIS (periodic). Maladie périodique. → *fever (familial Mediterranean).*

PERITONITIS (puerperal). Péritonite puerpérale.

PERITONITIS (purulent). Péritonite purulente.

PERITONITIS (septic). Péritonite septique.

PERITONITIS (serous). Péritonite séreuse.

PERITONITIS (silent). Péritonite latente.

PERITONITIS (tuberculous). Péritonite tuberculeuse.

PERITONITIS (tuberculous exudative). Ascite essentielle des jeunes filles, péritonite tuberculeuse à forme ascitique.

PERITONITIS (wet form of tuberculous). Ascite essentielle des jeunes filles. → *peritonitis (tuberculous exudative).*

PERITONIZATION, *s.* Péritonisation, *f.* ; autoplastie péritonéale.

PERITRICHA, *s.* Péritriche, *m.*

PERITYPHLITIS, *s.* Pérityphlite, *f.*

PERIUNGUAL, *adj.* Péri-unguéal, ale.

PERIURETERITIS, *s.* Péri-urétérite, *f.*

PERIURETERITIS PLASTICA. Maladie d'Ormond. → *fibrosis (idiopathic retroperitoneal).*

PERIURETHRITIS, *s.* Péri-urétrite, *f.*

PERIVAGINITIS, *s.* Périvaginite, *f.*

PERIVASCULAR, *adj.* Périvasculaire.

PERIVASCULITIS, *s.* Périvascularite, *f.*

PERIVISCERITIS, *s.* Périviscérite, *f.*

PERIWINKLE, *s.* Pervenche, *f.*

PERLÈCHE, *s.* Perlèche, *f.* ; pourlèche, *f.* ; bridou, *m.*

PERLINGUAL, *adj.* Perlingual, ale.

PERLMANN' S TUMOUR. Tumeur polykystique bénigne du rein.

PERMEATION, *s.* Perméation, *f.*

PERNICIOUS, *s.* Pernicieux, ieuse.

PERNIO, *s.* Engelure, *f.* → *chilblain.*

PERNIOSIS, *s.* Perniose, *f.*

PEROMELIA, *s.* Péromélie, *f.*

PEROMELIA WITH MICROGNATHIA. Syndrome d'Hanhart. → *Hanhart's syndrome.*

PEROMELUS, *s.* Péromèle, *m.*

PERONEAL, *adj.* Péronier, ère.

PEROPERATIVE, *adj.* Per-opératoire.

PEROXIDASE, *s.* Peroxydase, *f.*

PEROXIDASE REACTION, PEROXIDASE STRAIN. Peroxydodiagnostic, *m.*

PEROXIDASE TREPONEMAL ANTIBODY TEST. PTA-test.

PEROXIDE (hydrogen). Eau oxygénée.

PEROXISOME, *s.* Peroxysome, *m.*

PEROXYDASE, *s.* Peroxydase, *f.*

PERPETUATION, *s.* Perpétuation, *f.*

PER PRIMAM. Per primam.

PERRIN-FERRATON DISEASE. Hanche à ressort. → *hip (snapping).*

PERRIN'S METHOD. Méthode de Perrin.

PERSECUTION, *s.* Persécution, *f.*

PERSECUTION COMPLEX. Délire de persécution. → *delusion of persecution.*

PERSECUTION (feeling of). Idées de persécution.

PERSEVERATION, *s.* Persévération, *f.*

PERSEVERATION (clonic). Persévération clonique.

PERSEVERATION (tonic). Persévération tonique.

PERSONALITY, *s.* Personnalité, *f.*

PERSONALITY (affective). Cyclothymie, *s.f.* → *cyclothymia.*

PERSONALITY (alternating). Dédoublement de la personnalité.

PERSONALITY (anankastic). Caractère obsessionnel.

PERSONALITY (asthenic). Psychasthénie, *s.f.*

PERSONALITY (cycloid or **cyclothymic).** Cyclothymie, *s.f.* → *cyclothymia.*

PERSONALITY (double or **dual).** Dédoublement de la personnalité.

PERSONALITY (dyssocial). Caractère asocial.

PERSONALITY (histrionic or **hysterical).** Constitution hystérique.

PERSONALITY (inadequate). Constitution émotive de Dupré, constitution hyperémotive.

PERSONALITY (obsessive-compulsive). Caractère obsessionnel.

PERSONALITY (paranoid). Constitution paranoïaque.

PERSONALITY (passive-aggressive). Constitution dans laquelle l'agressivité se manifeste passivement, par une obstruction tître.

PERSONALITY (passive dependent). Caractère indécis, paralysé par le doute, trop sensible aux émotions.

PERSONALITY (psychopathic). Constitution psychopathique.

PERSONALITY (schizoid). Schizoïdie, *s.f.* ; constitution schizoïde, schizothymie.

PERSONALITY (seclusive). Schizoïdie, *s.f.* → *personality (schizoid).*

PERSONALITY (shut-in). Schizoïdie, *s.f.* → *personality (schizoid).*

PERSOPTION, *s.* Persorption, *f.*

PERSPIRATIO, PERSPIRATION, *s.* Perspiration, *f.*

PERTHES'S DISEASE. Maladie de Perthes. → *osteochondritis deformans juvenilis.*

PERTHES-JÜNGLING DISEASE. Maladie de Jüngling. → *Jüngling disease.*

PERTHES'S TEST. Épreuve de Perthes, épreuve de Delbet et Mocquot.

PERTUSSIS, *s.* Coqueluche, *f.*

PERTUSSOID, *adj.* Coqueluchoïde.

Perutz' s reaction. Réaction d'Herman-Perutz.

Peruvian balm. Baume du Pérou.

perversion, *s.* Perversion, *f.*

perversity, *s.* Perversité, *f.*

pes, *s.* Pied, *m.*

pes abductus. Pied valgus.

pes adductus. Pied bot varus.

pes arcuatus. Pied creux.

pes calcaneus. Pied talus.

pes cavus. Pied creux, pes arcuatus, pes cavus, pes excavatus.

pes contortus. Pied bot.

pes corvinus. Patte d'oie.

pes equinovalgus. Pied valgus équin.

pes equinovarus. Pied varus équin.

pes equinus. Pied équin.

pes excavatus. Pied creux.

pes febricitans. Elephantiasis de la jambe.

pes gigas. Macropodie, *s.f.*

pes malleus valgus. Orteil en marteau.

pes planovalgus. Pied plat valgus.

pes planus. Pied plat, platypodie.

pes pronatus. Pied valgus.

pes supinatus. Pied varus.

pes valgoplanus. Pied plat valgus.

pes valgus. Pied valgus.

pes valgus (congenital convex). Pied en piolet.

pes varus. Pied varus, pes supinatus.

pessary, *s.* 1° Pessaire, *f.* – 2° (formerly). Ovule, *m.*

pest, *s.* Peste, *f.*

pest (chicken). Peste aviaire.

pest (fowl). Peste aviaire.

pest (scratching). Maladie d'Aujeszky. → *Aujeszky's disease.*

pest (Siberian). Charbon, *s.m.*

pest (swine). Peste porcine.

peste de Cocar. Maladie d'Aujeszky. → *Aujeszky's disease.*

pesthouse, *s.* Lazaret, *m.*

pesticemia, pesticaemia, *s.* 1° Présence de *Pasteurella pestis* dans le sang. – 2° Peste septicémique.

pestiferous, *adj.* Qui produit ou propage une affection pestilentielle.

pestilence, *s.* 1° Peste, *f.* – 2° Maladie infectieuse épidémique, maladie pestilentielle (terme qui désignait autrefois les maladies quarantenaires).

pestilential, *adj.* Pestilentiel, elle.

pestis, *s.* Peste, *f.*

pestis ambulans. Peste ambulatoire.

pestis bovina. Peste bovine.

pestis bubonica. Peste bubonique.

pestis equorum. Peste équine.

pestis fulminans. Peste septicémique.

pestis major. Peste, *s.f.*

pestis minor. Peste abortive.

pestis siderans. Peste septicémique.

pestis variolosa. Variole, *s.f.*

Pestivirus, *s. Pestivirus, m.*

PET. Abréviation de position emission tomography ; tomomographie par émission de positron.

PET. TEP.

petechia, *s.* Pétéchie, *f.*

petechial, *adj.* Pétéchial, ale.

petechiasis, *s.* Prédisposition aux pétéchies.

Peters's anormaly. Syndrome de Peters.

Petges-Cléjat syndrome. Maladie de Petges-Cléjat. → *poikiloderma atrophicans vasculare.*

Petit's hernia. Hernie de J.-L. Petit.

Petri's dish. Boîte de Petri.

pétrissage, *s.* Pétrissage, *m.*

petrositis, petrousitis, *s.* Pétrosite, *f.* ; rochérite, *f.*

petrosphenoidal space syndrome. Syndrome du carrefour pétro-sphénoïdal.

petrous, *adj.* Pétreux, euse.

PETT. Abréviation de tomography (positron emission transaxial) : tomographie par émission de positrons.

Pette-Döring encephalitis. Panencéphalite de Pette-Döring, encéphalite nodulaire de Pette-Döring.

Pettenkofer's test. Réaction de Pettenkofer.

Peutz's or Peutz-Jeghers syndrome. Syndrome de Peutz-Jeghers, lentiginose périorificielle avec polypose viscérale.

Peutz-Touraine syndrome. Syndrome de Peutz-Jeghers. → *Peutz's or Peutz-Jeghers syndrome.*

pexia, pexia, pexy, *s.* Pexie, *f.*

Peyer's patches or plaques. Plaques de Peyer.

Peyer's disease. Maladie de La Peyronie, maladie de Van Buren.

Peyrot's thorax. Thorax ovale oblique dans les pleurésies abondantes.

Pezzer's catheter. Sonde de Pezzer.

Pfannenstiel's incision. Incision de Pfannenstiel.

PFAPA syndrome. Syndrome PFAPA.

PFEIFFER'S BACILLUS. Bacille de Pfeiffer. → *Haemophilus influenzae.*

PFEIFFER'S DISEASE or **GLANDULAR FEVER** or **FEVER.** Mononucléose infectieuse.

PFEIFFER'S PHENOMENON. Phénomène ou expérience de Pfeiffer.

PFEIFFER'S SYNDROME. Syndrome de Pfeiffer, acrocéphalosyndactylie type V.

PFEIFFERELLA WHITMORI. *Pseudomonas pseudomallei.* → *Pseudomonas pseudomallei.*

PFLÜGER'S LAWS. Lois de Pflüger.

PFUHL'S SIGN. Signe de Pfuhl.

PGI_2. Prostacycline, *f.* → *prostacyclin.*

PH. Pseudo-hypoparathyroïdisme, *m.* → *pseudohypo-parathyroidism.*

pH. pH, *s.m.*

pH-MEASUREMENT. pH-métrie, *s.f.*

PH INTERVAL (cardiology). Espace PH.

PHACES SYNDROME. Syndrome PHACES.

PHACOCELE, *s.* Phacocèle, *f.*

PHACOEMULSIFICATION, *s.* Phacoémulsification, *f.*

PHACOERISIS or **PHACOERYSIS,** *s.* Phacoérisis, *f.* ; opération de Barraquer.

PHACOLYSIS, *s.* Phakolyse, *f.*

PHACOMA, *s.* Phacome, *m.*

PHACOMA (retinal). Phacomatose rétinienne.

PHACOMALACIA, *s.* Phacomalacie, *f.*

PHACOMATOSIS, *s.* Phacomatose, *f.* ; neuro-ectodermose, *f.* ; dysplasie neuro-ectodermique congénitale, chitoneuromatose, *f.*

PHACOSCLEROSIS, *s.* Phacosclérose, *f.*

PHACOSCOPY, *s.* Phakoscopie, *f.*

PHAEOHYPHOMYCOSIS, *s.* Phæohyphomycose, *f.*

PHAGE, *s.* Bactériophage, *m.*

PHAGE (defective). Bactériophage défectif.

PHAGE ECLIPSE. Phase d'éclipse d'un bactériophage.

PHAGEDENA, PHAGEDAENA, *s.* Ulcère phagédénique des pays chauds. → *ulcer (tropical).*

PHAGEDENA GEOMETRICA. Idiophagédénisme géométrique, pyoderma gangrenosum ; pyodermite phagédénique.

PHAGEDENA (tropical sloughing). Ulcère phagédénique des pays chauds. → *ulcer (tropical).*

PHAGEDENIC, *adj.* Phagédénique.

PHAGEDENISM, *s.* Phagédénisme, *m.*

PHAGEDENOMA, PHAGEDAENOMA, *s.* Ulcère phagédénique des pays chauds. → *ulcer (tropical).*

PHAGOCYTAL, *adj.* Phagocytaire.

PHAGOCYTE, *s.* Phagocyte, *m.* ; cellule phagocytaire.

PHAGOCYTE (alveolar). Macrophage des alvéoles pulmonaires.

PHAGOCYTE (endothelial). Monocyte, *s.m.*

PHAGOCYTE (mononucleated). Phagocyte mononucléée.

PHAGOCYTIC, *adj.* Phagocytaire.

PHAGOCYTOLYSIS, *s.* Phagolyse, *f.*

PHAGOCYTOSIS, *s.* Phagocytose, *f.*

PHAGOLYSIS, *s.* Phagolyse, *f.*

PHAGOLYSOSOME, *s.* Lysosome secondaire. → *lysosome (secondary).*

PHAGOMANIA, *s.* Phagomanie, *f.*

PHAGOSOME, *s.* Phagosome, *m.* ; lysosome, *m.*

PHAGOTHERAPY, *s.* Phagothérapie, *f.*

PHAKITIS, *s.* Inflammation du cristallin.

PHAKOLYSIS, *s.* Phakolyse, *f.*

PHAKOMA, *s.* (amér.). Phacome, *m.*

PHAKOMA (retinal). Phacomatose rétinienne.

PHAKOMATOSIS, *s.* Phacomatose, *f.*

PHALANGIZATION, *s.* Phalangisation, *f.*

PHALANGOSIS, *s.* Phalangose, *f.*

PHALANX, *s.* Phalange, *f.*

PHALLIC, *adj.* Phallique.

PHALLUS, *s.* Phallus, *m.*

PHANEROGENETIC, PHANEROGENIC, *adj.* Phanérogénétique.

PHANTASM, *s.* Phantasme, *m.* ; fantasme, *m.*

PHANTOM DOUBLE SYNDROME. Illusion des sosies.

PHAOCHROMOCYTOMA, *s.* Phéochromocytome, *m.*

PHARMACEUTICAL, *adj.* Pharmaceutique.

PHARMACEUTICAL, *s.* Produit pharmaceutique.

PHARMACEUTICAL (generic). Médicament générique.

PHARMACODYNAMICS, *s.* Pharmacodynamie, *f.*

PHARMACOEPIDEMIOLOGY, *s.* Pharmaco-épidémiologie, *f.*

PHARMACOGENETICS, *s.* Pharmacogénétique.

PHARMACOGNOSY, *s.* Pharmacognosie, *f.*

PHARMACOKINETICS, *s.* Pharmacocinetique, *f.*

PHARMACOLOGY, *s.* Pharmacologie, *f.*

PHARMACOMANIA, *s.* Pharmacomanie, *f.* ; pharmacophilie, *f.*

PHARMACOPEDIA, PHARMACOPEDICS, *s.* Pharmacopée, *f.*

PHARMACOPEIA, PHARMACOPOEIA, *s.* Codex, *m.* : pharmacopée, *f.*

PHARMACOPHILIA, *s.* Pharmacophilie, *f.* ; pharmacomanie, *f.*

PHARMACORADIOGRAPHY, *s.* Pharmacoradiographie, *f.*

PHARMACOROENTGENOGRAPHY, *s.* Pharmacoradiologie, *f.*

PHARMACOTHERAPEUTICS, PHARMACOTHERAPY, *s.* Pharmacothérapie, *f.*

PHARMACY, *s.* Pharmacie, *f.*

PHARMACY (clinical). Pharmacie clinique.

PHARMAFOODS, *s.* Nutraceutique, *f.*

PHARYNGEAL, *adj.* Pharyngé, ée.

PHARYNGEAL POUCH SYNDROME (third and fourth). Syndrome de Di George.

PHARYNGECTOMY, *s.* Pharyngectomie, *f.*

PHARYNGEMPHRAXIS, *s.* Obstruction du pharynx.

PHARYNGISM, PHARYNGISMUS, *s.* Pharyngisme, *m.*

PHARYNGITIS, *s.* Pharyngite, *f.* ; angine pharyngienne.

PHARYNGITIS (aphthous). Herpangine, *s.f.* → *herpangina.*

PHARYNGITIS (follicular, glandular or **granular).** Pharyngite granuleuse.

PHARYNGITIS KERATOSA. Pharyngomycose, *s.f.*

PHARYNGITIS ULCEROSA, PHARYNGITIS (ulcerative). Angine ulcéreuse.

PHARYNGITIS (vesicular). Herpangine, *s.f.*

PHARYNGOLYSIS, *s.* Paralysie du pharynx.

PHARYNGOMYCOSIS, *s.* Pharyngomycose, *f.*

PHARYNGOPARALYSIS, *s.* Paralysie du pharynx.

PHARYNGOPERISTOLE, *s.* Rétrécissement du pharynx.

PHARYNGOPLEGIA, *s.* Paralysie du pharynx.

PHARYNGORHINOSCOPY, *s.* Rhinoscopie postérieure.

PHARYNGOSALPINGITIS, *s.* Pharyngosalpingite, *f.*

PHARYNGOSCOPY, *s.* Pharyngoscopie, *f.*

PHARYNGOSPASM, *s.* Pharyngism, *m.*

PHARYNGOSTENOSE, *s.* Rétrécissement du pharynx.

PHARYNGOSTOMY, *s.* Pharyngostomie, *f.*

PHARYNGOTOMY, *s.* Pharyngostomie, *f.*

PHARYNGOTOMY (lateral). Pharyngotomie latérale.

PHARYNGOTOMY (median). Pharyngotomie médiane.

PHARYNGOTOMY (sub-hyoid). Pharyngotomie sous-hyoïdienne.

PHARYNGOTOMY (transhyoid). Pharyngotomie trans-hyoïdienne.

PHARYNX, *s.* Pharynx, *m.*

PHASE, *s.* Phase, *f.* ; période, *f.* ; stade, *m.*

PHASE (anal). Stade anal.

PHASE (eclipse). Phase d'éclipse.

PHASE (inductive). Période d'induction.

PHASE (oral). Stade oral.

PHASE (phallic). Stade phallique.

PHASE (primary). Primo-infection, *s.f.*

PHC SYNDROME. Syndrome de Böök.

PHELPS'S DEVICE. Butée de Phelps.

PHELPS'S METHOD. Méthode de Phelps.

PHELPS'S OPERATION. Opération de Phelps-Kirmisson.

PHELPS'S ORTHESIS. Orthèse de Phelps.

PHEMISTER'S OPERATION. Opération de Phemister.

PHENOBARBITAL, *s.* Phénobarbital, *m.*

PHENOCOPY, *s.* Phénocopie, *f.*

PHENOLSTEROID, *s.* Phénolstéroïde, *m.* : œstroïde, *m.*

PHENOLSULFONPHTHALEIN TEST. Épreuve de la phénolsulfonephtaléine.

PHENOMENON (passivity). Syndrome d'automatisme mental. → *Clérambault-Kandinsky complex.*

PHENOTHIAZINE, *s.* Phénothiazine, *f.*

PHENOTYPE, *s.* Phénotype, *m.*

PHENOTYPE (Bombay). Phénotype Bombay.

PHENOXYMETHYLPENICILLIN, *s.* Phénoxyméthyl pénicilline, *f.*

PHENOZYGOUS, *adj.* Phénozyge.

PHENTOLAMINE, *s.* Phentolamine, *f.*

PHENYLEPHRINE, *s.* Phényléphrine, *f.*

PHENYLALANINE, *s.* Phénylalanine, *f.*

PHENYLKETONURIA, *s.* Oligophrénie, phénylpyruvique. → *oligophrenia (phenylpyruvic).*

PHENYTOIN, *s.* Diphénylhydantoïne, *f.* ; phénytoïne, *f.*

PHEOCHROMOCYTOMA, *s.* Phéochromocytome, *m.* ; phæochromocytome, *m.* ; médullosurrénalome, *m.* ; hypernéphrome médullaire, surrénalome hypertensif, chromaffinome, *m.* ; paragangliome chromaffine.

PHEROMONE, *s.* Phéromone, *f.*

PHIMOSIS, *s.* Phimosis, *m.*

PHIMOSIS (labial or **oral).** Phimosis labial.

PHLEBALGIA, *s.* Phlébalalgie, *f.* ; phlébalgie, *f.*

PHLEBARTERIECTASIA, *s.* Phlébartériectasie, *f.*

PHLEBARTERIODIALYSIS, *s.* Anévrisme artério-veineux. → *aneurysm (arteriovenous).*

PHLEBECTASIA, PHLEBECTASIS, *s.* Varice, *f.*

PHLEBECTOMY, *s.* Phlébectomie, *f.*

PHLEBITIS, *s.* Phlébite, *f.*

PHLEBITIS (acute). Phlébite aiguë.

PHLEBITIS (adhesive). Phlébite oblitérante.

PHLEBITIS (blue). Phlébite bleue de Grégoire. → *phlegmasia cerulea dolens.*

PHLEBITIS (chronic). Phlébite chronique.

PHLEBITIS (gouty). Phlébite goutteuse.

PHLEBITIS MIGRANS, PHLEBITIS (migrating). Septicémie veineuse subaiguë, phlébite migratrice, phlébite récurrente, thrombophlébite migratrice, maladie des thromboses veineuses récidivantes.

PHLEBITIS (obliterating or **obstructive).** Phlébite oblitérante.

PHLEBITIS (pelvic). Phlébite pelvienne.

PHLEBITIS (plastic). Phlébite oblitérante.

PHLEBITIS (productive). Phlébosclérose, *s.f.*

PHLEBITIS (proliferating or **proliferative).** Phlébite oblitérante.

PHLEBITIS (puerperal). Phlébite puerpérale.

PHLEBITIS (recurrent). Septicémie veineuse subaiguë. → *phlebitis migrans.*

PHLEBITIS (sclerosing). Phlébite oblitérante.

PHLEBITIS (septic). Phlébite suppurée.

PHLEBITIS (sinus). Phlébite des sinus (de la duremère).

PHLEBITIS (subacute). Phlébite subaiguë.

PHLEBITIS (suppurative). Phlébite suppurée.

PHLEBOCLYSIS, *s.* Phléboclyse, *f.*

PHLEBOGRAM, *s.* Phlébogramme, *m.*

PHLEBOGRAPHY, *s.* Phlébographie, *f.* ; veinographie, *f.*

PHLEBOLITH, *s.* Phlébolithe, *m.*

PHLEBOLOGY, *s.* Phlébologie, *f.*

PHLEBOMANOMETER, *s.* Phlébomanomètre, *m.*

PHLEBONARCOSIS, *s.* Phlébonarcose, *f.*

PHLEBOPEXY, *s.* Phlébopexie, *f.*

PHLEBOPIEZOMETRY, *s.* Phlébopiézométrie, *f.*

PHLEBOSATION, PHLEBOSCLEROSATION, *s.* Traitement sclérosant des varices.

PHLEBOSCLEROSIS, *s.* Phlébosclérose, *f.* ; thrombosclérose sténosante.

PHLEBOSIS, *s.* Phlébose, *f.*

PHLEBOTHROMBOSIS, *s.* Phlébothrombose, *f.*

PHLEBOTOMY, *s.* Phlébotomie, *f.*

PHLEBOTOMUS, *s. Phlebotomus, m.*

PHLEBOVIRUS, *s. Phlebovirus, m.*

PHLEGM, *s.* Mucus nasal et pharyngé.

PHLEGMASIA, *s.* Phlegmasie, *f.*

PHLEGMASIA ALBA DOLENS, PHLEGMASIA DOLENS. Phlegmatia alba dolens, œdème blanc douloureux.

PHLEGMASIA (cellulitic) or **PHLEGMASIA CELLULARIS.** Cellulite, *s.f.*

PHLEGMASIA CERULEA DOLENS. Phlegmatia cærulea dolens, phlébite bleue de Grégoire.

PHLEGMASIA DOLENS. Phlegmasia alba dolens. → *phlegmasia alba dolens.*

PHLEGMASIA LACTEA. Phlegmasia alba dolens. → *phlegmasia alba dolens.*

PHLEGMASIA MALABARICA. Éléphantiasis, *s.m.*

PHLEGMASIA (thrombotic). Phlegmasia alba dolens. → *phlegmasia alba dolens.*

PHLEGMON, *s.* Phlegmon, *m.*

PHLEGMON (bronze). Gangrène gazeuse.

PHLEGMON (circumscribed). Phlegmon circonscrit.

PHLEGMON (diffuse). Phlegmon diffus, cellulite diffuse, panphlegmon.

PHLEGMON (Dupuytren's). Phlegmon large du cou.

PHLEGMON (emphysematous). Gangrène gazeuse.

PHLEGMON (gas). Gangrène gazeuse.

PHLEGMON (Holz's). Cellulite chronique du plancher de la bouche et du cou.

PHLEGMON (ligneous). Phlegmon ligneux de Reclus.

PHLEGMON (woody or **wooden).** Phlegmon ligneux de Reclus.

PHLEGMONA, *s.* Phlegmon, *m.*

PHLEGMONA DIFFUSA. Phlegmon diffus.

PHLOGISTIC, *adj.* Phlogistique.

PHLOGOGENIC, PHLOGOGENOUS, *adj.* Phlogogène.

PHLOGOSIS, *s.* 1° Phlogose, *f.* – 2° (obsolete). Érysipèle, *m.*

PHLOGOTHERAPY, *s.* Phlogothérapie, *f.*

PHLOGOTIC, *adj.* Inflammatoire.

PHLORIDZIN TEST. Épreuve de la phloridzine.

PHLYCTENA, *s.* Phlyctène, *f.*

PHLYCTENOTHERAPY, *s.* Phlycténothérapie, *f.*

PHLYCTENULA, PHLYCTENULE, *s.* Phlycténule, *f.*

PHLYZACIUM, *s.* Pustule phlyzaciée.

PHOBIA, *s.* Phobie, *f.*

PHOCAS'S DISEASE. Maladie kystique de la mamelle. → *cystic disease of the breast.*

PHOCOMELIA, Phocomélie, *s.f.*

PHOCOMELIA-CONGENITAL HYPOPLASTIC THROMBOCYTOPENIA SYNDROME. Syndrome de thrombocytopénie-aplasie radiale.

PHOLCODINE, *s.* Pholcodine. *f.*

PHONARTERIOGRAM, *s.* Phonoartériogramme, *m.*

PHONASTHENIA, *s.* Phonasthénie, *f.*

PHONATION, *s.* Phonation, *f.*

PHONEME, *s.* Phonème, *m.*

PHONENDOSCOPE, *s.* Phonendoscope, *m.*

PHONENDOSCOPY, *s.* Percussion auscultatoire.

PHONIATRICS, *s.* Phoniatrie, *f.*

PHONOANGIOGRAPHY, *s.* Phonoangéiographie, *f.* ; phonoangiographie, *f.*

PHONOCARDIOGRAM, *s.* Phonocardiogramme, *m.*

PHONOCARDIOGRAPHY, *s.* Phonocardiographie, *f.*

PHONOCATHETER, *s.* Micromanomètre, *m.*

PHONOMETER, *s.* Phonomètre, *m.*

PHONOPHOBIA, *s.* Phonophobie, *f.*

PHONORENOGRAM, *s.* Phonorénogramme, *m.*

PHONORENOGRAPHY, *s.* Phonorénographie, *f.*

PHONOSTETHOGRAPH, *s.* Phonostéthographe, *m.*

PHORIA, *s.* Phorie, *f.*

PHOSPHAGEN, *s.* Phosphagène, *m.*

PHOSPHATASE, *s.* Phosphatase, *f.*

PHOSPHATASE (acide). Phosphatase acide.

PHOSPHATASE (alkaline). Phosphatase alcaline.

PHOSPHATASAEMIA, *s.* Phosphatasémie, *f.*

PHOSPHATAEMIA, *s.* Phosphatémie, *f.*

PHOSPHATIDAEMIA, *s.* Phosphatidémie, *f.*

PHOSPHATIDOSIS, *s.* Variété de lipidose dans laquelle la graisse est un phosphatide.

PHOSPHATURIA, *s.* Phosphaturie, *f.* ; phosphodiurèse, *f.*

PHOSPHENE, *s.* Phosphène, *m.*

PHOSPHODIESTERASE, *s.* Phosphodiestérase, *f.*

PHOSPHONECROSIS, *s.* Nécrose phosphorée.

PHOSPHOPROTEIN, *s.* Phosphoprotéine, *f.*

PHOSPHORHIDROSIS, *s.* Sécrétion de sueur phosphorescente.

PHOSPHORISM, *s.* Phosphorisme, *m.*

PHOSPHOROLYSIS, *s.* Phosphorolyse, *f.*

PHOSPHOROSCOPE, *s.* Phosphoroscope, *f.*

PHOSPHORUS, *s.* Phosphore, *m.*

PHOSPHORYLASE, *s.* Phosphorylase, *f.*

PHOSPHORYLATION, *s.* Phosphorylation, *f.*

PHOSPHURIA, *s.* Phosphaturie, *f.*

PHOT, *s.* Phot, *m.*

PHOTE, *s.* Phot, *m.* (ph).

PHOTISM, *s.* Photisme, *m.* ; pseudo-chromesthésie, *f.* ; pseudo-photesthésie, *f.* ; sensation visuelle secondaire.

PHOTOALLERGY, *s.* Photo-allergie, *f.*

PHOTOBIOLOGY, *s.* Photobiologie, *f.*

PHOTOCOAGULATION, *s.* Photocoagulation, *f.*

PHOTODERMATISM, *s.* Photosensibilisation, *f.*

PHOTODERMATITIS, PHOTODERMATOSIS, PHOTODERMIA, *s.* Photodermatose, *f.* ; photodermite, *f.*

PHOTODERMATITIS (polymorphous). Photodermatose polymorphe.

PHOTOFLUOROGRAPHY, *s.* Radiophotographie (en petit format).

PHOTOGENIC, PHOTOGENOUS, *adj.* 1° Photogène. – 2° D'origine lumineuse.

PHOTOKERATECTOMY (refractive). Photokératectomie réfractive.

PHOTOKERATOSCOPY, *s.* Photokératoscopie, *f.*

PHOTOMETER, *s.* Photomètre, *m.*

PHOTOMETRY, *s.* Photométrie, *f.*

PHOTOMOTOGRAM, *s.* Réflexogramme, *m.*

PHOTOMOTOGRAPH, *s.* Photomotographe, *m.*

PHOTON, *s.* Photon, *m.*

PHOTOPHERESIS, *s.* Photophérèse, *f.*

PHOTOPHOBIA, *s.* Photophobie, *f.*

PHOTOPIC, *adj.* Photopique.

PHOTOPSIA, PHOTOPSY, *s.* Photopsie, *f.*

PHOTORECEPTOR, *s.* Photorécepteur, *m.*

PHOTOSCAN, *s.* Scintigramme, *m.*

PHOTOSENSITIZATION, *s.* Photosensibilisation, *f.*

PHOTOTAXIS, *s.* Phototactisme, *m.* ; propriété phototactique, phototaxie, *f.*

PHOTOTHERAPY, *s.* Photothérapie, *f.*

PHOTOTOMY, *s.* Phototomie, *f.*

PHOTOTROPISM, *s.* Phototropisme, *m.*

PHOTOTROPISM (negative). Phototropisme négatif.

PHOTOTROPISM (positive). Phototropisme positif.

PHRENESIS, *s.* Frénésie, *f.*

PHRENIC, *adj.* Phrénique.

PHRENICECTOMY, *s.* Phrénicectomie, *f.* ; phrénicotomie, *f.* ; opération de Félix, opération de Goetze.

PHRENICOEXAIRESIS, PHRENICOEXERESIS, *s.* Phrénicectomie, *f.*

PHRENICOTOMY, *s.* Phrénicectomie, *f.*

PHRENICOTRIPSY, *s.* Phrénicotripsie, *f.*

PHRENITIS, *s.* 1° Phrenitis, *f.* – 2° Phrénite, *f.* ; diaphragmite, *f.*

PHRENOCARDIA, *s.* Phrénocardie, *f.*

PHRENOLOGY, *s.* Phrénologie, *f.* ; crânologie, *f.* ; crânioscopie, *f.*

PHRENOPLEGIA, *s.* 1° Paralysie du diaphragme. – 2° Perte des facultés mentales.

PHRENOPTOSIS, *s.* Phrénoptose, *f.*

PHRENOSPASM, *s.* Cardiospasme, *m.* → *cardiospasm.*

PHRYNODERMA, *s.* Phrynodermie, *f.*

PHTHIRIASIS, *s.* Pédiculose, *f.* ; phtiriase, *f.* ; maladie pédiculaire.

PHTHIRIASIS CAPITIS, CORPORIS, INGUINALIS. Phtiriase de la tête, du corps, inguinale.

PHTHISIC, PHTHISICAL, *adj.* Phtisique.

PHTHISIOGENETIC, PHTHISIOGENIC, *adj.* Phtisiogène.

PHTHISIOLOGY, *s.* Phtisiologie, *f.*

PHTHISIOPHOBIA, *s.* Phtisiophobie, *f.*

PHTHISIOTHERAPEUTICS, PHTHISIOTHERAPY, *s.* Phtisiothérapie, *f.*

PHTHISIS, *s.* Phthisie, *f.* ; tuberculose, *f.*

PHTHISIS (abdominal). Adénopathie mésentérique tuberculeuse, tuberculose intestinale.

PHTHISIS (bacillary). Tuberculose, *s.f.*

PHTHISIS (black). Anthracose, *s.f.*

PHTHISIS BULBI. Ophtalmomalacie, *s.f.*

PHTHISIS (coal miner's). Anthracose, *s.f.*

PHTHISIS (colliers'). Anthracose, *s.f.*

PHTHISIS CONFIRMATA. Deuxième période de la tuberculose pulmonaire.

PHTHISIS (Corrigan's). Tuberculose fibreuse.

PHTHISIS DESPERATA. Troisième période de la tuberculose pulmonaire.

PHTHISIS (dorsal). Mal de Pott. → *Pott's caries.*

PHTHISIS (fibroid). Tuberculose fibreuse.

PHTHISIS (file cutters'). Sidérose, *s.f.*

PHTHISIS (flax-dressers'). Pneumoconiose par inhalation de poussières de lin.

PHTHISIS (galloping). Phtisie galopante, bronchopneumonie tuberculeuse.

PHTHISIS (glandular). Adénopathie tuberculeuse. → *tuberculosis (glandular).*

PHTHISIS (grinders'). Pneumoconiose associée à la tuberculose chez les rémouleurs.

PHTHISIS INCIPIENS. Première période de la tuberculose pulmonaire.

PHTHISIS (knife grinders'). Tuberculose avec pneumoconiose des rémouleurs.

PHTHISIS (laryngeal). Tuberculose laryngée.

PHTHISIS (marble cutters'). Chalicose, *s.f.*

PHTHISIS (Mediterranean). Brucellose, *s.f.* ; → *brucellosis.*

PHTHISIS (miners'). Anthracose, *s.f.*

PHTHISIS NODOSA. Tuberculose miliaire.

PHTHISIS (ocular). Ophtalmomalacie, *s.f.*

PHTHISIS PANCREATICA. Phthisie pancréatique.

PHTHISIS (potters'). Silico-tuberculose des potiers.

PHTHISIS (pulmonary). Tuberculose pulmonaire.

PHTHISIS (renalis). Tuberculose rénale.

PHTHISIS (stone cutters'). Chalicose, *s.f.*

PHYCOMYCOSIS, *s.* Phycomycose, *f.*

PHYCOTOXIN, *s.* Phycotoxine, *f.*

PHYLACTIC, *adj.* Phylactique.

PHYLACTOTRANSFUSION, *s.* Immunotransfusion, *f.*

PHYLAXIS, *s.* Phylaxie, *f.*

PHYLLODE, *s.* Phyllode, *m.*

PHYLOGENESIS, PHYLOGENY, *s.* Phylogenèse, *f.* ; phylogénie, *f.*

PHYLLOQUINONE, *s.* Phylloquinone, *f.*

PHYLUM, *s.* Embranchement, phylum, *m.*

PHYMA, *s.* Tumeur cutanée, gros tubercule.

PHYMATIASIS, PHYMATIOSIS, *s.* Tuberculose, *f.*

PHYMATOSIS, *s.* Toute affection caractérisée par la présence de gros nodules (phyma).

PHYSIATRICS, PHYSIATRY, *s.* Médecine physique.

PHYSICIAN, *s.* Médecin, *m.*

PHYSICIAN (attending). Médecin traitant dans un hôpital.

PHYSICIAN (consulting). Consultant, *s.m.*

PHYSICIAN (emergency). Médecin des urgences.

PHYSICIAN (family). Médecin de famille.

PHYSICIAN (house). Interne dans un hôpital.

PHYSICIAN (resident). Médecin résident.

PHYSICOCHEMICAL, *adj.* Physicochimique.

PHYSICOTHERAPEUTICS, PHYSICOTHERAPY, *s.* Physiothérapie, *f.*

PHYSINOSIS, *s.* Physinose, *f.*

PHYSIOGENESIS, *s.* Physiogenèse, *f.* ; physiogénie, *f.*

PHYSIOGNOMY, *s.* 1° Physiognomonie, *s.f.* ; – 2° Physionomie, *s.f.*

PHYSIOGNOSIS. Diagnostic fondé sur l'aspect du malade.

PHYSIOLOGY, *s.* Physiologie, *f.*

PHYSIOLOGY (animal). Physiologie animale.

PHYSIOLOGY (cellular). Physiologie cellulaire.

PHYSIOLOGY (comparative). Physiologie comparée.

PHYSIOLOGY (general). Physiologie générale.

PHYSIOLOGY (hominal). Physiologie humaine.

PHYSIOLOGY (morbid). Physiopathologie, *s.f.*

PHYSIOLOGY (pathologic). Physiopathologie, *s.f.*

PHYSIOLOGY (plant). Physiologie végétale.

PHYSIOLOGY (special). Physiologie des organes.

PHYSIOLOGY (vegetable). Physiologie végétale.

PHYSIOPATHIC, *adj.* Physiopathique.

PHYSIOPATHOLOGY, *s.* Physiologie pathologique, physiopathologie.

PHYSIOTHERAPY, *s.* Massokinésithérapie, *f.*, physiothérapie, *f.*

PHYSOCELE, *s.* Physocèle, *f.*

PHYSOMETRA, *s.* Physométrie, *f.*

PHYTATE, *s.* Phytate, *m.*

PHYTOBEZOAR, *s.* Phytobézoard, *m.*

PHYTOHAEMAGGLUTININ, *s.* Phytohémagglutinine, PHA.

PHYTOHORMONE, *s.* Auxine, *f.* ; phythormone, *f.*

PHYTOPARASITE, *s.* Phytoparasite, *m.*

PHYTOPATHOLOGY, *s.* Phytopathologie, *f.*

PHYTOPHOTODERMATITIS, *s.* Phytophotodermatite, *f.*

PHYTOSTEROL, *s.* Phytostérol, *m.*

PHYTOTHERAPY, *s.* Phytothérapie, *f.*

PHYTOTRICHOBEZOAR, *s.* Trichobézoard, *m.*

PIAN, *s.* Pian, *m.*

PIAN-BOIS, *s.* Pian-bois. → *leishmaniasis americana.*

PIAN-CAYENNE, *s.* Pian-Cayenne. → *leishmaniasis americana.*

PIAN (haemorrhagic). Verruga, *s.f.* → *verruga.*

PIARHAEMIA, *s.* Piarrémie, *f.*

PIASTRINAEMIA, *s.* Piastrinémie, *f.*

PIBIDS SYNDROME. Syndrome PIBIDS.

PICA, *s.* Pica, *f.* ; allotriophagie, *f.* ; cittosis, *f.*

PICK'S DEMENTIA. Maladie de Pick.

PICK'S DISEASE or SYNDROME. 1° Maladie de Pick. – 2° Maladie de Pick-Herxheimer. → *acrodermatitis atrophicans chronica.* – 3° Syndrome de Pick. → *pseudocirrhosis of the liver (pericardial or pericarditic).* – 4° Maladie de Niemann-Pick.

PICKWICKIAN SYNDROME. Syndrome de Pickwick ou pickwickien.

PICODNAVIRUS, *s. Parvovirus, m.*

PICORNAVIRIDAE, *s. pl.* Picornaviridés, *m.*

PICORNAVIRUS, *s. Picornavirus, m.*

PIEBALDISM, *s.* Piebaldisme, *m.*

PIEDALU'S SIGN. Signe de Piedalu.

PIEDRA, *s.* Piedra, *m.* ; trichomycose noueuse, trichosporie noueuse, maladie de Beigel.

PIERRE ROBIN'S SYNDROME. Syndrome de Pierre Robin.

PIESIMETER, PIESOMETER, *s.* Piézomètre, *m.*

PIEZO-ELECTRICITY, *s.* Piézo-électricité, *f.*

PIEZOGRAM, *s.* Piézogramme, *m.*

PIEZOGRAPH, *s.* Piézographe, *m.*

PIEZOGRAPHY, *s.* Piézographie, *f.*

PIEZOMETER, *s.* Piézomètre, *m.*

PIEZOTHERAPY, *s.* Piézothérapie, *f.* ; piéssithérapie, *f.*

PIF. Abréviation de « prolactin inhibiting factor ». PIF, facteur inhibant la sécrétion de prolactine.

PIG (Guinea). Cobaye, cochon d'Inde.

PIGEON BREEDER'S DISEASE or LUNG, PIGEON FANCIER'S LUNG. Maladie ou poumon ou pneumopathie des éleveurs d'oiseaux ou des éleveurs de pigeons, maladie des éleveurs d'oiseaux.

PIGMENT, *s.* Pigment, *m.*

PIGMENT (bile). *s.* Pigment biliaire.

PIGMENTATION, *s.* Pigmentation, *f.*

PIGMENTATION (carotinoid). Carotinodermie, *f.*

PIGMENTATION (cervicofacial). Mélanose de Riehl.

PIGMENTATION (haematogenous). Pigmentation hématogène.

PIGMENTATION (vagabond's). Mélanodermie des vagabonds.

PIGNET'S FORMULA, FACTOR or INDEX. Coefficient ou indice de robusticité, indice Pignet, valeur numérique de l'homme.

PIITIS, *s.* Piemérite, *f.*

PILATION, *s.* Félure osseuse.

PILI, *s. pl.* Pili, *m. pl.* ; fimbriæ, *f. pl.*

PILI ANNULATI. Monilethrix, syndrome de Sabouraud.

PILIMICTION, *s.* Pilimiction, *f.*

PILI TORTI. Pili torti, trichokinesis, *m.* ; trichotortosis, *m.*

PILL, *s.* Pilule, *f.*

PILL (birth control). Pilule anticonceptionnelle, « pilule ».

PILLAY'S SYNDROME. Syndrome de Pillay.

PILIN, *s.* Piline, *f.*

PILOCARPINE, *s.* Pilocarpine, *f.*

PILOERECTION, *s.* Horripilation, *f.*

PILOMATRICOMA, *s.* Épithélioma calcifié (ou momifié) de Malherbe, pilomatrixome.

PILOMATRIXOMA, *s.* Épithelioma calcifié de Malherbe, pilomatrixome.

PILOMOTOR REFLEX. Réflexe pilo-moteur.

PILOSEBACEOUS, *adj.* Pilosébacé, cée.

PILOSIS, PILOSISM, *s.* Développement excessif de la chevelure.

PILULA, *s.* Pilule, *f.*

PILULE, *s.* Petite pilule.

PILUS, *s. pl.*, **PILI.** Pilus, *s.m.*

PITZ'S SIGN. Pupillotonie, *s.f.*

PIMPLE, *s.* Bouton, *m.*

PIN, *s.* Clou, *m.* ; broche, *f.*

PIN (Steinmann's). Broche de Steinmann.

PINEAL, *adj.* Pinéal, ale.

PINEAL SYNDROME. Syndrome pinéal, syndrome épiphysaire.

PINEALBLASTOMA, *s.* Pinéalblastome, *m.*

PINEALECTOMY, *s.* Épiphysectomie, *f.*

PINEALOBLASTOMA, *s.* Pinéaloblastome, *m.* ; pinéoblastome, *m.*

PINEALOCYTOMA, *s.* Pinéalocytome, *m.* ; pinéalocytome, *m.*

PINEALOMA, *s.* Pinéalome, *m.*

PINEABLASTOMA, *s.* Pinéaloblastome, *m.*

PINEOCYTOMA, *s.* Pinéalocytome, *m.*

PINGUECULA, PINGUICULA, *s.* Pinguécula, *f.* ; pinguicula, *f.*

PINK DISEASE. Acrodynie, *s.f.* → *acrodynia.*

PINK-EYE, *s.* Conjonctivite aiguë contagieuse.

PINKUS'S DISEASE. 1° Lichen nitidus. – 2° Mucinose folliculaire.

PINKUS'S EPITHELIOMA. Tumeur fibro-épithéliale de Pinkus.

PINKUS'S TUMOUR. Porome eccrine de Pinkus.

PINNING, *s.* Embrochage, *m.*

PINOCYTOSIS, *s.* Pinocytose, *f.* ; phénomène de Lewis.

PIN'S SIGN or SYNDROME. Signe de Pins, signe de Perret et Devic.

PINTA, PINTO, *s.* Pinta, *f.* ; mal del pinto, boussarole, *f.* ; caraté, *m.* ; piquite, *f.* ; morbus carateus.

PINWORM, *s.* Oxyurose, *f.*

PIOTROWSKI'S SIGN. Phénomène de Piotrowski.

PIPERAZINE, *s.* Pipérazine, *f.*

PIPE STEM ARTERY. Artère en tuyau de pipe.

PIQURE, *s.* Piqûre, *f.*

PIRIE'S SYNDROME. Syndrome de Debré-Fibiger.

PIRIFORM, *adj.* Piriforme.

PIROGOFF'S AMPUTATION or OPERATION. Opération de Pirogoff.

PIROGOFF'S OEDEMA. Gangrène gazeuse.

PIROPLASMOSIS, *s.* Piroplasmose, *f.* ; babésiose, *f.* ; babésiellose, *f.*

PIRQUET'S REACTION. Réaction ou test de von Pirquet, cuti-réaction à la tuberculine.

PISIFORM, *adj.* Pisiforme.

PISTOL-SHOT, *s.* Bruit de pistolet.

PITHIATIC, *adj.* Pithiatique.

PITHIATISM, *s.* Pithiatisme, *m.*

PITRES' SIGNS. Signes de Pitres.

PITTING, *s.* 1° Formation de godet (œdème). – 2° Formation de concavités sur les ongles, koïlonychie, *s.f.*

PITTSBURGH PNEUMONIA. Pneumonie de Pittsburgh.

PITUITA, *s.* Pituite, *f.*

PITUITARIA, *s.* Infantilisme hypophysaire.

PITUITARY, *adj.* Pituitaire ; pituitarien, ienne.

PITUITECTOMY, *s.* Hypophysectomie, *f.*

PITYRIASIS, *s.* Pityriasis, *m.*

PITYRIASIS ALBA. Impétigo sec. → *impetigo pityroides.*

PITYRIASIS AMIANTACEA. Teigne amiantacée.

PITYRIASIS CAPITIS. Pityriasis séborrhéique du cuir chevelu.

PITYRIASIS CIRCINATA. Pityriasis rosé de Gibert.

PITYRIASIS CIRCINATA ET MARGINATA. Pityriasis circiné et marginé de Vidal.

PITYRIASIS FURFURACEA. Pityriasis simplex.

PITYRIASIS (Gibert's). Pityriasis rosé de Gibert.

PITYRIASIS GRAVIDARUM. Chloasma gravidique.

PITYRIASIS (Hebra's). Pityriasis rubra.

PITYRIASIS LICHENOIDES ET VARIOLIFORMIS ACUTA. Maladie de Mucha-Habermann. → *parapsoriasis varioliformis.*

PITYRIASIS LINGUAE. Langue géographique. → *tongue (geographic).*

PITYRIASIS MACULATA ET CIRCINATA. Pityriasis rosé de Gibert.

PITYRIASIS PILARIS. Kératose pilaire. → *keratosis pilaris.*

PITYRIASIS ROSEA. Pityriasis rosé de Gibert.

PITYRIASIS RUBRA. Pityriasis rubra.

PITYRIASIS RUBRA PILARIS. Pityriasis rubra pilaire, lichen ruber acuminatus de Kaposi.

PITYRIASIS SICCA. Pityriasis simplex.

PITYRIASIS SIMPLEX. Pityriasis simplex, pityriasis sec.

PITYRIASIS SIMPLEX FACIEI. Impétigo sec. → *impetigo pityroides.*

PITYRIASIS STEATOIDES. Eczéma acnéique. → *seborrhoea corporis.*

PITYRIASIS UTERINUM. Chloasme gravidique.

PITYRIASIS VERSICOLOR. Pityriasis versicolor.

PITYRIASIS VERSICOLOR (tropical). Tinea flava. → *tinea flava.*

PITYRIASIS VULGARIS. Pityriasis simplex.

PITYROSPORON MACFADYANI or **ORBICULARE** or **TROPICA.** *Microsporon furfur.* → *Microsporon furfur.*

PIXEL, *s.* Pixel, *m.*

PK. pK, *m.*

PLACEBO, *s.* Placebo, *m.*

PLACEBO EFFECT. Effet placebo.

PLACENTA, *s.* Placenta, *m.*

PLACENTA ACCRETA. Placenta accreta.

PLACENTA (battledore). Placenta en raquette.

PLACENTA (horse-shoe). Placenta en fer à cheval.

PLACENTA (incarcerated). Enchatonnement ou chatonnement ou incarcération du placenta.

PLACENTA (Lobstein's). Insertion vélamenteuse du cordon. → *insertion (velamentous).*

PLACENTA PRAEVIA or **PREVIA.** Placenta praevia.

PLACENTA (retained). Rétention placentaire.

PLACENTA (velamentous). Insertion vélamenteuse du cordon. → *insertion (velamentous).*

PLACENTAL DYSFUNCTION SYNDROME. Syndrome de dysfonction placentaire.

PLACENTATION, *s.* Placentation, *f.*

PLACENTITIS, *s.* Placentite, *f.*

PLACENTOMA, *s.* Chorio-épithéliome, *m.* → *chorioma malignum.*

PLACIDO'S DISK. Disque de Placido.

PLACODE, *s.* Placode, *f.*

PLAGIOCEPHALISM, PLAGIOCEPHALY, *s.* Plagiocéphalie, *f.*

PLAGUE, *s.* Peste, *f.*

PLAGUE (abortive). Peste abortive.

PLAGUE (ambulant or **ambulatory).** Peste ambulatoire.

PLAGUE (avian). Peste aviaire.

PLAGUE (black). Peste noire.

PLAGUE (Brunswick bird). Peste aviaire.

PLAGUE (bubonic), PLAGUE BUBONICA. Peste bubonique.

PLAGUE (cattle). Peste bovine.

PLAGUE (equine). Peste équine.

PLAGUE (fowl). Peste aviaire.

PLAGUE (gay). SIDA. → *immunodeficiency (acquired) syndrome.*

PLAGUE (glandular). Peste bubonique.

PLAGUE (haemorrhagic). Peste noire.

PLAGUE (hog). 1° Peste porcine. – 2° Choléra du porc.

PLAGUE (larval). Peste abortive.

PLAGUE (lung). Pleuropneumonie, pleuropneumonie des bovidés.

PLAGUE (mild). Peste abortive.

PLAGUE (oriental). Peste, *s.f.*

PLAGUE (Pahvant valley). Tularémie, *f.* → *tularemia.*

PLAGUE (pneumonic). Peste pneumonique.

PLAGUE (premonitory). Forme légère de peste, parfois observée au début des épidémies.

PLAGUE (rodent). Peste des rongeurs.

PLAGUE (septicaemic). Peste septicémique.

PLAGUE (Siberian cattle). Charbon, *s.m.*

PLAGUE (siderating). Peste septicémique.

PLAGUE (swine). Peste porcine.

PLAGUE (sylvatic). Peste des forêts.

PLAGUE-LIKE DISEASE OF RODENTS. Tularémie, *s.f.* → *tularemia.*

PLAGUE (Vanin). Pian, *s.m.*

PLANE, *s.* Plan, *m.*

PLANES OF ANAESTHESIA. Subdivisions du 3e stade de l'anesthésie générale, celui où le relâchement musculaire permet l'acte opératoire.

PLANIGRAPHY, *s.* Tomographie, *f.*

PLANOTOPOKINESIA, *s.* Planotopocinésie, *f.*

PLAQUE, *s.* Plaque, *f.*

PLAQUE (blood). Plaquette, *f.*

PLAQUE (dental). Plaque dentaire.

PLAQUE (Hollenhorst's). Plaque d'Hollenhorst.

PLAQUE (mucous). Plaque muqueuse.

PLAQUE (opaline). Plaque muqueuse.

PLAQUE (shagreen). Peau de chagrin.

PLASMA, *s.* Plasma, *m.*

PLASMA AC-GLOBULIN, PLASMA ACCELERATOR GLOBULIN. Pro-accélérine, *s.f.*

PLASMA (blood). Plasma sanguin.

PLASMA CELL. Plasmocyte, *s.m.*

PLASMA (dry). Plasma sec.

PLASMA (lost). Exhémie, *s.f.*

PLASMA (muscle). Myoplasma, *s.m.* ; plasma musculaire.

PLASMA PROTHROMBIN CONVERSION FACTOR. Proaccélérine, *s.f.*

PLASMA SUBSTITUTE. Succédané du plasma. → *plasma volume expander.*

PLASMA THROMBOPLASTIN ANTECEDENT (PTA). Facteur XI, facteur prothromboplastique C, facteur C.

PLASMA THROMBOPLASTIN FACTOR A. Thromboplastinogène, *s.m.* → *thromboplastinogen.*

PLASMA THROMBOPLASTIN FACTOR B (PTFB). Facteur Christmas. → *plasma thromboplastin component.*

PLASMA THROMBOPLASTIN COMPONENT (PTC). Facteur antihémophilique B, facteur IX, facteur Christmas.

PLASMA VOLUME EXPANDER. Succédané ou substitut de plasma sanguin, soluté injectable pour rétablir la masse sanguine.

PLASMABLAST, *s.* Plasmoblaste, *m.*

PLASMACYTE, *s.* Plasmocyte, *m.*

PLASMACYTOMA, *s.* Plasmocytome, *m.*

PLASMACYTOSIS, *s.* Plasmocytose, *f.*

PLASMALEMMA, *s.* Plasmalemme, *m.*

PLASMAPHERESIS, PLASMAPHAERESIS, *s.* Plasmaphérèse, *f.* ; échange plasmatique.

PLASMASE, *s.* Thrombine, *f.* ; thrombase, *f.*

PLASMATHERAPY, *s.* Plasmathérapie, *f.*

PLASMATIC, *adj.* Plasmatique.

PLASMATORRHEXIS, *s.* Plasmarrhexis, *f.*

PLASMIC, *adj.* Plasmatique, plasmique.

PLASMID, *s.* Plasmide, *m.*

PLASMID (R or **resistance).** Facteur R. → *factor (R = resistant).*

PLASMID-CONTROLLED RESISTANCE. Résistance plasmidique.

PLASMIN, *s.* Fibrinolysine, *f.* ; plasmine, *f.* ; tryptase, *f.* ; thrombolysine, *f.*

PLASMINOGEN, *s.* Profibrinolysine, *f.* ; plasminogène, *f.* ; protryptase, *f.* ; plasminogène-proactivateur, *m.* ; complexe plasminogène-kinase.

PLASMOCYTE, *s.* Plasmocyte, *m.* ; plasmazellen, *m. pl.*

PLASMOCYTOMA, *s.* Plasmocytome, *m.* ; myélome plasmocytaire.

PLASMOCYTOMA (atypic). Plasmocytosarcome, *m.*

PLASMODE, *s.* Plasmode, *m.*

PLASMODICIDAL, *adj.* Plasmodicide.

PLASMODICIDE, *s.* Plasmodicide, *m.*

PLASMODIUM, *s.* 1° Plasmode, *m.* – 2° Plasmodium, *m.*

PLASMODIUM, *s. Plasmodium, m.*

PLASMODIUM FALCIPARUM. *Plasmodium falciparum, Plasmodium praecox.*

PLASMODIUM MALARIAE. *Plasmodium malariae.*

PLASMODIUM OVALE. *Plasmodium ovale.*

PLASMODIUM PRAECOX. *Plasmodium falciparum.*

PLASMODIUM VIVAX. *Plasmodium vivax.*

PLASMOKININ, *s.* Thromboplastinogène. → *thromboplastinogen.*

PLASMOLYSIS, *s.* Plasmolyse, *f.* ; plasmoschise, *f.*

PLASMOMA, *s.* Plasmocytome, *m.*

PLASMORRHEXIS, *s.* Plasmarrhexis, *f.*

PLASMOSCHISIS, *s.* Plasmolyse, *f.*

PLASMOZYME, *s.* Prothrombine, *f.*

PLASTER, *s.* Plâtre, *m.*

PLASTER CAST, *s.* Appareil plâtré.

PLASTICITY, *s.* Plasticité, *f.*

PLASTICS, *s.* Opération plastique, plastie.

PLASTINATION, *s.* Plastination, *f.*

PLATE (blood). Plaquette, *s.f.*

PLATE (Canadian). Plateau canadien.

PLATE (motor end). Plaque motrice.

PLATELET, *s.* Plaquette, *f.* ; globulin, *m.* ; thrombocyte, *m.*

PLATELET (hereditary giant) SYNDROME. Dystrophie thrombocytaire hémorragipare, maladie de Jean Bernard et J.-P. Soulier.

PLATELET SYNDROME (grey). Syndrome des plaquettes grises.

PLATINECTOMY, *s.* Platinectomie, *f.*

PLATINOSIS, *s.* Platinose, *f.*

PLATYBASIA, *s.* Crâne platybasique.

PLATYCEPHALY, *s.* Platycéphalie, *f.*

PLATYCNEMIA, PLATYCNEMISM, *s.* Platycnémie, *f.*

PLATYHELMINTHES, *s. pl.* Plathelminthes, *m.*

PLATYKNEMIA, *s.* Platycnémie, *f.*

PLATYMERIA, *s.* Platymérie, *f.*

PLATYPNOEA, *s.* Platypnée, *f.*

PLATYPNOEA-ORTHODEOXIA SYNDROME. Syndrome platypnée-orthodéoxie.

PLATYPODIA, *s.* Pied plat.

PLATYRRHINE, *s.* Platyrrhinien, *m.*

PLATYSMA, *s.* Platysma, *m.* ; muscle peaucier du cou.

PLATYSPONDYLIA, PLATYSPONDYLISIS, *s.* Platyspondylie, *f.*

PLAUT'S ANGINA or **ULCER, PLAUT-VINCENT DISEASE.** Angine de Vincent. → *angina (Vincent's).*

PLEIADES, *s.* Pléiade ganglionnaire.

PLEIOCHLORURIA, *s.* Pléiochlorurie, *f.*

PLEIOCHROMIA, *s.* Pléiochromie, *f.*

PLEIONEXIA, *s.* 1° Désir pathologique de possession. – 2° Teneur excessive en oxygène.

PLEIOTROPIA, PLEIOTROPISM, *s.* Pléiotropie, *f.* ; pléiotropisme, *m.*

PLEISTOPHORA, *s. Pleistophora, f.*

PLENILOQUENCE, *s.* Logorrhée, *f.*

PLEOCYTOSIS, *s.* Pléocytose, *f.* ; pléiocytose, *f.* ; hypercytose, *f.*

PLEOMASTIA, PLEOMAZIA, *s.* Polymastie, *f.* → *polymastia.*

PLEOMORPHISM, *s.* Pléomorphisme, *m.*

PLEONEXIA, PLEONEXY, *s.* 1° Désir pathologique de possession. – 2° Teneur excessive du sang en oxygène.

PLEONOSTEOSIS, *s.* Pléonostéose, *m.* ; maladie de Léri.

PLEOPTICS, *s.* Pléoptique.

PLESIOMONAS, *s. Plesiomonas, m.*

PLESSAESTHESIA, *s.* Percussion bimanuelle.

PLESSIMETER, *s.* Plessimètre, *m.*

PLESSIMETRIC, *adj.* Plessimétrique.

PLETHORA, *s.* Pléthore, *f.*

PLETHORA APOCOPTICA. Pléthore des amputés.

PLETHORA HYDRAEMICA. Pléthore par hydrémie.

PLETHYSMOGRAM, *s.* Pléthysmogramme, *m.*

PLETHYSMOGRAPH, *s.* Pléthysmographe, *m.*

PLETHYSMOGRAPHY, *s.* Pléthysmographie, *f.*

PLEURA, *s.* Plèvre, *f.*

PLEURA (adherent). Symphyse pleurale.

PLEURACENTESIS, *s.* Thoracentèse, *f.*

PLEURAL, *adj.* Pleural, ale.

PLEURECTOMY, *s.* Pleurectomie, *f.*

PLEURISY, *s.* Pleurésie, *f.* ; pleurite, *f.*

PLEURISY (acute). Pleurésie aiguë.

PLEURISY (adhesive). Pleurite sèche.

PLEURISY (benign dry). Myalgie épidémique. → *pleurodynia (epidemic).*

PLEURISY (blocked). Pleurésie bloquée.

PLEURISY (chronic). Pleurésie chronique.

PLEURISY (chyliform or **chyloid).** Pleurésie chyliforme.

PLEURISY (chylous). Chylothorax, *s.m.*

PLEURISY (circumscribed). Pleurésie localisée.

PLEURISY (costal). Pleurésie pariétale.

PLEURISY (diaphragmatic). Pleurésie diaphragmatique.

PLEURISY (diffuse). Pleurésie diffuse de la grande cavité.

PLEURISY (double). Pleurésie double.

PLEURISY (dry). Pleurésie sèche.

PLEURISY WITH EFFUSION. Pleurésie avec épanchement.

PLEURISY (encysted). Pleurésie enkystée.

PLEURISY (epidemic). Myalgie épidémique. → *pleurodynia (epidemic).*

PLEURISY (exudative). Pleurésie avec épanchement.

PLEURISY (fibrinous). Pleurésie fibrineuse.

PLEURISY (haemorrhagic). Pleurésie hémorragique.

PLEURISY (humid). Pleurésie avec épanchement.

PLEURISY (ichorous). Pleurésie fétide.

PLEURISY (indurative). Pachypleurite, *s.f.*

PLEURISY (interlobar). Pleurésie interlobaire.

PLEURISY (mediastinal). Pleurésie médiastine ou médiastinale.

PLEURISY (metapneumonic). Pleurésie métapneumonique.

PLEURISY (plastic). Pleurésie fibrineuse.

PLEURISY (primary). Pleurésie primitive.

PLEURISY (productive). Pachypleurite, *s.f.*

PLEURISY (proliferating). Pleurésie fibrineuse.

PLEURITY (pulmonary). Pleurésie viscérale.

PLEURISY (purulent). Pleurésie purulente, empyème, pyothorax.

PLEURISY (sacculated). Pleurésie enkystée.

PLEURISY (secondary). Pleurésie secondaire.

PLEURISY (serofibrinous). Pleurésie sérofibrineuse.

PLEURISY (serous). Pleurésie séreuse.

PLEURISY (single). Pleurésie unilatérale.

PLEURISY (suppurative). Pleurésie purulente.

PLEURISY (visceral). Pleurésie viscérale.

PLEURISY (wet). Pleurésie avec épanchement.

PLEURITIC, *adj.* Pleurétique.

PLEURITIS, *s.* Pleurésie, *f.*

PLEUROCENTESIS, *s.* Thoracocentèse, *f.*

PLEURODESIS, *s.* Pleurodèse, *f.*

PLEURODYNIA, *s.* Pleurodynie, *f.*

PLEURODYNIA (epidemic or **epidemic diaphragmatic).** Myalgie épidémique, maladie de Bornholm, crampe passagère du diaphragme, grippe du diable, grippe d'été, méningite myalgique, myosite épidémique, pleurésie épidémique, pleurodynie contagieuse, poliomyélite sans paralysie, rhumatisme musculaire de poitrine.

PLEUROLYSIS, *s.* Pleurolyse, *f.*

PLEUROME, *s.* Mésothéliome pleural, endothéliome pleural, pleurome, *m.*

PLEUROMELUS, *s.* Pleuromèle, *m.*

PLEUROPERICARDITIS, *s.* Pleuropéricardite, *f.*

PLEUROPNEUMONECTOMY, *s.* Pleuropneumonectomie, *f.*

PLEUROPNEUMONIA, *s.* Pleuro-pneumonie, *f.* ; pleuro-pneumonie des bovidés.

PLEUROPNEUMONIA CONTAGIOSA BOVUM. Pleuropneumonie des bovidés, péripneumonie des bovidés.

PLEUROPNEUMONIA-LIKE ORGANISM. PPLO. → *Mycoplasma.*

PLEUROPNEUMONITIS (radiation). Poumon radiothérapique.

PLEUROPNEUMONOLYSIS, *s.* Opération de Friedrich, pleuro-pneumolyse thoracoplastique.

PLEUROSCOPY, *s.* Pleuroscopie, *f.* ; thoracoscopie, *f.*

PLEUROSOMA, PLEUROSOMUS, *s.* Pleurosome, *m.*

PLEUROTHORACOPLEURECTOMY, *s.* Pleuro-thoraco-pleurectomie, *f.*

PLEUROTHORACOPNEUMONECTOMY, *s.* Pleuro-thoraco-pneumonectomie, *f.*

PLEUROTHOTONOS, *s.* Pleurothotonos, *m.*

PLEUROTOMY, *s.* Pleurotomie, *f.*

PLEUROTHYPHOID, *s.* Fièvre pleuro-typhoïde, pleuro-typhus, *m.*

PLEXAL, *adj.* Plexulaire.

PLEXALGIA, *s.* Plexalgie, *f.*

PLEXECTOMY, *s.* Plexectomie, *f.*

PLEXIMETER, *s.* Plessimètre, *m.*

PLEXIMETRIC, *adj.* Plessimétrique.

PLEXIMETRY, *s.* Plessimétrie, *f.*

PLEXITIS, *s.* Plexite, *f.* ; syndrome plexulaire.

PLEXOMETER, *s.* Plessimètre, *m.*

PLEXUS, *s.* Plexus, *m.*

PLEXUS MYENTERICUS. Plexus myentérique.

PLIABILITY (waxen). Flexibilitas cerea.

PLICA, *s.* Plica, *f.*

PLICA POLONICA. Plique, *f.* ; trichome, *m.*

PLOMBAGE, *s.* Plombage, *m.*

PLT GROUP (psittacosis-lymphogranuloma venereum-trachoma). Chlamydia, *f.* → *Chlamydia.*

PLUG, *s.* Tampon, *m.* ; bouchon, *m.*

PLUG (haemostatic). Thrombus blanc. → *thrombus (blood-plate).*

PLUG (mixed platelet-fibrin). Thrombus mixte : plaquettes et fibrine.

PLUG (platelet). Thrombus blanc. → *thrombus (blood platelet).*

PLUGGING, *s.* Tamponnage, *m.*

PLUGGING (gauze). Méchage, *m.*

PLUMBAGE, *s.* Plombage, *m.*

PLUMBISM, *s.* Saturnisme chronique.

PLUMMER'S DISEASE. Adénome thyrotoxique. → *goitre (nodular toxic).*

PLUMMER-VINSON SYNDROME. Syndrome de Plummer-Vinson, syndrome de Kelly-Patterson.

PLURIDYSCRINIA, *s.* Polydysendocrinie, *f.*

PLURIGLANDULAR INSUFFICIENCY SIMULATING PANHYPOPITUITARISM. Syndrome pluriglandulaire de Claude et Gougerot, infantilisme pluriglandulaire, panhypotélendocrinose primaire, pseudo-panhypopituitarisme.

PMSG. Abréviation de « pregnant mare's serum gonadotrophin ». Gonadostimuline, *s.f.* ; chorionique d'origine équine.

PNEOMETER, *s.* Spiromètre, *m.*

PNEUMARTHROGRAPHY, *s.* Pneumarthrographie, *f.*

PNEUMARTHROSIS, *s.* Pneumarthrose, *f.*

PNEUMATIC SIGN or **TEST.** Syndrome de Hennebert. → *Hennebert's sign.*

PNEUMATISM, *s.* Pneumatisme, *m.*

PNEUMATIZATION, *s.* Pneumatisation, *f.*

PNEUMATOCELE, *s.* Pneumatocèle, *f.* ; pneumatocèle du poumon, pneumocèle, *f.*

PNEUMATOCELE CRANII or **PNEUMATOCELE (extracranial).** Pneumatocèle du crâne.

PNEUMATOCELE (intracranial). Pneumocéphale, *s.m.*

PNEUMATOCEPHALUS, *s.* Pneumocéphale, *m.*

PNEUMATOMETER, *s.* Pneumomètre, *m.*

PNEUMATOSIS, *s.* Pneumatose, *f.*

PNEUMATOSIS CYSTOIDES INTESTINALIS. Pneumatose intestinale, kyste gazeux de l'intestin.

PNEUMATOSIS INTESTINALIS. Pneumatose intestinale. → *pneumatosis cystoides intestinalis.*

PNEUMATOSIS PULMONUM. Emphysème pulmonaire.

PNEUMATOTHERAPY, *s.* Pneumothérapie, *f.* ; pneumatothérapie, *f.*

PNEUMATOTHERAPY (cerebral). Pneumothérapie cérébrale.

PNEUMATURIA, *s.* Pneumaturie, *f.*

PNEUMECTOMY, *s.* Pneumonectomie, *f.*

PNEUMOALLERGOLOGY, *s.* Pneumo-allergologie, *f.*

PNEUMOARTHROGRAPHY, *s.* Pneumarthrographie, *f.*

PNEUMOBACILLUS, *s. Klebsiella pneumoniae.* → *Klebsiella pneumoniae.*

PNEUMOCELE, *s.* Pneumatocèle, *f.* → *pneumatocele.*

PNEUMOCEPHALON, *s.* Pneumocrâne, *m.* → *pneumocrania.*

PNEUMOCEPHALON ARTIFICIALE. Pneumo-encéphale artificiel.

PNEUMOCEPHALUS, *s.* Pneumocéphale, *m.* ; pneumocéphalie, *f.*

PNEUMOCHOLECYSTITIS, *s.* Pneumocholécyste, *m.*

PNEUMOCHYSIS, *s.* Œdème pulmonaire.

PNEUMOCOCCAEMIA, *s.* Pneumococcémie, *f.*

PNEUMOCOCCOSIS, *s.* Pneumococcose, *f.* ; pneumococcie, *f.*

PNEUMOCOCCUS, *s.*, **PNEUMOCOCCUS (Fränkel's).** *Streptococcus pneumoniæ.* → *Streptococcus pneumoniae.*

PNEUMOCOLON, *s.* Pneumocolie, *f.*

PNEUMOCONIOSIS, *s.* Pneumoconiose, *f.* ; pneumonoconiose, *f.*

PNEUMOCONIOSIS (rheumatoid). Syndrome de Caplan-Collinet. → *Caplan's syndrome.*

PNEUMOCONIOSIS OF THE STONE CUTTERS. Chalicose, *s.f.*

PNEUMOCRANIA, PNEUMOCRANIUM, *s.* Pneumocrâne, *m.* ; pneumo-encéphale, *m.*

PNEUMOCYSTIS CARINII. *Pneumocystis carinii.*

PNEUMOCYSTOGRAPHY, *s.* Pneumocystographie, *f.*

PNEUMOCYSTOSIS, *s.* Pneumonie à *Pneumocystis carinii.* → *pneumonia (Pneumocystis).*

PNEUMOCYTE, *s.* Pneumocyte, *m.*

PNEUMOENCEPHALOGRAPHY, *s.* Encéphalographie gazeuse, pneumo-encéphalographie, *f.*

PNEUMOGASTROGRAPHY, *s.* Pneumogastrographie, *m.*

PNEUMOGRAM (retroperitoneal). Pneumorétropéritoine, *m.* → *pneumoretroperitoneum.*

PNEUMOGRAPH, *s.* Pneumographe, *m.* ; stéthographe, *m.*

PNEUMOGRAPHY, *s.* 1° Radiographie pulmonaire. – 2° Pneumographie, *f.*

PNEUMOGRAPHY (cerebral). Pneumographie cérébrale.

PNEUMOGRAPHY (pelvic). Pelvigraphie gazeuse.

PNEUMOGYNOGRAM, *s.* Pneumogynécogramme, *m.*

PNEUMOHAEMIA, *s.* Pneumohémie, *f.*

PNEUMOHYSTEROSCOPY, *s.* Pneumohystéroscopie, *f.*

PNEUMOKIDNEY, *s.* Présence de gaz dans le bassinet du rein.

PNEUMOLITH, *s.* Pneumolithe, *f.*

PNEUMOLOGY, *s.* Pneumonologie, *f.* ; pneumologie, *f.*

PNEUMOLYSIS, *s.* Pneumolyse, *f.*

PNEUMOMEDIASTINOGRAPHY, *s.* Médiastinographie gazeuse.

PNEUMOMEDIASTINUM, *s.* Pneumomédiastin, *m.*

PNEUMOMETER, *s.* Pneumomètre, *m.*

PNEUMONECTOMY, *s.* Pneumectomie, *f.* ; pneumonectomie, *f.* ; pneumorésection, *f.*

PNEUMONECTOMY (total). Pneumectomie totale, pneumonectomie totale.

PNEUMONIA, *s.* Pneumopathie, *f.*

PNEUMONIA (abortive). Pneumonie abortive.

PNEUMONIA (acute). Pneumonie lobaire.

PNEUMONIA (acute interstitial). Pneumonie atypique. → *pneumonia (primary atypical).*

PNEUMONIA ALBA. Pneumonie syphilitique indurée du nouveau-né.

PNEUMONIA (anthrax). Charbon à forme pulmonaire.

PNEUMONIA (apex or **apical).** Pneumonie du sommet.

PNEUMONIA APOSTEMATOSA. Pneumonie suppurée.

PNEUMONIA (aspiration). Pneumonie par inhalation.

PNEUMONIA (atypical). Pneumonie atypique. → *pneumonia (primary atypical).*

PNEUMONIA (bronchial). Bronchopneumonie, *s.f.*

PNEUMONIA (Buhl's desquamative). Variété de pneumonie caséeuse.

PNEUMONIA (caseous). Pneumonie caséeuse.

PNEUMONIA (catarrhal). Bronchopneumonie, *s.f.*

PNEUMONIA (central). Pneumonie centrale.

PNEUMONIA (cerebral). Pneumonie (généralement du sommet) avec manifestations cérébrales.

PNEUMONIA (cheesy). Pneumonie caséeuse.

PNEUMONIA (chronic). Pneumonie interstitielle. → *pneumonia (interstitial).*

PNEUMONIA (chronic fibrous). Pneumonie interstitielle. → *pneumonia (interstitial).*

PNEUMONIA (cold agglutinin). Maladie d'Eaton. → *Eaton's agent pneumonia.*

PNEUMONIA (congenital aspiration). Détresse inspiratoire du nouveau-né.

PNEUMONIA (contusion or **contusive).** Pneumonie traumatique.

PNEUMONIA (core). Pneumonie centrale.

PNEUMONIA (Corrigan's). Pneumonie mortelle du nourrisson.

PNEUMONIA (croupous). Pneumonie lobaire.

PNEUMONIA (deglutition). Pneumonie de déglutition.

PNEUMONIA (Desnos'). Splénopneumonie, *s.f.*

PNEUMONIA (desquamative interstitial). Pneumonie interstitielle desquamative, syndrome de Liebow.

PNEUMONIA DISSECANS. Pneumonie disséquante.

PNEUMONIA (double). Pneumonie double.

PNEUMONIA (Eaton's or **Eaton's agent).** Maladie d'Eaton. → *Eaton's pneumonia.*

PNEUMONIA (ephemeral). Pneumonie abortive.

PNEUMONIA (fibrinous). Pneumonie lobaire.

PNEUMONIA (fibrous). Pneumonie interstitielle. → *pneumonia (interstitial).*

PNEUMONIA (gangrenous). Gangrène pulmonaire. → *gangrene of the lung.*

PNEUMONIA (giant cell). Pneumonie à cellules géantes de Hecht.

PNEUMONIA (Grancher's). Splénopneumonie.

PNEUMONIA (Hecht's). Pneumonie à cellules géantes de Hecht.

PNEUMONIA (hypostatic). Pneumonie de décubitus, pneumonie hypostatique.

PNEUMONIA (influenzal or **influenza virus).** Pneumonie grippale.

PNEUMONIA (inhalation). 1° Pneumonie par inhalation. – 2° Broncho-pneumonie par inhalation de vapeurs toxiques.

PNEUMONIA INTERLOBULARIS PURULENTA. Pneumonie dissécante.

PNEUMONIA (interstitial). Pneumonie réticulée hypertrophique, pneumonie interstitielle ou chronique, pneumopathie interstitielle, phlegmasie chronique indurée du poumon.

PNEUMONIA (Interstitial plasma cell). Pneumonie à *Pneumocystis carinii.* → *pneumonia (Pneumocystis).*

PNEUMONIA (Kaufman's). Pneumonie mortelle du nourrisson.

PNEUMONIA (larval). Pneumonie abortive.

PNEUMONIA (lipid or **lipoid).** Stéatose pulmonaire, pneumonie graisseuse ou huileuse ou lipoïdiques.

PNEUMONIA (lobar). Pneumonie lobaire, pneumonie fibrineuse ou franche.

PNEUMONIA (lobular). Bronchopneumonie, *s.f.*

PNEUMONIA (Löffler's). Syndrome de Löffler.

PNEUMONIA (Louisiana). Pneumonie due à l'agent de la psittacose *(Chlamydia psittaci)*, observée en Louisiane.

PNEUMONIA (massive). Pneumonie massive.

PNEUMONIA (metastatic). Bronchopneumonie secondaire ou métastatique.

PNEUMONIA (migratory). Pneumonie migratrice.

PNEUMONIA (mycoplasmal). Maladie d'Eaton. → *Eaton's pneumonia.*

PNEUMONIA (obstructive). Bronchopneumopathie obstructive.

PNEUMONIA (oil aspiration). Stéatose pulmonaire. → *pneumonia (lipoid).*

PNEUMONIA (peptic aspiration). Syndrome de Mendelson.

PNEUMONIA (Pittsburgh). Pneumonie de Pittsburgh.

PNEUMONIA (plague). Peste pulmonaire.

PNEUMONIA (plasma cell). Pneumonie à *Pneumocystis carinii.* → *pneumonia (Pneumocystis).*

PNEUMONIA (pleuritic). Pleuropneumonie.

PNEUMONIA (pleurogenetic or **pleurogenic).** Pneumonie postpleurétique.

PNEUMONIA (pleuropneumonia-like organism). Maladie d'Eaton. → *Eaton's pneumonia.*

PNEUMONIA (pneumococcal). Pneumonie à pneumocoques. → *pneumonia (lobar).*

PNEUMONIA (Pneumocystis or **Pneumocystis carinii).** Pneumonie interstitielle à *Pneumocystis carinii*, pneumopathie à *Pneumocystis carinii*, pneumocystose, *f.*

PNEUMONIA (primary atypical). Bronchopneumopathie de type viral, pneumonie atypique, virale ou à virus, pneumopathie atypique ou virale ou à virus, virose pulmonaire, pneumonie hilifuge de Glanzmann.

PNEUMONIA (pseudopleuritic). Splénopneumonie, *s.f.*

PNEUMONIA (purulent). Pneumonie suppurée.

PNEUMONIA (rheumatic). Pneumonie rhumatismale.

PNEUMONIA (Riesman's). Variété de broncho-pneumonie chronique.

PNEUMONIA (Stoll's). Pneumonie avec complications gastro-hépatiques.

PNEUMONIA (superficial). Pneumonie corticale.

PNEUMONIA (suppurative). Pneumonie suppurée.

PNEUMONIA (transplantation). Pneumonie des transplantés rénaux.

PNEUMONIA (traumatic). Pneumonie traumatique.

PNEUMONIA (tuberculous or **tuberculous lobar).** Pneumonie caséeuse, phtisie aiguë pneumonique.

PNEUMONIA (typhoid). Pneumonie à forme typhoïde.

PNEUMONIA (unresolved). Pneumonie dont les signes pulmonaires persistent une dizaine de jours après la déferverscence.

PNEUMONIA (vagus). Pneumonie associée à une blessure du nerf pneumogastrique.

PNEUMONIA (viral or **virus).** Pneumonie atypique. → *pneumonia (primary atypical).*

PNEUMONIA (wandering). Pneumonie migratrice.

PNEUMONIA (white). Pneumonie syphilitique indurée du nouveau-né.

PNEUMONIA (woolsorters'). Maladie des trieurs de laine. → *anthrax (pulmonary).*

PNEUMONITIS, *s.* Congestion pulmonaire.

PNEUMONITIS (acute or **acute interstitial).** 1° Pneumonie atypique. → *pneumonia (primary atypical).* – 2° Maladie d'Eaton. → *Eaton's agent pneumonia.*

PNEUMONITIS (aspiration). Syndrome de Mendelson.

PNEUMONITIS (chronic interstitial). Pneumonie interstitielle. → *pneumonia (interstitial).*

PNEUMONITIS (hypersensitivity). Pneumopathie immunologique, pneumopathie par hypersensibilité, pneumopathie à précipitines.

PNEUMONITIS (Pneumocystis carinii). Pneumonie à *Pneumocystis carinii.* → *pneumonia (Pneumocystis or Pneumocystis carinii).*

PNEUMONOCONIOSIS, PNEUMONOKONIOSIS, *s.* Pneumoconios.

PNEUMONOLIPOIDOSIS, *s.* Stéatose pulmonaire. → *pneumonia (lipoid).*

PNEUMONOLYSIS, *s.* Pneumolyse, *f.*

PNEUMONOLYSIS (extraperiosteal). Pneumolyse extra-faciale, pneumolyse extra-musculo-périostée, télépneumolyse.

PNEUMONOLYSIS (extrapleural). Pneumolyse extrapleurale, pneumolyse endo-faciale, parapneumolyse, *s.f.*

PNEUMONOLYSIS (intrapleural). Pneumolyse intrapleurale.

PNEUMONOPATHY, *s.* Pneumopathie, *f.* ; pneumonopathie, *f.*

PNEUMONOPATHY (eosinophilic). Syndrome de Löffler.

PNEUMONOPEXY, *s.* Pneumopexie, *f.*

PNEUMONOTOMY, *s.* Pneumotomie, *f.*

PNEUMOPALUDISM, *s.* Pneumopaludisme, *m.*

PNEUMOPATHY, *s.* Pneumopathie, *f.*

PNEUMOPERICARDIUM, *s.* Pneumopéricarde, *m.* ; pneumatose péricardique.

PNEUMOPERITONEUM, *s.* Pneumopéritoine, *m.*

PNEUMOPEXY, *s.* Pneumopexie, *f.*

PNEUMOPREPERITONEUM, Pneumo-exopéritoine, *f.*

PNEUMOPYELOGRAPHY, *s.* Pneumopyélographie, *f.* ; pyélographie gazeuse.

PNEUMORACHIS, PNEUMORACHICENTESIS, *s.* Pneumorachie, *f.*

PNEUMORESECTION, *s.* Pneumonectomie, *f.*

PNEUMORETROPERITONEUM, *s.* Rétro-pneumopéritoine, *m.* ; pneumo-rétropéritoine, *m.*

PNEUMORRHAGIA, *s.* Pneumorragie, *f.*

PNEUMOSEROSA, *s.* Pneumoséreuse, *f.*

PNEUMOTACHYGRAPHY, *s.* Pneumotachographie, *f.*

PNEUMOTAXIC CENTER. Centre pneumotaxique.

PNEUMOTHERAPY, *s.* 1° Pneumothérapie, *f.* – 2° Traitement des maladies pulmonaires.

PNEUMOTHORAX, *s.* Pneumothorax, *m.* ; pneumothorax intrapleural.

PNEUMOTHORAX (artificial). Pneumothorax artificiel, pneumothorax opératoire ou thérapeutique, méthode de Forlanini, piézothérapie pulmonaire.

PNEUMOTHORAX (benign). Pneumothorax idiopathique bénin.

PNEUMOTHORAX (clicking). Pneumothorax au cours duquel le malade perçoit un claquement synchrone des battements du cœur.

PNEUMOTHORAX (closed). Pneumothorax fermé.

PNEUMOTHORAX (extrapleural). Pneumothorax extrapleural, méthode de Schmidt.

PNEUMOTHORAX (idiopathic). Pneumothorax idiopathique bénin.

PNEUMOTHORAX (induced). Pneumothorax artificiel.

PNEUMOTHORAX (insatiable). Pneumothorax insatiable.

PNEUMOTHORAX (intrapleural). Pneumothorax, *s.m.*

PNEUMOTHORAX (open). Pneumothorax ouvert.

PNEUMOTHORAX (pressure). Pneumothorax suffocant. → *pneumothorax (valvular).*

PNEUMOTHORAX (simple). Pneumothorax idiopathique bénin, pneumothorax des conscrits.

PNEUMOTHORAX (spontaneous). Pneumothorax idiopathique bénin.

PNEUMOTHORAX (tension). Pneumothorax suffocant. → *pneumothorax (valvular).*

PNEUMOTHORAX (therapeutic). Pneumothorax artificiel.

PNEUMOTHORAX (valvular). Pneumothorax à soupape, pneumothorax suffocant.

PNEUMOTOMOGRAPHY, *s.* Pneumo-stratigraphie, *f.*

PNEUMOTOMY, *s.* Pneumotomie, *f.*

PNEUMOTROPIC, *adj.* Pneumotrope.

PNEUMOTYMPANUM, *s.* Pneumotympan, *m.*

PNEUMOTYPHOID, PNEUMOTYPHYS, *s.* Fièvre pneumotyphoïde, pneumotyphus, *m.*

PNEUMOVENTRICULOGRAPHY, *s.* Ventriculographie gazeuse.

PNEUMOVIRINAE, *s.* Pneumovirinæ, *f.pl.*

PNEUMOVIRUS, *s. Pneumovirus, m.*

PNX. Abréviation de *pneumothorax*, PNO.

pO_2. pO_2, pression partielle en oxygène.

POCK, *s.* Pustule de variole.

PODAGRA, *s.* Podagre, *f.*

PODAGRAL, PODAGRIC, PODAGROUS, *adj.* Podagre.

PODALIC, *adj.* Podalique.

PODENCEPHALUS, *s.* Podencéphale, *m.*

PODOCYTE, *s.* Podocyte, *m.*

PODODYNIA, *s.* Métatarsalgie, *f.* → *metatarsalgia.*

PODOGRAPH, *s.* Podographe, *m.*

PODOLOGIST, *s.* Podologue, *m.* or *f.*

PODOLOGY, *s.* Podologie, *f.*

PODOMETER, *s.* Podomètre, *m.*

PODOORTHIST, *s.* Podo-orthésiste, *m.* or *f.*

POECILOCYTE, *s.* Poïkilocyte, *m.*

POECILOCYTOSIS, *s.* Poïkilocytose, *f.*

POGONION, *s.* Point mentonnier.

POEMS SYNDROME. Syndrome POEMS.

POHL'S METHOD. Méthode de Pohl.

POIKILOCYTE, *s.* Poïkilocyte, *m.* ; pœcilocyte, *m.*

POIKILOCYTOSIS, *s.* Poïkilocytose, *f.* ; pœcilocytosis, *f.*

POIKILODERMA, *s.* Poïkilodermie, *f.*

POIKILODERMA ATROPHICANS AND CATARACT. Syndrome de Rothmund. → *Rothmund's or Rothmund-Thomson syndrome.*

POIKILODERMA ATROPHICANS VASCULARE. Maladie de Petges-Cléjat ou Petges-Jacobi, poïkilodermatomyosite, *f.* ; poïkilodermie atrophique vasculaire, sclérose atrophique de la peau avec myosite généralisée.

POIKILODERMA OF CIVATTE. Maladie de Civatte. → *Civatte's disease.*

POIKILODERMA CONGENITALE. Syndrome de Rothmund. → *Rothmund's or Rothmund-Thomson syndrome.*

POIKILODERMA-JUVENILE CATARACT SYNDROME (congenital). Syndrome de Rothmund. → *Rothmund's or Rothmund-Thomson syndrome.*

POIKILODERMA (reticulated pigmented). Maladie de Civatte. → *Civatte's disease.*

POIKILODERMATOMYOSITIS, *s.* Maladie de Petges-Cléjat. → *poikiloderma atrophicans vasculare.*

POIKILOTHERM, *s.* and *adj.* Poïkilotherme, pœcilotherme.

POIKILOTHERMAL, POIKILOTHERMIC, POIKILOTHERMOUS, *adj.* Poïkilotherme, pœcilotherme.

POIKILOTHERMAL, POIKILOTHERMIC, POIKILOTHERMOUS, *adj.* Poïkilotherme.

POINT, *s.* Point, *m.*

POINT (Addison's). Centre de la région épigastrique.

POINT (alveolar). Point alvéolaire.

POINT (apophysiary). Point apophysaire de Trousseau.

POINT (auricular). Point auriculaire.

POINT (Boas's). Point douloureux situé à gauche de la XIIe vertèbre dorsale, en cas d'ulcère gastrique.

POINT (Brewer's). Point costo-vertébral.

POINT (Broca's). Point auriculaire.

POINTS (Capuron's or Capuron's cardinal). Points de repère de la présentation céphalique sur le détroit supérieur : les deux articulations sacro-iliaques et les deux éminences iliopectinées.

POINT (Clado's). Un des points douloureux appendiculaires.

POINT (Cope's). Un des points douloureux appendiculaires.

POINT (Cova's). Point douloureux costo-lombaire dans la pyélonéphrite gravidique.

POINT (Desjardins's). Point pancréatique de Desjardins.

POINT (dorsal). Point douloureux interscapulo-vertébral droit, au niveau des 4e et 5e espaces intercostaux, dans la colique hépatique.

POINTS DOULOUREUX. Points de Valleix.

POINT (far). Punctum remotum.

POINT (Guéneau de Mussy's). Point de Guéneau de Mussy. → *Mussy's or de Mussy's button or point.*

POINT (Hallé's). Point urétéral moyen.

POINT (hystero-epileptogenous or hysterogenic). Zone hystérogène.

POINT (isoelectric). Point isoélectrique.

POINT (Kümmell's). Un des points appendiculaires situé au-dessous et un peu à droite de l'ombilic.

POINT (Lanz's). Point de Lanz.

POINT (Lavitas'). Un des points appendiculaires.

POINT (leak). Seuil de la glycémie au-delà duquel apparaît la glycosurie.

POINT (Lenzmann's). Point de Lenzmann.

POINT (Lian's). Point d'élection pour la ponction d'ascite, à l'union du 1/3 moyen et du 1/3 externe de la ligne joignant l'ombilic et l'épine iliaque antérieure et supérieure.

POINT (Lothlissen's). Un des points appendiculaires.

POINT (Mac Burney's). Point de Mac Burney.

POINT (Macewen's). Point douloureux, dans la sinusite frontale, situé au-dessus de l'angle interne de l'œil.

POINT (Mackenzie's). Point douloureux vésiculaire, à l'extrémité supérieure du muscle grand droit.

POINT (malar). Point malaire.

POINT (mental). Point mentonnier.

POINT (metopic). Point métopique.

POINT (Morris's). Point de Morris.

POINT (Munro's). Point de Munro.

POINT (Mussy's). Point de Guéneau de Mussy. → *Mussy's or de Mussy's button or point.*

POINT (nasal). Point nasal, nasion, *m.*

POINT (painful). Points de Valleix.

POINT (Pauly's). Point douloureux de la colique hépatique. → *point (dorsal).*

POINT (phrenic-pessure). Signe du phrénique, point phrénique.

POINT (Ramond's). Point douloureux entre les deux chefs du sterno-cléido-mastoïdien, dans les maladies de la vésicule biliaire.

POINT (Robson's). Un des points douloureux vésiculaires.

POINT (supranasal or supraorbital). Point sus-orbitaire. → *ophryon.*

POINT (trigger). Zone gachette.

POINT (Trousseau's apophysiary). Point apophysaire de Trousseau.

POINT (twisted). Torsades de pointes.

POINTS, *s. pl.* (veterinary medicine). Maniements, *m.*

POINTS (Valleix). Points de Valleix.

POINT (vital). Nœud vital.

POINTILLAGE, *s.* Pointillage, *m.* ; pointillement, *m.*

POISON, *s.* Poison, *m.*

POISONING, *s.* Intoxication, *f.* ; intoxication exogène, empoisonnement, *m.*

POISONING (blood). Septicémie, *s.f.*

POISONING (broom). Intoxication par le genêt à balai.

POISONING (can). Intoxication par les conserves.

POISONING (cannabis indica). Cannabisme, *s.m.*

POISONING (carbon disulfide). Sulfocarbonisme, *s.m.* ; intoxication par le sulfure de carbone.

POISONING (carbon monoxide). Oxycarbonisme, *s.m.*

POISONING (carbon tetrachloride). Intoxication par le tétrachlorure de carbone.

POISONING (chronic lead). Saturnisme chronique.

POISONING (coal gas). Oxycarbonisme, *s.m.*

POISONING (corn-cockle). Intoxication par la nielle.

POISONING (digitalis). Intoxication digitalique.

POISONING (food). Intoxication alimentaire.

POISONING (foxglove). Intoxication digitalique.

POISONING (Indian hemp). Cannabisme, *s.m.*

POISONING (lead). Saturnisme, *s.m.*

POISONING (meat). Intoxication alimentaire.

POISONING (milk). Syndrome de Burnett.

POISONING (mushroom). Intoxication par les champignons, mycétose toxique.

POISONING (mussel). Intoxication par les moules, mytilisme, *s.m.*

POISONING (O_2). Accidents de suroxygénation.

POISONING (phalloidin). Intoxication phalloïdienne, par un champignon, l'Amanite phalloïde.

POISONING (saturnine). Saturnisme, *s.m.*

POISONING (sausage). Botulisme, *s.m.*

POISONING (scombroid). Scrombroïdose, *s.f.*

POISONING (selenium). Intoxication par le sélénium.

POISONING (shellfish). Intoxication par les coquillages et crustacés.

POLAND'S SYNDACTYLY or **SYNDROME.** Syndrome de Poland.

POLAR, *adj.* Polaire.

POLICEMAN'S DISEASE. Tarsalgie des adolescents. → *flatfoot (spastic).*

POLICLINIC, *s.* Policlinique, *f.*

POLIENCEPHALITIS, *s.* Polioencéphalite, *f.*

POLIENCEPHALOMYELITIS, *s.* Polioencéphalomyélite, *f.* → *polioencephalomyelitis.*

POLIODYSTROPHIA CEREBRI PROGRESSIVA INFANTALIS. Maladie d'Alpers.

POLIODYSTROPHY CEREBRI. Maladie d'Alpers. → *poliodystrophia cerebri progressiva infantalis.*

POLIODYSTROPHY (progressive cerebral). Maladie d'Alpers. → *poliodystrophia cerebri progressiva infantalis.*

POLIOENCEPHALITIS, *s.* Polioencéphalite, *f.*

POLIOENCEPHALITIS ACUTA. Polioencéphalite aiguë.

POLIOENCEPHALITIS ACUTA HAEMORRHAGICA. Encéphalopathie de Gayet-Wernicke. → *Wernicke's encephalopathy, disease or syndrome.*

POLIOENCEPHALITIS (acute bulbar). Polioencéphalite inférieure aiguë. → *paralysis (acute bulbar).*

POLIOENCEPHALITIS (acute inferior). Polioencéphalite inférieure aiguë. → *paralysis (acute bulbar).*

POLIOENCEPHALITIS (chronic). Polioencéphalite chronique.

POLIOENCEPHALITIS HAEMORRHAGICA SUPERIOR. Maladie de Gayet-Wernicke. → *Wernicke's encephalopathy, disease or syndrome.*

POLIOENCEPHALITIS (subacute). Polioencéphalite subaiguë.

POLIOENCEPHALITIS (superior haemorrhagic). Maladie de Gayet-Wernicke. → *Wernicke's encephalopathy, disease or syndrome.*

POLIOENCEPHALOMYELITIS, *s.* Polionévraxite, *f.* ; polioencéphalomyélite, *f.* ; poliomyéloencéphalite, *f.*

POLIOMYELITIS, *s.* Poliomyélite, *f.*

POLIOMYELITIS (acute anterior). Poliomyélite antérieure aiguë, maladie de Heine-Medin, paralysie spinale infantile.

POLIOMYELITIS (acute lateral). Poliomyélite antérieure aiguë. → *poliomyelitis (acute anterior).*

POLIOMYELITIS (anterior). Poliomyélite antérieure.

POLIOMYELITIS (ascending). Forme ascendante de la poliomyélite antérieure aiguë.

POLIOMYELITIS BULBAR. Poliomyélite avec atteinte des centres bulbaires.

POLIOMYELITIS (cerebral). Polioencéphalite,*s. f.*

POLIOMYELITIS (chronic or **chronic anterior).** Poliomyélite antérieure chronique.

POLIOMYELITIS (posterior). Poliomyélite postérieure.

POLIOMYELITIS (spinal paralytic). Poliomyélite antérieure aiguë. → *poliomyelitis (acute anterior).*

POLIOMYELITIS SUUM. Maladie de Teschen. → *Teschen's disease.*

POLIOMYELOENCEPHALITIS, *s.* Polioencéphalomyélite, *f.* → *polioencephalomyelitis.*

POLIOSIS, *s.* Poliose, *f.*

POLIP SYNDROME. Syndrome POLIP.

POLIOVIRUS, *s. Poliovirus, m.*

POLISH PLAIT. Plique, *s.f.* ; trichome, *s.m.*

POLITZER'S TREATMENT. Expérience de Politzer.

POLITZERIZATION, *s.* Expérience de Politzer.

POLLAKICOPROSIS, *s.* Pollakicoprose, *f.*

POLLAKIURIA, POLLAKISURIA, *s.* Polakiurie, *f.* ; sychnurie, *f.*

POLLENOSIS, *s.* Pollinose, *f.*

POLLEX, *s.* Pouce, *m.*

POLLICIZATION, *s.* Pollicisation, *f.*

POLLINOSIS, *s.* Pollinose, *f.* ; pollinosis, *f.*

POLLITZER'S DISEASE. Folliclis, *m.* → *tuberculid (papulonecrotic).*

POLLUTION, *s.* Pollution, *f.*

POLYA'S OPERATION. Procédé de Polya, opération de Reichel.

POLYADENOMA, *s.* Polyadénome, *m.* : adénome multiglandulaire.

POLYADENOMA (gastric). Maladie de Ménétrier. → *gastritis (giant hypertrophic).*

POLYALGIA (idiopathic diffuse syndrome). Syndrome polyalgique, idiopathique diffus.

POLYALLELIA, *s.* Polyallélie, *f.*

POLYANGIITIS, *s.* Polyangéite, *f.*

POLIANGIITIS (microscopic). Polyangéite microscopique.

POLYARTERITIS, *s.* Polyartérite, *f.*

POLYARTERITIS ACUTA NODOSA. Périartérite nerveuse. → *periarteritis nodosa.*

POLYARTHRITIS, *s.* Polyarthrite, *f.*

POLYARTHRITIS (ankylosing). Spondylarthrite ankylosante. → *spondylitis (rheumatoid).*

POLYARTHRITIS (chronic secondary). Rhumatisme fibreux.

POLYARTHRITIS (chronic villous). Polysynovite chronique articulaire.

POLYARTHRITIS DESTRUENS. Polyarthrite rhumatoïde. → *arthritis (rheumatoid).*

POLYARTHRITIS (epidemic tropical acute). Polyarthrite aiguë épidémique tropicale, rhumatisme de Bougainville.

POLYARTHRITIS (juvenile chronic). Maladie de Still. → *arthritis (juvenile rheumatoid).*

POLYARTHRITIS RHEUMATICA ACUTA. Maladie de Bouillaud. → *fever (rheumatic).*

POLYARTHRITIS (tuberculous). Maladie de Pierre Marie. → *osteoarthropathy (hypertrophic pulmonary, pneumic or pneumogenic).*

POLYARTHRITIS (vertebral). Altération isolée des disques intervertébraux.

POLYBLAST, *s.* Macrophage mobile.

POLYCARDIA, *s.* Tachycardie, *f.*

POLYCHEMOTHERAPY, *s.* Polychimiothérapie, *f.*

POLYCHOLIA, *s.* Polycholie, *f.*

POLYCHONDRITIS, *s.* Polychondrite, *f.*

POLYCHONDRITIS (chronic atrophic). Polychondrite atrophiante chronique, chondromalacie généralisée ou systématisée, panchondrite, *s.f.* ; polychondrite à rechutes, syndrome d'Askanasy, maladie ou syndrome de von Meyenburg.

POLYCHONDRITIS CHRONICA ATROPHICANS. Polychondrite atrophiante chronique. → *chondritis (chronic atrophic).*

POLYCHONDRITIS (relapsing). Polychondrite atrophiante chronique. → *polychondritis (chronic atrophic).*

POLYCHONDROPATHIA, POLYCHONDROPATHY, *s.* Polychondrite atrophiante chronique. → *polychondritis (chronic atrophic).*

POLYCHROMASIA, POLYCHROMATIA, POLYCHROMATOPHILIA, POLYCHROMOPHILIA. Polychromatophilie, *s.f.* ; polychromasie, *s.f.*

POLYCLINIC, *s.* Polyclinique, *f.*

POLYCLONAL, *adj.* Polyclonal, ale.

POLYCLONIA, *s.* Polyclonie, *f.*

POLYCORIA, *s.* Polycorie, *f.*

POLYCORIA SPURIA (or false p.). Iris percé de plusieurs orifices.

POLYCORIA VERA (or true p.). Présence de plusieurs pupilles dans un œil, chacune avec son sphincter.

POLYCROTISM, *s.* Polycrotisme, *m.*

POLYCYESIS, *s.* Grossesse multiple.

POLYCYSTIC, *adj.* Polykystique.

POLYCYSTIC DISEASE. Maladie polykystique, polykystome, *m.*

POLYCYSTIC RENAL DISEASE. Rein polykystique.

POLYCYSTOMA, *s.* Maladie polykystique.

POLYCYSTOMA OF THE KIDNEY. Rein polykystique.

POLYCYTHAEMIA, *s.* Polyglobulie, *f.* ; polycythémie, *f.*

POLYCYTHAEMIA (appropriate). Polyglobulie réactionnelle bien adaptée.

POLYCYTHAEMIA (chronic splenomegalic). Polyglobulie vraie. → *polycythaemia vera.*

POLYCYTHAEMIA (compensatory). Polyglobulie réactionnelle bien adaptée.

POLYCYTHAEMIA HYPERTONICA. Maladie de Gaisböck, polycythémie hypertonique, polyglobulie des artériopathiques, pléthore *(pro parte).*

POLYCYTHAEMIA (Inappropriate). Polyglobulie réactionnelle bien adaptée.

POLYCYTHAEMIA WITH LEUKAEMIA. Splénomégalie myéloïde. → *splenomegaly (chronic nonleukaemic myeloid).*

POLYCYTHAEMIA (myelopathic). Polyglobulie vraie. → *polycythaemia vera.*

POLYCYTHAEMIA WITH OSTEOSCLEROSIS. Splénomégalie myéloïde. → *splenomegaly (chronic nonleukaemic myeloid).*

POLYCYTHAEMIA (primary). Polyglobulie vraie. → *polycythaemia vera.*

POLYCYTHAEMIA (relative). Pseudo-polyglobulie par hémoconcentration.

POLYCYTHAEMIA RUBRA. Polyglobulie vraie. → *polycythaemia vera.*

POLYCYTHAEMIA (secondary). Polyglobulie réactionnelle ou secondaire.

POLYCYTHAEMIA (splenomegalic). Polyglobulie vraie. → *polycythaemia vera.*

POLYCYTHAEMIA (spurious). Fausse polyglobulie, pseudo-polyglobulie, *f.*

POLYCYTHAEMIA (stress). Maladie de Gaisböck. → *polycythaemia hypertonica.*

POLYCYTHAEMIA VERA. Érythrémie, polyglobulie vraie ou primitive essentielle, polycythémie vraie, maladie ou syndrome de Vaquez ; et aussi : polyglobulie myélogène, myélomatose érythrémique, myélose hyperplasique érythrocytaire simple.

POLYCYTOSIS, *s.* Polycytose, *f.*

POLYDACTYLIA, POLYDACTYLISM, POLYDACTYLY, *s.* Polydactylie, *f.* ; polydactylisme, *m.*

POLYDIPSIA, *s.* Polydipsie, *f.*

POLYDYSCRINIA, *s.* Polydysendocrinie, *f.*

POLYDYSPLASIA, *s.* Polydysplasie, *f.*

POLYDYSPLASIA (hereditary ectodermal). Neuro-ectodermose congénitale. → *defects (congenital ectodermal).*

POLYDYSSPONDYLISM, *s.* Polydysspondylie, *f.*

POLYAEMIA, *s.* Pléthore sanguine.

POLYEMBRYONY, *s.* Polyembryonie, *f.*

POLYENDOCRINE SYNDROME. Polyendocrinopathie autoimmune.

POLYENDOCRINOPATHY (autoimmune). Polyendocrinopathie autoimmune.

POLYETHYLENE GLYCOL. Polyéthylène glycol.

POLYAESTHESIA, *s.* Polyesthésie, *f.*

POLYGALACTIA, *s.* Polygalactie, *f.* ; polygalie, *f.*

POLYGENIC, *adj.* Polygénique.

POLYGLANDULAR (autoimmune) SYNDROME. Polyendocrinopathie autoimmune.

POLYGLOBULIA, POLYGLOBULISM, *s.* Polyglobulie, *f.*

POLYGNATIA, *s.* Polygnatie, *f.*

POLYGNATUS, *s.* Polygnathien, *m.*

POLYHYDROSIS, *s.* Hyperhydrose, *f.*

POLYHYDRAMNION, POLYHYDRAMNIOS, *s.* Hydramnios, *m.*

POLYHYPERMENORRHOEA, *s.* Règles trop fréquentes et trop abondantes.

POLYHYPOMENORRHOEA, *s.* Règles trop fréquentes et peu abondantes.

POLYIDROSIS, *s.* Hyperhidrose, *f.*

POLYKARYOCYTE, *s.* Myéloplaxe, *m.*

POLYKERATOSIS CONGENITA. Polykératose congénitale.

POLYMASTIA, POLYMAZIA, *s.* Polymastie, *f.* ; pléiomazie, *f.* ; pléomazie, *f.*

POLYMELIA, *s.* Polymélie, *f.*

POLYMELIUS, POLYMELUS, *s.* Polymélien, *m.*

POLYMENIA, *s.* 1° Ménorragies, *f. pl.* – 2° Pollakiménorrhée, *f.*

POLYMENORRHOEA, *s.* 1° Ménorragies, *f. pl.* – 2° Pollakiménorrhée, *f.*

POLYMER, *s.* Polymère, *m.*

POLYMERASE CHAIN REACTION. Amplification génique.

POLYMERASE (DNA). ADN-polymérase, *s.f.*

POLYMERASE (RNA). ARN-polymérase, *s.f.*

POLYMERASE (RNA-dependent DNA). Transcriptase inverse.

POLYMERIA, *s.* Polymérisme, *m.*

POLYMERISM, *s.* 1° Polymérisme, *m.* – 2° (chemistry) Formation d'un polymère.

POLYMERY, *s.* Hérédité multifactorielle. → *inheritance (polygenic).*

POLYMORPHIC, POLYMORPHOUS, *adj.* Polymorphe.

POLYMORPHISM, *s.* Polymorphie, *f.* ; polymorphisme, *m.*

POLYMYALGIA ARTERITICA. Polymyalgie artéritique, pseudo-polyarthrite rhizomélique avec artérite temporale.

POLYMYALGIA RHEUMATICA. Pseudo-polyarthrite rhizomélique. → *Forestier-Certonciny syndrome.*

POLYMYOCLONUS, *s.* Polyclonie, *f.*

POLYMYOSITIS, *s.* Polymyosite, *f.*

POLYMYOSITIS HAEMORRHAGICA. Polymyosite hémorragique.

POLYMYOSITIS (progressive ossifying). Myosite ossifiante progressive. → *myositis ossificans progressiva.*

POLYMYOSITIS (trichinous). Trichinose, *f.*

POLYMYXIN, *s.* Polymyxine, *f.*

POLYMYXIN E, *s.* Polymyxine E, *f.* ; colistine, *f.*

POLYNEURITIS, *s.* Polynévrite, *f.*

POLYNEURITIS (acute febrile or acute infective or infectious). Syndrome de Guillain-Barré. → *Guillain-Barré syndrome.*

POLYNEURITIS (anaemic). Syndrome névro-anémique.

POLYNEURITIS CEREBRALIS MENIERIFORMIS. Syndrome d'irritation des nerfs cochléaire, vestibulaire, facial et trijumeau au début de la syphilis.

POLYNEURITIS (diphtheric). Polynévrite diphtérique.

POLYNEURITIS ENDEMICA. Béribéri, *s.m.* → *beriberi.*

POLYNEURITIS (Franki-Hochwart). Syndrome d'irritation des nerfs cochléaire, vestibulaire, facial et trijumeau au début de la syphilis.

POLYNEURITIS (Guillain-Barré). Syndrome de Guillain-Barré. → *Guillain-Barré syndrome.*

POLYNEURITIS (idiopathic acute). Forme primitive des syndromes de Guillain-Barré. → *Guillain-Barré syndrome.*

POLYNEURITIS (infectious). Syndrome de Guillain-Barré. → *Guillain-Barré syndrome.*

POLYNEURITIS (infectious-oedematous). Syndrome neuro-œdémateux.

POLYNEURITIS (Osler's febrile). Syndrome de Guillain-Barré. → *Guillain-Barré syndrome.*

POLYNEURITIS (potatorum). Polynévrite alcoolique.

POLYNEURITIS (progressive hypertrophic). Névrite hypertrophique progressive familiale. → *neuropathy (progressive hypertrophic interstitial).*

POLYNEURITIS (so-called infectious). Syndrome de Guillain-Barré. → *Guillain-Barré syndrome.*

POLYNEURITIS (uveoparotitic). Syndrome de Heerfordt. → *Heerfordt's disease or syndrome.*

POLYNEUROMYOSITIS, *s.* Polyneuromyosite, *f.*

POLYNEUROPATHY, *s.* Polyneuropathie, *f.*

POLYNEUROPATHY (acute infectious). Syndrome de Guillain-Barré. → *Guillain-Barré syndrome.*

POLYNEUROPATHY (erythroedema). Acrodynie, *s.f.*

POLYNEUROPATHY (familial amyloidotic). Polyneuropathie amyloïde familiale primitive, maladie de Corino Andrade, neuropathie amyloïde familiale.

POLYNEUROPATHY (periphereal). Polyneuropathie périphérique.

POLYNEUROPATHY (post-infectious). Syndrome de Guillain-Barré. → *Guillain-Barré syndrome.*

POLYNUCLEAR, *adj.* Polynucléaire.

POLYNUCLEOSIS, *s.* Polynucléose, *f.*

POLYNUCLEOTIDASE, *s.* Polynucléotidase, *f.*

POLYOMA, *s.* Polyome, *m.*

POLYOMAVIRUS, *s. Polyomavirus, m.* ; virus du polyome.

POLYONCOSIS (hereditary cutaneomandibular). Syndrome de Gorlin-Goltz. → *Gorlin's syndrome.*

POLYONYCHIA, *s.* Présence d'ongles surnuméraires.

POLYOPIA, POLYOPSIA, POLYOPSY, *s.* Polyopie, *f.* ; polyopsie, *f.*

POLYOPIA (binocular). Polyopsie binoculaire.

POLYOPIA (monophthalmica). Polyopsie monoculaire.

POLYORCHIDISM, POLYORCHISM, *s.* Polyorchidie, *f.*

POLYORRHYMENITIS, *s.* Polysérite, *f.*

POLYORRHYMENOSIS, *s.* Polysérite, *f.*

POLYOSIDE, *s.* Polyoside, *m.*

POLYOSTEOCHONDRITIS, *s.* Polyotéochondrite, *f.* → *dysplasia epiphysialis multiplex.*

POLYP, *s.* Polype, *m.*

POLYP (choanal). Polype nasopharyngien. → *polyp (nasopharyngeal).*

POLYP (nasopharyngeal). Polype nasopharyngien.

POLYPECTOMY, *s.* Polypectomie, *f.*

POLYPEPTIDASE, *s.* Polypeptidase, *f.*

POLYPEPTIDE, *s.* Polypeptide, *f.*

POLYPEPTIDAEMIA, *s.* Polypeptidémie, *f.*

POLYPEPTIDORRHACHIA, *s.* Polypeptidorachie, *f.*

POLYPEPTIDURIA, *s.* Polypeptidurie, *f.*

POLYPHAGIA, *s.* Polyphagie, *f.*

POLYPHARMACY, *s.* Polypharmacie, *f.*

POLYPHENY, *s.* Polyphénie, *f.*

POLYPHRASIA, *s.* Polyphrasie, *f.*

POLYPHYLETIC THEORY. Polygénisme, *m.* ; polyphylétisme, *m.*

POLYPLASTOCYTOSIS, *s.* Thrombocytose, *f.*

POLYPLEGIA, *s.* Diaplégie, *f.*

POLYPLOID, *adj.* Polyploïde, hyperdiploïde.

POLYPLOIDY, *s.* Polyploïdie, *f.* ; hyperdiploïdie, *f.*

POLYPNEA (américain), **POLYPNOEA,** *s.* Polypnée, *f.*

POLYPOSIS, *s.* Polypose, *f.*

POLYPOSIS COLI. Polyadénome du gros intestin, adénomatose essentielle du gros intestin, polypose intestinale ou recto-colique diffuse, polyadénomatose familiale essentielle, polyposis coli.

POLYPOSIS (familial or **familial intestinal).** Polyadénome du gros intestin. → *polyposis coli.*

POLYPOSIS GASTRICA. Polypose gastrique.

POLYPOSIS (hereditary intestinal). Polyadénome du gros intestin. → *polyposis coli.*

POLYPOSIS (hereditary) AND OSTEOMATOSIS. Syndrome de Gardner. → *Gardner's syndrome.*

POLYPOSIS (intestinal)-CUTANEOUS PIGMENTATION SYNDROME. Syndrome de Peutz-Jeghers. → *Peutz's or Peutz-Jeghers syndrome.*

POLYPOSIS INTESTINALIS. Polyadénome du gros intestin. → *polyposis coli.*

POLYPOSIS (multiple familial). Polydénome du gros intestin. → *polyposis coli.*

POLYPOSIS (recurrent nasal). Ethmoïdite de Woakes, maladie de Woakes.

POLYPOSIS VENTRICULI. Polypose gastrique.

POLYPOSIS (Woakes's). Maladie de Woakes. → *polyposis (recurrent nasal).*

POLYPUS, *s.* Polype, *m.*

POLYRADICULONEURITIS, *s.* Maladie de Guillain-Barré. → *Guillain-Barré syndrome.*

POLYRADICULONEURITIS (acute ascending) SYNDROME. Maladie de Guillain-Barré. → *Guillain-Barré syndrome.*

POLYRADICULONEUROPATHY (acute inflammatory). Maladie de Guillain-Barré. → *Guillain-Barré syndrome.*

POLYSACCHARIDE, *s.* Polysaccharide, *m.*

POLYSARCIA, *s.* Polysarcie, *f.*

POLYSARCIA CORDIS. Cœur adipeux.

POLYSEROSITIS, *s.* Polysérite, *f.* ; maladie de Concato.

POLYSEROSITIS (familial paroxysmal). Maladie périodique. → *fever (familial Mediterranean).*

POLYSEROSITIS (familial recurrent). Maladie périodique. → *fever (familial Mediterranean).*

POLYSEROSITIS (periodic or **recurrent).** Maladie périodique. → *fever (familial Mediterranean).*

POLYSIALIA, *s.* Salivation, *f.* ; ptyalisme, *m.*

POLYSOMY, *s.* Polysomie, *f.*

POLYSPERMIA, POLYSPERMISM, POLYSPERMY, *s.* Polyspermie, *f.*

POLYSPLENIA, *s.* Polysplénie, *f.*

POLYSYNDACTYLY, *s.* Polysyndactylie, *f.*

POLYTHELIA, POLYTHELISM, *s.* Polythélisme, *m.*, polythélie, *f.*

POLYTHERAPY, *s.* Polythérapie, *f.*

POLYTRAUMATISM, *s.* Polytraumatisme, *m.*

POLYTRICHIA, POLYTRICHOSIS, *s.* Hypertrichose, *f.*

POLYUNGUIA, *s.* Présence d'ongles surnuméraires.

POLYURIA, *s.* Polyurie, *f* ; pléionurie, *f.*

POLYURIA TEST. Épreuve de la polyurie expérimentale d'Albarran.

POLYVALENT, *adj.* Polyvalent, ente ; multivalent, ente.

POMPE'S DISEASE or **SYNDROME.** Maladie ou syndrome de Pompe, cardiomégalie glycogénique, glycogénose type II.

POMPHOLYX, *s.* Pemphigus, *m.*

POMPHUS, *s.* Papule urticarienne.

PONCET'S DISEASE. Rhumatisme de Poncet.

PONCET'S OPERATION. Périnéostomie, *f.* → *perineostomy.*

PONCET'S RHEUMATISM. Rhumatisme de Poncet

PONOS, *s.* 1° Kala-azar, *m.* → *kala-azar.* – 2° Kala-azar infantile. → *kala-azar (infantile).*

PONS, *s.* Pont, *m.*

PONTINE SYNDROMES. Syndromes protubérantiels, syndromes mésocéphaliques, syndromes pontins.

PONTINE TEGMENTUM SYNDROME. Syndrome de la calotte protubérantielle.

POOL, *s.* Pool, *m.* ; masse commune.

POPLITEAL, *adj.* Poplité, tée.

POPLITEAL ARTERY ENTRAPMENT. Artère poplitée piégée.

POPPEN'S OPERATION. Opération de Poppen.

POPPER, *s.* Popper, *m.*

POPPER'S METHOD. Réaction de Popper.

PORADENIA, *s.* Maladie de Nicolas-Favre. → *lymphogranuloma (venereal).*

PORADENITIS, *s.*, **INGUINAL PORADENITIS, PORADENITIS NOSTRAS.** Maladie de Nicolas-Favre. → *lymphogranuloma (venereal).*

PORADENOLYMPHITIS, *s.* Maladie de Nicolas-Favre. → *lymphogranuloma (venereal).*

PORAK-DURANTE SYNDROME. Osteogenesis imperfecta. → *osteogenesis imperfecta.*

PORENCEPHALIA, PORENCEPHALY, *s.* Porencéphalie, *f.*

PORGES-SALOMON TEST. Réaction de Porges.

PORIN, *s.* Porine, *f.*

PORIOMANIA, *s.* Fugue, *f.*

PORION, *s.* Porion, *m.*

POROCEPHALIASIS, POROCEPHALOSIS, *s.* Porocéphalose, *f.*

POROKERATOSIS, *s.*, **POROKERATOSIS EXCENTRICA, POROKERATOSIS OF MIBELLI.** Porokératose de Mibelli, hyperkératose figurée centrifuge atrophiante, kérato-atrophodermie héréditaire chronique et progressive.

POROKERATOSIS OF MANTOUX. Porokératose papillomateuse de Mantoux.

POROMA (eccrine). Porome eccrine de Pinkus.

POROSIS (cerebral). Porose cérébrale.

PORPHOBILINOGEN, *adj.* Porphobilinogène.

PORPHYRIA, *s.* Porphyrie, *f.*

PORPHYRIA (acute intermittent). Porphyrie aiguë intermittente.

PORPHYRIA (congenital erythropoïetic). Porphyrie érythropoiétique congénitale, maladie de Günther.

PORPHYRIA (photosensitive). Maladie de Günther. → *porphyria (congenital erythropoietic).*

PORPHYRIA CUTANEA TARDA or **PORPHYRIA (cutaneous).** Porphyrie cutanée tardive.

PORPHYRIA ERYTHROPOIETICA. (term including : congenital erythropoietic porphyria, erythropoietic protoporphyria). Porphyrie érythropoïétique.

PORPHYRIA HEPATICA. (term including : acute intermittent porphyria, porphyria variegata, hereditary coproporphyria, porphyria cutanea tarda). Porphyrie hépatique.

PORPHYRIA (mixed). Porphyria variegata. → *porphyrie mixte.*

PORPHYRIA (South African genetic). Porphyria variegata. → *porphyrie mixte.*

PORPHYRIA (Swedish genetic). Porphyrie aiguë intermittente.

PORPHYRIA VARIEGATA or **PORPHYRIA (variegate).** Porphyria variegata, porphyrie mixte.

PORPHYRIN, *s.* Porphyrine, *f.*

PORPHYRINAEMIA, *s.* Porphyrinémie, *f.*

PORPHYRINURIA, *s.* Porphyrinurie, *f.*

PORPHYRIZATION, *s.* Porphyrisation, *f.*

PORPHYRURIA, *s.* Porphyrinurie, *f.*

PORRACEOUS, *adj.* Porracé, cée.

PORRIGO, *s.* Porrigo, *m.*

PORRIGO DECALVANS. Porrigo decalvans (obsolete), pelade, *f.* → *alopecia areata.*

PORRIGO FAVOSA. Alopécie due au favus.

PORRIGO FURFURANS (obsolete). Trichophytie du cuir chevelu. → *ringworm of the scalp.*

PORRIGO LUPINOSA. Favus, *m.* → *favus.*

PORRO'S OPERATION. Opération de Porro.

PORTAL, *adj.* Porte, *adj.*

PORTER'S SIGN. Signe de la trachée. → *tugging (tracheal).*

PORTER-SILBER REACTION. Méthode de Porter et Silber.

PORTE'S OPERATION. Opération de Portes, extériorisation de l'utérus.

PORTOGRAPHY, *s.* Portographie, *f.*

PORTOHEPATOGRAPHY, *s.* Porto-hépatographie, *f.*

PORTOMANOMETRY, *s.* Portomanométrie, *f.*

PORTSMOUTH SYNDROME. Syndrome de Portsmouth.

PORT-WINE MARK, or **NAEVUS** or **STAIN.** Angiome plan. → *naevus flammeus.*

POSADAS'S MYCOSIS. Coccidioïdomycose, *s.f.* → *coccidioidomycosis.*

POSADAS-WERNICKE DISEASE. Coccidioïdomycose, *s.f.* → *coccidioidomycosis.*

POSITION, *s.* Position, *f.*

POSITION (back anterior). Position dorso-antérieure.

POSITION (back posterior). Position dorso-postérieure.

POSITION (batrachian). Position de grenouille.

POSITION (Bonner's). Flexion avec abduction et rotation externe de la cuisse dans l'arthrite de la hanche.

POSITION (coiled). Position en chien de fusil.

POSITION (decubitus). Décubitus dorsal.

POSITION (Depage's). Position genu-pectorale.

POSITION (dorsal). Décubitus dorsal.

POSITION (dorsal recumbent). Position gynécologique.

POSITION (dorsosacral). Position de la taille.

POSITION (Edebohls's). Position gynécologique.

POSITION (Elliot's). Position utilisée dans les opérations sur la vésicule biliaire, un support soulevant la base du thorax du malade en décubitus dorsal.

POSITION (English). Position en décubitus latéral gauche, la cuisse droite fléchie et surélevée, utilisée en Angleterre pour les accouchements.

POSITION (first breech). Position sacro-iliaque gauche antérieure, SIGA.

POSITION (first face). Position mento-iliaque droite postérieure, MIDP.

POSITION (first vertex). Position occipito-iliaque gauche antérieure, OIGA.

POSITION (fourth breech). Position sacro-iliaque gauche postérieure, SIGP.

POSITION (fourth face). Position mento-iliaque droite antérieure, MIDA.

POSITION (fourth vertex). Position occipito-iliaque gauche postérieure, OIGP.

POSITION (Fowler's). Position de Fowler.

POSITION (froglike). Position de grenouille.

POSITION (frontal anterior or **frontoanterior) (right** or **left).** Position frontale antérieure, position naso-iliaque antérieure (droite ou gauche).

POSITION (frontal posterior or **frontoposterior) (right** or **left).** Position frontale postérieure, position naso-iliaque postérieure (droite ou gauche).

POSITION (frontal transverse or **frontotransverse) (right** or **left).** Position frontale transverse, position naso-iliaque transverse (droite ou gauche).

POSITION (functional). Position de fonction.

POSITION (genucubital). Position genu-cubitale.

POSITION (genupectoral). Position genu-pectorale.

POSITION OF THE HEART (electric). Position électrique du cœur.

POSITION (high pelvic). Position de Trendelenbourg.

POSITION (horizontal). Position horizontale.

POSITION (jackknife). Position dans laquelle le patient est couché sur le dos, les épaules soulevées, les cuisses relevées à angle droit et les jambes fléchies : utilisée pour le cathétérisme urétral.

POSITION (Jones's). Flexion forcée de l'avant-bras, position d'immobilisation des fractures du condyle interne de l'humérus.

POSITION (knee-chest). Position genu-pectorale.

POSITION (knee-elbow). Position genu-cubitale.

POSITION (lateral recumbent). Décubitus latéral gauche. → *position (English).*

POSITION (latero-abdominal). → *position (Sims's).*

POSITION (left fronto-anterior). Position naso-iliaque gauche antérieure.

POSITION (left fronto-posterior). Position naso-iliaque gauche postérieure.

POSITION (left frontotransverse). Position naso-iliaque transverse gauche.

POSITION (left recumbent). Décubitus latéral gauche. → *position (English).*

POSITION (left mentoanterior). MIGA. → *position (third face).*

POSITION (left mentoposterior). MIGP. → *position (second face).*

POSITION (left mentotransverse). Position mento-iliaque gauche transverse.

POSITION (left occipitoanterior). OIGA. → *position (first vertex).*

POSITION (left occipito cotyloid). OIGA. → *position (first vertex).*

POSITION (left occipitoposterior). OIGP. → *position (fourth vertex).*

POSITION (left occipitotransverse). Position occipito-iliaque gauche transverse, OIGT.

POSITION (left sacroanterior). SIGA. → *position (first breech).*

POSITION (left sacroposterior). SIGP. → *position (fourth breech).*

POSITION (left sacrotransverse). Position sacro-iliaque gauche transverse.

POSITION (left scapuloanterior). Position épaule gauche en dorso-antérieure.

POSITION (left scapuloposterior). Position épaule gauche en dorso-postérieure.

POSITION (lithotomy). Position de la taille.

POSITION (mentoanterior or **mentum anterior) (left** or **right).** Position mento-iliaque antérieure (gauche ou droite).

POSITION (mentoanterior or **mentum posterior) (left** or **right).** Position mento-iliaque postérieure (gauche ou droite).

POSITION (mentotransverse or **mentum transverse) (left** or **right).** Position mento-iliaque transverse (gauche ou droite).

POSITION (Mercurio's). Position de Walcher.

POSITION (Noble's). Position debout penchée en avant avec appui sur les bras.

POSITION (obstetrical). Position gynécologique.

POSITION (occipitoanterior). Position occipito-pubienne, OP.

POSITION (occipitoposterior). Position occipito-sacrée, OS.

POSITION (occipitosacral or **occiput sacral).** Position occipito-sacrée.

POSITION (occipito sacrolliac). OIGP. → *position (fourth vertex).*

POSITION (occipitotransverse or **occiput transverse) (left** or **right).** Position occipito-transverse (gauche ou droite).

POSITION (operating). Position de fonction.

POSITION (Péan's). Position de Péan.

POSITION (Proetz's). Position dorsale, la tête dépassant le bord de la table et tombant en hyperextension.

POSITION (prone). Décubitus ventral, procubitus.

POSITION (right frontoanterior). Position naso-iliaque droite antérieure.

POSITION (right frontoposterior). Position naso-iliaque droite postérieure.

POSITION (right frontotransverse). Position naso-iliaque transverse droite.

POSITION (right mentoanterior). MIDA. → *position (fourth face).*

POSITION (right mentoposterior). MIDP. → *position (first face).*

POSITION (right mentotransverse). Position mento-iliaque droite transverse.

POSITION (right occipitoanterior). OIDA. → *position (second vertex).*

POSITION (right occipitoposterior). OIDP. → *position (third vertex).*

POSITION (right occipitotransverse). Position occipito-iliaque droite transverse, OIDT.

POSITION (right sacroanterior). SIDA. → *position (second breech).*

POSITION (right sacroposterior). SIDP. → *position (third breech).*

POSITION (right sacrotransverse). Position sacro-iliaque droite transverse.

POSITION (right scapuloanterior). Position épaule droite en dorso-antérieure.

POSITION (right scapuloposterior). Position épaule droite en dorso-postérieure.

POSITION (Robson's). Position dorsale, un sac de sable placé sous la région lombaire (utilisé pour les opérations sur les voies biliaires).

POSITION (Rose's). Position analogue à celle de Proetz.

POSITION (sacroanterior or **sacrum anterior) (left** or **right).** Position sacro-iliaque antérieure (gauche ou droite).

POSITION (sacroposterior or **sacrum posterior) (left** or **right).** Position sacro-iliaque postérieure (gauche ou droite).

POSITION (sacrotransverse or **sacrum transverse) (right** or **left).** Position sacro-iliaque transverse (droite ou gauche).

POSITION (Samuel's). Position obstétricale analogue à celle de la taille, la parturiente maintenant ses jambes fléchies avec ses mains.

POSITION (Schultze's). Position du placenta lorsque son centre apparaît le premier au moment de la délivrance.

POSITION (Scultetus's). Position inclinée la tête en bas.

POSITION (second breech). Position sacro-iliaque droite antérieure, SIDA.

POSITION (second face). Position mento-iliaque gauche postérieure, MIGP.

POSITION (second vertex). Position occipito-iliaque droite antérieure, OIDA.

POSITION (semiprone). → *position (Sims's).*

POSITION (semireclining). Position demi-assise.

POSITION (shoe-and-stocking). Position jambes croisées.

POSITION (Simon's). Position gynécologique.

POSITION (Sims's). Position où le patient est couché sur la poitrine et le côté gauche, les cuisses et les jambes fléchies, la jambe droite croisée en avant de la gauche, le bras gauche restant en arrière.

POSITION (sitting). Position assise.

POSITION (Stern's). Position analogue à celle de Proetz, utilisée pour mieux entendre le souffle de l'insuffisance tricuspidienne.

POSITION (supine). Décubitus dorsal.

POSITION (third breech). Position sacro-iliaque droite postérieure, SIDP.

POSITION (third face). Position mento-iliaque gauche antérieure, MIGA.

POSITION (third vertex). Position occipito-iliaque droite postérieure, OIDP.

POSITION (Trendelenburg's). Position de Trendelenburg, position dorso-sacrée déclive.

POSITION (tripod). Position assise, le sujet s'appuyant des deux mains sur le plan du lit.

POSITION (unilateral). Décubitus latéral.

POSITION (Valentine's). Position dans laquelle le patient est couché sur le dos, les hanches fléchies sur deux plans inclinés : utilisée pour les lavages de l'urètre.

POSITION (Walcher's). Position de Walcher.

POSITIONING, *s.* Positionnement, *m.*

POSITIVISM, *s.* Positivisme, *m.*

POSITON, *s.* Positon, *m.* ; positron, *m* ; électron positif.

POSNER-SCHLOSSMANN SYNDROME. Syndrome de Posner-Schlossmann.

POSOLOGY, *s.* Posologie, *f.*

POST-ABORTAL, *adj.* Relatif au post-abortum, survenu après un avortement.

POSTALCOHOLIC BEHAVIOUR SYNDROME. Syndrome d'Elpénor.

POSTCARDIOTOMY SYNDROME. Syndrome postcardiotomie.

POSTCOMMISSUROTOMY SYNDROME. Syndrome postcommissurotomie.

POSTEROCLUSION, *s.* Position de l'arcade dentaire inférieure en retrait par rapport à la supérieure.

POST-EXCITATION SYNDROME. Syndrome post-excitation.

POSTHETOMY, *s.* Circoncision, *f.*

POSTHITIS, *s.* Posthite, *f.*

POST-MATURITY SYNDROME. Syndrome post-maturité.

POSTMENSTRUAL, *adj.* Postmenstruel, elle.

POSTMYOCARDIAL INFARCTION SYNDROME. Syndrome de Dressler, syndrome postinfarctus du myocarde, syndrome postcoronarite.

POSTPERICARDIOTOMY SYNDROME. Syndrome postpéricardiotomie, syndrome de Johnson.

POSTRUBELLA SYNDROME. Syndrome de Gregg. → *Gregg's syndrome.*

POSTSYNAPTIC, *adj.* Post-synaptique.

POST-TACHYCARDIAC SYNDROME. Syndrome posttachycardiaque.

POSTURAL, *adj.* Postural, ale.

POSTURAL DRAINAGE. Drainage de posture.

POSTURAL TEST. Épreuve de position.

POSTURE, *s.* Posture, *f.*

POSTUROGRAPHY, *s.* Posturographie, *f.*

POTAIN'S APPARATUS. Appareil de Potain.

POTAIN'S DISEASE. Congestion pulmonaire, maladie de Woillez.

POTAMOPHOBIA, *s.* Potamophobie, *f.*

POTASSAEMIA, *s.* Kaliémie, *f.*

POTASSIUM, *s.* Potassium, *m.*

POTENTIAL, *s.* Potentiel, *m.*

POTENTIAL (evoked). Potentiel évoqué.

POTENTIAL (membrane). Potentiel de membrane.

POTENTIALS (delayed), POTENTIALS (late). Potentiels tardifs.

POTENTIALIZATION, POTENTIATION, *s.* Potentialisation, potentiation.

POTH'S TUMOUR-LIKE KERATOSIS. Kératose pseudotumorale de Poth. → *keratosis (Poth's tumour-like).*

POTION, POTIO, *s.* Potion, *f.*

POTOMANIA, *s.* 1° Potomanie, *f.* – 2° Delirium tremens.

POTT'S ANEURYSM. Varice anévrismale → *varix (aneurysmal).*

POTT'S ASTHMA. Laryngospasme. → *laryngospasm.*

POTT'S CARIES, POTT'S CURVATURE or **DISEASE.** Mal de Pott, mal vertébral, phtisie dorsale, spondylite tuberculeuse.

POTT'S FRACTURE. Fracture de Dupuytren (du membre inférieur).

POTT'S GANGRENE. Gangrène sénile.

POTT'S OSTEITIS. Mal de Pott vertébral. → *Pott's caries.*

POTT'S PARALYSIS or **PARAPLEGIA.** Paraplégie pottique, paralysie pottique.

POTT'S PUFFY TUMOUR. Abcès dû à une ostéomyélite des os du crâne, apparaissant sous le cuir chevelu.

POTTER'S DISEASE or **SYNDROME.** Syndrome de Potter.

POTTER'S TRIAD. Surdité homolatérale, névralgie temporofaciale et parésie du voile du palais, dans les tumeurs du naso-pharynx.

POTTS, GIBSON AND SMITH OPERATION. Opération de Potts, Gibson et Smith.

POUCH SYNDROME (third and fourth pharyngeal). Syndrome de Di George.

POULET'S DISEASE. Ostéopériosite rhumatismale.

POULIQUEN'S DEVICE. Appareil de Pouliquen.

POULIQUEN'S SPLINT. Attelle de Pouliquen.

POWER (carbon dioxide combining). Capacité du plasma sanguin en gaz carbonique.

POWER (CO_2 combining). Capacité du plasma sanguin en gaz carbonique.

POX, *s.* 1° Toute maladie de peau vésiculeuse ou pustuleuse. – 2° Syphilis, *f.* (popular).

POX (cotton). Alastrim, *f.* → *alastrim.*

POX (cow). Vaccine, *s.f.*

POX (glass). Alastrim, *s.f.* → *alastrim.*

POX (Kaffir). Alastrim, *s.f.* → *alastrim.*

POX (milk). Alastrim, *s.f.* → *alastrim.*

POX (rickettsial). Rickettsiose varicelliforme, fièvre vésiculeuse.

POX (Samoa). Alastrim, *s.f.* → *alastrim.*

POX (Sanaga). Alastrim, *s.f.* → *alastrim.*

POX (sheep). Clavelée, variole ovinée.

POX (water). Gourme des mineurs.

POX (white). Alastrim, *s.f.* → *alastrim.*

POXVIRIDAE, *s. pl.* Poxviridés, *m.*

POXVIRUS, *s.* Poxvirus, *m.*

Pp. Abréviation pour « punctum proximum ».

PPCF. Initiales de « plasma prothrombin conversion factor » ; proaccélérine, *f.*

PPH. Pseudopseudohypoparathyrodisme.

PPLO. Abréviation pour « pleuropneumonia-like organism » ; PPLO. → *mycoplasma.*

PPSB. Abréviation de prothrombine - proconvertine – facteur Stuart – facteur anti-hémophilique B ; PPSB.

Pr. Abréviation pour « punctum remotum ».

PR INTERVAL. Espace P R.

PRACTICE, *s.* Expérience, *f.*

PRACTICE (family). Médecine de famille.

PRACTICE (general). Médecine générale.

PRACTICE (good). Bonnes pratiques.

PRACTICE (group). Médecine de groupe.

PRACTITIONER, *s.* Praticien, *m.*

PRACTITIONER (general). Médecin généraliste.

PRADER AND GURTNER SYNDROME. Syndrome de Prader et Gurtner, hyperplasie lipoïde des surrénales.

PRADER-LABHART-WILLI-FANCONI SYNDROME. Syndrome de Prader-Labhart-Willi-Fanconi. → *Prader-Willi syndrome.*

PRADER-WILLI SYNDROME. Syndrome de Prader-Labhart-Willi-Fanconi, syndrome de Willi-Prader-Labhart.

PRAGMATAGNOSIA, *s.* Pragmato-agnosie, *f.*

PRANDIAL, *adj.* Prandial, ale.

PRASTERONE, *s.* Prastérone, *f.*

PRAUSNITZ-KÜSTNER REACTION or **TEST.** Épreuve de Prausnitz-Küstner.

PRAVAZ'S SYRINGE. Seringue de Pravaz.

PRAXIA, PRAXIS, *s.* Praxie, *f.*

PRE-AIDS. Para SIDA, ARC (AIDS related complex).

PREALBUMIN, *s.* Pré-albumine, *f.*

PREBETALIPOPROTEIN, *s.* Prébétalipoprotéine.

PRECANCEROSIS, *s.* Précancérose, *f.*

PRECANCEROUS, *adj.* Précancéreux, euse.

PRECIPITATION TEST. Précipito-diagnostic, *m.* → *precipitin reaction.*

PRECIPITIN REACTION. *s.* Précipitine, *f.* ; anticorps précipitant.

PRECIPITIN REACTION or **TEST.** Réaction de précipitation, précipito-diagnostic.

PRECIPITIN TEST (gel diffusion). Technique d'immuno-diffusion.

PRECIRRHOSIS, *s.* Précirrhose, *f.*

PRECOMA, *s.* Précoma, *m.*

PRECONSCIOUS, *adj.* and *s.* Subconscient, *m.*

PRECORDIALGIA, *s.* Précordialgie, *f.*

PRECORDIUM, *s.* Précordium, *m.*

PRECRITICAL, *adj.* Procritique.

PRECURSOR, *s.* Précurseur, *m.*

PREDIABETES, *s.* État prédiabétique.

PREDIASTOLIC, *adj.* Prédiastolique.

PREDISPOSITION, *s.* Prédisposition morbide.

PREDNISOLONE, *s.* Delta-hydrocortisone, *f.* ; delta-1-déhydro-hydrocortisone, *f.* ; delta-1-4-pregnadiène 11ß-17α-21 triol 3-20 dione, *f.* ; métacortandralone, *f.* ; prednisolone, *f.*

PREDNISONE, *s.* Delta-cortisone, *f.* ; delta-1-déhydro-cortisone, *f.* ; métacortandracine, *f.* ; métacortène, *m.* ; prednisone, *f.*

PREOEDEMA, *s.* Pré-œdème, *f.* ; œdème histologique.

PREEXCITATION, *s.* Pré-excitation, *f.*

PREEXCITATION SYNDROME. Syndrome de pré-excitation, pré-excitation ventriculaire.

PREFIBRILLATION (ventricular). Anarchie ventriculaire.

PREGNANCY, *s.* Grossesse, *f.* ; gestation, *f.* ; gravidité, *f.*

PREGNANCY (abdominal). Grossesse abdominale.

PREGNANCY (aborted ectopic). Avortement tubaire.

PREGNANCY (afetal). Grossesse nerveuse.

PREGNANCY (ampullar). Grossesse ampullaire.

PREGNANCY (angular). Grossesse interstitielle.

PREGNANCY (bigeminal). Grossesse gémellaire.

PREGNANCY (broad ligament). Grossesse ectopique développée dans le ligament large.

PREGNANCY (cervical). Grossesse cervicale.

PREGNANCY (combined). Grossesses intra- et extra-utérine simultanées.

PREGNANCY (compound). Grossesse normale survenant au cours d'une grossesse ectopique.

PREGNANCY (cornual). Grossesse interstitielle.

PREGNANCY (ectopic). Grossesse ectopique ou extra-utérine.

PREGNANCY (entopic). Grossesse normale.

PREGNANCY (extrauterine). Grossesse extra-utérine.

PREGNANCY (fallopian). Grossesse tubaire.

PREGNANCY (false). Grossesse nerveuse, fausse grossesse.

PREGNANCY (fatty). Fausse grossesse avec adiposité abdominale.

PREGNANCY (gemellary). Grossesse gémellaire.

PREGNANCY (heterospecific). Grossesse hétérospécifique.

PREGNANCY (heterotopic). Grossesse intra- et extra-utérine simultanées.

PREGNANCY (high risk). Grossesse à risque élevé.

PREGNANCY (hydatid). Grossesse môlaire.

PREGNANCY (hysteric). Grossesse nerveuse.

PREGNANCY (incomplete). Grossesse interrompue prématurément.

PREGNANCY (interstitial). Grossesse interstitielle.

PREGNANCY (intraligamentary). Grossesse développée dans le ligament large.

PREGNANCY (intramural). Grossesse interstitielle.

PREGNANCY (intraperitoneal). Grossesse abdominale.

PREGNANCY (isthmian). Grossesse isthmique.

PREGNANCY (mesenteric). Grossesse tubaire développée partiellement dans le ligament large.

PREGNANCY (molar). Grossesse môlaire.

PREGNANCY (multiple). Grossesse multiple.

PREGNANCY (mural). Grossesse interstitielle.

PREGNANCY (nervous). Grossesse nerveuse.

PREGNANCY (ovarian). Grossesse ovarienne.

PREGNANCY (oviducal). Grossesse tubaire.

PREGNANCY (parietal). Grossesse interstitielle.

PREGNANCY (phantom). Grossesse nerveuse.

PREGNANCY (plural). Grossesse multiple.

PREGNANCY (sarcofetal). Môle embryonnée.

PREGNANCY (sarcohysteric). Grossesse môlaire.

PREGNANCY (secondary abdominal). Grossesse qui, dans un second temps, va se développer dans la cavité abdominale.

PREGNANCY (spurious). Grossesse nerveuse.

PREGNANCY (stump). Grossesse sur un moignon utérin laissé après hystérectomie.

PREGNANCY (tubal). Grossesse tubaire.

PREGNANCY (tuboabdominal). Grossesse tubo-abdominale ou infundibulaire.

PREGNANCY (tuboligamentary). Grossesse tubaire développée partiellement dans le ligament large.

PREGNANCY (tubouterine). Grossesse interstitielle. → *pregnancy (intra-mural).*

PREGNANCY (twin). Grossesse gémellaire.

PREGNANCY (unconscious). Grossesse ignorée.

PREGNANCY TEST. Diagnostic biologique de la grossesse.

PREGNANDIOL, PREGNANEDIOL, *s.* Prégnandiol, *m.*

PREGNANT, *adj.* Enceinte, gravide.

PREGNENINOLONE, *s.* Prégnéninolone, *f.* ; éthinyl-testostérone, *f.*

PREGNENOLONE, *s.* Prégnénolone, *f.*

PREICTERIC, *adj.* Préictérique.

PREIMMUNIZATION, *s.* Pré-immunisation, *f.*

PREISER'S DISEASE. Maladie de Köhler-Mouchet, maladie de Preiser.

PREISZ-NOCARD BACILLUS. *Corynebacterium pseudotuberculosis ovis.*

PREJUDICE, *s.* Préjudice, *m.*

PRELEUKAEMIC, *adj.* Préleucémique.

PRELOAD (ventricular). Précharge ventriculaire.

PREMALIGNANT, *adj.* Précancéreux, euse.

PREMATURE, *adj.* Prématuré, ée.

PREMATURITY, *s.* Prématurité, *f.*

PREMEDICATION, *s.* Prémédication, *f.*

PREMENOPAUSE, *s.* Préménopause, *f.*

PREMENSTRUAL, *s.* Prémenstruel, elle.

PREMOLAR, *s.* Prémolaire, *f.*

PREMONITORY, *adj.* Prémonitoire.

PREMONOCYTE, *s.* Promonocyte, *m.*

PREMUNITION, *s.* Prémunition, *f.* ; immunité d'infection ou de surinfection, immunité non stérilisante, immunité relative ou partielle, immunité-tolérance, prémunité.

PREMUNITIVE, *adj.* Prémunitif, ive.

PREMYCOSIS, *adj.* Prémycosique.

PREMYELOCYTE, *s.* Promyélocyte, *m.*

PRENATAL, *adj.* Prénatal, ale.

PREPARATIVE, *s.* Ambocepteur, *m.* → *amboceptor.*

PREPARATOR, *s.* Ambocepteur, *m.* → *amboceptor.*

PREPARATORY, *adj.* Préparant, sensibilisant, ante. → *sensitizing.*

PREPATENT PERIOD. Période de prépatence, incubation parasitaire.

PREPONDERANCE (ventricular). Prépondérance ventriculaire.

PREPROHORMONE, *s.* Préprohormone, *f.*

PREPUCE, *s.* Prépuce, *m.*

PRESBYACUSIA, PRESBYCUSIS, PRESBYCOUSIS, *s.* Presbyacousie, *f.*

PRESBYOPHRENIA, *s.* Presbyophrénie, *f.*

PRESBYOPIA, PRESBYTIA, PRESBYTISM, *s.* Presbyopie, *f.* ; presbytie, *f.*

PRESCLEROSIS, *s.* Présclérose, *f.*

PRESCRIPTION, *s.* Prescription, *f.*

PRESELLAR, *adj.* Présellaire.

PRESENIUM, *s.* Présénium, *m.*

PRESENTATION, *s.* Présentation, *f.*

PRESENTATION (acromion). Présentation de l'épaule.

PRESENTATION (antigen). Présentation des antigènes.

PRESENTATION (breech). Présentation du siège.

PRESENTATION (bregma). Présentation bregmatique.

PRESENTATION (brow). Présentation du front.

PRESENTATION (double breech). Présentation du siège complet.

PRESENTATION (cephalic). Présentation céphalique.

PRESENTATION (complete breech). Présentation du siège complet.

PRESENTATION (compound). Présentation compliquée.

PRESENTATION (dorsal). Présentation de l'épaule.

PRESENTATION (extended breech). Présentation du siège mode des fesses.

PRESENTATION (face). Présentation de la face.

PRESENTATION (flexed breech). Présentation du siège complet.

PRESENTATION (footling). Variété de siège complet avec procidence des jambes.

PRESENTATION (frank breech). Présentation du siège mode des fesses.

PRESENTATION (full breech). Présentation du siège complet.

PRESENTATION (funis). Présentation du cordon ombilical.

PRESENTATION (incomplete breech or incomplete foot or knee). Présentation du siège avec procidence d'une jambe.

PRESENTATION (knee). Variété de siège complet avec procidence des jambes.

PRESENTATION (longitudinal). Présentation longitudinale.

PRESENTATION (oblique). Présentation de l'épaule.

PRESENTATION (pelvic). Présentation du siège.

PRESENTATION (placental). Placenta prævia.

PRESENTATION (polar). Présentation longitudinale.

PRESENTATION (sacral). Présentation du siège.

PRESENTATION (shoulder). Présentation de l'épaule, présentation transverse, présentation oblique.

PRESENTATION (single breech). Présentation du siège mode des fesses.

PRESENTATION (torso). Présentation de l'épaule.

PRESENTATION (transverse). Présentation de l'épaule.

PRESENTATION (trunk). Présentation de l'épaule.

PRESENTATION OF THE UMBILICAL CORD. Présentation du cordon ombilical.

PRESENTATION (vertex). Présentation du sommet.

PRESERVED, *adj.* Conservé, ée.

PRESPHYGMIC, *adj.* Présphygmique.

PRESPHYGMIC PERIOD. Phase présphygmique.

PRESSORECEPTIVE, *adj.* Barosensible.

PRESSORECEPTOR, *s.* Barorécepteur, *m.*

PRESSOSENSITIVE, *adj.* Barosensible.

PRESSURE, *s.* Pression, *f.* : tension, *f.*

PRESSURE (arterial). Tension artérielle.

PRESSURE (arterial blood). Tension artérielle.

PRESSURE (back), PRESSURE (back-effect). Stase rétrograde.

PRESSURE (blood). Tension artérielle.

PRESSURE (capillary). Pression capillaire.

PRESSURE IN CARBON DIOXIDE (partial). Pression partielle en gaz carbonique, PCO_2.

PRESSURE (central venous) (CVP). Pression veineuse centrale, PVC.

PRESSURE (cerebrospinal). Pression du liquide céphalorachidien.

PRESSURE (diastolic). Pression ou tension minima, pression ou tension diastolique.

PRESSURE (effective osmotic). Pression osmotique efficace.

PRESSURE (endocardial). Pression intra-cardiaque.

PRESSURE (high blood). Hypertension artérielle.

PRESSURE (increased intracranial). Hypertension intracrânienne.

PRESSURE (intraocular). Pression ou tension intraoculaire, tension oculaire, ophtalmotonus.

PRESSURE (intrathecal). Pression du liquide céphalorachidien.

PRESSURE (intraventricular). Pression intraventriculaire.

PRESSURE (low blood). Hypotension artérielle.

PRESSURE (maximum). Pression systolique.

PRESSURE (mean). Pression ou tension moyenne.

PRESSURE (mean circulatory filling). Pression moyenne de remplissage circulatoire.

PRESSURE (minimum). Pression diastolique.

PRESSURE (oncotic). Pression ou tension oncotique.

PRESSURE (ophtalmic artery). Pression artérielle rétinienne, PAR, pression artérielle ophtalmique, PAO.

PRESSURE (osmotic). Pression ou tension osmotique.

PRESSURE IN OXYGEN (partial). Pression partielle en oxygène, pO_2.

PRESSURE (partial) OF A GAS. Pression partielle d'un gaz.

PRESSURE (positive end-expiratory) (PEEP). Pression positive, en fin d'expiration, dans les voies respiratoires.

PRESSURE (pulmonary capillary venous). Pression capillaire pulmonaire.

PRESSURE (pulse). Pression artérielle différentielle.

PRESSURE (solution). Pouvoir de solubilité.

PRESSURE (systolic). Pression ou tension maxima, pression ou tension systolique.

PRESSURE (transmural). Différence de pression de part et d'autre de la paroi d'un vaisseau ou d'un organe creux.

PRESSURE (transpulmonary). Différence entre la pression de l'air dans la cavité buccale et la pression pleurale, lorsque les voies aériennes sont libres.

PRESSURE (venous) (VP). Pression ou tension veineuse (PV).

PRESSURE (wedge). Pression capillaire pulmonaire.

PRESSURETHERAPY, *s.* Pressothérapie, *f.* ; barothérapie, *f.*

PRESSURE THERAPY. Pressothérapie, *s.f.*

PRESUMPTIVE TEST OF SYPHILIS. Réaction présomptive de la syphilis.

PRESYNAPTIC, *adj.* Présynaptique.

PRESYSTOLE, *s.* Présystole, *f.*

PRESYSTOLIC, *adj.* Présystolique.

PREVALENCE, *s.* Prévalence, *f.* ; fréquence globale.

PREVENTION, *s.* Prévention, *m.*

PREVENTORIUM, *s.* Préventorium, *m.*

PREVENTRICULAR, *adj.* Préventriculaire.

PREVERTEBRA, *s.* Métamère, *m.* ; somite, *m.*

PREVOST'S LAW or SIGN. Phénomène de Prévost, loi de Vulpian et Prévost.

PREZONE, *s.* Phénomène de zone.

PRF. Abréviation de « prolactin releasing factor » ; PRF, facteur déclenchant la sécrétion de prolactine.

PRIAPISM, *s.* Priapisme, *m.*

PRIBRAM'S METHOD. Méthode de Pribram.

PRICE JONE'S CURVE. Courbe de Price Jones.

PRICK, *s.* Piqûre d'insecte.

PRICKING HEAT. Chaleur mordicante.

PRICKLY HEAT. Miliaire, *s.f.*

PRIMIGRAVIDA, *s.* Primigeste, *f.*

PRIMIPARA, *s.* Primipare, *f.*

PRIMIPAROUS, *adj.* Primipare.

PRINCIPLE (antianaemia). Facteur anti-anémique. → *factor (antianaemia or antianaemic).*

PRINGLE'S DISEASE or **TUMOUR, PRINGLE'S TYPE OF ADENOMA.** Adénomes sébacés symétriques de la face, type Pringle.

PRINZMETAL'S VARIANT ANGINA PECTORIS. Angine type Prinzmetal.

PRION, *s.* Prion, *m.*

PRION PROTEIN. Protéine-prion, *s.f.*

PRIST. Abréviation de *Paper radio immuno sorbent test.*

PROACCELERIN or **PROACCELERIN FACTOR.** Proaccélérine, *s.f.* ; facteur V, facteur A labile, plasma acglobuline.

PROBACTERIOPHAGE, *s.* Prophage, *m.*

PROBACTERIOPHAGE (defective). Prophage défectif.

PROBAND, *s.* Probant, *m.* ; propositus, *m.*

PROBE, *s.* 1° Sonde exploratrice. – 2° Stylet, *m.*

PROBE (DNA). Sonde moléculaire. Sonde génétique.

PROBE (oligonucleotide). Oligosonde, *s.f.*

PROBE (ribonucleic). Ribosonde, *s.f.*

PROCAINE, *s.* Procaïne, *f.*

PROCARYOTE, *s.* Procaryote, *m.*

PROCARYOTIC, *adj.* Procaryote, *m.*

PROCEDURE, *s.* Technique opératoire, opération, *f.*

PROCESS, *s.* 1° Processus, *m.* – 2° Apophyse, *f.* ; prolongement, *m.* – 3° Procédé, *m.* ; réaction, *f.*

PROCHEILIA, *s.* Prochéilie, *f.*

PROCIDENTIA, *s.* Procidence, *f.*

PROCIDENTIA UTERI. Prolapsus utérin complet.

PROCONVERTIN, *s.* Proconvertine, *f.* ; facteur VII, cothromboplastine, *f.*

PROCREATICS, *s.* Procréatique, *f.*

PROCREATION (medically assisted). Procréation médicalement assistée.

PROCRYPSIS, *s.* Homochromie, *f.*

PROCRYPTIC, *adj.* Homochrome.

PROCTALGIA, *s.* Proctalgie, *f.*

PROCTECTOMY, *s.* Proctectomie, *f.*

PROCTITIS, *s.* 1° Proctite, *f.* – 2° Orchite, *f.*

PROTOCELE, *s.* Protocèle, *f.*

PROCTOCLYSIS, *s.* Proctoclyse, *f.*

PROCTOCOCCYPEXY, *s.* Rectococcypexie, *f.*

PROCTOLOGY, *s.* Proctologie, *f.*

PROCTOPERINEOPLASTY, *s.* Rectopérinéorraphie, *f.*

PROCTOPERINEORRHAPHY, *s.* Rectopérinéorraphie, *f.*

PROCTOPEXY, *s.* Proctopexie, *f.* ; rectopexie, *f.*

PROCTOPLASTY, *s.* Proctoplastie, *f.*

PROCTOPTOSIS, PROCTOPTOSIA, *s.* Proctoptose, *f.*

PROCTORRHAGIA, *s.* Rectorragie, *f.*

PROCTORRHAPHY, *s.* Rectorraphie, *f.*

PROCTORRHEA (américain), **PROCTORRHOEA,** *s.* Proctorrhée, *f.*

PROCTOSCOPE, *s.* Rectoscope, *m.*

PROCTOSCOPY, *s.* Proctoscopie, *f.* ; rectoscopie, *f.*

PROCTOTOMY, *s.* Proctotomie, *f.* ; rectotomie, *f.*

PROCURSIVE, *adj.* Procursif, ive.

PRODROME, *s.* Prodrome, *m.*

PRODRUG, *s.* Prodrogue, *f.*

PRODUCT (rate-pressure). Double produit.

PROENCEPHALUS, *s.* Proencéphale, *f.*

PROENZYME, *s.* Pro-enzyme, *f.*

PROERYTHROBLAST, *s.* Pronormoblaste, *m.* ; hématie primordiale, métrocyte, *m.*

PROERYTHROCYTE, *s.* Reticulocyte, *m.*

PROESTRUS or **PROESTRUM,** *s.* Préœstrus, phase proliférative, phase folliculinique ou folliculaire.

PROETZ'S POSITION. Position dorsale, la tête dépassant le bord de la table et tombant en hyperextension.

PROETZ'S TREATMENT. Méthode de Proetz.

PROFERMENT, *s.* Zymogène, *m.* ; proferment, *m.*

PROFETA'S IMMUNITY or **LAW.** Loi de Profeta.

PROFIBRINOLYSIN, *s.* Profibrinolysine, *f.* → *plasminogen.*

PROFICHET'S DISEASE or **SYNDROME.** Calcinose localisée, syndrome de Profichet.

PROFUSE, *adj.* Profus, use.

PROGENIA, *s.* Progénie, *f.*

PROGENITOR CELL. Progéniteur, *s.m.*

PROGERIA, *s.* Progérie, *f.* ; progeria, *f.* ; nanisme sénile de Variot, syndrome de Gilford, syndrome d'Hutchinson-Gilford.

PROGERIA OF ADULTS. Syndrome de Werner, progeria de l'adulte.

PROGERIALIKE SYNDROME. Syndrome de Cockayne, nanisme progéroide.

PROGESTATIONAL, *adj.* Progestatif, ive.

PROGESTATIONAL PHASE. Stade prémenstruel.

PROGESTOGEN, *adj.* Progestatif, ive : progestinogène, progestogène.

PROGESTERONE, *s.* Progestérone, *f.* ; lutéine, *f.* : progestine, *f.* ; hormone progestinogène.

PROGESTIN, *s.* Progestérone, *f.*

PROGESTOMIMETIC, *adj.* Progestomimétique, lutéomimétique, lutéinomimétique.

PROGLOTTID, PROGLOTTIS, *s.* Anneau de taenia.

PROGNATHISM, *s.* Prognathisme, *m.* ; prognathie, *f.*

PROGNOSIS, *s.* Pronostic, *m.*

PROGONOMA (melanotic). Tumeur mélanique maxillaire de l'enfant. → *tumour (melanotic neuroectodermal).*

PROGRANULOCYTE, *s.* Promyélocyte, *m.*

PROINSULIN, *s.* Pro-insuline, *f.*

PROIOSYSTOLE, *s.* Extrasystole, *f.*

PROIOTIA, PROIOTES, *s.* Précocité sexuelle.

PROKARYOTE, *s.* Procaryote, *m.*

PROKARYOTIC, *adj.* Procaryote.

PROLACTIN, *s.* Prolactine, *f.* ; hormone galactogène, lactostimuline, *f.* ; and also lutéotrophine, *f.* ; hormone lutéotrophique, LT, LTH.

PROLACTIN (chorionic growth-hormone). Hormone galactogène et somatotrope d'origine placentaire.

PROLACTINOMA, *s.* Prolactinome, *m.*

PROLAN, *s.* Prolan, *m.* ; gonadotrophine chorionique.

PROLAPSE, PROLAPSUS, *s.* Prolapsus, *m.* ; ptose, *f.* ; proptose, *f.*

PROLAPSE (anal), PROLAPSE OF ANUS. Prolapsus ani.

PROLAPSE (complete rectal) (with displacement of anal muscle). Prolapsus ani et recti.

PROLAPSE (complete rectal) (with no displacement of anal muscle). Prolapsus recti.

PROLAPSE (frank). Prolapsus utérin complet (avec éversion du vagin).

PROLAPSE (incomplete rectal). Prolapsus ani.

PROLAPSE (mitral valve). Prolapsus mitral.

PROLAPSE (Morgagni's). Hyperplasie chronique inflammatoire des ventricules de Morgagni du larynx.

PROLAPSE (rectal), PROLAPSE OF THE RECTUM. Prolapsus rectal ou du rectum, exanie, *s.f.*

PROLAPSE OF THE UMBILICAL CORD. Procidence ou prolapsus du cordon.

PROLAPSE (uterine), P. OF THE UTERUS. Prolapsus de l'utérus ou utérin, hystéroptose, métroptose.

PROLAPSED, *adj.* Prolabé, bée.

PROLAPSUS, *s.* Prolapsus, *m.*

PROLAPSUS ANI. Prolapsus ani.

PROLAPSUS ANI ET RECTI. Prolapsus ani et recti.

PROLAPSUS UTERI. Prolapsus utérin.

PROLIDASE, *s.* Prolidase, *f.*

PROLIFERATIVE PHASE or **STAGE.** Proestrus, *s.m.*

PROLIGEROUS, *adj.* Proligère.

PROLINASE, *s.* Prolinase, *f.*

PROLINE, *s.* Proline, *f.*

PROLINE-PEPTIDASE, *f.* Proline-peptidase, *f.*

PROLYLPEPTIDASE, *s.* Prolylpeptidase, *f.*

PROLYMPHOCYTE, *s.* Prolymphocyte, *m.*

PROMEGALOBLAST, *s.* Promégaloblaste, *m.*

PROMONOCYTE, *s.* Promonocyte, *m.*

PROMONTORY, PROMONTORIUM, *s.* Promontoire, *m.*

PROMONTORY OF THE SACRUM. Promontoire sacré.

PROMONTORY OF THE TYMPANUM. Promontoire tympanique.

PROMOTER, *s.* Promoteur, *m.*

PROMYELOCYTE, *s.* Promyélocyte, *m.*

PRONATION, *s.* Pronation, *f.*

PRONATION SIGN OF BABINSKI. Phénomène de la pronation de Babinski.

PRONATION SIGN OF STRÜMPELL. Phénomène de la pronation de Strümpell.

PRONE, *adj.* En décubitus ventral.

PRONEPHROS, *s.* Pronéphros, *m.*

PRONORMOBLAST, *s.* Pronormoblaste, *m.*

PRONORMOCYTE, *s.* Réticulocyte, *m.*

PROOESTRUM, PROOESTRUS, *s.* Proœstrus, *m.*

PROOPIOMELANOCORTIN, *s.* Pro-opiomélanocortine, *f.*, POMC.

PROPEDEUTICS, PROPAEDEUTICS, *s.* Propédeutique, *f.*

PROPEPTONE, *s.* Albumose, *f.* ; propeptone, *f.*

PROPEPTONURIA, *s.* Albumosurie, *f.*

PROPERDIN, *s.* Properdine, *f.*

PROPERDIN FACTOR B. Facteur B.

PROPERDIN FACTOR D. Facteur D.

PROPERDIN SYSTEM. Ensemble des facteurs properdine d'activation du complément (voie alterne) : facteurs B et D.

PROPHAGE, *s.* Prophage, *m.*

PROPHAGE (defective). Prophage défectif.

PROPHASE, *s.* Prophase, *f.*

PROPHYLACTIC. 1° *adj.* Prophylactique, antéphylactique. – 2° *s.* Médicament préventif : vaccin, *m.* : sérum, *m.* : etc.

PROPHYLAXIS, *s.* Prophylaxie, *f.*

PROPHYLAXIS (clinical). Prophylaxie clinique, clinoprophylaxie.

PROPHYLAXIS (drug). Prophylaxie médicamenteuse.

PROPHYLAXIS (true, causal or **causative).** Étioprophylaxie, prophylaxie étiologique, prophylaxie causale vraie.

PROPIONIBACTERIUM ACNES. *Propionibacterium acnes.*

PROPLASMOCYTE, *s.* Proplasmocyte, *m.*

PROPOSITUS, *s.* Probant, *m.* ; propositus, *m.*

PROPRIOCEPTOR, *s.* Propriocepteur, *m.*

PROPTOSIS, *s.* 1° Prolapsus, *m.* – 2° Exophtalmie, *f.*

PROPULSION, *s.* Propulsion, *f.* ; antépulsion, *f.* ; démarche propulsive.

PRORENIN, *s.* Prorénine, *f.*

PROSECRETIN, *s.* Prosécrétine, *f.*

PROSENCEPHALON, *s.* Prosencéphale, *m.*

PROSEROZYM, PROSEROZYME, *s.* 1° Précurseur inactif de la proconvertine ou facteur VII. – 2° Prothrombine, *f.*

PROSOPAGNOSIA, *s.* Prosopagnosie, *f.*

PROSOPALGIA, PROSOPONEURALGIA, *s.* Névralgie du trijumeau. → *neuralgia (trifacial or trigeminal).*

PROSOPLASIA, *s.* Prosoplasie, *f.*

PROSOPOMETER, *s.* Prosopomètre, *m.*

PROSOPOPLEGIA, *s.* Paralysie faciale.

PROSOPOSCOPY, *s.* Prosoposcopie, *f.*

PROSTACYCLIN, *s.* Prostacycline, *f.* ; prostaglandine X, PGI_2, PGX_1.

PROSTAGLANDIN, *s.* Prostaglandine, *f.* ; PG.

PROSTAGLANDIN SYNTHETASE, *s.* Prostaglandine-synthétase, *f.*

PROSTATE, *s.* Prostate, *f.*

PROSTATECTOMY, *s.* Prostatectomie, *f.*

PROSTATECTOMY (perineal). Prostatectomie périnéale.

PROSTATECTOMY (perurethral). Prostatectomie transurétrale.

PROSTATECTOMY (suprapubic). Opération de Freyer. → *Freyer's operation.*

PROSTATIC, *adj.* Prostatique.

PROSTATIC ACID PHOSPHATASE, PAP. Phosphatase acide prostatique.

PROSTATISM, *s.* Prostatisme, *m.*

PROSTATISM (vesical), PROSTATISME SANS PROSTATE. Maladie du col vésical, prostatisme vésical, maladie de Marion, sclérose cervico-prostatique.

PROSTATITIS, *s.* Prostatite, *f.*

PROSTATORRHOEA, *s.* Prostatorrhée, *f.*

PROSTATOTOMY, *s.* Prostatotomie, *f.*

PROSTHESIS, *s.* Prothèse, *f.*

PROSTHESIS (cardiac). Prothèse cardiaque, cœur artificiel.

PROSTHESIS (cardiac valve). Prothèse valvulaire cardiaque.

PROTHESIS (PTB). Prothèse PTB.

PROTHESIS (PTBS). Prothèse PTBS.

PROTHESIS (PTS). Prothèse PTS.

PROSTHESIS (valvular cardiac). Prothèse valvulaire cardiaque.

PROSTHESIST, *s.* Prothésiste, *m.* ou *f.*

PROSTHETIC, *adj.* Prosthétique.

PROSTHION, *s.* Point alvéolaire ; *s.* Prosthion, *m.*

PROSTIGMIN, *s.* Prostigmine, *f.*

PROSTIGMIN TEST. Test à la prostigmine.

PROSTRATION, *s.* Prostration, *f.*

PROTAMINASE, *s.* Protaminase, *f.*

PROTAMINE, *s.* Protamine, *f.*

PROTANOMALOPIA, PROTANOMALOPSIA. Protanomalie, *f.* ; anomalie de Hart.

PROTANOMALY, *s.* Protanomalie, *f.* ; anomalie de Hart.

PROTANOPE, *adj.* Protanope.

PROTANOPIA, *s.* Anérythropsie, *f.* → *anerythropsia.*

PROTEASE, *s.* Protéase, *f.*

PROTEIC, *adj.* Protéique.

PROTEIC SUBSTANCE. Protéine, *s.f.*

PROTEID, *s.* Protéine, *f.*

PROTEIDIC, *adj.* Protéique.

PROTEIN, *s.* Protéine , *f.* ; protide, *m.*

PROTEIN (Bence-Jones). Protéine de Bence-Jones.

PROTEIN BOUND IODINE. Iode protéique.

PROTEIN (C). Protéine C.

PROTEIN (C-reactive). Protéine C réactive, CRP.

PROTEIN (conjugated). Hétéroprotéine, *s.f.*

PROTEIN (heat shock). Protéine du choc thermique.

PROTEIN (immune). Immunoglobuline, *s.f.*

PROTEIN KINASE, *s.* Protéine kinase, *f.*

PROTEIN (M). Antigène du streptocoque M.

PROTEIN (S). Protéine S.

PROTEIN (simple). Holoprotéine, *f.*

PROTEIN Z. Protéine Z.

PROTEINASE, *s.* Protéinase, *f.*

PROTEINAEMIA, *s.* Protéidémie, *f.* ; protidémie, *f.* ; protéinémie, *f.*

PROTEINIC, *adj.* Protéique.

PROTEINOGRAM, *s.* Protéinogramme, *m.* ; protidogramme, *m.*

PROTEINOSIS (lipid or lipoid). Lipoïdo-protéinose ou lipidoprotéinose de la peau et des muqueuses, lipoprotéinose de la peau et des muqueuses, maladie de Wiethe, maladie d'Urbach-Wiethe, hyalinose cutanéo-muqueuse.

PROTEINOSIS (pulmonary alveolar). Protéinose alvéolaire pulmonaire.

PROTEINOTHERAPY, *s.* Protéinothérapie, *f.*

PROTEINS G. Protéines G.

PROTEINURIA, *s.* Protéinurie, *f.*

PROTEINURIA (Bence-Jones's). Protéinurie de Bence-Jones.

PROTEINURIA (Bradshaw's). Protéinurie de Bence-Jones.

PROTEINURIA (myelopathic). Protéinurie de Bence-Jones.

PROTEOCRASIC, *adj.* Protéocrasique.

PROTEOLYSIS, *s.* Protéolyse, *f.* ; protidolyse, *f.*

PROTEOLYTIC, *adj.* Protéolytique, protidolytique.

PROTEOMA, *s.* Protéome, *m.*

PROTEOMICS, *s.* Protéomique, *f.*

PROTEOSOTHERAPY, *s.* Protéosothérapie, *f.*

PROTEOTHERAPY, *s.* Protéinothérapie, *f.*

PROTEUS, *s. Proteus, m.*

PROTEUS'S SYNDROME. Syndrome de Protée.

PROTHESIS, *s.* Prothèse, *f.*

PROTHETIC, *adj.* Prothétique.

PROTHROMBASE, *s.* Prothrombine, *f.*

PROTHROMBIN, *s.* Prothrombine, *f.* ; facteur II, thrombogène, *m.* ; sérozyme, *f.*

PROTHROMBIN ACCELERATOR. Proaccelérine, *s.f.*

PROTHROMBIN (component A of). Proaccelérine, *s.f.*

PROTHROMBIN CONCENTRATION. Temps de Quick.

PROTHROMBIN CONSUMPTION TEST. Étude de la consommation de prothrombine.

PROTHROMBIN CONVERSION ACCELERATOR (serum). Proconvertine, *s.f.*

PROTHROMBIN TEST, PROTHROMBIN TIME TEST. Temps de Quick.

PROTHROMBINASE, *s.* Prothrombinase, *f.*

PROTHROMBINAEMIA, *s.* Prothrombinémie, *f.*

PROTHROMBINOGEN, *s.* Proconvertine, *f.*

PROTHROMBINOPENIA, *s.* Hypoprothrombinémie, *f.*

PROTHROMBOKINASE, *s.* 1° Thromboplastinogène, *m.* – 2° Proaccélérine, *f.*

PROTHROMBOPLASTIN (beta). Facteur XI. → *plasma thromboplastin component.*

PROTIDAEMIA, *s.* Protéinémie, *f.*

PROTIDOLYSIS, *s.* Protéolyse, *f.*

PROTIDOLYTIC, *adj.* Protéolytique.

PROTIRELIN, *s.* Protiréline, *f.* → *factor (thyreotropin releasing).*

PROTIST, *s.* Protiste, *m.*

PROTOBE, *s.* Protobactérie, *f.*

PROTOBIOLOGY, *s.* Science des êtres vivants plus petits que les bactéries (ultravirus et bactériophages).

PROTOBIOS, *s.* Protobactérie, *f.* ; protobe, *m.* ; protobios, *m.*

PROTOCOPROPORPHYRIA HEREDITARIA. Porphyrie cutanée tardive.

PROTODIASTOLE, *s.* Protodiastole, *f.*

PROTODIASTOLIC, *adj.* Protodiastolique.

PROTOMASTIGOTE, *adj.* Protomastigote.

PROTON, *s.* Proton, *m.*

PROTON RADIATION THERAPY. Protonthérapie, *s.f.*

PROTONEURONE, *s.* Protoneurone, *m.*

PROTOPATHY, *s.* Protopathie, *f.*

PROTOPLASM, *s.* Protoplasma, *m.* ; protoplasme, *m.* ; cytoplasme, *m.* ; sarcode, *m.*

PROTOPLAST, *s.* 1° Cellule, *f.* – 2° Prototype d'un être vivant. – 3° Protoplasma, *m.* – 4° Protoplaste, *m.*

PROTOPORPHYRIA (erythropoietic). Protoporphyrie érythropoïétique.

PROTOPORPHYRIN, *s.* Protoporphyrine, *f.*

PROTOPORPHYRINAEMIA, *s.* Protoporphyrinémie, *f.*

PROTOSOMA, *s.* Protosoma, *m.*

PROTOSYSTOLE, *s.* Protosystole, *f.*

PROTOSYSTOLIC, *adj.* Protosystolique.

PROTOVERTEBRA, *s.* Somite, *m.*

PROTOVIRUS, *s.* Protovirus, *m.*

PROTOZOA, *s.* Protozoaires, *m. pl.*

PROTOZOOSIS, PROTOZOIASIS, *s.* Protozoose, *f.*

PROTRACTION, *s.* Protraction, *f.*

PROTROPHIC, *adj.* Prototrophe.

PROTRUSIO ACETABULI. Protusion acétabulaire. → *arthrokatadysis.*

PROTRUSION, *s.* Protrusion, *f.*

PROTRUSION OF THE ACETABULUM (intrapelvic). Protrusion acétabulaire. → *arthrokatadysis.*

PROTUBERANCE SYNDROME. Syndrome protubérantiel.

PROTUBERANCE SYNDROME (inferior). Syndrome protubérantiel inférieur de Foville. → *Foville's syndrome.*

PROVERTEBRA, *s.* Somite, *m.*

PROVIRUS, *s.* Provirus, *m.*

PROVITAMIN, *s.* Provitamine, *f.*

PROVOCATIVE TEST (in allergic diseases). Test de provocation, réaction syndromique.

PROWAZEK'S BODIES, PROWAZEK-GREEF BODIES, PROWAZEK-HALBERSTAEDTER BODIES. Inclusions dans les cellules conjonctivales au cours du trachome.

PROXEMICS, *s.* Proxémique, *f.*

PROXIMAL, *adj.* Proximal, ale.

PROZONE, PROZONE PHENOMENON. Phénomène de zone.

Pr-P. Pr-P.

« PRUNE BELLY » SYNDROME. Syndrome de Parker.

PRURIGINOUS, *adj.* Prurigène ; prurigineux, euse.

PRURIGO, *s.* Prurigo, *m.*

PRURIGO AGRIA. Prurigo ferox.

PRURIGO (Besnier's). Eczéma atopique.

PRURIGO (diathetic). Eczéma atopique.

PRURIGO ESTIVALIS. Prurigo estival.

PRURIGO FEROX. Prurigo ferox, lichen agrius.

PRURIGO (Hebra's). Prurigo de Hebra.

PRURIGO (Hutchinson's). Prurigo estival.

PRURIGO MITIS. Prurigo mitis, lichen polymorphe chronique.

PRURIGO NODULARIS. Lichen obtusus corné. → *lichen obtusus corneus.*

PRURIGO (summer). Prurigo estival.

PRURITUS, *s.* Prurit, *m.*

PRURITUS ANI. Prurit anal.

PRURITUS (Duhring's). Prurit hivernal.

PRURITUS (essential). Névrodermie, *s.f.*

PRURITUS (gravidarum). Prurit idiopathique de la grossesse.

PRURITUS HIEMALIS. Prurit hivernal.

PRURITUS (neurotic). Névrodermie, *s.f.*

PRURITUS SENILIS. Prurit sénile.

PRURITUS VULVAE. Prurit vulvaire.

PSA. Abréviation de prostate specific antigen. Antigène spécifique de la prostate, PSA.

PSAMMOCARCINOMA, *s.* Psammocarcinome, *m.*

PSAMMOMA, *s.* or **PSAMMOMA (Virchow's).** Méningiome, *m.* → *meningioma.*

PSAUOSCOPY, *s.* Psauoscopie, *f.*

PSEUDAGRAMMATISM, *s.* Paragrammatisme, *m.*

PSEUDARTHROSIS, *s.* Pseudarthrose, *f.*

PSEUDENCEPHALUS, *s.* Pseudencéphale, *m.*

PSEUDAESTHESIA, *s.* Pseudesthésie, *f.*

PSEUDOACHONDROPLASIA, *s.* Dysplasie pseudoachondroplasique. → *dysplasia (pseudoachondroplasic).*

PSEUDOALBUMINURIA, *s.* Pseudo-albuminurie.

PSEUDOANAEMIA ANGIOSPASTICA. Pseudo-anémie angiospastique.

PSEUDOARTHROSIS, *s.* Pseudarthrose, *f.*

PSEUDOASTHMA, *s.* Pseudo-asthme, *m.* : asthme symptomatique.

PSEUDOATAXIA, *s.* Pseudotabès, *m.*

PSEUDOBLEPSIA, PSEUDOBLEPSIS, *s.* Pseudoblepsie, *f.*

PSEUDOBULBAR PARALYSIS or **PALSY.** Paralysie pseudobulbaire.

PSEUDOCHROMAESTHESIA, *s.* Photisme, *m.* → *photism.*

PSEUDOCHROMIDROSIS, *s.* Pseudochromidrose, *f.*

PSEUDOCIRRHOSIS (capsular). Cirrhose périhépatogène.

PSEUDOCIRRHOSIS OF THE LIVER (pericardial or **pericarditic).** Pseudo-cirrhose péricardique, symphyse péricardo-périhépatique, syndrome de Pick.

PSEUDOCOARCTATION, *s.* Aorte plicaturée, pseudocoarctation, *f.*

PSEUDOCOXALGIA, *s.* Ostéochondrite déformante juvénile. → *osteochondritis deformans juvenilis.*

PSEUDOCYESIS, *s.* Grossesse nerveuse.

PSEUDOCYST, *s.* Pseudokyste, *m.*

PSEUDOCYST OF THE LUNG. Kyste pulmonaire.

PSEUDOCYST PULMONARY. Kyste pulmonaire.

PSEUDODIPHTERIA, *s.* Pseudodiphtérie, *f.*

PSEUDOELEPHANTIASIS NEUROARTHRITICA. Trophoedème, *s.m.* → *Milroy's disease.*

PSEUDOENCEPHALITIS HAEMORRHAGICA SUPERIOR. Encéphalopathie de Gayet-Wernicke. → *Wernicke's encephalopathy or disease or syndrome.*

PSEUDOERYSIPELAS, *s.* Erysipéloïde, *m.* : maladie de Rosenbach.

PSEUDOGAMY, *s.* Pseudogamie, *f.*

PSEUDOGEUSIA, *s.* Pseudogueusie, *f.*

PSEUDOGLOBULIN, *s.* Pseudoglobuline, *f.*

PSEUDOHAEMATOCELE, *s.* Pseudo-hématocèle, *f.*

PSEUDOHAEMOPHILIA, *s.* Pseudohémophilie, *f.*

PSEUDOHAEMOPHILIA (hereditary). Maladie de von Willebrand. → *Willebrand's disease (von).*

PSEUDOHERMAPHRODITE, *s.* Pseudo-hermaphrodite, *m.*

PSEUDOHERMAPHRODITISM, PSEUDOHERMAPHRODISM, *s.* Pseudohermaphrodisme, *m.*

PSEUDOHERMAPHRODITISM (female). Gynandrie, *f.* → *gynandria.*

PSEUDOHERMAPHRODITISM (male). Androgyne, *s.f.* → *androgynism.*

PSEUDO-HURLER POLYDYSTROPHY or **PSEUDO-HURLER SYNDROME.** Pseudo-Hurler. → *mucolipidosis III.*

PSEUDOHYDRONEPHROSIS (traumatic). Périnéphrose traumatique, kyste paranéphrétique, pseudohydronéphrose traumatique.

PSEUDOHYDROPHOBIA, Maladie d'Aujeszky. → *Aujeszky's disease.*

PSEUDOHYPERKALAEMIA, *s.* Pseudo-hyperkaliémie, *f.*

PSEUDOHYPERTENSION, *s.* Pseudo-hypertension, *f.*

PSEUDOHYPERTROPHIC MUSCULAR DYSTROPHY or **PARALYSIS.** Paralysie pseudo-hypertrophique type Duchenne. → *paralysis (pseudohypertrophic muscular).*

PSEUDOHYPOALDOSTERONISM, *s.* Pseudohypoaldostéronisme, *m.*

PSEUDOHYPOPARATHYROIDISM, *s.* **(PH).** Ostéodystrophie héréditaire d'Albright, pseudo-hypoparathyroïdisme, *s.m.*

PSEUDOISOCHROMATIC, *adj.* Pseudo-isochromatique.

PSEUDOLEUKAEMIA, *s.* Pseudoleucémie, *f.*

PSEUDOLIPOMA, *s.* Pseudolipome, *m.*

PSEUDOMASTURBATION, *s.* Péotillomanie, *f.*

PSEUDOMEMBRANE, *s.* Pseudo-membrane, *f.*

PSEUDOMEMBRANOUS, *adj.* Pseudo-membraneux, euse ; couenneux, euse.

PSEUDO-MÉNIÈRE'S DISEASE. Vertige pseudoménièrique par lésion de l'oreille moyenne.

PSEUDOMENINGITIS, *s.* Méningisme, *m.*

PSEUDOMONAS, *s. Pseudomonas, m.*

PSEUDOMONAS AERUGINOSA. *Pseudomonas aeruginosa*, bacille pyocyanique, *Bacillus pyocyaneus, Bacterium aeruginosum.*

PSEUDOMONAS MALLEI. *Pseudomonas mallei, Malleomyces mallei.*

PSEUDOMONAS PSEUDOMALLEI. *Pseudomonas pseudomallei, Malleomyces pseudomallei*, bacille de Whitmore.

PSEUDOMONAS PYOCYANEA. *Pseudomonas aeruginosa.* → *Pseudomonas aeruginosa.*

PSEUDOMYCETOMA, *s.* Pseudomycétome, *m.*

PSEUDOMYXOMA (ovarian). Kyste mucoïde de l'ovaire.

PSEUDOMYXOMA PERITONEI. Maladie gélatineuse du péritoine.

PSEUDONEURALGIA, *s.* Pseudonévralgie, *f.*

PSEUDONEUROMA, *s.* 1° Pseudonévrome, *m.* – 2° Névrome d'amputation.

PSEUDOPARALYSIS, *s.* Pseudoparalysie, *f.*

PSEUDOPARALYSIS AGITANS. Maladie de Parkinson.

PSEUDOPARALYSIS (arthritic general). Maladie de Klippel. → *Klippel's disease.*

PSEUDOPARALYSIS (congenital atonic). Myatonie congénitale. → *amyotonia congenita.*

PSEUDOPARALYSIS (Parrot's). Pseudoparalysie de Parrot.

PSEUDOPARALYSIS (syphilitic). Pseudoparalysie de Parrot.

PSEUDOPARASITISM, *s.* Pseudo-parasitisme, *m.*

PSEUDOPELADE, *s.* Pseudo-pelade, *f.*

PSEUDOPERITONITIS, *s.* Péritonisme, *m.* ; pseudo-péritonite, *f.*

PSEUDOPHAKIA, *s.* Pseudophakie, *f.*

PSEUDOPHOTAESTHESIA, *s.* Photisme, *m.* → *photism.*

PSEUDOPLASM, *s.* Pseudoplasma, *m.*

PSEUDOPLEGIA, *s.* Paralysie hystérique.

PSEUDOPODIUM, *s.* Pseudopode, *m.* ; lobopode, *m.*

PSEUDOPOLYARTHRITIS (rhizometic). Pseudo-polyarthrite rhizomélique. → *Forestier-Certonciny syndrome.*

PSEUDOPORENCEPHALY, *s.* Pseudo-porencéphalie, *f.*

PSEUDOPSEUDOHYPOPARATHYROIDISM, (PPH). Ostéodystrophie héréditaire d'Albright, pseudo-pseudohypoparathyroïdisme.

PSEUDORABIES. Maladie d'Aujezsky, pseudorage, *f.* → *Aujeszky's disease.*

PSEUDORHEUMATISM, *s.* Pseudo-rhumatisme, *m.*

PSEUDORHEUMATISM (Infectious). Rhumatisme infectieux.

PSEUDORICKETS, *s.* Nanisme rénal. → *dwarfism (renal).*

PSEUDORUBELLA, *s.* Sixième maladie. → *sixth disease.*

PSEUDOSARCOMA OF THE BREAST. Cystosarcome phyllode. → *cystosarcoma phyllodes.*

PSEUDOSCLEREMA, *s.* Adiponécrose multinodulaire disséminée aigue non récidivante chez l'enfant.

PSEUDOSCLERODERMA (eosinophilic). Syndrome de Schulman. → *fasciitis (eosinophilic).*

PSEUDOSCLEROSIS, *s.* Pseudosclérose, *f.* → *pseudosclerosis (Strümpell-Westphal).*

PSEUDOSCLEROSIS SPASTICA, PSEUDOSCLEROSIS (spastic). Maladie de Creutzfeldt-Jakob. → *Jakob-Creutzfeld disease.*

PSEUDOSCLEROSIS (Strümpell-Westphal). Syndrome de Westphal-Strümpell, pseudo-sclérose, *f.* ; pseudosclérose en plaques de Westphal-Strümpell.

PSEUDOSCLEROSIS (Westphal's). Syndrome de Westphal-Strümpell. → *pseudosclerosis (Strümpell-Westphal).*

PSEUDOMALLPOX, *s.* Alastrim, *f.* → *alastrim.*

PSEUDOSMIA, *s.* Pseudosmie, pseudo-osmie, *f.*

PSEUDOTABES, *s.* Pseudotabès, *m.*

PSEUDOTABES ALCOHOLICA, PSEUDOTABES (alcoholic). Pseudo-tabès alcoolique.

PSEUDOTABES ARSENICOSA. Pseudo-tabès arsenical.

PSEUDOTABES (diphteric). Pseudotabès diphtérique.

PSEUDOTABES PERIPHERICA. Neurotabès, *s.m.*

PSEUDOTABES PITUITARIA. Pseudotabès acromégalique de Sternberg, pseudotabès hypophysaire d'Oppenheim.

PSEUDOTABES (pupillotonic). Maladie ou syndrome d'Adie.

PSEUDOTHALIDOMIDE SYNDROME. Syndrome pseudo-thalidomide, SC-syndrome.

PSEUDOTRICHINIASIS, PSEUDOTRICHINOSIS, *s.* Dermatomyosite, *f.*

PSEUDOTRUNCUS ARTERIOSUS. Truncus aorticus, pseudotruncus arteriosus, tronc aortique, faux tronc artériel.

PSEUDOTUBERCULOSIS, *s.* Pseudotuberculose, *f.*

PSEUDOVARIOLA, *s.* Alastrim, *f.* → *alastrim.*

PSEUDOXANTHOMA ELASTICUM. Pseudo-xanthome élastique, *m.*

PSILOSIS, *s.* 1° Alopécie, *f.* – 2° Sprue, *f.*

PSITTACISM, *s.* Psittacisme, *m.*

PSITTACOSIS, *s.* Psittacose, *f.*

PSOAS MAJOR MUSCLE. Muscle psoas.

PSODYMUS, *s.* Psodyme, *m.*

PSOITIS, *s.* Psoïte, *f.* ; psoitis, *f.* ; iliopsoïte, *f.*

PSORA, *s.* 1° Gale, *f.* – 2° Psoriasis, *m.*

PSORALEN, *s.* Psoralène, *m.*

PSORENTERIA, *s.* Psorentérie, *f.*

PSORIASIS, *s.* Psoriasis, *m.*

PSORIASIS ARTHROPATICA, PSORIASIS (arthropathic). Rhumatisme psoriasique, psoriasis arthropathique.

PSORIASIS BUCCALIS. Leucoplasie buccale.

PSORIASIS (flexural). Psoriasis interverti.

PSORIASIS (inverse). Psoriasis interverti.

PSORIASIS LINGUAE. Leucoplasie linguale.

PSORIASIS OSTRACEA. Psoriasis ostréacé.

PSORIASIS PALMARIS ET PLANTARIS. Psoriasis palmo-plantaire.

PSORIASIS (pustular) VON ZUMBUSCH TYPE. Psoriasis pustuleux généralisé de Zumbusch, syndrome de Zumbusch.

PSORIASIS RUPIOIDES. Psoriasis rupioïde.

PSORIASIS UNIVERSALIS. Psoriasis généralisé.

PSORIASIS VOLAR. Psoriasis palmoplantaire.

PSORIASIS (von Zumbusch). Psoriasis pustuleux généralisé de Zumbusch, syndrome de Zumbusch.

PSOROSPERM, PSOROSPERMIA, *s.* Psorospermie, *f.*

PSOROSPERMIASIS, PSOROSPERMOSIS, *s.* Psorospermose, *f.*

PSOROSPERMOSIS FOLLICULARIS. Maladie de Darier. → *keratosis follicularis.*

PSP. PSP, épreuve à la phénolsulfonephtaléine.

PSYCHALGALIA, *s.* Mélancolie avec hallucination visuelles, auditives ; tendance au suicide.

PSYCHALGIA, *s.* Psychalgie, *f.*

PSYCHALIA, *s.* Psychose avec hallucinations auditives et visuelles.

PSYCHANALYSIS, *s.* Psychanalyse, *f.*

PSYCHASTHENIA, *s.* Psychasthénie, *f.*

PSYCHEDELIC, *adj.* Psychédélique.

PSYCHIATER, *s.* Psychiatre, *m. f.*

PSYCHIATRICS, *s.* Psychiatrie, *f.*

PSYCHIATRIST, *s.* Psychiatrie, *m. f.* ; aliéniste, *m. f.*

PSYCHIATRY, *s.* Psychiatrie, *f.* ; médecine mentale, psychopathologie, *f.*

PSYCHIATRY (child). Pédopsychiatrie, *f.* ; psychiatrie infantile.

PSYCHOALGALIA, *s.* Mélancolie avec hallucinations visuelles, auditives, tendance au suicide.

PSYCHOANALEPTIC, *adj.* Psycho-analeptique, psycho-pathogène.

PSYCHOANALYSIS, *s.* Psychanalyse, *f.*

PSYCHOCORTICAL CENTER. Centre psychomoteur.

PSYCHODIAGNOSIS, PSYCHODIAGNOSTICS, *s.* Psychodiagnostic, *m.*

PSYCHODRAMA, *s.* Psychodrame, *m.*

PSYCHODYSLEPTIC, *adj.* Psychodysleptique, psychopathogène.

PSYCHOGENESIS, *s.* Psychogenèse, *f.*

PSYCHOGENETIC, *adj.* Psychogène.

PSYCHOGENIC, PSYCHOGENOUS, *adj.* Psychogène.

PSYCHOGERIATRICS, *s.* Psychogériatrie, *f.* ; psychogérontologie, *f.*

PSYCHOGRAM, *s.* Psychogramme, *m.*

PSYCHOKINESIS (obstretrical). Psychokinésie obstétricale, accouchement sans douleur.

PSYCHOLEPSY, *s.* Psycholepsie, *f.*

PSYCHOLEPTIC, *adj.* Psycholeptique ; psychoplégique ; psychodépresseur, ive.

PSYCHOLOGIST, *s.* Psychologue, *m.* ou *f.*

PSYCHOLOGY, *s.* Psychologie, *f.*

PSYCHOMETRICS, PSYCHOMETRY, *s.* Psychométrie, *f.*

PSYCHOMOTOR, *adj.* Psychomoteur, trice.

PSYCHOMOTOR CENTER. Centre psychomoteur, zones psychomotrices.

PSYCHONEUROSIS, *s.* (*pl.* : psychoneuroses). Psychonévrose, *f.* ; psychoneurasthénie, *f.* ; état psychoneurasthénique.

PSYCHONEUROSIS MAIDICA. Pellagre, *f.*

PSYCHONOSIS, *s.* Psychonose, *f.*

PSYCHOPATHIA, *s.* Psychopathie, *f.*

PSYCHOPATHIC, *adj.* Psychopatique.

PSYCHOPATHIST, *s.* Psychiatre, *m. f.*

PSYCHOPATHOLOGY, *s.* Psychiatrie, *f.*

PSYCHOPATHY, *s.* Psychopathie, *f.*

PSYCHOPHARMACOLOGY, *s.* Pharmacopsychologie, *f.* ; psychopharmacologie, *f.*

PSYCHOPHYSICS, PSYCHOPHYSIOLOGY, *s.* Psychophysiologie, *f.* ; psychophysique, *f.* ; physiologie psychique.

PSYCHOPLEGIA, *s.* Psychoplégie, *f.*

PSYCHOPLEGIC, *adj.* Psycholeptique. → *psycholeptique.*

PSYCHOPROPHYLAXIS, *s.* Psychoprophylaxie, *f.*

PSYCHOSENSORIAL, PSYCHOSENSORY, *adj.* Psychosensoriel.

PSYCHOSIS, *s.* Psychose, *f.* ; folie, *f.* ; vésanie, *f.*

PSYCHOSIS (affective or **affective-reaction).** Folie périodique. → *psychosis (manic depressive).*

PSYCHOSIS (bipolar). Folie alterne. → *insanity (alternating).*

PSYCHOSIS (circular). Folie circulaire. → *insanity (circular).*

PSYCHOSIS (climacteric). Psychose de la ménopause.

PSYCHOSIS (depressive). Psychose dépressive.

PSYCHOSIS (exhaustion). Psychose des épuisés.

PSYCHOSIS (famine). Psychose des affamés.

PSYCHOSIS (febrile). Psychose toxi-infectieuse.

PSYCHOSIS (gestational). Psychose gravidique.

PSYCHOSIS (idiophrenic). Psychose organique.

PSYCHOSIS (infection-exhaustion). Psychose toxi-infectieuse.

PSYCHOSIS (involutional). Psychose de la ménopause.

PSYCHOSIS (Korsakoff's). Syndrome de Korsakoff.

PSYCHOSIS (manic). Psychose maniaque.

PSYCHOSIS (manic-depressive). Folie périodique, folie intermittente, folie à double phase, folie maniaco-dépressive, psychose maniaco-dépressive, psychose périodique, psychose cyclothymique, manie intermittente ou périodique, mélancolie intermittente ou périodique.

PSYCHOSIS (organic). Psychose organique.

PSYCHOSIS (paranoiac or **paranoid).** Psychose paranoïaque.

PSYCHOSIS (periodic). Folie périodique. → *psychosis (manic-depressive).*

PSYCHOSIS (polyneuritic), PSYCHOSIS POLYNEURITICA. Syndrome de Korsakoff. → *Korsakoff's psychosis.*

PSYCHOSIS (prison). Psychose carcérale.

PSYCHOSIS (puerperal). Psychose puerpérale.

PSYCHOSIS (purpose). Psychose intentionnellement simulée.

PSYCHOSIS (reactive or **situational).** Psychose d'inadaptation.

PSYCHOSIS (situational). Psychose réactionnelle.

PSYCHOSIS (symbiotic or **symbiotic infantile).** Résultat d'une situation conflictuelle mère-enfant provoquant chez ce dernier angoisse de séparation et régression.

PSYCHOSIS (toxic). Psychose toxique.

PSYCHOSOMATIC MEDICINE. Médecine psychosomatique.

PSYCHOSURGERY, *s.* Psychochirurgie, *f.*

PSYCHOTECHNICS, *s.* Psychotechnie, *f.* ; psychotechnique, *f.*

PSYCHOTHERAPEUTICS, PSYCHOTHERAPY, *s.* Psychothérapie, *f.* ; psycho-thérapeutique, *f.*

PSYCHOTIC, *adj.* Psychotique.

PSYCHOTONIC, *adj.* Psychotonique.

PSYCHOTROPIC, *adj.* Psychotrope.

PSYCHROPHILIC, *adj.* Psychrophile.

PSYCHROTHERAPY, *s.* Cryothérapie, *f.*

PSYDRACIUM, *s.* Psydracium, *m.*

9 P-SYNDROME. Délétion du bras court du chromosome 9.

PTA. PTA. → *plasma thromboplastin antecedent.*

PTA-TEST. Abréviation de *peroxydase treponemal antibody test,* PTA.

PTC. Abréviation de *plasma thromboplastin component,* PTC.

PTCA. Abréviation de *Percutaneous Transluminal Coronary Angioplasty.* Angioplastie coronaire percutanée.

PTC DEFICIENCY. Hémophilie B, maladie de Christmas.

PTERION, *s.* Ptéréon, *m.* ; ptérion, *m.*

PTERNALGIA, *s.* Talalgie, *f.*

PTEROYLGLUTAMIC ACID. Acide folique. → *folic acid.*

PTERYGIUM, *s.* Ptérygion, *m.* ; onglet, *m.*

PTERYGIUM COLLI. Ptérygion du cou, pterygium colli.

PTERYGIUM (popliteal) SYNDROME. Syndrome des pterygions poplités.

PTERYGOID, *adj.* Ptérygoïde.

PTF. Initiales de « plasma thromboplastin factor » ; thromboplastinogène, *m.* → *thromboplastinogen.*

PTFB. Initiales de « plasma thromboplastin factor B » ; Facteur Christmas. → *plasma thromboplastin component.*

PTH. Parathormone, *f.* → *hormone (parathyroid).*

PTILOSIS, *s.* Ptilose, *f.*

PTISAN, *s.* Ptisane, *f.*

PTOMAINE, PTOMATINE, *s.* Ptomaïne, *f.* ; ptomatine, *f.*

PTOSIS, *s.* 1° Ptose, *f.* (d'un viscère). – 2° Ptosis, *m.* (de la paupière).

PTOSIS (abdominal). Plose abdominale. → *splanchnoptosis.*

PTOSIS ADIPOSA. Faux ptosis par lipome de la paupière supérieure.

PTOSIS (false). Faux ptosis par lipome de la paupière supérieure.

PTOSIS (Horner's). Syndrome de Claude-Bernard Horner.

PTOSIS (lipomatosis). Faux ptosis par lipome de la paupière supérieure.

PTOSIS (morning). Ptosis du matin.

PTOSIS SYMPATHICA. Syndrome de Claude-Bernard Horner.

PTOSIS (visceral). Ptose abdominale.

PTOSIS (waking). Ptosis du matin.

PTT. Temps de céphaline.

PTYALIN, *s.* Ptyaline, *f.*

PTYALISM, *s.* Ptyalisme, *m.* → *salivation.*

PTYALORRHOEA, *s.* Ptyalisme, *m.* → *salivation.*

PU HORMONE (pregnancy urine hormone). Gonadostimuline chorionique, prolan, *m.*

PUBARCHE, *s.* Pubarche, *f.*

PUBERTAS, PUBERTY, *s.* Puberté, *f.*

PUBERTAS PRAECOX. Puberté précoce.

PUBERTY (delayed). Puberté tardive.

PUBERTY (precocious). Puberté précoce.

PUBESCENCE, *s.* Pubescence, *f.*

PUBIC, *adj.* Pubien, ienne.

PUBIOTOMY, *s.* Pubiotomie, *f.* ; opération de Gigli ; taille latéralisée du pubis ; hébotomie, *f.* ; hébostéostomie, *f.*

PUENTE'S DISEASE. Cheilite glandulaire.

PUERICULTURE, *s.* Puériculture, *f.* ; infanticulture, *f.*

PUERPERAL, *adj.* Puerpéral, ale.

PUERPERIUM, *s.* Puerpéralité, *f.* ; état puerpéral.

PULEX, *s. Pulex, f.*

PULLEY THERAPY. Pouliethérapie, *s.f.*

PULMONARY, *adj.* (pertaining to the lung and to the pulmonary artery). Pulmonaire.

PULMONARY VALVE STENOSIS. Rétrécissement valvulaire pulmonaire.

PULMONECTOMY, *s.* Pneumonectomie, *f.*

PULMONIC, *adj.* Pulmonaire.

PULMONITIS, *s.* Pneumonie, *f.*

PULPECTOMY, *s.* Pulpectomie, *f.*

PULPITIS, *s.* Pulpite, *f.*

PULSATE, 1° *s.* Battement, *m.* ; pulsation, *f.* – 2° to pulsate, *v.* Battre rythmiquement.

PULSATILE, *adj.* Pulsatile.

PULSATION, *s.* Pulsation, *f.*

PULSATION (undulatory cardiac). Mouvement de roulis.

PULSATION (wave-like cardiac). Mouvement de roulis.

PULSE, *s.* Pouls, *m.*

PULSE (abrupt). Pouls bref, bien frappé.

PULSE (alternating). Pouls alternant.

PULSE (anacrotic). Pouls anacrote.

PULSE (anadicrotic). Pouls anacrote.

PULSE (angry). Pouls en fil de fer.

PULSE (atrial liver). Pouls hépatique présystolique.

PULSE (atrial venous or **auriculovenous).** Pouls veineux auriculaire.

PULSE (Bamberger's bulbar). Pouls bulbaire de Bamberger.

PULSE (bigeminal). Pouls bigéminé.

PULSE (bisferious). Pulsus bisferiens.

PULSE (bulbar). Pouls bulbaire de Bamberger.

PULSE (cannon ball). Pouls de Corrigan.

PULSE (capillary). Pouls capillaire.

PULSE (caprizant). Pouls bondissant.

PULSE (catacrotic). Pouls catacrote.

PULSE (centripetal venous). Pouls veineux progressif, pouls veineux direct.

PULSE (collapsing). Pouls de Corrigan.

PULSE (cordy). Pouls tendu.

PULSE (Corrigan's). Pouls de Corrigan.

PULSE (coupled). Pouls bigéminé.

PULSE CURVE. Sphygmogramme.

PULSE (decurtate). Pouls myure.

PULSE (deficient). Pouls intermittent.

PULSE DEFICIT. Différence entre la fréquence des battements cardiaques et celle du pouls.

PULSE (dicrotic). Pouls dicrote.

PULSE (digitalate). Pouls digitalique.

PULSE (dropped-beat). Pouls intermittent.

PULSE (entoptic). Sensation lumineuses en éclair, perçues à chaque battement cardiaque.

PULSE (equal). Pouls dont tous les battements sont d'égale force.

PULSE (false venous). Faux pouls veineux.

PULSE (filiform). Pouls filiforme.

PULSE (formicant). Pouls petit et faible (comme des mouvements de fourmi), pouls filant.

PULSE (frequent). Pouls rapide.

PULSE (full). Pouls plein.

PULSE (funic). Pouls du cordon ombilical.

PULSE (gaseous). Pouls plein et compressible.

PULSE (goat leap). Pouls bondissant.

PULSE (hard). Pouls dur.

PULSE (hepatic). Pouls hépatique, foie systolique.

PULSE (high-tension). Pouls artérioscléreux.

PULSE (infrequent). Pouls lent.

PULSE (intermittent). Pouls intermittent.

PULSE (irregular). Pouls irrégulier.

PULSE (jerky). Pouls de Corrigan.

PULSE (jugular). Pouls jugulaire.

PULSE (Kussmaul's). Pouls paradoxal.

PULSE (labile). Pouls instable.

PULSE (locomotive). Pouls de Corrigan.

PULSE (low-tension). Pouls petit et dépressible.

PULSE (Monneret's). Pouls plein, lent et mou, au cours de la jaunisse.

PULSE (monocrotic). Pouls monocrote.

PULSE (mouse tail). Pouls myure.

PULSE (movable). Signe de la sonnette artérielle.

PULSE (myurus). Pouls myure.

PULSE (nail). Pouls unguéal.

PULSE (negative venous). Pouls veineux négatif, pouls veineux normal ou physiologique.

PULSE (normal venous). Pouls veineux négatif. → *pulse (negative venous).*

PULSE (paradoxic). Pouls paradoxal.

PULSE (paradoxical). Pouls paradoxal, signe de Griesinger-Kussmaul.

PULSE (pathologic venous). Pouls veineux systolique. → *pulse (ventricular venous).*

PULSE (permanently slow). Pouls lent permanent.

PULSE (pistol-shot). Pouls de Corrigan.

PULSE (plateau). Pouls de la sténose aortique (anacrote).

PULSE (positive venous). Pouls veineux systolique. → *pulse (ventricular venous).*

PULSE (quadrigeminal). Pouls quadrigéminé, rythme quadrigéminé, quadrigéminisme.

PULSE (quick). 1° Pouls bref et bien frappé. – 2° Pouls rapide.

PULSE (Quincke's). Pouls capillaire.

PULSE RATE. Fréquence du pouls.

PULSE (respiratory). Pulsations de la jugulaire externe observées après effort même chez le sujet normal.

PULSE (reversed paradoxical). Pouls paradoxal inversé (plus fort pendant l'inspiration que pendant l'expiration).

PULSE (Riegel's). Pouls plus petit pendant l'expiration.

PULSE (running). Pouls filant.

PULSE (shabby). Pouls misérable.

PULSE (sharp). Pouls de Corrigan.

PULSE (short). Pouls bref et bien frappé.

PULSE (slow). Pouls lent.

PULSE (soft). Pouls mou.

PULSE (strong). Pouls fort.

PULSE (tense). Pouls tendu.

PULSE (thready). Pouls filiforme.

PULSE (trembling or **tremulous).** Pouls filant.

PULSE (tricrotic). Pouls tricrote.

PULSE (trigeminal). Pouls trigéminé.

PULSE (trip-hammer). Pouls de Corrigan.

PULSE (undulating). Pouls ondulant.

PULSE (unequal). Pouls inégal.

PULSE (vagus). Pouls vagotonique.

PULSE (venous). Pouls veineux.

PULSE (ventricular venous). Pouls veineux, ventriculaire ou vrai, pouls veineux systolique.

PULSE (vermicular). Pouls filant.

PULSE (vibrating). Pouls vibrant.

PULSE (water-hammer). Pouls de Corrigan.

PULSE (wiry). Pouls en fil de fer.

PULSION, *s.* Pulsion, *f.*

PULSELESS, *adj.* Sans pouls.

PULSELESS DISEASE. Maladie ou syndrome de Takayashu, maladie des femmes sans pouls, syndrome d'oblitération des troncs supra-aortiques, syndrome de Martorell et Fabré-Tersol, aorto artérite non spécifique.

PULSUS, *s.* Pouls, *m.* → *pulse.*

PULSUS AEQUALIS. Pouls régulier.

PULSUS ALTERNANS. Pouls alternant.

PULSUS BIGEMINUS. Pouls bigéminé.

PULSUS BIFERIENS or **BISFERIENS.** Pouls bisferien.

PULSUS CAPRICANS. Pouls bondissant.

PULSUS CELER. Pouls rapide.

PULSUS DEBILIS. Pouls faible.

PULSUS DEFICIENS. Pouls intermittent.

PULSUS DIFFERENS. Pulsus differens.

PULSUS DUPLEX. Pouls dicrote.

PULSUS DURUS. Pouls dur.

PULSUS FILIFORMIS. Pouls filiforme.

PULSUS FORMICANS. Pouls filant.

PULSUS FORTIS. Pouls fort.

PULSUS FREQUENS. Pouls rapide.

PULSUS INTERCIDENS. Pouls intermittent.

PULSUS INTERCURRENS. Pouls intermittent.

PULSUS IRREGULARIS PERPETUUS. Pouls de l'arythmie complète.

PULSUS MAGNUS. Pouls ample.

PULSUS MOLLIS. Pouls mou.

PULSUS MONOCROTUS. Pouls monocrote.

PULSUS OPPRESSUS. Pouls d'une artère sténosée.

PULSUS PARADOXUS. Pouls paradoxal.

PULSUS PARVUS. Pulsus parvus.

PULSUS PLENUS. Pouls plein.

PULSUS QUADRIGEMINUS. Pouls quadrigéminé.

PULSUS RARUS. Pouls lent.

PULSUS TARDUS. Pulsus tardus.

PULSUS TRIGEMINUS. Pouls trigéminé.

PULSUS UNDULOSUS. Pouls ondulant.

PULSUS VACUUS. Pouls misérable.

PULSUS VENOSUS. Pouls veineux.

PULSUS VIBRANS. Pouls vibrant.

PULTACEOUS, *adj.* Pultacé, ée.

PULVERIZATION, *s.* Pulvérisation d'un solide.

PULVERULENCE, *s.* Pulvérulence, *f.*

PULVINAR, *s.* Pulvinar, *m.*

PUMP (calcium). Pompe à calcium.

PUMP (electrogenic sodium). Pompe à sodium.

PUMP (insulin). Pompe à insuline.

PUMP (intra-aortic ballon). Contrepulsion intraortique.

PUMP (sodium). Pompe à sodium.

PUMPING, *s.* Pompage, *m.*

PUMPING (intraortic balloon). Contrepulsion diastolique intra-aortique. → *counterpulsation.*

PUNCH-BIOPSY, *s.* Ponction-biopsie.

PUNCH DRUNK. Encéphalite traumatique, dementia pugilistica.

PUNCTUM CAECUM. Point aveugle.

PUNCTUM PROXIMUM. Punctum proximum.

PUNCTUM REMOTUM. Punctum remotum.

PUNCTURA, *s.* Piqûre, *f.* ; ponction, *f.*

PUNCTURA EXPLORATORIA. Ponction exploratrice.

PUNCTURE, *s.* Piqûre, *f.* ; ponction, *f.*

PUNCTURE (Bernard's). Piqûre du plancher du IVᵉ ventricule provoquant un diabète expérimental.

PUNCTURE (cistern or **cisternal).** Ponction sous-occipitale.

PUNCTURE (Corning's). Ponction lombaire.

PUNCTURE (diabetic). Piqûre du plancher du IVᵉ ventricule provoquant du diabète expérimental. → *Bernard's puncture.*

PUNCTURE (dry). Ponction blanche.

PUNCTURE (epigastric) OF THE PERICARDIUM. Ponction du péricarde par le procédé de Marfan.

PUNCTURE (exploratory). Ponction exploratrice.

PUNCTURE (intracisternal). Ponction sous-occipitale.

PUNCTURE (Kronecker's). Piqûre du centre bulbaire inhibiteur du cœur.

PUNCTURE (lumbar). Ponction lombaire.

PUNCTURE (Marfan's epigastric). Ponction péricardique par la voie épigastrique de Marfan.

PUNCTURE (Quincke's), PUNCTURE (Quincke's spinal). Ponction lombaire.

PUNCTURE (spinal). Rachicentèse, *s.f.*

PUNCTURE (splenic). Ponction splénique.

PUNCTURE (sternal). Ponction sternale.

PUNCTURE (subboccipital). Ponction sous-occipitale.

PUNCTURE (thecal). Rachicentèse, *s.f.*

PUNCTURE (ventricular). Ponction ventriculaire.

PUPIL, *s.* Pupille, *f.*

PUPIL (Adie's). Pupillotonie, *s.f.*

PUPIL (Argyll Robertson's). Signe d'Argyll-Robertson.

PUPIL (bounding). Hippus circulatoire, pouls pupillaire.

PUPIL (Hutchinson's). Inégalité pupillaire.

PUPIL (stiff). Signe d'Argyll-Robertson.

PUPIL (tonic). Pupillotonie, *s.f.*

PUPILLA, *s.* Pupille, *f.*

PUPILLOMETER, *s.* Pupillomètre, *m.*

PUPILLOMETRY, *s.* Pupillométrie, *f.*

PUPILLOPLEGIA, *s.* Pupill, *f.*

PUPILLOSCOPY, *s.* Pupilloscopie, *f.*

PUPILLOTONIA, *s.* Pupillotonie, *f.*

PURGATIVE, *adj.* Purgatif, ive.

PURIC, *adj.* Purique.

PURIFORM, *adj.* Puriforme.

PURINE, *s.* Purine, *f.*

PURKINJE'S FIGURES. Arbre ou figures de Purkinje.

PURPLE (visual). Pourpre rétinien.

PURPURA, *s.* Purpura, *m.*

PURPURA ABDOMINALIS. Purpura de Hénoch. → *purpura (Henoch's).*

PURPURA (acute vascular). Purpura rhumatoïde. → *purpura rheumatica.*

PURPURA (allergic). Purpura rhumatoïde. → *purpura rheumatica.*

PURPURA (anaphylactoid). Purpura rhumatoïde. → *purpura rheumatica.*

PURPURA ANGIONEUROTICA. Purpura rhumatoïde. → *purpura rheumatica.*

PURPURA ANNULARIS TELANGIECTODES. Purpura annularis telangiectodes, maladie de Majocchi.

PURPURA (athrombopenic). Purpura rhumatoïde. → *purpura rheumatica.*

PURPURA BULLOSA. Pemphigus hémorragique.

PURPURA (essential or **idiopathic thrombocytopenic** or **thrombopenic).** Purpura thrombopénique idiopathique, purpura thrombocytopénique essentiel, thrombocytopénie idiopathique, thrombopénie essentielle ou idiopathique.

PURPURA (essential thrombocytolytic). Purpura au cours d'une fibrinolyse.

PURPURA (fibrinolytic) or **PURPURA FIBRINOLYTICA.** Purpura au cours d'une fibrinolyse.

PURPURA FULMINANS. Purpura fulminans.

PURPURA HAEMORRHAGICA, PURPURA (haemorrhagic). Purpura hémorragique.

PURPURA (Hebra's papulous). Purpura papuleux de Hebra.

PURPURA (Henoch's). Purpura abdominal et, par extension, purpura rhumatoïde, purpura de Hénoch.

PURPURA (hereditary), PURPURA (haemorrhagica). Thrombasthénie héréditaire. → *thrombasthenia (hereditary).*

PURPURA (hypergammaglobulinaemic). Purpura hyperglobulinémique. → *purpura (hyperglobulinaemic).*

PURPURA (hyperglobulinaemic), PURPURA HYPERGLOBULINAEMICA. Purpura hyperglobulinémique ou hyperimmunoglobulinémique de Waldenström.

PURPURA (idiopathic). Purpura rhumatoïde. → *purpura rhematica.*

PURPURA (idiopathic thrombopenic). Purpura thrombopénique idiopathique. → *purpura (essential or idiopathic thrombocytopenic).*

PURPURA (infectious). Purpura infectieux.

PURPURA (Landouzy's). Typhus angiohématique.

PURPURA MACULOSA. Purpura scorbutique.

PURPURA (Majocchi's). Maladie de Majocchi. → *purpura annularis telangiectodes.*

PURPURA (malignant). Purpura fulminans.

PURPURA NERVOSA. Purpura rhumatoïde. → *purpura rheumatica.*

PURPURA (non-thrombocytopenic). Purpura rhumatoïde. → *purpura rheumatica.*

PURPURA PIGMENTOSA CHRONICA. Angiodermite pigmentée et purpurique.

PURPURA PULICOSA. Purpura par morsures de puces.

PURPURA RHEUMATICA or **PURPURA (rheumatic).** Purpura rhumatoïde, purpura allergique ou anaphylactoïde, purpura athrombopénique ou exanthématique, purpura inflammatoire bénin, péliose rhumatismale, maladie de Schœnlein, maladie de Schœnlein-Henoch.

PURPURA (Schönlein's or **Schönlein-Henoch).** Purpura rhumatoïde. → *purpura rheumatica.*

PURPURA (secondary thrombocytopenic). Purpura thrombocytopénique secondaire.

PURPURA SENILIS. Purpura sénile de Bateman.

PURPURA SIMPLEX. Purpura rhumatoïde. → *purpura rheumatica.*

PURPURA (thrombasthenic). Thrombasthénie héréditaire. → *thrombasthenia (hereditary).*

PURPURA (thrombocytolytic) or **PURPURA THROMBOLYTICA.** Purpura au cours d'une fibrinolyse.

PURPURA (thrombocytopenic). Purpura thrombopénique.

PURPURA (thrombohaemolytic thrombocytopenic). Maladie de Moschcovitz. → *purpura (thrombotic thrombocytopenic).*

PURPURA (thrombopenic). Purpura thrombopénique idiopathique. → *purpura essential or idiopathic thrombocytopenic or thrombopenic.*

PURPURA (thrombotic thrombocytopenic). Purpura thrombocytopénique thrombotique, micro-angiopathie thrombothique, maladie ou syndrome de Moschcovitz.

PURPURA URTICANS. Urticaire hémorragique. → *urticaria haemorrhagica.*

PURPURA VARIOLOSA. Variole hémorragique. → *smallpox (haemorrhagic).*

PURRING, *adj.* Cataire.

PURTSCHER'S DISEASE or **TRAUMATIC RETINAL ANGIOPATHY** or **ANGIOPATHIC RETINOPATHY.** Syndrome de Purtscher, rétinite ou rétinopathie de Purtscher, angiopathie traumatique de la rétine.

PURULENT, *adj.* Purulent, ente.

PUS, *s.* Pus, *m.*

PUS (anchovy sauce). Pus chocolat.

PUS (blue). Pus bleu.

PUS BONUM ET LAUDABILE. Pus louable.

PUS (burrowing). Pus non collecté.

PUS (cheesy). Pus caséeux.

PUS (curdy). Pus grumeleux.

PUS (ichorus). Pus fétide.

PUS (laudable), PUS LAUDANDUM. Pus louable.

PUS (sanious). Pus putride.

PUS (sterile). Pus mort.

PUSH-CHAIR, *s.* Poussette, *f.*

PUSTULE, *s.* Pustule, *f.*

PUSTULE (malignant), PUSTULA MALIGNA. Pustule maligne.

PUSTULE (postmortem). Piqûre anatomique à forme localisée.

PUSTULOSIS, *s.* Pustulose, *f.*

PUSTULOSIS (acute generalized exanthematous). Pustulose exanthématique aiguë généralisée.

PUSTULOSIS PALMARIS ET PLANTARIS. Acropustulose, *s.f.* → *acropustulosis.*

PUSTULIS PALMOPLANTARIS. Acropustulose, *s.f.* → *acropustulosis.*

PUSTULOSIS VACCINIFORMIS or **VARIOLIFORMIS ACUTA.** Pustulose vacciniforme. → *Kaposi's varicelliform disease.*

PUTAMEN, *s.* Putamen, *m.*

PUTNAM'S DISEASE or **PUTNAM'S TYPE OF SCLEROSIS, PUTNAM-DANA SYNDROME.** Scléroses combinées. → *sclerosis (combined).*

PUTREFACTION, *s.* Putréfaction, *f.*

PUTRID, *adj.* Putride.

PUTRILAGE, *s.* Putrilage, *m.*

PUTRILAGINOUS, *adj.* Putrilagineux, euse.

PYAEMIA, *s.* Pyohémie, *f.* ; pyémie, *f.* ; infection purulente.

PYARTHROSIS, *s.* Pyarthrite, *f.* ; pyarthrose, *f.*

PYCNIC, *adj.* Pycnique.

PYCNIC HABIT. Constitution pycnoïde.

PYCNOEPILEPSY, *s.* Petit mal.

PYCNOMORPHUS, *adj.* Pycnoïde.

PYELECTASIA, PYELECTASIS, *s.* Pyélectasie, *f.*

PYELIC, *adj.* Pyélique.

PYELITIS, *s.* Pyélite, *f.*

PYELITIS (calculous). Pyélite lithiasique.

PYELITIS CYSTICA. Pyélite kystique.

PYELITIS (encrusted). Pyélite avec ulcérations incrustées de sels urinaires.

PYELITIS GRAVIDARUM. Pyélite de la grossesse.

PYELITIS (haematogenous). Pyélite hématogène.

PYELITIS (urogenous). Pyélite ascendante.

PYELOCALIECTASIS, *s.* Calicectasie, *f.*

PYELOCYSTITIS, *s.* Pyélocystite, *f.*

PYELOGRAM, *s.* Pyélogramme, *m.*

PYELOGRAPHY, *s.* Pyélographie, *f.*

PYELOGRAPHY (ascending). Pyélographie rétrograde.

PYELOGRAPHY (descending). Urographie, *s.f.*

PYELOGRAPHY BY ELIMINATION. Urographie, *s.f.*

PYELOGRAPHY (excretion). Urographie, *s.f.*

PYELOGRAPHY (intravenous). Urographie, *s.f.*

PYELOGRAPHY (retrograde). Pyélographie ascendante, pyélographie rétrograde.

PYELOGRAPHY (wash-out). Pyélographie après lavage total.

PYELOILEOSTOMY, *s.* Pyélo-iléostomie, *f.* ; pyélo-iléocystostomie, *f.*

PYELOILEOCYSTOSTOMY, *s.* Pyélo-iléostomie, *f.*

PYELOLITHOTOMY, *s.* Pyélolithotomie, *f.*

PYELONEPHRITIS, *s.* Pyélonéphrite, *f.*

PYELONEPHRITIS (ascending). Pyélonéphrite ascendante, néphrite ascendante.

PYELONEPHRITIS (emphysematous). Pyélonéphrite emphysémateuse.

PYELONEPHRITIS (xanthogranulomatous). Pyélonéphrite xanthogranulomateuse.

PYELONEPHROSIS, *s.* Pyélonéphrose, *f.*

PYELONEPHROTOMY, *s.* Pyélonéphrotomie, *f.*

PYELOPLASTY, *s.* Pyéloplastie, *f.*

PYELOSCOPY, *s.* Pyéloscopie, *f.*

PYELOSTOMY, *s.* Pyélostomie, *f.*

PYELOTOMY, *s.* Pyélotomie, *f.*

PYGOMELUS, *s.* Pygomèle, *m.*

PYGOPAGUS, *s.* Pygopage, *m.*

PYKNIC, *adj.* Pycnique.

PYKNOCARDIA, *s.* Tachycardie, *f.*

PYKNODYSOSTOSIS, *s.* Pycnodysostose, *f.*

PYKNOEPILEPSY, PYKNOLEPSY, *s.* Petit mal.

PYKNOMORPHIC, PYKNOMORPHOUS, *adj.* Pycnoïde, pycnomorphe.

PYKNOSIS, *s.* Pycnose, *f.*

PYKNOSPHYGMIA, *s.* Tachycardie, *f.*

PYLE'S DISEASE or **PYLE-COHN DISEASE.** Maladie de Pyle. → *dysplasia (familial metaphyseal).*

PYLEPHLEBITIS, *s.* Pyléphlébite, *f.*

PYLEPHLEBITIS (adhesive). Pyléthrombophlébite, *s.f.*

PYLETHROMBOPHLEBITIS, *s.* Pyléthrombophlébite, *f.*

PYLETHROMBOSIS, *s.* Pyléthrombose, *f.*

PYLORECTOMY, *s.* Pylorectomie, *f.*

PYLORITIS, *s.* Pylorite, *f.*

PYLOROCLASIA, *s.* Pyloroclasie, *f.*

PYLORODUODENITIS, *s.* Pyloroduodénite, *f.*

PYLOROGASTRECTOMY, *s.* Gastropylorectomie, *f.*

PYLOROPLASTY, *s.* Pyloroplastie, *f.* ; opération de Heineke-Mikulicz.

PYLOROSPASM, *s.* Pylorospasme, *m.*

PYLOROSTOMY, *s.* Pylorostomie, *f.*

PYLOROTOMY, *s.* Pylorotomie, *f.* ; opération de Fredet.

PYLORUS, *s.* Pylore, *m.*

PYOCEPHALUS, *s.* Pyocéphalie, *f.*

PYOCIN, *s.* Pyocine, *f.*

PYOCOCCUS, *s.* Pyocoque, *m.*

PYOCOLPOS, *s.* Pyocolpos, *m.*

PYOCYANEUS (Bacillus). Bacille pyocyanique. → *Pseudomonas aeruginosa.*

PYOCYTE, *s.* Pyocyte, *m.*

PYODERMA, *s.* Pyodermie, *f.* ; pyodermite, *f.*

PYODERMA GANGRENOSUM. Idiophagédénisme géométrique. → *phagedena geometrica.*

PYODERMA VEGETANS. Pyodermite végétante.

PYODERMA VERRUCOSUM or **PYODERMA (verrucous).** 1° Pemphigus vegetans – 2° pyodermite végétante.

PYODERMATITIS, *s.* Pyodermite, *f.*

PYODERMATITIS VEGETANS. Pyodermite végétante.

PYODERMIA, *s.* Pyodermite, *f.*

PYODERMITIS, *s.* Pyodermite, *f.*

PYODERMITIS VEGETANS. Pyodermite végétante.

PYOGENESIS, *s.* Pyogénie, *f.*

PYOGENIC, *adj.* Pyogène.

PYOGENOUS, *adj.* Pyogène.

PYOHAEMIA, *s.* Pyohémie, *f.*

PYOLABYRINTHITIS, *s.* Pyolabyrinthite, *f.*

PYOMETRA, PYOMETRITIS, PYOMETRIUM, *s.* Pyomètre, *m.*

PYOMYOSITIS, *s.* Pyomyosite, *f.* ; myosite suppurée, *f.*

PYONEPHRITIS, *s.* Pyonéphrite, *f.*

PYONEPHROSIS, *s.* Pyonéphrose, *f.*

PYOPERICARDIUM, *s.* Pyopéricarde, *m.*

PYOPHAGIA, *s.* Pyophagie, *f.*

PYOPHTHALMIA, PYOPHTHALMITIS, *s.* Pyophtalmie, *f.*

PYOPNEUMOCHOLECYSTITIS, *s.* Pyopneumocholécyste, *m.*

PYOPNEUMOCYST (hydatid). Pyopneumokyste hydatique.

PYOPNEUMOPERICARDIUM, *s.* Pyopneumopéricarde, *m.*

PYOPNEUMOTHORAX, *s.* Pyopneumothorax, *m.*

PYORRHEA (américain) **PYORRHOEA,** *s.* Pyorrhée, *f.*

PYORRHOEA ALVEOLARIS, PYORRHOEA ALVEOLARIS. Pyorrhée alvéolo-dentaire, alvéolyse, *f.* ; gingivite et périodontite expulsive, maladie de Fauchard.

PYOSALPINGITIS, *s.* Salpingite suppurée.

PYOSALPINX, *s.* Pyosalpinx, *m.*

PYOSCLEROSIS, *s.* Pyosclérose, *f.*

PYOSIS, *s.* Suppuration, *f.*

PYOSIS (Corlett's). Impétigo de Tilbury Fox à forme bulbeuse.

PYOSIS (Manson's). Pemphigus contagieux.

PYOSPERMIA, *s.* Pyospermie, *f.*

PYOTHERAPY, *s.* Pyothérapie, *f.*

PYOTHORAX, *s.* Pleurésie purulente, pyothorax, *m.*

PYRAMID-HYPOGLOSSAL SYNDROME. Syndrome bulbaire antérieur. → *Dejerine's bulbar syndrome.*

PYRETIC, *adj.* Fébrile.

PYRETOGEN, *s.* Pyrogène, *m.* ; pyrétogène, *m.*

PYRETOLOGY, *s.* Pyrétologie, *f.*

PYRETOTHERAPY, *s.* Pyrétothérapie, *f.*

PYREXIA, PYREXY, *s.* Pyrexie, *f.*

PYRIDOXINE, *s.* Pyridoxine, *f.* → *Vitamin* B_6.

PYRIDOXINO-DEPENDENCY, *s.* Pyridoxino-dépendance, dyspyridoxinose cérébrale.

PYRIFORM, *adj.* Piriforme.

PYRIMIDIC, *adj.* Pyrimidique.

PYRIMIDINE, *s.* Pyrimidine, *f.*

PYROGEN, *s.* Pyrétogène, *m.* ; pyrogène, *m.*

PYROGEN (distilled water). Pyrétogènes de l'eau distillée.

PYROGENETIC, PYROGENIC, PYROGENOUS, *adj.* Pyrétogène, pyrogène.

PYROGLOBULIN, *s.* Pyroglobuline, *f.*

PYROMANIA, *s.* Pyromanie, *f.* ; monomanie incendiaire.

PYROPHOBIA, *s.* Pyrophobie, *f.*

PYROPOIKILOCYTOSIS, *s.* Pyropoïkilocytose, *f.*

PYROSIS, *s.* Pyrosis, *m.*

PYRROLOPORPHYRIA, *s.* Porphyrie aiguë intermittente.

PYRUVAEMIA, *s.* Pyruvicémie, *f.*

PYRUVATE-KINASE, *s.* Pyruvate-kinase, *f.*

PYURIA, *s.* Pyurie, *f.*

Q

Q. Symbole de quantité ; Q.

Q̇. Symbole du débit cardiaque ; Q or Qb.

q. Symbole du bras long d'un chromosome ; q.

Q FEVER. Fièvre Q. → *fever (Q).*

Q-1 interval (in mitral stenosis). Intervalle Q-B_1.

Q (Reichstein's compound). Désoxycorticostérone, *s.f.* → *desoxycorticosterone.*

Q WAVE. Onde Q.

QALY. QALY.

QCO_2. QCO_2 ; débit du gaz carbonique éliminé, VCO_2.

qd. Abréviation de « quaque die » ; chaque jour.

qh. Abréviation de « quaque hora » : chaque heure.

qid. Abréviation de « quantum in die » : quantité par jour.

ql. Abréviation de « quantum libet » : selon les désirs.

QO_2. Consommation d'oxygène, QO_2.

qp. Abréviation de « quantum placet » : autant qu'il vous plaît.

QRS WAVES. Ondes QRS.

QRST GROUP or COMPLEX. Complexe QRST.

qs. Quantité suffisante, qs, qsp.

QS WAVE. Onde QS.

QT SYNDROME (prolonged). Syndrome du QT long.

QUACK, *s.* Charlatan, *m.*

QUACKERY, *s.* Charlatanisme, *m.*

QUADRICEPS, *s.* Quadriceps, *m.*

QUADRIGEMINAL, *adj.* Quadrigéminé, ée.

QUADRIGEMINY, *s.* Quadrigéminisme, *m.*

QUADRIPARA, *s.* Femme accouchant pour la 4e fois (IV pare).

QUADRIPLEGIA, *s.* Quadriplégie, *f.* ; quadruplégie, *f.* ; tétraplégie, *f.*

QUADROON, *s.* Quarteron, *m.*

QUADRUPEDAL POSITION. Quadrupédie, *s.f.*

QUADRUPLE SYNDROME. Syndrome des pterygions poplités.

QUAIN'S DEGENERATION. Myocardite fibreuse.

QUANTITY OF VIRUS IN PLASMA. Charge virale plasmatique.

QUARANTINE, *s.* Quarantaine, *f.*

QUARANTINABLE DISEASE. Maladie quarantenaire, maladie pestilentielle (désuet).

QUARTAN, *adj.* Quarte.

QUARTAN (double), *adj.* Double quarte.

QUAVER, QUAVERING, *s.* Chevrotement, *m.*

QUECKENSTEDT'S PHENOMENON, SIGN or TEST. Épreuve de Queckenstedt, épreuve de Queckenstedt-Stookey.

QUEENSLAND FEVER. Fièvre Q. → *fever (Q).*

QUÉNU'S OPERATION, QUÉNU-MAYO OPERATION, QUÉNU'S THORACOPLASTY. Opération de Quénu-Sobottin.

QUERULOUSNESS, *s.* Quérulence, *f.*

QUERVAIN'S DISEASE. Maladie de De Quervain, ténosynovite chronique sténosante.

QUERVAIN'S FRACTURE. Fracture du scaphoïde associée à la luxation palmaire du semi-lunaire.

QUETELET'S RULE. Règle de Quetelet.

QUEYRAT'S ERYTHROPLASIA. Erythroplasie, *s.f.* → *erythroplasia.*

QUICK'S TESTS. 1° *(for prothrombin).* Méthode de Quick, temps de Quick, test de Quick, temps de prothrombine. – 2° *(for liver function).* Épreuve de J.A. Quick, épreuve de l'acide hippurique, hippuricurie provoquée.

QUINCKE'S DISEASE, QUINCKE'S OEDEMA. Maladie ou œdème de Quincke, œdème aigu angioneurotique, angioneurose cutanée ou muqueuse, œdème rhumatismal à répétition – *hereditary form.* Œdème aigu paroxystique héréditaire.

QUINCKE'S MENINGITIS. Méningitis séreuse.

QUINCKE'S PULSE. Pouls capillaire.

QUINCKE'S PUNCTURE. Ponction lombaire.

QUINCKE'S SPINAL PUNCTURE. Ponction lombaire.

QUINIDINE, *s.* Quinidine, *f.*

QUININE, *s.* Quinine, *f.*

QUININISM, QUINISM, *s.* Quininisme, *m.*

QUINIZATION, *s.* Quinisation, *f.*

QUINOLONE, *s.* Quinolone, *f.*

QUINAQUAND'S DISEASE. Follicule décalvante, acné décalvante, maladie de Quinquaud.

QUINQUAUD'S SIGN or **PHENOMENON.** Signe de Quinquaud.

QUINSY, *s.* Angine phlegmoneuse.

QUINTAN, *adj.* Quintane, *f.*

QUINTON'S TREATMENT. Traitement de Quinton.

QUIVER, *s.* Tremblement, *m.*, trémulation, *f.*

QUOTATION (muscular). Cotation musculaire.

QUOTIDIAN, *adj.* Quotidien, enne.

QUOTIDIAN (double), *adj.* Double quotidienne, *f.*

QUOTIENT (blood). Valeur globulaire.

QUOTIENT (intelligence). Quotient intellectuel, QI.

QUOTIENT (protein in blood serum). Quotient albumineux du sérum.

QUOTIENT (respiratory). (RQ). Quotient respiratoire, R.

QV. 1° (quantum vis). Ad libitum. – 2° (quod vide). Ce que vous voyez.

R

R. Abbréviation de röntgen, r.

r. Abréviation de ring chromosome : chromosome en anneau.

®. Symbole de registered-mark, marque déposée.

R WAVE. Onde R.

Ra. Symbole chimique du radium.

RABBETTING, *s.* Engrènement d'une fracture.

RABE'S METHOD. Méthode de Rabe.

RABIC, RABID, *adj.* Rabique.

RABIES, *s.* Rage, *f.*

RABIES (dumb). Rage paralytique.

RABIES (paralytic). Rage paralytique, rage muette.

RABIES (street virus). Rage des rues.

RABIES (sulien). Rage paralytique.

RABSON-MENDENHALL. Syndrome de Rabson-Mendenhall.

RACE-COOMBS TEST. Test de Coombs.

RACEMATE, *s.* Racémate, *m.*

RACEMIC, *adj.* Racémique.

RACEMOSE, *adj.* Racémeux, euse.

RACHIAL, *adj.* Rachidien, enne.

RACHIALGIA, *s.* Rachialgie, *f.*

RACHIANAESTHESIA, *s.* Rachianesthésie, *f.*

RACHIANALGESIA, *s.* Rachianalgésie, *f.*

RACHICENTESIS, *s.* Rachicentèse, *f.*

RACHIDIAL, RACHIDIAN, *adj.* Rachidien, enne.

RACHIOCENTESIS, *s.* Rachicentèse, *f.*

RACHIODYNIA, *s.* Rachialgie, *f.*

RACHIOTOME, *s.* Rachiotome, *m.*

RACHIOTOMY, *s.* Rachitomie, *f.*

RACHIS, *s.* Rachis, *m.*

RACHISCHISIS, *s.* Rachischisis, *m.*

RACHISCHISIS POSTERIOR. Spina bifida, *m.*

RACHITIC, *adj.* Rachitique.

RACHITIS, *s.* Rachitisme, *m.*

RACHITOGENIC, *adj.* Rachitigène.

RACHITOME, *s.* Rachitome, *m.*

RACHITOMY, *s.* Rachitomie, *f.* ; embryotomie rachidienne.

RACINE'S SYNDROME. Syndrome de Racine.

RACING, *s.* Course, *f.*

RAD, *s.* Rad, *m.*

RADAR WAVES, Ondes radar.

RADIAL, *adj.* Radial, ale.

RADIANT FLUX. Radiance, *f.*

RADIATION, *s.* Radiation, *f.* ; rayonnement, *m.*

RADIATIONS (corpuscular). Rayonnement corpusculaire.

RADIATIONS (electromagnetic). Rayonnement électro-magnétique.

RADIATION-INDUCED, *adj.* Radique.

RADIATION INJURY or **SICKNESS.** Mal des rayons.

RADICAL, *adj.* Radical, ale.

RADICAL (free). Radical libre.

RADICOTOMY, *s.* Rhizotomie, *f.* ; radicotomie, *f.*

RADICULALGIA, *s.* Radiculalgie, *f.*

RADICULAR, *adj.* Radiculaire.

RADICULITIS, *s.* Radiculite, *f.*

RADICULOGANGLIONITIS, *s.* Syndrome de Guillain-Barré. → *Guillain-Barré syndrome.*

RADICULOGRAPHY, *s.* Radiculographie, *f.* ; intradurographie, *f.* ; saccoradiculographie, *f.*

RADICULONEURITIS, *s.* Syndrome de Guillain-Barré → *Guillain-Barré syndrome.*

RADIFEROUS, *adj.* Radifère.

RADIOACTION, RADIOACTIVITY, *s.* Radio-activité, *f.*

RADIOALLERGOSORBENT TEST, (RAST). RAST.

RADIAUTOGRAPHY, *s.* Autoradiographie, *f.*

RADIOCANCER, *s.* Cancer dû aux radiations.

RADIOCARDIOGRAMM, *s.* Radiocardiogramme, *m.* ; gamma-cardiogramme, *m.*

RADIOCARDIOGRAPHY, *s.* 1° Radiocardiographie, *f.* ; gamma-cardiographie, *f.* γ-cardiographie, *f.* ; gammagraphie cardiaque, *f.* – 2° Électrocardiographie à distance par radio.

RADIOCINEMATOGRAPHY, *s.* Radio-cinématographie, *f.* ; cinéradiographie, *f.*

RADIODERMATITIS, *s.* Radiodermite, *f.* ; dermatite ou dermite aux rayons X.

RADIODIAGNOSIS, *s.* Radiodiagnostic, *m.*

RADIOELEMENT, *s.* Radio-élément, *m.*

RADIOEPIDERMITIS, *s.* Radio-épidermite, *f.*

RADIOFREQUENCY, *s.* Radiofréquence, *f.*

RADIOGRAPH or **RADIOGRAM,** *s.* Radiographie, *f.* (cliché), skiagramme, *m.*

RADIOGRAPH (serial) or **RADIOGRAM (serial).** Sériographie, *s.f.*

RADIOGRAPHY, *s.* Radiographie, *f.* ; skiagraphie, *f.*

RADIOGRAPHY (analytical). Tomographie, *s.f.*

RADIOGRAPHY (body section). Tomographie, *s.f.*

RADIOGRAPHY (disks and nerve roots). Radio-radiculographie, *s.f.*

RADIOGRAPHY (sectional). Tomographie, *s.f.*

RADIOGRAPHY (serial). Sérigraphie, *s.f.*

RADIOIMMUNITY, *s.* Radio-résistance acquise, radioimmunisation, *f.* ; radio-vaccination, *f.*

RADIOIMMUNOASSAY, *s.* Méthode radio-immunologique, radio-immunodosage, *m.* ; radio-immuno-essai, *m.*

RADIOIMMUNODIFFUSION, *s.* Radio-immunodiffusion, *f.*

RADIOIMMUNOELECTROPHORESIS, *s.* Radio-immuno-électrophorèse, *f.*

RADIOIMMUNOLABELLING TECHNIQUE. Méthode d'immuno-autodiographie.

RADIOIMMUNOPRECIPITATION ASSAY (RIPA). Radioimmunoprécipitation, RIPA.

RADIOIMMUNOSORBENT TEST (RIST). RIST.

RADIOISOTOPE, *s.* Radio-isotope, *m.* ; isotope radioactif.

RADIOISOTOPE SCANNER. Radio-isotopographe, *s.m.*

RADIOKYMOGRAM, *s.* Kymogramme, *m.* ; kymoradiogramme, *m.* ; radiokymogramme, *m.*

RADIOKYMOGRAPHY, *s.* Kymographie, *f.* ; kymoradiographie, *f.* ; radiokymographie, *f.*

RADIOLESION, *s.* Radiopathie, *f.* ; radiolésion, *f.*

RADIOLOGY, *s.* Radiologie, *f.*

RADIOLOGY (interventional). Radiologie d'intervention, radiologie interventionnelle.

RADIOLUCENCY, *s.* Radiotransparence, *f.*

RADIOMANOMETRY, *s.* Radiomanométrie, *f.*

RADIOMETRIC (method). Respirométrie radiométrique.

RADIOMIMETIC, *adj.* Radiomimétique.

RADIOMUTATION, *s.* Radiomutation, *f.*

RADIONECROSIS, *s.* Radionécrose, *f.*

RADIONUCLIDE, *s.* Radionucléide, *f.*

RADIO-OPACITY, RADIOPACITY, *s.* Opacité aux rayons X.

RADIOPAQUE, *adj.* Opaque aux rayons X.

RADIOPARENCY, *s.* Transparence aux rayons X.

RADIOPARENT, *adj.* Transparent aux rayons X.

RADIOPELVIGRAPHY, *s.* Radiopelvigraphie, *f.*

RADIOPELVIMETRY, *s.* Radiopelvimétrie, *f.*

RADIOPHARMACEUTICAL, *adj.* and *s.* Radiopharmaceutique.

RADIOPHOTOGRAPHY, *s.* Radiophotographie, *f.*

RADIORESISTANT, *adj.* Radiorésistant, ante.

RADIOSCOPY, *s.* Radioscopie, *f.*

RADIOSENSIBILITY, *s.* Radiosensibilité, *f.*

RADIOSENSITIVE, *adj.* Radiolabile.

RADIOSENSITIVENESS, RADIOSENSITIVITY, *s.* Radiosensibilité, *f.*

RADIOTHERAPEUTICS, RADIOTHERAPY, *s.* Radiothérapie, *f.*

RADIOTOMY, *s.* Tomographie, *f.*

RADIUS, *s.* Radius, *m.*

RADIUS CURVUS, *s.* Carpus curvus. → *carpus curvus.*

RADON, *s.* Radon, *m.*

RAGOCYTE, *s.* Ragocyte, *m.*

RAGPICKER'S or **RAGSORTERS' DISEASE.** Fièvre charbonneuse, charbon, *m.*

RAIL (hand). Main courante.

RAILWAY-BRAIN, *s.* Trouble cérébral consécutif à un accident de chemin de fer.

RAILWAY-SPINE, *s.* Trouble médullaire consécutif à un accident de chemin de fer.

RAIMISTE'S SIGN. Phénomène de la main, signe de Raïmiste.

RALE, *s.* Râle, *m.*

RALE (amphoric). Râle amphorique.

RALE (atelectatic). Râle de déplissement alvéolaire.

RALE (border). Râle de déplissement alvéolaire.

RALE (bronchial). Râle sec.

RALE (bubbling). Râle bulleux.

RALE (cavernous). Râle caverneux, râle cavitaire.

RALE (cellophane). Râle sous-crépitant sec.

RALE (clicking). Craquement pulmonaire.

RALE (collapse). Râle de déplissement alvéolaire.

RALE (consonating). Râle consonnant.

RALE (crackling). Râle sous-crépitant, râle bronchique humide.

RALE (crepitant). Râle crépitant, râle vésiculaire, crépitation pulmonaire.

RALE (dry). Râle sec, râle sonore, râle bronchique, râle vibrant.

RALE (gurgling). Gargouillement, *s.m.*

RALE (Hirtz's). Râle sous-crépitant métallique (signe de ramollissement tuberculeux).

RALE INDUX. Râle crépitant de la pneumonie au début.

RALE (marginal). Râle de déplissement alvéolaire.

RALE (metallic). Râle consonnant.

RALE (moist). Râle humide.

RALE (mucous). Râle muqueux : variété de râle sous-crépitant.

RALE (pleural). Frottement pleural.

RALES (post-expiratory). Râles post-expiratoires.

RALE (post-tussive). Râle de déplissement alvéolaire.

RALE DE RETOUR or **RALE REDUX.** Râle crépitant de retour (à la fin de la pneumonie).

RALE (sibilant). Râle sibilant.

RALE (Skoda's). Râle bronchique dans la pneumonie.

RALE (sonorous). Râle ronflant, ronchus, *s.m.*

RALE (subcrepitant). Râle sous-crépitant.

RALE (vesicular). Râle crépitant.

RALE (whistling). Râle sibilant.

RAMICOTOMY, RAMISECTION, RAMISECTOMY, *s.* Ramicotomie, *f.* ; ramisection, *f.*

RAMOND'S SIGN. Signe des spinaux.

RAMUS, *s.* Rameau, *m.* ; branche, *f.*

RANDOM, *s.* Hasard, *m.*

RANDALL'S SYNDROME. Syndrome de Randall.

RANDOMIZATION, *s.* Randomisation, *f.*

RANKE'S STAGES. Classification de Ranke.

RANULA, *s.* Grenouillette, *f.* ; ranule, *f.*

RAO. OAD.

RAPE, *s.* Viol, *m.*

RAPHANIA, *s.* Raphanie, *f.*

RAPHE, *s.* Raphé, *m.*

RAPTUS, *s.* Raptus, *m.*

RASH, *s.* Exanthème, *m.* ; éruption cutanée, rash, *m.*

RASH (antitoxin). Éruption sérique.

RASH (astacoid). Rash astacoïde.

RASH (black currant). Xeroderma pigmentosum. → *xeroderma pigmentosum.*

RASH (butterfly). Éruption en ailes de papillon.

RASH (canker). Scarlatine, *s.f.*

RASH (caterpillar). Dermatite provoquée par le contact des chenilles.

RASH (crystal). Sudamina, *m. pl.*

RASH (diaper). Syphiloïde post-érosive.

RASH (drug). Éruption médicamenteuse.

RASH (flannel). Eczéma flanellaire. → *seborrhoea corporis.*

RASH (gum). Strophulus, *s.m.* → *strophulus.*

RASH (heat). Miliaire, *s.f.*

RASH (hop). Dermatite des cueilleurs de houblon.

RASH (hydatid). Éruption urticarienne accompagnant la rupture d'un kyste hydatique.

RASH (medicinal). Éruption médicamenteuse.

RASH (napkin). Syphiloïde postérosive. → *erythema (napkin).*

RASH (nettle). Éruption ortiée.

RASH (rose) IN INFANT. Sixième maladie. → *sixth disease.*

RASH (serum). Éruption sérique.

RASH (summer). Miliaire, *s.f.*

RASH (tonsillotomy). Éruption consécutive à une amygdalectomie.

RASH (tooth). Strophulus, *s.m.* → *strophulus.*

RASH (vaccine or **vaccination).** Rash post-vaccinal.

RASH (wandering). Langue géographique. → *tongue (geographic).*

RASH (widfire). Lichen tropicus. → *miliaria rubra.*

RASMUSSEN'S ANEURYSM. Anévrisme de Rasmussen.

RASMUSSEN'S SYNDROME. Syndrome de Rasmussen.

RASORI (doctrine of). Rasorisme, *s.m.* ; contre-stimulisme, *s.m.*

RASPBERRY MARK. Angiome tubéreux. → *haemangioma congenitale.*

RAST. RAST, radioallergosorbent test.

RASTELLI'S OPERATION or **PROCEDURE.** Opération de Rastelli.

RAT-UNIT. Unité rat.

RATE, *s.* Proportion, *f.* ; taux, *m.* ; vitesse, *f.* ; index, *m.* ; indice, *m.*

RATE (attack). Fréquence d'apparition de nouveaux cas d'une maladie spécifique.

RATE (basal metabolic). Métabolisme de base.

RATE (birth). Nombre annuel des naissances.

RATE (case). Index de morbidité.

RATE (case fatality). Pourcentage des cas mortels d'une maladie déterminée.

RATE (circulation). Débit cardiaque.

RATE (crude birth). Nombre annuel des naissances sur l'ensemble de la population.

RATE (death). Taux de mortalité.

RATE (dose). Dose (d'un médicament) par unité de temps.

RATE (erythrocyte sedimentation). Vitesse de sédimentation.

RATE (fatality). Pourcentage des cas mortels d'une maladie déterminée.

RATE (glomerular filtration). Taux de filtration glomérulaire.

RATE (heart). Fréquence cardiaque.

RATE (infectivy). Indice d'infection.

RATE (inherent) (physiology). Rythme propre, rythme intrinsèque.

RATE (lethality). Pourcentage des cas mortels d'une maladie déterminée.

RATE (morbidity). Index de morbidité.

RATE (mortality). Taux de mortalité.

RATE (oocyst). Indice oocystique.

RATE (output exposure). Indice d'exposition aux rayons X, exprimé en roentgen par minute.

RATE (parasite). Indice parasitaire ou plasmodique.

RATE (pulse). Fréquence du pouls.

RATE (refined birth). Nombre annuel de naissances par rapport à la population féminine.

RATE (respiratory). Fréquence respiratoire.

RATE (sedimentation). Vitesse de sédimentation.

RATE (sickness). Taux de morbidité.

RATE (species infection). Indice d'infection spécifique.

RATE (spleen). Indice splénique.

RATE (sporozoite). Indice sporozoïtique.

RATE (still birth). Mortinatalité.

RATE (true birth). Nombre annuel de naissances par rapport à la population féminine en âge de procréer.

RATE (true infection). Indice d'infection vraie.

RATHBUN'S DISEASE. Maladie de Rathbun, hypophosphatasie.

RATHKE'S CYST or **TUMOUR, RATHKE'S POCKET TUMOUR** or **CYST, RATHKE'S POUCH TUMOUR** or **CYST.** Craniopharyngiome. → *craniopharyngioma.*

RATHKE'S POUCH. Poche de Rathke.

RATIO, *s.* Rapport, *m.* ; proportion, *f.*

RATIO (cardiothoracic). Rapport cardio-thoracique.

RATIO (cell-colour). Valeur globulaire.

RATIO (concentration). Index de concentration.

RATIO (human blood). Indice d'anthropophilie.

RATIO (morbidity). Index de morbidité.

RATIO (mortality). Taux de mortalité.

RATIONALISM, *s.* Rationalisme, *m.*

RATTLE, *s.* Râle, *m.*

RAUCEDO, RAUCITY, *s.* Raucité, *f.*

RAUCHFUSS'S TRIANGLE. Triangle de Grocco.

RAUSCH, *s.* Légère anesthésie à l'éther.

RAUZIER'S DISEASE. Œdème bleu (au cours de la paralysie hystérique).

RAY, *s.* Rayon, *m.* ; radiation, *f.*

RAYS (actinic). Rayons actiniques.

RAYS (alpha or **α).** Rayons alpha ou α.

RAYS (anode). Rayons anodiques.

RAYS (Becquerel's). Rayonnement émis par l'uranium.

RAYS (beta or **β).** Rayons bêta ou β.

RAYS (border or **borderline).** Rayons limites.

RAYS (Bucky's). Rayons limites.

RAYS (caloric). Rayons caloriques.

RAYS (canal). Rayons canaux.

RAYS (cathode). Rayons cathodiques.

RAYS (chemical). Rayons cosmiques.

RAYS (delta or **∂).** Rayonnement secondaire ß produit dans un gaz par le passage de rayons α.

RAYS (direct). Rayonnement direct, rayonnement primaire.

RAYS (Dorno's). Rayons ultraviolets actifs biologiquement (de longueur d'onde inférieure à 2 890 Angströms).

RAYS (Finsen's). Rayons Finsen.

RAYS (gamma or **γ).** Rayons gamma ou γ.

RAYS (Goldstein's). Rayonnement secondaire.

RAYS (grenz). Rayons limites.

RAYS (hard). Rayons pénétrants, rayons durs.

RAYS (hertzian). Rayons hertziens, ondes hertziennes.

RAYS (infra-red). Rayons infrarouges.

RAYS (infra-roentgen). Rayons limites.

RAYS (Lenard's). Rayons cathodiques après leur sortie du tube.

RAY'S MANIA. Perversion morale.

RAYS (Millikan's). Rayons cosmiques.

RAY (neutron). Flux de neutrons obtenu dans un cyclotron.

RAYS (Niewenglowski's). Rayons émis par une substance phosphorescente.

RAYS (positive). Rayons anodiques.

RAY (primary). Rayonnement primaire, direct.

RAYS (roentgen). Rayons X, rayons Röntgen.

RAYS (s). Rayonnement secondaire.

RAYS (Sagnac's). Rayonnement ß secondaire émis par un métal frappé de rayons X.

RAYS (scattered). Rayons X déviés et de longueur d'onde augmentée en passant à travers un corps.

RAY (secondary). Rayonnement secondaire.

RAYS (soft). Rayons mous.

RAYS (transition). Rayons limites.

RAYS (ultraviolet), RAYS (uv). Rayons ultraviolets, rayons UV.

RAYS (ultra X). Rayons cosmiques.

RAYS (X). Rayons X.

RAYS (X) CARCINOMA. Radioépithélioma, *s.m.*

RAYS (X) SARCOMA. Radiosarcome, *s.m.*

RAYER'S DISEASE. Xanthome, *s.m.*

RAYLEIGH'S ANOMALY. Deutéranomalie, anomalie de Rayleigh.

RAYMOND'S TYPE OF APOPLEXY or **PARALYSIS.** Apoplexie progressive annoncée par une hémiparesthésie.

RAYMOND-CESTAN SYNDROME. Syndrome de Raymond-Cestan.

RAYNAUD'S DISEASE, GANGRENE or **PHENOMENON.** Maladie de Raynaud, gangrène symétrique des extrémités.

RBC. Abréviation de *red blood cell*, or *red blood cell count* : (nombre des) globules rouges.

RBF. Flux sanguin rénal.

RD. Réaction de dégénérescence.

REACTING, *adj.* Déchaînant, ante –. *dose.* Dose déchaînante. – *r. injection.* Injection déchaînante.

REACTION, *s.* Réaction, *f.*

REACTION (colloidal gold). Réaction de Lange à l'or colloïdal.

REACTION OF DEGENERATION, RD. Réaction de dégénérescence, RD.

REACTION PERIOD. Temps nécessaire à l'organisme pour réagir à une excitation.

REACTIVATION, *s.* Réactivation, *f.*

REACTIVATION OF SERUM. Réactivation d'un sérum.

REACTIVITY, *s.* Réactivité, *f.*

READORS'S FACTOR. Vitamine B_4.

REAGENT, *s.* Réactif, *m.*

REAGIN, *s.* Réagine, *f.* ; anticorps réaginique.

REAGIN-TEST. Réagine-test.

REAGINIC, *adj.* Réaginique.

REANIMATION, *s.* Réanimation, *f.*

REARRANGEMENT (chromosomal). Remaniement chromosomique.

REBOUND, *s.* Rebond, *m.*

REBOUND PHENOMENON. Épreuve de Stewart-Holmes.

REBREATHING, *s.* Respiration en circuit fermé, rebreathing.

REBUCK'S SKIN WINDOW TEST. Fenêtre cutanée de Rebuck.

REBUCK'S TEST. Fenêtre cutanée de Rebuck.

RÉCAMIER'S OPERATION. Curetage utérin.

RECEPTOR, *s.* Récepteur, *m.*

RECEPTOR (acetylcholine). Récepteur cholinergique.

RECEPTOR (adrenergic or **adrenotropic).** Récepteur adrénergique ou sympathique.

RECEPTOR (alpha adrenergic). Récepteur alpha adrénergique.

RECEPTOR (antigen binding). Récepteur de reconnaissance.

RECEPTOR (beta adrenergic). Récepteur bêta adrénergique.

RECEPTOR (cholinergic). Récepteur cholinergique.

RECEPTOR (contact contiguous). Récepteur de contact.

RECEPTOR (dominant). Substance qui, placée au point d'action d'un médicament, se combine avec lui et le rend actif.

RECEPTOR (dopamine). Récepteur dopaminergique.

RECEPTOR OF THE FIRST ORDER. Récepteur possédant un seul groupe haptophore.

RECEPTOR (H or **histamine).** Récepteur histaminique, récepteur H.

RECEPTOR (hormone). Récepteur hormonal.

RECEPTOR (immunoglobulin). Récepteur de reconnaissance.

RECEPTOR (insulin). Récepteur insulinique.

RECEPTOR (morphinic). Récepteur morphinique, récepteur opiacé.

RECEPTOR (muscarinic, or **muscarinic acetylcholine,** or **muscarinic cholinergic).** Récepteur muscarinique.

RECEPTOR (platelet glycoprotein IIb/IIIa). Récepteur plaquettaire glycoprotéique GPIIb/IIIa.

RECEPTOR OF THE SECOND ORDER. Récepteur possédant un groupe haptophore et un groupe fixateur d'enzyme.

RECEPTOR (serotonine). Récepteur de la sérotonine.

RECEPTOR SITE. Site récepteur.

RECEPTOR OF THE THIRD ORDER. Récepteur possédant deux groupes haptophores et un groupe fixateur d'enzyme.

RECEPTOR (vasopressin). Récepteur de la vasopressine.

RECESSIVE, *adj.* Récessif, ive.

RECESSIVE CHARACTER or **TRAIT.** Caractère récessif.

RECESSIVITY, *s.* Récessivité, *f.*

RECHLORIDATION, *s.* Rechloruration, *f.*

RECIDIVATION, *s.* Récidive, *f.*

RECIPE. Recipe.

RECIPIENT (universal). Receveur universel.

RECIPROCATION, *s.* Rythme réciproque.

RECKLINGHAUSEN'S DISEASE. 1° Neurofibromatose, *f.* → *neurofibromatosis.* – 2° Ostéite fibrokystique. → *osteitis fibro-cystica generalisata.*

RECKLINGHAUSEN'S TUMOUR. Fibrome de la face postérieure de l'utérus ou de la paroi de la trompe.

RECKLIGHAUSEN-APPLEBAUM DISEASE. Hémochromatose idiopathique familiale.

RECLUS'S DISEASES. 1° Maladie kystique de la mamelle. → *cystic disease of the breast.* – 2° Phlegmon ligneux de Reclus.

RECLUS'S OPERATION. Procédé de Maydl-Reclus.

RECOMBINANT, *adj.* Recombinant, ante.

RECOMBINATION (genetic). Recombination génétique.

RECON, *s.* Recon, *m.*

RECOVERY, *s.* Guérison, *f.* ; récupération, *f.*

RECRUDESCENCE, *s.* Recrudescence, *f.*

RECRUITMENT, *s.* Recruitment, *m.* ; phénomène de Fowler.

RCT. Réaction au rouge colloïdal.

RECTIFYING DEVICE. Réducteur, *s.m.*

RECTITIS, *s.* Rectite, *f.*

RECTOCELE, *s.* Rectocèle, *f.* ; colpocèle postérieure.

RECTOCOCCYPEXY, *s.* Rectococcypexie, *f.*

RECTOCOLITIS, *s.* Rectocolite, *f.*

RECTOGRAPHY, *s.* Rectographie, *f.*

RECTOPERINEORRHAPHY, *s.* Rectopérinéorrhaphie, *f.*

RECTOPEXY, *s.* Proctopexie, *f.* ; rectopexie, *f.*

RECTORRHAPHY. Rectorraphie, *f.*

RECTOSCOPE, *s.* Rectoscope, *m.*

RECTOSCOPY, *s.* Rectoscopie, *f.*

RECTOSIGMOIDITIS, *s.* Rectosigmoïdite, *f.*

RECTOSIGMOIDOSCOPY, *s.* Rectosigmoïdoscopie, *f.*

RECTOTOMY, *s.* Rectotomie, *f.*

RECTUM, *s.* Rectum, *m.*

RECTUS-WICK OPERATION. Opération du rectus-wick.

RECURRENCE, *s.* Récurrence, *f.*

RECURRENT, *adj.* Récurrent, ente.

RECURRENTOTHERAPY, *s.* Récurrenthérapie, *f.* ; récurrentothérapie, *f.*

RED, *adj.* Rouge.

RED BLOOD CELL UPTAKE TEST. Test ou épreuve de Hamolsky, T_3 test (exploration de la fonction thyroïdienne).

RED BUG. Rouget, *s.m.* ; aoûtat, *s.m.*

RED COLLOIDAL TEST. Réaction au rouge colloïdal, réaction ou test de Ducci.

RED MITE. Variété de *Trombicula.*

REDLICH'S ENCEPHALITIS, REDLICH-FLATAU SYNDROME. Variété fruste d'encéphalite épidémique.

REDOX, Redox.

REDUCTION, *s.* Réduction, *f.*

REDUCTION OF CHROMOSOMES. Réduction des chromosomes, réduction chromosomique.

REDUCTION (closed). Réduction (d'une fracture) par manœuvres externes.

REDUPLICATION OF HEART SOUNDS. Dédoublement des bruits du cœur.

REDUVIIDAE, *s. pl.* Réduviidés, *m.*

REDUX. Redux.

REED'S (Dorothy) or **REED-STERNBERG CELLS.** Cellules de Sternberg.

REEDUCATION (functional). Rééducation fonctionnelle.

REEDUCATOR, *s.* Rééducateur, trice, *m.* or *f.*

REENTRY, *s.* (cardiology). Ré-entrée, *f.* ; rentrée, *f.*

REESE'S or **REESE-BLODI DYSPLASIA** or **SYNDROME.** Dysplasie rétinienne de Reese-Blodi.

REF. Abréviation de « renal erythropoietic factor» érythrogénine, *f.*

REFERENCES (opposable medical). Références médicales opposables.

REFETOFF'S SYNDROME. Syndrome de Refetoff.

REFLEX, *s.* Réflexe, *m.*

REFLEX (abdominal). Réflexe abdominal.

REFLEX (Abrams's). Réflexe pulmonaire d'Abrams.

REFLEX (Abrams's cardiac). Réflexe cardiaque d'Abrams.

REFLEX (accommodation). Réflexe pupillaire à l'accommodation, réflexe à l'accommodation.

REFLEX (Achilles's) TIME. Réflexogramme achilléen.

REFLEX (acoustic). Réflexe cochléaire, réflexe acoustique, réflexe stapédien.

REFLEX (acquired). Réflexe conditionné.

REFLEX (allied). Réflexes alliés.

REFLEX (anal). Réflexe anal.

REFLEX (anke or **ankle clonus).** Clonus du pied.

REFLEX (antagonistic). Réflexe antagoniste.

REFLEX (anticus). Phénomène de Piotrowski.

REFLEX (aponeurotic). Réflexe médioplantaire.

REFLEX (Aschner's). Réflexe oculo-cardiaque.

REFLEX (attention) OF PUPIL. Réflexe de Haab. → *Haab's reflex.*

REFLEX (attitudinal). Réflexe d'attitude, réflexe général de posture.

REFLEX (auditory). Réflexe cochléaire.

REFLEX (Babinski's). Signe de Babinski.

REFLEX (Brainbridge's). Réflexe de Bainbridge.

REFLEX (Bechterew-Mendel). Réflexe cuboïdien. → *Bechterew-Mendel reflex.*

REFLEX (behaviour). Réflexe conditionné.

REFLEX (biceps). Réflexe bicipital.

REFLEX (bone). Réflexe osseux.

REFLEX (brachioradialis). Réflexe styloradial.

REFLEX (Brudzinski's). Signe de Brudzinski.

REFLEX (bulbocavernous). Réflexe bulbo-caverneux.

REFLEX (cardiac). Réflexe cardiaque d'Abrams.

REFLEX (cardiovascular). Réflexe de Brainbridge.

REFLEX (carotid sinus). Réflexe sinu-carotidien.

REFLEX (cerebral cortex). Réflexe de Haab.

REFLEX (Chaddock's). Extension du gros orteil provoquée par une excitation cutanée sous malléolaire externe (signe d'atteinte du faisceau pyramidal).

REFLEX (cochlear). Réflexe cochléaire.

REFLEX (cochleo-orbicular or **cochleopalpebral).** Réflexe acoustico-palpébral, réflexe cochléo-palpébral.

REFLEX (conditional or **conditioned).** Réflexe conditionné, réflexe conditionnel ou psychique autocinétisme, autokinétisme.

REFLEX (consensual). Réflexe consensuel.

REFLEX (contralateral). Signe de Brudzinski.

REFLEX (corneal). Réflexe cornéen.

REFLEX (cremasteric). Réflexe crémastérien.

REFLEX (crossed). Réflexe consensuel.

REFLEX (cuboidodigital). Réflexe cuboïdien. → *Bechterew-Mendel reflex.*

REFLEX (cutaneous). Réflexe cutané.

REFLEX (dartos). Réflexe scrotal.

REFLEX (deep or **deeper).** Réflexe intéroceptif.

REFLEX (defense). Réflexe de défense, réflexe d'automatisme médullaire.

REFLEX (delayed). Réflexe retardé.

REFLEX (digital). Un des réflexes d'Hoffmann.

REFLEX (direct light). Réflexe pupillaire à la lumière, réflexe photomoteur.

REFLEX (direct pupillary). Réflexe photomoteur. → *reflex (direct light).*

REFLEX (dorsocuboidal). Réflexe cuboïdien. → *Bechterew-Mendel reflex.*

REFLEX (dorsum pedis). Réflexe cuboïdien. → *Bechterew-Mendel reflex.*

REFLEX (elbow). Réflexe tricipital.

REFLEX (embrace). Réflexe de Moro, réflexe des bras en croix.

REFLEX (epigastric). Réflexe abdominal supérieur.

REFLEX (Erben's). Bradycardie produite par la flexion brutale de la tête et du tronc.

REFLEX (oesophagosalivary). Réflexe œsophago-salivaire.

REFLEX (extension) OF THE LOWER LIMB. Phénomène des allongeurs, réflexe de défense (pro parte), réflexe d'automatisme médullaire (pro parte).

REFLEX (exteroceptive). Réflexe extéroceptif.

REFLEX (eyeball compression or **eyeball-heart).** Réflexe oculo-cardiaque. → *reflex (oculocardiac).*

REFLEX (eyelid closure). Réflexe cornéen.

REFLEX (flexion) OF THE LOWER LIMB. Phénomène du triple retrait. → *Marie-Foix sign.*

REFLEX (fontanel). Extension du gros orteil avec écartement des autres orteils en éventail par pression de la fontanelle postérieure.

REFLEX (foot). Clonus du pied.

REFLEX (forced grasping). Réflexe de préhension forcée. → *reflex (tonic grasping).*

REFLEX (gag). Réflexe pharyngé.

REFLEX (Gault's cochleopalpebral). Réflexe acoustico-palpébral. → *reflex (cochleo-orbicular or cochleopalpebral).*

REFLEX (Gifford's or **Gifford-Galassi).** Réflexe de Galassi. → *Westphal's pupillary reflex.*

REFLEX (gluteal). Réflexe fessier ou glutéal.

REFLEX (Gordon's). Signe de Gordon.

REFLEX (grasp or **grasping).** Réflexe de préhension, phénomène de la préhension forcée, préhension automatique, grasping-reflex.

REFLEX (Grünfelder's). Extension du gros orteil avec écartement des autres orteils en éventail, par pression de la fontanelle postérieure.

REFLEX (Guillain-Barré). Réflexe médioplantaire.

REFLEX (H). Réflexe H.

REFLEX (Haab's). Réflexe de Haab.

REFLEX (Harrison's). Réflexe de Harrison.

REFLEX (Head and Riddoch). Réflexe total.

REFLEX (heart). Réflexe cardiaque d'Abrams.

REFLEX (hepatojugular). Réflexe hépato-jugulaire.

REFLEX (Hering-Breuer). Réflexe d'Hering-Breuer.

REFLEX (Hoffmann's). Signe d'Hoffmann.

REFLEX (inborn). Réflexe absolu. → *reflex (unconditioned).*

REFLEX (indirect). Réflexe consensuel.

REFLEX (iris contraction). Réflexe photomoteur. → *reflex (direct light).*

REFLEX (jaw or jaw jerk). Réflexe massétérin, réflexe mentonnier.

REFLEX (knee jerk). Réflexe rotulien.

REFLEX (Kocher's). Contraction des muscles abdominaux provoquée par la compression des testicules.

REFLEX (lid). Réflexe cornéen.

REFLEX (Liddel and Sherrington). Réflexe myopathique.

REFLEX (Livierato's). Réflexe cardiaque d'Abrams.

REFLEX (Lust's). Signe de Lust.

REFLEX (Mac Carthy's). Réflexe de Mac Carthy.

REFLEX (Mac Cormac's). Adduction de la jambe provoquée par la percussion du tendon rotulien du côté opposé.

REFLEX (Magnus and De Kleijn neck). Réflexe de Magnus.

REFLEX (mandibular). Réflexe massétérin, réflexe mentonnier.

REFLEX (mass). Réflexe total.

REFLEX (medioplantar). Réflexe médio-plantaire.

REFLEX (Mendel's or Mendel-Bechterew or Mendel's dorsal reflex of foot). Réflexe cuboïdien. → *Bechterew-Mendel's reflex.*

REFLEX (monosynaptic). Réflexe monosynaptique.

REFLEX (Moro's or Moro's embrace). Réflexe de Moro, réflexe des bras en croix.

REFLEX (muscular). Réflexe idio-musculaire.

REFLEX (myotatic). Réflexe myotatique.

REFLEX (nasoorbicular). Réflexe naso-palpébral, réflexe de Guillain.

REFLEX (nasopalpebral). Réflexe naso-palpébral, réflexe de Guillain.

REFLEX (nociceptive). Réflexe nociceptif.

REFLEX (oculocardiac). Réflexe oculocardiaque, signe d'Ascher.

REFLEX (Onanoff's). Réflexe bulbo-caverneux.

REFLEX (Oppenheim's). Signe d'Oppenheim.

REFLEX (opticofacial). Réflexe optico-palpébral de clignement, réflexe à la menace.

REFLEX (orbicularis oculi). Réflexe de Mac Carthy.

REFLEX (pain). Réflexe nociceptif.

REFLEX (palate). Réflexe vélo-palatin.

REFLEX (palm chin). Réflexe palmo-mentonnier.

REFLEX (palmomental). Réflexe palmo-mentonnier.

REFLEX (paradoxic). Réflexe paradoxal.

REFLEX (paradoxical or paradoxic flexor). Signe de Gordon.

REFLEX (patellar or patellar tendon). Réflexe rotulien.

REFLEX (patelloadductor). Adduction de la jambe provoquée par la percussion du tendon rotulien du côté opposé.

REFLEX (penile or penis). Réflexe bulbo-caverneux.

REFLEX (periosteoradial). Réflexe stylo-radial.

REFLEX (pharyngeal). Réflexe pharyngé.

REFLEX (Philipson's). Réflexe rotulien contro-latéral.

REFLEX (pilomotor). Réflexe pilo-moteur.

REFLEX (plantar). Réflexe cutané plantaire, réflexe plantaire.

REFLEX (plasticy). Rigidité de fixation, rigidité plastique.

REFLEX (postural). Réflexe de posture.

REFLEX (pressor). Réflexe presseur.

REFLEX (pronator). Réflexe cubito-pronateur.

REFLEX (proprioceptive). Réflexe proprioceptif.

REFLEX (psychic). Réflexe conditionné.

REFLEX (psychogalvanic). Réflexe psychogalvanique.

REFLEX (puboadductor). Réflexe médio-pubien.

REFLEX (pulmonary). Réflexe pulmonaire d'Abrams.

REFLEX (pupillary). Réflexe pupillaire (à la lumière ou à l'accommodation).

REFLEX (purposive). Réflexe de défense, réflexe d'automatisme médullaire.

REFLEX (quadriceps). Réflexe rotulien.

REFLEX (radial). Réflexe stylo-radial.

REFLEX (Reimer's). Réflexe médioplantaire.

REFLEX (renorenal). Réflexe réno-rénal.

REFLEX (resistance). Signe de Babinski.

REFLEX (Riddoch's mass). Réflexe total.

REFLEX (right heart). Réflexe de Bainbridge.

REFLEX (righting). Réflexe d'attitude, réflexe général de posture.

REFLEX (Roger's). Réflexe œsophago-salivaire.

REFLEX (Rossolimo's). Réflexe de Rossolimo.

REFLEX (Schäffer's). Signe de Schäffer.

REFLEX (scratch). Variété de réflexe de défense.

REFLEX (scrotal). Réflexe scrotal.

REFLEX (segmental static). Réflexe de posture segmentaire.

REFLEX (skin). Réflexe cutané.

REFLEX (sole). Réflexe cutané plantaire.

REFLEX (sole-tap). Réflexe médio-plantaire.

REFLEX (Somagyl's). Mydriase inspiratoire et myosis expiratoire.

REFLEX (standing). Réflexe à la station.

REFLEX (stapedius). Réflexe stapédien. → *reflex (acoustic).*

REFLEX (static). Un des réflexes de posture.

REFLEX (statotosimic). Réflexe d'attitude, réflexe général de posture.

REFLEX (Stookey's). Flexion complète de la jambe semi-fléchie par percussion des tendons du semi-membraneux et du semi-tendineux.

REFLEX (stretch). Réflexe myotatique.

REFLEX (Strümpell's). Phénomène de Strümpell.

REFLEX (sucking). Réflexe de succion.

REFLEX (supinator or **supinator longus).** Réflexe stylo-radial.

REFLEX (supraorbital). Réflexe de Mac Carthy.

REFLEX (suprapubic). Réflexe abdominal inférieur.

REFLEX (supraumbilical). Réflexe abdominal supérien.

REFLEX (tarsophalangeal). Réflexe cuboïdien. → *Bechterew-Mendel reflex.*

REFLEX (tendon). Réflexe tendineux.

REFLEX (tensor fasciae latae). Réflexe du fascia lata, réflexe du fascia lata réflexe plantaire médullaire.

REFLEX (testicular compression). Contraction des muscles abdominaux provoquée par la compression des testicules.

REFLEX (tibioadductor). Réflexe tibio-fémoral postérieur.

REFLEX (toe). Phénomène du triple retrait.

REFLEX (tonic-grasping). Réflexe de préhension forcée, réflexe de préhension avec contraction tonique des doigts.

REFLEX (tonic neck). Réflexe de Magnus.

REFLEX (trained). Réflexe conditionné.

REFLEX (triceps). Réflexe olécrânien, réflexe tricipital.

REFLEX (ulnar). Réflexe cubito-pronateur.

REFLEX (unconditioned). Réflexe inconditionnel, réflexe absolu.

REFLEX (vasopressor). Réflexe vasopresseur.

REFLEX (vesical). Réflexe vésical.

REFLEX (Weingrow's). Réflexe médioplantaire.

REFLEX (Wernicke's hemianopic pupillary). Réaction hémiopique de Wernicke. → *hemiopic pupillary reaction.*

REFLEX (Westphal's pupillary or **Westphal-Piltz).** Réflexe de Galassi. → *Westphal's pupillary reflex.*

REFLEX (Whytt's). Réflexe photomoteur.

REFLEX (winking). Réflexe à la menace. → *reflex (opticofacial).*

REFLEXOGENIC, *adj.* Réfléxogène.

REFLEXOGRAM, *s.* Réflexogramme, *m.*

REFLEXOMETRY, *s.* Réflexométrie, *f.*

REFLEXOTHERAPY, *s.* Réflexothérapie, *f.*

REFLUX (oesophageal or **gastro oesophageal).** Reflux gastro-œsophagien.

REFLUX (hepatojugular). Reflux hépato-jugulaire, retentissement abdomino-jugulaire.

REFRACTION, Réfraction.

REFRINGENCY, *s.* Réfringence, *f.*

REFRINGENCY (double). Biréfringence, *s.f.*

REFRIGERATION, *s.* Réfrigération, *f.* ; méthode d'Allen.

REFSUM'S DISEASE or **SYNDROME.** Maladie de Refsum ou de Refsum-Thiébaut, hérédopathie ataxique polynévritique.

REFUSION, *s.* Autotransfusion, *f.*

REGAUD'S TUMOUR. Lympho-épithélioma, *s.m.*

REGENERATION, *s.* Cicatrisation, *f.* ; régénération, *f.*

REGISTER, *s.* Registre, *m.*

REGITINE TEST. Test à la Régitine.

REGRESSION, *s.* Régression, *f.*

REGULON, *s.* Regulon, *m.*

REGURGITATION, *s.* Régurgitation, *f.*

REGURGITATION (aortic). Insuffisance ou régurgitation aortique, IA.

REGURGITATION (aortic) SYNDROME. Syndrome de fuite aortique.

REGURGITATION FRACTION. Fraction de régurgitation.

REGURGITATION (mitral). Insuffisance ou régurgitation mitrale, IM.

REGURGITATION (pulmonary or **pulmonic).** Insuffisance ou régurgitation pulmonaire.

REGURGITATION (tricuspid). Insuffisance ou régurgitation tricuspidienne, IT.

REH'S TEST. Réaction de Reh.

REHABILITATION, *s.* Rééducation, *f.* ; réadaptation, *f.* reclassement professionnel ; réhabilitation, *f.*

REHBERG'S TEST. Épreuve et théorie de Rehberg.

REHN-DELORME OPERATION. Opération du prolapsus rectal.

REHYDRATION, *s.* Réhydratation, *f.*

REICHEL'S SYNDROME. Ostéochondromatose articulaire. → *osteochondromatosis (synovial).*

REICHMANN'S DISEASE. Maladie ou syndrome de Reichmann, gastrosuccorrhée, *f.* ; gastrochronorrhée, *f.* ; gastrohyperchronorrhée, *f.*

REICHSTEIN'S SUBSTANCE S. Composé de Reichstein. → *II-déoxycortisol.*

REIFENSTEIN'S SYNDROME. Syndrome de Reifenstein, hypogonadisme héréditaire masculin avec hypospodias et gynécomastie.

REILLY'S PHENOMENON. Phénomène ou syndrome de Reilly, syndrome d'irritation.

REIMER'S REFLEX. Réflexe médioplantaire.

REINFECTION, *s.* Réinfection, *f.* ; récidive, *f.*

REINHARDT-PFEIFFER SYNDROME. Syndrome de Reinhardt et Pfeiffer.

REINTEGRATION (professional). Réinsertion professionnelle.

REIPRICH'S TEST. Réaction de Reiprich.

REIS-BÜCKLERS DISEASE. Maladie de Reis-Bücklers, dystrophie cornéenne de Reis-Bücklers.

REITER'S DISEASE or **SYNDROME.** Syndrome de Fiessinger et Leroy, syndrome de Fiessinger-Leroy-Reiter, maladie ou syndrome de Reiter, pseudogonococcie entéritique, syndrome conjonctivo-urétro-synovial, syndrome oculo-urétro-synovial.

REITERATION, *s.* Itération, *f.*

REJECTION (graft). Rejet de greffe.

RELAPSE, *s.* Rechute, *f.*

RELAXANT (muscle). Myo-résolutif, ive, *adj.* ; myorelaxant, ante.

RELAXATION (isometric or **isovolumic** or **isovolumetric).** Relaxation isométrique ou isovolumétrique ou isodiastolique.

RELAXIN, *s.* Relaxine, *f.*

RELEASE, *s.* Libération, *f.*

RELEASING, *adj.* Déchainant, ante.

REM, *s.* Rem, *m.*

REMAK'S PARALYSIS or **TYPE.** Syndrome de Remak, syndrome radiculaire moyen du plexus brachial, paralysie radiculaire moyenne du plexus brachial.

REMEDY, *s.* Médicament, *m.* ; remède, *m.* ; drogue, *f.*

REMINGTON'S TEST. Test de Remington.

REMISSION, *s.* Rémission, *f.*

REMITTENT, *adj.* Rémittent, ente.

REMODELING, *s.* Remodelage, *m.*

REMOTE SYMPTOMS (or **syndrome) IN THE COMPRESSION OF THE SPINAL CORD.** Signes ou syndrome sous-lésionnel au cours d'une compression médullaire.

REMOVAL, *s.* Refoulement, *m.*

REMOVAL (plasma). Plasmaphérèse, *f.* ; échange plasmatique.

RENAL, *adj.* Rénal, ale.

RENAL CARCINOSARCOMA (embryonal). Tumeur de Wilms. → *Wilms's tumour.*

RENAL SARCOMA OF INFANTS. Tumeur de Wilms. → *Wilms's tumour.*

RENAL TUBULAR DEFECT or **DYSFUNCTION.** Néphropathie tubulaire chronique, tubulopathie chronique.

RENDU'S TREMOR. Tremblement intentionnel hystérique, *f.*

RENDU-OSLER-WEBER DISEASE. Maladie de Rendu-Osler. → *haemorrhagic family angiomatosis.*

RENIFORM, *adj.* Réniforme.

RENIN, *s.* Rénine, *f.*

RENIN-ACTIVITY (plasma). Activité rénine du plasma.

RENIN-ANGIOTENSIN SYSTEM. Système rénine-angiotensine.

RENITENCY, *s.* Rénitence, *f.*

RENITENT, *adj.* Rénitent, ente.

RENNET, *s.* 1° Lab-ferment, *m.* – 2° Extrait d'estomac de veau contenant du lab-ferment.

RENNIN, *s.* Lab, *m.* ; lab ferment, *m.*

RENOFACIAL SYNDROME. Syndrome de Potter.

RENOGRAM, *s.* Néphrogramme, *m.*

RENOGRAM (radioisotope). Néphrogramme isotopique, radio-rénogramme, rénogramme isotopique.

RENOPRIVAL, *adj.* Rénoprive.

RENOTROPHIC, *adj.* Rénotrope.

RENOVASCULAR, *adj.* Rénovasculaire.

RENPENNING'S (syndrome). Syndrome de Renpenning, syndrome du chromosome X fragile.

REOVIRIDAE, *s. pl.* Réoviridés, *m.*

REOVIRUS, *s.* (initiales de « respiratory enteric orphan »). Réovirus, *m.* ; ECHO 10, *Reovirus.*

REP, *s.* Rep, *m.*

REPELLENT, *adj.* 1° Repoussant, ante. – 2° Résolutif, ive.

REPERCUSSION, *s.* 1° Ballottement, *m.* ; contrecoup, *m.* – 2° Disparition, *f.* ; effacement (d'un œdème, d'une éruption cutanée, etc.).

REPERCUSSIVE, *adj.* 1° Repoussant, ante. – 2° Résolutif, ive.

REPERFUSION SYNDROME (myocardial). Syndrome de reperfusion myocardique.

REPLICATION, *s.* Réplication, *f.*

REPLICON, *s.* Replicon, *m.*

REPOLARIZATION, *s.* Repolarisation, *f.*

REPORT (case). Observation médicale.

REPRESSION, *s.* Répression, *f.* (genetics) ; (psychanalysis) refoulement, *f.*

REPRESSOR, *s.* Répresseur, *f.*

REPTILASE, *s.* Reptilase, *f.*

RES. SRE, système réticulo-endothélial. → *reticulo endothelial system.*

RESECTION, *s.* Résection, *f.*

RESERPINE, *s.* Réserpine, *f.*

RESERVE (alkali). Réserve alcaline, RA.

RESERVE (coronary flow). Réserve coronaire.

RESERVOIR OF VIRUS. Réservoir de virus.

RESIN, *s.* Résine, *f.*

RESIN (ion exchange). Résine échangeuse d'ions.

RESISTANCE (activated protein C). Résistance à la protéine C activée.

RESISTANCE (antibiotic). Résistance bactérienne aux antibiotiques.

RESISTANCE (arterial). Résistance artérielle.

RESISTANCE (bacteriophage). Résistance d'une bactérie à l'attaque d'un bactériophage (due aux qualités de sa membrane résultant d'une mutation).

RESISTANCE (chromosomal). Résistance chromosomique.

RESISTANCE (drug). Chimiorésistance, *s. f.*

RESISTANCE (maximal). Résistance maximale.

RESISTANCE (plasmid-controlled). Résistance plasmidique (ou transférable).

RESISTANCE (pulmonary). Résistance pulmonaire, résistance artérielle pulmonaire.

RESISTANCE (pulmonary arterial). Résistance artérielle pulmonaire.

RESISTANCE (vascular). Résistance vasculaire.

RESISTANCE-STAGE. Stade ou syndrome de résistance.

RESOLUTION, *s.* Résolution, *f.*

RESOLVENT, *adj.* Résolutif, ive.

RESONANCE, *s.* Résonance, *f.*

RESONANCE (amphoric). Tympanisme, *s.m.*

RESONANCE (bandbox). Tympanisme, *s.m.*

RESONANCE (bell metal). Bruit d'airain.

RESONANCE (cavernous). Tympanisme, *s.m.*

RESONANCE (hydatid). Bruit formé par le frémissement hydatique.

RESONANCE (nuclear magnetic). Résonance magnétique nucléaire, RMN, *f.* ; remnographie, *f.* ; zeugmatographie, *f.*

RESONANCE (skodaic), RESONANCE (skoda). Skodisme, *s.m.*

RESONANCE (tympanitic). Son tympanique, tympanisme, *s.m.*

RESORPTION, *s.* Résorption, *f.*

RESPIRATION, *s.* Respiration, *f.*

RESPIRATION (abdominal). Respiration abdominale.

RESPIRATION (absent). Respiration muette.

RESPIRATION (amphoric). Respiration ou souffle ou bourdonnement amphorique.

RESPIRATION (apneustic). Respiration apneustique.

RESPIRATION (artificial). Respiration artificielle.

RESPIRATION (assisted). Respiration assistée, respiration compensée.

RESPIRATION (asthmoid). Respiration asthmatiforme.

RESPIRATION (Austin Flint's). Souffle caverneux.

RESPIRATION (Biot's). Rythme respiratoire caractérisé par de brusques périodes d'apnée et d'hyperpnée.

RESPIRATION (blowing). Souffle tubaire. → *respiration (tubular).*

RESPIRATION (Bouchut's). Respiration expiratrice.

RESPIRATION (bronchial). Souffle tubaire.

RESPIRATION (bronchocavernous). Souffle tubo-caverneux.

RESPIRATION (bronchovesicular). Respiration rude.

RESPIRATION (cavernous). Souffle caverneux, respiration caverneuse.

RESPIRATION (cerebral). Respiration superficielle et soufflante des maladies fébriles.

RESPIRATION (Cheyne-Stokes). Respiration de Cheyne-Stokes.

RESPIRATION (cog-wheel). Respiration saccadée.

RESPIRATION (compensated). Respiration assistée.

RESPIRATION (controlled). Respiration contrôlée.

RESPIRATION (Corrigan's). Respiration superficielle et soufflante des maladies fébriles.

RESPIRATION (costal). Respiration costale.

RESPIRATION (cutaneous). Respiration cutanée.

RESPIRATION (diaphragmatic). Respiration abdominale.

RESPIRATION (diminished). Respiration faible.

RESPIRATION (divided). Respiration de Kussmaul.

RESPIRATION (feeble). Respiration faible.

RESPIRATION (granular). Respiration rude.

RESPIRATION (harsh). Respiration rude.

RESPIRATION (hissing). Respiration sifflante.

RESPIRATION (internal). Respiration tissulaire.

RESPIRATION (interrupted). Respiration saccadée.

RESPIRATION (jerky or **jerking).** Respiration saccadée.

RESPIRATION (Kussmaul's or **Kussmaul-Klen).** Respiration de Kussmaul et Kien.

RESPIRATION (laboured). Respiration pénible.

RESPIRATION (meningitic). Rythme respiratoire caractérisé par de brusques périodes d'apnée et d'hyperpnée.

RESPIRATION (metamorphosing). Souffle tubo-caverneux.

RESPIRATION (mouth-to-mouth). Méthode du bouche à bouche (respiration artificielle).

RESPIRATION (nervous). Respiration superficielle soufflante des maladies fébriles.

RESPIRATION (normal). Respiration normale.

RESPIRATION (paradoxical). Respiration paradoxale.

RESPIRATION (periodic). Respiration de Cheyne-Stokes.

RESPIRATION (pneumotoxic). Respiration anarchique.

RESPIRATION (puerile). Respiration puérile.

RESPIRATION (rude). Respiration rude.

RESPIRATION (Seitz's metamorphosing). Souffle inspiratoire, tubaire au début, caverneux ou amphorique à la fin.

RESPIRATION (sighing). Respiration suspirieuse.

RESPIRATION (singultous). Respiration singultueuse.

RESPIRATION (stertorous). Respiration stertoreuse, stertor.

RESPIRATION (supplementary). Respiration puérile.

RESPIRATION (suppressed). Respiration inaudible.

RESPIRATION (thoracic). Respiration costale.

RESPIRATION (tissue). Respiration tissulaire.

RESPIRATION (tubular). Souffle tubaire, souffle bronchique.

RESPIRATION (uraemic). Respiration de Cheyne-Stokes.

RESPIRATION (vesicular). Respiration normale.

RESPIRATION (vesiculobronchial). Respiration rude.

RESPIRATION (vicarious). Respiration vicariante.

RESPIRATION (wavy). Respiration saccadée.

RESPIRATOR, *s.* Respirateur, *m.*

RESPIRATORY DISEASE (acute). Pneumonie atypique primitive.

RESPIRATORY SYNDROME (severe acute). Syndrome respiratoire aigu sévère.

RESPIROMETRY, *s.* Respirométrie, *f.*

RESPONSE (immune secondary or **secondary).** Réaction immunitaire déclenchée par un second contact avec un antigène.

RESPONSE (inverse). Sécrétion d'antihormones.

RESPONSE (primary antibody). Hypersensibilité type 1. → *hypersensitivity type 1.*

RESTENOSIS, *s.* Resténose, *f.*

RESTITUTIO AD INTEGRUM. Restitutio ad integrum.

RESTRAINT, *s.* Contention, *f.*

RESTRICTIVE PULMONARY DISEASE. Syndrome respiratoire restrictif.

RESUSCITATION, *s.* Réanimation en cas de mort apparente.

RESUSCITATION (cardiopulmonary). Réanimation cardio-respiratoire.

RESYNCHRONIZATION, *s.* Resynchronisation, *f.*

RESYNCHRONIZING, *s.* Resynchronisation, *f.*

RETARDATION (mental). Arriération intellectuelle.

RETE TESTIS. Rete testis.

RETENTION, *s.* Rétention, *f.*

RETENTION (fetal) or **RETENTION OF A DEAD FETUS.** Rétention fœtale.

RETENTION OF PLACENTA. Rétention placentaire.

RETENTION (water). Rétention hydrique.

RETENTION (water and sodium). Rétention hydrosaline ou hydrosodée.

RÉTHI'S OPERATION. Opération de Réthi.

RETICULAEMIA, *s.* Réticulémie, *f.*

RETICULAR, *adj.* Réticulé, ée.

RETICULATED, *adj.* Réticulé, ée ; réticulaire.

RETICULIN, *s.* Réticuline, *f.*

RETICULOBLASTOMATOSIS, *s.* Histiocytose maligne. → *histiocytosis (malignant).*

RETICULOCYTE, *s.* 1° *(cell of reticular tissue).* Réticulocyte, *m.* (cellule du tissu réticuloendothélial). – 2° *(reticulated erythrocyte).* Réticulocyte, *m.* (hématie granuleuse ou granulo-réticulo-filamenteuse).

RETICULOCYTE (myocardial). Histiocyte du nodule d'Aschoff.

RETICULOCYTOSIS, *s.* Réticulocytose, *f.*

RETICULOENDOTHELIAL SYSTEM (RES). Système réticulo-endothélial (SRE), système réticulo-histiocytaire (SRH), système rétothélial.

RETICULOENDOTHELIOMA, *s.* Réticulosarcome, *m.* → *sarcoma (reticulo-endothelial).*

RETICULOENDOTHELIOSIS, *s.* Réticulo-endothéliose, *f.* ; réticulo-histiocytose, *f.* ; réticulose, *f.* ; histocytose, *f.* ; rétothéliose, *f.* ; et, inusités ; histiocytomatose, *f.* ; hémohistioblastose, *f.*

RETICULOENDOTHELIOSIS (benign acute r.-e. of children). Réticulo-endothéliose aiguë de l'enfant.

RETICULOENDOTHELIOSIS WITH EOSINOPHILIA (familial). Réticulo-endothéliose familiale avec éosinophilie.

RETICULOENDOTHELIOSIS (leukaemic). Leucémie à tricholeucocytes. → *leukaemia (hairy-cell).*

RETICULOENDOTHELIOSIS (malignant). Histiocytose maligne. → *histiocytosis (malignant).*

RETICULOENDOTHELIOSIS (non lipid). Maladie d'Abt-Letterer-Siwe. → *Letterer-Siwe disease.*

RETICULOHISTIOCYTOSIS, *s.* Réticulo-endothéliose, *f.* → *reticuloendotheliosis.*

RETICULOHISTIOCYTOSIS (leukaemic). Histiocytose maligne. → *histiocytosis (malignant).*

RETICULOHISTIOCYTOSIS (malignant). Histiocytose maligne. → *histiocytosis (malignant).*

RETICULOHISTIOCYTOSIS (multicentric). Réticulo-histiocytose multicentrique, dermato-arthrite lipoïde.

RETICULOMA, *s.* Réticulosarcome, *m.* → *sarcoma (reticulo-endothelial).*

RETICULOSARCOMA, Réticulosarcome, *m.* → *sarcoma (reticulo-endothelial).*

RETICULOSIS, *s.* Réticulo-endothéliose, *f.* → *reticuloendotheliosis.*

RETICULOSIS (aleukaemic). Histiocytose maligne. → *histiocytosis (malignant).*

RETICULOSIS (benign inoculation). Maladie des griffes du chat. → *cat scratch disease or fever.*

RETICULOSIS (familial haemophagocytic). Lympho-histiocytose familiale, réticulose hémophagocytaire ou hématophagique familiale, maladie de Farquhar.

RETICULOSIS (familial) WITH HEPATOSPLENOMEGALY AND ADENOMEGALY. Réticulose familiale avec hépatosplénomégalie et adénopathies.

RETICULOSIS (histiocytic). Histiocytose maligne. → *histiocytosis (malignant).*

RETICULOSIS (histiocytic medullary). Réticuloendothéliose, *s.f.*

RETICULOSIS (histiomonocytic). Histiocytose maligne. → *histiocytosis (malignant).*

RETICULOSIS (Letterer's). Maladie d'Abt-Letterer-Siwe. → *Letterer-Siwe disease.*

RETICULOSIS (lipomelanotic). Lymphadénopathie dermatopathique. → *lymphadenopathy (dermatopathic).*

RETICULOSIS (malignant). Histiocytose maligne. → *histiocytosis (malignant).*

RETICULOSIS (nonlipid). Histiocytose maligne. → *histiocytosis (malignant).*

RETICULOSIS (pagetoid). Réticulose pagétoïde, maladie de Woringer-Kolopp.

RETICULOSIS (prohistiocytic medullary). Histiocytose maligne. → *histiocytosis (malignant).*

RETICULOSIS (reticulum-cell medullary). Histiocytose maligne. → *histiocytosis (malignant).*

RETICULOSIS (Sézary's). Syndrome ou réticulose de Sézary. → *Sézary's syndrome or reticulosis.*

RETICULOSIS (subacute malignant) OF YOUNG CHILDREN. Réticulose subaiguë à évolution maligne du nourrisson.

RETICULOTHELIOMA, *s.* Réticulosarcome. → *sarcoma (reticuloendothelial).*

RETICULUM, *s.* Réticulum, *m.*

RETICULUM (endoplasmic). Réticulum endoplasmique.

RETICULUM-CELL DISEASE (neoplastic lymphoid). Leucémie à tricholeucocytes. → *leukaemia (hairy-cell).*

RETINA, *s.* Rétine, *f.*

RETINENE, *s.* Érythropsine, *f.* → *erythropsin.*

RETINITIS, *s.* Rétinite, *f.*

RETINITIS (albuminuric). Rétinite albuminurique, rétinite brightique.

RETICULUM ALBUMINURICA. Rétinite albuminurique, rétinite brightique.

RETINITIS CENTRALIS SEROSA, RETINITIS (central angiospastic). Choroïdite séreuse centrale. → *Masuda-Kitahara disease.*

RETINITIS CIRCINATA, RETINITIS (circinate). Rétinopathie circinée.

RETINITIS (Coats's). Rétinite de Coats.

RETINITIS (diabetic). Rétinopathie diabétique.

RETINITIS DISCIFORMIS (obsolete). Dégénérescence maculaire de Haab. → *degeneration of the macula lutea.*

RETINITIS (exudative), RETINITIS EXUDATIVA. Maladie ou rétinite de Coats.

RETINITIS GRAVIDARUM, RETINITIS (gravidic). Rétinite gravidique.

RETINITIS HAEMORRHAGICA. Rétinite hémorragique.

RETINITIS HAEMORRHAGICA EXTERNA. Maladie ou rétinite de Coats.

RETINITIS (hypertensive). Rétinopathie hypertensive.

RETINITIS (Jacobson's). Rétinite syphilitique.

RETINITIS (leukaemic). Rétinite leucémique.

RETINITIS PIGMENTOSA. Rétinite pigmentaire.

RETINITIS PROLIFERENS, RETINIS (proliferative). Rétinite proliférante.

RETINITIS (punctata albescens). Rétinopathie ponctuée albescente.

RETINITIS (septis) OF ROTH. Rétinite septique de Roth.

RETINITIS (serous), RETINITIS SEROSA. Rétinite œdémateuse.

RETINITIS (splenic). Rétinite leucémique.

RETINITIS SYPHILITICA. Rétinite syphilitique.

RETINOBLASTOMA, *s.* Rétinoblastome, *m.*

RETINOCHOROIDOPATHY (birdshot). Choriorétinopathie type « birdshot ».

RETINOCYTOMA, *s.* Rétinocytome, *m.*

RETINOID, *s.* Rétinoïde, *m.*

RETINOID, *adj.* Qui ressemble à la rétine ; qui ressemble à la résine.

RETINOL, *s.* Rétinol, *m.* ; vitamine A_1.

RETINOPATHY, *s.* Rétinopathie, *f.*

RETINOPATHY (cancer associated). Rétinopathie paranéoplasique.

RETINOPATHY (central angiospastic). Choroïdite séreuse centrale. → *Masuda-Kitahara disease.*

RETINOPATHY (central serous). Choroïdite séreuse centrale. → *Masuda-Kitahara disease.*

RETINOPATHY (circinate). Rétinopathie circinée.

RETINOPATHY (diabetic). Rétinopathie diabétique, rétinite diabétique.

RETINOPATHY (hyperlipaemic). Rétinopathie hyperlipidémique.

RETINOPATHY (hypertensive). Rétinopathie hypertensive.

RETINOPATHY (Leber's idiopathic stellate). Rétinite de Leber.

RETINOPATHY (pigmentary). Rétinite pigmentaire.

RETINOPATHY (proliferative). Rétinite proliférante.

RETINOPATHY (Purtscher's angiopathic). Syndrome de Purtscher. → *Purtscher's disease or traumatic retinal angiopathy or angiopathic retinopathy.*

RETINOPEXY, *s.* Rétinopexie, *f.*

RETINOSCHISIS, *s.* Rétinoschisis, *m.*

RETINOSCOPY, *s.* Skiascopie, *f.* → *skiascopy 1°.*

RETINOSKIASCOPY, *s.* Skiascopie, *f.* → *skiascopy 1°.*

RETOTHELIOMA, *s.* Réticulosarcome, *m.* → *sarcome (reticulo-endothelial).*

RETOTHELIOSARCOMA, *s.* Réticulosarcome, *m.* → *sarcome (reticulo-endothelial).*

RETRACTILITY, *s.* Rétractilité, *f.*

RETRACTION, *s.* Rétraction, *f.*

RETRACTION SYNDROME. Syndrome de Türk-Stilling-Duane. → *Duane's syndrome.*

RETRACTOR, *s.* Écarteur, *m.* – *self-retaining r.* Écarteur autostatique.

RETRAINING (exercise). Réentrainement à l'effort, au travail.

RETROCAECAL, *adj.* Rétrocaecal, ale.

RETROCHEILIA, *s.* Rétrocheilie, *f.*

RETROCOLLIS, *s.* Rétrocolis, *m.*

RETRODEVIATION, RETRODISPLACEMENT OF THE UTERUS. Rétrodéviation de l'utérus.

RETROFLEXION, *s.* Rétroflexion, *f.*

RETROFLEXION OF THE UTERUS. Rétroflexion de l'utérus.

RETROGNATHIA, *s.* Rétrognathie, *f.*

RETROGRADE, *adj.* Rétrograde.

RETROLENTICULAR SYNDROME. Syndrome de Dejerine-Roussy. → *Dejerine-Roussy syndrome.*

RETROLISTHESIS, *s.* Rétrolisthésis, *m.*

RETROMANDIBULISM, *s.* Rétromandibulie, *f.*

RETROMAXILLISM, *s.* Rétromaxillie, *f.*

RETROPAROTID SPACE SYNDROME (posterior). Syndrome de Villaret. → *Villaret's syndrome.*

RETROPERITONEAL, *adj.* Rétropéritonéal, ale.

RETROPERITONITIS, *s.* Rétropéritonite, *f.*

RETROPERITONITIS (idiopathic fibrous). Fibrose rétropéritonéale idiopathique. → *fibrosis (idiopathic retroperitoneal).*

RETROPERITONITIS (sclerosing). Fibrose rétropéritonéale idiopathique. → *fibrosis (idiopathic retroperitoneal).*

RETROPOSITION OF THE UTERUS. Rétroposition de l'utérus.

RETROPUBIC SPACE. Espace de Retzius.

RETROPULSION, *s.* Rétropulsion, *f.*

RETROVACCINATION, *s.* Rétrovaccination, *f.*

RETROVERSION, *s.* Rétroversion.

RETROVERSION OF THE UTERUS. Rétroversion de l'utérus.

RETROVIRIDAE, *s. pl.* Rétroviridés, *m. pl.*

RETROVIRUS, *s.* Rétrovirus, *m.* ; *Retrovirus, m.*, and obsolete ; Oncovirus, *m.* ; Oncornavirus, *m.* ; Leucovirus, *m.*

RETT'S SYNDROME. Syndrome de Rett.

RETUM (abnormal venous). Retour veineux anormal.

REVACCINATION, *s.* Revaccination, *f.*

REVASCULARIZATION, *s.* Revascularisation, *f.*

REVERDIN'S METHOD or **OPERATION.** Greffe de Reverdin.

REVERDIN'S NEEDLE. Aiguille de Reverdin.

REVERSE GOUGEROT-SJÖGREN SYNDROME. Syndrome de Creys et Lévy. → *ophthalmorhino-stomatohygrosis.*

REVERSIBILITY, *s.* Réversibilité, *f.*

REVERSION, *s.* Réversion, *f.*

REVIVESCENCE, *s.* Reviviscence, *f.*

REVIVIFICATION, *s.* 1° Avivement, *m.* – 2° Réanimation, *f.*

REVULSION, *s.* Révulsion, *f.*

REVULSIVE, *adj.* Révulsif, ive.

REYE'S or REYE-JOHNSON SYNDROME. Syndrome de Reye ou de Reye-Johnson, encéphalopathie de Reye.

REYNOLD'S SYNDROME. Syndrome de Reynolds.

RF. RF, facteur de déclenchement hormone hypothalamique.

RFA. Position naso-iliaque droite antérieure.

R-FACTOR RESISTANT. Facteur R, facteur de résistance, plasmide de résistance.

RFP. Position naso-iliaque droite postérieure.

RFT. Position naso-iliaque transverse droite.

RH. Abréviation de « releasing hormone », facteur de déclenchement hormone hypothalamique.

rH. (symbol of the potential of oxydation-reduction). rH.

Rh BLOCKING TEST. Test bloquant.

Rh FACTOR. Facteur Rhésus.

RHABDOMYOBLASTOMA (embryonal). Tumeur d'Abrikossoff. → *myoblastoma (granular cell).*

RHABDOMYOLYSIS, *s.* Rhabdomyolyse, *f.*

RHABDOMYOMA, *s.* Rhabdomyome, *m.*

RHABDOMYOSARCOMA, *s.* Rhabdomyosarcome, *m.*

RHABDOVIRIDAE, *s. pl.* Rhabdoviridés, *m.*

RHABDOVIRUS, *s. Rhabdovirus, m.*

RHADINOVIRUS, *s. Rhadinovirus, m.*

RHAGADE, *s.* Rhagade, *f.*

RHEGMATOGENOUS, *adj.* Rhegmatogène.

RHEOBASIS, RHEOBASE, *s.* Rhéobase, *f.*

RHEOCARDIOGRAM, *s.* Rhéocardiogramme, *m.*

RHEOCARDIOGRAPHY, *s.* Rhéocardiographie, *f.* ; cardiodiagraphie, *f.* ; diélectrographie, *f.*

RHEOGRAM, *s.* Rhéogramme, *m.*

RHEOGRAPHY, *s.* Rhéographie, *f.*

RHEOLOGY, *s.* Rhéologie, *f.*

RHEOPHORE, *s.* Rhéophore, *m.*

RHEOPLETHYSMOGRAPHY, *s.* Rhéopléthysmographie, *f.*

RHEOPNEUMOGRAPHY, *s.* Rhéopneumographie, *f.*

RHESUS (or Rh) ANTIGEN, FACTOR or BLOOD GROUP SYSTEM. Antigène ou facteur ou système de groupe sanguin Rhésus (ou Rh). – Rho. Rho, antigène D, facteur D.

RHEUM, RHEUMA, *s.* Grippe, *f.* ; influenza, *f.*

RHEUMATIC, *adj.* Rhumatismal, ale.

RHEUMATISM, *s.* Rhumatisme, *m.*

RHEUMATISM (acute articular). Maladie de Bouillaud. → *fever (rheumatic).*

RHEUMATISM (Besnier's). Arthrosynovite chronique.

RHEUMATISM (Bougainville). Rhumatisme de Bougainville. → *polyarthritis (epidemic tropical acute).*

RHEUMATISM (chronic articular). Polyarthrite rhumatoïde. → *arthritis (rheumatoid).*

RHEUMATISM (chronic fibrous). Rhumatisme fibreux.

RHEUMATISM (desert). Phase primaire de la coccidioïdomycose.

RHEUMATISM (false). Pseudorhumatisme, *s.m.*

RHEUMATISM (gonorrhoeal). Rhumatisme blennorragique.

RHEUMATISM OF THE HEART. Rhumatisme cardiaque, cardite rhumatismale.

RHEUMATISM (Heberden's). Rhumatisme d'Heberden.

RHEUMATISM (infective or infectious). Rhumatisme infectieux, pseudorhumatisme infectieux.

RHEUMATISM (inflammatory). Maladie de Bouillaud. → *fever (rheumatic).*

RHEUMATISM (inflammatory rhizomelic). Syndrome de Forestier-Certonciny. → *Forestier-Certonciny syndrome.*

RHEUMATISM (Mac Leod's capsular). Rhumatisme avec épanchement dans l'articulation, les bourses séreuses et les gaines tendineuses voisines.

RHEUMATISM (muscular). Rhumatisme musculaire.

RHEUMATISM (nodose or nodular). Rhumatisme chronique déformant.

RHEUMATISM (osseous). Arthrite déformante. → *arthritis deformans.*

RHEUMATISM (palindromic). Rhumatisme palindromique.

RHEUMATISM (periextraarticular). Syndrome de Forestier-Certonciny. → *Forestier-Certonciny syndrome.*

RHEUMATISM (Poncet's). Rhumatisme de Poncet.

RHEUMATISM (tuberculous). Rhumatisme de Poncet.

RHEUMATOID, *adj.* Rhumatoïde.

RHEUMATOID DISEASE (anarthritic). Syndrome de Forestier-Certonciny. → *Forestier-Certonciny syndrome.*

RHEUMATOLOGY, *s.* Rhumatologie, *f.*

RHINEDEMA, (américain) *s.* Rhinœdème, *f.*

RHINELCOS, *s.* Rhinelcose, *f.*

RHINENCEPHALUS, *s.* Rhinencéphale, *m.* ; rhinocéphale, *m.*

RHINITIS, *s.* Rhinite, *f.*

RHINITIS (acute catarrhal). Rhinite aiguë, coryza, *m.*

RHINITIS (allergic or **anaphylactic).** Rhinite allergique.

RHINITIS (atopic). Rhinite allergique non saisonnière.

RHINITIS (atrophic). Rhinite atrophique. → *ozena.*

RHINITIS (chronic). Rhinite chronique.

RHINITIS (croupous). Rhinite pseudo-membraneuse.

RHINITIS (fibrinous). Rhinite pseudo-membraneuse.

RHINITIS (hypertrophic). Rhinite chronique hypertrophique.

RHINITIS (non seasonal allergic). Rhinite allergique non saisonnière.

RHINITIS (perennial). Rhinite allergique non saisonnière.

RHINITIS (periodic). Rhume des foins.

RHINITIS (pseudo-membranous). Rhinite pseudo-membraneuse.

RHINITIS (scrofulous). Rhinite tuberculeuse.

RHINITIS SICCA. Rhinite sèche.

RHINITIS (syphilitic). Rhinite syphilitique.

RHINITIS (tuberculous). Rhinite tuberculeuse.

RHINITIS (vasomotor). Rhinite congestive.

RHINOCEPHALUS, *s.* Rhinencéphale, *m.* ; rhinocéphale, *m.*

RHINOEDEMA, *s.* Rhinœdème, *m.*

RHINOLALIA, *s.* Rhinolalie, *f.* ; rhinophonie, *f.*

RHINOLALIA APERTA. Rhinolalie ouverte.

RHINOLALIA CLAUSA. Rhinolalie fermée.

RHINOLALIA (open). Rhinolalie ouverte.

RHINOLITE, RHINOLITH, *s.* Rhinolithe, *m.*

RHINOLOGY, *s.* Rhinologie, *f.*

RHINOMANOMETRY, *s.* Rhinomanométrie, *f.*

RHINOMETRY, *s.* Rhinométrie, *f.*

RHINOMYCOSIS, *s.* Rhinomycose, *f.*

RHINOPATHY, *s.* Rhinopathie, *f.*

RHINOPHARYNGITIS, *s.* Rhinopharyngite, *f.*

RHINOPHARYNGITIS MUTILANS. Rhinopharyngite mutilante.

RHINOPHARYNX, *s.* Rhinopharynx, *m.*

RHINOPHYCOMYCOSIS, *s.* Rhinophycomycose, *f.*

RHINOPHONIA, *s.* Rhinolalie, *f.* ; rhinophonie, *f.*

RHINOPHYMA, *s.* Rhinophyma, *m.* ; acné hypertrophique de Vidal et Leloir, acné éléphantiasique.

RHINOPLASTY, *s.* Rhinoplastie, *f.*

RHINOREACTION, *s.* Rhinoréaction, *f.*

RHINORRHAGIA, *s.* Rhinorragie, *f.*

RHINORRHAPHY, *s.* Rhinorraphie, *f.*

RHINORRHEA (américain), **RHINORRHOEA,** *s.* Rhinorhée, *f.* ; hydrorrhée nasale.

RHINORRHOEA (cerebrospinal). Rhinorrhée cérébrospinale, cranio-hydrorrhée, *f.* ; hydrorrhée cérébrospinale.

RHINOSALPINGITIS, *s.* Rhinosalpingite, *f.*

RHINOSCLEROMA, *s.* Rhinosclérome, *m.*

RHINOSCOPIE, *s.* Rhinoscopie, *f.*

RHINOSPORIDIOSIS, *s.* Rhinosporidiose, *f.*

RHINOTOMY, *s.* Rhinotomie, *f.*

RHINOTRICHOPHALANGEAL SYNDROME. Syndrome tricho-rhino-phalangien.

RHINOVACCINATION, *s.* Rhinovaccination, *f.*

RHINOVIRUS, *s.* Rhinovirus, *m.*

RHIPICEPHALUS, *s. Rhipicephalus, m.*

RHITIDOSIS, *s.* Rhitidosis, *m.*

RHIZOLYSIS, *s.* Rhizolyse, *f.*

RHIZOMELIC, *adj.* Rhizomélique.

RHIZOMERE, *s.* Rhizomère, *m.*

RHIZOPODA, *s. pl.* Rhizopodes, *m.*

RHIZOTOMY, *s.* Rhizotomie, *f.* ; radicotomie, *f.*

RHIZOTOMY (anterior). Rhizotomie antérieure, opération de Förster-Dandy.

RHIZOTOMY (posterior). Rhizotomie postérieure, opération de Förster.

RHODOCOCCUS EQUI. *Rhodococcus equi.*

RHODOPSIN, *s.* Rétinène, *m.* ; rhodopsine, *f.*

RHO FACTOR. Facteur Rhésus. → *Rhesus (or Rh) antigen, factor or blood group system.*

RHOMBENCEPHATITIS, *s.* Rhombencéphalite, *f.*

RHOMBOID, *adj.* Rhomboïde.

RHONCHUS, *s.* Rhonchus, *m.*

RHOTACISM, *s.* Rhotacisme, *m.*

RHYPOPHOBIA, *s.* Rupophobie, *f.*

RHYTHM, *s.* Rythme, *m.*

RHYTHM (accelerated idio-ventricular). Rythme idioventriculaire accéléré. → *tachycardia (slow ventricular).*

RHYTHM (alpha), RHYTHM (α). Rythme alpha (α), rythme de Berger.

RHYTHM (alternating). Rythme alternant.

RHYTHM (atrioventricular). Rythme nodal. → *rhythm (junctional).*

RHYTHM (auriculoventricular). Rythme nodal. → *rhythm (junctional).*

RHYTHM (Berger's). Rythme de Berger, rythme alpha.

RHYTHM (beta), RHYTHM (β). Rythme bêta ou β.

RHYTHM (cantering). Rythme de galop.

RHYTHM (chaotic). Rythme multifocal.

RHYTHM (circadian). Rythme circadien.

RHYTHM (coronary sinus). Rythme du sinus coronaire.

RHYTHM (coupled). Bigéminisme, *m.*

RHYTHM (delta), RHYTHM (δ). Rythme delta ou δ.

RHYTHM (double or dual). Rythme double.

RHYTHM (ectopic). Rythme hétérotope.

RHYTHM (escape). Rythme d'échappement.

RHYTHM (fetal). Embryocardie, rythme fœtal.

RHYTHM (gallop). Rythme de galop.

RHYTHM (gamma), RHYTHM (γ). Rythme gamma ou γ.

RHYTHM (idioventricular). Rythme idioventriculaire.

RHYTHM (infradian). Rythme infradien.

RHYTHM (junctional). Rythme jonctionnel, rythme nodal.

RHYTHM (multifocal). Rythme multifocal.

RHYTHM (nodal). Rythme jonctionnel, rythme nodal.

RHYTHM (nyctohemeral). Rythme nycthéméral.

RHYTHM (parasystolic). Parasystolie, *s.f.*

RHYTHM (pendulum). Rythme pendulaire, embryocardie dissociée.

RHYTHM (quadrigeminal). Rythme quadrigéminé. → *pulse (quadrigeminal).*

RHYTHM (reciprocal). Rythme réciproque.

RHYTHM (reciprocating). Rythme réciproque répété.

RHYTHM (sinus). Rythme sinusal.

RHYTHM (theta), RHYTHM (τ). Rythme têta ou τ.

RHYTHM (triple). Rythme à trois temps.

RHYTHM (triple heart). Rythme de galop.

RHYTHM (ultradian). Rythme ultradien.

RHYTHM (ventricular). Rythme idioventriculaire.

RHYTHMOLOGY, *s.* Rythmologie, *f.*

RHYTIDOSIS, *s.* Rhytidosis, *m.*

RIA. Abréviation de radioimmunoassay.

RIB, *s.* Côte, *f.*

RIB (cervical). Côte cervicale, dorsalisation, *f.*

RIB (short)-POLYDACTYLY SYNDROME. Chondrodysplasie léthale avec brièveté des côtes.

RIB SYNDROME (cervical). Syndrome du scalène antérieur.

RIB-GAP DEFECTS WITH MICROGNATHIA. Syndrome cérébro-costomandibulaire.

RIBBERT'S THEORY. Théorie de Ribbert.

RIBBING'S DISEASE. Maladie de Ribbing.

RIBBING'S SYNDROME. Syndrome de Ribbing.

RIBOFLAVIN, *s.* Riboflavine, *f.* → *vitamin* B_2.

RIBONUCLEASE, *s.* Ribonucléase, *f.*

RIBONUCLEIC ACID. Acide ribonucléique, ARN.

RIBONUCLEIC ACID (messenger) (messenger RNA). Acide ribonucléique messager, ARN messager, ARNm.

RIBONUCLEIC ACID (ribosomal) (ribosomal RNA). Acide ribonucléique ribosomal, ARN ribosomal.

RIBONUCLEIC ACID (transfer) (transfer RNA). Acide ribonucléique de transfert, ARN de transfert, ARNt.

RIBONUCLEOPROTEIN, *s.* Ribonucléoprotéine, *f.* : RNP.

RIBOSE, *s.* Ribose, *m.*

RIBOSOMAL, *adj.* Ribosomal, ale.

RIBOSOME, *s.* Ribosome, *m.* ; grain de Palade.

RIBOTYPING, *s.* Ribotypage, *m.*

RIBOVIRUS, *s.* Virus à ARN.

RIBOZYME, *s.* Ribozyme, *f.*

RICARD'S AMPUTATION. Amputation de Ricard.

RICHNER-HANHART SYNDROME. Maladie ou syndrome de Richner-Hanhart, tyrosinose oculo-cutanée.

RICHTER'S HERNIA. Hernie d'une partie seulement de la paroi intestinale.

RICHTER'S SYNDROME. Syndrome de Richter.

RICKETS, *s.* Rachitisme, *m.*

RICKETS (acute). Scorbut infantile. → *scurvy (infantile).*

RICKETS (coeliac). Rachitisme au cours de la maladie de Gee.

RICKETS (familial vitamin D-resistant) WITH HYPOPHOSPHATAEMIA. Rachitisme hypophosphatémique familial. → *rickets (hypophosphataemic familial).*

RICKETS (fat). Rachitisme gras, ostéolymphatisme, *s.m.*

RICKETS (fetal). Achondroplasie, *s.f.* → *achondroplasia.*

RICKETS (haemorrhagic). Scorbut infantile. → *scurvy (infantile).*

RICKETS (hepatic). Pseudorachitisme au cours de la cirrhose hépatique.

RICKETS (hypophosphataemic familial). Rachitisme hypophosphatémique familial, diabète phosphaté familial chronique, rachitisme vitamino-résistant familial hypophosphatémique de Fanconi, ostéomalacie vitamino-résistante essentielle, syndrome d'Albright-Butler-Bloomberg.

RICKETS (late). Rachitisme tardif.

RICKETS (lean). Rachitisme cachectique.

RICKETS (pseudo). Nanisme rénal. → *dwarfism (renal).*

RICKETS (pseudo-deficiency). Rachitisme vitamino-résistant.

RICKETS (refractory). Rachitisme vitamino-résistant.

RICKETS (renal). Ostéodystrophie rénale. → *osteodystrophy (renal).*

RICKETS (scurvy). Scorbut infantile. → *scurvy (infantile).*

RICKETS (tardy). Rachitisme tardif.

RICKETS (vitamine D-refractory or **resistant).** Rachitisme vitamino-résistant.

RICKETS (X-linked hypophosphataemic). Rachitisme hypophosphatémique familial. → *rickets (hypophosphataemic familial).*

RICKETTSAEMIA, *s.* Rickettsiémie, *f.*

RICKETTSIA, *s. Rickettsia, f.*

RICKETTSIA, *s.* Rickettsie, *f.*

RICKETTSIACEAE, *s. pl.* Rickettsiacées, *f.*

RICKETTSIALES, *s. pl.* Rickettsiales, *f.*

RICKETTSIOSIS, *s.* Rickettsiose, *f.*

RICORD'S CHANCRE. Chancre syphilitique. → *chancre (hard).*

RICTUS, *s.* Rictus, *m.*

RIDA, *s.* Rida, *m.*

RIDGE (ganglion). Crête neurale.

RIEDEL'S DISEASE or **STRUMA.** Maladie de Riedel-Tailhefer, thyroïdite ligneuse diffuse ou scléreuse, strumite ligneuse, thyroïdite cancériforme de Tailhefer.

RIEDER'S CELL. Cellule de Rieder.

RIEDER-CELL LEUKAEMIA. Leucémie aiguë à cellules de Rieder.

RIEGER'S SYNDROME. Syndrome de Rieger.

RIEHL'S MELANOSIS. Mélanose de Riehl, mélanose de guerre.

RIESMAN'S MYOCARDOSIS. Myocardiose fibreuse.

RIESMAN'S PNEUMONIA. Variété de broncho-pneumonie chronique.

RIETTI-GREPPI-MICHELI SYNDROME. Thalassémie mineure, maladie de Rietti-Greppi-Micheli.

RIEUX'S HERNIA. Hernie de Rieux.

RIFAMYCINE, *s.* Rifamycine, *f.*

RIFT VALLEY FEVER. Fièvre de la vallée du Rift.

RIGA'S APHTHAE or **DISEASE.** Maladie de Riga. → *aphthae (cachectic).*

RIGG'S DISEASE. Pyorrhée alvéolo-dentaire. → *pyorrhoea alveolaris.*

RIGIDITY, *s.* Rigidité, *f.* ; contracture, *f.*

RIGIDITY IN ATHEROSCLEROSIS. Rigidité des artérioscléreux, syndrome de Förster, myosclérose rétractile des vieillards.

RIGIDITY (cadaveric). Rigidité cadavérique.

RIGIDITY (cogwheel). Phénomène de la roue dentée.

RIGIDITY (decerebrate). Rigidité décérébrée, rigidité de décérébration, rigidité mésencéphalique.

RIGIDITY (decorticate). Rigidité de décortication, syndrome apallique.

RIGIDITY (extra-pyramidal). Contracture ou hypertonie extra-pyramidale.

RIGIDITY (lead-pipe). Rigidité musculaire en «tuyau de plomb» des parkinsoniens.

RIGIDITY (monitoring of penile). Rigidimétrie pénienne.

RIGIDITY (pallidal). Rigidité pallidale.

RIGIDITY (post mortem). Rigidité cadavérique.

RIGIDITY (pyramidal). Contracture pyramidale.

RIGOR, *s.* 1° Rigor, *m.* – 2° Rigidité, *f.*

RIGOR MORTIS. Rigidité cadavérique.

RILEY-DAY SYNDROME. Dysautonomie familiale, syndrome de Riley-Day.

RILEY-SCHWACHMAN SYNDROME. Syndrome de Riley-Schwachman.

RILMENIDINE, *s.* Rilménidine, *f.*

RINDERPEST, *s.* Peste bovine.

RING (Coats's). Anneau cornéen de Coats.

RING (Kayser-Fleischer). Cercle de Kayser-Fleischer. → *Kayser-Fleischer ring.*

RING (lower œsophageal). Anneau ou syndrome de Schatzki et Gary.

RING (Schatzki's). Anneau ou syndrome de Schatzki et Gary.

RINGWORM, *s.* Dermatomycose, *f.* → *dermatomycosis.*

RINGWORM OF THE BEARD. Sycosis trichophytique. → *tinea barbae.*

RINGWORM OF THE BODY. Herpès circiné. → *tinea circinata.*

RINGWORM (Bowditch island). Tinea imbricata, tokélau, *s.m.*

RINGWORM (Burmese). Tinea imbricata, tokélau, *s.m.*

RINGWORM (Chinese). Tinea imbricata, tokélau, *s.m.*

RINGWORM (crusted). Favus, *s.m.* ; teigne favique.

RINGWORM (eczematoId). Épidermophytose, *s.f.*

RINGWORM OF THE FOOT (eczematoid). Pied d'athlète. → *foot (athletic).*

RINGWORM OF THE GLABROUS SKIN. Herpès circiné. → *tinea circinata.*

RINGWORM (honeycomb). Favus, *s.m.* ; teigne favique.

RINGWORM (Indian). Tinea imbricata, tokélau, *s.m.*

RINGWORM OF THE NAILS. Onychomycose, *s.f.*

RINGWORM (oriental). Tinea imbricata, tokélau, *s.m.*

RINGWORM (scaly). Tinea imbricata, tokélau, *s.m.*

RINGWORM OF THE SCALP. Trichophytie du cuir chevelu, teigne tondante, tondante, *f.* ; porrigo scutulata (obsolete).

RINGWORM (Tokelau). Tinea imbricata, tokélau, *s.m.*

RINNE'S TEST. Épreuve de Rinne.

RIOPELLE'S TUMOUR. Tumeur de Riopelle.

RIPA. Abréviation de Radio Immuno Precipitation Assay ; radio-immuno-précipitation.

RISK, *s.* Risque, *m.*

RISK (absolute). Risque absolu.

RISK (relative). Risque relatif.

RISK STRATIFICATION. Stratification du risque.

RISSER'S TEST. Test de Risser.

RIST. Radio-immunosorbent test.

RISTELLA, *s.* Ristella, *f.*

RISTOCETIN, *s.* Ristocétine, *f.*

RISUS SARDONICUS, RISUS CANINUS. Rire sardonique, rire cynique, spasme cynique.

RITTER'S DISEASE. 1° Maladie de Ritter von Rittershain. → *dermatitis exfoliativa infantum.* – 2° Tubulhématie, *f.* → *Winckel's disease.*

RITUAL, *s.* Rituel conjuratoire (psychiatry).

RIVALTA'S REACTION, RIVALTA'S TEST. Épreuve de Rivalta.

RIVERO CARVALLO'S SIGN. Signe de Rivero Carvallo.

RIZIFORME, *adj.* Riziforme.

RLF. Maladie de Terry.→ *fibroplasia (retrolental).*

RMA (Right mentoanterior position). MIDA. → *position (fourth face).*

RMP (Right mentoposterior position). MIDA. → *position (first face).*

RMT. Position mento-iliaque droite transverse, MIDT.

RNA. Abréviation de ribonucleic acid : ARN, acide ribonucléique.

RNA (messenger). ARN messager.

RNA POLYMERASE. ARN polymérase, *s.f.*

RNA (ribosomal). ARN ribosomal.

RNA (transfert). ARN de transfert.

RNA-HIV. ARN-VIH.

RNP. Ribonucléoprotéine, *s.f.*

ROA. (Right occipito-anterior position). OIDA. → *position (second vertex).*

ROARING, *s.* Cornage, *m.*

ROB, *s.* Rob, *m.*

ROBERT'S PELVIS. Bassin de Robert, bassin oblique ovalaire double.

ROBERT'S SYNDROME. Syndrome de Robert.

ROBINOW'S SYNDROME. Nanisme acromésomélique, syndrome de Robinow.

ROBINSON, POWER AND KEPLER TEST. Test de Robinson, Power et Kepler.

ROBLES'S DISEASE. Onchocercose, *f.* → *onchocerciasis.*

ROBSON'S POSITION. Position dorsale, un sac de sable placé sur la région lombaire.

ROCHALIMEA, *s. Rochalimea, f.*

ROE'S OPERTION. Opération de Roe.

ROENTGEN, *V. röntgen.*

ROGER (bruit de). Souffle de Roger.

ROGER'S DISEASE. Maladie de Roger.

ROGER'S MURMUR. Souffle de Roger.

ROGER'S REFLEX. Réflexe œsophago-salivaire.

ROHR'S AGRANULOCYTOSIS. Agranulocytose hyperplasique de type Rohr.

ROKITANSKY'S DISEASE. 1° Maladie de Rokitansky-Frerichs. – 2° Syndrome de Budd-Chiari.

ROKITANSKY'S DIVERTICULUM. Diverticule de traction de l'œsophage.

ROKITANSKY'S HERNIA. Hernie muqueuse.

ROKITANSKY'S TUMOUR. Kyste multiloculaire de l'ovaire.

ROKITANSKY-CUSHING ULCERS. Ulcères de Cushing.

ROKITANSKY-KUSTER-HAUSER SYNDROME. Syndrome de Rokitansky-Kuster-Hauser, syndrome de Mayer-Rokitansky-Kuster-Hauser.

ROLANDIC SYNDROME. Syndrome rolandique.

ROLF'S METHOD. Méthode de Rolf.

ROLLET'S CHANCRE. Chandre mixte.

ROLLET'S STROMA. Stroma des globules rouges.

ROLLET'S SYNDROME. Syndrome de Rollet. → *orbital apex syndrome.*

ROLLING, *s.* Palper-rouler, roulement, *m.*

ROMANA'S SIGN. Signe de Romaña.

ROMANO-WARD SYNDROME. Syndrome de Romano-Ward.

ROMBERG'S DISEASE. Maladie de Romberg, hémiatrophie faciale progressive, trophonévrose de la face.

ROMBERG'S SIGN. 1° (in locomotor ataxial).Signe de Romberg (tabès). – 2° (in obturator hernia). Signe de Romberg.

ROMBERG'S SPASM. Spasme des muscles masticateurs innervés par le 5e paire.

ROMBERG-HOWSHIP SIGN. Signe de Romberg (dans la hernie obturatrice étranglée).

ROMBERGISM, *s.* Signe de Romberg.

RÖNTGEN, *s.* Röntgen, *m.* ; r.

RÖNTGEN INTOXICATION. Mal des rayons.

RÖNTGENKYMOGRAPHY, *s.* Radiokymographie, *f.*

RÖNTGENIZATION, *s.* Röntgénisation, *f.*

RÖNTGENOGRAM, RÖNTGENOGRAPH, *s.* Radiographie, *f.*

RÖNTGENOGRAM (serial) or **RÖNTGENOGRAPH (serial).** Sérigraphie, *f.*

RÖNTGENOGRAPHY, *s.* Radiographie, *f.*

RÖNTGENOGRAPHY (body-section). Tomographie, *f.*

RÖNTGENOGRAPHY (section or **sectional).** Tomographie, *f.*

RÖNTGENOGRAPHY (serial). Sérigraphie, *f.*

RÖNTGENOSCOPY, *s.* Radioscopie, *f.*

RÖNTGENOTHERAPY, RÖENTGENTHERAPY, *s.* Radiothérapie, *f.* ; röntgenthérapie, *f.*

RÖNTGEN-SICKNESS. Mal des rayons.

ROOD'S METHOD. Méthode de Rood.

ROOM (operating). Salle d'opérations.

ROOT SYMPTOMS (or **syndrome) IN THE COMPRESSION OF THE SPINAL CORD.** Signes ou syndrome lésionnels au cours d'une compression médullaire.

ROP. (right occipito-posterior position). OIDP, position occipito iliaque droite postérieure.

ROQUE'S SIGN. Signe de Roque.

RORSCHACH'S TEST. Test de Rorschach.

ROSACEA, *s.* Acné rosacée. → *acne rosacea.*

ROSACEA (pustulous). Rosacée papulo-pustuleuse.

ROSAI AND DORFMAN SYNDROME. Maladie ou syndrome de Rosai et Dorfman, syndrome de Destombes-Rosai et Dorfman, histiocytose sinusale hémophagocytaire, histiocytose sinusale adénomégalique pseudo-tumorale, histiocytose sinusale cytophagique, lymphadénite sinusale cytophagique, adénite sinusale cytophagique.

ROSARY (rachitic). Chapelet rachitique.

ROSE'S POSITION. Position dorsale, la tête dépassant le bord de la taille et tombant en hyperextension.

ROSE'S TETANUS. Tétanos céphalique.

ROSE BENGAL TEST. Épreuve du rose bengale.

ROSEN'S OPERATION. Opération de Rosen.

ROSENBACH'S DISEASE. 1° Maladie de Rosenbach, érysipéloïde, *f.* – 2° Rhumatisme d'Heberden.

ROSENBACH'S NODES. Nodosités d'Heberden.

ROSENBACH'S SIGNS. Signes de Rosenbach.

ROSENBACH'S SYNDROME. Syndrome de Rosenbach.

ROSENTHAL'S SYNDROME. Maladie de Rosenthal, hémophilie C.

ROSENTHAL-KLOEPFER SYNDROME. Syndrome de Rosenthal-Kloepfer.

ROSEOLA, *s.* 1° Roséole, *f.* – 2° Rubéole, *f.*

ROSEOLA (epidemic). Rubéole, *f.*

ROSEOLA INFANTILIS or **INFANTUM.** Sixième maladie. → *sixth disease.*

ROSEOLA SCARLATINIFORME. Érythème ou rash scarlatiniforme.

ROSEOLA SYPHILITICA. Roséole syphilitique.

ROSEOLA (typhoid). 1° Taches rosées lenticulaires. – 2° Exanthème du typhus.

ROSEOLOVIRUS, *s. Roseolovirus, m.*

ROSER-BRAUN SIGN. Signe de Roser-Braun.

ROSETT'S TEST. Épreuve de l'hyperpnée.

ROSETTE, *s.* Rosette, *f.*

ROSETTE FORMATION or **TECHNIQUE.** Phénomène ou technique des rosettes.

ROSETTE FORMATION (inhibition of). Test d'inhibition des rosettes.

ROSETTE (immune) TECHNIQUE. Technique des rosettes immunes, technique des rosettes complément, technique des rosettes EA ou EAC (érythrocyte-anticorps-complément).

ROSETTE OF LEUKOCYTES. Rosette de Haserick.

ROSETTE (material). Corps en rosace (paludisme).

ROSETTE (non immune) TECHNIQUE. Technique des rosettes spontanées, technique des rosettes E (érythrocyte), technique des rosettes mouton.

ROSETTE (rheumatoid). Rosette rhumatoïde.

ROSEWATER'S SYNDROME. Syndrome de Rosewater.

ROSSBACH'S DISEASE. Maladie de Rossbach, gastroxie, *f.* ; gastroxynsis, *f.*

ROSSOLIMO'S REFLEX. Réflexe de Rossolimo.

ROSS'S PROCEDURE. Opération de Ross.

ROSTAN'S ASTHMA. Pseudo-asthme cardiaque.

ROT. OIDT. → *position (right occipitotransverse).*

ROTATION TEST. Épreuve rotatoire, épreuve giratoire.

ROTAVIRUS, *s.* Rotavirus, *m.* ; Orbivirus, *m.*

ROTCH'S SIGN. Signe de Rotch.

ROTCH'S DISEASE. Uéralgie paresthésique. → *Bernhardt's disease.*

ROTH'S SPOT. Tache de Roth.

ROTH (septic retinitis of). Rétinite septique de Roth.

ROTHMANN-MAKAI SYNDROME. Syndrome de Rothmann-Makaï, lipogranulomatose sous-cutanée spontanément résolutive.

ROTHMUND'S or **ROTHMUND-THOMSON SYNDROME.** Syndrome de Rothmund ou de Rothmund-Thomson, poïkilodermie congénitale.

ROTOR'S SYNDROME. Syndrome de Rotor, syndrome de Rotor, Manahan et Florentin.

ROTULAR, *adj.* Rotulien, ienne ; patellaire.

ROTZ, *s.* Morve, *f.*

ROUGE'S OPERATION. Opération de Rouge, rhinotomie sous-labiale.

ROUGET DU PORC. Rouget du porc.

ROUGNON-HEBERDEN DISEASE. Angine de poitrine. → *angina pectoris.*

ROUNDWORM, *s.* Nématode, *m.*

ROUSSY-LEVY DISEASE. Dystasie aréflexique héréditaire, maladie de Roussy-Lévy.

ROUX'S OPERATION. 1° (for exstrophy of the bladder). Procédé de Roux. → *Wood's operation.* – 2° Opération de Roux. → *œsophagojejunogastro-anastomosis.* – 3° Section médiane du maxillaire inférieur pour la résection de la langue. – 4° Gastrectomie, *s.f.* ; variante de l'opération de Billroth II.

ROUX'S SERUM. Sérum antidiphtérique.

ROVIGHI'S SIGN. Frémissement hydatique.

ROVSING'S SIGN (in appendicitis). Signe de Rovsing.

ROWNTREE AND GERAGHTY TEST. Épreuve à la phénol sulfone phtaléine.

RPF. Flux plasmatique rénal.

RPR. VDRL-charbon. → *reagin test (rapid plasma).*

-RRHAGIA, *suffix...* rragie, ...rrhagie.

-RRHŒA, *suffix...* rrhée.

RSA (Right sacro - anterior position). SIBA, position *(second breech).*

RScA. Position épaule droite en dorso-antérieure.

RScP. Position épaule droite en dorso-postérieure.

RSCU PA. Abréviation de *recombinant single chain urokinase plasminogen activator.*

RSH SYNDROME. Syndrome de Smith-Lemli-Opitz.

RSP (Right sacroposterior position). SIDP. → *position (third breech).*

RST. Position sacro-clinique droite transverse.

RSV. Abréviation de respiration syncytial virus. VRS : virus respiratoire syncytial.

RTF. Abréviation de resistance transfer factor. Facteur R.

RTPA. Abréviation de : activator (recombinant tissue type plasminogen) : activateur tissulaire du plasmogène.

RUB (friction). Frottement, *s.m.*

RUBARTH'S DISEASE. Maladie de Rubarth.

RUBBER (French). Condom, *s.m.*

RUBBING, *s.* Ponçage, *m.*

RUBEFACIENT, *adj.* Rubéfiant, ante.

RUBEFACTION, *s.* Rubéfaction, *f.*

RUBELLA, *s.* Rubéole, *f.* ; roséole épidémique.

RUBEOLA, *s.* 1° Rougeole, *f.* – 2° Rubéole, *f.*

RUBEOSIS, *s.* Rougeur, *f.*

RUBIN'S TEST. Méthode de Rubin.

RUBINSTEIN'S SYNDROME or **RUBINSTEIN-TAYBI SYNDROME.** Syndrome de Rubinstein et Taybi, syndrome du pouce large.

RUBIVIRUS, *s. Rubivirus, m.*

RUBULAVIRUS, *s. Rubulavirus, m.*

RUBROSPINAL CEREBELLAR PEDUNCLE SYNDROME. Syndrome de Claude.

RUD'S SYNDROME. Syndrome de Rud.

RUGGI'S OPERATIONS. 1° Opération de Ruggi. – 2° Procédé de gastrojéjunostomie.

RUGINE, *s.* Rugine, *f.*

RUKAVINA'S DISEASE. Maladie de Rukavina.

RULE, *s.* Règle, *f.*

RULES (Poisons), SCHEDULES 4 A AND 4 B (s 4 A, s 4 B). Règlement concernant l'usage de certains médicaments dangereux (tableau C).

RUMBLE, RUMBLING, *s.* Gargouillement gastro-intestinal.

RUMMO'S DISEASE. Cardioptose, *s.f.*

RUMPEL-LEEDE PHENOMENON or **SIGN.** Signe du lacet, phénomène de Rumpel-Leede, signe de Grocco-Frugoni.

RUNAROUND, *s.* Tourniole, *f.*

RUNDLES-FALLS SYNDROME. Syndrome ou anémie de Rundles et Falls.

RUNNING, *s.* Course, *f.*

RUNT DISEASE. Maladie homologue. → *wasting disease.*

RUOTTE'S OPERATION. Opération de Ruotte.

RUPIA, *s.* Rupia, *f.*

RUPIOIDES, *adj.* Rupioïde.

RUPOPHOBIA, *s.* Rupophobie, *f.*

RUSSELL'S BODIES. Corpuscule ou corps de Russell.

RUSSELL'S DWARF. Syndrome de Russell. → *Silver's syndrome.*

RUSSELL'S SYNDROMES. Syndromes de Russell. – 1° Syndrome de Russell. → *Silver's syndrome.* – 2° Syndrome de Russell. → *emaciation (diencephalic syndrome of).*

RUST'S DISEASE. Spondylite cervicale tuberculeuse.

RUSTIZKY'S DISEASE. Myélome multiple. → *myeloma (multiple).*

RUT, *s.* Rut, *m.* ; œstrus, *m.*

RUTIN, *s.* Rutine, *f.*

RVH. Abréviation d'*hypertrophy (right ventricular)* : HVD, hypertrophie ventriculaire droite.

S

S. 1° Symbole chimique du soufre. – 2° Symbole de siemens.

S_1. B_1. → *sound (first cardiac or first heart).*

S_2. B_2. → *sound (second cardiac or second heart).*

S_3. B_3. → *sound (third cardiac or third heart).*

S_4. B_4. → *sound (fourth cardiac or fourth heart).*

S4A, S4B. Tableau C. → *rules (Poisons), schedules 4A and 4B.*

S BLOOD GROUP SYSTEM. Groupe sanguin S.

S HORMONE. Glucocorticoïde. → *glucocorticoid.*

S WAVE. Onde S.

SABIN-FELDMAN DYE TEST. Dye test de Sabin et Feldman.

SABOURAUD'S AGAR. Milieu de Sabouraud.

SABOURAUD'S SYNDROME. Moniléthrix. → *monilethrix.*

SABURRAL, *adj.* Saburral, ale.

SAC (hernial). Sac herniaire.

SACCHARIMETRY, *s.* Saccharimétrie, *f.*

SACCHARIN SODIUM METHOD. Épreuve au saccharinate de soude.

SACCHAROCORIA, *s.* Saccharocorie, *f.*

SACCHAROMYCES, *s. Saccharomyces, m. – **S. albicans.** Candida albicans. – **S. cerevisiae.** Saccharomyces cerevisitæ.*

SACCHAROMYCOSIS, *s.* Saccharomycose, *m.*

SACCHAROSE, *s.* Saccharose, *m.* ; sucrose, *m.*

SACCHAROSURIA, SACCHARURIA, *s.* Saccharosurie, *f.*

SACRAL, *adj.* Sacré, ée.

SACCULAR, *adj.* Sacculaire.

SACCULUS, *s.* Saccule, *m.*

SACRALGIA, *s.* Sacralgie, *f.*

SACRALIZATION, *s.* Sacralisation, *f.*

SACROCOXALGIA, *s.* Sacro-coxalgie, *f.*

SACROCOXITIS, *s.* Sacrocoxalgie, *f.*

SACRODYNIA, *s.* Sacrodynie, *f.*

SACROILIAC DISEASE. Sacro-coxalgie, *f.*

SACROILIITIS, *s.* Sacro-iliite, *f.* ; sacrocoxite, *f.*

SACROLISTHESIS, *s.* Sacrolisthesis, *m.* → *sacrum (tilted).*

SACRUM (tilted). Sacrum basculé, hiérolisthésis, *m.* ; sacrolisthésis, *m.*

SADISM, *s.* Sadisme, *m.* ; algolagnie active.

SADOMASOCHISM, *s.* Sadomasochisme, *m.*

SAEMISCH'S ULCER. Kératite à hypopyon. → *keratitis (hypopyon).*

SAENGER'S MACULA or SIGN. Macule gonorrhéique de Sängers.

SAFE PERIOD. Période du cycle menstruel non favorable à la fécondation.

SAG (to), *v.* Collaber.

SAGITTAL, *adj.* Sagittal, ale.

SAGNAC'S RAYS. Rayonnement ß secondaire émis par un métal lorsqu'il est frappé par les rayons X.

SAHLI'S GLUTOID TEST. Épreuve de Sahli.

SAINT'S TRIAD. Triade de Saint.

ST. AGATHA'S DISEASE. Mastopathie, *s.f.*

SAINT-GERMAIN'S SPLINT. Attelle de Saint-Germain.

ST. AIGNAN'S DISEASE, ST. AGNAN'S DISEASE. Teigne, *s.f.*

ST. AMAN'S DISEASE. Pellagre, *s.f.*

ST. ANTONY'S DANCE. Chorée, *s.f.*

ST. ANTHONY'S FIRE. 1° Ergotisme, *s.m.* – 2° Erysipèle, *s.m.*

ST. APOLLONIA'S DISEASE. Mal de dent.

ST. AVERTIN'S DISEASE. Épilepsie généralisée.

ST. BLAIZE'S DISEASE. Angine phlegmoneuse.

ST. CLAIR'S DISEASE. Ophtalmie, *s.f.*

ST. DYMPHNA'S DISEASE. Folie, *s.f.*

ST. ERASMUS'S DISEASE. Colique, *s.f.*

ST. FIACRE'S DISEASE. Hémorroïdes, *f.pl.*

ST. FRANCIS'S FIRE. Érysipèle, *s.m.*

ST. GERVASIUS'S DISEASE. Rhumatisme, *s.m.*

ST. GETE'S DISEASE. Cancer, *s.m.*

ST. GILE'S DISEASE. 1° Lèpre, *s.f.* – 2° Cancer, *s.m.*

ST. GOTHARD'S TUNNEL DISEASE. Ankylostomiase, *s.f.*

ST. GUY'S DANCE or **DISEASE.** Chorée, *s.f.*

ST. HUBERT'S DISEASE. Rage, *s.f.*

ST. IGNATIUS'S ITCH. Pellagre, *s.f.*

ST. JOB'S DISEASE. Syphilis, *s.f.*

ST. JOHN'S DANCE. Chorée, *s.f.*

ST. JUDE MEDICAL® PROSTHESIS. Valve de St-Jude médical.

ST. LAZARUS'S DISEASE. 1° Lèpre, *s.f.* – 2° Ladrerie du porc.

ST. MAIN'S EVIL. Gale, *s.f.*

ST. MARTIN'S DISEASE or **EVIL.** Dipsomanie, *s.f.*

ST. MATHURIN'S DISEASE. Folie, *s.f.*

ST. MODESTUS'S DISEASE. Chorée, *s.f.*

ST. ROCH'S DISEASE. Peste bubonique.

ST. SEBASTIAN'S DISEASE. Peste, *s.f.*

ST. SEMENT'S DISEASE. Syphilis, *s.f.*

ST. VALENTINE'S DISEASE. Épilepsie généralisée.

ST. VITUS'S DANCE. Chorée, *s.f.*

ST. WITH'S DANCE. Chorée, *s.f.*

ST. ZACHARY'S DISEASE. Mutisme, *s.m.*

SAKATI'S SYNDROME. Syndrome de Sakati, acrocéphalo-polysyndactylie type III.

SAKEL'S METHOD. Méthode de Sakel.

SALACITY, *s.* Salacité, *f.*

SALICYLATE, *s.* Salicylate, *m.*

SALACYLTHERAPY, *s.* Salicylothérapie, *f.*

SALIVA, *s.* Salive, *f.*

SALIVARY, *adj.* Salivaire.

SALIVARY GLAND DISEASE or **SALIVARY GLAND VIRUS SYNDROME.** Maladie des inclusions cytomégaliques.

SALIVATION, *s.* Ptyalisme, *m.* ; flux salivaire, polysialie, *f.* ; sialorrhée, *f.* ; salivation, *f.* ; hypersialie, *f.*

SALKOWSKI'S TEST. Procédé de Salkowski.

SALLA DISEASE. Maladie de Salla.

SALMONELLA, *s. Salmonella, f.*

SALMONELLA AERTRYCKE. *Bacille d'Ærtrycke.* → *Salmonella typhimurium.*

***SALMONELLA* ENTERIDIS.** *Salmonella enteridis*, bacille de Gärtner, *Bacillus enteridis.*

SALMONELLA PARATYPHI. *Salmonella paratyphi*, bacille paratyphique.

SALMONELLA SCHOTTMULLERI. *Salmonella paratyphi B.*

SALMONELLA TYPHI or ***TYPHOSA.*** *Salmonella typhi, bacille d'Eberth, Bacillus typhosus*, bacille typhique.

SALMONELLA TYPHIMURIUM. *Salmonella typhimurium*, bacille d'Ærtrycke, bacille de Nocard.

SALMONELLOSIS, *s.* Salmonellose, *f.*

SALOL TEST. Épreuve du salol.

SALOMON'S TEST. Épreuve de Salomon.

SALPINGECTOMY, *s.* Salpingectomie, *f.*

SALPINGITIS, *s.* Salpingite, *f.*

SALPINGITIS (chronic parenchymatous). Salpingite chronique. → *pachysalpingitis.*

SALPINGITIS (chronic vegetating). Salpingite chronique végétante.

SALPINGITIS (eustachian). Salpingite de la trompe d'Eustache.

SALPINGITIS (hypertrophic). Salpingite chronique. → *pachysalpingitis.*

SALPINGITIS (interstitial). Salpingite interstitielle.

SALPINGITIS (mural). Salpingite chronique. → *pachysalpingitis.*

SALPINGITIS (parenchymatous). Salpingite chronique. → *pachysalpingitis.*

SALPINGOGRAPHY, *s.* Salpingographie, *f.*

SALPINGOLYSIS, *s.* Salpingolysis, *f.*

SALPINGO-OOPHORECTOMY, *s.* Ovariosalpingectomie.

SALPINGO-OOPHORITIS, *s.* Salpingo-ovarite, *f.* ; annexite, *f.* ; oophoro-salpingite, *f.* ; tubo-ovarite, *f.*

SALPINGO-OVARIECTOMY, *s.* Ovariosalpingectomie, *f.*

SALPINGO-OVARIOTOMY, *s.* Oophoro-salpingotomie, *f.*

SALPINGO-OVARIOTRIPSY, *s.* Salpingo-ovariotripsie, *f.*

SALPINGO-OVARITIS, *s.* Salpingo-ovarite, *f.*

SALPINGOPLASTY, *s.* Salpingoplastie, *f.*

SALPINGOORRHAPHY, *s.* Salpingorraphie, *f.*

SALPINGOSCOPY, *s.* Salpingoscopie, *f.*

SALPINGOSTOMY, *s.* Salpingostomie, *f.*

SALPINGOTOMY, *s.* Salpingotomie, *f.*

SALT, *s.* Sel, *m.*

SALT (biliary). Bile salt.

SALT DEPLETION SYNDROME. Syndrome de déplétion sodique, syndrome de perte de sel.

SALT LOOSING SYNDROME. Syndrome de déplétion sodique, syndrome de perte de sel.

SALT (low) SYNDROME. Syndrome de déplétion sodique, syndrome de perte de sel.

SALTATION, *s.* Saut, *m.* ; mutation, *f.*

SALTING OUT. Relargage, *s.m.*

SALURETIC, *adj.* Salidiurétique, salurétique.

SALZER'S OPERATION. Procédé de Salzer.

SALZMANN'S NODULAR CORNEAL DYSTROPHY. Dégénérescence hypertrophique de la cornée, kératite nodulaire de Salzmann.

SAMPSON'S CYST. Kyste endométrial.

SAMUEL'S POSITION. Position obstétricale voisine de celle de la taille, la parturiente maintenant ses jambes fléchies avec ses mains.

SANARELLI'S PHENOMENON. Phénomène de Sanarelli.

SANARELLI'S SERUM. Sérum antiamaril.

SANATORIUM, *s.* Sanatorium, *m.*

SANDER'S SIGN. Signe de Sanders, signe de Heim et Sanders.

SANDHOFF'S DISEASE. Maladie de Sandhoff, gangliosidose à GM_5, type 2.

SANDIFER'S SYNDROME. Syndrome de Sandifer.

SANDWICH TECHNIQUE. Méthode du sandwich.

SANDWORM DISEASE or **ERUPTION.** Larva migrans, myase rampante cutanée.

SANFILIPPO'S DISEASE. Maladie de Sanfilippo, mucopolysaccharidose HS ou type III, oligophrénie polydystrophique, syndrome de Meyer et Sanfilippo.

SANGUICOLOUS, *adj.* Sanguicole.

SANGUINEOUS, *adj.* Saignant, ante ; cruenté, tée.

SANGUISUGA, *s.* Sangsue, *f.*

SANIES, *s.* Sanie, *f.*

SANIOUS, *adj.* Sanieux, ieuse.

SANITARY, *adj.* Sanitaire.

SANTAVUORI-HAGBERG DISEASE. Maladie de Santavuori-Hagberg.

SANYAL'S CONJUNCTIVITIS. Conjonctivite de Sanyal.

SAO_2. SaO_2, saturation du sang artériel en oxygène.

SAPHENA, *adj.* Saphène.

SAPHENECTOMY, *s.* Saphénectomie, *f.*

SAPHISM, *s.* Saphisme, *m.* ; tribadisme, *m.*

SAPONIFICATION, *s.* Saponification, *f.*

SAPREMIA, SAPRAEMIA, *s.* Empoisonnement par les toxines des microbes de la putréfaction.

SAPROGENIC, SAPROGENOUS, *adj.* Saprogène.

SAPRONOSIS, *s.* Sapronose, *f.*

SAPROPHYTE, *s.* Saprophyte, *m.*

SAPROPHYTIC, *adj.* Saprophyte.

SAPROZOITE, *s.* Saprozoïte, *m.*

SÂQRS, SÂQRST. SÂQRS, SÂQRST.

SARALASIN, *s.* Saralasine, *f.*

SARCINE, *s.* Sarcine, *f.*

SARCOCELE, *s.* Sarcocèle, *f.*

SARCOCYSTIS HOMINIS. *Sarcocystis hominis.*

SARCOCYSTOSIS, *s.* Sarcocystose, *f.* ; sarcosporidiose, *f.*

SARCODE, *s.* Protoplasma, *m.* ; cytoplasme, *m.*

SARCOHYDROCELE, *s.* Sacro-hydrocèle, *f.*

SARCOID, *s.* Sarcoïde, *f.*

SARCOIDS OF BOECK. Sarcoïdes cutanées ou dermiques, lupoïdes bénignes disséminées, lupoïdes tubéreuses, lupoïdes en placards.

SARCOIDS (cutaneous). Sarcoïdes cutanées. → *sarcoids of Boeck.*

SARCOIDS (Darier-Roussy). Sarcoïdes hypodermiques de Darier-Roussy.

SARCOIDS (hypodermic). Sarcoïdes hypodermiques.

SARCOIDS (multiple benign). Sarcoïdes cutanées. → *sarcoids of Boeck.*

SARCOIDS (Spiegler-Fendt). Lymphocytome cutané bénin. → *lymphocytoma cutis.*

SARCOIDOSIS, *s.* Maladie de Besnier-Boeck-Schaumann, (BBS), sarcoïdose, *f.* ; lymphogranulomatose bénigne.

SARCOLEMMA, *s.* Sarcolemme, *m.*

SARCOMA, *s.* Sarcome, *m.* ; tumeur embryoplastique, tumeur fibroplastique.

SARCOMA (Abernethy's). Tumeur graisseuse siégeant surtout sur le tronc.

SARCOMA (angiolithic). Méningiome, *m.* → *meningioma.*

SARCOMA OF BONE (giant-cell). Tumeur à myéloplaxes.

SARCOMA OF BONE (reticulum cell). Sarcomes de Parker et Jackson.

SARCOMA BOTRYOIDES. Tumeur utérine en grappe de raison.

SARCOMA CAPITIS. Cylindrome, *m.* → *cylindroma.*

SARCOMA (chloromatous). Chlorome, *m.* → *chloroma.*

SARCOMA CUTANEUM TELANGIECTATICUM MULTIPLEX. Sarcome de Kaposi. → *Kaposi's sarcoma.*

SARCOMA DECIDUOCELLULARE or **DECIDUOCELLULAR,** *s.* Chorio-épithéliome, *m.* → *chorioma malignum.*

SARCOMA (embryonal). Tératome, *s.m.*

SARCOMA (embryonal) OF KIDNEY. Tumeur de Wilms. → *Wilms's tumour.*

SARCOMA (encephaloid). Sarcome globocellulaire. → *sarcoma (round cell).*

SARCOMA (Ewing's). Sarcome d'Ewing. → *Ewing's sarcoma.*

SARCOMA (fasciculated). Sarcome fusocellulaire. → *sarcoma (spindle-cell).*

SARCOMA (fusocellular). Sarcome fusocellulaire. → *sarcoma (spindle-cell).*

SARCOMA (globocellular). Sarcome globocellulaire. → *sarcoma (round cell).*

SARCOMA (granulocytic). Chlorome, *s.m.* → *chloroma.*

SARCOMA (histiocytic). Réticulosarcome, *s.m.* → *sarcoma (reticulo-endothelial).*

SARCOMA (Hodgkin's). Sarcome de Hodgkin.

SARCOMA (idiopathic multiple pigmented haemorrhagic). Sarcome de Kaposi. → *Kaposi's sarcoma.*

SARCOMA (immunoblastic). Immunoblastosarcome. → *lymphosarcoma (immunoblastic).*

SARCOMA (intra-canalicular). Cystosarcome phyllode.

SARCOMA (Jensen's). Sarcome du rat, inoculable en série.

SARCOMA (Kaposi's). Sarcome de Kaposi. → *Kaposi's sarcoma.*

SARCOMA (Kupffer's cell). Kupfférome, *s.m.* ; réticulo-angiosarcome du foie.

SARCOMA (lymphatic). Lymphosarcome, *s.m.* → *lymphosarcoma.*

SARCOMA (lymphoreticular). Lymphoréticulosarcome, *s.m.*

SARCOMA (medullary). Angiome caverneux. → *angioma (cavernous).*

SARCOMA (melanotic). Mélanosarcome, *s.m.* → *melanosarcoma.*

SARCOMA (meningeal). Sarcome méningé.

SARCOMA (mesoblastic) OF KIDNEY. Tumeur de Wilms. → *Wilms's tumour.*

SARCOMA (mixed-cell). Sarcome polymorphe.

SARCOMA (multiple haemorrhagic or **multiple idiopathic haemorrhagic).** Sarcome de Kaposi. → *Kaposi's sarcoma.*

SARCOMA (myelogenic). Myélosarcome, *s.m.* → *myelosarcoma.*

SARCOMA (myeloid). Tumeur à myéloplaxes. → *tumour (giant cell).*

SARCOMA MYXOMATODES. Myxosarcome, *s.m.* → *myxosarcoma.*

SARCOMA (net cell). Myxosarcome, *s.m.* → *myxosarcoma.*

SARCOMA (oat cell or **oat-shaped cell).** Sarcome fusocellulaire en grains d'avoine.

SARCOMA (osteoblastic). Ostéosarcome, *s.m.* ; sarcome ostéogénique.

SARCOMA (osteogenic). Ostéosarcome, *s.m.* ; sarcome ostéogénique.

SARCOMA (osteoid). Sarcome ossifiant, ostéosarcome ossifiant.

SARCOMA (osteolytic). Sarcome ostéolytique, ostéosarcome ostéolytique.

SARCOMA (Parker and Jackson reticulum cell). Sarcome de Parker et Jackson.

SARCOMA (parosteal). Ostéosarcome parostéal.

SARCOMA (periductal). Cystosarcome phyllode.

SARCOMA PHYLLOIDES. Cystosarcome phyllode.

SARCOMA (polymorphous). Sarcome polymorphe.

SARCOMA (reticulocytic). Réticulosarcome, *s.m.* → *sarcoma (reticulo-endothelial).*

SARCOMA (reticulo-endothelial or **reticulum cell** or **retothelial).** Réticulosarcome, *s.m.* ; réticulo-endothéliome, *s.m.* ; réticulo-endothéliosarcome, *s.m.* ; rétothélosarcome, *s.m.* ; réticulo-épithéliome, *s.m.* ; réticulohistiosarcome, *s.m.* ; réticulo-lympho-sarcome, *s.m.* ; sarcome réticulaire, sarcome histiocytaire.

SARCOMA (rethothelial). Réticulosarcome, *s.m.* → *sarcoma (reticulo-endothelial).*

SARCOMA (round cell). Sarcome globocellulaire, sarcome encéphaloïde.

SARCOMA (Rous's). Sarcome des poules, inoculable, dû à un virus filtrant.

SARCOMA (serocystic). Cystosarcome phyllode.

SARCOMA (spindle cell). Sarcome fusocellulaire, sarcome fasciculé.

SARCOMA (synovial). Synoviosarcome, synovialosarcome, *m.* ; synovialome malin.

SARCOMA (withering). Mycosis fongoïde. → *mycosis fungoides.*

SARCOMATOSIS, *s.* Sarcomatose, *f.*

SARCOMERE, *s.* Sarcomère, *m.*

SARCOPLASM, *s.* Sarcoplasma, *m.*

SARCOPTES, SARCOPTES SCABIEI. *Sarcopte, m. ; Sarcoptes scabiei.*

SARCOSPORIDIOSIS, *s.* Sarcosporidiose, *f.* ; sarcocystose, *f.*

SARCOTRIPSY, *s.* Sarcotripsie, *f.* → *histotripsy.*

SARDONIC GRIN. Rire sardonique.

SARMIENTO'S ORTHESIS. Orthèse de Sarmiento.

SARMIENTO'S PLASTER. Plâtre de Sarmiento.

SARNOFF'S METHOD. Technique de Sarnoff.

SARS. SRAS.

SARTAN, *s.* Sartan, *m.*

SARTIAN DISEASE. Bouton d'Orient. → *sore (oriental).*

SÂT. SÂT.

SATCHMO'S SYNDROME. Syndrome de Satchmo.

SATELLITOSIS *s.* Satellitose, *f.*

SATOYOSHI'S SYNDROME. Syndrome de Satoyoshi.

SATURATION LIMIT (for glucids). Tolérance hydrocarbonée. → *assimilation limit (for glucids).*

SATURATION TEST. Épreuve de charge, épreuve de l'ascorbicurie provoquée, test de saturation, épreuve de Harris et Ray.

SATURNINE, *adj.* Saturnin, ine.

SATURNISM, *s.* Saturnisme, *m.*

SATYRIASIS, *s.* Satyriasis, *m.*

SAUERBRUCH-HERMANNSDORFER DIET. Régime de Gerson.

SAUNA, *s.* Sauna, *m.*

SAURIASIS, *s.*, **SAURIDERMA,** *s.* Sauriasis, *m.*

SAWING, *s.* Sciage, *m.*

SAXITOXIN, *s.* Saxitoxine, *f.*

SAYRE'S APPARATUS. Appareil pour suspendre le patient pendant la pose d'un corset plâtré.

SAYRE'S BANDAGE. Appareil de Sayre.

SAYRE'S JACKET. Corset de Sayre.

SC-PHOCOMELIA SYNDROME. Syndrome pseudo-thalidomide. → *pseudothalidomide syndrome.*

SC-SYNDROME. Syndrome SC, syndrome pseudo-thalidomide.

SCABIES, *s.* Gale, *f.* ; psore, *f.* ; scabies, *f.*

SCABIES (Boeck's). Gale norvégienne.

SCABIES CRUSTOSA. Gale norvégienne.

SCABIES (Moeller's). Gale norvégienne.

SCABIES (Norwegian). Gale norvégienne.

SCABIOUS, *adj.* Scabieux, euse.

SCADDING'S SYNDROME. Syndrome de Scadding.

SCAEVOLISM, *s.* Scævolisme, *m.*

SCAGLIETTI-DAGNINI SYNDROME. Syndrome d'Erdheim.

SCALDED-SKIN SYNDROME. Syndrome des enfants ébouillantés.

SCALE, *s.* 1° Squame, *f.* – 2° Échelle, *f.* – 3° Filière, *f.*

SCALE (French). Filière Charrière.

SCALENIOTOMY, SCALENOTOMY, *s.* Scalénotomie, *f.*

SCALENUS ANTICUS (or anterior) SYNDROME, SCALENUS SYNDROME. Syndrome du scalène antérieur, syndrome de la côte cervicale, syndrome du défilé costo-claviculaire, syndrome du défilé des scalènes, syndrome de la pince omocosto-claviculaire, syndrome douloureux cervico-brachial.

SCALP, *s.* Cuir chevelu.

SCALP (bulldog). Pachydermie vorticellée du cuir chevelu. → *cutis verticis gyrata.*

SCALPEL, *s.* Scalpel, *m.*

SCALY, *adj.* Écailleux, euse ; squameux, euse.

SCAN, *s.* Abréviation de « scintiscan ».

SCANNER, *s.* Scanographe, *m.* ; scanner, *m.* ; tomodensimètre, *m.*

SCANNING, *s.* 1° Examen visuel de précision. – 2° Scansion, *f.*

SCANNING (computerized transverse axial). Scanographie, *f.* → *scanography.*

SCANNING (radiosotope). Scintigraphie, *s.f.* ; scintillographie, *s.f.* ; cartographie, *s.f.* ; radiocartographie, *s.f.* ; gammagraphie, *s.f.* ; autogammagraphie, *s.f.* ; autoradiographie viscérale.

SCANNING (ultrasound A). Échographie type A.

SCANNING (ultrasound B). Échographie bidimensionnelle ou de type B.

SCANNING (X-ray). Scanographie, *s.f.* → *scanography.*

SCANOGRAPHY, *s.* Scanographie, *f.* ; tomographie axiale transverse couplée avec ordinateur ou avec calculateur intégré, tacographie, tomodensitométrie.

SCANSION, *s.* Scansion, *f.*

SCAPHOCEPHALISM, SCAPHOCEPHALY, *s.* Scaphocéphalie, *f.* ; sphénocéphalie, *f.*

SCAPHOID, *adj.* Scaphoïde.

SCAPHOIDITIS, *s.* Scaphoidite, *f.*

SCAPHOIDITIS (tarsal or Köhler's tarsal). Scaphoïdite tarsienne, maladie de Köhler, de Köhler-Mouchet.

SCAPHOIDITIS (traumatic tarsal). Scaphoïdite tarsienne traumatique, maladie de Müller-Weiss.

SCAPULA, *s.* Omoplate, *f.* ; scapula, *f.*

SCAPULA (alar). Scapula alata.

SCAPULA ALATA. Scapula alata.

SCAPULA (elevated). Scapula elevata. → *elevation of the scapula (congenital).*

SCAPULA (winged). Scapula alata.

SCAPULALGIA, *s.* Scapulalgie, *f.* ; omalgie, *f.*

SCAPULECTOMY, *s.* Scapulectomie, *f.*

SCAPULOHUMERAL, *adj.* Scapulohuméral, ale.

SCAPULOTHORACIC, *adj.* Scapulothoracique.

SCAR, *s.* Cicatrice, *f.*

SCAR (Mayor's). Écharpe de Mayor.

SCARIFICATION, *s.* Scarification, *f.*

SCARIFICATIONS (slight). Mouchetures, *s.f. pl.*

SCARLATINA, *s.* Scarlatine, *f.*

SCARLATINA ANGINOSA. Scarlatine grave à forme angineuse.

SCARLATINA HAEMORRHAGICA. Scarlatine hémorragique.

SCARLATINA (puerperal). Scarlatine puerpérale.

SCARLATINE (surgical). Scarlatine chirurgicale.

SCARLATINELLA, *s.* Quatrième maladie. → *fourth disease.*

SCARLATINIFORM, SCARLATINOID, *adj.* Scarlatiniforme.

SCARLATINOID, *s.* Quatrième maladie. → *fourth disease.*

SCARLATINOID (metadiphtheric). Scarlatinoïde métadiphthérique.

SCARPA'S STAPHYLOMA. Staphylome postérieur, staphylome de Scarpa.

SCARPA'S TRIANGLE. Triangle de Scarpa.

SCATOMA, *s.* Fécalome, *m.*

SCATOPHAGY, *s.* Coprophagie, *f.*

SCATOPHILIA, *s.* Coprophilie, *f.*

SCHÄFER'S METHOD. Méthode de Schäfer.

SCHÄFER'S SYNDROME. Syndrome de Schäfer.

SCHÄFFER'S REFLEX. Signe de Schäffer.

SCHAMBERG'S DERMATOSIS, SCHAMBERG'S DISEASE. Maladie de Schamberg, dermatose pigmentaire progressive.

SCHANZ'S DISEASE. Ténosite achilléenne, maladie de Schanz.

SCHANZ'S SYNDROME. Syndrome de fatigue vertébrale (scoliose des enfants).

SCHATZKI'S RING. Anneau de Schatzki et Gary.

SCHAUDINN'S BACILLUS. *Treponema pallidum.* → *Treponema pallidum.*

SCHAUMANN'S BENIGN LYMPHOGRANULOMA. Sarcoïdose, *f.* → *sarcoidosis.*

SCHAUMANN'S SARCOID. Sarcoïdose, *f.* → *sarcoidosis.*

SCHAUTA-WERTHEIM OPERATION. Opération de Watkins. → *Watkins's operation.*

SCHEDE'S OPERATION. Opération de Schede.

SCHEIE'S SYNDROME. Maladie ou syndrome de Scheie, mucopolysaccharidose de type V.

SCHEMA, *s.* Schéma, *m.* ; schème, *m.*

SCHENCK'S DISEASE. Sporotrichose, *f.* → *sporotrichosis.*

SCHEUERMANN'S DISEASE. Maladie de Scheuermann. → *epiphysitis (vertebral).*

SCHEWTHAUER-MARIE or **MARIE-SAINTON SYNDROME.** Dysostose cleido-crânienne héréditaire. → *dysostosis (cleidocranial).*

SCHICK'S TEST. Réaction de Schick, diphtérinoréaction, *f.*

SCHILDER'S DISEASE or **ENCEPHALITIS.** Sclérose cérébrale de Schilder, maladie de Schilder, type Heubner-Schilder, encéphalite périaxiale diffuse.

SCHILLER'S TEST. Test de Schiller, test de Lahm-Schiller.

SCHILLING'S LEUKAEMIA or **TYPE OF MONOCYTIC LEUKAEMIA.** Leucémie histiomonocytaire (de Schilling), leucémie monocytaire de Schilling, leucémie à monoblastes ou monoblastique.

SCHILLING'S TEST. Test de Schilling.

SCHIMMELBUSCH'S DISEASE. Maladie kystique de la mamelle. → *cystic disease of the breast.*

SCHINZEL'S SYNDROME. Syndrome de Schinzel.

SCHINZEL-GIEDION SYNDROME. Syndrome de Schinzel-Giedion.

SCHIRMER'S SYNDROME. Syndrome de Schirmer.

SCHISTOCYTE, *s.* Schistocyte, *m.* ; schizocyte, *m.*

SCHISTOCYTOSIS, *s.* Schistocytose, *f.*

SCHISTOSIS, *s.* Schistose, *m.* ; maladie des ardoisiers.

SCHISTOSOMA, *s. Schistosoma, m.* ; schistosome, *m.*

SCHISTOSOMA HAEMATOBIUM. *Schistosoma hæmatobium, Bilharzia hæmatobia, Distomum hæmatobium.*

SCHISTOSOMIASIS, *s.* Schistosomiase, *f.* ; bilharziose, *f.*

SCHISTOSOMIASIS (asiatic). Schistosomiase sino-japonaise. → *schistosomiasis japonica.*

SCHISTOSOMIASIS (intestinal). Bilharziose intestinale.

SCHISTOSOMIASIS JAPONICA. Schistosomiase sino-japonaise, bilharziose, artérioso-veineuse, bilharziose sino-japonaise, maladie de Katayama.

SCHISTOSOMIASIS (Manson's). Bilharziose intestinale.

SCHISTOSOMIASIS (oriental). Schistosomiase sino-japonaise. → *schistosomiasis japonica.*

SCHISTOSOMIASIS (urinary or **vesical).** Bilharziose vésicale, hématurie d'Égypte, du Cap ou bilharzienne.

SCHISTOSOMUM, *s.* Schistosoma, *m.* ; schistosome, *m.*

SCHISTOSOMUS, *s.* (teratology) Schistosome, *m.*

SCHIZAMNION, *s.* Schizamnios, *m.*

SCHIZOCEPHALUS, *s.* Schizocéphale, *m.*

SCHIZOCYTE, *s.* Schistocyte, *m.*

SCHIZOCYTOSIS, *s.* Schistocytose, *f.*

SCHIZOGONY, *s.* Schizogonie, *f.* ; cycle schizogonique.

SCHIZOID, *adj.* Schizoïde.

SCHIZOIDIA, SCHIZOIDISM, *s.* Constitution schizoïde. → *personality (schizoid).*

SCHIZOMANIA, *s.* Schizoïdie, *f.* ; schizomanie, *f.* ; constitution schizoïde.

SCHIZOMELIA, *s.* Schizomélie, *f.*

SCHIZOMYCETES, *s.* Bactérie, *f.* ; schizomycète, *m.*

SCHIZONT, *s.* Schizonte, *m.* ; agamonte, *m.*

SCHIZONTOCIDE, SCHIZONTOCIDE, *adj.* Schizonticide, schizontocide.

SCHIZOPHASIA, *s.* Schizophasie, *f.*

SCHIZOPHRENIA, *s.* Schizophrénie, *f.*

SCHIZOPHRENIA (heberphrenic). Hébéphrénie, *s.f.*

SCHIZOPHRENIA (process). Schizophrénie grave.

SCHIZOPHRENIA (reactive). Schizophrénie sévère, à début aigu, mais de pronostic relativement bénin, en rapport avec les circonstances environnantes.

SCHIZOPHRENIAC, *adj.* Schizophrène.

SCHIZOPHYCEAE, *s.* Schizophycètes, *m. pl.*

SCHIZOPROSOPIA, *s.* Schizoprosopie, *f.*

SCHIZOSIS, *s.* Schizose, *f.* ; syndrome d'intériorisation.

SCHIZOTHORAX, *s.* Schizothorax, *m.*

SCHIZOTHYMIA, *s.* Schizophrénie, *f.*

SCHLATTER'S DISEASE or **SCHLATTER-OSGOOD DISEASE.** Apophysite tibiale antérieure, maladie de Schlatter, maladie d'Osgood, ostéite apophysaire de croissance, apophysite de croissance, maladie de Lannelongue.

SCHLEMM'S CANAL. Canal de Schlemm.

SCHLOFFER'S TUMOUR. Tuméfaction inflammatoire de l'abdomen après laparotomie.

SCHLÖSSER'S INJECTION or **TREATMENT.** Alcoolisation du trijumeau.

SCHMID'S METAPHYSEAL CHONDRODYSPLASIA. Chondrodysplasie métaphysique type Schmidt.

SCHMIDT'S NUCLEI TEST. Épreuve de Schmidt.

SCHMIDT'S SYNDROMES (neurology or endocrinology). Syndromes de Schmidt.

SCHMINCKE'S TUMOUR. Tumeur de Schmincke, lympho-épithélioma, *m.*

SCHMINKE'S TUMOUR UNILATERAL CRANIAL PARALYSIS SYNDROME. Syndrome de Garcin. → *Garcin's syndrome.*

SCHMORL'S JAUNDICE. Ictère nucléaire du nouveau-né.

SCHMORL'S NODULE. Nodule de Schmorl, hernie intrasomatique.

SCHNITZLER'S SYNDROME . Syndrome de Schnitzler.

SCHNYDER'S DYSTROPHY. Dystrophie cristalline de la cornée de Schnyder.

SCHOEMAKER'S LINE. Ligne de Schœmaker.

SCHÖBER'S TEST. Épreuve de Schöber.

SCHOLZ'S DISEASE. Maladie de Scholz-Greenfield, maladie de Greenfield, leucodystrophie métachromatique infantile familiale, leucodystrophie avec insuffisance gliale.

SCHOLZ-BIELSCHOWSKY-HENNEBERG SYNDROME. Maladie de Scholz-Greenfield.

SCHÖNLEIN'S or **SCHÖNLEIN-HENOCH DISEASE** or **PURPURA.** Purpura rhumatoïde. → *purpura rheumatica.*

SCHRIDDE'S DISEASE. Anasarque fœto-placentaire, maladie de Schridde, hydrops universus congenitalis.

SCHRÖDER'S OPERATION. Opération de Schröder.

SCHRÖN-MUCH GRANULES. Granules de Much.

SCHRÖTTER'S (von) SYNDROME. Syndrome de Paget von Schrötter. → *Paget-Schrötter syndrome.*

SCHUBERT'S OPERATION. Opération de Schubert.

SCHUCHARDT'S OPERATION. Operation de Schuchardt et Schauta.

SCHULLER'S ARTHRITIS. Arthrite villeuse.

SCHULLER'S DISEASE. Maladie de A. Schüller. → *osteoporosis circumscripta cranii.*

SCHÜLLER'S or **SCHÜLLER-CHRISTIAN DISEASE** or **SYNDROME.** Maladie de Hand-Schüller-Christian. → *Hand-Schüller-Christian disease.*

SCHULTZ'S ANGINA. Agranulocytose, *s.f.* → *agranulocytosis.*

SCHULTZ-CHARLTON REACTION or **TEST.** Réaction ou signe de Schultz-Charlton.

SCHULTZ-DALE REACTION. Réaction de Schultz et Dale.

SCHULTZE'S PARAESTHESIS. Acroparesthésie, *s.f.* → *acroparesthesia.*

SCHULTZE'S PLACENTA. Placenta dont la partie centrale est expulsée la première.

SCHULTZE'S POSITION. Position du placenta lorsque son centre apparaît le premier au moment de la délivrance.

SCHWABACH'S TEST. Épreuve de Schwabach.

SCHWACHMAN'S SYNDROME, SCHWACHMAN-DIAMOND SYNDROME. Syndrome de Schwachman.

SCHWANN'S TUMOUR. Schwannome, *s.m.* → *neurilemoma.*

SCHWANNITIS, *s.* Schwannite, *f.*

SCHWANNOMA, SCHWANNOGLIOMA, *s.* Schwannome, *m.*→*neurilemona.*

SCHWANNOMA (glandular malignant). Neurinome de Garré.

SCHWANNOSIS, *s.* Schwannite, *f.*

SCHWANNOMA, SCHWANNOGLIOMA, *s.* Schwannome, *m.* → *neurilemoma.*

SCHWANN'S SHEATH. Gaine de Schwann.

SCHWARTZ'S TEST (for varicose veins). Signe de Schwartz, phénomène ou signe du flot.

SCHWARTZ-BARTTER SYNDROME. Syndrome de Schwartz-Bartter.

SCHWARTZ-JAMPEL SYNDROME. Syndrome de Schwartz-Jampel.

SCIALYTIQUE, *s.* Scialytique, *m.*

SCIATIC, *adj.* Sciatique.

SCIATIC NERVE. Nerf sciatique.

SCIATICA, *s.* Sciatique, *f.* ; névralgie sciatique.

SCIENCE, *s.* Science, *f.*

SCIMITAR SYNDROME. Syndrome du cimeterre, syndrome de Halasz.

SCINDE BOIL. Bouton d'Orient. → *sore (oriental).*

SCINTIGRAM, *s.* Scintigramme, *m.*

SCINTIGRAPHY, *s.* Scintigraphie, *f.* → *scanning (radio-isotope).*

SCINTIGRAPHY (pulmonary). Scintigraphie pulmonaire.

SCINTIGRAPHY OF THE BRAIN. Gamma-encéphalographie. → *gammagraphy of the brain.*

SCINTISCAN, *s.* Scintigramme, *m.* : scintillogramme, *m.*

SCIRRHUS, *s.* Squirrhe, *m.*

SCISSIPARITY, *s.* Fissiparité, *f.* ; scissiparité, *f.*

SCISSOR GRINDER'S DISEASE. Sidérose pulmonaire.

SCISSURA, *s.* Scissure, *f.*

SCLERA (blue) SYNDROME. Ostéopsathyrose, *f.* → *osteopsathyrosis.*

SCLERA, *s.* Sclère, *f.*

SCLERAL, *adj.* Scléral, ale.

SCLERECTASIA, *s.* Sclérectasie, *f.*

SCLERECTOMY, *s.* Sclérectomie, *f.*

SCLEREMA, *s.* Sclérème, *m.*

SCLEREMA ADIPOSUM. Sclérème œdémateux des nouveau-nés. → *sclerema neonatorum.*

SCLEREMA ADULTORUM. Sclérème des adultes. → *scleroderma.*

SCLEREMA NEONATORUM or **OEDEMATOSUM.** Sclérème œdémateux des nouveau-nés. → *adiponecrosis subcutaneous neonatorum.*

SCLEREMA OEDEMATOSUM. Sclérème œdémateux des nouveau-nés. → *sclerema neonatorum.*

SCLEREMA OF THE NEWBORN. Sclérème œdémateux des nouveau-nés. → *sclerema neonatorum.*

SCLERIASIS, *s.* Sclérodermie, *f.* → *scleroderma.*

SCLERITIS, *s.* Sclérite, *f.* ; sclérotite, *f.*

SCLEROCHOROIDITIS, *s.* Sclérochoroïdite, *f.*

SCLEROCONJUNCTIVITIS, *s.* Scléroconjonctivite, *f.*

SCLERODACTYLIA, SCLERODACTYLY, *s.* Sclérodactylie, *f.* ; acrosclérose, *f.*

SCLERODERMA, *s.* Sclérodermie, *f.* ; sclérémie, *f.* ; sclérème des adultes, chorionitis, dermatosclérose.

SCLERODERMA (circumscribed). Morphée, *s.f.* → *morphea.*

SCLERODERMA (diffuse). Sclérodermie généralisée.

SCLERODERMA (generalised). Sclérodermie généralisée.

SCLERODERMA (linear). Sclérodermie en bandes.

SCLERODERMA (localised). Morphée, *s.f.* → *morphea.*

SCLERODERMA (systemic). Sclérodermie généralisée.

SCLEROEDEMA, *s.* Sclérœdème, *m.*

SCLEROEDEMA ADULTORUM. Sclérœdème de l'adulte (de Buschke), sclérodermie généralisée œdémateuse.

SCLEROEDEMA (Buschke's). Sclérœdème de l'adulte. → *scleroedema adultorum.*

SCLEROGENOUS METHOD. Méthode sclérogène, méthode de Lannelongue.

SCLEROIRIDECTOMY, *s.* Scléroiridectomie, *f.*

SCLEROMALACIA, *s.* Scléromalacie, *f.*

SCLEROMALACIA PERFORANS. Syndrome de Van der Hoeve, scléromalacie perforante.

SCLERONYCHIA, *s.* Scléronychie, *f.*

SCLERONYXIS, *s.* Scléroticonyxis, *f.*

SCLEROPROTEIN, *s.* Scléroprotéine, *f.*

SCLEROSIS, *s.* Sclérose, *f.*

SCLEROSIS (amyotrophic lateral). Sclérose latérale amyotrophique, maladie de Charcot.

SCLEROSIS ANNULARIS VALVULARUM. Maladie de Monckeberg.

SCLEROSIS (anterolateral). Variété de sclérose combinée.

SCLEROSIS (arterial). Artériosclérose, *f.*

SCLEROSIS (arterioiar). Artériolosclérose, *f.*

SCLEROSIS (bone). Ostéosclérose, *f.* ; éburnation, *f.*

SCLEROSIS (chronic infantile cerebral). Maladie de Pelizaeus-Merzbacher. → *Merzbacher-Pelizaeus disease.*

SCLEROSIS (combined). Scléroses combinées, dégénérescence combinée subaiguë de la moelle, myélose funiculaire.

SCLEROSIS OF THE CORPORA CAVERNOSA OF THE PENIS. Sclérose des corps caverneux.

SCLEROSIS (diffuse). Sclérose cérébrale de Schilder. → *Schilder's disease or encephalitis.*

SCLEROSIS (diffuse cerebral). Sclérose cérébrale diffuse, maladie de Schilder-Foix.

SCLEROSIS (diffuse generalized arteriolar). Sclérose artérielle maligne.

SCLEROSIS (diffuse globold body) or **(diffuse globold cell cerebral).** Leucodystrophie à cellules globoïdes, maladie de Krabbe.

SCLEROSIS (diffuse hyperplastic). Sclérose artérielle maligne.

SCLEROSIS (disseminated). Sclérose en plaques.

SCLEROSIS (dorso-lateral). Scléroses combinées. → *sclerosis (combined).*

SCLEROSIS (endocardial). Fibro-élastose endocardique. → *fibroelastosis (endocardial).*

SCLEROSIS (Erb's). Tabès dorsal spasmodique. → *paralysis (spastic spinal).*

SCLEROSIS (familial centrolobar). Maladie de Merzbacher-Pelizaeus.

SCLEROSIS (familial chronic infantile diffuse). Maladie de Merzbacher-Pelizaeus.

SCLEROSIS (familial infantile diffuse brain). Leucodystrophie à cellules globoïdes, maladie de Krabbe.

SCLEROSIS (familial progressive cerebral). Maladie de Scholtz-Greenfield. → *Scholtz's disease.*

SCLEROSIS (focal). Sclérose en plaques.

SCLEROSIS (gastric). Linite plastique.

SCLEROSIS (generalized arteriolar). Sclérose artériolaire maligne.

SCLEROSIS (hereditary cerebellar). Hérédo-ataxie cérébelleuse. → *ataxia (hereditary cerebellar).*

SCLEROSIS (hyperplastic). Sclérose artériolaire maligne.

SCLEROSIS (insular). Sclérose en plaques.

SCLEROSIS (lateral). Tabès dorsal spasmodique. → *paralysis (spastic spinal).*

SCLEROSIS (lobar). Maladie de Pick.

SCLEROSIS (lobar-atrophic). Maladie de Little. → *diplegia (cerebral).*

SCLEROSIS (Marie's). Hérédo-ataxie cérébelleuse. → *ataxia (hereditary cerebellar).*

SCLEROSIS (Mönckeberg's). Médiacalcose, *s.f.* → *Mönckeberg's arteriosclerosis.*

SCLEROSIS (Mönckeberg's ascending). Maladie de Mönckeberg.

SCLEROSIS (multiple). Sclérose en plaques, sclérose multiple ou multiloculaire.

SCLEROSIS (Pelizaeus-Merzbacher). Maladie de Merzbacher-Pelizaeus.

SCLEROSIS (posterior or **posterior spinal).** Tabes dorsalis. → *tabes dorsalis.*

SCLEROSIS (posterolateral). Sclérose en plaques.

SCLEROSIS (presenile). Maladie d'Alzheimer.

SCLEROSIS (primary pulmonary vascular). Sclérose primitive de l'artère pulmonaire. → *hypertension (primary pulmonary).*

SCLEROSIS (progressive muscular). Maladie de Duchenne. → *paralysis (pseudohypertrophic muscular).*

SCLEROSIS (progressive systemic). Sclérodermie généralisée.

SCLEROSIS OF THE SPINAL CORD (lateral). Tabès dorsal spasmodique. → *paralysis (spastic spinal).*

SCLEROSIS (subacute combined). Scléroses combinées. → *sclerosis (combined).*

SCLEROSIS (subendocardial). Fibro-élastose de l'endocarde. → *fibroelastosis (endocardial).*

SCLEROSIS (syphilitic posterior spinal). Tabes dorsalis. → *tabes dorsalis.*

SCLEROSIS TUBEROSE (or **tuberous).** Sclérose tubéreuse du cerveau, épiloïa, *f.* ; maladie de Bourneville et Brissaud, sclérose tubéreuse de Bourneville, phacomatose de Bourneville.

SCLEROSIS (vascular). Artériosclérose, *s.f.*

SCLEROSIS (venous). Phlébosclérose, *s.f.*

SCLEROSIS (ventrolateral). Variété de sclérose combinée.

SCLEROSTEOSIS, *s.* Sclérostéose, *f.*

SCLEROTHERAPY, *s.* Sclérothérapie, *f.*

SCLEROTICONYXIS, *s.* Scléroticonyxis, *f.*

SCLEROTICOTOMY, SCLEROTOMY, *s.* Scléroticotomie, *f.* ; sclérotomie, *f.*

SCLEROTITIS, *s.* Sclérite, *f.*

SCLEROTOMY, *s.* Sclérotomie, *f.*

SCLEROUS, *adj.* Scléreux, euse.

SCOLEX, *s.* Scolex, *m.*

SCOLIOKYPHOSIS, *s.* Cyphoscoliose, *f.*

SCOLIOSIS, *s.* Scoliose, *f.*

SCOLIOSIS (static). Scoliose posturale.

SCOLIOSIS (structural). Scoliose structurale.

SCOMBROIDEA, *s.* Scombridés, *m. pl.*

SCOPOLAMINE, *s.* Scopolamine, *m.*

SCORBUTANIN, *s.* Vitamine C. → *vitamin C.*

SCORBUTIC, *adj.* Scorbutique.

SCORBUTUS, *s.* Scorbut, *m.*

SCOTCH® TEST. Scotch ® test.

SCOTODINIA, *s.* Vertige apoplectique, vertige ténébreux, scotodinie.

SCOTOMA, *s.* Scotome, *m.*

SCOTOMA (annular). Scotome annulaire.

SCOTOMA (aural) or **SCOTOMA AURIS.** Incapacité de recevoir les sons provenant d'une certaine direction.

SCOTOMA (Bjerrum's). Scotome de Bjerrum.

SCOTOMA (flimmer or **flittering).** Scotome scintillant.

SCOTOMA (mental). Lacune dans le champ de la conscience, incapacité de résoudre un problème mental.

SCOTOMA (motile). Scotome mobile.

SCOTOMA (negatived). Scotome négatif.

SCOTOMA (positive). Scotome positif.

SCOTOMA (ring). Scotome annulaire.

SCOTOMA SCINTILLANS or **SCOTOMA (scintillating).** Scotome scintillant, teichopsie, *s.f.*

SCOTOMA (Seidel's). Scotome cunéiforme partant du point aveugle, scotome de Seidel.

SCOTOMIZATION, *s.* Scotomisation, *f.*

SCOTOPIC, *adj.* Scotopique.

SCOTT'S SYNDROME. Syndrome de Scott.

SCRAPIE, *s.* Scrapie, *f.* ; tremblante du mouton.

SCRATCH TEST. Cuti-réaction, *s.f.*

SCREEN (intensifier). Amplificateur de brillance ou de luminance.

SCREENING, *s.* Dépistage, *m.*, criblage, *m.*

SCREENING TEST. Examen de dépistage.

SCREWS, *s.* Maladie des caissons.

SCRIBOMANIA, *s.* Graphomanie, *f.* ; scribomanie, *f.*

SCROFULA, *s.* Scrofule, *f.* ; écrouelles, *f. pl.* ; mal du roi.

SCROFULID, SCROFULIDE, *s.* Scrofulide, *f.*

SCROFULODERM, SCROFULODERMA, *s.* Scrofuloderme, *m.*

SCROFULODERMA (papular). Lichen scrofulosorum. → *scrofulosorum.*

SCROFULODERMA (ulcerative). 1° Scrofuloderme ulcéré. – 2° Mycosis fongoïde.

SCROFULOSIS, *s.* Scrofule, *f.*, écrouelles *f. pl.* ; mal du roi.

SCROFULOTUBERCULOSIS, *s.* Scrofulo-tuberculose, *f.*

SCROFULOUS, *adj.* Scrofuleux, euse.

SCROTUM, *s.* Scrotum, *m.*

SCULTETUS BANDAGE. Appareil de Scultet.

SCULTETUS POSITION. Position inclinée la tête en bas.

SCU-PA. Abréviation de single chain urokinase plasminogen activator.

SCURVY, *s.* Scorbut, *m.*

SCURVY (alpine), SCURVY OF THE ALPS. Pellagre, *s.f.*

SCURVY (haemorrhagic). Scorbut infantile. → *scurvy (infantile).*

SCURVY (infantile). Scorbut infantile, rachitisme hémorragique, maladie de Barlow, maladie de Mœller-Barlow, maladie de Cheadle-Mœller-Barlow.

SCURVY (land). Purpura thrombopénique. → *purpura (essential or idiopathic thrombocytopenic or thrombopenic).*

SCUTULUM, *s.* Godet favique.

SCY'S SYNDROME. Syndrome de Scy.

SCYBALUM, *s.* **SCYBALA,** *pl.* Scybales, *f. pl.*

SÊ. Symbole du vecteur spatial de la force électromotrice du cœur.

SEABRIGHT-BANTAM SYNDROME. Syndrome des Seabright-Bantam.

SEASICKNESS, *s.* Mal de mer, naupathie, *f.* ; pélagisme, *m.*

SEBACEOUS, *adj.* Sébacé, ée.

SEBOCYSTOMATOSIS, *s.* Sébocystomatose, *f.* → *steatocystoma multiplex.*

SEBORRHOEA (américain), **SEBORRHOEA,** *s.* Séborrhée, *f.*

SEBORRHEA ADIPOSA. Séborrhée graisseuse ou huileuse.

SEBORRHOEA CAPILLITII or **CAPITIS.** Séborrhée du cuir chevelu.

SEBORRHOEA CONGESTIVA. Séborrhée congestive. → *lupus sebaceus.*

SEBORRHOEA CORPORIS. Dermatose figurée médio-thoracique, eczématide figurée stéatoïde, eczéma flanellaire, eczéma acnéique, pityriasis stéatoïde, seborrhœa corporis.

SEBORRHOEA FURFURACEA. Séborrhée sèche.

SEBORRHOEA ALEOSA. Séborrhée graisseuse ou huileuse.

SEBORRHEA SICCA. Séborrhée sèche.

SEBORRHEID, SEBORRHEIDE, *s.* Séborrhéide, *f.*

SEBUM, *s.* Sébum, *m.*

SECKEL'S SYNDROME. Nanisme à tête d'oiseau, syndrome de Seckel.

SECOND SET PHENOMENON or **REACTION.** Rejet d'un second greffon provenant d'un même donneur, plus rapide et plus violent que celui du 1er greffon.

SECONDARY DISEASE. Maladie homologue. → *wasting disease.*

SECRETA, *s.* Secreta, *m. pl.*

SECRETAGOGUE, *adj.* et *s.* Sécrétagogue, *adj.* et *s. m.*

SÉCRÉTAN'S DISEASE. Maladie de Sécrétan.

SECRETIN, *s.* Sécrétine, *f.*

SECRETIN TEST. Épreuve de la sécrétine.

SECRETION, *s.* Sécrétion, *f.*

SECRETION (external). Sécrétion externe.

SECRETION (internal). Sécrétion interne.

SECRETION SYNDROME (inappropriate). Syndrome de sécrétion inappropriée.

SECRETOINHIBITOR SYNDROME. Syndrome de Sjögren. → *Sjögren's syndrome.*

SECRETOR, *s.* (genetics). 1° Sujet sécréteur. – 2° Gène Se.

SECRETOR FACTOR. Facteur sécréteur.

SECUNDIGRAVIDA, *s.* Secondipare.

SECUNDINAE, SECUNDINES, *s.* Arrière faix, délivre, *m.*

SECUNDIPARA, *s.* **SECUNDIPAROUS,** *adj.* Secondipare.

SECURITY (social). Sécurité sociale.

SEDATION, *s.* Sédation, *f.*

SEDATIVE, *s.* and *adj.* Sédatif.

SÉDILLOT'S OPERATION. Opération de Sédillot.

SEDIMENT, *s.* Sédiment, *m.*

SEDIMENT (urinary). Culot urinaire.

SEDIMENTATION, *s.* Sédimentation, *f.*

SEDIMENTATION (erythrocyte). Sédimentation globulaire ou sanguine.

SEDIMENTATION RATE. Vitesse de sédimentation globulaire, VSG.

SEDIMENTATION TEST. 1° Sérodiagnostic, *m.* → *agglutination reaction or test.* – 2° Vitesse de sédimentation des hématies.

SEELIGMULLER'S NEURALGIA. Névralgie bilatérale du nerf auriculo-temporal, irradiant au vertex, caractéristique de syphilis nerveuse.

SEGMENT, *s.* Segment, *m.*

SEGMENT (mesodermal). Métamère, *s.m.* ; somite, *s.m.*

SEGMENT (primitive). Métamère, *s.m.* ; somite, *s.m.*

SEGMENT-MASSAGE, *s.* Segment-massage, *m.*

SEGMENT-THERAPY, *s.* Segment-thérapie, *f.*

SEGOND'S FRACTURE. Fracture de Segond.

SEGREGATION, *s.* Ségrégation, *f.*

SEIDEL'S SCOTOMA. Scotome de Seidel. → *scotoma (Seidel's).*

SEIDEL'S TEST. Épreuve de Seidel.

SEIDLMAYER'S SYNDROME. Purpura de Seidlmayer, purpura en cocarde avec œdème, œdème aigu hémorragique de la peau du nourrisson.

SEIP'S SYNDROME. Syndrome de Seip.

SEISMOTHERAPY, *s.* Sismothérapie, *f.* ; traitement par les vibrations.

SEITELBERGER'S DISEASE. 1° *(variety of leukodystrophy).* Maladie de Seitelberger. – 2° *(variety of sphingolipidosis).* Maladie de Seitelberger, dystrophie neuro-axonale infantile de Seitelberger, idiotie spastique amaurotique axonale.

SEITZ'S METAMORPHOSING RESPIRATION. Souffle inspiratoire, tubaire au début, caverneux ou amphorique à la fin.

SEIZURE, *s.* 1° Début brutal d'une maladie. – 2° Crise d'épilepsie.

SEIZURE (adversive or contraversive). Épilepsie giratoire.

SEIZURE (apoplectic). Ictus apoplectique. → *apoplexy (cerebral).*

SEIZURE (autonomic). Petit mal à manifestations sympathiques.

SEIZURE (epileptic). Crise ou attaque d'épilepsie.

SEIZURE (focal cerebral). Crise focale.

SEIZURE (highest level). Crise de niveau supérieur (épilepsie), crise d'épilepsie centrencéphalique.

SEIZURE (jacknife). Syndrome des spasmes en flexion. → *spasm (nodding).*

SEIZURE (minor). Petit mal. → *epilepsy (petit mal).*

SELDINGER'S METHOD. Méthode de Seldinger.

SELECTIN, *s.* Sélectine, *f.*

SELECTION, *s.* Sélection, *f.* – *artificial s.* Sélection artificielle. – *natural s.* Sélection naturelle.

SELENIUM, *s.* Sélénium, *m.*

SELF, *s.* Soi, *m.*

SELF-CRITICISM, *s.* Autocritique, *f.*

SELF-PUNISHMENT, *s.* Autopunition, *f.*

SELIVANOFF'S TEST, SELIWANOW'S TEST, SELIWANOFF'S TEST. Réaction de Selivanoff ou Selivanov.

SELLAR, *adj.* Sellaire.

SELTER'S DISEASE. Acrodynie, *f.* → *acrodynia.*

SEMANTICS, *s.* Sémantique, *f.*

SEMB'S OPERATION. Opération de Semb, apicolyse extrafasciale, télépneumolyse.

SEMINOMA, *s.* Séminome, *m.* ; spermatocytome, *m.*

SEMINOMA (ovarian). Séminome féminin.

SEMIOLOGY, SEMIOLOGY, *s.* Sémiologie, *f.* ; séméiologie, *f.* ; sémiotique, *f.*

SEMEIOTIC, SEMIOTIC, *adj.* Sémiologique.

SEMEIOTICS, SEMIOTICS, *s.* Sémiologie, *f.* ; séméiologie, *f.* ; sémiotique, *f.*

SEMINAL, *adj.* Séminal, ale.

SEMINOMA, *s.* Séminome, *m.* ; germinome, *m.* ; gonocytome, *m.*

SEMLIKI FOREST VIRUS FEVER. Fièvre à virus de la forêt de Semliki.

SENEAR-USHER SYNDROME. Pemphigus érythémateux, syndrome de Senear-Usher, pemphigoïde séborrhéique, pemphigus séborrhéique.

SENESCENCE, *s.* Sénescence, *f.*

SENILE, *adj.* Sénile.

SENILISM, *s.* Sénilisme, *m.* ; gérontisme, *m.*

SENILITY, *s.* Sénilité, *f.*

SENILITY (premature syndrome). Progeria, *s.f.* → *progeria.*

SENNING'S OPERATION. Opération de A. Senning.

SENOGRAPHY, *s.* Mammographie, *f.*

SENOPIA, *s.* Myopie prémonitoire de cataracte.

SENSE, *s.* Sens, *m.* ; sensibilité, *f.*

SENSE (equilibrium). Sens statique.

SENSE (kinesthetic). Sens musculaire, fonction kinesthésique.

SENSE (muscle or muscular). Sens musculaire, fonction kinesthésique.

SENSE (static). Sens statique.

SENSIBILISATRICE, *s.* Anticorps, *m.*

SENSIBILIGEN, *s.* Allergène, *m.*

SENSIBILISINOGEN, *s.* Allergène, *m.*

SENSIBILISIN, *s.* Sensibilisine, *f.* ; toxogénine, *f.*

SENSIBILITY, *s.* Sensibilité, *f.*

SENSIBILITY (bone). Sensibilité osseuse, pallesthésie, *f.*

SENSIBILITY (cutaneous). Sensibilité superficielle, sensibilité extéroceptive.

SENSIBILITY (deep). Sensibilité profonde, sensibilité viscérale, sensibilité intéroceptive.

SENSIBILITY (epicritic). Sensibilité épicritique.

SENSIBILITY (exteroceptive). Sensibilité superficielle, sensibilité extéroceptive.

SENSIBILITY (gnostic). Système discriminatif, néo-sensibilité.

SENSIBILITY (interoceptive). Sensibilité profonde. → *sensibility (deep).*

SENSIBILITY (mesoblastic). Sensibilité profonde. → *sensibility (deep).*

SENSIBILITY (pallaesthetic or **palmaesthetic).** Sensibilité osseuse. → *pallaesthesia.*

SENSIBILITY (proprioceptive). Sensibilité proprioceptive.

SENSIBILITY (somaesthetic). Somatognosie, *s.f.*

SENSIBILITY (splanchnesthetic). Sensibilité profonde. → *sensibility (deep).*

SENSIBILITY (vibratory). Sensibilité osseuse. → *pallaesthesia.*

SENSIBILIZATION, *s.* Sensibilisation, *f.*

SENSIBILIZER, *s.* Anticorps, *m.*

SENSITINOGEN, *s.* Allergène, *m.*

SENSITIVITY, *s.* Sensibilité, *f.* ; sensibilité accrue.

SENSITIZATION, *s.* Sensibilisation, *f.*

SENSITIZATION (protein). Anaphylaxie, *s.f.*

SENSITIZER, *s.* Anticorps, *m.*

SENSITIZING, *adj.* Préparant, ante ; sensibilisant, ante. – *s. dose.* Dose sensibilisante ou préparante. – *s. injection.* Injection sensibilisante ou préparante.

SENSORIUM, *s.* Sensorium, *m.*

SENSORIMOTOR, *adj.* Sensorimoteur, trice.

SEPARATION OF EPIPHYSIS. Décollement ou disjonction épiphysaire.

SEPSIS, *s.* Septicémie, infection, *f.*, sepsis, *m.*

SEPSIS AGRANULOCYTICA. Agranulocytose, *s.f.* → *agranulocytosis.*

SEPSIS (puerperal). Fièvre puerpérale.

SEPTAL, *adj.* Septal, ale.

SEPTAL DEFECT (high). Ostium secundum haut.

SEPTAN, *adj.* Septane, *f.*

SEPTATA, *s. Septata, f.*

SEPTENARY, *s.* et *adj.* Septénaire.

SEPTIC, *adj.* Septique.

SEPTICAEMIA, *s.* Septicémie, *f.*

SEPTICAEMIA (acute fulminating). Septicémie suraiguë.

SEPTICAEMIA (chronic). Septicémie chronique.

SEPTICAEMIA (cryptogenic). Septicémie cryptogénétique.

SEPTICAEMIA (melitensis). Brucellose, *s.f.* → *brucellosis.*

SEPTICAEMIA (phlebitic). Septicémie veineuse aiguë.

SEPTICITY, *s.* Septicité, *f.*

SEPTICOPHLEBITIS, *s.* Septicémie veineuse aiguë.

SEPTICOPYAEMIA, *s.* Septicopyémie, *f.* ; septicopyohémie, *f.*

SEPTINEURITIS (Nicolau's). Septinévrie, *s.f.* ; septinévrite, *s.f.*

SEPTOSTOMY, *s.* Septostomie, *f.*

SEPTOSTOMY (balloon) or **(balloon atrial).** Auriculotomie transseptale de Rashkind, atriotomie transeptale de Rashkind, septostomie atriale de Rashkind.

SEPTOTOMY, *s.* Septotomie, *f.*

SEPTUM, *s.* Septum, *m.*

SEPTUM LUCIDUM. Septum lucidum.

SEQUELA, SEQUEL, *s.* Séquelle, *f.*

SEQUENCE, *s.* Séquence, *f.*

SEQUENCING, *s.* Séquençage, *m.*

SEQUESTER, SEQUESTRUM, *s.* Séquestre, *m.*

SEQUESTRATION, *s.* Séquestration, *f.*

SEQUESTRATION (extralobar pulmonary). Séquestration pulmonaire extralobaire.

SEQUESTRATION (intralobar pulmonary). Séquestration pulmonaire intralobaire.

SEQUESTRATION OF THE LUNG. Séquestration pulmonaire.

SEQUESTRATION (pulmonary). Séquestration pulmonaire.

SEQUESTRECTOMY, SEQUESTROTOMY, *s.* Séquestrectomie, séquestrotomie.

SERALBUMIN, *s.* Sérum-albumine, *f.*

SERIALOGRAPH, *s.* 1° *(the film made in serial radiography).* Sériographie, *f.* – 2° *(the apparatus for serial radiography).* Sériographe, *m.*

SERIALOGRAPHY, *s.* Sériographie, *f.*

SERIOGRAPH, *s.* Sériographe, *m.*

SERIOGRAPHY, *s.* Sériographie, *f.*

SERIOSCOPY, *s.* Sériescopie, *f.*

SERINE, *s.* 1° Sérine, *f.* (acide aminé tiré de la soie). – 2° (wrongly). Sérum albumine, *f.*

SEROALBUMIN, *s.* Sérum-albumine, *f.*

SEROALBUMINURIA, *s.* Sérinurie, *f.*

SEROCONVERSION, *s.* Séroconversion, *f.*

SERODIAGNOSIS, *s.* Sérodiagnostic, *m.*

SEROEPIDEMIOLOGY, *s.* Séro-épidémiologie, *f.*

SEROFIBRINOUS, *adj.* Sérofibrineux, euse.

SEROFLOCCULATION, *s.* Sérofloculation, *f.*

SEROGLOBULIN, *s.* Sérum-globuline, *f.*

SEROGROUP, *s.* Sérogroupe, *m.*

SEROLOGIC, SEROLOGICAL, *adj.* Sérologique.

SEROLOGY, *s.* Sérologie, *f.*

SEROMA, *s.* Lymphocèle, *f.*

SERONEGATIVE, *adj.* Séronégatif, ive.

SEROPOSITIVE, *adj.* Séropositif, ive.

SEROPREVENTION, *s.* Séroprévention, *f.*

SEROPROGNOSIS, *s.* Séropronostic, *m.*

SEROPROPHYLAXIS, *s.* Séroprophylaxie, *f.*

SEROSITIS, *s.* Sérite, *f.*

SEROSITY, *s.* Sérosité, *f.*

SEROTHERAPY, *s.* Sérothérapie, *f.* ; sérumthérapie, *f.*

SEROTHORAX, *s.* Hydrothorax, *m.*

SEROTONERGIC, *adj.* Sérotoninergique.

SEROTONIN, *s.* Sérotonine, *f.* ; 5 hydroxytryptamine, *f.* ; 5 HT, *f.* ; entéramine, *f.*

SEROTONINAEMIA, *s.* Sérotoninémie, *f.*

SEROTONINERGIC, *adj.* Sérotoninergique.

SEROTYPE, *s.* Sérotype, *m.*

SEROUS, *adj.* Séreux, euse ; sérique.

SEROVACCINATION, *s.* Sérovaccination, *f.*

SEROVAR, *s.* Sérovar, *m.*

SEROZYM, SEROZYME, *s.* 1° (obsolete). Prothrombine, *f.* – 2° Proconvertine, *f.* → *proconvertin.*

SERPIGINOUS, *adj.* Serpigineux, euse.

SERPIGO, *s.* 1° Éruption serpigineuse. – 2° Teigne, *f.* – 3° Herpès, *m.*

SERRATIA, *s. Serratia, f.*

SERREFINE, *s.* Serrefine, *f.*

SERRES'S ANGLE. Angle métafacial, formé par la base du crâne et les apophyses ptérygoïdes.

SERTOLI'S CELL. Cellule de Sertoli.

SERTOLI'S CELL-ONLY SYNDROME. Aplasie germinale, syndrome de Del Castillo, Trabucco et H. de la Balze.

SERTOLI'S CELL TUMOUR. Androblastome, *s.m.*

SERUM, *s. sing.,* **SERA,** *pl.* Sérum, *m.* ; sérums, *pl.*

SERUM ACCIDENT. Maladie du sérum.

SERUM (active). Sérum contenant le complément.

SERUM ALBUMIN. Sérum albumine ; sérine (à tort).

SERUM (antiamarillic). Sérum antiamaril.

SERUM (anticholera). Sérum anticholérique.

SERUM (anticomplementary). Sérum anti-complémentaire.

SERUM (antidiphtheric). Sérum antidiphtérique.

SERUM (antigangrene). Sérum antigangréneux.

SERUM (antilymphocytic or antilymphocyte). Sérum antilymphocyte, SAL.

SERUM (antimeningococcus). Sérum antiméningococcique.

SERUM (antimicrobic). Sérum antimicrobien.

SERUM (antipertussis). Sérum anticoquelucheux.

SERUM (antiplague). Sérum antipesteux, sérum de Yersin.

SERUM (antireticular cytotoxic). Sérum antiréticulaire, cytotoxique, sérum de Bogomoletz, sérum ARC.

SERUM (antistreptococcus). Sérum antistreptococcique, sérum de Vincent.

SERUM (antitoxic). Sérum antitoxique.

SERUM (antityphoid). Sérum anti-typhoïdique.

SERUM (antivenomous). Sérum antivenimeux.

SERUM (Behring's). Sérum antidiphtérique.

SERUM (blood). Sérum sanguin.

SERUM (Bogomoletz's). Sérum de Bogomoletz. → *serum (antireticular cytotoxic).*

SERUM (Calmette's). Sérum antivenimeux.

SERUM (Chantemesse's). Sérum anti-typhoïdique.

SERUM DIAGNOSIS. Sérodiagnostic, *s.m.*

SERUM (Dick's). Sérum de Dick. → *Dick's serum.*

SERUM DISEASE. Maladie du sérum.

SERUM (Dochez's). Sérum de Dick. → *Dick's serum.*

SERUM (Flexner's). Sérum antiméningococcique.

SERUM GLOBULIN. Sérumglobuline, *s.f.*

SERUM HEPATITIS. Hépatite sérique. → *hepatitis (virus B).*

SERUM (heterologous). Sérum hétérologue.

SERUM (homologous). Sérum homologue.

SERUM (hyperimmune). Sérum de convalescent dont la teneur en anticorps a été renforcée par une injection, au donneur, de vaccin spécifique.

SERUM (immune). Sérum immunisant, immunsérum, *s.m.* ; immunosérum, *s.m.*

SERUM (inactivated). Sérum inactivé (dont le complément a été détruit par chauffage).

SERUM INTOXICATION. Maladie du sérum.

SERUM (Kitasato's). Sérum anticholérique.

SERUM LUTEIN, *s.* Variété de lipochrome sérique.

SERUM (multipartial). Sérum polyvalent.

SERUM (plague). Sérum antipesteux.

SERUM (polyvalent). Sérum polyvalent.

SERUM (pooled). Sérum provenant de plusieurs individus.

SERUM-PROTHROMBIN CONVERSION ACCELERATOR. Proconvertine, *s.f.*

SERUM RASH. Maladie du sérum.

SERUM (Roux's). Sérum antidiphtérique.

SERUM (Sanarelli's). Sérum anti-amaril.

SERUM SICKNESS. Maladie du sérum, maladie sérique, accidents sériques.

SERUM TEST. Épreuve de séro-précipitation.

SERUM (Vincent's). Sérum de Vincent. → *serum (anti-streptococcus).*

SERUM (Weinberg's). Sérum antigangréneux.

SERUM (Yersin's). Sérum antipesteux.

SERUM THERAPY, *s.* Sérothérapie, *f.*

SERVICE (National Health). Organisation étatisée de la santé dans le Royaume-Uni.

SESAMOID, *adj.* Sésamoïde.

SESAMOIDITIS, *s.* Sésamoïdite, *f.*

SESSILE, *adj.* Sessile.

SETON, *s.* Séton, *m.*

SEVER'S DISEASE. Maladie de Sever, apophysose calcanéenne postérieure, apophysite du calcaneum.

SEVER'S OPERATION. Opération de Sever.

SEWAGE, *s.* Eaux vannes.

SEX, *s.* Sexe, *m.*

SEX (chromatinic). Sexe nucléaire, sexe chromatinien.

SEX (chromosomal). Sexe génétique, sexe chromosomique, sexe gonosomique.

SEX CHROMOSOME ABNORMALITY or **ANOMALY (XXXY).** Dysgénésie gonadosomatique XXXY.

SEX (genetic). Sexe génétique. → *sex (chromosomal).*

SEX (gonadal). Sexe gonadique.

SEX-LINKAGE. Liaison d'un groupe de gènes sur un chromosome sexuel.

SEX-LINKED, *adj.* Lié au sexe, dépendant des chromosomes sexuels X ou Y *(X-linked or Y-linked).*

SEX (morphological). Sexe somatique, sexe anatomique, sexe physique.

SEX (nuclear). Sexe nucléaire, sexe chromatinien.

SEX (psychological). Sexe psychologique, sexe comportemental.

SEX RATIO. Sex-ratio, *s.m.*

SEXDIGITATE, SEXIDIGITAL, SEXIDIGITATE, *adj.* Atteint de sexdigitisme.

SEXDIGITISM, *s.* Sexdigitisme, *m.* ; hexadactylie, *f.*

SEXOLOGY, *s.* Sexologie, *f.*

SEXTAN, *adj.* Sextane, *f.*

SEXUAL, *adj.* Sexuel, elle.

SEXUALITY, *s.* Sexualité, *f.*

SÉZARY'S CELL. Cellule de Sézary.

SÉZARY'S ERYTHRODERMA, SÉZARY'S SYNDROME, SÉZARY'S RETICULOSIS. Syndrome de Sézary, réticulose de Sézary.

SÉZARY'S SYNDROME (small-cell variant of the). Syndrome des petites cellules circulantes.

SF UNIT. Unité Svedberg.

SG. SG.

SGOT. Abréviation de « serum glutamic oxaloacetic transaminase » c.-à-d. transaminase glutamique oxalacétique du sérum.

SGPT. Abréviation de « serum glutamic pyruvic transaminase », c.-à-d. de transaminase glutamique pyruvique du sérum.

SH. SH.

SHADOW TEST. Skiascopie, *s.f.* ; pupilloscopie, *s.f.*

SHADOWS (accordion-like arterial). Artère en collier de perles. → *fead string artery.*

SHAKE, *s.* Tremblement, *m.* ; trémulation, *f.* ; trépidation, *f.*

SHAKEN-BABY SYNDROME. Syndrome des enfants secoués.

SHAKING, *s.* Ébranlement, *m.*

SHAPIRO'S SYNDROME. Syndrome de Shapiro et William.

SHARP'S SYNDROME. Syndrome de Sharp, connectivité mixte.

SHASHITSU, *s.* Fièvre fluviale du Japon. → *tsutsugamushi disease.*

SHEATH, *s.* Gaine, *f.*

SHEATH (synovial). Gaine synoviale.

SHEEHAN'S SYNDROME. Syndrome de Sheehan.

SHEEP POX. Clavelée, *s.f.* ; variole ovine.

SHEET (draw). Alèse, *s.f.*

SHEET (drip). Enveloppement humide, drap mouillé.

SHEKELTON'S ANEURYSM. Dissection aortique. → *dissection (aortic).*

SHELL, *s.* Coquille, *f.*

SHELLEY'S TEST. Test de Shelley.

SHEPHERD'S FRACTURE. Fracture de Shepherd.

SHIATSU, *s.* Shiatsu, *m.*

SHIGA'S BACILLUS. *Shigella dysenteriæ.* → *Shigella dysenteriae.*

SHIGELLA, *s. Shigella, f.*

SHIGELLA DYSENTERIAE. *Shigella dysenteriæ*, bacille de Shiga, bacille de Chantemesse et Widal.

SHIGELLA FLEXNERI. *Shigella flexneri*, bacille de Flexner.

SHIGELLOSIS, *s.* Shigellose, *f.*

SHILLINGFORD'S SYNDROME. Syndrome de Shillingford.

SHIMAMUSHI DISEASE. Fièvre fluviale du Japon. → *tsutsugamushi disease.*

SHIN (saber). Tibia en lame de sabre.

SHIN (trench). Fièvre des tranchées.

SHINGLES. Zona, *s.m.* → *herpes zoster.*

SHIVER, *s.* Tremblement, trémulation, trépidation. → *tremor.*

SHOCK, *s.* Choc, *m.*

SHOCK (aerial). Choc aérien.

SHOCK (allergenic). Choc allergénique.

SHOCK (allergic). Choc anaphylactique.

SHOCK (anaphylactic). Choc anaphylactique.

SHOCK (anaphylactoid). Crise ou choc hémoclasique, crise ou choc colloïdoclasique.

SHOCK (anaphylatoxinic). Choc anaphylatoxinique.

SHOCK (apoplectic). Apoplexie cérébrale. → *apoplexy (cerebral).*

SHOCK (bacteriaemic). Choc bactériémique, choc infectieux, choc septique, choc toxique, choc endotoxémique.

SHOCK (bomb). Troubles nerveux dus aux bombardements.

SHOCK (burn). Choc des brûlés.

SHOCK (cardiac). Collapsus cardiaque, choc cardiogénique.

SHOCK (cardiogenic). Choc cardiogénique, collapsus cardiaque.

SHOCK (colloidoclastic). Choc colloïdoclasique.

SHOCK (compensated). Choc compensé.

SHOCK (deferred or **delayed).** Choc retardé.

SHOCK (endotoxin or **endotoxic).** Choc endotoxinique, choc toxique.

SHOCK (erethismic). Choc avec excitation nerveuse.

SHOCK (gravitation). Collapsus circulatoire orthostatique.

SHOCK (haematogenic). Choc hémorragique.

SHOCK (haemoclastic). Choc colloïdoclasique.

SHOCK (heart). Choc cardiogénique, collapsus cardiaque.

SHOCK (histamine). Choc histaminique.

SHOCK (hypoglycaemic). Choc insulinique, choc hypoglycémique.

SHOCK (hypovolaemic). Choc hypovolémique.

SHOCK (insulin). Choc insulinique.

SHOCK (irreversible). Choc irréversible.

SHOCK (lung). Poumon de choc.

SHOCK (neurogenic). Collapsus vasculaire périphérique d'origine nerveuse.

SHOCK (nitritoid). Crise nitritoïde.

SHOCK (oligaemic). Choc hypovolémique.

SHOCK (operative). Choc opératoire.

SHOCK (peptone or **protein).** Choc colloïdoclasique.

SHOCK (post-operative). Choc opératoire.

SHOCK (primary). Choc immédiat.

SHOCK (reversible). Choc réversible.

SHOCK (secondary). Choc retardé.

SHOCK (septic). Choc bactériémique.

SHOCK (serum). Choc sérique.

SHOCK (shell). Troubles nerveux dus aux bombardements.

SHOCK (speed). Réaction consécutive à une injection intraveineuse trop rapide.

SHOCK (spinal). Choc spinal.

SHOCK (surgical). Choc opératoire, maladie opératoire, maladie post-opératoire.

SHOCK THERAPY. Sismothérapie, *s.f.*

SHOCK (torpid). État de choc avec prostration.

SHOCK (toxic) SYNDROME. Choc toxique.

SHOCK (traumatic). Choc traumatique.

SHOCK TREATMENT. Sismothérapie, *s.f.* ; traitement par les chocs (psychiatrie).

SHOCK (vasogenic). Collapsus circulatoire.

SHOCK WAVE. Onde de choc, souffle.

SHOCK (wound). Choc traumatique provoqué par une blessure.

SHOE (orthopaedic). Chaussure orthopédique.

SHONE'S SYNDROME. Syndrome de Shone.

SHORT SYNDROME. Syndrome SHORT.

SHOULDER, *s.* Épaule, *f.*

SHOULDER (baseball, golf or **tennis).** Impotence de l'épaule chez les sportifs.

SHOULDER (frozen). Périarthrite scapulo-humérale. → *capsulitis (adhesive).*

SHOULDER GIRDLE SYNDROME. Syndrome de Parsonage-Turner. → *Parsonage-Turner syndrome.*

SHOULDER (loose). Épaule ballante ou flottante.

SHOULDICE TECHNIQUE. Opération de Shouldice.

SHOW, *s.* Pertes vaginales muco-sanguines au début du travail (ou des règles).

SHOWER, *s.* Douche, *f.*

SHULMAN'S SYNDROME. Syndrome de Shulman. → *fasciitis (eosinophilic).*

SHUNT, *s.* Shunt, *m.* ; dérivation, *f.* ; court-circuit, *m.*

SHUNT (arteriovenous) or (AV). Shunt artério-veineux.

SHUNT (bidirectional). Shunt bidirectionnel, shunt croisé.

SHUNT (distal splenorenal). Opération de Warren.

SHUNT (left-to-right). Shunt gauche-droite.

SHUNT (portocaval or postcaval). Shunt portocave.

SHUNT (reversed). Shunt droite-gauche.

SHUNT (right-to-left). Shunt droite-gauche, shunt veino-artériel.

SHUNT (ventriculoatrial) (neurosurgery). Ventriculo-atriostomie. → *ventriculoatriostomy.*

SHUNT (ventriculoperitoneal) (neurosurgery). Ventriculopéritonéostomie, dérivation ventriculo-périnéale.

SHUNT (Warren's). Opération de Warren.

SHUNTING (venoarterial). Effet shunt.

SHWACHMAN'S or SHWACHMAN-DIAMOND SYNDROME. Syndrome de Shwachman-Diamond.

SHWARTZMAN'S PHENOMENON. Phénomène de Shwartzman.

SHY-DRAGER SYNDROME. Syndrome de Shy et Drager.

SHY-MAGEE DISEASE. Myopathie à noyau central.

SIA'S TEST. Réaction de Sia.

SIALADENITIS, *s.* Sialadénite, *f.*

SIALAGOGUE, SIALOGOGUE, *s.* Sialagogue, *m.*

SIALIDOSIS, *s.* Sialidose, *f.*

SIALITIS, *s.* Sialite, *f.*

SIALODOCHITIS, SIALODUCTILITIS, SIALODUCTILIS, *s.* Sialodochite, *f.*

SIALOGENOUS, *adj.* Sialogène.

SIALOGRAM, *s.* Sialogramme, *m.*

SIALOGRAPHY, *s.* Sialographie, *f.*

SIALOLITH, *s.* Sialolithe, *f.*

SIALOMETAPLASIA, *s.* Sialométaplasie, *f.*

SIALOMETAPLASIA (necrotizing). Sialométaplasie nécrosante.

SIALOPHAGIA, *s.* Sialophagie, *f.*

SIALORRHEA (américain), **SIALORRHOEA,** *s.* Salivation, *f.*, ptyalisme, *m.*, sialorrhée, *f.* → *salivation.*

SIALOSEMEIOLOGY, *s.* Sialo-sémiologie, *f.*

SIB, *adj.* Germain, aine.

SIBILANT, *adj.* Sibilant, ante.

SIBILUS, *s.* Râle sibilant.

SIBLING, *adj.* Germain, aine.

SIBSHIP, *s.* Fratrie, *f.*

SIBSON'S NOTCH. Encoche de Sibson.

SICARD'S SYNDROME. Syndrome de Collet. → *Collet's syndrome.*

SICARD'S TREATMENT. Opération de Sicard et Desmarest.

SICCA SYNDROME. Syndrome de Sjögren. → *Sjögren's syndrome.*

SICKLAEMIA, *s.* Anémie drépanocytaire. → *anaemia (sickle cell).*

SICKLANAEMIA, *s.* Anémie drépanocytaire. → *anaemia (sickle cell).*

SICKLE CELL ANAEMIA. Anémie drépanocytaire. → *anaemia (sicle cell).*

SICKLE CELL-THALASSAEMIA DISEASE. Anémie microdrépanocytaire. → *anaemia (microdrepanocytic).*

SICKNESS, *s.* Maladie, *f.*, affection, *f.*

SICKNESS (serial). Mal de l'air.

SICKNESS (air). Mal de l'air.

SICKNESS (airplane). Mal de l'air.

SICKNESS (African sleeping). Maladie du sommeil. → *trypanosomiasis (African).*

SICKNESS (altitude). Mal d'altitude, mal des montagnes.

SICKNESS (aviator's). Mal des aviateurs. → *aeroneurosis.*

SICKNESS (balloon). Mal de l'air.

SICKNESS (black). Kala-azar, *m.* → *kala-azar.*

SICKNESS (Borna's). Maladie de Borna.

SICKNESS (car). Mal des transports.

SICKNESS (compressed air). Maladie des caissons.

SICKNESS (decompression). Maladie des caissons.

SICKNESS (duck). Botulisme, *s.m.*

SICKNESS (failing). Épilepsie, *s.f.*

SICKNESS (flying). Mal de l'air.

SICKNESS (green). Chlorose, *s.f.* ; anémie essentielle des jeunes filles.

SICKNESS (horse). Peste équine.

SICKNESS (laughing). Paralysie pseudobulbaire.

SICKNESS (monthly). Règles, *s.f.pl.*

SICKNESS (morning). Vomissement précoces de la grossesse.

SICKNESS (motion). Mal des transports, cinépathie, *s.f.* ; cinétose, *s.f.*

SICKNESS (mountain). Mal d'altitude.

SICKNESS (painted). Pinta, *s.f.* → *pinta.*

SICKNESS (protein). Maladie du sérum.

SICKNESS (radiation). Mal des rayons, mal des irradiations pénétrantes.

SICKNESS (roentgen). Mal des rayons.

SICKNESS (sea). Mal de mer.

SICKNESS (serum). Maladie du sérum.

SICKNESS (sleeping). 1° Maladie du sommeil. → *trypanosomiasis (African). – 2° Encéphalie léthargique.* → *encephalitis lethargica.*

SICKNESS (spotted). Pinta, *s.f.* → *pinta.*

SICKNESS (sweating). Suette miliaire.

SICKNESS (tin). Maladie des conserves.

SICKNESS (X-ray). Mal des rayons.

SICRET SYNDROME. Syndrome SICRET.

SIDERAEMIA, *s.* Sidérémie, *f.*

SIDERATION, *s.* Sidération, *f.*

SIDEROPLAST, *s.* Sidéroblaste, *m.*

SIDEROCYTE, *s.* Sidérocyte, *m.*

SIDERODROMOPHOBIA, *s.* Sidérodromophobie, *f.*

SIDEROPENIA, *s.* Sidéropénie, *f.*

SIDEROPENIC, *adj.* Ferriprive, sidéropénique, sidéroprive.

SIDEROPHAGE, *s.* Sidérophage, *m.*

SIDEROPHILIA, *s.* Sidérophilie, *f.*

SIDEROPHILIN, *s.* Sidérophiline, *f.* ; transferrine, *f.*

SIDEROPHOBIA, *s.* Sidérodromophobie, *f.*

SIDEROPHOROUS, *adj.* Sidérophore.

SIDEROSILICOSIS, *s.* Sidéro-silicose, *f.*

SIDEROSIS, *s.* Sidérose, *f.*

SIDEROSIS (hepatic). Sidérose hépatique, hépatosidérose.

SIDEROSIS (pulmonary). Sidérose pulmonaire.

SIDERURIA, *s.* Sidérurie, *f.*

SIDS. Abréviation de « sudden infant death syndrome » mort subite du nourrisson.

SIEGRIST'S SPOTS or STREAKS. Stries moniliformes de Siegrist.

SIEMENS, *s.* Siemens, *m.* ; symbole S.

SIEMENS'S SYNDROME. Syndrome de Christ-Siemens. → *dysplasia (hereditary) anhidrotic ectodermal.*

SIEVERT, *s.* Sievert, *m.*

SIGHT (second). Myopie prémonitoire de cataracte (qui permet de nouveau de voir de près).

SIGMASISM, SIGMATISM, *s.* Sigmatisme, *m.*

SIGMOID, *adj.* Sigmoïde.

SIGMOIDECTOMY, *s.* Sigmoïdectomie, *f.*

SIGMOIDITIS, *s.* Sigmoïdite, *f.*

SIGMOIDOSTOMY, *s.* Sigmoïdostomie, *f.*

SIGN, *s.* 1° Signe, *m.* ; signe physique, constaté objectivement par le médecin. – 2° See under the name : *e.g. sign (Charcot's).* → *Charcot's sign.*

SIGNAL SYMPTOM. Signal-symptome, *s.m.*

SILENCER, *s.* Silencer, *m.*, séquence inhibitrice.

SILFVERSKIÖLD'S SYNDROME. Maladie de Silfverskiöld.

SILICATOSIS, *s.* Silicatose, *f.*

SILICOARTHRITIS, *s.* Syndrome de Caplan-Colinet. → *Caplan's syndrome.*

SILICOSIS, *s.* Silicose, *f.*

SILICOSIS (infective). Silicotuberculose, *s.f.*

SILICOTIC, *adj.* Silicotique.

SILICOTUBERCULOSIS, *s.* Silicotuberculose, *f.*

SILO-FILLER'S DISEASE or LUNG. Maladie des ouvriers de silos.

SILVER'S SYNDROME or SILVER-RUSSELL SYNDROME or DWARF. Syndrome de Silver-Russell, syndrome de Russell.

SILVERMAN'S INDEX. Indice de Silverman-Andersen.

SILVERMAN'S SYNDROME. Syndrome de Silverman. → *battered-child syndrome.*

SILVESTER'S METHOD. Méthode de Silvester.

SILVESTRINI-CORDA SYNDROME. Syndrome de Silvestrini-Corda.

SILVESTRONI-BIANCO SYNDROME. Anémie microdrépanocytaire. → *anaemia (microdrepanocytic).*

SILVIO NEGRI'S SYNDROME. Syndrome du carrefour pétrosphénoïdal.

SIMIAN, *adj.* Simien, enne.

SIMMONDS'S DISEASE. Maladie de Simmonds, cachexie hypophysaire.

SIMONS'S DISEASE. Maladie de Barraquer-Simons. → *lipodystrophia progressiva.*

SIMON'S FOCUS. Foyer de Simon.

SIMON'S OPERATION. 1° Opération de Simon, opération de Marckwald. – 2° Colpocléisis, *s.m.*

SIMON'S POSITION. Position gynécologique.

SIMS'S OPERATION. 1° (for anteflexion of the uterus). Opération de Sims. – 2° (for vesico-vaginal fistula). Méthode de Sims.

SIMULATION, *s.* Simulation, *f.*

SIMULIIDAE, *s. pl.* Simuliidées, *f.*

SIMULTAGNOSIA, *s.* Simultagnosie, *f.*

SIN (original antigenic). Péché originel antigénique.

SINAPISCOPY, *s.* Épreuve de sinapisation.

SINAPISM, *s.* Sinapisme, *m.*

SINCLAIR'S APPARATUS (for the shaft of the femur). Appareil de Sinclair.

SINCLAIR'S SOLE (orthopedics). Semelle de Sinclair.

SINISTROCARDIA, *s.* Lévocardie, *f.*

SINISTROSE, *s.* Sucre lévogyre trouvé parfois dans l'urine.

SINISTROSIS, *s.* Sinistrose, *f.*

SINOATRIAL DISORDER. Maladie du sinus. → *sinus (sick) syndrome*

SINUS, *s.* Sinus, *m.*

SINUS (coronary). Sinus coronaire.

SINUS ARREST (cardiology). Pause sinusale. → *sinus pause.*

SINUS OF THE PERICARDIUM. Sinus de Theile.

SINUS or **SINOATRIAL** or **SINOAURICULAR BLOCK HEART.** Bloc sino-auriculaire.

SINUS (cavernous) – NASOPHARYNGEAL TUMOUR SYNDROME or **SINUS (cavernous) – NEURALGIA SYNDROME.** Syndrome de Godtfredsen.

SINUS (cavernous) SYNDROME. Syndrome dû à la thrombose du sinus caverneux.

SINUS (coxygeal). Sinus pilonidal.

SINUS (lateral wall of the cavernous). Syndrome de Foix, syndrome de la paroi externe du sinus caverneux.

SINUS MECHANISM (inadequate). Maladie du sinus. → *sinus (sick).*

SINUS NODE DYSFUNCTION. Maladie du sinus. → *sinus (sick).*

SINUS NODE (lazy) SYNDROME. Maladie du sinus. → *sinus (sick).*

SINUS NODE (sluggish). Maladie du sinus. → *sinus (sick).*

SINUS PAUSE. Arrêt sinusal, pause sinusale.

SINUS PILONIDAL. Sinus pilonidal, kyste pilonidal, fistule pilonidale, fistule sacrococcygienne, kyste sacrococcygien, maladie pilonidale.

SINUS (sick) SYNDROME. Maladie du sinus, maladie du nœud sinusal, dysfonctionnement sinusal.

SINUS STANDSTILL. Pause sinusale.

SINUS UROGENITALIS. Sinus urogénital.

SINUS VENOSUS. Sinus venosus.

SINUSAL, *adj.* Sinusal, ale.

SINUSITIS, *s.* Sinusite, *f.*

SINUSOGRAPHY, *s.* Sinusographie, *f.*

SINUSOTOMY, *s.* Sinusotomie, *f.*

SIPHONING, *s.* Sous-clavière voleuse. → *subclavian steal syndrome.*

SIPHONOMA, *s.* Cylindrome, *m.* → *cylindroma.*

SIPPLE'S SYNDROME. Syndrome de Sipple.

SIPPY DIET. Alimentation légère progressive donnée aux ulcéreux gastriques cachectiques.

SIRENOMELUS, *s.* Sirénomèle, *m.*

SISMOTHERAPY, *s.* Sismothérapie, *f.*

SISTER (Mary) JOSEPH'S NODULE. Nodule de sœur (Marie) Joseph.

SISTRUNK'S OPERATION. Opération de Sistrunk.

SITE (antigen recognition). Récepteur de reconnaissance.

SITE (antigenic). Site antigénique. → *antigenic determinant.*

SITE (lymphocyte receptor). Récepteur de reconnaissance.

SITE (receptor). Site récepteur.

SITIOLOGY, *s.* Sitiologie, *f.*

SITIOMANIA, *s.* Sitiomanie, *f.*

SITIOPHOBIA, *s.* Sitiophobie, *f.*

SITOLOGY, *s.* Sitiologie, *f.*

SITOMANIA, *s.* Sitiomanie, *f.*

SITOPHOBIA, *s.* Sitiophobie, *f.*

SITOSTEROL, *s.* Sitostérol, *m.*

SITOTOXISM, *s.* Intoxication intestinale.

SITUS INVERSUS VISCERUM. Situs inversus, inversion viscérale, transposition viscérale, hétérotaxie.

SITUS MUTATUS. Situs inversus. → *situs inversus viscerum.*

SITUS PERVERSUS. Situs incertus.

SITUS SAGITTALIS. Situs sagittalis.

SITUS SOLITUS. Situs solitus.

SITUS TRANSVERSUS. Situs inversus. → *situs inversus viscerum.*

SIXTH DISEASE. 1° Sixième maladie, exanthème subit, exanthème critique, roséole infantile, fièvre de trois jours des jeunes enfants, fièvre de trois jours avec exanthème critique. – 2° Quatrième maladie. → *fourth disease.*

SIXTH VENEREAL DISEASE. Maladie de Nicolas-Favre. → *lymphogranuloma (venereal).*

SJÖGREN'S SYNDROME or **DISEASE.** 1° Syndrome de Gougerot-Houwer-Sjögren, syndrome de Sjögren, syndrome d'ophtalmo-rhino-stomatoxérose, xérodermostéose, *s.f.* ; syndrome arthro-oculo-salivaire, syndrome sec, syndrome de l'œil sec, conjunctivitis sicca, kératoconjonctivite sèche. – 2° Syndrome d'Hallgren, syndrome de von Graefe-Sjögren.

SJÖGREN-LARSSON SYNDROME. Syndrome de Sjögren-Larsson.

SJÖGREN-MIKULICZ SYNDROME. Syndrome de Sjögren. → *Sjögren's syndrome or disease.*

SJÖQVIST'S TRACTOTOMY. Tractotomie trigéminale, opération de Sjöqvist.

SKELALGIA, *s.* Skélalgie, *f.*

SKELALGIA PARAESTHETICA. Skélalgie paresthésique.

SKELETON, *s.* Squelette, *m.*

SKENEITIS, SKENEITIS, *s.* Skénite, *f.*

SKEPTOPHYLAXIS, *s.* Tachyphylaxie, *f.*

SKIAGRAM, SKIAGRAPH, *s.* Radiographie, *f.* (cliché).

SKIAGRAPHY, *s.* Radiographie, *f.*

SKIASCOPY, *s.* 1° Skiascopie, *f.* ; kératoscopie, *f.* ; méthode de Cuignet, pupilloscopie, *f.* – 2° Radioscopie, *f.*

SKILLERN'S FRACTURE. Fracture, au 1/3 moyen, des deux os de l'avant bras : complète pour le radius, en bois vert pour le cubitus.

SKIN, *s.* Peau, *f.*

SKIN (anserine). Chair de poule.

SKIN (crocodile). Sauriasis, *s.m.*

SKIN (deciduous). Kératolyse, *s.f.*

SKIN (elastic). Cuttis hyperelastica.

SKIN (farmer's). Peau sénile.

SKIN (fish). Ichthyose, *s.f.*

SKIN (glossy). Glossy-skin, *s.m.*

SKIN (india rubber). Cuttis hyperelastica.

SKIN (lax). Dermatolysie, *s.f.* → *dermatolysis.*

SKIN LOOSE. Dermatolysie, *s.f.* → *dermatolysis.*

SKIN (peau d'orange). Signe de la peau d'orange.

SKIN (paper or parchment). Peau atrophiée, peau parcheminée.

SKIN (piebald). Vitiligo, *s.m.*

SKIN (sailor's). Peau sénile.

SKIN (shagreen). Peau de chagrin.

SKIN (toad). Peau de crapaud.

SKIN (Weir Mitchell's). Glossy-skin, *s.m.*

SKODA'S RESONANCE, SKODAIC RESONANCE, SKODA'S SIGN, SKODA'S TYMPANY. Skodisme, *s.m.* ; bruit skodique.

SKODAIC RESONANCE. Skodisme, *s.m.* ; bruit skodique.

SKULL, *s.* Crâne, *m.*

SKULL (« hair-on-end ») APPEARANCE OF THE. Crâne en brosse.

SKULL (hot cross bun). Crâne natiforme.

SKULL (maplike). Aspect radiologique des os du crâne dans la maladie de Schüller-Christian (rayés comme une carte de géographie).

SKULL (natiform). Crâne natiforme.

SKULL (open-roofed). Cranioschisis, *s.m.*

SKULL (steeple). Oxycéphalie, *s.f.* → *oxycephalie.*

SKULL (tower). Turricéphalie, *s.f.* → *turrecephaly.*

SKULL (West's lacuna or West-Engstier). Crâne en nid d'abeilles associé à une spina bifida et parfois à une encéphalocèle.

SLAVJANSKY'S MEMBRANE. Membrane de Slavjansky.

SLEEP, *s.* Sommeil, *m.*

SLEEP APNOEA SYNDROME. Syndrome des apnées du sommeil.

SLEEP (crepuscular). Demi-sommeil anesthésique.

SLEEP (paroxysmal). Narcolepsie.

SLEEP (prolonged) CURE. Cure de sommeil.

SLEEP (twilight). Demi-sommeil anesthésique.

SLEEP WALKING. Somnanbulisme, *s.m.*

SLEEPING SICKNESS. 1° Maladie du sommeil. → *trypanosomiasis (African).* – 2° Encéphalite épidémique.

SLEEVE (coupling). Manchon, *s.m.*

SLENDERNESS, *s.* Maigreur, *f.*

SLING, *s.* Écharpe, *f.*

SLIPPING RIB SYNDROME. Syndrome de luxations costales.

SLOCUM'S TEST. Test de Slocum.

SLOUGH, *s.* Escarre, *f.* ; escharre, *f.*

SLOW VIRUS DISEASE. Maladie à virus lent.

SLUDER'S NEURALGIA or SYNDROME. Syndrome ou névralgie de Sluder, névralgie ou syndrome du ganglion sphéno-palatin.

SLUDGE, *s.* Agrégat, *m.*

SLUDGING OF THE RED CELLS. Agrégation des hématies.

SMALLPOX, *s.* Variole, *f.* ; petite vérole.

SMALLPOX (black). Variole hémorragique.

SMALLPOX (bovine). Vaccine, *s.f.*

SMALLPOX (Canadian). Vaccine du cheval.

SMALLPOX (coherent). Variole cohérente.

SMALLPOX (confluent). Variole confluente.

SMALLPOX (equine). Vaccine du cheval.

SMALLPOX (haemorragic). Variole hémorragique.

SMALLPOX INOCULATION. Variolisation, *s.f.*

SMALLPOX (mild). Alastrim, *s.m.* → *alastrim.*

SMALLPOX (modified). Varioloïde, *s.f.*

SMALLPOX (ovine). Clavelée, *s.f.* ; variole ovine.

SMALLPOX (pseudo). Alastrim, *s.m.* → *alastrim.*

SMALLPOX VACCINE. Vaccin antivariolique, vaccin.

SMEAR, *s.* Frottis, *m.*

SMEAR (bone-marrow). Frottis de moelle osseuse.

SMEAR (thick blood). Goutte épaisse.

SMEAR (vaginal). Frottis vaginal.

SMEGMA, *s.* Smegma, *m.*

SMEGMA EMBRYONUM. Vernix caseosa.

SMITH'S DISEASE (Carl). Maladie de Carl Smith. → *lymphocytosis (acute infectious).*

SMITH'S FRACTURE. Fracture de Goyrand. → *Colles' fracture (reverse).*

SMITH'S (Theobald) PHENOMENON. Anaphylaxie, *s.f.* → *anaphylaxis.*

SMITH'S TEST (for prothrombine time). Méthode ou test de Smith.

SMITH-LEMLI-OPITZ (syndrome). Syndrome de Smith-Lemli-Opitz.

SMITH-PETERSEN'S NAIL. Clou de Smith-Petersen.

SMITH-PETERSEN'S OPERATION. Opération de Smith-Petersen.

SMITHWICK'S OPERATION. Opération de R. Smithwick.

SMOKER'S CANCER. Cancer des fumeurs.

SNAP (mitral opening) or **SNAP (opening) (os).** Claquement d'ouverture de la mitrale, CO ou COM.

SNAPPING HIP. Hanche à ressort. → *hip (snapping).*

SNEDDON'S SYNDROME. Syndrome de Sneddon.

SNEDDON-WILKINSON SYNDROME. Syndrome de Sneddon-Wilkinson. → *dermatosis (subcorneal pustular).*

SNEEZE, *s.* Éternuement, *m.*

SNIDER'S MATCH TEST. Test de Snider.

SNORING, *s.* Ronflement, *m.*

SNORING DISEASE. Rhonchopathie, *s.f.*

SNUFFBOX (anatomical). Tabatière anatomique.

SNUFFLES, *s.* Jetage, *m.* ; coryza de la syphilis congénitale.

SOAP, *s.* Savon, *m.*

SOCIOGENESIS, *s.* Sociogenèse, *f.*

SOCKET, *s.* Cuissard, *m.*

SODIC, *adj.* 1° Sodé, ée. – 2° Sodique.

SODIUM, *s.* Sodium, *m.*

SODIUM DEHYDROCHOLATE METHOD. Épreuve au dycholium. → *dehydrocholate test.*

SODIUM-FREE, *adj.* Désodé, ée.

SODIUM (low) SYNDROME. Syndrome de déplétion sodée. → *salt (low) syndrome.*

SODIUM RESTRICTED. Pauvre en sodium.

SODOKOSIS, SODOKU, *s.* Sodoku, *m.*

SODOMY, *s.* Sodomie, *f.*

SOFTENING (anaemic). Ramollissement cérébral.

SOFTENING or **SOFTENING ANAEMIA OF THE BRAIN.** Ramollissement cérébral.

SOFTENING (cerebral). Ramollissement cérébral.

SOFTENING (colliquative). Ramollissement colliquatif.

SOFTENING (grey). Ramollissement gris.

SOFTENING (green). Ramollissement vert.

SOFTENING (moucous). Dégénérescence myxomateuse.

SOFTENING (red). Ramollissement rouge.

SOFTENING (white). Ramollissement blanc.

SOFTENING (yellow). Ramollissement jaune.

SOHVAL-SOFFER SYNDROME. Syndrome de Sohval-Soffer.

SOIL-DWELLING, *adj.* Endogée.

SOKOLOW AND LYON INDEX. Indice de Sokolow et Lyon.

SOL, *s.* Sol, *m.*

SOLE (orthopaedic). Semelle orthopédique.

SOLE (quadrate muscle of). Chair carrée de Sylvius.

SOLENOMA, *s.* Endométriome, *m.*

SOLIDISM, *s.* Solidisme, *f.*

SOLUTE, *s.* Soluté, *m.* (corps dissous).

SOLUTION, *s.* Solution, *f.* ; soluté, *m.* (liquide formé par la dissolution d'une substance solide dans un solvant).

SOLUTION (normal salt or **saline).** Soluté physiologique.

SOLUTION (physiologic or **physiological-salt** or **saline** or **sodium chloride).** Soluté physiologique ; and obsolète : sérum physiologique, sérum artificiel.

SOLVENT, *adj.* and *s.* Solvant.

SOMA, *s.* Soma, *m.*

SOMAESTHESIA, *s.* 1° Somatognosie, *f.* – 2° Somasthésie, *f.*

SOMAESTHETIC AREA. Centres somato-sensitifs, zones somato-sensitives.

SOMAESTHETO-PSYCHIC AREA. Zones somesthéto-psychiques.

SOMATAESTHESIA, *s.* 1° Somatognosie, *f.* – 2° Somesthésie, *f.*

SOMATAGNOSIA, *s.* Asomatognosie, *f.* ; somatoagnosie, *f.*

SOMATIC, *adj.* Somatique.

SOMATIZATION, *s.* Somatisation, *f.*

SOMATOLIBERIN, *s.* Facteur déclenchant la sécrétion de l'hormone somatotrope, somatocrinine, *f.* ; GH-RF, GH-RH, GRF.

SOMATOMEDIN, *s.* Somatomédine, *f.* ; facteur de sulfatation, facteur thymidine.

SOMATOMEDIN-INSULIN-GLUCOSE TEST. Somatomédine-insuline-glucose test.

SOMATOPARAPHRENIA, *s.* Somatoparaphrénie, *f.*

SOMATOPLEURE, *s.* Somatopleure, *m.*

SOMATOSCHISIS, *s.* Rachischisis antérieur, somatoschisis, *m.*

SOMATOSTASINOMA, *s.* Somatostasinome, *m.*

SOMATOSTATIN, *s.* Somatostatine, *f.* ; facteur inhibant la sécrétion d'hormone somatotrope, GH-IF.

SOMATOTROPHIN, SOMATOTROPIN, *s.* Somathormone, *f.* → *hormone (growth).*

SOMATOTROPIC, *adj.* Somatotrope.

SOMITE, *s.* Métamère, *m.* ; somite, *m.* ; protovertèbre, *f.* ; prévertèbre, *f.*

SOMNAMBULANCE, *s.* Somnambulisme, *m.*

SOMNAMBULATION, *s.* Somnambulisme, *m.*

SOMNAMBULISM, *s.* Somnambulisme, *m.*

SOMNIFACIENT, *s. s.* and *adj.* Somnifère, soporifique, hypnotique.

SOMNIFEROUS, *adj.* Somnifère, soporifique, soporatif, hypnogène, hypnotique.

SOMNIFIC, *adj.* Somnifère, soporifique, hypnotique.

SOMNILOQUISM, *s.* Somniloquie, *f.*

SOMNOLENCE, *s.* Somnolence, *f.*

SOMNOLENCE AND MORBID HUNGER SYNDROME (periodic). Syndrome de Kleine-Levin.

SOMNOLENTIA, *s.* Somnolence, *f.*

SONNE'S DYSENTERY. Variété de dysenterie bacillaire.

SONOGRAM, *s.* Échogramme, *m.*

SONOMETRY, Sonométrie, *f.*

SONOTRODE, *s.* Sonodrode, *f.*

SOPHROLOGY, *s.* Sophrologie, *f.*

SOPOR, *s.* Sopor, *m.*

SOPORIFIC, *adj.* Somnifère, soporifique, hypnotique.

SOPOROSE, SOPOROUS, *adj.* Soporeux, euse.

SORDES, *s.* Fuliginosité, *f.*

SORE, 1° *adj.* Douloureux, euse. – 2° *s.* Ulcère, *m.* ; Blessure, *f.*

SORE (Aleppo). Bouton d'Orient. → *sore (oriental).*

SORE (Bagdad). Bouton d'Orient. → *sore (oriental).*

SORE (bed). Escarre de décubitus.

SORE (canker). Ulcération aphteuse.

SORE (Cochin). Ulcère phagédénique en pays chauds. → *sore (oriental).*

SORE (Cochin China). Bouton d'Orient. → *sore (oriental).*

SORE (Delssoa). Bouton d'Orient. → *sore (oriental).*

SORE (Delhi). Bouton d'Orient. → *sore (oriental).*

SORE (desert). Ulcère du désert.

SORE (Gallipoli). Bouton d'Orient. → *sore (desert).*

SORE (hard). Chancre syphilitique.

SORE (Kandahar). Bouton d'Orient. → *sore (oriental).*

SORE (Lahore). Bouton d'Orient. → *sore (oriental).*

SORE (Madagascar). Bouton d'Orient. → *sore (oriental).*

SORE (Moultan). Bouton d'Orient. → *sore (oriental).*

SORE (Naga). Ulcère phagédénique. → *ulcer (tropical).*

SORE (Nagana). Ulcère phagédénique. → *ulcer (tropical).*

SORE (Natal). Bouton d'Orient. → *sore (oriental).*

SORE (oriental). Bouton d'Orient, b. d'Alep, b. d'un an, b. de Biskra, b. de Delhi, b. de Gafsa, b. du Nil, b. des pays chauds, b. des Ziban, chancre du Sahara, mal des dattes, herpès du Nil.

SORE (Penjdeh). Bouton d'Orient. → *sore (oriental).*

SORE (pressure). Escarre de décubitus.

SORE (primary syphilitic). Chancre syphilitique.

SORE (septic). Ulcère du désert.

SORE (soft). Chancre mou. → *chancroid.*

SORE (tropical). Bouton d'Orient. → *sore (oriental).*

SORE (Umballa). Ulcère du désert.

SORE (veldt). Ulcère du désert.

SORE (water). Gourme des mineurs.

SORE THROAT. Angine, *s.f.*

SORE THROAT (clergyman's). Pharyngite des prédicateurs.

SORSBY'S MACULAR DEGENERATION. Dégénérescence maculaire pseudo-inflammatoire de Sorsby.

SORSBY'S SYNDROME. Syndrome de Sorsby.

SOTOS'S SYNDROME. Gigantisme cérébral, syndrome de Sotos.

SOUFFLE, *s.* Souffle, *m.*

SOUFFLE (fetal). Souffle fœtal.

SOUFFLE (funir or funicular). Souffle funiculaire.

SOUFFLE (placental). Souffle placentaire.

SOUFFLE (umbilical). Souffle funiculaire.

SOUFFLE (uterine). Souffle utérin.

SOUND, *s.* 1° Sonde, *f.* – 2° Bruit, *m.*

SOUND (anvil). Bruit d'airain.

SOUND (atrial). Quatrième bruit du cœur.

SOUND (bell). Bruit d'airain.

SOUND (bellows). Souffle en jet de vapeur.

SOUND (cannon). Bruit de canon.

SOUND (clapping). Claquement, *s.m.* ; clic, *s.m.*

SOUND (clicking). Claquement, *s.m.* ; clic, *s.m.*

SOUND (coin). Bruit d'airain.

SOUND (cracked-pot). Bruit de pot fêlé.

SOUND (creaking). Frottement, *s.m.* → *sound (friction).*

SOUND (crunching). Craquement, *s.m.*

SOUND (double shock). Bruit de rappel.

SOUND (ejection). Claquement artériel protosystolique, bruit d'éjection, clic d'éjection.

SOUND (exocardial). Bruit extra-cardiaque.

SOUND (extra-auricular). Systole en écho, galop du bloc.

SOUND (filling). Bruit de lime.

SOUND (first cardiac or first heart). Premier bruit du cœur, B_1.

SOUND (flapping). Claquement, *s.m.* ; clic, *s.m.*

SOUND (fourth cardiac or fourth heart). Quatrième bruit du cœur, bruit auriculaire, B_4.

SOUND (friction). Frottement, *s.m.* ; bruit de cuir neuf, bruit de va-et-vient.

SOUND (gallop). Bruit de galop.

SOUND (heart). Bruit du cœur.

SOUND (hippocratic or hippocratic succussion). Succussion hippocratique.

SOUNDS (Korotkoff or Korotkov). Phase de Korotkoff.

SOUND (loud bell-like second aortic). Clangor, *s.m.*

SOUND (metallic). Bruit métallique.

SOUND (muscle). Bruit rotatoire, bruit musculaire.

SOUND (new leather). Frottement, *s.m.* ; bruit de cuir neuf. → *sound (friction).*

SOUND (pacer or pacemaker). Bruit de stimulateur cardiaque.

SOUND (peacock). Voix de paon.

SOUND (pericardial friction). Frottement péricardique.

SOUND (pericardial protodiastolic). Vibrance péricardique protodiastolique ou isodiastolique, bruit de galop postsystolique.

SOUND (pericardial proto ou mesosystolic). Vibrance péricardique proto ou mésosystolique.

SOUND (pistol-shot). Bruit de pistolet.

SOUND (pleural friction). Frottement pleural.

SOUND (pleuropericardial). Frottement pleuropéricardique.

SOUND (posttussis suction). Bruit (d'aspiration) produit par la chute d'une goutte de mucus ou de pus dans une cavité pulmonaire vidée par la toux.

SOUND (pulmonic second). Composante pulmonaire du deuxième bruit du cœur.

SOUND (respiratory). Bruit quelconque de l'appareil respiratoire.

SOUND (sail). Claquement protosystolique (dans la maladie d'Ebstein).

SOUND (Santini's booming). Bruit retentissant formé par le frémissement hydatique.

SOUND (sawing). Bruit de scie.

SOUND (second cardiac or second heart). Deuxième bruit du cœur, B_2.

SOUND (shaking). Succussion hippocratique.

SOUND (snapping). Claquement, *s.m.* ; clic, *s.m.*

SOUND (snapping first). Claquement de fermeture de la mitrale.

SOUND (splashing or succussion). Bruit de flot, bruit de glou-glou.

SOUND (succussion). Succussion hipocratique.

SOUND (summation). Bruit de sommation.

SOUND (systolic clicking). Bruit de triolet.

SOUND (tambour-like secondaortic). Bruit de tabourka.

SOUND (third cardiac or third heart). Troisième bruit du cœur, B_3, bruit de remplissage ventriculaire rapide.

SOUND (tic-tac). Rythme pendulaire.

SOUND (to and fro). Frottement, *s.m.* ; bruit de va-et-vient. → *sound (friction).*

SOUND (uretral). Sonde urétrale, explorateur, *s.m.*

SOUND (vesicular breath). Murmure vésiculaire.

SOUND (water-wheel). Bruit de moulin. → *bruit de moulin.*

SOUND (xiphosternal crunching). Craquements inexpliqués entendus parfois dans la région xiphoïdienne chez l'homme sain.

SOUQUES'S PHENOMENON. Phénomène des doigts ou des interosseux, signe de Souques.

SOUQUES'S SIGN. Cinésie paradoxale.

SOUQUES-CHARCOT GERODERMIA. Gérodermie, *s.f.* → *geromorphism (cutaneous).*

SOURDILLE'S OPERATION. Fenestration, *s.f.* → *fenestration, 2°.*

SOUTHEY'S DRAINAGE or TUBE. Tube de Southey.

SPA, *s.* Station thermale.

SPACE, *s.* Espace, *m.* ; intervalle, *m.*

SPACE (respiratory dead) (anatomic and physiologic). Espace mort respiratoire (anatomique et physiologique).

SPAGIRIC, *adj.* Spagyrique.

SPALDING'S SIGN. Signe de Spalding.

SPANAEMIA, *s.* Anémie, *f.*

SPANOMENORRHOEA, *s.* Spanioménorrhée, *f.*

SPANOPNOEA, *s.* Spanopnée, *f.*

SPARADRAP, *s.* Sparadrap, *m.*

SPARGANOSIS, *s.* Sparganose, *f.*

SPARTEINE, *s.* Spartéine, *f.*

SPASM, *s.* Spasme, *m.*

SPASM (Bell's). Hémispasme facial.

SPASM (bronchial). Bronchospasme.

SPASM (business). Névrose professionnelle. → *neurosis (occupation).*

SPASM (canine). Rire sardonique.

SPASM (carpo-pedal). Spasme carpo-pédal.

SPASM (clonic). Clonie, *s.f.* → *clonism, clonismus.*

SPASM (cynic). Rire sardonique. → *risus sardonicus.*

SPASM (dancing). Chorée saltatoire.

SPASM (epidemic transient diaphragmatic). Myalgie épidémique. → *pleurodynia (epidemic).*

SPASM (facial). Hémispasme facial.

SPASM (fatigue). Névrose professionnelle. → *neurosis (occupation).*

SPASM (flexion). Spasmes infantiles. → *spasm (nodding).*

SPASM (Friedreich's). Paramyoclonus multiplex.

SPASM (functional). Névrose professionnelle. → *neurosis (occupation).*

SPASM (glottic). Laryngospasme, *s.m.* → *laryngospasm.*

SPASM (habit). Maladie des tics. → *Gilles de la Tourette's disease.*

SPASM (handicraft). Névrose professionnelle. → *neurosis (occupation).*

SPASM (hephestic). Spasme des forgerons.

SPASM (histrionic). Hémispasme facial.

SPASM (infantile) WITH MENTAL RETARDATION. Spasmes infantiles. → *spasm (nodding).*

SPASM (infantile massive). Spasmes infantiles. → *spasm (nodding).*

SPASM (lock). Variété de crampe des écrivains.

SPASM (malleatory). Contractions musculaires violentes et rapides des mains.

SPASM (mimic). Hémispasme facial.

SPASM (nictitating). Spasme de la paupière.

SPASM (nodding). Syndrome des spasmes en flexion, tic de salaam, spasmes infantiles, spasmus nutans, nictatio spastica, épilepsie en flexion généralisée, encéphalite myoclonique, syndrome de West, encéphalopathie myoclonique infantile avec hypsarythmie.

SPASM (occupation). Névrose professionnelle. → *neurosis (occupation).*

SPASM (pedal). Pédospasme, *s.m.* ; spasme pédal.

SPASM (perineal). Vaginisme, *s.m.*

SPASM (peripheral facial). Hémispasme facial.

SPASM (professional). Névrose professionnelle. → *neurosis (occupation).*

SPASM (progressive torsion). Maladie de Ziehen-Oppenheim. → *dystonia musculorum deformans.*

SPASM (pyloric). Pylorisme, *s.m.*

SPASM (retrocollic). Spasme de la nuque.

SPASM (Romberg's). Spasme des muscles masticateurs invervés par la 5e paire.

SPASM (rotary). Tic rotatoire, torticolis spasmodique.

SPASM (salaam). Spasmes infantiles. → *spasm (nodding).*

SPASM (saltatory). Chorée saltatoire.

SPASM (synclonic). Spasme clonique étendu à plusieurs muscles.

SPASM (tetanic). 1° Contracture du tétanos. – 2° Spasme tonique.

SPASM (tonic). Tonisme, *s.m.* ; spasme tonique, convulsion tonique.

SPASM (torsion). Spasme de torsion.

SPASM (winking). Spasme de la paupière.

SPASM (writers'). Crampe des écrivains.

SPASMODIC, *adj.* Spasmodique, spastique.

SPASMODISM, *s.* Spasmodicité, *f.* ; spasticité, *f.*

SPASMOLYTIC, *adj.* Spasmolytique.

SPASMOPHILIA, *s.* Spasmophilie, *f.* ; diathèse spasmophile, diathèse spasmogène, cryptotétanie, *f.* ; tétanie chronique constitutionnelle ou chronique idiopathique, tétanie latente.

SPASMUS NICTITANS. Spasme de la paupière.

SPASMUS NUTANS. Spasmes infantiles. → *spasm (nodding).*

SPASMUS NUTANS (convulsion). Spasmes infantiles. → *spasm (nodding).*

SPASTIC, *adj.* Spastique, spasmodique.

SPASTICITY, *s.* Spasticité, *f.* ; spasmodicité, *f.*

SPCA (serum prothrombin conversion accelerator). Proconvertine, *f.*

SPECIALIST, *s.* Spécialiste, *m., f.*

SPECIALITY, *s.* Spécialité médicale.

SPECIES, *s.* Espèce, *f.*

SPECIFIC, *adj.* Spécifique.

SPECIFICITY, SPECIFICNESS, *s.* Spécificité, *f.*

SPECIMEN, *s.* Spécimen, *m.* ; échantillon, *m.*

SPECT (gated). Tomoscintigraphie myocardique synchronisée.

SPECT (simple photon emission completed tomography). Tomographie numérisée à émetteur gamma, SPECT.

SPECTRIN, *s.* Spectrine, *f.*

SPECTROGRAPHY, *s.* Spectrographie, *f.*

SPECTROSCOPY, *s.* Spectroscopie, *f.*

SPECTRUM, *s.* Spectre, *m.*

SPECTRUM (antibacterial or **antimicrobial) OF AN ANTIBIOTIC.** Spectre d'un antibiotique.

SPECTRUM (antibiotic). Spectre d'un antibiotique.

SPECTRUM (fortification). Scotome scintillant.

SPECULUM, *s.* Spéculum, *m.*

SPEECH (automatic). Psittacisme, *s.m.*

SPEECH (clipped). Parole indistincte, bredouillement.

SPEECH (jumbled). Anarthrie, *s.f.* ; aphasie motrice sous-corticale.

SPEECH (mirror). Parole en miroir.

SPEECH (parrot-like). Psittacisme, *s.m.*

SPEECH (plateau). Parole monotone.

SPEECH (pressured). Parole précipitée, tachyphémie, *s.f.*

SPEECH (scanning). Scansion, *s.f.*

SPEECH (slurred). Parole indistincte, bredouillement.

SPEECH (staccato). Parole scandée.

SPELEOSTOMY, *s.* Spéléostomie, *f.*

SPELL (breath-holding). Spasme du sanglot.

SPENCER'S DISEASE. Gastro-entérite infectieuse aiguë.

SPENS'S SYNDROME. Maladie d'Adams-Stokes. → *Adams-Stokes disease.*

SPERM, *s.* Sperme, *m.*

SPERMAGGLUTININ, *s.* Spermagglutinine, *f.*

SPERMATIC, *adj.* Spermatique.

SPERMATID, *s.* Spermatide, *f.*

SPERMATOCELE, *s.* Spermatocèle, *f.*

SPERMATOCYSTECTOMY, *s.* Spermatocystectomie, *f.* ; vésiculectomie, *f.*

SPERMATOCYSTITIS, *s.* Spermatocystite, *f.* ; vésiculite, *f.*

SPERMATOCYTE, *s.* Spermatocyte, *m.* – *s. (primary).* Spermatocyte de 1er ordre. – *s. (secondary).* Spermatocyte de 2e ordre.

SPERMATOCYTOGENESIS, *s.* Spermatocytogenèse, *f.*

SPERMATOCYTOMA, *s.* Séminome, *m.* ; spermatocytome, *m.*

SPERMATOGENESIS, *s.* Spermatogenèse, *f.*

SPERMATOGONIUM, *s.* Spermatogonie, *f.*

SPERMATOLOGY, *s.* Spermiologie, *f.*

SPERMATOPHOBIA, *s.* Spermatorrhéophobie, *f.*

SPERMATORRHEA, SPERMATORRHOEA, *s.* Spermatorrhée, *f.*

SPERMATOTOXIN, SPERMATOXIN, *s.* Spermatoxine, *f.*

SPERMATOZOON, *s.* Spermatozoïde, *m.*

SPERMATURIA, *s.* Spermaturie, *m.*

SPERMICIDE, *adj.* Spermicide.

SPERMICIDE, *s.* Spermicide, *m.*

SPERMIOGENESIS, *s.* Spermiogenèse, *f.*

SPERMIOGRAM, *s.* Spermogramme, *m.*

SPERMOCULTURE, *s.* Spermoculture, *f.*

SPERMOCYTOGRAMME, *s.* Spermocytogramme, *m.*

SPERMOLITH, *s.* Spermolithe, *m.*

SPERMOLOROPEXIS, SPERMOLOROPEXY, *s.* Spermoloropexie, *f.*

SPERMOTOXIN, *s.* Spermatoxine, *f.*

SPHACELATION, *s.* Mortification, *f.* ; nécrose, *f.*

SPHACELUS, *s.* 1° Sphacèle, *m.* – 2° Escarre, *f.* ; nécrose, *f.* ; gangrène, *f.*

SPHAEROPHORUS FUNDULIFORMIS, SPHAEROPHORUS NECROPHORUS. Fusobacterium necrophorum. → *Fusobacterium necrophorum.*

SPHENOCEPHALUS, *s.* 1° Sphénocéphale, *m.* ; sphénocéphale, *m.* – 2° Scaphocéphale, *m.*

SPHENOCEPHALY, *s.* Scaphocéphalie, *f.* ; sphénocéphalie, *f.*

SPHENOID, *adj.* Sphénoïde.

SPHENOIDAL FISSURE SYNDROME. Syndrome de la fente sphénoïdale.

SPHENOIDITIS, *s.* Sphénoïdite, *f.*

SPHENOTRESIA, SPHENOTRIPSY, *s.* Sphénatrésie, *f.* ; sphénotripsie, *f.*

SPHERE (attraction). Sphère attractive.

SPHEROCYTE, *s.* Sphérocyte, *m.*

SPHEROCYTOSIS, *s.* Sphérocytose, *f.*

SPHEROCYTOSIS (hereditary). Ictère hémolytique congénital type Minkowski-Chauffard, maladie ou syndrome de Minkowski-Chauffard, maladie hémolytique, sphérocytose congénitale ou héréditaire, anémie sphérocytaire, ictère chronique splénomégalique, ictère infectieux chronique splénomégalique de Hayem (obsolete).

SPHEROPLAST, *s.* Sphéroplaste, *m.*

SPHERULOCYSTIC DISEASE (subcutaneous). Myosphérulose, *f.*

SPIN ECHO. Écho de spin.

SPHINCTER, *s.* Sphincter, *m.*

SPHINCTERALGIA, *s.* Sphinctéralgie, *f.*

SPHINCTERECTOMY, *s.* Sphinctérectomie, *f.*

SPHINCTERISMUS, *s.* Sphinctérospasme, *m.*

SPHINCTEROMETRY, *s.* Sphincterométrie, *f.*

SPHINCTEROPLASTY, *s.* Sphinctéroplastie, *f.*

SPHINCTEROTOMY, *s.* Sphinctérotomie, *f.*

SPHINGOLIPIDOSIS, *s.* Sphingolipidose, *f.*

SPHINGOLIPIDOSIS (cerebral). Idiotie amaurotique familiale.

SPHINGOMYELINOSIS, *s.* Maladie de Niemann-Pick. → *Niemann's disease.*

SPHYGMIC, *adj.* Sphygmique.

SPHYGMOBOLOMETRY, *s.* Sphygmobolométrie, *f.*

SPHYGMOGRAM, *s.* Sphygmogramme, *m.*

SPHYGMOGRAPH, *s.* Sphygmographe, *m.*

SPHYGMOGRAPHY, *s.* Sphygmographie, *f.*

SPHYGMOLOGY, *s.* Sphygmologie, *f.*

SPHYGMOMANOMETER, *s.* Sphygmomanomètre, *m.*

SPHYGMOMETER, *s.* Sphygmomètre, *m.*

SPHYGMO-OSCILLOMETER, *s.* Oscillomètre artériel.

SPICA, *s.* Spica, *m.*

SPICULE, *s.* Spicule, *m.*

SPIDER BURST. Varicosités étoilées des capillaires de la jambe.

SPIDER CANCER. Angiome stellaire. → *naevus araneosus.*

SPIDER (vascular). Angiome stellaire. → *naevus araneosus.*

SPIEGLER'S TUMOURS. Tumeurs de Poncet-Spiegler, tumeurs de Spiegler.

SPIEGLER-FENDT SARCOID. Lymphocytome cutané bénin. → *lymphocytoma cutis.*

SPIELMEYER-STOCK DISEASE. Atrophie rétinienne au cours de la maladie de Spielmeyer-Vogt.

SPIELMEYER-VOGT DISEASE. Maladie de Spielmeyer-Vogt, maladie de Vogt-Spielmeyer, maladie de Batten-Mayou.

SPIKE, *s.* Pic, *m.* ; pointe, *f.* ; électrostimulus, *m.*

SPIKES (twisting). Torsades de pointes.

SPIKE AND WAVE. Complexe pointe-onde.

SPILLER'S OPERATION. Neurotomie rétro-gassérienne. → *Frazier-Spieller operation.*

SPILLER'S SYNDROME. Méningite subaiguë avec thrombophlébite des veines méningo-rachidiennes. → *paralysis (epidural ascending spinal).*

SPIN, *s.* Spin, *m.*

SPIN ECHO. Écho de spin.

SPINA BIFIDA. Spina bifida, rachischisis postérieur, fissure spinale ou rachidienne, hydrorachis.

SPINA BIFIDA APERTA. Spina bifida aperta.

SPINA BIFIDA CYSTICA. Spina bifida aperta.

SPINA BIFIDA MANIFESTA. Spina bifida aperta.

SPINA BIFIDA OCCULTA. Spina bifida occulta.

SPINAL, *adj.* Spinal, ale.

SPINAL ARTERY (anterior) SYNDROME. Syndrome de Préobraschenski, syndrome de l'artère spinale antérieure, ramollissement médullaire antérieur.

SPINAL ARTERY (posterior) SYNDROME. Syndrome de l'artère spinale postérieure, ramollissement médullaire postérieur.

SPINAL CORD (syndrome of compression of the). Syndrome de compression de la moelle.

SPINAL CORD (syndrome of laceration of the). Syndrome de section complète de la moelle.

SPINAL FLUID. Liquide céphalorachidien.

SPINALGIA, *s.* Spinalgie, *f.*

SPINA VENTOSA. Spina ventosa.

SPINDLE (mitotic). Fuseau mitotique.

SPINE, *s.* Épine, *f.* ; rachis, *m.*

SPINE (bamboo). Pelvispondylite rhumatismale. → *spondylitis (rheumatoid).*

SPINES (kissing). Maladie de Baastrup, arthrose ou ostéoarthrose interépineuse.

SPINE (iliac) ANTERIOR SUPERIOR. Épine iliaque antéro-supérieure.

SPINE (iliac) POSTERIOR SUPERIOR. Épine iliaque postéro-supérieure.

SPINE (poker). Pelvispondylite rhumatismale. → *spondylitis (rheumatoid).*

SPINITIS, *s.* Spinite, *f.* ; rachialgite, *f.*

SPINOCELLULAR, *adj.* Spinocellulaire.

SPINOCEREBELLAR HEREDODEGENERATIVE SYNDROME. Hérédo-dégénération – ou dégénérescence spino-cérébelleuse.

SPIRAMYCINE, *s.* Spiramycine, *f.*

SPIREME, *s.* Spirème, *m.*

SPIRILLACEAE, *s.pl.* Spirillacées, *f.*

SPIRILLOSIS, *s.* Spirillose, *f.*

SPIRILLUM, *s.* Spirille, *m.*

SPIROCHAETA BRONCHIALIS. *Spirochæta bronchialis.*

SPIROCHAETA DUTTONII. *Borrelia duttonii.*

SPIROCHAETA HEBDOMADIS. *Leptospira hebdomadis.*

SPIROCHAETA HISPANICA. *Borrelia hispanica.*

SPIROCHAETA ICTEROHAEMORRHAGIAE. *Leptospira icterohæmorrhagiæ.*

SPIROCHAETA OBERMEIERI. *Borrelia recurrentis.* → *Borrelia recurrentis.*

SPIROCHAETA PALLIDA. *Treponema pallidum.* → *Treponema pallidum.*

SPIROCHAETA PERTENUIS. *Treponema pertenue.*

SPIROCHAETA RECURRENTIS. *Borrelia recurrentis.* → *Borrelia turricatae.*

SPIROCHAETA TURRICATAE. *Borrelia turricatæ.*

SPIROCHAETA VINCENTII. *Borrelia vincentii.*

SPIROCHAETA, SPIROCHAETE, *s.* Spirochète, *m.*

SPIROCHAETALES, *s.* Spirochætales, *f.pl.*

SPIROCHAETACEAE, *s.* Spirochaetacées, *f.pl.*

SPIROCHAETOGENOUS, *adj.* Spirochétogène.

SPIROCHAETOSIS, SPIROCHETOSIS, *s.* Spirochétose, *f.*

SPIROCHAETOSIS (broncho-pulmonary). Broncho-spirochétose, *f.* → *broncho-spirochetosis.*

SPIROCHETE, *s.* Spirochète, *m.*

SPIROCHAETOSIS (icterogenic). Leptospirose ictéro-hémorragique. → *leptospirosis ictero-haemorrhagica.*

SPIROCHAETOSIS ICTERO-HAEMORRHAGICA. Leptospirose ictéro-hémorragique. → *leptospirosis ictero-haemorrhagica.*

SPIROGRAM, *s.* Spirogramme, *m.*

SPIROGRAPH, *s.* Spirographe, *m.*

SPIROGRAPHY, *s.* Spirographie, *f.*

SPIROLACTONE, *s.* Spirolactone, *f.*

SPIROMETER, *s.* Spiromètre, *m.* ; pnéomètre, *m.*

SPIROMETRY, *s.* Spirométrie, *f.*

SPIRONOLACTONE, *s.* Spironolactone, *f.*

SPIROPHORE, *s.* Spirophore, *m.*

SPIROSCOPY, *s.* Spiroscopie, *f.*

SPITZ'S MELANOMA or **NAEVUS.** Mélanome juvénile de Sophie Spitz.

SPLANCHNIC, *adj.* Splanchnique.

SPLANCHNICECTOMY, *s.* Splanchnectomie, *f.* ; splanchnicectomie, *f.*

SPLANCHNICECTOMY (lumbo-dorsal). Opération de Smithwick.

SPLANCHNICOTOMY, *s.* Splanchnotomie, *f.*

SPLANCHNOGRAPHY, *s.* Splanchnographie, *f.*

SPLANCHNOLOGY, *s.* Splanchnologie, *f.*

SPLANCHNOMEGALIA, SPLANCHNOMEGALY, *s.* Mégasplanchnie, *f.* ; mégalosplanchnie, *f.* ; mégaorgane, *m.* ; splanchnomégalie, *f.* ; viscéromégalie, *f.*

SPLANCHNOMICRIA, *s.* Splanchnomicrie, *f.*

SPLANCHNOPLEURE, *s.* Splanchnopleure, *f.*

SPLANCHNOPTOSIS, *s.* Splanchnoptose, *f.* ; viscéroptose, *f.* ; ptose abdominale.

SPLANCHNOTOMY, *s.* Splanchnotomie, *f.* ; splanchnicotomie, *f.*

SPLANCHNOCRANIUM, *s.* Splanchnocrâne, viscérocrâne, *m.*

SPLAY-FOOT. Pied plat.

SPLEEN, *s.* Rate, *f.*

SPLEEN (absent s. syndrome). Syndrome d'Ivemark.

SPLEEN (ague cake). Rate paludéenne chronique.

SPLEEN (average enlarged). Rate hypertrophiée moyenne.

SPLEEN (bacon). Rate jambonnée.

SPLEEN (cyanotic). Rate cardiaque.

SPLEEN (diffuse waxy). Rate lardacée.

SPLEEN (enlarged). Splénomégalie, *s.f.*

SPLEEN (flecked). Rate contenant de multiples foyers de nécrose anémique (non embolique).

SPLEEN (floating). Rate flottante.

SPLEEN (Gandy-Gamna). Splénomégalie mycotique. → *splenomegaly (siderotic).*

SPLEEN (hard-baked). Rate de la maladie de Hodgkin, contenant des zones grisâtres.

SPLEEN (iced). Rate glacée.

SPLEEN (lardaceous). Rate lardacée.

SPLEEN (movable). Rate flottante.

SPLEEN (porphyry). Rate nodulaire.

SPLEEN (sago). Rate sagou.

SPLEEN (speckled). Rate contenant de multiples foyers de nécrose anémique (non embolique).

SPLEEN (sugar-coated). Rate glacée.

SPLEEN (wandering). Rate flottante.

SPLEEN (waxy). Rate lardacée.

SPLENALGIA, *s.* Splénalgie, *f.*

SPLENECTOMY, *s.* Splénectomie, *f.*

SPLENIC, *adj.* Splénique, liénal, liénique.

SPLENITIS, *s.* Splénite, *f.*

SPLENIZATION, *s.* Splénisation, *f.*

SPLENOCLEISIS, *s.* Splénocléisis, *m.*

SPLENOCYTE, *s.* Splénocyte, *m.*

SPLENODIAGNOSIS, *s.* Spléno-diagnostic, *m.*

SPLENOGENIC, SPLENOGENOUS, *adj.* Splénogène.

SPLENOGRANULOMATOSIS SIDEROTICA. Splénomégalie mycotique. → *splenomegaly (siderotic).*

SPLENOGRAPHY, *s.* Splénographie, *f.*

SPLENOHEPATOMEGALIA, SPLENOHEPATOMEGALY, *s.* Hépatosplénomégalie, *f.*

SPLENOMA, *s.* Splénome, *m.* ; splénocytome, *m.*

SPLENOMANOMETRY, *s.* Splénomanométrie, *f.*

SPLENOMEGALY, *s.* Splénomégalie, *f.* ; mégalosplénie, *f.*

SPLENOMEGALY (chronic non leukaemic myeloid). Splénomégalie myéloïde, splénomégalie chronique avec anémie et myélémie, splénomégalie érythroblastique ou érythromyéloïde, splénomégalie myéloïde avec myélocythémie, splénomégalie avec sclérose de la moelle osseuse, splénomégalie myéloïde mégacaryocytaire, maladie érythroblastique de l'adulte, érythroblastose chronique de l'adulte, anémie avec myélémie et splénomégalie, anémie splénique myéloïde ou érythro-myéloïde, anémie leuco-érythroblastique, leucémie ostéosclérotique, leuco-érythroblastose, myélose aleucémique mégacaryocytaire, panmyélose splénomégalique chronique, métaplasie érythromyéloïde hépatosplénique avec myélofibrose.

SPLENOMEGALY (egyptian). Splénomégalie égyptienne.

SPLENOMEGALY (febrile tropical). Kala-azar, *s.m.* → *kala-azar.*

SPLENOMEGALY (Gaucher's). Maladie de Gaucher. → *Gaucher's disease or splenomegaly.*

SPLENOMEGALY (haemolytic). Maladie de Minkowski-Chauffard. → *spherocytosis (hereditary).*

SPLENOMEGALY (infantile). Maladie de von Jaksch-Hayem-Luzet. → *anaemia infantum* pseudoleukaemica.

SPLENOMEGALY (malarial). Splénomégalie paludéenne.

SPLENOMEGALY (Niemann's). Maladie de Niemann-Pick. → *Niemann's disease or splenomegaly.*

SPLENOMEGALY (siderotic). Splénomégalie mycosique, maladie de Gandy-Gamna, splénogranulomatose sidérosique.

SPLENOMEGALY (spodogenous). Splénomégalie spodogène.

SPLENOPATHY, *s.* Splénopathie, *f.*

SPLENOPEXIA, SPLENOPEXIS, SPLENOPEXY, *s.* Splénopexie, *f.*

SPLENOPNEUMONIA, *s.* Spléno-pneumonie, *f.* ; corticopleurite, *f.* ; maladie de Grancher.

SPLENOPORTOGRAPHY, *s.* Splénoportographie, *f.*

SPLENORRHAPHY, *s.* Splénorraphie, *f.*

SPLENOSIS, *s.* 1° Splénose péritonéale. – 2° Hypersplénisme, *m.*

SPLENOTHERAPY, *s.* Splénothérapie, *f.*

SPLENOTOMY, *s.* Splénotomie, *f.*

SPLENOTYPHOID, *s.* Splénotyphoïde, *f.*

SPLICING, *s.* Épissage, *m.*

SPLINT, *s.* Attelle, *f.* ; éclisse, *f.*

SPLINT (airplane). Appareil plâtré destiné à immobiliser le bras en abduction avec l'avant-bras demi-fléchi.

SPLINT (ambulatory). Appareil de marche.

SPLINT (Anderson's). Appareil à broches pour fracture de cuisse.

SPLINT (Balkan). Cadre de suspension pour l'extension continue des fractures du fémur.

SPLINT (banjo). Attelle en forme de banjo pour fracture des doigts.

SPLINT (caliper). Sorte d'attelle de Thomas-Lardennois.

SPLINT (cradle-like). Gouttière, *s.f.*

SPLINT (Dupuytren's). Attelle de Dupuytren.

SPLINT (Fulton's). Appareil pour le traitement de la luxation du radius.

SPLINT (Gordon's). Appareil pour fracture de Pouteau-Colles.

SPLINT (Hodgen's). Appareil pour la fracture de la diaphyse fémorale.

SPLINT (Jones'). Sorte d'attelle de Thomas articulée pour le bras.

SPLINT (Keller-Blake). Sorte d'attente de Thomas articulée pour le membre inférieur.

SPLINT (Magnuson's). Appareil destiné à maintenir en abduction un bras fracturé.

SPLINT (plaster). Appareil plâtré.

SPLINT (Stader's). Fixateur externe à broche pour l'immobilisation d'un os fracturé.

SPLINT (Thomas's). Attelle de Thomas.

SPLINT (traction). Appareil de traction pour fracture.

SPLINT (walking). Appareil de marche.

SPLINTER OF BONE. Esquille, *s.f.*

SPLINTERED, SPLINTERY, *adj.* Esquilleux, euse.

SPODOGENOUS, *adj.* Spodogène.

SPONDYLARTHRITIS, *s.* Spondylarthrite, *f.*

SPONDYLARTHRITIS ANKYLOPOIETICA. Pelvispondylite rhumatismale. → *spondylitis (rheumatoid).*

SPONDYLARTHROPATHY, *s.* Spondylarthropathie, *f.*

SPONDYLARTHROSIS, *s.* Spondylarthrose, *f.*

SPONDYLE, *s.* Vertèbre, *f.*

SPONDYLITIS, *s.* Spondylite, *f.*

SPONDYLITIS ANKYLOPOIETICA, ANKYLOSING S. ATROPHIC TYPE OF S. Pelvispondylite rhumatoïde. → *spondylitis (rheumatoid).*

SPONDYLITIS (Bechterew's). Pelvispondylite rhumatoïde. → *spondylitis (rheumatoid).*

SPONDYLITIS (deforming or **s. deformans).** Pelvispondylite rhumatoïde. → *spondylitis (rheumatoid).*

SPONDYLITIS (Kümmel's). Spondylite traumatique, maladie de Kümmel-Verneuil. → *spondylitis (rheumatoid).*

SPONDYLITIS (Marie-Strümpell). Pelvispondylite rhumatoïde. → *spondylitis (rheumatoid).*

SPONDYLITIS (ossifying ligamentous) or **SPONDYLITIS OSSIFICANS LIGAMENTOSA.** Pelvispondylite rhumatoïde. → *spondylitis (rheumatoid).*

SPONDYLITIS (post-traumatic). Spondylite traumatique, maladie de Kümmell-Verneuil.

SPONDYLITIS (rheumatoid). Pelvispondylite rhumatismale, spondylose rhizomélique, spondylarthrite ankylosante, polyarthrite ankylosante, maladie de Pierre Marie-Strümpell ou de Strümpell-Pierre Marie, maladie de Bechterew.

SPONDYLITIS RHIZOMELICA or **SPONDYLITIS (rhizometic).** Pelvispondylite rhumatismale. → *spondylitis (rheumatoid).*

SPONDYLITIS (traumatic). Spondylite traumatique, maladie de Kümmell-Verneuil.

SPONDYLITIS TUBERCULOSA or **TUBERCULOUS,** *s.* Mal de Pott.

SPONDYLIZEMA, *s.* Spondylizème, *m.*

SPONDYLOLISTHESIS, *s.* Spondylolisthésis, *m.*

SPONDYLOLYSIS, *s.* Spondylolyse, *f.* ; spondylolysis, *m.* ; spondyloschisis, *m.*

SPONDYLOPATHY, *s.* Spondylopathie, *f.*

SPONDYLOPATHY (traumatic). Spondylite traumatique, maladie de Kümmell-Verneuil.

SPONDYLOPTOSIS, *s.* Spondyloptose, *f.* ; spondyloptosis, *m.*

SPONDYLORRHEOSTOSIS, *s.* Mélorhéostose vertébrale. → *Forestier and Rotés-Quérol syndrome.*

SPONDYLOSCHISIS, *s.* Spondylolyse, *f.*

SPONDYLOSIS, *s.* Spondylite, *f.*

SPONDYLOSIS CHRONICA ANKYLOPOIETICA. Pelvispondylite rhumatismale. → *spondylitis (rheumatoid).*

SPONDYLOSIS HYPEROSTOTICA. Mélorhéostose vertébrale. → *Forestier and Rotés-Quérol syndrome.*

SPONDYLOSIS (rhizomelic). Pelvispondylite rhumatismale. → *spondylitis (rheumatoid).*

SPONDYLOTHERAPY, *s.* Spondylothérapie, *f.* ; vertébrothérapie, *f.*

SPONDYLOUS, *adj.* Vertébral, ale.

SPONGIFORM, SPONDIOID, *adj.* Spongoïde.

SPONGIOBLAST, *s.* Cellule amacrine ; spongioblaste, *m.*

SPONGIOBLASTOMA, *s.* Spongioblastome, *m.*

SPONGIOBLASTOMA MULTIFORME. Glioblastome multiforme. → *glioblastoma multiforme.*

SPONGIOBLASTOMA POLARE. Spongioblastome polaire.

SPONGIOCYTE, *s.* Spongiocyte, *m.*

SPONGIOSIS, *s.* Spongiose, *f.* ; état spongoïde.

SPORADIC, *adj.* Sporadique.

SPORE, *s.* Spore, *f.*

SPOROAGGLUTINATION, *s.* Sporo-agglutination, *f.*

SPOROCYST, *s.* Sporocyste, *m.*

SPOROGENIC, *adj.* Sporogène.

SPOROGONY, *s.* Sporogonie, *f.* ; cycle sporogonique.

SPOROTRICHOSIS, *s.* Sporotrichose, *f.* ; maladie de de Beurmann et Gougerot, maladie de Schenck. – *s. (cutaneous lymphatic).* Sporotrichose lymphatique gommeuse systématisée. – *s. (disseminated).* S. sous cutanée gommeuse à foyers multiples.

SPOROZOITE, *s.* Sporozoïte, *m.*

SPOROZOON, *s.* Sporozoaire, *m.*

SPOROZOOSIS, *s.* Sporozoose, *f.*

SPORT, *s.* Sport, *m.*

SPORULATED, *adj.* Sporulé, ée.

SPOT, *s.* Point, *m.* ; plaque, *f.* ; tache, *f.*

SPOT (aberrant mongolian). Nævus d'Ota.

SPOT (Bitot's). Tache de Bitot.

SPOT (blind). 1° Point aveugle. – 2° Lacune dans le champ de la conscience. → *scotoma (mental).*

SPOT (blind) SYNDROME. Syndrome de Swan. → *Swan's syndrome.*

SPOTS (blue). Taches bleues (phtiriase).

SPOTS (Brushfield's). Taches de Brushfield.

SPOTS (café au lait). Taches café au lait.

SPOT (Cayenne-pepper). Tache rubis. → *varix* papillary.

SPOT (cherry-red). Tache rouge rétinienne dans l'idiotie amaurotique familiale.

SPOT (corneal). Taie, *s.f.* ; leucome, *s.m.*

SPOTS (cotton-wool). Taches rétiniennes lipidiques dans la néphrite chronique avec athérosclérose.

SPOT (Filatow's). Signe de Köplik.

SPOT (Flindt's). Signe de Köplik.

SPOT (Janeway's). Signe de Janeway.

SPOT (Köplik's). Signe de Köplik.

SPOT (liver). Lentigo sénile.

SPOT (Mariotte's). Point aveugle.

SPOT (Mongolian). Tache mongolique, tache bleue sacrée.

SPOT (de Morgan's). Petits angiomes cutanés chez certains vieillards.

SPOT (persistant aberrant mongolian). Nævus d'Ota.

SPOT (raised red). Tache rubis. → *varix (papillary).*

SPOTS (rose). Taches rosées lenticulaires.

SPOT (Roth's). Tache blanche de la rétine dans les rétinites infectieuses.

SPOT (sacral). Tache mongolique, tache bleue sacrée.

SPOT (shagreen or sharkskin). Peau de chagrin.

SPOTS (snow bank). Taches rétiniennes lipidiques dans la néphrite chronique avec athérosclérose.

SPOT (sun). Éphélide, *s.f.* ; tache de rousseur.

SPOTS (Tardieu's). Taches de Tardieu.

SPOT (tender). Point douloureux.

SPOTS (typhoid). Taches rosées lenticulaires.

SPOT (wine). Angiome plan. → *naevus flammeus.*

SPOTTED SICKNESS. Pinta, *f.* → *pinta.*

SPOTTING, *s.* Spotting, *m.*

SPP. Spp.

SPRAIN, *s.* Foulure, *f.*, entorse, *f.*

SPRAIN-FRACTURE. Entorse avec arrachement osseux.

SPRAIN (rider's). Entorse des cavaliers (du long adducteur de la cuisse).

SPRAY, *s.* Liquide vaporisé.

SPREADING FACTORS. Facteurs de diffusion.

SPRENGEL'S DEFORMITY or SHOULDER. Élévation congénitale de l'omoplate. → *elevation of the scapula (congenital).*

SPRING (thermal). Sources thermales, thermes, *m.pl.*

SPRING-THERAPY, *s.* Spring-thérapie, *f.*

SPRUE, *s.* or **TROPICAL SPRUE.** Sprue, *f.* ; ou sprue tropicale, psilosis, *m.* ; diarrhée de Cochinchine, diarrhée tropicale.

SPRUE (nontropical or infantile). Sprue non tropicale ou nostras.

SPUMAVIRINAE, *s.pl.* Spumaviridés, *m.*

SPUMAVIRUS, *s. Spumavirus, m.*

SPUME, *s.* Spume, *f.*

SPUMOUS, SPUMY, *adj.* Spumeux, euse.

SPUR, *s.* Éperon, promontoire de Scarpa.

SPUR (calcaneal). Épine calcanéenne.

SPURWAY-EDDOWES SYNDROME. Ostéopsathyrose, *f.* → *osteopsathyrosis.*

SPUTUM, *s.* Crachat, *m.*

SPUTUM (bloody). Crachat sanglant.

SPUTUM COCTUM. Crachat muco-purulent de la bronchite à la période d'état.

SPUTUM CRUDUM. Crachat muqueux de la bronchite au début.

SPUTUM CRUENTUM. Crachat sanglant.

SPUTUM (globular). Crachat amygdaloïde ou bursiforme.

SPUTUM (nummular). Crachat nummulaire.

SPUTUM (prune juice). Crachat jus de pruneau.

SPUTUM (rusty). Crachat rouillé.

SQUAMOUS, *adj.* Squameux, euse.

SQUARRING OF VERTEBRAL BODY. Vertèbre carrée.

SQUARROSE, SQUARROUS, *adj.* Squarreux, euse.

SQUATTING, *s.* Accroupissement, *m.*

SQUINT, *s.* Strabisme, *m.* ; hétérotopie, *f.*

SQUINT ANGLE. Angle strabique ; *subjective s.a.* angle subjectif.

SQUINT DEVIATION. Angle strabique.

SRF. Abréviation de « somatotropin releasing factor » somatocrinine, *f.* ; → *somatoliberin.*

SRP SYNDROME (Saldino-Noonan type). Syndrome de Saldino-Noonan.

SRS-A. SRS-A. → *substance of anaphylaxis (slow-reacting).*

ST INTERVAL. Segment ST.

STABILE, *adj.* Stabile.

STABILIZER OF MEMBRANE POTENTIAL or STABILIZER OF TRANSMEMBRANE POTENTIAL. Stabilisateur de membrane, potentialisateur de membrane.

STADIUM, *s.* Stade, *m.* ; période, *f.* ; phase, *f.*

STADIUM ACMES. Acmé, *s.f.* ; période d'état.

STADIUM AMPHIBOLES. Stade amphibole.

STADIUM ANNIHILATIONIS. Convalescence, *s.f.*

STADIUM AUGMENTI. Période d'invasion.

STADIUM CALORIS. Stade de chaleur.

STADIUM DECREMENTI or DEFERVESCENTIAE. Défervescence, *s.f.*

STADIUM ERUPTIONIS. Début d'un exanthème.

STADIUM FLORITIONIS or FLUORESCENTIAE. Acmé d'une éruption.

STADIUM FRIGORIS. Stade de froid.

STADIUM INCREMENTI. Période d'invasion.

STADIUM INCUBATIONIS. Période d'incubation.

STADIUM INVASIONIS. Période d'invasion.

STADIUM SUDORIS. Stade de sueurs.

STAEHELIN'S TEST. Procédé de Staehelin.

STAGE, *s.* 1° Stade, *m.* ; période, *f.* ; phase, *f.* ; – 2° Temps d'une opération : – *one-stage operation.* Opération en un temps ; – *two-stage operation.* Opération en deux temps. – 3° Platine de microscope.

STAGE (algid). Stade algide.

STAGE (amphibolic). Stade amphibole.

STAGE (anal) (psychoanalysis). Stade anal.

STAGE (anal-sadistic). Stade sadique anal.

STAGE (defervescent). Défervescence, *s.f.*

STAGE (eruptive). Période éruptive.

STAGE (expulsive) OF LABOUR. Stade expulsif (accouchement).

STAGE OF FERVESCENCE. Période d'invasion.

STAGE (first) OF LABOUR. Premier stade du travail (accouchement) : stade d'effacement et de dilatation du col utérin.

STAGE (fourth) OF LABOUR. Période qui suit immédiatement la délivrance.

STAGE (genital) (psychoanalysis). Stade génital.

STAGE (hot). Stade de chaleur.

STAGE (incubative). Période d'incubation.

STAGE OF INVASION. Période d'invasion.

STAGE OF LATENCY. Période de latence.

STAGE (mechanical). Platine à chariot.

STAGE (microscope). Platine de microscope.

STAGE (oral) (psychoanalysis). Stade oral.

STAGE (oral erotic). Stade oral précoce.

STAGE (oral sadistic). Stade oral sadique.

STAGE (phallic) (psychoanalysis). Stade phallique.

STAGE (placental) OF LABOUR. Délivrance.

STAGE (preeruptive). Période pré-éruptive.

STAGE (premenstrual). Post-œstrus, *s.m.* ; phase folliculolutéinique, phase luéinique, phase prémenstruelle, phase de prénidation, métœstrus, *s.f.*

STAGE (prodromal). Période prodromique.

STAGE (progestation). Post-œstrus, *s.m.* → *stage (premenstrual).*

STAGE (proliferative). Pré-œstrus, *s.m.* → *prœstrus.*

STAGE (pyretogenic, pyrogenetic or pyrogenic). Période d'invasion.

STAGES (Ranke's). Classification de Ranke.

STAGE (rest). Phase de repos.

STAGE (second) OF LABOUR. Stade expulsif (accouchement).

STAGE (stepladder). Stade des oscillations ascendantes (fièvre typhoïde), fièvre en échelons.

STAGE (sweating). Stade de sueurs.

STAGE (third) OF LABOUR. Délivrance, *s.f.*

STAGNARA'S CORSET. Corset de Stagnara.

STAGNARA'S DEVICE. Appareil de Stagnara.

STAGNARA'S PLASTER. Plâtre de Stagnara.

STÄHLI'S LINE. Ligne de Hudson-Stähli.

STAIN, *s.* Colorant, *f.*

STAIN (to), *v.* Colorer.

STAIN (port-wine). Angiome plan. → *naevus flammeus.*

STAIRS SIGN. Signe de l'escalier.

STALAGMOMETRY, *s.* Stalagmométrie, *f.*

STAMMERING, *s.* Bégaiement, *m.* ; balbutiement, *m.* ; bredouillement, *m.*

STAMMERING (urinary). Bégaiement urinaire.

STANDARD TEST OF THE SYPHILIS. Réaction standard de la syphilis.

STANDSTILL (atrial or auricular). Paralysie auriculaire.

STANDSTILL (cardiac). Arrêt cardiaque.

STANDSTILL (respiratory). Arrêt respiratoire.

STANDSTILL (sinus). Arrêt ventriculaire.

STANESCU'S SYNDROME. Syndrome de Stanescu.

STANFORD-BINET TEST. Test de Binet et Simon modifié.

STANNOSIS, *s.* Stannose, *f.*

STAPEDECTOMY, *s.* Stapédectomie, *f.*

STAPES, *s.* Étrier, *m.*

STAPHYLECTOMY, *s.* Staphylectomie, *f.*

STAPHYLHAEMATOMA, *s.* Staphylhématome, *m.*

STAPHYLITIS, *s.* Staphylite, *f.*

STAPHYLOCOAGULASE, *s.* Staphylocoagulase, *f.*

STAPHYLOCOCCAEMIA, *s.* Staphylococcémie, *f.*

STAPHYLOCOCCIA, *s.* Staphylococcie, *f.*

STAPHYLOCOCCUS, *s. Staphylococcus, m.* ; staphylocoque, *m.*

STAPHYLOKINASE, *s.* Staphylokinase, *f.*

STAPHYLOMA, *s.* Staphylome, *m.*

STAPHYLOMA (anterior). Staphylome antérieur.

STAPHYLOMA CORNEAE. Staphylome cornéen.

STAPHYLOMA (posterior) or S. POSTICUM. Staphylome antérieur, staphylome de Scarpa.

STAPHYLOMA (projecting). Staphylome cornéen.

STAPHYLOMA (Scarpa's). Staphylome postérieur.

STAPHYLOMA (scleral). Staphylome de la sclérotique.

STAPHYLOPLASTY, *s.* Staphyloplastie, *f.* ; palatoplastie, *f.*

STAPHYLORRHAPHY, *s.* Staphylorraphie, *f.*

STAPHYLOTOMY, *s.* Staphylotomie, *f.*

STAPHYLOTOXIN, *s.* Staphylotoxine, *f.*

STARGARDT'S DISEASE. Maladie de Stargardt.

STARLING'S LAW. Loi de Starling.

STARR-EDWARDS PROSTHESIS. Valve de Starr-Edwards.

STARTER, *s.* (anaesthesiology). Inducteur, *m.*

STARTLE DISEASE. Hyperekplexie, *s.f.*

STASIPHOBIA, *s.* Stasophobie, *f.*

STASIS, *s.* Stase, *f.*

STASIS (diffusion). Stase œdémateuse.

STASIS (foot). Pied de tranchée.

STASIS (papillary). Œdème de la papille, stase papillaire.

STASIS (pressure). Marque ecchymotique.

STASIS (venous). Stase veineuse.

STASOBASIPHOBIA, *s.* Staso-basophobie, *f.*

STASOPHOBIA, *s.* Stasophobie, *f.*

STATE, *s.* État, *m.* ; status, *m.*

STATE (anxiety or anxious). État anxieux.

STATE (cataleptoid). État cataleptiforme ou cataleptoïde.

STATE (correlated). État d'équilibre.

STATE (depressive). État dépressif.

STATE (dreamy). État de rêve (crise unciforme).

STATE (equilibrium). État d'équilibre.

STATE (fatigue). Neurasthénie, *s.f.*

STATE (hypnagogic). État hypnagogique.

STATE (hypnoidal or hypnoidic). État hypnotique.

STATE (low). Abattement, *s.m.*

STATE (refractory). État réfractaire.

STATE (steady). État d'équilibre vital.

STATE (thymico-lymphatic). État thymo-lymphatique. → *status thymico-lymphaticus.*

STATE (twillight). État crépusculaire.

STATE (typhoid). Tuphos, *s.m.* ; état typhoïde.

STATIN, *s.* Statine, *f.*

STATOCONIUM, *s.pl.* statoconia. Otolithe, *m* ; statoconie, *f.*

STATUS, *s.* Status, *m.* ; état, *m.*

STATUS ANGINOSUS. État de mal angineux. → *angina (preinfarction).*

STATUS ARTHRITICUS. Arthritisme, *s.m.*

STATUS ASTHMATICUS. État de mal asthmatique.

STATUS CALCIFAMES. État de besoin calcique.

STATUS CHOLERAICUS. Collapsus cholérique.

STATUS CHOREICUS. État de mal choréique.

STATUS CONVULSIVUS. État de mal convulsif.

STATUS CRIBALIS, STATUS CRIBROSUS. État « criblé » du cerveau.

STATUS DEGENERATIVUS TYPUS ROSTOCKIENSIS. Syndrome d'Ullrich-Feichtiger. → *Ullrich-Feichtiger syndrome.*

STATUS DYSMYELINATUS, STATUS DYSMYELINISATUS OF VOGT. Syndrome d'Hallerverden-Spatz.

STATUS DYSRAPHICUS. Dysraphie, *s.f.*

STATUS EPILEPTICUS. État de mal épileptique.

STATUS HEMICRANICUS. État de mal migraineux.

STATUS LACUNARIS, STATUS LACUNATUS, ST. LACUNOSUS. État lacunaire.

STATUS LYMPHATICUS. Lymphatisme, *s.m.*

STATUS MARMORATUS. Syndrome de Cécile et Oscar Vogt. → *Vogt's disease or syndrome.*

STATUS PARATHYREOPRIVUS. Hypoparathyroïdie, *s.f.* → *hypoparanthyreosis.*

STATUS (petit mal). État d'absence, état de petit mal.

STATUS PRAESENS. État actuel d'un malade.

STATUS RAPTUS. Extase, *s.f.*

STATUS SPONGIOSUS. Encéphalopathie spongiforme subaiguë à virus.

STATUS THYMICO-LYMPHATICUS. État thymolymphatique, thymo-lymphatisme, *s.m.* ; status pastosus, status thymico-lymphaticus.

STATUS THYMICUS. Lymphatisme, *s.m.*

STAUB-TRAUGOTT EFFECT, TEST or PHENOMENON. Effet Staub, effet Traugott-Staub, épreuve de Traugott.

STAUROPLEGIA, *s.* Stauroplégie, *f.*

STEAROL, *s.* Onguent, *m.*

STEARRHOEA, *s.* Stéatorrhée, *f.*

STEATOCYSTOMA, *s.* Kyste sébacé, loupe, *f.*

STEATOCYSTOMA MULTIPLEX. Stéatocystomes multiples, sébocystomatose, *s.f.* ; maladie polykystique épidermique héréditaire, nævus kystiques pilo-sébacés disséminés.

STEATOLYSIS, *s.* Stéatolyse, *f.*

STEATOLYTIC, *adj.* Stéatolytique.

STEATOMA, *s.* Stéatome, *m.*

STEATOMERY, *s.* Stéatomérie, *f.* ; aspect en culotte de cheval.

STEATONECROSIS, *s.* Stéatonécrose, *f.* ; cytostéatonécrose, *f.* ; granulome lipophagique.

STEATOPYGA, STEATOPYGIA, *s.* Stéatopygie, *f.*

STEATORRHEA (américain), **STEATORRHOEA,** *s.* Stéarrhée, *f.* ; stéatorrhée, *f.*

STEATORRHOEA (congenital pancreatic). Fibrose kystique du pancréas. → *fibrosis of the pancreas (cystic).*

STEATORRHOEA (familial). Fibrose kystique du pancréas. → *fibrosis of the pancreas (cystic).*

STEATORRHOEA (idiopathic). Stéatorrhée idiopathique.

STEATOSIS, *s.* Stéatose, *f.*

STEATOSIS CARDIACA. Myocardite graisseuse.

STEATOSIS HEPATICA. Stéatose hépatique.

STEATOSIS HEPATICA OF THE NEWBORN. Stéatose hépatique du nourrisson.

STEATOTROCHANTERIA, *s.* Stéatotrochantérie, *f.*

STEEL GRINDER'S DISEASE. Sidérose pulmonaire.

STEELE-RICHARDSON-OLSZEWSKI SYNDROME. Maladie ou syndrome de Steele, Richardson et Olszewski, ophtalmoplégie ou paralysie supra-nucléaire progressive.

STEEL'S MURMUR. Souffle de Graham Steell.

STEELL'S SIGN. Signe de Steell.

STEIN-LEVENTHAL SYNDROME. Syndrome de Stein-Leventhal.

STEINACH'S METHOD or **OPERATION.** Opération de Steinach.

STEINER'S TUMOURS. Nodosités sous-cutanées juxta-articulaires observées au cours des tréponématoses.

STEINERT'S DISEASE. Myotonie atrophique. → *myotonia atrophica.*

STEINMANN'S PIN. Broche de Steinmann.

STELLECTOMY, *s.* Stellectomie, *f.*

STELLWAG'S SIGN. Signe de Stellwag.

STENOCARDIA, *s.* Angine de poitrine, sténocardie.

STENOCEPHALIA, STENOCEPHALY, *s.* Sténocéphalie, *f.*

STENOPAIC SPECTACLES, STENOPEIC SPECTACLES. Lunettes panoptiques.

STENOSIS, *s.* Sténose, *f.* ; rétrécissement, *m.*

STENOSIS (aortic). Rétrécissement aortique.

STENOSIS (bronchial). Bronchosténose, *s.f.*

STENOSIS (buttonhole mitral). Rétrécissement mitral en boutonnière.

STENOSIS (Dittrich's). Sténose infundibulaire pulmonaire.

STENOSIS (fishmouth mitral). Rétrécissement mitral en boutonnière.

STENOSIS (hypertrophic pyloric). Sténose hypertrophique du pylore, sténose pylorique du nourrisson.

STENOSIS (idiopathic hypertrophic subaortic). Myocardiopathie obstructive, cardiomyopathie obstructive (CMO), sténose musculaire ventriculaire, sténose sous-aortique hypertrophique idiopathique, sténose sous-aortique musculaire, sténose sub-aortique hypertrophique, sténose idiopathique de la chambre de chasse du ventricule gauche hypertrophie sténosante du ventricule gauche.

STENOSIS (infundibular pulmonary). Sténose infundibulaire pulmonaire.

STENOSIS (mitral). Rétrécissement mitral (RM).

STENOSIS (muscular subaortic). Cardiomyopathie obstructive. → *stenosis (idiopathic hypertrophic subaortic).*

STENOSIS (myocardial infundibular). Cardiomyopathie obstructive. → *stenosis (idiopathic hypertrophic subaortic).*

STENOSIS (pulmonary). Rétrécissement de l'artère pulmonaire.

STENOSIS (subvalvular aortic). Rétrécissement – ou sténose – aortique sous-valvulaire.

STENOSIS (supravalvular aortic). Rétrécissement – ou sténose – aortique supra-valvulaire, syndrome de Williams et Beuren (pro parte).

STENOSIS (tricuspid). Rétrécissement tricuspide.

STENOSIS (tubular). Syndrome de Kenny-Caffey. → *Kenny-Caffey syndrome.*

STENOSIS (valvular aortic). Rétrécissement – ou sténose – valvulaire aortique.

STENOTHORAX, *s.* Sténothorax, *m.*

STENOTROPHOMONAS MALTOPHILIA. *Stenotrophomonas maltophilia.*

STENT, *s.* Endoprothèse, endoprothèse vasculaire.

STENT (drug eluding). Endoprothèse active.

STENTLESS, *adj.* Sans armature.

STEPHANOCYTE, *s.* Stéphanocyte, *m.*

STEPPAGE, *s.* Steppage, *m.*

STEP-TEST, Épreuve du marchepied.

STERADIAN, *s.* Stéradian, *m.*

STERCOBILIN, *s.* Stercobiline, *f.*

STERCOBILINOGEN, *s.* Stercobilinogène, *m.*

STERCOLITH, *s.* Coprolithe, *m.*

STERCOPORPHYRIN, *s.* Coproporphyrine, *f.*

STERCORAL, *adj.* Stercoraire ; stercoral, ale.

STERCORAEMIA, *s.* Stercorémie, *f.*

STERCOROLITH, *s.* Coprolithe, *m.*

STERCOROMA, *s.* Scatome, *m.* ; coprome, *m.* ; fécalome, *m.* ; stercorome, *m.*

STEREOAGNOSIS, *s.* Astéréognosie, *f.*

STEREOANAESTHESIA, *s.* Astéréognosie, *f.*

STEREOCAMPIMETER, *s.* Stéréocampimètre, *m.*

STEREOCIL, *s.* Stéréocil, *m.*

STEREOCOGNOSY, *s.* Stéréognosie, *f.*

STEREOFLUOROSCOPY, *s.* Stéréoradioscopie, *f.*

STEREOGNOSIS, *s.* Stéréognosie, *f.*

STEREOGNOSTIC SENSE. Sens ou perception stéréognostique.

STEREOISOMER, *s.* Stéréoisomère, *m.*

STEREORADIOGRAPHY, *s.* Stéréoradiographie, *f.*

STEREOROENTGENOGRAPHY, *s.* Stéréoradiographie, *f.*

STEREOSKIAGRAPHY, *s.* Stéréoradiographie, *f.*

STEREOSPECIFICITY, *s.* Stéréospécificité, *f.* ; spécificité isomérique.

STEREOTAXIA, *s.* Stéréotaxie, *f.*

STEREOTYPY, *s.* Stéréotypie, *f.*

STERGES'S CARDITIS. Endopéricardite, *s.f.*

STERILITY, *s.* Stérilité, *f.*

STERILIZATION, *s.* Stérilisation, *f.*

STERILIZATION (eugenic). Stérilisation eugénique.

STERILIZATION (fractional). Stérilisation fractionnée.

STERILIZATION (intermittent). Stérilisation fractionnée.

STERLING'S REFLEX. Phénomène ou réflexe de Sterling.

STERNAL, *adj.* Sternal, ale.

STERNALGIA, *s.* 1° Sternalgie, *f.* – 2° Angine de poitrine.

STERNBERG'S DISEASE. Maladie de Hodgkin.

STERNBERG'S GIANT CELLS or **STERNBERG-REED CELLS.** Cellules de Sternberg.

STERNOCHONDROPLASTY, *s.* Sternochondroplastie, *f.*

STERNOCLEIDOMASTOID, *adj.* Sternocléido-mastoïdien.

STERNODORSAL DIAMETER. Diamètre sterno-dorsal.

STERNODYMUS, *s.* Sternopage, *m.*

STERNODYNIA, *s.* 1° Sternalgie, *f.* – 2° Angine.

STERNOPAGUS, *s.* Sternopage, *m.*

STERNOTOMY, *s.* Sternotomie, *f.*

STERNUM, *s.* Sternum, *m.*

STERNUTATION, *s.* Sternutation, *f.*

STERNUTATORY, *adj.* Sternutatoire.

STEROID HORMONES. Hormones stéroïdes.

STEROIDOGENESIS, *s.* Stéroïdogenèse, *f.*

STEROL, *s.* Stérol, *m.*

STEROLYTIC, *adj.* Stérolytique.

STERTOR, *s.* Stertor, *m.* ; respiration stertoreuse.

STETHACOUSTIC, *adj.* Stéthacoustique.

STETHOGRAPH, *s.* Pneumographe, *m.*

STETHOSCOPE, *s.* Stéthoscope, *m.* – binaural *s.* Stéthoscope biauriculaire.

STEVENS-JOHNSON SYNDROME. Syndrome de Stevens-Johnson. → *ectodermosis erosiva pluriorificialis.*

STEWART-BLUEFARD SYNDROME. Syndrome de Stewart-Bluefard.

STEWART-HOLMES PHENOMENON. Épreuve de Stewart-Holmes.

STEWART-MOREL SYNDROME. Syndrome de Morgagni-Morel. → *Morgagni's syndrome.*

STEWART-TREVES SYNDROME. Syndrome de Stewart et Treves.

STH. Somathormone, *f.* → *hormone (growth).*

STHENIC, *adj.* Sthénique.

STICK (crutch-handled walking). Béquillon, *s.m.*

STICK (walking). Canne, *s.f.*

STICKLER'S SYNDROME. Syndrome de Stickler. → *arthro-ophthalmopathy (hereditary progressive).*

STIEDA'S FRACTURE. Fracture du condyle interne du fémur.

STIEDA'S DISEASE. Maladie de Pellegrini-Stieda. → *Pellegrini-Stieda disease.*

STIERLIN'S SIGN or **SYMPTOM.** Image de Stierlin.

STIFF-MAN SYNDROME. Syndrome de l'homme raide ou rigide, syndrome de Mœrsch-Woltman.

STIFFNESS, *s.* Courbature, *f.*

STIGMA, *s.* Stigmate, *m.*

STIGMA (baker's). Durillons digitaux des boulangers (dus au pétrissage de la pâte).

STIGMA (costal). Signe de Stiller.

STIGMA OF DEGENERACY or **OF DEGENERATION.** Stigmates de dégénérescence.

STIGMAS (hysteric or **hysterical).** Stigmates de l'hystérie.

STIGMA (neurasthenic). Stigmates de l'hystérie.

STIGMATODEMIA, *s.* Urticaire, *f.*

STIGMASTEROL, *s.* Stigmastérol, *m.*

STILBESTROL (américain), **STILBOESTROL,** *s.* Stibœstrol, *m.*

STILET, STILETTE, *s.* 1° Mandrin, *m.* – 2° Stylet fin.

STILL'S DISEASE. Maladie de Still. → *arthritis (juvenile rheumatoid).*

STILL'S MURMUR. Souffle de Still.

STILLBIRTH, *s.* Naissance d'un enfant mort.

STILLBIRTH RATE. Mortinatalité, *s.f.*

STILLBORN, *adj.* Mort-né, mort-née.

STILL-CHAUFFARD SYNDROME, *s.* Maladie de Chauffard-Still. → *Chauffard-Still syndrome.*

STILLER'S SIGN. Signe de Stiller.

STILLING'S or **STILLING-TÜRK-DUANE SYNDROME.** Syndrome de Türk-Stilling-Duane.

STIMULATION, *s.* Stimulation, *f.*

STIMULATION (coupled). Stimulation couplée.

STIMULATION OF THE HEART (electric). Électrosystolie, *f.*

STIMULATION (premature atrial) (Strauss). Technique de Strauss.

STIMULATOR, *s.* Stimulation, *m.*

STIMULATOR (long acting thyroid). Long acting thyroid stimulator, LATS.

STIMULATOR (spinal cord). Neurostimulateur, *s.m.*

STIMULIN, *s.* Stimuline, *f.*

STIMULODETECTION, *s.* Stimulodétection, *f.*

STIMULON, *s.* Stimulon, *m.*

STIMULUS, *s.* Stimulus, *m.*

STING, *s.* Piqûre d'insecte.

STIRRUP, *s.* Étrier, *m.*

STITCH, *s.* 1° Suture, *f.* – 2° Point de côté.

STOCK'S PIGMENTARY DEGENERATION or **STOCK'S RETINAL ATROPHY.** Dégénérescence rétinienne au cours de la maladie de Spielmeyer-Vogt.

STOCK-VACCINATION, *s.* Stock-vaccination, *f.*

STOCK-VACCINE, *s.* Stock-vaccin, *m.*

STOCK-VACCINE THERAPY. Stock-vaccinothérapie, *f.*

STOCKHOLM SYNDROME. Syndrome de Stockholm.

STOFFEL'S OPERATION. Opération de Stöffel.

STOKES'S DISEASE. Maladie de Basedow.

STOKES'S LAW. Loi de Stokes, loi de Chopart-Stokes.

STOKES-ADAMS DISEASE. Maladie d'Adams-Stokes. → *Adams-Stokes disease.*

STOLL'S PNEUMONIA. Pneumonie avec complication.

STOMA, *s.*, **STOMATA,** *pl.* Stomate, *m.*

STOMACACE, *s.* Stomacace, *f.*

STOMACH, *s.* Estomac, *m.*

STOMACH (bilocular). Estomac biloculaire, estomac en sablier.

STOMACH (cascade). Estomac en cascade.

STOMACH (watermelon). Estomac pastèque, ectasie vasculaire antrale.

STOMACH (cup and spill). Estomac en cascade.

STOMACH (dumping). Syndrome de chasse.

STOMACH (fish hook). Estomac en J.

STOMACH (Holzknecht's). Estomac en diagonale.

STOMACH (hour-glass). Estomac biloculaire.

STOMACH (J). Estomac en J.

STOMACH (leather bottle). Linite plastique.

STOMACH (miniature). Petit estomac de Pavlov.

STOMACH (Pavlov's). Petit estomac de Pavlov.

STOMACH REEFING. Gastroplication, *s.f.* ; gastrorraphie, *s.f.*

STOMACH (sclerotic). Linite plastique.

STOMACH (wallet). Estomac en besace.

STOMACH (waterfall). Estomac en cascade.

STOMACHAL, *adj.* Gastrique.

STOMACHIC, *adj.* 1° Stomachique. – 2° Gastrique.

STOMATITIS, *s.* Stomatite, *f.*

STOMATITIS (aphthobulbous). Fièvre aphteuse.

STOMATITIS APHTHOSA, APHTHOUS STOMATITIS. Stomatite aphteuse.

STOMATITIS (epidemic or epizootic). Fièvre aphteuse.

STOMATITIS GANGRENOSA, GANGRENOUS ST. Noma, *s.m.* ; stomatite gangréneuse.

STOMATITIS (herpetic), STOMATITIS HERPETICA. Stomatite herpétique.

STOMATITIS HYPHOMYCETICA. Stomatite mycosique.

STOMATITIS INTERTROPICA. Sprue, *s.f.*

STOMATITIS (lead). Stomatite saturnine.

STOMATITIS (mercurial). Stomatite mercurielle, hydrargyrostomatite.

STOMATITIS MYCETOGENETICA. Stomatite mycosique.

STOMATITIS (mycotic). Stomatite mycosique (le plus souvent muguet).

STOMATITIS (parasitic). Stomatite mycosique.

STOMATITIS (tropical). Sprue, *s.f.* → *sprue.*

STOMATITIS (ulcerative). Stomatite ulcéreuse.

STOMATITIS (ulcero membranous). Angine de Vincent. → *angina (Vincent's).*

STOMATITIS (vesicular). Stomatite vésiculeuse.

STOMATITIS (Vincent's). Angine de Vincent. → *angina (Vincent's).*

STOMATOLALIA, *s.* Stomatolalie, *f.*

STOMATOLOGY, *s.* Stomatologie, *f.*

STOMATOPLASTY, *s.* Stomatoplastie, *f.*

STOMATORRHAGIA, *s.* Stomatorragie, *f.*

STOMATOCYTOSIS, *s.* Stomatocytose, *f.*

STOMENCEPHALUS, STOMOCEPHALUS, *s.* Stomencéphale, *m.* ; stomocéphale, *m.*

STONE HEART SYNDROME. Contracture ischémique du cœur post-opératoire.

STONE (kidney). Calcul rénal.

STONE (milk of calcium renal). Syndrome de la boue calcique rénale.

STONE (urinary). Calcul urinaire.

STOOLS, *s.* Selles, *f.pl.* ; fèces, *f.pl.*

STOOLS (acholic). Selles décolorées.

STOOLS (billous). Selles bilieuses.

STOOLS (caddy). Selles de la fièvre jaune.

STOOLS (fatty). Selles graisseuses.

STOOLS (lead-pencil). Selles rubannées.

STOOLS (pea-soup). Selles typhiques (en purée de pois).

STOOLS (ribbon). Selles rubannées.

STOOLS (rice-water). Selles cholériques (eau de riz).

STOOLS (sago-grain). Selles dysentériques (en grain de sagou).

STOOLS (sheep-dung). Selles en crottes de bique.

STOOLS (tarry). Selles noires, goudronneuses.

STORAGE DISEASE. Maladie de surcharge, thésaurismose.

STORCH'S TEST. Réaction de Storch.

STORY (natural). Histoire naturelle, évolution spontanée (d'une maladie).

STPD. Abréviation de « standard temperature pression dry air » (0 °C, 760 mmHg, dry). Condition ou système STPD (0 °C, 760 mmHg, air sec).

STRABISMOLOGY, *s.* Strabologie, *f.*

STRABISMOMETER, STRABOMETER, *s.* Strabomètre, *m.*

STRABISMUS, *s.* Strabisme, *m.* ; hétérotopie, *f.*

STRABISMUS (accommodative). Strabisme dû à une accomodation excessive ou défectueuse.

STRABISMUS (alternating). Strabisme alternant ou binoculaire.

STRABISMUS (anoopsia). Strabisme sursum vergens. → *strabismus sursum vergens.*

STRABISMUS (bilateral or binocular). Strabisme alternant ou binoculaire.

STRABISMUS (comitant or concomitant). Strabisme concomitant.

STRABISMUS (convergent). Strabisme convergent, ésotropie.

STRABISMUS DEORSUM-VERGENS, DEORSUMVERGENT STRABISMUS. Strabisme deorsumvergent.

STRABISMUS (divergent). Strabisme divergent, exotropie.

STRABISMUS (external). Strabisme divergent, exotropie.

STRABISMUS (horizontal). Strabisme horizontal.

STRABISMUS (incomitant). Strabisme incomitant.

STRABISMUS (internal). Strabisme convergent.

STRABISMUS (latent). Strabisme latent, hétérophorie.

STRABISMUS (monocular). Strabisme monoculaire.

STRABISMUS (monolateral). Strabisme unilatéral.

STRABISMUS (muscular). Strabisme concomitant.

STRABISMUS (noncomitant or nonconcomitant). Strabisme incomitant.

STRABISMUS (nonparalytic). Strabisme non paralytique.

STRABISMUS (paralytic). Strabisme paralytique.

STRABISMUS OF THE PENIS. Maladie de La Peyronie.

STRABISMUS SURSUM VERGENS, SURSUMVERGENT STR. Strabisme sursumvergent, hypertropie, *s.f.* ; anoopsie, *s.f.* ; anopsie, *s.f.*

STRABISMUS (unilateral). Strabisme unilatéral.

STRABISMUS (upward). Hypertrophie, *s.f.* → *strabismus sursum vergens.*

STRABISMUS (vertical). Strabisme vertical.

STRABOTOMY, *s.* Strabotomie, *f.*

STRACHAN-SCOTT SYNDROME. Syndrome de Strachan-Scott, syndrome de Hawer-Pallister-Landor.

STRAIN OF BACTERIUM. Souche microbienne.

STRAIN OR A MUSCLE. Claquage musclaire.

STRAIN (left-ventricular). Surcharge ventriculaire gauche.

STRAIN (right-ventricular). Surcharge ventriculaire droite.

STRAIN (ventricular). Surcharge ventriculaire.

STRAIT, *s.* Détroit, *m.*

STRAIT (inferior) OF THE PELVIS. Détroit inférieur du bassin.

STRAIT (superior) OF THE PELVIS. Détroit supérieur du bassin.

STRAND, *s.* Brin, filament, *m.*

STRANDED (single). Monocaténaire, *adj.*

STRANGALAESTHESIA, *s.* Sensation de constriction en ceinture.

STRANGLES OF HORSES. Gourme du cheval.

STRANGULATION, *s.* Strangulation, *f.*

STRANGULATION (retrograd). Étranglement rétrograde de l'anse intra-abdominale d'une hernie en W.

STRANGURIA, STRANGURY, *s.* Strangurie, *f.*

STRAP, *s.* Courroie de rappel.

STRAP (shoulder). Épaulière, *s.f.*

STRATIGRAPHY, *s.* Tomographie, *f.*

STRATUM, *s.* Couche, *f.* (anatomie, histologie).

STRAUS'S SIGN. Signe de Straus.

STRAWBERRY MARK. Angiome tubéreux. → *haemangioma congenitale.*

STREAKS IN THE RETINA (angloid). Stries angioïdes de la rétine.

STREPHENDOPODIA, *s.* Pied bot varus.

STREPHEXOPODIA, *s.* Pied bot valgus.

STREPHOPODIA, *s.* Pied bot.

STREPTICAEMIA, STREPTOCOCCAEMIA, STREPTOCOCCOAEMIA, *s.* Streptococcémie, *f.*

STREPTOBACILLUS, *s. Streptobacillus, m.*

STREPTOCOCCACEAE, *s.pl.* Streptococcacées, *f.*

STREPTOCOCCOSIS, *s.* Streptococcie, *f.* ; streptococcose, *f.*

STREPTOCOCCUS, *s. Streptococcus, m.* ; streptocoque, *m.*

STREPTOCOCCUS FAECALIS. *Streptococcus fœcalis.* → *Enterococcus.*

STREPTOCOCCUS LANCEOLATUS. Pneumocoque, *m.* → *Streptococcus pneumoniae.*

STREPTOCOCCUS PNEUMONIAE. *Streptococcus pneumoniæ, Diplococcus pneumoniæ Pneumococcus, m. ; pneumocoque, m. ; Micrococcus pasteuri.*

STREPTOCOCCUS PYOGENES. *Streptococcus pyogenes.*

STREPTOCOLYSIN, *s.* Streptolysine, *f.*

STREPTODORNASE, *s.* Streptodornase, *f.*

STREPTOGRAMIN, *s.* Streptogramine, *f.*

STREPTOKINASE, *s.* Streptokinase, *f.*

STREPTOLYSIN, *s.* Streptolysine, *f.*

STREPTOLYSIN O. Streptolysine O, hémolysine O.

STREPTOLYSIN S. Streptolysine S.

STREPTOMYCES, *s. Streptomyces, m.*

STREPTOMYCETACEAE, *s.pl.* Streptomycétacées, *f.*

STREPTOMYCIN, *s.* Streptomycine, *f.*

STREPTOTHRICIN, *s.* Streptothricine, *f.*

STREPTOTHRICOSIS, *s.* Streptothricose, *f.*

STREPTOTHRIX, *s. Streptothrix, m.*

STREPTOTHRICHIASIS, STREPTOTRICHOSIS, *s.* Streptothricose, *f.*

STRESS, *s.* Stress, *m.*

STRETCH REFLEX. Réflexe myotatique.

STRETCHER, *s.* Brancard, *m.*

STRETCHING, *s.* Étirement, *m.*

STRIAE ATROPHICAE. Vergetures, *f.pl.* ; vibices, *f.pl.*

STRIAE CUBIS DISTENSAE. Vergetures, *f.pl.* ; vibices, *f.pl.*

STRIAE GRAVIDARUM. Vergetures de la grossesse.

STRIATAL (mixed) SYNDROME OF HUNT. Syndrome striopallidal.

STRIATAL SYNDROMES. Syndromes striés.

STRIATE BODY. Striatum, *s.m.*

STRICTRE, *s.* Striction, *f.* ; stricture, *f.* ; étranglement d'un organe.

STRICTURE (annular). Striction annulaire.

STRICTURE (bridle). Striction par bride.

STRICTURE (cicatrical). Striction cicatricielle.

STRICTURE (contractile). Striction récidivante.

STRICTURE (false or functional). Striction, *s.f.*

STRICTURE (hernial). Étranglement herniaire.

STRICTURE (organic). Striction organique.

STRICTURE (permanent). Striction organique.

STRICTURE (recurrent). Striction récidivante.

STRICTURE (spasmodic or spastic). Striction spasmodique.

STRICTURE (temporary). Striction spasmodique.

STRICTUROTOMY, *s.* Stricturotomie, *f.*

STRIDOR, *s.* Stridor, *m.* – *congenital str., laryngeal str.* Stridor des nouveau-nés, respiration striduleuse.

STRIDOR DENTIUM. Grincement de dents.

STRIDULOUS, *adj.* Stridoreux, euse ; striduleux, euse.

STRING-TEST. Épreuve du fil.

STRIPPING, *s.* Éveinage, *m.* ; tringlage, *m.*

STROBOSCOPY, *s.* Stroboscopie, *f.*

STROKE, *s.* Attaque, *f.* ; accident vasculaire cérébral, AVC.

STROKE (apoplectic). Ictus apoplectique.

STROKE (back). Choc en retour.

STROKE (cold). Coup de froid.

STROKE (heat). Coup de chaleur.

STROKE (lightning). Fulguration, *s.f.* ; électrocution par la foudre.

STROKE (paralytic). Attaque de paralysie.

STROMA, *s.* Stroma, *m.*

STRONGYLOIDES, *s. Strongyloides, m.*

STRONGYLOIDES INTESTINALIS. *Strongyloides stercoralis.*

STRONGYLOIDES STERCORALIS. *Strongyloides stercoralis.*

STRONGYLOIDIASIS, STRONGYLOIDOSIS, *s.* Anguillulose, *f.* ; strongyloïdose, *f.*

STRONGYLOIDIASIS (larva currens). Syndrome de larva currens.

STRONGYLIASIS, STRONGYLOSIS, *s.* Eustrongylose, *f.* ; strongylose, *f.*

STRONGYLUS GIGAS. Strongle géant, *Eustrongylus gigas.*

STRONGYLUS LOA. Loa-loa, *f.* → *Loa-loa.*

STROPHULUS, *s.* Strophulus, *f.* ; prurigo simplex aigu, lichen simplex aigu, lichen urticatus, urticaire papuleuse, prurigo-strophulus, *f.*

STRUMA, *s.* (obsolete). 1° Scrofule, *f.* (obsolete). – 2° Goitre, *m.* ; strume, *f.*

STRUMA ABERRANTA. Goitre aberrant.

STRUMA BASEDOWIFICATA. Goitre basedowifié.

STRUMA CALCULOSA. Goitre calcifié et atrophié.

STRUMA (cast iron). Strumite ligneuse. → *Riedel's disease or struma.*

STRUMA CIBARIA. Goitre dû à l'ingestion de substances goitrogènes.

STRUMA COLLOIDES. Goitre colloïde.

STRUMA ENDOTHORACIA. Goitre endothoracique.

STRUMA FIBROSA. Goitre fibreux.

STRUMA FOLLICULARIS. Goitre parenchymateux.

STRUMA GELATINOSA. Goitre colloïde.

STRUMA (Hashimoto's). Goitre lymphomateux de Hashimoto. → *Hashimoto's disease.*

STRUMA HYPERPLASTICA. Goitre fibreux.

STRUMA (ligneous or lignous). Strumite ligneuse. → *Riedel's disease.*

STRUMA LIPOMATODES ABERRATA RENIS. Néphrocarcinome, *m.* → *adenocarcinoma (renal).*

STRUMA LYMPHATICA. Lymphatisme, *s.m.*

STRUMA LYMPHOMATOSA. Goitre lymphomateux de Hashimoto. → *Hashimoto's disease.*

STRUMA MALIGNA. Goitre cancéreux.

STRUMA MOLLIS. Goitre colloïde.

STRUMA NODOSA. Adénome thyroïdien.

STRUMA OVARII LUTEINOCELLULARE. Lutéome, *s.m.* ; lutéinome, *s.m.*

STRUMA PARENCHYMATOSA. Goitre parenchymateux.

STRUMA PETROSA. Goitre fibreux.

STRUMA POSTBRANCHIALIS. Strume post-branchiale.

STRUMA (retrosternal). Goitre endothoracique.

STRUMA (Riedel's). Strumite ligneuse. → *Riedel's disease.*

STRUMA (substernal). Goitre endothoracique.

STRUMA THYMICOLYMPHATICA. État thymolymphatique. → *status thymicolymphaticus.*

STRUMA (thymus) or STRUMA THYMICA. Persistance du thymus.

STRUMECTOMY, *s.* Strumectomie, *f.*

STRUMIPRIVAL, STRUMIPRIVIC, STRUMIPRIVOUS, *adj.* Strumiprive.

STRUMITIS, *s.* Strumite, *f.*

STRUMMING, *s.* Pianotement, *m.*

STRUMOUS, *adj.* Strumeux, euse.

STRÜMPELL'S or STRÜMPELL-LORRAIN DISEASE. Paraplégie spasmodique familiale – ou type – de Strümpell-Lorrain.

STRÜMPELL'S PHENOMENONS or SIGNS. Phénomènes de Strümpell (contraction du jambier antérieur et phénomène de la pronation).

STRÜMPELL-LEICHTENSTERN TYPE OF ENCEPHALITIS. Encéphalite hémorragique aiguë primitive.

STRÜMPELL-MARIE SPONDYLITIS. Pelvispondylite rhumatoïde. → *spondylitis (rheumatoid).*

STRÜMPELL-WESTPHAL PSEUDOSCLEROSIS. Pseudosclérose, *f.* → *pseudosclerosis.*

STRYCHNINE, *s.* Strychnine, *f.*

STRYCHNINISM, STRYCHNISM, *s.* Strychnisme, *m.*

STRYKER-HALBEISEN SYNDROME. Syndrome de Stryker-Halbeisen.

STUART FACTOR. Facteur Stuart. → *factor (Stuart).*

STUDER-WYSS TEST. Épreuve au Néomercazole, test de Studer et Wyse.

STUMP, *s.* Moignon, *m.*

STUPEFACIENT, STUPEFACTIVE, *s.* Stupéfiant, *m.* ; narcotique, *m.* ; drogue, *f.*

STUPOR, *s.* Stupeur, *f.*

STUPOR (anergic). Stupeur avec immobilité.

STUPOR VIGILANS. Catalepsie, *f.*

STUPOROUS, *adj.* Stuporeux, euse.

STURGE'S or STURGE-WEBER DISEASE. Maladie de Sturge-Weber-Krabbe. → *amentia (naevoid).*

STUTTERING, *s.* Bégaiement, *m.* → *stammering.*

STUTTERING (urinary). Bégaiement urinaire.

STUTTGART DISEASE. Leptospirose à *Leptospira canicola.*

STY, STYE, *s.* Orgelet, *m.*

STYLE, STYLET, *s.* 1° Mandrin, *m.* – 2° Stylet fin.

STYLOID, *adj.* Styloïde.

STYLOID PROCESS SYNDROME (elongated). Stylalgie, *s.f.* ; angine styloïdienne de Garel, syndrome de la longue apophyse styloïde, syndrome de Eagle, syndrome stylocarotidien.

STYLOID PROCESS OF TEMPORAL BONE. Processus styloïde de l'os temporal, anciennement apophyse styloïde.

STYPAGE, *s.* Stypage, *m.*

STYPTIC, *adj.* Styptique.

STYPVEN TIME TEST. Temps de Stypven-céphaline.

SUBACUTE, *adj.* Subaigu, guë.

SUB-BULBAR SYNDROME. Syndrome sous-bulbaire d'Opalski.

SUBCLAVIAN, *adj.* Sous-clavier, ère.

SUBCLAVIAN STEAL SYNDROME or SUBCLAVIAN SWITCH. Syndrome de la sous-clavière voleuse, syndrome de vol de l'artère sous-clavière ou de vol sous-clavier, hémo-détournement dans les artères du cou à destination cérébrale, insuffisance vertébro-brachiale, syndrome de suppléance vertébro-basilaire.

SUBCLAVICULAR, *adj.* Sous-claviculaire.

SUBCLINICAL, *adj.* Infraclinique.

SUBCONSCIOUS, *adj.* Subconscient, ente.

SUBCUTANEOUS, *adj.* Sous-cutané, hypodermique.

SUBDELIRIUM, *s.* Subdélire, *m.* ; subdélirium, *m.*

SUBEPENDYMOMA, *s.* Subépendymome, *m.*

SUBEROSIS, *s.* Subérose, *f.*

SUBFEBRILE STATE. Subfébrilité, *f.* ; état subfébrile.

SUBICTERIC, *adj.* Subictérique.

SUBICTERUS, *s.* Subictère, *m.*

SUBINTRANT, *adj.* Subintrant, ante.

SUBINVOLUTION OF THE UTERUS. Subinvolution de l'utérus.

SUBJECTIVE, *adj.* Subjectif, ive.

SUB-KINGDOM, *s.* Embranchement, sous-règne, *m.*

SUBLETHAL, *adj.* Subléthal, ale.

SUBLETHAL FACTOR. Gène ou facteur sublethal.

SUBLINGUAL, *adj.* Sublingual, ale.

SUBLINGUAL FIBROMA. Maladie de Fede, subglossite diphtéroïde.

SUBLUXATION, *s.* Subluxation, *f.*

SUBMANDIBULAR, *adj.* Submandibulaire, sous-maxillaire.

SUBMAXILLARY, *adj.* Sous-maxillaire, sous-mandibulaire.

SUBMAXILLITIS, *s.* Sous-maxillite, *f.*

SUBMERSIO, *s.* Submersion, *f.*

SUBNARCOSIS, *s.* Subnarcose, *f.*

SUBNASAL POINT. Point sous-nasal.

SUBOCCIPITO-BREGMATIC DIAMETER. Diamètre sous-occipito-bregmatique.

SUBSEPSIS ALLERGICA or **HYPERERGICA.** Syndrome de Wissler-Fanconi. → *Wissler-Fanconi syndrome.*

SUBSTANCE OF ANAPHYLAXIS (slow reacting). SRS-A.

SUBSTANCE (black). Locus niger.

SUBSTANCE (transmitter). Médiateur chimique, neurotransmetteur. → *mediator (chemical).*

SUBSTITUTION, *s.* (genetics). Remplacement, *m.*

SUBSTRATE, *s.* Substrat, *m.* ; réactant, *m.*

SUBSULTUS CLONUS. Soubresaut tendineux.

SUBSULTUS TENDINUM. Soubresaut tendineux.

SUBTILIN, *s.* Subtiline, *f.*

SUBUNIT, *s.* Sous-unité, *f.*

SUBVITAMINOSIS. Hypovitaminose, *f.*

SUCCEDANEOUS, *adj.* Succédané, ée.

SUCCEDANEUM, *s.* Succédané, *m.*

SUCCINYLCHOLINE CHLORIDE. Succinylcholine, *s. f.*

SUCCULENT, *adj.* Succulent, ente.

SUCCUS, *s.* Suc, *m.*

SUCCUSSION, *s.* Succussion, *f.* – *hippocratic s.* Succussion hippocratique.

SUCKLING, *s.* 1° Allaitement au sein. – 2° Nourrisson, *m.*

SUCROSE, *s.* Saccharose, *m.* ; sucrose, *m.*

SUCROSE HAEMOLYSIS TEST. Épreuve d'hémolyse au sucrose.

SUCROSURIA, *s.* Saccharosurie, *f.*

SUDAMINA, *s.* Sudamina, *m.pl.*

SUDATION, *s.* Sudation, *f.*

SUDECK'S ATROPHY or **DISEASE.** Atrophie de Sudeck. → *dystrophy (reflex sympathetic).*

SUDORIFIC, *adj.* Sudorifique, diaphorétique.

SUDORIPARUS, *adj.* Sudoripare.

SUFFOCATION, *s.* Suffocation, *f.*

SUFFUSION, *s.* Suffusion, *f.*

SUGAR, *s.* Sucre, *m.*

SUGAR HORMONE. Glucocorticoïdes, *m.pl.*

SUGGESTIBILITY, *s.* Suggestibilité, *f.*

SUGGESTION, *s.* Suggestion, *f.*

SUGGESTION (self). Autosuggestion, *f.*

SUGGILLATION, *s.* Sugillation, *f.*

SULCIFORM, *adj.* Sulciforme.

SULCUS (calcarine). Scissure calcarine.

SULCUS (central) OF THE CEREBRUM. Scissure de Rolando.

SULCUS (superior pulmonary syndrome). Syndrome de Pancoast.

SULCUS (Sylvian). Scissure de Sylvius.

SULFANILAMIDE, *s.* Sulfamide, *m.*

SULFATIDOSIS, *s.* Sulfatidose, *f.*

SULFHAEMOGLOBIN, *s.* Sulfhémoglobine, *f.*

SULFHAEMOGLOBINAEMIA, *s.* Sulfhémoglobinémie, *f.*

SULFONAMIDE, *s.* (amér.). Sulfamide.

SULFONAMIDE (hypoglycaemic). Sulfamide hypoglycémiant.

SULFONAMIDAEMIA, *s.* Sulfamidémie, *f.*

SULFONAMIDE-RESISTANCE, *s.* Sulfamido-résistance, *f.*

SULFONAMIDOTHERAPY, *s.* Sulfamidothérapie, *f.*

SULFONAMIDURIA, *s.* Sulfamidurie, *f.*

SULFONE, *s.* (amér.). Sulfone, *f.*

SULFONYLUREA, *s.* **SULFONYLUREA (hypoglycaemic).** Sulfamide antidiabétique ou hypoglycémiant.

SULFUR, *s.* (amér.). Soufre, *m.*

SULLAGE, *s.* Eaux vannes.

SULPHANILAMIDE, *s.* Sulfamide, *m.*

SULPHONAMIDE, *s.* Sulfonamide, *m.*

SULPHONE, *s.* Sulfone, *m.*

SULPHUR, *s.* Soufre, *m.*

SULZBERGER-GARBE DISEASE. Dermite exsudative discoïde et lichénoïde chronique de Sulzberger et Garbe.

SUMMATION, *s.* Sommation, *f.* ; addition latente, facilitation, *f.*

SUMMERSKIELS' DISEASE. Maladie de Summerskiel. → *cholestasis (benign recurrent).*

SUNBURN, *s.* Coup de soleil.

SUNSTROKE, *s.* Insolation, *f.*

SUPERACUTE, *adj.* Suraigu, guë.

SUPERALIMENTATION, *s.* Suralimentation, *f.*

SUPERANTIGEN, *s.* Superantigène, *m.*

SUPER-EGO, *s.* Sur-moi, *m.*

SUPERFAMILY, *s.* Superfamille, *f.*

SUPERFECUNDATION, *s.* Superfécondation, *f.* ; superimprégnation.

SUPERFEMALE SYNDROME. Syndrome de la superfemelle. → *triplo X.*

SUPERFETATION, *s.* Superfétation, *f.* ; super-embryonnement, *m.*

SUPERIMPREGNATION, *s.* Superimprégnation, *f.* ; superfécondation, *f.*

SUPERINFECTION, *s.* Superinfection, *f.* ; surinfection, *f.*

SUPERINVOLUTION OF THE UTERUS. Super-involution de l'utérus.

SUPERIOR OBLIQUE TENDON SHEATH SYNDROME. Syndrome de Brown, syndrome de la gaine du grand oblique.

SUPEROXIDE DISMUTASE. Superoxyde dismutase, *s. f.*

SUPINATION, *s.* Supination, *f.*

SUPINE, *adj.* 1° En décubitus dorsal. – 2° En supination.

SUPPOSITORY, *s.* Suppositoire, *m.*

SUPPORT (ankle). Chevillière, *s.f.*

SUPPORT (knee). Genouillère, *s.f.*

SUPPRESSION (bone marrow). Aplasie médullaire.

SUPPRESSION (unlocular). Neutralisation oculaire.

SUPPURATION, *s.* Suppuration, *f.*

SUPPURATE (to), *v.* Suppurer.

SUPRANASAL POINT. Ophryon, *s.m.* → *ophryon.*

SUPRAORBITAL POINT. Ophryon, *s.m.* → *ophryon.*

SUPRARENAL, *adj.* Surrénal, ale. – *s. gland or s. capsule.* Glande surrénale. → *gland (adrenal).*

SUPRARENAL GENITAL SYNDROME. Syndrome génito-surrénal.

SUPRARENAL PSEUDOHERMAPHRODITISM-VIRILISM HIRSUTISM SYNDROME. Syndrome génito-surrénal.

SUPRARENALECTOMY, *s.* Surrénalectomie, *f.*

SUPRARENOMA, *s.* Surrénalome, *m.* → *tumour (adrenal).*

SUPRASELLAR, *adj.* Suprasellaire.

SUPRASULCUS SYNDROME. Syndrome de Pancoast. → *Pancoast's syndrome.*

SUPRAVALVULAR, *adj.* Sus-valvulaire.

SUPRAVENTRICULAR, *adj.* Supra-ventriculaire.

SURALIMENTATION, *s.* Suralimentation, *f.*

SURDIMUTISM, SURDOMUTITAS, *s.* Surdimutité, *f.*

SURDITY, *s.* Surdité, *f.*

SURDO-CARDIAC SYNDROME. Syndrome de Jervell et Lange-Nielsen. → *cardioauditory syndrome of Jervell and Lange-Nielsen.*

SURFACTANT, *s.* Surfactant, *m.*

SURGEON, *s.* Chirurgien, *m.*

SURGEON (orthopaedic). Orthopédiste, *s. m.* or *f.*

SURGERY, *s.* Chirurgie, *f.*

SURGERY (operative). Médecine opératoire.

SURGERY (refractive). Chirurgie réfractive.

SURMAY'S OPERATION. Opération de Surmay, jéjunostomie, *f.*

SURRA, *s.* Surra, *m.*

SURSUMVERGENCE, *s.* Sursumvergence, *f.*

SUSCEPTIBILITY, *s.* Réceptivité, *f.*

SUSPENSION, *s.* Suspension, *f.*

SUSPENSOID, *s.* Suspensoïde, *m.*

SUSPIRIOUS, *adj.* Suspirieux, euse.

SUSSMAN'S SPUR. Éperon de Sussman.

SUSTENTATION, *s.* Sustentation, *f.*

SUTHERLAND'S SYNDROME. Syndrome de Sutherland.

SUTTER BLOOD GROUP SYSTEM. Système de groupe sanguin Sutter.

SUTTON'S DISEASE or NAEVUS. 1° (Sutton's naevus). – Maladie ou nævus de Sutton, nævus à halo. – 2° Aphtes nécrosants et mutilants.

SUTURA CORONALIS (anatomy). Suture coronale.

SUTURA FRONTALIS (anatomy). Suture métopique.

SUTURA LAMBDOIDES (anatomy). Suture lambdoïde.

SUTURA SAGITTALIS (anatomy). Suture interpariétale, suture sagittale.

SUTURÆ CRANII. Sutures crâniennes.

SUTURE, *s.* Suture, *f.*

SUTURE (absorbable). Suture à fils résorbables.

SUTURE (apposition). Suture cutanée réalisant un affrontement parfait.

SUTURE (approximation). Suture profonde formant capitonnage.

SUTURE (baseball). Suture en bourse.

SUTURE (Bell's). Suture dans laquelle on passe l'aiguille de dedans en dehors alternativement sur chaque lèvre.

SUTURE (blanket). Suture en surjet à points passés.

SUTURE (bolster). Suture sur bourdonnet.

SUTURE (buried). Suture enfouie.

SUTURE (button). Variété de suture cutanée en U dans laquelle les fils, pour ne pas couper la peau, sont passés dans des sortes d'œillets.

SUTURE (chain). Suture en surjets à points passés.

SUTURE (circular). Suture circulaire.

SUTURE (clavate). Suture temporaire. → *suture (relaxation).*

SUTURE (coaptation or **coapting).** Suture cutanée réalisant un affrontement parfait.

SUTURE (cobbler's). Double surjet à points en U.

SUTURE (compound). Suture temporaire amovible en cas de trop grande tension de la plaie.

SUTURE (Connell's). Suture de Connell-Mayo.

SUTURE (continuous). Suture en surjet, suture du pelletier.

SUTURE (coronal) (anatomy). Suture coronale.

SUTURE (cranial). Suture crânienne.

SUTURE (Cushing's). Suture de Cushing.

SUTURE (Czerny's). 1° Suture intestinale mucomuqueuse. – 2° Variété de suture tendineuse.

SUTURE (delayed). Suture primitive retardée.

SUTURE (dry). Suture à travers deux bandes de toile adhésive collées sur les lèvres de la plaie.

SUTURE (Dupuytren's). Variété de suture de Lembert, en surjet.

SUTURE (Emmmet's). Double suture de Lembert.

SUTURE (figure-of-eight). Sutures par épingles autour desquelles des fils passés en 8 maintiennent l'affrontement cutané.

SUTURE (frontal) (anatomy). Suture frontale.

SUTURE (frontoparietal) (anatomy). Suture coronale.

SUTURE (Gaillard-Arlt). Suture utilisée dans le traitement de l'entropion.

SUTURE (Gely's). Suture de Gely.

SUTURE (glovers'). Suture en surjet.

SUTURE (Gould's). Suture intestinale à points en U.

SUTURE (Halstead's). Suture de Halstead.

SUTURE (harelip). Suture par épingles autour desquelles des fils passés en 8 maintiennent l'affrontement cutané.

SUTURE (Harris's). Variété de suture intestinale circulaire.

SUTURE (interparietal) (anatomy). Suture sagittale, suture interpariétale.

SUTURE (interrupted). Suture à points séparés.

SUTURE (intradermic). Suture intradermique.

SUTURE (Jobert's). Suture termino-terminale de l'intestin, le bout supérieur étant invaginé dans l'intérieur.

SUTURE (lambdoid) (anatomy). Suture lambdoïde.

SUTURE (lead plate). Suture sur tubes de Galli.

SUTURE (Le Dentu's). Suture de Le Dentu.

SUTURE (Le Fort's). Suture de Le Fort.

SUTURE (Lembert's). Suture de Lembert.

SUTURE (loop). Suture à points séparés.

SUTURE (mattress). Suture à points en U ou à point de matelassier. – *continuous mattress s.* Surjet à points en U. – *interrupted matress s.* Suture à points en U séparés.

SUTURE (nonabsorbable). Suture à fils non résorbables.

SUTURE (noose). Suture à points séparés.

SUTURE (Palfyn's). Suture intestinale amarrant l'intestion à la peau.

SUTURE (Pancoast's). Variété de suture avec plastie des lambeaux.

SUTURE (pin). Suture par épingles. → *suture (harelip).*

SUTURE (plastic). Suture avec plastie des lambeaux.

SUTURE (plate). Suture par épingles autour desquelles des fils passés en 8 maintiennent l'affrontement cutané.

SUTURE (primary). Suture primitive.

SUTURE (primo-secondary). Suture primitive retardée.

SUTURE (purse-string). Suture en bourse.

SUTURE (quill or **quilled).** Suture temporaire amovible en cas de trop grande tension de la plaie.

SUTURE (Ramdohr's). Suture termino-terminale de l'intestion, le bout supérieur étant invaginé dans l'inférieur.

SUTURE (relaxation, relaxing or **relief).** Suture temporaire amovible en cas de trop grande tension de la plaie.

SUTURE (Robinson's). Suture intestinale sur tube de caoutchouc.

SUTURE (running). Suture en surjet.

SUTURE (secondary). Suture secondaire.

SUTURE (seroserous). Suture séro-séreuse.

SUTURE (shotted). Suture dans laquelle les extrémités des fils sont arrêtées par des plombs.

SUTURE (silkworm gut). Suture au crin de Florence.

SUTURE (Simon's). Suture périnéale en trois plans.

SUTURE (spirale). Suture en surjet.

SUTURE (staple). Suture à points en U séparés.

SUTURE (subcuticular). Suture intradermique.

SUTURE (sunk). Suture enfouie.

SUTURE (symperitoneale). Péritonisation, *s.f.*

SUTURE (tabacco bag). Suture en bourse.

SUTURE (tension). Suture temporaire amovible en cas de trop grande tension de la plaie.

SUTURE (tongue-and-groove). Suture avec plastie des lambeaux.

SUTURE (transfixion). Suture par épingles autour desquelles des fils passés en 8 maintiennent l'affrontement cutané.

SUTURE (twisted). Suture par épingles autour desquelles des fils passés en 8 maintiennent l'affrontement cutané.

SUTURE (tying over gauze). Suture sur bourdonnet.

SUTURE (uninterrupted). Suture en surjet.

SUTURE (Wölfler's). Suture de Wölfler, suture de Robineau.

SUTURE (Wysler's). Suture intestinale séromusculaire.

SVEDBERG'S UNITY or UNIT. Unité Svedberg, unité S.

SWALLOWING, *s.* Déglutition, *f.*

SWAN'S OPERATION. Technique ou opération de Swan.

SWAN'S SYNDROME. Syndrome de Swan, syndrome de la tache aveugle.

SWAN-GANZ CATHETER. Sonde de Swan-Ganz.

SWEAT, *s.* Sueur, *f.*

SWEAT (bloody). Hématidrose, *f.* ; sueur de sang.

SWEAT (fetid). Bromidrose, *f.*

SWEAT FEVER or SICKNESS. → Suette miliaire.

SWEAT TEST. Test de la sueur.

SWEATING SICKNESS. Suette miliaire.

SWEDIAUR'S DISEASE. Talalgie blennoragique de Swediaur.

SWEET'S SYNDROME. Syndrome de Sweet, dermatose aiguë fébrile neutrophilique.

SWELLING, *s.* Enflure, *f.*

SWELLING (albuminous). Hyperhydratation cellulaire.

SWELLING (Calabar). Œdème de Calabar.

SWELLING (cloudy). Hyperhydratation cellulaire.

SWELLING (giant). Œdème de Quincke. → *Quincke's disease.*

SWELLING (glassy). Dégénérescence amyloïde. → *amyloid degeneration.*

SWELLING (hunger). Œdème de carence. → *œdema (nutritional).*

SWELLING (Kamerun). Œdème de Calabar.

SWELLING (periodic). Œdème de Mach, œdème périodique idiopathique.

SWELLING (tropical). Œdème de Calabar.

SWELLING (white). Tumeur blanche, ostéoarthrite tuberculeuse.

SWENSON'S OPERATION. Opération de Swenson-Bill.

SWIFT'S DISEASE. Acrodynie, *f.* → *acrodynia.*

SWINEHERD'S DISEASE. Pseudo-typho-méningite des porchers, dengue des tommiers, grippe des laiteries, maladie de Bouchet, maladie de fruitières, maladie des jeunes porchers.

SWING, *s.* Gouttière suspendue pour fracture de jambe.

SWINGLE AND PFIFFNER HORMONE. Cortine, *f.*

SWISS TYPE OF AGAMMAGLOBULINAEMIA. Maladie de Glanzmann. → *agammaglobulinaemia (Swiss type of).*

SWITCH, *s.* Détransposition, *f.*

SWOON, *s.* Syncope, *f.*

SWYER-JAMES or SWYER-JAMES-MACLEOD SYNDROME. Syndrome de Macleod, syndrome de Swyer-James.

SYCEPHALUS, *s.* Sycéphalien, *m.* → *syncephalus.*

SYCHNURIA, *s.* Pollakiurie, *f.*

SYCOSIS, *s.* Sycosis, *m.* ; sycosis arthritique, eczéma récidivant de la lèvre supérieure, impétigo sycosiforme de la lèvre supérieure.

SYCOSIS (coccogenic). Sycosis staphylococcique.

SYCOSIS CONTAGIOSA. Sycosis trichophytique.

SYCOSIS FRAMBOESIA, S. FRAMBOESIOIDES, S. FRAMBOESIFORMIS. Acné chéloïdienne.

SYCOSIS (hyphogenic or hyphomycotic). Sycosis trichophytique.

SYCOSIS (lupoid). Sycosis lupoïde, ulérythème sycosiforme.

SYCOSIS (nonparasitic). Sycosis staphylococcique.

SYCOSIS NUCHAE NECROTISANS. Acné chéloïdienne.

SYCOSIS PARASITICA, PARASITIC S. Sycosis trichophytique.

SYCOSIS STAPHYLOGENES. Sycosis staphylococcique.

SYCOSIS VULGARIS. Sycosis staphylococcique.

SYDENHAM'S CHOREA. Chorée de Sydenham. → *chorea.*

SYDENHAM'S COUGH. Toux hystérique.

SYLVEST'S DISEASE. Myalgie épidémique. → *pleurodynia (epidemic).*

SYMBION, *s.* Symbiote, *m.*

SYMBIOSIS, *s.* Symbiose, *f.*

SYMBIOTE, *s.* Symbiote, *m.*

SYMBLEPHARON, *s.* Symblépharon, *m.*

SYMBRACHYDACTYLIA, SYMBRACHYDACTYLISM, SYMBRACHYDACTYLY, *s.* Symbrachydactylie, *f.*

SYME'S AMPUTATION. Amputation de Syme.

SYME'S OPERATION. Opération de Syme.

SYMELUS, SYMMELUS, *s.* Symèle, *m.*

SYMONDS'S SYNDROME. Syndrome de Symonds.

SYMPATHECTOMY, SYMPATHETECTOMY, SYMPATHICECTOMY, *s.* Sympathectomie, *f.* ; sympathicectomie, *f.*

SYMPATHECTOMY (periarterial). Sympathectomie périartérielle.

SYMPATHETIC, *adj.* Sympathique.

SYMPATHETIC (posterior cervival) SYNDROME. Syndrome de Barré-Liéou. → *Barré-Liéou syndrome.*

SYMPATHETICALGIA, *s.* Sympathalgie, *f.* ; algie sympathique.

SYMPATHETICALGIA OF THE FACE. Névralgisme facial, sympathalgie faciale ou de la face, névralgie de Brissaud, psychalgie faciale, causalgie faciale, algie sympathique de la face.

SYMPATHICECTOMY, *s.* Sympathectomie, *f.*

SYMPATHICOBLASTOMA, *s.* Sympathome sympathoblastique.

SYMPATHICOCYTOMA, *s.* Ganglioneurome, *m.* → *ganglioneuroma.*

SYMPATHICODIAPHTERESIS, *s.* Isophénolisation, *f.*

SYMPATHICOLYTIC, *adj.* Sympathicolytique, sympatholytique, sympathicoplégique, sympathoplégique.

SYMPATHICOMIMETIC, *adj.* Sympathicomimétique, sympathomimétique.

SYMPATHICOTHERAPY, *s.* Sympathicothérapie, *f.*

SYMPATHICOTONIA, *s.* Sympathicotonie, *f.*

SYMPATHICOTONIC, *adj.* Sympathicotonique.

SYMPATHICOTRIPSY, *s.* Sympathicotripsie, *f.*

SYMPATHICOTROPISM, *s.* Sympathicotropisme, *m.*

SYMPATHIN, *s.* Sympathine, *f.*

SYMPATHOBLASTOMA, *s.* Sympathome sympathoblastique.

SYMPATHOCYTOMA, *s.* Ganglioneurome, *m.* → *ganglioneuroma.*

SYMPATHOGONIOMA, *s.* Sympathome sympathogonique, sympathicogoniome, sympathogoniome.

SYMPATHOLYSIS, *s.* Sympatholyse, *f.*

SYMPATHOLYTIC, *adj.* Sympatholytique. → *sympathicolytic.*

SYMPATHOMA, *s.* Sympathome, *m.*

SYMPATHOMIMETIC, *adj.* Sympathicomimétique. → *sympathicomimetic.*

SYMPHALANGIA, SYMPHALANGISM, *s.* Symphalangie, *f.* ; symphalangisme, *m.* ; syndrome de Drinkwater.

SYMPHYSIOTOMY, *s.* Symphyséotomie, *f.* ; synchondrotomie, *f.*

SYMPHYSIS, *s.* Symphyse, *f.*

SYMPHYSIS (cardiac). Symphyse cardiaque. → *pericarditis (adhesive).*

SYMPTOM, *s.* 1° Symptôme, *m.* (manifestation morbide ressentie par le malade) – 2° Signe, *m.* – And see under the name ; e.g. symptom (Gersuny's). → *Gersuny's symptom.*

SYMPTOMS (constitutional). Signes généraux.

SYMPTOMATIC, *adj.* Symptomatique.

SYMPTOMATOLOGY, *s.* Symptomatologie, *f.*

SYMPUS, *s.* Sirénomèle, *m.*

SYNADELPHUS, *s.* Synadelphe, *m.*

SYNAESTHESIA, *s.* Synesthésie, *f.*

SYNAESTHESIA ALGICA. Synesthésalgie, *f.* ; synesthésie douloureuse.

SYNAESTHESIALGIA, *s.* Synesthésalgie, *f.* ; synesthésie douloureuse.

SYNALGIA, *s.* Synalgésie, *f.* ; synalgie, *f.*

SYNANCHE, *s.* Angine, *f.*

SYNAPSE, SYNAPSIS, *s.* 1° Synapse, *f.* – 2° Fusion des paires de chromosomes mâles et femelles lors de la fécondation.

SYNAPTASE, *s.* Synaptase, *f.*

SYNAPTIC, *adj.* Synaptique. – *synaptic delay.* Temps synaptique.

SYNARTHROSIS, *s.* Synarthrose, *f.*

SYNCEPHALUS, *s.* Sycéphalien, *m.* ; janicéphale, *m.* ; janiforme, *m.*

SYNCHILIA, *s.* Synchéilie, *f.* ; synchilie, *f.*

SYNCHIRIA, *s.* Allochirie, *f.* → *allochiria.*

SYNCHODROSEOTOMY, *s.* Opération de Gerdy-Trendelenburg.

SYNCHONDROSIS, *s.* Synchondrose, *f.*

SYNCHONDROTOMY, *s.* Symphysiotomie, *f.* ; synchondrotomie, *f.*

SYNCHRONIZER, *s.* Synchroniseur, *m.*

SYNCHROTRON, *s.* Synchrotron, *m.*

SYNCHYSIS, *s.* Synchisis, *m.* ; synchysis, *m.*

SYNCINESIS, *s.* Syncynésie, *f.* ; mouvements associés.

SYNCLITISM, SYNCLITICISM, *s.* Synclitisme, *f.*

SYNCOPE, *s.* Syncope, *f.*

SYNCOPE ANGINOSA. Syncope au cours d'une crise d'angine de poitrine.

SYNCOPE (carotid sinus). Syndrome sinu-carotidien. → *carotid sinus syndrome.*

SYNCOPE (cough). Ictus laryngé.

SYNCOPE (digital). Syncope locale des doigts (syndrome de Raynaud).

SYNCOPE LARYNGEAL. Ictus laryngé.

SYNCOPE (local). Syncope locale.

SYNCOPE (postural). Syncope par hypotension orthostatique.

SYNCOPE (tussive). Vertige laryngé ; ictus laryngé.

SYNCOPE (vasodepressor). Syncope vasovagale. → *syncope (vasovagal).*

SYNCOPE (vasovagal). Syndrome vasovagal, syncope vasovagale, syndrome des nerfs vasosensibles.

SYNCYTIOMA, *s.* Syncytiome, *m.*

SYNCYTIOMA MALIGNUM. Chorioépithéliome, *m.* → *chorioma malignum.*

SYNCYTIUM, *s.* Syncytium, *m.*

SYNDACTYLIA, SYNDACTYLISM, SYNDACTYLY, *s.* Syndactylie, *f.* ; palmature, *f.*

SYNDESMODYSPLASIA, *s.* Syndesmodysplasie, *f.*

SYNDESMOPEXY, *s.* Syndesmopexie, *f.*

SYNDESMOPLASTY, *s.* Syndesmoplastie, *f.*

SYNDESMOSIS, *s.* Syndesmose, *f.*

SYNDESMOTOMIE, *s.* Syndesmotomie, *f.*

SYNDROME, *s.* Syndrome, *m.* ; and see under the name ; e.g. syndrome (Sipple's). → *Sipple's syndrome* ; e.g. syndrome (cerebellar). → *cerebellar syndrome.*

SYNECHIA, *s.* Synéchie, *f.*

SYNECHIA (anterior). Synéchie antérieure.

SYNECHIA PERICARDII. Symphyse cardiaque. → *pericarditis (adhesive).*

SYNECHIA (posterior). Synéchie postérieure.

SYNECHOTOMY, *s.* Synéchotomie, *f.*

SYNENCEPHALOCELE, *s.* Synencéphalocèle, *f.*

SYNERESIS, *s.* Synérèse, *f.*

SYNERGIA, *s.* Synergie, *f.*

SYNERGISM, *s.* Synergisme, *m.*

SYNERGY, *s.* Synergie, *f.*

SYNGAMIASIS, *s.* Syngamose, *f.*

SYNGENEIC or **SYNGENIC,** *adj.* Isogénique, isologue, syngénique.

SYNKINESIS, SYNKINESIA, *s.* Syncinésie, *f.* ; mouvements associés.

SYNOPHRIA, SYNOPHRYS, *s.* Synophrys, *m.*

SYNOPHTALMIA, *s.* Synophtalmie, *f.*

SYNOPSY, *s.* Synopsie, *f.*

SYNOPTOPHORE, *s.* Synoptophore, *m.*

SYNOPTOSCOPE, *s.* Synoptoscope, *m.*

SYNORCHIDISM, SYNORCHISM, *s.* Synorchidie, *f.*

SYNOSTEOSIS, SYNOSTOSIS, *s.* Synostose, *f.*

SYNOSTOSIS (familial radio-ulnar). Synostose radio-cubitale familiale.

SYNOVECTOMY, *s.* Synovectomie, *f.*

SYNOVIA, *s.* Synovie, *f.*

SYNOVIAL, *adj.* Synovial, ale.

SYNOVIALOMA, SYNOVIOMA, *s.* Synovialome, *m.*

SYNOVIOMA (benign). Synovialome bénin.

SYNOVIOMA (malignant). Synovialome, *s.m.* → *sarcoma (synovial).*

SYNOVIORTHESE, *s.* Synoviorthèse, *f.*

SYNOVIOSARCOMA, *s.* Synovialome, *m.* → *sarcoma (synovia).*

SYNOVITIS, *s.* Synovite, *f.*

SYNOVITIS (bursal). Bursite, *s.f.*

SYNOVITIS (dentritic). Synovite villeuse, synovite polypoïde.

SYNOVITIS (dry). Synovite sèche.

SYNOVITIS (fibrinous). Synovite sèche.

SYNOVITIS (fungous). Synovite fongueuse.

SYNOVITIS (gonorrhoeal). Synovite gonococcique.

SYNOVITIS OF HIP IN CHILDREN. Coxite transitoire. → *observation hip syndrome.*

SYNOVITIS OF HIP (non specific). Coxite transitoire. → *observation hip syndrome.*

SYNOVITIS OF HIP (transient). Coxite transitoire. → *observation hip syndrome.*

SYNOVITIS HYPERPLASTICA. Synovite fongueuse.

SYNOVITIS (lipophagic). Synovite lipophagique.

SYNOVITIS (pigmented villonodular). Synovite villonodulaire, hémopigmentée.

SYNOVITIS SICCA. Synovite sèche.

SYNOVITIS (remitting seronegative symetric) WITH PITTING OEDEMAS. Polyarthrite aiguë œdémateuse du sujet âgé.

SYNOVITIS (tendinous). Ténosynovite, *s.f.* ; synovite des gaines tendineuses.

SYNOVITIS (tuberculous) WITH MELON SEED BODIES. Synovite à grains riziformes.

SYNOVITIS (urethral). Synovite gonococcique.

SYNOVITIS (vaginal). Ténosynovite, *s.f.* ; synovite des gaines tendineuses.

SYNOVITIS (villonodular). Synovite villonodulaire.

SYNOVITIS (villous). Synovite villeuse, synovite polypoïde.

SYNTENY, *s.* Synténie, *f.*

SYNTHASE, *s.* Synthase, *f.*

SYNTHESIS, *s.* Synthèse, *f.*

SYNTHESIS (morphologic). Histopoïèse, *f.* ; nutrition formative, synthèse morphologique.

SYNTONY, SYNTONIA, *s.* Syntonie, *f.*

SYPHILID, SYPHILIDE, *s.* Syphilide, *f.*

SYPHILID (gummatous). Gomme syphilitique.

SYPHILID (nodular). Gomme syphilitique.

SYPHILIDS (psoriasiform palmar). Syphilides palmaires psoriasiformes, arthritides palmaires.

SYPHILID (tubercular). Gomme syphilitique.

SYPHILIDOGRAPHY, *s.* Syphiligraphie, *f.*

SYPHILIMETRY, *s.* Syphilimétrie, *f.*

SYPHILIPHOBIA, *s.* Syphilophobie, *f.*

SYPHILIS, *s.* Syphilis, *f.* ; vérole, *f.* ; lues venerea ; mal napolitain.

SYPHILIS (acquired). Syphilis acquise.

SYPHILIS (congenital). Syphilis congénitale.

SYPHILIS ECONOMICA. Syphilis d'origine non vénérienne.

SYPHILIS D'EMBLÉE. Syphilis décapitée.

SYPHILIS (endemic). Bejel, *m.*

SYPHILIS INNOCENTUM, *s.f.* **INSONTIUM.** *s.* Syphilis d'origine non vénérienne.

SYPHILIS (latent). Syphilis sérologique, syphilis latente.

SYPHILIS (nonvenereal). 1° Syphilis d'origine non vénérienne. – 2° Bejel, *m.*

SYPHILIS (prenatal). Syphilis congénitale.

SYPHILIS (primary). Syphilis primaire.

SYPHILIS (quaternary). Syphilis quaternaire. → *parasyphilis.*

SYPHILIS (secondary). Syphilis secondaire.

SYPHILIS (tertiary). Syphilis tertiaire.

SYPHILITIC, *adj.* Syphilitique, luétique.

SYPHILIZATION, *s.* Syphilisation, *f.*

SYPHILOGRAPHY, *s.* Syphiligraphie, *f.* ; syphilographie, *f.*

SYPHILOID, *s.* Syphiloïde, *f.*

SYPHILOMA, *s.* Syphilome, *m.*

SYPHILOMANIA, *s.* Syphilomanie, *f.*

SYPHILOPHOBIA, *s.* Syphilophobie, *f.* ; syphiliphobie, *f.*

SYPHONOMA, *s.* Cylindrome, *m.* → *cylindroma.*

SYRINGADENOMA (papillary). Syringo-cystadénome papillifère. → *naevus syringocystadenomatosus papilliferus.*

SYRINGOBULBIA, *s.* Syringobulbie, *f.*

SYRINGOCYSTADENOMA, *s.* Hidradénome, *m.* ; syringome, *m.* ; syringocystadénome, *m.*

SYRINGOCYSTOMA, *s.* Hidradénome, *m.* → *syringocystadenoma.*

SYRINGOMA, *s.* Syringome, *m.* ; *s.* hidradénome, *m.* → *syringocystadenoma.*

SYRINGOMA PAPILLIFERUM. Syringo-cystadénome papillifère. → *nevus syringocystadenomatosus papilliferus.*

SYRINGOMYELIA, *s.* Syringomyélie, *f.* ; gliomatose médullaire.

SYRINGOMYELIA (familial lumbosacral) (obsolete). Syndrome de Thévenard. → *neuropathy (hereditary sensory radicular).*

SYRINGOMYELIA (traumatic). Syringomyélie traumatique.

SYRUP, *s.* Sirop, *m.*

SYSOMUS, SYSSOMUS, *s.* Sysomien, *m.*

SYSTEM (ABH). Système ABH.

SYSTEM (ABO). Groupe sanguin ou système ABO.

SYSTEM (APUD). Système APUD.

SYSTEM (autonomic nervous). Système nerveux autonome, système neurovégétatif.

SYSTEM (chromaffin). Système chromaffine.

SYSTEM (complement). Système complémentaire.

SYSTEM DISEASE. Maladie générale.

SYSTEM DISEASE (combined). Scléroses combinées. → *sclerosis (combined).*

SYSTEM DISEASE (subacute combined). Scléroses combinées. → *sclerosis (combined).*

SYSTEM (enzymatic). Système enzymatique.

SYSTEM (extracorticospinal). Système extrapyramidal.

SYSTEM (extrapyramidal). Système extrapyramidal.

SYSTEM (gastrointestinal therapeutic). Comprimé osmotique.

SYSTEM (histocompatibility). Système d'histocompatibilité.

SYSTEM (HL-A). Système HLA, système Hu-1, système d'histocompatibilité, système tissulaire.

SYSTEM (immune). Système immunitaire.

SYSTEM (implantable drug delivery). Chambre de perfusion.

SYSTEM (limbic). Système limbique.

SYSTEM (Lipman's). Système de Lipman.

SYSTEM (lymphatic). Tissu lymphatique.

SYSTEM (macrophage). Système des phagocytes mononucléées.

SYSTEM (nervous central). Système nerveux central.

SYSTEM (P blood group). Système de groupe sanguin.

SYSTEM (parasympathetic nervous). Système nerveux parasympathique.

SYSTEM (portal). Système porte.

SYSTEM (renin-angiotensin). Système rénine-angiotensine.

SYSTEM (reticuloendothelial) (RES). Système réticulo-endothélial.

SYSTEM (Sutter blood group). Système de groupe sanguin Sutter.

SYSTEM (sympathetic nervous). Système nerveux sympathique.

SYSTEM (T). Système T.

SYSTEM (triaxial reference). Système triaxial de référence.

SYSTEMA LYMPHATICUM. Système ou tissu lymphoïde.

SYSTEMATIC, *adj.* Systématique.

SYSTEMIC, *adj.* Systémique ; général, ale.

SYSTEMIC AMYLOIDOSIS SYNDROME. Maladie ou syndrome de Lubarsh-Pick.

SYSTEMIC INFLAMMATORY RESPONSE SYNDROME. Syndrome de réaction inflammatoire généralisée.

SYSTOLE, *s.* Systole, *f.*

SYSTOLE (aborted). Extrasystole, *s.f.*

SYSTOLE (arterial). Battement artériel.

SYSTOLE (auricular). Systole auriculaire.

SYSTOLE (electromechanical). Systole électromécanique.

SYSTOLE (premature). Extrasystole, *s.f.*

SYSTOLE (ventricular). Systole ventriculaire.

SYSTOLIC, *adj.* Systolique.

T

T. Symbole de 1° tesla. – 2° téra.

T_3. T_3, triiodothyronine, *f.*

T_4. T_4, thyroxine, *f.*

T_1 type. Type T_1.

T_3 type. Type T_3.

T WAVE. Onde T.

TAARNHÖJ'S OPERATION. Opération de Taarnhöj.

TABACISM, TABACOSIS, *s.* Tabacosis, *m.* – *tabacosis pulmonum.* Tabacosis pulmonaire.

TABAGISM, *s.* Tabagisme, *m.* ; nicotinisme, *m.*

TABARDILLO, *s.* Typhus murin. → *typhys (murine).*

TABES, *s.* Tabès, *m.*

TABES (cerebral). Paralysie générale. → *paralysis of the insane (general).*

TABES (cervical). Tabès cervical.

TABES DIABETICA or **TABES (diabetic).** Pseudotabès diabétique, nervo-tabès diabétique.

TABES DORSALIS. Tabes dorsalis, ataxie locomotrice progressive, sclérose des cordons postérieurs, leucomyélite postérieure, dégénération grise des cordons postérieurs, maladie de Duchenne de Boulogne.

TABES DORSALIS (spasmodic). Tabès dorsal spasmodique. → *paralysis (spastic spinal).*

TABES ERGOTICA. Pseudo-tabès ergotique.

TABES (Friedreich's), TABES (hereditary). Maladie de Friedreich. → *Friedreich's ataxia.*

TABES (marantic). Tabès marastique.

TABES MESENTERICA or **MESARAICA.** Carreau, *s.m.*

TABES (peripheral). Neurotabès, *s.m.*

TABES (spastic). Tabès combiné.

TABES SPINALIS. Tabes dorsalis. → *tabes dorsalis.*

TABES (superior). Tabès cervical.

TABESCENCE, *s.* Tabescence, *f.*

TABETIC, TABIC, TABID, *adj.* Tabétique.

TABLET, *s.* Comprimé, *m.*

TABLET (sugar coated). Dragée, *s.f.*

TABLIER, *s.* Tablier, *m.*

TABOPARALYSIS, *s.* Tabès associé à la paralysie générale (souvent tabès amaurotique).

TABOPARESIS, *s.* Tabès associé à la paralysie générale.

TACHE CÉRÉBRALE. Raie méningitique, raie de Trousseau.

TACHE MÉNINGÉALE. Raie méningitique, raie de Trousseau.

TACHOGRAM, *s.* Tachogramme, *m.*

TACHOGRAPHY, *s.* Tachographie, *f.*

TACHYARRHYTHMIA, *s.* Tachy-arythmie, *f.*

TACHYCARDIA, *s.* Tachycardie, *f.*

TACHYCARDIA (atrial or **auricular).** Tachysystolie atriale ou auriculaire, tachycardie atriale ou auriculaire.

TACHYCARDIA (atrioventricular). Tachycardie nodale, tachycardie jonctionnelle.

TACHYCARDIA (A-V nodal). Tachycardie nodale, tachycardie jonctionnelle.

TACHYCARDIA (bidirectional). Tachycardie bidirectionnelle.

TACHYCARDIA (bidirectional ventricular). Tachycardie ventriculaire bidirectionnelle.

TACHYCARDIA (double). Bitachycardie, *f.* ; double tachycardie.

TACHYCARDIA (His's bundle). Tachycardie hissienne.

TACHYCARDIA (idioventricular). Rythme idioventriculaire accéléré. → *tachycardia (slow ventricular).*

TACHYCARDIA (junctional). Tachycardie jonctionnelle, tachycardie nodale.

TACHYCARDIA (nodal). Tachycardie nodale, tachycardie jonctionnelle.

TACHYCARDIA (orthostatic). Tachycardie orthostatique.

TACHYCARDIA (paroxysmal). Tachycardie paroxystique.

TACHYCARDIA (reciprocating). Tachycardie réciproque.

TACHYCARDIA SENSITIVE TO VERAPAMIL (idiopathic sustained left ventricular). Tachycardie ventriculaire gauche idiopathique sensible au vérapamil.

TACHYCARDIA (sinus). Tachycardie sinusale.

TACHYCARDIA (slow ventricular). Tachycardie ventriculaire lente, rythme ventriculaire ectopique lent, rythme ventriculaire ou idioventriculaire accéléré, tachycardie idioventriculaire.

TACHYCARDIA STRUMOSA EXOPHTHALMICA. Tachycardie basedowienne.

TACHYCARDIA (supraventricular). Tachycardie supraventriculaire.

TACHYCARDIA (supraventricular paroxysmal). Tachycardie paroxystique supraventriculaire, maladie de Bouveret.

TACHYCARDIA (ventricular). Tachycardie ventriculaire.

TACHYCARDIA WITH AURICULO-VENTRICULAR BLOCK (atrial or auricular or paroxysmal atrial). Tachysystolie (ou tachycardie) auriculaire avec bloc auriculo-ventriculaire.

TACHYCARDIA (simultaneous). Tachycardie simultanée.

TACHYCARDIOMYOPATHY, *s.* Tachycardiomypathie, *f.*

TACHYGENESIS, *s.* Tachygenèse, *f.*

TACHYKININ, *s.* Tachykinine, *f.*

TACHYPHAGIA, *s.* Tachyphagie, *f.*

TACHYPHEMIA, TACHYPHRASIA, *s.* Tachyphémie, *f.*

TACHYPHYLAXIS, *s.* Tachyphylaxie, *f.* ; skeptophylaxie, *f.* ; tachysynéthie, *f.*

TACHYPNEA (américain)**, TACHYPNOEA,** *s.* Tachypnée, *f.*

TACHYPNOEA (transient) OF NEWBORN. Détresse respiratoire transitoire du nouveau né, tachypnée transitoire du nouveau né.

TACHYPSYCHIA, *s.* Tachypsychie, *f.*

TACHYSYSTOLE, *s.* Tachycardie, *f.*

TACHYURIA, *s.* Tachyurie, *f.*

TACTILE, *adj.* Tactile.

TAEDIUM VITAE. Tædium vitæ, *m.*

TAENIA, *s. Tænia, m.*

TAENIA ECHINOCOCCUS. Tænia échinocoque. → *Echinococcus granulosus.*

TAENIACIDE, *adj.* and *s.* Tæniacide, *adj.* et *s.m.*

TAENIAFUGE, *adj.* and *s.* Tænifuge, *adj.* et *s.m.*

TAENIASIS, *s.* Tæniase, *f.* ; tæniasis, *m.*

TAG, *s.* 1° Lambeau, *m.* – 2° Marqueur, *m.* ; traceur, *m.*

TAHYNA VIRUS FEVER. Fièvre à virus Tahyna.

TAINTED, *adj.* Taré, rée.

TAIT (operation of Lawson). Réfection chirurgicale du périnée au moyen de deux lambeaux latéraux.

TAKAHARA'S SYNDROME. Acatalasémie, *s.f.*

TAKATA-ARA TEST. Réaction de Takata-Ara.

TAKATS'S (De) TEST DE. Test de De Takats, test de tolérance à l'héparine in vivo.

TAKAYASHU'S DISEASE. Maladie de Takayashu. → *pulseless disease.*

TATALGIA, *s.* Tatalgie, *f.* ; pternalgie, *f.*

TALC, *s.* Talc, *m.*

TALCOSIS, *s.* Talcose, *f.*

TALIPES, *s.* Pied bot, stréphopodie, *f.*

TALIPES ARCUATUS. Pied bot creux.

TALIPES CALCANEOVALGUS. Pied bot talus valgus.

TALIPES CALCANEOVARUS. Pied bot talus varus.

TALIPES CALCANEUS. Pied bot talus.

TALIPES CAVUS. Pied bot creux.

TALIPES EQUINOVALGUS. Pied bot valgus équin.

TALIPES EQUINOVARUS. Pied bot varus équin.

TALIPES EQUINUS. Pied bot équin.

TALIPES PERCAVUS. Variété accentuée de pied creux.

TALIPES PLANOVALGUS. Pied plat valgus.

TALIPES PLANUS. Pied bot plat.

TALIPES (spasmodic). Pied bot par contractures musculaires.

TALIPES SUPINATUS. Pied bot varus.

TALIPES (transversoplanus). Pied en éventail. → *foot (broad).*

TALIPES VALGUS. Pied bot valgus, stréphexopodie, *s.f.*

TALIPES VARUS. Pied bot varus, stréphendopodie, *s.f.*

TALIPOMANUS, *s.* Main bote.

TALMA'S DISEASE. Maladie de Talma. → *myotonia acquisita.*

TALMA'S OPERATION, TALMA-MORISON OPERATION. Opération de Talma, opération de Morison-Talma.

TALOCRURAL, *adj.* Talocrural, ale.

TALPA, *s.* Kyste sébacé, loupe, *f.*

TALUS, *s.* Talus, *m.* ; astragale, *m.*

TAMBOUR-LIKE SECOND AORTIC SOUND. Bruit de tabourka.

TAMPON, *s.* tampon, *m.* ; pelote, *f.* ; coussin, *m.* ; compresse, *f.*

TAMPONADE, *s.* Tamponnement, *m.*

TAMPONADE (cardiac). Tamponnade (aiguë du cœur).

TAMPONADE (chronic). Compression chronique du cœur (péricardite constrictive).

TAMPONADE (heart). Tamponnade aiguë du cœur.

TAMPONADE (neutralizing or dabbing). Tamponage, *m.*

TAMPONADE (Rose's). Tamponnade aiguë du cœur.

TAMPONAGE, TAMPONING, *s.* Tamponnement, *m.*

TANAPOX, *s.* Tanapox, *m.*

TANGIER'S DISEASE. Maladie de Tangier, a-alpha-lipo-protéinémie.

TANNER'S DISEASE or **ULCER.** 1° Charbon, *m.* – 2° Rossignol des tanneurs, pigeonneau, *m.* ; tourtereau, *m.* ; choléra des doigts.

TAP, *s.* 1° Coup léger. – 2° Ponction évacuatrice.

TAP (patellar). Choc rotulien.

TAPEINOCEPHALY, *s.* Tapéinocéphalie, *f.*

TAPETUM, *s.* Tapetum, *m.*

TAPEWORM, *s.* Ver solitaire, tænia, *m.*

TAPEWORM JOINT. Anneau de tænia, cucurbitin, *m.*

TAPHEPHOBIA, TAPHIPHOBIA, TAPHOPHOBIA, *s.* Taphophobie, *f.*

TAPIA'S SYNDROME. Syndrome de Tapia.

TAPINOCEPHALY, *s.* Tapéinocéphalie, *f.*

TAPOTAGE, *s.* Signe du tapotage.

TAPOTEMENT, *s.* Tapotement, *m.*

TAPPING, *s.* 1° Ponction, *f.* – 2° Tapotement, *m.*

TAR SYNDROME. Syndrome de thrombocytopénie-aplasie radiale.

TAR (acne, disease or **itch).** Acné goudronneuse.

TARENTISM, *s.* Tarentisme, *m.*

TARDIEU'S SPOTS. Tache de Tardieu.

TARENTISM, *s.* Tarentisme, *m.*

TARSADENITIS, *s.* Inflammation des cartilages tarses et des glandes de Meibomius.

TARSAL TUNNEL SYNDROME. Syndrome du canal tarsien, syndrome du tunnel tarsien.

TARSAL CARTILAGE. Cartilage tarse.

TARSALGIA, *s.* Tarsalgie, *f.*

TARSAL GLANDS. Glandes de Meibomius.

TARSECTOMY, *s.* Tarsectomie, *f.*

TARSITIS, *s.* Tarsite, *f.*

TARSOCLASIS, *s.* Tarsoclasie, *f.*

TARSOMEGALY, *s.* Tarsomégalie, *f.*

TARSOPLASIA, TARSOPLASTY, *s.* Tarsoplastie, *f.*

TARSOPTOSIS, *s.* Pied plat.

TARSORRHAPHY, *s.* Tarsorraphie, *f.*

TARSOTOMY, *s.* Tarsotomie, *f.*

TARTAR, *s.* Tartre, *m.*

TARSUS, *s.* Tarse, *m.*

TART'S CELL. Cellule de Tart.

TARUI'S DISEASE. Maladie de Tarui.

TASHKENT ULCER. Bouton d'Orient. → *sore (oriental).*

TASIKINESIA, *s.* Tasicinésie, *f.* ; tasikinésie, *f.*

TATA BOX. Boîte ou motif TATA.

TATI. TATI.

TAURINE, *s.* Taurine, *f.*

TAURODENTISM, *s.* Taurodontisme, *m.*

TAUSSIG'S SYNDROME. Syndrome de Taussig.

TAUSSIG-BING HEART or **SYNDROME.** Syndrome de Taussig-Bing, syndrome de Taussig-Bing-Pernkopf.

TAXANE, *s.* Taxane, *m.*

TAXIS, *s.* 1° Taxis, *m.* – 2° Taxie, *f.* ; tactisme, *m.*

TAXOLOGY, TAXONOMY, *s.* Taxonomie, *f.* ; taxinomie, *f.* ; biotaxie, *f.*

TAXON, *s.* Taxon, *m.*

TAXY, *s.* Taxie, *f.* ; tactisme, *m.*

TAY'S DISEASE or **TAY'S CENTRAL GUTTATE CHOROIDITIS.** Choroidite de Hutchinson-Tay. → *choroidopathy (senile guttate).*

TAY'S SIGN. Tache rouge rétinienne de l'idiotie amaurotique familiale.

TAY'S SYNDROME. Syndrome de Tay.

TAY-SACHS DISEASE. Maladie de Tay-Sachs, gangliosidose, à GM_2 type 1.

TAYLOR'S DISEASE. Maladie de Pick-Herxheimer. → *acrodermatitis atrophicans chronica.*

TAYLOR'S METHOD. Méthode de Taylor.

TAYLOR'S SYNDROME. Syndrome de Taylor.

TC. Symbole chimique du technétium.

TCGF. Abréviation de « T-cell growth factor ». Facteur de croissance des lymphocytes T, interleukine 2.

TECHNOLOGY (recombinant DNA). Génie génétique.

TEETH (hereditary brown opalescent). Mélanodontie infantile.

TEETH (pink). Hématodontie, *s.f.*

TEETHING, *s.* Dentition, *f.*, éruption dentaire.

TEGMENTAL SYNDROME or **PARALYSIS.** Syndrome de la calotte ou de la calotte pédonculaire, syndrome de la calotte mésencéphalique.

TECHNETIUM, *s.* Technétium, *m.*

TEICHMANN'S TEST. Réaction de Teichmann.

TEICHOLZ'S FORMULA. Formule de Teicholz.

TEICHOPSIA, *s.* Teichopsie, *f.* ; scotome scintillant.

TELANGIECTASIA, TELANGIECTASIS, *s.* Télangiectasie, *f.* ; angiome simple.

TELANGIECTASIA (hereditary haemorrhagic). Maladie de Rendu-Osler. → *angiomatosis (haemorrhagic family).*

TELANGIECTASIA-PIGMENTATION-CATARACT SYNDROME. Maladie de Rothmund. → *Rothmund's or Rothmund-Thomson syndrome.*

TELANGIECTASIA VERRUCOSA. Angiokératome, *s.m.* → *angiokeratoma.*

TELANGIECTASIS FACIEI. Acné rosacée. → *acne rosacea.*

TELANGIECTASIS (hereditary multiple). Maladie de Rendu-Osler. → *angiomatosis (haemorrhagic family).*

TELANGIECTASIS (spider). Angiome stellaire. → *naevus araneosus.*

TELEASSISTANCE (medical). Télé-assistance médicale.

TELECANTHUS, *s.* Télécanthus, *m.*

TELECARDIOPHONE, *s.* Télécardiophone, *m.*

TELECESIUMTHERAPY, *s.* Télécæsiothérapie, *f.* ; télécesiumthérapie, *f.*

TELECOBALTHERAPY, *s.* Télécobalthérapie, *f.* ; télécobaltothérapie, *f.*

TELECURIETHERAPY, *s.* Télécuriethérapie, *f.* ; téléradiumthérapie, *f.*

TELEDIAGNOSIS, *s.* Télédiagnostic, *m.*

TELEDIASTOLE, *s.* Télédiastole, *f.* ; télodiastole, *f.*

TELEDIASTOLIC, *adj.* Télédiastolique, télodiastolique.

TELEGAMMATHERAPY, *s.* Télégammathérapie, *f.*

TELEGONY, *s.* Télégonie, *f.* ; imprégnation, *f.* ; hérédité d'influence.

TEL HASHOMER CAMPTODACTYLY SYNDROME. Syndrome de Tel Hashomer.

TELEMEDECINE, *s.* Télémédecine *f.*

TELEMONITORING, *s.* Télésurveillance, *f.*

TELENCEPHALON, *s.* Télencéphale, *m.*

TELEOLOGY, *s.* Téléologie, *f.*

TELERADIOGRAPHY, *s.* Téléradiographie, *f.*

TELERADIOLOGY, *s.* Téléradiologie, *f.*

TELERADIOKYMOGRAPHY, *s.* Téléradiokymographie, *f.*

TELERÖNTGENOGRAPHY, *s.* Téléradiographie, *f.*

TELERÖNTGENTHERAPY, *s.* Téléradiothérapie, *f.* téléroentgenthérapie, *f.*

TELESURGERY, *s.* Téléchirurgie, *f.*

TELESYSTOLE, *s.* Télésystole, *f.* ; télosystole, *f.*

TELESYSTOLIC, *adj.* Télésystolique, télosystolique.

TELFORD-SMITH'S FINGER. Doigt de Telford-Smith.

TELLURIC, *adj.* Tellurique.

TELOGEN, *adj.* Télogène.

TELOMERASE, *s.* Télomérase, *f.*

TELOMERE, *s.* Télomère, *f.*

TELOPHASE, *s.* Télophase, *f.*

TELOPHRAGMA, *s.* Télophragme, *m.*

TELOTISM, *s.* Télotisme, *m.*

TEMPER, *s.* Humeur, *f.* (psychologie).

TEMPERAMENT, *s.* Tempérament, *m.* ; constitution, type, personnalité.

TEMPERAMENT (atrabilious). Tempérament mélancolique.

TEMPERAMENT (bilious or choleric). Tempérament bilieux.

TEMPERAMENT (lymphatic). Tempérament lymphatique.

TEMPERAMENT (melancholic). Tempérament mélancolique.

TEMPERAMENT (nervous). Tempérament nerveux.

TEMPERAMENT (phlegmatic). Tempérament lymphatique.

TEMPERAMENT (sanguineous or sanguine). Tempérament sanguin.

TEMPERATURE (basal body). METHOD (gynaecology). Méthode ménothermique.

TEMPORAL, *adj.* Temporal, ale.

TEMPORAL LOBECTOMY BEHAVIOUR SYNDROME. Syndrome de Klüver-Bucy.

TEMPORAL SYNDROME. 1° (pertaining the temporal lobe of the cerebrum). Syndrome temporal. – 2° Syndrome de Gradenigo. → *Gradenigo's syndrome.*

TEMPOROMANDIBULAR SYNDROME. Syndrome de Costen.

TEMPOROSPATIAL, *adj.* Temporospatial, ale.

TENACULUM, *s.* Tenaculum, *m.*

TENALGIA, *s.* Ténalgie, *f.*

TENDINITIS, *s.* Ténosite, *f.* ; tendinite, *f.*

TENDINITIS (calcific). Périarthrite scapulo-humérale. → *capsulitis (adhesive).*

TENDON, *s.* Tendon, *m.*

TENECTOMY, *s.* Ténectomie, *f.*

TENERICUTES, *s.pl.* Ténéricutes, *m.*

TENESMUS, *s.* Ténesme, *m.*

TENIA, *s.* Tænia, *m.*

TENIACIDE, TENIAFUGE, *s.* Tænifuge, *m.*

TENIASIS, *s.* Tæniasis, *m.*

TENICIDE, TENIFUGE, *adj.* Tænifuge.

TENNIS ARM, TENNIS ELBOW. Épicondylite humerale.

TENODESIS, *s.* Ténodèse, *f.*

TENOLYSIS, *s.* Ténolyse, *f.*

TENONITIS, *s.* 1° Ténonite (inflammation de la capsule de Tenon). – 2° Tendinite, *f.*

TENONTITIS, *s.* Tendinite, *f.*

TENONTOLOGY, *s.* Ténologie, *f.* ; ténontologie, *f.*

TENONTOPLASTY, *s.* Ténoplastie, *f.*

TENONTOTOMY, *s.* Ténotomie, *f.*

TENOPATHY, *s.* Tendinopathie, ténopathie, *f.*

TENOPEXY, *s.* Ténopexie, *f.*

TENOPLASTY, *s.* Ténoplastie, *f.* ; ténoplastie, *f.*

TENORRHAPHY, *s.* Ténorraphie, *f.* ; ténontorraphie, *f.*

TENOSITIS, *s.* Tendinite, *f.*

TENOSYNOVITIS, *s.* Ténosynovite, *f.* ; synovite des gaines tendineuses.

TENOSYNOVITIS (adhesive). Synovite plastique.

TENOSYNOVITIS CREPITANS. Synovite crépitante, ténalgie crépitante, ténosite crépitante, ténosynovite aiguë sèche.

TENOSYNOVITIS GRANULOSA. Ténosynovite granuleuse.

TENOSYNOVITIS HYPERTROPHICA. Synovite hypertrophique.

TENOSYNOVITIS STENOSANS. Maladie de De Quervain. → *Quervain's disease.*

TENOSYNOVITIS (tuberculous). Synovite tuberculeuse.

TENOSYNOVITIS (villous). Ténosynovite villeuse.

TENOTOME, *s.* Ténotome, *f.*

TENOTOMY, *s.* Ténotomie, *f.* ; ténontomie, *f.*

TENSIVE, *adj.* Tensif, ive.

TENSIOACTIVE, *adj.* Tensioactif, ive.

TENSION, *s.* Tension, *f.*

TENSION (arterial). Tension artérielle.

TENSION (interfacial). Tension interfaciale.

TENSION (intraocular). Tension ou pression oculaire.

TENSION (intravenous). Pression veineuse.

TENSION (partial) OF A GAS. Pression partielle d'un gaz.

TENSION (premenstrual). Syndrome prémenstruel.

TENSION (surface). Tension superficielle.

TENSIONAL, *adj.* Tensionnel, elle.

TENT, *s.* Mèche, *f.* ; tente, *f.* (p. ex. tente à oxygène).

TENTORIAL, *adj.* Tentoriel, elle.

TEPHROMALACIA, *s.* Téphromalacie, *f.*

TEPHROMYELITIS, *s.* Téphromyélite, *f.*

TERA, *prefix.* Téra (symbole T.).

TERABDELLA, *s.* Térabdelle, *f.*

TERATENCEPHALY, *s.* Tératencéphalie, *f.*

TERATOBLASTOMA, *s.* Tératoblastome, *m.*

TERATOCARCINOMA, *s.* Tératome, *m.* → *teratoma.*

TERATOGEN, *adj.* Tératogène.

TERATOGENESIS, TERATOGENY. Tératogenèse, *f.* ; tératogénie, *f.*

TERATOLOGY, *s.* Tératologie, *f.*

TERATOMA, *s.* Tératome, *m.* ; tumeur organoïde, tumeur tératoïde, tératoblastome, *m.*

TERATOMA (benign cystic). Kyste dermoïde.

TERATOMA (cystic). Kyste dermoïde.

TERATOMA (mature). Kyste dermoïde.

TERATOPAGUS, *s.* Tératopage, *m.*

TERATOSPERMIA, *s.* Tératospermie, *f.*

TERATOZOOSPEMIA, *s.* Tératozoospermie, *f.*

TEREBRANT, TEREBRATING, *adj.* Térébrant, ante.

TEREBRATION, *s.* Térébration, *f.*

TERMINAL (Wilson central). Borne centrale.

TERMINOLOGIA ANATOMICA. Terminologia anatomica.

TERM OF PREGNANCY. Terme de la grossesse.

TERMONE, *s.* Termone, *f.*

TERRIEN'S DYSTROPHY. Maladie de Terrien.

TERRIEN-VEIL SYNDROME. Syndrome de Posner-Schlossmann.

TERRIER'S METHOD. Méthode de Terrier.

TERRORS (night). Terreurs nocturnes.

TERRY'S SYNDROME. 1° Maladie de Terry. → *fibroplasia (retrolental).* – 2° *Stries angioïdes de la rétine associées à la maladie de Paget.*

TERSON'S DISEASE or SYNDROME. Syndrome de Terson.

TERTIAN (double). Fièvre double tierce.

TERTIAN FEVER. Fièvre tierce.

TERTIARISM, *s.* Tertiarisme, *m.*

TESCHEN DISEASE. Maladie de Teschen, encéphalomyélite enzootique du porc.

TESLA, *s.* Tesla, *m.* (symbole T).

TEST, *s.* Épreuve, *f.* ; test, *m.* ; réactif, *m.* ; and see under the name ; e.g. test (Coomb's) : see *Coomb's test.*

TESTS (hepatic function). Épreuves fonctionnelles hépatiques.

TESTES (syndrome of rudimentary). Syndrome des testicules rudimentaires, syndrome de Bergada.

TESTICLE, *s.* Testicule, *m.*

TESTICLE (Cooper's irritable). Testicule irritable d'Astley-Cooper.

TESTICLE (ectopic). Testicule ectopique.

TESTICLE (inverted). Testicule inversé.

TESTICLE (undescended). Testicule ectopique.

TESTICULAR FEMINIZATION SYNDROME. Syndrome du testicule féminisant. → *feminization (syndrome of testicular).*

TESTING, *s.* Évaluation, *f.*, bilan, *m.*

TESTIS, *s.* Testicule, *m.*

TESTIS (inverted). Testicule inversé.

TESTIS (retained). Testicule ectopique.

TESTIS (undescended). Testicule ectopique.

TESTOSTERONE, *s.* Testostérone, *f.*

TESTOTOXICOSIS, *s.* Testotoxicose, *f.*

TETANAL or **TETANIC,** *adj.* (pertaining to tetanus or tetany). Tétanique.

TETANISM, *s.* Syndrome tétaniforme.

TETANIZATION, *s.* Tétanisation, *f.*

TETANOSPASMIN, *s.* Tétanospasmine, *f.*

TETANUS, *s.* Tétanos, *m.* ; mal des mâchoires.

TETANUS (anodal closure) (physiology). Contracture musculaire tétanique survenant à l'anode lorsque le courant est établi (fermeture du circuit électrique).

TETANUS (anodal opening) (physiology). Contracture musculaire tétanique survenant à l'anode lorsque le courant est coupé (ouverture du circuit électrique).

TETANUS ANTICUS. Tétanos avec emprosthotonos, tétanos en boule.

TETANUS (cathodal closure) (physiology). Contracture musculaire survenant à la cathode lorsque le courant est établi (fermeture du circuit électrique).

TETANUS (cathodal opening) (physiology). Contracture musculaire survenant à la cathode lorsque le courant est coupé (ouverture du circuit électrique).

TETANUS (cephalic). Tétanos céphalique ou hydrophobique de Rose.

TETANUS (cephalic t. with ophthalmoplegia). Tétanos bulbo-paralytique de Worms, tétanos céphalique avec ophtalmoplégie.

TETANUS (cerebral). Tétanos céphalique. → *tetanus (cephalic).*

TETANUS (chronic). Tétanos chronique.

TETANUS (delayed). Tétanos retardé.

TETANUS DORSALIS. Tétanos avec opisthotonos.

TETANUS (head). Tétanos céphalique. → *tetanus (cephalic).*

TETANUS (hydrophobic). Tétanos céphalique. → *tetanus (cephalic).*

TETANUS INFANTUM. Tétanos du nouveau-né.

TETANUS (Janins's). Tétanos céphalique. → *tetanus (cephalic).*

TETANUS (Klemm's). Tétanos céphalique. → *tetanus (cephalic).*

TETANUS (kopf). Tétanos céphalique. → *tetanus (cephalic).*

TETANUS LATERALIS. Tétanos avec pleurosthotonos.

TETANUS (localized). Tétanos localisé.

TETANUS NEONATORUM. Tétanos du nouveau-né.

TETANUS (paralytic). Tétanos céphalique. → *tetanus (cephalic).*

TETANUS POSTICUS. Tétanos avec opisthotonos.

TETANUS (postoperative). Tétanos post-opératoire.

TETANUS (puerperal). Tétanos puerpéral.

TETANUS (Rose's). Tétanos céphalique. → *tetanus (cephalic).*

TETANUS (splanchnic). Tétanos splanchnique.

TETANUS (surgical). Tétanos post-opératoire.

TETANUS (uterine). Tétanos puerpéral.

TETANY, *s.* Tétanie, *f.*

TETANY (duration). Tétanisation musculaire produite par un courant électrique continu appliqué à un muscle dégénéré.

TETANY (hyperventilation). Tétanie par hyperpnée.

TETANY (latent). Spasmophilie, *f.* → *spasmophilia.*

TETANY (parathyreoprival, t. parathyroprival, t. parathyroid). Tétanie parathyréoprive.

TETARTANOPIA, *s.* Tétartanopie, *f.*

TETARTANOPSIA, *s.* Tétartanopsie, *f.*

TETHELIN, *s.* Téthéline, *f.*

TETRACYCLINE, *s.* Tétracycline, *f.*

TETRAD OF FALLOT. Tétrade de Fallot, tétralogie de Fallot.

TETRAHYDROCANNABINOL, *s.* Tétrahydrocannabinol, *m.*

TETRAIODOTHYRONINE, *s.* Thyroxine, *f.* → *thyroxine.*

TETRALOGY OF FALLOT. Tétralogie ou tétrade de Fallot.

TETRAPLEGIA, *s.* Quadriplégie, *f.* ; tétraplégie, *f.*

TETRAPLOID, *adj.* Tétraploïde.

TEUTSCHLÄNDER'S DISEASE. Calcinose tumorale. → *calcinosis (tumoral).*

TF. Facteur de transfert.

TGF. Facteur de croissance des tumeurs.

THALAMIC, *adj.* Thalamique.

THALAMIC SYNDROMES. Syndromes thalamiques et sous-thalamiques.

THALAMIC (posterior) SYNDROME. Syndrome de Dejerine-Roussy. → *Dejerine-Roussy syndrome.*

THALAMOTOMY, *s.* Thalamotomie, *f.* ; thalamolyse, *f.* ; thalamectomie, *f.*

THALAMUS, *s.* Thalamus, *m.*

α-THALASSAEMIA, *s.* α-thalassémie, *f.*

β-THALASSAEMIA, *s.* β-thalassémie, *f.*

THALASSAEMIA (haemoglobin C-). Légère anémie hémolytique héréditaire due à l'association de 2 tares hétérozygotes : hémoglobinose C et thalassémie.

THALASSAEMIA (haemoglobin E-). Légère anémie hémolytique héréditaire due à l'association de 2 tares hétérozygotes : hémoglobinose E et thalassémie.

THALASSAEMIA (haemoglobin S-). Anémie microdrépanocytaire. → *anaemia (microdrepanocytic).*

THALASSAEMIA INTERMEDIA. Thalassémie intermédiaire.

THALASSAEMIA MAJOR. Thalassémie majeure. → *anaemia (Cooley's).*

THALASSAEMIA MINOR. Thalassémie mineure, maladie de Rietti-Greppi-Micheli.

THALASSAEMIA-SICKLE CELL DISEASE. Anémie microdrépanocytaire. → *anaemia (microdrepanocytic).*

THALASSANAEMIA, THALASSAEMIA, *s.* Thalassémie, *f.*

THALIDOMIDE, *s.* Thalidomide, *m.*

THALLIUM, *s.* Thallium, *m.*

THALLUS, *s.* Thalle, *m.*

THALOSSOPHOBIA, *s.* Thalossophobie, *f.*

THALOSSOTHERAPY, *s.* Thalassothérapie, *f.*

THAM. THAM, tris (hydroxy méthyl) amino méthane.

THANATOLOGY, *s.* Thanatologie, *f.*

THANATOPHOBIA, *s.* Thanatophobie, *f.*

THANATOPRAXY, *s.* Thanatopraxie, *f.*

THANNHAUSER-MAGENDANTZ SYNDROME. Cirrhose xanthomateuse. → *cirrhosis (xanthomatous biliary).*

THEATER (operative). Bloc opératoire.

THEBAIC, *adj.* Thébaïque.

THECA, *s.* Thèque, *f.*

THECA-CELL TUMOUR. Tumeur fibreuse de l'ovaire contenant des lipoïdes, qui dériverait des cellules thécales.

THECAL, *adj.* Thécal, ale.

THECOMA, *s.* Thécome, *m.*

THECOMATOSIS, *s.* Hyperplasie diffuse du stroma de l'ovaire.

THEELIN, *s.* Œstronne, *f.* ; folliculine, *f.*

THEILER'S SERUM PROTECTION TEST. Test de séroprotection de Theiler.

THEILERIASIS, *s.* Theilériose, *f.*

THEINISM, THEISM, *s.* Théisme, *m.*

THELALGIA, *s.* Thélalgie, *f.*

THELARCHE, *s.* Thélarche, *f.*

THELERETISM, *s.* Thélotisme, *m.*

THELIOMA, *s.* Thécome, *m.*

THELITIS, *s.* Thélite, *f.*

THELORRHAGIA, *s.* Thélorragie, *f.*

THELOTHISM, THELOTISM, *s.* Thélotisme, *m.*

THELYPLASTY, *s.* Mamilloplastie, *f.*

THENAR, *adj.* Thénar.

THEOBROMINE, *s.* Théobromine, *f.*

THEOMANIA, *s.* Théomanie, *f.* ; monomanie religieuse.

THEOPHYLLINE, *s.* Théophylline, *f.*

THERAPEUTIST, THERAPIST, *s.* Thérapeute.

THERAPIST (speech). Orthophoniste, *s.m.* ou *f.*

THERAPY, *s.* Thérapie, *f.*

THERAPY, *s.* Thérapie, *f.* ; thérapeutique, *f.*

THERAPY (beam). Traitement par les rayons (lumineux ou provenant du radium).

THERAPY (behaviour). Thérapie comportementale.

THERAPY (carbonic). Carbothérapie, *f.*

THERAPY (cognitive). Thérapie cognitive.

THERAPY (collapse). Collapsothérapie, *f.*

THERAPY (contact or **contact radiation).** Méthode de Chaoul. → *Chaoul therapy.*

THERAPY (deep roentgen-ray). Radiothérapie profonde.

THERAPY (deep X ray). Radiothérapie profonde.

THERAPY (diathermic). Diathermie, *s.f.*

THERAPY (electric-shock or **electroshock** or **electroconvulsive).** Electrochoc, *s.m.*

THERAPY (emanation). Émanothérapie, *s.f.*

THERAPY (endocrine). Endocrinothérapie, *s.f.*

THERAPY (fever). Pyrétothérapie, *s.f.*

THERAPY (fly-larvae). Traitement, au moyen de larves vivantes de mouches, des plaies infectées.

THERAPY (fluid). Réhydratation, *s.f.*

THERAPY (gold). Chrysothérapie, *s.f.*

THERAPY (heat). Thermothérapie, *s.f.*

THERAPY (high voltage roentgen). Radiothérapie profonde.

THERAPY (hormone). Hormonothérapie, *s.f.*

THERAPY (hunger). Cure de jeûne.

THERAPY (immunization). Immunisation, *s.f.*

THERAPY (larval). Traitement, au moyen de larves vivantes de mouches, des plaies infectées.

THERAPY (light). Photothérapie, *s.f.*

THERAPY (long term). Traitement à long terme.

THERAPY (maggot). Traitement, au moyen de larves vivantes de mouches, des plaies infectées.

THERAPY (maintenance). Traitement d'entretien.

THERAPY (malarial), T. (malarization). Malariathérapie, *f.* → *malariotherapy.*

THERAPY (massive drip intravenous). Perfusion intraveineuse.

THERAPY (metrazol). Cardiazolthérapie, *s.f.*

THERAPY (occupational). Emploi thérapeutique des occupations et des distractions.

THERAPY (opsonic). Emploi thérapeutique des opsonines.

THERAPY (organic). Organothérapie, *s.f.*

THERAPY (oxygen). Oxygénothérapie, *s.f.*

THERAPY (physical). Physiothérapie, *s.f.* ; physicothérapie, *s.f.*, massokinésithérapie, *s.f.*

THERAPY (play). Ludothérapie, *s.f.*

THERAPY (protective). Traitement d'un organe malade par sa mise au repos.

THERAPY (protein). Protéinothérapie, *s.f.*

THERAPY (radiation). Radiothérapie, *s.f.*

THERAPY (radium). Curiethérapie, *s.f.* ; radiumthérapie, *s.f.*

THERAPY (replacement). Endocrino- ou hormonothérapie de substitution ou de remplacement.

THERAPY (rotation). Cyclothérapie, *s.f.* ; cycloradiothérapie, *s.f.*

THERAPY (serum). Sérothérapie, *s.f.*

THERAPY (shock). Sismothérapie, *s.f.*

THERAPY (solar). Héliothérapie, *s.f.*

THERAPY (sparing). Traitement d'un organe malade par sa mise au repos.

THERAPY (substitution). Endocrinothérapie de remplacement.

THERAPY (suggestion). Emploi thérapeutique de la persuasion.

THERAPY (teleradium). Téléradiumthérapie, *s.f.* ; télécuriethérapie, *s.f.*

THERAPY (tissue t. of Filatov). Méthode de Filatov-thérapie tissulaire.

THERAPY (ultraviolet rays). Uviothérapie, *s.f.*

THERAPY (vaccine). Vaccinothérapie, *s.f.*

THERAPY (vitamin). Vitaminothérapie, *s.f.*

THERAPY (work). Emploi thérapeutique des occupations et distractions.

THERAPY (X-ray). Radiothérapie, *s.f.*

THERAPY (zomo). Zomothérapie, *s.f.*

THERIACA, Thériaque, *s.f.*

THERMALGIA, *s.* Causalgie, *f.*

THERMAE, *s.pl.* Thermes, *f.pl.* ; eaux thermales.

THERMANAESTHESIA, *s.* Thermoanalgésie, *f.* ; thermo-anesthésie, *f.*

THERMATOLOGY, *s.* Thermalisme, *m.*

THERMESTHESIA, THERMAESTHESIA, *s.* Thermoesthésie, *f.*

THERMOANALGESIA, THERMOANESTHESIA, *s.* Thermoanalgésie, *f.* ; thermo-anesthésie, *f.*

THERMOCAUTERY, *s.* Thermocautérisation, *f.*

THERMOCOAGULATION, *s.* Thermocoagulation, *f.*

THERMODILUTION, *s.* Thermodilution, *f.*

THERMOAESTHESIA, *s.* Thermo-esthésie, *f.*

THERMOGENESIS, *s.* Thermogenèse, *f.*

THERMOGRAPHY, *s.* Thermographie, *f.*

THERMOKERATOPLASTY, *s.* Thermokératoplastie, *f.*

THERMOLABILE, *adj.* Thermolabile.

THERMOLYSIS, *s.* Thermolyse, *f.*

THERMOPALPATION, *s.* Thermopalpation, *f.*

THERMOPARAESTHESIA, *s.* Thermoparesthésie, *f.*

THERMOPENETRATION, *s.* Diathermie, *f.*

THERMOPHIL, THERMOPHILIC, THERMOPHYLIC, *adj.* Thermophile.

THERMOPHOBIA, *s.* Thermophobie, *f.*

THERMOREGULATION, *s.* Thermorégulation, *f.*

THERMORESISTANCE, *s.* Thermorésistance, *f.*

THERMOSENSIBILITY, *s.* Thermosensibilité, *f.*

THERMOSTABILE, *adj.* Thermostabile, thermostable.

THERMOSTABILITY, *s.* Thermostabilité, *f.*

THERMOSTABLE, *adj.* Thermostable.

THERMOSTABLE BODY. Ambocepteur, *s.m.*

THERMOTHERAPY, *s.* Thermothérapie, *f.*

THERMOTROPISM, *s.* Thermotropisme, *m.*

THESAURISMOSIS, *s.* Thésaurismose, *f.* ; thésaurose, *f.* ; maladie de surcharge.

THESAURISMOSIS (cholesterol). Maladie de Hand-Schüller-Christian. → *Hand-Schüller-Christian disease or syndrome.*

THESAURISMOSIS GLYCOGENICA or TH. (glycogen). Maladie glycogénique. → *glycogenosis.*

THESAURISMOSIS (kerasin). Maladie de Gaucher, lipoïdose à cérébrosides.

THESAURISMOSIS LIPOIDICA or th. (lipoid). 1° Lipoïdose, *s.f.* ; lipidose, *s.f.* – 2° Maladie de Fabry. → *angiokeratoma corporis diffusum universale.*

THESAURISMOSIS (phosphatide). Maladie de Niemann-Pick. → *Niemann's disease.*

THÉVENARD'S DISEASE. Maladie de Thévenard. → *neuropathy (hereditary sensory radicular).*

THIAEMIA, *s.* Thiémie, *f.*

THÉVENON AND ROLLAND TEST FOR BLOOD. Réaction de Thévenon et Rolland, réaction de Rolland.

THIAMIN, THIAMINE, THIAMINE HYDROCHLORIDE or T. CHLORIDE. Thiamine, *f.* → *vitamin* B_1.

THIAMIN DEFICIENCY. Béribéri, *s.m.*

THIAZOLIDINEDIONE, *s.* Thiazolidinedione, *f.*

THIBIERGE-WEISSENBACH SYNDROME. Syndrome de Thibierge-Weissenbach. → *CRST syndrome.*

THIEMANN'S DISEASE or **SYNDROME.** Maladie de Thiemann, syndrome épiphysaire.

THIERSCH'S GRAFT or **METHOD.** Greffe de Thiersch.

THIERSCH'S OPERATIONS. Opérations de Thiersch.

THIGH, *s.* Cuisse, *f.*

THINNESS, *s.* Maigreur, *f.*

THIOCYANATE METHOD. Épreuve au rhodanate de sodium, épreuve au sulfocyanate de sodium, épreuve au thiocyanate de sodium.

THIOGENESIS, *s.* Thiogenèse, *f.*

THIOPECTIC FUNCTION. Fonction thiopexique.

THLIPSENCEPHALUS, *s.* Thlipsencéphale, *m.*

THOMAS'S HEEL. Talon de Thomas.

THOMAS'S SPLINT. Attelle de Thomas-Lardennois.

THOMAS-LARDENNOIS SPLINT. Attelle de Thomas-Lardennois.

THOMAYER'S SIGN. Poche de Thomayer.

THOMPSON'S OPERATION. Opération de Thompson (cardiopéricardopexie).

THOMSEN'S DISEASE. Maladie de Thomsen. → *myotonia congenita.*

THOMSON'S DISEASE. 1° Maladie de Thomson. – 2° Maladie de Rothmund. → *Rothmund's or Rothmund-Thomson syndrome.*

THOMSON-WALKER OPERATION. Opération de Freyer modifiée.

THORACECTOMY, *s.* Thoracectomie, *f.*

THORACENTESIS, *s.* Thoracentèse, *f.* ; thoracocentèse, *f.* ; ponction pleurale.

THORACOCENTESIS, *s.* Thoracentèse, *f.*

THORACIC, *adj.* Thoracique.

THORACODELPHUS, *s.* Thoradelphe, *m.*

THORACOGENOUS RHEUMATIC SYNDROME. Maladie de Pierre Marie. → *osteoarthropathy (hypertrophic pulmonary, pneumonic or pneumogenic).*

THORACOLAPAROTOMY, *s.* Thoraco-phréno laparotomie, *f.* ; thoraco-laparotomie, *f.*

THORACOLYSIS PRAECORDIACA. Cardiolyse, *s.f.*

THORACOPHAGUS, *s.* Thoracophage, *m.*

THORACOPLASTY, *s.* Thoracoplastie, *f.*

THORACOPLEUROPNEUMONECTOMY, *s.* Thoraco-pleuro-pneumonectomie, *f.*

THORACOSCOPE, *s.* Pleuroscope, *f.*

THORACOSCOPY, *s.* Pleuroscopie, thoracoscopie, *f.*

THORACOSTOMY, *s.* Thoracostomie, *f.*

THORACOTOMY, *s.* Thoracotomie, *f.*

THORADELPHUS, *s.* Thoradelphe, *m.*

THORAX, *s.* Thorax, *m.*

THORAX (barrel-shaped). Thorax en tonneau.

THORIUMTHERAPY, *s.* Thoriumthérapie, *m.*

THORN'S SYNDROME. Néphrite avec perte de sel.

THORN'S TEST. Test de Thorn, épreuve à la corticostimuline.

THORON, *s.* Thoron, *m.*

THOUGHT ECHOING, THOUGHT EARING. Écho de la pensée.

THREADWORM, *s.* Ver du genre strongyloides.

THREE-GLASS TEST. Épreuve des trois verres de Guyon.

THREONINE, *s.* Thréonine, *f.*

THRESHER'S DISEASE. Poumon de fermier. → *lung (farmer's).*

THRESHOLD, *s.* Seuil, *m.*

THRESHOLD (absolute). Seuil d'excitabilité.

THRESHOLD (auditory). Seuil d'audition ou d'audibilité.

THRESHOLD OF CONSCIOUSNESS. Seuil de perception.

THRESHOLD (convulsant). Seuil convulsivant.

THRESHOLD (differential). Seuil différentiel.

THRESHOLD (double point). Seuil de discrimination tactile.

THRESHOLD OF ELIMINATION. Seuil d'élimination.

THRESHOLD (erythema). Dose de radiations pour laquelle apparaît une rougeur de la peau.

THRESHOLD OF EXCRETION. Seuil d'élimination.

THRESHOLD (flicker fusion). Fréquence critique de fusion.

THRESHOLD (galvanic). Rhéobase, *s.f.*

THRESHOLD (parasite or **pyrogenic).** Nombre de parasites du paludisme dont la présence, dans le sang, est nécessaire pour provoquer la fièvre.

THRESHOLD (relational). Seuil différentiel.

THRESHOLD (renal). Seuil rénal.

THRESHOLD (resolution). Seuil de perception.

THRESHOLD (sensitivity). Seuil d'excitabilité.

THRESHOLD (stimulus). Seuil d'excitabilité.

THRILL, *s.* Frémissement vibratoire.

THRILL (diastolic). Frémissement diastolique.

THRILL (fluid). Sensation de flot.

THRILL (hydatid). Frémissement hydatique, signe de Récamier.

THRILL (presystolic). Frémissement présystolique.

THRILL (purring). Frémissement cataire.

THRILL (systolic). Frémissement systolique.

THROB, *s.* Battement, *m.*

THROBBING, *adj.* Pulsatif, ive.

THROMBASE, *s.* Thrombase, *f.* → *thrombin.*

THROMBASTHENIA, *s.* Thrombasthénie, *f.*

THROMBASTHENIA (hereditary or **hereditary haemorrhagic).** Thrombasthénie héréditaire, maladie de Glanzmann, pseudohémophilie héréditaire de Frank, thrombasthénie type Nægeli.

THROMBECTOMY, *s.* Thrombectomie, *f.*

THROMBIN, *s.* Thrombine, *f.* ; plasmase, *f.* ; thrombase, *f.*

THROMBIN-LIKE, *adj.* Thrombinomimétique.

THROMBIN TEST. Test de Crosby, épreuve à la thrombine.

THROMBINOGEN, *s.* Prothrombine, *f.*

THROMBOAGGLUTINATION, *s.* Thrombo-agglutination, *f.* ; thrombocyto-agglutination, *f.*

THROMBOAGGLUTININ, *s.* Thrombo-agglutinine, *f.* ; thrombocyto-agglutinine, *f.*

THROMBOANGIITIS CUTANEOINTESTINALIS DISSEMINATA. Syndrome de Degos. → *papulosis atrophicans maligna.*

THROMBOANGIITIS OBLITERANS, *s.* Thrombo-angéite oblitérante, maladie de Léo Buerger, thrombo-angiose, *s.f.* ; thrombo-artérite juvénile, endartériose, *s.f.*

THROMBO-AORTOPATHY (occlusive). Maladie de Takayashu. → *pulseless disease.*

THROMBOARTERITIS, *s.* Thrombo-artérite, *f.*

THROMBOASPIRATION, *s.* Thrombo-aspiration, *f.*

THROMBOCYTE, *s.* Plaquette, *f.* ; thrombocyte, *m.*

THROMBOCYTE SERIES. Lignée ou série mégacaryocytaire, série thrombocytaire.

THROMBOCYTHAEMIA, *s.* Thrombocytémie, *f.*

THROMBOCYTHAEMIA (essential, haemorrhagic, idiopathic or **primary).** Thrombocytémie essentielle ou hémorragique, mégacaryocytose maligne, leucémie mégacaryocytaire.

THROMBOCYTIC SERIES. Série thrombocytaire, lignée ou série mégacaryocytaire.

THROMBOCYTIN, *s.* Sérotonine, *f.*

THROMBOCYTOLYSIN, *s.* Thrombocytolysine, *f.*

THROMBOCYTOLYSIS, *s.* Thrombocytolyse, *f.*

THROMBOCYTOPENIA, *s.* Thrombopénie, *f.* ; thrombocytopénie, *f.*

THROMBOCYTOPENIA-ABSENT RADIUS SYNDROME. Syndrome de thrombocytopénie aplasie radiale.

THROMBOCYTOPENIA (essential or **idiopathic).** Thrombopénie essentielle. → *purpura (essential* or idiopathic thrombocytopenic or thrombopenic).

THROMBOCYTOPENIA WITH GIANT PLATELETS (congenital). Maladie de J. Bernard et J.-P. Soulier. → *platelet syndrome (hereditary giant).*

THROMBOCYTOPENIA (malignant). Myélose aplasique empêchant la formation des plaquettes.

THROMBOCYTOPENIA-RADIAL APLASIA SYNDROME. Syndrome de thrombocytopénie-aplasie radiale.

THROMBOCYTOPOIESIS, *s.* Thrombocytopoïèse, *f.* ; thrombocytopoïèse, *f.*

THROMBOCYTOSIS, *s.* Hyperplaquettose, *m.* ; thrombocytose, *f.*

THROMBOELASTOGRAM, *s.* Thrombo-élastogramme, *m.* ; thrombélastogramme, *m.* ; thrombo-dynamogramme, *m.*

THROMBOELASTOGRAPH, *s.* Thrombo-élastographe, *m.* ; thrombélastographe, *m.* ; thrombodynamographe, *m.*

THROMBOELASTOGRAPHY, *s.* Thrombo-élastographie, *f.* ; thrombélastographie, *f.* ; thrombo-dynamographie, *f.*

THROMBOEMBOLIA, *s.* Embolie due à la migration d'un caillot sanguin.

THROMBOEMBOLIC DISEASE. Maladie thrombo-embolique.

THROMBOEMBOLISM, THROMBOEMBOLIZATION, *s.* Embolie due à la migration d'un caillot sanguin.

THROMBOENDARTERECTOMY, *s.* Endarteriectomie, *f.* → *endarteriectomy.*

THROMBOENDOCARDITIS, *s.* Endocardite marastique. → *endocarditis (marantic).*

THROMBOGENE, *s.* Prothrombine, *f.*

THROMBOGENESIS, *s.* Thrombogenèse, *f.*

THROMBOKINASE, *s.* Thromboplastine, *f.* → *thromboplastin.*

THROMBOLYSIS, *s.* Thrombolyse, *f.*

THROMBOLYTIC, *adj.* Thrombolytique.

THROMBOPATHIA, THROMBOPATHY, *s.* Thrombopathie.

THROMBOPATHIA (macrothrombocytic). Maladie de J. Bernard et J.-P. Soulier. → *platelet (hereditary giant) syndrome.*

THROMBOPATHY (constitutional). Maladie de von Willebrand. → *Willebrand's disease (von).*

THROMBOPENIA, THROMBOPENY, *s.* Thrombopénie, *f.* ; plaquettopénie, *f.* ; thrombocytopénie, *f.*

THROMBOPENIA (essential or **idiopathic).** Thrombopénie essentielle. → *purpura (essential or idiopathic thrombopenic or thrombopenic).*

THROMBOPHILIA, *s.* Thrombophilie, *f.*

THROMBOPHLEBITIS, *s.* Thrombophlébite, *f.*

THROMBOPHLEBITIS MIGRANS. Septicémie veineuse subaiguë. → *phlebitis migrans.*

THROMBOPLASTIC, *adj.* Thromboplastique.

THROMBOPLASTIC SUBSTANCE. Thromboplastine, *f.* → *thromboplastin.*

THROMBOPLASTID, *s.* Thrombocyte, *m.* ; plaquette, *f.*

THROMBOPLASTIN, *s.* Thromboplastine, *f.* ; thrombokinase, *f.* ; thrombokinine, *f.* ; thrombozyme, *f.* ; cytozyme, *f.* ; zymoplastine, *f.*

THROMBOPLASTIN (extrinsic). Thromboplastine exogène.

THROMBOPLASTIN (intrinsic). Thromboplastine endogène.

THROMBOPLASTIN (tissue). Thromboplastinogénase tissulaire.

THROMBOPLASTINOFORMATION, *s.* Thromboplastinoformation, *f.*

THROMBOPLASTINOFORMATION TEST (Biggs and Douglas). Test de Biggs et Douglas. → *Biggs and Douglas thromboplastino-formation test.*

THROMBOPLASTINOGEN, *s.* Thromboplastinogène, *m.* ; facteur ou globuline ou substance antihémophilique A, facteur plasmatique, globuline-substance, prothrombokinine, *f.* ; facteur VIII.

THROMBOPLASTINOGENASE, *s.* Thromboplastinogénase, *f.* ; enzyme ou facteur plaquettaire, facteur III.

THROMBOPOIESIS, *s.* 1° Thrombocytopoïèse, *f.* → *thrombocytopoiesis.* – 2° Thrombogenèse, *f.*

THROMBOPOIETIN, *s.* Thrombopoïétine, *f.* ; facteur thrombopoïétique.

THROMBOSIS, *s.* Thrombose, *f.*

THROMBOSIS (agonal). Thrombose agonique.

THROMBOSIS (atrophic). Thrombose marastique.

THROMBOSIS (basilar artery) SYNDROME. Syndrome de thrombose du tronc basilaire.

THROMBOSIS (compression). Thrombose veineuse par compression.

THROMBOSIS (coronary). Thrombose des coronaires.

THROMBOSIS (creeping). Thrombose extensive de proche en proche.

THROMBOSIS (dilatation). Thrombose par stase dans un vaisseau dilaté.

THROMBOSIS (effort). Syndrome de Paget-von Schrötter. → *Paget-Schrötter syndrome.*

THROMBOSIS (embolic). Thrombose post-embolique.

THROMBOSIS (infective). Thrombose infectieuse.

THROMBOSIS (jumping). Thromboses multiples disséminées.

THROMBOSIS (marantic or marasmic). Thrombose marastique.

THROMBOSIS (mesenteric). Thrombose mésentérique.

THROMBOSIS (plate or platelet). Thrombose plaquettaire.

THROMBOSIS (propagating). Thrombose extensive.

THROMBOSIS (Ribbert's). Thrombose agonique.

THROMBOSIS (terminal aortic). Syndrome de Leriche. → *Leriche's syndrome.*

THROMBOSIS OF THE VENA AXILLARIS (primitive). Syndrome de Paget-von Schrötter. → *Paget-Schrötter syndrome.*

THROMBOSPONDIN, *s.* Thrombospondine, *f.*

THROMBOSTASIS, *s.* Thrombostase, *f.*

THROMBOSTHENIN, *s.* Thrombosthénine, *f.*

THROMBOTEST (Owren's). Thrombotest d'Owren.

THROMBOTONIN, *s.* Sérotonine, *f.* → *serotonin.*

THROMBOXANE, *s.* Thromboxane, *m.* ou *f.* – *th* A_2. Thromboxane A_2, TXA_2, $TBXA_2$ – th. B_2. Thromboxane B_2, TXB_2, $TBXB_2$.

THROMBOZYME, *s.* Thromboplastine, *f.* → *thromboplastin.*

THROMBUS, *s.* Thrombus, *m.* ; caillot, *m.*

THROMBUS (agonal or agonic). Caillot intracardiaque formé au moment de la mort.

THROMBUS (antemortem). Thrombus ante mortem, caillot ante mortem.

THROMBUS (autochtonous). Thrombus blanc. → *thrombus (blood-plate).*

THROMBUS (ball or ball-valve). Thrombus ou caillot en grelot, intra-auriculaire.

THROMBUS (bile). Thrombus biliaire.

THROMBUS (blood-plate). Thrombus blanc, thrombus de conglutination, caillot blanc, caillot primitif, caillot plaquettaire, caillot de battage, clou plaquettaire ou hémostatique.

THROMBUS (coral). Thrombus rouge. → *thrombus (red).*

THROMBUS (currant jelly). Thrombus ou caillot gélatineux.

THROMBUS (fibrin or fibrinous). Thrombus rouge. → *thrombus (red).*

THROMBUS (fibrolaminar). Thrombus ou caillot stratifié ou feuilleté.

THROMBUS (globoid or globular). Thrombus en grelot.

THROMBUS (globulin). Thrombus blanc. → *thrombus (blood-plate).*

THROMBUS (haematoblastic). Thrombus blanc. → *thrombus (blood-plate).*

THROMBUS (haematostatic). Thrombus rouge. → *thrombus (red).*

THROMBUS (hyaline). Caillot translucide, formé de globules ayant perdu leur hémoglobine.

THROMBUS (Laennec's). Thrombus intracardiaque, en grelot, dans la dégénérescence graisseuse du cœur.

THROMBUS (laminated). Thrombus ou caillot stratifié ou feuilleté. → *thrombus (stratified).*

THROMBUS (lateral). Thrombus ou caillot pariétal.

THROMBUS (mixed). Thrombus ou caillot stratifié ou feuilleté. → *thrombus (stratified).*

THROMBUS (mural). Thrombus mural.

THROMBUS NEONATORUM. Céphalhématome, *s.m.*

THROMBUS (obstructive or **obstructing).** Thrombus ou caillot oblitérant.

THROMBUS (organized). Thrombus organisé.

THROMBUS (pale). Thrombus blanc. → *thrombus (blood-plate).*

THROMBUS (parietal). Thrombus ou caillot pariétal.

THROMBUS (plate or **platelet).** Thrombus blanc. → *thrombus (blood-plate).*

THROMBUS (postmortem). Thrombus ou caillot post mortem.

THROMBUS (propagated). Thrombus envahissant ou extensif, thrombus de propagation.

THROMBUS (progressive). Thrombus rouge. → *thrombus (red).*

THROMBUS (propagated). Thrombus rouge. → *thrombus (red).*

THROMBUS (red). Thrombus rouge, caillot rouge, caillot secondaire, caillot de stase, caillot cruorique, caillot de fibrine.

THROMBUS (riding). Thrombus ou caillot en Y.

THROMBUS (saddle). Thrombus ou caillot en Y.

THROMBUS (stratified). Thrombus ou caillot feuilleté, thrombus ou caillot stratifié.

THROMBUS (white). Thrombus blanc. → *thrombus (blood-plate).*

THRUSH, *s.* Muguet, *m.* ; blanchet, *m.* ; millet, *m.* ; stomatite crémeuse.

THUMB, *s.* Pouce, *m.*

THUMBS (broad) SYNDROME, THUMBS-HALLUX (broad) SYNDROME. Syndrome du pouce large. → *Rubinstein's syndrome.*

THUMBS AND TOES (broad) AND FACIAL ABNORMALITIES. Syndrome du pouce large. → *Rubinstein's syndrome.*

THUMBS AND TOES (broad) AND MENTAL RETARDATION SYNDROME. Syndrome du pouce large. → *Rubinstein's syndrome.*

THUMBS (triphalangeal) ASSOCIATED WITH HYPOPLASTIC ANAEMIA. Syndrome de l'anémie hypoplastique avec pouces anormaux.

THUMBS (triphalangeal) AND CONGENITAL ERYTHROID HYPOPLASIA. Syndrome de l'anémie hypoplastique avec pouces anormaux. → *anaemia (hypoplastic) – triphalangeal thumbs syndrome.*

THURY'S LAW. Loi de Thury.

THYGESON'S KERATITIS. Kératite de Thygeson.

THYMECTOMY, *s.* Thymectomie, *f.*

THYMIA, *s.* Thymie, *f.*

THYMIC, *adj.* Thymique.

THYMIC LYMPHOPOIETIC FACTOR. Hormones thymiques.

THYMICOLYMPHATIC STATE, THYMICOLYMPHATICUS (status). État ou syndrome thymo-lymphatique, thymo-lymphatisme.

THYMIN, *s.* Thymine, *f.* ; thymopoiétique, *f.*

THYMOCYTE, *s.* Thymocyte, *m.*

THYMODEPENDENT, *adj.* Thymo-dépendant, ante.

THYMOL TURBIDITY EST. Réaction au thymol, réaction de Mac Lagan.

THYMOLEPTIQUE, *adj.* and *s.* Thymoleptique.

THYMOLIPOMA, *s.* Thymolipome, *m.*

THYMOMA, *s.* Thymome, *m.*

THYMOPOIETIN, *s.* Thymine, *f.* ; thymopoïétine, *f.*

THYMOPRIVIC, THYMOPRIVOUS, *adj.* Thymoprive.

THYMOSIN, *s.* Thymosine, *f.*

THYMUS, *s.* Thymus, *m.*

THYROCALCITONIN, *s.* Calcitonine, *f.* ; thyrocalcitonine, *f.*

THYROCALCITONIN EXCESS SYNDROME. Syndrome d'hyperthyrocalcitoninémie, syndrome d'hypercalcitoninémie, syndrome d'hypersécrétion de thyrocalcitonine.

THYROCYTE, *s.* Thyrocyte, *m.*

THYROGENIC, THYROGENOUS, *adj.* Thyréogène, thyrogène.

THYROGLOBULIN, *s.* Thyréoglobuline, *f.* ; thyroglobuline, *f.*

THYROID, *adj.* Thyroïdien, ienne.

THYROID CRISIS or **STORM.** Basedowisme aigu, crise thyrotoxique, hyperthyroïdisme aigu, pseudo-basedowisme post-opératoire, thyroïdisme aigu post-opératoire, thyroïtoxémie, *f.*

THYROID-STIMULATING HORMONE. TSH, hormone thyréotrope. → *hormone (thyrotrophic or thyrotropic).*

THYROID-STIMULATING HORMONE TEST. Test à la thyréostimuline, test de Quérido.

THYROID SUPPRESSION TEST. Test de Werner.

THYROIDECTOMY, *s.* Thyroïdectomie, *f.*

THYROIDISM, *s.* Thyroïdisme, *m.*

THYROIDITIS, *s.* Thyroïdite, *f.* ; thyreophyma acutum, goitre inflammatoire.

THYROIDITIS (acute nonsuppurative). Thyroïdite subaiguë de de Quervain. → *thyroiditis (granulomatous).*

THYROIDITIS (chronic). Maladie de Riedel-Tailhefer. → *Riedel's disease or struma.*

THYROIDITIS (chronic lymphadenoid or **lymphocytic).** Thyroïdite chronique de Hashimoto. → *Hashimoto's disease.*

THYROIDITIS (De Quervain's). Thyroïdite subaiguë de De Quervain. → *thyroiditis (granulomatous).*

THYROIDITIS (giant cell or giant follicular). Thyroïdite subaiguë de De Quervain. → *thyroiditis (granulomatous).*

THYROIDITIS (granulomatous). Thyroïdite subaiguë de De Quervain, thyroïdite à cellules géantes, thyroïdite granulomateuse, thyroïdite pseudotuberculeuse.

THYROIDITIS (Hashimoto's). Thyroïdite chronique de Hashimoto. → *Hashimoto's disease.*

THYROIDITIS (invasive). Maladie de Riedel-Tailhefer. → *Riedel's disease or struma.*

THYROIDITIS (lignous). Maladie de Riedel-Tailhefer. → *Riedel's disease or struma.*

THYROIDITIS (lymphoid or lymphocytic). Thyroïdite chronique de Hashimoto. → *Hashimoto's disease.*

THYROIDITIS PARASITARIA. Maladie de Chagas. → *Chagas's or Chagas-Cruz disease.*

THYROIDITIS (pseudotuberculous). Thyroïdite subaiguë de De Quervain. → *thyroiditis (granulomatous).*

THYROIDITIS (subacute or subacute diffuse). Thyroïdite subaiguë de De Quervain. → *thyroiditis (granulomatous).*

THYROIDITIS (woody). Maladie de Riedel-Tailhefer. → *Riedel's disease or struma.*

THYROIDOTHERAPY, *s.* Thyroïdothérapie, *f.*

THYROIDOTOMY, *s.* Laryngofissure, *f.* → *laryngofissure.*

THYROINHIBITORY, *adj.* and *s.* Thyrofrénateur.

THYROPATHY, *s.* Thyréopathie, *f.* ; thyréopathie, *f.*

THYROPATHY (endemic). Thyréopathie endémique.

THYROPEROXIDASE, *s.* Thyroperoxydase, *f.*

THYROPRIVAL, THYROPRIVIC, THYROPRIVOUS, *adj.* Thyréoprive.

THYROPTOSIS, *s.* Thyréoptose, *f.*

THYROTHERAPY, *s.* Thyroïdothérapie, *f.*

THYROTOMY, *s.* Laryngofissure, *f.* → *laryngofissure.*

THYROTOXICOSIS, *s.* Thyréotoxicose, *f.* ; thyrotoxicose, *f.*

THYROTOXICOSIS (primary). Thyréotoxicose primaire.

THYROTOXICOSIS (secondary). Thyréotoxicose secondaire.

THYROTROPE THYROTROPIC, *adj.* Thyréotrope, thyrotrope.

THYROTROPHIN, *s.* TSH, hormone thyréotrope. → *hormone (thyrotropic).*

THYROTROPHIC or THYROTROPIC HORMONE. TSH, hormone thyréotrope. → *hormone (thyrotropic).*

THYROTROPIN, *s.* TSH, hormone thyréotrope. → *hormone (thyrotropic).*

THYROTROPIN (inappropriate secretion of t-syndrome). Syndrome de sécrétion inappropriée d'hormone thyroïdienne.

THYROXIN, THYROXINE, *s.* Thyroxine, *f.* ; T_4, tétraïodo-3, 5, 3', 5' thyronine.

THYROXINAEMIA, *s.* Thyroxinémie, *f.*

THYROXIN-FORMATION, *s.* Thyroxino-formation, *f.*

THYROXINIC, *adj.* Thyroxinien, ienne.

THYROXIN-THERAPY, *s.* Thyroxinothérapie, *f.*

TIBIA, *s.* Tibia, *m.*

TIBIA (saber or saber shaped), TIBIA (sabre). Tibia en lame de sabre.

TIBIA VARA. Tibia vara, maladie de Blount.

TIBIAL, *adj.* Tibial, iale.

TIBIAL (anterior) SYNDROME, TIBIAL (anterior) COMPARTMENT SYNDROME. Syndrome tibial antérieur.

TIBIA PHENOMENON or TIBIALIS SIGN. One of the Strumpell's phenomenons or signs.

TIC, *s.* Tic, *m.*

TIC (bowing). Syndrome des spasmes en flexion. → *spasm (nodding).*

TIC (convulsive or convulsive facial). Hémispasme facial.

TIC (diaphragmatic). Spasmes du diaphragme.

TIC DOULOUREUX. Tic douloureux de la face.

TIC (facial). Hémispasme facial.

TIC DE GUINON. Maladie des tics. → *Gilles de la Tourette's disease.*

TIC (habit). Maladie des tics. → *Gilles de la Tourette's disease.*

TIC (mimic). Hémispasme facial.

TIC NON DOULOUREUX. Myoclonie, *s.f.*

TIC (occupation). Névrose professionnelle.

TIC (painless). Myoclonie, *s.f.*

TIC DE PENSÉE. Suppression involontaire de toute pensée qui vient à l'esprit.

TIC (psychic or psychomotor). Maladie des tics. → Gilles de la Tourette's disease.

TIC (respiratory). Spasmes du diaphragme.

TIC (rotary). Torticolis spasmodique, tic rotatoire.

TIC (saltatory). Chorée saltatoire.

TIC SPASMODIC. Chorée de Bergeron. → *Bergeron's chorea.*

TICK, *s.* Tique, *f.*

TIETZ'S SYNDROME. Syndrome de Tietz.

TIETZE'S DISEASE or SYNDROME. Syndrome de Tietze.

TILLAUX'S or TILLAUX-PHOCAS DISEASE. Maladie kystique de la mamelle. → *cystic disease of the breast.*

TILT TEST. Épreuve de bascule ou d'inclinaison.

TIMBRE MÉTALLIQUE. Clangor, *s.m.*

TIME (activated partial thromboplastin). Temps de céphaline activé, TCA.

TIME (bleeding). Temps de saignement.

TIME (circulation or circulatory). Vitesse circulatoire, temps circulatoire.

TIME (clotting). Temps de coagulation.

TIME (full). Plein temps.

TIME (incubating). Période d'incubation.

TIME (partial thromboplastin). Temps de céphaline.

TIMI SCORE. Score TIMI.

TINCTURE (alcoholic). Alcoolé, *s.m.* ; teinture alcoolique.

TINEA, *s.* Teigne, *f.*

TINEA ALBIGENA. Tinea albigena.

TINEA AMIANTACEA. Teigne amiantacée.

TINEA ASBESTINA or (asbestos-like). Teigne amiantacée.

TINEA BARBAE. Sycosis trichophytique, trichophytie de la barbe.

TINEA CAPITIS. Trichophytie du cuir chevelu. → *ringworm of the scalp.*

TINEA CAPITIS (epidemic). Maladie de Gruby-Sabouraud. → *Gruby's disease.*

TINEA CIRCINATA. Herpès circiné, trichophytie des régions glabres, trichophytie circinée, herpès parasitaire.

TINEA CIRCINATA CRURIS. Eczéma marginé de Hebra, épidermophytie inguinale.

TINEA CIRCINATA (tropical). Tokelau, *s.m.* ; tinea imbricata.

TINEA CORPORIS. Tokelau, *s.m.* ; tinea imbricata.

TINEA CRURIS. Eczéma marginé de Hebra, épidermophytie inguinale.

TINEA DECALVANS. Pelade, *s.f.* → *alopecia areata.*

TINEA FAVOSA, TINEA FICOSA. Favus, *s.m.* ; teigne favique.

TINEA FLAVA. Tinea flava, achromie parasitaire de la face et du cou à recrudescence estivale, hodipotsy.

TINEA GLABROSA. Herpès circiné. → *tinea circinata.*

TINEA IMBRICATA. Tokelau, *s.m.* ; tinea imbricata.

TINEA INGUINALIS. Eczéma marginé de Hebra, épidermophytie inguinale.

TINEA KERION. Kérion de Celse, teigne suppurative.

TINEA LUPINOSA. Favus, *s.m.* ; teigne favique.

TINEA NIGRA. Tinea nigra.

TINEA NODOSA. Piedra, *s.f.* → *piedra.*

TINEA PEDIS. Pied d'athlète. → *foot (athletic).*

TINEA SYCOSIS. Sycosis trichophytique, trichophytie de la barbe.

TINEA TONSURANS. Trichophytie du cuir chevelu. → *ringworm of the scalp.*

TINEA TONSURANS (epidemic). Maladie de Gruby-Sabouraud. → *Gruby's.*

TINEA TRICHOPHYTINA. Teigne trichophytique.

TINEA TRICHOPHYTINA CRURIS. Eczéma marginé de Hebra, épidermophytie inguinale.

TINEA VERA. Favus, *s.m.* ; teigne favique.

TINEA UNGUIUM. Onychomycose, *s.f.*

TINEA VERSICOLOR. Pityriasis versicolor.

TINEL'S SIGN. Signe de Tinel.

TINGLING ON PERCUSSION (distal). Signe de Tinel.

TINKLING (metallic). Tintement métallique.

TINCTURE, Teinture, *s.f.*

TINU SYNDROME. Syndrome de Kikkawa.

TISANE, Tisane, *s.f.*

TISELIUS'S METHOD. Électrophorèse libre ou de frontière, méthode de Tiselius.

TISSUE, *s.* Tissu.

TISSULAR, *adj.* Tissulaire.

TITILLOMANIA, *s.* Titillomanie, *f.*

TL. Symbole chimique du thallium.

TM. Tm, capacité tubulaire maximum.

TNFα. Cachectine, *s.f* ; TNFα.

TOADSKIN, *s.* Phrynodermie, *f.*

TOBACCO, *s.* Tabac, *m.*

TOCOGRAPHY, *s.* Tocographie, *f.*

TOCOLOGY, *s.* Tocologie, *f.*

TOCOLYSIS, *s.* Tocolyse, *f.*

TOCOPHEROL, *s.* Tocophérol, *m.* → *vitamin E.*

TODD'S CIRRHOSIS. Cirrhose hypertrophique.

TODD'S or TODD POSTEPILEPTIC PARALYSIS. Paralysie de Todd.

TOE, *s.* Orteil, *m.*

TOE (hammer). Orteil en marteau, orteil en cou de cygne.

TOE (Hong-Kong). Pied d'athlète. → *foot (athletic).*

TOE (pigeon). Pied varus.

TOE SIGN. Signe de Babinski.

TOE SYNDROME (blue). Syndrome des orteils bleus (ou pourpres).

TOENAIL (ingrowing). Ongle incarné.

TOGAVIRIDAE, *s.pl.* Togaviridés, *m.*

TOGAVIRUS, *s. Togavirus, m.*

TOKELAU RINGWORM. Tokelau, tinea imbricata.

TOLBUTAMIDE TEST (intravenous). Épreuve de tolérance au tolbutamide.

TOLERANCE, *s.* Tolérance, *f.*

TOLERANCE (acquired). Accoutumance, *f.*

TOLERANCE (drug). Assuétude, *f.* → *habituation*, 2°.

TOLERANCE (immunologic or **immunological).** Tolérance immunitaire ou immunologique, immunotolérance, paralysie immunitaire.

TOLERANCE (impaired glucose). Intolérance au glucose.

TOLERANCE TEST (glucose). Épreuve de l'hyperglycémie provoquée, test de tolérance au glucose.

TOLERANCE TEST (protamine sulfate). Test de tolérance au sulfate de protamine.

TOLERATION (acquired). Accoutumance, *s.f.*

TOLEROGEN, *s.* Tolérogène, *m.*

TOLEROGENIC, *adj.* Tolérogène, *adj.*

TOLOSA-HUNT SYNDROME. Syndrome ou ophtalmoplégie douloureuse de Tolosa et Hunt.

TOMASELLI'S DISEASE. Maladie de Tomaselli, fièvre quinique.

TOMENTOSE, TOMENTOUS, *adj.* Tomenteux, euse.

TOMOGRAM, *s.* Tomogramme, *m.*

TOMOGRAPHY, *s.* Tomographie, *f.* ; radiotomie, *f.* ; planigraphie, *f.* ; stratigraphie, *f.*

TOMOGRAPHY (computerized axial). Scanographie, *f.* → *scanography.*

TOMOGRAPHY (gamma-rays emission transaxial). Tomographie d'émission gamma.

TOMOGRAPHY (positron emission transaxial) (PETT). Tomographie d'émission gamma.

TOMOGRAPHY (ultrasonic). Échographie bidimensionnelle. → *echography (two dimensional).*

-TOMY, *suffix...* tomie.

TONAPHASIA, *s.* Tonaphasie, *f.*

TONE, *s.* Tonus musculaire, tonicité, *f.*

TONGUE (baked). Langue fuligineuse.

TONGUE (bald). Langue dépapillée.

TONGUE (beefy). Glossite érythémato-atrophique avec ulcérations rouges et irrégulières du dos de la langue (pellagre).

TONGUE (beet). Langue « betterave », rouge vif et enflée, de la pellagre.

TONGUE (bifid). Langue bifide.

TONGUE (black or **black hairy).** Glossophytie, *s.f.* ; langue noire, langue noire pileuse, mélanotrichie linguale.

TONGUE (cardinal). Langue carminée.

TONGUE (cerebriform). Langue scrotale. → *tongue (plicated).*

TONGUE (Clarke's). Langue de Clarke. → *Clarke's tongue.*

TONGUE (cleft). Langue bifide.

TONGUE (coated). Langue chargée, langue saburrale.

TONGUE (coblestone) (langue pavée). Langue blanche et verruqueuse (leucoplasie).

TONGUE (crocodile). Langue scrotale. → *tongue (plicated).*

TONGUE DEPRESSOR. Abaisse-langue, *s.m.*

TONGUE (dotted). Langue pointillée (de papilles blanches).

TONGUE (double). Langue bifide.

TONGUE (dry). Langue rôtie.

TONGUE (earthy). Langue terreuse.

TONGUE (encrusted). Langue très chargée.

TONGUE (fern leaf). Langue « en feuille de fougère » avec un sillon central ramifié latéralement.

TONGUE (filmy). Langue « membraneuse » avec des taches blanchâtres latérales symétriques.

TONGUE (fissury). Langue scrotale. → *tongue (plicated).*

TONGUE (flutted). Langue scrotale. → *tongue (plicated).*

TONGUE (furred). Langue chargée, saburrale.

TONGUE (furrowed). Langue scrotale. → *tongue (plicated).*

TONGUE (geographic). Glossite exfoliatrice marginée, langue géographique, pityriasis lingual, eczéma en aire ou marginé desquamatif de la langue, syphilis desquamative de la langue, état tigré de la langue, desquamation épithéliale de la langue, desquamation marginée aberrante de la langue, exfoliation en aires de la langue.

TONGUE (glassy, glazed or **glossy).** Glossodynie avec desquamation en aires de la langue.

TONGUE (grooved). Langue scrotale. → *tongue (plicated).*

TONGUE (hairy). Langue villeuse.

TONGUE (hobnail). Langue de Clarke. → *Clarke's tongue.*

TONGUE (magenta). Langue pourpre de l'ariboflavinose.

TONGUE (mappy). Langue géographique. → *tongue (geographic).*

TONGUE (parrot). Langue de perroquet.

TONGUE (plastered). Langue très chargée.

TONGUE (plicated). Langue plicaturée symétrique congénitale, langue scrotale, langue cérébrale, langue fissurale, langue montagneuse.

TONGUE (raspberry). Langue framboisée (langue desquamée au 4ᵉ jour de la scarlatine.

TONGUE (ribbed). Langue scrotale. → *tongue (plicated).*

TONGUE (Sandwith's bald). Langue rouge et dépapillée du stade tardif de la pellagre.

TONGUE (scrotal). Langue scrotale. → *tongue (plicated).*

TONGUE (slick). Glossodynie avec desquamation en aires de la langue. → *glossodynia exfoliativa.*

TONGUE (slip of the). Lapsus linguæ.

TONGUE (smoker's). Leucoplasie linguale.

TONGUE SPATULA. Abaisse-langue, *s.m.*

TONGUE (stippled). Langue pointillée.

TONGUE (strawberry). Langue blanche de la période d'invasion de la scarlatine, parsemée des points rouges des papilles, langue framboisée.

TONGUE (sulcated). Langue scrotale. → *tongue (plicated).*

TONGUE SWALLOWING. Chute de la langue dans le pharynx.

TONGUE-TIE, Ankyloglosse, *s.m.*

TONGUE TRACTION. Traction de la langue.

TONGUE (trombone). Mouvements de trombone de la langue.

TONGUE (white). Langue blanche.

TONGUE (wooden). Actinobacillose linguale (du bétail).

TONGUE (wrinkled). Langue scrotale. → *tongue (plicated).*

TONIC, *adj.* and *s.* Tonique.

TONIC (cardiac). Tonicardiaque, cardiotonique.

TONICITY, *s.* Tonus, *m.*

TONOFIBRIL, *s.* Tonofibrille, *f.*

TONOFILAMENT, *s.* Tonofilament, *m.*

TONOGRAPHY, *s.* Tonographie, *f.*

TONETRY, *s.* Tonométrie, *f.*

TONOSCOPY, *s.* Tonoscopie, *f.*

TONSIL, *s.* Amygdale, *f.*

TONSILLECTOME, *s.* Tonsillotome, *m.* ; amygdalotome, *m.*

TONSILLECTOMY, *s.* Tonsillectomie, *f.* ; amygdalectomie, *f.*

TONSILLITIS, *s.* Amygdalite, *f.* ; angine tonsillaire.

TONSILLITIS (acute catarrhal). Angine rouge.

TONSILLITIS (acute parenchymatous). Phlegmon de l'amygdale, abcès de l'amygdale.

TONSILLITIS (caseous). Angine cryptique.

TONSILLITIS (chronic catarrhal). Amygdalite chronique hypertrophique.

TONSILLITIS (diphtherial). Angine diphtérique.

TONSILLITIS (erythematous). Angine rouge.

TONSILLITIS (follicular). Angine cryptique.

TONSILLITIS (herpetic). Angine herpétique.

TONSILLITIS (lacunar). Angine cryptique.

TONSILLITIS (lingual). Amygdalite linguale.

TONSILLITIS (mycotic). Angine mycotique.

TONSILLITIS (preglottic). Amygdalite linguale.

TONSILLITIS (suppurative). Abcès de l'amygdale, phlegmon de l'amygdale.

TONSILLITIS (Vincent's). Angine de Vincent. → *angina (Vincent's).*

TONSILLOTOME, *s.* Amygdalotome, *m.* ; tonsillotome, *m.*

TONSILLOTOMY, *s.* Amygdalectomie, *f.* ; tonsillectomie, *f.*

TONUS, *s.* Tonicité, *f.* ; tonus musculaire.

TONUS (myogenic). Tonicité, *f.* ; tonus musculaire.

TOOTH, *s.* (*pl.* **teeth**).Dent, *f.*

TOOTH (canine). Canine, *s.f.*

TONUS (deciduous). Dent de lait.

TOOTH (incisive). Incisive, *s.f.*

TOOTH (wisdom). Dent de sagesse.

TOPALGIA, *s.* Topoalgie, *f.*

TOPESTHESIA, *s.* Topesthésie, *f.* ; topognosie, *f.*

TOPHOLIPOMA, *s.* Topholipome, *m.*

TOPHUS, *s.*, **tophi** *(pl.).* Tophus, *m.* ; tophus *(pl.).* Concrétions tophacées.

TOPIC, TOPICAL, *adj.* Topique.

TOPOALGIA, *s.* Topoalgie, *f.*

TOPOGNOSIS, *s.* Topoesthésie, *f.* ; topognosie, *f.*

TOPOISOMERASE, *s.* Topo-isomérase, *f.*

TOPOPHOBIA, *s.* Topophobie, *f.*

TOPOPHYLAXIS, *s.* Topophylaxie, *f.*

TORCH SYNDROME. Syndrome TORCH.

TORKILDSEN'S OPERATION. Opération de Torkildsen.

TORMINA, *s.pl.*. Tranchées, *f.pl.*

TORMINA CELSI. Dysentérie, *s.f.*

TORMINA INTESTINORUM. Dysentérie, *s.f.*

TORMINA (post-partum). Tranchées utérines, douleurs de la délivrance.

TORMINA VENTRICULI NERVOSA. Tormina intestinorum nervosa.

TORMINAL, TORMINOUS, *adj.* Tormineux, euse.

TORNWALDT'S BURSITIS or **DISEASE, TORNWALDITIS.** Angine de Tornwaldt.

TORPID, *adj.* Torpide.

TORSADE DE POINTE (electrocardiography). Torsades de pointes.

TORSION OF THE SPERMATIC CORD. Torsion du testicule.

TORSTEN-SJÖGREN SYNDROME. Syndrome de Marinesco-Sjögren.

TORTICOLLIS, *s.* Torticolis, *m.* ; caput distortum, caput obstipum.

TORTICOLLIS ATLANTOEPISTROPHEALIS. Torticolis nasopharyngien, syndrome de Grisel.

TORTICOLLIS (dermatogenic). Torticolis cutané.

TORTICOLLIS (hysteric or **hysterical).** Torticolis hystérique.

TORTICOLLIS (intermittent). Torticolis spasmodique, tic rotatoire.

TORTICOLLIS (mental). Torticolis mental.

TORTICOLLIS (myogenic). Torticolis musculaire.

TORTICOLLIS NASOPHARYNGEAL. Syndrome de Grisel, torticolis nasopharyngien.

TORTICOLLIS (psychogenic). Torticolis hystérique.

TORTICOLLIS (spasmodic) or **T. SPASTICA.** Torticolis spasmodique, tic rotatoire.

TORTICOLLIS (spurious). Faux torticolis, « torticolis » par lésion des vertèbres cervicales.

TORULIN, *s.* Vitamine B_1 → *vitamin B_1*.

TORULOSIS, *s.* Cryptococcose, *f.* → *cryptococcosis.*

TORUS MANDIBULARIS. Torus mandibulaire.

TORURUS PALATINUS. Torus palatin.

TOUCH, *s.* Palpation, *f.* ; toucher, *m.*

TOUCH (abdominal). Palper abdominal.

TOUCH (double). Toucher combiné, vaginal et rectal.

TOUCH (rectal). Toucher rectal.

TOUCH (royal). Attouchement curateur des écrouelles, apanage des rois de France et d'Angleterre.

TOUCH (vaginal). Toucher vaginal.

TOUCH (vesical). Toucher vésical.

TOULOUSE-LAUTREC'S DISEASE. Pyknodysostose, *s.f.*

TOURAINE'S APHTHOSIS. Syndrome de Behçet. → *Behçet's aphtae, disease, syndrome or (triple symptome complex of).*

TOURAINE-SOLENTE-GOLÉ SYNDROME. Pachydermopériostose, *s.f.* → *pachydermoperiostosis.*

TOURNAY'S SIGN. Réaction ou réflexe de Tournay.

TOURNIQUET, *s.* Tourniquet, *m.*

TOURNIQUET TEST. Signe du lacet. → *Rumpel Leede's phenomenon or test.*

TOWNES-BROCKS SYNDROME. Syndrome de Townes-Brocks.

TOXAEMIA, *s.* Toxémie, *f.*

TOXAEMIA (alimentary). Intoxication intestinale.

TOXAEMIA (eclamptic or **eclamptogenic).** Éclampsie gravidique. → *eclampsia (puerperal).*

TOXAEMIA OF PREGNANCY. Toxémie gravidique, hypertension gravidique, néphropathie gravidique.

TOXAEMIA (tuberculous). Tuberculémie, *s.f.*

TOXALBUMIN, Toxalbumine, *s.f.*

TOXEMIA, (américain), *s.* Toxémie, *f.* → *toxaemia.*

TOXIC, TOXICAL, *adj.* Toxique.

TOXICITY, *s.* Toxicité, *f.*

TOXICODERMA, *s.* Toxidermie, *f.* ; toxicodermie, *f.*

TOXICODERMATITIS, *s.* Toxidermie, *f.* ; toxicodermie, *f.*

TOXICODERMIA, *s.* Toxidermie, *f.* ; toxicodermie, *f.*

TOXICODERMITIS, *s.* Toxidermie, *f.* ; toxicodermie, *f.*

TOXICOLOGY, *s.* Toxicologie, *f.*

TOXICOMANIA, *s.* Toxicomanie, *f.*

TOXICOMANIAC, *s.* Toxicomaniaque.

TOXICOMIMETIC, *adj.* Toxicomimétique.

TOXICOPHOBIA, *s.* Toxicophobie, *f.*

TOXICOSIS, *s.* Intoxication, *f.* ; empoisonnement, *m.*, toxicose, *f.*

TOXICOSIS (alimentary). Intoxication alimentaire.

TOXICOSIS (endogenic). Intoxication endogène, toxicose.

TOXICOSIS (exogenic). Intoxication exogène.

TOXICOSIS (gestational). Toxémie gravidique. → *toxaemia of pregnancy.*

TOXICOSIS (haemorrhagic capillary). Purpura rhumatoïde. → *purpura rheumatica.*

TOXIDERMIA, *s.* Toxidermie, *f.* ; toxicodermie, *f.*

TOXIDERMITIS, *s.* Toxidermie, *f.* ; toxicodermie, *f.*

TOXIFEROUS, *adj.* Toxicophore.

TOXIGENIC, TOXIGENOUS, *adj.* Toxigène.

TOXI-INFECTION, *s.* Toxi-infection, *f.*

TOXIN, *s.* Toxine, *f.*

TOXIN-ANTITOXIN, *s.* Mélange de toxine et d'antitoxine (utilisé comme vaccin).

TOXIN (Dick). Toxine du streptocoque hémolytique de la scarlatine.

TOXIN (erythrogenic). Toxine du streptocoque hémolytique de la scarlatine.

TOXIN (kappa). Collagénase, *f.*

TOXINAEMIA, TOXINEMIA, *s.* Toxinémie, *f.*

TOXINFECTION, *s.* Toxi-infection, *f.*

TOXINIC, *adj.* Toxinique.

TOXINOGENESIS, *s.* Toxinogenèse, *f.*

TOXINOSIS, *s.* Intoxication, *f.* ; empoisonnement, *m.*

TOXINOTHERAPY, *s.* Toxinothérapie, *f.* ; toxithérapie, *f.*

TOXIPHOBIA, *s.* Toxicophobie, *f.*

TOXIPHYLACTIC FUNCTION. Fonction antitoxique.

TOXITHERAPY, *s.* Toxinothérapie, *f.* ; toxithérapie, *f.*

TOXITHERAPY (bacterial). Toxibactérithérapie, *f.*

TOXITUBERCULIDE, *s.* Tuberculide, *f.*

TOXOCARIASIS, *s.* Toxocarose, *f.*

TOXOGENIN, *s.* Toxogénine, *f.* ; sensibilisine, *f.*

TOXOID, *s.* 1° Anatoxine, *f.* – 2° Toxoïde, *f.*

TOXO-INFECTION, *s.* Toxi-infection, *f.*

TOXOLYSIS, *s.* Toxolyse, *f.*

TOXON, TOXONE, *s.* Toxone, *f.*

TOXOPACHY, *s.* Maladie de Weismann-Netter et Stuhl. → *Weismann-Netter's syndrome.*

TOXOPACHYOSTOSIS (tibio-peroneal diaphyseal). Maladie de Weismann-Netter et Stuhl. → *Weismann-Netter's syndrome.*

TOXOPHORE GROUP. Toxophore, *s.m.*

TOXOPHORUS, *adj.* Toxophore.

TOXOPLASMA, *s.* Toxoplasme, *m.*

TOXOPLASMOSIS, *s.* Toxoplasmose, *f.*

TOXURIA, *s.* Urémie, *f.*

TOYNBEE'S EXPERIMENT. Épreuve de Toynbee.

TPA. TPA.

TPHA. Abréviation de réaction d'hémagglutination passive par le sérodiagnostic de la syphilis ; TPHA : *Treponema pallidum* haemagglutination assay.

TPI. Abréviation de *Treponema pallidum* immobilization test ; TPI, test de Nelson ; test d'immobilisation des tréponèmes.

TRABECULA, *s.* Trabécule, *f.*

TRABECULECTOMY, *s.* Trabéculectomie, *f.*

TRABECULOTOMY, *s.* Trabéculotomie, *f.*

TRACE ELEMENT. Oligo-élément, *s.m.*

TRACER, *s.* 1° Aiguille à dissection fine. – 2° Traceur, *m.* – 3° Marqueur, *m.*

TRACER (radioactive). Traceur radioactif.

TRACHEA, *s.* Trachée, *f.*

TRACHEITIS, *s.* Trachéite, *f.*

TRACHELAEMATOMA, *s.* Trachelhématome, *m.*

TRACHELISM, TRACHELISMUS, *s.* Trachélisme, *m.*

TRACHELITIS, *s.* Cervicite, *f.*

TRACHELOPEXIA, TRACHELOPEXY, *s.* Trachélopexie ligamenteuse.

TRACHELOPLASTY, *s.* Trachéloplastie, *f.*

TRACHELORRHAPHY, *s.* Trachélorraphie, *f.* ; opération d'Emmet.

TRACHEOBRONCHITIS, *s.* Trachéobronchite, *f.*

TRACHEOBRONCHOSCOPY, *s.* Trachéobronchoscopie, *f.*

TRACHEOCELE, *s.* Trachéocèle, *f.*

TRACHEOFISTULIZATION, *s.* Trachéo-fistulisation, *f.*

TRACHEOMALACIA, *s.* Trachéomalacie, *f.*

TRACHEOPATHIA OSTEOPLASTICA. Trachéopathie ostéoplastique.

TRACHEOPLASTY, *s.* Trachéoplastie, *f.*

TRACHEOSCOPY, *s.* Trachéoscopie, *f.*

TRACHEOSTENOSIS, *s.* Trachéosténose, *f.*

TRACHEOSTOMY, *s.* Trachéostomie, *f.*

TRACHEOTOMY, *s.* Trachéotomie, *f.*

TRACHOMA, *s.* Trachome, *m.* ; conjonctivite granuleuse.

TRACHOMA (Arlt's). Trachome, *m.* ; conjonctivite granuleuse.

TRACHOMA DEFORMANS. Kraurosis vulvae.

TRACHOMA (follicular or granular). Trachome, *m.* ; conjonctivite granuleuse.

TRACHOMA (Türck's). Laryngite sèche.

TRACHOMA OF THE VOCAL BANDS or CORDS. Nodules vocaux.

TRACHOMA VULVAE. Kraurosis vulvae.

TRACHYONYCHIA, *s.* Trachyonychie, *f.*

TRACT, *s.* Faisceau, *m.*

TRACT (cerebrospinal). Faisceau pyramidal.

TRACTION, *s.* Traction, *f.*

TRACTOTOMY, *s.* Tractotomie, *f.*

TRACTOTOMY (descending root). Tractotomie trigéminée, opération de Sjöqvist.

TRACTOTOMY (pyramidal). Tractotomie pédonculaire pyramidale.

TRACTOTOMY (Sjöqvist's). Tractotomie trigéminée, opération de Sjöqvist. → *tractotomy (trigeminal).*

TRACTOTOMY (spinal). Chordotomie, *s.f.* → *chordotomy.*

TRACTOTOMY (spinothalamic). Tractotomie pédonculaire spino-thalamique.

TRACTOTOMY (trigeminal). Tractotomie trigéminée, opération de Sjöqvist.

TRACTUS, *s.* Tractus, *m.*

TRAGUS, *s.* Tragus, *m.*

TRAINING, *s.* Formation, *f.* ; entraînement, *m.* ; éducation, *f.*

TRAINING (autogenous). Training autogène, méthode de Shultz.

TRAIT, *s.* Caractère, *m.* ; trait, *m.*

TRAIT (dominant). Caractère dominant.

TRAIT (recessive). Caractère récessif.

TRAMITIS, *s.* Tramite, *f.*

TRANCE, *s.* Hypnose, *f.* ; (sommeil hypnotique ou hystérique).

TRANQUILIZER, *s.* Tranquillisant, *m.* ; antinévrotique, *m.*

TRANSAMINASE, *s.* Transaminase, *f.* ; aminophérase, *f.*

TRANSAMINASE (glutamic oxalacetic). Transaminase aspartique, cétoglutarique ou glutamique oxalacétique, TGO, SGOT, aspartate-aminotransférase AST, ASAT.

TRANSAMINASE (glutamic pyruvic). Transaminase glutamique pyruvique, TGP, GPT, SGPT, alanine-aminotransférase ALT, ALAT.

TRANSAMINATION, *s.* Transamination, *f.*

TRANSCOBALAMIN, *s.* Transcobalamine, *f.*

TRANSCONDYLAR, *adj.* Diacondylien, ienne.

TRANSCORTIN, *s.* Transcortine, *f.*

TRANSCRIPTASE (reverse). Polymérase H, transcriptase inverse ou reverse, ADN-polymérase ARN-dépendante.

TRANSCRIPTION, *s.* Transcription, *f.*

TRANSDUCTION, *s.* Transduction, *f.*

TRANSFECTION, *s.* Transfection, *f.*

TRANSFERENCE, *s.* (psychoalanysis). Transfert, *m.*

TRANSFERASE, *s.* Transférase, *f.*

TRANSFERRIN, *s.* Sidérophiline, *f.* ; transferrine, *f.*

TRANSFIXION, *s.* Transfixion, *f.*

TRANSFORATION, *s.* Transforation, *f.*

TRANSFUSION, *s.* Transfusion, *f.*

TRANSFUSION, BLOOD TRANSFUSION, DRIP TRANSFUSION. Transfusion, *f.* ; transfusion sanguine, perfusion sanguine.

TRANSFUSION (bone-marrow). Transfusion intramédullaire.

TRANSFUSION (direct). Transfusion directe (de bras à bras).

TRANSFUSION (drip). Transfusion continue goutte à goutte, perfusion sanguine.

TRANSFUSION (exchange). Exanguino-transfusion, *s.f.*

TRANSFUSION (exanguination). Exanguino-transfusion, *f.*

TRANSFUSION (immediate). Transfusion directe de bras à bras.

TRANSFUSION (indirect). Transfusion de sang conservé.

TRANSFUSION (mediate). Transfusion de sang conservé.

TRANSFUSION (replacement). Exanguino-transfusion, *s.f.*

TRANSFUSION (substitution). Exanguino-transfusion, *s.f.*

TRANSFUSION (vaccinating). Immuno-transfusion, *s.f.*

TRANSFUSIONAL, *adj.* Transfusionnel, elle.

TRANSGENESIS, *s.* Transgenèse, *f.*

TRANSGENIC, *adj.* Transgénique.

TRANSILLUMINATION, *s.* Transillumination, *f.* ; diaphanoscopie, *f.* ; diascopie, *f.* ; actinoscopie, *f.*

TRANSIT, *s.* Transit, *m.*

TRANSLATION, *s.* Traduction, *f.*

TRANSLOCATION, *s.* Translocation, *f.*

TRANSLOCATION (balanced). Translocation équilibrée.

TRANSLOCATION (reciprocal). Translocation réciproque.

TRANSLOCATION (robertsonian). Translocation robertsonienne.

TRANSLUMINATION, *s.* Transillumination, *f.*

TRANSMEMBRANE, *adj.* Transmembranaire.

TRANSMEMBRANE POTENTIAL (stabilizer). Stabiliseur de membrane.

TRANSMETHYLATION, *s.* Transméthylation, *f.*

TRANSMURAL, *adj.* Transmural, ale.

TRANSPERITONEAL, *adj.* Transpéritonéal, ale.

TRANSPIRATION, *s.* Transpiration, *f.*

TRANSPLANT, *s.* Transplant, *m.* ; greffe, *f.*

TRANSPLANTATION, *s.* Transplantation, *f.*

TRANSPLANTATION (allogenic). Homotransplantation, *f.* → *homotransplantation.*

TRANSPLANTATION (autoplastic). Autotransplantation, *f.* ; transplantation autologue.

TRANSPLANTATION (brephoplastic). Bréphoplastie, *f.*

TRANSPLANTATION (heteroplastic). Hétérotransplantation, *f.* ; → *heterotransplantation.*

TRANSPLANTATION (heterotopic). Transplantation hétérotopique.

TRANSPLANTATION (homoplastic). Homotransplantation, *f.* → *homotransplantation.*

TRANSPLANTATION (homotopic). Transplantation orthotopique.

TRANSPLANTATION (isoplastic). Isotransplantation, *s.f.* → *isotransplantation.*

TRANSPLANTATION (muscular). Transplantation musculaire.

TRANSPLANTATION (Ollier-Thiersch). Greffe de Thiersch.

TRANSPLANTATION (orthotopic). Transplantation orthotopique.

TRANSPLANTATION (syngeneic). Isotransplantation, *s.f.* → *isotransplantation.*

TRANSPLANTATION (syngenesioplastic). Homotransplantation, *f.* → *homotransplantation.*

TRANSPLANTATION (Thiersch's). Greffe de Thiersch.

TRANSPLEURAL, *adj.* Transpleural, ale.

TRANSPOSITION (corrected). Transposition corrigée des gros vaisseaux.

TRANSPOSITION OF THE GREAT VESSELS – or **OF THE GREAT ARTERIES – OF THE HEART.** Transposition artérielle ou de gros vaisseaux du cœur.

TRANSPOSITION OF THE GREAT VESSELS (corrected). Transposition corrigée des gros vaisseaux.

TRANSPOSITION (visceral). Situs inversus. → *situs inversus viscerum.*

TRANSPOSON, *s.* Transposon, *m.*

TRANSRADIANCY (unilateral lung). Poumon évanescent. → *lung (vanishing).*

TRANSSEXUALISM, *s.* Transsexualisme, *m.*

TRANSSYNAPTIC, *adj.* Transsynaptique.

TRANSTHERMIA, *s.* Diathermie, *f.*

TRANSTHYRETIN, *s.* Transthyrétine, *f.*

TRANSUDATE, *s.* Transsudat, *m.*

TRANSURETHRAL, *adj.* Endo-urétral, ale ; transurétral, ale.

TRANSVATERIAN, *adj.* Transvatérien, enne.

TRANSVESTISM, *s.* Travestisme, *m.* ; transvestime, *m.*

TRAPPING, *s.* Trappage, *m.*

TRAUBE'S DYSPNOEA. Respiration de Kussmaul et Kien.

TRAUBE'S HEART. Cœur de Traube.

TRAUBE'S MURMUR. Bruit de galop.

TRAUBE'S SEMILUNAR SPACE. Espace de Traube.

TRAUBE'S SIGN. Double ton de Traube.

TRAUBE-HERING CURVE or **WAVES.** Oscillations de Traube-Hering.

TRAUMA, *s.* Trauma, *m.*

TRAUMATIC, *adj.* Traumatique.

TRAUMATIZED-CHILD SYNDROME. Syndrome de Silverman, syndrome des enfants battus.

TRAUMATOLOGY, *s.* Traumatologie, *f.*

TRAUMATOPNEA (américain), **TRAUMATOPNOEA,** *s.* Traumatopnée, *f.*

TRAXENAMIC ACID. Acide traxénamique.

TREACHER-COLLINS SYNDROME. Syndrome de Franceschetti. → *Franceschetti's syndrome, n° 1.*

TREATMENT, *s.* Traitement, *m.*

TREATMENT (self). Automédication, *s.f.*

TREFOIL SKULL SYNDROME. Syndrome d'Holtermüller-Wiedemann.

TREITZ'S HERNIA. Hernie de Treitz.

TRELAT'S FRACTURE. Fracture de Trélat.

TRENDELENBURG'S SIGN. Signe de Trendelenburg.

TREMATODA, *s.* Trématodes, *m.pl.*

TREMATODE, *s.* Trématode, *m.*

TREMBLING, *s.* Tremblement, *m.* ; trépidation, *f.* ; trémulation, *f.*

TREMOPHOBIA, *s.* Trémophobie, *f.*

TREMOR, *s.* Tremblement, *m.* ; trémulation, *f.* ; trépidation, *f.*

TREMOR (action). Tremblement intentionnel.

TREMOR ARTUUM. Maladie de Parkinson.

TREMOR (asynergic family). Tremblement essentiel.

TREMOR (bread-crumbing). Mouvements d'émiettement des parkinsoniens.

TREMOR (coarse). Tremblement lent.

TREMOR (continuous). Tremblement permanent.

TREMOR (convulsive). Paramyoclonus multiplex.

TREMOR CORDIS. Palpitation, *s.f.*

TREMOR (effort). Tremblement intentionnel.

TREMOR (epileptoid). Clonus, *s.m.* ; trépidation épileptoïde.

TREMOR (essential). Tremblement essentiel.

TREMOR (fascicular or **fibrillatory).** Fibrillation, *s.f.*

TREMOR (fine). Tremblement menu.

TREMOR (flapping). Astérixis, *s.m.*

TREMOR (forced). Tremblement résiduel.

TREMOR (heredofamilial). Tremblement essentiel.

TREMOR (Hunt's). Tremblement cérébelleux.

TREMOR (intention). Tremblement intentionnel.

TREMOR (kinetic). Tremblement kinétique.

TREMOR (lenticulostriate). Tremblement parkinsonien.

TREMOR MERCURIALIS or **TREMOR (mercurial).** Tremblement de l'intoxication mercurielle.

TREMOR METALLICUS. Tremblement de l'intoxication mercurielle.

TREMOR (Minor's). Tremblement essentiel.

TREMOR (motofacient). Tremblement kinétique.

TREMOR (passive). Tremblement au repos.

TREMOR (persistent). Tremblement continu.

TREMOR (pill-rolling). Mouvement d'émiettement des parkinsoniens.

TREMOR (potatorum). Tremblement alcoolique.

TREMOR (purring). Frémissement cataire.

TREMOR (Rendu's). Tremblement intentionnel hystérique.

TREMOR (resting). Tremblement au repos ou statique.

TREMOR SATURNICUS. Tremblement de l'intoxication saturnine.

TREMOR (static). Tremblement au repos.

TREMOR (striocerebellar). Tremblement cérébelleux.

TREMOR TENDINUM. Soubresaut tendineux.

TREMOR (tongue). Mouvements de trombone de la langue.

TREMOR (trombone) OF TONGUE. Mouvements de trombone de la langue.

TREMOR (vibratile). Frémissement, *s.m.* ; vibration, *s.f.*

TREMOR (volitional). Tremblement intentionnel.

TREMORS (zinc poisoning). Fièvre des fondeurs.

TRENDELENBURG'S OPERATIONS. 1° Opérations ou procédés de Trendelenburg. – 2° Opération de Gerdy-Trendelenburg.

TRENDELENBURG'S POSITION. Position de Trendelenburg.

TRENDELENBURG'S TEST or SYMPTOM. Manœuvre ou signe de Trendelenburg, épreuve de Brodie-Trendelenburg.

TREPAN, *s.* Trépan, *m.*

TREPANATION, *s.* Trépanation, *f.*

TREPHINATION, *s.* Trépanation, *f.*

TREPHINE, *s.* Trépan, *m.*

TREPHINEMENT, *s.* Trépanation, *f.*

TREPHINING, *s.* Trépanation, *f.*

TREPHOCYTE, *s.* Tréphocyte, *f.*

TREPHOCYTOSIS, *s.* Tréphocytose, *f.*

TREPHONE, *s.* Tréphone, *f.*

TREPIDATION, TREPIDATIO, *s.* Tremblement, *m.* ; trémulation, *f.* ; trépidation, *f.*

TREPONEMA, *s.* Tréponème, *m.*

TREPONEMA CUNICULI. *Treponema cuniculi.*

TREPONEMA PALLIDUM. *Treponema pallidum, Spirochæta pallida,* Tréponème pâle, Tréponème de Schaudinn.

***TREPONEMA PALLIDUM* HAEMAGGLUTINATION ASSAY.** Réaction d'hémagglutination passive pour le sérodiagnostic de la syphilis.

***TREPONEMA PALLIDUM* IMMOBILIZATION TEST (TPI).** Réaction (ou test) de Nelson ou de Nelson-Mayer, test d'immobilisation des Tréponèmes, TIT.

TREPONEMA PERTENUE. *Treponema pertenue, Spirochæta pertenuis.*

TREPONEMAL ANTIBODY ABSORPTION TEST (fluorescent). Réaction sérologique de la syphilis, utilisant le tréponème tué et l'immunofluorescence indirecte, FTA-abs test.

TREPONEMATOSIS, *s.* Tréponémose, *f.* ; tréponématose, *f.*

TREPONEMIASIS, *s.* Tréponématose, *f.* ; tréponémose, *f.*

TREPONEMICIDAL, *adj.* Tréponémicide.

TREPONEMOSIS, *s.* Tréponématose, *f.* ; tréponémose, *f.*

TRETINOIN, *s.* Trétinoïne, *f.*

TREVOR'S DISEASE. Dysplasie épiphysaire hémimélique. → *dysplasia epiphysealis hemimelica.*

TRF, TRH. Initiales de « tyrotropin releasing factor or hormone ». Facteur déclenchant la sécrétion de thyréostimuline, TRF, TRH.

TRIACYLGLYCEROL, *s.* Triglycéride, *m.*

TRIAD, *s.* Triade, *f.*

TRIBADISM, TRIBADY, *s.* Tribadisme, *m.* ; saphisme, *m.* ; lesbianisme, *m.*

TRIBO-ELECTRICITY, *s.* Tribo-électricité, *f.*

TRIBOLOGY, *s.* Tribologie, *f.*

TRIC AGENTS. Agents TRIC.

TRICARBOXYLIC ACID CYCLE. Cycle de Krebs. → *Krebs (cycle).*

TRICEPHALUS, *s.* Tricéphale, *m.*

TRICEPS, *s.* Triceps, *m.*

TRICHAESTHESIA, *s.* Trichesthésie, *f.*

TRICHAUXE, TRICHAUXIS, *s.* Hypertrichose, *f.* → *hypertrichiasis.*

TRICHIASIS, *s.* Trichiasis, *m.*

TRICHINA, TRICHINELLA, *s.* Trichine, *f.* – ***Trichinella spiralis.*** *Trichina spiralis.*

TRICHINOSIS, *s.* Trichinose, *f.*

TRICHOBEZOAR, *s.* Trichobézoard, *m.* ; égagropile, *m.*

TRICHOCARDIA, *s.* Péricardite villeuse.

TRICHOCEPHALIASIS, TRICHOCEPHALOSIS, *s.* Trichocéphalose, *f.*

TRICHOCEPHALUS, *s.* Trichocéphale, *m.* ; *Trichocephalus hominis.*

TRICHOCLASIS, TRICHOCLASIA, *s.* Trichoclasie, *f.*

TRICHOCLASTY, *s.* Trichoclastie, *f.*

TRICHODESMOTOXICOSIS, *s.* Trichodesmotoxicose, *f.*

TRICHOEPITHELIOMA, *s.* Adénomes sébacés. → *adenoma sebaceum.*

TRICHOEPITHELIOMA PAPILLOSUM MULTIPLEX. Adénomes sébacés symétriques de la face. → *adenoma sebaceum.*

TRICHOGENOUS, *adj.* Trichogénique.

TRICHOGLOSSIA, *s.* Langue villeuse.

TRICHOGRAM, *s.* Trichogramme, *m.*

TRICHOGRAPHISM, *s.* Réflexe pilomoteur.

TRICHOLEUKOCYTE, *s.* Tricholeucocyte, *m.*

TRICHOMA, *s.* 1° Plique, *f.* ; trichome, *m.* – 2° Trichiasis, *f.*

TRICHOMANIA, *s.* Trichotillomanie, *f.* → *trichotillomania.*

TRICHOMATOSIS, *s.* Plique, *f.* ; trichome, *m.*

TRICHOMONACIDAL, *adj.* Trichomonacide.

TRICHOMONACIDE, *s.* Trichomonacide, *m.*

TRICHOMONADICIDAL, *adj.* Trichomonacide.

TRICHOMONAS, *s. Trichomonas, m.*

TRICHOMONIASIS, *s.* Trichomonase, *f.*

TRICHOMYCOSIS, *s.* Trichomycose, *f.*

TRICHOMYCOSIS AXILLARIS. Lepothrix, *m.* → *lepothrix.*

TRICHOMYCOSIS BARBAE. Sycosis trichophytique trichophytie de la barbe.

TRICHOMYCOSIS CAPILLITII or **CIRCINATA.** Teigne tondante. → *ringworm of the scalp.*

TRICHOMYCOSIS CHROMATICA. Lepothrix, *s.m.* → *lepothrix.*

TRICHOMYCOSIS FAVOSA. Favus, *s.m.* ; teigne favique.

TRICHOMYCOSIS FLAVA NIGRA. Lepothrix, *s.m.* → *lepothrix.*

TRICHOMYCOSIS NODOSA. Lepothrix, *s.m.* → *lepothrix.*

TRICHOMYCOSIS PALMELLINA. Lepothrix, *s.m.* → *lepothrix.*

TRICHOMYCOSIS RUBRA. Lepothrix, *s.m.* → *lepothrix.*

TRICHONOCARDIOSIS AXILLARIS. Lepothrix, *s.m.* → *lepothrix.*

TRICHONODOSIS, *s.* Trichonodosis, *m.*

TRICHOPATHOPHOBIA, *s.* Trichophobie, *f.*

TRICHOPHOBIA, *s.* Trichophobie, *f.*

TRICHOPHYTID, TRICHOPHYTIDE, *s.* Trichophytide, *f.*

TRICHOPHYTID (lichenoid). Lichen trichophytique.

TRICHOPHYTON, *s. Trichophyton, f.*

TRICHOPHYTOSIS, *s.* Trichophytie, *f.* – *t. of the foot.* Pied d'athlète. → *foot (athlectic).*

TRICHOPHYTOSIS BARBAE. Sycosis trichophytique, trichophytie de la barbe.

TRICHOPHYTOSIS CAPITIS. Teigne tondante. → *tinea circinata.*

TRICHOPHYTOSIS CRURIS. Eczéma marginé de Hebra. → *tinea cruris.*

TRICHOPHYTOSIS OF THE FOOT. Pied d'athlète. → *foot (athletic).*

TRICHOPHYTOSIS UNGUIUM. Onychomycose, *s.f.*

TRICHOPTILOSIS, *s.* Trichoptilose, *f.*

TRICHORHINOPHALANGEAL SYNDROME. Syndrome trichorhino-phalangien, syndrome de Langer-Giedion.

TRICHORRHEXIS, *s.* Trichorrhexie, *f.*

TRICHORRHEXIS NODOSA. Trichorrhexie noueuse, trichorrhexis nodosa.

TRICHORRHEXOMANIA, *s.* Trichorrhexomanie, *f.*

TRICHOSIS, *s.* Trichose, *f.* ; trichosis, *m.*

TRICHOSPORON, *s. Trichosporon, m.*

TRICHOPSOROSIS, *s.* Piedra. *f.* → *piedra.*

TRICHOTHIODYSTROPHY, *s.* Trichothiodystrophie, *f.*

TRICHOTILLOMANIA, *s.* Trichotillomanie, *f.* ; alopécie par grattage, manie dépilatoire, trichomanie, *f.*

TRICHROMATIC, TRICHROMIC, *adj.* Trichromate.

TRICHURIASIS, *s.* Trichocéphalose, *f.*

TRICHURIS, *s. Trichuris, m.*, trichocéphale, *m.; Trichocephalus hominis.*

TRICUSPID, *adj.* Tricuspide.

TRICUSPID INSUFFICIENCY. Insuffisance tricuspide.

TRICUSPID STENOSIS. Rétrécissement tricuspide.

TRIDERMIC, *adj.* Tridermique.

TRIENCEPHALUS, *s.* Triencéphale, triocéphale, *m.*

TRIGEMINAL, *adj.* Trigéminal, ale.

TRIGEMINY, *s.* Trigéminisme, *m.* ; rythme trigéminé.

TRIGGER ZONE or **POINT.** Zone gachette.

TRIGLYCERIDE, *s.* Triglycéride, *m.*

TRIGONAL, *adj.* Trigonal, ale.

TRIGONE, *s.* Triangle, trigone, *m.*

TRIGONITIS, *s.* Trigonite, *f.*

TRIGONOCEPHALY, *s.* Trigonocéphalie, *f.*

TRIHEXOSIDOSIS (ceramide). Maladie de Fabry. → *angiokeratoma corporis diffusum universale.*

TRIIODOTHRYRONINE, *s.* Trilodo-3, 5, 3 thyronine, T_3.

TRILLAT-LACKMAN TEST. Épreuve de Trillat-Lackman.

TRILOGY OF FALLOT. Trilogie ou triade de Fallot.

TRIMETHOPRIM, *s.* Triméthoprime, *f.*

TRINITRIN, *s.* Trinitrine, *f.*

TRIOCEPHALUS, *s.* Triocéphale, *m.* ; triencéphale, *m.*

TRIOLEIN TEST. Épreuve à la trioléine marquée.

TRIORCHIDISM, TRIORCHISM, *s.* Triorchidie, *f.*

TRIPARA, *s.* Femme accouchant pour la 3e fois (III pare).

TRIPHALANGISME, *s.* Triphalangie, *f.*

TRIPHASIC, *adj.* Triphasique.

TRIPHOSPHATASE (sodium potassium adenosine). Adénosine triphosphatase Na^+K^+, ATPase Na^+K^+, ATPase membranaire Na-K dépendante.

TRIPLEGIA, *s.* Triplégie, *f.*

TRIPLET, *s.* Triplet, *m.*

TRIPLO-X. Syndrome triplo-X, syndrome XXX, syndrome de la super-femelle.

TRIPLOID, *adj.* Triploïde.

TRIPOD, *adj.* Tripode.

TRIPLOPIA, *s.* Triplopie, *f.*

TRIQUETRUM, *s.* Triquetrum, *m.* ; os pyramidal du carpe.

TRIRADIUS, *s.* Triradius, *m.*

TRIS-HYDROXY METHYL-AMINO-METHANE, *s.* **(THAM).** THAM, tris-hydroxy-méthyl-amino-méthane.

TRISOMY, *s.* Trisomie, *f.*

TRISOMY (autosomal). Trisomie, *f.*

TRISOMY (D or D_1), TRISOMY SYNDROME (D or D_1). Syndrome de Patau. → *trisomy 13 or 13-15 syndrome.*

TRISOMY (E). Syndrome d'Edwards. → *trisomy 18.*

TRISOMY 13 or 13-15 SYNDROME (genetics). Trisomie 13 ou 13-15, trisomie D, syndrome de Patau.

TRISOMY 17 P. Trisomie 17 p.

TRISOMY 18 or 17-18. Syndrome d'Edwards, trisomie 18 ou 17-18, trisomie E ou E_1.

TRISOMY 21. Trisomie 21. → *mongolism.*

TRISMUS, *s.* Trismus, *m.*

TRISMUS NASCENTIUM, TRISMUS NEONATORUM. Tétanos du nouveau-né.

TRISYMPTOMATIC DISEASE (Gougerot's). Trisymptome de Gougerot. → *Gougerot's trisymptomatic disease.*

TRITANOMALY, *s.* Tritanomalie, *f.*

TRITANOMALOPIA, *s.* Tritanomalie, *f.*

TRITANOPE, *s.* Tritanope, *m.*

TRITANOPIA, TRITANOPSIA, *s.* Tritanopie, *f.*

TRITANOPIC, *adj.* Tritanope.

tRNA. ARNt, ARN de transfert.

TROCAR, *s.* Trocart, *m.* ; trois-quarts, *m.*

TROCHANTER, *s.* Trochanter, *m.*

TROCHISCUS, *s.* Trochisque, *m.*

TROCHLEA, *s.* Trochlée, *f.*

TROCHLEAR, *adj.* Trochléaire.

TROCHOCEPHALIA, TROCHOCEPHALY, *s.* Trochocéphalie, *f.*

TROELL-JUNET SYNDROME. Syndrome de Troell-Junet.

TROISIER'S GANGLION, TROISIER'S NODE, TROISIER'S SIGN. Ganglion ou signe de Troisier.

TROISIER'S METHOD. Méthode de Troisier.

TROMBICULA, *s. Trombicula, m.*

TROMBICULIASIS, TROMBICULOSIS, TROMBIDIASIS, TROMBIDIOSIS, *s.* Trombidiose, *f.*

TROMBONE TREMOR – or MOVEMENT – OF TONGUE. Mouvements de trombone de la langue.

TRÖMNER'S SIGN. Manœuvre, réflexe ou signe de Trœmmer.

TROPHEDEMA (américain), *s.* Trophœdème, *m.* → *Milroy's disease.*

TROPHICITY, *s.* Trophicité, *f.*

TROPHIC, *adj.* Trophique.

TROPHOBLASTOMA, *s.* Trophoblastome, *m.* → *chorioma, malignum.*

TROPHODERMATONEUROSIS, *s.* Acrodynie, *f.* → *acrodynia.*

TROPHŒDEMA, *s.* Trophœdème, *m.* → *Milroy's disease.*

TROPOMYOSIN, *s.* Tropomyosine, *f.*

TROPHOEDEMA (congenital or hereditary). Trophœdème, *m.* → *Milroy's disease.*

TROPHONEUROSIS, *s.* Trophonévrose, *f.*

TROPHONEUROSIS (disseminated). Sclérodermie, *f.* → *scleroderma.*

TROPHONEUROSIS (facial). Maladie de Romberg. → *Romberg's disease.*

TROPHONEUROSIS OF ROMBERG. Maladie de Romberg. → *Romberg's disease.*

TROPHONEUROTIC, *adj.* Neurotrophique.

TROPHONOSIS, *s.* Trophonose, *f.*

TROPHOPATHIA, TROPHOPATHY, *s.* Trophopathie, *f.*

TROPHOPLASM, *s.* Trophoplasma, *m.*

TROPHOTROPISM, *s.* Trophotropisme, *m.*

TROPHOZOITE, *s.* Trophozoïte, *m.*

TROPHYREMA WHIPPELII. *Trophyrema whippelii.*

TROPIA, *s.* Tropie, *f.*

-TROPIC, *suffix* ...trope.

TROPIN-TEST. Indice bactériotropique.

TROPISM, *s.* Tropisme, *m.*

TROPOMYOSIN, *s.* Tropomyosine, *f.*

TROPONIN, *s.* Troponine, *f.*

TROUSSEAU'S DISEASE. Vertige stomacal.

TROUSSEAU'S MARK. Raie méningitique, raie de Trousseau.

TROUSSEAU'S SIGN. 1° Signe de Trousseau. – 2° Raie méningitique, raie de Trousseau.

TROUSSEAU'S SPOT or STREAK. Raie méningitique, raie de Trousseau.

TROUSSEAU'S SYNDROME. Syndrome de Trousseau.

TROYER'S SYNDROME. Syndrome de Troyer.

TRP-SYNDROME. Syndrome tricho-rhino-phalangien.

TRUETA'S PHENOMENON. Phénomène de Trueta.

TRUNCAL, *adj.* Tronculaire.

TRUNCUS ARTERIOSUS (true form of). Truncus arteriosus, vrai truncus, tronc artériel commun.

TRUNION, *s.* Tourillon, *m.*

TRUNK, *s.* Tronc, *m.*

TRUNK (pulmonary). Tronc de l'artère pulmonaire.

TRUNK-THIGH SIGN OF BABINSKI. Épreuve de Babinski. → *hip flexion phenomenon.*

TRUSS, *s.* Bandage herniaire, brayer, *m.*

TRYPANID, *s.* Trypanide, *f.*

TRYPANOCIDAL, TRYPANOCIDE, *adj.* Tripanocide, *m.*

TRYPANOSOMA, *s.* Trypanosome, *m.*

TRYPANOSOMIASIS, TRYPANOSOMATOSIS, TRYPANOSOMOSIS, *s.* Trypanosomiase, *f.* ; trypanosomose, *f.* ; trypanosomatose, *f.*

TRYPANOSOMIASIS (Africain). Maladie du sommeil, trypanosomiase africaine, cathypnose, *s.f.* ; léthargie d'Afrique, hypnopathie, *s.f.* ; hypnosie, *s.f.* ; toxinose du sommeil.

TRYPANOSOMIASIS (American). Maladie de Chagas. → *Chagas's or Chagas-Cruz disease.*

TRYPANOSOMIASIS (Brazillian). Maladie de Chagas. → *Chagas's or Chagas-Cruz disease.*

TRYPANOSOMIASIS (Congo). Maladie du sommeil. → *trypanosomiasis (African).*

TRYPANOSOMIASIS (Cruz's). Maladie de Chagas. → *Chagas's or Chagas-Cruz disease.*

TRYPANOSOMIASIS (Gambian). Maladie du sommeil. → *trypanosomiasis (African).*

TRYPANOSOMIASIS (Rhodesian). Variété de maladie du sommeil due à Trypanosoma rhodesiense.

TRYPANOSOMIASIS (South-American). Maladie de Chagas. → *Chagas's or Chagas-Cruz disease.*

TRYPANOSOMICIDE, *adj.* Trypanocide.

TRYPSIN, *s.* Trypsine, *f.* ; ferment protéolytique.

TRYPSINOGEN, TRYPSOGEN. Trypsinogène, *m.*

TRYPOMASTIGOTE, *adj.* Trypomastigote.

TRYPTOPHAN, TRYPTOPHANE, *s.* Tryptophane, *m.*

TRYPTASE (plasma). Plasmine, *f.* → *plasmin.*

TSA. Abréviation de Act (Therapeutic Substances), voir ce terme.

TSAb. Abbreviation for thyroid stimulating antibody. → *stimulator (long acting thyroid).*

TSE-TSE DISEASE. Nagana, *s.f.* ; maladie de la tsétsé.

TSE-TSE FLY DISEASE. Maladie du sommeil. → *trypanosomiasis (African).*

TSF. Abréviation de « thymocyte stimulating factor » ; Facteur de croissances des lymphocytes T. → *interleukin 2.*

TSH. TSH. → *hormone (thyrotrophic or thyrotropic).*

TSH-TEST. Test à la TSH. → *hormone (thyroid stimulating test).*

TSH-RF. Abréviation de « thyroid stimulating hormone-releasing factor ». Facteur déclenchant la sécrétion de thyréostimuline.

TSI. Immunoglobuline stimulant la thyroïde.

TSUTSUGAMUSHI DISEASE. Fièvre fluviale du Japon, maladie de kedani, scrub typhus, tsutsugamushi, typhus rural ou tropical de Malaisie, rickettsiose à Trombidididæ.

TUBAL, *adj.* Tubaire.

TUBE, *s.* Trompe, *f.*

TUBE (duodenal). Sonde duodénale, sonde d'Einhorn.

TUBE (neural). Tube neural.

TUBERCLE, *s.* 1° Tubercule, *m.* – 2° Saillie arrondie d'un os. – 3° Follicule tuberculeux, tubercule élémentaire.

TUBERCLE (anatomical). Tubercule anatomique.

TUBERCLE (dissection). Tubercule anatomique.

TUBERCLE (Ghon's). Tubercule d'inoculation.

TUBERCLE (gray or grey). Tubercule miliaire. → *tubercle (miliary).*

TUBERCLE (milliary). Granulation grise ou tuberculeuse ou miliaire, tubercule miliaire, granulation exsudative, nodule ou tubercule exsudatif.

TUBERCLE (post mortem). Tubercule anatomique.

TUBERCULID, TUBERCULIDE, *s.* Tuberculide, *f.* ; toxituberculide, *f.* ; histiocytose folliculaire.

TUBERCULID (acneiform). Folliclis, *s.m.* → *tuberculid (papulonecrotic).*

TUBERCULID (lichenoid). Lichen scrofulosorum. → *lichen scrofulosorum.*

TUBERCULID (papulonecrotic). Folliclis, *s.m.* ; acne cachecticorum, acnitis, *s.f.* ; folliculites disséminées symétriques des parties glabres à tendances cicatricielles, folliculites miliaires, folliculites disséminées, tuberculide papulonécrotique, tuberculose atypique à petits nodules, psoriasis scrofuleux.

TUBERCULID (rosacea-like). Folliclis, *s.m.* → *tuberculid (papulonecrotic).*

TUBERCULIN, *s.* Tuberculine, *f.*

TUBERCULIN PATCH TEST. Test de Vollmer. → *Vollmer's patch test.*

TUBERCULIN TEST. Test à la tuberculine, tuberculino-diagnostic, *s.m.*

TUBERCULIN TEST (subcutaneous). Épreuve de la tuberculinisation.

TUBERCULINATION, TUBERCULINIZATION, *s.* Tuberculinisation, *f.*

TUBERCULINOTHERAPY, *s.* Tuberculinothérapie, *f.*

TUBERCULIZATION, *s.* Tuberculisation, *f.*

TUBERCULOID, *adj.* Tuberculoïde.

TUBERCULOMA, *s.* Tuberculoma, *m.*

TUBERCULOSIS, *s.* Tuberculose, *f.* ; phymatose, *f.* ; phymie, *f.*

TUBERCULOSIS (acute disseminated). Granulie, *s.f.* → *tuberculosis (acute miliary).*

TUBERCULOSIS (acute fulminant). Phtisie galopante, bronchopneumonie tuberculeuse.

TUBERCULOSIS (acute generalized). Granulie, *s.f.* → *tuberculosis (acute miliary).*

TUBERCULOSIS (acute miliary). Granulie, *s.f.* ; tuberculose miliaire aiguë, miliaire, *s.f.* ; phtisie aiguë granulique, tuberculose micronodulaire, maladie d'Empis.

TUBERCULOSIS (adult). Tuberculose de réinfection.

TUBERCULOSIS (aerogenic). Tuberculose par inhalation.

TUBERCULOSIS (anthracotic). Anthracose, *s.f.* → *anthracosis.*

TUBERCULOSIS OF BONES AND JOINTS. Tumeur blanche.

TUBERCULOSIS (bronchogenic, bronchogenous). Tuberculose par inhalation.

TUBERCULOSIS (bronchopneumonic). Phtisie galopante, bronchopneumonie tuberculeuse.

TUBERCULOSIS (caseous pneumonic). Pneumonie caséeuse.

TUBERCULOSIS (chronic). Phtisie chronique.

TUBERCULOSIS (chronic miliary). Tuberculose miliaire chronique.

TUBERCULOSIS (chronic ulcerative). Tuberculose ulcéreuse chronique.

TUBERCULOSIS (closed). Tuberculose fermée.

TUBERCULOSIS COLLIQUATIVA. Scrofuloderme, *s.m.*

TUBERCULOSIS CUTIS. Tuberculose cutanée.

TUBERCULOSIS CUTIS COLLIQUATIVA. Scrofuloderme, *s.m.*

TUBERCULOSIS CUTIS INDURATIVA. Érythème induré de Bazin.

TUBERCULOSIS CUTIS LICHENOIDES. Lichen scrofulosorum. → *lichen scrofulosorum.*

TUBERCULOSIS (disseminated). Granulie, *s.f.* → *tuberculosis (acute miliary).*

TUBERCULOSIS (endogenous). Tuberculose endogène.

TUBERCULOSIS (exogenous). Tuberculose exogène.

TUBERCULOSIS (fibroid). Tuberculose fibreuse.

TUBERCULOSIS (far advanced). Tuberculose pulmonaire très étendue.

TUBERCULOSIS (glandular). Tuberculose ganglionnaire, adénite ou adénopathie tuberculeuse.

TUBERCULOSIS (haematogenous). Tuberculose hématogène.

TUBERCULOSIS (healed). Tuberculose guérie.

TUBERCULOSIS (hilum, hilus). Tuberculose hilaire.

TUBERCULOSIS (inhalation). Tuberculose par inhalation.

TUBERCULOSIS (intestinal). Tuberculose intestinale.

TUBERCULOSIS OF THE KIDNEY. Tuberculose rénale.

TUBERCULOSIS OF THE LARYNX. Laryngite tuberculeuse, phtisie laryngée.

TUBERCULOSIS LICHENOIDES. Lichen scrofulosorum. → *lichen scrofulosorum.*

TUBERCULOSIS (lobar pneumonic). Pneumonie caséeuse.

TUBERCULOSIS (lobite). Lobite tuberculeuse.

TUBERCULOSIS OF LUNGS. Tuberculose pulmonaire.

TUBERCULOSIS LUPOSA. Lupus tuberculeux ou vulgaire.

TUBERCULOSIS OF LYMPH NODES, LYMPHOID TUBERCULOSIS. Adénite tuberculeuse.

TUBERCULOSIS (lymphogenic or lymphogenous). Tuberculose lymphogène.

TUBERCULOSIS (minimal). Tuberculose pulmonaire non excavée et peu étendue.

TUBERCULOSIS (open). Tuberculose ouverte.

TUBERCULOSIS PAPULONECROTICA. Folliclis, *s.m.* → *tuberculid (papulonecrotic).*

TUBERCULOSIS (post-primary). Tuberculose de réinfection.

TUBERCULOSIS (primary). Primo-infection tuberculeuse.

TUBERCULOSIS (pulmonary). Tuberculose pulmonaire, phtisie.

TUBERCULOSIS (reinfection). Tuberculose de réinfection.

TUBERCULOSIS (secondary). Tuberculose de réinfection.

TUBERCULOSIS OF THE SKIN (chronic miliary). Lichen scrofulosorum. → *lichen scrofulosorum.*

TUBERCULOSIS OF SPINE, SPINAL TUBERCULOSIS. Mal de Pott.

TUBERCULOSIS (ulcerous). Phtisie ulcéreuse.

TUBERCULOSIS VERRUCOSA CUTIS. Tubercule anatomique.

TUBERCULOSIS (warty). Tubercule anatomique.

TUBERCULOSTATIC, *adj.* Tuberculostatique.

TUBERCULOTIC, *s.* Tuberculeux, euse ; bacillaire.

TUBERCULOUS, *adj.* Tuberculeux, euse ; phymateux, euse.

TUBERCULOUS FOCUS (primary). Chancre phtisiogène, tubercule d'inoculation.

TUBEROSIS CUTIS PRURIGINOSA. Lichen obtusus corné. → *lichen obtusus corneus.*

TUBEROSITY, *s.* Tubérosité, *f.*

TUBEROSITY (greater) OF THE HUMERUS. Trochiter, *s.m.*

TUBEROSITY (lesser) OF THE HUMERUS. Trochin, *s.m.*

D-TUBOCURARINE, *s.* D-tubocurarine, *f.*

TUBULAR MAXIMUM CAPACITY (Tm). Capacité tubulaire maximum de réabsorption, Tm.

TUBULE, *s.* Tubule, *m.*

TUBULIN, *s.* Tubuline, *f.*

TUBULOCYST, *s.* Dilatation kystique des vestiges d'un canal.

TUBULOPATHY, *s.* Tubulopathie, *f.*

TUBULORRHEXIS, *s.* Tubulorhexis, *m.*

TUFFIER'S METHOD. Rachi-anesthésie, *f.*

TUFFIER'S OPERATION. Apicolyse, opération de Tuffier.

TUFTSIN, *s.* Tuftsin, *m.*

TUGGING (tracheal). Signe de la trachée, signe d'Olivier, signe de Mac Donnel.

TULAREMIA, *s.* Tularémie, *f.* ; maladie de Francis, Yatobyo.

TUMEFACTION, *s.* Tuméfaction, *f.*

TUMEUR PILEUSE. Trichobézoard, *s.m.*

TUMOR, (américain) **TUMOUR,** (anglais), *s.* Tumeur, *f.* ; néoplasme, *m.*

TUMORLET, *s.* Tumorlet, *m.*

TUMOUR (Abrikossoff's or **Abrikosov's).** Tumeur d'Abrikossof.

TUMOUR (adenomatoid) OF THE GENITAL TRACT. Fibrome de la face postérieure de l'utérus ou de la paroi de la trompe.

TUMOUR (adrenal). Surrénalome, *s.m.* ; épinéphrome, *s.m.* ; hypernéphrome, *s.m.*

TUMOUR OF ADRENAL (medullary). Phéochromocytome, *s.m.*

TUMOUR (adrenocortical) WITH HYPOGLYCAEMIA. Syndrome d'Anderson.

TUMOUR ALBUS. Tumeur blanche.

TUMOUR (androgenic-hilar-cell). Tumeur virilisante de l'ovaire composée de cellules analogues à celles de la corticosurrénale.

TUMOUR (aortic body). Chémodectome de la crosse aortique.

TUMOUR APUD. Apudome, *s.m.*

TUMOUR (argentaffin). Tumeur carcinoïde, argentaffinome, *s.m.*

TUMOUR (benign glandular bronchiogenic). Épistome bronchique. → *adenoma of bronchus.*

TUMOUR (of bone giant-celled). Kyste bénin des os. → *cyst (solitary bone).*

TUMOUR OF THE BRAIN. Tumeur cérébrale, t. du cerveau.

TUMOUR OF THE BREAST (mixed). Cystosarcoma phyllodes.

TUMOUR OF THE BREAST (tuberous cystic). Cystosarcoma phyllodes.

TUMOUR (Brenner's). Ophorome, *s.m.* ; tumeur de Brenner.

TUMOUR OF BRONCHUS (mixed). Épistome bronchique. → *adenoma of bronchus.*

TUMOUR OF BRONCHUS (muco-epidermoid). Épistome bronchique. → *adenoma of bronchus.*

TUMOUR OF BRONCHUS (reserve cell). Épistome bronchique. → *adenoma of bronchus.*

TUMOUR (Brooke's). Adénomes sébacés symétriques de la face. → *adenoma sebaceum.*

TUMOUR (brown). Kyste fibreux pigmenté des os dans l'hyperparathyroïdisme primaire (ostéite fibrokystique).

TUMOUR (Burkitt's). Lymphome ou tumeur de Burkitt.

TUMOUR (Buschke-Löwenstein). Condylome acuminé géant du sac préputial.

TUMOUR (calcifying giant cell). Chondroblastome bénin.

TUMOUR CARCINOID. Tumeur carcinoïde, argentaffinome, *s.m.*

TUMOUR (carcinoid islet). Gastrinome, *s.m.*

TUMOUR (carotid-body). Tumeur du corpuscule (ou glomus) carotidien.

TUMOUR (cavernous sinus-nasopharyngeal) SYNDROME. Syndrome de Godtfredsen.

TUMOUR (chordoid). Chordome, *s.m.*

TUMOUR (chromaffin). Phéochromocytome, *s.m.*

TUMOUR (Codman's). Chondroblastome bénin.

TUMOUR (colloid ovarian). Kyste mucoïde de l'ovaire.

TUMOUR (craniopharyngeal duct or **pouch).** Craniopharyngiome, *m.* → *craniopharyngioma.*

TUMOUR (dermoid). Tumeur dermoïde.

TUMOUR (desmoid). Tumeur desmoïde.

TUMOUR (ductal). Épithélioma dentritique.

TUMOUR (dumb-bell). Tumeur en sablier.

TUMOUR (eight nerve). Neurinome de l'acoustique.

TUMOUR (embryonal or embryonic). Embryome, *s.m.* → *embryoma.*

TUMOUR (embryonal mixed) OF THE KIDNEY. Tumeur de Wilms. → *Wilms's tumour.*

TUMOUR (epiphyseal chondromatous giant-cell). Chondroblastome bénin. → *chondroblastoma.*

TUMOUR (Erdhelm's). Craniopharyngiome, *m.* → *craniopharyngioma.*

TUMOUR (erectile). Angiome caverneux. → *angioma (cavernous).*

TUMOUR (Ewing's). Sarcome d'Ewing. → *Ewing's sarcoma or tumour.*

TUMOUR (fungating). Fongus, *s.m.*

TUMOUR (germinal testis). Séminome masculin.

TUMOUR (giant-cell). 1° Tumeur à myéloplaxes, myéloplaxome, *s.m.* ; ostéoclastome, *s.m.* – 2° Plus généralement : tumeur fibreuse des os.

TUMOUR (glomus). Tumeur glomique, angiomyoneurome artériel.

TUMOUR (glomus jugulare). Tumeur du glomus jugulaire.

TUMOUR (granulosa or granulosa-cell). Folliculome, *s.m.*

TUMOUR GROWTH FACTOR (TGF). Facteur de croissance des tumeurs.

TUMOUR (Grawitz's). Tumeur de Grawitz. → *adenocarcinoma (renal).*

TUMOUR (Gubler's). Tumeur de Gubler.

TUMOUR (histioid). Tumeur histioïde.

TUMOUR (hourglass). Tumeur en sablier.

TUMOUR (Hürthle's cell). Oncocytome de la thyroïde.

TUMOUR (hypophyseal-duct). Craniopharyngiome, *m.* → *cranio-pharyngioma.*

TUMOUR (interstitial cell). Tumeur leydigienne.

TUMOUR (islet cell). Insulinome, *s.m.* → *insulinoma.*

TUMOUR OF THE KIDNEY (embryonal mixed). Tumeur de Wilms. → *Wilms's tumour.*

TUMOUR (incidentally discovered). Incidentalome, *s.m.*

TUMOUR OF THE KIDNEY (Grawitz's). Tumeur de Grawitz. → *adenocarcinoma (renal).*

TUMOUR (Krompecher's). Ulcère rodens.

TUMOUR (Krükenberg's). Tumeur de Krükenberg.

TUMOUR (lepidic). Tumeur dérivée d'une membrane d'enveloppe.

TUMOUR (Leydig-cell). Tumeur leydigienne.

TUMOUR (Lindau's). Maladie de Lindau. → *Lindau's disease.*

TUMOUR (Malherbe's). Épithélioma calcifié de Malherbe. → *pilomatricoma.*

TUMOUR (melanotic). 1° Mélanosarcome, *m.* – 2° Naevocarcinome, *m.*

TUMOUR (melanotic neuroectodermal). Tumeur bénigne siégeant généralement sur les maxillaires, chez l'enfant, et contenant des cellules mélaniques.

TUMOUR (mixed). Tumeur mixte.

TUMOUR (mixed) OF THE SALIVARY GLANDS. Tumeur mixte des glandes salivaires.

TUMOUR (myeloplaxic). Tumeur à myéloplaxes.

TUMOUR (Nélaton's). Tumeur de Nélaton.

TUMOUR OF THE NECK (potato). Tumeur du corpuscule carotidien.

TUMOUR (nerve-sheath). Neuronome, *s.m.* → *neurilemmoma.*

TUMOUR (occupational). Tumeur professionnelle.

TUMOUR (oestrogenic). Folliculome, *s.m.*

TUMOUR (organoid). Tératome, *s.m.*

TUMOUR OF THE OVARY (adrenal clear-cell). Tumeur virilisante de l'ovaire composée de cellules analogues à celles de la corticosurrénale.

TUMOUR OF THE OVARY (adrenocortical). Tumeur virilisante de l'ovaire composée de cellules analogues à celles de la corticosurrénale.

TUMOUR OF OVARY (basal cell). Folliculome, *s.m.*

TUMOUR OF THE OVARY (cystic). Kyste de l'ovaire.

TUMOUR OF THE OVARY (feminizing). Folliculome, *s.m.*

TUMOUR OF THE OVARY (lipid-cell). Lutéome, *s.m.* ; lutéinome, *s.m.*

TUMOUR OF THE OVARY (masculinizing). Tumeur masculinisante ou virilisante de l'ovaire.

TUMOUR OF THE OVARY (virilizing). Tumeur masculinisante, ou virilisante de l'ovaire.

TUMOUR (Pancoast's). Tumeur de l'apex pulmonaire.

TUMOUR (papillary). Papillome, *s.m.*

TUMOUR (paragangilon caroticus). Tumeur du corpuscule carotidien.

TUMOUR (parvilocular pseudomucinous). Kyste mucoïde de l'ovaire.

TUMOUR (pearl or pearly). Cholestéatome, → *cholestéatoma.*

TUMOUR (Perimann's). Tumeur polykystique bénigne du rein.

TUMOUR (pineal). Pinéalome, *s.m.*

TUMOUR (plasma cell). Plasmocytome, *s.m.* ; myélome plasmocytaire.

TUMOUR (pontine angle). Syndrome de l'angle pontocérébelleux.

TUMOUR (potato). Tumeur du corpuscule carotidien.

TUMOUR (pregnancy). Granulome gingival survenant au cours d'une grossesse.

TUMOUR (primitive fat-cell). Liposarcome, *s.m.*

TUMOUR (pseudocolloid ovarian). Kyste mucoïde de l'ovaire.

TUMOUR (pulmonary sulcus). Tumeur de l'apex pulmonaire.

TUMOUR (ranine). Grenouillette, *s.f.* ; ranule, *s.f.*

TUMOUR (Rathke's or Rathke's pouch). Cranio-pharyngiome, *m.* → *craniopharyngioma.*

TUMOUR (Recklinghausen's). Fibrome de la face postérieure de l'utérus ou de la paroi de la trompe.

TUMOUR (Regand's). Lympho-épithéliome, *s.m.*

TUMOUR (retinal anlage). Tumeur bénigne du maxillaire chez l'enfant et contenant des cellules mélaniques.

TUMOUR (Rokitansky's). Kyste multiloculaire de l'ovaire.

TUMOUR (sand). Méningiome, *s.m.* → *meningioma.*

TUMOUR (Schloffer's). Enflure inflammatoire de l'abdomen après laparotomie.

TUMOUR (Schmincker's). Lympho-épithélioma, *s.m.*

TUMOUR (Schwann's). Neurinome, *s.m.* → *neurilemmoma.*

TUMOUR (Sertoli's cell). Androblastome, *s.m.*

TUMOUR (Steiner's). Nodosité sous-cutanées extra-articulaires des tréponématoses.

TUMOUR (superior sulcus). Tumeur de l'apex pulmonaire.

TUMOUR (suprarenal gland). Surrénalome, *s.m.* → *tumour (adrenal).*

TUMOUR (sympathotropic cell). Tumeur virilisante de l'ovaire composée de cellules analogues à celles de la corticosurrénale.

TUMOUR (teratoid). Tératome, *s.m.* → *teratoma.*

TUMOUR (testicular germ-cell). Séminome masculin.

TUMOUR (theca-cell). Tumeur fibreuse de l'ovaire contenant des lipoïdes et qui dériverait de cellules thécales.

TUMOUR (tridermic). Tumeur tridermique.

TUMOUR (turban). Cylindrome, *s.m.* → *cylindroma.*

TUMOUR (typic or typical). Tumeur typique.

TUMOUR (Warthin's). Cystadénolymphome, *s.m.* → *cystadenoma (papillary) lymphomatosum.*

TUMOUR (white). Tumeur blanche.

TUMOUR (Wilms's). Tumeur de Wilms. → *Wilms's tumour.*

TUNGA, *s. Tunga, f.*

TUNGA PENETRANS. Chique, *f.* ; *Pulex penetrans, Sarcopsilla penetrans, Dermatophilus penetrans.*

TUNGIASIS, *s.* Tongose, *f.*

TUNIC, TUNICA, *s.* Tunique, *f.*

TUNICA ADVENTITIA VASORUM. Adventice, *s.f.*

TUNICA ALBUGINEA. Albuginée, *s.f.*

TUNICA INTIMA VASORUM. Intima, *s.f.*

TUNICA MEDIA. Média, *s.f.*

TUNICA MUSCULARIS. Musculeuse, *s.f.*

TUR SYNDROME. Syndrome TUR.

TUNNEL ANAEMIA. Ankylostomiase, *f.* → *ancylostomiasis.*

TUNNEL (carpal) SYNDROME. Syndrome du canal carpien.

TUNNEL DISEASE. 1° Maladie des caissons. – 2° Ankylostomiase, *f.*

TURBIDIMETRY, *s.* Opacimétrie, *f.* ; turbidimétrie, *f.*

TURBIDITY, *s.* Turbidité, *f.*

TURBINECTOMY, TURBINOTOMY, *s.* Turbinectomie, *f.* ; conchectomie, *f.* ; conchotomie, *f.*

TURCOT'S SYNDROME. Syndrome de Turcot.

TURGESCENCE, *s.* Turgescence, *f.*

TURGOR, *s.* Turgor, *m.*

TURISTA, *s.* Turista, *f.* ; diarrhée du voyageur.

TÜRK'S CELL or LEUKOCYTE or IRRITATION LEUKOCYTE. Cellule d'irritation de Türk, plasmocyte ou plasmezellen du sang.

TURK-STILLING-DUANE SYNDROME. Syndrome de Turk-Stilling-Duane.

TURKESTAN ULCER. Bouton d'Orient. → *sore (oriental).*

TURNER'S SIGN. Signe de Turner.

TURNER'S or TURNER-ALBRIGHT or TURNER-VARNY SYNDROME. Syndrome de Turner ou de Turner-Albright ou de Turner-Ullrich.

TURNER'S SYNDROME (male). Syndrome de Turner mâle ou masculin.

TURNER-FONG SYNDROME. Onycho-ostéodysplasie. → *osteo-onychodysplasia.*

TURNING, *s.* (obstetrics). Version, *f.*

TURNOVER, *s.* (biology). Taux de renouvellement, rotation, cycle métabolique.

TURPIN'S SYNDROME. Bronchectasie avec malformations œsophago-trachéale et vertébro-costale.

TURRECEPHALY, TURRICEPHALY, *s.* Pyrgocéphalie, *f.* ; turricéphalie, *f.* ; crâne en tour, cylindrocéphalie, *f.*

TUSSICULATION, *s.* Petite toux sèche.

TWIDDLER'S SYNDROME. Twiddler's syndrome.

TWIN, *s.* Jumeau, *m.* ; jumelle, *f.*

TWINS (allantoido-anglopagous). Jumeaux uniovulaires dont l'un mal formé, vit en parasite aux dépens de l'appareil circulatoire de l'autre.

TWINS (blovular or **binovular).** Jumeaux bivitellins, biovulaires ou dizygotes.

TWINS (conjoined). Frères siamois, jumeaux conjoints.

TWINS (dichorial or **dichorionic).** Jumeaux bivitellins, biovulaires ou dizygotes.

TWINS (dichorionic). Jumeaux bivitellins, biovulaires ou dizygotes.

TWINS (dissimilar). Jumeaux bivitellin, biovulaires ou dizygotes.

TWINS (dizygotic). Jumeaux biovulaires, bivitellins ou dizygotes.

TWINS (enzygotic). Jumeaux uniovulaires, univitellins ou monozygotes.

TWINS (false). Jumeaux bivitellins. → *twins (dizygotic).*

TWINS (fraternal). Jumeaux bivitellins. → *twins (dizygotic).*

TWINS (heterologous). Jumeaux bivitellins. → *twins (dizygotic).*

TWINS (heteroovular). Jumeaux bivitellins. → *twins (dizygotic).*

TWINS (identical). Jumeaux monozygotes. → *twins (monozygotic).*

TWINS (monoamniotic). Jumeaux uni-ovulaires mono-chorioniques et mono-amniotiques.

TWINS (monochorial or **monochorionic).** Jumeaux monozygotes. → *twins (monozygotic).*

TWINS (mono-ovular). Jumeaux monozygotes. → *twins (monozygotic).*

TWINS (monozygotic). Jumeaux uni-ovulaires, univitellins ou monozygotes.

TWINS (omphalo-angiopagous). Jumeaux uniovulaires dont l'un mal formé, vit en parasite aux dépens de l'appareil circulatoire de l'autre.

TWINS (one-egg). Jumeaux monozygotes. → *twins (monozygotic).*

TWINS (Siamese). Frères siamois. → *twins (conjoined).*

TWINS (similar). Jumeaux monozygotes. → *twins (monozygotic).*

TWINS (true). Jumeaux monozygotes. → *twins (monozygotic).*

TWINS (two-eggs). Jumeaux dizygotes. → *twins (dizygotic).*

TWINS (unequal). Jumeaux dont l'un est incomplètement développé.

TWINS (uniovular). Jumeaux monozygotes. → *twins (monozygotic).*

TWINS (unlike). Jumeaux dizygotes. → *twins (dizygotic).*

TWO-STEP EXERCISE or **TEST.** Exercice des deux marches, épreuve de Master.

TWORT-D'HÉRELLE or **TWORT'S PHENOMENON.** Phénomène de Twort-d'Hérelle.

TYLOMA, *s.* Tylome, *m.*

TYLOSIS, *s.* 1° Cor, *m.* – 2° Corne cutanée de la paupière.

TYLOSIS PALMARIS ET PLANTARIS. Kératose palmoplantaire. → *keratosis palmaris and plantaris.*

TYMPANISM, *s.* Tympanisme, *m.* ; tympanite, *f.*

TYMPANITES, *s.* Tympanisme, *m.* ; tympanite, *f.* ; (distension gazeuse de l'abdomen).

TYMPANITIS, *s.* Tympanite, *f.* ; (inflammation du tympan).

TYMPANOLABYRINTHOPEXY, *s.* Fenestration, *f.* → *fenestration 2°.*

TYMPANOMETRY, *s.* Tympanométrie, *f.*

TYMPANOSCLEROSIS, *s.* Tympanosclérose, *f.*

TYMPANOSIS, *s.* Tympanisme, *m.*

TYMPANUM, *s.* Tympan, *m.*

TYMPANY, *s.* 1° Tympanisme, *m.* – 2° Son tympanique.

TYMPANY (bell). Bruit d'airain.

TYNDALL EFFECT or **PHENOMENON.** Phénomène ou effet Tyndall.

TYNDALLIZATION, *s.* Tyndallisation, *f.*

TYPE, *s.* Type, *m.* ; habitus, *m.*

TYPE (asthenic). Tempérament lymphatique.

TYPE (athlétic). Construction athlètoïde.

TYPE (leukocyte). Groupe tissulaire, groupe leucocytaire.

TYPE (phthinoid). Type d'Arétée.

TYPE (piknic). Constitution picnoïde.

TYPE (tissue). Groupe tissulaire, groupe leucocytaire.

TYPHAEMIA, *s.* Éberthite, *f.*

TYPHIC, *adj.* Typhique.

TYPHLATONIA, TYPHLATONY, TYPHIECTASIS, *s.* Typhlatonie, *f.* ; typhlectasie, *f.*

TYPHLITIS, *s.* Typhlite, *f.*

TYPHLOAPPENDICITIS, *s.* Typhlo-appendicite, *f.*

TYPHLOCHOLECYSTITIS, *s.* Typhlo-cholécystite, *f.*

TYPHLOCOLITIS, *s.* Typhlocolite, *f.* ; colotyphlite, *f.*

TYPHLOHEPATITIS, *s.* Typhlo-hépatite, *f.*

TYPHLOLEXIA, *s.* Typhlolexie, *f.*

TYPHLOMEGALY, *s.* Typhlomégalie, *f.*

TYPHLOPEXIA, TYPHLOPEXY, *s.* Typhlopexie, *f.* ; cæcopexie, *f.* ; cæcofixation, *f.*

TYPHLORRHAPHY, *s.* Cæcoplicature, typhlorraphie, *f.*

TYPHLOSIS, *s.* Cécité, *f.*

TYPHLOSTOMY, *s.* Typhlostomie, *f.* ; cæcostomie, *f.*

TYPHOBACILLOSIS OF LANDOUZY. Typho-bacillose, *f.*

TYPHOID, *adj.* Typhoïde.

TYPHOID (ambulatory). Fièvre typhoïde ambulatoire.

TYPHOID CONDITION or STATE. Typhoïde, *m.* ; état typhoïde.

TYPHOID (walking). Fièvre typhoïde ambulatoire.

TYPHOIDIN TEST. Cutiréaction pour le diagnostic de la fièvre typhoïde.

TYPHOMALARIAL FEVER. Fièvre typhomalarienne.

TYPHOMANIA, *s.* Typhomanie, *f.*

TYPHUS, *s.* 1° En général : typhus, *m.* ; rickettsiose, *f.* – 2° Typhus exanthématique.

TYPHUS (abominal). Fièvre typhoïde.

TYPHUS ABDOMINALIS. Fièvre typhoïde.

TYPHUS (amarillic). Fièvre jaune.

TYPHUS (benign). Typhus murin. → *typhus (murine).*

TYPHUS (Brill's or Brill-Zinsser). Maladie de Brill-Zinsser. → *Brill or Brill-Zinsser disease or typhus.*

TYPHUS CANINE. Leptospirose à *Leptospira canicola.*

TYPHUS (classic). Typhus exanthématique. → *typhus (epidemic).*

TYPHUS (endemic). Typhus murin. → *typhus (murine).*

TYPHUS (epidemic). Typhus exanthématique, typhus historique, typhus épidémique, typhus pétéchial, typhus des camps, rickettsiose épidémique à pou, maladie des prisons : et, désuets : morbus hungaricus, morbus lenticularis.

TYPHUS (European). Typhus exanthématique. → *typhus (epidemic).*

TYPHUS EXANTHEMATICUS, TYPHUS (exanthematous), TYPHUS (exanthematic). Typhus exanthématique. → *typhus (epidemic).*

TYPHUS (exanthematic) OF SÃO PAULO. Typhus de Saõ Paulo. → *fever (Brasilian).*

TYPHUS (flea or flea-borne). Typhus murin. → *typhus (murine).*

TYPHUS (Fleck's). Typhus exanthématique. → *typhus (epidemic).*

TYPHUS (Gubler-Robin). Typhus à forme rénale.

TYPHUS (historic). Typhus exanthématique. → *typhus (epidemic).*

TYPHUS (human). Typhus exanthématique. → *typhus (epidemic).*

TYPHUS ICTEROIDES. Fièvre jaune.

TYPHUS (Indian tick). Fièvre à tiques africaine.

TYPHUS (Kenya). Fièvre à tiques africaine.

TYPHUS (KT). Fièvre fluviale du Japon. → *tsutsugamushi disease.*

TYPHUS LAEVISSIMUS. Typhus levissimus.

TYPHUS (louse-borne). Typhus exanthématique. → *typhus (epidemic).*

TYPHUS (Malayan or Malayan scrub). Fièvre fluviale du Japon. → *tsutsugamushi disease.*

TYPHUS (Mandchurian). Typhus murin. → *typhus (murine).*

TYPHUS (Mexican). Typhus murin. → *typhus (murine).*

TYPHUS (mild). Maladie de Brill-Zinsser. → *Brill's or Brill-Zinsser disease or typhus.*

TYPHUS (mite or mite-borne). Fièvre fluviale du Japon. → *tsutsugamushi disease.*

TYPHUS (Moskow). Typhus murin. → *typhus (murine).*

TYPHUS (murine). Typhus murin, typhus bénin, typhus exanthématique mexicain, typhus du Nouveau Monde, tabardillo, *s.m.* ; typhus des boutiques, typhus des broussailles, typhus endémique, typhus mexicain, typhus nautique, typhus des savanes, typhus tropical urbain, rickettsiose à pulicidés.

TYPHUS (Nigerian). Fièvre à tiques africaine.

TYPHUS (North Queensland tick). Fièvre à tiques du Queensland, fièvre à tiques australienne.

TYPHUS (petechial). Typhus exanthématique. → *typhus (epidemic).*

TYPHUS (rat). Typhus murin. → *typhus (murine).*

TYPHUS (recrudescent). Maladie de Brill-Zinsser. → *Brill's or Brill-Zinsser disease or typhus.*

TYPHUS RECURRENS. Fièvre récurrente. → *fever (relapsing).*

TYPHUS (Rocky Mountains tick). Fièvre pourprée des Montagnes Rocheuses. → *fever (Rocky Mountains spotted).*

TYPHUS (rural). Fièvre fluviale du Japon. → *tsutsugamushi disease.*

TYPHUS (São Paulo). Typhus de São Paulo. → *fever (Brazilian).*

TYPHUS (scrub). Fièvre fluviale du Japon. → *tsutsugamushi disease.*

TYPHUS (shop). Typhus murin. → *typhus (murine).*

TYPHUS (Siberian tick). Fièvre à tiques sibériennes.

TYPHUS (sporadic). Maladie de Brill-Zinsser. → *Brill's or Brill-Zinsser disease or typhus.*

TYPHUS (Sumstran mite). Fièvre fluviale du Japon. → *tsutsugamushi disease.*

TYPHUS (tick) or TYPHUS (tick borne). 1° Fièvre par morsure de tique. – 2° Fièvre pourprée des Montagnes Rocheuses. → *fever (Rocky Mountains spotted).*

TYPHUS (Toulon). Typhus murin. → *typhus (murine).*

TYPHUS (tropical). Fièvre fluviale du Japon. → *tsutsugamushi disease.*

TYPHUS (urban). Typhus murin. → *typhus (murine).*

TYPHUS (WT). Typhus murin. → *typhus (murine).*

TYPICAL, *adj.* Typique.

TYPING, *s.* 1° Typage, *m.* – 2° Typologie, *f.*

TYPING OF BLOOD. Groupage sanguin.

TYPING (leukocyte). Groupage leucocytaire, groupage tissulaire.

TYPING (phage). Lysotypie, *s.f.*

TYPING (tissue). Groupage leucocytaire, groupage tissulaire.

TYPOLOGY, *s.* 1° Typage, *m.* – 2° Typologie, *m.*

TYPUS DEGENERATIVUS ROSTOCKIENSIS. Syndrome d'Ullrich-Feichtiger. → *Ullrich-Feichtiger syndrome.*

TYRAMINAEMIA, *s.* Tyraminémie, *f.*

TYRAMINASE, *s.* Tyraminase, *f.*

TYRAMINE, *s.* Tyramine, *f.*

TYROCIDINE, *s.* Tyrocidine, *f.*

TYRODE'S SOLUTION. Solution de Tyrode.

TYROSINASE, *s.* Tyrosinase, *f.*

TYROSINE, *s.* Tyrosine, *f.*

TYROSINOSIS, *s.* Tyrosinose congénitale.

TYROSINURIA, *s.* Tyrosinurie, *f.*

TYROTHRICIN, *s.* Tyrothricine, *f.*

U

U WAVE. Onde U.

UBIQUINONE, *s.* Ubiquinone, *f.*

UBIQUITIN, *s.* Ubiquitin, *f.*

UBIQUITOUS, *adj.* Ubiquiste.

UCG. Échocardiographie, *f.*

UEHLINGER'S SYNDROME. Pachydermopériostose, *s.f.* → *pachydermoperiostosis.*

UHL'S ANOMALY. Maladie ou syndrome d'Uhl, ventricule papyracé.

UHLENHUTH'S TEST. Épreuve de séroprécipitation.

ULCER, *s.* Ulcère, *m.* ; ulcus, *m.*

ULCER (acid) OF THE STOMACH. Ulcère simple de l'estomac. → *ulcer (chronic gastric).*

ULCER (Aden). Ulcère phagédénique des pays chauds. → *ulcer (tropical).*

ULCER (Allingham's). Fissure anale.

ULCER (anastomotic). Ulcère peptique.

ULCER (Annam). Ulcère phagédénique des pays chauds. → *Ulcer (tropical).*

ULCER (annular). Ulcération annulaire de la cornée.

ULCER (aphthous). Ulcération aphteuse.

ULCER (autochthonous). Chancre, *s.m.*

ULCER (Bahia). Leishmaniose américaine. → *leishmaniasis americana.*

ULCER (Barrett's). Ulcère peptique chronique de l'œsophage.

ULCER (Bauru). Leishmaniose américaine. → *leishmaniasis americana.*

ULCER (Bouveret's). Signe de Duguet.

ULCER (callous or calloused). Ulcère calleux de la peau.

ULCER (carious). Gangrène nosocomiale. → *gangrene (hospital).*

ULCER (chancroidal). Chancre mou. → *chancroid.*

ULCER (Chiclero). Leishmaniose américaine. → *leishmaniasis americana.*

ULCER (chrome). Rossignol des tanneurs.

ULCER (chronic). Ulcère calleux de la peau.

ULCER (chronic gastric). Ulcère simple de l'estomac, ulcère rond, maladie de Cruveilhier.

ULCER (corrosing u. of the stomach). Ulcère simple de l'estomac. → *ulcer (chronic gastric).*

ULCER (creeping). Ulcère serpigineux.

ULCER (Crombie's). Ulcère de la gencive dans la sprue.

ULCER (Cruveilhier's). Ulcère simple de l'estomac. → *ulcer (chronic gastric).*

ULCER (Curling's). Ulcère duodénal consécutif à une brûlure cutanée étendue.

ULCER (Cushing's). Ulcère peptique associé à une lésion du système nerveux central.

ULCER (decubital or decubitus). Escarre de décubitus.

ULCER (dendriform or dendritic). Ulcère ramifié de la cornée.

ULCER (Dieulafoy's). Exulceratio simplex.

ULCER (digestive) OF THE STOMACH. Ulcère simple de l'estomac. → *ulcer (chronic gastric).*

ULCER (duodenal). Ulcère duodénal.

ULCER (elusive). Ulcère vésical de Hunner.

ULCER (erethistic). Ulcère enflammé.

ULCER (eroding) OF THE STOMACH. Ulcère simple de l'estomac. → *ulcer (chronic gastric).*

ULCER (Fenwick-Hunner). Ulcère vésical de Hunner.

ULCER OF THE FOOT (familial perforating). Syndrome de Thévenard. → *neuropathy (hereditary sensory radicular).*

ULCER (fungous). Ulcère fongueux.

ULCER (Gaboon). Ulcère phagédénique des pays chauds. → *ulcer (tropical).*

ULCER (gastric). Ulcère gastrique, ulcère de l'estomac.

ULCER (gastric chronic). Ulcère simple de l'estomac. → *ulcer (chronic gastric).*

ULCER (gastroduodenal). Ulcère gastroduodénal. → *ulcer (peptic).*

ULCER (hard). Chancre syphilitique.

ULCER (Hunner's). Ulcère vésical de Hunner.

ULCER (hyperkeratotic). Ulcère calleux de la peau.

ULCER (hypopyon). Kératite à hypopyon.

ULCER (indolent). Ulcère calleux de la peau.

ULCER (inflamed). Ulcère enflammé.

ULCER (intractable). Ulcère torpide.

ULCER (irritable). Ulcère enflammé.

ULCER (Jacob's). Ulcus rodens, surtout de la paupière.

ULCER (Jeddah). Bouton d'Orient. → *sore (oriental).*

ULCER (kissing). Ulcère en miroir.

ULCER OF THE LEG (hypertensive ischaemic). Ulcère hypertensif de Martorell.

ULCER (Lipschütz's). Ulcère aigu de la vulve. → *ulcus vulvae acutum.*

ULCER (Malabar). Ulcère phagédénique des pays chauds. → *ulcer (tropical).*

ULCER (marginal). Ulcère peptique.

ULCER (Meleney's). Ulcère profond, extensif, très douloureux à centre gangréneux, associé à une blessure, d'origine streptococcique.

ULCER (Mooren's). Ulcère serpigineux cornéen de Mooren.

ULCER (Mozambique). Ulcère phagédénique des pays chauds. → *ulcer (tropical).*

ULCER (neurogenic). Ulcère neurotrophique.

ULCER (neurotrophic). Ulcère neurotrophique.

ULCER or **ULCERATION (Parrot's).** Plaques ptérygoïdiennes.

ULCER (Pendinski's). Ulcère phagédénique des pays chauds. → *ulcer (tropical).*

ULCER (peptic). Ulcère gastroduodénal.

ULCER (perambulating). Ulcère phagédénique.

ULCER (perforating) OF THE STOMACH. Ulcère simple de l'estomac. → *ulcer (chronic gastric).*

ULCER (Persian). Ulcère phagédénique des pays chauds. → *ulcer (tropical).*

ULCER (phagedenic). Ulcère phagédénique.

ULCER (Plaut's). Angine de Vincent. → *angina (Vincent's).*

ULCER (pneumococcus). Kératite à hypopyon.

ULCER (postoperative recurrent). Ulcère peptide.

ULCER (pudendal). Granulome inguinal. → *granuloma inguinale.*

ULCER (putrid). Mal d'hôpital. → *gangrene (hospital).*

ULCER (ring). Ulcère annulaire de la cornée.

ULCER (rodent). Ulcère rodens, ulcus rodens, ulcère de Jacob.

ULCER (Rokitansky-Cushing). Ulcère de l'œsophage, de l'estomac ou du duodénum accompagnant une lésion du système nerveux central.

ULCER (round) OF THE STOMACH. Ulcère simple de l'estomac. → *ulcer (chronic gastric).*

ULCER (saddle). Ulcère gastrique en selle.

ULCER (Saemisch's). Kératite à hypopyon.

ULCER (secondary jejunal). Ulcère peptique.

ULCER (serpiginous). Ulcère serpigineux.

ULCER (sloughing). Ulcère phagédénique.

ULCER (soft). Chancre mou. → *chancroid.*

ULCER (stoma or **stomal).** Ulcère peptique.

ULCER (stress) (gastric). Ulcère de stress.

ULCER (superficial). Ulcération, *s.f.*

ULCER (tanner's). Rossignol des tanneurs.

ULCER (Tashken). Bouton d'Orient. → *sore (oriental).*

ULCER (trophic). Ulcère trophique.

ULCER (tropical). Ulcère phagédénique des pays chauds, phagédénisme tropical, plaie ou ulcère annamite, ulcère du Gabon.

ULCER (Turkestan). Bouton d'Orient. → *sore (oriental).*

ULCER (unhealthy). Ulcère torpide.

ULCER (varicose). Ulcère variqueux.

ULCER (venereal). Chancre vénérien.

ULCER (veneroid). Ulcères vénéroïdes de Welander.

ULCER (warty). Ulcère cancérisé.

ULCER (weak). Ulcère fougueux.

ULCER (Welander's). Ulcères vénéroïdes de Welander.

ULCER (Yemen). Ulcère phagédénique des pays chauds. → *ulcer (tropical).*

ULCERATION, *s.* Ulcération, *f.*

ULCERATION OF DUGUET. Signe de Duguet.

ULCEROCANCER, *s.* Ulcéro-cancer, *m.*

ULCEROGENIC, *adj.* Ulcérogène.

ULCUS, *s.* Ulcère, *m.*

ULCUS AMBULANS. Ulcère phagédénique.

ULCER AMBUSTIFORME. Chancre mou superficiel.

ULCER CANCROSUM. 1° Cancer ulcéré. – 2° Ulcère rodens.

ULCUS CORNEAE. Kératite ulcéreuse.

ULCUS DURUM. Chancre syphilitique.

ULCUS EXEDENS. Ulcère rodens.

ULCUS INDURATUM. Chancre syphilitique.

ULCUS MOLLE. Chancre mou. → *chancroid.*

ULCUS PENETRANS. Ulcère digestif perforé dans un organe voisin.

ULCUS PHAGEDENICUM. Ulcère phagédénique.

ULCUS RODENS. Ulcère rodens.

ULCUS SERPENS. Ulcère serpigineux.

ULCUS SERPENS CORNEAE. Kératite à hypopyon.

ULCUS SIMPLEX. Chancre mou. → *chancroid.*

ULCUS TROPICUM. Ulcère phagédénique des pays chauds. → *ulcer (tropical).*

ULCUS VENTRICULI. Ulcère simple de l'estomac. → *ulcer (chronic gastric).*

ULCUS VULVAE ACUTUM. Ulcus vulvae acutum, ulcère aigu de la vulve.

ULCUS WALL. Ulcus wall.

ULECTOMY, *s.* Gingivectomie, *f.* ; ulectomie, *f.*

ULERYTHEMA, *s.* Ulérythème, *m.*

ULERYTHEMA CENTRIFUGUM. Lupus erythémateux chronique. → *lupus erythematodes.*

ULERYTHEMA OPHRYOGENES. Ulérythème ophryogène.

ULERYTHEMA SYCOSIFORME. Sycosis lupoïde. → *sycosis (lupoid).*

ULITIS, *s.* Gingivite, *f.*

ULLRICH-FEICHTIGER SYNDROME. Syndrome d'Ullrich-Feichtiger, typus rostockiensis.

ULLRICH AND FREMEREY-DOHNA SYNDROME. Syndrome de François. → *Hallermann-Streiff syndrome.*

ULLRICH-NOONAN SYNDROME. Syndrome de Noonan.

ULLRICH-TURNER SYNDROME. Syndrome de Noonan.

ULNAR, *adj.* Cubital, ale.

ULORRHAGIA, *s.* Gingivorragie, *f.*

ULOTRICHUS, *adj.* Ulothrique.

ULTRACENTRIFUGATION, *s.* Ultracentrifugation, *f.*

ULTRADIAN, *adj.* Ultradien, ienne.

ULTRAFILTRATION, *s.* Ultrafiltration, *f.*

ULTRAMICROSCOPE, *s.* Ultramicroscope, *m.*

ULTRASONOGRAPHY, *s.* Échographie, *f.*, ultrasonographie, *f.*

ULTRASONOGRAPHY (cardiac). Échocardiographie, *f.*

ULTRASONOSCOPY, *s.* Ultrasonoscopie, *f.*

ULTRASONOTHERAPY, *s.* Ultrasonothérapie, *f.*

ULTRASOUND, *s.* Ultrason, *m.*

ULTRASOUNDCARDIOGRAPHY, *s.* Échocardiographie, *f.*

ULTRAVIOLET LIGHT. Rayonnement ultraviolet.

ULTRAVIRUS, *s.* Virus, *m.* ; ultravirus, *m.*

UMBILICAL, *adj.* Ombilical, ale.

UMBILICATION, *s.* Ombilication, *f.*

UNCARTHROSIS, *s.* Uncarthrose, *f.* ; arthrose uncovertébrale.

UNCIFORM, *adj.* Unciné, ée ; unciforme.

UNCINARIASIS, UNCINARIOSIS, *s.* Ankylostomiase, *f.*

UNCINATE, *adj.* Unciné, ée ; uniciforme.

UNCODISCARTHROSIS, *s.* Uncodiscarthrose, *f.*

UNCONSCIOUSNESS, *s.* 1° Inconscience, *f.* – 2° Inconscient, *m.*

UNCUS, *s.* Uncus, *m.*

UNDERNUTRITION, *s.* Dénutrition, *f.*

UNDERWOOD'S DISEASE. Sclérème œdémateux des nouveau-nés.

UNDIFFERENTIATION, *s.* Anaplasie, *f.*

UNDULANT, *adj.* Ondulant, ante.

UNGUAL, *adj.* Unguéal, ale.

UNGUENT, UNGUENTUM, *s.* Onguent, *m.*

UNGUIS INCARNATUS. Ongle incarné.

UNHEALTHY, *adj.* Malsain, aine.

UNICELLULAR, *adj.* Unicellulaire.

UNILATERAL, *adj.* Unilatéral, ale.

UNILOCULAR, *adj.* Uniloculaire.

UNION, *s.* Réunion, *f.*

UNION (primary). Cicatrisation par première intention.

UNIOVAL, UNIOVULAR, *adj.* Monozygote ; univitellin, ine.

UNIPARA, *s.* Primipare, *f.*

UNIPOLAR, *adj.* Unipolaire.

UNISEXUALITY, *s.* Unisexualité, *f.*

UNIT, *s.* Unité, *f.*

UNIT (functional). Unité fonctionnelle.

UNIT (international), IU. Unité internationale (UI).

UNIT (international enzyme). Unité internationale enzymatique.

UNIT (motor). Unité motrice.

UNIT (sub), *s.* Sous-unité, *f.*

UNIVITELLINE, *adj.* Monozygote ; univitellin, ine.

UNNA'S BODIES. Corps ou corpuscules de Russell.

UNNA'S BOOT, UNNA'S PASTE BOOT. Botte de Unna.

UNNA'S DERMATOSIS. Eczématide, *s.f.* → *eczema (seborrhoeic).*

UNNA'S DISEASE. Eczématide, *s.f.* → *eczema (seborrhoeic).*

UNNA'S PLASMA CELL. Plasmocyte, *s.m.*

UNNA-THOST SYNDROME. Forme diffuse de kératose palmo-plantaire congénitale, type Thost-Unna.

UNRESPONSIVENESS (specific immunological). Tolérance immunitaire. → *tolerance (immunological).*

UNVERRICHT'S DISEASE or **SYNDROME, UNVERRICHT'S MYOCLONUS** or **FAMILIAL MYOCLONUS.** Syndrome d'Unverricht-Lundborg. → *epilepsy (myoclonus)*, 2°.

UPPER LIMB-CARDIOVASCULAR SYNDROME. Syndrome de Holt-Oram. → *Holt-Oram syndrome.*

UPTAKE TEST (radioactive vitamine B_{12}). Épreuve (ou test) du transit de la vitamine B_{12} marquée.

URACELE, *s.* Uracèle, *f.*

URACHUS, *s.* Ouraque, *m.*

URAEMIA, *s.* Urémie, *f.* ; urinémie, *f.* ; uroémie, *f.* ; toxurie, *f.* (obsolete).

URAEMIA (convulsive). Urémie convulsive.

URAEMIA (eclamptic). Urémie convulsive.

URAEMIA, *adj.* Urémique.

URAEMIC SYNDROME. Syndrome azotémique.

URAEMIGENIC, *adj.* Urémigène.

URANISM, *s.* Homosexualité, *f.* ; uranisme, *m.*

URANIST, *s.* Homosexuel, investi, uraniste.

URANOPLASTY, *s.* Uranoplastie, *f.* ; uranostéoplastie, *f.*

URANOSTAPHYLOPLASTY, URANOSTAPHYLORRHAPHY, *s.* Urano-staphyloplastie, *f.* ; urano-staphylorraphie, *f.* ; uranosplastie en double pont.

URANOSTEOPLASTY, *s.* Uranoplastie, *f.*

URATAEMIA, *s.* Uratémie, *f.*

URATE, *s.* Urate, *m.*

URATOHISTECHIA, *s.* Uratohistéchie, *f.*

URATOSIS, *s.* Uricopexie, *f.*

URATURIA, *s.* Uraturie, *f.*

URBACH-WIETHE DISEASE. Maladie d'Urbach-Wiethe. → *proteinosis (lipid).*

UREA, *s.* Urée, *f.*

UREA CONCENTRATION TEST. Variante de l'épreuve de l'urée.

UREA CYCLE. Cycle de l'uréogénèse. → *Krebs-Henseleit cycle.*

UREA EXCRETION RATIO. Variante de l'épreuve de Cottet.

UREAGENESIS, *s.* Uréopoïèse, *f.* → *ureapoiesis.*

UREAMETER, *s.* Uréomètre, *m.*

UREAPLASMA UREALYTICUM. *Ureaplasma urealyticum.*

UREAPOIESIS, *s.* Uréopoïèse, *m.* ; fonction uréopoïétique, uréogenèse, *f.* ; uréogénie, *f.* ; fonction uréogénique.

UREASE, *s.* Uréase, *f.*

UREMIA (américain), *s.* Urémie. → *uraemia.*

UREOGENESIS, *s.* Uréopoïèse, *f.* → *uraepoiesis.*

UREOMETER, *s.* Uréomètre, *m.*

UREOPOIESIS, *s.* Uréopoïèse, *f.* → *ureapoiesis.*

URESIS, *s.* Miction, *f.*

URETER, *s.* Uretère, *m.*

URETER (bifid). Bifidité urétérale.

URETERECTOMY, *s.* Urétérectomie, *f.*

URETERITIS, *s.* Urétérite, *f.*

URETERO-CAECOCYSTOPLASTY, *s.* Urétéro-cæcocystoplastie, *f.*

URETEROCELE, *s.* Urétérocèle, *f.*

URETEROCOLOSTOMY, *s.* Urétérocolostomie, *f.*

URETEROCYSTONEOSTOMY, *s.* Urétérocystonéostomie, *f.* ; urétéro-néocystostomie, *f.*

URETEROCYSTOPLASTY, *s.* Urétérocystoplastie, *f.*

URETEROENTEROSTOMY, *s.* Urétéro-entérostomie, *f.*

URETEROGRAPHY, *s.* Urétérographie, *f.*

URETEROHYDRONEPHROSIS, *s.* Urétéro-hydronéphrose, *f.*

URETEROLITHOTOMY, *s.* Urétéro-lithotomie, *f.*

URETEROLYSIS, *s.* Urétérolyse, *f.*

URETERONEOCYSTOSTOMY, *s.* Urétéro-cystonéostomie, *f.*

URETERONEOPYELOSTOMY, *s.* Urétéro-pyélonéostomie, *f.* ; uréréto-néopyélostomie, *f.*

URETEROPLASTY, *s.* Urétéroplastie, *f.*

URETEROPYELOGRAPHY (retrograde). Urétéropyélographie, *f.* ; UPR.

URETEROPYELONEOSTOMY, *s.* Urétéronéopyélostomie, *f.*

URETERORECTOSTOMY, *s.* Urétéro-rectostomie, *f.*

URETERORRHAPHY, *s.* Urétérorraphie, *f.*

URETEROSIGMOIDOSTOMY, *s.* Urétéro-sigmoïdostomie, *f.*

URETEROSTOMY, *s.* Urétérostomie, *f.*

URETEROTOMY, *s.* Urétérotomie, *f.*

URETEROVESICOPLASTY, *s.* Urétérovésicoplastie, *f.*

URETHRA, *s.* Urèthre, *m.*

URETHRAL GLANDS. Glandes de Cowper.

URETHRAL SMEAR. Frottis urétral.

URETHRALGIA, *s.* Urétralgie, *f.*

URETHRECTOMY, *s.* Urétrectomie, *f.*

URETHRITIS, *s.* Uréthrite, *f.* ; uréthrite, *f.*

URETHRITIS (non gonoccoccal or **non specific).** Urétrite à inclusions.

URETHRITIS (simple). Urétrite à inclusions.

URETHROCELE, *s.* Urétrocèle, *f.*

URETHROCYSTITIS, *s.* Urétrocystite, *f.*

URETHROCYSTOGRAPHY, *s.* Urétrocystographie, *f.*

URETEROCYSTOPLASTY, *s.* Urétérocystoplastie, *f.*

URETHROGRAPHY, *s.* Urétrographie, *f.*

URETHROPLASTY, *s.* Urétroplastie, *f.*

URETHRORRHAGIA, *s.* Urétrorragie, *f.*

URETHRORRHEA (américain), **URETHRORRHŒA,** *s.* Urétrorrhée, *f.*

URETHROSCOPY, *s.* Urétroscopie, *f.*

URETHROSTENOSIS, *s.* Urétrosténie, *f.*

URETHROSTOMY, *s.* Urétrostomie, *f.*

URETHROSTOMY (perineal). Périnéostomie, *f.*

URETHROTOME, *s.* Urétrotome, *m.*

URETHROTOMY, *s.* Urétrotomie, *f.*

URETHROTOMY (external). Urétrotomie externe.

URETHROTOMY (internal). Urétrotomie interne.

URHIDROSIS, *s.* Urhidrose, *f.* ; uridrose, *f.*

URIC ACID. Acide urique.

URICACIDEMIA, URICACIDAEMIA, *s.* Uricémie, *f.*

URICACIDURIA, *s.* Uricémie, *f.*

URICEMIA, (américain) **URICAEMIA,** *s.* Uricémie, *f.*

URICOLYSIS, *s.* Uricolyse, *f.*

URICOLYTIC, *adj.* Uricolytique.

URICOPOIESIS, *s.* Uricopoïèse, *f.* ; uricogenèse.

URICOPOIETIC, *adj.* Uricopoïétique.

URICOSURIA, URICOSURY, *s.* Uricurie, *f.* ; uricosurie, *f.*

URIDROSIS, *s.* Uridrose, *f.*

URINAE JUMENTOSA. Urine jumenteuse.

URINAEMIA, *s.* Urémie.

URINAL, *s.* Urinal, *m.*

URINARY, *adj.* Urinaire.

URINATION, *s.* Miction, *f.*

URINATION (precipitant). Miction impérieuse.

URINATION (stuttering). Miction hachée.

URINE, *s.* Urine, *f.*

URINE (cloudy). Urine jumenteuse (trouble).

URINE (jumentous). Urine jumenteuse.

URINE (nebulous). Urine jumenteuse.

URINAEMIA, *s.* Urémie.

URINOMETER, *s.* Uromètre, *m.*

URINOSE, URINOUS, *adj.* Urineux, euse.

URNINDE, *s.* Homosexuelle, *f.*

URNING, *s.* Homosexuel, *m.*

URNINGISM, URNISM, *s.* Homosexualité, *f.*

UROBILIN, *s.* Urobiline, *f.*

UROBILINICTERUS, *s.* Ictère urobilinurique.

UROBILINOGEN, *s.* Urobilinogène, *m.*

UROBILINURIA, *s.* Urobilinurie, *f.*

UROCELE, *s.* Urocèle, *f.*

UROCLEPSIA, *s.* Incontinence d'urines.

UROCRISIA, *s.* Diagnostic par l'examen des urines.

UROCRISIS, *s.* Crise urinaire.

URODILATIN, *s.* Urodilatine, *f.*

URODYNAMIC, *adj.* **URODYNAMICS,** *s.* Urodynamique, *adj.* et *s.f.*

URODYNIA, *s.* Urodynie, *f.*

UROGASTRONE, *s.* Urogastrone, *f.*

UROGRAPHY, *s.* Pyélographie, *f.*

UROGRAPHY (ascending). Pyélographie rétrograde.

UROGRAPHY (cystoscopic). Pyélographie rétrograde.

UROGRAPHY (descending). Pyélographie rétrograde.

UROGRAPHY (excretion or **excretory).** Urographie, *f.* ; pyélographie descendante ou excrétrice ou intraveineuse, UIV.

UROGRAPHY (intravenous). Urographie intraveineuse.

UROGRAPHY (retrograde). Pyélographie rétrograde.

UROHEPATIC SYNDROME. Syndrome hépatorénal.

UROKINASE, *s.* Urokinase, *f.*

UROLITE, UROLITH, *s.* Calcul urinaire.

UROLITHIASIS, *s.* Lithiase urinaire.

UROLITHIASIS, *s.* Urolithiase, *f.*

UROLOGY, *s.* Urologie, *f.*

UROMANCY, UROMANTIA, *s.* Uromancie, *f.*

UROMELUS, *s.* Uromèle, *m.*

UROMETER, *s.* Uromètre, *m.*

UROMUCOID, *s.* Uromucoïde, *m.*

URONEPHROSIS, *s.* Hydronéphrose, *f.*

UROPATHY, *s.* Uropathie, *f.*

UROPEPSIN, *s.* Uropepsine, *f.*

UROPOIESIS, *s.* Uropoïèse, *f.* ; fonction uropoïétique.

UROPORPHYRIA (erythropoietic). Maladie de Gunther. → *porphyria (congenital erythropoietic).*

UROPORPHYRIN, *s.* Uroporphyrine, *f.*

UROPORPHYRINOGEN, *s.* Uroporphyrinogène, *f.*

UROPYONEPHROSIS, *s.* Uropyonéphrose, *f.*

UROSCOPY, *s.* Uroscopie, *f.*

UROSTALAGMOMETRY, *s.* Urostalagmométrie, *f.*

UROTHELIUM, *s.* Urothélium, *m.*

UROTHERAPY, *s.* Urothérapie, *f.*

UROTOXIA, UROTOXY, *s.* Urotoxie, *f.*

UROTOXIC COEFFICIENT, *s.* Coefficient urotoxique de Bouchard.

URTICA, *s.* Papule urticarienne.

URTICARIA, *s.* Urticaire, *f.* ; enidose, *f.* ; enidosis, *m.* ; stigmasie, *f.* ; stigmatodermie, *f.* (obsolete).

URTICA FACTITIA, URTICARIA (factitious). Dermographisme, *s.m.*

URTICARIA (giant), URTICARIA GIGANTEA. Œdème de Quincke's. → *Quincke's disease.*

URTICARIA HAEMORRHAGICA. Urticaire pigmentée, urticaire hémorragique.

URTICARIA (Milton's). Œdème de Quincke's. → *Quincke's disease.*

URTICARIA OEDEMATOSA. Œdème de Quincke's. → *Quincke's disease.*

URTICARIA PAPULOSA, URTICARIA (papular). Strophulus, *s.m.* → *strophulus.*

URTICARIA PERSTANS VERRUCOSA. Lichen obtusus corné. → *lichen obtusus corneus.*

URTICARIA PIGMENTOSA. Urticaire pigmentaire, mastocytose dermique pure, maladie de Nettleship.

URTICATION, *s.* Urtication, *f.*

USHER'S SYNDROME. Syndrome d'Usher.

USTION, *s.* Ustion, *m.*

UTA, *s.* Uta (du Pérou).

UTERALGIA, *s.* Métralgie, *f.* ; utéralgie, *f.* ; hystéralgie, *f.*

UTERINE, *adj.* Utérin, ine.

UTERECTOMY, *s.* Hystérectomie, *f.*

UTERISMUS, *s.* Colique utérine.

UTERITIS, *s.* Métrite, *f.*

UTEROCELE, *s.* Hystérocèle, *f.*

UTEROFIXATION, *s.* Hystéropexie, *f.*

UTEROGRAPHY, *s.* Hystérographie, *f.*

UTEROMANIA, *s.* Nymphomanie, *f.*

UTEROMETRY, *s.* Hystérectomie, *f.*

UTEROPEXIA, UTEROPEXY, *s.* Hystéropexie, *f.*

UTEROPLASTY, *s.* Hystéroplastie, *f.*

UTEROSALPINGOGRAPHY, *s.* Hystéroplastie, *f.*

UTEROSCLEROSIS, *s.* Sclérose utérine.

UTEROTOMY, *s.* Hystérotomie, *f.*

UTEROTUBOGRAPHY, *s.* Hystérosalpingographie, *f.*

UTERUS, *s.* Utérus, *m.*

UTERUS ACOLLIS. Uterus acollis.

UTERUS BICORNIS. Uterus bicornis.

UTERUS BICORNIS UNICOLLIS. Uterus unicollis.

UTERUS BIFORIS. Uterus biforis.

UTERUS BILOCULARIS. Uterus bipartitus.

UTERUS BIPARTITUS. Uterus bipartitus.

UTERUS (Couvelaire's). Apoplexie utéro-placentaire.

UTERUS (didelphic) or UTERUS DIDELPHYS. Utérus didelphe, uterus diductus.

UTERUS DUPLEX or UTERUS (duplex). Uterus duplex.

UTERUS (gravid). Utérus gravide.

UTERUS (parvicollis). Uterus parvicollis.

UTERUS (septus). Uterus bipartitus.

UTRICLE (prostatic). Utricule prostatique.

UTRICULUS, *s.* Utricule, *m.*

UVEITIS, *s.* Uvéite, *f.*

UVEOENCEPHALITIS, *s.* Maladie de Harada, uvéo-encéphalite, *f.*

UVEOMENINGITIS SYNDROME, *s.* Maladie de Harada, uvéo-encéphalite, *f.*

UVEOPAROTID FEVER. Syndrome de Heerfordt.

UVEOPAROTITIS. Uvéoparotidite, *s.f.*

UVULA, *s.* Luette, *f.*

UVULUTIS, *s.* Uvulite, *f.*

V

V. Symbole de volt.

V. (electrocardiography). V.

V. (symbol for gas volume). V. symbole de volume gazeux.

$\dot{V}$. (symbol for gas flow and for ventilation). $\dot{V}$, symbole de débit gazeux et de ventilation.

$\dot{V}$A. (symbol for alveolar ventilation). $\dot{V}$A, symbole de la ventilation alvéolaire.

V-SHAPED FRACTURE. Fracture en V. → *Gosselin's fracture.*

VACCINA, *s.* Vaccine, *f.*

VACCINAL, *adj.* Vaccinal, ale.

VACCINATED, *adj.* Vacciné, ée.

VACCINATION, *s.* Vaccination, *f.*

VACCINATION (anthracic). Vaccination anticharbonneuse.

VACCINATION (arm-to-arm). Vaccination jennérienne.

VACCINATION (combined). Vaccination associée.

VACCINATION (compulsory). Vaccination légale.

VACCINATION (curative). Vaccination curative, curovaccination, *f.*

VACCINATION (jennerian). Vaccination antivariolique.

VACCINATION (preventive or **protective).** Vaccination préventive, prévaccination, *f.* ; vaccinoprophylaxie, *f.*

VACCINATION (toxin-antitoxin). Vaccination par un mélange de toxine et d'antitoxine.

VACCINATOR, *s.* Vaccinostyle, *m.*

VACCINE, *s.* Vaccin, *m.* ; vaccin antivariolique.

VACCINE (anthrax). Vaccin anticharbonneux.

VACCINE (antismallpox). Vaccin antivariolique, vaccin, *s.m.*

VACCINE (autogenous). Autovaccin, *s.m.*

VACCINE (autosensitized). Vaccin activé par le propre sérum du malade.

VACCINE (bacterial). Vaccin microbien.

VACCINE (BCG). BCG, *m.*

VACCINE (Besredka's). Vaccin sensibilisé.

VACCINE (Blanc's). Vaccin de Blanc.

VACCINE (cholera). Vaccin anticholérique.

VACCINE (corresponding). Stock-vaccin, *s.m.*

VACCINE (cowpox). Vaccin, *s.m.* ; vaccin antivariolique.

VACCINE (Cox's). Vaccin de Cox.

VACCINE (detoxicated). Anavaccin, *s.m.*

VACCINE (haemophilus influenza type b). Vaccin antihæmophilus.

VACCINE (Haffkine's). Vaccin antipesteux.

VACCINE (hepatitis A). Vaccin anti-hépatite A.

VACCINE (hepatitis B). Vaccin anti-hépatite B.

VACCINE (leptospire). Vaccin antileptospire.

VACCINE (heterogenous). Stock-vaccin, *s.m.*

VACCINE (heterologous). Vaccin hétérologue.

VACCINE (heterotypic). Vaccin hétérocoque.

VACCINE (homologous). Autovaccin, *s.m.*

VACCINE (humanized). Vaccin antivariolique d'origine humaine.

VACCINE (hydrophobia). Vaccin antirabique.

VACCINE (inactivated). Vaccin préparé avec des germes tués.

VACCINE (influenza). Vaccin antigrippal.

VACCINE (jennerian). Vaccin, *s.m.* ; vaccin antivariolique.

VACCINE (leptospire). Vaccin antileptospire.

VACCINE (Laigret-Durand). Vaccin de Laigret.

VACCINE (live). Vaccin préparé avec des germes vivants, de virulence atténuée.

VACCINE (measles). Vaccin antirougeoleux, antimorbilleux.

VACCINE (meningococcal). Vaccin antiméningococcique.

VACCINE (mixed). Vaccin polyvalent, vaccin mixte.

VACCINE (multipartial or **multivalent).** Vaccin polyvalent, vaccin mixte.

VACCINE (mumps). Vaccin anti-ourlien.

VACCINE (oil). Lipovaccin, *s.m.*

VACCINE (pertussis). Vaccin anticoquelucheux.

VACCINE (plague). Vaccin antipesteux.

VACCINE (pneumococcal). Vaccin antipneumococcique.

VACCINE (poliomyelitis). Vaccin antipoliomyélitique.

VACCINE (poliomyelitis) INACTIVATED. Vaccin Salk. → *vaccine (Salk's).*

VACCINE (poliovirus) LIVE ORAL. Vaccin Sabin. → *vaccine (Sabin's).*

VACCINE (polyvalent). Vaccin polyvalent, vaccin mixte.

VACCINE (pure). Vaccin monovalent.

VACCINE (rabies). Vaccin antirabique.

VACCINE (replicative). Vaccin préparé avec des germes vivants, de virulence atténuée.

VACCINE (rubella). Vaccin antirubéoleux.

VACCINE (Sabin's). Vaccin antipoliomyélitique à virus vivants atténués (absorption orale), vaccin Sabin.

VACCINE (Salk's). Vaccin antipoliomyélitique à virus tués, vaccin Salk.

VACCINE (Sauer's). Variété de vaccin anticoquelucheux.

VACCINE (Semple's). Variété de vaccin antirabique.

VACCINE (sensitized). Vaccin sensibilisé.

VACCINE (smallpox). Vaccin antivariolique, vaccin.

VACCINE (stock). Stock-vaccin.

VACCINE (tuberculosis). B.C.G., *s.m.*

VACCINE (typhoid). Vaccin anti-typhoïdique.

VACCINE (typhus). Vaccin contre le typhus.

VACCINE (univalent). Vaccin monovalent.

VACCINE (varicella). Vaccin antivaricelleux.

VACCINE (Weigl's). Vaccin de Weigl.

VACCINE (yellow fever). Vaccin antiamaril.

VACCINELLA, *s.* Vaccinoïde, *f.* → *vaccinoid.*

VACCINIA, *s.* Vaccine, *f.*

VACCINIA (spurious). Vaccinoïde, *f.* → *vaccinoid.*

VACCINID, VACCINIDE, *s.* Vaccinide, *f.*

VACCINIFER, *adj.* Vaccinifère.

VACCINIFORM, *adj.* Vacciniforme.

VACCINIOLA, *s.* Vaccinoïde, *f.* → *vaccinoid.*

VACCINOLOGY, *s.* Vaccinologie, *f.*

VACCINOID, *s.* Vaccinoïde, *f.* ; vaccinelle, *f.* ; fausse vaccine.

VACCINOSTYLE, *s.* Vaccinostyle, *m.*

VACCINOTHERAPEUTICS, *s.* Vaccinothérapie, *f.*

VACCINOTHERAPY, *s.* Vaccinothérapie, *f.* ; méthode de Wright.

VACCINUM, *s.* Vaccin, *m.*

VACCINUM (rabies). Vaccin antirabique.

VACTEL SYNDROME. Syndrome VACTEL.

VACUOLE, *s.* Vacuole, *f.*

VACUOLIZATION, *s.* Vacuolisation, *f.*

VAGABOND'S DISEASE. Mélanodermie des vagabonds.

VAGAL, *adj.* Vagal, ale.

VAGINA, *s.* Vagin, *m.* ; gaine, *f.*

VAGINAL, *adj.* Vaginal, ale.

VAGINALITIS, *s.* Vaginalite, *f.*

VAGINALITIS (plastic). Pachyvaginalite. *f.* → *pachyvaginalitis.*

VAGINAPEXY, *s.* Colpopexie, *f.*

VAGINISMUS, *s.* Vaginisme, *m.* ; vaginodynie, *f.*

VAGINITIS, *s.* Vaginite, *f.*

VAGINITIS (emphysematous). Pachyvaginite cystique. → *pachyvaginitis (cystic).*

VAGINITIS (gaseous). Pachyvaginite cystique. → *pachyvaginitis (cystic).*

VAGINODYNIA, *s.* Vaginisme, *m.*

VAGINOSIS (bacterial). Vaginose bactérienne.

VAGINOFIXATION, *s.* Hystéropexie vaginale.

VAGOLYTIC, *adj.* Vagolytique.

VAGOMIMETIC, *adj.* Vagomimétique, parasympathicomimétique.

VAGOTOMY, *s.* Vagotomie, *f.*

VAGOTONIA, *s.* Vagotonie, *f.* ; parasympathicotonie, *f.*

VAGOTONIC, *adj.* Vagotonique.

VAGOTONIN, *s.* Vagotonine, *f.*

VAGOTONY, *s.* Vagotonie, *f.* ; parasympathicotonie, *f.*

VAGOTROPISM, *s.* Vagotropisme, *m.*

VAGUS, *adj.* Vague.

VAGRANT'S DISEASE. Mélanodermie des vagabonds.

VAIL'S DISEASE. Syndrome du nerf vidien.

VALENCE, VALENCY, *s.* Valence, *f.*

VALENTINE'S POSITION. Position utilisée pour les lavages de l'urètre.

VALETUDINARIAN, *adj.* Valétudinaire.

VALLEIX'S APHTHAE. Maladie de Cardarelli. → *aphthae (cachetic).*

VALLEIX'S POINTS. Points de Valleix.

VALGINISATION, *s.* Valginisation, *f.*

VALGUS, A, UM, *adj.* Valgus.

VALIDITY, *s.* Validité, *f.*

VALINE, *s.* Valine, *f.*

VALLECULA, *s.* Vallécule, *f.*

VALSALVA'S EXPERIMENT, MANEUVER or **TEST.** Épreuve, manœuvre ou test de Valsalva, épreuve de Weber.

VALSALVA (sinus of). Sinus de Valsalva.

VALUE (globular). Valeur globulaire, valeur hémoglobinique.

VALVAL, VALVAR, *adj.* Valvulaire.

VALVE, *s.* Valve, *f.* ; valvule, *f.*

VALVE (balloon mitral). Ballonisation de la valve mitrale. → *balloon mitral valve.*

VALVE (blue) SYNDROME. Ballonisation de la valve mitrale. → *balloon mitral valve.*

VALVE (floopy) or **FLOPPY MITRAL SYNDROME.** Ballonisation de la valve mitrale. → *balloon mitral valve.*

VALVE PROLAPSE or **PROLAPSE CLICK SYNDROME (mitral).** Ballonisation de la valve mitrale. → *balloon mitral valve.*

VALVE (prolapsed or **prolapsing mitral).** Ballonisation de la valve mitrale. → *balloon mitral valve.*

VALVOTOMY, *s.* Valvutotomie, *f.*

VALVULAR, *adj.* Valvulaire.

VALVULAR DISEASE. Valvulopathie, *f.*

VALVULE, *s.* Valvule, *f.*

VALVULECTOMY, *s.* Valvulectomie, *f.*

VALVULITIS, *s.* Valvulite, *f.*

VALVULOPLASTY, *s.* Valvuloplastie, *f.*

VALVULOTOMY, *s.* Valvulotomie, *f.*

VALVULOTOMY (transventricular closed pulmonary). Opération de Brock, valvulotomie pulmonaire.

VAMPIRISM, *s.* Nécrophilie, *f.* ; vampirisme, *m.*

VANCOMYCIN, *s.* Vancomycine, *f.*

VAN DEN BERGH'S REACTION (direct and **indirect).** Diazo-réaction ou méthode d'Hymans Van den Bergh.

VAN BOGAERT'S ENCEPHALITIS. Leuco-encéphalite sclérosante subaiguë, panencéphalite sclérosante subaiguë, encéphalite à inclusions ou à corps d'inclusion de Dawson, encéphalite de Van Bogaert.

VAN BOGAERT-BERTRAND SYNDROME. Maladie de Canavan. → *Canavan's disease.*

VAN BOGAERT-DIVRY SYNDROME. Syndrome de Van Bogaert et Divry ou de Divry et Van Bogaert.

VAN BOGAERT AND NYSSEN DISEASE. Maladie de Van Bogaert et Nyssen.

VAN BOGAERT-NYSSEN-PFEIFFER DISEASE. Maladie de Van Bogaert et Nyssen.

VAN BUCHEM'S SYNDROME. Maladie de Van Buchem. → *hyperostosis (endosteal).*

VAN BUREN'S DISEASE. Maladie de La Peyronie.

VANCOMYCIN, *s.* Vancomycine, *f.*

VAN DER HOEVE'S SYNDROME. Syndrome de Van der Hoeve, triade de Van der Hoeve et de de Kleyn.

VAN DER HOEVE-HALBERTSMA-WAARDENBURG SYNDROME. Syndrome de Waardenburg. → *Klein-Waardenburg syndrome.*

VAN DER HOEVE-WAARDENBURG-GUALDI SYNDROME. Syndrome de Waardenburg. → *Klein-Waardenburg syndrome.*

VAN DER WOUDE'S SYNDROME. Syndrome de Van der Woude.

VAN ERMENGEN'S BACILLUS. *Clostridium botulinum, Bacillus botulinus.*

VANILLISM, *s.* Vanillisme, *m.*

VAN LAERE'S DISEASE. Maladie de Van Laere.

VAN NECK-ODELBERG DISEASE. Maladie de Van Neck-Odelberg, ostéochondrite ischiopubienne.

VAN SLYKE'S FORMULA or **TEST.** Coefficient de Van Slyke. → *clearance test (blood urea).*

VAN T' HOFF'S RULE. Loi de Van t'Hoff.

VANYLMANDELIC ACID. Acide vanylmandélique, acide vanilylmandélique, VMA.

VAQUEZ'S DISEASE or **VAQUEZ-OSLER DISEASE.** Maladie de Vaquez. → *polycythaemia vera.*

VARIANT (L-phase). Formations ou formes bactériennes L.

VARICELLA, *s.* Varicelle, *f.*

VARICELLIFORM, *adj.* Varicelliforme.

VARICOBLEPHARON, *s.* Varice de la paupière.

VARICOCELE, *s.* Varicocèle, *f.*

VARICOCELE (utero-ovarian). Varicocèle tubo-ovarien.

VARICOGRAPHY, *s.* Varicographie, *f.*

VARICOLE, *s.* Varicocèle, *f.*

VARICOMPHALUS, *s.* Varice de l'ombilic.

VARICOSE, *adj.* Variqueux, euse.

VARICOSIS, *s.* Varicose, *f.*, état variqueux.

VARICOSITY, *s.* Varice, *f.*

VARICULA, *s.* Varice de la conjonctive.

VARIOLA, *s.* Variole, *f.*

VARIOLA-ALASTRIM, *s.* Alastrim, *m.* → *alastrim.*

VARIOLA CRYSTALLINA. Varicelle, *s.f.*

VARIOLA HAEMORRHAGICA. Variole hémorragique.

VARIOLA INCERTA. Variole d'inoculation.

VARIOLA MAJOR. Variole grave, variole maligne, variole hémorrhagique.

VARIOLA MINOR. Alastrim, *s.m.* → *alastrim.*

VARIOLA MITIGATA. Alastrim, *s.m.* → *alastrim.*

VARIOLA NOTHA. Varicelle, *f.*

VARIOLA PEMPHIGOSA. Variole à larges pustules.

VARIOLA SILIQUOSA. Variole dont le contenu des pustules s'est résorbé, variole à pustules sèches.

VARIOLAR, *adj.* Varioleux, euse ; variolique.

VARIOLATION, *s.* Variolisation, *f.*

VARIOLIC, *adj.* Variolique ; varioleux, euse.

VARIOLIFORM, *adj.* Varioliforme.

VARIOLIZATION, *s.* Variolisation, *f.*

VARIOLOID, *s.* Varioloïde, *f.*

VARIOLOUS, *adj.* Varioleux, euse ; variolique.

VARIOLOVACCINIA, *s.* Variole-vaccine, *f.* ; variolo-vaccine, *f.*

VARIX, *s.* Varice, *f.* ; phlébectasie, *f.*

VARIX (aneurysmal). Phlébartérie simple de Broca, fistule artérioveineuse, varice anévrismale, anévrisme artérioveineux.

VARIX (aterial). Anévrisme cirsoïde. → *aneurysm (cirsoid).*

VARIX (cirsoid). Anévrisme cirsoïde. → *aneurysm (cirsoid).*

VARIX OF THE LUNG (congenital arteriovenous). Fistule artérioveineuse. → *fistula (pulmonary arteriovenous).*

VARIX LYMPHATICUS, VARIX (lymph). Varice lymphatique.

VARIX (papillary). Tache rubis, angiome nodulaire, angiome sénile, perle sanguine, point rubis, tache de Morgan, tache papillaire.

VARUS, A, UM, *adj.* Varus, a, um.

VASA VASORUM. Vasa vasorum.

VASAL, *adj.* Vasculaire.

VASCULAR, *adj.* Vasculaire.

VASCULARIZED, *adj.* Vascularisé, sée.

VASCULARIZATION, *s.* Vascularization, *f.*

VASCULITIS, *s.* Angéite, *f.* ; vascularite, *f.*

VASCULITIS (allergic). Trisymptome de Gougerot. → *Gougerot's trisymptomatic disease.*

VASCULITIS (allergic cutaneous). Angéite allergique cutanée.

VASCULITIS (necrotizing). Angéite nécrosante.

VASCULOPATHY, *s.* Vasculopathie, *f.*

VASCULOTIS (nodular). Angéite allergique cutanée.

VASCULOTOXIC, *adj.* Vasculotoxique.

VASECTOMY, *s.* Vasectomie, *f.*

VASOACTIVE, *adj.* Vaso-actif, ive.

VASOCONSTRICTION, *s.* Vasoconstriction, *f.*

VASOCONSTRICTIVE, *adj.* Vasoconstricteur, trice.

VASODILATATION, *s.* Vasodilatation, *f.*

VASODILATIN, *s.* Vasodilatine, *f.*

VASODILATOR, *adj.* Vasodilatateur, trice.

VASOINHIBITOR, *adj.* Vasoparalytique, vasoplégique.

VASOMOTOR, *adj.* Vasomoteur, trice.

VASOPEPTIDASE, *s.* Vasopeptidase, *f.*

VASOPEPTIDE, *s.* Vasopeptide, *m.*

VASOPRESSIN, *s.* Vasopressine, *f.* ; hypophamine β, *f.* ; pitressine, *f.* ; hormone antidiurétique (HAD), ou antipolyurique ou oligurique, adiurétine, *f.*

VASOPRESSOR, *adj.* Vasopresseur, ive.

VASOSTIMULANT, *adj.* Vasostimulant, ante.

VASOTOMY, *s.* Vasotomie, *f.*

VASOTONIA, *s.* Vasotonie, *f.*

VASOTONIC, *adj.* Vasotonique.

VASOTRIBE, *s.* Angiotribe, *m.* ; vasotribe, *m.*

VASOTRIPSY, *s.* Angiotripsie, *f.*

VASOTROPIC, *adj.* Vasotrope.

VASOVESICULECTOMY, *s.* Vaso-vésiculectomie, *f.*

VAT. VAT.

VATER SYNDROME. Syndrome VATER.

VCG. VCG, vectocardiogramme, *m.*

$\dot{V}CO_2$ (symbol for carbon dioxid elimination). $\dot{V}co_2$, symbole du débit d'élimination du gaz carbonique.

VD. Abréviation de maladie vénérienne, MST. → *venereal disease.*

VDD. VDD.

VDRL REACTION. Réaction VDRL.

VEAU'S OPERATION. Méthode de Veau.

VECTOR, *s.* Vecteur, *m.*

VECTOR (biological). Vecteur, *m.* (parasitologie).

VECTOR (cardiac). Vecteur cardiaque.

VECTOR (mechanical). Transporteur mécanique.

VECTORCARDIOGRAM, *s.* Vectocardiogramme, *m.* ; monocardiogramme, *m.* ; planéto-cardiogramme, *m.* ; planogramme, *m.* ; vector-diagramme, *m.* ; VCG.

VECTORCARDIOGRAPHY, *s.* Vectocardiographie, *f.* ; cardiovectographie, *f.* ; vectographie, *f.*

VECTORBALLISTOCARDIOGRAM, *s.* Vectoballistocardiogramme, *m.* ; vectoballistogramme, *m.*

VECTORCARDIOGRAM (spatial). Vectocardiogramme spatial.

VECTORIAL, *adj.* Vectoriel, elle.

VECTOSCOPY, *s.* Vectoscopie, *f.*

VEE. Abréviation de « Venezuelan equine encephalomyelitis ».

VEGETARIANISM, *s.* Végétarisme, *m.*

VEGETATION, *s.* Végétation, *f.*

VEGETATIONS (adenoid). Végétations adénoïdes.

VEGETATIONS (bacterial). Végétations endocardiques microbiennes.

VEGETATIONS (verrucous). Végétations verruqueuses (des valvules cardiaques).

VEGETATIVE, *adj.* Végétatif, ive.

VEHICLE, *s.* Véhicule, *m.*

VEILLON-ZUBER BACILLUS. *Clostridium perfringens.* → *Clostridium perfringens.*

VEILLONA, *s. Veillona, f.*

VEIN, *s.* Veine, *f.*

VEIN (azygos). Veine azygos.

VEIN (pulmonary). Veine pulmonaire.

VEIN (varicose). Varice, *s.f.*

VELAMENTOUS, VELAR, *adj.* Vélamenteux, euse.

VELOCIMETRY, *s.* Vélocimétrie, *f.*

VELOCIMETRY (echo-Doppler). Examen Doppler.

VELOCITY (pulse-wave). Vitesse de l'onde du pouls.

VELPEAU'S DEFORMITY. Déformation en dos de fourchette.

VELPEAU'S HERNIA. Hernie crurale au-devant des vaisseaux fémoraux.

VELVET-LIKE, *adj.* Velvétique.

VENA CAVA (inferior). Veine cave inférieure.

VENA CAVA (superior). Veine cave supérieure.

VENA CAVA SYNDROME (inferior). Syndrome de la veine cave inférieure.

VENA CAVA SYNDROME (superior). Syndrome de la veine cave supérieure.

VENA CONTRACTA. Vena contracta.

VENECTOMY, *s.* Phlébectomie, *f.*

VENENOUS, *adj.* Vénéneux, euse.

VENEREAL, *adj.* Vénérien, ienne.

VENEREAL COLLAR. Collier de Vénus.

VENEREAL DISEASE. Maladie sexuellement transmissible, MST, maladie à transmission sexuelle, MTS, maladie vénérienne.

VENEREAL WART. Condylome acuminé. → *condyloma acuminatum.*

VENEREOLOGY, VENEROLOGY, *s.* Vénérologie, *f.* ; vénéréologie, *f.* ; cypridologie, *f.*

VENESECTION, *s.* Phlébotomie, *f.*

VENOCLYSIS, *s.* Phléboclyse, *f.*

VENOGRAPHY, *s.* Phlébographie, *f.*

VENO-OCCLUSIVE DISEASE OF THE LIVER. Maladie veino-occlusive du foie, syndrome de Budd-Chiari.

VENOSCLEROSIS, *s.* Phlébosclérose, *f.*

VENOSITY, *s.* Veinosité.

VENOTONIC, *adj.* Phlébotonique.

VENOUS, *adj.* Veineux, euse.

VENTILATION (alveolar) ($\dot{V}$A). Ventilation alvéolaire, $\dot{V}$A.

VENTILATION (minute). Ventilation minute, ventilation Mn, $\dot{V}$E.

VENTILATION / PERFUSION (ratio). Rapport ventilation / circulation, rapport ventilation / perfusion, $\dot{V}$A / $\dot{Q}$C.

VENTOUSE, *s.* Ventouse, *f.*

VENTRICLE, *s.* Ventricule, *m.*

VENTRICLE (double outlet left). Ventricule gauche à double issue.

VENTRICLE (double outlet right). Ventricule droit à double sortie ou à double issue.

VENTRICLE (single). Ventricule unique. → *cor (triloculare biatriatum).*

VENTRICLE (systemic). Ventricule systémique.

VENTRICLES (superio-inferior). Cœur croisé. → *heart (criss-cross).*

VENTRICULAR, *adj.* Ventriculaire.

VENTRICULITIS, *s.* Ventriculite, *f.*

VENTRICULOATRIOSTOMY, *s.* (neurosurgery). Ventriculoatriostomie, *f.* ; ventriculo-auriculostomie, *f.* ; dérivation ventriculo-atriale, *f.*

VENTRICULOCISTERNOSTOMY, *s.* (neurosurgery). Ventriculo-cisternostomie, *f.*

VENTRICULOGRAM, *s.* Ventriculogramme, *m.*

VENTRICULOGRAPHY, *s.* Ventriculographie, *m.*

VENTRICULOMYOTOMY, *s.* Opération de Bigelow. → *Bigelow's operation.*

VENTRICULONECTOR, *s.* Faisceau de His. → *atrioventricular bundle.*

VENTRICULOPLASTIE, *s.* (cardiac surgery).Ventriculoplastie, *f.*

VENTRICULOSTOMY, *s.* Ventriculostomie, *f.*

VENTRICULOTOMY, *s.* Ventriculotomie, *f.*

VENTROHYSTEROPEXY, *s.* Hystéropexie abdominale. → *hysteropexy (abdominal).*

VENTROSCOPY, *s.* Ventroscopie, *f.*

VENTROTOMY, *s.* Laparotomie, *f.*

VENUS' COLLAR. Collier de Vénus.

VERBIGERATION, *s.* Verbigération, *f.*

VERDAN'S SYNDROME. Syndrome du quadrige.

VERDUNIZATION, *s.* Verdunisation, *f.*

VERGE, *s.* Bord, *m.* ; marge, *f.*

VERGENCE, *s.* Vergence, *f.*

VERGETURES, *s.* Vergetures, *f.pl.* ; varices, *f.pl.*

VERMICULAR, *adj.* Vermiculaire.

VERMICULAR COLIC. Colique appendiculaire.

VERMICULATION, *s.* Contraction vermiculaire.

VERMIFUGAL, *adj.* Vermifuge.

VERMIFUGE, *adj.* et *s.* Vermifuge anthelmintique, antihelmintique, *adj.* et *s.m.*

VERMIN, *s.* Vermine, *f.*

VERMINOUS, *adj.* Vermineux, euse.

VERMIS CEREBELLI. Vermis, *s.m.*

VERMIS SYNDROME. Syndrome du vermis, syndrome vermien.

VERNAL, *adj.* Vernal, ale.

VERNER-MORRISON SYNDROME. Syndrome de Verner-Morrisson, choléra endocrine.

VERNES'S TESTS. Réactions de Vernes : 1° *for syphilis* Vernes-péréthynol. – 2° *for tuberculosis.* Vernes-résorcine. – 3° *for cancer.* Vernes-hélianthine.

VERNET'S SYNDROME. Syndrome de Vernet, syndrome du trou déchiré postérieur.

VERNEUIL'S DISEASE. Maladie de Verneuil.

VERNEUIL'S NEUROMA. Neurome plexiforme.

VERNIX CASEOSA, *s.* Vernix caseosa.

VEROCAY'S BODY. Nodule de Verocay.

VERRUCA, *s.* Verrue, *f.*

VERRUCA ACUMINATA. Condylome acuminé. → *condyloma acuminatum.*

VERRUCA CARNEA. Verrue molle.

VERRUCA DIGITATA. Verrue digitée.

VERRUCA FILIFORMIS. Verrue filiforme.

VERRUCA MOLLUSCIFORMIS. Condylome acuminé. → *condyloma acuminatum.*

VERRUCA NECROGENICA. Tubercule anatomique.

VERRUCA PERUANA, VERRUCA PERUVIANA. Verruga du Pérou, bartonellose.

VERRUCA PLANA JUVENILIS. Verrue plane juvénile.

VERRUCA PLANTARIS. Verrue plantaire.

VERRUCA SEBORRHOEICA. Verrue plane sénile, verrue séborrhéique.

VERRUCA SENILIS. Verrue plane sénile, verrue séborrhéique.

VERRUCA TUBERCULOSA. Tubercule anatomique.

VERRUCA (venereal). Condylome acuminé. → *condyloma acuminatum.*

VERRUCA VULGARIS. Verrue vulgaire.

VERRUCIFORM, VERRUCOSE, VERRUCOUS, *adj.* Verruqueux, euse.

VERRUCOSIS, *s.* Verrucosité, *f.*

VERRUGA, *s.* Verruga, *f.* ; bouton d'Amboine, pian hémorragique.

VERRUGA PERUANA. Verruga du Pérou, bartonellose, *s.f.*

VERSE'S DISEASE. Calcification des disques intervertébraux.

VERSION, *s.* (obstetrics and ophthalmology). Version, *f.*

VERSION (abdominal). Version par manœuvres externes.

VERSION (bimanual). Version mixte, version bipolaire.

VERSION (bipolar). Version mixte, version bipolaire.

VERSION (cephalic). Version céphalique.

VERSION (combined). Version mixte, version bipolaire.

VERSION (external). Version par manœuvres externes.

VERSION (internal). Version par manœuvres internes.

VERSION (pelvic). Version podalique.

VERSION (podalic). Version podalique.

VERSION (Wigand's). Transformation d'une présentation transverse en présentation céphalique par manœuvres externes.

VERSTRAETEN'S BRUIT. Bruit perçu au bord inférieur du foie chez les cachectiques.

VERTEBRA, *s.* Vertèbre, *f.* ; spondyle, *m.*

VERTEBRA (butterfly). Vertèbre en papillon.

VERTEBRA (codfish). Vertèbre de poisson (« morue ») biconcave : aspect radiologique dans l'ostéopsathyrose.

VERTEBRA (hourglass). Vertèbre en diabolo.

VERTEBRA PLANA. Vertebra plana, ostéochondrite vertébrale infantile, maladie de Calvé.

VERTEBRAL GRAND LARCENY. Sous-clavière voleuse. → *subclavian steal syndrome.*

VERTEBROSPINAL ARTERY (partial syndrome of the). Syndrome sous-bulbaire d'Opalski.

VERTEX, *s.* Vertex, *m.*

VERTIGO, *s.* Vertige, *m.*

VERTIGO AB AURE LAESO. Syndrome de Ménière. → *Ménière's disease or syndrome.*

VERTIGO AB STOMACHO LAESO. Vertige stomacal.

VERTIGO (alternobaric). Vertige dû à de fortes et brusques variations de la pression barométrique (ouvriers des caissons, aviateurs…).

VERTIGO (angiopathic). Vertige angiopathique.

VERTIGO (apoplectic). Scotodynie, *s.f.* ; vertige apoplectique.

VERTIGO (arteriosclerotic). Vertige angiopathique.

VERTIGO (auditory or aural). Maladie de Ménière. → *Ménière's disease or syndrome.*

VERTIGO (benign paroxysmal positional). Vertige de position.

VERTIGO OF CERVICAL ARTHROSIS. Syndrome de Barré-Liéou. → *Barré-Liéou syndrome.*

VERTIGO (endemic paralytic). Vertige paralysant. → *vertigo (paralyzing).*

VERTIGO (epidemic). Névraxite vertigineuse, vertige épidémique.

VERTIGO (galvanic). Vertige galvanique, vertige voltaïque.

VERTIGO (height). Vertige (ou plutôt étourdissement) des hauteurs.

VERTIGO (kayak). Laitmatophobie.

VERTIGO (labyrinthine). Maladie de Ménière. → *Ménière's disease or syndrome.*

VERTIGO (laryngeal). Ictus laryngé.

VERTIGO (lithaemic). Vertige goutteux, vertige uricémique.

VERTIGO (neurasthenic). Vertige mental, vertige névropathique.

VERTIGO (objective). Vertige rotatoire.

VERTIGO (paralyzing). Vertige paralysant, maladie de Gerlier, kubisagari, tourniquet.

VERTIGO (positional). Vertige de position.

VERTIGO (postural). Vertige de position.

VERTIGO (pressure). Vertige dû à de fortes et brusques variations de la pression barométrique.

VERTIGO (psychasthenic). Vertige névropathique.

VERTIGO (rotary or **rotatory).** Vertige rotatoire.

VERTIGO (sham-movement). Vertige rotatoire dans lequel les objets paraissent tourner autour du sujet.

VERTIGO (stomachal). Vertige stomacal.

VERTIGO (systematic). Vertige rotatoire.

VERTIGO (tenebric), VERTIGO TENEBRICOSA. Scotodipie, *f.* ; vertige apoplectique.

VERTIGO (villous). Vertige d'origine hépatique.

VERTIGO (voltaic). Vertige voltaïque, vertige galvanique.

VERTIGRAPHY, *s.* Tomographie, *f.*

VERUMONTANITIS, *s.* Syndrome du veru montanum.

VERUMONTANUM, *s.* Verumontanum, *m.*

VESANIA, *s.* Psychose, *f.*

VESICAL, *adj.* Vésical, ale.

VESICANT, *adj.* and *s.* Vésicant, ante ; vésicatoire.

VESICATORY, *adj.* and *s.* Vésicant, ante ; vésicatoire, *m.*

VESICOPUSTULE, *s.* Vésico-pustule, *f.*

VESICLE, VESICULA, *s.* Vésicule, *f.* ; phlyctène, *f.*

VESICULAR, *adj.* Vésiculeux, euse.

VESICULECTOMY, *s.* Vésiculectomie, *f.* ; spermatocystectomie, *f.*

VESICULITIS, *s.* Vésiculite, *f.*

VESICULITIS (seminal). Vésiculite, *f.* ; spermatocystite, *f.*

VESICULODEFERENTOGRAPHY, *s.* Vésiculodéférentographie, *f.*

VESICULOGRAPHY, *s.* Vésiculographie, *f.*

VESICULOPUSTULAR, *adj.* Vésiculo-pustuleux, euse.

VESICULOTOMY (seminal). Vésiculotomie, *f.*

VESICULOVIRUS, *s. Vesiculovirus, m.*

VESSEL, *s.* Vaisseau, *m.*

VESTIBULAR LESIONS (tests for). Épreuves vestibulaires.

VESTIBULAR SYNDROME. Syndrome vestibulaire ou labyrinthique.

VESTIBULE, *s.* Vestibule, *m.*

VEESTIBULOCOCHLEAR, *adj.* Vestibulocochléaire.

VF. 1° (electrocardiography) VF : dérivation unipolaire de la jambe gauche. – 2° Abréviation pour *vocal fremitus* (VF) (vibrations vocales) et pour *field of vision* (Vf) (champ visuel).

VIABILITY (myocardial). Viabilité myocardique.

VIABLE, *adj.* Viable.

VIBEX, VIBIX, *s.* Vibices.

VIBRATION, *s.* Vibration, *f.pl.*

VIBRIO, *s.* Vibrion, *m.*

VIBRIO CHOLERAE or ***CHOLERAE ASIATICAE.*** Vibrion cholérique, *Vibrio cholerae*, bacille virgule, *Bacillus comma.*

VIBRIO COMMA. Vibrion cholérique. → *Vibrio cholerae.*

VIBRIO EL TOR. Vibrion cholérique, variété (ou biotype) El Tor.

VIBRIO (Pasteur's). Vibrion septique, *Clostridium septicum.*

VIBRIONACEAE, *s.pl.* Vibrionacées, *f.pl.*

VIBRIOSIS (of cattle). Vibriose du bétail.

VIBRISSAE, *s.pl.* Vibrisses, *f.pl.*

VIBROMASSAGE, *s.* Vibromassage, *m.*

VIBROTHERAPEUTICS, *s.* Vibrothérapie, *f.*

VICARIOUS, *adj.* Vicariant, ante.

VIDEOSURGERY, *s.* Vidéochirurgie, *f.*

VIDEOTHORACOSCOPY, *s.* Vidéothoracoscopie, *f.*

VIENNA ENCEPHALITIS. Encéphalite léthargique. → *encephalitis lethargica.*

VIGIL, *adj.* Vigil.

VIGILAMBULISM, *s.* Vigilambulisme, *m.*

VIGILANCE, *s.* Vigilance, *f.*

VIGOUROUX'S SIGN. Signe de Vigouroux.

VILLARET'S SYNDROME. Syndrome de Villaret, syndrome rétro-parotidien postérieur, syndrome de l'espace sous-parotidien postérieur.

VILLIN, *s.* Villine, *f.*

VILLIOMA, VILLOMA, *s.* Tumeur villeuse.

VILLOSE, VILLOUS, *adj.* Villeux, euse.

VILLOSITY, *s.* Villosité, *f.*

VILLUS, *s.* Villosité, *f.*

VILLUS (chorionic). Villosité choriale.

VIMENTIN, *s.* Vimentine, *f.*

VINBLASTINE, *s.* Vinblastine, *f.*

VINCAMINE, *s.* Vincamine, *f.*

VINCENT'S ANGINA or STOMATITIS. Amygdalite, *f.*

VINCENT'S INFECTION. Angine de Vincent. → *angina (Vincent's).*

VINCENT'S SERUM. Sérum de Vincent, sérum antistreptococcique. → *serum (antistreptococcus).*

VINCENT'S SIGN. Signe d'Argyll-Robertson.

VINCENT'S TEST (Beth). Épreuve de Beth Vincent.

VINCRISTINE, *s.* Vincristine, *f.*

VINEBERG'S OPERATION. Opération de Vineberg.

VIOMYCIN, *s.* Viomycine, *f.*

VIP. Abréviation de *peptide (vasoactive intestinal):* peptide intestinal vaso-actif.

VIPOMA, *s.* Vipome, *m.*

VIPOND'S SIGN. Signe de Vipond.

VIRAEMIA, *s.* Virémie, *f.*

VIRAL, *adj.* Viral, ale.

VIRAL DISEASE. Virose, *s.f.*

VIRCHOW'S LAW. Loi de Remak-Virchow, loi de Müller.

VIRCHOW'S NODE or VIRCHOW'S SIGNAL NODE. Ganglion ou signe de Troisier.

VIRCHOW'S PSAMMOMA. Méningiome, *s.m.* → *meningioma.*

VIRCHOW'S TRIAD. Triade de Virchow.

VIRCHOW-SECKEL DWARFISM. Nanisme à tête d'oiseau, syndrome de Seckel.

VIRILESCENCE, *s.* Virilisation, *f.* ; masculinisation, *f.*

VIRILIGENIC, *adj.* Virilisant, ante ; masculinisant, ante.

VIRILISM, *s.* Virilisme, *m.* ; syndrome androgénique.

VIRILISM (adrenal). Virilisme surrénal.

VIRILISM (prosopopilary). Hirsutisme, *s.m.* ; virilisme pilaire.

VIRION, *s.* Virion, *m.*

VIRINO, *s.* Virino, *m.*

VIROID, *s.* Viroïde, *m.*

VIROLOGY, *s.* Virologie, *f.*

VIROPLASM, *s.* Viroplasme, *m.*

VIROSE, VIROUS, *adj.* Vireux, euse.

VIROSIS, *s.* Virose, *f.*

VIRUCIDAL, *adj.* Virulicide.

VIRUCIDE, *adj.* Virucide.

VIRULENCE, *s.* Virulence, *f.*

VIRULICIDAL, *adj.* Virulicide.

VIRURIA, *s.* Virurie, *f.*

VIRUS, *s.* (*pl.* viruses). Virus, *m.* ; and obsolete : virus filtrable ou filtrant, ultravirus, *m.* ; virus cytotrope.

VIRUS (A). Virus A.

VIRUS (adeno-pharyngeal-conjunctival). Adénovirus, *s.m.* ; virus APC. → *adenovirus.*

VIRUS (APC). Adénovirus, *s.m.* ; virus APC.

VIRUS (arbor). Virus arbor, arbovirus, *s.m.*

VIRUS (attenuated). Virus atténué.

VIRUS (Avalon). Virus Avalon.

VIRUS (bacterial). Bactériophage, *s.m.* ; phage, *s.m.*

VIRUS (Banzi). Virus Banzi.

VIRUS BITTNER. Virus de Bittner.

VIRUS (BK). Virus BK.

VIRUS (Bolivian haemorrhagic fever). Virus Machupo.

VIRUS (C). Virus C.

VIRUS (California). Virus California.

VIRUS (cancer-inducing). Virus cancérigène ou cancérogène, virus oncogène.

VIRUS (Congo). Virus Congo.

VIRUS (coryza). Rhinovirus, *s.m.*

VIRUS (Coxsackie). Virus Coxsackie.

VIRUS (cytomegalic inclusion disease). Cytomegalovirus, *m.* ; CUV.

VIRUS (cytotropal or cytotropic). Virus, *s.m.*

VIRUS (defective). Virus défectif.

VIRUS (dermotropic). Virus dermotrope.

VIRUS (DNA). Virus à ADN.

VIRUS (Dugbe). Virus Dugbe.

VIRUS (E). Virus E.

VIRUS (EB). Virus Epstein-Barr, virus EB.

VIRUS (Ebola). Virus Ebola.

VIRUS (ECHO). Initiales de « entero cytopathogenic human orphan ». Virus ECHO.

VIRUS (EMC). Virus de l'encéphalo-myocardite.

VIRUS (Epstein-Barr). Virus Epstein-Barr, virus EB, EBV.

VIRUS (filtrable). Virus, *s.m.*

VIRUS FIXÉ, VIRUS (fixed), VIRUS (fixed rabies). Virus (de la rage) fixe ou de passage.

VIRUS (G). Virus G.

VIRUS (glycerinated vaccine). Vaccin antivariolique, vaccin.

VIRUS (Guanarito). Virus Guanarito.

VIRUS (HA). Abréviation de virus (haemadsorption) ; virus para influenzæ.

VIRUS (haemadsorption) (HA virus). Virus para influenzæ.

VIRUS (Hantaan). Virus de Hantaan.

VIRUS (hepatitis B). Virus de l'hépatite B, virus B, virus HB, antigène B, particule de Dane.

VIRUS (Hendra). Virus Hendra.

VIRUS (influenza). Virus grippal, *Myxovirus influenzæ.*

VIRUS (JC). Virus JC.

VIRUS (Junin). Virus Junin.

VIRUS (LCM). Virus de la chorioméningite lymphocytaire.

VIRUS (Machupo). Virus Machupo.

VIRUS (Marburg). Virus de Marburg.

VIRUS (Mayaro). Virus Mayaro.

VIRUS (neurotropic). Virus neurotrope.

VIRUS (Newcastle). Virus de Newcastle.

VIRUS (Norwalk). Virus de Norwalk.

VIRUS (oncogenic). Virus cancérigène, virus cancérogène, encogène.

VIRUS (Oropouche). Virus Oropouche.

VIRUS (orphan). Virus orphelin.

VIRUS (Orungo). Virus Orungo.

VIRUS (parainfluenzae). Virus parainfluenzæ.

VIRUS (poliomyelitis). Poliovirus, *s.m.*

VIRUS (Powassan). Virus Powassan.

VIRUS (Puumala). Puumala virus.

VIRUS (reservoir of). Réservoir de virus.

VIRUS (respiratory syncytial). Virus respiratoire syncytial, VRS.

VIRUS (RNA). Virus à ARN.

VIRUS (Rocio). Virus Rocio.

VIRUS (Ross River). Virus Ross River.

VIRUS (Rous' sarcoma). Virus de Rous.

VIRUS (RS). VRS, virus respiratoire syncytial.

VIRUS (St Louis encephalitis). Virus SLE.

VIRUS (salivary gland). Cytomégalovirus, *s.m.* ; CMV.

VIRUS (Sendai). Virus de Sendai.

VIRUS (SH). Virus de l'hépatite B. → *virus (hepatitis B).*

VIRUS (slow). Virus lent.

VIRUS (street or **street rabies).** Virus (de la rage) des rues.

VIRUS (Tacaribe). Virus Tacaribe (variété d'Arénavirus).

VIRUS (TTV). Virus TTV.

VIRUS (Tahyna). Virus Tahyna (variété d'Arbovirus).

VIRUS (vaccine), VIRUS VACCINICUM. Vaccin antivariolique, vaccin.

VIRUS (varicella-zoster). Virus varicelle-zona, VZV.

VIRUS (VZ). Virus varicelle-zona, VZV.

VIRUS (West-Nile). Virus West-Nile (variété d'Arbovirus).

VIRUS (Zika). Virus Zika.

VISCERAL, *adj.* Viscéral, ale.

VISCERALGIA, *s.* Viscéralgie, *f.*

VISCEROCEPTOR, *s.* Viscérocepteur, *m.*

VISCEROGENIC, *adj.* Viscérogène.

VISCEROGRAPHY, *s.* Viscérographie, *f.*

VISCEROMEGALY, *s.* Splanchnomégalie, *f.*

VISCEROPTOSIS, *s.* Splanchnoptose, *f.* → *splanchnoptosis.*

VISCEROTROPIC, *adj.* Splanchnotrope, viscérotrope.

VISCIDITY, *s.* Viscosité, *f.*

VISCIDOSIS, *s.* Mucoviscidose, *f.* → *fibrosis of the pancreas (cystic).*

VISCUS, *pl.* **VISCERA,** *s.* Viscère, *m.*

VISCOSITY, *s.* Viscosité, *f.*

VISION, *s.* Vision, *f.*

VISION (achromatic). Achromaxie, *f.* ; achromatopsie, *f.*

VISION (binocular). Vision binoculaire.

VISION (blurred). Vision brouillée.

VISION (central). Vision centrale.

VISION (chromatic). Vision des couleurs.

VISION (colour). Vision des couleurs.

VISION (cone). Vision diurne, vision photopique.

VISION (crepuscular). Vision crépusculaire. → *vision (twilight).*

VISION (day). Vision diurne, vision photopique.

VISION (dichromatic). Vision des couleurs réduite à deux des couleurs fondamentales.

VISION (direct). Vision centrale.

VISION (double). Diplopie, *s.f.*

VISION (eccentric). Vision périphérique.

VISION (facial). Perception de leur environnement qu'ont certains aveugles grâce aux impressions ressenties par leur épiderme facial.

VISION (false). Pseudoblepsie, *s.f.*

VISION (finger). Prétendue « vision » des couleurs perçue par la peau des doigts.

VISION (foveal). Vision centrale.

VISION (half). Hémianopsie, *s.f.*

VISION (halo). Perception de cercles lumineux ou colorés autour des points lumineux (glaucome).

VISION (haloscopic). Vision stéréoscopique.

VISION (indirect). Vision périphérique.

VISION (iridescent). Perception de cercles lumineux ou colorés, autour des points lumineux (glaucome).

VISION (low). Vue basse.

VISION (monocular). Vision monoculaire.

VISION (multiple). Polyopie, *s.f.* ; polyopsie, *s.f.*

VISION (night). Vision nocturne, vision scotopique.

VISION (nul). Présence de taches aveugles dans le champ visuel, dont le malade n'a pas conscience.

VISION (obscure). Présence de taches aveugles dans le champ visuel, dont le malade est conscient.

VISION (oscillating). Oscillopsie, *s.f.* ; oscillopie, *s.f.*

VISION (peripheral). Vision périphérique.

VISION (photopic). Vision diurne, vision photopique.

VISION (pseudoscopic). Inverse de la vision stéréoscopique.

VISION (rainbow). Perception de cercles lumineux ou colorés autour des points lumineux (glaucome).

VISION (rod). Vision nocturne, vision scotopique.

VISION (scotherythrous). Cécité pour la couleur rouge.

VISION (scotopic). Vision nocturne, vision scotopique.

VISION (shaft). Vision avec un champ visuel très rétréci.

VISION (solid). Vision stéréoscopique.

VISION (stereoscopic). Vision stéréoscopique.

VISION (triple). Triplopie, *s.f.*

VISION (tubular). Vision avec un champ visuel très rétréci.

VISION (tunnel). Vision avec un champ visuel très rétréci (comme à travers un tube étroit).

VISION (twilight). Vision crépusculaire, vision mésopique.

VISIT, *s.* Consultation, *f.*

VISNA, *s.* Visna, *m.*

VISUSCOPE, *s.* Visuscope, *m.*

VITALISM, *s.* Vitalisme, *m.*

VITALITY, *s.* Vitalité, *f.*

VITALLIUM®, *s.* Vitallium®, *m.*

VITAMIN, *s.* Vitamine, *f.*

VITAMIN A. Vitamine A, vitamine antixérophtalmique, axérophtol, *m.*

VITAMIN A_1. Vitamine A_1, rétinol, *m.*

VITAMIN A_2. Vitamine A_2, déhydrorétinol, *m.*

VITAMIN A TOLERANCE TEST. Épreuve de l'hypervitaminémie A provoquée.

VITAMIN (antiberiberi). Vitamine B_1. → *vitamin* B_1.

VITAMIN (anticanitic). Acide para-amino-benzoïque. → *vitamin H.*

VITAMIN (antidermatitis). Pyridoxine, *f.* → *vitamin* B_6.

VITAMIN (antihaemorrhagic). Vitamine K.

VITAMIN (anti-infection). Axérophtol, *m.* → *vitamin A.*

VITAMIN (antineuritic). Vitamine B_1. → *vitamin* B_1.

VITAMIN (antipellagra). Vitamine PP. → *vitamin PP.*

VITAMIN (antirachitic). Calciférol, *m.* → *vitamin* D_2.

VITAMIN (antiricketic). Calciférol, *m.* → *vitamin* D_2.

VITAMIN (antiscorbutic). Acide ascorbique. → *vitamin C.*

VITAMIN (antisterility). Tocophérol, *m.* → *vitamin E.*

VITAMIN (antixerophthalmic). Axérophtol, *m.* → *vitamin A.*

VITAMIN B_1. Vitamine B_1, aneurine, *f.* ; thiamine, *f.* ; vitamine antinévritique.

VITAMIN B_2. Vitamine B_2, vitamine nutritive, lactoflavine, *f.* ; riboflavine, *f.*

VITAMIN B_4. Vitamine B_4, vitamine antiagranulocytaire.

VITAMIN B_5. Vitamine B_5, acide pantothénique, facteur FF, facteur de filtrat.

VITAMIN B_6. Vitamine B_6, pyridoxine, *f.* ; adermine, *f.*

VITAMIN B_{12}. Vitamine B_{12}, facteur extrinsèque, hémogène, *m.* ; cyanocobalamine.

VITAMIN B_{12}b. Hydroxocobalamine, *f.*

VITAMIN Bc. Acide folique. → *folic acid.*

VITAMIN Bx. Acide para-aminobenzoïque. → *vitamin H'.*

VITAMIN C. Vitamine C, vitamine antiscorbutique, acide ascorbique.

VITAMIN (coagulation). Vitamine K.

VITAMIN D. Vitamine D, vitamine antirachitique.

VITAMIN D_2. Vitamine D_2, calciférol, *m.*

VITAMIN D_3. Vitamine D_3.

VITAMIN E. Vitamine E, tocophérol, *s.m.* ; vitamine de reproduction.

VITAMIN F. Vitamine F.

VITAMIN (fat-soluble). Vitamine liposoluble.

VITAMIN (fertility). Tocophérol, *s.m.* → *vitamin E.*

VITAMIN G. Riboflavine, *s.f.* → *vitamin* B_2.

VITAMIN H. Biotine, *s.f.* → *biotin.*

VITAMIN H'. Vitamine H', acide para-amino-benzoïque (PAB), vitamine H_2, vitamine P'.

VITAMIN K. Vitamine K, vitamine de coagulation.

VITAMIN M. Acide folique. → *folic acid.*

VITAMIN P. Vitamine P, citrine, *s.f.* ; facteur C_2, facteur P.

VITAMIN (pellagra preventive). Vitamine PP. → *vitamin PP.*

VITAMIN (permeability). Vitamine P. → *vitamin P.*

VITAMIN PP. Vitamine PP, vitamine anti-pellagreuse, amide nicotinique, nicotinamide, *s.f.* ; acide nicotinique, niacine, *s.f.*

VITAMIN (water-soluble). Vitamine hydrosoluble.

VITAMINOLOGY, *s.* Vitaminologie, *f.*

VITASTERIN, VITASTEROL, *s.* Vitastérine, *f.* ; vitastérol, *m.*

VITELLUS, *s.* Vitellus, *m.*

VITILIGO, *s.* Vitiligo, *m.*

VITILIGO ACQUISITA SYPHILITICA. Leucomélanodermie syphilitique.

VITILIGO CAPITIS. Pelade, *s.f.* → *alopecia areata.*

VITILIGO (Cazenave's). Pelade, *s.f.* → *alopecia areata.*

VITILIGO (circumnevic or **perinevoid).** Maladie de Sutton, nævus à halo.

VITILIGOID, *s.* Leucomélanodermie syphilitique.

VITRECTOMY, *s.* Vitrectomie, *f.*

VITRONECTIN, *s.* Vitronectine, *f.*

VITROPRESSION, *s.* Vitropression, *f.*

VIVIDIALYSIS, *s.* Vividialyse, *f.*

VIVIDIFFUSION, *s.* Hémodialyse, *f.*

VIVISECTION, *s.* Vivisection, *f.*

VL (electrocardiography). VL : dérivation unipolaire du bras gauche.

VLDL. Abréviation de « very low density lipoprotein » de très faible densité.

VMA. Abréviation de vanylmandelic acid ; acide vanylmandélique.

$\dot{V}O_2$. Consommation d'oxygène, $\dot{V}O_2$, débit d'oxygène.

VOCAL, *adj.* Vocal, ale.

VOGEL-MINNING REACTION. Test ou réaction de Vogel-Minning.

VOGLER'S METHOD. Méthode de Volger.

VOGT'S CEPHALODACTYLY. Dyscéphalosyndactylie, *f.* → *cephalodactyly (Vogt's).*

VOGT'S DISEASE or **SYNDROME.** Syndrome de Cécile et Oscar Vogt, état marbré du striatum.

VOGT'S POINT, VOGT-HUETER POINT. Point de Vogt-Hueter.

VOGT-KOYANAGI SYNDROME. Syndrome de Vogt-Koyanagi.

VOHWINKEL'S SYNDROME. Syndrome de Vohwinkel.

VOICE, *s.* Voix, *f.*

VOICE (eunuchoid). Voix eunuchoïde.

VOICE (whispered). Voix chuchotée.

VOIX DE POLICHINELLE. Voix de polichinelle, nasillement.

VOLHARD AND FAHR TESTS. Épreuves de Volhard. – 1° *Test of the kidney ability to concentrate urine.* Épreuve de concentration. – 2° *Test of the kidney ability to secrete dilute urine.* Épreuve de dilution.

VOLHYNIA FEVER. Fièvre des tranchées. → *fever (trench).*

VOLITION, *s.* Volition, *f.*

VOLKMANN'S DEFORMITY. Difformité ou déformation de Volkmann (tibio-tarsienne).

VOLKMANN'S PARALYSIS or **CONTRACTURE.** Maladie ou syndrome ou contracture ou rétraction musculaire ischémique de Volkmann, paralysie ischémique.

VOLKMANN'S SUBLUXATION. Difformité ou déformation de Volkmann, genou angulaire complexe.

VOLLMER'S PATCH TEST. Test de Vollmer, test percutané.

VOLUME (blood). Volume sanguin, masse sanguine, volémie.

VOLUME (circulation). Masse (ou volume) de sang circulant.

VOLUME (end-diastolic). Volume télédiastolique.

VOLUME (end-systolic). Volume télésystolique.

VOLUME (expiratory reserve) (ERV). Volume de réserve expiratoire (VRE), air de réserve.

VOLUME (extracellular fluid). Volume du liquide extracellulaire.

VOLUME (forced expiratory) FOR THE FIRST SECOND. Volume expiratoire maximum seconde. → *capacity (timed vital).*

VOLUME (inspiratory reserve) (IRV). Volume de réserve inspiratoire (VRI), air complémentaire.

VOLUME (mean cell) (MCV). Volume globulaire moyen, VGM.

VOLUME (mean corpuscular) (MCV). Volume globulaire moyen, VGM.

VOLUME (minute) (MV). 1° Débit cardiaque. – 2° Ventilation minute.

VOLUME (packed-cell or **packed-red cell) (PCV).** Hématocrite (the result of determination).

VOLUME (plasma). Volume plasmatique.

VOLUME (pulmonary). Volumes pulmonaires.

VOLUME (residual). Volume résiduel, VR, air résiduel.

VOLUME (respiratory minute). Ventilation minute.

VOLUME (resting tidal). Volume courant, air courant.

VOLUME (stroke). Débit systolique.

VOLUTE (tidal) (VT). Volume courant (VC), air courant.

VOLVULOSIS, *s.* Onchocercose, *f.* → *onchocerciasis.*

VOLVULUS, *s.* Volvulus, *m.*

VOMER, *s.* Vomer, *m.*

VOMICA, *s.* 1° Vomique, *f.* – 2° Caverne, *f.*

VOMIT, *s.* Vomissement, *m.*

VOMIT (black). Vomito negro, fièvre jaune.

VOMIT (coffee-ground). Hématémèse de sang noir.

VOMITING, *s.* Vomissement, *m.*

VOMITING (cerebral). Vomissement en fusée.

VOMITING (cyclic). Vomissements cycliques ou périodiques ou acétonémiques.

VOMITING (dry). Vomissements à vide.

VOMITING (fecal). Vomissement fécaloïde.

VOMITING (hyperacid). Gastroxie, *s.f.*

VOMITING (incoercing) OF PREGNANCY. Vomissements incoercibles de la grossesse.

VOMITING (Jamaican). Maladie des vomissements de la Jamaïque.

VOMITING (projectile). Vomissement en fusée.

VOMITING (periodic). Vomissements cycliques ou périodiques en acétonémique.

VOMITING (pernicious) OF PREGNANCY. Vomissement incoercible ou grave de la grossesse.

VOMITING (porraceous). Vomissement porracé.

VOMITING OF PREGNANCY. Vomissement de la grossesse.

VOMITING (recurrent). Vomissements cycliques ou périodiques ou acétonémiques.

VOMITING (stercoraceous). Vomissement fécaloïde.

VOMITIVE, *adj.* Vomitif, ive ; émétisant, ante.

VOMITO NEGRO. Vomito negro, fièvre jaune.

VOMITURITION, *s.* Vomiturition, *f.*

VOMITUS, *s.* Vomissement, *m.*

VON NIEDERHOFFER- EGIDY METHOD. Méthode de von Niederhoffer-Egidy.

VON PUTTKAMER'S METHOD. Méthode de von Puttkamer.

VOORHOEVE'S DISEASE or **DYSCHONDROPLASIA.** Maladie de Voorhoeve, ostéopathie striée.

VOUSSURE, *s.* Voussure, *f.*

VOO. VOO.

VOXEL, *s.* Voxel, *m.*

VOYEURISM, *s.* Voyeurism, *m.*

VP. Pression veineuse.

VR. 1° (electrocardiography) VR : dérivation unipolaire du bras droit. – 2° Abréviation de « vocal resonance » (vibrations vocales).

VRÖLICK'S DISEASE. Osteogenesis imperfecta. → *osteogenesis imperfecta.*

VT. Volume courant. → *volume (tidal).*

VULNERARY, *s.* Vulnéraire, *m.*

VULPIAN'S ATROPHY. Atrophie musculaire progressive type Vulpian.

VULVA, *s.* Vulve, *f.*

VULVECTOMY, *s.* Vulvectomie, *f.*

VULVITIS, *s.* Vulvite, *f.*

VULVITIS (leukoplakic). Kraurosis vulvæ.

VULVODYNIA, *s.* Vulvodynie, *f.*

VULVOVAGINITIS, *s.* Vulvo-vaginite, *f.*

VVI. VVI.

VVIR. VVIR.

VVO. VVO.

VVT. VVT.

W

W. Symbole de watt.

W. Travail ventilatoire.

WAALER-ROSE TEST. Réaction ou test d'hémagglutination de Waaler-Rose.

WAARDENBURG'S SYNDROMES. 1° Syndrome de Waardenburg, acrocéphalosyndactylie type IV. – 2° Syndrome de Waardenburg. → *Klein-Waardenburg syndrome.*

WAARDENBURG-JONKERS DISEASE. Maladie ou dystrophie cornéenne de Waardenburg-Jonkers.

WAGNER'S DISEASE. Maladie de Wagner.

WAGR SYNDROME. Syndrome WAGR.

WAGSTAFFE'S FRACTURE. Fracture de Wagstaffe, fracture de Le Fort.

WAHL'S SIGN, VON WAHL'S SIGN. Signe de von Wahl.

WALCHER'S POSITION. Position de Walcher.

WALDENSTRÖM'S DISEASE. 1° Maladie de Perthes. → *osteochondritis deformans juvenilis.* – 2° Macroglobulinémie essentielle de Waldenström.

WALDENSTRÖM'S HEPATITIS. Hépatite chronique active. → *hepatitis (chronic active).*

WALDENSTRÖM'S SYNDROME. Purpura hyperglobulinémique de Waldenström.

WALDEYER'S RING. Anneau de Waldeyer.

WALDHAUSEN'S OPERATION. Opération de Walhausen.

WALKING, *s.* Marche, *f.*

WALKING FRAME DEVICE. Ambulateur, *s.m.* ; cadre de marche ; déambulateur, *s.m.*

WALLENBERG'S SYNDROME. Syndrome de Wallenberg, syndrome de l'artère cérébelleuse postéro-inférieure, syndrome rétro-olivaire de Dejerine.

WALLERIAN DEGENERATION. Dégénérescence wallérienne.

WANGESTEEN'S METHOD. Méthode de Wangesteen.

WARBURG'S RESPIRATORY ENZYME or **FACTOR.** Ferment respiratoire, ferment transporteur d'oxygène, cytochrome-oxydase, indophénol-oxydase.

WARBURG'S SYNDROME. Syndrome de Warburg.

WARD, *s.* Service hospitalier.

WARDILL'S OPERATION. Méthode de Wardill.

WARDROP'S DISEASE. Maladie de Wardrop.

WARDROP'S OPERATION. Méthode de Wardrop.

WARM, *adj.* Chaud, chaude.

WARREN'S SHUNT. Opération de Warren.

WART, *s.* Verrue, *f.* ; végétation cutanée ou muqueuse.

WART (anatomic). Tubercule anatomique.

WART (fig). Condylome acuminé. → *condyloma acuminatum.*

WART (filliform). Condylome acuminé. → *condyloma acuminatum.*

WART (moist). Condylome acuminé. → *condyloma acuminatum.*

WART (necrogenic). Tubercule anatomique.

WART (Peruvian). Verruga du Pérou. → *verruga.*

WART (plantar). Verrue plantaire.

WART (pointed). Condylome acuminé. → *condyloma acuminatum.*

WART (post mortem). Tubercule anatomique.

WART (prosector's). Tubercule anatomique.

WART (seborrhoeic). Verrue plane sénile. → *verruca senilis.*

WART (senile). Kératome sénile. → *keratoma senilis.*

WART (telangletatic). Angiokératome, *s.m.* → *angiokeratoma.*

WART (venereal). Condylome acuminé. → *condyloma acuminatum.*

WARTENBERG'S DISEASE. Chiralgie paresthésique.

WARTENBERG'S SIGN. Signe de Wartenberg.

WARTENBERG'S SIGNS. 1° Signe de *paralysie faciale* : diminution du tremblement de la paupière supérieure du côté lésé, lorsqu'une légère pression est exercée sur les deux yeux. – 2° Signe de *paralysie cubitale* : le 5ᵉ doigt est fixé en abduction. – 3° Signe *d'atteinte des voies pyramidales* analogue au signe d'Hoffmann. – 4° Dans la *maladie de Parkinson*, lorsqu'elles sont placées en position d'osciller librement, les jambes se balancent peu.

WARTER-MÉTAIS TEST. Épreuve de Warter et Métais, épreuve du transit lipidique.

WARTHIN'S TUMOUR. Adénome kystique. → *cystadenoma (papillary) lymphomatosum.*

WARTY, *adj.* Verruqueux, euse.

WASH-OUT TEST. Épreuve de lavage total, épreuve de rinçage complet, épreuve de rinçage pyélocaliciel.

WASSERMANN'S REACTION. Réaction de Wassermann ou de Bordet-Wassermann.

WASSERMANN'S REACTION (provocative). Réactivation de la réaction de Wassermann.

WASTING DISEASE. Maladie homologue, maladie des avortons, réaction du greffon contre l'hôte, maladie secondaire, maladie thymoprive.

WATER-BITE. Pied de tranchée.

WATER (bound). Eau liée.

WATER BRASH. Pyrosis, *s.m.*

WATER (free). Eau libre.

WATER INTOXICATION. Syndrome d'intoxication par l'eau.

WATER (Javel). Eau de Javel.

WATER-LOADING TEST. Test à l'eau, test de surcharge en eau.

WATER (mineral). Eau minérale.

WATERS (thermal). Eaux thermales, thermes, *m. pl.*

WATERHOUSE-FRIDERICHSEN SYNDROME. Syndrome de Waterhouse-Friderichsen.

WATER-POCK. Varicelle, *s.f.*

WATERSTON'S OPERATION. Opération de Waterston.

WATKIN'S OPERATION. Opération de Watkins, opération de Watkins-Schauta-Wertheim, opération de Schauta-Wertheim, opération de Wertheim-Schauta.

WATSON-JONES PLASTER. Bandage de Watson-Jones.

WAUGH-RUDDICK TEST. Test de tolérance à l'héparine in vitro, test de Waugh et Ruddick.

WAVE, *s.* Onde, *f.*

WAVE (a). Onde a.

WAVE (alpha or α). Onde alpha ou α.

WAVE (anacrotic or anadicrotic). Onde anacrote.

WAVES (arterial stationery). Artères en collier de perles. → *bead string artery.*

WAVE OF AURICULAR FIBRILLATION. Onde de fibrillation auriculaire, onde ff.

WAVE (auricular flutter). Onde de flutter auriculaire, onde F.

WAVE (beta or ß). Onde bêta ou ß.

WAVE (c). Onde c.

WAVE (catacrotic or catadicrotic). Onde ou soulèvement catacrote.

WAVE (coronary T). Onde coronarienne de Pardee, onde de Pardee.

WAVE (deep Q). Onde Q profonde, onde de Pardee.

WAVE (delta or δ). Onde delta (ou δ).

WAVE (dicrotic). Onde dicrote.

WAVES (electrocardiographic). Ondes de l'électrocardiogramme.

WAVES (electromagnetic). Rayonnement électromagnétique.

WAVE (epsilon). Onde epsilon.

WAVE (extrinsic). Déflexion extrinsèque.

WAVE (f). Onde F, onde de flutter auriculaire.

WAVE (ff). Onde ff, onde de fibrillation auriculaire.

WAVE (fluid). Signe du flot (ascitique).

WAVES (hertzian). Ondes hertziennes.

WAVE (infrared). Rayonnement infra-rouge.

WAVE (intrinsic). Déflexion intrinsèque.

WAVE (menstrual). Période menstruelle.

WAVE (P). Onde P.

WAVE (P mitrale). Onde P mitrale.

WAVE (P pulmonale). Onde P pulmonaire.

WAVE (percussion) (in indirect carotid pulse tracing). Onde systolique initiale ou de percussion (du pouls carotidien).

WAVE (peristaltic). Ondulation péristaltique. – *(in pyloric obstruction).* Ondulation épigastrique.

WAVE (pulse). Onde pulsatile.

WAVE (Q, QRS). Onde Q, ondes QRS.

WAVE (QS). Onde QS.

WAVE (R). Onde R.

WAVE (recoil). Onde dicrote.

WAVE (S). Onde S.

WAVE (sharp) (electroencephalography). Pointe.

WAVE (shock). Souffle, *m.* ; explosion, *f.* ; onde explosive, onde de choc.

WAVE (Stephenson's). Période menstruelle.

WAVE (T). Onde T.

WAVE (tidal). Onde systolique secondaire ou de reflux (du pouls carotidien).

WAVES (Traube-Hering). Oscillations de Traube-Hering.

WAVE (U). Onde U.

WAVE (v). Onde v.

WAVE (x). Onde x.

WAVE (y). Onde y.

WAVE AND SPIKE. Pointe-onde, *s.f.*

WAXY, *adj.* Cireux, euse.

WB. Symbole de weber.

WBC. Symbole de white blood cell (count) : (nombre des) globules blancs.

WDHA. Abréviation de « watery diarrhoea, hypokaliaemia and achlorhydria » ; syndrome de Verner-Morrison, choléra endocrine.

WEANING, *s.* Sevrage, *m.*

WEAVER'S SYNDROME. Syndrome de Weaver.

WEB (popliteal) SYNDROME. Syndrome de ptérygia poplités.

WEBBED, *adj.* Palmé, és.

WEBER'S DISEASE. Maladie de Sturge-Weber-Krabbe. → *amentia (naevoid).*

WEBER'S PARALYSIS or **CROSSED PARALYSIS** or **SYNDROME.** Syndrome de Weber, hémiplégie alterne supérieure, hémiplégie pédonculo-protubérantielle.

WEBER'S SYNDROME. Syndrome de Klippel-Trenaunay. → *Klippel-Trenaunay syndrome.*

WEBER'S TEST (for blood). Réaction de Weber.

WEBER'S TEST (for ear disease). Épreuve de Weber.

WEBER-CHRISTIAN DISEASE. Maladie de Weber-Christian. → *panniculitis (nodular nonsuppurative).*

WEBER-COCKAYNE SYNDROME. Epidermolyse bulleuse héréditaire, forme simplex.

WECHSLER-BELLEVUE INTELLIGENCE SCALE. Échelle ou test de Wechsler-Bellevue.

WEDENSKY'S INHIBITION. Blocage partiel de la conduction nerveuse qui laisse passer les excitations de basse fréquence mais non celles de haute fréquence.

WEE. Abréviation de « western equine encephalomyelitis » : encéphalite équine du type Ouest.

WEECH'S SYNDROME. Syndrome de Weech. → *dysplasia (hereditary anhidrotic ectodermal).*

WEED AND MAC KIBBEN METHOD. Méthode de Weed et Mac Kibben.

WEEK'S BACILLUS. Bacille de Weeks. → *Haemophilus aegyptius.*

WEGENER'S GRANULOMA, GRANULOMATOSIS or **SYNDROME.** Granulomatose de Wegener, syndrome de Wegener, granulome rhinogène.

WEGNER'S DISEASE. Pseudo-paralysie de Parrot. → *Parrot's disease.*

WEICHESELBAUM'S DIPLOCOCCUS. Méningocoque, *m.* → *Neisseria meningitidis.*

WEIGHT (molecular). Poids molaire, poids moléculaire.

WEIGHTLESSNESS, *s.* Agravité, *f.* ; apesanteur, *f.*

WEIGL'S VACCINE. Vaccin de Weigl.

WEIL'S DISEASE. Leptospirose ictéro-hémorragique. → *leptospirosis ictero-haemorrhagica.*

WEILL-FELIX REACTION. Réaction de Weil-Félix.

WEILL'S SIGN. Signe de Weill.

WEILL-MARCHESANI SYNDROME. Syndrome de Weill-Marchesani, syndrome de Marchesani, syndrome de brachymorphie avec sphérophakie.

WEINBERG'S SERUM. Sérum antigangréneux.

WEINBERG'S TEST. Réaction de Weinberg.

WEINGARTEN'S SYNDROME. Éosinophilie tropicale. → *eosinophilia (tropical).*

WEINGROW'S REFLEX. Réflexe médio-plantaire.

WEIR'S OPERATION. Opération de Weir, appendicostomie.

WEIR MITCHELL'S DISEASE. Érythromélalgie, *s.f.* → *erythromelalgia.*

WEIR MITCHELL'S SKIN. Glossy-skin, *s.m.*

WEISMANN-NETTER'S or **WEISMANN-NETTER AND STUHL SYNDROME** or **DYSOSTOSIS.** Toxo-pachypériostose diaphysaire tibio-péronière, maladie de Weismann-Netter et Stuhl, dysmorphie jambière de Weismann-Netter.

WEISS' SIGN. Signe de Weiss.

WEISS' THERAPY. Traitement de la blennorragie par la pyrétothérapie.

WELCH'S AORTITIS. Aortite syphilitique.

WELCH'S BACILLUS. *Clostridium perfringens.* → *Clostridium perfringens.*

WELLS'S FACIES. Faciès ovarien, faciès de Spencer Wells.

WELLS'S SYNDROME. Syndrome de Wells.

WELTMANN'S REACTION or **TEST.** Réaction de Weltmann.

WEN, *s.* Kyste sébacé, loupe, *f.*

WENCKEBACH'S DISEASE. Cardioptose, *s.f.*

WENCKEBACH'S BLOCK, PERIOD or **PHENOMENON.** Bloc ou période ou phénomène de Wenckebach ou de Luciani-Wenckebach, bloc de Mobitz type I.

WENCKEBACH'S SIGN. Signe de Wenckebach, profil croisé.

WENCKEBACH'S TEST. Test de Wenckebach.

WERDNIG-HOFFMANN ATROPHY, PARALYSIS or **DISEASE.** Amyotrophie à forme Werding-Hoffmann. → *atrophy (infantile progressive muscular).*

WERLHOF'S DISEASE. Maladie de Werlhof, morbus maculosus haemorragicus.

WERNER'S SYNDROME. Syndrome de Werner, progeria.

WERNER-HIS DISEASE. Fièvre des tranchées. → *fever (trench).*

WERNICKE'S APHASIA. Aphasie de Wernicke.

WERNICKE'S ENCEPHALOPATHY, DISEASE or **SYNDROME.** Encéphalopathie ou maladie de Gayet-Wernicke, maladie de Wernicke, polioencéphalite supérieure hémorragique.

WERNICKE'S SIGN or REACTION. Réaction hémiopique de Wernicke. → *hemiopic pupillary reaction.*

WERNICKE-MANN PALSY or TYPE. Hémiplégie spasmodique prédominant aux extrémités.

WERTH'S TUMOUR. Maladie gélatineuse du péritoine.

WERTHEIM'S OPERATION. Opération de Wertheim.

WERTHEIM-SCHAUTA OPERATION. Opération de Watkins. → *Watkins' operation.*

WERTHEIMER'S OPERATION. Opération de Wertheimer, hystérectomie élargie.

WESSELSBRON DISEASE. Maladie de Wesselsbron.

WEST'S SYNDROME. Syndrome des spasmes en flexion. → *spasm (nodding).*

WESTERGREN'S METHOD. Méthode de Westergren.

WESTERMARK'S SIGN. Signe de Westermark.

WESTPHAL'S CONTRACTION, WESTPHAL'S PARADOXAL CONTRACTION. Réflexe de posture locale, contraction paradoxale de Westphal.

WESTPHAL'S NEUROSIS. Paralysie périodique familiale. → *paralysis (familial periodic).*

WESTPHAL'S PSEUDOSCLEROSIS. Pseudosclérose, *f.* → *pseudosclerosis.*

WESTPHAL'S PUPILLARY REFLEX, WESTPHAL-PILTZ REFLEX. Réflexe de Galassi, réflexe de Westphal-Piltz, ou de Piltz-Westphal, réflexe palpébral de la pupille.

WESTPHAL'S SIGN. Signe de Westphal.

WESTPHAL-LEYDEN ATAXIA or SYNDROME. Ataxie aiguë. → *ataxia (acute).*

WETTERWALD'S METHOD. Palper-rouler, *s.m.*

WEYERS-THIER SYNDROME. Syndrome oculo-vertébral. → *dysplasia oculo-vertebralis.*

WGA. Abréviation de « wheat germ agglutinin » ; leucoagglutinine du germe de blé.

WHARTONITIS, *s.* Inflammation du canal de Wharton, whartonite.

WHEAL, *s.* Papule urticarienne.

WHEELHOUSE'S OPERATION. Variété d'urétrotomie externe.

WHEEZE, *s.* Sifflement respiratoire.

WHELK, *s.* Acné rosacée. → *acne rosacea.*

WHEY, *s.* Petit-lait, *m.*

WHIPPLE'S DISEASE. Maladie de Whipple, lipodystrophie intestinale.

WHIPPLE (triad of). Triade de Whipple.

WHISTLING FACE SYNDROME, WHISTLING FACE-WINDMILL VANE HAND SYNDROME. Syndrome de Freeman-Sheldon. → *dystrophy (craniocarpotarsal).*

WHITAKER'S SYNDROME. Syndrome de Whitaker.

WHITAKER'S TEST. Test de Whitaker.

WHITE'S DISEASE. Maladie de Darier. → *keratosis follicularis.*

WHITE'S OPERATION. 1° Opération de White (sympathectomie dorsolombaire pour hypertension artérielle). – 2° Castration en cas d'hypertrophie prostatique.

WHITE-BOCK INDEX. Indice de White-Bock.

WHITEHEAD'S OPERATION. Opération ou procédé de Whitehead.

WHITELEG, *s.* Œdème blanc douloureux, phlegmatia alba dolens.

WHITEPOCKS, WHITEPOX, *s.* Alastrim, *m.* → *alastrim.*

WHITE-SPOT DISEASE. Morphée en gouttes.

WHITLOW, *s.* Panaris, *m.* – *subcuticular w.* Panaris sous-épidermique. – *subcutaneous w.* Panaris sous-cutané, panaris phlegmoneux. – *intrathecal w.* Panaris des gaines. – *subperosteal w.* Panaris osseux.

WHITLOW (melanotic). Panaris mélanique.

WHITMAN'S METHOD. Méthode de R. Whitman.

WHITMAN'S OPERATION. Opération de Whitman.

WHITMORE'S DISEASE or FEVER. Mélioïdose, *s.f.*

WHITMORE'S (bacillus or pfeifferella). *Pseudomonas pseudomallei.* → *Pseudomonas pseudomallet.*

WHO. Abréviation de World Health Organization : Organisation Mondiale de la Santé ; OMS.

WHOOP, *s.* Chant du coq ou reprise de la coqueluche.

WHOOPING-COUGH, *s.* Coqueluche, *f.*

WHOOPING-COUGH (pulmonary). Pneumo-coqueluche alvéolaire.

WHITT'S DISEASE. Hydrocéphalie interne occlusive par méningite tuberculeuse.

WICHMANN'S ASTHMA. Laryngospasme, *s.m.* → *laryngospasm.*

WICKHAM'S STRIAE. Stries de Wickham.

WIDAL'S REACTION or TEST, or WIDAL'S SERUM TEST. Réaction ou sérodiagnostic de Widal.

WIDAL-ABRAMI DISEASE. Ictère hémolytique acquis type Widal-Abrami.

WIDOW (black). Veuve noire.

WIEDEMANN-RAUTENSTRAUCH SYNDROME. Syndrome de Wiedemann et Rautenstrauch.

WIETING'S OPERATION. Opération de Wicting.

WIGAND'S VERSION. Transformation d'une présentation transverse en présentation céphalique par manœuvres externes.

WILDER'S DIET. Test de Wilder, test de déchloruration.

WILDERVANCK'S SYNDROME. Syndrome de Wildervanck. → *cervico-oculo-acoustic syndrome.*

WILKIE'S SYNDROME. Syndrome de Wilkie.

WILKINS'S DISEASE. Maladie ou syndrome de Wilkins ou de Wilkins-Sheppard.

WILLAN'S LEPRA. Psoriasis, *s.m.*

WILLAN'S LUPUS. Lupus tuberculeux. → *lupus vulgaris.*

WILLEBRAND'S DISEASE (von). Maladie de von Willebrand ou de von Willebrand-Jürgens, thrombopathie constitutionnelle de von Willebrand-Jürgens, pseudo-hémophilie, *f.* ; angiohémophilie, *f.* ; syndrome ou pseudo-hémophilie d'Alexander, hémophilie vasculaire.

WILLEBRAND'S DISEASE (pseudo). Thrombopathie pseudo-Willebrand II b.

WILLEBRAND'S FACTOR (von). Facteur de von Willebrand, cofacteur de la ristocétine.

WILLEMS'S METHOD or TREATMENT. Méthode de Willems.

WILLIAMS'S OPERATION. Opération de Williams.

WILLIAMS'S SIGN. 1° Skodisme, *m.* – 2° Signe de Williams (dans la symphyse cardiaque).

WILLIAMS'S SYNDROME. Syndrome de Williams et Beuren.

WILLIAMS-BEUREN SYNDROME. Syndrome de Williams-Beuren.

WILLIAMS-CAMPBELL SYNDROME. Syndrome de Williams-Campbell.

WILL-IRONSIDE SYNDROME. Maladie de Will-Ironside.

WILLIS (arterial circle of). Cercle ou hexagone de Willis.

WILLIS'S DISEASE. Diabète sucré.

WILMS'S TUMOUR. Tumeur de Wilms, néphroblastome, *m.* ; tumeur de Blech-Hirschfeld, harmatome rénal fœtal, néphrome mésoblastique.

WILSON'S BUNDLE BRANCH BLOCK. Bloc de branche de type Wilson.

WILSON'S DEGENERATION. Maladie de Wilson. → *degeneration (progressive lenticular).*

WILSON'S DISEASE. 1° See *dermatitis exfoliativa.* – 2° Maladie de Wilson Brocq. → *degeneration (progressive lenticular).*

WILSON-MIKITY SYNDROME. Maladie de Wilson et Mikity, emphysème pseudo-kystique bilatéral du prématuré (poumon).

WINCHESTER'S SYNDROME. Syndrome de Winchester.

WINCKEL'S DISEASE. Tubulhématie, *s.f.* ; ictère infectieux des nouveau-nés, maladie bronzée hématurique des nouveau-nés, ictère noir des nouveau-nés, maladie de Winckel.

WINDOW (aortic). Signe de la fenêtre.

WINDOW (aortic pulmonary). Fistule aorto-pulmonaire.

WINDOW EFFECT. Phénomène du trou électrique.

WINGATE'S TEST. Test de Wingate.

WINGING OF THE SCAPULA. Scapula alata.

WINIWARTER'S OPERATION. Opération de Winiwarter. → *cholecystenterostomy.*

WINKING, *s.* Clignement, *m.*

WINTERBOTTOM'S SIGN. Signe de Winterbottom.

WINTERNITZ'S TEST. Test de Winternitz.

WINTREBERT'S METHOD. Méthode de Wintrebert.

WINTRICH'S SIGN. Signe de Wintrich.

WIRING, *s.* Cerclage d'un os fracturé avec un fil métallique.

WIRSUNGOGRAPHY, *s.* Wirsungographie, *f.*

WISE'S DISEASE. Maladie de Mucha-Habermann. → *parapsoriasis varioliformis.*

WISKOTT-ALDRICH SYNDROME. Syndrome d'Aldrich. → *Aldrich's syndrome.*

WISSLER-FANCONI SYNDROME. Syndrome de Wissler-Fanconi, subsepsis allergica.

WITEBSKY'S SUBSTANCE. Substance de Witebsky.

WITHDRAWAL SYNDROME. Syndrome de sevrage, état de manque, état de privation (toxicomanes).

WITTMAACK-EKBOM SYNDROME. Syndrome d'Ekbom. → *legs (restless).*

WITZEL'S OPERATION. Iléostomie à la Witzel.

WOAKES'S POLYPOSIS. Maladie de Woakes. → *polyposis (recurrent nasal).*

WOHLFART-KUGELBERG-WELANDER DISEASE. Maladie de Kugelberg-Welander. → *Kugelberg-Welander syndrome.*

WOHLGEMUTH'S DIET. Régime de Wohlgemuth.

WOILLEZ'S DISEASE. Maladie de Woillez, congestion pulmonaire.

WOLCOTT-RALLISON SYNDROME. Syndrome de Wolcott et Rallison.

WOLFF'S BODY. Corps de Wolff.

WOLFF'S DUCT. Canal de Wolff.

WOLFF'S LAW. Loi de Delpech, loi de Wolff.

WOLF'S or WOLF-HIRSCHHORN SYNDROME. Syndrome de la délétion du bras court du chromosome 4 (4 p-).

WOLFF'S LAW. Loi de Delpech, loi de Wolff.

WOLFF-PARKINSON-WHITE SYNDROME. Syndrome de Wolff-Parkinson-White, ou de WPW, syndrome du faisceau de Kent.

WOLFIAN, *adj.* Wolffien, enne.

WOLFFIAN ADENOMA. Arrhénoblastome, *s.m.*

WÖLFLER'S SUTURE. Suture de Wölfler, suture de Robineau.

WOLFRAM'S SYNDROME. Syndrome de Wolfram.

WOLMAN'S DISEASE. Maladie de Wolman, xanthomatose familiale primitive.

WOOD'S LIGHT. Lumière de Wood.

WOOD'S OPERATION. Opération de Wood-Le Fort, procédé de Roux.

WOOD'S PHENOMENON. Phénomène de Woods.

WOODBRIDGE'S LIGATURE. Ligature destinée à isoler les oreillettes des ventricules.

WOODEN TONGUE. Actinomycose linguale.

WOOLER'S ANNULOPLASTY. Annuloplastie de Wooler.

WOOLSORTER'S DISEASE. Maladie des trieurs de laine, charbon à forme pulmonaire.

WORINGER-KOLOPP DISEASE. Maladie de Woringer-Kolopp, réticulose pagétoïde.

WORK (ventricular). Travail ventriculaire.

WORKER (social). Assistant(e) social(e).

WORK OF BREATHING, WORK OF RESPIRATION, WORK OF VENTILATION (w). Travail ventilatoire, W.

WORLD HEALTH ORGANIZATION, (WHO). Organisation Mondiale de la Santé, OMS.

WORM, *s.* Ver, *m.*

WORM (dragon). Filaire de Médine. → *Dracunculus medinensis.*

WORM (Guinea). Filaire de Médine. → *Dracunculus medinensis.*

WORM (Medina). Filaire de Médine. → *Dracunculus medinensis.*

WORM (pin). Oxyure, *s.m.*

WORM (serpent). Filaire de Médine. → *Dracunculus medinensis.*

WORM (thread). Ver du genre Strongyloides.

WORSENING. *s.* Aggravation, *f.*

WOUND, *s.* Blessure, *f.* ; plaie, *f.*

WOUND (aseptic). Plaie aseptique.

WOUND (blowing). Pneumothorax traumatique ouvert avec traumatopnée.

WOUND (bullet). Plaie par balle.

WOUND (contused). Plaie contuse.

WOUND (dissection). Piqûre anatomique ou d'autopsie.

WOUND (gunshot). Plaie par balle.

WOUND (gutter). Blessure superficielle par coup tangentiel.

WOUND (incised). Plaie par instrument tranchant.

WOUND (lacerated). Plaie avec déchirure.

WOUND (open). Plaie ouverte.

WOUND (penetrating). Plaie pénétrante.

WOUND (perforating). Plaie perforante.

WOUND (poisoned). Plaie infectée.

WOUND (puncture). Plaie pénétrante.

WOUND (septic). Plaie septique, plaie infectée.

WOUND (seton). Plaie en séton.

WOUND (shell). Plaie par éclat de projectile.

WOUND (spatter). Plaie criblée de grains de poudre.

WOUND (sucking). Pneumothorax traumatique ouvert avec traumatopnée.

WOUND (traumatopneic). Pneumothorax traumatique ouvert avec traumatopnée.

WREDEN'S SIGN. Docimasie auriculaire, signe de Wreden.

WRIST, *s.* Poignet, *m.*

WRIST DROP. Main tombante de la paralysie radiale saturnine.

WRITING (mirror, specular or sinistrad). Écriture en miroir, écriture spéculaire.

WRYNECK, *s.* Torticolis, *m.*

WUCHERERIA BANCROFTI. *Wuchereria bancrofti, Filaria bancrofti*, filaire de Bancroft, Filaria nocturna.

WUCHERERIA MALAYI. Filaire de Malaisie. → *Brugia malayi.*

WUCHERERIASIS, *s.* Filiariose, *f.*

WUNDERLICH'S CURVE. Courbe thermique caractéristique de la fièvre typhoïde (selon les lois de Wunderlich).

WUNDERLICH'S LAWS. Lois de Wunderlich.

WUNDERLICH'S SYNDROME. Hématome périrénal, maladie de Wunderlich.

WUNDERLY'S REACTION. Réaction de Wunderly, réaction de Wuhrmann et Wunderly, réaction au cadmium.

WYBURN-MASON'S SYNDROME. Syndrome de Wyburn-Mason, syndrome de Bonnet, Dechaume et Blanc, angiomatose optico-rétino-mésencéphalique, angiomatose neuro-rétinienne.

WYLIE'S OPERATION. Opération de Wylie.

X

X (syndrome). Syndrome X.

X-RAYS. Rayons X.

X-RAY FOCUSING. Tomographie, *s.f.*

X-WAVE (of phlebogram). Dépression X.

XANTHELASMA, *s.* Xanthélasma, *m.*

XANTHELASMATOSIS, *s.* Xanthomatose, *f.*

XANTHELASMOIDEA, *s.* Urticaire pigmentaire. → *urticaria pigmentosa.*

XANTHINE, *s.* Xanthine, *f.*

XANTHINURIA, *s.* Xanthinurie, *f.*

XANTHIURIA, *s.* Xanthinurie, *f.*

XANTHOCHROMIA, *s.* Xanthochromie, *f.*

XANTHODERMA, XANTHODERMIA, *s.* Xanthodermie, *f.*

XANTHOERYTHRODERMIA PERSTANS. Xanthoerythrodermia perstans.

XANTHOFIBROMA, *s.* Xanthofibrome, *m.* ; fibroxanthome, *m.*

XANTHOFIBROMA THECOCELLULARE. Lutéome, *s.m.* ; lutéinome, *s.m.*

XANTHOGRANULOMA, *s.* Xanthogranulome, *s.m.*

XANTHOGRANULOMA (fatty). Lipogranuloxanthome, *s.m.*

XANTHOGRANULOMA (fibrous). Fibrogranuloxanthome, *s.m.*

XANTHOGRANULOMA INFANTILE or **JUVENILE.** Lipogranulome juvénile. → *naevoxanthoendothelioma.*

XANTHOGRANULOMA (lipid). Lipogranuloxanthome, *s.m.*

XANTHOMA, *s.* ; (*pl.* **xanthomas** or **xanthomata**). Xanthome, *s.m.*

XANTHOMA DISSEMINATUM. Xanthomes disséminés.

XANTHOMA (eruptive), XANTHOMA ERUPTIVUM. Xanthome éruptif.

XANTHOMA (fibrous). Fibroxanthome, *s.m.* ; xanthofibrome, *s.m.*

XANTHOMA MULTIPLEX. Xanthomes disséminés.

XANTHOMA PALPEBRARUM. Xanthélasma, *s.m.*

XANTHOMA PLANUM, PLANAR XANTHOMA, PLANE XANTHOME. Xanthome plan.

XANTHOMA STRIATUM PALMARE. Syndrome des plis palmaires.

XANTHOMA TENDINOSUM, XANTHOMA (tendon or **tendinous).** Xanthome tendineux.

XANTHOMA TUBEROSUM, TUBEROUS XANTHOMA. Xanthome tubéreux.

XANTHOMATA, *s. pl.* de **xanthoma.** Xanthomes, *m. pl.*

XANTHOMATOSIS, *s.* Xanthomatose, *f.* ; maladie xanthomateuse.

XANTHOMATOSIS (biliary hypercholesterolaemic). Cirrhose xanthomateuse. → *cirrhosis (xanthomatous biliary).*

XANTHOMATOSIS BULBI. Dégénérescence graisseuse de la cornée.

XANTHOMATOSIS (cerebrotendinous). Xanthomatose cérébro-tendineuse, cholestérinose cérébro-tendineuse.

XANTHOMATOSIS (chronic idiopathic). Maladie de Hand-Schüller-Christian. → *Hand-Schüller-Christian disease or syndrome.*

XANTHOMATOSIS (familial hypercholesterolaemic). Hyperlipidémie type 2. → *hyperlipoproteinaemia (familial) type 2.*

XANTHOMATOSIS GENERALISATA OSSIUM. Maladie de Hand-Schüller-Christian. → *Hand-Schüller-Christian disease or syndrome.*

XANTHOMATOSIS (primary familial). Maladie de Wolman. → *Wolman's disease.*

XANTHONYCHIA, *s.* Xanthonychie, *f.* ; syndrome des ongles jaunes.

XANTHOPIA, XANTHOPSIA, *s.* Xanthopsie, *f.*

XANTHOSIS, *s.* Xanthochromie cutanée.

XANTHOSIS DIABETICA. Xanthochromie cutanée des diabétiques.

XENOBIOTIC, *adj.* Xénobiotique.

XANODIAGNOSIS, *s.* Xénodiagnostic, *m.*

XENOGENEIC, XENOGENIC, XENOGENOUS, *adj.* Xénogénique.

XENOGRAFT, *s.* Hétérogreffe, *f.* ; xénogreffe, *f.*

XENOGRAFT VALVE. Bioprothèse valvulaire.

XENOPARASITISM, *s.* Xénoparasitisme, *m.*

XENOPHONIA, *s.* Xénophonie, *f.*

***XENOPSILLA*,** *s. Xenopsilla, f.*

XENOPUS'S TEST. Réaction de Hogben.

XEROCYTOSIS, *s.* Xérocytose, *f.*

XERODERMA, XERODERMA, *s.* Xérodermie, *f.*

XERODERMA (follicular). Kératose pilaire. → *kératosis pilaris.*

XERODERMA OF KAPOSI. Xeroderma pigmentosum. → *xeroderma pigmentosum.*

XERODERMA PIGMENTOSUM. Xeroderma pigmentosum, mélanose lenticulaire progressive, atrophoderma pigmentosum, maladie pigmentaire épithéliomateuse.

XEROGRAPHY, *s.* Xérographie, *f.*

XEROMA, XEROPHTHALMIA, XEROPHTHALMUS, *s.* Xérophtalmie.

XEROMYCTERIA, *s.* Xérorhinie, *f.*

XERORADIOGRAPHY, *s.* Xéroradiographie, *f.*

XEROSIS, *s.* Xérose, *f.* ; xérosis, *m.*

XEROSTOMIA, *s.* Aptyalisme, *m.* ; xérostomie, *f.*

XEROTES, *s.* Xérose, *f.* ; xérosis, *m.*

XG^{A} BLOOD GROUP SYSTEM. Système de groupe sanguin Xg^{a}.

XIPHODYMUS, XIPHODIDYMUS, *s.* Xiphodyme, *m.*

XIPHODYNIA, *s.* Xiphoïdalgie, *f.* ; xiphodynie, *f.*

XIPHOID, *adj.* Xiphoïde.

XIPHOPAGUS, *s.* Xiphopage, *m.*

XO-SYNDROME. Syndrome de Turner. → *Turner's or Turner-Albright or Turner-Varny syndrome.*

XX MALE. Syndrome des hommes XX.

XXXX SYNDROME. Syndrome XXXX.

XXXXX SYNDROME. Syndrome XXXXX.

XXXXY SYNDROME. Syndrome XXXXY, syndrome de Fraccaro.

XXXY (syndrome). XXXY syndrome.

XXY SYNDROME. Syndrome de Klinefelter. → *Klinefelter's syndrome.*

XXYY SYNDROME. Syndrome XXYY.

XYLOSE TEST, XYLOSE EXCRETION TEST, D-XYLOSE TOLERANCE TEST. Test au D-xylose.

Y

YACOUB'S OPERATION. Opération de Yacoub.

Y WAVE (of phlebogram). Dépression y.

YATOBYO. Tularémie, *s.f.* → *tularemia.*

YAW, *s.* Lésion du pian.

YAW (bosh or bush). Leishmaniose américaine. → *leishmaniasis americana.*

YAW (crab). Pian avec kératodermie palmo-plantaire fissurée.

YAW (forest). Leishmaniose américaine. → *leishmaniasis americana.*

YAW (mother). Maman pian, mère pian.

YAWEY, *adj.* Atteint de pian.

YAWNING, *s.* Baillement, *m.*

YAWS, *s.* Pian, *m.* ; frambœsia, *m.* ; parangi, *m.* ; boubas, *m.* ; buba, *m.*

YEAST, *s.* Levure, *f.*

YELLOW NAIL SYNDROME. Xanthonychie, *f.* → *xanthonychia.*

YERGASON'S TEST. Épreuve de Yergason.

YERSIN'S BACILLUS. Bacille de Yersin. → *Yersinia pestis.*

YERSIN'S SERUM. Sérum antipesteux.

YERSINIA, *s. Yersinia, f.; Cillopasteurella, f.*

YERSINIA ENTEROCOLITICA. *Yersinia enterocolitica.*

YERSINIA PESTIS. *Yersinia pestis, Pasteurella pestis,* bacille de Yersin.

YERSINIA PSEUDOTUBERCULOSIS. *Yersinia pseudotuberculosis, Yersinia malassezii,* bacille de Malassez et Vignal, *Pasteurella pseudotuberculosis, Cillopasteurella pseudotuberculosis rodentium.*

YERSINIOSIS, *s.* Yersiniose, *f.*

YOCHUBIO, *s.* Fièvre fluviale du Japon. → *tsutsugamushi disease.*

YOCUM'S TEST. Test de Yocum.

YOGA, *s.* Yoga, *m.*

YOG(H)URT, *s.* Yog(h)ourt, *m.*

YOGURT, YOHOURT, *s.* Yoghourt, *m.*

YOHIMBINE, *s.* Yohimbine, *f.*

YOKE (sphenoidal). Jugum du sphénoïde.

YOLK, *s.* Vitellus, *m.*

YOUNG'S SYNDROME. Syndrome de Young, syndrome de Hoet-Abaza.

YOUSSEF'S SYNDROME. Syndrome de Youssef.

YUNIS-VARON SYNDROME. Syndrome de Yunis-Varon.

YUPPIES'S SYNDROME. Maladie des yuppies, syndrome de fatigue chronique.

Z

ZANDER'S SYSTEM. Mécanothérapie, *s.f.* ; méthode de Zander.

ZEISM, ZEISMUS, *s.* Zéisme, *m.*

ZELLWEGER'S SYNDROME. Syndrome de Zellweger, syndrome hépato-cérébro-rénal.

ZENKER'S DEGENERATION. Dégénérescence zenkérienne, dégénérescence musculaire hyaline.

ZENKER'S DIVERTICULUM. Diverticule de pulsion de l'œsophage, diverticule de Zenker.

ZENKER'S NECROSIS. Dégénérescence zenkérienne. → *Zenker's degeneration.*

ZENKER'S PARALYSIS. Paralysie du sciatique poplité externe.

ZEROGRAVITY, *s.* Apesanteur, *f.*

ZIDOVUDINE, *s.f.* Zidovudine, *f.* ; azidothymidine, AZT.

ZIEHEN-OPPENHEIM DISEASE. Maladie de Ziehen-Oppenheim. → *dystonia musculorum deformans.*

ZIEHL-NEELSEN STAIN. Coloration de Ziehl-Neelsen.

ZIEVE'S SYNDROME. Syndrome de Zieve.

ZIFT. ZIFT.

ZIMMERLIN'S TYPE (myopathy). Amyotrophie type Zimmerlin.

ZIMMERMAN'S REACTION. Réaction de Zimmerman.

ZIMMERMANN'S CORPUSCULES or **PARTICLES.** Plaquette, *s.f.* ; thrombocyte, *s.m.*

ZINC, *s.* Zinc, *m.*

ZINOFIEFF'S METHOD. Méthode de Zinofieff.

ZINSSER'S or **ZINSSER-ENGMAN-COLE SYNDROME.** Syndrome de Zinsser-Engman-Cole, maladie de Zinsser-Fanconi, dyskératose congénitale avec dystrophie unguéale et leucoplasie buccale, syndrome de Cole, Rauschkolb et Toomey.

ZOAMYLIN, *s.* Glycogène, *m.*

ZOANTHROPY, *s.* Zoanthropie, *f.* ; zoopathie, *f.*

ZOLLINGER-ELLISON SYNDROME. Syndrome de Zollinger-Ellison syndrome.

ZOMOTHERAPY, *s.* Zomothérapie, *f.*

ZONA, *s.* Zona, *m.* → *herpes zoster.*

ZONA FACIALIS. Zona facial, maladie ou syndrome de Ramsay Hunt, zona otitique.

ZONA IGNEA. Zona, *m.* → *herpes zoster.*

ZONA OPHTHALMICA. Zona ophtalmique.

ZONDEK-ASCHHEIM TEST or **REACTION.** Réaction d'Aschheim-Zondek. → *Aschheim-Zondek test or reaction.*

ZONAESTHESIA, *s.* Sensation de constriction en ceinture.

ZONE OF ALARM. Zone d'alarme.

ZONE (border). Zone frontière.

ZONE (Charcot's). Zone hystérogène.

ZONE (dolorogenic). Zone gachette. → *zone (trigger).*

ZONE (epileptogenic or **epileptogenous).** Zone épileptogène.

ZONE OF EQUIVALENCE. En sérologie, zone de neutralisation exacte de l'antigène par l'anticorps.

ZONE (erogenous or **erotogenic).** Zone érogène.

ZONE (Head's). Zone de Head.

ZONE (hypogenic or **hypogenous).** Zone hypnogène.

ZONE (hysterogenic or **hysterogenous).** Zone hystérogène.

ZONE (inhibition). Phénomène de zone.

ZONE (isolectric). Point isoélectrique.

ZONE (Looser's). Zone de Looser-Milkman.

ZONE (marginal). Zone frontière.

ZONE (motor). Zone motrice.

ZONE PHENOMENON. Phénomène de zone.

ZONE (proagglutinoid). Phénomène de zone.

ZONE (reflexogenic or **reflexogenous).** Zone réflexogène.

ZONE (Rolando's). Zone motrice.

ZONE (spasmogenic). Zone spasmogène.

ZONE (tender). Zone de Head.

ZONE (trigger). Zone de déclic, zone de déclenchement, zone gachette.

ZONULE, *s.* Zonule, *f.*

ZONULOLYSIS, *s.* Zonulolyse, *f.*

ZONULOTOMY, *s.* Zonulotomie, *f.*

ZOOGLEA, ZOOGLOEA, *s.* Zooglée, *f.*

ZOOGRAFT, *s.* Zoogreffe, *f.*

ZOOMANIA, *s.* Zoomanie, *f.*

ZUCKERKANDL'S BODIES. Organe de Zuckerkandl.

ZYGOMATIC, *adj.* Zygomatique.

ZOOMORPHISM, *s.* Zoomorphisme, *m.*

ZOOMYLUS, *s.* Zoomylien, *m.*

ZOONITE, *s.* Zoonite, *f.*

ZOONOSIS, *s.* Zoonose, *f.*

ZOOPARASITE, *s.* Zooparasite, *m.*

ZOOPHILIA, ZOOPHILISM, *s.* Zoophilie, *f.*

ZOOPHILISM (erotic). Zoophilisme érotique, bestialité, *f.*

ZOOPHOBIA, *s.* Zoophobie, *f.*

ZOOPROPHYLAXIS, *s.* Zooprophylaxie, *f.*

ZOOPSIA, *s.* Zoopsie, *f.*

ZOOSIS, *s.* Zoose, *f.*

ZOOSTEROL, *s.* Zoostérol, *m.*

ZOSTER, *s.* Zona, *m.* → *herpes zoster.*

ZOSTER FACIALIS. Zona facial. → *zona facialis.*

ZOSTER OPHTHALMICUS. Zone ophtalmique.

ZOSTERIFORM, ZOSTEROID, *adj.* Zostériforme.

ZUCKERKANDL'S BODY. Organe de Zuckerkandl.

ZUELZER'S SYNDROME. Syndrome de Zuelzer ou de Zuelzer-Apt.

ZWAHLEN'S SYNDROME. Syndrome de Franceschetti. → *Franceschetti's syndromes, 1°*

ZWEIFEL'S SIGN. Signe de Zweifel.

ZYGAPOPHYSIS, *s.* Zygapophyse, *f.*

ZYGOMA, *s.* Zygoma, *m.*

ZYGOMATIC, *adj.* Zygomatique.

ZYGOMYCOSIS, *s.* Zygomycose, *f.*

ZYGOTE, *s.* Zygote, *m.*

ZYGOTENE, *adj.* Zygotène.

ZYGOTOBLAST, *s.* Sporozoïte, *m.*

ZYMASE, *s.* Zymase, *f.*

ZYMOGEN, *s.* Zymogène, *m.* ; proferment, *m.* ; proenzyme, *f.*

ZYMONEMATOSIS, *s.* Zymonématose, *f.*

ZYMOPLASTIC SUBSTANCE. Thromboplastine, *s.f.*

ZYMOSTHENIC, *adj.* Zymosténique.

ZYMOTIC, *adj.* Zymotique.